南京中医药大学 孙世发 主编

中华医方

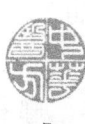

内科篇 脾系病

科学技术文献出版社
SCIENTIFIC AND TECHNICAL DOCUMENTATION PRESS

图书在版编目（CIP）数据

中华医方. 内科篇. 脾系病 / 孙世发主编. —北京：科学技术文献出版社，2015.3
ISBN 978-7-5023-9186-7

Ⅰ. ①中… Ⅱ. ①孙… Ⅲ. ①脾疾病—验方—汇编 Ⅳ. ① R289.5

中国版本图书馆 CIP 数据核字（2014）第 150512 号

ISBN 978-7-5023-9186-7

9 787502 391867 >

中华医方·内科篇脾系病

策划编辑：薛士滨　　　责任编辑：巨娟梅　　　责任校对：赵　瑷　　　责任出版：张志平

出　版　者　科学技术文献出版社
地　　　址　北京市复兴路15号　　邮编　100038
编　务　部　(010) 58882938，58882087（传真）
发　行　部　(010) 58882868，58882874（传真）
邮　购　部　(010) 58882873
官方网址　www.stdp.com.cn
发　行　者　科学技术文献出版社发行　全国各地新华书店经销
印　刷　者　北京京华虎彩印刷有限公司
版　　　次　2015 年 3 月第 1 版　2015 年 3 月第 1 次印刷
开　　　本　889×1194　1/16
字　　　数　3456千
印　　　张　129.5
书　　　号　ISBN 978-7-5023-9186-7
定　　　价　598.00元

编委会名单

主　编　孙世发

副主编　陈涤平　杭爱武　王兴华　吴承艳　陈仁寿　许二平　卫向龙　唐伟华　聂建华
　　　　　王剑锋　刘华东　黄仕文　张卫华

编　委（以姓氏笔画为序）：

卫向龙　王九龙　王庆敏　王兴华　王剑锋　伍梅梅　任威铭　刘华东　衣兰杰　许二平
许菲斐　孙　彀　孙世发　杜雪萌　李　娴　李　缨　李晓建　吴承艳　张　蕾　张卫华
陈仁寿　陈涤平　杭爱武　周　静　聂建华　唐伟华　黄仕文　彭会巧　樊园园

编写人员（以姓氏笔画为序）：

刁青蕊　卫向龙　马丽亚　马艳霞　王　霞　王九龙　王北溟　王光耀　王庆敏　王兴华
王红玲　王国斌　王剑锋　毛海燕　叶　琴　史话跃　吕新华　朱智媛　伍梅梅　任威铭
向　好　刘华东　刘旭辉　衣兰杰　江晶晶　许　可　许二平　许岳亭　许菲斐　孙　彀
孙世发　严　娟　杜雪萌　杨亚龙　李　芮　李　娴　李　缨　李永亮　李志轩　李怀东
李晓建　吴　坚　吴承红　吴承艳　汪　宇　张　蕾　张卫华　张书研　张延武　张英杰
张顺超　张锋莉　张稚鲲　陆红伟　陈　晨　陈仁寿　陈玉超　陈涤平　苑述刚　范　俊
杭爱武　欧阳文娟　季丹丹　周　健　周　雯　周　静　周凯伦　周轶群　郑绍勇　郑晓丹
赵君谊　姜卫东　宫健伟　姚　颖　聂建华　莫　楠　柴　卉　钱丽花　高　想　唐千晰
唐伟华　唐艳芬　黄仕文　黄亚俊　曹　宜　盛　炜　彭会巧　彭金祥　彭振亚　蒋　好
韩玉强　程　旺　程率芳　谢秀英　蔡　云　樊园园

前　言

　　人类的发展历史，伴随着文化进步的脚印。中医药学，作为中国传统文化的重要组成部分，一直并继续担负着促进人类发展与繁衍的一份责任，故而古人有"不为良相则为良医"之言。

　　良相治国，良医治人；良相良医，孺子以求。中华民族的发展壮大，离不开良相之治国；中华民族的繁衍昌盛，离不开良医之治病。神农尝百草，以明草木之药用，伊尹制汤液，论广药用而成方。《周礼·天官》篇记载，周代有医师、食医、疾医和疡医等。疾医"掌养万民之疾病……以五味、五谷、五药养其病"，主管治疗平民百姓的疾病，治疗时既用"毒药"之剂，也用食疗之方；疡医"掌肿疡、溃疡、金疡、折疡之祝药、劀杀之剂。凡疗疡，以五毒攻之，以五气养之，以五药疗之，以五味节之"，分工治疗外伤科疾病，亦兼用毒药方与食疗方。这些文献应该可以表明，早在周代便已有了不同的药物配合应用以治疗疾病的医疗活动。《汉书·艺文志·方技略》记载古有医经七家，"经方十一家，二百七十四卷。经方者，本草石之寒温，量疾病之浅深，假药味之滋，因气感之宜，辨五苦六辛，致水火之齐，以通闭结，反之于平。"经方十一家，包括《五藏六府痹十二病方》三十卷、《五藏六府疝十六病方》四十卷、《五藏六府瘅十二病方》四十卷、《风寒热十六病方》二十六卷、《泰始黄帝扁鹊俞跗方》二十三卷、《五藏伤中十一病方》三十一卷、《客疾五藏狂颠病方》十七卷、《金疮疭瘲方》三十卷、《妇女婴儿方》十九卷、《汤液经法》三十二卷、《神农黄帝食禁》七卷。但原书俱失传，今只见其名而无法知其内容了。现存《五十二病方》收载方剂280首，乃1973年湖南长沙马王堆汉墓出土帛书整理而成，据研究者推测，其内容当为春秋时期所成，这是今天可见的最早方书。成书于西汉的《黄帝内经》所载方剂十数首，也必为汉以前所制。《五十二病方》和《黄帝内经》所载方剂，古朴而简单，代表了单药向多药配伍成方用于临床的历史发展过程。至东汉末年，张仲景"勤求古训，博采众方"，著成《伤寒杂病论》一十六卷，载269方，为后人尊为方书之祖。以此为标志，中医方剂学之框架已经形成。以此为起点，中医治病之药方时时涌现，载方之书蔚然大观。

　　两晋南北朝时期，方书甚多。诸如李当之的《药方》，皇甫谧的《曹歙论寒食散方》与《依诸方撰》，葛洪的《肘后备急方》与《玉函方》，支法存的《申苏方》，范汪的《范东阳方》，胡洽的《胡氏百病方》，姚僧垣的《集验方》，甄权的《古今录验方》，徐之才的《徐王方》与《徐王八世家传效验方》，陶弘景的《陶氏方》与《效验方》，陈延之的《小品方》，谢士泰的《删繁方》……惜乎！这些方书除了《肘后备急方》后经陶弘景与杨用道的整理得以传世，《小品方》现存辑佚本外，余皆因年湮代远而散佚。葛洪与陈延之为该时期方剂学的代表人物。葛洪是亦医亦道者，所著《玉函方》(一名《金匮药方》)多达100卷，是"周流华夏九州之中，收拾奇异，捃拾遗逸，选而集之，使神类殊分，缓急易简"而成。后因卷帙浩大，传世不便而遗佚了。葛氏的《肘后备急方》则是将《玉函方》撷要而成，书仅3卷，所载诸方，"单行径易，篱陌之间，顾眄皆药，众急之病，无不毕备"，后人称其验、便、廉，允为切实。南北朝时期医家陈延之，著《小品方》12卷，但原书至北宋初年即已亡佚，其佚文多保留在《外台秘要》《医心方》等书中。在唐代，《小品方》与《伤寒论》齐名，曾作为医学教科书，故对唐代的方剂学发展有较大影响。该书比较重视伤寒、天行温疫等病的论治，所载芍药地黄汤、茅根汤、葛根桔皮汤等方，孕育了后世温病学的养阴生津、

凉血散瘀、清热解毒等治法，足可弥补《伤寒论》之未备。

盛唐以降，医方兴盛。大型方书如《备急千金要方》《外台秘要》《太平圣惠方》《圣济总录》《普济方》等。更有致力于方剂研究者编著如《博济方》《普济本事方》《杨氏家藏方》《传信适用方》《仙授理伤续断方》《是斋百一选方》《魏氏家藏方》《仁斋直指方论》《朱氏集验方》《御药院方》《瑞竹堂经验方》《永类钤方》《世医得效方》《袖珍方》《奇效良方》《扶寿精方》《摄生众妙方》《种福堂公选良方》《饲鹤亭集方》等方剂专著。方剂是临床实践的产物，现在被广泛运用的一些古代名方，多散见于临床医书，诸如《小儿药证直诀》《脾胃论》《内外伤辨惑论》《兰室秘藏》《宣明论方》《丹溪心法》《儒门事亲》《医林改错》《医学衷中参西录》等，均记载了一些著名医方。

以上方书文献，展示了各历史时期方剂研究的重要成果，为我们进一步研究历代方剂提供了大量宝贵文献。特别是具有官编性质的《太平圣惠方》《圣济总录》《普济方》三巨著，集一个时代的医方之大成，保存了诸多已佚方书医著的医方资料，不仅为我们今天的临床医疗传承了优良药方，也为我们研究中医药的发展提供了重要文献依据。

汉以前中医学主要分两大领域，即医经和经方。经方十一家中之多数，均为某类或某些疾病的治疗药方，汉唐以后医书，虽言称某某方者，但依然是论病列方。然而，《普济方》问世至今620余年，以病症列方之大成者则一直阙如。

《中华医方》秉承历代医方巨著之体例，以病症为门类，以历史为序，收录诸方，填补《普济方》问世至今620余年以病症列方大型方书之历史空白。

古今中医病名繁杂，医方叙述多有简略。欲将近2000年之古今病症及药方有序汇集一书，实非易举。虽继《中医方剂大辞典》完成后又经10数年之努力，终于能成《中华医方》，然错讹遗漏，也实难免，冀希未来，或可正之。

孙世发

凡 例

一、本书分列伤寒温病、内科、外科、妇科、儿科、骨伤科、五官科、眼科等篇为纲，以病症为目，共收载有方名的方剂 88 489 首，清以前的方剂几近收罗殆尽，清以后，特别对现代书刊所载方剂则有所选择。

二、本书以中医病症为目，兼及部分现代西医疾病。

三、每病症首先简介其病因病机、治疗大法等基本内容，继之以原载方剂文献时间、文献卷次篇章、方剂首字笔画为序收列相关方剂。由于文献名称、版本、印行时间过于复杂，对于一书引用文献或多次修订增补内容的时间多从原书。

四、一方治多种病症者，其详细资料将限在第一主治病症中出现，别处再现时则从简。第一主治病症以原载文献记载并结合后世临床应用状况确定。如地黄丸(六味地黄丸)，原载宋·钱乙《小儿药证直诀》，主治"肾怯失音，囟开不合"，现代广泛用于各科多种病症，为减少大量重复，本书将其详细内容收入肾虚证，其他处仅收方名、方源、组成、用法、功用及与所在病症相关的主治、宜忌和相应验案，余皆从略。

五、一方多名的方剂以最早出现且有实质内容之名为本书所用之正名。

六、每一方剂内容以来源、别名、组成、用法、功用、主治、宜忌、加减、方论、实验、验案分项收入，无内容之项目从缺。

1. 来源：为一方之原始出处。如始载书存在者，注始载书的书名和卷次；始载书已佚者，注现存最早转载书引始载书或创方人。始载书无方名，后世文献补立方名者，注"方出(始载书)某书卷X，名见(转载书)某书卷X"。

2. 别名：为正名以外的不同名称及其出处。如一方有多个异名者，则按所载异名的文献年代先后排列。

3. 组成：为始载书之一方所含药物、炮制、用量等内容，均遵原书不改，炮制内容在药名之前者与药名连写，在药名之后者加括号与后一药分隔，如"炙甘草"，"甘草(炙)"。与组成相关内容均在本项另起行说明：如方中药物原无用量者，则注"方中某药用量原缺"；如上述药原无用量，转载书中有用量者，则根据转载文献补入；如方中某药转载书有异者，则注明：方中某药，某书(后世转载书)作某药；如方名中含某药或药味数，组成中阙如或不符者，则注明：方名某某，但方中无某药，或方名X味，但方中组成X味，疑脱。

4. 用法：收录方剂的制剂、剂型、服用方法与用量等内容。如原书无用法，后世其他文献有用法者，则收录后世文献内容并注明来源文献；如后世文献用法与始载文献用法有差异且有参考意义者，另起行收录；如剂型改变另立方名者，另起行说明。

5. 功用、主治：分别设项以文献先后为序、去同存异摘收。

6. 宜忌：收录组方用方的注意事项，有关疾病、体质、妊娠宜忌和毒副反应，以及药物配伍、炮制与煎煮药物器皿、服药时的饮食宜忌等。

7. 加减：仅收录始载书的资料。如加减药物占原方用药比例过多者不录；现代方剂加减不严谨者不录；

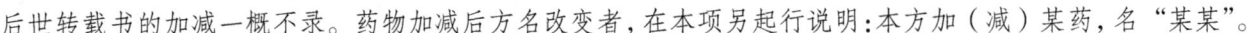

后世转载书的加减一概不录。药物加减后方名改变者，在本项另起行说明：本方加（减）某药，名"某某"。

8.方论：收录古今名医对一方之方名释义、组成结构、配伍原理、综合功效、辨证运用、类方比较等论述而有独到见解者。原文精简者，录其全文；文字冗长者，择要选录。

9.实验：收摘用现代方法与手段对方剂进行实验研究和剂型改革的资料，包括复方药理作用和主要成分的研究，将传统的成方剂型改造成现代剂型等内容，均以摘要或综述方式撰写。对实验资料，摘录其实验结果，不详述实验方法与操作步骤；对剂型改革，不详述制剂的工艺流程。

10.验案：选录古今医家运用一方治疗疾病的实际案例，文字简短者全文照录，文字较长者择要摘录。对于现代书刊临床大样本报道，择其用药与原方出入较小者，仅文摘其治疗结果。

11.自功用以下各项，其内容出处与方源相一致者，所录引文不注出处；如上述各项收录有方源以外其他文献引文者，均分别注明出处。凡两条以上引文均根据文献年代排列。

七、引文筛选与整理：所有引文资料，均经过编者去同存异，精心筛选。相同的引文，一般从最早的文献中收录；若后世文献论述精辟者，择用后世文献的资料。引文文义不顺或重复者，在不违背原意之前提下，由编者做适当的加工整理。

八、出处标注：除方源、异名二项标明书名和卷次外，其余诸项均只注书名，不注卷次。期刊注法统一采用：刊年，期：起页。

九、药名统一：凡首字不同的中药异名保持原貌，如"瓜蒌"不改"栝楼"，"薯蓣"不改"山药"，"玄胡索""元胡索"不改"延胡索"。首字相同的中药异名，第二字以下诸字与《中药大辞典》的正名系同音字者，一律改用《中药大辞典》的正名，如"黄芪"改"黄耆"，"芒硝"改"芒消"，"白藓皮"改"白鲜皮"；若非同音字者，仍保留此异名。凡方名中含有药名者，处理方法同此。

十、文字统一：本书所用简化字，以中国文字改革委员会《简化字总表》（1964年第二版）为主要依据，表中未收入者，不加简化，如芎藭、猯猪、鳢鱲；数词有用汉字和阿拉伯字者，须一方内一致，不作全书统一。

十一、文献版本：凡一书有多种版本者，选用善本、足本；无善本者，选用最佳的通行本；其他不同的版本作为校勘、补充。若同一方剂在不同的版本中方名有所差异者，以善本、最佳通行本或较早版本之方名作正名，其他版本的方名作别名。

目 录

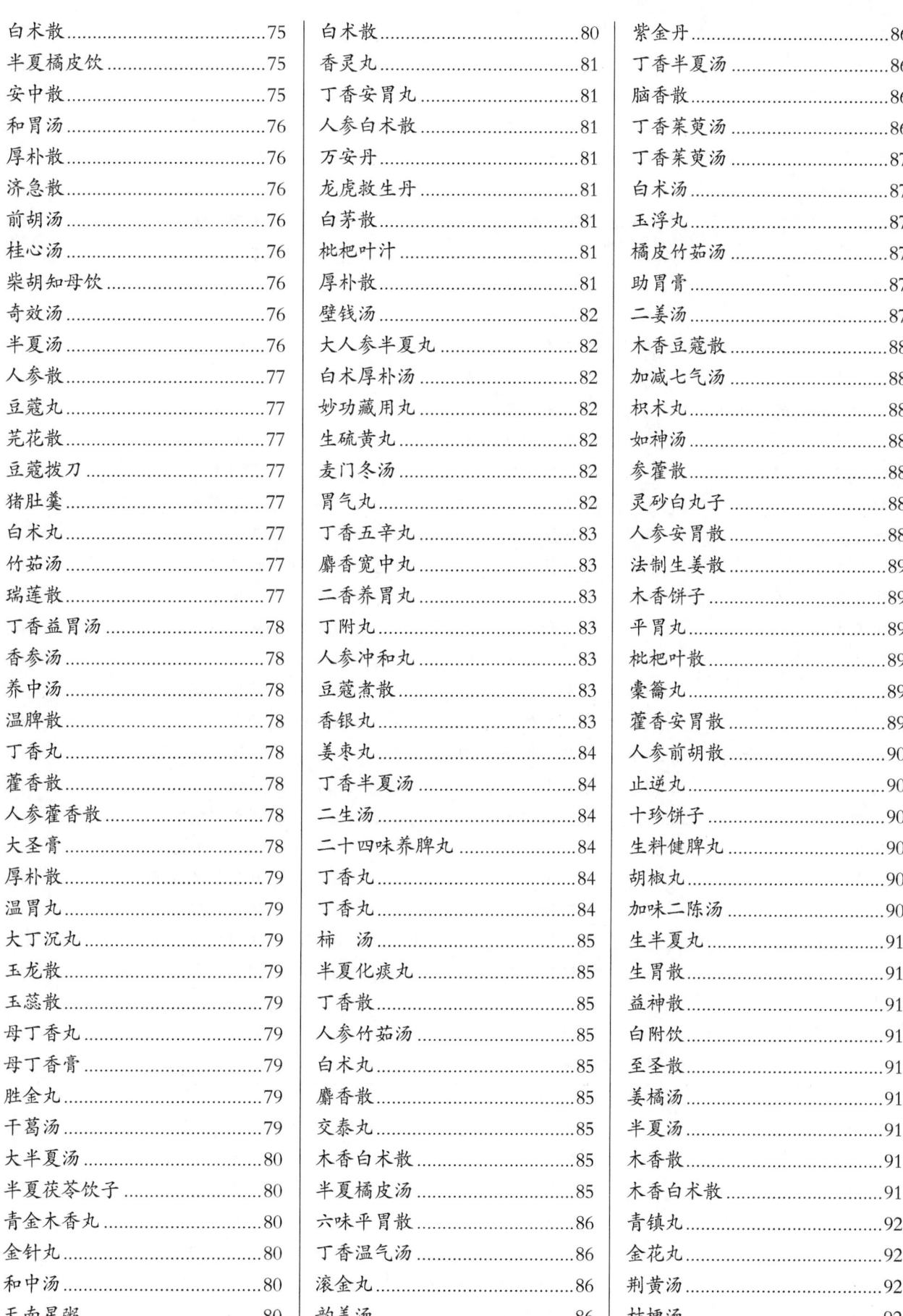

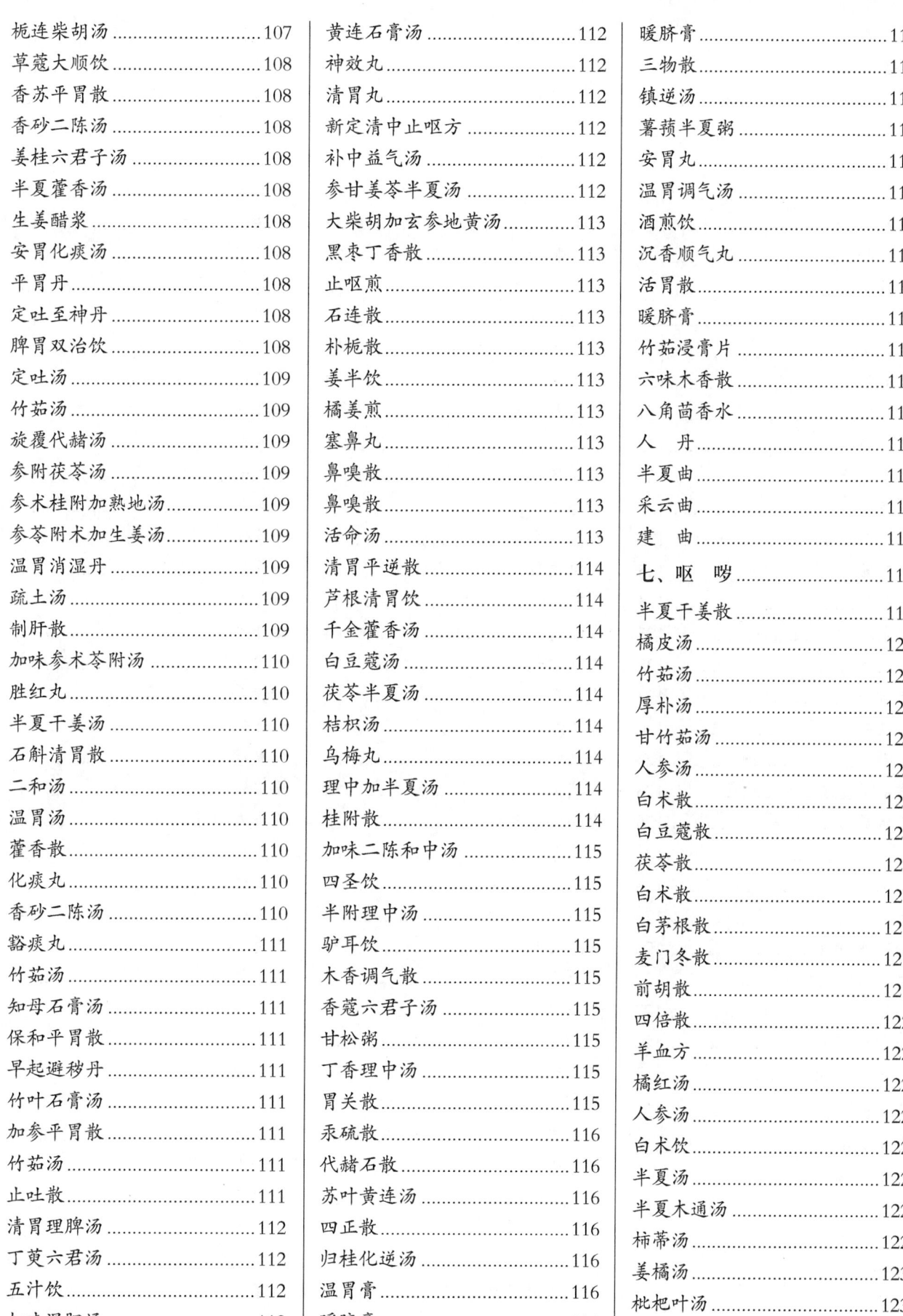

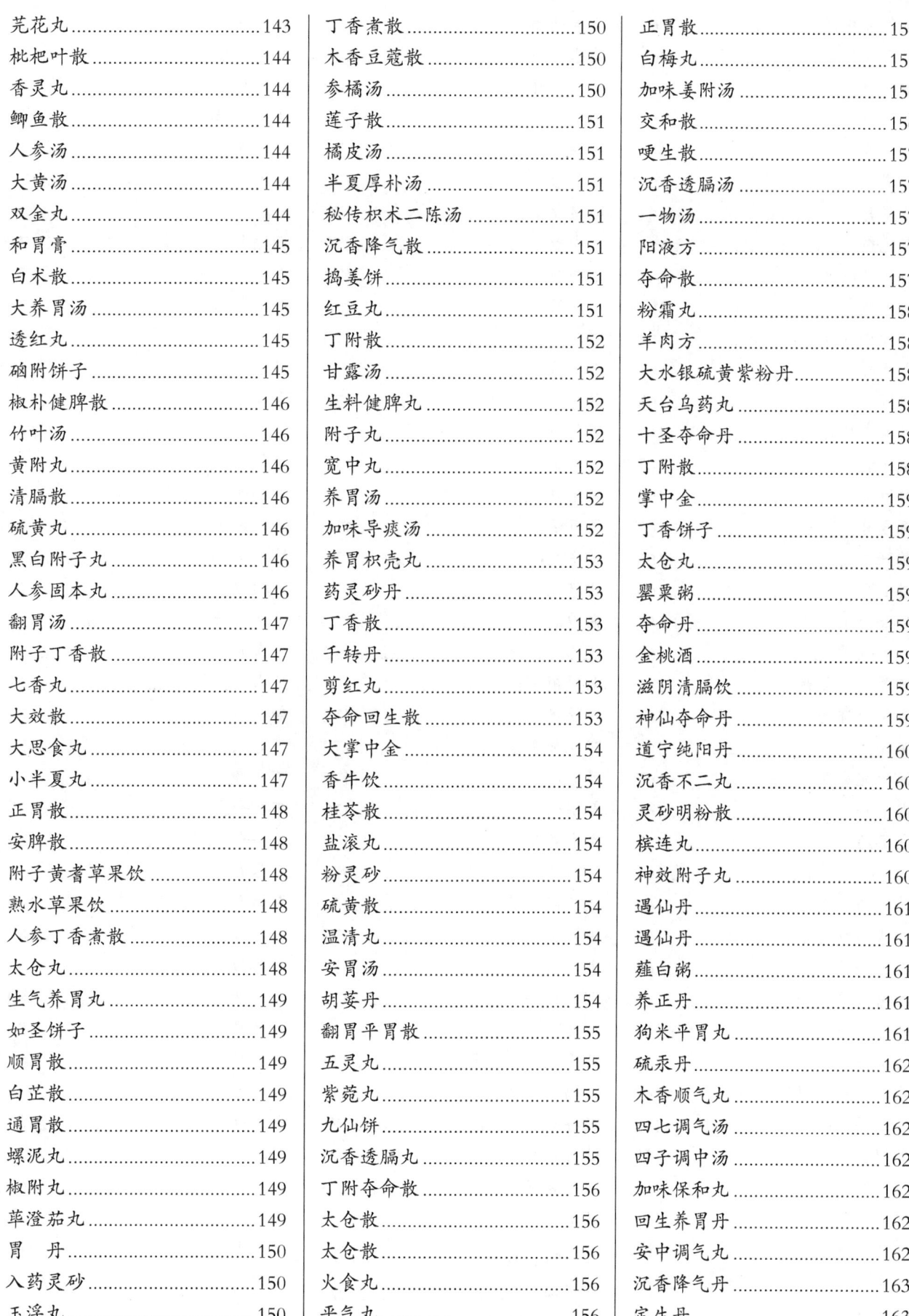

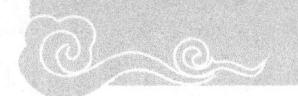

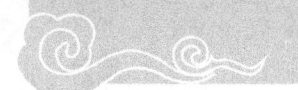

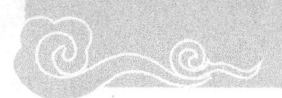

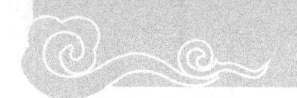

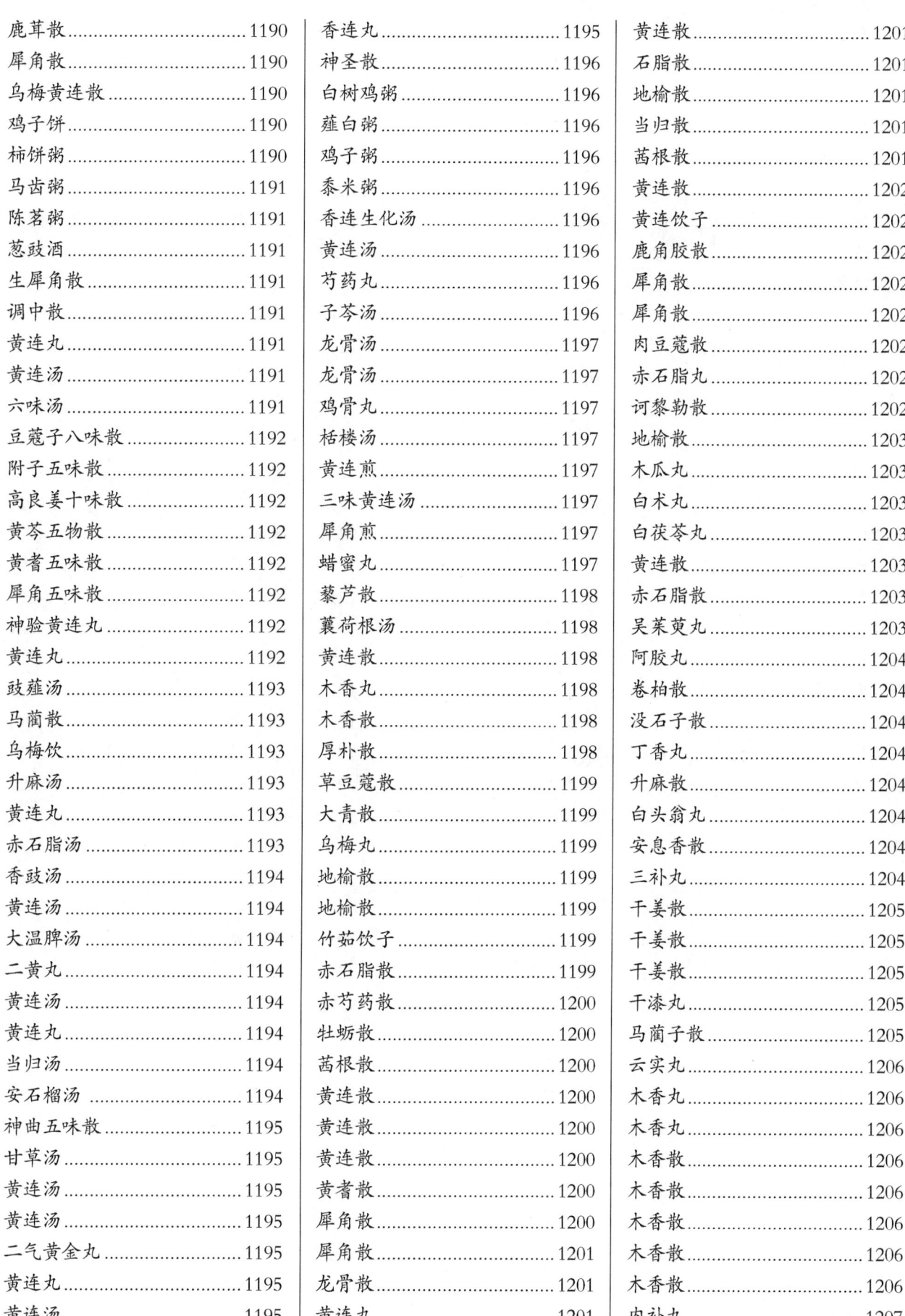

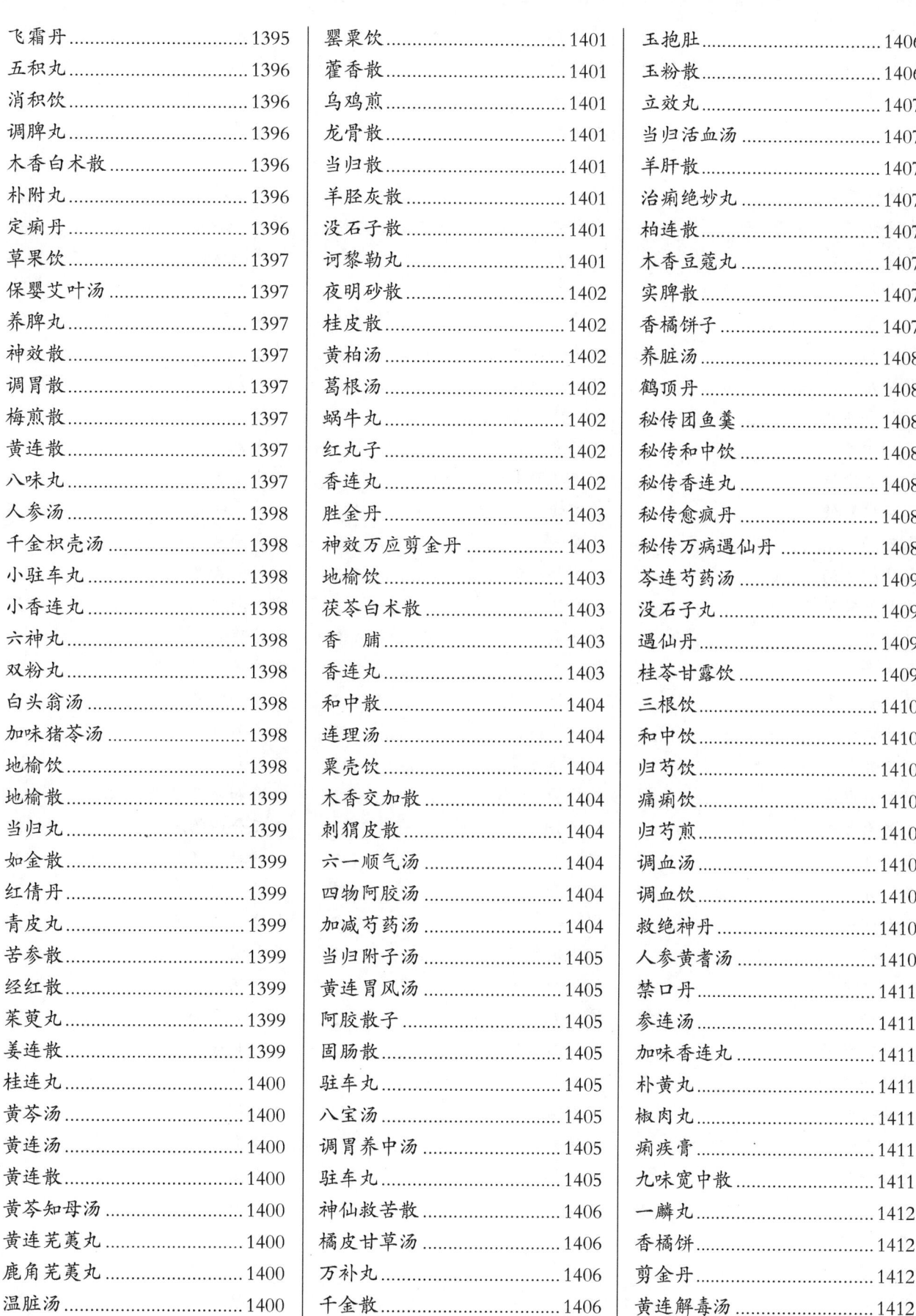

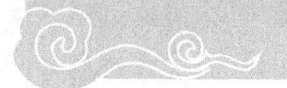

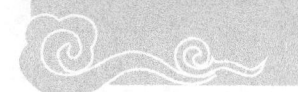

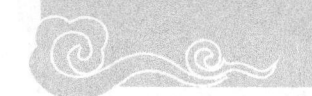

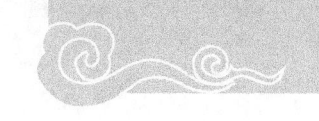

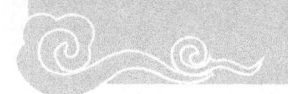

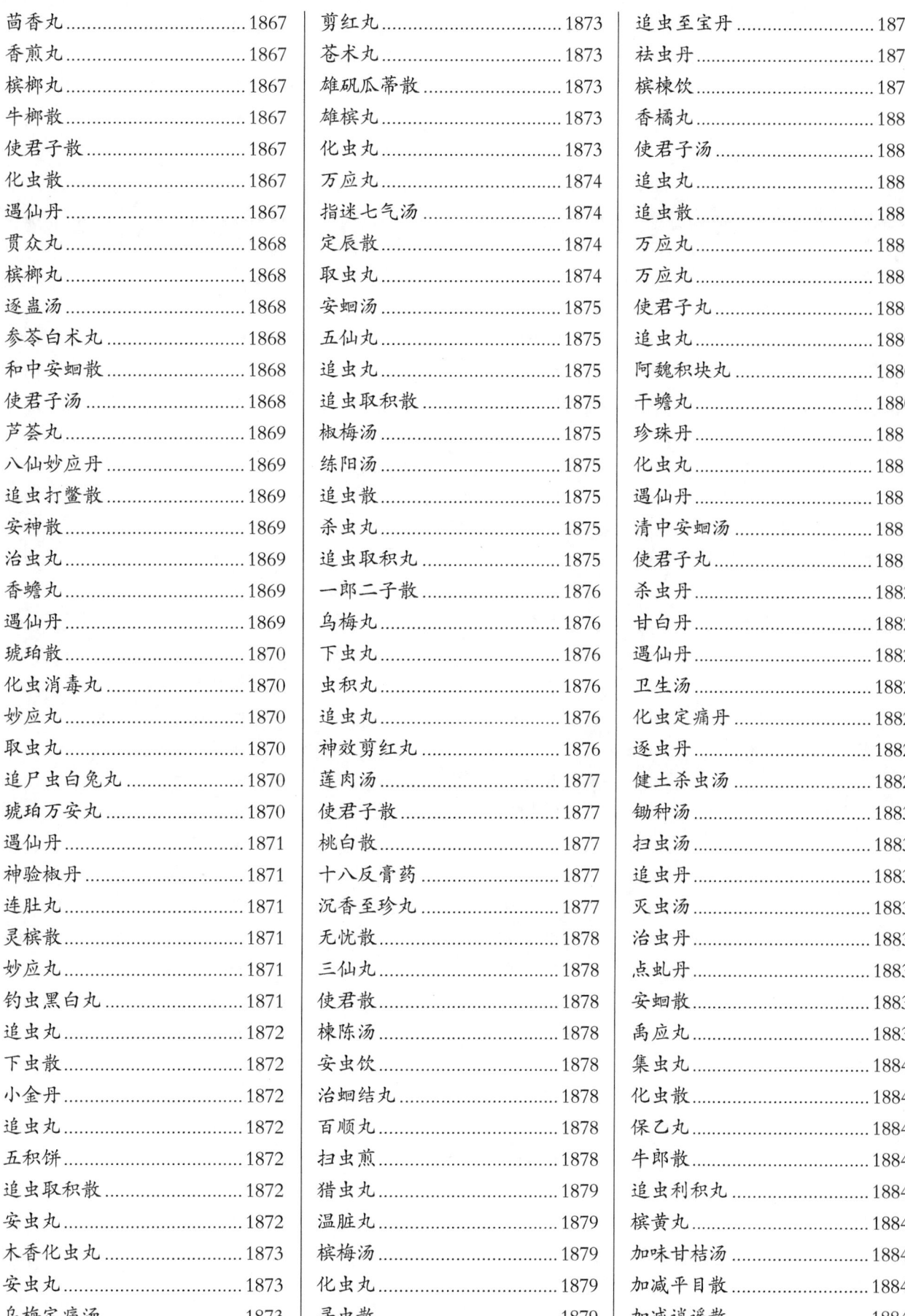

脾系病

一、嗳气

嗳气，亦称噫气，俗称饱嗝、打饱嗝，是指胃中气体上出咽喉发出的声响，其声长而缓。《黄帝内经·灵枢经·口问篇》："寒气客于胃，厥逆从下上散，复出于胃，故为噫。"《黄帝内经·素问·至真要大论》："岁厥阴在泉，风淫所胜，则地气不明，平野昧，草乃早秀。民病洒洒振寒，善伸数欠，心痛支满，两胁里急，饮食不下，鬲咽不通，食则呕，腹胀善噫，得后与气，则快然如衰，身体皆重。"《伤寒论》："伤寒发汗，若吐，若下解后，心下痞鞕，噫气不除。"《诸病源候论》："大饱伤脾，脾伤，善噫，欲卧，面黄。"《备急千金要方》："脾藏营，营舍意，在气为噫，在液为涎。"《丹溪心法》认为"嗳气，胃中有火有痰"。

本病成因或为饮食不节，恣食生冷水果或粘滑难消化等物，损伤脾胃，其物滞于中宫，宿食不化；或外感风寒，寒气客于胃；或忧愁思虑过度，因伤脾胃；暴怒伤肝，肝气横逆犯乘胃；或脾胃虚弱，清气不升而浊气不降，均可致使胃气上逆而成嗳气之症。治宜健脾消积，降气和胃。

旋覆代赭汤

【来源】《伤寒论》。

【别名】旋覆代赭石汤（《普济方》卷一二七）、代赭旋覆汤（《医方集解》）、旋覆花代赭石汤（《类聚方》）。

【组成】旋覆花三两　人参二两　代赭石一两　甘草三两（炙）　半夏半升（洗）　生姜五两　大枣十二枚（擘）

【用法】以水一斗，煮取六升，去滓，再煎取三升，温服一升，一日三次。

【功用】《方剂学》：降逆化痰，益气和胃。

【主治】伤寒发汗，若吐若下解后，心下痞硬，噫气不除者。

【方论】

1.《注解伤寒论》：硬则气坚，咸味可以软之，旋覆之咸，以软痞硬；虚则气浮，重剂可以镇之，代赭之重，以镇虚逆；辛者散也，生姜、半夏之辛，以散虚痞；甘者缓也，人参、甘草、大枣之甘，以补胃弱。

2.《金镜内台方议》：汗吐下后，大邪虽解，胃气已弱而未和，虚气上逆，故心下痞硬，而噫气不除者。与旋覆花下气除痰为君；以代赭石为臣，而镇其虚气；以生姜、半夏之辛，而散逆气，除痞散硬以为佐；人参、大枣、甘草之甘，而调缓其中，以补胃气而除噫也。

3.《医方考》：旋覆之咸，能软痞硬而下气；

代赭之重，能镇心君而止噫；姜、夏之辛，所以散逆；参、草、大枣之甘，所以补虚。

4.《伤寒论条辨》：解，谓大邪已散也。心下痞硬，噫气不除者，正气未复，胃气尚弱，而伏饮为逆也。旋覆、半夏，蠲饮以消痞硬；人参、甘草，养正以益新虚；代赭以镇坠其噫气；姜、枣以调和其脾胃。然则七物者，养正散余邪之要用也。

5.《伤寒缵论》：方中代赭，领人参、甘草下行，以镇胃中之逆气，固已奇矣。更用旋覆领半夏、姜、枣而涤膈上之风痰尤不可测。设非此法承领上下，何能转否为泰于反掌耶。

6.《伤寒论辨证广注》：夫旋覆花味辛气温，乃散气开痞之药。痞气开散则心下之硬自消。前二条证，泻心汤内有芩、连，以泻心下之痞硬；此汤中药味与泻心汤药味相同，因无芩、连，故以旋覆为君也。伤寒解后，心下已无邪热，所以不用芩、连，又噫气不除，纯系虚气上逆。《尚论篇》卷一云：胃气全不下行，有升无降。故用代赭石领人参下行，以镇安其逆气，因名为旋覆代赭石汤也。

7.《医方集解》：此足阳明药也。成氏曰：硬则气坚，旋覆之咸以软痞硬；怯则气浮，代赭之重以镇虚逆，代赭色赤体重，又能养阴血，止反胃；辛者散也，生姜之辛以散虚痞；甘者缓也，人参、甘草、大枣之甘以补胃弱。

8.《伤寒论三注》：旋覆花能消痰结软痞，治噫气；代赭石治反胃，除五脏血脉中热，健脾，乃痞而噫气者用之，谁曰不宜？于是佐以生姜之辛，可以开结也；半夏逐饮也；人参补正也；桂枝散邪也；甘草、大枣益胃也。余每借之以治反胃、噫食不降者，靡不神效。

9.《绛雪园古方选注》：旋覆代赭石汤，镇阴宣阳方也，以之治噫。噫者，上焦病声也。脾失升度，肺失降度，阴盛走于胃，属于心而为声。故用旋覆咸降肺气，代赭重镇心包络之气，半夏以通胃气，生姜、大枣以宣脾气，而以人参、甘草奠安阳明，不容阴邪复退，则阴宁于里，阳发于表，上中二焦皆得致和矣。

10.《伤寒论类方汇参》：此汤用人参、甘草养正补虚，姜、枣以和脾养胃，所以安定中州者至矣；更以旋覆花之力，旋转于上，传阴中阻隔

之阳，升而上达；又用代赭石之重，镇坠于下，使恋阳留滞之阴降而不远；然后参、甘、大枣可旋其补虚之功，而生姜、半夏可施其开痰之效。

11.《医方论》：呃逆之症非一端。若肾气不收，厥逆而上，头汗微喘，当用大剂参附以收摄真阳，此治连珠发呃之要法，非丁香、柿蒂等所能胜任也。若因寒犯胃，气郁而呃者，则此方为宜。丹溪乃以相火上冲之呃为辞，岂呃逆之症，但有火呃，竟无寒呃乎？是又过当之谈矣。

12.《伤寒溯源集》：金匮所谓七物旋覆代赭石汤者，即生姜泻心汤之意而增减之也。以证有轻重，故方亦因之而为损益也。夫生姜泻心之症，水气聚于胁下，腹中雷鸣而下利，以阴气过盛，故以生姜之宣散，同干姜之辛热，以开其阴痞。又恐寒邪拒格，入而不受，故用芩、连之反佐以导引之。此条不过心下虚痞，噫气不除耳，因减去干姜，故不须寒凉之反佐，但多加生姜一两以代干姜，增益其辛温宣散之用，助参、甘而成温补开豁之功而已。旋覆花，《神农本草经》言其能治结气胁满，除水下气，故用之以为君。李时珍云：代赭石乃手足厥阴之药，取其镇重，故能除上走之噫。此方较之五泻心汤，为和平之正治，无用出奇，不须霸术，所谓无党无偏，王道平平者乎。

13.《删补名医方论》引罗天益曰：方中以人参、甘草养正补虚；生姜、大枣和脾养胃，所以定中州者至矣；更以代赭石之重，使之敛浮镇逆；旋覆花之辛用以宣气涤饮；佐以人参以归气于下；佐半夏以蠲饮于上。浊降则痞硬可消，清升则噫气可除矣。

14.《伤寒悬解》：外证虽解而汗下伤中，土败胃逆，碍胆经降路，胃口痞塞，肺气郁蒸而化痰饮，胃土壅遏而生哕噫。旋覆花代赭石汤，参、甘、大枣补其中脘；半夏、姜赭，降其逆气；旋覆花行痰饮而开郁也。浊气上填，痞闷噫气，以旋覆花代赭石补虚降逆，噫气立除。若除后再用，则病下陷，不可常服也。

15.《伤寒贯珠集》：伤寒发汗，或吐或下，邪气则解。而心下痞硬，噫气不除者，胃气弱而未和，痰气动而上逆也。旋覆花咸温，行水下气；代赭石味苦质重，能坠痰降气；半夏、生姜辛温，人参、大枣、甘草甘温，合而用之，所以

和胃气而止虚逆也。

16.《血证论》：此方治哕呃，人皆知之，而不知呃有数端，胃绝而呃不与焉。一火呃，宜用承气汤；一寒呃，宜理中汤加丁香、柿蒂；一瘀血滞呃，宜大柴胡加桃仁、丹皮。此方乃治痰饮作呃之剂，与诸呃有异，不得见呃即用此汤也。方取参、草、大枣以补中，而用生姜、旋覆以去痰饮，用半夏、赭石以镇逆气。中气旺则痰饮自消，痰饮清则气顺，气顺则呃止。治病者，贵求其本，斯方有效，不为古人所瞒。兼火者，可加麦冬、枯芩；兼寒者，可加丁香、柿蒂；痰多者，加茯苓。盖既得真面目，然后可议加减。

17.《成方便读》：旋覆花能斡旋胸腹之气，软坚化痰；而以半夏之辛温散结者协助；虚则气上逆，故以代赭之重以镇之；然治病必求其本，痞硬噫气等疾，皆由正虚而来，故必以人参、甘草补脾而安正，然后痰可消，结可除，且旋覆、半夏之功，益彰其效耳；用姜、枣者，病因伤寒汗吐下后而得，则表气必伤，藉之以和营卫也。

18.《中国医药汇海·方剂部》：诸家注此方，虽各有见地，然总未能确切指出方中药味配合之功用，及除痞硬、噫气之实理也。盖此方之所以异乎泻心者，则以汗、吐、下后，已无余邪，只虚水虚火之气，逆阻于心下，而不能旋运上下。故心下仍痞硬，而噫气不除也。故不用芩、连以泻心，而用赭石清镇心热，即借旋覆咸寒，秉水阴之气，滴露而生之品，使水气复旋运于下以归根，仍用姜、半以散降水逆，甘草以和中土，则水降热除。升降之气既复，痞硬噫气自除，岂徒以镇逆软坚而已哉！

【验案】

1.噫气 《王氏医案》：予素患噫气，凡体稍不适，其病即至，既响且多，势不可遏，戊子冬发之最甚，苦不可言。孟英曰，此阳气式微，而浊阴上逆也，先服理中汤1剂，随以旋覆代赭汤投之，遂愈。嗣后每发，如法服之，辄效。后来发亦渐轻，今已不甚发矣。予闻孟英常云，此仲圣妙方，药极平淡，奈世人畏不敢用，殊可陋也。

2.眩晕呕吐 《浙江中医杂志》（1966，7：30）：用本方适当加减治疗眩晕呕吐50例，其中经西医诊断的属急慢性胃炎和溃疡6例，神经官能症11例，高血压、美尼尔症、癫病及脑膜炎后遗症各1例。不论原发并发，均以此次发病的眩晕呕吐为主证。主要脉证为头晕目眩，胸痞呕恶，口淡，脉象弦缓、弦滑，舌苔白薄滑腻。部分病例兼见咳唾黏痰，食欲不振，胃痛泛酸，耳鸣心悸，失眠多梦。治疗效果：50例中服药最少为2剂，最多为18剂，平均6剂，一般3～6天见效。治后34例眩晕呕吐俱止，14例眩晕呕吐减轻，2例无效。

3.癔症球 《上海中医药杂志》（1984，4：18）：以本方加减，治疗癔症球45例，结果最少服药6剂，最多35剂，一般10～20剂。结果：痊愈（症状消失，眠食正常，恢复工作）34例；基本治愈（症状基本消失，眠食尚好，恢复工作）8例；无效3例。

4.顽固性呕吐 《江西中医药》（1985，6：47）：以本方为主，治疗顽固性呕吐10例，其中慢性胃炎急性发作、慢性肾炎尿毒症、胃癌肝转移、肾肿瘤广泛转移、脑脓肿所致呕吐各1例，神经性呕吐5例，均获满意疗效。另以本方加减治胃气虚弱，痰湿内阻之呕吐11例，其中包括胃溃疡、胃扩张、胃大部切除术后、肝癌晚期等所致呕吐，均获显效。

5.浅表性胃炎 《国医论坛》（1993，5：16）：应用本方：旋覆花10g，代赭石15g，半夏6g，党参12g，炙甘草9g，生姜3g，大枣6g。肝胃不和者加柴胡6g；脾胃虚弱者加白术10g；胃内蕴热者加黄连3g。每日1剂，水煎服，30天为1疗程，治疗浅表性胃炎40例。结果：治愈（临床症状消失，胃镜检查胃黏膜基本恢复正常者）15例；好转（临床症状减轻，胃镜检查胃黏膜糜烂、充血、炎症范围均有不同程度的减轻或缩小者）21例；无效（临床症状及胃镜检查均无改善者）4例，总有效率为90%。

6.咽神经官能症 《陕西中医》（1994，5：247）：用本方加减：旋覆花、香附、枳壳、代赭石、制半夏、桔梗、生姜、炙甘草，治疗咽神经官能症500例。结果：病程在半年以内者治愈124例，显效52例，有效35例；1年以内者治愈95例，显效37例，有效20例；2年以内者分别为32例，31例，5例；3年以内者分别15例，7例，9例，总有效率92.4%。

7.食道贲门失弛缓症　《实用中西医结合杂志》（1996，2：127）：用本方加减：旋覆花、代赭石、党参、法半夏、生姜、大枣、甘草、竹茹、公丁香、枳壳、郁金、荔枝核，并随证略作加减，每日1剂，水煎服，10天为1疗程，治疗食道贲门失弛缓症42例。结果：基本治愈（咽下困难消失，饮水试验正常，X线钡透食道贲门无异常，或内镜检查无异常）20例，好转14例，总有效率80.95%。

8.内耳眩晕　《陕西中医》（1997，1：12）：用本方加减：旋覆花、代赭石、磁石、泽泻、党参、姜半夏、炙甘草、红枣、生姜，每日1剂，水煎服，3天为1疗程，治疗内耳眩晕57例。结果：显效40例，有效17例。

9.梅核气　《云南中医杂志》（1998，4：24）：以本方加减，治疗梅核气60例，结果：痊愈43例，好转12例，无效5例，总有效率91.67%。

妙香散

【来源】《元和纪用经》。
【组成】石莲子一两五钱（并皮碎之，微炒令香，勿太过）　丁香半两
【用法】上为末。每服方寸匕，加至一两匕，米饮调下。
【主治】逆噎不透，及伤寒气逆。

青黛丸

【来源】《博济方》卷四。
【组成】青黛一分　木香　豆蔻　槟榔各一分　麝香一钱　续随子一两（去皮）　蛤蟆三个（烧存性）
【用法】上为细末，炼蜜为丸，如绿豆大。每服五丸，薄荷汤送下。
【主治】小儿惊食哽气。

透关丸

【来源】《幼幼新书》卷二十一引《聚宝方》。
【组成】续随子半两　大黄三钱（末）　长槟榔一枚　木通半钱（末）　甘遂　大戟各一钱　腻粉一钱匕
【用法】上除粉外，将诸药末与续随子同捣，用马尾罗隔去续随子皮不用，便与童子、室女小便拌匀，入粉如硬糊，日晒稍干，水、蜜为丸，如绿豆大。每服二十丸，煎灯心、竹叶汤送下。一时辰间，以小便色异为效。小儿五岁以下七丸，十岁以下十丸。
【功用】行心经。
【主治】小儿哽气。

透关丸

【来源】《杨氏家藏方》卷十九。
【组成】大蒜（端午日取，去皮膜，净用）一百瓣（细切，捣烂）　朱砂一分（细研，水飞）　蝎梢三十五枚（去毒，微炒，为末）　细松烟墨一两（火煅过，研为末）　巴豆一百粒（去壳，不出油，研）
【用法】上同入瓷罐子内，密封挂通风处，百日取出，为丸如黍米大。每服二丸至五丸，新汲水送下，不拘时候。
【主治】小儿脾胃挟伤，中满哽气；及伏热生涎，霍乱呕吐；或作食痫，手足搐搦，不省人事。

如圣加枳实汤

【来源】《云岐子保命集》卷下。
【组成】甘草　桔梗　枳实（炒）各五钱
【用法】上锉细。每服五钱，入五味子半钱，水煎服。
【主治】伤寒噫气。

如圣加人参藿香杏仁汤

【来源】《云岐子保命集》卷下。
【组成】甘草　桔梗　人参　藿香各五钱　杏仁三个（去皮尖）
【用法】上锉细。每服五钱，水煎服。
【主治】伤寒汗下后，喘而噫气。

软石膏丸

【来源】方出《丹溪心法》卷三，名见《医学正传》卷三。

【别名】祛痰火丸（《医学入门》卷七）、南极丸（《鲁府禁方》卷一）、星半汤（《万病回春》卷三）、星夏栀子汤（《类证治裁》卷三）。

【组成】南星　半夏　软石膏　香附（麸炒）　栀子各等分

【用法】上为丸服。

《医学正传》本方用法：上为细末，粥丸，如梧桐子大。每服五十丸，姜汤送下。

【主治】

1.《丹溪心法》：嗳气，胃中有火有痰。

2.《医学正传》：嘈杂。

3.《医部全录》：痰火气嗳。

星夏栀子汤

【来源】《类证治裁》卷三。

【组成】半夏　南星　香附　石膏　栀子

【主治】痰火嗳气。

清胃豁痰汤

【来源】方出《丹溪心法》卷三，名见《杏苑生春》卷四。

【组成】南星　半夏　软石膏　香附

【用法】上为丸，或煎汤服。

【功用】《杏苑生春》：豁痰疏郁。

【主治】

1.《丹溪心法》：嗳气，胃中有火有痰。

2.《杏苑生春》：胃中痰饮郁成酸症。

【方论】《杏苑生春》：南星、半夏、石膏以豁痰，香附以疏郁。

健脾丸

【来源】《东医宝鉴·杂病篇》卷四引《必用全书》。

【组成】白术五两　白茯苓　白芍药　半夏（姜制）各三两　陈皮　神曲　山楂肉　当归（酒洗）　川芎各二两

【用法】上为末，煮荷叶汤，作米糊为丸，如梧桐子大。每服百丸，白汤送下。

【功用】健脾胃，进饮食，消化水谷。

【主治】《证治宝鉴》：嗳气。

秘传加味二陈汤

【来源】《松崖医径》卷下。

【组成】陈皮　半夏　茯苓　甘草　黄连　黄芩　山栀　桔梗（各以生姜汁炒）

【用法】上细切。用水二盏，加生姜三片，大枣一枚，煎服。

【功用】消痰。

【主治】嗳气。

四味茱连丸

【来源】《保婴撮要》卷十。

【别名】四味萸连丸（《证治准绳·幼科》卷三）。

【组成】吴茱萸（炒）　黄连（炒）　神曲　荷叶各等分

【用法】上为末，水煮神曲糊为丸，如梧桐子大。每服二十丸，白汤送下。黄连当量病微甚，或炒黑炒黄用之。

【主治】腹胀噫气吞酸，食不能化。

软石膏丸

【来源】《古今医鉴》卷五。

【组成】软石膏不拘多少（研细）

【用法】上用醋糊为丸，如绿豆大。每服二十丸，滚汤送下。

【功用】泻胃火。

【主治】食积痰火所致的嗳气。

破郁丹

【来源】《万病回春》卷三。

【别名】破郁汤（《嵩崖尊生全书》卷九三安堂本）、解郁汤（《见嵩崖尊生》卷九锦章书局本）。

【组成】香附米（醋煮）四两　栀子仁（炒）四两　黄连（姜汁炒）二两　枳实（麸炒）二

两 槟榔一两 莪术一两 青皮（去瓤）一两 瓜蒌仁一两 苏子一两

【用法】上为末，水为丸，如梧桐子大。每服三十丸，食后滚水送下。

【主治】妇人嗳气胸紧，连十余声不尽，嗳出气心头略宽，不嗳即紧。

导痰汤

【来源】《寿世保元》卷三。

【组成】陈皮二钱 半夏（姜炒）二钱 白茯苓（去皮）三钱 白术一钱五分（去芦） 香附二钱 青皮（去瓤）二钱 黄芩（炒）二钱 瓜蒌仁三钱 砂仁八分 黄连（姜炒）二钱 甘草八分

【用法】上锉。加生姜三片，水煎服。

【主治】嗳气声闻于外，胸膈闷，舌黑，因气有痰者。

半夏生姜汤

【来源】《治痘全书》卷十四。

【组成】半夏 陈皮 黄芩 生姜

【用法】水煎服。

【主治】嗳气，热毒郁于中，欲发而不得发。

十味保和汤

【来源】《景岳全书》卷五十四。

【别名】十味保和散（《医钞类编》卷十）。

【组成】人参 白术 茯苓 半夏（制） 陈皮各一钱 藿香 香附 砂仁各六分 炙甘草 木香各三钱

【用法】水一钟半，加生姜三片，大枣二个，煎七分，食前温服。

【主治】胃虚气滞作嗳。

加味六君子汤

【来源】《济阳纲目》卷十四。

【组成】人参 白术 茯苓 甘草 半夏 陈皮

沉香 厚朴 紫苏子 吴茱萸

【用法】上锉。水煎服。

【主治】胃有浊气，膈有宿痰，不因饮食时常虚嗳。

桂萸汤

【来源】《济阳纲目》卷七十三。

【组成】半夏二两 生姜六两 陈皮（去白）四两 桂一两 吴茱萸（汤泡）五十粒

【用法】上锉。用水十升，煮取四升，空心食前，分五次服。

【主治】胸满气噎，下部冷，脐腹绞痛。

安土汤

【来源】《辨证录》卷十。

【组成】白芍一两 白术一两 柴胡一钱 茯苓三钱 甘草一钱 苍术二钱 神曲二钱 炮姜一钱

【用法】水煎服。

【主治】肝气旺盛，肝木克脾土，土气不能伸，而肠中自鸣，终日不已，嗳气吞酸，无有休歇。

【方论】此方脾肝同治之法。肝平而脾气得养矣，脾安而肠气得通矣。不必止鸣而鸣自止者，妙在行肝气之郁居多，所以奏功特神耳。

香栀平肝饮

【来源】《辨证录》卷十。

【组成】炒栀子三钱 茯苓 白芍 白术各五钱 陈皮 甘草各一钱 香附二钱

【用法】水煎服。

【主治】肝气旺克脾土，而肠中自鸣，终日不已，嗳气吞酸，无有休歇。

青皮饮

【来源】《嵩崖尊生全书》卷九。

【组成】青皮一钱 白术二钱半 木通五分 甘草二分

【主治】怒气致嗳。

增减旋覆代赭汤

【来源】《重订通俗伤寒论》。

【组成】旋覆花三钱（包煎） 吴茱萸一分（拌炒） 小川连六分 制香附二钱 代赭石三钱（拌） 仙半夏一钱半 新会皮一钱半 沉香汁二匙（冲）

【用法】先用鲜刮淡竹茹四钱，鲜枇杷叶一两（去毛净，剪去大筋）煎汤代水。

【功用】清降肝逆。

【主治】肝气横逆，轻则嗳气胸痞，重则呃逆胃胀。

【方论】何秀山：方以旋、赭重降逆气为君；臣以茱、连、橘、半苦辛通降以清肝和胃；沉香、香附辛香流气以疏肝平逆；妙在佐以竹茹，使中结之肝气旁达；使以枇杷叶，令上逆之肝气清降。此为清肝降逆，佐金制木之良方。

【加减】呃逆甚者，加公丁香九支，柿蒂三十个，辛通苦涩以止呃；痞胀甚者，加真川朴一钱半，槟榔汁两匙（冲），辛开重降以宽胀；食滞者，加莱菔子一钱半拌炒春砂仁八分，消食和气以导滞；便秘者，加苏子一钱半拌捣郁李仁四钱，辛滑流气以通便。

草果柴平汤

【来源】《医宗金鉴》卷四十二。

【组成】小柴胡合平胃散加草果

【主治】因食而病疟，痞闷，噫气，恶食。

匀气丸

【来源】《医部全录》卷三二五。

【组成】草豆蔻 橘皮 沉香 人参各五钱 益智仁 檀香 大腹子各一两

【用法】上为末，饭为丸，如梧桐子大。每服八十丸，淡姜汤送下。

【主治】气虚浊升多嗳。

香附散

【来源】《杂病源流犀烛》卷十七。

【组成】香附 山栀 黄连 橘红 半夏

【主治】嗳气。

枳术蛎椒汤

【来源】《医级》卷八。

【组成】白术 枳实 牡蛎 椒仁 茯苓 半夏 茵陈 广皮 芥子各等分

【用法】加生姜，水煎服。

【主治】胸腹痞胀，嗳气不食，面浮目黄，心悸胁鸣，漉漉作声，小便短赤。

代赭旋覆花汤

【来源】《医方简义》。

【组成】代赭石二钱 旋覆花一钱五分 东洋参二钱 姜半夏一钱五分 赤茯苓三钱 荆芥炭一钱 炙甘草五分

【主治】木犯胃土，嗳逆痞满。

【加减】如气实而满者，去参，加牡蛎三四钱。

缩砂汤

【来源】《医学探骊集》卷五。

【组成】广缩砂五钱 陈皮三钱 焦白术四钱 炮姜四钱 厚朴四钱 槟榔三钱 粉甘草二钱

【用法】水煎，温服。轻者先用广砂二三个嚼而咽之，其中宫立即舒展。甚者可服本方。

【主治】嗳气吞酸。

【方论】方中缩砂为君，祛寒开胃；佐以厚朴、陈皮扶脾助胃，炮姜、槟榔升阳暖胃，白术、甘草调中益胃；寒去胃平，则吞酸不作矣。

开胃理脾丸

【来源】《部颁标准》。

【组成】党参96g 白术（麸炒）96g 茯苓96g 甘草（蜜炙）72g 山药（麸炒）96g 陈皮96g 木香96g 白芍96g 焦神曲120g 焦麦芽120g 焦谷芽120g

【用法】制成大蜜丸，每丸重6g，密封。口服，1次2丸，每日2～3次。

【功用】开胃健脾。

【主治】脾胃不和引起的饮食无味，嗳气倒呃，胃脘胀满。

二、呃逆

呃逆，古称哕、哕逆，俗称打嗝，是指胃气上逆动膈，以气逆上冲，喉间呃呃连声，声短而频，不能自主为主要临床表现的病情。《黄帝内经》提出本病病位在胃，并与肺有关，病机为气逆，与寒气有关，如《素问·宣明五气》："胃为气逆为哕。"《灵枢经·口问》："谷入于胃，胃气上注于肺。今有故寒气与新谷气，俱还入于胃，新故相乱，真邪相攻，气并相逆，复出于胃，故为哕。"并提出了预后及简易疗法，如《素问·宝命全形论》："病深者，其声哕。"《灵枢经·杂病》："哕，以草刺鼻，嚏，嚏而已；无息，而疾迎引之，立已；大惊之，亦可已。"《金匮要略·呕吐哕下利病篇》："病人胸中似喘不喘，似呕不呕，似哕不哕，彻心中愦愦然无奈者，生姜半夏汤主之"，"干呕，哕，若手足厥者，橘皮汤主之"，"哕逆者，橘皮竹茹汤主之"，将本病分为虚热、寒、实三证论治，为后世辨证论治奠定了基础。《景岳全书》论述至为系统全面：呃逆一证，古无是名，其在《内经》本谓之哕，因其呃呃连声，故今以呃逆名之，于义亦妥。观《内经》治哕之法，以草刺鼻，嚏，及气息迎引、大惊之类，是皆治呃之法，此哕本呃逆，无待辨也。呃逆证，有伤寒之呃逆，有杂证之呃逆。其在古人则悉以虚寒为言，惟丹溪引《内经》之言曰：诸逆冲上，皆属于火，病患见此，似为死证，然亦有实者，不可不知。余向见此说，疑其与古人相左，不以为然，盖亦谓此证必属虚寒，何有实热，兹及晚年历验，始有定见，乃知丹溪此言为不诬也。虽其中寒热虚实亦有不同，然致呃之由，总由气逆，气逆于下，则直冲于上，无气则无呃，无阳亦无呃，此病呃之源所以必由气也。

本病成因多为饮食不当，情志不遂，脾胃虚弱等。基本病机为胃气上逆动膈，主要表现为喉间呃呃连声，声音短促，频频发出，病人不能自制。以偶发者居多，为时短暂，多在不知不觉中自愈；重者则屡屡发生，持续时间较长，常伴胸膈痞闷，胃脘嘈杂灼热，嗳气等症。其治疗宜以理气和胃，降逆止呃为基础，并分别施以祛寒、清热、补虚、泻实之法。

吴茱萸汤

【来源】《伤寒论》。

【组成】吴茱萸一升（洗） 人参三两 生姜六两（切） 大枣十二枚（擘）

【用法】以水七升，煮取二升，去滓，温服七合，一日三次。

【功用】

1.《普济方》：温里助阳散寒。

2.《中医方剂学讲义》：温中补虚，降逆散寒。

【主治】阳明病，食谷欲呕者。少阴病，吐利，手足逆冷，烦躁欲死者。厥阴病，干呕，吐涎沫，头痛者。

【验案】呃逆 《伤寒论方古今临床》：姚某，男，43岁。呃逆每发于食后，吐物皆为积食痰涎，历两月余，面色苍黄，精神萎靡，形体消瘦，食不甘味，脉来细迟，舌苔白润，舌质淡胖，治宜温中化饮，降逆止呕，用吴茱萸9克，党参15克，生姜15克，大枣5个，半夏6克，茯苓9克。服三剂呕逆渐平，再服四剂获愈。

橘皮竹茹汤

【来源】《金匮要略》卷中。

【别名】竹茹汤（《医学入门》卷七）、陈皮汤（《医学纲目》卷十六）、陈皮竹茹汤（《医学

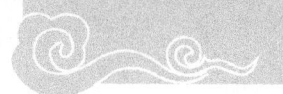

纲目》卷二十二）、竹茹橘皮汤（《中国医学大辞典》）。

【组成】橘皮二斤　竹茹二升　大枣三十枚　生姜半斤　甘草五两　人参一两

【用法】以水一斗，煮取三升，温服一升，一日三次。

【主治】

1.《金匮要略》：哕逆。

2.《景岳全书》：吐利后，胃虚膈热呃逆。

3.《女科指掌》：产后呃逆。

4.《医学入门》：四时伤风冷湿，鼻塞喉鸣，上气不得下气而咳嗽。

5.《丹台玉案》：大病后，中气不足，呃逆不已，脉来虚细。

【方论】

1.《金匮方论衍义》：中焦者，脾胃土也；土虚，则在下之木往以乘之，谷气因之不宣，变为哕逆。是以用橘皮理其中气而升降之，人参、甘草以补土之不足，生姜、大枣宣发谷气，更散其逆，竹茹者性凉，得金气之正，用之以降胆木之风热耳。

2.《金匮要略论注》：此不兼呕言，是专胃虚而冲逆为哕矣。然非真元衰败之比，故以参、甘培胃中元气，而以橘皮、竹茹一寒一温，下其上逆之气。亦由上焦阳气不足以御之，乃呃逆不止，故以姜、枣宣其上焦，使胸中之阳渐畅而下达。谓上焦固受气于中焦，而中焦亦禀承于上焦，上焦宣既，则中气自调也。

3.《医宗金鉴》：哕有属胃寒者，有属胃热者，此哕逆因胃中虚热，气逆所致。故用人参、甘草、大枣补虚；橘皮、生姜散逆；竹茹甘寒，疏逆气而清胃热，因以为君。

4.《医方考》：橘皮平其气，竹茹清其热，甘草和其逆，人参补其虚，生姜正其胃，大枣益其脾。

5.《成方切用》：此胃虚而冲逆为哕，然非真元衰弱之比，故以参、甘培胃中元气，而以橘皮、竹茹，一寒一温，下其上逆之气，以姜、枣宣其上焦，使胸中之阳渐畅而下达，谓上焦因受气于中焦，而中焦亦禀承于上焦，上焦既宣，则中气自调也。

6.《绛雪园古方选注》：橘皮汤治呕哕，橘皮竹茹汤治哕逆。呕者，张口有物有声；哕者，撮口有声无物。若呕哕四肢厥冷，乃胃中虚冷，阴凝阳滞，主之以陈皮、生姜，辛香温散，开发胃阳，而呕哕自止。若哕逆无寒证，明是胃虚，虚阳上逆，病深声哕，当重用橘皮通阳下气，臣以竹茹清胃中虚火，又不涉寒凉，佐以参、甘、姜、枣奠安胃气，御逆止哕。病有虚实，治有浅深，勿谓病深声哕为难治之候也。

7.《成方便读》：夫从之常气，皆禀于胃。胃者，五脏六腑之海，其气常下行，虚则逆而上行，所谓气有余即是火，火蒸津液则为痰，于是呕呃之证所由来矣。故呕呃一证，无论其寒热虚实，悉因胃病而起也。如此方之治胃虚呕呃，病因虚而起者，仍以治虚为先，故以参、甘之助胃气，麦冬之养胃阴。二陈除痰散逆，竹茹和胃清烦。然虚火上逆，肺必受戕，故以枇杷叶之清金降气者，助胃气以下行。用姜、枣者，以胃乃卫之源，脾乃营之本，营卫和，则脾胃气不失其常度耳。

8.《金匮要略方义》：古之哕逆，即今之呃逆。呃逆一证，有虚实寒热之分。本方所治之呃逆，乃胃虚夹热之证，多由久病胃虚，气失和降所致。治宜理气降逆，清热益胃之法。方中以橘皮为君药，理气和胃；臣以竹茹清热止逆；生姜降逆开胃；佐以人参、大枣、甘草补虚和中。诸药相合，组成清补降逆之方，共奏理气清热，益胃和中，降逆止呕止呃之效。对于胃虚有热，胃气上逆之呕哕呃逆，最为适宜。

9.《金匮要略方论本义》：哕逆者，胃气虚寒固矣。亦有少挟虚热作哕者，将何以为治？仲景主之橘皮竹茹汤。橘皮、竹茹行气清胃，而毫不犯攻伐寒凉之意。佐以补中益气温胃之品，而胃气足，胃阳生，浮热不必留意也。橘皮竹茹为胃气既虚、复有痰热者立也。

10.《金匮方歌括》：《金匮要略》以呃为哕。凡呃逆证，皆是寒热错乱，二气相搏使然。故方中用生姜、竹茹，一寒一热以祛之；人参、橘皮，一开一阖以分之；甘草、大枣奠安中土，使中土有权，而哕逆自平矣。此伊圣经方，扁鹊丁香柿蒂散即从此方套出也。

11.《金匮发微》：方以橘皮、竹茹为名者，橘皮以疏膈上停阻之气，竹茹以疏久郁之胆火，

而呃逆可止矣。然呃逆之由，起于上膈不散之气，胆火之上冲，亦为此不散之气所郁。而气之所以不得外散者，实因中气之虚，故知此方橘皮、竹茹为治标，大枣、生姜、甘草、人参为治本。不然，但用橘皮、竹茹，亦足以治呃矣，既愈之后，能保其不复哕耶？

12.《中国医药汇海·方剂部》：胃火上冲，肝胆之火助之，肺金之气不得下降，故呕。竹茹、枇杷叶、麦门冬，皆能清肺而和胃，肺金清则肝气亦平矣。二陈所以散逆气，赤茯苓所以降心火，生姜呕家之圣药，久病虚赢，故人参、甘草、大枣扶其胃气也。

【验案】

1.呃逆 《福建中医药》（1964，5：42）：林某，男，34岁。呃逆已十余年，时好时坏，经常发作，曾经治疗无效。此次发作加剧，呃逆频发，恶心吐涎，口渴，上腹部疼痛，大便秘结，小溲短赤，脉弦，舌质红苔黄浊。西医诊断为神经性呃逆，中医诊为木土不和，肝阳有余，胃阴不足，肝胃火逆而致呃。以橘皮竹茹汤加减：橘皮4.5g，竹茹9g，玉竹9g，麦冬6g，炙草3g，石斛9g，大枣3枚，生姜3片，柿蒂4.5g。二诊，呃逆已减，晚能入眠，胸前痞闷。前方去大枣、柿蒂，加生栀子、豆豉除胸脘痞闷，蔻仁宽中理气，连翘清热散结。三诊，呃逆已止，诸症亦瘥，惟心中灼热，脉稍转缓，舌苔微黄。前方倍石斛以养胃阴，加知母滋阴清热泻火。连服3剂，痊愈出院。4个月后追访未再发作。

2.反流性食管炎 《四川中医》（1997，1：29）：将69例反流性食管炎病人随机分为2组，甲组34例用橘皮竹茹汤全方（中药组）治疗，乙组35例用胃复安和甲氰咪胍（西药组）治疗。结果：中药组口苦咽干、胸口烧灼感、呃逆等，50%的病人服药1周内症状消失；西药组仅8.6%。2周后复查胃镜，两组治愈率，中药组稍好于西药组，但差别不显著（$P > 0.05$）。好转率中药组（32.3%）明显高于西药组（14.3%）；无效率中药组（11.8%）低于西药组（34.3%）；中药组总有效率（88.2%），明显高于西药组（65.7%）。

高良姜散

【来源】《太平圣惠方》卷四十七。

【组成】高良姜一两（锉） 干木瓜半两 莲子心半两 菖蒲半两 丁香一分

【用法】上为散。每服三钱，以水一中盏，加生姜半分，煎至六分，去滓热服，不拘时候。

【主治】胃冷咳癔，气厥不通。

陈橘皮散

【来源】《太平圣惠方》卷五十。

【组成】陈橘皮二两（汤浸，去白瓤，焙） 白槟榔一两 人参一两（去芦头） 白术一两 厚朴一两半（去粗皮，涂生姜汁炙令香熟）

【用法】上为粗散。每服四钱，以水一中盏，加生姜半分，大枣二枚，煎至六分，去滓，稍热服，不拘时候。

【主治】哕逆醋咽，胸膈不利，食少腹胀。

人参散

【来源】《太平圣惠方》卷八十四。

【组成】人参半两（去芦头） 白术半两 白茯苓半两 甘草一分（炙微赤，锉） 藿香一分

【用法】上为粗散。每服一钱，以水一小盏，煎至五分，去滓，不拘时候，稍热服之。

【主治】小儿哕逆不止，心神烦乱。

人参散

【来源】《太平圣惠方》卷八十四。

【别名】止吐散（《魏氏家藏方》卷十）。

【组成】人参三分（去芦头） 陈橘皮一两（汤浸，去白瓤，焙）

【用法】上为粗散。每服三钱，以水一中盏，加生姜半分，煎至六分，去滓热服，至夜三四服。乳母服讫即乳儿。

【主治】小儿哕。

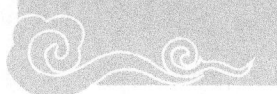

柿钱散

【来源】方出《证类本草》卷十二引《简要济众方》，名见《洁古家珍》。

【组成】丁香一两　干柿蒂一两（焙干）

【用法】上为散。每服一钱，煎人参汤下，不拘时候。

【主治】伤寒咳噫不止，及哕逆不定。

羌活散

【来源】《苏沈良方》卷五引《灵苑方》。

【别名】羌活附子散（《类证活人书》卷十八）、羌活汤（《圣济总录》卷四十七）、羌活煮散（《圣济总录》卷六十六）、羌活附子汤（《伤寒图歌活人指掌》卷五）、羌附汤（《胎产心法》卷下）。

【组成】羌活　附子（炮）　茴香（微炒）各半两　木香　干姜（炮）各枣许

【用法】每服二钱，水一盏，盐一捻，煎一二十沸，带热服，一服止。

【主治】
1.《苏沈良方》引《灵苑方》：咳逆。
2.《圣济总录》：风冷乘脾胃，致哕逆不止。
3.《医学入门》：阴症内寒，厥而呕逆。
4.《医级》：感寒表症具而寒厥疝痛。

丁香散

【来源】方出《中藏经》卷六，名见《类证活人书》卷十一（王作肃增注）。

【组成】丁香　柿蒂各一钱　甘草　良姜各半钱

【用法】上为末。用热汤猛点，乘热一服。

【主治】
1.《中藏经》：伤寒咳逆、噎、汗。
2.《医方集解》：久病呃逆因于寒者。

橘皮竹茹汤

【来源】《类证活人书》卷十六。

【组成】橘皮二两　竹茹一升　甘草二两（炙）　人参半两　半夏一两（汤洗）

【用法】上锉如麻豆大。每服五钱，加生姜六片，大枣一枚，以水二大盏，煎至一盏，去滓温服，一日三次。

【主治】
1.《类证活人书》：哕逆。
2.《笔花医镜》：气郁成火冲呃逆。
3.《女科指掌》：妊娠恶阻。

橘皮干姜汤

【来源】《类证活人书》卷十八。

【组成】橘皮　通草　干姜（炮）　桂心各二两　人参一两　甘草（炙）二两

【用法】上锉，如麻豆大。每服四钱，水一盏，煎至六分，去滓温服，一日三次。

【主治】
1.《类证活人书》：哕。
2.《普济方》：胃中有寒咳逆。

丁香汤

【来源】《圣济总录》卷四十七。

【组成】丁香　甘草（炙，锉）　陈曲（炒）各半两　草豆蔻（去皮）　陈橘皮（去白，焙）各一两　木香（炮）三分

【用法】上为粗末。每服三钱匕，水一盏，加生姜五片，煎至七分，去滓温服，不拘时候。

【主治】胃冷哕逆，不思饮食。

人参汤

【来源】《圣济总录》卷四十七。

【组成】人参　白术　白茯苓（去黑皮）　藿香各一两半　甘草一分（炙，锉）

【用法】上为粗末。每服三钱匕，水一盏，煎至七分，去滓温服。

【主治】哕逆不止。

三圣散

【来源】《圣济总录》卷四十七。

【组成】丁香四十九枚　胡椒十四枚　半夏七枚（大者，先以锥子钻透心，用麻线穿过，井花水

浸，一日一度，七日后焙干）

【用法】上为散。大人，生姜汤调一字；小儿，箸头蘸生姜汁后点药少许口中。

【主治】

    1.《圣济总录》：哕逆不止。

    2.《古今医统大全》：胃寒呕逆不食。

干姜丸

【来源】《圣济总录》卷四十七。

【组成】干姜（炮裂）一两半 附子（炮裂，去皮脐） 胡椒 桂（去粗皮）各一两

【用法】上为末，炼蜜为丸，如梧桐子大。每服十五丸至二十丸，食前浓米饮送下；如呕哕冷沫，浓煎烧生姜、橘皮汤送下。

【主治】脾胃俱虚，内挟风冷，哕逆上气。

小丁沉丸

【来源】《圣济总录》卷四十七。

【组成】丁香 沉香 木香 槟榔（锉）白豆蔻（去皮）各半两 麝香一钱（别三） 人参二两 桂（去粗皮）一分 白茯苓（去黑皮）二两 甘草半两（炙，锉） 干姜一分（炮） 诃黎勒皮一两 白术四两 青橘皮（去白，焙）半两

【用法】上为末，令匀，炼蜜为丸，如小弹子大。每服一丸，炒生姜、盐汤嚼下，不拘时候。

【主治】哕逆不止，饮食不入。

石莲丸

【来源】《圣济总录》卷四十七。

【组成】石莲肉（去心） 附子（炮裂，去皮脐） 干姜（炮）各一两

【用法】上为末，粟米粥为丸，如绿豆大。每服十丸，蜀椒汤送下。止勿再服。

【主治】胃寒哕逆。

豆蔻汤

【来源】《圣济总录》卷四十七。

【组成】草豆蔻（去皮） 木香 甘草（炙，

锉） 干姜（炮） 高良姜 陈橘皮（汤浸，去白） 缩砂（去皮） 益智（去皮）各等分

【用法】上为粗末。每服三钱匕，水一盏，加生姜三片，同煎八分，去滓温服，不拘时候。

【主治】脾胃俱虚，哕逆上气。

两顺煮散

【来源】《圣济总录》卷四十七。

【组成】高良姜 木香各等分

【用法】上各为末。每服高良姜末一钱，木香末半钱，水一盏，同煎至七分，放温，和滓徐呷服，不拘时候。

【主治】脾胃俱虚，胀满哕逆。

【宜忌】勿用铁器煎。

沉香乌药丸

【来源】《圣济总录》卷四十七。

【组成】沉香 乌药（锉） 青橘皮（去白，焙） 白术（锉，炒） 白芷 白茯苓（去黑皮） 五味子 甘草（炙，锉） 人参各等分

【用法】上为末，炼蜜为丸，如鸡头子大。每服一丸至二丸，粥前以生姜、紫苏汤嚼下。

【主治】哕逆不止，不思饮食。

附子煮散

【来源】《圣济总录》卷四十七。

【别名】附香煮散（《普济方》卷二）。

【组成】附子一枚（重一两者） 诃黎勒三七枚

【用法】同用蛤粉炒，令附子裂，去皮脐尖，诃黎勒去核，为细散。每服二钱匕，水一盏，煎至八分，和滓温服。

【主治】哕逆不止。

降气丸

【来源】《圣济总录》卷四十七。

【组成】牵牛子二十两（炒熟，取面十两） 补骨脂十两 荜澄茄十两 槟榔（锉）二两 木香四两 赤茯苓（去黑皮）二两

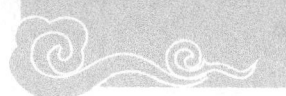

【用法】上为末，水煮面糊为丸，如梧桐子大。每服五十丸，温熟水送下，不拘时候。

【功用】降阳气于下，使阴气上升，升降无碍，阴阳调摄，饮食运化，诸疾不生。

【主治】哕逆恶心，气不下降。

殊效汤

【来源】《圣济总录》卷六十六。

【组成】干柿（细切，炒令焦黑）　干薄荷叶　陈橘皮（去白，焙）各一两

【用法】上为粗末。每服三钱匕，水一盏，煎至七分，去滓温服，一日三次。

【主治】咳逆。

香枳散

【来源】《圣济总录》卷一七五。

【别名】蛤粉散（《普济方》卷三八七引《全婴方》）。

【组成】藿香二十一叶　枳壳二片（湿纸裹焙）　蚌粉一块（如枳壳大）

【用法】上为散。每服半钱匕，米饮调下。

【主治】小儿胃虚哕逆，咳嗽，吐乳食。

丁香补胃丸

【来源】《圣济总录》卷一七六。

【组成】丁香一钱　藿香一分　附子（炮裂，去皮脐）二钱　定粉（炒，研）　槟榔（锉）各一分

【用法】上为末，滴水为丸，如梧桐子大。每服一丸至二丸，米饮送下，不拘时候。

【主治】小儿胃气虚冷，哕逆不止。

人参丸

【来源】《圣济总录》卷一七六。

【组成】人参　白茯苓（去黑皮）各一分　白术　木香　山芋　丁香各一钱

【用法】上为细末，白面糊为丸，如绿豆大。每服七丸，奶食前用生姜汤化下。

【主治】小儿脾胃虚寒，哕逆不入乳食。

人参丸

【来源】《圣济总录》卷一七六。

【组成】人参半两　白茯苓（去黑皮）　陈橘皮（去白，焙）　白术　半夏（汤洗去滑）各半分　甘草（炙，锉）　干姜（炮）各一分

【用法】上为末，面糊为丸，如黄米大。每服十丸或十五丸，煎藿香汤化下。

【主治】小儿胃寒多哕。

肉豆蔻丸

【来源】《圣济总录》卷一七六。

【组成】肉豆蔻（去皮）一枚　生姜（切，焙干）一钱　木香一钱　人参一分　青橘皮（汤浸，去白，焙）一分　白术一分

【用法】上为末，白面糊为丸，如绿豆大。每服五丸，米饮送下，不拘时服。

【主治】小儿胃虚，不思乳食，哕逆膈闷。

枇杷叶散

【来源】《圣济总录》卷一七六。

【组成】枇杷叶（炙，去毛）　丁香各一钱　白茅根　人参各一分

【用法】上为细散。每服半钱或一钱匕，煎马齿苋汤调下，不拘时候。

【主治】小儿胃气虚冷，哕逆不止。

遂愈散

【来源】《圣济总录》卷一七六。

【别名】玉容散（《普济方》卷三九四）。

【组成】滑石末一钱　丁香二十七粒（为末）　藿香末半钱

【用法】上同研匀细。每服一字或半钱匕，生油调下。

【主治】

1.《圣济总录》：小儿哕逆不止，乳食不进。

2.《普济方》：小儿吐泻霍乱不安，烦躁不得睡，腹胀，小便赤涩，烦渴闷乱，及伤寒霍乱。

麝沉散

【来源】《圣济总录》卷一七六。
【组成】麝香（研）　沉香（锉）各一分
【用法】上为散。每服半钱或一钱匕，沸汤点服。
【主治】小儿哕逆。

吴茱萸丸

【来源】《全生指迷方》卷四。
【组成】吴茱萸（炒）一两　橘皮（洗）二两　附子（炮，去皮脐）半两
【用法】上为细末，白面糊为丸，如梧桐子大，每服二十丸，食前以饮送下。
【主治】因呕而哕者。

黄耆茯神散

【来源】《杨氏家藏方》卷十八。
【组成】黄耆（蜜炙）　茯神（去木）　甘草（炙）　天南星（炮）　白扁豆（炒黄）　防风（去芦头）　白附子（炮）　肉桂（去粗皮）　山药　白芍药各等分
【用法】上锉。每服二钱，水六分盏，生姜三片，大枣一枚，同煎至三分，去滓，乳食前温服。
【主治】
　　1.《杨氏家藏方》：小儿荣卫气虚，精神不爽，面无颜色，唇口青白，哕逆昏睡，全不思食。
　　2.《医方类聚》引《经验良方》：身体微肿。

顺气汤

【来源】《济生方》卷二注文引《卫生家宝》。
【别名】柿蒂汤（《济生方》卷二）、柿蒂散（《袖珍方》卷一）、丁香柿蒂散（《杂病源流犀烛》卷十七）。
【组成】柿蒂　丁香各一两。
【用法】上锉。每服四钱，水一盏半，加生姜五片，煎至七分，去滓服，不拘时候。
【主治】
　　1.《济生方》引《卫生家宝》：胸满，咳逆不止。
　　2.《杂病源流犀烛》：胃寒呃逆。

匀气散

【来源】《阴证略例》。
【组成】川乌头（大者）三个（炮裂，去皮脐）
【用法】上为细末。每服二钱，用黑豆二十一粒，沙糖鸡头子大，水煎，乘热细细饮之。
【主治】阴证咳逆。

香饮子

【来源】《普济方》卷一六〇引《经验良方》。
【组成】干柿蒂十五枚
【用法】上为末。水一盏，加白盐、乌梅少许，煎至六分服。
【主治】咳逆不止。

丁香柿蒂汤

【来源】《妇人大全良方》卷八。
【组成】丁香十粒　柿蒂十五个
【用法】上锉。用水一盏半，煎至八分，去滓热服。
【主治】咳逆。
【验案】肿瘤化疗后呃逆　《实用护理杂志》（2002，7：52）：用丁香、柿蒂，加生姜、大枣煎汤代水饮用，治疗肿瘤化疗后呃逆80例。结果：显效58例，有效18例，无效4例，有效率为95%。

橘皮竹茹汤

【来源】《济生方》卷二。
【别名】麦门冬竹茹汤（《古今医统大全》卷二十七）。
【组成】赤茯苓（去皮）　橘皮（去白）　枇杷叶（拭去毛）　麦门冬（去心）　青竹茹　半夏（汤洗七次）各一两　人参　甘草（炙）各半两
【用法】上锉。每服四钱，水一盏半，加生姜五片，煎至八分，去滓温服，不拘时候。
【主治】
　　1.《济生方》：胃热多渴，呕哕不食。

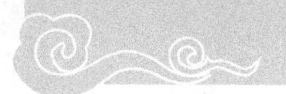

2.《痢疟纂要》：体强新病，未经苦寒攻下，或误投热药滞药，脉见洪数滑实，呃逆声重相连者。

【方论】《医方集解》：此足阳明药也。胃火上冲，肝胆之火助之，肺金之气不得下降，故呕。竹茹、枇杷叶、麦门冬皆能清肺而和胃，肺金清则肝气亦平矣；二陈所以散逆气；赤茯苓所以降心火；生姜呕家之圣药；久病虚羸，故以人参、甘草、大枣扶其胃气也。

吴茱萸丸

【来源】《御药院方》卷四。

【组成】橘皮（洗）一两　吴茱萸（醋炒）　附子（炮裂，去皮脐）各一两

【用法】上为细末，白面糊为丸，如梧桐子大。每服七十丸至八十丸，食前温生姜汤下。

【主治】寒伤胃脘，肾气先虚，逆气上乘于胃，与气相伴不止，气自腹中起，上筑于咽喉，逆气连属而不能出，呃或至数十声，不得喘息。

丁香柿蒂散

【来源】《医方类聚》卷一一三引《施圆端效方》。

【别名】丁香柿蒂汤（《卫生宝鉴·补遗》）、丁香汤（《古今医统大全》卷二十七）。

【组成】丁香　柿蒂　青皮　陈皮各等分

【用法】上为细末。每服三钱，水一盏半，煎至七分，去滓温服，不拘时候。

【主治】诸种呃噫，呕吐痰涎。

丁香柿蒂散

【来源】《世医得效方》卷四。

【别名】温中散（《古今医鉴》卷五）、丁香柿蒂汤（《杂病源流犀烛》卷十七）。

【组成】人参　茯苓　橘皮　半夏　良姜（炒）　丁香　柿蒂各一两　生姜一两半　甘草五钱

【用法】上锉散。每服三钱，水一盏煎，乘热顿服。或用此调苏合香丸亦妙。

【主治】吐利及病后胃中虚寒，咳逆至七八声相

连，收气不回者。

小半夏茯苓汤

【来源】《丹溪心法》卷三。

【组成】陈皮　茯苓　半夏　甘草　黄芩

【用法】水煎服。

【主治】呃逆。

理中加丁香汤

【来源】《丹溪心法》卷三。

【别名】理中丁香汤（《杏苑生春》卷四）、理中汤（《产孕集·补遗》）。

【组成】人参　白术　甘草（炙）　干姜（炮）各一钱　丁香十粒

【用法】上锉。加生姜十片，水煎服。

【功用】《杏苑生春》：补中散寒。

【主治】

1.《丹溪心法》：中脘停痰，喜辛物，入口即吐。

2.《医方考》：呕吐腹痛。

3.《医学入门万病衡要》：胃感寒呕吐不止。

4.《产孕集·补遗》：产后呃逆。

竹茹柿蒂汤

【来源】《麻疹全书》卷三。

【组成】竹茹一钱　柿蒂二钱　人参一钱　橘红　生姜五片　丁香二钱

　　方中橘红用量原缺。

【主治】久病呃逆因于寒者。

上气丸

【来源】《普济方》卷一六〇。

【组成】干姜四两　桂心　款冬花各一两　附子四个（炮）　五味子二两　巴豆六十枚（老者三十枚，去心，研）

【用法】上药治下筛，别捣巴豆如膏，纳药末，以蜜为丸，如麻子大。以一丸着牙上／咀，当暮卧时服，亦可日三服。

【主治】咳逆。

【宜忌】忌生葱、猪肉、芦笋。

人参丸

【来源】《普济方》卷三九四。

【组成】人参　白茯苓（去黑皮）　陈橘皮（去白，焙）　白术　半夏（汤洗去滑）各半分　甘草（炙，锉）　干姜（炮）各一分

【用法】上为末，面糊为丸，如黄米大。每服十丸或十五丸，煎藿香汤送下。

【主治】小儿胃寒多哕。

参芦汤

【来源】方出《格致余论》，名见《本草纲目》卷十二。

【别名】人参芦汤（《医部全录》卷三二五）。

【组成】人参芦半两

【用法】逆流水一盏半，煎一大碗饮之。

【主治】

1.《格致余论》：性躁味厚，暑月因大怒而咳逆，每作则举身跳动，神昏不知人，形气俱实者。

2.《辨证录》：视物倒植，干霍乱，中暑热之气。

【验案】呃逆　《格致余论》：一女子性燥味厚，暑月因怒而病呃，每作则举身跳动，神昏不知人，形气俱实，乃痰因怒郁，气不得降，非吐不可。遂以人参芦半两，逆流水一盏半，煎一大碗饮之。大吐顽痰数碗，大汗昏睡，一日而安。

附子粳米汤

【来源】《证治要诀类方》卷一。

【组成】姜汁　炮附子二钱（切作片）

【用法】煎汤，煮粳米粥一盏，不拘时食，以效为度。

【主治】胃中寒甚，呃逆不已，或复加以呕吐者。

【加减】原书治上证，宜加炒川椒、丁香各二十三粒。

乳香硫黄散

【来源】《伤寒全生集》卷三。

【组成】乳香　硫黄　艾各二钱

【用法】上为细末。用好酒一钟，煎数沸，乘热气使病人鼻臭之。外用捣生姜擦胸前最效。

【主治】阴寒呃忒不止者。

橘皮干姜汤

【来源】《伤寒全生集》卷三。

【组成】橘皮　干姜　半夏　白术　砂仁　人参

【主治】胃中虚寒呃逆。

丁香柿叶汤

【来源】《丹溪心法附余》卷一。

【组成】丁香　柿叶各一钱　甘草（炙）　良姜各半两

【用法】上为末。每服二钱，用热汤点服，不拘时候。

【主治】咳逆噎汗阴证者。

沉香散

【来源】《活人心统》卷下。

【组成】沉香　紫苏　白蔻仁各一钱

【用法】上为末。每服五七分，以柿蒂汤送下。

【主治】胃冷久呃。

加味理中汤

【来源】《万氏女科》卷三。

【组成】人参　白术　炙草　干姜（炮）　陈皮各一钱　丁香五分　干柿蒂二钱

【用法】水煎服。

【主治】产后胃气虚寒，呕逆。

【加减】有热，去丁香，加竹茹二钱。

桂枝参苓汤

【来源】《医学入门》卷四。

【组成】桂枝　芍药各三钱　人参　茯苓各二钱　甘草一钱

【用法】加生姜、大枣，水煎，温服。

【主治】汗、吐、下后，胃虚而哕，怫郁面赤。

十味小柴胡汤

【来源】《医学入门》卷七。

【组成】人参　黄芩　柴胡　干姜　山栀各七分半　白术　防风　半夏　甘草各五分　五味子九粒

【用法】加生姜，水煎服。

【主治】气虚不足，呃逆。

三香散

【来源】《医学入门》卷七。

【组成】沉香　紫苏　白豆蔻各等分

【用法】上为细末。每服五七分，柿蒂煎汤调下。

【主治】胃冷呃逆，经久不止。

香附瓜蒌青黛丸

【来源】《医学入门》卷七。

【组成】香附　瓜蒌　青黛各等分

【用法】上为末，炼蜜为丸，如芡实大。每服一丸，食后临卧嚼化。

【主治】燥痰、郁痰、酒痰，咳嗽呃逆。

倍陈汤

【来源】《医学入门》卷七。

【组成】陈皮四钱　人参二钱　甘草四分

【用法】水煎服。

【主治】胃虚呃逆。

丁香二陈汤

【来源】《医学入门》卷八。

【组成】陈皮二钱　茯苓　半夏各一钱半　甘草　藿香各五分　丁香四分

【用法】加生姜，水煎，入姜汁三五匙调服。

【主治】呃逆。

越鞠保和丸

【来源】《古今医鉴》卷四。

【别名】越曲保和丸（《杂病源流犀烛》卷十八）。

【组成】苍术（米泔浸三宿，炒）一两　抚芎（酒洗）一两　神曲（炒）一两　香附（童便浸，炒）一两　栀子（炒）五钱　陈皮一两　半夏（炮）一两　白茯苓一两　连翘五钱　莱菔子（炒）五钱　枳实（麸炒）一两　白术三两　黄连（酒炒）一两　山楂（去核）二两　木香五钱　当归（酒洗）一两

【用法】上为末，姜汁泡蒸饼为丸，如梧桐子大。每服五十丸，淡姜汤送下；或酒下亦可。

【功用】扶脾开郁，行气消食，清热化痰。

【主治】《北京市中药成方选集》：忧思过度，损伤脾胃，郁结不舒，呃逆胸满。

丁香柿蒂竹茹汤

【来源】《医学考》卷三。

【别名】丁香柿蒂汤（《医学集成》卷二）。

【组成】丁香三粒　柿蒂　竹茹各三钱　陈皮一钱

【主治】大病后，中焦气塞，下焦呃逆。

【方论】大病后，五脏皆伤，升降失常，故令中焦否塞；五脏之阴既伤，则少阳之火奋于下，故令下焦呃逆，直冲清道而上也。是方也，丁香、陈皮，辛温者也，理中气之否塞；竹茹、柿蒂，苦寒者也，疗下焦之呃逆。或问降逆何以不用栀、柏？余曰：此少阳虚邪，非实邪也，故用竹茹、柿蒂之味薄者以主之；若栀、柏味厚，则益戕其中气，否塞不益盛乎？古人盖亦深权之矣。

丁香柿蒂汤

【来源】《万病回春》卷三。

【组成】丁香　柿蒂　良姜　官桂　半夏（姜汁炒）　陈皮　木香（另磨）　沉香（另磨）　茴香　藿香　厚朴（姜汁炒）　砂仁各等分　甘草减半　乳香（为末）

方中乳香用量原缺。

【用法】上锉一剂。加生姜三片，水煎，磨沉、木香，调乳香末同服。

【主治】虚寒呃逆，手足冷，脉沉细者。

【加减】寒极，手足冷，脉沉细，加附子、干姜，去良姜、官桂。

茯苓半夏汤

【来源】《万病回春》卷三。

【组成】茯苓　半夏（姜汁炒）　厚朴（姜汁炒）各一钱　干姜（炒）　丁香　官桂　砂仁各五分　陈皮一钱　藿香八分　柿蒂一钱　茴香七分　沉香　木香　甘草各三分

【用法】上锉一剂。加生姜三片，水煎，磨沉香、木香同服。

【主治】水寒停胃发呃。

咳逆丸

【来源】《万病回春》卷三。

【组成】花椒（微炒出汗，去目）

【用法】上为末，醋糊为丸，如梧桐子大。每服十五丸，醋汤送下。

【主治】呃逆。

黄连竹茹汤

【来源】《万病回春》卷三。

【组成】黄连　竹茹　麦门冬（去心）　山栀　陈皮　半夏各一钱　砂仁　沉香　木香　茴香各五分　苏子八分　甘草二分

【用法】上锉一剂。加姜一片，乌梅一个，水煎，磨沉香、木香调服。

【主治】胃中痰火发呃。

七粒散

【来源】《鲁府禁方》。

【组成】柿蒂七个（焙干）

【用法】上为末，黄酒调下。外用雄黄二钱，酒一盏，煎至七分，急令患人嗅其热气即止。或用硫黄、乳香等分，酒煎嗅之亦可。

【主治】咳逆。

丁香柿蒂汤

【来源】《寿世保元》卷三。

【组成】人参二钱　白茯苓二钱　陈皮二钱　良姜二钱　丁香二钱　柿蒂二钱　甘草五分

【用法】上锉。加生姜五片，水煎服。

【主治】吐利、大病后，胃中虚寒，呃逆至七八声相连，收气不回者。

大补元汤

【来源】《寿世保元》卷三。

【组成】嫩黄耆（蜜水炒）一钱半　拣参（去芦）一钱五分　白术（炒）二钱　怀山药一钱　广陈皮七分　石斛七分　白豆蔻（研）六分　沉香二分　广木香三分　甘草（炙）七分

【用法】上锉一剂。加生姜三片，红枣二枚，粳米一撮，水煎温服，不拘时候。

【主治】因服攻病药，元气将离，或久病胃气衰惫而至于呃者。

顺气消滞汤

【来源】《寿世保元》卷三。

【组成】陈皮二钱　半夏（姜炒）二钱　白茯苓（去皮）三钱　炒神曲二钱　丁香三分　柿蒂二个　黄连（姜炒）一分　香附二钱　白术一钱半　竹茹四钱　甘草八分

【用法】上锉。加生姜五片，水煎服。

【主治】因饱食后得气，发呃逆，连声不止者。

橘皮竹茹汤

【来源】《寿世保元》卷三。

【组成】陈皮（去白）三分　人参二钱　甘草（炙）一钱　竹茹一钱　柿蒂一钱　丁香五分

【用法】上锉一剂。加生姜五片，大枣二枚，水煎，温服。

【主治】因吐利后，胃虚膈热而呃逆者。

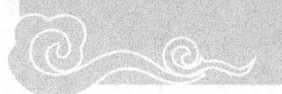

【加减】身热发渴，加柴胡、黄芩，去丁香。

归气饮

【来源】《景岳全书》卷五十一。

【组成】熟地三五钱　茯苓二钱　扁豆二钱　干姜（炮）　丁香　陈皮各一钱　藿香一钱五分　炙甘草八分

【用法】水一钟半，煎七分，食远温服。

【主治】气逆不顺，呃逆呕吐；或寒中脾肾。

【加减】中气寒甚者，加制附子；肝肾寒者，加吴茱萸、肉桂，或加当归。

安胃饮

【来源】《景岳全书》卷五十一。

【别名】安胃散（《医学从众录》卷三）。

【组成】陈皮　山楂　麦芽　木通　泽泻　黄芩　石斛

【用法】水一钟半，煎七分，食远服。

【主治】

　　1.《景岳全书》：胃火上冲，呃逆不止。

　　2.《会约医镜》：胃火上冲呃逆，脉实胸滞，便结口渴。

【加减】如胃火热甚，脉滑实者，加石膏。

加味理中汤

【来源】《济阳纲目》卷十三。

【组成】人参　白术　干姜（炮）　甘草　附子　丁香　柿蒂

【用法】上锉。水煎服。

【主治】吐利后，胃中虚寒，呃逆。

陈皮汤

【来源】《济阳纲目》卷十三。

【组成】陈皮二两（汤浸，去白，锉）

【用法】以水一升，煎五合，通口服。顷刻，更加枳壳一两（去瓤，炒），同煎服。

【主治】诸呃噫。

草豆蔻散

【来源】《济阳纲目》卷十三。

【组成】草豆蔻（去皮）　益智仁各一两　干柿蒂二两

【用法】上锉。每服三钱，加生姜三片，水煎，热服。

【主治】寒气攻胃呃噫。

蓝玉散

【来源】《简明医彀》。

【组成】六一散加青黛　薄荷末

【用法】灯心汤调下。

【主治】火邪上炎，肺受金克，欲悲而呃。

热逆汤

【来源】《简明医彀》卷三。

【组成】黄芩　栀子　柿蒂　陈皮　香附（盐水炒）　连翘　白芍药　半夏各一钱　砂仁　藿香各六分　甘草三分

【用法】加莲肉七个，乌梅一个，竹茹一团，水煎服。

【主治】热呃。发热烦渴，便秘脉数。

【加减】有痰，加茯苓、贝母；气虚并久痢，加人参、白术、茯苓；阴火，加黄连、黄柏、滑石。

丁香竹茹汤

【来源】《丹台玉案》卷四。

【组成】柿蒂　陈皮　竹茹各二钱　丁香五枚

【用法】加生姜五片，水煎服。

【主治】中焦气塞，上焦呃逆。

加味柴胡汤

【来源】《症因脉治》卷二。

【组成】柴胡　黄芩　陈皮　甘草　山栀　丹皮

【主治】肝胆之火上冲，呃逆。

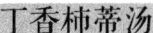

丁香柿蒂汤

【来源】《症因脉治》卷二。

【组成】丁香　柿蒂　人参　生姜

《医林纂要探源》本方用丁香二钱，柿蒂二钱，人参一钱，生姜五片。

【主治】胃寒呃逆，脉迟者。

【方论】

1.《医方集解》：丁香泄肺温胃而暖肾，生姜去痰开郁而散寒，柿蒂苦涩而降气，人参所以辅真气使得展布也。火呃亦可用者，盖从治之法也。

2.《医林纂要探源》：本方用丁香下暖肾命，治冲脉之寒气上冲，中暖脾胃，去积秽之沉寒宿壅，上泻肺邪，去上焦风寒湿热；柿蒂苦涩寒，涩能补敛肺气，以受胃气之上辅，而不至于游散，苦能降泄肺气，以平上焦之虚热，而不至于冲逆；丁香自下而上，以主于祛寒，柿蒂自上而下，以主于泄热，使寒热得其平，而上下不相拒，则逆气平矣；人参以补正气；生姜所以行胃气而升之。

3.《医方论》：呃逆之症非一端。若肾气不收，厥逆而上，头汗微喘，当用大剂参、附以收摄真阳，此治连珠发呃之要法，非丁香、柿蒂所能胜任也。若因寒犯胃，气郁而呃者，则此方为宜。丹溪乃以相火上冲之呃为辞，岂呃逆之症，但有火呃，竟无寒呃乎？是又过当之谈矣。

4.《成方便读》：方中以丁香温胃祛寒，补火生土；柿蒂苦寒降气，生姜散逆疏邪，二味皆胃经之药；用人参者，以祛邪必先补正，然后邪退正安，且人参入胃，镇守于中，于是前三味之功，益致效验耳。

5.《医方发挥》：病由中焦虚寒而起，故当温中降逆。症见胃气上逆而呕、呃，则宜降逆以止呕呃，故立益气温中，降逆止呃之法。方中丁香，汪昂谓："泄肺温胃，治胃冷壅胀，呕秽呃逆"，既能温中又能止呃，一药具备两种作用，为胃寒呕吐、呃逆之要药。柿蒂苦平入胃经，《本草拾遗》云："蒂者服之止哕气。"《本草纲目》云："古方单用柿蒂煮汁饮之，取其苦温能降逆气也。"故为止呃逆之常用药。二药相伍，温胃散寒降逆止呃为主药。生姜辛温，温胃

散寒降逆，为呕家圣药。因其胃虚，故用人参甘温，大补元气，以疗其虚。药虽四味，配伍有法，使中阳健运，则痞塞自开，胃气顺降，则呃逆自止，胃气不虚，则中土有权。故为治疗胃虚寒呃之常用方剂。

6.《谦斋医学讲稿》：呃逆连声不止，以胃寒为多，一般采取丁香柿蒂汤，用丁香温胃，柿蒂苦涩降气。此证最损伤中气，久病年老病人须防胃气垂败，可加人参、生姜，此外，寒重的可用吴萸、干姜，痰湿重的厚朴、半夏亦为常用，主要还是从病因治疗。

连理汤

【来源】《症因脉治》卷二。

【组成】人参　白术　干姜　炙甘草　黄连

【用法】《医略六书》本方用黄连八分（姜汁炒），人参一钱半，白术一钱半（炒），干姜一钱半（炮），炙草五分，水煎，去滓温服。

本方改为丸剂，名"连理丸"（《医学金针》卷四）。

【主治】

1.《症因脉治》：身冒外寒，发热呕吐酸水，甚则酸水浸其心，不任苦楚，吐出酸水，令上下牙关酸涩不能合，脉弦迟者。

2.《证治汇补》：心痛。

3.《医略六书》：产后胃虚寒滞，不能化气，膈热不舒，冷热相搏，升降失常之呃逆不止，脉数弦细者。

4.《外科证治全书》：脾虚湿热，口糜，口臭，泄泻者。

5.《医学金针》：腹胀坚。

【方论】《医略六书》：方中人参扶元补胃虚，干姜温胃散寒滞，白术健脾强胃，黄连清热凉膈，炙草缓中以益胃也。水煎温服，使胃气内充，则清阳敷布，而寒滞自化，升降如常，何呃逆之不痊乎。

【验案】泄泻《河北中医》（1998，1：7）：用本方加味治疗泄泻20例。药用：黄连、人参、白术、干姜、茯苓、甘草为基本方，脓便兼里急后重者加当归、赤芍、木香、槟榔；下痢日久加乌梅；口干不欲饮加煨葛根；畏寒手足不温加补骨

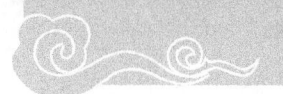

脂、山茱萸，每日 1 剂，水煎服。结果：治愈 17 例，好转 3 例。一般服药 3 ～ 7 剂。

泻心汤

【来源】《症因脉治》卷二。
【组成】川黄连　半夏　生姜　甘草
【主治】火逆上冲，呃逆不止。

枳桔平胃散

【来源】《症因脉治》卷二。
【组成】平胃散加枳实　桔梗
【主治】内伤呃逆，食滞中宫。

栀连二陈汤

【来源】《症因脉治》卷二。
【组成】陈皮　半夏　白茯苓　甘草　葛根　山栀　川连　竹茹
【主治】外感胃热兼痰饮之呃逆，脉滑大而数；或内伤痰火上冲之呃逆。

栀连平胃散

【来源】《症因脉治》卷二。
【组成】山栀　川黄连　苍术　厚朴　陈皮　甘草　葛根　竹茹
【主治】内伤积热冲攻之呃逆，脉沉数者。

家秘天地煎

【来源】《症因脉治》卷二。
【别名】家秘知柏天地煎。
【组成】黄柏　知母　天门冬　地黄　广皮
【主治】内伤呃逆，因阴精不足，相火上冲者。

都气丸

【来源】《症因脉治》卷三。
【别名】都气饮（《盘珠集》卷下）
【组成】六味地黄丸加五味子

【功用】
　　1.《医方集解》：益肺之源，以生肾水。
　　2.《中药成方配本》：补肾纳气。
【主治】
　　1.《症因脉治》：肺虚身肿，肺气不能收摄，泻利喘咳，面色惨白，小便清利，大便时溏。
　　2.《张氏医通》：肾水不固，咳嗽精滑。
　　3.《医钞类编》：伤肾咳嗽，气逆烦冤，牵引腰痛，俯仰不利。
　　4.《医宗己任编》：阴火呃逆，脉两尺洪盛或弦细而数，面时赤。

竹叶灯心汤

【来源】《痘疹仁端录》卷八。
【组成】竹叶三十片　灯心五分
【用法】水煎服。
【主治】痘疮干呕。

桂附理中汤

【来源】《证治宝鉴》卷五。
【组成】理中汤加桂　附
【用法】《产科发蒙》：每服七钱，以水四合，煮取二合，去滓温服。
【主治】
　　1.《证治宝鉴》：肾虚呃逆。
　　2.《产科发蒙》：妊娠痢疾。
【验案】腹泻　《成都中医药大学学报》（2000，3：24）：用桂附理中汤去干姜加茯苓，治疗婴幼儿秋季腹泻 80 例，服药三天，结果：显效 66 例，有效 12 例，无效 2 例，总有效率 97.5%。

木香调气散

【来源】《病机沙篆》卷上。
【别名】木香调气饮（《杂病源流犀烛》卷五）、木香调气汤（《杂病源流犀烛》卷十五）。
【组成】木香　藿香　砂仁　豆蔻　甘草
【用法】加生姜水煎服。
【主治】
　　1.《病机沙篆》：七情成胀。

2.《杂病源流犀烛》：胀喘，呃逆。

温胃丁香散

【来源】《傅青主女科·产后编》卷下。

【组成】当归三钱　白术二钱　黑姜四分　丁香四分　人参一钱　陈皮五分　炙草五分　前胡五分　藿香五分

【用法】加生姜三片，用水煎服。

【主治】妇人产后七日外，呕逆不食者。

止呃汤

【来源】《石室秘录》卷六。

【组成】茯神一两　苍术三钱　白术三钱　薏仁一两　芡实五钱　半夏一钱　人参三钱　陈皮一钱　丁香五分　吴茱萸三分

【用法】水煎服。一剂而呃即止，二剂而呃即愈。

【主治】水气凌心包之呃逆症。

【方论】此方健胃固脾，虽利湿分水，而不消真气，故能补心包而壮心君之位，不必治呃而呃自定矣。

平呃散

【来源】《辨证录》卷四。

【组成】玄参　白术各五钱　人参三钱　茯苓　甘菊花　麦冬各三钱　甘草五分

【用法】水煎服。

【功用】补胃中之土，降胃中之火。

【主治】胃火微旺，胃气犹虚，口渴饮水，忽然呃逆者。

平顺散

【来源】《辨证录》卷四。

【组成】柴胡　甘草　乌药各一钱　白芍三钱　香附　白芥子　川芎各二钱　砂仁一粒

【用法】水煎服。

【主治】气恼之后，肝又血燥，肺又气热，一时呃逆而不止。

加味术苓汤

【来源】《辨证录》卷四。

【组成】人参　白术各五钱　茯苓三钱　半夏二钱　竹沥一合　附子三分

【用法】水煎服。

【主治】气虚呃逆，时作时止。

两宜汤

【来源】《辨证录》卷四。

【组成】人参二钱　茯苓　白术各五钱　甘草　泽泻　黄连各一钱　肉桂三分　陈皮五分　天花粉二钱　柴胡三分

【用法】水煎服。二剂愈。

【主治】口渴饮水忽然呃逆者。

定呃汤

【来源】《辨证录》卷四。

【组成】人参三钱　白术五钱　丁香五分　陈皮五分　茯苓五钱　沉香末一钱　牛膝一钱

【用法】水煎服。

【主治】气逆而寒邪入胃，忽然呃逆不止。

【方论】参、苓、白术纯是补气回阳之药，丁香祛寒，沉香、牛膝降入丹田以止其逆。逆气既回，而呃声自定。

解呃汤

【来源】《辨证录》卷四。

【组成】茯神三钱　白芍三钱　当归二钱　白术五钱　苏叶五分　麦冬五钱　白芥子三钱　柴胡一钱

【用法】水煎服。一剂而呃逆即止。

【功用】散郁，消痰，润肺。

【主治】气恼之后，肝又血燥，肺又气热，气逆而不舒，一时呃逆而不止。

【方论】此方为散郁之神方，不特治呃逆而已也。用白术以利腰脐之气，用柴、芍、当归以舒肝胆之气，用苏叶、麦冬以润肺金之气，用茯神以通心与膀胱之气，用白芥子以宣膜膈之气，是一身上下之气尽行流通，又何虞下焦之气不上升于咽喉乎？

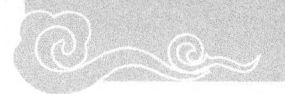

参术汤

【来源】《嵩崖尊生全书》卷九。

【组成】人参　白术各六分

【用法】煎服。

【主治】呃逆，胃伤阴虚，相火直冲。

新加玉女煎

【来源】《重订通俗伤寒论》。

【组成】生石膏六钱（研）　紫石英四钱（研）　淮牛膝一钱半　大熟地六钱（切丝）　灵磁石四钱（研）　东白薇四钱　石决明五钱（杵）　原麦冬三钱（朱染）　知母二钱（秋石一分化水炒）　青盐陈皮一钱

【用法】先用熟地丝泡取清汤，先煎三石，百余沸，代水煎药。

【功用】清肝镇冲，育阴潜阳。

【主治】肝挟胆火，化风上翔，冲气上而冲心，心中痛热，甚则为气咳，为呃逆，为晕厥，名冲咳、冲呃、冲厥。

【方论】何秀山：本方以三石、白薇镇逆纳冲为君；臣以牛膝、决明，降逆气而潜肝阳，麦冬、熟地养胃液以滋肾阴；佐以秋石水炒知母咸苦达下；使以青盐陈皮辛润疏中。此为清肝镇冲，育阴潜阳之良方。

增减旋覆代赭汤

【来源】《重订通俗伤寒论》。

【组成】旋覆花三钱（包煎）　吴茱萸一分（拌炒）　小川连六分　制香附二钱　代赭石三钱（拌）　仙半夏一钱半　新会皮一钱半　沉香汁二匙（冲）

【用法】先用鲜刮淡竹茹四钱，鲜枇杷叶一两（去毛净，剪去大筋）煎汤代水。

【功用】清降肝逆。

【主治】肝气横逆，轻则嗳气胸痞，重则呃逆胃胀。

【加减】呃逆甚者，加公丁香九支，柿蒂三十个，辛通苦涩以止呃；痞胀甚者，加真川朴一钱半，

槟榔汁两匙（冲），辛开重降以宽胀；食滞者，加莱菔子一钱半拌炒春砂仁八分，消食和气以导滞；便秘者，加苏子一钱半拌捣郁李仁四钱，辛滑流气以通便。

【方论】何秀山：方以旋、赭重降逆气为君；臣以茱、连、橘、半苦辛通降以清肝和胃；沉香，香附辛香流气以疏肝平逆；妙在佐以竹茹，使中结之肝气旁达；使以枇杷叶，令上逆之肝气清降。此为清肝降逆，佐金制木之良方。

二陈竹茹汤

【来源】《伤寒大白》卷三。

【组成】熟半夏　白茯苓　广皮　甘草　竹茹　枳壳　桔梗

【主治】痰凝气滞之呃逆，右脉滑大者。

人参橘皮竹茹汤

【来源】《伤寒大白》卷三。

【组成】橘皮　竹茹　生姜　厚朴　半夏　甘草　人参　藿香

【功用】补胃和中。

【主治】胃虚呃逆。

保和散

【来源】《伤寒大白》卷三。

【组成】楂肉　麦芽　莱菔子　半夏　连翘　香附　枳壳

【主治】痰食胸满，呃逆。

【宜忌】若尚有表邪，仍兼表散。

扁鹊丁香散

【来源】《医学心悟》卷二。

【组成】丁香五个　柿蒂五个　甘草（炙）五分　干姜一钱

【用法】上为末。沸汤点服，与附子理中汤同服。

【主治】呃逆。三阴中寒，胃气欲绝而呃者，其证厥冷恶寒，下利清谷。

橘皮竹茹汤

【来源】《医宗金鉴》卷六十二。

【组成】橘红二钱　竹茹三钱　生姜一钱　柿蒂七个　人参一钱　黄连一钱

【用法】水二钟，煎八分，空心温服。

【主治】溃疡，胃火上逆气冲，以致时时呃逆，身热烦渴，口干唇焦，此热呃也。

柿蒂丁香饮

【来源】《医方一盘珠》卷三。

【组成】干姜　人参　甘草　白术　丁香　柿蒂各一钱

【主治】虚寒呃逆。

【加减】如四肢厥冷，加附子、肉桂各五分。

元红散

【来源】方出《种福堂公选良方》卷三，名见《医学从众录》卷三。

【组成】荔枝七个（连皮烧灰存性）

【用法】上为末。白汤调服。

【主治】呃逆不止。

柿蒂酒

【来源】《仙拈集》卷一。

【组成】柿蒂七个（烧存性）

【用法】上为末。黄酒冲服。

【主治】呃逆。

荔枝散

【来源】《仙拈集》卷一。

【组成】荔枝七个（连皮烧存性）

【用法】上为末。白滚汤下。

【主治】呃逆不止。

增半汤

【来源】《医部全录》卷三三五引丹溪方。

【组成】藿香二钱　半夏（汤泡，炒黄）三钱半　人参　丁香皮各一钱半

【用法】加生姜七片，水煎服。

【主治】胃虚中寒，停痰留饮，呕吐呃逆。

枇杷叶粥

【来源】《药粥疗法》引《老老恒言》。

【组成】枇杷叶 10 ～ 15 克（鲜者 30 ～ 60 克）　粳米 30 ～ 60 克　冰糖少许

【用法】先将枇杷叶用布包入煎，取浓汁后去滓，或将新鲜枇杷叶刷尽背面的绒毛，切细后，煎汁去滓，入粳米煮粥，粥成后入冰糖少许，煮成稀薄粥，不宜稠厚，每日分二次服，以 3 ～ 5 天为一疗程。

【功用】清肺化痰，止咳降气。

【主治】肺热咳嗽，咳吐黄色脓性痰，或咳血、衄血，以及胃热呕吐、呃逆。

【宜忌】对感受寒凉引起的咳嗽、呕吐病人，不宜选用。

人参利膈汤

【来源】《杂病源流犀烛》卷十七。

【组成】木香　槟榔　人参　当归　藿香　甘草　枳实　厚朴　大黄

【功用】调气。

【主治】气呃。劳役过度，怒伤中焦，丹田之气逆而上行，故呃。

三香散

【来源】《杂病源流犀烛》卷十七。

【组成】沉香　木香　蔻仁　苏叶　藿香

【用法】食呃。饮食堵塞胸中，或食物太甚，咽而不下，发为呃逆。

刀豆散

【来源】《医级》卷八。

【组成】刀豆（取老而绽者，切，炒，研用）。

【用法】每服二三钱，开水送下。

【主治】气滞呃逆，膈闷不舒。

涤痰汤

【来源】《寒温条辨》卷五。

【组成】栝楼（捣烂）五钱　胆星　半夏各二钱　橘红一钱五分　茯苓　枳实（麸炒）　黄芩　黄连　石菖蒲　竹茹各一钱　甘草（炙）五分　生姜三钱

【用法】水煎，温服。如痰闭呃甚者，用白矾一两，水二钟，煎一钟，入蜜三匙，少煎，温服即吐；如不吐，饮热水一小盏，未有不吐者，吐后呃即止。

【主治】膈间痰闭，呃逆者。

枳香散

【来源】《松峰说疫》卷二。

【组成】枳壳五钱　木香一钱

【用法】上为末。每服一钱，滚水调下，不应再服。

【主治】瘟疫呃逆。

加味理中汤

【来源】《会约医镜》卷四。

【组成】人参（少者，用山药三钱炒黄代之）　白术一钱半　干姜（炒）一钱　甘草（炙）一钱　附子五分　丁香三分　木香三分　半夏一钱　草豆蔻（煨）八分　生姜一钱

【用法】水煎服。

【主治】胃寒呃逆。

羌活附子汤

【来源】《会约医镜》卷四。

【组成】羌活八分　附子一钱半　陈皮　半夏各一分　砂仁（炒，研）一钱　木香三分　肉桂二钱　（加参更妙）

【用法】水煎服。

【功用】回真阳，降阴火。

【主治】阴症呃逆。

理中汤加丁香柿蒂散

【来源】《风痨臌膈》。

【组成】人参　茯苓　陈皮　半夏　良姜（炒）　丁香　柿蒂各一两　生姜一两五钱　甘草五钱

【用法】水煎服。合苏合香丸尤妙。

【主治】病后胃中虚寒者，呃逆至八九声相连。

【加减】甚者，加附子。

加味理中汤

【来源】《伤寒广要》卷九引《蕴要》。

【组成】理中汤加丁香一钱　橘红二钱　半夏二钱　柿蒂（炒）五分

【主治】胃冷呃忒。

血府逐瘀汤

【来源】《医林改错》卷上。

【组成】当归　生地各三钱　桃仁四钱　红花三钱　枳壳　赤芍各二钱　柴胡一钱　甘草二钱　桔梗一钱半　川芎一钱半　牛膝三钱

【用法】水煎服。

本方改为丸剂，名"血府逐瘀丸"（《全国中药成药处方集》沈阳方）。

【功用】《方剂学》：活血祛瘀，行气止痛。

【主治】头痛，无表症，无里症，无气虚、痰饮等症，忽犯忽好，百方不愈者；忽然胸疼，诸方皆不应者；胸不任物；胸任重物；天亮出汗，用补气、固表、滋阴、降火，服之不效，而反加重者；血府有瘀血，将胃管挤靠于右，食入咽从胸右边咽下者；身外凉，心里热，名灯笼病者；瞀闷，即小事不能开展者；平素和平，有病急躁者；夜睡梦多；呃逆；饮水即呛；不眠，夜不能睡，用安神养血药治之不效者；小儿夜啼，心跳心忙，用归脾、安神等方不效者；夜不安，将卧则起，坐未稳又欲睡，一夜无宁刻，重者满床乱滚者；无故爱生气，俗言肝气病者；干呕，无他症者；每晚内热，兼皮肤热一时者。

【验案】

1.呃逆　《浙江医学》（1963，2：3）：女，24岁，农民。1962年2月15日门诊。当时呃逆阵

25

作，频频不绝，声响可达户外。自诉四月前因劳动时，突然胸闷气逆刺痛，翌日即发此病，曾经当地中西医诊治无效。病人呃逆虽久，体力尚未衰惫，脉弦而有力，二便通调，惟呃逆时，气逆上冲，胸胁刺痛痞闷，难以抑制而已。予断为：血瘀气滞。即处血府逐瘀汤全方加旋覆花、代赭石，连服三剂。至2月20日复诊，据述服该方一剂后，即觉胸部舒畅，无刺痛气冲之苦，呃逆亦顿减十之七八；二剂后，呃逆停止，三剂遂愈。后以他药善后。

2.顽固性呃逆 《山东中医杂志》（1992，6：18）：应用本方加减：当归12g，生地15g，炒桃仁15g，红花10g，甘草10g，枳壳12g，柴胡10g，川芎10g，桔梗10g，川牛膝15g。水煎2次，取汁300ml，分2次饭后服，治疗顽固性呃逆37例，男28例，女9例；年龄39～72岁；病程5～9天。结果：治愈（服药后呃逆止，食欲、睡眠正常）26例，1例无效。

3.顽固性膈肌痉挛 《四川中医》（1998，9：26）：用血府逐瘀汤：当归、桃仁泥、生地、红花、牛膝、枳壳、赤芍、川芎、甘草、柴胡、桔梗，常规煎服，并停用其他治疗手段，治疗顽固性膈肌痉挛19例。结果：本经1剂治疗后呃逆停止者2例，3剂治疗后呃逆停止者16例。随访1年，18例均未再发作。1例肝癌膈转移病人无效，并于1月后死亡。

会厌逐瘀汤

【来源】《医林改错》卷下。
【组成】桃仁五钱（炒） 红花五钱 甘草三钱 桔梗三钱 生地四钱 当归二钱 玄参一钱 柴胡一钱 枳壳二钱 赤芍二钱
【用法】水煎服。
【主治】
1.《医林改错》：痘五六天后，饮水即呛。
2.《医学集成》：瘀血凝滞之呃逆。
【方论】《江苏中医杂志》（1984，6：28）：本方由《伤寒论》四逆散以枳壳易枳实，合桃红四物汤去川芎加玄参、桔梗而成。四逆散能调气血，利升降；桃红四物汤为养血活血方。去川芎者，因其辛温性燥，恐伤阴津；增入玄参，意在助生地以滋养

柔润；桔梗乃利咽圣药，能升降肺气，并佐柴胡、枳壳升降气机，引活血祛瘀药上达病所。
【验案】
1.声带小结 《江西中医药》（1983，6：20）：王某某，男性，35岁，1982年9月11日初诊。诉咽部干燥不适，声音嘶哑已二个月，被宜春地区人民医院耳鼻喉科诊断为"声带小结"。经用四环素、喉片、北豆根片及清热利咽中药治疗近月，效果不佳。证见形体壮实，口干咽燥，声音嘶哑，大便干结，脉缓，舌苔薄黄，舌质稍红，辨证为阴虚喉痹，瘀血内阻。治以养阴清热，活血化瘀之会厌逐瘀汤加味：桃仁10克，红花10克，当归10克，生地10克，赤芍12克，桔梗12克，甘草5克，玄参21克，麦冬15克，柴胡10克，枳壳10克。每日一剂，水煎两次分服。十五剂后，咽干声嘶明显好转，经耳鼻喉科检查声带小结已见缩小。方已中病，嘱续服十五剂，经间接喉镜检查：声带小结已消失，回校任教。

2.慢性咽炎 《江苏中医杂志》（1984，6：28）：杨某某，男，53岁。有慢性咽炎史二年。近一月余，咽喉干痛较甚，有梗塞感，咽部慢性充血，苔薄，舌下筋脉色紫。此属气滞瘀阻，津液耗伤。拟会厌逐瘀汤主之。药用：生地、桃仁各12克，红花、玄参、赤芍、胖大海各9克，柴胡、枳壳各4.5克，当归6克，桔梗5克，生甘草3克，每日一剂，治疗3周而愈。

3.痰热郁结型颈椎病 《上海中医药杂志》（2007，8：43）：用本方治疗痰热郁结型颈椎病30例，对照组予葛根汤治疗30例。结果：临床痊愈6例，显效18例，有效6例，无效0例，总有效率100.0%；对照组临床痊愈2例，显效14例，有效10例，无效4例，总有效率86.7%。

驾轻汤

【来源】《霍乱论》卷四。
【组成】鲜竹叶 生扁豆各四钱 香豉（炒） 石斛各三钱 枇杷叶（刷）二钱 橘红（盐水炒） 陈木瓜各一钱 焦栀一钱五分
【用法】水煎，温服。
【主治】霍乱后，余邪未清，身热口渴及余热内蕴，身冷脉沉，汤药不下而发呃者。

七巧汤

【来源】《良方合璧》卷上。

【组成】大枣三枚（去核）　桂圆三枚（去壳核）　甜杏仁七粒（去皮尖）　荔核肉三枚　甜桔梗三斤　粳米四十九粒　淡姜渣三分

【用法】水煎服。

【主治】湿痰乘邪入胃既久，邪去而胃虚，气上生呃，致兀兀不已。

加味四逆汤

【来源】《医学集成》卷二。

【组成】附子　炮姜　吴萸　柿蒂　丁香　炙草

【主治】胃寒呕逆。

暖肝益肾汤

【来源】《医学集成》卷二。

【组成】熟地　当归　枸杞　杜仲　附子　沉香　丁香　吴萸　刀豆壳（炮）

【主治】肝肾虚寒之呃逆。

柿蒂饮

【来源】《不知医必要》卷三。

【组成】柿蒂三钱

【用法】水煎服。

【主治】呃逆。

加味二陈汤

【来源】《医门八法》卷二。

【组成】陈皮二钱　法夏二钱（研）　茯苓二钱　党参二钱　炙甘草二钱　川朴二钱（捣）

【主治】痰证呃逆。因痰结于胸，丹田之气不能上升而然。

参附汤

【来源】《伏阴论》卷上。

【组成】人参三钱　制附子三钱　刀豆子二钱（煅存性，研为末）

【用法】水三杯，煎参、附至一杯，去滓，调刀豆子末顿服。

【功用】峻补脾肾，收摄真阳。

【主治】伏阴病吐利后，头汗出，微喘，呃声连连者。

【方论】补先天无如附子，补后天无如人参，此脾肾两补之方也；刀豆子温中下气，利肠胃，益肾阳，以之佐参、附理脾和胃，纳气归元，则头汗自收，微喘自定，呃逆自止。用末者，盖取急治之意耳。

清降汤

【来源】《医学衷中参西录》上册。

【组成】生山药一两　清半夏三钱　净萸肉五钱　生赭石六钱（轧细）　牛蒡子二钱（炒、捣）　生杭芍四钱　甘草一钱半

【主治】因吐衄不止，致阴分亏损，不能潜阳而作热，不能纳气而作喘，甚或冲气因虚上干，为呃逆、为眩晕；心血因虚甚不能内荣，为怔忡、为惊悸不寐；或咳逆，或自汗，诸虚蜂起之候。

降逆止呃汤

【来源】《中医治法与方剂》。

【组成】代赭石24克　陈皮15克　旋覆花　竹茹　太子参各12克　丁香　柿蒂　天冬　麦冬　甘草　枇杷叶各9克

【主治】寒热错杂，胃气上逆，呃逆，声音低怯，下肢欠温，口干舌红、苔薄，脉细。

宣中降逆汤

【来源】《温病刍言》。

【组成】清半夏10克　广皮10克　旋覆花10克　赭石10～30克　沉香5克　刀豆30克　生枇杷叶20克

【功用】宣中降气。

【主治】呃逆。

【方论】刀豆温中下气，益肾归元；旋覆花、赭石平肝降逆；清半夏、广皮、沉香理气宽中；生枇

杷叶降逆气，气不上冲，则呃逆自止。

加味三仙饮

【来源】《慈禧光绪医方选议》。

【组成】焦三仙各二钱　竹茹二钱　菟丝饼三钱

【功用】消食和胃，清热止呕。

【主治】饮食积滞，呃逆。

加味左金丸

【来源】《中医内科临床治疗学》引《冰玉堂经验方》。

【组成】柴胡3克　枳实6克　白芍9克　元胡9克　川楝子9克　青黛9克　竹茹9克　香附9克　黄连18克　吴萸3克　甘草6克

【用法】蜜为丸。每服3克，一日三次。

【功用】疏肝清热，降逆止呃。

【主治】呃逆连声，因情志不舒而诱发，气冲引胁，脘闷纳呆，两胁胀痛，咽中不利，肠鸣矢气，舌苔薄白，脉弦。

【方论】柴胡、延胡、枳实、竹茹、香附舒肝气；青黛、白芍、川楝清肝热；黄连、吴萸降逆止呃。诸药合用，共奏疏肝清热，降逆止呃之功。

止呃汤

【来源】《临证医案医方》。

【组成】柿蒂9克　丁香1.5克　旋覆花（布包）　代赭石（布包）　陈皮各9克　枳壳　苏梗　桔梗各6克　瓜蒌　薤白　怀牛膝各9克　厚朴花6克

【功用】理气降逆，缓解痉挛。

【主治】膈肌痉挛，呃逆频作，脉沉迟，舌苔白。

【方论】方中丁香、柿蒂温中降逆，可缓解痉挛；旋复花、代赭石降逆；陈皮、枳壳、苏梗、桔梗理气；瓜蒌、薤白、厚朴花宽胸；牛膝活血，性善下行，能协同降逆药增强疗效。

二石龙牡汤

【来源】《陕西中医》（1992，1：11）。

【组成】代赭石　磁石　生龙骨　牡蛎各30g　陈皮12g　木香6g　人参10g

【用法】水煎服，每日1剂。6剂为1疗程，视病情可停药1～3天再服第2疗程。

【主治】顽固性呃逆。

【验案】顽固性呃逆　《陕西中医》（1992，1：11）：所治顽固性呃逆300例，男性196例，女性104例；年龄20岁以上；病程3个月以上。大多数病人均长期应用中西药物及针灸治疗。结果：药后症状消失为临床治愈，共196例，症状明显减轻，发作时间明显缩短，发作间隔时间明显延长为显效，共72例；症状发作自觉减轻为好转，共28例；症状无变化为无效，共4例，总有效率98.7%。

镇逆汤

【来源】《山东中医杂志》（1992，3：54）。

【组成】代赭石30g　竹茹15g　枇杷叶12g

【用法】上药煎至20分钟左右滤出，反复煎30分钟许取汁。将2次药液总入搅匀温服。轻者每日1剂，重者日进2剂。

【主治】呃逆。

【验案】呃逆　《山东中医杂志》（1992，3：54）：治疗呃逆200例。结果：轻者1剂而愈，重者亦不过6剂。

平呃益胃茶丸

【来源】《上海中医药杂志》（1997，9：33）。

【组成】枫斗石斛10%　芦根10%　党参10%　白术8%　旋覆花10%　沉香曲10%　竹茹10%　制半夏7%　守宫9%　生地榆9%　洋金花1%　青茶（以龙井为好）6%

【用法】诸药烘干，共研细末，制成4.5克丸剂。每日2丸，用沸水浸泡20分钟后少量频服，可反复加开水泡饮。

【功用】益胃平呃。

【主治】癌症呃逆。

【验案】癌症呃逆　应用平呃益胃茶丸治疗晚期癌症呃逆58例。结果：45例完全控制无复发，11例用药时得到控制，停药后数天呃逆复发，但再服用仍有效，2例无效。总有效率96.5%。

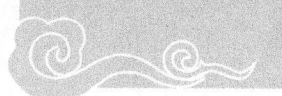

三、恶　心

恶心，是指时时欲吐而未吐之症。《诸病源候论》："恶心者，由心下有停水积饮所为也"，"水饮之气不散，上乘于心，复遇冷气所加之，故令火气不宣，则心里澹澹然，欲吐，名为恶心也。"《罗氏会约医镜》较为全面地论述了本病症状与病因："恶心者，胃口作逆，兀兀欲吐欲呕之状，或又不能呕吐，觉难刻过，此曰恶心，而实胃口之病也。其症之因，则有寒，有食，有痰，有宿水，有火邪，有秽气所触，有阴湿伤胃，或伤寒疟痢诸邪之在胃口者，皆能致之。"本病治疗，当辨明虚实。实邪恶心，来速去亦速，邪去则止。正虚恶心，必待胃气来复方愈。脾胃不和者，宜理气和胃；胃有寒邪者，宜温中；胃有热者，宜清火；感受暑热或火盛烦躁恶心者，宜清暑除烦；胃有痰湿者，宜燥湿化痰；胃有食滞者，宜消导。

薤白汤

【来源】方出《肘后备急方》卷四，名见《普济方》卷二〇六。

【组成】薤白半斤　茱萸一两　豉半升　米一合　枣四枚　枳实二枚

【用法】加盐如弹丸大，水三升，煮取一升半，分为三服。

【主治】忽恶心不已。

茯苓丸

【来源】《御药院方》卷四。

【组成】京三棱六两半　蓬莪术六两半　青皮（去白）　陈皮（去白）　白术各三两　槟榔二两半　木香一两半　枳壳（麸炒，去瓤）二两　白茯苓（去皮）一两　半夏（汤洗七次，去滑）一两半　牵牛（头末）四两

【用法】上为细末，生姜汁面糊为丸，不以多少，食后生姜汤送下。

【功用】升降阴阳，消化滞气，祛痰逐饮，美进饮食。

【主治】中焦气涩，胸膈痞闷，饮食迟化，四肢困倦，呕逆恶心。

加味二陈汤

【来源】《丹溪心法附余》卷九。

【组成】半夏　橘红　茯苓　甘草（炙）　黄连（姜汁炒）　黄芩（姜汁炒）各一钱半

【用法】上作一服。水二钟，加生姜五片，煎八分，温服。

【主治】恶心因痰有热者。

加味生姜理中汤

【来源】《丹溪心法附余》卷九。

【组成】人参　白术　生姜　甘草（炙）　半夏　陈皮各等分

【用法】水煎服。

【主治】恶心。

丁蔻散

【来源】《仙拈集》卷一。

【组成】丁香一钱　豆蔻三钱

【用法】上为末。每服五分，酒下。

【主治】胃冷恶心。

槟半丸

【来源】《不居集》上集卷二十六。

【组成】半夏一两　槟榔　雄黄各三钱

【主治】兀兀欲吐，恶心欲倒。

姜栀六君汤

【来源】《医级》卷八。

【组成】六君子汤加干姜　栀子

【用法】水煎服。

【主治】中虚痰饮，善怒多呕，肝热脾寒。

四、吐　酸

吐酸，亦称吞酸、泛酸、噫醋、醋心，是指胃内酸水上泛口中的病情，随即咽下者称为吞酸，不咽下而吐出者则称吐酸。《黄帝内经·素问·至真要大论》："诸呕吐酸，暴注下迫，皆属于热。"《医林绳墨大全》："吞酸者，胃口酸水攻激于上，以致咽溢之间，不及吐出而咽下，酸味刺心，有若吞酸之状也。"《寿世保元》："饮食入胃，被湿热郁遏，食不得化，故作吞酸。"《证治汇补》："吞酸为中气不舒，痰涎郁滞，须先用开发疏畅之品。"诸家论述，各有所重。综述而言，其成因与宿食、湿痰、热郁、停饮等相关。《医述》之言，较为全面："河间主热，东垣主寒；东垣言其因，河间言其化。盖寒则阳气不舒，郁而为热，热则酸矣。然亦有不因寒而酸者，木气郁甚，熏蒸湿土而成也。又有饮食太过，胃脘填塞，脾气不运而酸者，是怫郁之极，湿热蒸变，如酒缸太热则酸也。然总是木气所致，若非木气，即寒、即热、即饱、即怫郁，亦不酸，以酸为木气也。"因宿食所致者，兼见气闷饱胀，嗳气腐臭等症，治宜和中消食化痰；因肝郁犯胃，湿郁化热所致者，兼见两胁刺痛，口苦咽干，心烦吐酸，脉弦数，治宜泄肝清火；因脾胃虚寒所致者，兼见面色萎黄，饮食减少，苔白，脉弦细，治宜温养脾胃。

吴茱萸汤

【来源】《伤寒论》。

【组成】吴茱萸一升（洗）　人参三两　生姜六两（切）　大枣十二枚（擘）

【用法】以水七升，煮取二升，去滓，温服七合，一日三次。

【功用】

1.《普济方》：温里助阳散寒。

2.《中医方剂学讲义》：温中补虚，降逆散寒。

【主治】

1.《伤寒论》：阳明病，食谷欲呕者。少阴病，吐利，手足逆冷，烦躁欲死者。厥阴病，干呕，吐涎沫，头痛者。

2.《金匮要略》：呕而胸满者。

3.《肘后备急方》：食毕噫醋及醋心。

槟榔橘皮汤

【来源】方出《证类本草》卷十三引《梅师方》，名见《杂病源流犀烛》卷十七。

【组成】槟榔四两　橘皮二两

【用法】上为细末。每服方寸匕，空心生蜜汤调下。

【主治】

1.《证类本草》引《梅师方》：醋心。

2.《杂病源流犀烛》：嘈杂。

平胃分消饮

【来源】《东医宝鉴·杂病篇》卷四引《集略》。

【组成】半夏　白术　陈皮　厚朴各一钱　黄连　青皮　枳壳各八分　甘草五分

【用法】上锉作一贴。加生姜五片，水煎服。

【主治】胃有痰火，吞酸嘈杂。

治中散

【来源】《备急千金要方》卷十六。

【组成】干姜　食茱萸各二两

【用法】上为末。每服方寸匕，以酒送下，一日二次。

【主治】胃冷，食后吐酸水。

增损承气丸

【来源】《外台秘要》卷六引《延年秘录》。

【组成】前胡七分　枳实七分（炙）　桂心五分　干姜五分　吴茱萸五分　茯苓四分　芍药六

分　厚朴十分（炙）　橘皮十分　大黄七分　杏仁七十枚（去皮尖）

【用法】上为末，纳杏仁脂中研调，度蜜和丸，如梧桐子丸。每服七丸，食后少时，酒、饮任下。以气宣下泄为度。

【主治】胸胁支满，背上时有一答热则痛，腹胀多噫，醋咽气逆。

【宜忌】忌生葱，火醋。

草寒食散

【来源】《千金翼方》卷十五。

【组成】钟乳（炼）　附子（炮，去皮）　栝楼根　茯苓　牡蛎各一分（熬）　桔梗　干姜　人参　防风各一两　细辛　桂心各五分　白术三两半

【用法】上为末。每服二方寸匕，旦未食时，以淳美酒服，不耐者减之。建日服之，至破日止，周而复始。

【主治】心腹胁下支满，邪气冲上，又心胸喘悸不得息，腹中漉漉雷鸣，吞酸噫生食臭，食不消化，时泄时闭，心腹烦闷，不欲闻人声，好独卧，常欲得热，恍惚喜忘，心中怵惕如恐怖状，短气呕逆，腹中防响，五脏不调。

【加减】有冷，加椒；有热，加黄芩。

理中散

【来源】《外台秘要》卷六引《必效方》。

【组成】干姜二两　食茱萸二两

【用法】上为散。每服方寸匕，温酒下，每日三次，勿冷服之。常醋水愈。

【主治】食后吐酸水，食羹粥酪剧。

茯苓汤

【来源】《外台秘要》卷六引《广济方》。

【组成】茯苓十二分　橘皮十二分　白术八分　人参六分　桂心六分　甘草八分（炙）　紫苏十分　生姜十二分　槟榔七枚

【用法】上切。以水九升，煮取二升半，绞去滓，分三次温服。每服如人行七八里，未好愈，三二

日更服一剂。老小取微利。

【主治】常吐酸水，脾胃中冷。

【宜忌】忌生葱、酢物、桃、李、雀肉、海藻、菘菜。

茯苓汤

【来源】《外台秘要》卷六引《广济方》。

【组成】茯苓四两　厚朴四两（炙）　橘皮二两　白术二两　生姜十两

【用法】上切。以水九升，煮取二升七合，绞去滓，分三次温服，每服相去如人行七八里。须利，加槟榔末一两半，汤欲熟时纳之，甚安稳，三日服一剂，频服五六剂，可则停。

【主治】心头结气，连胸背痛，及吐酸水，日夜不止。

【宜忌】忌酢物、桃、李、雀肉。

槟榔散

【来源】《外台秘要》卷六引《广济方》。

【组成】槟榔十六分　人参六分　茯苓八分　橘皮六分　荜茇六分

【用法】上为散。平晨空服，取生姜五大两，合皮捣，绞取汁，温，纳散方寸匕，搅调，顿服之，一日一服，渐加至一匕半。若利多减，以微通泄为度。

【主治】吐酸水，每食则变作醋水吐出。

【宜忌】忌酢物、生冷、油腻、猪、鱼。

厚朴汤

【来源】《外台秘要》卷六引《删繁方》。

【组成】厚朴四两（炙）　吴茱萸五合　人参三两　茯苓四两　桔梗三两　生姜八两　玄参三两　芎藭四两　白术四两　附子三两　橘皮三两（去赤脉）

【用法】上切。以水九升，煮取三升，绞去滓，分三服。

【主治】上焦闭塞，干呕，呕而不出，热少冷多，好吐白沫清涎，吞酸。

【宜忌】忌猪肉、桃、李、雀肉、大醋。

【方论】《千金方衍义》：干呕不出，热少冷多，肝

气阻逆之验，虽用厚朴、橘皮、川芎、桔梗破滞之剂，不得生姜、茱萸不能开运闭塞，不得参、苓、白术不能运行药力，玄参一味专通膈上氤氲旺气。

干姜散

【来源】《医心方》卷九引《效验方》。

【组成】食茱萸一两　干姜一两　术一两　甘草一两

【用法】上药治下筛。每服方寸匕，用酒或汤送下，一日三次。

【主治】胃冷，食后吐醋水，洗洗如醋浆，食羹即剧。

厚朴散

【来源】《太平圣惠方》卷五。

【组成】厚朴一两（去粗皮，涂生姜汁，炙令香熟）　肉桂一两（去粗皮）　当归半两（锉，微炒）　人参半两（去芦头）　丁香半两　白术半两　白豆蔻半两（去皮）　吴茱萸一分（汤浸七遍，炒令微黄）　诃黎勒一两（煨，用皮）　高良姜半两　陈橘皮半两（汤浸，去白瓤，微炒）

【用法】上为散。每服三钱，水一中盏，加生姜半分、大枣三个，煎至六分，去滓温服，不拘时候。

【主治】脾气不足，心腹胀痛，喜噫吞酸，食则欲呕，四肢少力。

【宜忌】忌生冷、油腻、湿面、黏食。

厚朴散

【来源】《太平圣惠方》卷四十七。

【组成】厚朴二两（去粗皮，涂生姜汁，炙令香熟）　吴茱萸一两（汤浸七遍，微炒）　白茯苓一两　桔梗一两（去芦头）　芎藭一两　白术二两　附子一两（炮裂，去皮脐）　陈橘皮二两（汤浸，去白瓤，焙）

【用法】上为散。每服四钱，以水一中盏，加生姜半分，煎至五分，去滓，稍热服。

【主治】中焦虚寒，好吐白沫清涎，吞酸。

人参散

【来源】《太平圣惠方》卷五十。

【组成】人参二两（去芦头）　吴茱萸半两（汤浸七遍，焙干，微炒）　木香半两　半夏一两（汤洗七遍去滑）　陈橘皮二两（汤浸，去白瓤，焙）　高良姜一两（锉）

【用法】上为粗散。每服三钱，以水一中盏，加生姜半分，大枣三枚，煎至六分，去滓，不拘时候，稍热服。

【主治】食毕即醋咽，心胸气滞，腹胸疼痛，不能下食。

白术散

【来源】《太平圣惠方》卷五十。

【组成】白术一两　吴茱萸半两（汤浸七遍，焙干，微炒）　高良姜一两（锉）　桂心一两　人参一两（去芦头）

【用法】上为粗散。每服三钱，以水一中盏，加生姜半分，煎六分，去滓稍热服，不拘时候。

【主治】食讫醋咽多噫，食不下，脾胃虚冷。

半夏散

【来源】《太平圣惠方》卷五十。

【组成】半夏半两（汤洗七遍去滑）　人参一两（去芦头）　赤茯苓一两　甘草半两（炙微赤，锉）　吴茱萸半两（汤浸七遍，焙干，微炒）　诃黎勒皮二两

【用法】上为粗散。每服三钱，以水一中盏，加生姜半分，大枣三个，煎至六分，去滓，稍热服，不拘时候。

【主治】醋咽，胸中气塞，食饮不下。

槟榔散

【来源】《太平圣惠方》卷五十。

【组成】槟榔一两　厚朴二两（去粗皮，涂生姜汁炙令香熟）　甘草半两（炙微赤，锉）　川大黄一两（锉碎，微炒）　白术一两　诃黎勒皮一两　陈橘皮一两半（汤浸，去白瓤，焙）　吴茱萸半两（汤浸七遍，焙干，微炒）　桂心一两

【用法】上为粗散。每服三钱，以水一中盏，加生姜半分，煎至六分，去滓，稍热服，不拘时候。

【主治】醋咽，吐水及白沫，食饮不消，腹胁胀满。

半夏丸

【来源】《医方类聚》卷一〇三引《简要济众方》。

【组成】半夏二两（汤浸去滑，焙干） 丁香半两 干姜一分（炮裂）

【用法】上为末，以生姜自然汁煮面糊为丸，如梧桐子大。每服十五丸，煎木瓜盐汤送下，不拘时候。

【主治】

1.《医方类聚》引《简要济众方》：上焦冷气，吞酸吐沫，呕逆。

2.《圣济总录》：不思饮食。

丁沉煎丸

【来源】《太平惠民和济局方》卷三（绍兴续添方）。

【别名】丁香煎丸（《普济方》卷三十五）。方中丁香皮，《普济方》作广皮。

【组成】丁香十二两 沉香二两 木香一钱半 丁香皮一两 白豆蔻仁九两半

方中丁香皮，《普济方》作广皮。

【用法】上为细末，别用甘草熬膏子为丸，每一两分作二百五十丸。每服一丸，空心，含化。

【功用】辟雾露寒邪，散膈脘凝滞，调顺三焦，和养荣卫。

【主治】心胸痞闷，噫醋吞酸，呕逆痰水，津液不收，两胁刺痛，腹中坚满，口苦无味，不思饮食。

安中散

【来源】《太平惠民和济局方》卷三（宝庆新增方）。

【组成】玄胡索（去皮） 良姜（炒） 干姜（炮） 茴香（炒） 肉桂各五两 牡蛎（煅）四两 甘草（炒）十两

【用法】上为细末。每服二钱，热酒调下；妇人淡醋汤调服；如不饮酒，用盐汤点下；并不拘时候。

【功用】《全国中药成药处方集》（沈阳方）：散寒止痛。

【主治】远年近日脾疼翻胃，口吐酸水，寒邪之气留滞于内，停积不消，胸膈胀满，攻刺腹胁，恶心呕逆，面黄肌瘦，四肢倦怠；及妇人血气刺痛，小腹连腰攻疰重痛。

【宜忌】《全国中药成药处方集》（沈阳方）：实热者忌服。

新法半夏汤

【来源】《太平惠民和济局方》卷四（淳祐新添方）。

【组成】缩砂仁 神曲（炒） 草果仁 橘红（净洗，去白）各五两 白豆蔻仁 丁香各半两 甘草（生，炙）二两 大半夏四两（汤浸七次，每个切作两片，用白矾末一两，沸汤浸一昼夜，漉出，别用汤洗去矾，俟干，一片切作两片，再用生姜自然汁于银盂中浸一昼夜，却于汤中炖令姜汁干尽，以慢火焙燥，为细末，再用生姜自然汁搜成饼子，晒干或焙干，炙黄，勿令色焦）

【用法】上为细末。每服一钱，先用生姜自然汁调成膏，入炒盐少许，沸汤点服。

【主治】脾胃气弱，痰饮不散，呕逆酸水，腹胁胀痞，头旋恶心，不思饮食。

理中散

【来源】《传家秘宝》。

【别名】增损理中散（《圣济总录》卷四十六）。

【组成】干姜 人参 白术各一两 甘草半两 吴茱萸半两 槟榔半两 陈皮（汤浸，去瓤，焙干）一两 厚朴一两（去皮，姜炙） 荜茇半两

【用法】上为细末。每服一钱，食前生姜汤点下，一日三次。

【主治】

1.《传家秘宝》：胃中冷，食后咽酸呕哕，胸胁胀满，不思饮食。

2.《圣济总录》：脾气虚弱。

丁香丸

【来源】《圣济总录》卷四十七。

【组成】丁香（炒） 荜茇（二味同为末）各一

两 硇砂半两（用百沸汤化破，研细，纸滤过，入瓷碗内，慢火熬干）

【用法】上为末，将好新黄蜡二两，瓷器内熔化，入上三味，搅匀候温，为丸如梧桐子大。如硬难丸，复近火温之，以丹砂一分研为衣。每服三丸，空心、夜卧用煨生姜汤送下。逐日加一丸至五丸。后三日加一丸至七丸止。

【主治】噫醋息臭，胸中有痰。

丁香丸

【来源】《圣济总录》卷四十七。

【组成】丁香 母丁香 丹砂（研） 麝香（研） 硫黄（研） 干姜（炮裂） 矾石（飞过） 附子（炮裂，去皮脐） 吴茱萸（汤洗，焙干） 杏仁（汤浸，去皮尖双仁，麸炒）各一分

【用法】上为末，拌匀，别用肥好巴豆三十枚，去皮心膜净，别研为膏，出八分油了，与前末同研拌匀，用蒸枣肉和剂为丸，如豌豆大，放干。每服三五丸，不拘时候，温生姜汤送下。

【主治】胃寒痰饮，噫醋吞酸，胸膈妨闷。

丁香丸

【来源】《圣济总录》卷四十七。

【组成】丁香 五味子 半夏（汤洗去滑七遍） 人参各半两 甘草（炙，锉） 琥珀（研） 干姜（炮裂）各一分 枳壳（去瓤，麸炒） 昆布（洗去咸水） 诃黎勒 皮桂（去粗皮）各三分

【用法】上为末，炼蜜为丸，如梧桐子大。每服二十丸，煎生姜、橘皮汤送下。

【主治】食饮不化，噫气吞酸。

丁香散

【来源】《圣济总录》卷四十七。

【组成】丁香 缩砂（去皮） 白术（炒） 干姜（炮裂） 陈橘皮（去白，焙） 人参 附子（炮裂，去皮脐）各三分 高良姜 桂（去粗皮） 槟榔（锉） 白豆蔻（去皮） 陈曲（炒）各半两 甘草（炙，锉）一分 木香一分半

【用法】上为散，每服二钱匕，炒生姜、盐汤调下，不拘时候。

【主治】脾胃虚弱，噫气吞酸，食饮迟化。

丁香煮散

【来源】《圣济总录》卷四十七。

【组成】丁香半两 赤茯苓（去黑皮） 桔梗 白术 白芷 桂（去粗皮） 半夏（汤洗七遍，生姜作曲，焙） 甘草（炙，锉） 人参各一两 干姜（炮裂）半两 槟榔（锉） 高良姜 肉豆蔻（去壳）各一分

【用法】上为散。每服三钱匕，水一盏，加生姜三片，大枣二个（擘），煎至六分，去滓，食前温服。

【主治】噫醋吞酸，不欲饮食。

木香平气丸

【来源】《圣济总录》卷四十七。

【组成】木香 沉香 丁香 肉豆蔻仁 丹砂（别研） 麝香（别研）各半两 槟榔（湿面裹，慢火内煨熟，去面不用） 桂（去粗皮） 厚朴（去粗皮，生姜汁炙） 乳香（拣通明者，生姜汁内煮软，另研如膏）各一两 半夏二两（汤浸七遍，切作片子，焙干，杵为末，以生姜汁和作饼子，焙干，再杵为细末）

【用法】上药除丹砂、乳香、半夏、麝香四味别研外，将木香等七味一处为细末；次入丹砂、麝香再拌匀研细后，将乳香、半夏末入生姜汁，煮作薄糊，拌和前药；如拌和未就，更以生姜汁煮薄糊，取和拌硬软得所为度，为丸如梧桐子大。每服十五丸至二十丸，食后温米饮送下。

【主治】心胸有痰，噫醋吞酸。

半夏丸

【来源】《圣济总录》卷四十七。

【组成】半夏（用生姜同捣烂作饼子阴干）二两 山芋一两 矾石（飞过）二两

【用法】上为末，面糊为丸，如梧桐子大。每服十丸至二十丸，食后、临卧生姜汤送下。

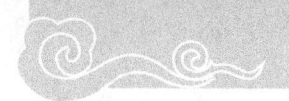

【主治】上膈痰滞，吞酸吐沫，涕唾稠粘，胸膈不利。

京三棱丸

【来源】《圣济总录》卷四十七。

【组成】京三棱（湿纸裹煨熟，别捣末）二两 槟榔（锉）一两 白术二两 丁香半两 半夏（汤洗去滑）四两 麝香（研）一分 丹砂（研）半两

【用法】上为细末，入研者药再研令匀，以生姜自然汁煮面糊为丸，如梧桐子大。每服二十丸至三十丸，以木香、生姜汤送下，不拘时候。

【功用】消积进饮食。

【主治】噫醋吞酸，或时恶心。

茱萸散

【来源】《圣济总录》卷四十七。

【组成】吴茱萸（汤洗七遍，炒干） 干姜（炮裂）各等分

【用法】上为散。每服三钱匕，空心热酒调下。

【主治】胃气虚冷，不能饮食，食已即吐酸水。

姜枣丸

【来源】《圣济总录》卷四十七。

【组成】生姜（去皮，片切，焙干）四两 丁香 附子（炮裂，去皮脐）各一两

【用法】上为末，用蒸枣肉为丸，如梧桐子大。每服十五至二十丸，米饮送下，不拘时候。

【主治】胃寒痰逆，噫醋吞酸，胸膈不利，不思饮食。

吴茱萸汤

【来源】《圣济总录》卷六十四。

【组成】吴茱萸（汤洗七遍，焙炒） 半夏（汤洗七遍，焙） 附子（炮裂，去皮脐）各一两

【用法】上锉，如麻豆大。每服三钱匕，水一盏半，加生姜五片，煎取七分，去滓温服，不拘时候。

【主治】冷痰，吞酸吐水，胸中不快。

八仙丸

【来源】《圣济总录》卷七十二。

【组成】京三棱（煨，锉） 蓬莪术（煨，锉） 五灵脂各一两 乌梅六十枚（和核用） 干漆半两（炒烟出） 巴豆四十粒（去皮，不出油，研） 木香一分 缩砂一百粒（去皮）

【用法】上为末，用酸粟米饭三两匙，同入白杵五七百下为丸，如绿豆大。每服五丸至七丸，生姜汤送下；小儿一丸；如要宣转，十五丸。

【功用】消食化气，破积聚。

【主治】心腹胀满，噫醋恶心。

大橘皮丸

【来源】《鸡峰普济方》卷十二。

【组成】陈皮四两 肥生姜三两 丁香半两 人参二两

【用法】上为细末，炼蜜为丸，如弹子大。每服一丸，姜汤嚼下，不拘时候。

【功用】调中顺气，开胃进食。

【主治】伤冷，胸膈噎塞，吞酸。

五积丸

【来源】《鸡峰普济方》卷二十。

【组成】面五两 大枣七个 巴豆三十一个

【用法】上将白面、米汤调硬软得所，裹枣、巴豆候干，用炭火烧存性，取出放冷，为细末，水糊为丸，如黄米大。每服三五丸，食后白汤送下。

【主治】宿食不消，吞酸噫气。

二香养胃丸

【来源】《杨氏家藏方》卷六。

【组成】丁香一分 木香一分 陈橘皮（去白） 益智子 缩砂仁 甘草 肉桂（去粗皮） 槟榔 肉豆蔻（面裹，煨熟）各半两 青橘皮（去白）四钱 干姜（炮）三钱

【用法】上为细末，炼蜜为丸，每一两作十丸。每

服一丸或二丸，食前细嚼，热汤送下。

【主治】脾胃不和，心下虚痞，不思饮食，呕吐痰逆，噫气吞酸，口苦无味，嗜卧体重，腹胁刺痛。

强中丸

【来源】《普济方》卷二十五引《简易方》。

【组成】神曲（炒）　陈皮（去白）　青皮（去白）　麦蘖（炒）　干姜（炮）　良姜（用少油炒）各二两　半夏三两（汤泡）

【用法】上为细末，面打稀糊为丸，如梧桐子大。每服四五十丸，姜汤或熟水送下。

【主治】脾胃宿冷，呕哕恶心，噫气吞酸，心胸痞满，停痰留饮，胁肋刺痛，体重，不食，中酒吐酒者。

【加减】加缩砂二两尤佳。

保和丸

【来源】《古今医统大全》卷八十九引《仁斋直指小儿方论》。

【组成】白术五两　茯苓　半夏（制）　山楂　神曲（炒）各三两　陈皮　连翘　萝卜子各二两　苍术（制）　枳实（炒）　香附子（制）　厚朴（制）　黄芩（酒炒）　黄连（酒炒）各一两

【用法】上为细末，生姜汁打面糊为丸，如黍米大。每服五十丸，渐加至七八十丸，食后茶汤送下。

【功用】

1.《古今医统大全》引《仁斋直指小儿方论》：益脾胃。

2.《古今医鉴》：消痰利气，扶脾胃，进饮食。

3.《全国中药成药处方集》（北京方）：助消化，利胸膈，健胃肠，止泄泻。

【主治】

1.《古今医统大全》引《仁斋直指小儿方论》：小儿食伤发热，欲成疳证。

2.《古今医鉴》：一切饮食所伤，胸膈满闷不安，或腹中有食不化，或积聚痞块。

3.《全国中药成药处方集》（北京方）：嗳气吞酸，呕吐泄泻，胸膈痞满，不思饮食。

【宜忌】《全国中药成药处方集》（北京方）：忌饮酒及食肉面。

木香槟榔丸

【来源】《医方类聚》卷一五三引《经验秘方》。

【组成】木香　沉香（沉水者佳）　槟榔（鸡心者佳）　广茂（炮）　黄连（去须）　青皮（去瓤）　陈皮（汤浸，去白）　巴戟　当归（去芦）　枳壳（去瓤，麦麸炒）各一两　大黄（锦纹者佳）　拣香附子（炒）　黄柏皮（去粗皮）各三两　黑牵牛（头末）四两

【用法】上为细末，滴水为丸，如梧桐子大。每服五十丸，温水送下，一日二次，渐加至一百丸无妨。病上，食前勿服，食后服；病下，食后勿服，食前服。

【功用】流湿润燥，推陈致新，滋阴代阳，散瘀破结，活血通经，解一切酒毒。

【主治】男子妇人呕吐酸水，痰涎不利，头目不清，转筋，小便浑浊，米谷不化，下痢脓血，大便闭涩，风壅积热，口舌生疮，涕唾稠粘，咳嗽咯血，尿血，膨胀满闷，手足痿弱，四肢无力，面色姜黄；酒疸食黄，宿食不消，口舌烦渴，骨蒸肺痿，寒热往来，中暑疟疾，肠风痔瘘，发痛消渴，消风癥瘕，血块积恶，疮肿炊毒，背疽疔疮；四方人不服水土，伤寒热证；妇人赤白带下，崩漏下血。

滚痰丸

【来源】《玉机微义》卷四引《养生主论》。

【别名】沉香滚痰丸（《墨宝斋集验方》卷上）、礞石滚痰丸（《痘疹金镜录》卷上）。

【组成】大黄　黄芩各八两　沉香半两　青礞石（消煅）一两

《伤寒大白》有黄柏。

【用法】上为细末，水丸，如梧桐子大。

【主治】

1.《玉机微义》引《养生主论》：痰证，变生千般怪症。

2.《摄生秘剖》：头风目眩，耳鸣，口眼蠕动，眉棱耳轮痛痒；四肢游风，肿硬；噫气吞

酸，心下嘈杂，心气疼痛，梦寐奇怪，手麻臂痛，口糜舌烂喉闭，或绕项结核，胸腹间如二气交纽，噎塞烦闷，失志癫狂，心下怔忡，喘咳呕吐等证。

左金丸

【来源】《丹溪心法》卷一。

【别名】回令丸（原书同卷）、黄连丸（《医学入门》卷七）、回金丸（《医学纲目》卷二十一）、茱连丸（《医方集解》）、佐金丸（《张氏医通》卷十六）、二味左金丸（《全国中药成药处方集》天津方）。

【组成】黄连（一本作芩）六两　吴茱萸一两或半两

【用法】上为末，水为丸，或蒸饼为丸。每服五十丸，白汤送下。

【功用】

1.《丹溪心法附余》：泻肝火，行湿，开痞结。

2.《方剂学》：清泻肝火，降逆止呕。

【主治】

1.《丹溪心法》：肝火胁痛。

2.《医方集解》：肝火燥盛，左胁作痛，吞酸吐酸，筋疝痞结。

3.《霍乱论》：霍乱转筋。

【验案】泛酸症　《天津中医学院学报》（1995，2：15）：用本方加味：黄连6～10g，吴萸6～10g，煅瓦楞10g，乌贼骨10g，治疗泛酸症20例。结果：治愈9例，显效6例，好转4例，无效1例，总有效率为95%。

黄连化痰丸

【来源】《丹溪心法》卷二。

【别名】黄连清化丸（《仁斋直指方论·附遗》卷七）、黄连清痰丸（《保命歌括》卷二十）。

【组成】半夏一两半　黄连一两　吴茱萸（汤洗）一钱半　桃仁二十四个（研）　陈皮半两

【用法】上为末，面糊为丸，如绿豆大。每服一百丸，姜汤送下。

【主治】

1.《丹溪心法》：痰。

2.《保命歌括》：伤热物吐酸者。

加味平胃散

【来源】《丹溪心法》卷三。

【组成】生料平胃散（术、朴不制）加神曲　麦芽（炒）各半钱

【用法】每服五钱，加生姜三片，水煎服。

【功用】《医方考》：宽中下气，健脾消食。

【主治】

1.《丹溪心法》：吞酸或宿食不化。

2.《医方考》：呃臭，右关脉滑。

【方论】《医方考》：食经宿而不化，有热则令人吞酸，无热则但呃臭而已；右关主脾胃，脉滑主停食。治此者，宜宽中下气，健脾消食。辛者可宽中，故用苍术、陈皮；苦者可下气，故用厚朴；甘者可健脾，故用甘草；盒造变化者能消食，故用神曲、麦芽。

吴茱萸丸

【来源】方出《丹溪心法》卷三，名见《杏苑生春》卷四。

【组成】茱萸一两（去枝梗，煮少时，浸半日，晒干）　陈皮一两　苍术（米泔浸）一两　黄连二两（陈壁土炒，去土秤）　黄芩一两（如上土炒）（或加桔梗一两、茯苓一两）

【用法】上为末，神曲糊为丸，如绿豆大。每服二三十丸，食后服。

《杏苑生春》：每服三五十丸，生姜汤送下，每日三次。

【功用】《杏苑生春》：疏郁滞，清湿热。

【主治】吞酸，因于湿热郁积于肝而出，伏于肺胃之间者。

【方论】《杏苑生春》：用吴茱萸、橘红等诸辛以疏郁，苍术燥湿，芩、连等以清热。

茱萸丸

【来源】方出《丹溪心法》卷三，名见《医方类聚》卷一九七引《新效方》。

【别名】咽醋丸（《医学纲目》卷二十二）、茱连丸

（《医学正传》卷三）。

【组成】吴茱萸（去枝梗，汤煮少时，浸半日，晒干） 陈皮 黄芩各半两（陈壁土炒，去土用） 黄连一两（陈壁土炒） 苍术七钱半（米泔浸）

【用法】上为末，神曲糊丸，如绿豆大。每服三五十丸，白术汤送下。

【主治】

1.《医方类聚》引《新效方》：吞酸。

2.《东医宝鉴·杂病篇》：郁积，吞酸吐酸。

【方论】《医方考》：胃中湿热，抑遏肝火，令人吞酸者，此方主之。湿郁则热，热郁则酸，故夏月饮食之类，以物覆冒之，其味必酸。曰肝火者，《洪范》曰：木曰曲直，曲直作酸，故责之肝也。是方也，连、芩治热，热去则不吐酸；苍术燥湿，湿除则不生热；陈皮理气，气行则热不郁；吴茱萸辛热而气臊，辛热可使就燥，气臊可使就肝，故能引连、芩入肝而泻肝火，此从治之义也。他如火门左金丸亦良。

保和丸

【来源】《丹溪心法》卷三。

【组成】山楂六两 神曲二两 半夏 茯苓各三两 陈皮 连翘 莱菔子各一两

【用法】上为末，炊饼为丸，如梧桐子大。每服七八十丸，食远白汤送下。

【功用】《中国药典》：消食导滞和胃。

【主治】

1.《丹溪心法》：一切食积。

2.《证治准绳·幼科》：饮食停滞，胸膈痞满，嗳气吞酸或吐泻腹痛。

清胃豁痰汤

【来源】方出《丹溪心法》卷三，名见《杏苑生春》卷四。

【组成】南星 半夏 软石膏 香附

【用法】上为丸，或煎汤服。

【功用】《杏苑生春》：豁痰疏郁。

【主治】

1.《丹溪心法》：嗳气，胃中有火有痰。

2.《杏苑生春》：胃中痰饮郁成酸症。

【方论】《杏苑生春》：南星、半夏、石膏以豁痰，香附以疏郁。

参萸丸

【来源】《丹溪心法》卷五。

【别名】参茱丸（《赤水玄珠全集》卷六）。

【组成】六一散一料 吴茱萸一两（制）

【用法】上为末，饭为丸服。

【主治】湿而滞气，上则吞酸，下则自利，湿热甚者。

香连丸

【来源】《医学启蒙》卷三。

【组成】川黄连（净）一斤（切豆大，同吴萸用汤浸泡良久，去汤，以湿萸同连闷过，方炒连赤色，去吴萸用连） 广木香四两 白芍药四两（醋炒） 平胃散四两

【用法】上为末，醋糊为丸，如梧桐子大。空心米汤送下百余丸；淋浊带下，空心白水送下八十丸。

【功用】和脾胃，除湿热，止泻痢，解宿醒。

【主治】吐酸嘈杂，腹痛，并男子淋浊，女人带下。

茱萸丸

【来源】《丹溪手镜》卷四。

【组成】六一散一料加吴茱萸一两（煮过）

【用法】本方改为散剂，名"茱萸六一散"（《医方考》卷四）。

【主治】湿热滞气，吞酸，自利。

曲术丸

【来源】《脉因证治》卷下。

【组成】缩砂 陈皮 苍术 曲（炒）

【用法】曲为丸。姜汤送下。

【主治】吞酸。中脘有饮则嘈，宿食则酸。

沉檀快膈丸

【来源】《普济方》卷二五三引《德生堂方》。

【组成】香附子一斤　丁皮半斤　甘草一斤　桂枝　甘松　莪术　益智仁　檀香　丁香各四两　藿香　姜黄各二钱　沉香一两　山果子四两

【用法】上为末；用砂仁杵碎，取仁作母，豆粉一斤四两，炒黄色，和匀，加前药末为丸，如梧桐子大。每服五七丸，加数丸亦可，细嚼，以酒送下，不拘时候。

【主治】酒食所伤，胸膈痞闷，气逆吐痰，口吐酸水。

茯苓汤

【来源】《普济方》卷三十五。

【组成】茯苓　厚朴各四两　槟榔　白术各二两　生姜十两　（一方有吴茱萸、人参各二两）

【用法】上锉，水九升，煮二升七合，绞去滓，分温三服，每服约去如人行七八里。须利，加槟榔末一两五钱，汤欲热时入之，三日服一剂，屡服五六剂，可则停。

【主治】心头气结，连胸脐皆痛，及吐酸水，日夜不止。

【宜忌】忌酢物、桃、李、雀肉。

秘传正胃丸

【来源】《松崖医径》卷下。

【组成】吴茱萸　黄连各一两

【用法】黄连切细，吴茱萸以井花水浸七日，去黄连将吴茱萸焙干。每日清晨服四十九丸，米饮汤送下。

【主治】吞酸。

秘传加味二陈汤

【来源】《松崖医径》卷下。

【组成】陈皮　半夏　茯苓　甘草　苍术　枳实　厚朴　黄连　黄芩　山栀

【用法】上细切。用水二盏，加生姜三片，煎一盏服。

【主治】湿热所蒸，吞酸，饮食入胃不化。

柴胡清肝散

【来源】《明医杂著》卷六。

【别名】柴胡清肝饮（《证治汇补》卷四）。

【组成】柴胡　黄芩（炒）各一钱　黄连（炒）　山栀（炒）各七分　当归一钱　川芎六分　生地黄　牡丹皮各一钱　升麻八分　甘草三分

【用法】水煎服。

【主治】

1.《明医杂著》：肝胆二经风热、怒火，颈项肿痛，结核不消，或寒热往来，呕吐痰水；及妇人暴怒，肝火内动，经水妄行，胎气不安。

2.《口齿类要》：肝经怒火，风热传脾，唇肿裂，或患茧唇。

3.《证治汇补》：肝火口酸。

【加减】脾胃弱，去芩、连，加苓、术。

柴胡清肝散

【来源】《陈素庵妇科补解》卷三。

【组成】柴胡　龙胆草　当归　川芎　黄芩　白芍　知母　生地　桔梗　甘草　黄连（吴茱萸汁炒）

【主治】由肝火郁遏而致妊娠吐酸者。

【方论】是方清肝火、和肝血为主，四物、知、草以滋阴生血，柴、胆、芩、连以清肝火，桔梗之苦辛以升提气血之郁也。

加减安胃汤

【来源】《观聚方要补》卷三引《统旨》。

【组成】藿香　吴茱萸各一钱半　人参　苍术各二钱　陈皮三钱

【用法】加生姜，水煎服。

【主治】脾胃虚寒，呕吐酸水。

黄连制附丸

【来源】《活人心统》卷下。

【组成】姜川连一两　煨附子七分

【用法】上为末，神曲为丸，如梧桐子大。每服六十丸，以淡姜汤送下。

【主治】气虚膈塞吞酸。

香连丸

【来源】《古今医统大全》卷二十六引《活人心统》。

【别名】香连丹（《济阳纲目》卷十六）。

【组成】川连（姜炒）　香附子（制末）各四两

【用法】上为末，神曲糊为丸，如梧桐子大。每服五七十丸，白汤送下。

【主治】

　　1.《古今医统大全》引《活人心统》：久郁，心胸不快，痞塞烦痛。

　　2.《医学入门》：嘈杂干呕吞酸。

增味二陈汤

【来源】《东医宝鉴·杂病篇》卷四引《医方集略》。

【组成】半夏　陈皮　茯苓　栀子　炒黄连　炒香附子各一钱　枳实　川芎　苍术各八分　白芍药七分　神曲（炒）五分　甘草三分

【用法】上锉作一帖。入生姜三片，水煎服。

【主治】吞酸。

加味二陈汤

【来源】《广嗣纪要》卷十二。

【组成】陈皮一钱半　白茯苓　半夏（炒）各一钱　甘草三分　黄连（姜汁炒）　吴萸（炮，去皮）三分

　　方中黄连用量原缺。

【用法】水一钟半，加生姜五片，煎服。

【主治】吐酸水同食物出者，热也。

四味茱连丸

【来源】《保婴撮要》卷十。

【别名】四味萸连丸（《证治准绳·幼科》卷三）。

【组成】吴茱萸（炒）　黄连（炒）　神曲　荷叶各等分。

【用法】上为末，水煮神曲糊为丸，如梧桐子大。每服二十丸，白汤送下。黄连当量病微甚，或炒黑炒黄用之。

【主治】腹胀噫气吞酸，食不能化。

连芩茱萸丸

【来源】《古今医统大全》卷二十四。

【组成】黄连一两（炒）　黄芩（炒）　吴茱萸（汤泡）各五钱　苍术（泔水浸）七钱　陈皮一钱

【用法】上为末，神曲糊为丸，如绿豆大。津送下。

【主治】温热吐酸。

茱萸四物汤

【来源】《古今医统大全》卷八十三。

【组成】吴茱萸（泡）　当归　川芎　芍药　生地黄（姜炒）各等分

【用法】上锉。每服半两，水一盏半，煎七分，温服。

【主治】血嘈吞酸，吐酸水。

术苓汤

【来源】《东医宝鉴·杂病篇》卷四引《医学入门》。

【组成】苍术（土炒）　滑石各二钱　赤茯苓　白术　陈皮各一钱

【用法】上锉，作一贴。水煎服。

【主治】吐清水。

九味萸连丸

【来源】《医学入门》卷七。

【组成】吴茱萸　陈皮　苍术　黄连（土炒）　黄芩（土炒）　桔梗　茯苓　半夏各一两

【用法】上为末，神曲糊为丸，如绿豆大。每服二三十丸，时时津液送下。

【功用】清降痰火。

【主治】郁积酸证，吞酸嘈杂。

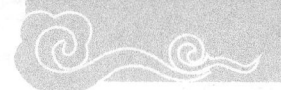

四味萸连丸

【来源】《医学入门》卷七。

【别名】四味茱连丸（《医钞类编》卷十）。

【组成】黄连一两　吴萸一钱　桃仁二十四枚　陈皮五钱　半夏一两半

【用法】上为末，神曲糊丸，如绿豆大。每服一百丸，生姜汤送下。

【主治】痰火挟瘀，吞酸。

清痰丸

【来源】《医学入门》卷七。

【别名】治痰丸（《杏苑生春》卷四）。

【组成】苍术二两　香附一两半　瓜蒌仁　半夏各一两　黄连　黄芩各五钱

【用法】上为末，面糊为丸，如梧桐子大。每服五十丸，食远茶清送下。

【主治】吞酸嘈杂。

平肝顺气保中丸

【来源】《古今医鉴》卷五。

【组成】香附米三两（童便浸三日，炒）　川芎二两　陈皮（去白）三两　白术四两（土炒）　厚朴一两　枳实二两（炒）　黄连（姜汁炒）二两　神曲（炒）二两　麦芽（炒）七钱　木香三钱　栀子（姜汁炒）一两　莱菔子（炒）一两　半夏（姜汁炒）一两半　白茯苓一两　砂仁（炒）四钱　干生姜一两　山楂（取肉）二两　青皮六钱（香油炒）　甘草（炙）四钱

【用法】上为末，竹沥打神曲糊为丸，如绿豆大。每服百丸，食后白滚汤送下，一日二次。

【功用】常服顺气和中，健脾开胃，进美饮食，化痰消滞，清火抑肝。

【主治】郁火伤脾，中气不运，胃中伏火，郁积生痰，致令呕吐，吞酸嘈杂，心腹胀闷。

苍连丸

【来源】《古今医鉴》卷五。

【组成】苍术（米泔浸，炒）一两　陈皮一两　半夏一两（姜汁炒）　黄连一两半（夏月倍用）　白茯苓一两　吴茱萸（炒）一两（冬月倍用）

【用法】上为末，蒸饼为丸，如绿豆大。每服三十丸，食后服。

【主治】郁积吐酸。

顺气和中汤

【来源】《古今医鉴》卷五。

【组成】半夏（制）六分　白茯苓七分　白术（土炒）八分　广皮（盐水浸，炒）一钱　枳实（麸炒）五分　甘草（炙）二分　香附（醋炒）一钱　山栀（姜汁炒黑）一钱　神曲（炒）六分　砂仁（炒）三分　黄连（姜汁浸，晒干，以猪胆汁拌炒）六分

【用法】上锉一剂。先以长流水入娇泥搅，澄清，取水一钟，加生姜三片，煎至七分，入竹沥、童便、姜汁，细细温服，不拘时候。

【主治】呕吐翻胃，嘈杂吞酸。

【加减】心胃痛，加姜汁三匙；气虚，加人参、黄耆各八分；血虚，加当归七分，川芎五分；恼怒或气不伸舒，加乌药五分，木香三分；胸膈饱闷，加萝卜子（炒）六分；心下嘈杂吞酸，加吴茱萸四分，倍黄连、白术；呕吐不止，加藿香七分；大便闭结，加苏子、麻仁、桃仁、杏仁，俱研如泥，每服一钱，白蜜调下。

清郁散

【来源】《古今医鉴》卷十。

【别名】清郁汤（《类证治裁》卷六）。

【组成】陈皮一钱　半夏一钱（香油炒）　白茯苓一钱　苍术一钱（米泔浸，炒）　川芎六分　干姜五分（炒黑）　香附（童便炒）一钱　神曲（炒）一钱　黄连（姜汁炒）一钱　栀子（姜汁炒）一钱　甘草三分

【用法】上锉一剂。加生姜三片，水煎服。此方为丸服亦妙。

【主治】胃中有伏火，膈上有稠痰，胃口作痛，及恶心，呕吐清水，或作酸水，酸心烦闷。

【加减】呕吐甚，加藿香四分，砂仁四分。

三萸丸

【来源】《保命歌括》卷二十。

【组成】六一散一料　吴茱萸（制）一两

【用法】上为末，捣饭为丸服。

【主治】吞酸，自利。

开导散

【来源】《点点经》卷一。

【组成】当归一钱　陈皮　枳壳　桔梗　腹皮　槟榔　苍术　厚朴　玄参各一钱五分　黄柏一钱　甘草三分

【用法】葱三茎引。

【主治】胸膈胀闷，吞酸吐沫。

腹皮和中汤

【来源】《点点经》卷一。

【组成】腹皮　酒军　明粉各二钱　当归　六曲　厚朴　枳实　砂仁　玄胡　白术各一钱　甘草六分

【用法】葱为引。

【主治】胸膈疼痛，吞酸气闷。

火郁越鞠丸

【来源】《医方考》卷四。

【组成】山栀（炒黑）　青黛（飞）　香附（童便浸五日）　抚芎　神曲（炒）　苍术（米泔浸七日）

【主治】七情拂郁，吞酸，小便赤，脉来沉数者。

【方论】一念动处便是火，故七情拂郁，皆能令人内热吞酸；小便赤为火，脉沉为郁，数为热。是方也，山栀、青黛之苦寒，可以导热；香附、苍术、抚芎之辛芳，可使解郁；神曲之陈腐，可使推陈而致新。

苍连汤

【来源】《万病回春》卷三。

【组成】苍术（米泔制）　黄连（姜汁炒）　陈皮　半夏（姜汁炒）　茯苓（去皮）　神曲（炒）各一钱　吴茱萸（炒）　砂仁各五分　甘草三分

【用法】上锉，加生姜三片，水煎，温服。

【主治】吐酸。

清郁二陈汤

【来源】《万病回春》卷三。

【组成】陈皮　半夏（姜汁炒）　茯苓各一钱　苍术（制）八分　川芎八分　香附一钱　神曲（炒）五钱　枳实（麸炒）八分　黄连（炒）　栀子（炒）各一钱　白芍（炒）七分　甘草三分

【用法】上锉一剂。加生姜三片，水煎服。

【主治】酸水刺心，吞酸嘈杂。

茱连丸

【来源】《鲁府禁方》卷一。

【组成】苍术（米泔水浸，炒）　陈皮　白茯苓（去皮）　半夏（汤泡透，切片，姜汁炒）各一两　黄连（姜炒）一两半（夏月倍用）　吴茱萸（炒，冬月倍用）

　　方中吴茱萸用量原缺。《寿世保元》用一两。

【用法】上为细末，蒸饼水打稀糊为丸，如绿豆大。每服三十丸，食后姜汤送下。

【主治】郁积，吞酸吐酸。

茱连汤

【来源】《杏苑生春》卷四。

【组成】橘红一钱五分　半夏一钱　神曲一钱　苍术一钱　黄连六分　萝卜子（炒）五分　茯苓一钱二分　香附子八分　山楂子八分　生姜七片　吴茱萸四分（和黄连炒）

【用法】上锉，水煎熟，食前服。

【主治】吞酸，胸中无奈或嗳腐臭者。

保和丸

【来源】《杏苑生春》卷四。

【组成】山楂肉六钱　苍术（米泔浸）　白术各三钱　半夏（姜制）　黄芩（土炒）　白茯苓各三

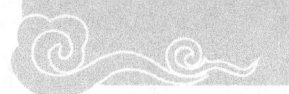

钱 橘红三钱 萝卜子二钱 黄连（土炒，去土） 神曲各四钱 吴茱萸一钱 连翘一钱

【用法】上为末，生姜自然汁煮宿，蒸饼糊为丸，如梧桐子大。每服六十丸，食远橘皮汤送下。

【主治】吞酸嘈杂。

清痰降火汤

【来源】《杏苑生春》卷四。

【组成】橘皮 半夏 山楂子 茯苓各一钱 黄连（和土炒） 甘草各四分 枇杷叶八分 桔梗三分 神曲七分 南星七分 竹茹五分 生姜五片

【用法】上锉，煎滤清，加生姜自然汁一蛤壳，食前服。

【主治】吐酸涌出如醋，或食一日半日，腐作酸水吐出，或呕黄臭水，心胸不安。

吴茱萸丸

【来源】《寿世保元》卷三。

【组成】大麦芽（炒）五钱 肉桂五钱 吴茱萸一两（盐水洗） 苍术一两（米泔浸） 陈皮五钱（去白） 炒神曲五钱

【用法】上为细末，稀粥为丸，如梧桐子大。每服五六十丸，米饮送下。

【主治】妇人心酸，痰饮积在胸胃脾间，时时酸心，或吐水。

香蔻和中丸

【来源】《寿世保元》卷三。

【组成】白术（去芦，炒） 山楂肉 连翘各四两 莱菔子（炒）五钱 白茯苓（去皮） 枳实（去瓤，麸炒） 陈皮（去白） 半夏（姜汁炒） 神曲（炒）各二两 干生姜一两 白豆蔻（炒）五钱 木香五钱

【用法】上为细末，神曲糊为丸，如梧桐子大。每服百丸，食后白滚汤送下。

【主治】噫气吞酸嘈杂，有痰有热，有气有食，胸膈不宽，饮食不化。

加味四物汤

【来源】《济阳纲目》卷十五。

【组成】当归 川芎 芍药 地黄 陈皮 黄芩 黄连 桃仁 红花 麻仁 甘草

【用法】上锉。水煎服。

【主治】血虚火盛，朝食甘美，至晡心腹刺酸吐出。

【加减】大便闭结，加大黄；气虚，合四君子汤。

清胃汤

【来源】《济阳纲目》卷十五。

【组成】黄连（用吴茱萸同炒，去吴茱萸不用） 陈皮各三钱 茯苓 苍术 黄芩各一钱 甘草五分

【用法】上锉。水煎，食前服。

【主治】胃热吐酸。

霍半散

【来源】《丹台玉案》卷六。

【组成】黄连（姜汁炒） 半夏（姜制） 霍香各五钱 白茯苓 砂仁各三钱

【用法】上为末。每服二钱，姜汤调下，不拘时候。

【主治】小儿吐酸苦者。

连理汤

【来源】《症因脉治》卷二。

【组成】人参 白术 干姜 炙甘草 黄连

【用法】《医略六书》用黄连八分（姜汁炒），人参一钱半，白术一钱半（炒），干姜一钱半（炮），炙草五分，水煎，去滓温服。

本方改为丸剂，名"连理丸"（《医学金针》卷四）。

【主治】

1.《症因脉治》：身冒外寒，发热呕吐酸水，甚则酸水浸其心，不任苦楚，吐出酸水，令上下牙关酸涩不能合，脉弦迟者。

2.《证治汇补》：心痛。

3.《医略六书》：产后胃虚寒滞，不能化气，膈热不舒，冷热相搏，升降失常之呃逆不止，脉数弦细者。

4.《外科证治全书》：脾虚湿热，口糜，口臭，泄泻者。

5.《医学金针》：腹胀坚。

【方论】《医略六书》：方中人参扶元补胃虚，干姜温胃散寒滞，白术健脾强胃，黄连清热凉膈，炙草缓中以益胃也。水煎温服，使胃气内充，则清阳敷布，而寒滞自化，升降如常，何呃逆之不痊乎。

【验案】泄泻 《河北中医》（1998，1：7）：用本方加味：黄连、人参、白术、干姜、茯苓、甘草为基本方；脓便兼里急后重者，加当归、赤芍、木香、槟榔；下痢日久，加乌梅；口干不欲饮，加煨葛根；畏寒、手足不温，加补骨脂、山茱萸；每日1剂，水煎服，治疗泄泻20例。结果：治愈17例，好转3例。一般服药3～7剂。

草蔻丸

【来源】《症因脉治》卷二。
【组成】草蔻 益智仁 青皮 神曲 麦芽 陈皮 苍术 厚朴 甘草
【用法】水煎服。
【主治】呕吐酸水，脉弦迟者。

姜桂大顺散

【来源】《症因脉治》卷二。
【组成】干姜 肉桂 杏仁 甘草
【用法】水煎服。
【主治】呕吐酸水，脉弦迟者。

柴葛平胃散

【来源】《症因脉治》卷二。
【组成】苍术 厚朴 陈皮 甘草 柴胡 干葛 黄连 山栀各等分
【用法】上为末。
【主治】肝火乘胃，呕吐酸水。

家秘正气散

【来源】《症因脉治》卷二。
【组成】藿香 厚朴 广皮 半夏 干葛 竹茹 麦芽 白茯苓
【用法】水煎服。
【主治】胃有痰涎，呕吐酸水。
【加减】胃火旺，加川连，冲芦根汁服；胃寒，加生姜；胃燥，加天花粉，冲竹沥、萝卜汁温服。

家秘清胆汤

【来源】《症因脉治》卷二。
【组成】柴胡 黄芩 半夏 陈皮 竹茹 甘草 厚朴 生姜
【主治】胆邪乘胃，呕苦吐酸。

猪舌汤

【来源】《痘疹仁端录》卷十一。
【组成】好猪舌一个 茯苓一两
【用法】上药同煎服。
【主治】脾胃凝痰，口吐清水。

茱萸六一散

【来源】《医方集解》。
【别名】吴萸六一散（《成方切用》卷七）。
【组成】六一散去甘草，加吴茱萸一两。
【主治】湿热吞酸。

两舒散

【来源】《石室秘录》卷一。
【组成】白芍五钱 柴胡一钱 茯苓三钱 陈皮五分 甘草五分 车前子一钱 六曲五分
【用法】水煎服。
【主治】肝郁克脾，吞酸，泄泻。
【方论】此方之奇，绝在白芍之妙，盖白芍乃肝经之药，最善舒木气之郁，木郁一舒，上不克胃，而下不克脾；方中又有茯苓、车前子，以分消水湿之气，水尽从小便出，何有余水以吞酸，剩汁

以泄泻；况又有半夏、六曲之消痰化粕哉？此一治而有分治之功。

温胃消湿丹

【来源】《辨证录》卷二。
【组成】人参　黄耆　茯神　巴戟天各三钱　远志一钱　肉桂三分　肉豆蔻一枚　益智仁　甘草　防风各五分
【用法】水煎服。
【主治】寒湿结于胃，呕吐不宁，胸膈饱闷，吞酸作痛，两足亦痛者。

安土汤

【来源】《辨证录》卷十。
【组成】白芍一两　白术一两　柴胡一钱　茯苓三钱　甘草一钱　苍术二钱　神曲二钱　炮姜一钱
【用法】水煎服。
【主治】肝气旺盛，肝木克脾土，土气不能伸，而肠中自鸣，终日不已，嗳气吞酸，无有休歇。
【方论】此方脾肝同治之法。肝平而脾气得养矣，脾安而肠气得通矣。不必止鸣而鸣自止者，妙在行肝气之郁居多，所以奏功特神耳。

香栀平肝饮

【来源】《辨证录》卷十。
【组成】炒栀子三钱　茯苓　白芍　白术各五钱　陈皮　甘草各一钱　香附二钱
【用法】水煎服。
【主治】肝气旺克脾土，而肠中自鸣，终日不已，嗳气吞酸，无有休歇。

开郁汤

【来源】《嵩崖尊生全书》卷九。
【组成】陈皮　半夏　茯苓　姜连　炒栀　苍术　抚芎　香附　砂仁　神曲　山楂
【主治】痰热吞酸。

虚六散

【来源】《嵩崖尊生全书》卷九。
【组成】滑石五钱　甘草　黄连各一钱　吴萸二分
【主治】湿热所致吞酸，泻泄，肛门热。

神仙一块气

【来源】《良朋汇集》卷一。
【组成】巴豆　莪术　杏仁　川椒　胡椒　官桂　青皮　陈皮　大茴香　干姜　良姜　川芎　牵牛各等分
【用法】上为末，面糊为丸，如梧桐子大。每服一丸，用红枣一枚（去核），将药入内包裹，临卧时嚼烂服之，不用引送。
【主治】五积六聚，滞食滞水，心胸胀满，倒饱嘈杂，呕吐酸水，气闷不通，胃脘疼痛。

茱萸六一散

【来源】《麻科活人全书》卷三。
【组成】辰砂一钱　桂府滑石（水飞过）六两　甘草四钱　吴茱萸一两
【用法】上为细末。清水调下。
【主治】湿热吞酸，白痢。

清胃理脾汤

【来源】《医宗金鉴》卷四十。
【组成】平胃散加黄连　黄芩　大黄
【主治】醇酒厚味，湿热为病，痞胀哕呕，不食，吞酸，恶心，噫气，更兼大便粘臭，小便赤涩，饮食爱冷，口舌生疮。

平木汤

【来源】《医碥》卷七。
【组成】竹茹　陈皮　苍术　香附　抚芎　神曲　半夏　生姜
【用法】少用吴萸为向导。
【主治】津液随上升之气郁积胃上，湿热不宣，郁极则上涌而致吐酸，甚则牙齿酸涩，不能相对。

香连枳术丸

【来源】《活人方》卷五。

【组成】白术四两　枳实二两（麸炒）　广橘红一两　半夏一两　麦芽粉一两　神曲一两　陈黄米二合（炒焦）　木香五钱　川连五钱（姜炒）

【用法】荷叶汤为丸。每服二钱，食前空心，白滚汤吞服。

【主治】湿热之气郁于胃腑阳明，热毒久伏不清，以致痞满嘈杂，吞酸吐酸，恶心呕吐。

止呕煎

【来源】《仙拈集》卷一。

【组成】吴萸五钱　干姜（炒）　砂仁各一两

【用法】上为末。每服三分，酒下。

【主治】呕吐吞酸。

吴萸天水散

【来源】《方症会要》卷二。

【组成】滑石六两　吴萸七钱　甘草一两

【用法】上为末。每服二钱。

【主治】湿热吞酸。

苍半苓陈汤

【来源】《杂病源流犀烛》卷十六。

【组成】苍术　半夏　茯苓　陈皮

【主治】停饮，时吐酸水，非关食滞者。

达郁汤

【来源】《杂病源流犀烛》卷十八。

【组成】升麻　柴胡　川芎　香附　桑皮　橘叶　白蒺藜

【主治】木郁呕酸，及阴痿不起者。

茱连丸

【来源】《会约医镜》卷十引丹溪方。

【组成】黄连（土炒）一两半　吴茱萸（泡，焙）

一两　陈皮　苍术（米泔浸）　黄芩（土炒）　桔梗　茯苓各一两二钱

【用法】上为末，神曲糊丸，如绿豆大。每服二三十丸，少用开水送下。

【主治】呕酸，吞酸。

加减安胃汤

【来源】《风劳臌膈》。

【组成】人参　藿香　丁香　吴萸　白术　半夏　砂仁　陈皮　炮姜

【主治】脾气虚寒，饮食不能输化，浊气不能下降而作酸者。

加减清胃汤

【来源】《风劳臌膈》。

【组成】黄连　吴萸（炒）　黄芩（姜汁炒）　陈皮　苍术　山栀　厚朴　赤苓　生姜

【主治】湿热郁胃，偶尔作酸，嘈杂便闭，食易化者。

活痰丸

【来源】《医方易简》卷二。

【组成】半夏（制）二两　白芥子二两　干姜（炒黄）一两　猪苓二两　炙甘草五钱　陈皮四两（切碎，用盐三钱入水中浸一宿，晒干）

【用法】上为末。水浸蒸饼为丸，如绿豆大。开水送下。

【主治】痰饮水气，停蓄胸胁，吞酸呕逆者。

加味异功散

【来源】《不知医必要》卷四。

【组成】党参（去芦，米炒）二钱　白术（净）一钱五分　陈皮　麦芽（炒）　茯苓　神曲（炒）　炙草各一钱

【用法】加生姜二片，水煎服。

【功用】补脾消食。

【主治】产后伤食，吞酸嗳腐，满闷者。

【加减】如腹痛，加木香末六分，冲药服。

缩砂汤

【来源】《医学探骊集》卷五。

【组成】广缩砂五钱　陈皮三钱　焦白术四钱　炮姜四钱　厚朴四钱　槟榔三钱　粉甘草二钱

【用法】水煎，温服。轻者先用广砂二三个嚼而咽之，其中宫立即舒展。甚者可服本方。

【主治】嗳气吞酸。

【方论】方中缩砂为君，祛寒开胃；佐以厚朴、陈皮扶脾助胃，炮姜、槟榔升阳暖胃，白术、甘草调中益胃；寒去胃平，则吞酸不作矣。

山楂内消丸

【来源】《天津市固有成方统一配本》。

【组成】山楂（炒）三两　麦芽（炒）三两　五灵脂（醋炙）三两　橘皮四两　香附（醋炙）四两　法半夏二两　青皮（炒）二两　厚朴（姜炙）二两　砂仁一两五钱　三棱（麸炒）一两　莪术（醋炙）一两　莱菔子（炒）二两

【用法】上药除莱菔子外，将山楂等十一味轧为细粉，再将莱菔子轧碎，陆续掺入细粉轧细，和匀过80～100目细罗。取上药粉用冷开水泛为小丸，晒干或低温干燥，每两约五百丸。纸袋装，入盒密封，置室内阴凉干燥处。每服三钱，温开水送下，一日二次。

【功用】开胃化滞，消食化痰。

【主治】气血凝滞引起的倒饱吞酸，胸满气胀，癥瘕痞块疼痛，大便秘结。

【宜忌】孕妇忌服。

六郁丸

【来源】《北京市中药成方选集》。

【组成】橘皮六十两　神曲（炒）六十两　莪术（炙）九十两　牙皂角三十两　木香十五两　黄连七两五钱　槟榔六十两　甘草七两五钱　黑郁金六十两　三棱（炒）十五两　青皮（炒）三十两　麦芽（炒）六十两　藿香三十两　大黄六十两　砂仁三十两　香附（炙）六十两　黑丑（炒）六十两

【用法】上为细末，过罗，用冷开水泛为小丸。每服二钱，温开水送下。

【功用】舒郁宽胸，顺气消痰。

【主治】胸膈痞满，肝郁不舒，膨闷胀饱，嗳气吞酸。

【宜忌】孕妇忌服。

烂积丸

【来源】《北京市中药成方选集》。

【组成】三棱（炒）四十八两　莪术（炙）九十六两　山楂一百四十四两　槟榔四十八两　橘皮一百四十四两　黑牵牛（炒）二百四十两　青皮（炒）九十六两　枳实（炒）一百四十四两　大黄二百四十两

【用法】上为细末，冷开水为小丸，红曲为衣（每十六两小丸上红曲二两）。每服二钱，小儿减半，一日二次，温开水送下。

【功用】

　　1.《北京市中药成方选集》：消积化滞。

　　2.《全国中药成药处方集》：杀虫。

【主治】

　　1.《北京市中药成方选集》：食滞积聚，胸满痞闷，腹痛坚硬。

　　2.《中药制剂手册》：虫积腹痛，嘈杂吞酸，大便秘结。

【宜忌】孕妇忌服。

胃气痛片

【来源】《上海市药品标准》。

【组成】乌药15克　没药（制）5克　香附（制）15克　高良姜5克　乳香（制）5克　白芍（麸炒）30克　五灵脂（炒）20克　公丁香5克　大茴香4克　郁金15克　木香8克　青皮（麸炒）10克　肉桂10克

【用法】上将乌药、香附、郁金、青皮四味水煎两次，每次4小时。取药汁烊化乳香、没药，过80目筛，沉淀6～8小时，取上清液，浓缩成稠膏。将五灵脂等其余七味共研细粉，与上述稠膏搅匀，60～70℃干燥，研成细粉，过100目筛，每100克药粉加入淀粉7.5克，白糊精7.5克，砂糖5克，制成颗粒，60～70℃干燥，每100克干颗粒拌加

润滑剂0.5～1克，压制成片，即得。每片重0.4克。口服，每次5片，每日二次。早晚服或痛时服用。

【功用】温胃散寒，理气止痛。

【主治】胃寒疼痛，心腹闷郁，吐酸水，消化不良。

神效暖脐膏

【来源】《慈禧光绪医方选议》。

【组成】肉桂一两五钱（去皮）　丹皮八钱　黄耆　党参　归身　生地各二两　白芍　苁蓉　附子（炙）　木鳖子各一两（去壳）　荆芥　防风　麻黄　桂枝　柴胡　前胡　升麻　葛根　苏叶　薄荷　羌活　独活　白芷　藁本　川芎　细辛各五钱（一方有麝香五钱）

【用法】上以真麻油三斤，生姜四两、葱头四两（切碎），入油内慢火熬焦，去滓滤净汁，将油秤准，每油一斤，入飞净黄丹半斤，慢火熬至老嫩得所，以瓷器收盛，七日后方可用。

【功用】镇疼止泻，祛风散寒，健肠胃，暖肚。

【主治】受寒受冷，腹痛腹胀，呕吐酸水；及久不孕育，腰骶疼痛。

胃痛片

【来源】《吉林省中成药暂行标准》。

【组成】牡蛎9.2千克　大黄92克　龙胆92克

【用法】将牡蛎研为细粉，过120目筛；将大黄、龙胆煎煮三次，分次过滤，合并滤液，浓缩成膏；将上述药粉、浓缩膏加适量的黄糊精，混合均匀，制颗粒，干燥，整粒，应出颗粒10千克，公差±3%。加硬脂酸镁，混合均匀，压片，每片重0.5克。每次8片，温开水送服，一日三次。

【功用】制酸止痛。

【主治】胃痛胃胀，吞酸吐酸。

五、嘈　杂

嘈杂，是指胃脘间懊憹不适、莫可名状的病情，常与吐酸并见，是指病人自觉胃中空虚，似饥非饥，似痛非痛，似辣非辣，难以述说之症。《丹溪心法》："嘈杂，是痰因火动，治痰为先。"《医林绳墨大全》："夫嘈杂者，似饥不饥，似痛不痛，有若热辣不宁之状，或兼痞满恶心，渐至胃脘作痛。"病发多因伤食、胃寒、胃热、阴血亏虚及肝胃不和等所致。其治疗，总以清热泄火，祛湿化痰，调和肝脾，理中和胃为基础。《景岳全书》："嘈杂一证，或作或止，其为病也，则腹中空空，若无一物，似饥非饥，似辣非辣，似痛非痛，而胸膈懊憹，莫可名状，或得食而暂止，或食已而复嘈，或兼恶心，而渐见胃脘作痛。此证有火嘈，有痰嘈，有酸水浸心而嘈。大抵食已即饥，或虽食不饱者，火嘈也，宜兼清火。痰多气滞，似饥非饥，不喜食者，痰嘈也，宜兼化痰。酸水浸心而嘈者，戚戚膨膨，食少无味，此以脾气虚寒，水谷不化也，宜温胃健脾。又有误用消伐等药，以致脾胃亏损，血少嘈杂，中虚则烦杂不饥，脾弱则食不运化，此宜专养脾胃。"

平胃分消饮

【来源】《东医宝鉴·杂病篇》卷四引《集略》。

【组成】半夏　白术　陈皮　厚朴各一钱　黄连　青皮　枳壳各八分　甘草五分

【用法】上锉作一贴。加生姜五片，水煎服。

【主治】胃有痰火，吞酸嘈杂。

半夏厚朴汤

【来源】《仁斋直指方论·附遗》卷七。

【组成】半夏（汤泡七次）　厚朴（姜汁制）　山栀（去皮，炒黑）　川黄连（姜汁炒）各一钱　广陈皮（去白）八分　茯苓（去粗皮）八分　甘草

（生用）三分　黑枳实（麸炒）一钱　苍术（泔浸，炒）八分　泽泻香附子　青皮各五分　当归　白豆蔻各六分

【用法】上锉。用水一钟半，加生姜三片，煎八分，不拘时候服。

【主治】翻胃吐痰，胸满肋痛，嘈杂吐涎。

加味补中益气汤

【来源】《仁斋直指方论·附遗》卷九。

【组成】人参一钱　黄耆七分　甘草四分　白术一钱　当归（酒洗）一钱二分　陈皮（去白）一钱　柴胡（去芦）五分　升麻三分　麦冬七分（制，去心）　天花粉五分　黄柏七分（酒盐炒）　黄芩五分（酒浸）

【用法】上锉。用水二钟，煎至一钟，去滓温服。

【主治】动作劳倦。

二陈加黄连栀子汤

【来源】方出《丹溪心法》卷三，名见《医方考》卷四。

【组成】二陈汤加炒栀子　姜炒黄连

【主治】食郁有热之嘈杂。

【方论】痰之生也，本于湿，故用半夏燥湿，茯苓渗湿，湿去则痰不生；甘草能健脾，脾健则能制湿；陈皮能利气，气行则痰亦行；黄连、栀子之加，取其寒能胜热，苦能降火尔！

二陈加山栀黄连生姜汤

【来源】方出《丹溪心法》卷三，名见《医方考》卷三。

【别名】二陈加栀连生姜汤（《证治宝鉴》卷四）。

【组成】二陈汤加炒山栀　黄连　生姜

《医方考》本方用：半夏、陈皮（去白）、茯苓、甘草（炙）、山栀子（炒黑）、黄连（炒）、生姜各等分。

【功用】《证治宝鉴》：清胃化痰。

【主治】

1.《丹溪心法》：呕吐，胃中有热，膈上有痰者。

2.《证治宝鉴》：嘈杂，胃中痰火相合，致饮食输化不清，或见恶心吞酸，微烦少寐，似饥非饥，虽饱食亦不能止，脉洪者。

【方论】

1.《医方考》：有声之谓呕，有物之谓吐。声者，气与火也；物者，痰与涎也。半夏燥痰湿，茯苓渗痰湿，陈皮利痰气，甘草益脾气，此二陈治痰之旨也。苦可以泻火，故用黄连、栀子；辛可以行滞，故用生姜。

2.《医林纂要探源》：黄连以泻心脾之火，栀子以泄三焦之火，且除心烦，生姜以行膈上之痰，且稍制栀、连之寒也。热痰在膈上，则当心烦，故黄连以泻之，生之以栀子，使湿热自三焦而降也。三焦、心包相表里，加生姜以和之。

香连丸

【来源】《医学启蒙》卷三。

【组成】川黄连（净）一斤（切豆大，同吴萸用汤浸泡良久，去汤，以湿萸同连闷过，方炒连赤色，去吴萸用连）　广木香四两　白芍药四两（醋炒）　平胃散四两

【用法】上为末，醋糊为丸，如梧桐子大。空心米汤送下百余丸；淋浊带下，空心白水送下八十丸。

【功用】和脾胃，除湿热，止泻痢，解宿醒。

【主治】吐酸嘈杂，腹痛，并男子淋浊，女人带下。

秘传加味四物汤

【来源】《松崖医径》卷下。

【组成】当归　川芎　熟地黄　白芍药　人参　白茯苓　黄连　山栀仁　半夏　甘草（炙）

【用法】上细切。用水二盏，加生姜三片，大枣一枚，煎服。

【功用】补血。

【主治】心血虚少，痰火所扰，嘈杂，似饥不饥，似痛不痛，懊憹不自宁，嗳气，痞满，恶心，渐至胃脘作痛。

【加减】嘈杂心痛，加茯神、生地黄。

三圣丸

【来源】《医学正传》卷三。

【组成】白术四两　黄连五钱　橘红一两

【用法】上为细末，神曲糊丸，如绿豆大。每服五十丸，津唾下；或姜汤送下。

【功用】《慈禧光绪医方选议》：消积化食。

【主治】嘈杂。

术连丸

【来源】《医学正传》卷三。

【组成】白术四两　黄连四钱五分

【用法】上为细末，神曲糊为丸，如黍米大。津唾送下。

【主治】嘈杂。

栀子二陈汤

【来源】《活人心统》卷下。

【组成】炒栀子一钱　川芎五分　胆星五分　半夏　陈皮　茯苓　甘草

　　　　方中半夏、陈皮、茯苓、甘草用量原缺。

【用法】水一钟半，加生姜三片，煎服。滓再煎。

【主治】刺心嘈杂，干噎。

和中汤

【来源】《古今医统大全》卷二十四。

【组成】人参　白术　陈皮　半夏　茯苓各一钱　甘草五分　黄连一钱半（姜炒）　大枣二枚

【用法】上加粳米一撮，以水一盏半，煎至八分，温服。

【主治】虚火嘈杂。

安脾丸

【来源】《医学入门》卷七。

【组成】半夏一两　槟榔二钱　雄黄一钱半

【用法】上为末，姜汁和蒸饼为丸，如梧桐子大，小儿丸如黍米大。生姜汤送下。从少至多，渐加服之，以得吐能食为度。

【主治】脾胃虚，肝乘于脾，嘈杂及吐食，脉弦者。

清痰丸

【来源】《医学入门》卷七。

【别名】治痰丸（《杏苑生春》卷四）。

【组成】苍术二两　香附一两半　瓜蒌仁　半夏各一两　黄连　黄芩各五钱

【用法】上为末，面糊为丸，如梧桐子大。每服五十丸，食远茶清送下。

【主治】吞酸嘈杂。

化痰清火汤

【来源】《古今医鉴》卷五。

【组成】南星　半夏　陈皮　苍术　白术　白芍　黄连　黄芩　栀子　知母　石膏　甘草

【用法】上锉。加生姜三片，水煎服。

【主治】嘈杂。

【方论】以南星、半夏、橘红之类以消其痰，芩、连、栀子、知母之类以降其火，苍术、白术、芍药之类以健脾行湿，壮其本元。又当节欲，无有不安者也。

平肝顺气保中丸

【来源】《古今医鉴》卷五。

【组成】香附米三两（童便浸三日，炒）　川芎二两　陈皮（去白）三两　白术四两（土炒）　厚朴一两　枳实二两（炒）　黄连（姜汁炒）二两　神曲（炒）二两　麦芽（炒）七钱　木香三钱　栀子（姜汁炒）一两　莱菔子（炒）一两　半夏（姜汁炒）一两半　白茯苓一两　砂仁（炒）四钱　干生姜一两　山楂（取肉）二两　青皮六钱（香油炒）　甘草（炙）四钱

【用法】上为末，竹沥打神曲糊为丸，如绿豆大。每服百丸，食后白滚汤送下，一日二次。

【功用】常服顺气和中，健脾开胃，进美饮食，化痰消滞，清火抑肝。

【主治】郁火伤脾，中气不运，胃中伏火，郁积生痰，致令呕吐，吞酸嘈杂，心腹胀闷。

养血四物汤

【来源】《古今医鉴》卷五。

【组成】当归 川芎 白芍 熟地黄 人参 茯苓 半夏 黄连 栀子 甘草

《寿世保元》本方用量：当归三钱，川芎一钱五分，白芍（炒）二钱，熟地黄（姜炒）四钱，人参二钱，白茯苓（去皮）二钱，半夏（姜炒）二钱，黄连（姜炒）六分，栀子三钱，甘草八分。并有白术（去芦）一钱五分。

【用法】上锉。加生姜三片，水煎服。

【主治】血虚嘈杂。

【加减】去人参，加香附、贝母甚效。

二陈越鞠汤

【来源】《保命歌括》卷二十。

【组成】二陈汤少加苍术 白术 山栀仁（炒）生姜 抚芎

【用法】水煎服。

【主治】肥人嘈杂。

旋覆花汤

【来源】《赤水玄珠全集》卷四。

【组成】旋覆花 橘红 半夏 茯苓 甘草 厚朴 芍药 细辛

【用法】加生姜三片，水煎服。

【主治】胸中嘈杂汪洋，常觉冷涎泛上，兀兀欲吐，饱闷。

清火健脾丸

【来源】《医学六要·治法汇》卷一。

【组成】白术三两 枳实一两 半夏 陈皮各一两五钱 炒栀子一两 炒黄连五钱

【用法】水泛为丸。

【主治】脾胃弱，有火症，食少，嘈杂恶心。

当归补血汤

【来源】《万病回春》卷三。

【组成】当归 芍药 生地黄 熟地黄各三钱 人参五分 白术（去芦）茯苓（去皮）麦门冬（去心）山栀仁（炒）陈皮各八分 甘草三分 辰砂（研末，临服入）二分 乌梅一个（去核）炒米一百粒

【用法】上锉一剂。加大枣二个，水煎温服。

【主治】心血少而嘈，兼治惊悸怔忡。

交泰丸

【来源】《万病回春》卷三。

【组成】黄连一两（姜汁浸，黄土炒）枳实一两（麸炒）白术（去芦，土炒）一两 吴茱萸（汤泡，微炒）二两 归尾（酒洗）一两三钱 大黄（用当归、红花、吴茱萸、干漆各一两煎水，洗大黄一昼夜，切碎晒干，仍以酒拌晒之，九蒸九晒）四两

【用法】上为细末，姜汁打神曲糊为丸，如绿豆大。每服七八十丸，白滚汤送下，不拘时候。

【主治】胸中痞闷嘈杂，大便稀则胸中颇快，大便坚则胸中痞闷难当，不思饮食。

消食清郁汤

【来源】《万病回春》卷三。

【组成】陈皮 半夏（姜汁炒）白茯苓（去皮）神曲（炒）山楂（去核）香附米 川芎 麦芽（炒）枳壳（麸炒）栀子（炒）黄连（姜汁炒）苍术（米泔浸）藿香 甘草

【用法】上为末，加生姜三片，水煎服。

【主治】嘈杂闷乱，恶心，发热头痛。

保和汤

【来源】《杏苑生春》卷四。

【组成】橘皮（去白）茯苓各一钱五分 半夏一钱二分 南星一钱 山栀仁（炒）白术一钱 黄芩（炒）一钱 甘草五分 生姜五片

方中山栀仁用量原缺。

【用法】上锉。以水二钟，煎一钟，食前服。

【主治】嘈杂或食后腐作酸臭，心中烦杂者。

【加减】如热甚，加青黛五分。

加味三黄丸

【来源】《寿世保元》卷三。

【别名】加味三补丸（《方症会要》卷二）。

【组成】黄芩二两（去朽，酒炒） 黄连六钱（去毛，姜炒） 黄柏一两五钱（去皮，童便炒） 香附二两（米醋浸透，炒） 苍术一两五钱（米泔浸透，搓去黑皮，切片，炒）

【用法】上为细末，打稀糊为丸，如绿豆大。每服七八十丸，卧时清茶送下。

【主治】嘈杂属郁火者。

痰火越鞠丸

【来源】《寿世保元》卷三。

【组成】海石（研，水飞）三两 胆星一两 瓜蒌仁三两 山栀（炒黑）三两 青黛（水飞过）八分 香附（童便浸）二两 抚芎二两 苍术（米泔水浸透，搓去黑皮，切片炒）二两

【用法】上为细末，汤泡蒸饼为丸，如绿豆大。每服一百丸，临卧白汤送下。

【主治】嘈杂。痰火内动，如阻食在膈，令人不自安。

香砂平胃散

【来源】《济阳纲目》卷十六。

【组成】苍术（米泔浸，炒） 厚朴（姜制） 陈皮（去白） 甘草（炙） 香附 砂仁 黄连（炒） 山栀（炒） 川芎 白芍药 辰砂各等分

【用法】水煎服。

【主治】食郁嘈杂。

益君汤

【来源】《简明医彀》卷三。

【组成】当归 白芍药 生地黄 熟地各二钱 人参五分 白术 茯苓 麦冬 栀子 陈皮各八分 甘草三分 乌梅一个

【用法】加炒米百粒，水煎成，调辰砂（水飞）五分，临睡服。

【主治】心血少而嘈者。

调脾抑火汤

【来源】《丹台玉案》卷四。

【组成】白茯苓 黄连 山栀仁 白术各二钱 陈皮 黄芩 甘草各一钱

【用法】水煎，不拘时服。

【主治】脾气不足，心中不时嘈杂。

朴附二陈汤

【来源】《医林绳墨大全》卷三。

【组成】二陈汤加厚朴 香附

【功用】开郁行气，清痰降火。

【主治】脾胃虚弱，不能健运。膈有郁火，胃有稠痰，积滞蕴蓄，冲逆于心而嗳气嘈杂。

砂枳二陈汤

【来源】《医方集解》。

【组成】二陈汤加砂仁 枳壳

【功用】行痰利气。

【主治】

1.《医方集解》：嘈杂。

2.《类证治裁》：痰痞，中脘痰气不利。

玄冬汤

【来源】《辨证录》卷四。

【别名】玄麦饮（《医学集成》卷一）。

【组成】玄参 麦冬各二两

【用法】水煎服。

【主治】

1.《辨证录》：心热虚烦，遇事或多言而烦心，常若胸中扰攘纷纭而嘈杂。

2.《医学集成》：伤寒下后，四肢热减，惟热如火者。

凉水丹

【来源】《良朋汇集》卷一。

【组成】陈石灰 白麦面各等分

【用法】蒸热为丸。大人每服三钱，小儿一钱五

分，凉水送下。

【主治】倒饱嘈杂，心胃疼痛，痰火症。

芩连橘半枳术丸

【来源】《活人方》卷二。

【组成】黄芩二两　黄连一两　神曲二两　麦芽粉二两　半夏二两　橘红二两　陈皮四两　枳实四两　白术八两

【用法】水叠丸。每服一二钱，午前后姜汤送下。

【功用】疏肝健脾，营运水谷，清火清痰，杜郁。

【主治】肝脾之气不和，气郁化火，火郁生痰，三者结滞于胸膈而不开，渐至痞满倒饱，嘈杂嗳气，吞酸，泄泻。

加味三圣丸

【来源】《方症会要》卷二。

【组成】白术二两　川连一两　陈皮　半夏曲　白芍各七钱

【用法】上为末，老米糊为丸服。

【主治】嘈杂吞酸痞满。

术连丸

【来源】《医级》卷八。

【组成】白术（土炒）四两　黄连（吴茱萸汤浸，炒）一两

【用法】上为末，神曲糊为丸。每服五六十丸，生姜汤送下。

【主治】肝火侵中，嗳酸嘈杂。

四圣散

【来源】《风劳臌膈》。

【组成】白术　川连　陈皮　甘草

【用法】为散服。

【主治】嘈杂，心膈痛而呕。

加减清胃汤

【来源】《风劳臌膈》。

【组成】黄连　吴萸（炒）　黄芩（姜汁炒）　陈皮　苍术　山栀　厚朴　赤苓　生姜

【主治】湿热郁胃，偶尔作酸，嘈杂便闭，食易化者。

安嘈汤

【来源】《医钞类编》卷十。

【组成】栀仁　川连（炒）　苍术　陈皮　法半夏　香附　甘草

【用法】水煎服。

【主治】痰因火动，嘈杂不宁。

【加减】若久不愈，加当归、山药。

五味槟榔丸

【来源】《北京市中药成方选集》。

【组成】枣槟榔五十六两　豆蔻仁二两　橘皮二两　公丁香五钱　砂仁八两　大青盐四两

【用法】上为粗末，过罗，每两用江米面三钱打糊为饼，湿重五分。每服一粒，口中噙化，徐徐咽下。

【功用】健胃宽胸，顺气消滞。

【主治】膨闷胀饱，嘈杂恶心，食水积滞。

生津汤

【来源】《中国内科医鉴》。

【组成】麦门冬　黄耆　栝楼根　甘草　人参　黄连　牡蛎　地黄　知母

【主治】消渴嘈杂。

加味三圣丸

【来源】《慈禧光绪医方选议》。

【组成】於术二两（炒嫩）　川连二钱五分（炒）　橘红五钱（细果）　羚羊三钱　胆星二钱　小枳实五钱（炒）　苏叶子三钱　姜皮　蒌子各四钱

【用法】上为细末，神曲糊为丸，如绿豆大。每服一百五十丸，白开水送下。

【功用】消积化食，清肝化痰。

【主治】脘中嘈杂、胀满兼外感表证。

六、呕　吐

呕吐，是指胃内容物上涌自口而出的一种病症。有物有声谓之呕，有物无声谓之吐，无物有声谓之干呕，呕与吐常同时发生，故多并称为呕吐。《黄帝内经》对呕吐的病因论述颇详，如《素问·举痛论篇》曰："寒气客于肠胃，厥逆上出，故痛而呕也。"《素问·六元正纪大论篇》曰："火郁之发，……疡痱呕逆。"《素问·至真要大论篇》曰："燥淫所胜，……民病喜呕，呕有苦"，"厥阴司天，风淫所胜，……食则呕"；"久病而吐者，胃气虚不纳谷也。"《诸病源候论》："上气动于胃，胃气逆，故呕吐也"，"呕吐者，皆由脾胃虚弱，受于风邪所为也。若风邪在胃，则呕；膈间有停饮，胃内有久寒，则呕而吐。"呕吐是临床常见之病症，历代医家多有阐述，且认识不断深入。如《症因脉治·呕吐》对痰饮导致呕吐的病因病机论述颇为中肯："痰饮呕吐之因，脾气不足，不能运化水谷，停痰留饮，积于中脘，得热则上炎而呕吐，遇寒则凝塞而呕吐矣。"

本病成因，多由外邪、饮食、痰饮、气郁等邪气犯胃，致胃失和降，胃气上逆而发；或因气虚、阳虚、阴虚等正气不足，使胃失温养濡润，胃气上逆所致。《景岳全书》："呕吐一证，最当详辨虚实，实者有邪，去其邪则愈；虚者无邪，则全由胃气之虚也。所谓邪者，或暴伤寒凉，或暴伤饮食，或因胃火上冲，或因肝气内逆，或以痰饮水气聚于胸中，或以表邪传里，聚于少阳阳明之间，皆有呕证，此皆呕之实邪也。所谓虚者，或其本无内伤，又无外感，而常为呕吐者，此既无邪，必胃虚也。或遇微寒，或遇微劳，或遇饮食少有不调，或肝气微逆即为呕吐者，总胃虚也。"外感风寒或暑湿秽浊之气，内扰胃腑，浊气上逆则呕吐；饮食过多，或过食生冷油腻，不洁之物，皆可损伤脾胃，致使食停不化，胃气不能下行，上逆而为呕吐；恼怒伤肝，肝失条达，横逆犯胃，胃气上逆；忧思伤脾，脾失健运，食停难消，胃失和降，均可发生呕吐；劳累过度，耗伤中气，或久病中阳不振，脾虚不能承受水谷，水谷精微不能生化气血，以致寒浊中阻而引起呕吐，或聚而生痰，积于胃中，当饮邪上逆之时，发生呕吐。

本病的治疗，以祛邪扶正，胃降逆止为基本原则。实者重在祛邪，分别施以解表、消食、化痰、理气之法，辅以和胃降逆之品以求邪去胃安呕止之效；虚者重在扶正，分别施以益气、温阳、养阴之法，辅以降逆止呕之药，以求正复胃和呕止之功；虚实并见者，则予攻补兼施。

甘草干姜汤

【来源】《伤寒论》。

【别名】干姜甘草汤（《外台秘要》卷六引《备急》）、复阴汤（《鸡峰普济方》卷五）。

【组成】甘草四两（炙）　干姜二两

【用法】以水三升，煮取一升五合。去滓，分温再服。

【功用】复阳气。

【主治】

1.《伤寒论》：伤寒脉浮，自汗出，小便数，心烦，微恶寒，脚挛急，反与桂枝，欲攻其表，此误也，得之便厥，咽中干，烦躁吐逆者。

2.《金匮要略》：肺痿，吐涎沫而不咳者，其人不渴，必遗尿，小便数。所以然者，以上虚不能制下故也。此为肺中冷，必眩，多涎唾。

3.《外台秘要》引《备急》：吐逆，水米不下。

4.《类聚方广义》：老人小便频数，吐涎，短气眩晕，难以起步者。

【宜忌】《外台秘要》引《备急》：忌海藻、菘菜。

吴茱萸汤

【来源】《伤寒论》。

【组成】吴茱萸一升（洗）　人参三两　生姜六两（切）　大枣十二枚（擘）

【用法】以水七升，煮取二升，去滓，温服七合，一日三次。

【功用】

1.《普济方》：温里助阳散寒。

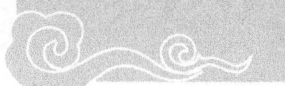

2.《中医方剂学讲义》：温中补虚，降逆散寒。

【主治】

1.《伤寒论》：阳明病，食谷欲呕者。少阴病，吐利，手足逆冷，烦躁欲死者。厥阴病，干呕，吐涎沫，头痛者。

2.《金匮要略》：呕而胸满者。

3.《肘后备急方》：食毕噫醋及醋心。

4.《张氏医通》：胃气虚寒。

【验案】

1.呕吐　《浙江医学》（1960，6：261）：一男性，30岁，起病3年余，呈规律性呕吐涎沫，先后曾用多种药物治疗无效，经胃肠造影诊断为瀑布状胃。方用吴茱萸24g，党参30g，生姜30g，红枣5个，半夏12g。服1剂呕止，原方再服20余剂，观察2月余未见再发。

2.呃逆　《伤寒论方古今临床》：姚某，男，43岁。呃逆每发于食后，吐物皆为积食痰涎，历2月余，面色苍黄，精神萎靡，形体消瘦，食不甘味，脉来细迟，舌苔白润，舌质淡胖，治宜温中化饮，降逆止呕，用吴茱萸9g，党参15g，生姜15g，大枣5个，半夏6g，茯苓9g。服3剂呕逆渐平，再服4剂获愈。

3.神经官能症　《上海中医药杂志》（1982，4：18）：用本方随证加减，治疗神经官能症32例，其症多伴有干呕、吐涎沫、手足逆冷、胸满烦躁等肝胃虚寒之证者。结果：痊愈28例，无效4例。一般服药3剂后，始见效果。

4.神经性呕吐　《湖南中医杂志》（1998，2：42）：以本方加减，湿盛者加藿香、佩兰；胸胁胀者加沉香、青皮；舌红心烦热者加黄连、竹茹；吐伤胃阴口干者加沙参、麦冬；治疗神经性呕吐68例。结果：显效53例，有效15例，总有效率为100%；对照组20例用维生素、安定等治疗，显效4例，有效6例，无效10例，总有效率为50%。

理中丸

【来源】《伤寒论》。

【组成】人参　干姜　甘草（炙）　白术各三两

【用法】上为末，炼蜜为丸，如鸡子黄许大。以沸汤数合，和一丸，研碎，温服之，日三次，夜二

次。腹中未热，益至三四丸。

【功用】

1.《太平惠民和济局方》：温脾暖胃，消痰逐饮，顺三焦，进饮食，辟风、寒、湿、冷邪气。

2.《仁斋直指方论》：补肺止寒咳。

3.《伤寒论章句》：温补中土。

4.《饲鹤亭集方》：分理阴阳，安和胃气。

【主治】

1.《伤寒论》：霍乱，头痛发热，身疼痛，寒多不用水者；大病瘥后，喜唾，久不了了，胸上有寒。

2.《外台秘要》引《崔氏方》：三焦不通，呕吐不食，并霍乱吐逆下痢，及不得痢。

3.《太平惠民和济局方》：中焦不和，脾胃宿冷，心下虚痞，腹中疼痛，胸胁逆满，噎塞不通，呕吐冷痰，饮食不下，噫醋吞酸，口苦失味，怠惰嗜卧，全不思食；伤寒时气，里寒外热，霍乱吐利，心腹绞痛，手足不和，身热不渴，及肠鸣自利，米谷不化。

【宜忌】《外台秘要》：忌桃、李、雀肉、海藻、菘菜。

黄连汤

【来源】《伤寒论》。

【组成】黄连三两　甘草三两（炙）　干姜三两　桂枝三两（去皮）　人参二两　半夏半升（洗）　大枣十二枚（擘）

【用法】上以水一斗，煮取六升，去滓温服，昼三次，夜二次。

【功用】

1.《医宗金鉴》：调理阴阳而和解。

2.《医方发挥》：平调寒热，和胃降逆。

【主治】

1.《伤寒论》：伤寒胸中有热，胃中有邪气，腹中痛，欲呕吐。

2.《张氏医通》：胃中寒热不和，心中痞满。

3.《退思集类方歌注》：湿家下之，丹田有热，胸中有寒，舌上如胎。

4.《伤寒论临床实验录》：上部有热邪壅闭，脾阳虚弱不任苦寒者。

【方论】

1.《金镜内台方议》：胃中有邪气，使阴阳不交，阴不得升为下寒，故腹中痛；阳不得降为上热，故欲呕吐也。故用黄连为君，以治上热；干姜、桂枝、半夏以散下寒为臣；人参、大枣、甘草以益胃而缓其中也。

2.《医方考》：伤寒胸中有热而欲呕，胃中有寒而作痛者，与此汤以升降阴阳。黄连之苦，以泄上热而降阳；姜、桂、半夏之辛，以散中寒而升阴；人参、甘草、大枣之甘，可缓中急而益胃。是方也，以黄连之寒，佐以姜、桂之辛，则寒者不滞，以姜、桂之热，君以黄连之苦，则热者不燥。寒热之相用，犹奇正之相倚耳。况夫人参、甘草之益胃，又所以宰中而建招摇矣乎。

3.《伤寒来苏集》：此亦柴胡加减方也。表无热，腹中痛，故不用柴、芩，君黄连以泻胸中积热，姜、桂以驱胃中寒邪，佐甘、枣以缓腹痛，半夏除呕，人参补虚。虽无寒热往来于外，而有寒热相持于中，仍不离少阳之治法耳。此与泻心汤大同，而不名泻心汤者，以胸中素有之热，而非寒热相结于心下也，看其君臣更换处，大有分寸。

4.《医方集解》：此足阳明药也。黄连苦寒泄热以降阳，姜、桂辛温除寒以升阴，人参助正祛邪，半夏和胃止呕，甘草、大枣调中止痛，上中二焦寒热交战，以此和解之。

5.《绛雪园古方选注》：黄连汤，和剂也，即柴胡汤变法，以桂枝易柴胡，以黄连易黄芩，以干姜易生姜。胸中热，欲呕吐，腹中痛者，全因胃中有邪气阻遏阴阳升降之机，故用人参、大枣、干姜、半夏专和胃气，使饮入胃中，听胃气之上下敷布，交通阴阳，再用桂枝宣发太阳之气，载引黄连从上焦阳分泻热，不使其深入太阴，有碍虚寒腹痛。

6.《医宗金鉴》：君黄连以清胸中之热，臣干姜以温胃中之寒；半夏降逆，佐黄连呕吐可止；人参补中，佐干姜腹痛可除；桂枝所以安外，大枣所以培中也。然此汤寒温不一，甘苦并投，故加甘草协和诸药。此为阴阳相格，寒热并施之法也。

7.《伤寒贯珠集》：此上、中、下三焦俱病，而其端实在胃中。邪气即寒淫之气，胃中者，冲气所居，以为上下升降之用者也。胃受邪而失其和，则升降之机息，而上下之道塞矣。成氏所谓阴不得升而独治其下，为下寒腹中痛；阳不得降而独治于上，为胸中热欲呕吐者是也。故以黄连之苦寒以治上热；桂枝之甘温以去下寒，上下既平，升降乃复。然而中焦不治，则有升之而不得升，降之而不得降者矣，故必以人参、半夏、干姜、甘草、大枣，以助胃气而除邪气也。此盖痞证之属，多从寒药伤中后得之，本文虽不言及，而其为误治后证可知，故其药亦与泻心相似，而多桂枝耳。

8.《医门棒喝》：小柴胡汤、黄连汤同为和剂，而柴胡汤专主少阳，黄连汤专主阳明。若少阳证之喜呕者，因木郁土中，胃气不顺，故以柴胡升少阳之气，以黄芩、半夏降胃逆也。黄连汤治胃中邪阻呕吐，病在中焦阴阳格拒，而营气起于中焦，故佐桂枝通营，君黄连之苦寒，干姜之辛热，通阴阳，分清浊，然后人参、大枣、甘草、半夏得以助正气而调和之。因其胸热腹痛，皆由中焦阴阳格拒使然，故为阳明主方。

9.《伤寒论辨证广注》：夫病本太阳伤寒，邪传入里，胃中有寒邪之气，故于麻黄汤中只取桂枝、甘草二味，辛甘相合以散其寒也。邪之所凑，其气必虚，止呕吐也。用干姜者，以其能挟桂枝散胃中逆，除腹中痛也。药分寒热，甘草复有调和相协之义。要之，此汤病人涉虚者宜用之，否则勿轻投也。

【验案】

1.呕吐 《赵守真治验回忆录》：陈襄人，男，25岁，久泻愈后，又复呕吐，医进参、术、砂、半，复进竹茹、麦冬、芦根，诸药杂投无效。其证身微热，呕吐清水，水入则不纳，时有冲气上逆，胸略痞闷，口不知味，舌光红燥，苔腻不渴，脉阴沉迟而阳浮数，乃上热中虚之证，应用黄连汤，服药呕吐渐止；再剂，证全除，能进稀粥。后用五味异功散加生姜温胃益气而安。

2.泄泻 《伤寒论临床实验录》：朱某，男，26岁，患下利证，心中烦热，恶心不欲食，头眩，大便水泄，日数十次，两手厥冷，脉象沉细。此平素胃肠虚弱，而热邪乘虚陷入胃中，故呈现心中烦热恶心，厌食，胃脘拒按之热证。根据胃热症状，宜用苦寒泄热之品。而大便泄泻，

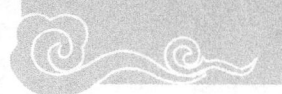

脉象沉细，舌质淡而苔微黄，则为脾阳不足。古方中既能清胃热，又可健脾扶阳者，只有《伤寒论》黄连汤可为对证之方，固疏此方与之。服药后便泄顿减而烦热亦轻，食欲较前好转。按此方连服3剂，泄泻止而呕吐之证亦不见，后以健脾和胃法调理而愈。

3.无器质性病变的舌痛　《日本东洋医学杂志》（1994，2：401）：以本方提取剂（7.5g/d，每日3次，饭前服）连续治疗2个月以上，其间不并用其他疗法，治疗无器质性病变的舌痛28例。结果：显效（全部症状消失或基本消失）9例，有效（舌痛减轻）15例，不变4例，无恶化病例，也未出现任何副作用。其中合并口腔干燥的16例病人中，有效以上者14例（88%），无口腔干燥的12例病人中，有效以上者10例（83%）。

大黄甘草汤

【来源】《金匮要略》卷中。

【组成】大黄四两　甘草一两

【用法】以水三升，煮取一升，分温再服。

【主治】食已即吐者。

【方论】《高注金匮要略》：此胃热上熏之吐，为吐家之变证变治，而非胃反也。以苦寒泻火之大黄为君，而佐以守中之甘草，不特浮大黄下趋之性，使从胃脘而下，且治急冲者，惟宜以缓降胜之也。

【验案】呕吐　《成都中医学院学报》（1979，2：57）：李某某，男，20岁。呕吐近半月，胃脘热痛，大便干燥，舌质红，苔薄黄少津，脉实有力，右关脉滑，精神尚佳，初用连苏饮加竹茹、甘草，服两剂无效。仍每餐刚完即吐（平时不吐），并伴口臭，胃脘灼热，胀痛，大便三日未解，小便短黄，脉滑有力。此系积热在胃，腑气不通，胃热上冲之呕吐。改用泄热和胃之大黄甘草汤（大黄12克，甘草3克）。服一剂后，食已不吐，大便畅通；服完二剂，诸证消失。

小半夏加茯苓汤

【来源】《金匮要略》卷中。

【别名】半夏加茯苓汤（《外台秘要》卷二）、大半夏汤（《类证活人书》卷十八）、半夏茯苓汤（《鸡峰普济方》卷十八）、茯苓半夏汤（《宣明论方》卷六）、小半夏汤（《伤寒心要》）、小半夏茯苓汤（《仁斋直指方论》卷七）、小茯苓半夏汤（《普济方》卷一三八）、茯苓散（《普济方》卷一六六）。

【组成】半夏一升　生姜半斤　茯苓三两（一法四两）

【用法】以水七升，煮取一升五合，分二次温服。

【主治】

1.《金匮要略》：卒呕吐，心下痞，膈间有水，眩悸者。

2.《张氏医通》：痰饮多汗，小便不利。

【方论】

1.《金匮玉函经二注》：经云：以辛散之。半夏、生姜皆味辛，《本草》半夏可治膈上痰、心下坚、呕逆者；眩，亦上焦阳气虚，不得升发，所以半夏、生姜并治之；悸，则心受水凌，非半夏可独治，必加茯苓去水，下肾逆之安神，神安则悸愈矣。

2.《医方集解》：此足太阳、阳明药也。半夏、生姜行水气而散逆气，能止呕吐；茯苓宁心气而泄肾邪，能利小便；火因水而下行，则悸眩止而痞消矣。

3.《金匮要略心典》：饮气逆于胃则呕吐，滞于气则心下痞，凌于心则悸，蔽于阳则眩，半夏、生姜止呕降逆，加茯苓去其水也。

4.《金匮方歌括》：按水滞于心下则为痞，水凌于心则眩悸，水阻胸膈则阴阳升降之机不利为呕吐。方用半夏降逆，生姜利气，茯苓导水，合之为涤痰定呕之良方。

5.《医方论》：古人立方，又药味少而分两重者，专走一门，为功甚巨，如半夏等汤是也。痰去则眩悸自止，湿去则痞满自消，气顺则呕吐不作矣。

6.《金匮要略方义》：本方即小半夏汤加茯苓而成，所治之证乃小半夏汤证兼有心下痞、头眩、心悸者，此证之水饮较小半夏汤证为重。盖水饮内停，阻遏清阳则头眩。水气凌心，心阳困惫则心悸。治当化饮利水，降逆止呕，使水饮去则痞呕除，清阳升则悸眩止。本证以呕为重，故以小半夏汤和胃降逆止呕为主。加入茯苓一味，利水化饮，健脾和中，使水去脾健则痰饮无以由生。该方治本澄源，是谓治湿痰留饮之主方。

【验案】胃脘痛 《四川中医》(1983，2：26)：格桑某某，女，30岁，藏族牧民。因饮食生冷而胃脘痛，呃逆，吐清水痰涎，畏寒，痛时喜温、喜熨、喜按，腹胀，食欲减退，吞酸嗳气，口不渴，喜热饮，舌苔白，脉微沉紧。为过食生冷，寒积于中，阳气不振，寒邪犯胃所致。治宜温胃散寒，祛痰止痛，引水下行。药用半夏40g（先煎半小时），茯苓30g，生姜30g。服药四剂后诸证全部消失而愈。

猪苓散

【来源】《金匮要略》卷中。

【别名】三物猪苓散（《三因极一病证方论》）、猪苓汤（《赤水玄珠全集》卷四）。

【组成】猪苓　茯苓　白术各等分

【用法】上为散，饮服方寸匕，每日三次。

【功用】

1.《金匮要略心典》：崇土逐水。

2.《医宗金鉴》：利水，止呕吐。

【主治】

1.《金匮要略》：呕吐而病在膈上，后思水者。

2.《普济方》引《肘后备急方》：黄疸病及狐惑病。

【宜忌】《外台秘要》：忌桃、李、雀肉、醋物。

【方论】

1.《金匮要略论注》：病在膈上，大约邪热搏饮，至于思水，则饮邪去，故曰解。急与之，恐燥邪不堪也。然元阳未复，正须防停饮再发，故以猪苓去水为君，茯苓、白术以培其正气。不用姜、半，其呕已止。

2.《金匮要略心典》：病在膈上，病膈间有痰饮也。后思水者，知饮已去，故曰欲解，既先呕却渴者，此为欲解之义。夫饮邪已去，津液暴竭而思得水，设不得，则津亡而气亦耗，故当急与。而呕吐之余，中气未复，不能胜水；设过与之，则旧饮方去，新饮复生，故以猪苓散以崇土而逐水也。

【验案】

1.水逆证 《东医宝鉴·杂病篇》：一人每呕水二三碗，诸药不效，但吃井华水一口即止，用此药即愈。

2.肠套叠 《湖南省老中医医案选》：刘某，男，26岁。忽患腹痛如刀割，腹胀如鼓，大便不通，大渴。每饮一大勺，饮下不久即呕出，呕后再饮，寝室满地是水。诊断为"肠套叠"，须用大手术，痛延至三日，医皆束手，危在旦夕。诊其脉沉紧而滑，首用白术、茯苓、猪苓各五钱，水煎服一剂，呕渴皆除，大便即通。继用附子粳米汤，腹痛、腹胀等证亦渐痊愈。

半夏汤

【来源】《医心方》卷九引《范汪方》。

【组成】人参　茯苓各二两　生姜三两　白蜜五合　半夏三升（洗）

【用法】以蜜纳六升水中，烧之百过，以余药合投中煮得三升，分四服。

【主治】胸中乏气而呕欲死，及干呕。

【宜忌】忌冷食。

橘皮汤

【来源】《医心方》卷九引《范汪方》。

【组成】人参　白术各一两　橘皮　甘草（炙）各二两　生姜三两

【用法】上切。以水一斗，煎取三升，每服一升，食前服，一日三次。

【主治】呕吐反逆，食饮不下。

芒消丸

【来源】《医心方》卷二十引《承祖方》。

【组成】芒消三两　大黄三两　杏仁三两

【用法】上各别捣治，先末大黄，芒消下从后，捣杏仁子令如膏，乃合三物，炼蜜为丸，如梧桐子大。每服二丸，一日二次。

【主治】积热呕吐。

生姜汤

【来源】《外台秘要》卷六引《集验方》。

【组成】生姜四两　泽泻三两　桂心二两　橘皮三

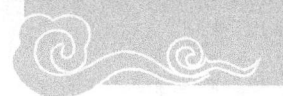

两　甘草二两　茯苓四两　人参一两　大黄四两
【用法】上切。以水七升，煮取三升。服五合，一日三次。
【主治】吐逆干呕。
【宜忌】忌海藻、菘菜、醋物、生葱。

生芦根汤

【来源】《外台秘要》卷三引《集验方》。
【组成】灯心一分　生麦门冬十二分（去心）　人参四分（切）　生芦根一大握（切）
【用法】以水一大升，煎服八合，去滓，分温三服。
【主治】天行后气膈，呕逆不下食。

人参汤

【来源】方出《备急千金要方》卷十六，名见《外台秘要》卷六引《崔氏方》。
【组成】人参一两　胡麻仁八合　橘皮一分　枇杷叶八两
【用法】上锉。以水一斗，煮枇杷叶，取五升；下药，煮取三升，纳麻仁，稍饮之。
【主治】呕哕。

小麦汤

【来源】《备急千金要方》卷十六。
【组成】小麦一升　人参　厚朴各四两　甘草一两　生姜汁三合　青竹茹二两半　茯苓三两
【用法】上锉。以水八升，煮取三升，去滓，分三服。
【主治】呕吐不止。
【宜忌】《外台秘要》引《必效方》：忌海藻、菘菜、酢。

半夏汤

【来源】《备急千金要方》卷十六。
【别名】小茯苓汤（《备急千金要方》卷十六）、小半夏茯苓汤（《普济方》卷二〇六）。
【组成】半夏一升　生姜一斤　茯苓　桂心各五两

【用法】上锉。以水八升，煮取二升半，分三服。
【主治】逆气，心中烦闷，气满呕吐，气上。
【加减】少气，加甘草三两。
【方论】《千金方衍义》：《金匮》小半夏加茯苓汤治心下痞，隔间有水气，眩悸。《备急千金要方》祖《胡洽方》加桂一味，上摄虚阳，下导水逆，岂但治呕吐而已哉。

承气汤

【来源】《备急千金要方》卷十六。
【组成】前胡　枳实　桂心　大黄　寒水石　知母　甘草各一两　消石　石膏　栝楼根各二两
　　　　《千金翼方》有栀子，无枳实。
【用法】上锉。以水一斗，煮取三升，分三次服。
【主治】气结胸中，热在胃管，饮食呕逆，渴者。
【方论】《千金方衍义》：承气者，承制逆上之气也。此方虽借承气之名，实取《金匮要略》大黄甘草汤之制，以治胸中客热，加前胡、枳实以下气，知母、石膏、寒水、栝楼以化热，消石、桂心为伏热之开导也。

前胡汤

【来源】《备急千金要方》卷十六。
【组成】前胡　生姜各二两　甘草　朴消各二两　大黄（别浸）二两　茯苓　麦门冬　当归　半夏　芍药　滑石　石膏　栝楼根　黄芩　附子　人参各一两
【用法】上锉。以水一斗二升，煮取六升，分四服。
【主治】寒热呕逆少气，心下结聚，膨亨满，不得食，寒热消渴。
【方论】《千金方衍义》：寒热呕逆，故用前胡、黄芩、半夏、生姜；少气，故用参、苓、归、芍、甘草、附子；心下坚满不得食，故用消、黄；渴，故用麦冬、栝楼、滑石、石膏。寒热补泻之法，萃于一方矣。

前胡散

【来源】方出《备急千金要方》卷十六，名见《普

济方》卷三○六。

【组成】前胡　芎藭　甘草　当归　石膏　人参　桂心　橘皮各二两　芍药三两　半夏四两　生姜五两　大枣三十枚　（一方无黄芩）

【用法】上锉。以水一斗三升，下黄芩三两，合煮取三升，分三服。

【主治】呕吐，四肢痹冷，上气腹热，三焦不调。

【方论】《千金方衍义》：此以三焦真火式微，不能温养中土而致呕吐。用芩、姜、半、归、芍、参、甘下气温中诸味，但取石膏以治标热，桂心以代附子，川芎以佐归、芍，橘皮以佐姜、半，大枣以佐参、甘；以无坚满，故无取于消、黄；以无消渴，故无取于麦冬、栝楼、滑石。

犀角人参饮子

【来源】《备急千金要方》卷十六。

【组成】犀角　人参各三两　薤白五两　粟米一合

【用法】上锉。以水四升半，煮取一升七合，下米煮令米熟，分四服，相去七里久，进一服。

【主治】呕逆，胃气虚，邪风热，不下食。

芥子丸

【来源】方出《备急千金要方》卷十七，名见《圣济总录》卷六十七。

【组成】芥子二升

【用法】上为末，炼蜜为丸，如梧桐子大。每服七丸，寅时井花水送下，一日二次。亦可作散，空腹服之，及可酒浸服。

【主治】上气呕吐，脐腹绞痛。

小半夏汤

【来源】方出《备急千金要方》卷十八，名见《普济方》卷一六七。

【组成】半夏一升　生姜一斤　桂心三两　甘草一两

【用法】上锉。以水七升，煮取二升半，分三服。

【主治】病心腹虚冷，游痰气上，胸胁满，不下食，呕逆，胸中冷者。

人参饮

【来源】《延年秘录》引蒋孝璋方（见《外台秘要》卷六）。

【组成】人参八分　厚朴六分（炙）　橘皮六分　白术八分　生姜八分

【用法】上切。以水四大升，煮取一升五合，分温三服。

【主治】呕不能食。

【宜忌】忌桃、李、雀肉等。

人参饮

【来源】《外台秘要》卷六引《延年秘录》。

【组成】人参一两　橘皮三两　生姜一两

【用法】上切。以水四升，煮取一升五合，分温三服。

【主治】呕吐。

白术丸

【来源】《外台秘要》卷八引《延年秘录》。

【组成】白术五分　白芷三分　干姜　石斛各六分　五味子　细辛　橘皮　厚朴（炙）　桂心　防风　茯苓　甘草各四分（一方有人参五分）

【用法】上药治下筛，炼蜜为丸，如梧桐子大。每服十丸，饮送下，一日二次。加至二十丸。

【主治】风痰积聚，胃中冷气，每发动令人呕，吐食或吐清水，饮食减少，不作肌肤。

【宜忌】忌桃、李、雀肉、生葱、海藻、菘菜、生菜、醋物。

白术丸

【来源】《外台秘要》卷八引《延年秘录》。

【组成】白术　干姜　人参　厚朴（炙）　桂心各六分　细辛　茯苓　当归　茯神　枳实（炙）　五味子　附子各六分（炮）　吴茱萸六分　远志五分（去心）　旋覆花四分　泽泻五分

【用法】上药治下筛，炼蜜为丸，如梧桐子大。每服二十丸，酒送下，一日二次。加至三十五丸。

【主治】恶心，数吐水不多，能食，少心力者。

【宜忌】忌桃、李、雀肉、大酢、生菜、生葱、猪肉、冷水。

五参丸

【来源】《千金翼方》卷十二。

【组成】人参一两　苦参一两半　沙参一两　丹参三分　玄参半两

【用法】上为末，炼蜜为丸，如梧桐子大。食讫每服十丸，食后饮送下，一日二次。渐加至二十丸。

【主治】心虚热，不能饮食，食即呕逆，不欲闻人语。

平胃汤

【来源】《千金翼方》卷十五。

【组成】阿胶（炙）　芍药各二两　干地黄　干姜　石膏（碎）　人参　黄芩　甘草（炙）各一两

【用法】上锉。以水、酒各三升，煮取三升，分三次服。

【主治】胃中寒热呕逆，胸中微痛，吐如豆羹汁，或吐血。

橘皮汤

【来源】《千金翼方》卷十八。

【别名】陈皮干姜汤（《普济方》卷二〇六）。

【组成】橘皮　通草　干姜　桂心　甘草（炙）各二两　人参一两

【用法】上锉。以水六升，煮取二升，分三次服。

【主治】呕哕。

赤石脂散

【来源】《千金翼方》卷十九。

【组成】赤石脂三斤

【用法】上为散。每服方寸匕，稍稍渐加至三匕，酒、饮并可下之，一日三次。服尽三斤，则终身不吐水，又不下利。

【功用】补五脏，令肥健。

【主治】胃气羸，不能消于食饮，食饮入胃，皆变成冷水，反吐不停者。

调中五参丸

【来源】《千金翼方》卷十九

【组成】人参　丹参　沙参　苦参　玄参　防风　蜀椒（去目闭口者）各一两　附子（炮去皮）　干姜各半两　葶苈一合（熬）　大黄四两（蒸大黄于五升米下，及热切之，日晒干）　巴豆（去心皮，熬）　蟅虫（熬）各五十个

【用法】上为末，炼蜜和丸，如小豆大。每服二丸，一日三次，空腹饮送下。

【主治】十年呕，手足烦，羸瘦面黄，食不生肌肤，伤饱食不消。

麦门冬饮子

【来源】《外台秘要》卷三引《张文仲方》。

【组成】麦门冬（去心）　芦根　人参各二两

【用法】上切。以水六升，煮取二升七合，去滓，分五次温服，徐徐服。

【主治】天行呕逆。

白术散

【来源】《外台秘要》卷六引《广济方》。

【组成】白术八分　茯苓八分　吴茱萸四分　橘皮六分　荜茇四分　厚朴八分（炙）　槟榔十分　人参六分　大黄十分

【用法】上为散。每服方寸匕，空腹煮姜、枣汤下，一日二次。渐加至二匕半，觉热即少饮食三两口压之。

【主治】呕吐酸水，结气筑心。

【宜忌】忌酢物，桃、李、雀肉。

地黄饮子

【来源】《外台秘要》卷六引《广济方》。

【别名】地黄饮（《医心方》卷三）。

【组成】生地黄汁六合　芦根一握　生麦门冬一升（去心）　人参八分　白蜜三合　橘皮六分　生姜八分（一方云生姜汁一合）

【用法】上切。以水六升，煮取二升，去滓，下地黄汁，分三次温服，如人行四五里更进一服。

【主治】虚热，呕逆不下食，食则烦闷。

【宜忌】忌芜荑、生冷面、炙肉、荞麦、猪肉、蒜、粘食。

麦门冬汤

【来源】《外台秘要》卷六引《广济方》。

【组成】生麦门冬三两（去心） 青竹茹三两 茅根五两 甘草一两（炙） 生姜五两 人参一两

【用法】上切。以水七升，煮取二升五合，去滓，分三次温服，如人行六七里，进一服。不吐利。

【主治】

1.《外台秘要》引《广济方》：烦热，呕逆不下食，食则吐出。

2.《圣济总录》：霍乱逆满，烦躁，眠卧不安。

【宜忌】忌海藻，菘菜。

豆蔻子汤

【来源】《外台秘要》卷六引《广济方》。

【组成】豆蔻子七枚（碎） 生姜五两 人参一两 甘草一两（炙）

【用法】以水四升，煮取一升五合，去滓，分二次温服。

【主治】呕逆不下食，腹中气逆。

【宜忌】忌海藻、菘菜。

柴胡汤

【来源】《外台秘要》卷六引《广济方》。

【组成】柴胡八分 茯苓八分 橘皮六分 人参六分 厚朴八分（炙） 桔梗六分 紫苏五分 生姜十六分 诃梨勒七枚（去核，煨） 甘草五分（炙）

【用法】上切。以水八升，煮取二升五合，绞去滓，分温三服，服别相去如人行六七里进一服。不吐利。

【主治】两胁下妨，呕逆不下食。

【宜忌】忌海藻、菘菜、醋物、猪肉。

柴胡汤

【来源】《外台秘要》卷六引《广济方》。

【组成】柴胡十分 茯苓八分 枳实八分（炙） 白术八分 生姜八分（合皮，切） 麦门冬八分（去心） 甘草六分（炙）

【用法】上切。以水六升，煮取二升三合，绞去滓，分温三服，每服相去如人行六七里。

【主治】身体烦疼，头痛，吃食呕逆不得食。

【宜忌】忌海藻、菘菜、酢物、桃、李、雀肉、热面、炙肉、油腻。

橘皮汤

【来源】《外台秘要》卷六引《广济方》。

【组成】橘皮一斤 生姜八两 甘草二两（炙） 枇杷叶四两（拭毛，蜜炙）

【用法】上切。以水五升，煮取二升五合，绞去滓，分三次温服，每服相去如人行六七里。

【主治】

1.《外台秘要》引《广济方》：呕哕不止。

2.《奇效良方》：霍乱，呕哕不止。

【宜忌】忌海藻、菘菜。

人参七味丸

【来源】《外台秘要》卷六引《许仁则方》。

【别名】人参丸（《普济方》卷二〇六）、七味人参丸（《校注妇人良方》卷七）。

【组成】人参五两 白术五两 生姜屑八两 厚朴四两（炙） 细辛四两 橘皮三两 桂心二两

【用法】上为末，炼蜜为丸，如梧桐子大。饮下之，初服十丸，一日二次。稍稍加至二十丸。欲与前半夏丸（全称半夏二味丸）间服亦得。

【主治】积冷在胃，呕逆不下食。

【宜忌】忌桃、李、雀肉、生葱、生菜。

生芦根五味饮

【来源】《外台秘要》卷六引《许仁则方》。

【组成】生芦根（切）一升 生麦门冬一升（去心） 青竹茹一升 生姜汁五合 茯苓五两

【用法】上切。以水八升，煮取二升半，去滓，加竹沥六大合，搅调，分三服，相去如人行十里久始服一剂。

【主治】积热在胃，呕逆不下食。

【宜忌】忌醋物。

半夏二味丸

【来源】《外台秘要》卷六引《许仁则方》。

【别名】半夏丸（《妇人大全良方》卷七）。

【组成】半夏一升（制）　小麦面一升

【用法】上捣半夏为散，以水搜面为丸，如弹子大，以水煮令面熟则是药成。初服四五丸，一日二次，稍稍加至十四五丸，旋煮旋服。服此觉病减，欲更重合服亦佳。

【主治】积冷在胃，呕逆不下食。

【宜忌】忌羊肉、饧。

茯苓五味丸

【来源】《外台秘要》卷六引《许仁则方》。

【组成】茯苓五两　人参三两　麦门冬一升（去心）　生姜（屑）六两　青竹茹一升

【用法】上为末，炼蜜为丸，如梧桐子大。初服十五丸，稍稍加至三十丸，煎芦根饮送下，一日二次。

【主治】呕逆经久，积热在胃，呕逆不下食。

【宜忌】忌醋物。

止呕人参汤

【来源】《外台秘要》卷六引《删繁方》。

【别名】人参汤（《圣济总录》卷三十八）。

【组成】人参　生芦根　栀子仁　萎蕤　黄芩　知母　茯苓各三两　白术四两　石膏八两　橘皮四两

【用法】上切。以水九升，煮取三升，去滓，分三服。

【主治】下焦热，气逆不续，呕吐不尽，走哺。

【宜忌】忌猪肉、冷水、桃、李、雀肉等。

【方论】《千金方衍义》：走哺者，下焦实热，其气内结，不下泌糟粕，而淤浊反蒸于胃，故二便不通，气逆不续，而呕逆不禁也。故用萎蕤、黄芩、知母、芦根、栀子仁、石膏清利胃热之剂，上止

呕吐，下通便溺；全在人参、白术、茯苓、橘皮鼓舞胃气，以行芦根等味之力。走哺之用芦根与漏气之用莼心，一专呕逆不食，一专下气止呕，两不移易之定法。

半夏理中续膈破寒汤

【来源】《外台秘要》卷六引《删繁方》。

【组成】半夏半升（制）　生姜四两　麻黄三两（去节）　前胡三两　泽泻三两　竹叶一升　细辛三两　枳实三两（炙）　杏仁三两（去皮尖）

【用法】上切。以水九升，煮取三升，去滓，分三服。

【主治】上焦气不续，胸膈间厌闷，饮食先吐而后下。

【宜忌】忌羊肉、饧、生菜。

厚朴汤

【来源】《外台秘要》卷六引《删繁方》。

【组成】厚朴四两（炙）　干扁豆叶二两　茯苓三两　白术五两　人参三两

【用法】上切。以水七升，煮取二升，分三服。

【主治】霍乱后不欲食，胃弱呕吐不止。

【宜忌】忌桃、李、大醋、雀肉等。

橘　饮

【来源】《元和纪用经》。

【组成】橘皮六两　甘草二两　干姜一两

【用法】上锉，分十六服。以水二升，加生姜五分，煮至一升，去滓温服。

【主治】呕咯不止及伤寒呕哕。

【加减】有痰，加半夏七粒，破之；有寒，加附子一枚，四破之，一同煮。

猪肝丸

【来源】《证类本草》卷十八引《食医心鉴》

【组成】猪肝一斤（薄切，于瓦上晒令熟干）

【用法】上为末，煮白粥，布绞取汁和，众手为丸，如梧桐子大。每服五十丸，空心饮送下，一

日五次。

本方煮粥服，名"猪肝粥"（《圣济总录》卷一八九）。

【主治】脾胃气虚，食则呕出。

牛黄雀屎丸

【来源】《幼幼新书》卷十一引《婴孺方》。

【组成】牛黄　芍药　甘草　巴豆（净）各三分　雀屎白（炒）　干姜　当归　黄芩各二分　芎藭　人参各四分　黄耆一分　面一分　大黄五分

【用法】上为末，炼蜜为丸，如胡豆大。一岁二丸，一日三次。不知稍加之，以利为度，常服大良。儿初生腹满口急，难取乳，大小便不通，胸中作声，服如半黍大一丸；十日儿一黍大一丸。若头身发热，惕惕惊不安，腹胀满，中恶客忤吐乳皆宜，百日儿一丸；及寒热往来，朝夕温壮身热，利久五色及伤寒食饮胀满，丁奚大腹食不消、吐逆，量儿服。

【主治】百二十痫、变蒸、宿痞及饮食不节胀满，温壮朝轻夜甚，大小便不通，胃弱脾冷，中恶客忤，丁奚大腹，食不消、吐逆。

温脾散

【来源】《颅囟经》卷上。

【组成】附子　干姜　甘草（炮，锉）各半两　白术一两

【用法】上为末。每服半钱，空心米饮送下。

【主治】小儿脾冷水泻，乳食不消，吃奶频吐。

【宜忌】忌鲜鱼、毒物。

橘皮汤

【来源】《医心方》卷九引《医门方》。

【组成】橘皮二两　干姜二两　人参一两半

【用法】水六升，煮得二升，服七合，每日三次。

【功用】止呕。

生姜汤

【来源】《医心方》卷九引《深师方》。

【组成】生姜五两　茯苓四两　半夏一升　橘皮一两　甘草二两

【用法】以水九升，煮取三升七合，分三服。

【主治】食已呕逆。

人参饮子

【来源】《太平圣惠方》卷五。

【组成】人参一两（去芦头）　甘草一分（炙微赤，锉）　陈橘皮一两（汤浸去白瓤，焙）　薤白十四茎　生姜半两

【用法】上锉细。以水二大盏，煎取一盏二分，去滓，不拘时候，稍热分为三服。

【主治】脾胃气虚弱，食即呕吐。

麦门冬散

【来源】《太平圣惠方》卷五。

【组成】麦门冬三两（去心）　赤茯苓一两　半夏一两（汤浸洗七遍去滑）　人参一两（去芦头）　陈橘皮半两（汤浸，去白瓤，焙）　茅根二两（锉）　甘草半两（炙微赤，锉）　枇杷叶一两（拭去毛，炙微黄）　前胡半两（去芦头）

【用法】上为散。每服三钱，以水一中盏，加生姜半分，煎至六分，去滓温服，不拘时候。

【主治】脾胃壅热，呕哕不下食，纵食，良久即吐。

芦根散

【来源】《太平圣惠方》卷五。

【组成】芦根一两（锉）　人参一两（去芦头）　甘草半两（炙微赤，锉）　麦门冬一两（去心）　茯神一两

【用法】上为散。每服三钱，以水一中盏，加生姜半分，煎至六分，去滓，入生地黄汁半合，更煎一两沸，温服，不拘时候。

【主治】脾胃壅热，呕哕不能下食，心神烦乱。

枇杷叶散

【来源】《太平圣惠方》卷五。

【组成】枇杷叶一两（拭去毛，炙微黄）　木通半

两（锉） 前胡半两（去芦头） 人参一两（去芦头） 麦门冬一两（去心） 麻仁半两 陈橘皮半两（汤浸，去白瓤） 犀角屑半两 赤茯苓三分

【用法】上为散。每服四钱，以水一中盏，加生姜半分，煎至六分，去滓温服，不拘时候。

【主治】脾胃气壅痰滞，呕哕，见食即吐。

茅香散

【来源】《太平圣惠方》卷五。

【组成】茅香花一分 芦根一两 麦门冬三分（去心） 赤茯苓三分 甘草半两（炙微赤，锉） 枇杷叶三分（拭去毛，炙微黄）

【用法】上为散。每服三钱，以水一中盏，加生姜半分，竹茹一分，粳米五十粒，煎至六分，去滓温服，不拘时候。

【主治】脾胃壅热呕哕，烦渴不止。

丁香散

【来源】《太平圣惠方》卷十一。

【组成】丁香三分 人参三分（去芦头） 白术三分 陈橘皮三分（汤浸，去白瓤，焙） 诃黎勒三分（用皮） 藿香半两

【用法】上为细散。每服二钱，以水一中盏，煎至六分，和滓稍热服，不拘时候。

【主治】伤寒后，胃虚，呕哕不下食。

枇杷叶散

【来源】《太平圣惠方》卷十三。

【组成】枇杷叶三分（拭去毛，炙微黄） 前胡一两（去芦头） 槟榔一两 草豆蔻一两（去皮） 人参一两（去芦头） 厚朴一两（去粗皮，涂生姜汁，炙令香熟）

【用法】上为散。每服四钱，以水一中盏，加生姜半分，煎至五分，去滓稍热服，不拘时候。

【主治】伤寒后脾胃气虚，食不消化，食即欲呕。

陈橘皮散

【来源】《太平圣惠方》卷十四。

【组成】陈橘皮一两（汤浸，去白瓤，焙） 五味子一两 麦门冬一两半（去心，焙） 人参一两（去芦头） 半夏一两（汤洗七遍去滑） 白术半两 甘草半两（炙微赤，锉） 黄耆三分 白茯苓三分

【用法】上为粗散。每服三钱，以水一中盏，加生姜半分，大枣三枚，煎至六分，去滓，稍热服，不拘时候。

【主治】伤寒后虚羸少气，呕吐，不纳饮食。

甘草饮子

【来源】《太平圣惠方》卷十七。

【组成】甘草一两（炙微赤） 陈橘皮一两（汤浸，去白瓤，焙） 川升麻一两 生姜一两 葛根一两 人参一两（去芦头）

【用法】上锉细，和匀。每服半两，以水一大盏，煎至五分，去滓温服，不拘时候。

【主治】热病，毒气攻胃，呕哕不止。

白茅根饮子

【来源】《太平圣惠方》卷十七。

【组成】白茅根半两（锉） 陈橘皮一两（汤浸，去白瓤，焙） 桂心三两 葛根一两 高良姜半两 枇杷叶半两（拭去毛，炙微黄）

【用法】上锉细，和匀。每服半两，以水一大盏，加生姜半分，煎至五分，去滓，不拘时候稍热服。

【主治】热病，因服凉药过多，致胃冷呕逆。

白术丸

【来源】《太平圣惠方》卷二十。

【组成】白术一两 人参一两（去芦头） 细辛半两 陈橘皮一两（汤浸，去白瓤，焙） 桂心三分 防风半两（去芦头） 诃黎勒皮三分 五味子半两 干姜半两（炮裂，锉） 半夏半两（汤洗七遍去滑） 白茯苓一两 甘草半两（炙微赤，锉） 旋覆花半两 厚朴一两（去粗皮，涂生姜汁炙令香熟）

【用法】上为末，炼蜜为丸，如梧桐子大。每服二十丸，以生姜汤送下，不拘时候。

【主治】风痰积聚，胃中冷气，令人呕吐，不纳饮

食，四肢无力。

半夏丸

【来源】《太平圣惠方》卷二十。

【组成】半夏一两（汤浸七遍去滑，微炒）　白矾二两（烧令汁尽）　干姜半两（炮裂，锉）

【用法】上为末，都研令匀，用蒸饼为丸，如梧桐子大。每服十丸，煎生姜汤送下，不拘时候。

【主治】风痰脾胃冷气，吐逆不止，食饮不下。

枇杷叶散

【来源】《太平圣惠方》卷二十。

【别名】枇杷叶汤（《圣济总录》卷十七）。

【组成】枇杷叶一两（拭去毛，炙微黄）　枳壳一两（麸炒微黄，去瓤）　人参三分（去芦头）　桂心三分　半夏半两（汤洗七遍去滑）　诃梨勒皮半两　甘草半两（炙微赤，锉）　赤茯苓二两

【用法】上为散。每服三钱，以水一中盏，加生姜半分，煎至六分，去滓温服，不拘时候。

【主治】

1.《太平圣惠方》：风痰气逆，不能食。

2.《圣济总录》：风痰气逆，呕吐不止，心腹刺痛，不思饮食。

细辛散

【来源】《太平圣惠方》卷二十。

【组成】细辛三分　枇杷叶一两（拭去毛，炙微黄）　人参一两（去芦头）　半夏半两（汤洗七遍去滑）　赤茯苓三分　前胡一两（去芦头）　陈橘皮半两（汤浸，去白瓤，焙）　白术半两　芎藭三分　甘草半两（炙微赤，锉）　桂心半两

【用法】上为散。每服三钱，以水一中盏，加生姜半分，煎至六分，去滓温服，不拘时候。

【主治】风痰气逆，发即呕吐，欠呿，昏闷，神思不爽。

白术丸

【来源】《太平圣惠方》卷四十二。

【组成】白术一两　五味子一两　陈橘皮半两（汤浸，去白瓤，焙）　人参一两（去芦头）　桂心一两　白茯苓一两　沉香一两　厚朴二两（去粗皮，涂生姜汁，炙令香熟）　紫苏子一两（微炒）　草豆蔻一两（去皮）　枳实半两（麸炒微黄）

【用法】上为末，炼蜜为丸，如梧桐子大。每服三十丸，于食前以生姜汤送下。

【主治】上气，胃中不和，呕吐，不能下食，虚弱无力。

诃黎勒丸

【来源】《太平圣惠方》卷四十二。

【组成】诃黎勒皮一两　沉香一两　附子一两（炮裂，去皮脐）　桂心一两　五味子一两　白术一两　草豆蔻一两（去皮）　人参一两（去芦头）　当归一两　枳壳半两（麸炒微黄，去瓤）　干姜半两（炮裂，锉）　厚朴一两半（去粗皮，涂生姜汁，炙令香熟）

【用法】上为末，炼蜜为丸，如梧桐子大。每服三十丸，以温酒送下，不拘时候。

【主治】逆气，胸中痞塞，呼吸短气，腹内虚寒，食即呕逆，羸瘦不足。

枇杷叶散

【来源】《太平圣惠方》卷四十二。

【组成】枇杷叶一两（拭去毛，炙微黄）　槟榔一两　赤茯苓一两　高良姜半两　陈橘皮一两（汤浸，去白瓤，焙）　前胡一两（去芦头）　细辛三分　甘草半两（炙微赤，锉）

【用法】上为散。每服五钱，以水一大盏，加生姜半分，去滓温服，不拘时候。

【主治】上气呕吐，心胸满闷，痰滞，不能饮食。

橘皮散

【来源】《太平圣惠方》卷四十二。

【组成】陈橘皮二两（汤浸，去白瓤，焙）　紫苏子一两（微炒）　人参一两（去芦头）　赤茯苓一两　柴胡一两（去苗）　杏仁一两（汤浸，去皮尖双仁，麸炒微黄）

【用法】上为散。每服三钱，以水一中盏，加生姜半分，大枣三枚，煎至六分，去滓温服，不拘时候。

【主治】上气呕吐，不能下食。

人参散

【来源】《太平圣惠方》卷四十七。

【组成】人参二两（去芦头） 芦根二两（锉） 栀子仁二两 葳蕤二两 黄芩二两 知母二两 赤茯苓二两 麦门冬二两（去心） 陈橘皮二两（汤浸，去白瓤，焙） 石膏二两

【用法】上为散。每服五钱，以水一大盏，煎至五分，去滓，不拘时候温服。

【功用】和气止呕。

【主治】下焦壅热，气逆不续，呕吐不禁。

栀子人参散

【来源】方出《太平圣惠方》卷四十七，名见《普济方》卷四十三。

【组成】赤石脂一两 乌梅肉一两 栀子仁一两 人参一两（去芦头） 甘草半两（炙微赤，锉） 川升麻一两

【用法】上为散。每服五钱，以水一大盏，煎至五分，去滓温服，不拘时候。

【主治】走哺。下焦壅热，气逆不续，呕吐不禁。

天南星丸

【来源】《太平圣惠方》卷五十一。

【组成】天南星一两（炮裂） 半夏半两（汤洗七遍，去滑） 皂荚根皮一两（锉） 白矾半两（熬令汁尽）

【用法】上为末，以生姜汁煮面糊为丸，如梧桐子大。每服十丸，以温水送下，不拘时候。

【主治】膈上风痰，干呕，不下饮食。

赤茯苓散

【来源】《太平圣惠方》卷五十一。

【组成】赤茯苓一两 白术一两 陈橘皮一两（汤浸，去白瓤，焙） 当归一两（锉，微炒） 半夏一两（汤洗七遍去滑） 桂心一两 附子一两（炮裂，去皮脐）

【用法】上为粗散。每服五钱，以水一大盏，加生姜半分，煎至五分，去滓温服，不拘时候。

【主治】痰癖，胸中脐下强满呕逆，不思饮食。

旋覆花散

【来源】《太平圣惠方》卷六十九。

【别名】旋覆花汤（《妇人大全良方》卷六）。

【组成】旋覆花半两 枇杷叶半两（拭去毛，炙微黄） 芎䓖半两 细辛半两 枳壳半两（麸炒微黄，去瓤） 前胡半两（去芦头） 半夏半两（汤洗七遍去滑） 羌活半两 人参半两（去芦头） 桂心半两 赤茯苓三分 藿香半两 甘草三分（炙微赤，锉） 羚羊角屑三分

【用法】上为粗散。每服三钱，以水一中盏，入生姜半分，煎至六分，去滓温服，不拘时候。

【主治】妇人风痰呕逆，不下饮食，头目昏闷。

开胃丸

【来源】《太平圣惠方》卷七十。

【组成】半夏三两（汤洗七遍去滑，以生姜三两去皮同捣令烂，焙干） 白豆蔻一两（去皮） 白术一两 人参一两半（去芦头） 陈橘皮一两（汤浸，去白瓤，焙）

【用法】上为细末。以生姜汁煮枣肉，和搜为丸，如梧桐子大。每服二十丸，以粥饮送下，不拘时候。

【主治】

1.《太平圣惠方》：妇人呕吐不止。

2.《普济方》：干呕，气逆不止；妇人吐血不止。

白豆蔻散

【来源】《太平圣惠方》卷七十。

【组成】白豆蔻三分（去皮） 芎䓖半两 丁香半两 藿香半两 人参半两（去芦头） 白术一两 厚朴一两（去粗皮，涂生姜汁，炙令香

熟） 白茯苓半两　木香半两　陈橘皮二分（汤浸，去白瓤，焙）桂心半两　附子半两（炮裂，去皮脐）半夏半两（汤洗七遍去滑）诃黎勒皮半两　高良姜半两（锉）甘草半两（炙微赤，锉）

【用法】上为粗散。每服四钱，以水一中盏，加生姜半分，大枣三个，煎至六分，去滓温服，不拘时候。

【主治】妇人脾胃气虚弱，时欲呕吐。

厚朴丸

【来源】《太平圣惠方》卷七十。

【组成】厚朴三两（去粗皮，锉如豆大）附子三两（去皮脐，锉如豆大）生姜汁一升（合水五合）

【用法】以生姜汁煮前二味令汁尽，焙干，为细末，以酒煮神曲末和溲为丸，如梧桐子大。每服二十丸，以温酒送下，不拘时候。

【主治】妇人脾胃虚冷，呕吐不下食。

碧霞丹

【来源】《证类本草》卷五引《经验方》。

【别名】碧霞丸（《赤水玄珠全集》卷四）。

【组成】北来黄丹四两

【用法】上筛过，用好米醋半升同药入铫内煎，令干，却用炭火三秤，就铫内煅透红，冷取研细为末，用粟米饭为丸，如梧桐子大。每服七丸，煎醋汤送下，不嚼，只一服。

【主治】吐逆。

五灵脂丸

【来源】方出《证类本草》卷二十二引《经验方》，名见《圣济总录》卷四十五。

【组成】五灵脂（不挟土石，拣精好者）不计多少

【用法】上为末，研狗胆汁为丸，如鸡头子大。每服一丸，煎热生姜酒摩令极细，更以少生姜酒化以汤，汤药令极热，须是先做下粥，温热得所，左手与患人药吃，不得漱口，右手急将粥与患人吃，不令太多。

【主治】丈夫、妇人吐逆，连日不止，粥食汤药不能下者。

翻胃散

【来源】《医方类聚》卷一○四引《经验方》。

【组成】大附子一个　生姜一斤

【用法】上细锉。煮研如面糊，米饮下之。

【主治】呕逆。

豆蔻散

【来源】《博济方》卷二。

【别名】豆蔻汤（《圣济总录》卷六十三）。

【组成】肉豆蔻三个　官桂一分（去皮）川芎一分　香附子二十一个（炮过）零陵香一分　陈皮（去白）一两　甘草三分（炮）

【用法】上为散。每服一钱，水一盏，加生姜、大枣，同煎六分服，不拘时候。

【功用】和一切气。

【主治】《圣济总录》：脾胃虚寒，痰饮停滞，呕吐不止。

半夏煮散

【来源】《博济方》卷三。

【别名】半夏汤（《圣济总录》卷五十四）。

【组成】半夏十六分（汤洗十度）木通十六分　前胡六分（去头）旋覆花五分（去萼称）陈皮六分（浸，去白）槟榔六分（生杵，煎汤药成膏后斟酌入）官桂五分（去粗皮）枳壳五分（麸炒）茯苓六分　白术六分

【用法】上为散。每服三钱，加生姜三片，水一大盏，同煎八分，去滓，空心服；余滓再煎，日午服。

【主治】

1.《博济方》：胃冷有酸，呕逆不思饮食，及中酒后。

2.《圣济总录》：三焦咳，腹满不欲食。

竹茹汤

【来源】《普济本事方》卷四引《孙兆方》。

【别名】葛根竹茹汤（《医学入门》卷七）。

【组成】干葛三两　甘草三分（炙）　半夏三分（姜汁半盏、浆水一升煮耗半）

【用法】上为粗末。每服五钱，水二盏，加生姜三片，竹茹一弹子大，大枣一个，同煎至一盏，去滓温服。

【主治】

1.《普济本事方》：胃热呕吐。

2.《普济方》引《济生方》：胃受邪热，心烦喜冷，呕吐不止。

3.《医方考》：伤寒正汗后，余热留于阳明、少阳，必令作呕。

4、《医学六要》：因饮酒过度而呕。

【方论】

1.《医方考》：阳明，胃也；少阳，胆也。有辨焉，口渴者热在胃，口苦者热在胆也；兼而有之，则二经均有留热矣。是方也，干葛清胃，竹茹清胆，半夏破逆，甘草调阳。

2.《本事方释义》：干葛气味辛微温，能解酒毒，入足阳明；甘草气味甘平，入足太阴；半夏气味辛温，入足阳明；竹茹气味甘寒，入足阳明；姜、枣以和荣卫。胃热呕吐不止，亦必因胃中酒气蕴热，故以微辛温之药令其入胃，引入甘寒之品，则酒热稍解，气得下降，胃气安而病自已也。药与饮食俱不下，医者皆进丁香、藿香、滑石等药，下咽即吐。予曰，此正汗后余热留胃脘，孙兆竹茹汤正相当尔。治药与之，即时愈。

紫粉丸

【来源】《苏沈良方》卷七。

【组成】针砂（醋浸一宿，辟去醋，便带醋炒，候炒至铫子红色无烟乃止，候冷）

【用法】上为细末，更用醋团火烧洞赤，取起候冷，再研极细，面糊为丸，如梧桐子大。每服四十丸，粥饮送下，服讫，更吃一盏许粥，已不吐。如未定，再服决定。小儿小丸之，随儿大小与此药。

【主治】呕吐。

槐花散

【来源】《苏沈良方》卷七。

【组成】皂角（去皮，烧烟绝）　白矾（熬沸定）　槐花（炒黄黑色）　甘草（炙）各等分

【用法】上为末。每服二钱，白汤调下。

【功用】化胃膈热涎。

【主治】

1.《苏沈良方》：热吐。

2.《普济方》：膈热生涎，呕吐。

【验案】呕吐　嘉兴李使君，曾病呕，每食讫辄吐，如此二月，服反胃药愈甚，或谓有痰饮，投半夏旋服之，亦皆不验。服之即时愈。又有一老青衣病呕，与服之，又愈。

橘皮散

【来源】《医方类聚》卷五十三引《神巧万全方》。

【组成】陈橘皮半两（去穰）　人参半两　生姜一分

【用法】上锉细。用水一大盏，煎至五分，去滓，稍热服，不拘时候。

【主治】胃虚呕哕不止。

人参丁香散

【来源】《太平惠民和济局方》卷三（续添诸局经验秘方）。

【组成】白芍药半斤　当归（去芦）　丁香　丁皮　肉桂（去粗皮）　蓬莪术　人参各二两　干姜（炮）　茯苓（去皮）　香附（炒）　白术　甘草（炒）　山药各四两

【用法】上为细末。每服五钱，水一盏，加生姜三片，同煎至七分，空心、食前温服。小儿二岁，可服半钱，水五分盏，加生姜一片，同煎四分以下，温服。

【功用】和脾胃，进饮食。

【主治】呕吐之病，皆因三焦不调，脾胃虚弱，冷热失和，邪正相干，清浊不分，阴阳错乱，停痰留饮，不能运化，呕吐不已，粥饮汤药不下；或胸膈痞满，呕逆恶心，腹胁胀痛，短气噎闷，咳呕痰水，噫醋吞酸，不思饮食，渐至羸瘦；及疗女人妊娠阻病，心中烦愦，头目眩重，憎闻食气，呕吐烦闷，颠倒不安，四肢困弱，不自胜持，多卧少起。又治久病羸弱，脾胃虚极，中满呕逆，全不入食。

沉香降气汤

【来源】《太平惠民和济局方》卷三（绍兴续添方）。

【别名】沉香降气散（《证治准绳·类方》卷二引《说约》）、沉香降气丸（《丸散膏丹集成》）。

【组成】香附子（炒，去毛）四百两　沉香十八两半　缩砂仁四十八两　甘草一百二十两（爁）

【用法】上为细末。每服一钱，加盐少许，凌旦雾露，空心沸汤点服。

【功用】

　　1.《太平惠民和济局方》（绍兴续添方）：开胃消痰，散壅思食。

　　2.《丸散膏丹集成》：通顺气血。

【主治】

　　1.《太平惠民和济局方》（绍兴续添方）：阴阳壅滞，气不升降，胸膈痞塞，心腹胀满，喘促短气，干哕烦满，咳嗽痰涎，口中无味，嗜卧减食；及胃痹留饮，噫醋闻酸，胁下支结，常觉妨闷；及中寒咳逆，脾湿洞泄，两胁虚鸣，脐下撮痛；及脚气，毒气上冲，心腹坚满，肢体浮肿。

　　2.《普济方》：小儿因乳母忧闷愁思虑，或有忿怒之气乳儿，随气而上，不能剋化而致气奶呕吐。

　　3.《医略六书》：气逆眩晕，脉沉涩者。

　　4.《丸散膏丹集成》：妇人经水不调，小腹刺痛。

【方论】《医略六书》：气逆于中，肝气不降，此眩晕之发于气逆焉，郁怒人多此。沉香降气以疏逆，香附调气以解郁，砂仁理气醒脾胃，甘草缓中和脾胃也，为散沸汤下，使逆气降而肝气平，则脾胃调而运化如常，何气逆眩晕之不已哉。

人参藿香汤

【来源】《太平惠民和济局方》卷四（续添诸局经验秘方）。

【组成】藿香（去梗）　人参（切片）各六两　半夏（汤洗七次，姜汁制）二两半

【用法】上为粗末，入人参令匀。每服三钱，水一盏半，加生姜十片，煎至一盏，去滓，通口服。

【功用】温脾胃，化痰饮，消宿冷，止吐呕。

【主治】脾胃气弱，呕吐哕逆，饮食不下，手足逆冷，涎痰稠粘。又治似喘不喘，欲呕不呕，彻心愦愦，闷乱不安，或瘴疟诸疾，水浆粥药入口便吐，及久病翻胃。

【宜忌】孕妇忌服。

丁附治中汤

【来源】《医方大成》卷二引《太平惠民和济局方》。

【组成】丁香　甘草（炙）　青皮（炒）　陈皮（炒）　人参各半两　附子（炮）　白术（煨）　干姜（煨）各一两

　　《医学正传》引《太平惠民和济局方》有大枣二个。

【用法】上锉。每服四钱，水一盏，加生姜五片，煎八分，空心热服。

【主治】

　　1.《医方大成》引《太平惠民和济局方》：胃冷停痰，呕吐不已。

　　2.《医学正传》引《太平惠民和济局方》：胃伤寒冷之物，致心腹绞痛而呕哕不止。

胃苓汤

【来源】《增补内经拾遗》卷三引《太平惠民和济局方》。

【组成】苍术（泔浸）八钱　陈皮　厚朴（姜制）五钱　甘草（蜜炙）三钱　泽泻二钱五分　猪苓　赤茯苓（去皮）　白术各一钱半　肉桂一钱

【用法】上为粗末，每服一两，以水二钟，加生姜三片，大枣二枚，炒盐一捻，煎八分，食前温服。

【功用】

　　1.《增补内经拾遗》引《太平惠民和济局方》：安胃利水止泻。

　　2.《方剂学》：祛湿和胃。

【主治】

　　1.《增补内经拾遗》引《太平惠民和济局方》：小便癃闭，大便飧泄，濡泻。

　　2.《保婴金镜录》：脾胃受湿，呕吐泄泻。

生姜汤

【来源】《养老奉亲书》。

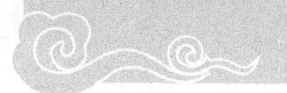

【组成】生姜二两（去皮细切）　浆水一升

【用法】上和少盐，煎取七合，空心常服。

【功用】开胃进食。

【主治】老人饮食不下，或呕逆虚弱。

粟米粥

【来源】《养老奉亲书》。

【组成】粟米四合（净淘）　白面四两

【用法】以粟米拌面令匀，煮作粥。每日一服，空心食之。

【功用】养肾气，和胃。

【主治】老人脾胃虚弱，呕吐不下食，渐加羸瘦者。

干葛散

【来源】《传家秘宝》卷三。

【组成】干葛十二两（如白面肥好者）　甘草三两（上者，生用）　齐州半夏三两（用生姜汁半盏，水一斗，同煮，切，焙干）

【用法】上为散。每服一钱，加生姜三片，大枣二枚，青竹茹、槐子，同煎七分，去滓，一日二次。小儿每服一钱。

【主治】胃膈热，吐逆不定，诸药无效。

小半夏加橘皮汤

【来源】《卫生宝鉴·补遗》引《类证活人书》。

【组成】半夏一两　陈皮半两　白术　茯苓　甘草各半两

【用法】上锉。每服五钱，水二盏，加生姜十片，煎至八分，去滓温服。

【主治】吐而身热，或不热者。

退痰丸

【来源】《圣济总录》卷十七。

【组成】人参　赤茯苓（去黑皮）　干姜（炮）　半夏（汤洗七遍，去滑）各一两

【用法】上为末，以粟米饭和丸，如梧桐子大。每服二十丸，空心生姜汤送下，日午再服。

【主治】风痰壅盛，每日早晨多喜呕吐。

参橘汤

【来源】《圣济总录》卷三十二。

【组成】人参　陈橘皮（汤浸去白，焙）各一两　前胡（去芦头）　白术　杏仁（汤浸去皮尖双仁，炒）　枇杷叶（去毛，姜汁炙）各半两　甘草（炙）一分

【用法】上为粗末。每服五钱匕，水一盏半，煎至七分，去滓，食前温服。

【主治】伤寒后脾肺未和，痰壅欲吐，不思饮食。

藿香汤

【来源】《圣济总录》卷三十二。

【组成】藿香　竹茹　陈橘皮（汤浸去白，焙）　麦门冬（去心，焙）　枇杷叶（去毛，姜汁炙）各半两　人参三分

【用法】上为粗末。每服五钱匕，水一盏半，加生姜半分，拍碎，同煎至七分，去滓温服。

【主治】伤寒后，胃气未和，呕吐不下食。

鸡子汤

【来源】《圣济总录》卷三十八。

【组成】人参一两

【用法】上为粗末，用水三盏，煎至一盏半，去滓，重煎令沸，投入鸡子白一枚，打转，掠去沫，顿服。

【主治】呕吐烦闷及霍乱。

丁香白术饮

【来源】《圣济总录》卷四十四。

【组成】丁香半两　白术一两　白芍药　桂（去粗皮）　高良姜　白豆蔻（去皮）　陈橘皮（汤浸，去白，焙）　干姜（炮）　桔梗（炒）各一两半　苍术（汤浸，去皮，焙）三两　丁香皮　厚朴（去粗皮，生姜汁炙透）　乌头（炮裂，去皮脐）各一两

【用法】上药锉如麻豆大。每服三钱匕，水一盏，

加生姜三片，大枣三个（擘破），同煎至六分，去滓，食前稍热服。

【主治】脾虚呕吐，寒痰滑泄，不能饮食。

人参豆蔻煮散

【来源】《圣济总录》卷四十四。

【组成】人参 黄耆（锉）各一两 干木瓜（锉，焙）诃黎勒皮各三两 肉豆蔻（煨，去壳）一枚 陈橘皮（汤浸，去白，焙）白术 高良姜 木香 甘草（炙，锉）各半两 白茯苓（去黑皮）一两半

【用法】上为散。每服三钱匕，水一盏，煎至七分，去滓，空腹、午时温服，一日二次。

【主治】脾胃虚冷，呕逆不思食，脐腹绞痛，大便滑泄。

乌药沉香丸

【来源】《圣济总录》卷四十四。

【组成】乌药（锉）沉香（锉）各一两 葫芦巴（炒）白芷各半两 木香 荜澄茄各三分

【用法】上为末，炼蜜为丸，如梧桐子大。每服十五丸，食前温粟米饮送下。

【功用】顺三焦，化滞气，定腹痛，进饮食。

【主治】脾虚胀闷，呕逆恶心。

荜茇丸

【来源】《圣济总录》卷四十四。

【组成】荜茇 木香 附子（炮裂，去皮脐）胡椒 桂（去粗皮）干姜（炮）诃黎勒皮（焙）各半两 厚朴（去粗皮，生姜汁炙）一两半

【用法】上为末，炼蜜为丸，如梧桐子大。每服十五丸，空心粥饮送下，一日三次。

【主治】脾虚呕逆，心腹常痛，面色青黄，腰胯冷疼。

人参丸

【来源】《圣济总录》卷四十五。

【组成】人参二两 白术二两半 干姜（炮）半

两 山芋二两 附子（炮裂，去皮脐）一两 甘草（炙，锉）一两半

【用法】上为末，炼蜜为丸，如弹子大。每服一丸，水一盏，加大枣二枚（擘破），同煎至六分，去滓温服；白汤嚼服亦得。

【主治】
1.《圣济总录》：脾胃气虚弱，呕吐不下食。
2.《普济方》：心腹刺痛，频并泄利。

人参汤

【来源】《圣济总录》卷四十五。

【组成】人参 半夏（汤洗去滑，生姜汁制）甘草（炙，锉）白茅根 白茯苓（去黑皮）竹茹 陈橘皮（去白，焙）麦门冬（去心，焙）各三分

【用法】上为粗末。每服四钱匕，水一盏半，加生姜五片，煎至八分，去滓温服。

【主治】脾胃气逆，呕吐不止，心下澹澹。

人参藿香汤

【来源】《圣济总录》卷四十五。

【别名】人参藿香散（《小儿卫生总微论方》卷十）。

【组成】人参一两 藿香叶半两 白术 丁香 枇杷叶（拭去毛，微炙）高良姜各一两 甘草（炙，锉）一钱

【用法】上为粗末。每服三钱匕，水一盏，加干木瓜二片，同煎至七分，去滓热服。

【主治】脾胃气虚汤，呕吐不下食。

平胃丸

【来源】《圣济总录》卷四十五。

【组成】半夏曲（焙）一两 肉豆蔻（去皮）槟榔（锉）各二枚 青橘皮（汤浸，去白，焙）半两 沉香一两 木香 丁香各半两 麝香半钱（研）

【用法】上为末，枣肉与糯米粥为丸，如梧桐子大，丹砂为衣，阴干。每服三五丸，生姜汤嚼下。

【功用】进食消痰。

【主治】脾胃气虚弱，呕吐不下食。

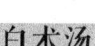

白术汤

【来源】《圣济总录》卷四十五。

【组成】白术（炒）附子（炮裂，去皮脐）陈橘皮（汤浸，去白，焙，炒）各三分 人参一两 桂（去粗皮）芍药 枇杷叶（去毛，炙）白茅根 芦根 枳壳（去瓤，麸炒）各半两

【用法】上锉如麻豆大。每服三钱匕，水一盏，煎至七分，去滓温服，不拘时候。

【主治】脾胃气弱，留饮停积，饮食不化，呕吐不止。

白豆蔻汤

【来源】《圣济总录》卷四十五。

【组成】白豆蔻（去皮）人参 白术各一两 厚朴（去粗皮，生姜汁炙透，锉）二两 陈橘皮（汤浸，去白，焙）半两 芎䓖 白茯苓（去黑皮）干姜（炮）各一两 丁香半两 甘草（炙，锉）三分 白檀香（锉）一分

【用法】上为粗末。每服三钱匕，水一盏，加生姜三片，大枣二个（擘破），煎至七分，去滓稍热服。

【主治】脾胃气弱，呕吐不下食。

枇杷叶汤

【来源】《圣济总录》卷四十五。

【组成】枇杷叶（拭去毛，微炒）厚朴（去粗皮，生姜汁炙透）前胡（去芦头）白术 人参 茯神（去木）陈橘皮（汤浸，去白，焙）半夏（汤洗七遍去滑，炒）各半两

【用法】上为粗末。每服三钱匕，水一盏，加生姜五片，煎至六分，去滓，食后温服。

【功用】止逆进食。

【主治】脾胃气虚弱，呕吐不食。

京三棱丸

【来源】《圣济总录》卷四十五。

【组成】京三棱（灰火内炮，乘热捶碎）益智（去皮）各一两 麦蘖（微炒）半两 陈橘皮

（汤浸去白，焙）二两 陈曲（捣作粗末，微炒）人参各半两

【用法】上为末，煮白面糊为丸，如梧桐子大。每服十五丸，食前生姜、枣汤送下。

【主治】脾胃气虚弱，呕吐不下食。

参香散

【来源】《圣济总录》卷四十五。

【组成】人参 丁香各等分

【用法】上为散。每服二钱，空心热米饮调下。

【主治】脾胃气虚弱，呕吐不下食。

覆盆饮

【来源】《圣济总录》卷四十五。

【别名】覆盆散（《普济方》卷二〇六）。

【组成】覆盆子根 枣（青州者，去核）人参 白茅根 灯心 半夏（汤洗七遍，焙）前胡（去芦头）白术各等分

【用法】上碎如麻豆大。每服五钱匕，水一盏半，煎至八分，去滓温服，一日三次。

【主治】胃气不和，呕逆不下食。

紫苏丸

【来源】《圣济总录》卷四十六。

【组成】紫苏叶 桂（去粗皮）赤茯苓（去黑皮）缩砂（去皮）甘草（炙，锉）各二两 沉香（锉）人参 桔梗（炒）青橘皮（汤浸，去白，焙）陈橘皮（汤浸，去白，焙）各一两 胡椒半两

【用法】上为末，炼蜜为丸，如弹子大。每服一丸，炒生姜盐汤嚼下。

【功用】调脏止泻。

【主治】脾胃不和，痰唾呕逆，脐腹撮痛，心胸痛闷。

丁香汤

【来源】《圣济总录》卷四十七。

【组成】丁香母三粒（捶碎）陈橘皮一枚（全者，

汤浸，去白，焙）

【用法】用水一盏，煎取半盏，去滓热呷。

【主治】胃冷呕逆，气厥不通。

生姜散

【来源】《圣济总录》卷四十七。

【组成】草豆蔻二两（去皮，白面裹煨令熟，去面）甘草四两（炙，锉）

【用法】上为粗末，以生姜去皮半斤细切，与药末同入木臼内捣成饼子，焙干，再捣罗为散。每服一钱匕，入盐点服，不拘时候。

【主治】胃中有寒，气逆呕哕。

白术汤

【来源】《圣济总录》卷四十七。

【组成】白术（锉）甘草（炙，锉）莎草根（炒去毛）各一两 草豆蔻五枚（大者，去皮，炒）干姜（炮）陈曲（炒）麦蘖（炒）各半两

【用法】上为粗末。每服三钱匕，水一盏，加生姜三片，大枣二个（擘破），同煎至七分，去滓热服，不拘时候。

【主治】胃气受冷，气逆奔冲，呕哕不定。

半夏散

【来源】《圣济总录》卷四十七。

【组成】生姜（切作片子，盐淹一宿，焙干称）十二两 甘草八两（炙，锉）陈曲二十四两（炒）草豆蔻（去皮）三两 陈橘皮（汤浸，去白）三两 丁香二两 半夏曲一两半

【用法】上为散。每服三钱匕，入盐少许，沸汤点服，不拘时候。

【主治】五饮酒癖，怔悸动气，心下痞满，呕逆吐酸，背寒中冷，身体寒战，心腹注痛，不思饮食，腹内虚鸣，便往滑利，胃虚气弱，心下有冷痰者。

豆蔻汤

【来源】《圣济总录》卷四十七。

【组成】草豆蔻（去皮）一两半 桂（去粗

皮）生姜（去皮，切）附子（炮裂，去脐皮）各三分 甘草（炙，锉）丁香各半两

【用法】上细锉。每服五钱匕，水一盏半，大枣一枚（劈破），同煎至八分，去滓温服。

【主治】胃虚冷呕逆。

草豆蔻散

【来源】《圣济总录》卷四十七。

【别名】豆蔻散（《普济方》卷二〇六）。

【组成】草豆蔻（去皮，锉）八两 生姜（和皮切作片子用）一斤 甘草四两（炙，锉）陈橘皮（去白，焙）一两

【用法】上和匀，入银器内，用水过药三指许，慢火熬令水尽，取出焙干为散。每服一钱匕，沸汤点之，夏月煎作冷熟水服。

【主治】胃寒气逆，呕哕不止。

厚朴汤

【来源】《圣济总录》卷四十七。

【组成】厚朴（去粗皮，涂生姜汁炙）一两 白术 桂（去粗皮）各三分 桃仁（去皮尖双仁，麸炒）丁香各半两

【用法】上为粗末。每服三钱匕，水一盏，煎至七分，入醋数滴，去滓热呷。

【主治】胃冷呕逆。

厚朴煮散

【来源】《圣济总录》卷四十七。

【别名】调胃散（《宣明论方》卷八）。

【组成】厚朴（去粗皮）藿香叶 半夏（三味用生姜八两同为末，淹一宿，焙）陈橘皮（去白，焙）甘草（生）各一两

【用法】上为散。每服二钱匕，水一盏，加生姜三片，同煎至七分，去滓温服。

【主治】哕逆恶心，气不下降。

柴胡汤

【来源】《圣济总录》卷五十。

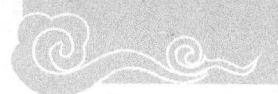

【组成】柴胡（去苗） 甘草（炙）各一两 芎䓖 独活（去芦头） 羌活（去芦头） 贝母（去心） 款冬花各半两 麻黄（去根节） 桑根白皮（锉）各一两半

【用法】上为粗末。每服三钱匕，水一盏，煎至七分，去滓温服，不拘时候。

【主治】肺壅痰毒，头眩呕逆。

干姜丸

【来源】《圣济总录》卷六十二。

【组成】干姜（炮）一分 半夏（汤浸，去滑，焙）二两 丁香半两

【用法】上为末，以生姜自然汁煮面糊为丸，如梧桐子大。每服十五丸，煎木瓜、盐汤送下，不拘时候。

【主治】膈气痰结，上焦冷气，吞酸吐沫，呕逆不食。

沉香煮散

【来源】《圣济总录》卷六十二。

【组成】沉香（锉） 茴香子（炒） 青橘皮（汤浸，去白，焙，炒） 胡椒 荜澄茄 楝实（锉） 陈橘皮（汤浸，去白，焙，炒）各一两

【用法】上为散。每服二钱匕，葱白五寸（拍破），酒并童子小便各半盏，同煎六分，放温，和滓服。重者不过三服。

【主治】膈气呕逆，饮食不下，心胸痞满。

妙红散

【来源】《圣济总录》卷六十二。

【组成】红曲（炒） 丁香 藿香叶 人参 白茯苓（去黑皮）各半两

【用法】上为散。每服二钱匕，食前米饮调下。

【主治】膈气痰结，呕逆吐食。

人参丸

【来源】《圣济总录》卷六十三。

【组成】人参三两 半夏（汤洗七遍，焙）二

两 前胡（去芦头）一两 铅丹（研）半两

【用法】上为细末，煮枣肉为丸，如梧桐子大。每服二十丸，食后生姜汤送下。

【主治】呕吐不下食，头痛。

白术汤

【来源】《圣济总录》卷六十三。

【组成】白术 丁香 甘草（炙，锉） 陈橘皮（去白，焙） 木香各半两 大腹（锉） 枳壳（去瓤，麸炒） 诃黎勒（炮，去核）各三分 草豆蔻（去皮）一两

【用法】上为粗末。每服三钱匕，水一盏，加生姜五片，同煎至七分，去滓，空心温服。

【主治】呕吐厥逆，不思饮食。

白术散

【来源】《圣济总录》卷六十三。

【组成】白术（锉，炒） 人参各二两 丁香 甘草（炙，锉）各三分 白茯苓（去黑皮）一两半 草豆蔻（去皮） 陈橘皮（去白，焙） 干姜（炮裂）各一两 桔梗（炒）半两

【用法】上为散，研匀。每服二钱匕，生姜、大枣汤调下。

【主治】胸满气逆，呕吐，不思食。

半夏橘皮饮

【来源】《圣济总录》卷六十三。

【组成】半夏（洗去滑，焙） 陈橘皮（去白，焙） 甘草（炙） 桂（去粗皮）各三分 人参一两一分 大腹一枚（锉）

【用法】上为粗末。每服五钱匕，水二盏，加生姜二片，煎至一盏，去滓温服，不拘时候。

【主治】脾胃虚寒痰盛，呕吐不食。

安中散

【来源】《圣济总录》卷六十三。

【组成】小麦（炒黄）四两 干姜（锉，炒）一两 甘草（炙） 陈曲（炒）各半两

【用法】上为散。每服二钱匕，以大枣煎汤调下。

【功用】除邪热，和胃进食。

【主治】干呕。

和胃汤

【来源】《圣济总录》卷六十三。

【组成】人参二两　赤茯苓（去黑皮）一两半　茅根一两　甘草（炙）半两　竹茹三分　半夏（汤洗七遍，焙）一两　木通（锉）三分

【用法】上为粗末。每服三钱匕，水一盏，加生姜三片，大枣二个（劈破），煎至七分，去滓温服。

【主治】食饮不下，呕逆清水，面目虚肿。

厚朴散

【来源】《圣济总录》卷六十三。

【组成】厚朴（去粗皮，锉，姜汁浸一宿，炒）四两　生姜二斤（净洗，切片，熬干，炒令紫色）　甘草（锉，炒）二两　陈橘皮（汤浸，去白，炒）六两　草豆蔻（去皮，锉细，炒）二两

【用法】上为散。每服二钱匕，沸汤入盐点下。脾气等疾，每服三钱匕，水一盏，加生姜二片，大枣二枚（擘破），煎至六分，温服。

【功用】消痰下气。

【主治】呕吐不食。

济急散

【来源】《圣济总录》卷六十三。

【组成】附子一枚（切下盖，取出肉，纳丁香在内）　丁香四十九枚

【用法】上药用生姜自然汁略浸附子，于瓷瓶中重汤煮之令干，捣罗为细散。每服一钱匕，含化咽津。

【主治】脾胃虚寒，痰饮留滞，呕吐不止。

前胡汤

【来源】《圣济总录》卷六十三。

【组成】前胡（去芦头）　麦门冬（去心，焙）　人参　淡竹茹　芍药　陈橘皮（汤去白，焙）　半夏

（汤洗七遍，焙）各等分

【用法】上锉，如麻豆大，拌匀。每服三钱匕，水一盏，加生姜三片，煎至七分，去滓，食前温服。

【主治】呕吐不下食。

桂心汤

【来源】《圣济总录》卷六十三。

【组成】桂（去粗皮）　干姜（炮）　半夏（汤洗去滑，炒）各一分

【用法】上为粗末。每服三钱匕，水一盏，加生姜三片，煎至六分，去滓，空心温服。

【主治】脾胃虚寒，呕吐不止。

柴胡知母饮

【来源】《圣济总录》卷六十三。

【组成】柴胡（去苗）一两　知母（焙）半两　芦根（锉）三分　槟榔一两　陈橘皮半两　人参半两

【用法】上为散。每服三钱匕，水一盏，加生姜五片，同煎至六分，去滓热服。

【主治】呕吐不下食，头痛身热。

奇效汤

【来源】《圣济总录》卷六十四。

【组成】附子（炮裂，去皮脐）二两　木香半两　半夏（汤洗七遍，切，焙）二两

【用法】上锉，如麻豆大。每服三钱匕，水一盏半，加生姜半分（切），大枣二个（擘破），煎至一盏，去滓，空心温服。

【主治】冷痰壅盛，胸膈不利，胃口冷，脾气弱，呕吐痰涎。

半夏汤

【来源】《圣济总录》卷六十六。

【组成】半夏（汤洗七遍去滑，切，焙）　生姜　陈橘皮（汤浸，去瓤，焙）各二两　桂（去粗皮）一两

【用法】上锉，分作二剂。每剂水五盏，煎取二

盏，去滓，分温二服，空腹饮之。

【主治】气逆，食则呕吐。

人参散

【来源】《圣济总录》卷六十七。

【组成】人参　白术（锉，炒）各二两　白茯苓（去黑皮）一两　甘草（炙、锉）干姜（炮）各半两　粟米一合。

【用法】上为散。每服二钱匕，用竹茹、生姜煎汤调下。

【主治】上气呕吐，或胸中痰饮，停积呕吐。

豆蔻丸

【来源】《圣济总录》卷六十七。

【组成】肉豆蔻（大者，去壳）二枚　桂（去粗皮）青橘皮（汤浸，去白，焙）附子（炮裂，去皮脐）各半两　半夏（汤洗七遍，麸炒黄色）干姜（炮）各一两

【用法】上为细末，生姜自然汁煮面糊为丸，如梧桐子大。每服十丸，空心、食前生姜汤送下。

【功用】开胃进食。

【主治】气逆上冲，吐逆不止，冷痰壅滞。

芫花散

【来源】《圣济总录》卷六十七。

【组成】芫花一两（醋炒）肉豆蔻（去壳，锉）槟榔（锉）各一个

【用法】上为细散。每服一钱匕，煨葱白一寸，温酒调下。

【主治】上气呕吐不止。

豆蔻拨刀

【来源】《圣济总录》卷一八九。

【别名】豆蔻面。

【组成】草豆蔻仁二枚（煨）高良姜（细锉）半两　生姜汁二合　羊肉（炒臛）四两　面四两

【用法】以水一升，先煎豆蔻、高良姜至二合，去滓，并生姜汁和面作拨刀。煮熟，以羊肉臛调和，

空腹食。

【主治】脾胃气弱，食即呕逆。

猪肚羹

【来源】《圣济总录》卷一八九。

【组成】猪肚（净洗，去脂膜）一枚　人参一两　陈橘皮（去白，细切）三分　生姜（去皮，细切）一两　芦根（细切）半两

【用法】上先以水一斗煮芦根至七升，去滓；次用人参等三味贮在猪肚中，以线缝合，再用芦根汁煮令烂熟，去滓；将猪肚细切，作羹。任意食之，余汁作三五次饮尽。

【主治】呕吐。

白术丸

【来源】《全生指迷方》卷四。

【别名】丁香半夏丸（《济生方》卷二）。

【组成】白术三两　半夏（汤洗七遍）二两　橘皮（洗）干姜各三两　丁香一两

【用法】上为细末，姜汁煮糊为丸，如梧桐子大。每服三十丸，食前姜汤送下。

【主治】宿寒在胃，心中温温常欲呕，闻食吐酸，其关弦，脉小而短。

竹茹汤

【来源】《全生指迷方》卷四。

【组成】竹茹　橘皮　甘草　半夏　赤茯苓　麦冬　人参　枇杷叶

【用法】加生姜、大枣，水煎服。

【主治】胃受邪热气浊，阴阳浑乱，心下烦，不喜热物，得热即呕，喜渴，其脉虚数，或细而疾。

【加减】胃寒，去竹茹、麦冬，加丁香；实火，去人参。

瑞莲散

【来源】《医方大成》卷十引《幼幼方》。

【组成】石莲肉一两　木香　丁香各二钱半　人参三钱　泽泻三钱　诃子肉三个　紫苏子（炒）半

两　白芷半两　肉豆蔻二个（煨）陈皮五钱

【用法】上为末。每服一钱，生姜、大枣煎汤送下。

【主治】脾胃一切虚寒，呕吐不食。

丁香益胃汤

【来源】《幼幼新书》卷二十七引张涣方。

【组成】丁香　人参各一两　诃黎勒皮一分　官桂　大黄（炮黑）各半两

【用法】上为细末。每服一钱，水一小盏，加生姜二片，煎五分，温服。

【主治】胃虚挟热，吐逆不止。

香参汤

【来源】《幼幼新书》卷二十七引张涣方。

【组成】藿香叶　人参　舶上丁香皮　丁香　白茯苓各一两　青橘皮（去白）　木香　甘草（炙）各半两

【用法】上为细末。每服一钱，水一小盏，加生姜二片，煎至五分，去滓温服。

【功用】消寒痰。

【主治】寒痰呕吐。

养中汤

【来源】《幼幼新书》卷二十七引张涣方。

【组成】大附子（炮裂，去皮尖脐）一枚　沉香　木香各半两　人参一两　官桂　半夏（汤浸七遍，焙干）各一两

【用法】上为细末。每服一钱，水一小盏，入生姜三片，煎五分，去滓。放温，时时服。

【功用】养脾胃。

【主治】呕吐不止。

温脾散

【来源】《幼幼新书》卷二十七引张涣方。

【组成】厚朴（姜炙）一两　丁香　白术　干姜各半两　肉桂一分

【用法】上为细末，每服一钱，人参汤调下。

【功用】温散寒湿。

【主治】小儿寒湿呕吐。

丁香丸

【来源】《幼幼新书》（古籍本）卷二十九引《张氏家传》。

【别名】小丁香丸（《幼幼新书》人卫本卷二十九）。

【组成】丁香　肉豆蔻　五灵脂各一两　黑豆（连皮）十两　巴豆（灯上烧存性，罐内煨，烟尽，去油）一两

【用法】上为细末，沸汤调一半豆末，和药为丸，如黄米大。每服五七丸至十丸，汤裁服；伏暑伤冷，用桃枝汤送下；积滞，临卧十丸；赤痢，甘草汤送下；白痢，干姜汤送下。

【主治】一切酒食伤，心腹痛，呕逆恶心，不食，暑月伤生冷果，远年积块，赤白痢。

【宜忌】忌热物。

藿香散

【来源】《幼幼新书》卷二十七引郑愈方。

【组成】藿香　赤曲各二钱　半夏一钱（姜汁制）

【用法】上为末。每服半钱，南木香汤调下；木瓜汤亦得。三服立止。次用调中散。

【主治】吐逆。

人参藿香散

【来源】《鸡峰普济方》卷十二。

【组成】人参二两　藿香三两　丁香二两　沉香一两　肉豆蔻二两　木香一两　官桂　干姜各二两　厚朴四两　陈皮三两　枇杷叶一两　甘草二两　半夏一两

【用法】上为细末，每服一钱，水一盏，加生姜三片，大枣一个，同煎至七分，和滓温服，不拘时候。

【主治】一切气，及脾胃呕逆，心胸痞满，泄泻。

大圣膏

【来源】《鸡峰普济方》卷十二。

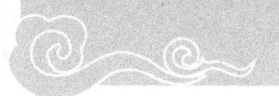

【组成】厚朴　大腹皮　枇杷叶　半夏　人参各等分

【用法】上为粗末，再加生姜二钱（去皮），切作片子，一处捣烂，和作饼子，当二钱大，焙干。每服一饼，煎至七分，去滓热服，不拘时候。

【主治】脾胃虚弱，中脘寒冷，呕吐痰涎不止。

厚朴散

【来源】《鸡峰普济方》卷十二。

【组成】厚朴半两　天南星三分　白术　人参　干蝎各半钱

【用法】上为细末。每服一钱，水一盏，加生姜二片，大枣一个，同煎至半盏，食前温服。

【主治】胃虚呕吐，腹胀坚硬，饮食减少，因生虚风者。

温胃丸

【来源】《鸡峰普济方》卷十二。

【组成】丁香　木香各二两　半夏一两　硫黄一分（结砂子）

【用法】上为细末，粟米饭和丸，如豌豆大。每服五七丸，姜汤送下。

【主治】吐逆。

大丁沉丸

【来源】《鸡峰普济方》卷十四。

【组成】丁香　白茯苓　人参　不灰木　半夏（为末，生姜汁和作饼子，干）各一两　阳起石　礞石各半两　阿魏半分（醋化，面和饼子，干）杏仁五个（去皮，针上灯燎去皮，研）巴豆五个（去皮心膜，瓦上出油，炒）

【用法】上为细末，白蒸饼浸，漉出控干为丸，如鸡头子大。每服二丸，加生姜三片，水七分，煎至四分，温服，不拘时候，小儿减服。

【主治】呕吐不止。

玉龙散

【来源】《鸡峰普济方》卷十四。

【组成】硫黄　滑石各等分

【用法】上为细末。每服一钱，糯米饮调下。

【主治】吐逆不止。

玉蕊散

【来源】《鸡峰普济方》卷十四。

【组成】滑石二两　硫黄一两　丁香　肉豆蔻各半两

【用法】上为细末。每服一钱，食前米饮调下。

【功用】止吐逆。

母丁香丸

【来源】《鸡峰普济方》卷十四。

【组成】母丁香七个　丁香　吴茱萸各半两　硫黄一分　石胆一钱　麝香一分

【用法】上为细末，生姜自然汁糊为丸，如梧桐子大。每服五七丸，生姜汤送下。呕逆，盐醋少许化一丸，于箸头上服之。

【主治】呕吐不已。

母丁香膏

【来源】《鸡峰普济方》卷十四。

【组成】五灵脂一两　丁香十四个　母丁香七个

【用法】上为细末，用犬胆和为丸，如豌豆大，捏扁阴干。每服一饼子，倒流水送下。

　　本方方名，据剂型当作"母丁香饼"。

【主治】吐逆不止。

胜金丸

【来源】《鸡峰普济方》卷十四。

【组成】胡椒十粒

【用法】以新水送下。

【主治】吐不止。

干葛汤

【来源】《鸡峰普济方》卷十八。

【组成】干葛三两　甘草　半夏各三分

【用法】上为粗末。每服五钱，水二盏，加生姜三片，竹茹枣许大，煎至一盏，去滓温服。

【主治】邪热蓄于胃中，胃中得热则气不清，气不清则阴阳浑，以致心下微烦，恶闻热物，得热即呕，时时喜渴，其脉虚数或细而疾。

大半夏汤

【来源】《鸡峰普济方》卷十八。

【组成】半夏　白术各五两　人参半两

【用法】上为粗末。每服五钱，水三盏，煎至一盏，去滓，加白蜜皂子大，停少时温服。

【主治】宿寒在胃，胃寒则不能运化水谷，胃属土而恶湿，以致心中温温欲呕，恶闻饮食，有时吞酸，其脉关上小弦而短。

半夏茯苓饮子

【来源】《鸡峰普济方》卷十八。

【组成】半夏二两　附子　赤茯苓　白术　人参　黄橘皮　丁香各一分

【用法】上为细末。每服五钱，加生姜，水煎，空心服。

【主治】痰饮呕吐。

【加减】心躁者，去丁香；饮甚者，加细辛、葶苈一分、枳实四个。

青金木香丸

【来源】《鸡峰普济方》卷十八。

【组成】硫黄　水银各半两（二味同研，不见水银为度）　木香　吴茱萸各一分

【用法】上为末，生姜汁煮面糊为丸，如梧桐子大。每服十丸，生姜汤送下。

【主治】呕吐，日渐赢瘦，气上促急，此由阴阳痞隔不下降，内无阳以温之，水谷津液反出，其脉浮之即有，按之全无，上部有，下部无。

金针丸

【来源】《鸡峰普济方》卷十八。

【组成】巴豆　朱砂各等分

【用法】面糊为丸，如麻子大，遂旋用针穿一窍子。每服一丸，以针扎定，于灯上烧少时，熟水送下。

【主治】卒然呕吐，胸中痞闷，气不下行，此由饮食失宜，过伤胃气，胃气滞而不行，水谷不化，气逆则吐，其脉沉疾而短滑。

和中汤

【来源】《鸡峰普济方》卷二十五。

【组成】白术四两　橘皮（黄者）　厚朴二两半　人参　茯苓　甘草一两半
方中橘皮、人参、茯苓用量原缺。

【用法】上为细末。每服三钱，水一盏，入生姜煎至七分，空心温服。

【功用】调适阴阳，通流荣卫，养脾胃，进饮食。

【主治】胁肋胀满，呕逆恶心。

天南星粥

【来源】《鸡峰普济方》卷三十。

【组成】天南星（大者）一枚

【用法】上生为细末。每服一钱，研粟米汁三盏，慢火煮成稀粥，放温，缓缓服之。

【主治】吐逆不定，欲生风者。

白术散

【来源】《普济本事方》卷四。

【别名】白术茯苓泽泻汤（《医方考》卷六）。

【组成】泽泻　白术　茯苓（去皮）各等分

【用法】上为细末。每服一钱，汤调温下。

【主治】

1.《普济本事方》：食后多吐，欲作反胃。

2.《医方考》：痘而水泡。

3.《痘学真传》：痘家作泻，则液内竭而色干；疮湿则液外走而便结，如泄泻疮湿并见者，此脾胃多湿而不健运也。

【方论】

1.《医方考》：痘疹中有实热，膈有停水、湿热外行，初则痘色晶亮，顷则痘皆水泡矣。此乃水不能润下，灶底燃薪，釜中发泡之义。是方

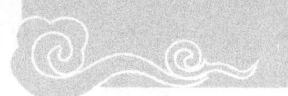

也，白术甘而燥，能益土以防水；茯苓甘而淡，能益土以决防；泽泻咸而润，能润下而利水。水利湿消，泡自愈矣。

2.《本事方释义》：泽泻气味咸微寒，入足太阳；白术气味甘温，入足太阴；茯苓气味甘平淡渗，入足阳明，能引诸药达于至阴之处。此治食后多吐，将成反胃之疴，其人必是酒客，中宫气馁，饮浊上干，三味最能达阴泄浊，又能和中养正，所以确中病情也。

香灵丸

【来源】《普济本事方》卷四。

【别名】香脂丸（《卫生家宝产科备要》卷五）、六丁丸（《是斋百一选方》卷二引姜尧章方）。

【组成】丁香 好辰砂（研，飞）各六钱 五灵脂（拣如鼠屎者，淘去沙石，晒干）四钱

【用法】上香、脂先为细末，后入砂，再研匀，狗胆或猪胆汁为丸，如鸡头子大。每服一丸，生姜、橘皮汤磨下。

【主治】

1.《普济本事方》：呕吐不止。

2.《是斋百一选方》引姜尧章方：翻胃。

丁香安胃丸

【来源】《小儿卫生总微论方》卷十。

【组成】肉桂半两 丁皮 藿香（去土） 滑石 茯苓各一两

【用法】上为细末，炼蜜为丸，如鸡头子大。每服一丸，温汤化下，不拘时候。

【主治】小儿胃虚，气逆呕吐，泄泻，烦渴欲饮，精神昏困。

人参白术散

【来源】《小儿卫生总微论方》卷十。

【组成】厚朴（去粗皮，生姜制）二两 人参（去芦） 白术 半夏（汤洗七次） 陈皮（去白）各一两

【用法】上为细末。每服一钱，水一小盏，加生姜二片，煎至六分，去滓温服。

【主治】胃气不和，吐逆不思乳食；亦治霍乱吐逆。

万安丹

【来源】《小儿卫生总微论方》卷十。

【组成】半夏一分（汤洗七次，焙干） 白术一分 附子一个（炮制，去皮脐） 硫黄一分（研） 朱砂半两（研，飞）

【用法】上前三味先为末，入研药拌匀，生姜汁为丸，如黍米大。每服十丸，乳食前米饮送下。

【主治】胃虚，伤冷吐逆。

龙虎救生丹

【来源】《小儿卫生总微论方》卷十。

【组成】水银半两 硫黄一两（二味同研细，至无星为度） 丁香半两 半夏曲一两 人参（去芦）一分 天南星半两（炮） 白附子一分（炮裂）

【用法】上为末，生姜汁煮糊为丸，如萝卜子大。每服一二十丸，煎藿香汤送下；伏热吐者，煎莲子心汤送下。

【主治】一切吐逆不下食，及妊娠恶阻。

白茅散

【来源】《小儿卫生总微论方》卷十。

【组成】丁香 花桑叶 人参（去芦） 藿香叶（去土） 白茅根（锉）各一分

【用法】上为散。每服一钱，水一小盏，煎至五分，去滓，量大、小分服，不拘时候。

【主治】吐逆不定。

枇杷叶汁

【来源】《小儿卫生总微论方》卷十。

【组成】枇杷叶（拭去毛，净）

【用法】煮汁。饮之。

【主治】干呕烦热，亦治咳嗽。

厚朴散

【来源】《小儿卫生总微论方》卷十。

【组成】白茯苓一两半 肉豆蔻（面裹煨）半两 厚朴（去皮，生姜制）一两 枇杷叶（炙，

去毛）一钱

【用法】上为细末。每服一钱，水一小盏，加生姜二片，煎至六分，去滓，空心温服，不拘时候。

【主治】小儿胃冷气逆，吐不思食。

壁钱汤

【来源】《小儿卫生总微论方》卷十。

【组成】壁钱窠二七个（其虫似蜘蛛，作白幕如钱于壁上，土人呼为壁茧）

【用法】煎汤饮之。

【主治】吐逆不定。

大人参半夏丸

【来源】《宣明论方》卷九。

【组成】人参　茯苓（去皮）　天南星　薄荷叶各半两　半夏　干姜　白矾（生）　寒水石　蛤粉各一两　藿香叶一分

【用法】上为末，面糊为丸，如小豆大。每服二三十丸，生姜汤送下；食后温水下亦得一法，加黄连半两、黄柏二两，水为丸，取效愈炒。

【功用】化痰坠涎，止嗽定喘，宣通气血，调和脏腑，进饮食。

【主治】诸痰呕吐，痰逆、痰厥头痛，风气偏正头疼，风壅头目昏眩，耳鸣鼻塞，咽膈不利，心腹痞满，筋脉拘挛，肢体麻痹疼痛，中风偏枯，咳唾稠粘，肺痿，酒病。

白术厚朴汤

【来源】《宣明论方》卷九。

【组成】白术　甘草（炙）　葛根各一两　厚朴半两

【用法】上为末。每服一二钱，水一大盏，加生姜五片，煎至六分，去滓，食前服。

【功用】利胸膈，除寒热，美饮食。

【主治】痰呕不散。

妙功藏用丸

【来源】《宣明论方》卷四。

【别名】显仁丸、神芎丸。

【组成】大黄　黄芩　黄连各半两　黑牵牛一两　滑石二分　荆芥穗二两　防风一分　川芎一两　木香二分　官桂三分（去皮）

【用法】上为末，滴水为丸，如小豆大。每服二十至三十丸，生姜汤送下，温水亦得，每日三次。

【主治】呕哕不食，痿弱难运，血溢血泄，淋闭不通，或泄利，三焦壅滞，传化失常。

生硫黄丸

【来源】《三因方》卷十一。

【组成】硫黄不拘多少

【用法】以柳木槌研细，生姜汁拌炊饼糊为丸，如梧桐子大。每服五十丸，食前米汤送下。

【主治】寒呕，脉弱，小便复利，身有微热。见厥者难治。

麦门冬汤

【来源】《三因极一病证方论》卷十一。

【别名】麦冬汤（《赤水玄珠全集》卷十六）。

【组成】麦门冬（去心）　生芦根　竹茹　白术各五两　甘草（炙）　茯苓各二两　橘皮　人参　葳蕤各三两

【用法】上锉散。每服四大钱，水一盏半，加生姜五片，陈米一撮，煎七分，去滓热服。

【主治】上焦伏热，腹满不欲食，食入胃未定，汗出，身背皆热，或食入先吐而后下，名曰漏气。

胃气丸

【来源】《三因极一病证方论》卷十一。

【组成】硫黄（猪脏内缚两头，以米泔、酒、童便各一碗，煮干一半，取出洗断秽气，控干）十两　半夏（汤洗去滑）五两　白茯苓　人参各一两　石膏一分（煅，一法同硫黄煮）

【用法】上为末，生姜自然汁释饮饼糊为丸，如梧桐子大。每服五十丸至百丸，空腹米汤入少许生姜汁送下。

【主治】忧思过度，脾肺气闭，聚结涎饮，留滞肠胃，气郁于阴，凝寒于阳，阴阳反戾，吐利交作，四肢厥冷，头目眩晕，或复发热。及老人胃寒，

大便反秘，妊娠恶阻，全不纳食。

丁香五辛丸

【来源】《杨氏家藏方》卷五。

【组成】丁香　木香　干姜（炮）各一两　胡椒三两　半夏二两（汤洗七遍，焙）

【用法】上为细末，生姜自然汁煮糊为丸，如梧桐子大。每服三十丸至五十丸，生姜汤送下，不拘时候。

【功用】温中暖胃，止吐逆，进食消痰。

麝香宽中丸

【来源】《杨氏家藏方》卷五。

【组成】沉香四钱（细锉）　香附子（去毛，炒）二两　缩砂仁一两半　甘松（洗去土）二两　姜黄二两　木香半两　陈橘皮（去白）二两　甘草一两（炙）　白檀香一两（锉细，令取末）　麝香二钱（别研）

【用法】上为细末，次入麝香研匀，熬甘草膏子为丸，如梧桐子大。每服三五丸，嚼细，沸汤送下，不拘时候。

【主治】中脘不快，胸膈痞闷，呕逆恶心，腹胁刺痛，不思饮食。

二香养胃丸

【来源】《杨氏家藏方》卷六。

【组成】丁香一分　木香一分　陈橘皮（去白）　益智子　缩砂仁　甘草　肉桂（去粗皮）　槟榔　肉豆蔻（面裹，煨熟）各半两　青橘皮（去白）四钱　干姜（炮）三钱

【用法】上为细末，炼蜜为丸，每一两作十丸。每服一丸或二丸，食前细嚼，热汤送下。

【主治】脾胃不和，心下虚痞，不思饮食，呕吐痰逆，噫气吞酸，口苦无味，嗜卧体重，腹胁刺痛。

丁附丸

【来源】《杨氏家藏方》卷六。

【组成】丁香一两　附子（炮，去皮脐）　肉豆蔻

（面裹煨熟）　胡椒各半两

【用法】上为细末，炼蜜为丸，每一两，作一十五丸。每服十五丸，嚼破，橘皮汤送下。

【主治】脾胃虚冷，呕吐不止。

人参冲和丸

【来源】《杨氏家藏方》卷六。

【组成】人参（去芦头）　白术　大麦芽（炒）　陈橘皮（汤浸，去白）　干姜（炮）　甘草（炙）各二两　青橘皮（汤浸，去白）　神曲（先捣细，炒香）各一两

【用法】上为细末，炼蜜为丸，每一两作十丸，食前服一丸，细嚼，浓煎大枣汤下；或每服一丸，水一盏，煎至七分，温服。

【功用】常服大进饮食，消谷散滞。

【主治】脾经受冷，心腹疼痛，呕逆中满，不进饮食；兼因伤冷作泻。

【加减】如脾胃虚弱，不进饮食，大便溏泄，不因伤滞者，可去青橘皮，加肉豆蔻、缩砂仁各半两。

豆蔻煮散

【来源】《杨氏家藏方》卷六。

【组成】草豆蔻仁　白术　白茯苓（去皮）各一两　高良姜二两（炒）　白豆蔻仁　人参（去芦头）　甘草（炙）各半两　丁香　陈橘皮（去白）　木香各一分

【用法】上为粗末。每服四钱，水一盏半，加乌梅一枚，煎至一盏，去滓，空心、食前温服。

【功用】健脾和胃。

【主治】呕逆恶心，不思饮食。

香银丸

【来源】《杨氏家藏方》卷六。

【组成】藿香叶（去土）一两　丁香（大者）六十枚　草豆蔻仁（大者）四枚　附子（炮，去皮脐，取末）　生硫黄　水银各一钱

【用法】先将硫黄、水银同研，后碾诸药为细末，和匀，煮枣肉为丸，每一两作十五丸。每服一丸至二丸，煎生姜、大枣汤化下，不拘时候。

【主治】一切吐逆，粥药不下者。

姜枣丸

【来源】《杨氏家藏方》卷六。

【组成】干生姜一斤　大枣四斤（去核，饧水洗，拌匀，焙干）　陈橘皮（去白）一两

【用法】上为细末，别用枣一斤，生姜一斤，切作片子，同枣煮烂，不用生姜，只将枣去皮核，取肉和前药末为丸，如梧桐子大。每服一百丸，空心食前温米饮送下。

【功用】安和脾胃，美进饮食。

【主治】中脘不快，呕吐无时。

丁香半夏汤

【来源】《杨氏家藏方》卷二十。

【组成】半夏曲（炒黄）　白术　人参（去芦头）各二两　甘草（微炙）　白檀香　生姜（去皮，切片，焙干）各一两　姜黄半两　丁香半两

【用法】上为末。每服二钱，沸汤点服。

【功用】平胃益气，宽胸化痰。

【主治】呕逆恶心，全不美食。

二生汤

【来源】方出《传信适用方》卷一引叶梦锡方，名见《济生方》卷四。

【组成】附子一两　半夏半两（洗）

　　《济生方》：附子（生，去皮脐），半夏（生用）各等分。

【用法】上锉，分三服。水二盏，加生姜二十片，煎八分，空心服。

　　《济生方》：每服四钱，水二盏，姜三片，煎服。

【主治】

　　1.《传信适用方》：痰嗽。

　　2.《奇效良方》：胃冷有痰。

　　3.《产科发蒙》：呕吐不止，及药入咽即吐逆者。

二十四味养脾丸

【来源】《传信适用方》卷一引秦绫锦方。

【别名】二十四味养胃丸（《古今医统大全》卷二十三）。

【组成】丁香　沉香　木香各一钱半　附子六钱半（炮，去皮脐）　陈皮（去白）　大腹皮　神曲（炒）各半两　白术　大麦（炒）　肉桂（去皮，不见火）各一两半　厚朴（去皮，姜制）三两　诃子（炮，去核）一两三钱　人参（去芦）　茯苓各四钱　缩砂仁八钱　荜澄茄　白附子（炮）　高良姜（油炒）　红豆（去红皮）　胡椒（炒）　荜茇　甘草（炙）　川姜（炮）各二钱　生姜十四两（切作片，焙干）

【用法】上为细末，炼蜜为丸，如弹子大。食前细嚼，沸汤送下。

【主治】感受风冷寒湿邪气，腹胀痞满刺痛，肠鸣泄泻，吐逆吞酸，羸弱困怠无力，不思饮食等脾胃之疾。

丁香丸

【来源】《传信适用方》卷一引何仲颜方。

【组成】大丁香半两　木香三钱　胡椒三钱　藿香三钱　干姜三钱　甘草三钱

　　《普济方》有肉桂三钱。

【用法】上为末，蒸饼糊为丸，如绿豆大，焙干。时时干嚼下。

【主治】因食冷物，凝滞胃间，呕吐不止。

【宜忌】忌饮汤水，水下则愈吐。

【加减】如觉痿弱，加附子。

丁香丸

【来源】方出《传信适用方》卷一，名见《普济方》卷二〇六。

【组成】丁香　木香　白术　干姜　半夏各等分

【用法】上为末，姜汁糊丸，如梧桐子大。每服二三十丸，食前米饮送下。

【主治】吐逆。

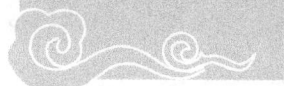

柿 汤

【来源】《卫生家宝·产科备要》卷六。

【组成】干柿一个

【用法】上切，水一大盏煮熟，热呷。温即再暖，令热呷吃。

【主治】产后呕逆，气乱心烦。

半夏化痰丸

【来源】《普济方》卷一六四引《卫生家宝》。

【别名】半夏丸。

【组成】半夏（去滑）一两　赤茯苓半两（去皮）白矾一分（枯）　铅白霜半两

【用法】上为末，生姜汁打面糊为丸，如梧桐子大。每服十五丸，生姜汤送下。

【主治】痰实，恶心呕吐，头目昏晕，心松背寒，臂痛涎嗽，胸膈不快。

丁香散

【来源】《普济方》卷二〇六引《卫生家宝》。

【组成】丁香十四枚　北枣十个　灯心十四茎　糯米一匙许（净洗）

【用法】用水一盏，煎八分，空心、食前服。

【主治】呕吐哕。

【加减】冷呕甚者，丁香加至二十一枚。

人参竹茹汤

【来源】《普济方》卷二〇六引《卫生家宝》。

【组成】人参一两　橘皮一两（去白）　半夏一两（汤洗）　甘草半两（炙）　新竹茹一两（青者）

【用法】上锉。每服四钱重，水二盏，加生姜十片，煎至七分，去滓，通口服。

【主治】一切呕逆，及伤寒、中暑等呕吐不止。

白术丸

【来源】《普济方》卷二〇六引《卫生家宝》。

【组成】白术一两　缩砂仁二两（不见火）　干姜一两　丁香半两（不见火）　白豆蔻半两（去

壳，不见火）　甘草一两（炙）　香附子一两（去毛皮）

【用法】上为末，炼蜜为丸，分六丸。每服一丸，米饮、姜汤送下。

【主治】冷气呕吐，心腹疼痛。

麝香散

【来源】《普济方》卷二五六引《卫生家宝》。

【组成】人参　白茯苓　芎䓖各半两　麝香一钱（研）　藿香叶一分　薰陆香二钱　辰砂一分　丁香一分（新者，不可见火）

【用法】上为末。每服一钱，薄荷、枣子汤送下；小儿半钱，薄荷蜜汤调下。

【功用】大安心胃。

【主治】运血不归肝元，或吐逆，或便血；并伤寒吐不止，或小儿吐。

交泰丸

【来源】《普济方》卷四〇〇引《卫生家宝》。

【组成】水银　生硫黄各等分

【用法】上为末，不见水银为度，蒸肉为丸，如粟米大。每服一岁儿七丸，温米汤饮送下。

【主治】小儿因惊，饮食失节，致阴阳不和，脏腑生病，中满气急，噎塞不通，饮食下咽即成呕吐。

木香白术散

【来源】《洁古家珍》。

【别名】丁香半夏汤。

【组成】木香　丁香各一钱　半夏曲一两　白术五钱　槟榔二钱　茯苓五钱　炙甘草四钱

【用法】上为末。每服一二钱，浓煎芍药、生姜汤调下。

【主治】呕而吐食，腹中痛。

半夏橘皮汤

【来源】《伤寒直格》卷下。

【组成】半夏（炮如法）陈皮（汤浸洗去瓤）甘草（炙）　人参　茯苓　黄芩（去其腐心）各一

两　葛根半两　厚朴（去皮）一分

【用法】上锉，麻豆大。用水三盏，生姜一分（切），煎至一盏半，绞取汁，分作四份，食后温服。

【主治】伤寒杂病，呕哕，风眩，痰逆咳喘，头痛，并风热反胃吐食诸证。

六味平胃散

【来源】《易简方论》。

【组成】平胃散加茯苓、丁香各三两

【用法】多加生姜，煎服。

【主治】胃寒呕吐。

丁香温气汤

【来源】《是斋百一选方》卷二。

【组成】丁香　吴茱萸（汤浸，微炒）　桂心（去粗皮）各一两　附子（炮，去皮脐）　黄耆（去芦）　白茯苓各二两　人参（去芦头）　半夏（沸汤泡七次）　良姜　白术各一两半　甘草七钱（炙）　诃子（面煨，去核）三分　沉香少许

【用法】上锉。每服四钱，水一盏半，加生姜五片，大枣二个，煎至七分，去滓服，不拘时候。

【主治】胃寒呕吐涎沫。

滚金丸

【来源】《是斋百一选方》卷五。

【组成】干姜（不炮）　真橘皮（不去白，洗）　天南星（生用）　半夏（不汤洗）各一两

【用法】先用生姜一两（不去皮）捣烂，制半夏、南星末作曲，却用余药共一处为末，以生姜自然汁为丸，如梧桐子大；又以雄黄少许为衣。每服三五十丸，姜汤送下，不拘时候。临卧服尤佳。

【主治】《普济方》：痰积中脘，眩晕呕吐，头疼恶心，时吐酸水。

韵姜汤

【来源】《是斋百一选方》卷二十。

【组成】生姜一斤　甘草五两　盐六两　缩砂仁三两

【用法】先将甘草炙过，用姜、盐为碎块子，同淹

一宿，焙干，乘热罨一宿，缩砂仁为细末，汤点如常服。

【功用】温脾益胃，消酒化食。

【主治】胸膈痞闷，呕吐恶心。

紫金丹

【来源】《女科百问》卷上。

【组成】丁香　木香　荜澄茄　胡椒　五灵脂（西者）　肉豆蔻（煨）　干姜（炮）　半夏末半两　附子（炮）　硫黄　水银砂子（二件如灵砂法，炒青金头角）各一两

　　方中丁香至干姜，诸药用量原缺。

【用法】上为细末，半夏末、姜汁打糊为丸，如梧桐子大。每服七十丸，空心米饮送下。

【主治】呕吐，心腹疼。

丁香半夏汤

【来源】《魏氏家藏方》卷二。

【组成】丁香（不见火）　半夏（汤泡七次）　干姜（泡洗）各半两　香附子一两（去毛）

【用法】上为末。每服三钱，水一盏半，加生姜十片，煎至七分，去滓服，不拘时候。

【主治】冷气上攻，恶心呕逆，不思饮食，寒痰不止。

脑香散

【来源】《医方类聚》卷二四四引《经验良方》。

【组成】没药一钱　樟脑一字

【用法】上为末。每以药点其舌上。

【主治】小儿吐。

丁香茱萸汤

【来源】《脾胃论》卷下。

【组成】干生姜二分　黄柏二分　丁香五分　炙甘草五分　柴胡五分　橘皮五分　半夏五分　升麻七分　吴茱萸一钱　草豆蔻一钱　黄耆一钱　人参一钱　当归身一钱五分　苍术二钱

【用法】上药锉如麻豆大。每服半两，水二盏，煎

至一盏，去滓，食前稍热服。

【主治】胃虚呕哕吐逆，膈咽不通。

【宜忌】忌冷物。

丁香茱萸汤

【来源】《兰室秘藏》卷中。

【别名】丁香安胃汤（《东垣试效方》卷三）。

【组成】黄柏三分　炙甘草　丁香　柴胡　橘皮各五分　升麻七分　吴茱萸　苍术　人参各一钱　当归身一钱五分　草豆蔻仁　黄耆各二钱

【用法】上为粗末。每服五钱，水二大盏，煎至一盏，去滓，食前稍热服。

【主治】胃虚寒，呕吐哕。

白术汤

【来源】《兰室秘藏》卷中。

【别名】茯苓半夏汤（《东垣试效方》卷三）。

【组成】炒神曲二钱　陈皮　天麻各三钱　白术　白茯苓　麦蘖面（炒黄色）　半夏各五钱

【用法】上锉。每服五钱，水二盏，加生姜五片，同煎至一盏，去滓，稍热服之。

【功用】《杏苑生春》：驱风导痰，祛宿食。

【主治】风邪羁绊于脾胃之间，胃气虚弱，身重有痰，恶心欲吐。

【方论】《杏苑生春》：脾胃虚弱，羁风挟痰，宿食不化而作恶者，法当治中为本，驱风导痰，祛宿食为标。是以用白术补中气，神曲、麦芽消宿食，天麻驱风，茯苓、半夏豁痰，用橘红、生姜散逆气以止呕吐。

玉浮丸

【来源】《济生方》卷二。

【组成】人参　白僵蚕（炒去丝）　白术　干姜（炮）　丁香　白豆蔻仁　麦蘖（炒）　附子（炮，去皮脐）　木香（不见火）　南星（炮）　槟榔　半夏（汤泡七次）　甘草（炙）等分

《袖珍方》有肉豆蔻（面裹煨）、橘红。

【用法】上为细末，每药二分，用生面一分和匀，入百沸汤煮令浮，搅和，再取生姜自然汁为丸，

如梧桐子大。每服二钱，淡姜汤送下，不拘时候。

【主治】男子、妇人脾胃虚弱，一切呕吐，及久新翻胃。

【加减】恶热药者，去附子；大便秘者，去肉豆蔻。

橘皮竹茹汤

【来源】《济生方》卷二。

【别名】麦门冬竹茹汤（《古今医统大全》卷二十七）。

【组成】赤茯苓（去皮）　橘皮（去白）　枇杷叶（拭去毛）　麦门冬（去心）　青竹茹　半夏（汤洗七次）各一两　人参　甘草（炙）各半两

【用法】上锉。每服四钱，水一盏半，加生姜五片，煎至八分，去滓温服，不拘时候。

【主治】

1.《济生方》：胃热多渴，呕哕不食。

2.《痢疟纂要》：体强新病，未经苦寒攻下，或误投热药滞药，脉见洪数滑实，呃逆声重相连者。

【方论】《医方集解》：此足阳明药也。胃火上冲，肝胆之火助之，肺金之气不得下降，故呕。竹茹、枇杷叶、麦门冬皆能清肺而和胃，肺金清则肝气亦平矣；二陈所以散逆气；赤茯苓所以降心火；生姜呕家之圣药；久病虚羸，故以人参、甘草、大枣扶其胃气也。

助胃膏

【来源】《仁斋直指方论》卷六。

【组成】人参　白术　白茯苓　橘红　缩砂仁各一分　木香　丁香　肉豆蔻（微煨）　草果仁各一两半　白豆蔻仁一钱

【用法】上为末，炼蜜为丸，如弹子大。每服一丸，生姜三片煎汤送下。

本方方名，据剂型当作"助胃丸"。

【主治】呕吐不食。

二姜汤

【来源】《仁斋直指方论》卷七。

【组成】良姜 生白姜各半两 木香 丁香各二钱半 甘草（炙）一钱半

【用法】上锉散。每服三钱，水一盏半，煎至一半，食前服。

【主治】寒证呕吐。

木香豆蔻散

【来源】《仁斋直指方论》卷七。

【组成】人参 木香 肉豆蔻（面裹煨）各半两 白豆蔻仁一分 甘草（炒）一钱半

【用法】上为粗末。每服三钱，加生姜、大枣，水煎服。

【主治】翻胃呕吐。

加减七气汤

【来源】《仁斋直指方论》卷七。

【组成】半夏（制）二两半 人参 辣桂 厚朴（制）各一两 茯苓一两半 甘草（炙）半两

【用法】上锉散。每三钱半，加生姜七片，大枣一枚，水煎服。

【主治】气郁呕吐。

【加减】加木香亦得。

枳术丸

【来源】《女科万金方》卷五。

【组成】枳实 木香各一两 白术 砂仁各二两

【用法】薄荷汤煮饭为丸。滚汤送下。

【主治】妇人呕吐，因宿食种下病根，每遇食厚物即发，气多，脾胃不和者。

如神汤

【来源】《类编朱氏集验方》卷四。

【组成】半夏子（神曲不拘多少，与半夏同炒黄色，去半夏留神曲） 丁香

【用法】上用水一盏半，煎至八分，其药自然煎成浓汁不妨，通口服。

【主治】痰证呕吐，连日不效。

参藿散

【来源】《类编朱氏集验方》卷四。

【组成】甘草 白芷各一两 丁皮半两 厚朴三两（制）

【用法】上锉。每服三钱，加生姜三片，紫苏五叶，水一盏，煎至七分，不拘时候。

【主治】脾胃积冷吐逆，不纳饮食，宿食不消，气不升降，呕吐酸水，心腹膨胀，脚手虚浮。

　　本方名"参藿散"，方中无"参"、"藿"，疑脱。

【宜忌】忌生冷、鱼腥动气等物。

【加减】如虚浮，入黑豆五十粒，浓煎。

灵砂白丸子

【来源】《类编朱氏集验方》卷五。

【别名】灵白丸（《世医得效方》卷十一）。

【组成】灵砂（研细） 青州白丸子各一两

【用法】上为末，和匀，以生姜汁煮秫米糊为丸，如梧桐子大。每服二十丸，空心用人参汤或枣汤送下。

【主治】

　　1.《类编朱氏集验方》：元气虚弱，痰气上攻，风痰潮塞，呕吐不止。

　　2.《古今医统大全》：小儿吐乳不止，恐成脾风。

人参安胃散

【来源】《东垣试效方》卷四。

【组成】人参一钱 黄耆二钱 生甘草 炙甘草各五分 白芍药七分 白茯苓四分 陈皮三分 黄连二分

【用法】上为细末。每服二钱，水一盏半，煎至一盏，去滓，食前大温服。

【主治】

　　1.《东垣试效方》：胃中风热。因热药巴豆之过剂损其脾胃，或因暑天伤热乳食损其脾胃而吐泻，口鼻中气热而成慢惊者。

　　2.《校注妇人良方》：脾胃虚热，呕吐泄泻，或饮食不入，服峻剂损脾胃，口舌生疮。

3.《张氏医通》：小儿心脾虚极弄舌。

【方论】

1.《东垣试效方》：《内经》云，热淫于内，治以甘寒，以甘泻之，以酸收之。甘草、人参、黄耆之甘温，能补元气，甘能泻火补土；白茯苓甘平，白芍药酸寒，补肺金之不足；陈皮、黄连之苦寒为佐，以退火邪，土金得平，风证无由作矣。

2.《冯氏锦囊·杂症》：脾胃虚伤，补中益气，或四君子、异功散可也。此独于甘温剂中，加芍药之酸寒，黄连之苦寒，盖因乍虚而内有燥热，故暂用以伐其标也。白术乃补胃正药，何不用乎？此名安胃，与补胃不同，胃气纯虚，术为要品，今虽虚而有燥热，则胃不安，未至纯虚也，故不用术耳。以三钱之参、耆，投以二分之炒连，与世之肆用苦寒者不同也。

法制生姜散

【来源】《御药院方》卷三。

【组成】生姜十两（切作片，用青盐掺过，再白面拌漫，焙干用之）　桂（去粗皮）　青皮（去白）　陈皮（去瓢）　半夏（生姜制）　白术各一两　丁香　木香　荜澄茄各二两半　缩砂仁　白豆蔻仁　白茯苓各一两半　甘草（炙）　葛根各半两

【用法】上为细末。每服一二分，温酒调下，不拘时候。

【主治】饮酒过多，或生冷停滞，呕逆恶心，不欲饮食。

木香饼子

【来源】《御药院方》卷四。

【组成】木香　姜黄（洗，焙）　香白芷　香附子（炒去毛称）　甘松（去土）　芎藭　缩砂仁　桂（去粗皮）各一两　甘草（炙称）半两

【用法】上为细末，水和，捏作饼子。每服十数饼子，细嚼，温生姜汤送下，不拘时候。

【功用】欸气消食，利胸膈，化涎痰，止宿酒。

【主治】痰逆，呕哕，恶心。

平胃丸

【来源】《御药院方》卷四。

【组成】半夏曲（焙）　沉香各一两　肉豆蔻（去皮）　槟榔（锉）各二个　青橘皮（汤浸，去白，焙）　木香　丁香各半两　麝香半钱（别研）

【用法】上为细末，枣肉与糯米粥为丸，如梧桐子大，丹砂为衣，阴干。每服三五丸，生姜汤嚼下。

【功用】进食消痰。

【主治】脾胃气虚弱，呕吐不下食。

枇杷叶散

【来源】《御药院方》卷四。

【别名】枇杷叶煎（《古今医统大全》卷二十七）。

【组成】枇杷叶（去毛）　陈皮（去白）各等分

【用法】上为粗末。每服五钱，一日三次，水一盏半，加生姜半分（擘碎），同煎至一盏，去滓温服，不拘时候。

【主治】

1.《御药院方》：脾胃气虚，呕逆吐食。

2.《古今医统大全》：五噎。

橐籥丸

【来源】《御药院方》卷四。

【组成】硫黄一两　水银一两（二味同研，结成砂子）　木香　当归　肉桂（去粗皮）　藿香叶各半两　大黄（湿纸裹，连灰火内煨熟，去纸）一两

【用法】上为细末，炼蜜为丸，如弹子大，每两作十丸。每服一丸，生姜米饮化下。

【功用】升降阴阳。

【主治】胸膈不利，痞闷结胸；产后吐逆，阴阳不调；男子气痛及诸呕吐；兼治伤转令元气虚损，及中暑毒者。

藿香安胃散

【来源】《御药院方》卷四。

【别名】藿香正气散（《医学纲目》卷三十三）、藿香平胃散（《赤水玄珠全集》卷四）、藿香养胃汤（《丹溪心法附余》卷九）。

【组成】霍香叶一两　半夏二两（汤洗七次，焙干）　陈皮二两（去白）　厚朴一两（去粗皮，生姜汁制）　苍术三两（米泔浸一宿，焙干）　甘草二两（炙）

《奇效良方》有砂仁。

【用法】上为粗末。每服五钱，水一盏，加生姜五片，大枣二个，同煎七分，去滓温服，一日三次。

【主治】

1.《御药院方》：呕吐不止。

2.《奇效良方》：小儿感寒吐泻。

人参前胡散

【来源】《御药院方》卷五。

【组成】前胡（去苗）　人参　紫苏叶　赤茯苓各一分　陈皮（不去白）　半夏（汤浸，切）　甘草（炙）　木香　枳壳（麸炒，去瓤）各半两

【用法】上为粗末。每服三钱，水一大盏半，加生姜七片，同煎至一盏，去滓温服，不拘时候，日进三服。

【主治】痰气客于上焦，呕吐，胸中痞闷，不欲饮食，头目昏眩。

止逆丸

【来源】《御药院方》卷五。

【别名】止呕丸（《普济方》卷一六四）。

【组成】沉香　丁香　木香　吴茱萸（瀑洗，焙干）　半夏（汤洗七遍，生姜汁制）各半两　水银　硫黄各一两（二味研，令砂子星尽为度）

【用法】上为细末，以生姜糊为丸，如绿豆大。每服二三十丸，生姜汤送下，不拘时候。

【主治】停寒积饮，呕吐痰水，无问冷热，不可食者。

十珍饼子

【来源】《御药院方》卷十一。

【组成】丁香　沉香　木香　桂（去皮）　霍香　肉豆蔻　吴茱萸（洗，焙干）各半两　半夏（汤洗七遍，晒干）一两（生姜汁制）　舶上硫黄　水银各七钱半（研细，结沙子）

方中硫黄，《奇效良方》作茴香。

【用法】上为细末，同和匀，炼蜜为丸，如小豆大，捏作饼子。每服十饼，生姜汤送下，或化服亦得，不拘时候，量病加减服。

【主治】大人小儿呕吐痰涎，粥药难停，无问新久。

生料健脾丸

【来源】《普济方》卷三十六引《澹寮方》。

【组成】厚朴（去粗皮，生锉）二两五钱　半夏（生）　白豆蔻仁　草果仁　甘草　缩砂仁各二两

【用法】上锉，用生姜一斤四两，细切捣碎，滓汁并用，同药一处为丸，如鸡子黄大，晒干。每服一丸，水一盏半，煎至七分，去滓，食前温服。

【主治】呕吐反胃，脾泻白痢，肠滑冷痢，一切脾胃病。

胡椒丸

【来源】《普济方》卷二〇六引《澹寮方》。

【别名】半夏丸。

【组成】胡椒二十一粒　丁香十四粒　半夏七粒（汤浸去滑）

【用法】上为细末，生姜自然汁为丸，如鸡头子大。每用一丸，以干枣一枚，擘破去核，入药在内，以湿纸裹煨熟，放温，以米汤烂嚼下。

【主治】呕吐。

加味二陈汤

【来源】《医方类聚》卷一〇五引《澹寮方》。

【组成】半夏　橘红各五两　茯苓（去皮）三两　甘草二两　丁香二两

【用法】上锉。每服四钱，水一盏半，加生姜七片，乌梅一个，煎至六分，热服。

【主治】

1.《医方类聚》：痰生呕吐。

2.《济阳纲目》：痰饮为患，呕吐头眩，心悸，或因食生冷硬物，脾胃不和，时吐酸水。

【加减】恶甜者，减甘草。

生半夏丸

【来源】《医方类聚》卷一一八引《澹寮方》。

【组成】半夏（汤泡七次）一两　槟榔一钱　丁香一钱

【用法】上为细末，生姜自然汁煮薄糊为丸。每服三十丸，食后姜汤吞下。一法小铫内渫令熟，倾入盏内，小匙挑服，仍啜其汁咽之。

【功用】化痰利膈。

【主治】呕吐。

生胃散

【来源】《活幼口议》卷二十。

【组成】四圣汤（白术、人参、白茯苓、炙甘草）加石莲子　木香　黄耆

【主治】久吐胃寒。

益神散

【来源】《活幼口议》卷二十。

【组成】四圣汤加丁香　半夏曲

【主治】吐食，不纳谷气。

白附饮

【来源】《活幼心书》卷下。

【组成】白附子　南星（生用）　半夏（生用）　川乌（生用，仍去皮脐）　天麻（明亮者）　陈皮（去白）　南木香　全蝎（去尾尖毒）　僵蚕（去丝）　丁香各二钱

【用法】上锉。每服二钱，水一盏半，加生姜三片，慢火煎七分，作五次空心温服。

【主治】肝风克脾土，痰涎壅盛，饮食吐出。

至圣散

【来源】《活幼心书》卷下。

【组成】枇杷叶（净刷去叶后毛，锉碎）二两　半夏（锉，净者）四两

【用法】上用生姜四两重，切作绿豆大，拌匀，酿一宿，慢火炒令微焦色，以皮纸盛，于地上候冷。每服二钱，水一盏，煎七分，去滓，空心少与缓投；或入诸药内同煎服，亦效。

【主治】老幼暴吐，服药不止者。

姜橘汤

【来源】《活幼心书》卷下。

【别名】姜橘散（《医宗金鉴》卷五十二）。

【组成】白姜二钱（炮）　陈橘皮（去白）一两　粉草（炙）三钱

【用法】上为末。每服半钱或一钱，用温枣汤调化，空心少与缓服。

【功用】温中定吐。

【主治】

1.《活幼心书》：脾慢胃冷，呕吐不止。

2.《医宗金鉴》：小儿寒吐，朝食暮吐，乳食不化，吐出之物不臭不酸，四肢逆冷，面唇色白。

半夏汤

【来源】《云岐子脉诀》。

【组成】制半夏一两　茯苓二两

【用法】上锉。每服一两，水一盏，加生姜七片，煎至一半，去滓食后服。不呕吐者止，不止者再服。

【主治】呕逆，寒在上焦，脉缓者。

木香散

【来源】《云岐子保命集》卷中。

【组成】木香　槟榔各等分

【用法】上为细末。每服二钱，隔夜空腹食前煎桔梗汤调下。

【主治】上焦气逆上冲，食已暴吐，脉浮而洪。

木香白术散

【来源】《云岐子保命集》卷中。

【组成】木香一钱　白术半两　半夏曲一两　槟榔二钱　茯苓半两　甘草四钱

【用法】上为细末。每服一二钱，浓煎芍药、生姜汤调下。

【主治】呕吐,腹中痛。

青镇丸

【来源】《云岐子保命集》卷中。
【组成】柴胡二两(去苗) 黄芩七钱半 甘草半两 半夏(汤洗)半两 青黛二钱半 人参半两
【用法】上为细末,姜汁浸,蒸饼为丸,如梧桐子大。每服五十丸,食后生姜汤送下。
【主治】
　　1.《云岐子保命集》:上焦吐,头发痛有汗,脉弦。
　　2.《普济方》:热嗽。

金花丸

【来源】《云岐子保命集》卷中。
【组成】半夏(汤洗)一两 槟榔二钱 雄黄一钱半
【用法】上为细末,姜汁浸蒸饼为丸,如梧桐子大;小儿另丸。每服从少至多,渐次服之,生姜汤送下。以吐止为度。
【功用】治风安脾。
【主治】肝盛于脾,脾胃虚弱,呕吐不下食,脉弦者。

荆黄汤

【来源】《云岐子保命集》卷中。
【组成】荆芥穗一两 人参五钱 甘草二钱半 大黄三钱
【用法】上为粗末,都作一服。水一盏,煎至一盏,去滓,调槟榔散二钱,空心服。
【主治】
　　1.《云岐子保命集》:上焦气热所冲,暴吐,脉洪而浮者。
　　2.《疡科选粹》卷六:心经之火郁于肺经,干疥搔痒,皮枯屑起,便秘者。

桔梗汤

【来源】《云岐子保命集》卷中。
【别名】和中桔梗汤(《玉机微义》卷二十五)。

【组成】桔梗一两半 半夏曲二两 陈皮一两(去白) 枳实一两(麸炒) 白茯苓一两(去皮) 白术一两半 厚朴一两(姜制,炒香)
　　《嵩崖尊生全书》有木香。
【用法】上锉。每服一两,水一盏,煎至七分,取清,温调木香散二钱,隔夜空腹食前服之。三服之后,气渐下吐渐止。
【功用】和中。
【主治】
　　1.《云岐子保命集》:上焦气热上冲,食已暴吐,脉浮而数。
　　2.《云岐子脉诀》:涩脉关前胃气并。

紫沉丸

【来源】《云岐子保命集》卷中。
【别名】紫沉香丸(《古今医统大全》卷二十四)。
【组成】半夏曲三钱 乌梅二钱(去核) 代赭石三钱 杏仁一钱(去皮尖) 丁香二钱 缩砂仁三钱 沉香一钱 槟榔二钱 木香一钱 陈皮五钱 白豆蔻半钱 白术一钱 巴豆霜半钱(另研)
【用法】上为细末,入巴豆霜令匀,醋糊为丸,如黍米大。每服五十丸,食后生姜汤送下,吐愈则止。小儿另丸。
【主治】中焦吐食,由食积与寒气相假,故吐而痛。

槟榔散

【来源】《云岐子保命集》卷中。
【组成】槟榔二钱 木香一钱半 轻粉少许
【用法】上为粗末。用荆黄汤调服。如为丸亦可,用水浸蒸饼为丸,如小豆大,每服二十丸,食后。
【主治】暴吐,上焦气热所冲。

清镇丸

【来源】《云岐子保命集》卷下。
【组成】小柴胡汤内加人参一倍 青黛半两
【用法】上为细末,面糊为丸,如桐子大。每服五十丸,生姜汤送下。

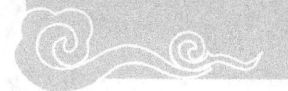
【主治】

1.《云岐子保命集》：热嗽。

2.《脉因证治》：上焦气热所冲，食已暴吐，头痛有汗，脉弦。

半夏汤

【来源】《医方类聚》卷一一九引《王氏集验方》。

【组成】半夏　干姜各等分

【用法】以浆水一升半，煮取一半，顿服之。

【主治】干呕吐逆痰沫出者。

木香枳壳丸

【来源】《瑞竹堂经验方》卷一。

【组成】木香　枳壳（炒，去瓤）　槟榔　半夏（汤浸七次）　青皮（去瓤）　陈皮（去白）　白茯苓（去皮）各一两　白术（煨）一两半　京三棱（煨）　广茂（煨）各三两三钱　黑牵牛（微炒，取末）三两　人参　神曲（微炒）　大麦蘖（微炒）　枳实（炒）各半两　干姜（炒）七钱

【用法】上为细末，水糊为丸，如梧桐子大。每服五十丸，食后姜汤送下。

【功用】升降滞气，消化宿食，去痰，进饮食。

【主治】中焦气涩，胸膈痞闷，饮食迟化，四肢困倦，呕吐恶心。

神效感应丸

【来源】《永类钤方》卷十二引《浙方混元邓山房方》。

【别名】化铁丹《永类钤方》（卷十二引《浙方混元邓山房方》）、邓山房感应丸（《玉机微义》卷二十）、邓山感应丸（《古今医统大全》卷三十三）。

【组成】黑角沉　木香　檀香　全丁香　陈皮　青皮　黄连　砂仁　香附子　制半夏　三棱　莪术（并煨）各一两（净，为末）　肥乌梅肉一百文重　巴豆三百粒（肥白者，去衣膜心）

【用法】上用瓷器盛巴豆，上以乌梅肉盖之，以陈米醋浸，与乌梅肉平于甑上蒸极烂，以巴豆红色为度，却擂二味极烂，次用糯米粽和前药，捣

千百杵，以黑色为度，众手丸如萝卜子大。每服十丸，宿食，陈皮汤送下；气滞，茴香汤送下；酒后呕吐，淡姜汤送下。

【功用】消宿食，除积滞。

【主治】宿食，气滞，酒后呕吐。

【宜忌】常服不动脏腑。

人参散

【来源】《世医得效方》卷四。

【组成】白茯苓　人参各半两　白干葛一两　藿香　木香　甘草各一钱半　嫩黄耆（去芦）一钱半

【用法】上锉散。每服三钱，水一盏半，煎七分，去滓温服。

【功用】调中和气，除烦渴。

【主治】吐逆及泻后烦渴。

【加减】泻后渴甚者，每服加滑石末二钱同煎。

加味治中汤

【来源】《世医得效方》卷四。

【组成】人参　白术　干姜　青皮　陈皮各一两　藿香　半夏各五钱　甘草三钱

【用法】上锉散。加生姜三片，红枣一枚，水煎服。

【主治】体虚感冒雨湿，呕吐。

香白丸

【来源】《世医得效方》卷四。

【别名】白香丸（《普济方》卷二〇六）。

【组成】青州白丸子　青木香丸

【用法】上各三十丸。生姜汤吞下。

【主治】气不顺，痰涎壅盛，呕吐不止。

炮附子丸

【来源】《世医得效方》卷四。

【组成】附子（炮，去皮脐）二两

【用法】上为末，面糊为丸，如梧桐子大，就湿以大黄末五钱为衣。每服十丸，加至二十丸，用姜汤送下。

【主治】胃脘有热，胃中有寒，呕吐不止。

藿香散

【来源】《世医得效方》卷四。
【组成】人参五钱　厚朴　藿香　陈皮各一两　半夏五钱　芍药二两　官桂　粉草各五钱
【用法】上锉散。每服四钱，加生姜五片，大枣一枚，煎，食前服；养胃汤兼用亦效。
【主治】风邪入胃，呕吐，自汗或身疼。

黄连解毒汤

【来源】《伤寒活人指掌图》卷四。
【组成】黄连一分　黄芩　芍药各半两　栀子
　　方中栀子用量原缺。
【用法】水三盏半，煎至一盏半，去滓，分二服。
【主治】大热作呕，语呻吟，不得眠。

二陈加山栀黄连生姜汤

【来源】方出《丹溪心法》卷三，名见《医方考》卷三。
【别名】二陈加栀连生姜汤（《证治宝鉴》卷四。）
【组成】二陈汤加炒山栀　黄连　生姜
　　《医方考》：半夏、陈皮（去白）、茯苓、甘草（炙）、山栀子（炒黑）、黄连（炒）、生姜各等分。
【功用】《证治宝鉴》：清胃化痰。
【主治】
　　1.《丹溪心法》：呕吐，胃中有热，膈上有痰者。
　　2.《证治宝鉴》：嘈杂，胃中痰火相合，致饮食输化不清，或见恶心吞酸，微烦少寐，似饥非饥，虽饱食亦不能止，脉洪者。
【方论】
　　1.《医方考》：有声之谓呕，有物之谓吐。声者，气与火也；物者，痰与涎也。半夏燥痰湿，茯苓渗痰湿，陈皮利痰气，甘草益脾气，此二陈治痰之旨也。苦可以泻火，故用黄连、栀子；辛可以行滞，故用生姜。
　　2.《医林纂要探源》：黄连以泻心脾之火，

栀子以泄三焦之火，且除心烦，生姜以行膈上之痰，且稍制栀、连之寒也。热痰在膈上，则当心分，故黄连以泻之，生之以栀子，使湿热自三焦而降也。三焦、心包相表里，加生姜以和之。

加味二陈汤

【来源】《丹溪心法》卷三。
【组成】半夏　陈皮各五两　白茯苓三两　甘草（炙）一两半　砂仁一两　丁香五钱　生姜三两
【用法】水煎服。
【主治】停痰结气而呕。

加味二陈汤

【来源】《丹溪心法》卷三。
【组成】二陈汤加砂仁一钱　青皮半钱
【主治】闻食气则呕。

烧针丸

【来源】《丹溪心法》卷三。
【组成】黄丹不拘多少（研细）
【用法】用去皮小枣肉为丸，如鸡头子大。每服一丸，用针签于灯上烧灰为末，乳汁送下。
【功用】清镇。
【主治】
　　1.《丹溪心法》：吐逆。
　　2.《医学入门》：小儿伤乳食，吐逆及泻，危甚者。

丁香安胃汤

【来源】《医学启蒙》卷四。
【组成】丁香四分　人参五分　白术五分　茯苓一钱　甘草五分　陈皮一钱　半夏一钱　藿香一钱
【用法】加生姜五片，水煎服。
【主治】胃虚呕吐不止，食不得入。

安胃散

【来源】《脉因证治》卷下。

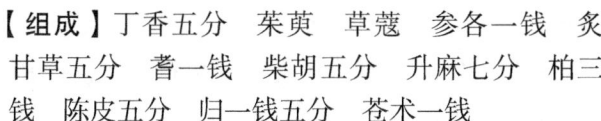

【组成】丁香五分　茱萸　草蔻　参各一钱　炙甘草五分　耆一钱　柴胡五分　升麻七分　柏三钱　陈皮五分　归一钱五分　苍术一钱

【用法】水煎，温服。

【主治】胃寒所致呕吐哕。

【加减】痰饮为患，呕吐痰涎者，加半夏、茯苓、陈皮。

小半夏加茯苓汤

【来源】《卫生宝鉴·补遗》。

【组成】半夏五两　生姜八两　茯苓三两　白术　陈皮　甘草各二两

【用法】上锉。水煎服。

【主治】吐而身热，或不热者。

水煮沉香丸

【来源】《医方类聚》卷一〇四引《修月鲁般经》。

【组成】陈皮一两　青皮五钱　枳实五钱　香附五钱　半夏五钱　巴豆（去壳）五钱　沉香五钱（擘碎）

【用法】上各药不锉，同煎至干，再添水煮，如此三遍取出，去巴豆，面糊为丸，如芡实大。每服一丸，好酒送下，或姜汤亦可，不拘时候。病发方可服。

【主治】呕噎。

木瓜丸

【来源】《医方类聚》卷八十九引《烟霞圣效》。

【组成】缩砂仁　桂心　甘草各半两　木香　檀香　丁香各一钱　万香枝一分

【用法】上为细末；好木瓜一个，加生姜五钱入药末，再研匀，为丸如鸡头子大。每服一两，生姜汤嚼下。

【功用】理气止吐，消酒进食。

加味二陈汤

【来源】《普济方》卷二〇六引《经效良方》。

【组成】半夏（汤泡七次）　陈皮　茯苓各半两　甘草一钱半（炙，锉）　刮竹青四两

【用法】上为末。每服四钱，水一盏半，加生姜七片，煎七分，去滓温服。不拘时候。

【主治】胃热呕吐不已。

御爱紫宸汤

【来源】《普济方》卷一六七引《德生堂方》。

【组成】良姜　丁香　甘草　陈皮各二两　藿香　官桂　茯苓　檀香各一两　木香半两　砂仁　葛花各一两　干葛一两

【用法】上锉。每服四钱，水一盏半，煎至八分，去滓服，不拘时候。

【功用】解宿酒。

【主治】呕哕恶心，不进饮食。

白术汤

【来源】《云岐子保命集》卷中。

【别名】白术散（《医学纲目》卷二十二）。

【组成】半夏曲半两　白术二钱　槟榔二钱半　木香一钱　甘草一钱　茯苓二钱

【用法】上为细末。每服二钱，食前煎生姜汤调下。

【功用】《杏苑生春》：补中豁痰。

【主治】胃中虚损及有痰而吐者。

【方论】《杏苑生春》：治中气挟痰作吐，法当补中豁痰。是以白术、炙草补中，茯苓、半夏豁痰，木香、槟榔散逆气以止呕。

了脾丸

【来源】《普济方》卷二十五。

【组成】石燕子一枚（烧红，醋淬七次）　舶上硫黄一两　白丁香七钱　丁香七钱（净）　木香五钱　使君子（去壳）一两　陈皮五钱

【用法】上用三棱一两，锉；用巴豆五钱净炒京三棱，巴豆焦黄为度，去巴豆不用。同前药为细末，醋煮大黄末为丸，如梧桐子大，晒干。每服四十丸，空心用，随意汤送下；小儿如黍米大，每服一百丸。见黑粪为效。

【功用】和脾胃，宽胸膈，消痰逆，止呕吐，进益美食。

一物汤

【来源】《普济方》卷二○六引《至道方》。

【组成】人参二两（拍破）

【用法】水一大升，煎取四合，乘热顿服，兼以人参汁煮粥食之。

【主治】卒呕逆，粥饮入口即吐，困弱无力。

【验案】反胃　徐郎中患反胃，诸方不愈，只服参而愈。

五味丸

【来源】《普济方》卷二○六。

【组成】茯苓五两　人参三两　麦门冬一升（去心）　青竹茹一升　生姜屑六两

【用法】上为末，蜜和为丸，如梧桐子大。初服十五丸，煎芦根饮送下，一日二次。稍加至三十丸。

【主治】积热在胃，呕逆不下食，服生芦根饮未能全除者。

【宜忌】忌酢物。

半夏丸

【来源】《普济方》卷二○六。

【组成】半夏一两　干姜半两

【用法】上为末，白面糊为丸，如梧桐子大。以陈皮汤送下，不拘时候。

【主治】久吐不止。

胡麻饮

【来源】《普济方》卷二○六。

【组成】人参　胡麻仁　橘皮　枇杷叶各等分

【用法】上罗匀，以水一斗煮枇杷叶，取五升，下药煮取三升，纳麻仁，稍饮之。

【主治】呕哕。

温中白术丸

【来源】《普济方》卷二○六。

【组成】白术二两半　半夏二两　干姜一两　丁香半两

【用法】上为末，姜汁为丸，如梧桐子大。每服三十丸，生姜汤送下。

【主治】胃寒呕哕。

龙涎汤

【来源】《普济方》卷三二○○。

【组成】沉香　木香各一钱（不见火）　人参四钱（不见火）　甘草二钱（炙）　丁香四钱（不见火）　乌药六钱　陈皮七钱（浸，去瓤）

【主治】妇人心腹胀闷呕吐，不思饮食，噎塞。

枳壳半夏汤

【来源】《普济方》卷三六八。

【组成】枳壳一两（泡，去瓤，炒）　半夏一两（汤泡七次）

【用法】上分二服。用水一盏，加生姜十片，煎至一小碗，大人分二服，十岁以下儿分作五服。

【主治】伤寒呕者；小儿呕逆。

滚金丸

【来源】《普济方》卷三八七。

【组成】南星四两（生）　枳壳一两（麸炒）

【用法】上为末，姜汁糊为丸，如绿豆大，金银箔为衣。每服二十丸，薄荷汤送下。

【主治】一切痰饮涎吐，胸满呕逆。

丁香膏

【来源】《普济方》卷三九四。

【组成】丁香　藿香各一分　硫黄二分　柿蒂十个　水银　木香各一钱　槐花　腊茶各半两

【用法】上先研水银、硫黄令匀，入众药末内，炼蜜和成膏。以蜡裹丸如一杏核大，煎桑叶汤送下；甚者三服。小儿量大小加减，丸如一皂子大，薄荷汤送下。

【主治】小儿或大人吐逆。

大戟丸

【来源】《普济方》卷三九四。

【组成】大戟（水略煮过，焙干，为末） 丁香各半两 腻粉一钱（研） 水银砂子 朱砂各一钱半

【用法】上为末，黄腊半两，乳香皂子大，用蜡同化为汁，和药为膏，旋丸如绿豆大。每服三五丸，小儿如黄米大二三丸，热吐，研脂麻油冷水送下；冷吐，煎丁香汤送下；惊吐，煎马齿苋汤送下。

【主治】小儿、大人吐。

白术散

【来源】《普济方》卷三九四。

【组成】白术一两 陈橘皮（汤浸，去白，焙干） 人参（去芦头） 桑根白皮（锉，研） 半夏（汤浸七次，焙干）各半两

【用法】上为细末。每服一钱，水一小盏，加生姜二片，煎至五分，去滓温服。

【功用】滋津液。

【主治】呕吐。

灵砂散

【来源】《普济方》卷三九四。

【组成】灵砂

【用法】上为细末。米饮调下。立效。

【主治】五种吐，不问冷热，久而不止，胃虚生风，诸药俱试不效者。

茯苓散

【来源】《普济方》卷三九四。

【组成】藿香 甘草 人参 半夏 白茯苓 丁香 陈皮各等分

【用法】上为末。每服一钱，藿香叶三寸，葱白一寸，同煎服。

【主治】胃寒呕吐。

菖蒲散

【来源】《普济方》卷三九四。

【组成】菖蒲一两（九节者） 丁香 人参（去芦头） 木香 檀香各半两

【用法】上为细末。每服半钱至一钱，入生姜自然汁少许，同白汤调，放温冷下。

【功用】和心胃。

【主治】呕吐。

藿香散

【来源】《普济方》卷三九四。

【组成】藿香叶半两 人参 丁香 菖蒲一寸（九节者） 半夏（姜汁制）各等分

【用法】上为细末。每服一钱，水一盏，加生姜二片，煎至四分，去滓服。

【主治】小儿脾胃不和，吐逆。

藿香散

【来源】《普济方》卷三九四。

【组成】藿香 丁香 代赭 甘草（炙微赤，锉）各半两

【用法】上为散。每服半钱，以温水调下，不拘时候。

【主治】小儿呕吐不止。

益胃汤

【来源】《普济方》卷三九五。

【组成】丁香 人参（去芦头）各一两 诃黎勒皮一分 官桂 大黄（炮黑黄）各半两

【用法】上为细末。每服一钱，水一小盏，加生姜二片，煎至五分，去滓温服。

【主治】胃虚挟热，呕吐不止。

山药散

【来源】方出《本草纲目》卷二十七引《普济方》，名见《赤水玄珠全集》卷二十六。

【组成】山药（半生半炒）

【用法】上为末。每服二钱，米饮调下，一日二次。

【主治】

1.《本草纲目》引《普济方》：心腹虚胀，手足厥逆，或饮苦寒之剂多，未食先呕，不思饮食。

2.《卫生易简方》：噤口痢。

丁附汤

【来源】《证治要诀类方》卷一。

【组成】治中汤加丁香　附子

【主治】寒呕、中脘停寒，饮食喜辛热，物入口即吐出。

【宜忌】须冷服。盖遇冷则相入，庶不吐出。

藿香安胃汤

【来源】《伤寒全生集》卷二。

【组成】藿香　半夏　陈皮　白术　甘草　茯苓　干姜

【用法】加生姜，水煎服。

【主治】胃寒呕吐不止。

【加减】呕吐不止，加姜汁；寒甚，加丁香、附子、肉桂。

茯苓半夏汤

【来源】《伤寒全生集》卷三。

【组成】茯苓　半夏　生姜　陈皮　厚朴

【用法】水煎服。

【主治】心下有水，呕吐哕者。

橘皮丸

【来源】《医方类聚》卷一〇六引《御医撮要》。

【组成】橘皮七两二分（拣得六两）　桂心十二两（拣得四两）　干姜十两（拣得八两）　人参六两一分（拣得五两）　甘草五两（拣得四两）　白术六两（拣得四两）

【用法】上为末，炼蜜为丸服。

【功用】理呕逆，除胃冷，进饮食，和宿食，止咳嗽。

加味四君子汤

【来源】《疮疡经验全书》卷四。

【组成】人参一钱二分　炙草五分　白术一钱五分　茯苓　白蔻　厚朴各八分　陈皮一钱　砂仁一钱

【用法】加生姜三片，大枣二个（去核），水煎服。

【主治】呕吐胸闷。

紫苏子饮

【来源】《幼科证治大全》引《全幼心鉴》。

【组成】紫苏子　人参　沉香各二钱　甘草（炙）一钱半　缩砂二钱半　茯苓四钱

【用法】上为细末。用生姜煎汤调化，食前服。

【主治】婴孩小儿，饮乳呕吐。

丁香半夏丸

【来源】《奇效良方》卷十九。

【组成】丁香（不见火）一两　白术一两半　半夏（汤泡七次）　干姜（炮）　橘红各二两

【用法】上为细末，用生姜自然汁煮糊为丸，如梧桐子大。每服五七十丸，食远生姜汤送下。

【主治】胃寒呕吐，吞咽酸水。

参香枳术丸

【来源】《奇效良方》卷十九。

【组成】人参　木香各三钱　枳壳（麸炒）一两　白术一两半　陈皮四钱　干生姜二钱半

【用法】上为细末，用荷叶包米煨饭和丸，如梧桐子大。每服五七十丸，用米汤送下，不拘时候。

【功用】开胃进食，止呕吐。

秘传加味二陈汤

【来源】《松崖医径》卷下。

【组成】陈皮　半夏　茯苓　白术　甘草

【用法】上细切。用水二盏，加生姜三片，大枣二枚，煎一盏，去滓，再入姜汁服。

【主治】呕吐恶心。

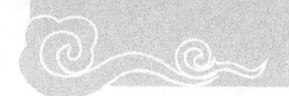

【加减】气虚，加人参、黄耆；血虚，加当归；痰火，加姜汁炒黄连、黄芩、山栀；胃口有痰火，加姜汁炒黄连、炒干姜；挟食停寒，加砂仁、枳实、山栀、姜汁；恶心，加黄连、炒干姜、生姜汁；脾胃弱，加砂仁、藿香。

生姜饮

【来源】《医学集成》卷二。
【组成】生姜一两　半夏五钱　橘红三钱　藿香二钱　丁香二分
【主治】胃寒呕吐。

藿香养胃汤

【来源】《万氏家抄方》卷二。
【组成】藿香　陈皮　厚朴（姜汁制）　苍术（米泔水浸炒）各一钱　甘草（炙）五分　半夏（姜汁制）一钱五分　白术一钱二分
【用法】水二钟，加生姜五片，煎八分，通口服。
【主治】胃气不和作呕，及冬月胃受寒冷，呕吐不止者。
【加减】元气虚者，加人参一钱，干姜（炮）一钱。

人参沉香散

【来源】《丹溪心法附余》卷二十二。
【组成】人参　木香　白术　沉香各五钱　茯苓二两　甘草　白芷各三钱
【用法】上为末。每服一钱，米饮调下；呕吐，藿香汤下。
【主治】脾气虚。

小柴胡加竹茹汤

【来源】《丹溪心法附余》卷九。
【组成】柴胡二钱　半夏（汤洗）一钱　黄芩　人参　甘草（炙）各七分半　竹茹一块　橘皮一钱
【用法】上锉。水一盏，加生姜七片，煎六分，温服。
【主治】发热而呕。

沉香匀气散

【来源】《活人心统》卷下。
【别名】沉香均气散（《古今医统大全》卷二十四）。
【组成】砂仁（炒）　沉香（另研）二钱五分　陈皮五钱　苏叶三钱
　　　方中砂仁用量原缺。
【用法】上为末。每服一茶匙或二钱，食远以生姜汤加盐少许调下；或以米汤送下。
【主治】呕吐日久，服药不效，神倦少食，或间断而呕吐。

姜蜜汤

【来源】《活人心统》卷下。
【组成】生姜汁一二盏（煎沸二三次）　白砂蜜二三盏（炼熟）
【用法】各盛瓷器内。每次用一茶匙姜汁，二茶匙蜜，用沸汤服之。
【主治】
　　1.《活人心统》：呕吐恶心。
　　2.《医学从众录》：老人上气，喘嗽不得卧。

清胃散

【来源】《活人心统》卷下。
【组成】益元散一两　砂仁五钱
【用法】上为末。用冷水或沸汤调下一二钱。
【主治】心下痞闷，呕吐，诸药不效者。

旋覆花汤

【来源】《校注妇人良方》卷六。
【组成】旋覆花　枇杷叶　川芎　细辛　赤茯苓各一钱　前胡一钱五分
【用法】加生姜、大枣，水煎服。
【主治】
　　1.《校注妇人良方》：风痰呕逆，饮食不下，头目昏闷。
　　2.《何氏济生论》：肝着胸痛。

茱连散

【来源】《痘疹世医心法》卷十一。

【别名】茱连汤（《治痘全书》卷十三）。

【组成】黄连半两　吴茱萸二钱

【用法】上二味同炒，为细末。每服半钱，生姜汤调服。

【主治】

1.《痘疹世医心法》：痘疹吐者。

2.《证治准绳·幼科》：初发热，暴吐不止，此火气上逆也。

香朴散

【来源】《保婴撮要》卷六。

【组成】藿香叶　陈皮　厚朴（姜汁制）各七钱　半夏一两（汤泡七次）　甘草（炙）一钱

本方原名香附散，但方中无香附，据《景岳全书》改。

【用法】每服三钱，加生姜、大枣，水煎服。

【主治】积冷呕吐。

【加减】泻甚，加木香、肉豆蔻。

二术二陈汤

【来源】《古今医统大全》卷二十四。

【别名】苍白二陈汤（《证治汇补》卷八）、二陈二术汤（《医略六书》卷二十一）。

【组成】苍术（土炒）　白术（土炒）　半夏（滚水泡七次，姜制）　陈皮（去白）　茯苓各一钱　甘草（炙）五分

【用法】水二盏，加生姜三片，大枣一个，煎八分，稍热服。

【功用】《医略六书》：健中燥湿。

【主治】

1.《古今医统大全》：呕吐清水如注。

2.《张氏医通》：脾虚痰食不运。

3.《医略六书》：湿痰头痛，脉弦细。

【加减】虚寒者，加人参、煨干姜；痰饮，加南星，倍半夏；宿食，加神曲、砂仁。

【方论】《医略六书》：脾亏，痰湿闭遏清阳，不能分布营卫以奉上于头，故头痛经久已成头风。苍术燥湿强脾，兼擅升阳；白术助脾燥湿，力主健运；陈皮治生痰之由；茯苓渗湿，杜生痰之源；半夏燥湿化痰，兼醒脾胃；甘草调中缓逆，且和诸药也；生姜煎服，使脾健气调，则痰湿自化，而清阳敷布，头痛无不自止。

丁香半夏丸

【来源】《古今医统大全》卷二十四。

【组成】丁香一两　红豆（炒）　半夏（制）　白术（炒）各二两　陈皮三两

方中红豆，《饲鹤亭集方》作红豆蔻。

【用法】上为末，姜汁打糊为丸，如胡椒大。每服二三十丸，姜汤送下。

【主治】

1.《古今医统大全》：胃寒呕吐，吞酸。

2.《饲鹤亭集方》：脾胃虚寒，痰饮咳嗽，痞闷。

加味二陈汤

【来源】《古今医统大全》卷二十四。

【组成】陈皮　茯苓　半夏曲各一钱　甘草　藿香　砂仁各五分　白术　神曲　人参各七分

【用法】水二盏，加生姜五片，大枣一枚，煎八分。温服。

【主治】冷热不调，气逆冲上，呕吐者。

竹茹二陈汤

【来源】《古今医统大全》卷二十四。

【组成】竹茹二钱　陈皮　半夏　白茯苓各一钱　甘草（炙）五分

【用法】水二盏，加生姜七片，煎八分服。

【主治】胃中有热，膈上有痰，呕吐不已。

保和汤

【来源】《古今医统大全》卷七十六。

【组成】厚朴（姜制）　大腹皮（黑豆水洗）　半夏（制）　陈皮（去白）各八分　柴胡　枳壳　甘草各五分　生姜三钱（煨）

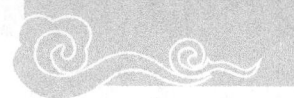

【用法】水煎，温服。

【主治】中瘴气，发热呕吐，腹满不食。

半夏神曲汤

【来源】《医便》卷二。

【组成】陈皮一钱 白术一钱五分 半夏一钱二分 干姜（炒）八分 神曲（炒）一钱 三棱（醋炒）莪术（醋炒）白茯苓（去皮）山楂（去核）枳实（炒）各一钱 砂仁七分（炒）麦芽（炒）八分

【用法】加生姜三片，水煎，热服，不拘时候。

【主治】过食寒冷硬物及生瓜果，致伤太阴、厥阴，或呕吐、痞闷、肠澼，或腹痛恶食。

丁夏汤

【来源】《医学入门》卷七。

【组成】丁香 半夏各三钱

【用法】加生姜，水煎，温服。

【主治】脾中虚寒，停痰留饮，哕逆呕吐。

四味藿叶汤

【来源】《医学入门》卷七。

【别名】四味藿香汤（《济阳纲目》卷十八）。

【组成】藿香 人参 橘皮 半夏各等分

【用法】加生姜，水煎，温服。

【主治】胃寒呕吐。

半附汤

【来源】《医学入门》卷七。

【组成】生附子 半夏各二钱半 生姜十片

【用法】水煎，空心服。或加木香少许尤妙。

【主治】胃冷生痰，呕吐。

麦天汤

【来源】《医学入门》卷七。

【组成】麦门冬一钱二分 天麻一钱 白术 茯苓 半夏 神曲 陈皮各八分

【用法】加生姜，水煎，温服。

【功用】实脾消导。

【主治】风邪羁绊脾胃，身重有痰，恶心欲吐。

芩连二陈汤

【来源】《医学入门》卷八。

【组成】二陈汤加黄芩 黄连

【功用】化痰降火。

【主治】《证治宝鉴》：呕吐哕，胃热挟痰。

比和饮

【来源】《古今医鉴》卷五。

【组成】人参一钱 白术一钱 茯苓一钱 藿香八分 陈皮五分 砂仁五分 神曲一钱（炒）甘草五分

【用法】上锉作一剂。用十年以上陈仓米一合，顺流水二钟煎沸，泡伏龙肝，研细搅混，澄清取一钟；另加生姜三片，大枣二个，同煎七分，稍冷服，别以陈仓米饮时啜之，日进三服，即止。

【主治】

1.《古今医鉴》：水谷不纳，闻食气即呕。

2.《类证治裁》：病久胃虚呕吐。

平肝顺气保中丸

【来源】《古今医鉴》卷五。

【组成】香附米三两（童便浸三日，炒）川芎二两 陈皮（去白）三两 白术四两（土炒）厚朴一两 枳实二两（炒）黄连（姜汁炒）二两 神曲（炒）二两 麦芽（炒）七钱 木香三钱 栀子（姜汁炒）一两 莱菔子（炒）一两 半夏（姜汁炒）一两半 白茯苓一两 砂仁（炒）四钱 干生姜一两 山楂（取肉）二两 青皮六钱（香油炒）甘草（炙）四钱

【用法】上为末，竹沥打神曲糊为丸，如绿豆大。每服百丸，食后白滚汤送下，一日二次。

【功用】常服顺气和中，健脾开胃，进美饮食，化痰消滞，清火抑肝。

【主治】郁火伤脾，中气不运，胃中伏火，郁积生痰，致令呕吐，吞酸嘈杂，心腹胀闷。

枇杷散

【来源】《古今医鉴》卷五。

【组成】枇杷叶（去毛） 橘红各一两 半夏（汤泡） 赤茯苓（去皮） 人参各五钱 麦门冬（去心） 青竹茹各一两二钱 甘草四钱

【用法】上锉。加生姜三片，水二盏，煎一盏，空心服。

【主治】胃虚，呕哕不止。

保中汤

【来源】《古今医鉴》卷五。

【组成】陈皮八分 半夏（姜制）八分 茯苓八分 甘草三分 白术（土炒）二钱 藿香一钱 黄连（土炒）二钱 黄芩（土炒）一钱 山栀子（姜汁炒）二钱 砂仁三分

【用法】上锉一剂。加生姜三片，长流水和胶泥澄清水二钟，煎至一钟，稍冷频服。

【主治】呕吐不止，饮食不下。

【加减】吐逆甚，加伏龙肝一块同煎；因气，加香附、枳实；心烦，加竹茹。

煨姜散

【来源】《古今医鉴》卷五。

【组成】生姜一大块

【用法】直切薄片，勿令折断，层层掺盐于内，以水湿苎麻密缚，外又用纸包，水蘸湿，火煨令熟，去纸捣烂。和稀米饮服之。

【主治】呕吐恶心。

参苓膏

【来源】《古今医鉴》卷十三。

【组成】人参一两 白术一两 茯苓一两 白豆蔻七钱 山药一两 木香五钱 砂仁五钱 肉豆蔻七钱 甘草（炙）三钱

【用法】上为细末，炼蜜为丸，如龙眼大。每服一丸，清米汤研化服，不拘时候。

【主治】大人、小儿脾胃虚冷，呕吐泄泻，及痘疹泄泻。

陈皮竹茹汤

【来源】《片玉痘疹》卷十二

【组成】陈皮（去白） 白茯苓 黄连（用吴茱萸同炒，去茱萸）

【用法】用竹茹一团为引，水煎服。

【主治】痘疮之后呕吐者。

千金散

【来源】《点点经》卷一。

【组成】千步峰土一两八钱三分（用戥子称） 食盐五厘（搭称）

【用法】入饭碗擂碎，用开水泡，又擂数转，令澄清，滤白水，服半碗。即不呕吐。

【主治】呕吐。

加味异功散

【来源】《保命歌括》卷二十。

【组成】人参 白术 茯苓各一钱 甘草三分 陈皮 砂仁（研） 藿香各五分 神曲（炒）一钱 陈米（年久者佳）一合

【用法】上锉，取顺流水二大盏，煎沸，泡伏龙肝，擂细搅浑，放冷澄清，取一盏，加生姜三片，大枣一个，入药煎服。

【主治】胃虚而呕，不喜食。

家秘加减理中汤

【来源】《保命歌括》卷二十。

【组成】理中汤加熟附子共五钱

【用法】上用水二盏，煎至一盏，去滓，入童便、獖猪胆汁各半杯，煎一二沸服之。

【主治】寒吐，阴盛格阳，不纳药者。

香砂理中汤

【来源】《赤水玄珠全集》卷四。

【别名】香砂理气汤（《医钞类编》卷五）。

【组成】理中汤加藿香 砂仁

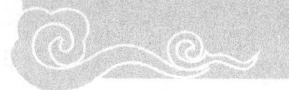

【主治】

1.《赤水玄珠全集》：腹中寒痛、水鸣，欲得热手按，及热物熨者。

2.《医钞类编》：腹中寒痛，呕吐下利。

槟榔橘红散

【来源】《赤水玄珠全集》卷四。

【组成】白槟榔一枚　橘红二钱半

【用法】水煎服。

【主治】呕吐。

参术汤

【来源】《赤水玄珠全集》卷十四。

【组成】人参　白术　黄耆各二钱　茯苓　甘草　陈皮各一钱

【用法】水煎服。

【主治】

1.《赤水玄珠全集》：气虚颤掉。

2.《景岳全书》：泄泻、呕吐。

【加减】甚者，加附子。

二香散

【来源】《赤水玄珠全集》卷二十六。

【组成】真藿香一钱二分　丁香一钱　白滑石五钱

【用法】上为末。每服五七分，米饮下。

【功用】止吐。

竹茹石膏汤

【来源】《赤水玄珠全集》卷二十八。

【组成】橘红　半夏　石膏　白茯苓　竹茹　甘草

【用法】水煎服。

【主治】麻痘呕吐。

砂仁益黄散

【来源】《医方考》卷六。

【组成】陈皮　青皮各二钱　诃子一钱　丁香　木香　砂仁各五分

【主治】

1.《医方考》：食伤胃寒，呕吐而泻者。

2.《治痘全书》：痘疮。

【方论】仲景云，邪在中焦，则既吐而泻。故用陈皮、青皮理其脾，丁香、木香温其胃，诃子所以止泻，砂仁所以消食。

芩连二陈汤

【来源】《仁术便览》卷二。

【组成】二陈汤加砂仁　栀子　黄芩　黄连（俱姜制炒）

【用法】水一钟半，加生姜五片，煎服。

【主治】胃口有热，膈上有痰，时作呕哕。

加味理中汤

【来源】《医学六要》卷三。

【组成】人参　白术　干姜（炮）各一钱　甘草（炙）五分　丁香十粒　生姜十片

【用法】水煎，凉服。

【主治】胃虚受寒，呕吐不止。

【方论】《医学入门万病衡要》：本方用人参、白术、炙草诸甘温以补中；干姜、丁香诸辛热以散寒；生姜散逆气，以止呕吐。

二陈汤

【来源】《万病回春》卷三。

【别名】清热二陈汤（《东医宝鉴·杂病篇》）。

【组成】陈皮　半夏（姜炒）　茯苓（去皮）　甘草　人参　白术　竹茹　砂仁　山栀（炒）　麦门冬（去心）各等分　乌梅一个

【用法】上锉一剂，加生姜三片，大枣一枚，水煎，不拘时候，徐徐温服。

【主治】痰火呕吐。

六君子汤

【来源】《万病回春》卷三。

【组成】人参（去芦）　白术（去芦）　茯苓（去皮）　白芍（炒）　山药（炒）　当归各一钱　藿

香　砂仁各五分　莲肉十粒　乌梅一个　半夏（姜汁炒）陈皮各八分　甘草三分　炒米一百粒

【用法】上锉一剂。加生姜三片，大枣一个，水煎，徐徐温服。

【主治】久病胃虚呕吐。

理中汤

【来源】《万病回春》卷三。

【别名】加减理中汤（《东医宝鉴·杂病篇》）。

【组成】人参　茯苓（去皮）白术（去芦）干姜（炒）陈皮　藿香　丁香　半夏（姜汁炒）砂仁（炒）官桂各二分

【用法】上锉一剂。加生姜三片，乌梅一个，水煎，徐徐温服。

【主治】胃寒呕吐清水冷涎。

【加减】寒极手足冷，脉微，吐不出者，去官桂，加附子；烦躁，加辰砂、炒米。

加味四七汤

【来源】《万病回春》卷五。

【组成】白茯苓（去皮）川厚朴（去皮，姜炒）苏梗　半夏（姜汁炒）广橘红　青皮　枳实　砂仁　南星（姜汁炒）神曲（炒）各一钱　白豆蔻　槟榔　益智仁各五分

【用法】上锉一剂。加生姜五片，水煎，临卧服。

【主治】七情之气结成痰气，状如梅核，或如破絮，在咽喉之间，咯不出，咽不下；或中脘痞满，气不舒快；或痰涎壅盛，上气喘急；或因痰饮，恶心呕吐。

止呕四物汤

【来源】《鲁府禁方》卷三。

【组成】当归（酒洗）七分　白芍（酒炒）一钱　川芎五分　半夏（汤泡，切片，姜炒）一钱　陈皮一钱　人参（去芦）五分　白术（去芦，土炒）一钱　白茯苓（去皮）一钱　枳壳（去瓤，麸炒）槟榔

　　方中枳壳、槟榔用量原缺。

【用法】上锉。加生姜三片，水煎，不拘时服。

【主治】胃气不和，时或呕吐，有物吐出。

丁香吴茱萸汤

【来源】《证治准绳·类方》卷三引东垣方。

【组成】吴茱萸　草豆蔻　人参　苍术　黄芩各一钱　升麻七分　当归一钱半　柴胡　半夏　茯苓　干姜　丁香　甘草各五分

【用法】上为细末。每服半两，水二盏，煎至一盏，去滓，食前热服。

【主治】胃寒呕吐哕。

生姜半夏汤

【来源】《证治准绳·类方》卷三。

【组成】半夏（锉）生姜（切片）各三钱

【用法】量水多少，煎至七分服。

【功用】止呕吐，开胃消食。

半夏橘皮汤

【来源】《证治准绳·伤寒》卷二。

【组成】人参　白术　白茯苓　甘草　黄芩　半夏　厚朴　藿香叶　葛根　橘皮各等分

【用法】上锉。每服一两，水一碗，煎七分，去滓，加生姜自然汁少许温服，不拘时候。

【主治】呕吐不止。

香砂安胃汤

【来源】《杏苑生春》卷四。

【组成】香附子　枇杷叶各一钱　砂仁七枚　橘红一钱五分　茯苓一钱五分　半夏曲一钱一分　甘草三分　桔梗四分　藿香四分　生姜五片

【用法】上锉。水煎，加生姜汁一蛤壳服。

【主治】呕吐不止，胸膈痞塞。

【加减】如觉寒，加丁香三分。

镇胃丸

【来源】《杏苑生春》卷四。

【组成】人参一钱　甘草一两　柴胡一两　黄芩

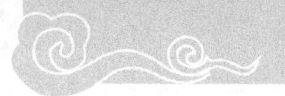

五钱　生姜二两　半夏一两　青黛七钱（另研，为衣）

【用法】上为末，姜汁浸蒸饼为丸，如梧桐子大。每服七十丸，食后姜汤送下。

【主治】中气亏败，肝火上乘而作呕吐者。

加减二陈汤

【来源】《寿世保元》卷三。

【组成】陈皮二钱　半夏（姜炒）二钱　白茯苓（去皮）三钱　甘草八分　人参二钱　白术一钱五分　竹茹二钱　砂仁八分　山栀三钱　麦冬（去心）一钱

【用法】上锉一剂。加生姜三片，大枣一枚，水煎，徐徐温服。

【主治】呕哕痰涎。

茯苓半夏汤

【来源】《寿世保元》卷三。

【组成】茯苓（去皮）　半夏（姜炒）　陈皮　苍术（米泔浸）　厚朴（姜炒）各一钱　砂仁五分　藿香八分　乌梅一个　干姜（炒）三分　甘草三分

【用法】上锉一剂。加生姜三片，水煎，徐徐服。

【主治】水寒停胃作呕吐者。

清胃保中汤

【来源】《寿世保元》卷三。

【组成】藿香一钱　白术（土炒）一钱　陈皮八分　半夏（姜炒）八分　砂仁五分　黄连（土炒）一钱　白茯苓三钱　黄芩（土炒）一钱　栀子（姜炒）二钱　甘草四分

【用法】上锉。加生姜三片，枇杷叶（去毛）一钱，长流水和黄泥搅，澄清二钟，入药煮至一钟，稍冷服。

【主治】胃虚有热呕吐。

【加减】气逆吐甚，加伏龙肝一块；因气，加香附（炒）一钱；枳实（麸炒）八分，白术一钱；心烦不寐，加竹茹二钱；酒伤脾胃，加干姜八分，天花粉三钱，白豆蔻八分。

姜米汤

【来源】《痘疹活幼至宝》卷终。

【组成】老生姜一块（重一两许）

【用法】煨熟，去皮研烂，用水一碗，陈米二撮，同入瓦罐内煮清汤，候温，用小酒杯，少少渐服，其呕自止。

【主治】吐多而胃气欲绝者。

茯苓佐经汤

【来源】《外科正宗》卷三。

【组成】茯苓　陈皮　半夏　白术　苍术各一钱　藿香　泽泻　甘草　葛根　柴胡　厚朴　木瓜各五分

【用法】水二钟，加生姜二片，煎八分，食前服。

【主治】足少阳经为四气所乘，以致腰腿发热疼痛，头目昏眩，呕吐不食，胸膈不利，心烦热闷。

荆黄散

【来源】《明医指掌》卷五。

【组成】荆芥二钱　人参一钱　甘草五分　大黄六分

【用法】上锉一剂。水煎，调槟榔末一钱，磨木香五分，温服。

【主治】上焦气热所冲之暴吐。

温中止吐汤

【来源】《明医指掌》卷十。

【组成】白豆蔻　茯苓各一钱　半夏五分　生姜五片

【用法】水煎，磨沉香四分，热服。

【主治】

　　1.《明医指掌》：寒吐。

　　2.《医宗金鉴》：小儿面色青白，粪青多沫，手足指冷，因寒而呃乳者。

参姜饮

【来源】《景岳全书》卷五十一。

【组成】人参三五钱或倍之　炙甘草三五分　干姜（炮）五分或一二钱　（或用煨生姜三五片）

【用法】水一钟半，煎七八分，徐徐服之。

【主治】脾、肺、胃气虚寒，呕吐，咳嗽气短，小儿吐乳。

【加减】此方或陈皮，或荜茇，或茯苓皆可酌而佐之。

枳术青皮汤

【来源】《济阳纲目》卷十一。

【组成】枳实 白术 橘红 黄连（姜汁炒） 麦芽（炒） 青皮 白芍药 山楂肉各一钱 大黄（酒浸）一钱五分 甘草三分

【用法】上锉。水煎服。

【主治】过食热物，有伤太阴、厥阴，呕吐痞胀，泻痢或不泻痢者。

一味苍术丸

【来源】《济阳纲目》卷十八。

【组成】苍术一斤（分作四分：一分酒浸，一分醋浸，一分糯米泔浸，一分童便浸，一日一换，各浸三日，取出焙干）

【用法】上切片，以黑芝麻同炒香，共为末，酒糊为丸，如梧桐子大。每服五十丸，空心白汤送下。

【主治】呕吐清水。

半夏茯苓陈皮汤

【来源】《济阳纲目》卷十八。

【组成】半夏（泡） 茯苓 陈皮（去白） 生姜各一钱半

【用法】上锉。水二盏半，煎一盏，去滓，临卧服。

【功用】消饮止呕，和中顺气。

加味二陈汤

【来源】《济阳纲目》卷十八引丹溪方。

【组成】陈皮 半夏 茯苓 甘草 黄连（姜汁炒） 栀子（炒） 苍术 川芎 香附 砂仁 神曲（炒） 山楂 木香少许

【用法】上锉。加生姜，水煎服。

【主治】胃中有火，膈上有痰，令人时常恶心，呕吐清水，作嗳气吞酸等证。

【加减】久病虚者，加人参、白术；胃寒者，加益智、草豆蔻、干姜、桂心之类，去黄连、栀子，又甚者加丁香、附子；如胁痛，或脾痛，右关脉弦，呕吐不已，此木来侮土，加人参、白术、升麻、柴胡、青皮、芍药、川芎、砂仁、神曲之类；如时常吐清水，或口干，不喜食，冷涎自下而涌上者，此脾热所致，加白术、芍药、升麻、土炒芩连、栀子、神曲、麦芽、干生姜；如时常恶心，吐清水，心胃作痛，得食则暂止，饥则甚者，此胃中有蛔也，加苦楝根、使君子煎服即愈，或用黑锡灰、槟榔各等分，米饮调下。

加味理中汤

【来源】《济阳纲目》卷十八。

【组成】理中汤加陈皮 丁香各等分

【主治】胃感寒，呕吐不止。

茱萸陈皮丸

【来源】《济阳纲目》卷十八。

【组成】苍术（炒）七钱半 吴茱萸（煮少时，晒） 陈皮 黄连 黄芩（后二味俱用陈壁土炒） 方中除苍术，诸药用量原缺。

【用法】上为末，神曲煮糊为丸，如绿豆大。每服三十五丸，生姜汤送下。

【主治】呕吐。

青金丹

【来源】《简明医彀》卷三。

【组成】水银一两 硫黄五钱

【用法】上同研至不见星。每服一钱，浓生姜、陈皮汤调下，未止再服。属寒者二钱，姜汁酒热调服，厚被盖出汗。

【主治】翻胃及一切寒热呕吐，百药不效者。

姜橘汤

【来源】《简明医彀》卷三。

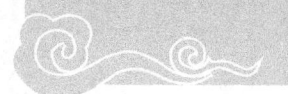

【组成】橘红四钱　牛姜七钱（略打破，湿纸包，煨，再打碎）　枣一枚　粟米一撮

【用法】水煎，细呷。

【主治】病后或虚弱人一切呕吐，不纳药食。

六妙饮

【来源】《丹台玉案》卷四。

【组成】陈皮　半夏（姜、矾制）　黄连（姜汁炒）　栀子仁（酒炒）　槟榔各三钱　老生姜五钱

【用法】水煎，温服。

【主治】吐呕不止，口渴身热。

安胃和中汤

【来源】《丹台玉案》卷四。

【组成】山楂　槟榔　草果　藿香　白豆蔻各一钱五分　半夏（姜矾制）　南星（泡过）　厚朴　苏梗各一钱

【用法】加生姜十片，水煎服。

【主治】饮食过多，一时不能克化，胃窄不能容，又挟寒邪于内，而致呕吐者。

调胃和中汤

【来源】《丹台玉案》卷四。

【组成】大附子（童便制）　橘红　苍术　青皮　草果　子丁香　半夏各一钱五分

【用法】上加生姜十片，水煎服。

【主治】中脘寒痰，呕吐不止者。

一味苍术丸

【来源】《症因脉治》卷二。

【组成】苍术（蒸，炒）

【用法】上为细末，水为丸服。

【主治】内伤湿胜，呕吐清水。

干葛清胃汤

【来源】《症因脉治》卷二。

【组成】干葛　竹茹　黄连　广皮　甘草

【主治】内伤阳明呕吐，吐苦水，脉长大而洪。

半苓平胃散

【来源】《症因脉治》卷二。

【组成】半夏　白茯苓　熟苍术　厚朴　广皮　甘草

【主治】呕吐清水，胸前饱闷。

防葛二陈汤

【来源】《症因脉治》卷二。

【组成】防风　干葛　半夏　白茯苓　甘草　广皮

【主治】风气呕吐兼痰者。偶遇风冷，即发呕吐，头额疼痛，面赤面热，脉浮滑。

【加减】风寒，加生姜；风热，加山栀、黄连、竹茹。

防葛平胃散

【来源】《症因脉治》卷二。

【组成】防风　葛根　苍术　厚朴　广皮　甘草

【功用】散风清胃。

【主治】风气呕吐之症，偶遇风冷，即发呕吐，头额疼痛，面赤面热，脉浮。

【加减】风寒，加生姜；风热，加山栀、黄连、竹茹。

栀连正气散

【来源】《症因脉治》卷二。

【组成】山栀　黄连　藿香　厚朴　广皮　半夏　甘草　苍术　竹茹　白茯苓

【主治】胃火旺之呕吐，脉洪数者。

栀连柴胡汤

【来源】《症因脉治》卷二。

【组成】山栀　黄连　柴胡　黄芩　半夏　广皮　甘草

【主治】肝火呕吐，脉左关洪数。

草蔻大顺饮

【来源】《症因脉治》卷二。

【组成】草蔻　炮姜　广皮　半夏　厚朴　甘草

【主治】食积呕吐属寒者。

香苏平胃散

【来源】《症因脉治》卷二。

【组成】平胃散加藿香　紫苏

【用法】水煎服。

【主治】湿气呕吐，身热脉浮者。

香砂二陈汤

【来源】《症因脉治》卷二。

【组成】二陈加藿香　砂仁

【主治】寒湿体虚呕吐者。

姜桂六君子汤

【来源】《症因脉治》卷二。

【组成】六君子汤加干姜、肉桂

【用法】水煎服。

【主治】寒气呕吐。

半夏藿香汤

【来源】《瘟疫论》卷上。

【组成】半夏一钱五分　真藿香一钱　干姜（炒）一钱　甘草五分　白茯苓一钱　广陈皮一钱　白术一钱（炒）

【用法】加生姜，水煎服。

【主治】

1.《瘟疫论》：痰邪留于胸膈，胃口热甚，皆令呕不止，下之呕当去，今反呕者，此属胃气虚寒，少进饮粥，便欲吞酸者。

2.《会约医镜》：瘟疫下后，脉静身凉，不渴不燥，胃寒呕逆。

生姜醋浆

【来源】《寿世青编》卷下。

【组成】生姜一两　醋浆二合

【用法】银器煎取四合，连滓嚼呷。

【主治】呕吐不止。又杀腹内蛔虫。

安胃化痰汤

【来源】《何氏济生论》卷五。

【组成】陈皮　黄连　半夏　当归　贝母　枳实　麦冬　甘草　白术　白茯　苏梗　覆花　枇杷叶

【用法】加生姜三片，竹茹一团，水煎，食远服。

【主治】胸膈有痰不宽，呕吐，如有碍者。

平胃丹

【来源】《石室秘录》卷三。

【组成】人参三钱　白术五钱　薏仁五钱　芡实五钱　砂仁三粒　吴茱萸五分

【用法】水煎服。

【主治】肾虚吐呕。

【方论】此方似平治脾胃之药，不知皆治肾之法。方中除人参救胃之外，其余药品俱入肾经；而不止留在脾也。肾火生脾，脾土始能生胃，胃气一转，呕吐始平，此治胃而用治肾之药。

定吐至神丹

【来源】《石室秘录》卷三。

【组成】附子一个　白术四两　肉桂一钱　干姜三钱　人参三两

【用法】水煎服。

【主治】大吐，手足厥逆，少腹痛不可忍，以火热之物熨之少快。

脾胃双治饮

【来源】《石室秘录》卷三。

【组成】人参三钱　茯苓三钱　白术五钱　甘草一钱　肉桂一钱　神曲一钱　半夏一钱　砂仁三粒

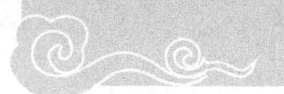

【用法】水煎服。

【主治】胃吐。由于脾虚，脾气不下行，自必上反而吐。

定吐汤

【来源】《石室秘录》卷五。

【组成】人参一钱　砂仁一粒　白术五分　茯苓二钱　陈皮二分　半夏一分　干姜一分　麦芽五分　山楂三粒

【用法】水煎服。

【功用】安脾胃，止吐，消积。

【加减】夏月，加黄连三分；冬月，加干姜三分。

竹茹汤

【来源】《证治汇补》卷五。

【组成】橘皮　半夏各三钱　甘草　竹茹各一钱　山栀七分　枇杷叶二片

【用法】加生姜、大枣为引。

【主治】胃热火炎呕吐。

旋覆代赭汤

【来源】《证治汇补》卷五。

【组成】旋覆花三钱　代赭石一钱（研）

【用法】用旋覆花煎，调赭石末服。

【主治】呕吐不已，真气逆而不降，用此镇坠。

参附茯苓汤

【来源】《辨证录》卷一。

【组成】人参一两　附子一钱　茯苓五钱

【用法】水煎服。一剂而吐泻止，身热亦退。

【主治】冬月直中阴寒，吐泻交作，身发热者。

参术桂附加熟地汤

【来源】《辨证录》卷一。

【组成】人参　白术各一两　附子　肉桂各二钱　熟地五钱

【用法】水煎服。

【主治】严冬之时，忽感阴寒，唇青身冷，手足筋脉挛急，上吐下泻，心痛腹疼，囊缩甲青，腰不能俯仰，此阴寒中脏之病。

参苓附术加生姜汤

【来源】《辨证录》卷一。

【组成】人参　白术　生姜各一两　附子二钱　茯苓三钱

【用法】水煎服。

【主治】冬月直中阴寒，吐泻交作，身发热者。

温胃消湿丹

【来源】《辨证录》卷二。

【组成】人参　黄耆　茯神　巴戟天各三钱　远志一钱　肉桂三分　肉豆蔻一枚　益智仁　甘草　防风各五分

【用法】水煎服。

【主治】寒湿结于胃，呕吐不宁，胸膈饱闷，吞酸作痛，两足亦痛者。

疏土汤

【来源】《辨证录》卷四。

【组成】白术　茯苓各一两　肉桂三分　柴胡五分　白芍三钱　枳壳三分　半夏五分

【用法】水煎服。

【主治】因脾胃气郁所致心腹饱满作胀，时或肠鸣，数欲大便，甚则心疼，两胁填实，为呕为吐，或吐痰涎，如呕清水，或泻利暴注，以致两足两跗肿，渐渐身亦肿大。

制肝散

【来源】《辨证录》卷五。

【组成】白芍一两　吴茱萸五分　黄连一钱　茯苓五钱

【用法】水煎服。

【主治】肝木克胃土，饮食入胃即吐。

加味参术苓附汤

【来源】《辨证录》卷九。

【组成】人参一钱　白术三钱　茯苓三钱　附子二分　神曲一钱　麦芽一钱　白芥子三钱

【用法】水煎服。

【主治】寒气入胃，结成寒痰，日日呕吐。

胜红丸

【来源】《郑氏家传女科万金方》卷五。

【组成】三棱　蓬术（各酒浸拌）　良姜　青皮　陈皮各一斤　香附（醋煮）　山楂　神曲　干姜各二斤

【用法】上为末，醋糊为丸。每服五十丸，如痛泻，姜汤送下；不痛不泻，开水送下。

【主治】日久腹满呕吐，每遇食厚物即发者。

半夏干姜汤

【来源】《张氏医通》卷五。

【组成】半夏　甘草　干姜各等分

【用法】上为散。每取方寸匕，浆水煎服。

【主治】干呕，吐涎沫。

石斛清胃散

【来源】《张氏医通》卷十五。

【组成】石斛　茯苓　橘皮　枳壳　扁豆　藿香　丹皮　赤芍等分　甘草减半

【用法】上为散。每服三四钱，加生姜一片，水煎服。

【功用】《千家妙方》：养胃津，益脾气。

【主治】麻疹后呕吐，胃虚不食，热滞。

二和汤

【来源】《嵩崖尊生全书》卷九。

【组成】甘蔗汁　生姜汁　葛根汁

【主治】呕吐恶心，手足热。

温胃汤

【来源】《嵩崖尊生全书》卷九。

【组成】苍术　白术　茯苓　陈皮　炮姜　半夏　生姜

【用法】水煎服。

【主治】寒湿，呕清水。

藿香散

【来源】《嵩崖尊生全书》卷九。

【组成】藿香　半夏　茯苓　陈皮　生姜各一钱半　丁香五分

【功用】化痰。

【主治】呕吐。

【加减】虚人，加人参；内虚寒，加吴萸、草蔻、干姜；伤食，加砂仁、神曲；有热，加竹茹、干葛，或加姜汁炒黄连。

化痰丸

【来源】《重订通俗伤寒论》。

【组成】瓜蒌霜　苦杏仁　煅瓦楞子　青海粉各一两　制香附　海蛤粉　风化消　青连翘各五钱　苦桔梗　广皮红各三钱　姜汁一匙

【用法】和竹沥，捣药为丸。轻用三钱，重则四钱，清茶送下。

【功用】清化下泄，廓清肠胃。

【主治】痰火蕴结胃肠，恶心呕吐，胸膈壅塞，嘈杂脘满，便溏腹泄，或胸中、肠中辘辘有声。

香砂二陈汤

【来源】《重订通俗伤寒论》。

【组成】白檀香五分　姜半夏三钱　浙茯苓三钱　春砂仁八分（杵）　炒广皮二钱　清炙草五分

【功用】温运胃阳，消除积饮。

【主治】多吃瓜果或冷酒、冷菜，胃有停饮，或伤冷食，胸痞脘痛，呕吐黄水，感寒感热，俱能触发。

【加减】痛甚者，加白蔻末二分（拌捣），瓦楞子四钱；呕甚者，加控涎丹八分（包煎），速除

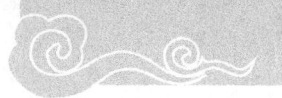

其饮。

豁痰丸

【来源】《重订通俗伤寒论》。

【组成】瓜蒌霜五钱 花粉 射干 苦杏仁 茯苓 白前 当归各三钱 知母 川贝 枳壳 桔梗各二钱 生甘草一钱

【用法】加生姜汁少许，和竹沥为丸。每服三四钱。

【功用】轻清润降，搜涤痰涎。

【主治】痰火蕴结胃肠，恶心呕吐，胸膈壅塞，嘈杂脘满，便溏腹泄，或胸中、肠中辘辘有声者。

竹茹汤

【来源】《伤寒大白》卷二。

【组成】竹茹 干葛 陈皮 半夏 甘草 藿香

【主治】呕吐。

【加减】应辛散者，加生姜；应清火者，加栀、连、白豆蔻；若带表症，加各经表药；若和中气，加藿香、厚朴；若饱闷有食滞，加消导之药。

【方论】此方以干葛、竹茹清胃，广皮、甘草和胃，无涎不成呕，故加半夏化痰涎。

知母石膏汤

【来源】《伤寒大白》卷二。

【组成】知母 石膏 半夏 竹叶 麦门冬 甘草

【主治】燥火喘逆，口渴身热，面赤多汗，唇焦喘咳气逆；痰火呕吐，痰火咳嗽。

保和平胃散

【来源】《伤寒大白》卷二。

【组成】小柴胡汤加竹茹 枳实 藿香 厚朴

【功用】消导和胃止呕。

【主治】呕吐有食滞。

早起避秽丹

【来源】《奇方类编》卷下。

【别名】避秽丹（《仙拈集》卷四）。

【组成】苍术（米泔水泡，去皮，炒黄） 于白术（炒） 广皮 厚朴（姜炒）各三两 生甘草 白蒺藜（去刺，炒） 丹参各一两五钱

【用法】炼蜜为丸，如龙眼大。每服一丸，白滚汤送下。

【主治】早起或冷暖不时，或食油腻，或闻秽气，多有呕吐腹痛、泄泻等症，并治感冒风邪、寒暑疟疾。

竹叶石膏汤

【来源】《幼科直言》卷四。

【组成】竹叶五片 石膏三钱（煅）

【用法】水煎服。兼服六一散或抱龙丸。

【主治】胃热呕吐，或三焦受热，或伤热物，或受热药，夏月受暑气，呕吐黄痰，或干哕，或烦躁，唇红面赤作渴，大便不利。

加参平胃散

【来源】《胎产心法》卷上。

【组成】人参 白术（土炒）各一钱 苍术（米泔浸制） 厚朴（姜制）七分 陈皮 炙草各四分

【用法】加生姜一片，水煎服。

【主治】孕妇脾气虚弱，饮食停滞，以致腹胀呕吐。

竹茹汤

【来源】《麻科活人全书》卷三。

【组成】竹茹 陈皮 柿蒂 楂肉

【用法】水煎服。

【主治】麻症收后，余毒留于胃脘，呕吐不止。

止吐散

【来源】《种痘新书》卷三。

【组成】白术 茯苓 砂仁 藿香各五钱 半夏（法制）四钱 陈皮三钱 炙草 丁香各一钱

【用法】上为细末。用煨姜为引。

【功用】暖胃开痰。

【主治】胃寒而吐，饮食不纳，吐而无声。

【加减】胃寒甚者，加人参。

清胃理脾汤

【来源】《医宗金鉴》卷四十。

【组成】平胃散加黄连　黄芩　大黄

【主治】醇酒厚味，湿热为病，痞胀哕呕，不食，吞酸，恶心，嗳气，更兼大便粘臭，小便赤涩，饮食爱冷，口舌生疮。

丁萸六君汤

【来源】《医宗金鉴》卷四十二。

【组成】六君子汤加丁香　吴萸　姜

【主治】寒盛呕吐。

五汁饮

【来源】《医宗金鉴》卷四十二。

【组成】芦锥　荸荠　甘蔗　竹沥　姜汁

【功用】润燥止吐。

【主治】呕吐。

加味温胆汤

【来源】《医宗金鉴》卷五十二。

【组成】陈皮　半夏（姜制）　茯苓　麦冬（去心）　枳实（麸炒）　生甘草　竹茹　黄连（姜炒）

【用法】加灯心，水煎服。

【主治】小儿热积胃中，食入即吐，口渴饮冷，呕吐酸涎，身热唇红，小便赤色。

黄连石膏汤

【来源】《医方一盘珠》卷三。

【组成】川黄连（酒炒）一钱　煨石膏三钱　竹茹一钱

【用法】灶心土为引。

【主治】呕吐有实火，口渴，腹痛。

神效丸

【来源】《医方一盘珠》卷八。

【组成】藿香一两　砂仁（微炒）一两　白茯苓一两　赤茯苓一两　煨甘草一两　生甘草一两

【用法】上为丸，每丸重一钱。

【主治】胃虚泄泻，并治呕吐。

【加减】火呕泄者，加竹茹、石膏。

清胃丸

【来源】《金匮翼》卷七。

【组成】柴胡一两　黄芩七钱半　甘草（炙）人参各五钱　半夏三钱　青黛二钱半

【用法】上为细末，用生姜汁浸，蒸饼为丸，如梧桐子大。每服五十丸，生姜汤送下。

【主治】呕吐，头痛，脉弦。

新定清中止呕方

【来源】《金匮翼》卷七。

【组成】半夏一钱　茯苓二钱　陈皮一钱　竹茹一钱　干葛五分　生姜五分　芦根五钱　枇杷叶三片　麦冬一钱　白风米一百粒

【主治】胃热呕吐。

补中益气汤

【来源】《幼幼集成》卷六。

【组成】人参　漂白术　北柴胡　绿升麻　广陈皮　上薄桂　当归身　南木香　炙甘草

【用法】生姜、大枣为引，水煎服。

【主治】痘后脾虚，寒热似疟，非真疟。

【加减】虚甚者，加熟附子。

参甘姜苓半夏汤

【来源】《四圣悬枢》卷三。

【组成】人参一钱　甘草一钱　茯苓三钱　干姜一钱　半夏二钱　生姜一钱

【用法】流水煎半杯，温服。

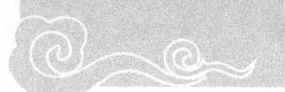

【主治】

　　1.《四圣悬枢》：寒疫太阴呕吐。

　　2.《医学金针》：太阴痘症，呕吐者。

大柴胡加玄参地黄汤

【来源】《四圣悬枢》卷四。

【组成】柴胡三钱　黄芩二钱　半夏三钱　芍药一钱　枳实一钱　大黄二钱　生姜二钱　大枣二枚　玄参二钱　生地三钱

【用法】流水煎大半杯，分二次温服。

【主治】少阳疹病，半入阳明胃腑，呕吐泄利。

黑枣丁香散

【来源】方出《种福堂公选良方》卷三，名见《医学从众录》卷三。

【组成】大黑枣七个（去核，每个内入丁香一只，煮烂去丁香）

【用法】上将枣连汤空心服。七服见效。

【主治】胃寒呕吐，兼治寒疟。

止呕煎

【来源】《仙拈集》卷一。

【组成】吴萸五钱　干姜（炒）　砂仁各一两

【用法】上为末。每服三分，酒下。

【主治】呕吐吞酸。

石连散

【来源】《仙拈集》卷一。

【组成】黄连（姜炒）一钱　石膏（火煅）二钱

【用法】上为末。滚水下。

【主治】胃热呕吐。

朴栀散

【来源】《仙拈集》卷一。

【组成】栀子（炒黑）　朴消各等分

【用法】上为末。每服一二匙，滚水下。

【主治】胃热呕吐，手足心皆热者。

姜半饮

【来源】《仙拈集》卷一。

【组成】生姜一两（打碎）　半夏五钱

【用法】水煎，徐徐服之。加橘皮更效。

【主治】一切呕哕。

橘姜煎

【来源】《仙拈集》卷一。

【组成】橘红　生姜各一两

【用法】水二碗，煎八分，徐徐咽下即愈。

【主治】一切呕哕，手足逆冷。

塞鼻丸

【来源】《仙拈集》卷一。

【组成】伏龙肝

【用法】上为末，水泛为丸。塞两鼻孔。

【主治】闻药即吐，百药不效者。

鼻嗅散

【来源】《仙拈集》卷一。

【组成】硫黄　乳香各等分

【用法】上为末。酒煎，急令患人嗅气。

【主治】呕吐，服药不效者。

鼻嗅散

【来源】《仙拈集》卷一。

【组成】雄黄二钱　酒一盏

【用法】上煎至七分，急令嗅热气。

【主治】呕吐，服药不效者。

活命汤

【来源】《杂症会心录》卷上。

【组成】人参一钱或三钱　炙甘草一钱　制附子一钱　炮姜一钱

【用法】加炒陈米一撮，水煎浓，徐徐饮之，随吐随饮。

【主治】暴吐欲绝。

清胃平逆散

【来源】《杂症会心录》卷下。

【别名】清胃平逆汤（《证因方论集要》卷四）。

【组成】生地三钱　丹皮一钱五分　茯苓一钱五分　知母一钱　花粉一钱　杏仁二钱（去皮尖）　扁豆二钱（炒）　黑豆五钱　芦根五钱

【用法】水煎服。

【主治】吐屎初病火者。

【方论】《证因方论集要》：汪石来曰：茯苓、扁豆甘能益胃；生地、花粉能清阳明之热；丹皮、知母苦寒，能降无形之火；杏仁能利胸膈气逆；芦根能治胃火呕逆；黑豆色黑，属水似肾，除热解毒。大队甘寒，为胃所喜，而腑道清静矣。

芦根清胃饮

【来源】《盘珠集》卷下。

【别名】芦根汤（《女科秘旨》卷四）。

【组成】芦根　葛根　人参　麦冬（去心）　知母　竹茹　栀子　葱白

　　《女科秘旨》：本方用芦根、葛根各一钱五分，人参、麦冬、知母各一钱，竹茹一丸，栀子一钱，葱白三寸。

【主治】热病而呕，不食而烦。

千金藿香汤

【来源】《幼科释谜》卷六。

【组成】藿香一两　生姜三两　青竹茹　炙草各半两

【用法】每服五六钱，水煎服。

【主治】毒气吐下腹胀，逆害乳哺。

【加减】热，加升麻五钱。

白豆蔻汤

【来源】《杂病源流犀烛》卷四。

【组成】白蔻　藿香　半夏　陈皮　生姜

【主治】呕吐哕。

茯苓半夏汤

【来源】《杂病源流犀烛》卷四。

【组成】赤苓　半夏　陈皮　苍术　厚朴

【主治】痰饮呕吐。

桔枳汤

【来源】《杂病源流犀烛》卷四。

【组成】桔梗　枳壳　陈皮　厚朴　木香

【主治】暴吐。

【加减】或加大黄利之。

乌梅丸

【来源】《经验女科》卷一。

【组成】朱砂五钱（另研）　雄黄五钱（另研）　木香五钱　硼砂一钱　草果一个　乳香一钱　胡椒　没药一钱　绿豆三十五粒

【用法】上为末，乌梅肉为丸，如杨梅大。每用一丸，嚼化。

【主治】经来，饮食后即吐，胸脘隔阻，米谷不下。

理中加半夏汤

【来源】《会约医镜》卷四。

【组成】人参（少者以山药三钱炒黄代之）　白术二钱　干姜（炒）一钱　甘草（炙）一钱　生姜　半夏各一钱半

【用法】水煎服。如虚热拒格，冷服。

【主治】脾胃虚寒，吞酸，冷咽涎沫，呕吐。

【加减】如寒气内格，食入即吐，加黄芩七分以引之。若寒甚者，加附子；如呕而胸满，及食谷欲呕者，加吴茱萸一钱，汤泡一次用。

桂附散

【来源】《会约医镜》卷八。

【组成】上肉桂（去粗）三钱　制附子（或用生者，焙干）三钱　干姜（炒黄）一钱　白豆蔻肉（炒）一钱

【用法】上为极细末。时常挑于口中，以火酒运下。

【主治】饮食一下，痰水同吐，多而且冷，药下亦吐，火将息矣。

加味二陈和中汤

【来源】《会约医镜》卷十。

【组成】陈皮（去白）八分　半夏二钱　茯苓三钱　甘草一钱　苍术一钱三分（气不宣者勿用）厚朴（姜炒）一钱　砂仁（炒研）七分　竹茹一钱　生姜三钱

【用法】水煎服。

【主治】一切呕吐。

【加减】如喜热恶寒，肢冷脉迟，此伤于寒也，加丁香一钱，去竹茹，甚则加附子，或用理中汤加附子，并宜冷服，盖冷遇冷相须而入，自不吐出；如热呕，喜冷恶热，烦躁引饮，脉数而洪，加黄连（姜水炒）一钱，栀子（炒黑）八分，枇杷叶、干葛各钱半，入芦根汁合服；其闻食气而呕，药下亦呕，关脉洪者，并用芦根汁以治其热。

四圣饮

【来源】《产科发蒙》。

【组成】藿香　良姜　陈皮　莪术各等分

【用法】每服三钱，热汤浸，去滓用。

【主治】气攻呕吐，诸药不效者。

半附理中汤

【来源】《产科发蒙》卷二。

【组成】半夏（上）附子　人参　白术　干姜（各中）甘草（下）

【用法】以水一盏半，煎至一盏，温服。

【主治】胃中虚冷，呕吐不止。

驴耳饮

【来源】《产科发蒙》卷二。

【组成】枇杷叶上　半夏上（姜制）吴茱萸下　桂枝下　莪术中　木香下　槟榔中

【用法】加生姜三片，水煎服。

【主治】饮食停滞，呕吐腹痛，或眩晕头痛。

木香调气散

【来源】《风劳鼓膈四大证治》。

【组成】木香　丁香　砂仁　藿香　白蔻　陈皮　半夏　枳壳　甘草　姜

【主治】气滞呕吐，胸膈不利，心腹刺痛。

香蔻六君子汤

【来源】《温证指归》卷三。

【组成】木香五分　蔻仁五分　人参二钱　茯苓一钱　甘草五分　陈皮一钱　半夏一钱　白术一钱

【主治】温病屡经攻下，中气损伤，呕不止而舌无苔，多汗心烦。

甘松粥

【来源】《药粥疗法》引《饮食辨录》。

【组成】甘松5克　粳米30～60克

【用法】先煎甘松取汁，去滓，再用粳米煮粥，待粥将成时，加入甘松药汁，稍煮一二沸即可。每天2次，空腹温热食用。3～5天为1疗程。

【功用】行气止痛，补脾健胃。

【主治】气闷胸痛，脘腹胀痛，食欲不振，胃寒呕吐。

【宜忌】发热病人忌用。

丁香理中汤

【来源】《医钞类编》卷十。

【组成】人参　白术（炒）黑姜　炙草　丁香

【用法】水煎，温服。

【主治】中脘停寒，喜食辛物，入口即吐哕。

胃关散

【来源】《医钞类编》卷十。

【组成】熟附子　炮姜　肉桂　花椒（去目）藿香　砂仁

【用法】水煎,热服
【主治】呕吐神倦,胃不纳食,四肢无力。

汞硫散

【来源】《类证治裁》卷三。
【组成】硫黄　水银
　　　《医学集成》:水银一钱,硫黄二钱。
【用法】同研细如煤色,用陈酒、姜汁调服,次日大便出黑物即不吐。
　　　《医学集成》:为末,姜汁开水调下。
【功用】止吐。
【主治】《医学集成》:呕吐,百药不效者。

代赭石散

【来源】年氏《集验良方》卷一。
【组成】旋覆花不拘多少　代赭石(为细末)一钱
【用法】调服。
【主治】一切呕吐不止。

苏叶黄连汤

【来源】方出《温热经纬》卷四,名见《中医妇科学》。
【组成】川连三四分　苏叶二三分
【用法】水煎服,呷下即止。
【主治】
　　　1.《温热经纬》:湿热证,肺胃不和,胃热移肺,肺不受邪,呕恶不止,昼夜不愈,欲死者。
　　　2.《中医妇科学》:妊娠恶阻。
【方论】《温热经纬》:肺胃不和,最易致呕,盖胃热移肺,肺不受邪,还归于胃,必用川连以清湿热,苏叶以通肺胃。投之立愈者,以肺胃之气非苏叶不能通也。分数轻者,以轻剂恰治上焦病耳。

四正散

【来源】《医醇剩义》卷一。
【组成】藿香一钱五分　茅术　厚朴　砂仁各一钱　茯苓二钱　广皮　半夏各一钱　神曲三钱　淡竹茹八分　姜汁二小匙(冲服)

【主治】暑月饮食不节,外感不正之气,呕吐。

归桂化逆汤

【来源】《医醇剩义》卷二。
【组成】当归二钱　白芍一钱五分(酒炒)　肉桂五分　青皮一钱　茯苓二钱　蒺藜四钱　郁金二钱　合欢花二钱　木香五分　牛膝二钱　玫瑰花五分　红枣五枚　降香五分
【功用】解郁和中。
【主治】
　　　1.《医醇剩义》:肝气犯胃,食入作吐。
　　　2.《谦斋医学讲稿》:血虚,肝气郁结成膈。

温胃膏

【来源】《理瀹骈文》。
【组成】干姜(炒)二两　川乌　白术各一两半　苍术　党参　附子　吴萸　黄耆　麻黄　桂枝　北细辛　羌活　独活　防风　麦冬　藁本　柴胡(炒)　川芎　当归　酒芍　香附　紫苏　藿梗　杏仁　白芷　青皮　陈皮　半夏(炒)　南星　厚朴　乌药　灵仙　麦芽　神曲(炒)　枳实　泽泻　荜澄茄　草果　草蔻仁　肉蔻仁　故纸　良姜　益智仁　大茴　巴戟　荜茇　车前子　延胡　灵脂各一两　黄连(吴萸水炒)　五味子各五钱　甘草七钱　生姜　葱白各四两　艾　薤　韭　蒜头　菖蒲各二两　凤仙一株　木瓜　川椒　白芥子　胡椒各一两　大枣　乌梅肉各五个(一加木鳖仁、蓖麻仁、山甲各一两)
【用法】上药共用麻油十二斤,分熬,黄丹收。再加木香、丁香、砂仁、官桂、乳香(制)、没药各一两,牛胶四两(酒蒸化),搅千余遍,令匀。外贴。
【主治】胃寒不纳,呕泻、痞胀、疼痛诸证。

暖脐膏

【来源】《理瀹骈文》。
【组成】生附子五钱　甘遂　甘草各三钱
【用法】用葱汁熬膏和药。加蟾酥、麝香、鸦片、丁香末摊贴。

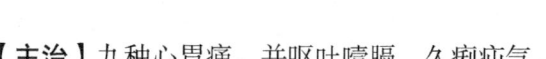

【主治】九种心胃痛，并呕吐噎膈，久痢疝气。

暖脐膏

【来源】《理瀹骈文》。

【组成】柏子尖　松毛心各五斤　附子八两

【用法】上用麻油熬，黄丹、铅粉收膏。加肉桂摊贴。

【主治】九种心胃痛，并呕吐噎膈，久痢疝气。

三物散

【来源】《千金珍秘方选》。

【组成】小鳜鱼不拘多少　真肉桂五分　荜澄茄五分

【用法】冬天取小鳜鱼烘脆，为末；每服一钱，加真肉桂五分、荜澄茄五分，共为末。冲服。

【主治】肝胃气大发，作呕。

镇逆汤

【来源】《医学衷中参西录》上册。

【组成】生赭石六钱（轧细）　青黛二钱　清半夏三钱　生杭芍四钱　龙胆草三钱　吴茱萸一钱　生姜二钱　野台参二钱

【主治】呕吐。因胆火上冲，胃气上逆者。

薯蓣半夏粥

【来源】《医学衷中参西录》上册。

【组成】生山药一两（轧细）　清半夏一两

【用法】先将半夏用微温之水淘洗数次，不使分毫有矾味，用做饭小锅（勿用药甑）煎取清汤约两杯半，去滓，调入山药细末，再煎二三沸，其粥即成。和白沙糖食之。

【主治】胃气上逆，冲气上冲，以致呕吐不止，闻药气则呕吐益甚，诸药皆不能下咽者。

【加减】若上焦有热者，以柿霜代沙糖；凉者，用粥送服干姜细末半钱许。

安胃丸

【来源】《吴鞠通医案》卷三。

【组成】姜半夏八钱　川椒炭六钱　广皮五钱　云苓块六钱　乌梅肉四钱　生姜五钱

【用法】甘澜水八茶杯，煮成三杯。分三次服。

【主治】呕吐不食已久，六脉弦细而弱。

温胃调气汤

【来源】《陈氏幼科秘诀》。

【组成】苍术　厚朴　半夏　香附　山楂　神曲　麦芽　藿香　干姜　茯苓

【主治】小儿感寒伤食，呕吐者。

【加减】服此不止，若见是冷，可加木香、丁香、厚朴，次第加之；若是伤食，以枳实、青皮、槟榔次第加之；用前药又不止，是胃气因吐而虚，面青白唇淡，精神少，可加人参，此症必眼眶陷下，方可用参。

酒煎饮

【来源】《六经方证中西通解》卷三。

【别名】三黄酒（《中国医学大辞典·补遗》）。

【组成】黄连　黄芩各三钱　大黄二钱

【用法】先用火酒炒大黄全焦，再入黄连，加酒炒至大黄色黑为度，即纳水煮一沸，取出频频细呷。

【主治】

　　1.《六经方证中西通解》：呕逆不进食者。

　　2.《中国医学大辞典》：下痢呕吐。

沉香顺气丸

【来源】《全国中药成药处方集》（沙市方）。

【组成】陈佛手十两　炒枳实　白蔻仁各一两　青皮　广陈皮各三两　西砂仁一两　沉香二钱　广木香　粉甘草各一两

【用法】上为细末，冷开水为丸，以蔻仁、砂仁、沉香、广木香四味为衣。每服二钱，温开水送下，一日二次。老人酌减。

【主治】寒湿气滞，胸痞腹痛，呕吐清水，气逆喘促。

【宜忌】孕妇、体虚及肺胃发炎者忌服。

活胃散

【来源】《全国中药成药处方集》（天津、兰州方）。

【组成】五灵脂（醋炒）二钱　白胡椒四分　西红花一钱　公丁香　广木香各四分　枳壳（麸炒）二钱　雄黄面　净　巴豆霜各四分

【用法】上为细末，每包二分重，每袋装六包。每次服一包，以舌倍药粉咽下，服后一小时再饮水为佳，一日两次。

【功用】去胃寒，助消化，止痉利便。

【主治】胸膈胀满，胃部时作疼痛，呕吐嘈杂，不思饮食，大便秘结。

【宜忌】孕妇忌服。

暖脐膏

【来源】《全国中药成药处方集》（武汉方）。

【组成】真麻油五斤　生天雄一斤　炮姜八两　广木香　香橼皮　小茴各四两　黄丹三十两　没药末二两　肉桂末十二两

【用法】取天雄、炮姜、广木香、香橼皮、小茴五味，加麻油五斤，浸七日，入油锅内，熬至药枯黑为度，滤净滓，再熬至滴水成珠；加炒黄丹三十两，棍搅至烟尽微冷，再加没药、肉桂末十二两，入膏内搅匀成膏，倾钵内收贮，浸冷水中三日，炖化去火毒，听用。摊时重加肉桂末五两，母丁香一两，倭硫黄三两，生香附八两，麝香二钱，研粉。每张加药粉二厘，以红布为壳，每张重二钱。贴于腰脐上。

【主治】呕吐泄泻，脐腹疼痛。

竹茹浸膏片

【来源】《中药制剂汇编》。

【组成】竹茹外皮1000g倍量水，同法提取2小时，滤取液与前液合并；浓缩至生药量2：1时，加95%乙醇1.5倍量沉淀杂质，静置4～8小时，取上清液过滤，沉淀用60%乙醇洗2～3次，将可溶性成分洗出，洗液与滤液合并，回收乙醇，放冷，再过滤一次，浓缩成浓膏，测定其含量，按规定的浸膏量，加辅料适量，压制成片，每片内含总抽出物100mg，即得。

【用法】每服1～3片。

【功用】凉血除热。

【主治】血热引起之吐血、衄血及崩中，还可用于胃热呕吐及呃逆。

六味木香散

【来源】《中国药典》。

【组成】木香200克　栀子150克　石榴100克　闹羊花100克　豆蔻70克　荜茇70克

【用法】上为细末，过筛，混匀。每次2～3克，1日1～2次。

【功用】开郁行气，止痛。

【主治】胃痛、腹痛，嗳气、呕吐。

八角茴香水

【来源】《部颁标准》。

【组成】八角茴香油20ml　乙醇570ml

【用法】制成水剂，遮光，密封，置阴凉处。口服。1次0.1～1.0ml，每日0.3～3.0ml。

【功用】矫味，驱风等。

【主治】健胃止呕，呕吐腹痛等症。

人　丹

【来源】《部颁标准》。

【组成】薄荷脑40.6g　肉桂20.3g　甘草476g　儿茶40.6g　木香10.2g　冰片20.3g　桔梗325g　樟脑20.3g　小茴香20.3g　草豆蔻10.2g　丁香罗勒油5.0ml

【用法】制成丸包衣水丸，每10丸重0.115g，密封。口服或含服，每次0.1～0.2g。

【功用】祛风健胃。

【主治】消化不良，恶心呕吐，晕船，轻度中酒醉饱滞。

半夏曲

【来源】《部颁标准》。

【组成】清半夏160g　白矾10g　六神曲5g　生姜汁20g　面粉32g

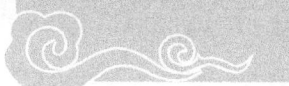

【用法】制成块（粉）剂，每块重25g，每袋装250g，密闭，防潮，防虫蛀。口服，每次1块，1日2次，或遵医嘱。

【功用】降逆止呕，止咳化痰。

【主治】恶心呕吐，食欲不振，咳嗽痰壅。

采云曲

【来源】《部颁标准》。

【组成】白术（炒）86g 薄荷26g 六神曲（焦）86g 枳壳（炒）26g 麦芽（炒）86g 厚朴（制）22g 山楂（焦）86g 广藿香22g 紫苏86g 肉桂16g 青皮44g 羌活16g 桔梗44g 木香16g 白芷32g 片姜黄16g 槟榔32g 甘草16g 陈皮32g 草果（炒）16g 檀香32g 半夏（制）10g 茯苓32g 白芍（炒）32g

【用法】制成曲剂，密封，防潮。包煎取汁服或用开水冲服，每次9g，1日1次。

建 曲

【来源】《部颁标准》。

【组成】辣蓼6.6g 苍耳草6.6g 青蒿6.6g 苦杏仁4g 赤小豆4g 麦芽9g 山楂（炒）9g 陈皮6g 广藿香6g 苍术6g 厚朴3g 川木香3g 白芷3g 槟榔3g 枳壳（麸炒）3g 紫苏6g 薄荷3g 谷芽9g 官桂1.5g 香附6g 甘草1.5g 麦麸21.2g 面粉10.6g

【用法】制成药块状曲，每块重10g、20g、30g 3种规格，防潮，防蛀，置干燥处。口服，每次9～15g，1日2次。

【功用】解表和中。

【主治】寒热头疼，食滞阻中，呕吐胀满。

七、呕 哕

呕哕，亦称干呕，是指胃气上逆喉中呃呃声出而无物者。《黄帝内经·素问·口问》："谷入于胃，胃气上注于肺。今有故寒气与新谷气，俱还入于胃，新故相乱，真邪相攻，气并相逆，复出于胃，故为哕。"《诸病源候论》："干呕者，胃气逆故也。但呕而欲吐，吐而无所出，故谓之干呕。"《医学三字经》："呕字从沤，沤者水也，口中出水而无食也。吐字从土，土者食也，口中吐食而无水也。呕吐者，水与食并出也。哕者，口中有秽味也，又谓之干呕，口中有秽味，未有不干呕也。"呕吐哕三症，本以有物有声谓之呕，有物无声谓之吐，有声无物谓之哕。呕哕联用，词义偏于哕，如此方与干呕相类。究其病发之机理，与呕吐大致相仿。治宜和胃降逆为基本。

半夏干姜散

【来源】《金匮要略》卷中。

【组成】半夏 干姜各等分

【用法】上为散。每服方寸匕，浆水一升半，煎取七合，顿服之。

【主治】干呕吐逆，吐涎沫。

【方论】

1.《金匮要略论注》：此比前干呕吐涎沫头痛条，但少头痛而增吐逆二字，彼用茱萸汤，此用半夏干姜散何也？盖上焦有寒其口多涎一也。然前有头同，是浊阴上逆，格邪在头故疼，与浊邪上逆，格邪在胸故满相同，故俱用人参、姜、枣助阳，而以茱萸之苦温下其浊阴。此则吐逆，明是胃家寒重，以致吐逆不已，故不用参，专以干姜理中，半夏降逆。谓与前浊阴上逆者，寒邪虽同，有高下之殊，而未至格邪在头在胸，则虚亦未甚也。

2.《金匮玉函经二注》：赵以德：干呕吐涎沫者，由客邪逆於肺，肺主收引，津液不布，遂聚为涎沫也。用半夏、干姜之辛热，温中燥湿；浆

水之寒，收而行之，以下其逆，则其病自愈矣。

3.《金匮要略心典》：干呕吐逆，胃中气逆也；吐涎沫者，上焦有寒，其口多涎也。此是阳明寒气逆气不下而已。故以半夏止逆消涎；干姜温中和胃；浆水甘酸，调中引气止呕哕也。

4.《金匮要略方义》：本方即小半夏汤易生姜为干姜而成，乃为胃寒呕吐而设。胃中寒冷，胃失和降，上逆而为干呕，或为吐逆，或吐涎沫，治宜温胃降逆。方中干姜辛热，善能温中祛寒，半夏辛燥，长于降逆止呕。二者合用，不仅温胃止呕，尚可温肺化饮，对于胃寒呕逆者宜之，寒饮上逆者亦可用之。用浆水可服者，以浆水能调中下气，以助止呕也。本方与茱萸汤之干呕吐涎沫，证相类似，但前者为肝寒犯胃，故用吴茱萸温肝降逆，而肝胃同治；本方病只在胃，故用干姜、半夏温胃降逆，专治其胃。

橘皮汤

【来源】《金匮要略》卷中。

【别名】生姜橘皮汤（《类证活人书》卷十六）、小橘皮汤（《伤寒总病论》卷三）、小陈皮汤（《普济方》卷一八四）、陈皮汤（《赤水玄珠全集》卷四）。

【组成】橘皮四两　生姜半斤

【用法】以水七升，煮取三升，温服一升，下咽即愈。

【功用】《景岳全书》：行滞消痰，止呕吐。

【主治】干呕哕，若手足厥者。

【方论】

1.《千金方衍义》：橘皮汤主呕哕厥冷良，由浊痰阻遏清阳，不得旁达四末，但须橘皮、生姜涤除痰垢，不得妄议温经也。

2.《金匮要略心典》：干呕哕非反胃，手足厥非无阳，胃不和，则气不至于四肢也。橘皮和胃气，生姜散逆气，气行胃和，呕哕与厥自已，未可便认阳虚而遽投温补也。

3.《金匮要略直解》：干呕哕，则气逆于胸膈间而行于四末，故手足为之厥。橘皮能降逆气，生姜为呕家圣药，小剂以和之也。

竹茹汤

【来源】《千金翼方》卷十八。

【别名】竹茹饮子（《太平圣惠方》卷十一）。

【组成】竹茹一升　橘皮　半夏（洗）各三两　生姜四两（切）　紫苏一两　甘草一两（炙）

【用法】上锉。以水六升，煮取二升半，分三服。

【主治】

1.《千金翼方》：哕。

2.《太平圣惠方》：伤寒干呕不止。

厚朴汤

【来源】《外台秘要》卷六引《删繁方》。

【组成】厚朴四两（炙）　吴茱萸五合　人参三两　茯苓四两　桔梗三两　生姜八两　玄参三两　芎藭四两　白术四两　附子三两　橘皮三两（去赤脉）

【用法】上切。以水九升，煮取三升，绞去滓，分三服。

【主治】上焦闭塞，干呕，呕而不出，热少冷多，好吐白沫清涎，吞酸。

【宜忌】忌猪肉、桃、李、雀肉、大醋。

【方论】《千金方衍义》：干呕不出，热少冷多，肝气阻逆之验，虽用厚朴、橘皮、川芎、桔梗破滞之剂，不得生姜、茱萸不能开运闭塞，不得参、苓、白术不能运行药力，玄参一味专通膈上氤氲旺气。

甘竹茹汤

【来源】《外台秘要》卷二引《深师方》。

【组成】甘竹茹四两　生白米一升

【用法】以水八升煮之，取米熟汤成。去滓，徐徐分服。

【主治】风热气哕及诸哕。

人参汤

【来源】《医心方》卷九引《深师方》。

【组成】人参二两　干姜四两　泽泻二两　桂心二两　甘草二两　茯苓四两　大黄一两

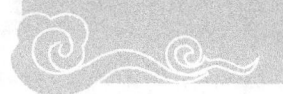

【用法】以水八升，煮取三升，每服八合，一日三次。

【主治】胃逆，干呕欲吐。

白术散

【来源】《太平圣惠方》卷十一。

【组成】白术三分　诃黎勒一两（用皮）　高良姜半两（锉）　丁香半两　肉桂半两（去皱皮）　甘草一分（炙微赤，锉）　桔梗半两（去芦头）　人参半两（去芦头）　陈橘皮半两（汤浸，去白瓤，焙）　厚朴一两（去粗皮，涂生姜汁炙令香熟）

【用法】上为散。每服三钱，以水一中盏，加生姜半分，煎至五分，去滓温服，不拘时候。

【主治】伤寒后，胃虚逆呕哕，不纳饮食。

白豆蔻散

【来源】《太平圣惠方》卷十一。

【组成】白豆蔻一两（去皮）　白术一两　陈橘皮三分（汤浸，去白瓤，焙）　高良姜半两（锉）　甘草一分（炙微赤，锉）　厚朴一两（去粗皮，涂生姜汁，炙令香熟）

【用法】上为粗散。每服四钱，以水一中盏，加生姜半分，煎至六分，去滓温服，不拘时候。

【主治】伤寒服冷药过多，寒气伤胃，呕哕不止。

茯苓散

【来源】《太平圣惠方》卷十一。

【别名】赤茯苓汤（《类证活人书》卷十八）。

【组成】赤茯苓一两　半夏半两（汤洗七遍去滑）　陈橘皮一两（汤浸，去白瓤，焙）　芎䓖半两　白术半两　人参一两（去芦头）

【用法】上为粗散。每服三钱，以水一中盏，加生姜半分，煎至六分，去滓温服，不拘时候。

【主治】伤寒后呕哕，心下痞满，胸膈间宿有停水，头眩心悸。

白术散

【来源】《太平圣惠方》卷十七。

【别名】白术香散（《普济方》卷一五二）。

【组成】白术三分　芦根三分（锉）　草豆蔻三分（去皮）　人参三分（去芦头）　陈橘皮三分（汤浸，去白瓤，焙）　枇杷叶三分（拭去毛，炙微黄）　厚朴三分（去粗皮，涂生姜汁炙令香熟）

【用法】上为散。每服五钱，以水一大盏，煎至五分，去滓温服，不拘时候。

【主治】热病，邪热已退，胃气未和，哕不能食。

白茅根散

【来源】《太平圣惠方》卷十七。

【组成】白茅根一两（锉）　百合一两　陈橘皮一两（汤浸去白瓤焙）　葛根一两（锉）　人参一两（去芦头）

【用法】上为散。每服五钱，以水一大盏，煎至五分，去滓温服，不拘时候。

【主治】热病，哕逆不下食。

麦门冬散

【来源】《太平圣惠方》卷十七。

【组成】麦门冬一两半（去心）　柴胡一两（去苗）　芦根一两半（锉）　人参三分（去芦头）　葛根一两（锉）

【用法】上为散。每服四钱，以水一中盏，加竹茹一分，煎至六分，入生地黄汁少半分，更煎一沸，温服，不拘时候。

【主治】热病，烦热呕哕，不欲饮食。

前胡散

【来源】《太平圣惠方》卷十七。

【组成】前胡一两（去芦头）　黄耆一两（锉）　人参一两（去芦头）　麦门冬半两（去心）　陈橘皮半两（汤浸去白瓤，焙）　甘草一分（炙微赤，锉）　生干地黄三分

【用法】上为散。每服五钱，以水一大盏，入竹茹一分，煎至五分，去滓温服，不拘时候。

【主治】热病，胃中有热，谷气入则胃气逆，逆则哕，不下食。

四倍散

【来源】《博济方》卷二。

【组成】诃子一两（煨） 人参二两 白茯苓四两（去皮） 白术半斤

【用法】上为细末。每服二钱，水一盏，加生姜、大枣，同煎至六分，去滓，空心、食前温服。如早晨常服，有大功效。

【功用】

1.《博济方》：大补虚损。

2.《太平惠民和济局方》（绍兴续添方）：补虚进食。

3.《鸡峰普济方》：大补脾肾。

【主治】

1.《博济方》：脾元气不和。

2.《普济方》胃气不和，干呕恶心。

羊血方

【来源】《养老奉亲书》。

【组成】羊血一斤（鲜者，面浆作片） 葱白一握 白面四两（擀，切）

【用法】上煮血令熟，渐食之。

【功用】补益脏腑。

【主治】老人脾胃气弱，干呕不能下食。

橘红汤

【来源】方出《证类本草》卷二十三引孙尚方，名见《杂病源流犀烛》卷四。

【组成】橘皮二两（汤浸，去瓤，锉）

【用法】以水一升，煎之五合，通热顿服。更加枳壳一两（去瓤，炒）同煎之服。

【主治】

1.《证类本草》引孙尚方：诸吃噫。

2.《杂病源流犀烛》：干呕。

人参汤

【来源】《圣济总录》卷二十五。

【组成】人参 白术 白茯苓（去黑皮） 附子（炮裂，去皮脐） 陈橘皮（汤浸，去白，炒）各

一两 桂（去粗皮） 干姜（炮）各半两 丁香一分

【用法】上为粗末。每服五钱匕，水一盏半，加生姜半分（拍碎），粳米半匙，煎至一盏，去滓温服，不拘时候。

【主治】伤寒后，服冷药过多，胃寒呕哕，不下饮食。

白术饮

【来源】《圣济总录》卷二十五。

【组成】白术 芦根 厚朴（去粗皮，生姜汁炙）各一两 枇杷叶（去毛，炙）半两

【用法】上为粗末。每服三钱匕，水一盏，加生姜五片，煎至七分，去滓温服，不拘时候。

【主治】伤寒邪热虽退，胃中不和，干呕不已，甚则吐逆。

半夏汤

【来源】《圣济总录》卷二十五。

【组成】半夏一两（汤洗七遍，炒干） 白茯苓（去黑皮）一两 枳壳（去瓤，麸炒） 人参各半两 白术一两半

【用法】上为粗末。每服三钱匕，水一盏，加生姜一分（拍碎），煎至七分，去滓温服，一日二次。

【主治】伤寒后胃气逆冷，食已呕哕，即欲吐。

半夏木通汤

【来源】《圣济总录》卷二十五。

【组成】半夏半两（汤洗七遍，切，焙干） 木通（锉）一两 芦根（锉）一两半 陈橘皮（去白，焙）半两 柴胡（去苗）一两 麦门冬（去心，焙）半两 枇杷叶（拭去毛）半两（姜汁炙）

【用法】上为粗末。每服五钱匕，水一盏半，加生姜一分（拍碎），同煎至一盏，去滓，食前温服。

【主治】伤寒后，胃间余热，干呕不止。

柿蒂汤

【来源】《圣济总录》卷二十五。

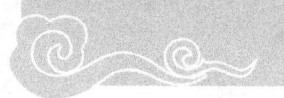

【组成】干柿蒂七枚　白梅三枚

【用法】上为粗末，只作一服。用水一盏，煎至半盏，去滓温服，不拘时候。

【主治】伤寒呕哕不止。

姜橘汤

【来源】《圣济总录》卷二十五。

【别名】姜陈汤（《嵩崖尊生全书》卷九）。

【组成】生姜（切，焙）　陈橘皮（汤浸去白，焙）各等分

【用法】上药治下筛。每服三钱匕，水一盏，煎至七分，去滓热服，不拘时候。

【主治】

1.《圣济总录》：伤寒干呕不止，手足逆冷。

2.《古今医统大全》：老人噎病，胸满塞闷，饮食不下。

枇杷叶汤

【来源】《圣济总录》卷四十七。

【别名】枇杷叶散（《普济方》卷二〇六）。

【组成】枇杷叶（炙，拭去毛）四两　陈橘皮（汤浸，去白，焙）五两　甘草三两（炙，锉）

【用法】上为粗末。每服三钱匕，水一盏，加生姜一枣大，切，同煎至七分，去滓稍热服，不拘时候。

【主治】哕逆不止，饮食不入。

通神汤

【来源】《圣济总录》卷五十四。

【组成】干姜（炮，去皮）五两　蜀椒（去目及闭口者，炒出汗）三两　菖蒲　桂（去粗皮）　白术各二两　半夏（汤洗去滑七遍，生姜制）　人参　五味子（炒）　甘草（炙）各一两

【用法】上为粗末。每服三钱匕，水一盏，煎至六分，去滓，食后温服。良久，稍增至四钱匕，以知为度。

【主治】上焦虚寒，干呕无度。

荜酱汤

【来源】《圣济总录》卷五十四。

【组成】荜酱二两　高良姜三分　荜澄茄半两

【用法】上为粗末。每服三钱匕，水一盏，煎至七分，去滓，入苦酒数滴，热呷。以知为度。

【主治】中焦有寒，阴凝胃口，哕噫不止。

人参汤

【来源】《圣济总录》卷六十三。

【组成】人参　陈橘皮（汤浸，去白，焙）　附子（炮裂，去脐皮）　草豆蔻（去皮）各一两　半夏（汤洗去滑，生姜汁制）　白术（炒）　甘草（炙，锉）　前胡（去芦头）各三分　干姜（炮）　桂（去粗皮）各半两

【用法】上锉，如麻豆大。每服三钱匕，水一盏半，加生姜五片，煎至八分，去滓温服。

【主治】胃腑虚寒，其气上逆，干呕不止。

木香散

【来源】《圣济总录》卷六十三。

【组成】木香　丁香　檀香各半两（锉）　人参　沉香（锉）　白茯苓（去黑皮）各一两　甘草　槟榔（锉）各一分

【用法】上药约水多少，慢火熬水尽，焙干，捣罗为细末。每服一钱匕，入盐，沸汤点服。

【功用】和胃下气。

【主治】干呕。

平气汤

【来源】《圣济总录》卷六十三。

【组成】甘草（锉）　厚朴（去粗皮）各四两　干姜（刮净、锉）二两　生姜（去皮，切半斤）　大枣一百枚

【用法】用水七升，同于银石器中煮，候枣熟，剥去皮核，再煮，候水尽焙干，为粗末。每服三钱匕，水一盏，同煎至七分，去滓稍热服，不拘时候。

【主治】干呕气逆，饮食不下。

生姜丸

【来源】《圣济总录》卷六十三。

【组成】生姜二斤（和皮切作片子，以盐三两淹一宿，慢火焙干） 甘草（炙，锉） 陈橘皮（汤浸去白，焙）各四两 香白芷 缩砂（去皮） 胡椒各一两 蓬莪术（炮）二两

【用法】上为末，以面糊为丸，如小弹子大，细研丹砂为衣。每服细嚼一丸，食前温酒下。

【功用】益津液，和胃气。

【主治】干呕恶心。

生姜汤

【来源】《圣济总录》卷六十三。

【组成】生姜（细切丝）十二两 草豆蔻（去皮）四两 甘草（生锉）半斤

【用法】上药先捣草豆蔻、甘草为末，同姜丝烂研匀，捏作饼子焙干，再捣罗为末。每服一大钱，空心、食前盐汤点服。

【功用】和胃气，养津液。

【主治】
1.《圣济总录》：干呕。
2.《普济方》：胃有寒，气逆呕哕。

陈橘皮饮

【来源】《圣济总录》卷六十三。

【组成】陈橘皮（汤浸，去白，焙）四两 甘草（炙） 缩砂仁 白芷各二两

【用法】上为粗末。每服四钱匕，水一大盏，加生姜半分，同煎至七分，去滓温服，不拘时候。

【主治】胃冷干呕，手足厥逆。

陈橘皮饮

【来源】《圣济总录》卷六十三。

【组成】陈橘皮（汤浸，去白，焙） 甘草（炙）各二两 草豆蔻（去皮）五枚

【用法】上为粗末。每服四钱匕，水一大盏，加生姜半分（切），同煎至七分，去滓温服，不拘时候。

【主治】干呕不止。

青橘散

【来源】《圣济总录》卷六十三。

【组成】青橘皮（汤浸，去白） 甘草（锉）各一两 木香半两 白芷一分 枳壳（去瓤，麸炒） 桂（去粗皮）各半两

【用法】上先将甘草炒微黄色，后入药同炒褐色，为末。每服二钱匕，入盐沸汤点下。

【功用】和胃气。

【主治】干呕。

和安汤

【来源】《圣济总录》卷六十三。

【组成】陈橘皮（汤浸，去白，焙）一斤 甘草（炙，锉）二两 干姜（炮）半两

【用法】上为粗末。每服三钱匕，水一盏，煎至六分，去滓温服。

【主治】胃气逆，干呕不止。

参苓散

【来源】《圣济总录》卷六十三。

【组成】人参 白茯苓（去黑皮） 藿香叶各一两 丁香枝 甘草（炙，锉）各半两 葛根（锉）一两

【用法】上为散。每服二钱匕，沸汤点服，不拘时候。

【主治】胃气逆，干呕恶心。

参粟汤

【来源】《圣济总录》卷六十三。

【组成】人参一两 陈粟米一两半 生姜（切碎）五两 半夏（汤洗七遍去滑）四两（与生姜同杵，晒干）

【用法】上同入银石锅中，慢火炒令焦黄，为粗末。每服三钱匕，水一盏，加生姜三片，大枣二枚（去核），同煎至七分，去滓，空心、食前微热服。

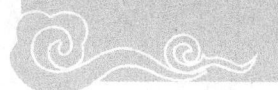

【主治】干呕不下食。

胡椒汤

【来源】《圣济总录》卷六十三。

【组成】胡椒三七粒　木香二钱　糯米一合

【用法】上同炒，以米熟为度，粗捣筛，分作三服。每服水一盏，煎至七分，去滓温服。

【主治】胃气逆，干呕烦闷。

草豆蔻汤

【来源】《圣济总录》卷六十三。

【组成】草豆蔻（去皮）　藿香（用叶）各半两　丁香一分　白术半两　桂（去粗皮）一分　枳壳（去瓤，麸炒）　陈橘皮（汤浸，去白，焙）　山芋各半两

【用法】上为粗末。每服三钱匕，水一盏，加大枣二个（擘破），粟米少许，同煎至六分，去滓，食前温服。

【功用】和胃下气。

【主治】干呕。

厚朴散

【来源】《圣济总录》卷六十三。

【组成】厚朴（去粗皮）一斤　生姜半斤（去粗皮，切，焙）　大枣一升（去核，焙）　甘草四两

【用法】用水三斗，煮尽水为度，烂捣，拍作饼子，焙干，再捣为散。每服一钱，沸汤点下。

【功用】和胃顺气。

【主治】干呕。

顺气汤

【来源】《圣济总录》卷六十三。

【组成】白术二两　白茯苓（去黑皮）一两半　人参一两　甘草（微炙）三分

【用法】上锉，如麻豆大。每服三钱匕，水一盏，加生姜、大枣，同煎至七分，去滓温服，不拘时候。

【主治】胃中不和，气逆干呕，饮食不下。

桂参汤

【来源】《圣济总录》卷六十三。

【组成】桂（去粗皮）　人参各半两　厚朴（去粗皮，姜汁炙）　缩砂仁各一两　白术半两　陈橘皮（汤浸，去白，焙）三分　干姜（炮）半两　甘草（炙，锉）三分

【用法】上为粗末。每服三钱匕，水一盏，加粟米并大枣，同煎至七分，去滓温服。

【主治】干呕烦闷，不入饮食。

荜茇丸

【来源】《圣济总录》卷八十七。

【组成】荜茇　干姜（炮裂）　白茯苓（去黑皮）　胡椒（炒）　桂（去粗皮）各一两　槟榔二两（煨，锉）　人参一两一分　诃黎勒（煨，去核）一两半

【用法】上为末，炼蜜为丸，如梧桐子大。每服十丸，空腹清粥饮送下。甚者加至二十丸。

【主治】冷劳呕哕，不能下食，心腹胀满，面色萎黄。

枳壳汤

【来源】《圣济总录》卷一八四。

【组成】枳壳（去瓤，麸炒）五两　栀子仁七个　豉（微炒）二合　大黄（锉，炒）二两

【用法】上为粗末。每服四钱匕，水二盏，煎至一盏，去滓温服，空心、晚后各一次。

【主治】乳石发动，干呕。

【加减】壮强者，加大黄一两。

牛乳饮

【来源】《圣济总录》卷一九〇。

【组成】牛乳一合　生姜汁半合

【用法】上药于银器中慢火同煎至六七沸。一岁儿饮半合。

【主治】小儿哕。

朱砂丸

【来源】《杨氏家藏方》卷十八。

【组成】丁香　白术　天南星（生姜汁制一宿，炒焙）　白茯苓（去皮）　人参（去芦头）各一钱

【用法】上为细末，蒸饼为丸，如黍米大，朱砂为衣。每服二十丸，乳食前煎生姜汤送下。

【主治】小儿干哕，恶心，呕吐不定。

必胜散

【来源】《活幼心书》卷下。

【组成】川白芷不拘多少

【用法】上锉，晒或焙，研为细末。抄一字及半钱于舌上，令其自化，或用掌心盛之，以舌舐咽。儿小者，温净汤浓调，少与含化，并不拘时候。至六七次即效。

【主治】小儿、大人病中闻饮食药气，即恶心干呕，不能疗者。

沉附汤

【来源】《普济方》卷一八四引《如宜方》。

【别名】五味沉附汤（《景岳全书》卷五十八）。

【组成】熟附子（炮）　干姜各半两　沉香　白术各一分　甘草一钱半

【用法】上锉。姜五片，煎，空心服。

【主治】

1.《普济方》引《如宜方》：上盛下虚，痞隔气急。

2.《仁斋直指方论·附遗》：虚寒无阳，胃弱干呕。

橘皮干姜汤

【来源】《医学纲目》卷三十二。

【组成】橘皮　通草　干姜　桂心　甘草各三两　人参二两

【用法】上锉。每服四钱，水一盏，煎至六分，去滓温服，一日三次。

【主治】

1.《医学纲目》：胃寒生哕。

2.《妇人大全良方》：胃寒呕哕不食，或吐痰，腹痛兼泻。

青竹茹汤

【来源】《普济方》卷二〇六。

【组成】生芦根（切）一升　青竹茹一升　粟米三合　生姜二两

【用法】上锉。以水五升，煮取二升。分三服。不止，服三剂。

【主治】伤寒后，哕干呕，不下食。

破棺煎

【来源】《医方类聚》卷一〇五引《备预百要方》。

【组成】猪胆汁　生姜汁

【用法】用米醋半合和。灌下部中，以手急捻，待气上至喉中乃除手，必下五色恶物及细赤小虫子。若未愈，更灌，不过三次。

【主治】干呕羸瘦，多睡，面痿黄，不下食，变为陋黡。

【宜忌】忌一切毒物。

茅根干葛汤

【来源】《伤寒全生集》卷二。

【组成】茅根　干葛　半夏　姜汁

【用法】水姜煎服。

【主治】温病有热，饮冷变哕者。

茱连散

【来源】《痘疹心法》卷二十二。

【组成】黄连半两　吴茱萸二钱（二味同炒）　青竹茹一团

【用法】上为细末。每服二钱，生姜汤调下。

【主治】干呕。

除秽四物汤

【来源】《鲁府禁方》卷三。

【组成】当归身（酒洗）一钱　南芎五分　白芍（酒炒）一钱　槟榔七分　半夏（汤泡，姜汁炒）一钱　干姜（炒）五分　桔梗五分　枳壳（去瓤，麸炒）七分　青皮（去瓤）七分　金沸草五

分 陈皮一钱 青木香五分

【用法】上锉。加生姜三片，水煎服，不拘时候。

【主治】胃气不和，生呕，不进饮食，无物吐出者。

灯心竹叶汤

【来源】《证治准绳·幼科》卷五。

【组成】竹叶三十片 灯心三十根

【用法】水煎服。

【主治】

1.《证治准绳·幼科》：干呕。

2.《治痘全书》：夏月手足心热，面赤饮冷，吐出浑浊。

茹连散

【来源】《痘疹仁端录》卷八。

【组成】黄连五钱 吴茱萸六钱 竹茹二钱

【用法】上药同炒，为末。每服五分，生姜、竹茹煎汤下。

【主治】干呕。

栀子竹茹汤

【来源】《杂病源流犀烛》卷四。

【组成】山栀三钱 陈皮二钱 竹茹一钱半

【用法】加姜汁，水煎服。

【主治】胃热干呕。

加味三仙饮

【来源】《慈禧光绪医方选议》。

【组成】焦三仙各三钱 金石斛三钱 干青果十五个（捣碎）

【用法】水煎服。

【功用】滋养肺胃，清热生津。

【主治】肺胃阴虚，干呕，干咳，纳谷不香。

八、反　胃

反胃，亦称胃反、翻胃，是指饮食入胃返出于口之病。《金匮要略》："趺阳脉浮而涩，浮则为虚，涩则伤脾，脾伤则不磨，朝食暮吐，暮食朝吐，宿谷不化，名曰胃反。"《太平圣惠方》："夫反胃者，为食物呕吐，胃不受食，言胃口翻也。"后世多以"反胃"名之。

本病成因多由饮食不当，饥饱无常，或嗜食生冷，损及脾阳，或忧愁思虑，有伤脾胃，中焦阳气不振，寒从内生，致脾胃虚寒，不能腐熟水谷，饮食入胃，停留不化，逆而向上，终至尽吐而出。诚如《景岳全书·反胃》所言，其病机总与阳气虚少不能化物有关："反胃一证，本属火虚，盖食入于胃，使胃暖脾强，则食无不化，何至复出？今诸家之论，有谓其有痰者，有谓其有热者，不知痰饮之留，正因胃虚而完谷复出，岂犹有热？观王太仆曰：内格呕逆，食不得入，是有火也；病呕而吐，食入反出，是无火也。此一

言者，诚尽之矣。然无火之由，则犹有上中下三焦之辨，又当察也。若寒在上焦，则多为恶心，或泛泛欲吐者，此胃脘之阳虚也。若寒在中焦，则食入不化，每食至中脘，或少顷，或半日复出者，此胃中之阳虚也。若寒在下焦，则朝食暮吐，或暮食朝吐，乃以食入幽门，丙火不能传化，故久而复出，此命门之阳虚也"，至于"治反胃之法，当辨其新久，及所致之因，或以酷饮无度，伤于酒湿；或以纵食生冷，败其真阳；或因七情忧郁，竭其中气，总之，无非内伤之甚，致损胃气而然。故凡治此者，必宜以扶助正气，健脾养胃为主。但新病者，胃气犹未尽坏，若果饮食未消，则当兼去其滞，若有逆气未调，则当兼解其郁。若病稍久，或气体禀弱之辈，则当专用温补，不可标本杂进，妄行峻利开导、消食化痰等剂，以致重伤胃气，必致不起也。

本病治疗，总以温中健脾，降逆和胃为原

则。若反复呕吐，津气并虚，可加益气养阴之品，日久不愈，宜加温补肾阳之法。

大半夏汤

【来源】《金匮要略》卷中。

【组成】半夏二升（洗，完用） 人参三两 白蜜一升

【用法】以水一斗二升，和蜜扬之二百四十遍，煮药取二升半，温服一升，余分再服。

【主治】

1.《金匮要略》：胃反呕吐。

2.《肘后备急方》：膈间痰饮。

3.《外台秘要》：呕，心下痞坚。

4.《三因极一病证方论》：心气不行，郁生涎饮，聚结不散，心下痞硬，肠中沥沥有声，食入即吐。

【方论】

1.《金匮玉函经二注》：阳明，燥金也，与太阴湿土为合。腑脏不和，则湿自内聚，为痰为饮，燥自外欵，为胃脘痛；玄府干涸，而胃之上脘尤燥，故食难入，虽食亦反出也。半夏解湿饮之聚结，分阴阳，散气逆；人参补正；蜜润燥；以水扬之者，《内经》云：清上补下，治之以缓，又性走下，故扬以缓之；佐蜜以润上脘之燥也。

2.《金匮要略心典》：胃反呕吐者，胃虚不能消谷，朝食而暮吐也。又胃脉本下行，虚则反逆也。故以半夏降逆，人参、白蜜益虚安中。东垣云：辛药生姜之类治呕吐，但治上焦气壅表实之病，若胃虚谷气不行，胸中闭塞而呕者，惟宜益胃推扬谷气而已，此大半夏汤之旨也。

3.《绛雪园古方选注》：大半夏汤，通补胃腑之药，以人参、白蜜之甘，厚于半夏之辛，则能兼补脾脏，故名其方曰大。以之治胃反者，胃中虚冷，脾因湿动而不磨谷，胃乃反其常道而为朝食暮吐。朝暮者，厥阴肝气尽于戌，旺于丑也，宿谷藉肝气上升而乃吐出。主之以半夏辛温利窍除寒，人参扶胃正气，佐以白蜜扬之二百四十遍，升之缓之，俾半夏、人参之性下行不速，自可斡旋胃气，何患其宿谷不消，肝气僭升也乎？

4.《张仲景金匮要略》：沈明宗：此偏痰多之方也。胃反本于营卫两虚，木气乘脾而不健运，津液化为痰饮，卫气逆而化火，痰火上溢，则胃反呕吐，故用人参甘温滋润，补养脾胃，合蜜润燥而生营卫，半夏涤饮下逆而退其标，水蜜合扬二百四十遍，取其性柔，以养胃阴而不燥也。

5.《医略六书·杂病证治》：脾胃两虚，痰涎内滞，不能运化精微，而津液暗耗，故食入于胃，必夹痰上涌，吐尽始已。人参扶元，补脾胃之虚；白蜜润燥，滋津液之耗；半夏开豁痰涎，以醒脾胃也。入蜜水煎，使痰涎消化，则脾健胃润而纳化如常，何有胃反呕吐之患哉！此豁痰扶元之剂，为元虚夹痰胃反之专方。

6.《医林纂要探源》：半夏和顺阴阳之气，调剂开阖之宜，故能散逆气而通水道，去壅滞，治呕者恒必用之；人参益脾胃，补中气，散虚热；白蜜甘寒滑润，补而不滞，行而能滋，缓肝润肺，厚脾和胃，泻火清金，通利三焦，治反胃者，最所宜用。

7.《金匮要略浅注补正》：此反胃，即脾阴不濡，胃气独逆，今之膈食病足矣，或粪如羊屎，或吐后微带血水。用半夏降冲逆，即是降胃，用参、蜜滋脾液以濡化水谷，则肠润谷下。

8.《金匮方歌括》：此方用水之多，取其多煮白蜜，去其寒而用其润，俾粘腻之性流连于胃，不速下行，而半夏、人参之力，可以徐徐斡旋于中，非参透造化之理者不能悟及。膈咽之间，交通之气不得降者，皆冲脉上行，逆气所作也。师以半夏降冲脉之逆，即以白蜜润阳明之燥，加人参以生既亡之津液，用甘澜水以降逆上之水液。古圣之经方，惟师能用之。

9.《金匮要略编注》：沈明宗：此偏痰多之方也。胃反本于营卫两虚，木气乘脾而不健运，津液化为痰饮，卫气逆而化火，痰火上溢，则胃反呕吐，故用人参甘温滋润，补养脾胃，合蜜润燥而生营卫，半夏涤饮下逆而退其标，水蜜合扬二百四十遍，取其性柔，以养胃阴而不燥也。

10.《金匮要略方义》：本方所治之反胃呕吐，即趺阳脉浮而涩，浮则为虚，涩则伤脾，脾伤则不磨，朝食暮吐，暮食朝吐，宿谷不化，名曰胃反之证。良由脾阴不足，胃失和降所致。胃主纳谷，脾主运化，脾虚不运则宿谷不化；谷积伤胃，失于和降则上逆而吐。治宜降胃气，养脾

阴。方中以半夏为君药，降逆止呕，臣以蜂蜜养脾润燥，兼制半夏之燥。佐以人参补脾益气，配合半夏，使脾气得升，胃气得降；又可伍蜂蜜益脾生津。其用水蜜和匀煎药者，乃取其中参、夏相融，甘不腻膈，燥不伤阴，且使药力流连于中焦也。

11.《历代名医良方注释》：查此方用半夏降逆和胃，佐人参扶持正气，且借其柔润，以化半夏之燥。人参中含微量之糖原质，加白蜜则柔润之力更大。半夏得参蜜则不燥，参蜜得半夏则滞，为平调脾胃之方。太阴湿土，得阳始运，阳明燥土，得阴方安，此方两扼其要。后贤越鞠、六合、藿香正气各方，均系从半夏方面推出。温病家所谓柔润息风，甘凉生津，甘平益胃各方，均系从参蜜方推出。寥寥三味，开后人无限法门。小柴胡去滓久煎，此方和蜜扬之二百四十遍，均深得和法精髓，缓中补虚，益气安胃，可以润阳明之燥，可以降太阴之逆。学者各究其所以然之故，然知此方之妥贴精纯。后贤对和中方，多用复味辛燥温烈，又益之以升提，虽不无适应，一偏之和，流弊实多，其对本条此方，所当深思熟玩云。

小半夏汤

【来源】《金匮要略》卷中。

【别名】半夏生姜汤（《类证活人书》卷十八）、半夏汤（《小儿卫生总微论方》卷七）、鲜陈汤（《古今医鉴》卷五）。

【组成】半夏一升　生姜半斤

【用法】以水七升，煮取一升半，分温再服。

【功用】

1.《医宗必读》：定吐，开胃，消食。

2.《医门法律》：温胃燥湿。

3.《医学金针》：除痰，降气，平胃。

【主治】

1.《金匮要略》：呕家不渴，心下有支饮；黄疸病，小便色不变，欲自利，腹满而喘，不可除热，热除而哕者；诸呕吐，谷不得下者。

2.《景岳全书》：反胃，寒痰甚者。

【宜忌】《外台秘要》引仲景：忌羊肉、饧。

【验案】呕吐　《上海中医药杂志》（1979，4：

25）：陈某某，男，53岁，因慢性胃窦炎伴息肉样变而行胃次全切除术，术后第六天发生胆汁性呕吐，持续70多天不能进食，而行二次手术（松解粘连），但呕吐未能缓解。予中药旋覆代赭汤、泻心汤、左金丸等加减以及益气养阴，生津和胃等剂治疗亦无效。改用小半夏汤加人参，方用生半夏9克，生姜9克，别直参9克（另煎），浓煎40毫升，分两次服，连服五剂后呕吐止，并能进食。

茯苓泽泻汤

【来源】《金匮要略》卷中。

【别名】茯苓汤（《千金翼方》卷十九）。

【组成】茯苓半斤　泽泻四两　甘草二两　桂枝二两　白术二两　生姜四两

【用法】以水一斗，煮取三升，纳泽泻，再煮取二升半，温服八合，一日三次。

【主治】

1.《金匮要略》：胃反，吐而渴欲饮水者。

2.《三因极一病证方论》：霍乱，吐利后，烦渴欲饮水。

【方论】

1.《金匮方论衍义》：胃反吐，则津液竭而渴也，欲饮水以润之；且无小便不利，而亦以泽泻利之，何哉？《内经》曰：水入于胃，上输于肺，通调水道，下输膀胱，五经并行，自《外台秘要》云脉绝者观之，此证水虽入而外不散于脉，故脉之阴休绝矣。其泽泻者，不惟利膀胱之溺，亦能引姜、桂之辛入膀胱，行布水精于五经，故凡渴欲饮者，多用行水之剂，岂独防其水停而已哉，正欲行水布津，充盈经脉，滋润表里，解其燥郁耳。况是方中茯苓之淡行其上，泽泻之咸引其下，白术、甘草之甘布其中，桂枝、生姜之辛开其道、通其气、导其水、以合之四布而和荣卫也。

2.《金匮玉函经二注》：胃反吐，津液竭而渴矣，斯欲饮水以润之，更无小便不利，而用此汤何哉？盖阳绝者，水虽入而不散于脉，何以滋润表里，解其燥郁乎？惟茯苓之淡行其上，泽泻之咸行其下，白术、甘草之甘和其中，桂枝、生姜之辛通其气，用布水精于诸经，开阳存阴，而治荣卫也。

3.《沈注金匮要略》：此外风乘胃，脾虚成饮之方也。风气通肝，木盛制土，脾胃气郁而反上逆，则为胃反，然吐则痰饮去而风火炽盛，胃津枯燥，以故吐而渴欲饮水，但木旺土衰，则水寡于畏，肾水反溢为饮，治当健脾，以除伏邪宿饮。故以姜、桂、术、草健脾和营卫，而驱邪外出，茯苓、泽泻导胃肾之余饮也。

4.《金匮要略浅注》：胃反病为胃虚挟冲脉而上逆者，取大半夏汤之降逆，更取其柔和以养胃也。今有挟水饮而病胃反，若吐已而渴，则水饮谷一而俱出矣。若吐未已而渴欲饮水者，是旧水不因其得吐而尽，而新水反因其渴饮而增，愈吐愈渴，愈饮愈吐，非从脾而求输转之法，其吐与渴将何以宁，以茯苓泽泻汤主之。此为胃反之因于水假象者而出其方治也。此方治水饮，人尽知之，而治胃反则人未必知也，治渴更未必知也。

5.《金匮要略方义》：本方所治之胃反，乃是中焦停饮所致。饮停于中，脾不散精，故既吐又渴，且欲饮水。饮后水气不化，旧饮未去新饮又停，积之过多，则上逆而吐。如此愈吐愈渴，愈饮愈吐，则吐渴不解。治当利水化饮，降逆和胃。方中以茯苓为君，健脾利水；白术为臣，健脾燥湿佐以桂枝温阳化饮；使以甘草和中益胃。以上四味，有如苓桂术甘汤温阳化饮，健脾利湿之义。又加入生姜一味，则能降逆散饮而止呕；后入泽泻煮服，取其轻淡之性，入中焦而后导水下行。综合全方，健脾渗湿，温阳化饮，降逆止呕，适用于中焦停饮，水湿偏盛之证。从本方的药物组成来看，也可以说是五苓散去猪苓加生姜、甘草而成。本方证的吐而渴饮与五苓散证的水逆消渴，均为饮停上逆所致，故治法、用药亦相类似。但五苓散证由于膀胱气化失常，小便不利，以致水反上逆；本方证由于中焦停饮，中阳失运，以致呕吐与口渴兼见。故五苓散中泽泻用量独重；本方则重用茯苓，并配以生姜。

【验案】

1.胃反 《金匮今释》：安部候臣菊池大夫，从候在浪华，久患胃反，请治于先生曰：不佞囊在江户得此病，其初颇吐水，间交以食，吐已乃渴，诸医交疗，百端不愈，一医叫我断食，诸证果已。七日始饮，复吐如初，至今五年，未尝有宁居之日，愿先生救之。先生乃诊其腹，自胸下至脐旁硬满，乃与茯苓泽泻汤，数日而痊愈。

2.淤积性皮炎 《河南中医》（1997，5：268）：以本方（茯苓30g，泽泻12g，桂枝6g，白术15g，干姜6g）加当归10g，丹参20g，川牛膝10g，白鲜皮10g，甘草6g为基本方，并灵活加减，治疗淤积性皮炎193例。结果：治愈78例，有效101例，未愈14例。临床应用表明，本方对以肿胀、红斑、丘疹、糜烂伴少量渗液者效果最佳，而对伴有深静脉栓塞或较大较深溃疡者，效果不够理想。

3.糖尿病性胃轻瘫 《浙江中医杂志》（2001，9：381）：用茯苓泽泻汤加制半夏，上腹饱胀甚者加厚朴6克，治疗糖尿病性胃轻瘫26例。结果：临床治愈14例（53.85%），有效9例（34.62%），无效3例（11.54%），总有效率88.46%。

黄连解毒汤

【来源】方出《肘后备急方》卷二，名见《外台秘要》卷一引《崔氏方》。

【组成】黄连三两 黄柏 黄芩各二两 栀子十四枚。

【用法】水六升，煎取二升，分二次服。

【主治】烦呕不得眠。

【宜忌】《外台秘要》引《崔氏方》：忌猪肉、冷水。

【验案】反胃 《生生堂治验》：间街五条比大坂屋德兵卫之妻，年二十有六，月事不常，朝食辄吐之暮，暮食则吐之朝，每吐上气烦热，头痛、眩晕，时医或以为翻胃治之，曾无寸效，其面色焰焰，而脉沉实，心下至小腹拘挛，而所按尽痛。先生曰，有一方可以治矣，乃与黄连解毒汤三贴，前症颇愈，后数日，卒然腹痛，泻下如块，月事寻顺也，三旬复旧。

四物当归汤

【来源】《医心方》卷九引《范汪方》。

【组成】当归 人参各二两 半夏一升 白蜜一升

【用法】上锉。以水二斗，合蜜扬百三十过，纳药铜器中煎，得六升，分二次服，加至一时复服尽。

【主治】胃反不受食，食已呕出。

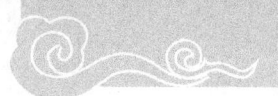

枳子汤

【来源】《医心方》卷九引《僧深方》。

【组成】陈枳子一个　美豉一升　茱萸五合（去目，末）

【用法】枳、茱合研为散。以水二升半，煮豉三四沸，滤去滓，汁着铜器中，纳散如鸡子大，搅和合，顿服之，羸人再服。

【主治】反胃吐逆，不能安谷。

大半夏汤

【来源】《外台秘要》卷八引《集验方》。

【组成】人参一两　茯苓四两　青竹茹五两　大黄六两　橘皮　干姜各三两　泽泻　甘草（炙）桂心各二两

【用法】上切。以水八升（用泉水、东流水尤佳），煮取三升，服七合，日三夜一。

【主治】胃反不受食，食已呕吐。

【宜忌】忌海藻、菘菜、生葱、大酢。

【加减】已利，去大黄。

茯苓小泽泻汤

【来源】《外台秘要》卷八引《集验方》。

【别名】茯苓汤（《医心方》卷九引《经心录》）。

【组成】茯苓　泽泻　半夏各四两　桂心　甘草（炙）各二两

【用法】上药以水一斗，煮取二升半。去滓，服八合，一日三次。

【主治】胃反，吐而渴者。

【宜忌】忌海藻、菘菜、羊肉、饧、生葱、酢物。

甘草汤

【来源】《备急千金要方》卷七。

【组成】甘草　人参各一两　半夏一升　桂心　蜀椒各三两　小麦八合　大枣二十枚　生姜八两　吴茱萸二升

【用法】上锉。以水一斗二升，煮小麦取一斗，去小麦，纳诸药，煮取三升，分为六服。

【主治】脚弱，举身洪肿，胃反，食谷吐逆，胸中气结不安而寒热，下痢不止，小便难。

【方论】《千金方衍义》：脚弱浮肿，脾虚湿著也，故以桂、椒、萸、半辛温散结，参、甘、小麦甘温益气，生姜、大枣辛甘和营，共襄逐湿之功，而脚膝受荫矣。

消食丸

【来源】《备急千金要方》卷十五。

【别名】消谷丸（《千金翼方》卷十九）、曲蘖丸（《鸡峰普济方》卷十二）。

【组成】小麦蘖　曲各一升　干姜　乌梅各四两

【用法】上为末，蜜为丸，每服十五丸，一日二次，加至四十丸。

【主治】

　　1.《备急千金要方》：数年不能食者及寒在胸中，反胃翻心者。

　　2.《太平惠民和济局方》：脾胃俱虚，不能消化水谷，胸膈痞闷，腹胁时胀，连年累月，食减嗜卧，口苦无味，虚羸少气，胸中有寒，饮食不下，反胃翻心，霍乱呕吐，及病后新虚，不胜谷气，或因病气衰，食不复常。

人参汤

【来源】方出《备急千金要方》卷十六，名见《圣济总录》卷四十七。

【组成】人参一两　泽泻　甘草　桂心各二两　橘皮　干姜各三两　茯苓四两　青竹茹五两　大黄六两

【用法】上锉。以水八升，煮取三升，一服七合，日三夜一。

【主治】胃虚反，食下咽便吐。

【加减】已利者，去大黄。

人参汤

【来源】方出《备急千金要方》卷十六，名见《外台秘要》卷八引《必效方》。

【组成】人参　泽泻　桂心各二两　茯苓四两　橘皮　甘草　黄耆各三两　大黄一两半　生姜八两　半夏一升　麦门冬三升

【用法】上锉。以水一斗二升，煮取三升二合，一

服八合，日三夜一；羸人服六合。

【主治】胃反，吐逆不消食，吐不止。

【宜忌】《外台秘要》引《必效方》：忌海藻、生葱、羊肉、饧、菘菜、酢物。

【加减】已利，去大黄。

大半夏汤

【来源】《备急千金要方》卷十六。

【组成】半夏三升　人参二两　白蜜一升　白术一升　生姜三两

【用法】上锉。以水五升，和蜜扬之二三百下，煮取一升半，分三服。

【主治】胃反不受食，食已即呕吐。

【方论】《千金方衍义》：《金匮要略》大半夏汤本治胃反呕逆，取人参助半夏之祛痰，白蜜滋半夏之辛燥，《备急千金要方》加白术、生姜，不但佐参、半之祛痰，且善行白蜜之滞也。

白垩散

【来源】《妇人大全良方》卷七引《千金翼方》。

【别名】白善散（《证治准绳·女科》卷三）。

【组成】白垩土（以米醋一升，煅白垩土令赤，入醋内浸，令冷再煅，再浸，以醋干为度，研取）一两　干姜一分（炮）

【用法】上为细末，研停。每服一钱，饭饮调下。甚者二钱，服一斤以上为妙。

【主治】

1.《妇人大全良方》：妇人翻胃吐食。

2.《普济方》：男子畏寒。

驴尿一物饮

【来源】方出《外台秘要》卷八引《救急方》，名见《医方考》卷三。

【组成】驴尿

【用法】每服二合。

【主治】

1.《外台秘要》引《救急方》：胃反。

2.《医方考》：郁火翻胃。

【方论】《医方考》：火郁于中，治以辛香开胃之药，

益滋其燥，非所宜也。驴尿辛膻，可使开郁，然为浊阴之所降，则可以济火矣。"

【验案】翻胃　昔在幼年，经患此疾，每服食饼及羹粥等物，须臾吐出。正观中，许奉御兄弟及柴蒋等，时称名医，奉敕令疗，竭其术竟不能疗，渐至羸惫，死在旦夕。忽有一卫士云：服驴子小便极验，旦服二合，午食惟吐一半，晡时又服二合，人定时食粥吐即定。后奏知大内中，五六人患翻胃，同服，一时俱愈。

半夏饮子

【来源】《外台秘要》卷八引《万全方》。

【组成】制半夏八分　厚朴（炙）　人参　白术　生姜（切）　枣各六分　粳米二合　橘皮四分

【用法】上切细。以水二大升，煎取一升，去滓，分温四服，空肚服二服。

【主治】胃反，饮食吐逆，水谷不化。

【宜忌】忌羊肉、汤。

人参汤

【来源】《神巧万全方》引《传信方》（见《医方类聚》卷一〇三）。

【别名】薤白粥（《世医得效方》卷五）。

【组成】人参一两（细切，以水一升，火煎，取三合）　鸡子白三枚　薤白三七茎（切）　粟米粥一大合

【用法】上以鸡子白、薤白、粟米粥三味调搅，然后暖人参汤相合，顿服。未定，更准前服。

【主治】反胃。

【验案】反胃　唐李直方舍人，任韶州刺史，病反胃，服诸药无效，用此立验。

生姜粥

【来源】《证类本草》卷八引《兵部手集方》。

【组成】母生姜二斤（捣烂）

【用法】绞取汁，作拨粥服。

【功用】《长寿药粥谱》：暖脾胃，散风寒。

【主治】

1.《证类本草》引《兵部手集方》：反胃羸

弱，不欲动。

2.《长寿药粥谱》：中老年人脾胃虚寒，呕吐清水，腹痛泄泻，感受风寒，头痛鼻塞，以及慢性气管炎肺寒喘咳。

【加减】《长寿药粥谱》有大枣。若用于风寒感冒，去大枣，加葱白同煮粥。

干姜丸

【来源】《医心方》卷九引《效验方》。

【组成】吴茱萸二两　小麦二两（熬）　杏仁二两（去皮，熬）　干姜二两　好豉二两（熬）　蜀椒二两（去目，汗）

【用法】上药治下筛，炼蜜为丸，如梧桐子大。每服七丸，一日三次。

【功用】温中下气，进食。

【主治】胃反，大吐逆，不得食饮，胸痛羸瘦。

茱萸丸

【来源】《医心方》卷九引《深师方》。

【组成】吴茱萸二两　椒一两半　黄芩一两　前胡一两　细辛六分　皂角二枚　人参三分　茯苓一两半　附子一两　干姜六分　半夏一两

【用法】上药治下筛，炼蜜为丸，如梧桐子大。每服三丸，一日三次，不知稍增之。

【主治】膈上冷，膈下热，宿食癖饮积聚，食不消，塞在胸中，或反胃害食消瘦。

半夏散

【来源】《太平圣惠方》卷四十六。

【组成】半夏一两（汤洗七遍去滑）　白茯苓二两　泽泻一两　桂心半两　甘草半两（炙微赤，锉）　麦门冬二两（去心）

【用法】上为散。每服三钱，以水一中盏，加生姜半分，煎至六分，去滓温服，不拘时候。

【主治】反胃，呕哕吐食，渴欲饮水。

丁香散

【来源】《太平圣惠方》卷四十七。

【组成】丁香一两　人参二两（去芦头）　枇杷叶一两（拭去毛，炙微黄）

【用法】上为散。每服三钱，以水一中盏，加生姜半分，煎至五分，去滓温服，不拘时候。

【主治】反胃呕哕不止。

人参猬皮丸

【来源】方出《太平圣惠方》卷四十七，名见《普济方》卷三十六。

【组成】猬皮一两（炙令焦黄）　人参一两（去芦头）　白茯苓一两　厚朴一两（去粗皮，涂生姜汁，炙令香熟）　生干地黄一两　甘草一两（炙微赤，锉）

【用法】上为末，炼蜜为丸，如梧桐子大。以温生姜汤送下二十丸，不拘时候。

【主治】反胃呕哕，不下食。

大腹皮散

【来源】《太平圣惠方》卷四十七。

【组成】大腹皮一两（锉）　厚朴一两（去粗皮，涂生姜汁，炙令香熟）　人参一两（去芦头）　桂心三分　白术一两　甘草一分（炙微赤，锉）　陈橘皮一两（汤浸，去白瓤，焙）　半夏一两（汤洗七遍，去滑）

【用法】上为散。每服三钱，以水一中盏，加生姜半分，大枣三枚，煎至六分，去滓温服，不拘时候。

【主治】反胃呕哕，全不任食。

白矾丸

【来源】方出《太平圣惠方》卷四十七，名见《普济方》卷三十六。

【组成】白矾二两　黄丹二两　硫黄一两

【用法】先将白矾、黄丹入于坩锅内，以炭火半秤，烧通赤，任火自消，取出，于湿地出火毒两日，入硫黄同研为末，以粟米饭为丸，如绿豆大。每服二十丸，以粥饮送下，不拘时候。

【主治】脏腑久积虚冷，反胃呕哕。

白豆蔻散

【来源】《太平圣惠方》卷四十七。

【组成】白豆蔻半两（去皮） 枇杷叶一两（拭去毛，炙微黄） 诃黎勒皮三分 前胡一两（去芦头） 人参三分（去芦头） 槟榔一两 陈橘皮三分（汤浸，去白瓤，焙） 白术三分

【用法】上为散。每服三钱，以水一中盏，加生姜半分，煎至六分，去滓温服，不拘时候。

【主治】反胃。胸膈不利，食即呕吐。

肉豆蔻散

【来源】方出《太平圣惠方》卷四十七，名见《普济方》卷三十六。

【组成】肉豆蔻五钱（去壳） 胡椒 荜茇各一两 甘草三分（炙微赤，锉）

【用法】上为细散。每服一钱，水一中盏，煎五分，加羊乳半合，不拘时候温服。

【主治】反胃，呕哕吐食。

麦门冬散

【来源】《太平圣惠方》卷四十七。

【组成】麦门冬半两（去心） 半夏半两（汤洗七遍去滑） 陈橘皮三分（汤浸，去白瓤，焙） 白茯苓三分 甘草一分（炙微赤，锉） 枇杷叶二分（拭去毛，炙微黄） 人参三分（去芦头）

【用法】上为散。每服三钱，以水一中盏，加生姜半分，大枣三枚，煎至六分，去滓温服，不拘时候。

【主治】反胃。呕哕吐食，烦热。

赤石脂丸

【来源】《太平圣惠方》卷四十七。

【组成】赤石脂（好腻无沙者）

【用法】上为末，炼蜜为丸，如梧桐子大。每日十丸，加至二十丸，空腹以生姜汤送下。一法，水飞为丸，如绿豆大，令干，以布揩令光净，空腹津吞十丸，仍先以巴豆一枚去皮，勿令破，津吞之后服药。

【主治】反胃病。

枇杷叶散

【来源】方出《太平圣惠方》卷四十七，名见《普济方》卷三十六。

【组成】枇杷叶一两（拭去毛，炙微黄） 前胡一两（去芦头） 桂心半两 槟榔一两 陈橘皮一两（汤浸，去白瓤，焙） 人参二分（去芦头）

【用法】上为散。每服三钱，以水一中盏，加生姜半分，煎至五分，去滓温服，不拘时候。

【主治】反胃呕哕不止，胸膈闷。

枳实散

【来源】方出《太平圣惠方》卷四十七，名见《普济方》卷三十六。

【组成】枳实半两（麸炒微黄） 人参三两（去芦头） 陈橘皮二两（汤浸，去白瓤，焙） 吴茱萸一分（汤浸七遍，焙干，微炒）

【用法】上为散。每服三钱，以水一中盏，加生姜半分，大枣三个，煎至六分，去滓温服，不拘时候。

【主治】反胃，呕哕吐食，及噎闷。

太阳流珠丹

【来源】《太平圣惠方》卷九十五。

【组成】硫黄一斤 马牙消四两 盐花四两（炒令转色） 硼砂二两（伏火者）

【用法】上为细末，入瓷瓶内按实，上更以炒盐盖之，出阴气。如法固济：将入一鼎中，鼎下先熔铅半斤，坛药瓶子以铁索括定，又销铅注入鼎，令浸瓶子，固济后入灰炉中，以火养铅，常似热为候，如此一百日满出鼎，别以小火养三日，日满，大火煅令似赤，即止，放冷取出如琥珀。以寒泉出火毒，细研为末，以枣瓤为丸，如绿豆大。每服三丸，空心以茶送下。

【主治】一切夙冷风气，癥癖结块，女人血气，赤白带下，肠风下血，多年气痢疼癖，常吐清水，及反胃吐逆。

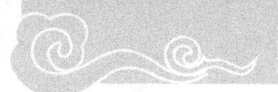

太阳紫粉丹

【来源】《太平圣惠方》卷九十五。

【组成】硫黄　马牙消　水银各三两

【用法】上药以无灰酒旋点于乳钵中，同研，候水银星尽即止；晒干，布于铛中，瓷碗合之，以盐泥如法固济，候干，铛下渐渐以三四两火养半日，渐加至七八两火，经一复时，待冷，取药细研，以白蜜拌令泣泣，于竹筒中盛，糯米饭上蒸一炊久，出之。更细研，以枣肉为丸，如梧桐子大。每服三丸，空心以盐汤或酒送下。久冷人加至五丸。

【主治】男子久冷，妇人血气冷劳，膈气，反胃痃癖，一切冷病。

伏火水银硫黄紫粉丹

【来源】《太平圣惠方》卷九十五。

【组成】硫黄六两　水银二两半　针砂二两（淘洗令净）　太阴玄精二两（研入）

【用法】上药先细研硫黄，次下水银，点少热水，研如泥，候水银星断，即入鼎中，并玄精、针砂，以水煮七日七夜，常如鱼目沸，水耗，即以暖水添之，时时以铁匙搅，七日满，即泣干，仍以微火阴气尽，即入盒子中，固之泥，法用：砂盆末、白垩土、盐花，捣为泥，固济干了，入灰池内，埋盒子，两边以五两火养六十日，日夜长令不绝；日满，以大火十斤断一日，任火自消，冷了，以甘草汤浸一日，出火毒，已鲜紫色，候干，细研为末，以粳米饭为丸，如黍米大。每服七丸，空心以温酒送下；渐加至十丸。经旬日见效。

【主治】一切冷气，反胃吐食，冷热血气，冷劳伤风。一切冷病。

平胃散

【来源】《博济方》卷二。

【别名】参苓平胃散（《仁斋直指方论·附遗》卷六）、加味平胃散（《育婴秘识》卷三）。

【组成】厚朴（去粗皮，姜汁涂，炙令香，净）二两半　甘草（炙）一两半　苍术（米泔水浸二日，刮去皮）四两　陈皮（去白）二两半　人参

一两　茯苓一两

【用法】上为末，每服一钱，水一盏，加生姜、枣子，同煎七分，去滓，空心温服；或为细末，蜜为丸，如梧桐子大，每服十丸，空心盐汤嚼下。

【功用】治气利膈，进食平胃。

【主治】

1.《博济方》：脾胃气不和，不思饮食。

2.《御药院方》：心腹胁肋胀满刺痛，口苦无味，胸满短气，呕哕恶心，噫气吞酸，面色萎黄，肌体瘦弱，怠堕嗜卧，体重节痛，常多自利，或发霍乱，及五噎八痞，膈气反胃。

小木香散

【来源】《博济方》卷三。

【别名】定胃散（《博济方》卷三注文引《胡氏经效方》）、木香汤（《圣济总录》卷四十七）。

【组成】胡椒二十一粒　木香一小块　糯米一撮

【用法】上药同炒至米熟为度，杵为末。分作两服，每服水一盏，煎至六分，温服。

【功用】开胃和气。

【主治】翻胃，全不下食。

定胃散

【来源】《博济方》卷三。

【别名】附子散（《圣济总录》卷六十三）、温胃散（《仁斋直指方论》卷七）。

【组成】附子一个（去皮脐，生切作四块）。

【用法】上用生姜半斤，以水一碗，同煮附子，汁尽为度，取附子，焙干为末。每服一钱，空心冷米饮送下。

【主治】

1.《博济方》：反胃吐逆。

2.《仁斋直指方论》：久冷反胃。

平胃散

【来源】《医方类聚》卷十引《简要济众方》。

【组成】苍术四两（去黑皮，捣为粗末，炒黄色）　厚朴三两（去粗皮，涂生姜汁，炙令香熟）　陈橘皮二两（洗令净，焙干）　甘草一两

（炙黄）

【用法】上为散。每服二钱，水一中盏，加生姜二片，大枣二枚，同煎至六分，去滓，食前温服。

【功用】

1.《简要济众方》：调气进食。

2.《太平惠民和济局方》：暖胃，化宿食，消痰饮，辟风寒冷湿四时不正之气。

3.《岭南卫生方》：温养脾元，平和胃气，辟岚瘴冷湿，病后进食。

4.《丹台玉案》：和胃健脾，祛湿消食。

5.《医方论》：化痞，消胀，和中。

【主治】

1.《简要济众方》：胃气不和。

2.《太平惠民和济局方》：脾胃不和，不思饮食，心腹胁肋胀满刺痛，口苦无味，胸满短气，呕哕恶心，噫气吞酸，面色萎黄，肌体瘦弱，怠惰嗜卧，体重节重，常多自利，或发霍乱，及五噎八痞，膈气反胃。

【宜忌】《医方考》：惟湿土太过者能用之，脾土不足及老弱、阴虚之人，皆非所宜也。

大白散

【来源】《普济方》卷三十六引《指南方》。

【组成】大天南星（炮）

【用法】上为末。每服三钱，水一盏，加生姜三片，粟米一撮，煎至一盏，去滓温服。

【主治】胃反呕吐。

加味青金丹

【来源】《普济方》卷三十六引《指南方》。

【组成】硫黄　水银各等分

【用法】上各研细，不见星子为度，入木香末、丁香末各等分，用生姜自然汁煮糊为丸，如梧桐子大。每服十丸，食前米汤送下。

【主治】反胃。清浊不分，中焦气痞闷，心下大如杯，或时寒，或时热，朝食暮吐，暮食朝吐，其关脉弦而紧，弦则为虚，紧则为寒，虚寒相搏，此名为格，与关格同。

安胃散

【来源】《普济方》卷三十六引《指南方》。

【组成】五灵脂杏核大（以醋和面裹，烧令香熟，去面）　白茯苓一枚杏核大　丁香三十粒　朱砂五分　人参　木香各一分

【用法】上为细末。每服半钱，茶清调下。

【主治】胃反，呕吐。

乌头散

【来源】《苏沈良方》卷十。

【别名】乌头煮散（《圣济总录》卷四十七）。

【组成】乌头三两（炮，去皮）　川楝子一两半　槟榔　木香各一两

【用法】上为末。每服二钱，水一盏，煎至七分，盐一捻，温服。

【主治】

1.《苏沈良方》：翻胃。

2.《普济方》：年深膈气翻胃，常有痰涎，时时呕吐，胸中多酸水，吐清水无时，腹中痛楚，或时秘结，或时冷滑。

田季散

【来源】《苏沈良方》卷十。

【别名】二气散（《小儿药证直诀》卷下）、二圣散（《扁鹊心书·神方》）。

【组成】好硫黄半两（细研）　水银一分（与硫黄再研无星）

【用法】同研如黑煤色。每服三钱，生姜四两取汁，酒一盏，同姜汁煎熟调药，空心服。衣被盖覆，当自足指间汗出，迤逦遍身，汗出即愈。治小儿诸吐亦用此药，量儿长少，服一钱至一字，冷水调下。吐立定。此散极浮难调，须先滴少水，以至缓缓研杀，稍稍增汤，使令调和，若顿入汤酒，尽浮泛，不可服。

【主治】久患翻胃，及小儿惊吐，诸吐。

【验案】反胃　有人病反胃，食辄吐出，午后即发，经三年不愈，国医如孙兆辈，皆治疗百端无验，消羸殆尽，枯黑骨立。有守库卒季吉者见之曰：此易治也，一服药可愈，如法服之，汗出皆

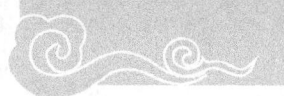

如胶，腥秽不可近，当日更不复吐，遂愈。

茱萸丸

【来源】《苏沈良方》卷十。

【组成】茱萸三分（瓦上出油） 胡椒 人参 当归各五钱 甘草半两（一半生，一半纸裹五七重，醋浸令透，火内慢煨干，又浸，如此七遍） 半夏一两（用姜四两研汁，入砂罐子内用姜汁、井水煮候破，看存二分白心，取半夏研为膏子） 白矾半两（炒干存性，一分）

【用法】上为末，半夏膏为丸，如稍硬，添姜汁，如梧桐子大。每服七丸，一日三次，桑柳条各适量，最上等银器内煎汤送下。

【主治】年深膈气翻胃，饮食之物至晚皆吐出，悉皆生存不化，膈上常有痰涎，时时呕血，胸中多酸水，吐清水，无时，夜吐则至晚，日渐羸瘦，腹中痛楚，时腹冷滑，或即闭结。

【宜忌】忌诸毒物。惟可食油、猪胰脾、软饭。

煨姜丸

【来源】《医方类聚》卷一〇三引《神巧万金方》。

【组成】丁香一两 大附子 肉豆蔻（去壳） 木香 青橘皮各半两

【用法】上为末，煮枣肉为丸，如豌豆大。每服用生姜一块，批开，纳药三丸，湿纸裹，煨熟，烂嚼，盐汤送下。

【主治】反胃呕哕吐食，数日不定。

丁沉丸

【来源】《太平惠民和济局方》卷三。

【组成】甘草（炙） 青皮（去瓤，锉，炒） 丁香 白豆蔻仁 沉香 木香 槟榔肉 豆蔻仁各五两 白术（锉，微炒）四十两 人参（去芦） 茯苓（去皮） 诃黎（煨，取皮）各十两 肉桂（去粗皮） 干姜（炮裂）各二两半 麝香（别研）一两

【用法】上为细末，入麝香令匀，炼蜜为丸，如酸枣大。每服一丸，空心食前细嚼，炒生姜、盐汤送下；温酒亦得。

【主治】一切冷气攻心腹，胁肋胀满刺痛，胸膈噎塞，痰逆恶心，噫气吞酸，不思饮食，胃中冷逆，呕吐不止；及翻胃膈气，宿食留饮，心痛霍乱；妇人血气心腹痛。

千金大养脾丸

【来源】《太平惠民和济局方》卷三（续添诸局经验秘方）。

【组成】枳壳 神曲 陈皮（去白） 麦芽（炒） 茴香 白姜（炮） 缩砂（去皮） 肉豆蔻 三棱（炮） 茯苓（去皮） 良姜 薏苡仁 益智（去壳） 胡椒 木香 白扁豆（炒） 丁香 白术 红豆 藿香（去梗） 山药 苦梗（炒） 人参 甘草（炙） 蓬莪术（炮）

【用法】上为末，炼蜜为丸，如弹子大。每服一丸，空心、食前细嚼，白汤送下；温酒亦得。

【主治】脾胃虚弱，停寒留饮，膈气噎塞，反胃吐食，心胸痞满，胁肋虚胀，胸腹冲痛，牵引背膂，食少多伤，言微气短，口苦舌涩，恶心呕哕，喜唾咽酸，久病泄泻，肠胃虚滑，或大病气不复常，饮食无味，形容憔悴，酒后多痰。

小理中丸

【来源】《太平惠民和济局方》卷三（绍兴续添方）。

【组成】红豆 莪术（煨，乘热捣碎） 缩砂仁各一两 草豆蔻（煨） 青皮（去白瓤） 陈皮（去白） 干姜（炮） 京三棱（煨，乘热碎捣） 肉桂（去粗皮）各二两 良姜 牵牛（炒香熟）各三两 阿魏（醋化，去沙石，研）三两

【用法】上为末，水煮面糊为丸，如梧桐子大。每服三十丸，生姜、橘皮汤送下，温汤亦得，不拘时候。

【主治】三脘气弱，中焦积寒，脾虚不磨，饮食迟化，吃物频伤，胸膈满闷，胁肋绞刺，呕吐哕逆，噫醋恶心，腹胀肠鸣，心腹疼痛，噎塞膈气，翻胃吐食，饮食减少。

【宜忌】此药无利性，不损气，脾胃偏虚寒者最宜服。

安中散

【来源】《太平惠民和济局方》卷三（宝庆新增方）。

【组成】玄胡索（去皮） 良姜（炒） 干姜（炮） 茴香（炒） 肉桂各五两 牡蛎（煅）四两 甘草（炒）十两

【用法】上为细末。每服二钱，热酒调下；妇人淡醋汤调服；如不饮酒，用盐汤点下；并不拘时候。

【功用】《全国中药成药处方集》（沈阳方）：散寒止痛。

【主治】远年近日脾疼翻胃，口吐酸水，寒邪之气留滞于内，停积不消，胸膈胀满，攻刺腹胁，恶心呕逆，面黄肌瘦，四肢倦怠；及妇人血气刺痛，小腹连腰攻疰重痛。

【宜忌】《全国中药成药处方集》（沈阳方）：实热者忌服。

铁刷汤

【来源】《太平惠民和济局方》卷十（续添诸局经验秘方）。

【组成】香附子六两 桔梗一斤半 甘草一斤 干姜半斤 肉桂（去粗皮）四两 茴香半斤 良姜 陈皮各十二两

【用法】除肉桂外，同炒，为细末。每服一钱，入盐少许，沸汤点下，不拘时候。

【功用】快气。

【主治】胃气不和，心腹疼痛；饮酒过度，呕哕恶心，脾痛翻胃；内感风冷，肠鸣泄泻；妇人血气刺痛。

丁香膏

【来源】《传家秘宝》卷三。

【组成】母丁香七个 丁香一两 吴茱萸一两（先用醋浸后，汤洗七遍去涎，焙干，别捣为末，以醋半盏，于银石器内熬成膏） 硫黄一分（研） 胆矾一钱（与硫黄同研） 麝香一分 生姜自然汁一分

【用法】将丁香等为末，与硫黄、胆矾、麝香、姜汁和匀，入茱萸膏内，慢火熬成膏，豌豆大。每服五丸，生姜米饮送下；吐逆者，用盐、醋各少许化一丸服。

【主治】膈气，翻胃吐逆。

半夏丸

【来源】《圣济总录》卷四十六。

【组成】半夏（汤洗七遍，焙） 伏龙肝各一两 白矾（煅令汁枯） 铅丹（研）各三分

【用法】上为末，生姜汁煮面糊为丸，如梧桐子大。每服二十丸至三十丸，生姜、橘皮汤送下。

【主治】胃反，呕逆不下食。

人参厚朴汤

【来源】《圣济总录》卷四十七。

【组成】人参 厚朴（去粗皮，涂生姜汁，炙透熟） 桂（去粗皮） 半夏（汤洗去滑，姜汁制，炒干）各二两 陈橘皮（去白，炒） 甘草（炙，锉） 白术各一两

【用法】上为粗末，分作十帖。每帖以水二盏，加生姜半分（拍破），同煎取一盏，去滓，空心顿服。

【主治】胃反，胃气虚弱，停饮相击，发为虚胀，其气逆上，食已反出。

木香汤

【来源】《圣济总录》卷四十七。

【组成】木香（锉）半两 胡椒一分 高良姜（锉，炒）一分 甘草（炙）一两 蓬莪术（炮）二两

【用法】上为粗末。每服三钱匕，水一盏，煎至七分，去滓，食前温服。

【主治】胃反，不下食。

丹砂丸

【来源】《圣济总录》卷四十七。

【组成】丹砂（研） 铅丹（研） 陈橘皮（去白，炒）各半两 半夏（汤洗七遍，去滑，焙） 厚朴（去粗皮，生姜汁炙） 麦糵（炒） 陈曲（焙） 代赭（煅）各一两 皂荚（去皮子，炙）

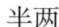

半两

【用法】上为末，和匀，稀糊为丸，如梧桐子大。每服二十丸，空心、日午、卧时用温酒送下；米饮亦得。

【主治】反胃吐食，日久不止，大肠结燥。

石亭脂丸

【来源】《圣济总录》卷四十七。

【组成】石亭脂 紫贝铅各二两 盐卤五两

【用法】上三味，旋烧铅，煎卤中汁淬尽，将铅、石亭脂搅匀炒之，或焰起，即将铫子盖上焰即止，俟匀熟，水浸炊饼为丸，如梧桐子大。每服二十丸，煎石莲、干枣、十柿、干姜汤送下。

【主治】多年胃反不止。

生姜散

【来源】《圣济总录》卷四十七。

【组成】生姜（切，炒）三两 蓬莪术（锉炒）一两 陈橘皮（汤浸去白，炒） 甘草（锉，炒）各二两

【用法】上为散。每服一钱匕，入盐少许，沸汤点服。

【主治】胃反，吐逆不止，心膈不利，饮食减少。

半夏饮

【来源】《圣济总录》卷四十七。

【组成】半夏（汤洗七遍去滑尽，焙）二两 厚朴（去粗皮，生姜汁炙）一两半 糯米二合 陈橘皮（汤浸，去白，焙）一两 生姜（切，焙）一两半

【用法】上为粗末。每服三钱匕，加大枣二个（擘破），水一盏半，煎至一盏，去滓，空腹温服，如人行五里再服。

【主治】反胃不食，食即吐逆，羸瘦少力。

肉豆蔻饮

【来源】《圣济总录》卷四十七。

【组成】肉豆蔻（炮去壳）四枚 高良姜 白

芷 人参 赤茯苓（去黑皮） 槟榔（锉）各一两半

【用法】上为粗末。每服三钱匕，水一盏半，薤白三寸，切，煎至一盏，去滓，空腹温服，如人行五里再服。

【主治】反胃，饮食入口即吐。

吴茱萸丸

【来源】《圣济总录》卷四十七。

【别名】茱萸矾石丸（《普济方》卷三十六引《卫生家宝》）。

【组成】吴茱萸（瓦上炒）三分 胡椒 人参 当归（锉，焙）各半两 甘草半两（一半生用，一半纸裹五七重，醋浸令透，火内慢煨干，又浸，如此七遍） 半夏一两（用生姜四两研汁，入沙罐子内，姜汁并水煮，候擘破看存二分白心，取半夏细研为膏） 白矾（烧存性）半两

【用法】上为细末，以半夏膏和丸，如稍硬，添姜汁为丸，如梧桐子大。每服七丸，桑、柳枝各二十一茎，银器内煎汤吞下，一日三次。

【主治】年深膈气翻胃，饮食之物至晚皆吐出，悉皆生存不化，膈上常有痰涎，时时呕血，胸中多酸水，吐清水无时，夜吐辄至晓，日渐羸瘦，腹中痛楚，时复冷滑，或即闭结。

【宜忌】忌诸毒物，惟可食油煎猪胰脾软饭。

矾丹丸

【来源】《圣济总录》卷四十七。

【别名】矾石丸（《普济方》卷三十六）。

【组成】白矾二两 铅丹二两 石亭脂半两（生为末，在后入）

【用法】上三味，先将前二味和研，入坩埚内，以炭半秤，渐煅令通赤为度，驻少火更养一夜取出，细研，出毒两日，乃入石亭脂同研细，以粟米饭为丸，如绿豆大。每日十五丸，米饮送下。

【主治】胃虚气逆，食已反出。

矾石丸

【来源】《圣济总录》卷四十七。

【组成】白矾三两（烧令汁尽）

【用法】上为细末，以研饭为丸，如梧桐子大。每服十五丸，空心米饮送下。

【主治】胃虚胀，其气上逆，食已反出。

参桂汤

【来源】《圣济总录》卷四十七。

【组成】人参　桂（去粗皮）　泽泻　甘草（炙，锉）各三分　陈橘皮（汤去白，炒）　麦门冬（去心，焙）各二两　半夏（汤洗去滑，生姜汁制，炒）一两

【用法】上为粗末。每服五钱匕，加生姜一枣大（拍破），水一盏半，煎至八分，去滓温服，不拘时候，一日三五次。

【主治】胃反，呕吐不止，妨碍饮食。

荜茇丸

【来源】《圣济总录》卷四十七。

【组成】荜茇　木香　干姜（炮）　枳壳（去瓤，麸炒）　大黄（锉，炒）　槟榔（煨，锉）各半两　缩砂仁　诃黎勒（煨，去核）　白茯苓（去黑皮）　人参各三分

【用法】上为末，炼蜜为丸，如梧桐子大。每服二十丸，生姜汤送下。

【主治】胃反，吐酸水，心胸壅闷。

茯苓饮

【来源】《圣济总录》卷四十七。

【组成】赤茯苓（去黑皮）二两　泽泻　干姜（炮）各一两　白术　桂（去粗皮）　甘草（炙）各半两

【用法】上为粗末。每服五钱匕，水一盏半，煎至一盏，去滓空腹频呷，一日三次。

【主治】胃反吐逆，发渴饮水。

厚朴饮

【来源】《圣济总录》卷四十七。

【组成】厚朴（去粗皮，生姜汁炙）　生姜（切，焙）各一两半　槟榔（锉）三枚　肉豆蔻（去壳，炮）一两　吴茱萸（洗，焙，微炒）三分　陈橘皮（汤浸，去白，焙）一两

【用法】上为粗末。每服三钱匕，水一盏半，煎至一盏，去滓，空腹温服，如人行五里再服。

【主治】反胃。两胁妨胀，食不消化。

铅丹丸

【来源】《圣济总录》卷四十七。

【组成】黑铅（铅汁入纸灰，以柳木椎同研成粉，罗过）一两

【用法】上为极细末，用米醋一升同入砂石器内熬为膏，入干蒸饼少许捣令熟为丸，如赤小豆大。每服十丸，生姜汤或米饮送下，不拘时候。

【主治】胃反，呕吐哕逆。

铅丹丸

【来源】《圣济总录》卷四十七。

【组成】铅丹　半夏（汤洗去滑七遍）各一两　山芋　人参各三分　干姜（炮）　陈橘皮（汤浸，去白，焙）各半两　甘草（炙）一分

【用法】上为末，汤浸蒸饼为丸，如梧桐子大。每服二十丸，煎人参汤送下。

【主治】久积痰壅，胃反，呕逆不下食。

通膈汤

【来源】《圣济总录》卷四十七。

【组成】昆布（洗去碱，焙）　白术各一两　丁香　槟榔（煨，锉）　诃黎勒皮　木香　半夏（汤洗七遍，炒）各三分　大黄（锉，炒）半两

【用法】上为粗末。每服三钱匕，水一盏，入生姜三片，同煎至六分，去滓温服。

【主治】胃反，不下食。

雌黄丸

【来源】《圣济总录》卷四十七。

【组成】雌黄一分（研）　甘草半分（生）

【用法】上为末，烂饭和丸，如梧桐子大。用五叶

草、糯米同煎汤，送下四丸。

【主治】胃反。呕吐不止，饮食不下。

镇脾散

【来源】《圣济总录》卷四十七。

【组成】京三棱（炮）一两半　丁香三分

【用法】上为散。每服一钱匕，沸汤点服，不拘时候。

【主治】胃反恶心，粥药不下。

橘皮汤

【来源】《圣济总录》卷四十七。

【组成】陈橘皮（汤浸，去白，焙）　人参　泽泻　甘草（炙，锉）各一两　桂（去粗皮）　干姜（炮裂）　赤茯苓（去黑皮）各一两半　青竹茹二两半

【用法】上为粗末。每服四钱匕，水一盏半，煎至七分，去滓温服，不拘时候。

【主治】脾虚胃反，食下即吐。

橘皮饮

【来源】《圣济总录》卷四十七。

【组成】陈橘皮（汤浸，去白，焙）一两　诃梨勒（煨，去核）　木香　薏苡仁　干木瓜（去瓤）各一两半

【用法】上为粗末。每服三钱匕，水一盏半，加生姜五片，煎至一盏，去滓，空心温服，如人行五里再服。

【主治】反胃。胸胁妨胀，不下食。

霍香丸

【来源】《圣济总录》卷四十七。

【组成】霍香叶　木香各一两半　半夏（汤洗去滑）二两　丁香　槟榔（锉）各三分　白术一两　荜澄茄　红豆蔻（去皮）各半两

【用法】上为末。酒煮面糊为丸，如梧桐子大。每服二十丸，橘皮汤送下，不拘时候。

【主治】反胃。吐逆，虚气上攻，心疼腹痛，多吐酸水。

霍香煮散

【来源】《圣济总录》卷七十二。

【组成】霍香叶　木香　陈橘皮（汤浸去白，焙）　肉豆蔻（去壳）　诃黎勒皮　人参　白茯苓（去粗皮）　甘草（炙）　草豆蔻（去皮）　麦蘖（炒）　陈曲（炒）各一两　干姜（炮）　高良姜（锉，炒）各半两　厚朴（去粗皮，生姜汁炙）一两半

【用法】上为散。每服二钱匕，水一盏，生姜一块拍破，同煎至七分，入盐一捻，热服。水泻及肠风脏毒，热陈米饮调下。

【主治】久积聚，宿滞不消，或翻胃吐逆，恶心干哕；及脾寒疾；水泻及肠风脏毒。

鸡肶骨丸

【来源】《圣济总录》卷九十七。

【组成】鸡按骨（慢火炙）三两　大黄（锉，炒）五两　大麻仁（研如膏）四两

【用法】上二味为末，与麻仁同研，炼蜜为丸，如梧桐子大。每服二十丸，食前米饮送下、一日三次。

【主治】反胃，大便难，肌肤干瘦。

人参粥

【来源】《圣济总录》卷一八九。

【组成】人参（为末）半两　生姜（取汁）半两

【用法】以水二升，煮取一升，入粟米一合，煮为稀粥，觉饥即食之。

【功用】《长寿药粥谱》：益元气，补五脏，抗衰老。

【主治】

1.《圣济总录》：反胃，吐酸水。

2.《长寿药粥谱》：年老体弱，五脏虚衰，久病羸瘦，劳伤亏损，食欲不振，慢性腹泻，心慌气短，失眠健忘，性功能减退等一切气血津液不足的病症。

【宜忌】《长寿药粥谱》：宜秋、冬季节早餐空腹食用。凡属阴虚火旺体质，或身体壮实的中老年人

以及炎热的夏季忌用。

生姜粥

【来源】《圣济总录》卷一八九。

【组成】生姜（去皮细切研）一两　枇杷叶七片（拭去毛，炙，为末）

【用法】以水二升，煎至一升，去滓，用白粳米一合煮粥，更入盐、酱汁、五味等，空心温食之。

【主治】反胃呕吐，不下食。

生姜拨刀

【来源】《圣济总录》卷一八九。

【组成】生姜二两（研，取汁）　白面四两

【用法】上以姜汁和面作拨刀。煮食之。

【主治】

1.《圣济总录》：反胃赢弱，身不能动，气乏醋心。

2.《普济方》：赤白痢，及水痢。

羊肝方

【来源】《圣济总录》卷一八九。

【组成】羊子肝三具（切为条子）　硇砂半两（取霜）

【用法】调和令匀。以竹杖穿炙熟，空腹食之。

【主治】反胃。

羊肚方

【来源】《圣济总录》卷一八九。

【组成】羊肚（洗净）一枚　陈橘皮（汤浸去白，切）二两　豉半斤　葱白十茎（切）　盐少许

【用法】上五味，将四味贮入羊肚内，以绳系头，煮熟去药滓，将羊肚细切，任意食之。

【主治】反胃。

粳米粥

【来源】《圣济总录》卷一八九。

【组成】粳米（淘）一合　薤白七茎（细切）　豉二十五粒　枳壳（去瓤，麸炒，为末）一分　生姜汁半合　大枣（擘破）二枚　陈橘皮（去白，焙干，为末）一分

【用法】上药除薤白、米外，以水三盏，先煎诸药至二盏，去滓，下薤、米再煮，以熟为度，空腹任意食之。

【主治】反胃赢瘦，四肢萎弱。

薄荷馎饦

【来源】《圣济总录》卷一八九。

【组成】紫薄荷（新者）一握（捣取汁）　面四两

【用法】上药和作馎饦，煮熟，空腹食之。

【主治】反胃，朝食暮吐。

朴附丸

【来源】《全生指迷方》卷四。

【组成】厚朴（去皮，锉作小块子）　附子（炮，去皮脐，锉作小块子）各一两　生姜八两（去皮，取汁）

【用法】将上二味，以姜汁同煮，以尽为度，焙干为末，酒煮为丸，如梧桐子大。每服三十丸，食前米饮送下。

【主治】

1.《全生指迷方》：虚寒相搏所致的反胃，心下牢大如杯，或时寒时热，朝食则暮吐，暮食则朝吐，关脉弦紧。

2.《鸡峰普济方》：脾胃气弱，下冷泄泻，不思食。

青金丹

【来源】《全生指迷方》卷四。

【组成】硫黄　水银　木香（末）

【用法】上将硫黄、水银二味同研，令不见水银星为度，合木香再研，用生姜汁煮糊为丸，如梧桐子大。每服三丸，食后米饮送下。

【主治】反胃，心下牢大如杯，朝食则暮吐，暮食则朝吐，关脉弦紧。

鸭肫散

【来源】《仙拈集》卷一引《全生》。

【组成】鸭肫数十个（晒干，微炒）

【用法】上为末。每服六分，每早以烧酒送下，频服。

【主治】噎膈反胃，食不能下。

紫沉消积丸

【来源】《中藏经·附录》。

【别名】紫沉煎丸（《是斋百一选方》卷八）。

【组成】沉香一两（为末）　阿魏一分（研）　巴豆霜四钱　硇砂一两（以上用酒蜜约度多少，一处熬成膏子，然后搜药）　朱砂　丁香　干姜各半两　硫黄　青皮　高良姜　槟榔　木香　人参　胡椒　官桂各一两

【用法】上为末，将熬下膏子搜药匀和为丸，如梧桐子大。每服五丸至七丸，食后、临卧橘皮汤送下，常用一二丸，更看虚实加减。

【主治】脾积滞气，酒食所伤，饮食不化，恶心呕逆，胸膈不快，不思饮食，胸腹胀满，脐胁有块，心脾冷痛，口吐酸水，停饮冷痰，痃癖癥瘕，翻胃，黄瘦浮肿；脏腑不调，里急后重；及十膈气虚，妇人血气块硬。

大半夏汤

【来源】《鸡峰普济方》卷十二。

【组成】半夏三升　人参二两　白蜜一升　泉水二斗　生姜三两

【用法】上为细末。和水、蜜扬之二三百下，煮取一升半，分四服，不拘时候。

【主治】反胃不受食，食已即吐。

生姜汤

【来源】《鸡峰普济方》卷十二。

【组成】生姜四两（和皮切作头子，入石灰一两同炒姜七分干，从入半夏一两再抄十分干）　丁香末一分　白矾一钱　硫黄一分

【用法】上为细末。每服一钱，生姜米饮调下；哕用干柿蒂汤。

【功用】定呕逆。

【主治】翻胃，膈气不下食。

小理中煎

【来源】《鸡峰普济方》卷二十。

【组成】荜澄茄　草豆蔻　姜黄　良姜　缩砂　青皮各二两　阿魏一钱　陈皮半两

【用法】上为细末，醋煮面糊为丸，如绿豆大。每服三十丸，生姜汤送下。

【主治】三焦气弱，中脘积冷，饮食迟化，不能消磨，胸膈痞闷，胁肋膨胀，哕逆恶心，呕吐噎酸，心腹疼痛，脏腑不调，肢体倦怠，不思饮食，及翻胃呕吐，膈气噎塞；脾胃久虚，全不入食，纵食易伤。

芫花丸

【来源】《普济本事方》卷三。

【组成】芫花（醋制干）一两　干漆（炒令烟尽）　狼牙根　桔梗（炒黄）　藜芦（炒）　槟榔各半两　巴豆十个（炒微黑黄）

　　　　方中干漆，《证治准绳·类方》作牛膝。

【用法】上为细末，醋糊为丸，如赤豆大。每服二三丸，加至五七丸，食前姜汤送下。

【功用】常服化痰，消坚，杀虫。

【主治】积聚停饮，痰水生虫，久则成反胃，及变为胃痛。

【宜忌】禁酒即易治，不禁无益也。

【方论】《本事方释义》：芫花气味咸辛温，入手、足太阳，善能行水；干漆气味辛温，入足厥阴，降而行血；狼牙根气味苦辛寒，入足少阳、厥阴，善能杀虫；桔梗气味苦辛平，入手太阴，为诸药之舟楫；藜芦气味辛温，入手阳明，能行积滞；槟榔气味辛温，入足太阴、太阳，能下气消积；巴豆气味辛热，有毒，入手足阳明、足太阴，此积聚痰饮，久而不去，甚至生虫、反胃，胃变为痛，非有毒、行血下气、攻坚消积之药不能扫除沉痼也。

枇杷叶散

【来源】《普济本事方》卷四引庞老方。

【别名】枇杷散（《医学纲目》卷二十二）、枇杷叶饮（《证治准绳·类方》卷三）。

【组成】枇杷叶（去毛）　人参（去芦）各一钱　茯苓（去皮）半两　茅根二分　半夏三分（汤浸七次）

【用法】上锉细。每服四钱，水一盏半，加生姜七片，慢火煎至七分，去滓，入槟榔末半钱，和匀服之。

【功用】定呕吐，利膈。

【主治】翻胃呕吐，霍乱。

【方论】《本事方释义》：枇杷叶气味苦辛，入手太阴、足阳明，最能下气，冬夏不凋，得天地四时之气；人参气味甘温，入足阳明；茯苓气味甘平淡渗，入足阳明；茅根气味甘寒，入手太阴、足阳明，能除伏郁之热；半夏气味辛温，入足阳明；使以生姜、槟榔末，取其辛通而能下行也。此呕吐，中脘如痞，膈间之气不利，苦辛之药以下其气，急以甘温补中之品护持中土，则土旺而浊不侵犯矣。

香灵丸

【来源】《普济本事方》卷四。

【别名】香脂丸（《卫生家宝产科备要》卷五）、六丁丸（《是斋百一选方》卷二引姜尧章方）。

【组成】丁香　好辰砂（研，飞）各六钱　五灵脂（拣如鼠屎者，淘去沙石，晒干）四钱

【用法】上香、脂先为细末，后入砂，再研匀，狗胆或猪胆汁为丸，如鸡头子大。每服一丸，生姜、橘皮汤磨下。

【主治】

1.《普济本事方》：呕吐不止。

2.《是斋百一选方》引姜尧章方：翻胃。

鲫鱼散

【来源】《普济本事方》卷四。

【组成】大鲫鱼一个（去肠，留胆，纳绿矾末填满，缝口，以炭火炙令黄干，为末）

【用法】每服一钱，陈米饮送下。

【功用】引浊下行，扶中。

【主治】反胃噎膈。

【方论】鲫鱼气味甘温，入足阳明、太阴；绿矾气味咸酸微凉，能引浊下行；陈米饮送药，扶中气也。此亦治反胃之病，中宫虽有阴窍踞，不耐辛温之刚燥，甘温酸咸之品引浊下趋，即以陈米饮调中，勿使中土失职，真王道之药也。

人参汤

【来源】方出《续本事方》卷一，名见《普济方》卷一二○。

【组成】人参一两　茯苓二两（白者）　附子（每枚七钱重，炮，去皮脐）一两　牡蛎一两（煅）　粉草半两　黄耆一两（盐炙）

【用法】上为末。每服三大钱，盐汤点服。

【功用】健胃气，生肌肉，进饮食，顺荣卫。

【主治】唇青面黄，肚里冷痛牵引小腹，以致翻胃，口苦舌干，少寐多寤，脚手不遂，远年日近一切脾胃冷病。

【宜忌】忌生冷、油面、粘腻等物。

【验案】翻胃　一妇人，年四十余岁，患十年翻胃，面目黄黑，历三十余人医不取效，脾腧诸穴烧灸浆交通，其疾愈甚。服此药不五七日间顿然无事。服至一月，逐去其根。

大黄汤

【来源】《续本事方》卷三。

【组成】大黄一两（生姜自然汁半茶盏，炙大黄令干，又淬入姜汁中，如此淬尽，切，焙，为末）

【用法】上每服二钱，加陈米一撮，葱白二茎，水一大盏，煎至七分，先食葱白，次服其药。不十日去根。

【主治】冷涎翻胃。其候欲发时先流冷涎，次则吐食。

双金丸

【来源】《小儿卫生总微论方》卷十。

【组成】五灵脂（去砂石，研）二两五钱　拣丁香

一钱（为末） 巴豆半两（去壳并心皮，细研，入上二味和匀）

【用法】上以枣肉为丸，如黄米大。每用量大小虚实加减，二岁以上五七丸，三岁上十丸，煎丁香、藿香汤放冷送下。服药毕，须候两时辰，不得与乳食，候大便过一两次，服补药四圣丸；如吐后躁热，心间烦闷，服四顺饮子，此三药乃一宗也。儿本壮，食伤积滞者宜服，虚者更宜斟酌。

【主治】霍乱吐逆不止，又治翻胃及沉积，赤白恶痢。

和胃膏

【来源】《小儿卫生总微论方》卷十。

【组成】人参（去芦） 藿香叶（去土） 水银 枇杷叶（先炙去毛，生姜汁涂，炙令香熟） 白茯苓各一两 甘草（炙）半两 肉豆蔻（面裹煨熟） 硫黄（研细，入铁铫同水银一处拌匀，于火上炒，不住手研如泥，放冷）各半两

【用法】上为末，次将硫黄、水银炒匀入之，再研匀细，炼蜜和膏。每一岁儿服梧桐子许，生姜、枣汤化下，量大小加减。若治反胃，服一皂子许。

【主治】小儿哭啼，饮乳气逆噎塞，及胃虚气不升降，胸膈痞满，吐逆不时；反胃。

白术散

【来源】《三因极一病证方论》卷四。

【组成】白芷 甘草（炒） 青皮 陈皮 白茯苓 桔梗 山药 香附（去毛）各三两 干姜半两 白术一两

【用法】上为末。每服二钱匕，水一盏，加生姜三片，大枣一个，木瓜干一片，紫苏两三叶，煎七分，食前服。若吐泻，入白梅煎；喘，入桑白皮、杏仁煎；伤寒劳复，入薄荷；膈气，入木通三寸、麝香少许；中暑呕逆，入香薷；产前产后，血气不和，入荆芥煎；霍乱，入藿香煎；气厥，入盐汤调下。

【主治】伤寒，气脉不和，憎寒壮热，鼻塞脑闷，涕唾稠粘，痰嗽壅滞；或冒涉风湿，憎寒发热，骨节烦疼；或中暑呕吐，眩晕；及大病后，将理失宜，食复、劳复，病证如初；又治五劳七伤，

气虚头眩，精神恍惚，睡卧不宁，肢体倦怠，潮热盗汗，脾胃虚损，面色萎黄，饮食不美，呕吐酸水，脏腑滑泄，腹内虚鸣，反胃吐逆，心腹绞痛，久疟久利；及膈气咽塞，上气喘促，坐卧不安；或饮食所伤，胸膈痞闷，腹胁真胀；妇人产前产后，血气不和，霍乱吐泻，气厥不省人事；辟四时不正之气及山岚瘴疫。

大养胃汤

【来源】《三因极一病证方论》卷十一。

【组成】厚朴（去皮） 生姜各二两 肥枣三两（锉，上三味同炒） 白术 山药（炒） 人参 川芎 橘皮 当归 五味子 藿香 甘草（炙） 枇杷叶（刷毛，姜炙） 黄耆各一两

【用法】上锉散。每服四钱，水一盏半，加生姜三片，大枣一个，煎七分，去滓，空腹服；或为细末，米汤调下。

【主治】饮食伤脾，宿谷不化，朝食暮吐，暮食朝吐，上气复热，四肢冷痹，三焦不调；及胃虚寒气在上，忧气在下，二气并争，但出不入，呕不得食。

透红丸

【来源】《杨氏家藏方》卷五。

【组成】缩砂仁一百粒 杏仁一百粒（去皮尖） 巴豆五十粒（去皮膜，取霜） 坏子胭脂一钱（别研） 川芎一两（锉碎）

【用法】上为细末，次入杏仁、巴豆、胭脂研匀，汤泡雪糕糊为丸，如梧桐子大；小儿为丸如黍米大。大人每服两丸，小儿每服三丸；脾疼，石菖蒲汤送下；妇人血气刺痛，醋汤送下；翻胃膈气，丁香汤送下；水泻，倒流水送下；赤痢，甘草汤送下；白痢，干姜汤送下；赤白痢，甘草、干姜汤送下。空心、食前服用。

【主治】脾疼翻胃，膈气，水泻积痢；及妇人血气刺痛。

硇附饼子

【来源】《杨氏家藏方》卷六。

【组成】附子一枚（重七钱者，剜脐下一窍，入研细硇砂一分在内填满，将附子碎末塞口，用生面作饼裹之，如有剩者附子末，更以一饼裹之，慢火煨令面焦黄为度，去面不用，只用硇砂附子为末）　木香三钱　丁香三钱（同为末）

【用法】上件一处拌匀，面糊为丸，每一两作二十丸，捏作饼子。每服一饼，用生姜一块如大拇指大，切作两破，置药在内，湿纸裹煨，令香熟，和姜细嚼，米饮送下，不拘时候。

【主治】翻胃吐食，十膈五噎，呕逆不止，腹疼痛，粥药不下。

椒朴健脾散

【来源】《杨氏家藏方》卷六。

【别名】椒附健脾散（《是斋百一选方》卷二）。

【组成】川椒（去目，微炒出汗）　厚朴（去粗皮，姜汁制）　肉豆蔻（面裹煨熟）　诃子（煨，去核）　缩砂仁　丁香　木香　附子（炮，去皮脐）　高良姜　干姜（炮）　甘草（炙）各一两　荜澄茄　赤石脂　半夏（生姜汁制）　陈橘皮（去白）　神曲（炒）　大麦（炒）各七钱半

【用法】上锉。每服四钱，以水一盏半，加生姜五片，大枣三枚，同煎至一盏，去滓，食前稍热服。

【功用】

1.《杨氏家藏方》：健脾温胃，消谷嗜食，育气养神，厚固脏腑。

2.《普济方》：理脾进食，和胃顺气。

【主治】《是斋百一选方》：翻胃腹痛。

竹叶汤

【来源】《普济方》卷三十六引《卫生家宝》。

【组成】竹叶半斤　白茯苓一两（锉）　珍珠　小半夏（洗）一两　生姜四两（切）

方中珍珠用量原缺。

【用法】以水十碗，煎一碗，去滓温服，每服一盏，不拘时候，连服亦可。

【主治】热吐翻胃，及伤寒遍身发热，冷吐。

黄附丸

【来源】《普济方》卷三十六引《卫生家宝》。

【组成】附子（炮，去皮脐）

【用法】上为末，糊为丸，如梧桐子大，以大黄为衣。每服十丸，温水送下。

【主治】翻胃呕吐。

清膈散

【来源】《普济方》卷三十六引《卫生家宝》。

【组成】蝉退五十个（去尽土用）　滑石一两

【用法】上为末，以水半盏，调药一盏，去水，用蜜一匙调下，不拘时候。

【主治】翻胃吐食，属热者。

硫黄丸

【来源】《普济方》卷三十六引《卫生家宝》。

【组成】醋衣半两（干者）　陈丁香半两　木香半两　石菖蒲半两　青皮半两（去白）　硫黄半两（研）

【用法】上为末，酒糊为丸，如弹子大。每服一丸，细嚼，米饮送下。后用煨鲫鱼米醋蘸食之，次以油饼压之。

【主治】膈气翻胃，不进饮食。

黑白附子丸

【来源】《普济方》卷三十六引《卫生家宝》。

【组成】白附子　黑附子（炮，去皮）　白术　白茯苓各等分

【用法】上为末，面糊为丸，如梧桐子大，蚌粉为衣。每服三十丸，用麻油于手心内磨动，次滴水和油吞下。少时便吃粥一小碗即吐，吐止可服补胃药，随老少神效。

【主治】翻胃。

人参固本丸

【来源】《简易方》引《叶氏录验方》（见《医方类聚》卷一五〇）。

【别名】二黄丸（原书同卷）、地黄丸（《普济方》卷二二六引《如宜方》）、固本丸（《医方类聚》卷七十引《简奇方》）、生料固本丸（《医略六书》卷二十二）。

【组成】生地黄（洗） 熟地黄（洗，再蒸） 天门冬（去皮） 麦门冬（去心）各一两 人参半两

【用法】上为末，炼蜜为丸，如梧桐子大。每服三十丸，空心温酒、盐汤送下。

【功用】

1.《医略六书》：扶元润燥。

2.《饲鹤亭集方》：滋阴养血，清金降火，补精益肾。

【主治】

1.《外科发挥》：肺气燥作渴，或小便短少赤色，及肺气虚热，小便涩滞如淋。

2.《医略六书》：反胃，津枯便燥脉涩者。

3.《饲鹤亭集方》：肺劳虚热，真阴亏损，咳嗽失血，自汗盗汗，水泛为痰。

【宜忌】《外科发挥》：中寒人不可服。

翻胃汤

【来源】《观聚方要补》卷三引《叶氏录验方》。

【组成】茯苓 厚朴各二两 陈皮一两半 白术 人参 吴茱萸各一两

【用法】加姜、枣，水煎服。

【主治】反胃呕吐，胸膈不快，食即经宿，吐出酸臭。

附子丁香散

【来源】《普济方》卷三十六引《十便良方》。

【组成】白术五钱 甘草三钱 附子（炮）一两 干姜（炮）五钱 丁香五钱 肉豆蔻五钱

【用法】上锉。每服三钱，水一盏，加生姜五片，煎至六分，空心服。

【主治】翻胃恶心吐逆，脏冷泄泻等疾。

七香丸

【来源】《是斋百一选方》卷二引徐家方。

【组成】甘草（锉碎，炒） 甘松（去土，拣净） 缩砂仁 丁香皮 姜黄 益智各一两 香附子（擦去毛，净）二两

【用法】上为细末，汤浸蒸饼为丸，如小梧桐子大。每服二十丸至三十丸，细嚼，白汤送下。

【主治】

1.《是斋百一选方》：翻胃。

2.《普济方》：呕逆。

大效散

【来源】《是斋百一选方》卷二引罗太丞方。

【组成】田螺壳 黄蚬壳二件不以多少（久在泥土中多年，陈者尤佳，各另烧成白灰）

【用法】上每剂用白梅肉四两，田螺壳灰二两，黄蚬壳灰一两，同搜拌令匀，作团，用砂盒子盛，盖了，盐泥固济，发顶火煅令焦黑存性，取出研细。每服二钱，食前用人参、缩砂汤调下；陈米饮亦得。如无盒子，只用建盏两只相合，依前法烧。

【主治】翻胃。

大思食丸

【来源】《是斋百一选方》卷二引张承祖方。

【别名】透气丹（原书同卷）、千金大思食丸（《普济方》卷二十三）。

【组成】乌梅（去仁不去核） 神曲（炒）各十两 苍术四两 麦蘖（炒）十五两 干姜（炮） 京三棱 陈皮（去白）各二两 蓬莪术三两

【用法】上为细末，醋糊为丸，如梧桐子大。每服三五十丸，生姜、橘皮汤送下。

【功用】《普济方》：快气消食。

【主治】翻胃。

小半夏丸

【来源】方出《是斋百一选方》卷二引杨叔子方，名见《世医得效方》卷五。

【组成】半夏（汤洗十遍） 胡椒各等分

【用法】上为细末，姜汁为丸，如梧桐子大。每服三五十丸，姜汤送下。

【主治】翻胃，及不怡饮食。

正胃散

【来源】《是斋百一选方》卷二。

【组成】白水牛喉一条（去两头节并筋膜脂肉，节节取下如阿胶片，黑牛不可用，须就宰牛人买下修事了，临病时旋炙修合）

【用法】上喉节用好米醋一大盏浸，频翻令匀，微火炙干，再蘸再炙，醋尽为度，存性，不得见太阳火，为细末。每服一钱，食前用陈米饮调下。轻者一服见效。

【主治】翻胃呕逆，药食俱不下，结肠三五日至七八日，大便不通。

安脾散

【来源】《是斋百一选方》卷二。

【组成】高良姜一两（以百年壁上土三二合敲碎，用水二碗煮干，薄切成片）　南木香　草果（面裹煨，去壳）　胡椒　白茯苓　白术　丁香（怀干）　人参（去芦）　陈橘皮（汤浸，去瓤）各半两　甘草（炙）一两半

【用法】上为细末。每服二大钱，空心、食前米饮入盐点服；盐酒亦得。

【主治】翻胃吐食，及吃食咽酸，口吐黄水，曾经诸方不愈者。

【验案】翻胃　甲申之春，以事至临安，寓止朱家桥詹翁店，詹翁年六十余，苦翻胃，危殆，已治棺在床侧，适寺有宣司之辟，往别而去，其詹翁已不能言。及十一月自淮上归，过其门，意此翁已不存，为之惨然，方访问间，而此翁已出迎揖，见其颜色极红润，甚惊异之，问其所以，乃云：官人此日离去，即有一州官来歇，得药数服，遂无事。其后授得此方，昨以此在建康医朱机宜新妇，及近日医圆通观维那，皆作效。

附子黄耆草果饮

【来源】《是斋百一选方》卷二。

【组成】白术　官桂（去皮）　附子（炮，去皮脐）　白芍药　草果（炮，去皮）　良姜　黄耆（去芦，微炒）　厚朴（削去粗皮，姜制一宿）　白茯苓各一两　白豆蔻仁　檀香各半两　甘草（炙）三钱　半夏三分（汤泡七次）

【用法】上锉。每服四钱，水一盏半，加生姜五片，大枣一枚，煎至七分，去滓服，不拘时候。

【主治】翻胃。

熟水草果饮

【来源】《是斋百一选方》卷二。

【组成】乌梅肉四两　草果　干姜（炮）各三两　赤茯苓二两　甘草（炙）半两

【用法】上锉。每服半两，水一盏半，煎至一盏，去滓，瓷器盛，以熟水调和，随意服之。

【主治】翻胃。

人参丁香煮散

【来源】《魏氏家藏方》卷五。

【组成】人参（去芦）　丁香（不见火）　高良姜（炒）　红豆（去壳，炒）　官桂（去粗皮，不见火）　厚朴（去粗皮，姜制炒）　干姜（炮，洗）　青皮（去瓤）　附子（炮，去皮脐）　胡椒各二两　甘草一两半（炒）

【用法】上为粗末。每服半两，水三盏，加生姜五片，肥枣五枚，煎至八分，去滓，食前热服。

【主治】脾胃久虚，翻胃吐逆。

太仓丸

【来源】《魏氏家藏方》卷五。

【组成】白豆蔻仁　缩砂各二两　陈米一升（淘洗，略蒸过，铫内炒）　丁香半两（不见火）

【用法】上为细末，枣肉为丸，如小豆大。每服五七十丸至一百丸，米饮送下。

《济生续方》：生姜自然汁法丸，如梧桐子大。每服百丸，食后用淡姜汤送下。

【主治】

1.《魏氏家藏方》：气膈脾胃，全不进食。

2.《医方类聚》引《济生续方》：脾胃虚弱，翻胃不食。

生气养胃丸

【来源】《魏氏家藏方》卷五。

【组成】大附子一只（炮，去皮脐，切块，姜汁半盏煮干） 厚朴一两（去皮，姜制） 苍术一两（米泔水浸一宿，刮去皮） 陈皮一两（去白） 白伏苓一两（去皮） 甘草半两（炙）

【用法】上为细末，用大北枣五十个（煮熟，去皮核，取肉），大蒜五枚（煨熟，去皮膜），研烂为丸，如小梧桐子大。每服五十丸，渐加至百丸，米饮吞下。

【主治】脾虚冷涩，翻胃，药食不纳者。

如圣饼子

【来源】《魏氏家藏方》卷五。

【组成】沉香二钱半 安息香 木香各一钱半（不见火） 丁香（不见火） 藿香叶（去土） 乳香各三钱（别研） 半夏（汤泡七次） 桂心（去粗皮）各二两

【用法】上用天南星一两半，炮紫色为末，半两用生姜自然汁煮糊，别用硫黄三钱（研细）、水银二钱，同前药用南星糊为剂，分作四十九饼。每服半饼，用生姜汁化开，空心白汤送下。

【主治】膈气反胃。

顺胃散

【来源】《魏氏家藏方》卷五。

【组成】大附子一枚 生姜半斤（肥嫩者，以新布揩去土，切片，烂研，取自然汁半盏，并不得犯生水）

【用法】上以半斤硬炭熟火，用新瓦一片将火四周簇定为井子，将附子蘸姜汁置井子中，才干又蘸，以姜汁尽为度，附子去皮脐，切片，为末。每服半钱许，按手心内，遂旋以舌舐尽药末，空心服。

【主治】翻胃呕吐。

【宜忌】不得犯水。

白芷散

【来源】《妇人大全良方》卷七。

【组成】白芷一两（切作片，于瓦上炒令黄）

【用法】上为细末。用猪血二十文切片，以沸汤泡七次，将血蘸药，吃七片。如剩药末，留后次用。

【主治】妇人翻胃吐食。

通胃散

【来源】《普济方》卷三十六引《经验良方》。

【组成】肉豆蔻 鸡心槟榔各一枚 胡椒四十九粒

【用法】上为末。每服半钱，空心以无灰酒、枳壳末少许调服，稀粥压之。

【主治】结肠翻胃。

螺泥丸

【来源】《普济方》卷三十六引《经验良方》。

【组成】田螺不拘多少

【用法】将田螺洗净，瓷盆水养，令吐出泥，用米筛张灰于地上，却将绵纸铺于灰上，去已养田螺，令泥水出澄清，旋去上面清水，却将泥倾于纸上，候泥干为丸，如梧桐子大。每服三十丸，藿香汤送下。

【主治】翻胃呕噎。

【方论】《医方考》：螺性至凉，泥性至冷，故可用之清胃；吞以藿香汤，假其辛芳开胃而已。

椒附丸

【来源】《普济方》卷三十六引《余居士选奇方》。

【组成】胡椒 白姜 茴香 川附各等分 巴豆四十九粒

【用法】上以巴豆去壳同炒，去巴豆，为细末。每服半钱，米饮调下。

本方方名，据剂型，当作"椒附散"。

【主治】翻胃。

荜澄茄丸

【来源】《济生方》卷一。

【组成】荜澄茄不拘多少。

【用法】上为细末，姜汁打神曲末煮糊为丸，如梧桐子大。每服七十丸，食后淡姜汤送下。

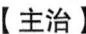

【主治】

1.《济生方》：脾胃虚弱，胸膈不快，不进饮食。

2.《奇效良方》：翻胃吐黑汁。

胃 丹

【来源】《济生方》卷一。

【组成】朱砂（大块不夹石者）五十两　新罗人参　肉豆蔻（面裹煨）　缩砂仁　荜澄茄　白豆蔻仁　红豆　高良姜（锉，炒）　附子（炮，去皮脐）　白术　厚朴（姜汁炒）　丁香（不见火）　藿香叶　五味子　干姜（炮，去皮）　胡椒　益智仁　麦门冬（去心）　草果仁　橘红各四两。

【用法】上药各如法修制，锉如豆大，用白沙蜜五斤，将药一半同蜜拌匀，入铜锅内；以夹生绢袋盛贮朱砂，悬宕锅内，以桑柴火重汤煮四日四夜，换蜜五斤，又入前药一半，和匀，再煮三日三夜，取砂淘净焙干，入乳钵，用玉槌研细，米糜为丸，如绿豆大，阴干。每服十粒，加至十五粒，空心食前用人参汤送下，大枣汤亦得；如或呕吐，用淡生姜汤送下。

【主治】真阳衰虚，心火怯弱，不养脾土，冲和失布，中州虚寒，饮食不进，胸膈痞塞，或不食而胀满，或已食而不消，痰逆恶心，翻胃吐食，脏气虚寒，米谷不化，心腹绞痛，泄利不止。一切脾胃诸疾。

【宜忌】忌食猪、羊血。

入药灵砂

【来源】《济生方》卷二。

【别名】入药灵砂丸（《古今医统大全》卷二十八）。

【组成】灵砂末一两　丁香末　木香末　胡椒末各半钱

【用法】和匀，煮枣圈肉，杵和为丸，如绿豆大。每服五十粒，生姜米饮送下，不拘时候。

【主治】翻胃呕吐，食饮不下。

玉浮丸

【来源】《济生方》卷二。

【组成】人参　白僵蚕（炒去丝）　白术　干姜（炮）　丁香　白豆蔻仁　麦蘖（炒）　附子（炮，去皮脐）　木香（不见火）　南星（炮）　槟榔　半夏（汤泡七次）　甘草（炙）等分

《袖珍方》有肉豆蔻（面裹煨）、橘红。

【用法】上为细末，每药二分，用生面一分和匀，入百沸汤煮令浮，搅和，再取生姜自然汁为丸，如梧桐子大。每服二钱，淡姜汤送下，不拘时候。

【主治】男子、妇人脾胃虚弱，一切呕吐，及久新翻胃。

【加减】恶热药者，去附子；大便秘者，去肉豆蔻。

丁香煮散

【来源】《仁斋直指方论》卷七。

【组成】丁香　石莲肉各十四枚　北枣七个（截碎）　生姜七片　黄秫米半合（洗）

《张氏医通》无北枣。

【用法】水碗半，煮稀粥，去药，取粥食之。

【主治】

1.《仁斋直指方论》：翻胃呕逆。

2.《张氏医通》：泄泻。

木香豆蔻散

【来源】《仁斋直指方论》卷七。

【组成】人参　木香　肉豆蔻（面裹煨）各半两　白豆蔻仁一分　甘草（炒）一钱半

【用法】上为粗末。每服三钱，加生姜、大枣，水煎服。

【主治】翻胃呕吐。

参橘汤

【来源】《仁斋直指方论》卷七。

【组成】人参　真橘红　石莲肉各半两　透明乳香一钱半

【用法】上为末。每服一钱，姜汤点服。

【主治】翻胃。

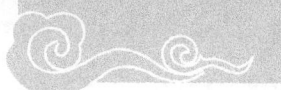

莲子散

【来源】《仁斋直指方论》卷七。

【组成】石莲肉

【用法】上为末。入肉豆蔻末少许，米汤乘热调服。

【主治】翻胃，噤口痢。

橘皮汤

【来源】《仁斋直指方论》卷七。

【组成】真橘皮（用日照西方壁土炒香）

【用法】上为末。每服二钱，加生姜、大枣略煎服。

【主治】反胃呕吐。

半夏厚朴汤

【来源】《仁斋直指方论·附遗》卷七。

【组成】半夏（汤泡七次）　厚朴（姜汁制）　山栀（去皮，炒黑）　川黄连（姜汁炒）各一钱　广陈皮（去白）八分　茯苓（去粗皮）八分　甘草（生用）三分　黑枳实（麸炒）一钱　苍术（泔浸，炒）八分　泽泻　香附子　青皮各五分　当归　白豆蔻各六分

【用法】上锉。用水一钟半，加生姜三片，煎八分，不拘时候服。

【主治】翻胃吐痰，胸满肋痛，嘈杂吐涎。

秘传枳术二陈汤

【来源】《仁斋直指方论·附遗》卷七。

【别名】枳术二陈汤（《古今医统大全》卷二十七）。

【组成】白术（泔洗，锉，土炒）一钱　黑枳实（麸炒）　陈皮（去白）各八分　茯苓（去粗皮）　香附子（童便浸，炒）　半夏（汤泡七次）各一钱　黄连（姜汁炒）　槟榔（鸡心者）　白豆蔻各五分　青皮（麸炒）　吴茱萸　生甘草各三分

【用法】上锉。用水一钟，加生姜三片，大枣一枚，煎八分，食远服。

【主治】痰气食膈，呕吐痰涎，翻胃嘈杂。

【加减】气虚，加人参、黄耆；血虚，加当归、地黄；郁，加神曲、抚芎。

沉香降气散

【来源】《御药院方》卷四。

【别名】沉香降气汤（《医方大成》卷四）。

【组成】沉香　木香　丁香　藿香叶　人参（去芦头）　甘草（炮）　白术各一两　白檀二两　肉豆蔻　缩砂仁　桂花　槟榔　陈橘皮（去白）　青皮（去白）　白豆蔻　白茯苓（去皮）各半两　川姜（炮）　枳实（炒）各二两

【用法】上为细末，每服二钱，加盐少许，水一大盏，同煎至七分，和滓温服，每日三次，不拘时候。

【主治】三焦痞滞，气不宣畅，心腹疼痛，呕吐痰沫，胁肋膨胀，噫气不通，哕逆醋臭，胃中虚冷，肠鸣绞痛，宿食不消除，反胃吐食不止，及五膈五噎，心胸满闷，全不思食。

捣姜饼

【来源】《医方类聚》卷一〇四引《吴氏集验方》。

【组成】丁香　水银（研，不见星）　胡椒各一钱　硫黄三钱（用水银研）　藿香　桂木香　半夏各三钱（姜汁制）　甘锅子二钱（醋煅过，酒煅）

【用法】上为极细末，生姜自然汁为饼子，作四十九饼。每服一饼，姜汁化开，沸汤浸，晨空心服。

【主治】翻胃，膈气。

红豆丸

【来源】《医方类聚》卷一〇五引《施圆端效方》。

【组成】丁香　胡椒　缩砂各二十一个　红豆十一粒

【用法】上为末，生姜汁为丸，如皂角子大。每服一丸，用大枣一个，去核，填药，面裹，慢火烧熟，空心细嚼，白汤送下，每日三次。

【主治】诸呕逆，膈气翻胃，吐食不止。

丁附散

【来源】《普济方》卷三十六引《澹寮方》。

【组成】附子一个（大者，周围钻孔，用丁香插入孔内，以面裹煨熟，去面不用）

【用法】上以附子、丁香为末。同猪臀肉切片炙熟，蘸药末嚼下，空心顿服十数片，用生姜汁，盐汤渐下。

【主治】冷吐翻胃，及吃食移时即吐。缘水不胜火复还脾，脾不能受即吐。

甘露汤

【来源】《普济方》卷三十六引《澹寮方》。

【别名】观音应梦散（原书同卷）、甘露饮（《寿亲养老新书》卷二）。

【组成】干饧糟六分（头酿者） 生姜四分（和皮）

【用法】上拌和，研烂作饼子，或焙或晒干，每十两用甘草二两炙，同研为末。每服入盐少许，沸汤调下，不拘时候。

【功用】快利胸膈，调养脾胃，快进饮食。

【主治】翻胃呕吐不止，饮食减少。

【验案】翻胃 常传一富人病翻胃，往京口甘露寺，设水陆，泊舟岸下，梦一僧持汤一杯与之。饮罢犹记其香味，便觉胸膈少快。早入寺，知客供汤，乃是梦中所饮者，胸膈尤快。遂求其方，修制数十服后，疾遂愈。

生料健脾丸

【来源】《普济方》卷三十六引《澹寮方》。

【组成】厚朴（去粗皮，生锉）二两五钱 半夏（生） 白豆蔻仁 草果仁 甘草 缩砂仁各二两

【用法】上锉，用生姜一斤四两，细切捣碎，滓汁并用，同药一处为丸，如鸡子黄大，晒干。每服一丸，水一盏半，煎至七分，去滓，食前温服。

【主治】呕吐反胃，脾泻白痢，肠滑冷痢，一切脾胃病。

附子丸

【来源】《保命集》卷中。

【组成】附子（炮）五钱 巴豆霜一钱 砒半钱（研细）

【用法】上为极细末，熔黄蜡为丸，如梧桐子大。每服一二丸，冷水送下，利则为度。后更服紫沉丸。常服不令再闭。

【主治】下焦吐食，朝食暮吐，暮食朝吐，大便不通。

宽中丸

【来源】《医方类聚》卷八十九引《王氏集验方》。

【组成】苍术（去粗皮，米泔浸三日，炒干） 乌药（去粗皮） 香附子（火燎去毛）各二两 三棱（醋煮，切，焙干） 广茂（煨） 青皮（去瓤） 陈皮（去白） 干姜（炮） 良姜（炒） 小茴香（炒） 神曲（炒） 麦芽各一两

【用法】上为细末，醋煮面糊为丸，如梧桐子大。每服五十丸，空心生姜汤送下。

【功用】宽中下气，暖胃调脾，消克饮食，补益虚损。

【主治】五劳七伤，下元虚冷，脚膝无力，腰滞腿疼，筋骨软弱，心胸胀满，呕逆恶心，恶闻食气；七癥八瘕，五积六聚，痃癖气块，胁肋疼痛，脐腹胀满，面黄肌瘦，身体倦怠，脾胃不和，不思饮食；风湿气痹，霍乱转筋，上吐下泻，气逆冲心，翻胃吐食，多年气痢，小肠疝气；妇人月事不行，脐腹疼痛，一切沉滞之气。

养胃汤

【来源】《医方大成》卷四引徐同知方。

【组成】白蔻仁 人参 丁香 缩砂仁 肉豆蔻 炮附子 粉草（炙） 沉香 橘红 麦芽 神曲各二钱半

【用法】上为细末。姜盐汤调下。

【主治】脾胃虚冷，不思饮食，翻胃呕吐。

加味导痰汤

【来源】《医方类聚》卷一〇四引《经验秘方》。

【组成】大天南星（姜汁浸三日，锉，晒干） 大半夏（生用）各一两 枳实（麸炒，去瓤） 桔

梗　赤茯苓　沉香　木香　陈皮各半两

【用法】上锉。每服五钱，水一盏半，生姜自然汁一呷，同煎至六分，去滓，澄清汁服。此药煎时不要搅动，须文武火煎。服此药后，却服生料治中汤加沉香，更入生姜煎，滤取澄清，水中浸冷服。

【主治】反胃呕吐。

养胃枳壳丸

【来源】《医方类聚》卷一〇四引《经验秘方》。

【别名】枳术丸。

【组成】人参　甘草　青皮（去白）　沉香　黄连（酒煮，焙）　玄胡索各一两　白术　枳壳（去瓤，麸炒）　白茯苓　半夏曲　南木香各二两　厚朴　神曲（炒）　麦芽（炒）各三两　陈皮（去白）一两半　益智仁　片姜　檀香末各一两二钱　槟榔二两半　当归（酒洗）　甘松（洗去土）各半两　白豆蔻三两半　缩砂仁　京三棱　蓬莪术（煨）各四两　苍术（去皮，泔浸）五两

【用法】上为细末，生姜自然汁打糊为丸，如梧桐子大。每服三五十丸，食后淡姜汤送下。

【主治】翻胃。

药灵砂丹

【来源】《普济方》卷三十六引《如宜方》。

【组成】灵砂一两　丁香　木香　胡椒各半钱

【用法】上为末，枣肉杵丸，如绿豆大。每服六十丸，姜汤送下。

【主治】翻胃，脏寒停饮后吐。

丁香散

【来源】《瑞竹堂经验方》卷二。

【组成】黑锡一钱半（又名黑铅）　水银一钱半（二件合，于慢火上焙为细末）　丁香三钱　官桂一钱　舶上硫黄五钱

【用法】上为细末。每服三钱，空心用小黄米汤及生姜自然汁三钱调下。

【主治】反胃吐食，水入则吐。

千转丹

【来源】《瑞竹堂经验方》卷二。

【组成】牛涎半斤　好蜜半斤　木鳖子三十个（去皮油）

【用法】上合放于银器内，慢火熬，用槐条七枝搅之，煨干为度。每和白粥两匙，日进三服。

【主治】反胃吐食。

剪红丸

【来源】《永类钤方》卷四。

【别名】秦川剪红丸（《奇效良方》卷十六）。

【组成】雄黄半两　木香半两　槟榔　三棱　莪术（煨）　陈皮　贯众（去毛）各一两　大黄（春）二两（秋、冬、夏）一两　干漆一两（炒烟起）

【用法】上为末，糊为丸。每服五十丸。吐出瘀血及虫而愈。

【主治】

1.《永类钤方》：膈气变翻胃。
2.《杂病源流犀烛》：胃痛有因诸虫者。

夺命回生散

【来源】《永类钤方》卷十二。

【组成】丁香　川芎　白姜（洗泡）　神曲　木香　肉桂　罗参各半两　大草果二个（炮，取仁）　诃子七枚（取肉）　砂仁二十一粒　莪术（炮）七钱半　粉草（炙）七钱半　巴豆十四粒（去壳膜，不去油，冷水浸一宿，另研为膏，留钵中）

【用法】上为末，入钵内和匀，巴豆膏再筛过，入瓦盒内，以油纸盖盒口，却用黄蜡和松脂溶，如法封固；每以十二月，于高爽地上埋土中三尺，至次年六月中伏节取出，向风处摊去湿气，以不漏瓦瓶收贮密封。壮实人，每服半钱，临睡百沸汤调半盏，顿服，仰卧片时，徐以温白粥压下。若羸弱，只服一字。

【功用】进饮食，止呕吐。

【主治】五噎五膈，翻胃呕吐不食。

【宜忌】忌生冷、鱼腥、粘腻并硬物一二月。孕妇不可服。

大掌中金

【来源】《世医得效方》卷五。

【组成】大绵附一个　生姜自然汁一碗　母丁香一个

【用法】以姜汁煮绵附，煮干为度，同母丁香为末。以少许安掌中舐吃。

【主治】翻胃，服水药不得者。

香牛饮

【来源】《世医得效方》卷五。

【组成】牛涎（先以羁牛用绳挂开牛口，以净布巾抹令口舌净，却拖牛舌出来，候有涎出，以碗盛之）　麝香一捻

【用法】每服用八分盏为一服，研好麝香末打匀，却以银盏篮令温，以绢帛束缚中脘胃口令极紧，候气喘，乘热解开，随气喘一二口便服，药时先对病人说煮白粥恼烦之。服药罢，随与粥吃。神效。

【主治】哽噎，翻胃，吐食。

桂苓散

【来源】《世医得效方》卷五。

【组成】半夏四钱　桂心　甘草各三钱　赤茯苓四两　泽泻四两

【用法】上为散。每服四钱，加生姜，水煎服。

【主治】翻胃发渴。

盐滚丸

【来源】《世医得效方》卷五。

【组成】丁香　木香　肉豆蔻　缩砂　青皮　陈皮　胡椒　荜茇　沉香各半两

【用法】上为末，以大蒜瓣子不拘多少，每瓣作二片，入去壳巴豆一粒，用饼药调面裹蒜片，慢火煨熟，去巴豆及面，只将蒜研成膏，将前项药末一半搜和为丸，如梧桐子大。每服三十丸，盐内滚过，萝卜汤调前药末二钱吞下。

【主治】翻胃膈气。

粉灵砂

【来源】《世医得效方》卷五。

【组成】灵砂一两　蚌粉（同炒略变色）二两　丁香　胡椒各四十九粒

【用法】上为末，生姜自然汁煮半夏糊为丸，如梧桐子大。每服三十丸，翻胃，煨生姜汤送下；虚人脾痛，炒盐汤送下。

【主治】脾痛翻胃。

硫黄散

【来源】《世医得效方》卷十二。

【组成】硫黄半两　水银一分

【用法】上同研无星黑色。每用一字至一钱匕，水小点，以指缓缓磨湿，添汤调服。

【主治】小儿惊吐，及大人反胃。

温清丸

【来源】《丹溪心法》卷五。

【别名】温六丸（《医学正传》卷二）。

【组成】干姜一两　滑石　甘草各二两

【用法】上为末，泛丸服。

【主治】

　　1.《丹溪心法》：翻胃。

　　2.《医学正传》：泄泻或兼呕吐者。

安胃汤

【来源】《医学启蒙》卷四。

【组成】良姜　木香　草果　陈皮　人参　茯苓　白术　胡椒　丁香　甘草（炙）各一两半

【用法】每服五钱，水一钟半，入盐少许，煎七分，食远温服。

【主治】脾败，胃气先逆，饮食过伤，忧思蓄怒，宿食痼癖，积聚冷痰，动扰脾土，不能消磨谷食，致成食罢即吐，或朝食暮吐，暮食朝吐，所吐酸水臭秽，或止黄水。

胡荽丹

【来源】《脉因证治》卷下。

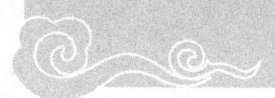

【组成】乌鸡一只（令净） 胡荽子适量

【用法】胡荽子入鸡缝之，煮熟食之。不效，再如法服食一只乌鸡。

【主治】反胃。

翻胃平胃散

【来源】《医方类聚》卷一〇四引《必用全书》。

【组成】平胃散每加硇砂 姜

【用法】上为末。沸汤点服。当吐出恶物一块，黑色如石。

【主治】翻胃。

五灵丸

【来源】《医方类聚》卷一〇四引《医林方》。

【组成】丁香六钱 辰砂六钱 五灵脂四钱

【用法】上为细末，用狗胆汁为丸，如鸡头子大。每服一丸，生姜汤送下。

【主治】反胃吐食。

紫菀丸

【来源】《医方类聚》卷一一一引《修月鲁般经后录》。

【组成】丁香 木香 藿香 当归 人参 白茯苓 官桂 黄连 大黄 白术 桔梗 苁蓉（酒浸） 干姜（炮） 柴胡 槟榔 防风 陈皮 车前子 蓬术 菖蒲 熟地黄 吴茱萸 厚朴（制） 天门冬 皂角（去皮丝，酢炒） 川乌 缩砂仁 肉豆蔻 黄耆 防己 鳖甲（酢炒） 羌活 紫菀 川椒 巴豆（去油）各等分

【用法】上为末，炼蜜为丸，捣千下，油纸裹，旋丸如桐子大。每服五丸至七丸，亦利为度。如不饮酒，米汤送下；小儿二三丸，看虚实用。引子随后用：痔漏风邪，酒下；赤白痢，诃子汤下；堕胎血脓，酒下；中毒，甘草汤下；一切气，升麻汤下；寸白虫，槟榔汤下；霍乱，干姜汤下；宿食不消，生姜汤下；咳嗽，杏仁汤下；泄痢，黄连汤下；吐逆，生姜汤下；大便不通，灯草汤下；食癖气，面汤下；头痛，热酒下；腰痛，豆淋汤下；伤肉，肉汤下；伤面，面汤下；伤酒，酒下；肺风，杏仁汤下；腹痛，芍药汤下；时气，井花水下；小儿惊风，防己汤下；小儿疳疾，乳下；气痛，干姜汤下；月信不通，艾汤下；妇人腹痛，川芎汤下；酒气冲心，酒下；产后血痢，当归汤下；难产，益智汤下；解内外伤寒，木香汤下；室女血气不通，酒下；子死腹中，葵子汤下；赤白带下，葵花汤下。

【主治】腹内久患疾癖如碗大，及黄病，每朝气并起，时冲心，绕脐绞痛，亦如虫咬；十种水气，翻胃，噎塞吐逆，饮食不下；天行时气；妇人多年月露经隔不通，或多或少，腹内怀孕，天阴发梦与鬼交，腹内生疮，及堕胎血脓，妇人腹痛，产后血痢，难产，子死腹中，赤白带下，室女血气不通；小儿狂病、惊风、疳疾；三十般病证疼痛，并痔漏风邪，赤白痢，中毒，寸白虫，霍乱，咳嗽，大便不通，伤肉、伤面、伤酒，肺风。

【宜忌】孕妇忌服。

【验案】呕吐 《医方类聚》引《修月鲁般经后录》：时杨驸马患冲心，每日饮食吐逆，遍身枯瘦，口吐痰水，日服五丸至七丸，服之二十日，泻出蛤蟆四介，白脓二升，痊愈。

九仙饼

【来源】《医方类聚》卷一〇四引《急救仙方》。

【别名】九仙夺命丹（《仙活人方》）。

【组成】人参 南木香（不见火） 南星（姜汁洗七次）各二钱 甘草一钱 半夏（姜洗十次）五钱 枳壳（去瓤，面炒） 白矾（明净者，火枯） 豆豉（煅过）各十钱 厚朴（姜汁浸，炒）十五钱

【用法】上为细末，候夜间晴时露过，以人参、厚朴煎汤，糊作饼子，小平钱大，慢火焙干。每服一饼，用姜一大块，切作两片，夹饼子药，用纸裹浸湿，慢火熟煨，连姜及饼子嚼碎，以真料平胃散调汤吞下。

【主治】反胃噎食。

沉香透膈丸

【来源】《普济方》卷三十六引《德生堂方》。

【组成】丁香 沉香 木香各一两 粉霜五钱 硇

砂三钱　巴豆四十九个（大者去油）　麝香一钱　信二钱（用锡炒，去锡）　朱砂五钱

【用法】上为末，酒湖为丸，如粟米大。每服十五丸，病轻者七丸，以冷姜汤送下。只三服见效，如三服不见效，不可治之。

【主治】反胃吐食，膈气噎气。

丁附夺命散

【来源】《普济方》卷三十六。

【组成】附子一个　生姜自然汁六两（分三份）

【用法】上附子不去皮脐，破作两片；生姜汁二两煮附干；又破四片，以姜汁二两煮干；又破作八片，以姜汁二两煮干，细切焙干，入丁香二钱半，同为末。每服一钱，以汤调服。

【主治】冷吐翻胃，及吃食移时即吐。

太仓散

【来源】《普济方》卷三十六。

【组成】仓米或白米

【用法】日西时于日下水微拌湿，便在日中晒干，纸袋盛挂通风处。每服水煎一撮，和汁饮之，即时便下。

【主治】胃反，及膈气不下食。

太仓散

【来源】《普济方》卷三十六。

【组成】陈苍米（炊饭，焙干为末）五两　沉香末五钱

【用法】拌匀，米饮调下。

【主治】胃反，及膈气不下食。

火食丸

【来源】《普济方》卷三十六。

【组成】陈仓米一升（黄土炒米熟，去土）　白豆蔻仁一两　丁香一两　缩砂仁二两

【用法】上为末，用生姜自然汁为丸，如梧桐子大。每服五十丸，食后淡姜汤送下。

【主治】脾虚弱，不进饮食，翻胃不食。

平气丸

【来源】《普济方》卷三十六。

【组成】乌梅一个　巴豆二粒（去油）　丁香三粒　砂仁四粒

【用法】上为末，水泛为丸。每服五七丸，生姜汤送下。

【主治】胃气滞而不转，浊气逆行，胸中痞闷，气不下行，饮食不化，翻胃吐食。

正胃散

【来源】《普济方》卷三十六。

【组成】半夏二两　天南星二两

【用法】上为末，用水五升，入坛内与药搅匀，浸一宿，去清水，焙干，重研令细。每服二钱，水二盏，加生姜三片，煎至八分，温服。至五服效。

【主治】胃反。

白梅丸

【来源】《普济方》卷三十六。

【组成】生硫黄　白梅

【用法】共研成膏，为丸如梧桐子大。每服二十丸，米饮送下。

【主治】反胃。

加味姜附汤

【来源】《普济方》卷三十六。

【组成】大附子一个（一两以上者，匀炮分四破；生姜一斤，取自然汁于铫内慢煮附子至干，去脐，焙）　丁香　胡椒各五钱　木香　毕澄茄各二钱　沉香三钱　甘草（炙）三钱　干饴糟半斤（生姜五两同捣烂，做饼子，焙干）

【用法】上为末。每服二钱，空心用烧盐少许，米汤点服。

【主治】远年近日反胃呕吐，全不进饮食。

交和散

【来源】《普济方》卷三十六。

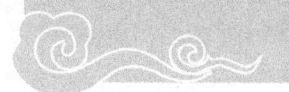

【组成】嘉和散　五膈宽中散

【用法】二药合二为一，和匀。每服三钱，加生姜、大枣，煎汤，空心热服。

【主治】远年近日翻胃呕吐，全不进食。

哽生散

【来源】《普济方》卷三十六。

【组成】丁香五钱　木香二钱五分　官桂心二分半　人参　神曲各二分半　川芎七钱五分　诃子七个（去核）　巴豆十四粒（水浸一宿如泥）　草果仁二个　广术七分半

【用法】上除巴豆外，并生用，为极细末，入巴豆泥和匀，瓷器内盛贮，密封之。每服用一铜钱半子，令病人男左女右置药，米汤调成稀糊，以舌舐之，卧少时后，用细米粥汤压之，病人多年可服二服，病浅一服。此药过腊月半辰时不见火方合药，于来年夏至后方可用。

【主治】反胃吐食。

【宜忌】忌生冷、硬物、油腻、湿面、盐醋等物，只服白粥百日。孕妇不可服。

沉香透膈汤

【来源】《普济方》卷一八一。

【组成】丁香半两　木香　沉香　白豆蔻　砂仁各半两　藿香叶　白茯苓　青皮（去白）　厚朴（姜制）　半夏（姜制）　甘草（炙）各半两　肉豆蔻（面煨）　神曲（炒）　麦蘖（炒）　人参　肉桂　草果各半两　槟榔一枚　陈皮（去白）一两

【用法】上锉。每服三钱，水一大盏，加生姜三片，大枣一枚，煎至七分，去滓，食前温服。

【主治】男子、妇人五种气滞，胸膈闷满，心腹疼痛，翻胃吐食，两胁膨胀，噎膈不通，饮食减少，多困少力。

一物汤

【来源】《普济方》卷二〇六引《至道方》。

【组成】人参二两（拍破）

【用法】水一大升，煎取四合，乘热顿服，兼以人参汁煮粥食之。

【主治】卒呕逆，粥饮入口即吐，困弱无力。

【验案】反胃　徐郎中患反胃，诸方不愈，只服参而愈。

阳液方

【来源】《普济方》卷二二六。

【组成】黄米二升（醋煮粥）　曲细末三升　糯米二升（醋煮粥）

【用法】上量寒温，和器内，停候发过沉澄之时，又入饧稀六斤，等候去糟粗讫，自然上清下澄以成汤液，昼夜十二时辰，停分三度，一度一服，俟药气下沉后，停待一时，温服汤液一盏液后，又停一时，更吃白饧数块，日夜长短品三服，饮液食饧均九度，饮食汤液造作，如前烹食药相应。

【功用】颐生养气，实腹虚心。

【主治】诸虚百损，气血劳伤，因病久深，变生膈气，胁肋刺痛，噎痞心胸，食结不消，哕逆呕水，翻胃吐食，大便硬秘，形体瘦枯，以致难救者。

夺命散

【来源】《普济方》卷二五五。

【组成】绵纹大黄四两（去皮，炒存性）　麦蘖一两半（炒）　槟榔七钱半　茴香　瞿麦　地蔃蓄各二钱半

【用法】上为细末。每服虚实加减钱数，随证汤酒服之。

【主治】男子、妇人心中积热停痰，肠垢诸毒变成百病，酒面食积，痃癖气块，小肠疝，诸般膈气，反胃吐食，胸膈痞闷，胁肋疼痛，呕吐痰逆，头目昏重，偏正头风；或惊怖、口苦、舌干、嗳气醋心，腹胀如鼓，大便不通；小儿赤沃，饮食过多，不生肌肉，心中烦躁，面色萎黄，肌体羸瘦，困倦少力，夜多盗汗；脾胃不和，泻痢脓血，久而成血癖、血瘕。

【加减】如妇人室女血脉不行，加木香、沉香、枳壳，煎当归汤调服；小肠气，用干漆、麦蘖、木通、炒茴香，煎汤服；木通、干漆二味，量病虚实用。

粉霜丸

【来源】《普济方》卷二五五。

【组成】丁香　木香　粉霜　五灵脂　朱砂各二钱　硇砂　乳香　麝香　信（湿纸裹，煨候烟尽）各一钱　肉豆蔻　巴豆（去壳，湿纸裹，煨香）各二两

【用法】上为细末，醋糊为丸，如黍米大。每服二丸，随汤引下；若心痹疼，石菖蒲汤送下；气刺撮痛，陈皮汤送下；腹胀满闷，萝卜汤送下；咳逆满闷，柿叶汤送下；小肠冷气疼，水盐汤送下；膈气翻胃，丁香汤送下；小儿羸瘦，藿香汤送下；脾寒疟疾，草果汤送下；癫狂失志，柳桃汤送下；小便频并，茴香汤送下；十种水气肿，猪苓汤送下；血痢，槐花甘草汤送下；五般淋沥，灯心汤送下；盗汗出，龙胆草汤送下，酒积肚腹痛，温酒送下；赤白痢，煎陈皮汤送下；中暑热者，沙糖水送下；水泻不调，生姜汤送下；山岚瘴气，不服水土，温酒送下，妇人赤白带下，艾醋汤送下。

【主治】心痹疼，气刺撮痛，腹胀满闷，咳逆满闷，小肠冷气疼，膈气翻胃，小儿羸瘦，脾寒疟疾，癫狂失志，小便频并，十种水气肿，血痢，五般淋沥，盗汗，酒积肚腹痛，赤白痢，中暑热，山岚瘴气，妇人赤白带下。

羊肉方

【来源】《普济方》卷二五八。

【组成】羊肉（去脂膜，切作片）五两　大蒜（去皮细研）一颗

【用法】上先将蒜入盐醋，蘸羊肉上。空腹任意食之。

【主治】反胃，朝食暮吐，夜食朝吐。

大水银硫黄紫粉丹

【来源】《普济方》卷二六五。

【组成】硫黄六两　水银二两半　针砂一两（淘洗令净）　太阴玄精石三两（研入）

【用法】上先细研硫黄，次下水银，点少热水研如泥，候水银星断，即入鼎中，并玄精、针砂，以水煮七日七夜，当日鱼目沸，水耗即以暖水添之，时以铁匙搅，七日满，即沥干，仍以微火/阴气尽，即入盒子中，固之泥，法用砂盆末、白垩土、盐花捣如泥，固济，干了入灰池内，埋盒子两边以五两火养六十日，日夜长令不绝，日满，以大火十斤煅一日，任火自销，冷了，以甘草汤浸一日，出火毒已，鲜紫色，候干，细研为末，以粳米饭和丸，如黍米大。每日空心以温酒下七丸，渐加至十丸，经百日效。

【主治】一切冷气，反胃吐食，冷热血气，冷痨肠风，一切冷病。

天台乌药丸

【来源】《普济方》卷三九四。

【组成】天台乌药（醋炙，或炒）　半夏各半两　白姜一分　羊屎十枚（羊腹内者）

【用法】上用文武火炒为末，为丸如绿豆大。每服五丸至七丸，红酒送下。

【主治】反胃吐逆，腹内虚鸣。

十圣夺命丹

【来源】《瞿仙活人方》。

【组成】人参　甘草各一钱　南木香二钱　南星二钱（姜制）　半夏五钱（姜制）　枳壳一两（去瓤，面炒）　白矾（火枯）　豆豉一两　厚朴五钱（姜制炒干）　糖球子一钱

【用法】上药候清，夜间露过，以人参、厚朴煎汤，调米糊作饼子，如小钱大，慢火焙干。每服一饼，嚼碎，姜汤调平胃散送下。

【主治】翻胃、噎食。

【宜忌】忌诸般生冷、腥味及酒之类。

丁附散

【来源】《古今医统大全》卷二十八引《卫生易简方》。

【组成】大附子一枚（坐于转石上，四面着火，渐渐逼热，淬入生姜汁中，浸少时，如法再淬，约尽姜汁半碗许为度。去皮，焙干为末）　丁香二钱（研）

【用法】二味匀和。每服二钱，水一盏，粟米少

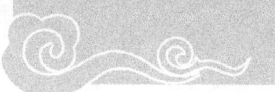

许，煎七分服。

【主治】反胃呕逆，粥食不下。

掌中金

【来源】《奇效良方》卷十六。

【组成】大附子一只（姜汁一碗，煮干） 母丁香一个

【用法】上为细末。以少许安掌中舐服。

【主治】翻胃呕逆，粥药不下者。

丁香饼子

【来源】《奇效良方》卷十八。

【组成】丁香 木香各一两 白豆蔻 半夏曲 神曲各半两 白术 白姜 陈皮各一两半 人参 荜澄茄各三钱 肉豆蔻半两 甘草二钱

【用法】上为细末，用生姜汁煮糊，和作饼子，如棋子大。每服一饼，空心嚼细，生姜汤送下。

【主治】脾胃虚寒，痰逆呕吐，饮食减少，五膈五噎，翻胃恶心。

太仓丸

【来源】《奇效良方》卷十八。

【组成】白豆蔻仁 缩砂仁各二两 陈仓米一升（用黄土炒熟，去土不用）

【用法】上为细末，用生姜自然汁为丸，如梧桐子大。每服一百丸，食后用淡生姜汤送下。

【主治】脾胃虚弱，不思饮食；翻胃不食。

罂粟粥

【来源】《奇效良方》卷十八。

【组成】白罂粟米二合 人参（为末）二钱 生山芋五寸长（细切）

【用法】用水一升二合，煮取六合，入生姜自然汁及盐泥少许，搅匀，分二次服，不拘时候。

【主治】翻胃，不下食。

夺命丹

【来源】《万氏家抄方》卷二。

【组成】裘一个（即蜣螂所滚之裘丸，凡粪土下俱有，用裘中有白虫者，将裘少破一点仍盖住，火煅黄色存性，勿令焦） 麝香一分 孩儿茶二分 金丝黄矾三分 朱砂（春二分，夏四分，秋六分，冬八分）

【用法】上为细末，空心烧酒调服。如觉饥，大小米煮，渐渐少用，一日二三次，不可多吃。

【主治】翻胃噎食。

【宜忌】忌生冷、酱炒厚味、葱蒜、酒面、炙爆等物，及气恼。

金桃酒

【来源】《万氏家抄方》卷二。

【组成】古铜四钱（敲如米粒大） 核桃肉一斤（与铜同研烂）

【用法】用好烧酒一斤和铜、桃均入锡瓶内，封固瓶口，将大锅贮水，锡瓶安锅内，桑柴慢火煮一周时，取出埋地下一二时。每日空心服一盏，病重者午后再服一盏，十日内病即减。

【主治】翻胃吐酸。

滋阴清膈饮

【来源】《证治准绳·类方》卷三引《医学统旨》。

【别名】滋阴清膈散（《证治汇补》）、滋血清肺散（《医略六书》卷二十二）。

【组成】当归 芍药（煨） 黄柏（盐水炒） 黄连各一钱半 黄芩 山栀 生地黄各一钱 甘草三分

【用法】上以水二钟，煎七分，入童便、竹沥各半酒盏，食前服。

【主治】阴火上冲，或胃火太盛，致患反胃，食不入，脉洪数者。

【验案】梅核气 《续名医类案》陈三农：山氏患咽喉噎塞如梅核，时时嗳气，足冷如冰，用散结化痰汤十数剂罔效，细思之，此阴火也。三阴至项而还，阴虚火炎，故嗳气噎塞足冷耳。用滋阴清膈饮数剂，诸证悉愈。

神仙夺命丹

【来源】《丹溪心法附余》卷九。

【别名】雄黄二豆丸（《赤水玄珠全集》卷四）、二豆回生丹（《万病回春》卷三）、二豆回香丹（《东医宝鉴·杂病篇》卷五）。

【组成】乌梅十三个（水浸，去核） 硇砂二钱 雄黄二钱 乳香一钱 百草霜五钱 绿豆 黑豆各四十九粒。

《医学入门》有硼砂，无硇砂。

【用法】上将乌梅杵烂，余药为末，入梅再捣和匀为丸，如弹子大，以乳香少加朱砂为衣，阴干。每服一丸，空心嚼化，待药尽，烙热饼一个，擘碎入热茶泡食之，无碍为验，过三五日依法再服一丸即愈。

【主治】

1.《丹溪心法附余》：噎食。

2.《医学入门》：七情气郁呕吐，或噎食不通，大便秘结，粪如羊屎。

3.《万病回春》：翻胃。

【宜忌】《万病回春》：忌油腻、盐、酸、怒气、房劳。《济阳纲目》：忌一切鱼、鹅、鸡、羊、生冷、油腻及一切发热之物。

道宁纯阳丹

【来源】《丹溪心法附余》卷三。

【组成】苍术（坚实者，米泔水浸三日，再换净水浸洗，切，晒干，以青盐水浸一宿） 莲肉（好者，去心，次净酒浸一宿）各四两 大公猪肚一个（壁上揉洗，浸，纳入前二味，以线缝密，用无灰酒煮烂取起，入石臼中捣烂，成小饼烘干，研为细末，入后药） 南星四两（净切细，以姜汁一小钟浸一宿，以灶心土同炒去土不用） 大半夏四两（汤炮，去涎，晒干为末，以好醋浸七日，蒸熟不麻为度，入药中） 橘皮四两（锉，以灶心土炒，去土不用） 谷芽（炒） 厚朴 白术 麦芽（炒） 甘草 人参 茯苓 白豆蔻 三棱 莪术 缩砂 荜澄茄各一两 木香 丁香 沉香各半两 粟米四两（姜汁浸炒）

【用法】上为细末，稀面糊为丸，如梧桐子大。每服七十丸，空心米饮下。

【主治】真元虚损，心肾不安，精神耗散，脾土湿败不能化食，所食五味之物不成精液，反成痰涎，聚于中脘，不能传导，以致大肠燥涩，小便反多而赤，或时呕吐酸水，久成反胃结肠之证。

沉香不二丸

【来源】《活人心统》卷下。

【组成】沉香 广木香 荜茇 枳壳 官桂 厚朴 桔梗 丁香 干姜各二分 陈皮 青皮 砂仁 豆蔻 草果 神曲各五分 巴豆四分（去油）

【用法】上为末，老米饭为丸，如樱桃大。每服一丸，将大枣一枚（去核）入药，纸包煨过，细嚼，临卧以米饮送下。

【主治】翻胃转食，膈气。

灵砂明粉散

【来源】《活人心统》卷下。

【别名】灵砂玄明粉（《古今医统大全》卷二十八）。

【组成】元明粉五钱 灵砂一钱

【用法】上为细末，每服五钱，好酒送下。

《古今医统大全》：拌豆腐下毕，饮酒一杯。

【主治】翻胃隔食，肠结呕吐。

槟连丸

【来源】《丹溪治法心要》卷三。

【组成】白术 黄连 砂仁 陈皮 半夏曲 神曲 蓬术各一两 藿香 槟榔 青皮 丁香 麦蘖 三棱 姜黄 良姜 白豆蔻 茯苓 桂花 连翘 山楂各五钱 川附半只 吴茱萸二钱

【用法】上为末，姜糊为丸。每服七八十丸，姜汤或白汤送下，一日三次。

【主治】翻胃，或朝食而暮出者，或下咽而吐者，或胃脘作痛者，或必得尽吐而爽者，或见食即吐者。

神效附子丸

【来源】《校注妇人良方》卷七。

【组成】黑附子（重一两四五钱，端正底平尖圆）一枚

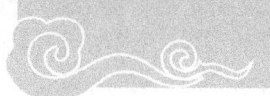

【用法】上灰火炮皮裂，入生姜自然汁内，浸润晒干，再炮，再入汁浸润，仍晒再炮，用尽姜汁半碗为度，却去皮脐为末，以人参煎膏为丸，如黍米大。每服数丸，津唾咽下。胃气稍复，饮食稍进，投以温补之剂。

【主治】脾肾虚寒，呕吐，或翻胃噎膈。

遇仙丹

【来源】《摄生众妙方》卷一。

【别名】牛郎串（《串雅内编》卷三）。

【组成】白牵牛（头末）四两（半炒半生） 白槟榔一两 茵陈 莪术（醋煮）各五钱 三棱（醋煮） 牙皂（炙，去皮）各五钱

《张氏医通》有沉香五钱。《良朋汇集》有白术，无莪术。

【用法】上为末，醋糊为丸，如绿豆大。五更时用冷茶送下三钱。天明可看去后之物，此药有积去积，有虫去虫。数服行后，随以温粥啜之。

【功用】涤饮攻积。

【主治】邪热上攻，痰涎壅滞，翻胃吐食，十膈五噎，鮹鮊，酒积，虫疾，血积，气块，诸般痞疾，热疮肿疼，或大小便不利，妇人女子面色萎黄，鬼产，食吞铜铁银物等症。

【宜忌】服后忌食他物。孕妇勿服。

【方论】《医略六书》：白丑涤饮攻痰，槟榔破滞攻积，三棱破气中之血，蓬术破血中之气，茵陈祛湿热，牙皂搜痰涎，沉香降逆气以顺气也。醋丸茶下，使饮化气行，则血脉自活，而痰癖无不消，肢节肿痛无不瘳矣。此涤饮攻积之剂，为痰饮积结肿痛之专方。

遇仙丹

【来源】《摄生众妙方》卷四。

【别名】一粒金丹。

【组成】腽肭脐二钱 阿芙蓉二钱 片脑三分 朱砂三分 麝香一分 晚蚕蛾一分

【用法】上为末，放瓷碗内，别用水酒二钟，将射干草不拘多少入酒内，煎至八分，然后倾于碗内，放水面，以炭火滚四五次，取出为丸，如梧桐子大，金箔为衣。每服一丸，用砂糖或梨嚼烂送下，

五七日服一次。

【功用】润三焦，补精气，安五脏，定魂魄，壮筋骨，益元阳，宽胸膈，暖腰膝，止疼痛，黑须发，牢牙齿，明眼目，返老还少，行走轻健。

【主治】五劳七伤，或因饥饱酒食生冷过度，伤其脾胃，心腹胀满，呕吐酸水，面黄肌瘦，饮食减少，肠腹疾块，病初未觉，日久成大病人；男女诸般劳嗽，吐痰吐血，翻胃转食，咳逆风壅，痰涎冷泪，鼻流清涕，水泻痢疾，心腹疼痛，酒疸食黄，水气宿食不化，左瘫右痪。

薤白粥

【来源】《古今医统大全》卷二十八。

【组成】薤白十茎 鸡蛋三枚（去黄） 上拣人参一两（水一升，煎三合） 白粟米三合

【用法】上除人参汤，三味同煮熟搅匀，然后与温热人参汤相和调，顿服，不拘时候，如恶食，即与粟米粥饮渐加糯米和之。

【主治】翻胃，无问新久冷热。

养正丹

【来源】《医学入门》卷四。

【组成】黑锡丹头二两 水银一两 朱砂末一两

【用法】用黑锡丹头就火微溶，入水银顿搅，勿令青烟起，烟起便走了水银；又入朱砂末一两，炒令十分匀和，即放地上，候冷为末，糯米糊丸，如绿豆大。每服三十丸，空心盐汤送下。

【功用】升降水火，助阳接真。

【主治】呃逆反胃，痰结头晕，腰痛腹痛，霍乱吐泻。

狗米平胃丸

【来源】《医学入门》卷七。

【组成】黄犬粪中米（黄犬一条，饿数日，用生米及粟米饲之，取其粪中米淘净）

【用法】用薤白煎汤煮作粥，临熟入沉香二钱，平胃散末为丸服。

《东医宝鉴·杂病篇》：为丸如梧桐子大。每服五七十丸，陈米饮送下。

【主治】翻胃，诸药不效者。

硫汞丹

【来源】《医学入门》卷七。

【组成】水银八钱　生硫黄末二钱

【用法】上同入无油铫内，慢火化开，以柳枝拌炒，或有烟焰以醋洒之，俟结成砂子，再研为末，用粽尖杵丸，如绿豆大。每服三十丸，生姜橘皮汤送下。

【主治】吐逆反胃。

木香顺气丸

【来源】《古今医鉴》卷五。

【组成】沉香五钱　木香三钱　当归一两（酒浸）　白茯苓一两　山药一两　郁李仁二两　槟榔二两　菟丝子一两（酒制）　牛膝二两（酒浸）　枳壳二两（面炒）　独活一两　防风一两　火麻仁二两　大黄（酒蒸）五钱

【用法】上为末，炼蜜为丸，如梧桐子大。每服二十五丸，白滚汤送下。

【主治】翻胃，大便闭结者。

四七调气汤

【来源】《古今医鉴》卷五。

【组成】紫苏一钱五分　厚朴（姜汁炒）一钱五分　茯苓一钱五分　半夏一钱五分　枳实（炒）一钱半　砂仁一钱五分　苏子（炒）一钱五分　陈皮一钱五分　甘草五分

【用法】上锉。加生姜三片，水煎服。

【主治】七情四气，以致膈噎翻胃。

四子调中汤

【来源】《古今医鉴》卷五。

【组成】青皮（麸炒）五分　陈皮五分　枳实（麸炒）一钱　香附（炒）一钱　黄连（姜汁炒）七分　半夏（制）二钱　瓜蒌仁（炒）一钱　苏子（炒）一钱　沉香五分　茯苓五分　桃仁（去皮尖）一钱半　白芥子（炒）一钱　木通五分　芒

消五分

【用法】上锉一剂。加生姜五片，水煎，稍热服。

【主治】翻胃，或大小便闭，及痰气壅盛。

加味保和丸

【来源】《古今医鉴》卷五。

【组成】保和丸三钱，加姜汁浸炒黄连三钱　山楂肉三钱

【用法】上为末。米糊为丸，如麻子大。每服六十丸，煎人参、竹沥汤送下。

【主治】实热翻胃。

回生养胃丹

【来源】《古今医鉴》卷五。

【组成】苍术（米泔水浸三日，洗净晒干，再换浸三日）四两　莲肉（酒浸一宿）四两　雄猪肚一个（壁土揉擦洗净，入苍术、莲肉在内，以线缝紧，用好酒煮烂，取入石臼内捣如泥，捻作小饼，烘干加后药）　南星四两（切细，姜汁浸一宿，以伏龙肝同炒，去伏龙肝用。或用黄土炒亦可）　半夏四两（泡，晒干，细切，好醋浸七日，蒸熟）　橘红四两（以灶心土炒，去土用）　粟米四两（姜汁浸、蒸、焙）　人参一两　白术一两　白茯苓一两　厚朴（姜汁炒）一两　蓬术一两（醋炒）　荜澄茄一两　砂仁一两　三棱一两（醋炒）　白豆蔻一两　谷芽（炒）一两　麦芽（炒）一两　甘草一两　丁香五钱　木香五钱　沉香五钱

【用法】上为末，稀面糊为丸，如梧桐子大。每服一百丸，空心陈米汤送下。

【主治】真元虚损，心胃不交，精神耗散，脾脏受湿，饮食不纳，五味不成，津液反成痰饮聚于中脘，不能传道，以至大肠燥涩，小便反多而赤，或时呕吐酸水，久成翻胃结肠之症。

安中调气丸

【来源】《古今医鉴》卷五。

【组成】广皮二两　半夏（姜制）一两　白茯神一两　白术（土炒）二两　枳实（麸炒）一两　苏子

（炒）六钱　川芎五钱　当归（酒洗）五钱　白芍药（盐酒洗，炒）八钱　木香一钱　甘草（炙）三钱　香附三两（长流水浸三日，洗净，炒黄色）　神曲（炒）一两　黄连（姜汁浸，晒干，猪胆汁拌炒）一两　白豆蔻五钱　萝卜子（炒）五钱

【用法】上为细末，竹沥、姜汁、神曲打糊为丸，如绿豆大。每服八十丸，以白汤送下；清米汤亦可。不拘时候。

【主治】一切翻胃痰膈之症。

沉香降气丹

【来源】《古今医鉴》卷五引李大尹方。

【组成】黑牵牛（取头末）三两　大黄一两（酒蒸）　槟榔一两　当归一两（酒浸）　良姜二钱　苍术一两　青皮（炒）一两　陈皮五钱　乌药一两　砂仁五钱　枳壳（麸炒）一两　枳实（麸炒）五钱　香附一两（炒）　沉香三钱　三棱三钱（火煨）　半夏（制）五钱　木香三钱　莪术三钱（火煨）　黄连一两（姜汁炒）　黄芩一两（酒炒）

【用法】上为末，酒糊为丸，如梧桐子大。每服六七十丸，淡姜汤送下。

【主治】翻胃，腹中有积块。

定生丹

【来源】《古今医鉴》卷五。

【组成】雄黄三钱　朱砂三钱　阿魏五分（箬焙）　硇砂五分　乳香三钱　半夏三钱　木香三钱　沉香一钱　肉豆蔻三钱　绿豆四十粒　乌梅四十个　百草霜三钱（为衣）

【用法】上为末，将乌梅以热汤泡令软，剥去核，研极烂，入药捣为丸，如弹子大，百草霜为衣，阴干。每服一粒，嚼化咽下，以生姜汤漱口，复以陈麦饼火烧熟，细嚼压之。

【主治】噎膈翻胃。

顺气和中汤

【来源】《古今医鉴》卷五。

【组成】半夏（制）六分　白茯苓七分　白术

（土炒）八分　广皮（盐水浸，炒）一钱　枳实（麸炒）五分　甘草（炙）二分　香附（醋炒）一钱　山栀（姜汁炒黑）一钱　神曲（炒）六分　砂仁（炒）三分　黄连（姜汁浸，晒干，以猪胆汁拌炒）六分

【用法】上锉一剂。先以长流水入娇泥搅，澄清，取水一钟，加生姜三片，煎至七分，入竹沥、童便、姜汁，细细温服，不拘时候。

【主治】呕吐翻胃，嘈杂吞酸。

【加减】心胃痛，加姜汁三匙；气虚，加人参、黄耆各八分；血虚，加当归七分，川芎五分；恼怒或气不伸舒，加乌药五分，木香三分；胸膈饱闷，加萝卜子（炒）六分；心下嘈杂吞酸，加吴茱萸四分，倍黄连、白术；呕吐不止，加藿香七分；大便闭结，加苏子、麻仁、桃仁、杏仁，俱研如泥，每服一钱，白蜜调下。

养血助胃丸

【来源】《古今医鉴》卷五。

【组成】当归（酒洗）一两　川芎一两　白芍（盐酒炒）一两二钱　熟地黄（姜汁浸，炒）八钱　人参五钱　白术（土炒）一两三钱　白茯苓六钱　甘草（炙）三钱　山药（炒）一两　莲肉（去皮心）一两　扁豆（姜汁炒）六钱

【用法】上为末，姜打神曲糊为丸，如梧桐子大。每服六七十丸，空心白滚水送下。

【功用】养元气，健脾胃，生血脉，调营卫，清郁气。

【主治】呕吐翻胃，愈后用。

神奇散

【来源】《古今医鉴》卷五。

【组成】当归一钱　川芎七分　白芍药（酒炒）一钱　生地黄二钱　陈皮八分　砂仁七分　半夏（姜制）八分　白茯苓一钱　白术（土炒）　香附（醋炒）一钱　枳实（炒）一钱　乌梅三个　藿香一钱　赤茯苓一钱　槟榔一钱　木通一钱　猪苓一钱　黄芩（炒）一钱　黄柏（酒炒）一钱　知母（人乳拌炒）一钱　赤芍药一钱　天门冬（去心）一钱　麦门冬（去心）一钱　甘草

八分

【用法】上锉一剂。用水二钟，煎一钟，入童便一盏服。

【主治】噎食翻胃，三阳枯竭。

椒茶饼

【来源】《古今医鉴》卷五。

【组成】川椒（去目，隔纸焙）三两　芽茶一两五钱　桑白皮末一两半　飞罗面一两五钱（炒）

【用法】上为细末，炼蜜作饼，每重一钱许。细嚼，米饮下。

【功用】止呕吐。

【主治】翻胃。

辰砂五香丸

【来源】《本草纲目拾遗》卷七引《张氏秘效方》。

【组成】血竭　乳香　没药　辰砂各一钱五分　元胡一钱　化州橘红一钱

【用法】上为末。每服三分，酒送下。

【主治】翻胃、噎膈、呕吐。

狗宝丸

【来源】《杨氏颐真堂方》引丁丹崖方（见《本草纲目》卷五十）。

【别名】四宝顶（《串雅内编》卷三）。

【组成】硫黄　水银各一钱（同炒成金色）狗宝三钱（为末）

【用法】以鸡卵一枚，去白留黄，和药搅匀，纸封泥固，唐火煨半日，取出研细。每服五分，烧酒调服。不过三服见效。

【主治】反胃，膈气。

草灵丹

【来源】《赤水玄珠全集》卷四。

【组成】五灵脂（姜汁煮透）　甘草（烧酒煮透）

【用法】上焙干为末。每服五分，置掌中，用舌舐下。

【主治】膈气、反胃呕吐、梅核气及胃脘疼痛。

新瓦散

【来源】《赤水玄珠全集》卷四。

【组成】多年瓦一片

【用法】将瓦烧红，入驴尿内淬二十一次，研末，仓米饭焦为末，二分饭末，一分瓦末，蜡精和饭为丸，以驴尿和平胃散服之。

【主治】反胃。

冲和健脾丸

【来源】《赤水玄珠全集》卷十三。

【组成】白术（炒）四两　白豆蔻一两（拌白术末匀，饭上蒸）人参三两　陈皮三两（同参饭上蒸）白茯苓二两　山楂肉二两　石斛（盐水洗，同茯苓、山楂饭上蒸熟）甘草（绵纸上炒焦黄色）七钱

【用法】上药各为末，麦芽粉打糊为丸。每服五十丸，白汤送下。

【功用】益心开胃健脾，宽胸顺气，进食和中，资扶三焦，培植五内。

【主治】体欠强盛，及膈气、膈食、翻胃、噎食、中满。

附子散

【来源】《医方考》卷三。

【组成】附子一枚（干姜煎汤润七次）

【用法】上为末。每服三钱。

【主治】寒痰翻胃。

【方论】膈上有寒痰壅塞中、下二焦之气，阴遏其阳，蒿蓄极则通，故令翻胃。附子辛热能解寒痰，寒痰既解，则气道疏通，而无蒿蓄极之阳矣，故翻胃顿除。

韭汁牛乳饮

【来源】《医方考》卷三。

【组成】韭汁　牛乳各等分

【用法】时呷之。

【主治】胃脘有死血，干燥枯槁，食下作痛，翻胃便秘者。

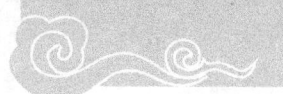

【方论】

1.《医方考》：韭汁味辛，消瘀行血，牛乳甘温，能养血润燥。

2.《医方论》韭汁去瘀生新，又能开通胃气；牛乳补血润燥，兼通大肠。不用辛热，劫阴伤津，洵为良法。

金橘散

【来源】《仁术便览》卷二。

【组成】真金橘　母丁香　广木香　乳香　雄黄　巴豆（去油）　没药　好朱砂各等分

【用法】上为细末。每服一字，煎艾醋汤调，食远服；先左卧，次右卧，后仰卧，三日一次，用米粥调理。

【主治】翻胃。

通肠丸

【来源】《医学六要》卷五。

【组成】大黄（酒浸）　滑石（飞研）各二两　陈皮（去白）　厚朴（姜汁制）各一两五钱　人参　当归　贯众（去毛）　干漆（炒烟尽）各一两　木香　槟榔各七钱五分　三棱（煨）　蓬术（煨）　川芎　薄荷　玄明粉　雄黄　桃仁泥　甘草各五钱

【用法】俱各另研，取细末，用竹沥等汁各二杯，烧酒、姜汁一杯，隔汤煮浓和丸，如芥子大。每服三钱，去枕仰卧，唾津咽下。通利，止后服。

《证治准绳·杂病》：俱各另取细末，用竹沥、童便、韭汁、人乳、驴尿、芦根汁、茅根汁、甘蔗汁、烧酒、米醋、蜜各二杯，姜汁一杯，隔汤煮浓和丸。

【主治】反胃噎膈。

【宜忌】

1.《医学六要》：服此丸后，得药不反，切不可便与粥饭及诸饮食，每日用人参五钱、陈皮二钱作汤细啜，以扶胃气。

2.《证治准绳·杂病》：扶胃气，觉稍安，渐渐加人参，旬日、半月间方可小试陈仓米饮及糜粥。仓廪未固，不宜便贮米谷，常见即食粥饭者，遂致不救。

王道无忧散

【来源】《万病回春》卷三。

【组成】当归　白芍（炒）　川芎　生地黄各八分　赤芍五分　白术（土炒）　白茯苓（去皮）各一钱二分　赤茯苓　砂仁　枳实（麸炒）　香附　乌药　陈皮　半夏（姜汁炒）　藿香　槟榔　猪苓　木通　天门冬（去心）　麦门冬（去心）　黄柏（人乳炒）　知母（人乳炒）　黄芩（炒）各八分　粉甘草三分

【用法】上锉一剂。水煎，温服。

【主治】翻胃膈噎。年老之人，阴血枯槁，痰火气结，升而不降，饮食不下者。

生津补血汤

【来源】《万病回春》卷三。

【组成】当归　白芍（炒）　熟地黄　生地黄　茯苓（去皮）各一钱　枳实（麸炒）　陈皮　黄连（炒）　苏子　贝母（去心）各七分　砂仁　沉香各五分

【用法】上锉一剂。加生姜一片，大枣一枚，水煎，竹沥磨沉香同服。

【主治】年少胃脘血燥，噎膈翻胃。

安胃汤

【来源】《万病回春》卷三。

【组成】人参五分　白术三分　茯苓（去皮）　山药（炒）　当归　陈皮　半夏（姜汁炒）　莲肉各八分　甘草三分

【用法】上锉一剂。加生姜三片，大枣一枚，乌梅一个，水煎温服。

【主治】翻胃。

再生丹

【来源】《遵生八笺》卷十八。

【组成】急性子五钱　知母五钱　硼砂五钱　枯矾三钱　五灵脂三钱　雄黄二钱　硇砂三分　郁金二钱五分　青盐二钱　麝香一钱　古石灰五钱（炒黄色）　黄牛胆一斤

【用法】上为细末，将胆汁拌成不干不湿如鼠粪样，装入胆内，阴干听用。每服一分二厘，烧汤送下。若遇痰火，蜜水调服。

【主治】翻胃吐食，膈气痰火。

鹳肝丹

【来源】《遵生八笺》卷十八。

【组成】老鹳鸟一只（取肚中肝与胃）

【用法】上切作薄片，新瓦上焙燥，不可焦，为末，将老黄米煮粥和丸，如梧桐子大。每服七丸，不效，加十四丸至二十一丸。

【主治】翻胃膈食。

遇仙丹

【来源】《痘疹传心录》卷十五。

【组成】黑丑（头末）四两　大黄　三棱　蓬术　牙皂　茵陈　枳壳　槟榔各四两　木香一两

　　《全国中药成药处方集》（济南方）有广皮。

【用法】上为末，用大皂荚打碎去子，煎浓汁，煮面糊为丸，如绿豆大。每服一钱五分，白汤送下。

【功用】《全国中药成药处方集》（济南方）：去虫消积。

【主治】

　　1.《痘疹传心录》：诸般积聚。

　　2.《全国中药成药处方集》（济南方）：气滞癥瘕，痰涎壅盛，反胃吐酸。

对金饮子

【来源】《证治准绳·类方》卷二引张子和方。

【组成】净陈皮八两（焙制）　苍术四两（焙）　人参一两　厚朴四两（姜炒）　甘草（炙）三两　黄芩二两半（去皮心，黑灰）　黄耆一两

【用法】上锉。每服半两，水一盏半，加生姜五片，大枣二枚，同煎至七分，去滓热服。

　　先服承气汤、夜服四生丸。如已效，进食不格拒，方用对金饮子。然初病作，且于呕吐胃热类内选用清利之药，审其虚实重轻，方用前药更佳。

【主治】反胃。

人参散

【来源】《证治准绳·类方》卷三。

【组成】人参　麝香　片脑各少许

【用法】上为末。甘草汤调服。

【主治】

　　1.《证治准绳·类方》关格。

　　2.《张氏医通》：噎膈胃反，关格不通。

【方论】

　　1.《张氏医通》：此云岐子治噎膈胃反、关格不通九方之一。用独参汤峻补其胃，稍加脑、麝，以发越其气，得补中寓泻之至诀。乃肥盛气虚、痰窒中脘及酒客湿热、郁痰固结之专剂。以中有脑、麝，善能开结利窍散郁也。

　　2.《医门法律》：此方辄用脑、麝，耗散真气，才过胸中，大气、宗气、谷气交乱，生机索然尽矣，能愈病乎？

半夏生姜大黄汤

【来源】《证治准绳·类方》卷三。

【组成】半夏二两　生姜一两半　大黄二两

【用法】水五升，煮取三升，分二次温服。

【主治】

　　1.《证治准绳·类方》：反胃，

　　2.《证治汇补》：邪实呕吐，便秘可下者。

清气健脾汤

【来源】《杏苑生春》卷四。

【组成】木香四分　人参一钱　白茯苓　白术各一钱　橘皮八分　半夏八分　白豆蔻三分　香附子六分　甘草（炙）五分　砂仁七枚　生姜五片

【用法】上锉。以水二钟，煎一钟，食远温服。

【主治】翻胃倦怠者。

【宜忌】吐酸口燥者，不宜多服。

保和丸

【来源】《寿世保元》卷三。

【组成】陈皮　半夏（姜汁炒）　白茯苓（去皮）　连翘　神曲　山楂肉　萝卜子（炒）各三

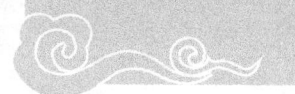

钱　黄连（姜炒）二钱

【用法】上为末，稀米糊为丸，胭脂为衣，如粟米大。每服六七十丸，人参煎汤，入竹沥同下。

【主治】实热翻胃。

神效沉香丸

【来源】《先醒斋医学广笔记》卷二。

【别名】聚宝丸。

【组成】真沉香二钱　真麝香八分　血竭一钱五分　乳香一钱五分　缩砂仁二钱　木香二钱　玄胡索一钱　没药五分

【用法】上为细末，糯米糊为丸，如弹子大，用辰砂一钱五分为衣。烧酒磨服。男妇腹疼及诸气作痛，产后气血攻心，用陈酒磨服；如热气痛，葱汤嚼下；小儿天吊作痛，啼叫不已，葱汤磨服。

【主治】男子胃脘寒痰结阻，翻胃呕吐，饮食不通；男妇腹痛，诸气作痛，产后气血攻心；小儿天吊作痛，啼叫不已。

家宝丹

【来源】《先醒斋医学广笔记》卷二。

【组成】何首乌二两（取鲜者，竹刀切片，晒干）　川乌四两（先用湿纸包煨，去皮）　草乌四两（温水浸半日，洗去黑毛，刮去皮，与川乌同切厚片，将无灰酒和匀，入砂器中，炭火慢煮，渐渐添酒，煮一日夜，以入口不麻为度）　苍术四两（米泔浸一宿，去皮，切片，酒炒）　大当归二两（酒洗）　白附子二两（去皮）　麻黄（去头节，滚汤泡去沫）　桔梗（炒）　粉草（炙）　防风　白芷　川芎　人参　天麻　大茴香（炒）　荆芥（炒）　白术（面炒）各四两　木香　血竭　细辛各一两

【用法】上为极细末，炼蜜为丸，如弹子大，每丸重二钱。酒化开，和童便送下；如不能饮者，酒化开，白汤送下；产后腹痛者，酒化开，益母汤送下；室女经脉不通者，用桃仁、苏木、红花、当归煎汤送下。

【主治】妇人产难，胎衣不下，血晕，胎死腹中，及产后小腹痛如刀刺；兼治诸气中风，乳肿，血淋，胎孕不安，赤白带下，呕吐恶心，心气烦闷，经脉不调或不通，反胃，饮食无味，面唇焦黑，

手足顽麻，一切风痰。

【宜忌】劳热有虚火者，不宜服。

七圣汤

【来源】《明医指掌》卷五。

【组成】半夏一钱　黄连二钱　白豆蔻一钱　人参一钱　白茯苓一钱　竹茹一钱　生姜三片

【用法】上锉一剂。水二钟，煎八分，空心热服。

【功用】《类证治裁》：豁痰。

【主治】

1.《明医指掌》：翻胃、呕吐。
2.《类证治裁》：噎膈。

二汁饮

【来源】《景岳全书》卷五十四。

【组成】甘蔗汁二份　姜汁一份

【用法】上药和匀。每温服一碗，一日三次。

【主治】反胃。

养胃汤

【来源】《济阳纲目》卷十八。

【组成】人参　橘红　白豆蔻仁　丁香　砂仁　肉豆蔻　附子（炮）　沉香　麦芽（炒）　神曲（炒）　甘草（炙）各等分

【用法】上为细末。每服二钱，姜盐汤调下。

【主治】脾胃虚冷，不思饮食，呕吐翻胃。

加味四物汤

【来源】《济阳纲目》卷二十六。

【组成】当归　川芎　芍药　地黄　陈皮（带白）　甘草（生用）　桃仁（留尖）　红花（酒制）

【用法】上锉。水一钟半，煎八分，入驴尿，以防生虫。

【主治】血虚枯燥及妇人翻胃。

一粒金丹

【来源】《济阳纲目》卷三十六。

【组成】黄丹三钱（水飞三次） 狗宝一个

【用法】共为一丸，金箔为衣。韭菜汤送下。

【主治】翻胃。

加味六君子汤

【来源】《济阳纲目》卷三十六。

【组成】人参 白术 白茯苓 甘草 陈皮 半夏 干姜 白豆蔻 黄连（姜汁炒） 吴茱萸（制）

【用法】上锉。加生姜，水煎服。

【主治】翻胃，气虚有寒。

姜汁六一丸

【来源】《济阳纲目》卷三十六。

【组成】滑石六两 甘草二两

【用法】上为末，用生姜自然汁澄清，取白脚，制成小丸，时时服之。

【主治】实火及饮积翻胃。

青金丹

【来源】《简明医彀》卷三。

【组成】水银一两 硫黄五钱

【用法】上同研至不见星。每服一钱，浓生姜、陈皮汤调下，未止再服。属寒者二钱，姜汁酒热调服，厚被盖出汗。

【主治】翻胃及一切寒热呕吐，百药不效者。

香橘顺气愈胃汤

【来源】《囤后方》。

【组成】陈皮（去白）八分 茯苓一钱 枳壳（麸炒）五分 青皮（麸炒）七分 半夏（姜汁煮）四分 桔梗五分 香附（童便炒）一钱 川芎四分 苍术（米泔水浸，炒）一钱 厚朴（姜汁炒）五分 神曲八分 甘草（炙）三分 茴香（盐水炒）八分

【用法】煨姜三片为引。

【主治】翻胃。

【加减】胃脘痛，加草豆蔻三分。

虎肚回生丹

【来源】《丹台玉案》卷四。

【组成】虎肚一具（泥裹煨） 母丁香三钱 沉香八钱 狗宝二钱五分

【用法】上为末，老生姜取汁为细丸。每服八分，酒送下。

【功用】救急回生。

【主治】一切远年近日翻胃，危笃之极。

养胃丸

【来源】《丹台玉案》卷四。

【组成】子丁香 甘草 陈皮 神曲（炒） 麦芽（炒）各二两 大附子（童便制）八钱 砂仁 肉豆蔻（面包煨） 白豆蔻各一两二钱

【用法】上为末，生姜四两煎汤法为丸。每服二钱，空心白滚汤送下。

【主治】脾胃虚冷，不思饮食，翻胃呕吐。

柿饼

【来源】《医宗必读》卷七。

【组成】柿饼（烧存性）

【用法】每服一钱，酒送下。数服即效。

【主治】反胃噎塞。

定胃汤

【来源】《石室秘录》卷六。

【组成】熟地三两 山茱萸三两 肉桂三钱 茯苓三钱

【用法】水煎服。一剂而吐止，十剂而病痊愈。

【功用】大补肾中之水火。

【主治】反胃，朝食暮吐，暮食朝吐。

加味化肾汤

【来源】《辨证录》卷五。

【组成】熟地二两 山茱萸一两 肉桂三钱 巴戟天五钱

【用法】水煎服。二剂吐轻，十剂痊愈。

【主治】肾中无火，朝食暮吐，或暮食朝吐，或食之一日至三日而尽情吐出者。

两生汤

【来源】《辨证录》卷五。

【组成】肉桂二钱　附子一钱　熟地二两　山茱萸一两

【用法】水煎服。一剂而吐减半，再剂而吐更减，连服四剂则吐止矣，服十剂而全愈也。

【主治】朝食暮吐，或暮食朝吐，或食之一日至三日而尽情吐出者。

【方论】此方水火两旺。脾胃得火气而无寒冷之虞，得水气而无干涩之苦，自然上可润肺而不阻于咽喉，下可温脐而不结于肠腹矣。

延真膏

【来源】《李氏医鉴》卷四。

【组成】人参四两　白术　白茯　山药　枸杞　莲肉各二两　何首乌三两（用竹刀刮去皮）　山萸肉二两半　肉苁蓉五两　当归二两半（上药俱为末）　生地　熟地　天冬　麦冬各六两（俱用水浸一宿）　远志肉（去心）二两（甘草汁浸一夜。以上共捣如泥，取汁）

【用法】上药末、药汁，加白蜜一斤半，和匀入坛内，以箬皮封固，入锅内，水煮一宿成膏。每服半酒钟。

【功用】养胃宽中，补中生津。

【主治】噎膈，翻胃。

西洋药酒

【来源】《冯氏锦囊·杂症》卷十四。

【组成】红豆蔻（去壳）　肉豆蔻（面裹煨，用粗纸包压去油）　白豆蔻（去壳）　高良姜（切片，焙）　甜肉桂（去粗皮）　公丁香（各研净细末）各五分

【用法】先用上白糖霜四两，水一饭碗，入铜锅内煎化，再入鸡子清二个煎十余沸，入干烧酒一斤，离火置稳便处，将药末入锅内打匀，以火点着烧酒片刻，随即盖锅火灭，用纱罗滤去滓，入瓷瓶

内，用冷水冰去火气。随量少少饮之。

【主治】膈食翻胃，一切痢疾水泻。

消胀万应汤

【来源】《重订通俗伤寒论》。

【组成】地骷髅三钱　大腹皮二钱　真川朴一钱　莱菔子二钱（拌炒）　青砂仁五分　六神曲一钱半　陈香橼皮八分　鸡内金两张　人中白（煅透）五分　灯心五小帚

【用法】以此方送下消臌万应丹。

【功用】消滞除胀。

【主治】黄疸变膨，气喘胸闷，脘痛翻胃，疳胀结热，伤力黄肿，噤口痢。

如意仙丹

【来源】《良朋汇集》卷二。

【组成】真鸦片四钱　沉香　朱砂　木香各二钱　京牛黄二分　麝香一分

【用法】上为细末，用头生人乳合作八十丸，重裹金箔为衣。每服一丸，用梨一个捣烂，白布包绞自然汁，先将丸药用净布包，打碎，再用梨汁研，化服，其痛立止，如久痢不止，西瓜水送下。

【主治】九种心痛，疝气牵引，遍身作痛，大渴饮水，随饮随吐，饮食不进，昼夜不睡，噎膈反胃，久痢不止。

独圣丸

【来源】《良朋汇集》卷三。

【组成】马钱子不拘多少

【用法】以滚水煮去皮，香油炸紫色为度，研末，每两加甘草二钱，糯米糊为丸，如粟米大。每服三四分，诸疮，槐花汤送下；眼疾，白菊花汤送下；瘫痪，五加皮、牛膝汤送下，多服；上焦火，赤眼肿痛，喉闭，口疮，噎食反胃，虚火劳疫，痰饮，一切热病，俱用茶清送下；流火，葡萄汤送下；小儿痞疳症，使君子汤送下；腿痛，牛膝、杜仲、破故纸汤送下；男女吐血，水磨京墨送下；流痰火遍身走痛，生牛膝捣汁，黄酒送下，出汗；大便下血，槐花、枯矾煎汤送下；疟疾，雄黄、

甘草煎汤送下，出汗；风湿遍身走痛，发红黑斑点，肿毒，连须葱白、生姜、黄酒煎汤送服；红痢，甘草汤送服；白痢，生姜汤送服；吹乳，通草酒煎服；虫症，山楂、石膏煎汤送服；两胁膨胀，烧酒送服；解药毒，用芥菜叶根捣汁冷服，冬天用甘草服可解。

【主治】诸疮，眼疾，瘫痪，上焦火，赤眼肿痛，喉闭，口疮，噎食反胃，虚火劳疫，痰饮，流火，小儿痞疳症，腿痛，吐血，流痰火遍身走痛，大便下血，疟疾，风湿遍身走痛，发红黑斑点，肿毒，赤白痢，吹乳，虫症，两胁膨胀，药毒。

【宜忌】忌葱、醋、花、柳。

柿饼饭

【来源】《绛囊撮要》。

【组成】柿饼（切细）

【用法】杂干饭内，同蒸食。

【主治】反胃。

【宜忌】不用水，亦勿以它药杂之。

开关散

【来源】《活人方汇编》卷五。

【组成】升麻（取绿色坚实者，酒拌周时，俟润透，晒干，炒黑色用）八钱　台乌（盐水拌透，炒黄色用）八钱　苍术（米泔水润透，炙至白烟起，碗覆存性用）一钱

【用法】上药用水二碗，煎一碗，隔汤炖热勿冷。令病者仰卧正枕，以洗净新羊毛笔蘸药，使病人吮之。欲吐则任其吐，吐后复吮，至五六口，当吐痰，不吐药；吮至半碗，并痰不吐；吮完，自能进食。

【主治】翻胃初起，不拘三脘，迟速吐逆及噎膈之症。

坠痰丸

【来源】《活人方》卷五。

【组成】半夏二两（姜矾制净）　乌梅肉二两（焙枯）　广橘红二两　明矾二两（童便、姜汁三大茶杯，萝卜汁三饭碗煮枯，焙干）　薄荷叶二钱五分　青礞石二钱五分（煅红）

【用法】上为极细末，姜汁调稀糊为丸，如芡实大。每服三丸。

【主治】浮痰积饮，灌注膈中，不惟食饮阻碍，反胃而渐成噎膈，汤药不分补泻，并为隔塞，而难展其力者。

宽中散

【来源】《活人方》卷五。

【组成】宣姜二三斤

【用法】每块姜均切两片，粗线穿好，晒极干，浸于极陈无秽真金汁内七昼夜，取出，烈日晒露七昼夜，挂当风处，一浸一晒，各足七七四十九日，在地上筑一土堆，于中挖一大孔，放数斤炭火，入姜煨透，去净炭火，以砖盖闭，勿令透风，一周时开看，候姜成炭取出，星月下露七日，然后研为极细末，收贮瓷罐内，勿使透风经湿。每服三钱，白汤调服。

【功用】豁痰利气，温中散结。

【主治】多忧多郁之人，中气虚寒之体，寒湿痰饮停滞三脘，自呕恶而成反胃，由噎塞而致关格，两关脉沉滑，或濡软无力者。

丁香梨

【来源】《仙拈集》卷一。

【组成】大雪梨一个　丁香十五粒

【用法】将丁香入梨内，湿纸包裹四五重，煨熟食之。

【主治】噎膈，反胃。

牛乳饮

【来源】《仙拈集》卷一。

【组成】好牛乳

【用法】入白沙糖，时时炖热咽服。

【主治】反胃噎膈，大便燥结。

四汁饮

【来源】《仙拈集》卷一。

【组成】韭汁　姜汁各半碗　牛乳一碗　竹沥半盏

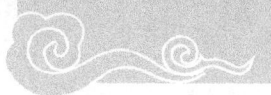

【用法】和匀，煎热温服，每日二次。

【主治】反胃噎膈，大便燥结。

至宝丹

【来源】《仙拈集》卷一。

【组成】牛胆黄六分　琥珀　乳香　没药各三分　珍珠四分　天竺黄一钱四分　生矾　枯矾　雄黄　青鱼胆　白粉霜（即白降丹）各五分　麝香分半　白砒（用人粪尖黄土各和匀包砒，碳火炼，秽气尽为度，打开用砒）五分

【用法】上为末和匀，陈年老米打糊为丸，如绿豆大，晒干，密收瓷器，勿走药气。壮者服五丸，弱者三丸，白滚水送下，不拘时候。

【功用】清痰涎，凉胸膈，开关进食。

【主治】噎膈反胃。

【宜忌】忌酒色、生冷、油腥。

补肾汤

【来源】《仙拈集》卷一引《汇编》。

【组成】熟地二两　山萸肉三两

【用法】水五碗，煎一碗，加肉桂三钱，再煎至七分，空心一次服完，一日一剂。十日即愈。

【主治】肾虚朝食暮吐，暮食朝吐者。

【加减】食物下喉即吐者，去肉桂，加麦冬三钱煎服，十日即愈，后服用六味地黄丸两月。

黑姜散

【来源】《仙拈集》卷一。

【组成】大块鲜姜十斤

【用法】上入不见天日粪坑内泡四十九日，然后取出洗净，用柴火烧成炭，闷煨，研末。每服二钱，白滚汤水调下，隔三五日再服；亦可陈米糊作丸服。

【主治】噎膈，反胃，呕吐。

冷水金丹

【来源】《疡医大全》卷七。

【组成】海浮石　飞罗面各三两　乳香（去油）　没药（去油）　牛蒡子各一两　冰片　麝香各一钱

【用法】用蟾酥三钱七分五厘，酒浸化为丸，如绿豆大，以飞过辰砂五钱为衣。轻者，每服一丸，以冷水送下；重者，每服三丸；牙痛，只用一丸。

【功用】发汗。

【主治】肿毒恶疮，痰痞老痰，翻胃噎食，及伤寒。

【宜忌】忌鸡、鱼、小米一日，戒怒郁忧闷，气恼，费心力。

七宝丹

【来源】《同寿录》卷一。

【组成】好朱砂　好沉香　好琥珀　赤石脂各一两　真西牛黄　真狗宝　好麝香各三钱

【用法】上为细末，红枣煮烂，去皮核为丸，如绿豆大。每日空心服七粒，约重一分，滚水下。

【主治】各种翻胃痰多；各种胃气疼痛；忧思郁结以致痛及迷心，恶心呕吐，痰厥。

吴萸汤

【来源】《杂病源流犀烛》卷四。

【组成】吴萸　陈皮　人参　草蔻　升麻　黄耆　姜黄　僵蚕　当归　泽泻　甘草　木香　青皮　半夏　麦芽

【功用】外助阳气，内消阴火，闭藏固密。

【主治】冬三月，噎塞反胃者。

牵牛丸

【来源】《杂病源流犀烛》卷四。

【组成】牵牛　大黄　槟榔　雄黄

【主治】虫聚，噎塞，反胃。

猪脂丸

【来源】《杂病源流犀烛》卷四。

【组成】杏仁　松仁　白蜜　橘饼各四两

【用法】上以猪油（熬净）一杯，同捣，时时食之。

【主治】反胃，久闭不通，服通剂过多，血液耗竭，转加闭结者。

猫胞散

【来源】《医级》卷八。

【组成】猫胞一个（酒洗） 胡桃膈十片（俱煅）

【用法】上为末。丁香汤调下。

【主治】反胃噎膈，食不下。

戊己丸

【来源】《古方汇精》卷一。

【组成】熟地八两（杵膏） 萸肉三两 当归 麦冬（去心） 苡仁 牛膝各二两 白芥子 元参各一两 丹参一两五钱 北五味五钱

【用法】各取净末，用生姜六两取汁，和炼蜜，同熟地杵膏为丸。每服二钱，渐加至三四钱，老米三钱，煎汤调下。

【主治】反胃，膈噎。

七厘顶

【来源】《串雅补》卷一。

【组成】丁香 广木香 良姜 川椒 广皮 藿香各五钱

【用法】上为末；亦可为丸，如芥子大，外用朱砂为衣，烧酒送下七粒。

【主治】斑痧肚痛，反胃噎膈，恶心呕吐。

四贤串

【来源】《串雅补》卷二。

【组成】雷丸一两 青皮五钱 三棱三分 黑丑（头末）五钱

【用法】上为末。每服三钱，早空心沙糖调服。莫吃饭，恐虫头向内，候腹内疼即下矣；后下鱼冻，再下虫二三次，用粥饮汤止之。若治痞块，用陈酒送下，块即降消，不必用全虫等类。

【主治】食积疳劳，翻胃噎膈，五臟十胀，虫积痞块。

宽性如意丹

【来源】《串雅补》卷二。

【组成】白信五厘 巴霜二分 雄黄 白芷各一钱 母丁香五分

【用法】上为细末，红枣肉捣为丸，如梧桐子大。每服大人二丸，小儿一丸，白汤送下。

【主治】寒痰食积，翻胃噎膈，水泄肚疼，心痛。

通关散

【来源】《串雅补》卷二。

【组成】牙皂三钱 巴豆仁二十一粒 大枳壳一个（去瓤子皮膜）

【用法】将牙皂（切片）及巴豆入枳壳内，合住以线扎紧；分数次晒干，切片，共为细末。用时加沉香一钱，白滚水调下。

【主治】关隔不通，翻胃噎膈。

养阴膏

【来源】《医钞类编》卷一。

【组成】地黄 麦冬 当归

【用法】水煎成膏，入韭汁、人乳、童便、芦根、桃仁泥和，细细呷之。

【主治】噎膈反胃，血槁消瘦。

啄木鸟膏

【来源】《类证治裁》卷三。

【组成】啄木鸟（去毛，和骨捣烂熬膏） 麝香一钱

【用法】密收，入瓷罐。不时嗅之。

【主治】噎膈反胃。

右归饮加减汤

【来源】《不知医必要》卷三。

【组成】熟地四钱 淮山药（炒） 半夏（制） 枸杞各二钱 萸肉一钱五分 附子（制）一钱 肉桂（去皮，另炖）五分 炙草七分

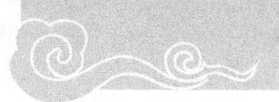

【主治】病在下焦，朝食暮吐，暮食朝吐，食入久而反出者。

地黄肉桂汤

【来源】《不知医必要》卷三。

【组成】党参（去芦，米炒）三钱　熟地四钱　半夏（制）　归身各二钱　吴萸（泡）七分　肉桂（去皮，另燉）六分

【功用】热补。

【主治】反胃。病在下焦，朝食暮吐，暮食朝吐，食入久而反出。

香橼甘蔗汤

【来源】《不知医必要》卷三。

【组成】干香橼二大只（熬浓汁）　甘蔗汁五碗　生姜汁一茶杯

【用法】上和匀。早、晚各服大半茶杯。

【主治】反胃。

米　饮

【来源】《食鉴本草》。

【组成】杵头糠（炒）一两

【用法】煮米饮调匀，空心服。

【主治】咽中作梗，下食则塞，反胃不止。

调胃噎膈汤

【来源】《揣摩有得集》。

【组成】潞党参一钱半　白术一钱半（土炒）　扁豆三钱（炒）　陈皮三分　砂仁一钱　归身一钱半　川芎一钱（炒）　神曲一钱（炒）　白芍一钱（炒）　谷芽一钱半（炒）　巴戟天五钱（去心，盐水炒）　茯神一钱半　泽兰叶二钱　蔻米五分（研）　生草一钱　柿蒂三钱　竹茹五分

【用法】水煎服。

【功用】补养脾胃。

【主治】一切噎食反胃。因思虑太过，不能解释，气血两虚，津液衰少，致不能食，或食而即吐。

生姜煎

【来源】《寿世新编》卷下。

【组成】生姜（切片，麻油煎过，为末）

【用法】煮粥调食。

【主治】反胃羸弱。

五炁朝元紫霞丹

【来源】《外科十三方考》引《红蓼山馆经效方》。

【组成】南铅　北铅　雌黄　雄黄各二两　倭硫黄五钱

【用法】先将雌、雄、硫三味研细，再入南北二铅熬化，候冷，打成二盏，入前药在内，上覆一盏，入阳城罐内，石膏、盐泥封固，上仰一铁盏，入八方炉中，先文后武火升之，盏内添水勿令干，候线香五炷，其药即升于盏上，候冷，绢埋三日，取出研细，用大红枣蒸熟，去皮核，捣如泥，与药等分为丸，如粟米大。大人每服三分，小儿半分。

【主治】一切诸风痰疾，反胃、哮嗽、齁喘老痰、瘘管，诸瘘痹，虫积、阴毒，小儿急、慢惊风。

【加减】冷齁，加桂心、附片、白蔻各一两；湿齁，加白茯苓、白术各一两；气齁，加广木香、沉香、家苏子各五钱；水齁，加芫花（姜汁和醋炒黑）三分，甜葶苈子一两，苡仁二两；痰齁，加法半夏、尖贝母各二两，橘红一两；食齁，加炒神曲、小枳实各五钱；火齁，加石膏、生桑皮、马兜铃各五钱；虫齁，加百部、榧子、槟榔各六钱；虚齁，加阿胶珠、北五味、沉香各三钱；盐齁，加苍术、猪苓、甘草各三钱。

止泻胃苓丸

【来源】《全国中药成药处方集》（抚顺方）。

【组成】桂楠　赤苓各二两　白术四两　苍术　陈皮各二两　炙草四两　泽泻　猪苓　川朴各二两　木通四两

【用法】上为细末，水泛小丸。每服二钱，姜水送下，一日二次。

【功用】和胃健脾，利湿止泻。

【主治】气滞寒郁，反胃呕吐，脾虚胃弱，腹痛泄

泻，膨胀水泻，小便不利，久泻不止，精神不振，湿浸中焦，四肢浮肿。

【宜忌】孕妇忌服。

沉香至宝丸

【来源】《全国中药成药处方集》（重庆方）。

【组成】沉香三两　蒙桂二两　三七三两　香附　厚朴　蔻仁　槟榔　山楂各三两　枳壳　牙皂各二两　小茴一两　苍术　广木香　吴茱萸　莱菔子　藿香　栀子各三两　砂仁二两　大茴一两　檀香木　大黄　蓬莪术　玄胡索　苏木　牵牛子　广橘皮　公丁香　茵陈　郁金　降香　三棱　云苓　良姜　乳香　没药　巴豆霜各二两　雄黄三两　冰片五钱　薄荷冰八钱　麝香六钱

【用法】除雄黄为衣，冰片、薄荷冰、麝香另乳外，余药为细末，水为丸。每服十丸，以白开水送下。

【功用】消食化积，开胸利膈。

【主治】胸腹腰胁胀痛，反胃噎膈，嗳气吞酸，食积气积，醉饱。

【宜忌】孕妇及体虚者忌服。

健胃散

【来源】《全国中药成药处方集》（沈阳方）。

【组成】人参　油朴各三钱　茯苓　砂仁各四钱　苍术六钱　麦芽四钱　清夏三钱　草果二钱　藿香　石榴皮　紫蔻各三钱　血琥珀　川芎各二钱　朱砂　白术　甘草各三钱

【用法】上为极细末。小儿六个月内服半分，周岁内一分，二岁二分，三岁三分，大一年加量一分。

【功用】健胃整肠，止泻利湿。

【主治】腹痛泻泄，呕吐反胃，消化不良，食欲减退，久泻便溏，慢性痼疾。

【宜忌】禁忌肉类、油腻、冷食。

流气导滞丸

【来源】《全国中药成药处方集》（沈阳方）。

【组成】人参　白术　茯苓　制甘草　清夏　紫丁皮　白芷　盔沉香　草果仁　紫苏　青皮　大黄　槟榔　莪术　寸冬各七钱　木瓜　木通　大腹皮　陈皮　枳壳各一两　木香五钱　香附二两四钱　肉桂三钱五分　厚朴一两四钱

【用法】上为极细末，炼蜜为丸，二钱重。每服一丸，早、晚白开水送下。

【功用】疏通气血，消导滞塞，宣经活络，开郁破结。

【主治】寒郁气滞，腹部作胀，胸满气塞，不思饮食，噎膈反胃，食后胀痛，吞酸嘈杂，宿食不消。

救急水

【来源】《全国中药成药处方集》（重庆方）。

【组成】广木香　公丁香　大茴香　肉豆蔻各五钱　细辛四钱　广橘皮五钱　荜茇五钱　生大黄一两五钱　厚朴八钱　牙皂五钱　良姜三钱　苍术八钱　藿香六钱　石菖蒲五钱　吴茱萸四钱　安桂三钱　白蔻三钱　干酒五斤

【用法】上为粗末，浸入酒内二十天后，去滓，另加樟脑一两，薄荷冰五分，瓶装。每次用二十至三十滴，六七岁儿童用五至十滴，开水冲服。

【功用】提神醒脑。

【主治】气郁，翻胃，晕船，胸闷腹胀。

【宜忌】孕妇忌服。

九、噎膈

噎膈，是指食物吞咽受阻，或食入即吐的一种疾病。噎与膈有轻重之分，噎是吞咽不顺，食物哽噎而下；膈是胸膈阻塞，食物下咽即吐。故噎是膈的前驱症状，膈常由噎发展而成，故临床统称为噎膈。《黄帝内经》认为本病与津液及情志有关，如《素问·阴阳别论篇》曰："三阳

结谓之膈。"《素问·通评虚实论篇》曰："膈塞闭绝，上下不通，则暴忧之病也。"并指出本病病位在胃，如《灵枢·四时气》曰："食饮不下，膈塞不通，邪在胃脘。"《诸病源候论》不仅详述其病发之因，且又细分为五噎五膈："夫阴阳不和，则三焦隔绝，三焦隔绝，则津液不利，故令气塞不调理也，是以成噎。此由忧恚所致，忧恚则气结，气结则不宣流，使噎。噎者，噎塞不通也。""夫五噎，谓一曰气噎，二曰忧噎，三曰食噎，四曰劳噎，五曰思噎。虽有五名，皆由阴阳不和，三焦隔绝，津液不行，忧恚嗔怒所生，谓之五噎。噎者，噎塞不通也"，"五膈气者，谓忧膈、恚膈、气膈、寒膈、热膈也。忧膈之病，胸中气结，烦闷，津液不通，饮食不下，羸瘦不为气力。经云：阳脉结，谓之膈。言忧恚寒热，动气伤神；而气之与神，并为阳也。伤动阳气，致阴阳不和，而腑脏生病，结于胸膈之间，故称为膈气。众方说五膈，互有不同，但伤动之由有五，故云五膈气。"

本病的发生，虽然起因多端，但总与气滞血瘀、痰湿积聚有关。而病情迁延，又必致正气虚耗。《景岳全书》指出："噎膈一证，必以忧愁思虑，积劳积郁，或酒色过度，损伤而成"，且"少年少见此证，而惟中衰耗伤者多有之"。《医学心悟·噎膈》又认为："凡噎膈症，不出胃脘干槁四字。"其治疗，当分清标本虚实。初起以标实为主，重在治标，以理气开郁、化痰消瘀为法，可少佐滋阴养血润燥之品；后期以正虚为主，或虚实并重，治疗重在扶正，以滋阴养血润燥，或益气温阳为法，也可少佐理气开郁、化痰消瘀之品。治标当顾护津液，不可过用辛散香燥之药；治本应保护胃气，不宜过用甘酸滋腻之品。存得一分津液，留得一分胃气，在本病的辨证论治过程中有着特殊重要的意义。

芦根汤

【来源】方出《金匮玉函经·附遗》，名见《赤水玄珠全集》卷四。

【组成】芦根五两（锉）

【用法】以水三大盏，煮取二盏，去滓温服，不拘时候。

【主治】五噎吐逆，心膈气滞，烦闷，不下食。

五膈丸

【来源】《肘后备急方》卷四。

【别名】五膈要丸（《外台秘要》卷八引《备急》）、九物五膈丸（《外台秘要》卷八引《延年秘录》）、人参丸（《普济方》卷二十一）。

【组成】麦门冬十分（去心）甘草十分（炙）椒 远志 附子（炮）干姜 人参 桂 细辛各六分

《备急千金要方》本方用麦门冬、甘草各五两，蜀椒、远志、细辛各三两，附子一两半，人参四两，干姜二两。

【用法】上为末，以上好蜜为丸，如弹丸大。以一丸含，稍稍咽其汁，每日服三丸。

【主治】

1.《肘后备急方》：短气，心胸满，心下坚冷气。

2.《外台秘要》引《删繁方》：肉极虚寒，四肢怠惰，或咳，胁下坚满痛，饮食不嗜，欲举不能，手足厥冷，忧恚思虑者。

3.《备急千金要方》：忧膈、气膈、食膈、饮膈、劳膈，以忧恚思虑食饮得之，若冷食及生菜，便发其病，苦心满，不得气息，引背痛如刺之状，食即心下坚大如粉絮，大痛欲吐，吐即愈，饮食不得下，甚者及手足冷，上气咳逆，喘息短气。

【方论】《千金方衍义》：五膈丸中不用黄、术、苓、橘之燥，而用麦冬上滋肺气，甘草中安胃气，远志下通肾气，上下交通，何有阻隔之患乎？

五膈丸

【来源】《外台秘要》卷八引《肘后备急方》。

【组成】吴茱萸 曲 杏仁（去皮尖）干姜 蜀椒（汗）好豉（熬）各等分

【用法】上为末，炼蜜为丸，如梧桐子大。每服七丸，饮送下，一日三次。

【主治】五膈。

【宜忌】忌生冷。

【方论】《绛雪园古方选注》：忧、气二膈，结气于

胸,以杏仁、香豉开之;恨怒、食生菜二膈,结气于心下,以干姜、曲开之;寒膈结气于腹,以茱、椒开之。统论五者,皆系郁结日久,酝酿成膈,非曲、豉之蒸罨不能除其陈腐,非茱、椒之辛香不能内开闭塞。

枳实助脾健运,即橘皮之变;芍药益气利小便,即茯苓之变;紫菀润肺散结气,即五膈丸中麦冬之变;小草通肾气,即远志之变,取其利窍去湿,故以防风佐之;其间姜、辛、茱、桂、附子、人参、甘草辛温破结,辟邪养正之味,无庸变换也。

半夏汤

【来源】《备急千金要方》卷十六引《集验方》。

【组成】干姜 石膏各四两 桔梗 人参 桂心各二两 半夏一升 吴茱萸二升 小麦一升 甘草一两 赤小豆三十粒

【用法】上锉。以酒五升,水一斗煮,加大枣二十个,去滓,合煮取三升,分三服。

【主治】饮食辄噎。

通气噎汤

【来源】《外台秘要》卷八引《集验方》。

【组成】半夏三两(洗) 桂心三两 生姜八两 羚羊角三两

【用法】上切。以水八升,煮取三升,分服半升,日再服。

【主治】气噎。

【宜忌】忌羊肉、生葱、饧。

五噎丸

【来源】《外台秘要》卷八引《经心录》。

【别名】人参丸(《太平圣惠方》卷五十)。

【组成】人参 半夏 桂心 防葵(一方用防风、小草各二两) 附子(炮) 细辛 甘草(炙)各二两 食茱萸三合 紫菀 干姜 芍药 枳实(炙) 乌头各六分(炮)

【用法】上为末,炼蜜为丸,如梧桐子大。每服五丸,一日三次。不知,加至十五丸。

【主治】五种噎气。

【宜忌】忌羊肉、饧、海藻、菘菜、猪肉、生葱、生菜。

【方论】《千金方衍义》:方中乌头开风寒湿痹,即五噎丸中川椒之变;半夏祛痰湿,即白术之变;

干姜汤

【来源】《外台秘要》卷八引《古今录验》。

【组成】干姜 石膏各四两 栝楼根 人参 桂心各二两 半夏一升 吴茱萸二升 小麦一升 甘草一两 赤小豆三十粒

【用法】上锉。以酒五升,水一斗,煮枣二十枚,去滓,合煮取三升,分三服。

【主治】饮食辄噎。

【方论】《千金方衍义》:此因胃气之虚寒,不能运化水谷之精微,蕴酿而成本寒标热之病。非寒热补泻之兼投,何以解虚实反正之纠结。详方中人参、甘草、干姜、茱、桂以治本寒,石膏以化标热,半夏、栝楼一热一寒,分解脾湿上逆之痰饮于中,小麦、小豆开泄木邪内蕴之虚火于下,共襄洗涤之功。举世但知柴胡、白芍和解肝邪,木通、车前降泄火气,曷知谷菽有如此之妙用哉。

大五膈丸

【来源】《外台秘要》卷八引《古今录验》。

【组成】细辛 桂心 黄芩 食茱萸 厚朴(炙)各三分 杏仁三十枚(去尖) 干姜 川椒(汗) 远志(去心)各三分 小草 芍药 附子(炮) 当归各二分 黄连二分

【用法】上为末,炼蜜为丸,如梧桐子大。每服二丸,一日三次。不知加之,以知为度。

【功用】令人能食,长肌肉,强筋骨,利五脏,好颜色,补不足,益气力。

【主治】膈中游气,上下无常处,脏有虚冷,气迫咽喉,胸满气逆,胁有邪气,食已气满,羸瘦著床骨立,往来寒热,腹中不调,或下痢呕逆咳嗽,骨肉销尽。

【宜忌】忌猪肉、冷水、生葱、菜等。

五膈丸

【来源】《外台秘要》卷八引《古今录验》。

【组成】人参　附子（炮）　远志（去心）　桂心　细辛各四分　干姜　蜀椒各五分（汗）

【用法】上为末，以蜜和服如弹丸。着牙下锉咽之。若病剧者，日三夜再。

【主治】五膈：忧膈、气膈、食膈、寒膈、饮膈，及诸毒风注气腹中。

【宜忌】忌生葱、生菜、猪肉、冷水等物。

五噎丸

【来源】《外台秘要》卷八引《古今录验》。

【别名】参桂丸（《鸡峰普济方》卷二十）、食茱萸丸（《普济方》卷二〇五）。

【组成】干姜　蜀椒（汗）　食茱萸　人参　桂心各五分　细辛　白术　茯苓　附子（炮）各四分　橘皮六分

【用法】上为末，炼蜜为丸，如梧桐子大。每服三丸，酒送下，一日二次。不知渐增。

【主治】胸中久寒，呕逆，逆气，食饮不下，结气不消。气噎、忧噎、劳噎、食噎、思噎。气噎者，心悸，上下不通，噫哕不彻，胸胁苦痛；忧噎者，天阴苦厥逆，心下悸动，手足逆冷；劳噎者，苦气隔，胁下支满，胸中填塞，令手足逆冷，不能自温；食噎者，食无多少，唯胸中苦塞常痛，不得喘息；思噎者，心悸动喜忘，目视䀮䀮。此皆忧恚嗔怒，寒气上入胸胁所致。

【宜忌】忌桃、李、雀肉、大醋、猪肉、冷水、生葱、生菜、醋物。

【方论】《千金方衍义》：五噎丸首取姜、萸温散胃气于中，椒、姜开发肺气于上，桂、附收摄肾气于下，则参、苓、术、橘得诸辛温鼓舞之力，何惮气噎不除，并可预杜隔塞之患。

羚羊角汤

【来源】《外台秘要》卷八引《古今录验》。

【组成】羚羊角屑　通草　橘皮各二两　厚朴（炙）　干姜　吴茱萸各三两　乌头十五枚（炮）

【用法】上切。以水九升，煮取三升，分三服，每

日三次。

【主治】噎气不通，不得下食。

【宜忌】忌猪肉、冷水。

【方论】《千金方衍义》：通草以下诸味，皆辛温利窍之品，独羚羊一味伐肝散邪，故取治噎塞，以其性专通达，善去胃中痰湿逆满之气也。

桃花散

【来源】《幼幼新书》卷二十一引《仙人冰鉴》。

【组成】桃花二钱　半夏六钱　厚朴　桂各一分　干姜　牙消各二分　江豆　当门子各一个

【用法】上为散。每服一钱，空心以煎水调下。服至逡巡转自食。

【主治】小儿膈气。

【宜忌】乳母忌酒、肉、热面等。

竹皮汤

【来源】《备急千金要方》卷十六。

【别名】竹皮散（《奇效良方》卷十六）。

【组成】竹皮（一方用竹叶）　细辛各二两　甘草　生姜　通草　人参　茯苓　麻黄　桂心　五味子各一两

【用法】上锉。以水一斗，煮竹皮，减二升，去竹皮下药，煮取三升，分三次服。

【主治】噎，声不出。

【方论】《千金方衍义》：噎本胃病，加以暴寒折之，所以声瘖不出，但欲彻外邪先固正气，麻黄、细辛专散暴邪，生姜、通草专通声气，人参、茯苓专培本元，竹皮清肺胃之虚火，桂心助参、苓之温补，五味收麻黄之开发，甘草和敛散之味也。

半豆汤

【来源】《外台秘要》卷八引《必效方》。

【组成】生姜四两　半夏一升（洗）　石膏四两（碎）　小麦一升（完用）　吴茱萸一升　赤小豆二十颗　大枣二十一个　人参　甘草（炙）　桔梗　桂心各二两

【用法】上切。以酒二升，水八升，煮取三升，分三服。

【主治】噎。

【宜忌】忌猪羊肉、海藻、菘菜、饧、生葱等。

昆布丸

【来源】《外台秘要》卷二十三引《广济方》。

【组成】昆布八分（洗） 干姜六分 犀角六分（屑） 吴茱萸四分 人参八分 马尾海藻四分（洗） 葶苈子六分（熬） 杏仁八分（去皮尖，熬）

【用法】上为末，炼蜜为丸，如梧桐子大。空腹以饮服。

【主治】冷气筑咽喉，噎塞，兼瘿气。

【宜忌】忌生冷，粘食，陈臭等。

通气汤

【来源】《外台秘要》卷八引《广济方》。

【别名】半夏通气散（《施圆端效方》引《简要济众方》，见《医方类聚》卷八十九）。

【组成】半夏（洗） 生姜各六两 橘皮 桂心各三两（切）

【用法】上切。以水八升，煮取二升五合，绞去滓，分温三服，服后相去如人行六七里再服。

【主治】胸胁气满，每食气噎。

【宜忌】忌羊肉、生葱、饧等。

五膈丸

【来源】《外台秘要》卷八引《深师方》。

【组成】蜀椒一升（汗） 干姜二两 桂心二两 芍药一两半 半夏（洗） 细辛 茯苓各一两 前胡一两半

【用法】上为末，蜜和为丸，服如弹丸一枚，喉中稍稍吞之，一日二次。可增至三丸。

【功用】安谷，通气，温脏。

【主治】邪气呕逆、吸气，五膈为病。五脏俱虚则受风冷，五脏有邪，呼吸不足，阴注于内，阳结于外，阴阳错乱，语言无常，膈中左右状如结气，喉咽不利，气出不入。此血气衰微，脏凝冷气成之。

【宜忌】忌羊肉、饧、生葱、生菜、醋物。

【加减】若冷，则加远志一两。

通气汤

【来源】《外台秘要》卷八引《深师方》。

【组成】半夏八两（洗） 生姜六两 桂心三两 大枣三十枚

　　　　《御药院方》有吴茱萸。

【用法】上切。以水八升，煮取三升，每服五合，日三夜一服。

【主治】

　　1.《外台秘要》引《深师方》：胸满气噎。

　　2.《普济方》：膈气，咽喉噎塞，胸膈填满，不思饮食。

【宜忌】忌羊肉、饧、生葱。

【方论】《千金方衍义》：通气者，解散胸中逆满之痰，以通噎塞之气也。姜、半所以豁痰，桂心所以开结，大枣以布脾胃之津气也。

桂心粥

【来源】《医方类聚》卷一〇六引《食医心鉴》。

【组成】桂心四分 茯苓六分 桑白皮十二分

【用法】上锉细。以水二升，煎取一升半，去滓，量事著米煮粥食之。

【主治】胸膈气壅结，饮食不下。

黄雌鸡索饼

【来源】《医方类聚》卷一〇六引《食医心鉴》。

【别名】黄雌鸡臛索饼（《太平圣惠方》卷九十六）。

【组成】黄雌鸡随多少（炒，作臛） 面半斤 桂末一分 茯苓末一两

【用法】上以桂末、茯苓末，和面搜作索饼，熟煮，兼臛食之。

【主治】五噎。饮食不下，喉中妨塞，瘦弱无力。

枇杷叶散

【来源】《太平圣惠方》卷十二。

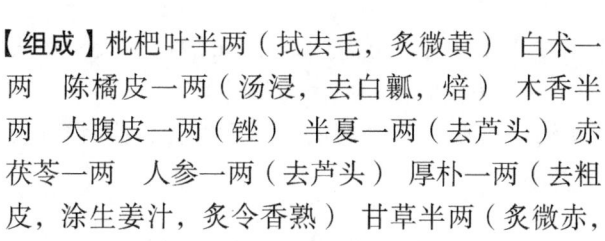

【组成】枇杷叶半两（拭去毛，炙微黄） 白术一两 陈橘皮一两（汤浸，去白瓤，焙） 木香半两 大腹皮一两（锉） 半夏一两（去芦头） 赤茯苓一两 人参一两（去芦头） 厚朴一两（去粗皮，涂生姜汁，炙令香熟） 甘草半两（炙微赤，锉） 附子半两（炮裂，去皮脐） 枳壳三分（麸炒微黄，去瓤）

【用法】上为散。每服三钱，以水一中盏，加生姜半分，大枣三个，煎至六分，去滓温服，不拘时候。

【主治】伤寒已解，犹有风冷，痰滞胸膈，噎塞食饮，妨闷。

昆布丸

【来源】《太平圣惠方》卷五十。

【组成】昆布一两半（洗去咸味） 羚羊角屑半两 柴胡三分（去苗） 麦门冬一两半（去心，焙） 杏仁半两（汤浸，去皮尖双仁，麸炒微黄） 天门冬一两半（去心，焙） 木通三分（锉） 槟榔三分 诃黎勒皮一两半 郁李仁一两（汤浸，去皮，微炒） 川大黄一两（锉碎，微炒） 射干半两 川朴消一两 桂心一两 百合一两 紫苏子半两（微炒） 陈橘皮三分（汤浸，去白瓤，焙）

【用法】上为末，炼蜜为丸，如梧桐子大。每服三十丸，不拘时候，以热酒送下；夜饭后，取一丸如弹丸大，绵裹，含化咽津。

【主治】五噎，喉咽妨塞，食饮不下。

昆布丸

【来源】《太平圣惠方》卷四十二。

【组成】昆布三分（洗去咸味） 赤茯苓三分 枳实半两（麸炒微黄） 甘草一分（炙微赤，锉） 半夏半两（汤洗七遍，去滑） 干姜一分（炮裂，锉） 木香半两 诃黎勒皮一两 槟榔三分

【用法】上为末，炼蜜为丸，如梧桐子大。每服二十丸，不拘时候，以温酒送下。

【主治】胸痹气闷，喉中噎塞。

射干散

【来源】《太平圣惠方》卷四十七。

【组成】射干一两 前胡半两（去芦头） 桔梗半两（去芦头） 款冬花半两 人参半两（去芦头） 赤茯苓半两 半夏半两（汤洗七遍，去滑） 黄芩半两 甘草半两（炙微赤，锉） 玄参半两 麦门冬半两（去心）

【用法】上为散。每服四钱，以水一中盏，加生姜半分，煎至五分，去滓，食后温服。

【主治】上焦虚热，膈上有痰，气壅似噎。

丁香散

【来源】方出《太平圣惠方》卷五十，名见《普济方》卷二〇四。

【组成】丁香二两（末） 生姜一斤（取汁） 酒一中盏

【用法】上药相和令匀，以文火熬成膏。不拘时候，以热酒调下半匙。

　　本方方名，据剂型当作丁香膏。

【主治】五膈气吐逆，食饮不下，心胸气壅滞。

丁香散

【来源】《太平圣惠方》卷五十。

【组成】丁香半两 青橘皮一两（汤浸，去白瓤，焙） 白茯苓一两 人参一两（去芦头） 枇杷叶半两（拭去毛，炙微黄） 桂心一两 半夏一两（汤洗七遍去滑）

【用法】上为散。每服三钱，以水一中盏，加生姜半分，大枣三个，煎至六分，去滓稍热服，不拘时候。

【主治】膈气呕逆，不能下食，脾胃气弱，四肢乏力。

丁香散

【来源】《太平圣惠方》卷五十。

【组成】丁香半两 白术三分 桂心一两 陈橘皮一两（汤浸，去白瓤，焙） 半夏半两（汤洗七遍去滑） 枳壳半两（麸炒微黄，去瓤） 藿香半

两　人参三分（去芦头）　赤茯苓三分　干姜半两（炮裂，锉）　诃黎勒皮二两　甘草一分（炙微赤，锉）　厚朴一两半（去粗皮，涂生姜汁，炙令香熟）

【用法】上为散。每服三钱，以水一中盏，加生姜半分，煎至六分，去滓稍热服，不拘时候。

【主治】五膈气，脾胃虚冷，呕吐酸水，不能下食，四肢乏力。

丁香散

【来源】《太平圣惠方》卷五十。

【组成】丁香半两　厚朴一两半（去粗皮，涂生姜汁，炙令香熟）　桂心三分　白术一两　甘草半两（炙微赤，锉）　人参一两（去芦头）　赤芍药半两

【用法】上为粗散。每服四钱，以水一中盏，煎至五分，去滓，入酒半小盏，更煎三两沸，不拘时候，稍热服。

【主治】膈气，心胸冷气疼痛，不食少力。

人参丸

【来源】《太平圣惠方》卷五十。

【组成】人参三分（去芦头）　甘草三分（炙微赤，锉）　赤茯苓三分　干姜三分（炮裂，锉）　桂心三分　细辛三分　赤芍药三分　诃黎勒皮一两半　槟榔一两　陈橘皮一两（汤浸去白瓤，焙）　厚朴二两（去粗皮，涂生姜汁，炙令香熟）　草豆蔻一两（去皮）

【用法】上为末，炼蜜为丸，如梧桐子大。每服二十丸，不拘时候，以生姜、大枣汤送下。如似有物在咽喉中，即取十丸并成一丸，含化咽津。

【主治】五膈气，心胸不利，痰饮留滞，宿食不消，或为霍乱，心痛醋心，心腹气满，积冷时多。

人参丸

【来源】《太平圣惠方》卷五十。

【组成】人参二两（去芦头）　桂心一两　赤茯苓一两　诃黎勒皮一两　甘草一分（炙微赤，锉）　干姜半两（炮裂，锉）　槟榔一两　陈橘皮一两（汤浸，去白瓤，焙）

【用法】上为末，炼蜜为丸，如梧桐子大。每服三十丸，不拘时候，以生姜汤送下。

【主治】气膈，心腹痞满，不下饮食，或时呕吐，四肢不和。

人参散

【来源】《太平圣惠方》卷五十。

【组成】人参三分（去芦头）　甘草半两（炙微赤，锉）　射干一两　陈橘皮三分（汤浸，去白瓤，焙）　羚羊角屑三分　桂心半两　诃黎勒皮一两半　乌梅一两（去核，微炒）

【用法】上为散。每服三钱，以水一中盏，加生姜半分，煎至六分，去滓，不拘时候，稍热服之。

【主治】膈气，咽喉噎塞，心神虚烦，难下饮食。

人参散

【来源】《太平圣惠方》卷五十。

【别名】人参汤（《普济方》卷二〇五）。

【组成】人参半两（去芦头）　厚朴半两（去粗皮，涂生姜汁，炙令香熟）　陈橘皮一两（汤浸，去白瓤，焙）　白术半两　沉香半两　紫苏茎叶一两

【用法】上为散。每服三钱，以水一中盏，加生姜半分，大枣三枚，煎至六分，去滓，不拘时候，稍热服。

【主治】膈气，噎塞不能下食，食即呕逆。

人参散

【来源】《太平圣惠方》卷五十。

【组成】人参一两（去芦头）　槟榔一两　高良姜半两（锉）　陈橘皮二两（汤浸，去白瓤，焙）　荜茇半两　白术一两

【用法】上为散。每服三钱，以水一中盏，加生姜半分，煎至六分，去滓，不拘时候，稍热服。

【主治】五膈气，脾胃冷滞，繁欲食则多呕吐酸水。

人参散

【来源】《太平圣惠方》卷五十。

【组成】人参一两（去芦头） 木香半两 槟榔半两 干姜三分（炮裂，锉） 白术一两 枳壳半两（麸炒微黄，去瓤） 桂心一两 青橘皮三分（汤浸，去白瓤，焙） 京三棱一两（微煨，锉） 甘草半分（炙微赤，锉） 赤茯苓一两 诃黎勒皮一两 厚朴

方中厚朴用量原缺。

【用法】上为散。每服三钱，以水一中盏，煎至六分，去滓，不拘时候，稍热服。

【主治】膈气壅滞，不下饮食，或宿食不消。

人参散

【来源】《太平圣惠方》卷五十。

【组成】人参一两（去芦头） 赤茯苓一两 木香半两 白术一两 麦蘖三分（炒微黄） 附子一两（炮裂，去皮脐） 诃黎勒皮一两 缩砂半两（去皮） 吴茱萸一两（汤浸七遍，焙干，微炒）

【用法】上为细散。每服一钱，不拘时候，以粥饮调下。

【主治】胸膈气滞，脾胃虚冷，饮食不消，面无颜色。

人参散

【来源】《太平圣惠方》卷五十。

【组成】人参半两（去芦头） 半夏半两（汤洗七遍去滑） 桂心半两 草豆蔻一两（去皮） 甘草半两（炙微赤，锉） 陈橘皮一两（汤浸，去白瓤，焙） 杷叶半两（拭去毛，炙微黄） 荜茇半两 大腹皮一两（锉） 丁香半两 诃黎勒皮一两 厚朴一两（去粗皮）

【用法】上为粗散。每服三钱，以水一中盏，加生姜半分，煎至六分，去滓，不拘时候，稍热服。

【主治】五噎，胃管气滞，心胸满闷，咽中噎塞，不能下食。

干姜丸

【来源】《太平圣惠方》卷五十。

【组成】干姜半两（炮裂，锉） 川椒半两（去目及闭口者，微炒去汗） 食茱萸半两 羚羊角屑半

两 射干一两 马蔺子一两（微炒） 人参一两（去芦头） 桂心一两 细辛一两 白术一两 赤茯苓一两 附子一两（炮裂，去皮脐） 陈橘皮（汤浸，去白瓤，焙） 诃黎勒皮一两

【用法】上为末，炼蜜为丸，如梧桐子大。每服三十丸，以生姜汤送下。不拘时候。

【主治】五噎，喉咽壅塞不通，胸膈忧恚气滞，胃寒食少。

干姜丸

【来源】《太平圣惠方》卷五十。

【组成】干姜一两（炮裂，锉） 麦门冬一两半（去心，焙） 附子半两（炮裂，去皮脐） 细辛一两 川椒半两（去目及闭口者，微炒去汗） 远志半两（去心） 甘草半两（炙微赤，锉） 人参半两（去芦头） 食茱萸一两

【用法】上为末，炼蜜为丸，如梧桐子大。每服二十丸，以生姜汤送下，不拘时候。

【主治】五膈气，心痛，咽中如有物，吐之不出，食饮渐少。

干姜散

【来源】方出《太平圣惠方》卷五十，名见《普济方》卷二〇五。

【组成】干姜半两（炮裂，锉） 吴茱萸半两（汤浸七遍，焙干，微炒） 白术二两

【用法】上为细散。每服一钱，以热酒调下，不拘时候。

【主治】膈气，食后呕逆，心胸中绞痛。

下气槟榔散

【来源】《太平圣惠方》卷五十。

【别名】槟榔散（《普济方》卷二〇五）。

【组成】槟榔一两 木香一两 陈橘皮一两半（汤浸，去白瓤，焙） 枳实一两（麸炒微黄） 前胡一两（去芦头） 川大黄二两（锉碎，微炒）

【用法】上为粗散。每服三钱，以水一中盏，加生姜半分，煎至六分，去滓，稍热服，不拘时候。

【主治】膈气，心胸冷硬结痛。

大黄丸

【来源】《太平圣惠方》卷五十。

【组成】川大黄（锉碎，微炒） 诃黎勒（煨，用皮）各半两

【用法】上为末，炼蜜为丸，如梧桐子大。每服二十丸，以温水送下。以微利为度。

【主治】五膈气。

大腹皮散

【来源】《太平圣惠方》卷五十。

【组成】大腹皮（锉） 赤茯苓 木香 丁香 荜茇 白术 沉香 陈橘皮（汤浸，去白瓤，焙） 人参（去芦头） 草豆蔻（去皮） 厚朴（去粗皮，涂生姜汁，炙令香熟） 桂心各半两 甘草一分（炙微赤，锉）

【用法】上为散。每服三钱，以水一中盏，加生姜半分，煎至六分，去滓稍热服，不拘时候。

【主治】膈气，心胸壅滞，妨闷。

大腹皮散

【来源】《太平圣惠方》卷五十。

【组成】大腹皮一两（锉） 吴茱萸一两（汤浸七遍，焙干，微炒） 白术一两 旋覆花一两 枇杷叶一两（拭去毛，炙微黄） 桔梗一两（去芦头） 甘草三分（炙微赤，锉） 木香三分 桂心一两 厚朴一两半（去粗皮，涂生姜汁，炙令香熟）

【用法】上为粗散。每服四钱，以水一中盏，加生姜半分，煎至六分，去滓稍热服，不拘时候。

【主治】膈气。胸中痰结，食不消化，腹中胀满雷鸣。

川椒丸

【来源】《太平圣惠方》卷五十。

【组成】川椒一两（去目及闭口者，微炒去汗） 桂心一两 食茱萸半两 细辛三分 干姜半两（炮裂，锉） 诃黎勒皮一两 厚朴二两（去粗皮，涂生姜汁，炙令香熟） 远志半两

（去心） 杏仁半两（汤浸，去皮尖双仁，麸炒微黄） 木香半两（锉） 附子半两（炮裂，去皮脐） 当归半两（锉，微炒）

【用法】上为末，炼蜜为丸，如梧桐子大。每服二十丸，以热酒送下，不拘时候。

【主治】五膈气逆，腹胁妨闷，羸瘦着床，往来寒热，腹中不调，或利或呕，四肢少力。

木香丸

【来源】《太平圣惠方》卷五十。

【组成】木香一两 肉豆蔻一两（去皮） 诃黎勒皮二两 槟榔一两 桂心二两 麝香一分（细研）

【用法】上为末，入麝香研匀，炼蜜为丸，如梧桐子大。每服二十丸，以生姜橘皮汤送下，不拘时候。

【主治】五膈气，心胸壅噎，食不能下。

木香丸

【来源】《太平圣惠方》卷五十。

【组成】木香半两 人参半两（去芦头） 赤茯苓半两 甘草半两（炙微赤、锉） 汉椒半两（汤浸，去目及闭口者，微炒去汗） 桂心一两 细辛半两 赤芍药半两 陈橘皮一两（汤浸，去白瓤，焙） 川大黄一两（锉碎，微炒） 干姜半两（炮裂，锉） 附子半两（炮裂，去皮脐） 郁李仁一两（汤浸，去皮，微炒） 厚朴一两（去粗皮，涂生姜汁，炙令香熟） 诃黎勒皮一两半

【用法】上为末，炼蜜为丸，如梧桐子大。每服二十丸，以生姜汤送下，不拘时候。

【主治】膈气，饮食不下，呕逆不定，日渐羸瘦。

木香丸

【来源】《太平圣惠方》卷五十。

【组成】木香一两 青橘皮一两（汤浸，去白瓤，焙） 桂心一两 白术一两 益智子一两（去皮） 肉豆蔻一两（去壳） 细辛半两 吴茱萸半两（汤浸七遍，焙干，微炒） 干姜半两（炮裂，锉）

【用法】上为末，酒煮饭烂研为丸，如梧桐子大。

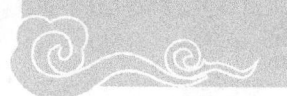

每服十丸，以生姜汤嚼下，不拘时候。

【主治】五膈气，脾胃久冷，呕吐酸水，不能下食。

木香丸

【来源】《太平圣惠方》卷五十。

【组成】木香一两　青橘皮一两（汤浸，去白瓤，焙）　槟榔一两　桂心一两　干姜半两（炮裂，锉）　人参三分（去芦头）　细辛半分　吴茱萸半两（汤浸七遍，焙干，微炒）　川乌头半两（炮裂，去皮脐）　贝母三分（煨，微黄）

【用法】上为末，炼蜜为丸，如梧桐子大。每服二十丸，以粥饮送下，不拘时候。常含三五丸，咽津。甚佳。

【主治】膈气，心胸气滞疼痛，连于腹胁，饮食不下。

木香散

【来源】《太平圣惠方》卷五十。

【组成】木香一两　吴茱萸半两（汤浸七遍，焙干，微炒）　诃黎勒半两（煨，用皮）　桃仁半两（汤浸，去皮尖双仁，麸炒微黄）　麝香一分（细研）

【用法】上为细散。每服二钱，以热酒调下，不拘时候。

【主治】五膈气，壅塞不通。

木香散

【来源】《太平圣惠方》卷五十。

【组成】木香半两　陈橘皮一两（汤浸，去白瓤，焙）　荜茇半两　干姜半两（炮裂，锉）　诃黎勒皮一两　大腹皮三分　桂心半两　附子一两（炮裂，去皮脐）　甘草二分（炙微赤，锉）

【用法】上为细散。每服一钱，以热酒下，不拘时候。

【主治】五膈气，脾胃虚冷，食不消化，呕吐酸水，四肢不和，面色青黄，渐加羸弱。

木香散

【来源】《太平圣惠方》卷五十。

【组成】木香半两　附子三分（炮裂，去皮脐）　人参三分（去芦头）　丁香半两　干姜半两（炮裂，锉）　陈橘皮一两（汤浸，去白瓤，焙）　诃黎勒皮一两　草豆蔻一两（去皮）　射干半两

【用法】上为细散。每服二钱，煎生姜、大枣汤调下，不拘时候。

【主治】五膈气，及胃口不和，多吐酸水，不思饮食。

木香散

【来源】《太平圣惠方》卷五十。

【组成】木香一两　桃仁半两（汤浸，去皮尖双仁，麸炒微黄）　草豆蔻一两（去皮）　诃黎勒皮二两　桂心一两　槟榔一两　麦芽三分（炒微黄）　白术三分　甘草二分（炙微赤，锉）

【用法】上为散。每服四钱，以水一中盏，加生姜半分，煎至六分，去滓，不拘时候稍热服。

【主治】膈气，胸中不利，宿食不化。

木香散

【来源】方出《太平圣惠方》卷五十，名见《普济方》卷二〇五。

【组成】木香半两　吴茱萸半两（汤浸七遍，焙干，微炒）　桂心三分

【用法】上为细散。每服三钱，以水一中盏煎至六分，和滓，不拘时候稍热服。

【主治】膈气，心胸中气痛不可忍。

木香散

【来源】《太平圣惠方》卷五十。

【组成】木香半两　人参半两（去芦头）　赤茯苓三分　神曲三分（炒微黄）　桃仁半两（汤浸，去皮尖双仁，麸炒微黄）　麦芽三分（炒微黄）　肉豆蔻半两（去壳）　青橘皮三分（汤浸，去白瓤，焙）　甘草一分（炙微赤，锉）

【用法】上为细散。每服一钱，以水一中盏，煎至五分，和滓，不拘时候稍热服。

【主治】五噎，食少，四肢乏力。

木香散

【来源】《太平圣惠方》卷五十。

【组成】木香半两　赤茯苓半两　昆布三分（洗去咸味）　桔梗三分（去芦头）　木通三分（锉）　桑根白皮一两（锉）　半夏三分（汤洗七遍，去滑）　射干半两　枇杷叶三分（拭去毛，炙微黄）　枳壳三分（麸炒微黄，去瓤）　桂心三分　人参三分（去芦头）

【用法】上为粗散。每服三钱，以水一中盏，加生姜半分，煎至五分，去滓，不拘时候温服。

【主治】心胸噎塞烦闷，食饮不下。

生姜汁煎

【来源】《太平圣惠方》卷五十。

【组成】生姜汁五合　白蜜五两　人参二两（去芦头，捣罗为末）　百合二两（捣罗为末）　牛酥五合

【用法】上件药，纳铜锅中，以慢火煎如膏。不拘时候，含一丸如半枣大，咽津；或煎人参汤调下一茶匙，亦得。

【主治】噎，不能下食，咽喉壅塞，心胸烦闷。

白术丸

【来源】《太平圣惠方》卷五十。

【组成】白术一两　干姜半两（炮裂，锉）　人参一两（去芦头）　厚朴二两（去粗皮，涂生姜汁炙令香熟）　桂心一两　细辛一两　赤茯苓一两　当归一两（锉，微炒）　枳壳一两（麸炒微黄，去瓤）　五味子一两　附子一两（炮裂，去皮脐）　吴茱萸半两（汤浸七遍，焙干，微炒）　旋覆花半两　泽泻一两

【用法】上为末，炼蜜为丸，如梧桐子大。每服二十丸，以热酒送下，不拘时候。

【主治】膈气，痰结脾冷，不能下食，胸中刺痛。

白术散

【来源】《太平圣惠方》卷五十。

【组成】白术半两　半夏一两（汤洗七遍去滑）　青橘皮三分（汤浸，去白瓤，焙）　赤茯苓一两　大腹皮一两（锉）　人参半两（去芦头）　枇杷叶一两（拭去毛，炙微黄）　木香半两　前胡二两（去芦头）　槟榔一两　厚朴一两（去粗皮，涂生姜汁炙令香熟）

【用法】上为散。每服三钱，以水一中盏，加生姜半分，煎至六分，去滓稍热服，不拘时候。

【主治】膈气不散，胸中噎塞，不下食，时时妨闷。

白术散

【来源】《太平圣惠方》卷五十。

【组成】白术一两　人参一两（去芦头）　干姜半两（炮裂，锉）　甘草半两（炙微赤，锉）　吴茱萸半两（汤浸七遍，焙干，微炒）　五味子半两　曲末一合（炒微黄）　大麦一合（炒微黄）　桂心一两

【用法】上为粗散。每服三钱，以水一中盏，加生姜半分，煎至六分，去滓稍热服，不拘时候。

【主治】膈气，肾虚呕逆，从朝至夜，不能饮食，胸中痛，气渐羸困。

白术散

【来源】《太平圣惠方》卷五十。

【组成】白术一两　木香一两　吴茱萸半两（汤浸七遍，焙干，微炒）　桂心一两　陈橘皮一两（汤浸，去白瓤，焙）　荜茇半两　槟榔一两　人参一两（去芦头）　川大黄一两（锉碎，微炒）　厚朴一两半（去粗皮，涂生姜汁炙令香熟）

【用法】上为粗散。每服四钱，以水一中盏，加生姜半分，大枣三个，煎至六分，去滓稍热服，不拘时候。

【主治】五膈气，呕吐酸水，寒气上攻，胸中刺痛，腹胁胀满，饮食不下。

白术散

【来源】《太平圣惠方》卷五十。

【组成】白术三分　木香半两　诃黎勒皮三分　桂心三分　甘草一分（炙微赤，锉）丁香半两　人参半两（去芦头）厚朴一两（去粗皮，涂生姜汁炙令香熟）陈橘皮一两（汤浸，去白瓤，焙）草豆蔻一两（去皮）

【用法】上为细散。每服一钱，煎生姜、木瓜汤调下，不拘时候。

【主治】气膈，心腹痞满，四肢拘急，体重。

白术散

【来源】方出《太平圣惠方》卷五十，名见《普济方》卷二〇五。

【组成】白术一两　枳实一两（麸炒微黄）神曲一两（炒微黄）

【用法】上为细散。每服一钱，以热酒调下，不拘时候。

【主治】膈气，心胸间痛。

半夏丸

【来源】《太平圣惠方》卷五十。

【组成】半夏一两（汤洗七遍去滑）陈橘皮三分（汤浸，去白瓤，焙）薯蓣一两　干姜半两（炮裂，锉）甘草一分（炙微赤，锉）黄丹一两（炒令黄）

【用法】上为末，入黄丹同研令匀，煮枣肉为丸，如梧桐子大。每服二十丸，食前煎人参生姜汤送下。

【主治】膈气，痰结气逆，不能下食。

半夏丸

【来源】《太平圣惠方》卷五十。

【组成】半夏一两（汤浸七遍去滑）木香一两　枳壳二两（麸炒微黄，去瓤）羚羊角屑一两　桂心一两半

【用法】上为末，以生姜自然汁煮面糊为丸，如梧桐子大。每服二十丸，煎木瓜汤送下，不拘时候。

【主治】噎，心膈短气，烦闷不能下食。

半夏散

【来源】《太平圣惠方》卷五十。

【组成】半夏一两（汤洗七遍去滑）木通一两（锉）桂心一两　赤茯苓二两　陈橘皮一两（汤浸，去白瓤，焙）槟榔二两

【用法】上为粗散。每服三钱，以水一中盏，加生姜半分，煎至六分，去滓稍热服，不拘时候。

【主治】五膈气，噎闷，饮食不下。

半夏散

【来源】方出《太平圣惠方》卷五十，名见《普济方》卷二〇四。

【组成】半夏一两（汤洗七次去滑）干姜一两（炮制，锉）昆布二两（洗去咸味）

【用法】上为散。每服三钱，水一盏，加生姜半分，煎至六分，去滓，稍热服，不拘时候。

【主治】膈气，咽喉噎塞，饮食不下。

半夏散

【来源】《太平圣惠方》卷五十。

【组成】半夏一两（汤洗七遍去滑）人参一两（去芦头）赤茯苓一两　陈橘皮一两（汤浸，去白瓤，焙）射干半两　桂心半两　草豆蔻（上皮）旋覆花半两　枳实半两（麸炒微黄）

【用法】上为散。每服三钱，以水一中盏，加生姜半分，煎至六分，去滓，稍热服，不拘时候。

【主治】膈气，胸中壅滞，痰毒上攻，呕逆不能下食。

半夏散

【来源】《太平圣惠方》卷五十。

【组成】半夏半两（汤洗七遍去滑）槟榔半两　红豆蔻半两（去皮）桂心三分　木香半两　白术三分　陈橘皮一两（汤浸去白瓤，焙）赤茯苓三分　当归半两（锉，微炒）高良姜半两（锉）

【用法】上为散。每服三钱，以水一中盏，加生姜半分，煎至六分，去滓，稍热服，不拘时候。

【主治】五膈气，呕吐酸水，脾胃虚寒，不能下食。

半夏散

【来源】《太平圣惠方》卷五十。

【组成】半夏一两（汤洗七遍去滑） 吴茱萸半两（汤浸七遍，焙下，微炒） 桂心一两 人参一两（去芦头） 甘草半两（炙微赤，锉）

【用法】上为散。每服二钱，以水一中盏，加生姜半分，大枣三个，煎至六分，去滓，稍热服，不拘时候。

【主治】膈气，心胸中积冷气痛，心中满闷，不能下食，或时呕吐。

半夏散

【来源】《太平圣惠方》卷五十。

【组成】半夏一两（汤洗七遍去滑） 槟榔一两 前胡一两（去芦头） 枳壳一两（麸炒微黄，去瓤） 吴茱萸半两（汤浸七遍，焙干，微炒） 人参一两（去芦头） 甘草半两（炙微赤，锉） 桔梗一两（去芦头） 桂心一两

【用法】上为散。每服三钱，以水一中盏，加生姜半分，小麦、小豆各五十粒，煎至六分，去滓，稍热服，不拘时候。

【主治】五噎，心胸不利，痰壅食少。

半夏散

【来源】方出《太平圣惠方》卷五十，名见《普济方》卷二〇五。

【组成】半夏半两（汤泡七次） 芦根一两（锉） 甜葶苈半两（隔纸炒令紫色）

【用法】上为散，以水二大盏半，加生姜半两，同煎至一盏半，去滓，不拘时候服。

【主治】五噎。

半夏散

【来源】《太平圣惠方》卷五十。

【组成】半夏三分（汤洗七遍去滑） 柴胡一两（去苗） 羚羊角屑一两 射干三分 赤茯苓一两 桔梗三分（去芦头） 昆布一两（洗去咸味） 甘草半两（炙微赤，锉） 木香半两

【用法】上为粗散。每服三钱，以水一中盏，加生姜半分，煎至六分，去滓，稍热服，不拘时候。

【主治】气噎不通，心悸喘急，胸背疼闷，咽喉壅塞。

半夏散

【来源】《太平圣惠方》卷五十。

【组成】半夏一两（汤洗七遍去滑） 干姜半两（炮裂，锉） 石膏二两 人参一两（去芦头） 栝楼根一两 桂心一两 甘草半两（炙微赤，锉） 吴茱萸半两（浸浸七遍，焙干，微炒）

【用法】上为粗散。每服三钱，以水一中盏，加生姜半分，大枣二个，小麦、小豆各五十粒，去滓，稍热服，不拘时候。

【主治】饮食喜噎。

芫花丸

【来源】《太平圣惠方》卷五十。

【组成】芫花一两（醋拌，炒令干） 巴豆半两（去皮心，研，纸裹压去油） 桂心一两 杏仁一两（汤浸，去皮尖双仁，麸炒微黄） 桔梗一两（去芦头）

【用法】上为末，炼蜜为丸，如小豆大。每服二丸，食前以温酒送下。

【主治】膈气，痰结痞塞，心胸壅闷。

芦根散

【来源】《太平圣惠方》卷五十。

【组成】芦根一两（锉） 木通半两（锉） 射干三分 半夏三分（汤洗七遍去滑） 赤茯苓半两 人参一两（去芦头） 甘草半两（炙微赤，锉） 枳壳一分（麸炒微黄，去瓤）

【用法】上为散。每服三钱，以水一中盏，加生姜半分，煎至六分，去滓温服，不拘时候。

【主治】噎不下食，心胸烦闷，不得眠卧。

赤茯苓丸

【来源】《太平圣惠方》卷五十。

【组成】赤茯苓一两　陈橘皮三两（汤浸，去白瓤，炒）　大麦蘖一两（炒微黄）　桂心二两　干姜一两（炮裂，锉）　人参一两（去芦头）　神曲二两（炒微黄）　木香一两　诃黎勒皮二两　甘草半两（炙微赤，锉）

【用法】上为末，炼蜜为丸，如梧桐子大。每服三十丸，以生姜汤送下，不拘时候。

【主治】五膈气滞，宿食不消，呕吐酸水，腹胀不能下食。

赤茯苓丸

【来源】《太平圣惠方》卷五十。

【组成】赤茯苓一两　桂心一两　干姜三分（炮裂，锉）　甘草半两（炙微赤，锉）　枳壳一两（麸炒微黄，去瓤）　羚羊角屑一两　诃黎勒皮二两半　陈橘皮一两（汤浸，去白瓤，焙）　槟榔一两

【用法】上为末，炼蜜为丸，如弹子大。常含一丸，咽津，不拘时候。如患甚，即将一丸，以煎汤研破服亦得。

【主治】气膈，咽喉噎塞，心腹痞满，不下饮食，胸背俱闷。

赤茯苓散

【来源】《太平圣惠方》卷五十。

【组成】赤茯苓一两半　桑根白皮一两半（锉）　枳实一两（麸炒微黄）　陈橘皮一两（汤浸，去白瓤，焙）　人参一两（去芦头）　木香三分　甘草三分（炙微赤，锉）　射干三分　大腹皮一两（锉）

【用法】上为散。每服三钱，以水一中盏，加生姜半分，煎至六分，去滓稍热服，不拘时候。

【主治】膈气，咽喉噎塞，心胸满闷，不下饮食。

赤茯苓散

【来源】《太平圣惠方》卷五十。

【组成】赤茯苓一两　半夏半两（汤洗七遍去滑）　桂心三两　大腹皮一两（锉）　枳壳一两（麸炒微黄，去瓤）　陈橘皮一两（汤浸，去白瓤，焙）　白术半两　木通三分（锉）　旋覆花半两　前胡一两（去芦头）　槟榔一两　诃黎勒皮二两

【用法】上为散。每服三钱，以水一中盏，加生姜半分，煎至六分，去滓稍热服，不拘时候。

【主治】膈气，痰结气滞，不思饮食，肩背壅闷，四肢烦疼。

赤茯苓散

【来源】《太平圣惠方》卷五十。

【组成】赤茯苓一两　桂心一两　人参一两（去芦头）　陈橘皮二两（汤浸，去白瓤，焙）　白术一两　蓬莪术一两　大黄一两（锉碎，微炒）　吴茱萸半两（汤浸七遍，焙干，微炒）　厚朴二两（去粗皮，涂生姜汁炙令香熟）

【用法】上为粗散。每服三钱，以水一中盏，加生姜五分，煎至六分，去滓稍热服，不拘时候。

【主治】膈气壅滞攻心，胸中连肩背痛，日夜不止。

赤茯苓散

【来源】方出《太平圣惠方》卷五十，名见《普济方》卷二〇五。

【组成】赤茯苓一两　桂心半两　桑根白皮一两

【用法】上为粗散。每服三钱，以水一中盏，加粟米一茶匙，煎至六分，去滓温服，不拘时候。

【主治】气噎，心膈壅塞，不能下食。

吴茱萸散

【来源】《太平圣惠方》卷五十。

【组成】吴茱萸半两（汤浸七遍，焙干，微炒）　当归一两（锉，微炒）　人参一两（去芦头）　青橘皮三分（汤浸，去白瓤，焙）　荜茇三分　高良姜三分（锉）　槟榔三分　胡椒半两

【用法】上为细散。每服一钱，以热酒调下，不拘时候。

【主治】膈气，不能饮食，食即呕逆。

面色萎黄。

利膈散

【来源】《太平圣惠方》卷五十。

【组成】郁李仁四两（汤浸，去皮了，捣研如膏，看多少入白面，滴水和搜，硬软得所，擀作饼子，于堡上令黄色） 木香半两 厚朴半两（去粗皮，涂生姜汁炙令香熟） 肉豆蔻半两（去壳） 槟榔半两 陈橘皮半两（汤浸，去白瓤，焙） 诃黎勒一两（煨，用皮） 甘草一分（炙微赤，锉） 桂心半两 麝香半分（细研）

【用法】上为细散，入麝香研令匀。每服二钱，以生姜汤调下，不拘时候。

【主治】五膈气，胸心气滞，满闷不通。

利气槟榔散

【来源】《太平圣惠方》卷五十。

【别名】槟榔散（《普济方》卷二〇五）。

【组成】槟榔一两 木香半两 芎䓖半两 诃黎勒皮一两 昆布一两（洗去咸味） 桂心半两 甘草一分（炙微赤，锉） 川大黄一两（锉碎，微炒） 半夏半两（汤洗七遍去滑）

【用法】上为粗散。每服四钱，以水一中盏，入生姜半分，煎至六分，去滓稍热服，不拘时候。

【主治】

1.《太平圣惠方》：气噎，食饮不下，腹中雷鸣，大便不通。

2.《普济方》：咽喉不利，胸膈气噎，不下饮食。

沉香丸

【来源】《太平圣惠方》卷五十。

【组成】沉香半两 丁香半两 木香半两 槟榔半两 桂心一两 诃黎勒皮一两 川大黄半两（锉碎，微炒） 肉豆蔻半两（去壳） 麝香一分（细研）

【用法】上为末，加麝香研匀，炼蜜为丸，如梧桐子大。每服一丸，以姜、枣汤嚼下，不拘时候。

【主治】气膈。脾胃久冷，心腹痞满，吃食无味，

诃黎勒丸

【来源】《太平圣惠方》卷五十。

【组成】诃黎勒皮二两 干姜一两（炮裂，锉） 甘草半两（炙微赤，锉） 枳壳一两（麸炒微黄，去瓤） 桂心一两 陈橘皮二两（汤浸，去白瓤，焙） 槟榔一两

【用法】上为末，炼蜜为丸，如弹子大。每日不问早、晚，常含一丸，咽津；如患甚，即将一丸嚼破，以煎汤送服。

【主治】五膈气，久不下食，心胸妨闷，多吐酸水。

诃黎勒丸

【来源】《太平圣惠方》卷五十。

【组成】诃黎勒皮二两 槟榔一两 木香一两 陈橘皮一两（汤浸，去白瓤，焙） 五味子一两 川芒消一两

【用法】上为末，酒糊为丸，如梧桐子大。每服二十丸，煎生姜、大枣汤送下，不拘时候。

【主治】膈气，心腹妨闷，不能下食。

诃黎勒丸

【来源】《太平圣惠方》卷五十。

【组成】诃黎勒皮一两半 槟榔二两 桂心一两 甘草半两（炙微赤，锉） 木香一两 陈橘皮二两（汤浸，去白瓤，焙） 白术一两 前胡一两半（去芦头） 五味子一两

【用法】上为末，枣瓤为丸，如梧桐子大。每服三十丸，以生姜、大枣汤送下，不拘时候。

【主治】膈气，心胸妨闷，不能下食，食不消化。

诃黎勒散

【来源】《太平圣惠方》卷五十。

【别名】诃黎勒汤（《圣济总录》卷六十二）、诃子散（《普济方》卷二〇四）。

【组成】诃黎勒一两（煨，用皮） 木香三分 人

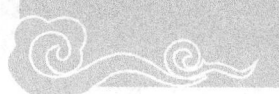

参三分（去芦头） 青橘皮半两（汤浸，去白瓤，焙） 厚朴三分（去粗皮，涂生姜汁，炙令香熟） 沉香半两 益智子半两（去皮） 桂心半两 槟榔半两 枇杷叶半两（拭去毛，炙微黄） 荜澄茄半两 赤茯苓半两 高良姜半两（锉） 白豆蔻半两（去皮） 白术半两 前胡一两（去芦头） 甘草半两（炙微赤，锉）

【用法】上为散。每服四钱，以水一中盏，加生姜半分，煎至六分，去滓热服，不拘时候。

【主治】五膈气，胸中烦满，痞塞不通，心腹虚胀，心下结实，饮食不下。

诃黎勒散

【来源】方出《太平圣惠方》卷五十，名见《普济方》卷二〇四引《经验济世方》。

【组成】诃黎勒十枚（煨五枚，用皮，五枚生用） 大腹子十枚（五枚煨用，五枚生用）

【用法】上为散。每服三钱，以茶煎服。

【主治】五膈气，心胸噎塞，背闷不食。

诃黎勒散

【来源】《太平圣惠方》卷五十。

【别名】木香诃黎勒汤（《圣济总录》卷六十二）。

【组成】诃黎勒皮一两 木香三分 陈橘皮一两（汤浸，去白瓤，焙） 五味子三分 半夏三分（汤洗七遍去滑） 人参三分（去芦头） 桂心三分 赤茯苓三分 芦根一两（锉） 枳壳三分（麸炒微黄，去瓤）

【用法】上为粗散。每服三钱，以水一中盏，加生姜半分，煎至六分，去滓稍热服，不拘时候。

【主治】膈气妨闷，不能下食，吐逆烦喘。

诃黎勒散

【来源】《太平圣惠方》卷五十。

【组成】诃黎勒皮二两 赤茯苓一两 木香半两 白术一两 桂心一两 大腹皮二两（锉） 木通一两（锉） 草豆蔻一两（去皮） 陈橘皮一两（汤浸，去白瓤，焙）

【用法】上为散。每服二钱，以水一中盏，加生姜半分，煎至六分，去滓稍热服，不拘时候。

【主治】膈气，不能下食，心腹气满，时或呕逆。

诃黎勒散

【来源】《太平圣惠方》卷五十。

【别名】诃黎勒皮散（《普济方》卷二〇五）。

【组成】诃黎勒皮一两 龙脑香半两 陈橘皮一两（汤浸，去白瓤，焙） 白豆蔻半两（去皮） 人参半两（去芦头） 赤茯苓半两 白术三分 前胡三分（去芦头） 桂心一两 甘草一分（炙微赤，锉） 厚朴一两（去粗皮，涂生姜汁，炙令香熟） 高良姜一两（锉）

【用法】上为细散。每服二钱，以陈米粥饮送下，不拘时候。

【主治】五膈气，胸中噎塞，呕吐酸水，不能下食。

诃黎勒散

【来源】《太平圣惠方》卷五十。

【组成】诃黎勒皮一两 人参三分（去芦头） 京三棱三分（微炮，锉） 草豆蔻一两（去皮） 白术三分 赤茯苓三分 甘草半两（炙微赤，锉） 槟榔三分 陈橘皮一两（汤浸，去白瓤，焙） 干姜三分（炮裂，锉） 桂心三分

【用法】上为细散。每服一钱，以煎生姜、橘皮汤调下，不拘时候。

【主治】气膈，心腹痞满，脾胃气虚弱，不能饮食。

诃黎勒散

【来源】《太平圣惠方》卷五十。

【别名】诃黎勒汤（《普济方》卷二〇五）。

【组成】诃黎勒皮一两 人参三分（去芦头） 白术三分 黄耆三分（锉） 神曲一两（炒微黄） 木香三分 桂心三分 麦蘖三分（炒微黄） 高良姜三分（锉） 草豆蔻三分（去皮） 陈橘皮半两（汤浸，去白瓤，焙）

【用法】上为细末。每服一钱，以生姜汤调下，不拘时候。

【主治】膈气，脾胃积冷，宿食不消，心胸不利。

诃黎勒散

【来源】《太平圣惠方》卷五十。

【组成】诃黎勒皮一两半　桂心三分　枳壳三分（麸炒微黄，去瓤）　陈橘皮一两（汤浸，去白瓤，焙）　甘草半两（炙微赤，锉）　芦根一两（锉）　木瓜三分（干者）　木香半两　羚羊角屑三分

【用法】上为细散。每服一钱，煎木瓜汤调下，不拘时候。

【主治】噎，心胸烦满，食饮不下，腹胁妨闷。

诃黎勒皮散

【来源】方出《太平圣惠方》卷五十，名见《普济方》卷二〇四。

【组成】诃黎勒皮一两　人参三分（去芦头）　青橘皮一两（汤浸，去白瓤，焙）　厚朴一两（去粗皮，涂生姜汁，炙令香熟）　白术三分　枳壳三分（麸炒微黄，去瓤）

【用法】上为散。每服三钱，以水一中盏，加生姜半分，大枣三枚，煎至六分，去滓稍热服，不拘时候。

【主治】膈气，呕逆不下食，腹胁胀，四肢不和。

陈橘皮丸

【来源】方出《太平圣惠方》卷五十，名见《普济方》卷二〇四。

【组成】陈橘皮二两（汤浸，去白瓤，焙）　川朴消一两　木香一两

【用法】上为末，炼蜜为丸，如梧桐子大。每服三十丸，以热酒送下，不拘时候。

【主治】五膈气，胸背俱闷，不下饮食。

陈橘皮散

【来源】《太平圣惠方》卷五十。

【组成】陈橘皮一两（汤浸，去白瓤，焙）　槟榔一两　桔梗一两（去芦头）　木通三分（锉）　赤

茯苓一两　百合三分　羚羊角屑一两半　马蔺子一两（微炒）　紫菀一两（去苗土）　射干三分　枳壳一两（麸炒微黄，去瓤）　甘草半两（炙微赤，锉）

【用法】上为粗散。每服三钱，以水一中盏，加生姜半分，煎至六分，去滓，稍热服，不拘时候。

【主治】膈气，因食即噎塞，如有肉脔在咽中不下。

陈橘皮散

【来源】《太平圣惠方》卷五十。

【组成】陈橘皮一两（汤浸，去白瓤，焙）　粟米半分（炒微黄）　甘草半两（炙微赤，锉）　诃黎勒皮二两　丁香一两

【用法】上为细散。每服一钱，以生姜汤调下，不拘时候。

【主治】膈气，脾气弱，呕逆不能下食。

陈橘皮散

【来源】《太平圣惠方》卷五十。

【组成】陈橘皮一两（汤浸，去白瓤，焙）　白术一两　人参一两（去芦头）　胡椒半两　肉豆蔻一两（去壳）　甘草半两（炙微赤，锉）

【用法】上为散。每服四钱，以水一中盏，加生姜半分，煎至六分，去滓，稍热服，不拘时候。

【主治】

1.《太平圣惠方》：五膈气，胃中宿冷，食不消化，呕吐酸水。

2.《普济方》：胸满气逆，食不消化，呕吐。

枇杷叶散

【来源】《太平圣惠方》卷五十。

【组成】枇杷叶一两（拭去毛，炙微黄）　人参一两（去芦头）　槟榔一两　半夏一两（汤洗七遍去滑）　桔梗一两（去芦头）　陈橘皮二两（汤浸，去白瓤，焙）

【用法】上为散。每服三钱，以水一中盏，加生姜半分，煎至六分，去滓温服，不拘时候。

【主治】气膈吐涎痰，食不消化，心腹痞满雷鸣。

郁李仁丸

【来源】《太平圣惠方》卷五十。

【组成】郁李仁一两（汤浸，去皮，微炒） 汉椒半两（去目及闭口者，微炒出汗） 人参半两（去芦头） 甘草一分（炙微赤，锉） 桂心半两 干姜半两（炮裂，锉） 细辛半两 赤芍药半两 陈橘皮一两（汤浸，去白瓤，焙） 厚朴一两（去粗皮，涂生姜汁，炙令香熟） 胡椒半两 附子半两（炮裂，去皮脐） 川大黄二两（锉碎，微炒） 木香一两 诃黎勒皮二两

【用法】上为末，炼蜜为丸，如梧桐子大。每服三十丸，以热酒送下，不拘时候。

【主治】五膈气，心胸气壅，宿食不消，腹胃胀满，大便秘涩。

昆布丸

【来源】《太平圣惠方》卷五十。

【组成】昆布二两（洗去咸味） 羚羊角屑一两 陈橘皮一两（汤浸，去白瓤，焙） 赤茯苓二两 木香一两 射干一两 旋覆花一两 前胡二两（去芦头） 川升麻一两 郁李仁二两（汤浸，去皮，微炒） 桔梗二两（去芦头） 紫菀一两（去苗土）

【用法】上为末，炼蜜为丸，如梧桐子大。每服二十丸，不拘时候，以温酒送下。

【主治】膈气，咽喉噎塞，全不思食，肩背气壅，四肢烦疼。

枳壳丸

【来源】《太平圣惠方》卷五十。

【组成】枳壳一两（麸炒微黄，去瓤） 木香一两 槟榔一两 麦门冬一两半（去心，焙） 羚羊角屑一两 赤芍药一两 赤茯苓二两 前胡二两（去芦头）

【用法】上为末，炼蜜为丸，如梧桐子大。每服三十丸，以粥饮送下，不拘时候。

【主治】膈气胀满，吃食妨闷，脚手烦疼，渐加羸瘦，四肢无力。

枳壳丸

【来源】《太平圣惠方》卷五十。

【组成】枳壳三分（麸炒微黄，去瓤） 木香半两 草豆蔻三分（去皮） 赤茯苓三分 当归三分（锉，微炒） 桂心三分 莳萝一两 荜茇一两 人参三分（去芦头） 胡椒半两 白术三分 诃黎勒皮一两 桔梗三分（去芦头） 干姜半两（炮裂，锉） 槟榔三分 甘草一分（炙微赤，锉）

【用法】上为末，以酒煮面糊为丸，如梧桐子大。每服二十丸，以姜、枣汤送下，不拘时候。

【主治】膈气，脾胃久冷，气滞呕逆，不能下食。

草豆蔻丸

【来源】《太平圣惠方》卷五十。

【组成】草豆蔻（去皮） 附子（炮裂，去皮脐） 远志（去心） 桂心 细辛 干姜（炮裂，锉） 川椒（去目及闭口者，微炒，去汗）各一两

【用法】上为末，炼蜜为丸，如弹子大。不拘时候，含一丸咽津。

【主治】五膈气，饮食难下，胸膈噎闷，四肢不利。

草豆蔻丸

【来源】《太平圣惠方》卷五十。

【组成】草豆蔻一两（去皮） 附子一两（炮裂，去皮脐） 缩砂一两（去皮） 陈橘皮一两（汤浸，去白瓤，焙） 干姜半两（炮裂，锉） 枳实半两（麸炒微黄） 吴茱萸半两（汤浸七遍，焙干，微炒） 桂心半分 鸡舌香半两 槟榔半两 木香半两 当归半两（锉，微炒）

【用法】上为末，以水浸蒸饼为丸，如梧桐子大。每服三十丸，以热酒送下，不拘时候。

【主治】五膈气，脾胃久冷，呕吐酸水，脾腹绞痛，不思饮食。

草豆蔻散

【来源】《太平圣惠方》卷五十。

【组成】草豆蔻一两（去皮）　人参三分（去芦头）　陈橘皮一两（汤浸，去白瓤，焙）　白术半两　桂心半两　木通半两（锉）　槟榔半两　鸡舌香半两　赤茯苓半两　半夏半两（汤洗七遍去滑）

【用法】上为散。每服三钱，以水一中盏，加生姜半分，煎至六分，去滓，稍热服，不拘时候。

【主治】膈气，心胸不利，食即呕逆。

草豆蔻散

【来源】《太平圣惠方》卷五十。

【组成】草豆蔻三分（去皮）　青橘皮三分（汤浸，去白瓤，焙）　诃黎勒皮一两　益智子半两（去皮）　人参三分（去芦头）　细辛半两　赤茯苓半两　厚朴一两（去粗皮，涂生姜汁，炙令香熟）　半夏半两（汤洗七遍去滑）　丁香一分　甘草一分（炙微赤，锉）　槟榔三分

【用法】上为散。每服三钱，以水一中盏，加生姜半分，煎至六分，去滓，稍热服，不拘时候。

【主治】膈气壅滞，不下饮食，或宿食不消。

茱萸丸

【来源】《太平圣惠方》卷五十。

【组成】食茱萸三分　干姜二分（炮裂，锉）　川椒三分（去目及闭口者，微炒去汗）　桂心三分　人参三分（去芦头）　细辛三分　赤茯苓半两　白术半两　附子半两（炮裂，去皮脐）　陈橘皮三分（汤浸，去白瓤，焙）

【用法】上为末，炼蜜为丸，如梧桐子大。每服三十丸，以温酒送下，不拘时候。

【主治】五噎。胸中寒，呕逆气隔，饮食不下。

厚朴散

【来源】《太平圣惠方》卷五十。

【组成】厚朴一两半（去粗皮，涂生姜汁，炙令香熟）　人参一两（去芦头）　白术一两　吴茱萸半两（汤浸七遍，焙干，微炒）　木通三分（锉）　桂心三分　赤茯苓三分　陈橘皮二两（汤浸，去白瓤，焙）　甘草半两（炙微赤，锉）

【用法】上为散。每服三钱，以水一中盏，加生姜半分，煎至六分，去滓，稍热服，不拘时候。

【主治】膈气。不能食，腹内冷气，或吐逆。

厚朴散

【来源】《太平圣惠方》卷五十。

【组成】厚朴一两半（去粗皮，涂生姜汁，炙令香熟）　吴茱萸半两（汤浸七遍，焙干，微炒）　人参一两（去芦头）　陈橘皮一两（汤浸，去白瓤，焙）　白术一两　甘草半两（炙微赤，锉）　高良姜半两（锉）　桂心半两

【用法】上为粗散。每服三钱，以水一中盏，加生姜半分，煎至六分，去滓，稍热服，不拘时候。

【主治】五膈气。心胸久冷结滞，时多呕吐酸水，不思饮食。

厚朴散

【来源】《太平圣惠方》卷五十。

【组成】厚朴一两（去粗皮，涂生姜汁，炙令香熟）　沉香三分　青橘皮半两（汤浸，去白瓤，焙）　槟榔半两　丁香半两　诃黎勒皮一两半　桂心半两　白术三分　高良姜三分（锉）　草豆蔻一两（去皮）　木香三分　人参三分（去芦头）　甘草一分（炙微赤，锉）

【用法】上为散。每服四钱，以水一中盏，加生姜半分，大枣三个，煎至六分，去滓，稍热服，不拘时候。

【主治】膈气。脾胃久冷，宿食不消，心腹虚胀，四肢瘦弱。

厚朴散

【来源】《太平圣惠方》卷五十。

【组成】厚朴二两（去粗皮，涂生姜汁，炙令香熟）　吴茱萸半两（汤浸七遍，焙干，微炒）　桂心一两　白术一两　陈橘皮一两半（汤浸，去白瓤，焙）

【用法】上为细散。每服二钱，以热酒调下，不拘时候。

【主治】膈气。心胸中虚寒疼痛。

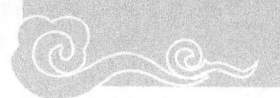

前胡散

【来源】《太平圣惠方》卷五十。

【组成】前胡一两（去芦头） 半夏一两（汤洗七遍去滑） 陈橘皮一两（汤浸，去白瓤，焙） 桂心一两 诃黎勒皮一两

【用法】上为粗散。每服三钱，以水一中盏，入生姜半分，煎至六分，去滓，稍热服，不拘时候。

【主治】五膈气噎，胸胁逆满，每食即气塞不通。

神曲丸

【来源】《太平圣惠方》卷五十。

【组成】神曲四两（炒微黄） 麦蘖半两（炒微黄） 厚朴二两（去粗皮，涂生姜汁，炙令香熟） 桂心一两 陈橘皮一两半（汤浸，去白瓤，焙） 诃黎勒皮一两半 干姜一两（炮裂，锉） 槟榔一两

【用法】上为末，炼蜜为丸，如梧桐子大。每服二十丸，以生姜汤送下，不拘时候。

【主治】膈气不下食，纵食不能消化。

桂心丸

【来源】《太平圣惠方》卷五十。

【组成】桂心 桃仁（汤浸，去皮尖双仁，麸炒微黄） 诃黎勒皮 木香 昆布（洗去咸味） 琥珀（细研） 陈橘皮（汤浸，去白瓤，焙） 白术 干木瓜（去瓤） 沉香 鸡舌香各一两

【用法】上为末，炼蜜为丸，如梧桐子大。每服三十丸，以生姜汤送下。或丸如弹子大，绵裹一丸，不问早晚，含化咽津亦得。

【主治】五膈气，咽喉不利，难下饮食，胸背俱闷，或时呕哕。

桂心散

【来源】《太平圣惠方》卷五十。

【组成】桂心一两 前胡一两（去芦头） 人参一两（去芦头） 牛李根一两（锉） 诃黎勒皮一两 青橘皮一两（汤浸，去白瓤，焙）

【用法】上为散。每服四钱，以水一中盏，煎至六分，去滓，稍热服，不拘时候。

【主治】膈气，心胸中伏滞冷气，疼痛，饮食不下。

桂心散

【来源】《太平圣惠方》卷五十。

【组成】桂心一两 吴茱萸半两（汤浸七遍，焙干，微炒） 射干一两 赤茯苓一两 木香半两

【用法】上为粗散。每服三钱，以水一中盏，加生姜半分，煎至六分，去滓，稍热服，不拘时候。

【主治】气噎极甚，咽喉胸膈壅塞不通。

桃仁散

【来源】方出《太平圣惠方》卷五十，名见《普济方》卷二〇五。

【组成】桑根白皮一两（锉） 桃仁一两（汤浸，去皮尖双仁，麸炒微黄） 木香半两

【用法】上为散。每服三钱，以水一中盏，加生姜半分，煎至六分，去滓，稍热服，不拘时候。

【主治】膈气，心胸妨闷，常欲呕吐，汤水不下。

桃花散

【来源】《太平圣惠方》卷五十。

【组成】桃花三两（当年者） 槟榔三两 缩砂二两（去皮） 马牙消二两 吴茱萸一两（汤浸七遍，焙干，微炒）

【用法】上为细散。每服一钱，以热酒调下，不拘时候。

【主治】五膈气，食饮不下，渐将羸瘦。

柴胡散

【来源】《太平圣惠方》卷五十。

【组成】柴胡一两半（去苗） 桔梗三分（去芦头） 槟榔三分 半夏三分（汤洗七遍去滑） 诃黎勒皮三分 赤茯苓三分 陈橘皮（汤浸，去白瓤，焙）半两 桂心半两

【用法】上为散。每服三钱，以水一中盏，加生姜半分，煎至六分，去滓，稍热服，不拘时候。

【主治】膈气全不思食，或食即欲呕，咽中噎塞，

食难稍下。

柴胡散

【来源】《太平圣惠方》卷五十。

【组成】柴胡二两（去苗） 枳壳一两（麸炒微黄，去瓤） 白术一两 甘草半两（炙微赤，锉） 赤茯苓一两 槟榔二两 陈橘皮一两（汤浸，去白瓤，焙） 赤芍药一两 诃黎勒皮二两

【用法】上为粗散。每服四钱，以水一中盏，加生姜半分，煎至六分，去滓，稍热服，不拘时候。

【主治】气膈，心腹痞满，不下饮食，肩背壅闷，四肢烦疼。

射干散

【来源】《太平圣惠方》卷五十。

【组成】射干一两 半夏三分（汤洗七遍，去滑） 甘草半两（炙微赤，锉） 诃黎勒皮三分 木通三分（锉） 枳实三分（麸炒微黄） 桂心三分 鸡舌香三分 紫苏子三分

【用法】上为粗散。每服三钱，以水一中盏，加生姜半分，煎至六分，去滓，稍热服之，不拘时候。

【主治】膈气，咽喉噎塞，全不下食。

通中散

【来源】《太平圣惠方》卷五十。

【组成】牵牛子一两半（微炒） 槟榔三分 桂心一分 干姜一分（炮裂，锉） 木香一分

【用法】上为细散。每服二钱，空腹热酒调下，可二服续之，并饮热茶一二盏。得利下恶物为效。

【主治】五膈气，胸中不利，脏腑壅滞。

旋覆花散

【来源】《太平圣惠方》卷五十。

【组成】旋覆花半两 木香半两 赤茯苓一两 白术一分 人参一两（去芦头） 前胡一两（去芦头） 半夏一两（汤洗七遍去滑） 桂心一两 青橘皮三分（汤浸，去白瓤，焙） 芎䓖一两 附子半两（炮裂，去皮脐） 大腹皮半两（锉）

【用法】上为散。每服三钱，以水一中盏，入生姜半分，煎至六分，去滓，稍热服，不拘时候。

【主治】膈气。胸中痰结，否塞不通，不能饮食。

羚羊角丸

【来源】《太平圣惠方》卷五十。

【组成】羚羊角屑一两 人参一两（去芦头） 诃黎勒皮二两 桂心一两 干姜半两（炮裂，锉） 甘草半两（炙微赤，锉） 赤茯苓二两

【用法】上为末，炼蜜为丸，如梧桐子大。每服三十丸，以橘皮汤送下，不拘时候。

【主治】五膈气，胸心妨闷，食少胃虚，四肢无力。

羚羊角散

【来源】《太平圣惠方》卷五十。

【组成】羚羊角屑一两 柴胡一两半（去苗） 赤芍药一两 诃黎勒皮一两 桑根白皮一两（锉） 半夏三分（汤洗七遍，去滑） 大腹皮一两（锉） 枳实三分（麸炒微黄） 川大黄一两（锉碎，微炒）

【用法】上为粗散。每服三钱，以水一中盏，加生姜半分，煎至六分，去滓，稍热服，不拘时候。

【主治】膈气不顺，上攻咽喉噎塞，或加烦热，四肢疼痛。

羚羊角散

【来源】《太平圣惠方》卷五十。

【组成】羚羊角屑一两 前胡一两（去芦头） 甘草半两（炙微赤，锉） 人参二两（去芦头） 陈橘皮二两（汤浸） 赤茯苓一两 马蔺子二两（微炒）

【用法】上为粗散。每服三钱，以水一中盏，加生姜半分，煎至六分，去滓，稍热服，不拘时候。

【主治】食噎。饮食不下，妨闷极甚。

琥珀丸

【来源】《太平圣惠方》卷五十。

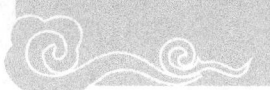

【组成】琥珀一两（细研）　槟榔一两　木香一两　诃黎勒皮一两　陈橘皮一两（汤浸去白瓤，焙）　五味子半两　桂心一两　桃仁半两（汤浸，去皮尖双仁，麸炒微黄）　川大黄一两（锉碎，微炒）　半夏一两（汤洗七遍去滑）　昆布半两（洗去咸味）　枳壳一两（麸炒微黄，去瓤）　白术一两

【用法】上为末，炼蜜为丸，如梧桐子大。每服三十丸，煎生姜、枣汤送下，不拘时候。

【主治】五种膈气，喉咽不利，心胸壅塞，食少无力。

硫黄丸

【来源】方出《太平圣惠方》卷五十，名见《普济方》卷二〇五。

【组成】硫黄一分（细研）　阿魏二分（面裹煨令面熟为度）　密陀僧一分（细研）　安息香一分　砒霜一钱（细研）　朱砂一分（细研）　乳香一分（别研入）　麝香一钱（细研）

【用法】上为细末，熔乳香、安息香及炼蜜为丸，如绿豆大。每服五丸，以冷茶送下，不拘时候，服后当吐，如人行十里未吐，再服。

【主治】五噎。心胸咽喉迫塞，痰毒壅滞，涕唾稠粘，不能下食。

紫苏散

【来源】《太平圣惠方》卷五十。

【组成】紫苏茎叶一两　陈橘皮一两（汤浸，去白瓤，焙）　半夏一两（汤洗七遍去滑）　枳壳（麸炒微黄，去瓤）　柴胡二两（去苗）　槟榔一两　赤茯苓一两　桂心一两

【用法】上为散。每服三钱，以水一中盏，加生姜半分，煎至六分，去滓，稍热服，不拘时候。

【主治】膈气。胸中妨闷，痰壅不下食。

蓬莪术丸

【来源】《太平圣惠方》卷五十。

【组成】蓬莪茂一两　诃黎勒皮二两　白术一两　桂心二两　干姜一两（炮裂，锉）　赤茯苓二两　陈橘皮二两（汤浸，去白瓤，焙）　木香一

两　甘草半两（炙微赤，锉）

【用法】上为末，炼蜜为丸，如梧桐子大。每服三十丸，以粥饮送下，不拘时候。

【主治】五膈气。胸膈不利，腹胁胀痛，胃气虚弱，食饮不下。

硼砂丸

【来源】《太平圣惠方》卷五十。

【组成】硼砂一两（细研）　沉香一两　木香一两　诃黎勒皮一两　附子一两（炮裂，去皮脐）　槟榔一两半　干姜一两（炮裂，锉）　桃仁一百二十枚（汤浸，去皮尖双仁，麸炒微黄）

【用法】上为末，入硼砂同研令匀，炼蜜为丸，如梧桐子大。每服二十丸，生姜汤送下，不拘时候。

【主治】五种膈气，壅滞气逆，心腹胀痛，宿食不消。

丁香散

【来源】《太平圣惠方》卷五十一。

【组成】丁香一两　陈橘皮一两（汤浸，去白瓤，焙）　赤茯苓一两　人参三分（去芦头）　鸡苏三分　麦门冬三分（去心）　甘草一分（炙微赤，锉）　槟榔三分　半夏半两（汤洗七遍去滑）

【用法】上为散。每服五钱，以水一大盏，加生姜半分，煎至五分，去滓热服，不拘时候。

【主治】心胸痰积，气噎呕逆，食饮不下。

白术散

【来源】《太平圣惠方》卷五十一。

【组成】白术一两　柴胡一两（去苗）　赤芍药三分　陈橘皮三分（汤浸，去白瓤，焙）　厚朴一两（去粗皮，涂生姜汁炙令香熟）　赤茯苓三分　槟榔一两　桔梗二两（去芦头）　诃黎勒皮三分　桂心半两　甘草一分（炙微赤，锉）

【用法】上为散。每服五钱，以水一大盏，加生姜半分，大枣三个，煎至五分，去滓温服，不拘时候。

【主治】气膈痰饮，两肋下痛，食不消化。

太阳紫粉丹

【来源】《太平圣惠方》卷九十五。

【组成】硫黄　马牙消　水银各三两

【用法】上药以无灰酒旋点于乳钵中，同研，候水银星尽即止；晒干，布于铛中，瓷碗合之，以盐泥如法固济，候干，铛下渐渐以三四两火养半日，渐加至七八两火，经一复时，待冷，取药细研，以白蜜拌令泣泣，于竹筒中盛，糯米饭上蒸一炊久，出之。更细研，以枣肉为丸，如梧桐子大。每服三丸，空心以盐汤或酒送下。久冷人加至五丸。

【主治】男子久冷，妇人血气冷劳，膈气，反胃痃癖，一切冷病。

川椒面拌粥

【来源】《太平圣惠方》卷九十六。

【组成】川椒一百粒（去目）　白面二合

【用法】上以醋淹椒令湿，漉出，于面中拌令匀，便于豉汁中煮，空心和汁食之。

【主治】噎病，胸间积冷，饮食不下，黄瘦无力。

乌雌鸡切面羹

【来源】《太平圣惠方》卷九十六。

【组成】乌雌鸡半只（治如食法）　白面四两　桑根白皮三分（锉）　赤茯苓三分（末）　桂心末一分

【用法】上二味末，入面中，先以水煮桑根白皮汤溲面，切。入豉汁和煮熟，与鸡肉调和，一如常法食之。

【主治】五噎，饮食不下，胸中结塞，瘦弱无力。

羊肉索饼

【来源】《太平圣惠方》卷九十六。

【组成】羊肉四两（炒作臛）　白面半斤　陈橘皮一分（汤浸，去白瓤，焙）　生姜汁一合

【用法】上以橘皮末及生姜汁和面，作索饼，于豉汁中煮熟。入臛食之。

【主治】五噎，胸膈妨塞，饮食不下，瘦弱无力。

橘皮煎丸

【来源】《博济方》卷一。

【组成】陈橘皮一斤（去白）　官桂（去皮）　干姜（炮）　川当归（炙，以上四味另研细）　荆三棱（炮）　附子（炮，去皮脐）　萆薢（以上三味另杵罗）　神曲各六两　乌头（炮，水煮三五沸）　木香各一两　川椒（去子，炒出汗）一两　大麦蘖四两　厚朴（去皮，姜汁炙，以上六味另杵罗，留出半两蘖末）

方中厚朴用量原缺。

【用法】上用无灰好酒四升，先煎上四味，如人行十里；更下次三味，又如人行十里，次下六味，又添酒两碗，煎成膏，取出，以留出者麦蘖末相和匀，再捣一千下，为丸如梧桐子大。此药煎，若用银石砂锅极妙，如无，即取好熟使铛，净刷，洗无油腻，先于铛抹真酥，次下酒，及下药，用慢火煎，不住以银匙搅，直候如膏，取出，于净盘中匀摊，候硬软得所，捣好，众手为丸，晒干。每日服二十丸至三十丸，空心以茶、酒任下，午时再服。

【功用】补气，壮真元，驻颜色，进饮食，通利五脏，明目，出一切风冷。

【主治】冷劳瘦疾，目暗，手足挛急，形容枯瘁，食不消化，腹胀不能纳食，食物无味，面黄力弱，积年肠风，痔疾，痃癖气，一切劳病；女人血癥气块，赤白带下，子宫冷甚，宿水露血；五种膈气，冷膈，热膈，气膈，思忧膈，四肢无力，饶睡。

半夏散

【来源】《博济方》卷二。

【组成】半夏半两（姜汁浸一宿，焙干）　厚朴半两（去皮，姜汁炙）　枇杷叶（炙去毛）半两　肉豆蔻一个（去壳）　母丁香二十五枚　青木香一块，枣大

【用法】上为细末。每服一钱，水八分，煎六分，和滓热服；酒后服，尤妙。

【主治】五膈气噎，心胸不利，涕唾稠粘，饮食进退。

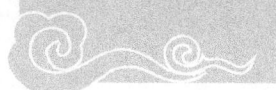

荜茇散

【来源】《博济方》卷二。

【组成】虎头王字骨（即额骨）（酥炙） 荜茇（微焙） 人参 羚角屑各等分。

【用法】上为末。每服二钱，临卧、食后温水调下。

【主治】噎疾。

通关散

【来源】《博济方》卷二。

【组成】麦蘖三钱 马兜铃三钱 诃子一枚 芫花三钱（浆水浸，微炒） 朱砂一钱 白丁香三钱 黄丹一钱 硼砂二钱（飞，去砂石） 白矾 铅白霜各一钱

【用法】上为细末。每服一钱半，入腻粉两文，鸡蛋一个，去黄只取清，调末，却入鸡蛋壳内，用湿纸裹，慢火煨熟，放冷，临卧，烂嚼，腊茶汤送下。来日逐下黑恶物则愈。如噎闭轻证，可依法服一钱。

【主治】五膈气，噎塞妨闷，遍身虚肿，涕唾稠浊，不下饮食。

硇砂丸

【来源】《博济方》卷二。

【组成】硇砂二钱（好者，研） 狼毒（锉碎，醋拌微炒干）一两 巴豆十五枚（去皮膜，以醋一升，煮令紫色） 鳖甲（醋炙黄香）一两 芫花（醋浸一宿，炒黄色）一两 干漆一两 硫磺一分（细研）

【用法】上为细末，同和匀一处，煮面糊为丸，如豌豆大。每服三丸，食后、临卧温生姜汤送下。

【主治】久积食，心腹胀满，胸膈不利，痰实胃噎。

金锁丸

【来源】《普济方》卷一八四引《博济方》。

【组成】鸡爪三棱一两（补根是也） 白三棱（枯根是也） 黑三棱（干芺苣是也）各一两 石三

棱（荆三棱内小者是也） 荆三棱各一两 桃仁二两 肉豆蔻（去壳）五个 木香一两 鳖甲二两（醋炙，去裙襕） 青橘三两（去白） 吴白术一两 官桂一两（去皮） 附子一两（炮，去皮脐） 阿魏一两（研末） 厚朴一两（去皮姜汁涂烧） 破故纸一两 仙人骨三两（故萝薥是也，炒令黄） 槟榔三个（鸡心者）

【用法】上为末，先用五味三棱、桃仁末，以多年陈米醋六升，同熬至一升，后入药末，更熬为膏后，次入曲、蘖末各一两，于臼中杵百下，众手丸如小豆大。每日服二十丸，空心温酒送下。觉病势减，可服十五丸。妇人醋汤送下，或朱砂内滚过。如胸膈气滞，可一二服见效。

【主治】五积冷气攻心，变为五膈，及肾虚风劳疾。

建中汤

【来源】《普济方》卷二〇五引《博济方》。

【组成】草豆蔻（去皮） 神曲（炒） 麦蘖（炒） 陈橘皮（汤浸，去白，焙） 白术 厚朴（去粗皮，炙香熟） 干姜（炮）各一两 茴香子（炒） 木香各半两

【用法】上为粗末。每服三钱，加生姜三片，大枣二个（擘破）水一盏，同煎至七分，去滓温服，不拘时候。一方为末，入盐煎汤下，空心常服。

【主治】膈气，宿食不消，胸膈痞满，心腹胀痛，阴阳不和，脐腹撮痛。

平胃散

【来源】《医方类聚》卷十引《简要济众方》。

【别名】天下受拜平胃散（《岭南卫生方》卷中）、受拜平胃散（《杂类名方》）、神效平胃散（《保命歌括》卷十九）。

【组成】苍术四两（去黑皮，捣为粗末，炒黄色） 厚朴三两（去粗皮，涂生姜汁，炙令香熟） 陈橘皮二两（洗令净，焙干） 甘草一两（炙黄）

【用法】上为散。每服二钱，水一中盏，加生姜二片，大枣二枚，同煎至六分，去滓，食前温服。

【功用】

1.《简要济众方》：调气进食。

2.《太平惠民和济局方》：暖胃，化宿食，消痰饮，辟风寒冷湿四时不正之气。

3.《岭南卫生方》：温养脾元，平和胃气，辟岚瘴冷湿，病后进食。

4.《丹台玉案》：和胃健脾，祛湿消食。

5.《医方论》：化痞，消胀，和中。

【主治】

1.《简要济众方》：胃气不和。

2.《太平惠民和济局方》：脾胃不和，不思饮食，心腹胁肋胀满刺痛，口苦无味，胸满短气，呕哕恶心，噫气吞酸，面色萎黄，肌体瘦弱，怠惰嗜卧，体重节重，常多自利，或发霍乱，及五噎八痞，膈气反胃。

【宜忌】《医方考》：惟湿土太过者能用之，脾土不足及老弱、阴虚之人，皆非所宜也。

沉香丸

【来源】《普济方》卷二〇四引《指南方》。

【组成】丁香　木香　茴香　沉香各二两　青橘皮　枳实各一两　槟榔二两（碎用）　牵牛三两（醋浸令软，去醋，炒令熟）　阿魏一分（面裹烧熟，焙干）　吴茱萸二分（汤浸，洗七次，醋浸一宿，炒）

【用法】上为细末，炼蜜为丸，如梧桐子大。每服十五丸，以姜汤送下。

【主治】膈气。

乌头散

【来源】《苏沈良方》卷十。

【别名】乌头煮散（《圣济总录》卷四十七）。

【组成】乌头三两（炮，去皮）　川楝子一两半　槟榔　木香各一两

【用法】上为末。每服二钱，水一盏，煎至七分，盐一捻，温服。

【主治】

1.《苏沈良方》：翻胃。

2.《普济方》：年深膈气翻胃，常有痰涎，时时呕吐，胸中多酸水，吐清水无时，腹中痛楚，或时秘结，或时冷滑。

丁沉丸

【来源】《医方类聚》卷一〇六引《神巧万全方》。

【组成】丁香　沉香　木香　诃黎勒皮　附子（炮）　硇砂（水飞过）　干姜（炮）　青橘皮（去白）　神曲（别杵）各一两　槟榔一两半　桃仁一百二十个（汤浸去皮，麸炒黄）

【用法】上为末。以硇砂、神曲，别以酒煮为膏和搜，丸如梧桐子大。每服二十丸，生姜汤送下。

【主治】五种膈气，壅塞气逆，心腹胀痛，宿食不消。

硇砂丸

【来源】《医方类聚》卷一〇六引《神巧万全方》。

【组成】大附子一分（剜去中心肉，别和后药，杵）　硇砂（水飞过）　丁香各半两　青橘皮（去白瓤）　木香　肉豆蔻各一分　槟榔三分（生用）

【用法】上以净硇砂纳入剜了附子中和，不尽，都将熟面如馒头裹入，灰中煅令焦，却和丁香等，都杵为末，滴水和，再杵，丸如梧桐子大。每服二十丸，生姜汤送下。

【主治】五膈气噎闷，或吐逆不下。

丁沉丸

【来源】《太平惠民和济局方》卷三。

【组成】甘草（炙）　青皮（去瓤，锉，炒）　丁香　白豆蔻仁　沉香　木香　槟榔肉　豆蔻仁各五两　白术（锉，微炒）四十两　人参（去芦）　茯苓（去皮）　诃黎（煨，取皮）各十两　肉桂（去粗皮）　干姜（炮裂）各二两半　麝香（别研）一两

【用法】上为细末，入麝香令匀，炼蜜为丸，如酸枣大。每服一丸，空心食前细嚼，炒生姜、盐汤送下；温酒亦得。

【主治】一切冷气攻心腹，胁肋胀满刺痛，胸膈噎塞，痰逆恶心，噫气吞酸，不思饮食，胃中冷逆，呕吐不止；及翻胃膈气，宿食留饮，心痛霍乱；妇人血气心腹痛。

大丁香丸

【来源】《太平惠民和剂局方》卷三（绍兴续添方）。

【组成】香附子（炒）一百九十二两　麦蘖（炒）一百两　丁香皮三百三十两　缩砂仁　藿香叶各二百五十两　甘松　乌药各六十四两　肉桂（去粗皮）甘草（炒）陈皮（去白，洗）各二百五十两

【用法】上为末，炼蜜为丸，如弹子大。每服一粒，盐酒、盐汤嚼下；妇人脾血气，如经水不调，并用炒姜酒嚼下；醋汤亦得。

【功用】《御药院方》：消谷进食。

【主治】

1.《太平惠民和剂局方》（绍兴续添方）：男子、妇人脾元气冷，胃气虚乏，不思饮食，心膈噎塞，渐成膈气，脾泄泻痢，气刺气注，中酒吐酒，冷痃翻胃，霍乱吐泻。

2.《御药院方》：脾胃不和，三焦痞滞，气不宣通，食欲迟化。

【宜忌】忌生冷、肥腻。

千金大养脾丸

【来源】《太平惠民和剂局方》卷三（续添诸局经验秘方）。

【组成】枳壳　神曲　陈皮（去白）　麦芽（炒）　茴香　白姜（炮）　缩砂（去皮）　肉豆蔻　三棱（炮）　茯苓（去皮）　良姜　薏苡仁　益智（去壳）　胡椒　木香　白扁豆（炒）　丁香　白术　红豆　藿香（去梗）　山药　苦梗（炒）　人参　甘草（炙）　蓬莪术（炮）

【用法】上为末，炼蜜为丸，如弹子大。每服一丸，空心、食前细嚼，白汤送下；温酒亦得。

【主治】脾胃虚弱，停寒留饮，膈气噎塞，反胃吐食，心胸痞满，胁肋虚胀，胸腹冲痛，牵引背膂，食少多伤，言微气短，口苦舌涩，恶心呕哕，喜唾咽酸，久病泄泻，肠胃虚滑，或大病气不复常，饮食无味，形容憔悴，酒后多痰。

小丁香丸

【来源】《太平惠民和剂局方》卷三。

【别名】丁香丸（《普济方》卷三九四）。

【组成】五灵脂十二两　丁香三两　木香一两半　肉豆蔻（去壳）三十个　巴豆（去皮膜，去油）二百一十个

【用法】上为细末，入巴豆令匀，面糊为丸，如黍米大。每服五丸至七丸，食后温生姜汤送下，橘皮汤亦得；如霍乱吐逆，煎桃叶汤放冷送下。小儿吐逆不定，三岁儿服三丸，五岁以下服四丸，用生姜、桃叶汤送下。

【功用】

1.《太平惠民和剂局方》：消积滞生冷、留饮宿食，止痰逆恶心、霍乱呕吐；常服顺脾胃，进饮食。

2.《圣济总录》：止呕逆，利关膈，温脾胃，进乳食，定心腹痛。

【主治】

1.《太平惠民和剂局方》：心腹胀闷，胁肋刺痛，胸膈痞满，噎塞不通。

2.《圣济总录》：小儿宿食不消。

五膈宽中散

【来源】《太平惠民和剂局方》卷三。

【别名】宽中散《世医得效方》卷三。

【组成】白豆蔻（去皮）二两　甘草（炙）五两　木香三两　厚朴（去皮，生姜汁炙熟）一斤　缩砂仁　丁香　青皮（去白）　陈皮（去白）各四两　香附子（炒去毛）十六两

【用法】上为细末。每服二钱，加生姜二片，盐少许，沸汤点服，不拘时候。

【主治】

1.《太平惠民和剂局方》：因忧恚寒热，动气伤神，致阴阳不和，脏腑生病，结于胸膈之间，遂成五膈之病：一曰忧膈，胸中气结，津液不通，饮食不下，羸瘦短气；二曰恚膈，心下实满，噫辄醋心，饮食不消，大小便不利；三曰气膈，胸胁逆满，噎塞不通，噫闻食臭；四曰寒膈，心腹胀满，咳嗽气逆，腹上苦冷雷鸣，绕脐痛，不能食肥；五曰热膈，五心中热，口中烂生疮，四肢烦重，唇口干燥，身体或热，腰背疼痛，胸痹引背，不能多食，及一切气疾。

2.《济阳纲目》：中脘停滞，气不流转，胸膈痞闷，腹痛泄泻，久而不愈。

分心气饮

【来源】《太平惠民和济局方》卷三（宝庆新增方）。

【组成】木香（不见火）桑白皮（炒）各半两　丁香皮一两　大腹子（炮）桔梗（去芦，炒）麦门冬（去心）草果仁　大腹皮（炙）厚朴（去粗皮，姜汁制）白术　人参（锉）各半两　香附子（炒，去毛）紫苏（去梗）陈皮（去白）藿香各一两半　甘草（炙）一两

【用法】上锉。每服二钱，水一盏，加生姜三片、枣子一个（擘破去核），及灯心十茎，煎至七分，去滓温服，不拘时候。

【主治】男子、妇人一切气不和。多因忧愁思虑，怒气伤神，或临食忧戚，或事不随意，使抑郁之气留滞不散，停于胸膈之间，不能流畅，致心胸痞闷，胁肋虚胀，噎塞不通，噫气吞酸，呕哕恶心，头目昏眩，四肢倦怠，面色萎黄，口苦舌干，饮食减少，日渐羸瘦，或大肠虚秘；或因病之后，胸膈虚痞，不思饮食。

嘉禾散

【来源】《太平惠民和济局方》卷三。

【别名】谷神散（原书同卷）、谷神嘉禾散（《世医得效方》卷五）。

【组成】枇杷叶（去毛尽，涂姜汁，炙令香熟为度）薏苡仁（微炒）白茯苓（去皮）人参（去芦）缩砂仁（去皮）各一两　大腹子（微炒）随风子（如无，楝实，诃子亦得）杜仲（去皮，用姜汁与酒合和涂，炙令香熟微焦）石斛（细锉，酒拌，微炒）藿香叶　木香　沉香　陈皮（去白）各三分　谷糵（微炒）槟榔（炒）丁香　五味子（微炒）白豆蔻（微炒，去皮）青皮（去瓤）桑白皮（微炒）各半两　白术（炒）二两　神曲（微炒）半夏（汤洗七遍，生姜一分，切作片子，与半夏同捣烂，作饼炙黄，各一分）甘草（炙）一两半

【用法】上为末。每服二钱，水一盏，入生姜二片，肥枣三枚，同煎至七分，温服，不拘时候。如疗五噎，入干柿一枚同煎，十服见效；如疗膈气，吐逆羸困，入薤白三寸，枣五枚同煎，妇人亦可服。

【功用】常服育神养气，和补脾胃，进美饮食。

【主治】中满下虚，五噎五膈，脾胃不和，胸膈痞闷，胁肋胀满，心腹刺痛，不思饮食，或多痰逆，口苦吞酸，胸满短气，肢体怠惰，面色萎黄；如中焦虚痞，不任攻击，脏气虚寒，不受峻补，或因病气衰，食不复常，禀受怯弱不能多食，尤宜服之。

膈气散

【来源】《太平惠民和济局方》卷三。

【组成】肉豆蔻仁　木香　干姜　厚朴（去粗皮，生姜汁制，炒）青皮（去白）甘草（爁）各五两　三棱（炮）益智仁　莪茂（炮）肉桂（去粗皮）陈皮（去瓤）槟榔　枳壳（去瓤，麸炒）各十两

【用法】上为细末。每服二钱，水一盏，入生姜二片，大枣半个，同煎七分，和滓热服；如不及煎，入盐少许，沸汤点服亦得，不拘时候。

【功用】常服顺气宽中，消痃癖积聚，散惊忧恚气。

【主治】五种膈气。三焦痞塞，胸膈满闷，背膂引疼，心腹膨胀，胁肋刺痛，食饮不下，噎塞不通，呕吐痰逆，口苦吞酸，羸瘦少力，短气烦闷。

撞气阿魏丸

【来源】《太平惠民和济局方》卷三（绍兴续添方）。

【组成】茴香（炒）青皮（去白）甘草（炒）蓬莪茂（炮）川芎　陈皮（去白）各一两　白芷半两　丁香皮（炮）一两　缩砂仁　肉桂（去皮）各半两　生姜四两（切作片子，用盐半两淹一宿，炒黑色）胡椒　阿魏（醋浸一宿，以面同为糊）各二钱半

【用法】上为末，用阿魏糊和丸，如芡实大，每药丸一斤，用朱砂七钱为衣。丈夫气痛，炒姜盐汤送下一至二粒；妇人血气，醋汤送下；常服一粒，嚼烂，茶、酒任下。

【主治】五种噎疾，九般心痛，痃癖气块，冷气攻刺，及脾胃停寒，胸满膨胀，腹痛肠鸣，呕吐酸水，丈夫小肠气，妇人血气，血刺等疾。

木香汤

【来源】《太平惠民和济局方》卷十。

【组成】木香　青皮各三斤　姜黄　麦蘖（炒）各五斤　甘草（炒）　盐（炒）各一十一斤　蓬术四斤

【用法】上为末。每服一钱，沸汤点服，不拘时候。

【主治】胸膈痞塞，心腹刺痛，胁肋胀满，饮食减少，噫气吞酸，呕逆噎闷，一切气疾。

人参豆蔻汤

【来源】《景岳全书》卷五十四引《太平惠民和济局方》。

【组成】人参　白豆蔻各五分　白术　陈皮（去白）　半夏曲各八分　藿香　丁香各三分　厚朴（姜炒）　萝卜子（炒研）　当归各八分　甘草（炙）　石菖蒲各五分

【用法】水一盏半，加生姜三片，粟米一撮，煎七分服。

【功用】宽中顺气。

【主治】膈噎。

酒蒸黄连丸

【来源】《类证活人书》卷十八。

【别名】酒煮黄连丸（《鸡峰普济方》卷五）、酒连丸（《三因极一病证方论》卷十五）、黄龙丸（《太平惠民和济局方》卷二吴直阁增诸家名方）、小黄龙丸（《世医得效方》卷二）、独连丸（《普济方》卷一七七引《神效方》）。

【组成】黄连四两（以无灰好酒浸面上约一寸，以重汤熬干）

【用法】上为细末，糊为丸，如梧桐子大。每服三五十丸，滚水送下。

【功用】

1.《仁斋直指方论》：治膈热，解酒毒。

2.《御药院方》：除热气，止烦渴，厚肠胃。

【主治】

1.《类证活人书》：暑毒伏深，及伏暑发渴者。

2.《医灯续焰》：嘈杂吞酸，噎膈反胃，吐酸、干呕、胃痛、挟虫者。

白米饮

【来源】《养老奉亲书》。

【组成】白米四合（研）　春头糠末一两

【用法】煮饮熟，下糠米调之，空心服食尤益。

【主治】老人咽食，入口即塞涩不下，气壅。

苏蜜煎

【来源】《养老奉亲书》。

【组成】土苏二两　白蜜五合　生姜汁五合

【用法】上相和，微火煎之令沸，空心服半匙，细细下汁尤效。

【主治】老人噎病，气塞食不通，吐逆。

苏煎饼子

【来源】《养老奉亲书》。

【组成】土苏二两　白面六两（以生姜汁五合调之）

【用法】如常法作之。空心常食。

【功用】润脏腑，和中。

【主治】老人噎，冷气壅塞，虚弱，食不下。

桂心粥

【来源】《养老奉亲书》。

【组成】桂心（末）一两　粳米四合（淘研）

【用法】上以米煮作粥半熟，次下桂末调和，空心服，每日一次。

【功用】破冷气。

【主治】老人噎病，心痛闷，膈气结，饮食不下。

黄雌鸡馎饦

【来源】《养老奉亲书》。

【组成】黄雌鸡四两（切作臛头）　白面六两　茯苓末二两

【用法】上和茯苓末搜面作，豉汁中煮，空心食

之，常作三五服。

【功用】除冷气噎。

【主治】老人噎病，食不通，胸胁满闷。

黍粘汤

【来源】《寿亲养老新书》。

【组成】黍粘子三两（炒令香熟） 甘草半两（炙）

【用法】上为细末。每服一钱，食后临卧如常点之。

【主治】老人春时胸膈不利，痰壅气噎及咽喉诸疾。

木香散

【来源】《传家秘宝》卷中。

【组成】木香半两 沉香一两 肉豆蔻三个 槟榔三个 官桂 青橘皮 陈橘皮 荆三棱 蓬莪术各一两 益智一两 马蔺花（炒） 诃子皮 丁香各半两 胡椒 没药一分 甘草（炙） 牵牛子（炒） 茴香

方中胡椒、甘草、牵牛子、茴香用量原缺。

【用法】上药各依常法修制，捣罗为细散。每服一钱，水一盏，煎七分，不拘时候热服，一日二三次。

【主治】五膈气，欲变成脾肾劳者。

真法枳壳散

【来源】《传家秘宝》卷中。

【组成】枳壳四两 厚朴一斤（去皮，锉。用大黄二两，生姜四两，枣五十枚，乌头二两，并锉细，以水煮枣烂熟，只用厚朴）

【用法】上药各为细末，每厚朴八钱匕，枳壳三钱匕，腻粉三钱匕，同研为散。每服半钱匕，熟米饮调下，一日三次，不拘时候，连服三日。重者不过五日，遂下黑恶物瘀血，疾便愈。

【主治】

1.《传家秘宝》：发狂若疟，及五膈气噎塞病，兼脾积气。

2.《普济方》引《卫生宝鉴》：气血结滞，腹胀或蛊，身瘦面黄，肚急如鼓。

丁香膏

【来源】《传家秘宝》卷三。

【组成】母丁香七个 丁香一两 吴茱萸一两（先用醋浸后，汤洗七遍去涎，焙干，别捣为末，以醋半盏，于银石器内熬成膏） 硫黄一分（研） 胆矾一钱（与硫黄同研） 麝香一分 生姜自然汁一分

【用法】将丁香等为末，与硫黄、胆矾、麝香、姜汁和匀，入茱萸膏内，慢火熬成膏，豌豆大。每服五丸，生姜米饮送下；吐逆者，用盐、醋各少许化一丸服。

【主治】膈气，翻胃吐逆。

人参汤

【来源】《普济方》卷二〇四引《护命》。

【组成】桑寄生半两 川芎 木香 沉香 甘草 乌药 人参 枳壳（只使青）各一分

【用法】上为细末。每服一钱九分，水一盏，煎取七分，空心和滓服之。

【主治】喜怒膈气，心前噎塞，空呕。

地黄煎

【来源】《圣济总录》卷三十二。

【组成】生地黄汁二合 铅丹（炒）一两 猪牙皂荚一挺（去皮，酥炙，为末） 白蜜二两

【用法】上和匀，以瓶子盛，密封头，饭上蒸一时久，去滓收之。每取一匙头，含化咽津。

【主治】伤寒后咽喉不能咽食，口中生疮，积热上攻，涎出不止。

缓气丸

【来源】《圣济总录》卷四十七。

【组成】木香半两 桂（去粗皮）二两 人参二两 白术二两 吴茱萸（炒）二两 厚朴（去粗皮、生姜汁涂，炙令香）二两 诃梨勒皮二两 附子（炮裂，去皮）一两半 阿魏（研）半两

【用法】上为末，炼蜜为丸，如梧桐子大。每服

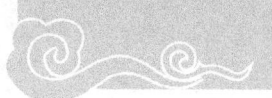

三十丸，温熟水送下，不拘时候。

【功用】养气消痰，温中散滞。

【主治】阴阳气不行降，痞气膈气，心痛腹痛，咽喉噎闷，气道不匀，呕吐痰沫，饮食不下，大便秘利不定，或里急后重，大腹痛不可忍。

半夏丸

【来源】《圣济总录》卷六十一。

【组成】半夏（汤洗七遍去滑） 桔梗各二两 桂（去粗皮）一两半 木香 枳壳（去瓤，麸炒）各一两

【用法】上为末，生姜汁煮糊为丸，如梧桐子大。每服二十丸，木瓜汤送下。

【主治】心胸噎塞壅闷，食不下。

昆布汤

【来源】《圣济总录》卷六十一。

【组成】昆布（汤洗去咸，焙） 桔梗（锉） 半夏（汤洗七遍，去滑） 枇杷叶（炙，去毛） 枳壳（去瓤，麸炒） 桂（去粗皮） 人参各三分 赤茯苓（去黑皮） 木香 射干各半两

【用法】上为粗末。每服三钱匕，水一盏，生姜五片，煎至七分，去滓温服，不拘时候。

【主治】心胸噎塞壅闷，食不下。

丁香丸

【来源】《圣济总录》卷六十二。

【组成】丁香 木香各一钱 槟榔（锉） 青橘皮（去白，醋浸半日，烘干，炒令黄色）各一分 京三棱（炮，锉） 芫花（醋浸一宿，控干，炒令黄色）各半两 五灵脂一两 香墨（烧令烟尽，候通赤，放冷）一钱

【用法】上为末，再罗过，肥巴豆七粒，去皮心膜，细研如膏，涂于新瓦上，出油令尽，细研，与前药末同研，拌令极匀。用水煮白面糊和剂，硬软得所，为丸如大麻子大，令干。每服五丸至七丸，生姜汤送下，不拘时候。

【主治】膈气，咽喉噎塞，不下饮食。

丁香丸

【来源】《圣济总录》卷六十二。

【组成】丁香二七粒 木瓜（切） 木香（炮）各一分 槟榔（锉）一枚 肉豆蔻（去壳，炮）一枚 半夏一分（姜制） 青橘皮（去白，炒）七片

【用法】上为末，炼蜜为丸，如梧桐子大。每服十五丸，生姜汤送下。

【主治】膈气，呕逆不下食，壅闷恶心。

丁香匀气丸

【来源】《圣济总录》卷六十二。

【别名】丁香丸（《圣济总录》卷七十一）。

【组成】丁香 木香 沉香（锉） 肉豆蔻（去壳） 桂（去粗皮） 京三棱（煨，先捣取末） 当归（洗，切，焙） 陈橘皮（汤浸，去白，焙） 槟榔（锉） 荜澄茄 附子（炮裂，去皮脐） 安息香（酒化，去滓） 乳香（绢包，汤内摆过，候干，研） 硇砂（飞） 丹砂（研）各一分 巴豆二十一粒（去皮，热灰内炮令紫色，研）

【用法】上为末，与安息香等一处搅和研匀，酒煮面糊和，再捣三二百下，丸如麻子大。每服五七丸，温生姜汤送下。

【主治】膈气痰结，呕逆减食；及积聚留结，心腹胀满。

人参丸

【来源】《圣济总录》卷六十二。

【组成】人参 厚朴（去粗皮，生姜汁炙） 枇杷叶（去毛，炙） 槟榔（锉）各一两 半夏（淡浆水煮三二十沸，切碎）半两

【用法】上为末，面糊为丸，如梧桐子大。每服二十丸，生姜汤送下，不拘时候。

【主治】膈气，咽喉噎塞，心烦呕逆，不进饮食。

人参汤

【来源】《圣济总录》卷六十二。

【组成】人参 赤茯苓（去黑皮） 白术 桂（去粗皮） 诃黎皮（炒） 京三棱（炮，锉）陈橘皮

（汤浸，去白，焙） 枳壳（去瓤，麸炒） 甘草（炙，锉） 槟榔（锉）各一两 木香半两 草豆蔻（去皮）半两

【用法】上为粗末。每服三钱匕，水一盏，煎至七分，去滓温服，日二夜一。

【主治】膈气咽塞，忧结不散。

人参茯苓汤

【来源】《圣济总录》卷六十二。

【组成】人参二两 赤茯苓（去黑皮）一两半 附子（炮裂，去皮脐） 黄耆 白术 干姜（炮） 前胡（去芦头） 甘草（炙） 诃黎勒皮 枇杷叶（拭去毛） 陈橘皮（汤浸，去白，焙） 麻黄（去根节） 桂（去粗皮） 益智子（去皮）各一两

【用法】上为粗末。每服三钱匕，水一盏，加生姜三片，大枣一枚（擘破），同煎至七分，去滓温服。伤寒三日外，要出汗，并三服，衣被盖出汗。

【主治】膈气，宿食不消，痰毒气虚，饮食无味，壮热憎寒，霍乱吐逆，及脾泄气痢，阴阳二毒，食毒，伤寒。

干咽妙功丸

【来源】《圣济总录》卷六十二。

【组成】硼砂（研，抄末）二钱匕 丹砂（研，抄末）四钱 硇砂（飞，研，抄末）一钱 巴豆霜（抄末）三钱匕 桂末 益智仁末各半两

【用法】上拌和令匀，用糯米粥为丸，如麻子大。每服一丸或两丸，食后、临寝干咽。

【主治】膈气。咽喉噎塞，咳嗽上气，痰盛喘满，气道痞滞，不得升降。

大腹汤

【来源】《圣济总录》卷六十二。

【别名】大腹皮汤（《普济书》卷二〇四）。

【组成】大腹皮（切） 槟榔（锉） 木通（锉） 防己 青橘皮（汤浸，去白，焙） 紫苏茎叶 桑根白皮（锉） 甘草（炙，锉） 枳壳（去瓤，麸炒）各一两 草豆蔻（去皮） 丁香皮（锉） 大黄（锉，炒）各半两 木香一分

【用法】上为粗末。每服三钱匕，水一盏，加生姜二片，大枣一枚（擘），同煎七分，去滓温服，日三夜一。

【主治】诸膈气，冷热不调，喜怒无度，胸中咽塞，不思饮食；或忧思过甚，不足之气，蕴积心臆，日渐消瘦。

万灵木香丸

【来源】《圣济总录》卷六十二。

【组成】木香一分 附子（炮裂，去皮脐）一枚 槟榔（锉）一两 缩砂（去皮） 干姜（炮） 桂（去粗皮） 陈橘皮（汤浸，去白，焙） 肉豆蔻（去壳） 茴香子（炒）各半两

【用法】上为末，醋煮面糊为丸，如梧桐子大，丹砂为衣。每服二十丸，生姜汤送下；茶、酒亦得，不拘时候。

【主治】膈气，咽喉噎塞。

无比丸

【来源】《圣济总录》卷六十二。

【组成】干姜（炮） 附子（炮裂，去皮脐） 泽泻（锉） 桂（去粗皮）各一两 巴豆二七粒（去皮，醋煮，研）

【用法】上为末，和匀，炼蜜为丸，如梧桐子大。每服三丸至五丸，温酒送下，早、晚各一服。

【主治】膈气，呕逆不下食。

木香丸

【来源】《圣济总录》卷六十二。

【组成】木香（炮）半两 莎草根（炒） 京三棱（煨，锉） 白术各一两 沉香（锉） 硇砂（别研） 好茶末 益智子（去皮，炒）各半两 桂（去粗皮） 丁香（炒）各一分 乌梅肉（炒）一两 巴豆二七粒（去皮，研，出油） 肉豆蔻（去壳）三枚

【用法】上药除巴豆外，捣罗为末，醋煮面糊为丸，如绿豆大。每服三丸至五丸，食后生姜汤送下。

【主治】膈气痞闷，痰饮恶心，呕逆，不下饮食。

木香散

【来源】《圣济总录》卷六十二。

【组成】木香　丁香　槟榔（锉）　诃黎勒皮　桂（去粗皮）　茅香（锉）各一两　枳壳（去瓤，麸炒）　大黄（锉，炒）各半两　干木瓜（切碎）三分

【用法】上为散，再同研匀。每服二钱匕，炒生姜、盐汤调下。

【主治】胸膈气痛，不思食，食即呕逆。

五膈丸

【来源】《圣济总录》卷六十二。

【别名】琥珀丸（《奇效良方》卷十六）。

【组成】白术（炒）　木香（炮）　诃黎勒（炮，去核）　陈橘皮（去白，焙）　昆布（洗去咸水）　桃仁（去皮尖双仁，炒）各三分　大黄（锉）　桂（去粗皮）　半夏（汤洗去滑七遍）　槟榔（锉）　枳实（去瓤，麸炒）　五味子各半两　琥珀（研）一分

【用法】上为末，炼蜜为丸，如梧桐子大。每服三十丸，空心生姜、大枣汤送下。

【主治】五膈，气噎满闷，不下食。

五膈丸

【来源】《圣济总录》卷六十二。

【组成】桑根白皮（锉，焙）　紫苏叶（微焙）　赤茯苓（去黑皮）　陈橘皮（汤浸去白，焙）各一两　槟榔八枚（锉）　生姜（切，焙）二两　厚朴（去粗皮，生姜汁炙）一两三分　旋覆花一两半

【用法】上为末，炼蜜为丸，如梧桐子大。每服二十丸，空心米饮送下。渐加至三十丸。

【主治】膈气痰结，胸中不利。

五膈散

【来源】《圣济总录》卷六十二。

【组成】人参　赤茯苓（去黑皮）　厚朴（去粗皮、姜汁炙）　枳壳（去瓤，麸炒）　桂（去粗皮）　甘草（炙，锉）　陈曲（炒）　诃梨勒皮　白术　陈橘皮（汤浸去白，焙）　干姜（炮）　京三棱（煨，锉）各一两　槟榔（锉）　木香各一分

【用法】上为散。每服二钱匕，入盐点服。如脾气腹胀，心胸满闷，每服三钱，用水一盏，加生姜一块（切），大枣二枚（擘破），盐少许，同煎至八分，不拘时候，和滓热服。

【主治】五膈气痞，心胸噎塞，渐至赢瘦。

化气丸

【来源】《圣济总录》卷六十二。

【组成】木香（炮）　槟榔（生锉）各二两　硇砂（别研）一两　大黄（炮）三分　丹砂（别研）半两

【用法】上为末，酒煮面糊为丸，如梧桐子大。每服十丸至二十丸，生姜汤送下，不拘时候。

【主治】膈气呕逆不下食，心胸痞闷，噎塞不通。

气宝丸

【来源】《圣济总录》卷六十二。

【组成】茴香子（拣净，银石器内纸衬炒）二两　陈橘皮（汤浸，去白，焙）　槟榔（锉）各一两　木香一分（四味同杵，罗为末）　黑牵牛（拣净称）四两（用吴茱二两慢火同炒茱萸焦，只取牵牛子，一向杵取末二两）

【用法】上药同拌匀，炼蜜为丸，如梧桐子大。每服十丸至十五丸，米饮或木香汤送下；有痰，即用槟榔末半钱，水半盏，煎数沸，放温送下；欲微疏利，加至三十丸至四十丸。看虚实，腹稍空服之。

【主治】

1.《圣济总录》：膈气呕逆，心胸痞满，食饮不下。

2.《普济方》：一切滞气，腹中积聚，心胸痞满，腹闷喘急；及风邪久滞，痰饮咳嗽，酒食有伤，脾胃滞气，膀胱寒气，攻注体背，腰脊痛肿，不可俯仰。

分气丸

【来源】《圣济总录》卷六十二。

【组成】白术（锉，麸炒）　木香（炮）　蓬莪术（煨）　干姜（炮）　陈橘皮（汤浸，去白，切，炒）　桂（去粗皮）　甘草（炙）　缩砂仁（去皮，炒）　茴香子（炒）　干木瓜（切）　益智仁（炒）各二两　胡椒半两　阿魏（醋化白面和作饼，炙）一分

【用法】上为末，浸蒸饼为丸，如鸡头子大。每服一丸，盐汤嚼下，不拘时候。

【主治】膈气呕逆，不下食。

半夏五香丸

【来源】《圣济总录》卷六十二。

【组成】半夏（汤洗七遍去滑，捣罗为末，姜汁和作饼，晒干）三两　丁香　沉香（锉）各半两　麝香（研）　龙脑（研）　丹砂（研）各一钱　藿香叶半两　槟榔（尖者）二颗（锉）　木香　甘草（炙）各一分

【用法】上为末，炼蜜为丸，如弹子大。每服一丸，空心、食前生姜盐酒嚼下。

【功用】和胃气，进饮食。

【主治】膈气痰结。

肉豆蔻丸

【来源】《圣济总录》卷六十二。

【组成】肉豆蔻（去壳）　木香　桂（去粗皮）　沉香（镑）　益智子（去皮）　荜澄茄　胡椒　青橘皮（汤浸去白，焙）　附子（炮裂去皮脐）各等分

【用法】上为末，用木瓜一枚，切盖去子，纳硇砂一两飞过者，饭上蒸熟，研如膏，后拌诸药，如干，更入炼蜜为丸，如梧桐子大。每服十五丸，空心、临卧温酒送下。

【主治】膈气痰结，不入饮食。

安息香丸

【来源】《圣济总录》卷六十二。

【组成】安息香（酒化，研）　赤茯苓（去黑皮）　桂（去粗皮）　槟榔（生，锉）　白术（锉，麸炒）　甘草（炙）　诃黎勒皮　厚朴（去粗皮，生姜汁炙）　陈橘皮（汤浸，去白，炒）各一两　干姜（炮）半两

【用法】上为末，炼蜜为丸，如梧桐子大。每服二十丸，以生姜汤送下，不拘时候。

【主治】膈气呕逆，不下食，噎塞，腹肚膨胀。

安息香煎丸

【来源】《圣济总录》卷六十二。

【组成】安息香（别研）半两　木香　沉香各一两　诃黎勒皮（炮）二两　桂（去粗皮）　白茯苓（去黑皮）　肉豆蔻仁　缩砂仁　芍药　荜澄茄　茴香子（微炒）　益智（去皮，炒）　五味子（微炒）　白豆蔻仁　芎藭　当归（切，焙）　丁香皮（锉）　蓬莪术（炮，锉）　京三棱（炮，锉）　莎草根（去毛）　槟榔（锉）各一两半　硇砂（别研）半两　阿魏一分（细研，用白面少许和作饼子，炙令香熟）

【用法】除别研外，上为末，再同研匀，用蜜三十两，炼熟和为丸，如鸡头子大。每服一丸，细嚼，温酒或生姜盐汤送下，不拘时候。

【主治】膈气，咽喉噎塞，烦闷呕吐，心胸痞满，腹胁膨胀，不思饮食。

导气散

【来源】《圣济总录》卷六十二。

【组成】虎头王字骨（酥炙）　荜茇（微焙）　人参　厚朴（去粗皮，生姜汁炙，锉）　羚羊角屑各等分

【用法】上为散。每服二钱匕，温水调，临卧、食后服。

【主治】膈气噎塞，不入饮食。

麦蘖散

【来源】《圣济总录》卷六十二。

【组成】麦蘖四两（炒）　芎藭　白芷　茴香子（炒）　乌药各一两半　莎草根（麸炒，去毛）　桔梗（炒）　缩砂（去皮）　陈橘皮（汤

浸，去白，焙） 红豆 蓬莪术（炮） 桂（去粗皮） 厚朴（去粗皮，生姜汁炙熟） 人参各一两 白术三两 木香二钱 诃黎勒皮半两 苍术（米泔浸一宿，麸炒）三两

【用法】上为散。每服二钱匕，陈米饮或盐汤调下，不拘时候。

【主治】膈气，宿食不消。

豆蔻丸

【来源】《圣济总录》卷六十二。

【组成】肉豆蔻仁 京三棱（炮） 蓬莪术（炮） 青橘皮（汤浸，去白，焙） 陈橘皮（汤浸，去白，焙） 桂（去粗皮）各一两 槟榔（锉） 木香各半两 牵牛子（四两，半生半熟，取末）二两

【用法】上为末，以枣肉为丸，如梧桐子大。每服二十丸，食后生姜汤送下。

【主治】五膈气痞闷，腹胁胀满。

豆蔻散

【来源】《圣济总录》卷六十二。

【组成】肉豆蔻（去皮）三个 木香 厚朴（去粗皮，姜汁炙） 人参 赤茯苓（去黑皮） 桂（去粗皮）各半两 甘草（炙，锉） 青橘皮（汤浸，去白，焙）各一两 诃黎勒三枚（炮，去核） 槟榔二枚（锉）

【用法】上为散。每服二钱匕，如茶点服；若入姜、枣同煎亦佳。

【功用】治气补劳，通血脉，益脾胃。

【主治】五种膈气。

诃黎勒汤

【来源】《圣济总录》卷六十二。

【组成】诃黎勒（煨，去核）一两 半夏二两（汤洗七遍，姜汁煮令黄色） 甘草（炙）各一两半 草豆蔻（去皮） 槟榔（锉） 青橘皮（汤浸，去白，焙）各一两 丁香一分

【用法】上为粗末。每服三钱匕，水一盏，加生姜三片，煎至七分，去滓热服，不拘时候。

【主治】膈气痰结，不思饮食。

附子丸

【来源】《圣济总录》卷六十二。

【组成】附子（大者，生，去皮脐，切破，生姜汁煮透，焙）一两 丁香半两

【用法】上为末。细研硇砂少许，掺枣内蒸熟，去皮核，和药为丸，如梧桐子大。每服十五丸，食前温米饮送下。

【主治】膈气噎塞，不思饮食。

附子丸

【来源】《圣济总录》卷六十二。

【组成】附子（炮裂，去皮脐） 丹砂各一两（研细如粉，留一半为衣） 槟榔（锉碎）半两 丁香一钱 杏仁二十八枚（去皮尖双仁，别研成膏）

【用法】上为极细末，和匀，炼蜜为丸，如梧桐子大，丹砂为衣。每服三丸至五丸，先嚼大枣一枚，裹药丸干咽，后以少许生姜汤送下，不拘时候。

【功用】散寒邪，温脾胃。

【主治】膈气宿食不消。

昆布丸

【来源】《圣济总录》卷六十二。

【组成】昆布（洗去咸，焙末）一两 春杵头细糠一合

【用法】上用老牛涎一合，生百合汁一合，二味慢火煎，入蜜搅成膏，搜前药和丸，如鸡头子大。含化咽津。

【主治】膈气噎塞，食物不下。

京三棱丸

【来源】《圣济总录》卷六十二。

【组成】京三棱（湿纸裹煨，碎锉） 沉香各半两 青橘皮（汤浸去白，焙） 鳖甲（去裙襕，醋炙） 槟榔（锉）各一分 巴豆五枚（去油为霜）

【用法】上为末，水煮白面糊为丸，如绿豆大。每服五丸，食后温熟水送下。

【功用】利胸膈，散积滞，消腹胀，进饮食。

【主治】五种膈气。

京三棱丸

【来源】《圣济总录》卷六十二。

【组成】京三棱（炮，锉）　诃黎勒（煨，去核）　木瓜（焙）　鳖甲（醋炙，去裙襕）　玳瑁（镑）各三分　桃仁（汤浸，去皮尖双仁，炒）　枳实（去瓤，麸炒）　干姜（炮）　白术　昆布（汤浸，去碱，焙）　赤茯苓（去黑皮）　木香各半两

【用法】上为末，陈曲糊为丸，如梧桐子大。每服二十丸，煨生姜、木瓜盐汤送下。

【主治】膈气噎塞，脾胃虚冷，瘦劣，不下食。

建中丸

【来源】《圣济总录》卷六十二。

【组成】白豆蔻（去皮）一两　胡椒一分　茴香子一分　高良姜各三分　甘草（炙，锉）　陈橘皮（汤浸，去白，焙）各一两　蒟酱　人参　红豆蔻（去皮）　干姜（炮）　芎䓖　藿香叶各半两

【用法】上为末，炼蜜为丸，如鸡头子大。每服二丸，温酒或生姜汤嚼下，不拘时候。

【主治】男子、妇人五种膈气及一切气，不思饮食。

参曲散

【来源】《圣济总录》卷六十二。

【组成】人参　白茯苓（去黑皮）　枳壳（去瓤，麸炒）　桂（去粗皮）　厚朴（去粗皮，涂生姜汁炙熟）　甘草（炙）　陈曲（炒黄）　诃黎勒皮　白术　京三棱（煨熟）　干姜（炮）　白槟榔（锉）　木香各三分

【用法】上为末。每服二钱匕，空心、食前入盐点服。

【主治】膈气。宿食不消，气攻两胁痛，口内唾痰，心胸不快。

参苓丸

【来源】《圣济总录》卷六十二。

【组成】人参　赤茯苓（去黑皮）　干姜（炮）　桂（去粗皮）　甘草（炙）　细辛（去苗叶）　芍药　枳壳（去瓤，麸炒）各一两　诃黎勒皮（炒）　槟榔（锉）各一两半

【用法】上为末，炼蜜为丸，如梧桐子大。每服二十丸，空心温酒送下。如觉有物在喉中，即丸三五丸，如弹子大，每次一丸，含化咽津。

【主治】膈气呕逆，不下饮食；或忧恚气结，不得宣通。

荜茇饮

【来源】《圣济总录》卷六十二。

【组成】荜茇　沉香（锉）　草豆蔻（去皮）　青橘皮（去白，焙）　丁香　桃仁（炒，去皮尖）　大腹（锉）　生姜（切，炒）各一两　诃黎勒皮二两　甘草（炙，锉）　枳壳（去瓤，麸炒）各半两

【用法】上为粗末。每服三钱匕，水一盏，煎至七分，去滓温服，不拘时候。

【主治】膈气。心腹痞满，全不思食。

草豆蔻散

【来源】《圣济总录》卷六十二。

【组成】草豆蔻（去皮）　高良姜（炮）　陈曲（炒）　麦蘖（炒）　木香各一两　诃黎勒（炮，去核）　陈橘皮（汤浸，去白，焙）　桂（去粗皮）　乌梅肉（炒）　甘草（炙）各半两

【用法】上为散。每服二钱匕，空心、食前入盐点服。

【主治】膈气，宿食不消。

茯苓汤

【来源】《圣济总录》卷六十二。

【组成】赤茯苓（去黑皮）　人参　麦蘖（炒）　陈橘皮（汤浸，去白，炒）　陈曲（炒）　半夏（姜汁浸二宿，切，焙干）各一两　草豆蔻（去皮）

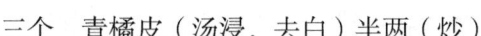

三个　青橘皮（汤浸，去白）半两（炒）

【用法】上为粗末。每服三钱匕，水一盏，加生姜三片，同煎至六分，去滓，食前温服。

【功用】去积冷，止腹痛，通中消饮。

【主治】膈气痰结。

厚朴汤

【来源】《圣济总录》卷六十二。

【组成】厚朴（去粗皮，锉）一两半（生姜汁浸一宿，炒令紫）　草豆蔻（去皮）　桂（去粗皮）　高良姜　五味子各半两　青橘皮（汤浸，去白，焙）　陈橘皮（汤浸，去白，焙）　甘草（炙）　麦蘖（炒）　柴胡（去苗）　人参　麻黄（去根节，煮，掠去沫，焙）　陈曲（炒）　诃黎勒（炮，去核）各一两　益智（炒，去皮）　乌头（炮裂，去皮脐）各二两　干姜（炮）一分

【用法】上为粗末。每服三钱匕，水一盏，生姜三片，大枣二个（擘破），同煎至七分，去滓，稍热服，不拘时候。

【主治】膈气，宿食不消。

前胡汤

【来源】《圣济总录》卷六十二。

【组成】前胡（去芦头）　芍药（炒）　半夏（汤洗去滑七遍）　人参　百合各三分　赤茯苓（去黑皮）　枳壳（去瓤，麸炒）　枇杷叶（炙，刷去毛）　木香　槟榔（煨，锉）　白茅根各半两

【用法】上为粗末。每服五钱匕，水一盏半，煎至八分，去滓温服，不拘时候。

【主治】膈气痰逆，胸中痛，不思食。

养胃丸

【来源】《圣济总录》卷六十二。

【组成】厚朴（去粗皮，锉作小块）一斤　丁香半斤　生姜五斤（取自然汁于银石器内，同厚朴文火煮尽姜汁，炒令干）　白术十两　人参十两

【用法】上为末。以煮枣肉为丸，如梧桐子大。每服三十丸，空心、食前米饮送下。

【主治】膈气，宿食不消。

莱菔木香散

【来源】《圣济总录》卷六十二。

【组成】莱菔子二两　粟米一两半　陈橘皮（汤浸，去白，焙）一两　巴豆（肥大者）三十枚（去皮，于瓦石器内与上三味同炒，候药焦黑色，拣去巴豆不用）　木香一分

【用法】上为散。每服二钱匕，用煮莱菔汤调下。或以生姜汁煮面糊为丸，如梧桐子大。每服十五丸，莱菔汤下。

【主治】五膈气，喘促，腹胁胀满，胸膈不快，痰逆恶心，不思饮食。

通膈散

【来源】《圣济总录》卷六十二。

【组成】枳壳（去瓤，麸炒）　桂（去粗皮）　甘草（炙，锉）　陈曲（炒）　诃黎勒皮　白术　陈橘皮（汤浸，去白，焙）　赤茯苓（去黑皮）　人参　京三棱（煨，锉）　干姜（炮）　草豆蔻（去皮）　槟榔（半生半熟）　五味子（炒）　厚朴（去粗皮，生姜汁炙）　半夏（汤洗，用生姜同捣如泥，摊在新瓦上，用文武火焙令黄色）　木香　郁李仁（汤浸，退皮，麸炒黄）各一两

【用法】上为散。每服二钱匕，入盐少许。如茶点服，不拘时候。

【主治】五种膈气。

硇砂丸

【来源】《圣济总录》卷六十二。

【组成】硇砂一两（研碎，以浆水一大盏，化去砂石入铫子内，熬尽浆水，却入好酒半升，重熬如膏）　山芋四两　木香　肉豆蔻（去皮）　槟榔（锉）各半两

【用法】上为细末，以硇砂膏搜和令匀，却以好酒半盏煮面糊为丸，如梧桐子大。每服十丸至十五丸，食后良久温酒送下。

【功用】消积滞，进饮食。

【主治】膈气，宿食不消。

槟榔散

【来源】《圣济总录》卷六十二。

【组成】槟榔（生锉）　京三棱（煨）　蓬莪茂（煨）　甘草（炙）　茴香子（炒）　益智子（去皮，炒）　青橘皮（去白，焙）　干姜（炮）各一两

【用法】上为散。每服二钱匕，沸汤调下，一日二次。

【主治】膈气吐逆，不下食。

紫金丹

【来源】《圣济总录》卷六十二。

【组成】桂（去粗皮）　诃黎勒（煨，去核）各一两　昆布（洗去咸，焙）　桃仁（汤浸，去皮尖双仁，炒）各一两半　木香　琥珀（研）　陈橘皮（去白，焙）各三分　白术　沉香　鸡舌香各半两　丹砂（别研）一分　木瓜根（锉）一两

【用法】上为末，炼蜜为丸，如樱桃大，每服一丸，含化咽津；或欲作小丸，如梧桐子大，每服二十丸，温酒送下。

【主治】膈气。

撞气丸

【来源】《圣济总录》卷六十二。

【组成】雌黄（研）　附子（炮裂，去皮脐）　丹砂（研）　木香　寒水石（研）　人中白（研）各半两　麝香（研）一钱

【用法】先将雌黄入铫子，将寒水石盖雌黄上，用油纸烛十二个，烧尽为度，次将众药为末，和令匀，以粟米饭和丸，如芡实大。每服一丸，用生葱一二寸同嚼，温酒送下；妇人以当归绿豆酒送下。

【主治】膈气噎塞，不下饮食。

金箔丸

【来源】《圣济总录》卷六十四。

【组成】金箔（研）十五片　牛黄（研）　麝香（研）各半钱　龙脑（研）　真珠末（研）　马牙硝（研）　硼砂各一钱　丹砂（研）一两　甘草末二两

【用法】上为末，炼蜜为丸，如鸡头子大。每服一丸，食后温薄荷或人参汤嚼下。

【主治】膈痰结实，咽喉不利，咳嗽喘息。

人参丸

【来源】《圣济总录》卷六十七。

【组成】人参　白茯苓（去黑皮）　陈橘皮（汤浸，去白，焙）　槟榔（锉）　白术　甘草（炙，锉）　诃黎勒（炮，取皮）各一两　桂（去粗皮）　厚朴（去粗皮，生姜汁炙）　干姜（炮）各二两

【用法】上为细末，炼蜜为丸，如梧桐子大。每服十丸，恶寒战栗，腹胁膨胀。

木香散

【来源】《圣济总录》卷六十七。

【组成】木香一两　青橘皮（汤浸，去白，焙）二两　白豆蔻（去皮）三分　郁李仁（汤浸，去皮，微炒，别研成膏）二两

【用法】上药除郁李仁外，三味为细末，和研令匀。每服二钱匕，空心、食前煎椒汤调下。

【主治】气逆膈气，胸中痰结，饮食不下。

酸枣仁丸

【来源】《圣济总录》卷九十六。

【组成】酸枣仁（生用）　薏苡仁（炒）　木通（锉）　黄耆（锉）　枳壳（去瓤，麸炒）　升麻（锉）　大黄（锉，炒）　麦门冬（去心，焙）　木香　赤茯苓（去黑皮）　坐拏草各一两

【用法】上为末，炼蜜为丸，如梧桐子大。每服二十丸，加至三十丸，煎麦门冬汤送下。

【主治】膈上虚热，喉咽噎塞，小便赤涩，神困多睡。

木香汤

【来源】《圣济总录》卷一二四。

【组成】木香　陈橘皮（汤浸，去白，焙）　厚朴（去粗皮，生姜汁炙）　半夏（生姜汁浸一宿，汤洗三遍，切，焙）　白术　甘草（炙）　桂（去粗皮）　大腹皮各半两　黄耆（锉）　人参　桔梗（炒）　芍药各三分

【用法】上为粗末。每服三钱匕，水一盏，加生姜一枣大（拍碎），煎至六分，去滓，食后热服，一日三次。

【主治】咽喉噎滞，如有物妨闷。

石莲汤

【来源】《圣济总录》卷一二四。

【组成】石莲子（炒，取肉）　人参　杵头糠各一分

【用法】上为粗末。每服三钱匕，水一盏，煎至六分，去滓，食后温服，一日三次。

【主治】咽喉如有物噎塞，饮食不下。

杏仁丸

【来源】《圣济总录》卷一二四。

【别名】杏仁煎丸（《证治准绳·类方》卷八）。

【组成】杏仁（汤浸，去皮尖双仁，炒）半两　桂（去粗皮）　人参　枇杷叶（拭去毛，炙）各一两

【用法】上为末，炼蜜为丸，如樱桃大。每服一丸，含化咽津。以愈为度。

【主治】咽喉食即噎塞，如有物不下。

羚羊角汤

【来源】《圣济总录》卷一二四。

【组成】羚羊角屑　赤茯苓（去黑皮）　半夏（汤洗七遍，去滑，炒）　木通（锉）　射干各半两　仓粟米（炒）二合　桔梗（炒）一分　芦根（锉）一两

【用法】上为粗末。每服五钱匕，以水一盏半，加生姜一枣大（拍碎），煎至八分，去滓，食后温服，每日三次。

【主治】咽喉如有物妨闷，食即噎塞不下。

神曲丸

【来源】《全生指迷方》卷二。

【别名】小神曲丸（《鸡峰普济方》卷二十）。

【组成】神曲（炒）一两　橘皮（洗）二两

【用法】上为细末，炼蜜为丸，如鸡头子大。每服一粒，含化咽津。

【功用】《鸡峰普济方》：消食化气。

【主治】食噎。因饮食之间气道卒阻而留滞，至咽中如核，咽之不下，吐之不入，渐妨于食，其脉短涩。

紫沉消积丸

【来源】《中藏经·附录》。

【别名】紫沉煎丸（《是斋百一选方》卷八）。

【组成】沉香一两（为末）　阿魏一分（研）　巴豆霜四钱　硇砂一两（以上用酒蜜约度多少，一处熬成膏子，然后搜药）　朱砂　丁香　干姜各半两　硫黄　青皮　高良姜　槟榔　木香　人参　胡椒　官桂各一两

【用法】上为末，将熬下膏子搜药匀和为丸，如梧桐子大。每服五丸至七丸，食后、临卧橘皮汤送下，常用一二丸，更看虚实加减。

【主治】脾积滞气，酒食所伤，饮食不化，恶心呕逆，胸膈不快，不思饮食，胸腹胀满，脐胁有块，心脾冷痛，口吐酸水，停饮冷痰，痃癖癥瘕，翻胃，黄瘦浮肿；脏腑不调，里急后重；及十膈气虚，妇人血气块硬。

鸭肫散

【来源】《仙拈集》卷一引《全生》。

【组成】鸭肫数十个（晒干，微炒）

【用法】上为末。每服六分，每早以烧酒送下，频服。

【主治】噎膈反胃，食不能下。

大圣人参散

【来源】《鸡峰普济方》卷五。

【组成】白术　人参　白芷　葛根　青皮　桔梗各

三分　甘草　干姜各二钱

【用法】上为细末。每服二钱，水一盏，加生姜三片，大枣一枚，煎至六分，去滓，食前温服。

【功用】和气快膈，养胃生津液。

【主治】头昏体倦，胸膈不利，状若感寒。

十膈散

【来源】《鸡峰普济方》卷二十。

【组成】人参　茯苓　厚朴　黄橘皮　京三棱　枳实　神曲　甘草　白术　诃子　干姜　桂各一两　槟榔　木香各一分（一法添麦芽一两，莪术一分，槟榔、木香各加一分）

方中枳实、黄橘皮，《卫生宝鉴》作枳壳、青皮。

【用法】上为细末。每服一钱，入盐点之。如脾虚腹胀，心胸满闷，以水一盏，加生姜三片，大枣两个，盐少许，煎至七分，和滓热服。

【主治】冷、热、忧、悲、喜、怒、愁、恚、食、气疾十膈，并因忧惊冷热不调，又乖将摄，更加喜怒无则，贪嗜饮食，因而不化，滞积在胸中，上喘痰嗽，岁月渐深，胸膈噎塞，渐至疲羸。

木香散

【来源】《鸡峰普济方》卷二十。

【组成】益智子一两　陈皮　茴香　姜黄　香附子　京三棱　神曲各二两　盐四两

本方名木香散，但方中无木香，疑脱。

【用法】上为细末。白汤点服二钱，不拘时候。

【主治】膈气，心腹疼痛，饮食无味，口苦舌涩，呕逆不定，噫气吞酸，一切气疾。

沉香丸

【来源】《鸡峰普济方》卷二十。

【组成】丁香　木香　吴茱萸　茴香　沉香各一分　青橘皮　肉豆蔻　槟榔各二两（黑牵牛二两，醋浸令软，连二味同炒，令牵牛熟去出）

《御药院方》有麝香一钱。

【用法】上为细末，炼蜜为丸，如梧桐子大。每服十丸，以生姜汤送下。

【主治】由忧思惊恐寒热，动伤其气，结于胸膈之间，而致膈气，症见胸中气痞烦闷，饮食不下，或心下苦满，噫气吞酸，时闻食臭，大小便秘涩。

陈橘皮煎

【来源】《鸡峰普济方》卷二十。

【组成】陈橘皮一两　木香一钱　雄丁香二十个

【用法】上为细末，研独头蒜为丸，如樱桃大。以生姜十片嚼下一丸，不拘时候。

【主治】膈气。

钻胃丸

【来源】《鸡峰普济方》卷二十。

【组成】大黑附子一枚（去心，以刀子剜开成瓮子，入硇砂半钱、焰消半钱，以蒸饼剂生裹附子，慢火煨面焦熟，剥去面不用，只留附子用之）　橘皮一两（须是好红色者，汤浸，去白瓤，每以一片子裹巴豆一粒，同米半升入铫内，慢火炒令熟，巴豆不用，只留橘皮用之）　半夏曲　青皮各一两　丁香一百二十粒　天南星一两　胡椒一百二十粒　藿香　荜茇　蛮姜　柿蒂　白术各一两

【用法】上为细末，枣肉为丸，如弹子大。每服一丸，生姜一大块，纳药一丸在生姜内，湿纸裹煨熟，和生姜嚼吃，空心米饮送下。

【功用】和暖脾胃，消进饮食。

【主治】一切膈气，及一切气疾。

调气丸

【来源】《鸡峰普济方》卷二十。

【组成】青橘皮二两　陈橘皮三两　木香半两

【用法】上锉碎，用牵牛面四两同药炒黄色，其牵牛末更不用，将前三味为细末，炼蜜和丸，如鸡头大。每服一丸，含化咽津。

【功用】快气和中进食。

【主治】《普济方》：气噎。

调中白术煎

【来源】《鸡峰普济方》卷二十。

【组成】人参　白术　干姜　甘草　青皮　橘皮各半两

【用法】上为细末，炼蜜和丸，如弹子大。每服一丸，细嚼，温酒下。

【功用】升降阴阳，宣通壅滞，调中顺气，款利三焦。

【主治】胸膈窒塞，噫气不通，噎痞喘满，食饮迟化，痰饮留滞，腹胁胀满，传道不匀，或秘或涩，脾胃易伤，心腹疼痛，霍乱呕吐，食饮不下，恚怒气逆，忧思结气，或作奔冲，胸胁刺痛，短气好眠，全不思饮食。

款气丸

【来源】《鸡峰普济方》卷二十。

【组成】生姜一斤　阿魏一钱　青皮　甘草各四两　大缩砂一百个　干姜　木香各一分　桂　当归　莪术各一两

【用法】上为细末，炼蜜为丸，如鸡头子大。每服一丸至二丸，食前烂嚼，白汤送下。或水煮面糊为丸，如梧桐子大。每服二十丸，米饮送下。

【主治】中焦虚痞，食少痰多，胸膈满闷，呕逆恶心，胁肋坚胀，便利不调，九种心痛，五般膈气；及妇人妊娠，挟寒脐腹绞痛。

橘皮丸

【来源】《鸡峰普济方》卷三十。

【组成】橘皮（不拘多少，只拣久者，不去白）

【用法】上为细末，研大蒜和为膏，如樱桃大。每服一二粒，白汤嚼下，不拘时候。

【主治】五膈五噎，饮食不下，肌肤羸瘦。

五噎膈气丸

【来源】《普济本事方》卷三。

【组成】半夏（汤浸七次，薄切，焙）　桔梗各二两（炒）　肉桂（不见火）　枳壳（去瓤，麸炒）各一两半。

【用法】上为细末，姜汁糊丸，如梧桐子大。每服三十丸，食后、临卧姜汤送下。

【主治】气、食、忧、劳、思虑，致成五噎膈气。

【方论】《本事方释义》：半夏气味辛温，入足阳明；桔梗气味苦辛平，入手太阴，为诸药之舟楫，能引药达上；肉桂气味辛甘大热，入足厥阴；枳壳气味苦寒，入足太阴；姜汁丸、姜汤送，欲令药之入里也。此七情六欲之伤致成五噎膈气之疴，所用之药，乃苦辛以开其郁，使升降无阻，自然奏效矣。

熏膈丸

【来源】《普济本事方》卷三。

【组成】麦门冬（去心）　甘草（炙）各半两　人参（去芦）　桂心（不见火）　细辛（去叶）　川椒（去目并合口，微火炒，地上出汗）　远志（去心，炒）　附子（炮，去皮脐）　干姜（炮）各二钱

【用法】上为细末，炼蜜为丸，如鸡头子大。绵裹一丸，食后含化，日夜三服。

【主治】胸膈闷塞作噫。

鲫鱼散

【来源】《普济本事方》卷四。

【组成】大鲫鱼一个（去肠，留胆，纳绿矾末填满，缝口，以炭火炙令黄干，为末）

【用法】每服一钱，陈米饮送下。

【功用】引浊下行，扶中。

【主治】反胃噎膈。

【方论】鲫鱼气味甘温，入足阳明、太阴；绿矾气味咸酸微凉，能引浊下行；陈米饮送药，扶中气也。此亦治反胃之病，中宫虽有阴窃踞，不耐辛温之刚燥，甘温酸咸之品引浊下趋，即以陈米饮调中，勿使中土失职，真王道之药也。

开胃生姜丸

【来源】《宣明论方》卷七。

【组成】桂心一两　生姜一斤（切作片子，盐三两，腌一日，再焙干）　青皮（去白）　陈皮（去

白）甘草（炙）各二两　缩砂仁四十九个　广术　当归各半两

【用法】上为末，炼蜜为丸，如弹子大。每服一丸，食前细嚼，沸汤化下。

【功用】宽中开胃，进饮食。

【主治】中焦不和，胃口气塞，水谷不化，噫气不通，噎塞痞满，口淡吞酸，食时膨胀，哕逆恶心，呕吐痰水，宿食不消，咳嗽诸肋刺痛。

状元丸

【来源】《宣明论方》卷七。

【组成】巴豆五枚（取霜）　神曲半两（末）　半夏一两（洗）　雄黄一两　白面一两（炒）

方中雄黄用量原缺，据《普济方》补。

【用法】上为末，酒、水为丸，如小豆大，细米糠炒变赤色。食后温齑汁送下；止呕吐，生姜汤送下。

【主治】膈气，酒膈，酒积，涎嗽，腹痛，吐逆，痞满。

五噎散

【来源】《三因极一病证方论》卷八。

【别名】五噎汤（《医学入门》卷七）。

【组成】人参　茯苓　厚朴（去粗皮，锉，姜汁制，炒）　枳壳（麸炒，去瓤）　桂心　甘草（炙）　诃子（炮，去核）　白术　橘皮　白姜（炮）　三棱（炮）　神曲（炒）　麦糵（炒）各二两　木香（炮）　槟榔　蓬术（炮）各半两

【用法】上为末。每服二钱，水一盏，加生姜三片、枣子一枚，煎七分，空心温服；盐汤点亦得。

【主治】五种噎，食饮不下，胸背痛，呕哕不彻，攻刺疼痛，泪与涎俱出。

沉香散

【来源】《三因极一病证方论》卷八。

【组成】白术　茯苓各半两　木通　当归　橘皮　青皮　大腹子　大腹皮　芍药各一两　甘草（炙）一两半　白芷三两　紫苏叶四两　枳壳

（麸炒，去瓤）三两

本方名沉香散，但方中无沉香，疑脱；《古今医统大全》有沉香。

【用法】上为末。每服二钱，水一盏，加生姜三片，大枣一枚，煎七分，空腹温服。

【功用】宽气通噎，宽中进食。

【主治】五噎五膈，胸中久寒，诸气结聚，呕逆噎塞，食饮不化，结气不消。

妙应丹

【来源】《三因极一病证方论》卷九。

【组成】附子四个（六七钱重者，生，去皮脐，剜作瓮，入硇砂，共一两七钱半，面剂裹，煨熟，去面不用）　荜茇　木香（炮）　青皮　破故纸（炒）各三两半

【用法】上为末，面糊为丸，如梧桐子大。每服三十丸，加至五十丸，生姜、橘皮汤送下；泄利，米汤送下。

【主治】诸脏气虚、积聚、烦闷，及饮食中蛊毒；或食水陆果苽，子卵入腹，而成虫蛇鱼鳖；或宿食留饮，妇人产后，败血不消，女子月水不通，结为癥瘕，时发寒热，唇口焦黑，肢体瘦削，嗜卧多臂，食少腹痛，而成冷痢；脾元气弱，久积阴冷，心腹满痛，面色青黄，肌体瘦弱，怠惰嗜卧，食少多伤，噫气吞酸，哕逆恶心，腹中虚鸣，大便泄泻，胸膈痞塞，食饮不下，霍乱呕吐，肌冷转筋；及五膈五噎，久痛久痢。

三香正气散

【来源】《杨氏家藏方》卷五。

【组成】木香　丁香各半两　香附子（炒去毛）二两　陈橘皮（去白）　益智仁　甘草（炒）　缩砂仁　厚朴（去粗皮，生姜汁制）各一两半　乌药　干姜（炮）　丁香皮　蓬莪（炮）各一两

【用法】上为细末。每服三钱，水一盏，加生姜三片，大枣一枚，同煎至七分，热服，不拘时候。

【主治】阴多阳少，手足厥冷，气刺气滞，胸膈噎寒，肋肋膨胀，心下坚痞，吐利咳逆，呕哕酸水，怠惰嗜卧，不思饮食。

五积丸

【来源】《杨氏家藏方》卷五。

【组成】沉香半两　木香半两　当归（洗，焙）半两　附子（炮，去皮脐）半两　青橘皮（去白）半两　丁香一分　大黄半两（酒浸，湿纸裹炮）　缩砂仁一两　半夏半两（汤洗七次后，以生姜制曲）　陈橘皮（去白）半两　京三棱半两（炮）　蓬莪术半两（炮）　槟榔一分（锉）　胆矾半两（别研）　细松烟墨半两（烧留性）

《普济方》有厚朴（姜汁炙）半两。

【用法】上药除胆矾外，并为细末，用肥枣五十枚（去皮核），入米醋二升，煮枣令烂，次下胆矾末，煮少时，与前药同和为丸，如麻子大。每服二十丸，加至三十丸，食后临睡用橘皮汤送下。

【主治】五种膈气，中脘痞闷，噎塞不通，饮食减少；积聚癖块，心腹作痛，一切沉积。

透红丸

【来源】《杨氏家藏方》卷五。

【组成】缩砂仁一百粒　杏仁一百粒（去皮尖）　巴豆五十粒（去皮膜，取霜）　坯子胭脂一钱（别研）　川芎一两（锉碎）

【用法】上为细末，次入杏仁、巴豆、胭脂研匀，汤泡雪糕糊为丸，如梧桐子大；小儿为丸如黍米大。大人每服两丸，小儿每服三丸；脾疼，石菖蒲汤送下；妇人血气刺痛，醋汤送下；翻胃膈气，丁香汤送下；水泻，倒流水送下；赤痢，甘草汤送下；白痢，干姜汤送下；赤白痢，甘草、干姜汤送下。空心、食前服用。

【主治】脾疼翻胃，膈气，水泻积痢；及妇人血气刺痛。

通气丸

【来源】《杨氏家藏方》卷五。

【组成】丁香皮　黑牵牛各五两　京三棱（炮，切）　蓬莪术（炮，切）　青橘皮（去白）　陈橘皮（去白）　白术　益智仁各二两　茴香（炒）　萝卜子（炒）　缩砂仁　枳壳（去瓤，麸炒）各一两

【用法】上为细末，面糊为丸，如梧桐子大。每服二十至三十丸，食后萝卜汤送下。

【功用】宽中导气。

【主治】噎塞满闷，腹胁胀急，小肠气痛。

二气散

【来源】《杨氏家藏方》卷六。

【组成】山栀子（炒）　干姜（炮）各一两

【用法】上为粗末。每服二钱，水一盏，同煎至五分，去滓，食后热服。

【主治】阴阳痞结，咽膈噎塞，状如梅核，妨碍饮食，久而不愈，即成翻胃。

平气丸

【来源】《杨氏家藏方》卷六。

【组成】巴豆（去壳）　黑牵牛　萝卜子各四两　丁香皮　丁香　胡椒　肉桂（去粗皮）　五灵脂（炒）　青橘皮（去白）　桂花　陈橘皮（去白）　缩砂仁各一两

【用法】上用陈粟米一升，炒巴豆黑色，去巴豆，将粟米与众药捣罗为末，醋煮面糊为丸，如绿豆大。每服十五丸，胸膈噎闷，不思饮食，煎葱白汤送下；中酒、吐酒，细嚼，煨生姜汤送下；气痛，煎石菖蒲汤送下；气胀、面肿，煎大腹皮汤送下；疝气、小肠气，煎茴香汤送下；妇人血气，腹内刺痛，煎当归汤送下，不拘时候。

【主治】胸膈噎闷，不思饮食，伤酒吐逆，气胀腹痛，小肠疝气。

枣合丸

【来源】《杨氏家藏方》卷六。

【别名】枣肉丸（《普济方》卷二〇六引《永类钤方》）。

【组成】丁香半两　半夏曲一两　胡椒二钱　干姜二钱　木香二钱

【用法】上为细末，生姜汁浸蒸饼为丸，每两作十五丸。每服一丸，用大枣一枚（去核），入药在内，湿纸裹枣，煨令香熟，去纸，细嚼，食前温生姜汤送下。

【主治】脾胃虚冷，干呕恶心，呕吐涎沫，全不思

食，十膈五噎。

硇附饼子

【来源】《杨氏家藏方》卷六。

【组成】附子一枚（重七钱者，剜脐下一窍，入研细硇砂一分在内填满，将附子碎末塞口，用生面作饼裹之，如有剩者附子末，更以一饼裹之，慢火煨令面焦黄为度，去面不用，只用硇砂附子为末） 木香三钱 丁香三钱（同为末）

【用法】上件一处拌匀，面糊为丸，每一两作二十丸，捏作饼子。每服一饼，用生姜一块如大拇指大，切作两破，置药在内，湿纸裹煨，令香熟，和姜细嚼，米饮送下，不拘时候。

【主治】翻胃吐食，十膈五噎，呕逆不止，腹疼痛，粥药不下。

金不换正气散

【来源】《传信适用方》卷一。

【组成】藿香（去沙土枝梗） 半夏（汤泡洗七次） 甘草（炒） 陈皮（去白） 厚朴（去粗皮，姜制） 草果子（去皮） 苍术（米泔浸一宿） 白茯苓 白术 神曲（炒）各等分

【用法】上为粗末。每服四钱，水一盏半，加生姜五片，大枣一枚，同煎至七分，去滓，放温服，不拘时候。

【功用】进饮食，调荣卫，正气逐冷，辟山岚瘴气。

【主治】阴阳不和，往来寒热，诸般疟疾，解利四时伤寒；五种膈气，恶心痰逆，或吐或泻，冒冷伤食，脾胃虚弱。

聚香羊肉丸

【来源】《传信适用方》卷一。

【组成】木香（湿纸裹，微炮，锉）半两 丁香（去梗，不见火）半两 白豆蔻（去壳）半两 红豆（炒）半两 肉豆蔻（湿纸裹，炮，锉碎）半两 胡椒（炒）半两 附子（炮裂，沸汤泡，去皮脐，锉）半两 荜茇（炒）半两 干姜（锉，炒，洗净）半两 诃子肉（炮，去核）半

两 高良姜（去芦，锉碎，洗，焙）半两 陈皮（汤泡，去白，焙干）半两 草果子（去壳并皮）半两 厚朴半两（去粗皮，以生姜半两杵碎，并厚朴半两，淹一宿，炒令黄色） 肉苁蓉（酒浸一宿，微炙，切片）一两 鹿茸（去皮毛，劈片，酥炙令紫黄色，洗净）一两 缩砂仁三两 精羊肉（去筋膜，净取）二斤（成片薄批，盐、酒、葱各少许淹两时辰，沸汤淖过，取出压干，研如菘脯，焙干入）

【用法】上为细末，别用神曲研为细末，做熟糊，丸如梧桐子大，候干。每服六十粒，食前米饮、温酒任便吞下。

【主治】脾元久虚，胸膈噎塞，呕逆恶心，痰逆，腹肚疼痛，脏腑泄泻，两胁胀闷，腹内虚鸣，饮食不进，面无颜色，渐成虚羸，精神不爽，四肢乏力，口苦舌干，老人久不思食。

神仙百解散

【来源】《普济方》卷一四七引《卫生家宝方》。

【组成】白术 茯苓各二两 藿香叶（去土） 橘皮（去瓤） 甘草（炙） 半夏（擘破，生姜汁制） 厚朴（姜汁蘸炙）各三两

【用法】上先将厚朴、半夏为粗末，用生姜四两烂研，同厚朴、半夏一处拌匀，于净器中淹一宿，次日焙干，却入前五味药，共为粗末。每服四钱，水一盏半，加生姜五片或七片，煎至七分，去滓热服，伤寒并吃二服。无论百病，初觉意思不快，便先进一二服。

【功用】常服宽中进食。

【主治】四时伤寒，八般痞气，山岚瘴疟，浑身壮热憎寒，或中暑，或风疾灌注，曲挛手足，咽喉噎塞，十种膈气，不思饮食，冷物伤脾，脏腑不调，妇人产前产后及小儿一岁有病。

十顺散

【来源】《普济方》卷二〇四引《卫生家宝》。

【组成】槟榔（半生半煨） 青皮（去白瓤） 人参 木香（煨） 诃子（炮，去核） 白术（炒） 白茯苓 京三棱 肉桂（去粗皮） 神曲（炒令微黄） 甘草（炙） 干姜 枳壳（去瓤，麸

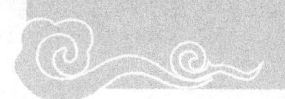

炒）厚朴（去粗皮，姜汁涂炙三次）各一两

【用法】上为末。每服一二钱，水一钟，加盐一捻，煎至七分，温服，不拘时候。

【主治】十种膈气，心胸痞闷，噎塞不通，饮食减少，渐成恶证。

桂香丸

【来源】《普济方》卷二〇四引《卫生家宝方》。

【组成】桂心 干姜 茯苓 槟榔 甘草（炮） 人参 细辛 诃子（炮，去核） 枳壳（麸炒，去瓤） 白芍 白术各等分

【用法】上为末，炼蜜为丸，如梧桐子大。每服二十丸，嚼破，空心温酒送下。

【主治】气膈、食膈、忧膈、冷膈、热膈，痞塞不通，宿食不消，或霍乱，或心痛，或呕物，或泄泻，腹胁气胀，吞酸少食。

宽中丸

【来源】《普济方》卷二〇四引《卫生家宝》。

【组成】三棱一两 莪术一两 缩砂仁（炒） 青皮（去白） 沉香 陈皮（去白） 香附子 胡椒各半两

【用法】上为细末，醋糊为丸，如梧桐子大。每服十五丸，食后紫苏、生姜汤送下。

【功用】宽胸膈，化冷物。

【主治】十膈五噎，滞满不通。

瑞香散

【来源】《普济方》卷二〇四引《卫生家宝》。

【组成】南木香 槟榔（面裹煨，锉） 诃子（炮，去核） 川干姜（炮） 肉桂（去皮，不见火） 甘草（炙） 麦蘖（炒） 白术（炮） 白茯苓 人参（去芦头） 青皮（去白） 丁香（炮）各三两 京三棱二分 白扁豆一分（用姜汁炙）

【用法】上为细末。每服一钱，入炙紫苏，盐汤点服。

【主治】五种膈气，正气下陷，不进饮食。

大温白丸

【来源】《魏氏家藏方》卷二。

【组成】生姜二十两（去皮，切作片子） 橘皮八两（去白，将姜一处碾烂，晒干入） 白术一两 白茯苓七钱 甘草半两（炙黄）

【用法】上为细末，炼蜜为丸，如弹子大。每服一丸，空心沸汤嚼下。

【功用】《普济方》：顺气温中，宣通壅滞。

【主治】恚怒忿郁，三焦气滞，咽嗌噎塞，胁肋膨胀，心腹疼痛，上气奔喘，翻胃呕吐，不思饮食；及饮酒过度，噫酸恶心，气脉闭涩，痰饮不散，胸痹短气，痛彻背脊，霍乱吐利，手足逆冷。

朱附丸

【来源】《魏氏家藏方》卷二。

【组成】附子一个（七钱重者） 朱砂三钱 巴豆七粒

【用法】附子去脐，下剜一窍，入朱砂在内，再将取出附子屑填满，外用饼面裹厚两小钱许，可用巴豆去壳，分作十四片贴在面上，再用白面裹，仍用湿纸裹三五重，以文武火煨令面香，取出放冷，去面、巴豆，将附子去皮脐切片焙干为末，朱砂别研，二味和调，滴水为丸，如梧桐子大。每服二十丸，空心食前浓煎桂花汤送下，每日一次，病重再服。

【主治】十膈五噎。

三豆蔻饮子

【来源】《魏氏家藏方》卷五。

【组成】肉豆蔻一两（锉） 白豆蔻一两（锉） 草豆蔻二两（锉） 甘草一两半（锉） 生姜七两

【用法】上先以生姜二两研烂，入前药拌和，盒一时许打开，再以生姜二两研烂如前，以前药拌和，盒一时，再打开，再以生姜三两研烂，入前药拌和，趁湿捻成丸，如鸡子大，焙干。每服一丸，旋打散，用水一大盏半，煎至一盏，入盐一捻，再煎一二沸，约至八九分，热服；并二服；滓再煎服，不拘时候。

【主治】脾胃受冷过多，胸膈痞闷，气不舒畅，饮

食之后，胸间噎塞，呼吸气短，全不思食，面无颜色，日渐气弱，遂成瘦怯者。

太仓丸

【来源】《魏氏家藏方》卷五。

【组成】白豆蔻仁　缩砂各二两　陈米一升（淘洗，略蒸过，铫内炒）　丁香半两（不见火）

【用法】上为细末，枣肉为丸，如小豆大。每服五七十丸至一百丸，米饮送下。

《济生续方》：生姜自然汁法丸，如梧桐子大。每服百丸，食后用淡姜汤送下。

【主治】

1.《魏氏家藏方》：气膈脾胃，全不进食。

2.《医方类聚》引《济生续方》：脾胃虚弱，翻胃不食。

如圣饼子

【来源】《魏氏家藏方》卷五。

【组成】沉香二钱半　安息香　木香各一钱半（不见火）　丁香（不见火）　藿香叶（去土）　乳香各三钱（别研）　半夏（汤泡七次）　桂心（去粗皮）各二两

【用法】上用天南星一两半，炮紫色为末，半两用生姜自然汁煮糊，别用硫黄三钱（研细）、水银二钱，同前药用南星糊为剂，分作四十九饼。每服半饼，用生姜汁化开，空心白汤送下。

【主治】膈气反胃。

化滞丸

【来源】《普济方》卷一六九引《家藏经验方》。

【组成】荆三棱　蓬莪术　桔梗　大黄　陈橘皮各一两（用温汤洗过）　半夏一个（破作两片）　白术一两（与前件并锉如皂角子大）　旋覆花一两　鳖甲（去裙）二两（作四片）　葶苈子一两半（淘净，生绢袋盛之）　紫苏叶一两　木香三两（研干）　沉香半两（锉细，生用）　麦蘖一两（微炒）　槟榔半两（生用）　舶上茴香半两（水淘去土，干称）　硼砂一两半（细研锉，用瓷器纳入前药内，用米醋三升浸，重汤煮取二升半）

【用法】上用煮药，作一处焙罗，和入生药，除木香、沉香、麦蘖、茴香、槟榔不入醋煮，余皆煮药作一处，焙捣罗为细末，用煮药醋调面糊煮，搜和，入石臼中多杵为丸，如梧桐子大。每服二十丸，温熟水送下；妇人血气心痛，炒姜醋汤送下。

【功用】宽中化痰，快美饮食，消化停滞。

【主治】脾肺气滞，水饮停积，膈痹口满，咳嗽涎壅，呕吐头昏，饮食不下；或痰癖气膈，阴阳不通并厥，口噤昏默，不省人事，状似中风；及恚怒气逆，饮食汤水，停聚胸膈成病，以致十膈五噎，翻胃呕吐。

吴茱萸丸

【来源】《兰室秘藏》卷中。

【别名】木香利膈丸。

【组成】木香　青皮各二分　白僵蚕　姜黄　泽泻　柴胡各四分　当归身　炙甘草各六分　益智仁　人参　橘皮　升麻　黄耆各八分　半夏一钱　草豆蔻仁　吴茱萸各一钱二分　麦蘖面一钱五分

【用法】上为细末，汤浸蒸饼为丸，如绿豆大。每服二三十丸，温水送下，细嚼亦得。

【功用】《普济方》：大理脾胃，调中顺气，外助阳气，内消阴火。

【主治】

1.《兰室秘藏》：寒在膈上，噎塞咽膈不通。

2.《普济方》：胸膈不通，善嚏，鼻流清涕，寒甚出浊涕，嚏不止，比常人大恶风寒，小便数而欠，或上饮下便，色清而多，大便不调，夜寒无寐，甚则为痰咳，为呕为哕，为吐为唾白沫，以至口开目瞪，气不交通欲绝者。

【宜忌】勿多饮汤，恐速下。

升阳汤

【来源】《兰室秘藏》卷下。

【别名】升阳泻湿汤（原书同卷）、升阳泻热汤（《医学正传》卷六）。

【组成】青皮　槐子各二分　生地黄　熟地黄　黄柏各三分　当归身　甘草梢各四分　苍术五

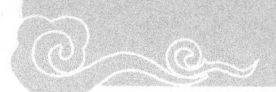

分　升麻七分　黄耆一钱　桃仁十个（另研）

【用法】上锉，如麻豆大。都作一服，入桃仁泥，水二大盏，煎至一盏，去滓，食前稍热服。

【主治】膈咽不通，逆气里急，大便不行。

附子温中丸

【来源】《医学发明》卷九。

【组成】附子　干姜　白术各一两　肉桂　炙甘草各半两　良姜七钱

【用法】上为细末，炼蜜为丸，一两作十丸。每服一丸，细嚼，生姜、橘皮汤送下；米饮亦得，食前服。

【功用】顺气化痰，辟寒养正气。

【主治】呕吐噎膈，留饮肠鸣，湿冷泄注。

五膈散

【来源】《济生方》卷二。

【别名】五噎散（《古今医统大全》卷二十七）、五膈汤（《医学入门》卷七）。

【组成】枳壳（去瓤，麸炒）　木香（不见火）　青皮（去白）　大腹子　白术　半夏曲（锉，炒）　丁香（不见火）　天南星（汤泡去皮）　干姜（炮）　麦芽（炒）　草果仁各一两　甘草（炙）半两

　　方中大腹子，《医学入门》作"大腹皮"；木香原脱，据《医方类聚》补。

【用法】上为细末。每服二钱，水一中盏，加生姜五片，煎至六分，温服，不拘时候。

【主治】五膈，胸膈痞闷，诸气结聚，胁肋胀满，痰逆恶心，不进饮食。

五噎散

【来源】《济生方》卷二。

【别名】五膈散（《景岳全书》卷五十四）。

【组成】人参　半夏（汤泡七次）　桔梗（去芦，锉，炒）　白豆蔻仁　木香（不见火）　杵头糠　白术　荜澄茄　沉香（不见火）　枇杷叶（拭去毛）　干生姜各一两　甘草（炙）半两

【用法】上为细末。每服二钱，水一中盏，加生姜七片，煎至六分，食后温服。

【主治】五噎。食不下，呕呃痰多，咽喉噎塞，胸背满痛。

瓜蒌实丸

【来源】《医方类聚》卷一○六引《济生方》。

【组成】瓜蒌实（别研）　枳壳（去瓤，麸炒）　半夏（汤泡七次）　桔梗（炒）各一两

【用法】上为细末，姜汁打糊为丸，如梧桐子大，每服五十丸，食后用淡姜汤送下。

【主治】噎膈。胸痞，胸中痛彻背，喘急妨闷。

【方论】

　　1.《丹溪心法附余》：此方瓜蒌仁润肺降痰，枳壳破滞气，半夏豁痰燥湿，桔梗开膈载药，可谓善治痞闷喘急矣。痰因火动，加黄连尤妙，丹溪云：胸中痞，须用枳实炒黄连是也。

　　2.《医方考》：痰随气上，亦随气下，故瓜蒌、枳壳、桔梗皆下气药也；痰以湿生，必以燥去，故半夏者，燥湿之品也。或问桔梗为诸药之舟楫，浮而不沉者也，何以下气？余曰：甘者恋膈，苦者下气，轻者上浮，苦者下降，此药之性也。桔梗甘而苦，为阳中之少阴，故初则恋膈，久则下气矣。

秘传枳术二陈汤

【来源】《仁斋直指方论·附遗》卷七。

【别名】枳术二陈汤（《古今医统大全》卷二十七）。

【组成】白术（泔洗，锉，土炒）一钱　黑枳实（麸炒）　陈皮（去白）各八分　茯苓（去粗皮）　香附子（童便浸，炒）　半夏（汤泡七次）各一钱　黄连（姜汁炒）　槟榔（鸡心者）　白豆蔻各五分　青皮（麸炒）　吴茱萸　生甘草各三分

【用法】上锉。用水一钟，加生姜三片，大枣一枚，煎八分，食远服。

【主治】痰气食膈，呕吐痰涎，翻胃嘈杂。

【加减】气虚，加人参、黄耆；血虚，加当归、地黄；郁，加神曲、抚芎。

沉香开隔散

【来源】《仁斋直指方论》卷五。

【组成】沉香　荆三棱　蓬莪术　白豆蔻仁　荜澄茄　缩砂仁　草果仁　益智仁　川白姜　丁香　人参　丁皮各半两　木香　白茯苓　香附（炒）　藿香叶　半夏曲　青皮　陈皮各一两　甘草（炒）一两一分

【用法】上为粗末。每服三钱，水一盏半，加生姜五片，大枣二枚，煎至中盏，食前服。

【主治】五膈五噎，痞满呕吐，心腹刺痛，胁肋胀拒。

调痛散

【来源】《仁斋直指方论》卷六。

【组成】木香　丁香　檀香　大香附　天台乌药　蓬术（煨）　辣桂　片姜黄　生白姜　白豆蔻仁　缩砂仁　甘草（炙）各等分

【用法】上锉。每服二钱半，加紫苏四叶，水煎服。

【主治】脾疼气膈。

橘杏麻仁丸

【来源】《仁斋直指方论》卷七。

【别名】橘皮麻仁丸（《李氏医鉴》卷四）。

【组成】橘皮（炙）　杏仁（去皮尖）　麻子仁（去壳）各三两　郁李仁（去壳）五钱

【用法】橘皮为末，三仁俱捣成膏，用大枣去核入石臼内捣和丸，如梧桐子大。每服五六十丸，食前煎枳实汤送下。

【主治】噎膈，大便燥结。

十膈散

【来源】《仁斋直指方论》卷十七。

【组成】人参　茯苓　厚朴（制）　橘红　莪术　枳壳（制）　半夏曲　甘草（炙）　生白姜　辣桂　槟榔　木香各等分

【用法】上为粗末。每服三钱，加生姜二片，大枣二枚，水煎服。

【主治】七气为膈，饮食不消，谷胀、气胀。

怂气散

【来源】《女科万金方》。

【组成】木香　丁香　人参　麦冬　大腹皮　甘草　草果　香附　紫苏　槟榔　藿香　厚朴　桑皮　陈皮　姜　枣　灯心

【主治】妇人噎膈。

通闭饮子

【来源】《类编朱氏集验方》卷三。

【组成】厚朴（制）　生姜（焙）　草果　香附子（去毛，炒）　荜澄茄　陈皮各三钱　青皮二钱

【用法】上为细末。空心沸汤、盐点服。

【主治】膈气。

生胃丹

【来源】《类编朱氏集验方》卷五。

【组成】粟米四两（温水浸透，炊作饭，火焙干乘热用；生姜自然汁和湿再焙干，如是制七次）　粉白天南星二两（姜汁浸一宿，次日用生姜汁和纸筋黄泥裹南星，晒干，用慢火煨半日，泥焦干为度，候冷取出南星入药）　人参　白术　茯苓各二两　陈皮　白豆蔻仁　缩砂仁　麦蘖（炒）　半夏曲　青皮　荜澄茄　石莲肉各一两　南木香三钱

【用法】上为细末，用米粉糊为丸，如绿豆大。每服五六十丸，食前姜汤吞下。

【功用】生胃气，消痰沫，开膈进食。

【方论】《东医宝鉴·杂病篇》：脾胃气虚则不能运化水谷，水谷停积则为湿痰，曰补气，曰治痰，曰燥湿，三者不可偏废。此方中人参、白术以补气，麦蘖、缩砂仁以消食，南星以燥湿痰，又茯苓渗湿，陈皮、青皮利气，白豆蔻、荜澄茄开膈，木香调气，莲肉清心，可谓周而且备，肥白气虚者尤宜服之。

理气丸

【来源】《御药院方》卷三。

【组成】枳壳（麸炒，去瓤） 蓬莪术各半两 半夏（洗七次） 姜黄 甘松（去土）各二钱 陈皮（去白） 大麦蘖（炒）各七钱半

【用法】上为细末，水面糊为丸，如梧桐子大。每服五十丸，食后煎陈皮汤送下。

【功用】常服消导滞气。

【主治】胸中噎塞，气涩不通，酒食所伤。

槟榔枳壳丸

【来源】《御药院方》卷三。

【组成】槟榔 木香各四钱 丁香皮 厚朴（姜制） 玄胡 荆三棱 蓬莪术 雷丸 青皮 枳壳 陈皮 当归各半两 牵牛二两 罗卜子一两半

【用法】上为细末，醋面糊为丸，如梧桐子大。每服五六十丸，食后生姜汤送下。

【功用】宽中利膈，行滞气，消饮食。

【主治】胸膈噎塞，腹胁胀满，心下痞痛，大小便不利，及一切气滞不匀。

十膈气散

【来源】《御药院方》卷四。

【别名】十膈散（《古今医统大全》卷二十七）。

【组成】人参（去芦头） 白茯苓（去粗皮） 官桂（去粗皮） 枳壳（麸炒，去瓤） 甘草（锉，炙） 神曲（炒令黄） 麦芽（炒黄） 诃黎勒皮（煨，去核） 吴白术 陈橘皮（去白） 干生姜（炮） 荆三棱（煨，锉） 蓬莪术（煨，锉）各一两 厚朴（去粗皮，用生姜汁涂，炙） 槟榔（煨，锉） 木香各半两

【用法】上为细末。每服一钱，入盐一字，白汤点服亦得。如脾胃不和，腹胀，心胸满闷，用水一盏，加生姜七片，大枣二个，盐少许，同煎至八分，空心、食前和滓热服。

【主治】十般膈气。冷膈、风膈、气膈、痰膈、热膈、忧膈、悲膈、水膈、食膈、喜膈、上喘痰嗽，岁月渐深，心胸噎塞，渐致羸瘦。

五膈丸

【来源】《御药院方》卷四。

【组成】大黄 牵牛 木香各一两 陈皮二两（去白，焙干）

【用法】上为细末，炼蜜为丸，如梧桐子大。每服四五十丸，冷水送下。

【主治】留饮停积不消，胸膈痞气。

沉香圣饼子

【来源】《御药院方》卷四。

【组成】沉香 檀香各一钱 丁香二钱 木香三钱 桂花 缩砂仁 槟榔各半两 吴白芷一两半 甘松七钱半（水洗净） 京三棱（炮） 蓬莪术（炮）各一两 甘草四两（用糖缠，焙干）

【用法】上为细末，酥油饼为丸，如梧桐子大，捻作饼子。每服五七饼至十饼，细嚼白汤送下，不拘时候。

【主治】一切冷气上攻，心腹胁肋胀满刺痛，胸膈噎闷，痰逆恶心，噫气吞酸，不思饮食，胃中虚冷，呕吐不止，及五膈五噎，宿食宿饮不散。

沉香降气散

【来源】《御药院方》卷四。

【别名】沉香降气汤（《医方大成》卷四）。

【组成】沉香 木香 丁香 藿香叶 人参（去芦头） 甘草（炮） 白术各一两 白檀二两 肉豆蔻 缩砂仁 桂花 槟榔 陈橘皮（去白） 青皮（去白） 白豆蔻 白茯苓（去皮）各半两 川姜（炮） 枳实（炒）各二两

【用法】上为细末，每服二钱，加盐少许，水一大盏，同煎至七分，和滓温服，每日三次，不拘时候。

【主治】三焦痞滞，气不宣畅，心腹疼痛，呕吐痰沫，胁肋膨胀，噫气不通，哕逆醋臭，胃中虚冷，肠鸣绞痛，宿食不消除，反胃吐食不止，及五膈五噎，心胸满闷，全不思食。

枇杷叶散

【来源】《御药院方》卷四。

【别名】枇杷叶煎（《古今医统大全》卷二十七）。

【组成】枇杷叶（去毛） 陈皮（去白）各等分

【用法】上为粗末。每服五钱，一日三次，水一盏半，加生姜半分（擘碎），同煎至一盏，去滓温服，不拘时候。

【主治】

1.《御药院方》：脾胃气虚，呕逆吐食。

2.《古今医统大全》：五噎。

紫沉丸

【来源】《御药院方》卷四。

【组成】丁香一两 青皮（去白） 陈皮（去白） 荆三棱（锉，炒） 蓬莪术（锉，炒） 缩砂仁 桂（去粗皮）各半两 硇砂（飞，研）一钱 木香三钱 乌梅（和核令碎，去子）四两 巴豆三十个（去皮心，出油，别研）

【用法】上为细末，将巴豆、硇砂和令极匀，面糊为丸，如绿豆大。每服十五丸至二十丸，食后温生姜汤送下。

【主治】宿食不化，痰饮留滞，心腹胀满，胁肋痒刺，胸膈痞满，噎塞不通，呕哕吞酸，噫气寒热。

木香通气饮子

【来源】《御药院方》卷十一。

【组成】青皮（去白） 木香 槟榔 陈皮（去白）各半两 香白芷二钱半 萝卜子半两（炒） 藿香叶一两 甘草（炒）半两 人参半两 枳壳（麸炒，去瓤）半两

【用法】上为细末。每服三钱，水一大盏，煎至八分，去滓温服，不拘时候。

【主治】一切气病噎塞，食饮不下。

滋阴润燥汤

【来源】《内经拾遗方论》卷一。

【组成】当归 川芎 白芍 熟地 桃仁 红花 陈皮 甘草

【用法】上用甘蔗榨汁二钟，煎八分，温服。

【功用】滋阴养血润燥。

【主治】噎膈。膈塞不通，食饮不下。

捣姜饼

【来源】《医方类聚》卷一〇四引《吴氏集验方》。

【组成】丁香 水银（研，不见星） 胡椒各一钱 硫黄三钱（用水银研） 藿香 桂 木香 半夏各三钱（姜汁制） 甘锅子二钱（醋煅过，酒煅）

【用法】上为极细末，生姜自然汁为饼子，作四十九饼。每服一饼，姜汁化开，沸汤浸，晨空心服。

【主治】翻胃，膈气。

红豆丸

【来源】《医方类聚》卷一〇五引《施圆端效方》。

【组成】丁香 胡椒 缩砂各二十一个 红豆十一粒

【用法】上为末，生姜汁为丸，如皂角子大。每服一丸，用大枣一个，去核，填药，面裹，慢火烧熟，空心细嚼，白汤送下，每日三次。

【主治】诸呕逆，膈气翻胃，吐食不止。

豆蔻散

【来源】《卫生宝鉴》。

【组成】肉豆蔻（去皮）五个 木香 人参 厚朴（姜制） 赤茯苓（去皮） 桂各半两 炙甘草半两 槟榔五钱 诃黎勒皮半两 青皮（去白）半两 陈皮（去白）半两 郁李仁（汤浸，去皮，麸炒黄）半两 半夏（汤洗了，同生姜捣如泥堆，新瓦上文武火焙黄）半两

【用法】上为极细末。每服二钱匕，入盐少许，如茶点服；若入生姜、大枣同煎服亦佳，不拘时候。

【功用】治气补劳，通血脉，益脾胃，去痰实。

【主治】五种膈气。

丁香附子散

【来源】《卫生宝鉴》卷十三。

【组成】丁香半两 槟榔一个（重三钱） 黑附一个（重半两，炮，去皮脐） 舶上硫黄（去石，研） 胡椒各二钱

方中用法内飞鹏雏，原作附子，据《普济方》改。

【用法】先将四味为末，入硫黄和匀，每服二钱，用飞鹏雏一个，去毛翅足肠肚，填药在内，湿纸五七重裹定，慢火烧热取出，嚼，食后用温酒送下，每日三次；如下食荤酒，粟米饮送下，不拘时候。

【主治】膈气吐食。

汉防己散

【来源】《卫生宝鉴》卷十三。

【组成】官桂（去皮） 陈皮各一两（去白） 汉防己五钱 杏仁（汤浸，去皮尖）一两 紫苏 羚羊角（镑） 细辛各七钱半

【用法】上为粗末。每服三钱，水一盏，加生姜三片，煎七分，去滓温服，一日二次。

【主治】五噎。

【宜忌】忌酸味生冷滑物。

桂香散

【来源】《卫生宝鉴》卷十三。

【组成】水银 黑锡各三钱 硫黄五钱

【用法】铫内用柳木搥研，煞微火上，细研为灰，取出后入丁香末二钱，桂末二钱，生姜末三钱，一处研匀。每服三钱，黄米粥饮调下。一服取效，病甚者再服。

【主治】膈气反胃，诸药难效，朝食暮吐，暮食朝吐，甚者食已辄出。

三乙承气汤

【来源】《永类钤方》卷四。

【组成】北大黄（去粗皮） 芒消（即焰消） 厚朴（姜制） 枳实（生用）各半两 甘草（去皮，炙）一两 当归（酒洗，焙）二钱半

【用法】上锉。每服半两，水盏半，加生姜五片，大枣二个（擘开），同煎七分，去滓热服，不拘时候。病重者，每服一两，加生姜二片，大枣一个。若不纳药，须时时呷服之，以通为度。

【主治】噎膈。

【方论】虽为下药，有泄有补，卓有奇功。刘河间又加甘草，以为三乙承气，以甘和其中，最得仲景之秘。试论只论四味，当归不在试论之列，不可即用；然等分不多，纵用亦无妨。

秦川剪红丸

【来源】《永类钤方》卷四。

【组成】芫花一两（醋煮） 巴豆九粒（去油） 甘遂一两

【用法】上为末，面糊为丸，如梧桐子大，候干，用红罗包之，绢线扎系，剪断。服前药（剪红丸）内加用一丸，万病转，汤使五更初服。瘵疾，醋炙肉咽；妇人，醋汤送下。

【主治】气膈。

夺命回生散

【来源】《永类钤方》卷十二。

【组成】丁香 川芎 白姜（洗泡） 神曲 木香 肉桂 罗参各半两 大草果二个（炮，取仁） 诃子七枚（取肉） 砂仁二十一粒 莪术（炮）七钱半 粉草（炙）七钱半 巴豆十四粒（去壳膜，不去油，冷水浸一宿，另研为膏，留钵中）

【用法】上为末，入钵内和匀，巴豆膏再筛过，入瓦盒内，以油纸盖盒口，却用黄蜡和松脂溶，如法封固；每以十二月，于高爽地上埋土中三尺，至次年六月中伏节取出，向风处摊去湿气，以不漏瓦瓶收贮密封。壮实人，每服半钱，临睡百沸汤调半盏，顿服，仰卧片时，徐以温白粥压下。若羸弱，只服一字。

【功用】进饮食，止呕吐。

【主治】五噎五膈，翻胃呕吐不食。

【宜忌】忌生冷、鱼腥、粘腻并硬物一二月。孕妇不可服。

香牛饮

【来源】《世医得效方》卷五。

【组成】牛涎（先以羁牛用绳挂开牛口，以净布巾抹令口舌净，却拖牛舌出来，候有涎出，以碗盛

之）麝香一捻

【用法】每服用八分盏为一服，研好麝香末打匀，却以银盏盪令温，以绢帛束缚中脘胃口令极紧，候气喘，乘热解开，随气喘一二口便服，药时先对病人说煮白粥恼烦之。服药罢，随与粥吃。神效。

【主治】哽噎，翻胃，吐食。

壮元丸

【来源】《医方类聚》卷一〇六引《修月鲁般经》。

【组成】巴豆五十个（取霜）　神曲半斤（末）　半夏一两（洗）　雄黄　白曲（炒）十钱

【用法】上为末，水为丸，如小豆大，细米糠炒，变赤色。食后温水送下，童子二丸，三四岁一丸，岁半半丸。止嗽，温齑汁送下；止呕吐，生姜汤送下。

【主治】膈气，酒膈酒积，涎嗽腹疼，吐逆痞满。

满店香

【来源】《医方类聚》卷一九五引《修月鲁般经》。

【组成】丁香七钱半　藿叶　零零　甘松各一两半　白芷梢　香附　当归　桂　益智　槟榔　白蔻一两　麝一钱半

　　方中白芷至槟榔用量原缺。

【用法】上为末，炼蜜为丸，如梧桐子大。嚼化三五丸。身口香。遇酒，用此香亦香。

【功用】除积取虫，消气消块。

【主治】五劳七伤，山岚瘴气，心腹疼痛，传尸劳瘵，风壅积热，冷热咳嗽，风痰气盛，龟胲，翻胃吐食，十膈五噎，脏痞积，诸虫诸疸，诸风诸气，食积、酒积、茶积，肠风痔漏，大风疥癞，小肠五疝，气块痃癖瘕聚，十种水气，宿食不消，泻利，疟疾，久年伤损，腹胁瘀血刺痛，女经不调，赤白带下，血气蛊肿，鬼气鬼胎，血崩；小儿癫痫，五疳八痢，误吞铜钱等。

沉香透膈丸

【来源】《普济方》卷三十六引《德生堂方》。

【组成】丁香　沉香　木香各一两　粉霜五钱　硇

砂三钱　巴豆四十九个（大者去油）　麝香一钱　信二钱（用锡炒，去锡）　朱砂五钱

【用法】上为末，酒糊为丸，如粟米大。每服十五丸，病轻者七丸，以冷姜汤送下。只三服见效，如三服不见效，不可治之。

【主治】反胃吐食，膈气噎气。

快气丸

【来源】《普济方》卷二〇四引《经验济世方》。

【组成】陈橘皮（去白）　大蒜各不以多少

【用法】上为细末，为丸如绿豆大。每服二十丸，食后温米饮送下，一日三次。

【主治】膈气噎，不下饮食，肌体羸瘦。

太仓散

【来源】《普济方》卷三十六。

【组成】仓米或白米

【用法】日西时于日下水微拌湿，便在日中晒干，纸袋盛挂通风处。每服水煎一撮，和汁饮之，即时便下。

【主治】胃反，及膈气不下食。

太仓散

【来源】《普济方》卷三十六。

【组成】陈苍米（炊饭，焙干为末）五两　沉香末五钱

【用法】拌匀，米饮调下。

【主治】胃反，及膈气不下食。

七香丸

【来源】《普济方》卷一六八。

【组成】丁香　檀香　益智仁　甘草各一两　木香　蓬莪术各一两半　香附子一两半

【用法】上用甘草膏为丸，如鸡头子大。每服二三粒，姜汤嚼下；治一切结实，冲胸膈恶气，用水、姜汁煎服。

【功用】通中快气。

十宝大安散

【来源】《普济方》卷一六九。

【别名】万病无忧散。

【组成】大黄（春、冬一斤，夏半斤，秋十二两）甘草（春、冬六两，夏三两，秋四两）牵牛（春、冬十二两生，夏八两半生，秋八两）槟榔（春、冬十二两，夏八两，秋六两）

【用法】上药每一斤，用木香半两，夏加南木香，秋加天花粉为细末。每服三钱，五更鸡初鸣时，用冷水调下。十五岁以下作二服，小儿随意加减。加黄耆（蜜炙七次）、陈皮（去白）、生胡椒、蓬莪茂（炮）、三棱（炮），自然有泻有补。

【主治】男子妇人老幼，年深日久，一切沉痰积气块，十种水气、血气。下部小肠偏坠，木肾，干湿脚气，十隔五噎，翻胃呕吐食，心气脾疼，喘急痰饮，咳嗽肺胀，吐血鼻衄，五淋、白癫，大风疮癣，腰腿疼痛，五种消渴，二十四种痔漏，肠风下血，三十六种风，七十二般气，恶毒赤肿，紫血瘢风，痛疽疖毒，左右瘫，赤白泻痢，寒热疟疾，阴阳二毒，山岚瘴气，妇人赤白带下，经脉不调，崩中漏下，小儿疳气癫痫。

【宜忌】妊娠不可服。

沉香透膈汤

【来源】《普济方》卷一八一。

【组成】丁香半两 木香 沉香 白豆蔻 砂仁各半两 藿香叶 白茯苓 青皮（去白）厚朴（姜制）半夏（姜制）甘草（炙）各半两 肉豆蔻（面煨）神曲（炒）麦蘖（炒）人参 肉桂 草果各半两 槟榔一枚 陈皮（去白）一两

【用法】上锉。每服三钱，水一大盏，加生姜三片，大枣一枚，煎至七分，去滓，食前温服。

【主治】男子、妇人五种气滞，胸膈闷满，心腹疼痛，翻胃吐食，两胁膨胀，噎膈不通，饮食减少，多困少力。

枳壳丸

【来源】《普济方》卷一八一。

【组成】枳壳（麸炒，去瓤）蓬莪术各半两 姜

黄 半夏（洗七次）甘松（去土）各一钱 陈皮（去白）大麦（炒）各七钱半

【用法】上为细末，面糊为丸，如梧桐子大。每服五十丸，食后陈皮汤送下。

【功用】消导滞气。

【主治】酒食所伤，胸中噎塞不通。

硇魏丸

【来源】《普济方》卷一八二。

【组成】硇砂（水净，去石，炒）三两 胡芦巴一两半 木香 沉香各半两 陈皮 干姜 当归 厚朴 川芎 茴香 胡椒 砂仁 甘草 大附（炮）各四两 白术 青盐 五味一两半 阿魏半两（醋化）好酒五升 好醋五升 好蜜十两 细面二斤 丁香
　　方中白术、青盐、丁香用量原缺。

【用法】上为末，用银石锅，内入酒醋蜜，先下丁魏盐三味，并面同煎稠粘，便下药末半斤以来，更煎如稀糊，渐渐入药末，煎至得所，熄火取出，更入干药末，搜和成剂，捣杵为丸，如梧桐子大。每服十五丸至二十丸，空心嚼破，姜酒汤送下。

【主治】脾元气弱，久积阴冷，心腹胁肋胀满刺痛，面色青黄，肌体瘦弱，急惰嗜卧，食少多伤，噫气吞酸，哕逆恶心，腹中虚鸣，大便泻利，胸膈痞塞，饮食不下，呕噫霍乱，体冷转筋，五膈五噎，痃癖积聚，翻胃吐食，久病久痢。

【宜忌】忌羊血豉汁。

二妙散

【来源】《普济方》卷二〇四。

【组成】半夏一两（洗七次）干桑皮二两

【用法】上为末。每服三钱，加生姜三片，醋水一盏，煎至七分，稍热服。

【主治】五膈气，心胸痞塞。

夺命丹

【来源】《普济方》卷二〇四。

【组成】马草节半两（炒干，再用蜜炙黄色）拣丁香 广木香 槟榔 藿香叶各五钱

【用法】上为末，每服三分，煎柿蒂汤调下。

【主治】五膈食噎。

沉香散

【来源】《普济方》卷二〇四。

【组成】沉香　木香　枳壳各一分　乌药四两

【用法】上为细末。每服二钱，加盐少许，以沸汤调下。

【主治】膈气。

神仙更生散

【来源】《普济方》卷二〇四。

【组成】丁香二钱半　蓬术二钱半　木香一钱　官桂一钱半　干姜一钱一分（炮）　缩砂十个　诃子肉四个　草果一个　甘草四钱　川芎一钱　神曲一钱一分　巴豆七粒（捣成膏）

【用法】上为末，和巴豆令匀。每服一匙，沸汤送下。

【功用】顺阴阳，化痰宽胃，止呕吐，进饮食。

【主治】五膈、五噎。因忧思劳伤食气，阴阳不和，气滞为病，结于胸膈咽嗌，而致胸膈痞闷，呕逆吞酸，噎塞妨闷，饮食不下，作痛，肋下支满，饮食减少，四肢无力，气不升降。

半夏散

【来源】《普济方》卷二〇五。

【组成】半夏一两（汤洗七次）　桂心三分　木香半两

【用法】上为散。每服二钱，以水一盏，加生姜半分，煎至六分，去滓温服，不拘时候。

【主治】气噎，饮食不下，腹中雷鸣，大便不通。

枳壳散

【来源】《普济方》卷二〇五。

【组成】枳壳一两（麸炒微黄，去瓤）　诃黎勒皮一两半

【用法】上为散。每服一钱，煎生橘皮汤调下，不拘时候。

【主治】久患膈气，心腹痞满，咽喉噎塞，不下饮食。

阳液方

【来源】《普济方》卷二二六。

【组成】黄米二升（醋煮粥）　曲细末三升　糯米二升（醋煮粥）

【用法】上量寒温，和器内，停候发过沉澄之时，又入饧稀六斤，等候去糟粕讫，自然上清下澄以成汤液，昼夜十二时辰，停分三度，一度一服，俟药气下沉后，停待一时，温服汤液一盏液后，又停一时，更吃白饧数块，日夜长短品三服，饮液食饧均九度，饮食汤液造作，如前烹食药相应。

【功用】颐生养气，实腹虚心。

【主治】诸虚百损，气血劳伤，因病久深，变生膈气，胁肋刺痛，噎痞心胸，食结不消，哕逆呕水，翻胃吐食，大便硬秘，形体瘦枯，以致难救者。

夺命散

【来源】《普济方》卷二五五。

【组成】绵纹大黄四两（去皮，炒存性）　麦蘗一两半（炒）　槟榔七钱半　茴香　瞿麦　地蓄各二钱半

【用法】上为细末。每服虚实加减钱数，随证汤酒服之。

【主治】男子、妇人心中积热停痰，肠垢诸毒变成百病，酒面食积，痃癖气块，小肠疝，诸般膈气，反胃吐食，胸膈痞闷，胁肋疼痛，呕吐痰逆，头目昏重，偏正头风；或惊怖、口苦、舌干、噫气醋心，腹胀如鼓，大便不通；小儿赤沃，饮食过多，不生肌肉，心中烦躁，面色萎黄，肌体羸瘦，困倦少力，夜多盗汗；脾胃不和，泻痢脓血，久而成血癖、血瘕。

【加减】如妇人室女血脉不行，加木香、沉香、枳壳，煎当归汤调服；小肠气，用干漆、麦蘗、木通、炒茴香，煎汤服；木通、干漆二味，量病虚实用。

青金丹

【来源】《普济方》卷二五六。

【组成】川乌头（炮）草乌头（炮）巴豆（去皮油）干姜（炮）各等分

【用法】上为末，酢糊为丸，如梧桐子大，青黛为衣。每服二丸。若痔疮，黄连汤送下；一切膈气，木瓜汤送下；口吐酸水，生姜汤送下；诸风气，防风汤送下；疥癣，姜汤送下；胸膈内痛，杏仁汤送下；一切砂淋，瞿麦汤送下；大小便血，大黄汤送下；阳毒伤寒，麻黄汤送下；阴毒伤寒，葱白汤送下；夜多小便，吴茱萸汤送下；心热胀，金银花汤送下；肺气喘息，紫苏汤送下；胃气不和，盐汤送下；溺血块，豉汤送下；舌上疮，柳枝汤送下；肠风发痛，五灵脂汤送下；宿食不消，米汤送下；咽喉痛，薄荷汤送下；疟疾，桃心汤送下；瞥目，夜明砂汤送下；暑气，井花水送下；眼疾，米泔水送下。

【主治】痔疮，膈气，口吐酸水，诸风气，疥癣，胸膈内痛，砂淋，大小便血，阳毒、阴毒伤寒，夜尿多，心热胀，肺气喘息，胃气不和，溺血块，舌疮，肠风，宿食，咽喉痛，疟疾，瞥目，暑气，眼疾等一切诸病。

牡丹煎丸

【来源】《普济方》卷三三五。

【组成】牡丹 苦参 贝母（去心）玄胡索 白芍药各等分

【用法】上为末，炼蜜为丸，如梧桐子大。每服十五至二十丸，米饮吞下，不拘时候。

【主治】妇人血膈。

七香丸

【来源】《普济方》卷三九三。

【组成】木香 丁皮 檀香 甘松 丁香各三钱 陈皮（去白）缩砂仁各五钱 三棱 莪术各五钱（醋煮）白豆蔻三钱 香附子（炒去毛）二两 益智仁三钱

【用法】上为末，糊为丸，生姜汤吞下。

【功用】消食快膈，和胃止痛。

十圣夺命丹

【来源】《瞿仙活人方》。

【组成】人参 甘草各一钱 南木香二钱 南星二钱（姜制）半夏五钱（姜制）枳壳一两（去瓤，面炒）白矾（火枯）豆豉一两 厚朴五钱（姜制炒干）糖球子一钱

【用法】上药候清，夜间露过，以人参、厚朴煎汤，调米糊作饼子，如小钱大，慢火焙干。每服一饼，嚼碎，姜汤调平胃散送下。

【主治】翻胃、噎食。

【宜忌】忌诸般生冷、腥味及酒之类。

丁香散

【来源】《医方类聚》卷二一二引《仙传济阴方》。

【组成】丁香 柿蒂 枇杷叶 陈皮各等分

【用法】上为末。细嚼服。

【主治】妇人上膈受风寒，气不顺，致塞噎不住者。

丁香饼子

【来源】《奇效良方》卷十八。

【组成】丁香 木香各一两 白豆蔻 半夏曲 神曲各半两 白术 白姜 陈皮各一两半 人参 荜澄茄各三钱 肉豆蔻半两 甘草二钱

【用法】上为细末，用生姜汁煮糊，和作饼子，如棋子大。每服一饼，空心嚼细，生姜汤送下。

【主治】脾胃虚寒，痰逆呕吐，饮食减少，五膈五噎，翻胃恶心。

木香宽中散

【来源】《明医杂著》卷六。

【组成】青皮 陈皮 丁香各四两 厚朴（制）一斤 甘草（炙）五两 白豆蔻二两 香附（炒）砂仁 木香各三两

【用法】上为末。每服二钱，姜、盐汤点服。

【主治】七情伤于脾胃，以致胸膈痞满，停痰气逆；或成五膈之病。

【宜忌】属脾胃亏损之症不可多服，当与六君子汤

兼服之。

白玉丸

【来源】《婴童百问》卷十。

【组成】南星 半夏 僵蚕 白矾（生）各二钱半

【用法】上为末，杏仁七个（去皮尖），巴豆一粒，同研匀，再用去皮生姜汁为丸，如粟米大。每服一二十丸，姜汤送下，不拘时候。

【功用】利膈下痰涎。

【主治】心胸噎塞不止，并咳嗽多痰。

大力夺命丸

【来源】《医学正传》卷三。

【别名】杵糠丸（《医学入门》卷七）。

【组成】杵头糠 牛转草各半斤 糯米一斤

【用法】上为细末，取黄母牛口中涎沫为丸，如龙眼大。入锅中，慢火煮熟食之。加沙糖二三两入内丸尤佳。

【主治】膈噎不下食及翻胃等。

润肠膏

【来源】《医学正传》卷三。

【别名】秘方润肠膏（《保命歌括》卷二十八）。

【组成】新取威灵仙四两（捣汁，四五月开花者） 生姜四两（捣汁） 真麻油二两 白砂蜜四两（煎沸，掠出上沫）

【用法】同入银石器内搅匀，慢火煎，候如饧，时时以箸挑食之。一料未愈，再服一料。

【主治】膈噎，大便燥结，饮食良久复出，及朝食暮吐，暮食朝吐者。

补脾汤

【来源】《医学集成》卷二。

【组成】人参二钱 焦术三钱 黄耆一钱 茯苓 橘红各一钱半 砂仁八分 炙草五分 姜 枣 枇杷叶（去毛，炙）

　　　方中姜、枣、枇杷叶用量原缺。

【主治】噎膈。

济艰汤

【来源】《医学集成》卷二。

【组成】熟地 当归各一两 山药 玄参各五钱 牛膝三钱 前仁一钱

【主治】因肾虚而噎膈者。

健脾汤

【来源】《医学集成》卷二。

【组成】条参 北耆 焦术 茯苓 枣仁 砂仁 白蔻 桂圆 煨姜

【主治】脾虚噎膈。

推荡饮

【来源】《医学集成》卷二。

【组成】沙参 当归 知母 槟榔 莱菔 大黄 厚朴

【主治】因阳明积热而噎膈者。

【加减】甚者，加芒硝。

牛涎丸

【来源】《本草纲目》卷五十引《医学集成》。

【组成】老牛涎 糯米末

【用法】拌和为小丸。煮熟食之。

【主治】噎膈反胃。

夺命丹

【来源】《万氏家抄方》卷二。

【组成】裘一个（即蜣螂所滚之裘丸，凡粪土下俱有，用裘中有白虫者，将裘少破一点仍盖住，火煅黄色存性，勿令焦） 麝香一分 孩儿茶二分 金丝黄矾三分 朱砂（春二分、夏四分、秋六分、冬八分）

【用法】上为细末，空心烧酒调服。如觉饥，大小米煮，渐渐少用，一日二三次，不可多吃。

【主治】翻胃噎食。

【宜忌】忌生冷、酱炒厚味、葱蒜、酒面、炙煿等物，及气恼。

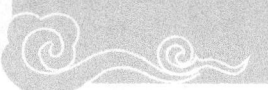

沉苏汤

【来源】《万氏家抄方》卷二。

【组成】广木香 沉香 白术各五分 紫苏叶 白茯苓 白芍 陈皮 木通 青皮 当归各一钱 大腹皮 白芷各七分 甘草三分

【用法】加生姜，水煎服。

【主治】五噎五膈。

一块气

【来源】《扶寿精方》。

【别名】神仙一块气（《万病回春》卷三）。

【组成】香附（童便浸，炒） 陈皮 青皮 三棱 莪术各一两 神曲 麦芽 郁金 莱菔子 黄连 槟榔 白牵牛（头末）各五钱 枳实 皂角 百草霜各二钱五分

【用法】上为细末，面糊为丸，如绿豆大。每服二十五或三十丸，视疾上下，为食后先，热酒、姜汤任下。

【功用】《全国中药成药处方集》（沈阳方）：消食化积，理气散郁。

【主治】

　　1.《扶寿精方》：男女噎膈痞满，胸胁刺痛，癥瘕疝气。

　　2.《万病回春》：诸气食积。

【宜忌】《全国中药成药处方集》（沈阳方）：孕妇勿服。忌生冷硬物。

白石方

【来源】《扶寿精方》。

【组成】五灵（炒烟尽，研细） 阿魏（研细）各等分

【用法】用雄黄、狗胆汁为丸，如黍米大。每服三十丸，空心唾津送下。

【主治】痞块、痃积、噎膈。

【宜忌】忌羊肉、醋、面。

保命延寿丹

【来源】《扶寿精方》。

【组成】胡桃仁 小红枣 白蜜各半斤 酥四两 苍术 甘草 厚朴（各去皮） 陈皮（去白） 生熟地黄 天麦门冬（去心） 破故纸 川芎 白芍药 白术 牛膝 香附 肉桂 五味子 半夏 枳壳 荆芥 防风 独活 白芷 细辛 麻黄 小茴香 五加皮各一两 虎胫骨（酥炙）一两 当归 白茯苓 人参 苁蓉（去甲） 枸杞子 何首乌 砂仁 干姜（煨） 杏仁 乌药 川草乌（去皮） 川椒 木香 沉香各五钱

【用法】上各制洗净，锉片，生绢袋盛，堆花烧酒一大坛，入药固封，锅内水煮三时，木棍不住手顺搅，使水周旋，取起埋地三日毕，将药晒干为末，酒糊为丸，如梧桐子大。每日三十丸，黄酒送下；其药酒空心午、戌任意进一三酌。

【功用】益精润肌。

【主治】虚损风气，湿积心腹，腹胃膀胱疼痛，淋痔膈噎，肤燥疮癞，一切恶症。及妇女赤白带、癥瘕。

补气运脾汤

【来源】《证治准绳·类方》卷三引《统旨》。

【组成】人参二钱 白术三钱 橘红 茯苓各一钱半 黄耆一钱（蜜炙） 砂仁八分 甘草四分（炙）

【用法】水二钟，加生姜一片，大枣一枚，煎八分，空腹服。

【主治】中气不运，噎塞。

【加减】有痰，加半夏曲一钱。

七宝丹

【来源】《活人心统》卷下。

【组成】乳香一钱五分 雄黄一钱 硼砂一钱 绿豆四十九粒 乌豆四十九粒 乌梅十三枚

【用法】上为末，乌梅肉捣为丸，如弹子大，以雄黄为衣。每服一丸，细细嚼吞下，用蒸水饮之。如再发，再服一丸。

【主治】噎食。七情感伤，气郁于中，变成呕吐或噎食不通，大便秘结，粪如羊屎者。

枣包内灵丹

【来源】《活人心统》卷下。

【组成】良姜 官桂 川椒 青皮 陈皮 甘草 草乌各二钱 茴香 白术 川归 半夏 杏仁 川芎 蓬术 三棱 丁香 沉香各五钱 木香 巴豆各三钱

【用法】上为末，醋为丸，如鸡头子大。每服一丸，大枣一个（去核），将药入内，外用纸包，水湿，煨熟去纸，温酒送下。

【主治】胸膈胁肋疼痛，腹胀如鼓，不思饮食，宿食不消，五噎十膈。

神效附子丸

【来源】《校注妇人良方》卷七。

【组成】黑附子（重一两四五钱，端正底平尖园）一枚

【用法】上灰火炮皮裂，入生姜自然汁内，浸润晒干，再炮，再入汁浸润，仍晒再炮，用尽姜汁半碗为度，却去皮脐为末，以人参煎膏为丸，如黍米大。每服数丸，津唾咽下。胃气稍复，饮食稍进，投以温补之剂。

【主治】脾肾虚寒，呕吐，或翻胃噎膈。

比天膏

【来源】《摄生众妙方》卷一。

【组成】片脑 牛黄 乳香 没药 龙骨 血竭 赤石脂 麝香 轻粉 麻黄 川芎 白芷 薄荷 草乌 全蝎各一两 连翘 防风 黄芩 黄连 大黄 知母 贝母 当归 苍术 羌活 栀子仁 桔梗 柴胡 荆芥 五倍子 海螵蛸 白及 穿山甲 木鳖子 大枫子 椿皮 桑枝 槐枝 乱发各三两 蛇蜕三条 柳枝长一尺七条

【用法】上药片脑、麝香、牛黄、乳香、没药、龙骨、血竭、赤石脂、轻粉另研细末，其余诸药俱切碎，用油浸一宿，外用密陀僧二斤研细，每药一料，用麻油三斤，以浸过为度，文武火煎药枯发焦无踪影，退火待冷，去滓，复入火，以密陀僧四五钱，时时入内，用柳枝不住手搅，令冷，

水一碗，滴药成珠不散，方下乳香等五味搅匀，退火待温，方下片脑、麝香、牛黄三味搅匀，入瓷罐内收，过一七方可用。如贴身疼痛及半身不遂、风湿等疾，取生姜捣汁炒热，擦患处二三十遍，火烘膏药贴上，如觉痒，则揭起，少顷，再烘贴上此药。如贴噎膈、气蛊，加狗肾三钱。若无牛黄、狗肾，加天鹅油三钱代之。

【主治】身体疼痛，半身不遂，风湿及噎膈、气蛊。

遇仙丹

【来源】《摄生众妙方》卷一。

【别名】牛郎串（《串雅内编》卷三）。

【组成】白牵牛（头末）四两（半炒半生） 白槟榔一两 茵陈 莪术（醋煮）各五钱 三棱（醋煮） 牙皂（炙，去皮）各五钱

《张氏医通》有沉香五钱。《良朋汇集》有白术，无莪术。

【用法】上为末，醋糊为丸，如绿豆大。五更时用冷茶送下三钱。天明可看去后之物，此药有积去积，有虫去虫。数服行后，随以温粥啖之。

【功用】涤饮攻积。

【主治】邪热上攻，痰涎壅滞，翻胃吐食，十膈五噎，齁哈，酒积，虫疾，血积，气块，诸般痞疾，热疮肿疼，或大小便不利，妇人女子面色萎黄，鬼产，食吞铜铁银物等症。

【宜忌】服后忌食他物。孕妇勿服。

【方论】《医略六书》：白丑涤饮攻痰，槟榔破滞攻积，三棱破气中之血，蓬术破血中之气，茵陈祛湿热，牙皂搜痰涎，沉香降逆气以顺气也。醋丸茶下，使饮化气行，则血脉自活，而痰癖无不消，肢节肿痛无不瘳矣。此涤饮攻积之剂，为痰饮积结肿痛之专方。

茄和散

【来源】《摄生众妙方》卷五。

【组成】枇杷叶（去毛，姜汁炙） 白茯苓（去皮） 砂仁（去皮） 薏苡仁（炒） 丁香 白豆蔻（去皮） 人参（去芦）各一两 白术（炒）二两 桑白皮（炒） 沉香 五味子各五钱 槟

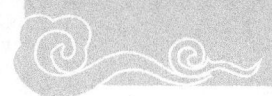

榔（炒） 青皮（去白） 谷芽（炒） 藿香 杜仲（去皮，姜、酒涂炙） 随风子 石斛（酒炒） 大腹子 陈皮（去白） 神曲（炒）各二钱半 木香七分半 甘草（炙）一两五钱

【用法】上锉。每服三钱，水一钟，加生姜三片，大枣一个，煎至七分，去滓温服。

【主治】脾胃不和，胸膈痞闷，气逆生痰，不进饮食，五噎五膈。

【加减】五噎，加干柿饼一枚；隔气吐逆，加韭白三寸，大枣五枚。

参茯膏

【来源】《古今医统大全》卷二十七。

【组成】人参 陈皮 白茯苓 生地黄 麦门冬

【用法】以水一斗煎成膏，加丁香、沉香末各二钱，蜜半碗，姜汁一杯和匀。每服二匙，粟米饮送下。

【主治】五膈五噎，呕逆食不下。

【加减】有痰，加竹沥。

春雪膏

【来源】《古今医统大全》卷二十七。

【组成】真绿豆粉一斤 真薄荷叶六两（同豆粉和匀，安于密甑中，上以瓦盆盖密，勿令泄气，蒸一时，待冷取下） 沉香五钱（另研） 白硼砂五钱 冰片五分 砂仁五钱（另研） 真柿霜四两

【用法】上以瓷瓶收贮窨土地上，不时调白水细呷之。

【功用】豁痰开结。

【主治】五膈五噎。

绿云散

【来源】《古今医统大全》卷二十七。

【组成】人参 当归 天门冬 陈皮 甘草 昆布 紫苏子 萝卜子 丁香各等分

【用法】水五升，煎膏五合，入炼蜜五合，和匀，加青黛四两和成剂，不成剂再加柿霜搜和为丸，如弹子大，金箔、朱砂各半为衣。日服金箔丸，夜服朱砂丸，不时噙化；喉中不清，服姜蜜汤。

本方方名，据剂型，当作"绿云丸"。

【功用】化痰降气。

【主治】嗝噎。

黄鸡馎饦

【来源】《古今医统大全》卷八十七。

【组成】黄雌鸡四两（切，作臛） 白面六两 茯苓末二两

【用法】上以茯苓同面搜作，豉汁水煮，空腹食之。

【主治】老人噎气病，食不下，胸满。

酥蜜煎

【来源】《古今医统大全》卷八十七。

【组成】酥油二两 白蜜 姜汁各五合

【用法】上和，微火煮稠。空心服半匙。

【主治】老人气噎，吐逆不能食。

平鲫丸

【来源】《医学入门》卷三。

【组成】大鲫鱼一条（去肠留鳞，以大蒜去皮切片，填鱼腹内，湿纸包，黄泥固济，慢火煨熟，去鳞骨） 平胃散末

【用法】为丸如梧桐子大。每服三十丸，空心米饮送下。

【主治】膈气不食。

阿魏撞气丸

【来源】《医学入门》卷七。

【组成】小茴 青皮 甘草 陈皮 莪术 川芎各一两 生姜四两（用盐五钱淹一宿） 胡椒 白芷 肉桂 砂仁 丁香皮（炒）各五钱

【用法】上为末，用阿魏一钱半，和面糊为丸，如芡实大，每药一斤，用朱砂七钱为衣。每服三五丸，男子气痛，炒姜盐汤送下；妇人血气痛，醋汤送下。

【主治】五种噎疾，九种心痛，痃癖气块，冷气攻

刺，腹痛肠鸣，呕吐酸水，男子疝气，女人血气。

虎脂平胃丸

【来源】《医学入门》卷七。
【组成】平胃散加生姜（入老鸦爪一半，或入虎脂、虎肉及肚内屎尤妙）
【用法】枣肉为丸。
【功用】利膈平胃。
【主治】《济阳纲目》：噎膈翻胃。

丁香透膈汤

【来源】《医学入门》卷八。
【组成】丁香 木香 麦芽 青皮 肉豆蔻 白豆蔻各二分半 沉香 藿香 陈皮 厚朴各三分 甘草七分半 草果 神曲 半夏各一分半 人参 茯苓 砂仁 香附各五分 白术一钱
【用法】加生姜、大枣，水煎服。
【主治】脾胃不和，痰逆恶心呕吐，饮食不进，十膈五噎，痞塞不通。

加味六君子汤

【来源】《古今医鉴》卷五。
【组成】六君子汤加炮干姜 白豆蔻 黄连 制吴茱萸
【主治】脾胃大虚，以致膈噎不食。

定生丹

【来源】《古今医鉴》卷五。
【组成】雄黄三钱 朱砂三钱 阿魏五分（箬焙）硇砂五分 乳香三钱 半夏三钱 木香三钱 沉香一钱 肉豆蔻三钱 绿豆四十粒 乌梅四十个 百草霜三钱（为衣）
【用法】上为末，将乌梅以热汤泡令软，剥去核，研极烂，入药捣为丸，如弹子大，百草霜为衣，阴干。每服一粒，嚼化咽下，以生姜汤漱口，复以陈麦饼火烧熟，细嚼压之。
【主治】噎膈翻胃。

辰砂五香丸

【来源】《本草纲目拾遗》卷七引《张氏秘效方》。
【组成】血竭 乳香 没药 辰砂各一钱五分 元胡一钱 化州橘红一钱
【用法】上为末。每服三分，酒送下。
【主治】翻胃、噎膈、呕吐。

狗宝丸

【来源】《杨氏颐真堂方》引丁丹崖方（见《本草纲目》卷五十）。
【别名】四宝顶（《串雅内编》卷三）。
【组成】硫黄 水银各一钱（同炒成金色）狗宝三钱（为末）
【用法】以鸡卵一枚，去白留黄，和药搅匀，纸封泥固，唐火煨半日，取出研细。每服五分，烧酒调服。不过三服见效。
【主治】反胃，膈气。

加减枳术二陈汤

【来源】《保命歌括》卷二十八。
【组成】枳实（炒）白术（炒）陈皮（去白）各五分 半夏（洗）茯苓各一钱 甘草三分
【主治】噎膈。
【加减】清痰，加竹沥、姜汁各五匙；泻火，加姜汁炒黄连五分；开郁，加香附（米炒）、神曲（炒）、橘叶、青皮各五分；呕吐，加藿香叶、砂仁各三分；润气，加杏仁泥、麻子仁各五分；津少血虚，加当归、生地黄各五分（酒洗）。

草灵丹

【来源】《赤水玄珠全集》卷四。
【组成】五灵脂（姜汁煮透）甘草（烧酒煮透）
【用法】上焙干为末。每服五分，置掌中，用舌舐下。
【主治】膈气、反胃呕吐、梅核气及胃脘疼痛。

姜附散

【来源】《赤水玄珠全集》卷四。

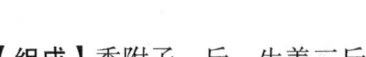

【组成】香附子一斤，生姜三斤

【用法】生姜捣汁，浸香附一宿，晒干再浸，再晒，以姜汁尽为度，为末。每服二钱，米饮调下。

【主治】膈气不通，胸膈间结块，大如拳，坚如石，呕吐恶心，饮食不下。

韭汁饮

【来源】《医方考》卷三。

【组成】生韭汁　醇酒各等分

【用法】每服二合，一日二次。

【主治】血噎膈。

【方论】血噎膈者，或因跌扑，或因大怒，血积胸膈，久久凝结，令人妨碍饮食，得热则宽，得寒则痛是也。生韭汁，能解畜血之瘀结，佐以醇酒行其势也。

利膈和中汤

【来源】《仁术便览》卷二。

【组成】半夏　茯苓各一钱　陈皮一钱半　枳壳　白术各一钱　黄连　香附各七分　甘草二分　厚朴七分　山楂五分　藿香　桔梗　木香　萝卜子（炒）

　　方中藿香、桔梗、木香、萝卜子用量原缺。

【用法】加生姜三片，水煎服。

【主治】膈噎膈气，食不下，呕吐。

演气丹

【来源】《仁术便览》卷三。

【别名】滚痰丸、七宝丸。

【组成】广木香一两（不见火）　大川乌七钱（炮）　南芎五钱　三奈五钱　萝卜子（炒）七钱　肉豆蔻（煨）六钱　巴豆（去心）七钱

【用法】上为细末，煮枣（去皮核）为丸，如黄豆大。每服一丸，白萝卜嚼烂送下，不拘时候；黄酒送亦可，姜汤尤好。

【主治】诸般食积、气积、噎食、膈食、膈气，寒痰结聚，膈气不通；饮食所滞生痰，上攻气喘，堵塞不通，吐痰不绝，胸膈胀满，气滞不散，风痰壅盛，不问老少年月深浅。

清化膏

【来源】《医学六要·治法汇》卷三。

【别名】门冬膏（原书同卷）。

【组成】天门冬一斤　麦门冬一斤半　生地黄一斤　当归（洗）六两　知母四两　白术六两　甘草三两　陈皮三两

【用法】上煎成浓膏，加竹沥、梨汁、白蜜各一碗，生姜汁半盏。每服十数匙，白汤调下。

【功用】清肃肺金，降火养阴。

【主治】阴虚肠胃干燥，口干，咳嗽，血枯噎膈者。

【宜忌】胃弱者忌用。

通肠丸

【来源】《医学六要·治法汇》卷五。

【组成】大黄（酒浸）　滑石（飞研）各二两　陈皮（去白）　厚朴（姜汁制）各一两五钱　人参　当归　贯众（去毛）　干漆（炒烟尽）各一两　木香　槟榔各七钱五分　三棱（煨）　蓬术（煨）　川芎　薄荷　玄明粉　雄黄　桃仁泥　甘草各五钱

【用法】俱各另研，取细末，用竹沥等汁各二杯，烧酒、姜汁一杯，隔汤煮浓和丸，如芥子大。每服三钱，去枕仰卧，唾津咽下。通利，止后服。

　　《证治准绳·杂病》本方用法：俱各另取细末，用竹沥、童便、韭汁、人乳、驴尿、芦根汁、茅根汁、甘蔗汁、烧酒、米醋、蜜各二杯，姜汁一杯，隔汤煮浓和丸。

【主治】反胃噎膈。

【宜忌】

　　1.《医学六要》：服此丸后，得药不反，切不可便与粥饭及诸饮食，每日用人参五钱，陈皮二钱作汤细啜，以扶胃气。

　　2.《证治准绳·杂病》：扶胃气，觉稍安，渐渐加人参，旬日、半月间方可小试陈仓米饮及糜粥。仓廪未固，不宜便贮米谷，常见即食粥饭者，遂致不救。

七伤通气散

【来源】《万病回春》卷三。

【组成】牙皂二两（火煅）　大黄二两（面包烧熟）　硇砂二钱　巴豆六钱（去油二钱）　当归二钱半

【用法】上为末。每服一分或二分，引用好酒一口调服；不饮酒者，滚白水亦可。引不许多，引多动一二行。此药服之，不吐则泻，不泻则吐。

【主治】十膈五噎，腹内久积气块，伤力呕吐膨胀；兼治小儿惊风痰响，上窜天钓，吐痰即愈；又治中风不语。

八仙膏

【来源】《万病回春》卷三。

【别名】八汁汤（《医学从众录》卷五）。

【组成】生藕汁　生姜汁　梨汁　萝卜汁　甘蔗汁　白果汁　竹沥　蜂蜜各一盏

　　　　《东医宝鉴·杂病篇》无甘蔗汁，以砂糖代之。

【用法】加一处盛，饭甑蒸熟，任意食之。

【主治】噎食。

王道无忧散

【来源】《万病回春》卷三。

【组成】当归　白芍（炒）　川芎　生地黄各八分　赤芍五分　白术（土炒）　白茯苓（去皮）各一钱二分　赤茯苓　砂仁　枳实（麸炒）　香附　乌药　陈皮　半夏（姜汁炒）　藿香　槟榔　猪苓　木通　天门冬（去心）　麦门冬（去心）　黄柏（人乳炒）　知母（人乳炒）　黄芩（炒）各八分　粉甘草三分

【用法】上锉一剂。水煎，温服。

【主治】翻胃膈噎。年老之人，阴血枯槁，痰火气结，升而不降，饮食不下者。

五子散

【来源】《万病回春》卷三。

【组成】白萝卜子　紫苏子　白芥子各五钱　山楂子（去核）　香附子（去毛）各一钱

【用法】上各为细末，合一处，作芥末用。

【主治】气膈，鼓胀，噎食。

生津补血汤

【来源】《万病回春》卷三。

【组成】当归　白芍（炒）　熟地黄　生地黄　茯苓（去皮）各一钱　枳实（麸炒）　陈皮　黄连（炒）　苏子　贝母（去心）各七分　砂仁　沉香各五分

【用法】上锉一剂。加生姜一片，大枣一枚，水煎，竹沥磨沉香同服。

【主治】年少胃脘血燥，噎膈翻胃。

圣衣散

【来源】方出《万病回春》卷三，名见《东医宝鉴·杂病篇》卷五。

【组成】初出窑石灰矿

【用法】用初出窑石灰矿投入锅中滚水内化开去渣，止用清水煮干，炒黄色为度，黄色难得，赤色即可。用罐收贮，黄腊封口，勿令泄气，过一二年的无用。凡人四十内外，身体壮健者用四分；如年老体弱者，止用二分或二分半、三分为止，以好烧酒一二钟，能饮者三四钟调服。治回食病，嘎咽年深，或吐虫，或下虫，其病即愈。如不吐不下，遇发再服，不发不必服，自愈。

【主治】噎食病及回食病。

当归养血汤

【来源】《万病回春》卷三。

【组成】当归　白芍（炒）　熟地黄　茯苓（去皮）各一钱　贝母（去心）　瓜蒌（去壳）　枳实（麸炒）　陈皮　厚朴（姜汁炒）　香附　抚芎　苏子（炒）各七分　沉香五分　黄连（用吴茱萸同炒，去茱萸，用连）八分

【用法】上锉一剂。加生姜一片，大枣一个，水煎，竹沥磨沉香调服。

【主治】年老之人，阴血枯槁，痰火气结，升而不降，饮食不下，乃成膈噎之病。

香橼汤

【来源】《遵生八笺》卷十一。

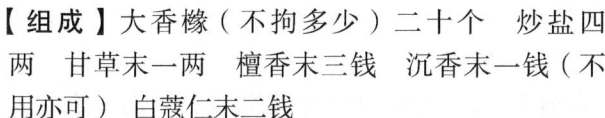

【组成】大香橼（不拘多少）二十个　炒盐四两　甘草末一两　檀香末三钱　沉香末一钱（不用亦可）　白蔻仁末二钱

【用法】切开，将内瓤以竹刀刮出，去囊袋并筋，收起，将皮刮去白，细细切碎，以笊篱热滚汤中焯一二次，榨干收起，入前瓤内，加炒盐、甘草末、檀香末、沉香、白蔻仁末，和匀，用瓶密封，可久藏用。每以箸挑一二匙，充白滚汤服。

【功用】醒酒化食，导痰开郁。

【主治】胸膈胀满膨气。

回生散

【来源】《遵生八笺》卷十八。

【组成】急性子一两　硇砂三分（二味用水二钟，煮干听用）　朱砂五钱　雄黄五钱　硼砂三钱　沉香三钱　木香五钱　丁香三钱　麝香一钱

【用法】上为细末。每服三分，火酒送下。

【主治】隔食隔气。

虎肚散

【来源】《遵生八笺》卷十八。

【组成】厚朴（姜炒三遍）　陈皮各二两　茯苓　甘草（炙）　人参各一两　苍术（米泔水浸炒，换姜汁炒）四两（净）　虎肚（用新瓦两片合肚，固定两头，火不可猛，逼如银色，不可焦了）

【用法】上为散服。

【主治】噎膈症。

魏灵丹

【来源】《鲁府禁方》卷一。

【组成】真阿魏　五灵脂各等分

【用法】上为细末，用黄狗胆汁为丸，如绿豆大。每服五七丸，小儿三丸，白滚汤送下；有痰，生姜汤送下。

【主治】噎食、转食、痞疾，中满中窄，奔豚伏梁，肥气癥瘕。

【宜忌】忌生冷、葱、蒜、鱼、面。

玉露酒

【来源】《鲁府禁方》卷四。

【组成】薄荷叶五斤　绿豆粉一斤半　白沙糖一斤半　天门冬（去心）一两　麦门冬（去心）一两　天花粉四两　白茯苓（去皮）四两　柿霜四两　硼砂五钱　冰片二钱

【用法】用新盆二个，将薄荷等药层相间隔，著实盛于内，二盆合，封固如法，不许透气，蒸五炷香，取出晒干，抖去群药，止用豆粉，复加白糖、柿霜、硼砂、冰片，随用此药。不拘老幼，并皆治之。不用引子，诸物不忌。

【主治】诸疾痰饮宿滞，噎塞，气痞，奔豚，膨胀，上喘下坠，乍寒乍热，头目晕胀，咽喉肿痛。

透体异香丸

【来源】《鲁府禁方》卷四。

【别名】透体气口丸（《寿世保元》卷五）。

【组成】沉香　木香　丁香　藿香　没药　陵零香　甘松　缩砂　丁皮　官桂　白芷　细茶　香附　儿茶　白蔻　槟榔　人参各一两　乳香　檀香　三奈　细辛　益智　当归　川芎　乌药各五钱　麝香　朝脑各二钱　薄荷一两

【用法】先将大粉草半片锉片，水煮汁，去滓，将汁熬成膏，将前药为末，炼蜜共膏，为丸，如芡实大。每服一丸，清晨嚼化，用黄酒送下。

【主治】五膈、五噎痞塞，诸虚百损，五劳七伤，体气，口气。

【宜忌】忌生冷，毒物。

人参散

【来源】《证治准绳·类方》卷三。

【组成】人参　麝香　片脑各少许

【用法】上为末。甘草汤调服。

【主治】

1.《证治准绳·类方》关格。

2.《张氏医通》：噎膈胃反，关格不通。

【方论】

1.《张氏医通》：此云岐子治噎膈胃反、关格不通九方之一。用独参汤峻补其胃，稍加脑、

麝，以发越其气，得补中寓泻之至诀。乃肥盛气虚、痰窒中脘，及酒客湿热、郁痰固结之专剂。以中有脑、麝，善能开结利窍散郁也。

2.《医门法律》：此方辄用脑、麝，耗散真气，才过胸中，大气、宗气、谷气交乱，生机索然尽矣，能愈病乎？

神效剪红丸

【来源】《证治准绳·类方》卷八。

【组成】一上末：槟榔（生，研细，取净末）一斤（以二两为母，余十四两上第一次，以一等罗筛过，取齐晒干）

二上末：商陆（即樟柳根，白者可用，赤者杀人） 金毛狗脊 贯众各四两（以上三味和一处，研极细末，上第二次，以二等罗筛过，取齐晒干）（一方不用贯众，则虫出来犹未死也）

三上末：三棱（醋煮） 莪术（醋煮）各八两 青木香 西木香各四两 雷丸（醋煮）二两半 南木香二两（以上六味和一处，研极细末，上第三次，以三等罗筛过，取齐）

四上末：大黄（铡碎，酒浸，晒干，研细，取净末）一斤（上第四次，以四等罗筛，取齐晒干）

五上末：黑牵牛（半生半炒，研细，取头末）一斤（上第五次，以五等罗筛过，取齐晒干）（一方有枳壳一斤为母，有藿香四两，和入诸香）

【用法】上作五处，另研极细末，要作五次上末。却用茵陈半斤，大皂角一斤煎汁，滤净，法水为丸，如绿豆大，晒干后用丁香末一两，或加芦荟末一两亦妙，以前净汁煎一滚，洒入丸药，旋摇令光莹为度，再以阿胶二两（生），以前汁熬溶，洒入丸药，旋摇光莹，晒干。壮人每服五钱，弱人每服四钱，五更以茶清吞下，小儿减半。若病浅，即一服见效；若源深，更须再一服。药后用马桶盛粪于野地看之，庶见药功易辨，或虫，或积，或如烂鱼冻，或作五色等积。若一次未见虫积，更看第二三次下来，此即是病根。有积消积，有气消气，有虫取虫，有块消块。若病根去，其病自消。

【功用】宣导四时蕴积。春宣积滞，不生疮毒；夏宣暑湿，不生热痢；秋宣痰饮，不生瘴疟；冬宣风寒，不生瘟疫。

【主治】一切虫积。凡因饮酒过度，食伤生冷，致使脾胃不和，心膈胀满，呕恶咽酸，常吐清水，面色萎黄，不进饮食，山岚瘴气，水肿；蛊胀，鮈鲐咳嗽，痰涎壅滞，酒积、食积、气积、气块，反胃噎膈，呕逆恶心，肠风、痔漏、脏毒、酒痢，累蕴积热上攻，头目下生疮癣；妇人血气，寒热往来，肌体羸弱，月经不调，赤白带下，鬼气鬼胎，产后诸疾；小儿五疳，虫积；误吞铜铁，误食恶毒等物。

【宜忌】此药温和，不动元阳真气，亦无反恶。孕妇休服。

牡丹煎

【来源】《证治准绳·女科》卷三。

【组成】牡丹皮 苦参 贝母（去心） 玄胡索 白芍药各等分

【用法】上为细末，炼蜜为丸，如梧桐子大。每服十五、二十丸，米饮送下，不拘时候。

【主治】妇人血膈。

香砂二陈汤

【来源】《杏苑生春》卷四。

【组成】香附子一钱 砂仁七枚 半夏一钱五分 茯苓一钱五分 橘皮一钱 甘草五分

【用法】上锉。加红花、桃仁，水煎，食远服。稍宽止服。

【主治】

1.《杏苑生春》：噎塞不通，病人气血未衰。

2.《嵩崖尊生全书》：心痛喜按。

润血汤

【来源】《杏苑生春》卷四。

【组成】当归须一钱二分 川芎一钱 麻仁一钱 桃仁（去皮尖）一钱 红花（酒洗）三分 甘草（生）四分 赤芍药 黄芩 生地黄七分 橘皮（去皮）七分

方中赤芍药、黄芩用量原缺。

【用法】上锉。水煎熟，食前服。

【主治】噎，食物必屈曲，水饮难下者。

【加减】如大便结闭，加酒炒大黄少许。

加减不换金正气散

【来源】《寿世保元》卷三。

【组成】苍术（米泔浸）一钱半　陈皮（去白）二钱　厚朴（姜汁炒）八分　藿香三钱　半夏（姜汁炒）二钱　枳实（麸炒）二钱　白术（去芦）一钱五分　白茯苓（去皮）三钱　白豆蔻（去壳）八分　甘草八分　黄连（土炒）六分

【用法】上锉。加生姜三片，水煎服。

【主治】噎食转食。

七圣汤

【来源】《明医指掌》卷五。

【组成】半夏一钱　黄连二钱　白豆蔻一钱　人参一钱　白茯苓一钱　竹茹一钱　生姜三片

【用法】上锉一剂。水二钟，煎八分，空心热服。

【功用】《类证治裁》：豁痰。

【主治】

　　1.《明医指掌》：翻胃、呕吐。

　　2.《类证治裁》：噎膈。

养血汤

【来源】《明医指掌》卷五。

【组成】当归二钱　生地黄二钱　玄参二钱　阿胶二钱　知母二钱　红花五分（酒洗）桃仁五分（研泥）

【用法】上锉一剂。水二盏，煎八分，加生白蜜二匙服。

【主治】血气槁弱而成噎塞者。

润血饮子

【来源】《明医指掌》卷五。

【组成】阿胶一两　竹沥半盏　人乳半盏　蜜五匙

【用法】水一钟，入阿胶化开，煎至七分，加竹沥、人乳、蜜，徐徐服之。

【主治】血槁成噎。

涌痰汤

【来源】《明医指掌》卷五。

【组成】甘草一两　桔梗一两　瓜蒂五钱　枳壳　陈皮各五钱

【用法】用水十碗，煎至五碗，去滓，连连饮尽。吐后得宽后，可服参苓白术散调理。

【功用】探吐。

【主治】噎膈。

右归丸

【来源】《景岳全书》卷五十一。

【组成】大怀熟地八两　山药（炒）四两　山茱萸（微炒）三两　枸杞（微炒）四两　鹿角胶（炒珠）四两　菟丝子（制）四两　杜仲（姜汤炒）四两　当归三两（便溏勿用）肉桂二两（渐可加至四两）制附子二两（渐可加至五六两）

【用法】上先将熟地蒸烂杵膏，加炼蜜为丸，如梧桐子大。每服百余丸，食前用滚汤或淡盐汤送下。或丸如弹子大，每嚼服二三丸，以滚白汤送下。

【功用】

　　1.《景岳全书》：益火之原，以培右肾之元阳。

　　2.《方剂学》：温补肾阳，填精止遗。

【主治】元阳不足，或先天禀衰，或劳伤过度，以致命门火衰不能生土，而为脾胃虚寒，饮食少进；或呕恶膨胀；或翻胃噎膈；或怯寒畏冷；或脐腹多痛；或大便不实，泻痢频作；或小水自遗，虚淋寒疝；或寒侵溪谷，而肢节痹痛；或寒在下焦而水邪浮肿。总之，真阳不足者，必神疲气怯，或心跳不宁，或四肢不收，或眼见邪祟，或阳衰无子等症。

茵陈饮

【来源】《景岳全书》卷五十一。

【别名】六味回阳饮（《证治宝鉴》卷四）。

【组成】茵陈　焦栀子　泽泻　青皮各三钱　甘草一钱　甘菊花二钱

【用法】水三四钟，煎二钟，不时陆续饮之。治热泻者，一服可愈。

【主治】

1.《景岳全书》：挟热泄泻，热痢，口渴喜冷，小水不利，黄疸湿热闭涩。

2.《证治宝鉴》：噎膈反胃。

神香散

【来源】《景岳全书》卷五十一。

【别名】神妙散（《医方易简》卷七）。

【组成】丁香　白豆蔻（或砂仁亦可）各等分

【用法】上为末。每服五七分，甚者一钱，清汤调下；若寒气作痛者，生姜汤送下，日数服，不拘时候。

【功用】《证治宝鉴》：温中散寒。

【主治】

1.《景岳全书》：胸胁胃脘逆气难解，疼痛，呕哕，胀满，痰饮膈噎，诸药不效者。

2.《霍乱论》：霍乱因于寒湿，凝滞气逆者。

清化饮

【来源】《景岳全书》卷五十一。

【组成】芍药　麦冬各二钱　丹皮　茯苓　黄芩　生地各二三钱　石斛一钱

【用法】上以水一钟半，煎至七分，食远温服。

【主治】

1.《景岳全书》：妇人产后，因火发热，及血热妄行，阴亏诸火不清等证。

2.《医学集成》：噎膈，因酒而得者。

【加减】如觉骨蒸多汗者，加地骨皮一钱半；热甚而渴或头痛者，加石膏一二三钱；下热便涩者，加木通一二钱，或黄柏、栀子皆可随症用之；如兼外邪发热，加柴胡一二钱。

马剥平胃散

【来源】《济阳纲目》卷三十六。

【组成】马剥儿（烧存性）

【用法】每服一钱，用枣肉平胃散二钱，温酒调下。食即可下，然后随病源调理。

【主治】膈噎。

开膈利痰汤

【来源】《济阳纲目》卷三十六。

【组成】半夏　茯苓　陈皮各一钱半　枳实一钱二分　桔梗　瓜蒌仁（去油）　黄连　香附各一钱　甘草三分

【用法】上用水二钟，煎八分，加竹沥半盏，姜汁二三匙，食前服。

【主治】气结痰壅膈噎，饮食不下。

加味四物汤

【来源】《济阳纲目》卷三十六。

【组成】当归　川芎　芍药（酒炒）　生地黄　牡丹皮　韭汁

【用法】上锉。水煎服。

【主治】血虚生火，致患噎膈。

【加减】大便闭，加桃仁、红花。

二豆灵丹

【来源】《丹台玉案》卷四。

【组成】雄黄二钱　百草霜五钱　乳香　硇砂各一钱五分　乌梅十二个　绿豆　黑豆各四十九粒

【用法】上为末，炼蜜为丸，如芡实大。每用一丸，嚼口中，不待化尽，以白面饼浸湿压下。

【主治】噎膈。

分气饮

【来源】《丹台玉案》卷四。

【组成】藿香　枇杷叶　贝母（去心）　陈皮各一钱　当归　厚朴（姜汁炒）　沉香　香附（醋炒）　苏子（炒）　白豆蔻各一钱五分

【用法】加生姜五片，水煎服。

【主治】远年近日噎膈。

透关散

【来源】《丹台玉案》卷四。

【组成】白豆蔻　子丁香　沉香各四钱　青皮（醋炒）　香附（醋炒）　橘红　枳实各五钱　青礞石（煅过）三钱

【用法】上为末。每服二钱，空心煮酒送下。

【主治】噎膈不通，痞满气结，饮食难下。

黄金散

【来源】《丹台玉案》卷四。

【组成】螺蛳（淘净，养于瓷盆内，俟吐出壳内之泥，晒干）五钱　牛黄五分

【用法】上为细末。每服一钱，烧酒送下。

【主治】噎膈，汤水不能下。

二母二冬汤

【来源】《症因脉治》卷二。

【别名】二冬二母汤。

【组成】知母　贝母　麦门冬　天门冬

【功用】清养肺胃，润燥化痰。

【主治】

1.《症因脉治》：内伤噎膈；燥热咳喘，甚则烦满身肿。

2.《医略六书》：阴虚热炽，肺金受烁，干咳虚烦，脉濡涩。

【加减】痰多，暂加青黛、海石；肠枯，暂加当归、芍药；气凝痰滞，暂加半夏、香附，以行本方之滞；肾水竭，加生地、熟地；元气虚，加人参。

【方论】《医略六书》：方中天门冬清心润肺以益肾水；麦冬润肺清心以生津液；川贝母凉心解郁，清肺气以化热痰；肥知母滋肾涤热，除虚烦以润肺金。洵为润燥除烦之剂，乃干咳虚烦之专方。

畅卫舒中汤

【来源】《易氏医按》。

【组成】香附（醋炒）八分　苏梗五分　苍术（泔浸）五分　贝母八分　连翘（去心）五分　抚芎六分　神曲（炒）一钱　沙参一钱　桔梗四分　南木香半分

【用法】大剂煎，徐徐呷之。

【主治】气膈。

【方论】香附、苏梗开窍行气，苍术健中，贝母开郁痰，连翘散六经之火，抚芎提发肝木之困，神曲行脾之郁，南木香逐气流行，桔梗升提肺气，沙参助正气而不助肺火。此方升上焦之火邪，乃火郁发之之义也。

【验案】气隔　一人患膈满，胸膈胃脘饱闷，脐下空虚如饥，不可忍，腰腿痠疼，坐立战摇，日夜卧榻，大便燥结，每日虽进清粥一二钟，食下即呕酸，吐水醋心。众作隔治，服药二年许不效。诊得脉左右寸关俱沉大有力，两尺自浮至沉三候俱紧，按之无力摇摆之状。须开导其上，滋补其下，兼而行之，遂以本方投之，每日空心服八味地黄丸百粒，服二日，嗳气连声，后亦出浊气，五日可以坐立，啖饭两碗，服药至二七，动履如常。

开关利膈丸

【来源】《病机沙篆》卷上。

【组成】人参　当归　木香　槟榔　枳壳　大黄

【用法】上为末，水为丸服。并用人乳或牛羊乳、梨汁、松子仁啖之。

【主治】噎膈，大便燥结，粪如羊屎者。

七红丹

【来源】《惠直堂方》卷二。

【别名】七红丸（《何氏济生论》卷四）。

【组成】牛黄　麝香　狗宝各一分半　沉香　朱砂　赤石脂（醋煅）　松香各一钱

【用法】上为细末，饭捣为丸，如豆大，金箔为衣。每服七丸，清汤送下。

【主治】膈食。

冲虚至宝丹

【来源】《何氏济生论》卷四。

【组成】广木香　沉香　狗宝三钱　白硼砂三钱　雄黄（透明）　朱砂一钱五分　鸦片一钱　冰片五分　麝香五分　牛黄一钱　金箔四十张
方中广木香、沉香、雄黄用量原缺。

【用法】上为细末，用射干四两煎浓汁为丸，如稀，加蒲黄末同和，每丸重五分，金箔为衣。服时用雪梨一块，挖一孔，入丸一粒，临卧连丸噙化。

【主治】膈气痰火。

秘传膈噎仙方

【来源】《医林绳墨大全》卷三。

【别名】开关膏（《卫生鸿宝》卷一）。

【组成】白硼砂一钱五分　真青黛一钱　乌角沉香二钱（共为细末）　白马尿一斤　白萝卜一斤（取汁）　鲜生姜半斤（取汁）

【用法】后三味于铜锅内熬成膏，每服用膏三茶匙，加前末药七厘，以好白酒调送下，每日三次。

【功用】通关进食。

【主治】噎膈。

【宜忌】忌煎炒大荤滞气生痰之物，并戒恼怒。

【加减】翻胃，去白马尿，加黑驴尿。

转食至神丹

【来源】《石室秘录》卷一。

【组成】熟地七钱　山茱萸四钱　麦冬三钱　北五味一钱　元参一钱　当归三钱　白芥子一钱　牛膝二钱

【用法】水煎服。

【主治】反胃时久，转成噎膈。

【方论】方中用熟地、山茱萸之类，纯是补肾中之水也。肾水足而大肠有水相资，则大肠仍复宽转，可以容物；水路既宽则舟楫无碍，大舸小船可以顺行，又何惧区区小舟不可以转运粮食哉？此肾中虚而水不足以润大肠者，宜如是治法。

五汁饮

【来源】《证治汇补》卷五。

【组成】芦根汁　生姜汁　韭汁　沉香汁　竹沥

【用法】上和匀，重汤煮服。

【主治】噎膈。

噎膈仙方

【来源】《证治汇补》卷五。

【组成】白硼砂一钱半　真青黛一钱　乌角沉香二钱

【用法】上为细末。再用白马尿一斤（如反胃者用黑驴尿），白萝卜一斤取汁，生姜半斤取汁，共于铜锅内熬成膏。每服三茶匙，加前药末七厘，白汤调下，一日三次。

【主治】噎膈。

济艰催輓汤

【来源】《辨证录》卷五。

【组成】熟地二两　山药一两　当归二两　牛膝三钱　玄参一两　车前子一钱

【用法】水煎服。一日一剂。

【功用】纯补精血，通畅上下。

【主治】精血津液不足之噎膈翻胃。

香砂丸

【来源】《郑氏家传女科万金方》卷二。

【组成】香附　白术　砂仁

【主治】妇人胎前产后噎膈，属气多者。

香砂散

【来源】《郑氏家传女科万金方》卷二。

【组成】香附　砂仁　陈皮　贝母　厚朴　茯神　白术　大腹皮　草果　苏梗　桔梗　枳壳　甘草　姜

【主治】胎前产后噎膈，气多者。

三白酒

【来源】《李氏医鉴》卷四。

【组成】火酒三斤　白糖　白萝卜　生梨各一斤半

【用法】将梨、萝卜捣汁，并糖入酒内，封固坛口。三日后，徐徐饮之。

【功用】祛痰养血。

【主治】噎膈反胃。

【主治】膈食翻胃，一切痢疾水泻。

五膈翻胃散

【来源】《李氏医鉴》卷四。

【组成】人参七分　桔梗一钱　沉香一分半　半夏二钱（姜汁炮）　白术一钱五分（炒）　甘草（炙）八分　白豆蔻五分　杵头糠二钱　荜澄茄五分　枇杷叶一钱（姜汁炙）　木香二分（不见火）

【用法】加生姜七片，陈老仓米一撮，煎至一钟，食前一服，食后一服，临卧一服。

【主治】五膈。食不下，呕呃痰多，咽喉噎塞，胸膈满痛。

延真膏

【来源】《李氏医鉴》卷四。

【组成】人参四两　白术　白茯　山药　枸杞　莲肉各二两　何首乌三两（用竹刀刮去皮）　山萸肉二两半　肉苁蓉五两　当归二两半（上药俱为末）　生地　熟地　天冬　麦冬各六两（俱用水浸一宿）　远志肉（去心）二两（甘草汁浸一夜。以上共捣如泥，取汁）

【用法】上药末、药汁，加白蜜一斤半，和匀入坛内，以箬皮封固，入锅内，水煮一宿成膏。每服半酒钟。

【功用】养胃宽中，补中生津。

【主治】噎膈，翻胃。

西洋药酒

【来源】《冯氏锦囊·杂症》卷十四。

【组成】红豆蔻（去壳）　肉豆蔻（面裹煨，用粗纸包压去油）　白豆蔻（去壳）　高良姜（切片，焙）　甜肉桂（去粗皮）　公丁香（各研净细末）各五分

【用法】先用上白糖霜四两，水一饭碗，入铜锅内煎化，再入鸡子清二个煎十余沸，入干烧酒一斤，离火置稳便处，将药末入锅内打匀，以火点着烧酒片刻，随即盖锅火灭，用纱罗滤去滓，入瓷瓶内，用冷水冰去火气。随量少少饮之。

五膈宽中散

【来源】《张氏医通》卷十三。

【组成】厚朴（姜汁炒）二两　甘草（炙）一两　木香五钱　白豆蔻仁三钱

【用法】上为散。每服三钱，加生姜三片，水煎，入盐一字，和滓服。

【主治】七情郁结，痰气痞塞，遂成五膈。

七香丸

【来源】《嵩崖尊生全书》卷九。

【组成】香附二钱　麦芽一钱　丁香皮三钱半　砂仁　藿香　官桂　甘草　陈皮各二钱半　甘松　乌药各六分半

【用法】蜜为丸服。

【主治】

　　1.《嵩崖尊生全书》：伤寒物，内寒。

　　2.《医级》：脾胃虚冷，胸膈噎塞，渐成膈气，及脾泄泻利，反胃呕吐。

【宜忌】《医级》：忌生冷、油腻。

五芝丸

【来源】《嵩崖尊生全书》卷九。

【组成】大黄五钱（酒浸）　礞石（煅）二钱　南星（矾水浸）　半夏　皂角（水浸）各二钱　枳壳一钱　风化消　黄芩各五分

【用法】神曲和丸。服百丸。服后小便赤，大便如胶，其验也。

【主治】痰盛癫狂，脚气走注，痞块，嘈呕喘肿，心痛连少腹，噎膈。

五膈宽中散

【来源】《嵩崖尊生全书》卷九。

【组成】白术　陈皮　香附各一钱五分，白蔻　砂仁　青皮　槟榔　半夏曲　茯苓各一钱　厚朴一钱二分　甘草三分　木香（磨）五分

【用法】加生姜煎，入蜜一匙服。

【主治】膈噎。皆由气滞而成者。

至宝丹

【来源】《嵩崖尊生全书》卷九。

【组成】木香　沉香　狗宝各三钱　硼砂二钱　雄黄一钱五分　朱砂一钱五分　鸦片一钱　冰片　麝香各五分　牛黄一钱　金箔四十张

【用法】上为末，用射干四两，煎汁为丸，如稀，加蒲黄末同和，每丸三分，金箔为衣。服时用梨一块，挖一孔入丸一粒，临卧连丸化服。

【主治】膈气痰火重者。

荣润汤

【来源】《嵩崖尊生全书》卷九。

【组成】四物汤加桃仁　红花　麻仁　枳壳

【主治】膈噎，便秘。

【加减】结甚，加熟大黄；中年人，加童便、韭汁、牛乳、羊乳、竹沥、姜汁。

利膈豁痰汤

【来源】《观聚方要补》卷四引《证治大还》。

【组成】半夏　橘红　枳实　槟榔　沉香　桔梗　瓜蒌　黄连　栀子　香附　细茶　白芥子　石膏

【用法】水煎，初服二三贴，再加苏叶、麻黄。

【主治】气结痰壅，膈噎饮食不下。

玉鼠散

【来源】《重订通俗伤寒论》。

【组成】新生小鼠

【用法】新瓦上焙干，研末。用启膈饮加味调下。

【主治】噎膈。因于气郁挟痰阻塞胃脘者。

七贤仙丹

【来源】《良朋汇集》卷一。

【组成】雄黄　朱砂　川乌（生）　蝉肚金玉　槟榔　乳香（去油）　巴豆霜各一钱

【用法】上为末，醋糊为丸，如急性子大。每服七丸，小儿三四丸，量用淡姜汤送下，病在上，食后服；病在下，食前服。

【主治】五积六聚，噎食转食，胃满作饱，胃中作痛，心腹胀满，小儿食积，大肚青筋。

神授目露丹

【来源】《良朋汇集》卷一。

【组成】干糖糟头六两　生姜四两

【用法】上药共捣成饼，或焙或晒干，每两入炙甘草二钱，研末。每服二钱，沸汤入盐少许，不拘时候，代茶服。随愈时时可服。

【主治】噎。

如意仙丹

【来源】《良朋汇集》卷二。

【组成】真鸦片四钱　沉香　朱砂　木香各二钱　京牛黄二分　麝香一分

【用法】上为细末，用头生人乳合作八十丸，重裹金箔为衣。每服一丸，用梨一个捣烂，白布包绞自然汁，先将丸药用净布包，打碎，再用梨汁研，化服，其痛立止，如久痢不止，西瓜水送下。

【主治】九种心痛，疝气牵引，遍身作痛，大渴饮水，随饮随吐，饮食不进，昼夜不睡，噎膈反胃，久痢不止。

万宝丹

【来源】《灵药秘方》卷下。

【组成】水银　密陀僧　白矾　食盐（炒）　火消各一两　明雄黄五钱　朱砂五钱　滁州青瓷器（打碎研细）二两

【用法】先将水银、瓷末共研不见星，次下陀僧再研，再下矾、盐、消、雄、砂共研匀，入阳城罐内封口，升三炷香，取出灵药。二转加法，取前灵药，又加水银一两，研不见星，又下火消、盐、矾各一两，明雄、朱砂各五钱，研匀听用，再取出山铅四两，打薄剪碎，放阳城罐底上，再放药末在上，封固，打三炷香，取灵药配后药用。配药法，每前药一钱，用牛黄、狗宝各五分，珍珠、

琥珀、直僵蚕（糯米炒）、全蝎（酒洗，去头足，糯米炒）、沉香、川贝母、硼砂、朱砂、雄黄、元明粉、木香、川连、吴茱萸（煮）、川芎、白芥子、萝卜子，各一钱，巴豆仁（甘草水煮，去油）五分，麝香三分，牙皂八分（炒），金银箔各三十张，五倍子一个，打一孔，入大黄末填满塞紧，入多年瓦便壶内封口，火煅候冷，取五倍子、大黄为末，与前诸药和匀，用小竹刮青煎汁，打糊为丸，萝卜子大，朱砂为衣。初服三分五厘，用雄鼠粪煎汤送下；以后只用竹青煎汤，微加姜汁服。

【主治】膨胀隔气。

参乳利膈汤

【来源】《顾松园医镜》卷九。

【组成】人参二三钱　人乳一杯（或用牛乳）　麦冬五钱　芦根汁　竹沥各一钱　郁金一钱　苏子三钱（炒，研）　橘红一钱　枇杷叶（去毛，姜汁炙）四大片　白芍三钱（酒炒）　山楂三钱

【功用】补气养血润燥，降火消痰，开郁顺气。

【主治】膈症虚者。

【方论】人参补气，人乳养血，麦冬润燥，芦根汁降火，竹沥消痰，郁金开郁，苏子、橘红、枇杷叶顺气，白芍敛逆气，安脾胃，山楂行结气，消滞血。

人参利膈丸

【来源】《顾松园医镜》卷九。

【组成】人参　白芍　大黄（九制）　枳实　厚朴　槟榔各等分　沉香减半

【用法】水泛为丸。每服钱许，白汤送下，一日三次。

【主治】脾胃食滞成膈，痞满不利，大便燥结。

再造丹

【来源】《顾松园医镜》卷九。

【组成】川黄连二两（先同金银各二两，煎浓汁三碗）　大田螺五十个（仰摆盘内，以黄连汁挑点螺眼上，顷刻化成水，将绢滤收，同黄连、金银器煎至碗半，入萝卜子汁半碗煎至碗半，入韭菜汁半碗，煎至碗半，入侧柏叶汁半碗，煎至碗半，

入梨汁一碗，煎至碗半，入竹沥一碗，煎至碗半，入童便一碗，煎至碗半，取出金银器，入人乳二碗，煎至一碗；入羊乳二碗，煎至一碗；入牛乳二碗，微火煎至成膏）

【用法】取膏入瓷罐内，封口埋土内一夜，以去火气。每用一酒杯，白汤下。极重者三服全愈。如汤水不能进者，将膏挑至舌上，随津咽下，遂能饮食。只可食糜粥，一月后方可用饭。

【主治】膈病。

开关散

【来源】方出《奇方类编》卷上，名见《仙拈集》卷一。

【组成】五谷虫（以麻布包好，水内洗净，炒黄色）　木香　沉香（一方无沉香，加肉蔻、武夷茶各五钱）

【用法】上为末。烧酒调和服之。

《仙拈集》：五谷虫一两，木香、沉香各三钱，为末。每服五分，烧酒下。

【主治】噎膈吐食。

二神膏

【来源】《奇方类编》卷七。

【组成】黑沙糖一斤　连皮生姜一斤

【用法】上药共捣如泥成膏，入瓷罐固封，埋干燥地下一七。每日调滚汤下。

【主治】一切痰膈、食膈。

启膈散

【来源】《医学心悟》卷三。

【组成】沙参三钱　丹参三钱　茯苓一钱　川贝母（去心）一钱五分　郁金五分　砂仁壳四分　荷叶蒂二个　杵头糠五分

【用法】水煎服。

【功用】
1.《医学心悟》：通噎膈、开关。
2.《中医方剂学》：润燥解郁。

【主治】
1.《医学心悟》：噎膈。

2.《中医方剂学》：由于抑郁日久，气结津枯，咽下梗塞，甚则疼痛呕吐者。

【加减】虚者，加人参；若兼虫积，加胡连、芜荑；甚则用河间雄黄散吐之；若兼血积，加桃仁、红花；或另以生韭汁饮之；若兼痰积，加广橘红；若兼食积，加卜子、麦芽、山楂。

【方论】《中医方剂学》：方中沙参清胃滋燥而不腻，川贝解郁化痰而不燥，茯苓补脾和中，郁金开郁散结，杵头糠能疗卒噎，丹参补血活血，荷蒂宣胃气，与丹参合用，以收气血并治之功。

调中散

【来源】《医学心悟》卷三。

【组成】北沙参三两　荷叶（去筋净）一两　广陈皮（浸去白）一两　茯苓一两　川贝母（去心，粘米拌炒）一两　丹参二两　陈仓米（炒熟）三两　五谷虫（酒炒焦黄）一两

【用法】上为细末。每服二钱，用米饮调下，一日三次。

【功用】开关和胃。

【主治】噎膈。

壬水金丹

【来源】《惠直堂方》卷一。

【组成】锦纹川大黄五斤（切薄片，滴烧酒一斤，白蜜四两，拌匀，用柳木甑一口，下铺柳叶寸余厚，以绿豆二升，水浸一夜；黑铅二斤打作薄片，剪碎，同绿豆拌匀，一半铺柳叶上，盖新夏布一块，将大黄铺上；又盖新夏布一块，将所留一半铅豆铺上面，再将柳叶盖满，蒸七炷大线香，待冷起甑，去柳叶、铅、豆不用，只将大黄晒干露之，如此九次，听用）　乌梅肉一两　薄荷叶一两　枳壳（麸炒）一两　广木香（不见火）一两　陈皮一两　九制胆星一两　文蛤（去瓤，炒黄）四两　贝母（去心）二两　檀香（不见火）一两　枸杞子一两　沉香（不见火）五钱　茯苓五钱

【用法】水十数斤，熬汁约三斤，去滓，取净汁，浸前九制大黄，至汁尽晒干，以瓷罐收贮，听配后药：九制玄明粉八钱，七制青礞石五钱，官

白硼砂五钱，真血琥珀八钱，角沉香（净末）八钱，郁金五钱，乌犀角二钱，羚羊角（净末）五钱，钟乳粉（研细末，水飞净）三钱，上药九味，共为极细末，将前九制大黄称准一斤，研末和匀，用文蛤膏［制文蛤膏法：文蛤八两，锅内炒黄色，研末，入平底瓷瓶中，以细茶浓汁熬一日，不住手搅；再用糯米汤熬三日，以味不涩，满口生津为度。再用白茯苓、归身（酒洗）、嫩黄耆（蜜炙）、枸杞、人参、郁金各五钱，麦冬二两，以上药熬汁二大钟，入蛤膏，再煎成膏］捣为丸，金箔和朱砂为衣。每用药一丸，舌下化咽。

【功用】清心益智，化痰降火，宽中消滞，生津。

【主治】痰迷风瘫，蛊膈虚损，哮喘痰壅，噫气吞酸，及各般风症，羊癫、醉醒、消渴、下元虚弱。

先天一气丹

【来源】《惠直堂方》卷一。

【组成】水中金一钱　滑石（研细，丹皮汤煮过）六两　粉甘草二钱　益智仁六钱　人参一两　木香（不见火）二钱　砂仁三钱　香附（童便制）一两　甘松四钱　莪术（煨）三钱　桔梗二钱　黄耆（蜜炙）二钱　山药二钱　茯神二钱五分　茯苓二钱五分　远志肉（净）一钱五分　牛黄五分　天竺黄三钱　麝香三分　朱砂（飞）二两

【用法】上为细末，炼蜜为丸，重一钱，金箔七十张为衣。淡姜汤送下；小儿吐泻，惊疳，积滞，米汤调下；急慢惊风，肚腹痛，姜汤调下；危急痘症，灯心汤送下。

【主治】远年痰火，中风喘逆，癫痫谵语，惊悸怔忡，胃脘痛，噎膈，臌胀，气满，癥，痞，诸无名怪症。

黑龙丹

【来源】《惠直堂方》卷一。

【组成】珍珠一钱　蜜蜡二钱　沉香三钱　白丑四两　黑丑四两（二味俱各半生半炒，各研细，取第一次细末各二两，余不用）　槟榔（取第一次细末）一两　茵陈五两（将叶研细末五钱，余留后熬膏用）　三棱一两（去皮毛，醋浸一宿，锉，炒，研末，取五钱）　莪术一两（制同上，亦取末

五钱）

【用法】上药各照分称过，不可多少，共为末，将剩下茵陈，用水三碗半煎二碗，以好纸滤过滓，再煎成膏，量调前药，临调加醋一小杯为丸，如梧桐子大，合药须用辰戌丑未日，瘵病端午日更妙，如合好，即用炭火烘干。每服五钱或三钱，于五更鸡鸣时，用好茶一钱五分，滚水冲之，候茶冷，分药作五口送下。至药力行动时，用马桶盛粪一二次，是粪未见病源，看第三四次下来，即是病源，或虫，或是鱼冻，或作五色等积。若病源浅，一服见效；深者二三服，病根尽除矣。此药泻几次，不用解补自止，不伤元气。

【功用】消积、消气、消虫、消块；宣导四时蕴积，春宣积滞，不生疮毒；夏宜暑热，不生热病；秋宜痰饮，不生瘴疟；冬宜风寒，不生春温。

【主治】五劳七伤，山岚瘴气，水肿腹痛，脾胃心肺诸疾，齁齺咳嗽，痰涎壅滞，酒食气积、气块，翻胃吐食，十膈五噎，呕逆恶心，肠风痔漏，脏毒疟痢，积热上攻，头目疮癞肿痛，下部淋沥；及妇人血瘕气蛊，寒热往来，肌体瘦弱，面色萎黄，月水不调，赤白带下，肚生血鳖、血鼠，传尸穿心，诸般皮里膜外之症，鬼胎，产后诸疾；小儿五疳虫积，误吞铜铁，并食恶毒等物。

【宜忌】服药之日，终日不可进饮食，亦不得饮米汤等物，务要饿一周时，至次日黎明，方可进稀粥一碗，午间吃饭一碗。只可吃素，忌荤腥、油腻并烟三日方好。孕妇忌服。

五香夺命丹

【来源】《惠直堂方》卷二。

【组成】沉香　木香　丁香　乳香　没药（各去油）　葶苈　牙皂　巴豆（去壳衣，捣烂，纸包压去油）各一钱

【用法】生甘草五分煎汤，打神曲糊为丸，如粟米大。每服七丸，或五丸三丸，量人虚实大小，俱用冷水或温开水送下。

【主治】急慢心痛，绞肠痧症，酒疾冷病，小儿夹食伤寒，泻痢积聚，妇人血块，食痞噎食。

真阴散

【来源】《惠直堂方》卷二。

【组成】妇人指甲　脚指甲各等分

【用法】上二味，新瓦火上炒黄，待出火气研碎。初服三厘，渐至一分，白滚水下。

【主治】咽膈。

翻胃虎肚丹

【来源】《惠直堂方》卷二。

【组成】虎肚一个（水略洗，瓦上焙干，不可焦）　辰砂　雄黄　丁香　狗宝各一钱　麝三分

【用法】上为末，陈粳米饭为丸，如梧桐子大。初服七丸，次日十四丸，黍米汤送下，每日加一丸，至二十一丸即愈；如不愈，胃气散矣。

【主治】噎膈。

生姜汤

【来源】《种痘新书》卷十二。

【组成】半夏（法制）　生姜各等分

【用法】水煎服。

【主治】噎气。

人参利膈丸

【来源】《医宗金鉴》卷四十二。

【组成】枳壳　厚朴　大黄　人参　甘草　木香　当归　藿香　槟榔　桃仁　火麻仁

【用法】蜜为丸服。

【主治】噎膈翻胃，胸痛如刺，便如羊粪。

膈噎汤

【来源】《脉症正宗》卷一。

【组成】熟地二钱　当归一钱　天冬二钱　阿胶二钱　柿饼　元参各一钱　贝母一钱　桔梗六分

【用法】水煎服。

【主治】膈噎。

玄 霜

【来源】《种福堂公选良方》卷二。

【组成】黑铅一斤

【用法】上烊成一薄饼，中穿一洞，以绳系之，将好米醋半瓮，即以铅饼悬挂瓮中，离醋约一寸许，瓮口用皮纸箸子扎紧，再以砖石压之，勿使泄气，放屋下阴处，待数日取起，铅饼上有白霜拭下，每铅一斤，取白霜二两为止。噎膈，每服五分；痰火咳嗽，每服三分，噙口内，以白汤送下。

【主治】痰火噎膈，咳嗽。

秘传膈噎膏

【来源】《种福堂公选良方》卷二引缪仲淳方。

【组成】人乳 牛乳 蔗浆 梨汁 芦根汁 龙眼 肉浓汁各等分 姜汁少许 人参浓汁

【用法】隔汤熬成膏子，下炼蜜。徐徐频服。

【主治】膈噎。

【宜忌】安心平气，勿求速效。

余粮丸

【来源】《种福堂公选良方》卷四。

【组成】皂矾八两（用红醋二茶杯，煅至通红色，放地上出火毒） 余粮石四两（醋煅七次） 砂仁四钱（姜汁炒） 白豆蔻三钱 枳壳四钱（炒） 厚朴四钱（炒） 真广皮三钱 干漆一两（炒到烟尽） 白芷二钱 川贝母二钱 铁梗茵陈五钱（不见火） 海金沙一钱 益母草五钱 广木香二钱 地骨皮二钱

【用法】上各为末，煮黑枣为丸。缓症朝服七分，夜服八分；重症每服一二钱，好酒送下；极重者，服至六两全愈。

【主治】脱力劳伤，肿胀，妇女干血劳，产后朝凉暮热，男妇反胃、噎膈、腹痛，小儿吃泥土、生米等物，及积年虚黄、脱力黄疸等症。

【宜忌】孕妇忌服。忌河豚，终身忌荞麦。

苓桂半夏汤

【来源】《四圣心源》卷五。

【组成】茯苓三钱 泽泻三钱 甘草二钱 桂枝三钱 半夏三钱 干姜三钱 生姜三钱 芍药三钱

【用法】水煎大半钟，温服。

【主治】噎膈。

开关散

【来源】《活人方》卷五。

【组成】升麻（取绿色坚实者，酒拌周时，俟润透，晒干，炒黑色用）八钱 台乌（盐水拌透，炒黄色用）八钱 苍术（米泔水润透，炙至白烟起，碗覆存性用）一钱

【用法】上药用水二碗，煎一碗，隔汤炖热勿冷。令病者仰卧正枕，以洗净新羊毛笔蘸药，使病人吮之。欲吐则任其吐，吐后复吮，至五六口，当吐痰，不吐药；吮至半碗，并痰不吐；吮完，自能进食。

【主治】翻胃初起，不拘三脘，迟速吐逆及噎膈之症。

坠痰丸

【来源】《活人方》卷五。

【组成】半夏二两（姜矾制净） 乌梅肉二两（焙枯） 广橘红二两 明矾二两（童便、姜汁三大茶杯，萝卜汁三饭碗煮枯，焙干） 薄荷叶二钱五分 青礞石二钱五分（煅红）

【用法】上为极细末，姜汁调稀糊为丸，如芡实大。每服三丸。

【主治】浮痰积饮，灌注膈中，不惟食饮阻碍，且反胃而渐成噎膈，汤药不分补泻，并为隔塞，而难展其力者。

降霜丸

【来源】《活人方》卷五。

【组成】黑豆四十九粒 绿豆四十九粒 百草霜五钱 硼砂二钱 朱砂二钱 牙消一钱 嫩儿茶一钱 滴乳香一钱 川黄连一钱（擂末）

【用法】乌梅肉捣烂为丸，如芡实大。每用一丸，不时噙化。

【功用】生津助液，润燥滋枯，攻逐结痰，以通

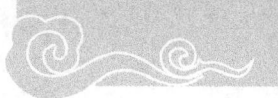

咽路。

【主治】火烈金囚，水源枯涸，咽嗌干燥，胃脘闭塞，先反胃而渐噎膈者。

宽中散

【来源】《活人方》卷五。

【组成】宣姜二三斤

【用法】每块姜均切两片，粗线穿好，晒极干，浸于极陈无秽真金汁内七昼夜，取出，烈日晒露七昼夜，挂当风处，一浸一晒，各足七七四十九日，在地上筑一土堆，于中挖一大孔，放数斤炭火，入姜煨透，去净炭火，以砖盖闭，勿令透风，一周时开看，候姜成炭取出，星月下露七日，然后研为极细末，收贮瓷罐内，勿使透风经湿。每服三钱，白汤调服。

【功用】豁痰利气，温中散结。

【主治】多忧多郁之人，中气虚寒之体，寒湿痰饮停滞三脘，自呕恶而成反胃，由噎塞而致关格，两关脉沉滑，或濡软无力者。

丁香梨

【来源】《仙拈集》卷一。

【组成】大雪梨一个　丁香十五粒

【用法】将丁香入梨内，湿纸包裹四五重，煨熟食之。

【主治】噎膈，反胃。

七仙夺命丹

【来源】《仙拈集》卷一。

【组成】雄黄　硼砂各二钱　乳香一钱　乌梅十二个（去核）绿豆　黑豆各四十九粒　百草霜一钱

【用法】上为末，乌梅肉捣匀为丸，如弹子大，朱砂二钱，研细为衣，阴干收固。每服一丸，空心口含自化，用茶漱口咽下，过三四日再服。

【主治】噎膈。

牛乳饮

【来源】《仙拈集》卷一。

【组成】好牛乳

【用法】入白沙糖，时时炖热咽服。

【主治】反胃噎膈，大便燥结。

四汁饮

【来源】《仙拈集》卷一。

【组成】韭汁　姜汁各半碗　牛乳一碗　竹沥半盏

【用法】和匀，煎热温服，每日二次。

【主治】反胃噎膈，大便燥结。

至宝丹

【来源】《仙拈集》卷一。

【组成】牛胆黄六分　琥珀　乳香　没药各三分　珍珠四分　天竺黄一钱四分　生矾　枯矾　雄黄　青鱼胆　白粉霜（即白降丹）各五分　麝香分半　白砒（用人粪尖黄土各和匀包砒，碳火炼，秽气尽为度，打开用砒）五分

【用法】上为末和匀，陈年老米打糊为丸，如绿豆大，晒干，密收瓷器，勿走药气。壮者服五丸，弱者三丸，白滚水送下，不拘时候。

【功用】清痰涎，凉胸膈，开关进食。

【主治】噎膈反胃。

【宜忌】忌酒色、生冷、油腥。

枳壳散

【来源】《仙拈集》卷一。

【组成】大枳壳三个（剖开去瓤）阿魏六分　杏仁十粒

【用法】将后二味研匀，装枳壳内，湿绵纸包七层，慢火内炙存性，去阿、杏，研末。分作三服，烧酒调下。

【主治】噎膈反胃。

黑姜散

【来源】《仙拈集》卷一。

【组成】大块鲜姜十斤

【用法】上入不见天日粪坑内泡四十九日，然后取出洗净，用柴火烧成炭，闷煨，研末。每服二钱，白

滚汤水调下，隔三五日再服；亦可陈米糊作丸服。

【主治】噎膈，反胃，呕吐。

蜣螂散

【来源】《仙拈集》卷一。

【组成】屎蜣螂不拘多少（洗净，用新瓦焙干，不可太焦）

【用法】上为末。每服五分，大麦汤送下。

【主治】噎膈。

雌雄散

【来源】《仙拈集》卷一引《原体集》。

【组成】壁虎二条（雌雄各一）。

【用法】先备小竹筒二个，内置香油，入虎浸一宿，在古瓦上慢慢炙脆，研末，每一钱加麝香三分。每服只用一分二厘，作三次服下，一次五厘，二次四厘，三次三厘，烧酒送下。即开关，先吃稀粥，三五日后，方可吃饭；初起者一服，久者二服全愈。

【主治】膈气。

益气快中丸

【来源】《仙拈集》卷四。

【组成】沉香 木香各三两 大黄 槟榔 厚朴 干姜 使君子 干漆 当归 麦芽 雷丸 小茴 大茴 茯苓 芫花 皂角 巴霜各一两 丁香 麝香 黄连各三钱 人参酌用

【用法】上为末，陈老炒米磨面一斤，以滴醋、烧酒各一斤半，打糊为丸，如豌豆大，阴干，收瓷器，勿走药气。每服三分，空心白滚汤送下。病甚者，早、晚二服，弱者只宜服三五丸，壮者十服为止，亦可间日一服，小儿每服三五丸。

【主治】胃脘疼痛，饱闷膨胀，膈噎，痞积癥瘕，惊风吐泻，诸气积聚。

【宜忌】孕妇忌服。

冷水金丹

【来源】《疡医大全》卷七。

【组成】海浮石 飞罗面各三两 乳香（去油） 没药（去油） 牛蒡子各一两 冰片 麝香各一钱

【用法】用蟾酥三钱七分五厘，酒浸化为丸，如绿豆大，以飞过辰砂五钱为衣。轻者，每服一丸，以冷水送下；重者，每服三丸；牙痛，只用一丸。

【功用】发汗。

【主治】肿毒恶疮，痰痞老痰，翻胃噎食，及伤寒。

【宜忌】忌鸡、鱼、小米一日，戒怒郁忧闷，气恼，费心力。

太乙紫金锭

【来源】《同寿录》卷一。

【别名】玉枢丹。

【组成】红芽大戟三两五钱 千金子（去油，净霜）二两四钱 草河车三两二钱（净粉） 朱砂（飞净）四两 腰面雄黄四两 毛慈姑（去皮净，切片）四两 五倍子三两五钱（又名文蛤） 麝香（净肉）三钱

【用法】上各为细末，加冰片二钱，同研极细粉，用小汤圆捣烂和匀，印锭。山岚瘴气，暑行触秽，及空心感触秽恶，用少许嚼嚼，则邪毒不侵；绞肠腹痛，霍乱吐泻，姜汤磨服；中风卒倒，不省人事，痰涎壅盛，牙关紧急，姜汤磨服；咽闭喉风，薄荷汤磨服；膨胀噎膈，麦芽汤磨服；中蛊毒及诸药毒，饮食河豚、恶菌、死畜等肉，滚水磨服，得吐利即解；痈疽发背，无名疔肿，一切恶毒、恶疮，无灰酒磨服取汗，再用凉水磨涂患处；一切疟，温酒磨服；一切蛇、蝎、疯犬并毒虫所伤，无灰酒磨服，再用凉水磨敷患处；中阴阳二毒，狂言烦闷，躁乱不宁，凉水磨服；白痢，姜汤磨服；赤痢，凉水磨服；小儿痰涎壅盛，急慢惊风，薄荷汤磨服；常佩在身，能祛邪辟秽。

【功用】祛邪辟秽。

【主治】瘴疟暑恶，霍乱腹痛，中风痰盛，喉闭噎膈，无名疔肿，赤白下痢，小儿惊风等。

【宜忌】痈疽已溃及孕妇忌服。

秘授九灵丹

【来源】《同寿录》卷二。

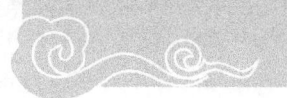

【组成】真西牛黄五钱　真狗宝五钱（雪白而细纹旋透者佳）　赤石脂二两五钱（醋煅九次）　上好沉香一两五钱　真琥珀二两五钱（同灯草研）　麝香五钱（真当门子）　新珍珠百粒（重五钱者。嵌豆腐内煮数滚取出，同灯草研）　劈朱砂一两五钱（一半为衣）　金箔一千张

【用法】上药各择好者，分两配足，为细末，用红枣煮热去皮核，取净肉十两，捣烂为丸，如小绿豆大，烈日晒干，瓷罐收贮，勿令走气。每服七丸，约重一分，用梨汁半茶钟，顿热送下，即煮粥汤进饮。

【主治】膈噎至重者。

【宜忌】忌生冷、面食、椒辣、发气之物，俟全愈后方可吃饭，并食物均匀，调理谨慎，切戒气恼动怒，勿以事物操心，静养开怀。

气噎不下饮

【来源】《文堂集验方》卷一。

【组成】枇杷叶（去毛净，蜜炙）五钱　陈皮（去白）一钱半　生姜三片

【用法】水煎，匀二次服。

【主治】气噎不下，及暴呕吐。

蓬莱火

【来源】《本草纲目拾遗》卷二引《家传医要》。

【组成】西黄　雄黄　乳香　没药　丁香　麝香　火消各等分

【用法】上为末，用紫棉纸裹药末，捻作条，如宫香粗，以紧实为要。用时剪二三分长一段，以棕粘粘肉上点著，不过三次，即除根。若点穴不愈，灸至药尽，皮肉发爆，病即立愈。每次三壮，重者不过三次，即除根，不复再发。

【主治】风痹，跌扑，瘰疬，水胀，膈气，胃气。

【宜忌】灸后忌猪肉，待疮平复再食。

【加减】去西黄，加硼砂、草乌，皆可。

吴萸汤

【来源】《杂病源流犀烛》卷四。

【组成】吴萸　陈皮　人参　草蔻　升麻　黄耆　姜黄　僵蚕　当归　泽泻　甘草　木香　青皮　半夏　麦芽

【功用】外助阳气，内消阴火，闭藏固密。

【主治】冬三月，噎塞反胃者。

猫胞散

【来源】《医级》卷八。

【组成】猫胞一个（酒洗）　胡桃膈十片（俱煅）

【用法】上为末。丁香汤调下。

【主治】反胃噎膈，食不下。

紫金丹

【来源】《医级》卷八。

【组成】牛黄　冰片　狗宝　鸦片各六分　木香一两

【用法】上为末，人乳为丸，每丸五厘，金箔为衣。百沸汤送下。

【主治】虚痰结气，内闭胸膈，噎膈不食而涎噫。

大营煎

【来源】《会约医镜》卷八。

【组成】当归二三钱　熟地三钱　枸杞二钱　炙草一钱　杜仲一钱半　牛膝（酒蒸）一钱　半肉桂一二钱　肉苁蓉三钱（酒洗）

【用法】水煎服。

【主治】阴虚无火、血燥，噎膈便结。

【加减】如气虚者，加人参；若中气虚寒呕恶者，加炒干姜一钱；如干燥之甚者，加蜜糖三四钱，生威参七八钱。

润燥汤

【来源】《会约医镜》卷八。

【组成】当归二钱　熟地（再用姜汁入瓷器内炒干）二钱　麦冬（去心，炒）一钱　陈皮（去白）八分　白豆蔻（去壳，炒，研）八分　肉苁蓉一钱半　威参四钱

【用法】水煎，加牛乳、白蜜、竹沥、姜汁各四五匙调合，每用半杯，频频服之，不得间断。或食

稀粥或猪肉汤、羊肉汤。

【功用】养血润燥。

【主治】噎塞而食不下，火燥而津液枯者。

【宜忌】忌食鸡鸭、炙煿之类。

【加减】服药而有气不足者，加人参，或加沙参、黄耆之类，但由轻而重，不得顿加。

仙螺胶

【来源】《风劳臌膈四大证治》。

【组成】大田螺四十九枚

【用法】洗净，再以清火养去泥土，倒覆盆内，一宿，次将净川连二两，切片，煎浓汁熬膏一小杯，然后将螺仰置盆内，日中晒干，候靥开，挑入连胶一匙，过一夕，螺化为汁，取螺汁，再用柏叶汁、韭根汁、人乳、牛乳、羊乳、猪乳各一杯，炼蜜一两，入真金一块，砂铫熬成膏，瓷器收藏，每服一二匙，酒送下。

【主治】膈症。

戊己丸

【来源】《古方汇精》卷一。

【组成】熟地八两（杵膏） 黄肉三两 当归 麦冬（去心） 苡仁 牛膝各二两 白芥子 元参各一两 丹参一两五钱 北五味五钱

【用法】各取净末，用生姜六两取汁，和炼蜜，同熟地杵膏为丸。每服二钱，渐加至三四钱，老米三钱，煎汤调下。

【主治】反胃，膈噎。

和胃汤

【来源】《古今医彻》卷二。

【组成】人参一钱半 黄连六分（土炒） 当归一钱 黄芩七分（土炒） 白芍药一钱（酒炒） 茯神一钱 石菖蒲五分 神曲七分 半夏七分 枳实（麸炒）四分 红花三分 苏子一钱五分

【用法】用陈壁土研细，搅入长流水，澄清后煎药，入姜汁、白蜜少许，童便一二匙，和服。

【主治】噎膈。

开郁汤

【来源】《古今医彻》卷三。

【组成】山栀（炒黑） 陈神曲（炒） 桔梗 香附（醋炒） 川贝母（去心，研） 茯苓 广皮各一钱 抚芎五分

【用法】加生姜一片，荷叶蒂三个，水煎服。

【主治】膈噎初起有火者。

远志汤

【来源】《古今医彻》卷三。

【组成】远志肉（甘草制） 茯神 白芍药（酒炒） 熟半夏 广皮各一钱 枣仁一钱半 人参二钱 钩藤三钱

【用法】加桂圆肉五枚，生姜一片，水煎服。

【主治】膈噎初起。

【加减】有热，加山栀；寒，加炮姜；气，加木香；燥，加丹参、柏子仁。

【方论】此中焦药也，若在下焦，以八味消息之。原书治膈噎初起有火者用开郁汤，继用本方。

糖姜饼

【来源】《医学从众录》卷五。

【组成】糖糟一斤 生姜四两

【用法】先将糖糟打烂，和姜再捣做小饼，晒干，于瓷瓶内，置灶烟柜上。每日清晨将饼一枚泡滚水内，少停饮汤。

【主治】噎膈。

通灵万应丹

【来源】《痧证汇要》卷一。

【组成】茅山苍术（色黑而小朱砂点者佳，米泔水浸软，切片，烘干，为末）三两 丁香（不拘公、母）六钱 明天麻（切片，焙干，为末） 雄黄（透明者，研细，水飞） 麻黄（去节，细锉，焙，为末） 朱砂（研细，水飞）各三两六钱 真蟾酥九钱（好烧酒浸化） 麝香（上好者，为末）三钱 绵纹大黄（切片，晒干，为末）六两 甘草（去皮，微炒，为末）二两四钱

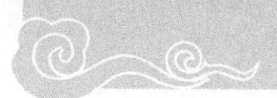

【用法】上各为细末，以糯米粥浆为丸，如萝卜子大，朱砂为衣，候干，收贮瓷瓶备用。每用轻者三丸，重者七丸，纳舌下，少顷咽下；中暑、绞肠腹痛及中寒腹痛等证，先将二丸研细，吹入鼻内，或纳之舌下，少顷吞下，再灌六丸，阴阳水或凉水送下；山岚瘴气、空心触秽，感冒风寒等证，口含三丸，邪热不侵；痈疽疔毒，及蛇蝎毒蛇所伤，捣末，好酒调敷；小儿发痘不出、急慢惊风，并年老臌胀噎膈等证，灯心汤或凉水加倍调服。

【主治】中暑头眩眼黑，及绞肠腹痛，一时闭闷，不省人事，斑痧；中寒骤然腹痛，阴阳反错，睡卧不安，手足厥冷，吐泻不出，卒然难过；山岚瘴气；夏月途行，及空心触秽；感冒风寒，恶心头痛，肚腹饱胀，风疾；痈疽疔毒，及蛇蝎所伤；小儿发痘不出，及急慢惊风，痰涎壅盛，并年老臌胀，噎膈。

【宜忌】孕妇忌服。又此方不宜与玉枢丹一时并服，以甘草与红芽大戟相反。

七厘顶

【来源】《串雅补》卷一。
【组成】丁香 广木香 良姜 川椒 广皮 藿香各五钱
【用法】上为末；亦可为丸，如芥子大，外用朱砂为衣，烧酒送下七粒。
【主治】斑痧肚痛，反胃噎膈，恶心呕吐。

九仙顶

【来源】《串雅补》卷一。
【组成】川木鳖一斤（水浸一日，用陈酒四吊，煎百沸，脱去皮毛，用真麻油一斤，放入锅内，同煎至黄色，勿令焦枯，取起放瓦上，草灰拌干晒燥，为细末，分作九包，包好候用。九包药汁，配上九包木鳖，将九味药各煎汁一钟，每一钟放末一包，须要浸一宿，晒干炒燥，再研细末用之）花椒 石菖蒲 川乌 草乌 皂角 麻黄 生老姜 地葱 生甘草各二两
【用法】上九味，各煎汁九钟，浸药九包，各制燥为末，和匀收藏，每服一、二、三分；小儿减

半。感冒发热，姜汤送下；狂热不识人事，薄荷汤送下；呕吐，砂仁、煨姜汤送下；头痛，川芎、白芷、老姜、乌梅汤送下；头晕、不省人事，半夏、陈皮汤送下；骨节风痛，防风、羌活、姜皮汤送下；火气暴升，黄柏汤和童便送下；哮喘痰火，陈皮汤送下；伤食，神曲、山楂汤送下；痰多气多，白芥子、半夏、南星泡汤和姜汁送下；小便闭涩，木通、灯心汤送下，不通，和淡竹叶汤送下；冷汗不止，炙黄耆汤送下；食隔，神曲、麦芽汤送下；四肢身背风痛，防风、薄荷、羌活、老姜汤送下；鼻塞，细辛、辛夷汤送下；去邪退热，远志、朱砂、竹茹汤送下；恶寒，老姜汤送下；咳嗽，姜汤送下；霍乱吐泻，茴香汤送下；水泻，浓茶汁送下；大便闭涩，芝麻三钱研末，白汤送下；年久热痰，积滞腹痛，牙皂汤送下；酒醉呕吐，公英、枇杷叶、竹茹汤送下；耳聋眩晕，竹沥汤送下；痰多盗汗，黑豆汤送下；阴症热燥，荆芥、丹皮、竹茹、淡豉汤送下；头风痛甚，防风、蔓荆、寄生、川芎、白芷汤送下；遍身骨节疼痛，又兼畏寒慢热，老酒送下；风气疼痛，腰寒慢冷，烧酒送下；年久腹痛，山楂、乳香汤送下；年久风气疼，手足拘挛难伸，寄生、河车酒送下；手足痿弱难伸，牛膝汤送下；皮肤痒极，桑白皮汤送下；胁痛，木香、乳香汤送下；半身不遂，莫能起止，若冷痛，菊花、豨莶浸酒送服，二十日愈；中风口哑，生黄耆汤送下；阳症寒热不调，川芎汤送下；遍身风痛、慢热，菊花酒送下；心气走痛，川椒、乌梅汤送下；腰眼痛，乳香汤送下；阳症结胸，大黄汤送下；积痛走动者，莪术、老姜汤送下；腹痛难忍，姜皮汤调木香末下，又使君子、川楝子、木香、乳香汤送下；痰郁积滞年深，黑栀、明矾汤送下；伤寒阳症痰多者，萝卜子、半夏、老姜汤送下，又痰渴，硼砂汤送下；阳症热多，黄柏、黄芩汤送下或葱头汤送下；阳症狂热口渴，元明粉泡新汲水送下；阳症大便干涩闭结，麻仁研新汲水送下；阳症小便干涩不利，六一散一钱，新汲水调下；阳症转作疟疾，取向东桃、柳枝各二寸，露水煎送下，如阴症变疟，半夏、陈皮、山楂、艾叶汤送；阳症转痢，苦参、艾叶、木香汤下，如红，加银花，白，加姜；阴症沉重，参耆汤送下，若痰甚，姜汁、竹沥送下；阴症冷汗常流，参耆汤

送下（外用陈小麦煎汤洗澡）；阴症痰盛者，南星、半夏、老姜汤送下，又陈皮、半夏汤亦效；阴症转痢，苍术、半夏、陈皮、木香汤送下；伤暑口渴甚，呼水不止，六一散一钱新水送下；伤暑面红，眼昏气喘者，新汲水泡元明粉送下；伤暑劳力发痧，变色青黑，心窝尚暖者，用前末调赤泥水灌下，俄顷战汗如水即苏；中暑，地浆水送下（素中寒而中暑者蒜头捣烂，冷水调下）；膈食翻胃，竹茹、枇杷叶、南枣汤送下；寒热疟症，逐日来者，陈皮、半夏汤送下；间日疟或二三日一发，厚朴、槟榔、山楂、半夏汤送下；山岚瘴气，槟榔汤送下；呕吐清水，乌梅、诃子汤送下；瘟疫时症，凉水送下；小肠疝气，小茴汤送下；呕血，白茅根斤许煎浓汤送下，吐血不止，京墨汁送下；劳伤虚损，咳痰带血丝者，知母、麦芽、童便送下；痰咳，柏叶、茅根汤送下；鼻血流不止，硼砂一钱为末，白汤送下；火眼痛，甘菊花汤送下；肠风下血，沥脓不止，生地、归尾汤送下；吐血发热，扁柏叶、茅根、藕节汤送下；粪后下血不止，生地榆汤送下；大便下血，槐花、大蓟汤送下；患病日久，梦与鬼交，朱砂、茯神汤送下；精神不宁，朱砂汤送下；病后精神恍惚，梦与鬼交，安息香汤送下；梦泄遗精，莲须汤送下；寝卧乱言，桃柳枝汤送下；羞见三光，眼痛，白芍、甘菊汤送下；痰迷心窍，琥珀汤送下；目病赤涩，甘菊、桑皮汤送下；眼患热痛，水煎百沸汤置天井中露一宿温热，调药末如浆，擦敷眼眶。治女科症引：月经凝滞不行，红花酒送下；血热未及信期而来，苏木汤送下；血虚过期不来，益母草汤送下；赤白带下，血淋不止，硫黄汤下；单白带，胡椒汤送下；苦热又吐血，乌梅、牡蛎、童便送下；热淋痛甚，车前、地肤子草捣汁，和陈酒下；血崩，侧柏叶、山茶花、归须汤送下；乳痈，鹿角屑焙干焦为末，调酒下；胎衣不下，石花水澄清送下；产后血痛，益母丸泡姜汁下；肚痛难忍，栀子汤送下；血毒，硫黄汤送下；妇人梦与鬼交，安息香汤。小儿科汤引：啼哭无常，雄黄汤送下；惊风发热，薄荷灯心汤送下（或加姜汁一匙）；惊风危甚，抱龙丸、淡姜汤下；慢脾风泄泻，莲子、薄荷、老姜汤送下；发热惊叫，银花、朱砂汤送下；大头瘟，瓮菜（即大头菜）汤送下，仍研末醋调敷肿处；咳嗽痰升

喘急，贝母、知母汤送下；痰迷心窍，四肢冷逆，灯心、姜皮泡麝香半厘下；吐乳夜啼，薄荷、砂仁、姜皮、蝉蜕汤送下；疳积，潮热时剧，麦冬、黄连汤送下；肚腹虚胀，茯苓汤送下；疳病腹痛，史君子汤送下；伤风恐怖惊惶，茯神、琥珀汤送下；食积肚痛，五灵脂汤送下；水泻不止，白术汤送下；冷泻如水直出，参术汤送下；小儿耳内流脓臭，用药末和麝香少许吹入耳内；急惊风，朱砂、金箔汤下，再用末吹鼻。外科汤引：无名肿毒，银花汤送下；结核走鼠，防风汤送下；跌扑头面身黑肿痛，用烧酒调敷，仍用酒送服；肿毒、背肿毒，皂角汤送下；痈疽势危，角刺汤送下；背疮、疔毒、流注，山茶花、银花汤送下；杨梅、天泡等疮，银花汤送下；痰注、病串、结核，弥勤草浸酒送下；病疮结核，并秽烂不堪，土茯汤送下；病疽臭烂，不生肌肉。土茯苓汤送下；喉癣等疮，银花汤送下，再用末吹喉。双单喉蛾，明矾汤送下，喉黄，生草汤送下；五蛊胀肿，不论久近，五加皮汤送下；五淋痛甚，生车前草捣汁送下；通肠痔漏，脓血滴沥，移痛难忍，土茯苓汤送下；四肢浮肿，木瓜汤送下；食蛊，石燕汤下。

【主治】感冒发热，咳嗽哮喘，头风头痛，伤食积滞，历节痛风，手足痿弱；妇人月经凝滞不行，产后血痛；小儿慢脾风，疳积腹痛，或虚胀冷泻；外科瘰疬结核，跌扑损伤等病证。

五香串

【来源】《串雅补》卷二。

【组成】丁香一钱　广木香三钱　五沉香二钱　五降香三钱五　巴霜一钱　朱砂一钱（为衣）

【用法】上为末，神曲糊为丸。每服五分，白汤送下。

【主治】气膈臌胀。

四贤串

【来源】《串雅补》卷二。

【组成】雷丸一两　青皮五钱　三棱三分　黑丑（头末）五钱

【用法】上为末。每服三钱，早空心沙糖调服。莫吃饭，恐虫头向内，候腹内疼即下矣；后下鱼冻，

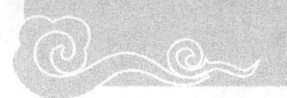

再下虫二三次，用粥饮汤止之。若治痞块，用陈酒送下，块即降消，不必用全虫等类。

【主治】食积疳劳，翻胃噎膈，五臌十胀，虫积痞块。

宽性如意丹

【来源】《串雅补》卷二。

【组成】白信五厘　巴霜二分　雄黄　白芷各一钱　母丁香五分

【用法】上为细末，红枣肉捣为丸，如梧桐子大。每服大人二丸，小儿一丸，白汤送下。

【主治】寒痰食积，翻胃噎膈，水泄肚疼，心痛。

通关散

【来源】《串雅补》卷二。

【组成】牙皂三钱　巴豆仁二十一粒　大枳壳一个（去瓤子皮膜）

【用法】将牙皂（切片）及巴豆入枳壳内，合住以线扎紧；分数次晒干，切片，共为细末。用时加沉香一钱，白滚水调下。

【主治】关隔不通，翻胃噎膈。

养阴膏

【来源】《医钞类编》卷一。

【组成】地黄　麦冬　当归

【用法】水煎成膏，入韭汁、人乳、童便、芦根、桃仁泥和，细细呷之。

【主治】噎膈反胃，血槁消瘦。

补中运脾汤

【来源】《医钞类编》卷十。

【组成】人参二钱　焦白术三钱　橘红　茯苓各一钱五分　黄耆一钱　砂仁八分　炙草四分

【用法】加生姜三片，大枣二枚，水煎服。

【主治】中气不运，噎膈。

【加减】痰多，加半夏

狗宝散

【来源】《类证治裁》卷三。

【组成】六君子加狗宝

【用法】上为散。调服。

【主治】噎膈反胃。

啄木鸟膏

【来源】《类证治裁》卷三。

【组成】啄木鸟（去毛，和骨捣烂熬膏）　麝香一钱

【用法】密收，入瓷罐。不时嗅之。

【主治】噎膈反胃。

膈噎膏

【来源】《类证治裁》卷三引缪仲淳方。

【别名】噎膈膏（《冷庐医话》卷三）。

【组成】人参　牛乳　蔗汁　梨汁　芦根汁　龙眼肉汁　姜汁　人乳

【用法】熬膏，蜜收。

【功用】润燥。

【主治】噎膈。

神验噎膈方

【来源】《良方集腋》卷上。

【组成】威灵仙二两（水浸一宿取出，捣汁）　食盐一钱五分　狗宝末三分

【用法】上药共调和，炖温服。服之少顷，病者觉上焦胸膈之间气机旋扰作动，勿令呕，次日仍用威灵仙二两，浸之隔宿，如前捣汁，入食盐一钱五分，刮入狗宝末四分，调服之，觉动处略下；第三日仍如前法再用威灵仙二两，绞汁入食盐一钱五分，狗宝末五分，调服，少停，动更下，则大便下黑血痰涎。下之后正气虚耗。必须预备三剂，服之则气机通利，病即愈矣。

【主治】噎膈。

【宜忌】愈后必得食淡一年，庶不再发，倘不能食淡，再发不治矣。

太阴丸

【来源】《集验良方》卷二。

【组成】淮干面一斤　老紫苏半斤

【用法】将紫苏煎浓汁，取汁拌面，软硬得中，放洗净瓷盆内，为丸如梧桐子大，露一宿，阴干，拣丸上有细孔者，收藏瓷瓶备用。每服七丸，三服为度。

【主治】膈噎疟疾。

紫霞丹

【来源】年氏《集验良方》卷二。

【别名】九转仙丹。

【组成】黑铅一两　雌黄三钱　雄黄三钱　硫黄五钱　白铅四两（阳城罐一个，盐泥固济，晒干，将黑白二铅铺底盖面，药放中间，以铁盏封固严密，铁线绊紧，架三钉上，外用八卦炉文武火五炷香，水升盏，研极细末）　白茯苓末九钱五分　明没药（炙，去油，研末）九钱五分

【用法】用头生男乳汁拌药，为丸如绿豆大。每服一钱，酒送下。每次用生药一半，如前封固，升炼九次，名九转仙丹。

【主治】腹胁积聚，七癥八瘕，翻胃噎膈，攀睛胬肉，女人寒病带下。

【宜忌】忌金石之药，不宜轻服。

虎肚散

【来源】年氏《集验良方》卷四。

【组成】蟾酥一两（同葱捣烂，白面包，火内煨热）　厚朴十五两（姜汁炒）　红芽大戟二两五钱（紫色者佳）　赤金二钱（放煎银罐内，用硫黄末将金花碎）

【用法】用虎肚一个，其肚内之物不可倒出，将各药共为粗末，入虎肚内，放在铁锅内用大火煅炼成灰，研成细末。年少者，每日清晨用无灰热酒冲服三分，十日共服三钱；年大者，每日清晨用无灰热酒冲服五分，十日共服五钱，即愈。其饭食用京米煮饭，熟时每一碗饭，将柿饼切如米粒大，止用半碗拌在饭内，又复蒸烂食之，以大好为度。

【主治】噎食病。

【宜忌】忌汤水并气怒、劳碌、房事，如渴极时，汤水少用些。

归桂化逆汤

【来源】《医醇剩义》卷二。

【组成】当归二钱　白芍一钱五分（酒炒）　肉桂五分　青皮一钱　茯苓二钱　蒺藜四钱　郁金二钱　合欢花二钱　木香五分　牛膝二钱　玫瑰花五分　红枣五枚　降香五分

【功用】解郁和中。

【主治】

1.《医醇剩义》：肝气犯胃，食入作吐。

2.《谦斋医学讲稿》：血虚，肝气郁结成膈。

开关丹

【来源】《理瀹骈文》。

【组成】胆星一个　瓦楞子钱半　生矾　枯矾　雄黄　牛黄　琥珀　乳香　没药　珍珠　白降丹各五分　白砒（用人粪、黄泥固，煅取）五分　麝香一分

【用法】以青鱼胆为丸，如芥子大。掺膏贴。

【主治】膈症，食不能入，食入反出。

开膈膏

【来源】《理瀹骈文》。

【组成】党参　白术　苍术　黄耆　茯苓　甘草　生地　熟地　当归　白芍　川芎　天冬　麦冬　黄连（同吴萸炒）　黄柏　知母　贝母　青皮　陈皮　半夏　胆星　乌药　香附　厚朴　枳实　桔梗　瓜蒌　连翘　红花　神曲　麦芽　山楂　槟榔　木通　苏子　草蔻仁　砂仁　木香　丁香　藿香　乳香　大黄　巴豆　黑丑　莪术　三棱　草乌　官桂　雄黄　明矾　郁金　牙皂各五钱　生姜二两　乌梅七个　凤仙子一钱

【用法】麻油熬，黄丹收。贴上脘处。

【主治】噎膈。

离济膏

【来源】《理瀹骈文》。

【别名】扶阳益火膏、温肾固真膏（原书同页）。

【组成】生鹿角屑一斤（鹿茸更佳） 高丽参四两（用油三四斤先熬枯去渣听用，或用黄丹收亦可。此即参茸膏影子）

生附子四两 川乌 天雄各三两 白附子 益智仁 茅山术 桂枝 生半夏 补骨脂 吴茱萸 巴戟天 胡芦巴 肉苁蓉各二两 党参 白术 黄耆 熟地 川芎 酒当归 酒白芍 山萸肉 淮山药 仙茅 蛇床子 菟丝饼 陈皮 南星 北细辛 覆盆子 羌活 独活 香白芷 防风 草乌 肉蔻仁 草蔻仁 远志肉 荜澄茄 炙甘草 砂仁 厚朴（制） 杏仁 香附 乌药 良姜 黑丑（盐水炒黑） 杜仲（炒） 续断 牛膝（炒） 延胡索（炒） 灵脂（炒） 秦皮（炒）五味子 五倍子 诃子肉 草果仁 大茴 红花 川草薢 车前子 金毛狗脊 金樱子 甘遂 黄连 黄芩 木鳖仁 蓖麻仁 龙骨 牡蛎 山甲各一两 炒蚕砂三两 发团一两六钱 生姜 大蒜头 川椒 韭子 葱子 棉花子 核桃仁（连皮） 干艾各四两 凤仙（全株） 干姜 炮姜 白芥子 胡椒 石菖蒲 木瓜 乌梅各一两 槐枝 柳枝 桑枝各八两 茴香二两

【用法】两共用油二十四斤，分熬，再合鹿角油并熬丹收。再入净松香、陀僧、赤脂各四两，阳起石（煅）二两，雄黄、枯矾、木香、檀香、丁香、官桂、乳香（制）、没药（制）各一两，牛胶四两酒蒸化，如清阳膏下法（一加倭硫磺用浮萍煮过者）。贴心、脐、对脐、脐下。

【功用】扶阳益火，温肾固真。

【主治】元阳衰耗，火不生土，胃冷成膈；或脾寒便溏，泄泻浮肿作胀；或肾气虚寒，腰脊重痛，腹脐腿足常冷；或肾气衰败，茎痿精寒；或精滑，随触随泄；或夜多漩溺，甚则胕冷，遗尿不禁，或冷淋，或寒疝，或脱精脱神之症。妇人子宫冷，或大崩不止，身冷气微阳欲脱者；或冲任虚寒，带下纯白者；或久带下脐腹冷痛，腰以下如坐冰雪中，三阳真气俱衰者。小儿慢脾风。

暖脐膏

【来源】《理瀹骈文》。

【组成】生附子五钱 甘遂 甘草各三钱

【用法】用葱汁熬膏和药。加蟾酥、麝香、鸦片、丁香末摊贴。

【主治】九种心胃痛，并呕吐噎膈，久痢疝气。

暖脐膏

【来源】《理瀹骈文》。

【组成】柏子尖 松毛心各五斤 附子八两

【用法】上用麻油熬，黄丹、铅粉收膏。加肉桂摊贴。

【主治】九种心胃痛，并呕吐噎膈，久痢疝气。

万应剪金丸

【来源】《应验简便良方》卷下。

【组成】当门子三钱 香附（童便炒）四两 尖槟榔四两 沉水香五两 青皮（炒）四两 黑白丑八两 胡黄连（醋炒）五两 芜荑二两 建神曲（炒）三两 枳壳五两 三棱八两 桃仁二两 西大黄（半生半熟）八两 当归身四两 商陆（醋炒）五两 黄芩（酒炒）五两 莪术（醋炒）八两 草果三两 广藿香四两 金毛狗脊（去毛，炒）五两 广木香二两 青木香二两 苍术（米浸，炒）四两 川黄连二两

【用法】上为极细末，外用牙皂八两，茵陈一两，合前药为煎水，炼成膏丸如果大，外用明雄黄一两，朱砂二两为衣。量人虚实，约服二三钱。

【功用】行气行血，散滞消虫。

【主治】山岚瘴气，疟疾腹疼，食积停滞，九种胃气，心口痞块，五臌十膈，小水不利，大便秘结，跌打损伤，蓄血不止；小儿疳症，虫积腹胀；妇人七癥八瘕，血块，产后气血走痛。

【宜忌】孕妇忌服。

金仙膏

【来源】《急救经验良方》。

【组成】生姜 葱白 韭白 蒜白各一斤 白凤仙

花（茎、子、叶、根、全株）槐枝 柳枝 桑枝 桃枝 侧柏枝各半斤 萝卜子 白芥子 山楂子 苏子 艾叶 花椒 菖蒲各二两 陈香橼一两 小磨麻油五斤（熬）黄丹（炒）三十两（收）白术四两 大黄 苍术各二两 生香附 醋香附 生灵脂 醋灵脂 生延胡 醋延胡 川芎 白芍 当归 柴胡 薄荷 羌活 独活 防风 白芷 杏仁 神曲 麦芽 陈皮 半夏 大贝母 胆南星 前胡 郁金 乌药 蒲黄（炒）赤苓 泽泻 条芩 黑山栀 川乌 草乌 桔梗 甘草 枳壳 枳实 蒌仁 大戟 皂角 官桂 槟榔 黄柏 青皮 木香 灵仙 砂仁 川楝 赤芍 桃仁 红花 没药 乳香 三棱 莪术（煨）广藿梗 良姜 小茴 草果仁 连翘 僵蚕 全蝎 木鳖 防己 山甲 木通 车前子 明雄 明矾 降香 益智仁 吴萸 黄连 细辛 茵陈 蓖麻仁 厚朴 葛根 生巴仁 甘遂 芫花 黑白丑 陈壁土 轻粉 葶苈各一两 肉桂 丁香各二两

【用法】小磨油十斤熬，炒黄丹收，飞滑石六两，牛胶四两搅，与前膏合并；如油少，酌加。

【功用】祛风寒，化湿热，行气血痰食，利肺平肝，调胃健脾，宽胸进餐，解郁调经，行瘀止痛，理气理血。

【主治】咳嗽哮喘，恶心嘈杂，嗳气吞酸，呕吐噎膈，痞块积聚，肿胀，黄疸，疟疾，水泻，痢疾，淋症，疝气，脚气，心腹胁肋诸痛，周身走注气痛，乳块，腹痛肿毒初起，跌打损伤。

【宜忌】孕妇忌贴。

枳壳丸

【来源】《梅氏验方新编》卷二。

【组成】枳壳（整个，去瓤）四两（每个入巴豆三粒，麻线十字扎定，用水五六碗煮透，去豆，将枳壳切碎，晒干）橘红皮一两 青皮（去瓤）一两 广木香（不见火，研）三钱

【用法】上为细末，陈老酒，陈粳米粉打糊为丸。临卧服五十丸。

【主治】噎膈。

乌药半夏汤

【来源】《不知医必要》卷三。

【组成】党参（去芦，米炒）三钱 半夏（制）乌药各二钱 香附（酒炒，杵）茯苓各一钱五分 陈皮一钱 砂仁（杵）七分 炙草六分

【用法】加生姜二片，水煎服。

【主治】气滞噎嗝。

【加减】如痰涎多者，加泡吴萸六分。

神曲半夏汤

【来源】《不知医必要》卷三。

【组成】党参（去芦，米炒）三钱 白术（净，炒）半夏（制）各二钱 神曲（炒）山楂 茯苓各一钱五分 陈皮（去白）一钱 炙草七分 生姜三片

【用法】水煎服。

【功用】消食兼补。

【主治】饮食不节人噎膈。

【加减】大便结，加当归；痰涎多者，加泡吴萸六分。

【方论】一老医云：此症宜饮牛乳，或同姜汁、蔗汁、陈酒服均佳。若徒服香燥之药，以取快一时，破气而燥血，是速其死也。

葛花半夏汤

【来源】《不知医必要》卷三。

【组成】党参（去芦，米炒）三钱 半夏（制）葛花各二钱 白术（净）茯苓各一钱五分 陈皮一钱 炙草七分 生姜二片

【用法】上水煎，加牛乳或羊乳半茶杯，冲药服。

【主治】好饮酒人噎膈。

【加减】如痰涎多者，加泡吴萸六分。

温中利湿汤

【来源】《医方简义》卷二。

【组成】桂枝 干姜 淡附子 白术 槟榔 葛花 白蔻仁（冲）鸡内金 陈皮各一钱

【用法】水煎服。

【主治】酒湿伤胃阻膈，欲成噎膈者。

【加减】如大便坚燥，加酒蒸大黄三钱，大麻仁三钱；足肿，加木香一钱；如酒湿成蛊者，加黑丑一钱，炒芫荑一钱；如膀胱之气不化，囊肿如升斗者，用绵茵陈五六钱煎汤代水煎药，如不应，脉沉无力者，更宜金匮肾气丸作汤剂而服。

五汁饮子

【来源】《医家四要》卷三。

【组成】甘蔗汁　藕汁　韭菜汁　梨汁　鲜芦根汁

【用法】和匀煮服。

【主治】噎塞膈食。

膈气丸

【来源】《青囊秘传》。

【组成】五灵脂三钱　阿魏三钱　猪胆汁三个

【用法】上将五灵脂研末，阿魏炖烊，入猪胆汁和丸晒干，加童子吐涎（如无童子涎，可用竹沥代之），润湿透，再晒再吐润，如此八九次晒干。每服七丸或九丸。三五服可效。

【主治】痰膈。

秦椒剪红丸

【来源】《成方便读》卷四。

【组成】秦椒　大黄　三棱　莪术　干漆　木香　槟榔　贯众　雄黄

【用法】上为末，神曲糊为丸。五更时用鸡汤送下。

【主治】虫膈、血膈。虫膈与血膈两端，皆饮食不下，皆有痛处，但虫则作止无常，攻动不一，或饥则盛，而稍得食则缓，血则口中自觉有血腥气，时作呃逆；或因大怒而血逆于上；或因受伤而血郁于中。

【方论】然虫膈最易裹血，血膈每易生虫，故出一方而两治之。方中行气破血之药，居其大半，而以杀虫之药辅之，用神曲糊丸者，助脾而复其健运之职。送服用鸡汤者，以甘美之味而易入虫口也。

参赭培气汤

【来源】《医学衷中参西录》上册。

【组成】潞党参六钱　天门冬四钱　生赭石（轧细）八钱　清半夏三钱　淡苁蓉四钱　知母五钱　当归身三钱　柿霜饼五钱（服药后含化徐徐咽之）

【主治】中气不旺，胃气不能息息下降，而乘虚上干，致痰涎并随逆气上并，以壅塞贲门，而生噎膈反胃者。

【加减】若服数剂无大效，当系贲门有瘀血，宜加三棱、桃仁各二钱。

【方论】治此证者（膈证），当以大补中气为主，方中之人参是也。以降逆安冲为佐，以清痰理气为使，方中之赭石、半夏、柿霜是也。又虑人参性热，半夏性燥，故又加知母、天冬、当归、柿霜，以清热润燥，生津生血也。用苁蓉者，以其能补肾，即能敛冲，冲气不上冲，则胃气易于下降。且患此证者，多有便难之虞，苁蓉与当归、赭石并用，其润便通结之功，又甚效也。

【验案】噎膈　一叟，年六十余得膈证，向愚求方。自言犹能细嚼焦脆之物，用汤水徐徐送下，然一口咽之不顺，即呕吐不能再食，且呕吐之时，带出痰涎若干。诊其脉关后缓弱，关前又似滑实，知其上焦痰涎壅滞也。用此汤加邑武帝台所产旋覆花二钱，连服四剂而愈。

大蒜膏

【来源】《汉药神效方》。

【组成】大蒜　沙糖　陈酒

【用法】浓煎成膏。内服。

【主治】膈病困极，及老人虚弱羸瘦者。

太乙救苦万珍膏

【来源】《经验奇效良方》引凌文轩方。

【组成】当归二钱　厚朴五钱　青皮二钱　丹皮三钱　白芍三钱　杏仁五钱　牛膝五钱　全虫三个　头翁二个　杜仲一钱五分　松节五钱　公英五钱　桔梗三钱　灵仙二钱　川连三钱　五灵脂二钱　海藻二钱　腹皮五钱　五味子三钱　榆白皮二钱　五加皮二钱　栀子五钱　槿皮二钱　桃

仁三钱　甘草二钱　木通二钱　防风三钱　连翘五钱　蜈蚣一条　桑皮二钱　白芷二钱　木瓜三钱　枳壳三钱　桂心一钱　樟丹二两　香油五斤　山甲二钱　川芎三钱

【用法】入油内浸五日，熬至滴水成珠，下丹。每贴重八钱，每月贴一张，连贴三次。胃口不开，噎膈反胃，贴胃口；急慢惊风，贴命门穴；牙齿疼痛，贴面上；磕伤疼痛，贴患处；余皆贴肚脐。

【主治】妇人久不生育；并治男女一切虚劳百损，腰膝疼痛，寒湿脚气，痰厥，刀伤热毒，远近头风，男子睾丸偏坠，手足冻伤，刀石磕碰，男子肾虚，小儿腹痛，手足麻木，噎膈反胃，胎前产后，胃口不开，牙齿疼痛，一切疔疮。

韭汁牛乳饮

【来源】《温热经解》。

【组成】韭菜汁一小杯　鲜牛乳六两　藕汁一杯　姜汁十滴　梨汁一杯　莱菔汁一杯

【主治】胃中有瘀，噎膈反胃。

【验案】噎膈反胃　天津钱氏妇患噎膈反胃，粒米不下，日服稀粥饮，服至一杯，必须呕吐，不吐则心中难受，必以手探之，吐而后已，复服复吐，如是者已经月余。余曰：此胃中有瘀，为拟韭汁牛乳饮，服一剂不吐，连服七剂愈。

反胃降逆丹

【来源】《北京市中药成方选集》。

【组成】柿蒂一两　红豆蔻三钱　人参（去芦）八钱　干姜四钱　川附子二两　砂仁五钱　厚朴（炙）五钱　橘皮八钱　肉桂（去粗皮）四钱　丁香四钱

【用法】上为细末，过罗，用冷开水泛为小丸，每十六两用滑石细粉四两为衣闯亮。每服二钱，一日二次，温开水送下。

【功用】舒气降逆，安胃止吐。

【主治】气逆胸满，食道狭窄，噎膈反胃，朝食暮吐。

一块气

【来源】《全国中药成药处方集》（抚顺方）。

【组成】杏仁　莪术　川椒　青皮　官桂　胡椒　良姜　干姜　川芎　陈皮　黑丑各一两　巴豆霜四钱

【用法】上为细末，神曲糊为小丸。每服一钱至二钱，姜汤或黄酒送下。

【功用】消食化积，理气散郁。

【主治】气滞食积，噎塞痞满，胸胁刺痛，痕积聚。

沉香至宝丸

【来源】《全国中药成药处方集》（重庆方）。

【组成】沉香三两　蒙桂二两　三七三两　香附　厚朴　蔻仁　槟榔　山楂各三两　枳壳　牙皂各二两　小茴一两　苍术　广木香　吴茱萸　莱菔子　藿香　栀子各三两　砂仁二两　大茴一两　檀香木　大黄　蓬莪术　玄胡索　苏木　牵牛子　广橘皮　公丁香　茵陈　郁金　降香　三棱　云苓　良姜　乳香　没药　巴豆霜各二两　雄黄三两　冰片五钱　薄荷冰八钱　麝香六钱

【用法】除雄黄为衣，冰片、薄荷冰、麝香另乳外，余药为细末，水为丸。每服十丸，以白开水送下。

【功用】消食化积，开胸利膈。

【主治】胸腹腰胁胀痛，反胃噎膈，嗳气吞酸，食积气积，醉饱。

【宜忌】孕妇及体虚者忌服。

沉香消积丸

【来源】《全国中药成药处方集》（沈阳方）。

【组成】沉香二两　二丑一斤　灵脂　牙皂　大黄　香附各八两

【用法】上为极细末，醋糊为小丸。每服二钱，以白开水送下。

【功用】消食化痰，行水除胀。

【主治】食积气滞，腹胀水肿，单腹膨胀，大便秘结，胃脘作痛，噎膈吐酸，四肢水肿。

虎肚丸

【来源】《全国中药成药处方集》（沈阳方）。

【组成】虎肚（洗净，焙干）　厚朴　制甘草　广

皮各一两　苍术二两

【用法】上为极细末，水泛为小丸。每服五分或三分，姜汤送下。

【功用】健胃宽胸利膈，增进消化机能。

【主治】翻胃噎膈，呕吐吞酸，食欲不振，日渐消瘦，或不服水土，胃肠障碍。

【宜忌】忌生冷食物。

流气导滞丸

【来源】《全国中药成药处方集》（沈阳方）。

【组成】人参　白术　茯苓　制甘草　清夏　紫丁皮　白芷　盔沉香　草果仁　紫苏　青皮　大黄　槟榔　莪术　寸冬各七钱　木瓜　木通　大腹皮　陈皮　枳壳各一两　木香五钱　香附二两四钱　肉桂三钱五分　厚朴一两四钱

【用法】上为极细末，炼蜜为丸，二钱重。每服一丸，早、晚白开水送下。

【功用】疏通气血，消导滞塞，宣经活络，开郁破结。

【主治】寒郁气滞，腹部作胀，胸满气塞，不思饮食，噎膈反胃，食后胀痛，吞酸嘈杂，宿食不消。

紫朴开郁丸

【来源】《全国中药成药处方集》（沈阳方）。

【组成】槟榔一两　蔻仁　香附各五钱　广木香二钱五分　草蔻仁　琥珀　苍术各五钱　焦三仙一两五钱　枳壳二钱五分　广陈皮　厚朴　桔梗　藿香　青皮　砂仁　炙甘草各五钱

【用法】上为极细末，炼蜜为丸，二钱重。每服一丸，白开水送下。

【功用】舒肝健胃，理气解郁，宽中散满，消食顺气，调经。

【主治】肝气横逆，胃不消化，心胃疼，肚子疼，打饱嗝，吐酸水，膨闷胀饱，两胁攻痛，食前腹痛，食后胃痛，饮食不消，胃弱不食，胸腹串痛，噎膈反胃，气裹食积，胃连腹痛。

五汁安中饮

【来源】《新增汤头歌诀》引张任候方。

【组成】牛乳六分　韭汁　姜汁　藕汁　梨汁各一分

【用法】和服。

【主治】

1.《新增汤头歌诀》引张任候：火盛血枯或瘀血寒痰阻滞胃口所致之反胃噎膈。

2.《中医内科学讲义》：噎膈。胸膈痞满隐痛，吞咽梗阻，口干咽燥，大便艰涩，形体逐渐消瘦，舌质红，脉弦细者。

【方论】牛乳润燥养血为君，韭汁、藕汁消瘀益胃，姜汁温胃散痰，梨汁消痰降火。

调气汤

【来源】《临证医案医方》。

【组成】代赭石18克（布包）　旋覆花6克（布包）　牛膝9克　丹参15克　瓜蒌15克　郁金9克　白芍9克　柴胡6克　陈皮9克　枳壳9克　苏梗　桔梗各6克　木香6克。

【功用】理气、活血、解郁。

【主治】食管狭窄，食管憩室。吞咽梗阻不利，胸膈痞满，有时疼痛或逆气，舌苔白腻，脉弦。

【方论】方中代赭石镇逆平肝，有扩张食管的作用，为治疗食管狭窄之主药；牛膝降逆；丹参活血；瓜蒌、郁金宽胸解郁；白芍、柴胡舒肝；陈皮、枳壳、苏梗、桔梗、木香理气。

食道通

【来源】《新中医》（1990，8：33）。

【组成】菝葜　血竭　乌梅　古文钱　天萝水　盐胆水

【用法】先将菝葜500g，乌梅200g，浸泡24小时后加水2000ml，再加入经镇江醋淬后的古文钱50枚（以开元通宝为好），煎煮半小时。然后将天萝水500ml，盐胆水2000ml加入煮沸的液体中，慢火浓缩至表面出现结晶薄膜为度。最后加血竭粉50g，待冷却后过滤成橙黄色澄清液备用。口服，每次10ml，吐后1小时再服1次至通为度。3天以上滴水不进者予补液支持。

【主治】食道完全梗阻。

【验案】食道完全梗阻　《新中医》（1990，8：

33）：治疗食道完全梗阻 200 例，结果：近期有效率达 91%。服药后平均开通时间为 15.05±1.05 小时，较对照组自然开通时间 120±4.5 小时，两者对比差别非常显著（$P < 0.01$）。

清涎快膈丸

【来源】《部颁标准》。

【组成】陈皮 100g　茯苓 50g　清半夏 100g　桔梗 100g　枳实（麸炒）100g　苍术（米泔水炒）100g　栀子 100g　沉香 50g　香附（醋炒）100g　川芎 100g　六神曲（炒）100g　木香 50g

【用法】水泛为丸，每 20 丸重 1g，密封，防潮。口服，每次 1.5～3g，1 日 3 次。

【功用】宽中解郁，理气化痰。

【主治】噎膈反胃，胸胁胀闷，痰涎多，咽喉不利。

噎膈丸

【来源】《部颁标准》。

【组成】核桃仁 90g　白果仁 140g　柿饼（去蒂去核）90g　小茴香 40g　黑芝麻（炒）80g　麻油 10g　大枣（去核）120g　甘草 80g

【用法】制成大蜜丸，每丸重 9g，密封。口服，每次 1 丸，1 日 3 次，细嚼后徐徐咽下。

【功用】补益肺肾，润燥生津，通咽利膈。

【主治】噎膈，咽炎，吞咽不利，咽哽干燥；亦可用于食管粘膜上皮不典型增生及食管癌的辅助治疗。

十、胃　痛

胃痛，又称胃脘痛、心痛、心下痛、心腹痛、脾痛等，是指以上腹胃脘部发生疼痛为主症的病情。《黄帝内经》有较多论述，并且认为胃脘疼痛与肝脏有关，如《素问·六元正纪大论篇》："木郁之发，……民病胃脘当心而痛，上支两胁，膈咽不痛，食饮不下。"《素问·至真要大论篇》："厥阴司天，风淫所胜，民病胃脘当心而痛。"也与寒气侵犯相关，如《素问·举痛论篇》："寒气客于肠胃之间，膜原之下，血不得散，小络急引故痛。"《伤寒论·厥阴病篇》："厥阴之为病，消渴，气上撞心，心中疼热，饥而不欲食，食则吐蛔，下之利不止。"此"心中疼"，当为胃痛。而《金匮要略》胸痹心痛，又是后世之真心痛。文献中往往将心痛与胃痛混为一谈。《千金要方·心腹痛》中有九种心痛，这里所说的心痛，实际上多指胃痛而言。《外台秘要·心痛》云："足阳明为胃之经，气虚逆乘而痛，其状腹胀，归于心而痛甚，谓之胃心痛也"。明代以后，医家力求将心痛与胃痛作出区别，如《证治准绳》："或问：丹溪言心痛即胃脘痛，然乎？曰：心与胃各一脏，其病形不同，因胃脘痛处在心下，故有当心而痛之名，岂胃脘痛即心痛者哉？"《医学正传·胃脘痛》更进一步指出前人以胃痛为心痛之非："古方九种心痛，……详其所由，皆在胃脘而实不在心也。"《验方新编》："胃气痛，人称心气痛，即胃脘痛也，脾痛也。"

本病成因，主要为外感六淫，饮食不节，情志不遂，脾胃虚弱等。《济生方·腹痛》对胃痛的病因作了较全面的论述，指出九种心痛"名虽不同，而其所致皆因外感六淫，内沮七情，或饮啖生冷果实之类，使邪气搏于正气，邪正交击，气道闭塞，郁于中焦，遂成心痛。"其治疗，可以理气和胃止痛为基本原则，旨在疏通气机，恢复胃腑和顺通降之性，通则不痛，从而达到止痛的目的。然亦应分辨寒热虚实。胃痛属实者，治以祛邪为主，根据寒凝、食停、气滞、郁热、血瘀、湿热之不同，分别用温胃散寒，消食导滞，疏肝理脾，泄热和胃，活血化瘀，清热化湿诸法；属虚者，治以扶正为主，根据虚寒、阴虚之异，分别用温中益气，养阴益胃之法。虚实并见者，则扶正祛邪之法兼而用之。

生姜泻心汤

【来源】《伤寒论》。

【组成】生姜四两（切） 甘草三两（炙） 人参三两 干姜一两 黄芩三两 半夏半升（洗） 黄连一两 大枣十二枚（擘）

【用法】以水一斗，煮取六升，去滓，再煎取三升，温服一升，每日三次。

【功用】《伤寒论讲义》：和胃降逆，散水消痞。

【主治】

1.《伤寒论》：伤寒汗出，解之后，胃中不和，心下痞硬，干噫食臭，胁下有水气，腹中雷鸣下利者。

2.《产科发蒙》：妊娠恶阻，呕而腹中雷鸣下利者。

3.《伤寒论类方汇参》：噤口痢。

【方论】

1.《伤寒大白》：泻心汤五方，三方皆用干姜、半夏、黄连、黄芩，两热两寒，豁痰清热。此方因汗出表解，胃阳虚，不能敷布水饮，腹中雷鸣而下利，故用生姜佐干姜和胃阳，此以痰热方中化出逐寒饮之法。

2.《绛雪园古方选注》：泻心汤有五，总不离乎开结、导热、益胃，然其或虚或实，有邪无邪，处方之变，则各有微妙。先就是方胃阳虚不能行津液而致痞者，惟生姜辛而气薄，能升胃之津液，故以名汤。干姜、半夏破阴以导阳，黄芩、黄连泻阳以交阴，人参、甘草益胃安中，培植水谷化生之主宰，仍以大枣佐生姜生发津液，不使其再化阴邪。全方破滞宣阳，是亦泻心之义也。

3.《医宗金鉴》：名生姜泻心汤者，其义重在散水气之痞也。生姜、半夏散胁下之水气，人参、大枣补中州之土虚，干姜、甘草以温里寒，黄芩、黄连以泻痞热。备乎虚、水、寒、热之治，胃中不和下利之痞，未有不愈者也。

4.《伤寒论本义》：雷鸣下利，亦是中气运行不健之故，鸣则为虚，利则为实；痞硬少气为虚，干噫食臭为热。虚热二字，合成此证。此生姜泻心以苦治热，以甘补虚，以辛散痞，为对证之剂也。

5.《医方发挥》：本方即半夏泻心汤减少干

姜，另加生姜而成。因本证胃虚食滞，兼有水饮内停，故重用生姜，以为主药，取其和胃降逆，宣散水气而消痞满，更与半夏相配，则增强和胃降逆化饮之功。姜、夏与芩、连为伍，仍属辛开苦降法，以调理脾胃，而复升降之职。清阳能升，浊阴得降，则痞硬自消，而气逆下利并止。更佐以人参、甘草、大枣，补益脾胃，扶正祛邪。故本方具有和胃消痞，宣散水气。主治水热互结，胃中不和，而见心下痞硬、干噫食臭、腹中雷鸣下利。

【验案】

1.胃脘痛 《伤寒论汇要分析》：杨某，女，17岁，始见胃脘疼痛，继则呕腐吐酸，发作无常，已4年余。今春以来，胃不受纳，进食即吐，面色苍白，神倦腰痛，四肢酸楚，舌苔薄白而滑，右脉强，左脉沉细。诊断为肝胃不和，治以本方和胃降逆。

2.胃下垂 《汉方诊疗三十年》：某女，消瘦，胃下垂，喜饮酒，不断嗳气，予生姜泻心汤5剂，嗳气消失。

3.胃扩张 《古方之临床运用》：某人，年约40余，宿嗜酒，初则晨起吐清水，嗳气显之，继则胃中有振水声，肠鸣下利，偶食不消化物或荤腻，则下利频繁，致消瘦无力，诸治无效。某医院诊断为胃扩张、肠弛缓。脉滑数，苔反腻，心下痞硬。乃用生姜泻心汤，连服10剂而愈。

4.慢性胃炎 《岳美中医案集》：胡某某，男。患慢性胃炎，自觉心下有膨闷感，经年累月，饱食后嗳生食气，腹中常有走注之雷鸣声，形体瘦削，面少光泽。符合仲景生姜泻心汤证。处方：生姜12g，炙甘草9g，党参9g，干姜3g，黄芩9g，黄连3g（忌用大量），半夏9g 大枣4枚（擘），水煎温服。1周后所有症状基本消失，惟食欲不振，投以加味六君子汤，胃纳见佳。

5.心下痞证 《浙江中医杂志》（1988，2：75）：应用本方：生姜、甘草、人参（一般用党参），干姜、黄芩、半夏、黄连、大枣，偏热者减生姜、半夏；偏寒者减黄芩、黄连。水煎服，治疗心下痞证，结果：痊愈187例（痞满除，下利止，饮食增加，腹中雷鸣消失），有效45例（痞满除，下利好转，饮食增加，其他症状减轻），无效13例。

6.幽门不全性梗阻 《江苏中医》（1997，5：15）：孙氏用本方加减：生姜、法半夏、干姜、黄连、炒子芩、党参、炙甘草、制大黄、厚朴。寒盛者，加淡吴萸、高良姜，并酌减芩、连；热盛者，加蒲公英、酌加干姜；气滞者，加枳壳、木香；呕吐酸臭物者，加焦六曲、炒谷麦芽；吐痰涎者，加桂枝、茯苓；泛酸者，加海螵蛸、浙贝；大便干结，易制军为生军，增量后下，治疗幽门不全性梗阻47例，结果：显效32例，好转13例，总有效率为95.74%。

桂枝人参汤

【来源】《伤寒论》。

【别名】桂枝加人参汤（《云岐子保命集》卷上）。

【组成】桂枝四两（别切） 甘草四两（炙） 白术三两 人参三两 干姜三两

【用法】以水九升，先煮四味，取五升，纳桂，更煮取三升，去滓，温服一升，日再服，夜服一次。

【功用】

1.《金镜内台方议》：和解表里。

2.《医宗金鉴》：温补中两解表里。

【主治】太阳病，外证未除，而数下之，遂协热下利，利下不止，心下痞硬，表里不解者。

【方论】

1.《金镜内台方议》：桂枝以解表，人参、白术以安中止泻，加干姜以攻痞而温经，甘草以和缓其中，此未应下而下之以虚其中者主之也。

2.《伤寒论条辨》：误下则致里虚，外热乘里虚而入里，里虚遂协同外热变而为利，利即俗谓泄泻是也。不止，里虚不守也。痞硬者，正虚邪实，中成滞碍，否塞而不通也。以表未除也，故用桂枝以解之；以里下虚也，故用理中以和之；干姜兼能散痞硬之功，甘草亦有和协热之用。是故方则从理中，加桂枝而易名，取义则表里，期两解之必效。

3.《尚论篇》：以表未除，故用桂枝以解之；以里适虚，故用理中以和之。此方即理中加桂枝而易其名，亦治虚痞下利之圣法也。

4.《伤寒来苏集》：此之谓有表里证，然病根在心下，非辛热何能化痞而软硬，非甘温无以止利而解表。故用桂枝、甘草为君，佐以干姜、参、术，先煎四物，后纳桂枝，使和中之力饶，而解肌之气锐，于以奏双解表里之功，又一新加法也。

5.《医方集解》：欲解表里之邪，全藉中气为敷布，故用理中以和里，而加桂枝以解表。不名理中，而名桂枝者，到底先表之意也。

6.《绛雪园古方选注》：理中加人参，桂枝去芍药，不曰理中，而曰桂枝人参者，言桂枝与理中表里分头建功也。故桂枝加一两，甘草加二两。其治外协热而里虚寒，则所重仍在理中，故先煮四味，而后纳桂枝，非但人参不佐桂枝实表，并不与桂枝相忤，宜乎直书人参而不讳也。

7.《伤寒悬解》：桂枝人参汤，桂枝通经而解表热，参、术、姜、甘温补中气，以转升降之机也。太阴之胸下结硬，即痞证也。自利益甚，即下利不止也。中气伤败，痞与下利兼见，人参汤助中气之推迁，降阳中之浊阴则痞消，升阴中之清阳则利止，是痞证之正法。诸泻心，则因其下寒上热，从此而变通也。

8.《长沙方歌括》：太阳外证未除而数下之，未有不致虚者，里虚则外热内陷，故为协热利不止。协，合也，同也。言但热不虚，但虚不热，皆不足以致此也。太阳之气，出入于心胸，今太阳主阳之气，因误下而陷于下，则寒水之阴气，反居于阳位，故为心下痞硬，可与甘草泻心汤条"非热结，但以胃中虚，客气上逆，故使硬"句互参。方用人参汤以治里虚，桂枝以解表邪，而煮法桂枝后纳者，欲其于治里药中越同于表以解邪也。

【验案】

1.胃痛 《老中医经验选》：谭某某，男，36岁。病人素患胃痛，反复发作，经胃肠钡餐检查，诊为十二指肠球部溃疡，近月来胃脘隐隐作痛，有时发作，而以饭后2～3小时及夜间尤痛。右上腹部有明显压痛及痞闷感，口淡无味，时泛清水，胃纳欠佳，神疲乏力，大便正常，小便较多，脉迟弱，舌质淡白，苔薄白。此为胃虚气寒，治按温中散寒，用桂枝人参汤：党参15g，白术15g，干姜9g，炙甘草9g，桂枝12g（后下），3剂，每天1剂。2诊：服上药后，胃痛减轻，纳食稍增，时觉脘闷欲吐，脉舌如前，照上方加法半夏9g以温胃止吐，3剂，每天1剂。3诊：服上

药后，胃痛已止，饮食如常；但停药后胃痛又复发，痞闷喜按，小便较多，脉迟细，舌淡、苔薄白。仍照上法治之，拟第1方减桂枝3钱，服药3剂后止痛。以后按上方继续治疗，服至胃痛消失，不再复发。

2.麻疹后期腹泻 《广东中医》（1963，3：40）：一女孩，3岁许，疹子已收，身热不退，体温39℃，下利日10余次，俱为黄色粪水，脉数无歇止，舌质尚正常。诊断为麻后热毒不净作痢，与葛根芩连汤加石榴皮。服后体温反升至39.5℃，仍下利不止，嗅其粪味并无恶臭气。沉思再三，观病孩颇倦容，乃毅改用桂枝人参汤，仍加石榴皮。1服热利俱减，再服热退利止。

理中汤

【来源】《伤寒论》。

【别名】人参汤（《金匮要略》卷上）、治中汤（《备急千金要方》卷二十）、理中煎（《鸡峰普济方》卷十二）、人参理中汤（《校注妇人良方》卷二十）、干姜理中汤（《中国医学大辞典》）。

【组成】人参　干姜　甘草（炙）　白术各三两

【用法】上切，用水八升，煮取三升，去滓，温服一升，一日三次。服汤后，如食顷，饮热粥一升许，微自温，勿发揭衣被。

【功用】

1.《太平惠民和济局方》：温中逐水，止汗去湿。

2.《三因极一病证方论》：理中脘，分利阴阳，安定血脉。

3.《普济方》引《德生堂方》：温中散寒，固卫止汗。

4.《明医指掌》：祛寒温脾固胃。

5.《简明医彀》：温养脾胃，补益气血，助阳固本。

【主治】

1.《伤寒论》：霍乱，头痛发热，身疼痛，寒多不用水者。

2.《金匮要略》：胸痹，心中痞气，气结在胸，胸满，胁下逆抢心。

3.《医心方》引《产经》：产后下利。

4.《备急千金要方》：霍乱吐下胀满，食不

消，心腹痛。

【宜忌】《外台秘要》：忌海藻、菘菜、桃、李、雀肉。

【验案】胃脘痛 《续名医类案》：一妪胃痛久，诸药不应，六脉微小，按之痛稍定，知中气虚而火郁为患也。投理中汤一服随愈。

九痛丸

【来源】《金匮要略》卷上。

【别名】附子丸（《外台秘要》卷七引《经心录》）。

【组成】附子三两（炮）　生狼牙一两（炙香）　巴豆一两（去皮心，熬，研如脂）　人参　干姜　吴茱萸各一两

方中生狼牙，《备急千金要方》作生狼毒。

【用法】上为末，炼蜜为丸，如梧桐子大。强人初服三丸，一日三次，酒送下，弱者二丸。

【主治】九种心痛，兼治卒中恶，腹胀痛，口不能言；又治连年积冷，流注心胸痛，并冷冲上气，落马坠车血疾等。

《外台秘要》引《必效方》：疗九种心痛。一，虫心痛；二，注心痛；三，气心痛；四，悸心痛；五，食心痛；六，饮心痛；七，冷心痛；八，热心痛；九，去来心痛。

【宜忌】《外台秘要》引《必效方》：忌猪肉、芦笋。

【方论】

1.《医门法律》：仲景于胸痹证后，附九痛丸，治九种心痛，以其久著之邪，不同暴病，故药则加峻，而汤改为丸，取缓攻不取急荡也。九种心痛，乃久客之剧证，即肾水乘心，脚气攻心之别名也。痛久血瘀，阴邪团结，温散药中，加生狼牙、巴豆、吴茱萸驱之，使从阴窍而出。以其邪据胸中，结成坚垒，非捣其巢，邪终不去耳。

2.《金匮要略直解》：心痛虽分九种，不外积聚、痰饮、结血、虫注、寒冷而成。附子、巴豆，散寒冷而破坚积；狼牙、茱萸，杀虫注而除痰饮；干姜、人参，理中气而和胃脘，相将治九之心痛；巴豆除邪杀鬼，故治中恶腹胀痛。口不能言，连年积冷，流注心胸痛，冷气上冲，皆宜于辛热，辛热能行血破血，落马坠车，血凝血积者，故并宜之。

小半夏加茯苓汤

【来源】《金匮要略》卷中。

【组成】半夏一升　生姜半斤　茯苓三两（一法四两）

【用法】以水七升，煮取一升五合，分二次温服。

【主治】卒呕吐，心下痞，膈间有水，眩悸者。

【验案】胃脘痛　《四川中医》（1983，2∶26）：格桑某某，女，30岁，藏族牧民。因饮食生冷而胃脘痛，呃逆，吐清水痰涎，畏寒，痛时喜温、喜熨、喜按，腹胀，食欲减退，吞酸嗳气，口不渴喜热饮，舌苔白，脉微沉紧。为过食生冷，寒积于中，阳气不振，寒邪犯胃所致。治宜温胃散寒，祛痰止痛，引水下行。半夏40克（先煎半小时），茯苓30克，生姜30克。服药四剂后诸证全部消失而愈。

苦参汤

【来源】方出《肘后备急方》卷一，名见《外台秘要》卷七。

【组成】苦参　龙胆各二两　升麻　栀子各三两

【用法】苦酒五升，煮取二升，分二服。当大吐乃愈。

【主治】暴得心腹痛如刺。

苦参饮

【来源】方出《肘后备急方》卷一，名见《治疫全书》卷五。

【组成】苦参三两

【用法】苦酒升半，煮取八合，分再服。亦可用水，无煮者，生亦可用。

【主治】

　　1.《肘后备急方》：卒心痛。

　　2.《证类本草》引《子母秘录》：小腹疼，青黑或赤，不能喘。

　　3.《治疫全书》：瘟疫结胸，满痛壮热。

干姜酒

【来源】方出《肘后备急方》卷三，名见《养老奉亲书》。

【组成】干姜三两

【用法】上锉。以酒一升渍之。每服三合，一日三次。

　　《养老奉亲书》本方用法：干姜末半两，清酒六合，温酒热，即下姜末投酒中，顿服之。

【主治】

　　1.《肘后备急方》：卒乏气，气不复报，肩息。

　　2.《养老奉亲书》：老人冷气逆，心痛结，举动不得。

干姜丸

【来源】《外台秘要》卷七引《范汪方》。

【组成】干姜一分　桂心一分　矾石一分（熬令汁尽）　半夏一分　蜀椒一分

【用法】上为末，炼蜜为丸，如大豆许。每服二丸，一日三次。不知稍加，以知为度。

【主治】胸中寒热，心痛，清唾满口，数数欲吐，食不化。

　　"胸中寒热"，《太平圣惠方》作"胸中不利"。

【宜忌】忌生姜、羊肉、饧。

当归汤

【来源】《备急千金要方》卷十三注文引《小品方》。

【组成】当归　芍药　厚朴　半夏各二两　桂心　甘草　黄耆　人参各三两　干姜四两　蜀椒一两

【用法】上锉。以水一斗，煮取三升二合，分四服，羸劣人分六服。

【主治】心腹绞痛，诸虚冷气满痛。

【加减】大冷，加附子一个。

温中当归汤

【来源】《外台秘要》卷七引《小品方》。

【组成】当归　人参　干姜　茯苓　厚朴（炙）青木香　桂心　桔梗　芍药　甘草各二两

【用法】上切。以水八升，煮取三升，分温三服，一日三次。不耐青木香者，以犀角一两代之。

【主治】

1.《外台秘要》引《小品方》：暴冷心腹刺痛，面目青，肉冷汗出，欲作霍乱吐下；及伤寒毒冷下清水，变作青白滞下者。

2.《备急千金要方》：心腹中痛，发作肿聚，往来上下，痛有休止，多热喜涎出，是蚘虫咬。

【宜忌】忌海藻、菘菜、猪肉、醋物、生葱等。

金牙散

【来源】《外台秘要》卷十三引《集验方》。

【组成】金牙（别研） 雄黄（研） 丹砂（研） 矾石（泥裹烧半日） 寒水石 芫青（熬） 巴豆（去心皮，熬） 朴消 桔梗 茯苓 人参 贯众 附子（炮） 蜀椒（去汗，目） 露蜂房（炙） 龙骨 干姜 牡桂 乌头（炮） 石膏（研） 莽草（炙） 苁蓉 大戟 芫花（熬） 防风 狸骨 商陆根 大黄 细辛 蛇蜕（炙） 玉支（一作玉泉） 贝母（一作牙子，即狼牙也）各等分

【用法】上药治下筛。每服五分匕，酒调下，一日三次。

【主治】邪魅，心腹刺痛。

【宜忌】忌猪肉、冷水、生菜、生血肉、大醋、芦笋。

五辛汤

【来源】《备急千金要方》卷十三。

【组成】蜀椒 细辛 桂心 干姜 吴茱萸 芍药 防风 苦参 干地黄 甘草 当归各一两 栀子 乌梅 大枣各二七枚

【用法】上锉，以水九升，煮取三升，分四次服。

【主治】心腹冷痛。

【方论】《千金方衍义》：细辛、椒、姜、萸、桂以散心腹结痛；苦参、栀子兼归、芍、地黄以和营血蕴热；甘草、大枣以和五辛二苦之性，并和胃气行药力也；其妙用尤在防风开发卫气以通蕴结于外，乌梅宣播胃气以收津液于内也。

济神丸

【来源】《千金翼方》卷十二。

【组成】茯神 茯苓 桂心 干姜各四两 菖蒲 远志（去心） 细辛 白术 人参各三两 甘草二两（炙） 枣膏八两

【用法】上药治下筛，炼蜜和，更捣万杵，为丸如弹丸大。每含一丸，有津咽之，尽，更含之。若食生冷宿食不消，增一丸。

【主治】积聚结气，呕逆，心腹绞痛，口干，胀，酢咽吐呕。

和胃丸

【来源】《千金翼方》卷十五。

【组成】大黄 细辛 黄连 蜀椒（去目闭口者，汗） 皂荚（炙，去皮子） 当归 桂心各一分 杏仁（去皮尖双仁，熬） 黄芩各一两半 葶苈（熬） 阿胶（炙） 芒消各半两 厚朴二分（炙） 甘遂一两 半夏五分（洗）

【用法】上为末，炼蜜和丸，如梧桐子大。每服五丸，空腹酒送下，稍加至十丸，一日三次。

【功用】调六腑，安五脏，导达肠胃，令人能食。

【主治】胃痛，悁烦噫逆，胸中气满，腹胁下邪气寒壮积聚，大小便乍难。并主女人绝产。

应痛散

【来源】《妇人大全良方》卷七引《必效方》。

【组成】良姜（锉细，麻油炒） 赤芍药各等分

【用法】用醋煎服；醋汤点亦可。

【主治】心脾痛不可忍者；妇人脾血气作心脾痛。

当归汤

【来源】《外台秘要》卷七引《广济方》。

【组成】当归 茯苓 桔梗 橘皮 高良姜 槟榔各八分 生姜八分

【用法】上细切。以水七升，煮取二升三合，绞去滓，分三次温服，每服相去如人行六七里。服讫，利三两行，宜停后服。

【主治】卒心腹痛，气胀满，不下食。

【宜忌】忌猪肉、酢物、生冷、油腻、鱼、蒜、粘食、小豆。

265

桔梗散

【来源】《外台秘要》卷七引《广济方》。

【组成】桔梗　茯苓各八分　枳实（炙）人参　厚朴（炙）　芍药　橘皮各六分　桂心五分　槟榔八分　麦门冬（去心）八分

【用法】上为散。每服方寸匕，空肚煮姜、枣饮下。一日三次，渐加至一匕半，热以茶饮下，不利。

【主治】心腹中气时时痛，食冷物则不安稳，及恶水。

【宜忌】忌猪肉、酢物、生葱，生冷、油腻、小豆、粘食、热面、炙肉。

调中丸

【来源】《医心方》卷九引《广济方》。

【组成】人参五两　茯苓五两　甘草五两　白术五两　干姜四两

【用法】上为细末，蜜和为丸，如梧桐子大。每服三十丸，空腹温酒送服，日二夜一；不饮酒者，煮大枣饮送下。

【主治】
　　1.《医心方》卷九引《广济方》：腹冷气，不能食，及少气。
　　2.《圣济总录》：心腹冷气痛。

【宜忌】忌海藻、桃米、酢。

失笑散

【来源】《证类本草》卷二十二引《近效方》。

【别名】断弓弦散（《苏沈良方》卷八）、失笑膏（《中藏经·附录》）、经验失笑散（《金匮翼》卷六）。

【组成】五灵脂　蒲黄各二钱

【用法】上药先用酽醋一合，熬药成膏，以水一小盏，煎至七分，热呷。

　　本方改为丸剂，名"紫金丸"（《妇人大全良方》卷十二）、"失笑丸"（《医学心悟》卷五）。

【功用】
　　1.《医学心悟》：散血消胀，下衣。

　　2.《方剂学》：活血行瘀，散结止痛。

【主治】
　　1.《苏沈良方》：疗妇人血气。
　　2.《女科切要》：胃脘痛。

【验案】心腹痛　《苏沈良方》：曾有妇人病心腹欲死，十余日百药不验，服此顿愈。

白术八味散

【来源】《外台秘要》卷八引《删繁方》。

【组成】白术　厚朴（炙）　人参　吴茱萸　麦蘖（炒）　茯苓　芎䓖　橘皮各三两

【用法】上为散。每服方寸匕，食前暖酒送下，随性服。

【主治】胃虚苦饥寒痛。

【宜忌】忌桃、李、雀肉、大酢。

人参补虚汤

【来源】《外台秘要》卷八引《删繁方》。

【组成】人参　当归　茯苓　桔梗　芎䓖　橘皮　厚朴（炙）各三两　桂心　甘草（炙）各二两　白术五两　吴茱萸二两　大麦芽二升（炒）

【用法】上切。以水一斗二升，煮取三升，去滓，分三服。

【主治】胃虚，苦饥寒痛。

【宜忌】忌海藻、菘菜、桃、李、雀肉、生葱、猪肉、酢等物。

前胡汤

【来源】《外台秘要》卷七引《深师方》。

【组成】前胡一两　羊脂二两　大枣二十枚　当归一两　茯苓一两　白术一两　芍药六分　桂心一两　半夏二两　干姜一两　麦门冬六分（去心）　吴茱萸三百粒

【用法】上切。以水八升，煮取三升，分三服，相去如人行十里进一服。

【主治】久寒冷，胸膈满，心腹绞痛，不能食，忽气吸吸不足。

【宜忌】忌酢物、生葱、羊肉、饧、桃、李、雀肉等。

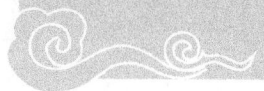

鸡舌香散

【来源】《元和纪用经》。

【组成】丁香一百个　甘草半两　良姜一两　白芍药二两

【用法】上为末。每服方寸匕，空心、食前陈米饮调下。

【功用】安胃思食，止心腹痛，调冷热，定泄泻。

【主治】心腹痛，寒热泄泻。

荜茇粥

【来源】《医方类聚》卷九十四引《食医心镜》。

【组成】荜茇　胡椒　桂心各一分（为末）　米三合

【用法】上煮作粥，下荜茇等末，搅和，空心食之。

【主治】心腹冷气刺痛，妨胀不能下食。

高良姜粥

【来源】《医方类聚》卷九十四引《食医心鉴》。

【组成】高良姜六分（锉）　米三合

【用法】上以水二升，煎高良姜，取一升半，去滓，投米煮粥食之。

【主治】

　　1.《医方类聚》引《食医心鉴》：心腹冷结痛，或遇寒风及吃生冷即发动。

　　2.《太平圣惠方》：霍乱，吐利腹痛。

备急丸

【来源】《医心方》卷六引《极要方》。

【组成】大黄五两　干姜二两　巴豆三两（去心，熬）　芒消三两

【用法】以蜜为丸。每服四丸，平晓饮下，不利更加一二丸。取得四五度利，利如不止，取醋饮止之。

【主治】忽然心腹胀满，急痛气绝，大小便不通。

白豆蔻丸

【来源】《太平圣惠方》卷五。

【组成】白豆蔻三分（去皮）　黄耆半两（锉）　赤茯苓半两　干姜半两（炮裂，锉）　桂心半两　白术半两　当归半两（锉，微炒）　半夏半两（汤洗七遍去滑）　人参三分（去芦头）　附子半两（炮裂，去皮脐）　陈橘皮半两（汤浸，去白瓤，焙）　甘草半两（炙微赤，锉）

【用法】上为末，煮枣肉，和捣为丸，如梧桐子大。每服二十丸，生姜汤送下，不拘时候。

【主治】脾胃冷热气不和，心腹绞痛，呕逆，不欲食，四肢少力。

【宜忌】忌生冷、油腻、饴糖。

肉豆蔻散

【来源】《太平圣惠方》卷五。

【组成】肉豆蔻三枚（去壳）　白术半两　木香半两　半夏半两（汤浸七遍去滑）　丁香半两　青橘皮半两（汤浸，去白瓤，焙）　蓬莪术半两　附子半两（炮裂，去皮脐）　芎藭半两　甘草一分（炙微赤，锉）　当归三分（锉，微炒）　桂心半两　干姜半两（炮裂，锉）　厚朴一两（去粗皮，涂生姜汁炙令香熟）

【用法】上为粗散。每服三钱，以水一中盏，加生姜半分，大枣三枚，煎至六分，去滓，不拘时候稍热服。

【主治】脾脏冷气，时攻心腹疼痛，面色青黄，常多呕逆，四肢虚乏。

红豆蔻散

【来源】《太平圣惠方》卷五。

【组成】红豆蔻一两（去皮）　木香（半两）　当归三分（锉，微炒）　桂心半两　高良姜一两（锉）　川芎三分　诃黎勒半两（煨，用皮）　草豆蔻六枚（去皮）　附子一两（炮裂，去皮脐）　陈橘皮一两（汤浸，去白瓤，焙）　白术半两　神曲三分（微炒令黄）

【用法】上为散。每服三钱，以水一中盏，加大枣三枚，同煎至六分，去滓，不拘时候，稍热服。

【主治】脾脏冷气，攻心腹疼痛，宿食不消，及腹胁胀闷，不思饮食。

吴茱萸散

【来源】《太平圣惠方》卷五。

【组成】吴茱萸半两（汤浸七遍，焙干，微炒） 高良姜半两（锉） 桂心三分 厚朴二两（去粗皮，涂生姜汁，炙令香熟） 当归半两（锉，微炒） 木香半两

【用法】上为散。每服三钱，以水一中盏，煎至六分，去滓稍热服，不拘时候。

【主治】脾脏冷气攻心腹，疼痛不可忍。

诃黎勒丸

【来源】《太平圣惠方》卷五。

【组成】诃黎勒三分（煨，用皮） 白术半两 木香半两 甘草半两（炙微赤，锉） 陈橘皮半两（汤浸，去白瓤，焙） 干姜半两（炮裂，锉） 芎䓖三分 当归三分（锉，微炒） 缩砂半两（去皮）

【用法】上为末，炼蜜为丸，如梧桐子大。每服二十丸，以姜、枣汤送下，不拘时候。

【主治】脾胃冷热气不和，心腹痛，不欲饮食。

荜茇丸

【来源】《太平圣惠方》卷五。

【组成】荜茇三分 木香半两 桂心半两 白茯苓三分 槟榔一两 附子一两（炮裂，去皮脐） 胡椒三分 厚朴二两（去粗皮，涂生姜汁炙，令香熟） 当归三分（锉，微炒） 干姜半两（炮裂，锉） 诃黎勒一两（煨，用皮） 人参一两（去芦头）

【用法】上为末，炼蜜为丸，如梧桐子大。每服三十丸，以粥饮送下，不拘时候。

【主治】脾脏久积冷气，攻心腹疼痛，面色青黄，四肢无力，不思饮食。

硼砂煎丸

【来源】《太平圣惠方》卷五。

【组成】硼砂二两（白色不夹石者，研） 阿魏一分 神曲一两（为末） 诃黎勒一两（用皮） 丁香半两 荜茇半两 附子半两（炮裂，去皮脐） 青橘皮半两（汤浸，去白瓤，焙） 白芥子半两 茴香子半两 槟榔半两

本方方名，一作"硇砂煎丸"，方中硼砂，一作"硇砂"。

【用法】上诃黎勒以下诸药为末，以好酒一升，先煎硼砂，次入阿魏同煎五七沸，后以绵滤过，再煎之，下神曲末，搅令匀，慢火熬成膏，拌和诸药末为丸，如梧桐子大。每服十五丸至二十丸，食前以生姜汤送下，或温酒送下。

【主治】脾脏虚冷，心腹有积滞气，发歇疼痛，心膈不利，两胁胀满，不能饮食。

白豆蔻散

【来源】《太平圣惠方》卷七。

【组成】白豆蔻半两（去皮） 茴香子半两 槟榔半两 木香半两 干姜一分（炮裂，锉） 附子半两（炮裂，去皮脐） 吴茱萸一分（汤浸七遍，焙干，微炒） 青橘皮半两（汤浸，去白瓤，焙） 硫黄半两（细研入）

【用法】上为细散。每服一钱，不拘时候。

【主治】肾脏积冷气攻，心腹疼痛，两胁胀满，不思饮食。

荜澄茄丸

【来源】《太平圣惠方》卷七。

【组成】荜澄茄半两 木香半两 桂心一两 茴香子三分 诃黎勒一两（煨，用皮） 沉香半两 干蝎半两（微炒） 槟榔一两 蓬莪茂三分 白术半两 青橘皮半两（汤浸，去白瓤，焙） 当归半两（锉，微炒） 高良姜三分（锉）

【用法】上为末，炼蜜为丸，如梧桐子大。每服二十丸，以热生姜酒送下。

【主治】肾脏虚冷，气攻心腹疼痛，胁肋胀满。

硇砂丸

【来源】《太平圣惠方》卷七。

【组成】硇砂二两（细研） 干蝎三分（微炒） 阿魏半两（研入） 桃仁半两（汤浸，去皮尖双

仁，麸炒微黄）　青橘皮半两（汤浸，去白瓤，微炒）　木香半两　自然铜三分（细研）　白附子半两（炮裂）　茴香子三分　安息香半两　肉豆蔻三分（去壳）　川乌头半两（炮裂，去皮脐）　磁石三分（烧，醋淬七遍，捣碎细研，水飞过）　附子半两（炮裂，去皮脐）

【用法】上为细末，入研了药令匀，以醋煮面糊为丸，如梧桐子大。每服十丸至十五丸，以生姜酒送下不拘时候。

【主治】肾脏积冷，下焦久虚，邪冷气攻，心腹疼痛，汗出口干，阴缩声散，手足逆冷。

硇砂散

【来源】《太平圣惠方》卷七。

【组成】硇砂一两　木香一两　青橘皮一两（汤浸，去白瓤，焙）　怀香子一两　桂心一两　荜澄茄一两

【用法】上为细散。每服一钱，以生姜汁少许，热酒一中盏，搅和令匀调下，不拘时候。

【主治】肾脏积冷，气攻心腹疼痛，喘促闷乱欲绝，或出冷汗。

绿玉丹

【来源】《太平圣惠方》卷七。

【组成】青古钱三十文　硇砂（末）二两

【用法】青古钱烧、醋淬七遍，后铺于净地上，遍掺硇砂末令匀，用盆子合二七日，刮取硇砂，研为末。用热醋浸蒸饼为丸，如绿豆大。每服五丸或十丸，以热生姜酒送下，不拘时候。

【主治】肾脏积冷，气攻心腹，疼痛不可止。

硫黄丸

【来源】方出《太平圣惠方》卷七，名见《普济方》卷三十。

【组成】硫黄一两（细研，水飞过）　朱砂三分（细研，水飞过）　木香三分　硇砂半两　茴香子三分

【用法】上为末，都研令匀，用软粟米饭和丸，如梧桐子大。每服二十丸，以热酒送下，不拘时候。

【主治】肾脏虚冷，气攻心腹疼痛，状如锥刀所刺。

雄黄丸

【来源】《太平圣惠方》卷七。

【组成】雄黄一分　朱砂一分　黄丹半两　巴豆十枚（去皮心，研，纸裹压去油）　麝香一钱

【用法】上为细粉，用软饭和丸，如绿豆大。每服五丸，以热酒送下，不拘时候。

【主治】肾脏积冷气攻心腹，疼痛气欲绝。

蚱蜢丸

【来源】《太平圣惠方》卷七。

【组成】蚱蜢一两（微炒）　硇砂半两　木香半两　肉豆蔻一两（去壳）　青橘皮半两（汤浸，去白瓤，焙）　阿魏一分（面裹煨，面熟为度）　自然铜一两（细研）　桃仁半两（汤浸，去皮尖双仁，麸炒微黄）　安息香半两　硫黄半两（细研）　附子半两（炮裂，去皮脐）　磁石二两（烧醋淬七遍，捣碎细研，水飞过）

【用法】上为末，用醋浸蒸饼为丸，如绿豆大。每服二十丸，以热生姜酒送下，不拘时候。

【主治】肾脏风冷气攻心腹疼痛。

蚱蜢丸

【来源】《太平圣惠方》卷七。

【组成】蚱蜢丸三分　木香三分　当归三分（锉，微炒）　附子三分（炮裂，去皮脐）　肉桂半两（去皱皮）　朱砂半两（细研）　阳起石半两（酒煮半日，细研，水飞过）　阿魏半两（面裹煨，面熟为度）　硫黄一两半　水银一两　硇砂三分　自然铜半两（细研）　槟榔半两　茴香子三分　干姜半两（炮裂，锉）　磁石半两（烧醋淬七遍，捣碎细研，水飞过）　桃仁半两（汤浸，去皮尖双仁，麸炒微黄）

【用法】上为末，将硫黄、水银同结为砂子，细研，入诸药末和匀，醋煮面糊为丸，如绿豆大。每服二十丸，以热酒送下，不拘时候。

【主治】肾脏积冷气攻心腹疼痛，四肢逆冷，面色青黄，或时呕吐，不思饮食。

丁香散

【来源】《太平圣惠方》卷四十三。

【组成】丁香半两　槟榔三分　芎䓖半两　桂心半两　人参半两（去芦头）　高良姜半两（锉）　厚朴一两（去粗皮，涂生姜汁，炙令香熟）　吴茱萸一分（汤浸七遍，焙干后微炒）　当归半两（锉，微炒）

【用法】上为粗散。每服三钱，以水一中盏，加大枣二个，煎至五分，去滓稍热服，不拘时候。

【主治】心腹冷气相引痛，或时呕逆，四肢不和，少思饮食，渐至无力。

人参丸

【来源】《太平圣惠方》卷四十三。

【组成】人参半两（去芦头）　白术一两　桂心一两　枳壳一两（麸炒微黄，去瓤）　旋覆花（生干）　半夏一两（汤洗七遍去滑）　厚朴一两（去粗皮，涂生姜汁，炙令香熟）　赤茯苓一两　前胡一两（去芦头）　木香半两　陈橘皮一两（汤浸，去白瓤，焙）　川大黄一两半（锉碎，微炒）　槟榔一两

【用法】上为末，炼蜜为丸，如梧桐子大。每服二十丸，不拘时候，以生姜、橘皮汤送下。

【主治】心痛，痰饮多唾，心腹胀满，不能下食。

人参散

【来源】《太平圣惠方》卷四十三。

【组成】人参一两（去芦头）　赤茯苓一两　白术一两　枇杷叶半两（拭去毛，炙微赤）　厚朴一两半（去粗皮，涂生姜汁炙令香熟）　桂心一两　陈橘皮一两（汤浸，去白瓤，焙）　木香三分　桔梗一两（去芦头）

【用法】上为粗散。每服三钱，以水一中盏，加生姜半分，煎至六分，去滓，不拘时候温服。

【主治】心痛，痰饮多唾，不能食。

人参散

【来源】《太平圣惠方》卷四十三。

【组成】人参（去芦头）　白茯苓　桔梗（去芦头）　干木瓜　白术　桂心　当归（锉，微炒）各三两　诃黎勒一两（炮裂，锉）　干姜半两（炮裂，锉）　吴茱萸半两（汤浸七遍，焙干微炒）　陈橘皮一两（汤浸，去白瓤，焙）

【用法】上为细散。每服一钱，以热粥热调下，不拘时候。

【主治】久冷心痛，气攻两胁，妨闷，不能饮食。

川椒丸

【来源】《太平圣惠方》卷四十三。

【组成】川椒一两（去目及闭口者，微炒去汗）　半夏一两（汤洗七遍去滑）　附子一两（炮裂，去皮脐）

【用法】上为末，炼蜜为丸，如梧桐子大。每服十丸，以醋汤送下，不拘时候。

【主治】胃中气满，引心背彻痛。

木香丸

【来源】《太平圣惠方》卷四十三。

【组成】木香半两　槟榔半两　赤芍药半两　枳壳半两（麸炒微黄，去瓤）　诃黎勒一两（煨用皮）　桂心半两　陈橘皮一两（汤浸，去白瓤，焙）　吴茱萸一分（汤浸七遍，焙干，微炮）

【用法】上为末，炼蜜为丸，如梧桐子大。每服三十丸，以粥饮送下，不拘时候。

【主治】心腹痛胀满，食不消化，四肢不和。

当归散

【来源】《太平圣惠方》卷四十三。

【组成】当归（锉，微炒）　赤茯苓　桔梗（去芦头）　陈橘皮（汤浸，去白瓤，焙）　人参（去芦头）　高良姜（锉）　槟榔　桂心各一两　吴茱萸半两（汤浸七遍，焙，微炒）

【用法】上为散。每服三钱，以水一中盏，加大枣三枚，煎至六分，去滓稍热服，不拘时候。

【主治】心腹痛，胁肋气胀满，食不下。

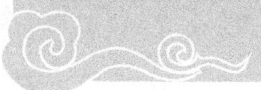

当归散

【来源】《太平圣惠方》卷四十三。

【组成】当归一两（锉，微炒）　槟榔一两　青橘皮一两（汤浸，去白瓤，焙）　赤芍药一两　桂心一两　干姜半两（炮裂，锉）　吴茱萸一两（汤浸七遍，焙干，微炒）　人参一两（去芦头）

【用法】上为散。每服三钱，以水一中盏，煎至六分，去滓，稍热服，不拘时候。

【主治】冷气相引，心腹痛不可忍。

赤芍药丸

【来源】《太平圣惠方》卷四十三。

【组成】赤芍药一两　当归一两（锉，微炒）　白术一两　鳖甲一两（涂醋，炙令黄，去裙襕）　诃黎勒一两半（煨，用皮）　干姜三分（炮裂，锉）　人参三分（去芦头）　肉豆蔻半两（去瓤）　雄雀粪半两（微炒）　郁李仁一两半（汤浸，去皮，微炒）

【用法】上为末，炼蜜为丸，如梧桐子大。每服二十丸，以温酒送下，不拘时候。

【主治】心腹痛胀满，脐下有积聚，不欲饮食。

诃黎勒丸

【来源】《太平圣惠方》卷四十三。

【组成】诃黎勒一两（煨，去皮）　木香半两　白术一两　槟榔三分　当归三分（锉，微炒）　陈橘皮一两（汤浸，去白瓤，焙）　桂心三分　附子三分（炮裂，去皮脐）　草豆蔻一两（去皮）　干姜半两（炮裂，锉）　神曲一两（捣碎，微炒）　甘草一分（炙微赤，锉）

【用法】上为末，炼蜜为丸，如梧桐子大。每服三十丸，以热酒送下，不拘时候。

【主治】心腹相引痛，大肠不调，水谷难化，少思饮食，四肢羸瘦。

诃黎勒散

【来源】《太平圣惠方》卷四十三。

【组成】诃黎勒皮一两半　前胡一两半（去芦头）　赤茯苓一两　陈橘皮二两（汤浸，去白瓤，焙）　紫苏茎叶一两　赤芍药一两　槟榔一两　木香半两　桂心一两

【用法】上为散。每服三钱，以水一中盏，加生姜半分，煎至六分，去滓稍热服，不拘时候。

【主治】心腹痛，胀满气促，肩背闷，四肢不和，少思饮食。

荜茇散

【来源】《太平圣惠方》卷四十三。

【组成】荜茇一分　胡椒一分　桂心二（一）分　桃仁半两（汤浸，去皮尖双仁，麸炒微黄）　木香半两　当归三分（锉，微炒）

【用法】上为细散。每服一钱，以热酒调下，不拘时候。

　　《普济方》本方用法：上为细散，一二岁儿，每服半钱，温酒调下。

【主治】

　　1.《太平圣惠方》：冷气攻心腹，疼痛不可忍。

　　2.《普济方》：小儿心疼不可忍。

荜澄茄散

【来源】《太平圣惠方》卷四十三。

【组成】荜澄茄一两　白术一两　桂心一两　人参一两（去芦头）　黄耆一两　当归一两（锉，微炒）　陈橘皮一两（汤浸，去白瓤，焙）　甘草半两（炙微赤，锉）　半夏半两（汤浸七遍，去滑）　厚朴一两半（去粗皮，涂生姜汁，炙令香熟）　川椒半两（去目及闭口者，微炒去汗）　干姜半两（炮裂，锉）

【用法】上为散。每服三钱，以水一中盏，入生姜半分，枣三枚，煎至六分，去滓，稍热服，不拘时候。

【主治】心腹冷痛，全不思食，渐加羸瘦。

牵牛子散

【来源】《太平圣惠方》卷四十三。

【组成】牵牛子一两　木通三分（锉）　陈橘

皮三分（汤浸，去白瓤，焙） 桑根白皮三分
（锉） 槟榔一两 赤茯苓半两

【用法】上为细散。每服二钱，食前煎生姜、葱白
汤调下。

【主治】心腹卒胀痛，肩背壅闷，大小肠气滞。

厚朴散

【来源】《太平圣惠方》卷四十三。

【别名】厚朴煮散（《圣济总录》卷十七）。

【组成】厚朴一两半（去粗皮，涂生姜汁，炙令香
熟） 诃黎勒一两半（煨，用皮） 木香一两 苍
术一两 枳壳一两（麸炒微黄，去瓤） 当归一两
（锉，微炒） 桔梗一两（去芦头） 陈橘皮二两
（汤浸）

【用法】上为散。每服三钱，以水一中盏，加大枣
三个，煎至六分，去滓，稍热服，不拘时候。

【主治】冷气攻心腹，胀满疼痛，饮食不消，四肢
羸瘦。

厚朴散

【来源】《太平圣惠方》卷四十三。

【组成】厚朴一两半（去粗皮，涂生姜汁，炙香
熟） 赤茯苓一两 陈橘皮一两（汤浸，去白瓤，
焙） 白术一两 人参一两（去芦头） 高良姜一
两（锉）

【用法】上为散。每服四钱，以水一中盏，加生姜
半分，大枣三个，煎至六分，去滓，稍热服，不
拘时候。

【主治】冷热气不和，心痛腹满，不能饮食。

桔梗散

【来源】《太平圣惠方》卷四十三。

【组成】桔梗（去芦头） 赤茯苓 枳壳（麸炒微
黄，去瓤） 人参（去芦头） 厚朴（去粗皮，涂
生姜汁炙令香熟） 木香 赤芍药 陈橘皮（汤
浸，去白瓤，焙） 桂心 槟榔各二两

【用法】上为细散。每服一钱，以生姜、大枣汤调
下，不拘时候。

【主治】心腹痛胀满，喘促，不欲饮食，四肢少

力，心神虚烦。

高良姜散

【来源】《太平圣惠方》卷四十三。

【组成】高良姜 白豆蔻 桂心各一两 芎䓖半
两 丁香半两 当归半两（锉，微炒）

【用法】上为粗散。每服三钱，以水一中盏，煎至
六分，去滓热服，不拘时候。

【主治】冷气不和，心腹疼痛，或时呕逆，不纳
饮食。

麝香丸

【来源】《太平圣惠方》卷四十九。

【组成】麝香一分（细研） 木香半两 槟榔半
两 五灵脂半两 陈橘皮半两（汤浸去白瓤，
焙） 巴豆半两（去皮心） 硫黄一两

【用法】上药先以生绢袋盛硫黄、巴豆，同纳汤中
煮，悬袋于铛上，勿令着底，可半日久，去硫黄，
取巴豆，晒干，与木香四味捣罗为末，次入麝香
同研令匀，用水浸蒸饼为丸，如绿豆大。每服五
丸，以橘皮汤送下。

【功用】化气消食。

【主治】心腹气痛。

相思丸

【来源】《太平圣惠方》卷五十六。

【组成】相思子一个 蓖麻子一个 巴豆一个（去
皮心） 朱砂末一字 蜡一分

【用法】上药合捣令熟。先取麻子许大含之，即以
灰围患人前头，旋吐药于灰中，吐尽即止。

【主治】猫鬼。眼见猫狸，杂有所闻，心腹刺痛。

神效硇砂丸

【来源】《太平圣惠方》卷七十一。

【组成】硇砂一两 水银一两 琥珀一两 朱砂一
两 麝香一分 硫黄一分

【用法】上以硫黄水银结成砂子，都研令极细末，
用酒煎狗胆一枚为膏，为丸如梧桐子大。每服以

温酒送下五丸。

【功用】行经脉，利血气。

【主治】妇人血气攻心腹疼痛。

蓬莪茂散

【来源】《太平圣惠方》卷八十三。

【组成】蓬莪茂 人参（去芦头） 桂心 黄芩 生干地黄 木香 甘草（炙微赤，锉）各一分

【用法】上为细散。每服半钱，以橘皮汤调下，不拘时候。

【主治】小儿心痛，发歇不定。

高良姜散

【来源】《太平圣惠方》卷八十四。

【别名】高良姜汤（《圣济总录》卷一七五）。

【组成】高良姜一分（锉） 陈橘皮一分（汤浸，去白瓤，焙） 人参半两（去芦头） 草豆蔻一分（去皮） 当归一分（锉碎，微炒） 桂心一分

【用法】上为粗散。每服一钱，以水一小盏，煎至五分，去滓温服，不拘时候。

【主治】小儿冷伤，脾胃气不和，心腹痛，不欲饮食。

黄英丹

【来源】《太平圣惠方》卷九十五。

【组成】硫黄粉 砒霜（以醋一升煎令醋干） 密陀僧（烧令通赤） 乳头香（别研） 人粪霜（烧灰，淋取汁，熬成霜）各一两

【用法】上药除乳香外，同研如粉，以多年米醋半升，煎乳香令消，入寒食蒸饼末，同研如膏，后入诸药，为丸如梧桐子大。每服一丸，以酒送下。但是心痛，须臾即定；如是多年心痛不愈，每日空心常服一丸，服至三十丸，一生不再发动。

【主治】男子女人，久患心腹痛，不可忍。

吴茱萸粥

【来源】《太平圣惠方》卷九十六。

【组成】吴茱萸半两（汤浸七遍，焙干，微炒，为末） 粳米一合

【用法】上以葱、豉煮粥，候熟，下茱萸末二钱，搅令匀，空腹食之。

【主治】心腹冷气入心，撮痛胀满。

荜茇粥

【来源】《太平圣惠方》卷九十六。

【组成】荜茇一分 胡椒 干姜（炮裂，锉） 槟榔 桂心各一分 粟米三合

【用法】上为末。以水二大盏，水煮粥，候米熟，入药末三钱，搅令匀，每日空腹食之。

【主治】心中冷气，往往刺痛，腹胀气满。

高良姜粥

【来源】《太平圣惠方》卷九十六。

【组成】高良姜半两（锉） 粳米二合 陈橘皮半分（汤浸，去白瓤，末）

【用法】以水三大盏，煎高良姜、陈橘皮，取汁一盏半，去滓，投米煮粥。空腹食之。

【主治】心腹冷气，往往结痛，或遇风寒及吃生冷即痛发动。

阿魏丸

【来源】《太平圣惠方》卷九十八。

【组成】阿魏一两半（面裹煨，令面熟为度） 当归半两（锉，微炒） 桂心三两 青橘皮半两（汤浸去白瓤，焙） 白术半两 木香半两 芎䓖半两 附子半两（炮裂，去皮脐） 蓬莪一两 延胡三分 吴茱萸半两（汤浸七遍，焙干微炒）

【用法】上为末，醋煮面糊为丸，如梧桐子大。每服三十丸，以醋汤送下。

【主治】丈夫元气，妇人血气，一切心腹胀满，脐胁疼痛。

肾附子丸

【来源】《太平圣惠方》卷九十八。

【别名】肾附丸（《普济方》卷二二〇）。

【组成】附子二两（醋浸七日，去皮脐，切，阴干） 硫黄一两（细研，水飞过） 槟榔一两 木香一两 青盐半两 羊肾二对（去脂膜）

【用法】上为末，入硫黄研匀，羊肾细剉、研烂，和药末为丸，如梧桐子大。每服二十丸，食前以温生姜酒送下；盐汤下亦得。

【主治】下元虚惫，冷气上攻，心腹疗刺疼痛。

雀附丸

【来源】《太平圣惠方》卷九十八。

【组成】雀儿三十枚（取肉） 附子四两（炮裂，去皮脐，捣罗为末） 草薢二两（剉） 胡椒一两半 白芜荑一两半 干姜一两半（炮裂，剉） 茴香子一两半 青橘皮一两（酒浸，去白瓤，焙） 艾叶四两（捣罗为末，与附子、雀儿同于锅中，先铺艾叶末一重，次铺雀儿一重，次铺附子一重，以酽醋一斗，慢火熬成膏） 川椒一两半（去目及闭口者，微炒去汗）

【用法】上为末，以雀儿膏和，更捣三五百杵，丸如梧桐子大。每日空心以温酒送下三十丸；盐汤送下亦得。

【主治】脾胃久积虚冷，心腹气痛，时自泄痢，水谷不消，少思饮食，颜色萎黄。

金铃子散

【来源】《袖珍方》卷二引《太平圣惠方》。

【别名】金铃散（《杂病源流犀烛》卷十一）。

【组成】金铃子 玄胡各一两

【用法】上为末。每服二三钱，酒调下，温汤亦可。

【功用】行气疏肝，活血止痛。

【主治】

1.《袖珍方》引《太平圣惠方》：热厥心痛，或作或止，久不愈者。

2.《杂病源流犀烛》：二维病。

3.《中医大辞典·方剂分册》：肝气郁滞，气郁化火而致的胃脘、胸胁疼痛，疝气疼痛及妇女经行腹痛。

4.《方剂学》：肝郁有热，心腹胁肋诸痛，时发时止，口苦，舌红苔黄，脉弦数。

【宜忌】《江西中医药》：孕妇胃痛忌用，其他如胆结石及肝脉病，胃溃疡穿孔等均非本方适应证。

【验案】胃痛 《广东医学》（祖国医学版。1965，3：13）：用本方治愈胃痛15例。无论火郁，酒肉滞，肝阳犯胃，肝厥胃痛，胸痞脘痛，饥饱失时，阳微气阻等所致者，均用此方加味。1剂痛止，不出2剂痊愈。典型病例：覃某某，男，25岁，已婚。1963年秋间就诊，胃脘痛10余年，曾用中西药治疗，有时痛止，旋又复发。现已连痛3天，如刀刺，不想进食，时呕吐，症见神色颓丧，脉弦而涩，此因久病胃痛，胃络瘀滞所致。处方：金铃子、延胡、五灵脂、蒲黄、香附、半夏、陈皮。次日复诊，痛楚消失，精神安宁，追踪未见复发。

柱灵散

【来源】《袖珍方》卷二引《太平圣惠方》。

【组成】良姜（细切，麸炒） 厚朴 五灵脂（明净者）各等分

【用法】上为细末。热醋调服一钱。立止。

【主治】心腹大痛，甚危急。

灵通万应丹

【来源】《卫生鸿宝》卷一。

【别名】平安如意丹（原书同卷）、灵宝如意丹（《经验方》卷下）。

【组成】真蟾酥（舐之舌即麻者真）二两 茅术（小而有朱点者，米泔浸，炒焦黄）三两 明天麻（蒸、晒） 麻黄（去根节、晒） 明雄黄（水飞） 朱砂（水飞）各三两六钱 锦纹大黄（晒）六两 甘草（去皮）二两四钱 丁香（不拘公母）六钱 麝香三钱（一方加犀黄三钱）

【用法】上为细末，以蟾酥烧酒浸化，泛为丸，如莱菔子大，朱砂为衣。用两碗对合，手捧摇掷，药在内摩荡，自能坚实光亮，晒干。瓷瓶收贮。中暑头晕眼黑，恶心头痛，霍乱吐泻，手足厥冷，转筋，呃逆，绞肠痧，胃气痛，喉风喉痹，疟、痢，温水送下七八丸，重者十三四丸；瘟疫、斑痧，中风痰厥，不省人事，研三丸吹鼻，再用十余丸汤灌；小儿初生，脐风撮口，药力难施，以一二丸研细，吹鼻取嚏，得汗即愈；急惊，研末

吹鼻，再以末灌之，立苏；牙痛、走马疳、恶疮疔毒、蛇蝎虫伤，狗咬，捣末，酒调敷患处；缢溺、跌打、惊魇、略有微气，将药研末吹鼻灌口，立可回生；山岚瘴气，一切秽气，口含二三丸，邪毒不侵。

【主治】老幼、男女百病，中暑头晕眼黑，恶心头痛；霍乱吐泻，手足厥冷，转筋、呃逆；绞肠痧，胃气痛，喉风喉痹，疟、痢、瘟疫，斑痧；中风痰厥、不省人事，小儿初生，脐风撮口，急惊、牙痛，走马疳，恶毒疔疮。蛇蝎虫伤，狗咬，缢溺、跌打、惊魇、山岚瘴气，一切秽气。

【宜忌】虚损及孕妇忌服。服药后停茶、酒、饭一、二时。

丁沉煎丸

【来源】《博济方》（四库本）卷二。

【别名】沉丁煎丸（原书商务本）。

【组成】荜澄茄（新者） 沉香 木香 肉豆蔻（去皮） 槟榔 茴香（炒） 川苦楝子 高良姜 官桂（去皮） 当归（净洗，去土，切细，焙干） 蓬莪茂 丁香各一两

【用法】上为末，用附子二两（炮）、乌头二两（炮），别杵为末，用米醋五升，浸硇砂一两，经一宿，澄去砂石，以此醋煮附子，乌头为糊，搜和前药末为剂，杵三五百下为丸，如弹子大。每服一丸，细嚼，丈夫炒生姜盐汤下；妇人炒生姜醋汤下。

【主治】心腹冷气不和，绞刺疼痛。

【宜忌】有孕不可服。

乳香丸

【来源】《博济方》卷二。

【组成】乳香 沉香 没药 木香 朱砂（细研） 枳壳 乌头（炮） 蓬莪术 槟榔各一两 芫花（醋炒令赤） 狼毒（醋熬） 干漆（炒）各半两 阿魏一分 青皮三分

【用法】上为末，以硇砂一两半用水飞过，去砂石，以川楝子肉四两为末，同以好醋熬成膏，入在前末和匀为丸，如碗豆大。每服十丸，至十五丸，温酒或姜汤、盐汤送下。

【功用】散滞气，消酒食，利胸膈，化痰涎，和顺元气，止冷气攻刺。

【主治】《圣济总录》：脾胃冷气，心腹刺痛。

桂枝丸

【来源】《博济方》卷二。

【组成】槟榔三个（大者） 牵牛三两（一半麸炒，一半生用） 官桂三两（去皮） 青皮二两（去白） 陈皮二两（去白） 干姜二两（炮）

【用法】上为细末，煮醋面糊为丸，如绿豆大。每服十五丸，茶、酒任下。如妇人心腹痛，即醋汤送下，男子用茴香汤送下。若宿酒后服妙。

【功用】利胸膈，进饮食，充肌肤。

【主治】诸气，心疼腹痛；宿酒。

丁香丸

【来源】《普济方》卷二十引《博济方》。

【组成】丁香 木香 白豆蔻（去壳） 青橘皮（汤浸，去白，焙） 胡椒 荜茇 槟榔 麝香（别研）各一分 乳香（别研）半两 巴豆半两（去皮，微炮，细研，纸裹，压油尽，研成霜）
方中白豆蔻，《圣济总录》作肉豆蔻。

【用法】上将槟榔以上药先为末，次入余三味，和匀，用醋煮面糊为丸，如黍米大，再用朱砂为衣。每服五丸，茶、酒任下。

【主治】脾脏冷气，攻心腹疼痛，及妇人血气。

【加减】心痛，煎盐、醋汤下七丸；妇人血气，当归酒下五丸。

沉麝丸

【来源】《苏沈良方》卷四。

【别名】神仙沉麝丸〔《太平惠民和济局方》卷三（宝庆新增方）〕、沉香丸（《魏氏家藏方》卷五）、仙方沉麝丸（《医便》卷三）、三香沉麝丸（《寿世保元》卷五）。

【组成】没药 辰砂 血竭各一两 木香半两 麝香一钱 沉香一两

【用法】上各生用，银瓷器熬生甘草膏为丸，如皂角子大。以姜盐汤送下；血气，以醋汤嚼下。

【主治】

1.《苏沈良方》：一切气痛不可忍。

2.《圣济总录》：一切心腹痛不可忍。

3.《仁斋直指方论》：诸血诸气痛；气血攻刺脾疼。

硇砂煎

【来源】《医方类聚》卷十引《神巧万全方》。

【组成】硇砂二两（白色不夹石者，研）　阿魏一分　京三棱　诃黎勒各一两（炮）　丁香　人参　附子（炮）　青橘皮（去瓤）　木香　舶上茴香各半两　槟榔　神曲各一两半（别研为末）

【用法】诃黎勒以下药为细末，以好酒一升，先煎硇砂，次入阿魏同煎五七沸后，以帛滤过，再煎之，后下神曲末，搅令调，慢火熬成膏，拌和诸药末，入白捣为丸，如梧桐子大。每服十五至二十丸，食前以生姜汤送下；温酒亦得。

【主治】脾脏虚冷，心腹有积滞气，发歇疼痛，心膈不利，两胁胀满，不能饮食。

二姜丸

【来源】《太平惠民和济局方》卷三（吴直阁增诸家名方）。

【组成】干姜（炮）　良姜（去芦头）各等分

【用法】上为细末，面糊为丸，如梧桐子大。每服十五丸至二十丸，食后橘皮汤送下。

【功用】养脾温胃，去冷消痰，宽胸下气，进美饮食。

【主治】心脾疼痛；一切冷物所伤。

小乌沉汤

【来源】《太平惠民和济局方》卷三（绍兴续添方）。

【别名】乌附汤（《丹溪心法附余》卷十四）、抑气散（《张氏医通》卷十四）。

【组成】乌药（去心）十两　甘草（炒）一两　香附子（沙盆内断去皮毛，焙干）二十两

　　　　本方名小乌沉汤，但方中无沉香，疑脱。

【用法】上为细末。每服一钱，入盐少许，或不着盐，沸汤点服，不拘时候。

《张氏医通》：三味水煎，即用药汁磨沉香五分，入盐一字，热服。

【功用】调中快气。

【主治】

1.《太平惠民和济局方》：心腹刺痛。

2.《外科发挥》：气不调和，便血不止。

3.《成方便读》：气闪血瘀，心腹刺痛。

【方论】

1.《张氏医通》：此乃《太平惠民和济局方》乌沉汤之变法中去参、姜，而易香附，其破气之力虽峻，而功力稍逊，故以小字加之，立方之意微矣。

2.《成方便读》：此方全不用血药，但以香附、乌药辛苦而温，芳香而燥，专行气分之品，可宣可散；沉香之降气，上至天而下至泉，使表里上下无一毫留着，自然血自行而痛自消矣；用甘草者，痛则筋脉急而正气伤，以和中而缓急也。

调中沉香汤

【来源】《太平惠民和济局方》卷三。

【别名】沉香汤（《普济方》卷二十二引《简易方》）。

【组成】麝香（研）半钱　沉香二两　生龙脑（研）一钱　甘草（炙）一分　木香　白豆蔻仁各一两

【用法】上为细末，入研药和匀，每服半钱，食后用沸汤点服；或入生姜一片，盐少许亦得。

【功用】调中顺气，除邪养正。常服饮食增进，脏腑和平，肌肤光悦，颜色光润。

【主治】心腹暴痛，胸膈痞满，短气烦闷，痰逆恶心，饮食少味，肢体多倦。

附子理中丸

【来源】《太平惠民和济局方》卷五。

【别名】附子白术丸（《鸡峰普济方》卷十二）、理中丸（《儒门事亲》卷十二）、大姜煎丸（《普济方》卷三九五）。

【组成】附子（炮，去皮脐）　人参（去芦）　干姜（炮）　甘草（炙）　白术各三两

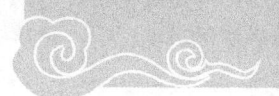

【用法】上为细末，炼蜜为丸，每两作十丸。每服一丸，以水一盏化破，煎至七分，空心、食前稍热服。

【功用】

1.《鸡峰普济方》：养胃气。

2.《北京市中成药规范》：温脾散寒，止泻止痛。

【主治】

1.《太平惠民和济局方》：脾胃冷弱，心腹绞痛，呕吐泄利，霍乱转筋，体冷微汗，手足厥寒，心下逆满，腹中雷鸣，呕哕不止，饮食不进，及一切沉寒痼冷。

2.《普济方》：水气有余，致寒气大实于胃中，关脉弦；腰脚重，厚衣重覆也嫌单，尺脉迟；脾胃伏寒，吐利霍乱，烦闷，身体疼痛，发热嗜卧，手足厥逆。

3.《玉机微义》：中焦有寒腹痛，或恶寒头痛，发热恶寒，腹痛，不饮水。

4.《杏苑生春》：阳明经气不足，身以前皆寒。兼治新产内虚，虚人多唾。

5.《饲鹤亭集方》：下焦阳虚，火不生土，脏腑不调，食少便溏，及中寒腹痛，身痛拘急，踡卧沉重。

6.《全国中药成药处方集》：五更肾泄，命门火衰，食入于胃，无火煎熬，难以熟腐，腹痛腰酸，肠鸣下气。

【宜忌】《全国中药成药处方集》：忌食生冷食物，孕妇忌服。

【实验】附子理中丸的药理作用 《中成药》（1990，5：25）：实验证明，附子理中丸能增强小鼠的耐寒能力，对醋酸引起的小鼠腹痛有显著的镇痛作用。附子理中丸还可明显拮抗肾上腺素和乙酰胆碱对家兔离体肠管的作用，对离体肠管的运动状态有双向调节作用，即明显拮抗肾上腺素引起的回肠运动抑制和乙酰胆碱引起的回肠痉挛。

五味汤

【来源】《太平惠民和济局方》卷十。

【别名】五味子汤（《宣明论方》卷九）。

【组成】五味子（洗）九斤 良姜（炒） 陈皮（去白） 茴香（炒）各一斤半 甘草（炒）十七

斤半 盐（炒）二十二斤

《宣明论方》有干姜一两半。

【用法】上为末。每服二钱，食前沸汤点服。

【功用】温中益气。

【主治】胸膈痞满，心腹刺痛，短气噎闷，咳嗽痰唾，呕逆恶心，不思饮食。

胡椒汤

【来源】《太平惠民和济局方》卷十（宝庆新增方）。

【组成】红豆 肉桂（不见火）各一两 胡椒六两 干姜（焙）三两 桔梗（焙）三十两 甘草（炒）七两

【用法】上为细末。每服一大钱，入盐少许，沸汤点服，不拘时候。

【功用】温暖脾胃，去寒顺气。

【主治】脾胃受寒，胸膈不利，心腹疼痛，呕逆恶心。

桂花汤

【来源】《太平惠民和济局方》卷十（续添诸局经验秘方）。

【组成】干姜（炮）九两 桂心 甘草（炒）各九斤 缩砂仁三斤十四两 炒盐十四斤

【用法】上为末。每服一钱，食前沸汤点下。

【主治】一切冷气，心腹刺痛，胸膈痞闷，胁肋胀满，呕逆恶心，饮食无味。

铁刷汤

【来源】《太平惠民和济局方》卷十（续添诸局经验秘方）。

【组成】香附子六两 桔梗一斤半 甘草一斤 干姜半斤 肉桂（去粗皮）四两 茴香半斤 良姜 陈皮各十二两

【用法】除肉桂外，同炒，为细末。每服一钱，入盐少许，沸汤点下，不拘时候。

【功用】快气。

【主治】胃气不和，心腹疼痛；饮酒过度，呕哕恶心，脾痛翻胃；内感风冷，肠鸣泄泻；妇人血气刺痛。

缩砂汤

【来源】《太平惠民和济局方》卷十（宝庆新增方）。

【组成】丁香皮（不见火）六两　缩砂仁（不见火）　甘草（炒）各十二两　桔梗（焙）六十两

【用法】上为细末。每服一钱，入盐少许，食前沸汤点下。

【功用】消滞气，宽胸膈，健脾胃，进饮食，止呕吐。

【主治】一切冷气，心腹刺痛，胸膈痞闷，胁腹胀满，呕逆恶心，饮食无味，脾胃不和，酒食多伤，呕吐不止。

至圣来复丹

【来源】《幼幼新书》卷九引《养生必用》。

【别名】来复丹、正一丹（《太平惠民和济局方》卷五吴直阁增诸家名方引铁瓮城八角杜先生方）、养正丹、黑锡丹（《医宗必读》卷六）、二和丹（《杂病源流犀烛》卷四）、来复丸（《饲鹤亭集方》）。

【组成】灵脂　青皮　硫黄　消石（于瓷器内，文武火消，令匀，勿令太过，研细，慢火炒黄色）　陈皮（不去白）各二两　太阴玄精石一两

【用法】上为末，水煮面糊为丸，如梧桐子大；小儿如麻子，看大小加减服之。每服二十粒，病甚者三十粒，轻者十五粒；童稚十粒，婴儿三五粒，新生一二粒，化破，早晨粥饮送下。

《太平惠民和济局方》（吴直阁增诸家名方）：上用五灵脂、二橘皮为细末，次入玄精石末及前二气末拌匀，以好滴醋打糊为丸，如碗豆大。每服三十粒，空心粥饮吞下。甚者五十粒，小儿三五粒，新生婴儿一粒。小儿慢惊风或吐利不止变成虚风搐搦者，非风也，胃气欲绝故也。用五粒研碎，米饮送下。老人伏暑迷闷，紫苏汤送下。妇人产后血逆上抢闷绝，并恶露不止，及赤白带下，并用醋汤送下。应诸疾不辨阴阳证者，并宜服之。

【功用】补损扶虚，救阴助阳，常服和阴阳，益精神，散腰肾阴湿，止腹胁冷疼。

【主治】

1.《幼幼新书》引《养生必用》：阴阳不调，冷热相制，荣卫差错，心肾不升降，水火不交养，凡丈夫、女人、老寿、稚婴危急证候，胃气尚在者。如邪热炎上烦躁；冷气攻注疼痛；膈痞寒热不可忍；肾邪攻胁注痛，不可转动；诸霍乱吐泻，水谷汤药不住；大段吐逆，手足逆冷，脚转筋；着热烦躁，昏塞旋倒，不省人事；泻痢不问赤白冷热；非时吐逆气痞，食饮不下；小儿因惊成痫，发渴多日，变成虚风，作慢惊者。

2.《太平惠民和济局方》（吴直阁增诸家名方）：荣卫不交养，心肾不升降，上实下虚，气闭痰厥，心腹冷痛，脏腑虚滑，不问男女老幼危急之证，但有胃气者。

3.《饲鹤亭集方》：上盛下虚，里寒外热，伏暑霍乱泄泻，中脘痞结，腹痛疝气及小儿惊风。

应痛丸

【来源】《养老奉亲书》。

【组成】乳香一两　五灵脂一两　没药一两　川乌头二两（去皮脐）

【用法】上为末，面糊为丸，如梧桐子大。每服二十丸，熟水吞下。

【主治】一切心腹刺痛。

枳壳木香散

【来源】《养老奉亲书》。

【组成】木香一两　神曲（杵末，炒）四两　京三棱四两（炮）　青橘皮（去瓤）三两　甘草三两（炮）　益智（去皮）二两　白芷一两　桂三两　莪术三两（炮）　白术（微炒）二两　枳壳（麸炒，炮）

方中枳壳用量原缺。

【用法】上为末。每服二钱，水一盏，加生姜、盐各少许，同煎至七分，并滓热服。

【功用】和脾胃气。

【主治】脾胃不和，胸膈傍闷，心腹刺痛。不思饮食者。

八仙散

【来源】《妇人大全良方》卷七引《灵苑方》。

【组成】棕榈二两　当归一两（并锉碎，一处烧成炭，细研）　麝香一钱（细研）

【用法】上为末。每服一钱，温酒调下。

【主治】妇人血气不和，心腹绞痛。

神圣北庭丸

【来源】《妇人大全良方》卷七引《灵苑方》。

【组成】北庭（去砂石，研）　没药　木香　当归各一分　芫花　莪术各半两　巴豆（去皮膜心）四十粒

【用法】上先研北亭、没药、巴豆如粉，用好米醋三升同煮为稀膏，然后将余四味为细末，入于膏内搜合成块，用新瓦盒盛之，丸如绿豆大。每服只五丸，临时加减丸数，用酒、醋各半盏煎数沸，通口服。不得嚼破，仍须吃尽酒、醋，立愈。或男子血气，亦依前方服食；如急喉闭者，男左女右，以一丸鼻中嗅之立愈。

【主治】妇人积年血气，攻刺心腹疼痛不可忍者，及多方医疗未愈；或治男子血气；急喉闭者。

胜金散

【来源】方出《证类本草》卷九引孙用和方，名见《圣济总录》卷二十六。

【组成】郁金五个（大者）　牛黄一皂荚子大（别细研）

【用法】上为散。每服用醋浆水一盏同煎三沸，温服。

【主治】阳毒入胃，下血频，疼痛不可忍。

戎盐方

【来源】《圣济总录》（人卫本）卷四十五。

【别名】戎盐丸（原书文瑞楼本）。

【组成】戎盐　槟榔（锉）　青橘皮（汤浸，去白，焙）　桂（去粗皮）　楝实　益智（去皮）　蓬莪术（炮）各半两　墨　巴豆霜　肉豆蔻（去壳）　丁香　木香　胡椒各一分

【用法】上为末，面糊为丸，如绿豆大。每服二丸至三丸，食后用生姜汤送下。

【功用】利心胸，化留饮。

【主治】脾胃冷气攻心腹疼痛，痰逆恶心，不思饮食。

高良姜汤

【来源】《圣济总录》卷二十五。

【组成】高良姜　甘草（炙，锉）各半两　桂（去粗皮）　半夏（汤洗七遍，炒黄）各一两

【用法】上为粗末。每服三钱匕，水一盏，加生姜三片，同煎至五分，去滓，食前温服。

【主治】伤寒呕哕，心腹冷疼，痰逆不消；兼治一切冷气，心腹疼痛。

大腹皮散

【来源】《圣济总录》卷四十三。

【组成】大腹皮（锉）半两　高良姜一两　芍药一两　吴茱萸（汤浸一宿，焙干，炒）一分

【用法】上为散。每服二钱匕。温酒调下；不饮酒，生姜汤亦得。

【主治】心中寒发痛甚。

丁香丸

【来源】《圣济总录》卷四十五。

【组成】丁香　茴香子（炒）　桂（去粗皮）　陈橘皮（汤浸，去白，焙）　甘草（炙，锉）　胡椒各等分

【用法】上为末，炼蜜为丸，如樱桃大。每服一丸，生姜、盐汤嚼下。

【主治】脾脏冷气，心腹痛胀闷，胸膈不利，呕逆，腹内虚鸣。

乌头丸

【来源】《圣济总录》卷四十五。

【组成】草乌头（去皮尖，取末）一分　芫花一分（醋炒黄，别杵为末。二味用醋一升，熬成稠膏，刮出）　桂（去粗皮）　干姜（炮）　槟榔（锉）　青橘皮（汤浸，去白，焙）　天雄（炮裂，去皮脐）　肉豆蔻仁　当归（切，焙）　乌头（炮裂，去皮脐）　胡椒（炒）　藿香叶　红豆蔻　丁香各三钱

【用法】上药除二味熬膏外，捣罗为末，入前膏和剂，如硬，更入蜜少许为丸，如梧桐子大。每服十五丸，生姜汤或米汤、橘皮汤送下。病已即止。

【主治】脾脏冷气，腹内虚鸣，四肢多冷，心腹疼痛。

吴茱萸汤

【来源】《圣济总录》卷四十五。

【组成】吴茱萸（汤洗，焙）三两

【用法】每服一分（不捣），以水二盏，入生姜一分（切）、葱白五寸（切），同煎取八分，去滓，食前温服。

【主治】脾脏虚冷，心腹疼痛。

沉香丸

【来源】《圣济总录》卷四十五。

【组成】沉香（锉）　诃黎勒（去核）　缩砂（去皮）　白茯苓（去黑皮）　肉豆蔻（去壳）　草豆蔻（去壳）　高良姜　巴戟天（去心）　丁香皮各三两　丁香　木香　附子（炮裂，去皮脐）　胡椒　红豆蔻（去皮）　干姜（炮）　阿魏（酒浸）　乳香（研）　当归（切，焙）　白豆蔻（去皮）各一两　芍药（炮）　荜茇　荜澄茄　茴香子（炒）　益智（去皮，炒）　五味子　蓬莪术（炮，锉）　桃仁（去皮尖双仁，炒）　硇砂（汤飞过）各一两　桂（去粗皮）五两

【用法】上为末，炼蜜为丸，如鸡头子大，丹砂为衣。每服一丸，以温酒嚼下。

【主治】脾脏冷气攻冲，心腹满闷，疼痛不可忍。

抵圣丸

【来源】《圣济总录》卷四十五。

【组成】木香半两　丁香二十枚　乳香（研）　莳萝各一分（炒）　阿魏（汤化，去砂石，干）半分　槟榔（锉）一枚　桂（去粗皮）　荜茇　肉豆蔻（去壳）各半两　巴豆三枚（去皮心膜，出油尽）

【用法】上为末，用粳米饮或饭为丸，如绿豆大。每服三丸至五丸，食后生姜、盐汤送下。如痛，服七丸，内嚼三丸，烧生姜、盐汤送下；温酒送下亦得。

【主治】脾脏冷气，攻心腹疼痛。

参苓散

【来源】《圣济总录》卷四十五。

【组成】人参　白茯苓（去黑皮）　黑豆黄（炒）　陈橘皮（去白，姜汁浸一宿，炒）各三分　京三棱二两（以冷水浸令软，薄切，湿杵碎，焙干，炒）　青橘皮（去白，焙）　麦蘖（炒）各一两　木香　甘草（炙，锉）各半两

【用法】上为细散。每服二钱匕，加生姜、盐少许，沸汤点服。

【主治】脾脏气虚，风冷乘之，正气相击，心腹疼痛。

小沉香丸

【来源】《圣济总录》卷四十六。

【组成】沉香（镑）　丁香　木香　枳壳（去瓤，麸炒）　人参　赤茯苓（去黑皮）　云蓝根　玄参（焙）各一两　诃黎勒（去核）　白豆蔻（去皮）　肉豆蔻（去壳）　丁香皮（锉）　桂（去粗皮）　麝香（研）各半两　白术四两

【用法】上为末，炼蜜为丸，如梧桐子大。每服二十丸，空心、食前煎枣汤送下；米饮亦得。

【主治】脾气虚弱，中脘痞闷，胁肋胀满，心腹刺痛，呕逆痰涎，不思饮食。

硇砂丸

【来源】《圣济总录》卷五十二。

【组成】硇砂（研）　木香各半两　楝实（锉）　蓬莪术（炮）　乌头（炮裂，去皮脐）各一两　桃仁三十枚（汤浸，去皮尖双仁，研如膏）

【用法】上为末，入桃仁同研令匀，酒煮面糊为丸，如绿豆大。每服三十丸，生姜盐汤送下；温酒亦得。

【主治】肾脏积冷，气攻心腹疼痛不止。

丁香汤

【来源】《圣济总录》卷五十五。

【组成】丁香　肉豆蔻（去壳）各半两　干姜（炮裂）　青橘皮（汤浸，去白，焙）　藿香叶各三分　麝香（研）半钱

【用法】上为粗末。每服二钱匕，酒一盏半，煎至七分，去滓温服。

【主治】胃心痛。

丁香汤

【来源】《圣济总录》卷五十五。

【组成】丁香一分　桂（去粗皮）半两

【用法】上为粗末。每服二钱匕，酒一盏，煎至六分，去滓温服。

【主治】胃心痛不止。

豆蔻汤

【来源】《圣济总录》卷五十五。

【组成】草豆蔻仁半两　甘草（炙，锉）三分

【用法】上细锉，如麻豆大。每服五钱匕，水一盏半，煎至八分，去滓缓缓呷。

【主治】心疼不食，两胁刺痛、壅闷。

沉香阿魏丸

【来源】《圣济总录》卷五十五。

【组成】沉香（锉）　木香　丁香　荜澄茄　茴香子（炒）　青橘皮（汤浸，去白，焙）　干姜（炮）　陈橘皮（汤浸，去白，焙）　槟榔（锉）　阿魏（醋和面裹煨熟，去面，研）各等分

【用法】上为末，炼蜜为丸，如樱桃大，研丹砂为衣。每服一丸，细嚼，炒生姜盐汤或温酒送下。

【主治】胃心痛，腹胁虚胀，胸膈不利，痰逆不思食，呕吐酸水。

诃黎勒汤

【来源】《圣济总录》卷五十五。

【组成】诃黎勒（炮，去核）　甘草（炙）　干姜（炮）　厚朴（生姜汁浸一宿，炒）　白豆蔻（去皮）　陈橘皮（汤浸，去白，焙）　高良姜　白茯苓（去黑皮）　神曲（炒）　麦蘖（炒）各一两

【用法】上为粗末。每服三钱匕，水二盏，加盐少许，煎至七分，去滓温服，不拘时候。

【主治】心脾冷痛不可忍，霍乱吐泻。

金锁丸

【来源】《圣济总录》卷五十五。

【组成】附子（炮裂，去皮脐）　青橘皮（汤浸，去白，焙）　桂（去粗皮）各一两　硇砂半两（研）　巴戟天（去心）一两　人参　山茱萸　吴茱萸（汤洗，焙干，炒）各半两

【用法】上为末，酒煮面糊为丸，如梧桐子大。别研丹砂为衣，每服十五丸，温酒或盐汤送下，空心、日午、夜卧服。

【主治】肾心气痛。

荜澄茄丸

【来源】《圣济总录》卷五十五。

【组成】荜澄茄　白豆蔻（去皮）　肉豆蔻（去壳）　木香　草豆蔻（去皮，炒）　丁香　白术　缩砂仁　红豆蔻　桂（去粗皮）　益智（去皮）　诃黎勒（煨，去核）　人参　白茯苓（去黑皮）　附子（炮裂，去皮脐）　茴香子（舶上者，炒）　槟榔（锉）　胡椒　干姜（炮）　阿魏（面裹煨，去面）各一两　青橘皮（汤浸，去白，焙）　陈橘皮（汤浸，去白，焙）各二两　甘草（炙）四两

【用法】上为末，炼蜜为丸，如樱桃大。每服一丸，细嚼，温酒或盐汤送下，妇人醋汤送下。

【主治】胃心痛。腹胀满，口吐酸水，饮食无味，及一切气疾。

煨姜丸

【来源】《圣济总录》卷五十五。

【组成】附子（大者）二枚（刀刻作一小口，入硇砂三分，面裹煨，面熟去面）　丁香半两

【用法】上为末，新汲水为丸，如梧桐子大。每服七丸，生姜一块，切两片剜空，入药在内，以湿纸裹，煨令姜软，和姜嚼细，盐汤送下。

【主治】胃心痛，吐清水，上吐下泻及一切冷痰。

八味桂心丸

【来源】《圣济总录》卷五十六。

【组成】桂（去粗皮）一两半　桔梗（锉，炒）　吴茱萸（汤浸，焙炒）　人参　白术　高良姜各三分　陈橘皮（汤浸，去白，焙）半两　当归（切，焙）一两

【用法】上为末，炼蜜为丸，如小豆大。每服十丸，温酒送下，日午、夜卧各一。稍加至十五、二十丸。

【主治】冷气心痛不能食。

三味桂心丸

【来源】《圣济总录》卷五十六。

【组成】桂（去粗皮）半两　当归（切，焙）三分　吴茱萸（汤浸一宿，焙炒干）一两

【用法】上为末，炼蜜为丸，如小豆大。每服二十丸，空心炒盐、酒送下，日晚再服。

【主治】冷气冲心痛。

干枣汤

【来源】《圣济总录》卷五十六。

【组成】干枣二七枚（去核）　生姜（切）一两　白蜜一匙头

【用法】以水二盏，煎五六沸，去滓热服。未愈，再作服。

【主治】冷气心痛。

干漆散

【来源】《圣济总录》卷五十六。

【组成】干漆（炒出烟）　蓬莪术（炮）各一两半　桂（去粗皮）　吴茱萸（汤浸一宿，炒干）各一两

【用法】上为散。每服二钱匕，温酒或醋汤调下，不拘时候。

【主治】九种心痛，冷热吐逆，绞刺疼痛。

万灵丸

【来源】《圣济总录》卷五十六。

【组成】石菖蒲二两

【用法】上为末，醋面糊为丸，如鸡头子大，以丹砂为衣。每服一丸，丈夫盐汤、妇人醋汤嚼下。

【主治】九种心痛。

豆蔻汤

【来源】《圣济总录》卷五十六。

【组成】肉豆蔻（去壳，炮）四枚　赤茯苓（去黑皮）一两半　当归（切，焙）一两　陈橘皮（汤浸，去白，焙）　厚朴（去粗皮，生姜汁炙）各一两半　荜茇　桂（去粗皮）各半两　芍药一两　白术一两半　槟榔（微煨，锉）　诃黎勒（煨，去核）各半两　桔梗（锉，炒）一两

【用法】上为粗末。每服五钱匕，水一盏半，加生姜一枣大（切），大枣二枚（劈破），同煮至八分，去滓，空心、日午、夜卧温服。

【主治】冷气心痛，肋下鸣转，食不能消。

鬼箭羽汤

【来源】《圣济总录》卷五十六。

【组成】鬼箭羽一两　桃仁（汤浸，去皮尖双仁）六十枚（炒）　芍药二两　鬼臼（削去皮，微炒）一两　陈橘皮（汤浸，去白，焙）二两　当归（切，焙）　桂（去粗皮）　柴胡（去苗）各一两　大黄（锉碎，醋炒）一两半

【用法】上为粗末。每服五钱匕，以水一盏半，加生姜一分（拍破），同煎至一盏，去滓，加麝香末一字匕，丹砂末、朴消末各半钱匕，再煎一沸，温服，每日二次，以快利为度。

【主治】心腹绞痛，或暴得恶注，绞刺欲死者。

橘皮汤

【来源】《圣济总录》卷五十六。

【组成】陈橘皮（去白，焙）　当归（切，焙）　细辛（去苗叶）各一两　鹤虱（微炒）半两　甘草（炙）一两　大黄（锉，炒）二两

【用法】上为粗末。每服三钱匕，水一盏，加生姜半分（切），煎至七分，去滓，空心温服，日午、临卧各一服，未愈再服。

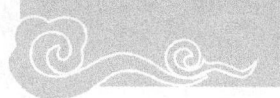

【主治】心腹绞痛不止。

丁香汤

【来源】《圣济总录》卷五十七。

【组成】丁香半两　甘草（炙，锉）　桂（去粗皮）　干姜（炮）各三分　厚朴（去粗皮，生姜汁涂炙）　赤芍药（锉）各一两一分　人参　白术各一两

【用法】上为粗末。每服五钱匕，水一盏，酒半盏，同煎至八分，去滓，空心温服，良久再服。

【主治】心腹冷痛。

芎藭散

【来源】《圣济总录》卷五十七。

【组成】芎藭　莎草根（炒）　青橘皮（去白，焙）　蓬莪术（炒）各一两　乌药二两

【用法】上为散。每服二钱匕，甚者三钱匕，温酒调下，更饮五合暖酒。得吐愈；未退更服，只三服止。

【主治】冷气攻冲，心腹绞痛，短气汗出。

当归汤

【来源】《圣济总录》卷五十七。

【组成】当归（切，焙）　人参　干姜（炮）　白茯苓（去黑皮）　厚朴（去粗皮，生姜汁涂，炙）　木香　桂（去粗皮）　桔梗（炒）　芍药　甘草（炙，锉）各一两

【用法】上为粗末。每服三钱匕，水一盏，煎至七分，去滓温服，每日三次。

【主治】暴冷心腹痛，头面冷汗出，霍乱吐下，脉沉细；及伤寒冷毒，下清水；及赤白带下。

当归汤

【来源】《圣济总录》卷五十七。

【组成】当归（切，焙）　高良姜　厚朴（去粗皮，生姜汁炙）各一两半　桃仁六十个（去皮尖双仁，麸炒，研）　桂（去粗皮）一两

【用法】上为粗末。每服三钱匕，水一盏，加生姜三片，煎至七分，去滓温服，每日三次。

【主治】冷热相击，心腹卒痛不可忍。

厚朴汤

【来源】《圣济总录》卷五十七。

【组成】厚朴（去粗皮，生姜汁炙）二两　吴茱萸（水浸一分，炒干一两半）

【用法】上为粗末。每服三钱匕，水一盏，煎至七分，去滓温服，一日三次。

【主治】心腹卒痛。

厚朴汤

【来源】《圣济总录》卷五十七。

【组成】厚朴（去粗皮，生姜汁炙）　当归（切，焙）　桂（去粗皮）　高良姜　芎藭各一两

【用法】上为粗末。每服三钱匕，水一盏，煎至七分，去滓温服，一日三次。

【主治】心腹卒绞痛如刺，胸胁胀满。

独活汤

【来源】《圣济总录》卷五十七。

【组成】独活（去芦头）　人参　白茯苓（去黑皮）　吴茱萸（水浸一宿，炒）　甘草（炙，锉）　干姜（炮裂）　陈橘皮（汤浸去白，焙）　黄耆（锉）　桂（去粗皮）　芍药　芎藭　防风（去叉）各一两　当归（切，焙）二两

【用法】上为粗末。每服以水二盏，用羊肉二两，先煮至一盏，去肉，下药末三钱匕，加生姜一分（切），大枣二枚（劈破），煎至七分，去滓温服，每日三次。

【主治】心腹冷痛。

黄耆汤

【来源】《圣济总录》卷五十七。

【组成】黄耆（锉）一两　当归（切，焙）　人参　甘草（炙，锉）各一两　干姜（炮）二两　芍药　厚朴（去粗皮，生姜汁炙）　半夏（汤洗去滑）　桂（去粗皮）各一两半　蜀椒（去目及闭口者，炒出汗）半两

【用法】上为粗末。每服五钱匕，水一盏半，煎至八分，去滓温服。

【主治】心腹彻痛，诸虚冷气胀满。

【加减】冷气多者，加附子一枚（炮裂，去皮脐）。

缓中汤

【来源】《圣济总录》卷七十三。

【组成】干姜（炮） 槟榔 甘草（炙）各一分 鳖甲（去裙襕，醋炙） 附子（炮裂，去皮脐） 芍药（炒） 陈橘皮（汤浸，去白，焙） 厚朴（去粗皮，生姜汁炙） 人参 枳壳 桂（去粗皮） 半夏（汤洗去滑七遍，焙）各半两

【用法】上锉，如麻豆大。每服五钱匕，水一盏半，加生姜五片，煎取八分，去滓温服。

【主治】疝气急痛，腹胀，胃脘痛，呕逆不下食。

芍药汤

【来源】《圣济总录》卷一二九。

【组成】赤芍药 犀角（镑） 木通（锉） 石膏（碎） 升麻各二两 甘草（生，锉） 朴消 玄参 麦门冬（去心，焙）各一两

【用法】上为粗末。每服五钱匕，水一盏半，煎至八分，去滓温服，不拘时候。

【主治】胃脘蓄热，结聚成痈。

青金丸

【来源】《圣济总录》卷一五三。

【组成】五灵脂（二两，取细末）一两 消石一分（与五灵脂末同研） 斑蝥（不蛀者，去翅足，与糯米同炒过，为末）一分

【用法】三味同和匀，水为丸，如豌豆大。每服七丸，煎生姜、醋汤送下，不嚼，不拘时候，甚者再服。

【主治】妇人血积气攻冲，心腹绞痛，吐逆不下食，发作神思昏闷，四肢逆冷。

胜金丸

【来源】《圣济总录》卷一五三。

【组成】干漆（炒烟尽） 乌头（炮裂，去皮脐） 狼毒 京三棱（锉碎，炒黄）各一两 紫葳（即凌霄花） 没药 麒麟竭 槟榔各半两（八味同为末） 硇砂（别研如粉）一分 巴豆二七枚（去皮心膜，研出油） 大黄（单捣为末）一两 芫花（单捣为末）半两

【用法】上十二味，先以醋二升熬大黄、芫花二味末，次下巴豆、硇砂同熬令稠；其余八味同为末，用熬者膏和剂；如干硬，更少入炼熟蜜同和剂令得所，为丸如绿豆大。每服七丸至十丸，当归酒调下。

【主治】妇人血积，心腹绞痛气刺，少腹攻筑，或经候不行，肢节烦疼，痰逆癖块。

白鲜皮丸

【来源】《圣济总录》卷一七九。

【组成】白鲜皮 苦楝根 鹤虱（炒） 青橘皮（汤浸，去白，焙）各半两 定粉 石灰各一分

【用法】上为细末，面糊为丸，如绿豆大。每服十丸，煎使君子汤送下，不拘时候。

【主治】小儿诸虫大啼，时作心腹痛。

厚朴丸

【来源】《圣济总录》卷一八六。

【组成】厚朴（去粗皮，生姜汁炙） 枳壳（去瓤，麸炒） 茴香子（炒香） 肉豆蔻（去壳） 桂（去粗皮） 白术各一两 丁香 荜澄茄 诃黎勒皮 没药（研） 细辛（去苗叶，洗，焙） 当归（切，焙）各半两 赤石脂 独活（去芦头） 天麻 防风（去叉）各三分 芎䓖半两

【用法】上为细末，酒煮面糊为丸，如梧桐子大。每服二十丸至三十丸，空心、食前温酒送下；米饮送下亦得。如呼吸风冷气，心腹疼痛，里急后重，亦宜温酒送下，并二服。

【功用】调顺阴阳，安和脏腑，散风冷外邪，补丹田正气谷神。

【主治】真元虚弱，风寒冷气乘虚入于肠间，使心腹暴痛，背脊酸痛，肠鸣泄泻，心虚嗜卧。

沉香丸

【来源】《圣济总录》卷一八七。
【组成】沉香（锉）二两　鹿茸（去毛，酥炙）　厚朴（去粗皮，生姜汁炙）　乌药（锉）　楝实（锉，炒）　白茯苓（去黑皮）　石斛（去根）　白术　诃黎勒（炮，去核）　人参各一两
【用法】上为细末，酒糊为丸，如梧桐子大。每服二十丸至三十丸，空心、食前以温酒或水饮送下。
【功用】补脾肾，进饮食。
【主治】心腹痛。

白术猪肚粥

【来源】《圣济总录》卷一九〇。
【组成】白术二两　槟榔一枚　生姜（切，炒）一两半
【用法】上为粗末，以猪肚一枚，治如食法，去涎骨，纳药于肚中缝口，以水七升，煮肚令熟，取汁入粳米及五味同煮粥。空腹食之。
【功用】《药粥疗法》：补中益气，健脾和胃。
【主治】

1.《圣济总录》：妇人腹胁血癖气痛，冲头面熻熻，呕吐酸水，四肢烦热腹胀。

2.《药粥疗法》：脾胃气弱，消化不良，不思饮食，倦怠少气，腹部虚胀，大便泄泻不爽。

良姜汤

【来源】《全生指迷方》卷二。
【组成】高良姜一两（锉碎，炒）　官桂一两（去皮）　当归（去芦头）一两（锉，炒）　干姜一块（炮）　人参一两（去芦）　吴茱萸七钱半（炒）　白茯苓一两　附子半两（炮）
【用法】上为散。每服二大钱，水一盏半，加生姜五片，煎至七分，去滓，空心服。
【主治】阴寒积冷，心腹大痛，呕逆恶心，手足厥冷，心胸不快，腰背疼痛。

良姜散

【来源】《全生指迷方》卷三。
【别名】当归良姜散（《产乳备要》）。
【组成】高良姜五两　厚朴（去皮，姜汁涂，炙）二两　当归　桂心各三两
【用法】上为散。每服五钱，水二盏，煎至一盏，去滓温服。
【主治】诸心腹痛者，或外邪来客，或气相干，其卒然痛而即止者，此寒气客于脉外，得寒则缩踡绌急，外引小络，得热即止。

抽刀散

【来源】《产乳备要》。
【组成】川乌头（炮，去皮脐）　牡丹皮　芍药　干姜（炮）　桂心　没药　当归各等分
【用法】上为细末。每服二钱，热酒调下。不过三服；轻可一服。产前后亦可用。
【主治】妇人心腹胁肋疼痛不可忍。
【加减】产后，加红花。

普救散

【来源】《幼幼新书》卷二十一引《王氏手集》。
【组成】延胡索二两　香附子一两
【用法】上为细末。每服一钱，白汤点服。
【主治】小儿心痛不止。

小丁香煎

【来源】《鸡峰普济方》卷九。
【组成】丁香三两　木香三两半　硇砂　粉霜各一两　五灵脂十五两　肉豆蔻　巴豆各三十个
【用法】上为细末，水煮面糊为丸，如粟米大。每服五七丸，食后米饮送下。
【主治】积滞，心腹疼痛。

丹砂沉香煎

【来源】《鸡峰普济方》卷九。
【别名】丹砂沉香煎丸（《鸡峰普济方》卷二十）。
【组成】沉香一两（为末，以蜜半斤，煎五七沸）　阿魏一分（以酒半升，研细，银器内熬尽）　没药一两（为末，酒半升，慢火熬尽）　巴

豆一钱（去皮，研细，酒半升，煎十余沸） 硇砂一两（以酒半升，研令化尽，上五味同合，慢火熬成膏） 丹砂半两（细研） 硫黄一两（滴雪水研一日） 槟榔 木香 人参 胡椒各一两 丁香半两 干姜三分 青橘皮 良姜（水煮五七沸） 桂各一两

【用法】上为细末，入丹砂、硫黄再研令匀，以前膏为丸，如梧桐子大。每服二三丸，温橘皮汤送下；如心痛，嚼破温酒送下，不拘时候；妇人血气，当归酒送下。

【主治】久积虚冷伏滞，及呼吸寒气膨胀，心腹暴痛，两胁刺痛，并妇人血气疼痛。

细辛煎

【来源】《鸡峰普济方》卷十一。

【组成】附子 细辛 人参各二分 干姜四分 吴茱萸一合

【用法】上为细末，炼蜜为丸，如梧桐子大。每服十丸，空心米饮送下。

　　本方方名，据剂型，当作"细辛丸"。

【主治】心腹俱痛。

椒茱丸

【来源】《鸡峰普济方》卷十一。

【组成】椒二两 吴茱萸四两

【用法】上为细末，醋煮面糊为丸，如梧桐子大。每服三四十丸，空心米饮或酒送下。

【主治】心腹疼痛。

温中当归汤

【来源】《鸡峰普济方》卷十一。

【组成】当归 人参 干姜 白术 厚朴 桂各二两 桔梗 白芍药各一两 附子 甘草 木香各半两

【用法】上为粗末。每服五钱，水二盏，煎至一盏，去滓温服。

【主治】寒留不去，与正气相搏，痛而不休，脉弦紧者。

己寒丸

【来源】《鸡峰普济方》卷十三。

【组成】附子 川乌头 干姜 良姜 胡椒 荜茇 毕澄茄 红豆 桂各等分

【用法】上为细末，水煮面糊为丸，如梧桐子大。每服三五十丸，空心白汤送下。

【主治】素虚有寒冷。

正气丸

【来源】《鸡峰普济方》卷十三。

【组成】吴茱萸六两 桂四两 附子 干姜 厚朴 荜茇 荜澄茄各二两 细辛 川椒 当归各一两

【用法】上为细末，炼蜜为丸，如梧桐子大。每服三十丸，食前热米饮送下。

【主治】气弱，中暴伤风冷，胸膈痞闷，呕吐清痰，胁肋膨胀，气逆不通，哕噫吞酸，不思饮食，霍乱吐利，心腹疼痛。

良姜汤

【来源】《鸡峰普济方》卷十四。

【组成】厚朴 良姜 桂各等分

【用法】上为细末。每服三钱，水一盏，煎至六分，去滓温服，不拘时候。

【主治】脾胃伤冷，心腹大痛，霍乱吐泻。

白豆蔻丸

【来源】《鸡峰普济方》卷十五。

【组成】白豆蔻 丁香 木香 沉香 肉豆蔻 槟榔 甘草 青皮各半两 白术五两 茯苓 诃子皮 人参各一两 桂 干姜各一分 麝香一分

【用法】上为细末，炼蜜为丸，如樱桃大。每服一丸，生姜汤嚼下，不拘时候。

【功用】治气和胃。

乳香丸

【来源】《鸡峰普济方》卷二十。

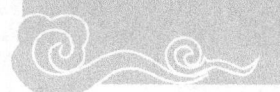

【组成】蓬莪术　木香　当归　桂　荆三棱各二钱　没药一钱　牡丹皮　沉香　桃仁各二钱　枳壳一钱半　芍药　厚朴各三钱　茴香二钱　乳香一钱（一方加茱萸、延胡索）

【用法】上为细末，酒煮面糊为丸，如梧桐子大。每服二十丸，空心温酒送下。

【主治】心腹疼痛，气道凝涩。

金铃散

【来源】《鸡峰普济方》卷二十。

【组成】金铃四十个　茴香　京三棱　广茂　枳壳　橘皮　百部各一分　木香半分

【用法】上为细末。每服一大钱，炒姜盐汤酒调下。亦可作丸。

【主治】一切冷气，小肠元脏膀胱气痛，脾元积冷；及妇人血刺气攻傍，心腹疼痛，呕逆胀满，脐腹绞痛，烦闷喘急。

橐钥丸

【来源】《鸡峰普济方》卷二十。

【组成】大黄二两　当归　槟榔　藿香　人参　木香　丁香　硫黄　水银　白术　桂各一两

【用法】上为细末，别取沉香一两（锉碎），以水二升，煎至半升，去滓，入蜜，熬成膏为丸，如弹子大，朱砂为衣。每服一丸，生姜米饮化下。

【主治】气滞疼痛。

全真丹

【来源】《扁鹊心书》。

【组成】高良姜（炒）四两　干姜（炒）四两　吴茱萸（炒）三两　大附子（制）　陈皮　青皮各二两

【用法】上为末，醋糊为丸，如梧桐子大。每服五十丸，小儿三十丸，米饮送下。

【功用】补脾肾虚损，和胃，健下元，进饮食，行湿气。

【主治】心腹刺痛，胸满气逆，胁下痛，心腹胀痛，小便频数，四肢厥冷，时发潮热，吐逆泄泻，暑月食冷物不消，气逆痞闷，面目浮肿，小便赤涩淋沥，一切虚寒之证。

【宜忌】无病及壮实人不宜多服。

人参大温中丸

【来源】《洪氏集验方》卷三。

【组成】人参（去芦头）一两　白术一两（锉）　陈橘皮（去白）一两　紫苏子（拣净）一两　高良姜一两（锉）　官桂（去粗皮）一两　川干姜五钱（炙）

【用法】上为细末，炼蜜为丸，每一两作十丸。每服一丸，煎生姜汤嚼下，不拘时候。

【功用】温脾暖胃。

【主治】三焦不顺，脾胃积冷，心腹大痛，呕逆恶心，两胁刺痛，胸膈满闷，腹胀肠鸣，泄泻频作。

导滞定功丸

【来源】《宣明论方》卷七。

【组成】大椒　木香各一钱　蝎梢三钱　巴豆八个（出油为度）

【用法】上为末，后入巴豆霜研匀，醋面糊为丸，如绿豆大，朱砂为衣。每服五丸至十丸，淡醋汤送下。

【功用】消食止逆定痛。

【主治】一切心腹卒暴疼痛，及胸中不利。

软金丸

【来源】《宣明论方》卷七。

【组成】当归半两　干漆二钱　红花一钱半（用河水煎）　轻粉　硇砂　粉霜各一钱　三棱二钱

【用法】上为末，枣肉为膏和丸，如绿豆大。每服一丸，新水送下。病甚者加，得利后减。

【主治】心胸腰腹急痛，或淋闷，生产后经病，血刺痛。

泥金丸

【来源】《宣明论方》卷七。

【组成】黄柏　大黄　巴豆　五灵脂各半两　猪牙皂角一分　轻粉　粉霜　硇砂各一分　干漆一分

【用法】上为末，炼蜜为丸，如绿豆大。每服一丸，新水送下，未利更加服。

【主治】心腹急痛，及久新沉垢积滞。

软金花丸

【来源】《宣明论方》卷十一。

【组成】当归半两（焙） 干漆二钱（生） 轻粉 斑蝥（生，全用，为末） 硇砂 粉霜各一钱 巴豆二钱（去油）

【用法】上为末，同研细，枣肉为膏，旋丸如绿豆大。每服一丸，新水送下。病甚者加服。

【主治】心胸腹腰急痛，或淋痛；并产前后，经病刺痛，干呕气劳，往来寒热，四肢困倦，夜多盗汗；兼治血积食积。

补中丸

【来源】《宣明论方》卷十二。

【组成】厚朴（生姜制香） 干姜（炮） 陈皮（去白） 白茯苓（去皮） 甘草（炙紫）各等分

【用法】上为末，炼蜜为丸，如樱桃大。每服一丸，空心白汤化下细嚼亦得。

【功用】《卫生宝鉴》：补脾虚，调胃弱，止泻痢，进饮食，定痛。

【主治】一切气疾心腹疞痛，呕吐气逆，不思美食。

荜澄茄丸

【来源】《宣明论方》卷十二。

【组成】荜澄茄半两 良姜二两 神曲（炒） 青皮（去白） 官桂（去皮）各一两 阿魏半两（醋面裹，煨熟）

【用法】上为末，醋面糊为丸，如梧桐子大。每服二十丸，生姜汤送下，不拘时候。

【主治】中焦痞塞，气逆上攻，心腹绞痛，吐逆不利，不思饮食。

蛤蚧散

【来源】《宣明论方》卷十二。

【组成】蛤蚧一对（酒炙） 乳香 木香 白茯

苓 丁香 茴香各一钱 川山甲二钱

【用法】上为细末。每服一钱，空心、食前好温酒调下。

【主治】脾胃气攻心刺痛。

没药散

【来源】《宣明论方》卷十三。

【组成】没药 乳香各三钱（别研） 川山甲五钱（炙） 木鳖子四钱

【用法】上为末。每服半钱至一钱，酒大半盏，同煎，不拘时候温服。

【主治】一切心腹疼痛，不可忍者。

苦楝丸

【来源】《三因极一病证方论》卷七。

【组成】川楝十一个（锉碎，分三去一，用巴豆十粒，去皮，同炒焦黑色，去巴豆不用；又用斑蝥七个，同炒焦，去斑蝥；又用海金沙七钱重，同炒，去海金沙不用） 茴香（炒） 破故纸（炒） 葫芦巴（炒） 木香（炮）各一两 乌药二两

【用法】上为末，酒糊为丸，如梧桐子大。每服三五丸，汤、酒任下。

【功用】养肾活血，驻颜轻身耐老，进美饮食。

【主治】肝肾气虚，风冷相搏，心腹绞痛，攻刺腰背，不能禁受，下注阴器，肿痒疼痛。

神应散

【来源】《三因极一病证方论》卷七。

【组成】玄胡索 胡椒各等分

【用法】上为末。每服二大钱，酒半盏，水半盏，煎七分，食前温服。

【功用】《古今医统大全》引《医学集成》：散气开郁。

【主治】诸疝，心腹绞痛不可忍。

加味小建中汤

【来源】《三因极一病证方论》卷九。

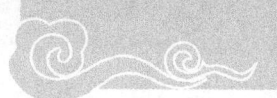

【组成】桂心三分　甘草（炙）半两　白芍药一两半　远志（去心）半两

【用法】上为锉散。每服四大钱，水一盏半，加生姜五片，大枣一枚，煎七分，去滓，入饴糖一块如皂荚子大，煎令溶，食前温服。

【主治】心腹切痛不可忍，按轻却痛，按重则愈，皆虚寒证，服热药并针灸不愈者。

诃子散

【来源】《三因极一病证方论》卷九。

【组成】诃子（炮，去核）　甘草（炙）　厚朴（姜制，炒）　干姜（炮）　草果（去皮）　陈皮　良姜（炒）　茯苓　神曲（炒）　曲蘖（炒）各等分

【用法】上为末。每服二钱，用水一盏，煎七分，加盐，候发剌不可忍时服；如速，则盐点。

【主治】心脾冷痛不可忍，及老幼霍乱吐泻。

蜜附汤

【来源】《三因极一病证方论》卷九。

【别名】蜜附子汤《易简方》。

【组成】附子（生，去皮脐，切作四片，以白蜜煎，令附子变色，以汤洗，去蜜，切）半两　桂心　芍药各三分　甘草（炙）四钱

【用法】上为散。每服四大钱，水一盏，加生姜五片，大枣二枚，煎至七分，去滓，食前服。

【主治】

1.《三因极一病证方论》：心腹疼痛，或吐或泄，状如霍乱；及冒涉湿寒，贼风入腹，拘急切痛。

2.《易简方》：疝气发作。

【加减】大便秘结，加白蜜半匙同煎。

丁香养气汤

【来源】《杨氏家藏方》卷五。

【组成】高良姜四两（炒）　丁香　丁香皮　干姜（炮）　益智仁　缩砂仁　赤茯苓（去皮）　肉桂（去粗皮）各二两　甘草（炙）二两半　青橘皮（去白）　陈橘皮（去白）　红豆各一两

【用法】上为细末。每服入盐一捻，空心、食前沸汤点服。

【主治】一切气，心腹诸痛，呕逆不止。

五香如圣丸

【来源】《杨氏家藏方》卷五。

【组成】木香　沉香　藿香叶（去土）　乳香（别研）　麝香（别研）各一两　巴豆十枚（去壳）　陈橘皮一两（同巴豆炒令烟尽，去巴豆不用）

【用法】上为细末，煮面糊为丸，如绿豆大。每服十丸至二十丸，温熟水送下，不拘时候。

【主治】心腹疼痛。

立安散

【来源】《杨氏家藏方》卷五。

【组成】穿山甲不拘多少（用温水洗去原着肉皮膜，好醇醋浸，炙令焦）

【用法】上为细末，每发时，烂锉薤白一茎，抄药一钱，食后热酒调下。

【主治】脾疼正发。

良姜散

【来源】《杨氏家藏方》卷五。

【组成】高良姜一斤（用好油熬热，旋下，漉令赤色，用麸皮揩去油，锉细）　丁香三两　甘草三两（炙赤色，锉）　人参（去芦头）二两半　胡椒一两　荜茇半两

【用法】上为细末。每服二钱，入盐少许，食前沸汤点服。

【主治】停寒积冷，心腹撮痛。

灵脂丸

【来源】《杨氏家藏方》卷五。

【组成】巴豆（去皮膜，纸裹出油尽）　干姜（炮）　五灵脂（去砂石）各二钱

【用法】上为细末，醋煮面糊为丸，如粟米大。每服五丸，醋汤送下；实者，每服十丸，不拘时候。

【主治】一切心腹痛及小肠气。

鸡舌香散

【来源】《杨氏家藏方》卷五。

【组成】高良姜四两（好油四两，焙令紫色）

本方名鸡舌香散，但方中无鸡舌香，疑脱。

【用法】上为细末。每服一钱，入盐一捻，空心、食前沸汤点服。

【主治】脾受寒湿，时发疼痛。

拈痛丸

【来源】《杨氏家藏方》卷五。

【组成】附子（炮，去皮脐）　川乌头（大者，炮，去皮脐）　胡椒　干姜（炮）　高良姜　肉桂（去粗皮）　荜茇　当归（洗，焙）　吴茱萸（汤洗七遍，焙干，微炒）各等分

【用法】上为细末，酒煮面糊为丸，如梧桐子大。每服五十丸，炒生姜、盐汤送下，不拘时候。

【主治】沉寒积冷，心腹疼痛，胁肋膜胀，吐利自汗，甚者气奔心胸，大痛不止，痛极辄致暴绝，口噤戴目，不能语言；及伤寒阴症，手足逆冷，脐腹筑痛，吐利不止，脉息沉细。

独效散

【来源】《杨氏家藏方》卷五。

【组成】光明沥青不拘多少

【用法】上为细末。每服一钱，先以冷米醋调成膏，复用热米醋调开服，不拘时候。

【主治】冷伤心脾，疼不可忍。

胜金散

【来源】《杨氏家藏方》卷五。

【组成】当归（洗，焙）　延胡索　五灵脂（去砂石）各一两

【用法】上为细末。每服三钱，水一盏，酒三分，同煎至八分，食前温服。

【主治】腹胁胀满，心腹作痛。

除痛丸

【来源】《杨氏家藏方》卷五。

【组成】木香　乳香（别研）　沉香　藿香叶（去土）　肉桂（去粗皮）　青橘皮（去白）　枳实（麸炒，去瓤）　吴茱萸（汤洗七次）　京三棱（煨香，切）　蓬莪茂（煨香，切）各半两　黑牵牛四两（取出细末一两半，余不用）　麝香一钱半（别研）　陈橘皮（去白）半两（锉，用巴豆去壳二两，炒令紫色，去巴豆不用）

【用法】上为细末，入麝香乳香别研匀，水煮面糊为丸，如梧桐子大。每服五十丸，食后以温生姜汤送下。

【主治】中焦积寒，心腹疼痛，呕哕清水，自汗短气。

愈痛丸

【来源】《杨氏家藏方》卷五。

【组成】雷丸　石菖蒲　姜黄各一两　五灵脂（去砂石）　槟榔各半两　延胡索三钱　茴香（炒）　胡椒各二钱　蝎梢（去毒，微炒）　斑猫（麸炒黄色，去头足翅）各二十一枚　没药一分（别研）　巴豆一百粒（不去油，别研）

【用法】上为细末，入巴豆和匀，醋煮面糊为丸，如绿豆大，朱砂为衣。每服三丸，热醋汤送下；如小肠气，食后热酒调灯心灰送下。

【主治】心腹作痛，往来无定，及小肠疝气。

枳实丸

【来源】《杨氏家藏方》卷六。

【组成】枳实（麸炒黄）一两半　陈橘皮（去白）一两半　萝卜子一两（炒）　人参（去芦头）半两　木香半两

【用法】上为细末，面糊为丸，如梧桐子大。每服五十丸，食后浓煎木瓜汤送下。

【主治】脾胃积寒，气不升降，中脘痞闷，心腹作痛，发歇无常。

神仙保真丸

【来源】《杨氏家藏方》卷十。

【组成】川楝子（去核，炒）一两　蓬莪术（煨，切）半两　肉豆蔻（去核，面裹煨香）　木香半

两　槟榔三枚　当归七钱半（焙）　神曲半两（炒香）　茴香（拣选一半炒香，一半生用）半两　附子一两（炮裂，去皮脐，令取细末）　硇砂（光明不夹石者，用无灰酒一大建盏，将硇砂入酒内，于银石器内慢火熬化开，滤去滓，放冷，将附子细末再打糊）三分

【用法】上除附子、硇砂外为细末，将熬下附子、硇砂糊为丸，如梧桐子大。每服五十丸，空心、食前细嚼炒桃仁七枚，同药用温酒一盏送下，盐汤亦可；如大痛时，并进二服。

【主治】真元不足，脏气虚弱，触冒寒气，闭塞下元，心腹绞痛，自汗厥逆，及奔豚发痛，上下有声，腹急胀。

正脾丸

【来源】《普济方》卷二十引《卫生家宝》。

【组成】大草果子一个（钻七孔，入丁香七粒，用面裹，以巴豆七粒，分十四片，贴在面外，再以面裹，煨焦赤，去面与巴豆不用）

【用法】取草果子、丁香为末，枣肉为丸，如绿豆大。每服十丸，淡姜汤送下，不拘时候。

【主治】脾痛经久，诸药不效者。

快气丸

【来源】《普济方》卷二十引《卫生家宝》。

【组成】蚌粉四两　木香一钱　丁香一钱　陈皮二两　豆蔻二个

【用法】上蚌粉先以火煅一次，取出为末，用生姜自然汁浸，却焙碾前药，共为细末，炼蜜为丸，如弹子大。每服一丸，空心、食前姜盐汤送下。

【主治】脾痛。

百草霜丸

【来源】《普济方》卷二一一引《卫生家宝》。

【别名】针头丸（《普济方》卷二一一）。

【组成】百草霜半两　巴豆一分　杏仁一分

【用法】上用巴豆、杏仁二味，各于麻油灯焰上烧灰存性，同三味和匀，用蜡二钱熔开，和剂为丸，为芥子大。每服三丸，水泻，井水送下；黑痢，乌梅汤送下。

《是斋百一选方》：白痢，干姜汤送下；赤痢，甘草汤送下；如要定转，用枣汤送下。

【主治】心腹痛及白痢。

胡椒丸

【来源】《普济方》卷三十六引《十便良方》。

【组成】胡椒三十颗　麝香一钱（细研）

【用法】上捣破胡椒，入麝香，用酒一中盏，煎至半盏，稍热服。

【主治】寒气攻胃。

一服饮

【来源】《医说》卷三引《类编》。

【别名】香附散（《是斋百一选方》卷八）、立应散（《医垒元戎》）、二妙香良散（《医学入门》卷七）、姜附散（《不知医必要》卷二）、一服散（《寿世新编·杂方》）。

【组成】高良姜　香附子各等分

【用法】上为细末。每服二钱匕，空心温陈米饮送下。

《是斋百一选方》：入盐米饮调服。二味须各炒，同炒即不效。

【主治】

1.《医说》：心脾疼痛，数年不愈者。

2.《是斋百一选方》：心腹绞痛。

【验案】心脾疼痛　福唐梁绲，心脾疼痛，数年之间，不能得愈，服药无效。后得良药一服饮，服而果验。

【加减】《不知医必要》：因寒痛者，姜加倍；因气痛者，附加倍。

手拈散

【来源】《是斋百一选方》卷八。

【别名】游山方（《景岳全书》卷五十四引《良方》）、顺气手拈散（《胎产新书》卷二）、游山散（《春脚集》卷二）。

【组成】草果　玄胡索　五灵脂　没药各等分

【用法】上为细末。每服三钱，温酒调下。

本方改为丸剂，名"手拈丸"（《北京市中药成方选集》）。

【功用】《北京中药成方选集》：顺气宽胸，消胀定痛。

【主治】

1.《是斋百一选方》：脾痛。

2.《普济方》：妇人血气刺痛不可忍及诸般气痛。

3.《北京中药成方选集》：心胃疼痛，胸中膨闷；肝郁不舒，两胁胀满。

学究丸

【来源】《是斋百一选方》卷八。

【组成】片子姜黄　五灵脂　玄胡索　石菖蒲各一分　全蝎三七个（微炒）　红娘子二十七个（去翅足）　巴豆七个（去壳，不去油，别研旋和，要极匀）

【用法】上为细末，酸醋糊为丸，如梧桐子大，每服二丸，丈夫小肠气疼，茴香盐汤送下；心脾痛，茶清内点醋送下；妇人血气痛，姜醋汤送下。

【主治】丈夫心脾疼并小肠气痛，妇人脾血气痛。

橘香汤

【来源】《是斋百一选方》卷二十。

【组成】川姜七钱半（炮，刮净称，锉如面者良）　陈皮一两（汤浸，去白，焙干称）　缩砂仁七钱半（面裹煨）　胡椒七钱半（拣净）　甘草一两半（炙，刮去焦者称）　桔梗一两半（去须）　盐二两（炒干，须是无泥者，如味淡，更以意加之）

【用法】上为细末。每服一钱，沸汤点。

【功用】善解宿酲。

【主治】一切气滞，心腹刺痛，寒气痞结。

木香通气丸

【来源】《女科百问》卷上。

【组成】京三棱　蓬术各四两　芫花　木香　槟榔　大腹子各一两

【用法】上将米醋三斤同煮，令醋尽，独去芫花，炒令干，余五味切片子，焙为末，白面糊为丸，如豌豆大。每服三十丸，橘皮汤送下。以止为度。

【主治】心腹气刺疼痛。

紫金丹

【来源】《女科百问》卷上。

【组成】丁香　木香　荜澄茄　胡椒　五灵脂（西者）　肉豆蔻（煨）　干姜（炮）　附子（炮）　硫黄　水银砂子（二件如灵砂法，炒青金头角）各一两　半夏末半两

【用法】上为细末，半夏末、姜汁打糊为丸，如梧桐子大。每服七十丸，空心米饮送下。

【主治】呕吐，心腹疼。

十香丸

【来源】《魏氏家藏方》卷二。

【组成】茴香（淘去沙，炒）　乳香（别研）　沉香（微炒）　蓬莪术（炮）　木香（湿纸裹煨）　枳壳各一两（去瓤、麸炒）　肉豆蔻二两（炒）　槟榔半两　吴茱萸二分（用米醋半盏浸一宿，取出炒干，用一分）　丁香三分（不见火）

【用法】上为细末，用阿魏一钱研开，入面为糊为丸，如梧桐子大。每服三十丸，生姜汤送下，不拘时候。

【主治】一切气注刺，心腹胀痛，痰涎壅逆，不美饮食，脏腑多泄。

拈痛散

【来源】《魏氏家藏方》卷二。

【组成】五灵脂（别研）　高良姜（炒）各等分

【用法】上为细末。每服三钱，水一盏，同煎至四分，却入米醋一盏，再煎至六分，乘痛时热服。

【主治】男妇心腹痛疼不可忍者。

止痛丸

【来源】《魏氏家藏方》卷五。

【组成】高良姜一两（新瓦炒干，为末）　没药四钱（别研）

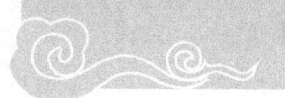

【用法】上为末。每服二钱，热酒调下；如怕辣，用浓米饮为丸，每服三十丸，白汤送下。

【主治】心脾疼，及心腹胀满，痛不可忍。

硇附丸

【来源】《魏氏家藏方》卷五。

【组成】附子半两（炮）　丁香一钱（不见火）　干姜一钱半　硇砂一钱（汤飞过）

【用法】上为细末，旋入硇砂研和，用稀面糊为丸，如梧桐子大。每服十丸，加至二十丸，生姜汤送下，不拘时候。

【主治】虚中有积，心腹肋胁胀痛。

固肠饮

【来源】《魏氏家藏方》卷七。

【组成】诃子（去核取肉，炒）　甘草（炙）　厚朴（姜制，炒）　干姜（炮）　草果（用仁）　陈皮（炒）　良姜（炒）　白茯苓　神曲（炒）　麦蘗各等分

【用法】上为末。每服二钱，小儿半钱，以水一盏，煎至七分，入盐少许，食前服；急症则用沸汤入盐调服。

【主治】心腹冷痛，不可忍，及霍乱吐泻。

神祐丸

【来源】《儒门事亲》卷十二。

【组成】甘遂（以面包，不令透水，煮百余沸，取出，用冷水浸过，去面，焙干）　大戟（醋浸煮，焙干用）　芫花（醋浸煮）各半两　黑牵牛一两　大黄一两

【用法】上为细末，滴水为丸，如小豆大。每服五七十丸，临卧温水送下。

【主治】

1.《儒门事亲》：瘴疠疟疾，昏瞀懊憹；胃脘当心而痛；足闪䯊痛，肿起热痛如火者。

2.《医碥》：肿胀。

【验案】胃脘痛　《续名医类案》：一教谕年五十一，因酒食过饱，胃脘作痛，每食后其气自两肩下及胸次，至胃口，痛不可忍，令人将手重按痛处，

移时忽响动一声，痛遂止。如是八年，肌瘦如柴，诊之六脉微数，气口稍大有力。以神祐丸一服下之，其痛如失。后以参苓白术散调理复元。

厚朴温中汤

【来源】《内外伤辨惑论》卷中。

【别名】厚朴汤（《医方类聚》卷一〇〇）。

【组成】厚朴（姜制）　橘皮（去白）各一两　甘草（炙）　草豆蔻仁　茯苓（去皮）　木香各五钱　干姜七分

《医方类聚》无草豆蔻仁、木香。

【用法】上为粗末。每服五钱匕，水二盏，加生姜三片，煎至一盏，去滓，食前温服。

【功用】《谦斋医学讲稿》：温中散寒。

【主治】

1.《内外伤辨惑论》：脾胃虚寒，心腹胀满，及秋冬客寒犯胃，时作疼痛。

2.《证治汇补》：脾胃着寒停食。

【方论】

1.《卫生宝鉴》：治脾胃虚寒，心腹胀满，及秋冬客寒犯胃，时作疼痛，或戊火已衰，不能运化，又加客寒，聚为满痛。散以辛热，佐以苦甘，以淡泄之，气温胃和，痛自止矣。《成方便读》：夫寒邪之伤人也，为无形之邪，若无有形之痰、血、食积互结，则亦不过为痞满、为呕吐，即疼痛亦不致拒按也，故以厚朴温中散满者为君；凡人之气，得寒则凝而行迟，故以木香、草蔻之芳香辛烈，入脾脏以行诸气；脾恶湿，故用干姜、陈皮以燥之，茯苓以渗之；脾欲缓，故以甘草缓之；加生姜者，取其温中散逆除呕也。以上诸药，皆入脾胃，不特可以温中，且能散表，用之贵得其宜耳。

2.《成方便读》：夫寒邪之伤人也，为无形之邪，若无有形之痰、血、食积互结，则亦不过为痞满、为呕吐，即疼痛亦不致拒按也，故以厚朴温中散满者为君；凡人之气，得寒则凝而行迟，故以木香、草蔻之芳香辛烈，入脾脏以行诸气；脾恶湿，故用干姜、陈皮以燥之，茯苓以渗之；脾欲缓，故以甘草缓之；加生姜者，取其温中散逆除呕也。以上诸药，皆入脾胃，不特可以温中，且能散表，用之贵得其宜耳。

3.《中医治法与方剂》：脾胃虚寒，湿浊凝滞，影响气机不畅而脘腹胀满。宜温中阳而化湿浊，畅气机以宽胀满。本方用厚朴为主药，温中行气，燥湿宽中；干姜助其温运脾阳，陈皮、木香、草蔻助其行气宽胀，诸药均芳香而温，有燥湿化浊作用，再佐茯苓，则除湿功效更为显著。对于因寒生湿，湿困脾阳，阻滞气机而生胀满的见证，可收温中行气；除湿宽满功效。

【验案】

1.胃痛 《四川中医》（1996，5：31）：用厚朴温中汤为基础方，畏寒肢冷，喜热喜按，舌淡脉迟者，选加附子、吴茱萸、高良姜、肉桂；泛吐清水量多，舌苔白厚腻者，加苍术、姜半夏、薏苡仁；脘腹胀满，嗳气频频者，加枳壳、乌药、甘松；病程较长，或见胃脘刺痛，固定不移，痛处拒按者，加延胡索、当归、失笑散；呕血或便血者，加仙鹤草、白及片、三七粉（分吞）；治疗寒湿胃痛120例。结果：痊愈（证候全部消失，半年至1年内不再复发，检查基本恢复正常或有好转，兼症及体征均恢复正常）26例（21.67%）；显效（主要症状消除，半年至一年内不复发，胃镜或钡餐检查及体征均有所改善）51例（42.5%）；好转（主要症状基本消除，半年至一年内虽有发作，但疼痛程度以及持续时间较前有所好转，胃镜或CT检查变化不大）32例（26.67%）；无效（胃痛反复发作）11例（9.17%）；总有效率90.83%。

2.小儿肠痉挛 《北京中医》（1998，1：36）：以本方加减：厚朴、炒白术、乌药、木香、干姜、香附、白芍、炙甘草为基本方，痛重者加延胡，腹胀加莱菔子，恶心呕吐加藿香、法半夏。治疗小儿肠痉挛56例，并设15例为对照组用颠茄、氯丙嗪治疗，结果：治疗组治愈47例，有效8例，无效1例；对照组治愈7例，有效6例，无效2例，总有效率86.67%。

草豆蔻丸

【来源】《内外伤辨惑论》卷下。

【组成】草豆蔻（面裹煨，去皮，取仁） 枳实（麸炒黄色） 白术各一两 大麦芽（面炒黄色） 半夏（汤洗七次，晒干） 黄芩（括去皮，生） 神曲（炒黄色）各五钱 干生姜 橘皮 青皮各二钱 炒盐五分

【用法】上为细末，汤浸蒸饼为丸，如绿豆大。每服五十丸，白汤送下。

【主治】秋冬伤寒冷物，胃脘当心而痛，上肢两胁，膈咽不通。

【加减】如冬月用，别作一药，不用黄芩。

【方论】岁火不及，又伤冷物，加以温剂，是其治也。然有热物伤者，从权以寒药治之，随时之宜，不可不知也。

益胃散

【来源】《内外伤辨惑论》卷下。

【别名】温胃汤（《脾胃论》卷下）、温胃散（《医部全录》卷四三八）。

【组成】陈皮 黄芪各七钱 益智仁六钱 干生姜 白豆蔻仁 泽泻 姜黄各三钱 缩砂仁 甘草 厚朴 人参各二钱

【用法】上为细末。每服三钱，水一盏，煎至七分，食前温服。

【主治】服寒药过多，或脾胃虚弱，胃脘痛。

独胜散

【来源】《普济方》卷二十引《家藏经验方》。

【组成】生姜不拘多少

【用法】和皮切作片，拌生面，令片上沾粘饱足，晒，或焙令干，称五两，加炙甘草半两，和匀，为细末。白汤调下，不拘时候。频服有效。

【主治】脾寒气滞，疼痛不堪，胸膈痞闷，呕哕恶心，不思饮食。

八仙散

【来源】《妇人大全良方》卷七。

【组成】当归 厚朴 芍药 枳壳（制） 人参各四分 甘草 茯苓各五分 肉豆蔻二分

【用法】上为末。水二升，煎取八合，空心分三服。

【主治】妇人血气，心腹绞痛。

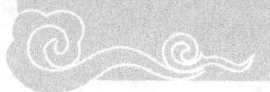

良姜汤

【来源】《经验良方》。

【组成】良姜　小茴香　桂枝　橙皮各等分

【用法】水煎，或为泡剂，或为散药。

【主治】胃虚腹痛，食难化者。

铁粉炼

【来源】《经验良方》。

【组成】铁粉

【用法】上药用麻油炼和。每服肉豆蔻大，每日数次。

【主治】胃痛，留饮呕吐。

应痛散

【来源】《医方类聚》卷九十四引《经验良方》。

【组成】荔枝核三十个　石菖蒲　吴茱萸各半两

【用法】上为末。每服二钱，男子酒调下，妇人艾醋汤调下。

【主治】心气脾痛，妇人血气痛。

乳蛎散

【来源】《医方类聚》卷九十四引《经验良方》。

【组成】乳香半两（研细）　牡蛎一两（火煅）

【用法】上为末，和匀。每服三钱，温酒或沸汤调下。

【主治】心脾疼，诸药不效。

扶脾丸

【来源】《兰室秘藏》卷上。

【组成】干生姜　肉桂各五分　干姜　藿香　红豆各一钱　白术　茯苓　橘皮　半夏　诃子皮　炙甘草　乌梅肉各二钱　大麦蘗（炒）　神曲（炒）各四钱

【用法】上为细末，荷叶裹，烧饭为丸，如梧桐子大。每服五十丸，食前白汤送下。

【主治】

1.《兰室秘藏》：脾胃虚寒，腹中痛，溏泻无度，饮食不化。

2.《全国中药成药处方集》（沈阳方）：胃脘胀痛，肠寒泄泻，消化不良，气逆打嗝，呕吐吞酸，面黄肌瘦，午后潮热，倦怠少食，精神衰弱。

麻黄豆蔻丸

【来源】《兰室秘藏》卷上。

【别名】麻黄草豆蔻丸（《证治准绳·类方》卷四）。

【组成】木香　青皮　红花　厚朴各二分　苏木三分　荜澄茄四分　升麻　半夏（汤洗）　麦蘗面　缩砂仁　黄耆　白术　陈皮（去白）　柴胡　炙甘草　吴茱萸　当归身各五分　益智仁八分　神曲末（炒）二钱　麻黄（去节）三钱　草豆蔻仁五钱

【用法】上为细末，汤浸蒸饼为丸，如梧桐子大。每服五十丸，白汤送下；或细嚼，汤下亦可。

【主治】客寒犯胃，心胃大痛不可忍。

术桂汤

【来源】《兰室秘藏》卷下。

【别名】麻黄苍术汤。

【组成】苍术二钱　麻黄　炒神曲　橘皮　白茯苓　泽泻各一钱　桂枝　半夏　草豆蔻仁各五分　黄耆三分　炙甘草二分　杏仁十个

【用法】上都作一服。水二盏，加生姜五片，煎至一盏，去滓，食前热服。

【主治】寒湿所客，身体沉重，胃脘痛，面色萎黄。

加减二陈汤

【来源】《医学发明》卷六。

【组成】丁香一两　半夏　橘红各五两　茯苓三两　炙甘草一两半

【用法】上锉。每服四钱，水一盏半，加生姜七片，乌梅一个，煎至六分，去滓热服，不拘时候。

【主治】

1.《医学发明》：痰饮为患，或呕吐恶心，或头眩心悸，或中脘不快，或发为寒热，或因食生冷，脾胃不和。

2.《景岳全书》：吞酸，胃脘痛，呃逆。

【加减】痞疾，加草豆蔻一两半（面裹烧熟用）。

四磨汤

【来源】《济生方》卷二。

【别名】四磨饮（《证治要诀类方》卷二）。

【组成】人参　槟榔　沉香　天台乌药

【用法】上各浓磨水，和作七分盏，煎三五沸，放温服。或下养正丹尤佳。

【功用】

　　1.《中医方剂学讲义》：破滞降逆，兼以扶正。

　　2.《医方发挥》：顺气降逆，宽中补虚。

【主治】

　　1.《济生方》；七情伤感，上气喘息，妨闷不食。

　　2.《普济方》：七情郁滞，痰气上壅，喘急声促。

　　3.《杏苑生春》：水肿。

　　4.《张氏医通》：一切气塞，痞闷不舒，不时暴发。

【验案】胃脘痛　《新中医》（1983，7：11）：许某，男，39岁，教师。罹患胃脘疼痛反复发作已三年之久。自感胃部胀痛满闷，按之则舒，攻冲季胁，嗳气频作，纳呆，舌质正常，苔薄白，脉沉弦。经钡餐造影诊断为浅表性胃炎，证属肝疏失调，横犯中州之木侮土。拟降逆解郁，益举中气，处方：乌药、沉香（另冲）、炒槟榔、党参、枳壳各10克，炒赤芍、软柴胡各6克，四剂，水煎日服二次。服药后痛胀略减，冲气已平，嗳气仍作，继以原方减槟榔、柴胡消导升疏之品，加半夏降逆醒脾。连进四剂，诸证均减。原方改散剂续进两料善后，未再复发。

加味七气汤

【来源】《济生方》卷二。

【加减】加味四七汤（《观聚方要补》卷五）。

【组成】半夏（汤泡七次）三两　桂心（不见火）玄胡索（炒去皮）各一两　人参　甘草（炙）各半两　乳香三钱

【用法】上锉。每服四钱，水一盏半，加生姜七片，大枣一枚，煎至七分，去滓，食前温服。

【主治】喜、怒、忧、思、悲、恐、惊七气为病，发则心腹刺痛不可忍，时发时止，发则欲死；或外感风寒湿气作痛。

【加减】妇人血痛，加当归。

烧脾散

【来源】《医方大成》卷三引《济生方》。

【组成】干姜（炮）　厚朴（姜炒）　草果仁　缩砂仁　神曲（炒）　麦芽（炒）　陈皮　高良姜　甘草（炙）各等分

【用法】上为末。每服三钱，热盐汤点服，不拘时候。

【主治】

　　1.《医方大成》引《济生方》：饮啖生冷果菜，停留中焦，心脾冷痛。

　　2.《奇效良方》：老人霍乱吐泻。

愈痛散

【来源】《医方类聚》卷九十三引《济生方》。

【组成】五灵脂（去砂石）　玄胡索（炒，去皮）　蓬莪术（煅，锉）　良姜（锉，炒）　当归（去芦，洗）各等分

　　《丹台玉案》有甘草。

【用法】上为细末。每服二钱，热醋汤调下，不拘时候。

【主治】急心痛，胃痛。

归气汤

【来源】《永类钤方》卷十二引《简易方》。

【别名】归气散（《医方类聚》卷八十八）。

【组成】沉香　木香　丁香　白姜（炮）　川楝子肉（炒）　肉桂　净陈皮　当归　甘草（炙）　附子二个（六钱者，炮）　砂仁　益智仁（炒）　胡芦巴（炒）　白术　舶上茴香（炒）　肉豆蔻（煨）各一两

【用法】上锉。每服二钱，水一盏，加紫苏三叶，木瓜四片，盐少许，煎服。

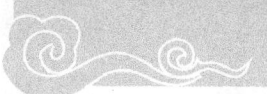

【主治】气不升降，胸膈痞满，心腹刺痛，不进饮食。

二物汤

【来源】《仁斋直指方论》卷六。
【组成】鸡心大槟榔　良姜各等分
【用法】上锉细。每服三钱，陈米百粒煎服。
【主治】脾痛。

生姜枳壳汤

【来源】《仁斋直指方论》卷六。
【组成】辣桂一两　生姜母一两半　枳壳（制）三分
【用法】上为粗末。每服三钱，新水煎服。
【主治】中脘气滞，心下引痛。

良姜拈痛散

【来源】《仁斋直指方论》卷六。
【组成】良姜（切作大片，先用吴茱萸慢火炒少顷，次用东畔当日壁土，须无雨处者，同炒，次以米醋、酒同炒，至茱萸黑。）
【用法】上只用良姜为末。每服一钱，空心温米饮送下。
【主治】脾疼。

灵脂酒

【来源】《仁斋直指方论》卷六。
【组成】川五灵脂（去砂石，略炒）
【用法】上为末。每服二钱，温酒调下。加延胡索、没药尤妙。
【主治】心腹卒痛。

宫方七香丸

【来源】《仁斋直指方论》卷六。
【组成】木香　丁香　檀香　甘松（净）　丁皮　橘红　缩砂仁　白豆蔻仁　三棱（醋炙）　蓬术（醋煮，焙干）各半钱　大香附（炒去毛）二两半

【用法】上为末，研米糊为丸，如绿豆大。每服三四十丸，姜汤送下。
【功用】消食快膈，和胃止痛。
【主治】胃痛。

姜桂饮

【来源】《仁斋直指方论》卷六。
【组成】良姜　辣桂各等分
【用法】上为末。每服二钱，米汤乘热调下。
【主治】心腹刺痛。

玄胡散

【来源】《女科万金方》。
【组成】当归　川芎　赤芍　熟地　桃仁　枳壳　木香　官桂　玄胡
【用法】生姜二片为引，水煎，食前服。
【主治】胎前、产后血气攻心腹痛。

金银散

【来源】《类编朱氏集验方》卷三。
【组成】蚌粉（炒）一两
【用法】入姜黄末半钱，水调拌蚌粉合湿，铫内再炒令干。每服二钱，盐少许，姜汁少许，热汤调下。
【主治】心腹气痛，胀急上筑，不可屈伸。

姜附丸

【来源】《类编朱氏集验方》卷三。
【组成】香附子一斤（大者，去毛皮，泔浸三宿，春夏一宿，滤出水，净洗，入银石器内用井水煮，上有二寸分水方可，入大蒜二十枚，去皮铺在上，慢火煮，候蒜烂，以竹箸搅，以蒜汁干为度，滤出焙干用）　神曲（炒黄）四两　干姜（生）四两　荜茇　丁皮　胡椒　缩砂仁各二两
【用法】上为末，泡蒸饼为丸，如梧桐子大。每服五十丸，任意汤使下，不以时候。
【主治】脾胃气弱，饮食少，或心腹疼痛，或饮食难于克化。

木香神效散

【来源】《类编朱氏集验方》卷四。

【组成】南木香　青皮　陈皮　麦蘖（炒）　大枳壳（炒）　京三棱　蓬莪术　神曲（炒）　甘草（炙）各二钱半　北白芍药　川白芷　肉桂（去皮）　元胡索　破故纸各二钱半　荜澄茄　丁香各一钱

【用法】上锉。每服三钱，水一盏半，加生姜三片，枣子一枚，煎至七分，临熟加盐一捻，再煎二沸，空心服。

【主治】远年近日一切脾病。

【宜忌】忌面食、豆腐、一切生冷。

【验案】脾病　乡里萧国贤云：自感脾病以来，遇食冷物或天气寒冷便发，发则胸间一点痛起，或引入背膂，痛不可忍，服之遂绝根源。屡用屡效，难以具述。

通膈散

【来源】《类编朱氏集验方》卷十。

【组成】蓬莪术　延胡索　北芍药　当归　川芎　甘草　丹皮各等分

【用法】上为细末。每服二钱，姜、酒调服。

【主治】妇人心腹刺痛，寒热往来。

益智调中汤

【来源】《东垣试效方》卷二。

【组成】白豆蔻三分　益智仁三分　缩砂仁　甘草各二分　姜黄三分　厚朴三分　陈皮七分　泽泻三分　黄耆七分　干姜三分　人参二分

【用法】上为末。都作一服，水一盏半，煎至一盏，去滓，食前温服。

【主治】因服寒药过多，致脾胃虚弱胃脘痛。

【宜忌】忌生冷硬物果木之类及麸粉麯食，须忌常远，免致后患。

化铁丹

【来源】《御药院方》卷四。

【组成】乌梅八个（不去核）　巴豆一十六个（不去皮油）　胡椒四十八个　青皮（不去白）　陈皮（不去白）各半两

【用法】上为细末，醋面糊为丸，如绿豆大。每服五七丸，食后温生姜水送下。又增加荜澄茄半两、丁香二钱半，服之更快。

【主治】

1.《御药院方》：远年近日沉积及内伤冷物，心腹疼痛。

2.《袖珍方》：食积肚硬，身热渴泻，脾胃不和，宿滞不化。

沉香降气散

【来源】《御药院方》卷四。

【别名】沉香降气汤（《医方大成》卷四）。

【组成】沉香　木香　丁香　藿香叶　人参（去芦头）　甘草（炮）　白术各一两　白檀二两　肉豆蔻　缩砂仁　桂花　槟榔　陈橘皮（去白）　青皮（去白）　白豆蔻　白茯苓（去皮）各半两　川姜（炮）　枳实（炒）各二两

【用法】上为细末，每服二钱，加盐少许，水一大盏，同煎至七分，和滓温服，每日三次，不拘时候。

【主治】三焦痞滞，气不宣畅，心腹疼痛，呕吐痰沫，胁肋膨胀，噫气不通，哕逆醋臭，胃中虚冷，肠鸣绞痛，宿食不消除，反胃吐食不止，及五膈五噎，心胸满闷，全不思食。

绫锦养脾丸

【来源】《御药院方》卷四。

【组成】木香　丁香　沉香　红豆　大椒　官桂（去粗皮）　附子（炮裂，去皮脐）各一钱一字　肉豆蔻　白豆蔻（去皮）　荜澄茄　川姜（炮裂）　荜茇　甘草（锉，炙黄）　人参（去芦头）　白茯苓（去皮）　白术　陈皮（去白）　神曲（打碎，微炒）　麦蘖（炒黄）　缩砂仁　诃子肉各二钱半　良姜（锉，炒）　厚朴（去粗皮，生姜制）　破故纸（微炒）各六钱一字

【用法】上为细末，炼蜜为丸，每两作六丸。此药虽有三五味辛热药，炼蜜合和，成约四两半药，并炼净熟蜜约四两半，计九两分作五十四丸，每

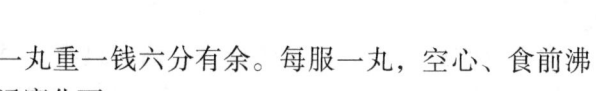

一丸重一钱六分有余。每服一丸，空心、食前沸汤磨化下。

【功用】大补脾胃，极进饮食，调顺三焦，保养荣卫。

【主治】《普济方》：脾肾俱虚，冷气攻刺心胸腹胁，小肚疼痛，呕逆痰水，口苦，噫气搬酸，及膀胱冷气奔冲，腰背脐腹绞痛，手足微冷，小便频数。又治卒暴心疼，霍乱吐逆。妇人血气癥瘕，心腹刺痛。

救生丹

【来源】《御药院方》卷六。

【组成】荆三棱三两　广茂二两　干漆二两半（炒烟尽）　朱砂二两　川茴香一两　破故纸一两（炒）　胡芦巴半两（炒）　川苦楝半两　巴戟半两　红豆半两　缩砂仁半两　海蛤　当归　半夏（汤洗七次）　硇砂　没药　马蔺花（炒）　芫花（醋炒黄色）各半两　水蛭一钱（炒烟尽）　红花一钱　附子一两半（炮制，去皮脐）　红娘子二钱（粳米同炒，粳米黄色去粳米不用）　蛤蚧一个（酥炙）

【用法】上为细末，醋面糊为丸，如梧桐子大。每服三五丸，空心、食前温酒送下。

【功用】消积聚，补丹田。

【主治】男子、妇人小肠元气上攻，心腹痛，并男囊偏肿痛。

吴茱萸丸

【来源】《御药院方》卷七。

【组成】吴茱萸（洗七次，焙干）半两　良姜（锉碎）五两　干姜（炮）五两

【用法】上为细末，醋打面糊为丸，如梧桐子大。每服五十丸，空心、食前清粥饮送下。

【主治】一切积冷，脾胃不和，心腹疼痛，呕吐泄泻，腹内绞痛。

二香散

【来源】《医方类聚》卷一〇二引《吴氏集验方》。

【组成】赤芍药半两　姜黄一分　木香二钱　丁香四十九粒（杯干）

【用法】上为粗末。每服三钱，水一盏半，煎一盏，去滓，发时热服。

【主治】心脾痛。

【宜忌】忌生冷。

圣红丸

【来源】《医方类聚》卷一一三引《施圆端效方》。

【组成】巴豆二十五个（和皮生用）　杏仁七十五个（生用）　铅丹一两半　白面四两

【用法】上药先以前二味研烂，次下丹、面，研匀，滴水为丸，如大豆大。每服三四丸，食后以新水送下。

【主治】酒食过伤，心腹痛疼，痞闷不消。

顺气散

【来源】《医方类聚》卷八十八引《施圆端效方》。

【组成】白芍药（炒）　甘草（炒）　厚朴　干姜（二味同捣，炒焦）各二两　桔梗四两

【用法】上为细末。每服二钱，食前浓煎生姜汤调下。

【功用】和脾胃，顺气止嗽，补虚。

【主治】心腹痛。

温中丸

【来源】《医方类聚》卷一五三引《施圆端效方》。

【组成】山药二两　干姜（炮）　甘草（炒）各一两

【用法】上为细末，炼蜜为丸，如小弹子大。每服一丸，食前白汤化服。

【功用】温中和胃，补脾肾气虚。

【主治】心腹疼痛。

温胃散

【来源】《医方类聚》卷一五七引《施圆端效方》。

【组成】橘皮二两　桂一两　干姜（炮）半两

【用法】上为细末。每服一钱，空心姜、枣汤调下。

【功用】温脾和气，止痛除哕。

【主治】脾胃痼冷，疼痛呕哕。

扶阳助胃汤

【来源】《卫生宝鉴》卷十三。

【别名】扶阳益胃汤（《金匮翼》卷六）。

【组成】干姜（炮）一钱半　拣参　草豆蔻仁　甘草（炙）官桂　白芍药各一钱　陈皮　白术　吴茱萸各五分　黑附子（炮，去皮）二钱　益智仁五分

【用法】上锉，作一服。水三盏，加生姜三片，大枣两个，煎至一盏，去滓，食前温服。

【主治】客寒犯胃，胃脘当心而痛。

【方论】

1.《卫生宝鉴》：《内经》曰，寒淫于内，治以辛热，佐以苦温。附子、干姜大辛热，温中散寒，故以为君；草豆蔻仁、益智仁辛甘大热，治客寒犯胃为佐；脾不足者以甘补之，炙甘草甘温，白术、橘皮苦温，补脾养气；水挟木势，亦来侮土，故作急痛，桂辛热以退寒水，芍药味酸以泻木克土，吴茱萸苦热，泄厥气上逆于胸中，以为使也。

2.《医方考》：附子、干姜、官桂、吴茱萸、草豆蔻、益智仁，辛热之品也，用之所以扶阳；邪之所凑，其气必虚，故用人参、白术、甘草甘温之品以助胃；用芍药者，取其味酸，能泻土中之木；用陈皮者，取其辛香，能利腹中之气。

【验案】胃脘痛　两浙江淮都漕运使催君长男去卿，年二十有五，体本丰肥，奉养膏粱，时有热证。友人劝食寒凉物，及服寒凉药，于至元庚辰秋，病疟久不除，医以砒霜等物治之，新汲水送下，禁食热物，疟病不除，反添吐泻，脾胃复伤，中气愈虚，腹痛肠鸣，时复胃脘当心而痛，不任其苦。屡易医药，未尝有效，至冬还家，百般治疗而不愈，延至四月间，因劳役烦恼过度，前证大作，请予治之，具说其由。诊得脉弦细而微，手足稍冷，面色青黄而不泽，情思不乐，恶人烦冗，饮食减少，微饱则心下痞闷，呕吐酸水，发作疼痛，冷汗时出，气促闷乱不安，须人额相抵而坐，少时易之。予思《内经》云，中气不足，溲便为之变，肠为之苦鸣。下气不足，则为痿厥心冤。又曰，寒气客于肠胃之间，则卒然而痛，得炅则已。炅者，热也，非甘辛大热之剂，则不

能愈，遂制此方。三服大势皆去，痛减过半。至秋先灸中脘三七壮，以助胃气；次灸气海百余壮，生发元气，滋荣百脉。以还少丹服之，则喜饮食，添肌肉，润皮肤。明年春，灸三里二七壮，乃胃之合穴也，亦助胃气，又引气下行。春以芳香助脾，复以育气汤加白檀香平治之。戒以惩忿窒欲，慎言语，节饮食，一年而平复。

缩砂饮

【来源】《活幼心书》卷下。

【组成】沉香一两　缩砂仁二两　乌药二两　净香附四两　甘草（炙）一两二钱

【用法】除沉香不过火，余四味锉，焙，仍同沉香研为细末。每服一钱，用温盐汤调下，或空心烧盐汤调下亦好，及紫苏枣汤尤妙。

【功用】和胃气，消宿食，理腹痛，快膈调脾。

【主治】心腹痛。

橘皮半夏汤

【来源】《云岐子脉诀》。

【组成】陈皮（去白）三两　半夏（制）枳壳（炒，去瓤）各一两　白术　茯苓　桂各半两

【用法】上锉。每服一两，加生姜七片，水煎，食前服。

【主治】胃中寒痛，脉缓沉。

藁本汤

【来源】《云岐子保命集》卷中。

【别名】藁苍汤（《医学入门》卷七）。

【组成】藁本半两　苍术一两

【用法】上为粗末。每服一两，水二盏，煎至一盏，温服。服煮黄丸得利后，以本方去其余邪。

【主治】大实心痛，大便已利。

附子茴香散

【来源】《医方大成》卷七引《澹寮方》。

【组成】肉豆蔻（煨）茴香（炒）白术（炒）木香　人参　白茯苓　干姜（炮）各一两　附子一枚

（大者，炮，去皮脐） 丁香 甘草（炙）各半两

【用法】上锉。每服三钱，水一盏，加盐少许，煎七分，空心服。

【主治】

1.《仁斋直指方论》引《澹寮方》：气虚积冷，心腹绞痛。

2.《景岳全书》：泄泻食少。

胡椒丸

【来源】《普济方》卷二十引《医方大成》。

【别名】浮椒丸（《世医得效方》卷四）。

【组成】陈茱萸二两 胡椒 蚌粉（炒赤色）各一两

【用法】上为末，醋糊为丸，如梧桐子大。每服二十丸，用温酒或盐汤下，遇发时服。甚者不过二三服即效。

【主治】脾疼不可忍，及冷气痛。

五味六两丸

【来源】《医方类聚》卷八十九引《经验秘方》。

【组成】两头尖二两（炮） 天麻一两 五灵脂一两（去砂） 何首乌 白蒺藜（炒）各一两

【用法】上为细末，醋糊为丸。每服二三十丸，空心温酒送下。忌热物片时。

【主治】寒湿心气疼痛。

备急丸

【来源】《医方类聚》卷一三六引《经验秘方》。

【组成】大黄一两 巴豆十个（去壳，另研） 干白姜一两（二味净，去皮及石灰，为细末）

【用法】上为细末，面糊为丸，如梧桐子大。每服三丸，温酒送下。

【主治】心腹痛，大便结，心腹百病，气虚不散。

没药延胡散

【来源】《瑞竹堂经验方》卷二。

【组成】延胡索 海带各五钱 没药四钱 良姜三钱

【用法】上为细末。每服三钱，以温酒调下。不拘时候。

【主治】男人妇人急心气腹痛。

良姜粥

【来源】《饮膳正要》卷二。

【组成】高良姜半两（为末） 粳米三合

【用法】水三大碗，煎高良姜至二碗，去滓，下米，煮粥食之。

【主治】心腹冷痛，积聚停饮。

剪红丸

【来源】《永类钤方》卷四。

【别名】秦川剪红丸（《奇效良方》卷十六）。

【组成】雄黄半两 木香半两 槟榔 三棱 莪术（煨） 陈皮 贯众（去毛）各一两 大黄（春）二两（秋、冬、夏）一两 干漆一两（炒烟起）

【用法】上为末，糊为丸。每服五十丸。吐出瘀血及虫而愈。

【主治】

1.《永类钤方》：膈气变翻胃。

2.《杂病源流犀烛》：胃痛有因诸虫者。

沉香四磨汤

【来源】《观聚方要补》卷三引《家宝》。

【别名】四磨汤（《世医得效方》卷六）。

【组成】沉香 木香 槟榔 乌药

【用法】浓磨水煎服。

【主治】冷气攻冲，心腹疠痛。

加味青木香丸

【来源】《世医得效方》卷四。

【组成】青木香丸三百粒 白丁香十粒 小酒曲二钱

【用法】上为末，入巴豆三粒，更研和令匀，蒸饼为丸，如绿豆大。每服二十丸，渐加至三十丸，生姜、橘皮汤送下。宿滞既去，其疾自安。又用小酒曲、木香二件为末，盐汤调服，口有酒香是效。

【主治】糍糕伤脾，噫醋不食，心腹作痛。

神效散

【来源】《世医得效方》卷四。

【组成】南木香　青皮　陈皮　麦蘖（炒）　大枳壳（炮）　京三棱　蓬莪术　神曲（炒）　甘草（炙）各二钱半　北白芍药　川白芷　肉桂（去皮）　玄胡索　破故纸各二钱半　荜澄茄　丁香各一钱

【用法】上锉散。每服三钱，水一盏半，加生姜三片，枣子一个，煎至七分，空心服；临睡加盐一捻，再煎两沸服。

【主治】远年近日一切脾疼，遇食冷物，或天气寒，阴冷便作，胸间一点痛起，或引入背膂，痛不可忍。

【宜忌】忌面食、豆腐、一切生冷。

仓卒散

【来源】方出《丹溪心法》卷四，名见《古今医鉴》卷十。

【组成】山栀子（炒黑）十五枚

【用法】浓煎汤一呷，入生姜汁令辣，再煎小沸。

【主治】胃脘痛。

【加减】入川芎一钱尤妙。

白螺壳丸

【来源】方出《丹溪心法》卷四，名见《医学正传》卷四。

【组成】螺蛳壳（墙上年久者，烧）　滑石（炒）　苍术　山栀　香附　南星各二两　枳壳　青皮　木香　半夏　砂仁各半两

　　《医学正传》有莪术一两；《证治准绳·类方》有桃仁。

【用法】上为末，生姜汁浸蒸饼为丸，如绿豆大。每服三四十丸，生姜汤送下。春加川芎，夏加黄连，秋、冬加吴茱萸半两。有痰者，用明矾熔开，就丸如鸡头子大。每服一丸，热姜汤送下。

【主治】痰积胃脘作痛。

玄桂丸

【来源】方出《丹溪心法》卷四，名见《仁斋直指方论·附遗》卷六。

【别名】玄胡索丸（《医学入门》卷七）。

【组成】玄胡一两半　桂　滑石　红花　红曲各五钱　桃仁三十个

【用法】上为末，汤浸蒸饼为丸服。

　　《仁斋直指方论·附遗》本方用法：为细末，汤浸蒸饼为丸，如绿豆大。每服四十丸，姜汤送下。

【主治】死血留胃脘作痛者。

当归流气饮

【来源】《医学启蒙》卷四。

【组成】陈皮七钱　半夏　茯苓　甘草　槟榔　紫苏　川芎　防风　枳壳　乌药　桔梗　青皮　枳实各五钱　木香二钱五分　香附子五钱

　　本方名当归流气饮，但方中无当归，疑脱。

【用法】每服五钱，水煎服。

【主治】胃脘痛。

秘　丹

【来源】《脉因证治》卷上。

【组成】承气汤加栀子　韭汁　桔梗　麻黄

【主治】死血留于胃口作痛。

沉香消痞丸

【来源】《医方类聚》卷一一三引《医林方》。

【组成】木香半两　白术二两　荆三棱　广术各二两　陈皮一两半　槟榔一两　大黄二两（纸裹，烧）　牵牛（头末）五两

　　本方名沉香消痞丸，但方中无沉香，疑脱。

【用法】上为细末，水面糊为丸，如梧桐子大。每服三五十丸，食后以温水送下。

【功用】宽中顺气，消积化痰。

【主治】心腹疼痛，两胁注闷胀满，不思饮食。

五香散

【来源】《普济方》卷一八一引《医学切问》。

【组成】香附子　乌药　陈皮各一两　羌活二钱　莪术半两

【用法】上为细末。每服二钱，空心热酒调下。

【主治】男子、妇人一切气，心腹满痛，牵引腰背。

破气汤

【来源】《医方类聚》卷二一八引《居家必用》。

【组成】乌药　香附子各一两　紫苏叶　橘红　檀香　片子姜黄　缩砂仁　甘草各半两

【用法】上为粗末。每服半两，生姜三片，葱白二枚，水二盏，煎至一大盏，滤去滓，入磨化沉香汁、木香汁各一呷服之。

【主治】妇人气上逆作痛，胸膈满闷。

秘传茴香汤

【来源】《普济方》卷二四九引《德生堂方》。

【组成】苍术一斤半　甘草（炙）十二两　茴香（炒）一斤半　干姜十二两　盐七两（后和药再碾）

【用法】上为末。每服一匙，沸汤调服，不拘时候，早晨常服。

【主治】男子小肠心腹痛，下元久冷；妇人血气刺痛；小儿脾疳泄泻。

宽中丸

【来源】《医学纲目》卷十六引丹溪方。

【组成】枳壳

【用法】上为末，酒糊为丸。

【主治】诸般气痛。

益中丹

【来源】《普济方》卷一三九。

【组成】高良姜　干姜各二两　半夏　橘皮各四两

【用法】上药治下筛，炼蜜为丸，如梧桐子大。每服三十丸，白饮送下。

【主治】太阴病，食则吐，胃中痛，腹胀时噫者。

和中丸

【来源】《普济方》卷一六八。

【组成】木香　沉香　白豆蔻　砂仁　槟榔　枳实（去瓤）　蓬术（去皮）　当归（酒浸）　木通（去皮）　黄芩（去腐）　黄连各一两　大黄四两　郁李仁（去皮）一两　猪牙皂角半两

【用法】上为末，滴水为丸，如梧桐子大。每服一丸，食后茶清送下。

【功用】治脾气，益肾水，消肠胃中积滞，调三焦气，开胸膈痞满，润大便，清小便，进美饮食。

【主治】心腹闷痛，筋脉拘急，肢体闷倦。

三棱汤

【来源】《普济方》卷一六九。

【组成】荆三棱四两　蓬莪术四两（二味先洗过，水五升，煮半日，取出切片子，焙干）　益智仁二两　青皮半两（汤浸，去瓤，焙干）　甘草二两（炙）　陈皮（汤浸，去白瓤，焙干）半两

【用法】上为末。每服三钱，入盐点服；或用水一盏，加生姜三片，大枣一个，煎至七分服。

【功用】和脾胃，消积滞，快膈化痰进食。

【主治】脾胃积滞，心腹暴疼。

丁沉香丸

【来源】《普济方》卷一八一引《鲍氏方》。

【组成】丁香　沉香　木香　青皮　肉豆蔻　胡椒　荜茇　槟榔一分　乳香半两　麝香一钱
方中荜茇以上诸药用量原缺。

【用法】上为细末，研匀，醋糊为丸，如粟米大，朱砂为衣。每服十五丸，美酒送下。心疼，醋汤送下；气血痛，烧绵灰，酒送下。

【主治】诸气攻心腹痛，及妇人气。

木香分气饮

【来源】《普济方》卷一八二。

【组成】乌药二两　木香（不见火）半两　甘草半两　陈皮一两（洗净）　香附子二两（去毛土，净一两半）　枳壳一两（去瓤半两）　缩砂一两（去皮）

【用法】上咬咀。每服四钱，水一盏半，煎至八分，去滓服。

【功用】调中快气，升降阴阳。

【主治】心腹刺痛。

谷神厚朴丸

【来源】《普济方》卷二二〇。

【组成】厚朴（去皮，生姜汁炙）　枳壳（去瓤，麸炒）　茴香子（炒香）　肉豆蔻（去壳）　桂（去粗皮）　白术各一两　丁香　毕澄茄各半两

【用法】上为细末，酒煮面糊为丸，如梧桐子大。每服十丸至二十丸，空心温酒或盐汤送下。

【功用】调顺阴阳，安和脏腑，散风冷外邪，补丹田正气。

【主治】真元虚弱，风寒冷气入于肠间，使心腹暴痛，背脊酸痛，肠鸣泄泻，心虚嗜卧，妇人久冷。

参香丸

【来源】《普济方》卷三六一。

【组成】乳香　木香　石菖蒲　人参　良姜（炒）各等分

【用法】上为末，酒糊为丸，如小豆大。一岁五丸，米汤送下。

【主治】小儿心腹痛，并肠冷，便青，腹急痛。

三棱散

【来源】《普济方》卷三九〇。

【组成】益智（炒，去壳）　三棱　莪术　青皮（炒）　香附子　青木香　砂仁各半两　甘草二钱半

【用法】上锉。加生姜，水煎服。次与保童丸之类，微利取效也。

【主治】小儿心腹痛。

理中汤

【来源】《普济方》卷四〇四。

【组成】人参（去芦）　白术　白姜（炮）　甘草（炙）各等分

【用法】上锉，加生姜、大枣，水煎服。

【主治】

　　1.《普济方》：疱疹吐利。

　　2.《古今医鉴》：五脏中寒，唇青身冷，口噤失音。脾胃虚冷，中寒泄泻，四肢厥冷。

　　3.《寿世保元》：胃脘停痰，冷气刺痛；脏毒下寒，泄痢腹胀，大便或黄或白，或毒黑，或有清谷。

【加减】重者，加炮附子。

木香当归散

【来源】方出《袖珍方》卷二，名见《医方类聚》卷一〇二。

【组成】川芎　当归　人参　官桂　三棱（炮）　蓬莪术（炮）　青皮（炒）　神曲（炒）　厚朴　麦蘖　干姜　小茴香（炒）　木香　陈皮　甘草　枳壳（炒）各等分

【用法】上锉。每服八钱，水二盏，加生姜三片，枣子一枚，葱白三茎，煎至一盏，去滓，食前温服。

【功用】和脾暖胃，补虚益气。

【主治】心腹疼痛，胸膈虚痞，肠鸣腹胀，口苦吐酸，身体倦怠，饮食减少，痰逆恶心，时发呕吐，大便不调，或即泄泻。

【加减】大便闭倍枳壳，加槟榔一两（炒），去干姜。

五京丸

【来源】《医方类聚》卷九十四引《御医撮要》。

【组成】干姜　吴茱萸　白头翁　白附子　牡蛎　当归　芍药　黄芩　椒子　狼牙各三分

【用法】上为末，炼蜜为丸，如梧桐子大。每服三十丸，粥送下。

【主治】心腹痛。

玄胡散

【来源】《奇效良方》卷二十六。

【别名】玄椒散（《仙拈集》卷二）。

【组成】玄胡索（炒） 胡椒各等分

【用法】上为细末。每服二钱，食前用温酒调服。

【主治】冷气心痛，及疝气，心腹绞痛。

暖胃散

【来源】《奇效良方》卷二十六。

【组成】苍术四两

【用法】用黄泥和浆水煮令透，洗净焙干，碾为细末。每服二钱，空心米饮调下；或酒煮面糊和丸，如梧桐子大，每服五十丸，米汤送下。

【主治】心脾疼不可忍。

加减润肠丸

【来源】《松崖医径》卷下。

【组成】大黄（倍加） 黄芩 麻黄 郁李仁 杏仁（去皮） 厚朴 枳壳 陈皮（去白） 当归梢 莱菔子各等分

【用法】上为末，炼蜜为丸，如梧桐子大。每服百丸，食前滚白水送下。

【功用】润血燥热，通大便。

【主治】伤食心腹痛。

秘传加味枳术丸

【来源】《松崖医径》卷下。

【别名】加味枳术丸（《医学正传》卷四）。

【组成】白术三两 枳实（麦麸炒） 苍术（米泔水浸二宿） 猪苓（去皮） 麦蘖面（炒） 神曲（炒） 半夏（汤泡透）各一两 泽泻（去毛） 赤茯苓（去皮） 川芎 黄连（陈壁土炒，去土） 白螺蛳壳（煅）各七分 草豆蔻 砂仁（炒） 黄芩（陈壁土炒，去土） 青皮（去白） 萝菔子（炒） 干生姜各五钱 陈皮（去白） 香附子（童便浸） 瓜蒌仁 厚朴（姜汁制，炒） 槟榔各三钱 木香 甘草各二钱

【用法】上为细末，用青荷叶泡汤浸晚粳米捣粉作糊为丸，如梧桐子大。每服七十至一百丸，清米饮汤送下。

【主治】清痰、食积、酒积、茶积、肉积在胃脘，当心而痛，及痞满恶心，嘈杂呕吐。

【加减】久病挟虚，加人参、白扁豆、石莲肉各五钱；吞酸，加吴茱萸汤泡，寒月五钱，热月二钱五分；时常口吐清水，加炒滑石一两，牡蛎粉五钱。

秘传加减调中汤

【来源】《松崖医径》卷下。

【组成】苍术 厚朴 陈皮 甘草 枳实 枳梗 白茯苓 草豆蔻（建宁者佳）

【用法】上细切。用水二盏，加生姜三片，煎一盏，去滓，再入木香磨姜汁服。

【主治】忧郁内伤，邪气外感，结聚痰饮，停于脾胃，溢于包络所致心痛（即胃脘痛）。

【加减】寒痛，脉无力，加干姜、肉桂；热痛，脉有力，加生姜汁炒黄连、黄芩、山栀；食积痛，加炒砂仁、草果、山栀；痰饮作痛，加半夏曲、瓜蒌仁；日轻夜重，加当归尾、桃仁、红花、玄胡索。

秘传灵脂遏痛汤

【来源】《松崖医径》卷下。

【组成】当归（酒洗） 赤芍药 五灵脂（醋炒） 香附子（醋炒） 木香 艾叶（醋炒） 陈皮（去白） 半夏（香油炒） 枳壳 厚朴 苏梗 木通

【用法】上细切。用水二盏，加生姜三片，煎至一盏，去滓服。

【主治】妇人血刺痛。

三味曲末丸

【来源】《明医杂著》卷六。

【组成】神曲（炒）三两 苍术（泔浸三宿，洗净日干，炒）一两半 陈皮一两

【用法】上为末，生姜汁煮神曲糊为丸。生姜汤送下。

【主治】中脘宿食流饮，酸蜇心痛，口吐清水。

加味二陈汤

【来源】《医学正传》卷三引丹溪方。

【组成】陈皮（去白）一钱　半夏一钱五分（炮）　茯苓一钱　甘草（炙）三分　栀子（炒）一钱　黄连（姜汁拌炒）一钱五分　川芎一钱　白术一钱　干姜（炒）五分　苍术一钱　香附一钱　牡荆子（炒另研）一钱半

【用法】上切细，作一服。水二盏，加生姜三片，煎至一盏，稍热服。

【主治】胃中有伏火，膈上有稠痰，时常胃口作痛，及恶心吐清水不快。

【加减】如胃口疼甚，加生姜自然汁一合；挟虚者，加人参一钱。

黄连六一汤

【来源】《医学正传》卷三引朱丹溪方。

【别名】黄连六一散（《济阳纲目》卷七十二）。

【组成】黄连六钱　甘草（炙）一钱

【用法】上细切，作一服。水一大盏，煎至七分，去滓温服。

【主治】因多食煎煿烧饼热面之类，以致胃脘当心而痛，或呕吐不已，渐成反胃。

连附六一汤

【来源】《医学正传》卷四引丹溪方。

【组成】黄连六钱　附子（炮，去皮脐）一钱

【用法】上细切，作一服。加生姜三片，大枣一个，水一盏半，煎至一盏，去滓稍热服。

　　本方改为丸剂，名"连附六一丸"（《古今名方》）。

【功用】《古今名方》：泻肝火，止胃痛。

【主治】

　　1.《医学正传》引丹溪方：胃脘痛甚，诸药不效者。

　　2.《古今名方》：肝火旺盛所引起的胃脘剧痛，呕吐酸水等。近代用于慢性胃炎，胃酸过多等症。

化滞煎

【来源】《医学集成》卷三。

【组成】槟榔　大黄　枳实　厚朴　广香　甘草

【主治】胃痛，胀满拒按，为实痛。

化瘀丹

【来源】《医学集成》卷三。

【组成】归尾　赤芍　香附　元胡　苏木　红花　酒军　泽兰　甜酒

【主治】胃痛，痛不移处，为死血。

秘箓丹

【来源】《医学集成》卷三。

【组成】当归　白芍　苍术　肉桂　良姜

【主治】胃痛。

调气饮

【来源】《医学集成》卷三。

【组成】香附　郁金　沉香　元胡　砂仁　荔核　广香

【用法】水煎服。

【主治】胃痛，游走无定，属气者。

猪心汤

【来源】《医学集成》卷三。

【组成】麻黄　肉桂　附子　炮姜

【用法】用猪心煎水炖服。

【主治】寒证胃痛。

沉香定痛丸

【来源】《万氏家抄方》卷三。

【别名】沉香化滞定痛丸（《万病回春》卷五）。

【组成】沉香二钱　乳香二钱　没药　大黄（炒）各五钱　元胡索（酒炒）　莪术各三钱　瓦楞子一个（煅红，酒淬）

【用法】上为末，醋糊为丸，如绿豆大。每服九

丸，壮实者十一丸，以白滚汤送下，行二次，米饮补之即安。

【主治】胃脘痛，胸中满闷，停痰积块，滞气壅塞，不拘远年近日。

独步散

【来源】《本草纲目》卷十四引《方外奇方》。

【组成】香附米（醋浸略炒，为末）　高良姜（酒洗七次，略炒，为末）

【用法】上各封收。用时和匀，以热米汤加生姜汁一匙，盐一捻，调下。

【主治】心脾气痛，胃脘有滞，胸膛软处一点痛，因气及寒起，或致终身。

【加减】因寒者，加生姜二钱，附子一钱；因气者，加附子二钱，生姜一钱；因气与寒者，各等分。

青囊丸

【来源】《韩氏医通》卷下引邵应节方。

【组成】香附子（为主，略炒）不拘多少　乌药（略炮，减附三分之一）。

【用法】上为细末，水醋煮为丸，如梧桐子大。随证用引，如头痛，茶送下；痰，姜汤之类，多用酒下为妙。

【主治】

　　1.《韩氏医通》：妇人头痛。

　　2.《中国医学大辞典》：胃脘痛及气郁诸病。

香砂宽中汤

【来源】《证治准绳·类方》卷三引《医学统旨》。

【别名】香砂宽中散（《嵩崖尊生全书》卷九）。

【组成】木香（临服时磨水入药三四匙）　白术　陈皮　香附各一钱半　白豆蔻（去壳）　砂仁　青皮　槟榔　半夏曲　茯苓各一钱　厚朴（姜制）一钱二分　甘草三分

【用法】上以水二钟，加生姜三片，煎八分，入蜜一匙，食前服。

　　本方改为丸剂，名"香砂宽中丸"（《杂病源流犀烛》卷四）。

【主治】气滞胸痞噎塞，或胃寒作痛者。

加味七气汤

【来源】《证治准绳·类方》卷四引《医学统旨》。

【组成】蓬术　青皮　香附（俱米醋炒）各一钱半　延胡索一钱　姜黄一钱　草豆蔻仁八分　三棱（炮）七分　桂心五分　益智仁七分　陈皮八分　藿香七分　炙甘草四分

【用法】水二钟，煎八分，食前服。

【主治】七情郁结心腹痛，或因气而攻痛。

【加减】死血胃脘痛加桃仁、红花各一钱。

清中汤

【来源】《证治准绳·类方》卷四引《医学统旨》。

【组成】黄连　山栀（炒）各二钱　陈皮　茯苓各一钱半　半夏一钱（姜汤泡七次）　草豆蔻仁（捣碎）　甘草（炙）各七分

【用法】上以水二钟，加生姜三片，煎至八分，食前服。

【主治】

　　1.《证治准绳·类方》引《医学统旨》：胃脘火痛。

　　2.《症因脉治》：外感胃脘痛，里有热者。

安痛散

【来源】《丹溪心法附余》卷十五。

【组成】五灵脂（去砂石）　延胡索（炒，去皮）　苍术（煨）　良姜（炒）　当归（去芦洗）各等分

【用法】上为细末。每服二钱，热酒、醋汤调下，不拘时候。

【主治】心胃痛。

神妙列仙散

【来源】《丹溪心法附余》卷三。

【组成】木香　沉香各一钱　茴香（微炒）　槟榔各一钱　萹蓄三钱　大黄一两（微焙炒）　麦芽一两半　瞿麦五钱

【用法】上为末。每服三钱或五钱，五更热酒调下，能饮者多饮二三杯不妨。仰面卧，手叉胸前，至天明取下，大便如血为效。

【主治】饮酒所伤，以致遍身疼痛，腰脚强跛，手足顽麻，胃脘疼痛，胸膈满闷，肚腹膨胀，呕吐泻利，及酒食停久而成积聚，黄疸热跛。

【宜忌】忌生冷硬物及荤腥，只吃米粥。

桂灵散

【来源】《丹溪心法附余》卷十五。

【组成】桂心　良姜（麸炒）　厚朴　五灵脂（明净者）各等分

　　方中桂心原脱，据《东医宝鉴·杂病篇》补。

【用法】上为末。每服一钱，熟醋汤调下。

【主治】心腹大痛危急者。

灵应散

【来源】《活人心统》卷下。

【组成】肉桂五钱　玄胡索五钱（炒）　厚朴五钱　五灵脂五钱（去土炒）

【用法】上为末。每服二钱，酒调下。

【主治】心腹作痛，及妇人血气疼痛欲危者。

温中养气定痛丸

【来源】《活人心统》卷下。

【组成】白术　茯苓　陈皮　白芍各二两　人参　乌药　干姜　良姜　三棱　莪术　砂仁　官桂各五钱　木香　丁香　青皮　香附子　川归　厚朴　芦荟各三分　槟榔　玄胡索（炒）各一两

【用法】上为末，糊丸，如梧桐子大。每服七十丸，姜汤送下。

【主治】久远胃寒，心腹作痛者。

草豆蔻丸

【来源】《丹溪治法心要》卷三。

【组成】白豆蔻三钱　白术　三棱　草豆蔻　半夏各一两　砂仁　片姜黄　枳实　青皮　良姜（一

作干姜）　陈皮　桂皮　丁香　蓬术　木香　藿香　小草各五钱

【用法】生姜汁蒸饼为丸。每服六七十丸，白汤送下。

【主治】肥人胃脘当心痛，或痞气在中脘不散。

大果蜜汤

【来源】《万氏女科》卷三。

【组成】生地　当归身　独活　吴茱萸（炒）　白芍（酒炒）　干姜（炒）　炙草　桂心　小草各一钱　细辛五分

【用法】水煎，热服。

【主治】宿寒内伏，因产后虚寒血凝，上冲心之脉络而心痛者。

乌龙丸

【来源】《摄生众妙方》卷二。

【组成】九香虫一两（半生半熟）　车前子四钱（微炒）　陈皮四钱　白术五钱　杜仲八钱（酥炙）

【用法】上为细末，炼蜜为丸，如梧桐子大。每服一钱五分，盐白汤或盐酒送下。

【功用】

　　1.《摄生众妙方》：久服延年。

　　2.《本草纲目》：壮元阳。

　　3.《中药成方配本》：调和肝脾。

【主治】

　　1.《摄生众妙方》：膈间滞气，肝肾亏损。

　　2.《重订通俗伤寒论》：脾肾阳虚，肝郁犯胃，脘胁胀疼，腹痛溺涩。

　　3.《饲鹤亭集方》：痰凝气滞，痞闷胀疼。

　　4.《中药成方配本》：肝脾不调。

　　5.《全国中药成药处方集》（上海方）：脾胃虚弱泄泻。

香砂七气汤

【来源】《摄生众妙方》卷七。

【组成】陈皮　青皮　厚朴　半夏　三棱　莪术各一钱半　香附子二钱　砂仁一钱　甘草五分　木

香五分　槟榔一钱

【用法】上用水一钟半，加生姜三片，煎至八分，温服。

【主治】心腹疼痛。

神效方

【来源】《摄生众妙方》卷七。

【别名】救苦丹。

【组成】红枣三个（去核）　巴豆三粒（去壳）

【用法】上将红枣去核，巴豆填入枣内，文武火煨熟，去枣皮，再入人参三钱（为末），同擂一处，凉一夜，丸如米大。每服五七丸，烧酒送下，立止。

【主治】心气疼及胃脘诸痛。

生韭饮

【来源】《古今医统大全》卷二十六引朱丹溪方。

【组成】生韭（捣自然汁一盏，温加酒一二杯同服）

【用法】上先以桃仁连皮细嚼数十枚后，以韭汁送下。

【功用】开提气血。

【主治】食郁久则胃脘有瘀血作痛。

山栀香附丸

【来源】《古今医统大全》卷五十六。

【组成】山栀子（炒焦）六钱　香附子一钱　吴茱萸（汤泡）一钱

【用法】上为末，蒸饼为丸，如小豆大。每服五十丸，生地黄、生姜汤送下。

【主治】气实心痛。

水甲散

【来源】《古今医统大全》卷五十六。

【组成】田螺壳（溪边者亦可用）

【用法】用松柴薄片层层叠上，火烧之，取壳灰为细末。食远入调气散、乌沉汤、宽中散、茴香汤之类调服。

【主治】心脾痛。

四制良姜丸

【来源】《古今医统大全》卷五十六。

【组成】良姜四两（分作四份制，一份用陈壁土同炒黄，去土；一份用斑蝥三十四个炒黄，去斑蝥；一份用巴豆三十四个去壳，同炒黄，去豆；一份用陈仓米四合同炒黄，去米）　吴茱萸一两（拣净，酒浸一宿）

【用法】上将吴茱萸同制良姜再炒，为细末，用浸茱萸酒煮，面糊为丸，如梧桐子大。每服五十丸，更看病人腹中冷热加减，空心生姜汤送下。

【主治】冷气心痛。

定痛散

【来源】《周慎斋遗书》卷八。

【组成】紫苏　青皮　乌药　厚朴　藿香　苍术　白芷　赤芍各八分　肉桂　吴茱萸　小茴香各三分

【用法】加葱、生姜，煎，热服。

【主治】气血凝滞，浑身胀痛，六脉有力者。

【加减】痛在腰，加山药、破故纸、牛膝、芍药各五分；痛在胃脘，加山楂、香附、槟榔、五灵脂各五分；痛在背，加羌活、独活、细辛各五分；痛在胁，加大茴、延胡、草果、升麻各五分。

归术散

【来源】《医学入门》卷七。

【组成】当归八两　白术一两

【用法】上为末。每服二钱，沸汤点服。

【主治】心脾疼痛。

四味乌沉汤

【来源】《医学入门》卷七。

【组成】乌药　香附　砂仁　沉香各等分

【用法】加生姜；水煎服。

【主治】心脾刺痛。

芙蓉散

【来源】《医学入门》卷七。

【组成】芙蓉叶（有花带花，有子带子）一朵

【用法】捣泥烂，将井水滤去滓服。

【主治】

1.《医学入门》：男无室，女无夫，思欲动火，以致胃脘诸痛。

2.《东医宝鉴·杂病篇》：胃痛，自汗，颊赤，脉乱。

栀姜饮

【来源】《医学入门》卷七。

【组成】山栀仁十五个（炒焦）

【用法】水一盏，煎至六分，入生姜自然汁三匙令辣，再煎少沸，热饮。或入川芎一钱尤妙。

【主治】胃热作痛。

【加减】如用此及劫痛药不止者，须加玄明粉一钱服之。

神曲丸

【来源】《医学入门》卷七。

【组成】神曲三两　苍术　陈皮各一两

【用法】上为末，生姜汁别煮神曲末为糊和丸，如梧桐子大。每服三五十丸，姜汤送下。

【主治】中脘宿食留饮，酸蜇心痛，口吐清水，嗳宿腐气。

莎芎散

【来源】《医学入门》卷七。

【组成】香附　川芎各一两　黄连　山栀各五钱　木香　干生姜各三钱　槟榔　酒黄芩　芒消各二钱

【用法】上为末。每服二钱，用姜汁同滚白汤调，痛时呷下。

【主治】胃脘痛，曾服香燥热药，以致病根深固者。

行气香苏散

【来源】《古今医鉴》卷四引三山陈氏方。

【别名】行气香苏饮（原书卷十）。

【组成】紫苏一钱　柴胡八分　陈皮八分　香附（醋炒）一钱　乌药八分　川芎八分　羌活八分　枳壳八分　苍术八分　麻黄一钱　甘草三分

【用法】上锉。加生姜三片，水煎，温服。

【主治】内伤生冷厚味坚硬之物，胸腹胀满疼痛，及外感风寒湿气，发热恶寒，遍身酸痛，七情气逆，呕吐泄泻，饮食不下。

【加减】外感风寒，加葱白三根；内伤饮食，加神曲、山楂各一钱；偏坠气初起疼痛，憎寒壮热，加小茴香、木香、三棱、莪术、木通。

开气消痰汤

【来源】《古今医鉴》卷九。

【别名】开结导痰汤（《寿世保元》卷六）。

【组成】陈皮一钱　半夏七分（炮）　枯芩一钱　前胡八分　桔梗一钱二分　枳壳一钱　枳实七分　香附一钱二分（童便炒）　木香五分　僵蚕一钱二分　羌活七分　荆芥七分　槟榔八分　射干七分　威灵仙七分　甘草六分

【用法】上锉一剂。加生姜三片，水煎服。

【主治】胸中胃脘至咽门窄狭如线，疼痛，及手足俱有核如胡核者。

丁胡三建汤

【来源】《古今医鉴》卷十。

【组成】丁香　良姜　官桂各一钱五分

【用法】上锉一剂。水一碗，煎七分，用胡椒五十粒，炒黄色为末，调入汤药内，顿服。

【主治】

1.《古今医鉴》：冷心疼，面青唇黑，手足厥冷。

2.《寿世保元》：胃脘痛，属寒者。

四圣散

【来源】《古今医鉴》卷十。

【别名】四圣丹（《济阳纲目》卷七十二）。

【组成】五灵脂（炒出烟）　桃仁（面炒黄色，去皮尖）　草乌（水泡，一日一换，浸七日，去皮尖，切作片，用新瓦焙干）各一两　青黛二钱入

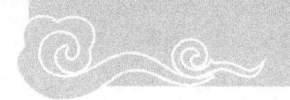

药，八钱为末

【用法】上为末，酒糊为丸，如梧桐子大。每服十五丸或十七丸，用艾叶七片（炒出烟），陈酒一钟，入锅去艾，温艾汤送下。

【主治】心痛肚腹痛，阴证绞肠痧。

加减柴胡汤

【来源】《古今医鉴》卷十。

【组成】柴胡一两　黄芩七钱半　半夏七钱半　枳壳一两　赤芍一两　山栀子（去壳）四两（半生半炒）

【用法】上锉一剂。加生姜三片，水煎服。

【主治】实热凑上，心腹作痛，发热不止。

宜气散

【来源】《古今医鉴》卷十。

【组成】栀子仁（盐酒炒）　滑石　大黄　木香

【用法】上先将栀子以生姜煎汤，余药入汤内浓磨，温服。在上必吐痰，在下必泻，其痛立止。外以萝卜子炒，绢包频熨痛处。

【主治】心胃刺痛，牵引胸胁疼痛，内有实热，脉数有力者。

清郁散

【来源】《古今医鉴》卷十。

【别名】清郁汤（《类证治裁》卷六）。

【组成】陈皮一钱　半夏一钱（香油炒）　白茯苓一钱　苍术一钱（米泔浸，炒）　川芎六分　干姜五分（炒黑）　香附（童便炒）一钱　神曲（炒）一钱　黄连（姜汁炒）一钱　栀子（姜汁炒）一钱　甘草三分

【用法】上锉一剂。加生姜三片，水煎服。此方为丸服亦妙。

【主治】胃中有伏火，膈上有稠痰，胃口作痛，及恶心，呕吐清水，或作酸水，酸心烦闷。

【加减】呕吐甚，加藿香四分，砂仁四分。

羽泽散

【来源】《古今医鉴》卷十六。

【组成】生矾　胡椒各一钱

【用法】上为末。每服五分，黄酒调服。

【主治】心腹冷痛。

火龙丹

【来源】《本草纲目》卷十一引《集玄方》。

【组成】焰消　雄黄各一钱

【用法】上为细末。每点少许入眦内。

【主治】诸心腹痛。

缩砂酒

【来源】《本草纲目》卷二十五。

【组成】砂仁（炒，研）

【用法】袋盛浸酒，煮饮。

【功用】消食和中，下气，止心腹痛。

白玉散

【来源】《本草纲目》卷四十六引孙氏方。

【组成】壁上陈白螺蛳（烧，研）

【用法】每服一钱，酒下。

【主治】膈气疼痛。

草豆蔻丸

【来源】《片玉心书》卷五。

【组成】草豆蔻（面包煨去油）一钱　陈皮六钱　泽泻　半夏各一钱　桃仁（去皮尖）七粒　麦芽（炒）二钱半　神曲（炒）　柴胡　姜黄各四钱

【用法】上为末，汤浸蒸饼为丸。白汤送下。

【主治】小儿外感风寒，内伤冷物，胃气当心而痛，啼哭闷绝，手足冷，或吐或不吐，以热手按摩则止者。

三圣散

【来源】《幼科发挥》卷三。

【组成】苍术（盐炒）　香附子（盐炒）　良姜（清油炒）

【用法】上为细末。热酒调下。

【主治】脾痛，腹中无积者。

小陷胸丸

【来源】《幼科发挥》卷三。

【组成】枳实（麸炒）二钱五分　半夏　黄连（姜汁炒）各二钱　草豆蔻（炒）五分

【用法】上为末，神曲糊为丸，如麻子大。生姜汤送下。

【主治】胃口因旧日之积作痛者。

三棱消积丸

【来源】《育婴家秘》卷四。

【组成】三棱（煨）　莪术（煨）　半夏曲　枳实（麸炒）　黄连　吴茱萸（水拌炒）　陈皮　青皮　木香　槟榔　厚朴（姜汁炒）川楝子肉　小茴各等分

【用法】上为末。另取神曲糊为丸，如黍米大。每服二三十丸，米饮送下。

【主治】积痛，胃脘痛，心腹痛，小便痛，痞痛，虫痛。

柑叶定痛散

【来源】《点点经》卷一。

【组成】柑子叶四两　葱白根三两　生姜片二两

【用法】上共捣烂如泥，用锅烙热，铺盖痛处，白布裹紧，将盐炒热，包烙。痛立止。随服异功散。

【主治】酒病初发，形如感冒，被医误治，三焦受伤，死血凝结不化作痛，滞注胸膈，大痛不移。

理气治中汤

【来源】《赤水玄珠全集》卷二。

【组成】青皮　陈皮　人参　白术（炒）　炮姜　甘草（炙）各一钱　木香七分

【用法】加生姜三片，水煎服。

【主治】寒气攻心，呕逆，心腹绞痛，或泄泻，四肢厥冷，或疝气攻筑，小腹疼痛。

白豆蔻散

【来源】《赤水玄珠全集》卷四。

【组成】白豆仁三钱

【用法】上为末。酒送下。

【主治】

1.《赤水玄珠全集》：胃口寒，作吐及作痛者。

2.《济阳纲目》：胃冷有积，吃食欲作呕吐者。

星半安中汤

【来源】《赤水玄珠全集》卷四。

【组成】南星　半夏各一钱半　滑石　香附　枳壳　青皮　木香　山栀仁（炒黑）　苍术　砂仁　茯苓　橘红各一钱　甘草四分　生姜四片

【用法】水煎服。

【主治】痰积作痛。

【加减】气攻痛者，去南星、滑石，加厚朴、玄胡索各一钱；痰甚者，加白螺壳（烧灰）一钱，临卧调下。

韭汁牛乳饮

【来源】《医方考》卷三。

【组成】韭汁　牛乳各等分

【用法】时呷之。

【主治】胃脘有死血，干燥枯槁，食下作痛，翻胃便秘者。

【方论】

1.《医方考》：韭汁味辛，消瘀行血，牛乳甘温，能养血润燥。

2.《医方论》韭汁去瘀生新，又能开通胃气；牛乳补血润燥，兼通大肠。不用辛热，劫阴伤津，洵为良法。

清中蠲痛汤

【来源】《医学六要治法汇》卷五。

【组成】炒黑山栀　炒黑姜　川芎　黄连（姜汁炒）　橘红　制香附　苍术　神曲

【用法】水煎服。

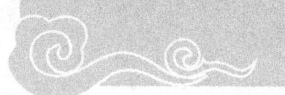

【主治】胃脘痛久，脉数有火者。

香砂和中汤

【来源】《仁术便览》卷二。
【组成】藿香　苍术各一钱半　砂仁　厚朴（姜炒）　陈皮　茯苓　半夏（姜制）　香附　青皮各一钱　甘草五分　木香（磨水）三匙
【用法】上以水一盏半，加生姜三片，煎服。
【功用】和脾胃。
【主治】心腹气痛。
【加减】有郁，加栀子仁。

宽中散

【来源】《仁术便览》卷二。
【组成】枳壳　桔梗　甘草　茯苓　半夏　芍药
【用法】上药用水一钟半，加生姜三片，煎服。
【主治】脾胃气滞，膈塞腹满，胸胁不利，胃脘疼痛，吞酸嘈杂。
【加减】膈塞腹满，加紫苏叶、青皮、大腹皮、厚朴、香附；气盛少食，加麦芽、砂仁、山楂；气结胸胁不利，或咳嗽，加炒瓜蒌仁、桑白皮；郁气胸膈痛，加香附、抚芎；冷气胃脘作痛，加青皮、陈皮、元胡、木香、草豆蔻；气郁胸中，心下满闷，加川连、神曲、贝母；气盛久郁，膈间上下游走，吞酸嘈杂刺心，加细辛、栀子、黄连、枳实，气病感寒作喘，加苏子、麻黄、杏仁、荆芥穗；病后气肿，加大腹皮、五加皮、苏子。

和中蠲痛汤

【来源】《医学六要》卷五。
【组成】草豆蔻（须用建宁者，无则用白豆蔻）　山楂　香附　川芎　半夏　苍术　厚朴　缩砂　枳实　炮姜
【用法】加生姜，水煎服。
【主治】一切胃脘暴痛。

高良姜汤

【来源】《医学六要·治法汇》卷五。

【组成】高良姜　厚朴　官桂
【用法】作一服，水一钟半，煎一钟，去滓，稍温服。
【主治】因寒，心胀痛。

芎术姜栀二陈汤

【来源】《万病回春》卷五。
【组成】川芎一钱　干姜（炮）一钱　苍术（米泔制）一钱　栀子（炒）一钱　陈皮（去白）二钱二分　半夏（姜汁炒）一钱　茯苓（去皮）一钱　甘草五分
【用法】上锉一剂。加生姜五片，水煎，正痛时温服。痛止，待半日方可饮食。
【主治】素有痰火，胃脘急痛不可忍者，食不能消。

姜桂汤

【来源】《万病回春》卷五。
【组成】干姜　良姜　官桂各七分　藿香　苍术（米泔制）　厚朴（姜汁炒）　陈皮　甘草（炙）　木香　茴香（酒炒）　枳壳（麸炒）　砂仁　香附（炒）各等分
【用法】加生姜三片，水煎，磨木香服。
【主治】胃脘急痛。
【加减】痛甚，加乳香；手足厥冷，脉沉伏，加附子，去良姜。

神效散

【来源】《万病回春》卷五。
【组成】胆矾一分
【用法】上为末。温黄酒调下。以吐痰尽为度。
【主治】心痛作酸，及水停心下，作声如雷；又治口眼歪斜，不省人事。

清膈散

【来源】《万病回春》卷五。
【组成】柴胡二钱　黄芩一钱半　黄连　枳实　栀子（酒炒）　竹茹　赤芍各一钱　甘草三分
【用法】上锉一剂。加生姜一片，水煎服。

【主治】心胃刺痛，憎寒壮热，口干烦躁，不卧，时痛时止。

【加减】痛甚，加生姜汁三匙。

神应救苦丹

【来源】《万病回春》卷八。

【组成】大川乌（略炮） 肥草乌（略炮） 苍术 青皮（去瓤） 生地黄 西芎 枳壳（麸炒） 白芍各五钱 五灵脂二两

【用法】上为细末，酒糊为丸，如弹子大。每服一丸，细嚼，热酒送下，汗出即效。若为小丸亦可，不饮酒者，冬月热水送下。

【主治】诸风百毒。头风肿痛，心腹痛、脚跟痛、疝气痛、手背痛、遍身骨节痛、破伤风痛、捧疮痛、痈疽发背及一切恶疮痛。

火精散

【来源】《鲁府禁方》卷二。

【组成】硫黄四分 胡椒六分

【用法】上为末。每服三分，烧酒调下。

【主治】阴症心腹冷痛，不可忍者。

回阳丹

【来源】《鲁府禁方》卷二。

【组成】白及二钱 胡椒二钱

【用法】上为细末，黄酒为丸，如麦粒大。每服九丸，用热黄酒送下。

【主治】阴症，手足厥冷，心腹病痛。

拔去病根丸

【来源】《鲁府禁方》卷二。

【组成】香附 姜炒山栀 川芎 苍术（米泔浸，炒） 神曲 山楂肉 带白陈皮 半夏曲 草豆蔻（要二头尖的方可用；如无，以白豆蔻代之）各一两

【用法】上为细末，姜汁打稀糊为丸，如梧桐子大。每服七十丸，临卧白水送下。终身不愈者，服此一料除根。

【主治】男妇心腹疼痛。

独步散

【来源】《鲁府禁方》卷二。

【组成】紫色香附三钱

【用法】上为末。热黄酒送下。

【主治】心腹暴痛不可忍。

清肝顺气汤

【来源】《鲁府禁方》卷二。

【组成】柴胡 黄芩 赤芍药 厚朴 大黄 芒消 枳实 栀子（炒） 黄连 半夏 青皮 甘草

【用法】加生姜，水煎服。

【主治】心胃刺痛及两胁作疼，上呕，大便硬，六脉急数。

椒矾散

【来源】《鲁府禁方》卷二。

【组成】胡椒 白矾各一钱

【用法】上为末。每服五分，黄酒调下。

【主治】心腹刺痛。

碧玉丸

【来源】《鲁府禁方》卷二。

【组成】生白矾 枯白矾各等分

【用法】上为末，稀糊为丸，如樱桃大。每服四丸，烧酒送下。立止。

【主治】心胃刺痛。

香身丸

【来源】《鲁府禁方》卷四。

【别名】共殿香、一座香。

【组成】白豆蔻四两 木香二两 檀香一两 甘松一两 广陵零香一两半 丁香七钱半 白芷 当归 附子 槟榔 三奈 甘草（炙） 益智 桂心各五钱 麝香少许

【用法】上为极细末，炼蜜同酥油或羊尾油为丸，如黄豆大。每用一丸嚼化。当日口香，后身亦香。又用一丸，投酒中，自然香美。

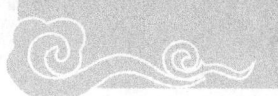

【主治】男女秽气，心腹疼痛，胸膈不利，痰证诸疾。

苏子降气汤

【来源】《证治准绳·类方》卷二。

【组成】紫苏子（炒）　半夏（汤泡）各二钱半　前胡（去芦）　甘草（炙）　厚朴（去皮，姜制炒）　陈皮（去白）各一钱　川当归（去芦）一钱半　沉香七分

【用法】水二钟，加生姜三片，煎至一钟，不拘时候服。

【主治】

1. 《证治准绳·类方》：虚阳上攻，气不升降，上盛下虚，痰涎壅盛，胸膈噎塞，并久年肺气。

2. 《症因脉治》：内伤胃脘痛，气滞而痛者，脉沉。

【加减】虚冷人，加桂五分，黄耆一钱。

沉香至珍丸

【来源】《墨宝斋集验方》卷上。

【组成】沉香（锉末，另研）　巴豆霜五钱（纸捶）　陈皮（洗）　青皮（醋炒）　莪术（醋炒，焙干）　广木香二钱　乌梅肉（火焙干）　黄连　槟榔各五钱　丁香二钱（俱为细末）

方中乌梅肉，《重订通俗伤寒论》作"乌药"。

【用法】将巴豆仁滚汤泡，去心，好醋浸一时，煮干碾，用皮纸除去油，入药末内碾匀，厚糊为丸，如黍米大。每用五七丸或九丸，大人十二丸，以温白汤送下。

【功用】

1. 《墨宝斋集验方》：通利湿气。

2. 《重订通俗伤寒论》：安蛔止痛。

【主治】

1. 《墨宝斋集验方》：诸风。

2. 《饲鹤亭集方》：九种心痛，一切肝胃气痛，两胁胀满及呕吐反胃，痰气食滞诸症。

3. 《重订通俗伤寒论》：虫扰之夹痛伤寒。

和血顺气散

【来源】《杏苑生春》卷三。

【组成】红花　桃仁　香附　砂仁各一钱　陈皮一钱　甘草（炙）五分　乌药　青皮　草豆蔻　生姜

方中乌药、青皮、草豆蔻、生姜用量原缺。

【用法】水煎服。

【主治】醉饱努力，或行房事，致血蓄胃口，不时疼痛。

和中丸

【来源】《杏苑生春》卷六。

【组成】白术五钱　白芍药　缩砂仁　半夏各三钱　桃仁　黄连　神曲　橘皮各二钱　当归三钱　僵蚕　人参　甘草（炙）各一钱

【用法】上为末，蒸饼糊为丸，如梧桐子大。每服五十丸，食前生姜汤送下。

【主治】心腹痛。

和中汤

【来源】《杏苑生春》卷六。

【组成】橘红一钱五分　半夏　茯苓　神曲　香附各一钱　甘草　青皮各五分　缩砂仁七枚　草豆蔻五分

【用法】上锉。用生姜三片，水煎熟，食前温服。

【主治】因气感饮食，时作胃腹疼痛；或胃脘当心痛，按之不得，属实者。

玄胡索散

【来源】《杏苑生春》卷八。

【组成】玄胡索　当归　川芎　桂心　木香　赤芍药　枳壳　桃仁各一钱　熟地黄三钱

【用法】上锉。水二钟，加生姜三片，煎一钟，不拘时候服。

【主治】血气攻注，心腹疼痛。

导赤散

【来源】《宋氏女科》。

【组成】山栀仁（盐水炒）一钱五分　五灵脂　草豆仁　真蒲黄（炒）各一钱

【用法】上为末。每服一二匙，以醋汤调下。

【主治】妊娠胃脘当心被寒邪所郁，气不通而痛。

无价金丹

【来源】《寿世保元》卷五。

【组成】白术（去芦，炒）三两　枳实（麸炒）一两　苍术（米泔浸，炒）　猪苓一两　麦芽（炒）　神曲（炒）　半夏（汤泡）各二两　泽泻　赤茯苓（去皮）　川芎　黄连（陈土炒）　白螺蛳（煅）各七钱　砂仁　草豆蔻　黄芩（陈土炒）　青皮（去瓤）　莱菔子（炒）　生姜各五钱　陈皮（去净白）　香附子（童便炒）　瓜蒌仁　槟榔各三钱　川厚朴（去皮，姜炒）二钱　木香二钱　甘草二钱

【用法】上为细末，青荷叶泡汤浸晚粳米，研粉作糊为丸，如梧桐子大。每服七十丸，多至百丸，米汤送下。

【功用】清痰涎，消食积、酒积、肉积、茶积。

【主治】一切诸积在胃脘当心而痛，及痞满恶心，嘈杂呕吐，嗳气吞酸，脾疼，诸痛。

【加减】吞酸，加吴茱萸（汤泡），寒月用五钱，热月用二钱半；久病挟虚，加人参、扁豆、石莲肉各五钱；时常口吐清水，加炒滑石一两，牡蛎煅五钱。

清上饮

【来源】《寿世保元》卷五。

【组成】柴胡　黄芩　赤芍　厚朴　枳实　栀子　郁金　黄连　半夏　青皮　大黄　芒消　甘草

【用法】上锉。加生姜三片，水煎，热服。

【主治】心胃刺痛，并两胁肋痛，呕吐胸痞，大便坚，六脉数，或发热口干。

加味清胃散

【来源】《寿世保元》卷六。

【组成】当归尾二钱　生地黄三钱　牡丹皮三钱　升麻四分　黄连六分　防风一钱五分　荆芥一钱　软石膏三钱

【用法】上锉一剂。水煎服。

【主治】

1.《寿世保元》：胃经火盛，致牙齿肿痛，上下牙痛，牵引头脑而热，其齿喜冷恶热者。

2.《麻科活人全书》：胃中蕴热，中脘作痛，痛后火气发泄，必作寒热乃止；及齿龈肿痛出血。

【加减】若牙颧额半边痛者，加防风、羌活、白芷、细辛；若牙龈脱出而出血者，加扁柏叶、黄芩、荆芥、栀子；若虚损人牙痛者，加黄柏、知母、人参、甘草；若满口浮而痛，不能力嚼者，加连翘、元参、芍药；小儿牙疳者，乳母服，加天花粉、元参、白芷；醇酒厚味，唇齿作痛，或牙龈溃烂，连头面颈项作痛者，并加犀角、连翘、甘草；胃气齿痛，加草豆蔻、细辛、防风、羊胫骨灰，去牡丹皮。

清胃散

【来源】《疡科选粹》卷三。

【组成】当归身　生地黄　牡丹皮　黄连各一钱五分　升麻三钱　石膏二钱　细辛三分　黄芩一钱

【用法】水煎服。

【主治】胃脘痛，胃火盛者。

牙皂散

【来源】《景岳全书》卷五十一。

【组成】牙皂（烧存性，以烟将尽为度）

【用法】上为末。每服一钱许，烧酒调服。

【主治】胃脘痛剧，诸药不效者。

神香散

【来源】《景岳全书》卷五十一。

【别名】神妙散（《医方易简》卷七）。

【组成】丁香　白豆蔻（或砂仁亦可）各等分

【用法】上为末。每服五七分，甚者一钱，清汤调下；若寒气作痛者，生姜汤送下，日数服，不拘时候。

【功用】《证治宝鉴》：温中散寒。

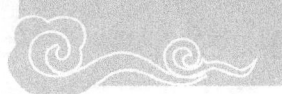

【主治】

1.《景岳全书》：胸胁胃脘逆气难解，疼痛，呕哕，胀满，痰饮膈噎，诸药不效者。

2.《霍乱论》：霍乱因于寒湿，凝滞气逆者。

加减七气汤

【来源】《济阳纲目》卷七十二。

【组成】半夏（汤泡）三钱　桂心（去粗皮）　延胡索（炒）各一钱半　人参　乳香　甘草（炙）各一钱

【用法】上作一服。加生姜五片，大枣二枚，水煎，食远服。

【主治】喜、怒、忧、思、悲、恐、惊七气为病，发则心腹刺痛不可忍，或外感风寒湿气作痛。

胜金散

【来源】《济阳纲目》卷七十二。

【组成】五灵脂（水淘，炒）一两　玄胡索　桂枝　当归（酒洗）　香附（炒）各七钱　没药　草果各五钱

【用法】上为细末。每服三钱，食前温酒调服。

【主治】猝心脾痛。

神橘丸

【来源】《简明医彀》卷三。

【组成】神曲（炒）　橘皮　苍术各等分

【用法】上为细末，神曲糊丸。每服百丸，姜汤送下。

【主治】中脘宿食留饮，酸蜇心痛，口吐酸水。

化食丸

【来源】《简明医彀》卷五。

【组成】厚朴　草果　砂仁　山楂　麦芽　神曲　干姜　陈皮　良姜各等分　炙草减半

【用法】上为末，水为丸。每服三钱，空心热淡盐汤送下。

【主治】饮啖生冷水果、油腻难化之物，留积胃脘作痛。

行血定痛丸

【来源】《简明医彀》卷五。

【组成】玄胡两半　滑石　红花　官桂　红曲各五钱　桃仁三十粒

【用法】上为末，蒸饼面糊为丸，如绿豆大。每服四十丸，生姜汤送下。

【主治】素喜食热物，死血留于胃，痛。

清火宁痛汤

【来源】《简明医彀》卷五。

【组成】栀子（姜炒）三钱　黄连（吴萸汁炒）　枳实　厚朴　槟榔各二钱　五灵脂　蓬术　玄胡索　大黄各一钱　木香（别研）五分　甘草三分

【用法】水煎服。

【功用】通利大便。

【主治】怒气郁闷成火，致心胃痛不可忍，妇人多患之，口渴思饮，大便不通，忽大痛暂止，胸膈间如有坏筑塞升上，手按愈痛。

【加减】大便未通，去木香、甘草，倍大黄，以大便通为度；实人或再加黄芩、赤芍药、金铃子、没药、草果、荔枝核（烧焦）、滑石之类，煎成入芒消一钱。

矾砒丸

【来源】《魟后方》。

【组成】明矾半斤　白砒四两

【用法】上为细末，火煅过，烟尽为度，为末，滴水为丸。痢疾，冷水送下七丸；水泄，木瓜汤送下七丸；胃脘痛，炒栀子汤送下；久患足上顽疮，擂末搽之；笔圈癣，皮略擦破，用末搽之；九种心痛，牡蛎粉冷水调服七丸；疥疮、坐板及黄水疮，用腊猪油调搽。

【主治】痢疾，水泄，胃脘痛，癣疥，坐板及黄水疮等。

【宜忌】忌搽头上疮，及服热物。

降气汤

【来源】《丹台玉案》卷四。

【组成】木香　当归　苏子　生地各二钱　宿砂　丁香　山楂　青皮　枳壳　大腹皮各一钱

【用法】水煎，温服。

【主治】胸膈作痛，胀闷喘急，饮食难进。

流气饮

【来源】《丹台玉案》卷四。

【组成】白檀香　沉香　乌药　桔梗各一钱五分　香附　白豆蔻　枳壳　缩砂　苍术各二钱

【用法】水煎，温服。

【主治】心腹刺痛，皆因心事忧郁，不得舒畅，而作痛如刺。

三棱丸

【来源】《症因脉治》卷一。

【组成】京三棱　枳壳　厚朴　广皮　甘草

【主治】食积胃脘痛。伤于饮食，填塞太仓，胸前闷痛，痛极应背，背心亦痛。

红花桃仁汤

【来源】《症因脉治》卷一。

【组成】红花　桃仁　当归尾　赤芍药　泽兰叶　楂肉　丹皮　山栀

【主治】血分素热，又喜辛辣之物，伤其阴血，停积于中，而成内伤死血胃脘痛，日轻夜重，或卿卿作声，得寒则痛，得热暂缓，脉涩结。

豆蔻丸

【来源】《症因脉治》卷一。

【组成】草豆蔻　吴茱萸　益智仁　青皮　姜黄　麦芽　神曲　半夏　甘草

【主治】内伤积冷，胃脘作痛。

神术平胃散

【来源】《症因脉治》卷一。

【组成】苍术　防风　甘草　石膏　知母　厚朴　广皮

【主治】外感胃脘痛属热者。心下忽绞痛，手足虽冷，头额多汗，身虽恶寒，口燥舌干，大便虽泻，溺色黄赤，脉浮数者。

桃仁承气汤

【来源】《症因脉治》卷一。

【组成】桃仁　大黄　甘草　桂枝　芒消　枳壳　归尾

【主治】内伤胃脘痛之有死血者。其症日轻夜重，或唧唧作声，得寒则痛，得热暂缓，脉涩结；又治血臌腹胀，下焦蓄血，小腹闷痛，腹胀不减，肚大紫筋，腿足或见血缕，小便反利，大便或黑，脉芤或涩，或见沉数，或见细微，或见沉伏，或见牢实。

家秘保和散

【来源】《症因脉治》卷一。

【组成】苍术　厚朴　半夏　陈皮　枳壳　鲜麦芽　楂肉　香附　槟榔　干葛　莱菔子

【用法】上为细末，多冲萝卜汁、竹沥，拌湿晒干，研为细末，白汤调服。

【主治】内伤胃脘痛。外感寒湿，内伤饮食，胸前闷痛，脉沉实者。

温胃汤

【来源】《症因脉治》卷一。

【组成】厚朴　砂仁　甘草　陈皮　干姜　白豆蔻　黄耆　人参　益智仁　姜黄

【主治】外受风寒，胃脘疼痛。

红花苏木汤

【来源】《证治宝鉴》卷十一。

【组成】苏木　红花　桃仁　穿山甲　玄胡索　牡丹皮　红曲　香附　番降香　麦芽　通草　山楂　蒲黄　赤芍

【用法】加酒、醋、韭汁，水煎服。

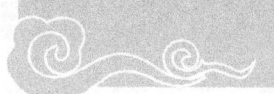

【主治】因跌扑、负力，或大怒，或饮热，或吐衄血不尽，以致死血留于胁下，胃脘、腹中作疼，痛有常处，一块不移，日轻夜重，喜热恶冷，口干，或口中血腥气，午后微热，脉粗涩或芤者。

香灵散

【来源】《证治宝鉴》卷十一。
【组成】五灵脂（醋炒）一两　茅山玄胡索（醋炒）一两　广木香七钱　乳香（去油）　没药（去油）　陈皮（去白）各五钱　荜茇四钱　沉香三钱　香附末（制）一两五钱　吴萸（去梗）五钱　青木香（炒）一两
【用法】上药各为末，称准配合。每服五分时酒送下；甚者火酒送下；不饮食者，吴萸汤送下。
【主治】胃脘痛。

疏肝益肾汤
【来源】《四明心法》卷上。
【组成】柴胡　白芍　熟地　山药　萸肉　丹皮　茯苓　泽泻
【主治】胃脘痛，大便燥结者，肝血虚也。

化气汤

【来源】《何氏济生论》卷四。
【组成】陈皮　青皮　三棱　蓬术　厚朴　苍术　香附　神曲　麦芽各等分
【用法】水煎服。
【主治】气裹饮食，胃口刺痛。

加味清中散

【来源】《何氏济生论》卷四。
【组成】山栀　川连　黄芩　石膏　升麻　白芷　甘草　橘红　桔梗　枳壳
【用法】水煎，不拘时服。
【主治】胃火作痛。

加味豁痰汤

【来源】《何氏济生论》卷四。

【组成】陈皮　半夏　南星　枳实　山栀　黄芩　川连　石膏　桔梗
【用法】加生姜三片，竹茹五分，水煎服。
【主治】痰积胃痛。

红花活血汤

【来源】《何氏济生论》卷四。
【组成】当归　川芎　桃仁　红花　苏木　乳香　没药
【用法】入韭汁半钟，水煎服。
【主治】胃中死血作痛。

川归汤

【来源】《何氏济生论》卷七。
【组成】当归（酒炒）　川芎　熟地　白芍　延胡索　红花　香附　青皮　泽兰　丹皮　桃仁泥各等分
【用法】童便煎服。
【主治】瘀血心腹痛，发热恶寒。

火龙丹

【来源】《傅青主男科》。
【组成】硫磺（醋制）一两　胡椒一钱　白矾四钱
【用法】醋打荞麦面为丸，如梧桐子大。每服二十五丸，米汤送下。
【主治】冷气心腹痛。

加味生化汤

【来源】《傅青主女科·产后编》卷下。
【组成】川芎一钱　当归三钱　黑姜五分　肉桂八分　吴萸八分　砂仁八分　炙草五分
　　《胎产秘书》有桃仁、生姜，无砂仁。
【功用】温胃散寒，消寒食。
【主治】产后劳伤风寒及食冷物，胃脘痛，腹痛者。
【加减】伤面食，加神曲、麦芽；伤肉食，加山楂；大便不通，加肉苁蓉。

五香汤

【来源】《石室秘录》卷三。

【别名】五香鸭（《串雅外编》卷三）。

【组成】人参半两　白术九钱　肉桂一钱　肥鸭一只

【用法】将药末入鸭腹内煮之极烂，外以五味和之，葱、椒俱不忌，更以腐皮同煮，恣其饱餐食尽，如不能尽，亦听之，不必再食米饭也，一餐而痛如失。

【主治】胃口寒痛，手按之而少止。

莲花肚

【来源】《石室秘录》卷三。

【组成】猪肚一个　莲肉一两　红枣一两　肉桂一钱　小茴香三钱　白糯米一合

【用法】先用清水照常洗去肚之秽气，将各药同米俱入肚中，以线扎住口，外用清水煮之，煮极烂为度。蘸甜酱油顿食；如未饱再用米饭压之。其痛如失。

【主治】胃寒、脾寒而痛，痛在心之上下左右者。

参术桂附加熟地汤

【来源】《辨证录》卷一。

【组成】人参　白术各一两　附子　肉桂各二钱　熟地五钱

【用法】水煎服。

【主治】严冬之时，忽感阴寒，唇青身冷，手足筋脉挛急，上吐下泻，心痛腹疼，囊缩甲青，腰不能俯仰，此阴寒中脏之病。

双治汤

【来源】《辨证录》卷二。

【组成】附子一钱　黄连一钱　白芍五钱　甘草一钱

【用法】水煎服。

【主治】胃痛，得寒则痛，得热亦痛。

【方论】用黄连以清心火，用附子以祛胃寒。用白芍、甘草为君，使两家有和解之好。盖芍药、甘草，最能入肝平木，肝气既平，自然不去克胃，

而又去生心，调和于心胃之间，实有至理，非漫然而用之者也。

巴戟天汤

【来源】《辨证录》卷二。

【组成】人参　白术　茯神　巴戟天　车前子各三钱　山药一两　半夏　肉桂各一钱

【用法】水煎服。

【主治】风寒湿邪，结于心包，心下畏寒作痛，惕惕善惊，懒于饮食，以手按之，如有水声咽咽，心包之气较弱者。

苍乌暖心丹

【来源】《辨证录》卷二。

【组成】白术一两　白芍二钱　茯苓五钱　苍术三钱　川乌一钱　肉桂　甘草各五分

【用法】水煎服。下喉即止痛。

【主治】寒热同乘于心胃之间，两相攻战，势均力敌，胃疼。

散痹汤

【来源】《辨证录》卷二。

【组成】巴戟天五钱　白术五钱　菟丝子三钱　炒枣仁三钱　远志八分　山药五钱　莲子五钱　茯苓三钱　甘草三分　柴胡一钱　半夏一钱

【用法】水煎服。一剂而惊止，二剂而胃气开，三剂而水声息，十剂而心下之痛安然也。

【功用】补心包而兼祛风寒湿之邪。

【主治】风寒湿结于心包络，以致心下畏寒作痛，惕惕善惊，懒于饮食，以手按之，如有水声。

加味四物汤

【来源】《嵩崖尊生全书》卷九。

【组成】四物汤加桃仁　红花　丹皮　枳壳　玄胡

【主治】胃脘痛自上而下，自闻唧唧有声，属血者。

【加减】重者，加桃仁、厚朴、大黄、甘草。

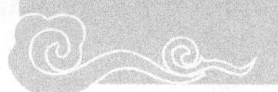

加味失笑散

【来源】《嵩崖尊生全书》卷九。
【组成】蒲黄二钱五分　灵脂（酒炒）一钱四分　木通　赤芍　没药各一钱　玄胡　姜黄各一钱五分　盐卤一滴
【主治】胃脘痛。

加味越鞠丸

【来源】《嵩崖尊生全书》卷九。
【组成】炒栀　香附　抚芎　苍术　神曲　山楂　陈皮　半夏　草蔻
【用法】为丸服。
【主治】胃膈常惯痛。

枳连二陈汤

【来源】《重订通俗伤寒论》。
【组成】枳实一钱（拌炒川连八分）　竹沥　半夏　广皮　赤苓　山楂各一钱半　滑石三钱（包）　木通　葛根各七分　生炙草二分
【主治】风寒夹食积痰饮，脘痛痞胀。

香砂达郁汤

【来源】《重订通俗伤寒论》。
【组成】广木香　春砂仁各七分　制香附　焦山栀　广郁金各二钱　川芎　制苍术各六分　六神曲一钱半
【功用】调气和血。
【主治】伤寒夹胃脘痛。
【加减】若湿郁重，加茯苓、滑石；热郁重，加青黛、川连；痰郁重，加浮海石、竹沥、半夏；食郁重，加枳实、山楂；血郁重，加桃仁、红花。

胶地寄生汤

【来源】《重订通俗伤寒论》。
【组成】陈阿胶（烊冲）一钱半　细生地　桑寄生　黄草　川斛各三钱　甘杞子　浙茯苓各一钱半　九孔石决明（生打）一两

【主治】血虚络空，肝厥胃痛，痛引背胁，头晕嘈杂，两膝胫冷。

阴阳丸

【来源】《良朋汇集》卷二引王永福方。
【组成】绿豆　胡椒各等分
【用法】上为末，为丸如梧桐子大。每服二三十丸，白滚水送下。
【主治】九种心疼，胃痛。

神仙一块气

【来源】《良朋汇集》卷一。
【组成】巴豆　莪术　杏仁　川椒　胡椒　官桂　青皮　陈皮　大茴香　干姜　良姜　川芎　牵牛各等分
【用法】上为末，面糊为丸，如梧桐子大。每服一丸，用红枣一枚（去核），将药入内包裹，临卧时嚼烂服之，不用引送。
【主治】五积六聚，滞食滞水，心胸胀满，倒饱嘈杂，呕吐酸水，气闷不通，胃脘疼痛。

加味平胃散

【来源】《幼科直言》卷五。
【组成】防风　陈皮　制苍术　厚朴　木香　枳壳　白豆蔻　制香附　甘草　槟榔
【用法】生姜为引。
【主治】小儿胃脘积冷作痛，呕吐痰水者。

香砂散

【来源】《幼科直言》卷五。
【组成】制苍术　木香　砂仁　陈皮　熟半夏　甘草　防风
【用法】生姜为引，水煎服。兼服和中丸。
【主治】风裹饮食，胃气痛者。

温胃汤

【来源】《幼科直言》卷五。

【组成】丁香少许　木香　陈皮　甘草　当归　白茯苓　白术（炒）　干姜

【用法】水煎服。

【主治】小儿胃寒，痛不即止，唇白面青，四肢厥冷。

忍冬汤

【来源】《医学心悟》卷四。

【别名】银花甘草汤（原书卷六）。

【组成】金银花四两　甘草三钱

【用法】水煎，顿服。能饮者，用酒煎服。宜早服。

【主治】

1.《医学心悟》：一切内外痈肿。

2.《外科证治全书》：胃脘痈。胃脘胀痛，心下渐高，坚硬拒按，寒热如疟，身皮甲错，饮食不进，或咳嗽，或呕脓唾血者，皆胃中生毒之证。

先天一气丹

【来源】《惠直堂方》卷一。

【组成】水中金一钱　滑石（研细，丹皮汤煮过）六两　粉甘草二钱　益智仁六钱　人参一两　木香（不见火）二钱　砂仁三钱　香附（童便制）一两　甘松四钱　莪术（煨）三钱　桔梗二钱　黄耆（蜜炙）二钱　山药二钱　茯神二钱五分　茯苓二钱五分　远志肉（净）一钱五分　牛黄五分　天竺黄三钱　麝香三分　朱砂（飞）二两

【用法】上为细末，炼蜜为丸，重一钱，金箔七十张为衣。淡姜汤送下；小儿吐泻，惊疳，积滞，米汤调下；急慢惊风，肚腹痛，姜汤调下；危急痘症，灯心汤送下。

【主治】远年痰火，中风喘逆，癫痫谵语，惊悸怔忡，胃脘痛，噎膈，臌胀，气满，瘰，疬，诸无名怪症。

九龙丹

【来源】《惠直堂方》卷二。

【组成】枳壳一两　红花　五灵脂各三钱　良姜　木香　巴豆　母丁香　胡椒　雄黄各五钱

【用法】上为细末，烧酒为丸，如芥子大。每服七厘，将药放在手心，舌舐咽下，空心服更妙。服药后不可即服茶汤。少刻其痛立止，如远年久病，三服永不再发。

【主治】九种心痛。

国老散

【来源】《惠直堂方》卷二。

【组成】粉甘草（生）三钱

【用法】上为末。以艾叶、乌梅煎汤，缓缓送下。

【主治】心腹疼痛，呕吐不止，以及虫扰作痛。

温胃汤

【来源】《医略六书》卷二十三。

【组成】干姜一钱半（炒）　厚朴八钱（制）　白豆蔻一钱（去壳，炒，研）　益智一钱半（炒）　姜黄一钱　甘草五分　人参八分　陈皮一钱半　砂仁一钱半（炒）

【用法】水煎去滓，温服。

【主治】胃脘痛，脉弦细者。

【方论】胃虚寒滞，中气不能运化，故浊阴室塞，胃脘作痛不止。白蔻宽胸快膈，厚朴散滞祛寒，干姜暖胃逐冷，陈皮利气和中，人参补胃虚，砂仁醒脾气，甘草缓中和胃，益智补火生土，姜黄调气以解寒滞。使滞化气调，则寒邪外解，而胃气融和，安有作痛之患。此温中散寒之剂，为胃虚寒滞作痛之专方。

平胃散

【来源】《医方一盘珠》卷二。

【组成】苍术（漂）　陈皮　厚朴（姜水炒）　甘草各等分　香附（酒炒）　青皮（醋炒）各二钱

【用法】生姜为引。

【主治】胃脘气痛饱胀。

灵香丸

【来源】《金匮翼》卷六。

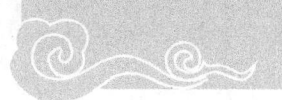

【组成】白胡椒　枳壳　白檀香　红花　五灵脂（去沙）　广木香

【用法】上为末，于六月六日修合，水泛为丸。每用七丸，嚼化。少顷痛即止。

【主治】心胃痛。

温中汤

【来源】《金匮翼》卷六。

【组成】厚朴（姜制）一两　橘皮（去白）一两　干姜七钱　甘草（炙）　草豆蔻　茯苓（去皮）　木香各半两

【用法】上为粗末，每服二钱，水二盏，生姜三片，煎至一盏，去滓。食前温服。

【主治】土衰不运，又加客寒，聚为满痛。

新定桂苓汤

【来源】《金匮翼》卷六。

【组成】桂一钱　茯苓三钱　人参一钱　甘草五分　芍药一钱　生姜五分

【用法】上作一服。水煎，空心服。

【主治】肾逆胃痛。

新定吴茱萸汤

【来源】《金匮翼》卷六。

【组成】人参一钱　吴茱萸三分（泡淡）　川连六分　茯苓二钱　半夏一钱半　宣州木瓜七分

【用法】上作一服。加生姜煎服。

【主治】胃脘痛，不能食，食则呕，其脉弦。

黑枣胡椒散

【来源】方出《种福堂公选良方》卷三，名见《医学从众录》卷三。

【组成】大黑枣（去核，每个中间入胡椒七粒，仍将枣包好，炭火上锻焦黑存性）

【用法】上为末。每服三四分，陈酒送下，三四服必愈。加木香、枳壳、红花、当归、五灵脂少许更妙。

【主治】心口胃脘痛。

胜金余粮丸

【来源】《活人方》卷四。

【组成】余粮石（煅，净）六两　绿矾（煅红）四两　当归身（酒焙）三两　广陈皮三两　浮麦（炒）三两　川椒（出汗）二两　六安茶（焙）二两　砂仁（炒）二两　黑枣肉（去皮）三两

【用法】上为细末，即用枣肉捣烂，加熟蜜为丸，如梧桐子大。每早空心陈米汤或百沸汤送下一钱。

【主治】心胃疼，面黄肌瘦，白淫淋带，湿汗浮肿，二便不调。

三神煎

【来源】《仙拈集》卷二。

【组成】官桂一钱半　白芍（酒炒）二钱　甘草五分

【用法】水煎服。

【主治】心腹疼痛，不论寒热新久。

无上神丹

【来源】《仙拈集》卷二。

【组成】沉香　木香　乳香　没药　丁香　牙皂　明雄各三钱　黑丑　槟榔　三棱各一钱　巴豆仁二钱半

【用法】上为末，枣肉为丸，如小豆大。每服五七丸。

【主治】因积聚心胃疼痛者。

五圣丸

【来源】《仙拈集》卷二。

【组成】五灵脂二钱　肉桂　乳香　没药各一钱　木香五分

【用法】上为末，醋糊为丸，如梧桐子大。每服一丸，热酒送下。

【主治】心气胃痛。

六仙散

【来源】《仙拈集》卷二。

【组成】五灵脂二钱　枯矾　生矾　元胡各一钱

半　木香　丁香

方中木香、丁香用量原缺。

【用法】上为末，醋糊为丸，如绿豆大。每服一钱，姜汤送下。

【主治】胃气痛。

附栀煎

【来源】《仙拈集》卷二。

【组成】栀子（姜汁炒黑）十五粒　香附（童便炒）川芎各一钱

【用法】水煎，加生姜汁四匙调服。立愈。

【主治】因郁火而心胃痛者。

金粟丸

【来源】《仙拈集》卷二。

【组成】沉香　丁香　木香各二钱　青皮（醋炒）陈皮　莪术　槟榔　巴霜　乌梅肉各五钱

【用法】上为末，面糊为丸，如黍米大。每用十丸，姜汤送下。

【主治】九种心胃疼痛，两胁胀满。

海蛤散

【来源】《仙拈集》卷二。

【组成】蛤蜊壳（醋炙五次）

【用法】上为末。每服一钱，烧酒送下。

【主治】胃气痛。

通神散

【来源】《仙拈集》卷二。

【组成】五灵脂　枯矾　干姜各三钱　木香五分

【用法】上为末。每服一钱，烧酒调下。

【主治】心胃痛。

通灵散

【来源】《仙拈集》卷二。

【组成】山羊粪七个（烧烟尽，闷熄）头发一团（烧存性）

【用法】上为末，烧酒送下，不论远年近日，永不再发。

【主治】心胃痛。

剪根丸

【来源】《仙拈集》卷二引万密斋方。

【组成】元胡　胡椒　五灵脂　白豆蔻各五钱　硫黄（水浸，早晚换水取出，用磁器熔数沸，于土地上候冷，再用水泡过洗净）一两　木香（切片，晒干）二钱半

【用法】上为细末，拌匀收贮。体壮者服一分，弱者八厘，老人、幼童五厘，取温烧酒半小钟调下。

【主治】胃气痛、冷痛。

黑神散

【来源】《仙拈集》卷二。

【组成】牙皂（烧存性，以烟尽为度）

【用法】上为末。每服一钱，烧酒调下。

【主治】胃脘剧痛，诸药不效。

观音救苦丹

【来源】《仙拈集》卷四。

【组成】杏霜一两半　干姜（炒）良姜　白豆蔻　木香　元胡　五灵脂（醋炒）各一两　乳香　没药各五钱　巴霜二钱

【用法】上为末，炼蜜为丸，如梧桐子大，朱砂为衣。每服七丸，男用左手，女用右手，以盐一撮放手心内拌药，砂仁汤送下。

【主治】九种心胃痛。

【宜忌】不可多服。

益气快中丸

【来源】《仙拈集》卷四。

【组成】沉香　木香各三两　大黄　槟榔　厚朴　干姜　使君子　干漆　当归　麦芽　雷丸　小茴　大茴　茯苓　芫花　皂角　巴霜各一两　丁香　麝香　黄连各三钱　人参酌用

【用法】上为末，陈老炒米磨面一斤，以滴醋、烧

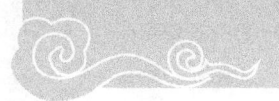

酒各一斤半，打糊为丸，如豌豆大，阴干，收瓷器，勿走药气。每服三分，空心白滚汤送下。病甚者，早、晚二服，弱者只宜服三五丸，壮者十服为止，亦可间日一服，小儿每服三五丸。

【主治】胃脘疼痛，饱闷膨胀，膈噎，痞积癥瘕，惊风吐泻，诸气积聚。

【宜忌】孕妇忌服。

白蒺藜散

【来源】《方症会要》卷三。

【组成】白蒺藜　桃条　柳条

【用法】上为末。每服一钱，酒调下。治痰痛，用玄明粉白汤送下一钱二分。

【主治】胃脘火痛、痰痛。

法制橘红

【来源】《串雅外编》卷三。

【组成】橘红十二两　檀香五钱　白豆蔻五钱　片脑一钱

【用法】上为细末，甘草为衣。不拘时细嚼。

【功用】《串雅外编选注》：宽中下气，消食暖胃，理气降逆。

【主治】《串雅外编选注》：寒凝气滞的胃痛，腹胀腹泻，或脘闷噫气，伴咳逆，呕恶者。

火龙散

【来源】《盘珠集》卷下。

【组成】生地　木香　砂仁壳（炒）

【主治】心腹痛。

竹茹丸

【来源】《盘珠集》卷下。

【组成】竹茹一斤　羊脂八两　蜜三两

【用法】上为丸，如枣核大。每服三个。

【主治】心腹痛。

香甘散

【来源】《杂病源流犀烛》卷六。

【组成】香附　甘草各一两

【用法】上为末。每服三钱，白汤送下。

【主治】因怒所致诸痛。

乌椒汤

【来源】《疝癥积聚编》。

【组成】乌头　蜀椒各六分　干姜　桂枝各四分　大枣一个

【用法】水煎服。

【主治】心胃时痛时止，经年月不止。

半夏干姜汤

【来源】《疝气证治论》。

【组成】干姜　桂枝　半夏　苍术　生姜各等分

【用法】水煎服。

【主治】心胃痛不可忍。

丹蒜丸

【来源】《医级》卷八。

【组成】独蒜（去衣）五十个（捣烂）　黄丹（炒，研，飞过）
　　　　方中黄丹用量原缺。

【用法】上药和匀为丸，如芡实大。每服一丸，用淡醋汤调下。宜端午日合。

【主治】疟疾多痰，及胃脘疼痛等。

烧皂散

【来源】《医级》卷八。

【组成】牙皂（烧尽烟存性）

【用法】上为末。每服一钱，沸汤调下；烧酒调下尤效。

【主治】胃脘痛剧，诸药不效者。

蓉参丸

【来源】《医级》卷八。

【别名】鸦参丸。

【组成】鸦片泥五两　人参三钱　肉桂一钱半　沉

香一钱半　枸杞三钱

【用法】上为末，以鸦片煎净膏为丸，如绿豆大。每服一丸，晨、晚开水送下。

【功用】强脾胃，进饮食，涩精气，暖丹田，聚精神，止泻利，起痿，种子续嗣。

【主治】气虚气滞，肝胃心脾诸痛。

女服益母胜金丹

【来源】《产科心法》上集。

【组成】大生地四两（水煮半熟，加酒一大碗，再煮收干，蒸晒打入）　当归四两（酒拌晒干，炒）　白芍药三两（酒炒）　淮牛膝二两（炒）　川芎一两五钱（酒炒）　茺蔚子三两（炒）　杜仲三两（盐水炒）　白术四两（土炒）　丹参四两（酒炒）　香附米四两（醋、酒、姜汁、盐水各拌一两，饭上蒸，再晒干，炒）

【用法】上为末，和匀；另用益母草八两，水熬成膏一碗，加炼蜜为丸，如梧桐子大。每服四五钱，空心开水送下。或两料合一料，以便接济，如有他故，照后加减。

【主治】妇人肝气郁结，胃脘痛，胁胀，甚至癥瘕腹痛，或受孕而易为小产。

【加减】如素有腹胀，妨碍饮食，或以生地易熟地，或以制首乌易去熟地；经未及期而行，或色紫，血热也，加丹皮、生地、条芩；经过期而后行，或色淡，血寒也，加肉桂、紫石英；临期腹痛，名曰痛经，乃血中之气滞不调，加延胡索、广陈皮；或肝气不和，或多怒，加广木香、白豆蔻；脾胃不足，体本虚弱，加人参、茯苓、山药，血去多亦然；素来多白带者，加白扁豆、苡仁、阿胶，加人参、茯苓亦可。然带有五色，宜细辨之；大概只知为白带，而白中略有青色，则加茯苓、陈皮、姜、枣；略有淡红色，即为赤带，方中加赤苓、丹皮、生地；略有黑色，加车前子、胡芦巴以温肾。

泻脾汤

【来源】《名家方选》。

【组成】茯苓　厚朴各七分五厘　桂枝　生姜各九分　黄芩　甘草各四分　人参三分

【用法】水煎服。

【主治】积气，心腹痛者。

养荣汤

【来源】《会约医镜》卷七。

【组成】当归二三钱　熟地三五钱　枸杞二钱　白芍（煨）一钱半　甘草（炙）一钱　肉桂一二钱

【用法】水煎，温服。

【功用】甘温养血，补胃和中。

【主治】气血虚寒，不能荣养心脾而痛，连绵不止，或按之熨之，而痛稍缓者。

【加减】如寒甚者，加附子一二钱；如气虚者，加人参；如脾虚痛而泻者，加白术二三钱；如中气虚寒，呕恶者，加半夏二钱，焦干姜一钱半；如气滞者，加香附一二钱。

茱萸当归汤

【来源】《产科发蒙》卷二。

【组成】当归　吴茱萸　人参　川芎　茯苓　桔梗各三钱　芍药　厚朴各二钱

【用法】每服五钱，以水二合，煎取一合，温服。气下即安。

【主治】冷气忽中，心腹痛如刀刺。

丹参饮

【来源】《时方歌括》卷下。

【组成】丹参一两　檀香　砂仁各一钱

【用法】水一杯半，煎至七分服。

【主治】心痛，胃脘诸痛。

百合汤

【来源】《时方歌括》卷下。

【组成】百合一两　乌药三钱

【用法】水二杯，煎七分服。

【主治】心口痛，服诸热药不效者，亦属气痛。

【实验】

1.对气滞血瘀型大鼠血液流变性的影响　《中医药信息》（2004，6：29）：实验结果表明：丹参饮能明显降低急性血瘀大鼠全血黏度、血浆

黏度，减小红细胞压积，降低血浆纤维蛋白原含量，具有改善血液流变性，调节微循环的作用。

2.促进胃溃疡愈合作用 《中国临床药理学与治疗学》（2005，7：812）：应用大鼠乙酸性胃溃疡模型进行实验，结果发现丹参饮可明显促进大鼠溃疡愈合（$P<0.01$），提高血清NO、血浆PGE_2和胃壁结合黏液含量（$P<0.05$），并显著抑制胃溃疡边缘黏膜细胞凋亡（$P<0.01$），同时促进EGFR和凋亡抑制基因Bcl-2的表达。

3.治疗运动损伤性血瘀证机理研究 《中医药学刊》（2006，9：1646）：采用急性组织缺血模型犬进行实验，结果表明：丹参饮可有效抑制细胞坏死及凋亡，减轻细胞损伤，对缺血组织有保护作用。

4.对大鼠急性心肌缺血有保护作用：《中医药信息》（2007，2：53）：以结扎左冠状动脉前降支制备大鼠急性心肌缺血模型，观察丹参饮用药后急性心肌缺血大鼠体表心电图的变化。结果显示：丹参饮各剂量组能显著减少1h后的缺血性心电图中ST段异常上移。

【验案】

1.胃脘痛 《中医杂志》（1982，8：16）：陈某某，男，44岁，脘痛而胀，按之痛减，嘈杂，嗳气，泛酸，知饥纳少，舌苔微黄，质淡红，脉弦细。曾服理气止痛诸方，初尚有效，继则复痛如故。因思此证痛而兼胀，必属气痛；嘈杂泛酸，知饥纳少，服辛温行气药不效，其病偏热无疑，故用百合汤，服三剂之后，痛胀减轻大半，继服数剂而愈。

2.消化性溃疡 《四川中医》（1997，1：37）：用本方治疗消化性溃疡44例，结果：痊愈29例，好转10例，无效5例，总有效率为88.6%。

3.慢性胃炎 《湖北中医杂志》（2000，12：33）：用本方加减，治疗慢性胃炎50例，结果：治愈20例，显效15例，有效13例，无效2例。

4.频发室性过早搏动：《世界医药》（2007，1：10）：用本方加减，治疗频发室性过早搏动207例，总有效率为95.31%。

妙灵丹

【来源】《古方汇精》卷一。

【组成】麝香 蟾酥 雄黄 母丁香 朱砂各五钱 真茅术一两（米泔浸透，剖去皮净，研末）

【用法】上方宜于午月午日修制，各药取净细末，用真麦烧酒，将蟾酥泡透，搅粘，入群药和丸，如芥子大，阴干，朱砂为衣。治各种急痧，用七丸，轻用五丸，生姜汤送下；治胃疼，用四五丸；治男妇阴症，用二十一丸；治伤寒时气，用七丸；治肚疼，用七丸，以上俱生姜汤送下；喉痹，用五丸，未愈，再五丸；喉风，用五丸，未愈，再五丸，以上俱薄荷汤送下；小儿急慢惊风，一岁一丸，淡姜汤送下。

【主治】各种急痧，胃疼，男妇阴症，伤寒时气，肚疼，喉痹，喉风，小儿急慢惊风。

和胃饮

【来源】《古方汇精》卷一。

【组成】淡吴萸四分 川连 干姜各二分 橘皮 当归 白芍各一钱 桂枝（同白芍炒） 炙草各五分 西党参一钱五分（炙） 生香附七分（去毛）

【用法】水煎服。

【主治】胃气痛。

【加减】虚寒者，与补中汤间进之，加服六味桂附丸；其有寒而实者，肢冷面白，气促，勺饮下咽即吐，去党参，加法制半夏三钱，温饮。

归脾汤

【来源】《古今医彻》卷三。

【组成】人参 石斛（盐水炒） 远志肉（甘草汤浸，焙） 茯神 枣仁（炒熟，研） 白术（土炒）各一钱 炮姜 木香 石菖蒲各五分 柴胡 炙甘草各三分 当归身七分 桂圆肉五枚

【用法】水煎服。

【主治】中气不足，思虑过度，饥饱失时，劳役不节，而致中脘痛。

【加减】脾疼者，脉见软弱，中气已虚，去当归、耆、术，少加柴胡。

草豆蔻汤

【来源】《古今医彻》卷三。

【组成】草豆蔻（煨）　高良姜　广皮　陈神曲（炒）　茯苓　半夏各一钱　吴茱萸（汤泡）五分　炙甘草三分

【用法】加煨姜一片，水煎服。

【主治】客寒犯胃，或过食生冷，中脘疼痛，手足厥逆，脉见弦紧。

【宜忌】非脉实症寒者，勿轻用。

芎苏散

【来源】《穷乡便方》。

【组成】抚芎　苏叶　陈皮　槟榔　香附　大腹皮各八分　羌活　木通　猪苓　泽泻各四分　香草三分

【用法】加生姜，水煎服。

【主治】胃脘痛，素性有热，遇感即发。

芎栀汤

【来源】《穷乡便方》。

【组成】川芎　山栀子各等分

【用法】加生姜五片，水煎服。

【主治】心气痛。

【方论】心气痛，非心痛，即胃脘痛也。素性有热，遇感即发，初用芎苏散，二用芎栀汤。

皂角散

【来源】《医学从众录》卷三。

【组成】牙皂（去子弦、炒紫焦）

【用法】上为末。每服一钱，烧酒送下。

【主治】胃脘剧痛，百药不效。

【宜忌】此可偶服，不可常服。

血鳖串

【来源】《串雅补》卷二。

【组成】沉香二钱五分　木香六钱　红花五钱　大茴五钱　小茴一两　尖槟榔一两　萹蓄五钱　瞿麦五钱　巴霜五钱

【用法】上为末。每服三钱，酒送下。

【主治】胃气腹痛，经水闭。

太乙紫金锭

【来源】《串雅补》卷四。

【组成】生大黄二两　茅苍术二两　川芎二两　紫苏三两　黄柏　荆芥　大茴　香附　桂皮各三两　薄荷四两　细辛二两　杜仲一两　陈皮四两　生草二两　川椒二两

【用法】上为末，用糯米粉半升，炒大麦粉四两，状元红红土四两，研细，入糊内搅匀，和前末捣千下，印作大锭子，重一钱，晒干听用。外感发热，头痛饱闷，川芎、苏叶汤磨服。心胃疼痛，陈皮、炙草汤磨服；呕吐清水，炒米汤磨服；腰疼背痛，补骨脂、杜仲酒煎磨服；红白痢疾，苦参、艾叶、醋煎磨服；新久疟疾，白芥子酒煎磨服；四肢痛风，红花酒煎磨服；痔疮、痔漏，槐花煎酒磨服；妇人经水不调，姜汤磨服；小儿百病，薄荷汤磨服；跌打损伤，红花酒磨服；外科疮疡，银花汤磨服。

【主治】外感发热，心胃疼痛，四肢腰背痛，疟疾痔漏，妇人月经不调，跌打损伤等。

养荣双和汤

【来源】《原痘要论》。

【组成】人参　当归　熟地黄　黄耆　肉桂　白芍　麦冬　甘草

【用法】水煎服。

【主治】痘退之后，饮食如常，动心如故，猝然心腹绞痛，遍身汗出如水；及中恶等。

【加减】如有积食，加神曲、麦芽；如有热，去肉桂。

和阴理脾煎

【来源】《证因方论集要》卷三引黄锦芳方。

【组成】麦冬　白芍（炒）　伏龙肝　制首乌　牛膝　广皮　茯苓

【主治】胃痛，阴火不收，胸中掣痛。

【方论】脾有寒湿，肝有燥热，茯苓、广皮以理脾湿；首乌、芍药以润肝燥；麦冬滋液，牛膝收阴，伏龙肝祛湿。此方辛不致燥，凉不致寒，滋不致滞。所谓运神奇于平淡也。

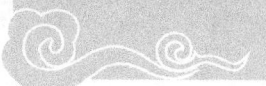

疏肝益胃汤

【来源】《证因方论集要》卷三。

【组成】人参　半夏（炒）　茯苓　广皮　吴萸　白芍（炒）　淡干姜　木瓜　乌梅肉

【用法】水煎服。

【主治】胃痛，呕吐酸水。

【方论】人参养胃，半夏、茯苓通阳明，白芍、木瓜泄厥阴，干姜暖胃，吴萸温肝，广皮辛通，乌梅酸收。化肝和胃，自能已痛止呕。

五厘散

【来源】《良方集腋》卷上。

【组成】官桂五分　五灵脂二钱五分（炒）　丁香五分　陈枳壳二钱五分（醋炒）　木香五分　红花二钱五分（酒拌炒）　胡椒五分　明雄黄六分　巴豆霜五分（用层纸压研，除油尽净）

【用法】上为极细末，收贮瓷瓶，勿令泄气。如遇病发，只须用药五厘，男放左手心，女放右手心，以舌舐服，口津咽下，重者间时连服一二次。

【主治】胃气疼痛。

【宜忌】禁饮茶水。

佛手丸

【来源】《良方集腋》卷上。

【组成】鲜白葫芦五两（去子，蒸晒九次，另研极细如飞尘）　鲜佛手五两（用银柴胡三钱煎汤拌炒，切片，蒸晒九次）　鲜香橼五两（用金铃子三钱煎汤拌炒，去子蒸晒九次）　道地人参一钱（另研极细如飞尘）　大豆黄卷十两　炒黑枣仁五两　冬霜桑叶五两　真川贝母五两（去心）　建神曲五两　建莲肉五两

【用法】将葫芦末加入人参末内和匀，再另取川贝、莲肉末约四五两，渐渐添入葫芦、人参末中，随添随研，和至极匀候用；其香橼、建曲、豆卷、桑叶四味及余多之川贝、莲肉，共为细末候用。先将佛手、枣仁二味煎汤收浓汁约一大面碗令满，为泛丸之用。泛时将众药起心子，泛至半即加泛人参等末，后再加众药泛上成丸，晒干收藏，宜以矿灰铺纸衬底，庶不霉坏；泛完药末后，再将

糯米饮汤泛上，以免药末脱落，此丸每料干丸约有三十两，每服一钱，计共三百服左右。如肝气痛者，香附汤送下；胃气痛者，木香汤送下；脚气痛者，木瓜汤送下；臌胀病者，陈麦柴汤送下。

【主治】肝胃气痛，脚气，臌胀。

良附丸

【来源】《良方集腋》卷上。

【别名】止痛良附丸（《饲鹤亭集方》）。

【组成】高良姜（酒洗七次，焙研）　香附子（醋洗七次，焙研）

【用法】上二味，各焙、各研、各贮，否则无效。如病因寒而得者，用高良姜二钱，香附末一钱；如病因怒而得者，用高良姜一钱，香附末三钱；如病因寒怒兼有者，高良姜一钱五分，香附一钱五分。用时以米饮汤加入生姜汁一匙，盐一撮为丸。服之立止。

【功用】

　　1.《中国药典》：温胃理气。

　　2.《方剂学》：行气疏肝，祛寒止痛。

【主治】

　　1.《良方集腋》：心口一点痛，乃胃脘有滞，或有虫，多因恼怒及受寒而起，遂致终身不愈。

　　2.《饲鹤亭集方》：胃脘气滞，胸膛软处一点疼痛，经年不愈或母子相传。

　　3.《谦斋医学讲稿》：肝胃气痛之偏于寒者。

　　4.《中国药典》：寒凝气滞，脘痛吐酸，胸腹胀满。

【方论】《谦斋医学讲稿》：良姜长于温胃散寒，香附长于疏肝行气。

加味左金丸

【来源】《集验良方》卷三。

【组成】黄连（姜汁炒）半斤　吴萸（汤泡）三两　青皮（醋炒）二两　木香二两　槟榔四两　川芎二两

【用法】水为丸，如梧桐子大。

【主治】因酒食怒气所伤，致肝火郁结，两胁胀痛，及胃脘当心痛，吐酸，不思饮食。

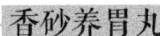

香砂养胃丸

【来源】《集验良方》卷三。

【组成】人参一两　木香一两　砂仁一两六钱　香附（醋制，炒）一两六钱　白术（土炒）二两　甘草（炙）一两六钱　白茯苓一两六钱　白蔻仁一两四钱　陈皮一两六钱　干姜一两　官桂一两　厚朴一两六钱　苍术
　　　方中苍术用量原缺。

【用法】夹肉蒸烂为丸，如梧桐子大。每服五六十丸。

【主治】胃气虚寒，胸膈饱闷寒痛。

安东散

【来源】《卫生鸿宝》卷一。

【组成】苏罗子（炒）　瓦楞子（醋炙）各四两　陈香橼　陈木瓜各两只（炒）　生蛤壳二斤（生杵）

【用法】上为细末。每服三钱，赤沙糖调服，体弱减半。

【主治】肝胃气。

【宜忌】孕妇忌服。

神验丹

【来源】《春脚集》卷二。

【组成】乳香　没药　木香　朱砂各等分

【用法】上为细末。每服二钱，生姜汤调服。

【主治】胃脘痛。

铁门闩

【来源】《春脚集》卷二。

【组成】玄胡　莪术　良姜　五灵脂　当归各等分

【用法】每服一钱至三钱，用好陈醋温热一杯调服。

【主治】胃气疼。

香郁散

【来源】《验方新编》卷三。

【组成】青皮橘子一百个　香附一斤　郁金四两

【用法】先将橘子铺大蒸笼内，蒂眼朝上，用新布垫底，再将香、郁二味研末掺入，于挨晚时盖好，蒸极透熟，每橘蒂眼上放生姜一薄片，姜上加艾绒一小团，将艾烧燃，烧过另换姜艾，连烧三次，晒过一天，次晚再蒸，接连蒸晒九次，每蒸一次，照前法连烧三次，无日晒，即风吹亦可，制好用瓷瓶收贮。每服连橘带药共一钱，用水煎，一服可煎两三次。宜于冬天配制，以免霉坏。

【功用】止痛。

【主治】心胃气痛。

暖胃膏

【来源】《验方新编》卷四引林屋山人方。

【组成】生姜一斤（捣取自然汁碗许）　牛皮胶　乳香末　没药末各五钱

【用法】上同煎，胶化离火，将药作三四大膏药。每用一张，贴胃脘痛处，用绸绑捆；三时后，取周岁小孩所穿之鞋一双，铜锣上烘极热，在膏上轮流熨之，熨至膏硬，换膏再贴，再绑三时再熨，至愈为止。止后用熨胃丸。

【主治】胃脘痛。

熨胃丸

【来源】《验方新编》卷四引林屋山人方。

【组成】紫油厚朴三斤（用老姜二斤切片，同煮一时，去姜不用）　干姜四两（用甘草二两同煮一时，去甘草不用）

【用法】将二味炒干，为细末，黑枣煮汤（去皮核）为丸。每服二钱，开水送下，久服断根。用暖胃膏痛止后，继用本方。

【功用】温中降气，暖胃消痰。

【主治】胃脘痛。

触饮丸

【来源】《鸡鸣录》。

【组成】苍术十两（泔水浸，脂麻酱拌炒）　茯苓　制半夏各二两　蒸透西洋参　蛤壳　猪苓各二两　葶苈（炒）一两五钱　白芍　泽泻各一

两　沉香六钱　蓬术（酒炒）八钱　橘红（盐水炒）七钱　郁金　干姜（炮）各五钱　公丁香　小川连各三钱

【用法】上研细，用竹沥二分，姜汁一分泛丸，如绿豆大。

【主治】胃脘痛。因胃寒蓄饮而致者，饮食畏冷，恶甜吞酸吐水，心下时痛。

加味左金汤

【来源】《医醇剩义》卷四。

【组成】黄连五分　吴萸二分　瓦楞子三钱（煅，研）　荜澄茄一钱　蒺藜三分　郁金二钱　青皮一钱　柴胡一钱（醋炒）　延胡索一钱　木香五分　广皮一钱　砂仁一钱　佛手五分

【主治】肝气郁结，气火俱升，上犯胃经，痛连胁肋。

养胃汤

【来源】《医醇剩义》卷四。

【组成】白芍一钱　茯苓二钱　白术一钱　甘草四分　山药三钱　黄耆二钱　党参四钱　木香五分　砂仁一钱　广皮一钱　大枣二枚　生姜三片

【主治】胃气虚弱，胃脘作痛。

温中平胃散

【来源】《医醇剩义》卷四。

【组成】炮姜五分　砂仁一钱　木香五分　谷芽三钱（炒）　神曲三钱（炒）　广皮一钱　茅术一钱　厚朴一钱　枳壳一钱　青皮一钱　陈香橼皮八分

【主治】胃胀腹满，胃脘痛，鼻闻焦臭，妨于食，大便难。

日月丹

【来源】《理瀹骈文》。

【组成】雄黄　硼砂　朴消　冰片　麝　元明粉各等分

【用法】立秋前一日晒，研。点眼。麻辣，泪流过

腮即愈。

【主治】胃气痛，绞肠痧，霍乱吐泻转筋，并淹、跌、缢尚未绝者。

顺气散

【来源】《理瀹骈文》。

【组成】苍术　厚朴　青皮　陈皮　缩砂仁　丁香　木香　良姜　干姜　茴香各一钱　姜三片　枣一枚

【用法】上炒熨脐腹。

【主治】脾胃虚寒，心腹刺痛、泄泻。

温胃膏

【来源】《理瀹骈文》。

【组成】干姜（炒）二两　川乌　白术各一两半　苍术　党参　附子　吴萸　黄耆　麻黄　桂枝　北细辛　羌活　独活　防风　麦冬　藁本　柴胡（炒）　川芎　当归　酒芍　香附　紫苏　藿梗　杏仁　白芷　青皮　陈皮　半夏（炒）　南星　厚朴　乌药　灵仙　麦芽　神曲（炒）　枳实　泽泻　荜澄茄　草果　草蔻仁　肉蔻仁　故纸　良姜　益智仁　大茴　巴戟　荜茇　车前子　延胡　灵脂各一两　黄连（吴萸水炒）　五味子各五钱　甘草七钱　生姜　葱白各四两　艾　薤　韭　蒜头　菖蒲各二两　凤仙一株　木瓜　川椒　白芥子　胡椒各一两　大枣　乌梅肉各五个（一加木鳖仁、蓖麻仁、山甲各一两）

【用法】上两共用麻油十二斤，分熬，黄丹收。再加木香、丁香、砂仁、官桂、乳香（制）、没药各一两，牛胶四两（酒蒸化），搅千余遍，令匀。外贴。

【主治】胃寒不纳，呕泻、痞胀、疼痛诸证。

暖脐膏

【来源】《理瀹骈文》。

【组成】生附子五钱　甘遂　甘草各三钱

【用法】用葱汁熬膏和药。加蟾酥、麝香、鸦片、丁香末摊贴。

【主治】九种心胃痛，并呕吐噎膈，久痢疝气。

暖脐膏

【来源】《理瀹骈文》。

【组成】柏子尖　松毛心各五斤　附子八两

【用法】上用麻油熬，黄丹、铅粉收膏。加肉桂摊贴。

【主治】九种心胃痛，并呕吐噎膈，久痢疝气。

应验如意散

【来源】《急救经验良方》。

【组成】青皮　五灵脂　川楝子　山甲　八角茴香各二钱　玄胡索　良姜（香油炒）　没药（去油）　槟榔各一钱五分　木香　沉香各一钱　砂仁五分

【用法】上为粗末，再将木鳖子（去壳）一钱二分（切片）同粗末炒至焦色，将木鳖子捡出不用，将诸药为细末。每服一钱，引用大盐一粒，将药同盐先用滚水化开，能饮酒者，兑酒一小杯，服之即愈。

【主治】男妇胃脘痛。

五香导气丸

【来源】《梅氏验方新编》卷二。

【组成】沉香一两　檀香一两　制香附一两　广木香一两　紫丁香六钱　砂仁一两　枳实八钱　槟榔一两　姜汁　厚朴一两五钱　石菖蒲五钱　郁李仁六钱（去壳）

【用法】上为细末，用神曲糊为丸，如梧桐子大。每服三钱，淡姜汤送下。

【主治】一切食积气滞，五脏不和，九窍不通，大便闭结，胸中饱胀，心胃气痛。

阿香橼散

【来源】《梅氏验方新编》卷二。

【组成】陈干香橼一个（切开盖，去瓤）　阳春砂仁

【用法】上将香橼连盖称准，现重若干，配阳春砂仁亦若干，装入香橼内，原盖盖好，井泥围涂，放阴阳瓦上火煅，见青烟将尽为度，取起放地下，以碗覆盖，免致化成白灰，俟冷透去泥，研为细末。每服二三钱，开水冲服。极重者亦可除根；体虚者服半料，愈后接服二贤散除根。

【主治】胃气痛。

桃灵散

【来源】《梅氏验方新编》卷二。

【组成】白矾五分　五灵脂一钱　乳香（去净油）八分

【用法】上为细末。遇痛时每服三分，酒送下。

【主治】胃气痛。

黄蜡丸

【来源】《梅氏验方新编》卷二。

【组成】黄蜡四两　银朱八钱

【用法】将黄蜡化开，入银朱和匀，候冷为丸，如梧桐子大。每服七钱，用艾叶三斤，胡椒七粒，研细，煎汤送下。

【主治】胃气痛。

乌梅甘草汤

【来源】《医门八法》卷三。

【组成】乌梅肉五个　甘草五钱

【主治】肝气有余，肝血不足，以致胃气痛者。

白芍甘草汤

【来源】《医门八法》卷三。

【组成】白芍一两（醋炒）　甘草三钱

【主治】胃气痛，证属阴虚血燥，肝气妄动，木克土者。其痛在脐腹以上，胸膈之间，时作时愈，愈则安然无恙，偶有拂逆，则复作。

【方论】方中醋炒白芍有滋阴敛肝之功；甘草味甘，甘先入脾，且能和中。

益肝煎

【来源】《医方简义》卷四。

【组成】柴胡（醋炒）一钱　丹参（酒炒）三钱　生左牡蛎四钱　乌药一钱　制香附一钱　当

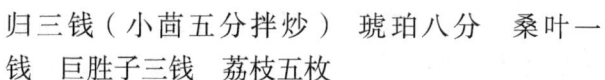

归三钱（小茴五分拌炒） 琥珀八分 桑叶一钱 巨胜子三钱 荔枝五枚

【用法】水煎服。

【主治】肝经病，痞满，嗳逆呕哕，心胃绞痛，腹满。

【加减】如气虚者，加生地、沙参、砂仁；血虚者，加生地、川芎、白芍；金不制木者，加百合、天冬；水不涵木者，加杞子、菊花；心火夹杂者，加川连；如木旺土衰者，加白术（土炒），天仙藤、茯神。

拈痛散

【来源】《医方简义》卷六。

【组成】丹参三钱 赤小豆二钱（杵） 东洋参五分 煨天麻一钱 降香五分 当归三钱 麦芽三钱

【用法】水煎服。

【主治】心腹痛，头痛。

干姜粥

【来源】《寿世青编》卷下。

【组成】白米四合 干姜 良姜各一两

【用法】水煎服。

【功用】《药粥疗法》：温暖脾胃，散寒止痛。

【主治】
　　1.《寿世青编》：一切寒冷气郁，心痛，胸腹胀痛。
　　2.《药粥疗法》：脾胃虚寒，心腹冷痛，呕吐，呃逆，泛吐清水，肠鸣腹泻。

【宜忌】《药粥疗法》：凡发热之时以及阴虚内热的病人，不可选用。

散瘀清火止痛汤

【来源】《寿世新编》卷下。

【组成】川楝子（去核）二钱 元胡索二钱 黄连（姜汁炒）八分 山栀仁（炒）一钱五分或二三钱 紫丹参三钱 香附米（四制）二钱 法半夏二钱 桃仁泥一钱 当归尾二钱 川郁金一钱 高良姜三五分 建泽泻二钱

【用法】水煎服。服二三剂必经行痛止而痊。

【主治】瘀挟郁火，心胃疼痛，脘中胀闷，不可按扪或呕吐紫黑血块，倒经逆行，或心中滚热，呕吐不食者。

七香丸

【来源】《青囊秘传》。

【组成】香附三两 麦芽二两 砂仁一两 甘松一两 甘草二两五钱 陈皮二两五钱 丁香一两 檀香二两 官桂二两五钱 乌药二两 藿香三两 木香二两

【用法】上药为末，水叠为丸，如弹子大，降香一两研末为衣。每服一丸。

【主治】胃痛。

胃灵丹

【来源】《青囊秘传》。

【别名】延香散。

【组成】广木香 延胡各等分。

【用法】上为末。可内服，或外入大膏药内贴之。

【功用】温通气血。

【主治】
　　1.《青囊秘传》：胃痛。
　　2.《记恩录》：跌伤。

透骨丹

【来源】《青囊秘传》。

【组成】胡椒（炒黄）（一方有胆矾煅红，分量为胡椒的二分之一）

【用法】上为末。小膏药贴之。胃寒腹痛，研贴中脘。

【主治】发背溃脓，及胃寒腹痛。

紫阳真君塞鼻丹

【来源】《青囊秘传》。

【组成】沉香 木香 乳香 没药 牙皂 荜茇 大良姜 官桂 细辛各等分 巴豆 川乌 好麝香 雄黄 朱砂 血竭 把砂
　　方中巴豆、川乌、好麝香、雄黄、朱砂、血竭、把砂用量原缺。

【用法】上为丸，如指头大。每用一丸，塞鼻。

【主治】心疼肚痛，膨胀疝气，水泄痢疾，赤白痢下，牙痛，浑身疼痛。

小安胃丸

【来源】《饲鹤亭集方》。

【组成】大熟地　香附各四两　金铃子　小茴　川椒各二两

【用法】炼蜜为丸。每服二三钱，开水送下。

《中国医学大辞典》：川楝子煎汁，去楝子，用汁煮香附、地黄，熬干焙透，共研为末，白蜜为丸。

【主治】胃气疼痛，肝气升越呕吐。

肝胃二气丹

【来源】《饲鹤亭集方》。

【组成】醋煅赭石　煅石决明　煅瓦楞子　路路通各八两　旋覆花四两　新绛乌药各二两　青葱管一把（以上八味煎浓汁听用）　淡附子　吴萸　元胡　五灵脂　蒲公英　佛手柑各一两　当归二两　制香附一两五钱　炙草五钱（上九味法制，各取净末）　沉香　公丁香各一两　木香　砂仁　川莲各一两五钱　寸香五分（以上各药，照方法制）

【用法】将前药末和匀，以前药汁掺入，量加曲糊为丸；每粒潮重一钱五分，阴干，辰砂为衣，白蜡封固。每服一丸，重者二丸。

【主治】肝逆犯胃，脘胁作痛，呕吐酸水，食不得入，及酒膈湿郁。

蟾酥丸

【来源】《饲鹤亭集方》。

【别名】蟾酥痧药丸（《全国中药成药处方集》南京方）。

【组成】苍术三两六钱　生军六两　麻黄三两　天麻三两　沉香五钱　檀香一两　丁香六钱　广木香一两五钱　麝香三钱　雄黄三两　朱砂一两二钱　甘草二两四钱　蟾酥六钱

【用法】上为末，将蟾酥酒化为丸。

《全国中药成药处方集》（南京方）：用高粱酒泛为小丸，每分约二十粒，朱砂为衣，放于烈日下晒燥，趁热装蜡袋中，打光至亮为度。每服一分至二分，开水送下。

【功用】祛暑辟邪，利湿开窍。

【主治】心腹暴痛，兼受四时不正之气，山岚瘴毒，癫狂迷乱，五痢八疳。

梅花丸

【来源】《续名医类案》卷十八引沈月枝方。

【别名】绿萼梅花丸（《饲鹤亭集方》）。

【组成】绿萼梅蕊三两　滑石七两　丹皮四两　制香附二两　甘松　蓬莪术各五钱　茯苓三钱五分　人参　嫩黄耆　砂仁　益智各三钱　远志肉二钱五分　山药　木香各一钱五分　桔梗一钱　甘草七分

【用法】上为细末，炼白蜜十二两为丸，如龙眼大，白蜡封固。每服一丸，开水调下。

【功用】《霍乱论》：久服可杜外患，兼除宿恙。消瘕调经带，催生种子。

【主治】

1.《续名医类案》：肝胃久痛。

2.《霍乱论》：体虚多郁，血热气怨，木土相乘，呕泻腹痛，易感痧秽、霍乱者。

3.《饲鹤亭集方》：体虚，肝木犯胃，腹胀胸痞，或上为呕恶，或下为泄泻。

【宜忌】孕妇慎用。

柴胡牡蛎汤

【来源】《医学摘粹》。

【组成】柴胡三钱　牡蛎一钱（粉）　甘草二钱　瓜蒌三钱　半夏三钱　芍药三钱　生姜三钱

【用法】水煎大半杯，温服。

【主治】心腹疼痛，痛在心胸，热多者。

万应丹

【来源】《医学探骊集》卷三。

【组成】江子霜六钱（要肥润者，去皮，去净油）　木香一两五钱　丁香一两　乳香一两五钱　猪

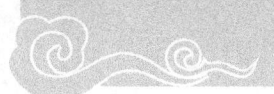

牙皂一两　皂矾一两　沉香一两　葶苈子一两

【用法】上为细末，曲糊为丸，如吉豆大，晒干，用瓶盛之备用。每早、晚服一丸或二丸，温水送下。

【功用】温脾暖胃。

【主治】伤寒病后，脾胃为热所伤，或因饮食生冷之物，脾胃为生冷所伤，至病后脉象微细，不思饮食；胃脘痛，泄泻，腹痛，痢疾。

【加减】原方加檀香，名五香丸；加檀香、蓬莪术，名十仙丹；再加京三棱，名化痞丸；去檀香、三棱、莪术，加紫蔻、官桂，名增力丹。

【方论】方中以江子霜为君，其他佐使之药，不过如配眼药，用炉甘石作胎之意，盖欲分其力，使之不猛耳。但诸方中所用豆霜轻重不等，人服此药，往往暴下。凡降药多寒凉之品，惟江子乃温药之需，多用固然不可，少用颇能入妙，兹特配对均匀，使其热而不猛。约豆霜七分五厘，对佐药一两，每丸中不过些许江子耳，最能暖胃清寒。凡人于二旬后，饮食不节，腹中大半多有积聚之寒，如胃脘痛，或泄泻，或腹痛，或痢，或不思食，此药温脾助胃，多进饮食，其功效不可胜述。

木香导滞汤

【来源】《医学探骊集》卷五。

【组成】木香三钱　延胡索三钱　香附米三钱　枳实四钱　台乌药三钱　陈皮三钱　五灵脂三钱　郁金三钱　炮姜二钱　甘草二钱

【用法】水煎，温服。

【主治】贪食生冷，陈寒结气，滞塞脾胃，或受寒凉，或逢怒气，其胃脘处或寒块作痛，或寒条作痛，或胃腑作痛，轻者尚可饮食，重者呕吐酸水，饮食不下。

【加减】初得此症，去陈皮、乌药，加大黄五钱，芒消二钱，一剂可永不发。若因气逆而得年久不愈者，将原方加韭菜根一把，鸡子二个，酒、水各半煎之，煎数滚，俟鸡子已熟，将鸡子取出入勺内，克破外皮，亦连皮入内煎之，俟药已煎好，将鸡子剥去皮，先食鸡子，然后服药。

九痛丸

【来源】《疡科纲要》卷下。

【组成】白川椒　公丁香　高良姜　广木香　明腰黄　江子仁（即巴豆，拣取白仁，压净油质）各一两　五灵脂八钱　西藏红花六钱

【用法】上药各为极细末，用汾酒为丸，如绿豆大。每服七厘，温汾酒一杯吞服，泄一二次，饮冷粥汤一二口即止。不可蜜丸。定痛极验，重者不过三服，有年久恙，可铲根株。

【主治】宿年九种胃痛，如刀如锥。

九香如意丸

【来源】《丁甘仁家传珍方选》。

【组成】檀香二两　降香二两　沉香六钱　木香三两　丁香六钱　藿香五钱　砂仁二两　乌药三两　厚朴二两　广皮二两　苍术二两

【用法】上为末，水为丸，檀香末为衣。

【功用】平肝和胃。

胃气痛丸

【来源】《丁甘仁家传珍方选》。

【组成】黑沉香　金铃子　制于术　九香虫各一钱　制香附　延胡索　法半夏各一钱五分　当归身　炒白芍　炙鸡金　吴茱萸　川郁金各二钱　炙甘草　广木香　陈佛手各五分　杜仲三钱　广陈皮　春砂仁各八分　上安桂四分　香橼皮三钱

【用法】上为末，加三年陈米，煎汤代水泛丸。作煎方亦可。

【主治】胃气痛。

龙生丸

【来源】《中国内科医鉴》。

【组成】石硫黄　胡椒

【用法】糊为丸。每服五七粒，白汤送下。

【主治】胃病。

良附丸

【来源】《实用方剂学》。

【组成】良姜一钱　香附四钱　青皮　木香　当归

各三钱　干姜二钱　沉香一钱

【用法】上为细末，水泛为丸，如梧桐子大，每服三钱，米汤送下。

【主治】

1.《实用方剂学》：胸脘气滞，胸膈软处一点疼痛，或经年不愈，母子相传。

2.《全国中药成药处方集》（上海方）：胸膈满痛，得暖便轻，呕吐清水。

小陷胸加芩枳汤

【来源】《温热经解》。

【组成】栝楼实三钱　半夏三钱　川连一钱　酒芩八分　枳实八分

【主治】风温内陷，心下硬痛。

沉香化气丸

【来源】《中药成方配本》。

【组成】沉香一两　制香附一两　陈香橼一两　西砂仁二两　生甘草一两　炒六曲三两

【用法】上药除六曲炒外，其余生晒，为细末，冷开水泛为丸，如绿豆大，每次一钱五分，以开水吞服，一日二次。

【功用】理气。

【主治】肝气胃气，脘腹胀痛。

延乌二陈汤

【来源】《杂病证治新义》。

【组成】延胡索　台乌药　香附　砂仁　法半夏　陈皮　茯苓　甘草

【用法】水煎服。

【功用】温中理气，健胃镇痛。

【主治】胃脘气滞作痛。

【方论】本方为温中理气之剂。用延胡、香附、乌药以理气滞，砂仁合二陈汤以温中和胃，故可用于气滞胃脘作痛之症。若用于神经性胃痛，有健胃镇痛之作用。

十香定痛丸

【来源】《北京市中药成方选集》。

【组成】丁香二两　降香二两　乳香（炙）二两　没药（炙）二两　木香二两　母丁香二两　于术二两　良姜二两　白芍二两　延胡索（炙）二两　厚朴（炙）二两　片姜黄二两　灵脂（炙）二两　松罗茶二两　九菖蒲二两　槟榔二两　三棱（炒）二两　莪术（炙）二两　法半夏一两　茴香（炒）一两　檀香一两　红花一两　肉桂（去粗皮）一两　甘草一两　赤芍一两　生蒲黄一两　二丑（炒）四两　茯苓二两　山楂（炒）二两　砂仁二两　枳实（炒）二两　紫豆蔻五钱　香附（炙）四两

【用法】上为细末，过罗，兑：伽楠香二两，苏合香二两，朱砂二两，安息香一两。研细混合均匀，炼蜜为丸，重二钱，蜡皮封固。每服一丸，温开水送下，一日二次。

【功用】舒郁散寒　和胃定痛

【主治】气郁结滞，胃脘疼痛，胸满腹胀。

【宜忌】孕妇忌服。

开胸顺气丸

【来源】《北京市中药成方选集》。

【组成】槟榔（炒）六两　二丑（炒）八两　陈皮二两　木香一两五钱　三棱（炒）二两　莪术（炙）二两　牙皂一两　厚朴（炙）二两

【用法】上为细末，过罗，茵陈熬水，泛为小丸。每服一至二钱，温开水送下。

【功用】

1.《北京市中药成方选集》：消积化滞。

2.《中国药典》：行气止痛。

【主治】停食停水，气郁不舒，膨闷胀满，胃脘疼痛，红白痢疾，疟疾。

【宜忌】孕妇忌服。年老体弱勿服。服药后过三小时再饮食。

开胸顺气丸

【来源】《北京市中药成方选集》。

【组成】木香八十两　黑牵牛（炒）一百六十两　黄芩四十两　香附（炙）一百二十两　五灵脂（炒）八十两　大黄一百六十两　莪术（炙）四十两　橘皮八十两　猪牙皂四十两　三棱（炒）

四十两

【用法】上为细末，过罗，用冷开水泛为小丸，滑石为衣，闯亮。每服一至二钱，每日一至二次，温开水送下。

【功用】消食逐水，调气化滞。

【主治】食积气聚，膨胀痞满，气滞停水，胃脘刺痛。

【宜忌】年老气虚者及孕妇忌服。

戈制半夏

【来源】《北京市中药成方选集》。

【组成】姜半夏四两　龙涎香一钱　毛橘红二钱　伽楠香二分

【用法】上为细末，用化橘红五钱熬水，竹沥水一两，红曲兑色，江米面糊成饼，每个重五分，晒干即成。每服一钱，研粉，用温开水冲服。

【功用】舒气降逆，化痰止喘。

【主治】中风痰厥，蓄饮呕吐，哮喘咳逆，肝郁胃痛。

平安丸

【来源】《北京市中药成方选集》。

【组成】公丁香十两　橘皮十两　神曲（炒）十两　枳实（炒）十两　草果仁十两　木香十两　茯苓十两　山楂十两　延胡（炙）十两　砂仁十两　沉香十两　麦芽（炒）十两　肉果（煨）十两　白术（炒）十两　槟榔十两　青皮（炒）十两　香附（炙）十两　豆蔻仁十两　母丁香十两

【用法】上为细末，过罗，炼蜜为丸，重二钱，蜡皮封固。每服二丸，温开水送下，一日二次。

【功用】

1.《北京市中药成方选集》：顺气宽胸，暖胃降逆。

2.《中药制剂手册》：疏肝理气，和胃止痛。

【主治】

1.《北京市中药成方选集》：气逆不舒，胸满腹胀，胃寒疼痛，嘈杂倒饱。

2.《中药制剂手册》：肝气犯胃，肝胃不和，胃脘疼痛，吞酸。

加味香连丸

【来源】《北京市中药成方选集》。

【组成】黄连六两　木香四两　槟榔二两　枳壳（炒）四两　吴萸（炙）二两　黄芩四两　厚朴（炙）四两　黄柏二两　白芍四两　玄胡（炙）二两　当归二两　甘草一两

【用法】上为细末，过罗，用冷开水泛为小丸，每服二钱，日服二次，温开水送下。

【功用】祛湿散寒，导滞化痢。

【主治】过食生冷，湿热凝结，腹痛下坠，红白痢疾。

快胃舒肝丸

【来源】《北京市中药成方选集》。

【组成】片姜黄一两六钱　乌药三两二钱　白芍四两　厚朴（制）十六两　橘皮四两　沉香三两　木香二两四钱　香附（炙）四两　砂仁三两二钱　枳壳（炒）四两　柴胡四两　青皮（炒）四两　川芎三两二钱　紫豆蔻仁一两二钱　当归四两　玄胡索（炙）四两

【用法】上为细末，冷开水泛为小丸，滑石十三两、朱砂三两为衣闯亮。每两二百丸，袋装，每袋六十丸。每服三十丸，温开水送下，一日二次。

【功用】健胃，舒郁，止痛。

【主治】胃脘刺痛，痞满嘈杂，两胁膨胀，呕吐吞酸。

郁金丸

【来源】《北京市中药成方选集》。

【组成】白芥子（炒）二十四两　枳壳（炒）二十四两　青皮（炒）二十四两　黄芩二十四两　白豆蔻二十四两　黄连二十四两　莱菔子（炒）二十四两　厚朴（炙）二十四两　片姜黄二十四两　槟榔二十四两　三棱（炒）二十四两　橘皮二十四两　当归二十四两　黄柏二十四两　木香二十四两　砂仁二十四两　郁李仁二十四两　郁金二十四两　熟大黄一百六十两　生大黄一百六十两　黑丑（炒）八十两　牙皂四十两　香附（炙）四十两　灵脂（炒）四十两　玄胡（炙）四十两　沉香十二两　莪术（炙）

四十四两　桔梗四十四两

【用法】上为细末，用冷开水为丸。每服二钱，温开水送下，一日二次。

【功用】舒郁宽中，消食化滞。

【主治】胸膈堵闷，胃口疼痛，积聚痞块，二便不通。

【宜忌】孕妇忌服。

和胃平肝丸

【来源】《北京市中药成方选集》。

【组成】川楝子十五两　枳壳（炒）十两　木香八两　厚朴（炙）六两　橘皮八两　砂仁八两　茯苓十两　豆蔻仁六两　沉香十两三钱　片姜黄十两　玄胡（炙）十两　白芍十二两　佛手五两　檀香一两

【用法】上为细末，炼蜜为丸，重一钱五分，朱砂为衣，蜡管封固。每服二丸，温开水送下。

【功用】平肝舒气，和胃止痛。

【主治】两胁胀满，胃脘刺痛，呕逆嘈杂，嗳气吞酸。

加减平胃散

【来源】《中医妇科治疗学》。

【组成】扁豆壳五钱　白术二钱　苍术一钱半　广皮一钱　云苓四钱　煨木香　建神曲各二钱　甘草一钱

【用法】水煎服。

【功用】调理脾胃以消食。

【主治】妊娠期内，饮食停滞，胃脘疼痛，延及腹部，口淡不思食，有时欲呕，嗳气，脉弦滑，苔厚腻。

【加减】如腹痛下利作呕，加南藿香二钱，厚朴二钱、泽泻二钱；下利中夹赤色黏液的，去苍术、扁豆壳，加黄连一钱，黄芩二钱，炒银花三钱，桔梗二钱；如夹黄色黏液的，去白术，加黄芩二钱，桔梗二钱；如夹白色粘液的，加广皮二钱，建菖蒲五分；胎动不安的，加炒艾叶三钱。

柴芩七物汤

【来源】《中医妇科治疗学》。

【组成】柴胡一钱　黄芩　法夏　厚朴各一钱半　茯苓二钱　紫苏一钱

【用法】水煎，食前服。

【功用】调气行滞。

【主治】妊娠气滞腹痛证。妊娠数月，胸腹及两胁胀痛，性情暴躁易怒，口苦，头晕，兼有咳嗽，苔白腻或薄黄，脉弦而滑。

【加减】胃脘胀痛，呕吐吞酸，加左金丸一钱。

丁沉透膈丸

【来源】《全国中药成药处方集》（昆明方）。

【组成】丁香20g　沉香20g　木香20g　白术80g　香附（醋炙）40g　砂仁（盐炙）40g　草豆蔻（炒）20g　陈皮30g　麦芽（炒）20g　厚朴（姜炙）50g　广藿香30g　青皮（醋炙）20g　法半夏（醋炙）40g　云曲（炒）40g　茯苓40g　甘草20g

【用法】水泛为丸，每袋10g，密闭，防潮。口服，1次10g，每日2次。

【功用】健脾和胃，行气消胀。

【主治】胃脘疼痛，气郁结滞，胸膈痞闷，嗳气吐酸，消化不良。

【宜忌】阴虚胃热、胃酸缺乏者禁用。

八宝瑞生丹

【来源】《全国中药成药处方集》（抚顺方）。

【组成】当归　玄胡各三两六钱　郁金一两五钱　香附　茯苓各三两六钱　草果二两二钱五分　桂楠一两五钱　山楂三两六钱　炙草一两五钱　干姜一两五钱　神曲二两二钱五分　紫蔻　良姜各二两五钱

【用法】上为细末，炼蜜为丸，二钱重，蜡皮封。每服一丸，生姜水送下，早、晚二次服之。

【功用】温脾健胃。

【主治】胃弱消化不良，胃痛嘈杂，吞酸呕吐，食积、气积、水积，胸痞胀满，便溏寒疝。

【宜忌】孕妇及患胃炎者忌服。

五味槟榔丸

【来源】《全国中药成药处方集》（沈阳方）。

【组成】蔻仁五两　猴槟榔　槟榔各十两　人参三钱　陈皮二两　枣槟榔十两　厚朴六两　青果三两　于术二两　乌梅六两五钱　神曲五钱　食盐一两五钱

【用法】上为极细末，糯米面四两，鲜姜（切碎）一两，打糊为锭，重三分。每日早、晚随时噙化一二锭。

【功用】健胃理肠，顺气化积，导水化痰。

【主治】积滞，胸闷腹胀，呕吐嘈杂，胃酸疼痛。

【宜忌】忌生冷、面食。

止痛二姜丸

【来源】《全国中药成药处方集》（沈阳方）。

【组成】良姜三两　干姜　乳香各一两五钱　没药　细辛各七钱五分　枳实　延胡各二钱　灵脂一两　炒白术一钱　丁香五钱　白豆蔻一两

【用法】上为极细末，用神曲糊为小丸。每服二钱，开水送下，病重者一日二次。

【功用】健胃祛寒，止痛化郁。

【主治】胃脘疼痛，腹满胀痛，寒郁凝结，小腹疝痛。

【宜忌】忌粘硬生冷之物。

白虎丹

【来源】《全国中药成药处方集》（禹县方）。

【组成】大黄三两二钱　陈皮　青皮各八钱　丁香　广木香　槟榔各四钱　党参　巴豆霜　干姜各一两六钱　黄芩二两

【用法】上为细末，水泛为丸。每服四分，温开水送下，五岁至八岁一分五厘，九岁至十二岁服三分。

【主治】过食生冷，饮食积滞，胃脘寒痛，风寒痢疾。

【宜忌】孕妇及虚弱病人忌用。

朴沉化郁丸

【来源】《全国中药成药处方集》（天津方）

【组成】广木香　蔻仁　砂仁　青皮（醋炒）　南柴胡　沉香　元胡（醋制）　甘草　公丁香　檀香各七钱　香附（醋制）三两　厚朴（姜制）一两

五钱　枳壳（麸炒）一两片　姜黄三钱　广皮二两　莪术（醋制）五钱　良姜五钱　肉桂（去粗皮）三钱

【用法】上为细末，炼蜜为丸，三钱重，蜡皮或蜡纸筒封固。每服一丸，白开水送下。

【功用】舒气化瘀，开胃消食。

【主治】胸腹胀满，消化不良，呕吐恶心，停食停水，气滞闷郁，胃脘刺痛。

【宜忌】孕妇忌服。

肝胃气痛散

【来源】《全国中药成药处方集》（南京方）。

【组成】海螵蛸四两（漂净）　人坎炁二十条　上沉香一钱

【用法】先将坎炁剪碎，用蛤粉炒酥，与海螵蛸共研细末，沉香另研，和匀。每服三分，开水调服。

【主治】肝胃气痛，呕吐酸水。

肚痛丸

【来源】《全国中药成药处方集》（重庆方）。

【组成】橘皮三两　草蔻二两　公丁香一两五钱　白豆蔻二两　广木香一两五钱　石菖蒲　良姜各三两　胡椒　肉桂各二两　藿香四两　枳壳三两　厚朴二两　白芍三两　茯苓四两　山楂肉三两　青蒿二两　谷芽一两　朱砂四两

【用法】除朱砂穿衣外，余药为细末，水为丸。每服一丸，小孩减半，以白酒化服；白开水亦可。

【主治】心胃气痛，肚痛，积聚痛，寒气痛。

【宜忌】气虚不能服。

快胃丸

【来源】《全国中药成药处方集》（抚顺方）。

【组成】枳壳　陈皮　神曲　灵脂　玄胡　生芍　芦荟　椰片　香附　川朴各半斤　巴豆霜二钱　狗宝五分

【用法】上为细末，水为小丸。每服四分，早晚开水送下。

【功用】健胃化痰，缓下。

【主治】胃病胀满，胃疼，食积、气积、虫积，噎

膈转食，吐酸呃逆。

【宜忌】忌食生冷硬性物，孕妇勿服。

快脾温胃丸

【来源】《全国中药成药处方集》（大同方）。

【组成】川黄连四钱　吴茱萸三钱　焦三仙一两　广木香二钱　川芎一两　炒香附一两五钱　陈皮　白术各二两　枳实一两　焦栀子五钱　莱菔子八钱　半夏　砂仁各五钱　干姜一两　青皮四钱　竹茹　苍术　草蔻　草果仁各五钱　炙草八钱　茯苓五钱

【用法】上为细末，炼蜜为丸。每服三钱，姜汤送下。

【主治】胃脘疼痛，胸膈膨闷，食不知味，倒饱嘈杂，两胁胀满，嗳气吞酸。

【宜忌】忌食生冷，忌发怒气。

沉香紫蔻丸

【来源】《全国中药成药处方集》（沈阳方）。

【组成】紫蔻一钱　草蔻三钱　莱菔子五钱　广木香三钱　三消九钱　沉香　大黄　炒枳实　槟榔　青皮　广皮　厚朴　广砂　柴胡　内金各四钱

【用法】上为极细末，炼蜜为丸，每丸二钱重。每服一丸，以开水送下。

【功用】消食健胃，开郁止痛。

【主治】腹满胃痛，消化不良，呕吐打咯，食欲不振，膨闷胀饱，反胃吐酸。

【宜忌】孕妇忌服。

沉香舒郁丹

【来源】《全国中药成药处方集》（天津方）。

【组成】广木香十二两　青皮（醋炒）四两　厚朴（姜制）　广皮各十两　枳壳（麸炒）七两　甘草三两　香附（醋制）　玄胡（醋制）各四两　片姜黄三两　南柴胡四两　蔻仁八两　沉香十两　砂仁八两

【用法】上为细末，炼蜜为丸，每丸二钱重，蜡皮或蜡纸筒封固。每次一丸，以白开水送下。

【功用】舒气开胃，化郁止痛。

【主治】胸腹胀满，胃部疼痛，呕吐酸水，消化不

良，食欲不振，郁闷烦恼。

【宜忌】孕妇及体虚者勿服。

金不换膏

【来源】《全国中药成药处方集》（沈阳方）。

【组成】栀子　防风　良姜　海风藤　灵仙　牛膝　熟地　桃仁　柴胡　白鲜皮　全虫　枳壳　白芷　甘草　黄连　细辛　白芍　玄参　猪苓　前胡　麻黄　桔梗　僵蚕　升麻　地丁　大黄　木通　橘皮　川乌　生地　香附　双花　知母　薄荷　当归　杜仲　白术　泽泻　青皮　黄柏　杏仁　黄芩　穿山甲　蒺藜　天麻　苦参　乌药　羌活　半夏　茵陈　浙贝　加皮　续断　山药　桑皮　白及　苍术　独活　荆芥　芫花　藁本　连翘　远志　草乌　坤草　五倍子　天南星　何首乌　大风子各一两

【用法】香油十斤熬枯去滓，滴水成珠时再入黄丹五斤，乳香、没药、血竭、轻粉、樟脑、龙骨、海螵蛸、赤石脂各一两，梅片五钱，麝香五钱，为细末，另兑搅匀。随证按穴摊贴之。

【功用】舒筋通络，驱风散寒，调经止痛。

【主治】腰痛瘫痪，关节疼痛，麻痹不仁，心腹诸痛，男子遗精，女子带下，虚冷泄泻，月经崩漏，疟疾，疝气，偏正头痛，寒湿脚气。

定痛五香散

【来源】《全国中药成药处方集》（杭州方）。

【组成】广木香　广郁金　延胡索　制香附　水红花子各二两　猪牙皂（炒黑）一两

【用法】上为细末。每服一钱五分至二钱，温酒或开水送下。

【主治】气滞血瘀，寒湿停饮，胸胁胀满，各种肝胃气痛。

活胃散

【来源】《全国中药成药处方集》（天津、兰州方）。

【组成】五灵脂（醋炒）二钱　白胡椒四分　西红花一钱　公丁香　广木香各四分　枳壳（麸炒）二钱　雄黄面　净巴豆霜各四分

【用法】上为细末，每包二分重，每袋装六包。每次服一包，以舌倍药粉咽下，服后一小时再饮水为佳，一日两次。

【功用】去胃寒，助消化，止痉利便。

【主治】胸膈胀满，胃部时作疼痛，呕吐嘈杂，不思饮食，大便秘结。

【宜忌】孕妇忌服。

健胃丸

【来源】《全国中药成药处方集》（沈阳方）。

【组成】香附三两　良姜一两　百合三两　香橼一两　木香二两　贡桂一两　白豆蔻　广砂仁各二两　黄连一两　内金炭三两　莱菔炭二两

【用法】上为极细末，炼蜜为丸，每丸二钱重。每服一丸，开水送下。

【功用】健胃消食，理气除寒。

【主治】胸膈胀满，两胁刺痛，胃脘剧痛，呕哕吞酸，消化不良，腹痛肢痠，中气不足，二便不调，泻痢后重，神疲气短。

【宜忌】禁忌辣腥、生冷、硬物。

健胃丹

【来源】《全国中药成药处方集》（沈阳方）。

【组成】豆蔻二钱　陈皮三钱　砂仁　香附　厚朴各二钱　公丁香一钱　白术　白芍　龙胆草各三钱　黄芩二钱　茯苓三钱　三仙一两　当归三钱

【用法】上为极细末，炼蜜为丸，每丸二钱重。每服一丸，食后一时许开水送下。

【功用】健胃消食，调气止痛。

【主治】胃脘胀痛，消化不良，呕吐吞酸，嘈杂胁痛。

【宜忌】禁忌鱼肉、生冷物品。

凉金丸

【来源】《全国中药成药处方集》（吉林方）。

【别名】凉水金丹。

【组成】沉香　皂角　豆霜　木香　丁香　三棱　葶苈　乳香　莪术各六钱七分

【用法】上为细末，枣肉为丸，玻璃瓶贮。每服十五丸，用白开水送下。

【功用】消积调胃，止痛除湿。

【主治】心腹气痛，胃口痛，脾湿壅肿，停食停水。

【宜忌】孕妇忌服。

消滞止痛丸

【来源】《全国中药成药处方集》（禹县方）。

【组成】公丁香　广木香　紫蔻仁　京三棱　蓬莪术　炒白术　葶苈子　牙皂角　明没药　肉桂　干姜　穿山甲　巴豆霜　川厚朴　玄胡　吴茱萸　五灵脂　酒大黄各二两

【用法】上为细末，醋水为丸，如梧桐子大，朱砂为衣。每服十粒，早晨温开水送下。三岁每服一丸。

【主治】胃脘寒痛，饮食不消，恶食吐酸，胸膈胀满，肚腹疼痛。

【宜忌】虚弱者及孕妇忌用。

消寒止痛丹

【来源】《全国中药成药处方集》（禹县方）。

【组成】广陈皮一两　广木香四两　白胡椒　全蝎　巴豆霜各二两　寒食面四两

【用法】上为细末，醋为丸，如绿豆大。每服五粒，冷开水送下。三至十岁用二粒。

【主治】胃脘寒痛，气滞不舒，食积腹痛，饮食过度，嘈心倒饱，内伤生冷，寒气串疼，疟疾膨胀。

【宜忌】孕妇及虚弱症忌用。

紫砂丹

【来源】《全国中药成药处方集》（济南方）。

【组成】紫蔻三两　砂仁六两　母丁香三钱　干姜　良姜　神曲各四两

【用法】上为细末，炼蜜为丸，每丸重三钱，蜡皮封固。每服一丸，开水送下。

【主治】胃口寒疼，时疼时止。

【宜忌】忌生冷。

流气丸

【来源】《全国中药成药处方集》（沈阳方）。

【组成】人参 焦术 茯苓 炙甘草 清夏 广皮 丁香 沉香各二钱 木香 肉桂各一钱 香附四钱 白芷 紫苏 草果仁 青皮 大黄各二钱 枳壳 厚朴各三钱 槟榔 莪术 麦冬 木瓜 木通 白蔻仁各二钱

【用法】上为极细末,炼蜜为丸,二钱重。每服一丸,姜汤送下。

【功用】散寒通滞,行气健胃。

【主治】胸膈闷满,饮食不下,气滞作痛,周身浮肿,气郁痰喘,小便不利,疮毒气肿。

【宜忌】忌生冷硬物。

紫蔻丸

【来源】《全国中药成药处方集》(抚顺方)。

【组成】红人参二两 陈皮五钱 云苓一两 丁香三钱 焦术一两五钱 紫蔻 本色沉香各五钱 焦楂三两 莱菔子 草蔻各一两 广木香五两 香附二两 藿香五钱 榔片一两 广砂仁五钱 神曲 麦芽 枳壳各一两 甘草五钱 官桂三钱 良姜五钱 青皮一两

【用法】上为细面,炼蜜为丸,二钱重,蜡皮封。每服一丸,每日早、晚用姜汤送下。

【功用】健胃助消化。

【主治】胃弱,食欲不振,食后闷满,嗳气不舒,颜面黄瘦,或暴饮暴食,呃逆脘闷,恶心呕吐,嘈杂吞酸,消化不良,气滞胃痛。

【宜忌】孕妇忌服;忌食生冷、硬物。

紫朴开郁丸

【来源】《全国中药成药处方集》(沈阳方)。

【组成】槟榔一两 蔻仁 香附各五钱 广木香二钱五分 草蔻仁 琥珀 苍术各五钱 焦三仙一两五钱 枳壳二钱五分 广陈皮 厚朴 桔梗 藿香 青皮 砂仁 炙甘草各五钱

【用法】上为极细末,炼蜜为丸,二钱重。每服一丸,白开水送下。

【功用】舒肝健胃,理气解郁,宽中散满,消食顺气,调经。

【主治】肝气横逆,胃不消化,心胃疼,肚子疼,打饱嗝,吐酸水,膨闷胀饱,两胁攻痛,食前腹痛,食后胃痛,饮食不消,胃弱不食,胸腹串痛,噎膈反胃,气裹食积,胃连腹痛。

舒肝解郁丸

【来源】《全国中药成药处方集》(沈阳方)。

【组成】蔻仁三两 紫朴八钱 广木香四钱 香附六钱 焦三仙三两 五爪橘一两 广砂八钱 清夏一两 沉香五钱 白芍一两 甘草五钱 白术一两

【用法】上为极细末,炼蜜为丸,每丸二钱重。每服一丸,白开水送下,一日二次。

【功用】强脾胃,散郁结,开郁舒气,消食止痛。

【主治】宿食不消,吞酸嘈杂,呃逆呕哕,胸闷不舒,胃脘胀痛,两胁攻痛。

【宜忌】孕妇忌服。

碑记丹

【来源】《全国中药成药处方集》(吉林方)。

【组成】石榴 陈皮 三棱 豆霜 灵脂 大戟(制) 芫花 甘遂(制) 葶苈 桃仁 豆豉 川军 皂角 乌梅 枳壳 青皮 木香 麦芽 神曲各六钱七分

【用法】上为细末,醋糊为丸,如绿豆大。每服十五丸,早、晚温开水送下。

【功用】舒肝理气,去积导下。

【主治】心口疼痛,伤酒伤食。

【宜忌】孕妇忌服。

胃痛片

【来源】《吉林省中成药暂行标准》。

【组成】牡蛎9.2千克 大黄92克 龙胆92克

【用法】将牡蛎研为细粉,过120目筛;将大黄、龙胆煎煮三次,分次过滤,合并滤液,浓缩成膏;将上述药粉、浓缩膏加适量的黄糊精,混合均匀,制颗粒,干燥,整粒,应出颗粒10千克,公差±3%。加硬脂酸镁,混合均匀,压片,每片重0.5克。每次8片,温开水送服,一日三次。

【功用】制酸止痛。

【主治】胃痛胃胀,吞酸吐酸。

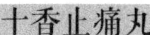

十香止痛丸

【来源】《天津市中成药规范》。

【组成】香附（醋制）五斤　乌药　玄胡索（醋制）　香橼　厚朴（姜汁制）　五灵脂（醋制）　熟大黄各二斤八两　檀香　生蒲黄　降香　木香　乳香（醋制）各一斤四两　沉香　零陵香　丁香　排草香　砂仁各五两　高良姜三两

【用法】上为细末，炼蜜为丸，每丸重二钱。每服一丸，一日二次。

【功用】舒气解郁，止痛散寒。

【主治】气滞胃寒，两胁胀满，胃脘刺痛，肚腹隐痛。

消食汤

【来源】《郑侨医案选》。

【组成】党参15克　白术　茯苓　神曲　麦芽　竹茹　香附　青皮各12克　厚朴　陈皮各9克　白豆蔻3克　甘草6克

【功用】平肝理气，健脾消食。

【主治】肝气郁结，胃脘作痛，胀满食少，消化不良，胁痛，舌苔白，脉弦滑无力或弦细无力。

【加减】若有惊悸不安，睡眠欠佳，加钩藤、炒枣仁；呕逆，加藿香、法半夏；大便腐臭，消化不良者，加酒大黄、鸡内金（炒）；大便腥冷，少腹冷痛，加高良姜。

胃气痛片

【来源】《上海市药品标准》。

【组成】乌药15克　没药（制）5克　香附（制）15克　高良姜5克　乳香（制）5克　白芍（麸炒）30克　五灵脂（炒）20克　公丁香5克　大茴香4克　郁金15克　木香8克　青皮（麸炒）10克　肉桂10克

【用法】上将乌药、香附、郁金、青皮四味水煎两次，每次4小时。取药汁烊化乳香、没药，过80目筛，沉淀6～8小时，取上清液，浓缩成稠膏。将五灵脂等其余七味共研细粉，与上述稠膏搅匀，60～70℃干燥，研成细粉，过100目筛，每100克药粉加入淀粉7.5克，白糊精7.5克，砂糖5克，

制成颗粒，60～70℃干燥，每100克干颗粒拌加润滑剂0.5～1克，压制成片，即得。每片重0.4克。口服，每次5片，每日二次。早晚服或痛时服用。

【功用】温胃散寒，理气止痛。

【主治】胃寒疼痛，心腹闷郁，吐酸水，消化不良。

九气拈痛丸

【来源】《慈禧光绪医方选议》。

【组成】当归四两　良姜四两　五灵脂四两　莪术四两　槟榔四两　青皮四两　元胡二两　郁金二两　木香二两　陈皮二两　姜黄二两　香附五两　甘草一两五钱

【用法】上为末，醋为丸。每服三钱，白开水送下。

【功用】理气止痛。

【主治】心胃疼痛。

和中化饮热方

【来源】《慈禧光绪医方选议》。

【组成】茯苓四钱　焦于术二钱　广皮一钱五分　麸炒谷芽三钱　姜连八分（研）　炙香附二钱　壳砂八分（研）　麸炒神曲二钱　党参二钱　生甘草八分

【用法】引用藿梗四分，鲜青果七个（研）。

【功用】和中化饮热。

【主治】饮食减少，胸满痰多，吞酸作呕，虚寒胃痛；肺胃有热，咽喉肿痛。

【方论】本方为异功散、香砂六君子汤之变方。方中芳香化湿、苦温燥湿之药甚多，加入黄连、青果及消食之味，则燥湿运脾、行气和胃之中，又具清热之力。

胃乐片

【来源】《中医方剂临床手册》。

【组成】乌贼骨　甘草　乳香　没药

【用法】制成片剂。每服4～6片，一日四次。

【功用】制酸，止痛。

【主治】胃痛，胃酸过多者。

胃痛宁

【来源】《古今名方》引上海中药制药一厂方。

【组成】枯矾 5 千克　海螵蛸 3.6 千克　延胡索　炼蜂蜜各 1.2 千克　橘皮油适量

【用法】粉碎，制片，每片含生药 0.5 克。每服 4～6 片，每日三次，饭前温开水吞服。

【功用】制酸缓急止痛。

【主治】胃痛，胃酸过多，胃溃疡，十二指肠溃疡。

养胃汤

【来源】《古今名方》引《老中医临床经验选编》。

【组成】石斛　太子参　瓦楞子各 12 克　金铃子　玄胡　佛手各 9 克　黄连 2 克　吴茱萸 0.5 克　白芍 15 克　甘草 3 克

【功用】养胃疏肝，和里缓急，降逆止呕。

【主治】胃阴不足，脘胁疼痛，呕恶泛酸，或有口干口苦，胃脘灼热，舌质偏红或红绛，舌苔薄或薄黄，脉弦细或细而带数。常用于胃和十二指肠溃疡病、慢性胃炎等病而偏于胃热伤阴者。

【加减】阴虚肝旺血热妄行者，加炒栀子、牡丹皮、白茅根、大生地、藕节以清肝养阴止血；肝郁气滞，加柴胡、枳壳、当归以疏肝行气；肝胃不和，胃阴已伤，加沙参、麦冬、玉竹、生扁豆以养胃阴。

胃痛片

【来源】《河南省药品标准》。

【组成】鸡蛋壳（炒）1 千克　天花粉 15 克　川贝母（去心）5 克

【用法】将上药混合，制成细粉，混匀，用 5% 淀粉浆适量，制粒，烘干，加硬脂酸镁 0.7%，拌匀，压片，片重 0.6 克。口服，每次 6～8 片，一日三次。

【功用】止酸，止痛。

【主治】胃疼，胃溃疡，十二指肠溃疡，胃酸过多。

止吐汤

【来源】《临证医案医方》。

【组成】扁豆衣 9 克　扁豆花 9 克　旋覆花（布包）6 克　代赭石（布包）12 克　砂仁壳 6 克　豆蔻壳 6 克　藿香 6 克　姜竹茹 6 克　陈皮 9 克　姜半夏 9 克　茯苓 9 克　炒吴茱萸　炒黄连各 1.5 克

【用法】用灶心土 60 克，煮汤代水煎药，每日一付，分两次温服。

【功用】降逆止吐，和胃温中。

【主治】急性胃炎。呕吐频作，胃脘作痛，舌苔白，脉滑。

【方论】方中扁豆衣、扁豆花、陈皮、藿香和胃；旋覆花、代赭石降逆；竹茹、黄连清胃；砂仁壳、豆蔻壳、吴茱萸温胃；云苓利湿；半夏燥湿；吴茱萸、黄连一温一清，能泄肝和胃，降逆开郁。本方对胃失和降、胃气上逆而呕吐频作者，较为适宜。

和胃汤

【来源】《临证医案医方》。

【组成】谷芽 15 克　麦芽 15 克　神曲 9 克　焦鸡内金 9 克　焦山楂 9 克　陈皮 9 克　枳壳 6 克　苏梗 6 克　桔梗 6 克　莱菔子 9 克　佩兰 9 克　藿香 6 克　甘油 6 克

【功用】和胃理气，增进饮食。

【主治】慢性胃炎（饮食积滞型）。食欲不振，纳食不佳，脘腹胀满，舌苔白厚，脉沉弦。

【方论】方中谷芽消米积，麦芽消面积，山楂消肉积，神曲发酵助消化，焦鸡内金化食磨积，陈皮、枳壳、桔梗、苏梗调理中焦气机，莱菔子消食降气，佩兰、藿香芳香开胃，甘草调和诸药。共奏和胃理气，增进饮食之功。

理气和胃口服液

【来源】《南京中医学院学报》（1990，4：20）。

【组成】柴胡 5g　白芍 12g　枳壳　川楝子各 10g　佛手 8g　甘草 5g

【用法】上药制成口服液，治疗组给理气和胃口服液 10～20ml，对照组口服 654-2 片 10mg。

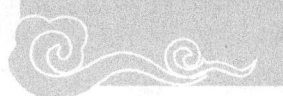

【主治】急性胃脘痛肝胃气滞证。

【验案】急性胃脘痛肝胃气滞证 《南京中医学院学报》（1990，4：20）：治疗急性胃脘痛肝胃气滞证147例，男性67例，女性80例，年龄18～76岁，平均40.4岁；结果：显效（服药后30分钟内胃痛消失，压痛消失，观察60分钟胃痛不复发）79例；有效（服药后30分钟内胃痛减轻，或服药后60分钟胃痛消失）46例；无效（服药后观察60分钟胃痛不消失）22例；总有效率为85.03%。

安中散

【来源】《中医药学报》（1991，2：22）。

【组成】元胡 良姜 炒茴香 肉桂各250g 煅牡蛎 炒甘草各120g

【用法】上药共为细末。每服2g，早晚各1次，重者早中晚各1次，热酒调下，妇人淡醋汤调服。

【主治】胃脘痛。

【加减】亦可改为汤剂，随证加减：偏于脾胃虚寒兼有脾胃虚弱者，加党参、茯苓健脾益气；兼有腹胀者，加砂仁、青皮行气除满；兼有气滞血瘀者，加灵脂、蒲黄、香附活血行气。

【验案】胃脘痛 《中医药学报》（1991，2：22）：治疗胃脘痛42例，经过胃肠钡剂透视9例诊断为慢性胃炎，26例诊断为胃溃疡。其中男27例，女15例；年龄最小15岁，最大50岁；病程最短7天，最长10年。结果：症状与体征消失24例；明显好转14例；进步2例；无效2例。治愈时间短者7天，长者36天。

益胃煎

【来源】《陕西中医》（1992，3：129）。

【组成】紫沉香 姜黄连 甘草 高良姜各6g 台乌药 广郁金 酒大黄各9g 丹皮 神曲各12g 蒲公英 石斛各15g

【用法】水煎服，或研末为散剂，每天2次，开水冲服。

【主治】胃脘痛。

【验案】胃脘痛 《陕西中医》（1992，3：129）：治疗胃脘痛86例。结果：主要症状全部消失为治愈，共54例；主要症状基本消除，病情明显缓解

为好转，共21例；总有效率为87.2%。

理气活血汤

【来源】《四川中医》（1992，10：14）。

【组成】川芎 广木香各12g 香附 丹参 赤芍 延胡索各15g 甘草10g

【用法】每日1剂，水煎服。

【主治】胃脘痛。

【加减】寒凝气滞者，加高良姜、吴茱萸各9g；脾胃虚寒，加干姜10g，制附片12g（先煎）；胃阴虚者，加北沙参30g，生地15g；偏热者，加黄连6g，栀子12g；血虚者，加黄芪30g，当归12g；气虚者，加党参、黄芪各30g；泛酸者，加乌贼骨、瓦楞子各15g；食少纳差者，加谷芽、麦芽各15g，鸡内金12g；湿盛者，加苍术、法夏各12g；黑便者，加云南白药，每次0.5～1g，每日3次。

【验案】胃脘痛 《四川中医》（1992，10：14）：所治胃脘痛89例，男42例，女47例；年龄最小16岁，最大84岁；病程最短3天，最长20年。结果：显效率占55.1%，有效率占34.8%，无效率占10.1%。总有效率为89.9%。

开肺宣郁汤

【来源】《陕西中医》（1993，1：7）。

【组成】粉甘草3g 秋桔梗6g 川郁金 炒枳壳各9g 炙枇杷叶（包） 炙紫菀各12g

【用法】每日1剂，水煎2次，分2次服，20天为1疗程，最多3个疗程，平均40天。

【主治】慢性胃炎。

十香止痛丸

【来源】《中国药典》。

【组成】香附（醋炙）160g 乌药80g 檀香40g 延胡索（醋炙）80g 香橼80g 蒲黄40g 沉香10g 厚朴（姜汁炙）80g 零陵香80g 降香40g 丁香10g 五灵脂（醋炙）80g 木香40g 排草10g 砂仁10g 乳香（醋炙）40g 高良姜6g 熟地黄80g

【用法】上药研成细粉，混匀，每100g粉末加炼

蜜 140～160g 制成大蜜丸，每丸重 6g。口服，每次 1 丸，1 日 2 次。

【功用】疏气解郁，散寒止痛。

【主治】气滞胃寒，两胁胀满，胃脘刺痛，腹部隐痛。

【宜忌】孕妇忌服。

元胡止痛片

【来源】《中国药典》。

【组成】延胡索（醋制）445g　白芷 223g

【用法】上药制成 1000 片药片，包糖衣。口服，每次 4～6 片，1 日 3 次，或遵医嘱。

　　本方制成胶囊，名"元胡止痛胶囊"。

【功用】理气，活血，止痛。

【主治】气滞血瘀的胃痛，胁痛，头痛及月经痛等。

五味清浊散

【来源】《中国药典》。

【组成】石榴 400 克　红花 200 克　豆蔻 50 克　肉桂 50 克　荜茇 50 克

【用法】上为细末，过筛，混匀即得。口服，每次 2～3 克，1 日 1～2 次。

【功用】开郁消食，暖胃。

【主治】食欲不振，消化不良，胃脘冷痛，满闷嗳气，腹胀泄泻。

【宜忌】宜密闭防潮。

【实验】镇痛镇静作用　《中药药理与临床》（2007，5：25）：实验表明：五味清浊散乙醇提取物能提高实验小鼠痛阈值，减少小鼠扭体反应次数及自主活动次数，有明显的镇痛镇静作用。

五味麝香丸

【来源】《中国药典》。

【组成】麝香 10 克　诃子（去核）300 克　黑草乌 300 克　木香 100 克　藏菖蒲 60 克

【用法】上药除麝香外，其余四味粉碎成细粉。将麝香研细，再与上述粉末配研，过筛，混匀，用安息香的饱和水溶液泛丸，晾干即得。每次 2～3

丸，睡前服或含化，1 日 1 次，极量五丸。

【功用】消炎，止痛，祛风。

【主治】扁桃体炎，咽峡炎，流行性感冒。炭疽病，风湿性关节炎，神经痛，胃痛，牙痛。

【宜忌】宜密封，防潮。本品有毒，慎用，孕妇忌服。

六味木香散

【来源】《中国药典》。

【组成】木香 200 克　栀子 150 克　石榴 100 克　闹羊花 100 克　豆蔻 70 克　荜茇 70 克

【用法】上为细末，过筛，混匀。每服 2～3 克，1 日 1～2 次。

【功用】开郁行气，止痛。

【主治】胃痛、腹痛，嗳气呕吐。

【验案】

　　1.慢性泄泻　《黑龙江中医药》（1999，5：41）：用六味木香胶囊治疗慢性泄泻200例，结果：治愈139例，好转48例，无效13例，总有效率93.5%。

　　2.慢性胃炎　《浙江中医杂志》（2006，3：174）：用六味木香胶囊治疗慢性胃炎160例，结果：显效50例，有效75例，进步20例，无效15例，总有效率90.6%。

【实验】抗炎、抗溃疡　《中国中医药科技》（1995，6：31）：实验研究表明，六味木香散抗炎作用与氢化可的松 25mg/kg 相近；其抗溃疡作用的原理可能与其抗炎、减少胃酸分泌、中枢抑制作用有关。

六味安消散

【来源】《中国药典》。

【组成】土木香 50 克　大黄 200 克　山奈 100 克　寒水石（煅）250 克　诃子 150 克　碱花 300 克

【用法】上为细末，过筛，混匀。每服 1.5～3 克，1 日 2～3 次。

【功用】和胃健脾，导滞消积，行血止痛。

【主治】胃痛胀满，消化不良，便秘，痛经。

【宜忌】孕妇忌服。

洁白丸

【来源】《中国药典》。

【组成】诃子（煨）370克　寒水石（平制）210克　翼首草85克　五灵脂膏178克　土木香26克　石榴子26克　木瓜26克　沉香19克　丁香20克　石灰华13克　红花6克　肉豆蔻13克　草豆蔻13克　草果仁13克

【用法】上十四味，除五灵脂膏外，余粉碎成细粉，过筛，混匀，加五灵脂膏，炼蜜370克及适量水，泛丸，干燥，打光，即得，每丸重0.8克。每服1丸，1日2～3次，嚼碎，吞服。

【功用】健脾和胃，止痛止吐，分清泌浊。

【主治】胸腹胀满，胃脘疼痛，消化不良，呕吐泄泻，小便不利。

舒肝和胃丸

【来源】《中国药典》。

【组成】香附（醋制）45g　白芍45g　佛手150g　木香45g　郁金45g　白术（炒）60g　陈皮75g　柴胡15g　广藿香30g　甘草（蜜炙）15g　莱菔子45g　槟榔（炒焦）45g　乌药45g

【用法】上药制成大蜜丸，每丸重6g。口服，每次2丸，1日2次。

【功用】平肝舒郁，和胃止痛。

【主治】两胁胀满，食欲不振，打嗝呕吐，胃脘疼痛，大便失调。

加味香苏饮

【来源】《首批国家级名老中医效验秘方精选》。

【组成】苏梗6克　香附10克　陈皮6克　毕澄茄6克　枳壳10克　大腹皮10克　香橼皮10克　佛手6克

【用法】每日一剂，水煎服。

【功用】理气和胃通降。

【主治】胃胀、胃痛。

【加减】肝郁胁胀，加柴胡、青皮、郁金；食滞，加鸡内金、焦三仙；兼痛甚者，加金铃子、元胡；吞酸者，加左金丸、乌贼骨、瓦楞子。

加味黄连温胆汤

【来源】《首批国家级名老中医效验秘方精选》。

【组成】黄连2克　陈皮6克　姜夏10克　茯苓12克　甘草3克　枳实6克　竹茹6克

【用法】每日一剂，水煎，分二次服。

【功用】苦降辛通，化滞和中。

【主治】慢性浅表性、萎缩性胃炎，胃窦炎，属痰热中困、胃失和降者。

【加减】肝郁化火，嘈杂泛酸，加吴萸，为左金温胆；胃酸少，加吴萸、白芍乃戊己温胆；脘胀痞满，加全瓜蒌即陷胸温胆；肝胃不和，痛涉胁肋，加柴胡、白芍，合四逆散意；酸多，加乌贼骨、大贝取乌贝散意；痛甚，加玄胡、川楝子、白芍；伴失眠者，胃不和卧不安也，加秫米、首乌藤、合欢皮；胃脘灼热，重用黄连3克，加青木香、蒲公英，寓青蒲饮；胃阴不足，加沙参、麦冬、石斛，养胃汤之意；便秘者，加瓜蒌仁、火麻仁、郁李仁；脘痞烦热，加栀子、黄芩；久痛入络，夹瘀血证者，加紫丹参、赤芍。

【验案】徐某，女，40岁，工人。胃脘痛10年，近2个月加重，无论饥饱均感不适，嗳气但不泛酸，胃脘嘈杂灼热，多食尤甚。胃镜检查诊断：慢性浅表萎缩性胃炎。苔薄黄，舌质红，脉细弦。乃热郁气滞，胃失和降，拟方苦降辛通，黄连温胆汤加味主之：炒川连2克，淡吴萸1克，陈皮6克，姜夏10克，枳壳6克，茯苓12克，甘草4克，竹茹6克，蒲公英12克，青木香5克，玄胡10克，4剂。二诊：经治后，胃脘嘈杂胀痛明显减轻，纳食增加，嗳气不多，大便偏干，苔薄黄中剥。原方既效，续用前法。原方加火麻仁10克，5剂。三诊：连服上药，诸症皆减，胃纳亦增，大便质软，日解一次。前法续进，原方去玄胡，5剂。迭经治疗症情基本消失，精神亦佳。住院18天后出院。

竹茹清胃饮

【来源】《首批国家级名老中医效验秘方精选》。

【组成】竹茹12克　芦根30克　公英15克　枳壳10克　石斛10克　麦冬15克　薄荷6克　白芍12克　甘草6克

【用法】水煎 300 毫升，早晚分二次饭前温服。每周服 5 剂。

【功用】轻清凉润，理气止痛。

【主治】慢性浅表性胃炎、胃溃疡偏热者。其特征是：胃脘轻痛，咽干口苦，舌红，苔黄，胃无大热，服清胃散太过者。

【加减】胃脘痛甚者，重用芍药、甘草，加元胡 15 克；胃及十二指肠溃疡者，加儿茶 10 克，瓦楞子粉 15 克，去石斛；口渴者，加生石膏 15 克，渴止即去之；便干者，加全瓜蒌 20～30 克；呕吐，加生姜 10 克。

安中汤

【来源】《首批国家级名老中医效验秘方精选》。

【组成】柴胡 6 克　炒黄芩 9 克　炒白术 9 克　香扁豆 9 克　炒白芍 9 克　炙甘草 3 克　苏梗 6 克　制香附 9 克　炙延胡 9 克　八月札 15 克　炒六曲 6 克　香谷芽 12 克

【用法】水煎，分二次，饭后一小时温服。

【功用】调肝和胃，健脾安中。

【主治】脘部胀满、疼痛，口苦，食欲减退，或伴嗳气泛酸，脉弦、细弦或濡细，舌苔薄黄腻或薄白腻，舌质编红。

【加减】疼痛较甚，加九香虫 6 克；胀满不已，加炒枳壳 9 克；胃脘灼热，加连翘 9 克（包），或炒知母 9 克；嗳气，加旋覆花 9 克，代赭石 15 克；泛酸，加煅瓦楞 15 克，海螵蛸 15 克；嘈杂，加炒山药 9 克；苔腻较厚，加陈佩梗 9 克；舌红苔剥，去苏梗，加川石斛 9 克；便溏，加焦楂炭 9 克；伴腹痛，再加炮姜炭 5 克，煨木香 9 克；便结，加全瓜蒌 15 克，望江南 9 克；腹胀，加大腹皮 9 克；X 线显示胃及十二指肠球部溃疡，加凤凰衣 6 克，芙蓉叶 9 克；胃黏膜活检病理示肠腺化生，加白花蛇舌草 30 克；腺体萎缩，加丹参。

肝胃百合汤

【来源】《首批国家级名老中医效验秘方精选》。

【组成】柴胡 10 克　黄芩 10 克　百合 15 克　丹参 15 克　乌药 10 克　川楝 10 克　郁金 10 克

【用法】每日一剂，水煎，分早晚两次服。

【功用】疏肝理气，清胃活血。

【主治】胃、十二指肠溃疡，慢性胃炎、十二指肠球炎及胃神经官能症等属肝胃不和、肝郁气滞血瘀，肝胃郁热者。

【加减】上腹痛有定处而拒按，舌质滞暗或见瘀斑者，加桃仁 10 克；腹痛而见黑便者，加生蒲黄 10～15 克；便秘者，加火麻仁或瓜蒌仁 15～20 克；口燥咽干，大便干结，舌红少津，脉弦数者，加沙参、麦冬各 15 克，或加生地 12 克，瓜蒌 15 克；神疲气短者，加太子参 15 克，白术 12 克。

沙参养胃汤

【来源】《首批国家级名老中医效验秘方精选》。

【组成】辽沙参 20 克　麦冬 15 克　石斛 15 克　白芍 20 克　山楂 15 克　知母 12 克　鸡内金 10 克　花粉 12 克　丹皮 10 克　乌梅肉 10 克　陈皮 10 克　生甘草 3 克

【用法】每日一剂，小火水煎分二次服。

【功用】养阴和胃，理气清热。

【主治】各种慢性胃炎。症见胃脘隐痛，脘腹胀满或牵及两胁，嗳气，纳呆食少，少食即饱，胃中灼热嘈杂，口干咽燥，便干，身倦乏力，面色萎黄，形体消瘦，舌体瘦小，舌质红而缺津，少苔或花剥，脉细弱或细数等，中医辨证属于脾胃阴虚者。

【加减】兼气滞者，加枳壳 10 克，川楝子 12 克，郁金 10 克；兼血瘀者，加丹参 15 克，桃仁 10 克，元胡 10 克；阴虚内热、胃逆嗳气者，加竹茹 10 克，柿蒂 15 克；心烦易怒，失眠多梦，加焦栀子 10 克，夜交藤 30 克；大便出血，加白及 10 克，黑地榆 15 克。

补中消痞汤

【来源】《首批国家级名老中医效验秘方精选》。

【组成】黄芪 15 克　党参 15 克　枳实 10 克　桂枝 10 克　炒白芍 15 克　丹参 15 克　炙甘草 10 克　生姜 10 克　大枣 5 枚　白术 15 克

【用法】每日一剂，水煎，分温二次服。

【功用】益气温中，导滞消痞。

【主治】萎缩性胃炎、浅表性胃炎。症见胃脘痞

满，空腹隐痛，得食稍缓，喜暖喜按，嗳气矢气，纳呆食少，口淡乏味，倦怠消瘦，便溏，舌淡脉弦等，中医辨证属于脾胃虚弱、气滞偏寒、升降失调之胃痞证。

【加减】嗳气矢气不畅，加佛手；脘中隐痛明显者，加元胡、香橼皮；胸脘拘急、气逆咽梗者，加香附、苏梗；胁背胀痛，加广木香、郁金；食少难消，加鸡内金、炒谷麦芽；大便溏泻，加茯苓；大便秘结，加肉苁蓉；贫血、头眩者，加当归、枸杞子。

【验案】迟某，男，66岁，1986年11月2日初诊。患胃病4年多，经常胃脘痞闷不舒，空腹尤甚，得食胀减，旋又不舒，纳呆不饥，倦怠无力，日渐消瘦，大便多溏，嗳气矢气。屡经中西医诊治不愈，曾服维酶素等药半年多，未见显效。胃镜及病理检查诊断：慢性萎缩性胃炎伴肠上皮化生。脉沉弦细，舌淡红有瘀点，舌下脉络淡紫粗长，舌苔薄白。四诊合参属胃痞病，系中虚气滞、升降失调所致。治以理气导滞，补中消痞，予补中消痞汤加减，处方：黄芪25克，党参15克，丹参15克，白术10克，广木香3克，桂枝10克，炒白芍15克，鸡内金20克，砂仁3克，姜半夏7.5克，陈皮10克，香橼皮15克，炙甘草7.5克，姜枣为引，水煎服。进药两周后，诸症大减。原方加减治疗两月余，食欲恢复，体重增加，痞满尽除，二便自调。续服胃复康冲剂（李氏验方，大连中医院药厂自制）以资巩固，先后治疗约半年，复查胃镜及病理：肠上皮化生消失，已转浅表性胃炎。嘱饮食调养，停药观察一年余，一切良好。

砂半理中汤

【来源】《首批国家级名老中医效验秘方精选》。

【组成】清半夏9克　制香附9克　高良姜9克　炒枳壳9克（或炒枳实）　砂仁9克（打碎）

【用法】用砂锅加水至浸没药材，砂仁打碎后下，每剂煎二次，日服一剂，分二次温服。

【功用】理气散寒，和胃止痛。

【主治】慢性胃炎、消化性溃疡证属寒凝气滞者。临床以胃脘近心窝处疼痛，泛酸嗳气，或吐涎沫，脘腹胀满，痛引胁背或胸中，舌质淡红，苔薄白或白腻，脉沉迟或弦紧为特点。

【加减】胃痛连胁，攻撑作痛，呃逆嗳气，苔多薄白，脉弦紧，香附加至12克为主药，余四味药量仍为9克；若口苦吐酸，为胆火较盛，加生栀子6～9克；胁痛较重者，可加川楝子9克；心胃痛，证见痛引胸中，心悸气短，舌红苔薄白，脉寸尺俱微，动见于关，高良姜加至12克为主药，余四味仍用9克；若大便色黑即与小肠火有关，可加焦栀仁3克；脾胃痛证，见胃脘疼痛，脘腹胀满，神疲乏力，食少纳呆，舌苔白腻，脉缓或大，炒枳壳（或炒枳实）加至12克为主药，余四味药仍用9克；肺胃痛证：见胃脘疼痛，肩背拘急痰多咳嗽，动则气少，舌苔白腻，脉寸微关紧尺沉，半夏加至12克为主药，余四味仍用9克。

养阴建中汤

【来源】《首批国家级名老中医效验秘方精选》。

【组成】北沙参30克　桑寄生20克　玉竹20克　青黛10克　怀山药30克　白芍10克　石斛30克　焦山楂30克　浙贝母10克

【用法】将上药置砂钵内加冷水浸过药面，浸泡10分钟即可煎煮，煮沸后改用微火再煎15分钟，滤取药液约400毫升服用。

【功用】养阴建中。

【主治】胃痛胃胀，嘈杂灼热，口干苦，舌质淡红，无苔或少苔，脉细软，表现为肺虚肝热、胃阴受伤、胃阴不足型萎缩性胃炎病人。

益气建中汤

【来源】《首批国家级名老中医效验秘方精选》。

【组成】桂枝10克　白芍10克　甘草3克　大枣3枚　黄芪50克　太子参30克　怀山药30克　黄精20克

【用法】将药置入砂钵内加冷水浸过药面，浸泡10分钟，即可煎煮，沸后改用微火再煎15分钟，滤取药液约400毫升服用。

【功用】益气建中。

【主治】胃痛胃胀，喜暖喜按，遇寒加重，口淡不干，四肢欠温，舌质淡，苔薄白，脉迟或缓，表现为中阳不振、肝气升达无力、胃阳不足型之病人。

脘腹蠲痛汤

【来源】《首批国家级名老中医效验秘方精选》。

【组成】延胡索9克　白芍12克　川楝子9克　生甘草9克　海螵蛸9克　蒲公英20克　沉香曲9克　乌药6克

【用法】水煎服，一日一剂。或将上药研末为散，开水吞服。

【功用】缓解脘腹疼痛。

【主治】凡急、慢性胃炎，胃、十二指肠溃疡，胃神经官能症，慢性肠炎，慢性胆囊炎，胆石症，慢性胰腺炎，内脏植物神经功能紊乱等病引起的脘腹疼痛或连及胁肋，属肝脾（胃）气血不调者，均可服用。

【加减】脘腹疼痛并有泛酸呕吐者，可酌加姜半夏9克，吴茱萸3克；噫嗳气多者，亦可加越鞠丸（包煎）15～30克。

【验案】罗某，男，35岁，职员。曾患十二指肠球部溃疡，经常胃脘作痛，空腹时为甚，亦常于午夜痛醒，苔微腻，脉弦。先予蠲痛：延胡索9克，白芍12克，川楝子9克，乌药9克，制香附9克，海螵蛸9克，蒲公英20克，沉香曲12克，三剂。服药后痛即缓解，再服五剂巩固。

三合汤

【来源】《首批国家级名老中医效验秘方精选·续集》。

【组成】高良姜6～10克　制香附6～10克　百合30克　乌药9～12克　丹参30克　檀香6～9克（后下）　砂仁3～5克

【用法】每日一剂，水煎三次分服。

【功用】温中和胃，散郁化滞，调气养血。

【主治】各种慢性胃炎（浅表性、萎缩性、肥厚性），胃及十二指肠球部溃疡、胃黏膜脱垂、胃神经官能症以及胃癌等所致的胃痛。

【加减】胃脘痛以寒湿为主，遇寒痛重，得暖则好，苔白，脉缓或沉弦，证属胃寒盛者，可减丹参为20克、加砂仁为6克，高良姜用10克，再加吴茱萸5克、干姜3克。兼有胸脘发闷，泛恶吐水，喜干食，不欲饮水，舌苔白腻，便溏脉濡，证属中湿不化者，可加陈皮10克、半夏9～12克、

茯苓10～15克、木香6～9克、煅瓦楞10克。兼有右胁或两胁胀痛或隐痛，情绪不佳则胃痛加重，喜长吁、嗳气，大便时干时软，脉象沉弦或弦细，证属肝郁犯胃者，可轻用高良姜，重用香附，再加柴胡9克、厚朴10克、炒川楝子10克、绿萼梅5克、白芍10克，把檀香改为9克。兼有口苦，舌苔微黄，虽思冷饮食，但食冷物痛又加重，胃中似有灼热感，脉略有数象，证属标热本寒者，减高良姜为5克，加炒川连。

【验案】赵某某，女，55岁。胃脘痛已经15年，胃镜检查诊断为胃溃疡、慢性轻度萎缩性胃炎。近半个多月来胃痛又加剧，喜暖怕凉，喜热饮食，不吐酸，偶有嗳气，胃部喜按，喜热熨，病重时波及两胁下痛，食纳不甘，大便略干，小便正常，睡眠欠佳。舌苔白，脉象右手弦略滑，左手沉滑略细。综观脉症，知为久病不愈，气血乖乱，中焦虚寒，右脉见弦，痛及两胁，又知肝来乘之。四诊合参诊为久治难愈的胃脘痛，中焦虚寒证。治宜温中和胃，化滞散郁，抑木扶土，调气养血，以三合汤加味治之。处方：高良姜10克，吴茱萸5克，干姜6克，制香附10克，百合30克，乌药12克，丹参30克，檀香9克（后下），砂仁6克，桂枝9克，白芍15克，白蒺藜10克，炒川楝子10克，山楂9克，神曲9克，麦芽9克。以上方加减出入，共服药40剂，5个月后追访复查，胃痛未作，胃溃疡愈合，萎缩性胃炎减轻。

五花芍草汤

【来源】《首批国家级名老中医效验秘方精选·续集》。

【组成】佛手花6克　扁豆花6克　绿梅花6克　玳玳花6克　厚朴花6克　芍药15克　甘草5克

【用法】每日一剂，水煎服，早晚各一次，饭前半小时温服。一个月为一疗程，连服10日休息2日，再服2～3个疗程。

【功用】养阴清热，和胃生津。

【主治】阴虚性胃炎。临床主要症状为：脘腹灼热或隐痛，嘈杂，饥不欲食，口燥咽干，大便燥结，舌红少津，苔薄黄或舌光无苔，脉细数或细弱，甚则食难下咽，干呕呃逆。

四合汤

【来源】《首批国家级名老中医效验秘方精选·续集》。

【组成】高良姜6～10克 制香附6～10克 百合30克 乌药9～12克 丹参30克 檀香6～9克（后下） 砂仁3～5克 五灵脂9～12克 蒲黄6～10克（布包）

【用法】每日一剂，水煎二次，分服。

【功用】温中和胃，活瘀散滞，理气养血。

【主治】胃痛，证属中焦寒凝气滞兼有瘀血者。

【加减】兼有呕血、便血者，须改用蒲黄炭、五灵脂炭，再加白及10克，生藕节20克，或藕节炭30克，三七粉2克（分冲），伏龙肝60～100克（煎汤代水），香附也要炒黑，可去砂仁；如无呕血、便血，但大便黑色，潜血阳性者，也可用蒲黄炭、灵脂炭，或再加白及、乌贼骨等。

【验案】张某某，女，49岁，1985年10月18日初诊。胃痛已五六年，近半年来病情加重，渐渐消瘦，面色萎暗，舌苔根部较白，胃部疼痛喜按，得热减轻，脘部发堵，腹部发胀，精神不振，全身乏力，食欲不振，二便尚调。右手脉象细弦，左手脉沉细，于10月4日在某某医院做胃镜检查，诊断为多发性溃疡。治法采用温胃调肝，行气活瘀之法，以四合汤加味，处方如下：高良姜10克，香附10克，百合30克，乌药10克，丹参30克，檀香6克（后下），砂仁6克，吴萸6克，生蒲黄9克，五灵脂9克，茯苓15克，木香6克。加减出入共治疗45天，胃镜复查溃疡已愈合。

金延香附汤

【来源】《首批国家级名老中医效验秘方精选·续集》。

【组成】金铃子10克 延胡索10克 香附10克 陈皮6克 枳壳10克 大腹皮15克

【用法】每日一剂，水煎，二次分服。

【功用】行气解郁，活血止痛。

【主治】慢性胃炎或胃溃疡，症见胃脘痞塞满闷，胀满与疼痛并重者。

【加减】如气血郁久，化热化火，伴见灼痛或烧心、反酸者，可加黄连、吴茱萸清火解郁行气，煅瓦楞子化瘀止酸；若见胃脘胀痛，喜温畏寒者，可加高良姜、肉桂、甘松以行气散寒止痛；如见心烦喜呕、舌红苔黄者，可加山栀、黄芩以清热除烦。

胃慢萎复元汤

【来源】《首批国家级名老中医效验秘方精选·续集》。

【组成】潞党参15克 生黄芪15克 麦芽30克 稻芽30克 淮山药15克 鸡内金12克 青皮6克 陈皮6克 菟丝子15克（布包） 枸杞子12克 粉甘草6克

【用法】每日一剂，水煎二次，早晚分服。

【功用】扶脾益肾，生化气血。

【主治】无明显症状的慢性萎缩性胃炎。

【加减】如见气滞血瘀，加三棱6克，莪术6克，元胡9克，佛手干9克；如有出血，加白及粉15克（冲），仙鹤草12克；见黏膜灰黄或糜烂，有淡黄色黏液覆盖其上，脉弦数，苔黄腻，加佩兰叶10克，绵茵陈10克；见黏膜灰白或糜烂，有黏滑分泌物较多，脉弦或濡，苔黄腻，加苏梗9克，藿香9克，川朴9克；如有幽门螺杆菌感染，加蒲公英12克，证偏寒者，再加苍术9克，证偏热者，再加连翘9克；如有胆汁反流，加木香7克，郁金12克，川楝子10克，金钱草9克；如有异常化生或增生，加乌梅9克，桃仁9克，红花4克，赤芍9克；大便秘结者，加郁李仁9克，火麻仁12克，取番泻叶6克泡茶，频频饮用；大便黏滞不爽者，加枳实9克，川厚朴量用至12克，大腹皮9克。

【验案】罗某某，女，29岁。病人从未感到胃脘部有何病痛，偶尔摄食过多或聚餐后，稍感胃脘不适，亦不介意。后因体检，顺便行胃钡透，发现不正常，进一步做纤维胃镜检查：（1）胃弯后壁息肉1.2cm×1.0cm，（2）慢性浅表性－萎缩性胃炎，（3）HP（++）。见舌质淡红，兼见晦暗，苔白中厚带腻，舌边有齿印，脉弦细。综合有关资料，诊断为脾肾虚亏，兼气滞血瘀，寒湿内聚。乃取"胃慢萎复元汤"，按兼症相应用药。病人间断服药半年多，胃镜复查，报告：（1）胃弯后壁息肉0.7cm×0.5cm，（2）窦大、体小，慢性浅表性胃炎。

（3）HP 阴性，前后对比，疗效显著。

七香止痛丸

【来源】《部颁标准》。

【组成】川木香 160g　木香 20g　沉香 20g　降香 80g　小茴香（盐水炙）80g　八角茴香 80g　丁香 80g　乳香（炒）80g　广霍香 80g

【用法】水泛为丸，每 20 丸重 1g，密封。口服，每次 3 ～ 6g，1 日 2 次，小儿酌减。

【功用】温中散寒，行气止痛。

【主治】脘腹气滞疼痛。

人参药酒

【来源】《部颁标准》。

【组成】黄精（蒸）1250g　高良姜 500g　莱菔子（炒）200g　鹿角胶 85g　白术（炒）200g　鲜人参 3360g　苍术（炒）200g　陈皮 750g　淫羊藿 100g　肉桂 100g　红花 65g　丁香 65g　黄芪 1000g　五味子 200g

【用法】制成酒剂，密封，置阴凉处。口服，每次 10 ～ 15ml，1 日 2 ～ 3 次。

【功用】补气养血，暖胃散寒。

【主治】气血两亏，神疲乏力，胃寒作痛，食欲不振。

【宜忌】孕妇忌服。

九气心痛丸

【来源】《部颁标准》。

【组成】五灵脂（醋炒）200g　高良姜 40g　木香 20g　石菖蒲 200g　青皮 40g　丁香 20g　延胡索（醋炒）40g

【用法】水泛为丸，每 40 丸重约 3g，密闭，防潮。口服，每次 3 ～ 6g，1 日 1 ～ 2 次。

【功用】理气，散寒，止痛。

【主治】胃脘疼痛，两胁胀痛，癥瘕积聚。

三九胃泰胶囊

【来源】《部颁标准》。

【组成】三桠苦　黄芩　九里香　两面针　木香　茯苓　白芍　地黄

【用法】制成胶囊，每粒装 0.5g，密封。口服，每次 2 ～ 4 粒，1 日 2 次。

本方制成颗粒剂，名"三九胃泰颗粒"。

【功用】清热燥湿，行气活血，柔肝止痛。

【主治】上腹隐痛，饱胀、反酸、恶心、呕吐、纳减、心口嘈杂等及浅表性胃炎、糜烂性胃炎、萎缩性胃炎等慢性胃炎见上述证候者。

三分三浸膏片

【来源】《部颁标准》。

【组成】含量为 0.27% ～ 0.33% 三分三浸膏 10g

【用法】制成颗粒，压制成 1000 片，即得，每片含干浸膏 10mg。口服，每次 2 ～ 4 片，1 日 3 次。

【功用】解痉止痛。

【主治】胃及十二指肠溃疡及胆、肾、肠绞痛，亦用于震颤麻痹。

【宜忌】青光眼病人忌用。

气痛丸

【来源】《部颁标准》。

【组成】木香 165g　甘草 165g　赤石脂（煅）662g　枳壳（炒）110g　朱砂 35g

【用法】水泛为丸，每瓶装 3.4g，密闭，防潮。口服，每次 3.4g，1 日 1 ～ 2 次。

【功用】行气止痛，健胃消滞。

【主治】胃气痛，肠胃积滞痛。

乌甘散

【来源】《部颁标准》。

【组成】甘草浸膏 150g　海螵蛸（去硬壳）850g

【用法】制成散剂，每瓶装 60g，密闭。口服，每次 6 ～ 9g，1 日 3 次。

【功用】制酸止痛。

【主治】胃及十二指肠溃疡。

四方胃片

【来源】《部颁标准》。

【组成】海螵蛸 156g　浙贝母 78g　沉香 12g　黄连 39g　川楝子（去皮酒炒）78g　柿霜 39g　苦杏仁 39g　延胡索（醋制）39g　吴茱萸（盐水制）20g

【用法】制成片剂，密封。口服，每次 3 片，1 日 2～3 次。

本方制成胶囊，名"四方胃胶囊"。

【功用】制酸止痛。

【主治】胃痛，胃酸过多，消化不良，胃及十二指肠溃疡。

加味左金丸

【来源】《部颁标准》。

【组成】黄连（姜炙）36g　吴茱萸（甘草炙）36g　黄芩 18g　柴胡 36g　木香 18g　香附（醋炙）72g　郁金 36g　白芍 54g　青皮（醋炙）54g　枳壳（去瓤麸炒）54g　陈皮 54g　延胡索（醋炙）54g　当归 54g　甘草 18g

【用法】水泛为丸，每 100 丸重 6g，密闭，防潮。口服，每次 6g，1 日 2 次。

【功用】平肝降逆，疏郁止痛。

【主治】肝胃不和引起的胸脘痞闷，急躁易怒，嗳气吞酸，胃痛少食。

仲景胃灵丸

【来源】《部颁标准》。

【组成】肉桂　延胡索　牡蛎　小茴香　砂仁　高良姜　白芍　炙甘草

【用法】制成微丸，每袋装 1.2g，密封。口服，每次 1.2g，1 日 3 次，儿童酌减。

本方制成片剂，名"仲景胃灵片"。

【功用】温中散寒，健胃止痛。

【主治】脾胃虚弱，食欲不振，寒凝胃痛，脘腹胀满，呕吐酸水或清水。

安中片

【来源】《部颁标准》。

【组成】桂枝 180g　延胡索（醋制）180g　牡蛎（煅）180g　小茴香 120g　砂仁 120g　高良姜 60g　甘草 120g

【用法】制成片剂，每片重 0.2g，密封。口服，每次 4～6 片，儿童每次 2～3 片，1 日 3 次，或遵医嘱。

【功用】温中散寒，理气止痛，和胃止呕。

【主治】胃脘疼痛，慢性胃炎，胃酸过多，胃及十二指肠溃疡。

【宜忌】急性胃炎、出血性溃疡禁用。

谷海生片

【来源】《部颁标准》。

【组成】黄芪　川芎　白及　海螵蛸　甘珀酸钠　呋喃唑酮　盐酸小檗碱　洋金花

【用法】制成糖衣片，密封。口服，每次 5 片，1 日 4 次。

【功用】补气健脾，行气止痛，活血和肌。

【主治】脾虚气滞血瘀所致的胃脘胀痛，食少体倦，嗳气吞酸以及消化性溃疡。

沉香舒气丸

【来源】《部颁标准》。

【组成】木香 195g　砂仁 117g　沉香 195g　青皮（醋炙）600g　厚朴（姜炙）600g　香附（醋炙）600g　乌药 300g　枳壳（去瓤麸炒）600g　草果仁 300g　豆蔻 117g　片姜黄 300g　郁金 600g　延胡索（醋炙）600g　五灵脂（醋炙）300g　柴胡 300g　山楂（炒）300g　槟榔 600g　甘草 150g

【用法】制成大蜜丸，每丸重 3g，密闭，防潮。口服，每次 2 丸，1 日 2～3 次。

【功用】舒气化郁，和胃止痛。

【主治】肝郁气滞，肝胃不和引起的胃脘胀痛，两胁胀满疼痛或刺痛，烦躁易怒，呕吐吞酸，呃逆嗳气，倒饱嘈杂，不思饮食。

【宜忌】孕妇慎服。

陇马陆胃药片

【来源】《部颁标准》。

【组成】陇马陆全粉 300g　颠茄浸膏 2g

【用法】制成糖衣片，密封。口服，每次 4 片，1 日 4 次，饭后服用或遵医嘱。

【功用】健胃消食，制酸止痛。

【主治】用于治疗胃炎、胃十二指肠溃疡及胃脘疼痛，嘈杂泛酸，食欲不振，消化不良。

陈香露白露片

【来源】《部颁标准》。

【组成】甘草100g　次硝酸铋110g　陈皮100g　碳酸镁33.7g　川木香38.2g　氧化镁33.7g　大黄8.3g　碳酸氢钠67g　石菖蒲9.2g

【用法】制成片剂，每片重0.5g（含次硝酸0.110g）或重0.3g（含次硝酸0.066g），密封。口服，每次3～5片（0.5g）或5～8片（0.3g），1日3次。

【功用】健胃和中，理气止痛。

【主治】胃溃疡，糜烂性胃炎，胃酸过多，急性、慢性胃炎，肠胃神经官能症和十二指肠炎等。

制金柑丸

【来源】《部颁标准》。

【组成】金橘2160g　佛手240g　砂仁288g　肉桂288g　沉香288g　豆蔻288g　木香360g　延胡索（制）90g　梅花150g　郁金90g　香附（制）30g　青皮90g　桔络60g　紫苏梗90g　川楝子150g　白术90g　甘草45g　玫瑰花111g　香橼90g　小茴香15g　陈皮60g　枳壳90g　乌药90g　党参90g　白芍90g

【用法】制成浓缩大蜜丸，每丸重6.6g，密闭，防潮。口服，每次1丸，1日2次。

【功用】疏肝理气，和胃止痛。

【主治】肝胃气痛，胸胁胀满，不思饮食。

和胃片

【来源】《部颁标准》。

【组成】蒲公英1100g　洋金花13.2g　川芎180g　瓦楞子（煅）550g　郁金440g　赤芍550g　丹参550g　甘草550g　黄芩440g

【用法】制成片剂，密封。口服，每次4片，1日4次。

【功用】疏肝清热，凉血活血，祛瘀生新，和胃止痛。

【主治】消化性溃疡及胃痛腹胀，嗳气泛酸，恶心呕吐等症。

【宜忌】青光眼、外感初起的喘咳病人禁用。心脏病或高血压病人、肝肾功能不正常或体弱以及孕妇慎用。

和胃平肝丸

【来源】《部颁标准》。

【组成】沉香309g　佛手150g　木香240g　檀香30g　砂仁240g　豆蔻仁180g　枳壳（麸炒）300g　厚朴（姜炙）180g　川楝子450g　延胡索（醋炙）300g　陈皮240g　片姜黄300g　白芍360g　茯苓300g

【用法】制成大蜜丸，每丸重6g，密封。口服，每次2丸，1日1～2次。

【功用】舒气平肝，和胃止痛。

【主治】肝胃不和，气郁结滞引起的两胁胀满，倒饱嘈杂，气逆作呕，胃脘刺痛，饮食无味。

金蕈灵藤囊

【来源】《部颁标准》。

【组成】金针菇菌丝体250g

【用法】制成胶囊，每粒装0.25g，密封。口服，每次4粒，1日2次。

【功用】调补气血，扶正固本。

【主治】胃炎，慢性肝炎，神经性皮炎及癌症病人的辅助治疗。

法落海片

【来源】《部颁标准》。

【组成】法落海

【用法】制成糖衣片，密封。口服，每次3～6片，1日3次。

【功用】行气定痛，疏风止咳。

【主治】胃腹胀痛，风寒头痛，咳嗽。

参梅养胃冲剂

【来源】《部颁标准》。

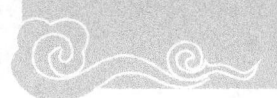

【别名】胃炎康冲剂。

【组成】北沙参 140g 山楂 117g 乌梅 35g 红花 105g 莪术 105g 青木香 70g 蒲公英 175g 丹参 140g 甘草 70g 白芍 175g 当归 117g

【用法】制成冲剂，每袋装 16g，密封。饭前温开水冲服，每次 16g，1 日 3～4 次或遵医嘱。

【功用】养阴和胃。

【主治】胃痛灼热，嘈杂似饥，口咽干燥，大便干结；浅表性胃炎，胃阴不足型慢性胃炎及各种胃部不适症。

草豆蔻酊

【来源】《部颁标准》。

【组成】草豆蔻

【用法】制成酊剂，遮光，密封，置阴凉处。口服，每次 2～4ml，1 日 3 次。

【功用】温中化湿，行气止痛，健胃消食。

【主治】食欲不振，胃脘胀痛，恶心呕逆，吞酸嘈杂。

厚朴温中丸

【来源】《部颁标准》。

【组成】厚朴（制）200g 化橘红 200g 干姜 200g 草豆蔻 100g 茯苓 100g 甘草 100g 木香 100g

【用法】水泛为丸，每 18 丸重 1g，密闭，防潮。口服，每次 6g，1 日 2 次。

【功用】温中行气，燥湿除满。

【主治】脾胃寒湿，脘腹胀满，时作疼痛，泛吐清水，食少便溏。

胃力片

【来源】《部颁标准》。

【组成】半夏 800g 龙胆 480g 木香 800g 大黄 480g 枳实（制）800g

【用法】制成薄膜衣异型片，每片重 0.6g，密封，置阴凉干燥处。口服，每次 2～3 片，1 日 3 次。

【功用】行气止痛，和胃利胆，消积导滞，通腑降浊。

【主治】饮食不节，痰浊中阻，痞满呕吐，胃脘胁

肋疼痛，食欲不振，大便秘结；急性胃炎、胆囊炎属上述证候者。

【宜忌】脾胃虚寒者及孕妇慎用，或遵医嘱。

胃宁散

【来源】《部颁标准》。

【组成】麦芽 250g 龙胆 100g 碳酸氢钠 400g 三硅酸镁 300g 颠茄流浸膏 30g 薄荷脑 3.3g

【用法】制成散剂，密闭，防潮。口服，每次 1 袋，1 日 3 次。

【功用】和胃止痛。

【主治】胃胀，腹痛，消化不良。

胃病丸

【来源】《部颁标准》。

【组成】槟榔 30g 香附（醋炙）30g 枳壳（麸炒）30g 陈皮 30g 砂仁 15g 六神曲（麸炒）30g 山楂（炒）30g 谷芽（炒）60g 麦芽（炒）60g 桔梗 30g 白扁豆 30g 厚朴（姜炙）30g 黄连 15g 瓜蒌 60g 鸡内金（醋炙）30g 莱菔子（炒）15g 枳实（炒）30g 吴茱萸（甘草水炙）15g 茯苓 30g 郁金 30g 赭石（煅醋淬）30g 甘草 30g 泽泻 30g 檀香 15g 木香 15g 豆蔻 15g 苏合香 6g 白术（麸炒）60g 黄芩 30g 法半夏 30g 高良姜 15g 刀豆 30g 薤白 30g 北沙参 60g 连翘 30g 九节菖蒲 15g 细辛 15g 薄荷 15g

【用法】水泛为丸，每 100 丸重 6g，密封。口服，每次 6g，1 日 2 次。

【功用】健脾化滞，理气止呕。

【主治】脾胃虚弱，消化不良引起的胃脘疼痛，气逆饱满，倒饱嘈杂，嗳气吞酸，呕吐恶心，宿食停水，食欲不振，大便不调。

【宜忌】感冒期间停服。孕妇忌服。

胃痛丸

【来源】《部颁标准》。

【组成】沉香 50g 木香 75g 丁香 40g 乳香（醋炒）30g 姜半夏 25g 香附（醋炒）75g 枳壳

（麸炒）50g 延胡索（醋炒）40g 五灵脂（醋炒）40g 当归50g 红花50g 六神曲（炒）40g 砂仁30g 豆蔻30g 猪牙皂40g 乌药40g 高良姜30g 肉桂30g

【用法】水泛为丸，每20丸重1g，密闭，防潮。姜水、红糖水或温开水送服，每次60丸，1日2次。

【功用】舒肝和胃，理气止痛。

【主治】胃部疼痛，肝郁气滞，胸胁胀满，恶心呕吐。

【宜忌】孕妇及胃热者忌服。

胃痛定

【来源】《部颁标准》。

【组成】肉桂18g 红花42g 沉香60g 五灵脂18g 豆蔻18g 雄黄18g 人参12g 白胡椒18g 枳壳12g 巴豆霜1.8g 高良姜18g 丁香18g 木香18g

【用法】制成片剂，密封。口服，每次1片，1日2次，重症每次2片。

【功用】舒气化郁，逐寒止痛。

【主治】胃寒痛，胃气痛，食积疼。

【宜忌】勿食生冷及不易消化之食物，孕妇忌服。

胃乐胶囊

【来源】《部颁标准》。

【组成】肉桂18g 红花42g 沉香60g 五灵脂18g 豆蔻18g 雄黄18g 人参12g 白胡椒18g 枳壳12g 巴豆霜1.8g 高良姜18g 丁香18g 木香18g

【用法】制成片剂，密封。口服，每次1片，1日2次，重症每次2片。

【功用】舒气化郁，逐寒止痛。

【主治】胃寒痛，胃气痛，食积疼。

【宜忌】勿食生冷及不易消化之食物，孕妇忌服。

胃活灵片

【来源】《部颁标准》。

【组成】砂仁40g 枳实40g 陈皮40g 莪术40g 五灵脂40g 青皮40g 香附（醋

炙）40g 木香20g 丁香20g 厚朴（姜汁炙）20g 白胡椒20g 猪牙皂20g 肉桂10g 沉香10g 巴豆霜10g

【用法】制成糖衣片，密封。口服，每次4片，1日1～2次。

【功用】温里散寒，行气止痛。

【主治】脘腹胀满疼痛，呕吐嘈杂，不思饮食。

【宜忌】孕妇忌服。

胃益胶囊

【来源】《部颁标准》。

【组成】佛手60g 砂仁30g 黄柏60g 川楝子120g 延胡索120g 山楂120g

【用法】制成胶囊，每粒重0.25g，密封。口服，每次7粒，1日3次，饭后2小时服用。

【功用】疏肝理气，和胃止痛，健脾消食。

【主治】肝胃气滞，脘胁胀痛，食欲不振，嗳气呃逆，及萎缩性胃炎见上述表现者。

胃痛舒片

【来源】《部颁标准》。

【组成】猪胃粘膜100g 厚朴500g 海螵蛸100g 颠茄浸膏3g 甘草700g

【用法】制成糖衣片，密封。口服，每次4～5片，1日3次，饭前半小时或睡前服用，胃痛泛酸时，嚼碎吞服。

【功用】健脾和胃，理气止痛。

【主治】脾胃虚弱引起的胃脘胀痛，嘈杂吞酸，消化性溃疡和慢性胃炎等症。

胃炎康胶囊

【来源】《部颁标准》。

【组成】白芍100g 甘草100g 桂枝50g 高良姜50g 黄连25g 柴胡15g

【用法】制成胶囊，每粒装原生药粉0.3g，密封。口服，每次8粒，1日3次。

【功用】舒肝和胃，缓急止痛。

【主治】胃脘疼痛，呕恶泛酸，烧灼不适。用于十二指肠溃疡、胆汁反流性胃炎、慢性胃炎等具

有以上症状者。

胃疡安胶囊

【来源】《部颁标准》。

【组成】白及300g　黄连（吴茱萸制）100g　浙贝母100g　沉香50g　三七50g

【用法】制成胶囊，每粒装0.32g，密封，防潮。口服，每次8粒，1日3次。

【功用】活血止痛，收敛止血。

【主治】胃热痰瘀，血瘀气滞，胃脘胀痛，胃溃疡及十二指肠溃疡，萎缩性胃炎。

【宜忌】虚寒性胃脘疼痛慎用。

胃祥宁颗粒

【来源】《部颁标准》。

【组成】女贞子

【用法】制成颗粒剂，每袋装3g，密封，置阴凉干燥处。口服，每次3g，1日2次。

【功用】舒肝止痛，养阴润肠。

【主治】消化性溃疡，慢性胃炎所致的胃脘痛，腹胀，嗳气，口渴，便秘等症。

胃舒宁冲剂

【来源】《部颁标准》。

【组成】甘草500g　海螵蛸500g　白芍390g　白术260g　延胡索260g　党参100g

【用法】制成冲剂，每袋装5g，密封。开水冲服，每次5g，1日3次。

【功用】镇痛，健胃，制酸。

【主治】胃及十二指肠溃疡，慢性胃炎，胃脘疼痛，胃酸过多。

胃乐舒口服液

【来源】《部颁标准》。

【组成】猴头菌浓缩液500g　蜂王浆21g

【用法】制成口服液，每支10ml，密封，置阴凉处。口服，每次10ml，1日2次。

【功用】滋补强壮，健脾和中，化瘀止痛。

【主治】胃炎、慢性萎缩性胃炎，胃及十二指肠溃疡，脾虚胃痛。

复方胃宁片

【来源】《部颁标准》。

【组成】猴头菌粉140g　延胡索40g　海螵蛸120g

【用法】制成糖衣片，密封。口服，每次4～5片，1日3次，儿童用量酌减或遵医嘱。

【功用】理气止痛，制酸。

【主治】肝胃不和，胃脘疼痛，吞酸嗳气。

复方春砂颗粒

【来源】《部颁标准》。

【组成】砂仁叶油10ml　化橘红300g　白术300g　枳壳200g

【用法】制成冲剂，每袋装10g，密封。开水冲服，每次10g，1日3次。

【功用】行气温中，健脾开胃，止痛消胀。

【主治】脾胃虚寒引起的胃脘痛和消化不良。

复方元胡止痛片

【来源】《部颁标准》。

【组成】延胡索（醋制）98g　香附（醋制）98g　川楝子98g　徐长卿98g

【用法】制成片剂，每片重0.3g，密封。口服，每次2～4片，1日3次。

【功用】疏气止痛。

【主治】肝胃气痛，胃脘胀痛，胸胁痛，月经痛。

复方制金柑冲剂

【来源】《部颁标准》。

【组成】金柑345g　丁香100g　肉桂270g　砂仁3g　豆蔻110g　木香3g　沉香42g　玫瑰花3g　延胡索6g　梅花3g　香附（制）6g　香橼9g　丹参6g　桔梗6g　厚朴（制）6g　乌药6g　高良姜6g　干姜6g　枳壳6g　佛手6g　毕澄茄6g　陈皮6g　青皮6g　藿香6g　吴茱萸3g　郁金3g　紫苏梗6g

【用法】制成冲剂，每袋装 5g，密封。开水冲服，每次 5g，1 日 2～3 次。

【功用】舒肝理气，健胃镇痛。

【主治】胃气痛，腹胀，嗳气及胸闷不舒。

姜冲剂

【来源】《部颁标准》。

【组成】干姜

【用法】制成冲剂，每袋装 15g，相当于原药材 3g，密封。开水冲服，每次 15g，1 日 2～3 次。

【功用】暖脾胃，散风寒。

【主治】胃寒，心腹冷痛，胀满或外感风寒。

活胃胶囊

【来源】《部颁标准》。

【别名】活胃散。

【组成】砂仁 小茴香 肉桂 红曲 大黄 滑石粉 薄荷脑 碳酸氢钠 酒石酸 碳酸镁

【用法】制成胶囊剂，每粒装 0.25g，密封，置阴凉干燥处。口服，每次 4 粒，1 日 2 次，病重者可服 8 粒。

【功用】理气和胃，降逆止呕。

【主治】肝郁气逆，脾胃不和，胸肋胀满，胃脘疼痛，气逆嘈杂，呕吐吞酸，消化不良。

【宜忌】忌食辛辣、油腻。

桂皮酊

【来源】《部颁标准》。

【组成】肉桂粗粉 200g

【用法】制成酊剂，密封，遮光置阴凉处。口服，每次 1～3ml，1 日 3 次。

【功用】驱风健胃。

【主治】胃痛。

健胃止痛片

【来源】《部颁标准》。

【组成】曼陀罗浸膏 2g 草豆蔻 192g 干姜 128g 乌药 192g

【用法】制成糖衣片，密封。口服，每次 6 片，1 日 2～3 次。

【功用】温胃散寒，顺气止痛。

【主治】胃寒，脘腹胀痛。

【宜忌】青光眼病人忌用。

健胃消炎颗粒

【来源】《部颁标准》。

【组成】党参 茯苓 白术（麸炒） 白芍 丹参 赤芍 白及 大黄 木香 川楝子 乌梅 青黛

【用法】制成颗粒，每袋重 10g，密封。饭前开水冲服，每次 20g，1 日 3 次或遵医嘱。

【功用】健脾和胃，理气活血。

【主治】脾胃不和所致的上腹疼痛，痞满纳差以及慢性胃炎见上述证候者。

【宜忌】脾胃虚寒或寒湿中阻者不宜服用。

调胃丸

【来源】《部颁标准》。

【组成】木香 75g 砂仁 75g 甘草 75g 槟榔 75g 枳实（麸炒）75g 厚朴（姜制）75g 香附（醋制）75g 豆蔻 75g 五灵脂（醋制）50g 高良姜 25g 丁香 25g 肉桂 25g

【用法】制成丸剂。口服，每次 3g，1 日 2 次。

【功用】健胃宽中，舒肝理气。

【主治】胃酸胃寒，胸中胀满，倒饱嘈杂，胃口疼痛。

【宜忌】孕妇忌服。

调胃舒肝丸

【来源】《部颁标准》。

【组成】砂仁 50g 厚朴（姜炙）100g 豆蔻仁 25g 青皮（醋炙）200g 枳壳（麸炒）100g 陈皮 200g 山楂（炒）250g 柴胡（醋炙）50g 郁金 100g 香附（醋炙）200g 木香 50g 片姜黄 50g 甘草 25g

【用法】制成大蜜丸，每丸重 9g，密封。口服，每次 1 丸，1 日 3 次。

【功用】舒肝和胃，解郁止痛。

【主治】脾胃不和，肝郁不舒引起的胃脘刺痛，两胁胀满，嗳气吞酸，饮食无味。

【宜忌】孕妇忌服。

舒腹贴膏

【来源】《部颁标准》。

【组成】姜膏150g 樟脑240g 薄荷脑30g

【用法】制成膏药，5cm×6cm，4cm×5cm，4cm×6.5cm，6.5cm×10cm 4种规格，密封，置阴凉处。揭去贴面隔衬，根据病情按穴位贴敷。胃疼恶心呕吐者，贴中上脘、足三里、胃俞；腹痛腹泻可贴神阙、下脘、天枢、足三里。食欲不振，脾胃虚弱者常贴2～3个穴位，2～4小时换1次，儿童每次选贴1～2个穴位，每穴1/4～1/2张，每2小时换1次，或遵医嘱。

【功用】温中散寒，行气止痛。

【主治】胃脘痛，腹痛腹胀，恶心呕吐，食欲不振，肠鸣腹泻，小儿泄泻。

【宜忌】先将穴位处洗净，然后贴敷。孕妇慎用。皮肤病病人慎、禁用。如贴敷后有皮肤发红、局部痒者停用。

舒肝止痛丸

【来源】《部颁标准》。

【组成】柴胡60g 当归100g 白芍80g 赤芍60g 白术（炒）60g 薄荷40g 甘草40g 生姜40g 香附（醋制）80g 郁金60g 延胡索（醋制）40g 川楝子60g 木香60g 陈皮60g 半夏（制）60g 黄芩80g 川芎40g 莱菔子（炒）60g

【用法】制成浓缩水丸，密封。口服，每次4～4.5g，1日2次。

【功用】舒肝理气，和胃止痛。

【主治】肝胃不和，肝气郁结，胸胁胀满，呕吐酸水，脘腹疼痛。

【宜忌】孕妇慎服。

舒肝健胃丸

【来源】《部颁标准》。

【组成】厚朴（姜制）300g 香附（醋制）400g 白芍（麸炒）500g 柴胡（醋制）300g 青皮（醋制）200g 香橼300g 陈皮500g 檀香300g 豆蔻300g 枳壳300g 鸡内金（炒）500g 槟榔500g 延胡索（醋炒）300g 五灵脂（醋制）300g 牵牛子（炒）300g

【用法】水泛为丸，密闭，防潮。口服，每次3～6g，1日3次。

【功用】疏肝开郁，导滞和中。

【主治】肝胃不和引起的胃脘胀痛，胸胁满闷，呕吐吞酸，腹胀便秘。

【宜忌】孕妇忌服。

温中镇痛丸

【来源】《部颁标准》。

【组成】丁香60g 乳香（制）60g 木香80g 没药（炒）60g 小茴香60g 冰片16g 沉香80g 香附（制）160g 檀香80g 降香80g 广藿香80g 麝香4g

【用法】制成小蜜丸或大蜜丸，大蜜丸每丸重3g，密封。口服，小蜜丸每次3g，大蜜丸每次1丸，1日3次。

【功用】行气解郁，散寒止痛。

【主治】气滞胃寒，胸胃刺痛，腹胀疼痛。

【宜忌】孕妇忌服。

溃疡散胶囊

【来源】《部颁标准》。

【组成】甘草500g 白及75g 延胡索150g 泽泻50g 海螵蛸75g 薏苡仁75g 黄芩150g 天仙子2g

【用法】制成胶囊，每粒装0.4g，密封。口服，每次5粒，1日3次。

【功用】理气和胃，制酸止痛。

【主治】脾胃湿热，胃脘胀痛，胃酸过多，溃疡病，慢性胃炎。

腹痛水

【来源】《部颁标准》。

【组成】儿茶酊 400g　辣椒酊 30g　蟾酥酊 47.5g　薄荷油 7.5g

【用法】制成酊剂，每瓶装 5ml，10ml，20ml，100ml 4 种规格，密闭，置阴凉处。口服，每次 5～10ml，1 日 2～3 次，服时振摇。

【功用】温中止痛，解毒辟秽，和胃止泻。

【主治】胃痛，腹痛，恶心腹胀，呕吐泄泻，急性胃肠炎，胃痉挛。

胃苏冲剂

【来源】《新药转正标准》。

【组成】紫苏梗　香附　陈皮　香橼　佛手　枳实等

【用法】制成颗粒剂。口服，每次 15g，1 日 3 次，15 天为 1 个疗程，可服 1～3 个疗程或遵医嘱。

【功用】理气消胀，和胃止痛。

【主治】气滞型胃脘痛，症见胃脘胀痛，窜及两胁，得嗳气或矢气则舒，情绪郁怒则发作加重。胸闷食少，排便不畅，舌苔薄白，脉弦等。用于慢性胃炎及消化性溃疡见上述证候者。

十一、胃　寒

胃寒，亦称胃中冷、胃中虚冷，是指阴寒凝滞胃腑而出现胃中不适的病情。多因过食生冷，损伤胃阳，或因天气变冷，寒邪直中，阴寒凝滞胃腑，均可致胃寒之症。临床常见胃脘疼痛，得温痛减，呕吐清涎，口淡喜热饮，食不化，舌淡苔白滑，脉沉迟。治宜温中散寒。

干姜丸

【来源】《千金翼方》卷十九。

【组成】干姜十两　赤石脂六两

【用法】上为末，炼蜜为丸，如梧桐子大。每服十丸，一日三次，不拘时候。稍加至三十丸。

【主治】胃中冷，不能食，或食已不消。

小桂枝丸

【来源】《千金翼方》卷十九。

【组成】桂心二两半　干姜九分　蜀椒（去目、闭口者）二两（汗）　乌头（去皮）七分（炮）　附子一两半（炮，去皮）　前胡五分　芎藭　白薇各一两　防葵半两　吴茱萸一两半

【用法】上为末，炼蜜为丸，如梧桐子大。每服三丸，酒、饮任下，一日三次。

【主治】胃中冷，虚满醋咽；妇人产后寒中，腹内雷鸣吞醋，饮食不消。

人参丸

【来源】《太平圣惠方》卷五。

【组成】人参半两（去芦头）　桂心半两　干姜半两（炮裂，锉）　白茯苓半两　陈橘皮半两（汤浸去白瓤，焙）　诃黎勒一两半（煨，用皮）　厚朴一两（去粗皮，涂生姜汁炙令香熟）　白术半两　木香半两

【用法】上为末，炼蜜为丸，如梧桐子大。每服三十丸，食前以粥饮送下。

【主治】胃中虚冷，气上奔，胸中愤闷，腹绞痛，吐利宿水。

补胃黄耆散

【来源】《太平圣惠方》卷五。

【别名】补胃煮散（《普济方》卷三十五）。

【组成】黄耆一两（锉）　防风一两（去芦头）　柏子仁一两　细辛一两　桂心一两　陈橘皮一两（汤浸，去白瓤，焙）　人参一两（去芦头）　芎藭一两　甘草一分（炙微赤，锉）　吴茱萸一分（汤浸七遍，焙干微炒）

【用法】上为散。每服五钱，以水一中盏，入生姜半分，枣三枚，煎至六分，去滓，食前温服。

【主治】胃虚冷，渐渐恶寒，目中急痛，耳鸣胫寒，不得卧，心腹多冷气，身体无泽。

厚朴散

【来源】《太平圣惠方》卷五。

【组成】厚朴二两（去粗皮，涂生姜汁，炙令香熟） 肉豆蔻三分（去壳） 木香三分 诃黎勒一两（煨，用皮） 槟榔三分 陈橘皮三分（汤浸，去白瓤，焙）

【用法】上为散。每服三钱，以水一中盏，加生姜半分、大枣三个，煎至六分，去滓，食前稍热服。

【主治】胃中虚冷，气攻腹胁妨闷，食久不消。

熟干地黄散

【来源】《太平圣惠方》卷五。

【组成】熟干地黄一两 白茯苓三分 当归一分（锉，微炒） 麦门冬三分（去心，焙） 干姜半两（炮裂，锉） 川椒一分（去目及闭口者，微炒出汗） 吴茱萸一分（汤浸七遍，焙干，微炒） 桂心三分 甘草一两（炙微赤，锉） 人参一两（去芦头） 五味子三分 木香三分

【用法】上为细散。每服二钱，食前以温酒调下。

【主治】胃中虚冷，肌肉不荣，身体枯燥，骨节皆痛。

【宜忌】忌生冷。

当归散

【来源】《太平圣惠方》卷十二。

【组成】当归半两（锉，微炒） 桂心一两 芎𬃊一两 干姜半两（炮裂，锉） 陈橘皮一两（汤浸，去白瓤，焙） 槟榔一两

【用法】上为散。每服三钱。以水一中盏，煎至六分，去滓，稍热服，不拘时候。

【主治】伤寒，脾胃虚冷，心腹胀痛，不思饮食。

姜附汤

【来源】《普济方》卷二〇九引《指南方》。

【组成】干姜三两 附子三分 甘草一两

【用法】上锉。每服五钱，水二盏，煎至一盏，去滓温服。

【主治】

1.《普济方》引《指南方》：阴寒暴下。

2.《医方类聚》引《澹寮方》：中寒口噤，四肢强直厥冷，语音不出。

藿香半夏散

【来源】《太平惠民和剂局方》卷三。

【别名】藿香半夏汤（《济阳纲目》卷十八）。

【组成】丁香皮半两 藿香叶一两 半夏（汤浸洗七遍，微炒黄色）二两

【用法】上为散。每服二钱，水一盏，加生姜七片，煎七分，去滓，食前温服。

本方改为丸剂，名"藿香半夏丸"（《圣济总录》卷四十七）。

【主治】胃虚中寒，停痰留饮，哕逆呕吐，胸满噎痞，短气倦怠，不入饮食。

理中散

【来源】《传家秘宝》。

【别名】增损理中散（《圣济总录》卷四十六）。

【组成】干姜 人参 白术各一两 甘草半两 吴茱萸半两 槟榔半两 陈皮（汤浸，去瓤，焙干）一两 厚朴一两（去皮，姜炙） 荜茇半两

【用法】上为细末。每服一钱，食前生姜汤点下，一日三次。

【主治】

1.《传家秘宝》：胃中冷，食后咽酸呕哕，胸胁胀满，不思饮食。

2.《圣济总录》：脾气虚弱。

丁香汤

【来源】《圣济总录》卷四十七。

【组成】丁香 藿香叶 附子（炮裂，去皮脐）各一分 干姜（炮）半分

【用法】上锉。用水一升，煎取五合，去滓，徐徐呷尽。

【主治】胃寒，胸膈虚满，面目浮肿，饮食不化。

温胃煮散

【来源】《圣济总录》卷四十七。

【组成】人参末二钱　生附子末半钱　生姜一分（切碎）

【用法】上和匀。用水七合，煎至二合，以鸡子一枚，取清打转，空心顿服。

【主治】胃中虚冷，中脘气满，不能转化，善饥不能食。

蓽酱汤

【来源】《圣济总录》卷五十四。

【组成】蓽酱二两　高良姜三分　荜澄茄半两

【用法】上为粗末。每服三钱匕，水一盏，煎至七分，去滓，入苦酒数滴，热呷。以知为度。

【主治】中焦有寒，阴凝胃口，哕噫不止。

白豆蔻散

【来源】《圣济总录》卷六十七。

【组成】白豆蔻（去皮）二两　厚朴（去粗皮，姜汁炙）　莎草根（炒去毛）各一两　甘草（炙，锉）五两　缩砂蜜（去皮）　青橘皮（汤洗，去白，焙）　陈橘皮（汤浸，去白，焙）丁香各四两　木香三两

【用法】上为末。每服二钱匕，加生姜二片，盐少许，食前沸汤点服。

【主治】中寒冷气，脐腹刺痛，胀满便利，醋心呕逆。

煨姜丸

【来源】《鸡峰普济方》卷十二。

【组成】硇砂一两　附子半两　豆蔻仁　胡椒　干漆各一分

【用法】上为细末，枣和丸，如芡实大。每服一丸，生姜剜作合子，入药，湿纸裹，煨之，细嚼，饮送下。

【主治】胃冷。

救阳汤

【来源】《鸡峰普济方》卷十三。

【组成】川乌头　干姜各四两（捣碎，同炒转色）

【用法】上为粗末。每服三钱，水三盏，煎一盏，去滓，食前温服。

【主治】阳微阴性，风寒侵袭，真气暴衰，形寒脉结，神识不明，心胸痰满，呕逆清涎，头目昏眩不觉，倦卧，自汗不止，饮食不入，下利频并，脐腹疼痛，肢体困倦。

【加减】寒多，加良姜二两；汗多，加牡蛎一两；痰多，加附子二两；风，加防风一两；肢节疼，加桂一两。

人参白术散

【来源】《宣明论方》卷十二。

【组成】人参　白术　茯苓　甘草　橘皮　葛根　泽泻　滑石　藿香各半两

【用法】上为末。每服三钱，水一盏，煎到六分，温服。

【主治】中寒痞闷急痛，寒湿相搏，吐泻腹痛。

【加减】妊娠，加苍术三五片，热服。

附子理中汤

【来源】《三因极一病证方论》卷二。

【别名】理中汤（《医方类聚》卷五十八引《澹寮方》）、附子补中汤（《证治准绳·类方》卷六）、参附理中汤（《医略六书》卷二十六）。

【组成】大附子（炮，去皮脐）　人参　干姜（炮）　甘草（炙）　白术各等分

【用法】上锉散。每服四大钱，水一盏半，煎至七分，去滓服，不拘时候。口噤则斡开灌之。

【功用】《医方考》：补虚回阳，温中散寒。

【主治】

1.《三因极一病证方论》：五脏中寒，口噤，四肢强直，失音不语。

2.《岭南卫生方》：瘴毒内寒，自利烦渴，手足发冷，发热烦躁，呕逆闷乱。

3.《奇效良方》：中寒中湿，呕逆虚弱。

4.《扶寿精方》：伤寒五七日，太阴自利，不

脾系病

渴，寒多而呕，肚腹疼痛，泄泻。

5.《医便》：房劳内伤，寒邪中阴，面青腹痛，六脉沉微。

6.《医方考》：脾肺虚寒，痰涎壅塞，少有动作，喘嗽频促，脉来沉细。口食冷物，客寒犯胃，中焦痛甚，脉沉迟。腹痛，额头黎黑，手足收引，脉来沉下，无以气息。胃中虚寒，或又误服凉药，泻而手足厥冷者。

7.《寿世保元》：胃脘停痰，冷气刺痛。又治脏毒下寒，泄痢腹胀，大便或黄或白，或青黑，或有清谷。中焦虚寒，手足冷，肚腹痛，大便不实，饮食少思而作口舌生疮。

8.《景岳全书》：脾胃虚寒，疮疡。

9.《济阳纲目》：大病及吐泻后，身热如焚。

10.《张氏医通》：下焦虚寒，火不生土，泄泻呕逆。

11.《寓意草》：内伤转疟。

12.《嵩崖尊生》：眩晕口噤，昏迷肢冷，身不热，脉迟紧；炎暑月得寒病，身凉脉迟。

13.《医学心悟》：寒邪中于太阴，呕吐清涎沫，腹中冷痛，或下利清谷，吐蛔虫，脉来沉细。

14.《杂病源流犀烛》：霍乱吐泻不止，元气耗散，或水粒不入，或口渴喜冷，或恶寒战掉，手足逆冷，或发热烦躁，揭去衣被；痼冷，或遍身肢节拘急痛；寒积，房后着寒，或内伤生冷寒物而犯房事，内既伏阴，又加外寒相搏，积寒伏于下，卫阳消于上，遂成阴盛格阳，阳气上脱之候，后五六日，胸前发出红斑，其色淡，其点小，是为阴斑。

15.《会约医镜》：阴毒喉肿，四肢冷，六脉细。

【方论】《医方考》：人参、甘草、白术之甘温，所以补虚；干姜、附子之辛热，所以回阳。

【验案】

1.中寒　《妇人大全良方》：开庆己未年七月间，裕齐马观文夫人曹氏，病气弱倦怠，四肢厥冷，恶寒自汗，不进饮食。一医作伏暑治之，投暑药。一医作虚寒治之，投热药，无效。召仆诊之，六脉虽弱，而关脉差甚。裕齐问曰：此何证也。仆答曰：以脉观之，六脉虽弱，而关独甚，此中焦寒也。中焦者脾也。脾胃既寒，非特但有

是证，必有腹痛吐泻之证。今四肢厥冷，四肢属脾，是脾胃虚寒无可疑者。答云未见有腹痛吐泻之证。当用何药治之。仆答曰：宜用附子理中汤。未服药间，旋即腹痛而泻，莫不神之！即治此药，一投而愈。

2.内伤转疟　《寓意草》：袁继明素有房劳内伤，偶因小感，自煎姜葱汤表汗，因而发热，三日变成疟疾。余诊其脉豁大空虚，且寒不成寒，热不成热，气急神扬，知为元阳衰脱之候。因谓其父曰：令郎光景，窃虑来日疟至，大汗不止，难于救药。倘信吾言，今晚急用人参二两，煎浓汤预服防危。渠父不以为意。次日五鼓时，病者精神更觉恍惚，扣门请救，及觅参至，疟已先发矣！余甚彷徨，恐以人参补住疟邪，虽救急无益也。只得姑俟疟势稍退，方与服之，服时已汗出粘濡，顷之果然大汗不止，昏不知人，口流白沫，灌药难入，直至日暮，白沫转从大孔遗出。余喜曰：白沫下行可无恐矣。但内虚肠滑，独参不能胜任。急以附子理中汤，连进四小剂，人事方苏能言，但对面谈事不清。门外有探病客至，渠忽先知，家人惊心为祟。余曰：此正神魂之离舍耳！吾以独参及附子理中驷马之力追人，尚在半返未返之界，以故能知宅外之事。再与前药，二剂而安。

3.痢疾　《续名医类案》：陈三农治一妇，久痢不止，口干发热，饮食不进，犹服香连等药，完谷不化，尚谓邪热不杀谷，欲进芩、连，数日不食，势正危迫，诊之脉大而数，按之极微，询之小便仍利，腹痛喜手按，此火衰不能生土，内真寒而外假热也。小便利则不热可知，腹喜按则虚寒立辨，亟进附子理中汤，待冷，与服一剂而痛止，连服数剂而愈。

4.腹痛　《续名医类案》：李北川仲夏患腹痛吐泻，两手足扪之则热，按之则冷，其脉轻诊则浮大，重诊则微细，此阴寒之证也，急服附子理中汤，不应仍服，至四剂而愈。

5.阴证伤寒　《全国名医验案类编》：刘铭彝，年二十八岁，天台县知县。腊月二十八日，去西乡白坭坦，返回即伤阴寒。恶寒甚剧，战栗动摇，烘以烈火，顷刻不离，舌苔边中黑而滑，脉沉而紧。沉紧为寒伤于里，伤寒所谓无热恶寒者，发于阴也。初服麻黄汤不应，继用附子理中

363

汤加味，温下理中以祛寒。高丽参一钱、炒白术二钱、淡附片一钱半、炒川姜一钱、炙甘草一钱、葱白九枚、生姜二钱。服一剂，即遍身大汗，寒邪悉退而愈。

强中丸

【来源】《三因极一病证方论》卷十三。

【别名】强中二姜丸（《普济方》卷一六七）。

【组成】高良姜　干姜（炮）　陈皮　青皮各一两　半夏（汤洗去滑）二两

【用法】上为末，用生姜自然汁煮面糊为丸，如梧桐子大。每服二十丸至三十丸，生姜汤送下。

【功用】《普济方》：温脾胃，消寒痰、茶积。

【主治】胃脘虚寒，冷痰留滞，痞塞不通，气不升降，口苦无味，不思饮食，中满气痞者。

千金丸

【来源】《是斋百一选方》卷五。

【组成】硫黄（通明者，别研如粉）　白茯苓　干山药各二两　附子（去皮脐，生用）　半夏（汤洗去滑）　青皮（去白）各一两

【用法】上为细末，拌匀，汤浸炊饼为丸，或用淡面糊为丸，如梧桐子大。每次三十丸至五十丸，空心，食前服。

【主治】中寒停饮不散，痰实，不入食。

木香神曲丸

【来源】《魏氏家藏方》卷五。

【组成】荜澄茄　木香各一两（不见火）　草豆蔻仁　干姜（洗炮）　高良姜（炒）　神曲（炒）　麦蘖　肉桂（去粗皮，不见火）　陈皮（去白）各四两

【用法】上锉碎，再炒香熟，同为细末，用神曲糊为丸，如绿豆大。每服四五十丸，食后姜汤送下。

【功用】宽利胸膈，消谷快气，进美饮食。

【主治】胃寒，一切冷气。

沉香桂附丸

【来源】《医学发明》卷六。

【组成】沉香　附子（炮，去皮脐）　干姜（炮）　良姜（锉，炒）　官桂（去皮）　茴香（炒）　川乌头（炮，去皮脐，锉作小块子如豆大，再炒令黄用）　吴茱萸（汤浸，洗去苦，炒）各一两

《医略六书》有泽泻，无干姜。

【用法】上为细末，用好醋煮面糊为丸，如梧桐子大。每服五七十丸，空腹、食前以熟米饮送下，每日二次。

【功用】

1.《卫生宝鉴》：退阴助阳，除脏腑冷气。

2.《医略六书》：回阳逐邪。

【主治】

1.《卫生宝鉴》：中气虚弱，脾胃虚寒，饮食不美，气不调和，脏腑积冷，心腹疼痛，胁肋膨胀，腹中雷鸣，面色不泽，手足厥冷，便利无度；及下焦阳虚，七疝痛引小腹不可忍，腰屈不能伸，喜热熨稍缓。

2.《普济方》：中寒心腹冷痛，霍乱转筋。

【宜忌】忌生冷硬物。

【方论】《医略六书》：附子补火回阳以御邪，肉桂温经暖血以散邪，川乌逐在里之邪，泽泻泻逆上之邪，良姜暖胃散寒滞，吴茱平肝降逆气，沉香导厥气之上逆，小茴温气化以下达也。醋丸盐汤下，使真火内充，则厥气下潜而客邪解散，疝气自消，安有急痛欲死之患，手足逆冷之虑乎。

安胃丸

【来源】《卫生宝鉴》卷五。

【组成】白术五钱　干姜（炮）三钱　大麦蘖（炒）五钱　陈皮三钱　青皮二钱　白茯苓（去皮）二钱　缩砂二钱　木香一钱半

【用法】上为末，汤浸蒸饼为丸，如梧桐子大。每服三十丸，食远以温水送下。

【功用】温中补气，安胃进食。

【主治】寒邪伤胃。

【宜忌】忌冷物。

附子温中汤

【来源】《卫生宝鉴》卷二十三。

【组成】干姜（炮）　黑附子（炮，去皮脐）各七钱　人参（去芦）　甘草（炙）　白芍药　白茯苓（去皮）　白术各五钱　草豆蔻（面裹煨，去皮）　厚朴（姜制）　陈皮各三钱

【用法】上锉。每服五钱或一两，以水二盏半，加生姜五片，煎至一盏三分，去滓，食前温服。

【主治】中寒腹痛自利，米谷不化，脾胃虚弱，不喜饮食，懒言语，困倦嗜卧。

理中加丁香汤

【来源】《丹溪心法》卷三。

【别名】理中丁香汤（《杏苑生春》卷四）、理中汤（《产孕集·补遗》）。

【组成】人参　白术　甘草（炙）　干姜（炮）各一钱　丁香十粒

【用法】上锉。加生姜十片，水煎服。

【功用】《杏苑生春》：补中散寒。

【主治】

1.《丹溪心法》：中脘停痰，喜辛物，入口即吐。

2.《医方考》：呕吐腹痛。

3.《医学入门万病衡要》：胃感寒呕吐不止。

4.《产孕集·补遗》：产后呃逆。

【方论】

1.《医方考》：呕吐而痛即止者为火，呕吐而痛不止者为寒。然寒则收引，故然能吐？师曰，寒胜格阳，故令吐也。治寒以热，故用丁香、干姜之温；吐多损气，故用人参、白术、甘草之补。

2.《医学入门万病衡要》：用人参、白术、炙草诸甘温以补中气，干姜、丁香诸辛热以散寒，生姜散逆气以止呕吐。

【加减】或加枳实半钱亦可。

理中汤

【来源】《普济方》卷四〇四。

【组成】人参（去芦）　白术　白姜（炮）　甘草（炙）各等分

【用法】上锉，加生姜、大枣，水煎服。

【主治】

1.《普济方》：疱疹吐利。

2.《古今医鉴》：五脏中寒，唇青身冷，口噤失音。脾胃虚冷，中寒泄泻，四肢厥冷。

3.《寿世保元》：胃脘停痰，冷气刺痛；脏毒下寒，泄痢腹胀，大便或黄或白，或毒黑，或有清谷。

【加减】重者，加炮附子。

加减藿香正气散

【来源】《伤寒全生集》卷二。

【组成】藿香　厚朴　陈皮　甘草　半夏　白术　茯苓　苏叶　干姜

【用法】加生姜，水煎服。

【主治】中寒呕吐，胸腹满闷，或鼻塞头痛，发热憎寒者。

【加减】头痛，加川芎、白芷、细辛；腹痛，加炒芍药、木香、砂仁；口干，加干葛；胸腹满，加枳壳、桔梗；心下满，加枳实、青皮；宿食不消，加草果、山楂、香附；酒食不化，加砂仁；呕吐不止，加姜汁；表有热，加柴胡、干葛；表有寒，加桂枝。

秘传加减理中汤

【来源】《松崖医径》卷下。

【组成】人参　白术　干姜　甘草　干葛　肉桂　陈皮　半夏　茯苓　细辛

【用法】上细切，作一服。用水二盏，加生姜三片，煎至一盏，去滓温服。

【主治】中寒，手足厥冷，或腹痛呕吐，甚则晕倒，昏迷不省人事，脉沉迟无力者。

【加减】中寒重，六脉全无，或腹痛泻痢不止，加附子；身甚恶寒，加麻黄、煨生姜，水煎，临服时，再加姜汁半盏服。

返魂丹

【来源】《医学集成》卷二。

【组成】焦术二两　黄耆一两　附子五钱　良姜　茯苓各四钱　丁香一钱

【主治】中寒呕吐心痛，下利清水。

奠安汤

【来源】《医学集成》卷二。

【组成】黄耆 焦术各二两 故纸三钱 肉桂 丁香各二钱

【主治】体虚中寒，逆冷吐泻，又加烦躁。

温胃饮

【来源】《景岳全书》卷五十一。

【组成】人参一二三钱或一两 白术（炒）一二钱或一两 扁豆（炒）二钱 陈皮一钱或不用 干姜（炒焦）一二三钱 炙甘草一钱 当归一二钱（滑泄者勿用）

【用法】水二钟，煎七分，食远温服。

【主治】中寒，呕吐吞酸，泄泻，不思饮食；及妇人脏寒呕吐，胎气不安。

【加减】如下寒带浊者，加破故纸一钱；如气滞或兼胸腹痛者，加藿香、丁香、木香、白豆蔻、砂仁、白芥子之属；如兼外邪及肝肾之病者，加桂枝、肉桂，甚者加柴胡；如脾气陷而身热者，加升麻五七分；如水泛为痰而胸腹痞满者，加茯苓一二钱；如脾胃虚极，大呕大吐不能止者，倍用参术，仍加胡椒二三分，煎熟，徐徐服之。

温中平胃散

【来源】《伤寒大白》卷三。

【组成】平胃散加豆蔻 砂仁

【主治】胃家凝结停滞，内无燥热者。

家秘理中汤

【来源】《会约医镜》卷十。

【组成】人参 白术三钱 干姜（炮）一钱半 甘草（炙） 附子各一钱

　　　方中人参用量原缺。

【用法】上药煎就去滓，入童便、獖猪胆汁各半杯，再煎一二沸服之。

【主治】中寒呕吐，阴盛格阳，不纳药者。

十二、胃　热

　　胃热，亦称胃火、胃气热、胃中实热，是指胃中火热过盛的病情。多由邪热犯胃；或因嗜饮烈酒、嗜食辛辣和膏粱厚味，助火生热；或因气滞血瘀，痰、湿、食积等郁结化热，均能导致胃热（胃火）；肝胆木郁，横逆犯胃，亦可引起胃热。临床常表现为口渴、口臭、易饥、嘈杂、小便短赤、大便秘结等。治宜清胃泻火，滋养胃阴。

泻胃热汤

【来源】《备急千金要方》卷十六。

【组成】栀子仁 射干 升麻 茯苓各二两 芍药四两 白术五两 生地黄汁 赤蜜各一升

【用法】上八味咀。以水七升，煮取一升半，去滓，下地黄汁煮两沸，次下蜜，煮取三升，分三服。

【主治】胃实热，苦头痛，汗不出如温疟，唇口干，善哕，乳痛，缺盆腋下肿痛。

【方论】《千金方衍义》：泻热，反用白术，可见泻胃之热，而非泻胃之实也；方用升麻专走阳明，升发胃热，地黄滋阴退阳，赤蜜和胃解毒，射干散腹中结气，栀子仁滋胃中热气，芍药治邪气腹痛，茯苓宁五脏正气，而佐白术除热消食之功，祛邪养正，全赖苓、术之力耳。

茯神汤

【来源】《备急千金要方》卷二十一。

【别名】茯神饮（《圣济总录》卷四十七）。

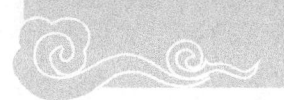

【组成】茯神二两　栝楼根　生麦门冬各五两　生地黄六两　葳蕤四两　小麦二升　淡竹叶（切）三升　大枣二十个　知母四两

【用法】上锉。以水三斗，煮小麦、竹叶，取九升，去滓下药，煮取四升，分四服，服不问早晚，但渴即进。

【功用】泄热止渴。

【主治】胃腑实热，引饮常渴。

茯苓汤

【来源】《外台秘要》卷十一。

【组成】茯苓五两　栝楼五两　知母四两　小麦二升　麦门冬五两（去心）　大枣二十个（去核）　生地黄六两　葳蕤四两　淡竹叶三升

【用法】上切。以水三升，先煮小麦、竹叶，取九升，去滓，入诸药，煮取四升，分四服。不问早晚，随渴即进。

【功用】泄热止渴。

【主治】胃腑实热，引饮常渴。

【宜忌】忌芜荑、酢物。

子芩散

【来源】《太平圣惠方》卷五。

【组成】子芩三分　赤茯苓半两　甘草半两（炙微赤，锉）　柴胡一两（去苗）　葛根半两（锉）　麻黄半两（去根节）　石膏三分　五加皮半两

【用法】上为粗散。每服三钱，以水一中盏，加生姜半分，煎至六分，去滓，食后温服。

【主治】胃实热，苦头痛，汗不出，口中干燥。

【宜忌】忌炙煿热面。

黄连丸

【来源】《太平圣惠方》卷五。

【组成】黄连一两（去须）　栝楼根一两　麦门冬一两半（去心，焙）　知母三分　茯神三分

【用法】上为末，炼蜜为丸，如梧桐子大。每服三十丸，食后以粥饮送下；或牛乳汁送下亦得。

【主治】

1.《太平圣惠方》：胃实热，多渴心烦；时气烦热口干。

2.《圣济总录》：胃实热气盛，消谷善饥，头目昏痛；食已如饥，肌肉羸瘦。

犀角散

【来源】《太平圣惠方》卷五。

【别名】犀角汤（《圣济总录》卷六十）。

【组成】犀角屑三分　枇杷叶一两（拭去毛，炙微黄）　葛根三分（锉）　麦门冬一两（去心）
《医方类聚》引《神巧万全方》有柴胡。

【用法】上为粗散。每服三钱，以水一中盏，加生姜半分，煎至六分，去滓温服，不拘时候。

【主治】胃实热。呕逆不下食。

黄连汤

【来源】方出《太平圣惠方》卷五十三，名见《普济方》卷一七九。

【组成】黄连一两（去须）　川升麻一两　麦门冬一两（去心）　黄芩一两　栝楼根一两　知母一两　茯神半两　栀子仁一两　甘草一两（炙微赤，锉）　石膏二两

【用法】上为散。每服四钱，以水一中盏，煎至六分，去滓温服，不拘时候。

【主治】脾胃中热烦渴，身渐消瘦。

子芩散

【来源】《医方类聚》卷十引《简要济众方》。

【组成】子芩一两　干葛三分　柴胡一两（去苗）　赤芍药三分　甘草半两（炙）　石膏二两

【用法】上为散。每服二钱，水一中盏，加生姜三片，同煎五七分，去滓，食后、临卧温服。

【主治】胃实热，口舌干燥，头痛烦躁。

升麻栀子汤

【来源】《圣济总录》卷四十七。

【组成】升麻（锉）　栀子仁　射干　赤茯苓（去黑皮）各三两　白术五两　芍药四两

【用法】上锉，如麻豆大。每服五钱匕，水一盏，

煎至八分，加地黄汁一合，赤蜜一匙，更煎一二沸，去滓温服。

【主治】胃实热。

地骨皮汤

【来源】《圣济总录》卷四十七。

【组成】地骨皮二两　防风（去叉）　甘草（炙）各一两

【用法】上为粗末。每服三钱匕，水一盏半，煎至一盏，去滓，食后温服。

【主治】胃气实热，唇口干燥，头昏体倦，五心烦热。

姜蜜饮

【来源】《圣济总录》卷四十七。

【组成】生姜半两（取自然汁）　白蜜一合　糯米半合（淘净细研）

【用法】和匀，入新汲水一盏调开，分二服，不拘时候。

【主治】胃中实热，吐逆心烦，不下食饮。

通热汤

【来源】《圣济总录》卷四十七。

【组成】人参二两　白茯苓（去黑皮）一两　甘草（炙）一分　柴胡（去苗）一两　葛根（锉）一两　麻黄（去根节）一两　黄芩（去黑心）半两　石膏（碎）三两　五加皮（锉）半两

【用法】上为粗末。每服三钱匕，以水一盏，加生姜三片，煎取七分，去滓温服。

【主治】胃气实热，头痛，汗不出，口中干燥。

黄芩汤

【来源】《圣济总录》卷四十七。

【组成】黄芩（去黑心）　柴胡（去苗）各一两　葛根（锉）　赤芍药各三分　甘草（炙）半两　石膏（碎）二两

【用法】上为粗末。每服三钱匕，水一盏，煎至七分，去滓温服，不拘时候。

【主治】胃气实热，口舌干燥，头痛烦渴。

黄连丸

【来源】《圣济总录》卷四十七。

【组成】黄连（去须）　赤茯苓（去黑皮）各三分　麦门冬（去心，焙）一两　苦参半两

【用法】上为末，炼蜜为丸，如梧桐子大。每服二十丸，食后、临卧煎竹叶汤送下。

【主治】胃气实热，烦躁多渴。

葛根汤

【来源】《圣济总录》卷四十七。

【组成】葛根（锉）十两　甘草（炙）三两　半夏二两（生姜汁半盏，浆水半升，同煮软，切，焙干）　黄连（去须）一两

【用法】上为粗末。每服三钱匕，以水一盏，入生姜二片，竹茹少许，同煎至七分，去滓温服，不拘时候。

【主治】胃实热，烦渴，咽干吐逆。

犀角饮

【来源】《圣济总录》卷四十七。

【组成】犀角（镑）　枇杷叶（炙，去毛）　葛根（锉）　麦门冬（去心，焙）各一两

【用法】上为粗末。每服三钱匕，水一盏，煎至七分，去滓温服，不拘时候。

【主治】胃实热。呕哕，吐逆不食，头痛烦渴。

解肌地骨皮汤

【来源】《圣济总录》卷五十四。

【别名】地骨皮汤（《普济方》卷四十三）。

【组成】地骨皮　人参　柴胡（去苗）　栀子（去皮）　甘草（生锉）各一两

【用法】上为粗末。每服三钱匕，水一盏，入竹叶七片，同煎至六分，食后去滓温服。

【主治】中焦热结，唇焦面赤，或时烦躁，四肢拘倦。

甘草汤

【来源】《圣济总录》卷五十九。

【组成】甘草（炙，锉） 栝楼根各二两 麦门冬（去心，焙）二分 半夏（汤洗去滑七遍，晒干，麸炒）二两半

【用法】上为粗末。先以水二盏，淘小麦半合，煎至一盏半，去麦，下药末五钱匕，加大枣二枚（擘破）、生地黄半钱、生姜一枣大（拍破），再煎至八分，去滓温服，一日二次。

【主治】胃热干渴。

枸杞根汤

【来源】《圣济总录》卷五十九。

【组成】枸杞根 栝楼根 麦门冬（去心，生） 黄连（去须）各一两半 土瓜根（干者） 知母 车前子（去土）各一两。

【用法】上锉，如麻豆。每服五钱匕，水一盏半，入生地黄半分，切，同煎至八分，去滓温服，一日三次。

【主治】胃热干渴，饮水不止。

茯苓汤

【来源】《圣济总录》卷六十。

【别名】茯苓加减汤（《宣明论方》卷一）。

【组成】赤茯苓（去黑皮） 陈橘皮（去白，焙） 泽泻 桑根白皮（锉）各三两 芍药 白术各四两 人参 桂（去粗皮）各二两 石膏八两 半夏六两（汤洗七遍）

【用法】上为粗末。每服四钱匕，水一盏半，加生姜少许，同煎至一盏，去滓温服，不拘时候。

【主治】胃中积热，食已辄饥，面黄肌瘦，胸满胁胀。

黄芩汤

【来源】《圣济总录》卷六十。

【组成】黄芩 石膏各三分 赤茯苓（去黑皮） 甘草（锉） 葛根（锉） 五加皮（锉） 麻黄（去根节）各半两 柴胡（去苗）一两

【用法】上为粗末。每服三钱匕，水一盏，加生姜半分（切），煎至八分，去滓，食后温服。

【主治】胃中热盛，食已如饥，唇燥口干。

平胃散

【来源】《三因极一病证方论》卷八。

【别名】八味平胃散（《证治要诀类方》卷三）。

【组成】厚朴（去皮，姜制，炒） 射干（米泔浸） 升麻 茯苓各一两半 芍药二两 枳壳（麸炒，去瓤） 大黄（蒸） 甘草（炙）各一两

【用法】上为锉散。每服四钱，水一盏，煎七分，去滓，空心热服。

【主治】胃实热。口唇干，呕哕，烦闷，大小便秘涩，及热病后余热不除，蓄于胃中，四肢发热，口渴，胸满，无汗。

人参竹茹汤

【来源】《医方类聚》卷一五八引《三因极一病证方论》。

【组成】人参半两 半夏一两 竹茹（一方加橘红一两）

【用法】上作六服。用水一盏半，加生姜七片，竹茹一团，水煎，温服。

【主治】胃口有热，呕吐咳逆，虚烦不安。

清胃散

【来源】《脾胃论》卷下。

【别名】清胃汤（《疮疡经验全书》卷一）、消胃汤（《不知医必要》卷二）。

【组成】真生地黄 当归身各三分 牡丹皮半钱 黄连（拣净）六分（如黄连不好，更加二分，如夏月倍之。） 升麻一钱

【用法】上为细末，都作一服。以水一盏半，煎至七分，去滓，放冷服之。

【功用】《古今名方》：清胃凉血。

【主治】

1.《脾胃论》：因服补胃热药，阳明经中热盛，而致上下牙痛不可忍，牵引头脑，满面热发大痛。喜寒恶热。

2.《疮疡经验全书》：牙宣、牙缝出血。

3.《痘疹金镜录》：痘后牙疳肿痛。

4.《口齿类要》：胃火血燥唇裂，或为茧唇，或牙龈溃烂，或恶寒发热。

5.《正体类要》：胃经湿热，唇口肿痛。

6.《证治准绳·幼科》：胃经有热，饮冷作渴，口舌生疮，或唇口肿痛，嫩连头面，或重舌、马牙、吐舌、流涎。

7.《张氏医通》：胃中蕴热，中脘作痛，痛后火气发泄，必作寒热乃止。

8.《血证论》：脏毒。

9.《竹林女科证治》：子淋。

10.《古今名方》：胃有积热，牙痛、口臭，牙龈红肿、溃烂出血，口干舌燥，舌红苔黄，脉滑大而数。

【方论】

1.《医方考》：升麻能清胃，黄连能泻心，丹皮、生地能凉血，用当归者，所以益阴，使阳不得独亢尔。

2.《古今名医方论》：罗东逸曰：方中以生地凉血为君，佐以牡丹皮，去蒸而疏其滞；以黄连彻热燥湿为臣，和之以当归，辛散而循其经；仍用升麻之辛凉升举，以腾本经之清气，即所谓升清降浊，火郁发之者也。如是而喉咽不清，齿龈肿痛等症，廓然俱清矣。

3.《医方集解》：此足阳明胃药也。黄连泻心火，亦泻脾火；脾为心子，而与胃相表里者也。当归和血，生地、丹皮凉血，以养阴而退阳也。石膏泻阳明之大热，升麻升阳明之清阳；清升热降，则肿消而痛止矣。

4.《张氏医通》：犀角地黄汤专以散瘀为主，故用犀、芍；此则开提胃热，故用升、连。

5.《医略六书》：热郁阳明，胃火炽盛，故牙龈肿痛或腐烂生疮焉。生地滋阴壮水以清火之源，丹皮凉血泻热以宣水之用，黄连清心火，当归养血脉，升麻升清泄热，甘草缓中泻火。胃热过盛加石膏，专泻阳明之腑热也。使热从经散，则胃火得泄而牙龈清润，无肿痛腐烂之虞，何生疮之足虑哉？此升阳清火之剂，为胃火炽盛之专方。

6.《医林纂要探源》：胃热上行于齿，则经病非腑病。胃经气血皆盛，故气热则血随以上行，

轻为齿痛、牙宣、腮肿、龈烂，重则亦至吐血、衄血。以胃热伤血伤阴，故以滋阴养血为治，生地、丹皮、当归是也，平阴阳也，此滋阴以配阳，非用水以胜火；苦以泄之，除内热也，黄连泄心肝之热，又石膏之淡亦能去胃腑之热；辛以散之，去经热也，石膏、升麻皆辛以散经热。

7.《血证论》：方治脏毒，义取清火。而升麻一味，以升散为解除之法，使不下迫，且欲转下注之热，使逆挽而上，不复下注。目疾、口舌之风火，亦可借其清火升散以解。升麻与葛根黄芩汤相仿。

8.《医方概要》：此方全藉石膏之平胃热，乃生地、丹皮得力；升麻能升清降浊，黄连泻火降逆，当归导血归经，始阳明之邪火下降而不上升也，吐血、衄血可平矣。

9.《实用方剂学》：牙床为阳明之络环绕，牙齿为少阴气所发泄，故凡牙病之为患，胃与肾二者而已。胃有积热，则肾液被劫。本方以石膏清阳明之热，即以生地滋少阴之液；心为火位之主，胃热缘于心火，取黄连苦寒以直折；胃为血脉之海，胃热血分亦热，取丹皮苦寒以凉血，当归养肝以和血，升麻升清而降热。若便闭者，不妨合承气以下之。

10.《方剂学》：本方证为胃有积热，火气循经上攻所致。足阳明胃经循鼻外入上齿，手阳明大肠经上项贯颊入下齿，胃热炽盛，循经上攻，故牙龈红肿热痛，甚则唇舌腮颊肿痛；胃为多气多血之腑，胃热每致血分亦热，热伤血络，故为牙宣出血；热壅则肉腐，故见牙龈溃烂，口气热臭；口干舌燥，舌红苔黄，脉滑大而数，皆为胃热津伤之证。治宜清胃泻火为主，配合凉血解毒方。方中黄连苦寒泻火为君，以清胃中积热。生地凉血滋阴，丹皮清热凉血，共为臣药。佐以当归、养血和血，以助消肿止痛；然虑其胃中积热郁火，难以直折奏功，故配以升麻，既能清热解毒，善治口舌生疮，又可辛凉散火解毒，并兼作阳明引经使药，引导诸药直达病所。升麻与黄连配伍，有开提胃热之功，达到泻火而无凉遏之弊，散火而无升焰之虞的目的。五药配合，共奏清胃凉血之功。

【实验】抑制疼痛 《中国医药学报》(1998, 2：28)：本方单煎与合煎对醋酸所致疼痛有明显的抑

制作用，二者间无显著差异。本方有明显促进小鼠小肠推进度，急性毒性实验表明最大耐受量超过人用量100倍以上。

【验案】

1.口臭　《陕西中医》（1995，5：204）：用本方随证加减，治疗口臭32例。结果：痊愈31例，好转1例，全部有效。

2.牙周病　《山东中医杂志》（1995，9：402）：用本方（生石膏、黄连、黄芩、生地黄、丹皮、升麻），便秘者加大黄；湿热者加薏苡仁、车前子；治疗牙周病58例。结果：痊愈37例，显效15例，好转5例。

3.口腔溃疡　《山东中医杂志》（1995，9：402）：用本方加味，胃热，烦躁不安，口渴多饮者加知母、石膏；便秘者加大黄；火热壅盛，口腔溃疡严重者加金银花、连翘、黄芩；治疗口腔溃疡75例。结果：治愈73例，显效12例，治愈率为97.3%。

4.三叉神经痛　《山东中医杂志》（1995，9：403）：用本方每次15粒，治疗三叉神经痛45例；对照组47例，药用卡马西平，均以10天为1疗程。结果：治疗组治愈12例，有效20例；对照组治愈5例，有效9例。两组比较差异显著（$P<0.01$）。

5.鼻衄　《四川中医》（1998，6：23）：以本方加味：逐血下行加牛膝；胃不和者加半夏；血热甚者加地骨皮；阴虚甚者，加元参、麦冬；大便溏者加山药；治疗鼻衄24例。结果：治愈22例，好转2例。随访半年，治愈者无1例复发。

前胡散

【来源】《玉机微义》卷九。

【组成】大黄半两　桔梗　枳壳　前胡　杏仁各一钱　葛根二钱

【用法】上为末。每服二钱，入姜煎服。

【主治】胃气实热，唇口干裂，中心热躁，大便秘结，非时烦渴，睡中口内生涎。

大黄散

【来源】《普济方》卷三八四。

【组成】甘草半两（炙）　川大黄半两（炙）　栝楼

根三分

【用法】上为散。每服一钱，水一小盏，煮至五分，温服。

【主治】小儿胃中热，日渐瘦。

加味二陈汤

【来源】《医学正传》卷三引丹溪方。

【组成】陈皮（去白）一钱　半夏一钱五分（炮）　茯苓一钱　甘草（炙）三分　栀子（炒）一钱　黄连（姜汁拌炒）一钱五分　川芎一钱　白术一钱　干姜（炒）五分　苍术一钱　香附一钱　牡荆子（炒另研）一钱半

【用法】上切细，作一服。水二盏，加生姜三片，煎至一盏，稍热服。

【主治】胃中有伏火，膈上有稠痰，时常胃口作痛，及恶心吐清水不快。

【加减】如胃口疼甚，加生姜自然汁一合；挟虚者，加人参一钱。

升麻黄连汤

【来源】《外科枢要》卷四。

【组成】升麻　川芎　当归各一钱半　连翘　黄连　牛蒡子　白芷各一钱

【用法】水煎服。

【主治】胃经热毒，腮肿作痛，或发寒热。

【加减】若焮连太阳，加羌活；连耳后，加山栀、柴胡。

加味橘皮竹茹汤

【来源】《医学入门》卷七。

【组成】赤茯苓　橘皮　枇杷叶　麦门冬　竹茹　半夏各一钱　人参　甘草各五分

【用法】加生姜，水煎，温服。

【主治】胃热多渴，呕哕不食。

泻胃汤

【来源】《医学入门》卷七。

【组成】大黄二钱半　葛根一钱　桔梗　枳壳　前

胡　杏仁各五分

【用法】加生姜，水煎服。

【主治】胃气实热，唇口干裂，便秘烦渴，睡流口涎。

安胃汤

【来源】《仁术便览》卷三。

【组成】五味子　生甘草　炙甘草　乌梅　黑枣

【用法】水煎服。

【主治】胃热，食后复助其火，汗出如雨。

黄连竹茹汤

【来源】《万病回春》卷三。

【组成】黄连（姜汁炒）　山栀（炒黑）　竹茹各一钱　人参五分　白术（去芦）　茯苓（去皮）　陈皮　白芍（炒）　麦门冬（去心）　甘草三分　炒米一撮

方中白术至麦门冬，诸药用量原缺。

【用法】上锉一剂。加乌梅一个，枣一枚，水煎，徐徐温服。

【主治】胃热，烦渴呕吐。

【加减】发热，加柴胡。

加味二陈汤

【来源】《济阳纲目》卷十八引丹溪方。

【组成】陈皮　半夏　茯苓　甘草　黄连（姜汁炒）　栀子（炒）　苍术　川芎　香附　砂仁　神曲（炒）　山楂　木香少许

【用法】上锉。加生姜，水煎服。

【主治】胃中有火，膈上有痰，令人时常恶心，呕吐清水，作嗳气吞酸等证。

【加减】久病虚者，加人参、白术；胃寒者，加益智、草豆蔻、干姜、桂心之类，去黄连、栀子，又甚者加丁香、附子；如胁痛，或脾痛，右关脉弦，呕吐不已，此木来侮土，加人参、白术、升麻、柴胡、青皮、芍药、川芎、砂仁、神曲之类；如时常吐清水，或口干，不喜食，冷涎自下而涌上者，此脾热所致，加白术、芍药、升麻、土炒芩连、栀子、神曲、麦芽、干生姜；如时常恶心，

吐清水，心胃作痛，得食则暂止，饥则甚者，此胃中有蛔也，加苦楝根、使君子煎服即愈，或用黑锡灰、槟榔各等分，米饮调下。

凉胃汤

【来源】《医宗必读》卷八。

【组成】黄连一钱二分　生甘草四钱　陈皮二钱（去白）　茯苓四钱（去皮）

【用法】水二杯，煎一杯，食远服。

【主治】

1.《医宗必读》：脾胃有热，消谷善饥，溺色黄赤。

2.《杂病源流犀烛》：胃气盛，身以前皆热。

法制白虎汤

【来源】《石室秘录》卷三。

【组成】石膏一两　知母三钱　麦冬九钱　半夏三钱　甘草一钱　竹叶一百片　糯米一合

【用法】先煎汤四碗，又加白芍四钱同煎。

【主治】阳明胃火。轻则大渴，重则发狂。

【方论】此方之妙，不在石膏、知母之降胃火，妙在白芍之平肝木，使木气有养，不来克土，并不使木郁生火，以助胃火也。又妙在麦冬以清肺金，使金中有水，胃火虽炎，且去制肝，又令克土也。

润胃汤

【来源】《辨证录》卷六。

【组成】人参五钱　麦冬二两　天花粉三钱　玄参一两　丹参一两　甘草一钱　山楂二十粒　神曲二钱

【用法】水煎服。

【主治】阳明虚火，烦躁口渴，面红耳赤，时索饮食，饮后仍渴，食后仍饥，两足乏力，不能起立，吐痰甚多。

清解汤

【来源】《辨证录》卷六。

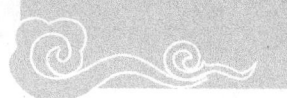

【组成】玄参一两　生地五钱　甘菊花三钱　天花粉三钱　茯苓三钱　麦冬三钱　丹参二钱　沙参三钱

【用法】水煎服。

【主治】胃气燥，口渴善饮，时发烦躁，喜静而不喜动，见水果则快，遇热汤则憎。

润胃丹

【来源】《辨证录》卷九。

【组成】石膏五钱　知母一钱　玄参一两　生地五钱　牛膝三钱　甘草五分

【用法】水煎服。

【主治】胃火沸腾，大便闭结，烦躁不宁，口渴舌裂，两目赤突，汗出不止。

加味茶调散

【来源】《医宗金鉴》卷五十四。

【组成】荆芥穗　薄荷　黄芩　青茶叶　石膏（生）　白芷　川芎

【用法】引用生姜，水煎服。

【主治】胃热头痛，鼻干目痛，齿颊疼痛。

【加减】便秘者，加川大黄。

加味清胃汤

【来源】《幼科释谜》卷六。

【组成】升麻　当归　黄连　丹皮　生地黄　茯苓　陈皮

【主治】小儿胃热生痰，咳逆羸瘦。

加味黄芩汤

【来源】《会约医镜》卷四。

【组成】黄芩二钱半　白芍一钱半　甘草一钱　半夏一钱半　生姜二钱

【用法】水煎服。

【主治】胃热作呕，烦躁不宁，脉洪实者。

【加减】热甚，加石膏，或加黄连；大便燥结，加酒炒大黄。

清胃丸

【来源】《集验良方》卷三。

【组成】橘红一两　半夏七钱（姜制）　胆星（炒）五钱　粉草八钱　大黄七钱（酒蒸熟）　枯芩八钱（酒洗）　栀子仁六钱　元明粉五钱　枳实八钱（炒）　香附七钱（炒去毛）　白术（土炒）五钱　瓜蒌仁五钱　桔梗一两　花粉五钱　青皮三钱

【用法】上为末，炼蜜为丸，如梧桐子大。每服七八十丸。

【主治】胃火。

清胃膏

【来源】《理瀹骈文》。

【组成】生地四两　大麦冬　天花粉各三两　黄连　知母　当归　瓜蒌仁　生白芍　石斛　天冬　干葛　生甘草各二两　元参　丹参　苦参　羌活　枳实　槟榔　防风　秦艽　枯黄芩　川郁金　大贝母　香白芷　半夏　化橘红　苦桔梗　连翘　川芎　柴胡　前胡　胆南星　淮山药　忍冬藤　蒲黄　杏仁　麻仁　苏子　炙甘草　青皮　地骨皮　桑白皮　黄柏　黑山栀　赤芍　丹皮　红花　五味子　五倍子　胡黄连　升麻　白术　甘遂　大戟　细辛　车前子　泽泻　木通　皂角　蓖麻仁　木鳖仁　羚羊角　镑犀角　山甲　大黄　芒消各一两　滑石四两　生姜（连皮）　竹茹各三两　石菖蒲一两　葱白　韭白　薤白　藿香各二两　茅根　桑叶　芦根　枇杷叶（去毛）　芭蕉叶　竹叶各四两　槐枝　柳枝　桑枝　白菊花各八两　凤仙草（全株）　乌梅三个

【用法】共用油二十斤，分熬丹收。再入生石膏八两、寒水石四两、青黛一两，牡蛎粉、元明粉各二两，牛胶四两，酒蒸化，俟丹收后，搅至温，以一滴试之，不爆方下，再搅千余遍，令匀，愈多愈妙。勿炒珠，炒珠无力，且不粘也。贴上、中、下三脘。

【主治】胃中血不足，燥火用事，或心烦口渴，或呕吐黄水，或噎食不下，或食下吐出，或消谷善饥，或大呕吐血，或大便难，或食亦及肺燥者、肾热者、挟肝火者。

健胃止呕散

【来源】《全国中药成药处方集》(沈阳方)。

【组成】枳壳二钱　厚朴一钱　山楂炭五钱　竹茹　半夏　大黄各一钱　广皮　鸡内金各二钱　焦槟榔一钱半　蔻仁一钱　砂仁八分　黄连　龙胆草各一钱　犀角一钱半

【用法】上为极细末。满二岁小孩，每服二分，余者酌量增减；成人每服一钱，开水送下。

【功用】健胃清热，止呕镇吐。

【主治】食火胃热，消化不良，肚腹胀满，不思饮食，呕吐恶心，嘈杂吞酸，身体倦怠。

【宜忌】忌食有刺激性及硬性食物。

清胃丸

【来源】《全国中药成药处方集》(沈阳方)。

【组成】野军二两四钱　黄芩八钱　二丑四钱　胆星二钱　滑石八钱　槟榔三钱　白芷二钱　川芎二钱　木通三钱　芒消三钱

【用法】上为细末，炼蜜为丸，每丸三钱重。每服一丸，茶水送下。

【功用】清胃肠实热，通二便秘结。

【主治】头痛目晕，牙痛龈肿，牙宣齿衄，鼻中衄血，暴发火眼，便秘溺赤，腹满喉痛，口唇焦裂。

清胃丸

【来源】《全国中药成药处方集》(吉林方)。

【组成】连翘　栀子　野军　朴消　川芎　黄芩　薄荷　知母　生石膏　升麻　生地　防风　陈皮　甘草各一两　黄连　黄柏各五钱

【用法】上为细末，水泛为小丸，如梧桐子大，贮于瓷罐中。每服二钱，空腹白水送下。

【功用】清胃泻热。

【主治】胃热火盛，牙痛唇焦，口糜舌腐，齿龈溃烂，口流热涎，烦渴喜冷，气息秽臭，头痛目赤，便涩硬结。

【宜忌】忌食辛辣，孕妇勿服。

十三、痞　证

痞证，亦称痞满、痞塞等，是指胸脘气机阻塞满闷不舒的病情。《黄帝内经》称本病为痞、满、痞满、痞塞等，如《素问·异法方宜论篇》："脏寒生满病"，《素问·五常政大论篇》："备化之纪，……其病痞"，"卑监之纪，……其病留满痞塞"等。《伤寒论》："但满而不痛者，此为痞"，"心下痞，按之濡"，指出了痞的辨识要点，并认为"病发于阴，而早下之，因作痞"，"脉浮而紧，而复下之，紧反入里，则作痞"，均是治疗不当，不当下而下之，以致正虚邪陷，升降失调，气滞成痞。并创制寒热并用，辛开苦降的治疗大法，"痞，柴胡不中与之，宜半夏泻心汤"，遂成治痞之祖方，一直为后世医家所常用。《丹溪心法》将痞满与胀满作了区分："胀满内胀而外亦有形，痞则内觉痞闷，而外无胀急之形。"《景岳全书》论述更为明晰："痞者，痞塞不开之谓；满者，胀满不行之谓。盖满则近胀，而痞则不必胀也。所以痞满一证，大有疑辨，则在虚实二字，凡有邪有滞而痞者，实痞也；无物无滞而痞者，虚痞也。有胀有痛而满者，实满也；无胀无痛而满者，虚满也。实痞、实满者可散可消，虚痞、虚满者，非大加温补不可。"

本病成因，多为表邪内陷入里，饮食不节，痰湿阻滞，情志失调，或脾胃虚弱等导致中气失调，升降失司，胃气壅塞而发。若痞满绵绵，得热则舒，遇寒则甚，口淡不渴，苔白，脉沉者，多为寒；痞满势急，胃脘灼热，得凉则舒，口苦便秘，口渴喜冷饮，苔黄，脉数者，多为热；痞满时减，复如故，喜揉喜按，不能食或食少不化，大便溏薄，病程日久，多属虚；痞满持续不减，按之满甚或硬，能食便秘，新病邪滞者，多属实。其治疗，可以调理脾胃，理气消痞为基础。实者分别施以泻热、消食、化痰、理气，虚

者则重在补益脾胃。对于虚实并见之候，治疗宜攻补兼施，消补并用。治疗中应注意理气不可过用香燥，以免耗津伤液，对于虚证，尤当慎重。

大黄黄连泻心汤

【来源】《伤寒论》。
【组成】大黄二两　黄连一两
　　《伤寒论》林亿按：大黄黄连泻心汤诸本皆二味，又后附子泻心汤，用大黄、黄连、黄芩、附子，恐是前方中亦有黄芩，后但加附子一味也。《类证活人书》本方有黄芩。
【用法】以麻沸汤二升渍之，须臾绞去滓，分温再服。
【主治】心下痞，按之濡，其脉关上浮者。
【方论】《绛雪园古方选注》：痞有不因下而成者，君火亢盛，不得下交于阴而为痞，按之虚者，非有形之痞，独用苦寒，便可泄却。如大黄泻营分之热，黄连泄气分之热，且大黄有攻坚破结之能，其泄痞之功即寓于泻热之内，故以大黄名其汤。以麻沸汤渍其须臾，去滓，取其气，不取其味，治虚痞不伤正气也。

甘草泻心汤

【来源】《伤寒论》。
【组成】甘草四两（炙）　黄芩三两　干姜三两　半夏半升（洗）　大枣十二枚（擘）　黄连一两
　　《金匮要略》有人参三两。
【用法】以水一升，煮取六升，去滓，再煎取三升。温服一升，一日三次。
【功用】《方剂学》：益气和胃，消痞止呕。
【主治】
　　1.《伤寒论》：伤寒中风，医反下之，其人下利日数十行，谷不化，腹中雷鸣。心下痞硬而满，干呕心烦不得安。医见心下痞，谓病不尽，复下之，其痞益甚。此非结热，但以胃中虚，客气上逆，故使硬也。
　　2.《金匮要略》：狐惑之为病，状如伤寒，默默欲眠，目不得闭，卧起不安。蚀于喉为惑，蚀于阴为狐；不欲饮食，恶闻食臭，其面目乍赤、

乍黑、乍白，蚀于上部则声嗄。
　　3.《方函口诀》：产后口糜，泻。
【方论】
　　1.《金匮玉函经二注》：狐惑病谓蚀上下也，虫生于湿热败气瘀血之中，其来渐矣，遇极乃发，非若伤寒一日而暴病者也。病发默默欲眠，目不得闭，卧起欠安者，皆五脏久受湿热，伤其阴精，卫不内入，神不内宁故也。更不欲食，恶闻食臭者，仓廪之府伤也。其面乍赤乍黑乍白者，由五脏不足，更为衰旺，迭见其色也。其虫者，从湿热之极所发之处而蚀之，蚀上部者内损心肺，外伤咽喉。肺者气之主，咽喉声音之户，由是其声嗄矣。故用甘草泻心汤主之，治其湿热，分利其阴阳，而黄连非惟治心脾热也，而亦治虫。
　　2.《金匮要略心典》：盖虽虫病，而能使人惑乱而狐疑，故名曰狐惑。徐氏曰，蚀于喉为惑，谓热淫与上，如惑乱之气感而生蟨；蚀于阴为狐，谓热淫于下，柔害而幽隐，如狐性之阴也。蚀于上部，即蚀于喉之谓，故声嗄；蚀于下部，即蚀于阴之谓，阴内属于肝，而咽门为肝胆之候（出《备急千金要方》），病自下而冲上，则咽干也。至生虫之由，则赵氏所谓湿热停久，蒸腐气血而成瘀浊，于是风化所腐而成虫者当矣。甘草泻心，不特使中气运而湿热自化，抑亦苦辛杂用，足胜杀虫之任。
　　3.《绛雪园古方选注》：甘草泻心，非泻结热，因胃虚不能调剂上下，致水寒上逆，火热不得下降，结为痞。故君以甘草、大枣和胃之阴，干姜、半夏启胃之阳，坐镇下焦客气，使不上逆；仍用芩、连，将已逆为痞之气轻轻泻却，而痞乃成泰矣。
　　4.《医宗金鉴》：方以甘草命名者，取和缓之意。用甘草、大枣之甘温，补中缓急，治痞之益甚；半夏之辛，破客逆之上从；芩、连泻阳陷之痞热，干姜散阴凝之痞寒。缓急破逆，泻痞寒热，备乎其治矣。
　　5.《金匮要略释义》：湿热肝火生虫而为狐惑证，故宜清湿热，平肝火；由于虫交乱于胃中，又当保胃气，因人以胃气为本，故选用甘草泻心汤。君甘草以保胃气；连、芩泻心火，去湿热。虫疾之来也非一日，其脏必虚，卧起不安，知心

神欠宁，故用人参补脏阴，安心神；大枣以和脾胃；用姜、夏者，虫得辛则伏也。

6.《金匮要略方义》：本方《金匮要略》用之治狐惑病，《伤寒论》用之治痞证。二者病虽不同，而统以一方主治者，盖皆属湿热作祟之故。湿热久蕴郁而生浊浸淫，扰于上则蚀其喉，注于下则蚀其阴。湿热内郁，脾为湿困，则急惰嗜卧，默默欲眠。然热邪熏蒸，欲眠不得，故目不得闭，甚或热盛肉腐，而目寒赤肿。湿热内扰，心神不宁，故卧起不安，或心烦不得安。胃虚失运，湿浊不化，则不欲饮食，或恶食臭，或呕逆，或肠鸣下利。若逢寒热失调，互结于中，则为心下痞硬。治当清热化湿，益胃和中。方中以黄芩、黄连苦寒泻火，清热燥湿；以人参、甘草、大枣益气和中，扶脾养胃。加重甘草之用量，除取其益胃和中之外，于芩连相伍，尚可清热解毒，以消肿痛。加半夏燥湿，降逆散结，可止呕进食，开郁除痞。于苦寒药中佐以辛热之干姜，非但构成辛开苦降，寒热同调，以除痞结；且可温化阴湿之邪，又防芩连寒凝之弊。综合诸药，苦辛相济，补泻相和，寒热并用，升降兼得，可使湿祛热清，寒浊得化，清升浊降，脾胃调和。故《金匮要略》以之治湿热久蕴之狐惑，《伤寒论》以之治寒热互结之痞。

【验案】

1.狐惑 《赵锡武医疗经验》：郭某某，女，36岁，口腔及外阴溃疡半年，在某医院确诊为口、眼、生殖器综合征，曾用激素治疗，效果不好。据其脉症，诊为狐惑病，采用甘草泻心汤加味：生甘草30g，党参18g，生姜6g，干姜3g，半夏12g，黄连6g，黄芩9g，大枣7枚，生地30g，水煎服12剂。另用生甘草12g，苦参12g，4剂煎水，外洗阴部。复诊时口腔及外阴溃疡已基本愈合。仍按前方再服14剂，外洗方4剂，病人未再复诊。

2.白塞综合征 《中医杂志》（1963，11：9）：作者根据该病以口腔溃疡、前阴或肛门溃疡、发冷发热、皮肤损害等主要症状，认为即是《金匮要略》狐惑病。用本方治疗60例，均有效。其加减为：不欲食，加佩兰；咽喉溃疡，加升麻、水牛角；口渴，去半夏，加花粉；目赤，加赤芍、夜明砂；口鼻气热，加石膏、知母；胸胁满痛，加柴胡；湿偏盛者，加赤芍、木通；热

偏盛者，以生姜易干姜；便秘，加酒制大黄；五心烦热，加胡黄连。同时用《金匮要略》苦参汤外洗，雄黄散烧熏肛门。

3.慢性泄泻 《浙江中医药》（1979，8：297）：刘某某，男，36岁。1979年10月23日初诊。4年前因伤食引起腹泻，治后获愈。但遇进食稍多或略进油腻即复发。发时脘腹胀闷，肠鸣漉漉，大便稀溏，挟有不消化物或黏液，日2～3次；并有心悸，失眠，眩晕，脉沉细，舌苔白而微腻，腹平软，脐周轻度压痛。予甘草泻心汤加白术、厚朴。服3剂，大便成形，纳增，睡眠转佳，尚有肠鸣，心悸。原方去厚朴加桂枝，续服6剂，大便正常。23个月后随访，未复发。使用此法治疗22例慢性泄泻，均获较好效果。治后18例症状消失未再复发，2例半年后出现反复，2例无效。

4.胃虚便秘 《北京中医》（1984，1：36）：郭某，女，21岁。主诉：便坚难解，4～5日1行，已5～6年，每次均需用通便药，大便仍燥结如羊粪；心下痞塞不通，不知饥，不欲食，夜寐欠安，口不渴，小便正常；舌淡红，苔薄白根微黄，脉滑。遂投甘草泻心汤。炙甘草12g，半夏10g，干姜5g，川连3g（冲服），黄芩10g，党参12g，大枣10枚。5剂，水煎服。药后大便畅通，肠鸣增多。再予5剂，大便通畅，纳增，心下痞塞除，诸症悉愈。

5.急性胃肠炎 《山东中医杂志》（1986，3：14）：应用重剂甘草泻心汤：甘草60g，干姜45g，大枣30g（去核），黄连15g（捣），半夏100g，黄芩45g。加水2000ml，煎至1000ml，去渣，再浓缩药液至500ml，日服3次，呕吐频繁者，先服生姜汁30～50ml，再服药液。治疗急性胃肠炎60例中，结果：60例均用本方治愈，未加用西药。

6.胃病 《国外医学：中医中药分册》（1993，1：21）：应用本方合芍药甘草汤，治疗胃炎、胃溃疡、十二指肠溃疡等胃病病人11例，均经上消化道造影或内镜确诊。结果，10例有效，1例无效。

7.口腔溃疡 《新中医》（1994，5：28）：用本方治疗口腔溃疡21例，结果：用药3～7天溃疡消失，随访半年无复发为痊愈，共18例，用药

7天内溃疡消失，半年内复发1～2次，再次应用本方仍有效为有效，共3例。

8.肠道易激综合征 《新中医》（1994，9：25）：用本方加减：炙甘草、法半夏各12g，干姜、大枣各10g，黄连5g，党参、白芍各20g，治疗肠道易激综合征23例，结果：治愈15例，有效6例，无效2例，总有效率为91%。

9.上消化道出血 《新中医》（1999，7：37）：用甘草泻心汤加味治疗上消化道出血38例，结果：1周内呕血或黑便停止，大便隐血试验连续3次阴性，出血伴随症状明显改善为临床痊愈28例；1周内呕血或黑便停止，大便颜色转黄，大便隐血试验连续（+），出血伴随症状明显改善为显效6例；1周内呕血或黑便停止，大便隐血转为（++），出血症状略有改善为有效2例；经1周治疗后仍有呕血或黑便，大便隐血试验无明显好转，出血伴随症状无改善为无效2例。总有效率为92.9%。

生姜泻心汤

【来源】《伤寒论》。

【组成】生姜四两（切） 甘草三两（炙） 人参三两 干姜一两 黄芩三两 半夏半升（洗） 黄连一两 大枣十二枚（擘）

【用法】以水一斗，煮取六升，去滓，再煎取三升，温服一升，每日三次。

【功用】《伤寒论讲义》：和胃降逆，散水消痞。

【主治】

1.《伤寒论》：伤寒汗出，解之后，胃中不和，心下痞硬，干噫食臭，胁下有水气，腹中雷鸣下利者。

2.《产科发蒙》：妊娠恶阻，呕而腹中雷鸣下利者。

3.《伤寒论类方汇参》：噤口痢。

【方论】

1.《伤寒大白》：泻心汤五方，三方皆用干姜、半夏、黄连、黄芩，两热两寒，豁痰清热。此方因汗出表解，胃阳虚，不能敷布水饮，腹中雷鸣而下利，故用生姜佐干姜和胃阳，此以痰热方中化出逐寒饮之法。

2.《绛雪园古方选注》：泻心汤有五，总不

离乎开结、导热、益胃，然其或虚或实，有邪无邪，处方之变，则各有微妙。先就是方胃阳虚不能行津液而致痞者，惟生姜辛而气薄，能升胃之津液，故以名汤。干姜、半夏破阴以导阳，黄芩、黄连泻阳以交阴，人参、甘草益胃安中，培植水谷化生之主宰，仍以大枣佐生姜生发津液，不使其再化阴邪。全方破滞宣阳，是亦泻心之义也。

3.《医宗金鉴》：名生姜泻心汤者，其义重在散水气之痞也。生姜、半夏散胁下之水气，人参、大枣补中州之土虚，干姜、甘草以温里寒，黄芩、黄连以泻痞热。备乎虚、水、寒、热之治，胃中不和下利之痞，未有不愈者也。

4.《伤寒论本义》：雷鸣下利，亦是中气运行不健之故，鸣则为虚，利则为实；痞硬少气为虚，干噫食臭为热。虚热二字，合成此证。此生姜泻心以苦治热，以甘补虚，以辛散痞，为对证之剂也。

5.《医方发挥》：本方即半夏泻心汤减少干姜，另加生姜而成。因本证胃虚食滞，兼有水饮内停，故重用生姜，以为主药，取其和胃降逆，宣散水气而消痞满，更与半夏相配，则增强和胃降逆化饮之功。姜、夏与芩、连为伍，仍属辛开苦降法，以调理脾胃，而复升降之职。清阳能升，浊阴得降，则痞硬自消，而气逆下利并止。更佐以人参、甘草、大枣，补益脾胃，扶正祛邪。故本方具有和胃消痞，宣散水气。主治水热互结，胃中不和，而见心下痞硬、干噫食臭、腹中雷鸣下利。

【验案】

1.胃脘痛 《伤寒论汇要分析》：杨某，女，17岁，始见胃脘疼痛，继则呕腐吐酸，发作无常，已4年余。今春以来，胃不受纳，进食即吐，面色苍白，神倦腰痛，四肢酸楚，舌苔薄白而滑，右脉强，左脉沉细。诊断为肝胃不和，治以本方和胃降逆。

2.胃下垂 《汉方诊疗三十年》：某女，消瘦，胃下垂，喜饮酒，不断嗳气，予生姜泻心汤5剂，嗳气消失。

3.胃扩张 《古方之临床运用》：某人，年约40余，宿嗜酒，初则晨起吐清水，嗳气显之，继则胃中有振水声，肠鸣下利，偶食不消化物或荤

腻，则下利频繁，致消瘦无力，诸治无效。某医院诊断为胃扩张、肠弛缓。脉滑数，苔反腻，心下痞硬。乃用生姜泻心汤，连服10剂而愈。

4.慢性胃炎 《岳美中医案集》：胡某某，男。患慢性胃炎，自觉心下有膨闷感，经年累月，饱食后嗳生食气，腹中常有走注之雷鸣声，形体瘦削，面少光泽。符合仲景生姜泻心汤证。处方：生姜12g，炙甘草9g，党参9g，干姜3g，黄芩9g，黄连3g（忌用大量），半夏9g 大枣4枚（擘），水煎温服。1周后所有症状基本消失，惟食欲不振，投以加味六君子汤，胃纳见佳。

5.心下痞证 《浙江中医杂志》（1988，2：75）：应用本方：生姜、甘草、人参（一般用党参）、干姜、黄芩、半夏、黄连、大枣，偏热者减生姜、半夏；偏寒者减黄芩、黄连。水煎服，治疗心下痞证，结果：痊愈187例（痞满除，下利止，饮食增加，腹中雷鸣消失），有效45例（痞满除，下利好转，饮食增加，其他症状减轻），无效13例。

6.幽门不全性梗阻 《江苏中医》（1997，5：15）：孙氏用本方加减：生姜、法半夏、干姜、黄连、炒子芩、党参、炙甘草、制大黄、厚朴。寒盛者，加淡吴萸、高良姜，并酌减芩、连；热盛者，加蒲公英、酌加干姜；气滞者，加枳壳、木香；呕吐酸臭物者，加焦六曲、炒谷麦芽；吐痰涎者，加桂枝、茯苓；泛酸者，加海螵蛸、浙贝；大便干结，易制军为生军，增量后下，治疗幽门不全性梗阻47例，结果：显效32例，好转13例，总有效率为95.74%。

半夏泻心汤

【来源】《伤寒论》。

【别名】泻心汤（《备急千金要方》卷十）。

【组成】半夏半升（洗） 黄芩 干姜 人参 甘草（炙）各三两 黄连一两 大枣十二个（擘）

【用法】以水一斗，煮取六升，去滓，再煮取三升，温服一升，一日三次。

【功用】

1.《医宗金鉴》：补虚降逆，祛寒泻热。

2.《金匮玉函经二注》赵以德注：分阴阳，升水降火。

3.《金匮要略心典》：交阴阳，通上下。

【主治】

1.《伤寒论》：伤寒五六日，呕而发热，柴胡汤证具，而以他药下之，心下但满而不痛者，此为痞。

2.《金匮要略》：呕而肠鸣，心下痞者。

3.《外台秘要》引《删繁方》：上焦虚寒，肠鸣下利，心下痞坚。

4.《备急千金要方》：老小下利，水谷不化，肠中雷鸣，心下痞满，干呕不安。

5.《三因极一病证方论》：心实热，心下痞满，身黄发热，干呕不安，溺溲不利，水谷不消，欲吐不出，烦闷喘息。

5.《类聚方广义》：痢疾腹痛，呕而心下痞硬；或便脓血，及饮汤药后，下腹部每漉漉有声而转泄。

【方论】

1.《伤寒明理论》：凡陷胸汤，攻结也；泻心汤，攻痞也。气结而不散，壅而不通为结胸，陷胸汤为直达之剂。塞而不通，否而不分为痞，泻心汤为分解之剂，所以谓之泻心者，谓泻心下之邪也。痞与结胸有高下焉。结胸者，邪结在胸中，故治结胸曰陷胸汤。痞者，留邪在心下，故治痞曰泻心汤。黄连味苦寒，黄芩味苦寒，《内经》曰：苦先入心，以苦泄之，泻心者必以苦为主，是以黄连为君，黄芩为臣，以降阳而升阴也。半夏味辛温，干姜味辛热，《内经》曰：辛走气，辛以散之，散痞者必以辛为助，故以半夏、干姜为佐，以分阴而行阳也。甘草味甘平，大枣味甘温，人参味甘温，阴阳不交曰痞，上下不通为满。欲通上下，交阴阳，必和其中。所谓中者，脾胃是也，脾不足者，以甘补之，故用人参、甘草、大枣为使，以补脾而和中。中气得和，上下得通，阴阳得位，水升火降，则痞消热已，而大汗解矣。

2.《金镜内台方议》：病在半表半里，本属柴胡汤，反以他药下之，虚其脾胃，邪气所归，故结于心下，重者成结胸，心下满而硬痛也；轻者为痞，满而不痛也。若此痞结不散，故以黄连为君，苦入心以泄之；黄芩为臣，降阳而升阴也；半夏、干姜之辛温为使，辛能散其结也；人参、甘草、大枣之甘，以缓其中，而益其脾胃之不

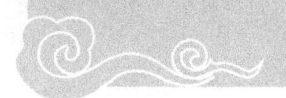

足，使气得平。上下升降，阴阳得和，其邪之留结者，散而已矣。经曰：辛入肺而散气，苦入心而泄热，甘以缓之，三者是已。

3.《伤寒缵论》：泻心汤诸方，皆治中风汗，下后表里未和之证。其生姜、甘草、半夏三泻心是治痰湿结聚之痞。方中用半夏、生姜以涤痰饮，黄芩、黄连以除湿热，人参、甘草以助胃气，干姜炮黑以渗水湿。若但用苦寒治热，则拒格不入，必得辛热为之向导，是以干姜、半夏在所必需。若痞彼硬满，暂去人参；气壅上升，生姜勿用；痞而不硬，仍用人参。此一方出入而有三治也。

4.《伤寒来苏集》：伤寒五六日，未经下而胸胁苦满者，则柴胡汤解之；伤寒五六日，误下后，心下满而胸胁不满者，则去柴胡、生姜，加黄连、干姜以和之。此又治少阳半表半里之一法也。然倍半夏而去生姜，稍变柴胡半表之治，推重少阳半里之意耳。君火以明，相火以位，故仍名曰泻心，亦以佐柴胡之所不及。

5.《金匮要略论注》：呕本属热，然而肠鸣则下寒，而虚痞者，阴邪搏饮结于心下，即《伤寒论》所谓胃中不和，腹中雷鸣也，故主半夏泻心汤，用参、甘、枣以补中，干姜以温胃泄满，半夏以开痰饮，而以芩、连清热，且苦寒亦能泄满也。

6.《医方集解》：苦先入心，泻心者，必以苦，故以黄连为君，黄芩为臣，以降阳而升阴也；辛走气，散痞者必以辛，故以半夏、干姜为佐，以分阴而行阳也；欲通上下交阴阳者，必和其中，故以人参、甘草、大枣为使，以补脾而和中。

7.《金匮玉函经二注》：赵以德注：自今观之，是证由阴阳不分，塞而不通，留结心下为痞，于是胃中空虚，客气上逆为呕，下走则为肠鸣，故用是汤分阴阳，水升火降，而留者去，虚者实。成注是方：连、芩之苦寒入心，以降阳而升阴也；半夏、干姜之辛热，以走气而分阴行阳也；甘草、参、枣之甘温，补中而交阴阳，通上下也。

8.《伤寒溯源集》：半夏辛而散痞，滑能利膈，故以之为君。半夏之滑，见小陷胸汤方论中。干姜温中，除阴气而蠲痞，人参、炙甘草大

补中气，以益误下之虚，三者补则气旺，热则流通，故以之为臣。黄芩、黄连，即煎甘草泻心汤中之热因寒用，苦以开之之义，故黄连亦仅用三倍之一，以为之反佐。大枣和中濡润，以为倾否之助云。

9.《伤寒论直解》：夫痞者否也。天气下降，地气上升，上下交，水火济，谓之泰。天气不降，地气不升，上下不交，水火不济，谓之否。故用半夏以启一阴之气，黄芩，黄连助天气而下降，引水液以上升，干姜、人参、甘草、大枣助地气之上升，导火热而下降。交通天地，升降水火，以之治痞，谁曰不宜？

10.《金匮要略心典》：是虽三焦俱病，而中气为上下之枢，故不必治其上下，而但治其中。黄连、黄芩苦以降阳，半夏、干姜辛以升阴，阴升阳降，痞将自解；人参、甘草则补养中气，以为交阴阳，通上下之用也。

11.《医宗金鉴》：呕而肠鸣，肠虚而寒也；呕而心下痞，胃实而热也；并见之，乃下寒上热，肠虚胃实之病也。故主之以半夏泻心汤，用参、草、大枣以补正虚，半夏以降客逆，干姜以胜中寒，芩、连以泻结热也。

12.《伤寒贯珠集》：痞者，满而不实之谓。夫客邪内陷，即不可从汗泄，而满而不实，又不可从下夺，故惟半夏、干姜之辛能散其结，黄连、黄芩之苦能泄其满，而其所以泄与散者，虽药之能，而实胃气之使也。用参、草者，以下后中虚，故以之益气，而助其药之能也。

13.《成方便读》：所谓彼坚之处，必有伏阳，故以芩、连之苦以降之，寒以清之，且二味之性皆燥，凡湿热为病者，皆可用之。但湿浊粘腻之气，与外来之邪，既相混合，又非苦降直泄之药所能去，故必以干姜之大辛大热以开散之。一升一降，一苦一辛。而以半夏通阴阳行湿浊，散邪和胃，得建治痞之功。用甘草、人参、大枣者，病因里虚，又恐苦辛开泄之药过当，故当助其正气，协之使化耳。

14.《伤寒论浅注补正》：痞者否也，天气不降，地气不升之义也。芩、连大苦以降天气，姜、枣、人参辛甘以升地气，所以转否而为泰也。君以半夏者，因此证起于呕，取半夏之降逆止呕如神。亦即小柴胡汤去柴胡加黄连，以生姜

易干姜是也。

15.《医方概要》：方以芩、连之苦寒，而与干姜、半夏之辛温同用，佐以人参、甘草、大枣之甘温，使药留胃中不速下，则芩、连得以降逆和阴，姜、夏得以开痞通阳，使中焦否转为泰。名为泻心，实泻胃中寒热不和之邪也。此方若去干姜则不效，盖半夏之辛不敌芩、连之苦，且人参、甘草反滞中气，故人参之用倘有斟酌，干姜则断不可去。

16.《伤寒论选读》：本证以呕为主，故用半夏为主药以降逆止呕。痞因寒热错杂而成，故即用芩、连苦寒泄热，又用姜、夏辛温散寒。为辛开苦降，寒温互用，阴阳并调之法，从而达到恢复中焦升降，消除痞满的目的。更佐以人参、甘草、大枣，补益脾胃，助其健运之功。

17.《金匮要略方义》：本方在《伤寒论》中原为柴胡证误下成痞者设。邪在少阳，本应和解，若误用寒凉泻下之药治之，必诛伐无过而伤其中气，从而不仅寒凉伤中，且致邪热内陷，进而寒热互结，阴阳不调，升降失常，上下不能交泰，而痞塞不通。在《金匮要略》中所治之痞，虽未言误下，但亦系寒热互结，中虚不运所致，故不论误下与否，而二者病机相同，其症皆以痞、呕为重点。因此，均以寒热平调，散结除痞之法治之。方中用半夏降逆止呕，散结除痞。黄芩、黄连苦寒清热，干姜辛热散寒。芩、连与干姜相伍，寒热并用，辛开苦降，配合半夏共奏清热温中，止呕除痞之效。此证由于中虚不运，故更加人参、大枣、甘草补气和中。如此配合，有寒有热，有补有泻，可使寒热得除，升降复常，中焦乃和，而痞满呕吐以及肠鸣下利等症自解。

【实验】

1.抗缺氧作用　《河南中医》（1991，3：13）：实验结果表明，半夏泻心汤水醇法提取液对实验引起的小鼠缺氧现象，有明显的拮抗作用，可使急性缺氧的小鼠存活时间显著延长，其机制可能是通过降低肾上腺素系统的功能的效应，减少动物整体的耗氧量，增加心肌细胞和组织细胞内耐缺氧的能力，提高脑对缺氧的耐受力和降低脑组织的耗氧量，而产生明显的抗缺氧作用。

2.毒性反应　《新药と临床》（1994，8：

137）：峰松澄穗氏对SD大鼠单次或连续5周经口给予半夏泻心汤提取剂（将生药按半夏5.0g，黄芩2.5g，甘草2.5g，大枣2.5g，人参2.5g，黄连1.0g，干姜2.5g的比例混合，依津村的制备方法制备而成，临用前以注射用水配成所需浓度），探讨了半夏泻心汤急性和亚急性毒性，及其对停药后恢复期所产生的影响。急性毒性试验：对大鼠（雌雄各5只）经口一次给予半夏泻心汤（2.8g/kg），并于给药前夜禁食。显示结果，大鼠无死亡，并未见任何因半夏泻心汤所致的异常临床征象和体重、解剖学的变化，由此推测口服半夏泻心汤的LD50在8g/kg以上。亚急性毒性试验：对大鼠经口给予半夏泻心汤，其中125g和500mg/kg组雌雄各10只，2000mg/kg组雌雄各16只。对照组16只，只给予注射用水。给药5周后，除2000mg/kg组及对照组各留下6只进行2周的恢复期试验外，其余大鼠经解剖后进行各种检查。显示结果，在整个试验过程中，大鼠未出现死亡及与半夏泻心汤有关的临床征象，并且该方对大鼠的体重和摄食量也没有影响。给药5周后及停药恢复2周后的尿及眼科学检查，未显示与半夏泻心汤有关的变化。血液化学检查也未见与半夏泻心汤有关的变化。病理学检查（包括器官重量、解剖学和组织学检查），在任何器官和组织均未见与半夏泻心汤有关的异常改变。由此认为，在上述试验条件下，半夏泻心汤的无毒性剂量为2000mg/kg，且无性别差异。

3.抗炎作用　《中国中医基础医学杂志》（1998，8：23）：吴氏等观察了本方口服液对乙醇及脱氧胆酸钠诱发实验性慢性胃炎的治疗作用，并与得乐胶囊作对照。结果发现：本方高剂量组炎症变化、腺体萎缩、黏膜肌增厚各项积分均较其余各组为少（$P < 0.01$），黏膜肌厚度较其余各组薄（$P < 0.01$）。认为本方对实验性慢性胃炎有肯定的治疗作用。

4.对小鼠免疫功能和常压缺氧耐受力的影响　《中成药》（1998，8：34）：研究观察到10g/kg，20g/kg半夏泻心汤能提高小鼠抗体滴度、脾脏指数和吞噬率，15g/kg，30g/kg能延长小鼠常压缺氧下存活时间。结果提示该方对机体免疫功能和常压抗缺氧能力有显著作用。

5.对胃肠激素的调节作用　《上海中医药杂志》（2006，6：56）：实验表明：半夏泻心汤对

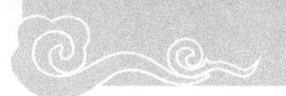

胃肠激素的调节作用，依据其剂量大小，其作用的部位有所侧重，表现在从外周到中枢的调节变化。对偏亢或偏抑状态下的胃肠运动的双向调节作用可能与其对胃肠激素的这种外周、中枢的不同调节作用有关。

【验案】

1.腹泻　《广东中医》（1959，6：226）：余某，女，26岁。热病五天，发热，口苦，渴而引饮，自取"狗干菜"煎服，热渴口苦虽减，惟不饮食。翌日晚，食干饭钟余，胃脘不舒，夜半忽腹泻，完谷不化，延医服药二剂，无效，而后下利频数，日十余行，肠鸣漉漉，脉小数。诊断：脏热肠寒，宜半夏泻心汤，一剂而愈。

2.急性胃肠炎　《浙江中医杂志》（1985，4：155）：应用半夏泻心汤加减，若腹泻每日5次以上者黄连加倍为6g，发热重者加葛根9g，呕吐或腹中冷痛明显者加生姜5g，腹胀明显者加枳壳6g，煨木香9g；治疗急性肠炎100例，结果：治愈78例，好转14例，无效8例；总有效率为92%。

3.胃黏膜脱垂症　《河南中医》（1994，5：279）：用半夏泻心汤治疗胃黏膜脱垂症60例。常规煎服。临症加减：泛酸者，加吴茱萸、煅瓦楞子；痛甚者，加元胡、白芍；腹胀者，加佛手、木香；恶心呕吐者，加苏叶；吐血黑便者，加花蕊石、白及。结果：服药收效最快6剂，最慢12剂。其中显效36例，有效18例，无效6例。

4.顽固性非溃疡性消化不良　《中国中西医结合杂志》（1994，11：572）：以本方治疗顽固性非溃疡性消化不良30例。结果：治愈（症状完全消失，胃动力学测定4项：即蠕动、幅度、半排空、完全排空，较治疗前显著改善）25例，好转3例，总有效率为93.33%，治愈率为83.33%。

5.十二指肠壅积症　《山东中医杂志》（1995，7：307）：用本方加减：半夏、黄芩、黄连、干姜、党参、炙甘草、延胡索、炒麦芽。脾胃虚弱者去黄连，加茯苓、白术、白芍；脾胃郁热者轻用干姜，去党参，加川楝子、乌贼骨、石膏；肝胃不和者加柴胡、枳壳；寒热错杂者加吴茱萸、陈皮、香附，治疗十二指肠壅积症72例。结果：治愈53例，显效15例，总有效率94.44%。

6.食管癌吞咽梗阻　《陕西中医》（1995，

11：477）：用本方加减。大便干结体实者加大黄，体虚者加瓜蒌、火麻仁；津伤甚者去党参、干姜，加沙参、生地、石斛、麦冬等；嗳气呕吐明显者加旋覆花、代赭石；治疗食管癌吞咽梗阻51例。结果：显效25例，有效14例，维持吞咽进食顺利最长达27个月。

7.慢性胆囊炎胆石症　《浙江中医学院学报》（1996，3：33）：用本方加减：姜半夏、黄芩、黄连、干姜、党参、柴胡、枳壳、炙甘草、海金沙、金钱草、鸡内金，治疗慢性胆囊炎胆石症42例。结果：显效25例，有效13例，无效4例。

8.腹泻型肠易激综合征　《浙江中医学院学报》（1997，3：39）：用本方加味：半夏、黄连、黄芩、党参、白术、干姜、炙甘草、柴胡、木香、白芍、延胡索，治疗腹泻型肠易激综合征37例，并与20例用西药心痛定者对照。结果：中药组显效25例，有效8例，总有效率89.19%；西药组显效8例，有效3例，总有效率55%。两组比较差异显著（$P<0.05$）。

9.重症恶阻　《山东中医杂志》（1997，9：405）：用本方加味（加砂仁、陈皮、川续断、炒杜仲、柿蒂），寒重者减黄芩、黄连用量，加吴茱萸、生姜；热重者，去干姜，加生姜、竹茹；呕吐痰涎多者加茯苓；治疗重症恶阻36例。结果：服药3剂治愈12例，5剂治愈15例，7～12剂治愈9例，总有效率100%。

10.溃疡性结肠炎　《新中医》（1997，6：15）：以本方加减，腹痛甚加木香、白芍、当归；便血加牡丹皮炭、生地黄炭、槐花炭；泄泻甚加炒薏苡仁、马齿苋；里急后重加升麻；脘胁作胀加柴胡、炒枳壳；久泻不愈、腰膝酸冷去黄连，加补骨脂、肉桂粉；治疗慢性非特异性溃疡性结肠炎33例。结果：临床治愈17例，显效8例，有效7例，无效1例，总有效率96.9%。

11.慢性萎缩性胃炎　《山西中医》（1997，6：13）：以本方加味：半夏、黄芩、柴胡、香橼皮各9g，党参、茯苓各12g，炙甘草、黄连、干姜、大枣各6g，白芍、丹参各15g为基本方，脾胃气虚加白术9g，黄芪15g；肝郁气滞者加川楝子9g，郁金9g；胃热明显者加蒲公英9g；血瘀加三七5g；脾胃湿热者加薏苡仁12g，虎杖9g；胃阴不足者加天花粉9g，麦冬9g，治疗慢性萎缩性胃炎42

例。结果：近期治愈5例，显效23例，好转12例，无效2例，总有效率95.24%。

12．反流性食管炎 《黑龙江中医药》（1998，3：30）：以本方加味：半夏15g，黄芩、黄连、党参、竹茹、苏梗各10g，干姜4g，沉香5g，炙甘草6g，大枣5枚，吞咽困难加白芍、威灵仙；吐酸加乌贼骨、煅瓦楞；胃脘灼热加蒲公英、焦栀子；胁肋胀痛加柴胡、金钱草；便秘加大黄、枳实。治疗反流性食管炎46例，结果：治愈8例，显效34例，无效4例，总有效率91.3%。

13．非溃疡性消化不良 《实用中医药杂志》（1999，1：6）：用本方加减：痛甚者选加丹参、白芍；嗳气重者选加木香、川楝子等；反酸甚或有烧心者选加煅瓦楞、吴茱萸等；恶心、呕吐选加旋覆花、吴茱萸等；饱胀满闷甚者选加炒枳壳、厚朴等；纳差选加焦三仙、鸡内金等；治疗非溃疡性消化不良208例。结果：治愈108例，显效64例，好转28例，无效8例。总有效率为96.2%。

14．复发性口疮 《四川中医》（1999，7：48）：用本方加玄参、肉桂为基本方，若大便秘结者加石膏、大黄；治疗复发性口疮50例。结果：近期疗效：服药1个疗程，50例病人口腔黏膜溃疡均愈合，局部疼痛消失；远期疗效：停药后随访1年以上未复发者28例（56%）；6个月以上至1年内未复发者17例（34%）；6个月内复发者5例（10%）。

15．功能性消化不良 《陕西中医》（2004，1：21）：将功能性消化不良病人50例随机分为治疗组30例，对照组20例。治疗组服用半夏泻心汤，对照组服用西沙比利，10天为1疗程，均服用3个疗程。结果：治疗组治愈19例，显效6例，有效5例，无效0例，总有效率100%；对照组治愈0例，显效1例，有效7例，无效12例，总有效率40%。

16．胃脘痛 《中国临床医药研究》（2007，166：31）：用半夏泻心汤治疗胃脘痛56例，疗程1～3个月。结果：痊愈30例，有效22例，无效4例，总有效率93%。

附子泻心汤

【来源】《伤寒论》。

【别名】泻心汤（《太平圣惠方》卷九）。

【组成】大黄二两　黄连一两　黄芩一两　附子一两（炮，去皮，破，别煮取汁）

【用法】上四味，切三味，以麻沸汤三升渍之，须臾，绞去滓，纳附子汁，分二次温服。
本方改为丸剂，名附子泻心丸（《证治宝鉴》）。

【功用】《伤寒论讲义》：泻热消痞，扶阳固表。

【主治】
1．《伤寒论》：伤寒心下痞，而复恶寒汗出者。
2．《简明医彀》：心下痞，恶寒汗出，有阳证仍在，又见脉沉，足冷身重。
3．《张氏医通》：寒热不和，胁下痞结。
4．《类聚方广义》：老人停食，瞀闷昏倒，不省人事，心下满，四肢厥冷，面无血色，额上冷汗，脉伏如绝，其状仿佛中风者，谓之食郁食厥。

【方论】
1．《绛雪园古方选注》：用三黄彻三焦而泻热，即用附子彻上下以温经。三黄用麻沸汤渍，附子别煮汁，是取三黄之气轻，附子之力重，其义仍在乎救亡阳也。
2．《伤寒贯珠集》：按此证，邪热有余而正阳不足，设治邪而遗正，则恶寒益甚，若补阳而遗热，则痞满愈增。此方寒热补泻并投互治，诚不得已之苦心，然使无法以制之，鲜不混而无功矣。方以麻沸汤渍寒药，别煮附子取汁，合和与服，则寒热异其气，生熟异其性，药虽同行，而功则各奏，乃先圣之妙用也。
3．《伤寒论译释》：此汤治上热下寒之证，确乎有理，三黄略浸即绞去滓，但取轻清之气，以去上焦之热，附子煮取浓汁，以治下焦之寒，是上用凉而下用温，上行泻而下行补，泻其轻而补其重，制度之妙，全在神明运用之中，是必阳热结于上，阴寒结于下用之。若阴气上逆之痞证，不可用也。
4．《金镜内台方议》：心下痞者，乃虚热内伏也。又如恶寒汗出者，本为表未解，当用桂枝汤。若脉微弱者，加附子，今此有痞症，故用之。大黄黄连泻心汤中加附子，用之去痞以固阳也。
5．《医方考》：心下痞，故用三黄以泻痞；恶

寒，汗出，故用附子以回阳。无三黄，则不能以去痞热；无附子，恐三黄益损其阳。热有附子，寒有三黄，寒热并用，斯为有制之兵矣，张机氏谓医家之善将将者也。俗医用寒则不用热，用热则不用寒，何以异于胶柱而鼓瑟乎？

6.《医方论》：伤寒痞满，在心胸而不在胃，故用三黄以泻痞而去热；然恶寒，汗出，阳气亦虚，故用附子温肾固阳。寒热并用，各有精义，非仲景其孰能之。

7.《医方集解》：伤寒心下满硬而痛者，为结胸，为实；硬满而不痛者，为痞，为虚。经曰：心下痞，按之濡，关脉浮者，大黄黄连泻心汤；心下痞而复恶寒汗出者，附子泻心汤，大抵诸痞皆热，故攻之多寒剂，此加附子，恐三黄重损其阳，非补虚也。或下后复汗，或下后阳虚，故恶寒汗出，诸泻心汤皆治伤寒痞满，满在心胸不在胃也；若杂病痞满，有寒热虚实之不同。《保命集》云：脾不能行气于四脏，结而不散则为痞。伤寒之痞，从外之内，故宜苦泄；杂病之痞，从内之外，故宜辛散。

【验案】

1.热痞兼阳虚证 《伤寒论译释》：肖琢如治宁乡某生，得外感数月，屡变不愈，延诊时，自云：胸满，上身热而汗出，腰以下恶风，时夏历6月，以被围绕，取视前所服方，皆时俗清利，搔不着痒之品，舌苔淡黄，脉弦，与附子泻心汤。阅2日复诊，云药完2剂，疾如失矣，为疏后方而归。

2.慢性肾功能衰竭 《浙江中医学院学报》（1995，4：34）：郭氏等用本方加味：淡附子、川连、黄芩、大黄、马鞭草、六月雪，并随证加减，治疗慢性肾衰竭37例。对照组37例，药用肾安注射液。结果：治疗组有效20例，好转14例，总有效率为91.89%。对照组有效9例，好转15例，总有效率为64.86%。在症状改善方面治疗组优于对照组。

3.神经性头痛 《云南中医杂志》（1995，3：30）：以本方加减，治疗神经性头痛40例，结果：治愈28例，好转10例，无效2例，总有效率为95%。疗程最短7天，最长40天，平均26天。

黄芩汤

【来源】《外台秘要》卷一引《深师方》。

【组成】黄芩 桂心各三两 茯苓四两 前胡八两 半夏半升（洗）

【用法】上切。以水一斗二升，煮取六升，分为六服，白日三次，夜晚三次，间食生姜粥，小便利为愈。

【主治】伤寒六七日，发汗不解，呕逆下利，小便不利，胸胁痞满，微热而烦。

【宜忌】忌羊肉、饧、生葱、酢物。

甘草泻心汤

【来源】《太平圣惠方》卷十。

【组成】甘草一两（炙微赤，锉） 黄芩半两 黄连半两（去须） 干姜半两（炮裂，锉） 半夏半两（汤洗七遍，去滑） 木通半两（锉）。

【用法】上为粗散。每服三钱，以水一中盏，加大枣二枚，煎至五分，去滓温服，一日三四次。

【主治】伤寒中风下之后，日数多，腹中雷鸣，心下痞坚而满，干呕而烦，非是结热，是胃中虚气上逆。

白术散

【来源】《太平圣惠方》卷十二。

【组成】白术三分 桂心三分 赤芍药一两 当归三分（锉，微炒） 半夏三分（汤洗七遍去滑） 陈橘皮一两（汤浸，去白瓤，焙） 干姜三分（炮裂，锉） 木香三分 厚朴一两（去粗皮，涂生姜汁，炙令香熟）

【用法】上为散。每服四钱，以水一中盏，加生姜半分，大枣三个，煎至六分，去滓稍热服，不拘时候。

【主治】伤寒，冷气结在心腹，痞满妨闷。

赤茯苓散

【来源】《太平圣惠方》卷十二。

【组成】赤茯苓一两 枳壳一两（麸炒微黄，去瓤） 白术一两 泽泻三分 甘草一分（炙微赤，

锉） 陈橘皮一两（汤浸，去白瓤，焙） 桔梗一分（去芦头） 杏仁三分（汤浸，去皮尖双仁，麸炒微黄） 人参三分（去芦头）

【用法】上为散。每服三钱，以水一中盏，加生姜半分，煎至六分，去滓稍热服，不拘时候。

【主治】伤寒，心腹痞满，两胁下急，不能饮食。

诃黎勒散

【来源】《太平圣惠方》卷十二。

【组成】诃黎勒一两（煨，用皮） 大腹皮一两（锉） 半夏三分（汤洗七遍去滑） 枳实三分（麸炒微黄） 川大黄一两（锉碎，微炒） 陈橘皮一两（汤浸，去白瓤，焙） 桂心三分 前胡一两（去芦头） 木香半两

【用法】上为散。每服三钱，以水一中盏，加生姜半分，煎至六分，去滓，稍热服，不拘时候。

【主治】伤寒心腹痞满，咽喉噎塞，四肢不和，背膊壅闷，不欲饮食。

前胡散

【来源】《太平圣惠方》卷十二。

【组成】前胡一两（去芦头） 赤茯苓三分 柴胡一两（去苗） 赤芍药三分 枳壳一两（麸炒微黄，去瓤） 诃黎勒一两（煨，用皮） 桂心三分 白术三分 甘草半两（炙微赤，锉）

【用法】上为散。每服四钱，以水一中盏，入生姜半分，大枣三枚，煎至六分，去滓温服，不拘时候。

【主治】伤寒，心腹痞满，头痛，四肢烦疼。

前胡散

【来源】《太平圣惠方》卷十二。

【组成】前胡一两（去芦头） 半夏半两（汤洗七遍去滑） 枳壳一两（麸炒微黄，去瓤） 芎䓖三分 白术三分 赤芍药三分 甘草半两（炙微赤，锉） 木香半两 人参半两（去芦头） 桔梗半两（去芦头） 枇杷叶半两（拭去毛，炙微黄）

【用法】上为散。每服四钱，以水一中盏，入生姜半分，煎至六分，去滓，不拘时候温服。

【主治】伤寒，心腹痞满，不思饮食。

木香散

【来源】《太平圣惠方》卷十三。

【组成】木香一分 旋覆花半两 赤茯苓三分 陈橘皮半两（汤浸，去白瓤，焙） 槟榔半两 紫苏茎叶三分

【用法】上为散。每服四钱，以水一中盏，煎至六分，去滓，不拘时候温服。

【主治】伤寒结热不散，胸中痞满，欲成结胸。

半夏散

【来源】《太平圣惠方》卷十五。

【组成】半夏（汤洗七遍去滑） 白术 甘草（炙微赤，锉） 赤茯苓 桂心 人参（去芦头） 诃黎勒（用皮） 前胡（去芦头）各一两

【用法】上为散。每服五钱，以水一中盏，加生姜半分，大枣三个，煎至六分，去滓温服，不拘时候。

【主治】时气，若吐下发汗后，心下痞满，气上冲胸，起即头眩，脉沉者。

赤茯苓散

【来源】《太平圣惠方》卷十五。

【组成】赤茯苓三分 赤芍药三分 枳壳半两（麸炒微黄，去瓤） 大腹皮半两（锉） 百合一两 紫苏茎叶三分 甘草半两（炙微赤，锉） 郁李仁一两（汤浸，去皮尖，微炒）

【用法】上为散。每服四钱，以水一中盏，煎至六分，去滓温服，不拘时候。

【主治】时气，气壅上冲，心腹痞满，坐卧不安。

三棱丸

【来源】《太平圣惠方》卷四十八。

【组成】京三棱二两（锉碎，醋拌炒令干） 诃黎勒皮一两 川大黄二两（锉碎，微炒） 鳖甲一两半（涂醋炙令黄，去裙襴） 木香一两 干漆一两（捣碎，炒令烟出） 桃仁一两（汤浸，去皮尖双

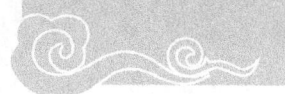

仁，麸炒微黄） 槟榔一两 川乌头一两（去皮脐，锉碎，盐拌炒令黄）

【用法】上为细末，取米醋三升，熬成膏。入蒸饼和溶为丸，如梧桐子大。每日空心温酒送下二十丸。

【主治】痞气在胃管，状如覆杯，心腹胀满，不能饮食，肌体渐瘦。

木香丸

【来源】《太平圣惠方》卷四十八。

【组成】木香一两 川大黄一两（锉碎，醋拌炒，令干） 硫黄一两（细研，水飞过）

【用法】上为细末，研入硫黄令匀，以酒煮面糊为丸，如梧桐子大。每服十丸，空心以生姜汤送下。

【主治】痞气，心腹坚胀，饮食不消。

诃黎勒散

【来源】《太平圣惠方》卷四十八。

【组成】诃黎勒皮一两 鳖甲一两半（涂醋炙令黄，去裙襕） 白术一两 人参三分（去芦头） 桂心三分 防葵三分 川大黄三分（锉碎，微炒） 郁李仁三分（汤浸，去皮，微炒） 甘草半两（炙微赤，锉）

【用法】上为散。每服三钱，水一中盏，加生姜半分，煎至六分，去滓，食前稍热服。

【主治】痞气结聚在胃管，心腹妨实，不能饮食。

牵牛子丸

【来源】《太平圣惠方》卷四十八。

【组成】牵牛子一两半（微炒） 甘遂一两（锉碎，微炒） 诃黎勒皮三分 木香三分 京三棱三分（锉碎，醋拌，炒令干） 青橘皮三分（汤浸，去白瓤，焙）

【用法】上为末，以生姜汁二两，蜜四两，煎令稠熟为丸，如梧桐子大。每服三十丸，卧时生姜汤送下。以利为度。

【功用】《普济方》：消除痞气。

【主治】

1.《太平圣惠方》：痞气结聚在胃管，心腹胀硬，脏腑壅滞。

2.《普济方》：脾积痞气，大便不通，身肿少力，肢节疼痛。

厚朴丸

【来源】《太平圣惠方》卷四十八。

【组成】厚朴一两半（去粗皮，涂生姜汁，炙令香熟） 木香一两 青橘皮一两（汤浸，去白瓤，焙） 川大黄一两半（锉碎，醋拌微黄） 硫黄一两（细研，水飞过） 槟榔一两半

【用法】上为细末，入硫黄令匀，以酒煮面糊为丸，如梧桐子大。每服十丸，食前以生姜汤送下。

【主治】痞气积年不愈，结聚在胃管，大如覆杯，心腹胀痛，食少无力。

硼砂煎丸

【来源】《太平圣惠方》卷四十八。

【别名】硇砂煎丸（《医方类聚》卷一一〇）。

【组成】硼砂一两（不夹石者，细研） 芫花一两（醋拌，炒令干） 木香一两 京三棱一两（微煨，锉） 川乌头半两（去皮脐，锉碎，盐拌炒令黄） 鳖甲一两（涂醋，炙令黄，去裙襕）

方中硼砂，《医方类聚》作"硇砂"。

【用法】上除硼砂外，为细末，先以米醋一升，慢火熬硼砂，次下诸药，同熬令稠，入少许蒸饼和溶为丸，如绿豆大。每服十丸，食前以生姜汤送下。

【主治】痞气结聚不散，心腹疼痛。

鳖甲丸

【来源】《太平圣惠方》卷四十八。

【组成】鳖甲三两（去裙襕，以米醋一小盏，化硼砂一两，用涂炙鳖甲，令醋尽为度） 附子一两（炮裂，去皮脐） 京三棱一两（微煨，炒） 干漆一两（捣碎，炒令烟出） 木香一两 川大黄二两（锉碎，醋拌炒令干） 吴茱萸半两（汤浸七遍，焙干，微炒）

【用法】上为细末，以醋煮面糊为丸，如梧桐子大。每服二十丸，空心温酒送下。

【主治】痞气，当胃管，结聚如杯，积久不散，腹胁疼痛，体瘦成劳，不能饮食。

鳖甲散

【来源】《太平圣惠方》卷四十八。

【组成】鳖甲一两半（涂醋，炙令黄，去裙襴） 川大黄一两半（锉碎，微炒） 木香一两 郁李仁一两（汤浸，去皮，微炒） 京三棱一两（炮裂） 当归一两 槟榔一两 草豆蔻三分（去壳） 枳壳三分（麸炒）

【用法】上为散。每服三钱，水一中盏，加生姜半分，煎至六分，去滓，食前稍热服。

【主治】痞气结聚在胃管，盘牢不动，食饮渐少，四肢无力。

人参诃子散

【来源】《博济方》卷一。

【组成】人参 干葛 厚朴（去皮） 地黄各二分 丁香一分 诃子七枚 豆蔻一个（去皮）

【用法】上为末。水一盏，药末二钱，加生姜、大枣，水煎，热服。

【主治】伤寒气不顺，食呕，胸膈不利，有时泻泄。

沉香散

【来源】《博济方》卷一。

【别名】夺命沉香散（《普济方》卷一三八）。

【组成】沉香 舶上茴香 青橘皮（去白） 胡椒 荜澄茄 川楝子 陈橘皮（去白）各一两

【用法】上生杵为末。每服二钱，葱白三茎，各长一寸（擘破），加酒并童子小便各半盏，煎至六分，放温，和滓服。患重者不过三两服，气正脉生。

【功用】正气补元。

【主治】伤寒，呕，结痞，心胸真气虚弱，脉息沉细者。

枳壳汤

【来源】《苏沈良方》卷三。

【别名】桔梗枳壳汤（《类证活人书》卷十八）、枳壳桔梗汤（《世医得效方》卷十一）、枳桔汤（《症因脉治》卷四）。

【组成】桔梗 枳壳（炙，去瓤）各一两

【用法】上锉，如麻豆大。用水一升半，煎减半，去滓，分二次服。

【主治】伤寒痞气，胸满欲死。

异香散

【来源】《太平惠民和济局方》卷三（吴直阁增诸家名方）。

【组成】石莲肉（去皮）一两 蓬莪术（煨） 京三棱（炮） 益智仁（炮） 甘草（爁）各六两 青皮（去白） 陈皮（去白）各三两 厚朴（去粗皮，姜汁炙）二两

【用法】上为细末。每服二钱，水一盏，生姜三片，大枣一个，盐一捻，煎至七分，通口服，不拘时候；盐汤点或盐酒调，皆可服。

【功用】破癥瘕结聚，消宿冷沉积，调五脏三焦，和胃进食。

【主治】

1.《太平惠民和济局方》（吴直阁增诸家名方）：肾气不和，腹胁膨胀，痞闷噎塞，喘满不快，饮食难化，噫气吞酸；一切气痞，腹中刺痛。

2.《世医得效方》：忧郁气滞不散，腹中膨满刺痛，下痢不止。

厚朴泻心汤

【来源】《伤寒微旨论》卷下。

【组成】半夏半两 黄连 厚朴各一两 干姜 白术各二两 人参三分

【用法】上锉，如豆大，分作八服。每服水二盏半，生姜二分，切为片，同煎至一盏半，去滓，分两次温服。如半日许未得利，再一服。

【主治】伤寒二三日，两脉沉数微涩，寸脉不甚浮大，胸腹满闷，按之不痛。

金针丸

【来源】《圣济总录》卷二十二。

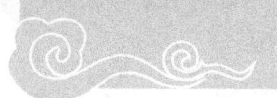

【组成】不灰木二钱　阳起石　阿魏各一钱　白丁香　丹砂（研）　乳香　腻粉各一钱半　硫黄一分　巴豆（去皮心膜，出油）二七粒

【用法】上为细末，糯米粽子为丸，如梧桐子大。每服五丸至七丸，丁香汤送下，不拘时候。

【主治】伤寒阴气结伏在胸膈，虚痞，或痛不可忍者。

异效丸

【来源】《圣济总录》卷二十五。

【组成】人参　白术　甘草（炙，锉）　栝楼　枳壳（去瓤，麸炒）　赤茯苓（去黑皮）　木香　陈橘皮（汤浸，去白，焙）各半两　干姜（炮）三分

【用法】上为末，炼蜜为丸，如梧桐子大。每服二十丸，加至三十丸，空心米饮送下，晚再服。

【主治】伤寒四五日，大下后，心中痞满，气息喘逆欲绝。

豆蔻汤

【来源】《圣济总录》卷二十五。

【组成】草豆蔻（去皮）　陈橘皮（汤浸，去白，焙）各一两　枳壳（去瓤，麸炒）半两　半夏（汤洗七遍，炒）三分　干姜（炮）　甘草（炙，锉）　人参各三分

【用法】上为粗末。每服五钱匕，水一盏半，加生姜半分（拍碎）、大枣三枚（劈破），同煎至七分，去滓温服。

【主治】伤寒发汗后，胃气不和，心下结痞，噫气食臭，胁下气满，虚鸣下利。

苏橘汤

【来源】《圣济总录》卷二十五。

【组成】紫苏茎（锉）一两　陈橘皮（汤浸，去白，焙）　赤茯苓（去黑皮）一两半　大腹皮（锉）　旋覆花各一两　半夏（汤浸七次，焙）半两

【用法】上锉，如麻豆大。每服五钱匕，水一盏半，加生姜一分（拍碎），大枣二个（擘破），同煎七分，去滓温服。

【主治】伤寒胸中痞满，心腹气滞，不思饮食。

沉香汤

【来源】《圣济总录》卷二十五。

【组成】沉香（锉）一两　青橘皮　陈橘皮（并汤浸，去白，焙）　胡椒　茴香子（炒）　楝实（锉，炒）　荜澄茄（炒）各半两

【用法】上为粗末。每服二钱匕，水半盏，酒半盏，加葱白一握，煎至半盏，去滓热服。

【主治】伤寒虚痞，气逆呕吐；及脾胃气不和，虚满不能饮食。

陈橘皮汤

【来源】《圣济总录》卷二十五。

【组成】陈橘皮（汤浸，去白，焙）一两　桂（去粗皮）半两　半夏（汤洗七遍，炒干）三分　吴茱萸（汤洗，焙干，炒）一分

【用法】上锉，如麻豆大。每服五钱匕，水一盏半，加生姜一分（拍碎），同煎至七分，去滓温服。

【主治】伤寒胸中痞满，心腹冷痛。

茯苓汤

【来源】《圣济总录》卷二十五。

【组成】赤茯苓（去黑皮）　枳实（细锉，麸炒）　桂（去粗皮）　桑根白皮（锉）　人参　大腹皮（并子）各三分　陈橘皮（汤浸，去白，焙）　甘草（炙，锉）　木香各半两

【用法】上为粗末。每服五钱匕，水一盏半，加生姜半分（拍碎），煎至七分，去滓温服。

【主治】伤寒痞满，滞气不散，似物噎塞。

茯苓前胡汤

【来源】《圣济总录》卷二十五。

【组成】赤茯苓（去黑心）一两　前胡（去芦头）三分　枳实（锉，麸炒）　木香　杏仁（汤浸，去皮尖双仁，炒）各半两　甘草（炙）一分

【用法】上为粗末。每服三钱匕，水一盏，加生姜

半分（拍碎）。同煎至六分，去滓温服。

【主治】伤寒心中痞满，结气不散。

消痞汤

【来源】《圣济总录》卷二十五。

【组成】陈橘皮（汤浸去白，焙）　厚朴（去粗皮，生姜汁炙）　白术　槟榔（锉）各二两　半夏（汤洗七遍，炒令干）　人参各一两

【用法】上为粗末。每服五钱匕，水一盏半，加生姜一分（拍碎），同煎至七分，去滓温服。

【主治】伤寒痞满，心腹妨闷，不能食。

乌头丸

【来源】《圣济总录》卷七十一。

【组成】乌头（炮裂，去皮脐）　半夏（汤洗，去滑，焙干）各一两　防风（去叉）　干姜（炮）　枳实（去瓤，麸炒）　皂荚（去皮子，酥炙）　木香各一两

【用法】上为末，生姜自然汁为丸，如小豆大。早晚每服七丸至十丸，用炒生姜汤送下。不可多服。

【主治】脾积痞气，胸胁胀满，气逆昏闷，四肢少力。

匀气汤

【来源】《圣济总录》卷七十一。

【组成】大腹二枚（连皮，锉）　牵牛子一两（半生半熟）　高良姜（炮）半两　白术　陈曲（炒）　桂（去粗皮）　麦蘖（炒）各一两　甘草（炮）二两　郁李仁（半生半熟）　厚朴（去粗皮，姜汁炙）各一两

【用法】上为粗末。每服三钱匕，水一盏，加生姜二片，大枣一个（擘），同煎至七分，去滓稍热服，一日三次。

【主治】脾积痞气，胃脘不安，肌瘦减食。

平气丸

【来源】《圣济总录》卷七十一。

【组成】槟榔一枚（锉）　乌梅一两（一半去核，一半和核）　京三棱（炮）半两　青橘皮（去白，焙）一两　缩砂（去皮）半两　巴豆（去皮心，别研）二钱　胡椒半两

【用法】将六味捣罗为末，入巴豆研匀，白面糊为丸，如绿豆大。每服三丸，食后温生姜汤送下。

【主治】脾积痞气，腹胁膨胀，心胸痛闷，不思饮食。

白术汤

【来源】《圣济总录》卷七十一。

【组成】白术　柴胡（去苗）　生姜（去皮，薄切，焙干）　厚朴（去粗皮，涂生姜汁　炙香熟）　桂（去粗皮）各三两　甘草（炙，锉）一两　槟榔（锉）十枚

【用法】上为粗末。每服三钱匕，水一盏，煎至七分，去滓温服。微利为度。

【主治】痞气，胁肋满闷。

半夏汤

【来源】《圣济总录》卷七十一。

【组成】半夏（陈者，汤洗去滑，焙干）　葶苈（纸上炒）各一两　麦门冬（去心，焙干）二两　芦根（锉碎）三两

【用法】上为粗末。每服三钱匕，水一盏，加小麦净淘半合，生姜半枣大（切），同煎至八分，去滓，空心、日午、夜卧各一服。

【主治】脾积，冷气痞结，胸满痰逆，四肢怠堕。

【加减】如病人瘦弱，加桂心、柏子仁各一两。

豆蔻汤

【来源】《圣济总录》卷七十一。

【组成】肉豆蔻（去壳）　赤茯苓（去黑皮）　高良姜　附子（炮裂，去皮脐）　草豆蔻（去皮）　藿香　陈橘皮（汤浸，去白，焙）各一分　人参一两　桂（去粗皮）半两　槟榔一枚

【用法】上锉，如麻豆大。每服二钱匕，水一盏半，加大枣五枚（擘），生姜一分（切碎），煎至八分，去滓热服。

【主治】脾积痞气，攻注腰背痛。

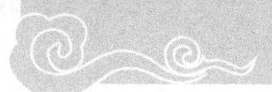

芜荑丸

【来源】《圣济总录》卷七十一。

【组成】芜荑四两　陈橘皮（汤浸，去白，焙干）四两（为末，米醋一升，煎如糊）　附子（炮裂，去皮脐）二两　莎草根（去毛）三两　木香　白术各一两

【用法】上药除橘皮外，为末，入橘皮煎，搜和，更入炼蜜为丸，如梧桐子大。每服三十丸，空心、日午以陈米饮送下。

【主治】脾积痞气，微有滑泄，不思饮食。

快气丸

【来源】《圣济总录》卷七十一。

【组成】槟榔三枚（锉）　木香一两　肉豆蔻（去壳）半两　甘遂半两（麸炒黄）　大戟一分（炮）　白牵牛一两（炒）　墨（烧赤，醋淬）一分　沉香半两　京三棱（炮）一两　陈橘皮（汤浸去白，焙）　青橘皮（汤浸去白，焙）各一两

【用法】上为末，白面糊为丸，如梧桐子大。每服三丸，食后生姜汤送下。

【主治】脾积痞气，心腹胀满，呕逆噫酸。

金液丸

【来源】《圣济总录》卷七十一。

【组成】京三棱（炮）　蓬莪术（炮）　白术　丁香皮（刮去粗皮）　牵牛子（麸炒）　青橘皮　陈橘皮（并汤浸，去白焙）　肉豆蔻（大者，去壳）　槟榔（炮）各一两　干姜（炮）　丁香　硇砂（研）各半两　巴豆半两（和皮秤，去皮，研如膏，纸压去油尽，以不污纸为度）

【用法】上为末，搅拌匀，用头醋煮稠面糊为丸，如绿豆大。每服五丸，食后米饮下。

【主治】脾积痞气，痰逆恶心，腹胁满闷，胸膈噎塞，不思饮食。

葛根丸

【来源】《圣济总录》卷七十一。

【组成】葛根（锉）　附子（炮裂，去皮脐）　薏苡根（锉）　芦根（锉）各一分　糯米二合

【用法】上为末，入桃胶汤浸煮为糊，和丸如小豆大。每服十至二十丸，食后、临卧用灯心、枇杷叶煎汤送下。

【主治】脾积痞气，烦渴口干。

脾积丸

【来源】《圣济总录》卷七十一。

【组成】陈仓米一合（醋浸淘过）　青橘皮五十片（醋浸软，去白）　巴豆五十枚（去皮，麻丝系定，三味同炒干，去巴豆不用，入后药）　石棱一分　鸡爪三棱一分　蓬莪术三枚（炮、锉）　京三棱一分（炮，锉）　槟榔二枚（锉）

【用法】上为末，取一半面糊为丸，如绿豆大。每服三丸，粥饮调下；一半作散，每服一钱匕。

【主治】脾积痞气，身黄口干，胸膈满闷，肌瘦减食，或时壮热。

牛脑丸

【来源】《本草纲目》卷五十引《圣济总录》。

【组成】黄犍牛脑子一个（去皮筋，擂烂）　皮消末一斤　蒸饼六个（晒，研）

【用法】上研和匀，面糊为丸，如梧桐子大。每服三十丸，空心好酒送下，一日三次。

【主治】男妇脾积痞病。

沉香饮子

【来源】《中藏经》。

【别名】沉香饮（《中国医学大辞典》）。

【组成】沉香　木香　羌活　独活　人参　桑白皮（微炙黄）　白茯苓　紫苏叶各等分

【用法】上锉，为粗末。每服三大钱，水一盏半，加大枣二个，生姜五片，煎至七分，去滓，食前温服，二滓又作一服。

【功用】升降阴阳。

【主治】痞气。

鳖甲散

【来源】《鸡峰普济方》卷十一。

【组成】鳖甲一两半 诃黎勒皮一两

【用法】上为细末。每服二钱，食前煎生姜橘皮汤调下。

【主治】痞气。心腹坚胀，饮食不消。

正气三和散

【来源】《鸡峰普济方》卷二十。

【组成】干紫苏叶一两 干木瓜一分 木香 丁香各半两 羌活三两 白豆蔻 草果 川芎 川姜 白术 赤茯苓 青橘皮 木通 槟榔 陈橘皮 藿香叶各半两 人参二两 红豆一分 甘草二两 大腹子 缩砂 香附子 天台乌药 肉桂各一两 沉香半两（勿用火，一方用二两）

【用法】上为细末。每服二钱，水一盏，加生姜三片，肥枣一个，同煎至八分，不拘时候温服。如不及煎，每服一钱，盐一捻，沸汤点下。

【功用】调顺三焦，温养四体，和顺胃气。

【主治】血气不和，上盛下虚，阴阳不升降，心胸痞闷，两肋膨胀，情思不乐，饮食无味，口苦舌粗，四肢倦困，脚手痠疼。

茯苓散

【来源】《小儿卫生总微论方》卷七。

【组成】赤茯苓一两 陈皮三分 桔梗（去芦）一两 甘草（炙）半两

【用法】上为末。每服一钱，水六分，加生姜二片，煎至四分，温服，不拘时候。

【功用】调中养胃。

【主治】伤寒数日，胸膈不利。

槟榔散

【来源】《宣明论方》卷六。

【组成】槟榔 枳壳各等分

【用法】上为末。每服三钱，煎黄连汤调下，温服，不拘时候。

【主治】伤寒阴病，下之太早，成痞，心下痞满而不痛，按之软，虚也。

痞气丸

【来源】《三因极一病证方论》卷八。

【组成】大乌头一分（炮，去皮脐） 附子半两（炮，去皮脐） 赤石脂（煅，醋淬） 川椒（炒出汗） 干姜（炮）各二两 桂心半两

【用法】上为末，炼蜜为丸，如梧桐子大。朱砂为衣。每服五七丸，渐加至十丸，米汤送下。

【主治】脾积。在胃脘，覆大如盘，久久不愈，四肢不收，黄瘅，饮食不为肌肤，心痛彻背，背痛彻心，脉浮大而长。

不换金散

【来源】《杨氏家藏方》卷五。

【组成】厚朴四两（去粗皮，姜汁浸一两） 陈橘皮（去白） 甘草（炙） 藿香叶（去土） 苍术（米泔浸一宿，焙） 半夏（汤洗七遍，焙干为末，生姜汁搜和作饼子，炙令黄色） 草果子仁各二两 人参（去芦头）一两半

【用法】上锉。每服三钱，水一盏，加生姜三片，大枣一个，煎至七分，去滓温服。

【功用】调阴阳，止吐利，疗寒热，截伤寒。

【主治】一切气。

木香顺气散

【来源】《女科百问》卷上。

【组成】乌药 木香 香附子 姜黄 砂仁 甘草

【用法】上锉。每服半两，水二钟，加生姜五片，大枣二枚，煎至八分，去滓温服，不拘时候。

【功用】理卫气，顺三焦。

【主治】妇人之病，因气而生者。

三棱丸

【来源】《类编朱氏集验方》卷三。

【组成】三棱 莪术各四两 芫花二两

【用法】上药用米醋三升，煮令醋尽，独炒芫花令干，将二味切作片子，焙干，同为末，面糊为丸，

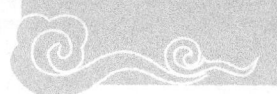

如豌豆大。每服五丸，橘皮汤送下。以知为度。

【主治】肝病传脾，脾当传肾，肾乘旺而不受，邪气留于脾，谓之痞气。心下如盘，久不已，令人四肢不收，发黄疸，饮食不为肌肤。其脉缓涩；兼治食癥、酒癥、血蛊、血瘕、气块，时发刺痛，妇人血分，男子脾气横泄。

木香散

【来源】《类编朱氏集验方》卷十一。

【组成】木香　大腹皮　官桂　前胡　陈皮　丁香　诃子　人参　半夏　赤茯苓　甘草　缩砂仁各三钱

【用法】上为粗散。每服三钱，水一大盏，加生姜二片，煎至六分，稍热空腹服。

【功用】和表里，通行津液。

加减痞气丸

【来源】《东垣试效方》卷二。

【组成】黄芩（酒制）三分　黄连（酒制）三分　厚朴一钱　半夏半钱　益智三分　吴茱萸二分　红花半分　青皮二分　当归尾二分　茯苓二分　泽泻二分　神曲（炒）二分　广茂二分　昆布二分　橘皮（去白）二分　熟地黄二分　人参二分　附子二分　葛根二分　甘草（炙）二分　巴豆霜二分

【用法】上为细末，蒸饼为丸，如梧桐子大。初服二丸，一日加一丸，二日加二丸，渐加至大便溏，再从二丸加服，食前煎淡甘草汤送下。

【主治】脾积痞气。

痞气丸

【来源】《东垣试效方》卷二。

【组成】厚朴（去皮）四钱半　黄连（去须）八钱　吴茱萸（洗）三钱　黄芩二钱　白茯苓（去皮，另为末）一钱　泽泻一钱（另为末）　川乌头（炮，去皮）半钱　人参（去芦）一钱　茵陈（酒制，炒）一钱半　巴豆霜四分　干姜（炮）一钱半　白术二钱　缩砂仁（去皮）一钱半　桂（去皮）四分　川椒（炒）半钱

【用法】上除巴豆霜、茯苓另研为末旋入外，同为细末，炼蜜为丸，如梧同子大。初服二丸，每日加一丸，至便溏为度，食前淡甘草汤送下。

【主治】脾积在胃脘，覆大如盘，久久不愈，令人四肢不收，发黄疸，饮食不为肌肤。

【宜忌】积减大半勿服。

【加减】秋、冬，加厚朴五钱半，减黄连一钱，黄芩一钱；黄疸，积大不能退，加巴豆霜一分，附子（炮）一钱，砒少许。

大黄黄连泻心汤

【来源】《云岐子保命集》卷上。

【组成】大黄　黄连各二两　甘草一两

【用法】上锉，如麻豆大。沸汤二盏，热渍之一时久，绞出滓，暖动，分二服。

【主治】

　　1.《云岐子保命集》：热痞。

　　2.《伤寒大白》：口渴。

【验案】放射性口腔黏膜炎　《中国中医急症》（2004，7：438）：用本方防治癌症放化疗后引起的放射性口腔黏膜炎60例，对照组30例以复方呋喃西林液含漱治疗，结果：对照组轻、中、重度放射性口黏膜炎的发生率分别为100%、83.33%、53.33%，治疗组则分别为100%、36.67%，16.67%。治疗组中、重度组明显优于对照组。

二圣丹

【来源】《医方类聚》卷一〇二引《经验秘方》。

【组成】黄真阿魏一两　辰砂一两

【用法】上为末，为丸如大鸡头子大。每服一丸，用参汤隔宿露一夜，次日以参汤送下。

【主治】脾疾。

木香槟榔丸

【来源】《普济方》卷一六八引《瑞竹堂经验方》。

【组成】木香　槟榔　黄连（去须）　当归　枳壳（去瓤，火煨）　青皮（去瓤）　陈皮（去白）各一两　大黄三两（酒浸湿）　黄芩一两（去黑心）　黄柏三两（去粗皮）　牵牛四两（微炒为细末）　香附

子（炒，去毛）四两　广茂（火煨，去瓤）一两

【用法】上为细末，滴水为丸，如梧桐子大。每服五七十丸，食后生姜汤送下。

【主治】积滞。

小柴胡加干姜牡蛎汤

【来源】《伤寒图歌活人指掌》卷四。

【组成】小柴胡汤加干姜半两　牡蛎六钱

【主治】痞而胸胁满胀。

瓜蒌丸

【来源】《脉因证治》卷上。

【组成】瓜蒌子　枳实　陈皮

【用法】取瓜蒌皮穰末熬为丸服。

【主治】胸痞或胁下逆抢心。

【加减】胸痞切痛，加栀子烧存性，附子炮各二两。

导饮丸

【来源】《普济方》卷一三九。

【组成】木香　茴香　槟榔　青皮　橘皮各一两　黑牵牛　甘遂　大戟各二两　干姜一两

【用法】上为末，炼蜜为丸，如梧桐子大。每服三丸或五丸，以饮送下。

【主治】伤寒心下痞鞕痛，噫气不转，腹与右胁满痛者。

别脾散

【来源】《普济方》卷一七〇。

【组成】甘遂不拘多少

【用法】用面包于浆内，煮十数沸，去面后，将细米糠火炒黄色为末。大人每服三钱，小儿一钱，用冷蜜水卧服。

【主治】痞证，发热盗汗，胸背疼痛。

【宜忌】忌油腻、湿面、腥物。

沉香消痞丸

【来源】《普济方》卷一七〇。

【组成】沉香半两　木香半两　陈皮　青皮　三棱　蓬术　砂仁　香附　乌药　槟榔　干姜各一两

【用法】上为细末，醋糊为丸，如梧桐子大。每服五六十丸，食前用米饮汤送下。

【主治】痞气。

三脘痞气丸

【来源】《普济方》卷一七〇。

【组成】木香　青皮　三棱　砂仁　白豆蔻　沉香各等分

【用法】上为末，姜糊为丸，如梧桐子大。每服三四十丸，食前姜汤、米饮送下。

【主治】痞气。

黄连泻心汤

【来源】《秘传证治要诀类方》卷一。

【组成】大黄　黄连各一两　甘草五钱

【用法】上用滚汤二盏，浸一时，绞出津汁。分作二服，温服，不拘时候。

　　原书用本方治上症，宜先用桔梗枳壳汤，后用本方。

【主治】伤寒阳痞，时有热证者。

旋覆代赭汤

【来源】《伤寒全生集》卷二。

【组成】旋覆花　人参　代赭石　半夏　甘草　生姜　枳实

【用法】加生姜，水煎服。

【主治】心下痞，噫气不除者。

【加减】内有热，加黄连；外有热，加柴胡；噫气，加砂仁。

木香理中汤

【来源】《伤寒全生集》卷三。

【组成】陈皮　半夏　甘草　木香　白术　砂仁　枳实　青皮

【用法】加生姜，水煎服。

【功用】《通俗伤寒论》：调和中气。

【主治】

1.《伤寒全生集》：气痞，伤寒不因下早而心下痞满，按之软。

2.《通俗伤寒论》：夹痞伤寒，经治痞满虽解而胃脘胀痛者。

【加减】气痞，大便秘实，加槟榔、大黄；有烦热，加姜炒黄连。

枳术丸

【来源】《丹溪治法心要》卷四。

【组成】白术二两　枳实一两　半夏一两　神曲一两　麦芽一两　山楂一两　姜黄五钱　陈皮五钱　木香二钱半

【用法】上为末，荷叶饭为丸服。

【主治】痞，心下满而不痛者。

枳梗汤

【来源】《医学入门》卷四。

【组成】枳壳　桔梗　甘草各等分

【用法】水煎，温服。

【主治】结胸痞气，胸满不利，烦闷欲死，不论寒热通用。

【加减】表热或寒热往来，加柴胡、黄芩；内热，加黄连；痰喘，加瓜蒌仁；口燥，加天花粉，去半夏。

五积丸

【来源】《增补内经拾遗》卷三。

【组成】人参　白茯苓　厚朴　黄连　川乌　巴豆

【用法】上为细末，炼蜜为丸，如梧桐子大。

【主治】五脏之积。肝积肥气，心积伏梁，脾积痞气，肺积息贲，肾积奔豚。

加味二陈汤

【来源】《寿世保元》卷三。

【组成】陈皮二钱　半夏（姜炒）二钱　枳实（麸炒）一钱　黄连（姜炒）六分　山楂（去子）二

钱　木香八分　青皮（去瓤）二钱　白茯苓（去皮）三钱　砂仁八分　甘草八分

【用法】上锉。加生姜，水煎服。

【主治】痰气郁结，或饮食停滞而为痞满，按之，无块者。

增损痞气丸

【来源】《济阳纲目》卷四十一。

【组成】附子（炮）　赤石脂（煅，醋淬）　川椒（炒出汗）　干姜　桂心各半两　大乌头（炮，去皮脐）二钱半

【用法】上为末，炼蜜为丸，如梧桐子大，朱砂为衣。每服十丸，米饮送下。

【主治】脾积。

十味流气饮

【来源】《重订通俗伤寒论》。

【组成】制香附　苏叶梗各一钱半　枳壳　橘红　姜半夏　川朴　赤苓各一钱　桔梗七分　广木香五分　炙甘草三分

【功用】理气发汗。

【主治】伤寒夹痞结。初起头痛身热，恶寒无汗，胸膈痞满，满而不痛，气从上逆，甚则发厥，不语如痉，或胸满而兼痛，或胁满痛，或腹胀疼，舌苔白滑，甚或白滑而厚，或前半无苔，中后白腻而厚。

三合绛覆汤

【来源】《重订通俗伤寒论》。

【组成】真新绛钱半　旋覆花三钱　青葱管五寸（冲）　光桃仁七粒　东白薇三钱　归须钱半　广金三钱　苏合丸一颗（磨汁冲）

【主治】夹痞伤寒，发自阴经，郁积伤中，形厥如尸者。

补气养荣汤

【来源】《重订通俗伤寒论》

【组成】党参　白术　归身　白芍　川芎　茯苓

木 香豆蔻（初用香蔻七八分至一钱）

【主治】夹痞伤寒，气虚中满者。

噙化丸

【来源】《重订通俗伤寒论》引陈氏方。

【组成】米炒西洋参六钱 醋制香附 广橘红各四钱 川贝 桔梗各三钱 松罗茶二钱（蒸烂）

【用法】上为末，同竹沥、梨膏为丸，每丸一钱。临卧噙化。

【功用】疏通胸膈中脘。

【主治】夹痞伤寒。

生姜半夏泻心汤

【来源】《伤寒大白》卷三。

【组成】生姜 半夏 枳壳 厚朴 人参 川连 甘草

【主治】伤寒，汗下早，痞满。

【加减】多加甘草，名甘草泻心汤，治胃中虚，客气上逆；多加生姜，名生姜泻心汤，治肋下水气，腹中雷鸣。

黑白丸

【来源】《本草纲目拾遗》卷八引《百草镜》。

【组成】马料豆 白蒺藜（去刺）各一斤

【用法】炒，磨末，炼蜜为丸，如梧桐子大。每服二三钱，开水送下。

【功用】开胃消食，健脾补肾。

【主治】痞积。

五苓散

【来源】《会约医镜》卷四。

【组成】白术一钱 猪苓钱半 茯苓二钱 泽泻一钱 肉桂五分 车前子一钱

【用法】水煎服。

【主治】伤寒饮水过多，停滞胸膈，心下痞满气喘，或小水不利。

【加减】或加苏子八分；不效，加甘遂五分。

克坚酒

【来源】《外科证治全书》卷四。

【组成】水红花三钱（净末）

【用法】上用火酒二斤浸之，时时呷服；或用水红花子熬膏，每日取二钱酒化下。外用消痞膏贴之。

【主治】痞气，脾之积也，患居中脘，乃脾虚血瘀气滞所致。

痞块膏

【来源】《青囊秘传》。

【组成】大黄 朴消各一两

【用法】上为末，以大蒜同打成膏。外贴。

【主治】痞块。

加减小承气汤

【来源】《医学探骊集》卷三。

【组成】枳实四钱 延胡索三钱 五灵脂三钱 木香三钱 竹叶二钱 厚朴四钱 犀牛角二钱 通草一钱

【用法】水煎，温服。

【主治】伤寒热毒传里，觉内热过甚，中宫痞塞不通，其外形并不恶寒，惟见目赤舌苔，脉象洪大，不甚有力，其人素有中寒者。

【方论】此方以枳实为君；佐以木香、厚朴、元胡、灵脂，能行血中气滞，气中血滞，其痞塞可以顿开；素有中寒者，加犀角清其上焦之热，绝不碍其中寒；竹叶、通草能引热下行。伤寒痞满有中寒者宜服。

枳实消痞丸

【来源】《部颁标准》。

【组成】枳实（炒）100g 白术（炒）60g 法半夏60g 黄连100g 党参50g 甘草（制）40g 茯苓40g 厚朴（制）80g 麦芽（炒）40g 干姜40g

【用法】水泛为丸，每12丸重1g，密闭，防潮。口服1次6g，每日3次。

【功用】化湿热，消痞满。

【主治】湿热交蒸，胸腹痞满。

十四、胸痞

胸痞,亦称胸中痞塞,是指胸中气机阻塞满闷不舒的病情,与痞证大致相同。《三因极一病证方论》:"胸痞证者,胃中不和,心下坚硬,干呕,恶寒汗出,噫气不除;亦有因伤寒身冷,医反下之,遂成胸痞。"《症因脉治》:"若胸中满塞而不痛,又名胸痞。"《杂病源流犀烛》:"大约胸满不痛者为痞,满而痛者为结胸。"治宜化痰理气,和中消痞。

瓜蒂散

【来源】《伤寒论》。

【组成】瓜蒂一分(熬黄) 赤小豆一分

【用法】上二味,各别捣筛,为散已,合治之。取一钱匕,以香豉一合,用热汤七合,煮作稀糜,去滓,取汁合散,温,顿服之。不吐者,少少加;得快吐,乃止。

【功用】涌吐。

【主治】病如桂枝证,头不痛,项不强,寸脉微浮,胸中痞硬,气上冲咽喉不得息者,此为胸中有寒,当吐之;病人手足厥冷,脉乍紧者;邪结在胸中,心下满而烦,饥不能食者。

【宜忌】诸亡血、虚家,不可与。

【验案】胸胁痞满 《伤寒论今释》引《生生堂治验》:一男子,胸膈痞满,恶闻食气,动作甚懒,好坐卧暗所,百方不验者半岁。先生诊之,心下石硬,脉沉而数,即以瓜蒂散吐二升余,乃痊愈。

桂枝生姜枳实汤

【来源】《金匮要略》卷上。

【别名】桂心生姜枳实汤(《外台秘要》)、桂心枳实汤(《圣济总录》卷五十六)、生姜枳实汤(《鸡峰普济方》卷十一)、桂枝枳实汤(《方剂辞典》)。

【组成】桂枝 生姜各三两 枳实五枚

【用法】以水六升,煮取三升,分三次温服。

【功用】

1.《医宗金鉴》:通阳气,破逆气。

2.《金匮要略方义》:行气消痞,温中化饮。

【主治】

1.《金匮要略》:心中痞,诸逆心悬痛。

2.《金匮要略方义》:胃脘痞闷,气逆上攻作痛,呕恶嗳气,畏寒喜热者。

【宜忌】《外台秘要》:忌生葱。

【方论】

1.《金匮玉函经二注》:枳实、生姜,原以治气塞,况于痞乎?故较前条稍减轻分两,使痞者下其气以开之。悬痛属饮者,得生姜以散之,既足建功矣,乃去橘皮而用桂枝者,以所逆非一,或肾气上冲,正未可知,桂伐肾邪,正其能事,不但调和营卫,为去痞臣也。

2.《金匮要略心典》:桂枝、枳实、生姜辛以散逆,苦以泄痞,温以祛寒也。

3.《金匮要略方义》:方中重用枳实快气消痞,以桂枝通阳降逆,以生姜散寒化饮,三药相合,使气行则痞消,阳盛则饮化,气畅饮消则诸逆痞痛自愈。

【验案】吐水 《金匮要略今释》:一妇人患吐水,水升胸间,漫漫有声,遂致吐水,每日晡而发,至初更乃已。诸医与大小柴胡汤及小半夏汤之类,无效。先生诊之,用桂枝枳实生姜汤,乃全愈。

橘皮枳实生姜汤

【来源】《金匮要略》卷上。

【别名】橘皮汤(《圣济总录》卷六十一)、橘皮生姜汤(《三因极一病证方论》卷九)、治中汤(《医部全录》卷一八三)、橘皮枳实汤(《外台秘要》卷十二)、橘枳姜汤(《医学纲目》卷十六)、橘枳生姜汤(《证治准绳·类方》卷二)。

【组成】橘皮一斤 枳实三两 生姜半斤

【用法】以水五升,煮取二升,分温再服。

【功用】《中国医学大辞典》:行气开郁,和胃化饮。

【主治】

1.《金匮要略》:胸痹,胸中气塞,短气。

2.《三因极一病证方论》:胸痞,胸中噫塞,舱舱如满,习习如痒,喉中涩燥,吐沫。

【方论】

1.《金匮要略直解》：气塞短气，非辛温之药不足以行之，橘皮、枳实、生姜辛温，同为下气药也。《内经》曰：病有缓急，方有大小。此胸痹之缓者，故用君一臣二之小方也。

2.《金匮要略方义》：本方与茯苓杏仁甘草汤均治胸痹胸中气塞短气之证。前者是肺气不利，饮停胸膈，重在停饮，故治宜宣肺化饮，而用茯苓、杏仁；此方主治乃肺胃气滞，气阻饮停，重在气滞，治宜行气开郁。故方中以橘皮为君，行肺胃之气而宣通气机；臣以枳实，行气除满而利五脏；佐以生姜，散结气而降逆化饮。三者相合，行气开郁，和胃化饮，使气行痹散，胃气因和，而胸脘气塞之症自除。

3.《中国医学大辞典》：重用橘皮、生姜之大辛大温者，散胸中之饮邪；枳实之圆转苦辛者，泄胸中之闭塞。

【验案】咳嗽 《中医杂志》（1964，6：22）：何某，男，34 岁。咳嗽已 5 年，久治未愈。西医认为支气管炎，屡用棕色合剂、青霉素等药；中医认为"久嗽"，常用半夏露、麦金杏仁糖浆等，皆不效。细询咳虽久而不剧，痰亦不多，其主要症状为入夜胸中似有气上冲至咽喉，呼吸作声，短气，胃脘胸胁及背部均隐隐作痛，畏寒，纳减，脉迟而细，苔薄白。颇似《金匮要略》胸痹胸中气塞短气症。乃以橘枳生姜汤加味治之。处方：橘皮 12g，麸炒枳实 9g，生姜 15g，姜半夏 12g，茯苓 12g，服药 3 剂后，诸症消退，胁背痛亦止。惟胃脘尚有隐痛，再拟原方出入，五年宿疾，基本痊愈。

昆布丸

【来源】《备急千金要方》卷三。

【组成】昆布 海藻 芍药 桂心 人参 白石英 款冬花 桑白皮各二两 茯苓 钟乳 柏子仁各二两半 紫菀 甘草各一两 干姜一两六铢 吴茱萸 五味子 细辛各一两半 杏仁一百枚 橘皮 苏子各五合

【用法】上为末，炼蜜为丸，如梧桐子大。每服二十丸，酒送下，一日二次。加至四十丸。

【主治】妇人胸中伏气。

桂心三物汤

【来源】《备急千金要方》卷十三。

【组成】桂心二两 胶饴半斤 生姜二两

【用法】上锉。以水六升，煮取三升，去滓纳饴，分三次服。

【主治】心中痞，诸逆悬痛。和脾气，缓急痛。凡心痛之属虚冷者宜之。

枳实汤

【来源】《备急千金要方》卷十七。

【组成】枳实三个 大枣十四个 半夏五两 附子二个 人参 甘草 白术 干姜 厚朴各二两

【用法】上锉。以水七升，煮取二升半，每服八合，一日三次。

【功用】下气。

【主治】胸中满闷。

桔梗破气丸

【来源】《备急千金要方》卷十七。

【组成】桔梗 橘皮 干姜 厚朴 枳实 细辛 葶苈各三分 胡椒 蜀椒 乌头各二分 荜茇十分 人参 桂心 附子 茯苓 前胡 防葵 芎䓖各五分 甘草 大黄 槟榔 当归各八分 白术 吴茱萸各六分

【用法】上为末，炼蜜为丸，如梧桐子大。酒服十丸，一日三次；有热者，空腹服之。

【主治】气上下痞塞不能息。

【方论】《千金方衍义》：上下痞塞不能布息，故用桔梗、橘皮、前胡以散痞，防、葵、葶苈、大黄以荡实，槟榔、枳实、厚朴以泄滞，乌头、附子、细辛以破结，川椒、吴萸、胡椒、荜茇以下气，干姜、桂心以温中，川芎、当归以和血，人参、白术、茯苓、甘草以安正气而助药力也。

甘菊花散

【来源】《太平圣惠方》卷六。

【组成】甘菊花 人参（去芦头） 大腹皮（锉） 半夏（汤洗七遍，去滑） 木香 白

术　威灵仙　枳壳（麸炒微黄，去瓤）　肉桂（去皱皮）　诃黎勒皮　赤茯苓　郁李仁（汤浸，去皮尖，微炒）　甘草（炙微赤，锉）各一两

《普济方》有桔梗，无枳壳。

【用法】上为散。每服三钱，以水一中盏，加生姜半分，煎至六分，去滓温服，不拘时候。

【主治】肺脏痰毒，胸膈壅滞。

桑根白皮散

【来源】《太平圣惠方》卷六。

【组成】桑根白皮一两（锉）　半夏半两（汤洗七遍，去滑）　赤茯苓一两　前胡一两（去芦头）　大腹皮三分　白术半两　木香半两　甘草一分（炙微赤，锉）　川大黄一两（锉碎，微炒）

【用法】上为散。每服三钱，以水一中盏，入生姜半分，煎至六分，去滓，温服，不拘时候。

【主治】肺脏痰毒壅滞，心胸满闷，肩背烦疼，不欲饮食。

诃黎勒丸

【来源】《太平圣惠方》卷四十二。

【组成】诃黎勒皮一两　沉香一两　附子一两（炮裂，去皮脐）　桂心一两　五味子一两　白术一两　草豆蔻一两（去皮）　人参一两（去芦头）　当归一两　枳壳半两（麸炒微黄，去瓤）　干姜半两（炮裂，锉）　厚朴一两半（去粗皮，涂生姜汁，炙令香熟）

【用法】上为末，炼蜜为丸，如梧桐子大。每服三十丸，以温酒送下，不拘时候。

【主治】逆气，胸中痞塞，呼吸短气，腹内虚寒，食即呕逆，羸瘦不足。

桔梗丸

【来源】《太平圣惠方》卷四十二。

【组成】桔梗一两（去芦头）　胡椒三分　荜茇三分　青橘皮半两（汤浸，去白瓤，焙）　川椒半两（去目及闭口者，微炒去汗）　川乌头半两（炮裂，去皮脐）　人参三分（去芦头）　干姜半两（炮裂，制）　桂心三分　细辛三分　厚朴一两

（去粗皮，涂生姜汁炙令香熟）　枳壳半两（麸炒微黄，去瓤）　附子三分（炮裂，去皮脐）　前胡三分（去芦头）　甜葶苈三分（隔纸炒令紫色）　白术三分　防葵三分　槟榔一两　川大黄一两（锉碎，微炒）　甘草半两（炙微赤，锉）　吴茱萸三分（汤浸七遍，焙干微炒）

【用法】上为末，炼蜜为丸，如梧桐子大。每服二十丸，以温酒送下，一日三次。

【主治】逆气胸中痞满，不能喘息，脏腑虚寒，心腹坚痞，痰饮留滞，宿食不消。

槟榔散

【来源】《太平圣惠方》卷四十八。

【组成】槟榔一两　牵牛子一两　木香半两　白术三分　陈橘皮半两（汤浸，去白瓤，焙）　高良姜半两　诃黎勒皮三分　枳实半两（麸炒微黄）　甘草半两（炙微赤，锉）

【用法】上为散。每服三钱，以水一中盏，煎至六分，去滓，食前稍热服。

【主治】痞气，心腹胀硬，食饮不下。

丁沉煎丸

【来源】《太平惠民和剂局方》卷三（绍兴续添方）。

【别名】丁香煎丸（《普济方》卷三十五）。

【组成】丁香十二两　沉香二两　木香一钱半　丁香皮一两　白豆蔻仁九两半

方中丁香皮，《普济方》作广皮。

【用法】上为细末，别用甘草熬膏子为丸，每一两分作二百五十丸。每服一丸，空心，含化。

【功用】辟雾露寒邪，散膈脘凝滞，调顺三焦，和养荣卫。

【主治】心胸痞闷，噫醋吞酸，呕逆痰水，津液不收，两胁刺痛，腹中坚满，口苦无味，不思饮食。

人参木香散

【来源】《太平惠民和剂局方》卷三（续添诸局经验秘方）。

【组成】人参　木香（不见火）　青皮（不去白）各三斤　姜黄　麦芽（去土，炒）各五斤　甘草

（锉，炒）十一斤　莲莪术（刷洗）四斤　盐（炒）十一斤

方中人参原缺，据《普济方》补。

【用法】上为末。每服一钱，沸汤点服，不拘时候。

【功用】顺气宽中。

【主治】胸膈痞塞，心腹刺痛，胁肋胀满，饮食减少，噫气吞酸，呕逆噎闷，一切气疾，并皆治之。

木香汤

【来源】《太平惠民和济局方》卷十。

【组成】木香　青皮各三斤　姜黄　麦蘖（炒）各五斤　甘草（炒）盐（炒）各一十一斤　蓬术四斤

【用法】上为末。每服一钱，沸汤点服，不拘时候。

【主治】胸膈痞塞，心腹刺痛，胁肋胀满，饮食减少，噫气吞酸，呕逆噎闷，一切气疾。

五味汤

【来源】《太平惠民和济局方》卷十。

【别名】五味子汤（《宣明论方》卷九）。

【组成】五味子（洗）九斤　良姜（炒）陈皮（去白）　茴香（炒）各一斤半　甘草（炒）十七斤半　盐（炒）二十二斤

《宣明论方》有干姜一两半。

【用法】上为末。每服二钱，食前沸汤点服。

【功用】温中益气。

【主治】胸膈痞满，心腹刺痛，短气噎闷，咳嗽痰唾，呕逆恶心，不思饮食。

枳实汤

【来源】《圣济总录》卷四十一。

【组成】枳实（陈者，去瓤，麸炒）四个　桂（去粗皮）一两　厚朴（去粗皮，涂生姜汁炙令烟出）四两　栝楼（去皮）一个

【用法】上为粗末。每服五钱匕，水二盏，入薤白一握，同煎至一盏，去滓温服，空心、日午、临卧各一服。

【主治】风寒客于肝经，著于胸上，膈脘痞闷。

乳香煎丸

【来源】《圣济总录》卷四十四。

【组成】乳香　没药　丹砂　木香　沉香　蓬莪茂（煨，锉）枳壳（去瓤，麸炒）槟榔（锉）乌头（炮裂，去皮脐）各一两　硇砂（别研，水飞）狼毒（锉，醋炒）干漆（炒烟出）各一两半　阿魏一分（醋化，去砂石，面和作饼，炙）楝实（取肉，捣末）四两　芫花（醋炒焦）半两　青橘皮（汤浸，去白，焙）三分。

【用法】将乳香、没药、丹砂、硇砂别研，与楝实末同入石器内，用酽醋一升，慢火熬成膏，即以余药为末拌和令匀，为丸如绿豆大。每服十五丸，临卧温水送下。

【主治】脾胃虚寒，心胸痞满，宿食不消。

柏子仁丸

【来源】《圣济总录》卷五十四。

【组成】柏子仁（别研）熟干地黄（焙）肉苁蓉（酒浸三日，切作片子，焙干）牛膝（酒浸一伏时，切，焙）补骨脂（炒熟）巴戟天（去心）茴香子（炒）五味子（炒）木香　远志（去心）各一两

【用法】上十味，捣九味为末，入柏子仁研令匀，酒煮面糊为丸，如梧桐子大。每服十五至二十丸，空心、食前用淡生姜汤或温酒送下。

【功用】散痞满，进饮食。

【主治】三焦俱虚，气道涩滞，痞满，饮食不思。

桂心胶饴汤

【来源】《圣济总录》卷五十六。

【组成】桂（去粗皮）一两

【用法】上为粗末。每服二钱匕，水一盏，加生姜一枣大（拍碎），煎至六分，去滓，下胶饴二枣大，更煎一二沸，温服，空心、早晚各一次。

【主治】心中痞急懊憹痛。

腊茶丸

【来源】《圣济总录》卷六十二。

【组成】腊茶末　丁香　槟榔　青橘皮（去白，切、炒）　木香　缩砂（去皮，炒）各半两　巴豆（去皮心膜，研出油）三七粒　乌梅肉（炒）二两

【用法】上除巴豆外，为末，再同研匀，醋糊为丸，如绿豆大。每服三丸至五丸，早、晚食后温生姜汤送下。

【主治】膈气痞闷，呕逆恶心，不下饮食。

通气汤

【来源】《圣济总录》卷六十七。

【组成】荜茇　连皮大腹（锉）各一两　沉香（锉）　草豆蔻（去皮）　木香　干姜（炮）　诃黎勒（去核）　甘草（炙，锉）　青橘皮（去白，焙，炒）　桂（去粗皮）　枳壳（去瓤，麸炒）　桃仁（去皮尖双仁，炒黄）　槟榔（锉）各半两

【用法】上为粗末。每服三钱匕，以水一盏，煎至七分，去滓温服。

【主治】气上逆，胸膈痞塞，饮食不下，及积气心腹胀满，大肠虚秘。

桂香匀气丸

【来源】《圣济总录》卷七十二。

【组成】桂（去粗皮）　丁香皮　缩砂仁　益智（去皮，炒）　陈橘皮（汤浸，去白，焙）　青橘皮（汤浸，去白，焙）　槟榔（锉）　木香　蓬莪术（煨）各一两　乌梅（和核）一两半　巴豆（去皮心膜，研出油）六十四粒

【用法】上除巴豆外，为末，和匀，煮面糊为丸，如麻子大。每服七丸至十丸，食后茶、酒任下。

【功用】消积滞，化宿食、痰饮。

【主治】胸膈痞闷。

八神汤

【来源】《鸡峰普济方》卷十三。

【别名】姜曲汤（《杨氏家藏方》卷二十）。

【组成】神曲　麦蘖　青盐　甘草各三两　生姜六两　胡椒二分　草豆蔻二个（大者，面裹，烧黄熟）　丁香二钱

【用法】上除丁香、胡椒外，将六味令杵成粗滓，

带润淹一宿，焙干。八物同为细末，汤点服，不拘时候。

【功用】

　　1.《鸡峰普济方》：辟除雾露山岚之气，消饮食，补脾胃。

　　2.《普济方》：温脾益胃，消酒化食。

【主治】《普济方》：胸膈痞闷，呕吐恶心。

石膈散

【来源】《鸡峰普济方》卷二十。

【组成】干姜　厚朴　甘草　木香　青皮　肉豆蔻各半两　枳实　槟榔　益智　三棱　陈皮　蓬莪术　桂各一两

【用法】上为细末。加盐少许，生姜三片，大枣一个，水一盏，药二钱，同煎至七分，去滓，食后温服。

【主治】膈脘痞闷，吐沫食少。

沉香乌药煎

【来源】《鸡峰普济方》卷二十。

【组成】沉香　乌药　泽泻　陈皮　赤茯苓　白术　香附子各半两　麝香一钱

【用法】上为细末，炼蜜为丸，如梧桐子大。每服二十丸，食后煎橘皮汤送下。

【主治】胸胁气痞，脏腑疼痛。

二和散

【来源】《鸡峰普济方》卷三十。

【别名】二和汤（《证治准绳·幼科》卷五）。

【组成】藿香叶　香附子（去皮）各等分

【用法】上为细末。每服一钱，水二盏，同煎至六分，去滓温服，不拘时候。

【功用】

　　1.《鸡峰普济方》：调适阴阳，和养荣卫。

　　2.《奇效良方》：和冷热，消食快气。

【主治】

　　1.《鸡峰普济方》：心胃气痞，饮食不进，凡伤寒阴阳不分者。

　　2.《奇效良方》：疮疹，并伤寒冷热不和，阴

阳痞气，气不升降。

枳壳散

【来源】《普济本事方》卷三引庞老方。

【组成】枳壳（去瓤，锉，麸炒） 白术各半两 香附子一两（麸炒，舂去皮） 槟榔三钱

【用法】上为细末。每服二钱，米饮调下，一日三服，不拘时候。

【主治】心下蓄积，痞闷，或作痛，多噫败卵气。

【方论】《本事方释义》：枳壳气味苦寒，入足太阴；白术气味甘温，入手足太阴；香附子气味苦平，入足厥阴；槟榔气味辛温，入足太阴。此心下积聚痞闷，脘中不爽，多噫败卵气，胀疼者，皆由中气馁弱不振，以甘温守中，而用破气消积之药攻病，则正气不伤而宿病顿去矣。

肉豆蔻汤

【来源】《洪氏集验方》卷三引景卢方。

【组成】肉豆蔻（炮） 草果子（去皮） 石菖蒲 干木瓜 良姜 干姜 厚朴（姜炙） 甘草（炙）各一两

【用法】上为细末。每服一钱，盐汤点下。

【主治】胸膈痞塞不快，脾胃有伤。

玉芝徐老丸

【来源】《宣明论方》卷四。

【组成】天南星 干姜各半两 黄柏一两半 牵牛四两 半夏 白矾 大黄各一两 蛤粉二两

【用法】上为末，滴水为丸，如小豆大。每服十丸至二十丸，食后温水送下，一日三次。大便结者，除肠垢积物，可渐加至三五十丸。

【功用】消痰利膈。常服顺气调血，美饮食，调五味，令人徐老。

【主治】一切风壅，胸胁痞闷。

【宜忌】孕妇，滑泄病忌服。

金针丸

【来源】《宣明论方》卷十三。

【别名】六神丸。

【组成】丁香 木香 乳香 阿魏 轻粉 骨碎补（去毛） 槟榔 官桂 桂心 巴豆（去皮） 杏仁（去皮） 不木灰 肉豆蔻 阳起石 朱砂各等分

【用法】上为细末，水面糊为丸，如小豆大。每服一丸，针穿作孔子，小油内滚过，灯焰内燎遍，于油中蘸死，嚼生姜下，不拘时候，一日三次。

【主治】阳绝痞气，心腹不忍者。

宽膈丸

【来源】《三因极一病证方论》卷八。

【组成】木香 京三棱（炮） 青皮各半两 半夏三两（汤洗七次） 大腹子一分

【用法】上为细末，姜汁糊为丸，如梧桐子大。每服二三十丸，食后米汤送下。

【主治】气不升降，胸膈结痞。

丁香丸

【来源】《杨氏家藏方》卷五。

【别名】丁香丸（《普济方》卷二〇五）。

【组成】丁香二两 沉香一两 人参（去芦头）半两 肉豆蔻十枚（面裹，煨熟）

【用法】上为细末，用甘草十两，捶碎，入水一斗，揉尽去滓，熬成膏子为丸，如梧桐子大。每服三十丸，生姜汤送下，不拘时候。

【主治】胸膈痞闷，呕逆恶心，腹胁胀满。

大橘皮丸

【来源】《杨氏家藏方》卷五。

【组成】陈橘皮（去白）一斤 生姜（洗净不去皮，切，焙干）一斤 丁香 人参（去芦头） 甘草（炙）各四两 神曲（微炒）二两 麦蘖（微炒）二两

【用法】上为细末，炼蜜为丸，每一两作一十丸。每服一丸，空心煎生姜、橘皮汤化下。

【主治】中寒气痞，饮食不下。

六君子汤

【来源】《杨氏家藏方》卷六。

【别名】六物汤（《普济方》卷一六四）。

【组成】枳壳（去瓤，麸炒） 陈橘皮（去白） 人参（去芦头） 白术 白茯苓（去皮） 半夏（汤洗七遍，切作片子）各等分。

【用法】上为粗末。每服五钱，水二盏，加生姜五片，同煎至一盏，去滓温服，不拘时候。

【主治】

1.《杨氏家藏方》：胸膈痞塞，脾寒不嗜食，服燥药不得者。

2.《普济方》：痰气上攻，头眩目晕，呕吐，胸膈不快；及痰疟潮作，寒热往来，头痛不止。

枳实丸

【来源】《杨氏家藏方》卷六。

【组成】枳实（麸炒黄）一两半 陈橘皮（去白）一两半 萝卜子一两（炒） 人参（去芦头）半两 木香半两

【用法】上为细末，面糊为丸，如梧桐子大。每服五十丸，食后浓煎木瓜汤送下。

【主治】脾胃积寒，气不升降，中脘痞闷，心腹作痛，发歇无常。

人参威灵散

【来源】《普济方》卷三四七引《卫生家宝》。

【组成】人参 茯苓 藿香叶 白芷 甘草（炙） 桔梗各一两 威灵仙一分（微炒）

【用法】上为末。每服一大钱，加大枣二枚，生姜二片，水一盏，煎至八分，空心、食前温服。

【主治】产后痞气，胸膈不快，噎闷不进饮食。

八味平胃散

【来源】《易简方论》。

【组成】厚朴三两半 苍术五两半 橘红三两半 甘草一两 缩砂 香附子各三两 茯苓 丁香各三两

【用法】上锉。每服四钱，水一盏半，加生姜五片，大枣一个，煎至六分，去滓，食前服。

【主治】气不舒快，中脘痞塞，不进饮食。

沉香理气汤

【来源】《女科百问》卷下。

【组成】丁香 檀香 木香各半两 藿香二两 甘草二两 砂仁半两 白豆蔻一两（用仁） 沉香 乌药 人参各一两

【用法】上为末。每服一钱，加盐一字，沸汤点服，不拘时候。

【主治】气滞不和，胸膈虚痞。

枳术丸

【来源】《内外伤辨惑论》卷下引张洁古方。

【别名】二味枳术丸（《北京市中药成方选集》）。

【组成】白术二两 枳实（麸炒黄色，去瓤）一两

【用法】上为极细末，荷叶裹烧饭为丸，如梧桐子大。每服五十丸，用白汤送下，不拘时候。

【功用】

1.《内外伤辨惑论》：治痞，消食，强胃。

2.《中国药典》一部：健脾消食，行气化湿。

【主治】

1.《普济方》：老幼虚弱，食不消，脏腑软，气不下降，胸膈满闷。

2.《医宗金鉴》：胃虚，湿热饮食壅滞，心下痞闷。

【方论】

1.《医方考》：一消一补，调养之方也。故用白术以补脾，枳实以消痞，烧饭取其香以益胃，荷叶取其仰以象震。象震者，欲其升生甲胆之少阳也。此易老一时之方，来东垣末年之悟，孰谓立方之旨易闻耶？

2.《景岳全书》：洁古枳术丸，以白术为君，脾得其燥，所以能健；然佐以枳实，其味苦峻，有推墙倒壁之功。此实寓攻于守之剂，惟脾气不清而滞胜者，正当用之，若脾气已虚，非所宜也。

3.《张氏医通》：海藏曰：东垣枳术丸，本仲景枳术汤，至晚年道进，用荷叶烧饭为丸，取留滓于胃也。太无曰：《金匮要略》治水肿心下如

盘，如用汤以荡涤之；东垣治脾不健运，故用丸以缓消之。二方各有深意。

4.《医略六书》：脾虚气滞，不能磨食，而饮食易伤，故中脘痞结，谷少肌消焉。枳实破滞气，力有冲墙倒壁之功，白术补脾元，仰复坤土健运之职，荷叶煨饭为丸，使滞化气行，则脾土健运有常，而痞结自开，安有饮食易伤、谷少肌消之患哉？此健中消滞之剂，为脾虚食滞痞结之方。

5.《中国医药汇海·方剂部》：此乃治脾虚食积生痰之方，凡中气虚而有痰者，宜服之。有消补兼行，去痰不伤气之效力也。

【验案】

1.胆囊切除后腹胀痞满 《浙江中医杂志》（1995，3：107）：以本方：枳实24g，白术12g，每日1剂，水煎服，4天为1疗程，治疗腹腔镜胆囊切除后腹胀痞满117例；另设对照组112例，药用二甲基硅油片。结果：治疗组痊愈94例，有效19例，总有效率96.6%。对照组痊愈17例，有效32例，总有效率43.7%。两组比较差异非常显著（P<0.01）。

2.胃下垂 《天津中医》（1996，1：30）：以本方加升麻为基本方，气虚加党参、黄芪；呕吐加陈皮、半夏；痰饮内停合苓桂术甘汤；痰热加黄连、竹茹；食积加神曲、炒麦芽、鸡内金；便秘加蒌仁、麻仁；血瘀加桃仁、红花；治疗胃下垂34例。结果：治愈24例，好转9例，总有效率97.1%。治疗时间最短21天，最长118天，平均42天。

3.痞满 《中成药》（1997，12：22）：通过对枳术冲剂与其原剂型枳术丸治疗135例痞满证的临床疗效对比观察，结果枳术冲剂总有效率达97.8%，明显优于枳术丸（P<0.01）。经临床疗效分析，对病情中、高度的疗效，枳术冲剂亦明显高于枳术丸（P<0.01）。

【实验】对模型动物胃肠运动的影响 《时珍国医国药》（2008，2：310）：实验表明：枳术丸大、小剂量组及枳术汤大、小剂量组的胃内残留率与模型组没有差异；枳术丸与枳术汤大剂量组的小肠推进率高于模型组，有非常显著意义。结论：枳术丸与枳术汤对吗啡造成的胃排空迟缓没有改善，但大剂量能够对抗吗啡造成的小肠推进迟缓。

橘皮枳术丸

【来源】《内外伤辨惑论》卷下。

【别名】橘红枳术丸（《赤水玄珠全集》卷五）。

【组成】橘皮 枳实（麸炒，去瓤）各一两 白术二两

【用法】上为细末，荷叶烧饭为丸，如梧桐子大。每服五十丸，熟水送下。食远服。

【主治】

1.《内外伤辨惑论》：老幼元气虚弱，饮食不消，或脏腑不调，心下痞闷。

2.《丹溪心法》：食积兼痞。

散滞气汤

【来源】《脾胃论》卷下。

【组成】当归身二分 陈皮三分 柴胡四分 炙甘草一钱 半夏一钱五分 生姜五片 红花少许

【用法】上锉，如麻豆大，都作一服。水二盏，煎至一盏，去滓，食前稍热服。

【主治】忧气结中脘，腹皮底微痛，心下痞满，不思饮食，虽食不散，常常有痞气。

失笑丸

【来源】《兰室秘藏》卷上。

【别名】枳实消痞丸。

【组成】干生姜 炙甘草 麦蘗面 白茯苓 白术各二钱 半夏曲 人参各三钱 厚朴四钱（炙） 枳实 黄连各五钱

【用法】上为细末，汤浸饼为丸，如梧桐子大。每服五七十丸，白汤送下，食远服。

【功用】开胃进饮食。

【主治】右关脉弦，心下虚痞，恶食懒倦。

【方论】《成方便读》：夫满而不痛者为痞，痞属无形之邪，自外而入，客于胸胃之间，未经有形之痰血饮食互结，仅与正气搏聚一处为患。故以黄连、干姜并用，一辛一苦，一散一降，则无论寒热之邪，皆可开泄，二味实为治痞之主药。然痞结于中，则气壅湿聚，必渐至痰食交阻，故以枳实破气、厚朴散湿、麦芽化食、半夏行痰，自无胶固难愈之势。但邪之所凑，其气必虚，故必以

四君子坐镇中州，祛邪扶正，并驾齐驱。故此方无论虚实之痞，皆可治之。用蒸饼糊丸者，以谷气助脾胃之蒸化耳。

【实验】对大鼠血液中胃泌素和胃动素含量的影响 《医药导报》（2008，7：760）：研究表明：中、高剂量枳实消痞丸能显著提高血清胃泌素及血浆胃动素的含量。提示：枳实消痞丸对胃肠动力的影响可能与其增加血清胃泌素及血浆胃动素的含量有关。

【验案】

1.慢性胃炎 《中医药学报》（1991，3：30）：应用本方每日1剂，水煎500ml，早晚2次分服；亦可为小丸，每服6～9g，1日2次，温开水送下，3个月为1疗程，共2个疗程。治疗慢性胃炎30例，男性22例，女性8例；年龄最小者25岁，最大者70岁；病程最长30年，最短1年。结果：有效（临床症状消失，经X线胃肠透视或纤维胃镜检查黏膜萎缩明显缩小，充血水肿明显减轻）26例，好转（临床症状减轻，胃镜检查黏膜萎缩或水肿减轻）3例，无效（临床症状无改变，经X线胃肠透视或胃镜检查无明显变化）1例；总有效率为96.7％。

2.非溃疡性消化不良 《四川中医》（1998，7：27）：用枳实消痞丸全方随症加减：胃阴不足者，减半夏、生姜，酌加玉竹、石斛；大便秘结不爽者，酌加制大黄、瓜蒌；上腹部疼痛较甚者，加木香、延胡索；胃中灼热伴反酸者，合左金丸；舌苔白而厚腻者，加白蔻仁，并以苍术易白术。常规煎服，4周为1疗程，治疗非溃疡性消化不良76例。结果：治愈20例（26.32％），显效24例（31.58％），有效28例（36.84％），无效4例（5.26％）。总有效率为94.74％。服药时间最短者一个疗程，最长者三个疗程。

消痞丸

【来源】《兰室秘藏》卷上。

【别名】大消痞丸（《东垣试效方》卷二）、大温中丸（《丹溪心法》卷三）。

【组成】干生姜 神曲（炒） 炙甘草各二分 猪苓二钱五分 泽泻 厚朴 砂仁各三钱 半夏（汤洗七次） 陈皮 人参各四钱 枳实五钱

（炒） 黄连（净，炒） 黄芩各六钱 姜黄 白术各一两

【用法】上为细末，汤浸蒸饼为丸，如梧桐子大。每服五七十丸至百丸，空腹白汤送下。

【主治】心下痞闷，一切所伤及积年不愈者。

黄连消痞丸

【来源】《兰室秘藏》卷上。

【组成】泽泻 姜黄各一钱 干生姜二钱 炙甘草 茯苓 白术各三钱 陈皮 猪苓各五钱 枳实（炒）七钱 半夏九钱 黄连一两 黄芩（炒）二两

【用法】上为细末，汤浸蒸饼为丸，如梧桐子大。每服五十丸，食远以温水送下。

【主治】心下痞满，壅滞不散，烦热，喘促不安。

黄耆补中汤

【来源】《医学发明》卷一。

【组成】黄耆一钱 人参八分 炙甘草 白术 苍术 橘皮各半两 泽泻 猪苓 茯苓各三分

《嵩崖尊生全书》有升麻、柴胡。

【用法】上锉，都作一服。水二盏，煎至一盏，去滓，大温送下消痞丸。

【主治】

1.《医学发明》：一切心下痞闷，及积年久不愈者。

2.《赤水玄珠全集》：脾胃不能渗湿，内痞外浮。

葶苈丸

【来源】《兰室秘藏》卷上。

【别名】人参顺气饮子。

【组成】半夏（洗） 厚朴（炙） 石膏 青皮各五分 当归身七分 白豆蔻仁 缩砂 茵陈（酒制） 干葛各一钱 炙甘草 羌活 黄芩（一半酒洗，一半炒） 苦葶苈（酒洗，炒） 人参 柴胡 独活各三钱

【用法】上为细末，汤浸蒸饼为丸，如米大。每服二钱，临卧用一口汤送下。

【主治】心下痞，胸中不利。

上清汤

【来源】《兰室秘藏》卷下。

【别名】通气防风汤（《东垣试效方》卷二）、上清散（《证治准绳·类方》卷二）。

【组成】人参　蔓荆子各五分　防风一钱　葛根一钱五分　黄耆三钱　甘草四钱

【用法】上锉，分作二服。水二盏，煎至一盏，去滓，临卧热服。以夹衣盖覆，不语，须臾汗出为效。

【功用】清利头目，宽快胸膈。

【主治】《证治准绳·类方》：痞而头目不清。

消痞丸

【来源】《兰室秘藏》卷下。

【组成】黄连五钱　黄芩二钱　厚朴七分　姜黄五分　干生姜　人参各四分　甘草三分　枳实二分　橘皮一分

【用法】上为细末，汤浸蒸饼为丸，如黍米大。每服三十丸，随乳下。

【功用】消痞。

开结枳实丸

【来源】《医学发明》卷八。

【别名】开结导引丸（《东医宝鉴·外形篇》卷四引《宝鉴》）、开郁导饮丸（《东医宝鉴·外形篇》卷四引《丹溪心法》）、开结导饮丸（《丹溪心法》卷三）。

【组成】橘皮　白术　泽泻　茯苓　麦蘖面　炒曲各一两　干生姜　青皮各半两　枳实（麸炒）一两半　半夏（汤洗七次）一两

【用法】上为细末，汤浸蒸饼为丸，如梧桐子大。每服三五十丸至七十丸，食远温水送下。

【功用】《外科发挥》：导引行水，化脾气。

【主治】

1. 《医学发明》：饮食不消，心下痞闷。
2. 《外科发挥》：腿脚肿痛。

【加减】如有积块，加巴豆霜一钱半。

胃丹

【来源】《济生方》卷一。

【组成】朱砂（大块不夹石者）五十两　新罗人参　肉豆蔻（面裹煨）　缩砂仁　荜澄茄　白豆蔻仁　红豆　高良姜（锉，炒）　附子（炮，去皮脐）　白术　厚朴（姜汁炒）　丁香（不见火）　藿香叶　五味子　干姜（炮，去皮）　胡椒　益智仁　麦门冬（去心）　草果仁　橘红各四两。

【用法】上药各如法修制，锉如豆大，用白沙蜜五斤，将药一半同蜜拌匀，入铜锅内；以夹生绢袋盛贮朱砂，悬宕锅内，以桑柴火重汤煮四日四夜，换蜜五斤，又入前药一半，和匀，再煮三日三夜，取砂淘净焙干，入乳钵，用玉槌研细，米糜为丸，如绿豆大，阴干。每服十粒，加至十五粒，空心食前用人参汤送下，大枣汤亦得；如或呕吐，用淡生姜汤送下。

【主治】真阳衰虚，心火怯弱，不养脾土，冲和失布，中州虚寒，饮食不进，胸膈痞塞，或不食而胀满，或已食而不消，痰逆恶心，翻胃吐食，脏气虚寒，米谷不化，心腹绞痛，泄利不止。一切脾胃诸疾。

【宜忌】忌食猪、羊血。

木香塌气丸

【来源】《御药院方》卷三。

【组成】木香　青皮　陈皮　白豆蔻仁　缩砂仁　荆三棱（炮）　蓬莪术（炮）　荜澄茄　萝卜子　枳实（麸炒）各一两　威灵仙（去土）三两

【用法】上为细末，水面糊为丸，如梧桐子大。每服五十丸，食后生姜汤送下。

【主治】胸膈气痞，痰实不化。

沉香降气丸

【来源】《御药院方》卷三。

【组成】沉香一两半　香附子（去毛）五两　蓬莪术（炒，锉）　木香各二两　甘草（轻炒）七两　豆粉（轻炒）九两　姜黄（洗净，焙）八两半

【用法】上为细末，水浸蒸饼为丸，如樱桃大，以

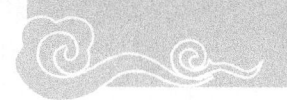

本末为衣。每服三二丸至五丸，细嚼，以生姜汤送下，温水亦可，不拘时候。

【功用】和脾胃，进饮食，利胸膈。

【主治】胸膈痞闷，气不升降，饮食减少，肢体怠惰，呕哕恶心，脐腹疼痛。

枳壳丸

【来源】《御药院方》卷三

【组成】京三棱（炮）　蓬莪术（炮）各二两二钱　白术　青皮（去白）　陈皮（去白）　白茯苓（去皮）各一两半　槟榔　木香　枳壳（麸炒，去瓤）　半夏（汤洗七次）各一两　黑牵牛三两（炒）

【用法】上为细末，面糊为丸，如梧桐子大。每服五十丸，食后温生姜汤送下。

【功用】升降滞气，消化宿食，祛痰逐饮，美进饮食。

【主治】中焦气涩，胸膈痞闷，食饮迟化，四肢困倦，呕哕恶心。

通膈丸

【来源】《御药院方》卷三。

【组成】槟榔三两　枳实四两（麸炒）

【用法】上为细末，炼蜜为丸，如梧桐子大。每服三十丸至五十丸，食后生姜汤送下，温水亦得。
　　本方改为散剂，名"通膈散"。

【主治】胸中气痞不通，水饮停滞。

商壳丸

【来源】《御药院方》卷三。

【组成】商枳壳（麸炒，去瓤）二两　大皂角（去皮子，酥炙黄色）二两　青皮（去白）　半夏（洗七遍）　槟榔　木香各半两

【用法】上为细末，生姜汁作薄面糊为丸，如豌豆大。每服四五十丸，食后温生姜汤送下。

【功用】破痰逐饮。

【主治】胸膈痞滞，气不宣畅。

橘皮枳壳汤

【来源】《御药院方》卷三。

【组成】枳壳（麸炒，去瓤）　半夏（不制）各二两　陈皮（不去白）三两　人参一两

【用法】上各锉碎。每药一两，用泉水一升，生姜片子十余片，同煎至八分一盏，去滓，稍温服。如大便涩，入白蜜少许，食后大剂；如上喘，用东流河水更妙。此是半夏汤古方，上四味用泉水五大升，入白沙蜜四两调匀，用木勺扬药水二百四十遍，煮取一大升，去滓，分作三服，一日常服尽，食后服之。

【主治】胸膈气痞，气短噎闷，不得升降。

茯苓丸

【来源】《御药院方》卷四。

【组成】京三棱六两半　蓬莪术六两半　青皮（去白）　陈皮（去白）　白术各三两　槟榔二两半　木香一两半　枳壳（麸炒，去瓤）二两　白茯苓（去皮）一两　半夏（汤洗七次，去滑）一两半　牵牛（头末）四两

【用法】上为细末，生姜汁面糊为丸，不以多少，食后生姜汤送下。

【功用】升降阴阳，消化滞气，祛痰逐饮，美进饮食。

【主治】中焦气涩，胸膈痞闷，饮食迟化，四肢困倦，呕逆恶心。

开结枳实丸

【来源】《御药院方》卷五。

【别名】木香利膈丸（《古今医统大全》卷二十九引《医林》）、开结枳术丸（《医学入门》卷七）。

【组成】枳实（麸炒）　白术　半夏（汤洗）　天南星（炮）　白矾（枯）　苦葶苈（隔纸炒）　大黄各半两　木香二钱　黑牵牛（头末）二两　大皂角（去皮子，酥炙）一两　青皮（去白）半两　或加旋覆花一两

【用法】上为末，入牵牛头末令匀，生姜汁煮面糊为丸，如梧桐子大。如单腹胀，上喘涎多，四肢肿满，每服三四十丸，食后生姜汤送下，以微利

为度；妇人干血气，膈实肿满，或产后有伤，面目浮肿，小便不利，生姜、葱白汤送下；酒疸病，温酒送下。

【功用】宣导凝滞，消化痰饮，升降滞气，通行三焦，滋荣心肺，灌溉肾肝，补助脾元，养胃，转行百脉，去风结恶气，流畅大小肠。常服消食快气，下痰利膈。

【主治】

1.《御药院方》：中痞痰逆，恶心呕哕，膈实，酒醒不解，宿物停积，两胁膨闷，咽嗌不利，上气咳嗽。

2.《医学入门》：黄疸。

【宜忌】《北京市中药成方选集》引朱丹溪方：孕妇忌服。

消痞丸

【来源】《医方类聚》卷八十九引《施圆端效方》。

【组成】青皮（去白） 陈皮（去白） 京三棱（炮，切） 广茂（煨，切） 益智（炒） 缩砂仁 当归（切，焙） 半夏（姜制） 牵牛（炒） 丁皮各一两 硇砂（明者）一分（别研）

【用法】上为细末，酒糊为丸，如小豆大。每服二十丸，生姜汤送下，不拘时候。

【主治】一切痞气，心腹胀满，癖气聚滞不快。

香附六一汤

【来源】《医方类聚》卷一〇一引《澹寮方》。

【别名】香附甘草散（《古今医统大全》卷五十引丹溪方）、香附六一散（《医抄类编》卷十三引丹溪方）。

【组成】香附子六两 甘草一两

【用法】上为细末。任意点服。

【主治】胸烦痞满。

枳壳汤

【来源】《云岐子保命集》卷下。

【别名】枳壳散（《症因脉治》卷一）。

【组成】枳壳（麸炒，去瓤）三两 桔梗三两 黄芩一两半

【用法】上锉。每日早用二两半，水三盏，煎至二盏，匀作三服，午时一服，申时一服，临卧时一服。三日七两半服尽，再服生半夏汤。

【主治】

1.《云岐子保命集》：久痰胸膈不利，上焦发热者。

2.《症因脉治》：胸前热结，口噤不语，右脉沉滑。

神授太乙散

【来源】《医方类聚》卷六十二引《经验秘方》。

【组成】青皮（去瓤） 川芎（不蛀，新者） 白芷（不蛀，新者） 桔梗（去芦） 枳壳（麸炒，去瓤） 柴胡（去芦） 陈皮（去白） 香附子（炒，去毛净） 苍术（去芦皮） 防风（去芦，不蛀者） 藁本（去土） 甘草（不去皮尖） 细辛（去土） 藿香叶（去土） 赤芍药 羌活各一两 干葛（有粉者，不蛀） 升麻 紫苏叶（去枝土）

【用法】上为粗末。小儿五岁以上，每服三钱，新水中盏半，生姜三片，枣三个，葱白三根，同煎七分，去滓，通口服一大盏，滓再煎；十岁以上，每服半两，新水二大盏半，生姜五片，枣五个，葱白五茎，同煎七分，去滓，通口服二大盏，滓再煎；大人每服七钱半，新水三大碗，生姜七片，枣七个，葱白七根，煎七分，去滓，通口服二大碗；病势甚者，先嚼葱、姜引子，用碗内药热气额上熏，徐徐通口，一气热服，滓再煎，热服二大碗，并进二服，前疾立愈。

【主治】四时瘟疫流行，不问阴阳两感，头痛壮热憎寒，拘尽急痛，无问大人小儿孕妇，久病肚热胸痞疾嗽，悉皆治之。

【宜忌】时毒，头面项颈腮腋皆肿，咽痛者，忌辛热物。

【加减】如久发热，胸痞肌瘦，去姜葱，新水依上煎，温服三服；久患头痛身疼，每服加川芎、白芷、赤芍各一钱，姜葱依上煎，热服；时毒，头面项颈腮腋皆肿，咽痛，去引子，白新水，加鼠粘子、荆芥穗、防风、葱中节三茎，同煎，温食后服，并进三五服，消减立安；小儿疮疹未分，葱白减，姜枣同煎，去滓温服；出快，一身皆痛，依时气伤寒治法，用引子，更加桂、白芷、赤

芍，依上煎服；头风、头痛，上壅风热，加荆芥穗、茶芽、葱白同煎，不用姜枣；妇人月事不调，发热，加炒净香附子、白芍、荆芥穗、乌梅同煎，无时；身有大疮举作，加牛蒡子、金银花、荆芥穗各三钱，加入前药同煎，去引子，连热服三大碗，汗出立消；散疮顶津润，得用生矾末，频掺上散，速修配，如浊服饵。

沉香降气丸

【来源】《瑞竹堂经验方》卷一。

【组成】沉香（镑）　木香　荜澄茄　枳壳（去瓤）　缩砂仁　白豆蔻仁　青皮（去白）　陈皮（去白）　广术（炮）　枳实（麸炒）　黄连（去须）　半夏（生姜制）　萝卜子（另研）各半两　白茯苓（去皮）一两　香附子二两（炒去皮毛）　白术一两（煨）　乌药一两半

【用法】上为细末，生姜自然汁浸蒸饼为丸，如梧桐子大。每服五七十丸，临卧煎橘皮汤送下，姜汤亦可，一日一次。

【功用】升降水火，调顺阴阳，和中益气，推陈致新，进美饮食。

【主治】胸膈痞满。

【宜忌】忌生冷。

枳壳半夏汤

【来源】《世医得效方》卷四。

【组成】枳壳　半夏　黄芩　桔梗各二两　甘草五钱

【用法】上锉散。每服四钱，加生姜三片，桑白皮七寸，乌梅一个，煎服。未效，加葶苈子、马兜铃、防己、薄荷。

【功用】除痰热，下气宽中，利膈清上。

【主治】痰热痞满。

桔梗枳壳汤

【来源】《世医得效方》卷十一。

【组成】枳壳（去瓤）　桔梗（去芦）各五钱　半夏（汤洗）　黄芩　瓜蒌仁　黄连（去须）各三钱

【用法】上为散。加生姜、麦门冬去心水煎服。利黄涎沫即安。

【主治】热气痞满，胸膈两胁按之则痛。

利膈丸

【来源】《脉因证治》卷下。

【组成】黄芩（生、炒）各一两　黄连　南星　半夏各五钱　枳壳　陈皮各三钱　白术二钱　白矾五分　泽泻五钱　神曲（炒）

　　方中神曲用量原缺。

【功用】除痰利膈。

【主治】痞证。

丁香煎丸

【来源】《医方类聚》卷一〇二引《烟霞圣效方》。

【组成】肉豆蔻二个　丁香三钱　硇砂　没药　五灵脂各半两

【用法】上为细末，加研硇砂同匀，以滴水为丸，如绿豆大。每服十丸，蜜水送下。

【主治】胃脘结痞，吐逆腹满。

木香分气丸

【来源】《普济方》卷二五三引《德生堂方》。

【组成】香附子一斤　三棱　广莪四两　丁皮四两　甘松（净）四两　檀香四两　甘草一斤　豆粉十两（炒黄色）　姜黄三两（研）

　　本方名木香分气丸，但方中无木香，疑脱。方中三棱用量原缺。

【用法】上为细末，砂仁四两，杵碎取仁作母，水为丸，如鸡头子大。每服三五丸，细嚼，酒水任下，不拘时候加服。

【主治】酒食后胸满气痞。

降痰丸

【来源】《医学纲目》卷二十一。

【组成】木香　槟榔　青皮　陈皮　京三棱　枳壳（麸炒）　半夏（汤洗）　大黄　黑牵牛各一两

【用法】上为末，面糊为丸。食后生姜汤送下。

【功用】消食利膈，升降滞气，消化痰涎。

【主治】三焦气涩，痞满咳唾稠粘，面热目赤，肢

体倦怠，不思饮食。

桑白皮散

【来源】《普济方》卷二十八。

【组成】桑根白皮一两（锉） 半夏半两（汤浸七次，去滑） 赤茯苓一两 前胡一两（去芦头） 大腹皮三分（锉） 白术半两 木香半两 甘草（炙微赤，锉）一分 川大黄一两（微炙，锉碎）

【用法】上为散。每服三钱，以水一中盏，加生姜半分，煎至六分，去滓，温服，不拘时候。

【主治】肺脏痰毒停滞，心胸满闷，肩背烦疼，不欲饮食。

丁香煎丸

【来源】《普济方》卷一八二。

【组成】丁香一钱 沉香二钱 藿香二钱 附子二钱 檀香三钱 砂仁三钱 豆蔻二钱 茯苓三钱 桂花三钱 桂枝二钱 官桂三钱 甘草四钱 人参二钱 黑墨一锭 百药煎三钱 橘皮一钱 荜澄茄二钱 麝香少许 三奈三钱 甘松二钱 茯苓二钱 丁香皮三钱

【用法】上为细末，用甘草一斤作膏子，净瓷盏内盛封之。用时为丸服。

【主治】胸膈不快。

全真丸

【来源】《普济方》卷二五三。

【组成】黑牵牛头末三两 大黄半两 南木香半两 陈皮半两 甘草半两 皂角一两（净，去皮弦，用文武火炙黄色）

【用法】上为细末，用米醋打糊为丸，如梧桐子大。每服三五十丸，食后温汤送下，一日二次。

【主治】男妇酒食过伤，胸膈痞闷。

八味理中丸

【来源】《普济方》卷三八七。

【组成】人参 甘草（炙） 白术 干姜 枳实

（治炒） 白茯苓 五味子（去梗） 桑白皮（去赤皮）各等分

【用法】上为细末，炼蜜为丸，如小指大。每次一丸，用淡豆豉五粒，水一小盏，煎至半，去豉，通口服，不拘时候。

【主治】小儿心脾肺不和，息数脉急，上下不升降，中膈痞满，胸臆郁抑，坐卧烦闷，精神不乐，饮食不下。

正气宽中散

【来源】《伤寒全生集》卷二。

【组成】藿香 白术 厚朴 陈皮 半夏 茯苓 白芷 桔梗 大腹皮 苏叶 甘草 枳实 青皮

【用法】加生姜，水煎服。

【主治】藿香正气散证兼心下痞。

加减流气饮

【来源】《万氏家抄方》卷五。

【组成】木香 枳壳 蓬术 陈皮 青皮 槟榔 三棱 苍术 草果 大腹皮 砂仁

【用法】水煎服。

【主治】胸膈痞塞，气不升降，喘急不安，积聚停滞，发热不思饮食，噫气吞酸，或闭或痢。

【加减】大便不通，加大黄；身热，加柴胡；内热，加黄连；呕吐，加藿香、半夏；胃中痛，加益智仁、草豆蔻；腹胀小便不利，加木通、苏梗；伤冷积滞，加干姜、肉桂。

香砂宽中汤

【来源】《证治准绳·类方》卷三引《医学统旨》。

【别名】香砂宽中散（《嵩崖尊生全书》卷九）。

【组成】木香（临服时磨水入药三四匙） 白术 陈皮 香附各一钱半 白豆蔻（去壳） 砂仁 青皮 槟榔 半夏曲 茯苓各一钱 厚朴（姜制）一钱二分 甘草三分

【用法】上以水二钟，加生姜三片，煎八分，入蜜一匙，食前服。

本方改为丸剂，名"香砂宽中丸"（《杂病源流犀烛》卷四）。

【主治】气滞胸痞噎塞，或胃寒作痛者。

平补枳术丸

【来源】《丹溪心法附余》卷七。

【别名】平胃枳术丸（《济阳纲目》卷三十七）。

【组成】白术三两　白芍药一两半（酒浸，炒）　陈皮　枳实（去瓤，麸炒）　黄连（酒浸，炒）各一两　人参　木香各半两

【用法】上为细末，荷叶煮浓汤，打米糊为丸，如梧桐子大。每服五十丸，渐加至六七十丸，空腹米汤送下。

【功用】调中补气血，消痞清热。

【主治】

1.《丹溪心法附余》痞闷。

2.《医钞类编》：虚痞，大便利者。

橘连枳术丸

【来源】《丹溪心法附余》卷七。

【组成】白术三两（去梗）　枳实一两（去瓤，麸炒）　陈皮一两　黄连一两（酒浸，炒）

【用法】上为末，荷叶煮汤，打米糊为丸，如梧桐子大。每服五十丸，食后服。

【功用】补脾和胃，泻火消痰。

【方论】《冯氏锦囊秘录》：易老枳术丸方用白术二两补脾，枳实一两消痞，取其补多消少，至东垣加橘皮一两以和胃，名橘皮枳术丸，则补消相半也。今更用白术三两，枳实一两，陈皮一两，黄连一两，名橘连枳术丸，仍补多消少，又兼清热也。丹溪云：心下痞，须用枳实炒黄连，是也。

柴梗汤

【来源】《医学入门》卷四。

【组成】小柴胡汤去人参合枳梗汤

【主治】胸胁痞满或痛。

加减流气饮

【来源】《保命歌括》卷二十四。

【组成】陈皮　青皮　紫苏叶　厚朴（姜汁炒）　枳实　抚芎　甘草　人参　白术　茯苓　半夏（洗）　黄连　香附子（童便浸）各等分

【用法】上锉。加生姜三片，水煎服。

【主治】因七情之伤，心下痞者。

交泰丸

【来源】《万病回春》卷三。

【组成】黄连一两（姜汁浸，黄土炒）　枳实一两（麸炒）　白术（去芦，土炒）一两　吴茱萸（汤泡，微炒）二两　归尾（酒洗）一两三钱　大黄（用当归、红花、吴茱萸、干漆各一两煎水，洗大黄一昼夜，切碎晒干，仍以酒拌晒之，九蒸九晒）四两

【用法】上为细末，姜汁打神曲糊为丸，如绿豆大。每服七八十丸，白滚汤送下，不拘时候。

【主治】胸中痞闷嘈杂，大便稀则胸中颇快，大便坚则胸中痞闷难当，不思饮食。

解郁和中汤

【来源】《万病回春》卷三。

【组成】陈皮（去白）一钱二分　赤茯苓一钱　半夏八分　青皮（去瓤，醋炒）五分　香附米（童便炒）一钱　枳壳（麸炒）一钱　栀子一钱　黄连（姜汁炒）七分　神曲（炒）七分　厚朴（姜炒）七分　前胡八分　苏子（研碎）七分　生甘草四分

【用法】上锉一剂。加生姜五片，水煎，热服。

【主治】胸膈痞满，内热夜不安卧，卧则愈闷。

二陈平胃汤

【来源】《观聚方要补》卷一引《简明医要》。

【组成】二陈汤合平胃散加枳实　神曲　山楂

【主治】胸膈痞塞，吞酸嗳气，恶心呕逆。

香砂宽中汤

【来源】《杏苑生春》卷六。

【组成】香附子　厚朴　枳壳各一钱　缩砂仁七枚　半夏　茯苓各一钱五分　橘皮一钱　甘草五分

【用法】上锉。水煎熟，食远温服。

【主治】气食不散，心下痞闷。

健中汤

【来源】《杏苑生春》卷六。

【组成】甘草（炙）七分 大枣三枚 黄耆三钱 干姜二钱 肉桂一钱 川芎二钱 白芍七分

【用法】上锉。水煎熟，温服。

【功用】补中益气，散寒痞。

【主治】汗多亡阳，中气亏败，致成痞满。

黄连泻心汤

【来源】《明医指掌》卷五。

【组成】黄连一钱二分 厚朴一钱（制） 干姜八分 甘草五分 人参八分 白芍药八分

【用法】上锉一剂。加生姜三片，水二钟，煎八分，空心热服。

【主治】

　　1.《明医指掌》：心下虚痞，按之痛。

　　2.《医略六书》：痞满，脉弦数者。

【方论】《医略六书》：黄连清膈热以消痞，厚朴泻中满以除痞，干姜温胃散寒滞，人参挟元鼓胃气，甘草和中气，半夏燥痰湿，更以生姜温气散寒滞也。

三黄汤

【来源】《祖剂》卷一引伊尹。

【别名】火齐汤（《张氏医通》卷十六引仓公方）。

【组成】大黄二两（如丸，春三两、夏秋二两、冬五两） 黄连一两（如丸，春四两、夏五两、秋三两、冬二两） 黄芩一两（如丸，春四两、夏秋六两）

【用法】上药以麻沸汤二升渍之，须臾绞去滓，分温再服。

【主治】心下痞，按之濡，关上脉浮。

黄芩利膈丸

【来源】《证治宝鉴》卷九。

【组成】黄芩 黄连 黄柏 南星 半夏 枳壳 陈皮 白矾 莱菔子 小皂角 泽泻 白术

【用法】上为末，蒸饼为丸。每服五十丸，汤送下。

【主治】痞而热，胸中有实热，膈上有稠痰，寸浮关沉。

顺气汤

【来源】《石室秘录》卷一。

【组成】苏叶一钱 半夏一钱 甘草一钱 桔梗一钱 百部五分

【主治】胸膈不利，气不顺。

新制润下丸

【来源】《证治汇补》卷二。

【组成】陈皮四两（盐水拌，煮透晒干为末） 炙甘草一两

【用法】水酒糊为丸，如绿豆大，清茶化下。

【功用】降痰。

【主治】《医略六书》：胃虚痰滞，气不流行，痰因气涩，胸中痞满，恶心食少，脉弦者。

【方论】《医略六书》：陈皮理中气，气化则痰消；制以盐水，功专润下，使以炙甘草缓中益胃，则痰气自化。盖痰涎消化而诸脏皆受其荫，安有痞满恶心之患？此和中益胃之剂，乃使痰气润下之专方。

加味陷胸丸

【来源】《张氏医通》卷十五。

【组成】黄连（姜汁炒） 半夏（姜制） 栝楼实 焰消各三钱 轻粉二钱半 滑石（飞净）一两

【用法】炼蜜为丸，如芡实大。大儿五六丸，周岁儿一丸，沸汤调化服。

【主治】痰积痞满，疳热喘嗽。

柴胡枳桔汤

【来源】《张氏医通》卷十六。

【别名】枳桔柴胡汤。

【组成】小柴胡汤加枳壳 桔梗

【主治】少阳寒痞满。

消痞汤

【来源】《嵩崖尊生全书》卷九。
【组成】二陈汤　姜连　山楂　木香　青皮　砂仁
【主治】膈间坚而软，无块者。

香砂宽中散

【来源】《重订通俗伤寒论》。
【组成】制香附　广木香各五钱　春砂仁　白蔻仁各三钱　真川朴一两　炙黑甘草二钱
【用法】上为细末。每服三钱。
【主治】气不通畅而痞满者。

竹沥导痰丸

【来源】《奇方类编》卷上。
【组成】橘红一斤　枳壳（炒）八两　黄芩（炒）八两　半夏曲（姜炒）四两　生甘草四两　白茯苓四两　白芥子（炒）四两　神曲（炒）四两　川贝母四两　花粉五两
【用法】上为末，以竹沥一大碗为丸，如梧桐子大。每服百丸，食远白汤送下。
【主治】一切痰饮，胸膈痞塞，脾虚不运，咳嗽吐痰，咽喉不利。

枳实理中汤

【来源】《医略六书》卷十九。
【组成】白术二钱（炒）　枳实一钱半（炒）　炮姜三钱　茯苓二钱　炙草六分
【用法】水煎，去滓温服。
【功用】温中化滞开结。
【主治】脾亏寒滞，不能运化，而痞结于中，脐腹疼痛，饮食减少，脉细滑者。
【方论】白术健脾元以运化，枳实破滞气以消痞，炮姜温中逐冷，炙草益胃缓中，茯苓渗湿以和脾。水煎，温服，俾寒化滞行，则脾强气旺而痞结自开，何患疼痛不退，饮食不进乎。

下气汤

【来源】《四圣心源》卷四。
【组成】甘草二钱　半夏三钱　五味一钱　茯苓三钱　杏仁三钱（泡，去皮尖）　贝母二钱（去心）　芍药三钱　橘皮二钱
【用法】煎大半杯，温服。
【主治】肺气不降，胸膈右肋痞塞。

清郁丸

【来源】《活人方》卷二。
【组成】楂肉六两　神曲二两　川黄连二两　青黛二两（飞，澄净）　黑山栀二两　桃仁一两　红花一两　延胡索一两　抚芎一两
【用法】韭汁为丸，空心白汤吞服二钱。
【主治】胸胁痞胀，结涩为痛，或小腹窘痛，渐至饮食难进，形枯色萎，传为关格血郁之症。

香砂枳术丸

【来源】《活人方》卷三。
【组成】白术四两　枳实二两　陈黄米一两五钱　姜制香附一两五钱　神曲一两　麦芽粉一两　木香五钱　砂仁五钱
【用法】荷叶汤为丸。每服二三钱，早晚空心生姜汤吞下。
【功用】开郁醒脾顺气，补脾胃之元气而复营运之机，腐熟五谷而佐健行。
【主治】胸中痞胀。

香连枳术丸

【来源】《活人方》卷五。
【组成】白术四两　枳实二两（麸炒）　广橘红一两　半夏一两　麦芽粉一两　神曲一两　陈黄米二合（炒焦）　木香五钱　川连五钱（姜炒）
【用法】荷叶汤为丸。每服二钱，食前空心，白滚汤吞服。
【主治】湿热之气郁于胃腑阳明，热毒久伏不清，以致痞满嘈杂，吞酸吐酸，恶心呕吐。

豁痰丸

【来源】《杂病源流犀烛》卷五。

【组成】南星 半夏 赤苓 枳实 橘红 甘草

【用法】加生姜。

【功用】豁痰、导痰。

【主治】心下痞满因痰结而成者。

黄连消痞丸

【来源】《杂病源流犀烛》卷二十七。

【组成】黄连 黄芩各六钱 枳实五钱 半夏四钱 姜黄 白术 泽泻各三钱 人参 陈皮 厚朴各二钱 猪苓一钱半 砂仁 干姜 神曲 甘草各一钱

【用法】蒸饼为丸。每服一百丸，以汤送下。

【主治】热痞，脉数，烦渴。

参归养荣汤

【来源】《寒温条辨》卷四。

【组成】人参一钱 半夏三钱 生姜（炮）三钱 甘草（炙）一钱 白芍（酒炒）一钱半 当归二钱 生地二钱 熟地三钱 大枣二钱

【用法】水煎，温服。

【主治】禀赋娇怯，或素病亏损，邪留心下，令人痞满，因下益虚，失其健运，愈令痞满。

半夏泻心汤去人参甘草干姜大枣加枳实生姜方

【来源】《温病条辨》卷二。

【组成】半夏六钱 黄连二钱 黄芩三钱 枳实三钱 生姜三钱

【用法】水八杯，煮取三杯，分三次服。

【主治】呕甚而痞者。

【加减】虚者，复纳人参、大枣。

草果茵陈汤

【来源】《温病条辨》卷二。

【组成】草果一钱 茵陈三钱 茯苓皮三钱 厚朴二钱 广皮一钱五分 猪苓二钱 大腹皮二钱 泽泻一钱五分

【用法】水五杯，煮取二杯，分二次服。

【主治】足太阴寒湿，舌灰滑，中焦滞痞。

【方论】湿滞痞结，非温通而兼开窍不可，故以草果为君；茵陈推陈生新，生发阳气之机最速，故以之为佐；广皮、大腹、厚朴，共成泻痞之功；猪苓、泽泻以导湿外出也。

大消痞丸

【来源】《医钞类编》卷九。

【组成】厚朴 枳实 木香 大黄 黄连 炙甘草 姜黄 黄芩 泽泻 砂仁

【用法】水为丸服。

【功用】苦寒泄热。

【主治】热痞，烦渴溺赤。

昌阳泻心汤

【来源】《霍乱论》卷四。

【组成】石菖蒲 黄芩（酒炒） 制半夏各一钱 川连（姜汁炒）五六分 苏叶三四分 制厚朴八分 鲜竹茹 枇杷叶（刷）各二钱 芦根一两

【用法】天雨水急火煎，徐徐温服。

【主治】霍乱后，胸前痞塞，汤水碍下，或渴，或呃。

【方论】此泻心汤证也，因暑热秽浊之邪所致，与伤寒不同，兹以菖蒲为君，辛香不燥，一名昌阳者，谓能扫涤浊邪，而昌发清阳之气也，合诸药以为剂，其奏蠲痰泄热，展气通津之绩。

【加减】小溲秘涩者，加紫菀。

抑木和中汤

【来源】《医醇剩义》卷一。

【组成】蒺藜四钱 郁金二钱 青皮一钱 广皮一钱 茅术一钱（炒） 厚朴一钱 当归二钱 茯苓二钱 白术一钱 木香五分 砂仁一钱 佛手五分 白檀香五分

【主治】肝气太强，脾胃受制，中脘不舒，饮食减少，脉左关甚弦，右部略沉细。

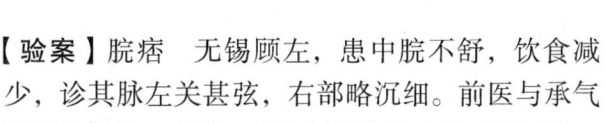

【验案】脘痞　无锡顾左，患中脘不舒，饮食减少，诊其脉左关甚弦，右部略沉细。前医与承气汤重药轻投，未效。予为制抑木和中汤三剂而愈。

祛寒平胃散

【来源】《医醇剩义》卷三。

【组成】炮姜五分　广皮一钱　茅术一钱　厚朴一钱　佩兰一钱　归身一钱五分　茯苓二钱　木香五分　砂仁一钱　郁金二钱　佛手柑五分

【主治】邪气结胸，胃阳不通，中脘痞满，四肢倦怠。

疏中丸

【来源】《伏阴论》卷上。

【组成】制半夏二两　人参一两　白术五钱（生用）　升麻一两　银州柴胡一两　猪苓一两　化州橘红五钱　泽泻一两

【用法】晒干为末，米汤叠丸，勿令见火。每服三钱　生姜煎汤送下，日二次，夜一次，以愈为度。小便通利，其痞自消。

【主治】伏阴病，心下痞塞，按之满闷者。

【方论】方以人参、白术益胃健脾，补中培土，使升、柴从九地之下升清于上，猪、泽从九天之上降浊于下，清升浊降，痞塞自开，而转痞为泰之功。在半夏、橘红之善开肺降逆耳，半夏散中有敛，力能敛清散浊，故数倍于橘红也。

加味六郁汤

【来源】《顾氏医径》卷六。

【组成】香附　山栀（姜制）　苍术　神曲　川芎　当归　山甲　乳香　没药　半夏　茯苓　生姜

【功用】顺气宽中。

【主治】流注因暴怒所伤，抑郁所致，胸膈痞闷，中气不舒者。

木香导滞丸

【来源】《北京市中药成方选集》。

【组成】大黄一百九十二两　黄柏二十两　黑丑（炒）六十四两　青皮（炒）二十两　厚朴（炙）十六两　槟榔二十两　枳壳（炒）三十二两　砂仁四两　三棱（炒）十六两　莪术（炙）三十二两　神曲（炒）十六两　当归十六两　橘皮四十八两　香附（炙）十六两　黄芩三十二两　山楂（炒）四十八两　木香十六两

【用法】上为细末，过罗，用冷开水泛为小丸。每服二钱，温开水送下。

【功用】顺气宽胸，和胃导滞。

【主治】胸膈痞闷，嘈杂倒饱，呕吐恶心，大便燥结。

【宜忌】孕妇忌服。

沉香顺气丸

【来源】《全国中药成药处方集》（沙市方）。

【组成】陈佛手十两　炒枳实　白蔻仁各一两　青皮　广陈皮各三两　西砂仁一两　沉香二钱　广木香　粉甘草各一两

【用法】上为细末，冷开水为丸，以蔻仁、砂仁、沉香、广木香四味为衣。每服二钱，温开水送下，一日二次。老人酌减。

【主治】寒湿气滞，胸痞腹痛，呕吐清水，气逆喘促。

【宜忌】孕妇、体虚及肺胃发炎者忌服。

柴胡疏肝丸

【来源】《中国药典》。

【别名】柴胡舒肝丸。

【组成】茯苓40g　枳壳（炒）20g　豆蔻16g　白芍（酒炒）20g　甘草20g　香附（醋制）30g　陈皮20g　桔梗20g　厚朴（姜制）20g　山楂（炒）20g　防风20g　六神曲（炒）20g　柴胡30g　黄芩20g　薄荷20g　紫苏梗30g　木香10g　槟榔（炒）30g　三棱（醋制）20g　大黄（酒炒）20g　青皮（炒）20g　当归20g　姜半夏30g　乌药20g　莪术（制）20g

【用法】制成丸剂，密封。口服，每次6g，1日2次。

【功用】舒肝理气，消胀止痛。

【主治】肝气不舒，胸胁痞闷，食滞不清，呕吐酸水。

宽中顺气丸

【来源】《部颁标准》。

【组成】木香200g　陈皮200g　香附（醋炙）300g　三棱（麸炒）100g　莪术（醋炙）100g　五灵脂（醋炙）200g　猪牙皂100g　黄芩100g　牵牛子400g　大黄400g　滑石100g

【用法】水泛为丸，每100丸重6g，密闭，防潮。口服，每次6g，1日1～2次，或遵医嘱。

【功用】顺气宽胸，消积化滞。

【主治】气血郁滞，停食停水，胸膈痞满，膨闷胀饱，不欲饮食，脘腹胀痛，大便秘结。

【宜忌】孕妇忌服。年老体虚者慎用。

十五、喜　睡

喜唾，亦称多唾，是指时时泛吐唾液或痰涎之症。《黄帝内经》认为唾为肾液，肾虚则多唾。《圣济总录》推而论之谓："水饮非升降不能传导，非阳气不能销铄。肾虚多唾者，缘肾藏不足，阳气虚微，而又阴寒凝结，停滞于胸膈之间，不能销铄水饮，上溢于齿牙，故喜唾也。"《伤寒论》主张脾虚多唾，"大病瘥后，喜唾，久不了了，胸上有寒，当以丸药温之，宜理中丸。"《伤寒论直解》阐释谓："大病既瘥，唯恐其久为热邪耗烁，津液枯燥，今反喜唾，是脾虚不能收摄津液。而致久不了了者，因胃上有寒也。胃上者，胃之上口贲门也，贲门属胃上脘，胃脘有寒，则津液不耗，脾虚不能为胃行其津液，故唾反喜从外窍而出也。"《疫病篇》指出本病亦有因热病后余热未净所致者："差后喜唾，胃虚而有余热也。"本病成因，多为肾中阳气不足，不能温化；或是脾气亏虚，不能摄纳；均可致水液上泛口中而为唾。治宜温补脾肺，收敛固涩；或益胃生津，清肺固肾。

理中丸

【来源】《伤寒论》。

【组成】人参　干姜　甘草（炙）白术各三两

【用法】上为末，炼蜜为丸，如鸡子黄许大。以沸汤数合，和一丸，研碎，温服之，日三次，夜二次。腹中未热，益至三四丸。

【功用】

1.《太平惠民和济局方》：温脾暖胃，消痰逐饮，顺三焦，进饮食，辟风、寒、湿、冷邪气。

2.《仁斋直指方论》：补肺止寒咳。

3.《伤寒论章句》：温补中土。

4.《饲鹤亭集方》：分理阴阳，安和胃气。

【主治】霍乱，头痛发热，身疼痛，寒多不用水者；大病瘥后，喜唾，久不了了，胸上有寒。

【宜忌】《外台秘要》：忌桃、李、雀肉、海藻、菘菜。

【验案】喜唾　《南雅堂医案》：大病初愈，元气虚而未复，脉沉迟无力，喜唾，乃胃中虚寒，津液不主收摄，若遽以汤剂峻补，久虚之体恐非所宜，须以丸药温之为合，以理中丸。

干枣丸

【来源】方出《备急千金要方》卷十，名见《外台秘要》卷二。

【组成】大枣二十枚　乌梅十枚

【用法】上药合捣，炼蜜为丸，如杏核大。含咽其汁。

【主治】伤寒热病后，口干喜唾，咽痛。

半夏散

【来源】《太平圣惠方》卷五。

【组成】半夏半两（汤浸七遍去滑）旋覆花半两　防风三分（去芦头）赤茯苓三分　前胡三分（去芦头）桑根白皮三分（锉）麦门冬三分（去心）枳实半两（麸炒）甘草半两（炙微

赤，锉）

【用法】上为散，每服三钱，以水一中盏，加生姜半分，煎至六分，去滓温服，不拘时候。

【主治】脾脏风壅痰滞，睡即多涎，头目胸隔不利。

人参散

【来源】《太平圣惠方》卷七。

【别名】人参汤（《圣济总录》卷五十三）。

【组成】人参一两（去芦头） 五味子三分 白术三分 附子三分（炮裂，去皮脐） 细辛三分 半夏三分（汤洗七遍去滑） 前胡三分（去芦头） 黄耆三分（锉） 桂心三分 枳实半两（麸炒微黄） 甘草半两（炙微赤，锉）

【用法】上为粗散。每服三钱，以水一中盏，加生姜半分，煎至六分，去滓，不拘时候温服。

【主治】肾脏虚损，冷气所攻，下焦虚，上焦壅滞，多唾稠粘，四肢不利。

干地黄汤

【来源】《圣济总录》卷五十三。

【别名】地黄汤（《普济方》卷三十二）。

【组成】熟干地黄（焙） 鹿茸（去毛，酥炙） 巴戟天（去心） 枸杞子 丹参 五加皮各二两 车前子一两 桂（去粗皮）三分 防风（去叉）一两

【用法】上锉，如麻豆大。每服四钱匕，水二盏，煎取一盏，去滓，通口服。

【主治】肾虚多唾。

五味子丸

【来源】《圣济总录》卷五十三。

【组成】五味子 白茯苓（去黑皮） 前胡（去芦头）各一两 半夏（汤浸七遍去滑，焙） 麦门冬（汤浸，去心，焙） 山茱萸各半两 贝母三分

【用法】上为末，炼蜜为丸，如梧桐子大。每服三十丸，食前生姜汤送下，一日二次。

【主治】肾虚使人痰唾不休。

半夏丸

【来源】《圣济总录》卷五十三。

【组成】半夏（汤洗七遍去滑，捣罗为末，用生姜自然汁和作饼，焙干）三两 前胡（去芦头）一两 赤茯苓（去黑皮） 槟榔（锉碎） 陈橘皮（汤浸，去白，焙） 诃黎勒皮 枳壳（去瓤，麸炒） 人参 桔梗（炒） 五味子各半两 附子（炮裂，去皮脐）一两

【用法】上为末，水煮面糊为丸，如梧桐子大，每服二十丸至三十丸，食后温生姜汤送下。

【主治】肾脏壅塞，唾液不休，心胸痞闷。

诃黎勒丸

【来源】《圣济总录》卷五十三。

【组成】诃黎勒（炮，去核） 半夏（汤洗七遍去滑，焙） 杏仁（去皮尖双仁，别研，取膏入） 陈皮（汤浸，去白，焙） 桔梗（炒） 泽泻（锉） 五味子 槟榔（生，锉）各一两

【用法】上八味，捣罗七味为末，入杏仁和匀，生姜汁煮面糊为丸，如梧桐子大。每服二十丸，淡生姜汤送下。

【主治】肾虚多唾。

桑白汁

【来源】《圣济总录》卷一八一。

【组成】新桑根白皮不以多少（细锉）

【用法】上取其自然汁，涂于儿口内。如无新桑根白皮，取干者一两，细锉，用水一盏，煎至半盏，放温，涂儿口内。

【主治】小儿脾热，乳食不下，胸膈痞闷，涎溢不收。

清涎汤

【来源】《魏氏家藏方》卷二。

【组成】半夏一斤（以白矾四两，逐旋泡浸，冬半月、夏五日、春秋七八日，候日数足，取出以生姜自然汁煮透，以无白星为度） 缩砂四两 甘草二两（炙） 白豆蔻一两 丁香半两（不见火）（不

用丁香亦得）

【用法】上为细末。每服二钱，沸汤调下。

【主治】痰涎。

虎潜丸

【来源】《丹溪心法》卷三。

【别名】健步虎潜丸（《饲鹤亭集方》）。

【组成】黄柏半斤（酒炒）　龟版四两（酒炙）　知母二两（酒炒）　熟地黄　陈皮　白芍各二两　琐阳一两半　虎骨一两（炙）　干姜半两（一方加金箔一片，一方用生地黄，一方无干姜）。

《东医宝鉴·杂病篇》有当归。

【用法】上为末，酒糊为丸或粥为丸。

《医学入门》：上为末，猪脊髓为丸，如梧桐子大。每服五六十丸，空心盐汤送下。干物压之。《杏苑生春》有"金箔为衣"。

【功用】

1.《医学入门》：壮元阳，滋肾水，养气血。

2.《中国药典》（一部）：养阴潜阳，强筋壮骨。

【主治】

1.《丹溪心法》：痿厥之重者。

2.《医学入门》：诸虚不足，腰腿疼痛，行步无力。

3.《杏苑生春》：肾虚精髓衰乏，骨萎足软。行步艰辛。

4.《东医宝鉴·杂病篇》：阴虚劳证。

5.《杂病源流犀烛》：肾虚多唾。

6.《中国药典》：肾阴不足，筋骨痿软，精血亏损。骨蒸劳热。

犀角散

【来源】《丹溪心法附余》卷二十二。

【组成】酸枣仁　麦门冬（去心）　人参　白附子　茯苓（去皮）各二钱　朱砂一钱

【用法】上为细末。每服半钱，磨犀角汤送下，一日二次。

【功用】压惊退热，安心定神。

【主治】小儿虚风有涎，胃气弱，或吐乳，喉中作声。

乌梅北枣丸

【来源】《重订通俗伤寒论》。

【组成】乌梅肉十枚　大黑枣五枚

【用法】俱去核，共杵如泥，炼蜜为丸，如弹子大。每用一丸，嚼化之。

【功用】补胃，清热，摄涎。

【主治】病后喜唾，因于胃虚有热者。

沈氏止涎汤

【来源】《杂病源流犀烛》卷七。

【别名】止涎汤（《中国医学大辞典》）。

【组成】川连四分　黄柏八分　茯苓　茯神各一钱半　白术　苍术　半夏各一钱　姜炒陈皮五分

【用法】加竹沥、姜汁各三匙，水煎服。

【主治】土病伤母，心热涎流不已，脉洪大，甚兼喜笑，舌瘄。

温肾丸

【来源】《杂病源流犀烛》卷七。

【组成】熟地一钱半　牛膝　肉苁蓉　巴戟　五味子　麦冬　炙草各八分　茯神　炒杜仲　干姜各五分

【主治】肾寒多唾。

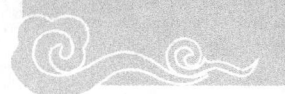

十六、脾 热

脾热,亦称脾脏热,是指脾脏火热亢盛而致其功能异常的病情。《黄帝内经·素问·刺热篇》:"脾热病者,先头重,颊痛,烦心,颜青,欲呕,身热。热争则腰痛不可俯仰,腹满泄,两颔痛","脾热病者,鼻先赤"。《证治准绳》记载有脾热的扣诊方法:"轻手扪之不热,重按至筋骨又不热;不轻不重,在轻手重手之间,此热在肌肉,遇夜尤甚。"病发多因感受外来热邪或过食燥热食物所致。临床以口唇干红,口中甜腻,口干舌燥,大便坚硬,日久消谷善饥,舌红苔黄,脉弦滑或滑数为特点。治宜清热泻火。

润脾膏

【来源】《备急千金要方》卷六。

【组成】生地黄汁一升 生麦门冬四两 生天门冬(切)一升 葳蕤四两 细辛 甘草 芎藭 白术各二两 黄耆 升麻各三两 猪膏三升

【用法】上锉,诸药苦酒淹一宿,绵裹药,临煎下生地黄汁,与猪膏共煎取膏鸣水气尽,去滓。取细细含之。

【主治】脾热,唇焦枯无润。

泻热方

【来源】《备急千金要方》卷十五。

【别名】泻热汤(《圣济总录》卷六十)。

【组成】大黄 麻黄 黄芩各四两 杏仁 赤茯苓 甘草 橘皮 芒消 泽泻各三两

【用法】上锉。以水九升,煮取三升,绞去滓,纳大黄,煮两沸,去滓下芒消,分三服。

【主治】右关上脉阴阳俱实者,足太阴与阳明经俱实也。病苦脾胀,腹坚抢胁下痛,胃气不转,大便难,时反泄利,腹中痛,上冲肺肝,动五脏,立喘鸣多惊,身热汗不出,喉痹精少。

【方论】《千金方衍义》:大黄、芒消泻里热;麻黄、杏仁泻表热;黄芩、甘草泻半表半里热;茯苓、泽泻泻不表不里热,使从水道渗泄;橘皮佐麻黄、

杏仁引领里热从元府开发也。此方治热从内发,故可表里兼攻,若非伤寒之邪邪未传里,不可轻用里药之禁。

泻热汤

【来源】《备急千金要方》卷十五。

【组成】前胡 茯苓 龙胆 细辛 芒消各三两 杏仁四两 玄参 大青各二两 苦竹叶(切)一升

方中前胡,《医心方》作"柴胡"。

【用法】上锉。以水九升,煮取三升,食后分三服。

【主治】脾实热,舌本强直,或梦歌乐而体重不能行。

【方论】《千金方衍义》:泻热汤专用龙胆、大青、前胡、杏仁以清肝热内动之风;茯苓、细辛、玄参、苦竹以祛沃土外蒸之湿;或梦歌乐,可卜胃气之充;舌强体重,洵是脾家之实。实热交并,得不以芒消荡热存阴为务耶?

石膏散

【来源】《太平圣惠方》卷五。

【别名】石膏汤(《圣济总录》卷四十四)。

【组成】石膏一两 麦门冬一两半(去心) 柴胡一两(去苗) 犀角屑一两 栝楼根一两 地骨皮
方中地骨皮用量原缺。

【用法】上为散。每服三钱,水一中盏,加竹叶二七片,煎至六分,去滓,入蜜半合,生地黄汁二合,搅令匀,食后分二次温服。

【主治】脾实热,头痛胁满,烦闷或渴,唇口干燥。

地骨皮散

【来源】《太平圣惠方》卷五。

【组成】地骨皮三分 麦门冬一两(去心) 柴胡一两半(去苗) 川升麻一两 赤芍药三分 甘草

半两（炙微赤，锉） 射干一两 石膏二两 龙胆三分（去芦头）

【用法】上为散。每服三钱，以水一中盏，煎至五分，去滓，加牛蒡汁一合，更煎一两沸，食后温服。

【主治】脾实热，唇肿心烦，咽喉不利，体热烦疼。

泻脾大黄散

【来源】《太平圣惠方》卷五。

【别名】泻脾大黄汤（《圣济总录》卷四十四）、大黄汤（《普济方》卷二十）。

【组成】川大黄一两（锉，微炒） 赤茯苓三分 枳壳半两（麸炒微黄，去瓤） 甘草一分（炙微赤，锉） 黄芩二分 陈橘皮半两（汤浸去白瓤，焙） 麦门冬一两（去心） 半夏半两（汤浸七遍，去滑） 前胡半两（去芦头）

【用法】上为散。每服三钱，以水一中盏，入生姜半分，煎至六分，去滓温服，不拘时候。

【主治】脾实，胸中满闷，腹胁壅胀，身热烦疼，咽喉不利。

泻脾升麻散

【来源】《太平圣惠方》卷五。

【别名】泻脾升麻汤（《普济方》卷四十四）。

【组成】川升麻一两 羚羊角屑一两 茯神一两 黄连一两（去须） 柴胡一两半（去苗） 黄芩三分 麦门冬一两（去心） 大青三分 甘草半两（炙微赤，锉）

【用法】上细锉，和匀。每服三钱，以水一中盏，煎至六分，去滓，食后温服。

【主治】脾脏壅实，口内生疮，食少心烦。

【宜忌】忌炙爆热面。

泻脾赤茯苓散

【来源】《太平圣惠方》卷五。

【别名】泻脾赤茯苓汤（《普济方》卷二十）。

【组成】赤茯苓二分 旋覆花半两 川大黄一两（锉碎，微炒） 石膏一两 桑根白皮三两

（锉） 赤芍药半两 枳壳三分（麸炒微黄，去瓤） 前胡半两（去芦头） 甘草半两（炙微赤，锉）

【用法】上为散。每服三钱，以水一中盏，入生姜半分，煎至六分，去滓温服，不拘时候。

【主治】脾实热，头痛胸满，腹胁壅滞，不思饮食。

柴胡散

【来源】《太平圣惠方》卷五。

【组成】柴胡一两（去苗） 赤茯苓三分 玄参三分 大青一两 龙胆三分（去芦头） 杏仁三分（汤浸，去皮尖双仁，麸炒微黄） 川芒消二两 络石二两 川升麻一两

【用法】上为散。每服三钱，以水一中盏，煎至六分，去滓温服，不拘时候。

【主治】脾实热，舌本强，咽喉不利，体重不能行步。

【宜忌】忌炙爆热面。

射干散

【来源】《太平圣惠方》卷五。

【组成】射干一两 石膏一两 大青三分 葳蕤二分 赤茯苓二分 川升麻三分 黄芩三分 独活半两 甘草半两（炙微赤，锉） 络石三分 杏仁半两（汤浸，去皮尖双仁，麸炒微黄）

【用法】上为散。每服三钱，以水一中盏，入竹叶二七片，生地黄一分，生姜半分，煎至六分，去滓温服，不拘时候。

【主治】脾实热，咽干头痛，心神烦渴。

【宜忌】忌炙爆、热面。

犀角丸

【来源】《太平圣惠方》卷五。

【组成】犀角屑一两 牛蒡子半两 射干半两 川升麻二分 麦门冬一两（去心，焙） 诃黎勒皮半两 木通半两 黄芩半两 马牙消半两（研） 龙脑一钱（研） 甘草半两（炙微赤，锉）

【用法】上为细末，入研了药令匀，炼蜜为丸，如

梧桐子大。每服二十丸，食后以竹叶汤送下。

【主治】脾脏实热，咽喉不利，口舌干燥。

【宜忌】忌生果、炙爆、热面。

生地黄煎

【来源】《太平圣惠方》卷三十六。

【组成】生地黄汁半升　生天门冬汁半升　萎蕤二两　细辛一两　甘草一两（生，锉）　芎藭一两　白术一两　生麦门冬二两（去心）黄耆一两半

【用法】上锉细，绵裹，酒浸一宿，以猪脂二斤，煎令药焦黄，绵滤去滓，纳锅中，后下地黄、天门冬汁，熬令稠，瓷器中盛。每服不拘时候，含咽半匙。

【主治】脾热，唇焦枯，无润泽。

甘草汤

【来源】方出《太平圣惠方》卷五十五，名见《普济方》卷一九五。

【组成】甘草一两（炙微赤，锉）　栀子仁一两　黄柏一两（锉）　白术一两

【用法】上为散。每服四钱，以水一中盏，煎至六分，去滓温服，一日四五次。

【主治】脾脏瘀热不散，心神烦乱，小便赤涩，或汗出如柏汁。

半夏丸

【来源】《太平圣惠方》卷八十九。

【别名】皂荚丸（《普济方》卷三六二）。

【组成】半夏半分（生姜汤洗七遍去滑）　皂荚子仁半两

【用法】上为末，用生姜汁为丸，如麻子大。每服三丸，以温水送下，不拘时候。

【主治】小儿脾热，乳食不下，胸膈多涎。

红芍药散

【来源】《医方类聚》卷十引《简要济众方》。

【组成】红芍药一两　川大黄半两　甘草半两　地

黄一两（干者）

【用法】上为散。每服二钱，水一中盏，煎至六分，食后临卧温服。

【主治】脾脏热，唇焦口气，引饮不止。

前胡散

【来源】《医方类聚》卷十引《简要济众方》。

【别名】前胡汤（《圣济总录》卷四十七）。

【组成】前胡一两半（去芦头）　茅根二两（锉，去须）　麦门冬一两（去心）　甘草一两（炙）　黄芩半两

【用法】上为散。每服二钱，水一中盏，入生姜三片，大枣二枚，同煎至七分，去滓热服，不拘时候。

【主治】脾脏实热，干呕烦闷，目黄燥渴。

人参丸

【来源】《医方类聚》卷十引《神巧万全方》。

【组成】人参　麦门冬（去心）各一两　牛蒡子　射干　川升麻　犀角屑　甘草（炙）　马牙消（研）　黄药子　木通各半两　龙脑一钱（研）

【用法】上件捣罗为末，入研末同匀，炼蜜和丸，如梧桐子大。每服二十丸，食后以竹叶汤送下。

【主治】脾脏实热，咽喉不利，口舌干燥。

半夏汤

【来源】《圣济总录》卷四十四。

【组成】半夏（汤洗七遍，切，焙）　枳实（去瓤，麸炒）　栀子（去皮）　赤茯苓（去黑皮）　芒消各三两　细辛（去苗叶）五两　白术　杏仁（去皮尖双仁，炒）各四两　淡竹叶（切）二两

【用法】上为粗末。每服五钱匕，水一盏半，加生地黄、生姜各半分（切），同煎至一盏，去滓温服，不拘时候。

【主治】脾实热，面黄目赤，季胁痛满。

射干汤

【来源】《圣济总录》卷四十四。

【组成】射干八两　大青三两　石膏（碎）十两

【用法】上为粗末。每服五钱匕，入蜜一匙头，水一盏半，同煎至一盏，去滓温服，不拘时候。

【主治】脾实，咽干口燥，舌本肿强，腹胁满胀，大便涩难。

泻黄散

【来源】《小儿药证直诀》卷下。

【别名】泻脾散（原书同卷）、泻黄汤（《痘疹会通》卷四）。

【组成】藿香叶七钱　山栀子仁一钱　石膏五钱　甘草三两　防风四两（去芦，切，焙）

【用法】上锉，同蜜酒微炒香，为细末。每服一钱至二钱，水一盏，煎至五分，清汁温服，不拘时候。

本方改为丸剂，名"泻黄丸"（《集验良方》卷三）。

【功用】《方剂学》：泻脾胃伏火。

【主治】

1.《小儿药证直诀》：脾热弄舌。

2.《斑论萃英》：脾热目黄，口不能吮乳。

3.《世医得效方》：脾胃壅实，口内生疮，烦闷多渴，颊痛心烦，唇口干燥，壅滞不食。偷针赘等。

4.《普济方》：小儿身凉，身黄睛黄，疳热口臭，唇焦泻黄沫，脾热口甜，胃热口苦，不吮乳。

5.《保婴撮要》：疮疡，作渴饮冷，卧不露睛，手足并热，属胃经实热者。

6.《片玉心书》：脾热，目内黄，目胞肿。

【方论】

1.《医方考》：脾家伏火，唇口干燥者，此方主之。唇者，脾之外候；口者，脾之窍，故唇口干燥，知脾火也。苦能泻火，故用山栀；寒能胜热，故用石膏；香能醒脾，故用藿香；甘能缓脾，故用甘草；用防风者，取其发越脾气而升散其伏火也。或问何以不用黄连？余曰：黄连苦而燥，此有唇口干燥，则非黄连所宜，故惟栀子之苦而润者为当耳。又问曰：既恶燥，何以不去防风？余曰：东垣已言之矣，防风乃风药中之润剂也，故昔人审择而用之。

2.《医方集解》：此足太阴、阳明药也。山栀清心肺之火，使屈曲下行，从小便出；藿香理脾肺之气，去上焦壅热，辟恶调中；石膏大寒泻热，兼能解肌；甘草甘平和中，又能泻火；重用防风者，取其升阳，能发脾中伏火，又能于土中泻木也。

3.《医略六书》：火伏阳明，胃腑热炽，津液不能上荣，故口舌干燥，消渴不已焉。石膏清胃火之内炽，防风疏火伏之外淫，藿香快胃气以和中，山栀清三焦以降火，甘草泻胃火缓中气也。水煎药末入蜜以润之，使经腑两解，则肺胃肃清而津液得全，何消渴口燥之足患哉？此分解经腑之剂，为胃火郁伏消渴之专方。

4.《医林纂要探源》：君防风引木以疏土；藿香理不正之气，舒胸膈郁热；甘草厚脾土之化；正所以泻土中之火，合之防风能消实满；脾胃，中焦也，中焦有火，则上焦受其熏灼，而心肺皆热，下焦亦受其逼，而肾水不升，故山栀以清心烦而泻三焦之火；石膏此正所以荡脾胃之热而解肌肉之炎蒸，不必谓为泻肺也，脾胃之火，何以不用黄连？曰：黄连实主泻心火、胆火，以为泻脾火者，非也。且此须玩伏火二字，伏火犹郁火也。其用防风、藿香、石膏，意亦主于升散，不欲以苦寒折之，致伤正气。惟山栀乃所以导其热而下之也。研末炒香，蜜酒调服，用酒调益见升散之意矣。

5.《退思集类方歌注》：栀子、石膏泻肺胃之火，藿香辟恶去臭，甘草调中泻热，重用防风者，能发脾中之伏火，又能于土中泻木也。诸药微炒香，则能皆入于脾，用蜜、酒调服，则能缓于中上。盖脾胃伏火，宜徐徐而泻却，非比实火当急泻也。脾中伏火，何以不用黄连？吴鹤皋谓恶其燥者，非也。乃恶其遏也。盖白虎汤治肺胃燔灼之火，身大热烦渴而有汗者；此治脾胃郁蒸之火，肌肉热烦渴而无汗者，故加防风、藿香，兼取火郁则发之义也。

6.《小儿药证直诀笺正》方为脾胃蕴热而设。山栀、石膏是其主宰；佐以藿香，芳香快脾，所以振动其气机；甘草味甘，已非实热者必用之药；而防风实不可解，又且独重，其义云何，是恐有误。乃望文生义者，且曰取其升阳。又曰以散伏火，须知病是火热，安有升散以煽其焰

之理?

7.《医方概要》：泻黄者，泻胃中秽浊之热，非辛香升散之品不能化，故用藿香之芳香辛温，防风之疏散风而升气，然后石膏、栀子之清热降火得以建功。胃热化，斯口疮愈也。

【验案】

1.小儿牙关紧闭　《谢映庐医案》：傅毓尚之子，潮热恶寒，医以羌、防、柴、葛之属，热愈甚，大汗淋漓，四肢急惰，食已即饥。医者犹谓能食为美，见其潮热不退，更认为疟疾，复用柴胡、槟榔之属；其热如故，问其大便甚难，又加大黄、枳壳，便仍未通，乃至牙关紧闭，口中流涎，面唇俱白，大汗嗜卧，腹中欲食，口不能入。前医束手而去，始延余诊。问其初有潮热畏寒，继则大汗易饥便坚，四体倦息？细察此症，虽属三阳经病，但与太阳、少阳全无相涉，悉是阳明胃病。盖胃中伏火，为中消候也。以泻黄散加蒺藜、升麻、大黄与之。方中最妙防风、升麻有升阳泻木之用，所以能启发胃中伏火，不致清阳、邪火两遏其中，使之尽行舒畅；又有蒺藜诱之，石膏凉之，大黄泄之，栀子引之，甘草调之，蜂蜜润之，井井有法，诚为胃中伏热之妙剂也。下咽熟睡一顷，牙关即开，流涎亦止，潮热亦退，更以搜风润肠之药频服而健。

2.重舌　《广西中医药》（1984，5：27）：甘某，女，65岁。1981年8月14日就诊。因食煎饼，当晚感受风邪，出现舌中央有数个溃疡面，约花生米样大，舌下血脉胀起，状似小舌（约1cm×3cm）色红有触痛，善食易饥，口干烦渴，疲倦烦热，小溲色黄，舌红苔黄中剥，脉细数。证属脾胃伏火，阴虚血结，风热内蕴。治宜清泻脾火，养阴行血，佐以疏风。处方：藿香10g，栀子10g，生石膏30g，银花15g，麦冬10g，山甲6g，防风12g，竹叶6g，甘草6g，每日1剂，水煎服。至8月20日，舌中溃疡基本消失，舌下血脉隐退，触之无疼痛，病已愈。

3.口腔溃疡　《内蒙古中医药》（1993，3：27）：应用本方加味：香薷6～10g，山栀子6～10g，石膏10～15g，防风10～15g，甘草6～10g，茯苓15～20g，苍术10～15g，半夏6～10g，苡仁10～20g，黄芩10～15g，陈皮10～15g，每日1剂，煎药液300ml，分3次口服，

治疗口腔溃疡31例。结果：初发8例中治愈7例，无效1例；反复发作者23例中，治愈18例，无效5例；总治愈率为81%。

4.口疮　《天津中医》（1996，5：29）：用本方加味：防风、甘草、黑栀子、藿香、石膏、桔梗、生地、丹皮、双花、连翘、板蓝根、玄参，治疗口疮14例，并随证略作加减。结果：1周内治愈12例，另2例症状减轻，加用冰硼散与六神丸后于10日内痊愈。

5.儿童过敏性紫癜　《浙江中医杂志》（1997，5：273）：用本方加减：石膏、山栀、藿香、防风、紫草、生地、大黄为基本方，热盛用生大黄后下；紫癜色鲜红者用大黄炭；色暗者用酒炙大黄；紫癜密集者加丹皮；高出皮面或伴瘙痒者加秦艽、荆芥；手足背肿胀者加白茅根、车前草；四肢关节胀痛者加川牛膝、鸡血藤；腹部刺痛者加失笑散；腹痛隐隐者加白芍、生甘草；血尿加白茅根、仙鹤草、琥珀末、三七末；蛋白尿者加益母草、石韦；紫癜反复发作者加生黄芪、干地龙；治疗儿童过敏性紫癜57例。结果：治愈40例，好转15例，总有效率为96.5%。

泻黄散

【来源】《医方集解》引钱乙方。

【别名】泻黄饮子（《济生方》卷五）、泻黄饮（《嵩崖尊生全书》卷六）。

【组成】白芷　防风　升麻　枳壳　黄芩各钱半　石斛一钱二分　半夏一钱　甘草七分

【主治】脾胃伏火，口燥唇干，口疮口臭，烦渴易饥，热在肌肉，或唇口皱瞤燥裂。

泻热汤

【来源】《玉机微义》卷十。

【组成】半夏　母姜各八两　枳实　栀子　茯苓　芒消各三两　细辛五两　白术　杏仁各四两　生地黄　淡竹叶各一升

【用法】上锉。每服一两或半两，水煎，后下消，温服。

【主治】脾脏热，面黄目赤，季胁痛满。

泻黄散

【来源】《古今医统大全》卷八十八。

【别名】泻黄汤（《保赤存真》卷十）。

【组成】黄连　黄芩　栀子　黄柏　茵陈各五钱　茯苓　泽泻各三钱

《幼幼集成》有灯心十茎。

【用法】水煎服。

【主治】

1.《古今医统大全》：脾热口苦，身体蒸热，皮肤如橘之黄，困倦喜睡。

2.《幼幼集成》：小儿心脾有热，舌不转运，不能吮乳。

芍药汤

【来源】《万病回春》卷二。

【组成】芍药　栀子　黄连　石膏　连翘　薄荷各一钱　甘草三分

【用法】上锉。水煎，食后服。

【主治】脾火，或消谷易饥，或胃热口燥烦渴，或唇生疮，右关脉洪数者。

泻脾汤

【来源】《嵩崖尊生全书》卷九。

【组成】白芍　连翘　黄连　薄荷　栀子各一钱　石膏一钱　甘草三分

【主治】

1.《嵩崖尊生全书》：脾热，消谷善饥。

2.《眼科阐微》：口燥烦渴，舌上生疮。

大清饮

【来源】《不居集》上集卷十六。

【组成】知母　石斛　木通各一钱五分　石膏（生用）五七钱（一方加麦冬）

【主治】脾经实热，轻手扪之不热，重按至筋骨又不热，不轻不重，在轻手重手之间，乃热在肌肉，遇夜尤甚，心烦，怠惰嗜卧，四肢不收，无气以动。

加味泻黄散

【来源】《医醇剩义》卷二。

【组成】防风一钱　葛根二钱　石膏四钱　石斛三钱　山栀一钱五分　茯苓三钱　甘草四分

【用法】用荷叶一角，粳米一撮，煎汤代水。

【主治】脾有伏火，口燥唇干，烦渴易饥，热在肌肉。

十七、脾瘅

脾瘅，是指胆腑过热而见口甘的病情。《黄帝内经·素问·奇病论》："有病口甘者，此五气之溢也，名曰脾瘅。夫五味入口，藏于胃，脾为之行其精气，津液在脾，故令人口甘也。此肥美之人所发也，其人必数食甘美而多肥，肥者令人内热，甘者令人中满，故其气上溢，转为消渴。治之以兰，除陈气也。"兰，芳香之谓，《内经》旨义，应理解为以兰类药物芳香化湿可除脾脏湿热而治脾瘅。《圣济总录》："中焦者，在胃中脘，不上不下，主腐熟水谷，其气和平，能传糟粕，蒸津液，变精微，上注于肺，通行营卫。仲景曰热在中焦，则为坚，故其气实，则闭塞不通，上下隔绝，热则身重目黄口甘，脾瘅之证生焉。"

本病成因多为外感湿热邪气，内结脾胃谷气，或过食肥甘、辛辣之品，酿为湿热；或因湿气内盛，困阻中焦，脾失健运，浊气上泛。或因湿热蕴结，脾胃升降失常，其气上溢，均可致口甘。虽然病发总与湿热相关，但症情又有不同之处，当分别以治。湿困中焦者，症见口中甜味，脘腹痞满，恶心欲呕，口粘不爽，头晕沉重，舌淡苔白腻，脉沉缓。治宜芳香化湿，醒脾消甘。

湿重于热者，症见口甜不甚明显，或时淡时甜，脘腹胀满，身重困倦，嗜睡懒言，舌胖苔白腻，脉濡缓。治宜健脾利湿，佐以清热。热重于湿者，症见口甜显著，甜味夹酸，胸膈满闷，口干欲饮，小便短赤，舌质红苔厚腻或微黄欠润，脉滑数。治宜清热泄浊。脾虚湿盛者，症见口甜不甚明显，时时吐涎白沫量多，形体肥胖，少气懒言，面色萎黄或㿠白，舌淡苔白，脉缓弱。治宜健脾益气化湿。脾热伤阴者，症见口中发甜，形体消瘦，皮肤干燥，面无光泽，口唇失润，心烦少寐，体倦乏力，舌质红苔少，脉弦细。治宜养阴润燥，清热消甘。脾肾阳虚者，症见口中发甜，食减纳呆，饮食无味，腹泻便溏，畏寒喜暖，腰酸阳痿，舌质胖淡，苔白滑，脉沉弦。治以温肾暖脾，化湿消滞。

兰草汤

【来源】《素问》卷十三。

【组成】兰草

【用法】《圣济总录》：兰草一两（切），以水三盏，煎取一盏半，去滓，分温三服，不拘时候。

【主治】脾瘅。内热口甘，中满。

【方论】《增补内经拾遗》：方虚谷言，古之兰草，即今之千金草，俗呼为孩儿菊。其说可据。丹溪以为幽兰，谬孰甚焉。黄山谷一枝一花为兰，一枝数花为蕙。盖不识兰蕙而强生分别，不是兰草是孩儿菊，蕙草是零陵香。《乐府》有云，兰蕙蓬蒿，算来都是草。《经》曰，治之以兰，除陈气也，正此兰草耳。

羚羊角丸

【来源】《太平圣惠方》卷五。

【组成】羚羊角屑一两　枳壳一两（麸炒微黄，去瓤）　川大黄一两（锉，微炒）　木通一两（锉）　大麻仁一两　赤茯苓半两　槟榔一两　桑根白皮一两（锉）　前胡半两（去芦头）

【用法】上为细末，炼蜜为丸，如梧桐子大。每服二十丸，食前温水送下。

【主治】

1.《太平圣惠方》：脾气实，心腹壅滞，四肢痛闷，两胁胀满，大小便不利。

2.《圣济总录》：脾瘅口甘，内热中满。

薄荷煎丸

【来源】《太平惠民和剂局方》卷一。

【组成】龙脑薄荷（取叶）十斤　防风（去苗）　川芎各三十两　桔梗五十两　缩砂仁五两　甘草（炙）四十两

【用法】上为末，炼蜜为丸，每两作三十丸。每服一丸，细嚼茶、酒任下。

【功用】消风热，化痰涎，利咽膈，清头目。

【主治】遍身麻痹，百节痠疼，头昏目眩，鼻塞脑痛，语言声重，项背拘急，皮肤瘙痒，或生隐疹，及肺热喉腥，脾热口甜，胆热口苦；又治鼻衄唾血，大小便出血，及伤风。

三和饮子

【来源】《圣济总录》卷四十五。

【组成】生姜半两（研，取汁）　糯米半合（淘，研）　蜜一合

【用法】上三味相和，分为五服，每服以新水一盏调下，不拘时候。

【主治】脾瘅烦渴。

竹叶汤

【来源】《圣济总录》卷四十五。

【组成】淡竹叶（切）一两　柴胡（去苗）二两　犀角（镑屑）　芍药各一两半　黄芩（去黑心）　大黄（锉，炒）各半两　栀子仁七枚

【用法】上为粗末。每服五钱匕，水一盏半，煎至一盏，去滓，下朴消半钱匕，温服。

【主治】脾瘅。烦懊口甘，咽干烦渴。

赤芍药汤

【来源】《圣济总录》卷四十五。

【组成】赤芍药　生干地黄（焙）各一两　大黄（锉，炒）　甘草（炙）各半两

【用法】上为粗末。每服二钱匕，水一盏，煎至七

分，去滓，食后温服。

【主治】脾瘅脏热，唇焦口气，引饮不止。

知母汤

【来源】《圣济总录》卷四十五。

【组成】知母一两半　石膏（碎）三两　升麻（锉）　甘草（炙，锉）各一两　竹叶一握（切）　白粳米一合　枇杷叶（拭去毛）三分

【用法】上为粗末。每服五钱匕，水一盏半，煎至一盏，去滓温服。

【主治】脾瘅，身热口甘，咽干烦渴。

茯苓汤

【来源】《圣济总录》卷四十五。

【组成】赤茯苓（去黑皮）　厚朴（去粗皮，生姜汁炙，锉）各四两　甘草（炙，锉）　人参　黄芩（去黑心）各二两　桂（去粗皮）五两　半夏（汤洗七遍）五两

【用法】上为粗末。每服五钱匕，水一盏半，加生姜三片，煎至一盏，去滓温服，不拘时候。

【主治】脾瘅。口甘，咽干，烦渴。

前胡汤

【来源】《圣济总录》卷四十五。

【组成】前胡（去芦头）一两半　赤茯苓（去黑皮）二两　桂（去粗皮）三分　犀角（镑）一两　槟榔三枚（锉）　芍药一两

【用法】上为粗末。每服五钱匕，水一盏半，煎至一盏，去滓温服。

【主治】脾瘅。口甘，烦渴不止。

葛根汤

【来源】《圣济总录》卷四十五。

【组成】葛根（锉）二两半　麻黄（去根节）一两　桂（去粗皮）三分　石膏（碎）三两　芍药一两一分　甘草（炙）一两

【用法】上为粗末。每服三钱匕，以水一盏，煎至

七分，去滓，不拘时候温服。

【主治】脾瘅。面黄口甘，烦渴不止。

金宅龙脑丸

【来源】《续本事方》卷二。

【组成】龙脑薄荷五两　真蒲黄一两　麦门冬二两　阿胶一两　甘草一两半　人参一两　川当归一两　黄耆一两半　木通一两　生干地黄　柴胡各半两

【用法】上为末，炼蜜为丸，如梧桐子大。每服二十丸，病上焦，饭后用熟水吞下，微嚼破更好；病下焦，空心服。

【主治】胸中郁热，肺热喘嗽，口臭喉腥，脾疸口甘，丈夫吐血，妇人血崩。

清膈散

【来源】《魏氏家藏方》卷五。

【组成】麦门冬（去心）　沙参　人参（去芦）　金钗石斛各一两（去根）　草龙胆　柴胡（去根）　陈皮（去白）　黄连（去须）　木通各半两

【用法】上为末。每服二钱，以水一盏，煎至七分，去滓，食前温服，每日二次。

【主治】脾家疸热，令人口甘。

三黄汤

【来源】《万病回春》卷五。

【组成】黄连　黄芩　山栀　石膏　芍药　白术（去芦）减半　桔梗　陈皮　茯苓（去皮）各等分　甘草减半　乌梅一个

【用法】上锉一剂。水煎，食后服。

【主治】脾热口甜。

清脾抑火汤

【来源】《丹台玉案》卷三。

【组成】黄连　青皮　黄芩　黄柏各二钱

【用法】上加灯心三十茎，食远服。

【主治】口甜。

补火散邪汤

【来源】《辨证录》卷七。

【组成】白术三两　附子三钱　人参二两　茵陈三钱　白茯苓一两　半夏三钱

【用法】水煎服。连服四剂而小便利；再服四剂，汗唾不黄矣。

【主治】脾疸。身黄如秋葵之色，汗沾衣服皆成黄色，兼之涕唾亦黄，不欲闻人言，小便不利。

【方论】此方白术、人参补其脾，茯苓、茵陈以利其水，附子以温其火，真火生而邪火自散，元阳回而阴气自消。阴阳和协，水火相制，何黄病之不去哉。

黄连温胆汤

【来源】《六因条辨》卷上。

【组成】温胆汤加黄连

【用法】水煎服。

【主治】伤暑汗出，身不大热，烦闷欲呕，舌黄腻。

【验案】

1.心惊胆怯　《继志堂医案》：湿热生痰，留于手足少阳之府，累及心包，心惊胆怯，性急善忘，多虑多思，舌苔浊腻带黄，胸脘内热。清化为宜。黄连温胆汤加洋参、枇杷叶。

2.精神分裂症　《江西中医药》（1983，2：49）：杨姓，男，43岁，干部。1980年4月7日就诊。十年前，因私怨，心怀忧郁致神志异常，悲伤哭泣之症每年发作四月余，用过各种镇静药均未控制发作或缩短发作时间。予黄连温胆汤加菊花、白蒺藜、朱麦冬，前后共服十一剂，诸证悉除，以健脾养心之法善后调理。

3.不寐　《吉林中医药》（1986，6：19）：付某某，女，42岁，干部。1979年5月14日初诊。半月前，因事争吵后夜卧不宁，心烦不安，服药无效。治以清肝豁痰安神，予黄连温胆汤加珍珠母、夜交藤，水煎服。3剂后每晚能睡3～4小时；前方加栀子，10剂后，诸症悉和，睡眠正常。随

访三年，未复发。

4.口甘　《吉林中医药》（1986，6：19）：张某某，女，33岁，打字员。1980年7月24日初诊。口中甜腻，食无味，胃脘灼热嘈杂已月余。诊见：形瘦，面色萎黄，胸脘闷，舌边齿痕，苔黄，脉弦滑。证由痰热浊邪上泛所致。方用黄连温胆汤加蔻仁、佩兰、石菖蒲，水煎服。6剂后，口甘减；原方加白术，15剂后诸证皆除。

5.室性早搏　《实用中医内科杂志》（1993，1：25）：治疗室性早搏67例，男47例，女20例；小于30岁8例，大于60岁10例，30～60岁49例；病程最长10年以上。结果：治愈51例，好转9例，无效7例，总有效率89.5%。

6.小儿多动症　《山东中医杂志》（2005，7：413）：用黄连温胆汤治疗小儿多动症46例。结果：治愈（上课时注意力集中，情绪稳定，学习成绩基本达到同龄儿童水平）31例，显效（动作减少，静坐时间延长，注意力稍集中，学习成绩有所上升）8例，有效5例，无效（症状与学习成绩无明显变化）2例，总有效率95.65%。

7.血管性痴呆　《陕西中医》（2006，2：175）：用黄连温胆汤治疗小儿血管性痴呆60例，并配合针刺人中、内关、三阴交、百会、四神聪、曲差透本神、风池、丰隆、足三里、神门以醒脑化痰开窍；对照组60例口服尼莫地平片、脑复康片、可喜片。结果：治疗组临床控制（主要症状基本恢复正常，定向健全，回答问题正确，生活自理，能恢复一般社会活动）10例，显效（主要症状大部分恢复正常，定向基本健全，回答问题基本正确，反应一般，生活可自理）28例，有效（主要精神症状有所减轻或部分消失，生活基本自理，回答问题基本正确，但反应仍迟钝，智力与人格仍有障碍）14例，无效（主要症状无改变甚至继续发展）8例，总有效率为86.7%；对照组临床控制6例，显效18例，有效20例，无效16例，总有效率为73.3%。治疗组总有效率明显优于对照组$P<0.05$。

十八、脾心痛

脾心痛，是指因脾的病变所引起的以上腹部剧烈疼痛，痛引肩背，恶心，呕吐，腹泻等为特征的病情。本病见于《灵枢·厥病》："厥心痛，痛如以锥针刺其心，心痛甚者，脾心痛也。"《三因极一病证方论》描述本病症状："脾心痛者，如针刺其心腹，蕴蕴然气满。"有认为"脾心"即散膏，"散膏"为胰，附于脾，位居中焦。如《难经·四十二难》曰："脾重二斤三两，扁广三寸，长五寸，有散膏半斤。"《难经汇注》指出："散膏者，为胰。"《圣济总录》："脾者中州，为狐藏以灌四旁，脾气盛则四脏皆得所养。今脾虚受病，气上乘心，其为痛特甚，古方谓如针锥所刺而急迫者，是为脾心痛之候。"治宜温经散寒，活血化瘀，行气止痛。

木香三棱散

【来源】《圣济总录》卷五十五。

【组成】木香 枳壳（麸炒，去瓤） 白芷 蓬莪术（锉，煨） 白术 益智仁（炒） 陈曲（炒） 京三棱（炮）各四两 甘草（炙，锉）二两 桂（去粗皮）半两 青橘皮（汤浸，去白，焙）三两

【用法】上为散。每服半钱匕，入盐少许，沸汤点服，不拘时候。

【主治】脾心痛。

木香宽中散

【来源】《圣济总录》卷五十五。

【组成】木香 肉豆蔻仁 白茯苓（去黑皮） 甘草（炙） 陈曲（炒黄） 诃黎勒皮（炮） 人参各一两 麦糵（炒）一两半 草豆蔻（去皮） 白豆蔻（去皮） 附子（炮，去皮脐）各半两

【用法】上为散。每服一钱匕，加盐、生姜各少许，空心沸汤点服。

【主治】脾心痛，或泄泻不止，虚冷膈气。

白术汤

【来源】《圣济总录》卷五十五。

【组成】白术一两二钱 人参 陈橘皮（汤浸，去白，炒） 附子（炮裂，去皮脐） 桂（去粗皮）各半两 吴茱萸（水浸一宿，微炒） 干姜（炮）各三分

【用法】上锉，如麻豆大。每服五钱匕，水一盏半，煎至八分，去滓温服，一日二次。

【主治】脾心痛如刺。

吴茱萸汤

【来源】《圣济总录》卷五十五。

【组成】吴茱萸（汤洗，焙干，炒） 干姜（炮） 厚朴（去粗皮，姜汁涂，炙） 甘草（炙，锉）各一两 附子（炮裂，去皮脐）一个

【用法】上锉，如麻豆大。每服三钱匕，水一盏半，入大枣二个（擘破），同煎至七分，去滓，食前温服。

【主治】脾心痛如刺，或绕脐绞痛，汗出。

吴茱萸汤

【来源】《圣济总录》卷五十五。

【组成】吴茱萸（汤洗，焙干，炒）半两 葱花（切）半升

【用法】上拌令匀。每服五钱匕，水一盏半，煎取七分，去滓温服，食顷再服。

【主治】脾心痛，痛则胀痛如锥刺。

厚朴汤

【来源】《圣济总录》卷五十五。

【组成】厚朴（去粗皮，姜汁涂炙） 吴茱萸（汤洗，焙干，炒） 人参各一两

【用法】上为粗末。每服五钱匕，水一盏半，加生姜一分（拍碎）、大枣二个（擘破），同煎至七分去滓温服，空心、日午、临卧各一次。

【主治】脾心痛。

十九、脾胃不和

脾胃不和，是多种脾胃疾病的病机而非独立病症，主要指因脾胃功能失调而导致胃之受纳和脾之运化障碍的病情，临床以食欲减退，食后腹胀为特征，常见于胃脘痛、腹胀、呕吐、嗳气、泄泻、便秘等疾病中。《普济方》："夫《内经》言谷气通于脾，盖虚则能受也，脾胃之为仓廪者如此。若其气不和，则腹内虚满，不能饮食。治宜调其饮食，适其寒温，则病自愈。"《明医指掌》："脾不和，则食不化；胃不和，则不思食；脾胃不和，则不思而且不化。或吐或泻，或胀满，或吞酸，或嗳气，或恶心"。其成因多为饮食不节（洁），思虑太过，劳累过度，误吐误下等导致。治宜健脾和胃为主。

泻脾丸

【来源】《千金翼方》卷十五。

【组成】大黄六两　杏仁四两（去皮尖双仁，熬）　蜀椒（去目闭口者，汗）　半夏（洗）　玄参　茯苓　芍药各三分　细辛　黄芩各半两　人参　当归　附子（炮去皮）　干姜　桂心各一两

【用法】上为末，炼蜜为丸，如梧桐子大。每服六丸，饮送下，一日三次，增至十丸。

【功用】调五脏。

【主治】脾气不调，有热或下闭塞，呕逆食饮。

泻脾丸

【来源】《外台秘要》卷十六引《深师方》。

【组成】黄芩　杏仁（去皮尖双仁，熬）　泽泻　通草　芎䓖　桂心　白术　干姜各五分　茯苓　黄耆　干地黄各六分　附子二分（炮）　麦门冬四分（去心）

【用法】上药治下筛，炼蜜为丸，如梧桐子大。每服二丸，一日三次。

【功用】调中，利饮食，除胃中积聚寒热，长肌肉，令人光泽。

【宜忌】忌猪肉、冷水、桃李、雀肉、生葱、酢、芜荑等物。

丁香散

【来源】《太平圣惠方》卷五。

【组成】丁香半两　人参三分（去芦头）　赤茯苓三分　白术半两　甘草一分（炙微赤，锉）　木瓜三分　草豆蔻三分（去皮）　干姜半两（炮裂，锉）　诃黎勒三分（煨，用皮）　茅香花三分

【用法】上为细散。每服一钱，以生姜、大枣汤调下，不拘时候。

【主治】脾胃冷热气不和，心腹虚胀，痰逆，少思饮食，四肢无力。

【宜忌】忌生冷、油腻、湿面。

人参散

【来源】《太平圣惠方》卷五。

【组成】人参一两（去芦头）　赤茯苓一两　桂心一两　干姜半两（炮裂，锉）　诃黎勒一两（煨，用皮）　川大黄一两（锉细，微炒）　细辛半两　枳壳一两（麸炒微黄，去瓤）　赤芍药一两　槟榔一两　甘草半两（炙微赤，锉）

【用法】上为末，炼蜜为丸，如梧桐子大。每服二十丸，以生姜汤送下，不拘时候。

本方方名，《普济方》引作人参汤，均与剂型不符。据本方用法，当为人参丸。

【主治】脾胃冷热气不和，胸膈不利，三焦闭塞。

【宜忌】忌生冷、油腻、湿面。

草豆蔻散

【来源】《太平圣惠方》卷五。

【组成】草豆蔻三分（去皮）　赤茯苓一分　甘草半两（炙微赤，锉）　人参半两（去芦头）　白术半两　陈橘皮半两（汤浸，去白瓤，焙）　桂心三分　枳壳三分（麸炒微黄，去瓤）　半夏二分（汤浸洗七遍去滑）　厚朴三分（去粗皮，涂生姜汁，炙令香熟）

【用法】上为散。每服三钱，以水一中盏，加生姜半分、大枣三个，煎至六分，去滓，稍热服，不

拘时候。

【主治】脾胃冷热气不和，胸中满闷，不能下食，四肢少力。

【宜忌】忌生冷、油腻、饴糖。

神曲丸

【来源】《太平圣惠方》卷五。

【组成】神曲一两（微炒令黄色） 干姜半两（炮裂，锉） 槟榔一两 甘草半两（炙微赤，锉） 陈橘皮半两（汤浸，去白瓤，焙） 桂心半两 附子半两（炮裂，去皮脐） 人参三分（去芦头） 当归三分（锉，微炒）

【用法】上为末，炼蜜为丸，如梧桐子大。每服二十丸，以生姜、橘皮汤送下，不拘时候。

【主治】脾胃冷热气不和，心腹绞痛，胁肋气滞，不思饮食，四肢少力。

藿香散

【来源】《太平圣惠方》卷五。

【别名】藿香汤（《圣济总录》卷四十五）。

【组成】藿香半两 诃黎勒半两（煨，用皮） 人参三分（去芦头） 陈橘皮三分（汤浸，去白瓤，焙） 半夏半两（汤浸，洗七遍，去滑） 赤茯苓三分 肉桂三分（去皱皮） 白术三分 草豆蔻一两（去皮） 枳实半两（麸炒微黄） 高良姜三分（锉） 甘草半两（炙微赤，锉） 厚朴一两（去粗皮，涂生姜汁，炙令香熟）

【用法】上为散。每服三钱，以水一中盏，加生姜半分，大枣三个，煎至六分，去滓，稍热服，不拘时候。

【主治】脾胃冷热不和，胸膈满闷，四肢无力，痰逆，不思饮食。

【宜忌】忌生冷、油腻、饴糖。

人参丸

【来源】《太平圣惠方》卷十三。

【组成】人参三分（去芦头） 白术三分 桂心三分 白茯苓半两 木香半两 诃黎勒皮三分 陈橘皮半两（汤浸去白瓤，焙） 甘草半两（炙微赤，锉） 干姜半两（炮裂，锉）

【用法】上为末，炼蜜为丸，如梧桐子大。每服三十丸，食前以粥饮送下。

【主治】伤寒后脾胃不和，不思饮食，或如痰逆。

丁香散

【来源】《太平圣惠方》卷十八。

【组成】丁香一两 甘草半两（炙微赤，锉） 木香半两 诃黎勒一两（煨，用皮） 人参半两（去芦头） 陈橘皮半两（汤浸，去白瓤，焙）

【用法】上为散。每服五钱，以水一大盏，加生姜半分，大枣三个，煎至五分，去滓，食前温服。

【功用】温中和气。

【主治】热病后，脾胃气不和，不思饮食。

诃黎勒散

【来源】《太平圣惠方》卷七十。

【组成】诃黎勒皮一两 草豆蔻一两（去皮） 陈橘皮一两（汤浸，去白瓤，焙） 白术三分 厚朴一两（去粗皮，涂生姜汁，炙令香熟） 高良姜三分（锉） 白茯苓三分 桂心半两 人参三分（去芦头） 半夏（汤浸七遍去滑） 附子三分（炮裂，去皮脐） 甘草半两（炙微赤，锉）

【用法】上为粗散。每服三钱，以水一中盏，加生姜半分，大枣三枚，煎至六分，去滓热服，不拘时候。

【主治】妇人脾胃气逆，胸中痰滞，时欲呕吐，不思饮食。

茅香花散

【来源】《太平圣惠方》卷七十。

【组成】茅香花一两 厚朴一两（去粗皮，涂生姜汁，炙令香熟） 木香半两 高良姜半两（锉） 藿香三分 陈橘皮一两（汤浸，去白瓤，焙） 诃黎勒皮半两 附子半两（炮裂，去皮脐） 当归半两 人参半两（去芦头） 白术一两 桂心半两 甘草半两（炙微赤，锉）

【用法】上为粗散。每服三钱，以水一中盏，加生姜半分，大枣三个，煎至六分，去滓稍热服，不拘时候。

【主治】妇人脾胃气逆，或时呕吐，不思饮食，四肢乏力。

椒红丸

【来源】《太平圣惠方》卷七十。

【组成】椒红一两（微炒）　沉香一两　附子一两（炮裂，去皮脐）　蓬莪术一两　诃黎勒皮一两　当归一两（锉碎，微炒）　高良姜半两（锉）　肉豆蔻半两（去壳）　丁香半两　白术一两　麝香一分（研入）

【用法】上为细末，以酒煮面糊为丸，如梧桐子大。每服二十丸，食前以温酒送下。

【功用】《太平惠民和济局方》：补虚损，暖下脏，逐癖冷，进饮食。

【主治】

1.《太平圣惠方》：妇人血风，气攻脾胃，脏腑虚冷，全不思食，脐腹多痛，体瘦无力。

2.《太平惠民和济局方》：妇人血气不调，脏腑怯弱，风冷邪气，乘虚客搏，脐腹冷痛，胁肋时胀，面色萎黄，肌体羸瘦，怠惰嗜卧，不思饮食。

白豆蔻散

【来源】《太平圣惠方》卷八十四。

【别名】白豆蔻汤（《圣济总录》卷一七五）。

【组成】白豆蔻一分（去皮）　黄耆半两（锉）　甘草一分（炙微赤，锉）　干木瓜半两　陈橘皮一分（汤浸，去白瓤，焙）　芎藭一分　人参半两（去芦头）　枇杷叶一分（拭去毛，炙微黄）

【用法】上为粗散。每服一钱，以水一小盏，加生姜少许，大枣一个，煎至五分，去滓温服，不拘时候。

【主治】小儿脾胃气不和，憎寒壮热，不纳乳食。

诃黎勒散

【来源】《太平圣惠方》卷八十四。

【组成】诃黎勒皮一分　京三棱半两（微焙，锉）　人参半两（去芦头）　陈橘皮半两（汤浸，去白瓤，焙）　厚朴半两（去粗皮，涂生姜汁，炙

令香熟）　桂心一分　干姜一分（炮裂，锉）　甘草一分（炙微赤，锉）

【用法】上为细散。每服半钱，以温枣汤调下，不拘时候。

【主治】小儿脾胃气不和，时时腹胁虚胀，不欲乳食。

前胡散

【来源】《太平圣惠方》卷八十四。

【组成】前胡三分（去芦头）　赤茯苓半两　桂心一分　人参半两（去芦头）　白术半两　枇杷叶半两（拭去毛，炙微黄）　芦根三分（锉）　甘草半两（炙微赤，锉）　厚朴半两（去粗皮，涂生姜汁炙令香熟）

【用法】上为粗散。每服一钱，以水一小盏，入生姜少许，煎至五分，去滓温服，不拘时候。

【主治】小儿脾胃不和，见食欲呕，心胸壅闷。

温脾散

【来源】《太平圣惠方》卷八十四。

【别名】人参汤（《圣济总录》卷一七五）、温脾汤（《袖珍小儿方》卷六）。

【组成】人参二分（去芦头）　白术半两　诃黎皮三分　木香半两　黄耆半两（锉）　白茯苓半两　藿香半两　陈橘皮半两（汤浸，去白瓤，焙）　桔梗半两（去芦头）　甘草一分（炙微赤，锉）

《幼幼新书》有没石子一个。

【用法】上为粗散。每服一钱，以水一小盏，入生姜少许，枣一枚，煎至五分，去滓温服，不拘时候。

【主治】

1.《太平圣惠方》：小儿脾气不和，食少无力。

2.《太平惠民和济局方》：脾胃不和，腹胁虚胀，不欲乳食，困倦无力，壮热憎寒。

诃黎勒粥

【来源】《太平圣惠方》卷九十七。

【组成】诃黎勒二枚（煨，用皮，捣罗为末）粟米二合

【用法】水二大盏，煎取一大盏，下米煮粥，入少盐，空心食之。

【功用】消宿食。

【主治】脾胃气不和。

木香丸

【来源】《太平圣惠方》卷九十八。

【组成】木香一两　桂心一两　芎䓖一两　羌活一两　附子一两（炮裂，去皮脐）　川大黄一两（锉碎，微炒）　槟榔一两　干姜一两（炮裂，锉）　郁李仁二两（汤浸，去皮，微炒）　牵牛子一两半（微炒）　青橘皮一两（汤浸，去白瓤，焙）

【用法】上为末，炼蜜为丸，如梧桐子大，每服三十丸，空心以生姜、橘皮汤送下。

【主治】脾胃不和，腹胁胀满，时有绞痛，不思饮食。

丁香温中汤

【来源】《医方类聚》卷一〇〇引《经验方》。

【组成】人参（去芦）　甘草（炒）　干姜（炮）　白术（锉）　青皮（炒）　陈皮（洗，去皮）　半夏各等分　丁香减半

【用法】上锉。每服三钱，水一盏，煎七分，空心温服。

【主治】脾胃不和，呕吐不已。

丁沉丸

【来源】《博济方》卷二。

【组成】丁香　沉香　木香　槟榔　白豆蔻　云南根各半两　肉豆蔻（去皮）　甘草（炙）　青皮（去白）各半两　人参　茯苓各二两　白术四两　官桂一分　丁香皮半两　诃子一两（去核）　麝香一钱（研）　玄参一两半　柳桂一分　干姜一分（炮）　金钗石斛一两

【用法】上为细末，续入麝香，和匀，炼蜜为丸，如酸枣大。每服半丸或一丸，烂嚼，炒生姜、橘皮、盐汤送下，温酒亦可；妇人炒生姜、橘皮、醋汤送下。

【功用】理中。

【主治】脾胃一切气不和、吐逆，不思饮食，霍乱不止，心腹刺痛膨闷，胸膈噎塞，久积虚气，伤酒痰逆，妇人血气及月候不调。

丁沉香丸

【来源】《博济方》卷二。

【组成】甘草（炒）　官桂（去皮）　沉香　丁香　木香　槟榔　诃子（炮，去核）各半两　人参一两半　白术四两（锉碎，炒黄）　白豆蔻（去皮）半两　肉豆蔻半两（去皮）　青皮（去瓤）半两

【用法】上为细末，炼蜜为丸，如小弹子大。每服一丸，生姜汤嚼下。

【主治】一切气不和，心腹痞闷，气胀胸膈，噎塞不利；及积冷气或时攻冲，脾胃气逆，不思饮食，霍乱不止，脏腑滑泄；酒食所伤，醋心不消，冷痰并多。

五积散

【来源】《博济方》卷二。

【组成】苍术二十两　桔梗十两　陈皮六两（去白）　吴白芷三两　厚朴二两（去皮）　枳壳四两（麸炒）　官桂（去皮）春夏用三两，秋冬用四两　芍药一两　白茯苓一两（去皮）　当归二两　人参二两　川芎一两半　甘草三两　半夏一两（洗七遍）　干姜春夏用一两半，秋冬用三两

【用法】上各洗净，焙干。除官桂、枳壳另杵外，诸药同为粗末，分作六分，于大铁锅内以文武火炒令微赤黄熟为度，不可令焦，取出以净纸衬，安板床下，候冷，却入前枳壳、官桂末和匀，密器内收贮。以末二钱，水一盏，煎至七分服。

【主治】一切气。阴气伤寒，或脾胃不和，内伤冷食，浑身疼痛，头昏无力，或痰逆，或胸膈不利、气壅，或多噎塞，饮食不下，及元气攻刺，两胁疼痛；女人血海久冷，月候不匀，走疰腹痛及不行，或产前胎不安，伤胎腹痛，或难产、胎死腹中者。

【加减】若阴气伤寒，手足逆冷，或睡里虚惊，及虚汗不止，脉气沉细，面青，或手足冷，心多呕逆，宜入顺元散一钱，同煎热服；如妇人生产痛阵疏及艰难，经两三日不生，胎死腹中，或产母顿无力，产户干，宜入顺元散同煎，以水七分，酒煎数十沸，相次吃两服；遍身烦热头痛，每服更入葱白一茎，豉七粒，同煎服之。

葱白散

【来源】《博济方》卷二。

【别名】蟠葱散（《医方类聚》卷一○○引《管见良方》）。

【组成】川芎　当归　枳壳（去白，麸炒）　厚朴（去白，姜汁炙）　官桂（去皮）　干姜（炮）　芍药　木香　青橘皮（去白）　神曲（炒）　麦蘗（炒）　人参　蓬莪术（醋浸一宿，焙）　舶上茴香（炒）　荆三棱（炮）　苦楝子　茯苓（去皮）各一两　干地黄一两　大黄半两　诃子半两（去核）（二味酌用）

【用法】上杵为末。每有病人三平钱，常服之，只须用二钱，用大葱白二寸，分中劈破，用清水一盏，同煎至七分，然后入盐半钱，和滓热服。至于方内诃子、大黄，或有用者，或有不用者，盖相度病状，可入即入，不可入即不必入，盖此二味多不全用。若须入大黄，即服时不须更入盐也。

本方改为丸剂，名"葱白丸"（《中药成方配本》）。

【功用】《中药成方配本》：温通调经。

【主治】

1.《博济方》：一切冷气不和，及本脏膀胱气攻冲疼痛；妇人产前产后腹痛，胎不安，或血刺者；兼能治血脏宿冷，百节倦疼，肌瘦怯弱，伤劳带癖。

2.《医方类聚》引《管见良方》：脾胃虚冷，攻筑心下，连胁肋刺痛，胸膈痞闷，背膊连顶，拘急疼痛，不思饮食，或时呕逆，霍乱转筋，腹冷泄泻，膀胱小肠及外肾肿痛，食伤浮肿，心脾冷痛。

【方论】《济阴纲目》：重在冷气不和，恐非胎前所宜，若产后血刺痛，或血脏冷者宜之。人身以气血流行为无病，此方以四物补血，人参助气，枳

壳、厚朴行上焦之气，茴香、苦楝行下焦之气，木香、青皮行肝气，干姜温行血中之气，其余消之削之，皆所以温而行之也，气一行则痛自止矣。以盐行入血分，使气下行而主内，以葱引气外通而开表，如是则内外和而痛愈矣。

平胃散

【来源】《医方类聚》卷十引《简要济众方》。

【别名】天下受拜平胃散（《岭南卫生方》卷中）、受拜平胃散（《杂类名方》）、神效平胃散（《保命歌括》卷十九）。

【组成】苍术四两（去黑皮，捣为粗末，炒黄色）　厚朴三两（去粗皮、涂生姜汁，炙令香熟）　陈橘皮二两（洗令净，焙干）　甘草一两（炙黄）

【用法】上为散。每服二钱，水一中盏，加生姜二片，大枣二枚，同煎至六分，去滓，食前温服。

方中诸药生用，名"生料平胃散"（《世医得效方》卷十四）。本方改为丸剂，名"平胃丸"（《中国医学大辞典》）

【功用】

1.《简要济众方》：调气进食。

2.《太平惠民和剂局方》：暖胃，化宿食，消痰饮，辟风寒冷湿四时不正之气。

3.《岭南卫生方》：温养脾元，平和胃气，辟岚瘴冷湿，病后进食。

4.《丹台玉案》：和胃健脾，祛湿消食。

5.《医方论》：化痞，消胀，和中。

【主治】

1.《简要济众方》：胃气不和。

2.《太平惠民和剂局方》：脾胃不和，不思饮食，心腹胁肋胀满刺痛，口苦无味，胸满短气，呕哕恶心，噫气吞酸，面色萎黄，肌体瘦弱，怠惰嗜卧，体重节重，常多自利，或发霍乱，及五噎八痞，膈气反胃。

3.《仁斋直指方论》：伤湿泄泻。

4.《世医得效方》：妊娠两足浮肿，名曰皱脚。

5.《女科撮要》：肠胃寒，受湿下血。

6.《保婴金镜》：小儿乳食过伤，肠鸣呕吐或米谷不化。

7.《济阴纲目》：妊娠饮食停滞，或肚腹作痛。

8.《明医指掌》：山岚瘴雾，令人不服水土而腹胀。

9.《症因脉治》：胃气不平，喘而上逆。

10.《医宗金鉴》：湿淫于内，脾胃不能克制，有积饮痞膈中满者。

【宜忌】《医方考》：惟湿土太过者能用之，脾土不足及老弱、阴虚之人，皆非所宜也。

【方论】

1.《医方考》：此湿土太过之证，经曰敦阜是也。苍术味甘而燥，甘则入脾，燥则胜湿；厚朴性温而苦，温则益脾，苦则燥湿，故二物可以平敦阜之土。陈皮能泄气，甘草能健脾，气泄则无湿郁之患，脾强则有制湿之能，一补一泄，又用药之则也。

2.《景岳全书》：夫所谓平胃者，欲平治其不平也。此为胃强邪实者设，故其性味从辛从燥从苦，而能消能散，惟有滞有湿有积者宜之。今见方家每以此为常服健脾之剂，动辄用之，而不察可否，其误甚矣。

3.《古今名医方论》柯琴：《内经》以土运太过曰敦阜，其病腹满；不及曰卑监，其病留满痞塞。张仲景制三承气汤，调平土之敦阜；李东垣制平胃散，平胃土之卑监也。培其卑者而使之平，非削平之谓，犹温胆汤用凉剂而使之温，非用温之谓。后之注《本草》者，曰敦阜之土，宜苍术平之；卑监之土，宜白术以培之。若以湿土为敦阜，将以燥土为卑监耶！不审敦阜、卑监之义，因不知平胃之理矣。二术苦甘，皆燥湿健脾之用，脾燥则不滞，所以能健运而得其平。第二术白者柔而缓，苍者猛而悍，此取其长于发汗，迅于除湿，故以苍术为君耳！不得以白补、赤泻之说，为二术拘也。厚朴色赤苦温，能助少火以生气，故以为佐；湿因于气之不行，气行则愈，故更以陈皮佐之。甘先入脾，脾得补而健运，故以炙甘草为使。名曰平胃，实调脾承气之剂与！夫洁古取《金匮要略》之枳术汤以为丸，枳实之峻，重于厚朴，且无甘草以和之，虽倍白术，而消伐过于此方。昧者以术为补，为当久服，不思枳实为峻而不宜多，特未之思耳！

4.《医方集解》：此足太阴，阳明药也。苍术

辛烈燥湿而强脾，厚朴苦温除湿而散满，陈皮辛温利气而行痰，甘草中州主药，能补能和，蜜炙为使。泄中有补，务令湿土底于和平也。

5.《绛雪园古方选注》：胃为水土之脏，长生于申。水谷之入于胃也，分为三隧，其糟粕一隧下入小肠，传于大肠，全赖燥火二气，变化传送。若火不温而金不燥，失其长生之气，上虽有心阳以扶土，而下焦川渎失利，则胃中泛滥而成卑湿之土，为湿满，为濡泻。治以苍术辛温，助胃行湿，升发谷气；厚朴苦温，辟阴去浊，温胃渗湿；甘草调和小肠；橘红通理大肠。胃气安常，大小肠处顺，故曰平胃。相传出自龙宫禁方，俟君子正之。

6.《医方论》：人非脾胃无以养生，饮食不节，病即随之。多食辛辣则火生，多食生冷则寒生，多食浓厚则痰湿俱生。于是为积聚，为胀满，为泻痢，种种俱见。平胃散乃治脾胃之圣剂，利湿化痞，消胀和中，兼治时疫瘴气，燥而不烈，故为消导之首方。

7.《成方便读》：用苍术辛温燥湿，辟恶强脾，可散可宣者，为化湿之正药；厚朴苦温，除湿而散满；陈皮辛温，理气而行痰，以佐苍术之不及。但物不可太过，过刚则折，当如有制之师，能戡祸乱而致太平，故以甘草中州之药，能补能和者赞辅之，使湿去而土不伤，致于和平也。

8.《医方发挥》：湿滞中焦，运化失司，而湿多致气滞，气行有助于湿化滞消，故其用药宜于辛香温燥，燥湿运脾，兼以行气导滞，以祛其湿滞，理其脾胃，使中焦健运。正如《临证指南医案》中说：脾宜升则健，胃宜降则和，太阴湿土，得阳始运，阳明燥土，得阴始安。方中以苍术苦温辛燥，最善除湿运脾，为主药。辅以厚朴苦温除湿，而能散满，协助苍术燥湿以益脾。二药合用，加强燥湿健脾之力。因湿盛气滞，气行则湿化，故配橘皮理气以化滞，协同厚朴下气降逆为佐。厚朴、橘皮芳香化湿，有醒脾调中之功。甘先入脾，脾得补而健运，故使以甘草甘缓和中，调和诸药。生姜、大枣调和脾胃，以助健脾。本方正如前人所说：性味从辛、从燥、从苦组成，而能消、能散，惟有滞、有湿、有积者宜之。所以本方是调整胃肠功能，以治脾胃不

和，湿滞中阻的代表方剂，凡是脾胃湿胜，积滞胃呆，出现上述诸症，属土气敦阜之象，均可使用。

【实验】

1.保钾排钠作用 《中国中医药信息杂志》（2005，1：27）：将大鼠分为正常组、湿阻造模组、平胃散组及自然恢复组，采用放免法检测血浆抗利尿激素（ADH）、醛固酮（ALD）及心钠素（ANP）的浓度，用电解质分析仪测定细胞内Na^+、K^+。结果：与正常组比较，湿阻造模组大鼠ADH显著升高（$P<0.01$），ALD有明显升高的趋势，ANP无显著性差异，治疗前Na^+明显升高（$P<0.05$），K^+明显降低（$P<0.01$）；治疗后，平胃散组和自然恢复组与湿阻造模组比较，ADH和ALD显著下降（$P<0.01$），ANP无显著性差异，Na^+明显降低（$P<0.01$），K^+无显著性差异。结论：平胃散可通过抑制湿阻中焦证大鼠ADH的释放和ALD的分泌，调节机体水、电解质平衡的紊乱，起到保钾排钠的作用。

2.改善免疫功能 《中医杂志》（2007，8：730）：建立湿困脾胃证大鼠模型，观测各组大鼠脾脏及胸腺湿重、脏器系数、病理改变、血清白细胞介素-6（IL-6）和免疫球蛋白（IgG）含量等指标。结果：模型大鼠脾脏及胸腺脏器系数降低，胸腺皮质厚度及脾脏中央动脉淋巴鞘直径变小，血清IL-6升高，IgG含量明显减少。经平胃散治疗后病理改变明显恢复，效果优于自然恢复组。提示：平胃散对湿困脾胃证大鼠模型的免疫功能异常具有明显改善作用。

【验案】

1.慢性非特异性溃疡性结肠炎 《湖南中医学院学报》（1995，1：28）：本方合香连丸加赤芍、丹参、地榆炭、赤石脂、乌梅炭、乳香、没药，并随证再略作加减，治疗慢性非特异性溃疡性结肠炎29例。结果：痊愈19例，显效6例，有效4例，总有效率100%。

2.胆汁返流性胃炎 《浙江中医学院学报》（1996，5：27）：本方合四逆散，湿热者加黄芩、蒲公英、黄连；气虚者加党参、黄芪、白术；脾胃虚寒加吴茱萸、干姜；恶心呕吐剧者加姜半夏。每日1剂，5周为1疗程；治疗胆汁反流性胃炎52例。结果：痊愈34例，有效12例，无效

6例。

3.胃溃疡 《陕西中医》（2006，9：1063）：将胃溃疡88例随机分为治疗组56例，对照组32例。治疗组口服平胃散加雷尼替丁，对照组单用雷尼替丁，治疗时间均定为8周。结果：治疗组治愈（主次症状全消失，胃镜下溃疡病灶愈合，病变黏膜恢复正常）42例，显效（主次症状全消失，胃镜下溃疡病灶基本愈合，病变黏膜组织仍有轻度炎症）9例，好转（主次症状部分消失，病灶愈合≥50%）3例，无效（主次症状全改善，溃疡病灶愈合≤50%）2例，总有效率96.42%；对照组治愈13例，显效6例，好转8例，无效5例，总有效率84.38%。

二陈汤

【来源】《普济方》卷二〇六引《指南方》。

【别名】治中汤（原书同卷）、补脾汤（《普济本事方》卷九）、证料治中汤（《仁斋直指方论》卷二十六）。

【组成】人参 白术 甘草（炙） 干姜（炮） 青皮 陈皮各等分

【用法】每服四钱，水一盏半，煎七分，去滓，入盐点服。

【主治】

1.《普济方》引《指南方》：胸腹胀满，因伤宿食，或吐后噫败脾气。

2.《类证活人书》：脾胃伤冷物，胸膈不快，腹疼气不和。

3.《普济本事方》：伤寒汗后，脾胃伤冷物，胸膈不快，寻常血气不和。

4.《三因极一病证方论》：太阴伤寒，手足温，自利不渴，腹满时痛，咽干，脉尺寸俱沉细；饮食伤脾，宿谷不化，朝食暮吐，暮食朝吐，上气复热，四肢冷痹，三焦不调，及胃虚寒气在上，忧气在下，二气并争，但出不入，呕不得食；中寒，饮食不化，吞酸呃啘，食则膨亨，胀满呕逆。

5.《太平惠民和剂局方》（宝庆新增方）：脾胃不和，饮食减少，短气虚羸而复呕逆，霍乱吐泻，胸痹心痛，逆气短气，中满虚痞，膈塞不通，或大病愈后，胸中有寒，时加咳唾。

【加减】大便秘，加大黄（棋子大）两枚。

人参散

【来源】《医方类聚》卷十引《神巧万全书》。

【组成】人参一两（去芦头） 厚朴（姜汁浸，炙） 白茯苓 木瓜 诃黎勒 木香各三分 甘草一分（炙） 草豆蔻 干姜各半两

【用法】上为散。每服一钱，生姜、大枣汤调下，不拘时候。

【主治】脾胃冷热气不和，心腹虚胀，痰逆，少思饮食，四肢无力。

十八味丁沉透膈汤

【来源】《太平惠民和济局方》卷三（续添诸局经验秘方）。

【别名】丁沉透膈汤（《丹溪心法》卷四）、十八味丁沉透膈散（《普济方》卷三十六）。

【组成】白术二两 香附（炒） 人参 缩砂仁各一两 丁香（炙） 麦芽 肉豆蔻（煨） 白豆蔻 木香 青皮各半两 甘草（炙）一两半 半夏（汤泡七次）二钱半 藿香 厚朴（姜炒）各七钱半 神曲（炒） 草果各二钱半 沉香 陈皮各七钱半（一本无丁香、白豆蔻，有白芷、槟榔各半两）。

【用法】上锉。每四钱，水二大盏，加生姜三片，大枣一个，煎八分，去滓热服。

【主治】脾胃不和，中寒上气，胁肋胀满，心腹绞痛，痰逆恶心；或时呕吐，饮食减少，十膈五噎，痞塞不通，噫气吞酸，口苦失味。

人参煮散

【来源】《太平惠民和济局方》卷三（续添诸局经验秘方）。

【别名】人参煮煎（《观聚方要补》卷三）。

【组成】人参四两 青皮（去白）十二两 甘草（炙）十两 干姜（炮）六两 三棱（煨，捣碎）十二两 芍药一斤 丁皮六两 茯苓（去皮） 苍术（去皮）各半斤

【用法】上为末。每服二钱，水一盏，加生姜五

片，大枣三个，同煎至七分，食前、空心温服。

【主治】脾胃不和，中脘气滞，心腹胀痛，不思饮食，宿寒留饮，停积不消。或因饮冷过度，内伤脾气，呕吐痰逆，寒热往来，或时汗出。又治肠胃冷湿，泄泻注下，水谷不分，腹中雷鸣，胁肋虚满。并疗伤寒阴盛，四肢逆冷。

分气紫苏饮

【来源】《太平惠民和济局方》卷三（绍兴续添方）。

【别名】分气紫苏汤（《仁斋直指方论》卷五）。

【组成】五味子（去梗，洗） 桑白皮（炙，锉） 陈皮（去白，净洗） 桔梗（锉） 草果仁 大腹皮 甘草（炙） 茯苓各三斤

【用法】上为粗末，称二十斤，净入，拣嫩枝叶干紫苏十五斤捣碎，同一处拌匀。每服四钱，水一大盏，姜钱三片，入盐少许，同煎至七分，去滓，空心、食前服。

【功用】和胃进食。

【主治】男子、妇人脾胃不和，胸膈噎塞，腹胁疼痛，气促喘急，心下胀闷，饮食不思，呕逆不止。

守中金丸

【来源】《太平惠民和济局方》卷三（吴直阁增诸家名方）。

【组成】干姜（炮） 甘草（燠） 苍术（米泔浸） 桔梗（去芦）各等分

【用法】上为细末，炼蜜为丸，如弹子大。每服一丸，食前嚼服，以沸汤送下。

本方改为汤剂，名"守中汤"（《活幼心书》卷下）。

【功用】温脾暖胃，消痰逐饮，顺三焦，进美饮食，辟风寒湿冷。

【主治】中焦不和，脾胃积冷，心下虚痞，腹中疼痛，或饮酒过多，胸胁逆满，噎塞不通，咳嗽无时，呕吐冷痰，饮食不下，噫醋吞酸，口苦失味，怠惰嗜卧，不思饮食；及伤寒时气，里寒外热，霍乱吐利，心腹绞痛，手足不和，身热不渴，及肠鸣自利，米谷不化；及脾胃留湿，体重节痛，面色萎黄，肌肉消瘦。

枣肉平胃散

【来源】《太平惠民和济局方》卷三（新添诸局经验秘方）。

【组成】陈橘皮（去白）　厚朴（去粗皮，姜制，炒香）各三斤二两　甘草（锉，炒）　生姜　红枣各二斤　苍术（去粗皮，米泔浸二日，炒）五斤

【用法】上锉碎，拌匀，以水浸过面上半寸许，煮令水干，取出焙燥，碾为细末。每服二钱，空心、食前盐汤点下。

【功用】常服调气暖胃，化宿食，消痰饮，辟风、寒、冷、湿四时非节之气。

【主治】脾胃不和，不思饮食，心腹胁肋胀满刺痛，口苦无味，胸满短气，呕哕恶心，噫气吞酸，面色萎黄，肌体瘦弱，怠惰嗜卧，体重节痛，常多自利，或发霍乱，及五噎八痞，膈气反胃。

和气散

【来源】《太平惠民和济局方》卷三（吴直阁增诸家名方）。

【组成】香附子（炒，去毛）　陈皮（去白）　肉桂（去粗皮）　良姜（去芦）　青皮（去白）　甘草（爁）　茴香（炒）　苍术（米泔浸）各一两　桔梗（去芦）三两

【用法】上为细末。每服二钱，入盐少许，沸汤点服，或盐酒调下，不拘时候。

【功用】温脾胃，进饮食。

【主治】

1.《太平惠民和济局方》：脾胃不和，中脘气滞，宿寒留饮，停积不消，心腹胀满，呕吐酸水。脾疼泄泻，脏腑不调，饮食减少；一切气疾。

2.《普济方》引《医方集成》：心疼。

和胃丸

【来源】《太平惠民和济局方》卷三。

【组成】厚朴（去粗皮，锉碎，以生姜二两研烂同炒）　半夏（一半汤洗，晒干，微炒，一半生姜汁制作饼，炙黄）　鳖甲（九肋大者一枚，黄泥外固，以米醋二碗，化硇砂一两，放鳖甲内慢火

熬干，取二两细研如粉）　神曲（碎，炒）　麦蘖（微炒）　白术（锉，炒）　肉桂（去粗皮）各二两　枳壳（去瓤，麸炒）　三棱（炮）　青皮（去白，炒）　人参各三两　陈皮（去白）　诃子（炮，去核）各四两　槟榔　当归各一两半　芍药　甘草（炒）各一两　干姜（炮）　赤茯苓（去皮）各三分

【用法】上为细末，蜜为丸，如小豆大。每服二十丸，加至三十丸，微嚼破，温水送下，不拘时候。老幼气弱皆可常服。

【功用】温和脾胃，调进饮食。

【主治】脾胃不和，中脘气痞，心腹胀闷，不思饮食，呕吐痰逆，噫气吞酸，面色萎黄，肌肉消瘦，腹胁刺痛，便利不调，少力嗜卧，体重节痛；及虚劳脾胃虚弱，饮食不化，心腹痞满。

建中散

【来源】《太平惠民和济局方》卷三。

【别名】建中汤（《证治要诀类方》卷一）。

【组成】青州枣　厚朴（姜汁制）各一斤　干姜（炮）　半夏（汤洗去滑）　甘草各五两　陈皮（去白）八两（上六味，用水三斗，煮令水尽，焙干）　草豆蔻（去皮）　人参　藿香　诃子（炮，取皮）　白茯苓（去皮）　白术各一两

【用法】上为粗末。每服二钱，水一盏，加生姜三片，煎六分，去滓，食前温服。

【主治】脾胃不和，中脘气滞，宿寒留饮，停积不消，心腹刺痛，胁肋膨胀，呕吐痰逆，噫气吞酸，肠鸣泄利，水谷不化，肢体倦怠，不思饮食。

枣　汤

【来源】《太平惠民和济局方》卷十（续添诸局经验秘方）。

【组成】枣（去核）一斤　生姜（洗，切）五斤甘草（炙，锉）三斤

【用法】上药一处拌匀，用盆器盛贮，以布盖罨一宿，焙干，捣为末。每服一钱，入盐少许，沸汤点下。

【功用】常服健脾胃，顺气进食。

【主治】脾胃不和，干呕恶心，腹胁胀满，不美

饮食。

和中散

【来源】《太平惠民和济局方》卷十。

【别名】和中汤（《古今医统大全》卷八十九）。

【组成】厚朴（去皮，姜炙）六两　白术三两　干姜（炮）　甘草（炙）各二两

【用法】上为末。每服一钱，水八分盏。生姜二片，煎六分，去滓稍热服，乳食前服。

【主治】小儿脾胃不和，呕逆恶心，冷热不调，减食泄泻，腹痛肠鸣，少力嗜卧。

挝脾汤

【来源】《太平惠民和济局方》卷十（吴直阁增诸家名方）。

【组成】麻油四两　良姜十五两　茴香（炒）七两半　甘草十一两七钱半

【用法】上以炒盐一斤同药炒，为细末。每服一钱，白汤点下。

【功用】常服快气，大解中酒，美进饮食。

【主治】脾胃不快，宿酲留滞，呕吐酸水，心腹胀痛，不思饮食，伤冷泄泻。

木香人参散

【来源】《养老奉亲书》。

【组成】木香半两　人参（去芦头）半两　茯苓（去黑皮）一分　白术半两（微炒）　肉豆蔻（去皮）一分　枇杷叶（去毛）一分　厚朴（去粗皮，用姜汁制）　丁香半两　藿香叶一分　甘草半两（炙）　干姜半两（炮）　陈皮半两（汤浸，去瓤）

【用法】上药修事了，称分两，捣罗为末。每服二钱，水一盏，加生姜钱一片、大枣二枚，同煎至六分，去滓温服。

【功用】和脾胃气，进饮食，止痰逆，疗腹气，调中。

豆蔻散

【来源】《养老奉亲书》。

【组成】草豆蔻四两（以姜四两炒，香黄为度，和姜用）　大麦蘖子十两（炒黄）　神曲四两（炒黄）　杏仁四两（去尖，炒熟）　甘草四两（炙）　干姜二两（炮制）

【用法】上为末。每服一钱，如茶点之，不拘时候服。

【主治】老人夏多冷气发动，胸膈气滞噎塞，脾胃不和，不思饮食。

橘皮煮散

【来源】《养老奉亲书》。

【别名】不换金散（原书）、橘皮散（《古今医统大全》卷三十五）。

【组成】橘皮（去瓤）一两　人参　茯苓　白术各一两　木香一分　干姜（炮）　官桂（去皮）半两　槟榔一两（鸡心者）　草豆蔻二个（去皮）　半夏一分（麸炒）　厚朴半两（加生姜一分，碎，炒干）　枳壳半两（去瓤，麸炒）　诃黎勒五个（煨，去核）　甘草半两（炮）

方中干姜用量原缺。

【用法】上为末。每服一大钱，水一盏，加生姜、大枣同煎至七分，不问食前后热服。

【功用】益元气，和脾胃，治伤寒。

【主治】心腹诸疾。

木瓜汤

【来源】《寿亲养老新书》卷三。

【组成】生姜四两（取汁）　木瓜十两　白盐五两　甘草五钱　紫苏十两（一方加缩砂、山药）

【用法】上炒姜、盐，拌和苏、瓜、甘草，三日取出，晒干为末。沸汤点服。

【功用】消食化气壮脾。

【主治】手足酸。

厚朴丸

【来源】《传家秘宝》。

【组成】厚朴（去粗皮）半斤（细锉，用生姜一斤洗刷净，和皮细切，与厚朴同捣如泥，摊熟令三分干，以长火炒令干为度）　肉桂五两（去

皮） 干姜四两（炒黑色） 川椒二两半（拣择于铫内慢火炒，瓷碗盖，时时揭起，拭去碗内汁，候紫色为度）

【用法】上为末，炼蜜为丸，如樱桃大。每服一丸，煎水送下。治脾胃，米饮送下；中酒吐逆，生姜汤送下；膀胱、小肠、肾余气，茴香酒送下；血气，当归酒送下。

【功用】暖胃消痰，利胸膈，解酒食毒。

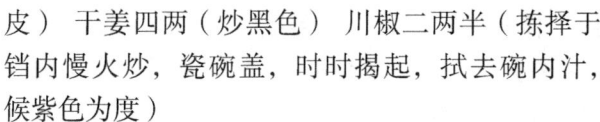

人参柴胡汤

【来源】《圣济总录》卷四十四。

【组成】柴胡（去苗） 人参 白术 赤茯苓（去黑皮） 桔梗（炒） 陈橘皮（去白，炒） 五味子 当归（切，焙） 细辛（去苗叶） 半夏（汤洗七遍去滑，炒干） 大黄（锉，炒）各一两 厚朴（去粗皮，生姜汁炙香熟）二两半 桂（去粗皮） 黄耆（锉）各一两半

【用法】上为粗末。每服四钱匕，以水一盏，加生姜一枣大（拍破），去滓，空心顿服，日晚再服。

【主治】脾胃不调，宿食留滞，腹胀发热，呕逆酸水，日渐羸瘦。

小麝香丸

【来源】《圣济总录》卷四十四。

【组成】麝香半钱（研） 丁香皮（锉） 木香 益智（去皮） 甘松 莎草根（去毛） 蓬莪术（炮，锉）各一两

【用法】上药除麝香外，捣罗为细末，入麝香拌匀，以水浸炊饼心为丸，如小豆大。每服七丸至十丸，嚼破，食后温熟水送下。

【主治】脾胃不和，胸膈痞闷，饮食化迟。

匀气汤

【来源】《圣济总录》卷四十五。

【组成】厚朴（去粗皮，生姜汁炙）一两 陈橘皮（汤浸，去白，焙）半两 白术半两 甘草（炙）一两 白茯苓（去黑皮）半两 麦蘖（炒）半两 高良姜（炒）一分 沉香一分 甘松一分

【用法】上药治下筛。每服三钱匕，水一盏，加生

姜二片，大枣二个（擘），同煎至七分，去滓温服，不拘时候。

【功用】止痰逆，思饮食。

【主治】脾胃冷热气不和。

平胃前胡汤

【来源】《圣济总录》卷四十五。

【别名】前胡汤（《普济方》卷二十四）。

【组成】前胡（去芦头） 人参 白茯苓（去黑皮） 附子（炮裂，去皮脐） 半夏（生姜汁浸一宿，并生姜汁杵令匀，焙干） 白术 枇杷叶（拭去毛） 厚朴（去粗皮，生姜汁涂，炙透） 诃黎勒（纸裹煨熟，去核）各一两半 槟榔（锉） 肉豆蔻（去壳） 陈橘皮（汤去白，焙） 干姜（炮） 甘草（炙）各三两

【用法】上锉，如麻豆大。每服三钱匕，水一盏，加生姜一枣大（切），大枣二枚（擘），同煎至七分，去滓，不拘时候温服。

【主治】脾胃冷热气不和。

快活丸

【来源】《圣济总录》卷四十五。

【组成】五味子（微炒）一两 枳壳（去瓤，微炒）一两半 糯米（炒香熟）一两半 槟榔（锉）半两 京三棱（炮）半两 蓬莪术（炮）半两 郁李仁（汤浸，去皮）半两 青橘皮（汤去白，焙）一两

【用法】上为细末，用半夏一两，生姜二两烂煮，研细糊为丸，如绿豆大。每服十五丸至二十丸。食后温汤送下。

【功用】消痰进食。

【主治】脾胃冷热相攻，胸膈气闷。

沉香阿魏丸

【来源】《圣济总录》卷四十五。

【组成】沉香 木香各三分 芎藭 当归（锉，焙） 蓬莪术（炮） 陈橘皮（去白，焙） 延胡索 槟榔（锉） 吴茱萸（醋浸一宿，炒） 益智仁 桂（去粗皮） 白术 附子（炮裂，去皮

脐）　干姜（炮）　草豆蔻（去皮）各半两　阿魏一两半（瓷器中醋浸一宿，生绢滤去砂，入面煮糊）

【用法】上药捣罗十五味为细末，用阿魏糊为丸，如梧桐子大，丹砂为衣。每服五七丸，以生姜、橘皮汤送下；血气，以温酒醋汤送下。

【主治】脾胃冷热气不和，食毒，脾胃中宿积。

和中丸

【来源】《圣济总录》卷四十五。

【组成】附子（炮裂，去皮脐）一两　干姜（炮）三两　甘草（炙）一两　木香一两　茴香子（炒）一两　青橘皮（汤浸，去白，焙）半两　沉香半两（炙）　藿香叶半两

【用法】上为细末，汤浸炊饼和丸，如樱桃大。每服一丸，白汤送下，食前服。

【功用】宽中脘。

【主治】脾胃冷热气不和。

木香煮散

【来源】《圣济总录》卷四十六。

【组成】木香　人参　白茯苓（去黑皮）　白术　半夏（汤洗七遍，炒）　厚朴各一分（去粗皮，将厚朴入生姜一分同捣，炒干）　干姜（炮）　桂（去粗皮）　枳实（去瓤，麸炒）　甘草（炙，锉）各半两　陈橘皮（汤浸，去白，焙）一两　槟榔（锉）一枚　草豆蔻（去皮）二枚　诃黎勒（煨，去核）五枚

【用法】上为粗末。每服三钱匕，水一盏，煎至七分，去滓热服，不拘时候。

【功用】《御药院方》：调顺中焦，兼解伤寒。

【主治】脾胃不和，不能饮食，心胸痞闷，口淡无味。

白术丸

【来源】《圣济总录》卷四十六。

【组成】白术（锉）　厚朴（去粗皮，生姜汁炙，锉）　苍术（去粗皮，炒）各半斤　芜荑四两　青橘皮（去白，焙）　附子（炮裂，去皮脐）各三

两　甘草（炙，锉）　干姜（炮裂）各二两

【用法】上为末，炼蜜为丸，如鸡头子大。每服一丸，空心米饮嚼下。

【主治】脾胃不和，不能饮食。

半夏饮

【来源】《圣济总录》卷四十六。

【组成】半夏（生姜汁炒黄）　干姜（炮）各一两　枣肉（焙）　附子（炮裂，去皮脐）　青橘皮（汤浸，去白，焙）各半两　陈橘皮（汤浸，去白，焙）　红豆蔻（去皮）各一分　木香半分　草豆蔻（去皮）二枚

【用法】上为粗末。每服一钱匕，水一盏，加蜜半匙，煎至七分，去滓稍热服，不拘时候。

【主治】脾胃不和，不能饮食，见食吐逆。

均气丸

【来源】《圣济总录》卷四十六。

【组成】牡丹皮　当归（切，焙）　木香　京三棱（炮，椎碎）各一分　半夏半两（别捣末，生姜自然汁和为饼，焙干，同杵）　青橘皮（汤浸去白，焙）　枳实（去瓤，麸炒）各半两　槟榔（锉）一两

【用法】上为末，炼蜜为丸，如梧桐子大。每服十五丸，空心、食前生姜盐汤送下。

【主治】脾胃不和，心胸满闷，不能饮食，痰逆吞酸，少力，头目昏眩。

沉香汤

【来源】《圣济总录》卷四十六。

【组成】沉香（锉）　厚朴（去粗皮，生姜汁炙）　桂（去粗皮）　益智（去皮，炒）　白术　青橘皮（汤浸，去白，焙）　桔梗（炒）各一两　五味子一两一分（微焙）　附子（炮裂，去皮脐）　干姜（炮）　甘草（炙，锉）各半两

【用法】上为粗末。每服二钱匕，水一盏，加生姜三片，同煎至六分，去滓，食前稍热服。

【主治】脾胃气不和，心腹疼痛，不能饮食。

和胃丸

【来源】《圣济总录》卷四十六。

【组成】甘草（生，锉）高良姜（生）各二两 藿香叶 桂（去粗皮）丁香皮（炙）各一两

【用法】上为末，炼蜜和杵三二百下，为丸如樱桃大。每服一丸，盐汤嚼下，空心服。

【主治】脾胃冷热不和，不能饮食，胸膈满闷，痰唾吐逆，及一切气疾。

建中丸

【来源】《圣济总录》卷四十六。

【组成】白术 厚朴（去粗皮，生姜汁炙）各二两 木香 诃黎勒（去核）肉豆蔻（去皮）芎藭各一两

【用法】上为末，煮枣肉为丸，如梧桐子大。每服三十丸，空心米饮送下。

【主治】脾胃不和，不能饮食。

草豆蔻汤

【来源】《圣济总录》卷四十六。

【组成】草豆蔻（去皮）人参 陈橘皮（汤浸，去白，焙）厚朴（去粗皮，生姜汁炙）各一两 甘草（炙，锉）桂（去粗皮）各半两

【用法】上为粗末。每服三钱匕，水一盏，加生姜二片，同煎至六分，去滓，食前温服。

【功用】进食和气。

【主治】脾胃气冷热不和。

厚朴汤

【来源】《圣济总录》卷四十六。

【组成】厚朴（去粗皮）四两（生姜二两同杵，阴一二日，晒干）白术四两 陈橘皮（汤浸，去白，焙）三两 乌药（汤浸，锉，炒）甘草（炙，锉）各二两

【用法】上为粗末。每服二钱匕，水一盏，加生姜三片，大枣二个（擘破），同煎至七分，去滓温服。

【功用】化癖气，调中脏。

【主治】脾胃不和，及心下急懊。

沉香丸

【来源】《圣济总录》卷五十四。

【组成】沉香一两 厚朴（去粗皮，生姜汁炙）一两半 桂（去粗皮）一两 附子（炮裂，去皮脐）半两 益智（去皮，炒）一两 青橘皮（汤浸去白，细切，焙干）一两 干姜（炮裂）半两 桔梗（锉，炒）一两 白术（锉，麸炒）一两 五味子（微炒）三分 甘草（炙，锉）半两

【用法】上锉，如麻豆大。每服三钱匕，水一盏，加生姜半分（切），同煎至七分，去滓，食前，稍热服。

【主治】三焦俱虚，脾胃气不和，心腹绞痛，不思饮食。

姜朴丸

【来源】《圣济总录》卷五十四。

【别名】厚朴煎丸（《杨氏家藏方》卷六）。

【组成】厚朴（去粗皮）一斤（擘作十六片，肥生姜一斤，捣碎，锅内旋添汤，煮姜味淡取出，厚朴焙）干姜半斤（以甘草半斤，捣碎，煮甘草味淡取出，干姜切作片子，焙）附子（炮裂，去皮脐）四两

【用法】上为末，用熟枣肉为丸，如梧桐子大。每服二十丸，食前温米饮送下。

【功用】和脾胃，进饮食。

【主治】三焦俱虚。

人参汤

【来源】《圣济总录》卷五十七。

【组成】人参 白茯苓（去黑皮）肉豆蔻（去壳）槟榔（锉）木香各一分 白术 诃黎勒皮（半生半炮）陈橘皮（汤浸，去白焙）各半两 蓬莪茂（煨，锉）京三棱（煨，锉）各一两

【用法】上为粗末。每服二钱匕，水一盏，加生姜三片，木瓜一片，同煎至八分，去滓热服。

【主治】脾胃不和，中寒虚胀。

磨滞丸

【来源】《圣济总录》卷五十七。

【别名】磨积丸（《普济方》卷一六九）。

【组成】木香 青橘皮（汤浸，去白，焙） 桂（去粗皮）各一两 吴茱萸（汤洗，焙干，炒）三两 硇砂（醋熬成霜，研，炒）一钱匕，巴豆霜（炒）半钱匕

【用法】上为末，与硇砂、巴豆霜同拌匀，醋煮面糊为丸，如绿豆大。每服十丸，加至十五丸，早、晚食后、临卧服。大便溏利即减丸数。

【主治】脾胃不和，留饮宿食不消，及累有伤泄，食已腹痛，呕哕恶心，胁胸胀闷，大便秘利不定，积聚，心腹胀满。

麝香平气丸

【来源】《圣济总录》卷六十三。

【组成】麝香（别研） 木香 沉香 丁香 肉豆蔻（去壳） 丹砂（别研）各半两 槟榔（焙锉） 桂（去粗皮） 厚朴（去粗皮，涂姜汁炙） 乳香（生姜汁内煮软，候冷，别研如膏）各一两 半夏（汤洗七遍，切，焙干，捣为末，姜汁和作饼子，焙干，别捣为末）一两

【用法】上药除别捣研外，共为末；次入丹砂、麝香，再研匀；将乳香、半夏末，入生姜汁，煮作薄糊，和前药硬软得所，为丸如梧桐子大。每服十五丸至二十丸，食后温米饮送下。

【功用】和益脾胃，思进饮食，辟除邪气。

【主治】

1.《圣济总录》：心胸痞闷，痰逆恶心，吞酸噫食，腹胁疼痛，肢体倦怠。

2.《御药院方》：五脏不调，三焦不和，胁肋胀满；阴阳不和，寒热之气留滞于内，气积于中，食即噎闷，胸膈不快，心腹引痛，停饮不散。

茯苓丸

【来源】《圣济总录》卷六十七。

【组成】白茯苓（去黑皮） 肉豆蔻仁（炮） 人参 白术各一两 干姜（炮）一两半 桂（去粗皮） 诃黎勒（炮，去核）各半两 甘草（炙）二钱

【用法】上为末，炼蜜为丸，如梧桐子大。每服三十丸，食前生姜汤送下。

【主治】上气腹胀，脾胃不和，心胸满闷。

半夏汤

【来源】《圣济总录》卷八十八。

【组成】半夏（汤浸去滑，焙干）一两 陈橘皮（汤浸去白，炒）二两 芍药 白茯苓（去黑皮） 白术 杏仁（汤浸，去皮尖双仁，别研）各一两半

【用法】上六味，除杏仁外，粗捣筛和匀。每服五钱匕，用水一盏半，加大枣两个（擘破），生姜一分（拍碎），煎至一盏，去滓，分温二服。

【主治】虚劳，脾胃气滞，胸膈痰壅，食即呕吐。

半夏饮

【来源】《圣济总录》卷八十八。

【组成】半夏一两（汤洗去滑，用生姜二两同捣作饼子，焙干） 丁香 木香各一分 白术 沉香（锉） 陈橘皮（汤浸去白，炒）各半两 草豆蔻五枚（去皮） 甘草（炙） 青橘皮（汤浸，去白，炒）各一两

【用法】上为粗末。每服五钱匕，以水一盏半，加生姜半分，煎取一盏，去滓温服。

【主治】虚劳，胃气寒，中脘痞闷，呕吐多痰，不思饮食。

和中汤

【来源】《圣济总录》卷一七五。

【组成】人参一两半 白术 白茯苓（去黑皮）各一两 甘草（炙，锉） 厚朴（去粗皮，生姜汁炙）各三分

【用法】上为粗末。三、四岁儿每服一钱匕，水半盏，同煎至三分，去滓，带热服，至夜可三服。

【主治】小儿脾胃虚冷，吐利，不思饮食。

安神妙香丸

【来源】《圣济总录》卷一九九。

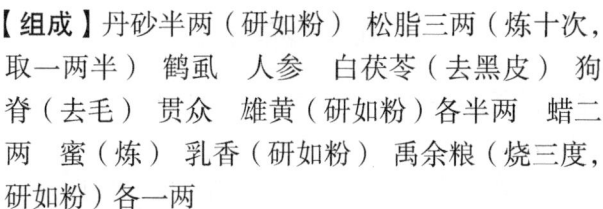

【组成】丹砂半两（研如粉） 松脂三两（炼十次，取一两半） 鹤虱 人参 白茯苓（去黑皮） 狗脊（去毛） 贯众 雄黄（研如粉）各半两 蜡二两 蜜（炼） 乳香（研如粉） 禹余粮（烧三度，研如粉）各一两

【用法】上为末，取十五日合和，先入蜜、腊、松脂三味于铫子内，化为汁和九味为丸，如皂子大。用糯米一升、杏仁两合（去皮尖双仁，细研）、白腊一两，相合煮粥，饱食一顿，须臾服大豆一合（熟者），仍服药一丸，得十八日，续更服一丸，得三十四个月，又服一丸。若虑无力，吃枣肉三七枚助之，一月后更不服，服时用乳香汤送下；渴，即吃茯苓汤；若要开食时，吃葵菜汤一盏，其药自下。

【功用】镇固肠胃，守炼五脏，消灭九虫，绵永胎息。

【宜忌】戒五辛、色欲、盐、醋。

和中散

【来源】《阎氏小儿方论》。

【组成】人参（切，去须，焙） 白茯苓 白术 甘草（锉，炒） 干葛（锉） 黄耆（切，焙） 白扁豆（炒） 藿香叶各等分

【用法】上为细末。每服三钱，水一盏，干枣二个（去核），生姜五片，煎八分，食前温服。

【功用】和胃气，止吐泻，定烦渴。

【主治】小儿腹痛吐泻，烦渴厌食。

养胃丹

【来源】《中藏经·附方》。

【组成】丁香一两半 白豆蔻仁半两 人参三分 甘草半两（炙） 干姜三两（炮，用干生姜尤佳） 半夏曲半两

【用法】上为细末，炼蜜为丸，每两作十丸。每服一丸，温汤化下，空心、食前服之；或细嚼，汤下亦可。

【功用】温中养胃，散饮思食。

【主治】脾胃不和，全不思食，中脘停寒，呕逆恶心，脏寒泄痢，腹痛肠鸣。

调中散

【来源】《幼幼新书》卷二十引《吉氏家传》

【组成】人参 白术各半钱 肉桂 犀角 藿香 甘草（炙）各一钱

【用法】上为细末。每服半钱，枣汤调下。

【主治】虚渴。

参苓散

【来源】《幼幼新书》卷二十一引《惠眼观证》。

【组成】白术半两 人参（去芦头） 茯苓（去皮） 紫苏子 甘草（炙）各一分 木香半分

【用法】上为细末。每服一钱，浓煎枣汤调下。

【功用】常服养气安神，益胃。

【主治】胃气不和。

肉豆蔻散

【来源】《幼幼新书》卷二十七引丁时发方。

【别名】白豆蔻散（《普济方》卷三九四）。

【组成】白豆蔻 肉豆蔻 甘草（炙） 芎藭 陈皮（去白） 枇杷叶（去毛，炙）各一分 黄耆（炙） 干木瓜 人参各半两

【用法】上为末。每服一钱，水五分，加生姜、大枣，同煎三分，去滓服。

【主治】小儿脾胃不和，憎寒壮热，腹痛呕吐，不纳乳食。

进食丸

【来源】《幼幼新书》卷二十二引《王氏手集》。

【组成】丁香一钱 肉豆蔻二个 木香半钱 巴豆九个（去皮，生用） 五灵脂七钱

【用法】上为细末，面糊为丸，如绿豆大。每岁一二丸，食后生姜汤送下，一日二次。

【功用】安和脾胃，消化积滞，止呕哕吐利，除心腹胀满，利胸膈，散满痞。常服消水谷，进乳食。

人参白扁豆散

【来源】《幼幼新书》卷二十八引《王氏家传》。

【组成】人参　白扁豆（炒熟，去皮）　白术　茯苓各一两　罂粟子　甘草（炙）　山药各半两

【用法】上为末。每服二钱，水一中盏，加生姜二片，大枣半个，煎七分，通口服。

【主治】小儿脾胃不和，不思饮食，吐泻，渴，虚热烦躁。

【加减】如腹痛，加紫苏；小儿虚热，加薄荷。

益胃丹

【来源】《幼幼新书》卷二十一引张涣方。

【别名】沉香豆蔻丸（《是斋百一选方》卷十九）、沉香丸（《普济方》卷三九七）。

【组成】沉香（炮）　当归（焙）　木香　白术（炮）各一两　白芍　蓬术　砂仁　人参各一两

【用法】上为细末，面糊为丸，如黍米大。每服十丸至十五丸，点麝香汤送下。

【功用】调冷热，和脾胃。

【主治】冷热不调。

调中散

【来源】《幼幼新书》卷二十一引张涣方。

【组成】青橘皮（去白，焙）　人参　木香各一两　白茯苓　丁香　白术　大腹皮　甘草（炙）各半两

【用法】上为细末。每用一钱，水一小盏，加生姜三片，煎五分，去滓温服。

【主治】小儿冷热不调致脾胃不和。

调中饮

【来源】《幼幼新书》卷二十一引茅先生方。

【别名】调中饮子（《证治准绳·幼科》卷七）。

【组成】肉豆蔻　白术（炮）　人参　陈橘皮（去白）　诃子（炮，去核）　茴香　缩砂仁　甘草（炙）各半两　藿香　桂心　槟榔各三钱

【用法】上为末。每服半钱、一钱，姜、枣煎汤，随儿大小，通口服。

【主治】小儿胃气不和。

如意紫沉煎

【来源】《鸡峰普济方》卷九。

【组成】沉香　木香　朱砂　硇砂　使君子　荜澄茄　荆三棱　莪术各一分　肉豆蔻　槟榔各一两　母丁香五个　巴豆二十个　黑牵牛粉半两

【用法】上为细末，水煮面糊和丸，如麻子大。每服三二丸，空心温酒送下。

【主治】气虚中寒，脾胃不和，宿谷迟化，饮食多伤，胸膈痞闷，心腹绞痛，噫醋吞酸，呕逆恶心，胁肋胀痛，泄痢里急，久新积聚，癥瘕癖结。

千金进食丸

【来源】《鸡峰普济方》卷十二。

【组成】神曲　大麦蘖各二十两　乌梅　干姜各四两

【用法】上为细末，水煮面糊为丸，如梧桐子大。每服二十丸，食前温米饮送下。加至四五十丸。

【功用】美饮食，保养中焦，充肥肌肉。

【主治】脾胃不和，水谷迟消，中寒气弱，心腹胀满，痰唾呕逆，口苦无味，嗜卧少力，面黄肌瘦，胸膈痞闷，滑肠不利，病后气虚，连年累月，饮食不能增进。

生气汤

【来源】《鸡峰普济方》卷十二。

【组成】檀香　丁香　丁香皮　白芷　人参　胡椒各一分　甘草　温姜一两　白姜半两
　　　　方中甘草用量原缺。

【用法】上为细末。每服二钱，空心白汤点服。

【功用】补气散寒，和养脾胃。

加减理中汤

【来源】《鸡峰普济方》卷十二。

【组成】白术　人参　甘草　干姜各一两　青皮　陈皮各半两

【用法】上为细末。每服一钱，沸汤点服，不拘时候。

　　本方原名"加减理中丸"，与剂型不符，据

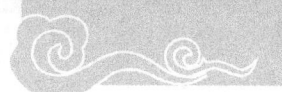

《普济方》引《十便良方》改。

【功用】生养诸气，大益脾胃。

【主治】脾胃不和，三焦壅滞，胸膈痞闷，胁肋胀痛，呕吐恶心，口淡无味，呼吸寒冷，心腹暴痛，饮酒过伤，全不思食。

枣肉

【来源】《鸡峰普济方》卷十二。

【组成】苍术（米泔浸一昼夜，锉碎）　生姜（去皮，切碎）　枣（去核，切碎）　川芎（酒浸一宿，锉碎）　桂（去皮，锉碎，酒浸一宿）各四两

【用法】上五味相间一重重铺，蒸软熟，同捣烂，用埳盒子盛，用时旋丸如梧桐子大。每服二十丸，空心白汤送下。

【主治】脾胃不和，饮食减。

荜澄茄子

【来源】《鸡峰普济方》卷十二。

【组成】荜澄茄　白豆蔻　缩砂仁　青橘皮　陈橘皮各三两　莱菔子　肉豆蔻　茴香　桂各一两　丁香　木香各半两

【用法】上为细末，水煮面糊为丸，如梧桐子大。每服三十丸，橘皮汤送下，不拘时候。

【功用】助养脾胃，快气消食。

【主治】脾胃不和，饮食迟化，胸膈噎痞，噫气难通，呕逆恶心，脐腹胀痛，大便不调，或泄或秘。

调中白术丸

【来源】《鸡峰普济方》卷十二。

【组成】橘皮半斤　丁香　人参　白术　甘草各四两　神曲　麦蘖各一两

【用法】上为细末，炼蜜为丸，如弹子大。每服一丸，空心白汤嚼下。

【功用】和脾胃，进饮食。

磨脾汤

【来源】《鸡峰普济方》卷十二。

【组成】附子半两　白豆蔻　甘草　诃子　人

参　茯苓　草豆蔻各一两　肉豆蔻　木香　麦芽各一两半　曲二两

【用法】上为细末。每服二钱，入盐白汤点下，不拘时候。

【主治】脾胃不和，食少倦怠。

枇杷叶散

【来源】《鸡峰普济方》卷十三。

【组成】人参　枇杷叶（去毛，以枣汁炙令黄）　白术　陈皮　前胡　藿香叶　白茯苓各半两　桔梗　甘草各一分　白豆蔻　半夏曲各半两

【用法】上为细末，每服二钱，水一盏，加生姜三片，大枣一个，同煎至六分，去滓，食前温服。

【功用】调适阴阳，和养脾胃。

【主治】食饮易伤，腹胁痞满，口干多渴，常欲饮冷，四肢倦怠，大便不利。

木香饼子

【来源】《鸡峰普济方》卷二十。

【组成】木香二两　甘草一两半　姜黄二两　香附子四两　缩砂仁　甘松各一分

【用法】上为细末，汤浸蒸饼为丸，如梧桐子大，捏作饼子。每服十饼子，细嚼，温水送下，不拘时候。

【主治】男子妇人脾胃不和，胸膈满痞，心腹刺痛，两胁胀满，食不消化，寒痰呕吐，噫醋吞酸，霍乱吐泻，五膈气病，咽喉噎塞，酒毒痰吐，不进饮食。

中和丸

【来源】《鸡峰普济方》卷二十。

【组成】良姜四两　乌梅肉一两　茴香一两半　干姜　神曲　小麦蘖各半两　白茯苓　甘草　苍术各一两

【用法】上为细末，炼蜜为丸，如弹子大。每服一丸，以米汤嚼下，不拘时候。

【主治】脾胃不和，寒气积聚，饮食减少，肢体倦怠。

中和汤

【来源】《鸡峰普济方》卷二十。

【组成】白术四两 黄橘皮 厚朴 人参 甘草 茯苓各二两半

【用法】上为细末。每服二钱,水一盏,加生姜三片,煎至七分,去滓,食前温服。

【功用】调适阴阳,通流荣卫,养脾健胃快饮食。

【主治】胁肋胀满,呕逆恶心。

沉香养气丸

【来源】《鸡峰普济方》卷二十。

【组成】沉香二钱 木香半两 香附子四两 姜黄二两 甘草一两半 甘松一分

【用法】上为细末,蒸饼为丸,如梧桐子大。每服五七丸,空心以米饮送下。

【功用】和气调中,美进饮食。

【主治】脾胃不和,膈脘痞闷,噫醋吞酸,口苦无味,食入迟化,心腹胀痛,中酒呕吐,停滞不消。

和胃橘红丸

【来源】《鸡峰普济方》卷二十。

【组成】陈皮半斤 沉香 白豆蔻 缩砂仁各半两 甘草 神曲各一两 肉豆蔻 大槟榔各二个 干姜半分(或擦生姜一两)(一方无槟榔)

【用法】上为细末,橘泥和丸,如弹子大。每服一丸,温酒嚼下,不拘时候。

【主治】脾胃不和,伤冷积滞,胸膈噎痞,心肠绞痛,酒饮停滞,呕逆吞酸,寒痰宿冷,痃癖气痛。

安中丸

【来源】《鸡峰普济方》卷二十三。

【组成】人参 白术各半两 木香 藿香 甘草 枇杷叶 半夏 陈皮 丁香各一分 槟榔一个 肉豆蔻二个

【用法】上为细末,水煮面糊为丸,如麻子大。每服十丸,食后米饮送下。

【主治】脾胃不和,乳食减少。

甘麦散

【来源】《鸡峰普济方》卷二十四。

【组成】大麦四两 甘草半两

【用法】上为细末。每服二钱,水一盏,煎至八分,温服,不拘时候。

【主治】脾胃不和。

六一汤

【来源】《鸡峰普济方》卷二十五。

【别名】白术六一汤(《太平惠民和济局方》卷三宝庆新增方)。

【组成】白术六两 甘草一两

【用法】上为细末。每服二钱,沸汤点之。

【功用】

　　1.《鸡峰普济方》:和胃气。

　　2.《太平惠民和济局方》(宝庆新增方):常服育神温胃,逐湿消痰。

【主治】《太平惠民和济局方》(宝庆新增方):脾胃不和,心腹痞闷,胁肋䐜胀,口苦无味,呕哕恶心,不思饮食,面色萎黄,肠虚自利,肌体瘦弱,膈气翻胃。

近侍汤

【来源】《鸡峰普济方》卷二十五。

【组成】缩砂仁二两 丁香一分 甘草三钱 盐一两

【用法】上为细末。每服二钱、白汤点服。

【功用】和脾胃。

灵黍汤

【来源】《鸡峰普济方》卷二十五。

【组成】大小麦各半升(炒黄) 甘草二两 盐四两 干生姜六两 肉豆蔻 草豆蔻各两个

【用法】上为细末。每服二钱,白汤点服,不拘时候。

【功用】和养脾胃。

真一汤

【来源】《鸡峰普济方》卷二十五。

【组成】大麦　小麦各一升

【用法】上二味，淘洗净，炒黄，取面各四两，用生姜半斤，取汁和成饼子。焙干，入炒甘草二两，肉豆蔻二个，面裹煨熟，同为细末。入盐点服。

【功用】和胃。

银白散

【来源】《小儿卫生总微论方》卷十。

【组成】人参（去芦）　白茯苓　白扁豆（炒熟）　甘草（炙）　白术（炒）各一分　罂粟子（微炒）二钱（别研）

【用法】上为末。每服半钱或一钱，紫苏汤调下，不拘时候。

【主治】脾胃不和，泄泻不止，不思饮食，身体烦热。

藿香散

【来源】《小儿卫生总微论方》卷十。

【组成】藿香叶（去土）　半夏曲　甘草（炙）各一两　陈皮（去白）　厚朴（去粗皮，姜制）各二两　人参（去芦）　白术各半两

【用法】上为细末。每服半钱或一钱，水一小盏，加生姜三片，煎至六分，去滓温服，不拘时候。

【主治】脾胃气不和，吐逆，心腹胀满。

姜橘丸

【来源】《小儿卫生总微论方》卷十三。

【组成】好橘皮　生姜末

【用法】以好陈橘皮不拘多少，极陈者尤妙，洗净去白，焙干，为细末，每五两入生姜末三两和匀，炼蜜为丸，如麻子大。每服三四十丸，米饮送下，不拘时候。

【主治】乳哺失宜，脾胃不和。

治中丸

【来源】《产宝诸方》。

【组成】白术　人参　白茯苓　神曲（炒）　麦蘖　肉桂　干姜（炮）各等分

【用法】上为末，炼蜜为丸，如梧桐子大。每服三十丸，空心以米汤送下。

【主治】脾胃寒湿，饮食不消，酸心呕逆，泄利，肠腹痛。

观音散

【来源】《洪氏集验方》卷五。

【组成】白术一分　人参一分　甘草一分（炙）　干葛（出粉）一分　藿香叶一分　白扁豆三钱（炒）　茯苓三钱　罂粟子三钱（炒）　绵黄耆一分（炙）　木香一分

【用法】上为细末。每服二钱，用生姜、枣子、紫苏煎汤调下，不拘时候，每日三次。

【功用】理脾胃。

【主治】小儿脾胃不和，气弱昏倦多困，不思食。

【验案】小儿厌食症　《中医药导报》（2007，8：37）：用观音散治疗小儿厌食症108例，结果：痊愈90例，显效7例，有效6例，无效5例，总有效率95.4%。

木香丸

【来源】《宣明论方》卷七。

【组成】官桂　干姜各半两　木香一分　大黄　蓬莪术　芫花（醋伴湿，炒干）　枳壳（去瓤）　陈皮各半两　半夏二两　牵牛半斤（取末四两）　茴香一两（炒）　巴豆四个

【用法】上为末，滴水为丸，如小豆大。每服二三十丸，温水送下。

【功用】和脾胃，宽胃膈，消痰逆，止呕吐，进益美饮食。

和中丸

【来源】《宣明论方》卷四。

【组成】牵牛一两　官桂一分　大黄　红皮　黄芩　茴香各半两　木香一分　滑石二两

【用法】上为末，滴水和丸，如小豆大。每服二十丸，煎生姜汤送下，温水亦得，一日三次。

【功用】宽膈美食，消痰止逆。

【主治】一切风壅，口燥舌干，咽嗌不利，胸胁痞满，心腹痛闷，小便赤涩，大便结滞，风气拂郁，头目昏眩，筋脉拘急，肢体疼倦。

茯苓分气饮

【来源】《三因极一病证方论》卷十四。

【组成】五味子　桔梗　茯苓　甘草（炙）　陈皮　桑白皮　草果　大腹皮各二两半　紫苏叶

方中紫苏叶用量原缺。

【用法】上为粗末。每服四钱，水一盏，生姜三片，盐少许，煎七分，去滓，食前服。

【主治】脾胃不和，胸膈噎塞，腹胁疼痛，气促喘急，心下胀满，饮食不进，呕吐不止，兼脾气横泄，四肢浮肿。

双枣汤

【来源】《杨氏家藏方》卷五。

【组成】香附子（去毛）八两　青橘皮（去白，炒令黄）六两　甘草（炙）半两

【用法】上为细末。每服二钱，加大枣二个，水一盏，煎至七分，食前服；或入盐汤点亦得。

【主治】脾胃不和，胸膈不快，饮食停滞，气不升降，腹胁胀痛，呕逆恶心。

白豆蔻散

【来源】《杨氏家藏方》卷五。

【组成】沉香三分　缩砂仁（微炒）　白豆蔻仁（微炒）　干生姜各一两　木香　人参（去芦头）　白术　白茯苓（去皮）丁香各半两

【用法】上为细末。每服二钱，水一盏，入盐一捻，加生姜三片，煎至七分，食前热服；或用盐汤点亦得。

【主治】脾胃不和，中脘痞闷，气不升降，痰逆恶心，不思饮食。

白术茯苓丸

【来源】《杨氏家藏方》卷六。

【组成】白术六两　赤茯苓（去皮）　干姜（炮）　肉桂（去粗皮）　半夏（汤洗七次）　人参（去芦头）　枳实（去瓤，麸炒）　肉豆蔻（面裹煨香）各二两

【用法】上为细末，用神曲辗细，煮糊为丸，如梧桐子大。每服五十丸，生姜汤送下，不拘时候。

【主治】脾胃不和，胸膈痞闷，心腹胀满，干哕噫酸，饮食不化，肠鸣泄泻，酒癖停饮，呕吐痰沫，头目昏运。

建脾散

【来源】《杨氏家藏方》卷六。

【组成】陈橘皮（去白）七两　高良姜五两（炒）　干姜三两（炮）

【用法】上为细末。每服二钱，水一盏，加生姜三片，大枣二个，同煎至八分，热服，不拘时候。

【主治】脾胃不和，心腹疼痛，呕逆恶心。

温中降气丸

【来源】《杨氏家藏方》卷六。

【组成】附子一两（生，去皮脐，锉如半枣大，用生姜自然汁半升，银石器内慢火煮姜汁尽为度，薄切，焙干）　干生姜二两（连皮用）　白术　人参（去芦头）　陈橘皮（去白）　神曲（炒黄）　半夏（汤洗七次）　白附子（炮）　当归（洗，焙）　天南星　高良姜（薄切，油炒）　丁香　木香　沉香　胡椒　肉桂（去粗皮）各一两

【用法】上为细末，用生姜自然汁煮曲糊为丸，如梧桐子大。每服五十丸，生姜汤送下，不拘时候。

【主治】中寒气痞，脾胃不和，饮食减退，脐腹虚疼；及中酒吐逆，胸膈不利。

麝香三棱丸

【来源】《杨氏家藏方》卷六。

【组成】京三棱（炮、切）二两　人参（去芦头）一两　白术一两　丁香　陈橘皮（去白）　半夏（汤洗七遍，去滑）　神曲（炒黄）　沉香各半两　麝香半钱（别研）

【用法】上药除麝香外为细末，次入麝香同研令

匀，煮面糊为丸，如绿豆大。食后每服三十丸，温生姜汤送下。

【功用】化生冷宿食，散心腹胀闷，止呕吐恶心，匀气宽膈，消痰美食。

白术丸

【来源】《杨氏家藏方》卷七。

【组成】白术 半夏 干姜（炮） 人参（去芦头）各二两 丁香半两 高良姜（油炒）半两 木香一两

【用法】上为细末，生姜汁煮面糊为丸，如梧桐子大。每服五十丸，食前温米饮送下。

【主治】泄泻呕吐，脾胃不和，痰多气逆。

九宝汤

【来源】《普济方》卷二十二引《卫生家宝》。

【组成】真厚朴（去粗皮）三两 半夏三两（沸汤泡九次，切片焙干，作粗末）二味和作一处，用生姜十二两，净洗，和粗皮捣令细，同厚朴、半夏罨一宿，晒干，却入下药：甘草（炙） 桔梗一两（去芦头，切碎，酒炒金黄色） 藿香三两 陈皮三两 人参一两 紫苏叶三两

方中甘草用量原缺。

【用法】上为粗末。每服三大钱，水一盏，加紫苏十叶，煎至六分，去滓，不拘时服。

【功用】和中化痰，快脾胃。

桂附丸

【来源】《普济方》卷二十二引《卫生家宝》。

【组成】香附子 厚朴 陈皮 甘草 苍术 桂心 三棱 阿魏（别研）各五钱 肉豆蔻一个（煨）

【用法】上为末，酒糊为丸，如龙眼大。每服一丸，生姜一块，切开作孔，安药在内，合定湿纸裹煨，候熟，盐汤嚼下。

【功用】健脾胃，进饮食，除上焦寒。

和中散

【来源】《普济方》卷二十五引《卫生家宝》。

【组成】人参一两（去芦） 白茯苓一两（去皮） 白术一两 黄耆一两（去芦） 甘草半两（微炒） 白扁豆半两（姜汁浸一宿，蒸过，去皮，焙干，微炒） 木香一分（煨） 藿香叶半两（去梗） 缩砂仁半两 半夏一两（汤泡洗七次）

【用法】上为细末。每服二大钱，用水一盏，加生姜五片，大枣一个（去核），煎至六分，稍热服，不拘时候。

【功用】补脾胃，解劳倦，退热止呕，消痰进食，轻健四肢。

丁香温中汤

【来源】《易简方论》。

【组成】丁香半两 半夏一两 橘红二两 人参 干姜 白术 甘草二两

方中人参、干姜、白术用量原缺。

【用法】加生姜十片，水煎服。

【主治】脾胃不和，饮食减少，短气虚羸，呕逆恶心者。

建中汤

【来源】《易简方》。

【组成】官桂三分 白芍药一两半 甘草半两

【用法】上锉。每服四钱，水一盏半，加生姜五片，大枣一个，煎至六分，去滓，食前热服。

【主治】

1.《易简方》：腹中切痛。

2.《仁斋直指方论》：表虚自汗。

3.《医家心法》：脾胃不和，饮食不进，其外见证两胁寒痛，泄痢，小腹痛者。

【宜忌】饮酒人不喜甘者，不宜服之。

【加减】妇人血痛、男子心腹绞痛，心腹疼痛甚者，加远志半两。

【方论】《医家心法》：此属肝虚不能生火，以致火不生土。故用芍药之酸，甘草之甘，此甲己化土也。再加肉桂，补肝之子，益土之母，以培其生化之源。

辟寒汤

【来源】《普济方》卷二十三引《十便良方》。

【组成】茴香三两　高良姜二两　丁香一分　甘草二两（锉）　白盐三两（同甘草炒）　胡椒五钱

【用法】上为细末。每服一钱，沸汤点服。不拘时候。

【主治】脾寒胃弱，呕逆恶心，腹胁胀痛。

和中丸

【来源】《普济方》卷二十五引《十便良方》。

【组成】良姜四两　乌梅肉　白茯苓　甘草　苍术各一两　干姜　神曲　小麦蘖各半两　茴香一两半

【用法】上为细末，炼蜜为丸，如弹子大。每服一粒，以米汤嚼下，不拘时候。

【主治】脾胃不和，寒气积聚，饮食减少，肢体倦怠。

厚朴健胃汤

【来源】《普济方》卷二十五引《十便良方》。

【组成】好厚朴二两　半夏一两　京枣二两（去核）甘草一两半　丁香半两　生姜（切，焙干）一两半

【用法】上锉，搅匀。每服二钱，加生姜一小块（擘破），大枣一个，水一盏半，煎至七分，去滓温服，不拘时候。

【功用】和脾胃，化痰涎，止逆，思饮食。

太仓丸

【来源】《是斋百一选方》卷二引蒋签判方。

【组成】橘皮（不去白，汤洗）一两　陈仓米（用簸去空者）半两（等分亦可）

【用法】上为细末，姜汁糊为丸，如梧桐子大。每服五七十丸，米饮汤送下。

【主治】脾胃因饥饱不时生病。

安中汤

【来源】《是斋百一选方》卷二。

【组成】草果仁　陈皮（去白）　川姜（炮）　良姜　益智仁　蓬莪术（炮）　京三棱（炮）　甘草（炙）各一两一分　神曲（炒）　麦蘖（炒）各三分

【用法】上为细末。每服二钱，食后入盐汤点服。

【主治】脾胃一切疾。

快脾饮子

【来源】《是斋百一选方》卷二引陈庆长方。

【组成】连皮草果　甘草（炙）　附子（炮，去皮脐）　陈皮（去白）各五两　良姜　厚朴（去皮，净称）各五两三分

【用法】上为散。每服四钱，加生姜十片，大枣二枚，水一大盏半，煎至八分，去滓，空心服。

【功用】调和脾胃。

厚朴煎丸

【来源】《是斋百一选方》卷二。

【别名】煮朴丸（《证治准绳·类方》卷五）。

【组成】厚朴（极厚者，去粗皮，锉指面大）　生姜（不去皮，净洗，切作片子）各一斤　（二味用水五升，同煮水尽，去姜，只收厚朴焙干）　舶上茴香四两（炒）　干姜四两（锉骰子大）　甘草二两（锉半寸长，二味再用水五升，同焙干，厚朴一处煮水尽，不用甘草，只将干姜、厚朴焙干）　附子二两（炮，去皮脐）

【用法】上为细末，生姜煮枣肉为丸，如梧桐子大。每服三五十丸，空心米饮或酒送下。

【功用】温中下气，去痰进食。

挝脾汤

【来源】《是斋百一选方》卷二。

【组成】川姜（炮）　良姜（炮）　陈皮（去白）青皮（去白）　草果（煨熟）　缩砂仁　白术　官桂各一两　甘草二两（炒）

【用法】上为细末。每服一大钱，入盐少许，沸汤点下，不拘时候。

【主治】脾胃病。

香朴汤

【来源】《是斋百一选方》卷二。

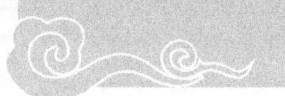

【组成】草果　厚朴（姜制）　陈皮各二钱　良姜四钱　甘草（炙）　川姜（炮）　白术各一钱

【用法】上为粗末。每服三钱，以水一盏，加生姜三片，大枣一个，同煎至七分，去滓热服，不拘时候。

【主治】脾胃病。

【加减】有气者，加木香二钱。

姜橘丸

【来源】《是斋百一选方》卷二。

【组成】生姜（洗净，不去皮，切作片子，焙干）　陈皮（去白）各一斤　神曲二两（炒）

【用法】上为细末，面糊为丸，如梧桐子大。每服三十丸至五十丸，姜汤熟水任下，不拘时候。

【主治】脾胃不和。

橘皮茯苓丸

【来源】《魏氏家藏方》卷二。

【组成】橘皮（去白）四两（为末，以生姜自然汁搜饼子，晒干）　枳实半两（麸炒）　白茯苓二两（去皮）

【用法】上为细末，面糊为丸，如梧桐子大。每服五六十丸，温熟水送下。

【功用】降气消痰，宽膈和胃，美进饮食，去湿利小便。

丁沉丸

【来源】《魏氏家藏方》卷五。

【组成】肉豆蔻（面裹，煨）　丁香（不见火）　白豆蔻仁　木香（不见火）　缩砂仁　槟榔　麦蘖（炒）　诃子皮　面姜　青皮（去瓤）　人参（去芦）　胡椒各等分

　　本方名丁沉丸，但方中无沉香，疑脱。

【用法】上为细末，炼蜜为丸，如弹子大。每服一丸，食前盐汤嚼下。

【主治】气逆，脾胃不和，痞闷胸胁，噎塞不利；或气时上攻冲，饮食减少。

三和汤

【来源】《魏氏家藏方》卷五。

【组成】肉豆蔻（面裹煨）　人参（去芦）　草豆蔻　白茯苓（去皮）　白豆蔻仁各六两　甘草二十两　青州枣肉三斤　陈皮二斤（去白）　苍术二斤（去皮，锉，米泔浸一宿）　厚朴三斤三两（去皮，姜汁制炙）

【用法】上为细末。每服二钱，入盐，空心用沸汤调下。

【功用】调理脾胃。

四和丁香散

【来源】《魏氏家藏方》卷五。

【组成】肉豆蔻一两（分作四份，一份入陈米炒过，去米不用；一份入丁香二钱，粳米一合，和炒裂，去米；一份面煨，去面；一份生用）　甘草三两（半蜜炙，半生用）　沉香二钱（生用，不见火）　干姜二两（炮）

【用法】上为细末。每服二钱，食前米饮调下；或地榆、诃子煎汤调下亦得。

【功用】壮气，固肠胃，生津液，止泻。

【主治】年高脾胃不和，饮食不化，频频洞泄，四肢无力，行步艰辛。

加减理中丸

【来源】《魏氏家藏方》卷五。

【组成】半夏（汤炮七次）　白术（麦麸炒）　干生姜　梓朴（锉，姜制炒）　附子（去皮脐，姜煮）　人参（去芦）各一两　荜茇　丁香各半两（不见火）

【用法】上为细末，炼蜜为丸，如梧桐子大。每服三四十丸，食前米饮送下。

【功用】快膈，壮脾胃，消痰饮。

青盐丸

【来源】《魏氏家藏方》卷五引王克明方。

【组成】破故纸（炒）　茴香（淘去沙，炒）　石菖蒲　肉桂（去粗皮，不见火）　川椒（去目合口

者，炒出汗） 牡蛎（煅） 木香（不见火） 陈皮（去瓤） 缩砂仁 当归（去芦，酒浸） 川楝子（去核，炒）各半两 厚朴（去粗皮，姜制，炙） 鹿角霜 吴茱萸（炒）各一两 桃仁（去皮尖，炒） 苍术（米泔浸一宿，炒）各四两 草乌头二两（盐煮） 青盐四两半（炒干）

【用法】上为细末，酒糊为丸，如梧桐子大。每服六十丸，食前盐汤送下；妇人醋汤送下。

【功用】调理脾胃。

替饭丸

【来源】《魏氏家藏方》卷五。

【组成】陈仓米三合

【用法】上用丁香、肉豆蔻各半两，同炒令香熟，去丁香、肉豆蔻，将米研为细末，别用炒神曲、麦芽为末，打糊为丸，如梧桐子大。每服五六十丸，米饮送下。

【主治】脾胃病。

椒附香朴丸

【来源】《魏氏家藏方》卷五。

【组成】椒红（炒出汗） 附子（炮，去皮脐） 苍术（茅山者，米泔浸一宿） 干姜（炮洗） 厚朴（去粗皮，锉，姜制炒） 良姜各二两（炒） 吴茱萸（汤泡七次，炒） 茴香（炒） 益智各一两

【用法】上为细末，神曲糊为丸，如梧桐子大。每服五十丸，空心米饮送下。

【主治】脾胃病。

醒脾汤

【来源】《魏氏家藏方》卷五。

【组成】天南星（炮） 藿香叶（去土） 附子（生，去皮脐） 冬瓜子各等分

【用法】上锉。每服三钱 水一盏半，加生姜十片，枣子一枚，煎至七分，去滓，不拘时候服。

【功用】温脾胃，散冷气，利胸膈，进饮食，止呕化痰。

【主治】脾胃病。

姜香丸

【来源】《魏氏家藏方》卷六。

【组成】生姜十两（和皮细擦，与茴香腌二宿） 茴香五两（淘去沙）

【用法】上为细末，酒糊为丸，如梧桐子大，每服四十丸，早、晚食前盐汤、盐酒任下，服讫如人行三五里后方可吃食。

【主治】脾肾百病。

厚胃丸

【来源】《魏氏家藏方》卷七。

【组成】诃子皮（纸裹蘸湿煨香，去核） 龙骨（煅） 肉豆蔻（面裹煨） 附子（炮，去皮脐） 赤石脂（煅） 木香（不见火） 川白姜（炮，洗）各等分

【用法】上为细末，水煮面糊为丸，如梧桐子大。每服四五十丸，食前米饮送下。

【主治】脾胃不和，泄泻不止。

沉香磨脾汤

【来源】《魏氏家藏方》卷十。

【组成】香附子一两（去毛） 缩砂仁 人参（去芦） 神曲（炒） 麦蘖（炒） 沉香（不见火） 甘草（炙）各半两

【用法】上为细末。每服一钱，沸汤调下，不拘时候。

【主治】小儿脾胃不和，黄瘦，多汗，不食。

快脾散

【来源】《普济方》卷二十五引《家藏经验方》。

【组成】甘草二十两（炙） 草果子十两（不去皮） 生姜四十两 盐十五两

【用法】先以生姜切作片子，余药锉，同盐一处和盦一宿，焙干，为细末。每服二钱，沸汤点服，不拘时候。

【主治】脾胃不和，呕吐酸水，饮食减少。

香橘丸

【来源】《医方类聚》卷九十四引《经验良方》。

【别名】香橘皮丸（《普济方》卷一八四）。

【组成】生姜半斤　陈皮二钱（不去白）　青皮二钱（不去白）　甘草　缩砂　神曲　麦蘖各半两　丁香三钱

【用法】上以陈皮、青皮、甘草、缩砂，用生姜烂研，同淹四味一宿，次日同诸药焙为末，炼蜜为丸，如弹子大。每服一丸，细嚼，白汤送下。

【主治】冷气攻刺心腹，及脾胃不和，中脘气痞，心腹胀闷，不思饮食，呕吐痰逆，噫气吞酸，及宿食不消，吐之不出，咽之不下，诸般气疾。

调脾散

【来源】《普济方》卷二十二引《续易简方》。

【组成】苍术（米泔浸一宿，冬浸二宿，锉，焙干，炒赤色，秤）八两　厚朴（去皮，姜汁炒）五两　甘草（炙）一两

【用法】上为细末。每服二钱，用烧盐汤点七分盏服。或用水一盏，生姜三片，大枣二个，水煎七分，食前服，或作锉散。可常服。

【主治】脾胃少有不和。

加减平胃散

【来源】《脾胃论》卷下。

【组成】甘草（锉，炒）二两　厚朴（去粗皮，姜制炒香）　陈皮（去白）各三两二钱　苍术（去粗皮，米泔浸）五两

【用法】上为细末。每服二钱，水一盏，加生姜三片，干枣二枚，同煎至七分，去滓温服；或去姜、枣，带热服，空心食前；入盐一捻，沸汤点服亦得。

【功用】调气暖胃，化宿食，消痰饮，辟风平冷湿四时非节之气。

【主治】脾胃不和，不思饮食，心腹胁肋胀满刺痛，口苦无味，胸满气短，呕吐恶心，噫气吞酸，面色萎黄，肌体瘦弱，怠惰嗜卧，体重节痛，常多自利，或发霍乱及五噎八痞，隔气反胃。

【加减】如小便赤涩，加白茯苓、泽泻；如米谷不化，饮食多伤，加枳实；如胸中气不快，心下痞气，加枳壳、木香；如脾胃困弱，不思饮食，加黄耆、人参；如心下痞闷腹胀者，加厚朴、甘草减半；如遇夏，则加炒黄芩；如遇雨水湿润时，加茯苓、泽泻；如遇有痰涎，加半夏、陈皮；凡加时，除苍术、厚朴外，依例加之。如一服五钱，有痰，用半夏五分；如嗽，饮食减少，脉弦细，加当归、黄耆；如脉洪大缓，加黄芩、黄连；如大便硬，加大黄三钱，芒硝二钱，先嚼麸炒桃仁烂，以药送下。

和中益胃汤

【来源】《兰室秘藏》卷下。

【组成】苏木一分　藁本　益智仁各二分　熟地黄　炙甘草各三分　当归身四分　柴胡　升麻各五分

【用法】上锉，都作一服。水二盏，煎至一盏，去滓，空心温服。

【功用】《中国医学大辞典》：和血益胃。

【主治】太阴阳明腹痛，大便常泄，若不泄即秘而难见，在后传作湿热毒，下鲜红血，腹中微痛，胁下急缩，脉缓而洪弦，中之下得之，按之空虚。

六君子汤

【来源】《济生方》卷七。

【组成】人参　白术各一两　橘红　半夏（汤泡七次）　枳壳（去瓤，麸炒）　甘草（炙）各半两

【用法】上锉。每服四钱，水一盏半，加生姜七片，枣子一个，煎至七分，去滓温服，不拘时候。

【主治】脾脏不和，不进饮食，上燥下寒，服热药不得者。

强中汤

【来源】《医方类聚》卷一三〇引《济生方》。

【组成】干姜（炮，去土）　白术各一两　青皮（去白）　橘红　人参　附子（炮，去皮脐）　厚朴（姜制，炒）　甘草（炙）各半两　草果仁　丁香各三两

【用法】上锉。每服四钱，以水一盏半，加生姜五

片，大枣二枚，煎至七分，去滓温服，不拘时候。

【主治】脾胃不和，食啖生冷，过饮寒浆，多致腹胀，心下痞满，有妨饮食，甚则腹痛。

【加减】呕者，加半夏半两；或食面致胀满，加萝卜子半两。

凝神散

【来源】《医方类聚》卷二四四引《简易》。

【组成】人参 白术 茯苓 山药各一两 白扁豆 粳米 知母 生地黄 甘草各半两 淡竹叶 地骨皮 麦门冬各一分

【用法】上为细末。每服二钱，水一中盏，加生姜二片，枣子一枚，煎至七分，去滓，不拘时候服。

【功用】收敛胃气，清凉肌表。

【方论】凡经汗下，热已去而复作者，由表里俱虚，气不复元，阳浮于外，热自发也，非实热证，当和其胃，使六阳正气复归于内，身体即凉。凝神散一方神异，所施辄效，不可不知也。

人参开胃汤

【来源】《仁斋直指方论》卷六。

【组成】人参 橘红 丁香 木香 藿香 神曲（炒） 麦芽（炒） 白术 茯苓 缩砂仁 莲子肉 厚朴（制） 半夏曲 甘草（炙）各等分

【用法】上锉散。每服三钱，加生姜四片，水煎服。

【功用】助胃进食。

【主治】脾胃不和，不思饮食。

安胃散

【来源】《仁斋直指方论》卷六。

【组成】人参 白术 木香 槟榔 丁香 半夏曲 肉豆蔻（湿纸煨） 橘红 藿香 白茯苓 青皮 甘草（炙）各等分

【用法】上锉散。每服三钱，加生姜四片，水煎服。

【功用】开胃和中，止呕进食。

和中散

【来源】《仁斋直指小儿方论》卷一。

【别名】和中汤（《袖珍小儿方》卷二）。

【组成】茯苓 石莲肉各一分 藿香 人参 天麻 白扁豆（制） 木香 白术 甘草（炒）各半分

【用法】上锉散。每服三字，水煎服。

《袖珍小儿方》：上锉散。每服二钱，加生姜、大枣煎服。

【功用】和胃气，止吐泻。

和气饮

【来源】《女科万金方》。

【别名】和气散（《郑氏家传女科万金方》卷二）。

【组成】厚朴 香附各五钱 白术 枳壳 黄芩各四钱 小茴香 陈皮 藿香 甘草 玄胡索各三钱 砂仁 草果各二钱

【用法】上为末。每服一钱，空心米汤或酒调服。

【主治】妇人血气不和，饮食少进，肚腹膨胀，呕吐恶心。

枇杷叶散

【来源】《类编朱氏集验方》卷四。

【组成】丁香 干姜 半夏（汤浸，洗） 沉香 枇杷叶（姜汁涂，炙） 肉豆蔻各三钱（面包煨） 甘草五钱半（炙） 白豆蔻仁（炒） 陈皮 缩砂仁（炒）各六钱 茯神（去木） 白术各一两 槟榔二钱半（煨） 青皮四钱半 木香四钱

【用法】上锉。每服三钱，水一盏半，加生姜三片，枣子一个，煎至七分，不拘时候服。

【功用】调理脾胃，清膈下气，去积滞，舒气除痰，推陈纳新。

厚朴汤

【来源】《类编朱氏集验方》卷四。

【组成】生姜 厚朴 枣肉各一两（以上用水一碗煎干，入粟米粥半盏，同杵为饼子，贴壁上候干，取下焙干，并后药同研服） 缩砂仁（炒） 良

姜　草果仁（炒）　甘草（炙）　白术　诃子（炮）各半两　肉桂二钱半

【用法】上为细末。每服三钱，入烧盐少许，空心沸汤点下。

【主治】脾胃不和，冷泻腹痛。

【加减】气实，加青皮半两；虚，加陈皮半两。

和中丸

【来源】《东垣试效方》卷一。

【组成】干姜二钱　干生木瓜三钱　炙甘草二钱　陈皮四钱　人参二钱　白术三钱　益智仁二钱

【用法】上为末，用汤浸炊饼为丸，如梧桐子大。每服三五十丸，食前温水送下。

【功用】补胃进食。

丁香和胃丸

【来源】《御药院方》卷三。

【组成】丁香　木香　沉香各半两　藿香叶　白术　人参各一两　半夏（姜制）三两

【用法】上为细末，生姜汁面糊为丸，如梧桐子大。每服三十丸至五十丸，煎生姜汤送下，不拘时候。

【功用】温中和胃，止呕进食。

【主治】脾胃不和，中脘气痞，胸膈停痰，呕吐恶心，胁肋刺痛，饮食无味，肢体倦怠。

木香分气丸

【来源】《御药院方》卷三。

【组成】木香　槟榔　青皮（汤浸，去白）　陈皮（汤浸，去白瓤）　姜黄　玄胡　荆三棱（湿纸裹，炮香为度，捶碎）　蓬莪术（炮制）　干生姜　当归（切，炒）　白术　赤茯苓（去皮）　肉豆蔻各等分

　　《杂类名方》有枳壳。

【用法】上为细末，白面糊为丸，如小豆大。每服三四十丸，食后生姜汤送下，一日三次。

【主治】脾胃不和，心腹胀满，两胁膨胀，胸膈注闷，痰嗽喘息，醋心干呕，咽喉不利，饮食不化。

【宜忌】忌马齿，生茄子。

【加减】秋冬，加丁香。

沉香降气丸

【来源】《御药院方》卷三。

【组成】沉香一两半　香附子（去毛）五两　蓬莪术（炒，锉）　木香各二两　甘草（轻炒）七两　豆粉（轻炒）九两　姜黄（洗净，焙）八两半

【用法】上为细末，水浸蒸饼为丸，如樱桃大，以本末为衣。每服三二丸至五丸，细嚼，以生姜汤送下，温水亦可，不拘时候。

【功用】和脾胃，进饮食，利胸膈。

【主治】胸膈痞闷，气不升降，饮食减少，肢体怠惰，呕哕恶心，脐腹疼痛。

和中益气丸

【来源】《御药院方》卷三。

【组成】木香　丁香各半两　肉豆蔻　茴香（微炒香）　京三棱（炮，锉）　桂（去粗皮）　白豆蔻仁　人参（去芦头）各一两　缩砂仁二两　青皮（去白）　陈皮（去白）各四两

【用法】上为细末，白面糊为丸，如梧桐子大。每服六十丸至七十丸，食后温生姜汤送下。

【功用】和中益气，进美饮食。

【主治】脾胃不和，气不升降，呕吐减食，口苦吞酸，胸满短气，肢体怠惰，面色萎黄，中焦虚痞，不任攻击，脏气久寒，不受峻补；又疗心胸愊愊如满，五饮停滞不散，或大便不通。

调中丸

【来源】《御药院方》卷三。

【组成】赤茯苓（去皮）　白术　陈皮（去瓤）　桔梗　猪苓（去皮）　泽泻　黄芩　大黄　桂（去粗皮）各一两　枳壳（麸炒去瓤）　葛根　木通各一两半　半夏（汤洗）　滑石各二两　黑牵牛（生用）六两

【用法】上为细末，水煮薄面糊为丸，如梧桐子大。每服三五十丸，温水送下，不拘时候。

【主治】脾胃不和，内挟湿热，烦躁发渴，不思饮食，头目昏眩，小便不清，胸膈痞闷，胁肋膜胀。

调胃散

【来源】《御药院方》卷三。

【组成】藿香　甘草（炙）　陈皮（去白）　半夏曲（每一两用生姜三两半）　厚朴（每一两用姜一两拌制）各二两

【用法】上同为细末。每服二分，水一盏，入生姜二片，同煎至七分，和滓温服，不拘时候。

本方为细末，生姜面糊和丸，如梧桐子大，名"调胃丸"。每服五十丸，食前生姜汤送下。

【主治】阴阳气不和，三焦痞隔，五劳七伤，山岚瘴气，八般疟疾，四时伤寒，头目肢节疼痛，心腹胀满，呕逆恶心，痰涎咳嗽，手足虚肿，五种隔气噎塞，寒热水泻诸痢，妇人产后蓐劳，脾胃不和，饮食减少。

温中降气丸

【来源】《御药院方》卷三。

【组成】京三棱（煨）　蓬莪青皮（去白）　陈皮（去瓤）　干姜（炮）　良姜（锉）　吴茱萸（汤洗）　木香各一两

【用法】上为细末，水煮面糊和丸，如梧桐子大。每服六七十丸，食后生姜汤送下。

【功用】常服消痞快气，进美饮食。

【主治】脾胃不和，不思饮食，心腹满闷，腹胁刺痛，呕吐痰水，噫醋吞酸，饮食迟化，或逆气上冲，或中满虚痞，胸膈不利。

丁香生胃散

【来源】《御药院方》卷四。

【组成】丁香　藿香叶　肉桂（去粗皮）　姜黄　甘草（炙）各等分

【用法】上为细末。每服三钱，水一盏，加生姜二片，煎至七分，去滓，食前温服。

【功用】进饮食，止呕逆，消痰。

【主治】中焦不和，气滞不下，呕逆恶心，饮食进退，肢体困倦。

养脾汤

【来源】《普济方》卷一四六引《保生回车论》。

【组成】茯苓一两　白术二两　丁香半两　干姜一两（炮）　人参半两　甘草半两

【用法】上为末。每服二钱，水一盏，煎至六分，去滓温服，一日三次，不拘时候。

【主治】伤寒后，脾胃气不和。

调中汤

【来源】《普济方》卷一四六引《保生回车论》。

【组成】白术二两　茯苓一两　丁香半两　厚朴二两（生姜汁炒）　半夏一两（汤浸七次，切，焙干）　甘草一两（炙赤色）　肉桂半两（忌火）　槟榔二对（锉碎）

【用法】上为粗散。每服三钱，水一盏，加生姜五片，同煎至七分，去滓，食前温服，日进三服。

【主治】伤寒后脾胃气不和。

加减平胃散

【来源】《卫生宝鉴》卷五。

【组成】苍术八两　厚朴　陈皮各五两　甘草三两　人参　茯苓各五两

【用法】上为细末。每服二钱，水一盏，加生姜二片，枣子二个，同煎至七分，去姜、枣，空心食前带热服；或入盐沸汤点服亦得。

【主治】脾胃不和。

藿香饮

【来源】《活幼心书》卷下。

【组成】人参（去芦）　半夏（炮裂）　赤茯苓（去皮）　甘草（炙）各一两　苍术（米泔水浸一宿，去粗皮，滤干，锉片，用火炒至微黄色）二两　陈皮（去白）　藿香（去皮）各七钱半　厚朴（去粗皮，锉碎，每一斤用生姜一斤，薄片切，烂杵，拌匀，酿一宿，慢火炒干用）一两半

【用法】上锉。每服二钱，水一盏，加生姜二片，大枣一个，煎七分，空心温服。或入烧盐同煎。

【功用】理虚化痰，正气除邪。

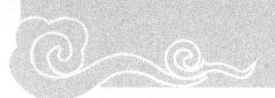

【主治】脾胃不和，饮食少进。

调中散

【来源】《医方大成》卷十引汤氏方。

【组成】人参（去芦）　白茯苓　木香（炮）　白术　甘草（炙）　干姜（炮）　藿香叶　缩砂仁　香附子　丁香各等分

【用法】上为末。每服一钱，加生姜、大枣，煎汤送下；如肚腹痛，以白汤点下。

【主治】

1.《医方大成》引汤氏方：脾胃不和。

2.《医方类聚》卷一一三引《经验秘方》：饮食过度，胸膈不利，呕吐吞酸，腹胀肚疼。

大藿香散

【来源】《医方类聚》卷一〇二引《经验秘方》。

【组成】藿香叶　木香　沉香（去白）　肉豆蔻（面裹煨）　诃子（煨，去核）　人参（去芦）　良姜（炒）　麦蘖（炒，大麦炒）　神曲（炒）　白茯苓（炒）　甘草（炒）　青皮（炒）　厚朴（姜汁制，炒）　缩砂仁各一两　白干姜（炒）半两

【用法】上为细末。每服二钱，加生姜三片，大枣一枚（擘开），水一盏，同煎七分，盏中先放盐一捻，将药倾在内，空心热服。

【主治】心气脾胃，变为万病。

【加减】常服加紫苏。

养真汤

【来源】《医方类聚》卷一五三引《经验秘方》。

【组成】苍术（净）四两（用姜四两制，微炒黄色，同炒）　厚朴四两（去皮，同上制炒）　人参　白术　木香　藿香　茯苓（去皮）　青皮（去白）　陈皮　槟榔　缩砂　广术（煨）　泽泻　甘草（锉，炒）　干姜各一两　小枣七十个（焙干）

【用法】上为极细末。每服二钱，熬生姜、枣汤，空心调服。

【主治】脾胃不和，中脘气闷，心腹胀满，不思饮食，呕吐痰噫，逆气吞酸，面色痿黄，肌肉消瘦，腹胁刺痛，便利不调，或泻痢不止，少力嗜卧，

体重节重，五劳七伤，山岚瘴气，八般疟疾，及治咳嗽，脾胃虚弱，食饮不化，

【宜忌】老幼气弱皆可服。

白术调中丸

【来源】《普济方》卷二〇七引《瑞竹堂经验方》。

【组成】神曲四两（炒）　白术半两　人参（去芦）　白茯苓（去皮）　猪苓（去黑皮）　泽泻各三钱　木香二钱　官桂（去粗皮）一钱半　甘草（去皮，炙）一两　干姜（炮）一两

【用法】上为末，面糊为丸，如梧桐子大。每服五七十丸，空心淡姜汤送下。

【主治】脾胃不和，心下坚痞，两胁胀满，脐腹疼痛，噫宿腐气，霍乱吐泻，米谷不消，久痢赤白，脓血相杂，多日羸瘦，不思饮食。

枣姜汤

【来源】《饮膳正要》卷二。

【组成】生姜一斤（切作片）　枣三升（去核，炒）　甘草二两（炒）　盐二两（炒）

【用法】上为末，一处拌匀。每日空心用白汤点服。

【功用】和脾胃，进饮食。

理脾饮

【来源】《世医得效方》卷二。

【组成】橘皮（生用）　甘草（炙）　厚朴（去粗皮，姜汁炒）一两　羌活　防风　肉豆蔻　茯苓各二钱半　川芎半两　吴茱萸一钱（去梗）

方中橘皮、甘草用量原缺。

【用法】上为散。每服二钱，水一盏，煎至八分，空心食前服。

【主治】脾胃不和，疟疾泻利腹痛，下部无力，体重足痿，脚下痛，饮食中满，四肢不举。

益脾散

【来源】《世医得效方》卷十一。

【组成】白茯苓　人参　草果仁　苏子（微

炒）木香（湿纸裹，热火内煨）甘草陈皮厚朴（去粗皮，姜汁炒）

【用法】上锉散。每服一钱，加生姜一片，红枣一个，未乳前服。合淬乳母服。

【主治】和胃，进乳，消痰。

木香化滞散

【来源】《丹溪心法》卷四。

【组成】木香白术陈皮桔梗腹皮茯苓人参砂仁青皮藿香姜黄檀香白果

【功用】破滞气。

【主治】脾胃不和，胸膈噎塞，腹胁疼痛，气促喘急，心下胀闷。

分气紫苏饮

【来源】《丹溪心法》卷四。

【组成】枳壳茯苓大腹皮陈皮甘草苏子草果白术当归紫苏半夏桑皮五味子

【用法】上锉。加生姜三片，水煎服。

【主治】脾胃不和，胸膈噎塞，腹胁疼痛，气促喘急，心下胀闷。

六君子汤

【来源】《丹溪心法》卷四。

【组成】人参白术茯苓甘草砂仁陈皮（一方加半夏）

【用法】加生姜三片，大枣一个，水煎服。

【主治】脾胃不和，不进饮食，上燥下寒，服热药不得者。

宽中理气丸

【来源】《普济方》卷二十四引《德生堂方》。

【组成】枳实槟榔青木香丁皮神曲苍术香附子葛根各一斤荜澄茄半斤

【用法】上为细末，水糊为丸，每服三十丸，加至五十丸，酒、水、生姜汤任下，不拘时候。

【功用】宽中理气。

【主治】脾胃不和。

藿香利膈丸

【来源】《普济方》卷二十四引《德生堂方》。

【组成】厚朴九两枳实三两当归一两人参一两藿香一两槟榔一两半木香甘草各一两半陈皮二两

【用法】上为极细末。水糊为丸，如梧桐子大。每服五十丸，酒水送下。

【功用】宽肠快膈，和胃利痰，进食，化宿酒，表解寒暑。

【主治】酒食所伤，脾胃不和。

当归调中汤

【来源】《普济方》卷二十五引《海岱居士秘方》。

【组成】大黄五钱当归一钱甘草四钱朴消六钱芍药二钱

【用法】上锉，作一服。用水二大盏，生姜三片，大枣一枚，同煎至一大盏，去滓，食前温服，滓再煎。以利为度。

【功用】和中顺气。

【主治】脾胃不和，肠鸣腹痛，四肢无力，大便难，小便数，或大便便血，饮食无味，久而面黄肌瘦，渐潮热，发作有时。

快活丸

【来源】《普济方》卷二十二。

【组成】丁香官桂木香茴香各三钱干姜五钱苍术（去皮，炒）五钱

【用法】上为末，醋糊为丸，如小豆大。每服五七丸，食前好酒送下。

【功用】疗脾胃，顺气建阳，住小便。

木香散

【来源】《普济方》卷二十五。

【组成】干木瓜（焙）五两益智（去皮）桂（去粗皮）草豆蔻（去皮）红豆蔻（去皮）干姜（炮）高良姜陈橘皮（汤浸，去白，焙）厚朴（去粗皮，生姜汁炙）各二两甘草（炙，锉）麦蘖（炒）神曲（炒）各三分生

姜一斤（取自然汁） 丁香 沉香各一两 盐一斤

【用法】上为散，研细，入生姜自然汁并盐拌匀，以瓷器盛。每服二钱匕，沸汤点服。

【功用】和气消食。

【主治】脾胃不和，不能饮食。

神仙快活丸

【来源】《普济方》卷二十五。

【组成】桂花二钱 木香 丁香 青皮 陈皮各一分 官桂二分 荜澄茄一分 肉果一分 砂仁四钱 良姜五分 白果一钱 白芷二分 甘松四分 广三棱四分 檀香一分 沉香一分 茯苓六分 香附子五分 麝香一分 益智六分 大椒十个 红豆四个 藿香一两

【用法】上为细末，甘草膏子为丸，捻作丁香饼子。

【主治】脾胃不和，气不升降，腹胀肠鸣，反胃吐食，呕吐酸水，不思饮食，心腹痞闷，水谷不消，渐成泄痢，酒食所伤，小儿奶癖。

沉香化气丸

【来源】《普济方》卷一八一。

【组成】人参 沉香 木香各半两 砂仁 槟榔各七钱 干山药一两 石菖蒲 莪术 三棱三钱半 陈皮（去白） 青皮（去白）各一两七钱半 官桂一两半 萝卜子六两（微炒） 附子一斤四两（临时炒，另研） 黑牵牛

方中石菖蒲、莪术、黑牵牛用量原缺。

【用法】上为末，淡米醋糊为丸，如梧桐子大，晒干，用米醋洒，再晒干。每服三十丸或五十丸，临卧以生姜汤或茶送下；若膀胱疝气攻心，以盐汤送下；要大便利快，加丸数。

【功用】消积聚，化宿气，疏风和胃，消酒宽中，破块磨癖。

【主治】男子、妇人，脾胃不和，停滞不化，胸膈饱闷，呕吐恶心，腹胁膨胀，脏腑闭塞，气喘急，睡不安，一切气症。

【宜忌】孕妇莫服；日间莫服。

安胃和脾散

【来源】《普济方》卷三九三。

【组成】净苍术二两（用生姜二两，切作片子，一同捣烂，炒黄色） 小枣儿二十四个（去核，焙干） 厚朴（去粗皮，同前治） 白术（去芦） 白茯苓（去皮） 广术（煨，锉） 青皮（去白） 木香 藿香叶 泽泻 缩砂仁 槟榔 甘草（炙，锉）各半两 陈皮（去白）一两（一方无木香）

《古今医鉴》无青皮、陈皮，有人参。

【用法】上为细末。每服一二钱，煎生姜汤调下，每日二次。

【主治】小儿脾胃不和，中脘气痞，心腹胀满，全不思食，呕吐痰噎，逆气吞酸，面色痿黄，肌肉消瘦，腹胁刺痛，泄泻不止，便利不调，少力嗜卧，脾胃虚弱，饮食不化。

【宜忌】忌一切生硬冷物。

参香汤

【来源】《普济方》卷三九三。

【组成】藿香一两 人参 茯苓 木香 丁香 丁皮 青皮各半两 甘草（炙）一两

【用法】上锉。每服一钱，水一盏，加生姜二片，煎取五分，温服。

【功用】理呕吐，消寒痰。

【主治】小儿脾胃不和。

桂朴散

【来源】《普济方》卷三九三。

【组成】肉桂 当归各一两（焙） 厚朴（制） 白术 干姜各半两 甘草一分（炙）

【用法】上为细末。每服一钱，水一小盏，煎至五分，去滓温服。

【功用】温脾胃。

【主治】脾胃不和。

替针丸

【来源】《普济方》卷三九三。

【组成】青皮 陈皮 京三棱 枳壳 厚朴 诃子

白豆蔻各一两　肉豆蔻　槟榔各半两　干姜三分

【用法】上为细末，水煮面糊为丸，如麻子大。每服二十丸，食前用生姜橘皮汤送下。

【主治】小儿因冷伤脾，心腹痛胀，胁肋疼硬，不思乳食，脏腑不调。

木香和中丸

【来源】《袖珍方》卷二。

【组成】木香　黄芩　青礞石　枳壳　槟榔　青皮　橘红各半两　滑石二两　沉香二钱　大黄一两一钱　黑牵牛（头末）二两三钱

【用法】上为末，水为丸，如梧桐子大。每服五十丸，姜汤或茶清送下。

【功用】和脾胃，消宿饮，利胸膈，化痰涎，除膈热，进饮食。

【主治】脾胃病。

透膈汤

【来源】《袖珍方》卷二。

【组成】木香　白豆蔻　缩砂仁　槟榔　枳壳　厚朴　半夏　青皮　陈皮　甘草　大黄　朴硝各等分

【用法】每服一两，水二盏，加生姜三片，枣子一枚，煎至一盏，去滓，通口食后服。

【主治】脾胃不和，中脘气滞，胸膈满闷，噎塞不通，噫气吞酸，胁肋刺胀，呕逆痰涎，食饮不下。

白术汤

【来源】《医方类聚》卷一〇二引《御医撮要》。

【组成】白术一两　木香　青橘皮各半两　神曲　麦蘖　人参　赤茯苓各一两　甘草　槟榔各半两

【用法】上为细末。每服一钱，入盐少许，沸汤点服。

【主治】脾胃不和，胸膈痞闷，逆恶不思饮食。

参苓汤

【来源】《医方类聚》卷一六五引《御医撮要》。

【组成】人参　茯苓各十两　藿香四两　干姜四两　白芷　缩砂各三两　甘草　粘米各五两

【用法】上为细散。如茶点服。

【功用】调中和气，消酒食。

安神丸

【来源】《奇效良方》卷十七。

【组成】人参　缩砂　香附子（炒，去毛）　三棱　蓬术（煨）　青皮　陈皮　神曲（炒）　麦曲（炒）　枳壳（炒，去瓤）各等分

【用法】上为细末，用粳米煮糊为丸，如梧桐子大。每服三十丸，空心用米饮送下；盐汤送下亦得。

【功用】消食健脾，益气进食。

柴芍参苓散

【来源】《明医杂著》卷八。

【别名】柴芍参苓饮（《保婴撮要》卷十一）。

【组成】柴胡　芍药　人参　白术　茯苓　陈皮　当归各五分　甘草　丹皮　山栀（炒）各三分

【用法】上为末。每服一钱，白汤送下。或作丸服。

【主治】

1.《明医杂著》：脾胃不和，饮食少进，或呕吐泄泻。

2.《保婴撮要》：小儿肝火血热，遍身搔痒，或起赤晕，或筋挛结核；肝胆经分患天泡等疮，或热毒瘰疬。

沉香化滞丸

【来源】《扶寿精方》。

【组成】沉香五钱　蓬术三两　香附　陈皮各二两　甘草　木香　砂仁　藿香　麦芽（炒）　神曲各一两

　　甘草以下六味剂量原缺，据《万病回春》补。

【用法】上为末，酒糊为丸，如绿豆大。每服五十丸，空心以沸汤送下。

【功用】消积滞，化痰饮，去恶气，解酒积。

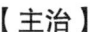

【主治】

1.《扶寿精方》：中满呕哕恶心。

2.《奇方类编》：脾胃不和，过食生冷油腻，停滞不化，胸膈饱闷，腹胁疼痛，一切气块。

壮胃清湿热调滞气汤

【来源】《摄生众妙方》卷五。

【组成】鸡腿白术一钱二分　茯苓（连皮）一钱五分　陈皮（去白）五分　香附子（童便浸）七分　山楂一钱　木香二分　紫苏梗五分　黄连（酒浸，炒）六分　当归（酒洗）一钱　木通四分

【用法】上锉。用水二钟，加生姜三片，煎至七分，食远温服。

【功用】壮胃，清湿热，调滞气。

【主治】脾胃病。

香砂养胃汤

【来源】《摄生众妙方》卷五。

【组成】陈皮　半夏　茯苓　苍术　厚朴　香附子　藿香　枳实　砂仁各一钱半　甘草五分

【用法】上锉。用水一钟半，煎至八分，食远温服。

【主治】脾胃不和。

理脾丸

【来源】《摄生众妙方》卷五。

【组成】白芍药三两（酒浸，炒）　白术四两　枳实一两（面炒）　白茯苓三两　黄连一两（去毛，姜制）　神曲一两（炒）　砂仁一两（炒）　陈皮二两　半夏二两（汤泡七次，姜制）　木香五钱　麦蘖一两（炒）　甘草一两（炒）

【用法】上为细末，稀面糊为丸，如绿豆大。每服七八十丸，清米汤送下。

【功用】理脾。

暗香汤

【来源】《古今医统大全》卷九十八。

【组成】梅花

【用法】梅花将开时，清旦摘取半开花蕊连蒂置瓶内，每一两用炒盐一两洒之，不可以手触坏，用厚纸数重封固置阴处。次年取时，先置蜜于盏内，然后取花头二三个内于中，滚汤一泡，自开如新。

【功效】调脾胃。

和中丸

【来源】《慎斋遗书》卷五。

【组成】广皮四两　白术三两　肉桂三钱　薏苡仁二两　川椒三钱　泽泻一两　白茯苓二两　砂仁二两　车前子一两　炮姜五钱

【用法】水法为丸。

【功用】和中。

和中散

【来源】《慎斋遗书》卷五。

【组成】炮姜四两　肉桂二两　吴茱萸二两

【用法】上为末。

《慎柔五书》：每服五分，用苦烈好大酒一杯，炖半热调下。

本方改为丸剂，名"和中丸"（《风劳臌膈》），方用干姜四两（切片，分四份：一份用人参一两煎汤拌炒汁尽，一份用青皮煎汁拌炒，一份用紫苏煎汤拌炒，一份用陈皮煎汤拌炒，各炒焦黑）、肉桂二两（分三份：一份用益智仁三钱煎汤拌炒，一份用小茴香二钱同煎，一份用破故纸同煎）、吴萸一两（分二份：一份用苡仁一两煎汤炒，一份用盐三钱同浸炒），共为末，苏叶煎汤，打神曲糊丸。随症轻重，作汤送下；虚者人参汤下。

【功用】《风劳臌膈》：上通下达，安胃和中。

【主治】

1.《慎柔五书》：中寒腹痛，或寒泻清水，或饮食伤，嗳气，或久痢虚寒。

2.《风劳臌膈》：臌胀属虚寒者。

和气散

【来源】《医学入门》卷六。

【组成】木香　香附　厚朴　人参　陈皮　藿香　甘草各等分

【用法】加生姜、大枣，水煎服。

【主治】小儿吐泻，不乳，多啼。

菱实粉粥

【来源】《本草纲目》卷二十五。

【组成】菱粉

【用法】煮粥服。

【功用】益肠胃，解内热。

葱粥

【来源】《点点经》卷一。

【组成】绿葱根（即黄花根）三两

【用法】洗净泥土，熟米一碗，合煮浓粥，服十余日后，不成哽。

【功用】润降邪火，静心养性，固本调元。

【主治】胸膈不利，饮食作呕、作胀不快。

家传三因冲和丸

【来源】《赤水玄珠全集》卷十三。

【别名】冲和丸（《证治准绳·类方》卷五）。

【组成】人参　石斛　白蔻仁　广陈皮各一两　山楂肉二两（各为末，合研令匀，碗盛碟盖，饭上蒸熟，取起待冷方开）　远志（甘草汤泡，去心，取末）一两　山栀（炒焦色，取末）二两　香附（童便浸半日，洗净，醋炒末）二两（三味共研匀，如上法蒸熟，勿令泄气）　海石（末）二两　苍术（米泔浸，洗去浮皮，炒黄取末）二两（二味如上法同蒸）　川芎（末）二两　北柴胡（末）一两　青黛一两（三味和匀，蒸如上法）

【用法】上用谷芽取粉，打糊为丸，如梧桐子大，晒干，用益元散五钱、水飞神砂五钱为衣。常服五十丸，食后白汤送下。胃气开顺，少觉舒泰，则减数服之。可与补中益气汤、六君子汤相兼服。

【功用】养心扶脾，疏肝开胃，畅达三焦，贯通五脏，赞坎离有升降之能，和表里无壅塞之患。

【主治】内伤。

【方论】心为脾母，补心则土有力；肝为脾贼，平肝则土乃和。方中以人参、石斛、豆蔻、广皮、山楂调胃补心，接丹田之气；远志、山栀、香附透畅心胞，达膈间之滞气；海石、苍术消痰湿而通内外；川芎、柴胡、青黛疏肝郁，调达者也。此方不犯炎凉，久服则胃和脾壮，体泰康强。

生嘉禾散

【来源】《医学六要·治法汇》卷二。

【组成】白茯苓（去皮）　缩砂（去皮）　薏苡仁（炒）　枇杷叶（去毛，姜汁炙香）　人参（去芦）各一两　白术（炒）二两　桑白皮（炒）　槟榔（炒）　白豆蔻（炒，去皮）　青皮　谷蘗（炒）　五味子（炒）各半两　沉香　杜仲（去皮，姜汁酒涂炙）　丁香　藿香　随风子　石斛（酒和，炒）　半夏（姜汁捣和作饼，炙黄色）　大腹子（炒）　木香各七钱五分　甘草（炙）两半　陈皮（去白）　神曲（炒）各一钱五分

【用法】每服三钱，水一盏，加生姜三片，大枣二枚，煎七分，不拘时温服。

【主治】脾胃不和，胸膈痞闷，气逆生痰，不进饮食，或五噎五膈。

【加减】五噎，加干柿一枚；膈气吐逆，加薤白三寸，大枣五枚。

治中汤

【来源】《仁术便览》卷二。

【组成】人参　甘草（炙）　干姜　白术　青皮　陈皮　半夏各等分　丁香减半

【用法】上药每服三钱，水一钟，加生姜三片，煎服。

【主治】脾胃不和，呕逆霍乱，中满虚痞，或泄泻。

【加减】呕吐不已，加藿香，倍加半夏。

云林润身丸

【来源】《万病回春》卷二。

【组成】当归（酒洗）六两　白术（去芦）六两　白茯苓（去皮）三两　香附米（童便浸，炒）三两　陈皮三两　枳实（麸炒）三两　黄连（姜

汁炒）三两　白芍药（酒炒）三两　山楂肉三两　神曲（炒）三两　人参二两　山药（炒）二两　莲肉（去心）二两　甘草（炙）五钱

【用法】上为细末，荷叶煎汤，煮饭为丸，如梧桐子大。每服百余丸，米汤或酒送下。

【功用】清火化痰开郁，健脾理胃，养血和气。

【主治】肌肉怯弱，精神短少，饮食不甘。

香砂养胃汤

【来源】《万病回春》卷二。

【组成】香附（炒）　砂仁　苍术（米泔制，炒）　厚朴（姜汁炒）　陈皮各八分　人参五分　白术（去芦）一钱　茯苓（去皮）八分　木香五分　白豆蔻（去壳）七分　甘草（炙）二分

　　方中甘草用量原缺，据《寿世保元》补。

【用法】上锉一剂。加生姜、大枣，水煎服。

　　本方改为丸剂，名"香砂养胃丸"（《饲鹤亭集方》）。

【主治】

　　1.《万病回春》：脾胃不和，胃寒不思饮食，口不知味，痞闷不舒。

　　2.《饲鹤亭集方》：胃气虚寒，胸膈不舒，湿痰呕恶，胀满便泄，食不运化，中虚气滞。

【加减】脾胃寒，加干姜、官桂；肉食不化，加山楂、草果；米粉、面食不化，加神曲、麦芽；生冷瓜果不化，加槟榔、干姜；胸腹饱闷，加枳壳、萝卜子、大腹皮；伤食胃口痛，加木香、枳实、益智；伤食泄泻，加干姜、乌梅、白术；伤食恶心呕吐，加藿香、丁香、半夏、乌梅、干姜。

醒脾丸

【来源】《痘疹传心录》卷十七。

【组成】平胃散加茯苓二两　草果二两

【用法】上炼蜜为丸。米汤送下。

【功用】调脾快胃。

加味四君子汤

【来源】《证治准绳·幼科》卷四。

【组成】人参　白术　茯苓　砂仁　橘红各一钱　甘草五分

【用法】水一钟，煎六分，食前温服。

【功用】和中。

和中健脾丸

【来源】《墨宝斋集验方》卷上。

【组成】茅山苍术（去须，以米泔水浸一宿，洗去泥，晒干，以盐水炒，净）二两　拣参一两（另研）　白茯苓二两（入陈皮、甘草汁内煮。用甘草切片七钱浸汁一碗，用陈皮一两四钱浸汁二碗）　莲肉（以温水泡，去皮心）二两　真川黄连（去芦，以生姜自然汁制炒）二两　山药一两　白术二两五钱（陈壁土炒）　茯神一两　山楂肉二两（酒浸，蒸熟）　白芍药（酒浸一宿，炒）一两　当归身（酒洗，蒸熟）一两　陈皮（略去白，用二年陈者）一两

【用法】上为细末，将五六年陈仓米一合听用，荷叶九张（洗净，切碎），用水六碗，煎浓汁二大碗，将前陈仓米以水淘净，用荷叶汁浸至一宿，次早连汁磨成浆水，调匀，打成稠糊，将药入石臼内，细细加糊捣极匀，取出丸如绿豆大。每服二钱，中午生姜汤送下，或早、晚清米汤或白滚汤送下。

【主治】

　　1.《墨宝斋集验方》：脾胃病。

　　2.《慈幼新书》：小儿食积。

砂糖丸

【来源】《东医宝鉴·杂病篇》卷四。

【组成】砂糖一两

【用法】作屑，入缩砂末一钱，炼蜜为丸，每两作三十丸。细嚼咽下，加五味子肉末半钱尤好。

【功用】调理脾胃。

香砂六君子汤

【来源】《杏苑生春》卷四。

【别名】香砂六君汤（《成方便读》卷一）。

【组成】香附子一钱　缩砂仁七枚　橘皮　白术各一钱五分　半夏　茯苓各一钱　人参一钱五

分　甘草（炙）五分

【用法】上锉。加生姜五片，水煎，食前服。

【主治】

1.《杏苑生春》：脾胃不和，恶心懒食。

2.《医方集解》：虚寒胃痛，或腹痛泄泻。

木香橘皮汤

【来源】《杏苑生春》卷六。

【组成】橘红　半夏　茯苓各一钱　白术（焙）一钱五分　厚朴四分　木香　大腹皮各五分　缩砂仁七枚　木通四分　生姜五片　甘草（炙）二分

【用法】上锉。用水煎八分，食前温服。

【主治】脾胃不和，腹胀少食，或面足皆浮，小便赤少。

理脾却瘴汤

【来源】《寿世保元》卷二。

【组成】陈皮（炒）　白术（去芦，炒）　茯神（去皮木）　黄芩（炒）　栀子（炒）　半夏（姜制）各一钱　神曲（炒）八分　山楂肉一钱　黄连（姜汁炒）　前胡各八分　苍术（米泔水浸，盐水炒）八分　甘草五分

【用法】上锉，加生姜，水煎服，不拘时候，一日一服，或间日一服。

【主治】瘴气，水土不服。

【宜忌】宜戒酒色，慎起居。

【方论】可免瘴病何也。苍、白二术去湿，芩、连清热解毒，二陈化痰，楂、曲理脾，百病自却去矣。

沉香化气丹

【来源】《寿世保元》卷三。

【组成】香附子一斤（炒，内四两生用）　黑牵牛（头末）八两　苍术（米泔浸，炒）四两　青皮（炒）五两　陈皮五两　山药二两　枳壳（麸炒）二两　枳实（麸炒）二两　三棱（煨）二两　川厚朴（生姜汁炒）一两　白豆蔻（去壳）一两　莪术（煨）二两　紫苏（煨）二两　木香一两　沉香七钱半　丁香三两　丁皮二钱半　干

姜一两　白茯苓（去皮）一两　石菖蒲二两　砂仁一两（杵）　良姜一两　南星（炮）一两　半夏（炮）一两　人参五钱　草果（去壳）一两半　槟榔一两　萝卜子（微炒）一两　炒神曲二两　山楂（去子，炒）二两　官桂五钱

【用法】上为细末，醋糊为丸，如梧桐子大。每服五十丸，临卧以淡姜汤送下；膀胱疝气，空心以盐汤送下；如要大便通利，渐加至百丸。

【功用】蠲积聚，化滞气，逐病原，疏风顺气，和胃健脾，消酒化食，宽中快膈，消磨痞块。

【主治】脾胃不和，过食生冷、油腻、面粉、湿面，停滞不化，胸膈满闷，呕逆恶心，腹胁膨胀，心脾疼痛，憎寒壮热，或面上四肢浮肿，甚至脏腑闷涩，上气喘急，睡卧不安，俱是有因气所伤，寒气、咽气、膈气、滞气、湿气、痞气、癖气、气块，凡一切气病。

【宜忌】孕妇勿服。

调中和胃丸

【来源】《丹台玉案》卷四。

【组成】白术（土炒）　苍术（炒）　半夏（姜矾制）　厚朴（姜汁炒）　砂仁（炒）　白豆蔻（炒）　广木香　薏苡仁（炒）　泽泻各一两五钱　肉豆蔻（面包煨）　沉香　山药（炒）各八钱

【用法】上为末，以水泛为丸。每服二钱五分，空心白滚汤送下。

【主治】脾胃不和，食后反饱，肌肉渐瘦，酒后泄泻。

香砂六君子汤

【来源】《古今名医方论》卷一引柯韵伯方。

【别名】香砂六君汤（《麻科活人全书》卷二）。

【组成】人参一钱　白术二钱　茯苓二钱　甘草七分　陈皮八分　半夏一钱　砂仁八分　木香七分

【用法】上加生姜二钱，水煎服。

本方改为丸剂，名"香砂六君子丸"（《丸散膏丹集成》）、"香砂六君丸"（《全国中药成药处方集》）。

【功用】

1.《中药成方配本》：疏补化痰。

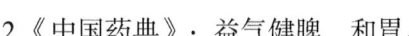

2.《中国药典》：益气健脾，和胃。

【主治】

1.《古今名医方论》：气虚肿满，痰饮结聚，脾胃不和，变生诸证者。

2.《丸散膏丹集成》：中虚气滞，痰湿内阻，胸中满闷，食难运化，呕恶腹疼，肠鸣泄泻。

【方论】

1.《古今名医方论》：四君子气分之总方也。人参致冲和之气，白术培中宫，茯苓清治节，甘草调五脏，胃气即治，病安从来。然拨乱反正，又不能无为而治，必举夫行气之品以辅之，则补品不至泥而不行，故加陈皮以利肺金之逆气，半夏以疏脾土之湿气，而痰饮可除也。加木香以行三焦之滞气，缩砂以通脾肾之元气，膹郁可开也。四君得四辅，而补力倍宣，四辅有四君，而元气大振，相须而益彰者乎。

2.《成方便读》：脾喜温燥而恶寒湿，得温则滞，得寒亦滞，滞则气机不为流畅，脘腹等处为之作痛矣。故以香附、砂仁之辛温香燥，散寒导滞，理气宣中，于是六君之功，补泻互奏耳。

【验案】

1.腹泻 《福建中医药》（1996，3：34）：以本方加减，治疗子宫切除术后腹泻113例，结果：临床治愈77例，好转25例，无效11例，总有效率90.26%。

2.厌食 《实用中西医结合杂志》（1997，9：842）：蒋氏等用该药治疗慢性肾衰竭维持性血液透析病人厌食24例。结果：显效16例，有效4例，总有效率83.3%。

3.胃肠道反应 《福建中医药》（1998，2：26）：以本方成药，治疗因抗痨药物引起的胃肠道反应35例。结果：显效28例，好转6例，无效1例，总有效率97%。

4.老年慢性胃炎 《陕西中医学院学报》（1999，3：44）：用本方治疗老年慢性胃炎23例。每日1剂，4周为1疗程。并随证加减。结果：治愈9例，显效12例，无效2例，总有效率91.3%。

5.胃溃疡 《河北中医》（2004，3：198）：用本方治疗胃溃疡30例，对照组30例口服雷尼替丁胶囊、阿莫西林胶囊、甲硝唑片。结果：治疗组显效7例，好转19例，无效4例，总有效率86.7%。对照组显效3例，好转20例，无效7例，总

有效率76.7%。

迎春汤

【来源】《石室秘录》卷四。

【组成】人参一钱 黄耆一钱 当归二钱 白芍二钱 陈皮五分 甘草一钱 六曲五分

【用法】水煎服。春季用。

【功用】疏泄理气。

和顺汤

【来源】《辨证录》卷九。

【组成】升麻五分 防风三分 白芷三分 黄耆三钱 人参三钱 甘草三分 白芍三钱 白术五钱 茯神三钱 炮姜五分

【用法】水煎，午前服。连服十剂，黑色尽除，再服十剂，诸病全愈。

【功用】补中益气，升提阳气。

【主治】忧思不已，加之饮食失节，阴阳相逆，脾胃有伤，面色黧黑不泽，环唇尤甚，心中如饥，然见食则恶，气短而促。

沉香化滞丸

【来源】《重订通俗伤寒论》。

【组成】沉香六钱 山楂肉 川锦纹各一两五钱 川朴 枳实 槟榔 条芩 陈皮 半夏曲 生晒术 广木香 杜藿香 春砂仁各一两二钱

【用法】姜汁、竹沥为丸。每服二三钱，以淡姜盐汤送下。

【主治】脾胃不和，过食生冷油腻，停滞不化，胸膈饱闷，胁腹疼痛，一切气痰痞积。

褪金启脾丸

【来源】《活人方》卷一。

【组成】白术四两 茵陈四两 苍术二两 陈皮二两 香附二两 神曲二两 青皮一两五钱 红曲一两五钱 猪苓一两五钱 泽泻一两五钱 针砂一两 绿凡一两

【用法】醋糊为丸。每服一二钱，空心米饮汤或姜汤送下。

【主治】中气久虚，湿热内滞，胃强脾弱，多食易饥，面目肢体虚黄浮肿，呕恶喘急，绵绵腹痛，形神困倦，腰脚痠软，行走不利，并治懒黄。

培补后天丸

【来源】《仙拈集》卷一引莲庄方。

【组成】薏苡仁 芡实 茯苓 山药 厚朴 乌药 神曲 陈皮 木瓜各一两

【用法】用大猪肚一个洗净，入建莲肉六两，煮极烂，同前药捣匀，晒干，为末，水滴成丸。每服三钱，滚水送下。或将药末作散亦可。

【主治】脾胃不和，胀满泻痢，及不服水土，不思饮食；小儿伤食泻痢。

香砂养胃汤

【来源】《杂病源流犀烛》卷二十七。

【组成】白术 陈皮 茯苓 半夏各一钱 香附 砂仁 木香 枳实 蔻仁 厚朴 藿香各七分 甘草三分 姜三片 枣二枚

【功用】

1.《杂病源流犀烛》：调养脾胃，升降阴阳。

2.《中国药典》：和胃止呕。

【主治】

1.《杂病源流犀烛》：饮食不消致痞。

2.《中国药典》：由胃寒气滞引起的不思饮食，呕吐酸水，胃脘满闷，四肢倦怠。

【宜忌】《中国药典》：忌食生冷、油腻之物。

【验案】慢性咽炎 《浙江中医》（1995，11：509）：用本方加减：党参、茯苓、白术、郁金、射干、香砂仁、桔梗、甘草。治疗慢性咽炎35例。结果：痊愈27例，好转7例，服药最多15剂，最少3剂。

和胃膏

【来源】《理瀹骈文》。

【组成】御寒暖胃膏加苍术 厚朴 陈皮 甘草 白术 神曲 麦芽 黄连 吴萸 香附 良

姜 官桂 白芍 当归

【用法】油丹熬，胶搅。贴胸。

【主治】胃肠之症，不思饮食，胸腹胀痛，呕哕恶心，嗳气吞酸，面黄肌瘦，怠惰嗜卧，常多自利，腰背冷痛。

御寒暖胃膏

【来源】《理瀹骈文》。

【组成】生姜汁 牛胶 乳香 没药 花椒 黄丹

【用法】生姜汁熬，入牛胶化开，以乳、没、黄丹收膏。掺花椒贴。

【主治】胃伤，不思饮食，胸腹胀痛，呕哕病心，嗳气吞酸，面黄肌瘦，怠惰嗜卧，并治腰背冷痛。

【加减】脾胃不和，加苍术、厚朴、陈皮、甘草。

苏砂平胃散

【来源】《伏阴论》卷上。

【组成】茅山苍术二钱 厚朴一钱（姜汁炒） 陈橘红一钱 甘草一钱 紫苏叶一钱 砂仁一钱

【用法】上为粗末，加生姜一钱，大枣三个，水三杯煎，分三服。不愈再照前煎服。

【功用】温中通阳。

【主治】伏阴病，胸中不乐，头微眩，四末微麻，小便不通，下利清水，焙焙欲呕者。

【加减】呕吐清水，加桂枝一钱；水浆不得受，加干姜八分；转筋疼痛，加川牛膝二钱、艾绒一钱；下利白水，倍紫苏，加红豆蔻一钱；下利黄水，倍苍术；下利黑水或纯清水，倍砂仁；如服药不受，再加童便一杯，冲入药内，随呕随服，不分剂次，总以不呕为度。

【方论】平胃散一方原为满闷呕泄设，盖以阴气不积胸中不得满闷，寒不侵胃不呕，湿不困脾不泄，故方中有苍术、厚朴、橘红、生姜之辛温，以消阴邪；甘草、大枣之甘平，以益脾胃，合为辛甘通阳之剂，使阳复则阴消，而满闷自除，呕泄自止。兹寒湿伏邪发端于膜原，而为胸中不乐，头微眩，四末微麻，小便不通，下利清水，喔喔欲呕，较之满闷呕泄，虽异派而同源，故就原方加紫苏、砂仁以通肺肾之阳，并助诸药力，温中行气，俾肺脾肾三经之阳气来复，而壅踞膜原之阴

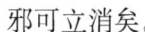

邪可立消矣。

和中丸

【来源】《青囊秘传》。

【组成】台白术二两　云茯苓二两　生甘草五钱　白芍二两　制首乌二两　银柴胡二两　知母二两　淮山药二两　地骨皮二两　使君子二两　生香附二两　木香一两五钱　川朴二两　陈广皮二两　油青皮二两　南楂肉二两　花粉二两　枳实二两　莱菔子二两　缩砂仁一两五钱　淡黄芩四两　柴胡四两五钱　木通二两　车前子二两　台乌药二两　泽泻二两

【用法】上药各炒，共为细末，用瓷瓶收贮，每于用时即将饴糖打糊为丸，如弹子大。老年及小儿服一丸，多则二丸，饭后服。

【功用】和中理气，消痰祛湿。

【加减】夏月，加香薷二两、六一散二两。

大山楂丸

【来源】《北京市中药成方选集》。

【组成】生山楂三百二十两　麦芽（炒）四十八两　神曲（炒）四十八两

【用法】上为细末。每十六两细末加白糖八两，炼蜜为丸，重三钱。每服一丸，一日二次，温开水送下。

【功用】消食化滞，调和脾胃。

【主治】脾胃失和，消化不良。

开胃健脾丸

【来源】《北京市中药成方选集》。

【组成】白术（炒）三百二十两　厚朴（炙）一百六十两　橘皮一百六十两　枳实一百六十两

【用法】上为细末，过罗，用冷开水泛为小丸。每服二钱，温开水送下，一日二次。

【功用】开胃健脾，增进饮食。

【主治】脾胃不和，胃口不开，饮食无味，呕吐恶心。

不泻内消丸

【来源】《北京市中药成方选集》。

【组成】橘皮九十六两　砂仁十六两　厚朴（炙）三十二两　麦芽（炒）三十二两　山楂六十四两　三棱（炒）十六两　神曲（炒）三十两　莪术（炙）十六两　枳壳（炒）六十四两　香附（炙）三十二两　木香八两　青皮（炒）十六两　莱菔子（炒）六十四两

【用法】上为细末，过罗，用冷开水泛为小丸。每服二钱，温开水送下，一日二次。

【功用】导滞化积，宽胸消胀。

【主治】脾胃失和，消化不良，胸满胀饱，恶心嘈杂。

【宜忌】孕妇忌服。

太和丸

【来源】《北京市中药成方选集》。

【组成】橘皮二十两　砂仁十二两五钱　山楂二十两　木香十两　白芍三十两　茯苓三十两　神曲（炒）二十两　半夏曲二十五两　白术（炒）一百六十两　麦芽（炒）三十两　当归四十两　香附（炙）四十两　蔻仁十二两五钱　苍术（炒）八十两　甘草十五两

【用法】上为细末，过罗，用冰开水泛为小丸。每服二至三钱，温开水送下，一日二次。

【功用】和胃健脾，理气宽中。

【主治】脾胃不和，饮食减少，呃逆胸满，肢体倦怠。

杏仁粉

【来源】《北京市中药成方选集》。

【组成】白米八百两　甜杏仁（去皮）四百八十两

【用法】先将白米轧面，蒸熟，再轧面，将去皮杏仁串入，再加白糖六百四十两，混合均匀，每包重一两六钱，纸袋封用。每袋分两次，热开水冲服。

【功用】和胃健脾，止嗽化痰。

【主治】脾胃不和，饮食无味，胸膈堵闷，咳嗽痰盛。

和中理脾丸

【来源】《北京市中药成方选集》。

【组成】香附（炙）三十二两　茯苓三十二两　苍术（炒）三十二两　厚朴（炙）三十二两　南山楂三十二两　神曲（炒）三十二两　麦芽（炒）三十二两　莱菔子（炒）三十二两　藿香三十二两　白豆蔻八两　白术（炒）四十八两　砂仁十六两　橘皮六十四两　木香八两　甘草八两　法半夏十六两　党参（去芦）十六两　枳壳三十二两

方中白豆蔻，《全国中药成药处方集》（北京方）作"紫豆蔻"。

【用法】上为细粉，过罗，炼蜜为丸，重三钱。每服一丸，日服二次，温开水送下。

【功用】调理脾胃，益气和中。

【主治】脾胃不和，饮食难消，倒饱嘈杂，呕吐恶心。

【宜忌】《全国中药成药处方集》（北京方）：忌食生冷及油面厚味。

香砂枳术丸

【来源】《北京市中药成方选集》。

【组成】白术（炒）一百二十两　枳实（炒）一百二十两　香附（炙）七十二两　橘皮四十八两　山楂二十四两　神曲（炒）十二两　麦芽（炒）十二两　木香十二两　砂仁十二两

【用法】上为细粉，用冷开水泛为小丸。每服二至三钱，温开水送下，一日二次。

【功用】顺气宽胸，和胃扶脾。

【主治】脾胃不和，饮食减少，胸中痞闷，宿食不化，痰滞停留。

理脾止泻丹

【来源】《全国中药成药处方集》（济南方）。

【组成】白术九两　广陈皮五两　赤茯苓五两　川厚朴五两　猪苓九两　茅苍术五两　泽泻九两　甘草五两　肉桂九钱　砂仁一两五钱　车前子二两

【用法】上为细末，炼蜜为丸，重一钱，朱砂一两八钱为衣，蜡皮封固。每服一丸，白开水送下。

【主治】小儿脾胃不和，泻痢腹胀。

和肝醒脾化湿丸

【来源】《慈禧光绪医方选议》。

【组成】醋柴胡三钱　青皮四钱（炒）　炙香附六钱　白芍四钱（炒焦）　藿香梗四钱　厚朴四钱（紫老）　新会皮四钱　苍术四钱（炒）　落水沉三钱　于术三钱（炒焦）　白茯苓六钱　广砂三钱（仁）　麸炒谷芽六钱　木香三钱　东山楂八钱（肉）　枳实四钱（炒）

【用法】上为极细末，炼白蜜为丸，如绿豆粒大，朱砂为衣。每服二钱五分，白开水送下。

【功用】和肝醒脾化湿。

【主治】脾胃病。

法制槟榔片

【来源】《慈禧光绪医方选议》。

【组成】橘皮　厚朴（炙）　苍术（炒）　川郁金　缩砂各二两　竹茹一两五钱　菖蒲五钱

【用法】共煎透，滤汁，入槟榔片四两，再煮，将槟榔片晾干，再用盐水炒制。

【功用】开胃健脾，化痰开窍，理气解郁。

【主治】痰涎壅盛，气闷不舒。

调肝和胃膏

【来源】《慈禧光绪医方选议》。

【组成】党参三钱　生杭芍四钱　金石斛四钱　桑叶四钱　竹茹三钱　焦三仙九钱　广木香八分（研）　枳壳二钱（炒）　橘红一钱五分　生甘草一钱　生于术二钱

【用法】共以水熬透，去滓，再熬浓汁，兑炼蜜收膏。每服五钱，白开水冲服。

【功用】调肝和胃。

【主治】肝阴不足，脾胃不和之证。

益脾养阴除湿丸

【来源】《慈禧光绪医方选议》。

【组成】人参三钱　生于术五钱　茯神五钱　橘

红二钱　当归五钱　干地黄六钱　白芍三钱
（炒）　青皮一钱五分（炒）　远志二钱（肉）　栀子三钱（炒）　木香一钱五分　广砂一钱五分
（仁）　胆草三钱（酒洗）　炙半夏三钱　泽泻三钱　甘草一钱

【用法】上为极细末，加生姜三钱，红枣肉二十个，熬汤，少兑炼蜜为丸，如绿豆大，朱砂为衣。每服二钱，白开水送下。

【功用】益脾养阴除湿。

理脾和胃除湿膏

【来源】《慈禧光绪医方选议》。

【组成】党参一钱五分　生于术一钱五分　茯苓三钱　薏米三钱（生）　莲肉三钱　炒谷芽二钱　陈皮一钱　香附一钱（炙）　当归二钱（土炒）　枸杞子二钱　白芍一钱五分（炒）　生地二钱

【用法】上药以水煎透，去滓，再熬浓汁，少兑炼蜜为膏。每服二钱，白开水冲下。

【功用】理脾和胃。

【方论】本方虽重在理脾和胃，但寓八珍汤之意，惟因中州湿滞，故去甘草；因川芎辛温升散，光绪帝素体阴虚，故减去以防耗阴。并佐以薏米淡渗除湿之品，复加枸杞子滋补肝肾，亦属顾本之意。惟香附性虽和平，但苦燥亦能耗气，抑或因光绪帝精神不快，而以是药疏理肝气郁滞之故。综观方意，当为通补并行之方，功力和缓，宜于久服。

理脾调中化湿膏

【来源】《慈禧光绪医方选议》。

【组成】潞党参六钱　于术（生、炒）各三钱　广皮三钱　姜连三钱（研）　炒神曲四钱　炒谷芽四钱（研）　壳砂三钱（研）　麦冬六钱　云茯苓六钱　炙香附四钱（研）　藿梗三钱　炙草四钱

【用法】上药以水煎透，去滓，再熬浓汁，少兑炼蜜为膏。每服一匙，白开水送下。

【功用】理脾调中化湿。

【方论】本方由香砂六君子汤加减而成，加藿梗、神曲、谷芽与姜连，有利于醒脾消导。

清热调中饮

【来源】《慈禧光绪医方选议》。

【组成】霜桑叶三钱　甘菊三钱　酒黄芩二钱　橘红一钱（老树）　焦枳壳一钱五分　神曲三钱（炒）　炙香附一钱五分　甘草一钱

【用法】水煎，温服。

【功用】清热调中，开胃消食。

清热化湿代茶饮

【来源】《慈禧光绪医方选议》。

【组成】鲜芦根二枝（切碎）　竹茹一钱五分　焦楂三钱　炒谷芽三钱　橘红八分　霜桑叶二钱

【用法】水煎，代茶。

【功用】清利头目，调和脾胃。

清热理气代茶饮

【来源】《慈禧光绪医方选议》。

【组成】甘菊三钱　霜桑叶三钱　橘红一钱五分　鲜芦根二枝（切碎）　建曲二钱（炒）　炒枳壳一钱五分　羚羊五分　炒谷芽三钱

【用法】水煎，温服。

【功用】清上焦之热，理脾胃之气。

【主治】目疾及脾胃不和者。

清热理脾除湿膏

【来源】《慈禧光绪医方选议》。

【组成】茯苓五钱　陈皮四钱　白术四钱　薏米五钱（炒）　山药三钱（炒）　石斛五钱　麦冬四钱　焦三仙各二钱　扁豆五钱（炒）　茵陈四钱　菊花三钱　甘草二钱（生）

【用法】水煎透，去滓，加蜜炼成膏。每服二钱，白水冲服。

【功用】淡渗健脾，清热除湿。

【主治】脾胃病。

木香分气丸

【来源】《中国药典》。

【组成】木香192g 砂仁48g 丁香48g 檀香48g 香附（醋炙）384g 广藿香48g 陈皮192g 厚朴（姜炙）384g 枳实192g 豆蔻48g 莪术（醋炙）384g 山楂（炒）192g 白术（麸炒）192g 甘松192g 槟榔96g 甘草192g

【用法】上药制成丸剂，每100丸重6g。口服，每次6g，1日2次。

【功用】宽胸消胀，止呕。

【主治】肝郁气滞，脾胃不和，胸膈痞闷，两胁胀满，胃脘疼痛，倒饱嘈杂，呕吐恶心，嗳气吞酸。

【宜忌】孕妇慎用。

胃立康片

【来源】《部颁标准》。

【组成】广藿香75g 麦芽（炒）75g 茯苓75g 六神曲（麸炒）75g 苍术60g 厚朴（姜汁）60g 白术60g 木香45g 泽泻45g 猪苓45g 陈皮45g 清半夏45g 豆蔻30g 甘草30g 人参30g 吴茱萸（制）30g

【用法】制成糖衣片，密封。口服，每次4片，1日2次。

【功用】健胃和中，顺气化滞。

【主治】消化不良，倒饱嘈杂，呕吐胀满，肠鸣泻下。

复方草豆蔻酊

【来源】《部颁标准》。

【组成】草豆蔻40g 肉桂25g 小茴香10g

【用法】制成酊剂。口服，1次3～5ml，1日3次。

【功用】驱风健脾，芳香矫味药。

养胃片

【来源】《部颁标准》。

【组成】木香20g 麦芽30g 茯苓50g 甘草12g 陈皮50g 砂仁20g 豆蔻30g 白术75g 苍术50g 香附50g 厚朴30g 党参85g 六神曲30g 半夏曲25g 藿香油0.16ml

【用法】制成片剂，每片重0.6g，密封。口服，每次4～8片，1日2次。

【功用】健胃消食，助气止痛。

【主治】胃肠衰弱，消化不良，胸肺满闷，腹痛呕吐，肠鸣泄泻。

健胃宽胸丸

【来源】《部颁标准》。

【组成】白术（麸炒）200g 香附（醋制）50g 黄芩80g 苍术40g 茯苓50g 山楂40g 厚朴（姜制）50g 莱菔子（炒）80g 生姜40g 六神曲（麸炒）50g 清半夏80g 枳实（麸炒）40g 陈皮80g 连翘80g

【用法】水泛为丸，每袋装6g，密封。口服，每次6g，1日1～2次。

【功用】健胃宽胸，除湿化痰。

【主治】胸腹胀满，气滞不舒，脾胃不和，痰饮湿盛。

婴儿素

【来源】《部颁标准》。

【组成】白扁豆（炒）400g 山药120g 鸡内金（炒）120g 白术（炒）120g 川贝母8g 木香（炒）120g 硫酸氢钠120g 牛黄0.25g

【用法】制成散剂，每瓶（袋）装0.5g，密闭，防潮。口服，1～3岁每次0.5～1g，周岁以内每次0.25g，1日2次。

【功用】健脾，消食，止泻。

【主治】消化不良，乳食不进，腹痛腹泻。

二十、脾胃虚弱

脾胃虚弱，亦称脾虚，包括脾气虚、脾阳虚、脾阴虚，脾与胃相表里，所以又包括胃虚，是指引起多种脾胃疾病的病机而非独立病症。《脉经》："脾虚，右手关上脉阴虚者，足太阴经也。病苦泄注，腹满，气逆，霍乱呕吐，黄胆，心烦不得卧，肠鸣。"《圣济总录》："论曰脾象土，位处中焦，主腐化水谷，通行营卫，脾气和，则可以堙诸脏，灌四旁，若虚则生寒，令人心腹胀满，水谷不消，噫气吞酸，食辄呕吐，霍乱泄利，四肢沉重，多思气结，恶闻人声，补养之法，不可缓也。"。《本草经疏》归纳脾虚十二证，包括饮食劳倦、发热、饮食不消、水肿、噎膈、健忘、倦怠、嗜卧、腹痛、痞气等，涉及病症广泛。

引起脾胃虚弱的原因虽多，但概括言之，无非先天禀赋不足、后天失养及久病耗损。临床主要表现为神疲乏力，倦怠嗜卧，食后腹胀，大便溏薄，脘腹疼痛，得温痛减，畏寒等。其治疗，可以健脾益气，温阳散寒为基础，据症情不同而配伍和胃、化湿、行滞、止痛等。

麻豆散

【来源】方出《肘后备急方》卷四，名见《备急千金要方》卷十五、麻仁散（《普济方》卷二十五）。

【别名】麻豆汤（《鸡峰普济方》卷十二）。

【组成】大麻子三升　大豆（炒黄香）

【用法】上为末。食前服一二方寸匕，每日四五次佳矣。

【主治】脾胃气弱，水谷不得下，遂成不复受食。

扶老理中散

【来源】《外台秘要》卷六引《小品方》。

【别名】理中汤（《圣济总录》卷三十八）、扶老理中汤（《医心方》卷十一）。

【组成】人参五两　干姜六两　白术五两　麦门冬三两（去心）　附子三两（炮）　茯苓三两　甘草五两（炙）

【用法】上为散。临病煮取三合，白汤饮和方寸匕，一服不效又服。作丸长服亦得，炼蜜为丸，如梧桐子大，每服二十丸，酒送下。

【主治】赢老冷气恶心，食饮不化，腹虚满，拘急短气，及霍乱呕逆，四肢厥冷，心烦气闷流汗。

【宜忌】忌海藻、菘菜、猪肉、桃、李、雀肉、大醋。

蓼 酒

【来源】《备急千金要方》卷七。

【组成】蓼（八月三日取）

【用法】晒燥，把之，如五升大，六十把，水六石，煮取一石，去滓，以酿酒。如常法。随多少饮之。

【主治】胃脘冷，不能饮食，耳目不聪明，四肢有气，冬卧脚冷。

当归丸

【来源】《备急千金要方》卷八。

【组成】当归八两　天雄六两　干姜　酸枣仁各八两　黄耆　地骨皮各七两　芎藭　干地黄各六两　桂心　防风　附子　白术各五两　甘草　厚朴　秦艽各四两　大枣二十个　吴茱萸五合　秦椒叶四两

【用法】上为末，炼蜜为丸，如梧桐子大。每服三十丸至四十丸，以酒送下，一日二次。

【功用】补脾安胃，调气止痛。

【主治】脾虚寒，身重不举，言音沉鼓，厉风伤痛，便利无度。

白术散

【来源】《备急千金要方》卷十五。

【组成】白术　厚朴　人参　吴茱萸　茯苓　麦蘖曲　芎藭各三两（一方加大腹、橘皮）

【用法】上药治下筛。每服方寸匕，食后酒下，一日三次。

【主治】

1.《备急千金要方》：脾胃俱虚冷。

2.《普济方》：脾虚腹胀，不能饮食。

通噎消食膏酒

【来源】《备急千金要方》卷十五。

【组成】猪膏三升　宿姜（汁）五升　吴茱萸一升　白术一斤

【用法】上将茱萸、术二药为细散，内姜汁膏中，煎取六升，加温清酒一升。每服方寸匕，一日二次。

【主治】脾虚寒，劳损，气胀噎满，食不下。

温中汤

【来源】《备急千金要方》卷十五。

【别名】温中厚朴汤（《普济方》卷九十一引《圣济总录》）。

【组成】干姜　厚朴各一分　当归　桂心　甘草各三分　人参　茯苓　白术　桔梗各二分

【用法】上锉。以水二升，煮取九合。六十日至百日儿，每服二合半。

【主治】小儿夏月积冷，洗浴过度，乳母亦将冷洗浴，以冷乳饮儿，致发壮热，忽值暴雨凉加之，儿下如水，胃气虚弱，面青肉冷，眼陷干呕者。

补胃汤

【来源】《备急千金要方》卷十六。

【别名】补胃煮散（《圣济总录》卷四十七）。

【组成】防风　柏子仁　细辛　桂心　橘皮各二两　芎䓖　吴茱萸　人参各三两　甘草一两

【用法】上锉。以水一斗，煮取三升，分三次服。

【主治】

1.《备急千金要方》：胃虚冷，少气口苦，身体无泽。

2.《圣济总录》：胃中虚冷，恶寒洒洒，卧而不寐。

3.《医学入门》：胃虚胫寒不得卧，腹痛虚鸣，时寒时热，唇干，面目浮肿，少气口苦，身体无泽。

温脾汤

【来源】《备急千金要方》卷十八。

【组成】甘草四两　大枣二十枚

【用法】上锉。以水五升，煮取二升，分三次温服之。

【主治】食饱而咳者。

【加减】若咽痛声鸣者，加干姜三两。

厚朴汤

【来源】《延年秘录》引蒋孝瑜方（见《外台秘要》卷八）。

【组成】厚朴三两（炙）　白术　人参各一两　茯苓三两　生姜五两　橘皮二两

【用法】上切。以水四升，煮取一升二合，分为三服。

【主治】脾胃弱，不能食，腹内冷气。

【宜忌】忌桃、李、雀肉、酢物。

大温脾丸

【来源】《千金翼方》卷十五。

【别名】温脾丸（《圣济总录》卷一六五）。

【组成】法曲　大麦蘖　吴茱萸各五合　枳实三枚（炙）　干姜三两　细辛三两　桂心五两　桔梗三两　附子（炮，去皮）二两　人参　甘草（炙）各三两

方中法曲、大麦蘖、吴茱萸，《太平惠民和济局方》均用五两。

【用法】上为末，炼蜜为丸，如梧桐子大。每服七丸，酒送下，一日三次。加至十五丸。

【功用】《太平惠民和济局方》：温脾益胃，消谷进食。

【主治】

1.《千金翼方》：脾中冷，水谷不化，胀满，或时寒极。

2.《太平惠民和济局方》：脾胃虚弱，冷气攻冲，饮食不化，心腹胀痛，呕吐吞酸，痞噎不通，肠鸣泄利，水谷不分，面黄肌瘦，食减嗜卧。

【宜忌】《外台秘要》：忌海藻、菘菜、猪肉、生菜。

建脾汤

【来源】《千金翼方》卷十五。

【组成】生地黄 黄耆 芍药 甘草各一两（炙） 生姜二两 白蜜一升

【用法】上锉。以水九升，煮取三升，去滓，纳蜜，搅令微沸。每服八合，日三夜一。

【主治】脾气不调，使人身重如石，欲食即呕，四肢瘦削不收。

竹叶汤

【来源】《千金翼方》卷十八。

【组成】竹叶（切）五升 小麦一升 麦门冬一升（去心） 知母 茯苓各三两 石膏四两（碎） 芍药 栝楼 泽泻 人参 甘草（炙）各二两

【用法】上锉。以水二斗，煮竹叶、小麦，取一斗，去滓，纳药，煮取四升，分四服。

【主治】胃虚，阳气外蒸，泄津液，口干苦渴，气喘呕逆，涎沫相连。

厚朴煎丸

【来源】《普济方》卷二十二引《孟氏诜诜方》。

【组成】茴香（炒黄） 川椒（炒少时）各四两 附子（炮） 益智仁各二两 梓朴半斤（去皮，锉如指面大，用生姜半斤带姜皮切作片子，用水三升，慢火煮干，去姜） 干姜四两（锉碎如骰子大，用甘草二两锉半寸长，水五升，同煮焙干，去甘草）

【用法】上为细末，用生姜煮肥枣约一斤，去皮取肉为丸，如梧桐子大。每服五十丸，空心米饮送下。

【功用】补脾胃，进饮食，滋荣卫，保固精血。温中升降气血，化痰涎。

温脾丸

【来源】《外台秘要》卷十六引《深师方》。

【组成】法曲五两（熬） 干姜（炮） 枳实（炙）各五两 附子三两（炮） 人参 甘草各二两（炙） 蜀椒一两（汗）

【用法】上为末，炼蜜为丸，如梧桐子大。每服十五丸，酒、饮皆得，不知增之。

【功用】温养五脏，消水谷，下气，令人能食。

【主治】脏气不足。

【宜忌】忌猪肉、冷水、海藻、菘菜。

鹊突羹

【来源】《证类本草》卷十四引《食医心鉴》。

【组成】鲫鱼半斤

【用法】将鱼细切作奔，沸豉汁热投之，着胡椒、干姜、莳萝、橘皮（为末）。空心食之。

【主治】脾胃气冷，不能下食，虚弱乏力。

丁香丸

【来源】《太平圣惠方》卷五。

【组成】丁香半两 诃黎勒一两（煨，用皮） 附子一两（炮裂，去皮脐） 藿香半两 草豆蔻一两（去皮） 荜茇三分 陈橘皮一两（汤浸，去白瓤，焙） 人参一两（去芦头） 白茯苓三分 桂心三分 白术一分 甘草一分（炙微赤，锉） 高良姜一两（锉）

【用法】上为末，炼蜜为丸，如梧桐子大。每服二十丸，以生姜、大枣汤送下，不拘时候。

【主治】脾胃气虚弱，食即呕吐，四肢不和，心腹妨闷。

丁香散

【来源】《太平圣惠方》卷五。

【组成】丁香半两 半夏半两（汤洗七遍去滑） 人参三分（去芦头） 甘草一分（炙微赤，锉） 柴胡三分（去苗） 陈橘皮三分（汤浸，去白瓤，焙） 干木瓜一两 厚朴二两（去粗皮，涂生姜汁，炙令香熟） 白豆蔻三分（去皮） 诃黎勒一两（煨，用皮） 附子一两（炮裂，去皮脐） 高良姜三分（锉）

【用法】上为粗散。每服三钱，以水一中盏，加生姜半分，大枣三个，去滓稍热服，不拘时候。

【主治】脾胃气虚，积有冷气，食不消化，面色萎黄，四肢无力，或时吐逆。

【宜忌】忌生冷，油腻，湿面，饴糖。

丁香散

【来源】《太平圣惠方》卷五。

【组成】丁香半两　桂心三分　白豆蔻一两（去皮）　干姜半两（炮裂，锉）　陈橘皮一两（汤浸，去白瓤，焙）　麦蘖三分（微炒）　甘草半两（炙微赤，锉）　白术三分　厚朴二两（去粗皮，涂生姜汁，炙令香熟）

【用法】上为粗散。每服三钱，以水一中盏，加大枣三个，煎至六分，去滓，食前稍热服。

【主治】脾胃虚冷，宿食不消，吃物无味，四肢少力。

丁香散

【来源】《太平圣惠方》卷五。

【组成】丁香三两　高良姜三分（锉）　厚朴二两（去粗皮，涂生姜汁，炙令香熟）　草豆蔻三分（去皮）　白术三分　人参三分（去芦头）　黄耆三分（锉）　白茯苓三分　肉桂三分（去皮）　附子二分（炮裂，去皮脐）　诃黎勒三分（煨，用皮）　陈橘皮三分（汤浸，去白瓤，焙）　半夏半两（汤洗七遍去滑）　枳壳半两（麸炒微黄，去瓤）　甘草一分（炙微赤，锉）

【用法】上为散。每服三钱，以水一中盏，加生姜半分，大枣三个，煎至六分，去滓温服，不拘时候。

【主治】脾胃气虚弱，肌体羸瘦，四肢无力，或时痰逆，不思饮食。

人参散

【来源】《太平圣惠方》卷五。

【组成】人参一两（去芦头）　附子一两（炮裂，去皮脐）　神曲一两（微炒令黄）　白术三分　麦蘖一两（炒微黄）　吴茱萸半两（汤洗七遍，焙干，微炒）　厚朴一两半（去粗皮，涂生姜汁，炙令香熟）　干姜半两（炮裂）　陈橘皮一两半（汤

浸，去白瓤，焙）　甘草一分（炙微赤，锉）　草豆蔻一两（去皮）

【用法】上为散。每服三钱，以水一中盏，加大枣三枚，煎至六分，去滓，不拘时候，稍热服。

【主治】脾胃虚冷，食不消化，腹胁气胀，不思饮食，四肢少力。

人参散

【来源】《太平圣惠方》卷五。

【组成】人参一两（去芦头）　白术一两　厚朴一两半（去粗皮，涂生姜汁，炙令香熟）　高良姜一两（锉）　川乌头一两（炮裂，去皮脐）　桂心一两

【用法】上为散。每服三钱，以水一中盏，加大枣三枚，煎至六分，去滓，不拘时候，稍热服。

【主治】脾胃气虚弱，不能饮食，背心常冷，四肢不和。

人参散

【来源】《太平圣惠方》卷五。

【组成】人参一两（去芦头）　柴胡一两半（去苗）　白茯苓一两　厚朴二两（去粗皮，涂生姜汁，炙令香熟）　白术一两　桔梗一两（去芦头）　陈橘皮二两（汤浸，去白瓤，焙）　五味子一两　黄耆一两（锉）　当归一两（锉，微炒）　槟榔一两　甘草半两（炙微赤，锉）　桂心三分　半夏一两（汤洗七遍，去滑）

【用法】上为散。每服三钱，以水一中盏，加生姜半分，大枣三枚，煎至六分，去滓，不拘时候温服。

【主治】脾胃气久弱，肌体羸瘦；或加劳气，大肠不调，有时痰逆，不思饮食，四肢少力。

木香散

【来源】《太平圣惠方》卷五。

【组成】木香一两　人参一两（去芦头）　白茯苓一两　当归一两（锉，微炒）　白芍药半两　桂心半两　麦门冬一两（去心）　远志一分（去心）　五味子半两　京三棱半两（炮，锉）　白术一两　诃黎勒半两（煨，用皮）　厚朴一两（去粗

皮，涂生姜汁，炙令香熟） 陈橘皮一两（汤浸，去白瓤，焙）

【用法】上为粗散。每服三钱，以水一中盏，加生姜半分，大枣三枚，煎至六分，去滓温服，不拘时候。

【主治】脾胃气虚，不思饮食，精神恐悸，上气顿绝，身心昏昧，口干舌焦，四肢无力。

【宜忌】忌生冷、油腻。

生姜煎

【来源】《太平圣惠方》卷五。

【组成】生姜半斤（研取汁） 白蜜十两 人参末四两

【用法】入银锅子内，都搅令匀，以慢火熬成煎。每服一茶匙，以热粥饮调下，不拘时候。

【主治】脾胃气虚弱，不能饮食。

白术丸

【来源】《太平圣惠方》卷五。

【组成】白术一两 吴茱萸三分（汤浸七遍，焙干，微炒） 诃黎勒一两（煨，去皮） 附子一两（炮裂，去皮脐） 人参半两（去芦头） 桔梗半两（去芦头） 桂心三分 干姜半两（炮裂，锉） 细辛半两 荜茇一两 甘草一分（炙微赤，锉）

【用法】上为末，炼蜜为丸，如梧桐子大。每服三十丸，食前以粥饮送下。

【主治】脾胃气虚冷，水谷不化，腹胁胀满，或时寒极，四肢逆冷。

【宜忌】忌生冷、油腻、湿面。

白术丸

【来源】《太平圣惠方》卷五。

【别名】神曲白术丸（《鸡峰普济方》卷十二）。

【组成】白术二两 神曲一两（微炒令黄） 人参一两（去芦头） 干姜一分（炮裂，锉） 陈橘皮二两（汤浸，去白瓤，焙） 荜茇一两

【用法】上为末，煮枣肉为丸，如梧桐子大。每服二十丸，以粥饮送下，不拘时候。

【主治】脾胃气虚弱，不能饮食，肌肤瘦瘁，面色萎黄。

白术丸

【来源】《太平圣惠方》卷五。

【组成】白术一两 槟榔三分 诃黎勒三分（煨，用皮） 枳壳三分（麸炒微黄，去瓤） 木香半两 附子一两（炮裂，去皮脐） 白芷半两 肉豆蔻三分（去壳） 桂心三分 丁香半两 当归一两（锉，微炒） 干姜半两（炮裂，锉） 缩砂三分（去皮） 黄耆一两（锉） 人参半两（去芦头） 白茯苓一两 厚朴一两（去粗皮，涂生姜汁炙令香熟）

【用法】上为末，炼蜜为丸，如梧桐子大。每服三十丸，以温酒送下，不拘时候。

【主治】脾胃气久虚，不思饮食，肌体羸瘦少力，腹胁疼痛，面色萎黄。

【宜忌】忌生冷、油腻、湿面。

白术散

【来源】《太平圣惠方》卷五。

【组成】白术一两 人参三分（去芦头） 枳壳半两（麸炒微黄，去瓤） 桂心三分 陈橘皮半两（汤浸，去白瓤，焙） 厚朴二两（去粗皮，涂生姜汁炙令香熟） 诃黎勒一两（煨，用皮） 白豆蔻一两（去皮）

【用法】上为粗散。每服三钱，水一中盏，加生姜半分，大枣三个，煎至六分，去滓稍热服，不拘时候。

【主治】脾胃气虚弱，呕吐不能食，四肢少力，心腹妨闷。

白豆蔻丸

【来源】《太平圣惠方》卷五。

【组成】白豆蔻一两（去皮） 干姜一两（炮裂） 半夏一两半（汤洗七遍去滑，微炒） 桂心二分 白术三分 细辛三分 木香一两 诃黎勒一两半（煨，用皮） 枳实一两（麸炒微黄）

【用法】上为细末，以酒煮面糊为丸，如梧桐子

大。每服二十丸，用厚朴汤送下，不拘时候。

【主治】脾胃虚弱，胸膈气滞，吐逆不下食。

白茯苓散

【来源】《太平圣惠方》卷五。

【组成】白茯苓一两　陈橘皮一两（汤浸，去白瓤，焙）　人参三分（去芦头）　白术三分　五味子三分　草豆蔻半两（去皮）　半夏三分（汤洗七遍，去滑）　甘草一分（炙微赤，锉）

【用法】上为粗散。每服三钱，以水一中盏，加生姜半分，大枣三个，煎至六分，去滓稍热服，不拘时候。

【主治】脾胃气虚弱，胸中满闷，气促，呕吐不能下食。

半夏散

【来源】《太平圣惠方》卷五。

【组成】半夏半两（汤洗七遍去滑）　红豆蔻三分（去皮）　茅香花三分　人参一两（去芦头）　陈橘皮一两（汤浸，去白瓤，焙）　白术一两

【用法】上为粗散。每服三钱，以水一中盏，加生姜半分，大枣三个，煎至六分，去滓稍热服，不拘时候。

【主治】脾胃气虚弱，见食呕吐。

红豆蔻散

【来源】《太平圣惠方》卷五。

【别名】红豆蔻汤（《圣济总录》卷四十六）。

【组成】红豆蔻三分（去皮）　白术三分　桂心三分　厚朴二两（去粗皮，涂生姜汁，炙令香熟）　人参一两（去芦头）　陈橘皮一两（汤浸，去白瓤，焙）　诃黎勒三分（煨，用皮）　黄耆三分（锉）　当归三分（锉，微炒）

【用法】上为散。每服三钱，以水一中盏，加生姜半分，大枣三枚，煎至六分，去滓，不拘时候，稍热服。

【主治】脾胃气虚弱，不能饮食，食即妨闷，四肢少力，疼痛。

【宜忌】忌生冷、油腻、湿面。

赤茯苓散

【来源】《太平圣惠方》卷五。

【组成】赤茯苓三分　白术三分　桔梗三分（去芦头）　槟榔半两　吴茱萸一分（汤浸七遍，焙干，微炒）　木香半两　沉香半两　当归半两（锉，微炒）　枳实一分（麸炒微黄）

【用法】上为散。每服三钱，以水一中盏，加生姜半分，大枣三个，煎至六分，去滓，食前稍热服。

【主治】脾脏冷气，胸膈不利，腹内虚鸣，少思饮食。

吴茱萸散

【来源】《太平圣惠方》卷五。

【组成】吴茱萸半两（汤浸七遍，焙干，微煨，或炒）　当归三分（锉，微炒）　干姜三分（炮裂，锉）　厚朴二两（去粗皮，涂生姜汁，炙令香熟）　桂心半两　枳实半两（麸炒微黄）　人参三分（去芦头）　甘草半两（炙微赤，锉）　麦蘖一两（微炒）

【用法】上为散。每服三钱，以水一中盏，加大枣三枚，煎至六分，去滓，食前稍热服。

【主治】脾胃虚冷，水谷不化，心腹疼痛，四肢无力，少思饮食。

沉香散

【来源】《太平圣惠方》卷五。

【组成】沉香半两　人参半两（去芦头）　陈橘皮半两（汤浸，去白瓤，焙）　红豆蔻三分（去皮）　白术半两　桂心半两

【用法】上为粗散。每服三钱，以水一中盏，加生姜半分，大枣三枚，煎至六分，去滓，稍热服，不拘时候。

【主治】脾胃气虚弱，不能饮食，食饮即吐，心腹时痛。

诃黎勒散

【来源】《太平圣惠方》卷五。

【组成】诃黎勒三分（煨，用皮）　人参一两（去

芦头） 当归三分（锉，微炒） 白术三分 干姜半两（炮裂，锉） 桂心三分 草豆蔻三分（去皮） 甘草三分（炙微赤，锉） 厚朴一两半（去粗皮，涂生姜汁炙令香熟） 吴茱萸半两（汤浸七遍，焙干，微炒） 陈橘皮三分（汤浸，去白瓤，焙）

【用法】上为散。每服三钱，以水一中盏，加大枣三枚，煎至六分，去滓，食前稍热服之。

【主治】脾气不足，四肢不和，腹胁胀满；或时下利，饮食难消。

诃黎勒散

【来源】《太平圣惠方》卷五。

【组成】诃黎勒三分（煨，用皮） 木香三分 鳖甲三分（涂醋炙令黄，去裙襕） 川大黄三分（锉，微炒） 当归三分（锉，微炒） 牛膝三分（去苗） 桔梗三分（去芦头） 肉桂三分（去皱皮） 干姜半两（炮裂，锉） 桃仁半两（汤浸，去皮尖双仁，麸炒微黄） 陈橘皮一两（汤浸，去白瓤，焙） 甘草一分（炙微赤，锉） 白术三分 枳壳三分（麸炒微黄，去瓤） 白芍药三分

【用法】上为散。每服三钱，以水一中盏，加生姜半分，煎至六分，去滓，食前温服。

【主治】脾胃久虚，腹胁胀满，肌体羸瘦少力，大小便不调，或加气促，吃食减少。

【宜忌】忌生冷、油腻、牛犬肉、苋菜。

补益黄芪丸

【来源】《太平圣惠方》卷五。

【别名】补中黄芪丸（《普济方》卷二十五）。

【组成】黄芪三分（锉） 白茯苓三分 桂心半两 山茱萸三分 白术三分 麦门冬半两（去心，焙） 当归半两（锉，微炒） 五味子半两 石斛三分（去根，锉） 人参三分 附子二分（炮裂，去皮脐） 陈橘皮半两（汤浸，去白瓤，焙） 熟干地黄三分 牛膝三分（去苗） 薯蓣三分

【用法】上为末，炼蜜为丸，如梧桐子大。每服三十丸，以生姜、大枣汤送下，不拘时候。

【主治】脾胃气虚弱，肌体羸瘦，不思饮食，四肢少力。

【宜忌】忌生冷、油腻、牛、犬肉。

补脾人参散

【来源】《太平圣惠方》卷五。

【别名】补脾人参汤（《圣济总录》卷四十四）、人参汤（《普济方》卷二十）。

【组成】人参一两（去芦头） 石斛二分（去根） 黄芪三分（锉） 桔梗三分（去芦头） 白术三分 附子半两（炮裂，去皮脐） 桂心半两（去皮） 白茯苓半两 陈橘皮三分（汤浸，去白瓤，焙） 丁香半两 草豆蔻半两（去皮）

【用法】上为散。每服三钱，以水一中盏，加生姜半分，大枣三枚，煎至六分，去滓，不拘时候稍热服。

【主治】脾虚身重如石，四肢不举，食少无力，腹胀肠鸣，神思昏闷。

【宜忌】忌生冷、油腻、湿面。

补脾神曲丸

【来源】《太平圣惠方》卷五。

【别名】补脾丸（《医方类聚》卷十引《神巧万全方》）。

【组成】神曲一两（炮微黄） 附子一两（炮裂，去皮脐） 诃黎勒二两（煨，用皮） 厚朴二两（去粗皮，涂生姜汁炙令香熟） 荜茇一两 丁香半两 白豆蔻一两（去皮） 白术一两 人参一两（去芦头） 荜澄茄半两 沉香半两 陈橘皮三分（汤浸，去白瓤，微炒）

【用法】上为末，酒煮枣肉为丸，如梧桐子大。每服二十丸，食前以生姜汤送下。

【主治】脾虚，心腹胀满，食少无力。

补脾黄芪丸

【来源】《太平圣惠方》卷五。

【别名】黄芪丸（《圣济总录》卷十九）。

【组成】黄芪一两（锉） 石斛一两（去根） 五味子三分 肉桂一两半（去粗皮） 附子一两（炮裂，去皮脐） 肉苁蓉一两（以酒浸，去瓤皮） 诃黎勒二两（煨，用皮） 益智子一两（去皮） 白术一两 当归三分（锉，微炒） 人参

一两（去芦头）　白豆蔻三分（去皮）　丁香半两　沉香三分　高良姜三分（锉）　厚朴一两半（去粗皮，涂生姜汁炙令香熟）　吴茱萸半两（汤浸七遍，炒）　枳实三分（麸炒微黄）

【用法】上为末，煮枣肉为丸，如梧桐子大。每服三十丸，食前以温酒送下。

【主治】脾虚，肌肉消瘦，面色黄萎，心腹胀满，水谷不化，饮食无味，四肢少力，或时自利。

补脾白豆蔻散

【来源】《太平圣惠方》卷五。

【组成】白豆蔻三分（去皮）　干姜半两（炮裂，锉）　人参半两（去芦头）　附子一两（炮裂，去皮脐）　甘草一分（炙微赤，锉）　陈橘皮三分（汤浸，去白瓤，焙）　枳壳半两（麸炒微黄，去瓤）　白术三分　厚朴二两（去粗皮，涂生姜汁炙令香熟）

【用法】上为散。每服三钱，以水一中盏，加大枣三枚，煎至六分，去滓，食前稍热服。

【主治】脾气虚，食饮难消，腹胁气胀，少思饮食。

补脾肉豆蔻丸

【来源】《太平圣惠方》卷五。

【别名】大肉豆蔻丸（《鸡峰普济方》卷十二）。

【组成】肉豆蔻一两（去皮）　附子一两（炮裂，去皮脐）　白术三分　石斛一两（去根）　肉桂一两半（去粗皮）　丁香半两　荜茇三分　椒红三分（微炒）　诃黎勒二两（煨，用皮）　缩砂三分（去皮）　人参三两（去芦头）　当归半两（锉，微炒）　高良姜三分（锉）　木香半两　厚朴一两半（去粗皮，涂生姜汁炙令香熟）

【用法】上为末，以生姜汁煮枣肉相和为丸，如梧桐子大。每服三十丸，食前以温酒送下。

【主治】脾气虚，心腹胀满，胸膈不利，食即欲呕，水谷不消，或时下痢，四肢无力。

陈橘皮散

【来源】《太平圣惠方》卷五。

【组成】陈橘皮一两半（汤浸，去白瓤，焙）　胡椒半两　桂心三分　附子一两（炮裂，去皮脐）　高良姜一两（锉）　甘草半两（炙微赤，锉）　厚朴二两（去粗皮，涂生姜汁炙令香熟）　诃黎勒一两（煨，用皮）

【用法】上为细散。每服一钱，食前以清粥饮调下。

【主治】脾气虚，心腹胀满，大肠不调，少思饮食，四肢无力。

附子丸

【来源】《太平圣惠方》卷五。

【组成】附子一两（炮裂，去皮脐）　桂心半分　厚朴二两（去粗皮，涂生姜汁炙令香熟）　甘草一分（炙微赤，锉）　当归三分（锉，微炒）　小麦曲二两（微炒令黄）　川椒半两（去目及闭口，微炒出汗）

【用法】上为末，炼蜜为丸，如梧桐子大。每服二十丸，以生姜、大枣汤送下，不拘时候。

【主治】脾胃气虚弱，肌体羸瘦，不能饮食，食不消化。

【宜忌】忌生冷、油腻、犬肉。

荜茇丸

【来源】《太平圣惠方》卷五。

【组成】荜茇一两　胡椒一两　槟榔一两　诃黎勒二两（煨，用皮）　白茯苓一两　肉桂一两（去皱皮）　人参一两（去芦头）　干姜一两（炮裂，锉）　陈橘皮二两（汤浸，去白瓤，焙）

【用法】上为末，炼蜜为丸，如梧桐子大。每服二十丸，以生姜汤或粥饮送下，不拘时候。

【主治】脾胃气虚弱，腑脏积冷，或时呕吐，不能饮食，心腹胀满，面色萎黄。

【宜忌】忌生冷。

荜澄茄散

【来源】《太平圣惠方》卷五。

【组成】荜澄茄半两　木香半两　白豆蔻半两（去皮）　白术半两　槟榔半两　草豆蔻半两（去

皮） 诃黎勒皮半两 肉豆蔻半两（去壳） 枳壳半两（麸炒微黄，去瓤） 白茯苓半两 干姜半两（炮裂） 桂心三分 丁香半两 陈橘皮半两（汤浸，去白瓤，炒） 甘草半两（炙微赤，锉） 厚朴一两（削去粗皮，涂生姜汁，炙令香熟）

【用法】上为末。每服三钱，以水一中盏，入生姜半分，枣三枚，煎至六分，去滓，食前稍热服。

【主治】脾胃虚冷，食即欲呕，心腹胀闷，水谷不消，四肢无力。

荜澄茄散

【来源】《太平圣惠方》卷五。

【组成】荜澄茄三分 白豆蔻三分（去皮） 丁香三分 沉香半两 木香半两 高良姜半两（锉） 桂心半两 白术一两 人参二分（去芦头） 陈橘皮一两（汤浸，去白瓤，焙） 干姜半两（炮裂，锉） 半夏半两（汤洗七遍，去滑） 厚朴三分（去粗皮，涂生姜汁，炙令香熟） 诃黎勒三分（煨，用皮）

【用法】上为粗散。每服三钱，以水一中盏，入生姜半分，枣三枚，煎至六分，去滓温服，不拘时候。

【主治】脾胃气弱虚，不思饮食，胸中气满，四肢不和，食即呕吐。

草豆蔻散

【来源】《太平圣惠方》卷五。

【组成】草豆蔻二两（去皮） 半夏半两（汤浸七遍去滑） 肉桂三分（去皱皮） 人参三分（去芦头） 木香半两 前胡一两（去芦头） 高良姜一两（锉） 白茯苓一两 附子一两（炮裂，去皮脐） 陈橘皮三分（汤浸，去白瓤，焙） 厚朴二两（去粗皮，涂生姜汁，炙令香熟） 白术一两 甘草一分（炙微赤，锉）

【用法】上为散。每服三钱，以水一中盏，加生姜半分、大枣三个，煎至六分，去滓，稍热服，不拘时候。

【主治】脾胃气虚弱，脏腑积冷，呕吐宿食，四肢少力，面无颜色。

草豆蔻散

【来源】《太平圣惠方》卷五。

【组成】草豆蔻半两（去皮） 青橘皮半两（汤浸，去白瓤，焙） 人参一两（去芦头） 桂心半两 附子三分（炮裂，去皮脐） 白茯苓三分 白术半两 当归半两（锉，微炒） 枳实半两（麸炒微黄） 厚朴一两半（去粗皮，涂生姜汁，炙令香熟） 芎䓖半两 柴胡半两（去苗） 桔梗一两（去芦头） 白芍药半两 黄耆半两（锉）

【用法】上为散。每服二钱，以水一中盏，加生姜半分、大枣三个，煎至六分，去滓，稍热服，不拘时候。

【主治】脾胃气久虚，四肢无力，腑脏虚损，不欲饮食，日加羸瘦，体虚颤掉。

【宜忌】忌生冷、油腻、湿面、猪犬肉。

草豆蔻拨刀

【来源】《太平圣惠方》卷五。

【组成】草豆蔻二枚（去皮） 高良姜半两 生姜汁半合

【用法】上药，前二味锉细，以水一中盏，煮取二合，并生姜汁溲白面四两，为拨刀，以羊肉臛汁内煮令熟，空腹食之。

【主治】脾胃气虚弱，呕逆，不能饮食。

厚朴丸

【来源】《太平圣惠方》卷五。

【组成】厚朴三两（去粗皮，涂生姜汁，炙令香熟） 陈橘皮二两（汤浸，去白瓤，焙） 草豆蔻一两（去皮） 白术一两 缩砂一两（去皮） 诃黎勒二两（煨，用皮） 桂心一两 干姜一两（炮裂，锉）

【用法】上为末，炼蜜为丸，如梧桐子大。每服三十丸，食前以粥饮送下。

【主治】脾胃气虚冷，水谷不化，食即腹胀，胸膈不利。

厚朴丸

【来源】《太平圣惠方》卷五。

【组成】厚朴一两半（去粗皮，涂生姜汁，炙令香熟） 白术半两 干姜半两（炮裂，锉） 桔梗一两（去芦头） 当归一两（锉，微炒） 槟榔半两 陈橘皮半两（汤浸，去白瓤，焙） 甘草半两（炙微赤，锉） 诃黎勒一两（煨，用皮） 白茯苓半两

【用法】上为末，炼蜜为丸，如梧桐子大。每服三十丸，食前以粥饮送下。

【主治】脾脏冷气，腹内虚鸣，内寒外热，宿食不消，大便乍秘乍泄，腑脏不调，少思饮食。

【宜忌】忌生冷油腻。

厚朴丸

【来源】《太平圣惠方》卷五。

【组成】厚朴四两（去粗皮，涂生姜汁，炙令香熟） 干姜一两（炮裂，锉） 人参一两半（去芦头） 吴茱萸一两（汤浸七遍，焙干，微炒） 陈橘皮二两（汤浸，去白瓤，焙） 白术二两 半夏二两半（汤浸七遍去滑） 当归一两半（锉，微炒） 桔梗一两（去芦头） 甘草半两（炙微赤，锉）

【用法】上为末，以酒煮面糊为丸，如梧桐子大。每服三十丸，以姜、枣汤送下，不拘时候。

【主治】脾脏虚冷，食即呕逆，谷食不化，或多泄痛。

厚朴汤

【来源】《太平圣惠方》卷五。

【组成】厚朴四两（去粗皮，涂生姜汁，炙令香熟） 人参四两（去芦头） 陈橘皮二两（汤浸，去白瓤） 甘草一两（炙微赤，锉）

【用法】上为散。每服三钱，用煎成小麦汁一中盏，加生姜半分，煎至六分，去滓，下白豆蔻丸。

【主治】脾胃虚弱，胸膈气滞，吐逆不下食。

厚朴散

【来源】《太平圣惠方》卷五。

【组成】厚朴一两（去粗皮，涂生姜汁，炙令香熟） 人参一两（去芦头） 桂心一两 白术一

两 陈橘皮一两（汤浸，去白瓤，焙） 甘草半两（炙微赤，锉） 半夏三分（汤浸七遍去滑） 丁香半两 红豆蔻半两（去皮）

【用法】上为散。每服三钱，以水一中盏，加生姜半分，大枣三个，煎至六分，去滓，稍热服，不拘时候。

【主治】脾胃气虚弱，不能吃食，或时痰逆，四肢不和。

【宜忌】忌生冷、油腻、饴糖。

厚朴散

【来源】《太平圣惠方》卷五。

【组成】厚朴二两（去粗皮，涂生姜汁，炙令香熟） 人参半两（去芦头） 当归三分（锉，微炒） 干姜半两（炮裂，锉） 白术半两 干木瓜三分 高良姜半两（锉） 诃黎勒三分（煨，用皮） 桂心三分 木香半两 陈橘皮半两（汤浸，去白瓤，焙） 附子一两（炮裂，去皮脐）

【用法】上为散。每服三钱，以水一中盏，加大枣三个，煎至六分，去滓，稍热服，不拘时候。

【主治】脾脏虚冷，不思饮食，腹内绞痛，大肠泄痢，水谷不化。

【宜忌】忌生冷、油腻。

思食补益人参散

【来源】《太平圣惠方》卷五。

【组成】人参一两（去芦头） 白术一两 陈橘皮一两（汤浸，去白瓤，焙） 五味子一两 黄耆一两（锉） 附子一两（炮裂，去皮脐） 木香半两 甘草一分（炙微赤，锉） 桂心半两

【用法】上为粗散。每服三钱，以水一中盏，加生姜半分，大枣三枚，煎至六分，去滓，温服，不拘时候。

【主治】脾胃气虚弱，不思饮食，肌体羸瘦，四肢无力。

神曲丸

【来源】《太平圣惠方》卷五。

【组成】神曲一两（炒令微黄） 胡椒一分 陈橘

皮二两（汤浸，去白瓤，焙） 桂心一两 诃黎勒二两（煨，用皮） 厚朴二两（去粗皮，涂生姜汁，炙令香熟） 干姜一两（炮裂，锉） 白术一两 附子一两（炮裂，去皮脐） 甘草半两（炙微赤，锉） 当归三分（锉，微炒） 白豆蔻一两（去皮）

【用法】上为末，炼蜜为丸，如梧桐子大。每服三十丸，以粥饮送下，不拘时候。

【主治】脾胃气虚冷，胁肋气胀，不思饮食，四肢无力，睡恒不足。

【宜忌】忌生冷、油腻、湿面。

益智子散

【来源】《太平圣惠方》卷五。

【组成】益智子一两（去皮） 沉香三分 赤茯苓三分 枳壳半两（麸炒微黄，去瓤） 白术三分 槟榔三分 紫苏子三分（微炒） 陈橘皮一两（汤浸，去白瓤，焙） 木香半两

【用法】上为散。每服三钱，以水一中盏，煎至六分，去滓，食前温服。

【主治】脾气虚滞，心腹胀闷，四肢烦疼，少思饮食。

黄耆散

【来源】《太平圣惠方》卷五。

【组成】黄耆一两（锉） 附子一两（炮裂，去皮脐） 诃黎勒一两半（煨，用皮） 人参一两（去芦头） 白术一两 五味子半两 白茯苓一两 丁香半两 枳实半两（麸炒微黄）

【用法】上为散。每服三钱，水一中盏，加生姜半分，大枣三枚，煎至六分，去滓，食前稍热服。

【主治】脾气不足，腹胁胀满，四肢无力，少思饮食。

【宜忌】忌生冷、油腻、湿面。

黄耆散

【来源】《太平圣惠方》卷五。

【组成】黄耆三分（锉） 甘草半两（炙微赤，锉） 桂心一两 白术一两 熟干地黄一两 人

参一两（去芦头） 厚朴二两（去粗皮，涂生姜汁，炙令香熟） 白茯苓一两 当归一两（锉，微炒） 附子一两（炮裂，去皮脐） 陈橘皮一两（汤浸，去白瓤，焙） 干姜三分（炮裂，锉）

【用法】上为散。每服三钱，以水一中盏，加生姜半分，大枣三枚，煎至六分，去滓温服，不拘时候。

【主治】脾胃气虚弱，令人身重，不欲饮食，四肢少力，肌体羸瘦。

【宜忌】忌生冷、油腻、犬肉。

薤白汤

【来源】《太平圣惠方》卷五。

【组成】薤白七茎 粳米半两 大枣四枚 陈橘皮三分（汤洗，去白瓤，焙） 枳实四枚（麸炒微黄） 生姜一分 豉四十九粒

【用法】上锉细。以水一大盏半，煎至八分，去滓，稍热分为二服，不拘时候。

【主治】脾胃气虚弱，不能饮食，食即呕吐，四肢羸瘦，少力。

木香散

【来源】《太平圣惠方》卷七。

【组成】木香三分（两） 白蒺藜三分（微炒，去刺） 茴香子三分 羌活三分 赤茯苓三分 青橘皮三分（汤浸，去白瓤，焙） 桃仁三分（汤浸，去皮尖双仁，麸炒微黄） 诃黎勒皮一两 附子三分（炮裂，去皮脐） 沉香一两 槟榔一两

【用法】上为散。每服四钱，以水一中盏，加生姜半分，煎至六分，去滓温服，不拘时候。

【主治】肾脏风冷气，腹胁胀满，心胸壅滞，腰脚无力；脾胃虚弱，少思饮食。

丁香散

【来源】《太平圣惠方》卷十三。

【组成】丁香半两 白术三分 人参三分（去芦头） 甘草半两（炙微赤，锉） 干姜三分（炮裂，锉） 陈橘皮一两（汤浸，去白瓤，焙） 神曲三分（炒令微黄） 诃黎勒皮一两 厚朴一两（去粗

皮，涂生姜汁，炙令香熟）

【用法】上为散。每服四钱，以水一中盏，加生姜半分，煎至六分，去滓稍热服，不拘时候。

【主治】伤寒后，脾胃气虚，心腹胀满，宿食不消，四肢逆冷，不欲饮食，食即欲吐。

健脾散

【来源】《太平圣惠方》卷十三。

【组成】诃黎勒皮一两　白术一两　人参一两（去芦头）　麦蘗一两（炒令微黄）　神曲半两（炒令微黄）　甘草半两（炙微赤，锉）　大腹皮半两（锉）　枳壳半两（麸炒微黄，去瓤）　干姜三分（炮裂，锉）

【用法】上为粗散。每服四钱，以水一中盏，加生姜半分，煎至六分，去滓，稍热服，不拘时候。

【主治】伤寒后脾胃虚弱，不欲饮食，纵食，不能消化。

草豆蔻散

【来源】《太平圣惠方》卷十四。

【组成】草豆蔻三分（去皮）　藿香一两　桂心三分　白术一两　人参一两（去芦头）　半夏半两（汤洗七遍去滑）　黄耆一两（锉）　甘草半两（炙微赤，锉）　陈橘皮半两（汤浸，去白瓤，焙）

【用法】上为散。每服三钱，以水一中盏，加生姜半分，煎至六分，去滓，稍热服，不拘时候。

【主治】伤寒后，脾胃气弱，痰逆，不思饮食，四肢虚羸。

木香丸

【来源】《太平圣惠方》卷十五。

【组成】木香二分　人参一两（去芦头）　白术一两半　甘草半两（炙微赤，锉）　枳壳一两（麸炒微黄，去瓤）　干姜三分（炮裂，锉）　麦芽一两（炒黄熟）　槟榔一两

【用法】上为散，炼蜜为丸，如梧桐子大。每服三十丸，食前以姜、枣汤送下。

【主治】时气后，脾胃虚冷，宿食不消。

白豆蔻丸

【来源】《太平圣惠方》卷十五。

【组成】白豆蔻三分（去皮）　草豆蔻三分（去皮）　食茱萸三分　白术三分　人参三分（去芦头）　陈橘皮三分（汤浸，去白瓤，焙）　桂心三分　干姜半两（炮裂，锉）　甘草半两（炙微赤，锉）　神曲三分（炒微黄）

【用法】上为末，炼蜜为丸，如梧桐子大，每服三十丸，食前以生姜、大枣汤送下。

【主治】时气后脾胃气冷，食不消化。

陈橘皮散

【来源】《太平圣惠方》卷十五。

【组成】陈橘皮二两（汤浸，去白瓤，焙）　人参半两（去芦头）　干姜（炮裂，锉）　甘草（炙微赤，锉）　半夏（汤洗七遍去滑）　赤茯苓　桔梗（去芦头）　白术　木香各一两

【用法】上为散。每服五钱，以水一中盏，煎至六分，去滓温服，不拘时候。

【主治】时气已汗下后，脾胃气虚，心下痞满，腹中雷鸣。

人参丸

【来源】《太平圣惠方》卷十八。

【组成】人参一两（去芦头）　白术一两　木香半两　陈橘皮一两（汤浸，去白瓤，焙）　五味子一分　厚朴半两（去粗皮，涂生姜汁炙令香熟）　《圣济总录》有细辛，无木香。

【用法】上为末，煮枣肉为丸，如梧桐子大。每服二十丸，食前以生姜汤送下。

【主治】热病后，脾胃虚冷，不思饮食。

白术散

【来源】《太平圣惠方》卷十八。

【组成】白术一两　麦门冬半两（去心）　黄耆三分（锉）　人参三分（去芦头）　前胡三分（去芦头）　陈橘皮一两（汤浸，去白瓤，焙）　桂心半两　白芍药半两　白茯苓一两　当归半两　半夏

半两（汤洗七遍去滑） 甘草半两（炙微赤，锉）

【用法】上为散。每服五钱，以水一大盏，加生姜半分，大枣三个，煎至五分，去滓，食前温服。

【主治】热病后，脾胃气虚，四肢疼痛，不思饮食。

白茯苓散

【来源】《太平圣惠方》卷十八。

【组成】白茯苓半两 人参半两（去芦头） 柴胡半两（去苗） 草豆蔻一分（去皮） 半夏半两（汤洗七遍去滑） 枇杷叶半两（拭去毛，炙令微黄） 厚朴半两（去粗皮，涂生姜汁，炙令微黄）

【用法】上为散。每服五钱，以水一大盏，加生姜半分，大枣二个，煎至五分，去滓，食前温服。

【主治】热病后，脾胃气虚，冷痰滞，不思饮食。

黄耆散

【来源】《太平圣惠方》卷十八。

【组成】黄耆一两（锉） 人参一两（去芦头） 白茯苓一两 陈橘皮一两（汤浸，去白瓤，焙） 枳壳一两（麸炒微黄，去瓤） 诃黎勒一两（煨，用皮） 甘草半两（炙微赤，锉） 白术一两 五味子一两

【用法】上为散。每服五钱，以水一大盏，加生姜半分，大枣三枚，煎至五分，去滓，食前温服。

【主治】热病后，脾胃气虚，四肢乏力，骨节烦疼，口苦舌干，不思食饮。

芜荑煎丸

【来源】《太平圣惠方》卷二十六。

【组成】芜荑仁二两（捣罗为末，酸米醋二升煎为膏） 人参三分（去芦头） 木香半两 陈橘皮一两（汤浸，去白瓤，焙） 丁香半两 乳香半两（细研） 肉苁蓉半两（去壳） 附子三分（炮裂，去皮脐） 缩砂三分（去皮） 香附子三分 枳实三分（麸炒微黄） 白术三分 厚朴三分（去粗皮，涂生姜汁炙令香熟） 肉桂三分（去皱皮） 荜茇三分 辛黄三分

【用法】上为末，入芜荑煎和令匀，更入炼蜜为丸，如梧桐子大。每服二十丸，渐加至三十丸，空心及晚食前以粥饮送下。

【主治】脾劳，饮食不节，口苦舌涩，多吐清水，四肢黄瘦，虽食不成肌肤，大肠时时滑泄。

温脾散

【来源】《太平圣惠方》卷二十八。

【组成】诃黎勒二两（煨，用皮） 肉桂二两（去皱皮） 木香一两 肉豆蔻一两（去壳） 人参一两（去芦头） 附子一两（炮裂，去皮脐） 干姜半两（炮裂，锉） 白茯苓一两 丁香半两 沉香半两 厚朴一两（去粗皮，涂生姜汁炙令香熟） 甘草半两（炙微赤，锉） 藿香半两

【用法】上为粗散。每服三钱，以水一中盏，加生姜半分，大枣三枚，煎至六分，去滓。稍热服，不拘时候。

【主治】脾胃虚冷，不思饮食。

【宜忌】忌醋物、菘菜。

诃黎勒皮散

【来源】《太平圣惠方》卷四十二。

【别名】诃黎勒散（《普济方》卷一八四）。

【组成】诃黎勒皮一两 木香半两 陈橘皮一两（汤浸，去白瓤，焙） 槟榔半两 附子半两（炮裂，去皮脐） 草豆蔻三分（去皮） 白术半两 当归半两 甘草半两（炙微赤，锉） 干姜半两（炮裂，锉） 枳实三分（麸炒微黄） 半夏半两（汤洗七遍去滑） 人参三分（去芦头） 赤茯苓三分 桂心三分 厚朴一两（去粗皮，涂生姜汁，炙令香熟）

【用法】上为粗散。每服五钱，以水一中盏，加生姜半分，大枣三枚，煎至六分，去滓，稍热服之，一日三四次。

【主治】脏腑虚寒，逆气上攻，胸膈痞塞，吐逆，腹胁胀满，气不得息，四肢逆不利。

丁香丸

【来源】《太平圣惠方》卷四十三。

【组成】丁香半两 胡椒半两 白术一两 桂心

一两　人参一两（去芦头）　木香半两　白茯苓一两　当归三分（锉，微炒）　干姜半两（炮裂，锉）

【用法】上为末，炼蜜为丸，如梧桐子大。每服二十丸，以生姜、大枣汤送下，不拘时候。

【主治】心腹冷气，往来疼痛，脾胃气弱，不能饮食，四肢无力。

荜澄茄散

【来源】《太平圣惠方》卷五十。

【组成】荜澄茄一两　人参半两（去芦头）　草豆蔻半两（去皮）　细辛一两　木香半两　白术三分　大腹皮三分（锉）　京三棱半两（微煨，锉）　五味子半两　半夏半两（汤洗七遍，去滑）　高良姜半两（锉）　甘草半两（炙微赤，锉）　诃黎勒皮一两　青橘皮半两（汤浸，去白瓤，焙）

【用法】上为散。每服三钱，以水一中盏，入生姜半分，枣三枚，煎至六分，去滓，稍热服，不拘时候。

【主治】膈气壅滞，脾胃虚弱，宿食不消，四肢虚乏。

前胡散

【来源】《太平圣惠方》卷五十一。

【组成】前胡一两（去芦头）　丁香三分　陈橘皮一两（汤浸，去白瓤，焙）　大腹皮一两（锉）　枇杷叶三分（拭去毛，炙微黄）　草豆蔻一两（煨，去皮）　半夏三分（汤洗七遍去滑）　甘草半两（炙微赤，锉）　干姜半两（炮裂，锉）

【用法】上为粗散。每服五钱，以水一大盏，入生姜半分，煎至五分，去滓温服，不拘时候。

【主治】脾胃虚冷，痰饮结聚，饮食不消。

人参散

【来源】《太平圣惠方》卷五十八。

【组成】人参一两（去芦头）　高良姜一两（锉）　白术一两　白茯苓一两　厚朴二两（去粗皮，涂生姜汁，炙令黄香熟）　干姜一两　肉豆蔻一两（去壳）　当归一两（锉，微炒）　甘草半两（炙微赤，锉）

【用法】上为细散。每服二钱，煮枣粥饮调下，不拘时候。

【主治】痢后脾胃虚乏，不能饮食，四肢羸瘦。

木香丸

【来源】《太平圣惠方》卷五十九。

【组成】木香半两　诃黎勒半两（煨，用皮）　缩砂半两（去皮）　丁香半两　肉豆蔻一两（去壳）　人参一两（去芦头）　甘草半两（炙微赤，锉）　干姜一两（炮裂，锉）　厚朴一两（去粗皮，涂生姜汁，炙令香熟。）

【用法】上为末，醋煮面糊为丸，如梧桐子大。每服三十丸，煮枣粥饮送下，不拘时候。

【主治】痢后，脾胃气虚弱，不能饮食，四肢乏力。

白术丸

【来源】《太平圣惠方》卷五十九。

【别名】当归白术丸（《鸡峰普济方》卷十四）。

【组成】白术二两　神曲一两（炒令微黄）　肉豆蔻一两（去壳）　干姜一两（炮裂，锉）　当归一两（锉，微炒）　人参一两（去芦头）　桂心半两　木香半两　附子二两（炮裂，去皮脐）

【用法】上为末，炼蜜为丸，如梧桐子大。每服三十丸，煮枣粥饮送下。

【主治】痢后四肢羸弱，不能饮食。

丁香散

【来源】《太平圣惠方》卷七十。

【组成】丁香三分　白术三分　人参一两（去芦头）　当归半两（锉，微炒）　肉豆蔻半两（去壳）　缩砂三分（去皮）　藿香半两　诃黎勒皮半两　草豆蔻三分（去皮）　陈橘皮三分（汤浸，去白瓤，焙）　神曲半两（微炒）　甘草半两（炙微赤，锉）

【用法】上为细散。每服一钱，不拘时候，以生姜、大枣汤调下。

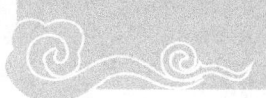

【主治】妇人脏腑虚冷，脾胃气弱，食即呕吐，水谷不消。

龙脑散

【来源】《太平圣惠方》卷七十。

【组成】白龙脑一分（研入） 诃黎勒皮半两 人参一两（去芦头） 丁香半两 肉豆蔻半两（去壳） 藿香半两 茅香花半两 沉香三分 甘草一分（炙微赤，锉）

【用法】上为细散，研入龙脑令匀。每服一钱，不拘时候，以温酒调下；生姜粥饮下亦得。

【主治】妇人脾胃虚弱，胸膈气滞，吐逆不止。

白术丸

【来源】《太平圣惠方》卷七十。

【别名】桂心白术丸（《鸡峰普济方》卷十五）。

【组成】白术一两 木香半两 诃黎勒皮半两 当归半两（锉碎，微炒） 桂心半两 芎䓖半两 青橘皮三分（汤浸，去白瓤，焙） 附子一两（炮裂，去皮脐） 干姜半两（炮裂，锉） 蓬莪术半两 人参半两（去芦头） 厚朴三分（去粗皮，涂生姜汁炙令香熟） 吴茱萸半两（汤浸七遍，焙干，微炒） 甘草一分（炙微赤，锉）

【用法】上为末，以酒煮面糊为丸，如梧桐子大。每服三十丸，以生姜、大枣汤送下，不拘时候。

【主治】妇人脾胃气虚弱，腹中冷痛，时复呕吐，不能下食，四肢少力。

沉香丸

【来源】《太平圣惠方》卷七十。

【别名】七香丸（原书卷九十八）。

【组成】沉香三分 麝香一分（细研入） 白檀香三分 木香三分 藿香三分 丁香三分 零陵香三分 槟榔半两 白芷半两 诃黎勒皮三分 肉豆蔻一两（去壳） 芎䓖三分 桂心三分 香附子半两 当归三分（锉碎，微炒） 细辛三分

【用法】上为末，炼蜜为丸，如梧桐子大。每服二十丸，以姜汤嚼下，不拘时候。

【主治】妇人脾胃气虚，腹胀呕吐，不纳饮食。

草豆蔻散

【来源】《太平圣惠方》卷七十。

【组成】草豆蔻一两（去壳） 沉香半两 白豆蔻半两（去皮） 诃黎勒皮半两 白术半两 桂心半两 丁香母半两 甘草一分（炙微赤，锉）

【用法】上为散。每服一钱，以生姜汤调下，不拘时候。

【主治】妇人脾胃虚冷气，胸膈不利，食即呕吐。

益智子散

【来源】《太平圣惠方》卷七十。

【组成】益智子一两（去皮） 附子三分（炮裂，去皮脐） 缩砂三分（去皮） 白豆蔻半两（去皮） 丁香一分 黄耆三分（锉） 白术三分 厚朴三分（去粗皮，涂生姜汁，炙令香熟） 人参半两（去芦头） 桂心半两 白茯苓半分 陈橘皮三分（汤浸，去白瓤，焙） 川芎三分 高良姜三分（锉） 藿香三分 当归三分（锉碎，微炒） 甘草三分（炙微赤，锉）

【用法】上为散。每服三钱，以水一中盏，加生姜半分，大枣三个，煎至六分，去滓稍热服，不拘时候。

【主治】妇人肠胃久虚，气弱多欲呕吐，全不下食，四肢无力。

木香散

【来源】《太平圣惠方》卷七十一。

【组成】木香一两 神曲三两（微炒令黄） 桂心一两 白术一两 干姜一两（炮裂，锉） 陈橘皮一两（汤浸，去白瓤，焙） 草豆蔻一两（去皮） 诃黎勒一两（煨，用皮） 人参一两（去芦头） 甘草半两（炙微赤，锉）

【用法】上为细散。每服一钱，如茶点稍热服。

【主治】妇人脾胃虚冷，心腹胀满，不欲饮食。

白术散

【来源】《太平圣惠方》卷七十一。

【组成】白术三分 桂心半两 草豆蔻二分（去皮） 槟榔半两 赤茯苓半两 诃黎勒三分（煨，

用皮）　陈橘皮三两（汤浸，去白瓤，焙）　厚朴一两（去粗皮，涂生姜汁炙令香熟）　人参一两（去芦头）　甘草一分（炙微赤，锉）

方中草豆蔻，《妇人大全良方》作"草果"。

【用法】上为散。每服四钱，以水一中盏，加生姜半分、大枣三个，煎至六分，去滓，每于食前稍热服。

【主治】妇人脾胃气虚，心腹胀满，不欲饮食，四肢少力。

胡椒丸

【来源】《太平圣惠方》卷七十一。

【组成】胡椒一两　桂心三分　芎䓖三分　当归三分（锉，微炒）　高良姜一两（锉）　附子一两（炮裂，去皮脐）　木香半两　白术三分　草豆蔻一两（去皮）

【用法】上为末，炼蜜和捣三五百杵，丸如梧桐子大。每服三十丸，以热酒送下，不拘时候。

【主治】妇人脾胃久冷，心腹虚胀，面无颜色，四肢羸瘦，不思饮食。

人参散

【来源】《太平圣惠方》卷八十四。

【别名】六味人参汤（《圣济总录》卷一七五）。

【组成】人参一分（去芦头）　丁香一分　陈橘皮半两（汤浸，去白瓤，焙）　黄耆一分（锉）　甘草一分（炙微赤，锉）　诃黎勒皮半两

【用法】上为粗散。每服一钱，以水一小盏，加生姜少许，大枣一枚，煎至五分，去滓，不拘时候温服。

【主治】小儿脾胃气不和，腹胁防闷，不能饮食，四肢羸弱。

木香散

【来源】《太平圣惠方》卷八十四。

【别名】十一味木香散、十一味异功散（《小儿痘疹方论》）、陈氏木香散（《张氏医通》卷十五）。

【组成】木香一分　大腹皮一分（锉）　人参一分（去芦头）　赤茯苓一分　青橘皮一分（汤浸，去白瓤，焙）　诃黎勒皮一分　桂心一分　前胡一分（去芦头）　半夏一分（汤浸七遍，去滑）　丁香一分　甘草一分（炙微赤，锉）

【用法】上为粗散。每服一钱，以水一小盏，加生姜半枣大，煎至五分，去滓温服。

【功用】《普济方》：和表里，通津液，清上实下，扶助阴阳。

【主治】

1.《太平圣惠方》：小儿冷热不调，胃气壅滞，少思饮食。

2.《小儿痘疹方论》：痘疹已出未出之间，或泻渴，或腹胀，或气促，谓之里急者；痘疹始出，一日至五七日之间、虽身热或腹胀，足梢冷，或身热泻渴，或身热惊悸腹胀，或身热出汗者；痘疹欲靥已靥之间，而忽不能靥，兼腹胀烦渴者；痘疮已靥，烦渴不止，或头温足冷，或腹胀，或泻，或咬牙。

3.《景岳全书》：小儿痘疹，虚寒多滞者。

【方论】

1.《医方考》：胃虚而寒，则生泄泻；泻失津液，则令人渴。是方也，人参、甘草，所以补胃；木香、丁香、肉桂，所以温胃；腹皮、青皮、半夏、前胡、赤苓，所以调胃；乃诃子者，所以止泻而生津也。此亦以胃气为主，盖胃不虚寒，则泻自止，津液自生，而渴自除矣。

2.《绛雪园古方选注》：木香散，手太阴阳明之方也。肺气表虚，变为寒燥，毒陷泄泻，里虚表白，白必灰，灰必陷，泻必胀，胀必毒滞，症因表虚而变，内毒不透，当以破滞透毒为先，补虚止泻次之。故君以木香顺气散滞；丁香赞助元阳，肉桂温表虚，转灰白为红润；诃子破滞气，又能止泻，青皮破下焦之滞，胀宽则毒松，腹皮宽膨消毒，其功莫大；半夏通阴，甘草和中，人参佐暖药和阳，扶破药养正；使以前胡清肺，赤苓泻心，俾心肺宁而营卫和，且热药不伤肺，破药不伤营也。

【验案】小儿痘疹《小儿痘疹方论》薛按：一小儿九岁，出痘六日，痒塌寒战，院使钱密庵用十一味木香散二剂，贯脓；用参芪托里散而靥。后痕白作痒，用十全大补汤而愈。

五香煎

【来源】《太平圣惠方》卷八十四。

【别名】五香散（《普济方》卷三九三）。

【组成】丁香一两　沉香一两　麝香一钱（细研入）　木香一两　藿香一两　白术一两　诃黎勒皮半两　白茯苓一两　陈橘皮一两（汤浸去白瓤，焙）　甘草半两（炙微赤，锉）　黄耆一两（锉）

【用法】上为散。以水五升，慢火煎至一升，以布绞取汁，却入锅内，入麝香、蜜三合，生姜汁半合，枣肉二十枚，慢火熬成煎，每服半茶匙，以粥饮调下。

【主治】小儿脾胃久虚，吃食减少，四肢羸瘦。

生姜煎

【来源】《太平圣惠方》卷九十七。

【组成】生姜汁一合　蜜二合　生地黄汁一升

【用法】三味相和，以微火煎如稀饧。每服一匙，和粥一盏，入煖酒二合，搅令匀，空心食之。

【主治】脾胃气弱，不能下食，黄瘦。

半夏棋子粥

【来源】《太平圣惠方》卷九十七。

【组成】半夏二钱（汤洗七遍去滑）　干姜一钱（炮裂）　白面三两　鸡子白一枚

【用法】上为末，与面及鸡子白相和，搜，切作棋子，熟煮，别用熟水淘过。空腹食之。

【主治】脾胃气弱，痰哕呕吐，不下饮食。

羊肝䭔饙

【来源】《太平圣惠方》卷九十七。

【组成】白羊肝一具（去筋膜，细切）　肉豆蔻一枚（去壳，末）　干姜一分（炮裂，末）　食茱萸一分（末）　芜荑仁一分（末）　荜茇一钱（末）　薤白一合（切）

【用法】先炒肝、薤欲熟，入豆蔻等末，盐汤、溲面作䭔饙。炉里煿热。每日空腹食一两枚。

【主治】脾胃气弱，不能食饮，四肢羸瘦。

羊脊骨羹

【来源】《太平圣惠方》卷九十七。

【别名】羊骨粥（《圣济总录》卷一八九）。

【组成】羊脊骨一具（捶碎，以水一斗煮取五升）　米二合

【用法】上取汁二大盏半，着米及生姜、盐、葱作羹，或作粥。空心食之。

【主治】脾胃气虚冷，羸瘦不下食。

硫黄粥

【来源】《太平圣惠方》卷九十七。

【组成】硫黄一分（细碎）　白粱米二合

【用法】上以水煮作粥，入硫黄末及酒二合，搅令匀，空心食之。

【主治】脾胃气弱久冷，不思饮食。

鲫鱼熟脍

【来源】《太平圣惠方》卷九十七。

【组成】鲫鱼一斤（鲜者，治如食法）

【用法】上细切作脍，以羊肉汁，入椒、干姜、莳萝、荜茇、橘皮、酱、醋等，煮令熟。空心食之。

【主治】脾胃冷气，不能下食，虚弱无力。

丁香茯苓汤

【来源】《普济方》卷一六七引《太平圣惠方》。

【组成】木香　丁香各四两　干姜（炮）一两半　附子（炮，去皮脐）　半夏（洗七次）　肉桂（去皮）各一两　陈皮（去白）一两　缩砂半两（一方有茯苓，无肉桂）

【用法】上锉。每服四钱，水二盏，加生姜七片，大枣一个，煎七分，不拘时候服。

【主治】脾胃虚寒，宿饮留滞，以致呕吐涎沫，或有酸水，不思饮食。

丁香散

【来源】《博济方》卷二。

【组成】肉豆蔻（去皮）　人参各半两　白茯苓

485

（去皮）三分　苍术三分　青木香半两　吴茱萸　丁香各一分　厚朴（去皮，姜汁炙香）半两　荆三棱（炮）半两　干姜（炮，锉）半两　芍药半两（炙）甘草一分

【用法】上为细末。每服二钱，空心、食前米饮调下。

【功用】暖脾助胃。

【主治】脾胃虚冷，心腹切痛，不思饮食，呕逆泻痢。

豆蔻汤

【来源】《博济方》卷二。

【别名】草豆蔻散（《太平惠民和济局方》卷三）、豆蔻散（《圣济总录》卷四十六）。

【组成】草豆蔻肉八两　生姜（和皮切作片子）一片　甘草四两（锉碎）

【用法】上三味匀和，入银器内，用水过药三指许，慢火熬令水尽，取出焙干，杵为末。每服一钱，点之。夏月煎之，作冷汤服亦妙。

【功用】《太平惠民和济局方》：调中止逆，除冷气，消饮食。

【主治】

　　1.《博济方》：脾胃虚弱，不思饮食，呕吐满闷，胸膈不利，心腹痛。

　　2.《太平惠民和济局方》：脾胃不调，胸膈满闷，饮食不化，呕逆恶心，或霍乱呕吐，心腹刺痛，肠鸣泄利，水谷不分。

椒朴丸

【来源】《博济方》卷二。

【组成】梓州厚朴十两（去皮，姜制，炙令香，细锉）汉椒（拣净）十两　盐花十两　黑附子二两（炮，去皮脐，锉碎）

【用法】上以水十碗，于银石器内，以慢火熬，候水尽为度，焙干，同研为末，炼蜜并糯米粉同为糊，和丸如梧桐子大。每服二十丸至三十丸，空心温酒送下。如大便滑泄，生姜米饮送下。

【主治】脾胃虚乏，伏积冷气，饮食不消，多因羸瘦，面黄口淡，不思饮食。

顺气散

【来源】《博济方》卷三。

【组成】甘草四两（炙令黄）白茯苓四两　白术八两　附子二两（炮，去皮脐）干姜一两（炮）陈橘皮二两半（去白）

【用法】上为末。每服一大钱，以水一盏，加荆芥少许，煎至七分，热服。

【功用】平胃调气，进饮食。

脾困散

【来源】《幼幼新书》卷八引《博济方》。

【组成】天南星（末）半钱（生用）冬瓜子二十七粒

【用法】上件二味，用浆水一盏半，同煎至四分，空心温服。

【主治】小儿久患，转泻过多，脾胃虚弱，不进饮食，眼涩饶睡。

丹砂丸

【来源】《普济方》卷二十三引《博济方》。

【组成】丹砂　硇砂　麝香各二分　雄黄　铅丹各半两　腻粉三钱（研）巴豆二十粒（去皮心膜，出油，细研，用醋半盏，熬成膏）

【用法】上将六味细研，与巴豆膏和匀，入白面，水为丸，如绿豆大。每服三丸至五丸，用水半盏，煮一沸取出，临卧温酒送下。至晚但微泻二三行是验，并不瘦损人脏腑。

【主治】宿食不消，及厌食，遍身黄肿，多年不愈，及一切块积。

正阳丹

【来源】《普济方》卷二二二引《博济方》。

【别名】正阳丸（《圣济总录》卷一八五）。

【组成】硫黄（研）菖蒲（切）天雄（炮裂，去皮脐）阿魏（醋调，面和饼子，炙）各一两　沉香（锉）厚朴（去粗皮，姜汁炙）草豆蔻（去皮）干姜（炮）桃仁（去皮尖双仁，炒）槟榔（锉）各半两

【用法】上为末，再研令匀，面糊为丸，如梧桐子

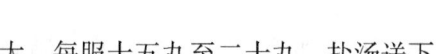

大。每服十五丸至二十丸，盐汤送下。

【主治】脾元虚冷，心胸满闷，饮食减少，脐腹撮痛，面色黄黑，耳焦枯，阳事弱。

沉香散

【来源】《医方类聚》卷十引《简要济众方》。

【别名】沉香汤（《圣济总录》卷四十七）。

【组成】沉香一两　白豆蔻肉一两　青橘皮一两半（汤浸，去白瓤，焙）　高良姜三分　肉桂一两（去粗皮）　槟榔三分　吴茱萸三分（炒令焦）　厚朴三分（去粗皮，用生姜自然汁炙令黄）

【用法】上为散。每服三钱，水一中盏，煎至六分，不拘时候温服。

【主治】脾脏虚冷，不思饮食，及冷气攻，腹胁疼痛，四肢少力，口吐酸水，吃食无味。

草豆蔻散

【来源】《医方类聚》卷十引《简要济众方》。

【组成】草豆蔻一两（去皮）　青橘皮半两（汤浸，去瓤，焙干）　高良姜半两　诃黎勒皮半两（炮）　白术三分（微炒）　甘草一分（炙）

【用法】上为散。每服二钱，食前陈米饮调下，一日三次。

【主治】脾虚胃乏，不思饮食。

厚朴丸

【来源】《医方类聚》卷十引《简要济众方》。

【别名】厚朴干姜丸（《圣济总录》卷七十四）。

【组成】厚朴三两（去皱皮，生姜汁炙香熟）　干姜二两（炮裂）　附子一两（炮裂，去皮脐）　诃黎勒皮三分　白术一两

【用法】上为末，醋煮面糊为丸，如梧桐子大。每服二十九至三十丸，空心、食前米饮送下，一日二三次。

【主治】脾脏虚冷，脐腹疼痛，或滑泄下利，不思饮食。

进食散

【来源】《苏沈良方》卷四引李潜方。

【别名】理脾散（《普济方》卷二十三引《如宜方》）。

【组成】青皮　陈皮（去瓤）各一分　草豆蔻三个　甘草一分（炙）　诃子（去核，煨）五个　高良姜（薄切，炒）一分　川乌头一个（炮，去皮脐）　肉桂一分（去外皮）

方中草豆蔻，《太平惠民和济局方》（淳祐新添方）作"草果肉"。

【用法】每服一钱，水一中盏，加生姜二片，煎至七分，空腹时服。

【主治】脾胃虚冷，不思食，及久病人脾虚，全不食者。

【验案】脾虚不食　李潜在真州治贾使君女子，已五十余日，病脾多呕，都不进食，医绝无验。潜投此药一服，遂食蒸饼半枚，明日百味皆思。潜云：此药进食极神速。予疑此药太热，潜云不然，用之三十年，无不效者。

椒朴丸

【来源】《苏沈良方》卷四。

【组成】汉椒（去目）　厚朴（去粗皮，锉）　茴香　青盐（淘去沙土，取浮）各二两

【用法】上药以水二升，煮令干，焙燥，捣为末，面糊为丸，如梧桐子大。每服三四十丸，空心米饮及盐汤送下，病深者，一日三次。

【主治】脾胃虚冷岁久，不思饮食，或发虚肿，或日渐羸瘦，四肢衰倦，吐利无节。

【验案】水肿　予中表许君，病脾逾年，通身黄肿不能起，全不嗜食，其甥为本道转运使，日遣良医治之都不效，有傅主簿传此方，服十许日渐安，自尔常服，肌肤充硕，嗜饮美食，面色红润，年六十余，日行数十里，强力如少年。

【加减】此方慎勿增他药，药之中病，自有奇功，否则却致不验。

桂香散

【来源】《苏沈良方》卷五。

【组成】高良姜（锉，炒香熟） 草豆蔻 甘草 白术 缩砂肉 厚朴（去粗皮，锉）各一两 青橘皮（去瓤，炒黄） 诃子肉各半两 肉桂一分 生姜 枣肉各一两（二味同厚朴一处，用水一碗，煮令干，同杵为团，焙干用）

【用法】上同为末。每服二钱，入盐少许，空心沸汤点下。

【功用】温脾止痛。

【主治】脾胃虚弱，腹痛冷泻，及妇人脾血久冷。

大养脾丸

【来源】《是斋百一选方》卷二引赵学谕方。

【别名】参苓壮脾丸（《太平惠民和济局方》卷三续添诸局经验秘方）。

【组成】人参（去芦） 川姜（炮） 桂（去粗皮） 干山药各半两 白术 白茯苓 缩砂仁 胡椒 白扁豆（炒） 神曲（炒） 麦蘖（炒）各一两

【用法】上为细末，炼蜜为丸，每两只作十丸。每服一丸，食前细嚼，白汤送下。

【功用】

1.《是斋百一选方》：健脾胃。

2.《太平惠民和济局方》：育神养气，和补脾胃，进美饮食。

【主治】《太平惠民和济局方》：脾胃虚弱，胸膈痞闷，胁肋胀满，心腹刺痛，反胃吐食，口苦吞酸，胸满短气，肢体怠惰，面色萎黄；及中焦痞，不任攻击，脏腑虚寒，不受峻补；功因病气衰，气不复常，禀受怯弱，不能饮食；及久病泄痢，肠胃虚滑。

生气汤

【来源】《太平惠民和济局方》卷三。

【组成】盐（炒）二两半 丁香皮一两 胡椒二钱半 丁香 檀香各一两半 干姜（炮） 甘草（炙）各二两

【用法】上药同捣碎，用慢火监令香熟，乘热入瓷器内盖覆，候冷碾罗作细散，密盛贮，勿令泄气味。每服半钱至一钱，用沸汤点服，不计时候。

【功用】常服除邪冷，生胃气。

【主治】男子、妇人一切冷气攻心腹胁肋胀满刺痛，噫醋吞酸，痰逆呕吐，胸膈痞闷，饮食不美；又治五膈五噎，一切气疾。

参苓白术散

【来源】《太平惠民和济局方》卷三（绍兴续添方）。

【别名】白术调元散（《痘疹全集》卷十三）、参术饮（《张氏医通》卷十六）、白术散（《全国中药成药处方集》）。

【组成】莲子肉（去皮） 薏苡仁 缩砂仁 桔梗（炒令深黄色）各一斤 白扁豆（姜汁浸，去皮，微炒）一斤半 白茯苓 人参（去芦） 甘草（炒） 白术 山药各二斤

【用法】上为细末。每服二钱，枣汤调下。

本方改为丸剂，名"参苓白术丸"（《医林绳墨大全》卷二）；改为膏剂，名"参苓白术膏"（《杂病源流犀烛》卷二十九）。

【功用】

1.《太平惠民和济局方》：久服养气育神，醒脾悦色，顺正辟邪。

2.《景岳全书》：调助脾胃。

3.《中国药典》：补脾胃，益肺气。

【主治】

1.《太平惠民和济局方》：脾胃虚弱，饮食不进，多困少力，中满痞噎，心松气喘，呕吐泄泻，及伤寒咳噫。

2.《普济方》：胃虚口噤，及小儿疳渴，由脏腑宿有疳气，加之乳母恣食甘肥、酒面、炙煿，心肺壅热，日则烦渴饮水，乳食不进，夜则渴止。

3.《幼科类萃》：胎肥胎怯。

4.《寿世保元》：痘疮胃虚不进饮食或口干发渴，或吐泻。

5.《证治准绳·幼科》：久泻，及大病后、痢后消渴。

6.《张氏医通》：胃虚喘嗽，大便不实。

7.《医宗金鉴》：脾虚食后即作泻，腹满不渴，少精神，面黄懒食，肌消瘦，及经来泄泻。

【方论】

1.《医方考》：脾胃喜甘而恶秽，喜燥而恶湿，喜利而恶滞。是方也，人参、扁豆、甘草，

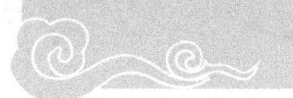

味之甘者也；白术、茯苓、山药、莲肉、薏苡仁，甘而微燥者也；砂仁辛香而燥，可以开胃醒脾；桔梗甘而微苦，甘则性缓，故为诸药之舟楫，苦则喜降，则能通天气于地道矣。

2.《冯氏锦囊·杂症》：脾胃属土，土为万物之母。东垣曰：脾胃虚则百病生，调理中州，其首务也。脾悦甘，故用人参、甘草、苡仁；土喜燥，故用白术、茯苓；脾喜香，故用砂仁；心生脾，故用莲肉益心；土恶水，故用山药治肾；桔梗入肺，能升能降。所以通天气于地道，而无否塞之忧也。

3.《医方集解》：此足太阴、阳明药也。治脾胃者，补其虚，除其湿，行其滞，调其气而已。人参、白术、茯苓、甘草、山药、薏仁、扁豆、莲肉，皆补脾之药也，然茯苓、山药、薏仁理脾而兼能渗湿；砂仁、陈皮调气行滞之品也，然合参、术、苓、草，暖胃而又能补中；桔梗苦甘入肺，能载诸药上浮，又能通天气于地道，使气得升降而益和，且以保肺，防燥药之上僭也。

4.《医略六书·杂病证治》：脾胃两虚，不能健运胜湿，而输纳无权，故食少体倦，吐泻不止焉。人参扶元补胃，白术燥湿健脾，山药补脾益阴，莲肉清心醒脾，扁豆健脾和胃气，米仁健脾渗湿热，炙草缓中，桔梗清肺，茯苓渗湿以和脾胃也。为散米饮煎服，使湿化气调，则脾胃壮盛而体强食进，何吐泻之不止哉？此健脾强胃之剂，为土虚不能胜湿吐泻之专方。

5.《实用方剂学》：参苓白术散本治饮食不消，泄泻等症。所加诸药，无非健脾开胃，利湿行滞，而其重要关键在于桔梗一味。盖桔梗开通肺气，肺气开通，则气之上下升降无阻。脾宜升而胃宜降，饮食不消、泄泻等症，无非升降不和，是以陈修园谓桔梗乃通利三焦之品，张洁古谓能载诸药上浮，此说吾无取焉。

【实验】

1.对消化系统功能的影响　《中成药研究》（1982，8：25）：实验表明，本方能增加肠管对水及氯化物的吸收，而且在大剂量时能抑制肠管的收缩，此类作用可能与参苓白术散促进水湿运化和治疗脾虚泄泻有关。本方小剂量可兴奋肠管收缩，大剂量则主要引起抑制，小剂量可解除肾上腺素对肠管的部分抑制现象，大剂量又可解除

氯化钡或毛果芸香碱引起的肠管痉挛，这一结果与本方补气健脾的功能颇为吻合。本方对胃肠收缩活动的兴奋和抑制作用，与剂量大小有关。方中部分药物如茯苓、甘草、白术及陈皮主要有抑制作用；个别药物如桔梗主要呈兴奋作用。但总的看来，其抑制作用占优势。故本方似有一种以抑制为主，兴奋为辅的胃肠活动调整作用。

2.参苓白术散对小鼠脾虚模型肠道菌群的影响　《北京中医药大学学报》（2006，8：530）：实验显示：脾虚证小鼠肠道双歧杆菌、乳杆菌及类杆菌等厌氧菌含量显著下降，应用参苓白术散治疗之后上述三种厌氧菌含量均恢复正常，且双歧杆菌明显超过造模前水平（$P<0.05$）。需氧菌菌群中，大肠杆菌（$P<0.01$）在造模完成时含量明显上升，参苓白术散治疗之后含量恢复造模前水平；肠球菌含量造模前后没有显著性差异，但参苓白术散治疗之后则极显著地低于造模前水平（$P<0.01$）；造模及中药治疗均使葡萄球菌含量变化不明显。提示参苓白术散具有扶植厌氧菌和抑制需氧菌之调整功能，尤其是通过扶植健康因子双歧杆菌、抑制主要耐药性菌株肠球菌等达成菌群调整。

【验案】

1.脾虚泄泻　《福建中医药》（1965，5：39）：某女，48岁，有腹泻史，经常腹痛肠鸣。近数月来每日均拉稀便二、三次，胃纳不佳，饮食乏味，形瘦神疲，舌质淡苔白，脉虚弱无力。此脾虚湿注，治宜健脾渗湿，拟参苓白术散主之。处方：西党参9g，焦白术9g，白茯苓9g，淮山药12g，炒扁豆9g，薏苡仁12g，苦桔梗3g，缩砂仁（杵冲）2.4g，炒莲肉9g，炙甘草3g，3剂后，腹泻停止，再服7剂，胃纳增加，大便正常。

2.胃虚嘈杂　《福建中医药》（1965，5：39）：某女，28岁，近来脘中嘈杂，得食稍舒，口淡乏味，食后即觉胀闷，大便不实。舌淡苔白，脉象虚细。此属胃虚腐熟转输功能减弱，治宜健脾养胃，宗参苓白术散意。处方：西党参9g，白茯苓9g，焦白术9g，淮山药9g，白扁豆9g，姜半夏4.5g，陈皮4.5g，炙甘草3g。服上方2剂即愈。

3.慢性痢疾　《新医学》（1977，3：140）：某女，35岁，患慢性菌痢数年（大便曾培养出B

组痢疾杆菌），反复发作，解脓血便，每天4～6次，伴有腹痛，里急后重，精神疲乏，食欲减少。舌质淡红，苔薄白稍腻，脉沉濡弱。证属脾虚下痢，处方：党参15g，白术12g，陈皮6g，山药15g，苡米15g，莲子肉9g，木香6g（后下），黄连6g，桔梗6g，扁豆9g，砂仁4.5g（打、后下），鱼腥草15g，甘草6g。服药4剂后，症状消失，大便正常，嘱续服上方，共服10剂，疗效巩固。

4.行经泄泻 《福建中医药》（1965，5：39）：某女，35岁，近年来每逢月经来潮，即发泄泻，腹胀微痛，精神困倦，饮食少进，头目眩晕，月经或多或少，色淡，舌质淡红，脉象濡缓无力。症脉合参，良由脾胃虚弱，湿聚中焦所致。治宜运脾渗湿，理气调经。处方：西党参9g，白茯苓9g，淮山药12g，薏苡仁12g，炒扁豆9g，炒莲肉9g，缩砂仁（杵冲）2.4g，陈皮2.4g，生白芍9g，制香附4.5g，粉葛根4.5g，炙甘草3g。上方加减连服4剂，诸恙悉除，经随访观察4个月未见复发。

5.肝硬化 《河南中医》（1990，2：16）：应用本方加减：太子参、白术、茯苓各12g，炒玉米、扁豆、山药各24g，砂仁、山楂、陈皮各10g。气郁甚者加枳壳、元胡、川楝子、麦芽；水湿内停者加大腹皮、泽兰、桂枝、泽泻；气滞血瘀者加龟甲、穿山甲、鳖甲、泽兰、丹参；肝肾阴虚者加枸杞、天冬、蝉衣、黄精。治疗肝硬化30例。结果：痊愈9例，好转14例，无效3例，恶化4例。

6.肺心病缓解期 《南京中医学院学报》（1987，4：25）：应用本方加减：党参、茯苓、白术、山药、炒扁豆、莲肉、薏仁、陈皮各10g，炙甘草、桔梗、砂仁（后下）各6g。水煎服，每日1剂。舌紫瘀者加丹参；痰黄黏者加鱼腥草；心悸水肿加苦参、葶苈子；腰酸、肢冷加仙灵脾、淡附片。1个月为1个疗程，证情好转改汤为散长期服用。治疗肺心病缓解期78例。结果：显效（咳、喘、痰、悸、肿胀等主要症状、体征消失，肝颈反流征为阴性，肝缩小3cm以上，两肺啰音及下肢浮肿消失，病情稳定，生活自理，并至少1个冬季以上未复发）34例；好转（临床症状明显改善，急性发作次数减少，程度减轻，病情稳定）31例；无效（以上各项指标无改善或为恶

化，甚至死亡）13例；总有效率为83.3%，病死率为5.1%。疗程最短1个月，最长为2年，平均为3.1个月。

7.慢性卡他性中耳炎 《中医杂志》（1997，9：535）：以参苓白术散加味：党参15g，茯苓20g，白术15g，白扁豆20g，薏苡仁30g，砂仁10g，苍术15g，桔梗10g，天花粉15g，菖蒲10g，甘草10g，每日1剂，治疗慢性卡他性中耳炎46例。病人临床表现主要为耳内流脓水，以淡黄色水样物为多，量多而清稀，无明显臭味，伴头晕头重，倦怠乏力，纳少便溏，面色㿠白，唇舌淡白，苔白润，脉缓弱。结果：痊愈（耳内流脓水症状消失，全身症状解除，1年以上不复发）31例，占67.4%；显效（耳内流脓水症状基本消失，全身症状好转，3个月内未复发）11例，占23.9%；有效（服药期间耳内流脓水和全身症状缓解，停药2周后又复发）3例，占6.5%；无效（服药期间耳内流脓水和全身症状无缓解）1例，占2.2%。

8.肠易激综合征 《陕西中医》（1998，7：312）：用本方加味，脾胃虚弱者加黄芪、诃子；肝郁脾虚者加柴胡、郁金、延胡索、木香；脾虚兼湿热者加黄连、佩兰、白头翁、白豆蔻；脾肾阳虚者加补骨脂、肉豆蔻、吴茱萸、五味子；腹痛者加延胡索、白芍、木香；大便带黏液者加黄连、白头翁，治疗肠易激综合征52例。结果：痊愈40例，好转10例。总有效率为96.2%。

9.小儿缺锌 《广西中医药》（1994，2：44）：以本方加减：党参、茯苓、山药、白扁豆、白术、莲子、薏苡仁、大枣各10g，陈皮6g，砂仁1.5g，桔梗3g，并据证加减，治疗小儿缺锌症29例，结果：痊愈4例，显效10例，有效9例，无效6例。

10.免疫功能低下 《吉林中医药》（1997，4：14）：以本方加减：党参、薏苡仁、白术、茯苓、淮山药、莲子肉、白扁豆、砂仁、桔梗、甘草为基本方，气虚甚加黄芪；气滞加陈皮；湿郁久化热加茵陈，治疗免疫功能低下48例。结果：所有病例免疫功能均得到明显提高，免疫指标明显改善或恢复正常。

11.周期性麻痹 《福建中医药》（1999，1：23）：用本方加减，久病气虚，伴见面色少华

心悸气短者，加黄芪；脾胃受困，脘腹痞闷，身困脚重者，加藿香、苍术、木瓜、厚朴，治疗周期性麻痹40例。结果：全部病例均在3～5天内缓解，1周内痊愈10例；发作次数明显减少，1年未复发者30例。

12.视瞻昏渺 《陕西中医》（2004，5：460）：李某，男，36岁，右眼前出现黑色阴影，遮挡视力，诊为视瞻昏渺，症属脾气虚弱，运化失常。治以健脾益气，利水消肿：太子参20g，茯苓、白扁豆、薏苡仁各30g，白术、莲子、砂仁各15g，桔梗6g，5剂，水煎服。2诊：病人诉服上方后感右眼前阴影变为浅黄，视物较前清晰，继服上方15剂。3诊：眼前阴影消失，视物清晰，查视力右眼1.2，左眼1.5，眼底示：双眼视盘边界清，形圆，血管走向正常，黄斑部水肿渗出吸收，反光点可见。为巩固疗效防止复发，上方10剂研细面冲服近半年，2年后随访病情未再复发。

13.儿童多涕症 《山东中医杂志》（2009，1：12）：用本方治疗儿童多涕症40例，并设对照组20例，口服吉诺通胶囊治疗。结果：治疗组痊愈14例，有效24例，无效2例，总有效率95%；对照组痊愈4例，有效10例，无效6例，总有效率70%。两组总有效率比较有显著性差异。

养脾丸

【来源】《太平惠民和济局方》卷三。
【别名】大养脾丸（《岭南卫生方》卷中）。
【组成】大麦蘖（炒） 白茯苓（去皮） 人参（去芦）各一斤 干姜（炮） 缩砂（去皮）各三斤 白术半斤 甘草（锉，爁）一斤半
【用法】上为细末，炼蜜为丸，每两作八丸。每服一丸，细嚼，生姜汤送下，食前服。
【功用】养胃进食。
【主治】
1.《太平惠民和济局方》：脾胃虚冷，心腹绞痛，胸膈满闷，胁肋虚胀，呕逆恶心，噫气吞酸，泄泻肠鸣，米谷不化，肢体倦怠，不思饮食。
2.《普济方》：小儿躯啼。

烧脾散

【来源】《太平惠民和济局方》卷三（宝庆新增方）。
【组成】赤芍药 干姜（炮）各六两半 良姜（油炒）十两 甘草（炙）四两
【用法】上为末。每服二大钱，白汤点下，不拘时候。
【主治】脾胃虚弱，久寒积冷，心气脾痛，冷痰翻胃，脐腹刺痛，呕吐恶心，不思饮食；及妇人血气攻刺，腹胁撮痛。

蓬煎丸

【来源】《太平惠民和济局方》卷三（吴直阁增诸家名方）。
【别名】蓬莪茂丸（《圣济总录》卷一八七）、蓬术煎丸（《普济方》卷二十三）。
【组成】猪胰一具 京三棱 蓬莪茂（二味醋煮令透，切，焙，为末）各四两（以上二味同猪胰入硇砂熬膏） 川楝子（去核） 山药 槟榔 枳壳（去瓤，麸炒） 茴香（炒） 附子（炮，去皮脐）各二两 硇砂半两
【用法】上为细末，入猪胰硇砂膏，同醋糊为丸，如梧桐子大。每服十丸至十五丸，生姜汤送下，妇人淡醋汤送下，不拘时候。
【功用】常服顺气宽中，消积滞，化痰饮。
【主治】脾胃虚弱，久有伤滞，中脘气痞，心腹膨胀，胁下坚硬，胸中痞塞，噫气不通，呕吐痰水，不思饮食，或心腹引痛，气刺气急，及疗食癥酒癖，血瘕气块，时发疼痛，呕哕酸水，面黄肌瘦，精神困倦，四肢少力；又治女人血气不调，小腹疼痛。

养中汤

【来源】《太平惠民和济局方》卷四（吴直阁增诸家名方）。
【组成】半夏曲（炙）八钱 甘草（爁） 肉桂（去粗皮）各半两 罂粟壳（去蒂盖，蜜炙）二两半
【用法】上为细末。每服一大钱，水一盏，生姜四片，同煎至七分，通口服，不拘时候。

【主治】肺胃受寒，咳嗽多痰，胸满短气，语声不出，昼夜不止，饮食减少。

朴附丸

【来源】《太平惠民和济局方》卷五（宝庆新增方）。

【组成】厚朴（去粗皮，姜汁制）　附子（炮，去皮）各一斤　神曲（炒）八两　干姜（炮）三斤

【用法】上为细末，酒糊为丸，如梧桐子大。空心、食前服三十丸，米饮或盐汤送下。

【主治】脾元虚弱，饮食迟化，食必多伤，腹痛肠鸣，脏腑滑泄，昼夜无度；胃气虚损，不美饮食，呕哕恶涎。兼治反胃恶心，及久患脾泄冷泻之人。

丁香豆蔻散

【来源】《太平惠民和济局方》卷六。

【组成】京三棱（炮）　木香（不见火）　厚朴（去粗皮，姜汁制）　芍药　肉豆蔻（炮）　人参（去芦）　干姜（炮）　茯苓（白者，去皮）各五两　吴茱萸（汤洗七次，焙）　甘草（炙）　丁香各三两半　苍术（去皮）七两

【用法】上为细末。每服三钱，水一盏，加生姜三片，大枣一个（擘破），同煎至八分，空心、食前温服。如不及煎，以盐少许，汤点服亦得。

【主治】脾胃虚弱，宿寒停积，或饮食生冷，内伤脾胃，泄泻注下，水谷不化，胸满短气，呕逆恶心，脐腹疼痛，胁肋胀满，腹内虚鸣，饮食减少；及积寒久痢，纯白或白多赤少，日夜无度；或脾胃虚寒，泄泻日久，愈而复发者。

七枣汤

【来源】《太平惠民和济局方》卷六。

【组成】茴香（去土，炒）　川乌（炮，去皮脐）　缩砂（取仁）各八两　厚朴（去粗皮，姜制）一斤　益智（去皮）半斤　干姜（炮）四两　甘草六两

【用法】上为粗末。每服二钱，水一盏，入大枣七个（擘破），同煎至七分，去滓，食前、空心温服。

【主治】脾胃虚弱，内受寒气，泄泻注下，水谷不

分，腹胁胀满，脐腹疼痛，心下气逆，腹中虚鸣，呕吐恶心，胸膈痞闷，困倦少力，不思饮食。

木香散

【来源】《太平惠民和济局方》卷六。

【组成】丁香　木香　当归（去芦，洗，焙）　肉豆蔻仁（炮）　甘草（爁）各二十两　附子（去皮脐，醋煮，切片，焙干）　赤石脂各十两　藿香叶（洗，焙）四十两　诃子皮十五两

【用法】上为末。每服一大钱，水一盏半，加生姜二片，大枣一个，同煎至六分，空心食前温服。

【主治】脾胃虚弱，内挟风冷，泄泻注下，水谷不化，脐下疼痛，腹中雷鸣，胸膈痞闷，胁肋虚胀。及积寒久利，肠滑不禁，肢体羸瞤，不进饮食。

肉豆蔻散

【来源】《太平惠民和济局方》卷六（吴直阁增诸家名方）。

【组成】苍术（米泔浸一宿，去皮，焙）八两　茴香（炒）　肉桂（去粗皮）　川乌（炮，去皮脐）　诃子皮各二两　干姜（炮）　厚朴（去粗皮，姜炒）　陈皮（去白）　肉豆蔻（面裹煨）　甘草（爁）各四两

【用法】上为末。每服二钱，水一盏，加生姜二片，枣子一个，煎七分，温服。

本方改为丸剂，名"肉豆蔻丸"（《景岳全书》卷五十八）。

【主治】脾胃气虚，腹胁胀满，水谷不消，脏腑滑泻，腹内虚鸣，困倦少力，口苦舌干，不思饮食，日渐瘦弱。

诃黎勒散

【来源】《太平惠民和济局方》卷六。

【别名】诃子皮散（《鸡峰普济方》卷十二）。

【组成】青皮（去瓤）　诃子皮各四十两　附子（炮，去皮脐）十斤　肉桂（去粗皮）五斤　肉豆蔻（面裹煨令熟）四十两

【用法】上为末。每服三钱，水一盏半，加生姜三片，同煎七分，食前温服。

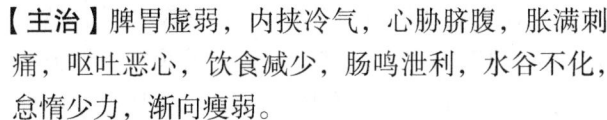

【主治】脾胃虚弱，内挟冷气，心胁脐腹，胀满刺痛，呕吐恶心，饮食减少，肠鸣泄利，水谷不化，怠惰少力，渐向瘦弱。

【方论】《医方考》：寒者温之，故用附子、肉桂；滑者涩之，故用诃子、肉蔻；抑者疏之，故用青皮。

育肠丸

【来源】《太平惠民和济局方》卷六（宝庆新增方）。

【组成】乌梅肉　黄连（去须）各一分　诃子皮　罂粟壳（去盖筋，蜜炙）　肉豆蔻（包湿纸裹，煨）各半两　当归（去芦，酒浸一宿焙）一两

【用法】上为细末，炼蜜为丸，如梧桐子大。每服三十丸至五十丸，空心、食前饭饮送下。如小儿，作小丸，煎甘草、干姜汤送下。

【功用】《普济方》：实肠胃，进饮食。

【主治】肠胃虚弱，内挟生冷，腹胀泄泻，时时刺痛，里急后重，下痢赤白，或变脓血，昼夜频并，经久不愈。

助胃膏

【来源】《太平惠民和济局方》卷十（淳凹新添方）。

【组成】白豆蔻仁　肉豆蔻（煨）　丁香　人参　木香各一两　白茯苓（去皮）　官桂（去粗皮）　白术　藿香叶　缩砂仁　甘草（炙）各二两　橘红（去白）　山药各四两

　　《诚书》有沉香二钱。

【用法】上为细末，炼蜜和成膏。每服如鸡头实大一丸，量儿大小加减，米饮化下，不拘时候。

【主治】小儿胃气虚弱，乳食不进，腹胁胀满，肠鸣泄泻，吮乳便青，或时夜啼，胎寒腹痛。

快　汤

【来源】《太平惠民和济局方》卷十（续添诸局经验秘方）。

【别名】快气汤（《普济方》卷二十三引《永类钤方》）。

【组成】甘草（炙）十八两　干姜（炮）二斤

半　粟米（炒）三十两　桔梗（炒）三斤

【用法】上用炒盐一百二十钱，同为细末。每服一钱，食前沸汤点。

【主治】脾胃虚冷，酒食所伤，胸膈不快，呕逆恶心，吞酸吐水，口淡舌涩，不思饮食。

六君子汤

【来源】《医学正传》卷三引《太平惠民和济局方》。

【组成】陈皮一钱　半夏一钱五分　茯苓一钱　甘草一钱　人参一钱　白术一钱五分

【用法】上切细，作一服。加大枣二个，生姜三片，新汲水煎服。

　　方中人参改为党参，制成丸剂，名六君子丸（《中药成方配本》）。

【功用】

　　1.《医方发挥》：益气补中，健脾养胃，行气化滞，燥湿除痰。

　　2.《古今名方发微》：益气健脾，理气降逆。

【主治】

　　1.《医学正传》引《太平惠民和济局方》：痰挟气虚发呃。

　　2.《会约医镜》：痔漏日久，脉数而涩，饮食日减，肢体愈倦，一切不足之证。

　　3.《外科发挥》：一切脾胃不健，或胸膈不利，饮食少思，或作呕，或食不化，或膨胀，大便不实，面色萎黄，四肢倦怠。

　　4.《口齿类要》：胃气虚热，口舌生疮；或寒凉克伐，食少吐泻。

　　5.《医方考》：气虚痰喘；气虚，痰气不利；久病胃虚，闻谷气而呕者。

　　6.《证治准绳·幼科》：肝虚惊搐，目眩自汗。

　　7.《证治准绳·疡医》：脾胃虚弱，或寒凉克伐，肿痛不消，或不溃敛。

　　8.《济阴纲目》：胃虚有痰，饮食减少，中气不和，时时带下。

【宜忌】《成方切用》：真阴亏损者忌用。

【方论】

　　1.《医方考》：壮者气行则愈，怯者着而成病。东南之土卑湿，人人有痰，然而不病者，气壮足以行其痰也。若中气一虚，则不足以运痰而

痰证见矣。是方也，人参、白术、茯苓、甘草，前之四君子也，所以补气；乃半夏则燥湿以制痰，陈皮则利气以行痰耳。名之曰六君子者，表半夏之无毒，陈皮之弗悍，可以与参、苓、术、草比德云尔!

2.《医林纂要探源》：为气虚而有痰者设，痰本于湿而成于火。脾土不能制水，则水积而成湿，湿郁成热，脾虚亦生热，则湿结而成痰，故祛痰为末，而健脾燥湿乃治痰之本。然既有痰，则不可无以祛之，故此方加祛痰之药，而仍以四君子为主。加半夏辛滑能推壅行水，开阖阴阳，通利关节，为行痰之专药，人多疑燥，实非燥也，但阴虚火烁，津液浑浊，逼而上沸，或夹脓血之痰则非所宜。陈皮辛苦燥湿和中，主于顺气，气顺则痰消。

3.《医略六书·杂病证治》：脾气有亏不能健运，故痰湿内聚，食少吞酸焉。人参补气扶元，白术健脾燥湿，半夏燥湿气以化痰，陈皮利中气以和胃，茯苓渗湿气，炙甘草益胃气也。俾脾健气强则胃气自化，而痰湿无不消，何食少吞酸之足患哉。此补气化痰之剂。为气虚痰湿内聚之专方。

4.《血证论》：四君子补胃和中，加陈皮、半夏以除痰气。肺之所以有痰饮者，皆胃中之水不行，故尔冲逆，治胃中即是治肺。

【实验】

1.对胃运动的影响（胃电图法）　《日本东洋医学杂志》（1994，5：99）：选择健康成年志愿者9例，于服用本方前与服药1周后令受试者自午饭前1小时至午饭后3小时静卧，测定胃电图。结果：饭前基本频率，服用本方前与服用后比较相差3.0左右。服用本方后，饭后频率较饭前增强，振幅也同样增大。服用本方后一度增高的饭后频率短时间内即恢复至服用前的基本数值。根据胃电图推测服用本方可以促进胃运动。

2.对血浆胃动素作用　《实用中西医结合杂志》（1996，2：81）：应用放免法测定45例正常人和82例脾虚证病人血浆胃动素，脾虚证病人用本方治疗4周，观察治疗前后胃动素变化。结果显示：脾虚证病人血浆胃动素降低，与正常对照组有非常显著性差异（$P<0.01$），本方可显著提高体内胃动素水平（$P<0.05$）。

3.对免疫功能等的影响　《中国中西医结合杂志》（1997，12：745）：程氏等观察了本方加黄芪口服对肝癌化疗栓塞术后病人细胞免疫功能等的影响。结果发现：治疗组NK细胞活性和淋巴细胞转化率明显高于对照组（单用化疗，不用中药），AFP值下降程度、肿物缩小程度治疗组也优于对照组；恶心、呕吐、肝区疼痛程度和血白细胞下降程度均较对照组为轻。

4.胃机能改善作用　《日本医学介绍》（2003，10：47）：实验研究表明：六君子汤对胃机能不全型的功能性消化不良有效的作用机理为使胃排空机能亢进，且系提高胃贮存能力的继发性结果。

5.免疫和造血功能　《中医中药》（2008，33：65）：实验研究表明：六君子汤各剂量组均可促进小鼠外周血白细胞、网织红细胞、骨髓有核细胞数、淋巴细胞转化指数、肿瘤坏死因子、血清白介素6活性指标的恢复和升高，有明显改善机体免疫功能和刺激骨髓造血功能的作用。

【验案】

1.泻痢　《寿世保元》：一人患痢，后重，自知医，用芍药汤，后重益急，饮食少思，腹寒肢冷。予以为脾胃亏损，用六君子汤加木香、炮姜，3剂而愈。

2.吞酸　《寿世保元》：一妇人吞酸嗳腐，呕吐痰涎，面色纯白。用二陈、黄连、枳实之类，加发热作渴，肚腹胀满。予曰：此脾胃亏损，未传寒中。不信，仍作火治，肢体肿胀如蛊。余以六君加附子、木香治之，胃气渐醒，饮食渐进，虚火归原，又以补中益气加炮姜、木香、茯苓、半夏兼服，痊愈。

3.眩晕痞闷　《张氏医通》：缪某，偶因小愤，遂致眩晕痞闷，3月来服豁痰利气药不应，反觉疲倦，饮食日减，下元乏力。至七月下浣，邀石顽诊之，六脉似觉有余，指下略无冲和之气，气口独滞不调，时大时小，两尺俱濡大少力，此素多痰湿，渐渍于水土二经，复加剥削之剂屡犯中气，疲倦少食，追所必致。法当先调中气，输运水谷之精微，然后徐图温补下元。为疏六君子汤加当归兼调营血，庶无阳无以化之虞。

4.消炎镇痛药所致的消化道症状　《日本东洋医学杂志》（1993，1：1）：以40例风湿病病人

为研究对象，使用六君子汤提取剂7.5g/d，分3次服用。用药期间，已经使用的类固醇剂、非类固醇剂及各种胃肠药不变。经观察用药前后各种西医自他觉症状及东洋医学的证（心下痞、心下振水音、心下痞硬等）有无变化，观察时间为8周。结果：本方对消炎镇痛药使用中出现的消化道症状有改善作用，对本方证阳性病例效果更好，而且没有副作用。但对早期胃癌病人给予本方，症状改善不明显时，进行积极的检查是必要的。

5.抑郁症 《新药と临床》（1993，1：75）：以本方1次2.5g，1日3次，饭后投与，治疗抑郁症15例，其中单相抑郁症7例，抑郁性神经症7例及反应性抑郁症1例。原用抗焦虑药及安眠药并用无特别限制。投药时间，原则上4周，在投与前、投与第1、2、4周进行评价。结果：根据Hamilton抑郁量表症状改善率高的有：抑郁情绪、工作与活动、焦虑（精神性）、躯体症状（消化系统）、中段失眠、末段失眠、体重减轻。改善度低的症状：罪恶感、早段失眠、精神运动抑制等。总得分投与前比投与4周后呈明显减少。治疗过程安全，血液、生化检查等未见异常。故认为本方对抑郁症状也有效。

6.二尖瓣狭窄综合征 《福建中医药》（1994，2：10）：以本方加减，血虚，去陈、夏，加黄芪、当归；阴虚去陈、夏，加石斛、麦冬，党参改用太子参；心神不宁加柏子仁、夜交藤；痰湿风阻加栝楼、枳壳、胆南星；治疗二尖瓣狭窄综合征13例，结果：显效5例，有效6例，无效2例，总有效率为84.6%。

7.慢性胃炎 《陕西中医学院学报》（1996，4：31）：用本方加味，肝郁气滞者加柴胡、白芍；寒甚者加炮姜；夹热者加黄连；夹湿者加苍术、砂仁、白豆蔻；痛甚者加生蒲黄、五灵脂；泛酸者加乌贼骨、浙贝母；嗳气呕逆者加旋覆花、代赭石；饮食停滞纳差者加焦三仙；腹满者加川厚朴。每日1剂，12剂为1疗程，治疗脾胃虚寒型慢性胃炎96例。结果：治愈19例，显效36例，有效38例，无效2例，恶化1例，总有效率为96.88%。

8.咳嗽 《江苏中医》（1998，10：22）：用本方加味，阵咳加剧者，加牛蒡子、生山药；痰白黏不易咳出而干者，加龙骨、牡蛎；咳而喘者，加麦冬；咳引胁下疼痛者，加柏子仁、川朴；气上冲而咳嗽者，加桂枝，治疗肺脾两虚之咳嗽110例。结果：全部治愈。其中服药最少3剂，最多20剂。

9.哮喘 《中国中西医结合杂志》（1998，12：753）：用六君子汤为基本方，咳喘重加紫菀、前胡、杏仁、苏子、炙麻黄；痰黄稠黏加桑白皮、天花粉；素体虚弱，易于外感者加黄芪、防风；久则气短，动则尤甚加补骨脂、核桃仁。水煎服，每日1剂，治疗30例咳嗽变异性哮喘。结果：治疗组临床控制15例，好转11例，总有效率为86.7%；对照组（25例，药用博利康尼）总有效率为52%，两组比较差异显著（$P<0.05$）。

10.糖尿病胃轻瘫 《山东中医杂志》（2005，3：171）：用六君子汤加减：党参30g，白术、茯苓12g，陈皮15g，半夏10g，甘草6g，随症加减，水煎服，给药2周，观察治疗后胃肠道症状消失的时间，治疗糖尿病胃轻瘫42例。结果：临床治愈（主症、次症完全消失，舌苔及脉象基本恢复正常；上消化道钡透示胃内潴留液消失，蠕动及排空正常）30例，显效（症状、体征较前明显好转；上消化道钡透示胃内有潴留液，蠕动及排空较前明显好转）9例，有效（症状、体征较前好转；上消化道钡透示胃内有潴留液及食物残渣，蠕动及排空较前好转）2例，无效（症状、体征无改善，上消化道钡透无明显好转）1例，总有效率97.6%。

曲末索饼子

【来源】《养老奉亲书》。

【别名】曲末索饼（《古今医统大全》卷八十七）。

【组成】曲末二两（捣为面） 白面五两 生姜汁三两 白羊肉二两（作臊头）

【用法】上以姜汁搜曲末，和面作之，加羊肉臊头及下酱椒五味煮熟。空心食之，一日一次，常服尤佳。

【主治】老人脾胃气弱，食不消化，羸瘦，举动无力，多卧。

羊脊粥

【来源】《养老奉亲书》。

【别名】羊脊髓粥（《医便》卷四）。

【组成】大羊脊骨一具（肥者，捶碎）　青粱米四合（净淘）

【用法】以水五升，煎取二升汁，下米煮作粥，空心食之。可下五味常服。

【主治】老人脾胃气弱，劳损不下食。

虎肉炙方

【来源】《养老奉亲书》。

【组成】虎肉半斤（切作脔）　葱白半握（细切）

【用法】上以椒酱五味调炙之。空心冷食。

【主治】老人脾胃虚弱，恶心下欲饮食，常呕吐者。

【宜忌】不可热食，否则损齿。

黄雌鸡馄饨

【来源】《养老奉亲书》。

【组成】黄雌鸡肉五两　白面七两　葱白二合（切细）

【用法】上以切肉作馄饨，下椒酱五味，调和煮熟，空心食之，每日一次。

【功用】益脏腑，悦泽颜色。

【主治】老人脾胃气弱，不多食，痿瘦。

椒面粥

【来源】《养老奉亲书》。

【别名】椒面羹（《饮膳正要》卷二）。

【组成】蜀椒一两（熬，捣为末）　白面四两

【用法】上和椒拌匀即煮，空心食之，一日一次。

《圣济总录》：将椒末于面内拌匀，于豉汁中煮令熟，空腹食之。

【功用】《药粥疗法》：暖胃散寒，温中止痛。

【主治】

1.《养老奉亲书》：老人脾胃虚弱冷痛，泄痢无常，不下食。

2.《圣济总录》：久患冷气，心腹结痛，呕吐不能下食。

3.《古今医统大全》：老人噎食，胸胁逆满，食不下。

藿菜羹

【来源】《养老奉亲书》。

【组成】藿菜四两（切）　鲫鱼肉五两

【用法】煮作羹，下五味椒姜，并调少面，空心食之，常以三五日服。

【功用】补益。

【主治】老人脾胃气弱，饮食不多，羸乏。

枳壳散

【来源】《传家秘宝》卷中。

【组成】白术（炒）　芎䓖　陈橘皮（去白，焙）　官桂　细辛　甘草（炙）　枳壳（炒，去白）　当归　芍药　人参　茯苓　厚朴（去皮，姜汁炙焦）各等分

【用法】上为细末。每服二钱，水一大盏，煎至六分，去滓温服。

【功用】中利胸膈，补和脾胃，通顺三焦。

灵液丹

【来源】《医方类聚》卷二〇四引《修真秘诀》。

【组成】硫黄一两（甘草水研七日，飞过）　半夏（汤洗十遍，入研碎，黄钵内研破令细）一两　赤小豆一分（别破入）

【用法】上相和匀，滴水为丸，如梧桐子大。每服十五丸，空心冷水送下。

【功用】久服元气壮盛，不畏寒暑，筋力百倍。

【主治】脾元虚弱。

调中散

【来源】《普济方》卷三十五引《杨子建万全护命方》。

【组成】蓬莪术　京三棱各三分　甘草　黄橘皮一两　独活　芎䓖　防风　桔梗　白芷　白术　木香各一两　青橘皮三钱

【用法】上为细末。每服二钱，空心入温盐煎点，任意吃。

【主治】胃气虚冷，少思饮食，面色萎黄，口无滋味，非时吐出清水，频发泄泻，忽时下黄沫白沫，

呕逆恶心，身多寒慄，唇皮无光，肌肤不泽，肠内虚鸣，心腹刺痛，忽然心中沉冷气膈不安，一切脾胃虚冷证候。

白术汤

【来源】《圣济总录》卷二十二。

【组成】白术（锉，炒）一两　厚朴（去粗皮，生姜汁炙透）　黄耆（细锉）　人参　白茯苓（去黑皮）　桔梗（锉，炒）　桂（去粗皮）　陈橘皮（汤浸，去白，焙）　甘草（炙，锉）各一两

【用法】上为末。每服五钱匕，水一盏半，煎至八分，去滓温服，不拘时候。

【主治】时气出汗吐下后，四肢羸劣，呕逆减食。

白豆蔻丸

【来源】《圣济总录》卷三十九。

【组成】白豆蔻（去皮）　陈橘皮（去白，焙）　厚朴（去粗皮，生姜汁浸，炙）　草豆蔻（去皮）　桂（去粗皮）　白术（炒）　干木瓜　人参　半夏（汤洗去滑七遍）各二两　缩砂蜜（去皮）　高良姜（炒）　甘草（炙，锉）　陈曲（炒）　麦蘖（炒）　木香　干姜（炮）　白茯苓（去黑皮）各一两　桃仁四两（去皮尖双仁，炒）

【用法】上为末，炼蜜为丸，如梧桐子大。每服三十丸至四十丸，空心米饮送下。

【主治】霍乱后，脾胃尚虚，谷气未实，津液内燥，令人烦躁，睡卧不安。

大养脾丸

【来源】《圣济总录》卷四十四。

【别名】养脾丸（《鸡峰普济方》卷十二）。

【组成】白术　荜茇　红豆（去皮）　胡椒　桂（去粗皮）　白茯苓（去黑皮）　附子（炮裂，去皮脐）　陈橘皮（汤浸，去白，焙）　诃黎勒（炮，去核）各三两　厚朴（去粗皮，生姜汁炙透）　干姜（炙）　陈曲（炒）　大麦蘖（炒）各二两

【用法】上为末，炼蜜为丸，如弹丸大。每服一丸，细嚼，米饮送下，食前服。

【功用】《鸡峰普济方》：养脾，健胃，和中，散风冷宿寒。

【主治】

1.《圣济总录》：脾虚饮食减少，肌肉羸瘦。

2.《鸡峰普济方》：腹心肋胁痞塞刺痛，呕逆恶心，吞酸食气，腹鸣洞泄泻，下痢频滑，后重里急；久新病后肌羸气劣，困怠无力，全不入食。

石亭脂丸

【来源】《圣济总录》卷四十四。

【组成】石亭脂二两（细研）　蚌粉五两

【用法】上药置于铫子内，先以蚌粉铺作坑子，投入石亭脂末，以慢火烧，勿令大焰，待药熔及微焰断，取出研细，于地上出火毒一夜，即和蚌粉，以粟米烂饭为丸，如绿豆大。每日十丸，空心米饮送下。

【主治】脾胃一切虚冷，大肠滑泄，下利青白，呕逆翻胃，面色萎黄。

补脾汤

【来源】《圣济总录》卷四十四。

【组成】厚朴（去粗皮，生姜汁炙透）　桂（去粗皮）　诃黎勒（煨，去核）各一两　当归（切，焙）　人参　丁香　白术　白豆蔻（去皮）　高良姜　陈橘皮（汤浸，去白，焙）各半两　吴茱萸（汤浸七次，焙干，炒）一分

【用法】上为末。每服三钱匕，水一盏，加生姜三片（切）、大枣二枚（擘破），同煎至六分，去滓，食前温服。

【主治】脾气不足，心腹胀痛，食则欲呕，四肢少力。

阿魏丸

【来源】《圣济总录》卷四十四。

【组成】阿魏（研）半两　蝎梢（炒，捣）　麝香（研）各一分　丹砂（研）半分　桃仁四十九枚（去皮尖双仁，生研）

【用法】上为末，酒煮面糊为丸，如梧桐子大。每服二十丸，不嚼，温酒送下，早晨、日午、临卧

各一服。

【功用】通和五脏。

【主治】脾胃虚寒，宿食不消，腹胀肠鸣。

附子汤

【来源】《圣济总录》卷四十四。

【组成】附子（炮裂，去皮脐）　人参各等分

【用法】上锉，如麻豆大。每服二钱匕，水一盏，加大枣二枚（擘破）　生姜三片，煎至六分，去滓，食前温服。

【主治】脾虚。

金液丸

【来源】《圣济总录》卷四十四。

【组成】京三棱（煨，锉）　蓬莪术（煨，锉）各二两半　丁香皮（锉）　青橘皮　陈橘皮（各汤浸去白，焙）　白术各二两　桂（去粗皮）一两　槟榔（锉）　丁香　甘草（炙）各半两　硇砂（别研，水飞）三钱　牵牛子（炒熟，捣末）三两　巴豆（去皮心膜，研，出油存性）四钱

【用法】上为末，醋煮面糊为丸，如绿豆大。每服七丸至十丸，食后米饮、茶、酒、熟水任下。

【主治】脾胃虚寒，宿食不消，心腹刺痛，不思饮食。

草豆蔻丸

【来源】《圣济总录》（人卫本）卷四十四。

【别名】豆蔻丸（原书文瑞楼本）。

【组成】草豆蔻（去皮）　干姜（炮）　桂（去粗皮）各一两　诃黎勒皮（焙）半两　甘草（炙）　白茯苓（去黑皮）　人参各三分

【用法】上为末，炼蜜为丸，如梧桐子大。每服二十丸，空心温酒或生姜汤送下。

【主治】脾久虚，不下食，痰逆恶心；脾胃久冷，气攻心腹，肠鸣胀满。

厚朴煮散

【来源】《圣济总录》卷四十四。

【组成】厚朴（去粗皮，生姜汁炙）　高良姜　白术　干木瓜（锉）各一两　人参　白茯苓（去黑皮）各一两半　肉豆蔻（煨，去壳）二枚　甘草（炙，锉）　干姜（炮）各半两　草豆蔻（煨，去皮）三枚

【用法】上为散。每服三钱匕，水一盏，煎至七分，去滓，空腹温服，一日二次。

【主治】脾胃虚冷，肠滑泄利，腹多胀满。呕逆不思食，羸瘦。

香橘汤

【来源】《圣济总录》卷四十四。

【组成】青橘皮（汤浸，去白，焙）　乌头（炮裂，去皮脐）　干姜（炮）　白豆蔻（去皮）各半两　益智（去皮）　甘草（炙）各一两　沉香一分　茴香子（微炒）一两半

【用法】上锉，如麻豆大。每服三钱匕，水一盏，入盐少许，大枣一枚（擘破），同煎至六分，去滓，食前温服。

【主治】脾虚，胸膈妨闷，不思饮食，四肢乏力，脐腹撮痛，大便滑泄。

养脾散

【来源】《圣济总录》卷四十四。

【组成】陈曲（炒）　白茯苓（去黑皮）　附子（炮裂，去皮脐）　诃梨勒（煨）　甘草（炙）　人参　草豆蔻（去皮，炮）各一两　干姜（炮）半两　麦蘖（炒）一两半　白豆蔻（去皮）一分　丁香（大者）五十粒

【用法】上为散。每服一钱匕，入盐少许，白汤点服；如中酒，加生姜两片，水煎服。

【主治】脾虚不思饮食，气逆渴泄，米谷不消。

温中散

【来源】《圣济总录》卷四十四。

【组成】陈曲（炒）　草豆蔻（去皮）　麦芽（炒）各一两　陈橘皮（汤浸，去白，焙）　甘草（炙）各半两　干姜（炮）一分

【用法】上为散。每服二钱匕，空心盐汤点服，如睡不稳，疲倦，临卧再服。

【主治】脾虚不能饮食，时发虚肿，胸胁胀满，夜睡不稳；及伤寒瘴疟后发浮肿。

温气煮散

【来源】《圣济总录》卷四十四。

【别名】顺气汤（《普济方》卷三十五）。

【组成】木香　陈橘皮（汤浸，去白，焙）当归（切，焙）青橘皮（汤浸，去白，焙）益智仁（去皮）京三棱（炮，锉）蓬莪术（炮）各半两　茴香子（炒）马蔺花（酒浸一宿，炒）甘草（炙）各一两　高良姜（炒）沉香（锉）丁香　肉豆蔻（去壳）诃黎勒皮各一分　槟榔三枚（炮，锉）

【用法】上为散。每服三钱匕，水一盏，入盐少许，同煎至六分，食前温服。

【主治】脾虚，心腹刺痛，四肢乏力，不思饮食。

熏陆香丸

【来源】《圣济总录》卷四十四。

【组成】熏陆香（研）沉香　人参　桂（去粗皮）白术　白豆蔻（去皮）各半两　木香　丁香　赤茯苓（去黑皮）莎草根（去毛）甘草（炙）各三分　丹砂（别研）安息香（别研）各一两

【用法】上为末，以安息香入蜜，同炼和丸，如鸡头子大。每服一丸，细嚼，空心、食前生姜汤或陈橘皮汤送下。

【主治】脾胃虚，宿食不消，胁肋胀满，胸膈不利，心腹引痛，不思饮食。

磨脾丸

【来源】《圣济总录》卷四十四。

【组成】补骨脂六两（炒令黄焦）京三棱一片（大者，炮，细碾罗取粉四两用）荜澄茄六两　黑豆一斤（汤去皮，焙干，炒令黄熟，细碾取粉四两用）槟榔四两　木香四两

【用法】上为末，水煮面糊为丸，如小豆大。每服二十丸，温米饮送下，不拘时候。

【功用】剖判清浊，交通上下，使脾气和实而能磨化水谷。

【主治】三焦气不升降，脾脏衰弱，胃气虚满，不思饮食，旧谷未消，新谷又入，脾胃气弱，不能磨化，谷气减耗，肌肉瘦瘁，面目萎黄，寒湿结瘀，饮气下流，溃伤肝肾，足胫虚浮，怠惰嗜卧，四肢不收。

藿香汤

【来源】《圣济总录》卷四十四。

【组成】藿香叶　缩砂仁　面曲（锉，炒）白术　草豆蔻（去皮）各二两　厚朴（去粗皮，锉）生姜（切）大枣各一斤　半夏四两（以上四味同捣烂，慢火炒干）甘草（炙）四两　人参一两半　陈橘皮（汤浸去白，焙）高良姜各一两

【用法】上锉，如麻豆大。每服三钱匕，水一盏，生姜三片，同煎至八分，去滓温服，不拘时候。

【主治】脾虚，饮食易伤，每至秋夏，脏腑不调，气逆痰呕，腹胀虚鸣。

人参汤

【来源】《圣济总录》卷四十五。

【组成】人参　白茯苓（去黑皮）白术　陈橘皮（汤浸，去白，焙）桂（去粗皮）各一两　厚朴（去粗皮，生姜汁炙）二两　半夏（汤洗去滑，炒）二两半　甘草（炙，锉）三分

【用法】上为粗末。每服三钱匕，水一盏，加生姜五片，煎至七分，去滓，空心温服。

【主治】脾胃虚冷，呕逆醋心，冷癖翻胃，中酒后不得食，面色萎黄。

人参散

【来源】《圣济总录》卷四十五。

【组成】人参　诃黎勒皮各三分　枳壳（去瓤，麸炒）槟榔（锉）各四钱　陈橘皮（汤浸，去白，焙）丁香各半两　木香一分

【用法】上为散。每服二钱匕，用姜米饮调下，空心、食前服。

【主治】脾脏冷气，腹胀虚鸣，饮食不化，泄泻不止。

大厚朴丸

【来源】《圣济总录》卷四十五。

【组成】厚朴（去粗皮，生姜汁炙焦） 白术各一两 陈曲（炒） 陈橘皮（汤浸，去白，焙干）各三分 麦蘖（炒） 人参 沉香（锉） 木香 丁香 甘草（炙）各半两 缩砂仁 草豆蔻（去皮） 槟榔（锉）各一分

【用法】上为末，炼蜜为丸，如樱桃大。每服一丸，空心、食前细嚼，橘皮汤送下。

【主治】脾胃虚冷，食已胀满，水谷不化。

太白汤

【来源】《圣济总录》卷四十五。

【组成】附子（炮裂，去皮脐）二两 青橘皮（汤浸去白，焙）一两 茴香子（炒） 干姜（炮） 木香（炮）各半两

【用法】上锉，如麻豆大。每服三钱匕，水一盏，加生姜二片，大枣一枚（擘破），同煎至七分，去滓温服，不拘时候。

【主治】脾虚冷，腹中雷鸣。

白豆蔻丸

【来源】《圣济总录》卷四十五。

【组成】白豆蔻（去皮） 木香 干姜（炮） 枳实（去瓤，麸炒）各一两 半夏（汤洗去滑七遍，焙）一两半 桂（去粗皮） 白术 细辛（去苗叶）各三分 诃黎勒皮一两一分 当归（切，焙）半两

【用法】上为末，酒煮面糊为丸，如梧桐子大。每服二十丸，空心、食前以米饮盐汤送下。

【主治】脾胃虚冷，胸膈痞滞，吐逆霍乱，脏腑滑利，水谷不消，胀满肠鸣。

白术藿香汤

【来源】《圣济总录》卷四十五。

【组成】白术一两 藿香二两 丁香 人参 赤茯苓（去黑皮） 半夏（汤洗七遍，切，炒） 陈橘皮（汤浸去白，焙）各一两 厚朴（去粗皮，生姜汁炙，锉）一两 甘草（炙，锉）半两 前胡（去芦头）一两一分 槟榔（大者，锉）五枚

【用法】上为粗末。每服三钱匕，水一盏，加生姜三片，同煎至七分，去滓，空心、食前服，一日三次。

【主治】脾胃气弱，呕吐不下食。

半夏汤

【来源】《圣济总录》卷四十五。

【组成】半夏（白矾水煮，焙） 白扁豆各一两 人参 枳壳（去瓤，麸炒）各半两

【用法】上为粗末。每服二钱匕，水一盏，加生姜三片，大枣一个（擘破），同煎至七分，去滓温服。

【主治】脾胃虚冷，饮食不化，呕逆多痰。

半夏饮

【来源】《圣济总录》卷四十五。

【组成】半夏（为末，生姜汁制饼，晒干） 厚朴（去粗皮，生姜汁炙）各二两 陈橘皮（汤浸，去白，焙） 人参 白术各一两半

【用法】上为粗末。每服三钱匕，水一盏半，加生姜五片，大枣二个（擘），同煎至八分，去滓温服。

【主治】脾胃虚弱，不能饮食，干哕恶心，或水谷不化。

豆蔻汤

【来源】《圣济总录》卷四十五。

【组成】草豆蔻（薄面裹烧香熟并面用）二两 桂（去粗皮） 陈橘皮（汤去白，焙）四两 高良姜四两 甘草（炙）四两 陈粟米（炒焦，研末）八两

　　方中桂用量原缺。

【用法】上为末，入粟米末拌匀，再罗过。每服三钱匕，淘米清泔一盏半，生姜三片，大枣五枚（劈破），同煎至八分，去滓，空心、食前热服。

【主治】脾胃虚冷，水谷不化，腹内疗刺撮痛，脏腑不调，及因冷物伤脾，吐泻不止。

谷神丸

【来源】《圣济总录》卷四十五。

【组成】小麦（炒）　陈曲（炒）各一两半　乌梅肉（炒）一两　生姜（切，焙）　陈橘皮（焙，去白）　枳实（去瓤，麸炒）各半两

【用法】上为末，炼蜜为丸，如梧桐子大。每服三十丸，食后米饮送下。

【主治】脾胃虚冷，气久不顺，中脘痞闷，全不思食，痰逆呕哕，水谷迟化。

辛香散

【来源】《圣济总录》卷四十五。

【组成】细辛（去苗叶）半两　丁香一分

【用法】上为细散。每服二钱匕，煎柿蒂汤调下，不拘时候。

【主治】脾胃虚弱，呕哕寒痰，饮食不下。

附子丸

【来源】《圣济总录》卷四十五。

【组成】附子（去皮脐，汤浸透，切作片子，焙）一两　木香　硇砂（水飞，去砂石，熬令熟）各半两

【用法】上为末，以酒一升，煮尽焙干，以炊饼末三两一处和拌，滴水为丸，如梧桐子大。每服二十丸，空心米饮送下。

【主治】久病脾脏虚冷，饮食不下，心腹疼痛，面目浮肿，滑泄自利，两胁胀满。

青木香丸

【来源】《圣济总录》卷四十五。

【组成】木香一两半　厚朴（去粗皮，生姜汁炙）二两半　人参　附子（炮裂，去皮脐）　芎藭　羌活（去芦头）　桂（去粗皮）　白术　枳壳（去瓤，麸炒）　槟榔（锉）　甘草（炙，锉）　陈橘皮（汤浸，去白，焙）　吴茱萸（汤洗，焙干，炒）各一两　黄耆（锉）　熟干地黄（焙）各二两

【用法】上为末，炼蜜为丸，如梧桐子大。每服二十丸，空心温酒送下。

【主治】脾胃风劳冷气。

和胃丸

【来源】《圣济总录》卷四十五。

【组成】厚朴（去粗皮，生姜汁炙透）四两　干姜（炮）　当归（切，焙）各一两半　人参　槟榔（锉）各一两一分　陈橘皮（汤浸，去白，焙）　白术　半夏（汤洗七遍，去滑，焙）各二两　桔梗（焙）一两　甘草（炙）半两　诃黎勒皮三分

【用法】上为末，酒面糊和丸，如梧桐子大。每服十五丸至二十丸，温生姜枣汤送下，米饮亦得，不拘时候。

【主治】脾胃虚冷，食即呕逆，水谷不化，或时泄利。

建中散

【来源】《圣济总录》卷四十五。

【组成】白术　枳实（麸炒）　人参　白芍药　干姜（炮）　桂（去粗皮）　高良姜（锉）　丹参　大腹皮　槟榔（锉）　吴茱萸（汤浸，焙干，炒）　陈橘皮（汤浸，去白，焙）　厚朴（去粗皮，生姜汁炙）　桔梗（锉，炒）　干木瓜　艾枝（炙）　草豆蔻（去皮）各等分

【用法】上为散。每服三钱匕，温酒调下。

【主治】脾胃气虚弱，呕吐不下食，脐腹胀痛，积聚不消。

厚朴丸

【来源】《圣济总录》卷四十五。

【组成】厚朴（去粗皮，生姜汁炙）　肉豆蔻（去壳）　附子（炮裂，去皮脐）各三分　胡椒　高良姜　桂（去粗皮）　干姜（炮）　丁香　槟榔（锉）各半两　硇砂（通明者，研）一分　巴豆（去皮心膜，出油取霜，研）一分　大枣三十个（草乌头二两，实白者，杵碎，生姜自然汁慢火同煮令透软，拣出枣，剥去皮核，研，乌头不用）

【用法】上为末，合研匀，以枣肉膏和剂，如硬，量加蒸枣肉为丸，如梧桐子大。每服五丸至七丸，

空心、食前煎陈橘皮、木香、生姜汤送下。如饮食消化迟，停滞胸膈，即不拘时候服。

【主治】脾脏冷气攻心腹多疼，胁肋虚胀，胸膈痞闷，痰逆恶心，呕吐酸水，肠鸣泄泻，不思饮食，虽食迟化，留滞脏腑，面色萎黄，四肢少力，气出多寒，手足逆冷，肌体羸瘦。

厚朴汤

【来源】《圣济总录》卷四十五。

【组成】厚朴（去粗皮，涂生姜汁炙熟）三两　人参　陈橘皮（去白，焙）各一两

【用法】上为粗末。每服五钱匕，水一盏半，同煎至八分，去滓温服。

【主治】脾胃虚冷，气逆呕吐，不能下食。

厚朴汤

【来源】《圣济总录》卷四十五。

【组成】厚朴（去粗皮，生姜汁炙）　白茯苓（去黑皮）　人参　草豆蔻（去皮）　陈橘皮（汤浸，去瓤，焙，炒）各三分　半夏（汤洗去滑，生姜汁制）　桂（去粗皮）　木香　白术（炒）　枳壳（去瓤，麸炒）各半两

【用法】上为粗末。每服四钱匕，水一盏半，加生姜三片，大枣一个（擘），煎至七分，去滓，食前温服。

【主治】脾脏虚冷，腹胀肠鸣，绞痛泄泻，饮食不化。

趁气丸

【来源】《圣济总录》卷四十五。

【组成】胡椒（炒）一百粒　木香三钱　槟榔一枚（锉）　蝎梢（炒）二钱　阿魏（醋化，去砂入药）　陈橘皮（汤浸，去白，焙）各一钱　肉豆蔻（去壳）二枚　莱菔子（炒）一分

【用法】上为末，生姜自然汁煮面糊和丸，如豌豆大。每服二十丸，温酒或陈橘皮汤送下，不拘时候。

【主治】脾虚冷气，腹胀虚鸣，腰腿肿刺痛。

集圣汤

【来源】《圣济总录》卷四十五。

【组成】附子（炮裂，去皮脐）　桂（去粗皮）　干姜（炮）　甘草（炙，锉）各一两　荜澄茄一分

【用法】上锉如麻豆大。每服三钱匕，水一盏，加盐一捻，同煎至七分，去滓服。

【主治】脾胃气不足，风冷乘之，与正气交击，心腹疼痛。

藿香厚朴汤

【来源】《圣济总录》卷四十五。

【组成】藿香叶　厚朴（去粗皮，用生姜二两切片，大枣十个擘破，同煮半日取出，去姜、枣，锉，焙）　半夏（浆水浸一宿，切，汤洗七遍，入粟米一合同炒黄，去米）　甘草（生，锉）　人参　白茯苓（去黑皮）各一两　陈橘皮（汤浸去白，焙）半两

【用法】上为粗末。每服三钱匕，水一盏，入生姜三片，大枣二个（擘破），同煎至七分。去滓温服，不拘时候。

【主治】脾胃气虚弱，呕吐不下食。

二橘散

【来源】《圣济总录》卷四十六。

【组成】青橘皮（汤浸去白，焙）　陈橘皮（汤浸，去白，焙）各一两　益智（去皮，微炒）　茴香子（炒）　京三棱（煨，推碎）　木香　肉豆蔻仁各三分　缩沙蜜（去皮）　人参各一两　姜黄　甘草（炙，锉）各半两

【用法】上为散。每服二钱匕，入盐少许，空心、食前沸汤点服。

【功用】养脾胃，进饮食。

丁香汤

【来源】《圣济总录》卷四十六。

【组成】丁香一两　附子（炮裂，去皮脐）　干姜（炮）　胡椒　青橘皮（去白，焙）　陈橘皮（去白，焙）　益智（去皮）　高良姜　红豆　甘草

（炙）各半两

【用法】上药锉如麻豆大。每服三钱匕，水一盏，加生姜一枣大（拍破），同煎至七分，去滓热服。

【主治】脾胃气虚，风冷乘之，腹内虚满，有妨饮食。

七气汤

【来源】《圣济总录》卷四十六。

【组成】人参　白茯苓（去黑皮）　白术　甘草（炙，锉）　诃黎勒（去核）　连皮大腹（锉）　草豆蔻仁各一两

【用法】上为粗末。每服三钱匕，水一盏，煎至七分，去滓温服。

【功用】和顺三焦，消化痰饮。

【主治】脾虚，脏腑秘泄不常，腰重头昏，舌干眼涩，食后多胀，肢体疼倦。

【加减】寒多者，更加附子（炮裂，去皮脐）一两。

人参汤

【来源】《圣济总录》卷四十六。

【组成】人参　半夏（汤洗去滑，生姜汁制）　草豆蔻（去皮）　大腹皮（锉）　前胡（去芦头）　陈橘皮（汤浸，去白，焙）　桂（去粗皮）　芍药　当归（切，焙）　白茯苓（去黑皮）各等分

【用法】上为粗末。每服三钱匕，水一盏半，加生姜半分（切），大枣二枚（擘），煎至八分，去滓稍热服，不拘时候。

【主治】脾胃气虚弱，肌体羸瘦。

人参茯苓汤

【来源】《圣济总录》卷四十六。

【组成】人参　白茯苓（去黑皮）　益智（去皮，微炒）　桔梗（炒）各三分　前胡（去芦头）一两　旋覆花二两　木香半两　甘草（炙，锉）一分　枇杷叶（炙，去毛）　柴胡（去苗）各三分　陈橘皮（汤浸，去白，焙）一分　大腹（锉）五枚

【用法】上为粗末。每服五钱匕，水二盏，加生姜三片，大枣二枚（擘破），同煎至一盏，去滓温

服，空心、夜卧各一。

【主治】脾胃气弱，不思饮食，日渐黄瘦。

大腹木香汤

【来源】《圣济总录》卷四十六。

【组成】大腹（锉）　木香各一两　前胡（去芦头）　肉豆蔻（去壳）　人参　白茯苓（去黑皮）各半两　京三棱（炮，锉）一两半　干姜（炮）　青橘皮（汤浸，去白，焙）　诃黎勒（炮，去核）各半两　陈曲（微炒）一两　桂（去粗皮）　大麦芽（微炒）各半两　厚朴（去粗皮，生姜汁炙）一两　半夏（汤洗七遍，去滑，焙）半两

【用法】上为粗末。每服三钱匕。水一盏，加生姜三片，大枣二枚（去核），同煎至七分，去滓，稍热食前服。

【主治】脾气虚弱，心腹胀满，呕吐痰逆，胸膈不利，腹胁刺痛，不思饮食。

山芋丸

【来源】《圣济总录》卷四十六。

【组成】山芋（锉）一两　五味子（净拣）三分　黄耆（细锉）一两　白术三两　人参一两

【用法】上为细末，炼蜜为丸，如梧桐子大。每服二十丸或三十丸，食前温米饮送下。

【功用】补不足，进饮食。

【主治】脾胃气虚弱，肢体羸瘦。

山芋丸

【来源】《圣济总录》卷四十六。

【组成】山芋　白术各一两　人参三分

【用法】上为细末，煮白面糊为丸，如小豆大。每服三十丸，空心、食前温米饮送下。

【主治】脾胃虚弱，不进饮食。

木香丸

【来源】《圣济总录》卷四十六。

【组成】木香　茴香子（炒）　缩砂蜜（去皮）　青橘皮（汤浸，去白，焙）　蓬莪术（煨，捶

碎）　红豆　高良姜　楝实（锉，炒）　丁香皮（锉）　陈橘皮（汤浸，去白，焙）各半两　桔梗（炒）三两　芍药二两　益智（去皮）一两半　五味子　桂（去粗皮）各一两　甘草（炙，锉）三分　胡椒半两

【用法】上为末，用粟米饭为丸，如绿豆大。每服十五丸，加至三十丸，生姜汤送下，如伤水，多嚼服亦得。

【主治】脾胃气虚，不思饮食。

乌术丸

【来源】《圣济总录》卷四十六。

【组成】草乌头（净洗）一斤　苍术二斤　陈橘皮（去白）半斤　甘草（生，椎碎）四两　黑豆三升

【用法】上药用水一石，煮干为度，去却橘皮、黑豆、甘草，只取草乌头、苍术二味，晒干，粗捣筛，焙干，为末，酒煮面糊为丸，如梧桐子大，焙干，收瓷器中。每服三十丸，空心、晚食前盐汤或温酒送下。

【功用】补脾胃，壮气进食，祛风。

【主治】脾胃虚弱，久积冷气，饮食减少，腹内诸疾。

白术丸

【来源】《圣济总录》卷四十六。

【组成】白术　诃黎勒（去核）　厚朴（去粗皮，生姜汁炙，焙干）　山芋　丁香　木香　甘草（炙）　白茯苓（去黑皮）　青橘皮（汤浸，去白，焙）各一两

【用法】上为末，煮大枣肉为丸，如梧桐子大。每服二十丸至三十丸，煎粟米、姜、枣汤送下，食前、早晚各一次。

【功用】止喘闷，定呕逆，进饮食，除腹胁胀痛。

【主治】脾虚。

白豆蔻散

【来源】《圣济总录》卷四十六。

【组成】白豆蔻仁　厚朴（去粗皮，生姜汁炙，

锉）　白术　沉香（锉）　陈橘皮（汤浸，去白，焙）　甘草（炙）各等分

【用法】上为散。每服二钱匕，入盐少许，食前沸汤点服。

【主治】脾胃气弱，不进饮食。

白豆蔻散

【来源】《圣济总录》卷四十六。

【组成】白豆蔻仁　桂（去粗皮）　木香　人参各半两　曲（炒）　京三棱（炮，锉）　陈橘皮（去白，切，焙）　大麦（炒）各三分　干姜（炮裂）　甘草（炙）各一分

【用法】上为细散。每服二钱匕，加生姜三片，盐少许，食前沸汤点服。

【主治】脾胃气虚弱，不能饮食。

团参丸

【来源】《圣济总录》卷四十六。

【组成】团参　白术　山芋　枣（焙干为末）　陈仓米（炒黄色）各一两　甘草（炙）一分　草豆蔻（去皮）半两

【用法】上为细末，炼蜜为丸，如樱桃大。每服一丸，米饮嚼下，一日三次。

【主治】脾胃气虚，肌体羸瘦。

肉豆蔻丸

【来源】《圣济总录》卷四十六。

【组成】肉豆蔻（去壳）一分　诃黎勒一两（面裹，火炮，去皮）　吴茱萸（汤洗，焙干，炒）　防风（去叉）　厚朴（去粗皮，生姜汁炙）　芎䓖　苍术（米泔浸一宿，切，焙）　藿香叶　独活（去芦头）各一分　石硫黄一两（别研）

【用法】上药除硫黄外，为细末，同拌匀，炼蜜为丸，如梧桐子大。三十丸，空心米汤送下。

【主治】脾胃虚弱，肌体羸瘦。

异效散

【来源】《圣济总录》卷四十六。

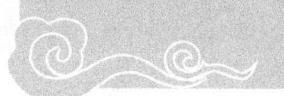

【组成】京三棱（锉，汤浸一宿，焙干）白术各三两 甘草（炙，锉）二两 麦蘖（微炒）陈曲（微炒）各一两 高良姜半两 肉豆蔻二枚（去核）青橘皮（汤浸，去白，焙）陈橘皮（汤浸，去白，焙）各一两 草豆蔻三枚（去皮）

【用法】上为细散。每服二钱匕，入盐少许，空心、食前沸汤点服。

【主治】脾气虚弱，饮食不美，心胸膨胀，胁肋痞满，噫气不通，满闷噎塞，积滞不消，结聚癥瘕。

豆蔻散

【来源】《圣济总录》卷四十六。

【组成】草豆蔻（面裹煨熟，去皮取肉）茴香子（炒）各一两 木香半两 陈曲（微炒）麦芽（炒）各二两 厚朴（去粗皮，生姜汁炙）干姜（炮）陈橘皮（汤浸，去白，焙）各一两

【用法】上为散。每服二钱匕，先嚼煨生姜少许，沸汤调下，食前服。

【主治】脾气虚弱，腹内膨胀，不思饮食。

吴茱萸丸

【来源】《圣济总录》（人卫本）卷四十六。

【别名】茱萸丸（原书文瑞楼本）。

【组成】吴茱萸（汤洗，焙干炒）六两 附子（炮裂，去皮脐）二两半 桂（去粗皮）四两 荜茇 厚朴（去粗皮，生姜汁炙）干姜（炮）荜澄茄 胡椒（炒）各二两

【用法】上为末，炼蜜为丸，如梧桐子大。每服二十丸至三十丸，米饮送下。

【主治】脾虚吞酸呕逆，腹痛泄泻，不思饮食，腹胁膨胀。

沉香丸

【来源】《圣济总录》卷四十六。

【组成】沉香（锉）附子（炮裂，去皮脐）厚朴（去粗皮，生姜汁炙）白术 荜茇 肉豆蔻（去壳）茴香子（微炒令香）胡椒 陈曲（炒）桃仁（去双仁皮尖，炒）各一两 楝实（取皮肉，炒）二两 阿魏 硇砂（无石者佳）各半两（研）

【用法】除硇砂、阿魏外，上为末，将硇砂、阿魏用好酒三升，银铜石锅内熬成膏，和上药为丸，如梧桐子大。每服二十丸，早晨、晚间腹空时，以茶酒盐汤任嚼下。

【主治】脾胃气虚弱，肌体羸瘦。

沉香陈曲丸

【来源】《圣济总录》卷四十六。

【组成】沉香半两 陈曲（微炒）木香 槟榔（锉）半夏（汤洗七遍，焙）陈橘皮（汤浸，去白，焙）人参 白豆蔻（去皮）麦蘖（微炒）各一两 诃黎勒皮 厚朴（去粗皮，生姜汁炙）白术各二两 丁香 荜澄茄各半两

【用法】上为末，炼蜜为丸，如梧桐子大。每服三十丸，空心、食前以米饮送下。

【主治】脾胃气虚，食少无力。

补脾汤

【来源】《圣济总录》卷四十六。

【组成】禹余粮（煅，醋淬，研入）大麻仁（研）干姜（炮）白术 甘草（炙）各二两 桑根白皮（锉）人参各三两

【用法】上为粗末。每服三钱匕，水一盏，加大枣二枚（擘破），煎至七分，去滓，空心顿服。

【主治】脾气不足，腹胀食欲呕，口舌干涩，四肢无力，喜怒不常，不欲见人，心烦多忘，咽喉闭塞，面黄。

陈橘皮煎丸

【来源】《圣济总录》卷四十六。

【组成】陈橘皮一斤（用水浸，去白，焙干，杵为细末，醋一斗熬为膏）沉香（锉）二两 干姜（炮裂）四两 桂（去粗皮）四两 附子（炮裂，去皮脐）四两 草薢（锉）二两 当归（洗，切，焙干）二两 京三棱（炮熟，锉）二两 厚朴（去粗皮，生姜汁炙令黑色）四两

【用法】上药杵八味为末，用陈橘皮膏为丸，如梧桐子大。每服二十丸，空心、食前温酒送下，不嚼。陈米饮送下亦得。

【主治】脾胃虚弱，面黄肌瘦，腰膝疼痛，寒痰呕逆，腹胁痃癖气痛。

育神汤

【来源】《圣济总录》卷四十六。

【组成】厚朴（去粗皮，生姜汁炙）二两　丁香半两　附子（炮裂，去皮脐）白术各一两　木香半两　当归（切，焙）人参各一两半　诃黎勒（煨，去核）一两　干姜（炮）三分　桂（去粗皮）一两　甘草（炙）半两　白茯苓（去黑皮）一两

【用法】上为粗末，入净瓷器中收贮。每服五钱匕，水一盏半，入生姜半分，大枣二枚（擘破），同煎至八分，去滓，食前温服。

【主治】脾气虚弱，腹胁膨胀，吃食不消，面色萎黄，四肢劣弱。

香朴丸

【来源】《圣济总录》卷四十六。

【组成】沉香（锉）二两　茴香子（炒）二两　厚朴（去粗皮）五两　附子（去皮脐，生用）二两　蜀椒（取红）二两

【用法】上除椒红、沉香、茴香子外，用浆水六升，青盐三两，生姜三两（切作片子）同于银锅中煮令水尽，晒干，加椒红、沉香、茴香子，为细末，以水浸炊饼为丸，如梧桐子大。每服三十丸，空心温酒送下。

【主治】脾胃气虚弱，面黄肌瘦，小便频数，脐腹疼痛，不能饮食。

姜蜜煎

【来源】《圣济总录》卷四十六。

【组成】生姜汁一合　蜜一合　生地黄汁一升

【用法】相和，以慢火煎如稀饧。每服半匙，温酒化服，空心、晚食前各一服。

【主治】脾胃气虚弱，不能饮食，肌体黄瘦。

桔梗丸

【来源】《圣济总录》卷四十六。

【组成】桔梗（炒）二两　防风（去叉）禹余粮（醋淬，研）远志（去心）萆薢　鹿茸（去毛，酥炙）橘皮（汤浸，去白，焙）芜荑　紫石英（研）桂（去粗皮）干姜（炮）各一两　吴茱萸（汤洗，焙干，炒）甘草（炙，锉）各三分

【用法】上为末，炼蜜为丸，如梧桐子大。每日二十丸，空心米饮送下。

【主治】脾胃冷气，腹内雷鸣，冷气入腹中，脘痞闷，胁肋胀满，饮食不下。

调中思食丸

【来源】《圣济总录》卷四十六。

【组成】陈曲（捣碎，炒黄色）陈橘皮（汤浸去白，焙）人参　麦蘖（炒黄色）钟乳粉　槟榔（大者，锉）白术　半夏曲　枳壳（去瓤麸炒）各半两

【用法】上除钟乳别入外，余为细末，拌匀，炼蜜为丸，如梧桐子大。每服二十丸，食前温米饮送下。

【主治】脾胃气虚弱，肌体羸瘦。

黄耆汤

【来源】《圣济总录》卷四十六。

【组成】黄耆（锉）枳壳（去瓤，麸炒）人参　白茯苓（去黑皮）白术　陈橘皮（汤浸，去白，焙）桔梗（炒）各一两　厚朴（去粗皮，生姜汁炙）一两半　桂（去粗皮）一两

【用法】上为粗末。每服五钱匕，水一盏半，加生姜三片、大枣二枚（擘破），同煎至八分，去滓，空心温服。

【功用】进食。

【主治】脾胃气虚弱。

黄耆汤

【来源】《圣济总录》卷四十六。

【组成】黄耆（锉）三分　甘草（炙，锉）半两　厚朴（去粗皮，生姜汁炙）二两　干姜（炮）三分　桂（去粗皮）白术　熟干地黄（焙）人参　白茯苓（去黑皮）当归（切，焙）附子

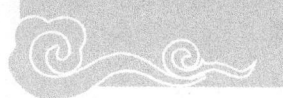

（炮裂，去皮脐） 陈橘皮（汤浸，去白）各一两

【用法】上为粗末。每服五钱匕，水一盏半，加生姜三片，大枣二枚（擘破），同煎至八分，去滓温服，不拘时候。

【主治】脾胃气虚弱，四肢少力，肌体羸瘦，不欲饮食。

黄耆煮散

【来源】《圣济总录》卷四十六。

【组成】黄耆（锉）二两 人参 白茯苓（去黑皮） 葛根（锉） 厚朴（去粗皮，生姜二两取汁涂，慢火炙尽）各一两 诃黎勒（炮，去核）一两半 木香 甘草（炙）各半两 半夏三分（水洗七遍，去滑，生姜一两半取汁浸一宿，炒干） 干姜（炮）一分

【用法】上为末。每服二钱匕，水一盏，加入生姜三片，枣二枚（擘），煎至七分，不拘早、晚温服。

【功用】美饮食，长肌肉，强心力。

【主治】脾胃气虚弱，肌体羸瘦，虚倦。

粟附丸

【来源】《圣济总录》卷四十六。

【组成】陈粟米一升 附子一两（共得二枚者）

【用法】上同于锅铫内，入水煮令附子透，取出附子切作片子，焙干，又别取陈粟米半升，水淘令净，控干，文火炒令香熟，同附子碾为末，取原煮附子者粟米粥和丸，如梧桐子大。每服三十至五十丸，空心、食前陈橘皮汤送下。

【主治】脾胃虚弱，四肢倦怠，肌体瘦弱，脏腑受湿，大便频数，全不思食。

蜀椒丸

【来源】《圣济总录》卷四十六。

【组成】蜀椒（去目及闭口者）十两 厚朴（去粗皮）十两（以生姜汁炙令香，细锉） 盐花十两 附子（炮裂，去皮脐，锉碎）二两

【用法】上以水一斗，于银石器内以文武火熬，候水尽为度，焙干为末，炼蜜同糯米粉糊为丸，如梧桐子大。每服二十丸至三十丸，空心温酒送下；

如大肠滑泄，生姜米饮送下。

【主治】脾胃气虚弱，多困羸瘦，面黄口淡，不思饮食。

橘红散

【来源】《圣济总录》卷四十六。

【组成】陈橘皮（去白）二两（以生姜四两取自然汁，拌匀，慢火炒干） 陈曲（炒） 麦蘖（炒） 杏仁（汤浸，去皮尖双仁，麸炒，别研）各二两 甘草（炙）一两半 人参 草豆蔻（去皮，面裹煨熟，去面） 山芋各一两

【用法】上为细散。每服二钱匕，加生姜两片，盐少许，沸汤点服。

【主治】脾气虚弱，宿寒留滞，胃受水谷不能磨化，心腹胀满。

乌头汤

【来源】《圣济总录》卷四十七。

【组成】乌头（炮裂，去皮脐）三两 益智（去皮，炒）三两 青橘皮（汤浸，去白，焙）一两半 木香 诃黎勒（去核）各半两 山芋二两 粟米五两 白盐（炒）一两

【用法】上为粗末。每服三钱匕，水一盏，煎至七分，去滓，食前温服。

【主治】胃气虚冷，不思饮食，胁肋胀满，胸膈不快，脏腑不利。

大建中汤

【来源】《圣济总录》卷五十。

【组成】干姜（炮裂）一两半 芍药 甘草（炙，锉） 桂（去粗皮）各一两

【用法】上为粗末。每服二钱匕，加大枣三枚（去核），饧一块，水一盏，煎至七分，去滓，空腹温服，一日三次。

【主治】大肠虚。

化痰丸

【来源】《圣济总录》卷五十四。

【组成】半夏四两（汤洗七遍，焙干）矾石（烧灰，研）一两

【用法】上为细末，以生姜自然汁煮枣，取肉为丸，如梧桐子大。每服十五丸，生姜汤送下，不拘时候。

【主治】中焦有寒，痰逆不思饮食。

均气丸

【来源】《圣济总录》卷五十四。

【组成】茴香子（炒）木香 桂（去粗皮）桃仁（汤浸，去皮尖，炒）京三棱（炮）青橘皮（去白）莱菔子（炒）槟榔（锉）沉香各半斤 厚朴（去粗皮，姜汁炙）一斤

【用法】上为末，酒煮面糊为丸，如梧桐子大。每服五十丸，温熟水送下。不拘时候。

【功用】常服健脾暖胃，调中进食，消饮匀气。

【主治】脾胃气弱，不思饮食，呕逆吞酸，腹内虚鸣，下利胀满，饮食迟化，气道痞涩，升降不匀，水饮停滞，胸下偏痛，寒气加之，结聚成形，动气癖结，痼冷陈寒，久而不去者。

补和汤

【来源】《圣济总录》卷五十四。

【组成】人参 黄耆（锉）白术 甘草（炙，锉）干姜（炮）白豆蔻（去皮）苍术（米泔浸一宿，锉，焙，微炒）陈橘皮（去白，微炒）各一两

【用法】上为粗末。每服三钱匕，加生姜三片，水一盏，同煎至七分，去滓，稍热服。

【功用】调气进食。

【主治】三焦俱虚，脾胃诸疾。

陈曲丸

【来源】《圣济总录》卷五十四。

【组成】陈曲（炒黄）木香 厚朴（去粗皮，生姜汁炙）甘草 槟榔 青橘皮（去白）白术 枳壳（麸炒，去瓤）京三棱（炮）各八两 干姜（炮）桂（去粗皮）各十二两

【用法】上为末，水煮面糊为丸，如梧桐子大。每服五七丸，温米饮送下，不拘时候。

【主治】中寒胃虚，饮食迟化，气不升降，呕逆恶心，留饮寒痰，癖结动气，胁下逆满，有时而痛，按之有形，或按有声，膈脘虚痞，食物多伤，噫气醋臭，心腹常疼，霍乱吐逆，烦闷不安。

姜枣丸

【来源】《圣济总录》卷五十四。

【组成】桂（去粗皮）附子（炮裂，去皮脐）干姜（炮）陈橘皮（去白，焙）人参 白茯苓（去黑皮）厚朴（去粗皮，生姜汁炙热）各一两 陈曲（炒黄色）二两

【用法】上为末，姜汁煮枣取肉为丸，如梧桐子大。每服三十丸，空心食前温酒送下。

【功用】进饮食，益脾元。

【主治】中焦寒。

黄耆汤

【来源】《圣济总录》卷五十四。

【组成】黄耆一两 防风（去叉）细辛（去苗叶）桂（去粗皮）柏子仁（别研）陈橘皮（去白，焙）人参各半两 甘草（炙）一分 芎藭半两 吴茱萸（汤浸，焙干，炒）一钱

【用法】上除研者外，粗捣筛拌匀。每服五钱匕，加生姜五片，大枣二枚（擘破），水一盏半，煎至八分，去滓，食前温服。

【主治】中焦虚寒，目中急痛，耳鸣胫寒。

紫苏汤

【来源】《圣济总录》卷五十四。

【组成】紫苏茎叶 藿香叶 赤茯苓（去黑皮）甘草（炙，锉）人参 桔梗（炒）葛根各一两 丁香枝杖半两

【用法】上为粗末。每服三钱匕，水一盏，煎至七分。去滓温服。

【主治】中焦有寒。

半夏饮

【来源】《圣济总录》卷六十三。

【组成】半夏三分（姜汁浸，炒） 白术一两 槟榔五枚（生，锉） 甘草（生，锉）半两

【用法】上为粗末。每服五钱匕，水一盏，煎至八分，去滓热服，不拘时候。

【主治】脾胃虚寒，痰涎壅滞，呕吐不止。

陈橘皮丸

【来源】《圣济总录》卷六十三。

【组成】陈橘皮（去白，焙）四两 厚朴（去粗皮，生姜汁炙，锉）一两 肉豆蔻（去壳） 干姜（炮裂） 木香 吴茱萸（醋炒，焙） 白术（锉，炒） 诃黎勒皮 桂（去粗皮）各三分 甘草（炙，锉）一分 枳壳（去瓤，麸炒） 沉香（锉） 芍药（炒） 丁香 阿魏各半两（酒煮后细研，更用酒煎，入少陈曲末同煎成膏，丸诸药末）

【用法】上将前十四味为末，用阿魏煎为丸，如梧桐子大。每服二十丸，空心米饮送下。

【主治】脾胃气虚弱，呕吐不食，腹中虚鸣。

茯苓汤

【来源】《圣济总录》卷六十三。

【别名】茯苓散（《普济方》卷二〇六）。

【组成】茯苓（去粗皮） 知母 白术 枳壳（麸炒，去瓤） 人参（去芦头） 芦根（切） 甘草（微炙赤，锉） 半夏（汤洗，去滑）各一两

【用法】上为粗末。每服三钱匕，水一盏半，加生姜七片，薤白二寸（切），同煎至七分，去滓温服，不拘时候。

【主治】脾胃虚弱，不思饮食，呕吐。

厚朴丸

【来源】《圣济总录》卷六十三。

【组成】厚朴（去粗皮，姜汁炙）一斤 半夏（洗去滑，焙，切）半斤 大枣（生绢袋盛）三斤 生姜三斤（研取汁尽，更入水二碗，绞取汁）

【用法】上药于银器内用文武火煮尽姜汁，取厚朴、半夏焙干，为末，大枣去皮核，入前药于臼中，再捣为丸，如梧桐子大。每服二十丸，空心、临卧温酒送下。

【主治】脾胃虚寒，痰盛呕吐。

藿香半夏丸

【来源】《圣济总录》卷六十三。

【组成】藿香叶半两 半夏一两（捣碎，炒） 丁香皮（舶上者） 丁香各半两 水银沙子一分（研）

【用法】上为末，同水银研匀，酒煮面糊和丸，如梧桐子大。每服七丸至十丸，生姜人参汤送下，不拘时候。

【主治】脾胃虚寒，痰盛，呕吐不定。

小麝香丸

【来源】《圣济总录》卷六十四。

【组成】吴茱萸二两（炒） 木香一两 桂（去粗皮）一两 陈粟米四两（用巴豆四十九枚，去皮，同炒令转色，去巴豆不用）

【用法】上为末，醋煮面糊为丸，如绿豆大。每服七丸或十丸，食后温熟水送下。

【主治】脾胃气弱，不能饮食，肌肤瘦瘁，心胸膨闷，胁肋虚胀，大便秘、利不定；小儿诸疳黄疸。

白豆蔻汤

【来源】《圣济总录》卷六十四。

【组成】白豆蔻（去皮） 半夏（为末，生姜汁和作饼，焙干） 槟榔（锉） 丁香 甘草（炙锉） 青橘皮（去白，切，焙）各一两

【用法】上为粗末。每服二钱匕，水一盏，加生姜三片，煎至七分，去滓温服。

【主治】胃虚气寒，饮食无味，呕吐冷痰，噫时闻食气。

均气丸

【来源】《圣济总录》卷六十七。

【组成】木香 胡椒 干姜（炮） 乌头（炮裂，去皮脐） 茴香子（炒） 荜澄茄 青橘皮（汤浸，去白，焙） 陈橘皮（汤浸，去白，焙） 蓬莪术

（煨，锉） 桂（去粗皮）各二两 牵牛半斤（拣净，炒，捣罗取末四两，余者不用）

【用法】上为末，生姜自然汁煮面糊为丸，如梧桐子大。每服十五丸至二十丸，炒生姜盐汤送下，不拘时候。

【主治】一切虚冷气，腹胁胀满，胸膈滞闷，呕吐酸水，不思饮食，脏腑滑泄，脐腹疼痛。

健脾豆蔻丸

【来源】《圣济总录》卷六十七。

【别名】豆蔻丸（《普济方》卷一八三）。

【组成】白豆蔻仁二分 枳壳（去瓤，麸炒） 陈皮（汤浸，去白，焙）各二两 诃黎勒（煨，取皮）一两 桂（去粗皮）一两 当归（切，焙）三分 干姜（炮制）半两 丹砂（细研）一两

【用法】上为细末，炼蜜为丸，如梧桐子大。每服二十丸至三十丸，空心、食前煎生姜、橘皮汤送下。

【主治】上气，脾胃虚弱，心腹疼痛，胁肋胀满，或时便泄。

藿香煮散

【来源】《圣济总录》卷七十二。

【组成】藿香叶 木香 陈橘皮（汤浸去白，焙） 肉豆蔻（去壳） 诃黎勒皮 人参 白茯苓（去粗皮） 甘草（炙） 草豆蔻（去皮） 麦蘖（炒） 陈曲（炒）各一两 干姜（炮） 高良姜（锉，炒）各半两 厚朴（去粗皮，生姜汁炙）一两半

【用法】上为散。每服二钱匕，水一盏，生姜一块拍破，同煎至七分，入盐一捻，热服。水泻及肠风脏毒，热陈米饮调下。

【主治】久积聚，宿滞不消，或翻胃吐逆，恶心干哕；及脾寒疾；水泻及肠风脏毒。

豆蔻附子散

【来源】《圣济总录》卷七十四。

【组成】肉豆蔻仁（面裹炮熟） 附子（去皮脐，锉，盐炒） 缩砂（去皮）各半两 木香半分

【用法】上为细散。每服一钱匕，食前米饮调下。

【主治】脾胃久寒，大肠虚滑洞泄。

温中丸

【来源】《圣济总录》卷七十四。

【组成】肉豆蔻仁 硫黄（研） 干姜（生用） 附子（炮裂，去皮脐） 龙骨各二两

【用法】上为细末，用面糊和丸，如梧桐子大。每服三十丸，食前艾汤送下。

【主治】脾胃虚寒，洞泄不止，四肢逆冷，心腹疼痛。

白术汤

【来源】《圣济总录》卷八十。

【别名】四君子汤（《太平惠民和济局方》卷三新添诸局经验秘方）、白术散（《类编朱氏集验方》卷二）、四圣汤（《活幼口议》卷二十）、人参散（《普济方》卷三九四）、温中汤（《医部全录》卷四三六）、四君汤（《文堂集验方》卷四）

【组成】白术 赤茯苓（去黑皮） 人参 甘草（炙）各等分

【用法】上为粗末。每服五钱匕，水二盏，煎一盏半，去滓温服。

本方改为丸剂，名"四君子丸"（《丸散膏丹集成》）。

【功用】

1.《太平惠民和济局方》（新添诸局经验秘方）：温和脾胃，进益饮食，辟寒邪瘴雾气。

2.《医方类聚》引《澹寮方》：平调脏腑，通顺三焦，育神养气，暖胃消谷。

3.《普济方》：补五脏，生津液，调气血，解虚烦，益肌体。

4.《古今医统大全》：调理脾胃，进乳食，止泄泻。

5.《医学入门》：扶胃降火，补虚固本。

6.《古今医鉴》：大补阳气。

7.《简明医彀》：补元气，养脾胃。

【主治】

1.《圣济总录》：水气渴，腹胁胀满。

2.《太平惠民和济局方》（新添诸局经验秘

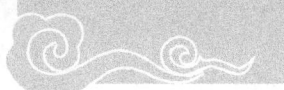

方）：荣卫气虚，脏腑怯弱，心腹胀满，全不思食，肠鸣泄泻，呕哕吐逆。

3.《医方类聚》引《澹寮方》：脾胃不和，形气怯弱，肢体倦怠，腹胁膨胀，饮食减少，嗜卧乏力，及病后赢弱，食不复常。

4.《普济方》：小儿脾胃虚弱，哕逆不止，心神烦闷，吐泻，气虚烦渴。

5.《玉机微义》：肺损，皮聚而毛落。

6.《内科摘要》：脾胃虚弱，饮食少进；或肢体肿胀，肚腹作痛；或大便不实，体瘦而黄；或胸膈虚痞，痰嗽吞酸。

7.《古今医鉴》：气虚脾泻不止。

8.《医方考》：面色萎白，言语轻微，四肢无力，脉来虚弱，年高气弱，痔血不止。或误服攻痔之药，致血大下而虚脱。

9.《赤水玄珠全集》：真气虚弱，及短气脉弱。

10.《万病回春》：气虚痰湿头眩。

11.《会约医镜》：胃中有痰，心中欲吐不吐，欲呕不呕。

12.《证治汇补》：气虚卒中自汗，及偏枯在右；气症脾胃虚而食少泻多，脉虚濡；气虚火动咽痛；胃虚气弱；水气上乘作喘。

【方论】

1.《丹溪心法附余》：四君子汤用白术、人参、茯苓、甘草者，白术则健脾燥湿，人参则补肺扶脾，茯苓则降气渗湿，甘草则补胃和中，譬如宽厚和平之君子，而不为奸险卒暴之行也。《和剂》之等分，愚以为药为君臣，剂之大小，又人之所处何如也。

2.《医方考》：人参甘温质润，能补五脏之元气；白术甘温健脾，能补五脏之母气；茯苓甘温而洁，能致五脏之清气；甘草甘温而平，能调五脏愆和之气。四药皆甘温，甘得中之味，温得中之气，犹之不偏不倚之君子也，故曰四君子。

3.《医灯续焰》：白术强土健运，茯苓渗湿燥脾，甘草守气于中宫，人参益气于五脏，皆主脾胃者，以人身真气即水谷之气也。四药冲和平淡而能补气维阳，诚君子哉。

4.《医方集解》：此手足太阴、足阳明药也。人参甘温，大补元气为君；白术苦温，燥脾补气为臣；茯苓甘淡，渗湿泄热为佐；甘草甘平，和

中益土为使也。气足脾运，饮食倍进，则余脏受荫，而色泽身强矣。

5.《伤寒绪论》：气虚者，补之以甘，参、术、苓、草，甘温益胃，有健运之功，具冲和之德，故为君子。盖人之一身，以胃气为本，胃气旺则五脏受荫，胃气伤则百病丛生。故凡病久不愈，诸药不效者，惟有益胃、补肾两途，故用四君子，随证加减。无论寒热补泻，先培中土，使药引津气四迄，则周身之机运流通，水谷之精微敷布，何患其药之不效哉!是知四君子为司命之本也。

6.《绛雪园古方选注》：汤以君子名，功专健脾和胃，以受水谷之精气，而输布于四脏，一如君子有成人之德也。入太阴、阳明二经，然其主治在脾，故药品分两皆为偶数。白术健脾阳，复人参保脾阴，炙草和胃阴，复茯苓通胃阳，大枣悦脾，生姜通胃。理运阴阳，刚柔相济，诚为生化良方。

7.《成方便读》：人参大补肺脾元气为君，白术补脾燥湿为臣，以脾喜温燥，土旺即可以生金，故肺脾两虚者，尤当以补脾为急。脾为后天之源，四脏皆赖其荫庇，不独肺也。而又佐以茯苓，渗肺脾之湿浊下行，然后参、术之功，益彰其效，此亦犹六味丸补泻兼行之意。然必施之以甘草，而能两协其平，引以姜、枣，大和营卫，各呈其妙，是以谓之君子也。

8.《张氏医通》：四君子乃胃家气分之专药，胃气虚而用之，功效立见，即血虚用四物，亦必兼此。故八珍之主治，不独气血两虚也，即血虚者亦须兼用。但补气则偏于四君，补血则偏于四物，若纯用血药，不得阳生之力，阴无由以化也。方中白术，若治脾胃虚衰，大便不实，或呕恶不食，合用炒焦，方有健运之力。如肺胃虚燥，咳嗽失血，须用陈米饭上蒸过十余次者，则转浊为清，转燥为润，是以异功散、八珍汤及归脾、逍遥等方内，并宜蒸者，即阴虚干咳，咳吐白血，总无妨碍，更加白蜜拌蒸，犹为合宜。其于轻重炮制之间，全用者之活法权变，举此可以类推三隅矣。

9.《时方歌括》：胃气为人之本，参、术、苓、草从容和缓，补中宫土气，达于上下四旁，而五脏六腑皆以受气，故一切虚证皆以此方为

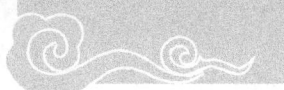

511

主。若加陈皮，则有行滞进食之效；再加半夏，即有除痰宽胀之功；再加木香、砂仁，则行气之药多于补守，凡肿满痰饮结聚等症，无不速除，此犹人所易知也。而为数方之主，则功在人参。人皆曰人参补气补阳，药温藉之以尽其力量，而余则曰人参补阴养液，燥药得之则臻于和平。故理中汤中姜、术二味，气胜于味以扶阳；参、草二味，味胜于气以和阴。此汤以干姜易茯苓，去其辛而取其淡，亦阴阳兼调之和剂也。

【实验】

1.对糖代谢的影响　《广东中医》（1962，3：4）：四君子汤具有增加肝糖原作用。将本方制剂连续口饲小鼠，一周后给药小鼠肝细胞中糖原颗粒聚集成较大团块，含量比对照组显著增多。推测本方益气补脾的作用可能包括糖代谢的改善，以及相应的能量供应增加。

2.对消化道运动的影响　《新中医》（1978，5：53）：本方可消除胃纳不佳，脘腹满闷及完谷不化，腹泻和肠道充气症状；对肠道运动的影响与抗副交感药物阿托品相似；对家兔离体十二指肠及回肠的自发活动呈抑制性影响，使紧张性下降，收缩幅度减小，有显著的解痉作用；对乙酰胆碱及氯化钡所致兔回肠强直性收缩的抑制率分别为83%及26%，对组织胺、氯化钡所致豚鼠回肠痉挛的抑制率分别为65%和27%；其对乙酰胆碱痉挛的解除主要表现为紧张性的明显下降，而收缩幅度仍保持原有水平乃至增加，对于肾上腺素所致十二指肠或回肠的抑制，则反可使收缩幅度加大。上述结果表明本方对肠道运动的影响主要是与其抗乙酰胆碱及组织胺有关，而直接作用则较弱。

3.控制内在质量的研究　《中药通报》（1987，7：37）：采用薄层色谱扫描等技术，检测本方所获得四种图谱，各具特色，可证实党参、白术、甘草的客观存在。又用薄层层析等对本方中白术的主要活性成分进行考核。结果表明，本方煎剂中白术主要成分苍术醚、脱水苍术内酯等与单味白术相比没有发生变化，因此上述成分可作为本方剂的质控指标。

4.对豚鼠脾虚泄泻动物模型在体胃肠电变化的抑制作用　《中医药学报》（1989，1：41）：人参、茯苓、白术、甘草各等份制成100%煎剂。豚鼠分为治疗组和自然恢复组：两组动物在连续4天注射利血平后，分别经胃灌入100%四君子汤煎剂和自来水各5ml，1日2次，连续7天。实验结果发现：四君子汤可使致虚后的动物回肠、结肠增加的快波出现率显著下降，盲肠的快波出现率也显著减少，对脾虚后豚鼠的回肠、结肠的快波平均频率及平均振幅也有明显降低作用，对盲肠的频率和振幅作用不明显，提示四君子汤具有对抗Ach作用，对动物在体胃肠道运动具有抑制作用，从而有利于食物的化学消化和营养吸收过程。

5.药化研究　《浙江中医杂志》（1990，10：449）：孙培桐、李奇海等分别测定了本方中铁、锰、锌、铜等微量元素含量，并探讨了本方的治疗作用与微量元素的关系。结果表明，本方含有丰富的铁、锰、锌、铜等元素，且铜含量高可能与本方的补气作用有关。

6.对大鼠实验性贫血模型的影响　《山西中医》（1992，4：32）：用四君子汤（人参、茯苓、白术、甘草各等份）、四物汤（当归、熟地、白芍、川芎各等份）、八珍汤（人参、茯苓、白术、甘草、当归、熟地、白芍、川芎各等份）3方分别经浸泡煎煮、过滤，分别制成100%浓度的药液。选健康雄性SD大鼠，分成正常组、贫血模型组及补气、补血、气血双补3个治疗组。贫血模型以皮下注射2%N-乙酰苯肼生理盐水溶液，首剂量为20mg/100g体重，以后2次减半制得。结果：补气法对溶血性贫血大鼠的治疗最好，气血双补法次之，补血法较差。

7.对慢性溃疡愈合的作用　《南京中医药大学学报》（1995，2：78）：卞氏等观察了加味四君子汤（加黄芪）的抗大鼠幽门结扎法溃疡和促进乙酸法慢性溃疡愈合的作用。结果发现：本方在20g/kg剂量下，能显著抑制胃液的分泌量，并能减少胃蛋白酶的分泌量，明显增加正常大鼠、幽门结扎模型大鼠和乙酸法慢性溃疡大鼠胃壁黏液糖蛋白量，据此认为本方抗大鼠实验性溃疡的作用可能与刺激胃黏液的分泌、增强胃黏膜屏障功能有关。

8.对肝和大脑皮质超微结构的影响　《中国中西医结合杂志》（1995，5：359）：龚氏等应用透射电镜观察了四君子汤对衰老小鼠的肝和大脑皮质超微结构的影响，结果表明：四君子汤能明

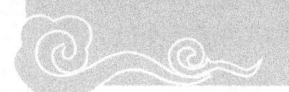

显改善衰老小鼠的肝和大脑皮质的超结构,提示四君子汤通过补脾益气,使脏器不断得到气血滋养,纠正脏腑虚衰,促进机体健康长寿。

9.对运动性疲劳大鼠血清CPK和Mb水平的影响 《辽宁中医杂志》(1996,11:525):采用超负荷运动方法,塑造运动性疲劳的动物模型,试用四君子汤对疲劳状态下大鼠血清CPK(肌酸磷酸激酶)和Mb(肌红蛋白)的水平进行了初步研究。结果:对照组体重减轻,四肢无力,扎堆懒动,毛无光泽干枯,尾细,食欲不振伴大便干稀不成形;四君子汤组四肢有力,喜动,毛有光泽,食欲尚可,尾细不明显,大便基本正常。说明四君子汤能够明显改善疲劳状态下的骨骼肌能量代谢水平,促进骨骼肌疲劳恢复。

10.纠正胃肠功能紊乱和调整肝脏能量代谢的作用 《中国中西医结合杂志》(1997,1:42):易氏等观察了本方对调整小承气汤所致小鼠消化功能紊乱模型的影响。结果发现:四君子汤组对小鼠小肠糖吸收功能、体重、自主活动能力、肝线粒呼吸控制率、肝细胞能荷值等指标均有明显改善,大剂量组更为显著。认为本方具有纠正胃肠功能紊乱和调整肝脏能量代谢的作用。

11.对恢复脾虚大鼠异常的磷酸川芎嗪的药物动力学特性 《中国中西医结合杂志》(1997,1:45):任氏等探索了胃肠动力学与药物动力学(PK)的关系。结果发现:磷酸川芎嗪在脾虚证、正常和四君子汤治疗大鼠的房室模型均为开放型二室模型;正常和四君子汤治疗大鼠间的胃动素含量、磷酸川芎嗪的药物动力学参数及血药浓度等观察指标无明显差异;模型和正常组间上述指标差异显著($P<0.01$)。认为大鼠的脾虚状态明显地影响磷酸川芎嗪在体内的吸收、分布、代谢和排泄;四君子汤可恢复脾虚大鼠异常的磷酸川芎嗪的药物动力学特性;为验证"辨证药动学"假说提供了进一步的科学依据。

12.抗肿瘤作用 《中华中医药学刊》(2004,2:316):实验表明:四君子汤可以直接抑制小鼠膀胱肿瘤生长并可以诱导肿瘤细胞凋亡。四君子汤配伍三氧化二砷对小鼠膀胱癌有良好疗效,具有增效减毒作用。

13.抗衰老作用 《辽宁中医药大学学报》(2006,5:49):实验显示:四君子汤能改善D-半乳糖诱导的亚急性衰老小鼠的超氧化物歧化酶活性明显下降,丙二醛含量明显提高,提高实验动物血清超氧化物歧化酶和谷胱甘肽过氧化物酶活性,降低丙二醛含量。提示:四君子汤具有一定的抗衰老作用,并为健脾化痰抗衰老理论提供了实验依据。

【验案】

1.虚寒泄泻 《静香楼医案》:中气虚寒,得冷则泻,而又火生齿衄。古人所谓胸中聚集之残火,腹内久积之沉寒也。此当温补中气,脾土厚则火自敛,四君子汤加益智仁、干姜。

2.胃脘痛 《广西中医药》(1983,6:49):用四君子汤为主方,气虚甚者加黄芪;血虚甚者加当归;偏寒者加干姜、高良姜或吴茱萸;湿重者加半夏;泛酸者加海螵蛸、煅瓦楞子;气滞者加陈皮、木香;腹痛甚者加延胡索。每日1剂,水煎服。治疗以脾胃虚寒为主证的胃脘痛38例,其中急性胃炎2例;胃、十二指肠球部溃疡17例;慢性胃炎12例;胃、十二指肠球部溃疡合并慢性胃炎6例;胃下垂1例。结果治愈26例,有效12例。平均住院58天。

3.慢性肝炎 《中医杂志》(1983,8:592):以本方加黄芪为基本方,治疗慢性活动性肝炎40例,其中肝郁脾虚型15例,肝肾阴虚型12例,脾肾阳虚型6例,气阴两虚型7例,治疗4~5月,均获痊愈;HBsAg转阴28例(70%),HBsAg滴度下降6例;免疫学指标、肝功能及生化指标均恢复正常。

4.小儿低热 《四川中医》(1984,1:44):华某某,男,6岁,平素脾胃虚弱,经常大便溏薄,纳食不香。一月前因中毒性消化不良住院治疗,吐泻止后,低热长期不退,经多种化验检查,诊断为"功能性低热"。就诊时所见:面色㿠白,肢倦乏力,语声低微,不思饮食,时觉口干喜热饮,额角及两手心发热,舌质胖润,苔薄白,脉细缓无力,体温37.5~38.5℃之间。病属吐后脾胃虚弱,元气受损,虚阳外浮之发热,治宜四君子汤补气健脾,加山药、花粉滋养脾胃之阴,以期阴平阳秘。五贴后热退病愈。

5.妊娠恶阻 《黑龙江中医药》(1989,1:4):马某某,女,25岁,妊娠二月,食欲不振,恶心欲吐,因症状加重而入院,西药治疗4天未

见疗效，频频呕吐，不能进食，食入加剧，吐黄绿苦水，脘闷，倦怠乏力，思睡，舌淡苔薄，脉滑无力，以四君子汤加陈皮20g，竹茹15g，厚朴10g，1剂即觉脘内舒适，恶心减轻，呕吐未作，能进食。服第4剂药的午后，恶心微作，持续约1小时，但终未吐出，而后恶心消失，食欲增进。

6.消化性溃疡 《新中医》（1982，11：12）：以本方为基本方加减：党参、白术、茯苓、炙甘草、黄芪、三棱、乌贼骨。治疗126例溃疡病。脾虚肝郁型加柴胡、白芍、栀子、大黄等；肝胃不和型加四逆散。结果：显效以上为78.5%，总有效率为97.6%。

7.消化道恶性肿瘤 《河北中医》（1997，2：40）：李氏等用本方为主治疗中晚期消化道恶性肿瘤71例。药用：党参或人参、白术、茯苓、黄芪、甘草，瘀血明显者加三棱、莪术、丹参；淋巴结转移者加山慈菇、黄药子、夏枯草、八月札、荔枝核；阴虚者加沙参、生地、麦冬、鳖甲、百合；阳虚者加仙茅、淫羊藿、巴戟天、补骨脂。药后效果理想，其生存期及生存质量明显高于同期单纯放化疗的同类病人。

8.小儿喘息型支气管炎 《实用中西医结合杂志》（1998，11：986）：陈氏等用本方加黄芪煎汤口服，并配合丙种球蛋白肌注，15天1次，6次为1疗程，防治小儿喘息型支气管炎90例。结果：显效33例，好转51例，总有效率为93.3%。

9.清除自由基、降低脂质过氧化反应 《中国医药学报》（1994，1：49）：以本方治疗脾气虚型胃肠病病人60例，测定治疗前后血清总超氧化物歧化酶（ＳＯＤ）Ｔ和丙二醛（ＭＤＮ）的变化，结果显示本方有清除自由基、降低脂质过氧化反应的功能。

10.口腔溃疡 《新中医》（1995，6：27）：以四君子汤为基本方，食积加鸡内金、山楂；胃热加石膏；脾虚便溏加厚朴、肉豆蔻；肝经湿热加山栀、白芍、生苡米；阴虚火旺加黄柏、知母、麦冬。治疗复发性口腔溃疡312例，结果痊愈255例，显效44例，无效13例。

附子汤

【来源】《圣济总录》卷八十六。

【组成】附子（炮裂，去皮脐） 白槟榔（煨）各二两 白茯苓（去黑皮） 桔梗（锉，炒） 陈橘皮（去白，焙，炒） 桂（去粗皮）各三两 白术四两 吴茱萸（汤浸，焙，炒）一两 甘草（炙，锉） 半夏（汤洗去滑，生姜汁制）各二两

【用法】上锉，如麻豆大。每服三钱匕，水一盏，加生姜一枣大（切），煎至七分，去滓温服。

【主治】脾劳虚寒，腹痛胀满，气急善噫，欲卧，舌本苦直，饮食多倦，干哕恶心。

黄耆汤

【来源】《圣济总录》卷八十六。

【组成】黄耆（锉，炒）二两 大枣肉一两 白石英（碎） 石膏（碎） 木通（锉） 白石脂各半两 甘草（炙，锉） 藁本（去苗土）各一分

【用法】上锉，拌匀。每服三钱匕，水一盏，煎取六分，去滓温服。

【主治】脾气劳伤。

七伤散

【来源】《圣济总录》卷八十六。

【组成】茴香子（炒） 白术 人参 白茯苓（去黑皮） 陈橘皮（汤浸，去白） 芍药 桔梗（炒） 紫菀（去苗土） 白芷各一两 苍术（去黑皮，米泔浸，切，焙）五两 柴胡（去苗）一两半 干姜（炮）二两

【用法】上为散。每服三钱匕，用猪肾一对，去皮膜，批作片子，入盐一钱，与药拌匀，掺在猪肾内，湿纸裹，灰火内煨令香熟为度。细嚼，米饮下。

【主治】脾劳腹胀，忧患不乐，大便滑泄，不思饮食，肌肉羸瘦。

乌梅丸

【来源】《圣济总录》卷八十六。

【组成】乌梅肉（炒）三分 常山（锉） 桃仁（汤浸，去皮尖，炒黄，别研） 丁香各半两 肉苁蓉（酒浸，去皱皮，切，焙，令干） 人参 甘草（炙）各三分 知母（焙）半两 桂（去粗皮）三分 木香半两 芜荑仁一两（炒，令香） 桔梗（炒）三分

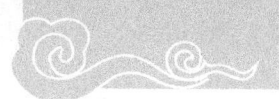

【用法】上为末，炼蜜为丸，如梧桐子大。每服
二十丸，空腹陈粟米饮送下，食后再服。

【主治】脾劳，腹胀，寒热，四肢无力，肌肉消
瘦，不入饮食。

麦门冬汤

【来源】《圣济总录》卷八十六。

【组成】麦门冬（去心，焙）三分　赤茯苓（去黑
皮）半两　芎藭一分半　郁李仁（去皮，炒令黄，
别研）一两半　甘草（炙令赤色）半两

【用法】上为粗末。每服五钱匕，用水一盏半，煎
至一盏，去滓，空心、食前分二次温服。

【主治】脾劳。时寒时热，唇口干焦，四肢浮肿。

胡芦巴丸

【来源】《圣济总录》卷八十六。

【组成】胡芦巴　补骨脂（炒）　肉苁蓉（酒
浸，微炒）　巴戟天（去心）　附子（炮裂，去皮
脐）　白豆蔻（去皮）　荜茇　茴香子（炒）　丁
香　木香　硫黄（别研）　沉香（锉）　蓬莪术
（煨）　桂（去粗皮）　当归（切，炒）　桃仁（去
皮尖双仁，麸炒，别研）　阿魏（面和作饼子，炙
黄）各一两　肉豆蔻（去壳）　槟榔（锉）各六个

【用法】上为末，用清米醋煮面糊为丸，如梧桐子
大。每服十五丸，渐加至二十丸，空心、食前盐
汤送下；小肠气，炒生姜酒送下；妇人心痛，醋
汤送下。

【主治】脾劳，大便不调，呕逆腹胀，羸瘦少力，
饮食无味，面色萎黄。

厚朴丸

【来源】《圣济总录》卷八十六。

【组成】厚朴（去粗皮，生姜汁炙黄）二两　诃黎
勒皮一两　附子（炮裂，去皮脐）半两　吴茱萸
（汤浸洗七遍，焙干）半两　鳖甲（涂醋炙黄，
去裙襕）一两　京三棱（炮，锉）半两

【用法】上为末，醋煮面糊为丸，如梧桐子大。每
服二十丸，食前温粥饮送下。

【主治】脾劳虚冷，不思饮食，四肢无力，呕逆

腹痛。

七香丸

【来源】《圣济总录》卷八十八。

【组成】零陵香（去梗）　甘松香（去土）各
一两　藿香（去梗）　木香各一两半　丁香皮
（锉）　沉香各半两　麝香（研）　红豆蔻（去
皮）　草豆蔻（去皮）　毕澄茄各一分　山芋　槟
榔（煨）各二两　厚朴（去粗皮，生姜汁炙
熟）　白术　半夏（汤洗七遍，去滑）　人参　青
橘皮（汤浸，去白，焙）　白豆蔻（去皮）酱各
一两　陈橘皮（汤浸，去白）三分　甘草（炙）
一两半

【用法】上为末，面糊为丸，如梧桐子大。每服
二十丸，食前生姜汤送下。

【主治】虚劳。脾胃虚冷，寒痰呕吐，心腹胀满绞
痛，水谷不消。

人参丸

【来源】《圣济总录》卷八十八。

【组成】人参二两　陈橘皮（汤浸，去白）一两一
分　厚朴（去粗皮，生姜汁炙）　白术（锉）各二
两　干姜（炮裂）半两　甘草（炙，锉）　赤石
脂　茯神（去木）　当归（切，焙）　薏苡仁　麦
门冬（去心，焙）　麦芽（炒）各一两　紫苏子
（炒）二合　细辛（去苗叶）　杏仁（去皮尖双
仁，炒）各三分

【用法】上为末，炼蜜为丸，如梧桐子大。每服
二十丸，食前温酒送下，

【主治】虚劳，脾胃冷弱，饮食不消，气逆烦满，
稍热即发虚烦。

人参汤

【来源】《圣济总录》卷八十八。

【组成】人参　肉豆蔻（去壳，炮）　半夏（汤洗七
遍去滑）　藿香（去梗）　黄耆（锉）　厚朴（去粗
皮，生姜汁炙熟）　枇杷叶（拭去毛，炙）　白茯苓
（去黑皮）各一两　甘草（炙）三分　白术二两

【用法】上为粗末。每服三钱匕，水一盏，加生姜

指大（拍碎），大枣二枚（擘破），煎取七分，去滓，空心，食前温服。

【主治】虚劳，脾胃气弱，呕吐不纳饮食，四肢怠惰。

人参汤

【来源】《圣济总录》卷八十八。

【组成】人参　木香　青橘皮（汤浸，去白，焙）　陈橘皮（汤浸，去白，焙）　藿香叶　白茯苓（去黑皮）　甘草（炙）各一两

【用法】上七味，粗捣筛。每服三钱匕，水一盏，加生姜三片，大枣二枚（擘破），同煎至七分，去滓温服，不拘时候。

【功用】进食补虚。

【主治】虚劳，不思饮食。

巴戟丸

【来源】《圣济总录》卷八十八。

【组成】巴戟天（去心）　附子（炮裂，去皮脐）　肉苁蓉（酒浸，切，焙）　茴香子（炒）　牛膝（酒浸，切，焙）　荜澄茄　当归（切，炒）　蜀椒（去目及闭口，炒出汗）　吴茱萸（汤浸，焙干，炒）　青橘皮（汤浸，去白，焙）　木香　人参各一两

【用法】上为末，醋煮面糊为丸，如梧桐子大。每服二十丸，温酒送下，不拘时候。

【功用】补虚壮阳。

【主治】脾劳虚损，不思饮食，脐腹疼痛。

平胃丸

【来源】《圣济总录》卷八十八。

【组成】甘草（炙，锉）　枳壳（去瓤，麸炒）　白术　人参各一两　干姜（炮裂）半两　麦蘖（炒）一两

【用法】上为末，炼蜜为丸，如梧桐子大。每服二十丸，米饮送下，不拘时候，一日三次。

【主治】虚劳胃气不调，不能食，冷即腹胀泄利。

白术丸

【来源】《圣济总录》卷八十八。

【组成】白术（锉，炒）一两一分　厚朴（去粗皮，生姜汁炙）　人参　陈橘皮（汤浸，去白，焙）　麦蘖（炒）　桂（去粗皮）　紫菀（去苗土）　贝母（去心）　甘草（炙）各三分

【用法】上为末，炼蜜为丸，如梧桐子大。每服二十丸，米饮送下，一日三次。

【功用】消食散气，止嗽，令能食。

【主治】虚劳，脾胃气弱，饮食不消，胸膈满闷。

白术丸

【来源】《圣济总录》卷八十八。

【组成】白术　人参各一两半　枳壳（去瓤，麸炒）一两一分　厚朴（去粗皮，生姜汁炙）　桂（去粗皮）　槟榔（锉）各一两　陈橘皮（汤浸，去白，焙）三分

【用法】上为末，炼蜜为丸，如梧桐子大。每服二十丸，米饮送下；若有寒，温酒送下。

【功用】消食下气。

【主治】虚劳，脾胃虚冷。

白术丸

【来源】《圣济总录》卷八十八。

【组成】白术二两　陈橘皮（汤浸，去白，焙）　人参　厚朴（去粗皮，生姜汁炙）　甘草（炙，锉）各一两

【用法】上为末，炼蜜为丸，如梧桐子大。每服十五丸至二十丸，温酒送下，一日三次。

【主治】虚劳，脾胃虚冷，不能食，食不消化。

白术汤

【来源】《圣济总录》卷八十八。

【组成】白术　陈橘皮（汤浸，去白，炒）　桂（去粗皮）　白茯苓（去黑皮）　前胡（去芦头）各一两　枳实（麸炒）　半夏（汤洗，去滑七遍）　附子（炮裂，去皮脐）各三分　甘草（炙）半两

【用法】上锉，如麻豆大。每服三钱匕，以水一盏半，加生姜半分，煎至一盏，去滓温服，不拘时候。

【主治】虚劳，胸中气满，痰饮癖结，或时呕逆，不欲饮食。

麦蘖丸

【来源】《圣济总录》卷八十八。

【组成】麦蘖（炒）二两　人参　枳壳（去瓤，麸炒）　白术　厚朴（去粗皮，姜汁炙）各一两半　干姜（炮裂）半两　桂（去粗皮）　陈曲（炒）　甘草（炙，锉）　食茱萸各一两

【用法】上为末，炼蜜为丸，如梧桐子大。每服二十丸，食前酒送下，一日二次。

【功用】温中下气，令人能食。

【主治】虚劳。脾胃虚冷，不能饮食，食即胀满。

当归丸

【来源】《圣济总录》卷八十八。

【组成】当归（切，焙）半两　大黄（锉，炒）一分　干姜（炮裂）　桂（去粗皮）　玄参　芍药　蜀椒（去目及闭口者，炒出汗）　杏仁（去皮尖双仁，炒）各半两　细辛（去苗叶）一分　人参一分　白茯苓（去黑皮）一分　黄芩（去黑心）一分

【用法】上为末，炼蜜为丸，如梧桐子大。每服十五丸，温酒送下，一日三次。

【主治】虚劳，脾胃不调，寒热羸瘦，饮食不消，不长肌肉。

豆蔻汤

【来源】《圣济总录》卷八十八。

【组成】白豆蔻（去皮）一两　丁香半两　白术（锉，炒）一两　厚朴（去粗皮，生姜汁炙）二两　人参一两　干姜（炮裂）半两　甘草（炙）半两　陈橘皮（汤浸，去白，焙）一两　槟榔（锉）二枚

【用法】上为粗末。每服三钱匕，水一盏，加生姜三片，大枣二枚（劈破），同煎至七分，去滓温服，不拘时候。

【主治】虚劳，不思饮食，中满痞塞，大肠或秘或泄。

补胃丸

【来源】《圣济总录》卷八十八。

【组成】桔梗（炒）　吴茱萸（炒）　白术　桂（去粗皮）　人参各一两半　厚朴（去粗皮，生姜汁炙）　陈橘皮（汤浸，去白，焙）　枳壳（去瓤，麸炒）　干姜（炮裂）　甘草（炙，锉）　麦蘖（炒）　陈曲（炒）各一两

【用法】上为末，炼蜜为丸，如梧桐子大。每服二十丸，食前温酒送下；米饮亦得，日二夜一。

【功用】除冷下气。

【主治】虚劳，脾胃虚冷，气满不能食，虽食不消。

附子汤

【来源】《圣济总录》卷八十八。

【组成】附子（炮裂，去皮脐）　甘草（炙）各一两　干姜（炮）三分　半夏一两（汤洗去滑，生姜二两同捣作饼，炙）　白术（锉，炒）一两半　苍术（米泔浸，去粗皮，锉，炒）二两

【用法】上锉，如麻豆大。每服三钱匕，水一盏半，加大枣二枚（擘），生姜半分，煎至一盏，去滓，分为二服。

【主治】虚劳，脾胃冷弱，胸满气逆，呕吐咳嗽，腹痛肠鸣。

茱萸丸

【来源】《圣济总录》卷八十八。

【组成】食茱萸（微炒）三分　干姜（炮裂）　大黄（锉，炒）　甘草（炙）　附子（炮裂，去皮脐）　麦曲（炒）各半两　厚朴（去粗皮，生姜汁炙，锉）　人参　枳实（去瓤，麸炒）各一分

【用法】上为末，炼蜜为丸，如梧桐子大。每服二十丸，空心、日午、夜卧温酒送下。

【功用】温脾进食。

【主治】虚劳，不思饮食，胸背支满，脏气逆，羸瘦，食不消化。

茯苓汤

【来源】《圣济总录》卷八十八。

【组成】赤茯苓（去黑皮） 前胡（去芦头） 人参 附子（炮裂，去皮脐）各半两 黄耆（锉） 鳖甲（去裙襕，醋浸，炙黄） 半夏（汤洗七遍去滑，炒干）各一两 陈橘皮（汤浸，去白，焙） 木香各一分

【用法】上为粗末。每服三钱匕，水一盏，加生姜半分（拍碎），大枣二个（去核），煎至六分，去滓，空腹温服，日午、临卧再服。

【主治】五劳七伤，脾胃气弱，痰饮不消，胸满气逆，呕吐减食。

温脾半夏汤

【来源】《圣济总录》卷八十八。

【别名】半夏汤（《普济方》卷二三二）。

【组成】半夏二两（姜汁制作饼，炙） 干姜（炮裂） 当归（切，焙） 附子（炮裂，去皮脐） 甘草（炙，锉） 人参 赤石脂 厚朴（去粗皮，生姜汁炙） 桂（去粗皮）各一两

【用法】上锉，如麻豆大。每服五钱匕，水一盏半，煎至一盏，去滓，分二次温服。

【主治】虚劳脾气不足，脐腹疼痛，食不消化。

藿香汤

【来源】《圣济总录》卷八十八。

【组成】藿香叶 人参 白茯苓（去黑皮） 桔梗（去芦头，炒） 桂（去粗皮） 木香 白术 甘草（炙） 杏仁（汤浸，去皮尖，麸炒） 半夏（汤洗七遍，去滑，炒令黄）各半两 枇杷叶十片（拭去毛，炙）

【用法】上为粗末。每服五钱匕，水一盏半，加生姜五片，同煎至七分，去滓，稍热服，不拘时候。

【主治】虚劳，脾胃久虚，吐逆不下食。

建中丸

【来源】《圣济总录》卷九十。

【组成】人参 白术 厚朴（去粗皮，生姜汁炙） 干姜（炮） 陈橘皮（汤浸，去白，焙） 枳壳（去瓤，麸炒）各半两 诃黎勒三个（炮，去皮）

【用法】上为末，以煮枣肉为丸，如梧桐子大。每服二十丸，生姜、橘皮汤送下，不拘时候。

【功用】补虚调胃。

【主治】虚劳，脾胃冷弱，心腹痞满，不思饮食，四肢怠惰。

参苓煮散

【来源】《圣济总录》卷九十。

【组成】人参 白茯苓（去黑皮） 丁香 木香 桂（去粗皮） 益智（去皮） 青橘皮（汤浸去白，焙） 芎䓖 蓬莪术（炮，锉） 干姜（炮） 附子（炮裂，去皮脐）各半两 远志（去心） 白术 厚朴（去粗皮，生姜汁炙） 黄耆（锉，炒） 半夏（汤浸七遍，用生姜汁制） 当归（切，焙） 京三棱（炮，锉） 陈曲（炒） 麦糵（炒）各一两 肉豆蔻（去壳） 槟榔（锉） 诃黎勒（煨，去核）各五个

【用法】上为散。每服三钱匕，入盐少许，水一盏，同煎至七分，和滓温服。

【主治】虚劳，心腹痞满，不思饮食，胸膈不利。

茵陈煎丸

【来源】《圣济总录》卷九十。

【组成】茵陈蒿三两（捣为末，用醋一升煎为煎） 鳖甲（去裙襕，醋浸，炙令黄色） 京三棱（煨，杵碎）各一两 干姜（炮裂） 附子（炮裂，去皮脐） 枳壳（去瓤，麸炒） 桂（去粗皮） 青橘皮（汤浸，去白，焙）各半两 柴胡（去苗）一两 白术半两 厚朴（去粗皮，生姜汁涂炙） 吴茱萸（水浸一宿，焙干，炒）各一两

【用法】上药除茵陈外，为末，用茵陈煎汤和为丸，如梧桐子大。每服三十丸，空心生姜汤送下。如和不成，更入热蜜。

【功用】健脾胃。

【主治】虚劳，下焦虚冷，心腹痞满，吃食无味，舌涩口干，四肢少力。

陈橘皮汤

【来源】《圣济总录》卷一七五。

【组成】陈橘皮（汤浸，去白，焙） 高良姜 人参各一分 白茯苓（去黑皮）半两 甘草（炙，锉）半分

【用法】上为粗末。一二岁儿每服一钱匕，水七分，煎至三分，去滓，食前温服，至晚三服。

【主治】小儿脾胃气弱，乳不消化。

橘皮汤

【来源】《圣济总录》卷一七五。

【组成】陈橘皮（汤浸，去白，焙） 桂（去粗皮）各一两

【用法】上锉，分作三贴。每用一贴，以水三盏，加薤白五茎（细切），黍米一合，同煮稀粥熟，去药，分二次服。

【主治】小儿脾胃虚冷，气逆不能饮食。

五纬丸

【来源】《圣济总录》卷一八六。

【组成】附子一枚（炮裂，去皮脐，为末） 硫黄（细研） 桂（去粗皮，为末）各一分 干姜（炮，为末）二钱

【用法】上为细末，面糊为丸，如梧桐子大，丹砂为衣。脾胃冷，脾痛泄痢，浓煎艾汤放冷下十丸，良久再服，或怕冷物，用冷水下十丸；小儿则化下一丸，不拘时服。冬日远出早行，亦用冷水下五七丸，大御寒气。常服五七粒，永不患结胸、阴毒伤寒等疾。

【功用】补暖丹田，去风冷气，常服可预防结胸、阴毒伤寒等。

【主治】虚损，及脾胃冷，不思饮食，腹中疼痛，频频泄泻，赤白痢。

金髓丸

【来源】《圣济总录》卷一八六。

【组成】羊脊骨一条（去肉，以硇砂末半两，酽醋一碗，化硇砂令匀，涂脊骨上，慢火炙，醋尽骨

酥为度，焙，别为末） 牛膝（酒浸，切，焙）一两 京三棱（炮，锉）一两半 附子（炮裂，去皮脐） 茴香子（炒） 楮实各一两 桂（去粗皮） 石斛（锉）各一两半

【用法】上八味，除羊骨、硇砂外，余为末。同前末拌匀，酒煮面糊为丸，如梧桐子大。每服二十丸至三十丸，空心温酒送下。

【功用】补虚冷，固元藏，消脾胃久积。

大枣丸

【来源】《圣济总录》卷一八七。

【组成】大枣四升（蒸熟，去皮核，研膏） 熟艾叶（浓煮粳米粥，拌匀焙干）六两 杏仁（去皮尖、双仁，炒） 半夏（姜汁浸一宿，炒）各二两 人参四两

【用法】上药捣罗四味为末，以枣膏为丸，如梧桐子大。每服二十丸，空心温酒或米饮送下。

【功用】补脾胃，悦颜色，长肌进饮食。

朴附丸

【来源】《圣济总录》卷一八七。

【组成】厚朴（去粗皮）一斤 生姜一斤（同厚朴于木臼内捣匀，取出晒干） 附子（炮裂，去皮脐）二两 干姜（炮）半斤

【用法】上为末，熟枣肉并面糊为丸，如梧桐子大。每服五十至七十丸，空心、食前温酒或米饮送下。

【功用】补虚、厚肠胃、美饮食。

芜荑丸

【来源】《圣济总录》卷一八七。

【组成】芜荑（炒）六两 乌梅肉（炒）二两 黄连（去须）半两 厚朴（去粗皮，生姜汁炙）五两 补骨脂（炒） 肉苁蓉（酒浸，切，焙） 巴戟天（去心） 附子（炮裂，去皮脐） 鹿茸（去毛，酥炙） 陈橘皮（去白，切，焙）各四两

【用法】上为末，粟米粥为丸，如梧桐子大。每服三十丸，空心、日午温米饮送下。

【主治】脾肾虚冷，不思饮食。

参苓粥

【来源】《圣济总录》卷一八八。

【组成】人参（锉）一两　白茯苓（去黑皮、锉）半两　粳米（净洗）二合　生姜（切）二钱

【用法】上四味，先将人参、茯苓、生姜，用水三升，煎至一升，去滓，下米煮作粥。临熟时下鸡子白一枚及盐少许，搅令匀，空心食之。

【功用】《药粥疗法》：益气补虚，健脾养胃。

【主治】

1.《圣济总录》：伤寒胃气不和，全不思食，日渐虚羸。

2.《药粥疗法》：气虚体弱，脾胃不足，倦怠无力，面色㿠白，饮食减少，食欲不振，反胃呕吐，大便稀薄。

【宜忌】《药粥疗法》：湿热忌用。

山芋拨刀

【来源】《圣济总录》卷一八九。

【组成】干山芋（末）二两　白面四两　羊肉四两（炒臛）　生姜汁二合

【用法】上药先用生姜汁和面，并山芋末切作拨刀。煮熟，以羊肉臛调和，空腹食。

【主治】脾胃气虚，不嗜食，四肢无力，渐羸瘦。

羊肉索饼

【来源】《圣济总录》卷一八九。

【组成】白面四两　鸡子二枚（取清）　生姜汁一合　羊肉四两（炒臛）

【用法】上将鸡子清、生姜汁和面作索饼，煮熟入羊肉臛调和。空腹食。

【主治】脾胃气弱，见食呕逆，瘦劣。

姜汁索饼

【来源】《圣济总录》卷一八九。

【组成】白面　曲末各二合

【用法】上以生姜汁三合，和作索饼，煮熟，以羊肉臛调和，空腹服。

【主治】脾胃气弱，食不消化，羸劣瘦弱。

莼菜羹

【来源】《圣济总录》卷一八九。

【别名】鲫鱼羹（《普济方》卷二五七）。

【组成】莼菜　鲫鱼（纸裹，炮令熟，研）各四两

【用法】加橘皮、生姜、葱白煮羹。空腹食之。

【主治】脾胃气弱，不下饮食，四肢无力，日渐羸瘦。

莼羹方

【来源】《圣济总录》卷一八九。

【组成】莼菜　鲫鱼（纸裹烧熟，去鳞，切）各四两　陈橘皮（汤浸，去白、切）　生姜（切）各一两　葱白十四茎（擘破）　羊骨一斤（熬汁去骨）

【用法】将前五味就羊骨汁中作羹。空腹食。

【主治】脾胃气弱，不下食，四肢无力，渐羸瘦。

猪脾粥

【来源】《圣济总录》卷一八九。

【组成】猪脾一具　猪胃一枚

【用法】上净洗，细切，入好米两合，如常法煮粥。空腹食。

【主治】脾胃气弱，不下食，米谷不化。

蒸猪肚

【来源】《圣济总录》卷一八九。

【组成】猪肚一枚（净洗去脂）　人参　陈橘皮（汤浸，去白，焙）各一两　粟米饭半升　猪脾一枚（切）

方中猪脾，《普济方》作"猪肺"。

【用法】上捣人参、橘皮为末，以猪脾拌饭，入二味末及盐、酱、椒、姜等末三钱匕相合，纳猪肚中，缝合，蒸熟。空腹食之。

【主治】脾胃气弱，不下食。

糯米饭

【来源】《圣济总录》卷一八九。

【组成】糯米二升（净淘）　曲末五合（研如粉）

【用法】蒸糯米熟，以曲末拌和，瓷器盛经宿。每日空腹食半盏。

【主治】脾胃气弱，见食呕吐，瘦羸无力。

白术猪肚粥

【来源】《圣济总录》卷一九〇。

【组成】白术二两　槟榔一枚　生姜（切，炒）一两半

【用法】上为粗末，以猪肚一枚，治如食法，去涎骨，纳药于肚中缝口，以水七升，煮肚令熟，取汁入粳米及五味同煮粥。空腹食之。

【功用】《药粥疗法》：补中益气，健脾和胃。

【主治】

1.《圣济总录》：妇人腹胁血癖气痛，冲头面熻熻，呕吐酸水，四肢烦热腹胀。

2.《药粥疗法》：脾胃气弱，消化不良，不思饮食，倦怠少气，腹部虚胀，大便泄泻不爽。

异功散

【来源】《小儿药证直诀》卷下。

【别名】五味异功散（《疠疡机要》卷下）。

【组成】人参（切去顶）　茯苓（去皮）　白术　陈皮（锉）　甘草各等分

【用法】上为细末。每服二钱，水一盏，加生姜五片，大枣两个，同煎至七分，食前温服，量多少与之。

【功用】

1.《小儿药证直诀》：温中和气。

2.《保婴撮要》：温补脾胃，调补元气。

3.《杂病源流犀烛》：调气益气。

【主治】

1.《小儿药证直诀》：小儿虚冷吐泻，不思乳食。

2.《女科撮要》：脾胃虚寒，饮食少思；或久患咳嗽；或腹满不食，面浮气逆。

3.《疠疡机要》：食而难化，大便不实。

4.《保婴撮要》：脾胃虚弱，惊搐痰盛，睡而露睛，手足指冷，肺痿喘咳短气；或胃气虚寒，面色㿠白，目无睛光，口中气冷，不食吐水，肌瘦腹痛；或禀赋虚弱，肌肉消薄，荣卫不足而患疮疡，不能收口；或虚热上攻，口舌生疮。

5.《明医指掌》：小儿未断乳，母复有胎儿，饮其乳而患魃病，羸瘦骨立，发黄壮热，大便不调。

【方论】《医略六书》：人参扶元气以补肺，白术燥湿气以健脾，茯苓渗湿清治节，橘红利气化痰涎，炙甘草以益胃气，姜汤煎服，使脾气鼓运，则痰涎自化而肺络清和。

【验案】

1.咳嗽　《校注妇人良方》：一产妇咳而胸满不食，涕唾，面肿气逆，此病在胃而关于肺，用异功散而愈。

2.喘　《保婴撮要》：一小儿外感风邪，服表散之剂，汗出作喘，此邪气去而脾肺虚也。用异功散而汗喘止，再剂而乳食进。

3.泄泻　《保婴撮要》：一小儿患泻，乳食不化，手足指冷，服消乳丸，食乳即泻，余用五味异功散加木香，母子服之而愈。

4.发热　《保婴撮要》：一小儿发热，饮食少思，大便不实，常服芦荟等丸，视其鼻赤，此寒冷之剂复伤脾土而虚热也，用五味异功散，数剂而愈。

5.斑秃　《河北中医》（1998，1：37）：马氏等用本方加味治疗斑秃50例。药用：黄芪、陈皮、甘草、党参、白术、茯苓，舌质红绛者加墨旱莲；苔白腻者加藿香；脱发区瘙痒有麻木感者加鸡血藤、天麻、熟地黄；头昏、耳鸣、失眠、苔剥舌淡，脉细者加何首乌、当归、枸杞子、怀牛膝；头痛、胸胁疼痛，舌有瘀斑，脉象沉细者加赤芍、川芎、桃仁。结果：治愈41例，好转5例，总有效率为92%。

温中丸

【来源】《小儿药证直诀》卷下。

【别名】温白丸（《鸡峰普济方》卷二十四）。

【组成】人参（切去顶，焙）　甘草（锉，焙）　白术各二两

【用法】上为末，姜汁面和丸，如绿豆大。每服一二十丸，米饮送下，不拘时候。

【主治】

1.《小儿药证直诀》：小儿胃寒泻白，腹痛肠

鸣，吐酸水，不思食；及霍乱吐泻。

2.《校注妇人良方》：中气虚热，口舌生疮，不喜饮冷，肢体倦怠，饮食少思。

木香散

【来源】《幼幼新书》卷二十一引《吉氏家传》。

【组成】白术　人参　茯苓　川芎各等分

本方名木香散，但方中无木香，疑脱。

【用法】上为末。每服半钱，饭饮调下。

【功用】和气进食。

【主治】小儿胃气不和。

和气散

【来源】《幼幼新书》卷二十一引《吉氏家传》。

【组成】厚朴（姜制）半两　人参　茯苓　甘草（炮）各一分　茴香二钱

【用法】上为末。水煎服。

【主治】小儿面青黄，手足逆冷，不思食饮。

补虚和气散

【来源】《幼幼新书》卷二十一引《庄氏家传》。

【组成】人参　干葛　甘草（炮）各五两　木香三两　麝一钱　茯苓二两

【用法】上为末。每服半钱，水五分，加生姜少许，同煎至三分，去滓温服。

【功用】补虚和气。

【主治】小儿胃气不和。

六神散

【来源】《产乳备要》。

【别名】六神汤（《御药院方》卷十一）。

【组成】当归　熟地黄　川芎　地骨皮　黄耆　白芍药各一两

【用法】上为粗末。每服五钱，水一盏半，煎至八分，去滓，空心温服。

【功用】补真养气，进食充饥。

【主治】

1.《产乳备要》：脾气不和，荣卫不足，怠惰

困倦，不嗜饮食。

2.《医宗金鉴》：经后发热。

【方论】《济阴纲目》：此方以黄耆益卫气，而又以地骨皮清卫热，则无壮火食气之虞；又以四物引卫气以归四脏而生血，则又有少火生气之用。如是则荣卫足而困倦去矣。

神术散

【来源】《幼幼新书》卷二十一引《刘氏家传》。

【组成】白术（去芦）　人参　白茯苓（去皮）　石莲肉（去心）　罂粟米　白扁豆（炒）　藿香叶　甘草（炙）各等分

【用法】上为细末。每服半小钱，空心、日午枣汤调下。

【功用】温养脾胃，消进奶食，匀气清神，调和脏腑。

【主治】小儿病后，脾胃虚弱，时时烦热，恍惚，睡中多惊，气急烦乱。

集香煎

【来源】《幼幼新书》卷二十一引张涣方。

【别名】集香散（《小儿卫生总微论方》卷十）。

【组成】藿香叶　厚朴（姜制，炙）　丁香　沉香　木香各一分　白茯苓　白豆蔻　白术（炮）各半两

【用法】上为细末，入麝香一钱，拌匀，以水一升，蜜半斤，大枣三十枚，生姜二十片，于银、石器中慢火熬膏，去姜、枣不用，通风阴干。每服皂角大，乳前米饮送下。

【主治】小儿脾胃虚，不欲食，羸瘦。

丁香黄耆散

【来源】《幼幼新书》卷二十八引张焕方。

【组成】绵黄耆　丁香　当归（焙）　白术　鳖甲（酥炙净）　人参各一两　胡黄连　甘草（炙）各半两

【用法】上为末，每服一钱，水一盏，加生姜二片，大枣二个，煎五分，食前温服。

【主治】小儿脾胃虚弱，不食，渐损荣卫，肌体羸

瘦，时下利，面青白。

麝香安中丸

【来源】《幼幼新书》卷二十二引《张氏家传》。

【组成】甘松叶三两　益智　丁香皮　香附各三两　莪术一两　南木香半两　麝香一钱

【用法】上为细末，面糊为丸，更用生蜜熟油为丸，如黍米大。服二三十丸，生姜汤送下，不拘时候。

【功用】宽中止呕。

【主治】饮食不化。

六神散

【来源】《鸡峰普济方》卷五。

【组成】人参　白术　黄耆　甘草　百合　茯苓各一两

【用法】上为细末。每服二钱，水一盏，加生姜二片，大枣一个，煎至六分，去滓服，不拘时候。

【功用】调适阴阳，和养荣卫。

【主治】脾胃虚弱，不思饮食，肌体瘦瘠，咽干口燥；时气已经汗下，血气已虚，邪犹未解，变生诸疾。

顺元散

【来源】《鸡峰普济方》卷五。

【组成】当归　厚朴　干姜各六分　人参　茯苓　半夏　川芎各四钱半　枳壳一两二钱　陈橘皮一两八钱　桔梗三两　甘草　白芷　桂各九钱　白术　白芍药三钱

　　方中白术用量原缺。

【用法】上为粗末。每服二钱，水一盏，加生姜三片，葱白二寸，煎至六分，去滓，食前温服。

【主治】脾元虚弱，肌体羸瘠，食饮难消，胸膈痞闷，痰多呕逆，气刺胀满；及外感寒邪，头昏体倦，项强恶寒。

香朴丸

【来源】《鸡峰普济方》卷十一。

【组成】厚朴　生姜各一斤　大枣一百个　半夏半斤　陈皮二两（上用水二斗，煮尽水，如大枣先软，即去皮核，余直至水尽，漉出焙干）人参　白术　白茯苓各二两

【用法】上为细末，以枣肉为丸，如梧桐子大。每服三五丸，米饮送下。

【主治】肺胃虚寒，久冷不除，四时往来，动作咳嗽，中脘气癖，气道不利，饮食进退，肌肉不泽，多倦乏力，恶怕风寒，鼻中清涕，喘出清痰，谷饮不消，脏腑不调。

丁香建脾散

【来源】《鸡峰普济方》卷十二。

【组成】草果一个（炮）肉豆蔻二个　丁香一分　舶上丁香皮四两　舶上茴香　白干姜　桂　甘草各半两　郁李仁一分

【用法】上为细末。早晨白汤点服；腹冷痛时服之尤效。

【主治】脾元气弱，食少腹胀，泄泻肠鸣。

【宜忌】如渴，不得饮水。

丁香神曲散

【来源】《鸡峰普济方》卷十二。

【组成】丁香半两　神曲一两半　肉豆蔻仁一两　干姜一两　良姜一两一分

【用法】上为细末。每服三钱，白汤调下。

【主治】脾胃气虚寒，脏腑泻食不化，大便兼脓，遇冷而剧，食已多呕；大肠宿食，久下白脓，脏腑刺痛，大便稀滑，或青或黑，遇冷便剧，饮食进退，肌体瘦弱。

人参散

【来源】《鸡峰普济方》卷十二。

【组成】人参　白术　陈皮　五味子　黄耆　附子各一两　木香　桂心各半两　甘草一分

【用法】上为粗末。每服三钱，水一中盏，加生姜半分，大枣三个，煎至六分，去滓，不拘时候温服。

【主治】脾胃气弱，食饮不下，肌体羸瘦，四肢无力。

人参厚朴散

【来源】《鸡峰普济方》卷十二。

【组成】厚朴 橘皮各二两 人参 茯苓 半夏 甘草 桔梗 白术 槟榔 黄耆 五味子 桂 当归各一两 柴胡一两半

【用法】上为细末。每服二钱，水一盏，加生姜三片，大枣一枚，煎至六分，去滓，食前温服。

【功用】调脾胃，进饮食，顺三焦，调营卫。

小建脾丸

【来源】《鸡峰普济方》卷十二。

【组成】木香半两 草豆蔻 厚朴 茴香（或荜澄茄代） 干姜 荆三棱各二两 神曲 大麦芽 陈皮各三两（一方有草豆蔻、荜澄茄、青陈皮、良姜、姜黄各一两）

【用法】上为细末，水煮面糊为丸，如豌豆大。每服二十丸，生姜汤送下，不拘时候。

【主治】脾胃宿寒，胸腹痞闷，噫气吞酸，恶心呕逆，脐腹隐痛，便利不调，食饮化迟。

小建脾散

【来源】《鸡峰普济方》卷十二。

【组成】厚朴 生姜 大枣各一斤 半夏四两（以上四味，同捣烂，慢火焙干，入后药） 甘草四两 人参一两 陈皮二两 良姜 白豆蔻 白术 神曲（炒） 藿香叶各一两

【用法】上为粗末。每服三钱，水一大盏，加生姜三片，煎至七分，去滓，食前温服。

【功用】调适阴阳，建中补气，辟风寒湿冷，四时非节之气。

中金丹

【来源】《鸡峰普济方》卷十二。

【别名】中金丸（《鸡峰普济方》卷二十）。

【组成】人参三分 白术三两 枣肉四两

【用法】上为细末，枣肉为丸，如梧桐子大。每服三十丸，米饮送下，不拘时候。

【功用】益津暖胃，去痰，消谷嗜食。

【主治】胃气久虚，宿食不消，心下急满，腹胁胀痛，泄泻吐利，恶闻食气；风寒湿痹，风水肿满，风眩头痛，目中冷泪，自汗亡阳；或五劳七伤，筋骨软弱，腰膝疼痛；或温疟寒热，山岚瘴气，经久不愈。

四君子汤

【来源】《鸡峰普济方》卷十二。

【组成】人参 白术 茯苓 甘草各一两

【用法】上为细末。每服二钱，水一盏，加生姜三片，大枣一枚，同煎至六分，去滓温服，不拘时候。

【功用】和胃进食。

【主治】

1.《鸡峰普济方》：脾胃病。

2.《成方便读》：脾肺气虚，中土衰弱，食少便溏，体瘦神倦，或气短息微，皮聚毛落。

【方论】《成方便读》：人参大补肺脾元气，为君；白术补脾燥湿，为臣。以脾喜温燥，土旺可以生金，故肺脾两虚者，尤当以补脾为急，脾为后天之源，四脏皆赖其荫庇，不独肺也。而又佐以茯苓，渗肺脾之湿浊下行，然后参、术之功，益彰其效，此亦犹六味丸补泻兼行之意；然必施之以甘草，而能两协其平；引以姜、枣，大和营卫，各呈其妙，是以谓之君子也。

平胃丸

【来源】《鸡峰普济方》卷十二引王叔和方。

【组成】白术四两 厚朴三两 人参一两 陈皮二两半

【用法】上为细末，蒸枣为丸，如樱桃大。每服三丸，白汤米饮嚼下，不拘时候。

【功用】和脾胃，进饮食。

玉蕊丸

【来源】《鸡峰普济方》卷十二。

【组成】白丸子 金液丹各五十丸

【用法】上为细末，煮面糊为丸，如梧桐子大。每服三十丸，空心米饮送下。

【主治】胃虚，因吐生风。

白术丸

【来源】《鸡峰普济方》卷十二。

【组成】白术加一倍　厚朴　橘皮　藿香　甘草　白茯苓各等分

【用法】上为细末，水煮面糊为丸，如粟米大。每服三二十丸，温米饮送下，不拘时候。

【功用】温中进食。

老姜丸

【来源】《鸡峰普济方》卷十二。

【组成】生姜十两（洗净，连皮薄切作姜钱）　净茴香十两（同生姜拌匀，共淹一宿，次日炒干，以生姜干脆为度）　青盐十两（捶碎，以银石铫炒尽硫黄气，摊冷）

【用法】上为末，好酒煮面糊为丸，如梧桐子大。每服三十丸，空心温酒或米饮送下，一日二次。三两日内便觉心头快，进美饮食。

【功用】补养脾胃。

肉豆蔻丸

【来源】《鸡峰普济方》卷十二。

【组成】肉豆蔻　赤石脂　钟乳粉　石斛　干姜　附子　椒　当归　茯苓　龙骨　人参各一两　诃子皮　桂各二两

【用法】上为细末，水煮面糊为丸，如梧桐子大。每服二十丸，食前米饮送下。

【功用】逐寒，渗湿，补虚，止痢。

【主治】脾胃俱虚，寒湿气胜，心腹绞痛，胁肋牵痛，手足厥，身冷，胃哽呕吐，不思饮食，无力怠惰，嗜卧，滑泄频数，米谷完出，久痢滑肠或变脓血，腹痛肠鸣，里急后重。

安胃丸

【来源】《鸡峰普济方》卷十二。

【组成】人参　白术　茯苓　木香各一分　槟榔一个　枇杷叶　藿香　半夏曲　黄橘皮各一两　甘

草　丁香各一分　肉豆蔻二个

【用法】上为细末，水煮面糊为丸，如梧桐子大。每服二十丸，空心以生姜汤送下。

【主治】脾胃虚弱，饮食减少，呕逆恶心，腹胁膨胀。

安胃丸

【来源】《鸡峰普济方》卷十二。

【组成】神曲　当归　人参　白术　干姜各一两

【用法】上为细末，水煮面糊为丸，如梧桐子大。每服四十丸，空心以粟米饮送下。

【主治】肠胃虚弱，内挟寒湿，邪正相攻，腹中疼痛，大便水谷不消，或冷热客搏，便下赤白，后重频滑，无复节度，虚困无力，肌体羸瘦，下利既久，脾胃增虚，呕哕肠鸣，全减饮食。

豆蔻散

【来源】《鸡峰普济方》卷十二。

【组成】草豆蔻（醋和面裹煨熟，去面和皮用）　肉豆蔻仁　陈皮各一两　陈粟米（以生姜汁浸一宿，焙干，取末）三两　甘草　干姜各半两

【用法】上为细末。每服二钱，水一盏，煎至七分，去滓温服，不拘时候。

【功用】和养脾胃，消进饮食。

豆蔻散

【来源】《鸡峰普济方》卷十二。

【组成】肉豆蔻　厚朴　陈橘皮　良姜　干姜各半两（别以白面半两同炒诸药令黄，研）

【用法】上为细末。每服一钱半，空心，入稀姜粥调下。

【主治】脾胃虚弱，久积冷气，大肠滑泄，腹内作声，肌体羸瘦，困至甚者。

助脾丸

【来源】《鸡峰普济方》卷十二。

【组成】川椒　香豉　干姜　神曲　大麦芽各三分

【用法】上为细末，酒煮面糊为丸，如梧桐子大。

每服三十丸，生姜汤送下。以知为度。

【主治】脾胃久虚，饮食难化，腹胁胀满，脐腹疼痛，噫闻食臭，肌体羸瘦。

助脾散

【来源】《鸡峰普济方》卷十二。

【组成】干姜　草豆蔻　神曲　大麦芽　陈橘皮各二两　甘草一两

【用法】上为细末。每服一钱，空心、食前白汤调下。

【主治】脾胃虚弱，饮食减少。

助脾煎

【来源】《鸡峰普济方》卷十二。

【组成】人参　荜茇　胡椒　荜澄茄　桂各一两　白术　干姜　良姜　附子各一两半

【用法】上为细末，水煮面糊为丸，如梧桐子大。每服二十丸，食前米饮送下。

【主治】脾胃虚寒，腹痛泄泻，饮食无味。

沉香养脾散

【来源】《鸡峰普济方》卷十二。

【组成】制厚朴二两　舶上茴香一分　肉豆蔻仁　桂各半两　白术一两　丁香　荜澄茄各半两　赤石脂　五味子　黄耆各一两　木香　沉香　白檀各一分　良姜半两　陈皮一分　胡椒　草豆蔻仁　人参　甘草　诃子皮各半两

【用法】上为细末。每服二钱，水一盏半，加生姜三片，大枣二枚，同煎至七分，空心温服。

【功用】益气，补虚损。

【主治】脾胃久虚，大腑寒滑，全不思食。

沉香神曲煎

【来源】《鸡峰普济方》卷十二。

【组成】沉香二分　神曲十六分　干姜　桂心六分　吴茱萸　椒四分　白术十分
　　　方中干姜、吴茱萸用量原缺。

【用法】上为细末，酒糊为丸，如梧桐子大。每服

三十丸，空心以米饮送下。

【功用】补养脾胃，助气消谷。

【主治】脾虚，食少迟化，胸膈痞满，腹胁膨胀，噫气吞酸，呕逆恶心，四肢倦怠，心腹疼痛，饮食减少，大便泄泻。

【宜忌】若禀受怯弱，饮食易伤者，最宜服之。

补脾散

【来源】《鸡峰普济方》卷十二。

【组成】肉豆蔻　肉桂　白术　诃子　人参　附子　白茯苓　厚朴各一两　干姜　丁香　沉香　甘草　藿香叶各半两

【用法】上为细末。每服三钱，水一盏，加生姜五片，大枣二个，同煎至七分，去滓，食前温服。

【主治】脾胃虚冷，不思饮食，心胸满闷，多倦乏力，肌肤羸瘦。

附子神曲丸

【来源】《鸡峰普济方》卷十二。

【组成】神曲　附子　诃黎勒　白豆蔻仁　荜茇　白术　白茯苓　人参各一两　厚朴二两　丁香　荜澄茄　沉香各半两　陈皮三分

【用法】上为细末。酒煮枣肉为丸，如梧桐子大。每服二十丸，食前生姜汤送下。

【功用】补脾。

【主治】脾虚心烦，腹胀，食少无力。

鸡舌香汤

【来源】《鸡峰普济方》卷十二。

【组成】人参　黄橘皮二分　鸡舌香　半夏一钱　甘草　神曲四钱　生姜六钱　草豆蔻三个
　　　方中人参、鸡舌香、甘草用量原缺。

【用法】上为细末。每服二钱，沸汤点下。

【主治】脾胃虚弱，久积寒痰，呕逆涎沫，哕逆恶心，宿食不消，胸膈痞闷，咳逆喘息，目眩头旋，不欲饮食，肢体倦怠。

畅中散

【来源】《鸡峰普济方》卷十二。

【组成】人参一两（大者）　五味子（佳者）八

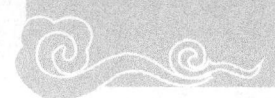

铢　白茯苓　白术各一两　藿香叶　黄耆各半两　陈皮六铢　肉豆蔻四个　生姜（切，焙）六铢　甘草半两

【用法】上为细末，坩罐盛，勿透气。每服一钱，水八分，盐少许，煎至六分，热服之，一日二次。

【功用】调荣卫，健脾胃，快胃膈，进饮食，壮筋力，升降阴阳，安和五脏。

建脾汤

【来源】《鸡峰普济方》卷十二。

【别名】健脾汤（《普济方》卷二十三引《十便良方》）。

【组成】生姜一斤（切片，青盐三两，研拌一宿，焙干）　草豆蔻　大麦蘖　陈橘皮各二两　甘草一两

【用法】上为细末，每服一钱，空心白汤调下。

【功用】调中养气，消化宿谷。

建脾散

【来源】《鸡峰普济方》卷十二。

【组成】厚朴　大枣　生姜各一斤　半夏（汤洗，以上四味同捣匀，炒黄干）　甘草各四两　黄橘皮　白术各二两　肉豆蔻一两　神曲　人参　藿香叶　缩砂仁　良姜各二两　丁香一两

【用法】上为末。每服二钱，水一盏半，加生姜三片，同煎至七分，去滓，食前热服。

【主治】脾胃俱虚，久积冷气，心腹胀闷，里急刺痛，痰逆恶心吞酸，可食，倦怠少力，肠鸣滑泄，肢体羸瘦，及大病之后诸虚不足。

厚朴丸

【来源】《鸡峰普济方》卷十二。

【组成】厚朴四两　陈橘皮三两　干姜二两　附子一两

【用法】上为细末，枣肉为丸，如梧桐子大。每服三十丸，空心米饮送下。

【主治】脾胃虚积冷，腹胁刺痛，饮食进退，大便秘泄。

厚朴建中汤

【来源】《鸡峰普济方》卷十二。

【组成】厚朴　生姜　大枣各一斤　半夏（合杵，焙）　甘草各四两　人参一两半　陈皮二两　良姜　草豆蔻仁　白术　神曲　藿香各一两

【用法】上为粗末。每服三钱，水一盏，煎至七分，去滓，食后服。

【功用】调适阴阳，建中补气，辟风寒湿冷非节之气、山岚瘴疟等疾气。

【主治】脾胃虚弱，忽中湿冷，心腹暴痛，胁肋胀满，水谷化迟，肠鸣泻痢，后重里急，脐腹冷痛，胸满气逆，呕吐恶心，手足不和，体重节痛，哕噫吞酸，不思饮食，怠惰嗜卧，四肢少力。

调中丸

【来源】《鸡峰普济方》卷十二。

【组成】人参　白术　鳖甲　柴胡　茯苓　三棱　当归　陈皮各半两

【用法】上为细末，水煮面糊为丸，如麻子大。每服三五十丸，米饮送下。

【功用】化癖进食长肌。

【主治】荣卫不和，脾虚多病，肌体清瘦，或发寒热，面色痿黄。

胃气丸

【来源】《鸡峰普济方》卷二十。

【组成】丁香　厚朴　硫黄　附子　干姜　桂　豆蔻仁　半夏曲各等分

【用法】上为细末，水煮面糊为丸，如黍米大。每服十五至二十丸，米饮送下，不拘时候。

【功用】消进饮食。

重汤丸

【来源】《鸡峰普济方》卷十二。

【组成】藿香叶　胡椒　白术　当归　桂　青皮　良姜　茯苓　肉豆蔻　神曲　大麦蘖　缩砂仁　诃子各一两　木香　半夏曲　丁香各三分　厚朴半斤　甘草三两　干姜二两半　草豆蔻

四个　附子一两　荜茇　红豆各二钱

【用法】上为细末，炼蜜为丸，如弹子大。每服一丸，以一盏水化开，重汤煮沸，空心服之。

【主治】脾胃虚弱，脏腑不调。

姜面丸

【来源】《鸡峰普济方》卷十二。

【组成】好面一斤　干姜十两　吴茱萸五钱　青盐一两

【用法】上为细末，炼蜜为丸，如梧桐子大。每服三十丸，空心米饮送下。

【主治】腹虚冷，不饮食，食辄不消，羸瘦。

烧胃丸

【来源】《鸡峰普济方》卷十二。

【组成】天雄二个　硫黄　附子　硇砂各一两（别研）　官桂　木香各二两　干姜一两

【用法】上为细末，醋煮面糊为丸，如梧桐子大。每服五丸至七丸，以米饮送下；有痰，生姜汤送下。

【主治】脾胃虚困，有积冷及痰积，冷热不和，滑泄吐逆，盗汗，脐腹疼痛，肢满膨胀，刺痛，倦怠，全不思食。

虚脾丸

【来源】《鸡峰普济方》卷十二。

【组成】干姜　附子　桂　厚朴　丁香各二两半　白茯苓　肉豆蔻　诃子皮各二钱　白术二钱半

【用法】上为细末，枣肉为丸，如梧桐子大。每服五十丸，空心米饮送下。

【功用】温脾胃，进饮食，止泄利，资血气。

智意汤

【来源】《鸡峰普济方》卷十二。

【组成】肉豆蔻　白术　益智　半夏　附子　桂　干姜各一两　藿香　甘草　茴香　人参　木香　丁香　大麦蘖　破故纸　当归　曲各半两　青皮　陈皮　毕澄茄　细辛　良姜各半两

【用法】上为细末。每服三钱，水一盏，加生姜三片，大枣一个（擘破），同煎七分，去滓，空心温服。

【主治】脾胃虚弱，中满气痞，四肢怠惰，九窍不通，腰背疼痛，食下闷乱，昏倦嗜卧，愁忧伤意，胃中痞闷，饮食无味，不为肌肤，面色萎黄，大便秘涩不调，面目四肢时肿，身重，喜饥吞酸，呕逆痰水，不能消谷。

温中煎

【来源】《鸡峰普济方》卷十二。

【组成】附子　川乌头　干姜　良姜各二两　荜茇　荜澄茄　胡椒　红豆　桂心各一两

【用法】上水煮，面糊和丸，如梧桐子大。每服二十丸，空心米饮送下。

【功用】温养脾胃。

【主治】脾胃不足，伏留寒气，饮食减少，肌肉消瘦，腹痛下利，胀满滑肠，胸膈膨痞，中寒气逆，干呕恶心，困倦少力，四肢沉重，久虚羸瘦，寒多热少。

正元丹

【来源】《鸡峰普济方》卷十四。

【组成】附子　干姜　良姜　乌头各四两　胡椒　荜澄茄　人参　红豆蔻　白术　桂各一两（一方添赤石脂、诃子、川椒各一两，去桂）

【用法】上为细末，水煮面糊为丸，如梧桐子大。每服三十丸，食前米饮送下。

【主治】脾胃虚冷，寒湿久滞，心腹胀满，胁肋牵疼，吞酸气逆，呕吐清涎，风寒入腹，拘挛不得俯仰，癥瘕积聚，上下奔冲，泻滑肠，里急后重，手足厥冷，口中气寒，腹内虚鸣，腹胀泄注，及膈间停水，胁下饮癖，眩运恶心，饮食不下。

甘草茱萸丸

【来源】《鸡峰普济方》卷十四。

【组成】吴茱萸四两（以酒、醋各一升，浸一伏时，煮酒、醋令尽，焙干，再炒熟）　甘草一两　栀子弹子大一块（烧令通赤，以醋七遍

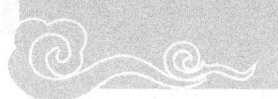

淬）干姜一两　缩砂仁一分　肉豆蔻五个（大者，和皮用）

【用法】上为细末。酒煮面糊为丸，如梧桐子大。每服十九至十五丸，烧生姜汤送下。

【主治】脏腑虚寒，脾胃怯弱，米谷不化，肠滑泻痢，心腹疼痛，腹胀肠鸣，饮食减少。

茱萸断下丸

【来源】《鸡峰普济方》卷十四。

【组成】吴茱萸二两半（汤洗，炒）诃子一分（去核）赤石脂一分　缩砂仁　肉豆蔻　干姜（炮）龙骨　人参各一分

【用法】上为细末，水煮面糊为丸，如梧桐子大。每服三五十丸，空心米饮送下，一日三次。

【主治】脾胃气虚弱，脏腑不调，下泻不止，日夜无度，全不饮食，内积久虚，腹中疼痛，羸瘦气弱。

厚朴七枣汤

【来源】《鸡峰普济方》卷十四。

【组成】厚朴一斤　川乌头　茴香　益智　缩砂各半斤　干姜四两　甘草六两

【用法】上为细末。每服二钱，水二盏，加大枣七个，煎取一盏，去滓，空心、食前稍热服。

【主治】脾胃虚弱，内变寒气，泄泻注下，水谷不分，腹胁胀满，脐腹疼痛，腹中虚鸣，呕吐恶心，胸膈痞闷，困倦少力，不思饮食。

分气丸

【来源】《鸡峰普济方》卷二十。

【组成】附子　吴茱萸　当归　芎藭　陈皮　蓬莪术　干姜　延胡索　桂　五味子　白芷　白及　益智仁　白术各一两

【用法】上为细末，醋煮面糊为丸，如梧桐子大。每服二三十丸，食前生姜汤送下。

【主治】男子妇人脾胃虚弱，中脘痞塞，气不升降，四肢倦怠，无力多困，食饮不消；妇人荣卫俱虚，经候不调，两肋刺痛，脐腹胀满，肢节疼痛，时发寒热，面色萎黄，日渐瘦弱，全不思食。

诃黎勒散

【来源】《鸡峰普济方》卷二十。

【组成】当归　丁香　木香　甘草　肉豆蔻各二两　赤石脂　附子各一两　藿香四两　诃子皮一两半

【用法】上为粗末。每服二钱，水一盏，加生姜三片，大枣一枚（擘破），煎至七分，去滓，食前温服。

【主治】脾虚冷，气不和。

和中煎

【来源】《鸡峰普济方》卷二十。

【组成】槟榔　木香　橘皮　青皮　神曲　麦蘖　茯苓　半夏各一两　人参　白术各半两

【用法】上为细末，姜煮面糊为丸，如梧桐子大。每服二十丸，生姜汤送下。

【功用】匀气宽中，宣通壅滞，调顺三焦，快利胸膈，温养脾胃，消化宿谷。

【主治】脾胃怯弱，饮食易伤，噫癖胀满，心腹刺痛，噫腐吞酸，呕逆恶心，及妊娠中虚痰逆，食饮化迟。

肥中丸

【来源】《鸡峰普济方》卷二十。

【组成】藿香　人参　白术各一两　半夏半两　陈粟米二两

【用法】上为细末，每服二钱，滴水为丸，如梧桐子大。用蜜一匙，姜三片煮浮，温服。

【功用】和胃进食，快气。

温中汤

【来源】《鸡峰普济方》卷二十。

【组成】白术　枣各半斤　厚朴五两　陈皮四两　甘草三两　干姜二两　藿香　茯苓各一两

【用法】上为粗末，每服二钱，水一盏，煎至六分，去滓。食前温服。

【主治】脾胃虚寒，腹中冷痛，饮食迟化，痰饮并多，寒气上奔，心胸刺痛；及伤寒阴盛脉细沉微，

手足逆冷，霍乱吐泻。

白术散

【来源】《鸡峰普济方》卷二十四。

【组成】吴白术一两　厚朴二两半　橘皮二两　甘草一两半

【用法】上为细末。每服二钱，水一盏，煎至六分，和滓温服。

【功用】和养脾胃。

食柏圣饼子

【来源】《鸡峰普济方》卷二十五。

【组成】大豆　大枣各一升　白茯苓　贯众　甘草各二两半

【用法】上除枣肉外，为末，后以枣肉和匀，如干，入少煮枣水和之，捻作饼子，如钱大，每一饼子分作四口，十余日外分作六口，余分作八口，百日或经岁则不必服药。如在路人家远，有饮食未及，只服药一两饼子，饥亦止；及临卧服一两饼，能缩小便。

【功用】消草毒，和脾胃，止饥，缩小便。

【宜忌】服药后不可饮煎汤，只饮冷水。

道合汤

【来源】《鸡峰普济方》卷二十五。

【组成】削术一斤（米泔浸一宿，控干，隔纸炒）　甘草　白盐各六两　椒子一百二十粒（隔纸炒，于净地纸上摊之，用碗盖之）

【用法】上合捣时须要念道合道合四十九声，一捣一念，数足即不须念。每服二钱，加姜、枣，煎至七分，点服亦得。

【功用】健脾胃，进饮食。

蜜煮朱砂煎丸

【来源】《鸡峰普济方》卷二十九。

【组成】光明成颗粒朱砂（每一两，管蜜三两，先将朱砂用纱帛裹定，将蜜置银器或坩器中，下朱砂于蜜内，以重汤煮三昼夜，取出，用新汲水洗净，又用温热水再洗蜜净，微火焙干，研令极细）

【用法】上药与蒸熟软烂枣（去核）同研，清水煮面糊为丸，如梧桐子大。每服五七丸，空心，食前米汤送下，一日三次。

【功用】固中下，益脾胃。

【宜忌】忌羊血。

胶饴丸

【来源】《鸡峰普济方》卷三十。

【组成】干姜（炮裂，为细末）

【用法】以白饧锉如樱桃大，以新水过，入铁铫子，灰火中煨令溶，和姜末为丸，如梧桐子大。每服三十丸，空心以米饮送下。

本方原名胶饴煎，与剂型不符，据《普济方》引《十便良方》改。

【主治】脾胃虚弱，饮食减少，易伤难化，无力肌瘦。

消谷丸

【来源】《鸡峰普济方》卷三十。

【组成】吴茱萸　大麦蘖　神曲（炒）各等分

【用法】上为细末，炼蜜为丸，如梧桐子大。每服三十丸，空心米饮送下。

【功用】消谷进食。

【主治】脾胃虚冷，腹胁胀满，脏腑不调。

温脾散

【来源】《普济本事方》卷二。

【组成】舶上茴香（炒香）　青皮（去白）　陈艾　缩砂仁　桔梗（炒）　香白芷（不见火）　厚朴（去粗皮，生姜汁炙）各一两　木香　白术　香附子（麸炒，舂去皮）各半两　甘草一两半（炙）　红豆　良姜　麦蘖　干葛各三两

【用法】上为细末。每服一钱，水一盏半，加枣一个，煎至七分。食前温服。

【功用】《丹溪心法附余》：开胃进食，温中利气，散寒湿。

【主治】脾胃病。

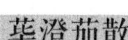

荜澄茄散

【来源】《扁鹊心书·神方》。

【组成】荜澄茄　高良姜　肉桂　丁香　厚朴（姜汁炒）　桔梗（去芦）　陈皮　三棱（泡，醋炒）　甘草各一两五钱　香附（制）三两

【用法】上为细末。每服四钱，加生姜三片，用水一盏，煎七分，和渣服。

【主治】脾胃虚满，寒气上攻于心，心腹刺痛，两胁作胀，头昏，四肢困倦，吐逆，发热，泄泻，饱闷。

渗湿汤

【来源】《扁鹊心书·神方》。

【组成】厚朴二两　丁香　甘草　附子各一两　砂仁　干姜　肉果（面裹，煨透）　高良姜各八钱

【用法】上锉碎。每用五钱，加生姜三片，大枣三枚，水一盏，煎七分，去滓，空心服。

【功用】暖脾胃，辟风寒，祛瘴疫，除风湿。

【主治】脾胃虚寒，四肢困倦，骨节酸疼，头晕鼻塞，恶风，多虚汗，痰饮不清，胸满气促，心腹胀闷，两胁刺痛，霍乱吐泻。

霹雳汤

【来源】《扁鹊心书·神方》。

【组成】川附（炮去皮脐）五两　桂心（去皮尽）二两　当归二两　甘草一两

【用法】上为细末。每服五钱，水一大盏，加生姜七片，煎至六分，和滓通口服。小儿止一钱。

【主治】脾胃虚弱，因伤生冷成泄泻，米谷不化，或胀，或痛，或痞，胸胁连心痛，两胁作胀，单腹膨胀，霍乱吐泻；中风、半身不遂；脾疟；黄疸；阴疸，入蚀骨髓；痘疹黑陷，急慢惊风，气厥发昏；阴阳伤寒，诸般冷病寒气。

戊己丸

【来源】《续本事方》卷一。

【组成】茴香三两（拣净）　甘草一两（炙）　胡椒五两（拣净）　人参一两　白术二两　朱砂半

两　白茯苓三两　香附子半两

【用法】上为细末，生姜汁打面糊为丸，如梧桐子大。每服二十丸，空心白汤送下，一日二次。

【功用】《续本事方》：护脾开胃，进饮食，长肌肉，生气血，化精益髓，全胃气，丹田不竭，肾经不虚。

【主治】

1.《续本事方》：丈夫、妇人禀赋怯弱，饮食无味，气血衰败，肌肉不生，项背拘紧，腰脚无力，胸膈膨胀，多睡少寤，终日昏蒙，夜多异梦，及积年脾蛊时下，恶心噫酸吐水，小儿吐乳，大人翻胃。

2.《济阴纲目》：新婚男子女人，素禀虚寒滑泄。

茱萸散

【来源】《小儿卫生总微论方》卷十。

【组成】吴茱萸（拣净）半两（用盐二钱，水一盏煮之，如此换水煮十四次，各至水尽，遍数足，晒干，炒令紫黑色）　甘草一两半（炙）　陈皮（去白）二两（炒令香熟）

【用法】上为细末。每服一钱或半钱，沸汤点下，不拘时候。

【主治】脾胃弱，食不消，泄泻无度。

圌参散

【来源】《小儿卫生总微论方》卷十。

【组成】人参（去芦）二两　白术一两　白扁豆（炒）一两　罂粟米四两（别研）　山药三两　陈粟米三两（用生姜自然汁浸三宿，取出晒干）　白茯苓一两（去皮）　木香三分　川芎一两半　乌药一两半（锉碎）　甘草三两（炙）　厚朴（去粗皮，生姜制）二两　白芷一两

【用法】上为细末。每服一钱，水一小盏，加生姜三片，大枣一枚（去核），同煎至半盏，空心、食前温服。

【主治】小儿脾胃虚弱，气不调顺，伤于风冷，一切吐泻，手足厥冷。

木香炒连丸

【来源】《小儿卫生总微论方》卷十一。

【组成】黄连二两（粗好，拆开如金色者，锉匀如豆大，又用生姜四两洗净，亦匀切如豆大，同入石银器中炒，不住手搅，贵得匀也；炒至生姜焦脆，去姜不用，只用黄连）诃子（煨，去核用）半两　木香半两

【用法】上为细末，以湿纸包粟米饭，慢火煨，水脉溜取出，和药为丸，如绿豆大。每服二三十丸，食前米饮送下。

【主治】脾胃虚弱，寒湿冷热相搏，滑泄下利赤白。

塌气丸

【来源】《小儿卫生总微论方》卷十四。

【组成】全蝎一钱　黑牵牛四钱（一半炒熟，一半生用）　萝卜子四钱（一半炒熟，一半生用）　陈皮二钱（去白）　青皮（去瓤）二钱　京三棱二钱（炮，锉）　蓬莪术二钱（炮，锉。一方生用）

【用法】上为细末，面糊和丸，如萝卜子大。每服一二十丸，生姜汤送下，不拘时候。

【主治】小儿脾胃气虚，腹胀满闷。

木香分气丸

【来源】《洪氏集验方》卷五。

【组成】香附子（水浸一宿，捣去黑皮，令净，饭上蒸过一次，焙干称）二两　南木香一钱（面裹，煨）　缩砂一分（去壳）　甘草半两（炙）　京三棱半两（湿纸裹，煨，乘热切，焙）　姜黄半两（米泔水浸一宿，切，焙）

【用法】上为末，用白面糊为丸，如黍米大。每服二十丸，食后饭饮吞下；温熟水亦得。

【主治】小儿脾胃虚弱，饮食过伤，积滞内停，或多吐逆，胸膈不快，面黄腹急，下利无度。

助胃膏

【来源】《洪氏集验方》卷五。

【组成】人参　白术　甘草　茴香各半两　干山药一两　檀香一钱　乌梅肉半两　白豆蔻仁半两　缩砂仁半两　干木瓜一两

【用法】上为细末，炼蜜为膏。每服如皂子大一丸，空心嚼服或温水吞下。

【功用】助小儿胃气，思食止渴。

象骨散

【来源】《宣明论方》卷十。

【组成】象骨四两（炒）　诃子（取肉）二两　肉豆蔻一两　枳壳一两　甘草二两　干姜半两

【用法】上为末。每服三钱，水一盏半，煎至八分，和滓食前热服，一日三次。

【主治】脾胃虚热，心腹胀满，水谷不消，噫气不消，食辄呕吐，霍乱泄泻，脓血，四肢沉重，脐腹疼痛，夜起频并，不思饮食。

调中丸

【来源】《宣明论方》卷十二。

【组成】青皮　红皮各一两　大黄一两　牵牛三两

【用法】上为细末，滴水和丸，如梧桐子大。每服三二十丸，空心食前温水送下。

【功用】止呕吐，宽利胸膈。

【主治】脾胃虚。

温脾暖胃散

【来源】《普济方》卷二十二引《广南四时摄生论》。

【组成】陈橘皮　白术　厚朴各一两

【用法】上为散。每服一大钱，水一盏，加生姜、大枣，同煎至七分，空心温服。

【功用】温脾暖胃。

肥肌方

【来源】《普济方》卷三七九引《全婴方》。

【别名】佐胜六神丸。

【组成】丁香　木香　肉豆蔻（去壳）各半两（三味用面裹同入慢灰煨，令面熟为度取出，放冷）　诃子（煨，去核）　使君子各半两　芦荟（细研）一两

【用法】上为细末。以枣肉为丸，如麻子大。每服

三五丸至七丸，温米饮送下，乳食前服烂饭丸如黍米大，一岁二十丸。一方黄蠃指大溶入鸡子一个碎，和炒熟，令儿食尽，吞下上丸，并治休息疳泻如神，汤氏方一不用枣肉为丸，饭饮入脾也。

【主治】小儿蠃瘦，脏腑怯弱，泄痢虚滑，乳食减少，引饮无度，心腹胀满。

补脾汤

【来源】《三因极一病证方论》卷八。

【组成】人参　茯苓　草果（去皮）　干姜（炮）各一两　麦蘖（炒）　甘草（炙）各一两半　厚朴（去皮，姜制，炒）　橘皮　白术各三分

【用法】上锉散。每服四钱，水一盏半，煎七分，去滓，食前服。

【主治】脾虚寒病，泄泻腹满，气逆呕吐，心烦不得卧，肠鸣虚胀，饮食不消，劳倦虚蠃，喜噫，四肢逆冷，多卧不起，情意不乐。

茱萸膏

【来源】《三因极一病证方论》卷八。

【组成】吴茱萸（汤洗）一两三分　白术五两一分　猪膏五两　宿姜汁八两

【用法】捣茱萸、白术二味为末，纳姜汁、猪膏中，煎成胶饴。每服一大匙，食前温酒调下。

【主治】脾劳虚寒，气胀咽满，食不下通，噫宿食臭。

养胃汤

【来源】《三因极一病证方论》卷八。

【组成】厚朴（姜制炒）　藿香（去梗）　半夏（汤洗七次）　茯苓各一两　人参　甘草（炙）　附子（炮，去皮脐）　橘皮各三分　草果（去皮）　白术各半两

【用法】上锉散。每服四钱，水一盏半，加生姜五片，大枣一枚，乌梅半个，煎七分，去滓，空心服。

【功用】

　　1.《三因极一病证方论》：温胃消痰，进食下气，辟寒疫。

　　2.《岭南卫生》：辟山岚瘴气，四时瘟疫。

【主治】

　　1.《三因极一病证方论》：胃虚寒，胫寒不得卧，渐渐恶风，洒洒恶寒，腹中痛，虚鸣，寒热如疟，唇口干，面目虚浮，呕哕吐泻，四肢疼痛，不思饮食；或伤寒湿，骨节皆痛。

　　2.《济生方》：寒多热少，或但寒不热，头痛恶心，胸满欲呕，身体疼痛，栗栗振寒，面色青白，不进饮食，脉来弦迟。

　　3.《医方类聚》引《仁斋直指方论》：外感寒邪，内伤生冷。

　　4.《保命歌括》：食疟及感寒湿疟，发作多吐者。

灵液丹

【来源】《三因极一病证方论》卷十一。

【组成】硫黄（打碎）　附子（去皮脐，切如绿豆大）各一两　绿豆四两（用水一碗煮干，焙）

【用法】上为末，生姜自然汁煮面糊为丸，如梧桐子大。每服五十丸，食前米汤送下。

【主治】胃中虚寒，聚积痰饮，食饮不化，噫醋停酸，大便反坚，心胸胀满，恶闻食气。及妇人妊娠恶阻，呕吐不纳食者。

六神散

【来源】《三因极一病证方论》卷十八。

【别名】六神汤（《易简方论》）。

【组成】人参　白茯苓　干山药　白术　白扁豆　甘草（炙）各等分

【用法】上为末。每服一大钱，水一小盏，加大枣一个，生姜二片，同煎至五分，通口服。

【主治】

　　1.《三因极一病证方论》：小儿表里俱虚，气不归元，阳浮于外而发热。

　　2.《传信适用方》：小儿胃气不和，脏腑冷泻，不欲饮食。

　　3.《世医得效方》：腹痛啼哭，面青，口中冷气，四肢亦冷，曲腰而啼，或大便泄泻青白粪，不吮乳。

【加减】胃冷，加附子；风证，加天麻；治利，加罂粟壳。

【验案】白细胞减少症 《江苏中医药》（2002，10：27）：用六神散治疗消化系统肿瘤化疗后白细胞减少症50例，结果：显效26例，有效19例，无效5例，总有效率90%。

沉香散

【来源】《杨氏家藏方》卷五。

【组成】乌药三两（炒） 沉香 木香 人参（去芦头） 白术 白茯苓（去皮） 甘草（炙）各一两 丁香 檀香 白豆蔻 青橘皮（去白，炒）各半两 京三棱（煨，切） 蓬莪术（煨，切） 香附子（炒，去毛）各一两半

【用法】上为细末。每服三钱，水一盏，加生姜二片，大枣一枚，同煎至七分，加盐少许，空心热服，或以热酒调下。

【功用】御邪正气，调中进食，辟雾露岚湿之气。

【主治】中脘气塞，元脏虚冷，胸膈痞闷，脐腹疼痛，气噎不快，绕脐虚鸣，呕吐酸水，泄利虚滑，心痛气刺，气促逆冷，倦怠少力，不美饮食，口苦舌涩，呕逆恶心，噫气吞酸，胁肋疼痛，喘满气逆，小便频数，及妇人脾血冷气，发作不常，及中恶腹痛，蛊毒疰忤。

人参散

【来源】《杨氏家藏方》卷六。

【组成】人参（去芦头）一两 白术一两 大麦芽（炒） 陈橘皮（去白） 五味子 白茯苓（去皮） 黄耆（蜜炙） 附子（炮，去皮脐） 木香 肉桂（去粗皮）各半两 甘草三分（炙）

【用法】上为粗末。每服五钱，水一盏半，加生姜五片，大枣二枚，煎至一盏，去滓，食前温服。

【主治】脾胃虚弱，不思饮食，肢体倦怠。

大养脾丸

【来源】《杨氏家藏方》卷六。

【组成】人参（去芦头） 白术 附子（炮，去皮脐） 荜茇 红豆 胡椒 诃子（煨，去核） 缩砂仁 白豆蔻仁 肉豆蔻（面裹煨熟）各一两 白茯苓（去皮）半两 丁香半两 干姜（炮）二两 肉桂（去粗皮）二两 厚朴（去皮，姜制）一两半 甘草（炙）一两半

【用法】上为细末，炼蜜为丸，每一两作十丸。每服一丸，空心、食前白汤化下；或水煎五七沸亦得。

【主治】脾胃久虚，不进饮食，胸膈痞闷，腹胁膨胀，呕吐不止，倦怠嗜卧；及大病之后气血虚羸，胃弱少食。

木香橘皮丸

【来源】《杨氏家藏方》卷六。

【组成】木香一分 丁香一分 陈橘皮（去白） 青橘皮（去白） 京三棱（炮，切） 蓬莪术（炮，切） 乌梅（连核用）各一两 肉桂（去粗皮）半两 缩砂仁半两 黑牵牛（微炒）一两

【用法】上为细末，醋煮面糊为丸，如梧桐子大。每服一十五丸至二十丸，食后、临卧用熟水、米饮任下。

【功用】温脾胃，快气进食。

【主治】脾胃虚弱，饮食所伤，久不消化，或成泄泻，及气不升降。

壮脾丸

【来源】《杨氏家藏方》卷六。

【组成】丁香 附子（重六钱以上者，炮，去皮脐） 诃子肉 荜茇 白术 白茯苓（去皮） 肉豆蔻（面裹煨）各一两 人参（去芦头） 干姜（炮） 荜澄茄 乌药 陈橘皮（去白，焙） 沉香 厚朴（去粗皮，细切，以生姜一两研烂，淹半日，炒干用） 神曲（炒）各七钱 熟艾六钱（研，糯米稀糊拌匀、炒干，乘热入碾末之） 缩砂仁半两 甘草六钱（炙）

【用法】上为细末，煮枣肉为丸，如梧桐子大。每服五十丸，空心、食前米饮吞下。

【主治】脾胃久弱，中焦停饮，腹内虚鸣，或多泄利，心腹胀满，饮食不入，精神怠惰，睡卧不安。

羊肉补真丸

【来源】《杨氏家藏方》卷六。

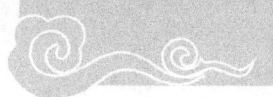

【组成】羊肉十两 当归（洗，焙） 白术 神曲（炒）各二两 丁香 茴香（炒） 肉豆蔻（面裹，煨香） 缩砂仁 干姜（炮） 肉桂（去粗皮）各一两 糯米半升（炒黄）

【用法】上为细末，次入羊肉末拌匀，汤浸蒸饼为丸，如梧桐子大。每服三十丸至五十丸，不拘时候，温米饮送下。

【主治】脾胃久虚，荣卫气涩，精神昏困，肌肉羸瘦，全不入食。

豆蔻橘红散

【来源】《杨氏家藏方》卷六。

【组成】丁香一两 木香一两 白豆蔻仁 人参（去芦头） 白术 厚朴（生姜汁制） 神曲（炒） 干姜（炮） 半夏曲（炒） 陈橘皮（去白） 甘草（炙） 藿香叶（去土）各半两

【用法】上为细末。每服三钱，水三盏，加生姜三片，大枣一枚，同煎至七分，空心、食前温服。

【功用】温脾养胃，消谷嗜食，升降阴阳，调和正气，大进饮食。

【主治】《杏苑生春》：脾胃虚寒，易饱恶心。

谷神丸

【来源】《杨氏家藏方》卷六。

【组成】神曲（炒） 麦蘖（炒） 陈橘皮（去白） 缩砂仁 丁香皮各一两 甘草（炙）半两

【用法】上为细末，煮面糊为丸，如梧桐子大。每服五十丸，温米饮送下，不拘时候。

【主治】脾胃气弱，饮食不清，胸膈痞闷，呕逆恶心，腹胁胀满，脐腹疗痛，便利不调，面黄肌瘦。

快脾饮子

【来源】《杨氏家藏方》卷六。

【别名】快中饮子（《魏氏家藏方》卷五）。

【组成】草果子（去壳称） 人参（去芦头） 白术 陈橘皮（去白） 半夏（生姜自然汁一盏煮干） 厚朴（去粗皮，姜汁制） 甘草（炙） 乌梅肉（炒） 缩砂仁各一两 附子（八钱重者）一枚（炮，去皮脐）

【用法】上锉。每服五钱，水一盏半，加生姜十片，大枣二枚，煎八分，去滓，食前温服。

【主治】脾胃虚弱，中脘停寒，不进饮食，四肢无力。

沉香丸

【来源】《杨氏家藏方》卷六。

【组成】沉香 木香 青橘皮（去白） 草豆蔻仁 缩砂仁 川椒（炒出汗） 肉桂（去粗皮） 白豆蔻仁各一两 白术 陈橘皮（去白） 干姜（炮） 高良姜（切，炒） 香附子（炒） 小麦蘖 半夏（姜制）各二两 京三棱（炮香熟，切） 蓬莪术（炮香熟，切） 厚朴（去粗皮，生姜汁制） 吴茱萸（汤洗七遍）各四两

【用法】上为细末。用神曲末一斤，生姜汁作糊为丸，如梧桐子大。每服五十丸，以生姜汤送下，不拘时候。

【功用】补养脾胃，助气消谷。

【主治】脾胃虚弱，食久不化，胸膈痞满，腹胁膜胀，噫醋吞酸，恶心呕逆，四肢倦怠，心腹疼痛，饮食减少，泄泻无度，及禀受怯弱，饮食易伤。

沉香磨脾散

【来源】《杨氏家藏方》卷六。

【组成】沉香一分 人参（去芦头）一分 丁香三分 藿香叶（去土）一两 檀香 甘草（炙） 白豆蔻仁 木香 缩砂仁 白术 肉桂（去粗皮） 乌药各半两

【用法】上为细末。每服三钱，水一盏，加生姜三片，盐一捻，煎至八分，乘热服，沸汤调下亦得，不拘时候。

【主治】脾胃虚寒，心腹胀满，呕逆恶心，泄利腹痛。

补脾丸

【来源】《杨氏家藏方》卷六。

【组成】丁香 人参（去芦头） 胡椒 木香 茴香 肉桂（去粗皮） 干姜（炮） 附子（炮，去皮脐） 缩砂仁各一两 神曲（炒） 大麦蘖

（炒） 木瓜 甘草（炒） 白术 乌梅肉（炒）各三分

【用法】上为细末，炼蜜为丸，每一两作十一丸。每服一丸，细嚼，食前米饮送下。

【主治】中焦不和，脾胃虚弱，心腹冷痛，泄利不时，不思饮食，呕吐痰逆，面色痿黄，肌肉消瘦，怠惰嗜卧，噎塞不通。

妙应丸

【来源】《杨氏家藏方》卷六。

【组成】荜茇 木香 破故纸（炒）各一两 附子二枚（重六钱者，每一枚剜去心，入硇砂一钱，用附子末塞口，外以面裹，煨令面焦黄取出，去面不用。）

【用法】上为细末，面糊为丸，如绿豆大。每服五丸至七丸，木香汤送下，不拘时候。

《济生方》：醋调，面糊为丸，如绿豆大，每服十五丸至二十丸，食后生姜汤送下。

【主治】

1.《杨氏家藏方》：脾胃虚冷，饮食迟化，心腹刺痛，噫气吞酸，两胁膨胀，胸膈痞闷，四肢倦怠，不美饮食。

2.《济生方》：老人虚人一切虚寒痃癖积块，攻胀疼痛。

建中丸

【来源】《杨氏家藏方》卷六。

【别名】健中丸（《普济方》卷二十五）。

【组成】厚朴（去粗皮，生姜汁制，炒） 白茯苓（去皮） 吴茱萸（汤洗五遍，慢火炒黄） 白术（锉碎，炒黄） 神曲（炒黄） 小麦蘖（炒黄） 干姜（炮）各一两 肉豆蔻半两（面裹煨香） 人参（去芦头）半两 木香一分

【用法】上为细末，煮枣肉为丸，如梧桐子大。每服五十丸，食前生姜汤送下。

【功用】健脾温胃，去停寒，进饮食。

建胃丸

【来源】《杨氏家藏方》卷六。

【组成】丁香半两 甘草（炙）半两 肉豆蔻（面裹煨香） 细辛（去叶土） 附子（炮，去皮脐） 吴茱萸（汤洗七遍，微炒） 肉桂（去粗皮） 干姜（炮）各一两 厚朴（去粗皮，生姜汁制）二两

【用法】上为细末，煮粟米饭为丸，如梧桐子大。每服五十丸，空心、食前米饮送下。

【主治】脾胃久虚，心腹疼痛，胁肋胀满，脏腑溏泄，停饮不消，恶心呕逆，咳嗽上气，干哕涎沫，口苦无味，肢体羸困，全不思食。

荜澄茄丸

【来源】《杨氏家藏方》卷六。

【组成】荜澄茄 藿香叶（去土） 人参（去芦头） 蓬莪茂（煨香，切） 甘草（炙） 丁香各一两 茴香二两（微炒） 木香一两半 肉豆蔻（面裹，煨熟）一分 麝香一钱（别研） 安息香一两（酒煮，研开，滤去沙石）

【用法】上药除安息香外，并为细末，次入炼熟蜜半斤和丸，每一两作十五丸。每服一丸，食前细嚼，橘皮汤或木香汤送下。

【主治】脾虚胃弱，气滞不匀，心腹疼痛，宿冷不消，腹胁虚胀，不思饮食，面色痿黄，脏腑滑泄，气不升降。

神曲丸

【来源】《杨氏家藏方》卷六。

【组成】神曲（炒） 荜茇 白豆蔻仁 白术 人参（去芦头）各一两 附子（炮，去皮脐） 诃子（煨，去核） 厚朴（姜制，炙）各二两 丁香 沉香 荜澄茄各半两 陈橘皮（去白）三分

【用法】上为细末，煮枣肉为丸，如梧桐子大。每服五十丸，空心米饮送下。

【主治】阴阳不和，脾胃虚弱，气不升降，呕吐泄泻，胁肋刺痛，心腹胀满。

神曲补中丸

【来源】《杨氏家藏方》卷六。

【组成】神曲五两（炒） 干姜三两（炮） 川椒

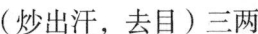

（炒出汗，去目）三两

【用法】上为细末，别用神曲末三两煮糊为丸，如梧桐子大。每服五十丸，食前温米饮送下。

【主治】脾胃虚寒，饮食迟化，胸膈痞闷，腹胁胀满，口苦无味，恶心咽酸，倦怠嗜卧，滑泄下利。

高良姜丸

【来源】《杨氏家藏方》卷六。

【组成】高良姜二两　干姜（炮）　肉桂（去粗皮）　人参（去芦头）　白术　甘草（炒）各一两　丁香一分　荜澄茄一分　肉豆蔻七枚（面裹煨）　缩砂仁半两

【用法】上为细末，炼蜜为丸，每一两作十丸。每服一丸，食前以生姜汤化下。

【主治】脾胃虚弱，中脘停寒，心腹作痛，泄泻不止，不思饮食。

消谷丸

【来源】《杨氏家藏方》卷六。

【组成】肉豆蔻一枚（面裹煨）　槟榔（尖者）一枚　神曲二两（炒）　青橘皮（去白）　京三棱（炮，切）　陈橘皮（去白）　大麦蘖（炒）各一两　木香半两

【用法】上为细末，用汤浸蒸饼为丸，如梧桐子大。每服五十丸，食后橘皮汤送下。

【主治】脾胃气弱，饮食多伤，胸膈痞闷，不思饮食。

益中丸

【来源】《杨氏家藏方》卷六。

【组成】神曲二两（炒黄）　干姜二两（炮）　枳壳（去瓤，麸炒）半两　陈橘皮（去白）一两　高良姜二两（炒）　大麦芽二两（炒香熟）　肉豆蔻（面裹煨）半两　丁香半两。

【用法】上为细末，面糊为丸，如梧桐子大。每服五十丸，温米饮或热水送下，不拘时候。

【主治】中满胀闷，噫气吞酸，心腹时痛，不进饮食。

煮朴丸

【来源】《杨氏家藏方》卷六。

【组成】厚朴（去粗皮）　益智仁（连壳）　青橘皮（去白）　陈橘皮（去白）　青盐各四两　生姜一斤（洗净，连皮薄切）　大枣二百枚（去核）

【用法】上以水二升、酒二升、醋一升，慢火煮令水、酒、醋尽，焙干为细末，别用枣肉为丸，如梧桐子大。每服五十丸，空心、食前温米饮送下。

【功用】健脾胃，疗中寒，止腹痛，进饮食。

煮猪肚散

【来源】《杨氏家藏方》卷六。

【组成】附子（炮，去皮脐）　干姜（炮）　甘草（炙）　陈橘皮（去白）　肉桂（去粗皮）　肉苁蓉（酒浸，炙）　缩砂仁　茴香（炒）　肉豆蔻（面裹煨）　高良姜　荜茇各一两

【用法】上为细末。每次五钱，用别猪肚一枚，去脂，水洗三五度，入药在内，更以葱白七根，盐二钱，同入肚内，以线系定，用淡浆煮令烂为度。切作片子，食前任意食之。

【功用】暖脾胃，治虚冷，补脏气，进饮食，生精血。

诃黎勒丸

【来源】《杨氏家藏方》卷七。

【组成】肉豆蔻（面裹，煨香）　草豆蔻（去壳）　诃黎勒（煨，去核）各二两　高良姜三两　干姜三两（以上二姜用好醋一升同煮醋尽，晒干，入余药）　赤石脂二两

【用法】上为细末，粳米饭为丸，如梧桐子大。每服五十丸，食前以米饮送下。

【主治】脾胃虚损，泄泻不止，脐腹疠痛。

观音散

【来源】《杨氏家藏方》卷十八。

【组成】人参（去芦头）　白术　冬瓜子各半两　天南星一两（炮裂，入地坑内去火毒用）

【用法】上锉。每服二钱，淡浆水七分，白扁豆五粒搥碎，同煎至三分，去滓，乳食前温服。

【主治】小儿脾胃气弱，呕吐下利，昏困不省。

温胃丸

【来源】《杨氏家藏方》卷十八。

【组成】丁香二钱　肉豆蔻二钱（面裹煨熟）　木香　人参（去芦头）　莲子心　薏苡仁（炒黄）各一钱半

【用法】上为细末。煮神曲糊为丸，如黍米大。每服二十丸，空心乳食前以温熟水送下。

【主治】小儿胃虚气逆，干哕恶心，胸膈痞闷，呕吐乳食。

丁香曲蘖丸

【来源】《杨氏家藏方》卷十九。

【组成】丁香二钱半　神曲半两（炒黄）　麦蘖半两（微炒黄）　乌梅（去核）一两　槟榔二枚　干姜半两（炮）　陈橘皮（去白）半两

【用法】上为细末，煮面糊为丸，如黍米大。每服三十丸，温米饮送下，不拘时候。

【功用】开胃口，化宿冷，消停滞，美饮食。

【主治】小儿脾胃怯弱，乳食迟化。胸满腹胀，胃冷虫作。

七宝汤

【来源】《传信适用方》卷一。

【组成】附子（大者。炮裂，汤泡，去皮脐，锉碎）四两　人参（去芦，洗净，切片，焙）二两　干山药（去黑皮）一两　白术（去芦，洗净，锉，焙）一两半　干姜（川者，炮裂，洗净，锉，焙）一两　木香（湿纸裹，煨，锉碎）一两　肉豆蔻（炮裂，洗净，锉碎）一两

【用法】上为细末，和匀。每服二钱，水一盏，加生姜五片，枣子二个，煎七分，食前服。

【主治】脾元虚弱，肠鸣腹痛，脏气不和，四肢疼酸，心虚忡畏，胸膈不利，不欲饮食。

助胃膏

【来源】《传信适用方》卷一。

【别名】香砂助胃膏（《保婴撮要》卷一）。

【组成】人参　丁香　甘草（炙）　白茯苓　白术各半两　肉豆蔻四个（面煨）　山药一两　白豆蔻十四个（去皮）　木香二钱　缩砂仁十四个（去皮）

【用法】上为细末，炼蜜为丸，如弹子大。食前白汤送下。小儿尤宜服。

本方方名，据剂型当作"助胃丸"。《奇效良方》：蜜丸如芡实大，每服一丸，食前用米饮汤磨化服。

【功用】大壮脾胃。

【主治】

1.《传信适用方》：恶心呕吐，不思饮食，泄泻等疾。

2.《奇效良方》：小儿胃寒吐泻，乳食不化，不思乳食，脾胃虚弱。

建脾汤

【来源】《传信适用方》卷一。

【组成】生姜一斤（洗，和皮切，入干瓷盆内，以盐四两淹一宿，日中拌晒，以盐汁尽为度）　草豆蔻（焙干）　甘草（炙）　陈皮（去白）　神曲（炒）　麦蘖（炒，勿焦）各二两

【用法】上为细末。空心、食前白汤点服。

【功用】大益脾胃，消痰进饮食。

【主治】早出冒冷及酒病。

五顺汤

【来源】《传信适用方》卷四。

【组成】生姜一斤（切片，晒干）　草果半斤（去壳并白皮）　甘草四两（炒）　缩砂四两　胡椒半两

本方为原书"六和豆蔻汤"之第四方。

【用法】上为末。入盐如常服。

【主治】《魏氏家藏方》：脾胃虚弱，不思饮食，吐逆满闷，胸膈不利，心腹刺痛。

四神汤

【来源】《传信适用方》卷四。

【组成】生姜一斤（切片，晒干）　草果半斤（去

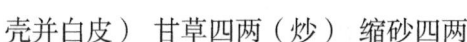

壳并白皮） 甘草四两（炒） 缩砂四两

【用法】上为末。入盐如常服。

【主治】《魏氏家藏方》：脾胃虚弱，不思饮食，吐逆满闷，胸膈不利，心腹刺痛。

进食丸

【来源】《普济方》卷二十三引《卫生家宝》。

【组成】肉豆蔻仁一钱 厚朴五钱（去粗皮） 丁香一钱 木香一钱 荜澄茄一钱 良姜五钱（微炒） 五味子一钱 生姜三两（去皮，切作小块子）

【用法】上药五味子以前药味碾为粗末，入切生姜再同拌碾，或杵成膏，取出，入密器内罨一宿，次日取出焙干，碾为细末，煮粟稠粥为丸，如梧桐子大。每服三五十丸，早、晚食前煎生姜、橘皮汤，或米饮送下，一日三次。

【主治】脾胃久虚，饮食减少，肠滑或痢，肢体乏力，精神疲劣。

草果厚朴丸

【来源】《普济方》卷二十三引《卫生家宝》。

【组成】厚朴一两五钱（削去粗皮，洗，切，水煮数十沸，晒干，杵细，以姜等分研细，拌和罨两宿，焙干，入后药） 陈皮一两（汤浸一日，干，不去白） 干姜五钱（炮） 草果子一两（纸裹水浸，炮令香熟，去皮） 白术五钱（洗，锉，麸炒） 诃黎勒一两（纸裹水湿，煨干取肉） 桂半两（去粗皮，每一两取半两） 缩砂仁一两（去壳，汤泡洗，再去膜）

【用法】上为细末，水煮面糊为丸，如梧桐子大。每服五六十丸，空心、食前白汤送下。

【功用】去湿，厚肠胃，固元脏，大进饮食，充肌肤，去酒毒。

【主治】脾胃虚弱，全不思饮食，腹痛滑泄，肠胃怯薄，关节不通。

胃风汤

【来源】《普济方》卷二十三引《卫生家宝》。

【组成】川芎一两 白术一两 人参五钱 白茯苓

五钱 五味子一两 诃子三个（湿纸裹，煨） 诃黎勒三个（湿纸裹，煨） 槟榔二个 官桂五钱（去皮） 川干姜五钱（油涂炙） 陈皮一两（去白） 薏苡仁一两（微炒） 神曲五钱 麦蘖五钱 甘草五钱（炙） 附子一个（去皮，炮制，去尖，切作片）

【用法】上为细末。每服二钱，以水一盏，加大枣一个，煎七分，温服。

【主治】脾胃久冷，心胁胀满，腹胀肠鸣，不思饮食。

罄脾丸

【来源】《普济方》卷二十三引《卫生家宝》。

【组成】陈皮四两（去瓤别为末） 白面一两五钱 青盐四两 南木香一两（不见火） 益智仁一两 青皮一两（去白，焙干） 京三棱一两（炮） 蓬莪术一两（炮） 粉草一两 茴香一两（拣去枝梗）

【用法】上件先将青盐细研，同陈橘皮末以水调作稀糊，慢火上煎搅数沸，入白面熬成膏，为丸如梧桐子大。每服三四十丸，食前盐汤温暖酒、米饮任吞下。

【功用】常服补气益脾元，实脏腑，长肌肉，驻颜色，令百病不生。

【主治】脾气虚弱，四肢倦怠，面色萎黄，饮食减少。

挝胃汤

【来源】《普济方》卷一八四引《卫生家宝》。

【组成】良姜一两（水浸软，切片，用麻油炒令深黄色取出） 甘草三两（须先锉，称盐三两，与良姜及盐同炒黄色为度） 茴香（炒）

方中茴香用量原缺。

【用法】上为细末。每服二钱，沸汤调服。

【主治】一切冷气，胸膈胀闷，脾胃虚弱，不思饮食。

白茯苓陈皮丸

【来源】《洁古家珍》。

【别名】缓中丸《卫生宝鉴》卷五。

539

【组成】白茯苓　陈皮　干生姜　人参各一两

【用法】上为末，炼蜜为丸，如弹子大。每服一丸，空腹白汤煎化下。

【主治】脾胃虚弱、六脉俱弦而指下虚。食少而渴不止，心下痞、腹中或痛，或窄狭如绳束之急，小便不利，大便不调，精神短少。

【加减】如脉弦或腹中急甚，加甘草三钱（炙）；秋减姜一半。

脍斋散

【来源】《永乐大典》卷一一六二〇引《易简》。

【组成】附子七个（炮）　丁香　藿香叶　官桂　木香各三钱　人参半两

【用法】上为末。每服二大钱，以寻常辣糊齑半盏热调服，用匙挑服之。

【主治】老人脾胃久弱，饮食全不能进。

曲蘗汤

【来源】《普济方》卷二十三引《十便良方》。

【组成】麦蘗一斤　神曲四两　半夏一两　甘草　茯苓二两　陈皮二两　生姜一斤　盐半斤（炒）

方中甘草用量原缺。

【用法】上为细末，干净瓷瓶盛，停三五日，令气味调和，方用沸汤点服，不拘时候。此方妙处，全在陈皮制令浑无药味方可。

【主治】脾胃虚弱，中脘不健，饮食迟化。

健脾人参丸

【来源】《普济方》卷二十二引《十便良方》。

【组成】钟乳粉二两　人参　石斛各三分　大麦　干生姜　陈橘皮各五钱

【用法】上为细末，水煮面糊为丸，如梧桐子大。每服二十丸，空心米饮送下。

【主治】脾胃久虚，饮食全减。

八味理中丸

【来源】《是斋百一选方》卷二。

【组成】川姜　缩砂仁　麦蘗各二两　神曲（炒）　白茯苓　人参各一两　甘草一两半（炙）　白术四两

【用法】上为细末，炼蜜为丸，每两分作十丸。空心姜汤嚼下；或加半夏曲一两，入盐点服亦可。

《普济方》加半夏曲，入盐点服，名八味理中汤。

【主治】

1.《是斋百一选方》：脾胃虚弱，胸膈痞闷，心腹疼痛，腹满身重，四肢不举，肠鸣泄泻，饮食不化。

2.《永类钤方》：呕吐痰水。

大养脾丸

【来源】《是斋百一选方》卷二引张防御方。

【组成】丁香皮　良姜各一两　藿香叶　甘草各一两半

【用法】上药并生为细末，炼蜜为丸，如弹子大。随意服之。

【功用】健脾。

大温脾丹

【来源】《是斋百一选方》卷二。

【组成】神曲三两（炒）　麦蘗（炒）　附子（炮，去皮脐）　干姜（炮）　良姜　吴茱萸（汤洗）　桂（去皮）　陈橘皮（汤洗）　白术各二两　细辛（去叶）　桔梗各一两

【用法】上为细末，用面糊为丸，如梧桐子大。每服五十丸，米饮汤送下，食前服之。

【功用】温脾胃。

【主治】《普济方》：脾虚冷。

启脾丸

【来源】《是斋百一选方》卷二。

【组成】人参　白术　青皮（汤洗去瓤）　神曲（炒）　麦蘗（炒）　陈皮（汤洗去瓤）　厚朴（去粗皮，锉，姜制一宿，炒）　缩砂仁　干姜（炮）各一两　甘草（炒）一两半

【用法】上为细末，炼蜜为丸，如弹子大，每服一

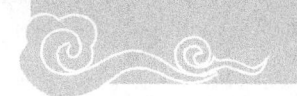

丸，空心，食前细嚼，用米饮汤送下。

体瘦弱。

附子仓米汤

【来源】《是斋百一选方》卷二。

【别名】附子仓廪汤（《观聚方要补》卷二引《活人事证方》）。

【组成】附子一枚（炮，去皮脐，八钱重者）　人参（去芦头）　甘草（微炙）　半夏（汤泡七次，切作片，焙干，姜汁制）　黄耆　白术各半两　川姜二钱（微炒）　南木香一钱半

【用法】上锉。每服二大钱，水一大盏半，入炒陈仓米半合，同煎至八分，去滓，空心、食前温服。

【功用】补虚，生胃气，逐冷痰，和五脏，快胸膈，进饮食，止泄泻。

荜茇丸

【来源】《是斋百一选方》卷二。

【别名】泼雪丹、缩水丹。

【组成】荜茇　人参　白茯苓（去皮）　干姜（炮）各半两　胡椒　大附子（炮，去皮脐）　官桂（去皮）　荜澄茄　诃子（面裹煨，去核）各三分

【用法】上为细末，炼蜜为丸，如梧桐子大。每服四五十粒，食前以盐米饮送下。

【主治】脾胃病。

茴香煎丸

【来源】《是斋百一选方》卷二。

【组成】川椒半两（去子及合口者）　老生姜二两（细研）　厚朴（去粗皮）　茴香　青盐（海盐亦得，以上五味入瓷罐，汤浸得所，慢火煮干）各一两　大川乌　附子（二味去皮脐尖，锉骰子大，炒黄）　益智仁　川楝子　肉桂（去皮）　破故纸（炒）　陈皮（去白）　苍术（米泔浸一宿）各一两

【用法】上为细末，醋糊为丸，如梧桐子大。每服三十丸，空心、食前温酒盐汤送下。

【功用】益脾胃。

【主治】脾胃弱，肾气虚，饮食不美，噫醋吞酸，脐腹筑刺，小肠气痛及中酒恶心。大病之后，气

桂曲丸

【来源】《是斋百一选方》卷二。

【组成】人参　荜茇　白术　干姜（炮）　高良姜（微炒）　缩砂仁　肉豆蔻（面裹，煨）　陈皮（汤洗，去白）　桂枝（去粗皮）各一两　甘草（锉，炒）　丁香各半两　神曲三块（锉，炒熟）

【用法】上为细末，熟汤泡蒸饼为丸，如梧桐子大。每服五十丸至七十丸，食前一时，米饮送下。

【功用】

1.《是斋百一选方》：健脾胃，进饮食，助克化。

2.《普济方》：克化生冷，温中下气。

【主治】食少易伤，胸满恶心，或心腹疼痛，病后衰弱，气不复常。

诃子四柱散

【来源】《是斋百一选方》卷六。

【组成】人参（去芦）　白茯苓（去皮）　附子（炮，去皮脐）各一两　木香（纸包，煨过）　诃子各半两（湿纸包，炮，取皮用）

【用法】上为细末。每服二钱，加大枣一个、生姜二片，煎至六分服。

【主治】脏腑虚怯，本气衰弱，脾胃不快，不进饮食，时加泄痢，昼夜不息。

厚朴散

【来源】《是斋百一选方》卷十九。

【组成】厚朴（姜汁制）　白术各一两　神曲（炒）　麦蘖（炒）各半两　藿香　甘草各一分

【用法】上为细末。每服一二钱，枣汤调下。

【主治】

1.《是斋百一选方》：小儿脾胃诸疾。

2.《普济方》：小儿脾胃虚冷，或吐或泻。

真方木香散

【来源】《是斋百一选方》卷十九引钱都厢方。

【别名】木香散（《普济方》卷三九五）。

【组成】木香　藿香叶　青皮（去白）　甘松　丁皮　香附子　益智仁各半两　甘草（炙）　缩砂仁各一两　姜黄一钱

【用法】上为末。每服一钱，食前紫苏姜汤调下，大人增至三钱。

【主治】小儿脾胃虚弱，泄泻气滞，饮食不进。

温中汤

【来源】《是斋百一选方》卷二十引燕贤仲侍郎方。

【组成】缩砂仁二两　甘草（炙）　盐（炒）各三两　丁香一分　生姜半斤（去皮）

【用法】上将姜捣碎，与砂仁、甘草、盐一处拌匀，淹一宿，焙干，次入丁香，同为细末。沸汤点下。

【功用】温中。

醍醐汤

【来源】《是斋百一选方》卷二十。

【组成】神曲　官桂　干姜（煨）各二两　盐十两（炒过）　甘草七两（净者）　乌梅八两（净洗，拍碎）

【用法】先将五味焙干，为细末，后入炒盐滚合作一处，用新净瓷罐收。白汤点下。

【主治】诸虚。

清气散

【来源】《魏氏家藏方》卷二。

【组成】诃黎勒（炮，取肉用）一分　缩砂仁　白豆蔻仁（怀干）　白茯苓（去皮）　人参（去芦）　京三棱（洗，湿纸裹煨）　胡椒　良姜（炒）各半两　檀香　丁香各一两（不见火）　木香一分（不见火）　干姜（炮，洗）　橘红各一两半　甘草二两（炙）　青皮（汤泡，去瓤）一分

【用法】上为细末。每服二钱，入盐少许，煎大枣汤调下，或入盐沸汤点服亦得，不拘时候。

【功用】和脾胃，快气利膈，化宿滞，消饮食，清神养气。

【主治】脾胃虚弱，脏腑挟寒，中气不和，停痰积冷，腹内膨胀，清浊不分，肠鸣飧泄，手足厥冷，脐腹多疼，呕吐恶心，胸膈不快，多困少力，肢节怠堕。

丁香开胃丸

【来源】《魏氏家藏方》卷五。

【组成】白豆蔻　甘草（炙）　半夏曲各半两　丁香一两半（不见火）　肥生姜三斤（薄切，焙干，取三两）　人参三两（去芦）

【用法】上为细末，炼蜜为丸，一两作十丸。每服一丸，食前白汤嚼下。

【主治】脾胃虚寒，停痰呕哕，不思饮食。

木香分气丸

【来源】《魏氏家藏方》卷五。

【组成】白附子（炮）　白豆蔻　片子姜黄（炮，洗）　缩砂仁各一两　木香半两（面裹，煨）　丁香一两半（不见火）　甘草四两（炙）

【用法】上为细末，水浸蒸饼为丸，如鸡头子大。每服十丸，白汤嚼下。

【主治】脾胃虚寒。

术附丸

【来源】《魏氏家藏方》卷五。

【组成】厚朴（去粗皮，姜制炙）　茯苓（白者去皮）　干姜（炮，洗）　白术各四两（炒）　半夏二两（汤泡七次）（以上并锉骰子块，入大青州好枣六两，砂钵内水浸没一指许，煮水尽，取枣去皮核，用粗布绞取肉，入后药）　附子（炮，去皮脐）　甘草（炙）各一两半

【用法】上药一处焙干为末，枣肉为丸，如梧桐子大。每服二十丸，空心、食前白汤送下。

【功用】温脾暖胃，进饮食，消痰饮，实脏腑。

壮脾汤

【来源】《魏氏家藏方》卷五。

【组成】附子一两（炮，去皮脐）　白术半两（炒）　人参二钱半　干姜半两　缩砂仁二钱　肉

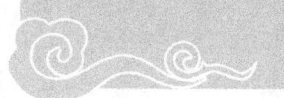

豆蔻（面裹煨）二钱　丁香二钱　厚朴（生姜汁制一宿，炒）半两

【用法】上锉。每服三钱，水一盏半，加生姜五片，枣子一枚，煎至七分，去滓，食前服。

【主治】脾胃虚弱，脏腑泄泻，胸膈停寒，不喜饮食。

快膈丸

【来源】《魏氏家藏方》卷五。

【组成】橘皮（炮，去瓤，晒干称）一斤（用生姜十两，去皮，洗净，切片，同橘皮捣碎晒干，再以生姜六两切片，再捣，微炒，入后药）　半夏曲（炒）　藿香（去土）　丁香皮各四两　厚朴（去粗皮，姜制，炙）三两　天南星（汤泡七次）　茯苓（去皮）各二两

【用法】上为细末，生姜自然汁煮糊为丸，如梧桐子大。每服三十丸，生姜、紫苏汤送下。

【主治】脾胃虚弱，不美饮食，痰涎上壅，胸膈不快，及酒食所伤。

沉香养脾汤

【来源】《魏氏家藏方》卷五。

【组成】肉豆蔻（面裹，煨）　厚朴（去粗皮，姜制，炙）　甘草（炙）　沉香各一两（不见火）　人参（去芦）　黄耆（蜜炙）各二两　诃子（煨，去核）　橘皮（去瓤）　木香（炮）各三分　白术三两（炙，炒）　白茯苓一两半（去皮）

【用法】上锉。每服二钱半，水一盏，加生姜二片，大枣一枚，煎至半盏，食前温服。

【主治】脾胃久虚，肌体羸弱，心腹胀闷，饮食迟化，口苦咽干，喜饮汤水，黄瘦自汗，潮热多惊。

补胃丸

【来源】《魏氏家藏方》卷五。

【组成】肉豆蔻（面裹，煨）　梓朴（去皮，姜制，炙）　缩砂仁（焙）　白术（炒）　乳香（别研）　人参（去芦）　丁香（不见火）　干姜（炮，洗）　附子（炮，去皮脐）　胡椒各一两

【用法】上为细末，以北枣八两，用生姜自然汁煮，去皮核，和药为丸，如梧桐子大。每服五十丸，米饮送下，不拘时候。

【主治】补脾胃，进饮食，去宿寒。

附子爆脾汤

【来源】《魏氏家藏方》卷五。

【组成】川厚朴（去粗皮，姜制，炙）　半夏（汤泡七次）　草果子（去皮，炒）　附子（炮，去皮脐）各二两　陈皮（去瓤）　白姜（炮，洗）　甘草（炙）各半两

【用法】上锉。每服四钱，水一盏半，加生姜七片，大枣两枚，煎至七分，食前服。

【功用】温脾胃，散冷气，利胸膈，进饮食，止呕化痰。

固胃丸

【来源】《魏氏家藏方》卷五。

【组成】梓朴（去皮，锉）　生姜各一斤（锉）　枣子半斤（去皮核，以上三味用水二斗，煮枣烂，水干为度）　白术半斤　高良姜　草豆蔻各三两　甘草（炙）　荜澄茄　肉桂（去皮）　白豆蔻仁　橘皮（去瓤）各二两

【用法】上为细末，面糊为丸，如梧桐子大。每服七十丸至百丸，清米饮下，或热水送下，不拘时候。

【功用】补脾胃，进饮食，去宿寒。

金锁正元丹

【来源】《魏氏家藏方》卷五。

【组成】大附子（炮，去皮脐）　白芷（炒）　川楝子（炒）　干姜（泡洗）　茴香（淘去沙，炒）　青皮（去瓤）　肉桂（去粗皮，不见火）各一两　硫黄　牡蛎粉　石菖蒲各二两　阿魏（面搜作饼子）　木香（炮）各半两

【用法】上为细末，将阿魏饼作糊为丸，如梧桐子大。每服三十丸，食前温酒盐汤送下。

【功用】暖养脾胃。

建脾丸

【来源】《魏氏家藏方》卷五。

【组成】厚朴（去粗皮，锉，姜制炒） 半夏（姜制） 白术（炒）各一两 肉桂（去皮，不见火） 橘红 胡椒 姜黄 神曲（炒） 白茯苓（去皮） 丁皮 荜澄茄 木香各半两 益智仁 人参（去芦）各三分 硫黄（金液丹代之） 温姜（煨）各七钱半 附子一只（九钱重，炮，去皮脐） 丁香二钱（不见火） 肉豆蔻三钱（面裹）

【用法】上为细末，姜汁打糊为丸，如梧桐子大。每服五六十丸，空心生姜汤送下。

【主治】丈夫、妇人脾胃虚冷，呕逆恶心，脐腹撮痛，冷痃反胃，恶闻食气，停寒积饮，饮食不化，脏寒泄泻。

厚朴豆蔻散

【来源】《魏氏家藏方》卷五。

【组成】厚朴（去粗皮，锉，姜制，炒） 干姜（炮，洗） 草果仁 肉豆蔻（面裹煨） 良姜（炒）各七钱半 人参（紧实者，去芦） 缩砂仁各半两 白术一两半（麸炒） 丁香三两半（不见火） 藿香叶七钱（去土） 木香三分半（湿纸裹煨）

【用法】上为细末。每服三钱，水一盏，加肥枣二个，煎至七分，温服，不拘时候。

【功用】补脾养胃。

【主治】脾胃不足，饮食生冷伤动所致。

养脾丸

【来源】《魏氏家藏方》卷五。

【组成】钟乳粉 人参（去芦） 白茯苓（去皮） 附子（炮，去皮脐） 吴茱萸（汤泡七次，炒） 细辛 南木香（不见火） 枳实（麸炒） 肉豆蔻（面裹煨） 青皮（去瓤） 金钗石斛 白术（麸炒） 干姜（炮洗） 麦蘖（炒） 神曲（炒） 丁香（不见火） 川椒（去目，并合口者，炒出汗） 陈皮（去白） 益智仁 缩砂仁 诃子肉 槟榔 肉桂（去皮，不见火） 厚朴（去粗皮，锉，姜制，炒）各等分

【用法】上为细末。炼蜜为丸，如豌豆大。每服三五十丸，空心米饮送下。

【主治】脾胃虚弱，胸膈痞闷，心腹疗痛，四肢少力，腹胀肠鸣，饮食不化。

养脾丸

【来源】《魏氏家藏方》卷五。

【组成】缩砂（连壳用） 干姜（炮，洗）各半斤 麦蘖（炒） 白术（炒） 藿香叶（去土） 人参（去芦） 白扁豆 厚朴（去粗皮，锉，姜制，炒） 橘红 白茯苓（去皮） 神曲（炒） 丁香各五两（不见火） 甘草七两（炙）

【用法】上为细末，炼蜜为丸，每两分作八丸。每服一丸，空心细嚼，生姜汤送下。

【主治】脾胃虚弱，胸膈痞闷，心腹疗痛，四肢少力，腹胀肠鸣，饮食不化。

姜附散

【来源】《魏氏家藏方》卷五。

【组成】生附子七钱 生姜一斤 胡椒 丁香各半两（研末，不见火）

【用法】用生姜一斤（肥者），取自然汁，同附子入砂器内，慢火煮，候附子化为糊，须不住用匙搅动，恐焦，直至姜汁煮耗尽，约七分取出，挑入银器内，四面摊开，顿重汤上，时复搅转，重摊过，候药九分干，可以捻不粘缀手，尽取出，捻成小饼子，顿在筛子内，或晒或焙干，碾为细末，再入胡椒、丁香末。空心米饮调下。

【主治】脾虚胃寒。

消谷丹

【来源】《魏氏家藏方》卷五。

【组成】肉豆蔻（面裹煨） 肉桂（去粗皮，不见火） 皂角黄 丁香（不见火） 白茯苓（去皮） 木香（不见火） 诃子肉 白术（麦麸炒） 人参（去芦） 白姜（炮，洗） 橘红 神曲（炒） 厚朴（姜制一宿，炒） 麦蘖（炒） 荜茇（洗净） 良姜（炒）各等分

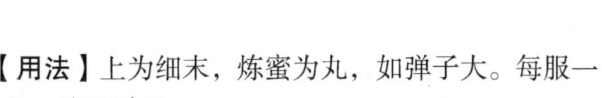

【用法】上为细末，炼蜜为丸，如弹子大。每服一丸，姜汤嚼下。

【功用】去脾脏风湿，进饮食，消浮肿。

【加减】有虚寒，加附子半两（炮，去皮脐）。

料物丸

【来源】《魏氏家藏方》卷五。

【组成】荜茇　红豆（去壳）　台椒（去目并合口者，炒出汗）　白姜（炮，洗）　良姜（微炒）　胡椒　茴香（淘去沙，炒）各半两　附子（炮，去皮脐，切片更炒）一两

【用法】上为细末，酒糊为丸，如梧桐子大。每服三五十丸，空心米饮送下。

【主治】脾元怯弱，不进饮食。

清脾饮子

【来源】《魏氏家藏方》卷五。

【组成】紫苏叶一两（去土）　草果（炮）　厚朴（去粗皮，姜制，炙）　人参（去芦）　桑白皮各三分　香附子（去毛，炒）　大腹皮（酒洗，炒）各一分　甘草（炙）　诃子皮（炒）各半两

【用法】上锉。每服三大钱，以水一盏半，加生姜四片，大枣一枚，煎至七分，取清汁，食前服。

【主治】脾气久虚，中脘气膈，三焦不和，饮食不进，津液内燥，遂致脾气不清，头目重痛，手足心热，羸瘦面黄，胃气既亏，中脘生痰，不美饮食。

椒朴丸

【来源】《魏氏家藏方》卷五。

【组成】舶上茴香（炒）　陈皮（去白）　青盐各四两　生姜（连皮）　厚朴各一斤（去粗皮）　大枣一百二十枚　川椒（去目合口者，净，炒出汗）半斤　黑附子二两（炮，去皮脐）

【用法】上用水一斗二升，同入银石器内煮，大沸后用慢火煮令水尽，取出焙干，为细末，酒糊丸，如梧桐子大。每服四五十丸，空心米饮送下。

【主治】脾胃虚冷，不思饮食，四肢倦怠，泄泻无时。

煮朴丸

【来源】《魏氏家藏方》卷五引陆从老方。

【组成】厚朴四两（去皮，锉作寸段，用生姜四两细切，水二碗，同煮水尽，去生姜，将厚朴再切，焙干）　附子二两（炮，去皮脐，锉，再炒微黄色）　川白姜四两（甘草二两，锉半寸长，水二碗，同煮水尽，去甘草）　舶上茴香二两（炒）　半夏曲一两

【用法】上为细末，煮枣肉和丸，如梧桐子大。每服三十丸，温汤米饮送下。

【主治】脾胃虚冷，不思饮食，四肢倦怠，泄泻无时。

煮朴丸

【来源】《魏氏家藏方》卷五。

【组成】吴茱萸（汤泡七次）　茴香（淘去沙，炒）　台椒（炒出汗）各二两　白艾三两（炒）　附子五两（生，去皮脐）　厚朴四两（去粗皮，姜制）　良姜（炒）　神曲（炒）　胡椒　丁香（不见火）　肉豆蔻（面裹煨）　麦芽（炒）各一两半（上用酒、醋、姜汁各二大碗煮，候干取出，焙燥，入后药）　舶上茴香（炒）　附子（炮，去皮脐，锉，炒黄色）各二两　川白姜四两（用甘草二两，锉半寸许，水二碗，同煮水尽，去甘草，将姜切、焙）　厚朴四两（去皮，锉，用生姜四两细切，水二碗同煮，水尽去姜）　半夏曲一两（炒）

【用法】上并为细末，煮枣肉和丸，如梧桐子大。每服三五十丸，温汤、米饮送下。

【主治】脾胃虚冷，不思饮食，四肢倦怠，泄泻无时。

增损平胃散

【来源】《魏氏家藏方》卷五。

【组成】苍术（米泔浸一宿，刮去粗皮，净锉，晒干或焙）　厚朴（去粗皮，锉）　生姜（研汁淹一宿，炒焙）　陈皮（去白，锉，炒）各一两　干姜（洗，锉，炒）　黄耆（软者，锉，盐水拌湿）　甘草（劈作两片，炙黄）　白茯苓（锉，盛饭上蒸一饭时，焙干或晒干）各半两

【用法】上为细末。每服二钱，食前沸汤点服。加人参半两，或二钱半（去芦），同茯苓同制尤佳。
【功用】健脾胃。

橘红散

【来源】《魏氏家藏方》卷五。
【组成】陈橘皮（去白） 甘草（炙）各四两 茴香（淘去沙，炒） 白术（炒）各二两 高良姜（炒） 姜黄 白芷各一两
【用法】上为细末。每服二钱，加盐少许，食前沸汤调下。
【功用】调中养气，温胃进食。

朴附丸

【来源】《魏氏家藏方》卷六引陆仲安方。
【组成】厚朴（去皮，姜制，炙） 附子（炮，去皮脐） 茴香（淘去砂，炒）各等分
【用法】上用生姜自然汁浸过煮干，为细末，神曲打糊为丸，如梧桐子大。每服三五十丸，食前盐米饮或汤、酒送下。
【功用】益肾气，固脏腑，实脾元，进饮食。

煮附丹

【来源】《魏氏家藏方》卷七。
【组成】附子七钱（重者一只，生用，去皮脐，分作四片） 厚朴（去粗皮，锉）二两 生姜六两（薄切） 益智（洗净） 半夏（汤洗七次） 川椒（去目及合口者，炒出汗） 青盐各一两
【用法】上药用水五升，于银石器内慢火煮干，焙干为末，法酒面糊丸，如梧桐子大。每服三十至五十丸，空心、日午以温酒或米饮送下。
【主治】脾虚脏寒，冷热积滞，气结肠间，虚胀脘痞，后重滑泄。

山药汤

【来源】《魏氏家藏方》卷十。
【组成】山药半两（炒） 白术半两（炒） 粟米一分（略炒） 木香一钱（湿纸裹煨） 人参（去芦）

半两 甘草一钱（炙）
【用法】上为细末。每服二钱，水半盏，加陈紫苏一大叶，同煎至一半，去滓，食前温服。
【主治】脾胃怯弱，不喜饮食。

加味观音散

【来源】《魏氏家藏方》卷十。
【组成】白扁豆（微炒） 石莲肉（炒，去心） 人参（焙，去芦）各一分 白茯苓一钱半（去皮） 神曲二钱（炒） 甘草（炙） 香白芷 绵黄耆（捶碎，用蜜水拌炙） 木香（炒）各一钱 白术（炒）一钱半
【用法】上为末。每服婴儿用一字，二三岁半钱，四五岁一钱，用水一小盏，或半银盏，枣子半个，煎十数沸，温服。
【功用】补虚，调胃气，进乳食，止吐泻。

饭虎汤

【来源】《魏氏家藏方》卷十。
【组成】人参（去芦）一两 草果仁（炮）一两 高良姜半两（炒） 干姜半两（炮，洗） 陈橘皮七钱（去白） 白豆蔻仁 甘草（炙）一两
　　　方中白豆蔻仁用量原缺。
【用法】上为细末。食前入盐沸汤点下。
【主治】脾虚不思饭食。

升阳顺气汤

【来源】《内外伤辨惑论》卷上。
【别名】强胃汤（《脾胃论》卷下）、顺气汤（《普济方》卷一八四）、升阳益胃汤（《丹台玉案》卷四）。
【组成】黄耆一两 半夏三钱（汤洗七次） 草豆蔻二钱 神曲一钱五分（炒） 升麻 柴胡 当归身 陈皮各一钱 甘草（炙） 黄柏各五分 人参（去芦）三分
【用法】上锉，每服三钱，水二盏，加生姜三片，煎至一盏，去滓，食前温服。
【主治】

1.《内外伤辨惑论》因饮食不节，劳役所伤，

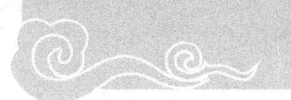

胸胁满闷，短气。遇春则口淡无味，遇夏虽热，犹有恶寒，饥则常如饱，不喜食冷物。

2.《赤水玄珠全集》：七情所伤，及劳役，饮食不节，满闷短气，恐则气下者尤宜。

3.《仁术便览》：忿怒伤肝，思虑伤脾，悲哀伤肺，以致各经火动有伤元气，发热，不思饮食。

【方论】

1.《内外伤辨惑论》：脾胃不足之证，须用升麻、柴胡苦平，味之薄者，阴中之阳，引脾胃中清气行于阳道及诸经，生发阴阳之气，以滋春气之和也；又引黄耆、人参、甘草甘温之气味上行，充实腠理，使阳气得卫外而为固也。凡治脾胃之药，多以升阳补气名之者此也。

2.《医方考》：清气在下，浊气在上，令人胸膈饱胀，大便溏泻者，此方主之。上件病由于饮食伤其脾气，不能升清降浊故耳。是方也，升、柴辛温升其清，清升则阳气顺矣；柏皮苦寒降其浊，浊降则阴气顺矣；人参、黄耆、当归、甘草补其虚，补虚则正气顺矣；半夏、陈皮利其膈，膈利则痰气顺矣；豆蔻、神曲消其食，食消则谷气顺矣，故曰升阳顺气。

升阳补气汤

【来源】《内外伤辨惑论》卷中。

【组成】厚朴（姜制）五分　升麻　羌活　白芍药　独活　防风　甘草（炙）　泽泻各一钱　生地黄一钱五分　柴胡二钱五分

【用法】上为粗末。每服五钱，水二盏，加生姜三片，枣二枚，煎至一盏，去滓，食前温服。

【主治】饮食不时，饥饱劳役，胃气不足，脾气不溜，气短无力，不耐寒热，早饭后转增昏闷，须要眠睡，急情，四肢不收，懒倦动作，及五心烦热。

【方论】《医钞类编》：此证皆由阳陷阴中，故以地、芍引诸风药入阴分而升其阳，以泽泻、厚朴而降其浊也。

【加减】如腹胀及窄狭，加厚朴，如腹中似硬，加砂仁三分。

升阳益胃汤

【来源】《内外伤辨惑论》卷中。

【别名】益胃汤（《医级》卷八）。

【组成】黄耆二两　半夏（洗，此一味脉涩者不宜用）　人参（去芦）　甘草（炙）各一两　独活　防风　白芍药　羌活各五钱　橘皮四钱　茯苓　柴胡　泽泻　白术各三钱　黄连一钱

【用法】上锉。每服三钱，水三盏，加生姜五片，大枣二枚，煎至一盏，去滓，早饭后温服。或加至五钱。

【功用】升阳益胃。

【主治】

1.《内外伤辨惑论》：脾胃虚则怠惰嗜卧，四肢不收，时值秋燥令行，湿热少退，体重节痛，口干舌干，饮食无味，大便不调，小便频数，不欲食，食不消；兼见肺病，洒淅恶寒，惨惨不乐，面色恶而不和，乃阳气不伸故也。

2.《医级》：中气不足，不得升降，或胸腹胀闷，或二便失化，下利遗溺，头眩耳鸣。

【宜忌】若喜食，一，二日不可饱食，恐胃再伤，以药力尚少，胃气不得转运升发也，须薄味之食或美食助其药力，益升浮之气而滋其胃气，慎不可淡食以损药力，而助邪气之降沉也。可以小役形体，使胃与药得转运升发；慎勿太劳役，使气复伤，若脾胃得安静尤佳。若胃气稍强，少食果以助谷药之力。

【加减】服药后如小便罢，而病加增剧，是不宜利小便，当少去茯苓、泽泻。

【方论】

1.《医门法律》：升阳益胃者，因其人阳气遏郁于胃土之中，胃虚不能升举其阳，本《内经》"火郁发之"之法，益其胃以发其火也。升阳方中，半用人参、黄芪、白术、甘草益胃，半用独活、羌活、防风、柴胡升阳，复以火本宜降，虽从其性而升之，不得不用泽泻、黄连之降，以分杀其势。制方之义若此。

2.《绛雪园古方选注》：升阳益胃汤，东垣治所生受病肺经之方也。盖脾胃虚衰，肺先受病，金令不能清肃下行，则湿热易攮，阳气不得升，而为诸病。当以羌活、柴胡、防风升举三阳经气；独活、黄连、白芍泻去三阴郁热佐以六君子

调和脾胃；其分两独重于人参、黄芪、半夏、炙草者，轻于健脾，而重于益胃；其升阳之药，铢数少则易升，仍宜久煎以厚其气，用于早饭午饭之间，藉谷气以助药力，才是升胃中之阳耳。至于茯苓、泽泻，方后注云：小便利不淋勿用，是渗泄主降，非升阳法也。

3.《医方考》：大怒、恐惧伤志。志伤则恍惚不乐，宜此方主之。怒则气上，恐则气下，一怒一恐，拂于膻中，则志意不得舒畅，故曰伤志。志者，肾之所主，而畅于膻中。膻中者，两乳间，心君之分也。心者，神明之所出，故令恍惚；膻中者，喜乐之所出，故令不乐。下者举之，郁者达之，故用羌活、独活、防风、柴胡升举之品；气乖于中，脾胃受病，故用参、芪、苓、术、橘、半、甘、芍调胃之品；方内有泽泻，则陷下之邪可泄；方内有黄连，则膻中之逆可平。湿淫以内，体重节痛，口干无味，大便不调，小便频数，饮食不消，洒淅恶寒，面色不乐者，此方主之。湿淫于内者，脾土虚弱不能制湿，而湿内生也。湿流百节，故令体重节痛；脾胃虚衰，不能运化精微，故令口干无味；中气既弱，则传化失宜，故令大便不调，小便频数，而饮食不消也；洒淅恶寒者，湿邪胜也，湿为阴邪，故令恶寒；面色不乐者，阳气不伸也。是方也，半夏、白术能燥湿；茯苓、泽泻能渗湿；羌活、独活、防风、柴胡能升举清阳之气，而搜百节之湿；黄连苦而燥，可用之以疗湿热；陈皮辛而温，可用之以平胃气；乃人参、黄芪、甘草，用之以益胃；而白芍药之酸收，用之以和荣气，而协羌、防、柴、独辛散之性耳。仲景于桂枝汤中用芍药，亦是和荣之意。古人用辛散，必用酸收，所以防其峻厉，犹兵家之节制也。

4.《医方集解》：此足太阴、阳明药也。六君子助阳益胃，补脾胃之上药也，参、术、苓、草、陈皮、半夏，加黄芪以补肺而固卫，芍药以敛阴而调荣，羌活、独活、防风、柴胡以除湿痛而升清阳，茯苓、泽泻以泻湿热而降浊阴，少佐黄连以退阴火，补中有散，发中有收，使气足阳升，则正旺而邪服矣。

5.《汤头歌诀详解》：本方是六君子汤合痛泻要方加味所组成的一张复方。方中六君子汤补益脾胃，助阳化湿；黄芪补肺益气固表，姜、枣

发散和表，协同黄芪治疗表虚；羌活、独活、防风、柴胡祛除内外湿邪，升举清阳而镇痛；茯苓、泽泻利小便，泻湿热而降浊，并少佐黄连苦降燥湿；芍药敛阴，调和营血，以免诸祛湿药之燥甚伤阴。同时陈皮、芍药、防风、白术四药，组合为痛泻要方，功能泻肝益脾，止痛止泻。诸药配合，健脾益胃，升清降浊，补气固表，祛湿镇痛。古人把这种功能概括起来，称为补中有散，发中有收，是有一定道理的。所谓补中有散，是指既有六君补中，又有羌、独、防风、柴胡升阳祛湿散发；发中有收，是说升阳发散之药，又依赖黄芪、芍药固卫、敛阴之收，以防发散伤气。于此可见，升阳益胃汤症的原因错综复杂，既为脾胃虚弱，湿邪没生，又兼表虚、卫气不足，湿邪外袭，这就不得不于方中用较多的药物多方兼顾了。

6.《医方论》：东垣论饥饱劳役，阳陷入阴，面黄气弱，发热者，当升举阳气，以甘温治之。此真卓识确论，为治阳虚发热者开一大法门。惟方只辄用升、柴，恐上实下虚者更加喘满。在东垣必能明辨，当病而投。后人若执定此法，一概施之，则误人不浅矣。

【验案】

1.泄泻 《续名医类案》：光禄杨立之，元气素弱，饮食难化，泄泻不已，小便短少，洒淅恶寒，体重节痛，以为脾肺虚，用升阳益胃汤而痊。

2.过敏性结肠炎 《中医杂志》（1965，6：7）：曾某某，男，50岁，泄泻三年，日行2～3次，时清时稀，夹有完谷，偶有肠鸣，食欲不振，面色萎黄，形瘦神疲，脉濡小，舌淡苔薄，迭经治疗，效果不显。西医诊断为"过敏性结肠炎"。按：病人由于饮食不调，思虑劳倦，日久损伤脾胃，以致脾阳不足，运化失职而泄泻，治宜升阳益胃。处方：党参12g，黄芪12g，白术12g，甘草1.5g，羌活1.5g，炒防风2.4g，炒柴胡2.4g，炒白芍4.5g，茯苓6g，姜川连1g，陈皮4.5g，姜夏4.5g，生姜1片，红枣3枚。服药1周，大便已改为日行1次，粪量较多，食欲略振，续服48剂，便解成形，日1次，肠鸣消失。

3.原因不明发热 《浙江中医杂志》（1983，7：332）：毛某某，男，53岁。洒淅恶寒，尔后

发热，热度高达40℃以上，腹胀，大便不畅，胃纳极差，四肢怠惰无力，头目眩晕，小溲不利，已半月余。经实验室检查，诊断为慢性肝炎、早期肝硬化、肝肾综合征，发热待查。先后用和解少阳，清泄胆腑，苦寒清热，通腑泄便等法，并肌注青、链霉素，静脉滴注葡萄糖盐水加庆大霉素等均未收效，转来本院。观其面色萎黄，苔虽微黄而舌质淡，脉细无力。脉舌合参，此热决非邪实，乃由气虚所致。取"甘温除大热"之旨，以升阳益胃汤去黄连，加瓜蒌仁、厚朴花，三剂热退身凉，精神转佳，续予原法调理，药后症状明显改善，三月后已参加轻便劳动。

4.慢性牙周炎　《浙江中医杂志》（1983，7：333）：王某某，女，48岁。3年来牙龈疼痛，遇寒增剧，牙齿松动，刷牙或嚼硬物则齿龈出血，咀嚼无力，咽喉燥痛，面色萎黄，头痛虚浮，神疲乏力，胃纳不佳，大便清薄，脉缓无力，全口牙龈红肿，诊为弥漫性牙周炎。前医屡用苦寒之药不效。证属脾气下陷，阴火上冲。治宜益气升阳，佐以清火，东垣升阳益胃汤加味。3剂后，牙痛、咽痛均瘥，红肿也减。连诊3次，胃纳转佳，大便实，头痛消失，精神改善，局部红肿疼痛均告痊愈。

5.萎缩性胃炎　《实用中西医结合杂志》（1993，4：200）：应用本方加减：黄芪50g，党参、泽泻、丹参、莪术、焦山楂各10g，白术、陈皮、独活、白芍、黄连各6g，茯苓20g，枳壳、蒲公英各15g，鸡内金8g，每剂煎取200ml，分3次服完，病情重可分为4～5次服完，轻度萎缩性胃炎者50～60剂，中度者60～70剂，重度者70～90剂。较长时间服药者每周可停服1天。治疗萎缩性胃炎192例，病程在3～20年占25%，5～10年占75%。结果：基本治愈121例，占63.02%；好转61例，占31.77%；无效10例，占5.21%。

6.慢性胆囊炎　《湖北中医杂志》（1988，2：21）：应用本方：柴胡12g，白芍15g，党参10g，白术12g，黄芪18g，黄连6g，半夏10g，陈皮12g，茯苓12g，泽泻12g，防风10g，羌活8g，独活8g，炙甘草10g，生姜10g，大枣10g，每日1剂，水煎分2次服。若血瘀者去茯苓、泽泻，独活，加炒蒲黄12g，五灵脂12g，丹参15g。治疗慢性胆囊炎132例，结果：临床症状完全消失，纳佳，

超声波复查，胆囊收缩功能良好，半年随访未复发者为治愈，共36例；症状基本消失，超声波检查，胆囊收缩功能较前好转，半年随访，基本未复发者为好转，共67例；无效29例；总有效率为78.03%。

7.老年慢性支气管炎　《辽宁中医杂志》（1995，1：19）：以升阳益胃汤为主方治疗老年慢性支气管炎50例，并随机分配，设对照组48例。两组病人均有反复发作病史，两组一般情况，合并肺气肿、肺心病例数等情况均基本相似，具有对比性。治疗方法：治疗组以升阳益胃汤去泽泻、黄连、生姜为基础方，急性发作期加鱼腥草、桑白皮、紫苏子；缓解期加仙茅、仙灵脾、菟丝子。对照组常规给予抗感染、止咳化痰、平喘等剂治疗。结果：治疗组临床控制13例（26%），显效21例（42%），好转12例（24%），无效4例（8%），总有效率为92%；对照组临床控制12例（25%），显效19例（39.6%），好转5例（10.4%），无效12例（25%），总有效率为75%；治疗组优于对照组（$P<0.05$）。

8.消化性溃疡　《河北中医》（1998，5：299）：尤氏等用本方加减治疗消化性溃疡100例。药用：党参、白术、茯苓、升麻、柴胡、陈皮、三七、吴茱萸、大黄、白芍、甘草，每日1剂，水煎服，4周为1疗程。冬季加肉桂、益智仁；秋季加白豆蔻；夏季加苍术、黄连；春季加防风、羌活；吐涎水白沫加益智仁；胸中气结加枳实；胃气壅塞加川厚朴。结果：显效59例，有效25例，总有效率为84%。

沉香温胃丸

【来源】《内外伤辨惑论》卷中。

【组成】附子（炮，去皮脐）　巴戟（酒浸，去心）　干姜（炮）　茴香（炮）各一两　官桂七钱　沉香　甘草（炙）　当归　吴茱萸（洗，炒去苦）　人参　白术　白芍药　白茯苓（去皮）　良姜　木香各五钱　丁香三钱

【用法】上为细末，用好醋打面糊为丸，如梧桐子大。每服五七十丸，空心、食前以热米饮送下，一日三次。

【主治】中焦气弱，脾胃受寒，饮食不美，气不调和，脏腑积冷，心腹疼痛，大便滑泄，腹中雷鸣，霍乱吐泻，手足厥逆，便利无度；及下焦阳虚，脐腹冷痛；及伤寒阴湿，形气沉困，自汗。

【宜忌】忌一切生冷物。

补中益气汤

【来源】《内外伤辨惑论》卷中。

【别名】医王汤（《伤寒论今释》卷七引《方函口诀》）。

【组成】黄耆一钱　甘草（炙）五分　人参（去芦）升麻　柴胡　橘皮　当归身（酒洗）白术各三分

《小儿痘疹》有生姜、大枣。

【用法】上锉，都作一服。水二盏，煎至一盏，去滓，早饭后温服。如伤之重者，二服而愈。量轻重治之。

本方改为丸剂，名"补中益气丸"（《中药成方配本》苏州方）；本方改为片剂，名"补中益气片"（《天津市中成药规范》）。

【功用】《方剂学》：补中益气，升阳举陷。

【主治】

1.《内外伤辨惑论》：饮食失节，寒温不适，脾胃受伤；喜怒忧恐，劳役过度，损耗元气，脾胃虚衰，元气不足，而心火独盛，心火者，阴火也，起于下焦，其系系于心，心不主令，相火代之，相火，下焦胞络之火，元气之贼也，火与元气不能两立，一胜则一负，脾胃气虚，则下流于肾，阴火得以乘其土位。始得之则气高而喘，身热而烦，其脉洪大而头痛，或渴不止，皮肤不任风寒而生寒热。

2.《小儿痘疹》：中气不足，困睡发热，元气虚弱，感冒风寒诸症。

3.《卫生宝鉴·补遗》：始为热中病，似外感阳证，头痛大作，四肢疰闷，气高而喘，身热而烦，上气鼻息不调，四肢困倦不收，无气以动，无气以言，或烦躁闷乱，心烦不安，或渴不止，病久者，邪气在血脉中，有湿则不渴，或表虚不任风寒，目不欲开，恶食，口不知味，右手气口脉大，大于左手人迎三倍，其气口脉急大而数、时一代而涩，其右关脾脉，比五脉独大而数、数

中时显一代，右关胃脉损弱，隐而不见，惟内显脾脉如此。

4.《玉机微义》：妇人室女，经候不调，脉微，食少，体倦或热。

5.《袖珍方》：五劳一伤，喘气不接，涎痰稠粘，骨蒸潮热。

6.《明医杂著》：中气不足，或误服克伐，四肢倦怠，口干发热，饮食无味，或饮食失节，劳倦身热，脉洪大而无力，或头痛恶寒，自汗，或气高而喘，身热而烦，脉微细软弱，或中气虚弱而不能摄血，或饮食劳倦而患疟、痢，或疟、痢等症，因脾胃虚而不能愈者，或元气虚弱，感冒风寒不胜发表，或入房而后劳役感冒，或劳役感冒而后入房者，

7.《口齿类要》：中气伤损，唇口生疮，齿牙作痛，恶寒发热，肢体倦怠，食少自汗，或头痛身热，烦躁发渴，气喘，脉大而虚，或微细软弱。

8.《正体类要》：跌扑等损伤元气，或过服克伐，恶寒发热，肢体倦怠，血气虚弱不能生肌收敛。

9.《外科理例》：疮疡元气不足，四肢倦怠，口干发热，饮食无味，或头痛，恶寒自汗，脉洪大无力。

10.《校注妇人良方》：妇人脾虚，湿热下注，两臁生疮，漫肿作痛，或不肿不痛。

11.《医方考》：疟疾经年不愈。

12.《医方考》：狐疝，昼则气出而肾囊肿大，令人不堪，夜则气入而肿胀皆消，少无疾苦。中气虚弱，痘不起胀。

13.《寿世保元》：虚人脾气下陷，大便下血。

14.《济阴纲目》：脾胃受伤，阳气下陷，白带久不止。

15.《医灯续焰》：劳淋，尿留茎内，数起不出，引小腹痛，小便不利，劳倦即发。眩晕时作，其脉右手大而无力，或胃气下陷不能统血，血露不绝，或小儿五软。

16.《医宗金鉴》：肠胃气虚，便秘。

17.《沈氏经验方》：子宫下脱。

18.《成方便读》：中气不足，营卫衰弱，易感风寒，头痛身热，及烦劳内伤，清阳下陷等。

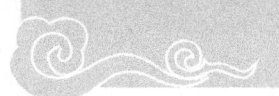

【宜忌】《张氏医通》：下元虚者禁用。

【加减】手扪之肌表热，服补中益气汤一二服后，若更烦乱，腹中或周身有刺痛，皆血涩不足，加当归身五分或一钱；如精神短少，加人参五分，五味子二十个；头痛，加蔓荆子三分，痛甚，加川芎五分；顶痛脑痛，加藁本五分，细辛三分；如头痛有痰，沉重懒倦者，乃太阴痰厥头痛，加半夏五分，生姜三分；耳鸣，目黄，颊颔肿，颈、肩、臑、肘、臂外后廉痛，面赤，脉洪大者，以羌活一钱，防风、藁本各七分，甘草五分，通其经血，加黄芩、黄连各三分，消其肿，人参五分，黄耆七分，益元气而泻火邪，另作一服与之；嗌痛颔肿，脉洪大，面赤者，加黄芩、甘草各三分，桔梗七分；口干咽干者，加葛根五分升引胃气上行以润之；如夏月咳嗽者，加五味子二十五个，麦门冬（去心）五分；如冬月咳嗽，加不去根节麻黄五分，秋凉亦加；如春月天温，只加佛耳草、款冬花各五分；若久病痰嗽，肺中伏火，云人参，以防痰嗽增益；食不下，乃胸中胃上有寒，或气涩滞，加青皮、木香各三分，陈皮五分；如冬月，加益智仁、草豆蔻仁各五分；如夏月，少加黄芩、黄连各五分；如秋月，加槟榔、草豆蔻、白豆蔻、缩砂各五分；如春初犹寒，少加辛热之剂，以补春气不足，为风药之佐，益智、草豆蔻可也；心下痞、夯闷者，加芍药、黄连各一钱；如痞腹胀，加枳实、木香、缩砂仁各三分，厚朴七分，如天寒，少加干姜或中桂；心下痞，觉中寒，加附子、黄连各一钱；不能食而心下痞，加生姜、陈皮各一钱；能食而心下痞，加黄连五分、枳实三分；脉缓有痰而痞，加半夏、黄连各一钱；脉弦，四肢满，便难而心下痞，加黄连五分，柴胡七分，甘草三分；腹中痛者，加白芍药五分，甘草三分；如恶寒觉冷痛，加中桂五分；如夏月腹中痛，不恶寒，不恶热者，加黄芩、甘草各五分，芍药一钱，以治时热；腹痛在寒凉时，加半百、益智、草豆蔻之类；胁下痛，或缩急，俱加柴胡三分，甚则五分，甘草三分，脐下痛者，加真熟地黄五分，如不已，乃大寒，加肉桂五分；如卧而多惊，小便淋溲者，邪在少阳、厥阴，宜太阳经所加之药，更添柴胡五分，如淋，加泽泻五分；大便秘涩，加当归一钱，大黄（酒洗，煨）五分或一钱；如有不大便者，煎成正药，先用清者一口，调玄明粉五分或一钱，大便行则止；脚膝痿软，行步乏力，或痛，乃肾肝伏热，少加黄柏五分，空心服，不已，更加汉防己五分；脉缓，沉困怠惰无力者，加苍术、人参、泽泻、白术、茯苓、五味子各五分。

【方论】

1.《内外伤辨惑论》：夫脾胃虚者，因饮食劳倦，心火亢甚，而乘其土位，其次肺气受邪，须用黄芪最多，人参、甘草次之。脾胃一虚，肺气先绝，故用黄芪以益皮毛而闭腠理，不令自汗，损伤元气；上喘气短，人参以补之；心火乘脾，须炙甘草之甘以泻火热，而补脾胃中元气；白术苦甘温，除胃中热，利腰脐间血；胃中清气在下，必加升麻、柴胡以引之，引黄芪、人参、甘草甘温之气味上升，能补卫气之散解，而实其表也，又缓带脉之缩急，二味苦平，味之薄者，阴中之阳，引清气上升；气乱于胸中，为清浊相干，用去白陈皮以理之，又能助阳气上升，以散滞气，助诸辛甘为用。

2.《医方集解》：此足太阴、阳明药也。肺者气之本，黄芪补肺固表为君；脾者肺之本，人参、甘草补脾益气和中，泻火为臣；白术燥湿强脾，当归和血养阴为佐；升麻以升阳明清气，柴胡以升少阳清气，阳升则万物生，清升则浊阴降，加陈皮者，以通利其气；生姜辛温，大枣甘温，用以和营卫，开腠理，致津液，诸虚不足，先建其中。

3.《医门法律》：东垣所论饮食劳倦，内伤元气，则胃脘之阳不能升举，并心肺之气，陷入于中焦，而用补中益气治之。方中佐以柴胡、升麻二味，一从左旋，一从右旋，旋转于胃之左右，升举其上焦所陷之气，非自腹中而升举之也。其清气下入腹中，久为飧泄，并可多用升、柴，从腹中而升举之矣。若阳气未必陷下，反升举其阴气，干犯阳位，为变岂小哉。更有阴气素惯上干清阳，而胸中之肉隆耸为瞋，胸间之气漫散为胀者，而误施此法，天翻地覆，九道皆塞，有濒于死而坐困耳。

4.《医方考》：中气者，脾胃之气也。五脏六腑，百骸九窍，皆受气于脾胃而后治，故曰土者万物之母。若饥困劳倦，伤其脾胃，则众体无以受气而皆病，故东垣谆谆以脾胃为言也。是方

也，人参、黄芪、甘草，甘温之品也，甘者中之味，温者中之气，气味皆中，故足以补中气；白术甘而微燥，故能健脾；当归质润辛温，故能泽土；术以燥之，归以润之，则不刚不柔，而土气和矣。复用升麻、柴胡者，升清阳之气于地道也，盖天地之气一升，则万物皆生；天地之气一降，则万物皆死，观乎天地之升降，而用升麻、柴胡之意，从可知矣。或曰：东垣谓脾胃一虚，肺气先绝，故用黄芪以益皮毛，不令自汗而泄肺气，其辞切矣，予考古人之方而更其论，何也？余曰：东垣以脾胃为肺之母故耳！余以脾胃为众体之母，凡五脏六腑、百骸九窍，莫不受其气而赖之，是发东垣之未发，而广其意耳，岂曰更论！

5.《古今名医方论》柯韵伯曰：仲景有建中、理中二法。风木内干中气，用甘草、饴、枣培土以御风，姜、桂、芍药驱风而泻木，故名曰建中。寒水内凌于中气，用参、术、甘草补土以制水，佐以干姜而生土以御寒，故名曰理中。至若劳倦，形气衰少，阴虚而生内热者，表症颇同外感，惟东垣知其为劳倦伤脾，谷气不盛，阳气下陷阴中而发热，制补中益气之法。谓风寒外伤其形为有余，脾胃内伤其气为不足，遵《内经》劳者温之，损者益之之义，大忌苦寒之药，选用甘温之品，升其阳以行春生之令。凡脾胃一虚，肺气先绝，故用黄芪护皮毛而闭腠理，不令自汗；元气不足，懒言，气喘，人参以补之；炙甘草之甘以泻心火而除烦，补脾胃而生气。此三味除烦热之圣药也。佐白术以健脾，当归以和血；气乱于胸，清浊相干用陈皮以理之，且以散诸甘药之滞；胃中清气下沉，用升麻、柴胡，气之轻而味之薄者，引胃气以上腾，复其本位，便能升浮以行生长之令矣。补中之剂，得发表之品而中自安；益气之剂，赖清气之品而气益倍。此用药有相须之妙也。是方也用以补脾，使地道卑而上行；亦可以补心肺，损其肺者益其气，损其心者调其营卫；亦可以补肝木，郁则达之也。惟不宜于肾，阴虚于下者不宜生，阳虚于下者更不宜升也。凡东垣治脾胃方，俱是益气。去当归、白术，加苍术、木香，便是调中；加麦冬、五味辈，便是清暑，此正是医不执方，亦正是医必有方。赵养葵曰：后天脾土，非得先天之气不行。

此气因劳而下陷于肾肝，清气不升，浊气不降，故用生、柴以佐参、芪。是方所以补益后天中之先天也。益后天中之先天，后人未发。凡脾胃喜甘而恶苦，喜补而恶攻，喜温而恶寒，喜通而恶滞，喜升而恶降，喜燥而恶湿。此方得之。陆丽京曰：此为清阳下陷者言之，非为下虚而清阳不升者言之也。倘人之两尺虚微者，或是癸水铄竭，或是命门火衰，若再一升提，则如大木将摇而拔其本也。此韵伯所谓独不宜于肾。周慎斋曰：下体痿弱，虚弱者不可用补中，必当以八味丸治之。凡内伤作泻，藏附子于白术中，令其守中以止泄也；表热，藏附子于黄芪中，欲其走表以助阳也。

6.《景岳全书》：盖以脾胃属土，为水谷之海，凡五脏生成，惟此赖者，在赖其发生之气远而上行，故由胃达脾，由脾达肺，而生长万物，滋溉一身。即如天地之土，其气皆然。凡春夏之土，能生能长者，以得阳气而上升，升则向生也。秋冬之土，不生不长者，以得阴气而下降，降则向死也。今本方以升柴助生气，以参、芪、归、术助阳气，此东垣立方之意，诚尽善矣。第肺本象天，脾本象地，地天即交，所以成泰。然不知泰之前犹有临，临之前犹有复，此实三阳之元始，故余再制补阴益气煎，正所以助临复之气，庶乎得根本之道，而尽足补东垣之未尽也。又补中益气汤之用，原为补中扶阳而设，然补阳之义，则亦有宜否之辨，用者不可不知。如东垣用此以治劳倦内伤发热等证，虽曰为助阳也，非发汗也，然实有不散而散之意。苦全无表邪寒热，而但有中气亏甚者，则升柴之类大非所宜。何也？盖升柴之味皆兼苦寒，升柴之性皆专疏散，虽曰升麻入脾胃，柴胡入肝胆，能引清气上升，然惟有邪者，固可因升而散之，使或无邪，能不因散而愈耗其中气乎。即曰此汤以补剂为主，而惟藉升柴以引达清气，不知微虚者犹可出入，大虚者必难假借，当此之时，即纯用培补犹恐不及，而再兼疏泄，安望成功？且凡属补阳之剂，无不能升，正以阳主升也，用其升而不用其散，斯得补阳之大法，此中自有玄机，又奚必升柴之是赖乎？故寇宗奭极言五劳七伤之大忌柴胡者，是诚绝类之真见，而李时珍复又非之，余亦何容再辨哉！然理有一定，孰能越之？兹余单揭其要，曰：能散

者断不能聚，能泄者断不能补，而性味之苦寒者，亦断非扶阳之物。只此便是断按，而纷纷之议，或可判矣。故于诸证之中，凡其不宜用此者，则用不可不察。如表不固而汗不敛者，不可用。外无表邪而阴虚发热者，不可用；阳气无根而格阳戴阳者，不可用；脾肺虚甚而气促似喘者不可用；命门火衰而虚寒泄泻者，不可用；水亏火亢而吐血衄血者，不可用；四肢厥逆而阳虚欲脱者，不可用。总之，元气虚极者，毫不可泄，阴阳下竭者，毫不可升，真火亏败者，毫不可用清凉。今人知补中益气汤可以补虚，一概尚之，而不知病当紧急，则此时几微关系，判于一举指之间，而纤微不可紊误者，正此类也，余亦安能以笔尽哉。

7.《医贯》：东垣创立此方，以为邪之所凑，其气必虚，内伤者多，外感者有之，纵有外邪，亦是乘虚而入，但补其中，益其气，而邪自退，不必攻邪，攻则虚者愈虚，而危亡随其后矣。倘有外感而内伤不甚者，即于方中酌加对证之药，而外邪自退。所谓仁义之师，无敌于天下也。至于饮食失节，劳役过度，胃中阳气自虚，下陷于阴中而发热者，此阳虚自病，误作外感而发散之，益虚其虚矣，为害岂浅哉！心肺在上，肾肝在下，脾胃处于中州，为四脏之主气者，中焦无形之气，所以蒸腐水谷，升降出入，乃先天之气，又为脾胃之主，后天脾土非得先天之气不行。是方盖为此气因劳而下陷于肾肝，清气不升，浊气不降，故用升麻使由右腋而上，用柴胡使由左腋而上，非借参、芪之功，则升提无力，是方所以补益后天中之先天也。

8.《审视瑶函》：中气者，脾胃之气也。五脏六腑，百骸九窍，皆受气于脾胃而后治。故曰：土者，万物之母，是方人参、黄芪、甘草甘温之品，甘者中之味，温者中之气，气味皆中，故足以补中气。白术甘而微燥，故能健脾；当归质润辛温，故能泽土；术以燥之，归以润之，则不刚不柔，而土气和矣。复用升麻、柴胡，升清阳之气于地道也。盖天地之气一升，则万物皆生；天地之气一降，则万物皆死。观乎天地之升降，而用升麻、柴胡之意，从可知矣。或曰：东垣谓脾胃一虚，肺气先绝，故用黄芪以益皮毛，不令自汗而泄肺气，其辞切矣，予考古人之方，而更其

论，何也？余曰：东垣以脾胃为肺之母故耳。余以脾胃为众体之母，凡五脏六腑，百骸九窍，莫不受其气而赖之，是发东垣之未发，而广其意耳，岂曰更论？

9.《辨证论》：人有气虚，气息短促不足以息，与劳役形体气急促者迥殊。懒于言语，饮食无味，身体困倦，人以为气瘀也，谁知是阳虚下陷。由于内伤其元气乎？夫元气藏于关元之中，上通肺而下通肾。元气不伤，则肾中真阳自升于肺，而肺气始旺，行其清肃之令，分布于五脏六腑之间；若元气一伤，不特真阳不能上升，且下陷于至阴之中，以生热矣。此热乃虚热，非实热也。实热可泻，虚热宜补，故必用甘温之药，以退其虚热。然而单用甘温以退其热，不用升提之味以挈其下陷之阳，则阳沉于阴，而气不能举，虽补气亦无益也；即升提其气矣，不用补气之味，则升提力弱，终难轻举其气也。方用补中益气汤。李东垣一生学问，全注于此方，妙在用柴胡、升麻于参、术、芪、归之内，一从左旋而升心、肝、肾之气；一从右旋而生肺、脾、胃、命门之气，非仅升举上、中二焦之气也。

10.《绛雪园古方选注》：气者，专言后天之气，出于胃，即所谓清气、卫气、谷气、营气、运气、生气、阳气、春升之气、后天三焦之气也。分而言之则异，其实一也。东垣以后天立论，从《内经》劳者温之，损者益之。故以辛甘温之剂，温足太阴、厥阴，升足少阳、阳明；黄芪、当归和营气以畅阳，佐柴胡引少阳清气从左出阴之阳，人参、白术实卫气以填中，佐升麻引春升之气从下而上达阳明，陈皮远卫气，甘草和营气。原其方不特重参、芪、归、术温补肝脾，义在升麻、柴胡升举清阳之气，转运中州，故不仅名补中，而复申之曰益气。

11.《王旭高医书三种》：补中益气汤原为外感中有内伤一种者设，所以补伤寒之未及，非补虚方也。今人于外感中毫不敢用，而于内伤辄任意用之，则失东垣之遗意矣。虽曰补气而非发汗，然实有不散而散用之意。故于劳倦感寒，或气虚之疾及脾气下陷等症，则最所宜也。若全无表邪寒热，而但中气衰弱者，则升、柴之属，大非所宜。则升、柴胡引清气上升，然惟有邪者，固可因升而散之，设或无邪，宁不因散而愈耗其

中气乎？夫东垣之方，无论内伤、外感，一概以升提中气为主，想当时司天运气使然尔，今则不可不审也。

12.《六醴斋医书·折肱漫录》：益气汤以甘温养胃中生发之元气，以升、柴提下陷之清阳，清阳上升，卫气自实，汗不敛而自固矣。又谓脾气一虚，肺气先绝，汗乃大泄，故先以参、术壮其脾，使土旺金生，则腠理自密，而汗乃戢。盖养胃助脾，即所以补肺之母，而充固卫气，无他法也。

13.《成方便读》：人身中真阳之气，虽藏于两肾之中，然自有生以来，莫不藉脾胃以为充长。故东垣发脾胃论，言之最详。若脾胃一虚，则阳气生化之源衰少，且所以为之敷布而运行者，亦失其权，于是阳气下陷，卫气不固，则外邪易感。但此等寒热，皆邪少虚多之候，自当补正以御邪，若因表证而仅用表药，则失之过矣。方中参、术、甘草，大补脾胃中气，恐补药多滞，故加陈皮以宣利之。黄芪益卫气而达表，当归和血脉而调营，升麻升脾胃之清气，从右而上，以达于表；柴胡升肝胆之清气，从左而上，以达于表。加之姜、枣和营卫，开腠理，致津液，御邪扶正，两者兼优。此东垣治劳倦内伤之法，假之以治外感者也。

【实验】

1.治疗子宫脱垂的药理学研究 《天津医药杂志》（1960，1：4）：本方对在体或离体子宫及其周围组织有选择性兴奋作用。小量补中益气汤可以兴奋心肌，使其收缩加强，过量则呈抑制作用。对小肠的作用较复杂，当蠕动亢进时呈抑制作用，当肠管处于抑制状态时，则使之蠕动增强。实验中还可以看出，在有升麻、柴胡的制剂中，对动物的作用明显，去掉升麻、柴胡，其作用减小，且不持久。

2.对胃肠运动的双向调节和促进小肠吸收功能的作用 《中药药理与临床》（1987，2：4）：按常法将本方制成100%水煎剂，进行对小鼠胃排空、小肠推进机能、离体小肠平滑肌、动物小肠吸收功能等的影响实验。结果表明：本方水煎剂对家兔十二指肠自发活动的影响，随剂量不同而异，小剂量时呈兴奋作用，大剂量时呈抑制作用。这种剂量与效应的不同对临床辨证论治

及合理用药有一定的启示。本方不但有明显的抑制胃排空作用，而且也有明显的拮抗乙酰胆碱引起离体回肠强直性收缩作用以及拮抗新斯的明负荷的在体小鼠小肠推进运动的亢进。另一方面本方也有一定程度的缓解氯化钡引起离体回肠的强直性收缩作用，提示本方治疗脾胃气虚、中气不足、气虚下陷病证的作用之一可能是通过神经递质乙酰胆碱作用以及对胃肠平滑肌的直接作用而缓解胃肠运动功能的亢进。实验还表明，本方有较明显的拮抗肾上腺素引起肠管抑制的作用，说明该方对肠管运动具有双向调节作用。实验又表明，本方能明显促进动物小肠对葡萄糖的吸收，能使小鼠的体重明显增加。提示该方调理脾胃，治疗脾胃气虚的作用之一与其促进小肠吸收功能有关。

3.对消化道分泌和运动功能的作用 《中药药理与临床》（1988，3：16）：实验观察了本方对大鼠胃酸、胃蛋白酶分泌及胰液、胆汁分泌的影响。结果表明：小剂量对胃液分泌量、总酸度、总酸排出无明显影响，但能升高胃蛋白酶活性及其排出；大剂量则对胃液分泌量、总酸排出、胃蛋白酶排出有明显抑制作用。同时对毛果芸香碱、五肽胃泌素、磷酸组织胺分泌作用也有明显的拮抗作用；对清醒大鼠十二指肠给药后30分钟，胰液流率轻度增加，胰蛋白浓度和蛋白排出明显增加，给药后60分钟恢复正常水平。本方十二指肠给药对麻醉大鼠胆汁分泌量无明显影响。

4.对环磷酰胺抗癌活性和毒性的影响 《中国中药杂志》（1989，3：176）：实验结果表明，补中益气汤可显著提高环磷酰胺抗癌活性，二者合用对小鼠S180、L615、Lewis均有不同程度的协同作用，并可大大降低其毒性作用，促进机体的免疫功能。本方注射剂与环磷酰胺的协同作用大于煎剂与环磷酰胺的协同作用。提示使用抗肿瘤化疗药物时配合使用该剂，将会提高疗效，降低化疗药物的毒副作用。

5.抗实验性胃溃疡的作用 《中药药理与临床》（1991，5：1）：将补中益气汤按常法制成100%水煎剂，观察本方对应激性溃疡、幽门结扎型溃疡、利血平性溃疡、乙酸法溃疡等多种胃溃疡模型的影响，同时对动物的胃液分泌、胃蛋

白酶活性、胃肌运动、胃黏膜血流量等项目亦作了测定。结果表明：本方对应激性溃疡、幽门结扎性溃疡、利血平性溃疡模型均有良好的保护作用，对乙酸法胃溃疡模型有明显促进溃疡愈合的作用。其作用机理与该方抑制胃分泌、抑制胃运动、增加胃黏膜血流量以及一定的中枢抑制作用有关。

6.对心血管作用及耐缺氧作用 《中药药理与临床》（1991，6：9）：实验表明，补中益气丸1.25～500g/kg十二指肠给药，能显著提高大白鼠收缩压、舒张压和平均压，减慢心率，但对心肌张力–时间指数无明显影响。上述剂量的补中益气丸能显著延长小白鼠常压缺氧生存时间，延长小白鼠断头后呼吸动作的持续时间，亦能显著延长亚硝酸钠中毒小鼠的存活时间。

7.对小鼠肝、胃组织及血清DNA、RNA、蛋白质合成的影响 《中药药理与临床》（1992，3：1）：实验表明，本方对小鼠肝组织、胃组织及血清的DNA、RNA蛋白质合成有明显的促进作用；同时发现党参也能促进肝组织、胃组织DNA、蛋白质的合成。

8.对培养仓鼠附睾细胞的作用 《American Journal of Chinese Medicine》（1994，3：301）：本方在日本被广泛用于治疗原发性男性不育症。为了阐明本方影响精子发生的机制，通过动物实验探讨了从经口投与本方的雄性ICR小鼠体内采集的血清对培养仓鼠附睾细胞的蛋白质合成的作用。以上实验结果与临床治疗数据表明，本方对与附睾中精子成熟功能有关的某些蛋白质合成有促进作用。

9.免疫调节作用 《中国中医基础医学杂志》（1997，2：19）：刘氏等观察了补中益气汤对感染白色念珠菌小鼠免疫功能的调节作用。结果表明，本方是良好的免疫激活剂，能显著提高抗体水平及细胞免疫功能，表现对下降的T淋巴细胞α–醋酸萘酯酶阳性率、淋巴细胞转形率、巨噬细胞FC受体活性、溶血素、脾脏抗体形成细胞具有升高作用，与未经药物治疗组比较有显著差异（$P<0.01$）。

10.对脾虚型大鼠胃黏膜组织细胞凋亡的影响 《长春中医药大学学报》（2006，3：39）：实验表明：脾虚型CAG大鼠胃黏膜组织细胞Bcl–

2、Bcl–2/Fas明显低于正常大鼠，经补中益气汤治疗后能恢复到接近正常水平，提示补中益气汤可用于脾虚证的治疗。

【验案】

1.内伤发热 《四明医案》：庚子六月，吕用晦病热证。察其神气，内伤证也。询其致病之由，曰：偶半夜，出庭外与人语，移时就寝，次日便不爽快，渐次发热，饮食俱废，不更衣者数日矣，服药以来，百无一效。予曰：粗工皆以为风露所逼，故重用辛散，不进饮食，便曰停食，妄用消导，敦知"邪之所凑，其气必虚"，若投补中益气汤，则汗至而便通，热自退矣。遂取药立煎饮之，顷之索器，下燥矢数十枚，觉胸膈通泰，是晚热退进粥，连服数剂而愈。

2.崩漏 《薛立斋医案》：归大化之内，患崩漏，昏聩，发热不寐，或谓血热妄行，投以寒剂益甚，或谓胎成受伤，投以止血亦不效。立斋诊之曰：此脾虚气弱，无以统摄血，法当补脾而血自止。用补中益气汤加炮姜，不数剂而效。

3.尿潴留 《四川中医》（1994，3：28）：用补中益气汤全方加桔梗、冬葵子，每日1剂，水煎，分2次温服，治疗中风后尿潴留16例，所有病例服中药前均已留置导尿管3天～1周以上。结果：本组16例病人服用此方1～3剂后，小便均能自行排出。《福建中医药》（1996，2：41）：以本方加减，治疗产后尿潴留30例，结果：服药最少1剂，最多5剂，30例全部痊愈。

4.老年便秘 《四川中医》（1994，3：29）：用补中益气汤全方加大枣、麻仁、法夏，每日1剂，水煎，分2次温服，治疗老年功能性便秘16例。结果：服药前大便周期为3～10天，服药后为1～3天；服药前多为硬结大便，甚至有用手指掏出大便者，服药后多呈软便或干便；16例中有患右腹股沟斜疝者1例，患外痔者2例，患混合痔者3例；服药后不仅大便通畅，且疝和痔疮症状均有改善。

5.胆汁反流性胃炎 《湖北中医杂志》（1994，5：23）：以本方加枳壳、陈皮为基本方，肝胃不和加黄连、吴萸、白芍；脾胃虚弱加附子、肉桂、炮姜；胃阴不足加沙参、麦冬、生白芍；气阴两虚加太子参、五味子；兼湿滞者加藿香、白蔻；呃逆频频者加代赭石、半夏、旋覆

花；有瘀滞者加丹参、杏仁、大黄。治疗胆汁反流性胃炎100例。结果：临床治愈52例（自觉症状消失，胃镜示：胆汁反流消失，胃黏膜呈现淡黄色或散见在红白相间区，无渗出物），好转40例（自觉症状明显好转，疼痛消失，呃逆泛酸，食欲均明显好转，胃镜示：胃黏膜在红白相间区，可见淡黄色或白色渗出物）；效果不显8例（自觉症状略减轻，治疗前后胃镜无变化）；总有效率为92%。

6.类风湿性关节炎 《四川中医》（1994，5：26）：以补中益气汤加鸡血藤为基本方，痛甚，加桂枝、附子；如见头重如裹，手足沉重，加防己、薏仁；如关节局部红肿热，加银花、黄柏；如见腰酸，加桑寄生、续断。每日1剂，15剂为1疗程，治疗类风湿性关节炎12例，治疗期间避免寒冷刺激。结果：显效（治疗后关节痛止，功能恢复，其他伴随症状消失，化验检查阴性）3例，占25%；有效（治疗后关节痛减轻，伴随症状改善）7例，占58.3%；无效（治疗后关节痛无缓解）2例，占16.7%。

7.胃下垂 《四川中医》（1994，6：23）：用补中益气汤加枳壳30g，每日1剂，水煎，分2次服，10剂为1疗程，每疗程后休息3～5天，治疗胃下垂50例。结果：痊愈（临床症状消失，X线检查胃已升到正常位置，2个月复查未复发）40例；显效（症状基本消失，X线检查胃上升3cm以上）8例；好转（症状明显减轻，X线检查胃上升1～3 cm）1例；无效1例。总有效率为98%。其中轻度胃下垂痊愈20例，显效1例；中度者痊愈20例，显效2例，好转1例；重度者显效5例，无效1例。服药时间最少2个疗程，最多4个疗程，服药2个疗程做1次钡餐检查，结果表明胃下垂发病时间短，属轻、中度者治疗效果为好；发病时间长，病情重则治疗效果差。

8.老年气虚感冒 《浙江中医杂志》（1994，10：444）：用补中益气丸2丸，苏叶3g，水煎，送服丸药，早晚各1次；冷甚加荆芥穗；身痛甚加防风、羌活；头痛甚加白芷；头晕甚加薄荷；目昏甚加菊花；感冒症状消失后仍畏寒怕风易感冒者加玉屏风散，治疗老年气虚感冒50例。结果：痊愈47例，显效2例。平均治疗时间37.5天。

9.子宫脱垂、子宫下垂 《日本东洋医学杂志》（1995，5：109）：铃木利昭氏以53例子宫脱垂、子宫下垂病人为对象，除需立即手术者外，对其余37例（53～89岁）均给予补中益气汤（7.5g/d），根据病人外阴部下坠感、排尿不畅等症状及因腹压所致的子宫下垂的程度进行疗效评定，观察时间为4～12周。结果：A组，单独服用补中益气汤，14例均为子宫下垂，其中显著有效1例、有效6例、不变7例；B组，补中益气汤与雌三醇并用，5例均为子宫下垂，其中有效2例，不变3例；C组，补中益气汤与环形子宫托并用，10例中有效7例（子宫脱垂2例）、恶化3例（子宫脱垂2例）；D组，补中益气汤、雌三醇和环形子宫托并用，8例中显著有效1例（子宫脱垂）、有效5例（子宫脱垂1例）、不变2例，而且D组的显著有效例可以去除环形子宫托。补中益气汤对于A、B组中子宫下垂的有效率分别为50%，40%。由此认为，补中益气汤对子宫下垂尤为有效，而对子宫脱垂也有试用的价值。

10.多唾症 《四川中医》（1995，12：29）：应用补中益气汤全方为基本方，伴胸闷、喜叹息者，加香附、木蝴蝶；纳谷不振者，加炒麦芽、炒谷芽；大便溏薄，舌苔腻者，加苡仁、石见穿；畏寒肢冷者，加干姜、吴茱萸；腰酸畏寒者，加制附片、肉桂。每日1剂，水煎2次，早晚分服，5剂为1个疗程。取药时间1～3个疗程，吸烟饮酒者嘱其戒烟酒，治疗多唾症20例。结果：痊愈18例（临床症状消失），好转2例（吐唾次数减少一半以上）。

11.多囊卵巢综合征 《河南中医》（1998，6：376）：以补中益气汤加茯苓、半夏常规煎服，1个月为1疗程，服药1～6个疗程，治疗多囊卵巢综合征43例。结果：月经量少稀发18例中，有13例经量增多并能按月来潮；继发闭经25例中，有16例月经复潮，2例恢复正常月经；43例病人治疗后基础体温恢复双相者18例，排卵率为41.9%。

12.白细胞减少 《广西中医学院学报》（1999，3：45）：李氏观察了本方及六味地黄丸在氯氮平治疗精神病致白细胞减少方面的作用。方法为：观察组105例，在氯氮平递增治疗基础上，用六味地黄丸和补中益气丸，每次各1丸，每日2～3次。对照组87例，除不用中药外，余同观

察组。两组出现白细胞减少症时，均加用肌苷、沙肝醇等升白药物，同时氯氮平减量，加服补益脾肾汤剂。结果：观察组176例中发生白细胞减少者2例，占1.14%；对照组130例发生11例，占8.46%。两组白细胞减少的发生率有非常显著的差异（$P<0.005$）。

13.排尿晕厥 《实用中医药杂志》（1999，10：12）：用本方治疗排尿晕厥16例，结果：痊愈14例，占87.5%，好转2例，占12.5%。痊愈病例中，服药最少28剂，最多56剂，平均48剂。

14.腰椎间盘突出症 《陕西中医》（2005，4：328）：用本方加味：黄芪40～60g，党参15～30g，白术20g，川断15g，柴胡、当归各12g，升麻、陈皮、黑杜仲各10g，红花6～10g，炙甘草6g，水煎服，治疗腰椎间盘突出症52例，服药治疗期间，卧平板床休息，忌劳累、负重。结果：临床治愈（腰腿痛消失，直腿抬高试验70°以上，能恢复原来工作）28例，好转（腰腿痛减轻，腰部活动功能改善）21例，无效（症状、体征无改善者）3例，总有效率94.2%。

参术调中汤

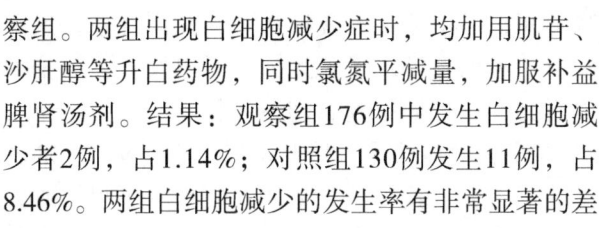

【来源】《内外伤辨惑论》卷中。

【组成】白术五分 黄芪四分 桑白皮 甘草（炙）人参各三分 麦门冬（去心）青皮（去白）陈皮（去白）地骨皮 白茯苓各二分 五味子二十个

【用法】上锉，如麻豆大，都作一服。水二盏，煎至一盏，去滓，早饭后大温服。

【功用】泻热补气，止嗽定喘，和脾胃，进饮食。

【主治】

1.《内外伤辨惑论》：暑伤胃气。

2.《杏苑生春》：痞闷满膨，不思饮食，喘嗽蒸热。皆中气有亏所致。脾胃虚弱，遇六七月霖雨，身重短气，骨乏无力。

【宜忌】忌多语言劳役。

【方论】

1.《内外伤辨惑论》：《内经》云："火位之主，其泻以甘。"以黄芪甘温，泻热补气；桑白皮苦微寒，泻肺火定喘，故以为君。"肺欲收，急食酸以收之。"以五味子之酸，收耗散之

气，止咳嗽。脾胃不足，以甘补之，故用白术、人参、炙甘草，苦甘温补脾缓中为臣。地骨皮苦微寒，善解肌热；茯苓甘平降肺火；麦门冬甘微寒，保肺气为佐。青皮、陈皮去白，苦辛温散胸中滞气为使也。

2.《杏苑生春》：方中人参、白术、茯苓、炙草、黄芪补中益气为君；桑白皮、麦冬、五味清肺金止喘嗽为臣；青皮、陈皮行滞气消痞闷为佐；地骨皮解蒸为使。

补中益气汤

【来源】《普济方》卷二十四引《内外伤辨惑论》。

【组成】黄芪半钱 人参（去芦）三钱 甘草半钱 红花一分 白芍药三分（秋冬之月未有，只用白术三分代之）葛根半钱 当归身二分（酒洗，焙干）橘皮（不去白）二分或三分 升麻二分或三分 柴胡六分或三分 黄柏（酒洗，去皮）一分或二分 黄芩二分或三分 生甘草梢三分

【用法】上锉，作一服。水二盏，量气弱气盛加减水盏大小，去滓，食远稍热服，伤重者不二服。

【功用】补元气，泻心火。

【主治】饮食劳倦所伤，气高身热，烦喘短气，鼻息不调，嗜卧困倦少言，皆为热伤元气耗神。其初肌肤间必大热燥闷，心烦而渴，久后则不渴，头痛大作，四肢疼痛，表虚不任风寒，目不欲开。

【加减】病劳复热甚者，黄芪用一钱；如觉胸中热者，去黄柏；如觉胸中不热者，去生甘草梢；腹中痛，加白芍药半分，甘草三分；恶寒冷痛，加去皮中桂一分或二分（即桂心）；恶热喜寒而痛者，于已加白芍药、甘草二味中，更加生黄芩一分或二分，治时热也；如天凉时恶热而痛，于已加白芍药、甘草、黄芩中，更少加桂一分；如腹痛在天气寒冷时，则去芍药，以其味酸而寒故也，别加热药用之；天气寒时腹痛，加益智仁二分或三分，或加半夏半钱，生姜三片，忌用芍药；头痛加蔓荆子二分，痛甚加川芎二分，顶痛、脑痛更加藁本根三分或半钱，若头痛更加细辛二分；脐中痛者，加蒸熟地黄半钱，不止，更加肉桂（去皮）二分或三分；胸中气滞，加莲花、青皮一分；身间疼痛，若觉身重者湿，加去桂五苓散一分，风湿相搏，一身尽疼，加羌活半钱、防风

半钱、升麻一钱、柴胡半钱、藁本根半钱，苍术勿用；大便秘涩，加当归一钱，闭涩不大便，煎正药，或先用调玄明粉半钱或一钱；久病咳嗽者，去人参，冬月加不去节麻黄半钱，如春寒者亦加，凉亦加，如春月天温，加佛耳、甘草三分、款冬花一分，勿加麻黄；若初病之人痰嗽，不去人参，久病肺中伏火者，去人参；夏月得病，加五味子（去子）七八个、去心麦门冬二分或一分；如舌上白滑苔者，是胸中有寒，勿用之，夏月更加人参二分，五味子、麦门冬各等分，病人能食，心下痞，加黄连一分，如不能食，心下痞，勿用黄连，依方服；胁下痛，或胁下缩急，加柴胡三分，甚者加半钱。

【方论】黄耆、人参、甘草，除燥热、解肌热之圣药，当归身以和血脉，橘皮导滞气，得甘药能益元气，若独用泻脾，升麻引胃气上升而复其位，柴胡引清气，行少阳之气上升。

麋脐丸

【来源】《普济方》卷二十引《家藏经验方》。

【组成】麋茸 膃肭脐各等分

【用法】上为细末，用肉苁蓉打糊为丸。每服七十粒，温酒送下。

【主治】脾虚。

【验案】不能食 王东卿运使，出蜀过鄂，但饮酒而不能食，林总瑯传以此方，三服而能啖。

调中益气汤

【来源】《脾胃论》卷中。

【组成】黄耆一钱 人参（去芦头） 甘草 苍术各五分 柴胡 橘皮 升麻各二分 木香一分或二分 《兰室秘藏》有黄柏，无木香。

【用法】上锉，如麻豆大，都作一服。水二大盏，煎至一盏，去滓，带热服，宿食消尽服之。

【主治】脾胃虚弱，四肢满闷，肢节烦疼，难以屈伸，身体沉重，烦心不安，忽肥忽瘦，四肢懒倦、口失滋味，腹难舒伸，大小便清利而数，或上饮下便，或大便涩滞不行，一二日一见；夏月飧泄，米谷不化，或便后见血、见白脓，胸满短气，膈咽不通，或痰嗽稠粘，口中沃沫，食入反出，耳鸣耳聋，目中流火，视物昏花，胬肉红丝，热壅头目，不得安卧，嗜卧无力，不思饮食，脉弦洪缓而沉，按之中之下得，时一涩。

【加减】如时显热燥，是下元阴火蒸蒸发也，加真生地黄二分、黄柏三分；如大便虚坐不得，或大便了而不了，腹中常逼迫，血虚血涩也，加当归身；如身体沉重，虽小便数多，亦加茯苓二分，苍术一钱，泽泻五分，黄柏三分；如胃气不和，加汤洗半夏五分，生姜三片，有嗽者，去人参，加生姜、生地黄各二分；如痰厥头痛，加半夏二分；如腹中气不得运转，更加橘皮一钱。

【方论】《医方考》：脾胃不调者，肠鸣、飧泄、膨胀之类也；气弱者，语言轻微，手足倦怠也。补可以去弱，故用人参、黄耆、甘草甘温之性行，则中气不弱，手足不倦矣；苍术辛燥，能平胃中敦阜之气；升麻、柴胡轻清，能升胃家陷下之气；木香、陈皮辛香，能去胃中陈腐之气。夫敦阜之气平，陷下之气升，陈腐之气去，宁有不调之中乎？

黄耆人参汤

【来源】《脾胃论》卷中。

【组成】黄耆一钱（如自汗过多，更加一钱） 升麻六分 人参（去芦） 橘皮（不去白） 麦门冬（去心） 苍术（无汗更加五分） 白术各五分 黄柏（酒洗） 炒曲各三分 当归身（酒洗） 炙甘草各二分 五味子九个

【用法】上锉，都作一服。水二盏，煎至一盏，去滓，食远或空心稍热服。

【功用】助元气，理治庚辛之不足。

【主治】

1.《脾胃论》：脾胃虚弱，上焦之气不足，遇夏天气热盛，损伤元气，怠惰嗜卧，四肢不收，精神不足，两脚痿软，遇早晚寒厥，日高之后阳气将旺，复热如火，乃阴阳气血俱不足，故或热厥而阴虚，或寒厥而气虚，口不知味，目中溜火，而视物肮肮无所见，小便频数，大便难而结秘，胃脘当心而痛，两胁痛或急缩，脐下周围如绳束之急，甚则如刀刺，腹难舒伸，胸中闭塞，时显呕哕，或有痰嗽，口沃白沫，舌强，腰、背、胛眼皆痛，头痛时作，食不下，或食入即饱，全不思食，自汗尤甚，若阴气覆在皮毛之

上，皆天气之热助本病也，乃庚大肠、辛肺金为热所乘而作。

2.《痈疽神秘验方》：痈疽脓血大泄，败臭痛甚者，及溃后虚而发热或作痛，少寐。

【宜忌】忌酒、湿面、大料物之类及过食冷物。

【加减】如心下痞闷，加黄连二分或三分；如胃脘当心痛，减大寒药，加草豆蔻仁五分；如胁下痛或缩急，加柴胡二分或三分；如头痛，目中溜火，加黄连二分或三分，川芎三分；如头痛，目不清利，上壅上热，加蔓荆子、川芎各三分，藁本、生地黄各二分，细辛一分；如气短，精神如梦寐之间，困乏无力，加五味子九个；如大便涩滞，隔一二日不见者，致食少，食不下，血少，血中伏火而不得润也，加当归身、生地黄、麻子仁泥各五分，桃仁三枚（汤泡去皮尖，另研），如大便通行，所加之药勿再服；如大便又不快利，勿用别药，少加大黄（煨）五分；如不利者，非血结血秘而不通也，是热则生风，其病人必显风证，单血药不可复加之，止常服黄耆人参汤药，只用羌活、防风各五钱，二味锉，以水四盏，煎至一盏，去滓，空心服之，其大便必大走也，一服便止；如胸中气滞，加青皮（皮薄清香可爱者）一分或二分，并去白橘皮倍之，去其邪气，此病本元气不足，惟当补元气，不当泻之，如气滞太甚，或补药太过，或病人心下有忧滞郁结之事，更加木香、缩砂仁各二分或三分，白豆蔻二分，与正药同煎；如腹痛、不恶寒者，加白芍药五分，黄芩二分，却减五味子。

人参芍药汤

【来源】《脾胃论》卷下。

【组成】麦门冬二分　当归身　人参各三分　炙甘草　白芍药　黄耆各一钱　五味子五个

【用法】上锉，分作二服。每服用水二盏，煎至一盏，去滓，稍热服。

【主治】脾胃虚弱，气促憔悴。

升阳除湿汤

【来源】《脾胃论》卷下。

【别名】升麻除湿汤（《医方类聚》卷一四三）。

【组成】甘草　大麦芽面（如胃寒腹鸣者加）　陈皮　猪苓各三分　泽泻　益智仁　半夏　防风　羌活　神曲　柴胡　升麻各五分　苍术一钱

【用法】上锉。作一服，水三大盏，加生姜三片，大枣二枚，同煎至一盏，去滓，空心服。

【主治】

1.《脾胃论》：脾胃虚弱，不思饮食，肠鸣腹痛，泄泻无度，小便黄，四肢困弱。

2.《妇科玉尺》：湿盛血崩。

【方论】《脾胃论注释》：方中升麻、柴胡助清阳上行，羌、防、苍术祛风以胜湿，猪苓、泽泻利尿以渗湿，陈皮、半夏行气以化湿，六曲、麦芽导滞以和中。泄泻无度，近于滑脱，故用益智仁温中止泻，甘草保护津液，姜、枣和营卫，共奏升阳除湿之功。

【验案】

1.小儿脂肪泻　《陕西中医》（1989，1：16）：应用本方：苍术、防风、羌活各7g，陈皮6g，升麻、柴胡各5g，建曲、麦芽、泽泻、猪苓各10g，炙甘草6g，红糖为引，腹泻甚者加诃子、赤石脂；腹胀加槟榔；水煎，脱水者以补液纠酸。治疗小儿脂肪泻72例，其中男52例，女20例；年龄10个月至7岁；病程7天至2周。临床主要表现为呕吐，腹泻米汤样稀便，并伴发烧，厌食，口干，皮肤干燥等症。多数患儿血象高，粪便镜检脂肪球均在（＋＋）以上。结果：全部治愈，一般服药1～5剂。

2.慢性溃疡性结肠炎　《实用中医内科杂志》（1992，4：167）：应用本方合溃疡散：苍术15g，陈皮15g，防风12g，神曲15g，麦芽15g，泽泻12g，柴胡9g，猪苓12g，甘草6g，升麻6g，羌活9g，每日1剂，水煎，分2次空腹服用。同时用溃疡散（蛤粉、青黛、五倍子各等份，研细，用胶囊分装）6g，1日2次，于汤剂前半小时服下。治疗慢性溃疡性结肠炎15例，根据1978年全国消化会议拟定的《慢性非特异性溃疡性结肠炎疗效判断标准》判为：近期治愈4例，基本缓解7例，部分缓解3例，无效1例。

和中丸

【来源】《脾胃论》卷下。

【组成】人参　干生姜　橘红各一钱　干木瓜二钱　炙甘草三钱

《医学六要》有白术。

【用法】上为细末，蒸饼为丸，如梧桐子大。每服三五十丸，温水送下，食前服。

【功用】

1.《兰室秘藏》：补胃进食。

2.《饲鹤亭集方》：理气分，消痰积，去湿滞，厚肠胃，进饮食。

3.《脾胃论注释》：调和脾胃，补益中气。

【主治】

1.《普济方》：服寒药脾胃虚弱。

2.《医学六要》：久病虚弱，厌厌不能食。

3.《医家心法》：鼓证肿满初起，或因郁而成者。

4.《饲鹤亭集方》：胃弱痞积，干呕吐酸。

5.《脾胃论注释》：脾胃病纳少化迟。

【方论】《脾胃论注释》：方中人参补气，又用橘红利气，则补而不滞，利而不耗；重用炙甘草配干生姜，辛甘阳药有温脾助运的功用；配木瓜酸以敛阴，有养胃生津的效力。蒸饼为丸，有养脾胃消食化滞的作用。

草豆蔻丸

【来源】《脾胃论》卷下。

【别名】草蔻丸（《医学入门》卷七）。

【组成】泽泻一分（小便数，减半）柴胡二分或四分（须详胁痛多少用）神曲　姜黄各四分　当归身　生甘草　熟甘草　青皮各六分　桃仁（汤洗，去皮尖）七分　白僵蚕　吴茱萸（汤洗去苦烈味，焙干）益智仁　黄耆　陈皮　人参各八分　半夏一钱（汤洗七次）草豆蔻仁一钱四分（面裹烧，面熟为度，去皮用仁）麦蘖面（炒黄）一钱五分。

【用法】上为细末，桃仁另研如泥，再同细末一处研匀，汤浸蒸饼为丸，如梧桐子大。每服三五十丸，熟白汤送下，旋斟酌多少。

【主治】脾胃虚而心火乘之，不能滋荣上焦元气，遇冬，肾与膀胱寒水旺时，子能令母实，致肺金大肠相辅而来克心乘脾胃，此大复其仇也。《经》云：大胜必大复。故皮毛、血脉、分肉之间，元气已绝于外，又大寒大燥二气并乘之，则苦恶风寒，耳鸣，及腰背相引胸中而痛，鼻息不通，不闻香臭，额寒脑痛，目时眩，目不欲开，腹中为寒水反乘，痰唾沃沫，食入反出，常痛，及心胃、胁下缩急，有时而痛，腹不能努，大便多泻而少秘，下气不绝，或腹中鸣，此脾胃虚之至极也；胸中气乱，心烦不安，而为霍乱之渐，咽膈不通，噎塞，极则有声，喘喝闭塞，或曰阳中，或暖房室内稍缓，口吸风寒则复作，四肢厥逆，身体沉重，不能转侧，头不可以回顾，小便溲而时躁。

益胃汤

【来源】《脾胃论》卷下。

【别名】参术益胃汤（《医方集解》）。

【组成】黄耆　甘草　半夏各二分　黄芩　柴胡　人参　益智仁　白术各三分　苍术一钱半　当归稍　陈皮　升麻各五分

【用法】上锉。水二大盏，煎至一盏，去滓，食前稍热服。

【主治】头闷，劳动则微痛，不喜饮食，四肢怠惰，躁热短气，口不知味，肠鸣，大便微溏，黄色，身体昏闷，口干不喜食冷。

【宜忌】忌饮食失节，生冷硬物、酒、湿面。

清神益气汤

【来源】《脾胃论》卷下。

【别名】益气汤（《普济方》卷二十五）。

【组成】茯苓　升麻各二分　泽泻　苍术　防风各三分　生姜五分　青皮一分　橘皮　生甘草　白芍药　白术各二分　人参五分　黄柏一分　麦门冬二分　五味子三分

【用法】上锉如麻豆大，都作一服。以水二盏，煎至一盏，去滓，空心稍热服。

【主治】素有脾胃虚损病，目疾时作，身面目睛俱黄，小便或黄或白，大便不调，饮食减少，气短上气，怠惰嗜卧，四肢不收。

【方论】茯苓、升麻、泽泻、苍术、防风，此药能走经，除湿热而不守，故不泻本脏。补肺与脾胃本气之虚弱，青皮、橘皮、生甘草、白芍药、白术、人参，此药皆能守本而不走经，不走经者不

滋经络中邪，守者能补脏之元气。黄柏、麦门冬、人参、五味子，此药去时令浮热湿蒸。火炽之极，金伏之际，而寒水绝体，于此时也，故急救之以生脉散除其湿热，以恶其太甚。肺欲收，心苦缓，皆酸以收之；心火盛则甘以泻之，故人参之甘，佐以五味子之酸，孙思邈云：夏月常服五味子以补五脏气是也。麦门冬之微苦寒，能滋水之源于金之位，而清肃肺气；又能除火刑金之嗽，而敛其痰邪；复微加黄柏之苦寒，以为守位滋水之流，以镇坠其浮气，而除两足之痿弱也。

【验案】脾胃病　戊申六月初，枢判白文举年六十二，素有脾胃虚损病，目疾时作，身面目睛俱黄，小便或黄或白，大便不调，饮食减少，气短上气，怠惰嗜卧，四肢不收；至六月中目疾复作，医以泻肝散下数行而前疾增剧。此当于脾胃肺之本脏，泻外经中之湿热，制清神益气汤主之而愈。

霍香安胃散

【来源】《脾胃论》卷下。

【别名】霍香安胃汤（《古今医统大全》卷二十四）。

【组成】霍香　丁香　人参各二钱五分　橘红五钱

【用法】上为细末。每服二钱，水一大盏，加生姜一片，同煎至七分，和滓食前冷服。

本方改为丸剂，名"霍香安胃丸"（《杏苑生春》卷四）。

【主治】脾胃虚弱，不进饮食，呕吐不待腐熟。

【方论】

1.《杏苑生春》：法当补中气，和脾胃，是以用人参、橘红补中气，丁香、霍香温脾和胃，助生姜散郁以止呕。

2.《脾胃论注释》：方中用霍香醒脾和胃以化湿浊，丁香温中降逆而止呕吐，重用橘红，佐人参取其行足以助消化。药研极细，便于吸收。每服二钱，制小其剂，加生姜煎成冷服于食前，亦即《内经》"热因寒用"之法。

参术汤

【来源】《兰室秘藏》卷上。

【别名】参耆汤（《万病回春》卷二）、补气汤（《嵩崖尊生全书》卷九）。

【组成】黄柏（酒浸）　当归各二分　柴胡　升麻各三分　人参　陈皮　青皮各五分　神曲末七分　炙甘草　苍术各一钱　黄耆二钱

【用法】上锉，作一服。水二大盏，煎至一盏，食远服。

【主治】脾胃虚弱，元气不足，四肢沉重，食后昏闷。

益智和中丸

【来源】《兰室秘藏》卷上。

【组成】木香　黄连　生地黄各二分　黄耆　人参　麦门冬　神曲末　当归身　干生姜　陈皮　姜黄各五分　缩砂仁七分　桂花一钱　桂枝一钱五分　益智仁二钱二分　炙甘草二钱五分　麦蘖面三钱　草豆蔻仁四钱

【用法】上为细末，汤浸蒸饼为丸，如梧桐子大。每服五十丸，白汤送下；细咀亦当。

【主治】饮食劳倦。

人参补气汤

【来源】《兰室秘藏》卷中。

【别名】人参补虚汤（《普济方》卷二二八）。

【组成】丁香末二分　生甘草梢　炙甘草各三分　生地黄　白芍药各五分　熟地黄二分　人参　防风　羌活　黄柏　知母　当归身　升麻各七分　柴胡一钱　黄耆一钱五分　全蝎一个　五味子二十个

【用法】上锉如麻豆大，都作一服。水二盏，煎至一盏，去滓，空心稍热服。

【主治】四肢懒倦，自汗无力。

人参益胃汤

【来源】《兰室秘藏》卷下。

【组成】黄耆　甘草　当归梢　益智仁各二分　人参　黄芩　柴胡　半夏　白术各三分　陈皮　升麻各五分　苍术一钱五分　红花少许

【用法】上都作一服。水二盏，煎至一盏，去滓稍

热，食前服之。

【主治】头闷，劳动则微痛，不喜饮食，四肢急惰，躁热短气，口不知味，腹鸣，大便微溏，身体昏闷，觉渴不喜冷物。

益黄散

【来源】《兰室秘藏》卷下。

【组成】黄耆二钱　陈皮（去白）　人参各一钱　芍药七分　生甘草　熟甘草各五分　黄连少许

【用法】上为细末。每服二钱　水一盏，煎至五分，食前服。

【主治】胃中风热。

沉香桂附丸

【来源】《医学发明》卷六。

【组成】沉香　附子（炮，去皮脐）　干姜（炮）　良姜（锉，炒）　官桂（去皮）　茴香（炒）　川乌头（炮，去皮脐，锉作小块子如豆大，再炒令黄用）　吴茱萸（汤浸，洗去苦，炒）各一两

《医略六书》有泽泻，无干姜。

【用法】上为细末，用好醋煮面糊为丸，如梧桐子大。每服五七十丸，空腹、食前以熟米饮送下，每日二次。

【功用】

　　1.《卫生宝鉴》：退阴助阳，除脏腑冷气。

　　2.《医略六书》：回阳逐邪。

【主治】

　　1.《卫生宝鉴》：中气虚弱，脾胃虚寒，饮食不美，气不调和，脏腑积冷，心腹疼痛，胁肋膨胀，腹中雷鸣，面色不泽，手足厥冷，便利无度；及下焦阳虚，七疝痛引小腹不可忍，腰屈不能伸，喜热熨稍缓。

　　2.《普济方》：中寒心腹冷痛，霍乱转筋。

【宜忌】忌生冷硬物。

【方论】《医略六书》：附子补火回阳以御邪，肉桂温经暖血以散邪，川乌逐在里之邪，泽泻泻逆上之邪，良姜暖胃散寒滞，吴茱平肝降逆气，沉香导厥气之上逆，小茴温气化以下达也。醋丸盐汤

下，使真火内充，则厥气下潜而客邪解散，疝气自消，安有急痛欲死之患，手足逆冷之虑乎。

安胃散

【来源】《古今医统大全》卷二十四引《发明》。

【组成】人参二钱　藿香　丁香各一钱　陈皮八分

【用法】上为细末。每服二钱，以生姜煎汤调服。

【主治】脾胃虚弱，不进饮食，呕吐酸水。

阿魏丸

【来源】《济生方》卷四。

【组成】阿魏（酒浸化，施入）　官桂（不见火）　蓬术（炮）　麦蘖（炒）　神曲（炒）　青皮（去白）　萝卜子（炒）　白术　干姜（炮）各半两　百草霜三钱　巴豆（去壳油）三七个

【用法】上为细末，和匀，用薄糊为丸，如绿豆大。每服二十丸，姜汤送下，不拘时候；面伤，用面汤送下；生果伤，用麝香汤送下。

【主治】脾胃怯弱，食肉食面，或食生果，停滞中焦，不能克化，致腹胀疼痛，呕恶不食，或痢或秘。

生胃丹

【来源】《医方大成》卷三引《济生方》。

【别名】生胃丸（《瑞竹堂经验方》卷二）。

【组成】大天南星四两（用真黄土半斤，将生姜汁作黄土成面剂包裹南星，慢火煨香透去土不用，将南星切碎焙干和后药研）　丁香（不见火）一两　粟米一升（用生姜二斤和皮擂取自然汁浸蒸焙）　木香（不见火）　厚朴（去皮姜汁制炒）　神曲（炒）　麦蘖（炒）　橘红　防风（去芦）　白术　谷蘖（炒）　缩砂仁　白豆蔻　青皮（去白）各一两　半夏曲二两　人参　沉香（不见火）　甘草（炙）各半两

【用法】上为细末，为丸如绿豆大。每服七十丸，不拘时候，淡姜汤送下。

【主治】脾胃不足，痰多呕逆，不思饮食。

【方论】此药以南星、粟米、黄土为主，盖南星醒脾，粟米养胃，黄土以土养土也。

进食散

【来源】《医方大成》卷三引《济生方》。

【别名】进食汤（《普济方》卷二十五）。

【组成】半夏曲　肉豆蔻（面裹煨）　草果仁　高良姜（炒）　麦蘖（炒）　附子（炮，去皮尖）　丁香　厚朴（去皮，姜炒）　陈皮（去白）各一两　人参（去芦）　青皮（去白）　甘草（炙）各半两

【用法】上锉。每服四钱，水一盏，加生姜五片，大枣一枚煎，不拘时候温服。

【主治】脾胃虚寒，或为生冷所伤，或七情所扰，胸膈痞塞，不思饮食，痰逆恶心，大便溏泄。

附子建中汤

【来源】《医方大成》卷三引《济生方》。

【组成】肉豆蔻（面裹煨）　白豆蔻　附子（炮，去皮）　厚朴（去皮，炒）　白术　干姜（炮）　神曲（炒）　红豆各一两　丁香　木香（不见火）　甘草（炙）　胡椒各半两

【用法】上锉。每服四钱，水一盏半，加生姜五片，大枣一枚，煎至七分，去滓温服，不拘时候。

【主治】脾气虚寒，腹胁胀满，身体沉重，面色萎黄，呕吐不食。

大正气散

【来源】《医方类聚》卷一三〇引《济生方》。

【别名】大正气汤（《赤水玄珠全集》卷五）。

【组成】厚朴（姜制炒）　藿香叶　半夏（汤泡七次）　橘红　白术各一两　甘草（炙）　槟榔　桂枝（不见火）　枳壳（去瓤，麸炒）　干姜（炮）各半两

【用法】上锉。每服四钱，水一盏半，加生姜五片，枣子二枚，煎至七分，去滓温服，不拘时候。

【主治】脾胃怯弱，风寒湿气伤动冲和，心腹胀满，有妨饮食。

壮脾丸

【来源】《医方类聚》卷十引《济生方》。

【组成】獖猪肚一枚（洗净，用造酒大曲四两，同锉厚朴二两、茴香一两，入在肚内，以线缝定，外用葱椒酒煮烂，取大曲、茴香、厚朴焙干和后药）　肉豆蔻（面裹煨）　禹余粮（煅，研极细）　缩砂仁　麦蘖（炒）　神曲（锉，炒）　橘红　附子（炮，去皮脐）　白术各一两　木香（不见火）　丁香各半两

【用法】上为细末，用猪肚杵和千百下，为丸，如梧桐子大。每服五十丸，以米饮送下，不拘时候。

【主治】脾胃虚寒，饮食不进，心腹胀满，四肢无力，吐逆食不消，或手足浮肿，脏腑溏泻。

家秘加味枳术丸

【来源】《仁斋直指方论》卷六。

【别名】加味枳术丸（《古今医统大全》卷二十三）。

【组成】白术（泔浸，土炒）二两　枳实（去瓤，麸炒）一两　神曲（炒）　麦芽（炒，研取粉）　陈皮（去白）　山楂肉　香附（炒）各一两　砂仁（炒）五钱

【用法】上为细末，荷叶烧陈老米饭为丸，如绿豆大。每服五十丸，用清米饮或滚水送下；如胸膈胀闷，枳壳汤送下；如伤酒，干葛汤送下。

【功用】宽中进食，和畅脾胃。

【主治】脾胃虚弱，饮食减少，胸膈膨闷，酒伤食积，气滞腹满。

【加减】脾胃虚弱者，加人参五钱。

生气散

【来源】《仁斋直指小儿方论》卷一。

【组成】丁香三字　白术　青皮各二钱　甘草（微炙）　木香　人参各一钱

【用法】上为末。每服半钱，沸汤点服。

【功用】调气。

【主治】《保婴撮要》：脾胃气虚，吐泻，肚腹膨胀，饮食不化，腹痛不止。

乌鸡煎丸

【来源】《类编朱氏集验方》卷四。

【组成】大附子（炮，去皮脐）　川当归各一两　红椒半两　白茯苓七钱

【用法】上为细末，用乌鸡一只，将米醋烂蒸，合末为丸，如梧桐子大。每服五六十丸，空心盐汤、温酒任下。

【功用】补脾胃虚弱。

安脾散

【来源】《类编朱氏集验方》卷四。

【组成】白术　白豆蔻仁（炒）　香附子（炒）　人参　甘草各等分

【用法】白汤点服。

【主治】脾胃病。

法制姜附丸

【来源】《类编朱氏集验方》卷四。

【组成】香附子（炒去毛，称一斤，米泔水浸，秋冬三日，春夏一日夜，漉出新水洗浸，入银器中，水三碗，令香附上有水寸余，次取大蒜二十头，去皮膜，取仁铺在香附上慢火煮之，候蒜如糊，即用银匙不住手搅二三百转，以蒜不见而汁干为度，取出候冷，每香附子一个横切五七段，慢火焙干，冷入后药）　神曲（炒黄）六两　干姜（炒）四两　荜茇　丁皮　胡椒　缩砂仁（炒）各二两

【用法】上为极细末，汤浸一宿，蒸饼为丸，如梧桐子大。每服五十丸，随汤亦可下，不拘时候。浸蒸饼，待汤已入蒸饼了，稍冷，用新布包裹，裂去水，方可用药，如觉难丸，入少面糊为丸，不妨更加净陈皮二两，用盐水浸焙干，尤妙。

【主治】脾胃虚弱。

【加减】寒多，加附子二两，桂一两。

姜附汤

【来源】《类编朱氏集验方》卷四。

【组成】白豆蔻半两（去壳）　附子一个（七钱，炮）　缩砂仁三钱　白姜一两（炮）　甘草半两

【用法】上锉。每服三钱，水一盏半，煎八分，空心服。

【主治】脾虚腹胀，呕吐痰饮，食不进，或发寒热。

煮朴丸

【来源】《类编朱氏集验方》卷四。

【组成】厚朴一斤（制）　天南星（去皮）四两　肉枣（去核）五十个　生姜一斤半（和皮洗，切作片，入大蒜十枚同煮。上用水五升，于银器中煮令干，略炒，去姜不用，再入后药）　干姜（炮）　茴香（炒）各四两　青盐一两（煅）　甘草一两半（炙，同前药煮干，去草不用）　附子（炮）　川椒（择闭口者，去目，炒）　白茯苓各二两

【用法】上为细末，神曲糊为丸，如梧桐子大。每服五十丸，加至七十丸，空心米饮送下。

【主治】脾胃不足，停寒留饮，泄泻无时。

蒜煮壮脾丸

【来源】《类编朱氏集验方》卷四。

【组成】厚朴　苍术　白茯苓各二两　陈皮七钱　甘草二钱半　诃子一两　附子　川乌各一两　生姜半斤　枣子五十枚　大蒜十个（去皮，煮烂）

【用法】上为细末，神曲糊丸。每服百十丸，空心米饮、盐汤任下。

【功用】壮脾。

六君子汤

【来源】《类编朱氏集验方》卷十一。

【组成】人参　白术　茯苓　甘草　半夏曲　没石子各等分

【用法】上为末。水七分盏，加冬瓜子少许，同煎服。

【主治】脾虚胃弱，生风多困。

调中益气汤

【来源】《东垣试效方》卷一。

【组成】黄耆一钱　人参（去芦）半钱　甘草（炙）半钱　陈皮二分　五味子七粒　芍药三

分　白术五分　当归五分　升麻二分　柴胡二分

【用法】上锉，作一服。水二盏，煎至一盏，去滓，食前温服。

【主治】因饥饱劳役，损伤脾胃，元气不足。其脉弦或洪缓而沉，按之无力，中之下，时得一涩。其证身体沉重，四肢倦懒，百节烦疼，胸满短气，膈咽不通，心烦不安，耳鸣耳聋，目有瘀肉，热壅如火，视物昏花，口中沃沫，饮食失味，怠堕嗜卧，忽肥忽瘦，溺色变，或清利而数，或上饮下便，或夏月飧泄，腹中虚痛，不思饮食。

【加减】如下元阴火蒸蒸发，燥热者，加生地黄二分；如咳嗽，加五味子十粒；腹中气不转运者，更加陈皮三分、木香二分；身体沉重，虽小便数多，加茯苓二钱、苍术一钱、泽泻半钱、黄柏三分；如胃气不和，加汤洗姜制半夏五分；痰厥头疼，加半夏；如夏月，须加白芍药三分，以补肺气不足；如春夏腹疼，尤宜加芍药；恶热燥渴而腹疼者，更加白芍药半钱；严寒腹疼，加中桂二钱；如冬月腹疼，不可用芍药，以太寒故也，只加干姜二分，或加半夏四分（姜制）。

【方论】

1.《东垣试效方》：《内经》云：劳则气耗，热则伤气，以黄耆、甘草之甘泻其热邪为主，以白芍、五味子之酸，能收耗散之气；又《经》云：劳者温之，损者温之，以人参甘温补气不足，当归辛温补血不足为臣；以白术、陈皮苦甘温除胃中客热，以养胃气为佐；升麻、柴胡苦平，味之薄者，阴中之阳，为脾胃之气下溜，上气不足，故从阴引阳以辅之，又行阳明少阳二经为使也。

2.《医方考》：脾胃不调者，肠鸣、飧泄、膨胀之类也；气弱者，语言轻微，手足倦怠也。补可以去弱，故用人参、黄耆、甘草，甘温之性行，则中气不弱，手足不倦矣；苍术辛燥，能平胃中敦阜之气；升麻、柴胡轻清，能升胃家隐藏下之气；木香、陈皮辛香，能去胃中陈腐之气。夫敦阜之气平，陷下之气升，陈腐之气去，宁有不调之中乎？

木香三棱丸

【来源】《御药院方》卷三。

【组成】木香　桂（去粗皮）　青皮（去白）　陈皮（去白）各半两　京三棱（煨）　莪术（煨）各三分　大麦蘖（炒）　槟榔各一两

【用法】上为细末，面糊为丸，如梧桐子大。每服三五十丸，食后生姜汤送下。

【功用】宽利胸膈，消化宿食。

【主治】脾胃气弱，则所食之物不能腐熟，又与新谷相兼，宿滞腹内，噫气生熟，腹胀膨闷，胁肋刺痛。

和中丸

【来源】《御药院方》卷三。

【组成】藿香叶　人参　陈皮各一两　丁香半两　木香半两　白术二两　白茯苓（去皮）二两　半夏二两（汤洗，生姜汁浸）　巴豆二钱半（与陈皮同炒焦，不用巴豆）

【用法】上为细末，水煮面糊和丸，如梧桐子大。每服五十丸，食前煎生姜汤送下。

【功用】和中顺气，升降阴阳，消痰止呕，长肌退困，美进饮食。

【主治】脾胃怯弱，阴阳不和，三焦气涩，心腹痞闷，呕逆痰甚，头目不清，困倦少力，饮食减少，肌体瘦瘁，肢节烦疼。

养胃进食丸

【来源】《御药院方》卷三。

【组成】人参（去芦头）　甘草（锉）各一两　白术　白茯苓（去皮）各二两　厚朴三两（去粗皮，生姜制，炒）　陈皮（去白）一两半　神曲（炒）二两半　大麦蘖（炒黄）一两半　苍术五两（去粗皮，泔浸）

【用法】上为细末，水面糊为丸，如梧桐子大。每服三十至五十丸，食前用温生姜汤送下；或粥汤送下亦得。

本方改为汤剂，名"养胃进食汤"（《类证治裁》卷六）。

【功用】滋养脾胃，进美饮食，消痰导气，去风寒暑湿冷邪气。

【主治】脾胃虚弱，心腹胀满，面色萎黄，肌肉清瘦，怠惰嗜卧，全不思食。

木香消谷丸

【来源】《御药院方》卷四。

【组成】青皮（洗净，焙干）　陈皮（洗净，焙干）各四两　桂（去粗皮）二两　干姜（炮）二两　牵牛八两（四两生用，四两熟用）　木香半两

【用法】上为细末，水煮面糊为丸，如小豆大。每服十五丸，加至二十丸，米饮送下，一日二次。不拘时候。

【主治】脾胃俱虚，不能消化水谷，胸膈痞闷，腹胁时胀，连年累月，食减嗜卧，口苦无味，虚羸少气；又治胸中有寒，饮食不下，反胃翻心，霍乱呕吐；及病后新虚，不胜谷气；或因病气衰，食不复常。

内应散

【来源】《御药院方》卷四。

【组成】青皮（去白）　陈皮（去白）　甘草各一两　干姜二钱

【用法】上为细末。每服三钱，水一盏，干枣五个（去核），同煎至七分，去滓，稍热，空心服。

【主治】胃气虚弱，脏腑不止，干呕，不思饮食。

加减思食丸

【来源】《御药院方》卷四。

【组成】神曲二两（炒黄）　大麦蘖二两（炒黄）　乌梅四两　干木瓜半两（切）　白茯苓（去皮）　拣甘草（细锉，炒）各二钱半

【用法】上为细末，炼蜜为丸，如樱桃大。每服一丸，细嚼，白汤送下，不拘时候。如渴时噙化一丸。

【功用】生津液，进饮食。

【主治】脾胃俱虚，不能消化水谷，胸膈痞闷，腹胁时胀，连年累月，食减嗜卧，口苦无味，虚羸少气；又治胸中有寒，饮食不下，反胃翻心，霍乱呕吐，及病后新虚不胜谷气，或因病气衰，食不复常。

沉香温胃丸

【来源】《御药院方》卷四。

【组成】沉香（锉）　陈皮（去白）　青皮（去白）　人参（去芦头）　大麦蘖（炒）　干姜（炮）　神曲（炒）　白茯苓（去皮）　桂（去粗皮）　甘草（炙）各一两　拣丁香　木香　白豆蔻仁　高良姜（锉）　丁香皮（切）　荜茇　缩砂仁　红豆各半两　白术（锉，炒）二两　大椒二钱半

【用法】上为细末，炼蜜为丸，每两作十丸。每服一丸，食前细嚼，生姜汤送下。

【功用】益脾胃，大进饮食，温中消痞，宽膈顺气。

【主治】脾胃虚弱，三焦痞塞，中脘气滞，胸膈满闷，宿寒留饮，停积不消，心腹刺痛，胁肋膨胀，呕吐痰逆，噫气吞酸，肠鸣泄利，水谷不化，肢体倦怠，不思饮食。

减甘草白豆蔻散

【来源】《御药院方》卷四。

【组成】白豆蔻仁　厚朴（生姜制）　白术　沉香　陈皮各等分

【用法】上药各锉。每服一两，以水二大盏，加生姜十片，同煎至七分，去滓，稍热服，不拘时候。

【主治】脾胃虚寒，气痞胸膈，不思饮食。

煨姜丸

【来源】《御药院方》卷四。

【组成】木香　附子（炮，去皮脐）　硇砂（好明者）　桂（去粗皮）各一两　沉香　丁香　陈皮（去白）　舶上茴香　荜澄茄　青皮（去白）各半两　槟榔　鸡舌香（即母丁香）各等分

【用法】上为细末，如酒煮稀面糊为丸，如小弹子大，每一两作十六丸。每服一丸，用生姜一块，切作两处，各剜取成坑子，安药在内，以湿纸裹，于慢火煨令纸焦为度，取出和姜细嚼，空心食前温酒或盐汤送下。

【主治】脾胃虚冷，饮食不消，呕哕气逆，心胸痞闷，腹胀心痛，积滞寒饮，膈气酒病，恶心虚烦，不入粥食。

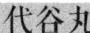

代谷丸

【来源】《御药院方》卷六。

【组成】精羊肉（去筋膜，薄批切）三斤　陈皮三分　小椒二分　葱十根（先以水高肉二指已来，同煮水尽，去陈皮等，只取肉，慢火焙干）　人参（去芦头）　神曲（炒）　大麦芽（炒）各二两

【用法】上为细末，用生姜面糊为丸，如梧桐子大。每服五七十丸，不拘时候，温酒或米饮送下。

【主治】脾胃久虚，全不思食。

豆蔻固肠丸

【来源】《御药院方》卷七。

【组成】木香　赤石脂　干姜　缩砂　厚朴（生姜制）　肉豆蔻（面裹煨，去面）各一两

【用法】上为细末，面糊为丸，如梧桐子大。每服六十丸，食前米饮送下。

【主治】脾胃虚弱，脏腑频滑，不思饮食，肠鸣腹痛。

育神汤

【来源】《医方类聚》卷一六五引《吴氏集验方》。

【组成】缩砂仁三两　白豆蔻一两　丁香一两　木香半两　甘草三两（炙）　盐三两

【用法】上为细末。沸汤点服。

【功用】调中益气，止呕进食，消酒快膈。

法枣汤

【来源】《医方类聚》卷一九八引《吴氏集验方》。

【组成】北枣二斤（连核打破，切作块子，焙温热，以麻油拌和滋润为度，焙一日，趁热以熟糯米浆挪均，再焙干）　生姜二斤（切）　甘草七两（炙，细锉）

【用法】甘草、生姜淹一宿，次用文武火炒令干，却同枣同焙燥，为末。每服盐点。

【主治】脾虚胃弱。

建脾汤

【来源】《医方类聚》卷一九八引《吴氏集验方》。

【组成】茴香二两（别炒）　粉草四两（锉）　白盐六两（炒）　高良姜四两（水煮二三十沸，控干，切作片子，以麻油炒）

【用法】上先将良姜、甘草、盐同炒，令甘草紫色，入茴香，同研为末。每服二钱，空心沸汤点服。

【功用】快脾胃，进饮食。

梓建脾散

【来源】《施圆端效方》引范天福方（见《医方类聚》卷八十九）。

【组成】甘草（炒）　桂　橘皮（去白）　茴香（炒）　良姜（细锉，炒）　干姜（炮）　厚朴（去粗皮，与干姜同捣炒）各一两

【用法】上为细末。每服二钱，食前煎生姜枣汤调下，每日二次；脐下痛，用盐汤调下。

【主治】脾胃虚冷，心腹痛疼，痞满气逆，呕吐泄痢，妇人瘕冷，赤白崩带，腰腹疼重。

木香枳黄丸

【来源】《医方类聚》卷一二九引《施圆端效方》。

【组成】大黄半两　木香　枳壳（去瓤，麸炒）　郁李仁　青皮各三钱　木通　橘皮各四钱　巴豆二钱（取霜）

【用法】上为细末，炼蜜为丸，如梧桐子大。每服六七丸，食后生姜汤送下。

【主治】脾胃气虚，胁肋胀满，饮食不进，大小便涩。

沉香温脾汤

【来源】《卫生宝鉴》卷五。

【组成】沉香　木香　丁香　附子（炮，去皮脐）　官桂　人参　缩砂　川姜（炮）　白豆蔻　甘草（炙）　白术各等分

【用法】上为末。每服三钱，水一盏，加生姜五片，大枣一个，煎至七分，去滓，空心、食前热服；作粗末亦可。

【主治】脾胃虚冷，心腹疼痛，呕吐恶心，腹胁胀满，不思饮食，四肢倦怠，或泄泻吐利。

温中益气汤

【来源】《卫生宝鉴》卷十八。

【组成】附子（炮，去皮脐）　干姜（炮）各五钱　草豆蔻　甘草（炙）各三钱　益智仁　白芍药　丁香　藿香　白术各二钱　人参　陈皮　吴茱萸各一钱半　当归一钱

【用法】上锉。每服五钱，水二盏，煎至一盏，去滓，食前温服。病势大者服一两。

【主治】中气不足，四肢困倦，躁热恶寒，时作疼痛，不欲饮食，食则呕吐，气弱短促，怠惰嗜卧，医误作伤寒治之，发表攻里，中气愈损，爪甲微见青黑，足胫至腰冰冷，目上视而睛不转睛，咽嗌不利，小腹冷气上冲心而痛，呕吐不止，气短欲绝。

【方论】《内经》曰：寒淫于内，治以辛热，佐以苦甘温。方中附子、干姜大辛热，助阳退阴，故以为君；丁香、藿香、草蔻、益智仁、吴茱萸辛热温中止呕为臣；人参、当归、白术、陈皮、白芍、炙甘草苦甘温，补中益气，调和血脉，协力为佐使也。

木香顿散

【来源】《医方大成》卷四引《澹寮方》。

【组成】木香（不见火）　缩砂仁　良姜（炒）干姜（炮）　丁香各半两　胡椒　陈皮（去白）青皮（去白）　红豆（取仁）　草果仁　甘草各三钱　白豆蔻仁二钱

【用法】上锉。每服三钱，水一盏半，加生姜三片，大枣一枚，煎取一盏，去姜、枣，再以银器盛所煎药，于重汤内再煎八分，空心热服。

【主治】脾胃虚弱，停食不化，心腹绞痛，肠滑自利，呕吐膨胀。

吴茱萸丸

【来源】《医垒元戎》卷十二。

【组成】吴茱萸一两半（汤洗，炒）　神曲（炒）五两　白术（炒）四两　肉桂　干姜（炮）各二两半　川椒（去目，炒）一两

【用法】上为细末，面糊为丸，如梧桐子大。食前

米饮送下十五丸至二十丸。

【主治】阴湿胜，脏腑不调，胀满腹痛，水谷不化，怠惰嗜卧，时时下痢。

调中正胃散

【来源】《活幼口议》卷十九。

【别名】调中正气散（《永类钤方》卷二十一）。

【组成】藿香叶　白术　人参　白茯苓　甘草（炙）　陈皮（去白）　山药　白扁豆（炒）　半夏曲　川白姜各等分

【用法】上为末。每服一钱，水一小盏，生姜二小片，枣子半个，煎三二沸服。

【主治】婴孩小儿中脘不和，胃气不正，胃冷伤热，吐逆烦闷，神困力乏，饮食不美，虚弱思睡，睡不安稳。

理中散

【来源】《活幼口议》卷二十。

【组成】四圣汤加肉豆蔻　青皮　天台乌药

【主治】脾胃久虚，不纳食，频吐，或泻不止。

和中散

【来源】《活幼心书》卷下。

【组成】人参（去芦）　白扁豆（炒，去壳）　白茯苓（去皮）　川芎　缩砂仁　香附子　半夏（汤浸，煮透，锉，焙干）　甘草各一两　肉豆蔻　诃子（去核）各七钱

【用法】上锉。每服二钱，水一盏，加生姜二片，大枣一个，煎七分，空心温服，或不拘时候。

【主治】小儿久病才愈，面黄清瘦，神昏气弱，脾胃未实，食物过伤，停饮生痰，留滞中脘，耗虚真气，或成吐泻。

香艾丸

【来源】《活幼心书》卷下。

【组成】净香附一斤　干艾叶四两

【用法】上瓦器盛之，用醇醋浸经七日，于净锅内用火煮令醋尽，就炒干为细末，仍用醋煮粳米粉

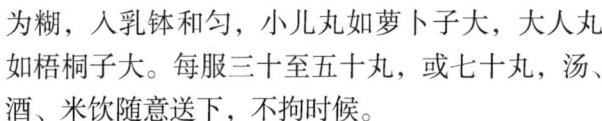

为糊，入乳钵和匀，小儿丸如萝卜子大，大人丸如梧桐子大。每服三十至五十丸，或七十丸，汤、酒、米饮随意送下，不拘时候。

【功用】小儿常服，惊积自除，色泽殊异，手足肥健，脾胃调和；兼理男子、妇人诸虚不足，生气血，暖中焦，固养精神，消进饮食；男子服之身体强壮，寒暑耐安；妇人投之百病不生，经脉通顺。

【加减】妇人血气素虚无生育者，加琥珀二两，同作丸服，粒数汤使皆依前法，或用大枣汤送下。

益中膏

【来源】《活幼心书》卷下。

【别名】助胃膏。

【组成】肉豆蔻　丁香　缩砂仁　诃子肉（炮，去核）各二钱半　粉草（炙）　青皮（去白）各半两　陈皮（去白）一两　马芹（净洗，焙干）三钱

【用法】除丁香不过火，余七味焙，仍同丁香为末，炼蜜为丸，如芡实大。每服一丸至二丸，空心白汤化下。

【主治】脾胃虚弱，吐泻腹胀，肚痛困倦，有因感冷而泻，夜起频数，大便过时，食不克化。

敷贴药

【来源】《医方类聚》卷一九一引《王氏集验方》。

【组成】紫荆皮　独活　白及　大黄　南星　羌活各等分

【用法】上为细末。冷水调贴患处。

【主治】诸疮。

白术散

【来源】《医方大成》卷十引《经济方》。

【组成】白术　丁香　肉豆蔻　青皮　甘草　茯苓各等分

【用法】上为末。每服一钱，紫苏汤下。

【功用】小儿脾胃虚弱。

养胃沉香丸

【来源】《医方类聚》卷一○二引《经验秘方》。

【组成】沉香　当归　广木香　白茯苓　陈皮（去白）　补骨脂　肉豆蔻（面裹煨）　白豆蔻　荜澄茄　青皮各半两　丁香四钱　白术七钱　桂花三钱　大故脂一两（面炒，去瓤）　人参　萝卜　藿香叶各三钱

【用法】上为细末，生姜自然汁、熟枣肉为丸，如梧桐子大。每服三四十丸，米饮汤送下。

【主治】胃气虚，脐腹冷痛，大便滑泄，咽膈塞闷，口苦无味，四肢无力，不思饮食，中满痰逆，噫气吞酸，困倦。

参茯白术散

【来源】《普济方》卷一七九引《如宜方》。

【组成】白扁豆（姜汁浸，炒，去皮）　茯苓　山药　人参　甘草　莲肉　砂仁　桔梗　薏苡仁（炒）各二两

　　本方名"参茯白术散"，但方中无白术，疑脱。

【用法】上为末，加乌梅、天花粉，煎服。

【主治】病后脾虚津液燥。或有余热虚渴。

四妙丸

【来源】《瑞竹堂经验方》卷二。

【别名】四炒丸（《普济方》卷二十三）。

【组成】肉豆蔻一两（用盐酒浸，破故纸同炒干燥，不用故纸）　山药一两（酒浸，北五味子同炒干燥，不用五味子）　厚朴二两（去粗皮，青盐一两同炒，青盐不见烟为度，不用盐）　大半夏一两（每个切作两块，木猪苓亦作片，水浸，炒燥，不用猪苓）

【用法】上为细末，酒糊为丸，如梧桐子大，辰砂一分，沉香一分，作二次上为衣，阴干。每服五七十丸，空心盐酒或米饮或盐汤送下。

【功用】实脾土，下痰顺气。

【主治】脾胃虚弱，脾土不能化，痰成窠臼，停于胸臆，饮食既少复迟。

建中丸

【来源】《瑞竹堂经验方》卷二。

【组成】大附子（炮，去皮脐） 大川乌（炮，去皮脐） 桂心 胡椒 荜茇 干姜 良姜（炒） 吴茱萸（去核，汤泡）各等分

【用法】上为细末，醋糊为丸，如梧桐子大。每服五七十丸，空心、食前米饮送下。

【功用】常服宽中，健脾养胃，育真固气。

【主治】脾胃气弱，冒犯风冷，腹痛肠鸣泄泻，手足冷，面色青白，下部虚寒，中满气短。

大麦片粉

【来源】《饮膳正要》卷一。

【组成】羊肉一脚子（卸成事件） 草果五个 良姜二钱

【用法】上药同熬成汤，滤汤，下羊肝酱，取清汁，胡椒五钱，熟羊肉切作甲叶，糟姜二两，瓜齑一两，切如甲叶，盐、醋调和，或浑汁亦可。

　　本方名大麦片粉，但组成中无大麦片粉，疑脱。

【功用】补中益气，健脾胃。

乞马粥

【来源】《饮膳正要》卷一。

【组成】羊肉一脚子（卸成事件，熬成汤，滤净） 粱米二升（淘洗净）

【用法】用精肉切碎乞马。先将米下汤内，次下乞马、米、葱、盐，熬成粥。或下圆米，或折米，或渴米皆可。

【功用】补脾胃，益气力。

马 乞

【来源】《饮膳正要》卷一。

【组成】白面六斤（作乞马） 羊肉二脚子（熟，切乞马）

【用法】系手搓面，或糯米粉，鸡头粉亦可。上药用好肉汤，炒葱、醋、盐一同调和。

【功用】补中益气。

马思答吉汤

【来源】《饮膳正要》卷一。

【组成】羊肉一脚子（卸成事件） 草果五个 官桂二钱 回回豆子半升（捣碎，去皮）

【用法】上药一同熬成汤，滤净，下熟回回豆子二合，香粳米一升，马思答吉一钱，盐少许，调和匀，下事件肉、芫荽汁。

【功用】补益、温中、顺气。

台苗羹

【来源】《饮膳正要》卷一。

【组成】羊肉一脚子（卸成事件） 草果五个 良姜二钱

【用法】上件熬成汤，滤净，用羊肝下酱，取清汁，豆粉五斤，作粉，乳饼一个，山药一斤，胡萝卜十个，羊尾子一个，羊肉等，各切细，入台子菜、韭菜。胡椒一两，盐、醋调和。

【功用】补中益气。

皂羹面

【来源】《饮膳正要》卷一。

【组成】白面六斤（切细面） 羊胸子两个（退洗净，煮熟，切如色数块）

【用法】上用红曲三钱，淹拌，熬令软，同入清汁内，下胡椒一两，盐、醋调和。

【功用】补中益气。

团鱼汤

【来源】《饮膳正要》卷一。

【组成】羊肉一脚子（卸成事件） 草果五个

【用法】上药熬成汤滤净，团鱼五六个煮熟，去皮骨，切作块，用面二两作面丝，生姜汁一合，胡椒一两同炒，葱盐醋调和。

【功用】益气，补不足

【主治】伤中。

汤粥

【来源】《饮膳正要》卷一。

【组成】羊肉一脚子（卸成事件）

【用法】上件熬成汤滤净，次下粱米二升作粥，熟，下米、葱、盐，或下圆米、渴米、折米皆可。

【功用】补脾胃，益肾气。

羊皮面

【来源】《饮膳正要》卷一。

【组成】羊皮二个（洗净，煮软） 羊舌二个（熟） 羊腰子四个（熟，各切如甲叶） 蘑菇一斤（洗净） 糟姜四两（各切如甲叶）

【用法】上用好肉酽汤或清汁，下胡椒一两，盐醋调和。

【功用】补中益气。

沙乞某儿汤

【来源】《饮膳正要》卷一。

【组成】羊肉一脚子（卸成事件） 草果五个 回回豆子半升（捣碎，去皮） 沙乞某儿五个（系蔓菁根）

【用法】上药同熬成汤，滤净，下熟回回豆子二合，香粳米一升，熟沙乞某儿切如色数大，下事件肉，盐少许，调和令匀。

【功用】补中下气，和脾胃。

河豚羹

【来源】《饮膳正要》卷一。

【组成】羊肉一脚子（卸成事件） 草果五个

【用法】上同熬成汤，滤净，用羊肉切细乞马，陈皮五钱（去白），葱二两，细切，料物二钱，盐、酱拌馅儿，皮用白面三斤，作河豚，小油煠熟，下汤内，入盐调和，或清汁亦可。

【功用】补中益气。

细水滑

【来源】《饮膳正要》卷一。

【组成】白面六斤（作水滑） 羊肉二脚子（炒焦肉乞马） 鸡儿一个（熟，切丝） 蘑菇半斤（洗净，切）

【用法】上用清汁下胡椒一两，盐、醋调和服。

【功用】补中益气。

经带面

【来源】《饮膳正要》卷一。

【组成】羊肉一脚子（炒焦肉乞马） 蘑菇半斤（洗净，切）

【用法】上用清汁下胡椒一两，盐醋调服。

【功用】补中益气。

荤素羹

【来源】《饮膳正要》卷一。

【组成】羊肉一脚子（卸成事件） 草果五个 回回豆子半斤（捣碎，去皮）

【用法】上药同熬成汤，滤净，豆粉三斤，作片粉，精羊肉切条道乞马，山药一斤，糟姜二块，瓜齑一块，乳饼一个，胡萝卜十个，蘑菇半斤，生姜四两，各切，鸡子十个，打煎饼，切，用麻泥一斤，杏泥半斤，同炒，葱、盐、醋调和。

【功用】补中益气。

盏蒸

【来源】《饮膳正要》卷一。

【组成】挦羊背皮或羊肉三脚子（卸成事件） 草果五个 良姜二钱 陈皮二钱（去白） 小椒二钱

【用法】上件用杏泥一斤、松黄二合、生姜汁二合同炒，葱、盐五味调匀，入盏内蒸令软熟，对经捲儿食之。

【功用】补中益气。

黄汤

【来源】《饮膳正要》卷一。

【组成】羊肉一脚子（卸成四件） 草果五个 回回豆子半升（捣碎去皮）

【用法】上药同熬成汤，滤净，下熟回回豆子二

合，香粳米一升，胡萝卜五个（切），用羊后脚肉丸肉弹儿，肋枝一个（切），寸金姜黄三钱，姜末五钱，咱夫兰一钱，芫荽叶同醋调和。

【功用】补中益气。

山药汤

【来源】《饮膳正要》卷二。

【组成】山药一斤（煮熟）粟米半升（炒，为面）杏仁二斤（炒令过熟，去皮尖，切如米）

【用法】每服二钱，加酥油少许，空心白汤调下。

【功用】补虚益气，温中润肺。

牛肉脯

【来源】《饮膳正要》卷三。

【组成】牛肉五斤（去脂膜，切作大片）胡椒五钱 荜茇五钱 陈皮二钱（去白）草果二钱 缩砂二钱 良姜二钱

【用法】上为细末，生姜汁五合，葱汁一合，盐四两，同肉拌匀，腌二日，取出焙干，作脯。任意食之。

【主治】脾胃久冷，不思饮食。

八白散

【来源】《永类钤方》卷二十一。

【别名】八白饮（《普济方》卷三九五）。

【组成】沉香 藿香 人参 草果 干姜（炮）半夏曲 白芍 槟榔 白豆蔻仁 白茯苓 白术 扁豆（炒）白芷各等分

【用法】上为末，每服一钱，加生姜、大枣煎服，无时。

【主治】脾虚胃弱，膈有风痰，水谷入口悉皆呕哕；体羸气乏，饮食不下，霍乱吐利，心胸膨满，中脘不和，神情恍惚；泻后复吐，或吐后复泻。

六君子汤

【来源】《世医得效方》卷五。

【组成】人参 甘草 白茯苓 白术 肉豆蔻（湿纸裹，煨熟，锉碎，以厚纸盛，压去油）诃子

（煨，去核）各等分

【用法】上为散。每服三钱，加生姜三片，红枣二个，水煎服；或为末，热盐汤调服亦可。

【主治】脏腑虚怯，心腹胀满，呕哕不食，肠鸣泄泻。

加味四柱散

【来源】《世医得效方》卷五。

【组成】人参（去芦）白茯苓（去皮）附子（炮，去皮脐）各一两 木香（湿纸包，煨过）诃子（湿纸包，炮，取皮用）各半两

【用法】上锉散。每服二钱，加生姜二片，大枣一枚，煎至六分服。

【主治】脏腑虚怯，本气衰弱，脾胃不快，不进饮食，时加泄利，昼夜不息。

六神汤

【来源】《世医得效方》卷十二。

【别名】六神散（《奇效良方》卷六十五）。

【组成】嫩黄耆 白扁豆（炒）人参 白术 白茯苓 粉草各等分

【用法】上为末。每服二钱，苏盐汤、正气生姜枣子汤调下。

【功用】理脾胃虚，止吐泻，进饮食，养气。

【主治】

　　1.《袖珍方》：脾胃虚，吐泻，不进饮食。

　　2.《奇效良方》：脾胃虚弱，津液燥少，内虚不食，身发虚热。

【加减】或加藿香叶亦可。

醒脾散

【来源】《世医得效方》卷十二。

【组成】人参 白术 白豆蔻 甘草 干姜 藿香各等分

【用法】上为末。每服一钱或半钱，姜汤下；如醒脾胃，冬瓜子仁米饮下。

【功用】醒脾胃。

【主治】脾胃虚弱，吐泄。

补中益气汤

【来源】《丹溪心法》卷三。

【组成】黄耆一钱半　人参一钱　甘草（炙）一钱　当归身（酒洗，焙干）半钱　柴胡半钱　陈皮半钱　白术半钱　升麻三分　葛根半钱

【用法】上作一服。水煎，午前稍热服。

【功用】补元气，泻火邪。

【主治】内伤，喜怒过度，饮食失节，寒温不适，劳役所伤，以致中气不足，阴火独旺，上乘阳分，荣卫失守，气高而喘，身热而烦，短气上逆，鼻息不调，怠惰嗜卧，四肢困倦不收，无气以动，亦无气以言。

【加减】嗽者，黄耆用半钱，并去人参，不渴者，去葛根；头痛，加蔓荆子三分，痛甚，加川芎五分；顶痛、脑痛者，加藁本五分，细辛三分；头痛有痰，沉重懒倦者，乃太阴、厥阴头痛，加半夏半钱或一钱，生姜三片；耳鸣目黄，颊颔肿，颈肩臑肘臂外后廉痛，面赤，脉洪大者，加羌活一钱，防风七分，甘草三分，藁本五分，通其经血，加黄芩、黄连各三分，消其肿；咽痛颔肿，脉洪大，面赤，加黄芩三分，桔梗七分，甘草三分；口干、咽干或渴者，加葛根五分，升胃气上行以润之；心下痞，瞀闷者，加芍药、黄连各一钱；如痞腹胀，加枳实三分，厚朴七分，木香、砂仁各三分；如天寒，加干姜；腹中痛，加白芍药（炒）半钱，炙甘草三分；如恶寒觉冷痛，加中桂（即桂心）半钱；夏月腹中痛，不恶寒、不恶热者，加黄芩五分，芍药一钱、甘草五分，以治时热；脐下痛者，加真熟地黄半钱；如胸中滞气，加莲花、青皮一分或二分，壅滞可用，气促少气者去之；如身体疼痛，乃风湿相搏，加羌活半钱，防风半钱，升麻一钱，柴胡半钱，藁本根半钱，苍术一钱，如病去，勿再服；若大便秘涩，加当归梢一钱；若病久痰嗽者，去人参，冬月加不去节麻黄，秋凉亦加不去根节麻黄，春月天温，只加佛耳草三分，款花一分，勿加麻黄；若初病之人，虽痰嗽，不去人参，久病肺中伏火者，去人参，以防痰嗽增益；长夏湿土，客邪大旺，加苍术、白术、泽泻，上下分消其湿热之气；湿热大胜，主食不消，故食减不知谷味，则加曲以消之，加五味子、麦门冬，助人参泻火，益肺气，

助秋损也，在三伏中为圣药；胁下急或痛，俱加柴胡、甘草、人参；多唾或唾白沫，胃口上停寒也，加益智仁，或胃脘当心痛，加草仁三分；疲甚之人，参、耆、术有用至一两二两者。

【方论】黄耆、人参、甘草，除燥热、肌热之圣药，当归身以和血脉，柴胡引清气行少阳之气上升，陈皮导滞气，又能同诸甘药益元气，独用泻脾，升麻引胃气上腾，而复其本位。

厚朴丸

【来源】《普济方》卷二十二引《治风经验方》。

【组成】厚朴（去粗皮，涂姜汁炙香焦）一两　木香一两　陈橘皮（去瓤，焙）一两　槟榔四个　肉豆蔻仁四个

【用法】上为末，别用神曲一两，杵碎炒熟，为细末，以生姜自然汁调煎作糊为丸，如梧桐子大。每服二十丸至三十丸，稍空服，生姜汤送下。

【主治】脾胃气弱，胸中滞闷，痰饮不思食，或大便不调。

健脾丸

【来源】《普济方》卷二十二引《经效济世方》。

【组成】厚朴一斤（去皮，切）　枣二升（去核，切）　生姜一斤（去皮，切）

【用法】上药先入锅内，猛火炒匀，搅候紫焦倾出，为粗末；每末一斤，入良姜四两，干姜四两（炮裂），神曲四两，附子二两（炮，去皮脐），同为细末，面糊为丸，如梧桐子大。每服三五十丸，空心米饮送下。

【功用】暖胃温脾，增进饮食。

六君子汤

【来源】《普济方》卷一四七引《德生堂方》。

【组成】人参　白术　黄耆　白茯苓　甘草　山药各等分

【用法】上锉。每服四钱，水一盏半，加生姜三片，大枣一个，同煎至七分，去滓温服，不拘时候。

【功用】助脾进食，辟邪气。

【主治】伤寒汗、下之后，将见平复者。

【加减】如渴，加干葛、乌梅；大便自利，加陈皮、厚朴、砂仁、肉豆蔻；余热，加银柴胡。

荜澄茄汤

【来源】《普济方》卷二十。

【组成】荜澄茄　沉香（锉）　石斛（去根）各一两　人参　赤茯苓（去黑皮）　五味子（微炒）　巴戟天（去心）　桂（去粗皮）　白术　芎䓖　木香各三分　肉豆蔻（去壳）　附子（炮裂，去皮脐）　没药各半两　陈曲（炒）一两半

【用法】上锉，如麻豆大。每服三钱匕，以水一盏，入生姜三片，大枣二枚（擘破），煎七分，去滓，食前温服。

【主治】脾脏冷气攻，心腹绞痛，闷乱烦懊，手足厥冷，呕吐痰逆，不下饮食。

荜澄茄饮

【来源】《普济方》卷二十。

【组成】荜澄茄　附子（生，去皮脐）　楝实（酒浸，取肉）　山茱萸（麸炒）　茴香子（炒）　青橘皮（汤浸，去白，焙）　干姜（炮）　益智（去皮）各三分　天雄（生，去皮脐）一两半　沉香半两

【用法】上锉，如麻豆大。每服三钱匕，水一盏，生姜三片，盐半钱匕，艾七叶，同煎六分，去滓，稍热空心服。

【主治】脾脏久虚，积冷不散，及阴气伤寒，喘闷坚胀，四肢厥逆。

木香启中汤

【来源】《普济方》卷二十二。

【组成】人参　白术　茯苓　甘草　半夏　枳壳　香附　缩砂　白豆蔻　木香　陈皮各等分

【用法】上如法修制，锉。每服六钱，水一盏半，加生姜七片，大枣一枚，同煎至八分，去滓温服。

【功用】补脾胃，进饮食，宽膈顺气。

黑散子

【来源】《普济方》卷二十二。

【组成】青州枣一斤　生姜一斤　厚朴一两　甘草一两五钱

【用法】上锉碎，同淹三日，慢火炒黑焦，置地上出火毒三日，为末。每服二钱，水一盏，煎七分，空心服。

【功用】补益脾胃。

茴香理中丸

【来源】《普济方》卷二十三。

【组成】白术　人参（去芦）　干姜（炮）　甘草各二两半　茴香一两

【用法】上为细末，炼蜜为丸，每二分作十丸。每服一丸，食前用白汤化下，嚼服亦得；或丸如梧桐子大服亦得。

【功用】温脾胃，消痞满，顺三焦，进饮食，辟风寒邪气。

【主治】中焦不和，脾胃虚冷，心下虚痞，肠中疼痛，呕吐冷痰，饮食不下，噫气吞酸，怠惰嗜卧；霍乱吐利，肠鸣不渴，手足不和，米谷迟化；大病、新产吐唾不止，及新产内虚。

健脾散

【来源】《普济方》卷二十三。

【组成】人参　白茯苓（去黑皮）　黄耆（锉）　麦蘖（炒黄）各一两　甘草（炙，锉）　面曲（炒令黄）各半两

【用法】上为末。每服二钱匕，入盐沸汤点服，不拘时候。

【主治】脾胃虚冷，水谷迟化，不能饮食。

豆蔻煮散

【来源】《普济方》卷二十五。

【组成】人参　黄耆（锉）各一两　干木瓜（锉，焙）　诃黎勒皮各三分　肉豆蔻（煨，去壳）一枚　白术　高良姜　陈橘皮（汤浸，去白，焙）　木香　甘草（炙，锉）各半分（两）　白茯苓（去黑皮）一两半

【用法】上为散。每服三钱匕，水一盏，煎至七分，去滓，空腹温服，一日二次。

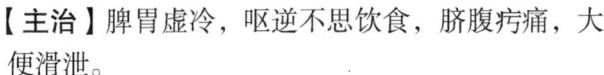

【主治】脾胃虚冷，呕逆不思饮食，脐腹疞痛，大便滑泄。

固真肥肠丸

【来源】《普济方》卷二十五。

【组成】肉豆蔻（制）　苍术各三两　良姜　茴香　破故纸（炒）　胡芦巴各一两　当归二两　干姜一两（制）

【用法】上为末，糯米糊为丸，如梧桐子大。每服三十丸，米饮送下。

【主治】脾元虚弱，每食饱腻，脏腑易泄，肠鸣腰痛。

备急经健脾丸

【来源】《普济方》卷二十五。

【组成】厚朴一斤（去皮，切）　枣二升（去核，切）　生姜一斤（去皮，切）

【用法】上先入锅内猛火炒匀，搅，候紫焦倾出，为粗末。每药末一斤，入良姜四两，干姜四两（炮裂），神曲四两，同为细末，面糊为丸，如梧桐子大。每服三五十丸，空心米饮送下。

【功用】暖脾胃，增进饮食。

健中散

【来源】《普济方》卷二十五。

【组成】白术　枳实（麸炒）　人参　白芍药　干姜（炮）　桂（去粗皮）　高良姜（锉）　丹参　大腹皮　槟榔（锉）　吴茱萸（汤浸，焙干，炒）　陈橘皮（汤浸，去白，焙）　厚朴（去粗皮，生姜汁炙）　桔梗（锉，炒）　干木瓜　艾枝（炙）　草豆蔻（去皮）各等分

【用法】上为末。每服三钱匕，温酒调下。

【主治】脾胃气虚弱，呕吐不下食，脐腹胀满，积聚不消。

薤白汤

【来源】《普济方》卷二十五。

【组成】薤白一斤　枳实三两（炙）　大枣十二枚

（擘）　粳米二合　豉七合

【用法】以水七升煮薤，余五升，纳诸药，煮取一升半，分三服。愈止。

【主治】中虚冷，不能饮食，食辄不消，羸瘦，四肢尪弱，百病因此而生。

神曲丸

【来源】《普济方》卷四十三。

【组成】神曲（炒黄）　木香　厚朴（去粗皮，生姜汁炙）　甘草　槟榔　青橘皮（去白）　白术　枳壳（麸炒，去瓤）　京三棱（炮）各八两　桂（去粗皮）十二两　干姜（炮）十二两

【用法】上为末，水煮面糊为丸，如梧桐子大。每服五七丸，温米饮送下，不拘时候。

【主治】中焦胃虚，饮食迟化，气不升降，呕逆恶心，留饮寒痰，癖结动气，胁下逆满，有时而痛，按之有形，或按之有声，膈脘虚痞，食物多伤，噫气酸臭，心腹常痛，霍乱吐逆，烦闷不安。

神曲丸

【来源】《普济方》卷一四六。

【组成】神曲（捣，炒黄）一两　干姜（炮）　白术　人参各一两半　枳壳（去瓤，麸炒）　甘草（炙）　大麦蘖（炒黄）　厚朴（去粗皮，生姜汁炙）　杏仁（汤浸，去皮尖双仁，炒黄，另研）各一两　桂（去粗皮）三分

【用法】上除杏仁外，为末，入杏仁同研匀，炼蜜为丸，如梧桐子大。每服二十丸，空心温酒送下，每日二次。

【主治】伤寒后脾胃虚冷，食不能化。

建脾丸

【来源】《普济方》卷二一一。

【组成】附子（炮）一两　蜀椒（汗）一两　桂心二两　赤石脂　黄连　人参　干姜　茯苓　大麦蘖　陈皮　石斛　当归各二两　钟乳三两（研）

【用法】上为末，炼蜜为丸，如梧桐子大。每服十丸，以酒送下，一日三次，稍稍加之。

【主治】脾滑胃虚弱，泄下不禁，饮食不消，雷鸣

绞痛。

【宜忌】忌猪肉、冷水、生葱、醋。

粳米粥

【来源】《普济方》卷二五九。

【组成】粳米二合　曲末一两（微炒）

【用法】上煮粥，空腹食之。

【主治】脾胃气弱，食不消化，痢下赤白不止；亦主小儿无辜痢。

紧皮散

【来源】《普济方》卷三八六。

【组成】白术（炮）　赤茯苓　木香　泽兰　厚朴（姜制）　续断　肉桂　槟榔　陈皮（去白）　麦芽（炒）　神曲　青皮　椒目　木通　扁豆

【用法】上锉。每服加生姜、枣子、苏叶同煎，空心温服。

【主治】一切肿，经取已消，脾胃虚弱。

生料平胃散

【来源】《普济方》卷三九〇。

【组成】苍术　陈皮　厚朴　草果　半夏　白芷　乌梅　藿香　前胡　草豆蔻　甘草

【用法】上锉。每服一钱，加生姜、大枣，水煎服。

【主治】疟疾后，脾胃虚弱，颜色憔悴，不进饮食，面目浮肿。

大玉桂丸

【来源】《普济方》卷三九三。

【组成】白术　人参　厚朴　藿香　当归　茯苓　芎䓖　青橘皮　甘草　陈橘皮各一两　神曲　麦蘖各半两　肉豆蔻　丁香各一分

【用法】上为细末，炼蜜为丸，如樱桃大。每服一丸至二丸，食前生姜汤化下。大人亦可服。

【主治】小儿脾胃虚弱，胸腹胀满，饮食减退，脏腑不调，呕吐恶心，肢体倦怠。

长寿散

【来源】《普济方》卷三九三。

【组成】天麻（蜜炙）　甘草（炒）　半夏（泡洗）　蝎梢（炒）　人参　白扁豆（炒）　糯米（炒）　薏苡仁各半钱　木香一字

【用法】上为末。每服二钱，水一盏，加生姜三片，枣子一个，煎至半盏服之。

【功用】强壮，去寒热。

【主治】小儿脾胃虚弱。

益智仁汤

【来源】《普济方》卷三九三。

【组成】益智仁　石菖蒲　白茯苓　莲子肉　陈皮　缩砂仁　半夏曲　木香　厚朴（制）各二钱　甘草（炙）一钱

【用法】上锉细。每服一钱，加生姜三片，大枣一个，水一盏煎服，不拘时候。

【功用】益火生土，增进饮食。

正气人参膏

【来源】《普济方》卷三九五。

【组成】人参　干木瓜　甘草（锉，炒）各半两　陈橘红　罂粟米（炒）　干姜（炮）　茯苓各一分

【用法】上为末，炼蜜和膏。每服一皂子大，米饮化下。

【功用】止烦渴，调脾胃，进饮食。

【主治】小儿脾胃气虚，中寒腹痛，泄利呕逆，不入乳食，夜哭，睡中多惊，吐利蛔虫，虚烦闷乱。

沉香丸

【来源】《袖珍方》卷二。

【组成】沉香　木香　青皮　橘皮　半夏　黄连　枳壳　蓬术　白豆蔻　香附子　郁李仁（去皮，另研）　槟榔　当归各一两　黄柏末　牵牛各二两　大黄六两

【用法】上为末，皂角膏、萝卜煮熟膏为丸，如梧桐子大。每服七八十丸，以温水送下，不拘时候。

【主治】脾胃病。

参术散

【来源】《袖珍小儿方》卷六。

【组成】人参（去芦） 白术 木香 茯苓（去皮） 甘草（炙） 藿香叶（拂去尘土）各一钱 葛根（炒）二钱

【用法】上锉散。用生姜三片，大枣一个，去核同煎，食前服。

【主治】婴孩小儿脾胃久虚，呕吐泄泻频并不止，津液枯竭，烦渴多燥，但欲饮水，乳食不进，羸困少力，因而失治，变成风痫，不问阴阳虚实。

【加减】伏暑烦渴，加益元散，用白汤调服；吐泻，加丁香、黄耆（蜜炙）、白扁豆（炒，去皮）各一钱。

参苓汤

【来源】《袖珍小儿方》卷六。

【组成】丁香 诃肉各二钱（煨） 青皮（炒） 陈皮 白术 茯苓 人参 肉豆蔻（煨）各三钱 甘草二钱（炙）

【用法】上锉散。每服二钱，陈米一勺，生姜一片同煎。

【主治】小儿疟后胃气虚弱，面色黄，泄泻不止，乳食不消。

山薯粥

【来源】《瞿仙活人方》。

【组成】山薯（山生者佳，圃种者无味）

【用法】去皮，捣研为泥末，每碗粥用二合，蜜二匙，同炒令凝，以匙揉碎，候粥熟，投搅令匀乃服。

【功用】补养。

六一汤

【来源】《医方类聚》卷一〇二引《御医撮要》。

【组成】白术十二两 甘草 人参各二两

【用法】上为细散。每以一钱，入盐少许，如茶点进。

【功用】养脾胃，进饮食。

厚朴汤

【来源】《医方类聚》卷一〇二引《御医撮要》。

【组成】厚朴（去粗皮，涂生姜汁炙微烟出）二两 人参一两 陈橘皮（汤浸，去白，炒）二两 白术二两

【用法】上为散。每服二钱，水一盏，加生姜一分（拍碎），同煎至六分，去滓，温温服之，不拘时候。

【主治】脾胃气，不能食，腹内冷气胀闷。

【宜忌】忌桃、李、雀肉、大蒜。

助胃膏

【来源】《疮疡经验全书》卷十三。

【组成】奇良二十两（敲碎） 甘草二两（炙） 枸杞子四两（炒） 补骨脂三两（炒） 薏苡仁八两（炒）

【用法】先用大枣二斤，水三十碗，煎至水减一半，去大枣，加前药，文火熬浓，约存汁四钟，加饴糖十两，再熬数沸，盛瓷瓶中，坐冷水内一日。每次服三钱匕，一日服五六次，后饮人参汤，其效更速。

【主治】脾胃虚弱，饮食少进，肌肤不泽。

建脾散

【来源】《奇效良方》卷十。

【组成】诃黎勒皮 白术 麦蘖（炒令微黄） 人参各一两 神曲（炒） 甘草（炙） 枳壳（麸炒） 大腹皮各半两 干姜二分（炮）

【用法】上蘖。每服四钱，水一中盏，加生姜半分，煎至六分，去滓，不拘时候热服。

【主治】伤寒，脾胃虚弱，不欲饮食，纵食不能消化。

术香启中汤

【来源】《奇效良方》卷十七。

【组成】木香　人参　白术　茯苓　陈皮　半夏　枳壳　香附　缩砂　白豆蔻　甘草各等分

【用法】上锉。每服六钱，水一盏半，加生姜七片，大枣一枚，同煎至八分，去滓，不拘时候温服。

【功用】补脾胃，进饮食，宽膈顺气。

四炒健脾散

【来源】《奇效良方》卷十七。

【组成】苍术四两（麸炒）　干姜四两（灰炒）　乌头六两（以江水浸七日，取出切片，以盐四两炒干；或先切片子，以江水浸两日，炒黄为度，同盐取出）　甘草五两半（炒）

【用法】上为细末。每服一钱，食前用白汤入盐调服。

【功用】进食。

太仓丸

【来源】《奇效良方》卷十八。

【组成】白豆蔻仁　缩砂仁各二两　陈仓米一升（用黄土炒熟，去土不用）

【用法】上为细末，用生姜自然汁为丸，如梧桐子大。每服一百丸，食后用淡生姜汤送下。

【主治】脾胃虚弱，不思饮食；翻胃不食。

补脾藿香散

【来源】《奇效良方》卷四十。

【组成】藿香　丁香　羌活　红豆蔻　川芎　独活　木香　草豆蔻（去皮）　甘草（炙）各一分　干姜三铢　陈皮半两

【用法】上为细末。每服二钱，水一盏，煎二三沸，空心和滓服。

【主治】脾受水气，吃转药后便服此药以补之。

保和丸

【来源】《奇效良方》卷六十四。

【组成】糖球四两　陈皮　茯苓　半夏曲各半两　萝卜子二钱五分　白术　使君子肉　神曲　麦蘗各一两　木香二两二钱四分　砂仁四两四钱　黄连四两五分

【用法】上为细末，水发为丸，如萝卜子大。每服一钱，米饮汤送下，不拘时候。

【主治】小儿脾胃虚弱，饮食不能克化，日久羸瘦。

参术丸

【来源】《奇效良方》卷六十五。

【组成】人参　白术　干姜（炮）　甘草（炙）各一分

【用法】上为细末，米糕泡糊为丸，如麻子大。每服百余丸，乳食前温水吞下，或米饮亦得。

【主治】小儿脾胃伤冷，外热里寒，不思饮食，身常壮热，大便或溏色白，或患疮疹，身有大热，因食冷物或冷热过度，荣卫不行，致令毒气内伏不出，或泻，或腹胀，或已出疮疹，瘢白无血色。

秘传补脾汤

【来源】《松崖医径》卷下。

【别名】补脾汤（《古今医鉴》卷十三）。

【组成】白术一钱二分　黄耆（蜜炙）　当归（酒洗）　川芎　人参　陈皮　肉豆蔻（煨）　神曲（炒）　干葛各五分　白芍药一钱（酒炒）　白茯苓　半夏各七分　黄连（炒）　甘草（炙）各四分

【用法】上切细。用水一盏半，加生姜三片，煎服。

【功用】补脾胃。

【主治】小儿脾经不足，土败木来侮，目睛微动摇，微惊搐；或潮热往来，脾胃有伤，饮食少进；或泄漏呕吐，面色黄，脉无力。

秘传保和丸

【来源】《松崖医径》卷下。

【组成】山楂四两　陈皮（去白）　白茯苓（去皮）　半夏曲各五钱　萝卜子二钱五分　白术　使君子（去壳）　神曲（炒）　麦蘗（炒）各一两　木香二两二钱四分　砂仁四两四钱　黄连四两五分

【用法】上为细末，水为丸，如萝卜子大。每服一钱，以米饮汤送下。

【主治】小儿脾胃虚弱，饮食不能克化，日久羸瘦。

全胃汤

【来源】方出《明医杂著》卷五，名见《医部全录》卷四四四。

【组成】白术一钱二分 白芍药（酒炒） 白茯苓各八分 人参 陈皮 川芎各六分 炙草 黄耆（蜜炙） 当归（酒洗）各四分 半夏 山楂各六分

【用法】加生姜、大枣，水煎服。

【功用】复全胃气。

【主治】小儿大病后面黄肌瘦，目时动，齿微咬，发稀少，未能大行，因误服解表泻利伤克诸药而致者。

理中化痰丸

【来源】《明医杂著》卷六。

【组成】人参 白术（炒） 干姜 甘草（炙） 茯苓 半夏（姜制）

【用法】上为末，水为丸，如梧桐子大。每服四五十丸，白滚汤送下。

【主治】脾胃虚寒，痰涎内停，呕吐少食；或大便不实，饮食难化，咳唾痰涎。

快活丸

【来源】《婴童百问》卷九。

【组成】檀香 益智 蓬术各五钱 三棱一两 砂仁 姜黄 甘松 白豆蔻 甘草各一两半 陈皮七钱 香附子三两

【用法】上为末，滴水为丸，如麻子大。每服三五十丸，姜汤、白汤任下。

【功用】宽中快膈。

【主治】小儿脾胃虚弱，虽进乳食则迟化而中满，呕吐肚急，面黄肚疼，脏腑不调；大人十噎五膈。

加味养元粉

【来源】《医学集成》卷二。

【组成】条参 茯苓 莲米 山药 芡实各一两 山楂五钱 花椒一钱

【用法】加糯米一升，炒黄研末，白糖调服。

【主治】脾胃虚弱。

调元粉

【来源】《医学集成》卷二。

【组成】潞参 山药 莲米 芡实 胡桃 枣肉 黑芝麻 花生 花椒

【用法】加糯米炒黄磨粉，白糖调服。长服不断。

【功用】大养脾胃，益寿延年。

【主治】脾胃虚弱。

黄耆六君子汤

【来源】《医学集成》卷二。

【组成】六君加黄耆 山药

【功用】病后调脾进食。

温中和气饮

【来源】《万氏家抄方》卷五。

【组成】人参（去芦） 白术各一钱 茯苓（去皮） 橘红 藿香各八分 甘草（炙，去皮）五分

【用法】上加生姜三片，大枣一枚，水二盅，煎七分，温服。

【主治】小儿脾胃虚寒，吐泻，不思饮食。

参术丸

【来源】《万氏家抄方》卷六。

【组成】白术（炒） 人参 茯苓各二钱 陈皮一钱五分 山药二钱五分 山楂肉三钱 厚朴（姜汁炒）二钱 神曲（炒）三钱 泽泻二钱 甘草（炙）一钱

【用法】上为末，蒸饼糊为丸。米汤送下。

【主治】痘后羸瘦。

温胃汤

【来源】《陈素庵妇科补解》卷四。

【组成】肉桂一钱（夏月减半）　厚朴一钱　陈皮一钱　香附一钱　当归一钱半　川芎一钱　车前子一钱　枳壳一钱半　黑姜五分　桃仁一钱　半夏一钱　砂仁五分　生芝麻一钱　炒米五十粒

【功用】和胃温中顺气。

【主治】孕妇临产，胃气虚寒，或冬月去衣太早，下体受寒，或胎上通心，气逆而忽然呕吐者。

【方论】临产呕吐，其故有三，胃气虚者，以温中和胃为主；外犯寒者，以散寒温胃为主；有寒邪而伤饮食者，以消食温经为主。临产之前呕吐频作，是胎上通心，以致气逆而吐，尤当顺气温胃。是方以朴、香、半、陈消食和中，温经顺气；桂、姜行血；枳壳宽肠；桃仁破滞；车前利窍；芎、归助血。气顺血行，胎易产，呕自止也。

香砂六君子汤

【来源】《口齿类要》。

【别名】参砂和胃散（《痘疹传心录》卷十九）。

【组成】人参　白术　茯苓　半夏　陈皮各一钱　藿香八分　甘草（炒）六分　宿砂仁（炒）八分

【用法】上加生姜，水煎服。

【主治】

1.《口齿类要》：口舌生疮，服凉药过多，或中气虚热，以致食少作呕。

2.《外科正宗》：溃疡，脾胃虚弱，恶心呕吐，或饮食不思。

3.《医宗金鉴》：小儿饮水过多，以致停留胸膈，变而为痰，痰因气逆，遂成呕吐之证，头目眩晕，面青，呕吐涎水痰沫，属虚者。

4.《笔花医镜》：胃寒吐泻。

玉髓丹

【来源】《扶寿精方》。

【组成】软石膏三两　半夏一两（汤泡七次）　白矾五钱

【用法】上为细末，淡姜汤打糊为丸，如赤豆大。

每服三十丸，食远茶清送下。

【主治】痰火上涌，或流入四肢，结聚胸背，或咳嗽，或头目不清。

加味枳术丸

【来源】《扶寿精方》。

【组成】白术四两　枳实（面炒）二两　人参　陈皮（去白）各二两　甘草一两五钱　当归（酒洗）三两　白芍药三两　香附米（童便浸）　黄连（姜汁炒）各二两　葛根一两五钱

【用法】上为细末，神曲糊丸，如梧桐子大。每服一百丸，半饥半饱时沸汤送下。

【主治】脾胃病。

秘传二仙糕

【来源】《扶寿精方》。

【别名】秘传三仙糕（《东医宝鉴·杂病篇》卷四引《集略》）、八仙糕（《外科正宗》卷一）。

【组成】人参　山药　白茯苓　芡实仁　莲肉（去皮心）各半斤　糯米一升半　粳米三升半　蜜半斤　白糖十斤

【用法】上为细末，和匀，将蜜糖溶化，和末掺接得宜，小木笼炊蒸之，上以米一撮成饭，则药成矣，取起尽作棋子块，慢火上烘干作点心，或为末，贮瓷器。每早一大匙，白汤调下。百日内见效。

【功用】

1.《扶寿精方》：固齿黑发，壮阴阳，益肾水，养脾胃。

2.《外科正宗》：轻身耐老，壮助元阳。

【主治】

1.《东医宝鉴·杂病篇》引《集略》：内伤脾胃虚弱，饮食不进者。

2.《外科正宗》：痈疽，脾胃虚弱，精神短少，饮食无味，食不作肌，及平常无病，久病但脾虚食少，呕泄者。

健脾丸

【来源】《扶寿精方》。

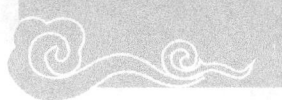

【组成】白术（微炒）五两　陈皮（洗净，存白）　半夏（泡七次，姜汁拌炒）各三两　神曲（炒）　山楂（去子，蒸，晒）　归身（酒洗）　白芍药（炒）　白茯苓（去皮）各二两　川芎（小者佳）　黄连（姜汁炒）各一两半　香附（童便浸）　枳实（面炒）　炙甘草各一两

【用法】上为末，荷叶包老米饭，慢火上蒸饭为丸，如小赤豆大。每服八九十丸，食后滚白水送下。

【主治】脾胃病。

升阳益胃养荣汤

【来源】《丹溪心法附余》卷二十四。

【组成】当归（全用）一钱　白芍（炒）八分　人参七分　山栀子（炒）八分　甘草（如食菘菜，以蜜代之）五分　木通　白术各五分

【用法】水二盏，加生姜三片，带皮米一撮，大枣二个，食前热服。

【功用】升阳益胃，养血和营。

加减参苓白术散

【来源】《丹溪心法附余》卷二十四。

【组成】白术三钱　茯苓三钱　山药一两　甘草一钱　薏苡仁二两　白扁豆七钱　陈皮七钱　麦门冬八钱（去心）（一方加菖蒲）

【用法】上为末。每服二匙，食前白汤调下。

【功用】补脾胃，进饮食。

十味白术丸

【来源】《活人心统》。

【组成】黄连（炒）五钱　白术　陈皮　山药　神曲　芍药　归身　山楂　茯苓各一两　莲子（去心）一两　薏苡仁二两

【用法】上为末，丸如梧桐子大。每服七十丸，米汤送下。

【主治】脾胃虚弱，内有痰火，心下满闷，饮食无味，血少气虚。

壮脾丸

【来源】《活人心统》卷下。

【组成】砂仁　陈皮　神曲（炒）　茯苓　苍术　白术　山楂　麦芽（炒）　香附　青皮　三棱　莪术（煨）　厚朴各一两　白豆仁六钱　人参一钱

【用法】上为末，仓米为丸，如梧桐子大。每服七十丸，以米汤送下。

【主治】脾胃寒湿凝滞。

香砂养胃汤

【来源】《活人心统》卷下。

【组成】藿香　陈皮　砂仁各七钱　苍术（米泔浸，炒）五分（久病用白术）　甘草（炙）三分　茯苓八分（去皮）　厚朴（制）七分　半夏（泡）七分　人参四分　神曲（炒）四分

【用法】上以水一钟半，加生姜三片煎服，渣再煎服。

【功用】《济阳纲目》：理脾胃，逐寒邪，止呕吐。

【主治】

1.《活人心统》：脾胃虚寒，呕泻不食。
2.《济阳纲目》：饮食所伤，胸痞肠鸣泄泻。

茯苓造化糕

【来源】《东医宝鉴·杂病篇》卷四引《医方集略》。

【组成】白茯苓　莲肉　山药　芡仁各四两　白晚粳米二升（为粉）　砂糖一斤（刮为屑）

【用法】上为末，拌匀，入甑中，以竹刀划为片界，以箪蓬覆甑上，蒸熟取出，晒干。任意食之，若覆木盖则不熟矣。

【功用】补养元气。

【主治】内伤，脾胃虚弱，饮食不进。

醒脾育胃汤

【来源】《东医宝鉴·杂病》卷四引《医方集略》。

【组成】人参　白术　白茯苓各一钱　半夏　缩砂　白芍药　麦芽　苍术　厚朴　藿香　陈皮各八分　枳实五分

【用法】上锉，作一帖。加生姜三片，大枣二枚，水煎服。

【主治】中焦气不足，饮食不化，虚痞吞酸。

升阳除湿汤

【来源】《外科枢要》卷四。

【组成】甘草　麦芽　陈皮　猪苓各三分　泽泻　半夏　防风　神曲　升麻　柴胡　羌活　益智仁各五分　苍术一钱　白术二钱　茯苓七分

【用法】生姜、大枣为引，水煎服。

【主治】脾胃虚弱，不思饮食，肠鸣腹痛，泄泻无度，小便赤黄，四肢困倦。

参术膏

【来源】《外科枢要》卷四。

【组成】人参　白术各等分

【用法】水煎稠，汤化服。

【功用】

　　1.《外科枢要》：补中气。

　　2.《鲁府禁方》：补元气、健脾胃。

【主治】

　　1.《外科枢要》：中气虚弱，诸药不应，或因用药失宜，耗伤元气，虚证蜂起。

　　2.《鲁府禁方》：饮食失节，损伤脾胃，劳役过度，耗伤元气，肌肉消削，饮食不进。

　　3.《症因脉治》：气虚咳嗽，及脾虚泻。

　　4.《傅青主女科》：产后类疟。

　　5.《辨证录》：妇人阴脱。

　　6.《郑氏家传女科万金方》：产妇误损尿胞，而致淋沥。

分气饮

【来源】《校注妇人良方》卷十三。

【组成】陈皮　茯苓　半夏（炒）　桔梗（炒）　大腹皮　紫苏梗　枳壳（麸炒）　白术（炒）　山栀（炒）各一钱　甘草（炙）五分

【用法】加生姜，水煎服。

【主治】脾胃虚弱，气血不和，胸膈不利；或痰气喘嗽，饮食少思。

益脾清肝散

【来源】《校注妇人良方》卷二十四。

【别名】益脾清肝汤（《证治准绳·幼科》卷三）。

【组成】炙甘草　柴胡各五分　川芎　当归　黄耆各一钱　丹皮七分　人参　白术（炒）　茯苓各一钱

【用法】水煎服。

【主治】肝火伤脾，寒热体痛，脾胃虚弱。

理中丸

【来源】《校注妇人良方》卷二十四。

【组成】人参　甘草　白术（炒）各等分

【用法】上为末，生姜汁糊为丸，如梧桐子大。每服五十丸，白汤送下。

【主治】中气虚热，口舌生疮，不喜冷饮，肢体倦怠，饮食少思。

健脾养胃丸

【来源】《摄生秘剖》卷二。

【组成】人参五钱　白术（土炒）　白茯苓　广陈皮　当归（酒洗）　白芍药（炒）　麦芽（炒）各一两　木香五钱　半夏曲一两　山药二两　枳实五钱

【用法】上为末，陈米糊为丸，如椒目大。每服三钱，食后白汤送下。

【主治】脾胃虚弱。

【方论】人参、白术以益其气，当归、白芍以滋其血，木香、陈皮以利其滞，麦芽、枳实以消其积，半、苓、山药以燥其湿。湿者燥之，积者消之，滞者利之，血主濡之，气主呴之，则不刚不柔，无过不及之患。脾胃既得其养，又安有不强健者哉。

调中平胃丸

【来源】《摄生秘剖》卷二。

【组成】人参五钱　黄耆（蜜炙）　陈皮各二两　甘草（蜜炙）　苍术（酒浸炒）　厚朴（姜汁炒）　木香各一两

【用法】上为末，米糊为丸，如椒目大。每服三钱

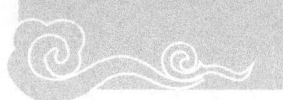

或二钱，食后白滚汤送下。

【主治】脾胃虚弱，中气不调。

【方论】人参、黄耆、甘草甘温之品，甘者中之味，温者中之气，气味皆中，故能调补中气；而苍术、厚朴之苦辛皆平胃中敦阜之气；陈皮、木香之辛香能去胃中陈腐之气。夫敦阜之气平，陈腐之气去，宁有不调之中乎。

山蓟膏

【来源】《摄生秘剖》卷四。

【组成】白术十斤　白蜜二斤

　　　　山蓟，白术也。

【用法】将白术先煮粥汤待冷，浸一宿，用陈壁土拌蒸透，再以米粉又拌蒸，刮去皮浮，切片，晒干听用。将水百碗，桑柴火煎取三十碗，加白蜜熬成膏。每服一酒杯，淡姜汤点服。

【功用】补胃健脾，和中进食。

【方论】太阴主生化之元，其性喜燥，其味喜甘，其气喜温。白术备此三者，故为中宫要药；配以白蜜，和其燥也，且甘味重，则归脾速。

和中丸

【来源】《摄生众妙方》卷五。

【组成】鸡腿白术（去芦）四两　山楂二两　白芍药（炒）一两　黄连（姜汁炒）五钱　陈皮（淡盐汤煮干）一两　山药二两　香附子五钱

【用法】上为细末，神曲打糊为丸。饭后白滚水送下。

【主治】脾胃病。

育生糕

【来源】《摄生众妙方》卷五。

【组成】芡实（去壳）　白山药　白术（去土）　白茯苓（去皮）　人参　莲肉（去心）各八两

【用法】上为细末，用粳糯米各三升为粉，仍用白蜜一斤和匀，蒸糕焙干，白滚汤调服，不拘多寡，饥时用。

【主治】脾胃病。

茯莲散

【来源】《摄生众妙方》卷五。

【组成】白茯苓（去皮，切碎，用面裹，蒸熟去面，晒干为细末）一斤　莲肉（去皮心，为末）四两　干山药（为末）四两　糯米一升半（炒熟为末）

【用法】和匀，每服半合，空心或食前取滚水调入白砂糖二三茶匙服。

【主治】脾胃病。

养元散

【来源】《摄生众妙方》卷五。

【组成】糯米一升　莲肉（去心）三两　怀庆山药三两　大鸡头实三两

【用法】用糯米一升，水浸一宿，沥干燥，慢火炒令极熟，磨细罗过如灰面，将莲肉、山药、鸡头实碾末入米粉内，每日清晨用一钟，再入白糖二匙，或砂糖，用滚汤调食，其味甚佳，可以常食不厌。

【主治】脾胃病。

健脾补胃丸

【来源】《摄生众妙方》卷五。

【组成】山楂三两（去核，微炒）　白芍药一两七钱（冬月酒润，炒；余月酒润，晒干）　白术四两（去须土）　广陈皮一两七钱（去白）　贝母一两（去心）

【用法】上为极细末，以神曲水调，熬作糊为丸，如绿豆大，晒干。每服三四十丸，食远滚水下，或清米饮送下。

【功用】健脾补胃。

猪肚补脾丸

【来源】《摄生众妙方》卷五。

【组成】山楂四两　当归四两　白术六两　橘红一两五钱　人参三两　山药二两

【用法】上为细末，入猪肚内烂煮，为丸。白沸汤送下，不拘时候。

【功用】补脾。

【加减】胸膈饱满，只用人参一两，多用山楂六两。

助胃丸

【来源】《摄生众妙方》卷十。

【组成】人参　白术　茯苓　神曲（炒）　麦芽（炒）　砂仁（去皮）　香附（去毛）　糖球　陈皮各一两　粉草五钱

【用法】上为极细末，炼蜜为丸，如龙眼大。每服一丸，米汤研下。或作小丸亦可。

【功用】小儿服之，一生不伤脾胃。

九味养脾汤

【来源】《保婴撮要》卷二。

【组成】白术一钱二分　白芍药（酒炒）　白茯苓各八分　人参　陈皮　川芎各六分　甘草（炙）　黄耆（蜜炙）　当归（酒洗）各四分　半夏　山楂　麦门冬各六分

【用法】加生姜、大枣，水煎服。

【主治】小儿大病后，面黄肌瘦，目动咬牙，发少，未能强步，因误服解毒、泻利伤克诸药而致者。

调中汤

【来源】《保婴撮要》卷七。

【组成】人参　茯苓　白术　木香　干姜　藿香　香附（炒，去毛）　缩砂仁　甘草（炙）　丁香各等分

【用法】水煎，食前服。

【主治】小儿伤乳食，泻后脾胃虚，哕，吐泻。

调中丸

【来源】《保婴撮要》卷九。

【组成】白术　人参　甘草（炒）各五分

【主治】小儿脾胃虚寒。

丁香透膈汤

【来源】《古今医统大全》卷二十三。

【组成】人参　白术各一钱　陈皮　半夏（制）　厚朴（制）　甘草（炙）各六分　藿香　砂仁（炒，研）　肉豆蔻（面包煨）　白豆蔻　丁香　木香　香附子（炒）　沉香各三分　草果三粒　神曲（炒）　青皮　麦芽各五分

【用法】水二盏，加生姜三片，大枣一个，煎八分，不拘时温服。

【主治】脾胃虚寒不和，恶心痰逆或呕吐，饮食不进。

【宜忌】忌生冷。

香砂理中丸

【来源】《古今医统大全》卷二十三。

【组成】人参　白术（炒）　干姜（炮）　甘草（炙）各二两　木香　砂仁（炒）各半两

【用法】上为细末，炼蜜为丸，如胡椒大。每服七八十丸，空心白汤送下。

本方改为汤剂，名"香砂理中汤"（《医灯续焰》卷三）。

【功用】《重订通俗伤寒论》：温健脾阳。

【主治】

1.《古今医统大全》：脾胃虚弱，感寒停饮，心腹卒痛，手足厥冷，呕吐清水，饮食不进。

2.《重订通俗伤寒论》：夏月饮冷过多，寒湿内留，上吐下泻，肢冷脉微，脾阳愈甚，中气不支者。

3.《全国中药成药处方集》（福州方）：脾胃冷弱，阴阳亏损，腹痛吐泻，反胃噎膈，及寒痹。

【方论】《重订通俗伤寒论》：君以参、术、草守补中气，臣以干姜温健中阳，佐以香、砂者，取其芳香悦脾，俾脾阳勃发也。

当归膏

【来源】《古今医统大全》卷四十六。

【组成】当归一斤四两（酒洗）　芍药八两（微炒）　生地黄半斤（酒洗）　薏仁一斤（糯米炒，

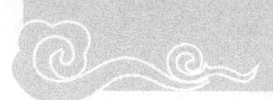

去粉） 茯苓六两 白术十两（泻者，黄土微炒） 莲肉半斤（去心） 山药八两（炒） 陈皮四两 人参三两（脉微者，倍之） 甘草一两（半炙半生） 枸杞子四两

【用法】上锉净称，用水二十斤，文武火熬成膏，加熟蜜于内，冬用四两，春用五两，夏秋用六两，依法再熬。

【功用】养血和中。

【主治】脾胃虚弱。

【加减】内外俱热如蒸者，加青蒿汁一碗，银柴胡一两，胡黄连五钱；内热蒸者，加地骨皮四两，牡丹皮二两、知母一两；女人，加童便浸香附子一两，乌药二两，玄胡二两；男女胃脘痛者，加草豆蔻一两；寒，加肉桂；虚火阵阵作痛，加炒黑山栀仁半两；头昏目晕者，加天麻二两、钟乳粉一两；头虚痛者，加大川芎二两；咳嗽，加贝母三两，紫菀一两，五味子一两；肺热者，加麦门冬三两，天门冬一两，桔梗、百部各一两；足膝软弱或酸者，加牛膝四两，石斛二两；腰背痛者，加杜仲六两，橘核仁一两。

逍遥散

【来源】《古今医统大全》卷八十四。

【别名】柴胡四物汤。

【组成】当归 川芎 芍药 熟地黄 人参 半夏（制） 柴胡 黄芩 陈皮 麦门冬 甘草各等分

【用法】水二盏，加生姜三片，煎八分，空心服。

【主治】脾胃虚弱，经脉不通，或寒或热，不喜饮食，饱胀呕吐，烦躁。

【加减】呕吐，不能食，加砂仁、白术；少睡，加酸枣仁；咳嗽，加杏仁、五味子；腹痛，加玄胡索。

山芋粥

【来源】《古今医统大全》卷八十七。

【组成】山芋（去皮，细石磨如糊）

【用法】每碗粥用山芋一合，酥一合，蜜一合，同炒令凝，以匙挑粥，将熟，投入搅匀，出食之。

【功用】补脾滋肺，益元气。

八仙早朝糕

【来源】《医便》卷一。

【组成】白术（炒）四两 白茯苓（去皮）二两 陈皮（去白）二两 山药（姜汁炒）四两 莲肉（去皮心）四两 薏苡仁（炒）四两 芡实（去壳，净）四两 人参（去芦）二两 桔梗（炒干）一两

　　《痘疹一贯》有砂仁，无桔梗。

【用法】上为末，白粳米五升半，糯米二升，共七升半，同粉，共药和匀，用蜜三斤（如无蜜，砂糖四斤代之）拌匀。如做糕法，入笼中，划片蒸熟，焙干，瓦罐封贮。饥时取三五片食之，白汤漱口。

【功用】补脾。

【主治】脾胃虚弱，膨闷，泄泻，不思饮食。

【加减】小儿加山楂四两、麦芽面四两，去人参。

养脾进食丸

【来源】《医便》卷二。

【组成】人参 白术（土炒） 白茯苓各三两 甘草一两半 陈皮 半夏曲 厚朴（姜汁炒）各二两 苍术（麸炒）三两 砂仁（炒）一两半 神曲（炒） 麦芽（炒）各二两半 木香五钱

【用法】上为细末，神曲、麦芽面打糊为丸，如梧桐子大。每服五十丸，食远白汤送下。

【主治】泻痢后脾胃虚弱，饮食减少。

开胃炒面方

【来源】《医便》卷四。

【组成】白盐二两 姜四两 炒面五斤 茴香二两 杏仁半斤 甘草一两（蜜炙） 枸杞半斤 胡桃半斤 芝麻半斤

【用法】上为末，和匀。白滚汤点服，不拘时候。

【功用】补脾胃，养心肾。

【主治】老人脾虚，或大病后胃口虚弱，怯食。

莲肉粥

【来源】《医便》卷四。

【组成】猪肚一具（洗净）　人参五钱　干姜一钱（炮）　葱白五茎（去须叶）　川椒一钱（炒出汗，去目闭口者）　糯米五合

本方名莲肉粥，但方中无莲肉，疑脱。

【用法】上为末，以米合和相得，入猪肚内缝合，勿令泄气。以水五升，用砂锅内慢火煮令极烂，空心服之，次饮酒三五杯。

【功用】补脾胃，养心肾。

参苓造化糕

【来源】《医学入门》卷三。

【组成】人参　白茯苓各四两　白术　莲肉　山药　芡实各三两

【用法】上为末，用粳米粉一斗，砂糖调匀，如法蒸糕食之。

【主治】内伤脾胃。

莲肉膏

【来源】《医学入门》卷三。

【组成】莲肉　粳米（炒）各四两　茯苓二两

【用法】上为末，沙糖调成膏。每服五六匙，白滚汤送下。

【主治】病后胃弱，不能饮食。

竹沥枳术丸

【来源】《医学入门》卷七。

【组成】半夏　南星（用白矾、皂角、生姜煮半日）　枳实　条芩　陈皮　苍术　山楂　芥子　白茯苓各一两　黄连　当归各五钱

《古今医鉴》有白术。

【用法】上为末，加神曲六两，用姜汁、竹沥各一盏煮糊为丸，如梧桐子大。每服百丸，白汤送下；有痰，姜汤送下。

【功用】

1.《医学入门》：化痰清火，健脾消食，却瘴。

2.《古今医鉴》：理胃调脾。肥白气虚之人服此药，预防倒仆之患。

3.《北京市中药成方选集》：顺气除湿，化痰止呕。

【主治】《北京市中药成方选集》：脾胃虚弱，饮食不化，呕吐痰涎，胸膨闷。

启脾散

【来源】《医学入门》卷八。

【组成】莲肉一两　白术　茯苓　山药　神曲　山楂各五钱　人参　猪苓　泽泻　藿香　木香　当归　白芍　砂仁各三钱　肉豆蔻三个　陈皮二钱　甘草一钱

【用法】上为末。任意姜汤调服，初生儿涂母乳头上服之。

【功用】百病愈后，用此药调脾。

【加减】惊风后，加辰砂、滑石各二钱。

理气健脾丸

【来源】《古今医鉴》卷四引高大尹方。

【组成】白术（土炒）六两　归身（酒洗）六两　陈皮（洗）三两　白茯苓三两　黄连（姜炒）二两　香附（醋炒）二两　枳实（麸炒）二两　桔梗一两五钱　山楂（去核）二两　半夏（姜炒）二两　神曲（炒）二两　木香五钱

【用法】上为末，荷叶煮饭为丸，如梧桐子大。每服一百丸，白汤送下。

【主治】

1.《古今医鉴》引高大尹方：伤食。

2.《寿世保元》：脾胃虚弱，不思饮食，呕吐泄泻，胸痞腹胀，噎膈，并虚劳咳嗽吐痰，大便频数，或腹痛。

【加减】脾胃虚弱，久泻久痢，去桔梗，加酒炒白芍药。

卫生汤

【来源】《古今医鉴》卷五。

【组成】陈皮　茯苓　甘草　人参　白术　山药　泽泻　苡仁

【用法】上锉一剂。加砂仁末一钱，水二钟，煎至八分服。

【主治】脾虚气弱，不能泌别水谷。

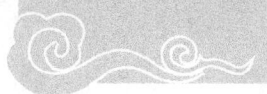

加味理中丸

【来源】《古今医鉴》卷十二。

【组成】人参　白术（土炒）　干姜（汤泡，炒黑）　神曲（炒）各一两　麦芽　砂仁（炒）各八钱　陈皮（去白）一两　香附（醋炒）一两　甘草（炙）六钱

【用法】上为末，神曲打糊为丸，如梧桐子大。每服八十丸，空心米汤送下。

【主治】胎前产后，脾胃虚怠，饮食不进，呕吐泄泻，心腹疼痛，体虚有汗。

养脾丸

【来源】《片玉心书》卷五。

【组成】苍术（制）五钱　厚朴三钱　陈皮五钱　砂仁二钱　草果仁二钱　神曲（炒）三钱　益智仁二钱　茯苓三钱　麦芽（炒）三钱

【用法】共为末，酒糊为丸，如粟米大。米饮送下；呕吐，煨姜汤送下，脾胃虚弱，米汤送下；食积，山楂汤送下；腹痛，茴香汤送下；肿胀，萝卜汤送下；寒泄，姜枣汤送下。

【主治】小儿脾胃虚弱，不思饮食，伤食癖积，面色黄，呕吐泻泄，腹痛膨胀。

厚朴汤

【来源】《片玉痘疹》卷十二。

【组成】苍术　陈皮　厚朴（姜汁炒）　猪苓　甘草　大腹皮　茯苓皮

【用法】水煎服。

【主治】脾胃素虚，饮水太多，蓄积于内，所食过度，积热于中，痘后腹膨如鼓，眼胞微肿者。

【加减】因于食者，加神曲、山楂肉、三棱、莪术、枳实；喘者，加葶苈子、杏仁。

补脾丸

【来源】《幼科发挥》卷三。

【组成】人参　白术　茯苓　炙粉草　白芍（酒炒）　黄耆（蜜炙）　陈皮　当归身　山药　莲肉各一两　神曲五钱　肉桂二钱五分

【用法】上为末，荷叶水煮粳米糊丸，如麻子大。米饮送下。

【主治】小儿脾虚。

养脾肥儿丸

【来源】《幼科发挥》卷四。

【组成】人参　白术　甘草　陈皮　枳实　木香　茯苓　砂仁　山药　莲肉　麦芽　神曲　山楂　青皮

【用法】上为末，荷叶浸水煮粳米饭为丸，如麻子大。米饮送下。

【主治】脾胃久虚。

【验案】脾胃病　本县大尹朱云阁公子，常有脾胃病，向是韩医生调治。平时服养脾丸，伤食服保和丸，未有宁日。一日问余云：闻汝小儿甚精，小官人脾胃久虚，汝可治之？余曰：当攻补兼用，不可偏补偏攻。韩医云：密斋非所长也，如专补脾胃则饮食难化，如专消导则中气易耗。尹不听，曰：汝进一方来。乃进养脾肥儿丸，修合服之，大效，再无脾胃之病。尹犹相信，赐匾。

养脾丸

【来源】《幼科指南》卷上。

【组成】苍术（米泔浸，去黑皮，焙）五钱　神曲（炒）三钱　陈皮五钱　青皮一钱　枳壳二钱　砂仁二钱　厚朴（炒）三钱　苡仁二钱　麦芽二钱（炒）　粉草一钱　白术三钱　草果二钱

【用法】上为细末，酒糊为丸，如黍米大。脾胃虚弱，米汤送下；食积，山楂汤送下；腹痛，茴香汤送下；膨胀，萝卜子汤送下；寒泄，姜汤送下。

【主治】小儿脾胃虚弱，不思饮食，伤食脾积，面色痿黄，呕吐泄泻，腹痛膨胀。

养脾丸

【来源】《育婴家秘》卷一。

【组成】甘草（炙）　麦芽（炒）　枳实（炒）各五钱　白术一两　陈皮七钱五分　半夏曲　青皮　厚朴（姜汁炒）　神曲（炒）各五钱

【用法】上为极细末，薄荷叶浸水，煮粳米饭，作

糊为丸，如梧桐子大。米饮送下。

【功用】健脾消食。

家传保和丸

【来源】《育婴家秘》卷一。

【组成】人参 白术（去芦）各三钱 白茯苓（去皮）一钱半 甘草（炙） 山楂肉 麦芽 神曲（炒）各一钱

【用法】上为末，另用神曲水煎作糊为丸。

【主治】脾胃素弱，不能传化，饮食略多，便成内伤。

补脾和中丸

【来源】《育婴家秘》卷二。

【组成】钱氏异功散一两加青皮 砂仁 使君子肉各一钱

【用法】另取神曲作糊为丸。陈米汤送下。

【主治】病后食少形瘦者。

加味理中丸

【来源】《育婴秘决》卷三。

【组成】白术四钱 人参 白茯苓 神曲各一钱 砂仁 干姜（煨） 麦芽（炒）各二钱 炙草一钱半

【用法】炼蜜为丸。生姜汤嚼下。

【主治】脾胃虚寒，不进饮食，呕吐泻泄，或服寒药太过。

参苓四物汤

【来源】《点点经》卷三。

【组成】条参 白术 茯苓 熟地 桔梗（蜜炙） 砂仁各一钱五分 淮药 当归 川芎 白芍 陈皮各一钱 甘草（炙）八分

【用法】莲肉（炒）、苡仁（炒）为引。

【功用】诸病愈后调脾胃，进饮食，益阳养阴。

加料平同散

【来源】《仁术便览》卷二。

【组成】厚朴（制） 橘皮各五两 苍术（时浸，炒）八两 甘草 茯苓各二两 人参一两

【用法】上锉。水二钟，加生姜三片，大枣一枚，煎至一钟，去滓温服。一方枣肉为丸，如小豆大。每服五十丸，生姜汤送下，空心常服。

【功用】调气暖胃，化宿食，消痰饮；辟风寒冷湿，四时非节之气。

【主治】脾胃不和，不思饮食，心腹胁肋胀满刺痛，口苦无味，胸满气短，呕哕恶心，噫气吞酸，面色痿黄，肌体瘦弱，怠情嗜卧，体重节痛，常多自利，或发霍乱，及五噎八痞，隔气反胃。

加味平补枳术丸

【来源】《仁术便览》卷二。

【组成】白术（炒）四两 白芍一两 陈皮一两五钱 枳实（炒）二两 黄连（姜炒）一两 人参五钱 木香五钱 神曲（炒）一两 麦芽曲（炒）一两 栀子（炒）五钱 半夏曲一两

【用法】上为末，煮荷叶浓汁，煮糯米糊为丸，如梧桐子大。每服七八十丸，米汤、温水任下；有痰，用生姜汤送下。

【功用】调中补气，消痞清热、化食。

【主治】脾胃病。

化痰健脾丸

【来源】《医学六要·治法汇》卷一。

【组成】人参 白术各三两 枳实一两 半夏 陈皮 胆星各一两五钱 蛤粉一两 赤苓一两五钱

【用法】神曲糊为丸服。

【主治】脾胃弱而有痰者。

益气健脾丸

【来源】《医学六要·治法汇》卷一。

【组成】人参三两 白术三两 陈皮一两半 炙甘草八钱 枳实一两半 白茯苓二两

【主治】脾弱不能运化，四肢倦怠，面色萎黄，口

淡耳鸣，食少。

【加减】大便泄泻，加山药、扁豆、炒莲肉；甚者，加肉豆蔻。

健脾丸

【来源】《医学六要·治法汇》卷一。
【组成】人参 白术各四两 枳实三两 山楂一两五钱 麦芽一两 陈皮一两
【用法】神曲糊为丸服。
【主治】食后不便转化，因而食少。

九仙王道糕

【来源】《万病回春》卷二。
【组成】莲肉（去皮心） 山药（炒） 白茯苓（去皮） 薏苡仁各四两 大麦芽（炒） 白扁豆 芡实（去壳）各二两 柿霜一两 白糖二十两
【用法】上为细末，入粳米粉五升，蒸糕晒干。不拘时候，任意食之，米汤送下。
【功用】养精神，扶元气，健脾胃，进饮食，补虚损，生肌肉，除湿热。

参术调元膏

【来源】《万病回春》卷二。
【组成】雪白术一斤（净去芦油） 拣参四两（俱锉成片）
【用法】入砂锅内，将净水十大碗，熬汁二碗，滤去滓，又熬，取汁二碗，去滓，将前汁共一处滤净，文武火熬至二碗，加蜜半斤，再煎至滴水成珠为度，埋土三日取出。每日服三四次，白米汤下。
【功用】扶元气；健脾胃，进饮食，润肌肤，生精脉，补虚羸，固真气，救危急。
【加减】劳瘵阴虚火动者，去人参。

四君子汤

【来源】《万病回春》卷三。
【组成】人参（去芦） 白术（去芦） 砂仁 茯苓（去皮） 陈皮 厚朴（姜汁炒） 当归 甘草各

等分
【用法】上锉一剂。加生姜一片，大枣二枚，水煎，不拘时服。
【主治】气虚。
【加减】气虚甚，加黄耆。

法制缩砂

【来源】《遵生八笺》卷十三。
【组成】缩砂十两（去皮，以朴消水浸一宿，晾干，以麻油焙燥，香熟为度） 桂花 粉草各一钱半
【用法】上为细末，和匀为丸。遇酒食后，细嚼。
【功用】消化水谷，温暖脾胃。

补胃瑶台雪方

【来源】《遵生八笺》卷十七。
【组成】莲肉二十两（去心） 土白术十两（麸炒，去麸用） 陈皮二两 苡仁八两 白茯苓二两 芡实十两 山药八两 砂仁一两 川椒一两五钱（炒去汗，为末）
【用法】上同和，加白糖二斤和匀。每服三二钱，早晨白滚汤调下。
【功用】开胃，进饮食。

香砂枳术丸

【来源】《鲁府禁方》卷一。
【组成】枳实（尖，炒）一两 白术二两 砂仁 香附子各五钱
　　　方中砂仁原缺，据《济阳纲目》补。
【用法】上为末，汤浸蒸饼为丸，如梧桐子大。每服三十丸，食远白汤送下。
【主治】脾胃虚弱，饮食减少，胸膈痞闷。

调和大补羹

【来源】《鲁府禁方》卷一。
【组成】大米 小米 糯米 苡仁米 莲肉 芡实 山药 白茯苓各等分 白糖少许
【用法】炒熟呈黄色，为末。每日空腹白滚汤和羹

589

食之。

【主治】脾胃虚弱。

太和丸

【来源】《鲁府禁方》卷二。

【组成】人参二两 白术（土炒）二两 白茯苓（去皮）三钱 半夏（汤泡，切片，姜汁炒）二钱 枳实（麸炒）二钱 陈皮三钱 黄连（姜炒）三钱 当归（酒洗）三钱 川芎二钱 香附（炒）二钱 白芍药（酒炒）三钱 神曲（炒）三钱 麦芽（炒）二钱 山楂（去子）三钱 木香二钱 厚朴（姜炒）三钱 萝卜子（炒）二钱 缩砂（炒）二钱 甘草（炙）二钱

【用法】上为细末，荷叶手掌大煎汤，煮仓谷米饭为丸，如梧桐子大。每服三钱，米汤送下。

【功用】补元气，健脾胃，养心血，平肝火，清湿热，化痰涎，开胸膈，消鼓胀，化积滞，进饮食，顺气宽中，解郁结。

加减补中益气汤

【来源】《鲁府禁方》卷二。

【组成】黄耆二钱（炒） 人参四钱 白术三钱（土炒） 当归一钱 白芍一钱（酒炒） 陈皮七分 柴胡五分 升麻三分 黄芩（酒炒）三分 黄连（姜炒）五分 木香三分 砂仁四分 茯苓五分 甘草五分

【用法】上锉一剂。加生姜三片，大枣一枚，水二钟，煎至一钟，温服。人参四钱，服三剂后，每剂只用三钱，又服五剂后，只用二钱；黄耆服至三十剂后，浑身不痒去之；升麻服至二十剂后去之。

【功用】补元气，健脾胃，养心血，平肝火，清湿热，消膨胀。

保合太和丸

【来源】《鲁府禁方》卷二。

【组成】白术（去芦，炒） 当归（酒洗）各四两 茯苓（去皮） 白芍（酒炒）各二两 人参（去芦） 山药 陈皮（带白） 莲肉 半夏（姜制） 枳实（麸炒） 神曲（炒） 麦芽（炒） 山楂（去子） 香附（童便炒） 黄连（姜汁炒） 龙眼（取肉）各一两 白蔻（去壳）三钱 甘草（炙）五钱

【用法】上为细末，荷叶煎汤，下大米煮稀粥为丸，如梧桐子大。每服六七十丸，食后、临卧米汤送下。

【功用】培元气、脾胃之亏，壮气而增力，代劳任事，助困而不倦，当寒而耐饥。

散痞四物汤

【来源】《鲁府禁方》卷三。

【组成】当归（酒洗）八分 川芎五分 白芍（酒炒）一钱 枳壳（去瓤，麸炒） 枳实（麸炒） 青皮（去瓤） 香附米（炒） 乌药 槟榔各七分 青木香五分 陈皮一钱

【用法】上锉。加生姜三片，水煎服。

【主治】脾胃虚，胸中不时痞闷不宽。

健脾肥儿丸

【来源】《痘疹传心录》卷十五。

【组成】人参 白术 茯苓 山药 芡实 莲肉 扁豆 山楂 麦芽 神曲 黄连 连翘 泽泻各一两 甘草 砂仁各五钱

【用法】上为末，炼蜜为丸，如龙眼大。清米汤化下。

【功用】健脾。

十仙糕

【来源】《痘疹传心录》卷十七。

【组成】人参一两 山药 莲肉 麦芽 茯苓各一两 米仁 扁豆 芡实各二两 柿霜一两 白糖霜二十两

【用法】上为末，粳米粉五升蒸糕，晒干。任意食之。

小儿常服，不伤脾胃。

【主治】《慈幼心传》：小儿脾胃不强。

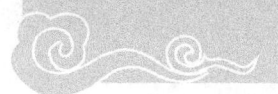

十六味地黄丸

【来源】《慈幼心传》卷上。

【别名】十六味儿丸（《幼科铁镜》）。

【组成】人参　白术　茯苓　山药　米仁　芡实　莲肉　甘草　陈皮　山楂　麦芽　砂仁　黄连　泽泻　芍药　连翘各一两

　　　《痘疮一贯》有使君肉，无连翘。

【用法】上为末，炼蜜为丸，如弹子大。空心清米汤化下。

【主治】小儿脾胃虚弱。

小健脾丸

【来源】《慈幼新书》卷十。

【组成】白术四两　山楂　白芍　莲肉　山药　苡仁各二两　麦芽粉　砂仁　枳实（麦麸炒）　陈皮各一两　黄连（酒炒）七钱　大粉草（炙）　木香各三钱

【用法】荷叶煎水，打老米糊为丸，如绿豆大。每服一钱或二钱，食远白汤送下。

【主治】小儿脾胃脆弱，饱则易伤。

四制白术散

【来源】《证治准绳·幼科》卷四。

【组成】白术八两（分作四份，一份砂仁炒，一份糯米炒，一份麸皮炒，一份壁土炒）

【用法】拣净，为末，量大小，乳酒调服。

【功用】调脾。肢体羸瘦，愈未几而痘随出。

健脾散

【来源】《证治准绳·幼科》卷七。

【组成】白茯苓（去皮）　人参各一两　厚朴三两（用姜汁炙）　苍术（米泔浸一宿）四两　陈橘皮（去白）五两　甘草二两（半生半熟）　草果子（去皮）二两

【用法】上为末。每服一钱，加生姜、大枣，同煎服。

【主治】小儿胃气。

加味枳术丸

【来源】《证治准绳·伤寒》卷七。

【组成】枳实（炒）　神曲（炒）　大麦芽（炒）　棠球子　陈皮各一两　人参　白术各二两

【用法】上为末，荷叶烧饭和丸，如梧桐子大。每服七八十丸，白汤送下。

【功用】进饮食，强胃气。

【主治】病后胃弱，食少。

【加减】如夏有热，加姜炒黄连七钱；如冬月天寒，加砂仁一两；如气郁不舒畅，加香附一两；如痰多，加橘红一两，去陈皮，更加半夏曲一两。

参苓散

【来源】《墨宝斋集验方》卷上。

【组成】人参一两　白茯苓四两（蒸）　莲肉八两（去心）　薏苡仁六两（炒）　甘草（炙去皮）二两　芡实粉五两　砂仁五钱（炒）　白扁豆四两　桔梗（白者）一两

【用法】上为末，欲留久，跌为丸，如绿豆大。方能久贮。每服二钱，米汤或枣汤调下。

【功用】养胃气。

保和丸

【来源】《墨宝斋集验方》卷上。

【组成】白术一斤（蒸）　陈皮八两（洗）　厚朴八两（姜汁炒）　山楂肉六两（饭上蒸）　苍术半斤（炒）　甘草（炙）六两　谷芽半斤（炒）　莱菔子四两（炒）

【用法】上为末，老粳米煮汤为丸，如绿豆大。每服一钱或二钱，以白汤送下。

【功用】调理脾胃。

健脾丸

【来源】《墨宝斋集验方》卷上。

【组成】白术四两（土炒）　山楂肉二两　麦芽粉一两　砂仁一两　白芍二两（酒炒）　黄连七钱（酒炒黄色）　陈皮一两　莲肉二两（去心）　甘草三钱　枳实一两（麦麸炒）　山药二两　木香二

钱　薏苡二两（炒）

【用法】上为末，老米糊为丸服。

【功用】健脾。

滋脾丸

【来源】《东医宝鉴·杂病篇》卷四引《必用》。

【组成】神曲（炒）　麦芽（炒）　半夏曲　陈皮　莲肉　枳壳　缩砂　甘草各一两

【用法】上为末，陈米饭和丸，如梧桐子大。每服百丸，米饮吞下。

【功用】滋脾养胃，消化饮食。

升阳益胃散

【来源】《杏苑生春》卷三。

【组成】人参三钱　黄耆二钱　白术一钱　甘草（炙）七分　羌活七分　防风一钱　独活七分　柴胡一钱　升麻八分　茯苓一钱　泽泻一钱　黄连七分　陈皮一钱　半夏八分　白芍八分

【用法】上锉。加生姜三片、大枣二枚，水煎，食后服。

【主治】中气亏败，脾湿壅遏，阳气不伸。体重肢节疼痛，口燥舌干，饮食无味，大便不调，小便短涩，不欲食，食不消，洒淅恶寒，潮热。

【宜忌】如善食，一二日不可饱，以药力尚少，恐胃气易伤，不得转运生发，以致泄泻，须稍食滋味之物，或美食助药以增升浮之胃气，慎不可淡食，以助邪气之降沉，宜稍复形体，使胃气与药转运升降，又勿大劳，使元气复伤。如胃气稍定，则宜少食嘉果之类，以助药力。

【加减】服药小便利而病愈加增剧者，是以不当利小便，宜去茯苓、泽泻。

【验案】慢性泄泻　《中华中西医学杂志》（2007，8：54）：用升阳益胃汤治疗慢性泄泻86例，结果：治愈46例，占53%；显效23例，占27%；有效12例；占14%，无效5例，占6%，总有效率94%。

白术散

【来源】《杏苑生春》卷四。

【组成】白术　白茯苓各二钱　神曲　天麻各一钱　橘皮（去白）　麦蘖　半夏各一钱五分　生姜五片

【用法】上锉。水煎，食前温服。

【主治】脾胃虚弱，身重有痰，恶心欲吐者。

清神益气汤

【来源】《杏苑生春》卷四。

【组成】茯苓　升麻　泽泻　苍术各一钱　防风一钱五分

【用法】上锉。加生姜三片，水煎熟，食远服。

【主治】暑雨之际，脾胃虚损，目疾时作，身面目睛俱黄，小便黄赤，大便不调，饮食减少，气短上骤，怠惰嗜卧，四肢不收。

加味六君子汤

【来源】《寿世保元》卷二。

【组成】人参一钱　白术（去芦）一钱五分　陈皮八分　白茯苓（去皮）一钱　半夏（姜制）八分　干葛七分　山楂肉一钱　甘草（炙）五分　砂仁五分

【用法】上锉一剂。加生姜，水煎服。

【主治】中气虚而胃弱，不爱食，及食不生肉，不长力，或常微热怯冷，神疲倦怠，或带痰嗽。

补胃汤

【来源】《寿世保元》卷二。

【组成】黄耆（蜜炒）二钱　人参五分　甘草（炙）二钱　当归五分　神曲（炒）七分　柴胡三分　升麻二分　苍术（米泔浸）一钱　青皮（去瓤）五分　黄柏（酒炒）三分

【用法】上锉。水煎，食后服。

【主治】脾胃虚弱，元气不足，四肢沉重，食后昏沉，怠于动作，嗜卧无力。

防俭饼

【来源】《寿世保元》卷十。

【别名】防饥救生四果丹（《惠直堂方》卷四）。

【组成】栗子　红枣　胡桃　柿饼

【用法】四果去核皮，于碓内一处捣烂揉匀，捻作厚饼，晒干收之。

【功用】

　　1.救荒辟谷。

　　2.补肾水，健脾土，润肺金，清肝木，而心火自平也。

法制人参膏

【来源】《寿世保元》卷十。

【组成】人参（清河大而坚者）四两　白檀香（为末）二钱　白豆蔻（为末）一钱半

　　本方加片脑，名"法制人参"（《串雅外编》卷三）。

【用法】上用甘草膏同煎为膏。

【功用】补元气，生津液，轻身延年。

【主治】《串雅外编选注》：脾胃虚弱，消化机能减退。

【方论】《串雅外编选注》：人参是常用的滋补强壮药，功能扶脾养胃，补中益气，配合檀香、白豆蔻、片脑等芳香化气药法制，使人参补而不滞。

四季理脾肥儿丸

【来源】《穷乡便方》。

【组成】怀山药　山楂肉　使君子　神曲　白茯苓各三钱　仁米四钱　白术一钱　莲肉（去皮心）五钱　粉草二钱　诃皮（末）一两

【用法】上为末，早糯米糊为丸。米汤吞下。

【功用】理脾。

猪肚补脾丸

【来源】《穷乡便方》。

【组成】䝈猪肚一个（洗净，去油膜）　莲肉四两（去皮心，入肚内，以线缝之，用水煮令极熟）　黄连四两（姜汁少炒，为末）

【用法】上为丸，如萝卜子大。每服五分，米汤吞下。

【功用】补脾。

紫苏汤

【来源】《穷乡便方》。

【组成】木香　木通　人参　苏子　槟榔各五分　厚朴　半夏各七分　甘草　草果仁各二分　陈皮八分　白术二钱　赤茯苓六分

【用法】加生姜，水煎服。

【功用】理脾导湿。

【加减】有气恼者，减白术。

保胎资生丸

【来源】《先醒斋医学广笔记》卷二。

【别名】资生丸（原书同卷）、人参资生丸（《医宗金鉴》卷四十）。

【组成】人参（人乳浸，饭上蒸，烘干）三两　白术三两　白茯苓（细末，水澄蒸，晒干，加人乳再蒸，晒干）一两半　广陈皮（去白，略蒸）二两　山楂肉（蒸）二两　甘草（去皮，蜜炙）五钱　怀山药（切片，炒）一两五钱　川黄连（如法炒七次）三钱　薏苡仁（炒三次）一两半　白扁豆（炒）一两半　白豆蔻仁（不可见火）三钱五分　藿香叶（不见火）五钱　莲肉（去心，炒）一两五钱　泽泻（切片，炒）三钱半　桔梗（米泔浸，去芦，蒸）五钱　芡实粉（炒黄）一两五钱　麦芽（炒，研磨取净面）一两

【用法】上为细末，炼蜜为丸，如弹子大，每丸重二钱。用白汤或清米汤、橘皮汤、炒砂仁汤嚼化下。

【功用】

　　1.《不居集》：妇人男子，调中养胃，饥能使饱，饱不使饥。

　　2.《霍乱论》：调和脾胃，运化饮食，滋养荣卫，消除百病，可杜霍乱等患。

【主治】

　　1.《先醒斋医学广笔记》：妊娠三月胎堕。

　　2.《成方便读》：脾胃气虚，湿热蕴结，以及小儿疳积腹胀，面黄肌瘦，久泄久痢等一切脾胃不足之症。

【宜忌】忌桃、李、雀、蛤、生冷。

【方论】

　　1.《不居集》：此方以参、术、苓、草、莲、

苓、山药、扁豆、苡仁之甘平，以补脾元；陈皮、曲、麦、豆蔻、藿、桔之辛香，以调胃气；其有湿热，以黄连清之燥之。既无参苓白术散之滞，又无香砂六君之燥，能补能运，臻于至和，名之资生，诚信不诬。

2.《成方便读》：欲资生者，必先助其脾胃，故以四君子补益脾胃，合之山药、莲肉、扁豆、芡实之属以协助之。但脾者喜燥而恶湿，善运而不停，故以陈皮、白蔻香燥以舒之，苓、泽、苡米淡渗以利之，楂、曲、麦芽助其消导，藿香、厚朴借以温中，桔梗以引清气上行，黄连能使湿热下降。如是则脾复其常，可以资助生气矣。

椒术养脾丸

【来源】《明医指掌》卷五。

【组成】麦芽（炒）四两　白茯苓四两　人参（去芦）二两　苍术（米泔浸，晒干，炒燥）二两　白术（土炒）二两　干姜（炮）五钱　砂仁五钱　川椒（去目）三钱　甘草（炙）四钱

【用法】上为末，炼蜜为丸，每两作八丸。每服一丸，细嚼，姜汤送下。

【主治】

1.《明医指掌》：脾胃虚冷，心腹胀闷，呕逆泄泻。

2.《证治汇补》：脾胃虚而着湿。

五君子煎

【来源】《景岳全书》卷五十一。

【组成】人参二三钱　白术　茯苓各二钱　炙甘草一钱　干姜（炒黄）一二钱

【用法】水一钟半煎服。

【主治】脾胃虚寒，呕吐泄泻而兼湿者。

黄芽丸

【来源】《景岳全书》卷五十一。

【组成】人参二两　焦干姜三钱

【用法】炼蜜为丸，如芡实大。常嚼服之。

【主治】脾胃虚寒，或饮食不化，或时多胀满泄泻，吞酸呕吐。

加味调中健脾汤

【来源】《济阳纲目》卷十二。

【组成】白术　苍术　厚朴　陈皮　茯苓各一钱　半夏　枳实各八分　人参七分　甘草五分

【用法】上锉。加生姜三片，水煎，食远温服。

【功用】调养脾胃。

【加减】如头目眩痛，加川芎、白芷各一钱；如左胁气滞，加青皮、柴胡各一钱；如右胁痛，加枳壳一钱；如饮食肉物所伤，加神曲、麦芽、山楂各八分；如恶心呕哕，加藿香、砂仁各八分；如肺经有热，加黄芩七分；如小便涩，加栀子（炒）八分；如相火动，加黄柏、知母（炒）各八分；如大便涩，加黄芩、当归各一钱；如脾热，加芍药一钱。

导宁纯阳丹

【来源】《济阳纲目》卷十二。

【组成】苍术（米泔浸三日，再换净水浸洗，切，晒干，以青盐水浸一宿）　莲肉（好者，酒浸一宿）各四两（上用大公猪肚一个，壁土揉洗净，纳入前二味，以线密封，用无灰酒煮烂取起，入石臼中捣烂，捏成小饼，烘干，研为细末）　南星四两（净，切细，以姜汁一小盏浸一宿，以灶心土同炒，取土不用）　大半夏四两（汤泡去涎，晒干为末，以好醋浸七日蒸熟，不麻为度）　橘皮四两（锉，灶心土炒）　谷芽（炒）　厚朴　白术　麦芽（炒）　甘草　人参　茯苓　白豆蔻　三棱　莪术　缩砂　荜澄茄各一两　木香　丁香　沉香各半两　粟米四两（姜汁浸，炒）

【用法】上为末，稀面糊为丸，如梧桐子大。每服六七十丸，空心米饮送下。

【主治】真元虚损，心肾不安，精神耗散，脾土湿败，不能化食，所食五味之物，不成精液，乃成痰涎，聚于中脘，不能传导，以致大肠燥涩，小便反多而赤；或时呕吐酸水，久或翻胃结肠。

化滞和中汤

【来源】《济阳纲目》卷三十六。

【组成】白术一钱半　枳实（麸炒）　半夏（汤

泡） 陈皮 黄连（炒） 茯苓各一钱 厚朴（姜汁炒） 神曲（炒） 麦芽（炒） 山楂各八分 砂仁七分 甘草三分

【用法】上作一服。加生姜三片，水煎，食前服。

【主治】脾胃弱，为饮食所伤，胸膈噎塞，食不运化。

甘露汤

【来源】《丹台玉案》卷三。

【组成】人参 白术 升麻 附子 黄耆 丹皮各二钱

【用法】加大枣二枚，煎八分，食远服。

【主治】中焦虚火，服凉药反盛者。

加味四君子汤

【来源】《丹台玉案》卷四。

【组成】白茯苓 白术 人参各一钱二分 甘草 陈皮 厚朴 莲子各一钱

【用法】水煎，温服。

【功用】调理脾胃，进饮食。

助胃膏

【来源】《幼科金针》卷上。

【组成】广皮一两 白术四两（土炒） 茯苓二两 炙草五钱 楂肉三两 米仁二两 莲肉二两（去心） 山药一两（炒） 扁豆一两（盐，炒） 砂仁一两（炒，研） 木香五钱（煨） 大枣五十个

【用法】用通潮水三十碗，煎三次成膏，炼蜜同收，贮瓷器内。每服人参汤化下。

【主治】小儿胃气虚弱。

调中汤

【来源】《症因脉治》卷二。

【组成】白术 茯苓 当归 黄耆 木香 广皮甘草

【主治】脾气损伤。气胀咽满，噫气，食不得下，四肢不和，面黄喘咳，肿胀脾泄，脉右关细软。

神圣丸

【来源】《痘疹仁端录》卷十四。

【组成】人参 茯苓 大附子各五钱 鹿茸五钱 干姜五钱 粉甘草三钱

【用法】炼砂糖为丸，如龙眼大。泻，以米汤送下；吐，以生姜汤送下。

【主治】脾胃虚寒，泄泻呕吐，遍身寒凉，痘色灰白。

安胃化痰汤

【来源】《何氏济生论》卷五。

【组成】陈皮 黄连 半夏 当归 贝母 枳实 麦冬 甘草 白术 白茯 苏梗 覆花 枇杷叶

【用法】加生姜三片，竹茹一团，水煎，食远服。

【主治】胸膈有痰不宽，呕吐，如有碍者。

健脾丸

【来源】《医方集解》。

【组成】人参二两 白术（土炒）二两 陈皮二两 麦芽（炒）二两 山楂（去核）一两半 枳实三两

【用法】神曲糊为丸。米饮送下。

【功用】（《全国中药成药处方集》禹县方）：开胃健脾。

【主治】

　　1.《医方集解》：脾虚气弱，饮食不消。

　　2.《全国中药成药处方集》（禹县方）：脾胃虚弱引起的食欲不振，胸腹胀满，大便溏泻。

【宜忌】《全国中药成药处方集》（禹县方）：忌食生冷、油腻。

【方论】参、术补气，陈皮利气，气运则脾健而胃强矣；山楂消肉食，麦芽消谷食，戊己不足，胃为戊土，脾为己土，故以二药助之使化；枳实力猛，能消积化痞，佐以参、术，则为功更捷，而又不致伤气也。夫脾胃受伤，则须补益；饮食难化，则宜消导。合斯二者，所以健脾也。

理气健脾丸

【来源】《医方集解》。

【组成】白术　陈皮　山楂　香附　木香　半夏　茯苓　神曲　黄连　当归　芍药（一方无芍药）

【用法】荷叶烧饭为丸服。

【主治】脾胃虚弱，久泻久痢。

温土毓麟汤

【来源】《傅青主女科》卷上。

【组成】巴戟一两（去心，酒浸）　覆盆子一两（酒浸蒸）　白术五钱（土炒）　人参三钱　怀山药五钱（炒）　神曲一钱（炒）

【用法】水煎服。

【主治】妇女脾胃虚寒，饮食不运，胸膈胀满，时多呕泄，久不受孕者。

健脾生化汤

【来源】《石室秘录》卷二。

【组成】白术一钱　茯苓一钱　熟地三钱　北五味五分　麦冬一钱　当归一钱　白芍二钱　陈皮三分　山楂三粒　枳壳二分　人参五分

【用法】水煎服。

【主治】小儿夏月尽意饱啖瓜果凉热之物，久则脾胃虚弱，肾水耗去，则三伏之时，全无气力，悠悠忽忽，惟思睡眠，懒于言语；或梦遗不已，或夜热不休。

补中宁嗽汤

【来源】《证治汇补》卷二。

【组成】白术（炒）一钱半　茯苓一钱　半夏八分　干葛七分　陈皮八分　山楂一钱　人参一钱　砂仁五分　炙甘草三分

【用法】加生姜、大枣，水煎服。

【主治】内伤中气，胃弱恶食，或食不生肉，不长气力，常常微热，怯冷神疲，或带痰嗽。

熏脾汤

【来源】《辨证录》卷五。

【组成】熟地　白术各五钱　山茱萸四钱　破故纸

一钱　杜仲三钱　附子五分

【用法】水煎服。

【功用】补火生土，补水生火。

【主治】肾虚中满，饮食知味，多食则饱闷不消。

助火生土汤

【来源】《辨证录》卷八。

【组成】人参三钱　白术五钱　黄耆五钱　茯苓三钱　甘草一钱　肉桂一钱　巴戟天五钱　菖蒲五分　山楂十个　神曲五分　远志八分

【用法】水煎服。

【功用】补心包以生胃土，补命门以生脾土。

【主治】脾衰而不能运化，胸中饱闷，久则结成痞满，似块非块，似瘕非瘕，见食则憎，每饭不饱，面色黄瘦，肢体日削。

果腹饮

【来源】《辨证录》卷八。

【组成】白术一两　甘草一钱　破故纸一钱　砂仁一粒　茯苓三钱　芡实五钱

【用法】水煎服。

【主治】脾胃两损，不食则腹中若饥，食则若饱闷，吞酸溏泻，面色萎黄，吐痰不已。

益脾汤

【来源】《辨证录》卷八。

【组成】人参一钱　山药五钱　芡实三钱　巴戟天三钱　砂仁一粒　半夏三钱　茯苓二钱　扁豆一钱　神曲一钱　肉果一枚　白术三钱

【用法】水煎服。服三月胃气开，再服三月脾气壮，但见有益不知有损矣。

【主治】脾气受损，不食则腹中若饥，食则若饱闷，吞酸溏泻，日以为常，遂至面色萎黄，吐痰不已。

加味四君子汤

【来源】《辨证录》卷九。

【组成】人参三钱　白术五钱　茯苓三钱　甘草一

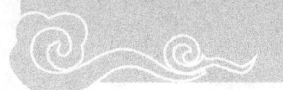

分　柴胡一钱　枳壳五分

【用法】水煎服。

【主治】忍饥受饿，腹中空虚，时遇天气不正，时寒时热，遂至胸膈闷塞，宛如结胸者。

燥土汤

【来源】《辨证录》卷九。

【组成】白术一两　茯苓二两　肉桂二钱　人参三钱　破故纸一钱　山药五钱　芡实五钱　砂仁三粒　益智仁一钱　半夏二钱

【用法】水煎服。

【功用】补肾火。

【主治】脾寒少气身重，口吐清水、清痰。

加味四君汤

【来源】《辨证录》卷十。

【组成】白术三钱　茯苓三钱　人参　谷芽各一钱　甘草　神曲各五分　砂仁一粒

【用法】水煎服。

【主治】胃气虚弱，饥饿之后，腹中肠鸣，手按之鸣少止者。

健脾饮

【来源】《辨证录》卷十。

【组成】白术　葳蕤各五钱　茯苓　山茱萸　白芍各三钱　人参二钱　甘草五分　当归　牛膝　麦冬各三钱　北五味三分　肉桂一钱

【用法】水煎服。

【主治】脾气困乏，三伏之时，悠悠忽忽，懒用饮馔，气力全无，少贪美味，腹中闷胀，少遇风凉，大便作泻。

解悬汤

【来源】《辨证录》卷十三。

【组成】人参二两　当归四两　川芎二两　荆芥三钱　益母草三两　麦冬一两　炮姜一钱

【用法】水煎服。四剂而乳头收，再四剂痊愈。

【功用】急救胃气而补血。

【主治】妇人产后，亡血过多，胃中空虚，胃血干燥，两乳细小，下垂过小腹，痛甚。

【方论】此方人参生胃气于无何有之乡，当归、川芎于乘危至急之地；用荆芥、益母草分解各脏腑，以归其经络；用麦冬、炮姜者，因阳明胃火之燥，未免火动而炎烧，产后不便大用寒凉，故用麦冬微凉之品，稍解其火势之烈也。

白术膏

【来源】《冯氏锦囊·杂症》卷五。

【组成】白术十斤（取于潜出者，先煮粥汤待冷，浸一宿，刮去皮，净，切片，用山黄土蒸之，晒干，再以米粉蒸之，晒干）

【用法】上用水百碗，柴火煎至三十碗，加白蜜二斤，熬成膏。每服一酒杯，淡姜汤点服。

【功用】补脾健胃，和中进食。

【方论】太阴主生化之源，其性喜燥，其味喜甘，其气喜温，白术备此三者，故为中宫要药。配以白蜜，和其燥也，且甘味重则归脾速。陶氏颂云：百邪外御，六腑内充，味重金浆，芳踰玉液，岂无故而得此隆誉哉？

九味资生丸

【来源】《张氏医通》卷十六。

【别名】资生丸（《霍乱论》卷下）。

【组成】人参　白术各三两　茯苓一两半　炙甘草半两　橘红　楂肉　真神曲各二两　川黄连　白豆蔻各三钱半

【用法】炼蜜为丸服。

【功用】健脾开胃，消食止泻，调和脏腑，滋养营卫。

【主治】老人食难克运。

厚朴汤

【来源】《张氏医通》卷十六。

【组成】平胃散去苍术，加茯苓、干姜

【主治】脾胃虚寒作胀，腹中时痛时止。

六君子汤

【来源】《嵩崖尊生全书》卷八。

【组成】人参　白术　茯苓　半夏　陈皮　炙草　神曲　山楂　麦芽

【主治】脾弱。方食已即困欲卧。

补气汤

【来源】《嵩崖尊生全书》卷九。

【组成】白术一钱半　茯苓　山楂　人参各一钱　半夏八分　陈皮八分　干葛七分　砂仁五分　炙草三分

【主治】脾弱，饮食不长肌肉。

胃病汤

【来源】《嵩崖尊生全书》卷九。

【组成】白术二钱五分　木通　酒连　炙草各七分五厘　茯苓一钱　人参一钱五分　神曲　陈皮　砂仁　山药　麦芽　山楂各一钱　肉果一钱

【用法】饼丸，日二服。

　　本方方名，据剂型当作"胃病丸"。

【主治】脾胃病。

益气健脾汤

【来源】《医学传灯》卷上。

【组成】人参　白术　白茯　甘草　陈皮　半夏　山楂　神曲　苡仁　泽泻

【主治】脾胃气虚，饮食少。

【加减】症非泄泻下痢，宜加当归；气虚甚者，加黄耆、炮姜；滞重者，加厚朴。

参燕异功煎

【来源】《重订通俗伤寒论》。

【组成】吉林参　光燕条各一钱　生于术　云苓各一钱半　广橘白六分　清炙草四分

【功用】补脾。

香砂六君丸

【来源】《重订通俗伤寒论》。

【组成】党参　于术　茯苓　制香附各二两　姜半夏　广皮　炙甘草各一两　春砂仁一两半

【用法】水泛为丸。每服二三钱。

【主治】中虚气滞，饮食不化，呕恶胀满，胃痛，腹鸣泄泻。

【实验】降血脂、抗氧化作用　《中国药房》（2008，24：1862）：实验表明：香砂六君子丸能抑制高血脂模型大鼠血清总胆固醇、三酰甘油、低密度脂蛋白、高密度脂蛋白的浓度并能提高高血脂模型大鼠血清超氧化物歧化酶（SOD）活性和降低丙二醛（MDA）的含量（$P < 0.01$），提示：香砂六君丸具有降低血脂和抗衰老作用，可为临床应用提供理论依据。

【验案】抗十二指肠溃疡复发　《辽宁中医学院学报》（2000，3：200）：将127例确诊为十二指肠溃疡且内镜下溃疡愈合为红色或白色瘢痕期的病人按接受治疗的先后分为治疗组66例和对照组61例，治疗组用香砂六君丸进行抗复发治疗，对照组继续服用雷尼替丁或法莫替丁维持治疗，疗程6个月。结果：停药后1年内，治疗组的复发率为25.6%，对照组的复发率为62.3%，两组复发率经χ^2检验，差异有非常显著性，$P < 0.01$。表明香砂六君丸具有很好的抗十二指肠溃疡复发的作用。同时发现，香砂六君丸对脾胃虚寒型的抗复发作用明显优于脾虚胃热型，$P < 0.05$，对幽门螺杆菌（HP）亦有较好的根除作用。

健脾丸

【来源】《良朋汇集》卷五。

【组成】白术　建莲肉　山药　白茯苓　山楂肉　麦芽　白芡实　神曲各等分

【用法】上为细末，炼蜜为丸。每服三钱，白滚水送下。

【功用】健脾。

和中丸

【来源】《痘疹一贯》卷六。

【组成】青皮三两　苍术二两五钱（米泔水炒）　山楂（净肉）二两　枳实二两（麸炒）　香附米二两（炒）　陈皮二两　神曲二两（炒）　厚朴二两（姜炒）　甘草四两（生）

【用法】上为细末，炼蜜为丸。大人二钱重一丸，小人一钱或五分重一丸。寒则生姜汤化下；火则灯心汤化下；常服滚白水化服。

【主治】脾胃虚弱，饮食停滞，胸膈饱闷。

中和丸

【来源】《奇方类编》卷上。

【组成】厚朴（姜汁炒）一两　白术（土炒）一两二钱　半夏（姜炒）一两　陈皮八钱　槟榔四钱五分　炙甘草二钱五分　木香二钱五分　枳实（炒）三钱五分

【用法】姜汁浸蒸饼为丸，如梧桐子大。每服七十丸，食远白汤送下。

【功用】理气消疾除湿。

【主治】久病恹恹，不能饮食，大便或秘或溏，由胃虚所致者。

理中汤

【来源】《医学心悟》卷六。

【组成】人参二钱　黑姜一钱五分　甘草（炙）二钱　白术（陈土炒）三钱　附子（姜汁、甘草水制）一钱

【用法】加大枣三个（去核），水煎服。

【功用】温补中气，挽回元阳。

白芍汤

【来源】《麻科活人全书》卷四。

【组成】白芍药　炙甘草　莲肉　山药　扁豆　龙眼肉　青黛　麦冬

【用法】合三四剂，水煎服。

【功用】调脾胃，平肝木。

【主治】麻后元气不复，脾胃虚弱，羸瘦，身无潮热者。

防饥救生四果丹

【来源】《惠直堂经验方》卷四。

【组成】栗子（去壳）　红枣（去皮核）　胡桃（去壳皮）　柿饼（去蒂）各等分

【用法】入甑蒸二时，取出。石臼中杵捣，不辨形色，捻为厚饼，晒干收贮，冬月吉日焚香修合。凡饥者与食一饼，茶汤任嚼服，腹中气足自饱，一饼可耐五日，再服不限日数。

【功用】补肾水，健脾土，润肺金，清肝木，而心火自平也。

中和理阴汤

【来源】《不居集》上集卷十。

【组成】人参一钱　燕窝五钱　山药　扁豆各一钱　莲肉二钱　老米三钱

【主治】中气虚弱，脾胃大亏，饮食短少，痰嗽失血，泄泻腹胀，不任耆、术、归、地者。

【加减】凡肺有火者，以沙参易人参，或二者并用；阴虚火泛者，加海参三五钱；痰多者，加橘红、半夏曲五七分；泄泻者，加脐带；嗽不止者，加枇杷叶、款冬花各八分；失血者，加丹参、荷叶各一钱；热盛者，加丹皮、地骨皮；汗多者，加桑叶、荷叶各一钱。

【方论】宏格曰：万物皆生于土，脾胃者，后天之根本，人之所赖以生者也。脾胃一亏，则气血不行，五脏六腑无所禀受，而生机渐微矣。古方救脾胃，多用耆术归地甘温益胃之剂，然以补胃阳则有余，若以补脾阴则不足，盖虚劳而至于脾胃亏弱，虽有参、耆、桂、附、归、地等药，亦难为力矣。于是以人参大补五脏之阳而不燥；以燕窝大补脾胃之阴而不滋；佐以山药、扁豆健脾；加以莲肉、老米养胃，以致中土安和，万物并育而不相害也。

【验案】小儿厌食证《成都中医药大学学报》（1994，1：31）：唐氏用本方加减：太子参、炒白术、山药、莲米、生谷芽、麦冬、扁豆、炙甘草、木瓜、苦荞头、槟榔、浮小麦，口渴甚者加炒枳壳、白芍；苔厚腻，阴虚挟湿者加白蔻仁、苡仁。治疗小儿厌食证50例。结果全部有效，其中痊愈者45例，好转5例。

仙传神秘药肚子

【来源】《不居集》下集卷一。

【组成】雄猪肚一个（不见水，酒洗净） 白马骨一根（粗大者，不见水洗，以布拭净，木槌敲碎，装入肚内令满，密缝）

【用法】以淡砂锅盛之，酒三碗，水五碗，置大锅内，隔水煮之，罐口用厚绵纸三层封固，于纸上置粒米一撮，米烂肚亦熟矣。令病人坐于傍，以闻其香气，若病人欲思食，除肚内药，以铜刀切碎，乘热带汤与食之，不喜食汤，听其所好，或一二次食完亦可。将白马骨悄悄埋土内，勿令人知之，埋后病人即思睡，任其自然。半年者食半个即愈，一年者食一个，二三年照数食之，倘半年喜食一个者，听其所爱，不必执泥。病人醒时要大便，解下如泥非泥，似血非血，秽恶异常，当以深坑埋之，勿令人感此恶毒。

【功用】养胃清热，补虚透骨祛风。

【主治】脾胃不足。

人参开胃汤

【来源】《医略六书》卷十九。

【组成】人参五分 白术一钱半（炒） 丁香一钱 藿香二钱 神曲二钱（炒） 麦芽二钱（炒） 茯苓一钱半 陈皮一钱半 甘草五分

【用法】水煎，去滓温服。

【主治】脾胃虚衰，停食不化，脉细涩滞者。

【方论】脾胃虚衰，寒邪内滞而不能运化，故易于停食焉。人参扶元补胃气，白术燥湿健脾元，丁香温中散滞，藿香开胃辟寒，神曲消食，麦芽化滞，陈皮利气和中，炙草缓中益胃，茯苓渗湿和脾，生姜散寒开胃也。水煎温服，使胃暖寒消，则中气自健，而停食无不化，何脾胃虚衰之足虑哉。此补中消食之剂，为脾胃虚衰停食之专方。

椒术养脾丸

【来源】《医略六书》卷十九。

【组成】人参一两半 白术二两（炒） 炙草五钱 苍术一两（炒） 川椒二两（炒） 木香一两 茯苓三两 砂仁一两（炒） 干姜一两（炒）

【用法】上为末，米糊为丸。每服三钱，米饮煎化，温下。

【功用】益脾养胃，补火温中。

【主治】胃虚寒湿，腹痛泄泻，脉沉者。

【方论】脾虚胃弱，寒湿内滞而不能健运，故腹痛不止，泄泻不已焉。川椒补火温中，白术健脾燥湿，人参扶元补胃气，苍术燥湿强脾土，干姜暖胃祛寒，茯苓和脾渗湿，木香调气化，砂仁醒脾胃，炙草缓中益胃也。丸以米粥，下以米饮，总取益脾养胃之功，洵为补火温中之剂。

理中汤

【来源】《种痘新书》卷四。

【组成】人参 白术 黄耆 附子 炮姜 炙草 茯苓

【主治】痘疮脏寒不能发毒，而腹胀，二便清利，手足冷，痘淡白，脉微缓者。

开胃进食汤

【来源】《医宗金鉴》卷四十。

【组成】六君子汤加丁香 木香 藿香 莲子 厚朴 缩砂 麦芽 神曲

【功用】开胃进食。

【主治】不思饮食，少食不能消化，脾胃两虚之证。

【验案】小儿厌食 《中医研究》（1997，5∶26）：用本方加减治疗小儿厌食80例，结果：痊愈72例，好转7例，无效1例。总有效率为98.7%。

升提汤

【来源】《脉症正宗》卷一。

【组成】人参八分 黄耆一钱 白术一钱 山药八分 柴胡四分 升麻四分 桔梗八分 吴萸八分

【主治】气虚下陷。

补脾胃汤

【来源】《脉症正宗》卷一。

【组成】人参八分 黄耆一钱 白术一钱 苍术八

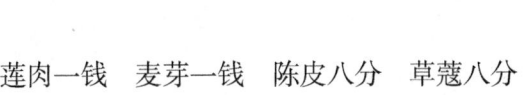

分　莲肉一钱　麦芽一钱　陈皮八分　草蔻八分
【用法】水煎服。
【功用】补脾胃。

养胃汤

【来源】《脉症正宗》卷一。
【组成】黄耆二钱　白术一钱　茯苓八分　甘草五分　砂仁五分　陈皮八分　神曲一钱　草蔻八分
【用法】水煎服。
【功用】养胃。

温中汤

【来源】《脉症正宗》卷一。
【组成】干姜八分　吴萸八分　厚朴一钱　半夏八分　白术一钱　苍术一钱　黄耆一钱　青皮一钱
【用法】水煎服。
【功用】温中。

集成肥儿丸

【来源】《幼幼集成》卷四。
【别名】百选肥儿丸（《春脚集》卷四）。
【组成】建莲肉二两四钱（去心皮，炒）　西砂仁六钱（炒）　漂白术一两（土炒）　人参一钱（焙，切）　京楂肉（炒）　杭白芍（酒炒）　广陈皮（去筋，酒炒）　法半夏各四钱（炒）　白茯苓一两（乳汁蒸晒）　正雅连二钱（姜制）　苡仁（炒）　六神曲各六钱（炒）　炙甘草二钱
【用法】上为细末，炼蜜为丸，弹子大。每服一丸，早、午、晚米饮化下。
【主治】小儿脾胃虚弱，饮食不消，肌肤瘦削。

固本健脾丸

【来源】《活人方》卷二。
【组成】白术四两　陈皮二两　茯苓二两　陈冬米二两　神曲一两　麦芽粉一两　肉蔻五钱　砂仁五钱　木香五钱
【用法】水叠丸。每服三钱，早空心午后白滚汤吞服。

【功用】温补脾元，和中醒胃，进食止泄，推陈致新。
【主治】脾胃虚弱，嗳腐，痞满不舒，膨胀，迫滞而泻。

香砂健脾丸

【来源】《活人方》卷二。
【组成】白术四两　陈皮二两　茯苓二两　陈冬米二两　神曲一两　麦芽粉一两　肉蔻五钱　砂仁五钱　木香五钱　香附九两
【用法】水泛为丸。每次二三钱，食前生姜汤吞服。
【主治】不思饮食，即食而不消，倒饱嗳气，吞酸呕恶，肠鸣泄泻，面黄肌瘦，四肢浮肿。

香砂万安丸

【来源】《活人方》卷四。
【组成】香附（醋炒）八两　蓬术（醋炒）四两　山楂四两　广藿香叶四两　甘松二两　益智仁（盐焙）二两　厚朴（姜炒）二两　甘草二两　丁皮一两　木香一两　砂仁（炒）一两　干姜一两
【用法】水泛为丸。每服二钱，早晨空心生姜汤吞下。
【功用】调和脾胃，温散虚寒。
【主治】脾胃虚寒，不易消谷，而胃脘痞满，恶心欲吐，肠腹冷痛不和，大便滑泄不止，肠鸣如雷，隐痛无时。

木香豆蔻丸

【来源】《活人方》卷五。
【组成】白蔻仁三两（另末）　良姜八钱　青皮五钱　官桂五钱　丁香五钱　檀香五钱　藿香五钱　三棱五钱　蓬术五钱　山奈五钱　甘草四钱（炙黄）　陈皮二两五钱　山楂二两五钱　香附二两五钱（姜制）　甘松五钱　木香五钱
【用法】自良姜至甘松，共为细末；另以豆蔻末为母，水叠丸。每服二三钱，午前后姜汤吞下。
【主治】脾胃久弱，中气虚寒，则寒痰冷饮壅滞胸中，以致痞结不舒，快快欲呕，及吞酸倒饱，嗳

腐，不思饮食。

疳积，食积停滞。

香砂健脾丸

【来源】《活人方》卷五。

【组成】白术四两（炒黄） 陈皮二两 香附二两（姜制） 陈黄米二合（炒） 神曲一两（炒） 麦芽粉一两 木香五钱 砂仁五钱（炒）

【用法】荷叶汤为丸。每服二三钱，空心白滚汤送下。

【主治】脾胃虚寒，不能营运，湿痰食积滥留，致饮食不思而难进，虽进而难消，呕恶吞酸，倒饱嗳腐，肠鸣泄泻，浮黄肿胀，及中气不和，三脘痞闷不舒，肢体消瘦无力者。

加味八仙膏

【来源】《仙拈集》卷三。

【组成】人参一两 山药 茯苓 芡实 莲肉各六两 糯米三升 粳米七升 冰糖 白蜜各一斤

【用法】将人参等五味各为细末，又将糯、粳米亦为粉，与药末和匀，将白糖和蜜汤中炖化，随将粉药乘热和匀，摊铺笼内，切成条糕，蒸熟，火上烘干，瓷器密贮。每日清早用白滚汤泡用数条，或干用亦可。

【功用】培养脾胃，壮助元阳。

【主治】脾胃虚弱，精神短少，饮食无味，食不作饥，及平常无病，久病若脾虚食少呕泻者，尤妙。

锅焦丸

【来源】《仙拈集》卷三。

【别名】锅宜丸（《中国医学大辞典》）。

【组成】锅焦（炒黄）三斤 神曲 山楂 莲肉各四两 砂仁二两 鸡肫皮一两（炒）

【用法】上为细末，加白糖、米粉和匀，焙作饼。食之。

【功用】《本草纲目拾遗》：健脾消食。

【主治】

　　1.《仙拈集》：小儿脾胃病。

　　2.《文堂集验方》：黄瘦，大便不结，水泻。

　　3.《中国医学大辞典》：小儿面黄体弱，脾虚

广济丹

【来源】《仙拈集》卷四。

【组成】白术 苍术 陈皮 厚朴各三两 甘草 蒺藜 丹参各一两半

【用法】加老黄米三升淘尽，候干，炒香磨粉，为丸服。

【功用】充饥，疗疾。

四物加曲汤

【来源】《医林纂要探源》卷九。

【组成】四物汤加神曲（炒）八分 砂仁八分

【主治】麻疹愈后，脾胃虚热不能食者。

【方论】四物以养阴，而平其虚热；神曲、砂仁以化气，而复其元阳。

健脾异功丸

【来源】《疡医大全》卷二十六。

【组成】人参（去芦）一两 于白术（东壁土炒）三两 白茯苓（饭上蒸）二两 粉甘草（蜜炙）五钱 广陈皮（饭上蒸）二两 制半夏（姜汁炒）二两 六神曲（炒）一两五钱 薏苡仁（炒）二两 陈枳壳（麸炒）一两五钱 泽泻（盐水炒）一两 五谷虫（新瓦焙）二两 怀山药（炒黄）二两 谷芽（炒香）一两 菟丝饼（命火衰微始用） 鸡肫皮（新瓦焙）二两

【用法】上为细末，水为丸，如绿豆大。每服二钱，每晚白汤送下。

【主治】妇女脾胃失调，饮食不进，面目痿黄，肌肤消瘦。

甘薯粳

【来源】《本草纲目拾遗》卷八引《群芳谱》。

【组成】糯米 薯梗 白糖 芝麻

【用法】将糯米水浸五七日，以米酸为度，淘净晒干，捣成细粉。看晴天将糯米粉入生水，和作团子，如杯口大。即将薯根拭去皮，洗净沙石土，

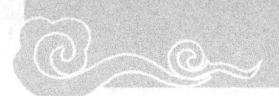

徐徐磨作浆，要极细，勿搀水。将糯团煮熟，捞入瓶中，用木杖尽力搅作糜，候热得所，大约以可入手为度。将薯浆倾入，每糯粉三斗，入薯浆一斤，搅极匀。先将干小粉筛平板上，次将糜置粉上，又著干粉，捍薄晒半干，切如骰子样，晒极干，收藏。用时慢火烧锅令热，下二合许，慢火炒，少刻渐软，渐发成圆珠子。次下白糖、芝麻，或更加香料，炒匀，候冷极浮色。每粳二升，可炒一斗。

【功用】厚肠胃，健脚力，缩痰涎，解毒活血。

生肌完肤散

【来源】《产论》。

【组成】大蒜一百钱（烧存性） 轻粉十一钱 莽草五钱（阴干，烧为灰）

【用法】以胡麻油调之，涂其疮上。

【主治】分娩阴裂者。

砂仁粥

【来源】《老老恒言》卷五。

【组成】粳米 砂仁（炒，为末）

【用法】先以粳米煮粥，待粥成后，调入砂仁细末服。

《长寿药粥谱》本方用粳米二两，砂仁末一至二钱，煮粥成，调入砂仁末，早、晚温食。

【功用】醒脾胃，通滞气，散寒饮，温肝肾。

【主治】

1.《老老恒言》：呕吐，腹中虚痛，上气咳逆，胀痞。

2.《长寿药粥谱》：脾胃虚寒性腹痛泻痢，消化不良，脘腹肿满，食欲不振，气逆呕吐。

苍术丸

【来源】《杂病源流犀烛》卷十八。

【组成】制苍术二斤 神曲一斤

【用法】炼蜜为丸。每服三十丸，米汤送下，一日三次。

【主治】腹中虚冷不能食，食辄不消，羸弱生病者。

【加减】大冷，加干姜三两；腹痛，加当归三两；羸瘦加炙甘草二两。

参姜饮

【来源】《医级》卷七。

【组成】人参 生姜

【主治】中虚胃寒，或劳极生寒热，或虚疟不已。

圣术丸

【来源】《医级》卷八。

【组成】白术一斤

【用法】上为末，米糊作丸，如梧桐子大。每服三钱，开水送下。

【主治】中虚食减，牙长出口。

曲麦补中汤

【来源】《医级》卷八。

【组成】补中益气汤加神曲 麦芽

【主治】中虚微滞，饮食减少。

苓夏补中汤

【来源】《医级》卷八。

【组成】补中益气汤加茯苓 半夏

【主治】中虚挟饮，胸膨嗳气。

太平丸酒

【来源】《寒温条辨》卷五。

【组成】糯米酒糟（晒干，炒黄色，为末）二两四钱 红曲（陈久者佳，炒黄黑，为末）二两四钱六 神曲（陈久者佳，炒黄黑色，为末）四两八钱 小麦麸（陈麦麸佳，去净面筋，晒干，炒黑色，为末）四两八钱 白僵蚕（白而直者，黄酒炒黄褐色，为末）八钱 全蝉蜕（去土，为末）四钱

【用法】上为末，水为丸。每服一两，以冷黄酒三两调蜜一两送下。隔五日，如法再服。如是三次，只十余日仍如无病一般。

【功用】开胃进食，健人生力。

【主治】温病愈后，元神未复，腰脚无力，浑身酸软者。

【加减】加枳壳、木通，治食滞饱闷。服散亦妙。

和阴益阳汤

【来源】《会约医镜》卷三。

【组成】当归二钱　白芍（酒炒）一钱半　白术二钱　茯苓一钱半　人参（少者以淮山药炒）三钱　甘草（炙）一钱　陈皮一钱　半夏一钱半　砂仁（炒，研）八分　藿香一钱　生姜（煨）一钱　大枣三个

【用法】水煎，温服。

【主治】伤寒吐下后，元气不足，以致饮食不思，腹满而呕，口吐冷涎，大便溏泄，小便不禁，六脉虚弱，四肢无力。

【加减】如四肢寒冷，加附子一钱；小腹痛喜按者，加吴茱萸六分（开水泡一次用）；泄甚者，加肉豆蔻五、七分，但当归减半，须用土炒；汗出，加蜜炒黄耆一钱半，甚者，加蜜炒麻黄根一钱半；若气下陷，亦加黄耆一钱半，升麻三分；如小便不禁，加盐炒补骨脂一钱，益智仁一钱；如心虚不宁，加枣仁（炒，研）一钱半。

理中加半夏汤

【来源】《会约医镜》卷四。

【组成】人参（少者以山药三钱炒黄代之）　白术二钱　干姜（炒）一钱　甘草（炙）一钱　生姜　半夏各一钱半

【用法】水煎服。如虚热拒格，冷服。

【主治】脾胃虚寒，吞酸，冷咽涎沫，呕吐。

【加减】如寒气内格，食入即吐，加黄芩七分以引之。若寒甚者，加附子；如呕而胸满，及食谷欲呕者，加吴茱萸一钱，汤泡一次用。

顺气化滞汤

【来源】《会约医镜》卷八。

【组成】厚朴（姜炒）一钱　陈皮　藿香　香附　乌药　砂仁（炒）各一钱二分　广香五分　白芥子（炒，研）八分　山楂　麦芽（炒）　神曲（炒）各一钱　苍术一钱

【用法】水煎，热服。

【功用】理气化食。

【主治】脾虚气滞，过食饮食，暴伤生冷，以致腹痛胀满，或呕或泻者。

【加减】感外寒者，加桂枝一钱；内寒滞痛者，加炮干姜、吴茱萸各七八分；如呕而兼痛者，加半夏一钱半，丁香四分。

加味理中汤

【来源】《会约医镜》卷九。

【组成】人参　白术各二钱或五六钱　扁豆（炒，研）二钱　陈皮一钱　干姜（炒）一二钱　甘草（炙）一钱　当归一二钱（滑泄者，上炒）　木香四分　白豆蔻（去壳炒）一钱　茯苓一二钱　白芥子（炒，研）八分

【用法】水煎，温服。

【主治】脾胃虚寒，气胀便泄，恶食恶寒等。

调补中州散

【来源】《会约医镜》卷十三。

【组成】人参（无者，以时下生北条参二三两代之）　腿白术（制）三两　茯苓二两　苡仁（炒）　山药（炒）　白扁豆（炒）　芡实（炒）各二两半　陈皮八钱　桔梗一两　元砂仁（去壳炒）七钱　干姜（炮）六钱　甘草（炙）八钱　神曲（炒）七钱　白莲肉（炒）一两　陈米（炒黄，少淬水再炒）一两半

【用法】共研细末。每服五六钱，开水调服，大小悉宜。如犹有虫者，用川椒皮、苦楝根皮煎水调服，五更时再细嚼使君子肉四枚；如腹大而胀，是有积者，加谷虫七钱，共研末服；如口无味者，姜枣煎汤调服；如大便泄者，加肉豆蔻（面包煨）一两，同研末服；如胃寒气滞作痛者，用真藿香煎水调服。

【主治】一切脾胃虚寒，饮食少思，腹胀倦怠，泄泻嗳气，及虫积下后。

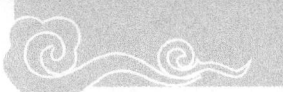

加味异功散

【来源】《疫疹一得》卷下。

【组成】人参一钱　白术一钱　茯苓一钱　陈皮一钱　山楂二钱　谷芽三钱　甘草五分　砂仁八分　生姜一片　黑枣三个

【功用】健脾养胃。

【主治】疫疹愈后，脾胃虚弱，食少不化。

白柿粥

【来源】《济众新编》卷七。

【组成】干柿不拘多少。

【用法】水浸，下筛，取汁，和糯米沿煮成粥，任食之。和蜜用亦好。

【功用】温补，厚肠胃，健脾胃，消宿食，去面干，除宿血，润声喉。

榛子粥

【来源】《济众新编》卷七。

【组成】榛子（水洗，去皮）不拘多少

【用法】用水磨，滤取汁，煮沸，以粳米作沿，量入成粥。和蜜服。长服甚佳。

【功用】益气力，宽肠胃，不食不饥，开胃健行，平脾胃，长肌肉，温中止痢，壮气除烦。

起脾汤

【来源】《慈航集》卷下。

【组成】炙黄耆二两　甜白术五钱　薏仁五钱　杜仲八钱（炒净丝）　山萸肉五钱（酒炒）　当归三钱　川牛膝二钱

【用法】木瓜二钱为引，酒、水各半，煎服。

【功用】大补气，理脾。

【主治】痢后脾气大虚，四肢酸软无力。

理阴益气煎

【来源】《慈航集》卷下。

【组成】大熟地八钱　当归三钱　炙甘草五分　云苓二钱　人参一钱　酒炒白芍三钱　附子一钱或

一钱五分　陈皮八分

【用法】水煎服。

【功用】调理元气，强壮精神。

【主治】久痢全止，气血两亏，中气不接，手足不热，神气衰弱。

养明饮

【来源】《续名家方选》。

【组成】黄柏　白芍药各一钱　人参　黄耆各七分　蔓荆子　葛根　升麻各五分　甘草二分

【用法】上锉。水煎服。

【主治】老眼、虚眼，中气不振，饮食不进者。

温中饮

【来源】《喉科紫珍集》卷上。

【组成】党参一钱五分　甘草（炒）四分　白术一钱

【用法】上加姜汁一滴，红枣二枚，水煎服。或照上方十倍量为末，姜汁糊丸，如梧桐子大。每服一钱五分，用开水送下。

【主治】中气虚热，口舌生疮，不喜饮冷，肢体倦弱，饮食少思。

健脾养胃汤

【来源】《伤科补要》卷三。

【组成】人参　白术　黄耆　归身　白芍　陈皮　小茴　山药　云苓　泽泻

【用法】河水煎服。

【功用】调理脾胃。

玉烛汤

【来源】《观聚方要补》卷一。

【组成】香附一钱半　沉香　藿香　缩砂各六分　木香　吴茱萸各四分　莪术　桂枝各九分　甘草二分

【用法】水煎服。

【功用】调胃利气。

八仙糕

【来源】《医述》卷七。

【组成】茯苓　山药　苡仁　莲子　砂仁　芡实　扁豆　谷芽

【用法】上为细末，加炒陈米一升，磨粉和入，再加洋糖，做成糕样。早、晏随食。

【功用】调理脾胃。

加减小建中汤

【来源】方出《临证指南医案》卷一，名见《医学从众录》卷一。

【组成】人参　归身（米拌炒）　桂枝木　白芍（炒焦）　南枣

【主治】胃阳虚弱，卫气不护，背微寒，肢微冷，痰多微呕，食减不甘，时作微寒微热，小便短赤，大便微溏，脉左小右虚。

归芍六君子汤

【来源】《笔花医镜》卷二。

【别名】归芍六君汤（《成方便读》卷一）。

【组成】归身　白芍各二钱　人参　白术　茯苓各一钱五分　陈皮　半夏各一钱　炙草五分

【用法】本方改为丸剂，名"归芍六君丸"（《饲鹤亭集方》）、"归芍六君子丸"（《中药成方配本》）。

【功用】《饲鹤亭集方》：补气血。

【主治】

1.《笔花医镜》：脾阴虚弱下血。

2.《古方汇精》：妊娠痢疾，服祛邪化滞煎未止者。

3.《饲鹤亭集方》：脾胃虚弱。饮食不思，膨胀腹满，呕吐痰水，气郁困倦。

4.《中药成方配本》：脾胃不健、气血两亏，咳嗽痰多，纳少神疲。

5.《成方便读》：妇人经水不调，色淡而晦，由脾虚湿盛所致。

【方论】《成方便读》：以六君子为君，加当归和其血，使瘀者去而新者得有所归；白芍通补奇经，护营敛液，有安脾御木之能，且可济半夏、陈皮之燥性耳。

五谷露

【来源】《医钞类编》卷十三。

【组成】粟米　粳米　大麦（有毛者，舂去皮）　糯米（白者）　芝麻各等分　砂仁减半

【用法】水浸，煮滚半熟捞出，入甑内蒸，取露服。

【主治】脾胃虚弱，饮食难进。

妙应丸

【来源】《医钞类编》卷十三。

【组成】白术（炒）二两四钱　陈皮（去白）一两六钱　枳实五钱　槟榔五钱　木香二钱　厚朴（姜制）二两　半夏（泡）一两　甘草（炙）四钱　人参一两

【用法】上为末，姜汁浸，蒸饼为丸服。

【主治】久病胃虚，恹恹不能食，脏腑或秘或结或溏。

养元藕粉

【来源】《良方合璧》卷上。

【组成】白莲藕粉　建莲肉（去心）　白茯苓　白蜜　白扁豆（炒）　川贝母（去心）　怀山药各等分

【用法】上为细末，用人乳拌成一块。每用一两，开水冲服。日常服之极效。

【功用】年老人健脾养胃。

理中定风汤

【来源】《喉科心法》卷下。

【组成】大熟地五钱　全当归二钱　山萸肉一钱　枸杞子二钱　炒白术三钱　炮姜炭一钱　潞党参二钱　炙甘草一钱　熟枣仁二钱（炒，研）　上肉桂一钱　破故纸二钱　炙绵耆二钱

【用法】加生姜三片，红枣三枚，胡桃二个（打碎）为引，仍用灶心土二两煮水煎药，取浓汁一杯，加附子五分煎水掺入，量儿大小分数次灌之。如法浓煎频频与服。

【功用】助气补血，却病回阳。

【主治】小儿精神已亏，气血大坏，形状狼狈，瘦

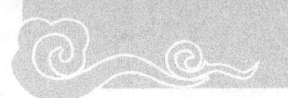

弱至极。

【加减】如咳嗽不止，加缩壳一钱，金樱子一钱；大热不退，加白芍一钱；泄泻不止，加丁香六分，只服一剂，即去附子，只用丁香七粒，隔二三日，只用附子二三分。

桂朴汤

【来源】《医醇賸义》卷四。

【组成】肉桂四分　厚朴一钱　当归二钱　茯苓二钱　白术一钱　丁香五分　砂仁一钱　白芍一钱（酒炒）广皮一钱　郁金二钱　大枣二枚　生姜三片

【主治】胃气虚寒，不能纳谷，呕吐作痛。

健脾膏

【来源】《理瀹骈文》。

【组成】白术四两　茯苓　白芍　六神曲　麦芽　香附　当归　枳实　半夏各二两　陈皮　黄连　吴萸　山楂　白蔻仁　益智　黄耆　山药　甘草各七钱　党参　广木香各五钱

【用法】麻油熬，黄丹收；贴心口、脐上。加苍术、大黄各二两，黄芩、厚朴、槟榔各一两，以雄猪肚（石上擦净）装药熬，尤良。

【功用】健脾。

脾肾双补膏

【来源】《理瀹骈文》。

【组成】苍术　熟地各一斤　五味　茯苓各半斤　干姜一两　川椒五钱（或用砂仁末亦可）

【用法】麻油熬，黄丹收。糯米炒，熨腹。

【功用】助脾运。

温胃汤

【来源】《理瀹骈文》。

【组成】附子（炮）姜厚朴　半夏　陈皮　当归　川椒各一钱

【用法】炒熨。

【主治】脾胃虚寒，腹满濡时减，吐利厥冷。

开胃醒脾丸

【来源】《梅氏验方新编》卷十八。

【组成】厚朴（去粗皮，切）一斤　生老姜（连皮切）八两

【用法】水一升，同煮干，拣去姜，将厚朴焙干。又用干姜一两、甘草五钱、水一升，再同厚朴煮干，拣去甘草，将干姜、厚朴焙燥，研为细末；另用大枣一斤、生老姜二两煮熟，拣去姜，将枣捣如泥，和厚朴末为丸，如梧桐子大。每服五十丸，清晨米饮汤送下。

【功用】补脾胃虚损，温中进食，降气化痰，去冷饮泄泻。

养荣健脾丸

【来源】《麻症集成》卷四。

【组成】洋参　归身　丹参　酒芍　柏仁　建曲　谷芽　玉竹

【主治】脾胃不足，饮食不思，血虚脾虚，肌肤瘦疲。

资生丹

【来源】《麻症集成》卷四。

【组成】洋参　扁豆　芡实　泽泻　建曲　茯苓　米仁　莲肉　橘红　谷芽　甘草

【主治】脾胃虚弱，泄泻者。

六君加味汤

【来源】《不知医必要》卷二。

【组成】党参（去芦，米炒）二钱　白术（净，炒）茯苓各一钱五分　炮姜一钱　半夏（制）一钱五分　陈皮　炙草各一钱

【用法】加生姜二片、大枣二个，水煎服。

【主治】脾胃虚弱，及过服凉药，以致饮食少思，或吞酸嗳腐，或恶心呕吐，或米谷不化者。

【加减】如有滞，加木香、砂仁。

保和汤

【来源】《医方简义》卷二。

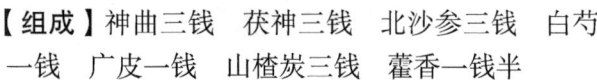

【组成】神曲三钱　茯神三钱　北沙参三钱　白芍一钱　广皮一钱　山楂炭三钱　藿香一钱半

【用法】上加荷叶一角，水煎服。

【功用】霍乱愈后调养脾胃。

养真汤

【来源】《血证论》卷七。

【组成】人参三钱　白术三钱　云苓三钱　甘草一钱半　山药三钱　莲米三钱　麦冬三钱　五味八分　黄耆三钱　白芍三钱

【用法】水煎，去头煎，只服二三煎。

【功用】养脾。

【方论】去头煎者，取燥气尽去，遂成甘淡之味，盖土本无味，无味即为淡，淡即土之正味也。此方取淡以养脾，深得其旨。

人参粥

【来源】《喉证指南》卷四。

【组成】潞党三钱　白茯苓六钱

【用法】上为末，同粳米一茶钟熬成粥。先以盐汤将口漱净，后再食粥。

【主治】脾胃虚弱，饮食短少。

新制理中散

【来源】《伏阴论》卷上。

【组成】人参　白术（生用）　茯苓　枳实各一两　干姜　陈皮　砂仁各三钱　甘草五钱

【用法】共炒焦，为细末。每服五钱，水一杯煎，日二服，夜一服。

【主治】呕利中虚，脾胃困钝，新进饮食，不能运化，与乘虚上逆之痰气相搏，故心下痞硬，按之则痛者。

【方论】中虚夹寒，脾胃困惫。方中以人参益胃，白术健脾，甘草和中补土，干姜温中散寒，又加茯苓导邪，枳实通壅。仍以理中名者，燮理中气之义也。中气旺则运化有权，不问寒凝气滞，虚逆结胸，皆可立除。兹复加砂仁、陈皮，助诸前药，温中补土，行气导痰，虽有坚积，亦当自化。

加味理中汤

【来源】《揣摩有得集》。

【组成】潞参五钱　白术三钱（土炒）　炮姜一钱　附子二钱　扁豆三钱（炒）　小半夏二钱　归身三钱（土炒）　砂仁一钱半（炒）　焦楂一钱半　木香五分（研）　粟壳一钱半（蜜炙焦）　生草八分　乌梅炭一钱　川朴五分（炒）

【用法】水煎服。

【主治】脏腑虚寒，偶得暑热痢病，误服凉下太过之药，脾胃受伤，日久不能除根，仍然腹痛痢泻者。

肥儿糕

【来源】《青囊秘传》。

【别名】茶糕。

【组成】苏叶一两　苏梗一两　霜桑叶二两　茅术（炒）三两　广湘黄（炒）五两　楂炭五两　麦芽（炒）五两　红茶叶二两　沙糖半斤或一斤

【用法】上为末，后入沙糖，制如印糕法。

【主治】小儿百病。

丁香烂饭丸

【来源】《饲鹤亭集方》。

【组成】丁香　木香各一钱　香附　益智　青皮　山棱　蓬茂各三钱　甘草二钱

【用法】蒸饼糊丸服。

【主治】脾胃虚弱，饮冷伤中，食滞不化，脘腹疼痛。

人参健脾丸

【来源】《饲鹤亭集方》。

【组成】党参　冬术　神曲　麦芽各四两　枳实六两　陈皮二两　山楂三两

【用法】上为末。水法丸服。

【功用】健补脾胃。

【主治】脾胃虚弱，食不消化，胸膈饱闷，便溏泄泻，内热体倦，伤酒吞酸，反胃呕吐。

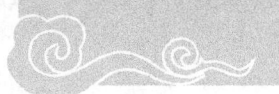

王氏玉芝丸

【来源】《饲鹤亭集方》。

【组成】猪肚一具（治净）　建莲子（去心）

【用法】猪肚内装满建莲子，水煮糜烂，收干捣和为丸，如梧桐子大。每服五十丸，淡盐汤送下。

【功用】令人肥健。

【主治】胃气薄弱。

附桂理中丸

【来源】《饲鹤亭集方》。

【别名】桂附理中丸［《全国中药成药处方集》（武汉方）]。

【组成】附子一两　肉桂五钱　人参一两　白术二两　干姜一两　炙草一两

【用法】上为末，炼蜜为丸。每服三钱，开水送下。

【主治】脾胃虚寒，痰饮内停，中焦失运，呕吐食少，腹痛便溏，脉来迟细者。

资生丸

【来源】《医学摘粹·杂证要法》卷二。

【组成】白术三两（米泔水浸，用山黄土拌，九蒸晒，去土，切片，焙干）　橘皮二两　山楂二两（蒸）　神曲二两（炒）　白茯苓一两五钱（人乳拌，饭上蒸，晒干）　人参三两（人乳浸透，饭锅上蒸透）　白豆蔻五钱（微炒）　扁豆一两（炒）　莲肉一两（去心，炒）　山药一两半（炒）　芡实一两半（炒）　薏苡仁二两（炒）

【用法】上为末，炼蜜为丸，每服二钱，细嚼，淡盐汤送下。

【主治】胃有虚热，不能食，常觉饱闷，面黄赤，身常恶热，大便燥结。

参术健脾丸

【来源】《成方便读》卷三引东垣方。

【组成】人参二两　陈皮一两　白术（土炒）二两　麦芽（炒）一两　山楂一两五钱　枳实三两

【用法】神曲糊为丸。米饮送下。

【主治】脾虚饮食不消。

【方论】夫脾胃之虚，其来也渐，固为病之本。而食积停滞，其来也骤，则为病之标。治病当明标本缓急，急则治其标，故方中虽消补并行，而仍以治标为急。故君以枳实之苦寒，破气行血，消食消痰，为磨积之主药。而后以参、术驾驭之，不使其过而伤正。且枳实得参、术之力，而用益彰，参、术得枳实，则补而不滞，两者互相为用。然毕竟因食积起见，故又以麦芽之化谷，山楂之化肉，而赞助之。脾虚停积，则气不行，故以陈皮理之；用神曲糊丸者，助其蒸化，米饮下者，藉谷气以和脾胃耳。

夏陈六君汤

【来源】《镐京直指医方》。

【组成】西潞党三钱　江西术二钱（炒）　白茯苓三钱　仙半夏二钱　橘红八分　炙甘草四分　怀山药三钱　炒枣仁三钱　生苡仁六钱　老姜二片（去皮）大枣三个（擘）

【主治】劳倦伤中，脾虚咳嗽，饮食不强，痰薄易出。

益脾饼

【来源】《医学衷中参西录》上册。

【组成】白术四两　干姜二两　鸡内金二两　熟枣肉半斤

【用法】上药四味，白术、鸡内金皆用生者，每味各自轧细焙熟，再将干姜轧细，共和枣肉，同捣如泥，作小饼，木炭上炙干。空心时当点心细嚼咽下。

【主治】脾胃湿寒，饮食减少，长作泄泻，完谷不化。

肥儿膏

【来源】《人己良方》。

【组成】莲肉　风栗　白茯苓　淮山药　白术（去芦）　麦芽　黄精　茱萸肉　天冬　黑枣　福橘　京柿各四两（小儿用各一两）

【用法】捶烂作饼，蒸熟成膏；大人加熟肥肉同

蒸饼。

【功用】健脾胃，进饮食。

橘饼扶脾丸

【来源】《丁甘仁家传珍方选》。

【组成】陈皮　焦白术　淮山药　芡实各一两　焦山楂五钱

【用法】上为末，如饼样。陈米汤送下。

【功用】扶脾。

大建脾汤

【来源】《治痢捷要新书》。

【组成】人参　茯苓　白术各二钱　枳实　当归　山楂　谷芽各一钱半　陈皮　豆蔻各一钱　青皮　木香　姜连各七分

【用法】加生姜、大枣，水煎服；加十倍荷叶，粥为丸亦可。

【功用】健脾胃，滋谷气，除湿热，宽胸膈，去膨胀。

大透肌散

【来源】《中国医学大辞典·补遗》引《石氏秘传》。

【组成】人参　芍药　川芎　甘草　茯苓　白术　木通　陈皮　黄耆　糯米各等分

【用法】上为粗末。每服四钱，清水煎服。

【功用】健脾胃。

肥儿八珍糕

【来源】《中国医学大辞典》。

【别名】八珍糕（《北京市中药成方选集》）。

【组成】潞党参三两　白术二两　陈皮一两五钱　茯苓　淮山药　建莲肉　薏苡仁　扁豆　芡实各六两　糯米　粳米各五升

【用法】上为细末，用白糖十两和匀，印糕。常常服之。大人脾胃虚弱者亦可服。

【功用】久服健脾开胃，进食生肌，令人气血充足。

【主治】小儿脾胃薄弱，饮食不化，形瘦色痿，腹膨便溏。

炒米汤

【来源】《中国医学大辞典》。

【组成】粳米

【用法】炒焦，作汤。

【功用】除湿，益胃，止烦渴。

养胃健脾丸

【来源】《中国医学大辞典》。

【组成】人参　神曲（炒焦）　白术　山楂肉（炒焦）　莲肉　茯苓各二两　陈皮　甘草（炙）　法半夏　麦芽（炒焦）　枳实　广木香　泽泻各一两　豆蔻五钱

【用法】上为细末，水泛为丸，如梧桐子大。每服三钱，熟汤送下。

【主治】脾胃虚弱，饮食恶心，胸膈饱闷，食不消化，大便泄泻，四肢无力，饮食不甘。多酒伤脾，或作呕吐吞酸，口舌苦干，一切脾胃等证。

三香丸

【来源】《外科十三方考》。

【组成】丁香二钱　木香三钱　小茴七钱　砂仁五钱　紫苏七钱　黄芩一钱　茯苓三钱　猪苓一钱　白术三钱　陈皮三钱　干姜一钱　泽泻一钱　香附二钱　木通一钱　草果五个　花粉三钱

【用法】上为细末，面糊为丸，如绿豆大。每服三钱，空心姜汤送下。

【主治】一切冷痰危症；或病人体质虚弱，胃纳为旺，服中九丸后发生恶心、呕吐、头眩、腹痛、泄泻者。

八珍粉

【来源】《北京市中药成方选集》。

【组成】莲子肉三百二十两　生白术四十两　茯苓六十四两　芡实一百六十两　山药一百六十两　苡米一百六十两　扁豆六十四两　党参（去芦）四十两

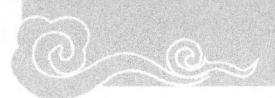

【用法】上为细末，用白米面一千六百两，兑以上细料面六十四两，蒸熟晾干后，再研为细粉，兑白糖六百四十两，混匀，每包重一两六钱。每服五钱，日服二次，开水调服。小儿服用可以代乳。

【功用】培养脾胃，益气健中。

【主治】脾胃虚弱，消化不良，饮食减少，面黄体倦。

参贝陈皮

【来源】《北京市中药成方选集》。

【组成】党参（去芦）二十两　甘草二十两　知母二十两　贝母二十两　桔梗十二两

【用法】熬汤煮陈皮（或切方块）六百四十两，再入参贝陈皮细料面 [人参（去芦）六十四两，川贝母六十四两，以上二味，共研为细粉，过罗] 一百二十八两拌匀即成。随时用一块口中噙化，徐徐咽下。

【功用】开胃健脾，止嗽除痰。

【主治】脾胃虚热，不思饮食，咳嗽痰盛，气道阻结。

经验健脾丸

【来源】《北京市中药成方选集》。

【组成】党参（去芦）四十两　青皮（炒）四十两　白术（炒）八十两　山楂四十两　茯苓八十两　石斛四十两　橘皮四十两　香附（炙）四十两　山药八十两　神曲（炒）四十两　半夏曲（炒）四十两　甘草四十两　枳实（炒）四十两　麦芽（炒）四十两

【用法】上为细末，过罗，用冷开水泛为小丸。每服二至三钱，温开水送下，一日二次。

【功用】益气健脾，和胃消食。

【主治】脾胃虚弱，饮食不化，中气不足，面黄肌瘦。

党参膏

【来源】《北京市中药成方选集》。

【组成】党参（去芦）四百八十两　黄耆三百二十两　升麻四十两　桂圆肉八十两　生地一百六十

两　熟地一百六十两　当归一百六十两　紫河车十具

【用法】上药酌予切碎，水煎三次，分次过滤，去滓，滤液合并，用文火煎熬，浓缩至膏状，以不渗纸为度，每一两膏汁兑炼蜜一两成膏，装瓶，重二两。每服三至五钱，开水冲服，每日二次。

【功用】大补气血，健脾养胃。

【主治】气血亏虚，脾胃虚弱，肢体痿软，精神疲倦。

益气养元丸

【来源】《北京市中药成方选集》。

【组成】黄耆十两　白术（麸炒）十五两　升麻五两　柴胡五两　山药五两　党参（去芦）十两　当归十两　甘草五两　橘皮十两　人参（去芦）二两五钱

【用法】上为细末，炼蜜为丸，重三钱。每服一丸，温开水送下，一日二次。

【功用】培养元气，健脾和胃。

【主治】元气亏损，脾胃虚弱，身体疲倦，精神不振。

脾胃统系丸

【来源】《北京市中药成方选集》。

【组成】白术（炒）一两　豆蔻五钱　薏米（炒）一两　山楂八钱　扁豆一两　木香三钱　枳壳（炒）一两　川楝子五钱　橘皮一两　麦芽（炒）六钱　茯苓一两　山药六钱　砂仁五钱　半夏曲五钱　柠檬一两（以上十五味，计十八两四钱。煎膏再兑苏打三钱，薄荷冰五分）

【用法】上为细末，用膏汁泛为水丸，每十六两用滑石细粉四两为衣，闯亮。每服二钱，温开水送下，一日二次。

【功用】和脾胃，助消化。

【主治】脾胃虚弱，嘈杂倒饱，胃脘堵痛，饮食难消。

醒脾丸

【来源】《北京市中药成方选集》。

【组成】人参（去芦）二两五钱 藿香二两五钱 干姜一两 白附子（炙）一两 天麻二两五钱 九菖蒲二两五钱 橘红二两五钱 莲子肉五两 茯苓五两 木香一两二钱五分 甘草（炙）二两

【用法】上为细末，过罗，用冷开水泛为小丸，每服五分，温开水送下，一日二次。周岁以内小儿酌减。

【功用】健脾养胃，补气调中。

【主治】小儿脾胃虚弱，消化不良，面黄肌瘦，精神不振。

丁蔻理中丸

【来源】《全国中药成药处方集》（南昌方）。

【组成】党参 焦术 炙甘草 干姜各三两 白豆蔻 公丁香各一两

【用法】上为细末，水泛为丸，如绿豆大。每服二至三钱，开水送下，每日二次。

【主治】脾胃虚寒，胸膈满闷，腹胁胀痛。

【宜忌】勿食生冷、油腻食品。

开胃健脾丸

【来源】《全国中药成药处方集》（昆明方）。

【组成】党参 茯苓各六两 广陈皮三两 法夏四两 白术八两 砂仁二两 广木香六钱 甘草 建莲各四两 大枣六两 干姜二两 桔梗三两 淮毛条五两

【用法】上为末，炼蜜为丸。每服一丸（水丸每服二钱半），幼童减半，用开水送下，早晚各服一次。

【主治】脾胃虚弱，食欲不振。

【宜忌】感冒忌服。

开胃健脾丸

【来源】《全国中药成药处方集》（重庆方）。

【组成】粉沙参三两 青皮 甘草各二两 茯苓 泽泻各三两 枳实二两 法夏 广木香 白术各三两 砂仁二两 神曲四两 炮干姜五钱 猪苓三两 草蔻仁 麦芽 橘皮各二两

【用法】上为细末，炼蜜为丸。每服三至四钱。

【主治】脾胃虚弱，饮食不思，食物无味，胸满腹胀，呕吐恶心，食后返胀，泄痢不止。

止泻胃苓丸

【来源】《全国中药成药处方集》（抚顺方）。

【组成】桂楠 赤苓各二两 白术四两 苍术 陈皮各二两 炙草四两 泽泻 猪苓 川朴各二两 木通四两

【用法】上为细末，水泛小丸。每服二钱，姜水送下，一日二次。

【功用】和胃健脾，利湿止泻。

【主治】气滞寒郁，反胃呕吐，脾虚胃弱，腹痛泄泻，膨胀水泻，小便不利，久泻不止，精神不振，湿浸中焦，四肢浮肿。

【宜忌】孕妇忌服。

六和茶

【来源】《全国中药成药处方集》（福州方）。

【组成】藿香一两五钱 川朴一两 杏仁一两五钱 半夏二两 木瓜一两五钱 赤苓二两 苍术一两五钱 人参一两 扁豆二两 甘草二钱 茶叶四两 砂仁五钱

【用法】上为细末。加生姜、大枣，水煎服。

【功用】调和六气。

肥儿糕

【来源】《全国中药成药处方集》（沈阳方）。

【组成】白茯苓（去皮） 怀山药 芡实仁 莲肉（去心皮）各四两（共为细面） 陈仓米半升 糯米半升 白沙糖一斤半

【用法】先将药面盛麻布袋，放入甑内蒸极熟；取出，再入白糖同搅极匀，掺作一块用小木印，印作饼子，晒干收用。随意服用。

【功用】养元气，健胃肠，进饮食。

【主治】腹胀泄泻，虚劳赢怯。

柴芍六君丸

【来源】《全国中药成药处方集》（福州方）。

【组成】香砂六君丸加柴胡、白芍各一两五钱

【主治】脾胃虚寒，饮食少进，水谷不化，呕吐吞酸，便溏泄泻，肚腹疼痛。

党参膏

【来源】《全国中药成药处方集》（上海方）。

【组成】党参九百六十两

【用法】将党参煎汁三次榨净，将各次所煎药汁澄清过滤，蒸发成浓汁，加冰糖二十斤收膏。每次一羹匙，开水化服。

【主治】体倦气怯，食少便溏。

健脾粉

【来源】《全国中药成药处方集》（武汉方）。

【组成】党参一两半 陈曲 砂仁 陈皮 麦芽各一两 炒白术二两半 木香（研） 黄连（酒炒） 甘草各七钱半 白茯苓二两 山楂 山药 肉豆蔻（面裹煨，去油）各一两

【用法】混合碾细，成净粉85%～90%即得。每服三钱，空服时米汤调下。

【主治】脾虚不食，面黄肌瘦，积滞胀满，腹泻腹痛。

健脾膏

【来源】《全国中药成药处方集》（南昌方）。

【组成】党参三两 淮山药 芡实 云苓 扁豆 莲子各六两 广陈皮一两五钱 使君子六两 糯米三升 粳米七升 苡米六两 白术二两

【用法】各药微炒香，为细末，另将糯米、粳米各蒸熟晒干后炒爆，磨成细粉，与各药和匀，加白糖十五斤（如嫌糖量重，可酌减，以适量为准），用模印成块，烘干。小儿视年龄适量服之；营养不良者，可常服。

【主治】胃胸虚弱，消化不良，食少体倦，发育不良，易患吐泻。

健脾肥儿丸

【来源】《全国中药成药处方集》（大同方）。

【组成】人参二两 于术一两五钱 云苓一两 炙草五钱 广皮一两 薏仁二两 建莲五钱 扁豆一两 山药一两五钱 山楂十两 神曲 麦芽各二两 泽泻三钱 芡实一两 藿香三钱 桔梗三钱 炮姜二钱 糯米四两 白糖十两

【用法】上为细末，炼蜜为丸，每丸二钱重。每服一丸，早、晚开水送下。

【主治】消化不良，脾胃虚弱。

健脾资生丸

【来源】《全国中药成药处方集》（杭州方）。

【组成】潞党参三两 炒白扁豆一两五钱 豆蔻仁八钱 川黄连（姜汁炒）四钱 炒冬术三两 莲子肉 六神曲 白茯苓 广橘红各二两 山楂肉（蒸） 炙甘草 芡实各一两五钱 广藿香一两 炒麦芽 怀山药各二两 春砂仁一两五钱 桔梗一两 炒薏仁米一两五钱

【用法】上为细末，炼蜜为丸，或水为丸。每服二至三钱，米饮汤或开水送下；妇人淡姜汤送下。

【功用】健脾开胃，消食止泻，调和脏腑，滋养营卫。

【主治】胃脾虚弱，食不运化，胸脘饱满，面黄肌瘦，大便溏泄，以及妇人妊娠呕吐，小儿疳积，神疲便溏。

健脾增力丹

【来源】《全国中药成药处方集》（大同方）。

【组成】陈皮 厚朴 苍术 神曲 麦芽 山楂各一斤 甘草 黑豆各半斤

【用法】上为细末，炼蜜为丸。每服三钱。

【功用】健脾开胃，利湿和中。

理气健脾丸

【来源】《全国中药成药处方集》（大同方）。

【组成】炒白术六两 陈皮二两 半夏 茯苓各三两 当归六两 枳壳 白芍各一两五钱 山楂一两 香附二两 神曲二两五钱 炙草二两 广木香五钱 山药三两 莲肉一两 黄连五钱

【用法】上为细末，炼蜜为丸。每服三钱，开水

脾系病

613

送下。

【功用】舒气健脾。

婴儿健脾散

【来源】《全国中药成药处方集》（大同方）。

【组成】莲肉五两　人参五两　茯苓五两　薏米五两　炙草五两　白术三两七钱　扁豆三两七钱　砂仁一两五钱　山药三两七钱　陈皮五两

【用法】上为细末，每袋二钱装。每服半钱，米汤或生姜水送下。

【主治】脾胃虚弱，饮食不进，肌体瘦弱。

混元丹

【来源】《全国中药成药处方集》（天津方）。

【组成】紫河车二钱　白梅花　香附（醋制）桔梗各一两　滑石二两　人参（去芦）生黄耆各二钱　生山药三钱五分　茯苓（去皮）三钱　神曲（麸炒）三钱　远志肉（甘草水制）三钱五分

【用法】上为细粉，兑入朱砂面一两，麝香一分，共研细和匀，炼蜜为丸，每丸一钱重，蜡皮或蜡纸封固。一至二岁每次服一丸，周岁以内酌减，白开水化服。

【功用】滋补健胃强脾。

【主治】小儿身体衰弱，心悸气短，食欲不振，消化无力，腹胀泄泻。

紫蔻丸

【来源】《全国中药成药处方集》（抚顺方）。

【组成】红人参二两　陈皮五钱　云苓一两　丁香三钱　焦术一两五钱　紫蔻　本色沉香各五钱　焦楂三两　莱菔子　草蔻各一两　广木香五两　香附二两　藿香五钱　槟片一两　广砂仁五钱　神曲　麦芽　枳壳各一两　甘草五钱　官桂三钱　良姜五钱　青皮一两

【用法】上为细面，炼蜜为丸，二钱重，蜡皮封。每服一丸，每日早、晚用姜汤送下。

【功用】健胃助消化。

【主治】胃弱，食欲不振，食后闷满，嗳气不舒，颜面黄瘦，或暴饮暴食，呃逆脘闷，恶心呕吐，

嘈杂吞酸，消化不良，气滞胃痛。

【宜忌】孕妇忌服；忌食生冷、硬物。

福幼理中丸

【来源】《全国中药成药处方集》（天津方）。

【组成】人参（去芦）二两　炒枣仁　枸杞子各一两　熟地二两　干姜　白术（麸炒）　生黄耆各一两　当归　山萸肉（酒制）各五钱　故纸（盐炒）一两　核桃仁五钱　生白芍一两　肉桂（去粗皮）五钱

【用法】上为细粉，炼蜜为丸，一钱重。每斤丸药用朱砂面三钱上衣，蜡皮或蜡纸筒封固。每次服一丸，周岁以内酌减，白开水化服。

【功用】扶气健脾，温中祛寒。

【主治】脾虚气弱，呕吐久泄，面色萎黄，身体消瘦，精神不振，食欲缺乏。

【宜忌】忌食寒凉、生冷、油腻。积滞吐泻忌用。

霞天曲

【来源】《全国中药成药处方集》（福州方）。

【组成】法半夏（为末）　黄牛肉汁

【用法】炼为曲，入草庵七日，待生黄衣，悬挂通风处，陈久者佳。

【功用】消痰饮，健脾胃。

【主治】沉疴固疾。

肥儿糖浆

【来源】《中药制剂手册》引武汉市健民制药厂。

【组成】山药十一两一钱　芡实十一两一钱　莲子十一两一钱　党参十一两一钱　苡米（炒）十一两一钱　扁豆（炒）十一两一钱　山楂十一两一钱　白术（焦）五两五钱　麦芽（焦）八两四钱　茯苓八两四钱　白糖二千六百七十二两　苯甲酸钠九两六钱　蛋白干一两三钱

【用法】将山药至茯苓十味共轧成Ⅰ号粗末；取山药等粗末用煮提法提取二次，加热浓缩至约5000毫升，放冷；再加入一倍量95%乙醇，滤除沉淀，回收乙醇，浓缩至约3000毫升；另取白糖与适量清水置锅内加热溶化，并将蛋白干用水溶解，过

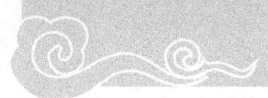

滤，浓缩至约 97000 毫升，与前药液混合，灌瓶，每瓶 100 毫升。二至四岁每服 10 毫升（约一汤匙），日服三次，开水冲服。

【功用】健脾胃，补虚弱。

【主治】小儿由脾胃虚弱引起的食欲不振，消化不良，面黄肌瘦，精神困倦。

肠功能恢复汤

【来源】《新急腹症学》。

【组成】党参　白术　桃仁各三钱　赤芍　枳壳　厚朴　木香各三钱　火麻仁一两　大黄五钱（后下）

【用法】浓煎成 50～100 毫升，手术后第一天开始服药，少量多次分服，每日一剂。

【主治】急腹症手术后，病人一般情况良好，脱水、电解质紊乱及低蛋白血症不显著，手术操作顺利，腹腔污染较轻而不使用胃肠减压、不禁止饮食者。

加减扶元和中膏

【来源】《慈禧光绪医方选议》。

【组成】党参一两五钱　于术一两（土炒）　茯苓一两（研）　砂仁四钱　归身一两（土炒）　续断一两（酒炒）　香附六钱（炙）　生耆一两　谷芽一两（炒）　鸡内金一两（焙）　半夏八钱（姜炙）　佩兰草四钱　生姜八钱　大熟地六钱（炒）　红枣肉二十枚

【用法】共以水熬透，去滓，再熬浓，兑冰糖为膏。每服三钱，白水冲服。

【功用】补脾肾。

【主治】久病脾虚，胸闷干哕，倒饱嘈杂，食少不消，并有肾虚者。

加减健脾阳和膏

【来源】《慈禧光绪医方选议》。

【组成】党参二两　于术一两五钱（炒）　茯苓二两（研）　枇杷叶二两（制，去毛）　陈皮一两五钱　厚朴一两五钱（姜制）　木香一两（研）　草豆蔻一两五钱（研）　三仙四两（炒黄）　桔梗一

两五钱　苍术一两五钱（炒）　紫苏叶一两五钱

【用法】上以水煮透，去滓，再熬浓，加炼蜜为膏。每用四钱，白水冲服。

【功用】健脾化湿。

扶元和中膏

【来源】《慈禧光绪医方选义》。

【组成】党参一两五钱　於术一两（炒）　茯苓一两（研）　砂仁四钱（研）　归身一两（土炒）　杜仲一两（炒）　香附六钱（制）　生黄耆一两　谷芽一两（炒）　鸡内金一两（焙）　半夏八钱（姜炙）　佩兰草六钱　生姜六钱　红枣二十个（肉）

【用法】共以水熬透，去滓，再熬浓，兑冰糖二两为膏。每服三钱，白水送下。

【主治】久病脾虚食少，胸闷干哕，倒饱嘈杂，食物不消。

法制槟榔片

【来源】《慈禧光绪医方选议》。

【组成】党参二两　于术一两（生）　生耆一两　厚朴五钱（炙）　竹茹一两　广砂六钱（研）　丁香二钱　木香二钱　灯心三钱

【用法】将药煎透滤汁，入槟榔片四两，煮透，候药汁熬干，再将槟榔片晒干，再用盐水炒制，每槟榔片用盐五分，拌匀炒黄。

【功用】益气开胃。

【主治】脾胃不健之疾。

【方论】槟榔功能行气消积杀虫，用益气和中醒脾之药熬制，尤增开胃进食之力。

香砂养胃丸

【来源】《慈禧光绪医方选议》。

【组成】广皮二两　香附二两（炙）　神曲二两　麦芽二两（炒）　白术二两（土炒）　枳实一两五钱（炙）　半夏一两五钱（炙）　苍术一两五钱（炒）　茯苓一两五钱　厚朴一两五钱（炙）　桔梗一两五钱　川连一两　砂仁一两　木香一两　山楂一两（炒）　甘草一两　炒栀一两二钱五分　藿香一两二钱五分　抚芎一两二钱五分

【用法】上为细末，水泛为丸，如绿豆大。每服三钱，白开水送下。

【主治】脾胃虚弱，不思饮食，大便不调，食物不化者。

保元固本膏

【来源】《慈禧光绪医方选议》。

【组成】党参　白术（炒）　鹿角　当归　香附各一两五钱　川芎　附子（炙）　独活　干姜　川椒　杜仲　鳖甲　荜茇　草果仁　白芍各一两　生耆一两五钱

【用法】用麻油三斤，将药炸枯，去滓，再熬至滴水成珠，入飞净黄丹一斤二两，再入肉桂、沉香、丁香各三钱（共为极细末，候油冷加），搅匀成坨，重四五两，候去火气，三日后方可摊贴。

【功用】脾肾双补，肾阴阳同治，兼顾先后天之本。

【主治】脾肾不足，肠胃功能失调。

养心健脾丸

【来源】《慈禧光绪医方选议》。

【组成】党参三钱　于术三钱（土炒）　茯神五钱　焦枣仁四钱　远志肉一钱　归身三钱（土炒）　杭芍三钱（炒）　炒杜仲四钱　陈皮二钱　薏米五钱（炒）　广砂一钱五分（炒）　沙苑蒺藜三钱　石莲肉四钱　谷芽三钱（炒）　山药四钱（炒）　炙甘草一钱五分

【用法】上为细末，枣汤、神曲糊为丸，如绿豆大，朱砂为衣。每服三钱，白开水送服。

【功用】养心健脾。

【方论】本方从归脾汤和参苓白术散两方化裁而来，实具养心健脾之功效。归脾汤中去黄耆，以防补气升阳太过；去木香，以防芳香辛散耗阴；龙眼肉、当归之属似嫌滋腻，一并减去。用方大旨在于养心。参苓白术散功可和胃利湿，以沙苑蒺藜、白芍、杜仲易扁豆、桔梗，是为兼顾肝肾。立方稳健，寒热相宜。

健脾阳和膏

【来源】《慈禧光绪医方选议》。

【组成】党参二两　于术一两（炒）　茯苓二两（研）　枇杷叶二两（制，去毛）　枳壳一两五钱（炒）　桔梗一两（苦）　木香一两（研）　草豆蔻一两二钱（研）　三仙四钱（炒黄）　辛夷一两　陈皮一两五钱　紫苏叶一两五钱　羌活一两五钱

【用法】共以水熬透，去滓，再熬浓，炼蜜为膏。每用四钱，白水冲服。

【功用】温运脾阳。

【主治】脾胃病。

益气平胃健脾饮

【来源】《慈禧光绪医方选议》。

【组成】西洋参三钱（研）　茅术二钱　山药四钱　扁豆四钱　朱茯神四钱　远志一钱半（肉）　杭芍三钱　炒栀二钱　净蝉衣二钱　厚朴一钱　陈皮一钱半　生草一钱　鲜荷叶半张

【功用】益气健脾和胃，宁心安神，清热除烦。

【方论】本方系以平胃散为主，暗寓参苓白术散意，旨在益气健脾和胃，又加朱茯神、远志、白芍等药宁心安神，复虑时值盛夏，暑湿留连，故以蝉衣宣散，栀子、荷叶等清热除烦，处方亦颇严谨，足资效法。

益气理脾枳术丸

【来源】《慈禧光绪医方选议》。

【组成】党参四钱　云苓六钱　生于术三钱　甘草一钱五分　陈皮三钱　薏米五钱（生）　焦麦芽一两　槟榔三钱（焦）　焦楂六钱　壳砂一两五钱　炒枳壳三钱　扁豆五钱（炒）　杭芍三钱（生）　莱菔子五钱　川郁金四钱　石斛五钱（金）

【用法】上为极细末，炼蜜为丸，如绿豆大。每服三钱，白开水送下。

【功用】补气健脾，和胃消食，渗湿去痰。

【主治】肺脾气虚，湿痰不化，食少乏力，大便溏泻。

益脾养阴除湿丸

【来源】《慈禧光绪医方选议》。

【组成】人参三钱　生于术五钱　茯神五钱　橘红二钱　当归五钱　干地黄六钱　白芍三钱（炒）　青皮一钱五分（炒）　远志二钱（肉）　栀子三钱（炒）　木香一钱五分　广砂一钱五分（仁）　胆草三钱（酒洗）　炙半夏三钱　泽泻三钱　甘草一钱

【用法】上为极细末，加生姜三钱，红枣肉二十个，熬汤，少兑炼蜜为丸，如绿豆大，朱砂为衣。每服二钱，白开水送下。

【功用】益脾养阴除湿。

资生健脾膏

【来源】《慈禧光绪医方选议》。

【组成】党参二两　于术一两五钱（炒）　广砂仁一两（小粒，研）　木香一两（研）　茯苓二两（研）　陈皮一两二钱　柏子仁一两五钱（炒）　三仙四两（炒黄）　山药一两　紫姜朴一两　小枳实一两二钱（炒，研）　炙甘草五钱

【用法】上药以水熬透，滤去滓，再熬浓，加炼蜜为膏，瓷罐收盛。每用四钱，白水冲服。

【主治】脾胃病。

【方论】本方为资生丸加减而得。方以参、术、苓、草、山药甘平补脾元，砂仁、陈皮、紫朴、三仙、枳实辛香调胃气，又以柏子仁润而通之，能补能运，为至和补养之良方。

理脾养胃除湿膏

【来源】《慈禧光绪医方选议》。

【组成】党参二钱　于术二钱（炒）　茯苓三钱　莲肉三钱　薏米三钱（炒）　扁豆三钱（炒）　藿梗一钱五分　神曲二钱（炒）　麦芽三钱（炒）　陈皮一钱五分　广砂一钱（研）　甘草八分

【用法】上药以水熬透，去滓，再熬浓汁，少加炼蜜成膏。每服二钱，白开水冲下。

【主治】脾胃虚弱，饮食不消。

【方论】本方即参苓白术散化裁而来，去桔梗，加神曲、麦芽，功专理脾；易山药，加藿梗，是防滋腻。本方药性中和，无寒热偏胜之弊，于光绪帝脾胃虚弱，饮食不消病症至为合拍，故亦常服之。

清补理肺健脾丸

【来源】《慈禧光绪医方选议》。

【组成】人参一钱五分　生于术三钱　云苓五钱　生地四钱　当归四钱　炒杭芍三钱　橘红二钱　麦冬四钱　桔梗三钱　半夏曲三钱　川贝五钱　甘草一钱五分

【用法】上为极细末，炼蜜为丸，如绿豆大，朱砂为衣。每服三钱，白开水送服。

【功用】益气养血，健脾化痰。

【主治】脾胃气虚而兼痰湿之证候。

【方论】本方为肺脾同治，清补兼施方剂，系由八珍、六君、二陈与甘桔汤合方化裁而得。

御制参苓白术丸

【来源】《慈禧光绪医方选议》。

【组成】人参一两　于术五钱（土炒）　茯苓二两　山药二两（炒）　扁豆二两（姜汁炒）　薏米二两（炒）　莲肉四两　陈皮二两　砂仁一两　半夏二两（姜汁炒）　黄连二钱（姜汁炒）　神曲二两　当归四两（酒洗）　杭芍二两（酒炒）　香附二两（童便炙）　炙草一两　桔梗二两　干姜二钱　红枣肉二两

【用法】上为细末，炼蜜为丸，每丸重三钱，蜡皮封固。每服一丸，米汤送下。

【功用】顺正祛邪，调脾悦色。

【主治】脾胃病或泻利后。

白扁豆粥

【来源】《长寿药粥谱》引《延年秘旨》。

【组成】白扁豆　粳米

【用法】烂熟，夏秋季可供早晚餐服食。

【功用】健脾养胃，清暑止泻。

【主治】脾胃虚弱，食少呕逆，慢性久泻，暑湿泻痢，夏季烦渴。

佛手柑粥

【来源】《长寿药粥谱》引《宦游日札》。

【组成】佛手柑 10 ～ 15 克

【用法】上药煎汤去渣，再入粳米50～100克，冰糖少许，同煮为粥。

【功用】健脾养胃，理气止痛。

【主治】年老胃弱，胸闷气滞，消化不良，食欲不振，嗳气呕吐等症。

【方论】佛手柑味辛酸，性温无毒，入肝、胃经，是理气止痛，开胃进食之佳品。对于中老年人体虚胃弱，消化力差所引起的食欲不振，胃痛胁胀，嗳气吐逆，胸闷气滞；患有慢性胃炎时，常常吃些佛手柑粥，均有较好的效果。

升槐升降汤

【来源】《古今名方》卷六引《易聘海医案》。

【组成】升麻30克（醋120克，煮干，焙枯） 槐子15克 炙黄耆18克 白术 柴胡 当归各12克 大腹皮30克 广木香6克 炙甘草9克

【功用】升清降浊，行气活血，升阳举陷。

【主治】气虚下陷，持续腹痛，阵发性加剧，痞块按之不移，大便间下红白、血水，坠胀难堪，不能进食；精神极度萎顿，舌苔薄白，脉象沉弱。

启脾丸

【来源】《中国药典》。

【组成】人参100克 白术（炒）100克 茯苓100克 甘草50克 陈皮50克 山药100克 莲子（炒）100克 山楂（炒）50克 六神曲（炒）80克 麦芽（炒）50克 泽泻50克

【用法】上为细末，过筛，混匀。每100克粉末加炼蜜120～140克，制成大蜜丸。每丸重3克，口服，每次1丸，1日2～3次，3岁以内小儿酌减。

【功用】健脾和胃。

【主治】脾胃虚弱，消化不良，腹胀便溏。

人参健脾丸

【来源】《部颁标准》。

【组成】人参25g 白术（麸炒）50g 甘草25g 山药75g 莲子50g 白扁豆50g 木香18.8g 草豆蔻25g 陈皮50g 青皮（醋炙）50g 六神曲（麸炒）50g 谷芽（炒）50g 山楂（炒）50g 芡实（麸炒）50g 薏苡仁（麸炒）100g 当归50g 枳壳（麸炒）25g

【用法】制成大蜜丸，每丸重6g，密闭，防潮。口服，每次2丸，1日2次，小儿酌减。

本方制成片剂，名"人参健脾片"。

【功用】健脾益气，消食和胃。

【主治】脾胃虚弱，消化不良，食欲不振，脘胀呕恶，腹痛便溏，小儿疳积。

小儿健胃糖浆

【来源】《部颁标准》。

【组成】沙参15g 稻芽15g 白芍4g 玉竹15g 麦芽（炒）15g 山楂10g 麦冬10g 陈皮4g 荷叶15g 牡丹皮4g 山药15g

【用法】制成糖浆，密封，置阴凉处。口服，儿童每次10ml，1日3次。婴儿酌减。

【功用】健脾消食，清热养阴。

【主治】脾胃阴虚所致的食欲减退，消化不良。

小儿健脾散

【来源】《部颁标准》。

【组成】党参400g 石莲子4g 木香40g 广藿香40g 茯苓60g 黄芪40g 白扁豆（炒）40g 六神曲80g 白芷40g 甘草（蜜炙）40g

【用法】制成散剂，每袋装1.5g，密闭，防潮。口服，周岁小儿每次1.5g，周岁以下小儿酌减，1日2次。

【功用】益气健脾，和胃运中。

【主治】脾胃虚弱，脘腹胀满，呕吐泄泻，不思饮食。

六神曲

【来源】《部颁标准》。

【组成】辣蓼500g 青蒿500g 仓耳草500g 赤小豆100g 苦杏仁100g 麦麸5000g 面粉2500g

【用法】制成曲剂，置阴凉干燥处，防潮、防虫蛀。水煎服或粉碎后入茶、丸、散等剂中用，每次6～12g，1日2次。

【功用】健脾和胃，消食调中。

【主治】脾胃虚弱，饮食停滞，胸痞腹胀，呕吐泻

痢，小儿食积。

【宜忌】脾阴虚、胃火盛者不宜用；孕妇宜少食。

羊羔补酒

【来源】《部颁标准》。

【组成】糯米 4348g　苦杏仁 43g　羔羊肉（连骨）348g　木香 3g　红花 73g

【用法】制成酒剂，密封。口服，每次 15～30ml，1 日 2 次。

【功用】补气，温胃益肾。

【主治】脾气虚弱，胃纳不振，腰膝酸软。

状元红药酒

【来源】《部颁标准》。

【组成】人参 25g　红花 25g　紫草 12.5g　当归 10g　熟地黄 10g　肉桂 10g　川芎 10g　白芷 10g　甘草 10g　辛夷 10g　山柰 7.5g　陈皮 7.5g　栀子 7.5g　薄荷 7.5g　细辛 7.5g　佛手 7.5g　木瓜 7.5g　砂仁 7.5g　川牛膝 7.5g　肉豆蔻 7.5g　枸杞子 7.5g　高良姜 7.5g　丁香 7.5g　青皮 3.75g　木香 3.75g　檀香 3.75g　豆蔻 2.5g　红曲 250g　大枣 1000g

【用法】制成酒剂，每瓶 500ml，密封，置阴凉处。口服，每次 30～50ml，1 日 3 次。

【功用】补气养血，健脾和胃，舒筋止痛。

【主治】气血两亏，脾胃虚寒，倦怠乏力，消化不良，筋骨疼痛。

补脾消食片

【来源】《部颁标准》。

【组成】明党参 75g　白术（漂）75g　茯苓 100g　麦芽 100g　六神曲 100g　陈皮 50g　山楂 50g　半夏（姜制）50g　砂仁 25g　甘草 25g　大枣 50g

【用法】制成片剂，密封。口服，每次 4～5 片，1 日 3 次，小儿减半。

【功用】补脾健胃，消食化滞。

【主治】脾胃虚弱，消化不良，腹胀腹泻，食欲不振。

【宜忌】发热口渴者忌服。

宝宝乐

【来源】《部颁标准》。

【组成】白芍 120g　黄芪（蜜炙）100g　大枣 30g　桂枝 60g　干姜 10g　山楂（炒）60g　六神曲（焦）60g　麦芽（炒）60g

【用法】制成散剂，每袋重 5g，密封，置阴凉干燥处。开水冲服，每次 5～10g，1 日 2～3 次。

【功用】温中补虚，和里缓急，开胃消食。

【主治】脾胃虚寒，脘腹隐痛，喜温喜按，胃纳不香，食少便溏。

宝儿康散

【来源】《部颁标准》。

【组成】太子参 550g　芡实 410g　薏苡仁 410g　茯苓 480g　白扁豆 410g　甘草（炙）130g　白术（炒）280g　麦芽（炒）350g　山楂 350g　北沙参 410g　山药 200g　陈皮 200g　石菖蒲 200g　莲子 410g

【用法】制成散剂，每瓶装 1g，密封。开水冲服，周岁小儿每次 0.25g，2 岁至 3 岁每次 0.5g，4 岁至 6 岁每次 1g，1 日 2 次。

【功用】补气健脾，开胃消食，渗湿止泻。

【主治】小儿脾胃虚弱，消化不良，食欲不振，大便异常，精神困倦，睡眠不安，夜惊、夜啼等症。

参苓健脾胃颗粒

【来源】《部颁标准》。

【组成】北沙参 113g　山药（炒）94g　薏苡仁（炒）63g　茯苓 94g　砂仁（盐炙）63g　扁豆（炒）94g　甘草 63g　陈皮 63g　白术 125g　莲子 94g

【用法】制成颗粒剂，每袋装 10g（相当于原生药材 10g），密封。开水冲服，每次 10g，1 日 2 次。

【功用】补脾健脾，利湿止泻。

【主治】脾胃虚弱，饮食不消，或泻或吐，形瘦色萎，神疲乏力。

参苓健脾丸

【来源】《部颁标准》。

【组成】党参50g 白术（土炒）50g 薏苡仁（土炒）120g 白扁豆（土炒）60g 山楂（去核清炒）60g 谷芽（清炒）50g 芡实（麸炒）50g 陈皮50g 六神曲（麸炒）60g 莲子肉（土炒）60g 麦芽（清炒）60g 茯苓60g 山药（麸炒）60g 枳壳（麸炒）30g 砂仁40g 甘草（蜜炙）30g

【用法】制成大蜜丸，每丸重9g，密封。口服，每次1丸，1日2次。

【功用】健脾，开胃，消食。

【主治】脾胃虚弱，消化不良，面色萎黄，脘腹胀满，肠鸣腹泻。

健儿膏

【来源】《部颁标准》。

【组成】党参100g 白术（炒）50g 白扁豆（炒）100g 山药100g 甘草30g 黄芪80g 茯苓100g 陈皮10g 麦芽（炒）100g 大枣100g

【用法】制成煎膏剂，密封，置阴凉处。口服，每次10～15g，1日2次。

【功用】健脾益气，和胃调中。

【主治】小儿脾胃虚弱、运化乏力所致的面黄肌瘦，厌食纳呆，大便不调，身体虚弱，发育迟缓，自汗盗汗，贫血脉弱等营养不良诸症。

健脾糕片

【来源】《部颁标准》。

【组成】党参48g 白术（炒）32g 陈皮24g 白扁豆（炒）96g 茯苓96g 莲子96g 山药96g 薏苡仁（炒）96g 芡实（炒）96g 冬瓜子（炒）64g 鸡内金48g 甘草（蜜炙）32g

【用法】制成片剂，每片重0.5g，密封。嚼服，每次8～12片，1日1～2次。

【功用】开胃健脾。

【主治】脾胃虚弱，身体羸瘦，食欲不振，大便稀溏。

健脾糖浆

【来源】《部颁标准》。

【组成】党参51.3g 白术（炒）76.9g 陈皮51.3g 枳实（炒）51.3g 山楂（炒）38.5g 麦芽（炒）51.3g

【用法】制成糖浆，密封，置阴凉处。口服，每次10～15ml，1日2次。

【功用】健脾开胃。

【主治】脾胃虚弱，脘腹胀满，食少便溏。

健儿素冲剂

【来源】《部颁标准》。

【组成】党参30g 白芍15g 麦冬30g 诃子15g 薏苡仁30g 白术（炒）30g 稻芽（炒）30g 南沙参30g

【用法】制成冲剂，每袋装10g，每瓶装100g，密闭，防潮。开水冲服，每次20～30g，1日3次。

【功用】益气健脾，和胃运中。

【主治】小儿脾胃虚弱，消化不良，腹满胀痛，面黄肌瘦。

健脾八珍糕

【来源】《部颁标准》。

【组成】党参5.58g 白术（炒）3.67g 茯苓11g 白扁豆（炒）11g 薏苡仁（炒）11g 山药（炒）11g 芡实（炒）11g 莲子11g 陈皮2.75g

【用法】制成块状，每块重8.3g，密闭，置干燥处，防蛀。口服，每日早晚饭前热水化开炖服，亦可干服。每次3～4块，婴儿每次1～2块，或遵医嘱。

【功用】健脾益胃。

【主治】老人、小儿及病后脾胃虚弱，消化不良，面色萎黄，腹胀便溏。

健脾康儿片

【来源】《部颁标准》。

【组成】人参6g 白术（麸炒）64g 茯苓64g 甘草64g 使君子肉（炒）64g 鸡内金（醋炙）64g 山楂（炒）64g 山药（炒）64g 陈皮

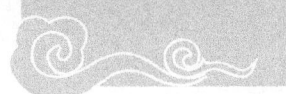

64g　黄连 32g　木香 32g

【用法】制成片剂，密闭，防潮。口服，周岁以内每次 1～2 片，1～3 岁每次 2～4 片，3 岁以上每次 5～6 片，1 日 2 次。

【功用】健脾养胃，消食止泻。

【主治】脾虚胃肠不和，饮食不节引起的腹胀便泻，面黄肌瘦，食少倦怠，小便短少。

【宜忌】忌食生冷油腻。

健儿消食口服液

【来源】《部颁标准》。

【组成】黄芪 200g　白术（麸炒）100g　陈皮100g　麦冬 200g　黄芩 100g　山楂（炒）100g　莱菔子（炒）100g

【用法】制成合剂，每支 10ml，密封，置阴凉处。口服，3 岁以内每次 5～10ml，3 岁以上每次10～20ml，1 日 2 次，用时摇匀。

【功用】健脾益胃，理气消食。

【主治】小儿饮食不节，损伤脾胃引起的纳呆食少，脘胀腹满，手足心热，自汗乏力，大便不调，以至厌食、恶食等症。

益气六君丸

【来源】《部颁标准》。

【组成】党参 200g　甘草（炙）100g　白术（炒）200g　半夏（制）200g　茯苓 200g　陈皮100g　生姜 100g　大枣 200g

【用法】水泛为丸，每 50 丸重约 3g，密闭，防潮。口服，每次 9g，1 日 2 次。

【功用】补气健脾。

【主治】脾胃虚弱，食少便溏，胸脘胀闷。

益脾消食片

【来源】《部颁标准》。

【组成】人参 39g　白术（麸炒）52g　茯苓 39g　甘草 26g　山药 78g　莲子 78g　白扁豆（炒）52g　木香 39g　砂仁 52g　陈皮 52g　青皮（醋炙）52g　六神曲（麸炒）52g　麦芽（炒）52g　山楂（炒）52g　芡实（麸炒）52g　薏苡仁（麸炒）104g　当归 52g　枳壳（麸炒）26g

【用法】制成糖衣片，密封，置阴凉干燥处。口服，每次 4 片，1 日 2 次。

【功用】补气健脾，开胃消食。

【主治】脾虚湿困所致的食少便溏或吐或泻，脘腹胀满，四肢乏力，面色萎黄等症。

二十一、胃肠不和

胃肠不和，是指胃热肠寒或胃寒肠热的寒热错杂之症。《圣济总录》"黄帝针经曰，肠胃相通，疾病相连，人因饮食不节，寒温失宜，致肠胃受邪，有冷有热，疾证俱见者，则善饥小腹痛胀，为胃热肠寒之病，胃热则消谷故善饥，肠寒则血凝脉急故小腹痛，又寒则气聚，故痛而且胀""病有腹胀而泄者，为胃寒肠热。胃受寒，则气收不行而为胀满，肠间客热则水谷不聚而为泄注，病本浊寒之气在上，清热之气在下，故胀而且泄。"治宜调和胃肠清，散寒清热。

前胡木香煮散

【来源】《传家秘宝》卷三。

【组成】前胡（去苗，锉）　柴胡（去苗）　木香　秦艽（去芦头）　官桂　舶上茴香各一两　槟榔三个（面裹煨熟用）　豆蔻一个（去皮）　川芎　甘草半两（炙黄）　青橘皮（汤浸去白瓤，焙）半两　甜葶苈半两（微炒）

【用法】上为散。每服一钱匕，生姜三片，同煎至六分，温服。

【功用】调顺三焦，平和胃气。

【主治】《圣济总录》：胃寒肠热，食已复饥，小

腹痛。

干地黄汤

【来源】《圣济总录》卷四十七。

【别名】地黄汤（《普济方》卷三十五）。

【组成】熟干地黄　人参　白茯苓（去黑皮）　麦门冬（去心，焙）　枇杷叶（拭去毛）　地骨皮　甘草（炙，锉）　石斛（去根）　黄耆（锉细）各等分

【用法】上为粗末。每服一钱匕，水一盏半，煎至七分，去滓服，不拘时候。

【主治】胃热肠寒，善食数饥，少腹痛胀。

立通丸

【来源】《圣济总录》卷四十七。

【别名】青橘皮丸（《宣明论方》卷二）。

【组成】京三棱（炮，锉）　黄连（去须）　青橘皮（汤浸，去白，焙）　蓬莪术（炮）各一两　巴豆霜一分

【用法】上为细末，面糊为丸，如绿豆大。每服五丸，食后茶、酒任下。

【主治】

1.《圣济总录》：胃热肠寒，善食数饥，小腹胀痛。

2.《宣明论方》：胃热肠寒，善食而饥，便溺，小腹胀痛，大便或涩。

芍药丸

【来源】《圣济总录》卷四十七。

【组成】芍药　人参　赤茯苓（去黑皮）　厚朴（去粗皮，姜汁炙）各二两　陈橘皮（汤浸，去白，焙）　木香　桂（去粗皮）　桔梗（炒）各一两

【用法】上为细末，炼蜜为丸，如梧桐子大。每服二十丸，食前米饮送下，一日二次。

【主治】胃热肠寒，善饥，小腹痛胀。

麦门冬汤

【来源】《圣济总录》卷四十七。

【组成】麦门冬（去心，焙）　甘草（炙，锉）各二两　白茯苓（去黑皮）　羌活（去芦头）　旋覆花　玄参　白术　芍药　柴胡（去苗）　人参　升麻　当归（切，焙）　桑根白皮（锉）各一两　胡黄连一分　熟干地黄（焙）一两半　木香半两

【用法】上为粗末。每服三钱匕，水一盏，入甘草一寸，同煎至八分，去滓温服，不拘时候。

【主治】胃热肠寒，善食数饥，少腹胀痛。

沉香散

【来源】《圣济总录》卷四十七。

【组成】沉香（锉）　白檀香（锉）　乌药（锉）　山芋　甘草（炙，锉）　白茯苓（去黑皮）　京三棱（炮，锉）　前胡（去芦头）　桔梗（炒）各一两　人参二两

【用法】上为细散。每服一钱匕，加盐少许，以沸汤点服，不拘时候。

【主治】胃热肠寒，食已善饥，小腹痛胀。

诃黎勒汤

【来源】《圣济总录》卷四十七。

【组成】诃黎勒（去核）一两半　大黄（锉，炒）半两　青橘皮（汤浸，去白，焙）半两　干姜（炮）一分　厚朴（去粗皮，姜汁炙）半两　陈橘皮（汤浸，去白，焙）半两　高良姜半两　甘草（炮）一分　防风（去叉）一分　枳壳（去瓤，麸炒）半两

【用法】上为粗末。每服三钱匕，水一盏，加生姜、大枣，煎至七分，去滓温服，不拘时候。

【主治】胃寒肠热，腹胀满闷，泄泻不止。

妙应丸

【来源】《圣济总录》卷四十七。

【组成】乌头（去皮脐，生用）半两　栀子（去皮）一分　干姜（生用）一分

【用法】上为末，生姜自然汁为丸，如梧桐子大。每服七丸，食前温酒送下，一日二次。

【主治】

1.《圣济总录》：胃寒肠热，腹胀泄利。

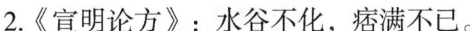

2.《宣明论方》：水谷不化，痞满不已。

大。每服七丸，空心、临卧温酒或盐汤送下。

【主治】胃热肠寒，食已复饥，小腹痛胀。

厚朴丸

【来源】《圣济总录》卷四十七。

【组成】厚朴（去粗皮，姜汁炙）一两半　龙骨　诃黎勒（去核）　干姜（炮）　附子（炮裂，去皮脐）　黄连（去须）　白石脂　吴茱萸（汤洗，焙干，炒）各一两

【用法】上为末，醋浸炊饼为丸，如梧桐子大。每服三十丸，空心煎茱萸汤送下，一日三次。

【主治】胃寒肠热，腹胀泄利。

京三棱煎丸

【来源】《圣济总录》卷四十七。

【组成】京三棱三两（杵末，取二两）　硇砂一两（飞过，同三棱用米醋三升煎成膏）　当归（酒浸，切，焙）　大黄（锉，炒）　鳖甲（去裙襕，醋炙）　五灵脂（炒）　木香　沉香（锉）各半两　槟榔（锉）　桂（去粗皮）　干漆（炒令烟尽）各三分　没药　马蔺花各一分　蓬莪术（炮）一两

【用法】上为末，入三棱煎，搜和为丸，如绿豆

调中汤

【来源】《圣济总录》卷四十七。

【组成】人参　白茯苓（去黑皮）各十两　紫河车　甘草各二两（生）

【用法】上为粗末。每服三钱匕，水一盏，煎至七分，去滓，空心、食前温服。

【主治】胃热肠寒，食已辄饥，小腹痛胀。

黄耆汤

【来源】《圣济总录》卷四十七。

【组成】黄耆（细锉）半两　人参　白术　白茯苓（去黑皮）　京三棱（锉）各一两　芎䓖　陈橘皮（汤浸去白，焙）　麦门冬（去心，焙）　诃黎勒皮　前胡（去芦头）　桔梗（炒）　柴胡（去苗）各半两　牡丹皮　甘草（炙，锉）　芍药各三分

【用法】上为粗末。每服三钱匕，水一盏，加生姜二片，煎至七分，去滓温服，不拘时候。

【主治】胃热肠寒，食已复饥，小腹胀痛。

二十二、食欲不振

食欲不振，亦称不欲食、不思饮食、纳呆、纳差等，是指食欲减退或消失，常见于多种脾胃疾病之中。病成之因多为外邪侵袭，湿困中土，运化无力；或是情志不舒，木气横逆，克伐脾土；或饮食不节，脾胃受损等。其治疗，宜以健脾开胃为基本，根据兼症不同而遣药组方。

调中汤

【来源】《外台秘要》卷八引《范汪方》。

【组成】薤白（切）一升　枳实六个（炙）　橘皮三个　大枣十二个　粳米三合　香豉六合

【用法】上药切。以水六升，先煮薤，得四升，纳诸药，煮取一升半，适寒温，分二次服。

【功用】调和五脏。

【主治】胃气虚，不欲食，四肢重，短气。

干姜散

【来源】《备急千金要方》卷十五。

【组成】法曲　干姜　豉　蜀椒　大麦芽各一升

【用法】上药治下筛。食后服五方寸匕，一日三次。以能食为度。

【主治】

1.《备急千金要方》：不能食，心意冥然，忘食。

2.《古今医统大全》：胃寒不能食。

曲蘖散

【来源】《备急千金要方》卷十五。

【组成】法曲　杏仁　麦蘖各五两

【用法】上药治下筛。每服一合，食后酒下，一日三次。

【功用】消谷能食，除肠中水气胕胀。

【方论】《千金方衍义》：气下则水散。杏仁下气，曲、蘖消谷，肠胃清肃而胕胀除矣。

消食丸

【来源】《备急千金要方》卷十五。

【别名】消谷丸（《千金翼方》卷十九）、曲蘖丸（《鸡峰普济方》卷十二）。

【组成】小麦蘖　曲各一升　干姜　乌梅各四两

【用法】上为末，蜜为丸，每服十五丸，一日二次，加至四十丸。

【主治】

1.《备急千金要方》：数年不能食者及寒在胸中，反胃翻心者。

2.《太平惠民和济局方》：脾胃俱虚，不能消化水谷，胸膈痞闷，腹胁时胀，连年累月，食减嗜卧，口苦无味，虚羸少气，胸中有寒，饮食不下，反胃翻心，霍乱呕吐，及病后新虚，不胜谷气，或因病气衰，食不复常。

人参饮

【来源】《延年秘录》引蒋孝瑜方（见《外台秘要》卷八）。

【组成】人参　麦门冬（去心）橘皮　白术　厚朴（炙）各二两　茯苓四两　生姜三两（切）甘草一两（炙）

【用法】上切。以水八升，煮取三升，分为三服，一日三次。

【主治】虚客热，不能食，恶心。

【宜忌】忌海藻、菘菜、桃、李、雀肉等。

补胃饮

【来源】《外台秘要》卷八引《延年秘录》。

【组成】茯苓四两　人参三两　橘皮二两　生姜三两　薤白（切）一升　豉五合（绵裹）糯米二合

【用法】上切。以水七升，煮取三升，去滓，分六次温服，中间任食，一日令尽。

【主治】胃气虚热，不能食，兼渴引饮。

【宜忌】忌酢物。

转脾丸

【来源】《千金翼方》卷十五。

【组成】小麦曲四两　蜀椒一两（去目及闭口，汗）干姜　吴茱萸　大黄各三两　附子（炮，去皮）厚朴（炙）当归　桂心　甘草（炙）各二两

【用法】上为末，炼蜜为丸，如梧桐子大。每服十五丸，酒送下，每日三次。

【主治】大病后，至虚羸瘦，不能食，食不消化。

柴胡汤

【来源】《外台秘要》卷七引《广济方》。

【组成】柴胡三两　枳实三两　生姜三两　白术三两　甘草（炙）一两　槟榔七个

【用法】上切。以水六升，煮取二升，绞去滓，分温二服，服别如人行六七里进一服。小弱人微利。

【主治】胸膈间伏气不下食，脐下满。

【宜忌】禁生冷、蒜、腥、海藻、菘菜、桃、李、雀肉。

调中丸

【来源】《医心方》卷九引《广济方》。

【组成】人参五两　茯苓五两　甘草五两　白术五两　干姜四两

【用法】上为细末，蜜和为丸，如梧桐子大。每服三十丸，空腹温酒送服，日二夜一；不饮酒者，煮大枣饮送下。

【主治】

1.《医心方》卷九引《广济方》：腹冷气，不能食，及少气。

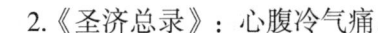

2.《圣济总录》：心腹冷气痛。

【宜忌】忌海藻、桃米、酢。

胃风煮散

【来源】《元和纪用经》。

【组成】茅山术（去皮，净）一斤　生芍药三两（赤白各半）　甘草三两　厚朴四两（去粗皮）　姜半斤（上二味同杵烂，下甘草，又杵匀，文火炒干，入术又炒，令香黄色）

【用法】上为末。每服三匕，水一升半，加生姜、大枣（切碎），同煎一升，取清汁温服。

【主治】脾胃风湿寒滞，泻利，不思食。

酿猪肚

【来源】《医方类聚》卷一〇二引《食医心鉴》。

【组成】猪肚一枚（净洗）　人参（去芦头）　陈橘皮（汤浸，去白瓤，切）各四分　馉饭半升　猪脾一枚（净洗，细切）

【用法】以馈饭拌人参、橘皮、脾等，酿猪肚中，缝缀讫，蒸令极熟。空腹食之，盐酱多少任意。

【主治】脾胃气弱，不多下食。

大腹皮散

【来源】《太平圣惠方》卷五。

【别名】大腹皮汤（《圣济总录》卷四十五）。

【组成】大腹皮半两（锉）　槟榔半两　诃黎勒三分（煨，用皮）　桑根白皮半两（锉）　陈橘三分（汤浸，去白瓤，焙）　赤茯苓三分

【用法】上为散。每服三钱，以水一中盏，加生姜半分，煎至六分，去滓温服，不拘时候。

【主治】脾胃冷热气不和，胸膈气滞，不下饮食。

前胡散

【来源】《太平圣惠方》卷五。

【组成】前胡一两（去芦头）　半夏半两（汤浸七遍去滑）　枳壳一两（麸炒微黄，去瓤）　旋覆花半两　赤茯苓一两　甘草半两（炙微赤，锉）　大腹皮一两（锉）　桔梗一两（去芦头）　麦门冬一两（去心）

【用法】上为散。每服三钱，以水一中盏，入生姜半分，煎至六分，去滓温服，不拘时候。

【主治】脾脏气壅，气滞多涎，胸膈满闷，不下饮食。

【宜忌】忌生冷、油腻、湿面、饴糖。

半夏散

【来源】《太平圣惠方》卷六。

【组成】半夏一两（汤洗七遍去滑）　木香半两　人参一两（去芦头）　槟榔三分　桔梗半两（去芦头）　陈橘皮三分（汤浸，去白瓤，焙）　前胡一两（去芦头）　赤茯苓二两　桂心半两　旋覆花半两　麦门冬一两（去心）　枇杷叶三分（拭去毛，炙微黄）　细辛三分　甘草半两（炙微赤，锉）　枳壳二两（麸炒微黄，去瓤）

【用法】上为散。每服三钱，以水一中盏，加生姜半分，煎至六分，去滓温服，不拘时候。

【主治】肺脏久积痰毒于胸膈不散，少思饮食。

【宜忌】忌炙爆、热面、猪犬肉。

泻肺散

【来源】《太平圣惠方》卷六。

【组成】枳壳三分（麸炒微黄，去瓤）　旋覆花半两　川芒消一两　前胡三分（去芦头）　川大黄一两（锉碎，微炒）

【用法】上为粗散。每服三钱，以水一中盏，入生姜半分，煎至五分，去滓温服，不拘时候。

【主治】肺脏气实，上焦痰滞，不下饮食。

磁石散

【来源】《太平圣惠方》卷七。

【组成】磁石二两（捣碎，水淘去赤汁）　黄耆一两（锉）　杜仲一两（去粗皮，炙微黄，锉）　五味子一两　白石英一两（细研入水）　白茯苓一两　白术一两　当归一两（锉，微炒）　沉香一两

【用法】上为散。每服五钱，以水一大盏，加生姜半分，大枣五枚，煎至五分，去滓，食前温服。

【主治】膀胱虚冷，饥不欲食，面色萎黑，腰肋

疼痛。

大腹皮散

【来源】《太平圣惠方》卷十三。

【组成】大腹皮一两（锉）　草豆蔻半两（去皮）　人参半两（去芦头）　白茯苓半两　白术一两半　陈橘皮三分（汤浸，去白瓤，焙）　干姜半两（炮裂，锉）　厚朴半两（去粗皮，涂生姜汁，炙令香熟）　枳壳半两（麸炒微黄，去白瓤）　甘草半两（炙微赤，锉）　桂心半两

【用法】上为粗散。每服五钱，以水一大盏，加生姜半分，大枣三枚，煎至五分，去滓温服。不拘时候。

【功用】和气，益脾胃。

【主治】伤寒后，胃气不和，不思饮食。

人参散

【来源】《太平圣惠方》卷十八。

【组成】人参一两（去芦头）　枳壳半两（麸炒微黄，去瓤）　甘草半两（炙微赤，锉）　沉香一两　黄耆半两（锉）　厚朴二两（去粗皮，涂生姜汁，炙令香熟）

【用法】上为散。每服三钱，以水一中盏，加生姜半分，大枣三枚，煎至六分，去滓，不拘时候温服。

【主治】热病后，脾胃虚，不思饮食，胁下有气，腹肚不调。

草豆蔻丸

【来源】《太平圣惠方》卷十八。

【组成】草豆蔻一两（去皮）　白术半两　当归一两（锉，微炒）　陈橘皮半两（汤浸，去白瓤，焙）　黄耆三分（锉）　甘草半两（炙微赤，锉）　吴茱萸一分（汤浸七遍，焙干，微炒）　高良姜半两（锉）　厚朴半两（去粗皮，涂生姜汁，炙令香熟）

【用法】上为细末，以面糊为丸，如梧桐子大。每服三十丸，食前以粥饮送下。

【主治】热病后，脾胃气冷，不思饮食。

磁石散

【来源】《太平圣惠方》卷二十七。

【组成】磁石三两（捣碎，水淘去赤汁）　黄耆一两（锉）　杜仲一两半（去粗皮，微炙，锉）　五味子三分　白石英一两　白茯苓一两　白术一两　附子一两（炮裂，去皮脐）　桂心三分

【用法】上为散。每服三钱，以水一中盏，煎至六分，去滓，食前温服。

【主治】虚劳。脾肾气寒，饥不欲食，面色黑，少气不足。

诃黎勒散

【来源】《太平圣惠方》卷四十七。

【别名】诃黎勒皮散（《普济方》卷四十三）。

【组成】诃黎勒皮一两　赤茯苓三分　陈橘皮三分（汤浸，去白瓤，焙）　枳实半两（麸炒微黄）　桂心半两　白术三分　干姜一分（炮裂，锉）　甘草一分（炙微赤，锉）　人参三分（去芦头）　木通半两（锉）　厚朴三分（去粗皮，涂生姜汁，炙令香熟）　半夏一分（汤浸七遍去滑）

【用法】上为散。每服三钱，以水一中盏，加生姜半分，煎至五分，去滓，食后温服。

【主治】上焦虚寒气滞，胸膈噎闷，饮食全少，或时痰逆。

黄耆散

【来源】《太平圣惠方》卷四十七。

【组成】黄耆二两　桂心一两　人参一两（去芦头）　桔梗一两（去芦头）　干姜一两（炮裂，锉）　五味子一两　白茯苓一两　甘草二两（炙微赤，锉）　芎藭一两　杏仁二两（汤浸，去皮尖双仁，麸炒微黄）

【用法】上为散。每服三钱，以水一中盏，加生姜半分，煎至五分，去滓温服，不拘时候。

【主治】上焦虚寒，胸膈短气，不能下食。

诃黎勒丸

【来源】《太平圣惠方》卷五十九。

【组成】诃黎勒一两（煨，用皮）　木香半两　丁香半两　肉豆蔻一两（去壳）　当归一两（锉，微炒）　干姜一两（炮裂，锉）　桂心半两　白芍药一两　缩砂一两（去皮）　陈橘皮三分（汤浸，去白瓤，焙）　白术一两　厚朴一两（去粗皮，涂生姜汁，炙令香熟）

【用法】上为末，煮枣瓤为丸，如梧桐子大。每服三十丸，不拘时候，以姜、枣汤送下。

【主治】痢后虚羸，不下饮食。

黄耆散

【来源】《太平圣惠方》卷七十。

【组成】黄耆一两（锉）　人参半两（去芦头）　赤芍药半两　麦门冬三分（去心）　白术三分　赤茯苓三分　羚羊角屑半两　半夏半两（汤洗七遍，去滑）　前胡三分（去芦头）　当归半两　枳壳一两（麸炒微黄，去瓤）　甘草半两（炙微赤，锉）

【用法】上为散。每服三钱，以水一中盏，加生姜半分，煎至六分，去滓温服，不拘时候。

【主治】妇人气血不调，发歇寒热，胸膈烦躁，不思饮食，四肢疼痛。

藿香散

【来源】《太平圣惠方》卷七十。

【组成】藿香一两　桂心一两　厚朴一两半（去粗皮，涂生姜汁炙令香熟）　白术一两　丁香半两　白豆蔻一两（去皮）　人参一两（去芦头）　神曲半两（微炒）　陈橘皮一两（汤浸，去白瓤，焙）　诃黎勒皮半两　香附子半两

【用法】上为细散。每服一钱，以温酒调下，不拘时候。

【主治】妇人血风气攻脾胃，不思饮食，若食即腹胀。

调气散

【来源】《太平圣惠方》卷八十四。

【组成】白术三分　人参三分（去芦头）　甘草三分（炙微赤，锉）　厚朴一两（去粗皮，涂生姜汁，炙令香熟）

【用法】上为粗散。每服一钱，以水一盏，入生姜少许，煎至五分，去滓放温服。

【主治】小儿四五岁，腹内冷热不调，不能食饮。

酿羊肚

【来源】《太平圣惠方》卷九十七。

【组成】羊肚一枚（治如常法）　羊肉一斤（细切）　人参一两（去芦头，捣末）　陈橘皮一两（汤浸，去白瓤，焙）　肉豆蔻一枚（去壳，用末）　食茱萸半两（末）　干姜半两（末）　胡椒一分（末）　生姜一两（切）　葱白二七茎（切）　粳米五合　盐末半两

【用法】取诸药末，拌和肉、米、葱、盐等，纳羊肚中，以粗线系合，勿令泄气，蒸令极烂。分三四度空腹食之，和少酱、醋无妨。

【主治】脾气弱，不能下食。

厚朴丸

【来源】《太平圣惠方》卷九十八。

【组成】厚朴五两（去粗皮，锉）　附子半两（生，去皮脐）　川椒红二两（生用）

【用法】上以浆水六升，青盐三两，生姜三两（切），同于银锅中煮令水尽，晒干，为末，以水浸蒸饼为丸，如梧桐子大。每服三十丸，空心以温酒送下。

【主治】

　　1.《太平圣惠方》：脾肾虚冷，羸瘦无力，不思饮食。

　　2.《圣济总录》：下焦虚冷，便利频并。

平胃散

【来源】《博济方》卷二。

【别名】参苓平胃散（《仁斋直指方论·附遗》卷六）、加味平胃散（《育婴秘识》卷三）。

【组成】厚朴（去粗皮，姜汁涂，炙令香，净）二两半　甘草（炙）一两半　苍术（米泔水浸二日，刮去皮）四两　陈皮（去白）二两半　人参一两　茯苓一两

【用法】上为末，每服一钱，水一盏，加生姜、枣

子，同煎七分，去滓，空心温服；或为细末，蜜为丸，如梧桐子大，每服十丸，空心盐汤嚼下。

【功用】治气利膈，进食平胃。

【主治】

1.《博济方》：脾胃气不和，不思饮食。

2.《御药院方》：心腹胁肋胀满刺痛，口苦无味，胸满短气，呕哕恶心，噫气吞酸，面色萎黄，肌体瘦弱，怠堕嗜卧，体重节痛，常多自利，或发霍乱，及五噎八痞，膈气反胃。

进食平胃丸

【来源】《博济方》卷二。

【组成】厚朴（去粗皮，姜汁涂炙令香）二两半 甘草（炙）一两半 苍术（米泔水浸二日，刮去皮）四两 陈皮（去白）二两半 人参一两 茯苓一两

【用法】上为细末，炼蜜为丸，如梧桐子大。每服十丸，空心盐汤嚼下。

【功用】顺气利膈，进食平胃。

【主治】脾胃气不和，不思饮食。

人参诃子散

【来源】《普济方》卷二十二引《博济方》。

【组成】草豆蔻二枚（煨） 甘草半两（炮） 茯苓五钱 人参一分 诃子二枚（炮） 陈皮（去白）半两 苍术一分（炙）

【用法】上为末。每服二钱，加煨姜一块，水一盏，煎至七分，温服。

【功用】和胃气，进饮食。

硇砂丸

【来源】《普济方》卷二二二引《博济方》。

【组成】硇砂（水煎飞成霜） 木香 桂（去粗皮） 肉豆蔻（去壳，炮） 茴香子（炒） 附子（炮裂，去皮脐） 青橘皮（去白，焙） 陈橘皮（去白，焙）各半两 山芋半斤 木瓜二枚

【用法】上为末，先以木瓜切盖出瓤，如小瓮子样，存取原盖；逐个木瓜共入硇砂末半两，以原盖紧缚；用无灰酒三升，于银石器内，以慢火煮，

候酒欲干，木瓜烂，取出入前八味药末相和为丸，如梧桐子大。每服二十丸至三十丸，盐汤或盐酒送下。

【主治】脾元虚弱，冷气攻上，饮食减少。

白豆蔻丸

【来源】《医方类聚》卷十引《简要济众方》。

【组成】白豆蔻一两（去皮） 白术三分 干姜三分（炮）

【用法】上为末，炼蜜为丸，如梧桐子大。每服二十丸，空心、食前煎生姜、大枣汤送下。

【主治】脾气不和，不思饮食。

顺气散

【来源】《医方类聚》卷十引《简要济众方》。

【别名】顺气煮散（《圣济总录》卷四十四）。

【组成】厚朴一两（去粗皮，涂生姜汁，炙令香熟） 陈橘皮一两（汤浸，去瓤，焙） 白术一两 半夏一两（汤洗十四遍） 干姜半两（炮裂） 甘草半两（炙）

【用法】上为散。每服二钱，以水一中盏，加生姜五片，大枣二枚，同煎至七分，温服，不拘时候。

【主治】脾脏虚冷气，腹胁胀满，痰逆不思饮食。

香术丸

【来源】《史载之方》卷下。

【组成】白术一两（炒） 丁香一钱半 半夏 木香（炮） 蓬莪术各一分 防风 麦蘖（炒） 神曲（炒）各半两 茯苓半两 甘草（炙）一分

【用法】上为末，面糊为丸，如梧桐子大。每朝米汤送下三十丸，食后服。

【功用】进饮食。

茴香丸

【来源】方出《证类本草》卷九引《经验后方》，名见《普济方》卷二十二。

【组成】茴香二两 生姜四两

【用法】同捣令匀，净器内湿纸盖一宿，次以银石

器中，文武火炒令黄焦，为末，酒为丸，如梧桐子大。每服十丸至十五丸，茶酒送下。

【功用】助脾胃，进食。

黄耆散

【来源】《圣济总录》卷三十一。

【组成】黄耆（锉）白茯苓（去黑皮）人参 白术各一两 牡蛎（烧）一两半 麦门冬（去心，焙）陈橘皮（去白，切，焙）各半两

【用法】上为散。每服二钱匕，米饮调下，不拘时候。

【主治】伤寒后，虚劣不思饮食，汗出不止。

人参煮散

【来源】《圣济总录》卷三十二。

【组成】人参 厚朴（去粗皮，姜汁炙）白茯苓（去黑皮）各一两 柴胡（去苗）三分 半夏（汤浸去滑七遍，焙）枇杷叶（去毛，姜汁炙）草豆蔻（去皮）各半两

【用法】上为散。每服五钱匕，水一盏半，加生姜一分（拍碎），同煎至七分，去滓，食前温服。

【主治】伤寒后胃气冷，不思饮食。

白豆蔻汤

【来源】《圣济总录》卷四十四。

【组成】白豆蔻（去皮）人参 白术 川芎 白茯苓（去黑皮）陈橘皮（汤浸，去白，焙）各一两 厚朴（去粗皮，生姜汁炙）二两 甘草（炙）三分 干姜（炮）丁香各半两

【用法】上锉，如麻豆大。每服一钱半匕，水一盏，加生姜三片，大枣一个（擘），同煎至六分，去滓稍热服，不拘时候。

【主治】脾虚不进饮食。

诃黎勒汤

【来源】《圣济总录》卷四十四。

【组成】诃黎勒（煨，去核）五枚 厚朴（去粗

皮，生姜汁炙透）三分 人参一两 当归（切，焙）干姜（炮）白茯苓（去黑皮）各半两

【用法】上为粗末。每服三钱匕，水一盏，煎至六分，去滓，空心温服，一日二次。

【功用】温脾内补。

【主治】脾虚，不思饮食。

补暖厚朴丸

【来源】《圣济总录》卷四十四。

【别名】厚朴丸（《普济方》卷二十）。

【组成】厚朴半斤（去粗皮，生姜半斤，青州枣四两，水三升，同煮水尽为度，去生姜、枣，锉细，焙）附子（水浸七日，炮裂，去皮脐）桂（去粗皮）白术（米泔浸三日，切，焙）各四两 青橘皮（汤浸，去白，焙）人参 赤茯苓（去黑皮）各二两 甘草（炙）一两

【用法】上为味，蒸枣肉为丸，如梧桐子大。每服三十丸至五十丸，空心盐汤送下。

【主治】脾虚不能饮食。

八味厚朴丸

【来源】《圣济总录》卷四十五。

【别名】厚朴丸（原书卷四十七）、厚朴煎（《鸡峰普济方》卷十三）。

【组成】厚朴（去粗皮，生姜汁炙令紫）二两 陈橘皮（汤浸去白，焙）一两 诃黎勒（取肉，生用）一两 桂（去粗皮，取肉）一两 附子（炮裂，去皮脐）一两 干姜（炮）一两 白茯苓（去黑皮）一两 甘草（炙）一两

【用法】上为细末，拌令匀，炼蜜为丸，如梧桐子大。每服三十丸，空心、晚食前温酒或盐汤送下，嚼破。如大段膈气，进食不得，即留一半散，每服二钱匕，以酒二合，水二合，同煎至二合，和滓下丸药三十粒。

本方以醋糊为丸，名烧胃丸（《普济方》卷二十三）。

【功用】开胃进食。

【主治】脾胃虚，冷气上攻胸膈，三焦不调，不思饮食，及饮食不消，肌瘦少力。

人参饮

【来源】《圣济总录》卷四十六。

【别名】人参散（《普济方》卷二十五）。

【组成】人参 白茯苓（去黑皮） 山萸 白术各一分 甘草（生，锉）半分

【用法】上为粗末。每服三钱匕，水一盏，加生姜二片，大枣二枚（擘），同煎至七分，去滓温服；小儿诸疾未痊，乳食不进者，用药末一钱匕，水一中盏，加紫苏、木瓜，煎至四分，去滓放温，并吃二服。

【主治】脾胃气虚弱，不进饮食。

大腹汤

【来源】《圣济总录》卷四十六。

【组成】大腹（锉） 陈曲（炒） 厚朴（去粗皮，生姜汁炙） 木香（锉）各一两 肉豆蔻（去皮） 干姜（炮） 人参 白茯苓（去黑皮） 青橘皮（汤浸，去白，焙） 诃黎勒（炮，取皮） 桂（去粗皮） 大麦蘖（微炒） 半夏（汤洗七遍去滑，焙干）各半两 京三棱（炮，锉）一两半

【用法】上为粗末。每二钱匕，水一盏，加生姜三片，大枣二枚（擘破），同煎至六分，去滓；稍热食前服。

【主治】脾胃不和，不能饮食。

必胜散

【来源】《圣济总录》卷四十六。

【组成】白术 甘草（炙） 五味子（微炒）各四两 干姜（炮）三两半

【用法】上为散。每服二钱匕，加盐少许，沸汤点服，不拘时候。

【主治】脾气虚弱，不思饮食。

高良姜散

【来源】《圣济总录》卷四十六。

【组成】高良姜一两半 陈橘皮（去白，焙）二两 陈曲（炒）半两 肉豆蔻（去壳） 干姜（炮裂） 厚朴（去粗皮，生姜汁炙，锉） 五味

子 甘草（炙，锉） 白术 吴茱萸（汤洗，焙干，炒）各一两

【用法】上为散。每服二钱匕，陈米饮调下。

【主治】脾胃不和，饮食减少，腹中虚鸣。

人参附子汤

【来源】《圣济总录》卷四十七。

【组成】人参一两 附子（炮裂，去皮脐）一两 桂（去粗皮）一两 干姜（炮）三分 甘草（炙）一分半 半夏（汤洗七遍，焙）一两 枳壳（去瓤，麸炒） 丁香 陈橘皮（去白，炒） 白术 草豆蔻（去皮）各一两

【用法】上锉如麻豆。每服三钱匕，加生姜如钱大二片，水一盏，煎至七分，去滓温服。

【主治】胃气冷，不思食。

茯苓汤

【来源】《圣济总录》卷四十七。

【组成】白茯苓（去黑皮）一两 半夏（汤洗七遍，焙干）一两 人参一两 陈橘皮（汤浸，去白，焙）一两半 丁香半两 木香半两 白术一两 草豆蔻（去皮）二两 槟榔（锉）半两 桂（去粗皮）三钱 厚朴（去粗皮，生姜汁炙）一两半 枳壳（去瓤，麸炒）半两

【用法】上锉，如麻豆大。每服三钱匕，水一盏，煎至七分，去滓温服，不拘时候。

【主治】胃冷不思食，痰逆多吐。

硇砂丸

【来源】《圣济总录》卷四十七。

【组成】硇砂（研）二两 陈橘皮（汤浸，去白，焙） 桂（去粗皮） 干姜（炮） 当归（切焙） 厚朴（去粗皮，生姜汁炙） 芎藭 胡椒 缩砂（去皮） 甘草（炙，锉） 附子（炮裂，去皮脐）各四两 白术三两 五味子一两半 阿魏（研）半两 青盐（研）二两

【用法】上为末，用银石锅，入好酒一升，白蜜十两，先下硇砂、阿魏、青盐三味，并好面一两，同煎煮稀稠成糊，入药末和成剂，为丸如梧桐子

大。每服二十丸，生姜盐汤送下，不拘时候。

【主治】胃气虚冷，不思饮食。

桂心散

【来源】《圣济总录》卷八十七。

【组成】桂（去粗皮）五两　柴胡（去苗）六两　青橘皮（去白，焙）一两　桃仁（汤浸，去皮尖双仁，炒）五两　紫葛（去心，微炙）　山茱萸　益智（去皮）　知母（锉，焙）　芎䓖　当归（炙，锉）　五味子各三两　獦猪肚一具（切，焙）

【用法】上为散。每服三钱匕，空心陈米饮调下。

【主治】冷劳，脏腑虚弱，心腹胀满，四肢羸瘦，困乏无力，不思饮食。

豆蔻丸

【来源】《圣济总录》卷一八七。

【组成】肉豆蔻（去壳，炮）　槟榔（锉）　桂（去粗皮）　青橘皮（去白，焙）　半夏（姜汁制）　附子（炮裂，去皮脐）　干姜（炮）各一两　白术二两　京三棱（煨，锉）一两半

【用法】上为末，醋煮面糊为丸，如梧桐子大。每服二十丸至三十丸，空心盐汤或温酒送下。

【功用】补虚进食，正脾元。

理中汤

【来源】《圣济总录》卷一八七。

【组成】槟榔（锉）　白茯苓（去黑皮）　益智（去皮，炒）　桂（去粗皮）　陈橘皮（去白，焙）　半夏（姜汁制）　沉香各一两（锉）

【用法】上为粗末。每服三钱匕，水一盏，加生姜二片，大枣二个（擘破），煎至七分，去滓温服，不拘时候。

【主治】患后不思饮食。

硇砂丸

【来源】《圣济总录》卷一八七。

【组成】硇砂（水煎成霜，别研）半两　人参　白

术　蓬莪术（煨，锉）　吴茱萸（汤浸，焙炒）　白茯苓（去黑皮）　青橘皮（汤浸，去白，焙）　陈橘皮（汤浸，去白，焙）　荜茇各一两半

【用法】上除硇砂外，为末，同和匀，酒煮面糊为丸，如梧桐子大。每服二十丸，盐汤送下，不拘时候。

【主治】脾胃虚冷，不进饮食。

三味建脾汤

【来源】《鸡峰普济方》卷十二。

【组成】草豆蔻仁一分　甘草半分　麝香一字

【用法】上为细末。每服二钱，白汤调下。

【功用】行滞气，进饮食。

干姜建脾散

【来源】《鸡峰普济方》卷十二。

【组成】厚朴一斤　陈皮半斤　半夏五两　干姜五两　枣一斤　甘草五两

【用法】上为粗末。每服三钱，水一盏，煎至七分，食前、空心去滓温服。

【功用】和脾胃，进饮食。

大效厚朴煎丸

【来源】《鸡峰普济方》卷十二。

【组成】厚朴一斤（去皮，用生姜半斤和皮，切作片子，水七升同朴煮，水尽为度，不用生姜，朴焙干）　干姜四两（锉作骰子大，用甘草二两，半寸截，水七升，同煮尽，不用甘草，干姜焙干）　茴香四两（舶上者佳，微炒）　川附子二两（炮，去皮脐）

【用法】上为末，枣肉为丸，如梧桐子大。每服三十丸至五十丸，空心、食前米饮送下。

【功用】大补脾胃虚损，温中降气，化痰进食。

【主治】脾胃虚弱，不思饮食。

飞补汤

【来源】《鸡峰普济方》卷十二。

【组成】黄耆　白茯苓　白术　人参各一两　五味

子　神曲　乌药　沉香　石斛　苡仁各三分　橘皮　甘草各半两

【用法】上为细末。每服二钱，水一盏，加生姜同煎至六分，去滓服。

【功用】调胃气，进饮食。

麦糵散

【来源】《鸡峰普济方》卷十二。

【组成】大麦糵四两　甘草半两

【用法】上为细末。每服二钱，以水一盏，煎至七分，去滓温服，不拘时候。

【主治】脾胃不进饮食。

沉香猪肚丸

【来源】《鸡峰普济方》卷十二。

【组成】石斛　荜茇　诃子　沉香　丁香　木香　人参　白术　肉桂　白豆蔻　肉豆蔻　荜澄茄　茴香　葫芦巴　破故纸　乌药　当归　川芎　附子　干姜　胡椒　缩砂仁　川椒　牛膝　巴戟　硫黄　青盐　厚朴　槟榔各一两　猪肚一只（一方治冷积满闷，添枳实、桔梗、麒麟竭、没药、橘皮、三棱、蓬术、槟榔等八味；又方添硇砂一两）

【用法】上为细末，猪肚用水煮熟，切作棋子，再入酒内煮软，研和前药为丸，如梧桐子大。每服三十丸，空心以温酒或盐汤送下。

【主治】脾肾虚损，不思食。

固元散

【来源】《鸡峰普济方》卷十二。

【组成】丁香一钱　木香半钱　川芎一两半　桂二分　陈皮一两　削术一两半　藿香　甘草各半两　茴香　乌药各一两

【用法】上为细末。每服二钱，随证改汤事调下。

【主治】脾胃积寒，饮食无味。

建脾人参丸

【来源】《鸡峰普济方》卷十二。

【组成】钟乳粉二两　人参　石斛各三分　大麦糵　干生姜　陈橘皮各半两

【用法】上为细末，水煮面糊为丸，如梧桐子大。每服二十丸，空心米饮送下。

【主治】脾胃久虚，饮食全减。

姜面丸

【来源】《鸡峰普济方》卷十二。

【组成】苍术　当归　干姜各三两　好面一斤

【用法】上为细末，炼蜜为丸，如梧桐子大。每服三十丸，空心米饮送下。

【主治】腹寒冷，不饮食，食辄不消，羸瘦者。

温胃健脾丸

【来源】《鸡峰普济方》卷十二。

【组成】附子三两（生）　厚朴二两　大枣五十个　生姜六两（取汁，将附子等用姜汁煮透，焙干，入后药）　丁香　胡椒　肉豆蔻各半两

【用法】上为细末，水煮面糊和丸，如梧桐子大。每服三十丸至五十丸，空心、食前米饮送下。

【主治】脾虚胁寒，食少倦怠。

二神丸

【来源】《普济本事方》卷二。

【别名】钻胃丸（《东医宝鉴·杂病篇》卷四）。

【组成】破故纸四两（炒香）　肉豆蔻二两（生）

【用法】上为细末，加大肥枣四十九个，生姜四两，切片同煮，枣烂去姜，取枣剥去皮核，用肉研为膏，入药和杵为丸，如梧桐子大。每服三十丸，盐汤送下。

【功用】《饲鹤亭集方》：温脾暖胃，进食固肠。

【主治】

1.《普济本事方》：脾胃虚弱，全不进食。

2.《仁斋直指方论》：脾肾俱虚泄泻不食，或饭食后常泄。

3.《外科发挥》：一切脾肾俱虚，侵晨作泻，或饮食少思，或食而不化，或作呕，或作泻，或久泻不止，脾经有湿，大便不实者。

4.《保婴撮要》：疮疡，因脾肾阴虚泄泻。

5.《古今医统大全》：老人胃冷脾泻。

6.《医方集解》：肾泻，脾泻。

7.《兰台轨范》：腰痛肾虚，全不进食。

8.《饲鹤亭集方》：火衰不能生土，脾胃虚寒，食少泻痢，腰痛脾泻，屡投补剂不应者。

【方论】

1.《增补内经拾遗》：方用肉豆蔻以补脾，破故纸以安肾，故称二神。

2.《医方考》：脾主水谷，肾主二便，脾弱则不能消磨水谷，肾虚则不能禁固二便，故令泄泻不止。肉豆蔻辛温而涩，温能益脾，涩能止泻；破故纸味辛而温，辛能散邪，温则暖肾，脾肾不虚不寒，则泄泻止矣。

3.《古今名医方论》：柯韵伯曰，夫鸡鸣至平旦，天之阴，阴中之阴也。因阳气当至而不至，虚邪得以留而不去，故作泻于黎明。其由有四：一为脾虚不能制火，一为肾虚不能行水，故二神丸君补胃脂之辛燥者，入肾以制水，佐肉豆蔻之辛温者，入脾以暖土，丸以枣肉，又辛甘发散为阳也。一为命门火衰不能生土，一为少阳气虚无以发陈，故五味子散君五味子之酸温，以收坎宫耗散之火。少火生气以培土也；佐吴茱萸之辛温，又顺肝木欲散之势，为水气开滋生之路，以奉春生也，此四者，病因虽异，而见症则同，皆水亢为害。二神丸是承制之剂，五味散是化生之剂也。二方理不同而用则同，故可互用以助效，亦可合用以建功。

4.《医方集解》：火乃土之母，破故纸补肾为癸水，肉豆蔻厚肠胃为戊土。戊癸化火，同为补土母之药。

5.《成方切用》：单用破故纸、肉豆蔻，名二神丸，治同。许学士曰：有全不进食者，服补脾药皆不效。予授二神丸，顿能进食。此病不可全作脾治，盖肾气怯弱，真元衰削，是以不能化食。如釜鼎之下无火，物终不熟也。

【验案】

1.不食　《普济本事方》：有人全不进食，服补脾药皆不验，予授此方，服之欣然能食。此病不可全作脾虚，盖因肾气怯弱，真元衰劣，自是不能消化饮食。譬如鼎釜之中，置诸米谷，下无火力，虽终日米不熟，其何能化。

2.水肿　《外科发挥》：李某，年逾四十，

遍身发肿，腹胀如鼓，其危，诸药不应，用此丸数服，饮食渐进，其肿渐消，兼以除湿健脾之剂而愈。

3.五更泻　《校注妇人良方》：一妇人年五十，不食夜饭，五更作泻，二十年矣。后患痢，午前用香连丸，午后用二神丸，各二服而痢止。又用二神丸数服，而食夜饭，不月而形体如故。

4.产后泻痢　《赤水玄珠全集》：一产妇泻痢，发热作渴，吐痰，肌体消瘦，饮食少思，或胸膈痞满，或小腹胀坠年余矣。乃脾胃之泻，朝用二神丸，暮用六君子，三月余而痊。

七珍散

【来源】《普济本事方》卷二。

【别名】七阳散（《普济方》卷二十五引《卫生家宝》）。

【组成】人参（去芦）　白术　黄耆（蜜水涂炙）　山芋　白茯苓（去皮）　粟米（微炒）　甘草（炙）各一两

【用法】上为细末。每服二钱，水一盏，加生姜、大枣，同煎至七分，日三四服。

【功用】开胃，养气，进食，调脾胃。

【主治】伤寒、疟疾、中暑得愈之后，不思饮食。

八珍散

【来源】《普济本事方》卷二。

【组成】人参（去芦）　白术　黄耆（蜜水涂炙）　山芋　白茯苓（去皮）　粟米（微炒）　甘草（炙）　白扁豆（蒸用）各一两

【用法】上为细末。每服二钱，水一盏，加生姜、大枣、同煎至七分，日三四服。

【功用】开胃，养气，进食，调脾胃。

【主治】无故不思饮食。

白术汤

【来源】《普济本事方》卷二引庞老方。

【组成】白术　厚朴（去粗皮，生姜汁炙）　桂心（不见火）　桔梗（炒）　干姜（炮）　人参（去

芦） 当归（洗，去芦，薄切，焙干） 茯苓（去皮） 甘草（炙）各等分

【用法】上为粗末。每服四钱，水一盏半，加大枣二个，同煎至八分，去滓，不拘时候服。

【功用】和气调中进食。

【方论】《本事方释义》：白术气味甘温微苦，入足太阴；厚朴气味辛温，入足太阴；桂心气味辛热，入肝制木；桔梗气味苦辛平，入手太阴，为诸药之舟楫；干姜气味辛温，入足太阴；人参气味甘温，入脾胃；当归气味辛微温，入手少阴、足厥阴；茯苓气味甘平淡渗，入胃；甘草气味甘平，调和诸经络；再佐以枣之和荣。盖病虽去而正未复，非调和中气，谷食渐加，精神何由复乎？

丁香汤

【来源】《续本事方》卷三。

【别名】丁香散（《普济方》卷三十五）。

【组成】藿香半两 巴豆二十粒 丁香四十九粒 粟米一合

【用法】先将粟米、巴豆肉同炒令赤色，去巴豆不用，只使粟米与丁香、藿香同研为末。每服二钱，米饮调下。

【功用】开胃进食。

下膈散

【来源】《秘传外科方》引《李防御五痔方》。

【组成】苦参 蓬莪术（炮） 荆芥穗（炒） 益智（去皮）各一两

【用法】上为末。每服一钱，水一盏，加生姜、蜜同煎八分，入盐，空心服之。

【主治】不思饮食。

沉香汤

【来源】《杨氏家藏方》卷二十。

【组成】沉香半两 甘草半两（炙） 檀香三分 白豆蔻仁三两 缩砂仁六钱半 木香半两 麝香半字（别研）

【用法】上为细末，加麝香研匀。每服一钱，加盐少许，沸汤点服。

【功用】温中快膈，进饮食，除呕逆。

醉醺丸

【来源】《杨氏家藏方》卷二十。

【组成】木香半两 甘草半两（炙） 丁香枝杖一两 姜黄一两

【用法】上为细末，炼蜜为丸，每两作四十丸。每服一丸，细嚼，温热水送下。

【功用】顺气宽膈，美进饮食。

煮朴丸

【来源】《普济方》卷二十二引《卫生家宝》。

【组成】好厚朴（去皮）四两 附子三两（去皮，生用，切片） 陈皮二两（不去白） 川干姜一两（锉） 青州大枣（取肉）半斤（上药入锅内，用水浸过药二指，煮尽为度，慢火炒干，不得令焦，再入） 舶上茴香一两（炒） 白术一两 白茯苓一两 神曲二两（炒，别为末）

【用法】上一处为末，用神曲糊为丸，如梧桐子大。每服一百丸，食前空心米饮送下。

【功用】补气化痰，温脾进食。

八味汤

【来源】《易简方论》。

【组成】人参 干姜 白术 甘草各二两 橘红 茯苓各一两 附子一两 缩砂仁一两

【主治】不喜饮食，水谷不化。

术曲丸

【来源】《普济方》卷二十二引《十便良方》。

【组成】神曲四两 大麦蘖二两 橘红 白术各一两 白豆蔻仁五钱

【用法】上为细末，浸蒸饼心为丸，如梧桐子大。每服三五十丸，浓煎人参汤送下，日进三四服，不拘时候。

【功用】进饮食，快中脘。

四妙健脾散

【来源】《普济方》卷二十五引《十便良方》。
【组成】苍术四两（麸炒） 干姜四两（灰炒） 甘草五两半（砂炒） 乌头六两（以江水浸七日，取出切片，以盐四钱炒干；或先切片子，以江水浸两日，同姜炒黄为度，取出合诸药）
【用法】上为细末。入盐点吃，不拘时候。
【功用】进食。

运脾散

【来源】《普济方》卷二十二引《十便良方》。
【组成】缩砂 白术 人参 藿香 肉果 丁香 神曲各一两 甘草五钱
【用法】上为细末。以橘皮汤点服，不拘时候。
【功用】通中健胃消食。

胃爱散

【来源】《普济方》卷二十二引《十便良方》。
【组成】丁香一分 人参一两 白术 茯苓 甘草各一分 肉豆蔻三个 黄耆 干姜各五钱
【用法】上以白米二两，同为细末。每服二大钱，以水一盏，加生姜一片，同煎至七分，通口服。
【主治】
　　1.《普济方》引《十便良方》：脾久虚，中焦气滞上壅，或有冷涎上潮呕恶，或有胸腹疼痛，不思饮食。
　　2.《景岳全书》：脾胃久虚，泄泻不止。

大建脾散

【来源】《是斋百一选方》卷二。
【组成】荜澄茄 干姜 白豆蔻 丁香各半两 白茯苓 甘草 肉豆蔻 青皮 半夏（姜制一宿） 茴香 缩砂仁 厚朴（姜制一宿） 神曲 陈皮 檀香各一两 草乌（炮，去皮脐尖） 附子（炮，去皮脐） 草果仁各二两 白术四两
【用法】上为细末。每服二钱，水一盏半，加生姜七片，大枣一枚，煎至七分，去滓，食煎服。
【主治】《永类钤方》：脾胃虚寒，不进饮食。

羊肉汤

【来源】《魏氏家藏方》卷四。
【组成】精羊肉四两 当归 芎藭各五钱
【用法】上将精羊肉薄批作小片子，用水三大碗，煎至一大碗，羊汁入当归、芎藭，再煮七分，去滓，食前服。
【主治】血虚不进饮食。

小姜香丸

【来源】《魏氏家藏方》卷五。
【组成】香附子（去毛，炒） 陈皮（毛白，炒） 丁香皮 麦芽（炒） 缩砂仁 神曲各半两（炒） 蓬莪术（炮） 甘草（炙）各二钱半
【用法】上为细末，水浸蒸饼为丸，如小赤豆大。每服二三十丸，生姜汤送下，不拘时候。
【主治】百物所伤，胸膈不快，不思饮食。

加减千金思食丸

【来源】《魏氏家藏方》卷五。
【组成】乌梅肉 干生姜各一两 小麦蘖 神曲各二两（并炒） 缩砂仁 甘草（炙） 橘红各半斤
【用法】上为细末，炼蜜为丸，如弹子大。每服一二丸，米饮嚼下，不拘时候。
【主治】脾胃病。

谷神丸

【来源】《魏氏家藏方》卷五。
【组成】乌梅肉 青皮（去瓤，虚人减半） 诃子（煨，去核） 陈皮（去瓤） 南木香（湿纸煨香）各一两 神曲（炒） 麦蘖（炒） 干姜（炮，洗）各二两
【用法】上为细末，白面糊为丸，如梧桐子大。每服四五十丸，空心生姜汤送下。
【功用】专理脾胃，快气进食，消饮磨积。

胃爱汤

【来源】《魏氏家藏方》卷五。

【组成】白豆蔻　丁香（不见火）　白扁豆（炒）　木香（不见火）　藿香叶（去土）　神曲（炒）　麦蘖（炒）　人参（去芦）　白术（炒）　茯苓（白者，去皮）各等分

【用法】上为细末。每服二钱，以水一中盏，加生姜七片，大枣一枚，煎至七分，去滓，食前温服。

【功用】调补脾胃。

沉香降气丸

【来源】《儒门事亲》卷十二。

【别名】沉香降气丹（《普济方》卷一七一）。

【组成】沉香　木香　缩砂仁　白豆蔻（仁）　青皮（去白）　陈皮（去白）　广术（煨）　枳实（麸炒）各一两　萝卜子一两（另末）　黑牵牛二两（末）　大黄二两（炒）

【用法】上为末，生姜汁浸蒸饼为丸，如梧桐子大。每服三十丸，以橘皮汤送下。

【主治】一切气聚，胸膈胀满，不思饮食。

平胃丸

【来源】《云岐子保命集》卷中。

【别名】白术和胃丸（《内外伤辨惑论》卷十）、和中丸（《脾胃论》卷下）。

【组成】厚朴一两　白术一两二钱　陈皮八钱（去白）　木香一钱　生半夏（汤洗）一两　槟榔二钱半　枳实五分　甘草三钱（炙）

【用法】上为细末，姜汁浸蒸饼为丸，如梧桐子大。每服三五十丸，生姜汤或温水送下。

【功用】和中，消痰去湿，厚肠胃，进饮食。

【主治】病久胃气虚弱，厌厌不能食，脏腑或秘或溏。

升阳顺气汤

【来源】《内外伤辨惑论》卷上。

【别名】强胃汤（《脾胃论》卷下）、顺气汤（《普济方》卷一八四）、升阳益胃汤（《丹台玉案》卷四）。

【组成】黄耆一两　半夏三钱（汤洗七次）　草豆蔻二钱　神曲一钱五分（炒）　升麻　柴胡　当归身　陈皮各一钱　甘草（炙）　黄柏各五分　人参（去芦）三分

【用法】上锉，每服三钱，水二盏，加生姜三片，煎至一盏，去滓，食前温服。

【主治】

1.《内外伤辨惑论》因饮食不节，劳役所伤，胸胁满闷，短气。遇春则口淡无味，遇夏虽热，犹有恶寒，饥则常如饱，不喜食冷物。

2.《赤水玄珠全集》：七情所伤，及劳役，饮食不节，满闷短气，恐则气下者尤宜。

3.《仁术便览》：忿怒伤肝，思虑伤脾，悲哀伤肺，以致各经火动有伤元气，发热，不思饮食。

【方论】

1.《内外伤辨惑论》：脾胃不足之证，须用升麻、柴胡苦平，味之薄者，阴中之阳，引脾胃中清气行于阳道及诸经，生发阴阳之气，以滋春气之和也；又引黄耆、人参、甘草甘温之气味上行，充实腠理，使阳气得卫外而为固也。凡治脾胃之药，多以升阳补气名之者此也。

2.《医方考》：清气在下，浊气在上，令人胸膈饱胀，大便溏泻者，此方主之。上件病由于饮食伤其脾气，不能升清降浊故耳。是方也，升、柴辛温升其清，清升则阳气顺矣；柏皮苦寒降其浊，浊降则阴气顺矣；人参、黄耆、当归、甘草补其虚，补虚则正气顺矣；半夏、陈皮利其膈，膈利则痰气顺矣；豆蔻、神曲消其食，食消则谷气顺矣，故曰升阳顺气。

生姜和中汤

【来源】《脾胃论》卷下。

【组成】生甘草　炙甘草各一分　酒黄芩　柴胡　橘皮各二分　升麻三分　人参　葛根　藁本　白术各五分　羌活七分　苍术一钱　生黄芩二钱

【用法】上锉，作一服。水二盏，加生姜五片，大枣二枚（擘开），同煎至一盏，去滓，食前稍热服之。

【主治】食不下，口干虚渴，四肢困倦。

交泰丸

【来源】《脾胃论》卷下。

【组成】干姜（炮制）三分　巴豆霜五分　人参（去芦）　肉桂（去皮）各一钱　柴胡（去苗）　小椒（炒，去汗并闭目，去子）　白术各一钱五分　厚朴（去皮，锉，炒；秋冬加七钱）　酒煮苦楝　白茯苓　砂仁各三钱　川乌头（炮，去皮脐）四钱五分　知母四钱（一半炒，一半酒洗。此一味春夏所宜，秋冬去之）　吴茱萸（汤洗七次）五钱　黄连（去须）六钱（秋冬减一钱半）　皂角（水洗，煨，去皮弦）　紫菀（去苗）各六钱

【用法】上除巴豆霜另入外，同为极细末，炼蜜为丸，如梧桐子大。每服十丸，温水送下。虚实加减。

【功用】升阳气，泻阴火，调营气，进饮食，助精神，宽腹中。

【主治】怠惰嗜卧，四肢不收，沉困懒倦。

宽中喜食无厌丸

【来源】《兰室秘藏》卷上。

【别名】宽中进食丸。

【组成】木香五分　青皮　人参　干姜各一钱　炙甘草一钱五分　白茯苓　泽泻　槟榔　橘皮　白术各二钱　缩砂仁　猪苓各二钱五分　半夏七钱　枳实四钱　草豆蔻仁五钱　神曲五钱五分（炒）　大麦芽面一两（炒）

【用法】上为细末，汤浸蒸饼为丸，如梧桐子大。每服三五十丸，食远米汤送下。

【功用】资形气，喜饮食。

思食丸

【来源】《简易方》引蔡医博秘方（见《医方类聚》卷一○○）。

【组成】神曲九钱（炒）　麦蘖六钱（炒）　人参　干姜（炮）各二钱　乌梅（去核）五钱　甘草（炙）二钱

【用法】上为末，炼蜜为丸，如鸡头子大。每服三两丸，白汤送下。

【功用】《奇效良方》：助脾胃，消导饮食，止吐逆。

思食大人参丸

【来源】《简易方》引石大夫方（见《医方类聚》卷一○○）。

【别名】大人参丸（《普济方》卷二二二）。

【组成】白术二两半　人参　山药各二两　附子（炮，去皮脐）一两　甘草（炙）一两半　干姜（炮）半两

【用法】上为末，炼蜜为丸，如鸡头子大。每服三丸，以水一中盏，加大枣二枚，同煎至六分，空心、食前温服。

【功用】思食。

茯苓开胃散

【来源】《外科精要》卷下。

【组成】茯苓一两　粉草（炙）五钱　枳壳（去瓤，麸炒黄）三钱

【用法】上为末。每服一钱，盐汤调下。

【主治】胃气不开，饮食不进。

主气散

【来源】《类编朱氏集验方》卷三。

【组成】陈皮二两　粉草　沉香　白豆蔻　人参各半两

【用法】上为细末。每服一大钱，早晨烧盐少许，百沸汤点服有效。

【功用】快气宽膈，下痰进食。

厚朴丸

【来源】《类编朱氏集验方》卷四引鲁太丞方。

【组成】厚朴四两（去浮皮，蘸生姜自然汁炙焦黄）　苍术二两（米泔水浸洗，晒干，切片略炒）　莪术二两（湿纸裹煨，去皮切片）　青皮二两（洗，去瓤，晒干，锉细，略炒）　陈皮二两（洗，去瓤，晒干，锉细，略炒）　当归二两（去芦，净洗晒干）　荆三棱二两（去芦，切片）　白芷二两（切片。上用老醋浸七日，春夏浸五日，

取出焙干，研细末，入后药中）禹余粮（火煅醋
淬凡十次，为细末，用水飞过，再入干锅内火煅
通红，净称二两再研）针砂二两（净洗，用醋浸
一宿，煮干，研极细，净秤）

【用法】醋煮面糊为丸，如梧桐子大，候干。每服
七八十丸至百丸，食前陈米饮送下。

【功用】宽中进食，推化积聚。

思食丸

【来源】《御药院方》卷三。

【组成】乌梅肉 大麦蘗 神曲（碎炒）各一
两 干木瓜 桂（去粗皮）茯苓（去皮）人
参（去芦头）各半两 干生姜二钱 甘草（炙）
三钱

【用法】上为细末，炼蜜为丸，每两作十丸。每服
一丸。细嚼，白汤送下，一日三次，不拘时候。
或作小丸，如梧桐子大，每服三十丸亦可。

【功用】生津，大进饮食。

【验案】小儿汗症 《浙江中医》（1998，7：305）：
用本方加减：太子参、乌梅肉、浮小麦、神曲、
干木瓜、茯苓、苍术、肉桂（研粉）、干姜、鸡内
金（研粉）、甘草。湿食郁滞化热者去肉桂、干
姜，加黄芩、胡黄连、制大黄；气阴两虚者去苍
术，加白术、当归、麦冬、生黄芪。每日1剂，
水煎，取药汁冲服二粉，2周为1个疗程。治疗小
儿汗症39例。结果：治愈27例，好转10例，总
有效率95%。

交泰丸

【来源】《御药院方》卷四。

【组成】沉香半两 木香一两 青皮（去白）陈
皮（去白）京三棱（煨）蓬莪术（煨）枳壳
（麸炒，去瓤）各二两 神曲（炒）大麦蘗
（炒）槟榔各一两 麝香二钱半 阿魏半两（细
研，白面一钱和作饼子，炙令香熟，用水和）

【用法】上为细末，面糊为丸，如梧桐子大。每服
四五十丸，食后生姜汤送下。

【功用】温中降气，进美饮食。

厚朴丸

【来源】《御药院方》卷四。

【组成】厚朴（姜制）百草霜各二两 干姜
（炮）京三棱（炮）蓬莪术（炮）半夏 槟榔
各一两 甘松半两 陈皮（去白）青皮（去白）
各五两 黑牵牛（炒）八两 黑附子（不炮，去
皮脐）

方中黑附子用量原缺。

【用法】上为细末，面糊为丸，如豌豆大。每服
二十丸，食后生姜汤送下。

【功用】宽中利膈，行导滞气，消化饮食。

【主治】胸膈噎塞，腹胁胀满，心下坚痞，肠中水
声，呕哕痰逆，不思饮食。

枳实半夏丸

【来源】《御药院方》卷五。

【组成】枳实一两（麸炒黄色，去瓤）半夏一两
半（汤洗七次，切作片子，焙干）白术三分 蓬
莪术半两 白茯苓一分（去皮）

【用法】上为细末，用生姜汁煮面糊为丸，如梧桐
子大。每服六七十丸，陈橘皮汤送下，不拘时候。

【功用】消痰顺气，利胸膈，进饮食。

半夏平胃散

【来源】《普济方》卷二十三引《保生回车论》。

【别名】安中散。

【组成】半夏二两（汤浸洗七次，切片，焙干）厚
朴四两（姜制）陈皮六两（去瓤，焙干）甘草
二两（炙焦黄）苍术六两（米柑浸一伏时，去
皮，切，焙干）

【用法】上锉，慢火炒焦，为粗散，每服三钱，水
一盏，加生姜三片，大枣一个，同煎六分，去滓，
食前温服，一日三次。

【主治】胃虚，寒热百病，脾寒痰盛，不思饮食。

【验案】神经性厌食 《日本东洋医学杂志》（1995，
1：63）：坂根直树氏报道：病人为17岁学生，
1990年10月以食欲不振，摄食障碍再次入院。病
人3个月内体重下降约12kg，入院时体重26kg，
身高154cm，血压10/5kPa，脉搏30次/min，体温

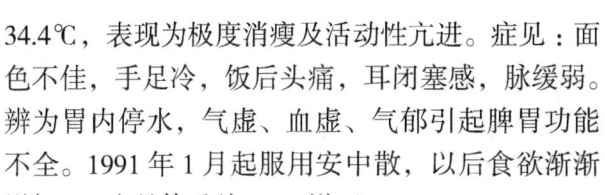

34.4℃，表现为极度消瘦及活动性亢进。症见：面色不佳，手足冷，饭后头痛，耳闭塞感，脉缓弱。辨为胃内停水，气虚、血虚、气郁引起脾胃功能不全。1991年1月起服用安中散，以后食欲渐渐增加，2个月体重从26kg增至47kg。

饭虎汤

【来源】《医方类聚》卷一九八引《吴氏集验方》。

【组成】丁香二钱　荜澄茄半两　檀香四钱　草果一两　甘草四钱　缩砂半两　姜黄一两　白术一两

【用法】上为末。空心盐点。

【功用】进食。

谷神汤

【来源】《普济方》卷二十五引《澹寮方》。

【组成】谷芽四两（择减谷约取三两，净，为末，入姜汁、盐少许，作饼焙干）　粉草（略炙）　缩砂仁　白术（去土，面麸炒）各一两

【用法】上为细末。入盐点服。

　　本方改作丸剂，名"谷神丸"（《本草纲目》卷二十五引《澹寮方》）。

【功用】启脾进食。

快膈汤

【来源】《活幼心书》卷下。

【组成】人参（去芦）　青皮（去白）　缩砂仁　乌药　良姜（锉，用东壁土炒）　香附子　甘草（炙）各一两

【用法】上为末。每服一钱，空心温盐汤调服。

【功用】顺气和中，消导宿滞。

【主治】胸膈不快，饮食少进。

豆蔻草果饮子

【来源】《活幼口议》卷二十。

【组成】肉豆蔻一个（煨）　草果　槟榔各一个　绵黄耆（捶，蜜炙）　白茯苓　白芍药　白术　甘草　陈皮各一钱　半夏曲一钱

【用法】上锉。每服二钱比，生姜三小片，乌梅半

个，枣子一个，用藤纸包裹蘸湿，煨令香熟，去纸，用水小小盏，煎至半去滓，适口，食前、空心服。两滓并煎，兼与小沉香煎丸服之。

【主治】小儿痞气未解，重复取利，致之虚乏，腹肚绞痛，不思饮食，面目虚浮，强食呕吐。

健中丸

【来源】《普济方》卷二十五。

【组成】白术　厚朴（去粗皮，生姜汁炙）各二两　木香　诃黎勒（去核）　肉豆蔻（去皮）　川芎各一两

【用法】上为末，煮枣肉为丸，如梧桐子大。每服三十丸，空心米饮送下。

【主治】脾胃不和，不能饮食。

饿虎散

【来源】《普济方》卷三六九。

【组成】人参一钱　豆蔻一个　僵蚕七个　良姜　甘草（炙）各二钱

【用法】上为末。每服一钱，木瓜汤送下；或粟米汤送下。

【主治】伤寒后不思饮食。

玉桂杖丸

【来源】《普济方》卷三九三。

【组成】厚朴　藿香　陈橘皮　神曲　诃子皮各二钱　川芎　丁香　木香　白术　甘草各一钱　人参二钱

【用法】上为细末，炼蜜为丸，如樱桃大。每服一丸至二丸，食前生姜汤送下；小儿一丸分二服，米饮化下。

【主治】小儿饮食减少，脏腑不调。

豆蔻汤

【来源】《医方类聚》卷一〇二引《御医撮要》。

【组成】甘草二两（细锉，分作三等，炒黄）　干姜二两（锉，分作三等，炒黄）　桂心一两半（生用）　白豆蔻一升（炒黄，去皮，秤五两）

【用法】上为末，用盐七两，纸裹之令实，大火内烧通红，平称四两，乳钵内细研，将前件药都相和，并盐令匀。每服六钱，用百沸汤点服，不拘时候。
【功用】开胃进食。

沉香汤

【来源】《医方类聚》卷一〇二引《御医撮要》。
【组成】沉香四两　乌药　麦蘖各二两　甘草三两
【用法】上为细散。每服半钱，如茶点进。
【功用】补脾元，消酒食。

紫霞丹

【来源】《万氏家抄方》卷二。
【组成】苍术半斤（米泔浸一宿）　厚朴五两（姜制）　陈皮五两　甘草三两（炙）　香附子四两（米泔浸）
【用法】上为末，面糊为丸，如弹子大。每服一丸，姜汤送下。
【功用】宽中进食。

进食散

【来源】《丹溪心法附余》卷二十二。
【组成】白扁豆（微炒）　石莲肉（炒，去心）　人参（焙）各二钱半　茯苓一钱半　神曲二钱半　甘草（炙）　白芷　木香　黄耆各一钱
【用法】上为细末。每服婴孩一字，二三岁半钱，四五岁一钱，水半钟，加生姜一片，大枣半枚，煎十数沸，调末服之。
【功用】进食。

补脾助元散

【来源】《摄生众妙方》卷五。
【组成】白术（新者）三两（米泔浸一宿，晒干，铜锅内隔纸炒过）　白茯苓（坚者，去皮）一两　莲肉（去心）一两五钱　广陈皮（去白）一两　大麦芽（炒去壳，取粉）五钱
【用法】上为极细末，和匀，入白糖霜二钱，瓷器盛贮，常安火边，空心或食远滚白汤调下二三匙。
【功用】大补元气，令人能食。
【宜忌】老人最宜服。忌怒气。

清膈宽中汤

【来源】《摄生众妙方》卷五。
【组成】橘红　半夏　茯苓　苍术　厚朴　藿香　青皮　香附子各一钱五分　甘草五分　枳实二钱
【用法】上锉。用水二钟，煎至八分，食远温服。
【主治】胃不宽，饮食少思。

人参启脾汤

【来源】《古今医统大全》卷二十三。
【组成】人参　白术各一钱　茯苓　半夏（制）　藿香　砂仁各五分　橘红七分　神曲（炒）　麦芽（炒）　黄连（微炒）　甘草（炙）各四分　木香三分（磨）
【主治】脾胃虚弱，不进饮食。
【加减】口渴，加干葛一钱；头痛，加川芎五分；腹胀，加苍术一钱；恶心呕吐，加白豆蔻五分。

黄鸡馄饨

【来源】《古今医统大全》卷八十七。
【组成】黄雌鸡肉五两　白面七两　葱白（切细）二合
【用法】上同作馄饨。如常法煮食。
【主治】老人胃弱不进饮食，瘦瘦。

胡萝卜粥

【来源】《本草纲目》卷二十五。
【组成】胡萝卜　粳米
【用法】《长寿药粥谱》：用胡萝卜适量，粳米半斤，将胡萝卜切碎，同粳米煮粥，作早晚餐。
【功用】
　　1.《本草纲目》：宽中下气。
　　2.《长寿药粥谱》：健胃，补脾，助消化。
【主治】《长寿药粥谱》：老人食欲不振或消化不良、皮肤干燥症、夜盲，以及高血压、糖尿病等。

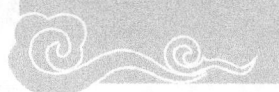

养脾丸

【来源】《幼科指南》卷四。

【组成】人参　白术　茯苓　炙草　白芍（酒炒）　炙耆　陈皮　归身　山药　莲肉各一两　神曲五钱　肉桂二钱

【用法】荷叶水煮粳米糊丸。米汤送下。

【功用】补脾。

【主治】小儿脾病，困倦不思饮食，兼见肾症，羸瘦痿弱，嗜卧不起。

【方论】本病宜脾肾兼补，补肾，地黄丸主之；补脾，养脾丸主之。

香砂六君子汤

【来源】《万病回春》卷二。

【组成】香附一钱　砂仁五分　人参五分　白术一钱　茯苓（去皮）　半夏（姜制）　陈皮各一钱　木香五分　白豆蔻　厚朴（姜汁炒）一钱　益智仁　甘草（炙）各五分
　　　方中白豆蔻用量原缺。

【用法】上锉一剂。加生姜、大枣，水煎服。

【主治】脾虚不思饮食，食后倒饱。

人参养胃汤

【来源】《证治准绳·幼科》卷五。

【组成】白术　陈皮　神曲各一钱五分　人参　茯苓　栀子　黄芩各一钱　甘草八分

【用法】上锉散，分为二服。水煎，不拘时服。

【功用】补脾进食。

【主治】不能食。

大黄丸

【来源】《证治准绳·幼科》卷八。

【组成】大黄　干地黄　茯苓　当归　柴胡　杏仁各三分

【用法】上为末，炼蜜为丸，如麻子大。每服五丸，以饮送下，一日三次。

【主治】小儿胃气不调，不嗜食，不生肌肉。

胃爱丸

【来源】《外科正宗》卷一。

【组成】云片白术一两（鲜白者，米泔浸去涩水，切片，晒干，同麦芽拌炒）　怀庆山药一两（肥大上白者，切片，用男儿母乳拌湿，候润干晒，微焙）　上白茯苓一两（切一分厚，咀片，用砂仁二钱，用茯苓合碗内饭上蒸熟，只用茯苓）　清河人参一两（制毕晒干，共为细末）　白豆蔻三钱　陈皮（用老陈米先炒黄色，方入同炒，微燥勿焦）六钱　小紫苏（蜜拌透，晒干，微蒸片时，连梗叶切片）五钱　莲肉（去皮心，切片）五钱　甘草（炙）三钱。

【用法】上为细末，用老米二合微焙碾粉，泡荷叶汤打糊为丸，如梧桐子大。每服八十丸，清米汤送下，不拘时候。

【功用】《医宗金鉴》：助脾气，开胃口。

【主治】痈疽溃疡，脾胃虚弱，饮食诸味不喜，用过开胃进食之药不效者。

一神丹

【来源】《济阳纲目》卷十二。

【组成】莲肉（去心，炒）一升　江米（炒）一升

【用法】上为细末，加白糖三四两再研匀。或干食，或米汤调下，每日不拘次数，亦不定多少，任意用之。

【功用】实肠胃，进饮食。

【宜忌】忌生冷、鸡、鱼、羊肉、厚味。

苓术饮

【来源】《丹台玉案》卷三。

【组成】白茯苓　云术　人参各二钱　白芍　山药　芡实　甘草各一钱

【用法】加黑枣二个，食远服。

【主治】口淡。

香橘饮

【来源】《丹台玉案》卷四。

【组成】白茯苓　香附各一钱五分　石斛　橘

红　人参　砂仁各二钱
【用法】加大枣二枚，水煎服。
【主治】脾脏不和，饮食不进，神思困倦。

栀子汤

【来源】《易氏医案》。
【组成】黑山栀　人参　麦冬　乌梅
【主治】妇人身倦怠，呵欠，口干饮冷，饮食不进，脉右寸微沉，右尺洪大侵上。
【方论】方中山栀炒黑，以去三焦屈曲之火，人参、麦冬以收肺中不足之金，乌梅酸以收之，火势既降，金体自坚，气畅血和而愈。
【验案】肺火病　一妇人患浑身倦怠，呵欠，口干饮冷，一月不食，强之食数粒而已。诸治不效。次年更甚，肌消骨露。诊之三焦，脉洪大侵上，脾肺二脉微沉，余部皆和平。以栀子汤饮之，进二服，即知饥喜食，旬日气体充实如常。

和中健脾丸

【来源】《医方集解》。
【组成】健脾丸去人参、山楂、麦芽，加木香、槟榔、厚朴、半夏、甘草。
【用法】神曲糊为丸。米饮送下。
【主治】胃虚饥不欲食。

退邪消食饮

【来源】《石室秘录》卷三。
【组成】陈皮一钱　甘草五分　白芍三钱　六曲五分　枳壳五分　厚朴五分　栀子一钱　茯苓一钱　麦芽二钱
【用法】水煎服。必待其饥饿之时，始可与服，若正饱之时服之，徒滋满闷。
【主治】伤寒火退邪散，胃气初转，一得食而胃气转闭，不可复开者。

生胃进食汤

【来源】《辨证录》卷五。

【组成】人参三钱　白术三钱　炒枣仁五钱　远志八分　山药三钱　茯苓三钱　神曲五分　良姜五分　萝卜子一钱　枳壳五分　干姜（炒黑）一钱
【用法】水煎服。
【主治】厌食。未见饮食则思，既见饮食则厌，勉强进用，饱塞于上脘之间，微微胀闷。

调饥散

【来源】《辨证录》卷五。
【组成】人参五分　山药一两　白芍三钱　甘草五分　肉桂一钱　菖蒲五分　肉豆蔻一个　炒枣仁三钱
【用法】水煎服。
【主治】未见饮食则思，既见饮食则厌，勉强进用，饱塞于上脘，微微胀闷，由胃气之虚、心包之火不足使然。

活胎和气饮

【来源】《郑氏家传女科万金方》卷二。
【组成】枳壳二钱　厚朴　香附　陈皮（去白）　苍术　苏叶各一钱　砂仁六分　炙草五分　一方加小茴香
【用法】水一钟半，煎七分，空心服。
【主治】怀胎四五月，胎气困倦，气急，饮食无味，贪睡头晕，四肢酸软。

六攻散

【来源】《嵩崖尊生全书》卷九。
【组成】人参　白术　茯苓　甘草　陈皮　炙草　木香各六钱　砂仁三分
【主治】饮食少。

枣仁汤

【来源】《嵩崖尊生》卷九。
【组成】当归　白芍　茯神　枣仁　麦冬各一钱　生地　川芎　陈皮　麸炒栀　炙草各五分　人参一钱二分　五味子十五粒
【主治】思忧太过，懒于饮食。

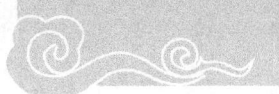

养脾汤

【来源】《嵩崖尊生全书》卷九。

【组成】苍术五钱　神曲三钱　茯苓　厚朴　白术各二钱　麦芽二钱半　陈皮二钱半　人参二钱　炙草一钱

【主治】不思饮食，面黄。

活命丹

【来源】《嵩崖尊生全书》卷十四。

【别名】活命饮（《杂症会心录》卷上）。

【组成】锅饭焦（研粉）　人参三钱

【用法】水煎人参，先用一钟送饭焦二三匙，后渐渐加多，以引胃气。

【主治】伤寒后，误服峻消药，不思谷者。

【宜忌】煎人参不可用药锅，恐闻药发呕。

养血健脾汤

【来源】《医学传灯》卷上。

【组成】当归　白芍　麦冬　山楂　神曲　陈皮　泽泻　白茯　苡仁　桔梗

【功用】养血健脾。

【主治】脾虚血弱，食欲不振。

【加减】滞重，加厚朴。

加味茶汤方

【来源】《良朋汇集》卷一。

【组成】山药　莲肉（去心）　芡实　菱米　茯苓　酥油　白扁豆（炒）　薏苡仁各四两（炒）　江米二升（炒）　小黄米三升　人参（量人虚实加之）　白糖　白蜜各八两

【用法】上为细末，将酥油、糖、蜜熔化入药末同炒，待凉，盛于瓷罐内。每服五钱，滚水调匀，不拘时任意服之。

【主治】老年男妇劳病日久，胃气短少，不能进饮食者。

安胃汤

【来源】《绛雪园古方选注》卷中。

【组成】川椒五分（炒去汗）　安吉乌梅一钱（去核）　川黄连一钱　人参三钱　枳实一钱五分　生淡干姜一钱五分

【用法】上为末。每服三钱，水一钟，煎八分，温服。

【主治】肝气犯胃，饥不欲食。

【方论】川椒之辛，佐乌梅之酸行阴以泻肝，枳实、干姜助人参行阳道以益气，黄连于脾胃中泻心火之亢，清脾胃生化之源。统论全方，辛酸同用，以化肝气，酸甘相辅，以和胃气，肝化胃和，自能进谷。

鸭血酒

【来源】《竹林女科》卷一。

【组成】白鸭一只

【用法】用铜刀取血。调热陈老酒服。

【功用】开胃。

【主治】妇人经来胃气不开，潮热，旬日不思饮食。

温胃汤

【来源】《会约医镜》卷八。

【组成】人参　白术各二钱　扁豆（炒）二钱　茯苓一钱　甘草（炙）八分　砂仁（炒）五分　淮药（炒）二钱　当归一钱半（泄者不用）　藿香六分　陈皮七分　干姜（炒）一二钱　生姜八分　莲肉（炒）二钱　红枣三枚

【用法】水煎，食远服。

【功用】温补。

【主治】饮食伤脾，或吐或泻，或困倦多汗，六脉豁大无神，此大虚之候。及病去后，阳气未舒，阴翳作滞，不思饮食者。

【加减】如泄甚者，加肉豆蔻（面煨）一二钱；阳虚下脱不固者，加附子二钱，乌梅二个；腹痛者，加白芍（酒炒）一钱半；如气滞腹痛者，加木香、白芥子之属。

半夏桂枝汤

【来源】《温病条辨》卷三。

【组成】半夏六钱　秫米一两　白芍六钱　桂枝四钱　炙甘草一钱　生姜三钱　大枣二枚（去核）

【用法】水八杯，煮取三杯，分温三服。

【主治】饮退得寐，舌滑，食不进者。

调中益气煎

【来源】《慈航集》卷下。

【组成】人参一钱（若无人参，以上党参一两蜜炙透，枸杞子三五钱酒炒代之）　炙黄耆三钱　当归三钱　土炒白术三钱　甘草五分　陈皮一钱　神曲一钱五分（炒）　白蔻仁二钱（研）　煨姜二钱　大枣三个

【主治】痢后气虚怕冷，脾胃不开。

补脾散

【来源】《内外科百病验方大全》。

【组成】洋参一两半　茯神二两　淮山药二两　於术一两半　苍术一两　厚朴一两　当归二两　枣仁一两　白芍一两　神曲二两　麦芽二两　木香一两　草果五分　莲子二两　砂仁七分　肉桂五分　甘草一两

【用法】上为末。每服一匙，滚水送下，小儿减半。

【主治】脾虚不欲食饭。

理气健脾丸

【来源】《北京市中药成方选集》。

【组成】白术（炒）一百八十两　神曲（炒）七十五两　茯苓九十两　香附（炙）六十一两　枳实（炒）四十五两　砂仁六十两　橘皮九十两　甘草（炙）六十两　法半夏六十两　桔梗四十五两　莲子肉六十两　山楂六十两　当归一百八十两　山药六十两

【用法】上为细末，冷开水为小丸。每服二至三钱，温开水送下，一日二次。

【功用】理气健脾，和胃宽中。

【主治】忧思过度，脾虚气逆，身体倦怠，不思饮食。

一苓散

【来源】《全国中药成药处方集》（吉林方）。

【组成】滑石五分　粉草一钱四分　砂七分　茅术二钱一分　紫朴二钱一分　酒芍二钱五分　广皮二钱一分　泽泻二钱一分　猪苓三钱五分　贡术三钱一分　茯苓三钱五分　贡桂四分

【用法】上为极细末，用绢罗筛二三次。大人病轻服一钱，重者每服二钱；幼童三岁以上者七分，周岁以上者服三四分，未满周岁者服二分，引用白糖水送下，或白水皆可调服。

【功用】止泻利尿，调和肠胃。

【主治】脾虚胃弱，食欲不振，消化不良，身热口渴。

平肝顺气丸

【来源】《全国中药成药处方集》（大同方）。

【组成】黄连（姜炒）二两　吴萸（炒）　神曲（炒）各一两　麦芽七钱　山楂一两　木香三钱　香附三两　川芎二两　广皮（去白）三两　白术四两　枳实二两　栀子（炒）　莱菔子各一两　半夏一两五钱　云苓一两　砂仁（炒）四钱　干姜（炒）一两　青皮（炒）六钱　竹茹一两　炙草四钱

【用法】上为细末，炼蜜为丸。每服三钱，早、晚开水送下。

【主治】胸膈膨闷，不思饮食。

健脾膏

【来源】《全国中药成药处方集》（重庆方）。

【组成】土粉沙参八两　冬瓜仁十六两　芡实十二两　橘皮　莲米　榧子肉　云茯苓　山楂各四两　雷丸二两　百合四两　山药八两　苡仁四两　建神曲　麦芽　谷芽　鸡内金各一两

【用法】上为细末，每净药粉三斤，另加糯米粉十五斤，白糖二十三斤，开水少许打成块。每服三四片，小孩一二片。

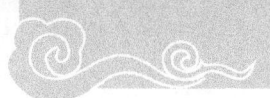

【功用】健脾开胃，进食生肌，调气养血，润颜壮神。

消食饭灰

【来源】《全国中药成药处方集》（上海方）。

【组成】木香　枳实（炒）　黑白丑　砂仁各二两　六神曲（炒焦）六两　山楂（炒焦）四两　槟榔　青皮（炒）　鸡内金（炙）各二两　麦芽（炒）四两　陈皮二两　饭锅巴（炒焦）八十两

【用法】上为细末。每服一羹匙，温开水送下，或用糖拌服。

【主治】消化不良。

黑虎丸

【来源】《全国中药成药处方集》（大同方）。

【组成】三棱一两　大黄一两五钱　干漆五钱　巴豆霜一钱

【用法】上为细末，醋糊为丸，如绿豆大。

【主治】食欲不振，冷热不和。

【宜忌】心脏衰弱者禁用。

平安丸

【来源】《慈禧光绪医方选议》。

【组成】檀香　落水沉　木香　丁香　白蔻仁　肉蔻仁　红蔻　草蔻　陈皮　炙厚朴　苍术（土炒）甘草　神曲　炒麦芽　山楂（炒焦）各二两

【用法】上为极细末，炼蜜为丸，重二钱。

【功用】健脾理气，开胃进食。

【方论】本方所有药物均治脾胃，四香行气悦脾，四蔻除湿醒脾，平胃散运脾和胃，焦三仙开胃进食，迨脾胃健运，人自安和。

调中畅脾膏

【来源】《慈禧光绪医方选议》。

【组成】连翘三钱　银花五钱　茯苓六钱　于术五钱　广皮四钱　厚朴四钱　东楂六钱　鸡内金六钱　木香二钱　法夏四钱　槟榔三钱　神曲五钱　麦芽五钱　黑丑三钱　白蔻二钱　瓜蒌二钱　甘草三钱　甘菊三钱　青皮五钱　莱菔子四钱

【用法】用香油三斤，将药炸枯，滤去滓，入黄丹二斤，老嫩合宜收膏。

【功用】调中健胃畅脾，化积理气行水。

【主治】饮食少思，嘈杂呕逆，肚腹胀满，气逆不舒。

滋胃和中代茶饮

【来源】《慈禧光绪医方选议》。

【组成】竹茹一钱（朱拌）　鲜青果十个（去尖，研）　厚朴花五分　羚羊五分

【用法】水煎，温服。

【主治】气虚痰生，精神萎顿，舌短口干，胃不纳食。

大黄酊

【来源】《药剂学及制剂注解》。

【组成】大黄粉 200 克

【用法】上药用 60% 乙醇适量浸渍 24 小时后，以每分钟 3～5 毫升的速度渗漉，待滤液达 750 毫升时，停止渗漉，压榨药滓，压出液滤过，与滤液合并，加甘油 100 毫升与适量的 60% 乙醇使成即得。口服。每次 1～4 毫升。

【功用】健胃。

【主治】食欲不振。

开胃健脾丸

【来源】《部颁标准》。

【组成】白术 200g　党参 120g　茯苓 160g　木香 60g　黄连 60g　六神曲（炒）80g　陈皮 80g　砂仁 80g　麦芽（炒）80g　山楂 80g　山药 80g　肉豆蔻（煨）80g　甘草（蜜炙）60g

【用法】制成水蜜丸，每 10 丸重 1g，密闭，防潮。口服，每次 6～9g，1 日 2 次。

【功用】开胃健脾。

【主治】脾胃不和，消化不良，食欲不振，嗳气吞酸。

玉竹高龄酒

【来源】《部颁标准》。

【组成】玉竹 488g　桑椹 488g　白芍 122g　茯苓 122g　党参 122g　菊花 122g　甘草（蜜炙）31g　制何首乌 183g　陈皮 31g　当归 91g

【用法】制成酒剂，密封，置阴凉处。口服，每次 25～50ml，1 日 3～4 次。

【功用】补脾肾，益气血。

【主治】精神困倦，食欲不振。

脾舒宁颗粒

【来源】《部颁标准》。

【组成】茯苓　山楂

【用法】制成冲剂，每袋装 10g（相当于总药材 14g），密封，置阴凉处。开水冲服，每次 10g，1 日 3 次。

【功用】健脾消食，宁心安神。

【主治】脾虚湿滞，食欲不振，心烦失眠。

强身酒

【来源】《部颁标准》。

【组成】党参（炒）100g　五加皮 50g　首乌（制）75g　牛膝 50g　生地黄 50g　桑寄生 50g　熟地黄 50g　女贞子（酒制）50g　鸡血藤 50g　白术（炒）50g　木瓜 50g　香附（制）25g　丹参 50g　陈皮 25g　山药 50g　半夏（姜制）25g　泽泻 50g　桔梗 25g　六神曲（焦）50g　大枣 25g　山楂（焦）50g　红花 12.5g　麦芽（炒）50g

【用法】制成酒剂，密封，置阴凉干燥处。口服，每次 15～25g，1 日 2 次。

【功用】强身活血，健胃。

【主治】身体衰弱，神疲乏力，脾胃不和，食欲不振。

楂曲平胃合剂

【来源】《部颁标准》。

【组成】山楂 200g　六神曲 200g　苍术 134g　厚朴 134g　鸡内金 134g　陈皮 134g　甘草 67g

【用法】制成合剂，密封，置阴凉处。口服，每次 10～15ml，1 日 3 次，用时摇匀。

【功用】燥湿健脾，消食散满。

【主治】脾胃不和，不思饮食，脘腹胀满，呕吐恶心，嗳气吞酸，大便溏泄。

二十三、食　积

食积，亦称停食停滞、宿食不消，是指饮食停滞不消，日久成积。《诸病源候论》："宿食不消，由脏气虚弱，寒气在于脾胃之间，故使谷不化也。宿谷未消，新谷又入，脾气既弱，故不能磨之，则经宿而不消也。令人腹胀气急，嗳气醋臭，时复憎寒壮热是也，或头痛如疟之状。寸口脉浮大，按之反涩，尺脉亦微而涩者，则宿食不消也。"《儒门事亲》："食积，酸心腹满。"《杂病源流犀烛》："食积，食物不能消化，成积痞闷也。"外感六淫，内伤七情，诸多疾病，均可涉及脾胃运化熟腐功能而引起饮食停滞。但又不离二端，或是进食不多，因脾虚不能运化而积滞；或是暴饮暴食，脾胃受损，"饮食自倍，肠胃乃伤"是也。治疗总以健脾和胃，消食导滞为根本。

瓜蒂散

【来源】《伤寒论》。

【组成】瓜蒂一分（熬黄）　赤小豆一分

【用法】上二味，各别捣筛，为散已，合治之。取一钱匕，以香豉一合，用热汤七合，煮作稀糜，去滓，取汁合散，温，顿服之。不吐者，少少加；得快吐，乃止。

【功用】涌吐。

【主治】

1.《伤寒论》：病如桂枝证，头不痛，项不强，寸脉微浮，胸中痞硬，气上冲咽喉不得息者，此为胸中有寒，当吐之；病人手足厥冷，脉乍紧者；邪结在胸中，心下满而烦，饥不能食者。

2.《金匮要略》宿食在上脘。

3.《肘后备急方》：胸中多痰，头痛不欲食。

4.《世医得效方》：胸有寒痰。

5.《伤寒指掌图》：脉大，胸满，多痰涎，病头痛。

6.《保命歌括》：痰饮在膈上。

7.《张氏医通》：寒痰结于膈上及湿热头重鼻塞。

【宜忌】 诸亡血、虚家，不可与。

【方论】

1.《注解伤寒论》：《备急千金要方》曰：气浮上部，填塞心胸，胸中满者，吐之则愈。与瓜蒂散，以吐胸中之邪。其高者越之，越以瓜蒂、豆豉之苦；在上者涌之以赤小豆之酸。《内经》曰：酸苦涌泄为阴。

2.《伤寒来苏集》：瓜为甘果，由熟于长夏，清胃热者也；其蒂，瓜之生气所系也，色青味苦，象东方甲木之化，得春升生发之机，故能提胃中之气，除胸中实邪，为吐剂中第一品药，故必用谷气以和之。赤小豆甘酸，下行而止吐，取为反佐，制其太过也。香豉本性沉重，糜熟而使轻浮，苦甘相济，引阳气以上升，驱阴邪而外出。作为稀糜，调二散，虽快吐而不伤神，仲景制方之精义。赤豆为心谷而主降，香豉为肾谷而反升，既济之理也。

3.《千金方衍义》：瓜蒂之苦寒，以吐胸中寒实，兼赤小豆之甘酸，以清利心包余热，所谓酸苦涌泄为阴也。

4.《医宗金鉴》：瓜蒂极苦，赤豆味酸，相须相益，能疏胸中实邪，为吐剂中第一品也。而佐香豉汁合服者，藉谷气以保胃气也。服之不吐，少少加服，得快吐即止者，恐伤胸中元气也。此方奏功之捷，胜于汗下。诸亡血虚家，胸中气液已亏，不可轻与也。

【验案】

1.胸胁痞满 《伤寒论今释》引《生生堂治验》：一男子，胸膈痞满，恶闻食气，动作甚懒，好坐卧暗所，百方不验者半岁。先生诊之，心下石硬，脉沉而数，即以瓜蒂散吐二升余，乃痊。

2.狂证 《伤寒论临床实验录》：张某，男，五十九岁。因平素性情暴躁，更加思考过度，经常失眠，后遂自言自语，出现精神失常状态，有时咆哮狂叫，有时摔砸杂物，喜笑怒骂变幻无常。如此情况延续月余，渐至见人殴打，百般医疗均无效果。遂疏瓜蒂散与之，瓜蒂10克，豆豉10克，赤小豆10克，煎汤顿服，连进两剂，共呕吐粘涎三次，毫不见效，竟将邻人殴伤并将所有杂物尽行砸碎。遂与大剂瓜蒂散，苦瓜蒂21克，赤小豆31克，煎汤顿服，服后隔半小时便开始作呕，连续两昼夜共呕二十余次，尽属粘涎，自呕吐开始便不思饮食，一天后现周身困顿不欲活动，困睡到第三天忽然清醒，后以豁痰通窍安神之剂，调理而愈。

3.痰厥 《广东中医》：某女。素无病，或一日气上冲，痰塞喉中，不能言语，此饮邪横塞胸中。当吐之，投以瓜蒂散，得吐后即愈。

4.笑证 《伤寒论今释》引《生生堂治验》：绵屋弥三郎之妻，善笑，凡视听所及，悉成笑料，笑必捧腹绝倒，甚则胁腹吊痛，为之不得息。常自以为患，请师治之，即与瓜蒂散，吐二升余，遂不再发。

5.性交疼痛，阴道出血 《伤寒论今释》引《生生堂治验》：一妇人，年三十余。每于交接则小腹急痛，甚则阴门出血，而月事无常，腹诊脉象亦无他异。医药万方，一不见效。先生曰：所谓病在下者，当吐之于上。乃与瓜蒂散六分，吐粘痰升许迄，更与大柴胡汤缓缓下之，后全愈。

厚朴三物汤

【来源】《金匮要略》卷上。

【别名】 厚朴汤（《千金翼方》卷十八）、三物汤（《血证论》卷八）。

【组成】 厚朴八两　大黄四两　枳实五枚

【用法】 上药以水一斗二升，先煮二味，取五升，纳大黄，煮取三升，温服一升。以利为度。

【主治】

1.《金匮要略》：痛而闭者。

2.《金匮翼》：食积痛，寒饮食过伤，心腹卒痛，如锥刺之状，若伤湿热之物，不得化而闷乱便秘者。

盐 汤

【来源】方出《金匮要略》卷下，名见《三因极一病证方论》卷十一。

【别名】独圣散（《世医得效方》卷六）、盐水饮（《丹台玉案》卷四）。

【组成】盐一升　水三升

【用法】上二味，煮令盐消，分三次服。当吐出食便愈。

【主治】

1.《金匮要略》：贪食，食多不消，心腹坚满痛。

2.《备急千金要方》：霍乱蛊毒，宿食不消，积冷，心腹烦满，鬼气。

3.《普济方》：病涉三因，或脏虚，或肠胃素实，忽然心腹胀满，绞刺疼痛，蛊毒烦愦，欲吐不吐，欲痢不痢，状若神灵所附，顷刻之间，便至闷绝。

大黄丸

【来源】方出《肘后备急方》卷四，名见《太平圣惠方》卷五十一。

【组成】大黄　茯苓　芒消各三两　巴豆一分

【用法】上为末，炼蜜为丸，如梧桐子大。一服二丸。不痛止。

【主治】暴宿食，留饮不除，腹中为病人。

至灵散

【来源】方出《肘后备急方》卷四，名见《普济方》卷二十四。

【组成】面

【用法】熬面令微香，捣服方寸匕。得大麦生面益佳，无面以麋亦得。

《普济方》用曲熬令香黄为末，大麦蘗亦佳。

【主治】食过饱烦闷，但欲卧而腹胀。

椒豉丸

【来源】方出《肘后备急方》卷四，名见《曤仙活人方》。

【组成】巴豆一枚（去心皮，熬之）　椒目十四枚　豉十六粒

【用法】上为末，为丸。每服二丸，当吐利，吐利不尽更服二丸。

【主治】

1.《肘后备急方》：暴宿食留饮不除，腹中为患。

2.《曤仙活人方》：浮肿。

千金丸

【来源】《外台秘要》卷八引《范汪方》。

【组成】沙参　丹参　苦参　桂心各二分　石膏五分（研）　人参一分　大黄一分　半夏五分（洗）　干姜五分　戎盐一分　巴豆六十枚（去皮心）　附子一分（炮）

【用法】上为末，炼蜜为丸，如小豆大。每服一丸，一日二次。令人先食服一丸，不知稍益，以知为度。

【主治】心腹留饮、宿食。

【宜忌】忌猪肉、冷水、羊肉、饧、芦笋、生葱。

匈奴露宿丸

【来源】《外台秘要》卷十二引《范汪方》。

【组成】甘草三分（炙）　大黄二分　甘遂二分　芫花二分（熬）　大戟二分（炙）　葶苈子二分（熬）　苦参一分　消石一分　巴豆半分（去心皮，熬）

【用法】上为细末，炼蜜为丸，如小豆大。服三丸，当吐下；不吐下，稍益至五六丸，以知为度。

【主治】心腹积聚，膈上下有宿食留饮。

【宜忌】忌海藻、芦笋、菘菜、野猪肉。

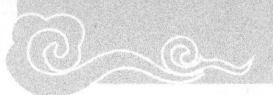

顺流紫丸

【来源】《外台秘要》卷八引《范汪方》。

【组成】当归　代赭各一分　茯苓　乌贼鱼骨　桂心各三分　肉苁蓉二分　藜芦五分（少熬）巴豆六十枚（去心皮）

【用法】上为末，白蜜为丸。食前服如小豆一丸，每日二次，不知，增之；欲下，倍服之，别捣巴豆令如膏。

【主治】百病留饮宿食，心下伏痛，四肢烦疼，男子五劳七伤，妇人产有余疾。

【宜忌】忌生葱、狸肉、酢物、野猪肉、芦笋。

桑耳丸

【来源】《外台秘要》卷八引《范汪方》。

【组成】桑耳二两　巴豆一两（去皮）

【用法】上捣和，以枣肉为丸，如麻子大。每服一丸，不下，服二丸。病下即止。

【主治】留饮宿食。

【宜忌】忌野猪肉、芦笋。

九味当归汤

【来源】《外台秘要》卷三十五引《小品方》。

【组成】当归　甘草（炙）芍药　人参　桂心　黄芩　干姜各一分　大枣五枚　大黄二分

【用法】上切。以水一升半，煎取六合，去滓分服。

【主治】小儿宿食不消，发热。

大和中丸

【来源】《医方类聚》卷一〇九引《新效方》。

【组成】木香　沉香　枳实　槟榔　蓬术　宿砂　青皮　陈皮　木通　当归　黄芩　三棱　猪牙皂角　白豆蔻　郁李仁　黄连各半两　牵牛（头末）一两　大黄二两　黄柏　香附各一两半

【用法】上为末，滴水为丸，如梧桐子大。每服三五十丸，温水送下。

【主治】食伤气滞。

青空汤

【来源】《普济方》卷一七二引《集验方》。

【组成】青橘皮一两（汤浸，去瓤）

【用法】入盐四铢炒，为末。每服二钱，熟汤下。

【主治】伤酒食饱满。

健胃保和丸

【来源】《东医宝鉴·杂病篇》卷四引《集略》。

【组成】白术二两　枳实　山楂肉　橘红　麦芽各一两　神曲　白豆蔻　木香各五钱

【用法】上为末，粳米饭为丸，如梧桐子大。每服五七十丸，白汤送下。

【功用】消导饮食。

五通丸

【来源】《外台秘要》卷十二引《古今录验》。

【组成】椒目一两　附子一两（炮）厚朴一两（炙）杏仁三两　半夏一两　葶苈三两（熬）芒消五两　大黄九两

【用法】上捣葶苈子、杏仁使熟，和诸药末，和以蜜，捣为丸，如梧桐子大。每次吞服二丸。

【功用】长肌肤，补不足。

【主治】积聚、留饮、宿食，寒热烦结。

【宜忌】忌猪羊肉、饧、冷水。

扁鹊曾青丸

【来源】《古今录验》引殷仲堪方（见《外台秘要》卷十二）。

【别名】曾青丸（《外台秘要》卷十二引《古今录验》）。

【组成】曾青二分　寒水石三分　朴消二分　茯苓三分　大黄三分　附子三分（炮）巴豆二分

【用法】上各异捣，下筛，巴豆、消相合，捣六千杵，次纳附子捣相得，次纳茯苓捣相得，次纳大黄捣相得，次纳曾青捣相得，次纳寒水石捣相得，次纳蜜和捣千杵。大人服大豆大二丸；小儿五岁以下如麻子大一丸；二、三岁儿如黍米大一丸，如服药以薄粉粥清下。当覆卧令汗出。吐下

气发作服二丸，霍乱服三丸，泄痢不止服一丸可至二丸。

【主治】久寒积聚，留饮宿食。

【宜忌】忌猪肉、冷水、芦笋、大酢。

紫双丸

【来源】《备急千金要方》卷五。

【别名】双丸（《类证活人书》卷二十）、双圣丸（《医学纲目》卷三十八）。

【组成】巴豆十八铢　麦门冬十铢　甘草五铢　甘遂二铢　朱砂二铢　蜡十铢　蕤核仁十八铢　牡蛎八铢

【用法】上以汤熟洗巴豆，研，新布绞去油，别捣甘草、甘遂、牡蛎、麦门冬，下筛讫。研蕤核仁令极熟，乃纳散更捣二千杵，药燥不能相丸，更入少蜜足之。半岁儿服如荏子一双，一二岁儿服如半麻子一双，三四岁者服如麻子二丸，五六岁者服如大麻子二丸，七八岁儿服如小豆二丸，九岁十岁，微大于小豆二丸，常以鸡鸣时服，至日出时不下者，热粥饮数合即下，丸皆双出也。下甚者，饮以冷粥即止。

【主治】小儿身热头痛，食饮不消，腹中胀满，或小腹绞痛，大小便不利，或重下数起。

【方论】《千金方衍义》：小儿无异疾，惟饮食过度，故宜巴豆之辛散，兼甘遂之苦寒，以荡涤癖积；蕤仁除心腹邪热结气，麦冬治肠中伤饱，胃络脉绝，羸瘦短气，牡蛎散内结积热，蜂蜡清胃，甘草和中，丹砂安神，不使巴豆、甘遂侵犯正气也。

陷胸汤

【来源】《备急千金要方》卷十一。

【组成】大黄　栝楼实　黄连各二两　甘遂一两

【用法】上锉。以水五升，煮取一升五合，分三服。

【主治】胸中心下结积，饮食不消。

【方论】《千金方衍义》：小陷胸用半夏、黄连、栝楼实以涤胸中痰垢，大陷胸用大黄、芒消、甘遂以散心下结硬。此以食积仓廪而蕴热，故于小陷胸中除去半夏，参入大陷胸中大黄，乃革去大小二字，仅取陷胸之名，以除水谷陈气，而与有形坚积略无干预也。

平胃丸

【来源】《备急千金要方》卷十五。

【组成】杏仁五十枚　丹参三两　苦参　葶苈　玄参各二两　川芎　桂心各一两

【用法】上为末，炼蜜为丸，如梧桐子大。每服五丸，酒送下。以知为度。先针胃脘大仓，后服本方。

【主治】

1.《备急千金要方》：身重不得食，食无味，心下虚满，时时欲下，喜卧者。

2.《圣济总录》：腹内结强，不可按抑，饮食不化。

【方论】《千金方衍义》：脾与胃以膜相连，脾虚合用温补，反用苦寒平胃，宁不碍脾气之益困乎？只缘中气不能健运，宿食积聚于胃而蕴热，是不得不用苦寒以散食积之火。丹参、苦参、元参、葶苈，《本经》皆治腹中寒热积聚，杏仁下气开结，川芎理血中气，桂心辛温散结，以激发诸苦寒之性。

练中丸

【来源】《备急千金要方》卷十五。

【组成】大黄八两　葶苈　杏仁　芒消各四两

【用法】上为末，炼蜜为丸，如梧桐子大。食后每服七丸，一日二次，稍加。

【主治】宿食不消，大便难。

温脾丸

【来源】《备急千金要方》卷十五。

【组成】黄柏　大麦芽　吴茱萸　桂心　干姜　细辛　附子　当归　大黄　曲黄连各一两

【用法】上为末，炼蜜为丸，如梧桐子大。每服十五丸，空腹以酒送服，一日三次。

【主治】久病虚羸，脾气弱，食不消，喜噫。

槟榔散

【来源】《备急千金要方》卷十五。

【组成】槟榔八枚（皮子并用）　人参　茯苓　陈

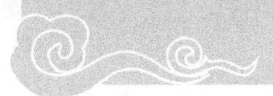

曲　厚朴　麦蘖　白术　吴茱萸各二两（一方有橘皮一两半）

【用法】上药治下筛。每服二方寸匕，食后酒调下，一日二次。

【主治】脾寒，饮食不消，劳倦气胀噫满，忧恚不乐。

【方论】《千金方衍义》：脾寒，饮食不消，劳倦气胀噫满，虽用槟榔皮子、曲蘖、厚朴，不得吴茱萸之温中下气，噫满必不能除；不得参、苓、白术之扶助胃气，冷食必不能化。尤妙在和滓酒服，以行温散之力也。

雷氏千金丸

【来源】《备急千金要方》卷十七。

【组成】大黄五分　巴豆仁六十枚　桂心　干姜各二两　消石三分

【用法】上为末，炼蜜为丸，如大豆大。每服二丸。已死者，折齿灌之。

【功用】行诸气。

【主治】宿食不消，中恶，心腹痛如刺，及疟。

当归汤

【来源】《备急千金要方》卷十八。

【组成】当归　人参　桂心　黄芩　甘草　芍药　芒消各二两　大黄四两　生姜　泽泻各三两

【用法】上锉。以水一斗，煮取三升，分三服。

【主治】留饮宿食不消，腹中积聚。

【宜忌】《普济方》：忌生葱、海藻、菘菜。

【方论】《千金方衍义》：中气式微不能输运，而致癖积留著，水道不利，故用参、甘、归、芍平调血气，消、黄、姜、桂攻理痰积，黄芩、泽泻分利支河水道，而通蕴阻之热也。

补脾汤

【来源】《千金翼方》卷十五。

【组成】麻子仁三合　禹余粮二两　桑根白皮一斤　大枣一百枚（擘）　黄连　干姜　白术　甘草（炙）各三两

【用法】上锉。以水一斗，煮取半，去滓，得二升

九合，每日一服，三日令尽。

【主治】不欲食，留腹中，或上或下，烦闷，得食辄呕欲吐，已即胀满不消，噫腥臭，发热，四肢肿而苦下身重，不能自胜。

八等散

【来源】《千金翼方》卷十九。

【组成】白术　厚朴（炙）　人参　茯苓　吴茱萸　陈曲　麦蘖　川芎各三两

【用法】上为散。每服方寸匕，酒送下，一日三次。

【功用】消谷下气。

【主治】饮食不消。

温脾丸

【来源】《外台秘要》卷八引《深师方》。

【组成】干姜三两（炒）　芍药三两　蜀椒二两（汗）　小草一两（熬干）　川芎　茯苓　桃仁（去皮尖）　柴胡（熬干）各三两　大黄八两（切，熬令黄黑）

【用法】上为末，炼蜜为丸，如大豆许。每服十丸，一日三次。

【主治】久寒，宿食，酒癖。

【宜忌】忌大醋。

温脾丸

【来源】《外台秘要》卷十六引《深师方》。

【组成】大黄二两　麦曲（熬）　干姜各三两　厚朴（炙）　附子（炮）　当归（无当归者，用川芎一两代之）　甘草（炙）　桂心　人参　枳实（炙）各一两

【用法】上为末，炼蜜为丸，如梧桐子大。每服十五丸，增至二十丸，一日三次，食已服之。

【主治】宿寒，脾胃中冷，心腹胀满，食不消化。

【宜忌】忌猪肉、冷水、海藻、菘菜、生葱等。

千金丸

【来源】《幼幼新书》卷十九引《玉诀》。

【组成】生大黄　滑石（研）　皂角（炙）　巴豆（去壳，去油尽）各等分

【用法】上为末，面糊为丸，如粟米大。每服五十丸，茶汤送下。

【功用】疏宣，取积热。

【主治】口不慎味，常餐粘食、腥膻、肥腻、冷滑、瓜果之物，致生积热，内伤脾胃。生疮瘰积，或呕逆气粗，眼涩，口渴，泄泻，两胁胀满。

半夏散

【来源】《太平圣惠方》卷十三。

【组成】半夏一两（汤洗七遍去滑）　陈橘皮一两（汤浸，去白瓤，焙）　前胡一两（去芦头）　赤茯苓一两　槟榔一两　川大黄一两（锉碎，微炒）　白术一两　郁李仁一两（汤浸，去皮尖，微炒）

【用法】上为粗散。每服五钱，以水一大盏，加生姜半分，煎至五分，去滓，稍热服，不拘时候。

【主治】伤寒后，宿食不消，痰逆气胀。

高良姜丸

【来源】《太平圣惠方》卷十三。

【组成】白术一两半　厚朴二两（去粗皮，涂生姜汁，炙令香熟）　人参一两（去芦头）　高良姜一两（锉）　桂心一两　甘草半两（炙微赤，锉）　京三棱一两（微煨，锉）　红豆蔻半两（去皮）　干姜半两（炮裂，锉）

【用法】上为末，炼蜜为丸，如梧桐子大。每服三十丸，食前以姜、枣汤送下。

【主治】伤寒后宿食不消，脾胃积冷，多吐酸水，不思饮食。

槟榔散

【来源】《太平圣惠方》卷十三。

【组成】槟榔　当归（锉，微炒）　川大黄（锉碎，微炒）　川朴消　赤茯苓各一两　枳壳三分（麸炒微黄，去瓤）

【用法】上为散。每服四钱，以水一中盏，加生姜半分，煎至六分，去滓，空心稍热服，如人行五七里再服。以利为度。

【主治】伤寒后，阴阳气结，腹痛，胃中有宿食不消。

人参散

【来源】《太平圣惠方》卷十五。

【组成】人参二两（去芦头）　大腹皮一两（锉）　枳实一两（麦炒微黄）　赤茯苓一两　麦门冬一两半（去心，焙）　甘草半两（炙微赤，锉）　诃黎勒一两（用皮）　白术一两　桔梗一两（去芦头）

【用法】上为散。每服五钱，以水一大盏，煎至五分，去滓，食前温服。

【主治】时气后，胃虚，心膈壅闷，时有寒热，宿食不消。

麦蘖散

【来源】《太平圣惠方》卷十五。

【组成】麦蘖一两（微炒）　前胡一两（去芦头）　甘草半两（炙微赤，锉）　白术一两　槟榔一两　人参一两（去芦头）　厚朴一两（去粗皮，涂生姜汁，炙令香熟）

【用法】上为散。每服五钱，以水一大盏，加生姜半分，煎至五分，去滓，食前温服。

【主治】时气后宿食不消，不思饮食。

厚朴丸

【来源】《太平圣惠方》卷十五。

【组成】厚朴一两（去粗皮，涂生姜汁，炙令香熟）　干姜一两半（炮裂，锉）　白术一两半　人参一两（去芦头）　甘草半两（炙微赤，锉）　枳壳一两（麸炒微黄，去瓤）　食茱萸三分　桂心三分　神曲一两（炒微黄）　大麦蘖一两（炒微黄）　杏仁一两（汤浸，去皮尖双仁，麸炒微黄）

【用法】上为散，炼蜜为丸，如梧桐子大。每服三十丸，食前以枣汤送下。

【主治】时气后，肠胃虚冷，食不消化。

诃黎勒散

【来源】《太平圣惠方》卷四十八。

【组成】诃黎勒二两（煨，用皮） 附子一两（炮，去皮脐） 草豆蔻一两（去皮） 白术三分 当归半两（锉碎，微炒） 人参半两（去芦头） 神曲一两（微炒） 黄耆三分（锉） 桂心二两 槟榔一两 陈橘皮一两（汤浸，去白瓤，焙） 赤茯苓一两 郁李仁一两（汤浸，去皮，微炒）

【用法】上为粗散。每服三钱，以水一中盏，加生姜半分，大枣三枚，煎至六分，去滓稍热服，不拘时候。

【主治】积聚。宿食不消，四肢羸瘦乏力。

丁香丸

【来源】《太平圣惠方》卷四十九。

【组成】丁香一两 硼砂二两（研） 木香二两 桂心二两 附子二两（炮裂，去皮脐） 干姜二两（炮裂，锉） 川大黄二两（生，捣罗为末） 青橘皮三两（汤浸，去白瓤，焙） 蓬莪术二两 巴豆霜三两 牵牛子四两（生，捣罗取末二两） 京三棱二两（醋浸七日，去白，煨，锉） 干漆二两（捣碎，炒令烟出） 猪牙皂荚二两（炙令烟尽） 香墨二两

方中硼砂，《圣济总录》作硇砂。蓬莪术、巴豆霜用量原缺，据《医方类聚》补。

【用法】上药除硼砂、大黄、巴豆霜外，余者为末，入牵牛子令匀，先取好酽醋一大碗，化硼砂，去滓，入于锅中，以慢火煎之；次下巴豆搅令散，经两食久；次下大黄末，熬搅成稠膏，拌和诸药末，更入醋煮面糊，和令硬软得所，捣三五百杵，为丸如绿豆大。每服三丸至五丸，以温酒或温水送下。

【功用】化气消食。

【主治】宿食积滞，心腹胀满，面色萎黄，脐腹疼痛。

七星丸

【来源】《太平圣惠方》卷四十九。

【组成】巴豆一两（去皮心，油煎令黄色，去

油） 朱砂半两（细研） 槟榔半两 木香半两 丁香半两 乳香半两 肉豆蔻半两（去瓤）

【用法】上为末，入朱砂、巴豆等研令匀，面糊为丸，如麻子大。每服五丸，以温酒送下；汤水亦得。

【功用】化气消食。

【主治】食积。

五灵脂丸

【来源】《太平圣惠方》卷四十九。

【组成】五灵脂半两 马牙消半两 木香一分（末） 阿魏一分 硼砂半两 水银一分 腻粉一分 朱砂一分 桂心一分（末） 青礞石半两

【用法】上药同研令水银星尽，炼蜜为丸，如酸枣大。每服一丸，用枣一枚（去核），安一丸药在内，以白面饼子裹，慢火烧面熟为度，去面将枣并药烂嚼，以温酒一小盏下，空心服之。

【主治】宿食在腹，成块不消。

五灵脂丸

【来源】《太平圣惠方》卷四十九。

【组成】五灵脂一两 巴豆四十枚（去皮心膜，以湿纸三重，裹于火唐灰火内煨令熟，取出细研，压去油） 木香半两

【用法】上为末，研入巴豆令匀，以面糊为丸，如绿豆大。每服五丸，以橘皮汤送下。

【功用】化气消食

【主治】食积。

朱砂丸

【来源】《太平圣惠方》卷四十九。

【组成】朱砂半两 硼砂半两 巴豆一分 硫黄半两 芫花一分（醋拌炒令干，为末） 礞石一两

【用法】先以巴豆去皮心，瓷瓶子内盛之，于堂屋北阴下，正子地掘坑，埋瓶子，以盆子合，受阴气，七日七夜取出，细研，纸裹压去油；其余诸药相和，细研如面，然后入巴豆，更研令匀，用醋煮面糊为丸，如绿豆大。每服三丸至五丸，以温酒送下。以下宿食为度。

【主治】厌食留滞在脏腑，久不消化。

朱砂丸

【来源】《太平圣惠方》卷四十九。

【组成】朱砂二分（细研）　木香一分　槟榔一分　丁香一分　乳香一分（细研）　阿魏半分　皂荚一钱（炙）　麝香一钱（细研）　肉豆蔻一分（去壳）　巴豆二十粒（去皮心，以醋煮半日，取出研令细）

【用法】上为细末，以糯米饭为丸，如麻子大。每服三丸至五丸，以生姜、橘皮汤送下，不拘时候。

【功用】消宿食。

【主治】一切气。

赤丸子

【来源】《太平圣惠方》卷四十九。

【组成】巴豆半两（去皮，用冷水内浸一宿，取出，去心膜，于纸上阴干后，溲面作饼子，摊巴豆在内如作夹子，厚着面，勿令薄，于热油内煮，直候黄色，滤出，去面，取巴豆于乳钵内，一向手研，以细为度）　槟榔　肉豆蔻（去壳）　木香（细研）　桂心　干姜（炮裂，锉）　青橘皮（汤浸，去白瓤，焙）各半两　朱砂半两（细研）

【用法】上为末。入巴豆，更研令匀，以醋煮面糊为丸，如麻子大，以朱砂末内滚过，晒干。每服三丸，以橘皮汤送下。

【功用】化气消食。

当归丸

【来源】《太平圣惠方》卷五十一。

【组成】当归一两（锉，微炒）　赤茯苓三分　枳实一两（麸炒微黄）　桂心三分　川大黄半两（锉碎，微炒）　巴豆十个（去皮心，研，纸裹，压去油）

【用法】上为末，入巴豆令匀，炼蜜为丸，如小豆大。每服二丸，食前粥饮送下。以利为度。

【主治】留饮宿食，心下伏痛，四肢烦疼。

丁香丸

【来源】《太平圣惠方》卷八十八。

【组成】丁香一分　木香一分　肉豆蔻一两（去壳）　槟榔二两　乳香一分（细研）　雄黄一分（细研）　朱砂半两（细研，水飞过）　硫黄一钱（细研）　青橘皮一分（汤浸，去白瓤，焙）　巴豆霜半分

【用法】上为末，入研了药，都研令匀，炼蜜为丸，如黍米大。每服三丸，以粥饮送下。

【主治】小儿宿食不消，心腹虚胀。

五灵脂丸

【来源】《太平圣惠方》卷八十八。

【组成】五灵脂一两　代赭一两　巴豆霜一分

【用法】上为末，入巴豆霜，同研令匀，用面糊为丸，如粟米大。每一岁以温水送下一丸。加至三丸，即不再添。

【主治】小儿宿食不消，心腹胀闷。

诃黎勒散

【来源】《太平圣惠方》卷八十八。

【组成】诃黎勒皮三分　人参半两（去芦头）　白术半两　麦蘖半两（炒令微黄）　陈橘皮半两（汤浸，去白瓤，焙）　甘草一分（炙微赤，锉）　槟榔半两

【用法】上为粗散。每服一钱，以水一小盏，煎至五分，去滓温服，一日四五次。

【主治】小儿宿食不化，少欲饮食，四肢消瘦，腹胁多胀。

诃黎勒散

【来源】《太平圣惠方》卷八十八。

【组成】诃黎勒皮半两　黄耆一分（锉）　人参一分（去芦头）　白术一分　藿香一分　陈橘皮半两（汤浸，去白瓤，焙）　桂心一分　白茯苓一分　甘草半两（炙微赤，锉）

【用法】上为粗散。每服一钱，以水一小盏，加生姜少许，大枣一枚，煎至五分，去滓温服，一日三四次。

【主治】小儿羸瘦，脾胃气弱，挟于宿食，不欲乳食，四肢不和。

陈橘皮散

【来源】《太平圣惠方》卷八十八。

【组成】陈橘皮一分（汤浸，去白瓤，焙） 高良姜一分（锉） 白茯苓半两 人参一分（去芦头） 甘草半分（炙微赤，锉） 槟榔一分

【用法】上为粗散。每服一钱，以水一中盏，加生姜少许，大枣一枚，煎至五分，去滓温服，不拘时候。

【主治】

1.《太平圣惠方》：小儿宿食不消，心腹胀闷。

2.《普济方》：亦治呕逆恶心，背寒脚冷。

前胡散

【来源】《太平圣惠方》卷八十八。

【组成】前胡半两（去芦头） 槟榔半两 诃黎勒皮三分 木香一分 川大黄半两（锉碎，微炒） 枳壳半两（麸炒微黄，去瓤） 赤茯苓半两 沉香半两 甘草一分（炙微赤，锉）

【用法】上为粗散。每服一钱，以水一小盏，入生姜少许，煎至五分，去滓温服，一日三四次。

【主治】小儿伤饱，心腹滞闷，不能乳哺。

荜澄茄丸

【来源】《太平圣惠方》卷九十八。

【组成】荜澄茄 白豆蔻（去壳） 附子（炮裂，去皮脐） 沉香 缩砂（去壳） 当归（锉，微炒） 诃黎勒皮 吴茱萸（汤浸七遍，焙干微炒） 青橘皮（汤浸，去白瓤，焙） 白术 木香 厚朴（去粗皮，涂生姜汁，炙令香） 桂心 槟榔 川芎 人参（去芦头） 枳实（麸炒微黄）各一两

【用法】上为末，炼蜜为丸，如梧桐子大。每服三十丸，空心以温酒送下。

【主治】脾肾脏久积虚冷气攻心腹，宿食不消，四肢无力。

调气木香丸

【来源】《太平圣惠方》卷九十八。

【组成】木香二两 羌活二两 川芎二两 槟榔二两 桂心二两 川大黄四两（锉碎，微炒） 郁李仁四两（汤浸去皮，微炒）

【用法】上为末，炼蜜为丸，如梧桐子大。每服三十丸，食前以温酒下；欲得快利，加至四十丸，夜临卧时服亦得。

【主治】一切风及气，脏腑壅滞，宿食不消，心腹胀满。

硇砂丸

【来源】《证类本草》卷五引《经验方》。

【组成】硇砂不计多少

【用法】上著罐子内，上面更坐罐子一个，用纸筋白土和，上下俱泥了，窨干后，从辰初时便用苍耳自在落下叶为末，药上铺头盖底，上面罐子内用水，坐著水，旋添火烧，从罐子外五寸已来围绕，欲尽更添火移向前，罐子周回火尽，更旋烧促向前，计一伏时为度，更不移火，一伏时住，取来研末，醋面糊为丸，如梧桐子大。每服逐日十丸至十五丸，温酒或米饮送下。

【功用】进食无病。

人参散

【来源】《普济方》卷十七引《经验方》。

【组成】新罗人参 沉香 白茯苓各半两 大麦芽一两 丁香一钱

【用法】上为末。每服二钱，水一中盏，生姜二片，煎至六分，去滓，空心、食前热服。

【功用】生心胃气，散滞郁。

胜金丸

【来源】《博济方》卷二。

【组成】芫花 大戟 甘遂 牵牛 荆三棱 干漆 青皮 陈皮（去白） 巴豆各半两 硇砂 胆矾各一分

《圣济总录》有蓬莪术（煨，锉）。

【用法】上除硇砂、胆矾外，余并用生姜半斤捣碎，入好醋一升浸一宿，取出姜不用，控干，焙令干，为末；醋化硇砂并胆矾，煮面糊为丸，如豌豆大。消酒食及常服，茶、酒任下三五丸；妇人心气痛，醋汤下；水气及一切气肿并痢疾，生姜酒下；一切气不和，生姜汤下。

【功用】化积滞，消酒食。

【主治】

1.《博济方》：一切气不和及女人血气肿。

2.《圣济总录》：脾胃虚寒，宿食不消。

香朴散

【来源】《博济方》卷四。

【组成】厚朴一两 木香一分 麦蘖一分（炒） 神曲一分（炒） 青皮（去白）一分 陈皮（去白）一分

【用法】上为细散。每服半钱，温水调下。

【功用】和气止泻，止疼痛。

【主治】

1.《博济方》：小儿脾痛及腹肋刺痛，不思饮食。

2.《圣济总录》：小儿脾胃气弱，乳食迟化，宿苦成积，久而不消。

金草丹

【来源】《普济方》卷一六九引《博济方》。

【组成】舶上硫黄一分（研细） 颗块朱砂一分（细研） 木香（末）一钱半 水银 腻粉二钱 川大黄三钱（略慢火中煨熟，捣碎） 巴豆十粒或十二粒（去皮去心了，研如粉）

【用法】上同乳钵内，研二三百遍，为细末，入酒浸蒸饼为丸，如绿豆大。疗诸病，每服三五丸，以生姜、橘皮汤送下；酒食伤饱，每服二三丸，汤茶送下。

【功用】消磨积聚，下酒食毒。

【主治】积滞。

保安丸

【来源】《幼幼新书》卷二十九引《博济方》。

【组成】巴豆（去皮心后，一两，研细，纸裹去油，入药内同研）半两 青橘（去白，切作片子，炒令转色）一两一分 黄连（去毛，锉，炒令紫色） 蓬莪术（锉，炒令黄色） 干姜（炮裂，切细，再炒少时）各一两

【用法】上四味同为细末，入前巴豆同研令匀，以米醋糊为丸，如麻子大，用朱砂为衣。常服白汤送下二丸，大人三丸；霍乱吐泻，用煨生姜汤送下五丸，小儿二丸；心气痛，醋汤送下三丸；白痢，干姜汤送下；赤痢，甘草汤送下五丸，小儿一丸至二丸。

【功用】取积滞，行冷气。

【主治】男子、女人一切酒食所伤。

诃子丸

【来源】《苏沈良方》卷四。

【组成】诃子皮二两（洗，炮） 木香 白豆蔻 槟榔 桂 人参 干姜 茯苓各二两 牵牛子一两（略炒） 甘草（粗大者，炙）一两

【用法】上药酒煮面糊为丸，如梧桐子大。每服十五丸至二十丸，烂嚼，茶、酒任下。

【功用】消食化气。

【主治】气疾发动，吃食过多，筑心满闷；食饱胀满，及气膨胸膈。

【验案】食郁 石普啖物极多，常致愤闷成疾，服此辄愈。

六和汤

【来源】《太平惠民和济局方》卷二（续添诸局经验秘方）。

【别名】六合汤（《普济方》卷一一七）。

【组成】缩砂仁 半夏（汤泡七次） 杏仁（去皮尖） 人参 甘草（炙）各一两 赤茯苓（去皮） 藿香叶（拂去尘） 白扁豆（姜汁略炒） 木瓜各二两 香薷 厚朴（姜汁制）各四两

【用法】上锉。每服四钱，水一盏半，加生姜三片，枣子一个，煎至八分，去滓，不拘时候服。

【主治】

1.《太平惠民和济局方》：心脾不调，气不升降，霍乱转筋，呕吐泄泻，寒热交作，痰喘咳

嗽，胸膈痞满，头目昏痛，肢体浮肿，嗜卧倦怠，小便赤涩，伤寒阴阳不分，冒暑伏热烦闷，或成痢疾；中酒烦渴畏食。

2.《杏苑生春》：伤食噫酸臭气，或因暑热，渴饮冷水冷物，致心腹疼痛，或冒暑背寒自汗，四肢厥冷。

香苏散

【来源】《太平惠民和济局方》卷二（绍兴续添方）。

【别名】神授香苏散（《保命歌括》卷六）。

【组成】香附子（炒香，去毛）　紫苏叶各四两　甘草（炙）一两　陈皮二两（不去白）

【用法】上为粗末。每服三钱，水一盏，煎七分，去滓热服，不拘时候，一日三次；若作细末，只服二钱，入盐点服。

【主治】

1.《太平惠民和济局方》（绍兴续添方）：四时瘟疫、伤寒。

2.《医方集解》：四时感冒，头痛发热，或兼内伤，胸膈满闷，嗳气恶食。

3.《叶氏女科证治》：妊娠霍乱。

4.《杂病广要》：鱼蟹积。

5.《医方简义》：子悬。

丁香丸

【来源】《太平惠民和济局方》卷三。

【组成】丁香　木香　猪牙皂角（去皮，炙焦黑，为细末）　肉桂（去粗皮）　干姜（炮）好墨（烧，醋淬）各一两　青皮（去白）三两　附子（炮，去皮脐）　京三棱（炮，捣碎）　蓬莪术（炮，捣碎）　黑牵牛（炮）　川大黄（别为细末）　干漆（碎，炒令烟尽，为细末）各二两　巴豆霜一钱半（先用醋煎硇砂令热，下巴豆霜，煎三两沸，下大黄末熬膏）　硇砂（别研）二两

【用法】上以大黄、硇砂、巴豆膏为丸，如绿豆大，每服一二丸，茶、酒任下。如要化癥瘕癖块，用生姜汤送下七丸，并食后临卧服之。

【功用】消饮食，行滞气。

【主治】积滞不消，心腹坚胀，痰逆呕哕，噫酸吞酸，胁肋刺痛，胸膈痞闷；反胃恶心，食饮不下，

气上冲胸，痞噎不通；食癥酒癖，血瘕气块，时发刺痛，全不思食。

丁香脾积丸

【来源】《太平惠民和济局方》卷三（吴直阁诸家名方）。

【组成】丁香　木香各半两　皂荚三大枚（烧存性）　青橘皮（洗）一两　莪术三两　三棱二两　高良姜二两（以上同用米醋一升，干瓷瓶内煮干莪术、三棱、良姜，并乘热切碎，同焙干）　巴豆（去壳）半两

【用法】上入百草霜三匙，同碾为细末，面糊为丸，如麻仁大。每服五丸、七丸至十五丸，二十丸止，食伤，随物送下；脾积气，陈橘皮汤送下；口吐酸水，淡姜汤送下；翻吐，藿香、甘草汤送下；丈夫小肠气，炒茴香酒送下；妇人血气刺痛，淡醋汤送下；呕逆，菖蒲汤送下；小儿疳气，使君子汤送下。更量虚实加减。如欲宣转，可加丸数，五更初，冷茶清送下。利三五行后，以白粥补之。

【主治】丈夫、妇人、小儿诸般食伤积聚，胸膈胀满，心腹膨胀，噫气吞酸，宿食不化，脾疼翻胃；妇人血气刺痛。

【宜忌】孕妇不得服。

三棱散

【来源】《太平惠民和济局方》卷三（吴直阁增诸家各方）。

【组成】蓬莪术（煨）　益智仁　京三棱（煨，切）　青皮（去白）各二两　白茯苓（焙）四两　甘草（爁）三两

【用法】上为细末。每服二钱，用水一大盏，加大枣一个（擘破），盐少许，同煎至半盏，温服，不拘时服。

【功用】宽胸利膈，消酒食，和胃。

【主治】酒食所伤，胸膈不快，腹胁胀满，呕吐酸水，翻胃脾疼；食积气块，攻刺腹胁，不思饮食，日渐羸瘦；年高气弱，三焦痞塞，常觉妨闷。

红丸子

【来源】《太平惠民和济局方》卷三（绍兴续添方）。

【组成】荆三棱（浸软，切片） 蓬莪术 青橘皮 陈皮（去白）各五斤 干姜（炮） 胡椒各三斤

【用法】上为细末，用醋面糊为丸，如梧桐子大，矾红为衣。每服三十丸，食后生姜汤送下。小儿临时加减与服。

《仁斋直指方论》本方用法：治食疟、食积，以二陈汤或四兽汤送下；治谷疸、酒疸，以二陈汤加缩砂仁煎汤送下。《世医得效方》治经水不调，以乌梅浓煎汤，入盐少许服之。

【功用】

1.《医方大成》：壮脾胃，消宿食，治冷疟，去膨胀。

2.《赤水玄珠全集》：温脾胃，消寒冷食积。

【主治】

1.《太平惠民和济局方》：脾积气滞，胸膈满闷，面黄腹胀，四肢无力，酒积不食，干呕不止，背胛连心胸及两乳痛；妇女脾血积气，诸般血癥气块；小儿食积，骨瘦面黄，肚胀气急，不嗜饮食，渐成脾劳。

2.《仁斋直指方论》：食疟，食积，气滞腹胀；谷疸，腹满眩晕，怫郁怔忪；酒疸。

3.《世医得效方》：妇女妊娠恶阻；经水不调，腹中癖聚成块，流走作痛，肌肤消瘦，胀满不敢食。

4.《医方考》：伤寒冷之物，腹痛成积。

【加减】加良姜，名"胡椒红丸子"；去胡椒，加良姜、阿魏，名"阿魏红丸子"（《医方类聚》卷一〇二引《王氏集验方》）。

【方论】《医方考》：三棱、莪术，攻坚药也，故可以去积；干姜、胡椒，辛热物也，故可以去寒；青皮、陈皮，快气药也，故可以去痛。而必以醋糊为丸者，经曰：酸胜甘，故用之以疗肥甘之滞；必以矾红为衣者，取其咸能软坚，枯能着癖也。

藿香散

【来源】《太平惠民和济局方》卷四。

【别名】藿香汤（《圣济总录》卷六十四）、藿香正气散（《普济方》卷二〇六引《指南方》）、藿脾饮（《证治要诀类方》卷二）、藿香脾饮（《证治准绳·类方》卷五）。

【组成】厚朴（去粗皮，姜汁炙） 甘草（炙） 半夏（切作四片，姜汁浸一宿，以粟炒黄） 藿香叶各一两 陈皮（去白）半两

【用法】上为粗散。每服二钱，水一盏，加生姜三片，大枣一个，同煎七分，去滓热服，一日二三次，不拘时候。

【功用】温脾胃，化痰饮，消宿冷，止呕吐。

【主治】

1.《太平惠民和济局方》：胸膈痞满，腹胁胀痛，短气噎闷，咳呕痰水，噫醋吞酸，哕逆恶心；及山岚瘴气。

2.《圣济总录》：留饮宿食不消。

人参丸

【来源】《太平惠民和济局方》卷十（吴直阁增诸家名方）。

【别名】参术丸（《普济方》卷三九三）。

【组成】人参（去芦） 丁香 陈皮（去白） 干姜（炮） 白术各一分 半夏（汤洗七次）半两

【用法】上为末，炼蜜为丸，如麻子大。每三岁小儿服十丸，温汤送下，不拘时候，一日二次。

【主治】

1.《太平惠民和济局方》（吴直阁增诸家名方）：小儿乳哺，饮冷过度，伤冷脾胃，腹胁胀满，多吐痰涎。

2.《普济方》：小儿宿食不消，吐痰涎；逆食，干呕食少。

挨积丸

【来源】《太平惠民和济局方》卷十（宝庆新增方）。

【组成】京三棱（炮） 丁香皮（不见火）各三两 丁香（不见火） 青皮（去白）各一两 干姜（炮） 巴豆（去皮膜油）各二钱半

【用法】上为细末，入巴豆研匀，面醋糊为丸，如粟米大。每服五十丸至六十丸，二岁儿可服七至十丸，生姜汤吞下，熟水亦得，不拘时候。

【功用】消积滞，进乳食，退黄长肌。

【主治】小儿脾胃不和，宿滞不化，腹胀肠鸣，呕

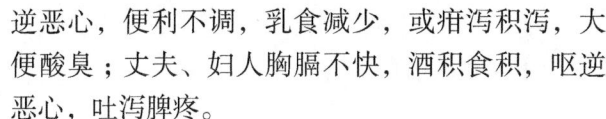

逆恶心，便利不调，乳食减少，或疳泻积泻，大便酸臭；丈夫、妇人胸膈不快，酒积食积，呕逆恶心，吐泻脾疼。

枳实半夏汤

【来源】《证治准绳·类方》卷一引《太平惠民和济局方》。

【组成】枳实　半夏各等分

【用法】上加麦糵，每服七钱，水二盏，加生姜五片，煎八分，温服，不拘时候。

【主治】内伤饮食。

四顺汤

【来源】《养老奉亲书》。

【组成】神曲四两（入生姜四两去皮，一处作饼子，焙干）　大麦糵子二两（炒香熟）　草豆蔻一两半（先炮熟，去皮细锉用）　甘草一两半（炙黄）

【用法】上为末。每服一钱，盐点之。

【主治】老人百疾。

香草散

【来源】《养老奉亲书》。

【组成】香薷　桔梗　白芷　当归　地榆　芍药　槟榔　白豆蔻各半两　麝香一钱

【用法】上为末。每服二钱，以水一盏，加生姜、大枣，同煎至数沸，通口食前服，一日三次。

【功用】温脾肺，活荣生机，进食，益冲任二经。

【主治】妇人气羸，肠寒便白，食伤积滞，冷结，阳不盛。

丁香饼子

【来源】《寿亲养老新书》卷四。

【组成】半夏（汤泡）二两　白茯苓（去皮）一两　丁香半两（不见火）　白术一两（炒）　川白姜一两（炮）　甘草一两（炙）　白扁豆一两（用姜汁浸，蒸熟，焙）　橘红二两（去白膜，姜汁浸一宿，焙）

【用法】上为细半，用生姜汁煮薄面糊为饼，如大棋子大。每服一饼，细嚼，生姜汤送下，不拘时候。

【功用】温胃去痰，解酒进食，宽中和气。

【主治】积滞不消，心腹坚胀，痰逆呕哕，噫醋吞酸，胁肋刺痛，胸膈痞闷，反胃恶心。

乳香丸

【来源】《传家秘宝》卷中。

【组成】麝香一钱　丁香二分　沉香一分　荜澄茄一分　蓬莪术一分（浸，炒）　朱砂一分（研）　肉豆蔻一分（去壳）　白豆蔻一分（去皮）　乳香一分（研）　巴豆三十个

【用法】上件药，巴豆去皮心，用瓦碗子内研如面，用抄纸二张、砖两口压一夜，诸物捣为末，与巴豆、麝香、朱砂、乳香同研百十匝，用头醋、薄面糊为丸，如绿豆大，朱砂为衣。每服三二丸，醋盐汤送下。

【功用】消酒食。

紫金丸

【来源】《传家秘宝》卷中。

【组成】代赭石末一分　木香末（炒）二分　腻粉（炒）三钱　礞石末（炒）三钱　硇砂一分　朱砂（炒）二钱　巴豆一分（为霜）

【用法】上为细末，烧饭为丸，如小豆大。每服二丸至三丸，冷橘皮汤送下。

【功用】取积气，逐痛。

【主治】酒食伤。

妙香丸

【来源】《传家秘宝》卷下。

【组成】辰砂二两（水飞过）　巴豆一百五十粒（肥好者，去心皮膜，不出油，研如面油）　生龙脑一分　麝香一分　轻粉一分　大金箔三十五片　真牛黄半分　犀角一分

【用法】上药各为极细末，再一处同研令匀后，用上好黄蜡一两，溶化去脚，只取清者，放瓷器中和上件药，以竹篦子搅匀，再熔温化，令药匀，

温软可丸。小儿每服一大丸，可分至十小丸，每服三丸至五丸，金银汤送下；或有惊风积滞，痰涎等，以生龙脑少许，轻粉一钱，研匀，用金银花汤送下五七丸；如伤寒时疾，阴阳气交结，伏毒气胃中，喘躁眼赤，潮发不定，再经日数七、八日已下至半月日未安，医不能明其证候，脉息交乱者，可服一丸，如丸大难咽可分作三丸，用龙脑、腻粉、米饮调半盏送下。此一服，取转下一切恶毒涎，并药丸泻下，如要却收，水洗净，用朱砂末、龙脑、麝香内收之，可再与服。

【主治】风热潮热，搐搦，伤寒时疾，阴阳气交结，伏毒气胃中，喘躁眼赤，潮发不定，一切惊热烦赤，睡卧不宁，泄泻积食。

麦蘖人参丸

【来源】《圣济总录》卷三十二。

【组成】大麦蘖（炒黄） 人参 枳壳（去瓤，麸炒） 白术各一两 甘草（炙）半两 木香 干姜（炮裂）各三分

【用法】上为末，炼蜜为丸，如梧桐子大。每服十五丸，加至二十丸，食前温酒送下，一日二次。

【主治】伤寒后胃气虚冷，宿食不消。

助胃丸

【来源】《圣济总录》卷三十二。

【组成】缩砂仁 白术 茯苓（去黑皮）各一两 红豆蔻 甘草（炙） 人参 枳壳（去瓤，麸炒）各半两

【用法】上为末，炼蜜为丸，如梧桐子大。每服五丸，一日二次，空心米饮送下。

【主治】伤寒后宿食不化。

调中丸

【来源】《圣济总录》卷三十二。

【组成】白术 高良姜各一两半 桂（去粗皮） 甘草（炙） 人参 京三棱（炮）各一两 红豆蔻 干姜（炮）各半两 枳壳（去瓤，麸炒）三分。

【用法】上为末，炼蜜为丸，如梧桐子大。每服二十丸，加至三十丸，空心温酒送下，一日二次。

【主治】伤寒后宿食不消。

丁香丸

【来源】《圣济总录》卷四十四。

【组成】丁香 硇砂 木香 桂（去粗皮） 附子（炮裂，去皮脐） 干漆（炒烟出） 蓬莪术（煨，锉） 乳香（研） 青橘皮（汤浸，去白，焙） 京三棱（煨，锉） 墨大黄（锉，炒，捣末） 巴豆霜 芫花（醋炒焦） 猪牙皂角（去皮子，炙） 没药（研） 干姜（炮）各二两

【用法】上药除硇砂、大黄、巴豆霜、乳香、没药外，捣罗为末，以酽醋一升，化硇砂去滓，入银石器中，慢火煎之；次下巴豆霜搅匀，两食久；次下大黄末，熬成膏，拌诸药，更入醋煮面糊，和捣一千杵，为丸如麻子大。每服三丸至五丸，温酒或热水送下。得微利佳。

【主治】脾胃虚寒，宿食不消。

大应丸

【来源】《圣济总录》卷四十四。

【组成】巴豆十五粒（去皮，浆水一盏，煮干为度） 大黄（蒸熟）一分 五灵脂（炒） 青橘皮（炒）各半两

【用法】上为细末，面糊为丸，如绿豆大。每服七丸，食后、临卧生姜汤送下。

【主治】脾胃虚寒，宿食不消，壮热憎寒，头目重痛。

五香丸

【来源】《圣济总录》卷四十四。

【组成】丁香 木香 沉香 安息香 乳香 硇砂 丹砂（研） 肉豆蔻（去壳） 桂（去粗皮） 京三棱（煨，锉） 当归（切，炒） 陈橘皮（汤浸去白，焙） 槟榔（锉） 荜澄茄各一分 附子（炮裂，去皮脐）半两 巴豆十粒（去皮心膜，出油）

【用法】上药先将安息香、乳香、硇砂三味细研，用少酒浸良久，余十一味，捣罗丹砂、巴豆，与

前三味通研令匀，酒煮面糊为丸，如麻子大。每服五丸至七丸，熟水送下；生姜汤亦得。

【主治】宿食不消，腹胀膨闷。

沉香煎丸

【来源】《圣济总录》卷四十四。

【组成】沉香　丁香　木香　胡椒　没药　丹砂（别研，水飞）　高良姜　槟榔（面裹煨熟，去面）　硇砂（别研，水飞，用石器慢火熬干）　青橘皮（汤浸，去白，焙）　石硫黄（别研，水飞）各一两　阿魏（醋浸，去砂石，面和作饼，炙）　缩砂（去皮）　吴茱萸（陈者，汤洗，取沉者，炒）各半面　巴豆（去皮、心、膜，出油）二钱半

【用法】上除研药外为末，与研药和匀，炼蜜为丸，如绿豆大，瓷器封。每服二丸，食前、临卧以温生姜、橘皮汤送下。

【功用】化水谷，消积聚；除中满，调顺脾胃。

【主治】饮食不消，噫气生熟，面黄腹胀，脏腑不调；膈气呕逆不下食，恶心，心腹疼痛，及脾积气，饮食进退，怠惰，水谷不化，癥瘕积聚；小儿呕逆，心腹疼痛。

陈曲丸

【来源】《圣济总录》卷四十四。

【组成】陈曲（炒）　干姜（炮）各二两　枳壳（去瓤，麸炒）　附子（炮裂，去皮脐）　人参　蜀椒（去目并合口，炒出汗）　甘草（炙）各一两

【用法】上为末，炼蜜为丸，如梧桐子大。每服二十丸，早、晚食前服。

【主治】脾脏虚冷，宿食不消。

京三棱丸

【来源】《圣济总录》卷四十四。

【组成】京三棱（煨，捣为末）　蓬莪术（煨，捣为末）各三分　巴豆（去皮心膜，压取霜）一分（以上三味用米醋一升于银石器内同熬成膏）　槟榔（锉）一两　青橘皮（汤浸，去白，焙）　陈橘

皮（汤浸，去白，焙）　木香　桂（去粗皮，生姜汁炙）各半两

【用法】上八味，捣罗五味为末，用三味膏和捣为丸，如豌豆大。每服七丸至十丸，食后、临卧热生姜汤送下。

【功用】宽利胸膈，消化饮食。

【主治】脾胃虚寒，宿食不消。

温白丸

【来源】《圣济总录》卷四十四。

【别名】丁香半夏丸（《鸡峰普济方》卷十八）

【组成】半夏二两（为末，生姜汁和作饼，晒干）　白术一两　丁香一分

【用法】上为末，生姜自然汁煮面糊和丸，如梧桐子大。每服二十丸，空心煎生姜汤送下。如腹痛并呕逆，食后服。

【功用】《鸡峰普济方》：温益肺胃，思进饮食，消痰饮癖，止心嘈烦。

【主治】

1.《圣济总录》：脾胃虚寒，宿食不消，痰饮停滞。

2.《鸡峰普济方》：咳嗽呕吐，胸膈痞满。

八味煮散

【来源】《圣济总录》卷四十六。

【组成】厚朴（去粗皮，生姜汁炙，锉）　麦蘖（炒）各二两　吴茱萸（汤洗，焙干，炒）　人参　桂（去粗皮）　芜荑（微炒）　陈橘皮（汤洗，去白，焙）各一两　荜茇半两

【用法】上为散。每服二钱匕，水一盏，加生姜三片，大枣一枚（擘），同煎至六分，去滓，空心温服。

【主治】脾胃气虚，不能饮食。

木瓜散

【来源】《圣济总录》卷四十六。

【组成】干木瓜（焙）五两　益智（去皮）　桂（去粗皮）　草豆蔻（去皮）　红豆蔻（去皮）　干姜（炮）　高良姜　陈橘皮（汤浸，去白，

焙） 厚朴（去粗皮，生姜汁炙）各二两 甘草
（炙，锉） 麦蘖（炒） 陈曲（炒）各三分 生
姜一斤（取自然汁） 丁香 沉香各一两 盐一升
【用法】上药捣罗十四味为散，研细，入生姜自然
汁并盐拌匀，瓷器盛。每服二钱匕，沸汤点服。
【功用】温脾胃，和气消食。

厚朴汤

【来源】《圣济总录》卷五十七。
【组成】厚朴（去粗皮，姜汁炙）二两 槟榔三
枚 肉豆蔻（去壳）一两 吴茱萸（汤浸，焙干，
炒）三分 陈橘皮（汤浸，去白）一两
【用法】上锉，如麻豆。每服五钱匕，水一盏半，
加生姜三片，煎取八分，去滓，空腹温服，良久
再服。
【主治】虚冷膜胀，或反胃两胁妨满，食不化。

磨脾散

【来源】《圣济总录》卷六十二。
【组成】木香 人参 附子（炮裂，去皮脐） 甘
草（炙） 赤茯苓（去黑皮）各二两 草豆蔻（去
皮） 干姜（炮）各一分 陈曲（炒） 麦芽（炒）
各一两
【用法】上为散。每服二钱匕，入盐点下，不拘
时候。
【功用】温脾胃，除积冷。
【主治】膈气宿食不消。

九宝丸

【来源】《圣济总录》卷六十四。
【组成】木香 肉豆蔻（去壳） 厚朴（去粗皮，
姜汁炙） 麝香（研） 砂（研）各半两 槟榔
（锉）二两 桂（去粗皮）三分 半夏一两半
（为末，生姜汁和作饼，晒干） 乳香（研）一两
【用法】上为末，加生姜汁为丸，如豌豆大。每服
七丸，橘皮汤送下。
【主治】留饮宿食，腹胁胀满，吞酸呕逆。

木香丸

【来源】《圣济总录》卷六十七。
【组成】木香 丹砂（研） 硫黄（研） 硇砂
（研）各一分 槟榔（锉）半两 肉豆蔻仁三
枚 半夏（浆水煮令透，洗净，曝干） 巴豆各一
两（去皮心膜，烂研，出油尽）
【用法】上为末，和匀，水浸蒸饼为丸，如梧桐子
大。每服二丸，温枣汤送下。
【功用】消食。
【主治】一切气。

乙丑丸

【来源】《圣济总录》卷七十一。
【组成】硇砂（细研，汤内飞过，去沙石，熬取
霜） 乌头（生，去皮脐，为末）各一两 沉香
末 五灵脂末 干姜末 桂（去粗皮，为末） 胡
椒末 巴豆（去皮心膜，研）各半两 干漆末
三分
【用法】上除巴豆外，同研匀，次入巴豆，再研极
细，同熟枣肉和作一块，用湿纸裹三五重，用纸
筋黄土泥固济，约厚半指许，熁干，用熟炭火十
斤，于乙丑日早渐进火烧，令香为度。以新盆器
合，候冷取出，其焦纸灰不用，捣烂，看硬软，
再入熟枣肉和捣千余杵得所，丸如梧桐子大。每
服三丸，用木瓜酒送下；木瓜汤送下亦得，不拘
时候。如癥瘕癖积块及诸冷气绞刺疼痛，或泄痢
脓血，食前服五丸至七丸。看虚实加减。
【主治】食积隐现时作，攻心胁绞刺痛。

消积丸

【来源】《圣济总录》卷七十一。
【组成】牵牛子一两（取末半两） 青橘皮（去白，
焙）一两 丁香 木香 硇砂（研） 沉香（锉）
各一两 槟榔二个（锉） 桂（去粗皮） 干姜
（炮）各半两 巴豆十粒（去皮心膜，出油，研）
【用法】上为末，炼蜜为丸，如豌豆大。每服一丸
至二丸，食后、临卧橘皮汤送下。
【功用】宽利膈脘，思饮食。
【主治】积滞。

白豆蔻散

【来源】《圣济总录》卷七十二。

【组成】白豆蔻（去皮）　干木瓜各一两　生糯米三合　干姜（炮）三分　甘草（炙，锉）半两　缩砂仁一两半

【用法】上为散。每服二钱匕，新汲水调下。

【主治】胃中诸食结滞不消，心腹胀满，吐泻不止。

如意丸

【来源】《圣济总录》卷七十二。

【组成】威灵仙（去苗土）　附子（生，去皮脐）各半两（同为末，用好醋半盏浸一宿）　硇砂（细研）一分　巴豆二十一粒（去皮心膜，出油。二味同研，用酒半升，醋半升同煎，与前二味同熬成膏）　蓬莪术（煨，锉）　木香各半两　青橘皮（汤浸，去白，炒）一两　大黄（锉，炒）三分　陈曲（炒）半两　丁香一分

【用法】上药，将后六味为末，以前四味膏和，更别熬醋少许，研墨汁同为丸，如绿豆大。每服五丸至七丸，生姜汤送下。

【功用】消积化气，温胃思食。

【主治】食后心膈妨闷。

益智散

【来源】《圣济总录》卷七十二。

【组成】益智（去皮，炒）　蓬莪（煨，锉）　京三棱（煨，锉）　青橘皮　陈橘皮（二味并汤浸，去白，炒）　白茯苓（去黑皮）各一两　人参　甘草（炙，锉）各半两　木香一分　厚朴（去粗皮，生姜汁炙）一两一分

【用法】上为散。每服一钱匕，入盐少许，沸汤点下，不拘时候。

【主治】脾胃虚冷，积聚沉结，宿食不消。

宽中丸

【来源】《圣济总录》卷七十二。

【组成】乌头（炮裂，去皮脐）　吴茱萸（汤浸，焙，炒）　高良姜　甘遂（麸炒）　大黄　栀子仁各半两　巴豆（去皮心膜，研出油）四十九粒

【用法】上为末，用枣肉为丸，如小绿豆大。每服一丸，生姜、橘皮汤送下。

【功用】逐积滞，化宿食，利胸膈。

【主治】积聚宿食不消。

黑虎丸

【来源】《圣济总录》卷七十二。

【组成】芫花（炒）　甘遂（炒）　乌头（炮裂，去皮脐）　大戟（炒，锉）　京三棱（煨，锉）　牵牛子（炒）　干姜（炮）　陈橘皮（去白，焙）各半两　干漆二两（炒，烟出尽）

【用法】上为末，以醋煮面糊为丸，如绿豆大。每服二丸，消食化气，温水送下；取积滞，米汤送下；温病、伤寒，姜醋汤送下；气痛，艾汤送下；本脏气虚，炒茴香子酒送下；疟疾，桃枝汤送下；妇人血气、劳气，醋汤送下；寸白虫，煎牛肉汤送下。

【主治】诸积，宿食不消；伤寒，气痛，本脏气虚，疟疾；妇人血气，劳气；寸白虫。

槟榔丸

【来源】《圣济总录》卷七十二。

【组成】槟榔（煨，锉）三两　木香　郁李仁（去皮，研细）　柴胡（去苗）　大黄（锉）各一两半　枳壳（麸炒，去瓤）　桂（去粗皮）　诃黎勒（煨，去核）各一两　干姜（炮）半两　草豆蔻（去皮）五枚

【用法】上为末，入郁李仁同研令匀，炼蜜为丸，如梧桐子大。每服十五丸，空心温酒送下，日晚再服。

【主治】食癥气。

温胃丸

【来源】《圣济总录》卷七十三。

【组成】吴茱萸（汤洗，醋炒）　陈曲（炒黄）　陈橘皮（汤浸，去白，焙）　白术　人参　桂（去粗皮）　熟干地黄（焙）　甘草（炙）各一两

【用法】上为末，炼蜜为丸，如梧桐子大。每服十丸，空心饭饮送下。

【主治】冷癖。醋心呕逆，宿食不消，中酒后腹脏雷鸣，时发腹痛；一切虚冷。

人参汤

【来源】《圣济总录》卷一七五。

【组成】人参　赤茯苓（去黑皮）　白术　半夏（汤浸过，生姜汁炒干）各半两　甘草（炙）一分

【用法】上为粗末。每服二钱匕，水一盏，加生姜二片，煎至五分，去滓温服，不拘时候，一日三次。

【主治】

　　1.《圣济总录》：小儿胃虚，宿食不消。

　　2.《普济方》：小儿胃气虚，吐利。

顺气丸

【来源】《圣济总录》卷一七五。

【组成】巴豆十粒（去皮，分作二十片）　胡椒二十粒　丁香二十粒　青橘皮二十枚（全者，汤浸去白，每枚入巴豆半粒，胡椒、丁香各一粒，用线缠之）

【用法】上用米醋一升煮，醋尽取出，焙干为末，烂饭为丸，如粟米大。每服二丸，米饮送下。

【主治】小儿乳食不化，腹急气逆。

消谷丸

【来源】《圣济总录》卷一七五。

【组成】陈曲（炒）　木香　人参　干姜（炮）　麝香（研）　甘草（炙，锉）　枳壳（麸炒，去瓤）各等分

【用法】上为细末，炼蜜为丸，如黄米大。每服二十丸，温米饮送下。

【主治】小儿宿食不消，体热多眠，呕哕气上。

紫霜丸

【来源】《圣济总录》卷一七五。

【别名】三味紫霜丸（《普济方》卷三九二）。

【组成】代赭二两（捣末）　杏仁（去皮尖双仁，炒，研）一钱一字　巴豆七枚（去皮心膜，出油尽，研）

【用法】上为细末，水浸，炊饼为丸，如黄米大。每服三丸，温米饮送下。

【功用】《普济方》：消积聚。

【主治】小儿乳食不消。

消积丸

【来源】《小儿药证直诀》卷下。

【别名】丁香丸（《普济方》卷三九二）。

【组成】丁香九个　缩砂仁二十个　乌梅肉三个　巴豆二个（去皮油心膜）

【用法】上为细末，面糊为丸，如黍米大。三岁以上每服三五丸，三岁以下每服二三丸，温水送下，不拘时候。

【主治】

　　1.《小儿药证直诀》：小儿大便酸臭。

　　2.《医方类聚》引《简易》：小儿食积，面黄白色，多睡，口中气温，大便黄赤而臭。

　　3.《普济方》：小儿积聚成疳腹胀，及乳积，吐乳泻，此由啼哭未已，以乳与儿，停滞不化得之。

　　4.《幼幼集成》：小儿食停胃口而作吐。

强中丸

【来源】《中藏经·附录》。

【组成】白术（或苍术）　陈皮（去瓤）　青皮（去瓤）　良姜（油炒）　干姜（炮）各等分

【用法】上为细末，汤浸，蒸饼为丸，如梧桐子大。每服三五十丸。

追魂散

【来源】《幼幼新书》卷二十二引《吉氏家传》。

【组成】白丁香　轻粉　官桂（去皮）各三钱

【用法】上为末。冷水调下半钱，睡时服。来日取下所伤物，用异功散煎紫苏、冬瓜汤调下，三服和气。

【主治】果积。

葱汤丸

【来源】《幼幼新书》卷八引《吉氏家传》。

【组成】南星末 白附子末 滑石末 朱砂末各二钱匕 全蝎十个 轻粉一钱匕 麝香少许 粉霜半钱匕 巴豆十四个（去皮心膜，出油）

【用法】上为末，稀面糊为丸，如梧桐子大。若作真珠丸，加朱砂为衣。每服五七丸，葱白薄荷汤临睡时送下。

【主治】小儿惊积，食积，潮热烦躁，面赤，气喘腹胀。

睡惊丸

【来源】《幼幼新书》卷十引《刘氏家传》。

【别名】青金丹（《普济本事方》卷十）。

【组成】使君子五个（灯上烧成灰） 金箔五片 银箔三片 脑 麝各少许 腻粉半钱 香京墨似枣尖大

【用法】上为末，生面糊为丸，如豌豆大。每服一丸，温熟水或薄荷水化破下。膈上有涎即吐出，腹中有积滞即泻出，如虾蟆青苔之类，大段惊风，一切不须三服必效。如小儿有疾即灌，良久便睡；如睡惊常服，一丸分两服，小儿则间日可服半丸。

【功用】《本事方释义》：安土熄风。

【主治】

1.《幼幼新书》引《刘氏家传》：小儿一切惊。

2.《普济本事方》：小儿一切惊疳，食积，风痫。

【方论】《本事方释义》：使君子肉气味甘温，入足太阴、阳明；香墨气味甘温，入足少阴、厥阴；金银箔气味辛平，入手太阴、足厥阴；腻粉气味甘寒，入足厥阴、阳明；麝香气味辛温入手足少阴、厥阴；薄荷汤送引药入经络也。小儿惊疳、食积、风痫之症，皆由中宫气馁，以致肝风内动，此药能安土熄风，故用之良验也。

人参散

【来源】《幼幼新书》卷二十一引《刘氏家传》。

【组成】人参 白术 川芎 神曲 木香 陈皮 肉桂（去粗皮） 甘草（炙）各等分 小麦蘖加一倍

【用法】上为末。每服半钱，加盐少许，百沸汤点服。

【功用】调胃进食。

【主治】胃气不和。

槟榔散

【来源】《幼幼新书》卷二十二引《刘氏方》。

【组成】甘草（炮） 木香（面煨）各一分 槟榔二个 青皮半两（同巴豆肉二十粒炒半时，去豆） 陈米半合（制同上）

【用法】上为末。每服半钱或一字，葱汤调服。溏利愈。

【主治】食积，疳积，肚胀。

人参丸

【来源】《幼幼新书》卷二十一引《赵氏家传》。

【组成】人参 木香 白术 蓬莪术 当归（炒）各半两 白芍药一分

【用法】上为末，汤浸蒸饼为丸，如黍米大。每服十丸，空心麝汤送下；米饮亦得。

【功用】调气。

【主治】冷热不调，饮食不化。

三棱丹

【来源】《幼幼新书》卷二十一引张涣方。

【组成】京三棱（炮，乘热破） 神曲 木香 半夏（姜捣膏，炒黄）各一两 干姜（炮） 陈橘皮（去白） 丁香 桂心各半两

【用法】上为细末，炼蜜为丸，如鸡头子大。每服一粒，生姜汤化下。

【功用】调冷热，消宿食。

万灵丹

【来源】《幼幼新书》卷二十二引张涣方。

【组成】肉桂 川黄连 蓬莪术各一两 肉豆

蔻　槟榔　陈皮（去白）　木香　丁香各半两　巴豆　杏仁（麸炒，并灯上烧）各二七个

【用法】上为末，滴水为丸，如黍米大。未周晬一丸，十岁上七丸，冷姜汤送下。

【主治】脾胃久不和，挟积及乳癖，温热药皆不效者。

水精丹

【来源】《幼幼新书》卷十四引《家宝》。

【别名】水晶丹（《小儿卫生总微论方》卷十三）。

【组成】天南星一钱　滑石（各生为末）二钱　水银粉半钱　芜荑（取仁）一百片　巴豆五十粒（去壳，不去油）

【用法】先研巴豆令极细，次下芜荑仁复研，方入众药，研令极细，以烂饭为丸，如粟米大。每服三五丸，随岁数加减，米汤泡生葱空心送下，近夜临卧服尤佳。膈上有食时须吐出，膈下有食方得转泻。

【主治】
　　1.《幼幼新书》引《家宝》：婴孩小儿夹食伤寒，及虫积、食积、胎积、惊积、恶物、食伤。
　　2.《小儿卫生总微论方》：一切积癖及百物所伤。

【宜忌】忌生硬果肉。

香朴补虚汤

【来源】《鸡峰普济方》卷五。

【组成】厚朴　苍术各十分　茴香　附子　干姜各五分　陈皮四分　甘草三分

【用法】上为细末。每服二钱，以水一盏，加生姜三片，大枣一个，同煎至八分，空心温服，生姜盐煎亦可，不拘时候。

【功用】补益脾胃。

【主治】伤寒伤食，及夏秋疟疾。

白术煎丸

【来源】《鸡峰普济方》卷十。

【组成】白术二两　当归一两　神曲　干姜　人参各半两

【用法】上为细末，炼蜜为丸，如梧桐子大。每服十丸，食后米饮送下。

【主治】饮食过伤，胃中冷，不能克消，所食之物与气共上冲蹙，以致吐血，腹中绞痛，汗出，胸中烦闷，呕吐。

五百罗汉丸

【来源】《鸡峰普济方》卷十二。

【组成】乌梅　胡椒　丁香　巴豆（去尽油）　缩砂各五百个

【用法】上为末，蒸饼为丸，如绿豆大。每服五七丸，食后煎橘皮汤送下。小儿一二丸。

【功用】消食化气，宽膈肥肠，进食。

进食丹

【来源】《鸡峰普济方》卷十二。

【组成】木香　丁香　肉豆蔻各一两　黄橘皮　人参　藿香　白术　神曲　麦蘗各三分　槟榔一个　半夏五分

【用法】姜糊为丸，如梧桐子大。每服三十丸，食后用姜汤送下。

【功用】开胃健脾，消化积滞，止恶心呕酸。

姜黄丸

【来源】《鸡峰普济方》卷十二。

【组成】缩砂　草豆蔻　荜澄茄　橘皮　青皮　姜黄各一两

【用法】上为细末，水煮面糊为丸，如豌豆大。每服二十丸，生姜汤送下，不拘时候。

【功用】消食和胃。

神曲汤

【来源】《鸡峰普济方》卷十二。

【组成】神曲（炒香）　麦蘗子　半夏曲　五味子各一两（同为末，面四两，以熟水和作饼子，焙干）　木香一钱　甘草一分

【用法】上为细末。每服二钱，水一盏，加姜、枣，煎至七分，去滓温服，不拘时候。

【功用】温胃破痰，进饮食，消宿谷。

感应膏

【来源】《鸡峰普济方》卷十四。

【组成】木香　丁香　肉豆蔻　干姜各三分　杏仁　巴豆各三十个　百草霜一分　硇砂三分（细研）

【用法】上为末，用麻油少许炼熟，下黄蜡一两熔了，放温同前药一处搅和为丸，如黍米大。每服三五丸至七丸，白汤送下，不拘时候。

【主治】饮食不消，肢体倦怠。

三棱汤

【来源】《鸡峰普济方》卷二十。

【组成】三棱一两　莪术半两　益智　乌药　沉香　厚朴　黄橘皮　甘草各一分

【用法】上为细末。每服三钱，水一盏，煎至七分，去滓，食后温服。

【主治】乖气，饮食积滞迟化。

乳香丸

【来源】《鸡峰普济方》卷二十。

【组成】乳香　巴豆各一钱　丁香　木香　桂各一分　青橘皮一两

【用法】上为细末，水煮面糊为丸，如绿豆大。每服五七丸，食后以木瓜汤送下。加至十丸、十五丸。

【功用】消积冷，宽胸膈，进饮食。

【宜忌】不宜多服。

生木瓜汤

【来源】《鸡峰普济方》卷二十五。

【组成】生木瓜一斤（不计个数，去皮瓤称，于砂盆内磨肉并浆）　生姜三两（去皮，砂盆内同磨）　盐六两（炒）　甘草三两　肉豆蔻一分　益智仁三铢　白芷　丁香　桂　缩砂　檀香各三铢

【用法】上为细末，与生姜、木瓜、盐同研匀，令得所，以干净垍罐子盛之。旋旋以白汤点服。

【功用】消食和气。

橘红汤

【来源】《鸡峰普济方》卷二十五。

【组成】盐二两　黄橘四两　生姜半斤　甘草二两　神曲　大麦芽一两　草豆蔻一两

　　　方中神曲用量原缺。

【用法】上拌匀，同罨一宿，焙干，捣罗为细末。白汤点热，食后呷之。

【功用】快气消食。

大四神丹

【来源】《鸡峰普济方》卷二十八。

【组成】硫黄（明净者）　消石各一两（研碎，将硫黄、消石置于沙碗中，慢火上熔消，不住手搅匀，顿净地上捶碎，别研）

【用法】上为细末，水煮面糊为丸，如梧桐子大。每服十五丸，食后煎生姜汤送下。

【主治】中脘虚弱，饮食多伤，气不通快。

干姜丸

【来源】《普济本事方》卷四。

【组成】干姜（炮）　巴豆（去心，炒黄，研）　大黄（湿纸裹，甑上蒸）　人参（去芦）各一钱

【用法】上除巴豆，余为末，同研，炼蜜为丸，如梧桐子大。用温脾汤吞下一丸，米饮亦得。

【主治】忧愁中伤，食结积在肠胃，故发吐利。

【方论】《本事方释义》：干姜气味辛温，入手足太阴；巴豆气味辛温，入足太阴阳明；大黄气味苦寒，入足阳明；人参气味甘温，入足阳明。此即古方中之备急丸加参也。因忧愁中伤，食积久在肠胃，吐利频发，暑月更甚，以数年久不愈之证，欲攻病虑其体虚，欲补虚虑其留邪，故温下之药，佐以扶正，则两不相悖矣。

丁香丸

【来源】《扁鹊心书》。

【组成】丁香　乌梅肉　青皮　肉桂　三棱（炮）各三两　巴豆（去油）一两

【用法】上为末，米糊为丸，如黍米大。每服七

丸，小儿三丸，白汤送下。

【主治】宿食不消，时发头痛、腹痛。

来复丹

【来源】《扁鹊心书·神方》。

【组成】陈皮（去白） 青皮 大川附（制） 五灵脂各六两 消石 硫黄各三两

【用法】上为末，蒸饼为丸，如梧桐子大。每服五十丸，白汤送下。

【主治】饮食伤脾，心腹作痛，胸膈饱闷，四肢厥冷，又治伤寒阴证，女人血气刺痛，或攻心腹，或儿枕作痛，及诸郁结之气。

不二丸

【来源】《小儿卫生总微论方》卷十。

【组成】巴豆三十粒（去皮心膜，研，别用好黄连半两，水浸浓汁，染纸两张，裹巴豆，压去油） 朱砂（研末，水飞）一钱 寒食饼一钱（炒）

【用法】上为细末，滴水为丸，如绿豆大。每服一丸，新水磨化，不拘时候。

【主治】伤食吐泻不止。

定命丹

【来源】《小儿卫生总微论方》卷十。

【组成】巴豆十个（去油） 丁香一两（炒黑色）

【用法】上为细末，以煮酒、蜡就剂，旋丸如绿豆大。每服三五丸，米饮汤送下；腹胀，皂儿汤送下；夜啼，朱砂汤送下。

【主治】小儿一切吐逆不止。儿体壮实，有积食者。

小沉麝煎丸

【来源】《小儿卫生总微论方》卷十三。

【组成】乌梅一个（去核） 巴豆二个（去壳并心膜） 丁香三个 胡椒四个

　　本方名小沉麝煎丸，但方中无沉香、麝香，疑脱。

【用法】上为末，醋糊为丸，如芥子大。每服三四丸，临卧米饮送下。

【主治】宿滞不化，满闷身热。

消食丸

【来源】《小儿卫生总微论方》卷十三。

【组成】木香半两 枳壳（去瓤，麸炒黄） 当归（去须土） 代赭石（火煅红，米醋淬不计遍数，以手捻碎为度） 朱砂（研，水飞）各半两 巴豆一分（取霜）

【用法】上为细末，糊丸如黍米大。一岁儿一丸，乳食前温水下。

【主治】小儿伤饱，乳食不化，壮热，腹胀疼痛。

托养丸

【来源】《小儿卫生总微论方》卷十四。

【组成】硫黄 水银各半两（同研细，不见星） 附子半两（炮，去皮脐） 木香半两 当归（去芦，洗净）半两（切，焙） 大黄一两（湿纸裹，煨熟）

【用法】上为细末，炼蜜为丸，如樱桃大。每服一丸，生姜汤化送下，不拘时候。

【主治】伤食吐逆，心胸满闷，阴阳痞，手足厥冷，烦热躁闷。

金黄丸

【来源】《宣明论方》卷七。

【组成】荆三棱 香附子半两 泽泻二钱半 巴豆四十九粒（出油） 黍米粉 牵牛二钱半

　　方中荆三棱、黍米粉用量原缺。

【用法】上为末。用栀子煎汤为丸，如绿豆大。每服三丸至五丸；如心痛，艾醋汤送下七丸。

【主治】酒积，食积，诸积面黄，疽积硬块。

妙应丹

【来源】《三因极一病证方论》卷九。

【组成】附子四个（六七钱重者，生，去皮脐，剜作瓮，入硇砂，共一两七钱半，面剂裹，煨熟，

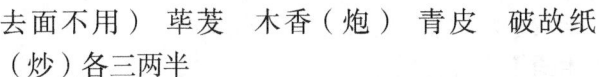

去面不用） 荜茇　木香（炮）　青皮　破故纸（炒）各三两半

【用法】上为末，面糊为丸，如梧桐子大。每服三十丸，加至五十丸，生姜、橘皮汤送下；泄利，米汤送下。

【主治】诸脏气虚、积聚、烦闷，及饮食中蛊毒；或食水陆果蔌，子卵入腹，而成虫蛇鱼鳖；或宿食留饮，妇人产后，败血不消，女子月水不通，结为癥瘕，时发寒热，唇口焦黑，肢体瘦削，嗜卧多魇，食少腹痛，而成冷痢；脾元气弱，久积阴冷，心腹满痛，面色青黄，肌体瘦弱，怠惰嗜卧，食少多伤，噫气吞酸，哕逆恶心，腹中虚鸣，大便泄泻，胸膈痞塞，食饮不下，霍乱呕吐，肌冷转筋；及五膈五噎，久痛久痢。

五百丸

【来源】《三因极一病证方论》卷十一。

【组成】丁香　巴豆（去皮，别研）　缩砂仁　胡椒　乌梅（去核）各一百个

【用法】上为细末，炊饼糊为丸，如绿豆大。每服五七丸，熟水送下，食后、临卧服。

【主治】宿食留饮，聚积中脘，噫臭吞酸，心腹疼痛。并疗中虚积聚，及脏腑飧泄，赤白痢下。

鸡内金散

【来源】《三因极一病证方论》卷十二。

【组成】鸡肶胵一具并肠（净洗烧为灰，男用雌者，女用雄者）

【用法】上为细末。每服方寸匕，酒饮调下。

【主治】

1.《三因极一病证方论》：尿床失禁。

2.《校注妇人良方》：气虚尿床。

3.《证治准绳·女科》：产后尿床失禁。

4.《幼科金针》：小儿食积。

井黄煎

【来源】《普济方》卷三七九引《全婴方》。

【组成】虾蟆一枚（去皮骨肠胃，炙焦，捣末，以无灰酒一盏，獖猪胆一枚取汁，熬成膏）　诃黎勒皮（炮）　使君子（去壳）　胡黄连　蝉蜕　无食子　芦荟（研）　芜黄　熊胆　夜明砂　丹砂（研）　雄黄　木香各一分　肉豆蔻（去壳）春、夏半分，秋、冬一分　牛黄（研）一钱　麝香（研）一钱

【用法】上为末，猪胆膏为丸，如麻子大。每服五七丸，米饮送下；惊疳，金钱薄荷汤送下；疳疮腹胀，桃仁茴香汤送下；疳虫，东安石榴、苦楝根汤送下。

【主治】小儿诸疳诸痢，食伤气胀，头大体羸，头发作穗，壮热不食，多困，齿烂，鼻疮，丁奚潮热，腹急，骨蒸消瘦，发坚面黄。

【宜忌】若挟热而痢者，不可服。

消食丸

【来源】《永类钤方》卷二十一引《全婴方》。

【组成】丁皮　砂仁　甘草　甘松　莪术　益智仁各一两　净香附子二两（一方加神曲、麦蘖）

【用法】上为末，糊丸如小豆大。大小加减，米汤送下。

【主治】小儿吐泻伤食，腹急不食。亦治泻痢。

消胀丸

【来源】《杨氏家藏方》卷五。

【别名】小槟榔丸（《世医得效方》卷六）。

【组成】木香　槟榔　黑牵牛子（炒）　萝卜子（微炒）各等分

【用法】上为细末，滴水为丸，如梧桐子大。每服三十丸，食后煎生姜、萝卜汤送下。

【功用】快气宽中，除腹胀，消宿食。

麝香丸

【来源】《杨氏家藏方》卷五。

【组成】麝香一钱（别研）　胡椒一两　木香一两　巴豆四钱（去皮心，研）　全蝎四钱（去毒；微炒）

方中木香用量原缺，据《仁斋直指方论》补。《仁斋直指方论》又用朱砂为衣。

【用法】上为细末，汤浸蒸饼为丸，如绿豆大。每

服三丸，心腹痛，煨姜汤下；妇人血气痛，炒生姜醋汤下；小肠气，腹胁攻痛，茴香汤下；常服消酒化食，温熟水送下，不拘时候。

【功用】温中快气，消酒化食。

【主治】

　　1.《杨氏家藏方》：宿食，心腹冷疼，男子小肠气，妇人血气攻注疼痛。

　　2.《普济方》：疔疮，诸气发背。

丁香大丸子

【来源】《杨氏家藏方》卷六。

【组成】人参（去芦头） 丁香 木香 白豆蔻仁 甘草（炙） 陈橘皮（去白） 干姜（炮） 姜黄 缩砂仁 神曲（炒） 麦蘖（炒）各半两 紫苏叶一两

【用法】上为细末，炼蜜为丸，每一两作十一丸。每服一丸，食前热汤化下。

【功用】和脾养胃，温中消食，降气快膈。

小七香丸

【来源】《杨氏家藏方》卷六。

【组成】香附子（炒）二两 京三棱（炮，切） 丁香皮 缩砂仁 蓬莪术（煨，切） 益智仁各一两 甘松（洗去土，焙干）半两 甘草（微炙）半两

【用法】上为细末，煮小粉糊为丸，如绿豆大。每服五七十丸，细嚼一半，吞一半，温熟水送下，不拘时候。

【功用】消化宿食。

【主治】中酒恶心，膈脘不快，呕吐酸水，不思饮食。

七宝汤

【来源】《卫生家宝》卷上。

【组成】神曲一两（锉，炒） 麦蘖一两（微炒） 甘草半两（锉，炒） 干姜半两（炮，锉） 草果半两（去皮，锉） 槟榔半两（锉） 杏仁三钱（汤泡，去皮尖，炒，别研成膏）

【用法】上为末。每服二钱，入盐沸汤点服。

【功用】消宿食，逐留饮，下气宽中。

【主治】宿食，留饮。

无忧丸

【来源】《伤寒标本》卷下。

【组成】黑牵牛一斤（取末十三两） 槟榔（好者）二两 猪牙皂角二两 三棱二两 莪术二两（各用好醋浸，湿纸裹煨香熟，取出切碎）

【用法】上药晒干为末，又用大皂角二两，煎汤打面糊为丸。每服二钱半，白汤送下，茶亦可，或姜汤送下。

【主治】一切食积、气积、茶积、酒积、泻痢、气蛊，腹胀膨闷，肚腹疼痛。

红丸子

【来源】《易简方论》。

【别名】红丸（《兰台轨范》卷六）。

【组成】蓬莪术五斤 荆三棱五斤（水浸软，切片） 橘皮五斤（拣净） 青皮五斤 胡椒三斤 干姜三斤（炮） 阿魏三斤 矾红
　　方中矾红用量原缺。

【用法】上为细末，醋糊为丸，如梧桐子大，矾红为衣。每服六十丸，生姜汤送下。脾寒疟疾，生姜、橘皮汤送下；心腹肠满，紫苏、橘皮汤送下；脾疼作楚，菖蒲汤送下；酒疸，谷疸，大麦煎饮送下；两胁引乳作痛，沉香汤送下；酒积、食积，煨姜汤送下；妇人脾血积气诸疾，醋汤送下；产后状如癫痫，热醋汤送下；妊娠恶阻，二陈汤送下。

【功用】《兰台轨范》：破癥消痕。

【主治】脾积气滞，胃膈满闷，面黄腹胀，四肢无力，酒积不食，或大病之后，谷食难化，及中脘停酸，脾寒疟疾，脾疼作楚，酒疸、谷疸，遍身皆黄，两胁引乳作痛，酒积、食积，时或干呕；妇人脾血积气，诸般血癥气痕，经血不调，或过时不来，寒热往来；产后败血上攻，迷乱心神，状如癫痫；妊娠恶阻，呕吐，全不纳食；小儿食积，骨瘦面黄、渐成脾劳。

苏汤煎

【来源】《是斋百一选方》卷二引宁安道方。

【组成】肉豆蔻　丁香　木香　硇砂各一分　京三棱　莪术各一两（烧存性）

【用法】上为细末，将乌梅肉为丸，如麻子大。每服十四粒，空心、食前热紫苏汤送下。

本方方名，据剂型，当作"苏汤丸"。

【主治】脾元一切虚中积滞，膈中不快，酒食不消，饮食或怡或不怡。

当归丸

【来源】《是斋百一选方》卷十九引滁州丁医方。

【组成】芫花（未开者，及时采取，晒干摘去枝梗）

本方名当归丸，但方中无当归，疑误。

【用法】用和淡米醋或康醋浸药面上，醋高一指，隔宿取出控起，带醋于铁铫内以慢火炒之，不住手搅拌，水脉断即以碗器盖之，候冷倾出，著底焦者不用，洗过铫子揩净再炒香熟，焙干为细末，却以先浸药醋打硬糊为丸，如粟米大。每服三二十丸，米饮送下，不拘时候，一时许再进。脏腑必动，不过利一两行即止，甚快而无所损。若去脾胃停滞，见效欲速，即用砂糖水或紫苏汤送。打糊醋须澄清者用，或少却添别醋不妨。丸时，更作一等，如绿豆大者。治大人酒食所伤，丸数斟量所患，随虚实服之。脏腑既动，当以白粥补之。

【主治】小儿积滞，肠胀食伤等疾。

【宜忌】忌甘草。

快膈消食丸

【来源】《普济方》卷三九三引《汤氏宝书》。

【别名】消乳丸（原书同卷）、消食丸（《奇效良方》卷六十四）。

【组成】缩砂仁　橘皮（炒）　京三棱　蓬莪术（炒）　神曲（炒）　麦蘖（炒）　香附子　甘草（炙）各半两（一方无甘草）

【用法】上为末，面糊为丸，如麻子大。食后白汤送下。

【功用】

1.《普济方》：快膈消食。

2.《奇效良方》：消积滞，化乳食。

【主治】

1.《普济方》引《汤氏宝书》：婴孩宿食不消。

2.《婴童百问》：宿食停滞，腹胀疼痛。

消饮丸

【来源】《魏氏家藏方》卷二。

【别名】消食丸（原书卷五）。

【组成】白术（炒）　半夏曲各一两　白茯苓（去皮）　吴茱萸（汤泡七次，炒）　人参（去芦）　枳实（去瓤、麸炒）　神曲（炒）　麦蘖（炒）各半两（别为末）

【用法】上为细末，将神曲、麦蘖、生姜汁煮糊为丸，如梧桐子大。每服二三十丸，食后姜汤送下。

【主治】腹间虚热。

小建中丸

【来源】《魏氏家藏方》卷五。

【组成】胡椒　红豆（去枝）　白芷（炒）　干姜（炮，洗）　缩砂仁各一两　茴香一两半（淘去沙，炒）　甘草（炙）一两半　阿魏三钱（别研，面裹煨，酒化开入药）　益智仁二两

【用法】上为细末，面糊为丸，如梧桐子大。每服三十丸，生姜汤送下，不拘时候。

【主治】虚中有积滞，不可服疏导之药者。

加减四君子汤

【来源】《魏氏家藏方》卷五。

【组成】人参（去芦）　白术（炒）　茯苓（白者去皮）各一两　枳壳半两（去瓤，麸炒黄）

【用法】上为细末。每服二钱，水一盏，加生姜三片，枣子一个，煎至七分，去滓温服，不拘时候。

【功用】宽胸膈，消食。

荜澄茄丸

【来源】《魏氏家藏方》卷五。

【组成】五味子（去枝）　木香（不见火）　官桂

（去粗皮，不见火）　丁香（不见火）　阿魏（别研）　全蝎（炒）　茴香（淘去沙，炒）　青皮（去瓤）　良姜各三分（炒）　草果子（取肉炒）　胡芦巴（炒）　白术各一两（炒）　荜澄茄二两半　神曲二两（炒）　甘草一分（炙）　沉香半两（不见火）

【用法】上为细末，酒糊为丸，如梧桐子大。每服四十丸，生姜酒送下，不拘时候。

【主治】脾气虚滞，饮食难化，痰涎壅盛。

消谷丸

【来源】《魏氏家藏方》卷五。

【组成】乌梅肉　川姜（炮、洗）　神曲（炒）　麦蘗（炒）各一两　香附子（去毛）　官桂（去粗皮，不见火）　缩砂仁各三两　益智仁　紫苏叶　茯苓各二两（去皮）　甘草一两半（炙）

【用法】上为细末，炼蜜为丸，如梧桐子大。每服三五十丸，食前熟水送下。

【功用】进饮食，除宿滞，破痰实；常服不损气，益脾胃，散宿酲。

通中散

【来源】《魏氏家藏方》卷五。

【组成】神曲

【用法】上为末。每服三二钱，白汤调下。

【主治】过食糯米，心脾大痛。

丁香内化丸

【来源】《魏氏家藏方》卷九。

【组成】巴豆一两（去壳，针穿，灯焰上烧存性）　乌梅二两（去壳）　丁香三两（不见火）　缩砂四两（去皮）　胡椒五两

【用法】上为细末，用陈米饮搜和，杵千余下，丸如梧桐子大。每服七丸，温水送下，不拘时候。

【主治】食积腹痛；冷痢。

消食丸

【来源】《魏氏家藏方》卷十。

【组成】神曲（炒）　麦蘗（炒）　青皮（去瓤）　木香（不见火）　丁香（不见火）　京三棱（炮）　陈皮（去白）　蓬莪术（炮）　干姜（炮，洗）　良姜（炒）各等分

【用法】上为细末，用神曲糊丸，如麻子大。每服十五丸，生姜汤吞下。大人为丸如梧桐子大亦可服。

【主治】小儿宿食不化，瘦悴。

木香槟榔丸

【来源】《儒门事亲》卷十二。

【组成】木香　槟榔　青皮　陈皮　广术（烧）　黄连　商枳壳（麸炒，去瓤）各一两　黄柏　大黄各三两　香附子（炒）　牵牛各四两

　　《医学正传》引本方有当归；《医方集解》引本方有三棱、芒消。

【用法】上为细末，水为丸，如小豆大。每服三十丸，食后生姜汤送下。

【功用】《医学正传》引子和：流湿润燥，推陈致新，滋阴抑阳，散郁破结，活血通经。

【主治】

　　1.《儒门事亲》：一切冷食不消，宿食不散，亦类伤寒，身热恶寒，战栗头痛，腰背强；一切沉积，或有水，不能食，使头目昏眩，不能清利；一切虫兽所伤，及背疮肿毒，杖伤燋发，或透入里者；痔漏肿痛。

　　2.《医学正传》引子和：男子妇人呕吐酸水，痰涎不利，头目昏眩，并一切酒毒食积，及米谷不化，或下利脓血，大便秘塞，风壅积热，口苦烦渴，涕唾粘稠，膨胀气满。

　　3.《御药院方》：一切气滞，心腹满闷，胁肋膨胀，大小便结滞不快利者。

　　4.《不居集》：肺痰喘嗽，胸膈不利，脾湿黄疸，宿食不消，一切杂症。

【方论】

　　1.《儒门事亲》：木香、香附行气之药，能通三焦，解六郁；陈皮理上焦肺气；青皮平下焦肝气；枳壳宽肠而利气；而黑丑、槟榔又下气之最速者也；黄柏、黄连燥湿清热；三棱能破血中气滞；莪术能破气中血滞；大黄芒硝血分之药，能除血中伏热，通行积滞，并为摧坚化痞之峻品。

湿热积滞去,则二便调而三焦通泰矣。

2.《医方考》:湿淫所胜,平以苦寒,故用木香;热者寒之,故用黄连、黄芩、黄柏;抑者散之,故用青、陈香附;强者泄之,故用大黄、丑末;逸者行之,故用槟榔、枳壳;留者攻之,故用莪术、三棱;燥者濡之,故用当归。是方也,惟质实者堪与之,虚者非所宜也,故曰虚者十补,勿一泻之。

3.《医方概要》:以大黄、芒硝推荡血分,牵牛推荡气分,佐以木香、槟榔之行气,黄连、黄柏之清热,三棱、莪术之攻坚削积,青、陈、香附、枳壳走利三焦气分。三焦之气通畅,湿热之积自行,况有峻速推荡之药,积滞无有不去者也。泻痢因乎湿热积滞而起,正气、胃气尚未大坏,若不速为逐之,淹缠日久,气血、津液、胃气败坏,虽欲攻之,奈正气不支,何况宿垢不去,清阳不升,正元不败乎?此方为通因通用之法。

4.《医方发挥》:本方所治之证,多由饮食不节,积滞内停,气机壅阻,郁而化热而成。积滞内停,气机不畅,故脘腹痞满胀痛;郁而化热,耗伤津液,大肠传导不利,则大便秘结;积滞内蕴,又易酿成湿热,伤及气血,故可见赤白痢疾、里急后重、舌苔黄腻等症。脉实为有形实邪内停之症。故立行气导滞,攻积泄热之法。方中木香、槟榔善行肠胃之气而化滞;香附、橘皮、莪术、青皮调理脾胃之气而破积;牵牛泄热攻积导滞;黄连、黄柏清热燥湿。诸药配伍,行气攻积,泄热导滞,使气机通畅,积滞得下,则诸症自除。

5.《方剂学》:本方为行气导滞之剂,所治之证,多由饮食积滞内停,气机阻滞,湿热蕴聚,腐肉为脓,故见下痢赤白,里急后重;若积滞内停,气机不畅,则见脘腹胀痛;湿热积滞蕴结,以致腑气不通,亦可见大便秘结,见证虽异,而病机相同,故可以一方统治之。方中以木香、槟榔行气化滞,消除脘腹胀痛,且能除里急后重;以大黄、牵牛子攻积导滞,泻热通便,祛除热实之邪。复以青皮、陈皮行气化积,加强木香、槟榔疏气之功;更配香附、莪术疏肝解郁,破血中之气;枳壳下气宽肠,行胸腹滞气以消痞满;黄连、黄柏清热燥湿,以止其下痢,诸药配合,共成行气导滞,攻积泻热之剂。

【验案】结肠直肠狭窄 《广西中医药》(1999,2:

33):以本方(苏州市雷允上中药厂生产),每日2次,每次10丸,早晚口服,1月为1疗程。轻型者服3疗程,中型者服6疗程,严重者可服药1年;治疗结肠直肠狭窄23例。结果:痊愈13例,好转7例,无效3例,总有效率87%。

导饮丸

【来源】《儒门事亲》卷十二。

【组成】青皮 陈皮 京三棱(炮) 广莪(炮) 黄连 枳壳(麸炒)各一两 大黄 黄柏各三两 香附子(炒) 黑牵牛各四两

【用法】上为细末,水为丸,如梧桐子大。每服三五十丸,食后以生姜汤送下。

【主治】一切冷食不消,宿酒不散;伤寒身热恶寒,战慄,头项痛,腰脊强,两手脉沉;及一切沉积水气,两胁刺痛,中满不能食,头目眩,用茶调散涌下冷涎后者。

进食丸

【来源】《儒门事亲》卷十二。

【组成】牵牛一两 巴豆三粒(去油心膜)

【用法】上为末,水为丸。每服二三十丸,食后随所伤物送下。

【主治】

1.《儒门事亲》:一切酒食所伤,以致心腹满闷,时呕酸水。

2.《本草纲目》:胸膈食积。

化痰延寿丹

【来源】《儒门事亲》卷十五。

【别名】延寿丹(《卫生宝鉴》卷十二)、五福寿命丹、长寿丹(《普济方》卷一六四)。

【组成】天麻半两 枸杞子二两半 白矾一两半(半生半熟) 半夏一两半(汤洗七次) 干生姜一两半 人参一两

【用法】上为细末,好糯酒拌匀如砂糖,用蒸饼剂蒸熟,去皮,捣为丸;如干,入酒三点为丸,如小豆大。每服三五十丸,生姜汤送下。

【功用】《普济方》:解醒,宽胸利膈。

【主治】

1.《儒门事亲》：咳嗽痰涎。

2.《卫生宝鉴》：劳风心脾壅滞，痰涎盛多，喉中不利，涕唾稠粘，嗌塞吐逆，不思饮食，或时昏愦。

3.《普济方》：酒痰食积，一切积气。

槟榔丸

【来源】《阴证略例》。

【组成】槟榔一分　木香一分　枳实半两（炒）　牵牛（头末）半两　陈皮（去白）半两

【用法】上为细末，醋糊为丸，如梧桐子大。每服二十丸，米饮生姜汤送下。

【主治】饮食过多，心腹膨闷。

丁香烂饭丸

【来源】《内外伤辨惑论》卷下。

【组成】丁香　京三棱　广茂（炮）　木香各一钱　甘草（炙）　甘松（去土）　缩砂仁　丁香皮　益智仁各三钱　香附子五钱

【用法】上为细末，汤浸蒸饼为丸，如绿豆大。每服三十丸，白汤送下，或细嚼亦可，不拘时候。

【主治】

1.《内外伤辨惑论》：饮食所伤。

2.《脾胃论》：食伤太阳，卒心胃痛。

三黄枳术丸

【来源】《内外伤辨惑论》卷下。

【组成】黄芩二两　黄连（酒洗）　大黄（湿纸裹煨）　神曲（炒）　橘皮　白术各一两　枳实（麸炒）五钱

【用法】上为细末，汤浸蒸饼为丸，如绿豆大一倍。每服五十丸，白汤送下。量所伤服之。

【主治】伤肉食、湿面、辛辣、厚味之物，填塞闷乱不快。

三棱消积丸

【来源】《内外伤辨惑论》卷下。

【组成】京三棱（炮）　广茂（炒）　炒曲各七钱　青橘皮　巴豆（和皮，米炒黑焦，去米）　茴香（炒）　陈橘皮各五钱　丁皮　益智各三钱

【用法】上为细末，醋加面糊为丸，如梧桐子大。每服十丸，加至二十丸，食前温生姜汤下。量虚实加减。如更衣，止后服。

【主治】伤生冷硬物，不能消化，心腹满闷。

上二黄丸

【来源】《内外伤辨惑论》卷下。

【别名】二黄丸（《玉机微义》卷十八）。

【组成】黄芩二两　黄连（去须，酒浸）一两　升麻　柴胡各三钱　甘草二钱（一方加枳实，麸炒，去瓤）

方中升麻、柴胡，《脾胃论》均用"三分"。

【用法】上为极细末，汤浸蒸饼为丸，如绿豆大。每服五七十丸，白汤送下。量所伤服之。

【主治】伤热食痞闷，兀兀欲吐，烦乱不安。

木香枳术丸

【来源】《内外伤辨惑论》卷下。

【别名】木香枳实丸（《普济方》卷二十四）。

【组成】木香　枳实（麸炒，去瓤）各一两　白术二两

【用法】上为细末，荷叶烧饭为丸，如梧桐子大。每服五十丸，食远温水送下。

【功用】

1.《内外伤辨惑论》：破滞气，消饮食，开胃进食。

2.《妇人大全良方》：消化痰涎。

白术丸

【来源】《内外伤辨惑论》卷下。

【组成】枳实（炒黄）一两一钱　白术　半夏（汤浸）　神曲（炒黄）各一两　橘皮（去瓤）七钱　黄芩五钱　白矾（枯）三分

【用法】上为极细末，汤浸蒸饼为丸，如绿豆一倍大。每服五十丸，白汤送下，量所伤加减服。素

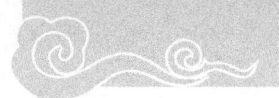

食多用干姜，故加黄芩以泻之。

【主治】伤豆粉、湿面、油腻之物。

曲蘖枳术丸

【来源】《内外伤辨惑论》卷下。

【组成】枳实（麸炒，去瓤） 大麦蘖（面炒） 神曲（炒）各一两　白术二两

【用法】上为细末，荷叶烧饭为丸，如梧桐子大。每服五十丸，食远，温水送下。

【主治】

　　1.《内外伤辨惑论》：为人所勉劝强食之，致心腹满闷不快。

　　2.《济阳纲目》：食积泻。

除湿散

【来源】《内外伤辨惑论》卷下。

【组成】神曲（炒黄）一两　茯苓七钱　车前子（炒香）　泽泻各五钱　半夏（汤洗）　干生姜各三钱　甘草（炙）　红花各二钱

【用法】上为极细末。每服三钱匕，食前以白汤调下。

【主治】伤马乳并牛羊酪水，一切冷物。

除湿益气丸

【来源】《内外伤辨惑论》卷下。

【组成】枳实（麸炒黄色）　神曲（炒黄色）　黄芩（生用）　白术各一两　萝卜子（炒熟去秽气）五钱　红花三分

【用法】上为极细末，荷叶裹烧饭为丸，如绿豆大。每服五十丸，白汤送下，量所伤多少服之。

【主治】伤湿面，心腹满闷，肢体沉重。

橘皮枳术丸

【来源】《内外伤辨惑论》卷下。

【别名】橘红枳术丸（《赤水玄珠全集》卷五）。

【组成】橘皮　枳实（麸炒，去瓤）各一两　白术二两

【用法】上为细末，荷叶烧饭为丸，如梧桐子大。

每服五十丸，熟水送下。食远服。

【主治】

　　1.《内外伤辨惑论》：老幼元气虚弱，饮食不消，或脏腑不调，心下痞闷。

　　2.《丹溪心法》：食积兼痞。

启脾丸

【来源】《内经拾遗方论》卷一引《经验良方》

【别名】小儿启脾丸（《摄生众妙方》卷十）。

【组成】人参（去芦）　白术（土炒）　白茯苓（去皮）　干山药　莲肉各一两　山楂（蒸，去核）　甘草（蜜炙）　陈皮　泽泻各五钱

【用法】上为细末，荷叶煮汤炊饭为丸，如梧桐子大。每服七、八十丸，食后米饮送下。

【功用】

　　1.《内经拾遗方论》引《经验良方》：开通脾气。

　　2.《摄生众妙方》：消食、止泄、止吐、消疳、消黄、消胀，定肚痛，益胃生肌，健脾开胃。

【主治】

　　1.《摄生众妙方》：小儿食伤诸病。

　　2.《医学入门》：大人、小儿脾积，五更泻。

　　3.《饲鹤亭集方》：小儿诸病之后，脾虚胃弱，面黄肌瘦、身热神倦。

木香干姜枳术丸

【来源】《脾胃论》卷下。

【别名】木香枳术干姜丸（《中国医学大辞典》）。

【组成】木香三钱　干姜（炮）五钱　枳实（炒）一两　白术一两半

【用法】上为末，荷叶烧饭为丸。每服五十丸，食前白汤送下。

【功用】破滞气，消寒饮食。

木香人参生姜枳术丸

【来源】《脾胃论》卷下。

【别名】木香人参干姜枳术丸（《保命歌括》卷五）。

【组成】干生姜二钱五分　木香三钱　人参三钱五

分　陈皮四钱　枳实一两（炒黄）　白术一两五钱

【用法】上为细末，荷叶烧饭为丸，如梧桐子大。每服三五十丸，食前温水送下。

【功用】开胃进食。

【宜忌】忌饱食。

半夏枳术丸

【来源】《脾胃论》卷下。

【组成】半夏（汤泡七次，焙干）　枳实（麸炒黄色）　白术各二两

【用法】上为极细末，荷叶裹烧饭为丸，如梧桐子大。每服五十丸，添服不妨，无定法。如热汤浸饼蒸为丸亦可。

【主治】因伤食内伤。

【加减】如食伤寒热不调，每服加上三黄丸十丸，白汤送下；小便淋者，加泽泻一两为丸服。

【验案】小儿厌食症　《实用中医药杂志》（2000，16：12）半夏枳术丸治疗小儿厌食症38例，结果：治愈31例，有效5例，无效2例，总有效率为94.7%。

雄黄圣饼子

【来源】《脾胃论》卷下。

【组成】雄黄五钱　巴豆一百个（去油、心膜）　白面十两（罗过）

【用法】上药除白面入丸用，余药同为细末，共面和匀，用新汲水和作饼子，如手大。以水再煮，候浮于汤上。漉出，控，旋看硬软捣剂为丸，如梧桐子大，捏作饼子。每服五、七饼，加至十饼、十五饼，嚼食一饼利一行，二饼利二行，食前茶、酒任下。

【主治】一切酒食所伤，心腹满不快。

消积滞集香丸

【来源】《兰室秘藏》卷上。

【组成】京三棱　广茂　青皮　陈皮　丁香皮　益智　川楝子　茴香各一两　巴豆（和皮米炒焦）五钱

【用法】上为细末，醋糊为丸，如绿豆大。每服五七丸，食前温水、生姜汤任下。

【主治】伤生冷硬物不消。

集香丸

【来源】《兰室秘藏》卷上。

【组成】京三棱　广茂　青皮　陈皮　丁香皮　益智　川楝子　茴香各一两　巴豆（和皮，米炒焦）五钱

【用法】上为细末，醋糊为丸，如绿豆大。每服五七丸，食前温水、生姜汤任下。

【功用】消积滞。

【主治】伤生冷硬物不消。

槟榔丸

【来源】《兰室秘藏》卷上。

【组成】炙甘草一钱　木香　人参　槟榔各二钱　陈皮五钱

【用法】上为细末，汤浸蒸饼为丸，如梧桐子大。每服五十丸，食前白汤送下。

【功用】破滞气，消饮食。

厚肠丸

【来源】《兰室秘藏》卷下。

【别名】厚朴丸（《普济方》卷三九三）。

【组成】厚朴　青皮各二分　橘红　半夏　苍术　人参各三分　枳实　麦蘖面　神曲末各五分

【用法】上为极细末，水煮面糊为丸，如麻子大。每服二十丸，食前温水送下。

【主治】小儿失乳，以食饲之，不能克化，或生腹胀，四肢瘦弱，或痢色无常。

【宜忌】忌饱食。

沉香交泰丸

【来源】《医学发明》卷四。

【组成】沉香　白术　陈皮（去白）各三钱　枳实（麸炒，去瓤）　吴茱萸（汤洗）　白茯苓（去皮）　泽泻　当归（洗）　木香　青皮（去白）各二钱　大黄（酒浸）一两　厚朴（姜制）半两

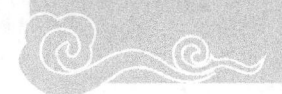

【用法】上为细末，汤浸蒸饼为丸，如梧桐子大。每服五十丸至七八十丸，食前以温白汤送下。微利即止。

【功用】

1.《杏苑生春》：升清气，利浊气。

2.《全国中药成药处方集》（沈阳方）：化痞消食，开郁止痛。

【主治】

1.《医学发明》：浊气在上，而扰清阳之气，郁而不伸，以为䐜胀。

2.《医学纲目》：胀，大便燥结，脉沉之洪缓，浮之弦者。

3.《全国中药成药处方集》（沈阳方）：膈下痞闷，胃中积滞，呕吐腹痛，停食停水。

【宜忌】《全国中药成药处方集》（沈阳方）：孕妇忌服。

【方论】《杏苑生春》：用沉香升清气、降浊气；木香、厚朴、枳实、橘红、青皮、吴茱萸等散壅滞以疏胀满；白术健脾燥湿；用茯苓、泽泻分利水气；大黄以下湿热；当归理气血，使各归其所。

开结枳实丸

【来源】《医学发明》卷八。

【别名】开结导饮丸（《丹溪心法》卷三）、开结导引丸（《东医宝鉴·外形篇》卷四引《宝鉴》）、开郁导饮丸（《东医宝鉴·外形篇》卷四引《丹溪心法》）。

【组成】橘皮 白术 泽泻 茯苓 麦蘖面 炒曲各一两 干生姜 青皮各半两 枳实（麸炒）一两半 半夏（汤洗七次）一两

【用法】上为细末，汤浸蒸饼为丸，如梧桐子大。每服三五十丸至七十丸，食远温水送下。

【功用】《外科发挥》：导引行水，化脾气。

【主治】

1.《医学发明》：饮食不消，心下痞闷。

2.《外科发挥》：腿脚肿痛。

【加减】如有积块，加巴豆霜一钱半。

黑丸子

【来源】《济生方》卷四。

【组成】乌梅肉七个 百草霜三分 杏仁（去皮尖，别研）三七枚 巴豆（去壳并油）二枚 半夏（汤泡七次）九枚 缩砂仁三七枚

【用法】上为细末，和匀，用薄糊为丸，如黍米大。每服十五丸，加至二十丸，用熟水送下，姜汤亦得。更看虚实，增损丸数。或因食生冷鱼脍等，用治中汤送下亦得。

【主治】

1.《济生方》：中脘有宿食，吞酸恶心，口吐清水，噫宿腐气，或心腹疼痛，及中虚积聚飧泄，赤白痢下。

2.《奇效良方》：脾胃怯弱，饮食过伤，留滞不化，遂成下痢。

脾积丸

【来源】《济生方》卷四。

【组成】陈仓米半升（用巴豆七粒，去壳同米炒令赤色，去巴豆不用）

【用法】上为细末，好醋和为丸，如豌豆大。每服二十丸，食后淡姜汤送下。

【主治】食积、茶积，饮食减少，面黄腹痛。

胜红丸

【来源】《永类钤方》卷十二引《简易》。

【组成】陈皮 青皮 三棱 莪术（二味同醋煮） 干姜（炮） 良姜（炒）各一两 香附子（净炒）二两 （一方加神曲、麦芽）

【用法】上为末。醋糊为丸，如梧桐子大。每服三十丸，姜汤送下。

【主治】

1.《永类钤方》引《简易》：脾积气滞，胸胁满闷，气促不安，呕吐清水，丈夫酒积，女人脾血积气，小儿食积。

2.《医方类聚》引《简易》：酒积不食，干呕不止，背胛连心痛，及两乳痛；妇人诸般血癥气瘕；小儿骨瘦面黄，肚胀气急，不嗜饮食，渐成脾劳。

消食丸

【来源】《医方类聚》卷二四六引《简易方》。

【组成】香附（炒）二两　缩砂仁一两　陈皮（去白）　甘草（炙）　神曲（炒）　麦蘖（炒）各半两

【用法】上为末，泡雪糕为丸，如黍米大。七岁以上为丸如绿豆大。每服三十丸，食后姜汤送下；或作末子，用百沸汤入盐点尤佳。

【功用】温中快膈。

人参顺气散

【来源】《外科精要》卷下。

【别名】参苓顺气散（《医方类聚》卷一七五）。

【组成】乌药一两五钱　白茯苓　真苏子（微炒）　人参各一两　青皮　粉草（炙）各五钱　白术（麸炒）　白芷各一两

【用法】上为末。每服三钱，加生姜、大枣，水煎服。

【功用】健脾胃，进饮食。

【主治】

　　1.《外科精要》：滞气。

　　2.《外科精要》：脾肺肾气盛壅遏。

鸡舌香散

【来源】《仁斋直指方论》卷十三。

【组成】良姜　辣桂　香附（净，炒）　益智仁　天台乌药各一两　甘草（炙）半两

　　本方名"鸡舌香散"，但方中无鸡舌香，疑脱。

【用法】上为末。每服二钱，入盐少许，沸汤点，吞感应丸。

【主治】飧食生冷，久为冷积。

木香逐气丸

【来源】《仁斋直指方论》卷十五。

【组成】橘红　青皮（去白）　槟榔（鸡心者）各半两　南木香二钱半　川巴豆肉一钱半（研如泥，渐入药夹研）

【用法】上为末，用生姜自然汁调神曲末糊为丸，如麻子大。每服十丸，姜汤送下；如气攻腹痛，枳壳、木瓜煎汤送下。

【功用】通利大便。

【主治】食积气滞，兼治脚气小肠气，诸气攻刺作痛。

脾积丸

【来源】《仁斋直指方论》卷十五。

【别名】莪术脾积丸（《古今医统大全》卷六十九）。

【组成】蓬莪术三两　京三棱二两　良姜半两（以上用米醋一升，于瓷瓶内煮干，乘热切碎、焙）　青皮（去白）一两　南木香各半两　不蛀皂角三大挺（烧存性）　百草霜（深村锅底者佳）三匙

【用法】上为细末，用川巴豆半两，只去壳，研如泥，渐入药末，研和得所，面糊为丸，如麻子大。每服五丸，加至十丸，以橘皮汤送下。

【主治】饮食停滞，腹胀痛闷，呕恶吞酸，大便秘结。

秘传豁痰丸

【来源】《仁斋直指方论·附遗》卷七。

【组成】陈皮（去白）四两　山楂　神曲各二两　当归　黄芩　白术各四两　半夏（姜汁浸七日）　黄连　白茯苓　甘草各一两五钱　枳实二两五钱

【用法】上为细末，汤浸蒸饼为丸，如梧桐子大。每服四五十丸，临卧或食后淡姜汤送下。

【主治】

　　1.《仁斋直指方论·附遗》：食积痰热。

　　2.《保命歌括》：小儿心下痞。

五珍丸

【来源】《仁斋直指小儿方论》卷三。

【组成】青皮（不去白，炒焦黄）　干姜（烧，带生存性）　北五灵脂　蓬莪术各一两

【用法】上为末，夹和，称药末一两，用肥巴豆肉以石压准去半油，称一钱，研细，拌和，粳米饭

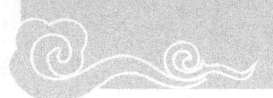

为丸，如麻子大。每服三五丸，米汤送下，不饥饱时服。

【主治】

1.《仁斋直指小儿方论》：酒食积。

2.《世医得效方》：疳伤肚大。

挨癖丸

【来源】《仁斋直指小儿方论》卷三。

【别名】挨痞丸（《保婴撮要》卷五）。

【组成】代赭石（火煅，醋淬至碎，研十分细）青皮（去白）木香 蓬术 五灵脂 北大黄各三钱 巴豆（压去油尽）一钱

【用法】上为末，醋面糊为丸，如麻子大。每服二丸，食后擦姜泡汤送下。

【主治】乳癖谷癥，腹中块病。

保和丸

【来源】《仁斋直指小儿方论·附遗》卷四。

【组成】白术（泔浸，土炒）苍术（泔浸，炒）厚朴（姜汁制）陈皮（去白）各二两 甘草（炙）五钱 莪术（醋炒）一两 三棱（醋炒）香附（炒）各二两 砂仁（炒）五钱 益智（炒）六钱 萝卜子（炒）一两 山药八钱 人参（去芦）五钱 肉果（去油）四十个 白豆蔻四钱 槟榔三个 木香五钱 神曲（炒）一两 麦芽（炒取粉）山楂二两 茯苓（去皮）一两 使君子肉一两 干莙荙一两

方中麦芽用量原缺。

【用法】上为细末，炼蜜为丸，如龙眼大。每服一丸，米饮化下；吐多，生姜汤化下。

【主治】小儿乳食所伤，吐泻积滞，肚腹疼痛。

保和丸

【来源】《古今医统大全》卷八十九引《仁斋直指小儿方论》。

【组成】白术五两 茯苓 半夏（制）山楂 神曲（炒）各三两 陈皮 连翘 萝卜子各二两 苍术（制）枳实（炒）香附子（制）厚朴（制）黄芩（酒炒）黄连（酒炒）各一两

【用法】上为细末，生姜汁打面糊为丸，如黍米大。每服五十丸，渐加至七八十丸，食后茶汤送下。

【功用】

1.《古今医统大全》引《仁斋直指小儿方论》：益脾胃。

2.《古今医鉴》：消痰利气，扶脾胃，进饮食。

3.《全国中药成药处方集》（北京方）：助消化，利胸膈，健胃肠，止泄泻。

【主治】

1.《古今医统大全》引《仁斋直指小儿方论》：小儿食伤发热，欲成疳证。

2.《古今医鉴》：一切饮食所伤，胸膈满闷不安，或腹中有食不化，或积聚痞块。

3.《全国中药成药处方集》（北京方）：嗳气吞酸，呕吐泄泻，胸膈痞满，不思饮食。

【宜忌】《全国中药成药处方集》（北京方）：忌饮酒及食肉面。

【验案】

1.顽固性哮喘 《现代中医药》（2002，6：44）：病人男，72岁，素有慢性支气管炎病史20余年，3天前，突发哮喘，喉中痰声不止，间或有水鸡声，但坐不得平卧，腹胀满，大便3日未解，舌质暗红，苔厚腻如涂油脂，脉细数。经静滴抗感染及缓解支气管痉挛等药物处理后，症状时轻时重，入暮多发，夜间尤甚。诊断为喘证。证属痰食内积。方选保和丸加桔梗、麻子仁，4剂后哮喘大减，复进3剂病痊。

2.心房纤颤并呃逆 《现代中医药》（2002，6：44）：病人男，60岁，以冠心病、心律失常（心房纤颤）而住院治疗。经扩冠、营养心肌和抗心律失常处理后病情明显好转。心电图示：窦性心律。后因饮食过量而突发呃逆不止，频频发作，逆声洪亮，并伴胸闷、心悸。复查心电图：快速心房纤颤。舌质淡红，苔白微腻。为急止呃逆，针刺涌泉穴及穴位封闭均无效。合参舌、脉，证属脾虚食滞，胃气上逆。治当消食导滞，和胃止逆，佐以养心定悸。以保和丸加全瓜蒌、薤白、炒酸枣仁，2剂后呃逆大减，惟平卧时偶发，前方再加桔梗、山楂，再进2剂痊愈。

五补散

【来源】《类编朱氏集验方》卷四。

【组成】制厚朴（炒）　净陈皮（去白，炒）　茴香（去土石，炒）　丁香皮（不见火）　益智仁（去皮，炒）　缩砂仁（炒）　神曲（碎，炒）　甘草（炙）　良姜（锉碎，炒）　桔梗（去芦）　肉桂（去皮，不见火）　木香各等分

【用法】上为细末。盐汤点下，一日三服；或用生姜三片，盐少许煎服亦得。

【功用】平补脾土，消胀进食。

木香枳术丸

【来源】《东垣试效方》卷一。

【组成】木香一两半　枳实一两　白术二两　干姜三钱　陈皮一两　炒曲一钱　人参三钱

【用法】上为末，荷叶烧饭为丸，如梧桐子大。每服五十丸，食前温水送下。

【功用】破寒滞气，消寒饮食，开胃进食。

木香槟榔丸

【来源】《东垣试效方》卷一。

【组成】木香　槟榔各三钱　青皮　陈皮各五钱　麦蘖面七钱　枳实各七钱　白术五钱　厚朴五钱

【用法】上为末，汤浸蒸饼为丸，如梧桐子大。每服五七十丸，食后温水送下。

【功用】消食，破滞气。

木香三棱丸

【来源】《御药院方》卷三。

【组成】木香半两　丁香一分　京三棱（酒浸一宿）　蓬莪术（酒浸一宿）　枳壳（去瓤）　青皮（去白，锉）　川楝子（锉）　茴香各一两　巴豆二十个（去皮，同前六味炒黄色，不用巴豆）　朱砂半两（研）

【用法】上为细末，醋煮面糊为丸，如绿豆大，朱砂为衣。每服十五丸至二十丸，食后生姜汤送下。

【功用】破痰癖，消积块，顺气进食。

【主治】宿食不消，心腹痞闷，噫气吞酸。

沉香饼子

【来源】《御药院方》卷三。

【组成】京三棱　蓬莪术　青皮　陈皮　红豆　诃子（煨）　缩砂仁　半夏　芫花（醋炒）　干姜　槟榔　姜黄　巴豆（和皮）　益智（去皮，为粗末，慢火炒令褐紫色）　桂（去皮）　木香　藿香叶　沉香　硇砂（另研细）各等分

【用法】上为细末，面糊为丸，如小豆大，捏作饼子。每服七饼子至十饼子，食后以温生姜汤送下。

【主治】食饮停积，胸膈痞满，腹胁疼痛，呕吐不止。

法制陈皮

【来源】《御药院方》卷三。

【别名】法制陈皮散（《普济方》卷一八一）。

【组成】陈皮半斤（去瓤，净四两，切作条子）　茴香二两　青盐四两　甘草二两（炙）　干生姜半两　乌梅肉半两　白檀二钱半

【用法】上除陈皮外，并为细末。用水一大碗，药末三两，同陈皮一处慢火煮，候陈皮极软控干，少时别用干药末拌匀焙干。每服不以多少，细嚼，咽津，无时。

【功用】消食化气，宽胸利膈。

枳壳丸

【来源】《御药院方》卷三。

【组成】京三棱（炮）　蓬莪术（炮）各二两二钱　白术　青皮（去白）　陈皮（去白）　白茯苓（去皮）各一两半　槟榔　木香　枳壳（麸炒，去瓤）　半夏（汤洗七次）各一两　黑牵牛三两（炒）

【用法】上为细末，面糊为丸，如梧桐子大。每服五十丸，食后温生姜汤送下。

【功用】升降滞气，消化宿食，祛痰逐饮，美进饮食。

【主治】中焦气涩，胸膈痞闷，食饮迟化，四肢困倦，呕哕恶心。

大枳壳汤

【来源】《御药院方》卷四。

【组成】枳壳（麸炒，去瓤） 茯苓（去皮） 白术 厚朴（去粗皮，生姜制） 半夏（汤洗七次） 人参（去芦头） 木香 青橘皮 陈橘皮（二味各汤浸，去瓤，焙干，称） 京三棱 蓬莪术（二味煨香熟） 槟榔 神曲（炒黄） 麦蘖（微炒）各一两 干生姜半两 牵牛（拣净，微炒） 大黄（锦纹者）各二两

【用法】上为细末，生姜汁、面糊为丸，如梧桐子大。每服一百丸，饮食后生姜汤下。

【主治】一切酒食所伤，胸膈痞闷，胁肋胀满，心腹疼痛，饮食不消，痰逆呕吐，噫醋吞酸，饮食迟化。

【加减】本方加枳实，名"木香枳壳丸"（《丹溪心法附余》卷十八）。

沉香导气丸

【来源】《御药院方》卷四。

【组成】沉香 木香 丁香 白豆蔻仁 白檀 缩砂仁各一两 藿香叶（去土） 香附子（去毛）各一两 麝香一钱（另研）

【用法】上为细末，甘草膏子为丸，如鸡头子大，每两作四十丸。每服三五丸，细嚼，以白汤送下，加至十丸更妙，每日不计次数。

【功用】消食，顺气止逆，升降阴阳。

槟榔丸

【来源】《御药院方》卷四。

【组成】丁香 木香各二钱半 槟榔 舶上丁香皮 青皮（去白） 陈皮（去白） 缩砂仁 桂（去粗皮）各半两 肉豆蔻一钱 乌梅（全用）二两 巴豆（不去皮，别捣）一两 硇砂（别研）三钱

【用法】上为细末，醋面糊为丸，如绿豆大，不得见日并火，只风中阴干。每服三五丸，食后生姜汤放冷送下。

【主治】气不宣通，饮食迟化，胸膈痞闷，噫气吞酸，头目重闷，胁肋刺痛，呕逆恶心。

藿香和中丸

【来源】《御药院方》卷四。

【组成】藿香叶一两 丁香半两 人参一两半 白术二两 白茯苓（去皮） 半夏（生姜制作曲）各二两 陈皮一两（不去白） 巴豆（去皮）二钱半（与陈皮同炒令巴豆黑色，拣去巴豆不用，只用陈皮）

【用法】上为细末，面糊为丸，如绿豆大。每服三四十丸，食后生姜汤送下。

【主治】痰食不消，胸膈痞闷，头目昏痛，呕吐酸水，或心腹满痛，怠堕嗜卧，痃癖气块。

开结枳实丸

【来源】《御药院方》卷五。

【别名】木香利膈丸（《古今医统大全》卷二十九引《医林》）、开结枳术丸（《医学入门》卷七）。

【组成】枳实（麸炒） 白术 半夏（汤洗） 天南星（炮） 白矾（枯） 苦葶苈（隔纸炒） 大黄各半两 木香二钱 黑牵牛（头末）二两 大皂角（去皮子，酥炙）一两 青皮（去白）半两 或加旋复花一两

【用法】上为末，入牵牛头末令匀，生姜汁煮面糊为丸，如梧桐子大。如单腹胀，上喘涎多，四肢肿满，每服三四十丸，食后生姜汤送下，以微利为度；妇人干血气，膈实肿满，或产后有伤，面目浮肿，小便不利，生姜、葱白汤送下；酒疸病，温酒送下。

【功用】宣导凝滞，消化痰饮，升降滞气，通行三焦，滋荣心肺，灌溉肾肝，补助脾元，养胃，转行百脉，去风结恶气，流畅大小肠。常服消食快气，下痰利膈。

【主治】

1.《御药院方》：中痞痰逆，恶心呕哕，膈实，酒醒不解，宿物停积，两胁膨闷，咽嗌不利，上气咳嗽。

2.《医学入门》：黄疸。

【宜忌】《北京市中药成方选集》引朱丹溪方：孕妇忌服。

罗汉丸

【来源】《医方类聚》卷一一三引《施圆端效方》。

【别名】五香丸（《普济方》卷一六九引李氏方）。

【组成】缩砂仁　乌梅（去核，切，焙）　丁香　胡椒各一百粒　巴豆五十个（取霜）

【用法】上为细末，醋糊为丸，如绿豆大。每服五七丸，茶、酒任下。

【功用】化痰涎，行滞气，消痞痛。

【主治】

1.《医方类聚》引《施圆端效方》：一切酒食所伤。

2.《普济方》引李氏方：宿食留饮，积聚中脘，噫息吞酸，心腹痛疼；并疗中虚积聚，及脏腑巢泄，赤白痢下。

消滞丸

【来源】《卫生宝鉴》卷四。

【组成】黑牵牛二两（炒末）　五灵脂（炒）　香附（炒）各一两

【用法】上为末，醋糊为丸，如小豆大。每服三十丸，食后生姜汤送下。

【主治】

1.《卫生宝鉴》：一切所伤，心腹痞满刺痛，积滞不消。

2.《普济方》引《德生堂方》：妇人血气心腹疼，大便秘结。

青盐丸

【来源】《卫生宝鉴》卷十四。

【组成】青盐　硇砂各一钱　细曲末三钱　盐豉四十个　大椒三十粒　巴豆三十个（去皮心膜，出油）

【用法】上入拣枣三十个，同末，入巴豆和匀，醋糊为丸，如梧桐子大。每服三十丸，温姜汤送下。积在上，食后服。

【主治】一切冷积，作痛无时，宿食不消，及一切酒食所伤。

健脾散

【来源】《普济方》卷二十五引《澹寮方》。

【组成】生姜一斤（切片，盐三两淹半日，焙干，取四两）　神曲（炒）　麦蘖（洗，炒）　陈皮（去白）　草果仁　甘草各二两（或减甘草）

【用法】上为末。点、煎任意。

【功用】消食化气。

【主治】饮食不快。

小橘皮煎丸

【来源】《医方类聚》卷一〇一引《谵寮》。

【组成】三棱（煨）　莪术（煨）　青皮（去瓤）　陈皮（去白）　神曲（略炒）　麦芽（炒）各等分

【用法】上为末，陈米粉煮糊为丸，如梧桐子大。每服三十丸，饭饮送下。

【功用】消食化气。

【主治】饮食不快。

五百丸子

【来源】《医方类聚》卷一一二引《澹寮方》。

【组成】巴豆（去皮，别研）　丁香　缩砂仁　胡椒　乌梅（去核）各一百粒

【用法】上为细末，浸蒸饼为丸，如绿豆大。每服五七丸，熟水送下。

【主治】宿食留饮积聚，吞酸噫臭，飧泄痢疾，心腹疼痛。

四神丸

【来源】《医方类聚》卷一四二引《澹寮方》。

【组成】破故纸　肉豆蔻　神曲　麦蘖

【用法】上为末，生姜煮枣肉为丸服。

【主治】脾肾虚，食不化，频次登圊。

香橘饼

【来源】《活幼心书》卷下。

【别名】香橘丸（《慈幼新书》卷十）。

【组成】南木香　陈橘皮（去白）　青皮（去白）各二钱半　厚朴（去粗皮，锉碎，每一斤用生姜一斤薄片，切、烂杵拌匀，酿一宿，慢火炒干用）七钱　缩砂仁　神曲（湿纸裹炮）　麦芽（净洗，焙）各五钱　三棱（炮，锉）三钱

【用法】上除木香不过火外，余七味锉、焙，仍同木香研为细末，炼蜜捻作饼子，如芡实大。每服一饼至三饼，用大枣汤化开，空心温服；米清汤亦可。

【主治】婴孩过伤乳食，或吐或泻，及病后虚中感积成痢，气弱神昏，面黄目慢。

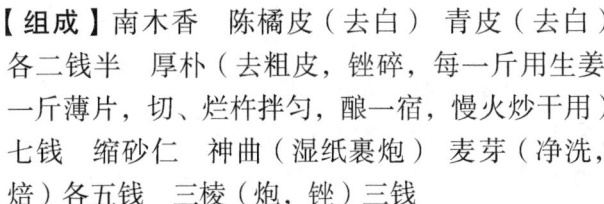

大效使君槟榔丸

【来源】《活幼口议》卷十七。

【别名】使君槟榔丸（《证治准绳·幼科》卷八）。

【组成】肉豆蔻二个（炮）　槟榔一个（生）　宣黄连　胡黄连　陈皮　青皮　川楝子肉（炒）　芜荑（炒，去皮）　神曲　麦芽（并炒）　木香　夜明砂（炒，去土）　芦荟　川芎各一钱　麝一字

　　本方名"大效使君槟榔丸"，但方中无使君子，疑脱。

【用法】上为末，獖猪胆汁、薄荷为丸，如麻子大。每服三五十丸，温饭饮送下。

【主治】婴孩小儿食肉太早，伤及脾胃，水谷不分，积滞不化，疾作疳气等候。

大效神功救生丹

【来源】《活幼口议》卷十七。

【组成】雄黄（别研）　朱砂各一分（另研）　巴豆二十一粒（去壳）　干姜二钱

【用法】上用水醋一盏，以巴、姜就煮令干，去姜不用，将巴出油，和雄、朱研匀，雪糕搜丸，如麻子大。每服一岁三丸，并用酒浸赤芍药，以少许送下。

【主治】小儿久停虚积，荣卫不顺，气虚喘息，四肢浮肿，肚腹胀急，冲满胁肋，乍热乍寒，或泻或秘。

金露丸

【来源】《云岐子保命集》卷中。

【组成】大黄二两　枳实五钱（麸炒）　牵牛（头末）　桔梗各二两

【用法】上为细末，烧饼为丸，如梧桐子大。每服三五十丸，食后温水送下。如常服十丸二十丸甚妙。

【主治】

　　1.《云岐子保命集》：天行时疾，内伤饮食，心下痞闷。

　　2.《普济方》：脾积内伤，米谷不化。

枳实丸

【来源】《云岐子保命集》卷中。

【别名】枳术丸（《普济方》卷一九二）。

【组成】枳实（麸炒）五钱　白术一两（锉）

【用法】上为细末，烧饼为丸，如梧桐子大。每服五十丸，米饮送下。

　　《脉因证治》：以曲糊丸。

【功用】进食逐饮。

【主治】气不下降，食难消化。

槟榔丸

【来源】《云岐子保命集》卷中。

【组成】槟榔二钱半　陈皮（去白）一两　木香二钱半　牵牛（头末）半两

【用法】上为细末，醋糊为丸，如梧桐子大。每服十五丸至二十丸，米饮送下；生姜汤亦可。

【主治】食伤脾胃，心腹满，口无味。

七圣丸

【来源】《医方大成》卷十引汤氏方。

【组成】芫花（先用醋浸一宿，炒，渐入三棱、莪术，同炒令赤色，入陈皮、川楝同炒令焦，取出用）　陈皮（各去白）　蓬莪术　京三棱　川楝（取肉）　青皮　杏仁（去皮尖）各等分

【用法】上药各为细末，入巴豆二十粒（去油膜），和匀，醋糊为丸，如黍米大。一岁常服二丸，临

睡熟水送下。

【功用】消积滞，调脾胃。

【宜忌】常服宜去巴豆。

橘皮饮子

【来源】《医方大成》卷三十引汤氏方。

【组成】陈皮（去白） 人参 高良姜（米泔煮） 槟榔各二钱 白茯苓 甘草各一钱二分半

【用法】上锉。每服二钱，水一小盏，加生姜、大枣，水煎服。

【主治】宿食不化，心腹胀满，呕逆恶心，不进乳食。

济泄丹

【来源】《医方类聚》卷一〇二引《经验秘方》。

【组成】木香 丁香 信（另研）各一两 粉霜（另研）一钱 五灵脂一两半 肉豆蔻半两 诃子（去油，春四钱半，夏三钱半以上，秋三钱半以下，冬四钱半以上） 硇砂（春三钱半，夏三钱，秋三钱，冬三钱半）

【用法】上为末，好糯米粉煮饼为丸，生朱砂、麝香为衣；大人丸如芥菜子大，小儿丸如菜子大。小儿一岁每服三丸，三岁每服五丸，大小加减服。大人每服一两末加江子末半钱，每服十五丸至二十丸，随汤物送下。

【主治】脾虚积冷，胃脘停寒，食物多伤，不能克化，心下坚满，二胁胀痛，霍乱吐泻，中酒痰逆；小儿五疳八痢，乳食失节，蛔虫上攻，时发潮热，食癖，奶胎疟，食疟；妇人胎前产后血块。

木香顺气丸

【来源】《普济方》卷一八二引《瑞竹堂经验方》。

【组成】当归（去芦） 木香 独活（去芦） 牛膝（酒浸三日，去芦） 防风各一两（去芦） 大黄五两（半熟半生） 槟榔一两五钱 麻仁三两（另研） 车前子 郁李仁（汤浸，去皮）各二两五钱 枳壳（煨，去瓤） 菟丝子（酒浸三日） 干山药各二两 山茱萸二两（去核）

【功用】消食快气，进美饮食。

木香丸

【来源】《瑞竹堂经验方》卷一。

【别名】七香丸（《普济方》卷一七五）。

【组成】丁香 乳香（研） 木香 麝香（研） 安息香（研） 沉香（镑） 藿香各二钱半 青橘皮（去瓤） 陈皮（去白） 槟榔（面裹，煨） 诃子皮 京三棱（略煨） 蓬莪术（煨） 肉豆蔻（面裹煨）各一两 肉桂二两半（去皮） 猪牙皂角（去皮弦）一两 巴豆七钱（去壳，不去油，别研入） 细墨半两

【用法】上用陈米四两，与皂角、墨、巴豆同炒令焦黄，用重纸裹，候冷，同前药碾为细末，白面糊为丸，如黄米壳大。每服五七丸至十丸，食后姜汤送下。如欲推利，服十五丸，利三二行，勿多服。

【功用】消积、宽胸膈、快脾胃。

【主治】酒食过伤，停饮。

木香枳壳丸

【来源】《瑞竹堂经验方》卷一。

【组成】木香 枳壳（炒，去瓤） 槟榔 半夏（汤浸七次） 青皮（去瓤） 陈皮（去白） 白茯苓（去皮）各一两 白术（煨）一两半 京三棱（煨） 广莪（煨）各三两三钱 黑牵牛（微炒，取末）三两 人参 神曲（微炒） 大麦蘖（微炒） 枳实（炒）各半两 干姜（炒）七钱

【用法】上为细末，水糊为丸，如梧桐子大。每服五十丸，食后姜汤送下。

【功用】升降滞气，消化宿食，去痰，进饮食。

【主治】中焦气涩，胸膈痞闷，饮食迟化，四肢困倦，呕吐恶心。

香棱丸

【来源】《瑞竹堂经验方》卷一。

【组成】京三棱 广莪 青皮 陈皮（各锉碎，醋煮，焙干） 萝卜子（炒，别研） 缩砂仁 白豆蔻仁 沉香 木香 半夏曲各一两（炒） 神曲（炒） 麦蘖（炒，另研）各一两 阿魏半两（别研） 香附子（炒去毛） 乌药 枳壳（麸炒，去

瓢）荜澄茄　槟榔　良姜各半两

【用法】上为细末，以神曲、麦蘗末打糊，研入阿魏，搜和为丸，如梧桐子大。每服七八十丸，姜汤送下，不拘时候。

【功用】消食快气，宽中利膈，化痰。

【主治】食积。

八儿不汤

【来源】《饮膳正要》卷一。

【组成】羊肉一脚子（卸成事件）　草果五个　回回豆子半升（捣碎，去皮）　萝卜二个

【用法】一同熬成汤，滤净，汤内下羊肉（切如色数大），熟萝卜（切如色数大），咱夫兰一钱，姜黄二钱，胡椒二钱，哈昔泥半钱，芫荽叶（盐炒）少许，调和匀，对香粳米干饭食之，入醋少许。八儿不汤系西天（天竺）茶饭名；色数大，即骰子般大小。

【功用】补中下气，宽胸膈。

消积丸

【来源】《永类钤方》卷二十引《保婴方》。

【组成】砂仁　制青皮（锉）　净陈皮　莪术　三棱（并煨）各半两　巴豆二十一个（去皮膜，不去油，同前五味炒令黄色，去巴豆不用）

【用法】上为末，醋面糊为丸，如黄米大。每服二三十丸，温米汤送下，一日二次。

【功用】《普济方》：消化癖积，美进乳食。

【主治】

　　1.《永类钤方》引《保婴方》：小儿乳食宿滞不化，胸膈不利，呕吐恶心，便利不调，大便酸臭，重伤乳食，或作诸痫。

　　2.《普济方》：小儿一切所伤，面黄肌瘦，肚大腹胀，癖积块硬，头大脚细，虽进饮食，不生肌肉，腹内作痛，下痢腥臭。

万全丸

【来源】《永类钤方》卷三。

【别名】万金丸（《世医得效方》卷四）。

【组成】石菖蒲（去根须，锉如米大）半斤　斑蝥半斤（去足翅）

【用法】同炒，慢火，不可烧了，候菖蒲黄色取出，拣去斑蝥；用小布袋盛菖蒲，用人牵掣，去尽斑蝥屑，止用菖蒲研为末，用米醋煮面糊为丸，如梧桐子大。每服二三十丸，随意加减，温酒或熟水送下。

【主治】食积，气积，血气。

【加减】如治蛊胀，加香附子末，汤调下，治肿尤快。

神效感应丸

【来源】《永类钤方》卷十二引《浙方混元邓山房方》。

【别名】化铁丹（《永类钤方》卷十二引《浙方混元邓山房方》）、邓山房感应丸（《玉机微义》卷二十）、邓山感应丸（《古今医统大全》卷三十三）。

【组成】黑角沉　木香　檀香　全丁香　陈皮　青皮　黄连　砂仁　香附子　制半夏　三棱　莪术（并煨）各一两（净，为末）　肥乌梅肉一百文重　巴豆三百粒（肥白者，去衣膜心）

【用法】上用瓷器盛巴豆，上以乌梅肉盖之，以陈米醋浸，与乌梅肉平于甑上蒸极烂，以巴豆红色为度，却擂二味极烂，次用糯米粽和前药，捣千百杵，以黑色为度，众手丸如萝卜子大。每服十丸，宿食，陈皮汤送下；气滞，茴香汤送下；酒后呕吐，淡姜汤送下。

【功用】消宿食，除积滞。

【主治】宿食，气滞，酒后呕吐。

【宜忌】常服不动脏腑。

谷神丸

【来源】《世医得效方》卷九。

【组成】人参　缩砂　香附子（炒去毛）　三棱（煨）　莪术（煨）　青皮　陈皮　神曲（炒）　麦芽（炒）　枳壳（炒，去瓤）各等分

【用法】上为末，粳米糊丸，如梧桐子大。每服三十丸，空腹米饮吞下；盐汤亦可。

【功用】消食健脾益气，进美饮食。

【主治】《奇效良方》：小儿宿食留饮，积聚中脘，

噫酸气闷。

化铁丹

【来源】《世医得效方》卷十二。

【组成】乌梅八个（取肉） 巴豆十六粒（去壳） 青皮五钱（去瓤） 陈皮五钱（去白）

【用法】上为末，米糊为丸，如粟米大。每服七丸，米饮送下，化铁亦消。

【主治】饮食无度，多食过饱，饱后即睡，食积肚硬带热，渴泻或呕。

青礞石丸

【来源】《丹溪心法》卷二。

【组成】南星二两（切作片，用白矾末五钱，水浸一二日，晒干） 半夏一两（汤泡，切作片，以皂角水浸一日，晒干） 黄芩（姜汁炒） 茯苓 枳实（炒）各一两 法制消（用莱菔水煮化，去莱菔绵滤，令结入腊月牛胆内风化）五钱（或只风化消亦可） 礞石二两（捶碎，焰消二两，同入小砂罐内，瓦片盖之，铁线缚定，盐泥固济，晒干，火煅红，候冷取出）（一本礞石、南星各一两，无枳实）

方中"枳实"，《古今医统大全》作"枳壳"。

【用法】上为末，神曲糊为丸，如梧桐子大。每服三五十丸，白汤送下。一方加苍术半两，滑石一两，看病冷热虚实作汤使。

【功用】

1.《丹溪心法》：解食积，去湿痰。

2.《古今医统大全》：清热化痰燥湿。

黄瓜蒌丸

【来源】《丹溪心法》卷二。

【组成】瓜蒌仁 半夏 山楂 神曲（炒）各等分

【用法】上为末，瓜蒌水为丸。姜汤、竹沥送下二三十丸。

【主治】食积，痰壅滞，喘急。

二陈加白苍楂芎汤

【来源】方出《丹溪心法》卷三，名见《济阳纲目》卷十二。

【组成】二陈汤加白术 苍术 山楂 川芎

【用法】《济阳纲目》：加生姜，水煎服。

【功用】导痰补脾。

【主治】伤食恶食者。

小阿魏丸

【来源】《丹溪心法》卷三。

【别名】石碱丸（《医学入门》卷七）。

【组成】山楂三两 石碱三钱 半夏一两（皂角水浸透，晒干）

方中阿魏原脱，据《医学纲目》补。

【用法】上为末，阿魏半两，醋浸糊为丸。每服三十丸，白汤送下。

【主治】

1.《丹溪心法》：肉积。

2.《医学纲目》引《丹溪心法》：小儿食积，腹如蜘蛛状，肚痛，小便白浊。

3.《证治准绳·幼科》：小儿腹胀。

4.《医学入门》：痰饮成积。

5.《中国医学大辞典》：食肉太多，腹中积聚胀痛。

小温中丸

【来源】《丹溪心法》卷三。

【组成】苍术 川芎 香附 神曲 针砂（醋炒红）

【主治】疸，食积。

【加减】春，加川芎；夏，加苦参或黄连；冬，加吴茱萸或干姜。

玉液丸

【来源】《丹溪心法》卷三。

【组成】软石膏不以多少（又云：火煅红，出火毒）

【用法】上为末，醋糊为丸，如绿豆大。服之。

【功用】泻胃火。

【主治】食积、痰火。

佐脾丸

【来源】《丹溪心法》卷三。

【组成】山楂三两　半夏　茯苓各一两　连翘　陈皮　萝卜子各半两

【用法】上为末，粥为丸服。

【主治】积聚。

补脾丸

【来源】《丹溪心法》卷三。

【组成】白术半斤　苍术　茯苓　陈皮各三两

【用法】粥为丸服。

【主治】伤食。

阿魏丸

【来源】《丹溪心法》卷三。

【组成】山楂　萝卜子　神曲　麦芽　陈皮　青皮　香附各二两　阿魏一两（醋煮软，另研）

【用法】上为末，炊饼为丸服。

【主治】

1.《丹溪心法》：饱食停滞，胃壮者。

2.《医学纲目》：肉积。

【宜忌】脾虚者勿服。

保和丸

【来源】《丹溪心法》卷三。

【组成】山楂六两　神曲二两　半夏　茯苓各三两　陈皮　连翘　莱菔子各一两

　　《医学正传》引丹溪方有麦蘖面。《证治准绳·类方》引丹溪方有麦芽、黄连。

【用法】上为末，炊饼为丸，如梧桐子大。每服七八十丸，食远白汤送下。

【功用】《中国药典》：消食导滞和胃。

【主治】

1.《丹溪心法》：一切食积。

2.《医学正传》引丹溪方：一切饮食所伤，胸

腹饱闷不安，或腹中有食积癖块。

3.《保婴撮要》：饮食停滞腹痛，或恶寒发热。

4.《赤水玄珠全集》：食积痢，腹痛不知饿。

5.《证治准绳·幼科》：饮食停滞，胸膈痞满，嗳气吞酸或吐泻腹痛。

6.《景岳全书》：饮食酒积停滞，胸膈痞满腹胀。

7.《医方集解》：食疟。

8.《医宗金鉴》：乳食过饱蓄胃中，乳片不化吐频频，身热面黄腹膨胀；滞热丹毒。

【方论】

1.《医方考》：伤于饮食，故令恶食。诸方以厉药攻之，是伤而复伤也。是方药味平良，补剂之例也，故曰"保和"。山楂甘而酸，酸胜甘，故能去肥甘之积；神曲甘而腐，腐胜焦，故能化炮炙之腻；卜子辛而苦，苦下气，故能化面物之滞；陈皮辛而香，香胜腐，故能消陈腐之气；连翘辛而苦，苦泻火，故能去积滞之热；半夏辛而燥，燥胜湿，故能消水谷之气；茯苓甘而淡，淡能渗，故能利湿伤之滞。

2.《医方集解》：此足太阴、阳明药也。山楂酸温收缩之性，能消油腻腥靶之食；神曲辛温蒸窨之物，能消酒食陈腐之积；菔子辛甘下气而制面；麦芽咸温消谷而软坚；伤食必兼乎湿，茯苓补脾而渗湿；积久必郁为热，连翘散结而清热；半夏能温能燥，和胃而健脾；陈皮能降能升，调中而理气。此内伤而气未病者，但当消导，不须补益。

3.《张氏医通》：本方加炒白术二两，名大安丸。按保和丸、大安丸中麦蘖伤肾，菔子伤肺胃之气，恐非丸剂所宜久服之品。归易枳实、香附子，功用不殊，而不致伤犯先后天之真气也。

4.《成方切用》：伤于饮食，脾不运化，滞于肠胃，故有泄痢食痢等证。伤而未甚，不欲攻以厉剂，惟以和平之品，消而化之，故曰"保和"。山楂酸温，收缩之性，能消油腻腥臕之食。收缩故食消。陈曲辛温，蒸窨之物，能消酒食陈腐之积。菔子辛甘，下气而制面。麦芽咸温，消谷而软坚。坚积坚痰。伤食必兼乎湿，茯苓补脾而渗湿。积久心郁为热，连翘散结而清热。半夏能润能燥，和胃而健脾，陈皮能降能

升，调中而理气。此伤于饮食而气未病者，故但当消导也。

5.《成方便读》：山楂酸温性紧，善消腥靯油腻之积，行瘀破滞，为克化之药，故以为君；神曲系蒸罨而成，其辛温之性，能消酒食陈腐之积；莱菔子辛甘下气，而化面积，麦芽咸温消谷，而行瘀积，二味以之为辅；然痞坚之处，必有伏阳，故以连翘之苦寒散结而清热；积郁之凝，必多痰滞，故以二陈化痰而行气。此方虽纯用消导，毕竟是平和之剂，故特谓之保和耳。

6.《方剂学》：暴饮，饮食不节，可以损伤脾胃，以致饮食不化，积滞内停，引起脘腹胀痛或痞满，恶食，呕恶等症。治宜消食化滞，理气和胃。方中用山楂为君药，以之消一切饮食积滞，尤善消肉食油脂之积。以神曲消食助运，能化酒食陈腐之积；莱菔子（即萝卜子）下气消食，长于消米面之积，共为臣药，三者结合，则消化各种食物积滞之功更佳。佐以半夏、陈皮行气化滞，和胃止呕；茯苓健脾利湿，复因食积易于化热，故又佐以连翘清热而散结。诸药配合，使食积得化，胃气因和，脾健湿化，热清结散，诸症自解。

7.《中医方剂临床手册》：本方有消食和胃，清热利湿的作用，方中山楂、六曲、莱菔子都能消食化积；配伍陈皮、半夏、茯苓理气行滞，化湿和胃，再用连翘以清食积引起的郁热，诸药合用，为治一般食滞的常用方剂。

8.《四川中医》（1986，12：13）：小儿常因多食肥厚味以致积于中，久之脾胃乃伤，升降失宜，进而聚湿、化热、生痰、内生火邪，泛逆于肺，肺失宣肃而咳。咳嗽，标也，其本在胃（脾），积食消则标自熄也。保和丸之组方正切和此意，该方以化痰和胃之二陈汤去甘草以防碍中助湿，而加莱菔、连翘、楂肉、六曲等治咳，妙在莱菔，除消积化滞外，还能化痰降气，止咳定喘，故应用时，应倍于其他药物之量。又积滞郁中，多能产生中焦宿火，连翘能散胃中郁结之火，虽是标药，然非此不行。故全方治小儿久咳效佳。

【验案】

1.胃石症 《山东中医杂志》（1993，4：21）：应用本方加减：焦三仙30～60g，鸡内金10～20g，半夏、陈皮、厚朴、枳实各10～15g，生大黄6～20g（后入）；体壮者加三棱、莪术、槟榔；水煎取汁300～500ml，每日1剂。治疗胃石症33例，男18例，女15例；年龄22～68岁；病程5天至6个月。胃石最大为12cm×20cm，多个者9例。33例均经胃肠钡餐或电子内镜检查确诊。经治20～30天，复查胃肠钡餐或内镜，结果：治愈（无发现胃石）29例，有效（胃石数量减少，或体积缩小1cm×1cm以上者）3例，无效1例。

2.婴儿生理性腹泻 《中医外治杂志》（2009，1：30）：将婴儿生理性腹泻70例分治疗组与对照组两组各35例，治疗组用保和丸汤药灌肠法，1天4次，3天为1疗程；对照组为乳母口服吲哚美辛（消炎痛）25mg，1天2次，7天为1疗程。结果：治疗组痊愈16例，显效13例，有效4例，无效2例，总有效率真94.29%；对照组痊愈12例，显效10例，有效8例，无效5例，总有效率真85.71%。治疗组与对照组比较，$P<0.01$。

化气散

【来源】《丹溪心法》卷四。

【组成】三棱 莪术 青皮 陈皮 厚朴 神曲 麦芽 甘草 台乌 香附

【用法】水煎服。

【功用】《杏苑生春》：驱食积，疏壅气，消宿食，导积滞，化气。

【主治】诸食积并宿食不消。

匀气散

【来源】《丹溪心法》卷四。

【组成】生姜 沉香 丁香 檀香 木香各一两 藿香四两 甘草（炙）四两 砂仁二两 白果仁二两

【用法】上为末。每服二钱，沸汤调下，或水煎服。

【功用】调脾胃，进饮食。

【主治】气滞不匀，胸膈虚痞，宿食不消，心腹刺痛，胀满噎塞，呕吐恶心。

大安丸

【来源】《丹溪心法》卷五。

【组成】山楂二两　神曲（炒）　半夏　茯苓各一两　陈皮　萝卜子　连翘各半两　白术二两

【用法】上为末，粥糊为丸服。

【功用】消导脾经积滞。

【主治】《景岳全书》：小儿饮食酒积停滞，胸膈痞满腹胀。

龙荟丸

【来源】《脉因证治》卷上。

【组成】柴胡　甘草　青皮　连　大黄　归　木香　草龙胆　芦荟　川芎

【主治】食积发热，木盛胁痛。

槟榔丸

【来源】《脉因证治》卷下。

【组成】槟榔二钱　陈皮八钱　牵牛（头末）四钱

【用法】醋糊为丸，如梧桐子大。每服二十丸，姜汤送下。

【主治】伤之轻者，饮食不化，心腹鼓胀。

百效丸

【来源】《医方类聚》卷一一二引《居家必用》。

【组成】大黄（生用）　黑牵牛（取头末）各三两　橘红　青皮（汤浸，去白）各二两

【用法】上为细末，蒸熟萝卜膏子和为剂，丸如梧桐子大。每服三十丸，或加至五六十丸，空心、临卧温汤送下。

【主治】远年近日一切积聚及酒食所伤。

磨积三棱丸

【来源】《医方类聚》卷一一一引《修月鲁般经》。

【组成】槟榔五钱　砂仁半两　阿魏（姜治）五钱　干漆（泥固，煅去烟）五钱　使君子一钱　芦荟　神曲（炒）　青皮（去白）各二钱　木香一钱　陈皮（去白）　广术（炮）　大黄（酒浸二次）各二两　麦芽（炒）二两　皂角（炙，去皮）三钱　官桂　硇砂各三钱　白黑牵牛（头末）各四钱　京三棱（炮）　石三棱（炒，去脐）　鸡爪三棱（炒）　陈仓米半升（炒）

【用法】上为细末，糊为丸，如梧桐子大。每服大人四五十丸，小儿减丸数，食前淡姜汤送下。

【功用】顺气磨积，宽中消滞。

【主治】一切沉积，酒食过伤，好食生破冷物停滞，胸膈痞满，积聚不散，远年近日，遂成酒积、食积、气积、血积，渐成结块，心腹胁肋膨胀刺痛，呕吐酸水，饮食无味减少，面黄肌瘦。又治小儿疳积腹痛，形体枯瘦。

满店香

【来源】《医方类聚》卷一九五引《修月鲁般经》。

【组成】丁香七钱半　藿叶　零零　甘松各一两半　白芷梢　香附　当归　桂　益智　槟榔　白蔻各一两　麝一钱半

【用法】上为末，炼蜜为丸，如梧桐子大。嚼化三五丸。身口香。遇酒，用此香亦香。

【功用】除积取虫，消气消块。

【主治】五劳七伤，山岚瘴气，心腹疼痛，传尸劳瘵，风壅积热，冷热咳嗽，风痰气盛，驹龄，翻胃吐食，十膈五噎，脏痞积，诸虫诸疸，诸风诸气，食积、酒积、茶积，肠风痔漏，大风疥癞，小肠五疝，气块痃癖癥聚，十种水气，宿食不消，泻利，疟疾，久年伤损，腹胁瘀血刺痛，女经不调，赤白带下，血气蛊肿，鬼气鬼胎，血崩；小儿癫痫，五疳八痢，误吞铜钱等。

黑神丹

【来源】《医方类聚》卷一一二引《烟霞圣效方》。

【组成】荞面六钱　川大黄一两　槟榔一对（拣尖用）　细墨四钱半

【用法】上为细末，用冷水和成，分作十三至十五丸，用文武炭轻火烧动。每服一丸。如服药人，住食一日，临卧，醋半盏浸药如泥，研如面糊相似，先吃一口醋，如服药后，又一口醋送下。

【主治】远年近日酒食积病。

【宜忌】但服白粥三二日，忌生硬物。

鬼胆丸

【来源】《医方类聚》卷一三〇引《烟霞圣效方》。

【组成】皂角四两（去皮子） 巴豆二十个（好者，去皮心油，生用，研碎）

【用法】上为细末，研浓墨水为丸，如皂角子大。每服三丸，临卧浆水送下。大便显出积物为效。

【主治】远年日近诸般积物。

木香丸

【来源】《医学纲目》卷十六。

【组成】木香 丁香 三棱 莪术 青皮 陈皮各二钱半 槟榔二钱 白豆蔻一钱 巴豆肉十五粒（用醋煮，令无白心）

【用法】上为末，醋糊为丸，如麻子大。

【主治】食积心痛。

温中丸

【来源】《医学纲目》卷二十二。

【组成】白术 香附（童便浸） 针砂（醋浸，炒红）各四两 山楂肉 神曲各八两 苦参一两 川芎半两（春用夏去） 吴茱萸半两（汤浸，冬用春去） 苍术（米泔浸一宿）二两五钱

【用法】上为末，醋调面糊为丸，如梧桐子大。

【主治】食积肚痛。

阿魏丸

【来源】《医学纲目》卷三十八引丹溪方。

【组成】阿魏（醋浸一宿，研如泥）半两 黄连（炒）半两 花碱（研如粉）三钱 山楂肉一两 连翘一两半 半夏（皂角水浸一宿）一两

【用法】上为末，炒神曲糊为丸，如卜子大。每服二十丸，空心米饮送下。

【主治】小儿食积，腹如蜘蛛状，肚痛，小便白浊。

【加减】吃果子多者，加胡黄连；米食多者，加神曲、山楂；肉食多者，加阿魏。

朱砂丸

【来源】《普济方》卷二〇六。

【组成】朱砂 巴豆霜各等分

【用法】上为细末，面糊为丸，如绿豆大。每粒以针刺一窍子，以针穿定，灯上度过，卧以热熟水吞之。

【主治】食积吐逆。

苏脾散

【来源】《普济方》卷二十三引《卫生家宝》。

【组成】良姜三钱 缩砂一两（去壳） 陈皮八钱（去白） 白术五钱 甘草一两 草果五钱（去壳） 京三棱半两 苍术半两

【用法】上为细末。每服二钱，入盐点下；如加生姜、大枣煎亦佳。

【主治】脾胃虚弱，冷食所伤，胸膈不快。

礞石丸

【来源】《普济方》卷二十三。

【组成】礞石（研） 干姜（炮） 蓬莪术（煨，锉） 猪牙皂荚（烧存性，为末） 芫花（醋炒焦） 桂（去粗皮） 大黄（蒸熟，锉，焙，捣碎末） 京三棱（炮，锉，捣末） 硇砂 木香 肉豆蔻（去壳）各一两 青橘皮（汤浸，去白，焙） 墨（烧过） 白豆蔻（去皮） 槟榔（锉）各五钱 丁香 诃黎勒皮 胡椒各一分 巴豆一两五钱（去皮心膜，研出油）

【用法】上除大黄、京三棱并研药外，为末，用醋三升飞硇砂，于银石器内慢火熬三十沸，次入巴豆，又熬十数沸，又入京三棱末，又熬五七沸，次入白面二两，无灰酒半斤，又熬二十沸，次入大黄末，又熬五七沸，下诸药末，不住用柳枝搅成膏，硬软得所，候冷，入末白捣一千杵，为丸三等，或如绿豆大，或如麻子大，或如黄米大。每服五丸或七丸，生姜汤送下，量脏腑虚实加减；妇人心痛，醋汤送下。

【功用】磨气块，取虚积。

【主治】脾胃虚寒，宿食不消，攻胁下痛。

麦蘖散

【来源】《普济方》卷二十四。

【组成】大麦蘖一升（炒） 干姜二两

【用法】上为末。每服方寸匕，一日三次。

【主治】饱食讫便卧得病，令人四肢烦重，嘿嘿欲卧。

神曲汤

【来源】《普济方》卷四十三。

【组成】神曲（炒黄） 莱菔子（炒黄）各等分

【用法】上为散。每服三钱，水一盏，煎三四沸，去滓，入麝香少许，再煎一沸，温服，不拘时候。

【主治】三焦滞气。

化气丸

【来源】《普济方》卷一六八。

【组成】官桂 陈皮 青皮 丁香 木香 缩砂各一两 三棱 莪术各二两 茯苓一两半 人参（好者）一两 香附半斤 甘草 厚朴 萝卜子 将军（即大黄）各二两 枳壳（炮）槟榔各三两 黑牵牛四两（头末）

【用法】上为末，黑牵牛一斤，取头末四两，以三分分之，生用二分，炒一分，和匀打醋糊，须要着锅，方可搜匀为丸，如梧桐子大。每服三四十丸，姜、茶任下。仍验老弱盛衰，加减用之。

【主治】男子妇人，远年日久，茶酒气食，过度成积，一切气候。

大七香丸

【来源】《普济方》卷一六九。

【组成】丁香 香附子 甘草各十二两 莪术 砂仁各二两 甘松八两 益智仁六两 乌药 藿香 陈皮 麦芽 肉桂

　　方中乌药、藿香、陈皮、麦芽、肉桂用量原缺。

【用法】炼蜜为丸，如弹子大。姜汤嚼下。如酒积，酒送下；茶积，茶送下；食积，丁香良姜汤送下。

【主治】茶、酒、食积，吐酒酸心。

消积丹

【来源】《普济方》卷一六九。

【组成】青皮一钱半 陈皮一钱半 葫芦巴 故纸 荆三棱 白牵牛 黑牵牛各三钱

【用法】上用巴豆二十个，大枣二十个，去核，巴豆去皮。每枣一个，包巴豆一个，用纸裹定，泥包成个烧饼，文武火烧干取出，将前项药同烧干，枣豆为细末，又用白面四两，包药成大烧饼，烧干，同药研为细末，醋糊为丸，如梧桐子大。每服五七丸至九丸，空心醋汤送下。

【主治】冷积。

陷坚散

【来源】《普济方》卷一七一。

【组成】杏仁一升（去皮尖）

【用法】上以水三升，煎滓取汁，分为三服，下肉为度。

【主治】食狗肉不消，心腹胀急，发热多语。

快活丸

【来源】《普济方》卷一七二。

【组成】黑牵牛半斤 大麦芽半斤（用巴豆三钱炒黄色，去巴豆） 香附子四两（炒，去毛） 青皮三两半 萝卜子四两（炒） 槟榔二两 蓬术 三棱（醋炙）各四两 大黄二两（生用）
　　《奇效良方》有陈皮。

【用法】上为细末，水糊为丸，如梧桐子大。每服七丸，以淡生姜汤送下。

【主治】积聚，宿食不消。

顺气丸

【来源】《普济方》卷一七二。

【组成】黑牵牛一斤

【用法】取头末，用萝卜去顶盖，剜令空，纳药末，不许纳实，盖顶纸封，蒸熟，取出药末；将萝卜擂碎，取自然汁，加白豆蔻末二三钱，为丸

如梧桐子大。每服三十丸，任意加减服之。

【主治】一切积气，宿食不消。

黑神丸

【来源】《普济方》卷一七二。

【组成】巴豆　血余灰　百草霜

【用法】上各分停，蜜为丸，如梧桐子大。每服五七丸。

【主治】积聚，宿食不消。

感应丸

【来源】《普济方》卷一七二。

【组成】杏仁（生）　巴豆（去皮）　晋枣（去核）

【用法】枣中装巴豆二个，同杏仁纸裹，水蘸湿，烧熟，捣烂为丸，如绿豆大，用油单纸包裹备用。每服五七丸，空心送下。

【主治】积聚，宿食不消。

蠲痰丸

【来源】《普济方》卷一七二。

【组成】南星（水煮一滚，每个切作四块）　半夏（不切）　皂角（切作段子）　生姜（切）　明矾（捶破）各四两（将五味一处于炒罐内，用水自卯时煮至酉时，以南星内无白点为度，拣去皂角不用，只将余药切作薄片，晒干或焙干为末）　杏仁（汤泡去皮，炙）　神曲　麦芽　青皮　陈皮（去白）　紫苏皮　干葛　枳壳（去瓤）　香附子　糖球子　萝卜子（微炒）　木香各二两

【用法】上为细末，入前药末拌匀，以生姜自然汁同拌，隔三四月药成饼，去皮搜碎打糊为丸，如梧桐子大。每服六七十丸，临卧白汤送下。

【功用】磨积滞，化气宽中。

【主治】积聚，宿食不消。

白银透罗丹

【来源】《普济方》卷一七三。

【组成】寒食面七钱　巴豆三钱（去皮出油，研泥）　天南星　半夏各一钱半

【用法】上为末，滴水为丸，捏作饼子，如梧桐子大。每服七丸，食后熬煮二沸，冷浆淘过，冷水送下。

【主治】积块食积，大便不行，疼痛不忍。

【宜忌】忌食热物等。

木香如意丸

【来源】《普济方》卷一八二。

【组成】木香　丁皮　丁香各三钱（不见火）　青木香一两　枳实　枳壳（麸炒）　青皮一两（去瓤）　陈皮（去白）　大黄五钱　小姜黄三钱　黑牵牛四两（头末二两，炒）　巴豆一两（去壳，不去油）　小茵陈三两　大麦蘖六两（用巴豆肉炒麦芽，文武火候，豆焦赤为度，用纸包裹一夜，次早拣去巴豆不用，以麦芽和前药一处为末）　皂角五挺（去皮弦）

【用法】以水二碗，煎至一碗，取汁打糊为丸，如梧桐子大。每服二十丸，热水送下。

【主治】胸膈不快。

木香快气散

【来源】《普济方》卷一八二。

【组成】白豆蔻二两（去皮）　甘草五钱（炒）　缩砂仁四钱（去皮）　丁香四两　木香二两　青橘皮四两（去瓤）　香附子一斤（去毛）　厚朴（干炙）一斤

【用法】上为末。每服二钱，加生姜二片，盐少许，沸汤点服，不拘时候。

【主治】胸膈不快。

人参木香汤

【来源】《普济方》卷一九七。

【组成】人参　木香　官桂　白术　茯苓　黄连　附子　柴胡　黄耆　厚朴　甘草　麻黄各三钱　肉豆蔻十个　槟榔五个

【用法】上锉。每服三钱，水一盏，加生姜三片，乌梅一个，同煎至七分，入酒少许，又煎三四五沸，温服。

【主治】脾胃有积，久不克化，或原有此证，遂成

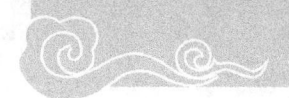

寒疟之疾，或先寒后热，或先热后寒，或但热不寒，或但寒不热，或头痛谵语，除阳热之外，是疟疾者，并皆治之。

状，又如霍乱；时痢，肠出脓血。

谷神丸

【来源】《普济方》卷二五三。

【组成】木香半两 砂仁二两 檀香一两 甘松一两 白豆蔻二两 姜黄（片子者）半两 甘草一两（锉）

【用法】上为细末，用甘草汁为丸，每一两作十丸。细嚼，熟水送下。

【主治】酒食后，胸膈痞闷。

六和汤

【来源】《普济方》卷三九〇。

【组成】陈皮一两（去白） 青皮（去白） 柴胡 净香附 苏叶各三两 甘草一两半

【用法】上锉。水煎服。

【主治】疟疾寒多热少，食积疟热。

三棱丸

【来源】《普济方》卷三九二。

【组成】京三棱（煨香，切） 木香 神曲（炒黄） 陈橘皮（去白） 半夏（入生姜四两，同捣成膏，炒令黄）各一两

【用法】上为细末，煮面糊为丸，如黍米大。乳食后每服二十丸，用温生姜汤送下。

【主治】小儿停积不散，腹胁胀满，干哕恶心，全不入食。

大黄丸

【来源】《普济方》卷三九二。

【组成】大黄 苦参 人参 桔梗 杏仁（去皮尖） 川芎各三分 半夏（洗） 黄芩各二分 葶苈四分（炒）

【用法】上为末，炼蜜为丸，如小豆大。每服一丸，一日三次，白汤送下。

【主治】小儿伤食，腹大膨脐，时泄，困甚如寒热

五积丸

【来源】《普济方》卷三九二。

【组成】缩砂仁五钱 木香二钱 丁香二钱 肉豆蔻三个（面煨） 大曲饼（生） 三棱（煨） 莪茂（煨） 白茯苓（去皮）各三钱 腻粉二钱（炒） 人参（去芦头） 白术 代赭石（火烧醋淬）各三钱 白姜（炮）二钱 麦芽三分（生） 百草霜一钱（炒） 巴豆三钱（去壳，纸捶去油）

【用法】上除巴豆、百草霜另研外，余味各制为细末，再入巴豆、百草霜拌匀，捣饭为丸。空心白汤吞下，五更服。如取积未动，早晨再一服，乳饭放迟，温食，免药食相忤，吐逆恶心。如止痢，食白粥即止。

【主治】一切食积，乳积，积痢。

【方论】此药内有温胃补脾理气之剂，不损胃气。有积则利，积去则止；无积则不利。凡治积痢，先服之以去其积。

千金丸

【来源】《普济方》卷三九三。

【组成】木香 乌梅（炒） 肉桂各一钱 硇砂半钱 胡椒半分 巴豆三十粒（取霜）

【用法】上为细末，稀糊为丸，如芥子大。每服十丸，或十五丸，紫苏汤送下。

【主治】小儿食不消。

京蓬术丸

【来源】《普济方》卷三九三。

【组成】京三棱（煨，锉） 广术（煨，锉） 陈皮（去白） 香附子（炒） 萝卜子（炒）各半两 青皮（去白） 枳壳（麸炒，去瓤） 缩砂仁（炒） 胡黄连 芦荟各三钱 胡椒二钱半

【用法】上为细末，煮面糊为丸，如黄米大。每服三十丸，加至四五十丸，温米饮汤送下。三四岁，如麻子大，一日二三次。

【功用】和胃气，进乳食。

【主治】小儿一切所伤，乳食不化，心腹胀满。

【宜忌】忌生硬冷物。

木香导气丸

【来源】《袖珍方》卷二。

【组成】神曲 麦蘖各四两 萝卜子四两 青皮 木香 陈皮各一两 牵牛末四两 杏仁四两（麸炒）

【用法】上为末，将萝卜子、杏仁研泥，同糊为丸，如梧桐子大。每服三五十丸，盐汤送下，不拘时候。

【功用】消食快气，美进饮食。

木香快气丸

【来源】《袖珍方》卷二。

【组成】木香 陈皮（去白） 青皮 砂仁 枳壳 槟榔 荜茇 白术 白豆蔻各二钱

【用法】上为末，薄面糊为丸，如梧桐子大。每服四五十丸，温水嚼下，不拘时候。

【功用】消食快气，美进饮食。

二香化积丸

【来源】《袖珍方》卷三。

【组成】大乌梅八个（去核，炒） 巴豆十六个（微去油） 胡椒（大者）十五粒 陈皮 青皮 缩砂仁各半两 丁香一钱

　　　《奇效良方》有木香一钱。

【用法】上为末，米醋糊为丸，如绿豆大。每服九丸，食前冷姜汤送下。

【主治】诸食积。

木香消痞丸

【来源】《袖珍方》卷三。

【组成】木香 郁李仁 砂仁各三钱 杏仁（去皮尖，炒仁）四两 甘草 桔梗各半两

【用法】上为末，宿蒸饼丸，如梧桐子大。每服五丸，细嚼，生姜汤送下。

【主治】宿食痞满。

乌梅丸

【来源】《袖珍方》卷三。

【组成】神曲 乌梅 麦蘖 龙脑叶

【用法】甘草膏子为丸服。

【功用】

　　1.《袖珍方》：令人不醉。

　　2.《丹溪心法附余》：消酒食。

四圣丸

【来源】《袖珍方》卷三。

【组成】黑牵牛末三两 大黄三两 皂角（去皮）三两 朴硝半两 萝卜二斤（煮软，去皮用汁）

【用法】上为末，萝卜汁打糊为丸，如梧桐子大。每服三五十丸，茶送下。

【主治】男子妇人酒食所伤。

神效万应剪金丹

【来源】《袖珍方》卷三。

【别名】万应剪金丹（《寿世保元》卷十）。

【组成】老阳子（江子）三十五粒（不去皮油） 老阴子（杏子，不去皮油） 陈皮金（去白） 青皮木各三钱（去瓤） 半夏（水烫七次）九粒 乌梅七个（全用） 丹火（二两，水飞七次，去粗）一两 黄蜡（生用二两，溶，水洗去粗）一两半 枳壳（罗去瓤） 黄连（罗去须）各三钱 乳香 没药（炙）各二钱 木香（蒸）二两 槟榔二十一个 粟米五钱

【用法】上将黄蜡溶开，入众药和匀，杵千百下作一块，再分一半药末，以油单纸收，临用旋丸，如梧桐子大。每服十丸，血痢，甘草汤送下；白痢，干姜汤送下；红白痢，草、姜汤送下；赤痢，椿根皮汤送下；噤口痢，莲肉、山药、防风、粟米汤送下；落马、折伤、血闷，酒送下；霍乱吐泻，干姜汤送下；水泻，五苓散送下；一切风疾，升麻汤送下；咳嗽，桔梗、杏仁汤送下；痢鱼脑脓汁，食脏汤加附子一片送下；寸白虫，槟榔汤送下；心疼，酒送下；头痛、腰痛、打伤、冷气冲心、下元虚，并用酒送下；时气，井水送下；大小便不通，木通茶汤送下；脐下疼，芥菜汤送

下；五劳七伤，猪胆汤送下；一切疮痛，萝卜汤送下；气痛，宿食不消，生姜汤送下；产后痢，当归汤送下；小儿吊惊风，汉防己汤送下；血风劳，史君子汤送下；口吐清水，诃子汤送下；肠痛，葱白汤送下；蛔虫咬心，槟榔汤送下；阳毒伤寒，栀子、黄连汤送下；阴毒伤寒，附子、枣儿汤送下；浑身壮热，沙糖水送下；虚热，柴胡、竹茹汤送下；寒热，乌梅汤送下；上焦虚热，大黄汤送下；脾胃寒痛，热酒送下。

【主治】诸痢，霍乱吐泻，一切风疾，心疼，头身疼痛，咳嗽，五劳七伤，宿食不消，水泻，时气伤寒，落马折伤，小儿惊风，蛔虫寸白虫，脾胃寒痛，小儿惊风，二便不通，热病，一切疮痛。

加减调中饮

【来源】《伤寒六书》卷三。

【别名】加味平胃散（《丹台玉案》卷二）、平胃散（《医学入门》卷四）。

【组成】苍术　厚朴　陈皮　甘草　白术　山楂　神曲　枳实　草果　黄连　干姜

【用法】加生姜一片，水二钟煎，临服入木香磨取汁调饮即效。

【主治】食积类伤寒，头疼，发热恶寒，气口脉紧盛，但身不痛。

【加减】腹中痛，加桃仁；痛甚大便实热，加大黄下之，去山楂、草果、神曲、干姜；心中兀兀欲吐者，与干霍乱同，吐法用滚水一碗，入盐一撮，皂荚末五分探吐。

集香丸

【来源】《奇效良方》卷四十三。

【组成】丁皮　茴香　益智　荆三棱　青皮　莪术　陈皮　川楝子各一两　巴豆半两（和皮米炒黑，去米不用）

【用法】上为细末，醋糊为丸，如绿豆大。每服五七十丸，食前生姜汤送下。

【主治】伤生冷，宿食不消。

香砂保安丸

【来源】《奇效良方》卷六十四。

【组成】香附子二两　砂仁　白术　神曲　麦芽各一两（炒）　糖球一两半　益智　陈皮各七钱半　甘草三钱　木香　槟榔　使君子（去壳，炒）各五钱

【用法】上为细末，炼蜜为丸，如芡实大。每服一丸，空心米汤化下。

【主治】小儿乳食停滞，胸膈不宽，肚腹膨胀，脾疳惊积，积聚。

秘传解肌理中汤

【来源】《松崖医径》卷下。

【组成】白术　山楂肉　白芍药（炒）各一钱　黄连（炒）　枳实（麦麸炒）　川芎　乳香　附子（炒）　升麻各七分　干葛一钱二分　生甘草　炙甘草各三分

【用法】上细切。用水一盏半，加生姜三片煎，去滓服。

【功用】理中，清阳明之热。

【主治】小儿食积郁热，发于肌表，潮热往来。

【加减】积去后，潮热未除，减山楂、枳实、香附、川芎，加人参、黄耆、陈皮、石膏各五分，薄荷二分，白术三分；有痰，加半夏六分。

消积丸

【来源】《婴童百问》卷五。

【组成】丁香二十粒　砂仁二十粒　使君子五个　乌梅三个

【用法】上为末，烂饭为丸，如麻子大，加巴豆三个，去尽油同丸。每服三丸，陈皮汤送下。

【主治】小儿乳食伤积，心腹胀满，气粗壮热，或泻或呕。

消乳丸

【来源】《婴童百问》卷六。

【组成】香附（炒）一两　甘草（炙）　陈皮各半两　缩砂仁　神曲（炒）　麦蘖（炒）各一两

【用法】上为末，泡雪糕为丸，如黍米大。七岁以上为丸如绿豆大。每服三十丸。食后姜汤送下。

【功用】温中快膈，止呕吐，消乳食。

【主治】小儿伤食不化，呕吐，脉沉者。

杏霜丸

【来源】《婴童百问》卷九。

【组成】杏仁三两（去皮尖，麸炒）巴豆一两（去壳、油，炒焦，却入杏仁同炒）黄蜡二两（酒煮，绵滤）百草霜（为末）二两（用油六钱，炒匀）

【用法】将杏仁、巴豆为极细末，却入百草霜令匀，熔蜡为丸，如绿豆大。赤痢，甘草汤送下，白痢，生姜汤送下，先进三四服，腹胀者十余服。

【主治】小儿食积作泻并痢症。

加味二陈汤

【来源】《医学正传》卷二引丹溪方。

【组成】橘红 茯苓各七分 半夏（汤泡洗）一钱 甘草（炙）三分 川芎 苍术 白术各八分 山楂肉一钱五分 砂仁五分 神曲（炒）七分 香附子一钱 麦芽面（炒）五分

【用法】上除神曲、麦芽面细研炒，另包，余细切，作一服，加生姜三片，大枣一枚，水二盏，煎至一盏，调神曲，麦芽入内服。

【功用】导痰补脾，消食行气。

溯源散

【来源】《医学正传》卷二。

【别名】除原散（《医学入门》卷七）、除源散（《东医宝鉴·杂病篇》卷四）。

【组成】原食物（烧灰存性）一两 生韭菜（连根）一握

【用法】原食物（或糍粽，或肉食）烧灰存性，细研为末，韭菜杵汁调服，过一二时，以东垣枳实导滞丸百余粒催之，其所伤之宿食即下，热退而愈。

【主治】伤于食物，致恶寒发热久不愈；或伤寒后食诸物致食复，潮热不已者。

霍香平胃散

【来源】《医学正传》卷三引李东垣方。

【组成】霍香一钱 厚朴（姜制）一钱 苍术一钱五分 陈皮一钱 甘草（炙）三分 砂仁五分（研）神曲五分（炒）

【用法】上细切，作一服。加生姜五片，大枣一个，水一盏半，煎至一盏，去滓温服。

【主治】内伤饮食，填塞太阴，呕吐不已。

理气丸

【来源】《医学集成》卷一。

【组成】焦术 陈皮 厚朴 麦芽 半夏 槟榔 神曲 枳壳 草果 南星 木香 茯苓 甘草

【主治】宿食，脉沉滑属壮者。

大阿魏丸

【来源】《万氏家抄方》卷二。

【组成】山楂肉二两 南星（姜制）枳壳（炒）半夏（姜制）各一两 麦芽（炒）五钱 神曲（炒）一两 黄连（姜制）二两 连翘一两 贝母 瓜蒌仁 石碱 风化消 当归 茯苓各一两 陈皮二两 萝卜子五钱 香附（炒）二两 葛花一两 阿魏五钱（酒调化）

【用法】上药除阿魏外，余为末，再入阿魏、姜汁、米糊为丸，如梧桐子大。每服九十丸，半饥姜汤送下。

【主治】酒积食积，一切痞积、痰痞癥瘕。

加减补中益气汤

【来源】《万氏家抄方》卷六。

【组成】黄耆（炙）人参 白术（炒）陈皮 枳实 青皮 木香 麦芽（炒）神曲（炒）黄连（炒）甘草

【用法】水煎服。

【主治】伤食而热。

枳实导滞汤

【来源】《万氏家抄方》卷六。

【组成】枳实　山楂肉　连翘　半夏（姜制）　黄连（酒炒）　木通　甘草　紫草茸

【用法】水煎，加槟榔末服之。

【主治】伤食郁遏，痘疹热久不出，而内实者。

一块气

【来源】《扶寿精方》。

【别名】神仙一块气（《万病回春》卷三）。

【组成】香附（童便浸，炒）　陈皮　青皮　三棱　莪术各一两　神曲　麦芽　郁金　莱菔子　黄连　槟榔　白牵牛（头末）各五钱　枳实　皂角　百草霜各二钱五分

【用法】上为细末，面糊为丸，如绿豆大。每服二十五或三十丸，视疾上下，为食后先，热酒、姜汤任下。

【功用】《全国中药成药处方集》（沈阳方）：消食化积，理气散郁。

【主治】

　　1.《扶寿精方》：男女噎膈痞满，胸胁刺痛，瘕疝气。

　　2.《万病回春》：诸气食积。

【宜忌】《全国中药成药处方集》（沈阳方）：孕妇勿服。忌生冷硬物。

加减保和丸

【来源】《丹溪心法附余》卷三。

【组成】山楂　神曲（炒）　半夏（汤炮七次）　茯苓（去皮）各三两　陈皮（洗）　连翘　萝卜子各二两　白术五两　枳实（去皮）一两　苍术（米泔浸，去粗皮）　香附（去皮，酒浸）　厚朴（姜汁制）各三两　黄芩（去腐，酒浸，炒）　黄连（去须，酒浸，炒）各一两

【用法】上为细末，姜汁面糊为丸，如梧桐子大。每服五十丸，渐加至七八十丸，食后茶汤饮下。

【功用】消痰利气，扶脾胃，进饮食。

秘方化滞丸

【来源】《丹溪心法附余》卷三。

【别名】化滞丸（《古今医统大全》卷二十三）。

【组成】南木香（坚实者，不见火）　丁香（去苞，不见火）　青皮（四花者，去瓤）　红橘皮（水温去白）　黄连（大者）各二钱半　京三棱（慢火煨）　莪术（慢火煨）各四钱八分　半夏曲（拣白净半夏为末，生姜自然汁和为饼，晒干）二钱五分（前八味晒干，和研为细末）　巴豆（去壳，滚汤泡，逐一研开，去心膜，以瓦器盛，用好醋浸过一宿，慢火熬至醋干，称六钱，重为细末，将前药末和再研令匀，入后乌梅肉膏）四钱五分　乌梅（用肉厚者，打碎对核，细锉，火焙干，为细末，称五钱重，用米醋调略清，慢火熬成膏，和入前药）

【用法】上药统和匀了，用白面八钱，重水调得所，慢火调糊为丸，如粟米大。每服五七丸，人盛者十丸，五更空心用橘皮汤送下；不欲通泄，津液咽下；停食饱闷，枳壳汤送下；但有所积物，取本汁冷下；因食吐不止，津液咽下即止；飧泄不休及霍乱、呕吐，俱用冷水送下；赤痢，冷甘草汤送下；白痢，冷干姜汤送下；心动，石菖蒲汤送下；赤白痢，冷甘草干姜汤送下；诸气痛，生姜橘皮汤送下；小肠气痛，茴香酒送下；妇人血气，当归汤送下；若欲宣积，滚姜汤送下；疳积常服，米饮送下，不拘时候。利多饮冷水一口补住，此药得热则行，得冷则止。小儿量岁数加减丸服。

【功用】磨滞，理气，化积，通塞，调阴阳。

【主治】

　　1.《丹溪心法附余》：停食饱闷，飧泻，霍乱，呕吐，痢疾，气痛，小儿疳积。

　　2.《医宗金鉴》：一切气滞积痛。

【宜忌】孕妇勿服。

消食化气香壳散

【来源】《丹溪心法附余》卷三。

【组成】青皮（炒）　陈皮（炒）各四两　萝卜子（炒）　木香　三棱（炒）　蓬术（炒）　神曲（炒）　麦蘖（炒）各一两　枳壳（炒）二两半

夏二两半　枳实（炒）一两　香附子一两半（醋浸）　槟榔　山楂　草果各一两　陈仓米一升（用巴豆二十粒炒黄色，去巴豆不用）

【用法】上为末，醋糊为丸，如梧桐子大。每服四五十丸，渐加至七八十丸，食后淡汤或白汤送下。

【功用】醒脾去积，顺气化痰。

宽中丸

【来源】《丹溪心法附余》卷三。

【组成】山楂不拘多少（蒸熟，晒干）

【用法】上为末，作丸服。

【主治】胸膈痞闷，停滞饮食。

连蒜丸

【来源】《活人心统》卷一。

【组成】川连二两（为末）

【用法】大蒜捣膏为丸，如梧桐子大。每服五十丸，白汤送下。

【主治】脾积滞食。

脾积丸

【来源】《活人心统》卷一。

【组成】丁香　木香（不见火）　巴豆（去壳）　高良姜（米醋煮）各半两　蓬术三两　荆三棱二两　青皮一两　皂角

　　　　方中皂角用量原缺。

【用法】上入百草霜三匙，同研为末，面为丸，如麻子大。每服十丸至二十丸，脾积气，陈皮汤送下；口吐酸水，淡姜汤送下；呕吐，藿香甘草汤送下；小肠气，炒茴香酒送下；妇人血气刺痛，淡醋汤送下。

【主治】食积，心腹膨胀作痛，口吐酸水，呕吐，小肠气，妇人血气刺痛。

瓜蒌丸

【来源】《丹溪心法心要》卷二。

【别名】瓜蒌实丸（《杏苑生春》卷四）。

【组成】瓜蒌仁　半夏　山楂　神曲各等分

【用法】上为末，以瓜蒌水为丸。姜汤入竹沥，送下二十丸。

【主治】食积，痰壅滞喘。

小温中丸

【来源】《丹溪治法心要》卷三。

【组成】苍术（炒）　神曲（炒）　针砂（醋煅）　半夏各二两　川芎　栀子各一两　香附四两

【用法】上为末，醋糊为丸服。

【主治】黄疸，食积。

【加减】春，加川芎；夏，加苦参或黄连；冬，加茱萸或干姜。

香蟾丸

【来源】《丹溪治法心要》卷八。

【组成】三棱（炮）　蓬术（炮）　青皮　陈皮　神曲（炒）　麦蘖（炒）　龙胆草　槟榔各五钱　胡黄连　川楝子　使君子　川连各四钱　白术一两　木香二钱　干蟾五个

【用法】上为末，将蟾醋煮烂捣，再以醋糊为丸，如粟米大。每服二十丸，米饮送下。

【主治】小儿疳积、食积、虫积、肉积，腹胀。

参术健脾汤

【来源】《东医宝鉴·杂病篇》卷四引《医方集略》。

【组成】人参　白术　白茯苓　厚朴　陈皮　山楂肉各一钱　枳实　白芍药各八分　神曲　麦芽　缩砂　甘草各五分

【用法】上锉，作一帖。加生姜三片，大枣二个，水煎服。

【功用】健脾养胃，运化饮食。

【主治】食伤。

枳实汤

【来源】《万氏女科》卷三。

【组成】枳实（麸炒）　木香　炙草各一钱　厚朴（姜制）二钱　槟榔一钱五分

【用法】加生姜三片，水煎服。快利为度，后以四君子汤加陈皮和之。

【主治】新产后宿食为病，腹中胀痛，里急窘迫，身热口渴，六脉数实。

丁香脾积丸

【来源】《痘疹心法》卷二十二。

【组成】三棱（去毛，醋浸，煨） 莪术（去皮土，制）各五钱 丁香 木香各五钱 青皮（去瓤） 乌梅（烧存性） 猪牙皂（烧存性）各三钱 巴豆（去壳取肉）四十九粒

【用法】上为细末，醋调神曲糊为丸，如绿豆大。每服五七丸，原物汤送下。

【主治】痘中伤食。

备急丸

【来源】《痘疹心法》卷二十二。

【组成】木香二钱半 大黄五钱 牵牛末五钱

【用法】上为细末，神曲糊丸，如绿豆大。每服五七丸，食前山楂煎汤送下。

【主治】痘后多食，胃弱不能胜谷，食蒸发搐，潮热，大便酸臭，秘泄不调，或呕吐腹痛；痘后余毒已解，大便未通，燥屎作痛者；疹毒目胞肿而右颊有青筋，发热头额腹肚最甚，或兼呕吐腹疼，伤食之热者。

脾胃积膏

【来源】《摄生众妙方》卷五。

【别名】脾积膏（《赤水玄珠全集》卷十三）。

【组成】鸡子五个 阿魏五分 黄蜡一两

【用法】锅内煎一处，分作十服，细嚼空心温水送下。诸物不忌，腹作痛无妨，十日后，大便下血，乃积化也。

【主治】脾胃积。

治食积心气疼丸

【来源】《摄生众妙方》卷六。

【组成】槟榔（末）一钱 黑牵牛（末）一钱 皂角（末）一钱

【用法】滚白汤为丸。葱汤下；如未泄，再服半剂。

【主治】积滞。

清气化痰丸

【来源】《摄生众妙方》卷六。

【组成】半夏（大者佳） 南星 白矾 皂角 生姜各八两（上用水浸二日，同煮至南星无白点为度，拣去皂角，只用南星、半夏、姜三味，各切片晒干为末，入后药） 橘红 神曲（炒） 麦芽（炒） 黄连（酒炒） 香附（童便浸） 白术各四两 紫苏子（炒） 杏仁（去皮尖） 山楂 枳实（去瓤，麸炒） 黄芩（枯片者，酒炒） 厚朴（姜制）各三两 青皮（去瓤） 干葛各一两五钱 茯神 川芎各一两 藿香五钱

【用法】上为细末，同前末和合，以生姜汁打面糊为丸，如梧桐子大。每服五七十丸，临卧或食远茶清送下。

【主治】饮食积滞，痰火郁结，气不升降者。

雄黄解积丸

【来源】《摄生众妙方》卷六。

【组成】雄黄三钱 郁金一钱半 乳香五分 没药五分 朱砂五分 血竭二钱 巴豆一钱半

【用法】上为末，面糊为丸，如米大。每服五七丸，清晨好酒送下；不用酒者，清汤送下。

【主治】一切伤食酒积，肚腹膨胀，水泻食积，遍身浮肿。

三黄枳术丸

【来源】《保婴撮要》卷九。

【组成】枳实（面炒）五钱 黄连（酒浸，炒） 大黄（湿纸裹煨） 白术各一两 黄芩五钱

【用法】上为末，汤浸蒸饼为丸，如绿豆大，每服五十丸，白汤送下。临时量所伤多少，加减服之。

【主治】伤肉、湿面、辛辣、厚味之物，致填塞闷乱不快。

小温中丸

【来源】《古今医统大全》卷十八。

【组成】针砂十两（醋炒七次，令通红，另研）　苦参（夏加冬减）　白术五两　山楂二两　吴茱萸一两（冬加夏减）　苍术半斤　川芎（夏减）　神曲各半斤　香附米一斤（童便浸一宿，炒）

【用法】上为细末，醋糊为丸，如梧桐子大。每服七八十丸，食前盐汤送下。脾虚，须用白术汤使。

【主治】

1.《古今医统大全》：黄疸与食积。

2.《医学六要》：黄胖。

大健脾丸

【来源】《古今医统大全》卷二十三。

【别名】百谷丸。

【组成】人参（清河者）二两（饭上蒸）　白术（无油者）三两（土炒）　枳实一两（饭上蒸）　广陈皮二两（米泔洗）　广青皮一两（米醋炒）　白茯苓二两（饭上蒸）　半夏曲一两（炒）　谷芽一两六钱（炒）　山楂肉一两（饭上蒸）　川黄连一两六钱（用吴茱萸半两浸，炒赤色，去萸）　广木香半两（不见火）　白蔻仁半两（炒）

方中半夏曲，《墨宝斋集验方》作"神曲"，有当归身，无山楂肉。

【用法】上为末，长流水煮老米荷叶汤为丸，如绿豆大。每服百丸，食前白汤送下。

【功用】

1.《古今医统大全》：健脾养胃，滋谷气，除湿热，宽胸膈，去痞满，久服强中益气，百病不生，元精炯炯，长寿之基。

2.《北京市中药成方选集》：理气健脾，和胃祛湿。

【主治】

1.《墨宝斋集验方》：小儿脾胃脆弱，饱则易伤者。

2.《北京市中药成方选集》饮食不节，停湿伤脾，食物不化，体倦神疲。

健脾散

【来源】《古今医统大全》卷二十三。

【组成】人参　白术（炒）　藿香　丁香　砂仁（炒）　肉果（煨）　神曲（炒）　甘草各等分

【用法】上为细末。每服二钱，橘皮汤调下，不拘时候。

【功用】通中健胃，消食快气。

半夏曲芽汤

【来源】《古今医统大全》卷二十四。

【组成】半夏　陈皮　茯苓　枳壳　槟榔　神曲　麦芽　甘草各等分

【用法】加生姜五片，大枣一个，水煎服。

【主治】饮食积滞，痰涎壅盛，呕吐不已。

脾积丸

【来源】《古今医统大全》卷三十五。

【组成】青皮　陈皮　三棱　莪术（煨）各三钱　香附子（炒）　肉果　山楂　丁香　砂仁　槟榔　姜黄　厚朴（炒）各二钱　黄连三钱　木香一钱半　檀香　麦芽各二钱　荜茇　白豆蔻各一钱

【用法】上为细末，溶蜡为丸，如绿豆大。每服三十丸，温水送下。

【主治】食积作泻。

万病遇仙丹

【来源】《医便》卷二。

【组成】黑牵牛一斤（半生半炒，取头末五两）　大黄（酒浸，晒干）　三棱　莪术　猪牙皂角（去弦子）　茵陈　枳壳（去瓤）　槟榔各四两（俱生）　木香一两

【用法】上为细末，用大皂角打碎去子，煎浓汤去滓，煮面糊为丸，如绿豆大。实而新起二钱，虚而久者一钱，白汤送下，小儿各减半；食积所伤，本物煎汤送下；大便不通，麻仁汤送下；小便不通，灯心、木通汤送下。

【主治】湿热内伤血分之重者。

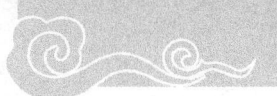

加味香砂枳术丸

【来源】《医便》卷二。

【组成】白术（土炒）二两　黑枳实（麸炒）一两　半夏曲（真者）一两五钱　陈皮（去白）一两　砂仁（炒）七钱半　香附（醋浸，晒干，炒）一两　麦芽面（炒）一两　木香（不见火）五钱　黄连（姜汁炒）春五钱，夏一两　神曲（炒）一两

【用法】上为末，薄荷煎汤，打老米糊为丸，如梧桐子大。每服七八十丸，食远白汤送下。

【功用】理脾胃，去余滞。

【主治】饮食所伤，脾胃不和，欲作泻痢，并七情所伤，痞闷呕吐，不思饮食，泻痢后脾胃不健者。

【加减】有痰，加竹沥半碗，生姜汁二盏。

枳实青皮汤

【来源】《医便》卷二。

【组成】白术一钱半　枳实　青皮　陈皮　黄连（姜汁炒）　麦芽　山楂肉　神曲（炒）各一钱　甘草三分　酒大黄一钱七分

【用法】用水二钟，煎一浅钟，温服。

【主治】食热物过伤太阴、厥阴，呕吐，膨胀下痢，伤之轻者。

柴胡三棱饮

【来源】《医便》卷五。

【组成】柴胡　神曲　黄芩　莪术　人参　三棱　枳实　陈皮　半夏　乌梅　青皮　茯苓　厚朴　槟榔　甘草

【用法】加生姜二片，草果三瓣，水煎服。

【主治】小儿食积。

消乳食丸

【来源】《医学入门》卷六。

【组成】砂仁　陈皮　三棱　莪术　神曲　麦芽各五钱　香附一两

【用法】上为末，糊为丸，如麻子大。每服二十丸，紫苏煎汤送下。

【主治】小儿乳积，食积。

消乳食丹

【来源】《医学入门》卷六。

【组成】丁香　木香　青皮　肉豆蔻　三棱　莪术各等分

【用法】上为末，糊为丸，如麻子大。每服五丸，米饮送下。

【主治】内伤乳食不化，面黄腹胀，泻如抱坏鸡卵臭者。

乌白丸

【来源】《医学入门》卷七。

【组成】乌梅　生姜各一斤　白矾　半夏各半斤（捣匀，用新瓦夹定，火焙三日夜）　神曲　麦芽　陈皮　青皮　莪术　丁皮　大腹子　枳壳各四两

【用法】上为末，酒糊为丸。每服五十丸，生姜汤送下。

【功用】消食化痰。

【主治】酒食痰积。

加减补中汤

【来源】《医学入门》卷七。

【组成】人参　黄耆　甘草　白术　砂仁　肉豆蔻　陈皮各等分

【用法】水煎服。

【主治】脾冷而食不磨者。

黄白丸

【来源】《医学入门》卷七。

【组成】黄连　瓜蒌仁　白术　神曲　麦芽各一两　川芎七钱　青黛五钱　人中白二钱

【用法】上为末，姜汁浸蒸饼为丸服。

【主治】阴虚食积痰火。

槟榔苍柏丸

【来源】《医学入门》卷七。

【组成】苍术　黄柏　槟榔　防己　南星　川芎　白芷　犀角各等分

【用法】上为末。酒糊丸服。

【主治】湿热食积，痰饮流注。

【加减】如血虚，加牛膝、龟版；肥人，加痰药。

三补枳术丸

【来源】《古今医鉴》卷四。

【组成】白术（土炒）二两　陈皮（去白）一两　枳实（麸炒）一两　黄连（姜炒）五两　黄芩（酒炒）五钱　黄柏（盐炒）一两　贝母（去心）八钱　白茯苓五钱　神曲（炒）五钱　山楂（去核）五钱　麦芽（炒）三钱　香附（醋炒）五钱　砂仁一钱　桔梗二钱　连翘二钱　甘草（炙）三钱

【用法】上为末，荷叶煮饭为丸，如梧桐子大。每服百丸，生姜汤送下。

【主治】伤食。

清气化痰丸

【来源】《古今医鉴》卷四引刘少保方。

【组成】南星　半夏　白矾　芽皂（不锉）　生姜各二两（上将南星、半夏、芽皂、生姜用水浸一宿，将星、半、姜锉作粗片，入白矾同煮，至南星无白点，去皂不用，余者晒干，入后药）青皮（麸炒）五钱　陈皮（去白）一两　枳实（麸炒）一两　白术一两　干葛五钱　白茯苓一两　苏子（炒）一两　莱菔子（炒）一两　瓜蒌仁一两　黄芩八钱　黄连五钱　海粉七钱　香附一两　神曲（炒）二两　麦芽（炒）二两　山楂肉一两

【用法】共为细末，以竹沥、生姜汁调，蒸饼为丸，如梧桐子大。每服五七十丸，食后生姜汤送下。

【主治】一切痰饮咳嗽，头旋目眩，胸膈痞闷气滞、食积酒积，呕吐恶心。

【加减】气滞；加白豆蔻一两。

追虫取积散

【来源】《古今医鉴》卷十三引周佐溪方。

【组成】雷丸　锡灰　槟榔　芜荑仁　木香　大黄（煨）　黑丑　使君子　鹤虱各等分

【用法】上为细末，炼蜜为丸。或蜜或砂糖水调服，每服二三匙。

【主治】小儿虫积、食积、热积、气积，或肚大青筋，腹胀而痛。

消食散

【来源】《古今医鉴》卷十三。

【组成】白术（去芦，去油，陈壁土炒）二钱半　红陈皮（温水洗，去白）七分　南香附米（去毛，炒）七分　山楂（蒸，去核取肉）一钱　大麦芽（炒）一钱　四花青皮（去瓤）七分　砂仁（去壳）一钱　甘草（炙）五分　神曲（炒）七分

【用法】上为细末。每服一钱七分，清米饮或白汤任下；生姜煎服亦可。

【功用】和脾消食。

【主治】小儿腹痛，多是饮食所伤。

【加减】有寒，加藿香、吴茱萸；有热，加炒黄连。

肉桂丸

【来源】方出《本草纲目》卷三十四，名见《仙拈集》卷一。

【组成】肉桂（去粗皮）

【用法】研末，饮和丸，如绿豆大。每服五六丸，白滚水送下，未消再服。

【主治】食瓜果生冷所伤。

香砂平胃散

【来源】《片玉痘疹》卷三。

【组成】木香　砂仁　苍术　厚朴　白茯苓　山楂肉　陈皮　炙草　麦芽　人参　白术

【用法】生姜、大枣为引，水煎，空心服。

【主治】痘疮收靥，兼有食积，腹痛，屎臭，泄泻。

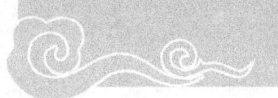

养脾消积丸

【来源】《幼科发挥》卷一。
【组成】白术一两　陈皮七钱五分　苍术五钱　厚朴（姜汁炒）五钱　枳壳（面炒）五钱　半夏五钱　青皮五钱　神曲五钱　麦芽五钱　山楂五钱　炙甘草三钱
【用法】上为细末，蒸饼为丸，如黍米大。每服二三十丸，米饮送下。
【功用】消宿食，去陈积。
【主治】小儿初食鸡肉太早，自此成积，日渐羸瘦，不思乳食。

家传养脾消积丸

【来源】《幼科发挥》卷一。
【组成】白术一两　陈皮七钱五分　苍术　厚朴（姜汁炒）　枳壳（麸炒）　半夏曲　青皮　神曲　麦芽　山楂各五钱　甘草（炙）三钱
【用法】上为细末，蒸饼为丸，如黍米大。每服二三十丸，米饮送下。
【功用】消宿食，去陈积。
【主治】小儿食鸡肉太早，自此成积，日渐羸瘦，不思乳食。

三化丸

【来源】《幼科发挥》卷三。
【组成】枳实（麸炒）　厚朴（姜汁炒）　大黄各等分
【用法】上为末，神曲糊为丸，如麻子大。每服量大小虚实，温水送下。
【功用】去胸中宿食菀莝之热。

三黄枳朴丸

【来源】《幼科发挥》卷三。
【组成】黄连　黄芩　黄柏（皆酒炒）各三钱　大黄（酒煨）五钱　枳实（麸炒）　厚朴（姜汁炒）　槟榔各二钱
【用法】上为末，酒为丸，如麻子大。生姜汤送下。

【主治】湿热成痢，并有食积者。

茵陈胃苓丸

【来源】《幼科发挥》卷三。
【组成】胃苓丸（末）一两　茵陈（末）五钱
【用法】上为末，神曲糊为丸，灯心煎汤送下。
【主治】小儿湿热食积。

家传保和丸

【来源】《幼科发挥》卷三。
【组成】白术　陈皮　半夏曲　白茯苓　神曲各三钱　枳实（炒）　厚朴（姜汁炒）　香附（酒浸）　山楂　麦芽曲各二钱半　黄连（姜汁炒）　连翘（去子）　莱菔子各二钱
【用法】上药为末，荷叶浸水，煮粳米糊为丸，如麻子大。姜汤送下。
【功用】补脾胃，进饮食。
【主治】食积。

消导二陈汤

【来源】《幼科发挥》卷四。
【组成】陈皮　半夏　白茯苓　白术　苍术　神曲　香附　砂仁　甘草
【功用】导痰，消食，健脾。

宣风散

【来源】《育婴家秘》卷三。
【组成】槟榔二个　草果仁　陈皮各半两　黑牵牛（生、熟各半）二两　枳实五枚　大黄一两
【用法】上为细末。每服半钱，蜜汤调服。
【主治】伤食发热，惊风。

柴胡和胎饮

【来源】《育婴家秘》卷一。
【组成】柴胡　黄芩（条实沉水者佳）　白术（无油者佳）　当归身（酒洗）　白芍　陈皮　甘草　紫苏（茎叶）

【用法】水煎，食前服。

【主治】孕妇伤风，伤食，伤热，胸满，腹满，胎中痛，漏下血。

【加减】挟伤风，加葛根、葱白；挟伤食，加枳壳、神曲；挟伤热，加知母、石膏；胸满，加桔梗、枳壳；腹满，加大腹皮；胎中痛，加枳壳、砂仁；漏下血，加阿胶、陈艾叶。

健脾丸

【来源】《育婴家秘》卷三。

【组成】胃苓丸加山药　莲肉各二钱　木香　砂仁各八分　白术一钱半　当归　麦芽（炒）　神曲（炒）各一钱

【用法】枣肉为丸。米饮送下。

【功用】养脾进食，调理胃气，和养荣卫。

理中丸

【来源】《育婴家秘》卷一。

【组成】山楂肉五钱　神曲（炒）　半夏（汤泡）各三两　白茯苓　陈皮（去白）　莱菔子（炒）　连翘　发蘖面（炒）各一两

【用法】上为细末，别用生神曲五两，入生姜汁一小盏，水调打糊为丸。每服白汤或清水饮送下。

【主治】饮食所伤，胸腹饱闷不安，或腹中有食积痞块。

【宜忌】脾胃虚者勿服。

【方论】此方脾胃虚者服之，虚虚之祸，疾如反掌。盖山楂一味，大能克化食物，若胃中无食，脾虚不运，不思食者服之，则克伐之气胜，故云然也。

人参羌活散

【来源】《育婴家秘》卷三。

【组成】柴胡　防风　天麻　前胡　人参　当归　川芎　枳壳　茯苓　羌活　桔梗　甘草　蝉蜕各等分

【用法】上为末。薄荷汤同煎服。

【主治】小儿伤食，发搐者。

枳朴大黄丸

【来源】《育婴家秘》卷三。

【组成】枳实　厚朴　大黄（酒煨）各等分

【用法】炼蜜为丸，如芡实大。每服一丸，用大栀子一个（擘破），淡豆豉三粒，水煎浓汁化下。

【主治】小儿伤食，腹满烦热，及伤寒后食复。

枳朴大黄丸

【来源】《育婴家秘》卷三。

【组成】枳实（炒）　厚朴（姜汁炒）　大黄（酒蒸）各等分　槟榔减半

【用法】上为细末，神曲糊丸，如黍米大。姜汤送下。

【功用】攻下。

【主治】小儿伤食证，导之不去者。

家传丁香脾积丸

【来源】《育婴家秘》卷三。

【组成】丁香　木香　良姜（清油炒）各一钱　青皮　皂角（烧存性）　槟榔各二钱　三棱（煨）　莪术（煨）各三钱　巴豆四十九粒（去壳膜油，另研如泥）

【用法】上前八味为细末，入巴豆泥，研令匀，醋煮面糊为丸，如麻子大。每服五丸，原物汤送下。

【主治】小儿冷积腹痛，及伤食泄泻。

保童丸

【来源】《育婴家秘》卷四。

【组成】人参　白术　甘草（炙）　苍术（泔）　厚朴（姜汁炒）　陈皮　茯苓　猪苓　泽泻　藿香　丁香　半夏曲　干姜（炒）　肉桂　白豆蔻　青皮　槟榔　肉豆蔻（面包煨）　滑石（炒）　全蝎　木香　诃子肉各等分

【用法】上为末，神曲作糊为丸，如龙眼大。每服一丸，米饮送下。

【主治】因寒伤风冷食积，肚疼吐泄呕恶。

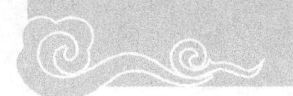

加味胃苓丸

【来源】《保命歌括》卷五。

【组成】苍术（制） 厚朴（姜制） 陈皮 白术 猪苓 泽泻 香附（酒浸，炒） 神曲（炒） 白茯苓各等分 炙甘草减半

【用法】上为末，荷叶煮粳米糊丸，米饮送下。

【功用】导饮消食。

加味保和丸

【来源】《保命歌括》卷五。

【组成】山楂 神曲（炒） 半夏（洗） 茯苓各三两 白术五两 香附（酒浸） 厚朴（姜汁炒） 萝卜子（炒） 陈皮 连翘各二两 苍术（制炒） 枳实（麸炒） 净黄连（酒炒） 黄芩（酒炒）各二两

【用法】上为细末，姜汁煮蒸饼为丸，如梧桐子大。每服五十丸，食后白汤送下。

【功用】消痰利气，扶脾胃，进饮食。

家传加味枳术丸

【来源】《保命歌括》卷五。

【组成】白术二两 枳实（炒） 陈皮 苍术（制，炒） 香附 神曲（炒）各一两 砂仁五钱

【用法】上为末，荷叶煮米糊为丸。

【功用】补益脾胃，消积进食。

【主治】内伤脾胃。

【加减】气虚者，加人参五钱。

十香丸

【来源】《赤水玄珠全集》卷十三。

【组成】甘松（炒） 益智仁（炒） 香附子各四两 京三棱二两 莪术二两 青皮 陈皮各三两 砂仁一两半 木香 甘草（炒）一两

【用法】水浸蒸饼糊为丸，如梧桐子大。每服五十丸，姜汤送下。

【主治】伤饮食，胸膈腹疼，或气滞积聚。

化食养脾汤

【来源】《赤水玄珠全集》卷十三。

【组成】人参 白茯苓 陈皮 半夏 神曲（炒） 麦芽（炒） 山楂各一钱 砂仁八分 甘草三分 白术一钱半

【用法】水三钟，加生姜三片，煎八分，食远服。

【主治】伤食。

【加减】胸膈痞胀甚者，加厚朴、枳实各一两；胃脘痛，加草蔻仁一钱；气滞痰盛者，去人参，加香附一钱，半夏倍之。

加味枳术丸

【来源】《赤水玄珠全集》卷十三。

【组成】白术（米泔浸）四两 枳实（去白，麸炒）二两 陈皮 半夏（泡） 神曲（炒） 麦芽（炒） 山楂肉各一两半

【用法】上为末，荷叶饭为丸，每服五六十丸。

【主治】伤食。

【加减】如胃寒或冬月，加砂仁一两；气滞不行，加木香五钱；常有痰火，又兼胸膈痞闷，加黄连（姜汁炒）、茯苓各一两。

青橘皮散

【来源】《赤水玄珠全集》卷十三。

【组成】青橘皮（去白，炒） 葛根一两 砂仁五钱

【用法】上为末。浓茶调服。

【功用】消食，化气，醒酒。

【主治】食过饱，痞闷。

参苓造化糕

【来源】《赤水玄珠全集》卷十三。

【组成】人参二两（虚者用四两） 白茯苓四两 干山药 芡实 莲肉（去皮心，炒） 苡仁（炒） 白扁豆（炒）各半斤 糯米（打白炒）五升 白糖霜二斤半

【用法】上为末，瓷瓶收贮。每用四五钱，白汤随加白糖霜调服，一日三四次。久服精神倍加。

【功用】平调脾胃。

【主治】伤食。

香砂和中汤

【来源】《赤水玄珠全集》卷十三。

【别名】香砂调中汤（《证治准绳·类方》卷二）。

【组成】藿香 砂仁各一钱半 苍术二钱 厚朴 陈皮 半夏 茯苓 青皮 枳实（麸炒）各一钱 甘草三分

【用法】本方改为丸剂，名"香砂调中丸"（《杂病源流犀烛》卷五）。

【主治】饮食伤脾胃，呕吐，胸满嗳噫，或胸腹胀疼。

【加减】大便泻，去枳实、青皮，加麦蘖、山楂。

木香顺气丸

【来源】《仁术便览》卷二。

【组成】广木香一两（不见火） 大川乌（火炮，去皮脐）七钱 三奈五钱 巴豆七钱（去皮油，取霜）（一方加丁香三钱 川芎五钱 萝卜子七钱）

【用法】上为末，酒煮肥枣（去皮核），捣如泥为丸，如黄豆大，或面糊为丸。每服一丸，嚼白萝卜送下，再吃萝卜压之；气虚弱喘嗽，服绿豆大一丸。

【主治】脾胃饮食所滞，生痰上攻，气喘不宁，堵塞不通，吐痰不绝，胸膈胀满，气滞不散，风痰壅盛，气促不安。

加味二陈汤

【来源】《仁术便览》卷二。

【组成】二陈汤加白术 山楂 川芎 苍术

【用法】水煎服。

【功用】导痰健脾。

【主治】伤食恶食，胸中有物。

连实平胃散

【来源】《仁术便览》卷二。

【组成】黄连 枳实 山楂 神曲 苍术 厚朴 陈皮 甘草

【用法】上锉。水二钟，煎八分，通口服。

【主治】伤食发热困倦，心口按之刺痛。

【加减】如虚弱，加白术，甚则加人参。

香壳丸

【来源】《仁术便览》卷二。

【组成】青皮 陈皮各四两 萝卜子（炒） 木香 三棱 莪术 神曲 麦芽各一两 枳壳二两 半夏二两半 香附一两半 槟榔 山楂 草果各一两 枳实（麸炒）二两 巴豆二十粒

【用法】上为末，用水加生姜汁二两为丸。量老幼虚实，用温水送下十丸至二三十丸。

本方改为散剂，名"香壳散"（《济阳纲目》卷十一）。

【功用】消食化气，醒脾去积，消痰。

【主治】食积。

【加减】膈痛，加乳香、没药各二钱。

消积正元散

【来源】《仁术便览》卷三。

【组成】白术（炒） 茯苓 陈皮 青皮 砂仁 麦芽 山楂 甘草各三分 香附（炒） 神曲（炒） 枳实（炒） 海粉 玄胡各五分 莪术 红花

方中莪术、红花用量原缺。

【用法】加生姜三片，水煎，空心服。

【功用】开郁气，化痰，健脾胃，消积止痛，攻补兼施。

【加减】上焦火郁，加黄连；下焦火，加盐、姜、栀、柏；冷气作痛，加沉香、木香各五分。

演气丹

【来源】《仁术便览》卷三。

【别名】滚痰丸、七宝丸。

【组成】广木香一两（不见火） 大川乌七钱（炮） 南芎五钱 三奈五钱 萝卜子（炒）七钱 肉豆蔻（煨）六钱 巴豆（去心）七钱

【用法】上为细末，煮枣（去皮核）为丸，如黄豆

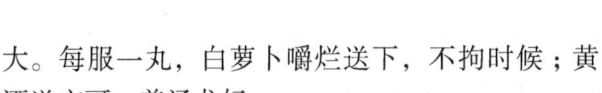

大。每服一丸，白萝卜嚼烂送下，不拘时候；黄酒送亦可，姜汤尤好。

【主治】诸般食积、气积、噎食、膈食、膈气，寒痰结聚，膈气不通；饮食所滞生痰，上攻气喘，堵塞不通，吐痰不绝，胸膈胀满，气滞不散，风痰壅盛，不问老少年月深浅。

内消散

【来源】《万病回春》卷二。

【组成】陈皮　半夏（姜制）　白茯苓（去皮）　枳实（去瓤，麸炒）　山楂肉　神曲（炒）　砂仁　香附　三棱　莪术　干生姜

【用法】上锉一剂。水煎，温服。

【主治】过食寒硬之物，食伤太阴，或呕吐痞满胀痛。

香砂平胃散

【来源】《万病回春》卷二。

【组成】香附（炒）一钱　砂仁七分　苍术（米泔制，炒）一钱　陈皮一钱　甘草五分　枳实（麸炒）八分　木香五分　藿香八分

【用法】上锉一剂。加生姜一片，水煎服。

【主治】伤食。

【加减】肉食不化，加山楂、草果；米粉面食不化，加神曲、麦芽；生冷瓜果不化，加干姜、青皮；饮酒伤者，加黄连、干葛、乌梅；吐泻不止，去枳实，加茯苓、半夏、乌梅。

消积保中丸

【来源】《万病回春》卷三。

【组成】陈皮（去白）二两　青皮（清油炒）四钱　白茯苓（去皮）二两半　白术（土炒）三两　香附（醋炒）二两　半夏一两（泡七次，姜汁炒）　木香三钱（不见火）　槟榔七钱　莪术（醋浸，炒）八钱　三棱（醋浸，炒）八钱　莱菔子（微炒）一两　砂仁四钱　神曲（炒）一两　麦芽（炒）六钱　白芥子（炒）一两　黄连（姜汁炒）一两　真阿魏（醋浸）三钱　山栀仁（姜汁炒）一两　干漆（炒净烟）三钱

【用法】上为细末，姜汁、酒打糊为丸，如梧桐子大。每服八十丸，食后白汤送下。

【功用】顺气化痞，理脾消滞，散痞结，除积块，进饮食，清郁热。

【加减】加人参五钱尤效。

枳实大黄汤

【来源】《万病回春》卷五。

【组成】枳实　大黄　槟榔　厚朴各二钱　木香五分（另研）　甘草三分

【用法】上锉一剂。水煎服。

【主治】食积痛，并积热痛，大便不通者。

温中汤

【来源】《万病回春》卷五。

【组成】良姜　官桂　益智仁　砂仁　木香（另研）　香附　厚朴　陈皮　茴香　当归　元胡索　甘草各等分

【用法】上锉一剂。加生姜一片，水煎服。

【主治】

1.《万病回春》：虚痛。

2.《寿世保元》：食积腹痛，其脉弦，其痛在上，以手重按愈痛，甚欲大便，利后其痛减退。

消食丸

【来源】《万病回春》卷七。

【别名】消乳丸。

【组成】砂仁　陈皮　三棱（炒）　神曲（炒）　麦芽（砂）各五钱　香附（炒）一两

【用法】上为末，面糊为丸，如麻子大。食后白汤送下。

【主治】小儿宿食不消。

【加减】原书治上证，加白术（炒）五钱。

棱术散

【来源】《遵生八笺》卷四。

【组成】京三棱三两（湿纸裹煨熟透，另捣）　莪术二两（同上制）　乌药三两（去皮）　甘草三两

（炙） 陈皮二两（用厚朴亦可）

【用法】上为末。每服一钱，盐汤调下，不拘时候。

【主治】夏日因食冷物，气积膈滞，或心腹疼痛。

砂仁熟水

【来源】《遵生八笺》卷十一。

【组成】砂仁三五颗 甘草一二钱

【用法】碾碎入壶中，加滚汤泡服。

【功用】消壅隔，去胸膈郁滞。

三仙散

【来源】《痘科类编》卷三。

【别名】云盖三仙散（《慈幼新书》卷七）。

【组成】山楂 神曲 麦芽各一两

【用法】上为细末。每服二钱，入白糖一分，百沸汤调下。

【功用】《北京市中药成方选集》：消食化滞。

【主治】

1.《痘科类编》：痘疮愈后，数日之间，内伤饮食，外感风寒，身忽烧热，发出盖痘疹如云成片，一名云头疹。

2.《北京市中药成方选集》：小儿宿食停滞，消化不良，腹痛胀满，饮食减少。

健脾丸

【来源】《鲁府禁方》卷一。

【组成】枳实一两（麸炒） 白术三两（麸炒） 陈皮二两 神曲一两（炒） 木香五钱 半夏（姜制） 黄连（炒） 黄芩（炒） 厚朴（姜制） 当归（酒洗） 香附子（去毛） 大麦芽（炒） 白芍（酒炒） 白茯苓（去皮）各一两 川芎五钱

【用法】上为细末，用荷叶煮糯米糊为丸，如梧桐子大。每服四五十丸，食后白米汤送下。

【主治】伤食。

消导平胃散

【来源】《鲁府禁方》卷一。

【组成】苍术（米泔制） 陈皮 厚朴（姜汁炒） 神曲（炒） 麦芽（炒） 枳实（麸炒） 香附米 甘草

【用法】加生姜、大枣，水煎，温服。

【主治】饮食所伤，胸膈痞闷，肚腹疼痛。

【加减】伤肉，加山楂；腹痛，加莪术；恶心，加砂仁；有痰，加半夏；伤酒，加姜炒黄连、干葛。

香砂丸

【来源】《痘疹传心录》卷十五。

【组成】三棱 蓬术 香附 槟榔 青皮各一两 山楂 麦芽 神曲 陈皮各二两 砂仁 木香 白蔻仁各五钱

【用法】上为末，炼蜜为丸，如弹子大。米汤化下。

【主治】小儿停食不化。

胃苓丸

【来源】《痘疹传心录》卷十七。

【组成】白术 厚朴 茯苓 陈皮各二两 甘草一两 泽泻三两 猪苓一两五钱 干葛一两五钱 山楂二两 麦芽二两 神曲二两 黄连一两 木香一两 砂仁一两 苍术一两

【用法】上为末，炼蜜为丸，如弹子大。清米汤化下。

【功用】消食，利水，清热。

四神消积丸

【来源】《慈幼新书》卷十。

【组成】陈皮三两 川厚朴二两 青皮二两（醋炒） 广木香五钱 枳实二两（蒸） 京三棱一两（煨，切） 槟榔二两 蓬莪术二两（煨，切） 山楂肉二两 半夏曲二两 麦芽二两 吴茱萸一两 神曲二两（炒） 香附米二两（炒） 砂仁一两（炒） 白芥子五钱（炒）

【用法】萝卜汤迭丸。食远白汤下。

【主治】食积伤生冷硬，不能克化，心腹满痛。

至宝健脾丸

【来源】《慈幼新书》卷十。

【组成】半夏曲（炒）　枳实　山药各一两　白术二两　香附（醋炒）　山楂　藿香　黄连　厚朴（姜汁炒）　麦芽（擂粉）　神曲　萝卜子（炒）各七钱　陈皮　茯苓　白扁豆　白芍各八钱　粉草　人参各五钱　滑石（澄飞）一两五钱　砂仁　木香各三钱

【用法】炼蜜为丸，如龙眼大。每服一二丸，不拘时候。

【功用】进食消积，长肉生肌。

【主治】食积。

启脾丸

【来源】《慈幼新书》卷十。

【组成】人参　陈皮　扁豆　神曲　苡仁　山药各二两　白术　茯苓各一两五钱　甘草（去皮）六钱　桔梗（炒）七钱　白芍八钱　麦芽　莲肉各二两

【用法】龙眼肉四两煮烂，和炼蜜为丸，如龙眼大。空心米饮送下。

【主治】小儿伤食，久乃成积，脾胃不和，体气虚弱，肌瘦面黄。

健脾丸

【来源】《慈幼新书》卷十。

【组成】白术（土炒）　扁豆（炒）　莲肉（去心）　茯苓　薏苡仁（炒）　麦芽　山药各四两　五谷虫　白芍（酒炒）　远志（去心）　山楂　神曲　陈皮　泽泻各二两　甘草一两六钱　砂仁六钱　桔梗一两二钱

【用法】荷叶煎水，老米糊为丸，如绿豆大。每服一钱或二钱，食远白汤服。

【主治】小儿食积。

【加减】有积，加鸡肫皮。

健脾丸

【来源】《证治准绳·类方》卷五。

【别名】大健脾丸（《不居集》下集卷九）。

【组成】白术（白者）二两半（炒）　木香（另研）　黄连（酒炒）　甘草各七钱半　白茯苓（去皮）二两　人参一两五钱　神曲（炒）　陈皮　砂仁　麦芽（炒，取面）　山楂（取肉）　山药　肉豆蔻（面裹煨熟，纸包捶去油）各一两

【用法】上为细末，蒸饼为丸，如绿豆大。每服五十丸，空心、下午各服一次，陈米汤送下。

【主治】

1.《证治准绳·类方》：脾胃不和，饮食劳倦。

2.《不居集》：食积。

和中散

【来源】《证治准绳·幼科》卷四。

【组成】厚朴（姜汁制炒）一钱半　人参　白术　茯苓各一钱　干姜（炮）　甘草（炙）各六分

【用法】加生姜、大枣，水煎服。

【主治】小儿中焦停寒或夹宿食，痘疮欲出未出而吐利者。

消导饮

【来源】《证治准绳·幼科》卷四。

【组成】厚朴　枳实　砂仁　山楂肉　半夏　神曲　槟榔　三棱　蓬术　丁香

【用法】加干姜，水煎服。

【功用】消食理脾。

【主治】小儿饮食过度，伤损脾胃，或饱闷，或吞酸，或吐泻未愈，而痘随出。

丁香脾积丸

【来源】《证治准绳·幼科》卷八。

【组成】三棱（煨去皮毛）　莪术（去皮，炒）　神曲（炒）各七钱　青皮　巴豆霜　小茴香（炒）　陈皮各五钱　丁香　木香各三钱

【用法】上为细末，醋调神曲糊为丸，如绿豆大，每服五七丸，生姜汤送下。

【主治】

1.《证治准绳·幼科》：宿食。

2.《幼幼集成》：痘后伤食，腹痛气急。

莪术丸

【来源】《证治准绳·幼科》卷八。

【别名】木香莪术丸（《中国医学大辞典》）。

【组成】莪术（炮，锉） 三棱（炮，锉） 净香附各四两（醇醋浸七日，慢火煮干再焙） 槟榔一两（薄锉） 生牵牛末一两（另研） 青木香（去芦） 谷芽（净洗，焙干） 青皮（去白）各半两 荜澄茄 丁香 南木香各四钱

【用法】上除槟榔、丁香、木香及牵牛末，余七味锉、焙，仍同槟榔、木香为末，临入牵牛末和匀，水煮面糊为丸，如绿豆大。每服三十丸至五十丸，用淡姜汤送下；温茶、温酒皆好，不拘时候。儿小者，丸如粟米大，粒数、下法如前。

【功用】和脾益胃，消进饮食，宽膈快气，悦色清神。

【主治】小儿宿食。

对金丸

【来源】《墨宝斋集验方》卷上。

【组成】苍术一斤（茅山者，米泔水浸） 厚朴十二两 粉草六两 白茯苓三两 陈皮二两 半夏三两（姜汁浸） 枳壳二两（麸炒） 小红枣一百二十枚（去核） 生姜四两（切片）

【用法】上共和一处，用罐一个，内用水十五碗，慢火煮干，取出捣成饼，晒干为末，炼蜜为丸，如梧桐子大。每服七十丸，白汤送下。

【主治】一切肚腹饱胀积食。

和中健脾丸

【来源】《墨宝斋集验方》卷上。

【组成】茅山苍术（去须，以米泔水浸一宿，洗去泥，晒干，以盐水炒，净）二两 拣参一两（另研） 白茯苓二两（入陈皮、甘草汁内煮。用甘草切片七钱浸汁一碗，用陈皮一两四钱浸汁二碗） 莲肉（以温水泡，去皮心）二两 真川黄连（去芦，以生姜自然汁制炒）二两 山药一两 白术二两五钱（陈壁土炒） 茯神一两 山楂

肉二两（酒浸，蒸熟） 白芍药（酒浸一宿，炒）一两 当归身（酒洗，蒸熟）一两 陈皮（略去白，用二年陈者）一两

【用法】上为细末，将五六年陈仓米一合听用，荷叶九张（洗净，切碎），用水六碗，煎浓汁二大碗，将前陈仓米以水淘净，用荷叶汁浸至一宿，次早连汁磨成浆水，调匀，打成稠糊，将药入石臼内，细细加糊捣极匀，取出丸如绿豆大。每服二钱，中午生姜汤送下，或早、晚清米汤或白滚汤送下。

【主治】

1.《墨宝斋集验方》：脾胃病。

2.《慈幼新书》：小儿食积。

消食化气丸

【来源】《墨宝斋集验方》卷上。

【组成】苏子（水洗净，炒，取末）二两 香附米（水洗净，炒，取末）二两 白豆蔻（面包煨面熟为度，取末）二两 砂仁（炒，取末）一两 广陈皮（水洗净，晒干，取末）三两 山楂（水洗净，去核，晒干，取末）三两 南星一两（照半夏制度） 白茯苓（取末）二两 枳实（麸皮炒，取末）一两五钱 白术（土炒，取末）八两 枳壳（麸皮炒，去皮，为末）一两 沉香（经入水即沉者方可用，取末）一两 神曲（炒，取末）三两 广木香（取末）一两 半夏五钱（同生姜、皂角、白矾各二钱五分同煮为末） 川芎（晒干，取末）一两 萝卜子（炒，取末）一两 粉甘草（炒，取末）一两 麦芽（水洗净，炒，取末）三两

【用法】上药为末，米糊为丸，如绿豆大。每服或三钱，或四钱，姜汤送下。

【功用】消食化气。

加味调中饮

【来源】《寿世保元》巷二。

【组成】苍术一钱五分（米时浸，炒） 厚朴八分（姜汁炒） 陈皮一钱五分 白术一钱五分 山楂二钱 干姜八分（泡） 神曲二钱（炒） 草果一钱 黄连八分（姜汁炒） 甘草八分 枳实一钱

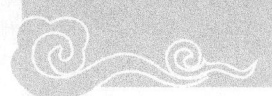

【用法】上锉。加生姜，水煎服。

【主治】

1.《寿世保元》：食积类伤寒，头疼身热，恶寒，身不痛，气口脉紧盛。

2.《医学集成》：宿食口渴，胀满，嗳气如败卵。脉浮滑。

消食散

【来源】《幼科证治大全》引《济世全书》。

【组成】山楂　神曲　砂仁　麦芽　白术　陈皮　青皮　甘草（炙）

【用法】加生姜，水煎服。

【主治】小儿伤食腹痛。

大补枳术丸

【来源】《寿世保元》卷二。

【组成】白术（去芦，炒）一两　陈皮（去白）一两　枳实（麸炒）一两　黄连（姜汁炒）五钱　黄芩（醋炒）五钱　黄柏（青盐水炒）一两　白茯苓（去皮）五钱　贝母（去心）八钱　神曲（炒）五钱　山楂（去核）五钱　麦芽（炒）五钱　加砂仁三钱　香附（醋炒）三钱

【用法】上为细末，荷叶汤下粳米煮稀粥，同药捣和为丸，如梧桐子大。每服一百丸，食后姜汤送下；有热，茶汤送下。

【主治】人禀素弱，脾胃虚怯，上焦有火、有痰、有郁气、有食积，胸中不快，饮食少思。

化坚汤

【来源】《寿世保元》卷三。

【组成】白术（去芦）二钱　白茯苓（去皮）三钱　当归三钱　川芎一钱五分　香附（炒）二钱　山楂二钱　枳实一钱　陈皮二钱　半夏（姜汁炒）二钱　红花八分　桃仁（去皮尖用）十粒　莪术一钱　甘草八分

【用法】上锉一剂。加生姜三片，水煎，温服。

【主治】五积六聚，癥瘕痃癖，痰饮、食积、死血成块者。

【加减】肉积，加黄连六分；面积，加神曲二钱；

左有块，加川芎一钱；右有块，加青皮二钱；饱腹，加萝卜子三钱；壮人，加三棱一钱；弱人，加人参二钱。

香砂和中汤

【来源】《寿世保元》卷三。

【组成】霍香一钱二分　砂仁一钱二分　苍术（炒）一钱半　厚朴（姜汁炒）陈皮（去白）半夏（姜汁炒）白茯苓（去皮）神曲（炒）枳实（麸炒）青皮（去瓤）山楂肉各一钱　白术（去芦，炒）一钱半　甘草三分

【用法】上锉一剂。加生姜，煎服。

【主治】病人初起，因于食伤脾胃，湿痰气郁，食积作胀，心腹胀满。

太和丸

【来源】《寿世保元》卷四。

【组成】白术（去油，土炒）四两　白茯苓（去皮）二两　怀山药二两　莲肉（去心皮）二两　当归身（酒炒）四两　白芍药（酒炒）二两　陈皮一两　川黄连（姜炒）一两　山楂（去子）一两　枳实（面炒）一两　半夏（汤泡，切片，姜炒）一两　神曲（炒）一两　香附（用童便炒）一两　木香五钱　龙眼肉一两　炙甘草五钱　人参五钱　白豆蔻（去壳）五钱　嫩黄耆（蜜水炒用）一两

【用法】上为细末，荷叶如掌大者煎汤，下陈仓米半钟煮稀粥和为丸，如梧桐子大。每服百丸，食后、临卧米汤送下。

【功用】大补诸虚，专进饮食，清痰降火，解郁消滞，养气健脾，预防饮食失节损伤脾胃，劳役过度耗散元气，而成内伤诸病。

【加减】年幼、壮者，去参、耆。

千金肥儿饼

【来源】《寿世保元》卷八。

【组成】莲子　茯苓　芡实　干山药　扁豆　薏苡仁各四两　神曲　麦芽　山楂　甘草　人参　使君子各二两　白糯米二升

【用法】上为末，布裹甑内蒸，白糖二斤半，调和印成饼。每日二三饼，诸病即安宁。

【主治】小儿伤食，呕吐泄泻，痰漱咳喘，热积，面黄肌瘦削，腹胀肚青筋，致成疳积慢惊。

消食饼

【来源】《寿世保元》卷八。

【组成】莲肉（去皮） 山药（炒） 白茯苓（去皮） 芡实（去壳，炒） 神曲（炒） 麦芽（炒） 扁豆（炒） 山楂（去子）各等分

【用法】上为末。每四两，入白面一斤，水同和，烙焦饼用。

【主治】小儿时常伤食，皮黄肌瘦，肚大腹胀。

藿香和中汤

【来源】《痘疹活幼至宝》卷终。

【组成】藿香 香附 紫苏 制苍术 制厚朴 山楂 小川芎 羌活 砂仁 炒麦芽 去白陈皮 白芷 炙甘草 生姜

【主治】

1.《痘疹活幼至宝》：感寒停食，吐泻。

2.《医宗金鉴》：小儿内伤乳食，外感寒邪，遂致食寒凝结，腹中作痛，其候发热恶寒，而更兼腹痛恶食，呕吐啼叫不已者。

加味六君子汤

【来源】《济阴纲目》卷十三。

【组成】人参 白术 茯苓 陈皮（去白） 半夏（汤泡七次） 厚朴（姜制）各一钱 甘草（炙）减半

【用法】上锉。加生姜三片，水煎服。

【主治】饮食停滞于脾，以致腹胀呕吐。

枳实消痞丸

【来源】《明医指掌》卷五。

【组成】枳实一钱（炒） 山楂肉一钱 黄连（炒）一钱 神曲（炒）一钱 甘草（炙）一钱 猪苓一钱 泽泻八分（去毛） 厚朴（姜汁拌炒）八分 砂仁八分（炒） 陈皮一钱 人参一钱（去芦） 黄芩一钱（炒） 干姜八分 姜黄八分 白术（炒）一钱

【用法】上为末，蒸饭为丸，如梧桐子大。每服五十丸，食后白汤送下。

【主治】食积，心下虚痞，按之痛者。

【验案】

萎缩性胃炎胃排空延迟 《陕西中医》（1997，7：303）：用本方加减：党参、白术、茯苓、枳实、厚朴、黄连、干姜、制半夏、炒麦芽、炙甘草、大枣，并随证加减，治疗萎缩性胃炎胃排空延迟45例。并设吗丁啉对照组45例。结果：治疗组显效23例，有效20例，总有效率95.5%；对照组分别为5例，29例，75.5%。两组显效率比较差异显著（$P<0.01$）。

紫沉丸

【来源】《明医指掌》卷五。

【组成】沉香三钱 槟榔三钱 紫苏梗五钱 益智（去壳，炒）一两 神曲五钱 麦芽五钱 白术五钱 乌药五钱 香附（炒）五钱 陈皮一两 厚朴（姜炒）一两 甘草（炙）三钱

【用法】上为末，水为丸。每服二钱，砂仁汤送下。

【主治】食积为寒所逆，停久而吐者，脉必迟。

和脾化积汤

【来源】《明医指掌》卷十。

【组成】山楂 枳实 蓬术 厚朴 白芍 甘草 陈皮

【主治】小儿诸积。

【加减】乳积，加砂仁、香附；气积，加木香、苏梗；惊积，加茯神、远志；虚积，加白术、茯苓；实积，加槟榔、牵牛；表有热，加柴胡、黄芩；里有热，加黄连、木通；小便不利，加滑石、泽泻；大便不通，加大黄、枳壳；寒月，加益智、草豆蔻。

大和中饮

【来源】《景岳全书》卷五十一。

【组成】陈皮一二钱　枳实一钱　砂仁五分　山楂二钱　麦芽二钱　厚朴一钱半　泽泻一钱半

【用法】水一钟半，煎七八分，食远温服。

【主治】饮食留滞积聚等证。

【加减】胀甚者，加白芥子；胃寒无火或恶心者，加炮干姜一二钱；疼痛者，加木香、乌药、香附之类；多痰者，加半夏。

圣术煎

【来源】《景岳全书》卷五十一。

【组成】白术（用冬术味甘佳者，炒）五六七八钱或一二两　干姜（炒）　肉桂各一二钱　陈皮（酌用或不用）

【用法】水一钟半，煎七分，温热服。若痛胀觉甚者，即以此煎送神香散。

【主治】饮食偶伤，或吐或泻，胸膈痞闷，或胁肋疼痛，或过用克伐等药，致伤脏气，有同前证，而脉息无力，气怯神倦者。亦治寒湿泻痢呕吐。

【加减】若治虚寒泻痢、呕吐等证任意加用人参、炙甘草之类。若治中虚感寒，任意加用麻黄、柴胡。

【验案】肝硬化腹水《浙江中医》（1995，4：153）：用本方加减：生白术50克，干姜、肉桂各5克，陈皮10克，每日1～2剂，水煎服，10天为1疗程。气滞湿阻者加枳实、厚朴；湿热蕴结者去肉桂，加茵陈、黄芩；脾肾阳虚者加茯苓、制附子；腹水甚者白术用至90～120克，泽泻50克。治疗肝硬化腹水95例。结果：治愈51例，好转33例。

【备考】《会约医镜》有甘草。

芍药枳术丸

【来源】《景岳全书》卷五十一。

【组成】白术二两（面炒）　赤芍药二两（酒炒）　枳实一两（面炒）　陈皮一两

【用法】上以荷叶汤煮黄老米粥为丸，如梧桐子大。每服百余丸，米饮或滚白汤任下。

【主治】食积痞满及小儿腹大胀满，时常疼痛，脾胃不和。

【加减】如脏寒，加干姜（炒黄者）五钱或一二

两；脾胃气虚，加人参一二两。

萝卜子汤

【来源】方出《景岳全书》卷五十一，名见《松峰说疫》卷二。

【组成】萝卜子

【用法】上捣碎，以温汤和搅，取淡汤徐徐饮之，少顷即当吐出，即有吐不尽者，亦必从下行矣。可代瓜蒂三圣散之属。

【功用】催吐。

【主治】邪实上焦，或痰，或食，或气逆不通。

敦阜丸

【来源】《景岳全书》卷五十一。

【组成】木香　山楂　麦芽　皂角　丁香　乌药　青皮　陈皮　泽泻各五钱　巴霜一钱

【用法】上共为末，用生蒜头一两研烂，加熟水取汁，浸蒸饼为丸，如绿豆大。每服二三十丸，用汤饮送下。未愈，徐徐渐加。

【主治】坚顽食积，停滞肠胃，痛剧不行。

香砂枳术丸

【来源】《景岳全书》卷五十四。

【组成】木香　砂仁各五钱　枳实（麸炒）一两　白术（米泔浸，炒）二两

【用法】上为末，荷叶裹烧饭为丸，如梧桐子大。每服五十丸，白术汤送下。

【功用】破滞气，消宿食，开胃进食。

【主治】

　　1.《张氏医通》：气滞宿食不消。

　　2.《杂病源流犀烛》：食积停滞，腹痛不可近或泄泻或头痛。

消食丸

【来源】《景岳全书》卷五十四。

【组成】山楂　神曲（炒）　麦芽（炒）　萝卜子　青皮　陈皮　香附各二两　阿魏一两（醋浸，另研）

【用法】汤泡蒸饼为丸，如梧桐子大。每服五十丸，食远姜汤送下。

【主治】一切食积停滞。

加味健脾丸

【来源】《济阳纲目》卷十二。

【组成】人参　白术（焙）　半夏（汤泡）　砂仁各一两　茯苓　青皮（去瓤）　枳实（麸炒）　山楂（去核）各一两半　陈皮（炒）　神曲（炒黄色）　香附子（炒）　麦芽（炒，净末）　厚朴（姜汁炒）　苍术（米泔浸，晒干）各二两　甘草（炙）七钱

【用法】上为末，用荷叶煮陈仓米饭或仓米磨粉煮粥为丸，如绿豆大。每服六七十丸，白米饮送下。

【功用】清热和中。

【主治】痰涎多食，肚腹饱胀。

加味健脾丸

【来源】《济阳纲目》卷十二。

【组成】白术（微炒）五两　陈皮（洗净存白）　半夏（姜汁泡七次）各三两　神曲（炒）　山楂（蒸，去核）　归身（酒洗）　白芍药（炒）　白茯苓各二两　川芎（小者佳）　黄连（姜汁炒）各一两半　香附（童便浸）　枳实（麸炒）　甘草（炙）各一两

【用法】上为末，荷叶包老米，慢火上蒸熟捣丸，如赤小豆大。每服八九十丸，食后服。

【功用】健脾。

加味二陈汤

【来源】《济阳纲目》卷十五。

【组成】陈皮　半夏　茯苓　甘草　山楂　神曲　桔梗　南星　枇杷叶　黄连　竹茹

【用法】上锉。加生姜煎，临熟入姜汁一匙调服。

【主治】痰火停食，腐化酸水，吐出黄臭，或醋心不安。

加味平胃散

【来源】《济阳纲目》卷三十七。

【组成】厚朴　陈皮　苍术各一钱　甘草（炙）三分　枳实　砂仁　麦芽　神曲　山楂　木香　白豆蔻各五分

【用法】上锉。加生姜三片，水煎服。

【主治】饮食停滞，胸腹痞闷。

绀珠木香槟榔丸

【来源】《济阳纲目》卷四十一。

【组成】木香　槟榔　当归　黄连　枳壳　青皮　黄柏各一两　黄芩　陈皮　三棱　香附　牵牛末各二两　莪术　大黄各四两

【用法】上为末，面糊为丸，如梧桐子大。每服五七十丸，临卧姜汤送下。寻常消导开胃，只服三四十丸。

【主治】食积腹胀有热。

【加减】有寒者，加厚朴、木香、丁香、砂仁、神曲、香附。

加味二陈汤

【来源】《济阳纲目》卷七十三。

【组成】陈皮　半夏　茯苓　甘草　人参　白术　苍术　川芎　神曲（炒）　麦芽（炒）

【用法】上锉。加生姜，水煎服。

【功用】补泻兼施。

【主治】气虚之人，因饮食过伤而腹痛者。

半夏曲芽汤

【来源】《简明医彀》卷三。

【组成】半夏　陈皮　茯苓　枳壳　槟榔　神曲　麦芽　香附　厚朴　苍术各一钱　甘草三分

【用法】加生姜、大枣，水煎服。

【主治】饮食积滞，痰涎壅盛，呕吐不已。

加味二陈汤

【来源】《丹台玉案》卷二。

【组成】甘草八分　半夏一钱　茯苓一钱　陈皮一钱五分　南星　枳实　黄芩　白术　黄连　瓜蒌仁　桔梗　杏仁　山楂　柴胡（少佐）　贝母　金

沸草　姜汁　竹沥

　　方中除甘草、半夏、茯苓、陈皮外，余药用量原缺。

【用法】年力壮盛者，先吐去痰，后服此药。

【主治】食积夹痰，憎寒恶风，自汗，胸膈满闷，气上攻冲，头不昏痛，项不强，无热者。

立消丸

【来源】《丹台玉案》卷四。

【组成】槟榔　草果（炒）　山楂肉　莱菔子（炒）各二两　阿魏（酒燉化）一两　三棱　莪术（醋煮）　广木香　青皮（醋炒）　香附各一两五钱

【用法】上为末，神曲六两，打糊为丸。每服三钱，姜汤送下。

【主治】饮食积聚成块。

棱术饮

【来源】《丹台玉案》卷四。

【组成】槟榔　三棱　蓬术　草果各一钱　山楂　白芍　麦芽　陈皮　砂仁　广木香各一钱五分　甘草五分

【用法】水煎，热服。

【主治】饮食凝积，结聚肠胃，并有寒邪，满腹痛不可忍者。

连脾饮

【来源】《丹台玉案》卷六。

【组成】香附　萝卜子　陈皮　山楂各六分　广木香　白术　青皮　丁香各四分

【用法】加生姜二片，水煎，不拘时候温服。

【主治】小儿饮食所伤，腹中作痛，脾气不调。

和中丸

【来源】《丹台玉案》卷六。

【组成】陈皮　厚朴　枳壳　麦芽　山楂肉各一两五钱　白茯苓　白术各一两　神曲三两

【用法】上为末，神曲打糊为丸。每服二钱，滚白汤送下。

【主治】小儿痘后，伤食腹痛。

香橘丸

【来源】《丹台玉案》卷六。

【组成】橘红　茯神　青皮　麦芽　厚朴　山楂各二两　砂仁　三棱　神曲　人参　泽泻各一两　甘草五钱

【用法】上为末，炼蜜为丸，如龙眼大。每服一丸，生姜汤化下。

【主治】吐泻或食积所伤，肚腹作痛，脾胃不和，蛔虫上行。

消磨散

【来源】《丹台玉案》卷六。

【组成】蓬术　三棱　陈皮　山楂　草果（去壳）各一两

【用法】上为末。每服二钱，姜汤调下。

【主治】小儿诸食所伤，以致肚腹膨胀，面色黄瘦。

枳朴二陈汤

【来源】《症因脉治》卷二。

【组成】枳实　厚朴　半夏　白茯苓　广皮　甘草

【功用】消食化痰，利气宣导。

【主治】食积。胃家有痰，饱满不食，恶心呕吐，或攻四肢，肩背作痛，下遗大肠，时泻时止，或时吐痰，口中觉甘，脉滑大。

家秘消滞汤

【来源】《症因脉治》卷二。

【组成】平胃散加莱菔子　枳实　山楂　麦芽

【主治】食滞。

枳实散

【来源】《症因脉治》卷三。

【组成】陈枳实　莱菔子　麦芽　山楂肉

【主治】食积，肚腹胀急，按之实痛，脉右关多

滑，或沉实，或滑动，或弦急。

枳朴大黄汤

【来源】《症因脉治》卷三。

【组成】陈枳实　厚朴　广皮　甘草　大黄

【主治】食积腹胀，一条扛起，痛而欲利，利后稍减，脉右关多滑，或见沉实，或见滑动，或见弦急。

加减保和丸

【来源】《症因脉治》卷四。

【组成】麦芽　楂肉　枳实　苍术　厚朴　莱菔子　陈皮

【主治】食积泄泻。

【加减】脾虚，加白术；热积，加川连；寒积，加炮姜；气滞，加木香。

神曲汤

【来源】《观聚方要补》卷一引《医径会解》。

【组成】神曲　山楂　连翘　陈皮　半夏　茯苓　麦芽　萝卜子

【主治】伤于食，身热头疼，噫气作酸，腹硬胀满，粪来逼迫作声，下坠臭甚，如抱坏鸡子秽气，脉来沉实。

【加减】肉积，加草果仁；伤酒，加黄连、葛花、砂仁；气虚，加人参、白术。

丁附理中汤

【来源】《痘疹仁端录》卷十一。

【组成】人参五分　干姜　青皮各五分　陈皮　丁香各一钱　炙甘草三分　附子三片

【主治】伤食腹痛，呕哕不止。

快膈消食丸

【来源】《诚书》卷十。

【组成】三棱（煨）　蓬莪术（煨）　缩砂（去壳）　白术　神曲（炒）　麦蘖（炒）各五钱　香

附（炒）一两　（一方加炒枳壳二钱）

【用法】上为末，蒸饼为丸。生姜汤送下。

【主治】宿食停滞，肚胀腹痛。

鹤顶丹

【来源】《诚书》卷十。

【组成】半夏（制七次）　杏仁（制七次）　巴豆（制）各二十一粒

【用法】上为末，打成片，入干胭脂五分，乌梅水浸面糊为丸。姜汤送下。

【主治】伤食发热，腹胀便闭。

归耆汤

【来源】《诚书》卷十一。

【组成】黄耆（炙）一两　当归（酒焙）　白芍药　川芎各五钱　甘草（炙）三钱

【用法】水煎服。

【主治】伤食，痿黄，洞泄，并痘后目。

安中丸

【来源】《诚书》卷十二。

【组成】甘松叶二两　益智　丁香皮　香附各三两　莪术一两　南木香五钱　麝一钱

【用法】上为末，生蜜为细丸。以生姜汤送下。

【主治】伤食作呕。

导膈饮

【来源】《诚书》卷十二。

【组成】紫苏　枳实　陈皮　栝楼仁　葛根　香附　茯苓各五分　甘草（炙）三分

【用法】水煎服。

【主治】伤食发热。

诃黎勒散

【来源】《诚书》卷十二。

【组成】诃黎勒皮三分　人参二钱　白术　麦蘖（炒）　陈皮　槟榔各五钱　甘草（炙）一分

【用法】上为末。每服一钱，水煎服。

【主治】小儿宿食胀满。

调中饮

【来源】《伤寒绪论》卷下。

【组成】苍术（泔浸麻油炒）二钱　白术（生）　厚朴（姜汁炒）

【主治】食积，类伤寒，但身不痛者。

苏子宽中汤

【来源】《何氏济生论》卷五。

【组成】白茯苓　香附　苏子　白芍　车前　苍术　莱菔子　泽泻　制半夏　枳实　白术　木通

【用法】加生姜、灯心为引，水煎，食前服。

【主治】饮食积聚，腹痛不消，小便不利。

调中饮

【来源】《温热暑疫全书》卷一。

【别名】调中汤（《张氏医通》卷十六）。

【组成】苍术二钱（泔水浸，麻油炒）　白术（生）　厚朴（姜汁炒）　陈皮　甘草（炙）　枳实（炒）　神曲（炒）　黄连各一钱（姜汁炒）　山楂二钱（姜汁炒）　草果八分　炮姜五分

【用法】水煎，去滓，磨木香汁少许调服。

【主治】《张氏医通》：食积类伤寒，及手足四肢发阴斑。

【加减】如腹痛，加桃仁；痛甚便秘，加大黄；口干，加省头草。

小保和丸

【来源】《医方集解》。

【组成】山楂三两（去核。或云核亦有力）　神曲（炒）　茯苓各一两　陈皮五钱　白术　白芍
　　方中白术、白芍用量原缺。

【用法】蒸饼糊为丸服。

【功用】助脾进食。

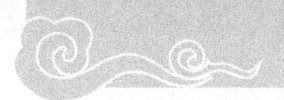

香砂枳术丸

【来源】《医方集解》。

【组成】白术　枳实　制半夏　陈皮　木香　砂仁

【用法】荷叶包陈米饭为丸服。

【功用】

1.《医方集解》：破滞气，消饮食，强脾胃。

2.《成方便读》：理气宽胸，助脾消导。

【主治】《成方便读》：饮食停滞，痞闷不消，或痰或气阻塞。

【方论】方中枳实破滞削坚，行胃中之气，化胃中之食，能消能磨，无所不至；然必以白术补脾之元气，助脾之健运，而赞辅之；积之所停，气必为滞，故以香、砂理气；气滞则痰必聚，故以橘、半化之；用荷叶烧饭为丸者，助清阳之气上升，藉谷气以和脾胃耳。

健脾化食散气汤

【来源】《傅青主女科·产后编》卷上。

【组成】白术二钱　当归二钱　川芎一钱　黑姜四分　人参二钱　陈皮三钱

【功用】补气血，调肝顺气，健脾消导。

【主治】妇人受气伤食，无块痛者。

【加减】伤面食，加神曲、麦芽；伤肉食，加山楂、砂仁；伤寒冷之物，加吴萸、肉桂；产母虚甚，加人参、白术。

健脾消食生化汤

【来源】《傅青主女科·产后编》卷上。

【组成】川芎一钱　人参　当归各二钱　白术一钱半　炙草五分

【主治】妇人产后伤食，血块已除。

健脾汤

【来源】《傅青主女科》卷下。

【组成】人参　白术　当归各三钱　白茯苓　白芍　神曲　吴萸各一钱　大腹皮　陈皮各四分　砂仁　麦芽各五分

【用法】水煎服。

【主治】妇人伤食，误服消导药成胀，或胁下积块。

化食汤

【来源】《石室秘录》卷一。

【组成】白术三钱　枳壳二钱　山楂三十粒　麦芽三钱　半夏一钱　甘草一钱　砂仁三粒　厚朴一钱

【用法】水煎服。

【主治】伤食作痛，胸腹饱闷，填胀欲呕而不得。

【方论】此方纯是攻药，而不至消气，妙用白术为主，故不消气而转能消食；然亦因其形壮体健而用之，倘体弱久病之人不敢以此方投之。

逐秽丹

【来源】《辨证录》卷二。

【组成】当归尾五钱　大黄三钱　甘草一钱　枳实一钱　丹皮三钱

【用法】水煎服。

【功用】滋阴祛逐。

【主治】多食生冷熽炙之物，或难化之品，食积于肠，闭结而不得出，有燥屎存于腹内作痛，手按之而痛甚者。

【方论】此方用大黄、枳实以逐秽，加入当归、丹皮以补血生阴，攻补兼施，复何患于亡阴哉。

消食散

【来源】《石室秘录》卷三。

【组成】白术一钱　茯苓一钱　枳壳一钱　山楂二十粒　麦芽二钱　谷芽二钱　六曲三分　半夏一钱　甘草五分　砂仁三粒

【用法】水煎服。

【主治】伤食之症，心中饱闷，见食则恶，食之转痛。

温化汤

【来源】《辨证录》卷八。

【组成】人参　茯苓　巴戟天　鳖甲各三钱　白术　黄耆各一两　肉桂　神曲各一钱　枳壳五

分　白豆蔻一粒　山楂十粒

【用法】水煎服。

【主治】过于贪饕熽熬烹炙之物，馨香甘肥之品，尽情恣食，以致食不能化，胸中饱闷，久则痞满，似块非块，似瘕非瘕，见食则憎，每饭不饱，面色黄瘦，肢体日削。

护内汤

【来源】《辨证录》卷九。

【组成】白术三钱　茯苓三钱　麦芽一钱　山楂五粒　甘草一钱　柴胡一钱　半夏一钱　枳壳五分　神曲八分　肉桂二分

【用法】水煎服。

【功用】消食，祛逐外邪。

【主治】人有好食肥甘烹炙之物，遂至积于胸胃久而不化，少遇风邪，便觉气塞不通。

参茯甘桔汤

【来源】《辨证录》卷九。

【组成】山楂十粒　麦芽　人参　桔梗各一钱　枳壳　甘草各五分　茯苓三钱

【用法】水煎服。

【主治】人有好食肥甘烹炙之物，遂至积于胸胃，久而不化，少遇风邪，便觉气塞不通。

枳实导滞汤

【来源】《张氏医通》卷十三。

【组成】枳实（炒）三钱　白术（炒焦）五钱　茯苓三钱　黄芩（酒炒）二钱　黄连（姜汁炒）三钱　泽泻（炒）二钱　大黄（酒蒸）一两　神曲（炒）四钱　生姜三片

【用法】水煎，食远服。

【主治】伤湿热之物，痞闷不安。

【方论】此枳术丸合三黄汤，而兼五苓之制，以祛湿热宿滞也。

香砂六君子汤

【来源】《张氏医通》卷十六。

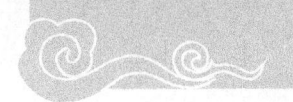

【组成】六君子汤加木香　砂仁　乌梅

【主治】气虚痰食气滞。

治中汤

【来源】《嵩崖尊生全书》卷六。

【组成】苍术　厚朴　半夏　白术　青皮　陈皮　人参　砂仁　炙草

【主治】伤食，头痛发热，身不痛。

二陈平胃散

【来源】《嵩崖尊生全书》卷七。

【组成】半夏　茯苓　陈皮　炙草　苍术　厚朴　山楂　神曲　麦芽　砂仁　草果　枳实

【主治】宿食不消，脐腹作痛，得便痛稍减，吞酸，面黄，脉弦者。

胜红丸

【来源】《嵩崖尊生全书》卷七。

【组成】陈皮　青皮　莪术　三棱　炮姜　良姜各五钱　香附一两　枳实　姜连各五钱

【用法】醋糊为丸服。

【主治】酒积、血积、食积。

平胃散

【来源】《嵩崖尊生全书》卷九。

【组成】苍术　厚朴　陈皮　炙甘草　香附　炒栀　半夏

【主治】伤食，嗳气有腐食气。

平胃保和汤

【来源】《嵩崖尊生全书》卷九。

【组成】苍术　厚朴　枳实　陈皮　莱菔　山楂　香附各一钱　炙草五分

【主治】食积，心痛如有物不得下。

芩连二陈汤

【来源】《嵩崖尊生全书》卷九。

【组成】二陈汤加姜芩　姜连　枳实　神曲　麦芽

【主治】伤食内热或伤热物。

除湿丸

【来源】《嵩崖尊生全书》卷九。

【组成】枳实　白术　茯苓　神曲各五钱　红花一钱五分　莱菔二钱五分

【用法】饭为丸服。

【主治】伤湿面。

健脾消食汤

【来源】《嵩崖尊生全书》卷十四。

【组成】川芎二钱　当归五钱　神曲　麦芽各六分　炮姜　炙草各四分　桃仁十个　山楂　砂仁各五分

【主治】伤食痛。

【加减】伤寒物，加吴萸一钱，肉桂五分；虚人，加人参。

冲和丸

【来源】《医学传灯》卷上。

【组成】陈皮　半夏　枳壳　厚朴　神曲　杏仁各一两　黄芩　桔梗各五钱

【功用】消积滞。

【主治】饮食所伤，脾失运化。

【加减】痰滞胶固者，加莪术。

香砂理中汤

【来源】《医学传灯》卷上。

【组成】人参　白术　炮姜　甘草　砂仁　香附　藿香

【主治】伤食。生冷伤脾者，脉来沉缓无力。

【加减】滞重，去白术，加枳壳、厚朴；寒甚，加肉桂。

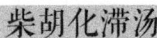

柴胡化滞汤

【来源】《医学传灯》卷上。

【组成】柴胡　黄芩　半夏　甘草　枳壳　厚朴　山楂　苏子　桔梗

【主治】饮食郁遏，少阳三焦之气不得宣通，日晡寒热，头亦微痛，全与风寒无异，神气如故，身无疼痛。

消食健脾丸

【来源】《医学传灯》卷上。

【组成】枳实　白术　山楂　人参　神曲　鸡内金　麦芽　连翘

【功用】消食健脾。

【主治】脾胃病。

消导二陈汤

【来源】《重订通俗伤寒论》。

【组成】生枳壳一钱半　六和曲三钱　炒楂肉二钱　真川朴一钱　仙半夏二钱　广皮红一钱　焦苍术八分　童桑枝一两

【用法】先去外邪，继用本方。

【功用】消食导滞。

【主治】伤寒夹食，食滞在胃。

香砂苓术散

【来源】《幼科指掌》卷三。

【组成】香附　缩砂仁　白茯苓　三棱　蓬莪术　青皮　小木通　神曲　广皮　泽泻　滑石　甘草

【用法】上为末。每服一钱，灯心汤调下。

【主治】小儿乳食伤脾胃，致使清浊不分，尿如白浊者。

神仙一块痛

【来源】《幼科指掌》卷三。

【组成】三棱　蓬术（醋炒）　青皮　陈皮　香附（四制）　木香　砂仁　姜黄　川乌　丁香　黑

牵牛　巴霜（面炒，即去面）各等分　（一方有大黄）

【用法】上为末，米糊为丸，如绿豆大。每服三五七丸，酒送下。

【主治】小儿气、食、风寒、积块胸腹痛者。

山楂丸

【来源】《良朋汇集》卷一。

【组成】山楂（蒸熟，去核）

【用法】捣烂，蜜糖为丸。白汤送下，不拘时候。

【功用】消食健脾胃，小儿尤益。

沉香百消丸

【来源】《良朋汇集》卷一。

【别名】三仙丹（原书卷二）、百消丸（《经验广集》卷一）。

【组成】香附米（醋炒）　五灵脂（拣去砂石，酒拌，晒干）各半斤　黑丑　白丑各一斤　沉香五钱

【用法】上为末，醋糊为丸，如绿豆大。每服三十五丸或钱许，食后姜汤送下；或茶清亦可。

　　本方改为曲剂，名"沉香百消曲"（《感证辑要》卷四）。

【功用】

　　1.《全国中药成药处方集》（沈阳方）：消癥化积，消食，顺气解酒，行水消痞，除胀止痛。

　　2.《全国中药成药处方集》（福州方）：宽胸开膈，调胃运脾。

【主治】

　　1.《良朋汇集》：一切积聚痞块。

　　2.《全国中药成药处方集》：癖积成块，癥积攻痛，久成膨胀，腹大坚硬及饮食过量，消化不良，呕吐嘈杂，胸膈胀满，酒寒积聚。

【宜忌】如孕妇泄泻、久病者勿服；忌人参。

万灵丹

【来源】《良朋汇集》卷三。

【组成】沉香　乳香（去油）　砂仁　香附米（炒）　姜黄　丁香　藿香　白芷　黄连　枳实（麸

炒）甘草 巴豆霜 黄芩 厚朴（苏油炙）各六钱 木香 牙皂（去皮，炒）青皮 连翘（去心）大黄（酒炒）草豆蔻 陈皮 黄柏 生地 南山楂（去核）川芎 红花 栀子（炒）杏仁（去尖，炒）各一两 雄黄 朱砂各四钱 血竭八钱

【用法】上为细末，醋糊为丸，如梧桐子大。每服大人二十丸，小儿十丸、五丸、六丸。水泻，姜汤送下，小儿米汤送下；红痢，甘草汤送下；白痢，灯心姜汤送下；疟疾，桃叶汤送下；气滞，乳香汤送下；酒滞，茶清送下；食滞，滚白水送下；胸膈嘈杂，茶清送下；胃脘疼，姜汤送下；心口疼，茶醋汤送下；眼目赤肿，菊花汤送下；大小便不通，茶清送下；五淋白浊，车前子汤送下；寒嗽，甘草汤送下；热嗽，桑白皮汤送下；疝气，小茴香汤送下；牙疼，细辛汤送下；口内生疮，薄荷汤送下；宿食宿酒，茶清送下；小儿疳症，竹叶、蜜汤送下；小儿惊悸，朱砂、乌梅汤送下；以上引俱凉用。

【主治】气滞、酒滞、食滞，胸膈嘈杂，胃脘疼，水泻，赤白痢，大便不通，五淋白浊，疝气，嗽，疟疾，眼目赤肿，牙疼，口内生疮；小儿惊悸、疳症。

平胃保和散

【来源】《伤寒大白》卷一。

【组成】平胃散 保和丸

【用法】同研服。

【主治】痰凝食滞，项强而兼胸满口噤，介齿不语，脉滑有力者；及挟食外感，胸中凝结作痛，手不可近者。

枳石平胃散

【来源】《伤寒大白》卷二。

【组成】热苍术 厚朴 广皮 甘草 枳实 石菖蒲 山楂肉 莱菔子

【主治】食滞胃家，外冒表邪，寒凝抑遏，皆发谵语。

保和丸

【来源】《伤寒大白》卷二。

【组成】山楂 麦芽 莱菔子 熟半夏 连翘 香附 枳壳

【主治】食滞中焦，生冷抑遏，致发狂症。

【加减】热甚，加栀、连；湿郁痞满，合平胃散、石菖蒲。

和中丸

【来源】《幼科直言》卷四。

【组成】厚朴一两（炒）白芍一两（酒炒）苍术一两（土炒）广木香三钱 陈皮一两 砂仁三钱（去壳）青皮五钱 真神曲一两（炒）甘草五钱

【用法】上为细末。炼蜜为丸，如弹子大。每服一丸，淡姜汤化下。

【主治】小儿食伤脾胃，有似疳痨之症，腹痛呕吐泄泻，或吐虫食，或受冷气冷物。

山楂汤

【来源】《幼科直言》卷五。

【组成】山楂肉 柴胡 麦芽 青皮 陈皮 白芍（炒）薄荷

【用法】水煎服。兼服和中丸。

【主治】伤食发热，唇红气粗，或夜热尤重，或兼腹痛。

消中分利汤

【来源】《幼科直言》卷五。

【组成】厚朴（炒）山楂 神曲（炒）麦芽（炒）陈皮 猪苓 青皮 泽泻 大腹皮

【用法】水煎服。

【主治】小儿脾虚，伤食作肿，善能饮食。

健脾消食汤

【来源】《胎产心法》卷下。

【组成】人参二钱 当归三钱（酒洗）川芎 神

曲（炒）各一钱　白术一钱五分（土炒）　山楂　砂仁各六分　麦芽　炙草各五分

【用法】水煎服。

【主治】妇人产后块痛已除，停食痞塞。

和中丸

【来源】《医学心悟》卷三。

【组成】白术（陈土炒）四两　扁豆（炒）三两　茯苓一两五钱　枳实（面炒）二两　陈皮三两　神曲（炒黑）　麦芽（炒）　山楂（炒）　香附（姜汁炒）各二两　砂仁一两五钱　半夏（姜汁炒）一两　丹参（酒蒸）二两　五谷虫（酒拌，炒焦黄色）三两

【用法】荷叶一枚，煎水迭为丸。每服二钱，上午、下午开水送下，每日二次。

【功用】《笔花医镜》：消痞。

【主治】

1.《医学心悟》：鼓胀。

2.《笔花医镜》：腹胀食积，疟后痰结，或血裹肝气，伏于胁下，时痛时止，而成痞积。

【加减】若寒气盛，加干姜、吴萸、肉桂；若湿热盛，加黄连、连翘；若大便闭结，先用三黄枳术丸下之，随用本方渐磨之；若兼瘀血，加厚朴、赤芍；若脾气虚弱，用六君子汤吞服此丸，或以补中益气汤送下。

神术散

【来源】《医学心悟》卷三。

【组成】苍术（陈土炒）　陈皮　厚朴（姜汁炒）各二斤　甘草（炙）十二两　藿香八两　砂仁四两

【用法】上为末。每服二三钱，以开水调下。

【功用】解秽祛邪，除山岚瘴气。

【主治】时行不正之气，发热头痛，伤食停饮，胸满腹痛，呕吐泻利，鬼疟尸注，中食、中恶。

【验案】

1.泄泻　《江苏中医》（1963，8：18）：应用本方加减：苍术片6g，川厚朴4.5g，藿香梗6g，青陈皮各4.5g，春砂仁2.5g，六一散（包）12g。水煎服，每日1剂。治疗泄泻242例，其中大便呈稀水样214例，呈稠糊样28例。结果：均获痊愈，大多数病例经过1次治疗而愈。

2.小儿泄泻　《福建中医药》（1995，3：48）：以本方加减，治疗小儿泄泻106例，结果：痊愈86例，好转16例，无效4例，总有效率96.2%。

如意丹

【来源】《惠直堂方》卷一。

【组成】苍术（米泔浸一宿，晒）十二两　厚朴（姜汁炒）十二两　甘草（去皮）八两　木通（去皮）八两　莪术（醋炒）六两　陈皮十二两　三棱（去毛）六两　枳壳（去瓤）十两

【用法】上为细末，将三年陈晚米一斗，巴豆四百九十粒同炒至黄色，拣去巴豆，碾米为末，同前药水泛为丸，如梧桐子大。小儿一岁服一分，至十五岁服二钱五分，十六岁以上服三钱，不能服丸者，可研化服。肚腹痛，枳壳汤送下；食伤气滞腹痛，砂仁汤送下；隔食风寒，胸膈饱满，头痛发热，生姜葱头汤送下；心腹时常作痛，或大便不实，嗳气吞酸作胀，水泻及白痢，生姜汤送下；红痢，甘草汤送下；红白痢，甘草生姜汤送下；痞积气块作痛，生姜汤送下；停食，槟榔汤送下；逆气上升嗳满，生姜汤送下；气塞痛，陈皮汤送下；其余诸病，俱滚汤送下。

【主治】伤食气滞腹痛，隔食风寒，胸膈饱满，头痛发热，大便不实，或水泻，痢疾，嗳气吞酸噎满，痞积气块作痛等证。

【宜忌】孕妇忌用。

七磨散

【来源】《惠直堂方》卷二。

【组成】人参　枳壳　川贝　乌药　郁金　沉香　木香各一分

【用法】上药用清汤磨服。

【功用】消胸膈积食，不伤正气。

【主治】老年虚弱之人食积。

平胃散

【来源】《种痘新书》卷十二。

【组成】苍术　厚朴　陈皮　香附　半夏　白芍　白芷　苏叶　川芎　木香　山楂　神曲　砂仁　炙草

【用法】上为末。感寒生姜为引。

【主治】伤食腹痛，不思饮食。

苏陈散

【来源】《种痘新书》卷十二。

【组成】苏叶　陈皮　半夏　苍术　厚朴（姜汁炒）　炙草　茯苓　羌活　桔梗　神曲　山楂各等分

【用法】上为末。生姜同煎服。

【主治】伤寒、伤食呕吐。

【加减】小便不利，加木通、车前。

保和温胃丸

【来源】《医略六书》卷二十。

【组成】神曲三两　楂肉三两（炒）　莱菔子三两（炒）　陈皮一两半　草果一两（炒）　木香一两（研）

【用法】上为末，生姜浓汁为丸，收晒七日。每服三钱，生姜汤化开温服。

【主治】食停中脘，抑遏清阳，胸膈痞满，恶寒不止，脉沉实者。

【方论】方中神曲化谷食，莱菔子消面食，山楂化肉食，草果消寒滞，陈皮利气和胃，木香调气醒脾。姜汁丸收，姜汤化下，使食滞消化则胃气清和，而胃阳得伸，恶寒无不自罢矣。此温中消导之剂，为食滞恶寒之专方。

加味枳术丸

【来源】《医略六书》卷二十三。

【组成】白术一两半（炒）　枳实一两半　半夏一两半（制）　神曲三两　苍术一两半（炒）　卜子三两（炒）　草蔻一两半（炒）　黄连六钱　葛花一两半　泽泻一两半

【用法】上为末，用白螺蛳壳三两，煅研，另煎浓汁泛丸。每服三钱，空心焦楂汤调化温服。

【功用】健脾消积。

【主治】痰积、食积、酒积、茶积腹痛，脉沉数滑者。

【方论】痰积而食不化，酒停而茶不行，故肉食从之，遂成诸积而腹痛不已焉。苍术、半夏燥湿消痰，白术、枳实健脾化积，神曲消食化滞，卜子消痰消食，草蔻温中散寒滞，黄连清热燥伏湿，葛花升清阳以解酒，泽泻泻浊阴以利窍也。丸以白螺之善消积块，汤以焦楂之善化肉癥，使诸积皆消，则脾胃调和，而经府廓清，安有腹痛不止之患乎？此健脾消积之剂，乃治诸积腹痛之专方。

消食健脾丸

【来源】《医宗金鉴》卷四十。

【组成】苍术　陈皮　厚朴　甘草　炒盐　胡椒　山楂　神曲　麦芽　白蒺藜

【用法】上为末，炼蜜为丸服。

【功用】消化食积。

【主治】胃强脾弱，能食而不化。

三棱丸

【来源】《医宗金鉴》卷五十二。

【组成】三棱（煨）　陈皮　半夏（姜制）　神曲（炒）各一两　黄连（姜炒）　枳实（麸炒）　丁香各五钱

【用法】上为细末，面和为丸，如黄米大。每服二十丸，食后生姜汤送下。

【功用】清胃，和中，止呕。

【主治】小儿饮食无节，过食油腻、面食等物，以致壅塞中脘。其证肚腹胀热，恶食口臭，频吐酸粘，眼胞虚浮，身体潮热。

和胃汤

【来源】《医宗金鉴》卷五十二。

【组成】陈皮　半夏（姜制）　缩砂仁（研）　苍术（炒）　厚朴（姜炒）　藿香叶　香附（炒）　甘草（炙）　山楂　神曲（炒）

【用法】引用生姜，水煎服。先用三棱丸止其吐，后服此方。

【功用】和胃化滞。

【主治】小儿饮食无节，过食油腻、面食等物，壅

塞中脘，以致伤食吐，肚腹胀热，恶食口臭，频吐酸粘，眼胞虚浮，身体潮热。

温中消食汤

【来源】《脉症正宗》卷一。

【组成】黄耆一钱　白术一钱　炮姜八分　神曲一钱　枳壳八分　山楂八分　草蔻八分　半夏八分

【用法】水煎服。

【功用】温中消食。

加味越鞠丸

【来源】《金匮翼》卷三。

【组成】苍术　神曲　香附　黑山栀　抚芎　针砂　山楂

【用法】上为末，糊为丸，如梧桐子大。温服，不拘时候。

【主治】食积、酒毒发热。

保和丸

【来源】《医方一盘珠》卷三。

【组成】苍术　陈皮　白术　茯苓　半夏　砂仁　香附　神曲　白芍　厚朴　甘草各等分

【用法】灯心为引。

　　本方方名，据剂型，当作"保和汤"。

【主治】食积泄泻，泄时腹痛，泄后痛减。

平胃二陈汤

【来源】《医方一盘珠》卷四。

【组成】苍术　陈皮　甘草　厚朴（姜水炒）各一钱　白苓　半夏　山楂　神曲（炒）各八分

【主治】伤食腹痛，停痰咳嗽。

诸积太仓丸

【来源】《金匮翼》卷四。

【组成】陈仓米四两（以巴豆二十一粒，去皮同炒，至米香豆黑，勿令米焦，去豆不用）橘红四两

【用法】上为末，和丸如梧桐子大。每服五丸，姜汤送下，一日二次。

【主治】诸积。

三棱丸

【来源】《幼幼集成》卷四。

【组成】京三棱（煨）　蓬莪术（煨）　半夏曲（焙）　小枳实（麸炒）　正川连（姜炒）　吴茱萸（泡）　正广皮（酒炒）　杭青皮（醋炒）　南木香（屑）　尖槟榔（炒）　川厚朴（姜制）　川楝肉（炒）　小茴香（酒炒）

【用法】上为末，神曲糊为丸，米饮调服。

【主治】小儿食积，胃脘痛，心腹痛，小腹痛，癖痛，虫痛。

保童丸

【来源】《幼幼集成》卷四。

【组成】人参（切，焙）　漂白术（土炒）　紫厚朴（姜炒）　真广皮（酒炒）　白云苓（炒）　结猪苓（焙）　宣泽泻（炒）　藿香叶（焙）　公丁香（捣）　法半夏（焙）　白干姜（炒）　青化桂（去粗皮）　白蔻仁（炒）　杭青皮（醋炒）　肉豆蔻（煨）　南木香（屑）　炙甘草各等分

【用法】上焙燥，为细末，神曲糊为丸；如弹子大。每服一丸，米饮化下。

【主治】因伤风冷食积，肚疼，泄泻，呕恶。

止痛雷火针

【来源】《活人方》卷一。

【组成】蕲艾末一两　雄黄二钱　没药一钱　丁香一钱　白芷一钱　麝香三分　乳香一钱

【用法】上为末，匀摊细草纸上，卷紧如筒，一钱粗细，外用棉纸封固，每料分作五条，晒燥收贮。用时灯上烧红，隔青布五七层，于痛处针之。

【主治】寒湿二气，有一流注于经络关节之间，便成痛痹。或着一处，或走不定，甚至气血虚寒，不能营运，加至风寒外袭，筋脉凝塞，不通而痛。或过食生冷、坚硬之物难消，胸腹胀满，窘迫而痛。或房劳亏损肾气，而寒邪侵于肾俞，督脉为

痛。不分虚实，皆可通治。

【加减】痞，加阿魏一钱。

和中顺气丸

【来源】《活人方》卷三。

【组成】山楂六两　陈皮三两　茯苓三两　半夏二两　神曲二两　卜子一两五钱　连翘一两五钱　麦芽粉一两五钱

【用法】荷叶汤为丸。每服二三钱，食前后生姜汤送下。

【主治】脾胃素亏，饮食不节，肥浓太过，坚硬难消，以致胸膈胀痛。嗳腐吞酸；兼治五郁六积。痰饮之类，诸肉麸面之积。

备急丸

【来源】《活人方》卷三。

【组成】延胡索三钱　木香一钱五分　五灵脂一钱五分　沉香一钱　巴霜七分

【用法】上为末，蜜为丸，如芥子大。十丸起，五丸止，空心生姜汤吞服。

【主治】中寒脾弱，复伤生冷，肉食不能腐熟，停滞肠胃，心腹绞结为痛，大便塞结不通，精神素旺者。

化积保中丸

【来源】《活人方》卷四。

【组成】白术三两　苍术二两　陈皮二两　香附二两　山楂肉四两　神曲一两　半夏一两　萝卜子一两　白芥子一两　黄连一两　三棱七钱　蓬术七钱　青皮七钱　槟榔七钱　砂仁五钱　木香五钱　干漆炭五钱　瓦楞子灰五钱　人参五钱

【用法】醋调，神曲糊为丸。每服二三钱，早空心、午前淡姜汤送下。

【功用】养正气，消积滞。

【主治】脏腑营卫之气不和，致痰积、食积结滞肠胃隐曲之地，窒碍流行之气，于心腹胁腋间为痛，饮食不甘，形神枯萎。

沉香分消丸

【来源】《活人方》卷四。

【组成】大枳壳四两（分四份：苍术一两，萝卜子一两，大茴香一两，干漆炭一两，上四味各炒枳壳一份，以黄脆为度）　香附（醋炒）二两　槟榔一两　延胡索（酒浸，炒）一两　三棱二两　蓬术一两（上二味用童便加黑豆三十粒浸一昼夜，煮干，炒至黄脆，去豆）

【用法】用枳壳、香附等六味为细末，即以苍、卜、茴、漆四味熬浓汁，加少醋调神曲末糊为丸，如绿豆大。每服二钱，早空心以米饮汤吞服。

【主治】膨胀，诸食，诸积，诸痛及肝脾疝痛初起。

【方论】枳壳有和中化滞，豁痰利气之能，故为君；苍术佐之以渗湿行痰；卜子佐之以消粉面食积；茴香佐之以温消寒气之凝固；干膝佐以消瘀血而杀虫，同香附可以开郁，同槟榔顺气止疼，同延胡和伤行血，同棱、术破积消坚。

姜桂苓砂汤

【来源】《四圣心源》卷十。

【组成】茯苓三钱　甘草二钱　干姜三钱　桂枝三钱　芍药三钱　砂仁一钱

【用法】煎大半杯，入砂仁末，温服。

【主治】饮食不消。

消积散

【来源】《仙拈集》卷三。

【组成】黑丑（半生半熟）　槟榔　大黄各三钱　木香五分

【用法】上为末。每服一二分，黑糖调滚水下。

【主治】小儿食积，肚硬筋青，并下虫积。

太上五神茶

【来源】《仙拈集》卷四引程氏方。

【组成】陈细六安茶一斤　山楂（蒸熟）　麦芽　紫苏叶　陈皮　厚朴　干姜（俱炒）各四两

【用法】上为末，瓷器收贮，置高燥处。大人每服

三钱，小儿一钱。感冒风寒，葱、姜汤下；内伤，姜汤下；水泻痢疾，加姜水煎，露一宿，次早空心温服。

【主治】伤风咳嗽，发热头疼，伤食吐泻。

回生至宝丹

【来源】《仙拈集》卷四。

【组成】胆星　雄黄　琥珀　朱砂　冰片　全蝎各二钱　巴豆霜一钱　麝香二分

【用法】上为细末，神曲糊为丸，如黍米大。大人用一分，小儿论大小，三四厘以至七八厘。感冒风寒，生姜汤送下；瘟疫，新汲水送下，中风不语，生姜汤送下；霍乱吐泻、绞肠痧，生姜汤送下；中暑，水送下；大小便不利，灯心汤下；红痢，茶送下；食积，麦芽汤送下；风痰头眩，生姜汤送下；妇人血崩及月水不止，京墨磨童便送下。

【主治】感冒风寒，瘟疫，中风不语，霍乱吐泻，绞肠痧，中暑，大小便不利，红痢，食积，风痰头眩，妇人血崩及月水不止。

【宜忌】孕妇忌服。

小保和丸

【来源】《方症会要》卷一。

【组成】白术五钱　山楂　神曲各二钱五分　陈皮　白芍各一钱五分

【用法】上为末，蒸饼糊为丸，如绿豆大服。

【功用】助脾胃，化饮食。

法制青皮

【来源】《串雅外编》卷三。

【组成】青橘皮一斤（浸去苦味，瓢，拣净）　白盐花五两　炙甘草六两　茴香四两

【用法】以甜水一斗煮之，不住搅，勿令着底，候水尽，慢火焙干，勿令焦，去甘、茴，只取青皮密收用。

【功用】醒酒，益胃，消食。

平胃丸

【来源】《同寿录》卷一。

【组成】陈皮九两　厚朴九两　枳壳五两　山楂肉五两　甘草二两五钱　苍术九两

【用法】上为细末，水滴为丸，每服三钱，老年及孕妇只服三分。头痛发热发寒，用葱白二根，陈茶二分，生姜三片，煎汤送下；伤食恶心，生姜一片，煎汤送下；泻初起，泽泻三分，生姜一片，煎汤下；疟疾，加青皮二分，砂仁七个，柴胡三分，同煎汤下。

【主治】头痛发热恶寒，伤食恶心，泄泻，疟疾。

青皮丸

【来源】《杂病源流犀烛》卷六。

【组成】青皮　山楂　神曲　麦芽　草果

【用法】《中国医学大辞典》：上为细末，水泛为丸。熟汤送下。

【主治】由食生冷，或食物过多而致食必饱闷，噫败卵气之食痛。

保和丸

【来源】《杂病源流犀烛》卷十四。

【组成】楂肉　姜半夏　黄连　陈皮各五钱　神曲三钱　麦芽二钱

【用法】将神曲打糊为丸。每服五十至七十丸，白汤送下。

【主治】食积、酒积。

紫苏汤

【来源】《杂病源流犀烛》卷十四。

【组成】紫苏　杏仁泥各等分

【用法】浓煎汤服。

【主治】索粉积，食之失度而成积，胸膈间若有所梗者。

大畜方

【来源】《杂病源流犀烛》卷二十一。

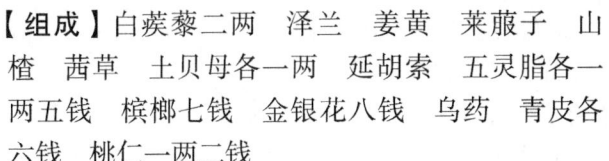

【组成】白蒺藜二两 泽兰 姜黄 莱菔子 山楂 茜草 土贝母各一两 延胡索 五灵脂各一两五钱 槟榔七钱 金银花八钱 乌药 青皮各六钱 桃仁一两二钱

【用法】上为末。每服一钱，温酒送下。

【主治】食积瘀血，痧毒凝滞成块，日久不愈。

雷音丸

【来源】《回生集》卷上。

【组成】巴豆二两（去仁不用，只用豆皮，每豆二两，可得皮三四钱，微炒黄色，万不可用豆仁一粒） 缩砂仁一两（炒） 川大黄三钱（半生半炒） 干姜三钱（炒黑） 广木香三钱（炒黑） 牙皂二个（去筋，炒） 甘遂一钱五分（以甘草水浸三日，日换一次，看水无黑色为度，然后用面包，向火煨之，面俱黄色而止）

【用法】上为细末，绢罗过，醋打面糊为丸，如绿豆大，锅底烟煤研细为衣，晒干。每服三四十丸，晨空心姜汤送下。每服可泄水二三次，日服日泻，日泻日消，大便渐实，小便渐长渐白，直服至水尽为度，但须量老少壮弱，泻之多寡，加减丸数，不可拘执。此药治病，多则一料，少则半料必愈。

【主治】水臌，酒积，食积。

【宜忌】忌盐酱一百多日。

【方论】此药虽泄而不伤元气。

消导汤

【来源】《会约医镜》卷七。

【组成】厚朴（姜炒） 茯苓 砂仁 山楂 麦芽 神曲各一钱半 陈皮一钱五分 枳实八分 白芥子七分

【用法】生姜为引。

【主治】饮食留滞，胸膈上有一条杠起痛者。

【加减】如胃寒呕逆，加炮干姜一钱；如气滞而痛，加木香、香附；如食积坚硬难化，加槟榔、莪术。

补脾化食汤

【来源】《会约医镜》卷八。

【组成】苍术一钱半 厚朴（姜炒） 陈皮 甘草 麦芽（炒） 山楂 神曲（炒） 枳壳各一钱 砂仁 藿香 桂枝各八钱 广香三分 茯苓一钱半

【用法】温服。如宿食在胸者，用此汤服一碗，以指探喉取吐，再服再吐，以尽为度；若在中下焦，胀痛拒按者，加生大黄三四钱下之，不应，加芒硝二钱。下后，即须补脾药一二剂，未尽，仍复下之。

【主治】一切饮食停滞，胸腹胀满，气口脉独沉大者。

胜红丸

【来源】《会约医镜》卷八。

【组成】三棱 蓬术（各醋炒） 青皮 陈皮各一两 干姜（炮） 良姜各五钱 香附（炒）二两 木香三钱 槟榔五钱 枳壳三钱

【用法】上为末，醋糊为丸。米饮送下。

【主治】脾积气滞，胸满呕吐，大人酒积，妇人血积，小儿食积之体弱而积轻者。

疏利汤

【来源】《会约医镜》卷十。

【组成】陈皮一钱 法半夏半钱 茯苓二钱 甘草（炙）一钱 厚朴（姜水炒） 乌药 猪苓 泽泻 神曲（炒）各一钱半 吴茱萸（开水泡，焙干）五分

【用法】食远温服。

【主治】食积、水停、痰凝、气滞，肚腹胀痛，或生冷寒湿伤脏，邪实霍乱，泄利初起者。

【加减】如气痛甚者，加木香五分，砂仁七八分；如寒湿甚者，小便短赤，加苍术一钱半；如腹痛喜热喜按者，加炮干姜一钱；如小便短，大便多水者，加草薢四钱，木香四分（煨）。

九物饮

【来源】《产科发蒙》卷二。

【组成】神曲（炒） 麦芽 山楂 香附 青皮 干姜（炮） 木香 厚朴 槟榔各等分

【用法】加生姜，水煎服。

【主治】诸饮食伤。

消导饮

【来源】《产科发蒙》卷二。

【组成】香附　砂仁　神曲　麦芽　山楂子　干姜　兰草　木香　半夏

【用法】加生姜三片，水煎，温服。

【主治】妊娠饮食所伤，呕吐宿食，呕臭气不可闻，心腹绞痛，脉紧。

六合定中丸

【来源】《济急丹方》卷上。

【组成】香薷四两　木瓜二两　茯苓二两　枳壳二两　紫苏四两　甘草五钱　厚朴二两　广木香一两　广藿香二两　阳春砂仁二两

【用法】上药水泛为丸，每药末净重一钱三分为一丸，收贮瓷瓶。每用一丸，小儿半丸，四时痧症、霍乱转筋，阴阳水（滚水、凉水各半）送下；感冒风寒，紫苏、葱头汤送下，或生姜汤送下，头痛发热，葱头汤送下，心腹饱胀，砂仁汤送下；疟疾，姜、枣汤送下；痢疾，红糖汤送下；伤食，炒萝卜子汤送下；受暑，凉藿香汤送下；山岚瘴气，槟榔汤送下。

【功用】解暑毒，祛风寒。

【主治】感冒风寒，四时痧症，受暑，痢疾，疟疾，伤食，山岚瘴气等。

丹青饮

【来源】《济众新编》卷二引《黄氏经验》。

【组成】煨姜一两　便香附　苏叶　陈皮　紫丹香　青皮　藿香　乌药各一钱　草果　槟榔各七分　甘草五分　木瓜二片

【主治】食伤。

八珍粉

【来源】《济急丹方》卷下。

【组成】淮山药四两　莲肉四两　白扁豆四两　白

茯苓四两　苡仁四两　白术一两　芡实四两　楂肉二两　阳春砂仁一两

【用法】加粳米一斗，秔米二升。

【功用】消食。

万安膏

【来源】《济众新编》卷七。

【组成】平胃散　苏合香丸

【用法】平胃散水煎，调苏合香丸二三丸，入蜜少许，不拘时候。

【主治】伤食吐泻，心腹绞痛，或痢疾腹痛。

山楂粥

【来源】《济众新编》卷七。

【组成】山楂肉（去核，研细末）一两　桂皮（研细末）一钱

【用法】长流水一升同和煮沸，糯米粉量入作粥。和蜜服。

【功用】消食积，化宿滞，行结气，疗痢疾，健胃开膈，消痰块、血块。

香砂枳术丸

【来源】《古方汇精》卷一。

【组成】香附子　苡仁各四两　茅山苍术　赤茯苓　蛀神曲各二两　麦芽一两五钱　砂仁　广木香　枳壳各一两　甘草八钱

【用法】上药各取净末，水泛为丸。每服二钱，淡生姜汤送下。

【主治】一切食积，胸闷气逆。

益元煎

【来源】《古方汇精》卷一。

【组成】白术一斤　建曲六两　扁豆　广皮　麦芽　茯苓各八两　小蝉肝四两（即水鸡肝）

【用法】炼蜜为丸。每服一钱五分，米饮调下。

【主治】一切食积腹胀，气弱血衰诸证。

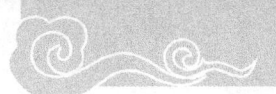

清宁丸

【来源】《银海指南》卷三。

【组成】大黄十斤（须锦纹者，切作小块如棋子大，用好酒十斤，先将泔水浸透大黄，以侧柏叶铺甑，入大黄蒸至晒干，以酒浸之，再蒸晒收干。另用桑叶、桃叶、槐叶、大麦、黑豆、绿豆各一斤，每味煎汁蒸收，每蒸一次，仍用侧柏叶铺甑，蒸过晒干，再蒸再晒。制后再用半夏、厚朴、陈皮、白术、香附、车前各一斤，每味煎汁蒸收如上法，蒸过晒干）

【用法】上用好酒十斤制透为丸，如梧桐子大。每服一二钱。或为散亦可。

【功用】《北京市中药成方选集》：清理胃肠，泻热润燥。

【主治】

1.《银海指南》：一切热病。

2.《北京市中药成方选集》：饮食停滞，腹胁膨胀，头晕口干，大便秘结。

【宜忌】《北京市中药成方选集》：孕妇忌服。

藿香和中汤

【来源】《笔花医镜》卷三。

【组成】藿香八分　厚朴　砂仁　陈皮　炙草各五分　生姜二片

【主治】食积、痞积等。

【加减】感寒停食，加苍术、白芷、苏梗、川芎、香附、楂炭、麦芽。

黄金顶

【来源】《串雅补》卷一。

【组成】番木鳖一斤（水浸胀，去毛，拣选大中小三等。用真麻油一斤盛于铜勺内，放风炉中炭火上，熬滚沸，投入大等木鳖，候其浮起，以打碎黄色为度，如黑色则过于火候，失药之灵性矣，取起；次下中等木鳖，亦如足法；三下小等木鳖，亦如是法。）

【用法】上为细末，临用须分年少老幼，用以二分为率，少壮者可用三四分，或在跌打重伤，亦作此例，以陈年老黄米粉糊为丸，如卜子大，烈日

晒干，藏贮。感冒发热，姜汤送下；狂热不识人事，薄荷汤送下；呕吐，砂仁、煨姜汤送下；头痛，川芎、白芷、老姜、葱白汤送下；口渴，干葛、薄荷、老姜、乌梅汤送下；头晕，不省人事，半夏、陈皮汤送下；骨节风痛，防风、羌活、姜皮汤送下；火气暴升，黄柏汤和童便送下；哮喘痰火，陈皮汤送下；伤食，神曲、山楂汤送下；痰多气多，白芥子、半夏、南星泡汤和姜汁送下；小便秘涩，木通、灯心汤送下；不通，和淡竹叶汤送下；冷汗不止，炙黄耆汤送下；食隔，神曲、麦芽汤送下；四肢身背风痛，防风、薄荷、羌活、老姜汤送下；鼻塞，细辛、辛夷汤送下；去邪退热，远志、朱砂、竹茹汤送下；恶寒，老姜汤送下；咳嗽，姜汤送下；霍乱吐泻，茴香汤送下；水泻，浓茶汁送下；大便秘涩，芝麻三钱研末，白汤送下；牢久热痰，积滞腹痛，牙皂汤送下；酒醉呕吐，公英、枇杷叶、竹茹汤送下；耳聋眩晕，竹沥汤送下；痰多盗汗，黑豆汤送下；阴症热燥，荆芥、丹皮、竹茹、淡豉汤送下；头风痛甚，防风、蔓荆、寄生、川芎、白芷汤送下；遍身骨节疼痛，又兼畏寒怕热，老酒送下；风气疼痛，腰寒怕冷，烧酒送下；年久腹痛，山楂、乳香汤送下；年久风气痛，手足拘挛难伸，寄生、河车酒送下；手足痿弱难伸，牛膝汤送下；皮肤痒极，桑白皮汤送下；胁痛，木香、乳香汤送下；半身不遂，莫能起止，若冷痛，五加皮、地榆制酒服，半月愈；如热痛，菊花、豨莶浸酒送服，二十日愈；中风口哑，生黄耆汤送下；不语，薄荷汤送下；腰骨痛，羌活汤送下；阳症，寒热不调，川芎汤送下；遍身风痛，怕热，菊花酒送下；心气走痛，川椒、乌梅汤送下；腰眼痛，乳香汤送下；阳症结胸，大黄汤送下；积痛走动者，莪术、老姜汤送下；腹痛难忍，姜皮汤调木香末送下；又川楝子、使君子、木香、乳香汤送下；经年腹痛，诸医不效，黑栀、明矾汤送下；痰郁积滞年深，黑栀明矾汤送下；伤寒阳症痰多者，萝卜子、半夏、老姜汤送下；痰渴，硼砂汤送下；阳症热多，黄柏、黄芩汤送下；或葱头汤送下；阳症狂热口渴，元明粉泡新汲水送下；阳症大便干涩、闭结，麻仁研新汲水送下；阳症小便干涩不利，六一散一钱新汲水调下；阳症转作疟疾，取东向桃柳枝各二寸，露水煎送；若阴症

变疟，半夏、陈皮、山楂、艾叶汤送下；阳症转痢，苦参、艾叶、木香汤送下；如红，加银花；白，加姜；阴症沉重昏睡，参、耆汤送下；若痰甚，姜汁、竹沥汤送下；阴症冷汗常流，参、耆汤送下；外用陈小麦煎汤洗澡；阴症痰盛，南星、半夏、老姜汤送下；又陈皮、半夏汤亦效；阴症转痢，苍术、半夏、陈皮、木香汤送下；伤暑口渴甚，呼水不止，六一散一钱新汲水送下；伤暑面红眼昏，气喘者，新汲水泡元明粉送下；伤暑劳力发痧，面嘴手足变色青黑，心窝尚暖，用前末调赤泥水灌下，俄顷战汗如水即苏；中暑，地浆水送下；素中寒而中暑者，蒜头捣烂冷水调下；隔食翻胃，竹茹、枇杷叶、南枣汤送下；寒热疟症，逐日来者，陈皮、半夏汤送下；间日或二三日一发，厚朴、槟榔、山楂、半夏汤送下；山岚瘴气，槟榔汤送下；呕水清水，乌梅、诃子汤送下；瘟疫时症，凉水送下；小肠疝气，小茴香汤送下；呕血，白茅根一斤许煎浓汤送下；吐血不止，京墨汁送下；劳伤虚损，咳痰带血丝者，知母、麦芽、童便送下；痰咳，柏叶、茅根汤送下；鼻流血不止，硼砂一钱为末，白汤送下；火眼痛，甘菊花汤送下；肠风下血，沥脓不止，生地、归尾汤送下；吐血发热，扁柏叶、茅根、藕节汤送下；粪后下血不止，生地榆汤送下；大便下血，槐花、大蓟汤送下；患病日久，梦与鬼交，朱砂茯神汤送下；梦泄遗精，莲须汤送下；寝卧乱言，桃柳枝汤送下；羞见三光，眼痛，白芍、甘菊花汤送下；痰迷心窍，琥珀汤送下；目病赤涩，甘菊、桑皮汤送下；眼患热痛，水煎百沸汤，置天井中露一宿，温热，调药末如浆，擦敷眼眶，的有明验；月经凝滞不行，红花酒送下；血热未及信期而来，苏木汤送下；血虚过期不来，益母草汤送下；赤白带下血淋不止，硫黄汤送下；单白带，胡椒汤送下；苦热又吐血，乌梅、牡蛎、童便送下；热淋痛甚，车前、地肤子草捣汁和陈酒送下；血崩，侧柏叶、山茶花、归须汤送下；乳痈，鹿角屑焙干焦，为末，酒调下；治胎衣不下，石花水澄清送下；产后血痛，益母草泡姜汁送下；肚痛难忍，栀子汤送下；血毒，硫黄汤送下；妇人梦与鬼交，安息香汤送下；小儿每服三、四、五、六、七厘为则，啼哭无常，雄黄汤送下；惊风发热，薄荷、灯心汤送下，或加姜汁一匙；惊风危甚，抱龙丸淡姜汤送下；慢脾风，泄泻，莲子薄荷老姜汤送下；发热惊叫，银花朱砂汤送下；大头瘟，瓮菜汤送下，仍研末醋调敷患处，（瓮菜即大头菜）；咳嗽痰升喘急，贝母知母汤送下；痰迷心窍，四肢逆冷，灯心、姜皮泡麝香半厘送下；吐乳夜啼，薄荷、砂仁、半夏、蝉蜕汤送下；疳积潮热时剧，麦冬、黄连汤送下；肚腹虚胀，茯苓汤送下；疳病腹痛，使君子汤送下；伤风，恐怖惊惶，茯神琥珀汤送下；食积肚痛，五灵脂汤送下；水泻不止，白术汤送下；冷泻如水直出，参、术汤送下；小儿耳内流脓臭，用药末和麝香少许，吹入耳内自干；急惊风，朱砂、金箔汤送下，再用末吹鼻；无名肿毒，银花汤送下；结核走窜，防风汤送下；跌扑头面身黑肿痛，用烧酒调服，仍用酒送服；肿毒，背肿毒，皂角汤送下；痈疽势危，皂刺汤送下；背疮疔毒走注，山茶花、银花汤送下；杨梅天泡等疮，银花汤送下；痰注病串、结核，弥勒草浸酒送下；病疮结核并秽烂不堪，土茯苓汤送下；病疽臭烂，不生肌肉，土茯苓汤送下；喉癣等疮，银花汤送下，再用末吹喉，立除；双单喉蛾，明矾汤送下；喉黄，生草汤送下；五蛊肿胀，不论久近，五加皮汤送下；五淋痛甚，生车前草捣汁送下；通肠痔漏，脓血滴沥，秽痛难忍，土茯苓汤送下；四肢浮肿，木瓜汤送下；食蛊，石燕汤送下。

【主治】各科诸证。

八仙串

【来源】《串雅补》卷二。

【组成】干漆（炒令烟尽）五钱 丁香三钱 广木香五钱 檀香五钱 槟榔五钱 防己一两 黑丑（取头末）三两 白丑（取头末）二两（黑、白丑头末和匀，分一半生用，一半炒熟用） 楝树根皮（为末）一两（楝树须要白皮而生子者用之，无子者不用）

【用法】上为细末。每服三钱，小儿减半，沙糖泡汤送下。

【主治】一切虫积，食积，痰积，气积，血积，寒积，水饮。

【宜忌】孕妇勿服。

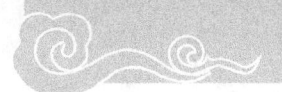

三黄串

【来源】《串雅补》卷二。
【组成】雷丸一两　生大黄九钱三分　使君子肉一两　广木香三钱
【用法】上为细末。每服五钱，沙糖调服。
【主治】食积、气块。

五色串

【来源】《串雅补》卷二。
【组成】黑丑头末四两　槟榔二两　生大黄一两　木耳二两
【用法】上为细末。每服三钱，白汤送下。
【主治】一切虫积、食积、痰积、气积、血积、寒积、水饮。

化食丹

【来源】《串雅补》卷二。
【组成】雄黄　郁金　槟榔　乳香各一钱　巴霜二钱
【用法】上为末，米糊为丸，如梧桐子大。每服三五丸，白汤送下。
【功用】消积食。

斗金丸

【来源】《串雅补》卷二。
【组成】寒食面一钱二分　巴霜三钱　朱砂一钱五
【用法】上为细末，再用寒食面四五钱打糊为丸，如粟米大。大人七丸，小儿随减。
【主治】一切感冒，停食胸满，积聚，泄泻等。

四贤串

【来源】《串雅补》卷二。
【组成】雷丸一两　青皮五钱　三棱三分　黑丑（头末）五钱
【用法】上为末。每服三钱，早空心沙糖调服。莫吃饭，恐虫头向内，候腹内疼即下矣；后下鱼冻，再下虫二三次，用粥饮汤止之。若治痞块，用陈酒送下，块即降消，不必用全虫等类。
【主治】食积疳劳，翻胃噎膈，五臌十胀，虫积痞块。

宽性如意丹

【来源】《串雅补》卷二。
【组成】白信五厘　巴霜二分　雄黄　白芷各一钱　母丁香五分
【用法】上为细末，红枣肉捣为丸，如梧桐子大。每服大人二丸，小儿一丸，白汤送下。
【主治】寒痰食积，翻胃噎膈，水泄肚疼，心痛。

八珍糕

【来源】《证因方论集要》卷二。
【组成】人参　山药　茯苓　苡苓　苡仁　扁豆　芡实　莲肉　炙甘草
【用法】上为末，作糕。少和白糖服。
【功用】健脾养胃。

木香槟榔丸

【来源】《类证治裁》卷五。
【组成】木香　槟榔　白术　枳实　陈皮　香附
【用法】神曲糊丸。
【主治】食滞，脾气不得运于四肢成痿，脉弦滑，恶食。

饭灰方

【来源】《良方集腋》卷下。
【组成】制厚朴八两　焦茅术六两　制半夏六两　公丁香六两（忌火）　白茯苓十二两　小青皮六两　广藿香六两　新会皮十六两　六神曲十六两　黑楂肉十六两　瓜蒌仁五两　鸡内金一百两（不落水者）　广木香四两（忌火）　陈黄米一百五十两（炒黑，另磨粉拌和）　桂枝六两　防风六两　葛根六两　荆芥六两　枳实六两　苏叶五两　桔梗五两　升麻四两　川芎四两　独活四两　槟榔六两　麦芽十六两　羌活四两　炮姜十二两　秦艽四两　薄荷六两

731

【用法】上药各炒，为末，惟木香、丁香须晒干，为末和匀，盛于皮纸袋，封口，勿令出气，每袋三四钱。以开水送下。

【功用】消导运化。

【主治】大人、小儿风寒食积，头痛发热，大小便闭不畅。

【宜忌】此药须藏干燥处，不可著湿，否则有霉变之患。

消积饮

【来源】《卫生鸿宝》卷一引《刘氏简便方》。

【组成】陈年火腿骨（煅黑，研细）三钱

【用法】用火腿肉一斤，煮熟，去汁上肥油，取清汤一碗，将末送下。

【主治】积食。

范志神曲

【来源】《卫生鸿宝》卷一。

【组成】香附　槟榔　乌药　白芷　茯苓　桔梗　玄胡　枳壳　五灵脂　苏子　山楂　郁金　车前　黄芩　甘菊花　木通　莱菔子　赤苓　泽泻　陈皮　柴胡　白扁豆　砂仁　枳实　大麦芽　防风　干葛　苍术（米泔浸）　木香　薄荷　白术　栀子　赤小豆各二两　丁香二钱　肉豆蔻四钱　羌活　沉香各六钱　小麦一斤（盦芽，晒干）

【用法】上为细末，用干面一斤做成曲糊，将药拌入作方块，放食盒内，用桃叶衬盖，庵黄起毛，即取出晒干。大人每服三钱，小儿钱半。

【功用】搜风解表，开胸快膈，调胃健脾，消积进食和中，解酒止泻，利水，痘疹初发用托邪毒外出。

【主治】四时不正之气，感冒发热，头眩，咳嗽，及伤食腹痛，痞满，呕吐，泄泻，不服水土，瘴气，疟，痢，痘疹初发。

【加减】外感发热，头眩，咳嗽、疟，痢，呕吐，俱加生姜同煎；泄泻加乌梅同煎；痢疾加倍将陈武夷茶同煎。

虾蟆膏

【来源】《验方新编》卷十一。

【组成】真小磨麻油十两　槐树枝（青而肥嫩者）三尺三寸　铅粉四两（临用须晒极干过筛）　大癞虾蟆一个（癞多者佳，小则二个，要数月前预取，阴干，眼红腹无八字纹者勿用）

【用法】五月五日午时配合，平时亦可，先将麻油熬滚，即用虾蟆熬枯，将滓捞起，必须捞净，不然则贴之作痛，次下槐枝煎枯，亦须捞净，然后下铅粉，用大槐枝二根顺搅，微火慢熬，俟滴水成珠为度，取起用瓷器收贮。临用摊贴。一切无名肿毒、大小疮疖或腿肿湿气，痞块，俱贴患处。大人小儿食积、疳疾、身瘦肚大，俱贴肚脐上。

【主治】一切无名肿毒，大小疮疖或腿肿湿气；大人小儿食积、痞块、疳疾、身瘦肚大。

六合定中丸

【来源】《医方易简》卷四。

【组成】苏叶　藿香叶　香薷各四两　木香（另研）一两　赤茯苓二两　生甘草一两　木瓜二两　檀香（另研）一两　羌活二两　枳壳二两五钱　厚朴（姜汁制）一两五钱　柴胡一两

【用法】上为细末，炼蜜为丸，重一钱五分。四时瘟疫，春、冬宜用姜汤，秋、夏用黑豆甘草汤送下；妇人产后，恶露不尽，红花、山楂煎汤送下；伤饮食，莱菔子煎汤送下；心胃痛，吴茱萸汤送下；感冒头痛发热，姜汤调送下；小儿发热吐乳，山楂、灯心汤送下；心口饱胀呕吐，生姜汤送下；小儿惊风，薄荷汤送下；中暑，冰水或冷水调下，霍乱转筋，阴阳水调下；痢疾胀泻，温水调下；疟疾，姜汤调下；胃口不开，开水调下。

【功用】祛暑除湿。

【主治】四时瘟疫，感冒中暑，霍乱转筋，痢疾疟疾，心腹饱胀，伤食胃痛，小儿惊风，妇人产后恶露不尽。

进食散

【来源】《治疹全书》卷下。

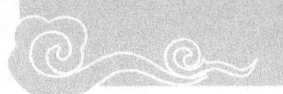

【组成】神曲（炒）　麦芽（炒）　砂仁　山楂

【用法】上为散服。

【功用】醒脾和胃。

【主治】疹后不食。

虾蟆膏

【来源】《理瀹骈文》。

【组成】干蟾皮（油熬）　黄丹

【用法】收槐枝搅。

【主治】食积、痞块、疳疾、腿肿、湿气疮毒。

香灵丸

【来源】《理瀹骈文》。

【组成】香附　灵脂（生、熟）各一两　黑白丑（生、熟）各五钱

【用法】加醋炒熨。如加川芎、灵仙、枳壳、青皮、乌药、延胡、木香、炮甲之类亦妙。

【功用】消食，消水，消酒，消气，消痞，消胀，消积，消痛。

【主治】内伤饮食，胸膈饱闷。

鲫鱼膏

【来源】《理瀹骈文》。

【组成】鲫鱼一个三钱　皮消五分　杏仁　木鳖仁　甘遂　甘草各一两

【用法】加葱、蜜同捣。临用掺麝香，贴。

【主治】食积痞块，疳疾腿肿，湿气疮毒。

午时茶

【来源】《急救经验良方》。

【组成】茅术十两　陈皮十两　柴胡十两　连翘十两　白芷十两　川朴十五两　枳实　楂肉　羌活　防风　前胡　藿香　甘草各十两　陈茶二十斤　桔梗　麦芽　苏叶各十五两　建曲十两　川芎十两

【用法】上为细末，拌匀，宜五月五日午时合糊成小块。每服三钱，加葱、生姜各少许，水煎，热服。汗出即效。

【功用】《中药制剂手册》：解表和中。

【主治】

　　1.《急救经验良方》：一切风寒感冒停食，及不服水土，腹泻腹痛。

　　2.《全国中药成药处方集》：感冒头痛，胸闷腹泻。

不泻内消丸

【来源】《王氏医存·附编》。

【组成】制香附　白术　枳实　广皮　神曲　小山楂　麦芽　青皮　制半夏各二钱　砂仁　莱菔子　三棱　莪术各一两

【用法】各炒，为细末，水为丸，晒收。每服二三钱，开水送下

【主治】食积。

消积丸

【来源】《梅氏验方新编》卷二。

【组成】绿矾（炒红）二两　炒山楂　炒麦芽　陈皮　煨草果　槟榔　三棱　莪术　生木香（不见火）　神曲

　　方中除绿矾外，余药用量原缺。

【用法】上为末，用大腹皮四两煎汤，与神曲打糊为丸。每服三钱，米饮汤送下。

【主治】米、麦、果、菜、肉食积滞。

消痞去积丸

【来源】《梅氏验方新编》卷二。

【组成】黑豆　制香附　五灵脂各五钱（炒）

【用法】上为末，醋糊为丸，如绿豆大。每服五分，姜汤送下。

【主治】一切痞积、气积、酒积、食积。

平胃散

【来源】《麻症集成》卷四。

【组成】苍术　厚朴　陈皮　建曲　谷芽　砂仁　木香

【主治】疫疬不和，脾胃有停食滞，泻利如水，肿

胀作痛。

山楂丸

【来源】《医门八法》卷二。

【组成】东山楂二两 香附一两 陈皮 砂仁 枳壳 莱菔子 法夏 云皮 白芍 神曲 连翘 川朴 麦芽 三棱各五钱

【用法】水为丸服。

【主治】内伤饮食。

化滞丸

【来源】《医门八法》卷二。

【组成】巴豆六钱（醋制） 乌梅肉五钱（焙干）

【用法】白面八钱，调糊为丸服。

【功用】内消饮食。

【宜忌】妊娠勿服。

乌梅肾气丸

【来源】《医门八法》卷二。

【组成】乌梅肉六钱 熟地六钱 山萸肉四钱 茯苓六钱 党参六钱 制附子二钱 山药六钱 肉桂六钱 吴萸一钱

【用法】熟地蒸捣，入炼蜜少许为丸，如莱菔子大。每晨服一钱五分，服后食粥一杯。

【功用】健脾，补肾，敛肝。预防内伤饮食。

参归承气汤

【来源】《医门八法》卷二。

【组成】枳实二钱（炒） 川朴二钱（捣） 川大黄三钱 党参二钱 当归身三钱（生） 神曲三钱（炒） 山楂二钱（炒）

【主治】内伤饮食。

烂积丸

【来源】《医门八法》卷二。

【组成】二丑八两 生大黄八两 熟大黄八两 青皮 山楂 三棱 莪术 莱菔子各四两

【用法】上为丸，红面为衣。

【主治】伤食。

和中汤

【来源】《揣摩有得集》。

【组成】扁豆一钱半（炒） 云苓一钱 白芍一钱（炒） 青皮五分（炒） 蔻米五分（炒） 谷芽一钱（炒） 神曲一钱（炒） 滑石三分 白术一钱（炒） 生草五分

【用法】水煎服。

【主治】小儿脾胃受伤，内有积滞，小便不利，身体发烧，肚腹按硬而兼泻者。

山楂粥

【来源】《药粥疗法》引《粥谱》。

【组成】山楂 30～40 克（或鲜山楂 60 克） 粳米 60 克 沙糖 10 克

【用法】先用山楂入砂锅煎取浓汁，去滓，然后加入粳米，沙糖煮粥。山楂粥酸甜，可作上、下午点心服用，不宜空腹食，以 7～10 天为 1 疗程。

【功用】健脾胃，消食积，散瘀血。

【主治】食积停滞，肉积不消，腹痛，便泻；妇女产后瘀血痛，恶露不尽，月经过期不通，痛经；小儿乳食不消；以及高血压，冠心痛，冠状动脉供血不足，心绞痛，高血脂症。

【宜忌】慢性脾胃虚弱的病人不宜食用。

九制大黄丸

【来源】《饲鹤亭集方》。

【组成】大黄不拘多少（酒拌，九蒸九晒）

【用法】打烂为丸服。

【功用】《北京市中药成方选集》：去脏腑湿热，消滞通便。

【主治】

1.《饲鹤亭集方》：积瘀停滞，宿食积痰，血结心腹；以及痛痹诸症。

2.《北京市中药成方选集》：胃肠滞热，大便燥结，宿食不消。

【宜忌】《北京市中药成方选集》：孕妇忌服。

四消丸

【来源】《饲鹤亭集方》。

【组成】牙皂　香附　五灵脂　黑白丑各等分

【用法】为丸服。

【功用】《全国中药成药处方集》(北京方)：消积理气，行水止痛。

【主治】

1.《饲鹤亭集方》：一切气积、血积、食积、痰积致成胸腹满闷，呕吐疼痛。

2.《丸散膏丹集成》：饱闷胀满，呕吐，憎寒壮热。

3.《全国中药成药处方集》(北京方)：气滞停水，胃脘作痛，胸腹胀满，便秘瘀阻，咽喉肿痛，风虫牙痛及风痫。

四时药茶

【来源】《寿世新编》。

【组成】川羌活一两五钱　法半夏三两　北杏仁二两(去皮尖，炒)　漂茅术二两　紫川朴二两　尖川贝二两　软秦芃二两　明玉竹三两　陈建曲三两　正川芎二两　广陈皮一两五钱　霍香叶一两　煨天麻一两五钱　芽桔梗二两　苏扁豆三两　香白芷一两五钱　陈枳壳一两六钱　苏薄荷一两　北防风二两　结云苓三两　薏苡仁三两　白归身三两　京赤芍二两　飞滑石三两

【用法】外加淡姜片二两，大红枣五十个，同煎，除姜、枣，须选道地咀片，照戡依制，将大铜锅煮取浓汁，铁锅亦可用，仍须擦净油；再将红茶叶五六斤或七八斤袭入炒匀，取起另烘干，庶免伤火，候冷，瓷罐收贮，封紧勿走药性，如走药性或兼受霉，恐不应验。临用时再取大撮，开水泡服。汗若出透，不可再进，病自轻愈。

【功用】祛风逐湿，清热散寒，宽胸导滞，和气化痰，汗不伤元，攻不克正。

【主治】风寒外感，发热恶寒，头目胀疼，腰脚酸痛，伤风咳嗽，鼻涕流清；以及食积痰滞，呕吐泄泻，饮食无味，似疟非疟，汗出不彻，一切四时不正之气。

【宜忌】孕妇虚人亦可用之，但病久化热，唇焦舌赤，汗大出，口大渴者，则不可服。

秘制饭灰

【来源】《饲鹤亭集方》。

【组成】制川朴　炮姜炭　地骨皮各八两　焦苍术　半夏　青皮　藿香　桂枝　防风　葛根　荆芥　枳实(炒)　槟榔　薄荷　砂仁　炙草　使君子(炒)　白芍(炒)各六两　公丁香(忌火)　瓜蒌霜　木香(忌火)　升麻(炙)　抚芎　羌活　秦芃　草果(煨)各四两　紫苏　桔梗(炒)各五两　茯苓　米仁(炒)各十二两　陈皮(炒)　六神曲(炒)　焦楂肉　麦芽(炒)各十六两　鸡内金(不落水)一百个　陈廪米一百六十两(炒焦，另磨)

【用法】上为细末，与炒米粉拌和。每服三钱至五钱，煎服；或开水调服亦可。

【主治】风寒食积，头痛发热，二便皆秘，脘痞饱胀，嗳腐吞酸，不思饮食，水泻痢疾，腹胀疳瘦，虫积。

食积痞胀散

【来源】《内外验方秘传》。

【组成】槟榔一两　川朴一两　山楂二两　胡索一两　莱菔子二两　建曲二两　麦芽三两　归尾二两　三棱一两五钱　干姜一两五钱　莪术一两五钱　鸡内金一两五钱

【用法】晒干为末。每服三钱，早晨开水送下。

【主治】食积痞胀。

食积腹胀丸

【来源】《内外验方秘传》。

【组成】槟榔一两　枳实一两五钱　川朴一两五钱　元胡索一两　山楂三两　莱菔子三两　归尾二两　麦芽三两　建曲二两　木香一两　青皮二两　三棱二两　莪术二两　干姜二两　鸡内金二两

【用法】晒干为末，水泛为丸。每服三钱，早晨开水送下。

【主治】食积腹胀。

丁香烂饭丸

【来源】《成方便读》卷三。

【组成】公丁香一两　茯苓皮三两　炙草一两　甘松三两　砂仁　益智仁各三两　母丁香　山棱　莪术　香附　木香各一两

【用法】蒸饭为丸。每服一钱半。

【主治】饮冷伤中，食滞不化，脘腹疼痛。

【方论】《成方便读》：方中丁香、益智补火以生土；木香、砂仁导滞而宣中；甘松、香附通理一切诸气。六药皆香烈之性，各逞其长而行其效，则脾胃得其所喜，而复其健运之常。又以甘草培其不足，苓皮行其痰水，山棱、莪术行气破血，互为其功，为治积之专药。丸以蒸饭者，取谷气而为之资助耳。

润字丸

【来源】《湿温时疫治疗法》。

【组成】酒炒锦纹一两　制半夏　前胡　山楂肉　天花粉　白术　广陈皮　枳实　槟榔各一钱二分五厘

【用法】每药须晒干为末，姜汁打神曲为丸，如梧桐子大。每服二三钱。

【主治】湿热食积，胸满不食，腹痛便闭，及夏秋赤白痢。

百御丸

【来源】《谢利恒家用良方》

【组成】真茅术二十两（米泔浸，米拌抄）　甘草二十两（生、炙各半）　半夏二十两（姜制）　云茯苓二十两　白扁豆十两（炒）　厚朴十两（姜汁炒）　麦芽十两（炒）　香附十两（制）　山楂炭十两　广藿香十两　神曲十两　陈皮八两　枳壳（麸炒）八两　黄芩八两（酒炒）　防风八两　桔梗八两　苏叶八两　薄荷八两

【用法】上药各为细末，姜、枣汤为丸。每服二钱，轻者每日一次，重者每日二次。寒热往来，关节烦疼，无汗者，白开水送下；有汗者，葛根一钱煎汤送下；一身尽痛，或不痛而不能转侧者，桂枝一钱煎汤送下；有汗者，生苡米仁三钱煎汤送下；腹满谵语者，焦山栀一钱，豆豉二钱煎汤送下；腹胀泄泻者，煨木香三分煎汤送下；面目及一身俱黄者，茵陈蒿二钱，焦山栀一钱煎汤送下；身黄发热者，焦山栀一钱，黄柏五分煎汤送下；足跗肿或一身俱肿者，木通一钱煎汤送下。

【主治】外感风寒，内伤食滞，腹泻身疼，黄疸湿泻。

消食平胃汤

【来源】《陈氏幼科秘诀》。

【组成】藿香　厚朴　苍术　半夏　香附　陈皮　山楂　神曲　茯苓

【用法】水煎服。

【主治】伤食吐泻，乳食不化，或吐与泻皆酸臭。

【加减】泻色黄赤属热，加姜炒黄连；青白属冷，只用本方，甚则加木香、丁香、肉桂、干姜、肉蔻等；腹痛，加砂仁；身热，加柴胡；伤食重，枳实、青皮、槟榔可渐知；身凉吐沫、泻青白、呵欠、烦闷不渴、哕气、常见露睛，此病久荏苒，因成吐泻，急宜补脾，量加人参、白术、干姜、肉桂、附子、木香、丁香等。

承气丸

【来源】《丁甘仁家传珍方选》。

【组成】大黄半斤　粉甘草二两

【用法】上为细末，黑糖为丸，如肥皂子大。每服一丸，灯心汤送下。泻下四五次后，用陈米汤补正。如恐脾胃受伤，接服橘饼扶脾丸。

【主治】一切伤食。

白酒药曲

【来源】《中国医学大辞典》。

【组成】高良姜四两　草乌八两　吴茱萸　白芷　黄柏　桂心　干姜　香附　辣蓼　苦参　秦椒各一两　菊花　薄荷各二两　丁皮　益智各五钱

【用法】同杏仁共为细末，滑石五斤，米粉、河沙拌匀，为丸。干用酿酒；或炒焦拌食。

【功用】消肠胃积滞。

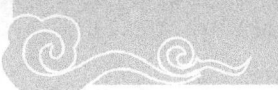

清食丸

【来源】《中国医学大辞典》。

【组成】山楂肉（炒焦） 萝卜子（炒） 香附子（制） 神曲（炒） 青皮（炒） 麦芽（炒焦） 陈皮各三两 阿魏一两

【用法】上为末，水泛为丸，如梧桐子大。每服四钱，熟汤送下。

【主治】食积停滞，不能运化。

五香饭灰

【来源】《中药成方配本》。

【组成】焦饭滞三十二两 焦六曲十两 焦山楂十两 焦麦芽十两 枳实八两 莱菔子八两 槟榔八两 雷丸四两 制川朴三两 广木香四两 广皮八两 炒黑丑四两 炒白丑四两

【用法】上为细末。每服三钱（一包），一次调服。小儿减半。

【功用】消积化滞。

【主治】食滞腹痛，小儿疳积。

【宜忌】孕妇忌服。

沉香化滞丸

【来源】《中药成方配本》。

【组成】沉香二两 制川朴三两 大黄二两五钱 枳实五钱 槟榔二两 山楂炭二两五钱 炒六曲三两 广皮二两 西砂仁二两 广木香二两 黄芩二两 制半夏二两 广藿香二两 白术二两

【用法】上生晒，为细末，用竹沥三两，生姜四两，打汁和水为丸，如绿豆大。每服三钱，开水吞送，或绢包煎服五钱。

【功用】理气通滞。

【主治】食积气滞，脘腹胀痛。

【宜忌】孕妇忌服。

万应山楂丸

【来源】《北京市中药成方选集》。

【组成】橘皮八十两 厚朴（炙）八十两 枳壳（炒）八十两 青皮（炒）八十两 槟榔四十两 大黄一百六十两 莪术（炙）四十两 三棱（炒）四十两 麦芽（炒）一百六十两 神曲（炒）一百六十两 木香四十两 甘草二十两 山楂三百二十两

【用法】上为细末，过罗，用冷开水泛为小丸。每服二钱，温开水送下，每日二次。

【功用】消化食滞，顺气宽胸。

【主治】胃肠积滞，宿食难消，积聚腹胀，胸膈不畅。

【宜忌】孕妇忌服。

小儿化积膏

【来源】《北京市中药成方选集》。

【组成】橘皮一两 厚朴一两 芒消一两 甘草一两 甘遂一两 大黄一两 川乌（生）一两 草乌（生）一两 苍术一两 大戟一两 巴豆一两 芫花一两 郁金一两 水红花子一两 商陆一两 附子一两 莱菔子一两 三棱一两 莪术一两 官桂一两 干蟾一两 山甲一两

【用法】上药酌予切碎，用香油八十两炸枯，过滤去渣，炼至滴水成珠，加黄丹三十两，搅匀成膏，取出放入冷水中，出火毒后，加热溶化，另以甘遂三钱，芫花三钱，阿魏三钱，甘草二钱，大戟三钱，为细末，过罗。每十六两膏油兑入上细末搅匀摊贴，大张油重四钱，小张油重二钱。微火化开，贴肚脐上。

【功用】消积聚，化痞块。

【主治】小儿停食积水，腹痛胀满，积聚痞块，身体消瘦。

小儿百寿丹

【来源】《北京市中药成方选集》。

【组成】山楂五两 胆星二两五钱 滑石五两 竺黄二两五钱 苍术（炒）二两五钱 木香二两五钱 砂仁一两五钱 六神曲（炒）一两五钱 麦芽（炒）一两五钱 钩藤一两五钱 薄荷一两五钱 僵蚕（炒）一两五钱 茯苓一两 桔梗一两 甘草一两 橘皮二两五钱

【用法】上为细末，再兑朱砂一两，牛黄二钱，研细过罗，混合均匀，炼蜜为丸，每丸重八分，金

衣三十六开，蜡皮封固。每服一丸，温开水送下。

【功用】清热散风，化滞消食。

【主治】停食发烧，消化不良，咳嗽痰盛，惊风内热，感冒风寒。

开胸顺气丸

【来源】《北京市中药成方选集》。

【组成】槟榔（炒）六两　二丑（炒）八两　陈皮二两　木香一两五钱　三棱（炒）二两　莪术（炙）二两　牙皂一两　厚朴（炙）二两

【用法】上为细末，过罗，茵陈熬水，泛为小丸。每服一至二钱，温开水送下。

【功用】

　　1.《北京市中药成方选集》：消积化滞。

　　2.《中国药典》：行气止痛。

【主治】停食停水，气郁不舒，膨闷胀满，胃脘疼痛，红白痢疾，疟疾。

【宜忌】孕妇忌服。年老体弱勿服。服药后过三小时再饮食。

开胸顺气丸

【来源】《北京市中药成方选集》。

【组成】木香八十两　黑牵牛（炒）一百六十两　黄芩四十两　香附（炙）一百二十两　五灵脂（炒）八十两　大黄一百六十两　莪术（炙）四十两　橘皮八十两　猪牙皂四十两　三棱（炒）四十两

【用法】上为细末，过罗，用冷开水泛为小丸，滑石为衣，闯亮。每服一至二钱，每日一至二次，温开水送下。

【功用】消食逐水，调气化滞。

【主治】食积气聚，膨胀痞满，气滞停水，胃脘刺痛。

【宜忌】年老气虚者及孕妇忌服。

加味朴黄丸

【来源】《北京市中药成方选集》。

【组成】厚朴（炙）六十四两　大黄六十四两　槟榔三十二两　黑丑（炒）三十二两

【用法】上为细末，过罗，用冷开水泛为小丸。每服二钱，温开水送下，一日二次。

【功用】消食消水，顺气宽胸。

【主治】食水停滞，胸中结满，郁闷腹痛，两胁膨胀。

【宜忌】孕妇忌服。

至宝锭

【来源】《北京市中药成方选集》。

【别名】小儿至宝锭（《全国中药成药处方集》天津方）。

【组成】橘皮五十两　山楂五十两　麦芽（炒）五十两　白附子（炙）五十两　全蝎五十两　蝉蜕五十两　天麻五十两　羌活五十两　钩藤五十两　槟榔五十两　僵蚕（炒）五十两　贝母五十两　紫苏叶五十两　薄荷五十两　藿香五十两　胆南星五十两　白芥子（炒）三十两　滑石五十两　六神曲（炒）二百两　茯苓二百两（共二十味，计一千二百八十两，共研为细末，过罗。每一百二十八两细末兑）　牛黄六钱　麝香四钱　冰片四钱　朱砂十二两　雄黄五两　琥珀三两

【用法】上为细末过罗，混和均匀，炼蜜为锭，重五分。金衣三十六开。每服一锭，每日一至三次，温开水送下。三岁以下小儿酌情递减。

【功用】祛风清热，化痰消积。

【主治】小儿停乳伤食，外感风寒，发热咳嗽，呕吐泄泻。

【宜忌】《江苏省中药成药标准暂行规定汇编》：忌食生冷、油腻之物。

沉香化滞丸

【来源】《北京市中药成方选集》。

【组成】黑丑（炒）四十八两　枳实（炒）四十八两　五灵脂（炒）四十八两　山楂八十两　枳壳（炒）八十两　陈皮八十两　香附（醋炙）八十两　厚朴（生姜炙）八十两　莪术（炙）八十两　砂仁八两　三棱（麸炒）三十二两　木香三十二两　青皮（炒）三十二两　大黄二百四十两　沉香十六两

【用法】上为细末，冷开水为小丸。每服二钱，以

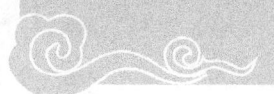

温开水送下，一日二次。

【功用】舒气化滞。

【主治】饮食停滞，胸膈痞闷，两胁胀满，嘈杂吐酸。

【宜忌】孕妇忌服。

阿魏丸

【来源】《北京市中药成方选集》。

【组成】三棱（炒）十两　莱菔子（炒）十两　莪术（炙）十两　枳壳（炒）十两　槟榔十两　厚朴（炙）十两　枳实（炒）十两　全蝎十两　青皮（炒）十两　干蟾（烧）二十两　大黄十两　山楂二十两　砂仁十两　鸡内金（炒）八十两　橘皮十两　阿魏四十两　香附（炙）十两　芜荑四十两

【用法】上为细末，过罗，用冷开水泛为小丸。每服五分，温开水送下，一日二次。周岁内儿酌减。

【功用】健胃和中，消积化痞。

【主治】小儿宿食停滞，积聚痞块，呕吐腹胀。

鸡肫丸

【来源】《北京市中药成方选集》。

【组成】三棱（炒）二十两　莪术（炙）二十两　茯苓二十两　白术（炒）二十两　神曲（炒）二十两　麦芽（炒）二十两　青皮（炒）二十两　砂仁二十两　橘皮二十两　香附（炙）二十两　莱菔子（炒）二十两　枳壳（炒）二十两　厚朴（炙）二十两　干蟾（烧）四十两　山楂四十两　鸡内金（炒）八十两　全蝎十两　木香五两

【用法】上为细末，过罗。用冷开水泛为小丸。每服一钱，温开水送下，一日二次，三岁以下小儿酌情递减。

【功用】理脾化滞，消积止痛。

【主治】小儿脾胃不和，饮食难消，积滞痞块，腹痛胀满。

肥儿散

【来源】《北京市中药成方选集》。

【组成】君子仁十六两　鸡内金（炒）十六两　白

术（炒）十六两　茯苓十六两　山药十六两　山楂（焦）十六两　甘草十六两

【用法】上为细末，过罗。每服二分五，一日二次，温开水送下。三岁以上者加倍。

【功用】理脾和胃，消积化滞。

【主治】脾胃虚弱，呕吐腹泻，停食伤乳，消化不良。

【宜忌】忌生冷、油腻。

香橘丹

【来源】《北京市中药成方选集》。

【别名】小儿香橘丹（《中药制剂手册》）。

【组成】茯苓十八两　苍术（炒）十八两　白术（炒）十八两　橘皮十八两　香附（炙）十八两　山药十二两　法半夏十二两　白扁豆十二两　薏米（炒）十二两　莲肉十二两　枳实（炒）十二两　厚朴（炙）十二两　山楂十二两　神曲（炒）十二两　麦芽（炒）十二两　砂仁六两　泽泻六两　甘草六两　木香三两

【用法】上为细末，炼蜜为丸，每丸重一钱。每服一丸，温开水送下，一日二次。周岁以内小儿酌减。

【功用】理脾止泄，健胃消食。

【主治】

　　1.《北京市中药成方选集》：停食伤乳，脾胃不和，呕吐泄泻，身热腹胀，不思饮食。

　　2.《全国中药成药处方集》：肠胃虚弱，消化不良，胃口不开，慢性肠胃炎；小儿脾胃衰弱，吐泻，久泻，久痢，大小便不分。

【宜忌】《全国中药成药处方集》：忌食生冷、油腻。便秘者勿服。

香砂平胃丸

【来源】《北京市中药成方选集》。

【组成】橘皮八十两　厚朴（炙）八十两　苍术（炒）八十两　砂仁十六两　木香十六两　甘草十六两

【用法】上为细末，过罗，用冷开水泛为小丸，每十六两用滑石细粉四两为衣闯亮。每服二至三钱，温开水送下。

【功用】和胃止呕，顺气健脾。

【主治】脾虚伤食，胃脘不和，呕吐恶心，倒饱嘈杂。

烂积丸

【来源】《北京市中药成方选集》。

【组成】三棱（炒）四十八两　莪术（炙）九十六两　山楂一百四十四两　槟榔四十八两　橘皮一百四十四两　黑牵牛（炒）二百四十两　青皮（炒）九十六两　枳实（炒）一百四十四两　大黄二百四十两

【用法】上为细末，冷开水为小丸，红曲为衣（每十六两小丸上红曲二两）。每服二钱，小儿减半，一日二次，温开水送下。

【功用】

1.《北京市中药成方选集》：消积化滞。

2.《全国中药成药处方集》：杀虫。

【主治】

1.《北京市中药成方选集》：食滞积聚，胸满痞闷，腹痛坚硬。

2.《中药制剂手册》：虫积腹痛，嘈杂吞酸，大便秘结。

【宜忌】孕妇忌服。

健脾丸

【来源】《北京市中药成方选集》。

【组成】橘皮四十八两　山药四十八两　白术（炒）七十二两　黄耆二十四两　厚朴（炙）二十四两　甘草二十四两　苍术（炒）二十四两　泽泻二十四两　猪苓二十四两　扁豆（炒）二十四两　桔梗二十四两　白芍二十四两　芡实（炒）二十四两　茯苓二十四两　苡米（炒）二十四两　莲子肉二十四两

【用法】上为细末，过罗，冷开水为小丸。每服二钱，温开水送下，每日二次。

【功用】理气健脾，和胃祛湿。

【主治】饮食不节，停食伤脾，食物不化，体倦神疲。

童叟卫生丹

【来源】《北京市中药成方选集》。

【组成】槟榔二两　郁金一两　三棱（炒）一两　莪术（炙）一两　于术一两　鲜姜一两　丁香一两五钱　鸡内金（炒）一两（共熬膏）　莲子肉一两　朱砂（另研）二钱　茯苓一两　山药五钱　法半夏一两　使君子肉一两　冰片（另研兑）二钱　泻叶六两　柿霜三两

【用法】上除朱砂、冰片外，共研细末，过罗、兑入上膏内，冰片、朱砂细粉混匀，用膏合蜜为丸，重五分。每服二丸，温开水送下。小儿每服一丸。

【功用】消食化滞，开胃健脾。

【主治】积滞不消，腹胀肚痛，面黄肌瘦，消化不良；及小儿积滞痞块，妇女癥瘕血块。

【宜忌】孕妇忌服。

一块气

【来源】《全国中药成药处方集》（抚顺方）。

【组成】杏仁　莪术　川椒　青皮　官桂　胡椒　良姜　干姜　川芎　陈皮　黑丑各一两　巴豆霜四钱

【用法】上为细末，神曲糊为小丸。每服一钱至二钱，姜汤或黄酒送下。

【功用】消食化积，理气散郁。

【主治】气滞食积，噎塞痞满，胸胁刺痛，瘕积聚。

一把抓

【来源】《全国中药成药处方集》（禹县方）。

【组成】党参一斤四两　黄芩一斤十四两　广木香一斤　大黄三斤二两　山楂一斤十四两　干姜五斤　槟榔一斤十四两　陈皮五斤　香附三斤　丁香一斤　巴豆霜三斤

【用法】上为细末，水为丸，红曲为衣。每服四分，温开水送下。五岁至八岁服一分五厘，九岁至十二岁服三分。

【主治】过食生冷，饮食积滞，胃脘寒疼，风寒痢疾。

【宜忌】孕妇及虚弱者忌用。

一把抓

【来源】《全国中药成药处方集》（济南方）。

【组成】代赭石半斤　川朴一斤　黄芩　黑白丑各二斤　番泻叶　皮消　山楂　白芍各一斤　巴豆霜四两

【用法】上为细末，水泛为丸，如绿豆大，代赭石为衣。每服三分，空腹开水送下。

【主治】停食停饮，消化不良，大便不通，腹内胀满，胸腹满痛。

【宜忌】孕妇及小儿忌服。

山楂化滞丸

【来源】《全国中药成药处方集》（大同方）。

【组成】山楂八两　神曲　麦芽各二两　砂莲子一两五钱　薏米　炒扁豆　芡实各二两　锅渣一两五钱　赤糖另用

【用法】上为细末，炼蜜为丸。每服三钱，开水送下。

【功用】消食化滞。

开胸利气丸

【来源】《全国中药成药处方集》（禹县方）。

【组成】广木香四钱　陈皮二两　沉香　黄连各四钱　枳壳一两二钱　砂仁一两二钱　香附一两二钱　法半夏　乌药　五灵脂各一两　莱菔子一两二钱　三棱　莪术　青皮　川厚朴　穿山甲各一两　当归　槟榔　玄胡各二两　大黄一斤　黑白丑二两

【用法】上为细末，水泛为丸，如绿豆大。每服二钱，白开水送下。

【主治】胸膈满闷，食积腹胀，气滞作痛，大便燥结。

【宜忌】孕妇及身体虚弱者忌用。

开胸顺气丸

【来源】《全国中药成药处方集》（天津、兰州方）。

【组成】槟榔　广木香　山楂　神曲（麸炒）　炒麦芽　厚朴（姜制）　枳实（麸炒）各一斤　乌药　青皮（醋炒）　熟军各一斤八两　甘草八两　炒莱菔子一斤八两

【用法】上为细末，水丸：凉开水泛为小丸，二钱重装袋，每次服一袋；蜜丸：炼蜜为丸三钱重，蜡皮或蜡纸筒封固，每次服一丸，白开水送下。

【功用】开胸顺气，健胃消食。

【主治】胸腹胀满，消化不良，呕吐恶心，停食蓄水，红白痢疾。

【宜忌】孕妇及气虚者忌服。

化积散

【来源】《全国中药成药处方集》（济南方）。

【组成】槟榔十斤　三棱　莪术各五斤

【用法】上为细末，每斤加巴豆霜一两六钱。每服一钱，红糖水送下。小儿酌减。

【主治】男妇五积六聚，癥瘕痃癖；小儿乳积、食积、虫积，积聚痞块。

【宜忌】孕妇忌服。

化积散

【来源】《全国中药成药处方集》（承德方）。

【组成】生地　鸡内金各四钱　胡黄连一钱　砂仁　甘草各一钱五分　君子　神曲（建）　陈皮各二钱　穿山甲三钱　茯苓　扁豆各六钱　芜荑　南山楂各八钱　焦山楂　焦麦芽　焦神曲各二钱七分

【用法】上为散。一二岁每包服三次，三四岁每包服二次，五六岁每包服一次，白开水送下。

【功用】开胃健脾，消滞宽中，磨积，消胀，消痞。

【宜忌】忌粘、硬之物。

四消丸

【来源】《全国中药成药处方集》（禹县方）。

【组成】生大黄二斤　黑白丑二斤　五灵脂二斤　香附二斤

【用法】上为细末，水泛为丸。每服二钱，白开水送下。十岁小儿每服一钱。

【功用】消酒，消气，消痰，消食。

【宜忌】孕妇忌用。

百消丸

【来源】《全国中药成药处方集》（兰州方）。
【组成】二丑二斤　五灵脂八两　香附子　大黄各一斤半
【用法】上为细末，水为小丸。每服三钱，开水送下，一日二次。
【功用】消积，消胀，利水。
【主治】肉积、食积、水积、气积及消化不良。

百消丸

【来源】《全国中药成药处方集》（禹县方）。
【组成】大黄　五灵脂　醋香附　炒黑白丑各一斤　醋三棱　槟榔　醋莪术　牙皂各八两　炒山楂　炒神曲各四两　甘草五两　炒麦芽　炒枳实　川厚朴各四两
【用法】上为细末，水为丸。每服二钱，开水送下；十岁每服一钱。
【功用】消食消痰，消痞消积。
【主治】饮食过度，不能运化，呕吐嘈杂，胸膈胀满。
【宜忌】虚弱及孕妇忌用。

朱砂万亿丸

【来源】《全国中药成药处方集》（沈阳方）。
【组成】野大黄　干姜　寒食面各二两　巴豆霜一两
【用法】上为极细末，面糊为小丸，每丸一分五厘重。每服三丸，开水送下；若中恶口噤者，则用黄酒送下。
【功用】通调脾胃，消坚化滞。
【主治】饮食停滞，腹胀痛满，大便燥结，食滞胃肠。
【宜忌】禁生冷油腻，孕妇忌服。

快胃丸

【来源】《全国中药成药处方集》（抚顺方）。

【组成】枳壳　陈皮　神曲　灵脂　玄胡　生芍　芦荟　榔片　香附　川朴各半斤　巴豆霜二钱　狗宝五分
【用法】上为细末，水为小丸。每服四分，早晚开水送下。
【功用】健胃化痰，缓下。
【主治】胃病胀满，胃疼，食积、气积、虫积，噎膈转食，吐酸呃逆。
【宜忌】忌食生冷硬性物，孕妇勿服。

沉香化滞丸

【来源】《全国中药成药处方集》（抚顺方）。
【组成】海沉香二两五钱　广木香三两　槟榔四两　枳实　陈皮　文术各十二两　牙皂四两　香附十二两　莱菔四两　制军　川朴　黄芩　归尾各十二两　生地　广砂仁各三两　藿香五两　炙草一两
【用法】上为细末，水为小丸。每服一钱至二钱，食前以白水送服。
【功用】轻泻，调胃整肠。
【主治】消化不良，胃痛便秘，腹痛拒按，心腹膨闷，嗳气吐酸，呃逆不舒，下痢赤白，里急后重，食噎气塞。
【宜忌】孕妇、身体衰弱及便滑泄者忌服。

沉香至宝丸

【来源】《全国中药成药处方集》（重庆方）。
【组成】沉香三两　蒙桂二两　三七三两　香附　厚朴　蔻仁　槟榔　山楂各三两　枳壳　牙皂各二两　小茴一两　苍术　广木香　吴茱萸　莱菔子　藿香　栀子各三两　砂仁二两　大茴一两　檀香木　大黄　蓬莪术　玄胡索　苏木　牵牛子　广橘皮　公丁香　茵陈　郁金　降香　三棱　云苓　良姜　乳香　没药　巴豆霜各二两　雄黄三两　冰片五钱　薄荷冰八钱　麝香六钱
【用法】除雄黄为衣，冰片、薄荷冰、麝香另乳外，余药为细末，水为丸。每服十丸，以白开水送下。
【功用】消食化积，开胸利膈。

【主治】胸腹腰胁胀痛，反胃噎膈，嗳气吞酸，食积气积，醉饱。

【宜忌】孕妇及体虚者忌服。

沉香顺气酒

【来源】《全国中药成药处方集》（重庆方）。

【组成】柑子根　青藤香各三两　臭牡丹根四两　茴香根　朱砂连各三两　岩乳香一两　鸡血藤根　苦头各三两　土沉香二两　吴萸根　三香根　橙子根各三两　通死根二两　臭草根三两　胡皂柑四两　观音莲二两

【用法】用白干酒十斤，泡十日后即成。每次一至三两，每日三次。

【功用】理气止痛。

沉香消积丸

【来源】《全国中药成药处方集》（沈阳方）。

【组成】沉香二两　二丑一斤　灵脂　牙皂　大黄　香附各八两

【用法】上为极细末，醋糊为小丸。每服二钱，以白开水送下。

【功用】消食化痰，行水除胀。

【主治】食积气滞，腹胀水肿，单腹膨胀，大便秘结，胃脘作痛，噎膈吐酸，四肢水肿。

金衣至宝锭

【来源】《全国中药成药处方集》（沈阳方）。

【组成】焦白术　陈皮各五钱　莪术三两　甘草二两　茯苓三两　木香五两　南山楂四两　三棱三两　胆星　青皮各二两　槟榔　山药各四两　琥珀三两　雄黄二两　朱砂六两　牛黄　冰片各三钱　麝香二钱

【用法】上为极细末，炼蜜为锭，重三分五厘，金衣。每服二锭，早、晚空心白开水送下。

【功用】健脾强胃，除积退热。

【主治】小儿伤食伤乳，停食停水，呕吐，大小便不通，消化不良。

【宜忌】忌面类食物。

肥儿丸

【来源】《全国中药成药处方集》（承德方）。

【别名】加味肥儿丸。

【组成】银柴胡　厚朴　使君肉　麦芽　青皮　三棱　芜荑　莪术　枳壳　莱菔子　神曲　甘草各一斤　白术六斤　黄连　胡黄连　槟榔　全蝎各八两　芦荟二两　干蟾　黄芩　茯苓　鸡内金　陈皮　山楂各二斤　阿魏四两

【用法】上为细末，水泛小丸。每服二十粒，一日二次，温开水送下。

【功用】消积杀虫。

【主治】小儿食积，虫积，消化不良，面黄肌瘦。

【宜忌】忌食油腻、生冷。

肥儿片

【来源】《全国中药成药处方集》（禹县方）。

【组成】郁金三钱　巴豆霜六钱　杏仁三钱　桃仁三钱　朱砂三厘　明雄三钱　黄蜡一两　麝香二厘

【用法】上为细末，先将蜡化开入药，和为片，每片六厘。每服十二片，小儿一岁每服一片，温开水送下或乳汁送下。

【主治】食积奶积，消化不良，宿食停滞，吞酸反胃。

【宜忌】虚弱症忌用。

育儿丹

【来源】《全国中药成药处方集》（禹县方）。

【组成】郁金三钱　榧子三两　巴豆霜三钱　使君子三两　杏仁　槟榔　桃仁各三钱　朱砂一钱　明雄三钱

【用法】上为细末，水为丸，每包重一分。一岁至二岁每次服一包，三岁至四岁服一包半，五岁至六岁服二包，白开水送下。

【主治】食积虫积，面黄肌瘦，腹胀疼痛，一切积聚。

【宜忌】虚弱症忌用。

育婴散

【来源】《全国中药成药处方集》（沈阳方）。

【组成】台党参　槟榔炭　黑白二丑炭　野军各一两　朱砂三钱

【用法】上为极细末，后入朱砂细研。初生儿每服三厘至一分；弥月后一分至二分，白开水送下。

【功用】消食化积，止痛除胀。

【主治】小儿吐乳，气喘咳嗽，腹痛腹胀，消化不良，不思饮食，热结小便不利，热极惊风，胸高气急，风痰内闭，口烂口渴，痰涎壅塞。

育婴壮脾丹

【来源】《全国中药成药处方集》（西安方）。

【组成】内金三两　乌虫一两　芡实二两　白术二两　枳壳二两　槟榔一两半　六曲三两　麦芽三两　榧子二十个　君子肉一两半　薏米二两　锅巴八两

【用法】上为极细末。一岁小儿每次三分至五分，其他按年龄增减之，每次服量最多不要过一钱，一日二次，食后开水化服；或加红糖、蜂蜜少许混合服用。

【主治】婴儿及儿童消化机能衰弱，腹胀停食不化。

【宜忌】热性病忌服。

香橘丹

【来源】《全国中药成药处方集》（天津方）。

【组成】橘红　广木香　青皮（醋炒）各五钱　神曲（麸炒）　炒麦芽各一两

【用法】上为细末，炼蜜为丸，每丸一钱重，蜡皮或蜡纸筒封固。每次服一丸，周岁以内酌减，白开水化下。

【功用】健胃，化滞，止泻。

【主治】伤乳伤食，腹胀腹痛，呕吐泄泻，红白痢疾。

【宜忌】忌食寒凉硬食。

香砂正胃丹

【来源】《全国中药成药处方集》（沈阳方）。

【组成】藿香二钱　甘草　香附　橘红各一两　苏叶四钱　厚朴　桔梗　神曲炭　山楂各一两　砂仁六钱　赤茯苓　半夏各一两　扁豆六钱　枳壳　苍术各一两

【用法】上为极细面，炼蜜为丸，每丸二钱重。每服一丸，生姜水送下。

【功用】健胃消食。

【主治】四时不正之气，山岚瘴疠之毒，宿食不消，胸膈痞满，停食停水，郁结腹痛。

【宜忌】孕妇忌服。

保赤万应散

【来源】《全国中药成药处方集》（兰州方）。

【组成】胆星五钱　巴豆霜四钱　生神曲一两二钱　生大黄八钱　全蝎四钱　朱砂四两八钱　牛黄一钱

【用法】上为细末，每包一钱重。每服一包，白开水送服。

【功用】化痰镇惊，清热消食。

【主治】小儿食物不化，吐乳疳积，抽风发烧，多生疮疖。

【宜忌】忌生冷油腻。

食积万应散

【来源】《全国中药成药处方集》（沈阳方）。

【组成】黑丑炭　粉甘草　白丑炭各一两　贡朱砂二钱　川黄连三钱　血琥珀　大黄炭各二钱　槟榔片一两　梅片五分　黄芩一两

【用法】上为极细末。五岁以下每服三分，三岁以下每服二分，一岁以下每服一分，五个月以下每服五厘，白开水送下。

【功用】清热，消食，除痞。

【主治】食积乳积，腹痛发热，吐乳便白，烦热惊痫，咳嗽气促，心神不安，睡露白睛，手足颤动。

【宜忌】忌生冷硬物。

胜利丹

【来源】《全国中药成药处方集》（沙市方）。

【组成】小茴二两四钱　川厚朴三两　桂子二两四钱　砂仁四两八钱　广陈皮二两四钱　粉甘草三十两　马槟榔三两　薄荷冰一两二钱（后入）　正梅片六钱（后入）　广藿香二两四钱　西锦纹二两

【用法】上药忌用火炒，为细末，用糯米浆调和，用木板压成片，烘干。每次服半片或四分之一片，小儿酌减。

【功用】除热解暑。

【主治】伤酒伤食，胃呆恶心，上吐下泻，感冒疫毒，胸腹胀痛，车船昏闷，水土不服。

【宜忌】孕妇忌服。

烂积丸

【来源】《全国中药成药处方集》（天津方）。

【组成】大黄　炒二丑　三棱（醋制）　枳实（麸炒）　莪术（醋制）各一斤

【用法】上为细末，凉开水为小丸，每斤丸药用红曲面二两上衣，三钱重装袋。每次服一袋，小儿酌减，白开水送下。

【功用】清理肠胃，消积化滞。

【主治】停食停水，消化不良，胸闷胀满，肚腹疼痛，恶心倒饱，大便不通，以及食积奶积，疳积痞积。

【宜忌】孕妇及体虚者勿服。

烂积丸

【来源】《全国中药成药处方集》（大同方）。

【组成】二丑八两　槟榔　大黄　三棱　莪术　五灵脂　枳实　厚朴　麦芽　山楂　神曲　干姜各三两　广木香五钱

【用法】上为小丸。每服二钱。

【功用】消积健脾。

健胃散

【来源】《全国中药成药处方集》（沈阳方）。

【组成】人参　油朴各三钱　茯苓　砂仁各四钱　苍术六钱　麦芽四钱　清夏三钱　草果二钱　藿香　石榴皮　紫蔻各三钱　血琥珀　川芎各二钱　朱砂　白术　甘草各三钱

【用法】上为极细末。小儿六个月内服半分，周岁内一分，二岁二分，三岁三分，大一年加量一分。

【功用】健胃整肠，止泻利湿。

【主治】腹痛泻泄，呕吐反胃，消化不良，食欲减退，久泻便溏，慢性疳疾。

【宜忌】禁忌肉类、油腻、冷食。

消积万灵丹

【来源】《全国中药成药处方集》（济南方）。

【组成】朱砂　神曲　麦芽　槟榔　山楂各二两　豆霜四两　雄黄二两　麝香五钱　胆星一两五钱　全蝎　僵蚕各五钱

【用法】上为细末，与豆霜调匀，水泛小丸，如米粒大，朱砂为衣，每包四厘。每服一包，温开水送下，未满周岁者减半。

【主治】小儿五积六聚，呕吐胀满，痢疾。

【宜忌】不可多服。

宽中降逆汤

【来源】《温病刍言》。

【组成】莱菔子　焦山楂　麦芽　焦曲各10克　厚朴　酒大黄　枳实各6克

【用法】水煎服。

【功用】宣导中焦，理气降逆。

【主治】食滞中焦，脘腹胀满，呃逆嗳气，不思饮食。

加味三仙饮

【来源】《慈禧光绪医方选议》。

【组成】焦三仙各一钱五分　枳壳一钱五分（炒焦）　广陈皮一钱　酒连八分（研）　细生地三钱　甘菊三钱　鲜芦根二枝（切碎）　竹叶八分

【用法】水煎，温服。

【功用】消食健胃，清热生津。

【主治】饮食停滞，嗳气吞酸，或病后余热，津伤

烦渴。

加味三仙饮

【来源】《慈禧光绪医方选议》。
【组成】焦三仙各六钱　橘红二片（老树）
【用法】水煎服。
【功用】消食化痰。
【主治】食积，伤酒。

加味三仙饮

【来源】《慈禧光绪医方选议》。
【组成】焦三仙各一钱　橘红一钱五分（老树）　酒芩二钱　厚朴一钱五分（炙）　甘菊花三钱　羚羊一钱五分　竹茹三钱　枳实一钱五分（炒焦）
【用法】水煎，温服。
【功用】消食理气，清热明目。

加味保和丸

【来源】《慈禧光绪医方选议》。
【组成】白术一两五钱（土炒）　神曲一两五钱　萝卜子一两五钱（炒）　广皮一两五钱　连翘一两五钱　半夏一两五钱（炙）　香附一两五钱（炙）　茯苓一两五钱　黄芩一两五钱　黄连五钱　山楂一两（炒）　厚朴一两（炙）　枳实一两（炒）　麦芽一两（炒）
【用法】上为细末，水泛为丸，如绿豆大。每服三钱，白开水送下。
【功用】和血补血，消补兼施，消多于补。
【主治】食积、酒积、痰饮、除胸膈痞满，嗳气吞酸，腹痛便溏。
【方论】本方为朱丹溪保和丸加枳实、香附、厚朴、黄芩而成。或谓保和丸原方麦芽伤肾，萝卜子伤肺胃之气，故主张以枳实、香附易之，不伤先后天之真气。

小儿化食丹

【来源】《济南市中药成方选辑》。

【组成】神曲（焦）二两　山楂（焦）二两　麦芽（焦）二两　槟榔（焦）三两　莪术（醋制）一两　三棱（炒）一两　白丑（炒）二两　黑丑（焦）二两　大黄二两
【用法】上为细末，过80～100目细罗；取炼蜜（每药粉十两，约用炼蜜十两）与上药粉搅拌均匀，成滋润团块，分坨，搓条为丸，上药一料，约制五分重蜜丸608丸。周岁每服一丸，周岁以上每服二丸，温开水送下，一日二次。
【功用】消食，止痢。
【主治】由伤食、伤乳引起的腹胀便秘，肚大青筋，或大便脓血。
【宜忌】忌食辛辣油腻之物。

开胃山楂丸

【来源】《实用中成药手册》。
【组成】山楂　六曲　槟榔　山药　白扁豆　鸡内金　枳壳　麦芽　砂仁
【用法】炼蜜为丸，每丸重9克。每服一丸，温开水送下，一日一二次。
【功用】健脾胃，助消化。
【主治】饮食积滞引起的脘腹胀满、疼痛，消化不良。

桂枝藿香汤

【来源】《中国内科医鉴》。
【组成】桂枝　藿香　槟榔　木香　缩砂　茱萸　莪术　甘草
【主治】伤食。

山楂化滞丸

【来源】《中国药典》。
【组成】山楂500g　麦芽100g　六神曲100g　槟榔50g　莱菔子50g　牵牛子50g
【用法】上药为细粉，每100g粉末加红糖25g及炼蜜90～100g，制成大蜜丸，每丸重9g。口服，每次2丸，1日1～2次。
【功用】消食导滞。
【主治】停食停滞，食少纳呆，大便秘结，脘腹

胀满。

【宜忌】孕妇忌服。

胃肠安丸

【来源】《中国药典》。

【组成】木香　沉香　枳壳（麸炒）　檀香　大黄　厚朴（姜制）　朱砂　麝香　巴豆霜　大枣（去核）　川芎等

【用法】制成丸剂，小丸每40丸重0.16g，大丸10丸重0.2g。口服，小丸每次20丸，1日3次，小儿1岁内每次4～6丸，1日2～3次，1～3岁每次6～12丸，1日3次，3岁以上酌加。大丸每次4丸，1日3次。

【功用】芳香化浊，理气止痛，健胃导滞。

【主治】消化不良引起的腹泻，肠炎，菌痢，脘腹胀满，腹痛，食积乳积。

保赤散

【来源】《中国药典》。

【组成】六神曲（炒）250g　巴豆霜（制）400g　天南星（制）400g　朱砂250g

【用法】上药制成散剂，每瓶装0.09g。口服，小儿6个月至1岁每次0.09g，2岁至4岁每次0.18g，1日2次。

【功用】消食导滞，化痰镇惊。

【主治】小儿冷积，停乳停食，大便秘结，腹部胀满。

【宜忌】泄泻者忌服。

槟榔四消丸

【来源】《中国药典》。

【组成】槟榔200g　大黄（酒炒）400g　牵牛子（炒）400g　猪牙皂（炒）50g　香附（醋制）200g　五灵脂（醋炒）200g

【用法】水泛为丸。口服，每次6g，1日2次。
　　本方制成片剂，名"槟榔四消片"。

【功用】消食导滞，行气泻水。

【主治】食积痰饮，消化不良，脘腹胀满，嗳气吞酸，大便秘结。

【宜忌】孕妇忌服。

健运麦谷芽汤

【来源】《首批国家级名老中医效验秘方精选》。

【组成】麦芽30克　谷芽30克　鸡内金15克　山药15克　党参10克　甘草5克

【用法】加清水超过药面一寸（指一般药罐），浸泡1小时，然后置火上煎熬，沸后继沸5分钟即可，不宜久煎。

【功用】健脾和胃，复元益气。

【主治】慢性胃炎。临床凡见内伤或外感而致脾胃健运不及，脏腑功能低下者，均可配伍对症药应用，单用能增进食欲。此外，大病久病之后胃气受伤，食纳不香者也可灵活随症应用。

【加减】如伤风感冒加香苏饮合用；伤风咳嗽加三拗汤合用；脘腹胀满，大便溏薄加平胃散合用，如此类推，但无论成人、儿童，麦谷芽用量不宜减少。

增食丹

【来源】《首批国家级名老中医效验秘方精选·续集》。

【组成】焦神曲9克　焦山楂15克　云茯苓9克　清半夏6克　陈皮9克　连翘6克　莱菔子6克　焦麦芽6克　焦谷芽6克　炒枳壳6克　厚朴6克　砂仁3克　焦内金9克　焦槟榔9克

【用法】每日1剂，水煎取汁100毫升，分3次餐后服。或制成水丸，每丸0.3克。一日总量：一岁四丸，二岁九丸，六岁十二丸。分2～3次服。

【功用】健胃化食导滞。

【主治】纳呆，食后饱胀，停乳、停食、嗳气、矢气、消化不良有腹泻及大便粘稠腥臭者。

【方论】本方系由保和丸（山楂、神曲、半夏、茯苓、陈皮、连翘、莱菔子）加槟榔、谷芽、炒枳壳、厚朴、砂仁、焦内金、焦麦芽而成。婴幼儿伤于饮食、食积不化、郁滞生热者适用。保和丸功专消积和胃，清热利湿。又加以上诸药，可增强其消食导滞之功，故为解决停水停食、湿热内生之专药。

三甲散

【来源】《部颁标准》。

【组成】龟甲（砂烫、醋淬）400g　鳖甲（砂烫、醋淬）400g　穿山甲（砂烫）100g　鸡内金（砂烫）400g

【用法】制成散剂，每包0.9g，密闭，防潮。口服，不满周岁每次0.45g，1至3岁每次0.9～1.8g，1日3次。

【功用】软坚化积。

【主治】食积，乳积，痞块。

山楂丸

【来源】《部颁标准》。

【组成】山楂500g　白糖300g

【用法】制成大蜜丸，每丸重9g，密封。口服，每次1丸，1日3次。

【功用】消积化滞。

【主治】食积，肉积，停滞不化，痞满腹胀，饮食减少。

山楂调中丸

【来源】《部颁标准》。

【组成】山楂（去核）480g　山药24g　白扁豆（土炒）18g　芡实（麸炒）18g　薏苡仁（麸炒）18g　六神曲（麸炒）18g　麦芽（清炒）18g　莲子肉（麸炒）18g　茯苓18g

【用法】制成大蜜丸，每丸重6g，密封。口服，每次2丸，1日2次。

【功用】消食健脾，和胃。

【主治】内积食滞，不思饮食，伤食作泄。

【宜忌】服药期间，应注意饮食有节，宜进清淡稀软食物。忌肥甘厚味。

小儿消食片

【来源】《部颁标准》。

【组成】鸡内金（炒）4.7g　山楂93.3g　六神曲（炒）85.5g　麦芽（炒）85.5g　槟榔23.3g　陈皮7.8g

【用法】制成片剂，每片重0.3g，密闭，防潮。口服，1岁至3岁每次2～4片，3岁至7岁每次4～6片，1日3次；成年人每次6～8片，1日3次。

【功用】消食化滞，健脾和胃。

【主治】脾胃不和，消化不良，食欲不振，便秘，食滞，疳积。

小儿康冲剂

【来源】《部颁标准》。

【组成】太子参332g　葫芦茶332g　山楂332g　乌梅100g　蝉蜕100g　白芍170g　麦芽170g　榧子170g　槟榔170g　陈皮33g　茯苓100g　白术100g

【用法】制成冲剂，每袋装10g，密闭，防潮。温开水送服，周岁以下每次1/2袋，1～4岁每次1袋，4岁以上每次2袋，1日3次。

【功用】健脾开胃，消食导滞，驱虫止痛，安神定惊。

【主治】食滞虫痢，烦躁不安，精神疲倦，脘腹胀满，面色萎黄。

开胃山楂丸

【来源】《部颁标准》。

【组成】山楂600g　六神曲（炒）100g　槟榔50g　山药50g　白扁豆（炒）50g　鸡内金（炒）50g　枳壳（麸炒）50g　麦芽（炒）50g　砂仁25g

【用法】制成大蜜丸，每丸重9g，密封。口服，每次1丸，1日1～2次。

【功用】健脾胃，助消化。

【主治】饮食积滞，脘腹胀痛，食后疼痛，消化不良。

开胸理气丸

【来源】《部颁标准》。

【组成】木香30g　陈皮21g　厚朴（姜炙）51g　三棱（麸炒）30g　莪术（醋炙）51g　牵牛子（炒）300g　槟榔（炒焦）120g　猪牙皂18g

【用法】水泛为丸，每100丸重6g，密闭。口服，每次6g，1日2次，年老体弱者减半。

【功用】理气宽胸，消积导滞。

【主治】气郁不舒，停食停水引起的胸膈痞满，脘腹胀痛，饮食少进，痢疾初起。

【宜忌】孕妇忌服。

加味保和丸

【来源】《部颁标准》。

【组成】白术（麸炒）36g　茯苓36g　陈皮72g　厚朴（姜炙）36g　枳实36g　枳壳（麸炒）36g　香附（醋炙）36g　山楂（炒）36g　六神曲（麸炒）36g　麦芽（炒）36g　法半夏9g

【用法】水泛为丸，每100丸重6g，密封。口服，每次6g，1日2次。

【功用】健胃理气，利湿和中。

【主治】饮食不消，胸膈闷满，嗳气呕恶。

加味烂积丸

【来源】《部颁标准》。

【组成】大黄80g　牵牛子（炒）60g　陈皮60g　木香40g　川木香80g　香附（醋炙）60g　莱菔子（炒）60g　山楂（炒）80g　槟榔80g　芜荑40g　阿魏60g　三棱80g　莪术80g　白术80g　当归80g　吴茱萸（炒）30g　厚朴（姜汁炙）40g　法半夏40g　砂仁40g　草果（姜汁炙）40g　甘草40g

【用法】水泛为丸，每10丸重1g，密封。口服，成人每次24丸，小儿12岁以下按年龄每岁递减2丸，1日2次。

【功用】消积化滞。

【主治】饮食积聚，胸满痞闷，腹胀坚结，消化不良。

【宜忌】孕妇忌服。

沉香化滞丸

【来源】《部颁标准》。

【组成】沉香2g　牵牛子（炒）6g　枳实（炒）6g　五灵脂（制）6g　山楂（炒）10g　枳壳（炒）10g　陈皮10g　香附（制）10g　厚朴（制）10g　莪术（制）10g　砂仁10g　三棱（制）

4g　木香4g　青皮4g　大黄30g

【用法】水泛为丸，密闭，防潮。口服，每次6g，1日2次。

【功用】理气化滞。

【主治】饮食停滞，胸腹胀满。

【宜忌】孕妇忌用。

陆氏润字丸

【来源】《部颁标准》。

【组成】大黄（酒制）400g　陈皮50g　前胡50g　山楂50g　天花粉50g　白术（炒）50g　半夏（制）50g　枳实（炒）50g　槟榔50g　六神曲（炒）200g

【用法】水泛为丸，密闭，防潮。口服，每次9g，1日2次。

【功用】开胸涤痰，润肠去积。

【主治】湿热食积胸满痰滞，腹痛便秘。

参术健脾丸

【来源】《部颁标准》。

【组成】党参87g　半夏（制）87g　白术（炒）174g　砂仁87g　山楂（炒）130g　厚朴（姜制）87g　六神曲（炒）130g　陈皮87g　茯苓87g　甘草26g

【用法】水泛为丸，每50丸重3g，密闭，防潮。口服，每次6～9g，1日2次。

【功用】健脾消食。

【主治】脾胃虚弱，食少便溏，消化不良，脘腹胀满。

参苓健体粉

【来源】《部颁标准》。

【组成】茯苓4g　白术（漂）3g　莲子（去心）4g　薏苡仁（炒）3g　山药（炒）4g　广藿香1g　白扁豆（炒）4g　甘草1g　明党参3g　砂仁0.5g

【用法】制成粉末，每包装15g，密封。开水冲服，每次1包，1日3次。

【功用】补气健脾，和胃渗湿。

【主治】消化不良，食欲不振，面黄肌瘦，精神疲乏，慢性腹泻。

【宜忌】忌食生冷油腻。

药制橄榄盐

【来源】《部颁标准》。

【组成】甘草 300g　薄荷 100g　紫苏叶 100g　枳椇子 100g　苦杏仁 100g　小茴香 100g　山楂 50g　桔梗 50g　陈皮 50g　豆蔻 50g　花椒 25g　甘松 25g　八角茴香 25g　丁香 25g　木香 25g　香薷 35g　排草 35g　肉桂 35g　厚朴 35g　砂仁 75g　鲜青果 20350g　食盐 3820g

【用法】制成粉剂，每袋装 4g 或 15g，密封。开水冲泡服，每次 4～8g，或遵医嘱。

【功用】消积开胃，化痰降气，止吐解渴。

【主治】饮食积滞，腹满噫酸，痰涎气逆，呕吐口渴。

贴积膏

【来源】《部颁标准》。

【组成】鸡内金 135g　牵牛子 450g　阿魏 80g

【用法】制成膏药，每张净重 9g 或 12g，密封，置阴凉干燥处。加温软化，贴于脐腹上。

【功用】消积化痞。

【主治】脾胃虚弱，宿食停滞引起的食积，乳积，腹大青筋，面黄肌瘦，嗜食异物，二便不调。

香果健消片

【来源】《部颁标准》。

【组成】蜘蛛香（炒焦）250g　草果（去壳，炒焦）100g　木香（炒）70g　糯米 80g

【用法】制成糖衣片，密封。口服，每次 2～5 片，1 日 3 次。

【功用】健胃消食。

【主治】消化不良，气胀饱闷，食积腹痛，胸满腹胀。

香砂和胃丸

【来源】《部颁标准》。

【组成】木香 60g　砂仁 120g　陈皮 480g　厚朴（姜炙）240g　香附（醋炙）240g　枳壳（麸炒）240g　广藿香 240g　山楂 240g　六神曲（麸炒）240g　麦芽（炒）240g　莱菔子（炒）120g　苍术 240g　白术（麸炒）360g　茯苓 240g　半夏曲（麸炒）120g　甘草 60g　党参 120g

【用法】水泛为丸，每 100 丸重 6g，密闭，防潮。口服，每次 6g，1 日 2 次。

【功用】健脾开胃，行气化滞。

【主治】脾胃虚弱，消化不良引起的食欲不振，脘腹胀痛，吞酸嘈杂，大便不调。

【宜忌】忌食生冷油腻。

复方大黄酊

【来源】《部颁标准》。

【组成】大黄（粗粉）100g　草豆蔻（粗粉）20g　陈皮（粗粉）20g

【用法】制成酊剂，密封，置阴凉处。口服，每次 2～5ml，1 日 3 次。

【功用】健胃药。

复方龙胆酊

【来源】《部颁标准》。

【组成】龙胆 100g　草豆蔻 10g　橙皮 40g

【用法】制成酊剂，密封，置阴凉处。口服，每次 2～4ml，1 日 6～12ml。

【功用】苦味健胃药。

复方鸡内金片

【来源】《部颁标准》。

【组成】鸡内金 170g　六神曲 330g

【用法】制成糖衣片，每片重 0.25g，密封。口服，每次 2～4 片，1 日 3 次。

【功用】健脾开胃，消食化积。

【主治】脾胃不和引起的食积胀满，饮食停滞，呕吐泄痢。

复方消食冲剂

【来源】《部颁标准》。

【组成】苍术 300g　白术 260g　神曲茶 200g　广山楂 200g　薏苡仁 140g　饿蚂蝗 300g

【用法】制成颗粒剂，每块重 7g（相当于总药材 7g），密封。开水冲服，每次 14g，1 日 3 次，周岁以内小儿酌减或遵医嘱。

【功用】健脾利湿，开胃导滞。

【主治】食积不化，食欲不振，便溏消瘦。

顺气消食化痰丸

【来源】《部颁标准》。

【组成】半夏（制）480g　青皮（炒）30g　紫苏子（炒）30g　胆南星480g　陈皮（制）30g　莱菔子（炒）30g　沉香30g　麦芽（炒）30g　漳州神曲（炒）30g　生姜30g　山楂（炒）30g　葛根30g　苦杏仁30g　香附（醋炒）30g

【用法】水泛为丸，密闭，防潮。口服，每次 6～9g，1 日 1～2 次。

【功用】顺气消食，化痰。

【主治】食积不化，胸膈胀闷，气逆不顺，咳嗽痰多，酒食生痰。

保儿安颗粒

【来源】《部颁标准》。

【组成】山楂400g　稻芽400g　使君子133g　布渣叶400g　莱菔子133g　槟榔88g　葫芦茶400g　孩儿草133g　莲子心66g

【用法】制成颗粒，每袋装 10g，密封。开水冲服，1 岁小儿每次 2.5g，2 至 3 周岁每次 5g，4 岁以上每次 10g，1 日 2 次。

【功用】健脾消滞，利湿止泻，清热除烦，驱虫治积。

【主治】食滞及虫积所致的厌食消瘦，胸腹胀闷，泄泻腹痛，夜睡不宁，磨牙咬指等。

食消饮

【来源】《部颁标准》。

【组成】山楂150g　麦芽150g　六神曲150g　陈皮150g　瓜蒌100g　莱菔子100g　香橼100g　槟榔100g　紫苏叶100g　薄荷油 1ml

【用法】制成颗粒剂或块状冲剂，颗粒剂每袋重15g，块状冲剂每块重15g，密封。开水冲服，每次 15g，1 日 3 次。

【功用】消食导滞，除积消胀，调理肠胃。

【主治】脘腹胀满，积食不化，嗳腐纳差。

养脾散

【来源】《部颁标准》。

【组成】党参50g　白术50g　山药50g　茯苓50g　陈皮（制）50g　肉桂75g　薏苡仁50g　砂仁25g　莲子50g　老范志万应神曲25g　麦芽25g　丁香12.5g　甘草50g　山橘干25g

【用法】制成散剂，每瓶装18g或30g，密闭，防潮。口服，每次 3～5g，1 日 2～3 次，儿童酌减，饭前或空腹时服。

【功用】养脾健胃，开郁消食。

【主治】脾胃虚弱，水土不服引起的消化不良，饮食积滞，脘腹胀满，嗳气吞酸，腹泻下痢，食欲不振，面色肌瘦等症。

【宜忌】孕妇忌服。

健胃消食片

【来源】《部颁标准》。

【组成】太子参　陈皮　山药　麦芽（炒）　山楂

【用法】制成片剂，每片重0.5g。口服，每次 4～6 片，1 日 3 次，小儿酌减。

【功用】健胃消食。

【主治】脾胃虚弱，消化不良。

健脾养胃颗粒

【来源】《部颁标准》。

【组成】砂仁14g　陈皮14g　厚朴28g　青皮14g　猪苓112g　白术112g　甘草56g　党参112g　茯苓112g　酵母粉88g　淀粉酶9g

【用法】制成冲剂，每袋装9g，密封，置阴凉干燥处。口服，成人每次 8g，儿童每次 1.5g，1 日 2 次，周岁以内酌减。

【功用】健脾消食，止泻利尿。

【主治】肠胃衰弱，消化不良，呕吐便泻，腹胀腹痛，小便不利，面黄肌瘦。

【宜忌】忌油腻硬食，痢疾初起忌服。

益脾壮身散

【来源】《部颁标准》。

【组成】茯苓 薏苡仁 百合 麦芽（炒） 山药 建曲 芡实 石决明 北沙参 鸡内金（炒） 谷芽（炒）

【用法】制成冲剂，每袋装100g，密闭，防潮。口服，每次10g，1日3次；亦可加入稀饭中稍煮后服用。小儿按1日10g调入食物中煮熟或按需要调味后服用。

【功用】健脾消食，滋补强身。

【主治】消化不良，小儿厌食，老年脾胃虚弱。

消积丸

【来源】《部颁标准》。

【组成】大黄60g 牵牛子（炒）180g 山楂180g 六神曲（炒）180g 麦芽（炒）120g 五灵脂（醋炒）30g 青皮（醋炙）30g 陈皮30g 三棱（醋炙）30g 莪术（醋炙）30g 香附（醋炙）30g

【用法】水泛为丸，每袋装6g，密闭，防潮。口服，每次6g，1日2次。

【功用】消积行滞。

【主治】食积，肉积，水积，气积。

【宜忌】孕妇忌服。

消水导滞丸

【来源】《部颁标准》。

【组成】山楂（焦）200g 大黄250g 牵牛子400g 猪牙皂150g

【用法】水泛为丸，每10丸重0.5g，密封。口服，每次6g，1日2次。

【功用】通腑利水，消食化滞。

【主治】肠胃积滞，宿食难消，蓄水腹胀。

【宜忌】孕妇忌服。

消食化痰丸

【来源】《部颁标准》。

【组成】半夏（制）400g 苦杏仁（炒）25g 橘红25g 山楂（炒）25g 葛根25g 莱菔子（炒）25g 天南星（制）400g 青皮（炒）25g 紫苏子（炒）25g 六神曲（炒）25g 麦芽（炒）25g 香附（制）25g

【用法】水泛为丸，每10丸重0.5g，密闭，防潮。饭前服，每次9g，1日2次。

【功用】顺气降逆，消食化痰。

【主治】积食不化，胸膈胀闷，咳嗽痰多，饮食减少。

消食顺气片

【来源】《部颁标准》。

【组成】蜘蛛香425g 草果（去壳）10g 鸡内金15g 糯米50g

【用法】制成糖衣片，密封。口服，每次4～6片，1日3次。

【功用】消食健胃。

【主治】消化不良，气胀饱闷，食积引起的腹胀腹痛。

消食健胃片

【来源】《部颁标准》。

【组成】山楂1000g 六神曲（麸炒）150g 麦芽（炒）150g 槟榔120g

【用法】制成片剂，每片重约0.5g，密封。嚼服，每次6～8片，1日1～3次，小儿酌减。

【功用】开胃消食，消积。

【主治】食欲不振，消化不良，脘腹胀满。

消食健脾片

【来源】《部颁标准》。

【组成】槟榔 茯苓 陈皮 鸡内金（炒） 木香 山楂 山药 建曲 莱菔子 麦芽（炒） 法半夏 谷芽（炒） 黄芩 苍术

【用法】制成片剂，每片重0.35g，密封。口服，每次5～7片，1日3次，小儿酌减。

【功用】燥湿健脾，理气除积。

【主治】脘腹胀痛，伤食呕恶，小儿厌食，消化不良，脾胃虚弱。

消积化滞片

【来源】《部颁标准》。

【组成】大黄220g　三棱220g　牵牛子220g　莪术220g　枳实220g

【用法】制成片剂，每片重0.6g，密封，置阴凉干燥处。口服，每次4片，1日2次，小儿减半。

【功用】清理肠胃，消积化滞。

【主治】消化不良，胸闷胀满，肚腹疼痛，恶心倒饱，大便不通。

【宜忌】孕妇及久病体虚者忌服。

消积肥儿丸

【来源】《部颁标准》。

【组成】茯苓80g　白术（麸炒)80g　白芍80g　陈皮80g　香附（醋炒）80g　麦芽（炒）80g　六神曲（炒）80g　山药40g　白扁豆（炒）70g　甘草40g　党参10g　使君子仁20g　鸡内金（炒）10g　山楂50g　胡黄连5.3g　木香15g　砂仁40g　芦荟12g

【用法】水泛为丸，每80丸重1g，密闭，防潮。口服，每次1g，1日1次，周岁以上酌增。

【功用】健脾消积。

【主治】脾胃虚弱，发热肚胀，二便不利。

【宜忌】忌食生冷、油腻物。

宽胸利膈丸

【来源】《部颁标准》。

【组成】大黄（酒炒）100g　槟榔（炒）100g　木香50g　苍术（炒）50g　陈皮50g　草果仁（炒）50g　厚朴（姜制）50g　广藿香50g　砂仁50g　山楂（炒)50g　六神曲（炒)50g　麦芽（炒）50g　桔梗50g　青皮（炒）50g　甘草50g　枳壳（炒）50g　莱菔子（炒）50g

【用法】制成大蜜丸，每丸重10g，密闭，防潮。口服，每次1丸，1日2次。

【功用】开郁顺气，消食除胀。

【主治】气郁不舒，胸腹胀满，宿食停水，呕逆腹痛。

调气丸

【来源】《部颁标准》。

【组成】苍术（米泔水炒）50g　木香50g　香附（醋炒）50g　陈皮50g　枳实（麸炒）50g　甘草50g　白术（麸炒）100g　槟榔50g　厚朴（姜制）100g　砂仁100g　莱菔子（炒）20g　茯苓100g　山楂（炒）400g　山楂（炭）100g

【用法】水泛为丸或糖衣丸，每20丸重1g，密闭，防潮。口服，每次4.5g，1日2次。

【功用】调气止痛，健胃消食。

【主治】胃脘胀闷，胃口疼痛，呃逆，嗳腐吞酸，腹满滞下，便泻痢疾。

【宜忌】忌辛辣物，孕妇忌服。

调中四消丸

【来源】《部颁标准》。

【组成】牵牛子（炒)180g　熟大黄90g　香附（醋炙）90g　五灵脂（醋炙）90g　猪牙皂90g

【用法】水泛为丸，每100丸6g，密闭，防潮。口服，每次6g，1日1次，或遵医嘱。

【功用】消食化滞，利水止痛。

【主治】停食腹胀脘痛，二便不利。

【宜忌】年老体弱者勿服。

婴儿平

【来源】《部颁标准》。

【组成】甘草200g　天花粉100g　苦杏仁（炒）100g　天南星（制）100g　薄荷叶50g　黄芩40g　山楂30g　茯苓30g　六神曲（麸炒）30g　麦芽（炒）30g　陈皮30g　藿香20g　厚朴（姜制）30g　猪苓20g　槟榔20g　防风20g　天竺黄20g　琥珀30g　朱砂20g　巴豆霜4g

【用法】制成胶囊剂，每粒装0.2g，密闭，防潮。口服，1至2岁每次0.2g，3至5岁每次0.4g，婴儿酌减，1日1次。

【功用】消食化积，健脾止泻。

【主治】发热咳嗽，口臭舌干，消化不良，呕吐腹泻，腹胀腹痛，大便秘结。

【宜忌】本品含剧毒药，不可多服。

康儿灵颗粒

【来源】《部颁标准》。

【组成】刺五加36.4g 白术（炒）60g 莲子35.5g 六神曲（炒）35.5g 茯苓35.5g 麦芽（炒）35.5g 陈皮23.6g 枳壳（炒）30g 山楂（炒焦）35.5g 甘草（炙）18.2g 胡黄连60g 使君子48.2g

【用法】制成颗粒剂，每袋装11g，密封。温水冲服，儿童每次1袋，1日3次，幼儿酌减。

【功用】益气健脾，开胃消食。

【主治】脾胃虚弱，食欲不振，消化不良，形体瘦弱。

紫蔻丸

【来源】《部颁标准》。

【组成】山楂（去核）60g 香附（醋制）40g 白术（炒）30g 茯苓20g 槟榔20g 莱菔子（炒）20g 草豆蔻20g 麦芽20g 六神曲（炒）20g 陈皮10g 枳壳（炒）20g 木香10g 广藿香10g 甘草10g 高良姜10g 豆蔻10g 青皮20g 官桂6g 砂仁6g 丁香6g

【用法】制成大蜜丸，每丸重9g，密封。口服，每次1丸，1日2～3次。

【功用】温中行气，健胃消食。

【主治】寒郁气滞或饮食所致的消化不良，恶心呕吐，嗳气吞酸，胀满，胃脘疼痛。

焦楂化滞丸

【来源】《部颁标准》。

【组成】山楂（炒焦）280g 牵牛子（炒）120g 六神曲（麸炒）70g 麦芽（炒）70g 莱菔子（炒）70g

【用法】制成大蜜丸，每丸重9g，密封。口服，每次1～2丸，1日2次，儿童减半。

【功用】消食宽中，理气消胀。

【主治】饮食停滞，肠胃不和，气滞不舒，膨闷胀饱。

【宜忌】孕妇及脾胃虚弱者勿用。

舒气丸

【来源】《部颁标准》。

【组成】大黄120g 青皮（醋炒）10g 槟榔120g 苍术（米泔水炒）10g 陈皮20g 香附（醋炒）120g 川芎10g 厚朴（姜制）20g 麦芽（炒）20g 莱菔子（炒）10g 山楂（炒）80g 枳实（麸炒）20g 三棱（醋炒）20g 六神曲（麸炒）40g 莪术（醋煮）20g 牵牛子（炒）240g 木香20g 枳壳（麸炒）20g 五灵脂（醋炒）120g

【用法】水泛为丸，每20丸重1g，密闭，防潮。口服，每次4.5g，1日1～2次。

【功用】消气破滞，理气止痛。

【主治】胃肠积滞，胸闷脘痛，脘腹胀痛，呕恶便秘等症。

【宜忌】脾胃虚弱，大便溏薄者及孕妇忌服。忌食生冷过硬之物。

舒泰丸

【来源】《部颁标准》。

【组成】川楝子150g 延胡索（醋制）100g 片姜黄100g 白芍（酒炒）120g 沉香100g 枳壳（炒）100g 木香80g 砂仁80g 陈皮80g 豆蔻仁60g 茯苓100g 厚朴（姜制）60g 朱砂27g

【用法】制成浓缩丸，每6丸相当于原药材2.182g，密封。口服，每次6丸，1日2～3次。

【功用】舒肝和胃，理气止痛。

【主治】肝郁气滞，胸胁胀满，胃脘疼痛，嘈杂呕吐，嗳气泛酸。

舒肝平胃丸

【来源】《部颁标准》。

【组成】厚朴（姜炙）30g 陈皮30g 枳壳（麸炒）30g 法半夏30g 苍术60g 甘草（蜜炙）30g 槟榔（炒焦）15g

【用法】水泛为丸，每100丸重6g，密封。口服，每次4.5g，1日2次。

【功用】舒肝消滞。

【主治】胸胁胀满，倒饱嘈杂，呕吐酸水，胃脘疼

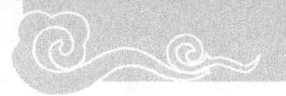

痛，食滞不消。

【宜忌】孕妇忌服。

温中止泻丸

【来源】《部颁标准》。

【组成】香附（制）60g　陈皮60g　六神曲60g　广藿香60g　山楂（炒）48g　厚朴（姜制）48g　白术（土炒）48g　半夏（制）48g　白扁豆（姜制）48g　茯苓48g　砂仁（姜炒）36g　豆蔻36g　麦芽（炒）30g　肉桂30g　苍术（麸炒）30g　木香30g　泽泻（麸炒）30g　丁香15g　白芷15g　甘草（蜜炙）15g　冰片7.3g　细辛（去叶）3g　生姜212g

【用法】制成大蜜丸或水蜜丸，大蜜丸每丸重3g，水蜜丸每瓶装4.5g，密封。口服，水蜜丸每次2.5～4.5g，大蜜丸每次1～2丸，1日2次，小儿酌减。

【功用】健脾暖胃，消积舒气，止痛止泻。

【主治】脾胃虚弱，食滞胀气，腹痛呕吐，寒湿肠鸣泄泻。

橄榄晶冲剂

【来源】《部颁标准》。

【组成】姜半夏75g　紫苏叶50g　苦杏仁100g　高良姜25g　山楂片100g　小茴香50g　花椒50g　绿衣枳实50g　甘草100g　陈皮75g　香附50g　厚朴75g　薄荷50g　砂仁25g　桂皮50g　丁香25g　八角茴香25g

【用法】制成冲剂。开水冲服，每次15g，1日3～6次。

【功用】开胃下气，消食导滞，祛暑止泻，增进食欲，醒酒止呕。

【主治】积停滞，食欲不振，胸腔痞满，暑湿腹泻，醉酒呕吐。

糊 药

【来源】《部颁标准》。

【组成】苍术（炒）40g　厚朴（炒）40g　陈皮40g　枳实（炒）80g　山楂（焦）40g　麦芽（炒）80g　六神曲（炒）40g　槟榔（炒）80g　草果（炒）20g　酒药（炒）40g　糊饭80g　麦饼（炒）80g　糯米饭（炒）80g　鸡内金（炒）10g　甘草（炒）20g

【用法】制成糊剂，密闭，防潮。口服，每次10g，1日2次。

【功用】开胃消食，理气化滞。

【主治】消化不良，停食反胃，嗳腐吞酸，脘腹胀痛，食积，腹泻。

【宜忌】体弱者慎用。

黔 曲

【来源】《部颁标准》。

【组成】广藿香20g　莱菔子（炒）20g　青皮20g　牵牛子20g　茯苓20g　枳实（炒）30g　甘草20g　香附（醋炒）30g　紫苏20g　山楂（炒）20g　木香20g　苍术（麸炒）40g　香薷30g　麦芽（炒）40g　大黄30g　法半夏（姜汁炒）40g　陈皮30g　青蒿30g　面粉125g　荆芥30g　麦麸125g　白芷30g　辣蓼40g　酒曲适量

【用法】制成曲剂，每包重16g，置阴凉干燥处。用水煎服或用开水泡服，每次半块至2块，小儿用量酌减，1日2次。

【功用】健脾开胃，理气导滞，清暑化湿。

【主治】食积饱胀，胸闷腹痛，不思饮食，暑湿感冒。

【宜忌】孕妇忌用。

二十四、肉　积

肉积，饮食积滞之一，是指进食肉类过多积滞不消之症。《杂病源流犀烛》："食肉过多成积，腹多膨胀，泄泻疼痛也。"治宜消食化积。

阿魏丸

【来源】《医方类聚》卷——三引《新效方》。

【组成】阿魏一两（醋煮）　黄连六钱　山楂肉一两半（一方加半夏以皂角同煮透，晒干一两，石碱三钱）

【用法】上为末，醋煮神曲为丸，如梧桐子大。每服五六十丸，用白术三钱，陈皮、茯苓各一钱，锉，煎汤送下。脾胃虚者，须用补脾胃药作汤使，切不可单服。

【主治】肉积。

阿魏丸

【来源】《医方类聚》卷———引《济生续方》。

【组成】木香（不见火）　槟榔各半两　胡椒　阿魏（用醋化开，旋入）各二钱半

【用法】上为细末，用阿魏膏子并粟米饭为丸，如梧桐子大。每服四十丸，用生姜、橘皮汤送下，不拘时候。

【主治】气积、肉积，心腹膨满，结块疼痛，或引胁疼痛，或痛连背脊，不思饮食。

阿魏丸

【来源】《丹溪心法》卷三。

【组成】山楂　萝卜子　神曲　麦芽　陈皮　青皮　香附各二两　阿魏一两（醋煮软，另研）

【用法】上为末，炊饼为丸服。

【主治】

　　1.《丹溪心法》：饱食停滞，胃壮者。

　　2.《医学纲目》：肉积。

【宜忌】脾虚者勿服。

阿魏丸

【来源】《丹溪心法》卷三。

【别名】小阿魏丸（《医学入门》卷七）、四味阿魏丸（《张氏医通》卷十三）。

【组成】连翘一两　山楂二两　黄连一两二钱　阿魏二两

【用法】上为末，醋煮阿魏作糊为丸。每服三十丸，白汤送下。

【主治】肉积。

【方论】《医略六书》：肉食不消，停滞胃脘，蕴蓄为热，故发热而成癥积焉。阿魏善消肉积，连翘清解蕴热，山楂化瘀滞以磨积，黄连清湿热以开胃也。俾结消热化，则脾胃清和而健运有常，何患肉积不化，蕴热不解乎。此消积清热之剂，为肉积蕴热之专方。

二十五、积　滞

积滞，又称伤食、宿食，是小儿常见的慢性胃肠疾病。临床表现为面色萎黄，困倦无力，夜睡不安，不思乳食，食则饱胀，腹满喜按，呕吐酸馊乳食，大便溏薄酸臭，唇舌色淡，舌苔白腻，脉沉细而滑，指纹青淡等。本病主要由于内伤乳食，停聚不化，气滞不行所致。若迁延日久，可转为疳证。治宜消食导滞。常见于西医慢性消化不良、轻度营养不良等疾病。

神妙沉香丸

【来源】《博济方》卷二。

【组成】丁香一分　沉香一分　乳香一钱半　阿魏少许　肉桂半两（去粗皮）　舶上茴香半两

（炒）　槟榔二枚（冬加二枚）　肉豆蔻二枚（夏加二枚）　荜茇半两　巴豆十五个（去皮心，不出油，另研）

【用法】上为细末，研入巴豆、阿魏令匀，煮白米饭为丸，如绿豆大。每服五丸，生姜汤送下；如胸膈气不和，及元脏冷气上攻，迷闷，加至十丸，温酒送下；常服茶汤任下。要微动，以意加服之。

【功用】消化滞气，调顺三焦，空胸膈，理脾元，大能化酒食毒。

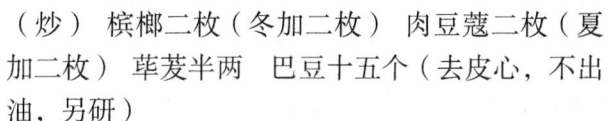

缠金丹

【来源】《医方类聚》卷一一一引《神巧万全方》。

【组成】朱砂半两（研，水飞过）　粉霜　硫黄（研）　消石　硇砂（飞过）各一钱　轻粉二钱　砒霜　龙脑各半钱（研）

【用法】上为末，入去皮心膜巴豆半两研匀，用黄蜡半两，熔作汁，同和旋丸，如绿豆大。每服五至七丸，温浆水送下。

【主治】虚积痰涎，累经取下，脏腑虚者。

磨积丸

【来源】《寿亲养老新书》卷四。

【组成】厚朴　白姜　缩砂　胡椒　青皮　苍术　麦芽　陈茱萸　肉桂（不见火）

【用法】用醋同盐煮，再焙干，为细末，酒糊为丸，如梧桐子大。每服十丸，日午或临睡时香附煎汤送下，橘皮汤亦得。

【功用】老人磨滞积，去浮肿，快脾进食。

比金丸

【来源】《圣济总录》卷七十二。

【组成】没药（研）一钱　五灵脂（研）半两　皂荚（不蛀者，去皮子，酥炙，捣末）三钱　白丁香（雄者，研）　硇砂（研）　乳香（研）各一钱半　巴豆一百粒（去皮心膜，不出油，烂研）

【用法】上为细末，用大枣十个（去核），刮巴豆膏入枣内，线缠了，慢火炙熟，去线捣烂，与前项药末合匀，和捣成剂，丸如绿豆大。大人脏实者五丸，虚者三丸；小儿芥子大，一岁三丸，

五七岁以上七丸，十岁以上十丸。取积，用烧皂子浓煎汤放冷送下；利胸膈，用枣一个，烂嚼裹药干咽，不得嚼药，并临卧服，急患不拘时候。

【功用】利胸膈，除积滞。

【主治】久积伏滞成块。妇人血癖血块，及产后败血不行，儿枕刺痛，小儿奶癖。

槟榔丸

【来源】《圣济总录》卷七十二。

【组成】槟榔（生，锉）二枚　巴豆（去皮心膜，麸炒）二十一粒　青橘皮（汤浸，去白，焙）半两　牵牛子（炒）　大黄（湿纸裹，煨）　干漆（炒烟出）各一分　硇砂（研）一钱

【用法】上为末，汤浸蒸饼为丸，如绿豆大，以丹砂为衣。每服一至二丸，温水送下；如要宣转取食积，每服三五丸，或七丸十丸，空心煎葱白汤送下，宣后服和气人参汤。

【功用】取积聚，消宿食。

灵感丸

【来源】《圣济总录》卷九十一。

【组成】柴胡（去苗）　防风（去叉）　紫菀（去苗土）　当归（切，焙）　人参　赤茯苓（去黑皮）　干姜（炮裂）　桔梗（炒）　菖蒲　乌头（炮裂，去皮脐）　厚朴（去粗皮，生姜汁炙，锉）　大黄　吴茱萸（汤洗，焙干）　皂荚（去皮子、酥炙）　蜀椒（去目并闭口，炒出汗）　陈橘皮（去白，炒）　郁李仁（别研）　黄连（去须，炒）　巴豆各半两（去油，研）

【用法】上为末，炼蜜为丸，如梧桐子大。每服五丸，空心酒饮送下，取微利为度。如风冷气人，长服此药最佳。又宜夜服。

【主治】虚劳积聚，腹胁坚满；男子、妇人一切风劳冷气，头旋眼疼，手脚瘰痹；血风劳气，攻击五脏四肢，筋脉掉动，面上习习似虫行；遍生疮癣；心膈烦闷，腹痛虚鸣，腰疼膝冷，手足或冷或热；诸气刺痛，呕逆醋心，肠胃秘涩，肺气发动，耳复虚鸣，脚膝无力；仍治妇人诸病，冷血劳气，发损面黄，气刺心腹，骨筋疼痛，经脉不调，经年逾月，或下过多不定；兼治冷热诸痢，

脚气水肿等。

青金煮散

【来源】《圣济总录》卷九十一。

【组成】青橘皮（汤浸，去白，炒） 白术 木香 姜黄 槟榔（锉） 郁李仁（汤浸，去皮尖） 楝实（锉，炒） 茴香子（炒） 人参 益智（去皮，炒） 赤茯苓（去黑皮） 白牵牛（微炒）各半两

【用法】上为散。每服二钱匕，水一盏，加生姜二片，盐一字，煎至七分，去滓，稍热空心服。

【主治】虚劳积聚不消，心腹妨闷，脾胃气滞，不思饮食。

绿云丸

【来源】《圣济总录》卷九十一。

【组成】硇砂（研） 硫黄（研） 木香 槟榔（锉）各半两 附子（炮裂，去皮脐）二两 京三棱（煨，锉）一两 铜绿（研）半分

【用法】上为末，酒煮面糊为丸，如小豆大。每服十丸，日午、夜卧炒生姜酒送下；妇人血气，当归酒送下。

【主治】虚劳心下积聚，元气虚急，脐下冷疼；妇人血气。

槟榔大黄汤

【来源】《圣济总录》卷九十一。

【别名】大黄汤（《普济方》卷二三四）。

【组成】槟榔四枚（锉） 大黄（锉） 甘草各一两 皂荚一挺（不蛀者）

【用法】上为粗末。用童便五盏，煎至三盏，去滓，露一宿，分为三服，空心一服，至日午不动再服，至申时不动更一服，皆冷服之。动利后，将药滓焙干，入木香半两，捣为末。每服一钱，温米饮调下，一日三次，不拘时候。

【主治】虚劳积滞。

橘皮煎丸

【来源】《圣济总录》卷九十一。

【别名】橘皮丸（《普济方》卷二三四）。

【组成】青橘皮二两（麸炒黄，捣罗为末，醋一盏半，于银石器内文武火熬成膏） 木香 桂（去粗皮） 人参 诃梨勒皮（炒） 京三棱（炮，锉） 藿香（去茎） 厚朴（去粗皮，姜汁炙） 当归（切，焙） 萆薢 干姜（炮）各半两 半夏一分（汤洗十遍，焙）

【用法】上为末，入橘皮煎内捣三二百下，为丸如梧桐子大。每服二十丸，空心、日午米饮送下。

【主治】脾肾虚劳，心腹积气，面色萎黄，不思饮食，胸膈满闷。

胜金饼子

【来源】《幼幼新书》卷二十二引《吉氏家传》。

【组成】粉霜 延胡索 巴豆霜各半钱 轻粉一钱 朱砂一块（皂子大） 石燕一个

【用法】上为末，冷水为饼子，如梧桐子大。每服一丸，皂子汤送下。

【主治】虚中积。

圣饼子

【来源】《证治准绳·幼科》卷八引《聚宝方》。

【组成】轻粉 粉霜各四钱 石燕子（大者）二个（先为细末） 延胡索二十八个（大者，为末）

【用法】上为末，滴水为丸，如大棋子大，仍放候阴干。每服一饼，先用熟水浸软，临卧更深冷浆水调下，服后急漱口。小儿一饼作四服。

【功用】下风涎，取积滞。

【主治】一切积滞及虚中挟积。

【加减】若下惊积，则每料更入朱砂、生龙脑各一钱。

蜡丸子

【来源】《普济方》卷三九二引《幼幼新书》。

【组成】硇砂 粉霜 辰砂（并研） 腻粉各一分 川乌头（去皮脐，生用）一两半（取细

末）青橘皮（去白，取末）一两　黑牵牛（取粉
称）一两　巴豆（肥者）一两（去皮膜，用盐四两
同炒讫至紫色，去盐不用，又生巴豆去皮干称一
分，去心膜，与炒熟巴豆同研极细，入前件众药
末再同研匀）

【用法】上药末，每一两用黄蜡二两先消作汁，次
投药末，搅令极匀，放温，丸如梧桐子大。每服
量人虚实五粒；如药经年，加至七粒；小儿虚积
潮热，寒热，亦与服绿豆大三粒，生姜木瓜汤送
下，夜卧服；凡有冷积，胸膈不利，先吃一服；
冷泻不止，或赤白痢尤宜，服药即愈；如痢甚者，
三更初一服，次日再一服。立效。

【主治】大人、小儿一切积滞，泻利，或累经取
转，气已虚为病未去者。

坚气散

【来源】《鸡峰普济方》卷二十。

【组成】金铃子　茂各一两　硼砂一分

【用法】上为细末。每服二钱，空心盐汤调下；欲
丸，水煮面糊为丸，如梧桐子大，每服三十丸。

【功用】升降阴阳，通利滞气。

茯苓半夏丸

【来源】《鸡峰普济方》卷二十。

【组成】牵牛子四两　青橘皮　紫苏子　半夏　五
灵脂各一两　木香　槟榔各半两　川芎　郁李仁
各一两

　　本方名茯苓半夏丸，但方中无茯苓，疑脱。

【用法】上为细末，水煮面糊为丸，如梧桐子大。
每服三十丸，橘皮汤送下，不拘时候。

【功用】搜风行气。

香桦汤

【来源】《鸡峰普济方》卷二十五。

【组成】绵桦十个（细切，去子）　生甘草（同桦
淹一宿）　盐各三两　白檀一分

【用法】上为细末。每服二钱，白汤点服。

【功用】行滞气。

【宜忌】不得犯铁器。

洞庭汤

【来源】《鸡峰普济方》卷二十五。

【组成】橘子一斤（和皮称）　甘草　生姜　盐各
四两

【用法】上药一处捣烂作饼子，火上焙干为末。每
服二钱，白汤点服。

【功用】和气。

缠金丹

【来源】《普济本事方》卷二。

【组成】木香　丁香　沉香　槟榔　官桂（去
粗皮，不见火）　胡椒　硇砂（研）　白丁香各
一钱　肉豆蔻　飞矾各一分　马兜铃　南星
（炮）　五灵脂（拣如鼠屎者，淘去沙石，晒
干）　瓜蒌根　半夏（汤洗七次）各半两　朱砂三
分（水飞，留半为衣）

【用法】上为细末，入二味研药和匀，生姜汁煮糊
为丸，如梧桐子大。每服三丸，生姜汤送下，或
干嚼萝卜下。

【主治】五种积气及五噎，胸膈不快，停痰宿饮。

【方论】《本事方释义》：广木香气味辛温，入足太
阴；丁香气味辛温，入手足太阴、少阴、阳明；
沉香气味辛温，入足少阴；槟榔气味辛温，入足
太阴、太阳；官桂气味辛温，入足厥阴；胡椒气
味辛热，入足太阴、少阴、厥阴；硇砂气味咸苦
微温，入足阳明、厥阴；白丁香气味苦辛温，入
手太阴、阳明；肉豆蔻气味辛温，入足太阴、阳
明；飞矾气味酸寒涩，入手太阴、足厥阴；马兜
铃气味苦辛微温，入手太阴，最能宣壅痹；南星
气味辛温，入足厥阴，五灵脂气味甘温，入手太
阴、足厥阴，瓜蒌根气味苦寒，入手太阴、足阳
明；半夏气味辛温，入足阳明；朱砂气味苦温，
入手少阴。此治五种积气及五噎之疴，痰饮停扰，
胸膈不快，非一二处受病，乃十二经皆被病魔窃
踞，生姜为丸为引，萝卜为引者，亦取其引药入
内，分途走经络之意也。

草果饮子

【来源】《杨氏家藏方》卷六。

【组成】草果子仁　乌梅肉（焙）　紫苏叶（去土）　赤茯苓（去皮）　厚朴（去粗皮，生姜制，炒干）　陈橘皮（去白）　甘草（炙）　肉桂（去粗皮）　人参（去芦头）各等分

【用法】上锉。每服四钱，水一盏，加生姜三片，同煎至一盏，去滓温服，不拘时候。

【功用】温脾养胃，顺气消饮，生津液，美饮食。

磨积丸

【来源】《普济方》卷一六九引《卫生家宝》。

【别名】脾积丸（《医方类聚》卷一一一引《济生续方》）。

【组成】陈仓米半升（用巴豆七粒，去壳，同米炒令赤色，去巴豆不用）　青皮（去瓤，炒）　陈橘红各三两

【用法】上为末，好醋糊为丸，如豌豆大。每服二十丸，食后淡姜汤送下。

【功用】消滞气。

【主治】茶伤，饮食减少，面黄腹疼，及百物所伤。

无忧丸

【来源】《伤寒标本》卷下。

【组成】黑牵牛一斤（取末十三两）　槟榔（好者）二两　猪牙皂角二两　三棱二两　莪术二两（各用好醋浸，湿纸裹煨香熟，取出切碎）

【用法】上药晒干为末，又用大皂角二两，煎汤打面糊为丸。每服二钱半，白汤送下，茶亦可，或姜汤送下。

【主治】一切食积、气积、茶积、酒积、泻痢、气蛊，腹胀膨闷、肚腹疼痛。

经进过院汤

【来源】《魏氏家藏方》卷二。

【组成】草豆蔻一两（用生姜五两切片同拌，以水三升，慢火煮，水干为度，收出焙干）　白豆蔻仁　蓬莪术（炮）　益智仁各半两　粉草一两半　炒盐一两半

【用法】上为极细末。每服二钱，热汤点服。

【主治】一切气。

经进清中汤

【来源】《魏氏家藏方》卷二。

【组成】白茯苓（去皮）　人参（去芦）　白术（炒）　粉草各一两（炙）　新菖蒲（去皮，净）二两（以米泔浸三伏时，去苦水，用生姜连皮七钱切片，入盐同拌，罨一宿，焙）　白盐一两半

【用法】上为极细末。每服二钱，热汤点服。

【主治】一切气。

经进丁香调气汤

【来源】《魏氏家藏方》卷二。

【别名】丁香调气汤（《类编朱氏集验方》卷四）。

【组成】白豆蔻八钱　丁香（不见火）七钱　缩砂仁　干姜（炮，洗）　木香（不见火）　白术（炒）各半两　粉草（炙）一两半　炒盐一两三钱

【用法】上为细末。热汤点服。

【主治】一切气。

香橘丸

【来源】《魏氏家藏方》卷二。

【组成】香附子（去毛）　橘皮（去白）　生姜各等分

【用法】上为细末，神曲糊为丸，如梧桐子大。每服四五十丸，白汤送下，不拘时候。

【功用】降气消痰，宽中快膈。

黑丸子

【来源】《类编朱氏集验方》卷六引黄伯材方。

【组成】乌梅三个（去核，焙干）　生半夏大者五个　杏仁五粒（去皮尖，面炒）　巴豆二十粒（去油，存性）

【用法】上为细末，生姜汁煮糊为丸，如绿豆大。每服二十丸，生姜汤送下。

【主治】长幼积滞。

宽中丸

【来源】《御药院方》卷三。

【组成】槟榔（面裹煨熟）二两　木香二两　半夏二两（生姜制）　陈橘皮　青橘皮各半两　京三棱七钱半　牵牛四两（微炒，取头末二两）

　　方中槟榔用量原缺，据《普济方》补。

【用法】上为细末，水煮面糊为丸，如梧桐子大。每服五十丸，食后生姜汤送下。

【主治】气不升降，痰涎郁塞，饮食不化。

顺气沉附汤

【来源】《医方大成》卷三。

【组成】大附子一只（炮）

【用法】上作二服，水一盏煎；别用水磨沉香，临熟时入药内热服。

【功用】升降诸气，暖则宣流。

葱汤丸

【来源】《世医得效方》卷十二。

【组成】巴豆三十五粒（用水浸一宿，五更初去水，后去皮壳、心膜，不去油，另研）　轻粉半钱　滑石五钱　鹰粪五钱

【用法】上为末，研饭为丸，如粟米大。周岁以下，每用三丸；以上者四丸；未效，再加数丸。膈上有涎，或吐亦无妨。春季，灯心汤送下；夏季，苏盐汤送下；秋季，苏汤送下；冬季，葱白汤送下；初生儿以一粒放口中，乳汁送下。

【主治】积滞。

茶癖散

【来源】《脉因证治》卷下。

【组成】石膏　黄芩　升麻

【用法】上为末。砂糖水调服。

【主治】积聚。

满店香

【来源】《医方类聚》卷一九五引《修月鲁般经》。

【组成】丁香七钱半　藿叶　零零香　甘松各一两半　白芷梢　香附　当归　桂　益智　槟榔　白蔻各一两　麝一钱半

【用法】上为末，炼蜜为丸，如梧桐子大。嚼化三五丸。身口香。遇酒，用此香亦香。

【功用】除积取虫，消气消块。

【主治】五劳七伤，山岚瘴气，心腹疼痛，传尸劳瘵，风壅积热，冷热咳嗽，风痰气盛，鮹鲐，翻胃吐食，十膈五噎，脏痞积，诸虫诸疸，诸风诸气，食积、酒积、茶积，肠风痔漏，大风疥癞，小肠五疝，气块痃癖瘕聚，十种水气，宿食不消，泻利、疟疾，久年伤损，腹胁瘀血刺痛，女经不调，赤白带下，血气蛊肿，鬼气鬼胎，血崩；小儿癫痫，五疳八痢，误吞铜钱等。

大七香丸

【来源】《普济方》卷一六九。

【组成】丁香　香附子　甘草各十二两　莪术　砂仁各二两　甘松八两　益智仁六两　乌药　藿香　陈皮　麦芽　肉桂

　　方中乌药、藿香、陈皮、麦芽、肉桂用量原缺。

【用法】炼蜜为丸，如弹子大。姜汤嚼下。如酒积，酒送下；茶积，茶送下；食积，丁香良姜汤送下。

【主治】茶、酒、食积，吐酒酸心。

蜡丸

【来源】《普济方》卷一六九。

【组成】巴豆一百二十粒（去皮并心膜，研细）　腻粉一两　金箔十片（研）　朱砂二钱（研）　黄蜡半两

【用法】上熔黄蜡，丸如梧桐子大。房色伤风，肾脏风，远年日近，积滞气块，痨病水气，同用腻粉半钱，先置喉中，次以药三丸，用温米饮吞下，急以水漱口，恐腻粉损齿；如伤毒药，用生姜酒送下一丸。病浅者一宿，二三十年者三五日，方取下，如取下复收其药，洗而再服尤佳；如体弱人服之，即进饮食倍常。

【主治】一切年深日近积毒。

保寿丸

【来源】《普济方》卷一八二。

【组成】杏仁（去皮尖） 萝卜子 麦蘖 神曲各四两

【用法】上为细末，用大蒜捣为丸，如梧桐子大。每服三四十丸，热水任下。

【功用】消酒化食。

【主治】一切气疾。

破气散

【来源】《普济方》卷一八二。

【组成】木香一两 荜澄茄二两 香附四两 姜黄二片 砂仁二两 枳壳 甘草 豆蔻各二两

【用法】上为末，沸汤调服；或用甘草煎膏子，为饼嚼服。

【主治】一切气。

香附子丸

【来源】《普济方》卷一八七。

【组成】香附子一斤半 巴豆七十或一百枚 枳壳一斤半

【用法】上药用醋三四碗，煎至醋尽，晒干为末，醋糊为丸，如梧桐子大。每服三四十丸，用生姜汤送下。

【主治】胸膈不利。

枳壳散

【来源】《普济方》卷三四三。

【组成】枳壳二两 桑白皮一两（锉，以水三碗，与枳壳同煎，煮干取出，去瓤洗净，细切，焙干，只用桑白皮） 人参半两 糯米二两（炒黄色） 木香一钱（不见火） 甘草一两（炙） 麦蘖半两（炒黄）

【用法】上为细末。每服二钱，入盐少许，沸汤点服，一日五次，不拘时候。

【功用】滑胎调气，利胸膈，消积滞，和脾胃，进饮食。

【主治】妊娠诸疾。

龙鬓丸

【来源】《普济方》卷三九二。

【组成】硇砂 朱砂 粉霜 腻粉各六钱 白矾（飞） 黄丹（生用）各半两

【用法】上为细末，汤浸蒸饼为丸，如龙眼核大。大人每服一两丸，临卧陈米饮送下，不嚼；小儿半丸。此药有积则化，无积不动。

【功用】化百日儿及初生儿一切虚中积。

【主治】虚积不下，日渐肌瘦。

星术丸

【来源】《医学入门》卷七。

【组成】牛胆南星 白术 石膏 黄芩 芍药 薄荷各等分

【用法】上为末，砂糖调成膏，津液化下。或为丸服亦可。

【主治】吃茶成癖。

茶积丸

【来源】《赤水玄珠全集》卷十三。

【组成】陈仓米半升（巴豆七粒，去壳，同炒赤色，去巴豆） 青皮 陈皮各二两

【用法】上为末，醋为丸，如绿豆大。每服二十丸，食后淡姜汤送下。

【主治】茶积，饮食减少，面黄腹痛。

陷胸汤

【来源】《诚书》卷八。

【组成】枳实 玄明粉 瓜蒌霜 桔梗 甘草 紫苏 茯苓 陈皮 杏仁

【用法】加韭汁，灯心，水煎服。

【主治】痰食壅滞。

消积汤

【来源】《治疹要略》。

【组成】山楂 麦芽 槟榔 厚朴各八分 荆芥 香附 薄荷 泽泻各五分

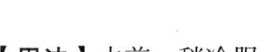

【用法】水煎，稍冷服。

【主治】瘀因积滞而痛者。

【加减】血瘀，加桃仁；头汗，加枳实、大黄；腹痛，加降香；胸胀，加枳壳、郁金。

加味枳术丸

【来源】《医略六书》卷二十三。

【组成】白术一两半（炒）　枳实一两半　半夏一两半（制）　神曲三两　苍术一两半（炒）　卜子三两（炒）　草蔻一两半（炒）　黄连六钱　葛花一两半　泽泻一两半

【用法】上为末，用白螺蛳壳三两，煅研，另煎浓汁泛丸。每服三钱，空心焦楂汤调化温服。

【功用】健脾消积。

【主治】痰积、食积、酒积、茶积腹痛，脉沉数滑者。

【方论】痰积而食不化，酒停而茶不行，故肉食从之，遂成诸积而腹痛不已焉。苍术、半夏燥湿消痰，白术、枳实健脾化积，神曲消食化滞，卜子消痰消食，草蔻温中散寒滞，黄连清热燥伏湿，葛花升清阳以解酒，泽泻泻浊阴以利窍也。丸以白螺之善消积块，汤以焦楂之善化肉瘕，使诸积皆消，则脾胃调和，而经府廓清，安有腹痛不止之患乎？此健脾消积之剂，乃治诸积腹痛之专方。

保和丸

【来源】《幼幼集成》卷六。

【组成】人参（切，焙）　漂白术各三钱　白云苓一钱五分　炙甘草　山楂肉　老麦芽　六神曲各一钱

【用法】上为细末，米糊为极小丸。每服一二钱，米饮送下。

【主治】痘后一向能食，今不思食，闻食气即呕。

星术丸

【来源】《杂病源流犀烛》卷十四。

【组成】白术一两　南星　青皮　陈皮各三钱

【用法】面糊为丸服。

【主治】茶积。好饮茶成癖积，或喜吃干茶叶而成积，面黄，胸膈或空或胀无常。

烂积丸

【来源】《蠢子医》卷二。

【组成】大黄　二丑各一斤　君子肉二两　山甲一两　滑石二斤　皂角一斤　卜子（莱菔子）一斤

【用法】荞麦面为丸。

【功用】烂积。

沉香烂积丸

【来源】《全国中药成药处方集》（重庆方）。

【组成】沉香一两　制鳖甲　牵牛子各三两　雷丸一两五钱　莱菔子三两　香薷一两五钱　制大黄三两　使君子一两五钱　神曲四两　苍术一两五钱　楂肉四两　枳实　砂仁　麦芽　蓬莪术　三棱　厚朴各三两　广木香一两五钱　香附　草果　榔片各三两　巴豆霜二钱　阿魏五钱　朱砂二两

【用法】除阿魏煎水，巴豆霜临时下，朱砂为衣外，余药共研细末，阿魏水为丸，朱砂为衣。每服二钱，小儿减半，空腹以白开水送下。

【主治】饮食不节，气血凝结脏腑，因而腹痛，或包或块，或走痛，或茶积、酒积、食积、冷积、痞积、乳积。

【宜忌】体虚者及孕妇不能服。

二十六、腹　胀

腹胀，亦称腹满、胀满，是指腹部痞满膜胀的病情，与痞证有相似之处。《黄帝内经·素问·脏气法时论》："脾病者，……虚则腹满肠鸣，飧泄，食不化。"《金匮要略》对诊断治疗均有论述："趺阳脉微弦，法当腹满，不满者必便难，两胠疼痛，此虚寒从下上也，以温药服之。病者腹满，按之不痛为虚，痛者为实，可下之。舌黄未下者，下之黄自去。腹满时减，复如故，此为寒，当与温药。"本病成因，多因脾阳失运，气行不畅，或因热结胃肠，糟粕不行，常兼见腹痛，大便或秘或泄等症。治宜温中散寒，补气健脾，清热泻积。

厚朴七物汤

【来源】《金匮要略》卷上。

【别名】厚朴七味汤（《外台秘要》卷七）、七物厚朴汤（《袖珍方》卷三引《太平圣惠方》）。

【组成】厚朴半斤　甘草三两　大黄三两　大枣十枚　枳实五枚　桂枝二两　生姜五两

【用法】上药以水一斗，煮取四升。每服八合，温服，每日三次。

【主治】

1.《金匮要略》：病腹满，发热十日，脉浮而数，饮食如故。

2.《备急千金要方》：腹满气胀。

【宜忌】《外台秘要》：忌海藻、菘菜、生葱、羊肉、饧。

【加减】呕者，加半夏五合；下利，去大黄；寒多者，加生姜至半斤。

【方论】

1.《沈注金匮要略》：此有表证腹满也。发热十日之久，脉尚浮数，当责风邪在表。然风气内通于肝，肝盛乘胃，故表见发热，而内作腹满；风能消谷，即能食而为中风，所以饮食如故。用小承气荡涤肠胃之热，桂、甘、姜、枣调和营卫，而解在表之风耳。

2.《张氏医通》：此本小承气合桂枝汤，中间裁去白芍之酸收，不致引邪入犯营血。虽同用桂枝、甘草，与桂枝汤泾渭攸分。其厚朴独倍他药，正以泄气之浊逆耳。

3.《金匮玉函经二注》：此有里复有表之证也。腹满而能饮食，亦热邪杀谷之义。发热脉浮数，此表邪正炽之时。故以小承气汤治其里，桂枝去芍以解其表。内外两解，涣然冰释，即大柴胡汤之意也。以表见太阳，故用桂枝耳。

4.《金匮要略心典》：腹满，里有实也。发热，脉浮数，表有邪也。而饮食如故，则当乘其胃气未病而攻之，枳、朴、大黄所以攻里，桂枝、生姜所以攻表，甘草、大枣则以其内外并攻，故以安脏气，抑以和药气也。

5.《金匮要略方义》：本方乃表里双解之剂，主治外证未解，里已成实，里重于表之腹满证。邪热入里，浊气不通，燥屎不行，故病腹满。表证尚在，故仍发热。然本证以腹满为主，可知里证重于表证，气滞生于积滞，故治以行气除满为先，兼以泻热去积，解表散邪。方中重用厚朴为君药，行气除满；臣以枳实，快气消痞。二者配伍，则行气导滞，除满消痞之功尤著，俾气行则腹满得消，气下则积滞得行。更加大黄之泻下通便，使热下便通，浊气下泄，而腹满自消。佐以桂枝、生姜、大枣，解肌发表，调和营卫。使以甘草，和药性护胃气。全方重在行气除满，兼以解表散邪。若表邪重于腹满者，当先解表，而后攻里，不宜使用本方。

厚朴三物汤

【来源】《金匮要略》卷上。

【别名】厚朴汤（《千金翼方》卷十八）、三物汤（《血证论》卷八）。

【组成】厚朴八两　大黄四两　枳实五枚

【用法】上药以水一斗二升，先煮二味，取五升，纳大黄，煮取三升，温服一升。以利为度。

【主治】

1.《金匮要略》：痛而闭者。

2.《千金翼方》：腹满发热数十日。腹中热，大便不利。

3.《症因脉治》：暑湿腹痛，大便结。

4.《金匮翼》：食积痛，寒饮食过伤，心腹卒痛，如锥刺之状，若伤湿热之物，不得化而闷乱便秘者。

【方论】

1.《金匮玉函经二注》：闭者，气已滞也。《经》曰塞也，通因通用，此之谓也。于是以小承气通之。乃易其名为三物汤者，盖小承气君大黄以一倍，三物汤君厚朴以一倍者，知承气之行，行在中下也；三物之行，因其闭在中上也。绎此，可启悟于无穷矣。

2.《金匮要略心典》：痛而闭，六腑之气不行矣。厚朴三物汤与小承气同，但承气意在荡实，故君大黄；三物意在行气，故君厚朴。

3.《金匮要略方论本义》：仲景又出厚朴三物汤一方，云痛而闭者主之。闭者，即胃胀便难之证也。前厚朴七物汤，下利即去大黄，今二便不止艰难，且闭塞矣，亦不得不先为宣通，于是仍于温药之中，兼破泄之治。厚朴为君，大黄佐之，枳实为使，服法多煮，去药性之峻利，仍以利即为度，乃治胀病权宜之法也。

4.《金匮方歌括》：此方不减大黄者，以行气必先通便，便通则肠胃畅而脏腑气通，通则不痛也。

防己椒目葶苈大黄丸

【来源】《金匮要略》卷中。

【别名】己椒苈黄丸（《金匮要略》卷中）、椒目丸（《备急千金要方》卷十八）、防己丸（《圣济总录》卷七十九）、防己椒苈丸、防椒苈黄丸（《证治准绳·类方》卷二）。

【组成】防己　椒目　葶苈（熬）　大黄各一两

【用法】上为末，炼蜜为丸，如梧桐子大。先食饮服一丸，每日三次。稍增，口中有津液。

本方改为汤剂，名"防椒苈黄汤"（《证治宝鉴》卷四）、"防己椒苈汤"（见《中国医学大辞典》）。

【主治】肠间有水气，腹满，口舌干燥。

【加减】渴者，加芒消半两。

【方论】

1.《金匮方论衍义》：肺与大肠合为表里，而肺本通调水道，下输膀胱，今不输膀胱，经从其合，积于肠间，肠间水积，则金气不宣，膹郁成热，为腹满，遂津液不上行，以成口燥舌干。是以用防己、椒目、葶苈，皆能利水行积聚结气，而葶苈尤能利小肠。然肠胃受水谷之器，若邪实而腹满者，非轻利剂所能独治，加芒硝以泻之。

2.《退思集类方歌注》：肺与大肠为表里，肠间水气不行于下，以致肺气膹郁于上而燥热之甚。用防己疗水气，椒目治腹满，葶苈泻气闭，大黄泻血闭，急决大肠之水以救肺金之膹郁，不治上而治下，故用丸剂也。

3.《中国医学大辞典》：此方以防己、椒目导饮于前，大黄、葶苈推饮于后，前后分消，则腹满减而水饮行，脾气转而津液生矣。

【验案】

1.不全幽门梗阻　《江苏中医》（1991，5：14）：将本方煎成150ml，分次口服或胃管内注入，每日1剂，1周为1疗程。辅以禁食或少量流质饮食，必要时补液，维持水电平衡，梗阻严重者予胃肠减压；治疗不全幽门梗阻22例。结果：全部病例均获治愈。梗阻解除平均3.6天，腹痛呕吐消失，能进半流饮食，通下大便平均1.8天。

2.肝硬化腹水　《湖南中医杂志》（1994，2：35）：以本方加味，治疗血吸虫病肝硬化腹水36例。结果：显效12例，好转18例，无效6例。

3.胸腔积液　《江西中医药》（1996，2：26）：将本方改为汤剂，据证加减，治疗胸腔积液15例。结果：用药7～10剂，全部痊愈，无复发。

大黄甘遂汤

【来源】《金匮要略》卷下。

【组成】大黄四两　甘遂二两　阿胶二两

【用法】以水三升，煮取一升，顿服之。其血当下。

【主治】

1.《金匮要略》：妇人少腹满如敦状，小便微难而不渴，生后者，此为水与血俱结在血室也。

2.《金匮要略今释》引《类聚方广义》：经水不调，男女癥闭，小腹满痛者；淋毒沉滞，梅淋小腹满痛不可忍，尿脓血者。

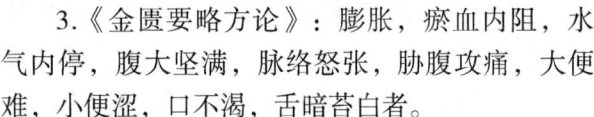

3.《金匮要略方论》：膨胀，瘀血内阻，水气内停，腹大坚满，脉络怒张，胁腹攻痛，大便难，小便涩，口不渴，舌暗苔白者。

【方论】

1.《金匮要略心典》：少腹满如敦状者，言少腹有形高起，如敦之状，与《内经》胁下大如覆杯之文略同。小便难，病不独在血矣；不渴，知非上焦气热不化；生后即产后，产后得此，乃是水血并结，而病属下焦也。故以大黄下血，甘遂逐水，加阿胶者，所以去瘀浊而兼安养也。

2.《金匮要略方论》：方中以大黄破血攻瘀；甘遂攻逐水邪。盖产后多虚，易伤阴血，纯用破逐之剂，恐重伤阴血，故佐以阿胶益阴养血，使攻邪而不伤正。

3.《金匮要略方论本义》魏念庭：妇人少腹满如敦状者，腹皮加厚也。小便微难者，有形之邪格阻于下也。如此宜为水气之病，格阻正津上冲胸喉作渴，如锐气病所云矣。今不渴，知非但水邪，且合瘀血也。惟水邪与瘀血俱结在血室，同为有形之物，斯可为实邪而驱逐攻下也。主以大黄甘遂汤，大黄下血，甘遂逐水，二邪同治矣。入阿胶者，就阴分下水血二邪，而不至于伤阴也。顿服之，血当下，血下而水自必随之下矣。此瘀血积于产后，虽在血室，有不同于抵当汤之下，下之于大便。此即产后篇中所言热在里结在膀胱者也。彼单为血，故用大承气汤；此兼水邪，故用大黄甘遂汤。

4.《金匮方歌括》：方中大黄攻血蓄，甘遂攻水蓄，妙得阿胶本清济之水，伏行地中，历千里而发于古东阿县之井。此方取其以水行之义也。《内经》谓济水内合于心。用黑骡皮煎造成胶，以黑属于肾水，水能济火，火熄而血自生。此方取其以补为通之义也。然甘遂似当减半用之。

【实验】对小鼠实验性肝纤维化的治疗作用 《天津中医药》（2005，2：152）：本方对四氯化碳导致的小鼠肝纤维化有明显的治疗作用，其机制可能与抑制了贮脂细胞的激活和转化，减少了成纤维细胞的生成有关。

【验案】

1.淋证 《金匮要略今释》引《古方便览》：1僧年28，患淋沥数年，时出脓血，或如米泔水，大便下利，时又秘闭，下利时淋漓稍安，秘闭则甚。余诊之，少腹满如敦状，按之引茎中痛，乃作此方饮之，大下利，病顿退，数日而痊愈。

2.尿潴留 《河南中医》（1983，4：30）：李某，女，26岁，1970年11月就诊，第1胎是足月横位难产。产后3日，腹胀日重，疼痛加剧，少腹与脐周隆起，如孕6～7月状，按之硬，小便不利，滴滴可下，尚不甚急迫，脉沉涩，舌质红暗苔滑，乃投《金匮要略》大黄甘遂汤而愈。

桂心散

【来源】《外台秘要》卷七引《肘后备急方》。

【组成】枳实（炙） 桂心各等分

【用法】上药治下筛。每服一匕，米汁送下。

【主治】猝心腹胀满，又胸胁痛欲死。

狼毒丸

【来源】《外台秘要》卷七引《肘后备急方》。

【组成】狼牙二两（炙） 附子半两（炮）

【用法】上药治下筛，炼蜜为丸，如梧桐子大。一日服一丸，二日二丸，三日三丸。自一至三，以为常服。

【主治】心腹相连常胀痛。

【宜忌】忌猪肉、冷水。

半夏汤

【来源】《外台秘要》卷七引《小品方》。

【组成】半夏一升（洗） 生姜一斤 桂心六两 吴茱萸三十颗

【用法】上切细。以水八升，煮取二升四合，绞去滓，分温五服。服别相去如人行六七里，进一服，快利为度。

【主治】胸膈不利，腹中胀，气急妨闷。

【宜忌】忌羊肉、饧、生葱、油腻。

廿四味流气饮

【来源】《太平惠民和济局方》卷三（新添诸局经验秘方）引《集验方》。

【别名】二十四味流气饮（《医方类聚》卷

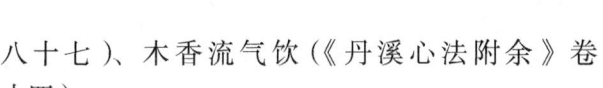

八十七）、木香流气饮（《丹溪心法附余》卷十四）。

【组成】半夏（汤洗七次）二两　陈皮（去白）二斤　厚朴（去粗皮，姜制，炒）　青皮（去白）　甘草（监）　香附（炒去毛）　紫苏叶（去枝梗）各一斤　人参　赤茯苓（去黑皮）　干木瓜　白术　白芷　麦门冬各四两　草果仁　肉桂（去粗皮，不见火）　蓬莪茂（煨，切）　大腹皮　丁香皮　槟榔　木香（不见火）各六两　木通（去节）八两　沉香六两　枳壳（去瓤，麸炒）四两　大黄（面裹，煨，去面，切）二两

【用法】上为粗末。每服四钱，水一盏半，加生姜三片，大枣二枚，煎七分，去滓热服。如伤寒头痛，才觉得疾，入连根葱白三寸煎，升降阴阳，汗出立愈；脏腑自利，入粳米煎；妇人血气癥瘕，入艾、醋煎。不拘时候。

【功用】调顺荣卫，通流血脉，快利三焦，安和五脏。

【主治】诸气痞滞不通，胸膈膨胀，口苦咽干，呕吐少食，肩背腹胁走注刺痛；及喘急痰嗽，面目虚浮，四肢肿满，大便秘结，水道赤涩；忧思太过，怔忪郁积，脚气风热，聚结肿痛，喘满胀急。

【加减】本方去沉香、枳壳、大黄，加石菖蒲四两，藿香叶六两，名"木香流气饮"（原书同卷）。

芍药丸

【来源】《医心方》卷十二引《经心录》。

【别名】芒消丸（《备急千金要方》卷十五）。

【组成】芍药六分　芒消六分　黄芩五分　大黄八分　杏仁八分

【用法】上为丸，如梧桐子大。每服十五丸，一日三次。

　本方原名芍药汤，与剂型不符，据《圣济总录》改。

【主治】胀满，大便不通。

芫花丸

【来源】《外台秘要》卷七引《古今录验》。

【别名】消化丸。

【组成】芫花一两（熬）　大黄　葶苈子（熬）　甘

遂　黄芩各二两　巴豆四十枚（去心皮，熬，别研）　消石一两（一方无消石）

【用法】上为末，炼蜜为丸，如梧桐子大。每服二丸，食前服，一日二次。

【主治】腹胀心满，肠胃结食不消化，呕逆头痛，手足烦疼。

【宜忌】忌野猪肉、芦笋等。

大半夏汤

【来源】《备急千金要方》卷十六。

【组成】半夏一升　大枣二十枚　甘草　附子　当归　人参　厚朴各二两　桂心五两　生姜八两　茯苓　枳实各二两　蜀椒二百粒

【用法】上锉。以水一斗，煮取三升，分三服。

【功用】下气。

【主治】

　1.《备急千金要方》：骨中虚冷，腹满塞。

　2.《三因极一病证方论》：中虚胃冷胀满。肝气不平，胜克于脾，脾郁不行，结聚涎沫，闭于脏气，腑气不舒，胃中胀满，其脉弦迟。

【方论】《千金方衍义》:《金匮要略》治胃反呕逆大半夏汤，止人参、半夏、白蜜三味。此以胃虚腹满，故去白蜜之腻滞，加椒、姜、附子以散寒结，枳实、厚朴以泄腹满，当归、茯苓以和血气，生姜、大枣以和荣卫，甘草代白蜜之和脾，并和椒、姜、附子之烈也。

大黄散

【来源】方出《备急千金要方》卷五，名见《普济方》卷三八四。

【组成】大黄　黄芩　甘草　芒消　麦门冬各半两　石膏一两　桂心八铢

【用法】上锉。以水三升，煮取一升半，分三服；周岁以下儿作五服。

【主治】小儿腹大短气，热有进退，食不安，谷为不化。

石膏汤

【来源】方出《备急千金要方》卷五，名见《医部

全录》卷四二〇。

【组成】大黄 黄芩 甘草 芒消 麦门冬各半两 石膏一两 桂心八铢

【用法】上锉。以水三升，煮取一升半，分三次服，一岁以下小儿作五次服。

【主治】小儿腹大短气，热有进退，食不安，谷不化。

半夏丸

【来源】《备急千金要方》卷五。

【组成】半夏随多少（微火炮）

【用法】上为末，酒和为丸，如粟米粒大。每服五丸，一日三次。

【主治】小儿暴腹满欲死。

【方论】《千金方衍义》：半夏一味专涤顽痰，火炮酒服治腹痛，全在炮治得宜。

韭根汁

【来源】方出《备急千金要方》卷五，名见《小儿卫生总微论方》卷十四。

【组成】韭根汁 猪脂

【用法】上煎，细细服之。

【主治】少小腹胀满。

附子酒

【来源】《备急千金要方》卷八。

【组成】大附子一枚（重二两者，亦云二枚）

【用法】以酒五升渍之，春五日。每服一合，一日二次。以痹为度。

【功用】《普济方》：祛风除湿，温经络散寒邪。

【主治】

　　1.《备急千金要方》：大风，冷痰癖，胀满，诸痹。

　　2.《普济方》：偏风，半身不遂，冷癖。

【方论】《千金方衍义》：附子辛烈，人但知为回阳之药，不知其有寒湿、痿躄、拘挛之用，更渍之以酒，为逐湿开痹要药，不烦他物佐使也。

葈耳散

【来源】《备急千金要方》卷八。

【组成】葈耳草（五月五日午时干地刈取，洗，晒干）

【用法】上为末。每服一方寸匕，酒送下，一日三次。作散若吐逆，可蜜和为丸，每服十丸（准前计一方寸匕数）。风轻易治者，日再服。若身体有风处，皆作粟肌出，或如麻豆粒，此为风毒出也，可以钹针刺溃去之，皆黄汁出尽乃止。五月五日多取阴干之，着大瓮中，稍取用之。此草辟恶，若欲看病省疾者，便服之，令人无所畏，若时气不和，举家服之，一周年服之佳，七月七、九月九皆可采用。

【主治】诸风。胃胀满，心闷发热；及三虫，肠痔。

消食膏酒

【来源】《备急千金要方》卷十五。

【别名】茱萸膏（《普济方》卷二十一）。

【组成】猪膏三升 宿姜汁五升 吴茱萸一升 白术一斤

【用法】捣茱萸、术为细散，纳姜汁膏中，煎取六升，温清酒一升，每服方寸匕，一日二次。

【主治】脾虚寒劳损，气胀噎满，食不下通，噫。

【方论】《千金方衍义》：白术益脾；茱萸温中；宿姜通神明，止噫气；猪膏以滋虚劳津血；清酒以行萸、术性味也。

温胃汤

【来源】《备急千金要方》卷十六。

【组成】附子 当归 厚朴 人参 橘皮 芍药 甘草各一两 干姜五分 蜀椒三合

【用法】上锉。以水九升，煮取三升，分三服。

【主治】

　　1.《备急千金要方》：胃气不平，时胀，咳不能食。

　　2.《奇效良方》：忧思聚结，脾肺气凝，阳不能正，大肠与胃气不平，胀满上冲，咳食不下，脉虚而紧涩。

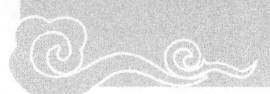

下气方

【来源】《备急千金要方》卷十七。

【别名】下气汤本（《医心方》卷九）。

【组成】半夏一升　生姜一斤　人参一两半　橘皮三两　（一方无人参）

【用法】上锉。以水七升，煮取三升，去滓，分三服，每日三次。

【主治】气满腹胀。

豆蔻散

【来源】方出《证类本草》卷二十三引《备急千金要方》，名见《仙拈集》卷一。

【组成】草豆蔻一两（去皮）

【用法】上为末。每服五分，以木瓜、生姜汤调下。

【主治】心腹胀满短气。

草豆蔻汤

【来源】方出《证类本草》卷二十三引《备急千金要方》，名见《类编朱氏集验方》卷三。

【别名】豆蔻散（《仙拈集》卷一）。

【组成】草豆蔻一两（去皮）

【用法】上为末，以木瓜、生姜汤下半钱。

【主治】心腹胀满短气。

泻脾丸

【来源】《千金翼方》卷十五。

【组成】干姜　当归　桂心　葶苈各三分（熬）狼毒　大黄　芎藭　蜀椒（去目及闭口，汗）白薇　附子（炮去皮）甘遂　吴茱萸各半两

【用法】上为末，炼蜜为丸，如梧桐子大。每服三丸，饮送下，一日三次。

【主治】毒气在脾中，流肿腹满短气，食辄防响不消，时时微下。

泻脾汤

【来源】《千金翼方》卷十五。

【组成】茯苓四两　厚朴四两（炙）　桂心五两　生姜八两（切）　半夏十枚（洗去滑）　人参　黄芩　甘草（炙）各二两

【用法】上锉。以水一斗，煮取三升，分三服。

【功用】逐水气。

【主治】脾脏气实，胸中满，不能食；冷气在脾脏，走在四肢，手足流肿。

草寒食散

【来源】《千金翼方》卷十五。

【组成】钟乳（炼）附子（炮，去皮）栝楼根　茯苓　牡蛎各一分（熬）桔梗　干姜　人参　防风各一两　细辛　桂心各五分　白术三两半

【用法】上为末。每服二方寸匕，旦未食时，以淳美酒服，不耐者减之。建日服之，至破日止，周而复始。

【主治】心腹胁下支满，邪气冲上，又心胸喘悸不得息，腹中漉漉雷鸣，吞酸噫生食臭，食不消化，时泄时闭，心腹烦闷，不欲闻人声，好独卧，常欲得热，恍惚喜忘，心中怵惕如恐怖状，短气呕逆，腹中防响，五脏不调。

【加减】有冷，加椒；有热，加黄芩。

大桂枝丸

【来源】《千金翼方》卷十九。

【组成】桂心　附子（炮，去皮）各二两半　芍药七分　当归　蜀椒（去目闭口者，汗）各一两半　人参一两　干姜　前胡各二分　特生礜石一分（炼）

【用法】上为末，炼蜜为丸，如梧桐子大。每服十丸，空腹以饮送下，一日二次。

【主治】三焦受寒，寒在中焦即满，噫气吞酸；或咽中不下，食已或满不消，痛上抢心，时时泄利。

泻膈汤

【来源】《千金翼方》卷十九。

【组成】桂心　干姜　枳实（炙）甘草（炙）各四两　芫花一分（熬）茯苓二两　大黄半两　半

夏（洗） 人参 桔梗 麦门冬各五分（去心）

【用法】上锉。以水一斗，煮取三升，分三服。

【主治】胸心逆满，牵引腰背疼痛，食饮减少。

四神丸

【来源】《外台秘要》卷六引《必效方》。

【别名】备急四神丸（《圣济总录》卷五十七）。

【组成】干姜一两 桂心一两 附子一两（炮） 巴豆六十枚（制）

【用法】上为末，炼蜜为丸，如小豆大。饮服二丸。取快下；不下，又服一丸。

【主治】

　　1.《外台秘要》引《必效方》：霍乱，冷实不除，及痰饮百病。

　　2.《圣济总录》：腹满，胁肋痛不可忍。

【宜忌】忌生葱、野猪肉、芦笋。

青木香丸

【来源】《外台秘要》卷七引《必效方》。

【组成】青木香六分 槟榔六分 大黄十二分 芍药五分 诃黎勒五分 枳实五分（炙） 桂心四分

【用法】上药治下筛，炼蜜为丸，如梧桐子大。饮服十五丸。渐渐常加，以利为度，不限丸多少；不利者，乃至五十、六十丸亦得。

【主治】气满腹胀不调，不消食，兼冷。

【宜忌】忌生葱。

小芥子酒

【来源】《外台秘要》卷七引《广济方》。

【组成】小芥子一升

【用法】上为散。以绢袋盛，好酒二升，浸之七日。每服三合，空腹温服，一日二次，渐渐加之，以知为度。酒尽旋旋添之。无所忌。

【主治】心腹气胀满。

半夏汤

【来源】《外台秘要》卷七引《广济方》。

【组成】半夏一升（洗） 生姜一斤 桂心六

两 槟榔二两（末）

【用法】上切细。以水八升，煮取二升四合，绞去滓，分温五服，服别相去如人行六七里，进一服。快利为度。

【主治】胸胁不利，腹中胀，气急妨闷。

【宜忌】忌羊肉、饧、生葱、油腻。

芍药丸

【来源】《外台秘要》卷七引《广济方》。

【组成】芍药 当归 白术 鳖甲（炙）各八分 诃黎勒十颗（去核） 干姜 人参各六分 豆蔻 雄雀屎各四分 郁李仁十分（去皮）

【用法】上为末，炼蜜为丸，如梧桐子大。每服二十丸，渐加至三十丸，空腹酒送下，一日二次。

【主治】心腹胀满，脐下块硬如石，疼痛不止。

【宜忌】忌生菜、热面、葱、苋、桃、李、雀肉、蒜、粘食等物。

昆布散

【来源】《外台秘要》卷七引《广济方》。

【组成】昆布 海藻 人参 玄参 橘皮 升麻各三两 芎䓖 桂心 干姜各二两 小麦一升半（醋一升半，渍之一宿，出，晒醋尽，止）

【用法】上为散，别捣小麦作散，合药散一处，更捣千杵。每服方寸匕，渐加至二匕，酒送下，一日三次。

【主治】腹内诸气胀满。

【宜忌】忌热面、炙肉、生葱、蒜、粘食等物。

昆布臛法

【来源】《外台秘要》卷七引《广济方》。

【组成】高丽昆布一斤

【用法】白米泔汁浸一宿，洗去咸味，以水一斗煮令熟，擘长三寸，阔四五分，仍取葱白一握，二寸切断，擘之更合，熟煮令昆布极烂，仍下盐、酢、豉糁调和，一依臛法，不得令咸酸，以生姜、橘皮、椒末等调和。

【功用】下气。

【主治】腹内诸气胀满。

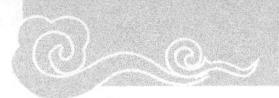

【宜忌】宜食粳米饭、粳米粥、海藻。

枳实丸

【来源】《外台秘要》卷七引《广济方》。

【组成】枳实六分　犀角四分　前胡四分　青木香八分　麦门冬（去心）八分　赤茯苓八分　苦参六分　芍药六分

【用法】上为末，炼蜜为丸，如梧桐子大。每服二十丸，渐加至三十丸，空腹以饮送下，一日二次。

【主治】胸膈气胀满，吃食心下妨闷，虚热，手足烦痛，渐羸瘦，不能食，四肢无力。

【宜忌】忌生菜、热面、油腻、炙肉、酢、蒜。

柴胡厚朴汤

【来源】《外台秘要》卷七引《广济方》。

【别名】柴胡汤（《圣济总录》卷五十七）。

【组成】柴胡　厚朴（炙）各十分　茯苓　橘皮　紫苏各八分　生姜十二分　槟榔五分（末）

【用法】上切。以水七升，煮取二升五合，绞去滓，分温三服。服别相去如人行六七里，进一服，微利。

【主治】心腹胀满。

【宜忌】忌酢物、生冷、油腻、粘食。

紫苏汤

【来源】《外台秘要》卷七引《广济方》。

【组成】紫苏一握　诃黎勒皮　当归　生姜各八分　人参六分　槟榔十颗　生地黄汁半斤

【用法】上切。以水六升，煮六味，取二升，绞去滓，下地黄汁，分温三服，别如人行四五里，温进一服，利二三行。

【主治】气发心腹胀满，两胁气急。

【宜忌】忌芜荑、生菜、热面、炙肉、鱼、蒜、粘食、陈臭。

诃黎勒丸

【来源】《外台秘要》卷七引《近效方》。

【组成】诃黎勒　青木香各等分

【用法】上为末，筛，融沙糖和，众手一时捻为丸。随意服之。气甚者，每服八十丸，一日二次；稍轻者，每服四五十丸；性热者，以生牛乳送下；性冷者，以酒送下，不问食之前后。

【功用】除恶气。

【主治】气胀不下食。

厚朴汤

【来源】《外台秘要》卷七引《深师方》。

【组成】厚朴（炙）　桂心　芍药　半夏（洗）各三两　枳实三枚（炙）　甘草二两（炙）　麦门冬四两（去心）　黄芩一两　干姜二两

【用法】上切。以水一斗，煮取二升半，绞去滓，服八合，每日三次。

【主治】腹胀满膨膨，逆害饮食，热不得卧，流汗。

【宜忌】忌生葱、海藻、菘菜、羊肉、饧。

【加减】小便难，加术三两。

西王母玉壶赤丸

【来源】《医心方》卷十四引《深师方》。

【别名】仙人玉壶丸（《备急千金要方》卷十二）、耆婆丸（《医心方》卷十四）。

【组成】武都雄黄一两（赤如鸡冠）　八角大附子一两（炮称）　藜芦一两　上丹砂一两（不使有石者）　白礜石一两（炼之一日一夜）　巴豆一两（去皮，炙令紫色称之）（一方有真朱一两）

【用法】先治巴豆三千杵；次纳白礜石，治三千杵；次纳藜芦，治三千杵；次纳雄黄，治三千杵；次纳附子，治三千杵；次纳白蜜，治三千杵；若不用丹砂而纳真朱二两，勿令泄气。大人服之皆丸如小豆大，若本病将服者，禁食生鱼、生菜、猪肉；服以下病者，宿勿食，明旦服二丸，不知者，饮暖米饮以发之令下，下不止，饮冷水以止之；病在膈上吐，膈下者下，或但噫气而愈。或食肉不消，腹坚胀或痛，服一丸立愈；风疝、寒疝、心疝、弦疝，每诸疝发腹中急痛，服二丸；积寒热老癖，蛇癖，服二丸；腹胀不得食饮，服一丸；卒大苦寒热往来，服一丸；卒关格不得大

小便，欲死，服二丸；瘕结，服一丸，一日三次，取愈；若微者，射莴丸甚良；下利重下，服一丸便断；或复天行下便断，卒上气，但出不入及逆气冲喉，暴积聚者，服二丸，一日二次；疟未发服一丸，已发，服二丸便断；小儿百病痞寒中及有热，一百日至半岁者，以如黍米大一丸着乳头与服之，一岁以上，服如麻子大一丸，一日三次，皆以饮服；小儿大膜及中热恶毒，食物不化，结成坚积，皆服一丸，亦可以涂乳头使小儿乳之；伤寒力色及时气病，以温酒服一丸，厚覆取汗，若不汗，复以酒服一丸，要取汗；欲行视病人服一丸，以一丸着头上，行无所畏；至死丧家，带一丸，辟百鬼；病苦淋露消瘦，百节痠疼，服一丸，一日三次；妇人产生余疾，及月水不通，及来往不时，服二丸，一日二次；卒霍乱心腹痛，烦满吐下，手足逆冷，服二丸；注病，百种病不可名，将服二丸，一日二次；若腹中如有虫，欲钻胁出状，急痛，一止一作，此是风气，服二丸；若恶疮不可名，瘑疥痈，以膏若好苦酒和药，先用盐汤洗疮去痂，拭令燥，以药涂之即愈；恶风游心、不得气息，服一丸即愈；耳出脓血汁，及卒聋，以赤楮皮裹二丸塞耳孔中即愈；痈肿痤疖瘰疬及欲作瘘，以苦酒和药涂之，齿痛，以绵裹小丸着齿孔中咋之；苦寒热往来，服二丸，若蛇蝮蜂蝎蛴所中及猘犬狂马所咋，以苦酒和涂疮中，并服二丸即愈；卒中恶欲死不知人，以酒若汤水和二丸，强开口灌喉中，捧坐令下；澼饮、留饮、痰饮，服一丸，以蜡和一丸如弹丸，着绛囊中以系臂，男左女右；中溪水毒，服二丸；已有疮在身，以苦酒和三四丸涂疮上；忧患之气结在胸中，苦连噫及咳，胸中刺痛，服如麻子大三丸，一日三次；妇人胸中苦滞气，气息不利，小腹坚急，绕脐绞痛，浆服如麻子大一丸，稍增之如小豆大；心腹常苦切痛及中热，服一丸如麻子大，一日三次，五日愈；男女邪气鬼交通，歌哭无常，或腹大经绝，状如妊身，皆服如胡豆大三丸，日三次，夜一次，又以苦酒和之如饴，且以涂手间使，暮又以涂足三阴交及鼻孔，七日愈，又将服如麻子大一丸，一日三次，三十日止；腹中三虫，宿勿食，明平旦进牛羊肉，灸三膊，须臾便服如胡豆大三丸，日中当下虫，过日中不下，复服二丸，必有烂虫下；小儿寒热，头痛身热及吐见，服如

麻子大一丸；小儿消瘦丁奚不能食，食不化，服二丸，一日三次，又苦酒和如饴，涂儿腹良；风目赤或痒，视物漠漠，泪出烂眦，以蜜解如饴，涂注目眦头；卒风肿，以苦酒若膏和涂之，即愈；风头肿，以膏和涂之，以絮裹之；若为蚝毒所中，吐血，腹内如刺，服如麻子大一丸，稍益至胡豆大，亦以涂鼻孔中，以膏和，通涂腹背，亦烧之自熏；鼠瘘，以脂和涂疮，取交舌狗子舐之即愈也。

"次纳附子治三千杵"，原脱，据《备急千金要方》补。

【功用】解毒。

【主治】《医心方》引《深师方》：尸注，卒恶，水陆毒螫万病，积聚，心腹痛，中恶，痈疡，水肿胀满。男女与鬼交通，歌哭无常，或腹大绝经，状如妊娠；恶风逆气不得气息；忧恚气结在胸心，苦连噫及咳，胸中刺痛；澼饮，痰饮；风疝，寒疝，心疝，弦疝；腹中三虫；卒关格，不得大小便，欲死；卒霍乱，心腹痛，烦满吐下，手足逆冷；下痢重下；疟未发或已发，寒热往来；伤寒敕涩，时气热病；淋沥瘦瘠，百节酸痛；头卒风肿；耳聋，脓血汁出及卒聋；风目赤或痒，视物漠漠泪出，烂眦；齿痛；妇人产后余疾，及月水不通，往来不时；妇人胸中苦滞气，气息不利，少腹坚急，绕脐绞痛；小儿百病，惊痫痞塞及有热；小儿大腹及中热恶毒，食物不化，结成积聚；小儿寒热，头痛身热及吐乳；小儿羸瘦，丁奚，不能食，食不化。

【方论】《千金方衍义》：辟除恶毒之药，非猛力峻攻，无以建克敌之功。方中雄黄治寒热死肌，杀精物恶鬼邪气，胜五兵；附子治风寒痿躄，破癥坚积聚；藜芦治蛊毒泄利，杀蛊毒，去死肌；丹砂治身体五脏百病，养精神，安魂魄，杀鬼精恶物，与礜石治寒热风痹、腹中坚癖邪气；巴豆破癥瘕积聚，坚积留饮，荡练五脏六腑，开通闭塞，除蛊毒鬼疰邪物，种种皆辟除邪毒峻药，无不本诸本经。治宿患痼疾，确有五兵荡练之绩。而方后有无丹砂，真朱代用之说，真朱即矾红，取其涤除积垢，以安神识也。

人参消食八味散

【来源】《外台秘要》卷十六引《删繁方》。

【组成】人参　茯苓　陈麦曲（熬）　麦蘖
（熬）　白术　吴茱萸　厚朴（炙）　槟榔仁（炙）
各八分（合子用）

【用法】上为散。每服方寸匕，食后用清酒送下，
一日二次。

【主治】脾虚劳寒，饮食不消，劳倦噫气胀满，忧
恚不解。

【宜忌】忌酢物、桃、李、雀肉等。

诃黎勒丸

【来源】《医方类聚》卷六引《五脏六腑图》。

【组成】诃黎勒八分　干地黄十分　薯蓣八分　牡
丹七分　山茱萸九分　泽泻八分　茯苓八分　荜
芨四分　干姜五分　川芎八分

【用法】上为末，炼蜜为丸，如梧桐子大。每服
二十丸，空心用地黄汤送下。

【主治】

　　1.《医方类聚》引《五脏六腑图》：脾有病，
两胁胀满，饮食不消，时时呕逆，不能下食，背
膊沉重，气满冲心，四肢虚肿。

　　2.《遵生八笺》：脾有病，脐下有动气，按
之牢，若痛，若逆气，小肠急痛，下泄，足重
胫寒。

紫苏子粥

【来源】《医方类聚》卷九十四引《食医心鉴》。

【组成】紫苏子半升（水淘，研，以水二升，滤取
汁）　米三合

【用法】以紫苏汁和米煮粥，著盐、豉，空心
食之。

【主治】冷气心腹胀满，不能下食。

甘遂丸

【来源】《幼幼新书》卷三十二引《婴孺方》。

【组成】甘遂（炒）　芍药　杏仁　车前子　黄
芩　猪苓　葶苈（炒）各三分　鳖甲七分（醋炙）

【用法】上为末，炼蜜为丸，如大豆大，竹叶饮送
下。二岁五六丸，日再量之。

【主治】小儿肿满结实，诸治不效。

人参散

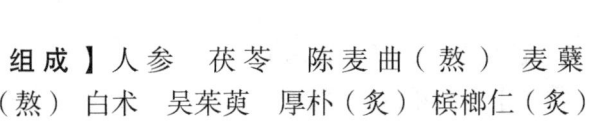

【来源】《太平圣惠方》卷五。

【组成】人参一两（去芦头）　丁香半两　白术二
两　草豆蔻一两（去皮）　枳壳实半两（麸炒微
黄）　木香半两　甘草一分（炙微赤，锉）

【用法】上为粗散。每服三钱，以水一中盏，加生
姜半分，大枣三枚，煎至六分，去滓，不拘时候
温服。

【主治】脾气虚，心腹胀满，不思饮食，体重
无力。

【宜忌】忌生冷、油腻、湿面。

人参散

【来源】《太平圣惠方》卷五。

【组成】人参一两（去芦头）　前胡一两（去芦
头）　生姜半两　粟米半合　薤白七茎　豉半合

【用法】上锉细，和匀。都以水二大盏，煎至一盏
一分，去滓，不拘时候，分温三服。

【主治】脾胃壅热，气满不能食，纵食呕哕。

人参散

【来源】《太平圣惠方》卷五。

【组成】人参三分（去芦头）　白术半两　赤茯苓
半两　黄耆半两（锉）　附子三分（炮裂，去皮
脐）　木香半两　桔梗半两（去芦头）　大腹皮半
两（锉）　甘草一分（炙微赤，锉）　陈橘皮一两
（汤浸，去白瓤，焙）　诃黎勒一两（煨，用皮）

【用法】上为散。每服三钱，以水一中盏，煎至六
分，去滓，食前温服。

【主治】胃中虚冷，胸膈腹胁胀满，四肢不利。

白术散

【来源】《太平圣惠方》卷五。

【组成】白术一两　诃黎勒二两（煨，用皮）　丁
香三分　人参一两（去芦头）　草豆蔻三分（去
皮）　黄耆三分（锉）　附子三分（炮裂，去皮
脐）　白茯苓三分　荜澄茄一两　麦蘖三分（微
炒）　沉香二分　陈橘皮三分（汤浸，去白瓤，微

炒）　木香三分　枳实半两（麸炒微黄）　甘草半两（炙令赤，锉）

【用法】上为散。每服三钱，水一中盏，加生姜半分，大枣三个，煎至六分，去滓温服，不拘时候。

【主治】脾气不足，心腹胀满，不欲饮食，若食则气滞体重，四肢无力。

【宜忌】忌生冷、油腻、湿面。

白术散

【来源】《太平圣惠方》卷五。

【组成】白术一两　草豆蔻一两（去皮）　槟榔一两　甘草半两（炙微赤，锉）　桂心二分　桔梗一两（去芦头）　人参一两（去芦头）　前胡三分（去芦头）　诃黎勒一两（煨，用皮）　赤茯苓三分　枳实半两（麸炒微黄）

【用法】上为散。每服三钱，以水一中盏，加生姜半分，煎至六分，去滓温服，不拘时候。

【主治】脾胃冷热气不和，腹协胀闷，少思饮食。

白豆蔻丸

【来源】《太平圣惠方》卷五。

【组成】白豆蔻一两（去皮）　诃黎勒二两（煨，用皮）　黄耆一两（锉）　沉香一两　附子一两（炮裂，去皮脐）　白术一两　人参一两（去芦头）　肉桂一两半（去粗皮）　木香一两　枳实一两（麸炒微黄）　厚朴三两（去粗皮，涂生姜汁炙令香熟）

【用法】上为细末，以酒煮面糊为丸，如梧桐子大。每服二丸，空心及晚食前以温酒送下。

【主治】脾气不足，体重胸满，腹胁虚胀，食少无力，水谷不消，或时自利。

【宜忌】忌生冷、油腻、粘食。

草豆蔻散

【来源】《太平圣惠方》卷五。

【组成】草豆蔻一两（去皮）　陈橘皮二两（汤浸，去白瓤，焙）　桂心一两　附子一两（炮裂，去皮脐）　白术一两　干姜一两（炮裂，锉）　木香半两　甘草半两（炙微赤，锉）　厚朴二两（去粗皮，涂生姜汁，炙令香熟）

【用法】上为粗散。每服三钱，以水一中盏，加生姜半分、大枣三个，煎至六分，去滓，稍热服，不拘时候。

【主治】脾气虚，腹胁胀满，四肢不和，面色青黄，不纳饮食。

厚朴散

【来源】《太平圣惠方》卷五。

【别名】厚朴汤（《鸡峰普济方》卷十二）。

【组成】厚朴二两（去粗皮，涂生姜汁，炙令香熟）　丁香半两　木香半两　附子一两（炮裂，去皮脐）　白术一两　当归一两（锉，微炒）　人参一两（去芦头）　诃黎勒一两（煨，用皮）　干姜三分（炮裂，锉）　白茯苓一两　桂心一两　甘草半两（炙微赤，锉）　陈橘皮一两（汤浸，去白瓤，焙）

【用法】上为粗散。每服三钱，以水一中盏，加生姜半分、大枣三个，煎至六分，去滓，食前稍热服。

本方原名厚朴丸，与剂型不符，据《医方类聚》改。

【主治】脾气虚，腹胁胀满，吃食难消，面色萎黄，四肢少力。

【宜忌】忌生冷、油腻、湿面、黏滑。

前胡散

【来源】《太平圣惠方》卷五。

【别名】前胡饮（《圣济总录》卷四十四）。

【组成】前胡一两（去芦头）　大腹皮三分（锉）　赤芍药半两　赤茯苓半两　桔梗半两（去芦头）　羚羊角屑半两　旋覆花半两　枳壳半两（麸炒微黄，去瓤）　甘草半两（炙微赤，锉）

【用法】上为散。每服三钱，水一中盏，入生姜半分，大枣三枚，煎至六分，去滓温服，不拘时候。

【主治】脾气实，四肢不利，头重目疼，腹胁胀闷，心膈壅滞，少思饮食。

桔梗丸

【来源】《太平圣惠方》卷五。

【组成】桔梗一两（去芦头） 白术一两 槟榔一两 甘草半两（炙微赤，锉） 桂心二分 干姜半两（炮裂，锉）人参一两（去芦头） 前胡二分（去芦头） 麦蘖三分（炒微黄） 陈橘皮一两（汤浸，去白瓤，焙） 厚朴二两（去粗皮，涂生姜汁炙令香熟）

【用法】上为末，炼蜜为丸，如梧桐子大。每服二十丸，以生姜、大枣汤送下，不拘时候。

【主治】脾胃冷热气不和，胸膈腹胁胀满，不能饮食。

通中散

【来源】方出《太平圣惠方》卷五，名见《普济方》卷二十一。

【组成】萝卜子（拣子好者）五两（炒令熟，捣细，罗取末一两，余有油者别研如膏） 沉香一分 白术一分 草豆蔻一分（去皮）

【用法】上为散，入前萝卜子末，再入白砂糖一钱半，同研令匀。每服一钱，细嚼，后以米饮送下。萝卜子膏，别入草豆蔻末一分，白砂糖三分，拌令匀，每服半枣大，细嚼，米饮送下，不拘时候。

【主治】脾气虚，心腹胀满，胸膈不利，少思饮食。

羚羊角丸

【来源】《太平圣惠方》卷五。

【组成】羚羊角屑一两 枳壳一两（麸炒微黄，去瓤） 川大黄一两（锉，微炒） 木通一两（锉） 大麻仁一两 赤茯苓半两 槟榔一两 桑根白皮一两（锉） 前胡半两（去芦头）

【用法】上为细末，炼蜜为丸，如梧桐子大。每服二十丸，食前温水送下。

【主治】
    1.《太平圣惠方》：脾气实，心腹壅滞，四肢痛闷，两胁胀满，大小便不利。
    2.《圣济总录》：脾瘅口甘，内热中满。

槟榔散

【来源】《太平圣惠方》卷五。

【组成】槟榔三分 白术一两 草豆蔻半两（去皮） 诃黎勒一两（煨，用皮） 丁香一分 人参一两（去芦头） 厚朴一两（去粗皮，涂生姜汁炙令香熟） 桂心半两 陈橘皮三分（汤浸，去白瓤，焙）

【用法】上为散。每服一钱，以清粥饮调下，不拘时候。

【主治】脾气虚，心腹胀满，不能食。

【宜忌】忌生冷，油腻。

赤茯苓丸

【来源】《太平圣惠方》卷七。

【组成】赤茯苓一两 甜瓜子三分（微炒） 人参三分（去芦头） 桂心一两 旋覆花三分 半夏一两（汤洗七遍去滑） 槟榔三分 枳壳半两（麸炒微黄，去瓤） 草豆蔻半两（去皮） 前胡三分（去芦头） 附子三分（炮裂，去皮脐） 厚朴三分（去粗皮，涂生姜汁，炙令香熟）

【用法】上为细末，以生姜汁煮面糊为丸，如梧桐子大。每服二十丸，食前姜、枣汤送下。

【主治】肾脏虚损，上焦痰滞，多唾稠浊，腹胁胀满，吃食微少。

荜澄茄丸

【来源】《太平圣惠方》卷七。

【组成】荜澄茄一两 安息香一两 木香一两 肉桂一两半（去皱皮） 附子一两（炮裂，去皮脐） 当归半两（锉，微炒） 补骨脂一两 茴香子一两 沉香半两 槟榔半两 肉豆蔻半两（去壳） 青橘皮半两（汤浸，去白瓤，微炒） 吴茱萸半两（汤浸七遍，焙干，微炒） 桃仁半两（汤浸，去皮尖双仁，麸炒微黄）

【用法】上为细末，酒煮面糊为丸，如梧桐子大。每服二十丸，食前以温酒送下。

【主治】膀胱虚冷气攻腹胁胀满，腰脚冷疼，面色多黑，体重无力。

茴香子丸

【来源】《太平圣惠方》卷七。

【组成】茴香子一两　木香一两　桃仁一两（汤浸，去皮尖双仁，麸炒微黄）　附子一两（炮制，去皮脐）　桂心一两　安息香一两　胡芦巴半两　青橘皮半两（汤浸，去白瓤，微炒）

【用法】上为末，以酒煮面糊为丸，如梧桐子大。每服二十丸，热生姜酒送下，不拘时候。

【主治】膀胱虚冷气攻腹胁，胀满疼痛。

桂心散

【来源】《太平圣惠方》卷十一。

【组成】桂心　当归（锉，微炒）　大腹皮（锉）　诃黎勒（煨，用皮）　川大黄（锉碎，微炒）　木香各一两　枳壳三分（麸炒微黄，去瓤）　甘草三分（炙微赤，锉）

【用法】上为散。每服三钱，水一中盏，煎至六分，去滓温服，不拘时候。

【主治】伤寒食毒，腹胀气短，壅闷，不下食，四肢少力。

陈橘皮散

【来源】《太平圣惠方》卷十二。

【组成】陈橘皮一两（汤浸，去白瓤，焙）　诃黎勒皮一两　赤茯苓一两　人参一两（去芦头）　木香半两　厚朴三分（去粗皮，涂生姜汁，炙令香熟）　高良姜半两　桂心三分　白术一两

【用法】上为散。每服四钱，以水一中盏，加大枣三枚，煎至六分，去滓温服，不拘时候。

【主治】伤寒，心腹痞满，下之后心腹转胀。

附子散

【来源】《太平圣惠方》卷十二。

【组成】附子一两（炮裂，去皮脐）　干姜三分（炮裂，锉）　甘草半两（炙微赤，锉）　人参一两（去芦头）　白茯苓三分　陈橘皮三分（汤浸，去白瓤，焙）　桂心三分　诃黎勒三分（煨，用皮）

【用法】上为散。每服三钱，以水一中盏，加大枣三枚，煎至六分，去滓，稍热服，不拘时候。

【主治】伤寒，其脉沉微；或因下后，心腹痞满。

丁香散

【来源】《太平圣惠方》卷十三。

【组成】丁香半两　人参三分（去芦头）　槟榔半两　赤茯苓三分　豆蔻半两（去皮）　白术一两　大腹皮一两　前胡一两（去芦头）　厚朴一两（去粗皮，涂生姜汁，炙令香熟）　陈橘皮一两（汤浸，去白瓤，焙）　诃黎勒皮一两　桂心三分　紫苏茎叶三分　半夏半两（汤洗七遍，去滑）　甘草半两（炙微赤，锉）

【用法】上为散。每服五钱，以水一大盏，加生姜半分，煎至五分，去滓稍热服，不拘时候。

【主治】伤寒后，胃气不和，吃食痰逆，两胁妨闷，四肢少力。

桔梗丸

【来源】《太平圣惠方》卷十三。

【组成】桔梗一两（去芦头）　吴茱萸半两（汤浸七遍，焙干微炒）　白术三分　桂心三分　人参一两（去芦头）　槟榔半两　甘草半两（炙微赤，锉）　陈橘皮一两（汤洗，去白瓤，焙）　枳壳三分（麸炒微黄，去瓤）　干姜半两（炮裂，锉）　厚朴一两（去粗皮，涂生姜汁，炙令香熟）

【用法】上为末，炼蜜为丸，如梧桐子大。每服三十丸，食前以生姜、大枣汤送下。

【主治】

1.《太平圣惠方》：伤寒后脾胃气不和，心腹满闷，四肢乏力，吃食减少。

2.《圣济总录》：虚冷气满膜胀，不能饮食，虽食不消，呕逆虚满，腹内雷鸣，下气。

白芍药散

【来源】《太平圣惠方》卷十四。

【组成】白芍药　桂心　白术　人参（去芦头）　白茯苓　五加皮各一两　干姜三分（炮裂，锉）　甘草半两（炙微赤，锉）

【用法】上为粗散。每服四钱，以水一中盏，加生姜半分，大枣三个，煎至六分，去滓，食前温服。

【主治】伤寒虚损，小腹拘急，腰背强疼，夜梦失精，四肢羸瘦。

前胡散

【来源】《太平圣惠方》卷十五。

【组成】前胡（去芦头）　赤芍药　木香　青橘皮（汤浸去白瓤，焙）　槟榔各一两

【用法】上为散。每服五钱，以水一中盏，煎至六分，去滓温服，不拘时候。

【主治】时气，心下痞满，胸膈不利。

前胡散

【来源】《太平圣惠方》卷十五。

【组成】前胡（去芦头）　半夏（汤洗七遍去滑）　枳壳（麸炒微黄，去瓤）　黄芩　人参（去芦头）　桔梗（去芦头）　槟榔各一两　赤芍药半两　甘草半两（炙微黄，锉）

【用法】上为散。每服五钱，以水一中盏，入生姜半分，大枣三枚，煎至五分，去滓温服，不拘时候。

【主治】时气，心腹痞满，身体疼痛，烦热呕逆。

人参散

【来源】《太平圣惠方》卷十七。

【组成】人参半两（去芦头）　木香半两　白术三分　半夏半两（汤浸七遍，去滑）　甘草半两（炙微赤，锉）　陈橘皮三分（汤浸，去白瓤，焙）

【用法】上为散。每服三钱，以水一中盏，加生姜半分，大枣三枚，煎至六分，去滓，不拘时候温服。

【主治】热病出汗后，心腹胀满，呕逆少气。

木香丸

【来源】《太平圣惠方》卷十七。

【组成】木香一两　桂心半两　槟榔一两　诃黎勒皮一两　桃仁半两（汤浸，去皮尖双仁，麸炒，研入）　枳壳半两（麸炒微黄，去瓤）

【用法】上为细末，炼蜜为丸，如梧桐子大。每服二十丸，以生姜汤送下。

【主治】热病得汗后，心腹胀满疼痛。

赤芍药散

【来源】《太平圣惠方》卷十七。

【组成】赤芍药半两　柴胡半两（去苗）　桔梗半两（去芦头）　木通三分（锉）　赤茯苓半两　鳖甲半两（涂醋炙令黄，去裙襕）　郁李仁半两（汤浸，去皮尖，微炒）

【用法】上为散。每服四钱，以水一中盏，煎至六分，去滓温服，不拘时候。

【主治】热病，心腹胀满，或时疼痛，饮食全微。

诃黎勒散

【来源】《太平圣惠方》卷十七。

【组成】诃黎勒三分（去核，生用）　赤茯苓一两半　陈橘皮一两（微浸，去白瓤，炒）　人参一两（去芦头）　甘草半两（炙微赤，锉）　白术一两　槟榔一两

【用法】上为散。每服三钱，以水一中盏，加生姜半分，煎至六分，去滓温服，不拘时候。

【主治】热病心腹胀满，不能饮食，四肢赢乏。

厚朴散

【来源】《太平圣惠方》卷十七。

【组成】厚朴一两（去粗皮，涂生姜汁，炙令香熟）　半夏一两（汤洗七遍去滑）　藿香三分　人参一两（去芦头）　陈橘皮半两（汤浸，去白瓤，焙）　甘草半两（炙微赤，锉）　诃黎勒皮三分

【用法】上为散。每服三钱，以水一中盏，加生姜半分，大枣三个，煎至六分，去滓温服，不拘时候。

【主治】热病伤冷太过，腹胀呕逆，不纳饮食。

槟榔散

【来源】《太平圣惠方》卷十七。

【组成】槟榔一两　白术一两　枳壳一两（麸炒微黄，去瓤）　人参一两（去芦头）　陈橘皮一两（汤浸，去白瓤，焙）　麦蘖一两（麸炒微黄）　川大黄三分（锉碎，微炒）　甘草三分（炙微赤，锉）

【用法】上为粗散。每服三钱，以水一中盏，加生姜半分，煎至六分，去滓温服，不拘时候。

【主治】热病。心腹胀满，四肢烦闷，不欲饮食。

丁香散

【来源】《太平圣惠方》卷十八。

【组成】丁香半两　人参一两（去芦头）　陈橘皮半两（汤浸，去白瓤，焙）　枇杷叶半两（拭去毛，炙微黄）　前胡半两（去芦头）　茅根一两（锉）　葛根半两（锉）

【用法】上为粗散。每服三钱，以水一中盏，加生姜半分，煎至六分，去滓温服，不拘时候。

【主治】热病未得汗，燥热，饮水过多，腹胀气急，呕哕不止。

半夏散

【来源】《太平圣惠方》卷十八。

【组成】半夏三分（汤浸七遍去滑）　柴胡一两（去苗）　黄芩半两　赤芍药三分　甘草一分（炙微赤，锉）　桂心半两　陈橘皮三分（汤浸，去白瓤，焙）　大腹皮三分（锉）

【用法】上为粗散。每服五钱，以水一大盏，加生姜半分，煎去五分，去滓温服，不拘时候。

【主治】热病，腹胃虚胀，心膈壅滞，呕哕不能食。

半夏散

【来源】《太平圣惠方》卷四十一。

【别名】半夏汤（《圣济总录》卷五十七）。

【组成】半夏一两半（汤洗七遍去滑）　桂心一两　槟榔一两

【用法】上为散。每服三钱，以水一中盏，加生姜半分，煎至六分，去滓温服，不拘时候。

【主治】胸胁气不利，腹胀急痛。

半夏散

【来源】《太平圣惠方》卷四十二。

【组成】半夏半两（汤洗七遍去滑）　赤茯苓一两　陈橘皮三分（汤浸，去白瓤，焙）　人参三分（去芦头）　前胡三分（去芦头）　紫苏茎叶一两　木通半两（锉）　木香半两　白术三分　槟榔三分

【用法】上为散。每服五钱，以水一大盏，加生姜半分，大枣三个，煎至五分，去滓温服，不拘时候。

【主治】上气腹胀满，不能下食。

大黄散

【来源】《太平圣惠方》卷四十三。

【组成】川大黄一两（锉碎，微炒）　当归半两（锉，微炒）　桂心半两　桃仁半两（汤浸，去皮尖双仁，麸炒微黄）　鳖甲一两（涂醋炙令黄，去裙襕）　陈橘皮一两（汤浸，去白瓤，焙）

【用法】上为散。每服三钱，以水一中盏，加生姜半分，煎至六分，去滓稍热服，不拘时候。

【主治】心腹卒胀满，胁肋疼痛，不欲饮食。

大腹皮丸

【来源】《太平圣惠方》卷四十三。

【组成】大腹皮二两（锉）　桔梗三分（去芦头）　枳壳一两（麸炒微黄，去瓤）　白术半两　当归一两（锉，微炒）　川大黄二两（锉碎，微炒）　桂心半两　木香半两　芎䓖半分

【用法】上为末，炼蜜为丸，如梧桐子大。每服二十丸，以生姜汤送下，不拘时候。

【主治】腹内诸气胀满，上攻肩背，烦闷，四肢疼痛，不能饮食。

木香丸

【来源】《太平圣惠方》卷四十三。

【组成】木香半两　萝卜子一（二）两（微炒）　陈橘皮半两（汤浸，去白瓤，焙）　白术半两　槟榔一两

【用法】上为末，炼蜜为丸，如梧桐子大。每服二十丸，以生姜汤嚼下，不拘时候。

【主治】脏腑虚冷气滞，腹胀腹鸣切痛，不思饮食，四肢无力。

木香散

【来源】《太平圣惠方》卷四十三。

【组成】木香 桂心 芎䓖 赤芍药 草豆蔻（去皮） 白术 川大黄（锉碎，微炒）各半两 槟榔一两 陈橘皮一两（汤浸，去白瓤，焙） 当归三分（锉，微炒）

【用法】上为细散。每服一钱，以温酒调下，不拘时候。

【主治】腹虚胀，胁肋疼痛，不思饮食。

白术散

【来源】《太平圣惠方》卷四十三。

【组成】白术一两 半夏半两（汤洗七遍去滑） 桂心半两 厚朴一两（去粗皮，涂生姜汁炙令香熟） 陈橘皮三分（汤浸，去白瓤，焙） 草豆蔻一两（去皮）

【用法】上为粗散。每服三钱，以水一中盏，加生姜半分，煎至六分，去滓温服，不拘时候。

【主治】腹虚胀及胸满，腹中冷痛。

半夏散

【来源】《太平圣惠方》卷四十三。

【组成】半夏半两（汤洗七遍去滑） 桂心半两 赤茯苓一两 陈橘皮一两（汤浸，去白瓤，焙） 人参半两（去芦头） 白术半两 大腹皮三两（锉） 桔梗三分（去芦头） 枳壳一两（麸炒微黄，去瓤）

【用法】上为散。每服三钱，以水一中盏，加生姜半分，煎至六分，去滓温服，不拘时候。

【主治】腹虚胀，两胁妨闷，喘促，不思食。

当归散

【来源】《太平圣惠方》卷四十三。

【组成】当归一两（锉，微炒） 赤茯苓一两 桔梗一两（去芦头） 青橘皮一两（汤浸，去白瓤，焙） 高良姜一两（锉） 槟榔一两

【用法】上为散。每服三钱，以水一中盏，煎至六分，去滓温服，不拘时候。

【主治】心腹气滞，卒胀满，不下食。

吴茱萸丸

【来源】《太平圣惠方》卷四十三。

【组成】吴茱萸一两（汤浸七遍，焙干微炒） 青橘皮半两（汤浸，去白瓤，焙） 干姜半两（炮裂，锉） 附子一两（炮裂，去皮脐） 细辛半两 人参半两（去芦头）

【用法】上为末，炼蜜为丸，如梧桐子大。每服二十丸，以温酒送下。不拘时候。

【主治】心腹俱冷，卒腹满，短气。

诃黎勒丸

【来源】《太平圣惠方》卷四十三。

【组成】诃黎勒一两（煨，用皮） 干姜半两（炮裂，锉） 神曲一两（微炒） 木香半两 桂心半两 槟榔三分 厚朴一两半（去粗皮，涂生姜汁，炙令香熟） 陈橘皮一两（汤浸，去白瓤，焙） 附子三分（炮裂，去皮脐）

方中木香、附子用量原缺，据《医方类聚》补。

【用法】上为末，炼蜜为丸，如梧桐子大。每服三十丸，以生姜、橘皮汤送下，不拘时候。

【主治】脏腑虚寒，腹胀肠鸣，时有切痛，吃食减少。

陈橘皮散

【来源】《太平圣惠方》卷四十三。

【别名】陈橘皮汤（《圣济总录》卷五十七）。

【组成】陈橘皮一两（汤浸，去白瓤，焙） 汉防己半两 赤茯苓三分 槟榔三分 木通三分（锉） 紫苏茎叶一两 木香半两 大腹皮一两（锉）

方中槟榔用量原缺，据《圣济总录》补。

【用法】上为散。每服三钱，以水一中盏，加生姜半分，煎至六分，去滓温服，不拘时候。

【主治】

1.《太平圣惠方》：腹内诸气，胀满喘促。

2.《圣济总录》：久腹胀，寒气结搏不得散。

枳壳散

【来源】《太平圣惠方》卷四十三。

【组成】枳壳一两（麸炒微黄，去瓤） 厚朴一两（去粗皮，涂生姜汁炙令香熟） 白术一两 诃黎勒一两半（煨，用皮） 桂心一两 人参一两（去芦头） 甘草半两（炙微赤，锉）

【用法】上为粗末。每服三钱，以水一中盏，加生姜半分，大枣三个，煎至六分，去滓温服，不拘时候。

【主治】腹虚胀满，不下食。

枳实散

【来源】《太平圣惠方》卷四十三。

【组成】枳实一两（麸微炒） 桂心一两 诃黎勒一两（煨，用皮）

【用法】上为细散。每服一钱，生姜汤调下，不拘时候。

【主治】心腹卒胀满，胸膈不利，难下饮食。

草豆蔻散

【来源】《太平圣惠方》卷四十三。

【组成】草豆蔻一两（去皮） 丁香三分 缩砂三分（去皮） 桃仁三分（汤浸，去皮尖双仁，麸炒微黄） 青橘皮三分（汤浸，去白瓤，焙） 白术三分 萝卜子三分（微炒） 桂心三分 木瓜三分 木香三分 枳壳三分（麸炒微黄，去瓤） 槟榔三分

【用法】上为散。每服三钱，以水一中盏，加生姜半分，煎至六分，去滓温服，不拘时候。

【主治】心腹气壅滞，卒胀满，不能饮食。

厚朴散

【来源】《太平圣惠方》卷四十三。

【组成】厚朴一两（去粗皮，涂生姜汁，炙令香熟） 桂心三分 赤芍药三分 半夏三分（汤洗七遍去滑） 枳壳半两（麸炒微黄，去瓤） 甘草半两（炙微赤，锉） 麦门冬三分（去心） 紫苏子三分（微炒） 桔梗半两（去芦头） 人参三两

（去芦头） 大腹皮半两（锉）

【用法】上为粗散。每服三钱，以水一中盏，加生姜半分，大枣三个，煎至六分，去滓温服，不拘时候。

【主治】腹虚胀满膨膨，饮食不下，烦热不得眠卧。

前胡散

【来源】《太平圣惠方》卷四十三。

【组成】前胡一两（去芦头） 厚朴一两（去粗皮，涂生姜汁炙令香熟） 赤茯苓一两 陈橘皮二分（汤浸，去白瓤，焙） 紫苏子一两（微炒） 槟榔一两 木香三分 草豆蔻一两（去苗）

【用法】上为粗散。每服三钱，以水一中盏，入生姜半分，煎至六分，去滓温服，不拘时候。

【主治】腹虚胀满，不欲饮食。

桔梗散

【来源】《太平圣惠方》卷四十三。

【组成】桔梗一两（去芦头） 食茱萸一两 细辛三分 厚朴三分（去粗皮，涂生姜汁炙令香熟） 丹参一两 草豆蔻三分（去皮）

【用法】上为散。每服一钱，以水一中盏，加生姜半分，煎至六分，去滓温服，不拘时候。

【主治】腹胀肠鸣切痛。

高良姜散

【来源】《太平圣惠方》卷四十三。

【别名】高良姜汤（《圣济总录》卷五十七）。

【组成】高良姜半两（锉） 人参三分（去芦头） 草豆蔻一两（去皮） 陈橘皮一两（汤浸，去白瓤，焙） 诃黎勒一两（煨，用皮） 丁香半两 厚朴一两半（去粗皮，涂生姜汁，炙令香熟） 桂心三分 甘草一分

【用法】上为粗散。每服三钱，以水一中盏，加大枣二枚，煎至六分，去滓，稍热服，不拘时候。

【主治】脾虚腹胀，肠鸣切痛，食少无力。

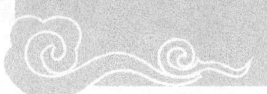

疏气丸

【来源】《太平圣惠方》卷四十三。

【组成】牵牛子一两（微炒）　木香半两　桂心半两　槟榔一两　诃黎勒一两（煨，去皮）　陈橘皮一两（汤浸、去白瓤，焙）　桑根白皮三分（锉）　郁李仁一两（汤浸，去皮，微炒）

【用法】上为末，炼蜜为丸，如梧桐子大。每服三十丸，食前以生姜、橘皮汤送下。以利为度。

【主治】腹内诸气胀满，两胁妨闷，肩背气壅。

槟榔散

【来源】《太平圣惠方》卷四十三。

【组成】槟榔一两　海藻一两（洗去咸味）　人参一两（去芦头）　陈橘皮一两（汤浸，去白瓤，焙）　木香半两　芎䓖一两　桂心一两　干姜半两（炮裂，锉）

【用法】上为粗散。每服三钱，以水一中盏，加生姜半分，煎至六分，去滓，食前温服。

【主治】腹内诸气胀满。

鳖甲散

【来源】《太平圣惠方》卷四十三。

【组成】鳖甲一两（涂醋，炙令黄，去裙襕）　木香半两　陈橘皮一两（汤浸，去白瓤，焙）　枳实半两（麸炒微黄）　桂心半两　白术半两　川大黄一两（锉碎，微炒）　当归五分（锉，微炒）

【用法】上为粗散。每服三钱，以水一中盏，加生姜半分，煎至六分，去滓，食后稍热服。

【主治】腹内诸气胀满，两胁痛，不欲饮食。

木香丸

【来源】《太平圣惠方》卷四十八。

【组成】木香一两　青橘皮二两（汤浸，去白瓤，焙）　芫花三两

【用法】上药先捣罗木香、青橘皮为末，后别捣罗芫花为末，以醋三升，煎成膏，入前药末为丸，如梧桐子大。每服七丸，以热酒送下。

【主治】积聚，心腹胀满，或时疼痛。

木香丸

【来源】《太平圣惠方》卷四十八。

【组成】木香三分　白术三分　人参三分（去芦头）　赤茯苓三分　吴茱萸半两（汤浸七遍，焙干，微炒）　干姜半两（炮裂，锉）　桂心三分　陈橘皮一两（汤浸，去白瓤，焙）　诃黎勒一两（煨，用皮）　槟榔一两　神曲一两（炒微黄）　大麦蘗一两（炒微黄）　当归半两（锉，微炒）　川大黄一两（锉碎，微炒）　桔梗半两（去芦头）

【用法】上为末，炼蜜为丸，如梧桐子大。每服三十丸，食前以温酒送下。

【主治】积聚气，脾胃虚冷，宿食不消，心腹气滞，胀满疼痛。

前胡丸

【来源】《太平圣惠方》卷五十。

【组成】前胡一两（去芦头）　枳壳一两（麸炒微黄，去瓤）　桂心一两　草豆蔻一两（去壳）　高良姜一两（锉）　干姜半两（炮裂，锉）　赤茯苓一两　吴茱萸一两（汤浸七遍，焙干，微炒）　赤芍药一两　厚朴二两（去粗皮，涂生姜汁炙令香熟）　川大黄二两（锉碎，微炒）　杏仁一两（汤浸，去皮尖双仁，麸炒微黄）

【用法】上为末，炼蜜为丸，如梧桐子大。每服三十丸，以生姜汤送下，不拘时候。

【主治】胸胁支满，背上时寒，腹胀多噫，醋咽气逆。

厚朴散

【来源】《太平圣惠方》卷五十一。

【组成】厚朴一两（去粗皮，涂生姜汁，炙令香熟）　紫苏茎叶三分　陈橘皮三分（汤浸，去白瓤，焙）　赤茯苓三分　前胡三分（去芦头）　半夏三分（汤洗七遍去滑）　槟榔三分

【用法】上为散。每服五钱，以水一大盏，加生姜半分，煎至五分，去滓温服，不拘时候。

【主治】心腹胀满，痰饮不下食。

大黄散

【来源】《太平圣惠方》卷七十一。

【组成】川大黄一两（锉碎，微炒） 桂心半两 枳壳三分（麸炒微黄，去瓤） 诃黎勒一两（煨，用皮） 前胡一两（去芦头） 桔梗一两（去芦头）

【用法】上为粗散。每服四钱，以水一中盏，入生姜半分，煎至六分，去滓温服，不拘时候。

【主治】妇人心胸气壅，两胁满闷，不能饮食。

大腹皮散

【来源】《太平圣惠方》卷七十一。

【组成】大腹皮一两（锉） 前胡三分（去芦头） 桔梗半两（去芦头） 赤茯苓三分 青橘皮半两（汤浸，去白瓤，焙） 桂心半两

【用法】上为粗散。每服三钱，以水一中盏，加生姜半分，煎至六分，去滓，分温服，不拘时候。

【主治】妇人两胁胀满，上冲心胸满闷，不下饮食。

诃黎勒散

【来源】《太平圣惠方》卷七十一。

【组成】诃黎勒三分（煨，用皮） 吴茱萸半两（汤浸七遍，焙干，微炒） 人参半两（去芦头） 半夏半两（汤浸七遍去滑） 陈橘皮三分（汤浸，去白瓤，焙） 桂心三分 当归三分（锉，微炒） 木香半两 白术三分 甘草一分（炙微赤，锉） 厚朴三分（去粗皮，涂生姜汁，炙令香熟） 桃仁一分（汤浸，去皮尖双仁，麸炒微黄）

【用法】上为粗散。每服四钱，以水一中盏，加生姜半分、大枣三枚，煎至六分，去滓温服，不拘时候。

【主治】妇人心腹两胁胀满，不思饮食，四肢少力。

阿魏丸

【来源】《太平圣惠方》卷七十一。

【组成】阿魏三分 木香一两 槟榔一两 肉豆蔻半两（去壳） 青橘皮三分（汤浸去白瓤，焙） 当归一两（锉，微炒） 诃黎勒一两（煨，用皮） 桃仁三两（汤浸去皮尖双仁，研令如膏） 丁香半两 附子半两（炮裂，去皮脐） 桂心半两 白术三分

【用法】上为末，用童便煎阿魏、桃仁成膏。入前药末为丸，如梧桐子大。每服二十丸，以温生姜酒送下，不拘时候。

【主治】妇人脏气久虚，腹胀不能食。

槟榔散

【来源】《太平圣惠方》卷七十一。

【组成】槟榔半两 当归一两（锉，微炒） 桂心半两 木香半两 吴茱萸一分（汤浸七遍，焙干，微炒） 赤芍药一两 青橘皮一两（汤浸，去白瓤，焙）

【用法】上为细散。每服一钱，以热酒调下，不拘时候。

【主治】妇人血气攻心，胸膈壅滞，腹胁虚胀。

槟榔散

【来源】《太平圣惠方》卷七十一。

【组成】槟榔一两 桔梗三分（去芦头） 桂心一两 陈橘皮三分（汤浸，去白瓤，焙） 鳖甲一两（涂醋炙令黄，去裙襕） 枳壳三分（麸炒微黄，去瓤） 川大黄一两（锉碎，微炒） 当归半两（锉，微炒） 桃仁一两（汤浸，去皮尖双仁，麸炒微黄）

【用法】上为粗散。每服三钱，以水一中盏，加生姜半分，煎至六分，去滓温服，不拘时候。

【主治】妇人脏腑气滞，心腹胀满，不能饮食。

鳖甲散

【来源】《太平圣惠方》卷七十一。

【组成】鳖甲一两（涂醋，炙令黄，去裙襕） 赤芍药半两 枳壳半两（麸炒微黄，去瓤） 川芎半两 赤茯苓三分 木香三两 京三棱三分（微炮，锉） 陈橘皮三分（汤浸，去白瓤，焙） 川大黄

一两（锉，微炒） 甘草一分（炙微赤，锉） 桃仁半两（汤浸，去皮尖双仁，麸炒微黄）

【用法】上为散。每服二钱，以水一中盏，加生姜半分，煎至六分，去滓，食前温服。

【主治】妇人血气壅滞，心腹胀满，攻背膊疼闷。

调中丸

【来源】《太平圣惠方》卷八十二。

【组成】当归半两（锉，微炒） 川椒一分（去目及闭口者，微炒去汗） 附子一个（炮裂，去皮脐） 狼毒半分（炒黄） 巴豆二十个（去皮心，出油尽） 杏仁十二个（汤浸，去皮尖双仁，炒微黄） 细辛一分 豉四合（炒微焦）

【用法】上为末，炼蜜为丸，如麻子大，以器盛之。未满百日儿，每服一丸，以温水送下；三岁儿，每服二丸。以利为度。

【主治】小儿胎寒虚，胀满，不嗜食，大便青，夹白脓，及欲发痫。

丁香散

【来源】《太平圣惠方》卷八十三。

【组成】丁香一分 桂心一分 厚朴半两（去粗皮，涂生姜汁，炙令香熟） 白术一分 人参一分（去芦头） 陈橘皮半两（汤浸，去白瓤，焙）

【用法】上为粗散。每服一钱，以水一小盏，加生姜少许，大枣一个，煎至五分，去滓温服，每日三四次。

【主治】小儿脾胃虚冷，腹胁胀满，四肢不和，乳食减少。

人参散

【来源】《太平圣惠方》卷八十三。

【别名】人参汤（《圣济总录》卷一七五）。

【组成】人参一分（去芦头） 甘草一分（炙微赤，锉） 陈橘皮一分（汤浸，去白瓤，焙）

【用法】上为粗散。每服一钱，以水一小盏，加生姜少许，煎至五分，去滓，不拘时候温服。

【主治】小儿心腹胀满，干呕不止。

木香散

【来源】《太平圣惠方》卷八十三。

【组成】木香一分 桑根白皮半两（锉） 陈橘皮半两（汤浸，去白瓤，焙） 川大黄一分（锉碎，微炒） 益智子半两（去皮） 草豆蔻半两（去皮） 麝香一分（细研）

【用法】上为粗散。每服一钱，以水一小盏，加生姜少许，煎至五分，去滓，不拘时候服。

【主治】小儿心腹虚胀。

赤茯苓散

【来源】《太平圣惠方》卷八十三。

【组成】赤茯苓 木通（锉） 人参（去芦头） 甘草（炙微赤，锉） 枳实（麸炒微黄） 当归（锉，微炒）各一分 川大黄半两（锉，微炒）

【用法】上为粗散。每服一钱，以水一小盏，煎至五分，去滓温服，不拘时候。

【主治】小儿心胸气壅，胀满虚热，不能乳食，大小肠气滞。

诃黎勒丸

【来源】《太平圣惠方》卷八十三。

【组成】诃黎勒半两（煨，用皮） 木香一分 厚朴半两（去粗皮，涂生姜汁，炙令香熟） 人参一分（去芦头） 白术一分 陈橘皮半两（汤浸，去白瓤，焙） 干姜一分（炮裂，锉） 甘草一分（炙微赤，锉）

【用法】上为末，炼蜜为丸，如麻子大。每服五丸，以粥饮送下，一日三四次。

【主治】小儿脾虚腹胀，不能乳。

前胡散

【来源】《太平圣惠方》卷八十三。

【组成】前胡半两（去芦头） 丁香一分 甘草一分（炙微赤，锉） 人参一分（去芦头）

【用法】上为粗散。每服一钱，以水一小盏，煎至五分，去滓温服，不拘时候。

【主治】小儿心腹气胀，胸膈烦满。

槟榔散

【来源】《太平圣惠方》卷八十三。

【组成】槟榔半两 厚朴半两（去粗皮，涂生姜汁炙令香熟） 丁香一分

【用法】上为粗散。每服一钱，以水一小盏，煎至五分，去滓温服，不拘时候。

【主治】小儿气不和，心腹胀满，不欲乳食。

前胡散

【来源】《太平圣惠方》卷八十四。

【别名】前朴散（《小儿病源》卷三）。

【组成】前胡一分（去芦头） 白术一分 人参一两（去芦头） 高良姜一分（锉） 陈橘皮一分（汤浸，去白瓤，焙） 藿香一分 甘草半分（炙微赤，锉） 厚朴一分（去粗皮，涂生姜汁炙令香熟）

【用法】上为粗散。每服一钱，以水一小盏，煎至五分，去滓温服，不拘时候。

【主治】

　　1.《太平圣惠方》：小儿胸中寒气结塞不通，时欲呕吐。

　　2.《袖珍方》：心腹急气，或呕哕泄泻，腹胀时痛，或发惊悸。

大效双丸

【来源】《太平圣惠方》卷八十八。

【组成】甘遂半两（煨令微黄） 巴豆霜半两 麦门冬半两（去心，焙） 牡蛎一分（烧为粉） 蕤仁一分（汤浸，去皮，研入） 真珠末一分

【用法】上为末，入研了药，都研令匀，炼蜜为丸。半岁儿以温水服一双，如荏子大；一岁服一双，如半麻子大；二岁、三岁服一双，如麻子大，常以鸡鸣时服。至日出当下；如不下者，以热粥饮投之，即下。

【主治】小儿百病，身热头痛，饮食不消，心腹胀满；或心腹绞痛，大小便不利；或重下数起；或别无异疾，惟饮食过度，不知自止，哺乳失覆；或惊寒热；或蒸候，哺食减少，气息不快，夜啼不眠，是腹内不调。

槟榔散

【来源】《太平圣惠方》卷八十八。

【组成】槟榔半两 枳壳一分（麸炒微黄，去瓤） 赤芍药一分 柴胡一分（去芦头） 知母一分 人参一分（去芦头） 地骨皮一分 甘草一分（炙微赤，锉） 川大黄半两（锉碎，微炒）

【用法】上为粗散。每服一钱，以水一小盏，煎至五分，去滓，放温，量儿大小，分减服之。

【主治】小儿腹内痞结，壮热不能乳食，心胸烦壅。

木瓜丸

【来源】《太平圣惠方》卷九十八。

【组成】木瓜三十个（大者，去皮瓤了，切，蒸烂为度，入盐花一斤，熟蜜一斤，更煎令稠，用和药末） 沉香一两 阿魏三分 木香二两 肉豆蔻一两（去皮） 红豆蔻一两 桂心二两 甘草一两（炙微赤，锉） 缩砂二两（去皮） 陈橘皮一两（汤浸，去白瓤，焙） 胡椒一两 白术二两 荜茇二两 厚朴二两（去粗皮，涂生姜汁炙令香熟） 附子二两（炮裂，去皮脐） 神曲二两（微炒） 桃仁三两（汤浸，去皮尖双仁，麸炒微黄） 茴香子一两 藿香一两 荜茇一两 当归一两（锉，微炒） 诃黎勒二两（煨，用皮） 高良姜一两（锉） 丁香一两 干姜二两（炮裂，锉） 白豆蔻一两（去皮）

【用法】上为末，以木瓜煎为丸，如梧桐子大。每服二十丸，以生姜汤嚼下；温酒下亦得。

【主治】一切冷气，心腹胀痛，食不消化。霍乱。

青硫丸

【来源】《太平圣惠方》卷九十八。

【组成】木香 硫黄（细研） 青橘皮（汤浸，去白瓤，焙） 肉豆蔻（去壳） 槟榔各一两

【用法】上为末，炼蜜为丸，如梧桐子大。每服十丸，空心温酒送下。

【主治】一切气，脾肾久冷，心腹虚胀，脐腹多疼。

木香丸

【来源】《普济方》卷一〇五引《太平圣惠方》。

【别名】导秘丸（《圣济总录》卷十七）、大圣丸（《普济方》卷一〇六）。

【组成】木香二两　羌活二两　芎䓖二两　郁李仁四两（汤浸，去皮，微炒）　桂心二两　槟榔二两　川大黄四两（锉碎，微炒）

【用法】上为末，炼蜜为丸，如梧桐子大。每服三十丸，食前以温酒送下。欲得快利，加至四十丸。此药稍温必不虚，入夜临卧时服亦得。

《普济方》：每服二十丸，浆水送下，茶汤亦得。

【主治】

1.《普济方》引《太平圣惠方》：一切风气，及脏腑壅滞，宿食不消，心腹胀满。

2.《圣济总录》：热毒风，心肺壅滞，胸膈烦闷，大小便难；风热，大肠秘涩不通，心烦腹满，体热引饮。

【加减】本方加麻仁、枳壳各四两，名"麻仁丸"；加甘菊、诃黎勒、生姜、干地黄、山芋各二两，名"如圣丸"（《普济方》卷一〇六）

启中丸

【来源】《袖珍方》卷二引《太平圣惠方》。

【组成】南青皮　黑牵牛（半生半炒）　半夏（生）　广术（煨）各一两

【用法】上为细末，醋糊为丸，如梧桐子大。每服二十丸，食后温酒送下，一日二次。

【功用】消宿饮，进食。

【主治】三焦气逆，胸膈膨胀，痞满。

分气丸

【来源】《博济方》卷二。

【别名】小分气丸（《御药院方》卷三）。

【组成】荆三棱（醋浸一宿，切作片子，焙干用）　牵牛（微炒）　大戟各三两（细锉，炒令紫色）　芫花二两（醋炒）　甘遂二两（捶碎，炒令黄色佳）　官桂（去皮）一两

【用法】上为细末，以醋煮糊为丸，如绿豆大。每

服十丸，煎陈橘皮汤送下，不嚼破，吃三两服。以微利为度。

【功用】消滞气，利胸膈，止心疼，化酒食毒。

【主治】腹胁胀满。

白豆蔻散

【来源】《博济方》卷二。

【别名】白豆蔻汤（《圣济总录》卷一八七）

【组成】白豆蔻仁半两　肉豆蔻三个　白术一两　厚朴（姜汁炙）半两　甘草三分（炙）　肉桂半两　青皮半两

【用法】上为末。每服二钱，水一盏，加生姜二片，粟米少许，大枣二个，同煎至七分，去滓热服。

【功用】补中益气，调顺脾元。

【主治】心胸满闷，不思饮食，上热下冷。

荜澄茄散

【来源】《博济方》卷二。

【别名】荜澄茄煮散（《圣济总录》卷四十六）。

【组成】荜澄茄半两（炒）　荆三棱三两（炮，趁热杵）　陈皮二两（去白）　香附子三两（炒）　甘草二两（炮）　丁香二两　舶上茴香二两　厚朴一两（去皮，姜汁炙令黄色）　蛮姜一两一分　官桂二两（去皮）　桔梗一两　白盐十二两（拣择净，炒，研细，后入）　阿魏（皂子大一块，面裹煨，面黄为度，去面，另研细，旋入诸药）

【用法】上同为末，细研和令匀。每服一钱，入生姜二片，水八分盏，煎五七沸，热吃；如作汤，入生姜一钱点之。

【主治】

1.《博济方》：脾元虚冷，气不和，心胸不快，肚腹膨胀，气刺气痛，不思饮食，酒色过度，面黄口淡。

2.《圣济总录》：中酒。

塌气散

【来源】《博济方》卷二。

【组成】舶上茴香（炒）　枳壳（去白，麸炒）　茯

苓　人参各一两　陈皮（去白）二两　青皮（去白）二两　甘草半两（炙）　苍术半两　丁香一分　干姜半两（炮）　高良一分

【用法】上同为末。每服一钱，水一盏，入生姜、大枣同煎至七分，热服，入盐如茶点服亦可。

【功用】《御药院方》：顺气宽中，升降利膈。

【主治】

1.《博济方》：虚气攻冲，心胸满闷，元气冷疼，及一切气不调顺。

2.《御药院方》：中脘痞滞，心腹坚胀，胁下紧硬，喘满短气，噫息不通，呕吐痰水，大便不调。

橘香散

【来源】《博济方》卷二。

【别名】顺气橘香汤（《圣济总录》卷五十四）、白术橘香散（《普济方》卷四十三）。

【组成】白术四两（米泔浸一宿，洗净）　陈皮二两（去白）　茯苓二两（去皮）　甘草二两（炙）　附子一两（炮）　干姜半两（炮）

【用法】上为末。每服二钱，水一中盏，加生姜二片，大枣一枚，同煎至七分，温服。

【功用】调顺三焦，平和胃气，顺气。

【主治】《圣济总录》：三焦气满，皮肤坚胀。

【加减】如觉伤寒，入荆芥煎服。

人参散

【来源】《医方类聚》卷十引《简要济众方》。

【组成】人参一两（去芦头）　附子三分（炮裂，去脐皮）　白术半两　桔梗半两　赤茯苓半两

【用法】上为散。每服二钱，水一中盏，加生姜三片，大枣二枚，同煎至六分，去滓，食前温服。

【主治】胃气虚冷，胸膈不利，腹胁胀满，四肢少力。

覆盆子丸

【来源】《医方类聚》卷十引《简要济众方》。

【组成】覆盆子一两　五味子一两　附子一两（炮裂，去皮脐）　酸枣仁一两　白术一两　熟干地黄半两

【用法】上为末，炼蜜为丸，如梧桐子大。每服二十丸，空心、食前温酒送下；米饮亦得。

【功用】补虚。

【主治】肝脏虚寒，面青黄色，两肋胀满，筋脉不利，背膊疼痛，瘦乏无力。

二陈汤

【来源】《普济方》卷二〇六引《指南方》。

【别名】治中汤（原书同卷）、补脾汤（《普济本事方》卷九）、证料治中汤（《仁斋直指方论》卷二十六）。

【组成】人参　白术　甘草（炙）　干姜（炮）　青皮　陈皮各等分

【用法】每服四钱，水一盏半，煎七分，去滓，入盐点服。

【主治】

1.《普济方》引《指南方》：胸腹胀满，因伤宿食，或吐后噫败脾气。

2.《类证活人书》：脾胃伤冷物，胸膈不快，腹疼气不和。

3.《普济本事方》：伤寒汗后，脾胃伤冷物，胸膈不快，寻常血气不和。

4.《三因极一病证方论》：太阴伤寒，手足温，自利不渴，腹满时痛，咽干，脉尺寸俱沉细；饮食伤脾，宿谷不化，朝食暮吐，暮食朝吐，上气复热，四肢冷痹，三焦不调，及胃虚寒气在上，忧气在下，二气并争，但出不入，呕不得食；中寒，饮食不化，吞酸呃哕，食则膨亨，胀满呕逆。

5.《太平惠民和济局方》（宝庆新增方）：脾胃不和，饮食减少，短气虚羸而复呕逆，霍乱吐泻，胸痹心痛，逆气短气，中满虚痞，膈塞不通，或大病愈后，胸中有寒，时加咳唾。

6.《仁斋直指方论》：霍乱吐泻，泻血不止。

7.《普济方》引《如宜方》：脏寒冷气，腹痛肠鸣，下痢青黑。

8.《医方类聚》引《伤寒指掌图》：食积，心腹满痛。

9.《医方集解》：忧思郁结脾肺气凝，胀满上冲，饮食不下，腹满痞闷，兼食积者。

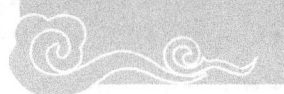

10.《张氏医通》：冷食粘滞。

【加减】大便秘，加大黄（棋子大）两枚。

【验案】伤寒劳复 《普济本事方》：有人患伤寒得汗数日，忽身热自汗，脉弦数，心不得宁，真劳复也。予诊曰：劳心之所致，神之所舍，未复其初，而又劳伤其神，荣卫失度，当补其子，益其脾，解发其劳，庶几得愈。授以本方，佐以小柴胡得解。

木香丸

【来源】《苏沈良方》卷三。

【别名】木香槟榔丸（《圣济总录》卷三十七）

【组成】鸡心槟榔 陈橘皮（去白）各二两 青木香 人参 厚朴 官桂（去无味者） 大附子 羌活 京三棱 独活 干姜（炮） 甘草（炙） 芎䓖 川大黄（切，微炒） 芍药各五钱 牵牛子一斤（淘去浮者，揩拭干，热捣取末四两，余滓不用） 肉豆蔻六枚（去壳，止泻方用）

【用法】上为末，瓷器盛之，密封，临服用牵牛末二两，药末一两，同研令匀，炼蜜为丸，如梧桐子大。心腹胀满，一切风劳冷气，脐下刺痛，口吐清水白沫，醋心，痃癖气块，男子肾脏风毒，攻刺四体，及阳毒脚气，目昏头痛，心间呕逆，及两胁坚满不消，卧时橘皮汤送下三十丸，以利为度，此后每夜二十丸；女人血痢，下血刺痛，积年血块，胃口逆，手足心烦热，不思饮食，姜汤送下三十丸，取利，每夜更服二十丸；小儿五岁以上，疳气腹胀气喘，空心温汤送下五七丸，小者减丸数服；凡胸腹饱闷不消，脾泄不止，临卧温酒送下，取利。

《幼幼新书》引《灵苑方》：阳毒伤寒，经三日，临卧温水下三十丸，未转加数。

【主治】

1.《苏沈良方》：风劳冷气，脐下刺痛，口吐清水白沫，醋心，痃癖气块，心腹胀满；男子肾脏风毒，攻刺四体，阳毒脚气，目昏头痛，心间呕逆，两胁坚满不消；妇人血痢，下血刺痛，积年血块，胃口逆满，手足心烦热，不思饮食；小儿疳气，腹胀气喘；胸腹饱闷，泄泻不止；误食毒物，痈疽发背，山岚瘴疟，才觉头痛，背膊拘紧。

2.《幼幼新书》引《灵苑方》：阳毒伤寒，忽浑身壮热，四肢疼痛不可忍，口内狂言。

萝卜子散

【来源】《医方类聚》卷十引《神巧万全方》。

【组成】萝卜子五两（炒令熟，捣罗取末一两，余者有油，别研如膏） 草豆蔻（去皮） 沉香 丁香 白术各半两

【用法】上为末，入前萝卜子末及别入白沙糖二钱半，同研令匀。每一钱抄在口内细嚼后，以米饮下。其萝卜子膏中别入草豆蔻末一分，白沙糖三分，拌令匀；每取半枣大，亦细嚼，米饮下，不拘时候。

小降气汤

【来源】《太平惠民和济局方》卷三（吴直阁增诸家名方）。

【别名】快气散（《丹溪心法》卷四）。

【组成】缩砂仁八两 香附子（炒去毛）三十二两 甘草（炙）四两

【用法】上为粗末。每服一钱，入生姜同煎服。

【功用】快气美食，温养脾胃。

【主治】一切气疾，心腹胀满，胸膈噎塞，噫气吞酸，胃中痰逆呕吐，及宿酒不鲜，不思饮食。

异香散

【来源】《太平惠民和济局方》卷三（吴直阁增诸家名方）。

【组成】石莲肉（去皮）一两 蓬莪术（煨） 京三棱（炮） 益智仁（炮） 甘草（爁）各六两 青皮（去白） 陈皮（去白）各三两 厚朴（去粗皮，姜汁炙）二两

【用法】上为细末。每服二钱，水一盏，生姜三片，大枣一个，盐一捻，煎至七分，通口服，不拘时候；盐汤点或盐酒调，皆可服。

【功用】破癥结聚，消宿冷沉积，调五脏三焦，和胃进食。

【主治】

1.《太平惠民和济局方》（吴直阁增诸家名

方）：肾气不和，腹胁膨胀，痞闷噎塞，喘满不快，饮食难化，噫气吞酸；一切气痞，腹中刺痛。

2.《世医得效方》：忧郁气滞不散，腹中膨满刺痛，下痢不止。

沉香降气汤

【来源】《太平惠民和济局方》卷三（绍兴续添方）。

【别名】沉香降气散（《证治准绳·类方》卷二引《说约》）、沉香降气丸（《丸散膏丹集成》）。

【组成】香附子（炒，去毛）四百两　沉香十八两半　缩砂仁四十八两　甘草一百二十两（爁）

【用法】上为细末。每服一钱，加盐少许，凌旦雾露，空心沸汤点服。

【功用】

1.《太平惠民和济局方》（绍兴续添方）：开胃消痰，散壅思食。

2.《丸散膏丹集成》：通顺气血。

【主治】阴阳壅滞，气不升降，胸膈痞塞，心腹胀满，喘促短气，干哕烦满，咳嗽痰涎，口中无味，嗜卧减食；及胃痹留饮，噫醋闻酸，胁下支结，常觉妨闷；及中寒咳逆，脾湿洞泄，两胁虚鸣，脐下撮痛；及脚气，毒气上冲，心腹坚满，肢体浮肿。

青木香丸

【来源】《太平惠民和济局方》卷三。

【组成】补骨脂（炒香）　荜澄茄　槟榔（酸粟米饭裹，湿纸包，火中煨令纸焦，去饭）各四十两　黑牵牛（二百四十两，炒香，别捣末）一百二十两　木香二十两

方中黑牵牛，《古今医统大全》作黑豆。

【用法】上为细末，入牵牛末令匀，渐入清水和令得所，丸如绿豆大。每服二十丸，食后茶、汤、熟水任下。酒食后可每服五丸至七丸，小儿一岁服一丸。

本方《仁斋直指方论》：每服五十丸，以醇酒入葱白，煎五苓散送下。

【功用】宽中利膈，行滞气，消饮食。

【主治】

1.《太平惠民和济局方》：胸膈噎塞，腹胁胀痛，心下坚痞，肠中水声，呕哕痰逆，不思饮食。

2.《仁斋直指方论》：膀胱疝气。

3.《杏苑生春》：浴出身上未干，忽尔熟睡，致肾经肿痛，腰背挛曲。

【宜忌】怀妊妇人不得服之。

积气丸

【来源】《太平惠民和济局方》卷三。

【组成】巴豆一百个（去皮心膜，出油，取霜三钱）　桃仁（去皮尖，麸炒，别研）一两半　附子（炮，去皮脐）四两　米醋五升（以硇砂、大黄同用慢火熬成膏）　大黄（面裹，煨，去面，为末）　干漆（炒焦）　木香　鳖甲（醋炙黄）各一两　三棱（煨，乘热捣碎）　肉桂（去粗皮）　硇砂（研）各二两　朱砂（研，飞）　麝香（别研）各二钱半

【用法】上为细末，入研药匀，醋膏为丸，如梧桐子大。每服二丸，食后、临卧炒生姜汤温下，或木香汤亦得。

【主治】阴阳不和，脏腑虚弱，寒冷之气留滞于内，使气积不散，胸胁支满，食即气噎，心腹膨胀，气刺气急，宿食不化，心腹引痛，噫气吞酸，停饮浸渍，恶心呕逆，癖块疼痛，脏腑不调，饮食不进，往来寒热，渐觉羸瘦，以致着床，面黄肌热，精神困顿。

【宜忌】忌生冷，硬物。

桔梗汤

【来源】《太平惠民和济局方》卷四。

【别名】桔梗半夏汤（《类证活人书》卷十八）、半夏汤（《瑞竹堂经验方·补遗》）、枳梗半夏汤（《世医得效方》卷二）。

【组成】桔梗（细锉，微炒）　半夏（汤洗七次，姜汁制）　陈皮各十两（去瓤）　枳实（麸炒赤黄）五两

【用法】上为粗末。每服二钱，水一中盏，加生姜五片，同煎至七分，去滓温服，不拘时候。

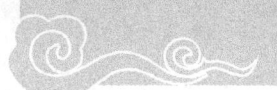

【功用】

  1.《太平惠民和济局方》：除痰下气。

  2.《类证活人书》：顺阴阳，消痞满。

【主治】

  1.《太平惠民和济局方》：胸胁胀满，寒热呕哕，心下坚痞，短气烦闷，痰逆恶心，饮食不下。

  2.《类证活人书》：伤寒冷热不和，心腹痞满，时发疼痛。

人参丸

【来源】《太平惠民和济局方》卷十（吴直阁增诸家名方）。

【别名】参术丸（《普济方》卷三九三）。

【组成】人参（去芦）　丁香　陈皮（去白）　干姜（炮）　白术各一分　半夏（汤洗七次）半两

【用法】上为末，炼蜜为丸，如麻子大。每三岁小儿服十丸，温汤送下，不拘时候，一日二次。

【主治】

  1.《太平惠民和济局方》（吴直阁增诸家名方）：小儿乳哺，饮冷过度，伤冷脾胃，腹胁胀满，多吐痰涎。

  2.《普济方》：小儿宿食不消，吐痰涎；逆食，干呕食少。

茴香汤

【来源】《太平惠民和济局方》卷十。

【组成】茴香（去土，炒）六斤　川楝子（洗，炒）　陈皮（炒）各二斤　甘草（炒）七斤　盐（炒）一斤

【用法】上为末。每服一钱，如茶点吃。

【功用】温中益气，利胸膈，进饮食。

【主治】元脏气虚冷，脐腹胀满，绞刺疼痛，不思饮食及一切冷气。

茴香汤

【来源】《太平惠民和济局方》卷十（宝庆新增方）。

【组成】白芷（不见火）　肉桂（不见火）各二两　桔梗（焙）三十两　茴香　甘草（并炒）各

六两

【用法】上为末，每服一钱，盐少许，食前沸汤点下。

【功用】宽中，益气，温胃。

【主治】元脏气虚冷，脐腹胀满，绞刺疼痛，不思饮食及一切冷气。

丁香丸

【来源】《养老奉亲书》。

【组成】大乌梅一个（有裙襕者）　巴豆一个（新肥者，和皮用）　香墨末（炒）半钱　拣丁香五个（新者）　胡椒五粒（黑者）　干漆末半钱（先炒，为末）　桂花末（炒）半钱

【用法】香墨、干漆、桂花三味研入，上为末，用马尾罗子过，用醋面糊为剂，白中杵令匀，为丸如绿豆大。每服五丸至七丸，温酒或茶送下。或入炒蜡茶末三钱更妙。

【功用】利胸膈，逐积滞，消食。

【主治】一切气闷，醋心腹胀。

猪肚粥

【来源】《寿亲养老新书》卷二。

【组成】白术二两　槟榔一枚　生姜一两半（切，炒）

【用法】上为粗末，以猪肚一枚，治如食法，去涎滑，纳药于肚中缝口；以水七升，煮肚令熟，取汁，入粳米及五味同煮粥。空腹食之。

【主治】妇人腹胁血癖痛，气冲头面熻熻，呕吐酸水，四肢烦热，腹胀。

丁香丸

【来源】《传家秘宝》卷下。

【组成】丁香　木香　舶上茴香（微炒）　乳香（别研取末）　沉香各一分　青橘皮（汤浸，去瓤，焙干）一两　肉豆蔻二两　槟榔二两（捶碎，用黑牵牛三两，同醋浸软，却用慢火炒令牛子熟，只使槟榔）　蓬莪术二两（用生姜四两，细切，以醋浸令术软，切作片子，用慢火炒软）　茱萸三分（水淘七遍，净去浮者，都用醋浸一两，取出慢火炒干，只用一分）　阿魏一钱（面裹，烧面

熟用）

【用法】上件为末，炼蜜为丸，如梧桐子大。每服十五丸至二十九，嚼烂，空腹时用温酒或生姜汤送下，每日二次。

【主治】气滞，心腹胀满疼痛，痰逆，不思饮食。

大腹散

【来源】《传家秘宝》卷下。

【组成】大腹子二两（生）橘皮一两（去白，焙）厚朴一两（姜汁炙）人参半两　吴白芷一两（炒）肉桂半两　桔梗半两　神曲一两（炒）

【用法】上为末。每服二钱，加生姜汁少许同煎，熟服，每日三次。

【主治】或饥或饱，滞气烦闷，大小肠不调，腹胀满；酒病不食，面黑黄瘦，状似酒劳。

安神散

【来源】《传家秘宝》卷下。

【组成】人参（去芦）半两　白茯苓　远志（去心）各一两　丁香　木香　官桂（去粗皮）益智各半两　肉豆蔻　槟榔　诃子　青橘（去白）川芎　蓬莪茂　干姜（炮）各半两　白术　附子（炮）各半两　厚朴（去粗皮，生姜炙）黄耆　半夏　当归　荆三棱（炮）神曲（炒）麦糵（炒）各一两

【用法】上为散。每服二钱，入盐一捻，水一盏，同煎至七分，和滓温服。

【主治】气劳。心腹胀满，不思饮食，胸闷。

调中散

【来源】《医方类聚》卷二〇四引《修真秘诀》。

【组成】白芷半两　黄柏一两（炒）陈橘（去瓤）二两（炒）干姜一两（炮）青橘皮一两（麸炒去瓤）草果一两（炒，和皮用）神曲一两（炒）厚朴三两（依常法修事）甘草二两（煨）苍术四两（米泔浸一宿，锉，炒香）

【用法】上为末。每服二钱，入盐点；或泻痢，以生姜粥调下。

【功用】治脾胃，消酒食。

【主治】胸膈胀满，不思饮食。

羚羊角汤

【来源】《圣济总录》卷十二。

【组成】羚羊角屑　威灵仙（去苗土）黄连（去须）白槟榔　郁李仁（去皮尖，炒）甘草（炙）大黄（锉，炒）枳壳（去瓤，麸炒）各一两　桑根白皮（锉，炒）车前子　决明子（炒）防风（去叉）萆薢各一两半　桂（去粗皮）旋覆花（炒）各半两

【用法】上锉，如麻豆。每服五钱匕，以水一盏半，煎取八分，去滓温服，每日二次，食后服。

【功用】疏气。

【主治】风热，上膈烦满。

桔梗半夏汤

【来源】《圣济总录》卷二十五。

【组成】桔梗（锉，炒）半夏（姜汁制，切，焙）陈橘皮（汤浸，去白，焙）各一两

【用法】上为粗末。每服四钱匕，水一盏，加生姜三片，同煎至七分，去滓热服。

【功用】顺气消痞。

【主治】

1.《圣济总录》：伤寒冷热不和，心腹痞满，时发疼痛。

2.《玉机微义》：胸膈痰涎不利，气逆呕哕；痰气不降，咽肿欲成喉痹者。

柴胡芍药汤

【来源】《圣济总录》卷二十五。

【组成】柴胡（去苗）芍药　黄芩（去黑心）各三分　半夏（汤洗去滑，炒干）大腹皮　枳壳（去瓤，麸炒）各半两　槟榔（锉）一两

【用法】上为粗末。每服三钱匕，水一盏，加生姜半分（拍碎），同煎至半盏，去滓温服。

【主治】伤寒发汗后，邪热不除，腹胁胀痛。

黄芩汤

【来源】《圣济总录》卷二十五。

【组成】黄芩（去黑心）一两　黄连（去须）大

黄（锉，炒）　芒消（研）　甘草（炙，锉）　厚朴（去粗皮，生姜汁炙）各三分　枳壳（去瓤，麸炒）　土瓜根各半两　赤茯苓（去黑皮）一两

【用法】上为粗末。每服三钱匕，水一盏，煎至半盏，去滓，食前温服。

【主治】伤寒后烦热，大便不利，心腹胀满。

参术丸

【来源】《圣济总录》卷三十二。

【组成】人参　白术各一两半　木香　陈橘皮（汤浸去白，焙）　干姜（炮）　桂（去粗皮）　赤茯苓（去黑皮）各一两　槟榔（锉）半两　枳壳（去瓤，麸炒）一两

【用法】上为末，炼蜜为丸，如梧桐子大，每服五丸，空心温酒送下，一日二次。

【主治】伤寒后宿食不消，心腹气胀。

沉香煎丸

【来源】《圣济总录》卷四十一。

【组成】沉香一两　附子（炮裂，去皮脐）　白附子（炮裂）　巴戟天（去心）　硇砂（飞，研）各半两　补骨脂（炒）一两　肉苁蓉半两（以上并先为末，以酒二升煎成膏，次入下药）　干蝎（去土，炒）一分　木香　防风（去叉）　当归（切，焙）各半两　桂（去粗皮）一分　茴香子（炒）　牛膝（去苗，酒浸，切，焙）各半两　楝实（只取肉，微炒）　青橘皮（汤去白，焙）各三分

【用法】后九味为细末，入前膏中拌和，如未成剂，用蜜少许为丸，如梧桐子大。每服十五丸至二十丸，空心以温酒送下。

【主治】肝元风虚，面多青黄，腹胁胀满，悒悒不乐，口苦头痛，饮食减少。

木香枳实丸

【来源】《圣济总录》卷四十四。

【组成】木香三分　枳实（去瓤，麸炒）三分　赤茯苓（去黑皮）一两　人参三分　诃黎勒皮（炮）一两半　大黄（锉，炒）三两　郁李仁（研）二两

【用法】上为细末，炼蜜为丸，如梧桐子大。每服三十丸，空腹温水送下。

【主治】心气胀满，食不消化。

草豆蔻汤

【来源】《圣济总录》（人卫本）卷四十四。

【别名】豆蔻汤（原书文瑞楼本）。

【组成】草豆蔻（去皮，生用）　人参　白茯苓（去黑皮）　陈橘皮（汤浸，去白，焙）　麦蘖（炒）　白术各一两　肉豆蔻三枚（去皮）　附子（炮裂，去皮脐）　甘草（炙）各半两

【用法】上锉，如麻豆大。每服二钱匕，水一盏半，入蜜一匙头，煎取八分，去滓温服，不拘时候。

【主治】脾虚胀闷，喘息不匀，涕唾稠粘，不思饮食。

人参汤

【来源】《圣济总录》卷四十六。

【组成】人参　陈橘皮（汤浸，去白，焙）　半夏（汤洗七遍去滑，焙）　枳壳（去瓤，麸炒）　草豆蔻（去皮）各三分　丁香　木香　芍药　甘草（炙，锉）各一分　赤茯苓（去黑皮）半两

【用法】上锉，如麻豆大。每服五钱匕，水一盏半，加生姜一枣大（切），煎取八分，去滓温服。

【主治】久患气胀，上壅心胸，食物不化，肠中切痛不止。

白术散

【来源】《圣济总录》卷四十六。

【组成】白术　诃黎勒（煨，去核）各三分　甘草（炙，锉）　丁香　厚朴（去粗皮，生姜汁炙）各一分　木香　桂（去粗皮）　人参　槟榔（半生半熟，锉）各三分　陈橘皮（去白，麸炒）　草豆蔻（去皮）各一两

【用法】上为散。每服二钱匕，生姜、木瓜煎汤调下。

【主治】胃冷，气胀满闷，四肢急，体重。

黑散子

【来源】《圣济总录》卷四十六。

【组成】人参 丁香皮（锉） 泽泻 附子（炮裂，去皮脐）各半两 天仙藤 白豆蔻（去皮）各一两 釜墨一分

【用法】上都入瓶子内，以泥盖头，候干，用稻糠旋旋烧一日，去火放冷，细研为散。每服三钱匕，水一小盏，入姜、枣少许，煎至六分，温服。

【功用】止逆思食。

【主治】脾虚腹胀。

丁香丸

【来源】《圣济总录》卷四十七。

【组成】丁香半两 厚朴（去粗皮，生姜汁炙）一两 干姜（炮）半两 吴茱萸（汤浸，焙干，炒）半两 青橘皮（汤浸，去白，焙）一两 桃仁（去皮尖双仁，炒）一两 五味子 诃黎勒（去核） 槟榔（锉）各半两 木香一分

【用法】上为细末，煮枣肉为丸，如绿豆大。每服十丸，橘皮汤送下，不拘时候。

【主治】胃气虚冷，腹胀食减，四肢少力。

诃黎勒汤

【来源】《圣济总录》卷四十七。

【组成】诃黎勒五枚（炮，去核） 大腹（锉）五枚 草豆蔻（去皮）十四枚 甘草（炙） 白术 人参各半两

【用法】上为粗末。每服三钱匕，水一盏，加生姜三片，大枣一枚（擘），同煎至七分，去滓，食前温服。

【主治】胃气虚冷，腹胀减食。

和胃丸

【来源】《圣济总录》卷四十七。

【组成】半夏（汤洗十遍，切作片子） 牵牛子（炒）各半分 生姜一两（切作片子） 人参 矾蝴蝶 藿香叶各半两 丁香一钱

【用法】上药先将半夏、牵牛、生姜于银石器内慢火煮，候水尽，焙干，与人参等药同杵为末，用生姜汁煮面糊为丸，如梧桐子大。每服二十丸，空心食前用生姜米饮送下。

【主治】胃寒肠热，腹胀泄利。

木香汤

【来源】《圣济总录》卷五十一。

【组成】木香 桃仁（汤浸，去皮尖及双仁，炒，研）各半两 茴香子（炒） 羌活（去芦头） 青橘皮（汤浸，去白，焙） 当归（切，焙） 芎䓖 乌头（炮裂，去皮脐）各一两

【用法】上锉，如麻豆大。每服三钱匕，水一盏，加生姜三片，大枣二枚（擘破）同煎七分，去滓温服，不拘时候。

【主治】肾脏风冷气，攻脐腹，胀满疼痛。

豆蔻丸

【来源】《圣济总录》卷五十一。

【组成】肉豆蔻（去皮，炮） 附子（炮裂，去皮脐） 蓬莪术（炮） 天麻（酒浸，炙）各一两 木香 槟榔（锉） 干蝎（去土，炒）各半两 硇砂（别研）一分

【用法】上为细末，入研了药拌匀，酒煮面糊为丸，如梧桐子大。每服二十丸，温酒送下。

【主治】肾脏虚损，久积风冷，脐腹胀满，疼痛不止。

巴附丸

【来源】《圣济总录》卷五十二。

【组成】葫芦巴一两半 附子（炮裂，去皮脐） 硫黄（研）各一两 茴香子（炒）三分 槟榔（锉） 桂（去粗皮）各半两

【用法】上为末，和匀，酒煮面糊为丸，如梧桐子大。每服二十丸至三十丸，空心、日午、临卧温酒或盐汤送下。

【主治】肾脏虚冷，腹胁胀满。

艾茸丸

【来源】《圣济总录》卷五十二。

【组成】木瓜二十枚（去皮核，作瓮子） 甘菊花（为末） 青盐（研）各一斤

【用法】将甘菊花并青盐填满木瓜瓮子内，置笼床内蒸，以木瓜烂为度，研成膏，再入新艾茸二斤，搜和为丸，如梧桐子大，晒干。每服三十丸，空心、食前米饮送下。

【主治】肾脏虚冷，气攻腹胁，胀满疼痛。

豆蔻饮

【来源】《圣济总录》卷五十二。

【组成】肉豆蔻（去壳） 葫芦巴 茴香子（炒） 丁香各一两 沉香三分

【用法】上为粗末。每服三钱匕，水一盏，入盐少许，煎至七分，空心食前，去滓温服。

【主治】肾脏虚冷，腹胁胀满。

胡芦巴丸

【来源】《圣济总录》卷五十二。

【组成】胡芦巴二两 附子（炮裂，去皮脐） 硫黄（研）各三分

【用法】上为末，酒煮面糊为丸，如梧桐子大。每服二十丸至三十丸，盐汤送下。

【主治】肾脏虚冷，腹胁胀满。

丁沉丸

【来源】《圣济总录》卷五十四。

【组成】丁香 沉香（锉） 木香 茴香子（炒）各一分 鸡舌香半分 胡椒半分 阿魏少许（细研，醋调面和作饼，瓦上焙熟，为末）

【用法】上七味，除阿魏外，捣罗为末，以阿魏末煮糊为丸，如绿豆大。每服五七丸，细嚼，盐汤送下。如本脏气弱，炒茴香子酒送下；妇人血气，醋汤送下。

【主治】三焦虚胀。

人参香术散

【来源】《圣济总录》卷五十四。

【组成】人参 甘草（炙，锉）各一两 木香半两 白术五两 五味子（微炒）三两

【用法】上为散。每服二钱匕，加生姜及盐各少许，白汤点服，不拘时候。

【主治】阴阳不和，三焦气滞，胸膈虚痞，腹胁满胀，小便不利，饮食不消。

小丁香丸

【来源】《圣济总录》卷五十四。

【组成】丁香 沉香（锉）各一分 乳香（研）一钱半 茴香子半两（炒） 桂（去粗皮）半两 槟榔二枚（冬加二枚，锉） 肉豆蔻二枚（夏加二枚，去壳） 荜茇半两 阿魏（研）少许 巴豆十五枚（去皮心，不出油，别研）

【用法】上药除研者外，捣罗为末，次入乳香、巴豆、阿魏令匀，煮白米粥为丸，如绿豆大。每服五丸，生姜汤送下。如胸膈气不和，及元脏冷气，上攻迷闷，加至十丸，温酒送下；常服熟水亦得。要微动，以意加服之。

【功用】消化滞气。

【主治】三焦胀满，胸膈气不和，及元脏冷气，上攻迷闷。

木香丸

【来源】《圣济总录》卷五十四。

【组成】木香二两 荜澄茄四两 牵牛子二十四两（炒香，别捣，取末一十二两） 槟榔四两（酸粟米饭裹，湿纸包，灰火中煨，令纸焦，去饭） 补骨脂（炒香）四两

【用法】上药先捣罗四味为末，入牵牛末令匀，清水和令得所，为丸如绿豆大。每服二十丸，茶汤或熟水送下，食后服；若酒食过伤，可服五七丸；小儿一岁，可服一丸。

【功用】行滞气，消饮食，通大小便。

【主治】三焦病腹胀气满，小便不利；产后胸膈噎塞，心下痞坚；小儿胸膈痞塞，心腹胀满。

【宜忌】妊妇不可服。

五香丸

【来源】《圣济总录》卷五十四。

【组成】沉香（锉） 丁香 白檀香（锉） 茴香子（炒） 荜澄茄 青橘皮（去白，焙） 胡椒 缩砂（去皮） 赤茯苓（去黑皮） 白芷 牛膝（酒浸，切，焙） 甘草（炮）各一两 木香一两半 麝香（研）三分 蓬莪术（炮，锉）半两 枳壳（去瓤，麸炒）半两 葛花一两半 肉豆蔻（去壳）五枚 槟榔（炮）三枚（锉） 半夏三两（汤洗七遍，入生姜三两，同杵为末作饼，焙干） 人参半两 桂（去粗皮）半两 荜拔半两 赤小豆花三两 葛根（炒）二两

【用法】上为末，拌匀，炼蜜为丸，如樱桃大。每服一丸，细嚼，用淡生姜汤送下，不拘时候。或饮酒多气闷，即含化一丸。

【主治】三焦虚胀，心腹满闷。

匀气散

【来源】《圣济总录》卷五十四。

【组成】京三棱（煨熟，锉） 蓬莪术（炮，锉） 益智子 甘草（炙，锉） 木香 桂（去粗皮） 丁香各一两 草豆蔻三枚（炮，去皮） 肉豆蔻（去壳）二枚

【用法】上为散。每服二钱匕，空心、夜卧用温米饮入盐少许调下；小儿疳胀，熟水调下半钱。

【主治】三焦胀，按之坚，不痛；小儿疳胀。

生姜丸

【来源】《圣济总录》卷五十四。

【组成】生姜（去粗皮切作片，焙） 厚朴（去粗皮，生姜汁炙熟）各六两 半夏（汤洗七遍）一两 陈橘皮（去白，焙）六两 人参 白茯苓（去黑皮） 陈曲（微炒） 大麦（炒）各一两半

【用法】上为细末，用生姜汁煮面糊和丸，如梧桐子大。曝干。每服三十丸，空心食前米饮下。

【功用】通气。

【主治】三焦虚胀。

沉香石斛丸

【来源】《圣济总录》卷五十四。

【组成】沉香（锉） 石斛（去根） 人参 白茯苓（去黑皮）各一两 菟丝子（酒浸一宿，别捣末）三分 山芋一两 麦门冬（去心，焙）一两 肉苁蓉（酒浸，切作片子，焙）半两 五味子三分 熟干地黄（焙）一两 百合三分 陈橘皮（汤浸，去白，焙）三分 枸杞子（焙）三分 黄耆（微炙，锉）半两 巴戟天（去心）半两 柏子仁（别研）三分 牛膝（酒浸，切，焙）一两

【用法】上为末，酒糊为丸，如梧桐子大。每服十五丸至二十丸，空心、食前以温米饮送下；温酒送下亦得。

【功用】安和五脏，化痰利膈，止逆进食。

【主治】三焦虚痞，心胸刺痛。

京三棱散

【来源】《圣济总录》卷五十四。

【组成】京三棱（煨，为末）十两 陈曲（微炒） 大麦蘖（微炒） 木香 肉豆蔻（去壳） 白槟榔（锉） 干姜（炮去皮） 甘草（炙，锉） 杏仁（去皮尖双仁，麸炒） 厚朴（去粗皮，生姜汁炙熟）各一两

【用法】上为散，拌匀。每服二钱匕，入盐少许，沸汤点服，不拘时候。

【功用】和养脾胃，除积聚气。

【主治】三焦胀。

枳壳汤

【来源】《圣济总录》卷五十四。

【别名】枳壳散（《普济本事方》卷三）、枳壳煮散（《证治宝鉴》卷九）。

【组成】枳壳（去瓤，麸炒）一两 京三棱（炮，锉）一两 干姜（炮）半两 厚朴（去粗皮，生姜汁炙）半两 甘草（炙）半两 益智仁一两 陈橘皮（汤浸，去白，焙）一两 木香 肉豆蔻（去壳）各半两 蓬莪术（锉） 槟榔（锉） 桂（去粗皮）各二两 青橘皮（汤浸，去

白，焙）半两

【用法】上为粗末。每服三钱匕，水一盏半，加生姜三片，大枣一个（擘），煎至八分，去滓热服，不拘时候。

【功用】顺气宽中，消散积聚。

【主治】上焦有寒，胸膈满闷，背膂引痛，心腹膨胀，胁肋刺痛，食饮不下，噎塞不通，呕吐痰涎，口苦吞酸，羸瘦少力，短气烦闷，及痃癖积聚，惊忧恚气。

【方论】《本事方释义》：枳壳气味苦寒，入足太阴；三棱气味苦平，入足厥阴；橘皮气味苦辛微温，入手足太阴；益智仁气味辛温，入足太阴；莪术气味苦辛，入足厥阴，与三棱同功；槟榔气味辛温，入足太阴、太阳；肉桂气味辛热，入足厥阴；干姜气味辛温，入手足太阴；厚朴气味苦辛微温，入手足太阴；甘草气味甘平，入脾；青皮气味苦辛温微酸，入足厥阴；木香气味辛温，入脾；肉豆蔻气味辛温，入足太阴、阳明；佐姜、枣和荣卫。此宽中顺气之方，能治五种积气，三焦痞塞，心疼腹胀，痃癖诸症，使中宫之气流畅，勿令不宣也。

徒都子补气丸

【来源】《圣济总录》卷五十四。

【组成】海蛤　牵牛子　赤茯苓（去黑皮）　防己　犀角（镑）　诃黎勒（去核）　苦葶苈（纸上炒）　芎藭　木通（锉）　大戟（炒）　防风（去叉）　木香各一两　大黄（炒）二两半　生干地黄（焙）一两半　桑根白皮（炙，锉）　陈橘皮（汤浸，去白，焙）　郁李仁（去皮，细研）各一两

【用法】上为末，炼蜜为丸，如梧桐子大。每服十丸，空心以米饮送下；觉壅不快，加至十五丸；觉通利，即减三五丸；大小便不通，每服三十丸。

【主治】三焦病久，欲成水，腹胀不消，小水不利。

撞气丸

【来源】《圣济总录》卷五十四。

【组成】荜澄茄　木香　干姜（炮）　桂（去粗皮）各半两　胡椒一分　白豆蔻（去皮）半两　荜茇一分　诃黎勒（煨，取皮）半两　白术半两　人

参半两　白茯苓（去黑皮）半两　阿魏一钱（研细，以白面半两，入醋同和作饼，煿熟）

【用法】上为末，炼蜜为丸，如梧桐子大。每服二十丸，空心、食前米饮送下。

【主治】三焦胀气满。

丁香丸

【来源】《圣济总录》卷五十七。

【组成】丁香　木香各一分　白术　甘草（炙，锉）　厚朴（去粗皮，生姜汁炙）　干姜（炮）　陈橘皮（汤浸，去白，焙）　陈曲（炒）　麦蘖（炒）　荜茇　大黄（焙）各半两

【用法】上为细末，炼蜜为丸，如弹子大。每服一丸，食前细嚼，米饮送下。

【主治】久腹胀满闷。

大腹饮

【来源】《圣济总录》卷五十七。

【组成】大腹子四枚（锉）　槟榔二枚（锉）　陈橘皮（汤浸，去白，焙）　前胡（去芦头）　桔梗（锉，炒）　半夏（汤洗七遍，切焙）　枳壳（去瓤，麸炒）各一钱　赤茯苓（去黑皮）一两

【用法】上为粗末。每服二钱匕，水一盏，加生姜三片，煎至六分，去滓温服，不拘时候。

【主治】心胸满闷，气滞腹虚胀。

木香丸

【来源】《圣济总录》卷五十七。

【组成】木香一两（锉）　蝎梢（炒）四十九枚　胡椒二百粒　青橘皮（汤浸，去白，焙）　陈橘皮（汤浸，去白，焙）各半两　莱菔子（微炒）　草豆蔻各一分

【用法】上为末，酒煮面糊为丸，如梧桐子大。每服七丸，空心食前煎橘皮汤送下。

【主治】大泻后，虚气心腹胀满。

木香三棱散

【来源】《圣济总录》卷五十七。

【组成】木香一两　京三棱（煨，锉）四两　甘草（炙，锉）三钱　青橘皮（汤浸，去白，焙）一两　山芋　白茯苓（去黑皮）各半两

【用法】上为细散。每服一钱匕，入盐如茶点，不拘时候。

【功用】和脾胃，化久滞，进饮食。

【主治】虚胀。

分气散

【来源】《圣济总录》卷五十七。

【组成】仙人枯骨一两　槟榔（大者）一枚（锉）　防己　白豆蔻各一分　皂子（雄者）二百七十枚（炮）　莱菔子（炒）　青橘皮（汤浸，去白，焙）各半两　麝香（研）半钱　牵牛子（瓦上炒焦，令作声为度）一两

【用法】上为细散。每服一钱匕，煎大腹皮汤调下，不拘时候。

【功用】分导滞气。

【主治】腹虚胀。

乌药汤

【来源】《圣济总录》卷五十七。

【组成】乌药（锉）　藿香叶　檀香（锉）　丁香皮各一两　木香半两　荜澄茄（炒）三分　槟榔五枚（锉）　桂（去粗皮）半两　甘草（炙，锉）一两

【用法】上为粗末。每服三钱匕，水一盏，煎至七分，去滓温服，不拘时候。

【主治】腹胁痛胀满，烦躁，不思饮食。

四圣丸

【来源】《圣济总录》卷五十七。

【组成】干蝎（去土，炒）一两　胡椒　木香　青橘皮（汤浸去白，焙）各一分

【用法】上为细末，研饭为丸，如绿豆大。每服五七丸，姜、橘汤或温酒送下，不拘时候。

【主治】心腹虚胀。

白术汤

【来源】《圣济总录》卷五十七。

【组成】白术　人参各二两　厚朴（去粗皮，生姜汁炙）　陈橘皮（汤浸，去白，焙）各一两半　桂（去粗皮）一两

【用法】上为粗末。每服三钱匕，水一盏，加生姜三片，煎至六分，去滓温服，一日二次，不拘时候。

【主治】膜胀不能食，背上冷汗出。

当归汤

【来源】《圣济总录》卷五十七。

【组成】当归（切，焙）二两　白术　干姜（炮）　陈橘皮（汤浸，去白，焙）　人参各一两　青橘皮（汤浸，去白，焙）　甘草（炙，锉）各半两

【用法】上为粗末。每服五钱匕，水一盏半，煎取七分，去滓温服，不拘时候。

【主治】风冷内积，腹胀肠鸣绞痛。

吴茱萸汤

【来源】《圣济总录》卷五十七。

【组成】吴茱萸（汤浸，焙炒）　厚朴（去粗皮，生姜汁炙）　桂（去粗皮）　干姜（炮）各二两　白术　陈橘皮（汤浸，去白，焙）　人参各一两　蜀椒（去目并闭口者，炒出汗）半两

【用法】上锉，如麻豆大。每服四钱匕，以水一盏半，入生姜三片，煎至七分，去滓温服，一日三次

【主治】阴盛生寒，腹满膜胀。

茯苓汤

【来源】《圣济总录》卷五十七。

【组成】白茯苓（去黑皮）　陈橘皮（汤浸，去白，焙）　人参　白术　厚朴（去粗皮，生姜汁炙）　五味子　黄耆各一两　桂（去粗皮）二两

【用法】上锉，如麻豆大。每服五钱匕，水二盏，加生姜三片，煎至一盏，去滓温服，一日三次。

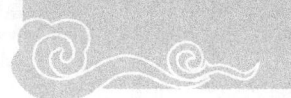

【主治】腹冷膜胀，及虚气不能食。

厚朴丸

【来源】《圣济总录》卷五十七。

【组成】厚朴（去粗皮，涂生姜汁炙熟）　丁香皮　桑根白皮（锉，炒）　白术　桔梗（炒）　沉香（锉）　人参　槟榔（锉）各一两

【用法】上为细末，面糊为丸，如梧桐子大。每服三十丸，空心橘皮汤送下。

【主治】久腹胀，烦闷，食不消。

厚朴三棱丸

【来源】《圣济总录》卷五十七。

【组成】厚朴（去粗皮，为末，生姜汁拌和，银器内炒干）六两　京三棱（炮，锉）　半夏（汤洗七遍去滑，炒干）　槟榔（锉）各三两

【用法】上为末，煮枣肉为丸，如梧桐子大。每服二十丸，空心、食前生姜汤送下。

【主治】心腹虚胀，两胁疼痛，不欲饮食。

桔梗汤

【来源】《圣济总录》卷五十七。

【组成】桔梗（去芦头，锉，炒）　丹参（切）　白术　枳壳（去瓤，麸炒）　芍药　槟榔（锉）各一两

【用法】上为粗末。每服三钱匕，水一盏，加生姜三片，煎至七分，去滓温服，一日三次。

【主治】腹胀雷鸣，胸背痛。

橘皮丸

【来源】《圣济总录》卷五十七。

【组成】陈橘皮（汤浸，去白，焙）　青橘皮（汤浸，去白，焙）　干姜（炮）　大黄（锉，炒）京三棱（炮，锉）　厚朴（去粗皮，涂生姜汁炙）　牵牛子（一半生，一半炒）各半两

【用法】上为细末，醋煮面糊为丸，如梧桐子大。每服十五丸，加至二十丸，食后生姜汤送下。

【主治】久腹胀气滞，肠胃结涩。

半夏生姜汤

【来源】《圣济总录》卷六十六。

【组成】半夏（汤洗去滑七遍，焙）五两　生姜半斤　人参一两半　陈橘皮（汤浸，去白，焙）三两

【用法】上锉细，如麻豆大。每服五钱匕，水一盏半，煎至八分，去滓温服，不拘时候。

【主治】上气腹胀。

丁香散

【来源】《圣济总录》卷六十七。

【组成】丁香　白术　藿香叶　丁香皮各一两　荆三棱（煨）二两　白檀香（锉）　乌药（锉）各一两　甘草（炙）半两

【用法】上为细散。每服二钱匕，食前沸汤点服。

【功用】宽胸膈，消胀满。

【主治】气逆不调，不思饮食。

人参鳖甲汤

【来源】《圣济总录》卷六十七。

【组成】人参　鳖甲（去裙襕，醋炙）　知母（焙）各一两二钱　诃黎勒皮一两　芍药三分　青橘皮（汤浸，去白）半两　大腹（锉）　槟榔（锉）各三枚　柴胡（去苗）　茯神（去木）　当归（切，焙）各一两　甘草（炙）一两

【用法】上为粗末。每服三钱匕，水一盏，加生姜一枣大（切），煎至七分，去滓温服，不拘时候。

【主治】上气心腹胀满，不能饮食。

鸡舌香丸

【来源】《圣济总录》卷六十七。

【组成】鸡舌香　沉香（锉）　木香　槟榔（锉）　白术　丁香各一两　厚朴（去粗皮，生姜汁炙）半两　丹砂（细研）一两半　人参三分　当归（切，焙）半两　芍药　枳壳（去瓤，麸炒）各一分　甘草（炙）半两

【用法】上为细末，拌和令匀，炼蜜为丸，如樱桃大。每服一丸，细嚼，空心、食前生姜盐汤送下。

【主治】上气心腹胀满，呕逆痰唾。

疏气丸

【来源】《圣济总录》卷六十七。

【组成】大黄（锉，炒）一两半 郁李仁（去皮尖，焙）三两 枳壳（去瓤，麸炒）半两 羌活（去芦头）半两 木香一分 青橘皮（汤浸，去白，焙）半两 槟榔（炮，锉）三枚 芎䓖半两 檀香（锉）一分 陈橘皮（汤浸，去白，焙）一两（炒）

【用法】上为末，炼蜜为丸，如梧桐子大。每服二十丸，食后、临卧生姜汤送下。

【主治】上气腹胀。

十味五积丸

【来源】《圣济总录》卷七十一。

【组成】沉香（锉） 青橘皮（去白，焙） 京三棱（煨，锉） 甘松各半两 姜黄 木香 甘遂（炒） 芫花（醋炒焦） 大戟（炒）各一分 牵牛子（炒）一两

【用法】上为末，汤浸炊饼为丸，如梧桐子大。每服七丸至十丸，食后、临卧橘皮汤送下。

【主治】五积气，呕吐酸水，心腹胀闷，不思饮食。

三合丸

【来源】《圣济总录》卷七十一。

【组成】大黄（锉，炒） 消石（研） 杏仁（去皮尖双仁，炒，研如膏） 葶苈子（隔纸炒） 前胡（去芦头）各二两 半夏（汤洗七遍，焙） 附子（炮裂，去皮脐）各一两 赤茯苓（去黑皮）半两 细辛（去苗叶）一两半

【用法】上药除研外，捣罗为末，与消石、杏仁研匀，炼蜜为丸，如梧桐子大。每服五丸，食后米饮送下。

【功用】通便，生肌。

【主治】五脏寒热，积聚腹胀，肠鸣而噫，令不作肌肤，甚者呕逆；若伤寒症状已愈，令不复发。

硇砂丸

【来源】《圣济总录》卷七十一。

【组成】硇砂一分（别研） 没药（别研） 桂（去粗皮） 当归（切焙） 乌头（去皮脐） 大黄（锉炒）各半两 干漆（炒烟出） 青橘皮（去白，焙） 芫花（别捣末） 巴豆（去皮心膜，出油尽） 芎䓖 京三棱（煨，锉） 蓬莪术（煨，锉） 鳖甲（去裙襕，醋炙）各一分

【用法】上药十味为末，用酽醋半升，于铜石器内，下芫花、硇砂、巴豆三味，慢火熬，渐添醋一升，即入十味并没药末，同熬成膏，放冷，别入陈曲末一两半拌和，丸如绿豆大。每服三丸至五丸，茶、酒、生姜汤任下。

【功用】化气消积。

【主治】积聚不消，心腹胀满。

八仙丸

【来源】《圣济总录》卷七十二。

【组成】京三棱（煨，锉） 蓬莪术（煨，锉） 五灵脂各一两 乌梅六十枚（和核用） 干漆半两（炒烟出） 巴豆四十粒（去皮，不出油，研） 木香一分 缩砂一百粒（去皮）

【用法】上为末，用酸粟米饭三两匙，同入白杵五七百下为丸，如绿豆大。每服五丸至七丸，生姜汤送下；小儿一丸；如要宣转，十五丸。

【功用】消食化气，破积聚。

【主治】心腹胀满，噫醋恶心。

木香三棱丸

【来源】《圣济总录》卷七十二。

【组成】木香 京三棱（煨，锉） 槟榔（锉）各半两 乌梅肉（炒）二两 缩砂仁一两 青橘皮（去白，焙）一两半 巴豆（去皮心膜，研出油）一分

【用法】上为末，用醋煮面糊为丸如麻子大，阴干，丹砂为衣。每服二十丸，食前生姜米饮送下。

【主治】积聚不消，心腹胀满，醋心呕逆，不思饮食。

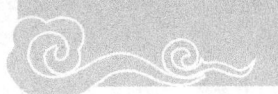

芍药汤

【来源】《圣济总录》卷七十二。

【组成】赤芍药　赤石脂　大腹皮　京三棱（煨，锉）　桑根白皮（锉，焙）各一两半　肉豆蔻（去壳）一枚　桃仁（去皮尖双仁，炒）三十枚　桂（去粗皮）半两　附子（炮裂，去皮脐）　白术　木香　枳壳（去瓤，麸炒）　当归（切，焙）　麻黄（去根节）　黄连（去须）各一两

【用法】上锉，如麻豆大。每服五钱匕，水一盏半，加生姜三片，同煎至八分，去滓温服。

【主治】积聚。心腹胀满，甚则泄利及气不升降。

硇砂丸

【来源】《圣济总录》卷七十二。

【组成】硇砂一两（以醋一盏半，同化入面一匙，煮成糊）　乌梅（去核，炒）三两　巴豆霜一钱匕　没药（研）　蓬莪术（煨，锉）　丁香　木香　京三棱（锉，煨）　干漆（炒令烟出）各半两

【用法】上为末，以硇砂糊为丸，如绿豆大。每服二丸至三丸，煎丁香、乌梅汤送下，食后服。

【主治】积聚不散，心腹胀满，呕吐酸水，恶闻食气，脏腑不调，或秘或泄。

前胡饮

【来源】《圣济总录》卷八十二。

【别名】前胡汤（原书卷八十三）。

【组成】前胡（去芦头）　生姜（切，焙）　羚羊角（镑）　半夏（汤洗七遍）　大黄（锉，炒）　赤茯苓（去黑皮）各半两　枳壳（去瓤，麸炒）三分

【用法】上细锉，如麻豆大。每服五钱匕，水一盏半，煎至一盏，去滓，下朴消一钱匕，搅匀，空腹温服。

【主治】脚气攻心，腹胀满，呕吐不下食。

六奇汤

【来源】《圣济总录》卷八十九。

【组成】柴胡（去苗）　厚朴（去粗皮，生姜汁炙，锉）　枳壳（去瓤，麸炒）　白术各半两　京三棱（醋浸，炮，锉）　白茯苓（去黑皮）各一两

【用法】上为粗末。每服三钱匕，水一盏，加生姜半分（切碎），同煎至八分，去滓，空心温服。

【主治】
1.《圣济总录》：虚劳羸瘦，日久不瘥。
2.《普济方》：心腹痞满，不思饮食。

木香煮散

【来源】《圣济总录》卷九十。

【组成】木香　白术　缩砂（去皮）　益智（去皮）　藿香（用叶）　人参各一两　丁香半两　青橘皮（汤浸，去白，焙）　陈橘皮（汤浸，去白，焙）各四两　桔梗（炒）三两　桂（去粗皮）　厚朴（去粗皮，生姜汁炙）各二两　高良姜一分　甘草（炙，锉）一两半

【用法】上为散。每服三钱匕，水一盏，加生姜三片，大枣二枚（擘破），煎至七分，和滓稍热服；如不及煎，入盐少许，如汤点服。

【主治】虚劳冷气，心腹痞闷，肠鸣腹痛，饮食减少。

白术散

【来源】《圣济总录》卷九十。

【组成】白术一两　人参三分（去芦头）　诃黎勒一两（煨，去核）　陈橘皮一两（汤浸，去白，焙）　草豆蔻一两　桂心三分

【用法】上为末。每服四钱匕，水一中盏，加生姜半分，大枣三个，煎至六分，去滓稍热服，不拘时候。

【主治】虚劳冷气，心腹痞满，不思饮食，四肢少力。

柴胡汤

【来源】《圣济总录》卷九十。

【组成】柴胡（去苗）三两　枳壳（去瓤，麸炒）二两　白茯苓（去黑皮）三分　白术二两　人参一两　麦门冬（去心，焙）一两半

【用法】上为粗末。每服三钱匕，水一盏，加生姜半分（拍碎），煎至七分，去滓，空腹温服，日

午、夜卧各一次。

【主治】虚劳气逆，心腹痞满，四肢羸瘦，腹胀不下食。

柴胡饮

【来源】《圣济总录》卷九十。

【组成】柴胡（去苗）　枳壳（去瓤，麸炒）　白茯苓（去黑皮）　京三棱（煨，锉）　厚朴（去粗皮，生姜汁炙）各一两　白术（炒令黄色）半两

【用法】上锉细，如麻豆大。每服五钱匕，以水一盏半，加生姜一分（拍碎），煎至八分，去滓温服。

【主治】虚劳，心腹痞满，不思饮食。

牵牛子丸

【来源】《圣济总录》卷九十七。

【组成】牵牛子（半生半炒）三两　槟榔（生，锉）二两　木香一两

【用法】上为末，炼蜜为丸，如梧桐子大。每服二十丸，空心温酒、米饮任下。

【主治】气胀满，大便秘涩，腹肋刺痛。

柴胡汤

【来源】《圣济总录》卷一一七。

【别名】柴胡地骨皮汤（《宣明论方》卷一）、柴胡地骨散（《赤水玄珠全集》卷三）、柴皮汤（《杏苑生春》卷六）、柴胡地骨皮散（《外科集腋》卷三）。

【组成】柴胡（去苗）　地骨皮各一两

【用法】上为粗末。每服三钱匕，水一盏，煎至六分，去滓，细含咽之。

【主治】

1.《圣济总录》：口糜生疮。

2.《宣明论方》：小肠有热，胀满。

【方论】《绛雪园古方选注》：以柴胡内开脐间结气，外通开阖之机，佐以地骨皮之甘寒，专泻下焦热淫，仍赖柴胡引领清气上升而行阳道，则热解糜平。

丁香汤

【来源】《圣济总录》卷一七五。

【组成】丁香　甘草（炙）　人参各一分

【用法】上为粗末。周岁内儿，每服半钱匕，水半盏，煎至三分，去滓温服，一日三次。三四岁儿，渐加至一钱匕。

【主治】小儿气胀，胸膈腹满。

白术汤

【来源】《圣济总录》卷一七五。

【组成】白术　人参　甘草（炙）　枳壳（去瓤，麸炒）　当归（切，焙）各一两　牡蛎（熬）半两

【用法】上为粗末。一二岁儿每服一钱匕，水七分，煎至四分，去滓，分温二服。

【主治】小儿腹胀，虚热不能食。

白术汤

【来源】《圣济总录》卷一七五。

【组成】白术　人参　厚朴（去粗皮，生姜汁炙）各一分

【用法】上为粗末。一二岁儿每服一钱匕，水半盏，煎至三分，去滓温服，至晚三服。

【主治】小儿脾胃气虚，乳不消，腹胀。

豆蔻散

【来源】《圣济总录》卷一七五。

【组成】肉豆蔻（去壳）一枚　青橘皮（汤去白，焙）半分　木香一分　陈粟米一合

【用法】上四味，将陈粟米同巴豆三七枚炒，巴豆每枚刺作窍子，候色焦，去巴豆不用，将粟米并余药为细散。每服半钱匕，生姜汤送下。

【主治】小儿胃虚腹胀。

胡椒丸

【来源】《圣济总录》卷一七五。

【组成】胡椒　蝎梢（炒）　甘遂（炒）各等分

【用法】上为末，用烧饭为丸，如黍米大。每服二

丸，乳食前陈米饮送下。

【主治】小儿腹胀。

消气丸

【来源】《圣济总录》卷一七五。

【组成】续随子（去壳研） 胡椒各五十粒 丁香二十一枚 木香一钱 蝎梢十四枚（炒） 阿魏一字（研）

【用法】上六味，捣罗四味为末，入研药，合研匀，烧粟米饭为丸，如麻子大。每服五丸至七丸，淡醋汤送下。

【主治】小儿腹胀。

通气散

【来源】《圣济总录》卷一七五。

【组成】青橘皮（汤浸，去白，焙） 木香 槟榔各一分

【用法】上锉细，用巴豆三十粒同炒令赤色为度，去巴豆，捣三药为细散。每服半钱匕，煎紫苏、木瓜汤调下。

【主治】小儿腹胀。

沉香煮散

【来源】《圣济总录》卷一八七。

【组成】沉香（锉） 木香 青橘皮（汤浸，去白，焙） 陈橘皮（汤浸，去白，焙） 人参 郁李仁（汤浸，去皮，研） 甘草（炙）各一两 槟榔（锉） 草豆蔻（去皮） 桂（去粗皮） 干姜（炮）各半两

【用法】上为散。每服三钱匕，水一盏，煎至七分，去滓温服，不拘时候。

【功用】补虚。

【主治】脾元不和，中焦痞闷，气滞噎塞，不进饮食。

大藿香散

【来源】《全生指迷方》卷四。

【别名】藿香汤（原书同卷注文引《琐碎录》）。

【组成】藿香叶 人参 茯苓 桔梗 木香 桂（取心） 白术各半两 半夏（汤洗七遍，为末）半两（姜汁和成饼子，阴干） 枇杷叶十片（刷去毛）

【用法】上为末。每服三大钱，水一盏，加炒姜丝一分，与药同煎至七分，去滓，食前温服。

【主治】病愈之后，复为寒邪伤气，气寒则不能食，胃无谷气以养，心下虚满，不入饮食，时时欲呕，呕无所出，惙惙短气，其脉微弱。

丁香丸

【来源】《幼幼新书》卷二十一引《庄氏家传》。

【组成】丁香 木香 肉豆蔻 人参 茯苓各一分 藿香一分半

【用法】上为末，用朱砂二钱，香缠一钱，与前药相和；用枣瓤一个同研，面糊为丸，如黍米大。米饮送下，随儿大小加减。

【功用】和胃气，进饮食。

【主治】小儿胃气不和。

木沉散

【来源】《幼幼新书》卷二十一引张涣方。

【组成】木香 益智 沉香各一两 蓬术 草豆蔻（面裹煨） 白豆蔻各半两

【用法】上为末。每服一钱，水八分，加生姜三片，煎至五分，去滓温服。

【主治】小儿腹胀。

木香丹

【来源】《幼幼新书》卷二十一引丁时发。

【组成】木香二钱 川乌头（炮裂）三个 皂角（去皮）七个 缩砂 巴豆霜各二七枚

【用法】上为细末，用乌梅二七个蒸烂，入众药为丹，如绿豆大。每服三五粒，萝卜子、生姜汤送下。

【主治】小儿诸般伤冷，冷物作热，及腹胀黄瘦。

迅补丸

【来源】《鸡峰普济方》卷七。

【组成】舶上硫黄（别研）　阳起石（大火煅一昼夜）　钟乳粉（别研）　矾石（大火煅二昼夜）各一两　川乌头四两

【用法】上为细末，水煮面糊和丸，如梧桐子大，朱砂为衣。每服十丸至十五丸，空心及晚食前温米饮送下。

【主治】脾胃久虚，积寒在内，气羸食少，食饮迟化，腹胀倦怠，服药不能取效者。

小化癖丸

【来源】《鸡峰普济方》卷九。

【组成】青皮末二钱　蝎梢一钱　胡椒十四个　麝香少许　晋枣五个（肥润者，去核，每个入巴豆仁一个，湿纸裹煨，以枣紫色为度，却巴豆不用，只用枣）（一方无青皮）

【用法】上合杵如泥，油单裹，旋丸如绿豆大。每服二丸，食后、临卧煎葱白汤送下。

【功用】消癖气。

【主治】胀满。

三棱散

【来源】《鸡峰普济方》卷十二。

【组成】三棱　莪术各三两　白术　人参　茯苓　大麦芽　豆蔻仁　青皮各一两　木香三分　桃仁　沉香　神曲　诃子皮　槟榔各半两　甘草三分　干姜一分

【用法】上为细末。每服一钱，入盐点服，不拘时候。

【主治】脾元虚冷，心胸满闷，腹胁胀满。

大荜茇丸

【来源】《鸡峰普济方》卷十二。

【组成】荜茇　神曲　附子　白豆蔻仁　人参　白术各一两　丁香　荜澄茄　沉香各半两　诃黎勒　陈橘皮各三分　厚朴二两

【用法】上为细末，酒煮枣肉为丸，如梧桐子大。每服二十丸，食前生姜汤送下。

【功用】补脾。

【主治】脾虚，心腹胀满，食少无力。

小荜澄茄煎

【来源】《鸡峰普济方》卷十二。

【组成】青橘皮　陈橘皮各二两　缩砂　荜澄茄各一两　神曲　大麦芽各二两

【用法】上为细末，水煮面糊为丸，如麻子大。每服二三十丸，米饮送下，不拘时候。

【主治】脾气虚，心腹胀。

水沃雪丹

【来源】《鸡峰普济方》卷十二。

【组成】附子四两（去皮脐，切作片子，小豆四升，水一斗，煮令水尽，拣出附子，末之）

【用法】以生姜自然汁煮糊为丸，如梧桐子大。每服三五十丸，陈皮汤送下。

【主治】脾胃虚，腹胀减食，甚者水气。

启中丸

【来源】《鸡峰普济方》卷十二。

【组成】厚朴　干姜　白茯苓　陈橘皮各二两　甘草八钱

【用法】上为细末　炼蜜为丸，如弹子大。每服一丸，细嚼，食前热米饮送下。

【功用】温中脘，除胃寒，消痰饮，进饮食。

【主治】腹胀。

萝附煎

【来源】《鸡峰普济方》卷十二。

【组成】好附子（为细末）　萝卜一个

【用法】上药先将萝卜剜作瓮子，次将附子末填在内，却用圆切盖子盖之，用竹签子签定，湿纸裹，灰火中煨熟，取附子末出，用刮下萝卜内有附末稀软萝卜和为丸。每服三十丸，米饮送下。

【主治】腹胀有冷，里急或秘。

橘皮丸

【来源】《鸡峰普济方》卷十二。

【组成】厚朴　橘皮（黄者）　神曲　大麦芽各

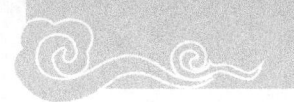

一两

【用法】上为细末，醋煮面糊为丸，如梧桐子大。每服三十丸，空心白汤送下。

【主治】腹胀。

三棱丸

【来源】《鸡峰普济方》卷十三。

【组成】京三棱　蓬莪术　青橘皮　陈橘皮各等分

【用法】上为细末，白面糊为丸，如梧桐子大。生姜汤送下二十丸。未知，加三十丸。

【主治】

1.《鸡峰普济方》：脾元虚弱，心腹满，旦食暮不能食，脉沉实而滑，病名谷胀。

2.《普济方》：大人、小儿过食杂瓜果，腹胀气急。

大效萝卜丸

【来源】《鸡峰普济方》卷十三。

【别名】萝卜丸（《类编朱氏集验方》卷三）。

【组成】萝卜子三两　沉香一分半　草豆蔻一两半　白术　青橘皮各半两

【用法】上件除萝卜子为末别研，面糊为丸，如梧桐子大。每服十丸。老少皆可服。

【主治】诸冷积，腹胀气痛。

木香橘皮丸

【来源】《鸡峰普济方》卷十三。

【组成】干蝎一两　胡椒　木香　青橘皮各二分　萝卜子半两

【用法】上为细末，饭米为丸，如绿豆大。每服五七丸至十丸，用姜、橘汤任下，温酒亦得，不拘时候。

【主治】一切心腹满，痊瀼，蛊气。

赤小豆丸

【来源】《鸡峰普济方》卷十三。

【组成】赤小豆　好硫黄各一两　附子半两（生）

【用法】上为细末，水糊为丸，如梧桐子大。每服二十丸，空心醋汤送下。

【主治】腹胀。

宽中丸

【来源】《鸡峰普济方》卷十三。

【别名】指迷宽中丸（《普济方》卷二十二引《简易》）。

【组成】黄橘皮四两　白术二两

【用法】上为细末，酒糊为丸，如梧桐子大。每服三十丸，食前煎木香汤送下。

【主治】脾胃不调，冷气客于中，壅遏不通而为胀满者。

调中汤

【来源】《鸡峰普济方》卷十三。

【组成】厚朴四两　枳实三两　桂一两

【用法】上为粗末。每服五钱，水二盏，煎至一盏，去滓，温服。

【主治】脾胃不调，冷气暴折，客乘于中，寒则气收聚，聚则壅遏不通，卒然胀满，余无所苦，脉弦迟。

川芎牡丹散

【来源】《鸡峰普济方》卷十五。

【组成】牡丹　陈橘皮　川芎　诃子各一两　木香　当归　白术　玄胡索　京三棱　半夏各三分　甘草　干姜　羌活各半两　桂一两一分

【用法】上为细末。每服三钱，水二盏，加生姜、大枣，煎至七分，去滓温服，不拘时候。

【主治】血脏气不调，腹胁胀满，烦躁吐逆，头昏，身体疼痛，可思饮食者。

丁香气针丸

【来源】《鸡峰普济方》卷二十。

【组成】甘草　丁香　木香　陈橘皮　青橘皮　缩砂仁　蓬莪术　京三棱　益智仁各五钱　杏仁五十个　巴豆四十个

【用法】上药除巴豆霜外，并为细末，入巴豆霜、

杏仁拌和匀，醋煮面糊为丸，如黍米大。每服二十丸或三十丸，以生姜汤送下。

【主治】远年陈积，胸中横气，心腹胁肋胀满，及一切气病。

大腹汤

【来源】《鸡峰普济方》卷二十。

【组成】大腹子 橘皮各八钱 厚朴 白芷各四钱 人参 神曲 桂心 桔梗各三钱

【用法】上为细末。每服三钱，水一盏，煎至七分，去滓温服。

【主治】中满下虚，气不升降，心胸痞闷，食饮难消，呕吐多痰，胁肋膨胀，肢体羸瘦，便利不调；及妊娠恶阻，憎闻食臭，痰逆头眩。

木瓜分气丸

【来源】《鸡峰普济方》卷二十。

【组成】干木瓜 姜黄 陈橘皮 黑牵牛 蓬莪术 萝卜子各一两

【用法】上为细末，水煮面糊为丸，如梧桐子大。每服二十丸，渐加至三五十丸，食后、临卧用陈橘皮汤送下。

【主治】胸腹胀满。

气下丸

【来源】《鸡峰普济方》卷二十。

【组成】麦门冬 甘草各五两 人参 细辛 远志 干姜 川椒 桂各二两 附子一两半

【用法】上为细末，炼蜜为丸，如梧桐子大。每服七丸至十丸，食后白汤送下。二七日取安。

【主治】胸膈痞满，食饮减少。

分气煎丸

【来源】《鸡峰普济方》卷二十。

【组成】香附子四两 陈橘皮二两 木香（生） 丁香（生）各半两 姜黄二两（生）

【用法】上为细末，醋煮神曲糊为丸，如绿豆大。每服三十丸，生姜汤送下，不拘时候。

【功用】快胸膈，进饮食。

安胃白术散

【来源】《鸡峰普济方》卷二十。

【组成】白术二两 茯苓 藿香 厚朴 半夏 甘草 黄橘皮各一两

【用法】上为细末。每服二钱，水一盏，煎至六分，去滓温服，不拘时候。

【主治】脾胃气虚，胸膈膨闷，心腹胀满，呕逆恶心，噫气吞酸，口淡无味，四肢倦怠，全不思食。

宽中理气丸

【来源】《鸡峰普济方》卷二十。

【组成】木香半两 青皮 陈皮各一两 槟榔 白蔻仁 萝卜子 荜澄茄 干姜 胡芦巴 丁香皮 厚朴各半两 黑牵牛一两

【用法】上为细末，水煮面糊为丸，如绿豆大。每服二十丸，食后生姜汤送下。

【功用】顺理诸气，宽利胸膈，调和脾胃，消化痞滞，升降阴阳，进美饮食。

【主治】心腹胀满，腹肋刺痛，呕哕痰水，噫闻食臭，全不思食。

调中丸

【来源】《普济本事方》卷十。

【组成】干姜（炮） 橘红 白术 茯苓（去皮） 木香 缩砂仁 官桂（去粗皮，不见火） 良姜各等分

【用法】上为细末，稀糊为丸，如麻子大。每服二三十丸，食后温水送下。

【主治】小儿久伤脾胃，腹胀。

回魂散

【来源】《小儿卫生总微论方》卷六。

【组成】人参（去芦） 茯苓（去黑皮） 甘草 白僵蚕（去丝嘴） 朱砂（水飞）各一分 白附子一钱半（炮） 全蝎一钱 蝉壳（去土，净洗，去足）二十个

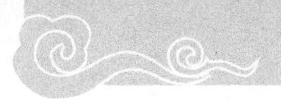

【用法】上为细末。每服半钱或一钱，乳食前煎冬瓜子、薄荷、清米饮调下。

【主治】痫瘥愈后，多吐逆腹胀，气急不食，及罢惊之后，一切虚候。

消瘴丸

【来源】《小儿卫生总微论方》卷十二。

【组成】木香　槟榔各二两　青皮（去瓤）　姜黄　萝卜子（炒）　牵牛子各七钱半

【用法】上为末，糊为丸，如黍米大。每服二三十丸，食后姜汤送下，不拘时候。

【主治】小儿诸般腹胀，四肢肿满，气上喘促，小便不利。

五百丸

【来源】《小儿卫生总微论方》卷十四。

【组成】郁李仁（别研）　胡椒　丁香　黑牵牛　萝卜子各一百粒。

【用法】上为细末，葱汁为丸，如绿豆大。每服三五丸，儿大加之，煎葱汤送下，不拘时候。

【主治】气实腹胀。

分气丸

【来源】《小儿卫生总微论方》卷十四。

【别名】塌气丸。

【组成】蝎半两　胡椒一两　木香半两　巴豆一分（去壳皮膜，出油尽）

【用法】上为细末，面糊为丸，如黍米大。每服三五丸，葱白汤送下，不拘时候。

【主治】腹胀。

厚朴丸

【来源】《小儿卫生总微论方》卷十四。

【组成】厚朴（去粗皮，姜制）一两　丁香一两　木香一两　白术一两　青皮（去瓤）半两　牵牛子一钱（炒）

【用法】上为细末，炼蜜为丸，如黍米大。每服十丸，煎陈皮汤送下，不拘时候。

【主治】小儿风冷，寒邪客于脏腑，腹胀满闷，气不宣通。

神曲汤

【来源】《小儿卫生总微论方》卷十四。

【组成】神曲一两（微炒）　木香一两　半夏一两（用生姜半斤同杵烂，炒令黄）　芜荑一两　青皮（去瓤）半两（炒）　甘草半两（炙）　白茯苓半两

　　《普济方》中有姜黄，无芜荑。

【用法】上为细末。每服半钱，盐少许，沸汤调温服，不拘时候。

【主治】

　　1.《小儿卫生总微论方》：小儿痰涎壅滞，气不和顺，腹胁满闷。

　　2.《普济方》：小儿痰实。

圣饼子

【来源】《宣明论方》卷七。

【组成】大黄三两　黑牵牛头末一两　硇砂三钱　山栀子半两　轻粉二钱

【用法】上为末，炼蜜为丸，捻作饼子，如小钱大样厚。每服三饼子，细嚼，食后温酒送下。临卧如行，粥补之，虚实加减。

【主治】一切沉积气胀，两胁气满，无问久新者。

大橘皮汤

【来源】《宣明论方》卷八。

【组成】橘皮一两（去白）　木香一分　滑石六两　槟榔三钱　茯苓一两（去皮）　木猪苓（去皮）　泽泻　白术　官桂各半两　甘草二钱

【用法】上为末。每服五钱，水一盏，加生姜五片，煎至六分，去滓温服。

【主治】湿热内甚，心腹胀满，水肿，小便不利，大便滑泄。

吴茱萸汤

【来源】《宣明论方》卷一。

【组成】吴茱萸（汤淘） 厚朴（生姜制） 官桂（去皮） 干姜（炮）各一两二钱 白术 陈皮（去白） 蜀椒（出子）各半两

【用法】上为末。每服三钱，水一大盏，加生姜三片，同煎至八分，去滓，空心温服。

【主治】阴盛生寒，腹满膜胀，且常常如饱，不欲饮食，进之无味。

大腹皮散

【来源】《普济方》卷一八四引《广南四时摄生论》。

【组成】大腹皮二两（生用） 陈橘皮二两（去瓤） 厚朴一两（用生姜汁涂，旋炙干，令香熟） 吴白芷一两（生用） 人参（去芦头后称）半两 肉桂（新者，去粗皮称）半两

【用法】上为散。每服一钱，用水二盏，加大枣二枚，生姜少许，同煎至八分以下，热服，一日三两次，不拘时候。

【主治】丈夫或妇人虚滞，饱后冷气烦闷，大小肠不调，心腹胀。

【宜忌】忌生冷、油腻。

白术厚朴汤

【来源】《三因极一病证方论》卷五。

【组成】白术 厚朴（姜炒） 半夏（汤洗） 桂心 藿香 青皮各三两 干姜（炮） 甘草（炙）各半两

【用法】上锉散。每服四钱，水一盏半，加生姜三片，大枣一枚，煎七分，去滓，食前服。

【主治】脾虚风冷所伤，心腹胀满疼痛，四肢筋骨重弱，肌肉瞤动酸痹，善怒，霍乱吐泻；或胸胁暴痛，下引小腹，善太息，食少失味。

半夏汤

【来源】《三因极一病证方论》卷八。

【组成】茯苓 白术 杏仁（麸炒，去皮尖）各二两 橘皮 芍药各二两 半夏（汤浸七遍）四两

【用法】上锉散。每服四钱，水一盏半，加生姜七片，大枣二个，煎七分，不拘时候服。

【主治】脾劳实热，四肢不和，五脏乖戾，胀满肩息，气急不安。

温中汤

【来源】《三因极一病证方论》卷十一。

【别名】温中厚朴汤（《普济方》卷二〇七）。

【组成】厚朴（去皮，细锉） 甘草（锉细） 生姜（洗，切） 青州枣（切）各等分

【用法】前二味捣令得所，入生姜杵匀，取出，同枣焙令微燥，入锅慢火炒令紫色，焙干为细末。每服一大钱，空腹生姜汤点服，以知为度。

【主治】虚人老人，饮啖生冷，多致腹胀，心下痞满，有妨饮食，或刺痛泄利，气痞滞闷。

藿香汤

【来源】《三因极一病证方论》卷十一。

【组成】藿香 人参 桂心 桔梗 木香 白术各半两 茯苓半两 枇杷叶十片（去毛） 半夏一两（汤洗，用姜汁制）

【用法】上锉散。每服五钱，水二盏，入炒姜丝一分，煎七分，去滓，食前服。

【主治】心下虚满，饮食不入，时时呕吐，辨辨短气；或大病将理不复，胃气无以养，日渐赢弱。

麝香绵灰散

【来源】《三因极一病证方论》卷十一。

【组成】寒蚕绵（烧灰）半两 麝香半钱（别研）
　　一法有干漆，炒大烟出，量虚实用之，虚则不可用。

【用法】上为细末，令匀。每服一大钱匕，浓煎薄荷汤调下，酒服尤佳，不拘时候。

【主治】腹虚胀满，朝缓暮急，服诸药不愈，恶风，不能宣泄，彭彭鼓胀。

宽中丸

【来源】《三因极一病证方论》卷十六。

【组成】大附子（炮，去皮脐） 木香（炮） 青皮 大黄（湿纸裹煨）各等分

【用法】上为末，醋煮糊丸，如梧桐子大。每服十

丸，姜汤送下；头疼甚，调救生散送下。

【主治】气滞不快，饮食不消，胸膈痞塞，凝痰聚饮，状如伤寒，头疼，胸痞。

枳壳丸

【来源】《普济方》卷三九三引《全婴方》。

【组成】半夏（炮七次，炒） 枳壳（麸炒）

【用法】上为末，姜汁糊为丸，如小豆大，小者芥子大。每服二十丸，皂子橘皮汤送下。

【主治】婴儿百日外，腹胀气粗，心下满急；及腹胀咳嗽。

消胀丸

【来源】《普济方》卷三九三引《全婴方》。

【组成】半夏 枳壳各半两 巴豆二七粒（同上炒黄去豆）

【用法】上为末，糊丸如小豆大。三岁三十丸，陈皮汤送下。

【主治】小儿腹急，并心下满。

小沉香丸

【来源】《杨氏家藏方》卷五。

【组成】青橘皮（去白） 陈橘皮（去白） 缩砂仁 木香 京三棱（炮） 蓬莪术（炮）各半两 丁香皮六钱 乌梅（去核，焙干）二两 巴豆三十粒（不去皮油） 硇砂（别研） 肉桂（去粗皮）各一分

【用法】上为细末，面糊为丸，如绿豆大。每服十五丸，食后生姜汤送下。

【主治】五积气滞，腹满胀痛，吐逆噎塞，胸膈痞闷，吞酸呕哕，面黄羸瘦，脾胃气弱，不能克化水谷，痰饮癖块，发歇疼痛，不思饮食。

木香顺气丸

【来源】《杨氏家藏方》卷五。

【组成】全蝎（去毒，微炒） 茴香（微炒） 肉豆蔻（面裹，煨熟） 木香 胡椒各一两 姜黄二钱 青橘皮（去白，焙）二钱 萝卜子四两（炒）

【用法】上为细末，生姜自然汁一半，好酒一半，和匀，煮面糊为丸，如梧桐子大。每服二十丸，食后煎紫苏、橘皮汤送下。

【主治】脏腑停滞，气结不散，腹胁膨胀，脐腹作疼，流注腰脚，沉重疼痛，胸膈痞满，不思饮食。

导气丸

【来源】《杨氏家藏方》卷五。

【组成】大黄四两（湿纸裹，煨） 蝎梢（去毒，炒）一两 青橘皮（去白）一两 胡椒四十粒 陈橘皮（去白）一两 黑牵牛（十二两，取头末）四两 茴香一两（微炒） 干姜一两（炮） 甘草（炙）一两 阿魏半钱（用稀面少许，和作饼子，捏干，油煎黄色）

【用法】上为细末，蒸木瓜搜匀为丸，如绿豆大。每服二十丸，以温盐汤送下，不拘时候。

【功用】宣壅导滞，除胀满，利大肠。

沉香大丸

【来源】《杨氏家藏方》卷五。

【组成】沉香一分（细锉） 木香 川楝子肉（炒） 茴香（炒） 肉桂（去粗皮） 附子（炮，去皮脐） 青橘皮（去白） 硇砂（别研） 雄黄（光明者，别研）各半两

【用法】上为细末，酒煮面糊为丸，每一两作十丸，朱砂为衣。每服一丸，细嚼，食空以热酒或盐汤送下；妇人脐下刺痛，烧绵灰酒送下。

【主治】男子、妇人脾气虚弱，腹胀满闷，脐下刺痛。

推气丸

【来源】《杨氏家藏方》卷五。

【组成】槟榔 枳实（小者去瓢） 陈橘皮（去白） 黄芩 大黄 黑牵牛各等分（并生用）

【用法】上为细末，炼蜜为丸，如梧桐子大。临卧温熟水送下一百丸。

【主治】三焦痞塞，气不升降，胸腹胀满，大便秘涩，小便赤黄。

黑丸子

【来源】《杨氏家藏方》卷五。

【组成】黑牵牛　天门冬（去心）各等分（生用）

【用法】上为末，滴水为丸，如梧桐子大。每服五十丸，食后温熟水送下。

【主治】胸膈痞塞，心腹坚胀，气积气块，及大小便不通。

正脾散

【来源】《杨氏家藏方》卷六。

【组成】蓬莪术（炮，切）　香附子（炒）　茴香（炒）　陈橘皮（去白）　甘草（炙）各等分

【用法】上为细末。每服二钱，煎灯心、木瓜汤调下。

【主治】

1.《杨氏家藏方》：大病之后，脾气虚弱，中满腹胀，四肢虚浮，状若水气。

2.《医学正传》：产后通身浮肿。

无尘汤

【来源】《杨氏家藏方》卷二十。

【组成】糖霜二两　脑子一字

【用法】上先将糖霜研细，次入脑子研匀。每服一钱，沸汤点服。

【功用】清气消壅。

二十四味养脾丸

【来源】《传信适用方》卷一引秦绫锦方。

【别名】二十四味养胃丸（《古今医统大全》卷二十三）。

【组成】丁香　沉香　木香各一钱半　附子六钱半（炮，去皮脐）　陈皮（去白）　大腹皮　神曲（炒）各半两　白术　大麦　肉桂（去皮，不见火）各一两半　厚朴（去皮，姜制）三两　诃子（炮，去核）一两三钱　人参（去芦）　茯苓各四钱　缩砂仁八钱　荜澄茄　白附子（炮）　高良姜（油炒）　红豆（去红皮）　胡椒（炒）　荜茇　甘草（炙）　川姜（炮）各二钱　生姜十四两（切作片，

焙干）

【用法】上为细末，炼蜜为丸，如弹子大。食前细嚼，沸汤送下。

【主治】感受风冷寒湿邪气，腹胀痞满刺痛，肠鸣泄泻，吐逆吞酸，羸弱困怠无力，不思饮食等脾胃之疾。

秦绫锦家二十四味养脾丸

【来源】《传信适用方》卷一引黄子耕方。

【别名】秦家二十四味养胃丸（《古今医统大全》卷二十三）。

【组成】丁香　沉香　木香各一钱半　附子六钱半（炮，去皮脐，秤）　陈皮（去白）　大腹皮　神曲（炒）各半两　白术　大麦芽（炒）　肉桂（去皮，不见火）各一两半　厚朴（去皮，姜制）三两　诃子（炮，去核）一两三钱　人参（去芦）　茯苓各四钱　缩砂仁八钱　荜澄茄　白附子（炮）　高良姜（油炒）　红豆（去红皮）　胡椒（炒）　荜茇　甘草（炙）　川姜（炮）各二钱　生姜十四两（切作片，焙干）

【用法】上为细末，炼蜜为丸，如弹子大。食前细嚼，沸汤送下。

【主治】风冷寒湿邪气，腹胀痞满刺痛，肠鸣泄泻，吐逆吞酸，羸弱困怠无力，不思饮食，一切脾胃之疾。

无忧丸

【来源】《伤寒标本》卷下。

【组成】黑牵牛一斤（取末十三两）　槟榔（好者）二两　猪牙皂角二两　三棱二两　莪术二两（各用好醋浸，湿纸裹煨香熟，取出切碎）

【用法】上药晒干为末，又用大皂角二两，煎汤打面糊为丸。每服二钱半，白汤送下，茶亦可，或姜汤送下。

【主治】一切食积、气积、茶积、酒积、泻痢、气蛊，腹胀膨闷、肚腹疼痛。

黄连半夏解毒汤

【来源】《医学启源》卷中。

【组成】黄连　黄柏　黄芩　大栀子各半两　半夏三个（生用）　厚朴二钱　茯苓四钱（去皮）

【用法】水一盏半，加生姜三片，煎半盏，去滓温服。

【主治】腹满呕吐，欲作利者。

穿结药

【来源】《洁古家珍》。

【别名】穿结散（《医学纲目》卷三十二）。

【组成】蟾酥　麝香　轻粉各等分　巴豆少许（另研）

【用法】上为细末，以乳汁为丸。每服如黍米大二粒，姜汤送下，不拘时候。

【主治】大实大满，心胸高起，气塞不通。

实气散

【来源】《简易方》引《叶氏录验方》（见《医方类聚》卷八十八）。

【组成】白术二两半　当归（微炒）　厚朴（姜汁制）　白茯苓（去皮）　熟干地黄　黄耆（蜜炙）　川乌（炮，去皮脐）　桑白皮　续断（炒）各一两　枳壳（炒）　香白芷（炒）　牡丹皮（炒）　茴香（炒）　威灵仙　白蒺藜（炒，去刺）　白芍药　川芎　五味子　山药　山茱萸　干姜（炮）　蓬术（炒）　甘草（炙）各三分　五加子一两

【用法】上为细末，用桃仁三分（麸炒，去皮），研细和前药。每服二钱，水一盏，加生姜三片，大枣一个，煎至七分；食前盐汤点亦可。

【功用】补五脏气虚。

【主治】胁肋膨胀，中满刺痛。

消气散

【来源】《简易方》引《叶氏录验方》（见《医方大成》卷三）。

【别名】消气汤（《医方类聚》卷八十八）。

【组成】沉香　木香　人参　半夏（汤洗七次）　青皮（去白、炒）　桔梗（炒）各半两　陈皮（去白，炒）一两　白茯苓（去皮）　草果仁

（炒）　大腹皮（洗，焙）　紫苏（连梗）　木通各三两

【用法】上锉。每服三钱，水一盏，加生姜四片，大枣一枚，煎，空心热服。

【主治】血气凝滞，心脾不和，腹急中满，四肢浮肿，饮食无味，小便不清。

人参豆蔻汤

【来源】《普济方》卷二十五引《十便良方》。

【组成】白豆蔻半两　缩砂　人参　白术　甘草各一两　川姜四两　山药二两　绵黄耆三分

【用法】上为细末。每服二钱，水一盏，盐一捻，加生姜二片，大枣一个，煎至六分，去滓或和滓通口服；入盐点亦得，不拘时候。

【主治】本虚气弱，中满膨闷，不思饮食。

白术沉香散

【来源】《是斋百一选方》卷二。

【组成】沉香　人参（紫晕者）　白茯苓　半夏曲　诃子肉　木香　川姜各一两　白术　干山药各一两半　甘草六钱　丁香半两　附子二个（炮）

【用法】上为细末。每服二大钱，水一中盏，加生姜三片，枣子一个，木瓜一片，煎七分，食前服。

【功用】坠气，益脾胃。

沉香导气丸

【来源】《女科百问》卷上。

【组成】黑白牵牛各一两（炒，共取末一两）　青皮（去白，同巴豆）　陈皮（去白，同巴豆）　槟榔半两（锉碎，用巴豆五十粒，去皮膜，将三味炒黄色，去巴豆不用）　沉香　全蝎（炒）　荜澄茄　丁香　胡椒各半两　续随子一钱（研）　萝卜子三两（炒）　甘遂半两（锉，炒黄色）

　　方中青皮、陈皮用量原缺。

【用法】上为细末，用葱白研如膏为丸，如梧桐子大。每服二十丸，炒酒醅煎汤送下；醋汤亦得。

【功用】顺气消肿。

【主治】脾胃不调，冷气暴折，客乘于中而胀满。

甘遂汤

【来源】《普济方》卷三九二引《汤氏宝书》。

【组成】甘遂 甘草（炙）各二分 黄芩 大黄各四分

【用法】以水二升，破鸡子二个，和取白，投水中，搅令沫上，吹去之，纳药煮，合为二服。

【功用】破癖除热。

【主治】小儿服汤已得大利，温热已解，而滞实不去，心下坚癖满，不可按，按之则啼，内有伏热。

神仙备急丹

【来源】《魏氏家藏方》卷二引庆元府慈应大师方。

【组成】沉香（略炒） 木香（湿纸裹，炮） 槟榔 白姜（泡，洗） 石菖蒲（酒浸一宿） 朱砂（别研） 牡蛎粉 桃仁（去皮尖，炒，别研） 磁石（火煅，酸醋淬七次，别研，水飞，令极细） 阿魏（酒化） 硫黄各半两（别研） 茴香（淘去沙，炒） 缩砂仁 红豆（炒） 禹余粮石（火煅，米醋淬七次，别研，水飞，令极细） 当归（去芦，炒） 神曲（炒） 附子（炮，去皮脐）各七钱半

【用法】上为细末，研桃仁为膏，和入酒煮阿魏糊丸，如梧桐子大。每服三十丸或四十丸，空心煎姜汤送下。

【主治】脾肾气，时作雷鸣，腹胁胀满，不美饮食，胸膈隔滞，秘利不时，及暴下呕逆。

桔梗丸

【来源】《魏氏家藏方》卷二。

【组成】桔梗（微炒） 半夏（汤泡七次） 枳实（去瓤，麸炒）各一两 陈皮二两（去白）

【用法】上为细末，水为丸，如梧桐子大。每服五十丸，姜汤送下。

【功用】除痰下气。

【主治】胸胁胀满，寒热呕哕，心下坚癖，短气烦闷，饮食不下。

丁豆丸

【来源】《魏氏家藏方》卷五。

【组成】肉豆蔻（面裹煨） 丁香（不见火）各等分

【用法】上为细末，生姜汁煮枣肉为丸，如小赤豆大。每服三四十丸，食前米饮送下。

【功用】温中，固脏气。

正气散

【来源】《魏氏家藏方》卷六。

【组成】苍术五两（米泔浸一宿，去粗皮） 陈皮四两（去白，炒） 香附子（去毛，炒） 益智（炒） 茴香（淘去沙，炒） 甘草（炒）各一两 麦芽（炒） 茯苓（白者，去皮） 厚朴（去皮，姜制，炒） 草果子 诃子（炮） 乌药 丁香皮 白姜（炮，洗） 蓬莪术（炮） 三棱（炮） 青皮（去瓤） 良姜（炒） 人参（去芦）各一两

【用法】上为细末。每服二钱，水一盏，加生姜三片，枣子一枚，盐少许，煎七分，食前服。

【主治】脾肾虚弱，气不归元，腹急胀满雷鸣，有时泄泻，不思饮食。

沉香散

【来源】《魏氏家藏方》卷九。

【别名】沉香饮（《世医得效方》卷六）。

【组成】沉香（不见火） 木香（不见火） 枳壳（麸炒，去瓤）各半两 萝卜子一两（炒）

【用法】上锉。每服二钱，水一盏半，加生姜五片，煎七分，去滓服，不拘时候。

【主治】胀满喘急，眠睡不得。

小槟榔丸

【来源】《儒门事亲》卷十二。

【组成】枳壳 陈皮 牵牛各等分

【用法】上为细末，水为丸。每服三四十丸，食后生姜汤送下。

【主治】《普济方》：上气腹胀。

厚朴温中汤

【来源】《内外伤辨惑论》卷中。

【组成】厚朴（姜制） 橘皮（去白）各一两 甘草（炙） 草豆蔻仁 茯苓（去皮） 木香各五钱 干姜七分

【用法】上为粗末。每服五钱匕，水二盏，加生姜三片，煎至一盏，去滓，食前温服。

【功用】《谦斋医学讲稿》：温中散寒。

【主治】

1.《内外伤辨惑论》：脾胃虚寒，心腹胀满，及秋冬客寒犯胃，时作疼痛。

2.《证治汇补》：脾胃着寒停食。

【方论】

1.《卫生宝鉴》：治脾胃虚寒，心腹胀满，及秋冬客寒犯胃，时作疼痛，或戊火已衰，不能运化，又加客寒，聚为满痛。散以辛热，佐以苦甘，以淡泄之，气温胃和，痛自止矣。《成方便读》：夫寒邪之伤人也，为无形之邪，若无有形之痰、血、食积互结，则亦不过为痞满、为呕吐，即疼痛亦不致拒按也，故以厚朴温中散满者为君；凡人之气，得寒则凝而行迟，故以木香、草蔻之芳香辛烈，入脾脏以行诸气；脾恶湿，故用干姜、陈皮以燥之，茯苓以渗之；脾欲缓，故以甘草缓之；加生姜者，取其温中散逆除呕也。以上诸药，皆入脾胃，不特可以温中，且能散表，用之贵得其宜耳。

2.《成方便读》：夫寒邪之伤人也，为无形之邪，若无有形之痰、血、食积互结，则亦不过为痞满、为呕吐，即疼痛亦不致拒按也，故以厚朴温中散满者为君；凡人之气，得寒则凝而行迟，故以木香、草蔻之芳香辛烈，入脾脏以行诸气；脾恶湿，故用干姜、陈皮以燥之，茯苓以渗之；脾欲缓，故以甘草缓之；加生姜者，取其温中散逆除呕也。以上诸药，皆入脾胃，不特可以温中，且能散表，用之贵得其宜耳。

3.《中医治法与方剂》：脾胃虚寒，湿浊凝滞，影响气机不畅而脘腹胀满。宜温中阳而化湿浊，畅气机以宽胀满。本方用厚朴为主药，温中行气，燥湿宽中；干姜助其温运脾阳，陈皮、木香、草蔻助其行气宽胀，诸药均芳香而温，有燥湿化浊作用，再佐茯苓，则除湿功效更为显著。

对于因寒生湿，湿困脾阳，阻滞气机而生胀满的见证，可收温中行气；除湿宽满功效。

【验案】

1.胃痛 《四川中医》（1996，5：31）：用厚朴温中汤为基础方，畏寒肢冷，喜热喜按，舌淡脉迟者，选加附子、吴茱萸、高良姜、肉桂；泛吐清水量多，舌苔白厚腻者，加苍术、姜半夏、薏苡仁；脘腹胀满，嗳气频频者，加枳壳、乌药、甘松；病程较长，或见胃脘刺痛，固定不移，痛处拒按者，加延胡索、当归、失笑散；呕血或便血者，加仙鹤草、白及片、三七粉（分吞）；治疗寒湿胃痛120例。结果：痊愈（证候全部消失，半年至1年内不再复发，检查基本恢复正常或有好转，兼症及体征均恢复正常）26例（21.67%）；显效（主要症状消除，半年至一年内不复发，胃镜或钡餐检查及体征均有所改善）51例（42.5%）；好转（主要症状基本消除，半年至一年内虽有发作，但疼痛程度以及持续时间较前有所好转，胃镜或CT检查变化不大）32例（26.67%）；无效（胃痛反复发作）11例（9.17%）；总有效率90.83%。

2.小儿肠痉挛 《北京中医》（1998，1：36）：以本方加减：厚朴、炒白术、乌药、木香、干姜、香附、白芍、炙甘草为基本方，痛重者加延胡，腹胀加莱菔子，恶心呕吐加藿香、法半夏。治疗小儿肠痉挛56例，并设15例为对照组用颠茄、氯丙嗪治疗，结果：治疗组治愈47例，有效8例，无效1例；对照组治愈7例，有效6例，无效2例。

【加减】本方减草豆蔻仁、木香，名"厚朴汤"（《医方类聚》卷一〇〇）。

宫方感应丸

【来源】《医方类聚》卷九十四引《经验良方》。

【组成】肉豆蔻 干姜（炮） 百草霜各一两 南木香 青木香各三钱 荜澄茄 枳壳 三棱 丁香 姜黄（片子者） 槟榔 白豆蔻各半两 巴豆（去皮膜） 杏仁（去皮尖，二味别研）各五十粒 酒煮蜡二两 清麻油半两

【用法】上除巴豆、杏仁别研，余药并为细末，和作一处，次下巴豆、杏仁，和匀；先将清麻油熔

蜡化开，倾在药内，搜和得所，木臼内杵千百下，用蜡作一柜，瓦盒子收之。临用旋丸，用姜汤送下，或津液又妙。

【功用】宽快胸膈，疏通顺气。

【主治】心腹胀满。

通幽汤

【来源】《脾胃论》卷下。

【别名】导滞通幽汤（《东垣试效方》卷七）、导气通幽汤（《中国医学大辞典》）。

【组成】桃仁泥 红花各一分 生地黄 熟地黄各五分 当归身 炙甘草 升麻各一钱

《张氏医通》有生甘草，将成用药汁磨槟榔五分调服；《金匮翼》有大黄一钱。

【用法】上锉，都作一服。水二大盏，煎至一盏，去滓，食前稍热服之。

《兰室秘藏》本方用法：上都作一服，水二大盏，煎至一盏，去滓，调槟榔细末五分，稍热食前服之。

【功用】

1.《兰室秘藏》：以辛润之。

2.《医林纂要探源》：润枯槁，通壅塞。

3.《医方论》：调和气血，开通胃腑。

【主治】

1.《脾胃论》：脾胃初受热中，幽门不通，上冲，吸门不开，噎塞，气不得上下，大便难。

2.《古今医鉴》：燥热内甚，血液俱耗，以致大便闭结。

3.《证治准绳·类方》：胀满。

中满分消丸

【来源】《兰室秘藏》卷上。

【组成】白术 人参 炙甘草 猪苓（去黑皮） 姜黄各一钱 白茯苓（去皮） 干生姜 砂仁各二钱 泽泻 橘皮各三钱 知母（炒）四钱 黄芩（去腐，炒，夏用）一两二钱 黄连（净，炒） 半夏（汤洗七次） 枳实（炒）各五钱 厚朴（姜制）一两

【用法】上除茯苓、泽泻、生姜外，共为极细末，入上三味和匀，汤浸蒸饼为丸，如梧桐子大。每服一百丸，焙热，白汤送下，食远服。量病人大小加减。

【主治】中满热胀，鼓胀，气胀，水胀。

【方论】

1.《丹溪心法》：脾具坤静之德，而有乾健之运，故能使心肺之阳降，肾肝之阴升，而成天地交之泰，是为无病。今也七情内伤，六淫外侵，饮食不节，房劳致虚，脾土之阴受伤，转运之关失职，胃虽受谷，不能运化，故阳自升，阴自降，而成天地不交之否。清浊相混，隧道窒塞，郁而为热，热留为湿，湿热相生，遂成胀满，经曰鼓胀是也。以其外虽坚满，中空无物，有似于鼓，其病胶固，难以治疗。又名曰蛊，若虫蚀之意，理宜补脾，又须养肺金以制木，使脾无贼邪之患。滋肾水以制火，使肺得清化。却厚味，断妄想，远音乐，无有不安。

2.《医方集解》：此足太阴、阳明药也。厚朴、枳实行气而散满；黄连、黄芩泻热而消痞；姜黄、砂仁暖胃而快脾；干姜益阳而燥湿；陈皮理气而和中；半夏行水而消痰；知母治阳明独胜之火，润肾滋阴；猪苓、泽泻泻脾肾妄行之水，升清降浊；少加参、术、苓、草补脾胃，使气运则胀消也。

3.《张氏医通》：东恒分消汤丸，一主温中散滞，一主清热利，原其立方之旨，总不出《内经》平治权衡，去宛陈莝，开鬼门，洁净府等法。其方下所指寒胀，乃下焦阴气逆满，郁遏中焦阳气，不似乎阴之象，故药中虽用乌头之辛热，宣布五阳，为辟除阴邪之向导，即用连、柏之苦寒以降泄之。苟非风水肤胀脉浮，证起于表者，孰敢轻用开鬼门之法以鼓动其阴霾四塞乎？热胀，用黄芩之轻扬以降肺热，则用猪苓、泽泻以利导之，故专以洁净府为务，无事开鬼门宣布五阳等法也。

4.《医林纂要探源》：中满热胀，中焦火也。中脘积湿，郁而为火，则气血不滋，小便癃秘，中气不快，经血不行，火逆在中，上下皆病，故为之宣畅其气，均其水火而分而消之。以辛散而升之，厚朴为主，而砂仁、干姜、半夏、陈皮、姜黄之辛皆能升肝命之气，而破脾土之郁，能升脾胃之气以达之上焦；以苦燥而降之，亦厚朴可为之主，而枳实、姜黄、芩、连之苦，皆能

降逆气，且燥脾土之湿。然后抑其妄热而清之。芩、连、知母，决其湿热而去之，泽泻、二苓，亦所谓分沟渫也。由是而滋益其中气，以厚脾土，亦所以厚堤防也，堤防厚而后沟渎清，水湿不积，湿不郁则热不生，气无所逆，而胀满消矣。

5.《成方便读》：此方之治脾虚湿热为胀为满，则用六君之补脾，以芩、连之清热，枳、朴之辛苦以行其气，猪、泽之淡渗以利其湿。然湿热即结，即清之、行之、利之，尚不足以解其粘腻之气，故用干姜之辛热燥以散之，姜黄、砂仁之香烈热以动之，而后湿热之邪从兹解化。用知母者，因病起于胃，不特清阳明独胜之热，且恐燥药过多，借此以护胃家之津液也。丸以蒸饼者，助土以使其化耳。

6.《医方发挥》：经云"中满者，泻之于内"是也，宜以辛热散之，以苦泻之，淡渗利之，使上下分消其湿。故本方以辛散、苦泄、淡渗之药组成，是乃合六君、四苓、泻心、二陈、平胃而为一方者。方中重用厚朴、枳实，是取泻心之意，辛开苦降，分理湿热，又以知母治阳明独胜之火，润肾滋阴；泽泻、猪苓、茯苓与白术，义取四苓理脾渗湿，使决渎之气化达，则气血自然调和；少佐橘皮、砂仁，四君，是六君方法，在祛邪之中佐以扶正，亦是寓补脾胃之法于分消解散之中。诸药相合，可使湿热浊水从脾胃分消，使热清，水去，气行，中满除，诸证解。

中满分消汤

【来源】《兰室秘藏》卷上。

【组成】川乌　泽泻　黄连　人参　青皮　当归　生姜　麻黄　柴胡　干姜　荜澄茄各二分　益智仁　半夏　茯苓　木香　升麻各三分　黄耆　吴茱萸　厚朴　草豆蔻仁　黄柏各五分

【用法】上锉，如麻豆大，都作一服。水二大盏，煎至一盏，食前热服。

【主治】中满寒胀，寒疝，大小便不通，阴躁，足不收，四肢厥逆，食入反出，下虚中满，腹中寒，心下痞，下焦躁寒沉厥，奔豚不收。

【宜忌】忌房室、酒、湿面、生冷及油腻等物。

【方论】《医方集解》：此足阳明太阴药也。川乌、二姜、吴萸、澄茄、益智、草蔻除湿开郁，暖胃温肾，以祛其寒；青皮、厚朴以散其满；升麻、柴胡以升其清；茯苓、泽泻以泻其浊；人参、黄耆以补其中；陈皮以调其气，当归以和其血，麻黄以泄其汗，半夏以燥其痰，黄连、黄柏以祛湿中之热，又热因寒用也。

半夏厚朴汤

【来源】《兰室秘藏》卷上。

【组成】红花　苏木各五厘　吴茱萸　干生姜　黄连各一分　木香　青皮各二分　肉桂　苍术　白茯苓　泽泻　柴胡　陈皮　生黄芩　草豆蔻仁　生甘草各三分　京三棱　当归梢　猪苓　升麻各四分　神曲六分　厚朴八分　半夏一钱　桃仁七个　昆布少许

【用法】上锉，作一服。水三盏，煎至一盏，去滓，稍热服。服广茂溃坚汤二服之后，中满减半，止有积不消，再服此药。

【功用】《济阳纲目》：消胀化积。

【主治】中满腹胀，内有积聚，坚硬如石，其形如盘，令人不能坐卧，大小便涩滞，上喘气促，面色萎黄，通身虚肿。

【加减】渴，加葛根三分。

破滞气汤

【来源】《兰室秘藏》卷上。

【别名】木香化滞散（原书同卷）、木香化滞汤（《赤水玄珠全集》卷五）。

【组成】炙甘草四分　白檀　藿香　陈皮　大腹子　白豆蔻仁　白茯苓　桔梗各五分　砂仁　人参　青皮　槟榔　木香　姜黄　白术各二钱

【用法】上锉。每服三钱，水二盏，煎至一盏，去滓温服，不拘时候。

【功用】破滞气。

【主治】心腹满闷。

【宜忌】《证治准绳·杂病》：忌生冷硬物。

中满分消丸

【来源】《兰室秘藏》卷下。

【组成】枳实　黄连（去须）　厚朴各五分　干姜　姜黄　猪苓各一钱　橘皮　甘草　白术各一钱五分　砂仁　泽泻　茯苓各三钱　半夏四钱　黄芩一两二钱

【用法】上为细末，汤浸蒸饼为丸，如黍米大。每服三五十丸，温水送下。

【主治】小儿中满。

升阳益血汤

【来源】《兰室秘藏》卷下。

【别名】升阳滋血汤（《医学纲目》卷三十八）。

【组成】蝎梢二分　神曲末　升麻各三分　当归　厚朴各一钱　桃仁十个

【用法】上都作一服。水一大盏，煎至半盏，去滓，食远热服。

【功用】升阳气，滋血，益血，补血，利大便。

【主治】小儿腹胀，二日大便一度，瘦弱身黄。

木香顺气汤

【来源】《医学发明》卷四。

【组成】木香三分　厚朴（姜制）四分　青皮（去白）　陈皮　益智仁　白茯苓（去皮）　泽泻　干生姜　半夏（汤洗）　吴茱萸（汤洗）各二分　当归五分　升麻　柴胡各一分　草豆蔻（面裹烧，去皮）三分　苍术（泔浸）三分

《医学正传》引本方有人参；《东医宝鉴·杂病篇》引本方有人参、甘草。

【用法】上锉，都作一服，水二大盏，煎至一盏，去滓，食前大温服。

【主治】

1.《医学发明》：浊气在上，则生䐜胀。

2.《医方集解》：阴阳壅滞，气不宣通，胸膈痞闷，腹胁胀满，大便不利。

【宜忌】忌生冷、硬物及怒。

【方论】

1.《医学发明》：经云：留者行之，结者散之。以升麻、柴胡苦平，行少阳、阳明二经，发散清气，运行阳分为君；以生姜、半夏、草豆蔻仁、益智仁辛甘大热，消散中寒为臣；厚朴、木香、苍术、青皮苦辛大温，通顺滞，当归、人

参、陈皮辛甘温，调和营卫，滋养中气。浊气不降，以苦泄之，吴茱萸苦热，泄之者也；气之薄者，阳中之阴，茯苓甘平，泽泻咸平，气薄，引导浊阴之气，自天而下，故以为佐。气味相合，散之泄之，上之下之，使清泄之气各安其位也。

2.《医方集解》：此足太阴阳明药也。木香、厚朴、青皮、陈皮，辛能行气，兼能平肝；草蔻、益智，香能舒脾；苍术、半夏，燥能胜湿；干姜、吴茱，温能散寒；升、柴之轻，以升其阳；苓、泻之淡，以泄其阴。盖脾为中枢，使中枢运转，则清升浊降，上下宣通，而阴阳得位矣。然皆气药，恐其过燥，故重用当归以濡其血，共成益脾消胀之功也。

【验案】心腹胀满　范天来夫人，先因劳役，饮食失节，加之忧思气结，病心腹胀满，且食则不能暮食，两胁刺痛；诊其脉弦而细，至夜浊阴之气当降而不降，䐜胀尤甚。大抵阳主运化，饮食劳倦损伤脾胃，阳气不能运化精微，聚而不散，故为胀满，先灸中脘，乃胃之募穴，引胃中生发之行上行阳道，又以前药助之，使浊阴之气自此而降矣。

【备考】按：《医学正传》引本方有人参；《东医宝鉴·杂病篇》引本方有人参、甘草。

沉香交泰丸

【来源】《医学发明》卷四。

【组成】沉香　白术　陈皮（去白）各三钱　枳实（麸炒，去瓤）　吴茱萸（汤洗）　白茯苓（去皮）　泽泻　当归（洗）　木香　青皮（去白）各二钱　大黄（酒浸）一两　厚朴（姜制）半两

【用法】上为细末，汤浸蒸饼为丸，如梧桐子大。每服五十丸至七八十丸，食前以温白汤送下。微利即止。

【功用】

1.《杏苑生春》：升清气，利浊气。

2.《全国中药成药处方集》（沈阳方）：化痞消食，开郁止痛。

【主治】

1.《医学发明》：浊气在上，而扰清阳之气，郁而不伸，以为䐜胀。

2.《医学纲目》：胀，大便燥结，脉沉之洪

缓，浮之弦者。

2.《全国中药成药处方集》（沈阳方）：膈下痞闷，胃中积滞，呕吐腹痛，停食停水。

【宜忌】《全国中药成药处方集》（沈阳方）：孕妇忌服。

【方论】《杏苑生春》：用沉香升清气、降浊气；木香、厚朴、枳实、橘红、青皮、吴茱萸等散壅滞以疏胀满，白术健脾燥湿；用茯苓、泽泻分利水气，大黄以下湿热，当归理气血，使各归其所。

木香塌气丸

【来源】《医学发明》卷六。

【组成】陈皮（去白）　萝卜子（炒）各半两　胡椒　木香　草豆蔻（面裹，烧，去皮）　青皮（去白）各三钱　蝎尾（去毒）二钱半

【用法】上为细末，水糊为丸，如梧桐子大。每服三十丸，食后温米饮汤送下。小儿为丸，如麻子大，每服十丸，桑白皮汤送下，一日三次。如阴囊洪肿水冷，次用沧盐、干姜、白面各三钱，水和膏，摊纸上涂用。

【主治】中满腹胀，下焦虚损者。

【宜忌】忌油腻，服白粥百日，重者一年。

平肝饮子

【来源】《医方大成》卷六引《济生方》。

【组成】防风（去芦）　桂枝（不见火）　枳壳（去瓤，麸炒）　赤芍药　桔梗（去芦，炒）各一两　木香（不见火）　人参　槟榔　当归（去芦，酒浸）　川芎　橘红　甘草（炙）各半两

【用法】上锉。每服四钱，水一盏半，加生姜五片，煎至七分，去滓温服，不拘时候。

【主治】喜怒不节，肝气不平，邪乘脾胃。心腹胀满，连两胁妨闷，头晕呕逆，脉来浮弦。

枳实汤

【来源】《医方类聚》卷一三〇引《济生方》。

【组成】枳实（去瓤，麸炒）半两　厚朴（姜制，炒）一两　大黄（酒蒸）　甘草（炙）各三钱　桂心（不见火）二钱半

【用法】上锉。每服四钱，水一盏半，加生姜五片，大枣二个，煎至七分，去滓温服，不拘时候。

【主治】热胀。腹胀发热，大便秘实，脉多洪数。

【加减】呕者，加半夏一分。

桂香丸

【来源】《医方类聚》卷一三〇引《济生方》。

【组成】肉桂（不见火）一两　麝香（别研）一钱

【用法】上为细末，饭为丸，如绿豆大。大人每服十五丸，小儿每服七丸，熟水送下，不拘时候。

【主治】

1.《医方类聚》引《济生方》：过食杂果，腹胀气急。

2.《杂病源流犀烛》：多食果菜成积，不时泻利，腹中若有傀儡也。积聚、癥瘕、痃癖。

紫苏子汤

【来源】《医方类聚》卷一三〇引《济生方》。

【别名】紫苏饮子（《赤水玄珠全集》卷五）。

【组成】紫苏子一两　大腹皮　草果仁　半夏（汤泡七次）　厚朴（去皮，姜制，炒）　木香（不见火）　橘红　木通　白术　枳实（去瓤，麸炒）　人参　甘草（炙）各半两

【用法】上锉。每服四钱，水一盏半，加生姜五片，大枣二枚，煎至七分，去滓温服，不拘时候。

【主治】忧思过度，邪伤脾肺，心腹膨胀，喘促胸满，肠鸣气走，漉漉有声，大小便不利，脉虚紧而涩。

四磨饮子

【来源】《普济方》卷一八二引《简易》。

【组成】沉香　乌药　南木香（火略煨）　枳壳（去瓤，麸炒）各等分

【用法】上用温汤水磨服；锉碎水煎亦可。

【功用】温中下气。

香橘汤

【来源】《仁斋直指方论》卷五。

【组成】香附（炒） 半夏（制） 橘红各二两 甘草（炒）三分

【用法】上锉散。每服三钱，加生姜五片，大枣二枚，水煎服。

【主治】七情所伤，中脘不快，腹胁胀满。

桔梗枳壳汤

【来源】《仁斋直指方论》卷五。

【组成】枳壳（制） 桔梗各二两 甘草（炒）半两

【用法】上为散，每服四钱，水一盏半，加生姜五片，煎至中盏，温服。

《医方类聚》：加紫苏茎叶煎。

【主治】

1.《仁斋直指方论》：诸气痞结满闷。

2.《医方类聚》：气不下降，大便不通。

十膈散

【来源】《仁斋直指方论》卷十七。

【组成】人参 茯苓 厚朴（制） 橘红 莪术 枳壳（制） 半夏曲 甘草（炙） 生白姜 辣桂 槟榔 木香各等分

【用法】上为粗末。每服三钱，加生姜二片，大枣二枚，水煎服。

【主治】七气为膈，饮食不消，谷胀、气胀。

大异香散

【来源】《仁斋直指方论》卷十七。

【别名】大异功散（《医炒类编》卷九）。

【组成】京三棱 蓬术 青皮 陈皮 半夏曲 藿香 北梗 益智仁 枳壳（制） 香附（炒）各半两 甘草（炙）三分

【用法】上锉散。每服三钱，加生姜五片，大枣二枚，水煎服。

【主治】

1.《仁斋直指方论》：谷胀，气胀。

2.《世医得效方》：谷胀，失饥伤饱，痞闷停酸，早食暮不能食。

3.《景岳全书》：积聚胀满。

枳壳锉散

【来源】《仁斋直指方论》卷十七。

【组成】厚朴（制） 枳壳（制） 北桔梗各半两 甘草（炙） 大黄（蒸）各一分

【用法】上锉。每服三钱，加生姜五片，大枣二个，乌梅一个，煎服。

【主治】热证胀满。

姜蔻散

【来源】《仁斋直指方论》卷十七。

【组成】人参 川厚朴（制） 草果仁 良姜 诃子（炒） 川白姜（生） 藿香 丁皮 苍术（炒） 真橘红 甘草（炙）各一分 木香 肉豆蔻（炮） 缩砂仁 茯苓各一分半

【用法】上锉散。每服三钱，水煎，食前服。仍以木香、缩砂煎汤，浓调正料参苓白术散佐之。

【主治】胸满腹肿，大泻不止，时或干呕。

温胃汤

【来源】《仁斋直指方论》卷十七。

【组成】熟附子 当归 厚朴（制） 人参 橘红 半夏曲 生白姜 甘草（炙）各一两 川椒（去合口者）三分

【用法】上锉散。每服三钱，加大枣二枚，水煎，食前服。

【主治】冷则气聚，胀满不下食。

二妙散

【来源】《类编朱氏集验方》卷一。

【组成】当归 橘皮各等分

【用法】上为末。以酒调服。

【功用】理气血，去风。

良姜散

【来源】《类编朱氏集验方》卷三引张介叟方。

【组成】高良姜 草果 缩砂仁 厚朴 陈皮各半两 半夏（汤浸） 枳壳 木香 甘草各三钱

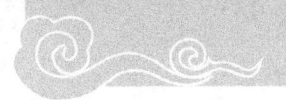

【用法】上锉。每服三大钱，水一盏半，加生姜三片，煎至七分，去滓，空心热服，日中再服。

【功用】宽中顺气、理伤滞。

【主治】中脘不快。

白豆蔻丸

【来源】《类编朱氏集验方》卷四。

【组成】白豆蔻仁（炒）　缩砂仁（炒）　人参　白术　茯苓（去皮）　丁香　白姜（炮）　粉草　麦蘖　各一两（炒）　良姜半两

【用法】上为细末，炼蜜为丸，如弹子大。每服一二丸，食前煎人参、大枣汤嚼下。

【主治】脾胃气弱，饱则胸间虚满。

进食散

【来源】《类编朱氏集验方》卷四。

【组成】青皮　陈皮　甘草　肉桂　附子（炮）　草果子　诃子　良姜　白姜各等分

【用法】上锉。加生姜三片，大枣一枚，水一盏半，煎至一盏，空心服，一日三次。

【功用】调脾进食。

【主治】腹胀吐逆。

缩砂饮

【来源】《类编朱氏集验方》卷四。

【组成】缩砂仁　萝卜子（研自然汁，浸缩砂仁一宿，炒干又浸，又炒，不压。萝卜子汁多，浸数次炒干）

【用法】以缩砂为细末。每服一大钱，米饮调下。

【主治】气胀，气蛊。

蝎梢散

【来源】《类编朱氏集验方》卷四。

【组成】胡椒一两　蝎尾半钱（去刺）

【用法】上为末，面糊为丸，如粟米大。每服五七丸至一二十丸，陈米饮送下。

　　本方方名，据剂型，当作"蝎梢丸"。

【主治】腹胀。

橘蒜丸

【来源】《类编朱氏集验方》卷四。

【组成】大蒜（去皮，每瓣攒一窍，入去壳巴豆一粒，用湿纸裹，煨熟，去巴豆不用）

【用法】用蒜捣成膏，入橘红末与蒜膏一味杵成剂，为丸如梧桐子大。每服三五十丸，米饮、姜汤送下。

【主治】心腹痞胀。

十全丸

【来源】《御药院方》卷三。

【组成】槟榔　枳壳（面炒，去瓤）　青皮　陈皮（去白）　京三棱　蓬术（炮）　缩砂各二两　丁香一两　木香一两　香附子（炒）四两

【用法】上为细末，面糊为丸，如梧桐子大。每服五十丸，食前、空心温粥饮送下。

【主治】心腹痞闷，胁肋胀满，食少。

丁皮丸

【来源】《御药院方》卷三。

【组成】丁香皮　陈橘皮（去白）　荆三棱（煨，切）　槟榔各一两　青木香一分　麝香（别研）二两　蓬莪术（煨，切）半两

【用法】上为粗末。微炒，再捣为细末，水煮面糊为丸，如绿豆大。每服七丸至十丸，不拘时候，温生姜汤送下。胸膈满闷，用橘皮汤送下七丸，或加至六十丸至八十丸；如胸中满闷，用橘皮汤送下五十丸，不拘时候。

【功用】行滞气，利胸膈，进饮食。

【主治】胸膈满闷。

小橘皮丸

【来源】《御药院方》卷三。

【组成】橘皮（去白）半斤　木香　缩砂仁　槟榔各二两　青皮（去白）四两　半夏六两（汤洗七次）

【用法】上为细末，生姜汁面糊为丸，如梧桐子大。每服六七十丸，食后温生姜汤送下。

【功用】调中顺气，宽膈进食。

【主治】心腹痞闷，腹胁胀满，饮食迟化，呕哕恶心，口苦无味，肢体烦倦，传导不调，或秘或泄。

木香三棱丸

【来源】《御药院方》卷三。

【组成】木香一两 三棱（炮）二两 蓬莪术（炮）二两 大麦蘖（炒）四两 神曲（炒）二两 白术四两 陈皮（去白）二两 干姜（炮）二两 黑牵牛（微炒）六两（一方用牵牛头末，取六两）

【用法】上为细末，生姜汁面糊为丸，如梧桐子大。每服三五十丸，食后生姜汤送下。

【功用】宽中顺气，化痰消食。

【主治】胸膈痞闷，心腹胀满，胁肋疼痛。

鸡舌香丸

【来源】《御药院方》卷三。

【组成】黑牵牛（炒，取头末）四两 京三棱（炮）一两半 丁皮 槟榔 木香各一两 青皮二两 胡椒半两

【用法】上为细末，水煮面糊为丸，如梧桐子大。每服三十丸，食后生姜汤送下。

【主治】伤冷腹胀，痞闷疼痛，呕逆痰水。

顺气宽中散

【来源】《御药院方》卷三。

【组成】枳实（面炒） 槟榔 京三棱（煨） 蓬莪术（煨） 大麦蘖（炒） 人参（去芦头） 桑白皮（去粗皮，锉，炒）各一两 甘草（炙）七钱

【用法】上为细末。每服二分，加盐末少许，生姜二片，沸汤点服，不拘时候。

【功用】宣通气血。

【主治】阴阳不和，三焦痞膈，气行涩滞，中满不快，咽嗌噎闷，恚气奔急，肢体烦倦，不欲饮食。

百钟丸

【来源】《御药院方》卷四。

【组成】青皮（去白） 陈皮（去白） 神曲（炒） 荆三棱 蓬莪术（炮） 麦蘖（炒） 萝卜子（炒）各二两 枳实（麸炒）四两 雷丸 益智仁各一两 牵牛（炒）三两

【用法】上为细末，水面糊为丸，如梧桐子大。每服五十丸，食后煎生姜、陈皮汤送下。

【功用】调顺三焦，理诸痞气，去胀满积聚，酒癖癥瘕。

【主治】积聚胀满。

交泰丸

【来源】《御药院方》卷四。

【组成】沉香半两 木香一两 青皮（去白） 陈皮（去白） 京三棱（煨） 蓬莪术（煨） 枳壳（麸炒，去瓤）各二两 神曲（炒） 大麦蘖（炒） 槟榔各一两 麝香二钱半 阿魏半两（细研，白面一钱和作饼子，炙令香熟，用水和）

【用法】上为细末，面糊为丸，如梧桐子大。每服四五十丸，食后生姜汤送下。

【功用】温中降气，进美饮食。

导气枳实丸

【来源】《御药院方》卷四。

【组成】枳实（麸炒）四两 荆三棱 蓬莪术（煨） 青皮（去白） 陈皮（去白） 神曲（炒） 麦蘖（炒）各一两 沉香 槟榔各半两

【用法】上为细末，水煮面糊为丸，如梧桐子大。每服五十丸至六十丸，食后生姜汤送下。

【功用】理顺三焦，和调脾胃。

【主治】胀满及痞噎不通。

茴香枳壳丸

【来源】《御药院方》卷四。

【组成】枳壳（麸炒，去白） 茴香（微炒香）各等分

【用法】上为细末，酒面糊为丸，如梧桐子大。每服七八十丸，空心、食前温酒送下；或米饮汤送下亦得。

【主治】中满下虚，腹胁胀满，气不宣通。

加减益黄散

【来源】《御药院方》卷十一。

【组成】肉豆蔻　陈皮（去白）　诃子皮各半两　丁香二钱　甘草（炙）二钱半

【用法】上为细末。每服二钱，水一盏，煎至六分，食前温服。

【主治】小儿胃虚脾弱，胀满滑泄。

快气丸

【来源】《医方类聚》卷一〇二引《吴氏集验方》。

【组成】糯米一升　干姜二两　陈皮二两　青皮二两　巴豆四十九个（打开碎，同炒，慢火，候色赤）

【用法】上为末，薄醋糊为丸，如大麻子大。每服七丸，食后生姜、紫苏汤送下。

【主治】心腹膨胀，面色萎黄，或发虚肿，大便闭涩，咽酸不食。

术附汤

【来源】《普济方》卷一四七引《保生回车论》。

【组成】白术二两（锉如麦豆）　附子一枚（以半两为率，炮裂，去皮脐，锉如麦豆粒）

【用法】上如法事治了，一处于杵臼中，良时治之，勿令作末。每用四钱匕，水一盏半，煎及七分，去滓温服，一日三次，不拘时候。凡言日进三服者，如疾势稍重，当促其数，服尽而未知，并当再作本汤剂。

【功用】

　　1.《症因脉治》：温经散湿。

　　2.《医宗金鉴》：除湿兼温里。

【主治】

　　1.《症因脉治》：寒湿腹胀。

　　2.《张氏医通》：寒湿体痛，自汗身寒。

　　3.《伤寒大白》：阴症发黄，里有寒湿。

平气散

【来源】《卫生宝鉴》卷十二。

【组成】青皮（去白）　鸡心槟榔各三钱　大黄七钱　陈皮（去白）五钱　白牵牛二两（半生半炒，取头末一半）

【用法】上为末。每服三钱，煎生姜汤一盏调下，不拘时候。一服减半，再服喘愈。

【主治】湿热大盛，上攻于肺，腹胀喘满，神气躁乱。

【方论】《黄帝内经》曰：肺苦气上逆，急食苦以泻之。散用白牵牛苦寒，泻气分湿热，上攻喘满，故以为君；陈皮苦温，体轻浮，理肺气，青皮苦辛平，散肺中滞气，故以为臣；槟榔辛温，性沉重，下痰降气，大黄苦寒，荡涤满实，故以为使也。

【验案】喘满　己未岁初秋，越三日，奉召至六盘山。至八月中，霖雨不止，时承上命治不邻吉歹元帅夫人，年逾五旬，身体肥盛，因饮酒吃湩乳过度，遂病腹胀喘满，声闻舍外，不得安卧，大小便涩滞，气口脉大两倍于人迎，关脉沉缓而有力。予思霖雨之湿，饮食之热，湿热大盛，上攻于肺，神气躁乱，故为喘满。邪气盛则实，实者宜下之，故制平气散以下之。

塌气丸

【来源】《卫生宝鉴》卷十九。

【组成】陈皮　萝卜子（炒）各半两　木香　胡椒各三钱　草豆蔻（去皮）　青皮各三钱　蝎梢（去毒）二钱半

【用法】上为末，糊为丸，如梧桐子大。每服三十丸，食后米饮送下，一日三次。小儿丸如麻子大，桑白皮汤送下十丸，一日三次。如阴囊洪肿冰冷，用沧盐、干姜、白面各三钱为末，水和膏子摊纸上，涂阴囊上。

【主治】中满下虚，单腹胀满虚损者。

【宜忌】白粥百日，重者一年。

木香塌气丸

【来源】《医垒元戎》卷十。

【组成】丁香　胡椒各二钱　郁李仁四钱　蝎尾　木香　槟榔各半两　枳实　白牵牛各一两

【用法】上为细末，饭为丸，如绿豆大。每服十丸至十五丸，陈皮、生姜汤任下。

【主治】单腹胀。

生姜枣汤

【来源】《云岐子脉诀》。

【别名】四白汤。

【组成】白术一两　黄耆　茯苓　白芍药各半两

【用法】上为粗末。每服半两，加生姜、大枣，水煎服。不已，服养脾丸。

【主治】尺部脉伏，食不消，坐卧不安，腹胀。

调中汤

【来源】《云岐子脉诀》。

【组成】制厚朴　陈皮（去白）　制半夏各一两　白术一两半　人参五钱　甘草（炙）三钱

【用法】上锉。每服一两，水二盏，加生姜七片，煎至七分，去滓，食前温服。

【主治】腹胀胃虚空，关脉浮者。

通膈丸

【来源】《医方大成》卷三引《澹寮》。

【组成】丁皮　荜澄茄　白豆蔻　檀香　粉草各半两　砂仁　香附子　片姜黄各一两　木香二钱　甘松　丁香各三钱

【用法】上为末，用荜澄茄为母泛丸，如梧桐子大。每服三十丸，白汤送下。

【功用】快气进食，利胸膈，消膨胀。

气针丸

【来源】《医方大成》卷六引《澹寮》。

【组成】全蝎（去毒并尾）　木香（不见火）　丁香　胡椒　肉豆蔻（煨）各一两　片子姜黄　青皮（去白）各二两

【用法】上为末，用莱菔子炒去壳，取净四两，烂研和药，用酒同姜汁各少许煮糊为丸，如梧桐子。每服五十丸，煎紫苏、陈皮汤送下。

【主治】气滞膨胀。

胜红丸

【来源】《瑞竹堂经验方》卷一。

【组成】三棱（醋炙）　广术（醋炙）　青皮（去瓤，炒）　陈皮（去白）　干姜（炮）　良姜　枳实（去瓤，炒）　白术（煨）　萝卜子（炒，别研）各一两　香附子二两（炒，去毛）

【用法】上为细末，醋糊为丸，如梧桐子大。每服五七十丸，姜汤或木香汤、陈皮汤送下，不拘时候。

【功用】消食快气，美进饮食。

【主治】心腹痞满。

香枣丸

【来源】《瑞竹堂经验方》卷二。

【组成】苦丁香

【用法】上为细末，用熟枣肉为丸，如梧桐子大。每服三十丸，煎大枣汤送下，空心服之立效，三服必愈。

【主治】

　　1.《瑞竹堂经验方》：十种蛊气病。

　　2.《普济方》：腹满。

【方论】《医方考》：诸臌胀内热，此方主之。苦丁香，即苦瓜蒂也，散用之则吐，丸用之则泻，凡有形之邪无不出之，亦良方也。

消痞丸

【来源】《医方类聚》卷一一三引《瑞竹堂经验方》。

【组成】苍术四两（净，米泔浸，焙干，炒）　陈皮一两（去白）　青皮一两（净，去瓤）　木香二钱

【用法】上为细末，醋糊为丸，如梧桐子大。每服二十丸，空心温酒送下；小儿三五七丸，米饮汤送下。

【主治】痢后肚腹满闷。

甘露散

【来源】《普济方》卷一一五引《瑞竹堂经验方》。

【组成】白滑石六两半　泽泻　甘草（去皮）各一

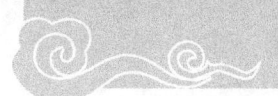

两　人参　茯苓　白术　木猪苓（去黑皮）各半两

【用法】上为细末。每服三钱，白汤调服。欲分阴阳，蜜和丸，如弹子大，用汤化如稀面糊调服之。

《证治准绳·类方》：肿胀用下药得利后，以此补之。

【功用】分阴阳。

【主治】《古今医统大全》：脾虚水湿不利，腹胀中满。

大麦汤

【来源】《饮膳正要》卷一。

【组成】羊肉一脚子（卸成事件）　草果五个　大麦仁二升（滚水淘洗净，微煮熟）

【用法】上件草果熬成汤，滤净；下大麦仁熬熟，加盐少许，调和令匀，下事件肉。

【功用】温中下气，壮脾胃，止烦渴，破冷气，去腹胀。

加味术附汤

【来源】《世医得效方》卷二。

【组成】白术（去芦）　甘草（炒）各一两　附子（炮）一两半　赤茯苓一两

【用法】上锉散。每服五钱，加生姜七片，大枣二枚煎，一日三次。才见身痹又三服，当如冒状，勿怪，盖术、附并行皮中逐水气故尔。

【主治】中湿，脉沉而微缓，腹䐜胀，倦怠，四肢关节疼痛而烦，或一身重着，久则浮肿喘满，昏不知人，挟风头晕呕哕，兼寒则挛拳掣痛。

【加减】如有冒状，加桂一两，大便坚，小便利则勿加。

茴姜汤

【来源】《世医得效方》卷四。

【组成】茴香二两半　青皮一两　良姜一两（酒浸，炒）　天台乌药（泔浸一日夜，炒黄为度）

【用法】上为散。每服三钱，水一盏，加生姜五片，大枣一枚，煎，空心服。

【主治】男子、妇人一切心腹胀满，气滞走痛。

【宜忌】忌茶。

加味藿香正气散

【来源】《世医得效方》卷五。

【组成】藿香正气散加丁香　缩砂　良姜　南木香各半钱

【用法】加生姜三片，红枣二枚，水煎服。

【主治】饮食中忧怒伤脾，腹内膨满，泄泻频并，或作晨泄。

木香槟榔丸

【来源】《医学启蒙》卷三。

【组成】广木香四两　黄连四两（吴茱萸汤泡，炒）　黄芩四两（酒炒）　青皮四两（醋炒）　黄柏（盐水炒）　槟榔八两（煨）　陈皮八两（炒）　莪术五两（煨）　枳壳八两（麸炒）　黑丑八两（炒）　厚朴四两（姜炒）　大黄四两（酒蒸）　香附（制）八两　当归八两（酒洗）　干姜三两（炮）

【用法】上为末，白水滴丸，如绿豆大，每服一钱或一钱半，白汤送下，不拘时候。

【功用】顺气宽胸，消积化滞，解宿酒，消宿食，除胀满，利水肿。

木香甘遂散

【来源】《医学启蒙》卷四。

【组成】木香　甘遂　白牵牛各等分

【用法】上为细末。每服二钱，米汤调下。

【主治】单腹胀。

木香丸

【来源】《脉因证治》卷下。

【组成】木香　硇砂　蓬术　胡椒　干漆（炒令烟尽）　半夏各五钱　桂心　缩砂　青皮各三钱　附子（炮，去皮脐）　三棱（醋炙）　干姜各一两

【用法】上为末，炼蜜为丸，如梧桐子大。每服五十丸，生姜汤送下。

【主治】蘽气烦痛，畏风憎寒，心腹胀满，下利不欲食，吞酸，噫宿腐气，或腹胀泄泻，及四肢浮肿。

曲术香棱丸

【来源】《普济方》卷一七六引《德生堂方》。

【组成】荆三棱　莪术　陈皮　香附子各四两（作一处，用好醋二斤煮一沸时，去醋，焙干）　白豆蔻四两　沉香四两　缩砂仁　荜澄茄　木香　川姜　乌药各二两　枳壳（炒）　槟榔　干葛　半夏曲（炒）　神曲　干葛花各二两

【用法】上为末，熬萝卜水煮糊为丸，如绿豆大。每服五七十丸，随意酒、生姜汤送下。

【主治】脾积气滞，胸膈痞闷，肚腹胀满，痃痞气块，往来走注，刺痛大肠，酒食呕吐酸水，饮食不思，妇人血气癥瘕，小儿伤食。

降气汤

【来源】《医方类聚》卷一九五引《修月鲁般经》。

【组成】白芷　苍术　甘草　香附各等分

【用法】上为末。热水调服；米饮亦可。

【功用】降气。

宽中丸

【来源】《医方类聚》卷一九五引《修月鲁般经》。

【组成】香附四两　陈皮　青皮　枳壳　枳实　三棱　莪术各二两　神曲　麦芽糖球子各一两　牵牛（头末）十二两

【用法】上为末，滴水为丸。每服五六十丸，食远白汤吞下。

【主治】肚内痞闷。

索氏三和汤三倍加白术方

【来源】《医学纲目》卷二十四。

【别名】索氏三和汤（《济阳纲目》卷三十九）、三和汤（《东医宝鉴·杂病篇》卷六）。

【组成】白术　厚朴　陈皮各三两　木通一两　槟榔　紫苏各二两　甘草　海金沙　大腹皮　白茯苓　枳壳各一两

【用法】水煎服。

《济阳纲目》：上锉。每服八钱，加生姜三片，水煎服。

【主治】小腹胀。

【验案】疟久腹胀　一男子年四十余，患疟久而腹胀，脉不数而微弦，重取则来不滑利，轻重又皆无力，遂与本方入姜汁服之，数服而疟愈，小便利二三行，胀稍减，遂又小便短少，予作气血两虚，于前药内入人参、牛膝、当归身尾作大剂料，百服而愈。

阿魏丸

【来源】《医学纲目》卷三十八。

【组成】阿魏一两　黄连（酒煮）六两

【用法】上为末，醋浸阿魏一宿，研如泥，汤浸，蒸饼为丸。

【主治】腹胀。

【加减】元气不足，加人参。

草豆蔻散

【来源】《普济方》卷二十一。

【组成】草豆蔻（面裹煨熟，去皮取肉）　茴香子（炒）各一两　木香半两　陈曲（微炒）　麦蘖（炒）各二两　厚朴（去粗皮，生姜汁炙）　干姜（炮）　陈橘皮（汤浸，去白，焙）各一两

【用法】上为散。每服二钱匕，先嚼煨生姜少许，食前沸汤调下。

【主治】脾气虚弱，腹内膨胀，不思饮食。

大荜澄茄丸

【来源】《普济方》卷二十三。

【组成】荜澄茄一两　青皮（去白）　广茂（煨）　陈皮（去白）　川丁皮　半夏（洗七次）　厚朴（去粗皮，姜制）各二两五钱　赤茯苓（去皮）四两　麦芽（炒）三两

【用法】上为末，生姜汁面糊为丸，如梧桐子大。每服六七十丸，温生姜汤送下，不拘时候。

【功用】和脾胃，进饮食，消积滞，化痰饮。

【主治】脾胃虚满。

三和汤

【来源】《普济方》卷一三八。

【组成】橘皮　厚朴　槟榔　白术　甘草（炙）　紫苏　海金沙各二两　木通三两

【用法】以水一半，煮取六升，去滓，再煮取三升，温服一升。

【主治】脾胀，善哕，四肢满。

快活丸

【来源】《普济方》卷一七一。

【组成】木香　橘红　青皮　缩砂仁　槟榔　枳壳　荜澄茄　白术　干生姜　三棱各三钱　广木　神曲　甘草各半两

【用法】上为细末，滴水为丸，如绿豆大。每服六十丸，食后用生姜汤送下。

【主治】胸膈饱闷。

香曲散

【来源】《普济方》卷一七二。

【组成】麦曲

【用法】上熬曲微香为末。每服方寸匕。须大麦生曲佳，无曲以糵亦得。

【主治】食过饱烦闷，但欲卧而腹胀。

枳实丸

【来源】《普济方》卷一八三。

【组成】枳实六分　犀角四分　前胡四分　青木香八分　麦门冬（去心）　赤茯苓各八分　苦参　芍药各六分　黄橘皮　甘草　川芎　桔梗　牵牛（生熟使）　羌活　茯苓　草豆蔻　大腹皮各一分　鳖甲（醋炙）半两　吴茱萸三铢

【用法】上为末。每服二钱，水一盏，煎一两沸，空心和滓服。

本方方名，据剂型当作"枳实散"。

【主治】胸膈胀满，心下虚热，脚手烦疼，逐渐羸瘦，不能饮食，四肢无力。

黄散子

【来源】《普济方》卷一八三。

【组成】槟榔半两　桂一两　大黄半两（煨）　木香一两　益智二两　茴香　郁金　当归各一两　川芎　天仙藤　陈皮　紫苏　麦糵（炒）各二两　牵牛　羌活各一两　萝卜子二两（淘洗，别研）

【用法】上为末。每服二钱，木瓜、紫苏汤调下；或伤寒时疾，用水一盏，木瓜、紫苏、姜、枣，同煎八分，热服。

【主治】诸气不顺，胸满喘急，伤寒胀满。

【宜忌】阴证不可服。

小沉香丸

【来源】《普济方》卷一八四。

【组成】丁香　沉香各一分　乳香一钱半　舶上茴香一两（炒）　肉桂半两（去粗皮）　槟榔二枚（冬春一枚）　肉豆蔻五枚（夏加二枚）　荜茇五钱　阿魏少许　巴豆十五颗（去皮，不出油，别研）

【用法】上为末，研入巴豆、阿魏令匀，煮白米饭为丸，如绿豆大。每服五丸，生姜汤送下。如胸膈气不和，脏腑冷气，上攻迷闷，加十丸，温酒送下。常服清茶送下。要微利，以意加服之。

【功用】消滞气，顺三焦，空胸膈，理脾元，兼化酒食毒。

【主治】胸膈气不和，脏腑冷气，上攻迷闷。

柴胡茯苓汤

【来源】《普济方》卷二三三。

【组成】柴胡　茯苓各一钱二分　枳实（炙）　白术　人参　麦门冬（去心）　生姜（合皮，切）各六分

【用法】上切。以水六升，煮取一升八合，绞去滓，分温二服。服别相去七八里，吃一服。

【主治】腹胀瘦病，不下食。

【宜忌】忌生冷、油腻、小豆、粘食、桃、李、醋物、雀肉。

五物汤

【来源】《普济方》卷三二〇。

【组成】木香二钱半（不见火） 槟榔（炮） 白术 制朴 甘草各三钱

【用法】上锉。每服五钱，水二盏，加紫苏叶七片，盐半钱，煎至七分，热服，不拘时候服。

【主治】妇人心腹胀满，食不下。

降气丸

【来源】《普济方》卷三二〇。

【组成】枳壳（去瓤，炮） 橘皮（去瓤）各二两 木香三钱半

【用法】上为细末，炼蜜为丸，如梧桐子大。每服五十丸，食后用姜、卜汤送下。

【主治】妇人心腹胀闷，不下饮食。

丁香脾积丸

【来源】《普济方》卷三九二。

【组成】皂角（烧）一两 青皮半两 三棱二两 莪术三钱 丁香半两 砂仁半两 麦芽三钱（炒） 青黛一钱 巴豆三七粒（去油）

【用法】上为末，乌梅肉捣糊为丸，如麻子大，空心饭饮吞下，茶清亦可，每日三次。

【主治】一切积气，腹肚坚胀，不进饮食。

狼毒丸

【来源】《普济方》卷三九三。

【组成】狼毒三分 附子一个（炮） 川椒（出汗） 巴豆（去皮）各四分

【用法】上为末，以饴为丸，如茱萸大。每服一丸，茶饮送下，天明及日午再服一丸，每日三次。

【功用】消痞下食。

【主治】腹中有热胀满，不思饮食，大小便不利，及苦腹痛癖，便脓血下重，丁奚腹痛，脱肛，胁下有痞。

蒔萝丸

【来源】《普济方》卷三九五。

【组成】蒔萝

【用法】上为末，面糊为丸，如绿豆大。三岁每服三十丸，青皮汤送下。

【主治】小儿气胀，霍乱呕逆、腹冷、食不下及胁痛。

木香消胀丸

【来源】《袖珍方》卷三。

【组成】木香二钱半 槟榔半两 陈皮一两 大腹子一两 萝卜子二两 枳壳 桑白皮 紫苏子 香附子各一两

【用法】上为末，面糊为丸，如梧桐子大。每服五十丸，生姜汤送下。

【主治】胀满。

参香散

【来源】《袖珍方》卷三。

【组成】人参 官桂 甘草各三钱 半夏 桔梗 枳实 陈皮 桑白皮 青皮 麦门冬 大腹皮各五钱 紫苏子 香附子 茯苓各六钱 木香四钱

【用法】上锉。每服八钱，水二盏，加生姜、大枣、灯心二十茎，煎至一盏，去滓，食前服。

【主治】一切气，脾虚作胀、痞气。

【加减】十分疼，加槟榔、蓬术。

消胀丸

【来源】《袖珍方》卷三。

【组成】陈仓米二两 蓬术 三棱 香附子各一两半（醋煮，焙）干姜（炮）五钱 巴豆四十九粒（与米同炒黄色，裹一宿，去豆）青皮 陈皮各一两

【用法】上为细末，醋糊为丸，如梧桐子大。每服五六十丸，姜汤送下。

【主治】胀满。

消胀丸

【来源】《袖珍方》卷三。

【组成】木香　茯苓　厚朴（制）各一两　大黄　泽泻一两半　滑石　黑牵牛末各六两
　　　　方中大黄用量原缺。

【用法】上为细末，水为丸，如梧桐子大。每服五十丸，姜汤送下。

【主治】胀满。

硇砂丸

【来源】《医方类聚》卷二一八引《仙传济阴方》。

【组成】硇砂三两（别研）　三棱三钱　青皮三钱　川椒三钱　干漆三钱　厚朴三钱

【用法】上为末，醋糊为丸。每服三十丸，姜汤送下。

【功用】苏脾顺气。

【主治】妇人心生胀或腹内胀，虚劣血气，因食生冷伤于脾，或月候不行，血注于脾所致者。

鸡屎醴

【来源】《医学正传》卷三。

【别名】鸡屎醴饮（《东医宝鉴·杂病篇》卷六）。

【组成】羯鸡屎一升

【用法】上为细末，炒焦色，地上出火毒，再为极细末，百沸汤三升淋汁。每服一大盏，调木香、槟榔末各一钱，空腹服，一日三次。以平为期。

【主治】鼓胀，气胀、水胀等证。

撼积丹

【来源】《医学集成》卷三。

【组成】槟榔　枳实　丑牛　大黄各三钱　牙皂二片

【用法】上为末。酒送下。

【主治】胃实痛，胀满拒按。

莱菔丸

【来源】《万氏家抄方》卷六。

【别名】莱菔子丸（《片玉痘疹》卷十二）。

【组成】胡椒（厚朴煎汤，浸过晒干）二钱　白术（壁土炒）一两　莱菔子（炒）五钱

【用法】上为末。蒸饼糊丸，如梧桐子大。陈皮汤送下。

【功用】下气消胀。

【主治】《痘疹仁端录》：痘后中气虚作胀者。

莲叶散

【来源】《跌损妙方》。

【组成】莲叶不拘多少（炒存性）

【用法】上为末。童便调一二服，大便下瘀血愈。若身弱气虚，用八珍汤加骨碎补、续断服。

【主治】瘀血腹胀。

橘皮汤

【来源】《丹溪心法附余》卷八。

【组成】香附米（炒）　半夏　橘皮各二两　甘草七钱半

【用法】上锉。水二盏，加生姜五片，大枣二枚，煎至一盏，通口服。

【主治】七情所伤，中脘不快，腹胁胀满。

内消散

【来源】《活人心统》卷下。

【组成】蜈蚣三五条（炙干，研末）　鸡子二个

【用法】先将鸡子打开少许，每次以蜈蚣末一钱加入鸡子内，用棒调匀，用纸封糊。以沸汤煮食之，每日一次。连进三服，患即瘳矣。

【主治】一切腹胀大如笪箕者。

遇仙丹

【来源】《摄生众妙方》卷四。

【别名】一粒金丹。

【组成】腽肭脐二钱　阿芙蓉二钱　片脑三分　朱砂三分　麝香一分　晚蚕蛾一分

【用法】上为末，放瓷碗内，别用水酒二钟，将射干草不拘多少入酒内，煎至八分，然后倾于碗内，

放水面，以炭火滚四五次，取出为丸，如梧桐子大，金箔为衣。每服一丸，用砂糖或梨嚼烂送下，五七日服一次。

【功用】润三焦，补精气，安五脏，定魂魄，壮筋骨，益元阳，宽胸膈，暖腰膝，止疼痛，黑须发，牢牙齿，明眼目，返老还少，行走轻健。

【主治】五劳七伤，或因饥饱酒食生冷过度，伤其脾胃，心腹胀满，呕吐酸水，面黄肌瘦，饮食减少，肠腹疾块，病初未觉，日久成大病人；男女诸般劳嗽，吐痰吐血，翻胃转食，咳逆风壅，痰涎冷泪，鼻流清涕，水泻痢疾，心腹疼痛，酒疸食黄，水气宿食不化，左瘫右痪。

【验案】山岚瘴气 《古今医统大全》：王经略于开通元年赴广东安抚，在任忽患山岚瘴气，肚腹胀满，无药可治，遍榜召医。时有一道人揭榜，云能治此病，随付药一丸，服之后取下一条，形如蛇，长尺许。疾病随痊。

降气汤

【来源】《摄生众妙方》卷七。

【组成】木香（如无，用沉香） 紫苏 枳壳 枳实 陈皮 三棱 莪术 甘草 半夏 厚朴各等分

【用法】上用水一钟半，加生姜三片，煎至八分，温服。

【主治】心气胀闷。

调气平胃散

【来源】《古今医统大全》卷三十九。

【别名】调气和胃散（《赤水玄珠全集》卷十六）。

【组成】白豆蔻 丁香 檀香 木香各二钱 藿香 砂仁各四钱 甘草六钱 苍术八钱 厚朴五钱 陈皮五钱

【用法】上为末。每服二钱，加生姜、大枣，煎汤，入盐少许调服。

【主治】

1.《古今医统大全》：卒暴尸厥，触犯邪气，昏晕卒倒无所知。

2.《景岳全书》：胃气不和，胀满腹痛。

退热清气汤

【来源】《医学入门》卷七。

【组成】柴胡 陈皮 茯苓各一钱 半夏 枳壳各八分 香附七分 川芎五分 砂仁七粒 木香 甘草各三分

【用法】加生姜三片，水煎，温服。

【主治】气逆身热，中脘痞满。

枳梗二陈汤

【来源】《医学入门》卷八。

【别名】枳桔二陈汤（《医宗金鉴》卷四十六）。

【组成】二陈汤加枳壳 桔梗

【功用】宽胸膈，化痰气。

【主治】

1.《医学入门》：痞满。

2.《医宗金鉴》：痰饮子嗽；小儿停痰呃乳，胸膈膨满，呕吐痰涎；小儿湿痰懒食，倦怠嗜卧，面色多黄，痰多者。

苍橘汤

【来源】《东医宝鉴·杂病篇》卷三引《医学入门》。

【组成】苍术二钱 陈皮一钱半 赤芍药 赤茯苓各一钱 黄柏 威灵仙 羌活 甘草各五分

【用法】上锉一剂。水煎服。

【主治】酒湿。

行湿补气养血汤

【来源】《古今医鉴》卷六。

【组成】人参 白术 白茯苓 当归 川芎 苏梗 白芍药 陈皮 厚朴 大腹皮 木通 莱菔子 木香 海金沙 甘草

【用法】上锉散。加生姜、大枣，水煎服。

【主治】气血虚弱，单鼓腹胀浮肿。

【加减】气虚，倍参、术、茯苓；血虚，倍芎、归、白芍；小便短少，加猪苓、泽泻、滑石；服后肿胀俱退，惟面目不消，此阳明经气虚，倍用白术、茯苓。

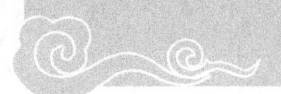

枳术散

【来源】《古今医鉴》卷六。

【组成】枳实（麸炒）三钱 白术（土炒）三钱

【用法】上锉一剂。用水二钟，煎至一钟，温服。

【主治】心下窄狭不快。

家传正气散

【来源】《古今医鉴》卷六。

【组成】苍术 陈皮 厚朴 藿香 半夏 乌药 枳壳 香附子 大腹皮 甘草

【用法】上锉。加生姜、大枣，水煎，温服。

【主治】心腹胀满，或出远方，不服水土。

调胃散

【来源】《古今医鉴》卷六。

【组成】苍术 白术 茯苓 白芍药 桔梗 紫苏 槟榔 陈皮 甘草

【主治】胀满。

【加减】小便闭，加车前子；腹胀，加枳壳。

推车丸

【来源】《古今医鉴》卷六引毛惟中方。

【组成】沉香一钱 木香一钱 巴豆一钱（半生半熟） 胡椒一钱（炒爆）

【用法】上为末，枣肉为丸，如梧桐子大。每服五六十丸。消上，用葱白捣烂，热酒送下；次日消中，用陈皮汤送下；三次消下，用牛膝汤送下。去三五次，不补自止，后用十皮散紧皮。

【主治】水肿，气肿，单腹胀。

神效丸

【来源】《育婴家秘》卷四。

【组成】大戟 芫花 甘遂（醋炒） 泽泻 葶苈子（炒） 连翘 桑白皮 木香 赤小豆（炒） 黑牵牛（炒，取头末）各等分

【用法】上为末，大枣（蒸，去核）捣如泥为丸，如麻子大。量儿大小，槟榔汤送下。以利为度。

得利后，用参苓白术散去甘草补之。

【功用】急下。

【主治】小儿腹胀，五实者。腹紧胀，气上喘，身壮热，脉洪数，大小便秘。

【宜忌】此乃救急之方，不可常用。

加减八物汤

【来源】《保命歌括》卷二十四。

【组成】四物、四君加黄耆 升麻 柴胡 陈皮 枳壳 桔梗

【用法】加生姜，水煎服。

【主治】下多亡阴而痞满者。

化坚膏

【来源】《点点经》卷三。

【组成】昆布 海藻 桃仁 红花 半夏 乳香 黄连 大黄 没药 黄柏 知母 寸香 瓦茎（煅）各等分 活脚鱼（不拘大小）一个 苋菜一把

【用法】用清油（即芝麻油）一斤半，浸一日，熬枯去滓，以金丹六两收油用，贴时仍用寸香一分，掷入膏上。用膏贴硬处，然后用攻破之剂，以硬变软为度。如坚又移别处，原贴之膏不动，另取一片贴之。

【主治】肚腹坚，或浮起有形，或满腹行走，不时作痛，心胸胀闷，气胀吼喘。

【宜忌】忌发物。

通利定胀汤

【来源】《点点经》卷三。

【组成】当归 腹皮 槟榔 木通 厚朴 六曲 山楂 黄芩 枳壳 栀子 酒军 朴消 木香

【用法】不用引。

【主治】酒染成疳，面红腹胀，气喘发咳。

木香散

【来源】《赤水玄珠全集》卷五。

【组成】木香 青皮 白术 姜黄 草豆蔻各半

两 阿魏 荜澄茄各一两

【用法】上为末，醋糊为丸，如绿豆大。每服二十丸，生姜汤送下。

【主治】单腹胀。

乌药顺气散

【来源】《赤水玄珠全集》卷五。

【组成】天台乌药 香附 沉香 砂仁 橘红 半夏

【用法】上为末。每服二钱，灯心汤调下。

【主治】胀满痞塞，七情忧思所致者。

宽中八宝散

【来源】《赤水玄珠全集》卷五。

【组成】木香 归尾 萝卜子 真苏子 槟榔 砂仁各一钱半 沉香 牙皂各一钱

【用法】上为末。每服一钱，或二钱，黄酒调下。

【主治】七情忧思，胸腹胀满痞塞。

【加减】小水不利并水肿，加苦葶苈子末一钱五分，蝼蛄后段炙末一钱。

通气生姜丸

【来源】《赤水玄珠全集》卷五。

【组成】人参 茯苓 神曲（炒） 麦芽（炒）各一两半 官桂 归尾 陈皮（炒）各六两 半夏（洗）一两 生姜（去皮，切）六两 厚朴六两

【用法】上为末，以生姜汁煮曲糊为丸，如梧桐子大。每服三十丸，空心、食前米饮送下。

【主治】三焦虚胀。

化龙丹

【来源】《万病回春》卷三。

【组成】大鲤鱼一个 巴豆四十粒

【用法】将鱼剖了，将鱼脊割开两刀，将巴豆下在两刀路合住，用纸包裹，慢火烧熟。去豆食鱼，米汤下。

【主治】单腹胀。

香朴汤

【来源】《万病回春》卷三。

【组成】厚朴（姜炒）一两 大附子（炮，去皮脐）七钱半 木香三钱

【用法】上锉。加生姜七片，大枣一枚，水煎服。

本方改为丸剂，名"香朴丸"（《嵩崖尊生全书》卷七）。

【主治】老人中寒下虚，心腹膨胀，不喜饮食，脉浮迟而弱，此名寒胀。

养胃汤

【来源】《万病回春》卷三。

【组成】香附 砂仁 木香 枳实（麸炒）各七分 白术（去芦） 茯苓（去皮） 半夏（姜汁炒） 陈皮各一钱 白豆蔻（去壳）七分 藿香 厚朴（姜汁炒）各七分 甘草（炙）二分

【用法】上锉一剂。加生姜三片，大枣一枚，水煎，食后服。

【主治】胸腹痞满。

【加减】瘦人心下痞闷，加炒黄连，去半夏；血虚中满，加当归、白芍，去半夏；食积中满，加炒神曲、山楂、麦芽，去白术、半夏；肥人心下痞闷，加苍术；气虚中满，加人参，去半夏；痰膈中满，加瓜蒌仁、贝母、桔梗、竹沥、姜汁少许，去白术、半夏；脾泄中满，加炒苍术、炒白芍，去半夏；内伤元气而痞满者，宜大补气也。

宽中养胃汤

【来源】《万病回春》卷三。

【组成】苍术（炒）四分 香附七分 枳壳（麸炒）五分 厚朴（姜炒）五分 藿香五分 山楂三分 陈皮一钱 砂仁三分（细研） 神曲（炒）四分 槟榔三分 麦芽（炒）四分 枳实（麸炒）四分 半夏五分 茯苓五分 青皮（去瓤）三分 甘草（炙）三分

【用法】上锉一剂。加生姜三片，大枣一枚，水煎，食远服。

【主治】胸膈胀满，饮食少用。

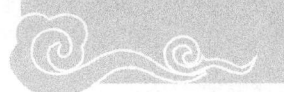

消胀散

【来源】《万病回春》卷七。

【组成】萝卜子（炒）　苏梗　干葛　陈皮　枳壳各等分　甘草少许

【用法】上锉。水煎服。

【主治】小儿腹胀。

【加减】食少者，加白术。

木瓜汤

【来源】《遵生八笺》卷十一。

【组成】干木瓜（去皮净）四两　白檀五钱　沉香三钱　茴香（炒）五钱　白豆蔻五钱　砂仁五钱　粉草一两半　干生姜半两

【用法】上为极细末。每用半钱，加盐沸汤点服。

【功用】除湿，止渴，快气。

化积四物汤

【来源】《鲁府禁方》卷三。

【组成】当归（酒洗）　川芎　赤芍　三棱（醋浸，炒）　莪术（醋浸，炒）　青皮（去瓤）　陈皮　枳壳（麸炒）　枳实（麸炒）　槟榔　砂仁　香附　莲肉各七分　乌梅一个　青木香五分　白豆蔻（去壳）五分

【用法】上锉。水煎服。

【主治】因饮酒中毒，或时胸中痞闷，腹中膨胀，有妨饮食。

进食四物汤

【来源】《鲁府禁方》卷三。

【组成】白芍（酒炒）一钱　川芎七分　香附一钱　砂仁八分　陈皮八分　枳实（麸炒）七分　槟榔七分　乌药七分　青皮（去瓤）七分　莲肉七分　白豆蔻（去壳）　青木香各五分

【用法】上锉。加生姜三片，水煎，温服。

【主治】脾气不和，胸中饱闷。

大橘皮汤

【来源】《证治准绳·类方》卷二。

【组成】橘皮　厚朴（姜制）各一钱半　猪苓　泽泻　白术各一钱二分　槟榔　赤茯苓　陈皮　半夏　山楂肉　苍术　藿香　白茯苓各一钱　木香五分　滑石三钱

【用法】水二钟，加生姜三片，煎八分，食前服。

【主治】湿热内甚，心腹胀满，小便不利，大便滑泄及水肿。

化滞调中汤

【来源】《证治准绳·类方》卷二。

【组成】白术一钱五分　人参　白茯苓　陈皮　厚朴（姜制）　山楂肉　半夏各一钱　神曲（炒）　麦芽（炒）各八分　砂仁七分

【用法】水二钟，加生姜三片，煎八分，食前服。

【主治】《景岳全书》：食滞胀满。

【加减】胀甚者，加萝卜子（炒）一钱，面食伤尤宜用。

新增快气汤

【来源】《墨宝斋集验方》卷上。

【组成】砂仁　甘草　香附子各二钱二分　桔梗　陈皮各一钱

【用法】用水二钟，生姜三片，煎至一钟，去滓温服，不拘时候。

【主治】一切气结，心腹胀满，胸膈噎塞，噫气吞酸，胃中痰逆呕吐；及宿酒不解，不思饮食。

温胃汤

【来源】《东医宝鉴·杂病篇》卷六。

【组成】干姜（炮）一钱半　附子（炮）　半夏曲　厚朴　人参　陈皮　甘草（炙）　当归各一钱二分半　川椒（炒）一钱

【用法】上锉一贴。水煎服。

【主治】胃气虚冷，脘腹胀满。

当归散

【来源】《杏苑生春》卷六。

【组成】木香（煨） 桂心 木瓜各五分 赤茯苓 当归须 陈皮 白术各一钱 赤芍药一钱二分 木通 牡丹皮 槟榔各七分 紫苏四分

【用法】上锉。水煎八分，不拘时服。

【主治】停血不散，腹肿喘满，夜甚于昼，或血虚而膨，或胀，或散。

加味二陈汤

【来源】《寿世保元》卷三。

【组成】陈皮二钱 半夏（姜炒）二钱 枳实（麸炒）一钱 黄连（姜炒）六分 山楂（去子）二钱 木香八分 青皮（去瓤）二钱 白茯苓（去皮）三钱 砂仁八分 甘草八分

【用法】上锉。加生姜，水煎服。

【主治】痰气郁结，或饮食停滞而为痞满，按之，无块者。

朴香丸

【来源】《寿世保元》卷三。

【组成】川厚朴（姜汁炒）五钱 大附子（炮，去皮脐）三钱八分 木香一钱半

【用法】上锉一剂。加生姜七片，大枣二个，水煎，热服。

【主治】寒胀，老人、虚人中寒下虚，心腹膨胀，不喜饮食，脉浮迟而弱。

行湿补中汤

【来源】《寿世保元》卷三。

【组成】人参二钱 白术（麸炒）二钱 白茯苓三钱 苍术（米泔浸）一钱五分 陈皮一钱五分 厚朴（姜炒）一钱 黄芩二钱 麦冬（去心）二钱 泽泻二钱

【功用】补中行湿，利小便。

【主治】单腹蛊胀。

【加减】气不运，加木香八分，木通二钱；气下陷，加柴胡八分，升麻四分；朝宽暮急，血虚，加当归三钱，川芎一钱五分，白芍（炒）二钱，香附二钱，黄连（姜炒）六分，去人参；朝急暮宽，气虚，倍参、术；朝暮急者，气血俱虚，宜双补之。

枳实分消汤

【来源】《寿世保元》卷三。

【组成】川厚朴（去皮，姜汁炒）五钱 枳实（麸炒）二钱半 大黄（酒蒸）一钱半 官桂一钱二分 甘草（炙）一钱五分

【用法】上锉。加生姜、大枣，水煎服。

【主治】热胀，腹胀发热，脉浮数，饮食如故。

【加减】呕吐，加半夏；自利，去大黄；寒多，加干姜。

法制五香丸

【来源】《外科百效》卷一。

【组成】白檀香一两 丁香五钱 南木香一两 乳香四两 黑丑二钱 没药四钱 五灵脂一两 白豆蔻（去壳）六钱 栀子仁五钱 雄黄二钱 枳壳四两 四制香附四两 槟榔一两

【用法】炼蜜为丸，如梧桐子大。每服三十丸，空心木香汤送下。

【主治】远年心气胃气满。

【加减】血虚，加当归二两，牛黄一钱；有痰，加贝母六钱，远志肉三钱。

厚朴温中汤

【来源】《明医指掌》卷五。

【组成】厚朴（姜炒）八分 干姜七分 甘草（炒）六分 木香五分 陈皮八分 茯苓八分

【用法】上锉一剂。加生姜三片，大枣二个，水二钟，煎八分服。

【主治】脾胃虚冷，心腹胀满疼痛。

枳术汤

【来源】《明医指掌》卷九。

【组成】木香六分 陈皮八分 槟榔八分 桔梗七

分　枳壳（炒）八分　白术（炒）三分　紫苏叶
六分　五灵脂（炒）一钱　肉桂五分　半夏（姜
制）七分　白茯苓六分　甘草五分

【用法】上锉一剂。水二钟，加生姜三片，煎八
分，空心服。

【主治】孕妇饮食过度，致伤胃气，胸膈膨胀。

小和中饮

【来源】《景岳全书》卷五十一。

【组成】陈皮一钱五分　山楂二钱　茯苓一钱
半　厚朴一钱五分　甘草五分　扁豆（炒）二钱

【用法】水一钟半，加生姜三五片，水煎服。

【主治】胸膈胀满，或妇人胎气滞满；因食而成疟
痞；病后浊气未净，或余火未清，胃口不开，饮
食不进；呃逆；食饮寒凉，或误食性寒生冷等物，
致伤胃气因而作呕，寒滞未散而兼胀兼痛；吐利
因于过食，或瓜果生冷，以致食留不化，遂成痞
膈霍乱；积聚，不堪攻击，只宜消导渐磨者；恶
阻，饮食停滞作胀；小儿伤食呕吐，但有食滞而
胃不寒者；小儿痞块，兼胃脘停积，食滞作胀；
痘疹，饮食停滞，中满作痛者。

【加减】如呕者，加半夏一二钱；如胀满气不顺
者，加砂仁七八分；如火郁于上者，加焦栀子
一二钱；如妇人气逆血滞者，加紫苏梗、香附之
属；如寒滞不行者，加干姜、肉桂之属。

理阴煎

【来源】《景岳全书》卷五十一。

【别名】理营煎（《仙拈集》卷一）。

【组成】熟地三五七钱或一二两　当归二三钱或
五七钱　炙甘草一二钱　干姜（炒黄色）一二三
钱（或加桂肉一二钱）

【用法】水二钟，煎七八分热服。

【功用】
　　1.《重订通俗伤寒论》：滋补脾阴，温运
胃阳。
　　2.《不居集》：温补阴分，托散表邪。

【主治】《景岳全书》：脾肾中虚等证宜温润者。真
阴虚弱，胀满呕哕，痰饮恶心，吐泻腹痛，妇人
经迟血滞之证。

【加减】凡真阴不足或素多劳倦之辈，因而忽感寒
邪不能解散，或发热，或头身疼痛，或面赤舌焦，
或虽渴而不喜冷饮，或背心肢体畏寒，但脉见无
力者，宜用此汤照后加减以温补阴分，托散表邪。
加附子即名"附子理阴煎"，再加人参即名"六味
回阳饮"，治命门火衰，阴中无阳等症。若风寒外
感，邪未入深，但见发热身痛，脉数不洪，凡内
无火证，素禀不足者，加柴胡一钱半或二钱，连
进一二服；若寒凝阴盛而邪有难解者，必加麻黄
一二钱。若阴胜之时，外感寒邪，脉细恶寒，或
背畏寒者，乃太阳少阴证也，加细辛一二钱，甚
者再加附子一二钱，或并加柴胡以助之亦可。若
阴虚火盛，其有内热不宜用温，而气血俱虚，邪
不能解者，宜去姜、桂，单以三味加减与之，或
只用人参亦可。若泄泻不止，及肾泄者，少用当
归，或并去之，加山药、扁豆、吴茱萸、破故纸、
肉豆蔻、附子之属。若腰腹有痛，加杜仲、枸杞。
若腹有胀滞疼痛，加陈皮、木香、砂仁之属。

排气饮

【来源】《景岳全书》卷五十一。

【组成】陈皮一钱五分　木香七分或一钱　藿香
一钱五分　香附二钱　枳壳一钱五分　泽泻二
钱　乌药二钱　厚朴一钱

【用法】水一钟半，煎七分，热服。

【主治】
　　1.《景岳全书》：气逆食滞胀痛。
　　2.《谦斋医学讲稿》：脐腹痛，痛时多在脐
腹周围，喜手按或温掩，伴见肠鸣自利，饮食少
味，消化迟钝，舌苔白腻。

【加减】如食滞者，加山楂，麦芽各二钱；如寒滞
者，加焦干姜、吴茱萸、肉桂之属；如气逆之甚
者，加白芥子、沉香、青皮、槟榔之属；如呕而
兼痛者，加半夏、丁香之属；如痛在小腹者，加
小茴香；如兼疝者，加荔枝核（煨熟，捣碎）用
二三钱。

解肝煎

【来源】《景岳全书》卷五十一。

【别名】解恨煎（《笔花医镜》卷四）。

【组成】陈皮　半夏　厚朴　茯苓各一钱半　苏叶　芍药各一钱　砂仁七分

《不知医必要》有藿香，无半夏。

【用法】水一钟半，加生姜三五片、煎服。

【主治】

1.《景岳全书》：暴怒伤肝，气逆胀满阴滞。

2.《叶氏女科证治》：肝气滞逆胀满之胎动不安。

3.《医门八法》：气泻。肝木克土，脾气受伤，遇怒则泻。

【加减】如胁肋胀痛，加白芥子一钱；如胸膈气滞，加枳壳、香附、藿香之属。

【方论】《谦斋医学讲稿》：本方名为解肝，实际上除白芍养肝、苏叶兼能芳香舒气外，均属化湿行滞，调理脾胃之品，适应于土壅木郁的证候。因脾胃湿阻气滞，影响肝气条达，必须着重中焦治本，故方中不用柴胡疏肝而用苏叶，取其能舒肝郁，亦能和脾胃，脾胃健运则肝气自畅。故解肝的意义在于解肝之围，而不是直接治肝。

廓清饮

【来源】《景岳全书》卷五十一。

【组成】枳壳二钱　厚朴一钱半　大腹皮一二钱　白芥子五七分或一二钱　萝卜子（生捣）一钱（如中不甚胀，能食者，不必用此）　茯苓（连皮用）二三钱　泽泻二三钱　陈皮一钱

【用法】上以水一钟半，煎七分，食远温服。

【主治】三焦壅滞，胸膈胀满，气道不清，小水不利，年力未衰，通身肿胀，或肚腹单胀，气实非水等证。

【加减】如内热多火，小水热数者，加栀子、木通各一二钱；如身黄，小水不利者，加茵陈二钱；如小腹胀满，大便坚实不通者，加生大黄三五钱；如肝滞胁痛者，加青皮；如气滞，胸腹疼痛者，加乌药、香附；如食滞者，加山楂、麦芽。

守病丸

【来源】《景岳全书》卷五十五。

【组成】朱砂　雄黄　硼砂　轻粉　去皮巴霜各半两　硇砂　乳香各五钱

【用法】炼蜜为丸。每服一粒。

【主治】多年积胀。

木香顺气汤

【来源】《简明医彀》卷三。

【组成】木香　草蔻（面包，煨）　苍术（制）各三分　厚朴（制）四分　当归五分　升麻　柴胡各二分

【用法】上锉，作一服。水二盏煎服。

【主治】浊气在上，则生膜胀。

【宜忌】忌生冷、硬物、恼怒、房劳。

开郁理气汤

【来源】《丹台玉案》卷四。

【组成】香附　沉香　半夏各一钱　苏子　枳实　萝卜子各一钱五分　丁香　大腹皮　藿香各八分

【用法】水煎，热服。

【主治】气郁不散，肚腹胀满。

珍珀活命丹

【来源】《丹台玉案》卷五。

【组成】牛黄　琥珀　珍珠　蟾酥　朱砂各一钱　蝼蛄七个　地鳖虫七个

【用法】上为细末，人乳为丸。每服五分，空心白滚汤送下。

【主治】单腹胀。

秘效丸

【来源】《丹台玉案》卷五。

【组成】橘红　青皮（醋炒）　砂仁（炒）　枳壳（麸炒）　桑白皮　草果仁（炒）　槟榔各一两　芫花　大腹皮　茯苓皮　厚朴　丁皮（炒）　肉桂（炒）　南木香　苍术（米泔浸，炒）　益智仁各八钱

【用法】上为末，醋打面糊为丸。体厚者五钱，体弱者三钱，第一服消上部，以葱汤送下；第二服消中部，以陈皮汤送下；第三服消下部，以桑皮汤送下，俱要五更时服，服后如未消，仍前汤引

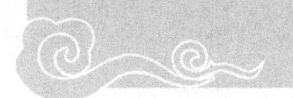

服之。重者六服收功,轻者不三服而愈。

【主治】肚腹胀大,小便短涩,脐凸气喘,夜不得卧。

舒中益元汤

【来源】《丹台玉案》卷五。

【组成】人参　白术(土炒)　肉桂各一钱　莱菔子　厚朴(姜汁炒)　泽泻各一钱二分

【用法】水煎,温服。

【主治】气虚中满,肚腹膨胀,朝宽暮急,肚大筋青。

元戟膏

【来源】方出《医宗必读》卷七,名见《仙拈集》卷一。

【别名】调敷散(《医级》卷八)。

【组成】大戟　芫花　甘遂　海藻各等分

【用法】上为细末,用酽醋调面和药,摊绵纸上。覆贴肿处,以软帛裹住。先用甘草嚼,后用此。

【主治】腹满如石,或阴囊肿大。

川连戊己汤

【来源】《症因脉治》卷三。

【组成】白芍药　甘草　川黄连

【主治】脾实腹胀,肚腹时热。

川连枳壳汤

【来源】《症因脉治》卷三。

【组成】川连　枳壳　木通　甘草　大腹皮　地骨皮

【主治】脾实腹胀,肚腹时热。

甘草麻桂汤

【来源】《症因脉治》卷三。

【组成】甘草　麻黄　桂枝

【主治】寒湿腹胀,身重身冷无汗。

加减枳术汤

【来源】《症因脉治》卷三。

【组成】白术　枳实　人参　广皮　甘草　熟砂仁　白茯苓

【主治】脾虚心腹时胀,饮食难消者。

防风木通汤

【来源】《症因脉治》卷三。

【组成】防风　木通

【功用】上下分消。

【主治】风湿腹胀之证。发热身重,不能转侧,一身尽痛,心腹胀满,外连头面,内外皆热。

防风平胃散

【来源】《症因脉治》卷三。

【组成】苍术　厚朴　广皮　甘草　防风

【主治】风湿腹胀,发热身重,不能转侧,一身尽痛,心腹胀满,外连头面,胸前饱闷。

【加减】下部胀,加防己。

纳气丸

【来源】《症因脉治》卷三。

【组成】六味地黄丸加益智仁。

【主治】气不归原,气散腹胀。

青皮散

【来源】《症因脉治》卷三。

【组成】青皮　大腹皮

【用法】水煎服。

【主治】气结小腹胀急。

泻心各半汤

【来源】《症因脉治》卷三。

【组成】川黄连　甘草　桑白皮　地骨皮

【主治】肺热腹胀,属心火刑金者。

枳壳化滞汤

【来源】《症因脉治》卷三。

【组成】枳壳　厚朴　神曲　广皮　莱菔子　麦芽　砂仁

【主治】大肠胀。肠鸣而痛，濯濯有声音。

【加减】热者，加川连；便硬，加大黄。

枳壳青皮饮

【来源】《症因脉治》卷三。

【组成】枳壳　青皮　大腹皮各等分

【主治】三焦胀满，气满肤中，空空然响。

【加减】上焦胀，加桔梗；中焦胀，加苏梗；下焦胀，加木通。

家秘泻黄散

【来源】《症因脉治》卷三。

【组成】苍术　厚朴　广皮　甘草　枳壳　川黄连

【主治】湿热腹胀。面目黄肿，小便赤涩，大便黄糜，日晡潮热，烦渴口苦者。

【加减】酒客，加干葛；腹痛，加大黄；小水赤，加木通、滑石；阳明热，加干葛；寒热，加柴胡；气虚，加人参。

家秘消胀散

【来源】《症因脉治》卷三。

【组成】半夏　厚朴　枳实　香附　麦芽　山楂　苍术　槟榔　广皮　干葛　神曲　莱菔子

【用法】上为细末。用木通、大腹皮各三钱煎汤调服。

【主治】肠胃停滞，诸腹胀大。

麻桂术甘汤

【来源】《症因脉治》卷三。

【组成】麻黄　桂枝　白术　甘草

【主治】寒湿腹胀，身重身冷无汗。

香砂四君子汤

【来源】《医灯续焰》卷十二。

【组成】四君子汤加砂仁　木香

【主治】中恶腹胀，服药吐下者。

木香调气散

【来源】《病机沙篆》卷上。

【别名】木香调气饮（《杂病源流犀烛》卷五）、木香调气汤（《杂病源流犀烛》卷十五）。

【组成】木香　藿香　砂仁　豆蔻　甘草

【用法】加生姜水煎服。

【主治】

　　1.《病机沙篆》：七情成胀。

　　2.《杂病源流犀烛》：胀喘，呃逆。

分消宽中散

【来源】《何氏济生论》卷四。

【组成】白术　滑石　茯苓皮　香附　车前子　莱菔　半夏　泽泻　厚朴　白芍　山楂肉　苏梗　大腹皮　木香

【用法】加生姜皮、灯心各三分，食前服。

【主治】脾虚腹胀。

枳实二陈汤

【来源】《医林绳墨大全》卷一。

【组成】枳实　陈皮　茯苓各一钱五分　半夏二钱　甘草五分

【用法】加生姜三片，水煎服。

【主治】外伤风寒，中气不清，胸膈满闷。

黄连泻心汤

【来源】《证治汇补》卷五。

【组成】黄连　厚朴　干姜各五分　甘草三分　人参　半夏　生姜各一钱

【用法】水煎服。

【主治】痞满。

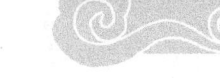

铺脐药饼

【来源】《证治汇补》卷六。

【组成】真轻粉二钱　巴豆四两　生硫黄一钱

【用法】上为末，成饼。先以新绵铺脐上，次铺药饼，外以帛紧束之，如人行十里许，即下水，待行三五次，即去药，以温粥补之。一饼可治十人。

【主治】胀满。

平顺散

【来源】《辨证录》卷四。

【组成】柴胡　甘草　乌药各一钱　白芍三钱　香附　白芥子　川芎各二钱　砂仁一粒

【用法】水煎服。

【主治】气恼之后，肝又血燥，肺又气热，一时呃逆而不止。

疏土汤

【来源】《辨证录》卷四。

【组成】白术　茯苓各一两　肉桂三分　柴胡五分　白芍三钱　枳壳三分　半夏五分

【用法】水煎服。

【主治】因脾胃气郁所致心腹饱满作胀，时或肠鸣，数欲大便，甚则心疼，两胁填实，为呕为吐，或吐痰涎，如呕清水，或泻利暴注，以致两足两跗肿，渐渐身亦重大。

术苓加桂汤

【来源】《辨证录》卷五。

【组成】白术一两　茯苓五钱　肉桂一钱

【用法】水煎服。

【主治】肾火不足，脾土虚衰，饮食之后，胸中倒饱，久久不已，遂成中满之症。甚则腹渐高大，脐渐突出，肢体渐浮胀。

抒胀汤

【来源】《辨证录》卷五。

【组成】神曲三钱　柴胡五分　白芍三钱　茯苓　萝卜子各一钱　厚朴　人参各五分　白豆蔻三个　苏叶八分　白芥子二钱

【用法】水煎服。十剂愈。

【功用】开郁补气。

【主治】气滞致中心郁郁不舒，久则两胁饱满，饮食下喉，即便膹胀，不能消化。

温土汤

【来源】《辨证录》卷五。

【组成】人参一钱　白术三钱　茯苓三钱　萝卜子一钱　薏仁三钱　芡实五钱　山药五钱　肉桂三分　谷芽三钱

【用法】水煎服。

【主治】脾虚中满。

濡木饮

【来源】《辨证录》卷六。

【组成】白芍一两　熟地　川芎各五钱　柴胡　香附　炒栀子　神曲各五分　白豆蔻一粒

【用法】水煎服。

【主治】肝燥气郁，两胁胀满，皮肤如虫之咬，干呕而不吐酸。

奠土汤

【来源】《辨证录》卷七。

【组成】白术一两　茯苓一两　砂仁五分　山药一两　人参五钱　萝卜子二钱　附子三分　半夏一钱　破故纸一钱

【用法】水煎服。

【主治】饥渴而思饮食，饮食下腹便觉饱闷，必大泻后快，或早或晚，一昼夜数次以为常，面色黄瘦，肌肉减消，此非胃气之虚，乃脾气之困也。

【方论】此方白术、茯苓、人参皆健脾之圣药，附子、破故纸助命门之神品，山药补肾之奇味，砂仁、半夏醒脾之灵丹，而萝卜子又分清浊之妙剂也。

生气汤

【来源】《辨证录》卷八。

【组成】人参二钱 白术一钱 巴戟天二钱 附皮三分 甘草二分 茯苓二钱 砂仁一粒 谷芽一钱 炮姜五分

【用法】水煎服。

【主治】人有贪用饮食，甚至遇难化之物而不知止，逢过寒之味而不知节，遂至胸腹胀闷，已而作痛生疼，后至起嗳吞酸，见美味而作腻，不欲食者。

和腹汤

【来源】《辨证录》卷九。

【组成】人参 柴胡 甘草 神曲 厚朴各一钱 白术二钱 陈皮五分

【用法】水煎服。

【主治】忍饥受饿，腹中空虚，内伤胃气，时遇天气不正，时寒时热，遂至胸膈闷塞，宛如结胸。

分心气饮

【来源】《郑氏家传女科万金方》卷二。

【组成】木通 丁香皮 人参 麦冬 厚朴 大腹皮

【用法】水煎服。

【主治】妇人胎前噎膈，气多而食不下者。

丁香熟水

【来源】《李氏医鉴》卷二。

【组成】丁香一二粒

【用法】捶碎，入壶，倾上滚水，其香郁然。

【功用】快脾利气，定痛辟寒。

【主治】腹胁冷寒胀满。

川椒茶

【来源】《李氏医鉴》卷二。

【组成】细茶 川椒少许

【用法】水煎服。

【主治】腹冷寒，胀满。

二妙散

【来源】《李氏医鉴》卷四。

【组成】香薷 扁豆 厚朴 木瓜 甘草 香附 陈皮 苍术 紫苏

【主治】外感内伤，身热腹胀。

中满分消丸

【来源】《张氏医通》卷十三。

【组成】厚朴 半夏 黄连（三味俱姜汁炒） 黄芩 枳实 白术（三味同拌湿，炒焦） 干生姜 茯苓 猪苓 泽泻 人参各五钱 甘草（炙）一钱

【用法】汤浸蒸饼为丸，如梧桐子大。每服一百丸，食后沸汤送下。

【主治】中满热胀。

【加减】脾胃气滞、食积胀满，加陈皮、砂仁各五钱；经脉湿滞，腹皮腿臂痛不可拊者，加片子姜黄一钱；肺热气化不行，溺秘喘渴者，加知母三钱。

中满分消汤

【来源】《张氏医通》卷十三。

【组成】半夏一钱 厚朴 黄连 黄柏（上四味俱姜制） 川乌（炮） 干姜（炮） 吴茱萸（净，用开口者，炒） 草豆蔻（炒，研） 木香 人参各五分 茯苓 泽泻各一钱五分 生姜五片

【用法】水煎，稍热食前服。

【主治】中满寒胀。

【宜忌】大忌房劳、生冷、炙煿、酒面、糟醋、盐酱等物。

【加减】身热、脉浮、喘满有表证，加麻黄五分；血虚至夜烦热，加归身、黄耆各五分；阳气下陷，便溺赤涩，加升麻、柴胡各三分；脾胃虚寒，饮食不磨，去黄柏，加益智仁、荜澄茄、青皮各二分。

启峻汤

【来源】《张氏医通》卷十三。

【组成】人参　黄耆　当归　白术（炒枯）各一钱五分　陈皮八分　甘草（炙）五分　肉桂半钱　茯苓一钱五分　干姜（炮）四分　肉果　沉香各八分　附子（炮）一钱五分

【用法】水煎，温服。

【主治】脾肾俱虚，腹胀少食。

【加减】气滞硬满者，去黄耆，加厚朴。

参苓养胃汤

【来源】《嵩崖尊生全书》卷九。

【组成】人参　茯苓各一钱　苍术四钱　厚朴二钱　陈皮二钱　炙草一钱

【用法】加生姜、大枣，煎服。

【主治】腹肋胀满，呕嗳酸痛，肌瘦面黄。

分气饮

【来源】《医部全录》卷四四○引《幼幼近编》。

【组成】桔梗　茯苓　陈皮　桑皮　大腹皮　枳壳　草果　萝卜子　苏子　苍术　厚朴　木通　半夏　木香

【主治】肚腹膨胀，喘急烦闷。

【加减】小便不利，加泽泻；伤食，加神曲、麦芽、砂仁。

香参散

【来源】《杂病广要》引《证治大还》。

【组成】人参一两　茯苓　橘红各五钱　沉香二钱五分　熟附一钱二分

【用法】新瓦上焙，为细末。每用四钱，煎服。

【主治】脾虚胀满。

白术和中汤

【来源】《重订通俗伤寒论》。

【组成】生晒术一钱半　新会皮一钱半（炒）　焦六曲三钱　佛手花五分　浙茯苓四钱　春砂仁一钱（杵）　五谷虫三钱（漂净）　陈仓米三钱（荷叶包）

【功用】温和脾胃，条畅气机。

【主治】气虚中满，湿证夹食，腹中胀满，中空无物，按之不坚，亦不痛，或时胀时减。

【加减】若寒气盛，加炒干姜八分，淡吴萸五分，紫猺桂三分；若湿热盛，加川连六分，川朴一钱；兼大便闭结者，吞服枳实导滞丸三钱；若兼络瘀，加新绛一钱半，旋覆花三钱（包煎），青葱管五寸（冲）。

【方论】此证用药最难，纯补则胀满愈甚，分消则中气愈虚。故以苓、术培中化湿为君；臣以陈皮、砂仁运中，神曲、谷虫导滞；佐以佛手花疏气宽胀；使以荷叶包陈仓米，升清气以和胃。补而不滞，疏而不削。此为温和脾胃，条畅气机之良方。

朴果四皮饮

【来源】《重订通俗伤寒论》。

【组成】川朴　广皮　猪苓各一钱五分　浙苓皮　大腹皮各三钱　草果仁　青皮各一钱

【用法】用冬瓜皮子各一两，煎汤代水。

【功用】清热导湿。

【主治】湿热郁积于中而成胀满。

经验理中消胀丸

【来源】《重订通俗伤寒论》。

【组成】大戟二钱五分　制牙皂三钱　广木香二钱　麸炒黑丑一钱半　煨甘遂一钱

【用法】用红枣肉捣丸。每用三钱，匀三次进服，第一次葱白陈酒送，二次莱菔子、砂仁汤送，三次牛膝、木瓜汤送下。

【主治】痰胀。湿痰挟气阻滞胸腹，中满腹胀，上气喘逆，二便不利，甚或面肢俱肿者。

【宜忌】体虚者勿服。

清肝达郁汤

【来源】《重订通俗伤寒论》。

【组成】焦山栀三钱　生白芍一钱半　归须一钱　川柴胡四分　粉丹皮二钱　清炙草六分　广橘白一钱　苏薄荷四分（冲）　滁菊花一钱半　鲜青橘叶五片（剪碎）

【功用】清疏肝郁。

脾系病

【主治】肝郁不伸，胸满胁痛，腹满而痛，甚则欲泄不得泄，即泄亦不畅。

【加减】暴怒气盛者，加制香附三钱，醋炒青皮八分，暂为平气以伐肝；肠鸣飧泄者，加乌梅炭三分，白僵蚕一钱半，升达肠气以泄肝；疝气肿痛者，加小茴香二分，炒橘核三钱，炒香荔枝核一钱半，疏肝泄气以止痛；因于湿热食滞，腹中痛甚者，加《太平惠民和济局方》越鞠丸三钱，疏畅六郁以定疼。

【方论】本方以逍遥散法疏肝达郁为君；然气郁者多从热化，丹溪所谓气有余便是火也，故又以栀、丹、滁菊清泄肝火为臣；佐以青橘叶清芬疏气，以助柴、薄之达郁。此为清肝泄火，疏郁宣气之良方。

内消散

【来源】《奇方类编》卷下。

【组成】雄鸡肫内皮四个（阴干，新瓦焙，存性）　砂仁四钱　神曲二钱

【用法】上为末，作六服。淡盐汤调下。如全消，常服健脾丸。

倘未全愈，成老痞，再用糯米一升（炒黄），砂仁四两（炒），神曲二两（炒），共为末。每服五钱，用陈皮三钱煎汤下，早、晚二次。

【主治】痞。

【宜忌】忌猪肉，唯鲫鱼妙。

天真膏

【来源】《幼科直言》卷五。

【组成】白术一斤（去节）　白芍四两（炒）　沙参四两　白茯苓四两　陈皮四两　丹皮三两　当归身二两

【用法】共入砂器内，井水煎，去滓，成珠，再加好蜜一斤，同熬数滚，入瓷器内收用。每服半酒杯，白滚水调下，不拘时候。

【主治】小儿胀症，四肢干瘦，肚腹肿硬，夜间发热，或出盗汗。

加减六君子汤

【来源】《幼科直言》卷五。

【组成】人参　白术（炒）　白茯苓　白芍（炒）　陈皮　甘草　扁豆（炒）　薏仁　柴胡

【用法】生姜一片，大枣一个为引。

【主治】元气亏损，真气有伤，肚腹虚胀。

白术丸

【来源】《医学心悟》卷三。

【组成】白术　茯苓　陈皮各二两　砂仁　神曲各一两五钱　五谷虫四两

【用法】用荷叶、老米煎水，迭为丸。每服三钱，开水送下。

【主治】气虚中满。

枳实导滞化毒汤

【来源】《麻科活人全书》卷四。

【组成】枳实　青皮　麦芽　木通　连翘　赤苓　牛蒡子　山楂肉　槟榔　厚朴　甘草

【用法】加灯心为引，水煎服。

【主治】麻疹饮食过伤，腹满胀痛。

丁香流气汤

【来源】《医略六书》卷十九。

【组成】槟榔一钱半　厚朴一钱半（制）　草果一钱（炒）　枳实一钱半（炒）　木香一钱　青皮一钱半（炒）　肉桂一钱（去皮）　丁香一钱　泽泻一钱半

【用法】水煎，去滓温服。

【主治】气壅寒滞，腹胀便秘，脉紧。

加减逍遥散

【来源】《医略六书》卷三十。

【组成】柴胡五钱　白芍两半（酒炒）　鳖甲三两（醋炒）　生地五两　茯苓三两　白术两半（炒）　木香一两　米仁五两（炒）　智仁三两（盐水炒）　生姜二片。

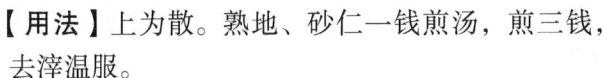

【用法】上为散。熟地、砂仁一钱煎汤，煎三钱，去滓温服。

【主治】腹胀潮热，脉弦虚数者。

【方论】柴胡升阳散郁以达肝木；白术壮土健脾以助运化；鳖甲滋阴散结，醋炙引以专入肝经；生地壮水涵肝，炒松兼去阴中之湿；茯苓渗湿和脾兼快小便；白芍敛营和血，用资肝阴；木香厚肠胃以调气；米仁渗湿热以健脾；益智通心益肾，能摄涎止泻；生姜温胃快膈以散痰祛浊也。为散，砂仁汤煎，使肝阴内充，则肝阳自达，而脾土健运，浊阴无不消散，何患胀满疼痛不退，潮热便溏不止乎？

清胃理脾汤

【来源】《医宗金鉴》卷四十。

【组成】平胃散加黄连　黄芩　大黄

【主治】醇酒厚味，湿热为病，痞胀哕呕，不食，吞酸，恶心，噫气，更兼大便粘臭，小便赤涩，饮食爱冷，口舌生疮。

寒胀中满分消汤

【来源】《医宗金鉴》卷四十一。

【组成】人参　黄耆　当归　茯苓　厚朴　半夏　吴萸　黄连　干姜　生姜　升麻　柴胡　川乌　麻黄　青皮　黄柏　泽泻　荜澄茄　草豆蔻　益智　木香

【主治】气虚胀病，形气虚少寒者。

葫芦散

【来源】《绛囊撮要》。

【组成】切颈葫芦（连子烧存性）

【用法】上为末。每服一个，食前温酒送下，或白汤下。十余日见效。

【主治】腹胀，黄肿。

冲和资生丸

【来源】《活人方》卷二。

【组成】白术四两　茯神二两五钱　枣仁二两五钱　当归二两五钱　莲肉二两五钱　人参二两　黄耆一两五钱　陈皮一两五钱　钱砂仁一两五钱　楂肉一两五钱　神曲一两五钱　麦芽粉一两五钱　白蔻仁一两　远志一两　益智一两　木香五钱

【用法】炼蜜为丸。每服二钱，早晚空心米汤或参汤吞服。

【功用】补脾胃营气，补肺统气，疏肝达气，滋心育气，益肾生气。

【主治】胃强脾弱，既食而运化不及，气逆膻中，不食而犹然痞满，日久五脏无所禀受，三焦清气虚陷，精血日亏，形神销铄，大便滑泄，溲便短浊，浊气僭上，渐成中满，土虚水泛，周身肿胀。

消糖散

【来源】《仙拈集》卷一。

【组成】皮消　黑糖各四两

【用法】入大碗内，水炖数滚，澄清去滓。滚黄酒冲服，尽量为度。

【主治】气胀。

关夫子快脾散

【来源】《仙拈集》卷四。

【组成】厚朴　黄连　黄芩　当归　杏仁　木香　草豆蔻　半夏各七分　升麻　吴萸　木通　腹皮　枳壳各五分　甘草　柴胡　泽泻　神曲　陈皮　青皮各七分

【用法】上为末。每服五钱，姜汤送下。五日见效，十日除根。

【主治】膨胀。

燥湿消中饮

【来源】《杂证会心录》卷下。

【组成】白术一钱五分（土炒）　陈皮一钱　茯苓一钱　半夏一钱　苡仁二钱　白扁豆（炒）一钱五分

【用法】水煎，食后服。

【主治】湿热在脾胃作胀。

壮火温脾汤

【来源】《杂症会心录》卷下。

【组成】白术三钱（土炒）　炙甘草一钱　山药二钱　陈皮八分　芡实二钱　制附子八分　茯苓一钱

【用法】水煎服。

【主治】肾火衰微，中土虚寒，脾元不运而胀。

【方论】《证因方论集要》：少阴火衰，则太阴脾土未有不虚者，以苓、术、山药、芡实温补脾阳，附子以温肾阳，陈皮、炙草和中调气。

消胃饮

【来源】《杂症会心录》卷下。

【组成】制半夏一钱　陈皮一钱五分　神曲一钱　厚朴一钱（姜炒）　莱菔子一钱（炒，研）　谷芽二钱（炒）　砂仁八分

【用法】加煨姜二片，水煎服。

【主治】气滞食阻，在阳明而作胀。

【方论】《证因方论集要》：厚朴苦泻实满，砂仁辛快结滞，神曲消食，谷芽开胃，半夏散痞，陈皮理气，菔子宽膨，煨姜和中。

法制枳实

【来源】《串雅外编》卷三。

【组成】枳实一斤　檀香五钱　片脑一钱

【用法】上为末，同甘草膏为衣。随时细嚼。

【功用】消胀满逆气，除胸胁痰癖。

【主治】《串雅外编选注》：腹部膨胀，呕吐或呃逆，胸满胁痛，痞闷不舒。

【方论】《串雅外编选注》：本方以枳实为主药，功能行气破结，祛痰，消痞满；佐以檀香、冰片芳香化气，甘草膏和脾胃。诸药配合，可达到消胀、降气、宽胸、利膈的目的。

法制槟榔

【来源】《串雅外编》卷三。

【组成】槟榔一斤　檀香五钱　白豆蔻五钱　木香三钱

【用法】上为细末，同甘草膏为衣。细嚼，不拘时候。

【主治】酒食过度，胸膈膨满，口吐清水，一切积聚。

【方论】《串雅外编选注》：此方槟榔为主药，能破积去胀，配合檀香、木香行气止痛，破滞消积，对于因积滞而致的胃脘胀满疼痛较为适宜。

煅蒌散

【来源】《医级》卷八。

【组成】黄瓜蒌一个　苏子　莱菔子　芥子各三钱　人中黄二钱

【用法】将瓜蒌切去盖，倾出其仁，取三钱和前药拌匀，纳瓜蒌中，将原盖盖好，用桑皮纸糊之，以黄泥厚涂作团，用文武火煅至烟将尽，取起俟冷，去泥，将药研细末。每服二钱，神曲汤调下。

【主治】痰积腹满，窒碍胸膈。

夷则丸

【来源】《家塾方》。

【别名】海浮石丸。

【组成】海浮石　大黄　桃仁各等分

【用法】上三味，杵筛为末，糊为丸，如梧桐子大。每服三十丸，白汤送下。不知，稍加之。

【主治】腹不满，其人言我满者。

姜砂二陈汤

【来源】《会约医镜》卷八。

【组成】干姜（炒）一二钱　砂仁（炒）七八分　陈皮（去白）　半夏　茯苓各一钱半　炙甘草七分

【用法】水煎，温服。

【主治】胃寒胀满，或伤生冷，或寒痰滞塞，恶心。

【加减】如气滞不快者，加厚朴；如伤湿者，加苍术；如食滞者，加神曲、麦芽、山楂之属；如宿食宿水在上焦者，宜用此汤探而吐之，或用盐炒红淬水服，探吐最妙。

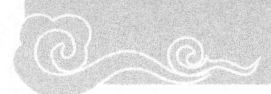

调气平胃散

【来源】《会约医镜》卷八。

【组成】厚朴（姜炒） 陈皮 苍术各一钱半 甘草 砂仁 檀香 白豆蔻（去壳，微炒） 藿香各八分。

【用法】生姜为引，水煎，温服。

【主治】秽气感触，或冒寒邪，胀满腹痛，恶心。

分气饮

【来源】《风痨臌膈》。

【组成】茯苓一钱 栀子一钱 紫苏八分 白术五钱 枳壳一钱（炒） 蔻仁（研）一钱 木通七分 大腹皮八分 青皮六分 木香四分

【用法】加生姜，水煎，食远服。

【主治】中脘以上胀满妨闷，渐渐而起。

分心气饮

【来源】《风痨臌膈》。

【组成】苏梗 青皮 芍药 大腹皮 陈皮各一钱 官桂六分 赤茯苓 桑白皮 灯心 生姜
　　方中赤茯苓、桑白皮、灯心、生姜用量原缺。

【主治】大怒而胀。

虾蟆猪肚丸

【来源】《风痨臌膈》。

【组成】虾蟆一只（去肠肚）

【用法】以胡椒一钱入口内，猪肚包缝，煮烂，汤半碗，去虾蟆，收猪肚捣烂为丸。每用汤一杯，送下丸药。

【主治】单腹胀。

蒜肚丸

【来源】《风痨臌膈》。

【组成】猪肚一个 大蒜头十个 砂仁一两

【用法】上二药入肚中，以线缝好，煮至肚烂为度，服之。泄气即愈。

【主治】单腹胀，肠覃。

扶中丸

【来源】《古方汇精》卷一。

【组成】茯苓六两 洋参 大麦芒各四两 苡仁三两 制附子一两 萝卜子 大黄各八钱 甘草三钱 白术 雷丸 肉桂各五钱

【用法】各取净末和匀。每服五钱，加生姜一片，同煎服。
　　本方方名，据剂型当作"扶中汤"。

【主治】经年膨胀。

橘叶青盐汤

【来源】《医学从众录》卷六。

【组成】乌梅三个 鲜橘叶三钱 青盐三分 川椒二钱

【用法】水煎，空心服。

【主治】肝气胀。

橘皮粥

【来源】《药粥疗法》引《饮食辨录》。

【组成】橘皮10～20克（鲜者30克） 粳米1～2两

【用法】先把橘皮煎取药汁，去滓，然后加入粳米煮粥。或将橘皮晒干，研为细末，每次用3～5克，调入已煮沸的稀粥中，再同煮为粥。一般2～3天为一疗程。

【功用】顺气，健胃，化痰，止咳。

【主治】脾胃气滞，脘腹胀满，消化不良，食欲不振，恶心呕吐，咳嗽多痰，胸膈满闷。

【宜忌】本方适用于痰多咳嗽，对阴虚燥咳，或干咳无痰的病人不宜选用，吐血病人忌服。

牛郎串

【来源】《串雅补》卷二。

【别名】小串（《串雅补》卷二）。

【组成】黑丑（头末） 槟榔各等分

【用法】上为末，不见火。每服二钱，白汤送下。

泻三次即止。

【主治】积食腹胀。

分心气散

【来源】《医钞类编》卷九。

【组成】紫苏梗一钱五分　青皮（去白）　白芍　大腹皮　陈皮（去白）各一钱　木通　半夏各八分　赤苓　桑皮（炒）各五分　肉桂六分

【用法】加生姜三片，灯心十茎，水煎服。

【主治】大怒腹胀。

桔梗半夏汤

【来源】《医效秘传》卷三。

【组成】半夏　陈皮　茯苓　甘草　桔梗

【用法】加生姜，水煎服。

【主治】腹胀满。正虚邪胜，阴阳不和，清浊相混者。

白神丸

【来源】年氏《集验良方》卷三。

【组成】白酒药八两（愈陈愈佳）　南苍术（水泡，炒）一两　厚朴（姜炒）一两　生甘草一两　陈皮一两　木香五钱　砂仁五钱

【用法】上为细末，神曲打糊为丸，如梧桐子大。每服三钱。

【主治】一切饱胀，气不顺，停食积聚。

姜术二仁汤

【来源】《医醇剩义》卷四。

【组成】炮姜五分　白术二钱　茯苓三钱　半夏一钱　当归二钱　苡仁八钱（炒）　砂仁一钱　厚朴一钱　木香五分　广皮一钱　生熟谷芽各四钱（煎汤代水）

【功用】扶土渗湿，兼解寒邪。

【主治】脾胀，善哕，四肢烦悗，重不能胜衣，卧不安。

顾母理脏汤

【来源】《医醇剩义》卷四。

【组成】枳壳一钱五分（麸炒）　青皮一钱五分　厚朴一钱　干姜五分　谷芽二钱（炒）　当归二钱　茯苓二钱　白术一钱　木香五分　白蔻六分　橘饼三钱（切片）

【功用】温通肠胃，上下兼顾。

【主治】大肠胀。肠鸣而痛濯濯，冬日重感于寒，则飧泄不化。

悦脾汤

【来源】《医醇剩义》卷四。

【组成】白术一钱　茅术一钱　茯苓二钱　附子八分　砂仁一钱　木香五分　乌药一钱　苡仁四钱　青皮一钱　神曲三钱（炒）　姜三片

【主治】脾湿胀痛。脾本湿土，寒邪乘之，寒与湿凝，是为重阴，脘下至当脐胀满作痛。

通皮饮

【来源】《医醇剩义》卷四。

【组成】广皮一钱　青皮一钱　冬瓜皮二钱　茯苓皮四钱　当归二钱　厚朴一钱　枳壳一钱　砂仁一钱　泽泻一钱五分　车前子二钱　鲜姜皮一钱

【功用】调和气血，疏导行水。

【主治】三焦胀。气满于皮肤中，轻轻然而不坚。

通幽化浊汤

【来源】《医醇剩义》卷四。

【组成】枳壳一钱五分　青皮一钱五分　木通一钱五分（酒炒）　车前二钱　赤苓二钱　蒌仁三钱　厚朴一钱　木香五分　乌药一钱　谷芽三钱（炒）　姜三大片

【功用】分理水道，通行二便。

【主治】小肠胀。小腹膹胀，引腰而痛。

木香枳壳汤

【来源】《不知医必要》卷二。

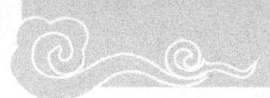

【组成】党参（米炒，去芦）二钱　白术（净）一钱五分　枳壳（面煨，去瓤）　厚朴（制）　乌药　当归　陈皮各一钱　木香六分

【用法】加生姜二片，水煎，分二次服。

【主治】虚弱人气滞胀痛。

加减附子理中汤

【来源】《医方简义》卷四。

【组成】淡附子二钱　元党参三钱　炮姜八分　制香附二钱　泽泻三钱　白芍一钱五分　天仙藤（即青木香藤）一钱半　川椒三分

【用法】加通草八钱，煎汤代水煎药。

【功用】温以和气。

【主治】胀症将起，胸腹微满，食物不运，身重足肿，不耐走动，早间肿消，午后肿甚，属气虚不行于脾者；亦治木乘上而作胀。

【宜忌】忌食生冷水果等物。

温胃汤

【来源】《喉证指南》卷四。

【组成】附子　当归　厚朴　党参　橘皮　芍药甘草　干姜　蜀椒　白术　半夏

【用法】水煎服。

【主治】脾胃虚寒，胀满上冲，饮食不下。

四消丸

【来源】《饲鹤亭集方》。

【组成】牙皂　香附　五灵脂　黑白丑各等分

【用法】为丸服。

【功用】《全国中药成药处方集》（北京方）：消积理气，行水止痛。

【主治】

1.《饲鹤亭集方》：一切气积、血积、食积、痰积致成胸腹满闷，呕吐疼痛。

2.《丸散膏丹集成》：饱闷胀满，呕吐，憎寒壮热。

3.《全国中药成药处方集》（北京方）：气滞停水，胃脘作痛，胸腹胀满，便秘瘀阻，咽喉肿痛，风虫牙痛及风痫。

脾阴丸

【来源】《饲鹤亭集方》。

【组成】六神曲五两　韭菜子五两　沉香五钱

【用法】神曲糊为丸服。

【主治】腹膨胸闷，饮食不思，小便短赤，气喘难卧。

升降汤

【来源】《医学衷中参西录》上册。

【组成】野台参二钱　生黄耆二钱　白术二钱　广陈皮二钱　川厚朴二钱　生鸡内金（捣细）二钱　知母三钱　生杭芍三钱　桂枝尖一钱　川芎一钱　生姜二钱

【主治】肝郁脾弱，胸胁胀满，不能饮食。

【方论】此方惟少用桂枝、川芎以舒肝气，其余诸药无非升脾降胃，培养中土，俾中宫气化敦厚，以听肝气之自理。实窃师《内经》求之阳明与《金匮要略》当先实脾之奥旨耳。

【验案】肝郁便秘　一媪，年近六旬。资禀素弱，又兼家务劳心，遂致心中怔忡，肝气郁结，胸腹胀满，不能饮食，舌有黑苔，大便燥结，十数日一行。广延医者为治，半载无效，而羸弱支离，病势转增。后愚诊视，脉细如丝，微有弦意，幸至数如常，知犹可治。遂投以升降汤。为舌黑便结，加鲜地骨皮一两，数剂后，舌黑与便结渐愈，而地骨皮亦渐减。至十剂病愈强半，共服百剂，病愈而体转健康。

参赭镇气汤

【来源】《医学衷中参西录》上册。

【组成】野台参四钱　生赭石（轧细）六钱　生芡实五钱　生山药五钱　萸肉（去净核）六钱　生龙骨（捣细）六钱　生牡蛎（捣细）六钱　生杭芍四钱　苏子二钱（炒，捣）

【主治】阴阳两虚，喘逆迫促，有将脱之势；亦治肾虚不摄，冲气上干，致胃气不降作满闷。

鸡屎白散

【来源】《生生堂治验》卷上。

【组成】鸡屎白二合　曲一升

【用法】上为细末。每日二钱，以白汤送下。

【主治】腹胀。

【验案】腹胀　四条芭街西近江屋总七之妻，患腹胀者一年余，先生与之桃花汤下利，则其腹从软，利止腹胀满如初。因作鸡屎白散服之，小便快利，百余日遂愈。

香砂养胃丸

【来源】《中药成方配本》。

【别名】香砂平胃丸。

【组成】制香附四两　西砂仁二两　制川朴四两　炒茅术五两　广皮四两　炙甘草二两

【用法】各取净末和匀，冷开水为丸，如绿豆大，约成丸二十两。每服一钱五分，食前开水吞服，一日二次。

【功用】燥湿平胃。

【主治】气滞湿阻，脘腹胀痛。

七宝妙灵丹

【来源】《北京市中药成方选集》。

【组成】木香三钱　枳壳（炒）四钱　茅苍术（炒）五钱　赤茯苓五钱　猪牙皂一钱二分　藿香二两　青皮（炒）三钱　草河车六钱　厚朴（炙）一两　生石膏八钱　川贝母（去心）二两　苏叶八钱　广橘红五钱　蚕砂（炒）一两　清半夏一两　甘草三钱（共研为细粉，过罗）　朱砂粉（上衣用）一两　沉香粉五钱　明雄黄五钱　麝香一钱

【用法】上为细末，混合均匀，用六神曲粉一两，和水为小丸，如粟米大，用方内朱砂为衣，装瓶，每瓶重二分。每服二分，重者四分，温开水送下，生姜汤亦可。小儿酌减。

【功用】舒气宽中，健胃消胀，化痢固肠。

【主治】胸闷胃胀，胃弱吞酸，呕吐恶心，痢疾久泄。

【宜忌】孕妇忌服。

五味槟榔丸

【来源】《北京市中药成方选集》。

【组成】枣槟榔五十六两　豆蔻仁二两　橘皮二两　公丁香五钱　砂仁八两　大青盐四两

【用法】上为粗末，过罗，每两用江米面三钱打糊为饼，湿重五分。每服一粒，口中噙化，徐徐咽下。

【功用】健胃宽胸，顺气消滞。

【主治】膨闷胀饱，嘈杂恶心，食水积滞。

曲麦枳术丸

【来源】《北京市中药成方选集》。

【组成】白术（炒）一百六十两　橘皮一百六十两　枳实（炒）一百六十两　桔梗三十二两　山楂三十二两　神曲三十二两　麦芽（炒）三十二两　枳壳（炒）三十二两

【用法】上为细末，过罗，用冷开水泛为小丸。每服二至三钱，温开水送下，一日二次。

【功用】开胃健脾，消食化滞。

【主治】气滞胸满，饮食不消，肚腹膨胀，两胁刺痛。

经验利气丸

【来源】《北京市中药成方选集》引龚云林方。

【组成】大黄九十六两　香附（炙）九十六两　黑丑（炒）九十六两　黄柏七十二两　枳壳（炒）二十四两　青皮（炒）二十四两　橘皮二十四两　莪术（炙）二十四两　槟榔二十四两　木香二十四两　黄连二十四两

【用法】上为细末，过罗，用冷开水泛为丸。每服二钱，温开水送下，一日二次。

【功用】宽胸利气，化滞消胀。

【主治】胸腹膨闷，两胁胀满，呕吐酸水，二便秘结。

开胸顺气丸

【来源】《全国中药成药处方集》（天津、兰州方）。

【组成】槟榔　广木香　山楂　神曲（麸炒）　炒

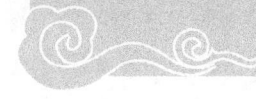

麦芽　厚朴（姜制）　枳实（麸炒）各一斤　乌药　青皮（醋炒）　熟军各一斤八两　甘草八两　炒莱菔子一斤八两

【用法】上为细末，水丸：凉开水泛为小丸，二钱重装袋，每次服一袋；蜜丸：炼蜜为丸，三钱重，蜡皮或蜡纸筒封固，每次服一丸，白开水送下。

【功用】开胸顺气，健胃消食。

【主治】胸腹胀满，消化不良，呕吐恶心，停食蓄水，红白痢疾。

【宜忌】孕妇及气虚者忌服。

五味槟榔丸

【来源】《全国中药成药处方集》（天津方）。

【组成】槟榔　枣槟榔　蔻仁各一斤　食盐五钱　砂仁二两　公丁香五钱　鲜姜一两　马牙槟榔（去皮）一两

【用法】槟榔、枣槟榔、马牙槟榔、食盐轧细粉，蔻仁、砂仁、公丁香轧粗面，鲜姜切粗末，共和一处拌匀，用江米面十六两蒸糊为丸，干重二分。每次服五粒，白开水送下；或含化。

【功用】顺气开胃化痰。

【主治】消化不良，呕吐酸水，嘈杂恶心，膨闷胀饱。

五味槟榔丸

【来源】《全国中药成药处方集》（沈阳方）。

【组成】蔻仁五两　猴槟榔　槟榔各十两　人参三钱　陈皮二两　枣槟榔十两　厚朴六两　青果三两　于术二两　乌梅六两五钱　神曲五钱　食盐一两五钱

【用法】上为极细末，糯米面四两，鲜姜（切碎）一两，打糊为锭，重三分。每日早、晚随时嚼化一二锭。

【功用】健胃理肠，顺气化积，导水化痰。

【主治】积滞，胸闷腹胀，呕吐嘈杂，胃酸疼痛。

【宜忌】忌生冷、面食。

五香百消丸

【来源】《全国中药成药处方集》（沈阳方）。

【组成】五灵脂　香附　牵牛各二两

【用法】上为极细末，神曲糊为小丸。每服一钱，白水送下。

【功用】消痞胀，通大便。

【主治】腹中积滞，疼痛胀满，饮食不消，二便燥结。

【宜忌】孕妇忌服。

化食丹

【来源】《全国中药成药处方集》（沈阳方）。

【组成】绿黑豆三斤　白术一两　厚朴三两　茯苓　陈皮　槟榔各二两　枳壳一两　制甘草五钱

【用法】先将黑豆蒸熟，晒干为末，再将群药碾极细末，炼蜜为丸，二钱重。每服一丸，早、晚空心开水送下。

【功用】健胃助消化。

【主治】胃弱消化不良，痞满胀饱。

化积散

【来源】《全国中药成药处方集》（承德方）。

【组成】生地　鸡内金各四钱　胡黄连一钱　砂仁　甘草各一钱五分　君子　神曲（建）　陈皮各二钱　穿山甲三钱　茯苓　扁豆各六钱　芜荑　南山楂各八钱　焦山楂　焦麦芽　焦神曲各二钱七分

【用法】上为散。一二岁每包服三次，三四岁每包服二次，五六岁每包服一次，白开水送下。

【功用】开胃健脾，消滞宽中，磨积，消胀，消痞。

【宜忌】忌粘、硬之物。

甘露散

【来源】《全国中药成药处方集》（沈阳方）。

【组成】藿香　茯苓　薄荷叶　川朴　桔梗　白芷各五钱　半夏一钱　神曲　香薷　扁豆　紫苏　陈皮　朱砂　苍术　木瓜　山楂　甘草　葛根各二钱　明雄黄六分　大腹皮三钱

【用法】上为极细末。每服二钱，小儿酌减，白开水送下。

【功用】健胃解毒，清暑祛湿。

【主治】感冒发热，中暑吐泻，神识昏愦，伤食腹满，头痛呕哕，肢节酸痛。

【宜忌】忌食生冷硬物。

朴沉化郁丸

【来源】《全国中药成药处方集》（天津方）。

【组成】广木香　蔻仁　砂仁　青皮（醋炒）　南柴胡　沉香　元胡（醋制）　甘草　公丁香　檀香各七钱　香附（醋制）三两　厚朴（姜制）一两五钱　枳壳（麸炒）一两　片姜黄三钱　广皮二两　莪术（醋制）五钱　良姜五钱　肉桂（去粗皮）三钱

【用法】上为细末，炼蜜为丸，三钱重，蜡皮或蜡纸筒封固。每服一丸，白开水送下。

【功用】舒气化瘀，开胃消食。

【主治】胸腹胀满，消化不良，呕吐恶心，停食停水，气滞闷郁，胃脘刺痛。

【宜忌】孕妇忌服。

利膈丸

【来源】《全国中药成药处方集》（吉林方）。

【组成】制野军　槟榔　莱菔各四两　木香　茅术　陈皮　厚朴　果仁　枳壳　砂仁　山楂　神曲　麦芽　桔梗　青皮　藿香　甘草各二两

【用法】上为细末，炼蜜为丸，每丸重二钱一分。每服一丸，一日二次。

【功用】开瘀顺气，消食化痰。

【主治】肝瘀胃热，发为结胸，胸脘疼痛，咯气食少，肝气横逆，闭塞于胸，胸胁串疼，气促息急，湿蕴脾肺，痰如蛋清，漉漉有声，气喘咳嗽；食积结滞，中脘胀硬，大便闭塞，嘈杂吞酸。

【宜忌】忌食辛辣、油腻物。孕妇忌服。

状元红酒

【来源】《全国中药成药处方集》（哈尔滨方）。

【别名】状元红。

【组成】当归五钱　红曲　砂仁各一两　广皮　青皮各五钱　丁香　白蔻　山栀　麦芽　枳壳各二钱　藿香三钱　厚朴二钱　木香一钱　白酒三十斤　冰糖二斤

【用法】置布袋内，浸酒中，文火煮一炷香时，再入冰糖。每饮二三杯，一日二次，早晚服。

【功用】健脾胃，化寒滞，顺气开胃，散寒消食，宽胸膈。

【主治】肝瘀脾寒胀满。

【宜忌】孕妇忌服。

舒气通

【来源】《全国中药成药处方集》。

【组成】大黄三斤　槟榔半斤　青皮四两　木香半斤　炒莱菔子四两　炒黑丑六斤　灵脂米三斤　茅术四两　川朴　陈皮各半斤　炒香附三斤　炒神曲一斤　川芎四两　炒麦芽半斤　山楂二斤　三棱　莪术　枳实　枳壳各半斤

【用法】上为细末，水为丸，如绿豆大。每服一钱五分，开水送下。

【主治】膨闷胀饱，气逆不顺，呕吐酸水，两胁攻疼，胃脘结聚。

【宜忌】忌食生冷硬物。孕妇忌服。

消化片

【来源】《云南省农村中草药制剂规范》。

【组成】枳实1千克　木香1千克　厚朴1千克　神曲1千克

【用法】取枳实、木香、厚朴置简易挥发油——浸膏连续提取器中进行煎煮，至挥发油收集器中挥发油量不再增加为止，收取油层滤取煎液。药渣再煎煮1小时，滤过，合并两次滤液，浓缩至稠膏状。加入约1/2神曲粉（过90目筛）混合，烘干，粉碎，过90目筛。与其余神曲粉充分混匀，用80%乙醇制粒，过14目筛，60℃烘干，取小量干燥颗粒研细，用此细粉吸附提取的挥发油，充分混匀，再将其余干燥颗粒按等量递加法混匀。加硬脂酸镁、滑石粉适量，混合压片。

【功用】健脾散积，理气止痛。

【主治】积食气滞，胸腹胀痛。

加味三仙饮

【来源】《慈禧光绪医方选议》。

【组成】焦三仙各三钱　炒槟榔三钱　郁金二钱（研）

【用法】水煎，温服。

【功用】行气消食。

【主治】肠胃积滞，脘腹胀痛，大便不爽，泻痢后重者。

加味三仙饮

【来源】《慈禧光绪医方选议》。

【组成】焦三仙六钱　枳壳二钱（炒）　槟榔炭二钱　腹皮三钱　厚朴一钱五分（炙）　酒芩二钱　赤茯苓四钱　藿梗八分

【用法】水煎，温服。

【主治】脾胃气滞之胀满、恶心。

益气消胀汤

【来源】《中医杂志》(1994，3：162)。

【组成】炙黄芪20克　生白术15克　厚朴20克　制大黄8克　枳实10克　槟榔5克　沉香3克（后入）　降香10克　莱菔子30克（包煎）　川桂枝5克

【用法】每日1剂，煎2次分服。

【功用】益气消胀。

【主治】胃手术后残胃无张力症。

【验案】残胃无张力症　用本方治疗61例残胃无张力症，男性51例，女性10例；年龄最小22岁，最大72岁，平均46岁。手术后发生排空障碍的时间，<5天12例，5～7天32例，8～10天11例，>10天6例；最短为术后4天，最长为术后13天，平均术后9.5天。所有病例在术后拔除胃管之后，开始进流汁或半流质后即感上腹部饱胀，伴嗳气，呕吐，或呕吐物中有少量胆汁，胃中有振水声，有时可见上腹部烧灼感，腹软，腹部略隆起，肠鸣音减弱或消失。X线表现：残胃扩张，无蠕动波，松弛呈袋状，钡剂不能通过吻合口。近期疗效判断标准及结果：胀、吐3天内消失，钡剂顺利通过吻合口评为临床治愈者58例

（95%）；胀、吐3天内基本缓解，但钡剂通过吻合口迟缓评为显效者2例（3.3%）；胀、吐3天内有改善，钡剂有少许通过吻合口评为有效者1例（1.6%）；总有效率达100%。服药后半天内起效36例，1天起效12例，2天起效8例，3天起效5例。

兰洱延馨饮

【来源】《首批国家级名老中医效验秘方精选》。

【组成】佩兰10克　普洱茶5克　延胡索10克　素馨花12克　厚朴5克　炙甘草5克

【用法】先将药物用冷水浸泡20分钟后煮煎。首煎沸后文火煎30分钟，二煎沸后文火煎20分钟，合得药液300毫升左右为宜，每天服一剂，分二次空腹温服。7～10天为一疗程。

【功用】芳香解郁，行气止痛。

【主治】胃神经官能症、慢性胃炎、胃痛。症见胃脘部灼热感，胁胀嗳气，食欲不振，舌淡苔白厚腻、脉弦等，中医辨证属肝郁气滞、湿浊阻脾者。

【加减】如痛甚可加白芍15克，广木香6克；并胁肋胀痛加炒麦芽15克，郁金12克；吐酸嗳气加淡鱼骨15克，佛手花10克；纳食不馨加炒谷芽15克，鸡内金10克。

【验案】范某，女，41岁，1989年2月初诊。胃脘胀痛，嗳气频频，胸闷太息，时有干呕，胃纳呆滞，口干不欲多饮，睡眠欠佳，大便量少，舌质偏红，苔白厚腻微黄，脉弦细。中医辨证为肝胃不和，湿阻中焦。予兰洱延馨饮加麦芽15克，佛手12克，竹茹12克，以疏肝理气，化浊止呕。每天一剂，清水煎两次，分早晚服。4天后复诊，谓服药后，大便量明显增多，已无嗳气频频，胃脘胀痛随之顿减，呕恶已除，惟胃纳尚欠佳，舌苔白薄，脉弦。药已中的，上方去竹茹，加鸡内金12克，煎服如前法。4天后三诊，胃脘疼痛已消失，眠食均好，精神转旺。拟方仍嘱前法加入健脾益气之品，调理月余而愈。随访至今，病未再发。

和中消痞汤

【来源】《首批国家级名老中医效验秘方精选》。

【组成】党参15克　制半夏10克　黄连3克　丹

参 15 克　蒲公英 15 克　白芍 15 克　炙甘草 6 克　干姜 3 克

【用法】每日一剂，水煎分两次口服。

【功用】益气健胃，辛开苦降，和中开痞。

【主治】浅表性胃炎、反流性胃炎、萎缩性胃炎等病。症见胃脘闷胀，或脘腹痞满，嘈杂不舒，似痛非痛，饭后饱胀明显，纳呆食少，口苦口粘，大便不畅，舌苔厚腻，脉象弦滑等，中医辨证属于脾胃气虚、痰湿中阻、寒热夹杂之胃痞症。

【加减】胃痛明显，加元胡、香橼皮；胃中冷，倍加干姜、肉桂；灼痛口干者，干姜易炮姜，加石斛；噫气、矢气不畅，加佛手、枳壳；食少难消，加鸡内金、炒谷麦芽等。

【方论】方中党参、炙甘草补中气、健脾胃；制半夏燥湿化痰，与党参合用，助运化祛痰湿以消痞结；黄连清热燥湿，干姜温中祛湿，二药合用，辛开苦降为和中消痞之主药；蒲公英苦味健胃，有清热和中之效；白芍缓急止痛，与甘草合用酸甘化阴，以益胃阴而防燥药之急；干姜与甘草合用，辛甘化阳，以扶脾阳而化寒湿之邪，两组药对配伍有益阴济阳、调和寒热之功；伍丹参养血活血，寓补于消以和胃通络。诸药合奏益气健胃、调和寒热、辛开苦降、和中开痞之效。本方系由《伤寒论》半夏泻心汤、芍药甘草汤、理中汤化裁而成，仅适用于寒热错杂症。

【验案】杨某，男，53 岁，1987 年 4 月 2 日初诊。病人 3 年来经常胃脘闷胀或隐痛，迭经中医诊治，症状时轻时重，未见显效。近因饮食不节，情志不畅，痞满隐痛加重，纳呆食少，饭后胀甚，口苦口黏，大便黏滞不畅，日渐消瘦，倦怠乏力。先后两次胃镜及病理检查诊断为慢性萎缩性胃炎。诊脉弦滑，舌暗红，苔黄腻，中脘穴压之痛，脉证互参属胃痞证，系中虚湿阻、寒热夹杂所致。治以益气健胃，和中开痞法，和中消痞汤加减。处方：党参 15 克，姜半夏 15 克，黄连 3 克，干姜 3 克，丹参 15 克，炒白芍 15 克，蒲公英 15 克，甘草 5 克，水煎服。进药 6 剂，胀满胃痛大减，食纳略增，但饭后仍胀，黄腻苔少退。原方加减治疗约 3 个月，诸症完全消失，食欲正常，偶有饮食不当而小胀，服药即愈，继服胃康复冲剂以巩固。约半年复查胃镜及病理，已转浅表性胃炎，面色红润，食纳良好。

大温中丸

【来源】《部颁标准》。

【组成】厚朴（制）50g　苦参 15g　陈皮 30g　山楂（炒）50g　茯苓 30g　白术（炒）20g　香附（制）160g　甘草 20g　六神曲（炒）160g　青皮（炒）60g　苍术（炒）50g　针砂 160g　白芍（炒）50g

【用法】制成胡丸，每 50 粒重 3g。密闭，防潮。口服，1 次 6～9g，每日 2 次。

【功用】健脾祛湿，理气消胀。

【主治】脾虚湿阻，气滞腹胀。

白蔻调中丸

【来源】《部颁标准》。

【组成】豆蔻 30g　草豆蔻 40g　党参 160g　沉香 40g　白术（麸炒）80g　甘草（蜜制）20g　乌药 40g　山楂（焦）80g　六神曲（炒）80g　肉桂（去粗皮）30g　麦芽（炒）80g　白扁豆（炒）80g　干姜 60g　紫苏梗 40g

【用法】制成大蜜丸，每丸重 9g，密封。口服，1 次 1 丸，每日 2 次。

【功用】调理脾胃，促进消化。

【主治】脾胃不和，气郁不舒，胸胃胀满，呕吐嘈杂。

加味四消丸

【来源】《部颁标准》。

【组成】山楂（炒）480g　莪术（醋炙）240g　枳实 120g　莱菔子（炒）120g　黄芩（酒炙）120g　槟榔 120g　牵牛子（炒）240g　陈皮 480g　枳壳（麸炒）120g　香附（醋炙）300g　青皮（醋炙）120g　栀子（姜炙）360g　大黄 60g

【用法】水泛为丸，每 100 丸重 6g，密封。口服，每次 6g，1 日 1 次。

【功用】消导去积。

【主治】气郁积滞，停食停水引起的胸膈满闷，腹胀积聚，胃脘作痛，二便不利。

【宜忌】孕妇忌服，年老体弱者勿服。

沉香散

【来源】《部颁标准》。

【组成】沉香30g 砂仁30g 苍术40g 枳实50g 麦芽（炒焦）40g 青皮50g 紫苏叶40g 细辛20g 川芎40g 桔梗30g 茯苓40g 甘草10g 栀子40g 厚朴（制）50g 香附（制）40g 木香30g 山楂（焦）50g 陈皮40g 藿香40g 荆芥40g 白芷30g 防风20g 薄荷40g 半夏（姜制）40g 白芍30g 葛根40g

【用法】制成散剂，密闭，防潮。煎服或泡茶服，1次9～15g，每日1～2次。

【功用】疏表化滞。

【主治】风寒外侵，气滞不运，脘腹痞胀。

沉香化气片

【来源】《部颁标准》。

【组成】沉香50g 木香100g 广藿香200g 香附（醋制）100g 砂仁100g 陈皮100g 莪术（醋制）200g 六神曲（炒）200g 麦芽200g 甘草100g

【用法】制成片剂，每片重0.5g，密封，置阴凉处。口服，1次3～5片，每日2次。

【功用】理气疏肝，消积和胃。

【主治】肝胃气滞，脘腹胀痛，胸膈痞满，不思饮食，嗳气泛酸。

【宜忌】孕妇慎用。

枫蓼肠胃康片

【来源】《部颁标准》。

【组成】牛耳枫4000g 辣蓼2000g

【用法】制成糖衣片，密封。口服，1次4～6片，每日3次。

【功用】理气健胃，除湿化滞。

【主治】中运不健，气滞湿困而致的急性胃肠炎及其所引起的腹胀、腹痛和腹泻等消化不良症。

金佛酒

【来源】《部颁标准》。

【组成】佛手200g 黄精100g 丹参100g 白术50g

【用法】制成酒剂，密封，置阴凉处。口服，1次20～40ml，每日1～2次。

【功用】理气解郁，宽胸活血，养血健胃。

【主治】脘闷胁胀，食欲减退，睡眠不佳。

香橘丸

【来源】《部颁标准》。

【组成】茯苓90g 山楂（炒）60g 陈皮90g 麦芽（炒）60g 法半夏90g 砂仁30g 薏苡仁（麸炒）90g 白术（麸炒）90g 枳实（麸炒）90g 山药60g 厚朴（姜制）90g 莲子60g 六神曲（麸炒）90g 泽泻30g 苍术（米泔水制）90g 木香15g 香附（醋炒）90g 甘草30g 白扁豆（炒）60g

【用法】制成大蜜丸，每丸重3g，密封。口服，1次1丸，每日3次，3岁以内小儿酌减。

【功用】健脾开胃，燥湿止泻。

【主治】小儿脾胃虚弱，脘腹胀满，消化不良，呕吐泄泻。

【宜忌】忌食生冷、油腻物。

秋水健脾散

【来源】《部颁标准》。

【组成】党参75g 茯苓100g 姜半夏75g 芡实100g 莲子200g 白扁豆（炒）100g 陈皮（制）25g 麦芽（炒）62.5g 山药100g 山楂75g 白术（土炒）100g 六神曲（炒）75g 稻芽62.5g 枳实（麸炒）50g 薏苡仁50g 甘草（蜜炙）62.5g

【用法】制成散剂，密闭，防潮。口服，1次3～6g，每日2次，周岁以内小儿酌减。

【功用】益气健脾，开胃消食。

【主治】脾胃虚弱，胸腹胀满，食少便溏。

健康补脾丸

【来源】《部颁标准》。

【组成】黄芪135g 龙骨（煅）135g 党参

135g 牡蛎（煅）135g 白术（麸炒）135g 肉豆蔻（煨）135g 茯苓135g 黄柏17.2g 车前子（炒）135g 茵陈17.2g 苍术（炒）135g

【用法】水泛为丸，每100丸重6g，密封。饭前服用，1次6g，每日2次，儿童酌减。

【功用】健脾利湿。

【主治】臌症后期脾胃虚弱，食欲不振，湿热黄疸，小便不利。

【宜忌】忌食盐。

舒肝健胃冲剂

【来源】《部颁标准》。

【组成】厚朴（姜汁炙）176g 香附（醋炙）176g 肉桂44g 鸡内金44g 草豆蔻44g 柴胡264g 白芍132g 青皮220g 麦曲（炒）355g 牵牛子352g 五灵脂132g 龙胆44g 大黄88g 莱菔子（炒）88g 陈皮88g

【用法】制成冲剂，每块重10g，密闭，防潮。冲服，1次10g，每日2次，早晚空腹服，小儿酌减。

【功用】舒肝理气，健胃消食。

【主治】胸胁满闷，食后胀饱，胃脘疼痛，反胃吞酸，大便秘结。

【宜忌】孕妇忌服。

二十七、腹 痛

腹痛，是指以胃脘以下，耻骨毛际以上部位发生疼痛为主要表现的病症，文献中的"脐腹痛"、"小腹痛"、"少腹痛"、"环脐而痛"、"绕脐痛"等，均属本病范畴。《黄帝内经》已提出寒邪、热邪客于肠胃可引起腹痛，并提出腹痛的发生与脾胃大小肠等脏腑有关。如《素问·举痛论》："寒气客于肠胃之间，膜原之下，血不得散，小络引急，故痛……热气留于小肠，肠中痛，瘅热焦渴，则坚干不得出，故痛而闭不通矣。"《辨证录》对腹痛分辨颇详："人有腹痛欲死，手按之而更甚，此乃火痛也。但火痛不同，有胃火，有脾火，有大小肠火，有膀胱火，有肾火，不可不辨也。……人有终日腹痛，手按之而宽快，饮冷则痛剧，此寒痛也。不必分别脏腑，皆命门火衰，而寒邪留之也。……人有腹痛，得食则减，遇饥则甚，面黄体瘦，日加困顿者，此腹内生虫也。……人有腹痛至急，两胁亦觉胀满，口苦作呕，吞酸欲泻，而又不可得，此乃气痛也。……人有多食生冷燔炙之物，或难化之品，存于腹内作痛，手按之而痛甚者，此食积于肠，闭结而不得出，有燥屎之故也。……人有腹痛，从右手指冷起，渐上至头，如冷水浇灌，由上而下，而腹乃大痛，既而遍身

大热，热退则痛止，或食或不食，或过于食而皆痛也。初则一年一发，久则一月一发，发久则旬日一发也。用四物汤加解郁之药不应，用四君子汤加消积之药又不应，用二陈汤加消痰破气和中之药复不应，人以为有瘀血存焉，谁知是阳气大虚乎。"

本病成因多为外邪入侵，饮食所伤，情志失调，跌仆损伤，以及气血不足，阳气虚弱等引起气机不利，经脉气血阻滞，脏腑经络失养而发。有寒、热、气郁、血虚为无形之痛，也有食积、瘀血、虫积、癥块等有形之痛。痛之表现又有冷痛、灼痛、隐痛、胀痛、满痛、绞痛、刺痛等之别。其治疗，可以"通"为大法。实则泻之，虚则补之，热者寒之，寒者热之，滞者通之，瘀者散之。在辨明寒热虚实而辨证用药的基础上适当辅以理气、活血、通阳等疏导之法。《医学发明》明确提出了"痛则不通"的病机学说，并在治疗上确立了"痛随利减，当通其经络，则疼痛去矣"，或可借鉴。

小建中汤

【来源】《伤寒论》。

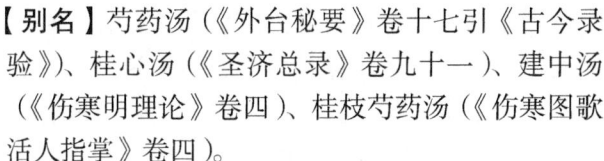

【别名】芍药汤（《外台秘要》卷十七引《古今录验》）、桂心汤（《圣济总录》卷九十一）、建中汤（《伤寒明理论》卷四）、桂枝芍药汤（《伤寒图歌活人指掌》卷四）。

【组成】桂枝三两（去皮）　甘草二两（炙）　大枣十二个（擘）　芍药六两　生姜三两（切）　胶饴一升

【用法】以水七升，煮取三升，去滓，纳饴，更上微火消解，温服一升，一日三次。

【功用】

1.《圣济总录》：补中，止腹痛。

2.《伤寒明理论》：温建中脏。

3.《金匮要略心典》：和阴阳，调营卫。

4.《医宗金鉴》：缓肝和脾。

5.《血证论》：建胃滋脾。

【主治】

1.《伤寒论》：伤寒，阳脉涩，阴脉弦，腹中急痛；伤寒二三日，心中悸而烦者。

2.《金匮要略》：虚劳里急，悸，衄，腹中痛，梦失精，四肢酸疼，手足烦热，咽干口燥；男子黄，小便自利；妇人腹中痛。

3.《肘后备急方》：凡男女因积劳虚损，或大病后不复常，若四体沉滞，骨肉疼酸，吸吸少气，行动喘惙，或小腹拘急，腰背强痛，心中虚悸，咽干唇燥，面体少色，或饮食无味，阴阳废弱，悲忧惨戚，多卧少起，久者积年，轻者才百日，渐至瘦削。

4.《外台秘要》引《古今录验》：妇人少腹痛。

5.《医方类聚》引《通真子伤寒括要》：阳明病，反无汗，但小便利，呕而咳，手足厥，头痛者；少阴病，不利止，恶寒而蜷，手足温者；厥阴病，其脉不浮。

6.《景岳全书》：痘疹腹痛，寒气犯胃，或食生冷而呕恶吐泻，腹无胀满而但有疼痛者；误饮冷水凉菜，寒湿留中，小水不利而腹痛者。

7.《济阳纲目》：胃虚不能约血，吐血，自汗。

8.《医门法律》：男子数扰其阳，致虚阳上泛为黄。

9.《证治汇补》：脾胃劳伤，肝木太过，及阳气不足诸病。

10.《张氏医通》：风木乘脾，寒热腹痛。

11.《嵩崖尊生全书》：鼻血，色白不泽，脉细弦涩，此脱血大寒。

12.《温病条辨》：温病愈合，面色萎黄，舌淡不欲饮水，脉迟而弦，不食者。

【宜忌】

1.《伤寒论》：呕家不可用建中汤，以甜故也。

2.《外台秘要》引《古今录验》：忌海藻、菘藤、生葱。

3.《医门法律》：必小便自利，证非湿热者乃可用之。

【方论】

1.《伤寒明理论》：脾者，土也，应中央，处四脏之中，为中州，治中焦，生育荣卫，通行津液。一有不调，则荣卫失所育，津液失所行，必以此汤温建中脏，是以建中名焉。胶饴味甘温，甘草味甘平，脾欲缓，急食甘以缓之，健脾者，必以甘为主，故以胶饴为君，甘草为臣；桂辛热，辛，散也，润也，荣卫不足，润而散之；芍药味酸微寒，酸，收也，泄也，津液不逮，收而行之，是以桂、芍药为佐；生姜味辛温，大枣味甘温，胃者卫之源，脾者劳之本，甘辛相合，脾胃健而荣卫通，是以姜、枣为使。

2.《脾胃论》：以芍药之酸于土中泻木为君；饴糖、炙甘草甘温补脾养胃为臣；水挟木势亦来侮土，故脉弦至腹痛，肉桂大辛热，佐芍药以退寒水；姜、枣甘辛温，发散阳气，行于经脉皮毛为使。建中之名于此见焉。

3.《伤寒论条辨》：小建中者，桂枝汤倍芍药而加胶饴也。桂枝汤扶阳而固卫，卫固则荣和。倍芍药者，酸以收阴，阴收则阳归附也。加胶饴者，甘以润土，土润则万物生也。建，定法也，定法惟中，不偏不觉，王道荡荡，其斯之谓乎！

4.《伤寒附翼》：此肝火上逼于心脾，于桂枝加芍药汤中更加饴糖，取酸苦以平肝脏之火，辛苦以调脾家之急，又资其谷气以和中也。此方安内攘外，泻中兼补，故名曰建。外症未除，尚资姜、桂以散表，不全主中，故称曰小。

5.《古今名医方论》：桂枝汤为治表而设，佐以芍药者，以自汗故耳。自汗本表证，而所以自汗者因于烦，烦则由里热也。此汤倍芍药加胶

饴，名曰建中，则固为里剂矣。然由伤寒内热虽发，而外寒未除，势不得去桂、姜，以未离于表，而急于建中，故以小名之。其剂不寒不热，不补不泻，惟甘以缓之，微酸以收之，故名曰建耳。所谓中者有二：一心中悸而烦，烦则为热，悸则为虚，是方辛甘以散太阳之热，酸苦以滋少阴之虚，是建膻中之宫城也；一腹中急痛，急则为热，痛则为虚，是方辛以散厥阴之邪，甘以缓肝家之急，苦以泻少阳之火，酸以致太阴之液，是建中州之都会也。若夫中气不足，劳倦所伤，非风寒外袭者，《金匮要略》加黄芪，以固腠理而护皮毛，则亡血、失精之症自宁。此阳密乃固之理也。

6.《千金方衍义》：桂本血药而辛温散邪，恐其动血，故以芍药护持荣气，不能随桂外泄，得甘草之甘温，而和寒热诸邪，姜、枣之辛甘，而和荣卫诸气，为风伤卫之首方，参入胶饴一味，取稼穑之甘，便为建中专药，所以寒伤荣之尺中脉微，虚寒之里气不足，咸赖乎此，允为虚羸和解中外之圣法。小建中为诸建中之母，本桂枝汤表药，藉胶饴之甘温入脾通津。

7.《伤寒溯源集》：建中者，建立中焦之脾土也。盖土为五行之主，脾为四脏之本，即《洪范》建中立极之义也。中气虚馁，脾弱不运，胃气不行，致心中悸动，故以建立中气为急也。谓之小建中者，以风邪未解，未可以参、术补中，只加胶饴，倍芍药于桂枝全汤，和卫解郁之中以稍神中土，故谓之小建中汤。芍药性虽酸收，既无寒邪，在所不计，李时珍谓其益脾，能于土中泻木，故倍用之。饴糖为米芽之上品，能和润中州，中气既和，阳邪得解，则心中之悸烦自止矣。

8.《金匮要略心典》：中者脾胃也，营卫生成于水谷，而水谷转输于脾胃，故中气立，则营卫流行而不失其和。又中者，四运之轴而阴阳之机也，故中气立，则阴阳相循，如环无端，而不极于偏。是方甘与辛合而生阳，酸得甘助而生阴，阴阳相生，中气自立。是故求阴阳之和者，必于中气；求中气之立者，必以建中也。

9.《绛雪园古方选注》：建中者，建中气也。名之曰小者，酸甘缓中，仅能建中焦营气也。前桂枝汤是芍药佐桂枝，今建中汤是桂枝佐芍药，义偏重于酸甘，专和血脉之阴。芍药、甘草有戊己相须之妙，胶饴为稼穑之甘，桂枝为阳木，有甲乙化土之义，使以姜、枣助脾与胃行津液者，血脉中之柔阳，皆出于胃也。

10.《医宗金鉴》：是方也，即桂枝汤倍芍药加胶饴也。名曰小建中者，谓小小建立中气也。盖中气早虚，表尚未和，不敢大补，故仍以桂枝和营卫，倍芍药加胶饴调建中州，而不啜稀粥温复令汗者，其意重在心悸中虚，而不在伤寒之表也。中州建立，营卫自和，津液可生，汗出乃解，悸烦可除矣。

11.《医方考》：伤寒腹中急痛者，此方主之。腹中急痛，则阴阳乖于中，而脾气不足矣，故立建中汤。桂肉与桂枝不同，枝则味薄，故用之解肌；肉则味厚，故用之以建里。芍药之酸，收阴气而健脾。生姜之辛，散寒邪而辅正。经曰：脾欲缓，急食甘以缓之。故用甘草、大枣、胶饴以缓急痛。又曰：呕家不可用建中，为甘也。则夫腹痛而兼呕者，又非建中所宜矣。

12.《成方便读》：桂枝得生姜可以散表，桂枝得白芍可以平肝，是以仲景桂枝汤一方，外散风邪而救表，内伐肝木以防脾。足见仲景之方，并不拘定用法。但此方因土虚木克起见，故治法必以补脾为先。脾欲缓，急食甘以缓之，故以饴糖、大枣、甘草之甘缓，小小建其中脏，然后桂枝、生姜、白芍出表入里，随病势而各奏其长。况生姜、大枣有协和营卫之妙，白芍、甘草具安脾止痛之神。立方之意，真亦神化极矣。

13.《金匮要略方义》：方中重用糖饴为君，温中补虚，缓急止痛；臣以芍药，敛阴柔肝，助饴糖缓急止痛之力；佐以桂枝，温阳运脾，以资饴糖温中益土之功。芍药得饴糖，甘酸化阴，以补阴之虚；桂枝得饴糖，辛甘养阳，以补阳之衰。

【验案】

1.虚劳 《吴鞠通医案》：施某，20岁，形寒而六脉弦细，时而身热，先天不足，与诸虚不足小建中法，白芍18g，炙甘草9g，生姜12g，桂枝12g，胶饴30g（云滓后化入），大枣（去核）4枚，煮3杯，分3次服。服60剂后，诸皆见效，阳虽转而虚未复，于前方内减姜、桂之半，加柔药（大生地、麦冬、五味子）兼与护阴。

2.腹痛　《经方实验录》：王某，腹痛喜按，痛时自觉有寒气自上下迫，脉虚弦，微恶寒，此为肝乘脾，小建中汤主之，川桂枝9g，大白芍18g，生草6g，生姜5片，大枣12枚，饴糖30g。

3.吐血　《吴鞠通医案》：胡某，31岁，劳伤吐血，汗多足麻，六脉弦细不数，小建中汤主之，白芍18g，甘草（炙）9g，生姜15g，桂枝12g，胶饴（后入）30g，大枣（去核）3枚，煮3杯，去滓后，将胶饴化入，服7剂后，汗减，足麻愈，食少。再服7剂后，诸症皆愈，惟咳嗽未止，于原方中加云苓、半夏而愈。

4.咳嗽　《临证指南医案》：某，色白肌柔，气分不足，风温上受而咳，病固轻浅，无如羌、防辛温，膏、知沉寒，药重已过病所，阳伤背寒，胃伤减谷，病羔仍若，身体先惫，小建中汤主之。

5.小儿尿频　《千家妙方》：孙某，女，4岁，尿频月余，一日几十次，每次量少，喜甜食，食量不大。发育一般，较瘦，神情不活泼，面色稍苍黄，腹部较紧张。诊为中气不足，脾胃虚弱，予小建中汤。10剂后，尿频好转，每日减至20多次，面色转红。继服原方加黄芪7剂后，尿频愈，每昼夜小便仅10次左右，食量增，面色红润，体力增强，活泼，较前体胖。

6.黄疸　《湖南中医杂志》（1987，5：30）：资某，男，58岁，患黄疸年余，面部及肌肤发黄色淡暗晦，巩膜微黄而暗滞，四肢软弱乏力，心悸短气，语言低微，纳呆便溏，舌淡，苔薄白，脉濡细，实验室诊断：溶血性黄疸。乃脾虚失运，气血不能正常化生所致。治予温中补虚，益气生血，处方：桂枝9g，白芍12g，炙甘草9g，大枣20枚，生姜3片，黄芪30g，当归6g，水煎去滓取汁，纳饴糖120g口服。每日1剂，服20余剂后诸症悉除。

7.抑郁症　《日本东洋医学杂志》（1995，5：102）：尾崎哲氏对于小建中汤的抗抑郁作用与氯噻西泮进行了比较研究。以9例抑郁性神经病病人为治疗对象，分别给予小建中汤和氯噻西泮，各给药组重症程度大致相同。给药2周后，精神症状根据意志减退、焦虑、焦躁、抑郁情绪、自闭性进行评价。结果：2周后，小建中汤组抑郁情绪有效9例，焦虑有效6例，但意志减退、焦躁无效，3例焦躁症状轻度恶化；氯噻西泮组焦虑有效8例，焦躁有效6例，意志减退感稍有效4例，但抑郁情绪无效，且3例轻度恶化。

8.便秘　《日本东洋医学杂志》（1995，5：160）：以本方治疗婴幼儿便秘15例。结果：服药后全部病例排便正常，2例可停药。其中大便仍硬10例，但排便顺畅。

9.慢性胃炎　《实用中西医结合杂志》（1998，1：71）：用本方为基本方，泛吐清水者加半夏、茯苓、陈皮、干姜；呕吐酸水者去饴糖，加吴茱萸、乌贼骨、瓦楞子、牡蛎；痛甚有瘀血者加元胡索、赤芍、五灵脂、丹参；有幽门杆菌者加大黄、蒲黄；体虚者加黄芪、党参、茯苓、白术；治疗慢性胃炎58例。结果：治愈32例，好转18例，总有效率为86.2%。并观察到萎缩性胃炎中轻度者疗效最好，伴有肠上皮化生者疗效最差，浅表性胃炎中无其他病变者疗效较好，伴有其他病变者疗效欠佳。

10.小儿脘腹痛　《河北中医》（2004，2：119）：以此方：桂枝、甘草、炮姜6g，白芍药12g，大枣10枚，随症加减，水煎服，1周为1个疗程，治疗期间不服用其他药物，治疗小儿脘腹痛40例。结果：痊愈（脘腹疼痛消失，兼症明显减轻）34例，有效（脘腹疼痛缓解，兼症有减轻）5例，无效（脘腹疼痛及兼症均无明显变化）1例。痊愈率为85%，总有效率为97.5%。

芍药甘草汤

【来源】《伤寒论》。

【别名】戊己汤（《症因脉治》卷四）、芍药汤（《嵩崖尊生全书》卷七）。

【组成】芍药　甘草（炙）各四两

【用法】以水三升，煮取一升五合，去滓，分二次温服。

【功用】

1.《杂症会心录》：温养脾土而生阴血。

2.《伤寒论讲义》：酸甘化阴，缓急止痛。

【主治】

1.《伤寒论》：伤寒脉浮，自汗出，小便数，心烦微恶寒，脚挛急，足温者。

2.《玉机微义》：小肠腑发咳，咳而失气。

3.《古今医统大全》：四时伤寒腹痛；小儿热腹痛，小便不通；痘疹肚痛。

4.《张氏医通》：营血受伤，热不止。

5.《类聚方广义》：小儿夜啼不止，腹中挛急甚者。

6.《伤寒温疫条辨》：妇人伤寒，汗解表除，热入血室，经水过多，无实满者；及杂病木克脾土，阴阳血气不和而腹痛。

7.《杂症会心录》：产后腹痛。

【宜忌】《辽宁中医杂志》（1981，4：25）：使用本方宜辨虚实，虚热者可用，虚寒者不宜用。

【方论】

1.《注解伤寒论》：芍药白补而赤泻，白收而赤散也。酸以收之，甘以缓之，酸甘相合，用补阴血。

2.《绛雪园古方选注》：此亦桂枝汤之变，偏于营分，纯一不杂之方。读《伤寒论》反烦、更烦、心悸而烦，皆用芍药止烦，不分赤白。孙尚、许叔微亦云白芍，惟许弘《方议》、《圣惠方》是赤芍。今里气不和，阴气欲亡，自当用白芍补营，佐以甘草，酸甘化阴止烦。观其去姜、枣，恐生姜散表，大枣泄营，是用白芍无疑。

3.《医方集解》：此足太阴、阳明药也，气血不和，故腹痛。白芍酸收而苦涩，能行营气；炙甘草温散而甘缓，能和逆气；又痛为木盛克土，白芍能泻肝，甘草能缓肝和脾也。

4.《伤寒来苏集》：用甘草以生阳明之津，芍药以和太阴之液，其脚即伸，此亦用阴和阳之法也。

5.《伤寒论浅注补正》：芍药味苦，甘草味甘，甘苦合用，有人参之气味，所以大补阴血。血得补则筋骨有所养而舒，安有拘挛之患哉。

【实验】

1.镇痉作用　《国外医学·中医中药分册》（1981，5：46）：芍药甘草汤水煎剂对雄鼠回肠进行实验研究，结果表明：本方对外因性乙酰胆碱作用于回肠引起的收缩有抑制作用；对经肠壁的低频电刺激引起的牵拉反应，有轻度持续性抑制作用。《上海中医药杂志》（1957，10：21）：大量的芍药甘草汤对病变性的异常兴奋起显著的抑制、镇静作用；而小量的芍药甘草汤，对胃肠运动机能，反而呈现了兴奋的、促进的

作用。

2.缓解横纹肌、平滑肌的作用　《上海中医药杂志》（1957，10：449）：实验研究表明，本方对中枢性、末梢性横纹肌的挛急均有镇静作用。对躯体和四肢，或深在的平滑肌性脏器，如胃肠、胆囊、输尿管、输卵管、子宫、膀胱及血管痉挛，均有缓解作用。

3.对肠运动的作用　《广州中医药大学学报》（2007，1：55）：研究发现，本方能显著性抑制正常和亢进状态的小鼠小肠运动，显著性抑制正常离体肠管的活动，并呈现一定的量效关系；对乙酰胆碱（Ach）、组胺、新斯的明（Neo）、氯化钡（$BaCL_2$）等不同离体兔肠模型均具有显著性抑制作用（$P<0.05$，或$P<0.01$，或$P<0.001$）。

4.对急性肝损伤的保护作用　《中药药理与临床》（2007，6：4）：对实验性急性肝损伤小鼠模型，用本方灌胃给药，结果发现，本方对四氯化碳引起的小鼠血清谷丙转氨酶（ALT）活性升高有显著的抑制作用，降低四氯化碳中毒小鼠血清中丙二醛（MDA）含量；对扑热息痛和硫代乙酰胺所致的肝损伤小鼠血清中ALT和谷草转氨酶（AST）活性升高有明显的降低作用；对酒精所致的肝损伤小鼠血清中ALT和AST升高有明显的降低作用，同时降低肝组织中MDA含量，提高肝组织中超氧化物歧化酶（SOD）和谷胱甘肽氧化酶（GSH-PX）活性，表明本方对小鼠急性肝损伤有明显的保护作用。

5.抗炎作用　《天津医药》（2009，2：123）：研究发现，本方对实验大鼠足肿胀、小鼠耳肿胀有显著抑制作用，能明显减少气囊炎性渗液中的前列腺素E_2（PGE_2）、白细胞介素-6（IL-6）、一氧化氮（NO），降低气囊模型大鼠血清皮质醇含量，本方药物血清及其有效成分芍药苷能明显抑制激活的多形核白细胞（PMN）化学发光，表明本方有明显的抗炎作用，其抗炎作用机制部分在于抑制PGE2.NO、IL-6的产生，抑制PMN产生氧自由基，可能还与影响下丘脑-垂体-肾上腺皮质轴有关。

6.调节免疫作用　《浙江中医杂志》（2009，10：723）：通过对MRL/Lpr狼疮小鼠及其脾细胞$CD4^+$　$CD25^+$　Foxp3$^+$调节性T细胞的研究发现，高浓度芍药甘草汤可以明显减缓疾病的发生、

减轻系统性红斑狼疮（SLE）症状、延长病鼠生存期；治疗后较治疗前有效提高CD25$^+$/CD4$^+$、Foxp3$^+$/ CD4$^+$（％）比例（$P<0.05$），可能是药物发挥免疫调节作用的机制之一。

【验案】

1.足肿痛 《经方实验录》：四嫂，足遇多行走时则肿痛而色紫，始则右足，继乃痛及左足，天寒不可向火，见火则痛剧，故虽甚恶寒，必得耐冷，然天气过冷，则又痛，晨起而肿痛止，至夜则痛如故。按历节痛足亦肿，但肿常不退，今时有退者，非历节也，惟痛甚时筋挛。用芍药甘草汤以舒筋。赤、白芍各一两，生甘草八钱，二剂愈。

2.胃扭转 《上海中医药杂志》（1981，4：29）：孙某某，女，38岁，胃脘胀痛20多年，后10年伴发频繁呃逆，大声嗳气，每年复发2～3个月，近一年加重，呈持续状态，不能右侧卧，查上消化道未见器质性病变，胃呈扭曲状，诊为胃扭转。用芍药20克，甘草20克，日一剂，浓煎取汁，日服三次。服药后第一天，诸症减，续服20余剂痊愈，查胃形态恢复正常。

3.过敏性肠炎 《辽宁中医杂志》（1981，4：25）：范某某，男，成人，腹痛、腹泻绵绵不愈，诊为过敏性肠炎。神疲倦怠，舌质淡，苔薄白，脉小弦，腹痛，按之则舒。此乃肝脾不和，脾气滞结，脉络不行，治宜调肝和脾。方用芍药甘草汤：生白芍30克，生甘草15克，服4剂痊愈。

4.糖尿病 《中成药研究》（1981，6：46）：应用本方片剂，治疗三阳热结所致的糖尿病病人120例，总有效率为72.5％。又用本品治疗94例，总有效率为71.4％。在应用过程中体会到本品对糖尿病的治疗效果持久稳定，副作用小，可长期服用，对胰岛素依赖型及轻中型病例可减少胰岛素用量至停用；对重型病例用胰岛素加用本方也能收到一定的效果。

5.转筋 《浙江中医杂志》（1982，4：181）：贾某某，男，53岁，左腿经常转筋，多在夜晚发作，发时腿肚聚起一包，腿不能伸直，患侧拇趾也向足心抽挛，疼痛难忍，脉弦细直，舌红绛少苔。此为肝血不足，血不养筋，筋脉绌急所致。用白芍24克，炙甘草12克，四剂愈。

6.舞蹈症 《山东中医杂志》（1983，6：

4）：覃某某，女，11岁，手足不断舞动，行走摇摆不稳，双手持物不牢，面部呈鬼脸样动作，舌不断伸缩，头部摇晃，烦躁不安，舌淡苔白，脉弦细，有膝关节疼痛史，诊为小儿舞蹈症。系肝血不足，筋脉失养所致。治宜滋阴养血，缓急解痉。拟芍药甘草汤：芍药30克，甘草30克，水煎服，七剂愈。

7.顽咳 《湖南中医杂志》（1986，1：44）：李某某，男，55岁，咳嗽少痰，郁郁微烦一年余，食纳一般，二便调，舌边尖红赤，少苔，脉沉弦细稍数，曾服二陈汤、止嗽散、九仙散等无效。据其证见郁郁微烦等，试以肝火犯肺论治。方用芍药甘草汤：白芍30克，甘草20克，日服一剂，水煎取汁200毫升，一日三次，服5剂愈。

8.哮喘 《国医论坛》（1987，4：37）：应用本方：白芍30g，甘草15g。共为细末。每次10～15g，加开水250～350ml，煮沸3～5分钟，澄清温服。治疗哮喘证35例，男26例，女9例；年龄23～68岁；病程2～20年；哮证（支气管哮喘）8例，喘证（喘息性支气管炎）27例。结果：显效（症状控制，哮鸣音及湿啰音消失）8例，有效（症状减轻，哮鸣音及湿啰音减少）23例，无效（服药两小时后症状无改善或加重）4例，总有效率为88.6％。

9.病毒性肝炎 《上海中医药杂志》（1989，6：4）：将本方按现代制药工艺制成颗粒冲剂，每100g冲剂含原生药量：白芍药21g，甘草14g。成人口服冲剂30g，每日2次，不满12岁者减半。治疗病毒性肝炎148例，男77例，女71例；最大年龄72岁，最小2岁半。其中急性甲型黄疸型肝炎64例，急性乙型黄疸性肝炎17例，急性乙型无黄疸型肝炎46例，慢性迁延性肝炎14例，慢性活动性肝炎7例。疗效标准按1984年南宁病毒性肝炎会议制定的标准进行。结果：急性黄疸型肝炎临床治愈率为88.9％；急性乙型无黄疸型肝炎为88.4％；慢性迁延型肝炎为71.4％。2～6个月内，HBsAg转阴率为30.1％。

10.足跟痛 《四川中医》（1996，11：38）：用芍药甘草汤治疗足跟痛300例。治疗方法：生白芍120克，生甘草30克。放于砂锅内加水1500ml，煎至500 ml，滤出药液内服。将药渣倒入

盆中，加白开水3000 ml（一暖瓶）搅拌。将患肢足跟放置盆沿上熏蒸，待水稍凉后将患足伸入水中烫洗至水凉。每日1次，每次用药1剂。治疗结果：疼痛完全消失，行走如常者为治愈；用药后疼痛减轻，仍有轻度疼痛者为好转；用药20剂疼痛无减轻者为无效。结果用药3剂治愈者165例，占55%；用药6剂治愈者108例，占36%；用药7剂以上者21例，疼痛减轻；除3例为糖尿病并发下肢动脉炎、3例为动脉硬化性脑梗塞肢体瘫痪为无效外，总有效率为98%。

11.老年性便秘　《中国民间疗法》（2003，5：46）：用本方治疗老年性便秘96例，结果全部获效，其中治愈92例，显效1例，有效3例。

12.肌肉挛痛　《中医药临床杂志》（2007，3：248）：用大剂量芍药甘草汤，治疗普通型肌肉痛性痉挛68例，结果：所有病人治疗后症状均迅速减轻消失，其中服药2剂症状消失者15例，服药3剂症状消失者31例，服药4剂症状消失者16例，服药5剂症状消失者6例，总有效率100%。

13.腹痛　《陕西中医》（2008，10：11）：用本方加味，治疗儿童功能性再发性腹痛42例，15天1个疗程，用药3个疗程，结果：显效31例，有效8例，无效3例，总有效率92.86%。

14.慢性骨盆疼痛综合征　《浙江中医杂志》（2009，5：334）：用本方治疗慢性骨盆疼痛综合征44例，30天为1个疗程。结果：临床痊愈9例，显效22例，有效8例，无效5例，总有效率88.6%。

大建中汤

【来源】《金匮要略》卷上。

【别名】三物大建中汤（《张氏医通》卷十六）。

【组成】蜀椒二合（去汗）　干姜四两　人参二两

【用法】以水四升，煎取二升，去滓，纳胶饴一升，微火煮取一升半，分温再服。如一炊顷，可饮粥二升，后更服。当一日食糜，温覆之。

【功用】

1.《医方论》：补心脾，祛寒气。

2.《中医方剂学讲义》：温中补虚，降逆止痛。

【主治】

1.《金匮要略》：心胸中大寒痛，呕不能饮食，腹中寒，上冲皮起，出见有头足，上下痛而不可触近。

2.《备急千金要方》：饮食下咽，自知偏从一面下流，有声决决然。

3.《金匮要略心典》：心腹寒痛，呕不能食，腹中虫物乘之而动。

4.《医部全录》：阴黄。

5.《医宗金鉴》：厥逆，脉伏。

6.《金匮要略今释》引《类聚方广义》：寒饮升降，心腹剧痛而呕；疝瘕腹中痛者；又治挟蛔虫者。

【宜忌】《医方发挥》：实热内结，湿热积滞，阴虚血热等腹痛忌用。

【方论】

1.《金匮要略论注》：心胸中本阳气治事，今有大寒与正气相阻，则痛；正气欲降，而阴寒上逆，则呕；胃阳为寒所痹，则不能饮食；便腹中亦寒，气浮于皮肤而现假热之色，乃上下俱痛而手不可近。此寒气挟虚满于上下内外。然而过不在肾，故以干姜、人参合饴糖以建立中气，而以椒性下达者，并温起下焦之阳，为温中主方。

2.《金匮要略心典》：心腹寒痛，呕不能食者，阴寒气盛而中土无权也。上冲皮起，出见有头足，上下痛而不可触近者，阴凝成象，腹中虫物乘之而动也。是宜大建中脏之阳，以胜上逆之阴，故以蜀椒、干姜温胃下虫，人参、饴糖安中益气也。

3.《医林纂要探源》：脾胃得命火之温，而能消纳饮食，蒸化气血。蜀椒所以益命火而宣达其阳也。膻中得胃气之输，而后能宣布条达，喜乐出焉，干姜所以暖胃气而驱除其冷也。胃腑盛阳，寒淫匪能轻犯，寒入三阴而后犯之，以气血衰而阳气弱也，故人参补之。君之以饴糖以养脾胃，资变化，滋气血，润阴燥，化坚结。此所以建中，中立而正气行，气血足，寒淫自散，不为病矣。

4.《成方便读》：夫阳受气于胸中，胸中之阳不足，则阴寒得以乘之，为痛为呕，所由来也。然寒为无形之邪，必赖有形之物，或痰，或血，或食，或虫以为依据，否则虽满痛而决不拒按，

以至手不可近也。但痰、血、虫、食均有见证可察，如此证之上冲皮起出见有头足之形，可见非痰非血非食，其为虫痛也无疑。而蛔动入膈者，皆因脏寒而来，故治法必先温建中脏，而后蛔可安，寒可除。用人参、饴糖补中，以干姜之热守而不走，以复其阳，更用蜀椒之大辛大热，上至肺而下至肾，逐寒暖胃，散积杀虫，自然虫去正安，法之尽善者也。

5.《历代名医良方注释》：冉雪峰：查此方为温中散寒，建立中气，而旋转上下之方也。不曰温中补中，而曰建中大建中者。盖腹中寒气上冲，上干阳位，致心下大寒痛，则中气为寒邪侵逼，颓废不振，更何待言，所以发现痛呕，不能饮食等症。本方从建中着手，所谓病在上下，治其中也。此际补中而虚未可复、宽中而气未可通，故惟借椒姜之大辛大温者，兴奋鼓舞，建力中气于既败之余，而重加饴糖，又复饮粥，纯在培育中焦生生之气斡旋，迥非他项温宣之品，一过无余者可比，妙在人参，可以助饴糖之培养，可以助姜椒之兴奋。大气一转，其结乃散，太阳既出，爝火皆消。人以后天谷气为本，中之阳回，则上下之阳俱回，上下之阳回，而中气安有不建立之者乎？所以谓之大也，不治痛而痛自止，不温下而下之阴除，不温上而上之阳宣，立方之妙如此。

6.《方剂学》：本方所治心胸大寒痛，乃是阳虚阴盛所致。阳虚则阴盛，阴盛则寒生，阴寒气上逆，则心胸中大寒痛，呕不能饮食，甚则可上冲皮起如有形，上下攻冲而剧痛，手不可触近。若内有寒饮僻积，则肠中漉漉有声。此时急当温中补虚，祛寒降逆，方可痛止呕平。所以本方用蜀椒为君，味辛性热，温脾胃而助命火，散寒除湿，并可下气散结。干姜为臣，温中散寒，助蜀椒建中阳，散逆气，止痛平呕。人参、胶饴为佐使，甘温补中益气以养脾胃。如此配合，虽已对证，但邪甚势急，服药须及时，故方后注明，初服后如一炊顷，或如饮粥二升，便当更服，使药力相继，一鼓成功。然而病虽去，胃气未必便复，所以当一日食糜粥，将养胃气，此亦《素问·脏气法时论》毒药攻邪，五谷为养之意。同时，还考虑到阳气素虚，易感风寒，所以温覆之，以免外寒入里而复发。

【实验】

1.对人血浆3种脑肠肽的影响 《国外医学·中医中药分册》（2000，5：294）：实验表明，大建中汤能使胃泌素水平短暂升高，不能改变促生长素抑制素水平，其药理作用与人血浆中促胃动素Is水平的变化密切相关。

2.对脾阳虚大鼠血栓素B_2（TXB_2）及6-酮前列腺素1α（6-Keto-PFG1α）的影响 《江苏中医药》（2003，2：49）：研究结果表明，大建中汤能调节大鼠血浆TXB_2、6-Keto-PFG1α水平，且存在明显量效关系，从而改善胃肠系统微循环灌注，迅速清除和缓冲对上皮屏障具有损伤作用的代谢产物，促进损伤黏膜和萎缩腺体的再生和修复，保护胃肠黏膜不受致病因子的损害。临床观察已证实大建中汤具有缓解虚寒型腹痛的作用，推测可能亦与该方能扩张血管，解除病变部位的血管痉挛，改善血液微循环，促进溃疡愈合，恢复胃黏膜屏障功能有关。

【验案】

1.腹痛呕吐 《环溪草堂医案》：腹中痛甚则有块，平则无形，每每呕吐酸水。此属中虚，阳气不运。当与大建中汤。党参、蜀椒、干姜、金橘饼。

2.蛔虫性肠梗阻 《金匮要略浅述》：杨某，男，6岁。患蛔虫性肠梗阻，脐腹绞痛，呕吐不能食，呕出蛔虫一条。患儿面色萎黄有虫斑，身体瘦弱，手脚清冷，按其腹部有一肿块如绳团状，舌苔薄白，脉沉细。此中气虚寒，蛔虫内阻。治以温中散寒，驱虫止痛，用大建中汤。西党10克，川椒3克，干姜3克，饴糖30克。加槟榔10克，使君子10克，嘱服2剂，因患儿哭闹不休，进城买药缓不济急，乃先用青葱、老姜切碎捣烂，加胡椒末拌匀，白酒炒热，布包揉熨腹部，冷则加热再熨。肠鸣转气，腹痛渐减。药买到后急煎成汤，分小量多次服，一剂呕吐已止，再剂腹痛消失，并排出蛔虫一百多条。

3.嗜睡 《新中医》（1986，5：50）：刘某，女，18岁。患病半年。起初胸脘闷痛，渐次困顿喜卧，多眠睡。近一月余来，无论上课或进餐行路时均不自主地入睡，以致辍学。神经科诊断为"发作性睡病"。刻诊精神困顿，时时入睡，呼之蒙昧，胸腹时时窜痛，余无所苦。舌

质淡，苔白润，脉沉缓。此乃脾胃阳衰，中焦寒甚，阳为阴困，不得舒展，阳入于阴则寐；中阳虚衰，阴寒之气攻冲则胸腹窜痛。治拟温中健脾，大健中阳。人参、蜀椒各9克，干姜12克，饴糖30克，水煎服。服药五剂后，胸腹窜痛消失，嗜睡稍减，舌质淡，苔薄白，脉沉缓。原方继进五剂，嗜睡大减，精神振作，舌质淡，苔薄，脉沉。更以原法加减服药十余剂，诸羔悉平。半年后随访无复发。

大黄附子汤

【来源】《金匮要略》卷上。

【别名】大黄附子细辛汤（《金匮要略今释》卷三引《漫游杂记》）。

【组成】大黄三两　附子三枚（炮）　细辛二两

【功用】《中医方剂学》：温阳散寒，通便止痛。

【主治】

1.《金匮要略》：胁下偏痛，发热，其脉紧弦，此寒也，以温药下之。

2.《张氏医通》：色疸者，身黄，额上微汗，小便利，大便黑，此因房事过伤，血蓄小腹而发黄，故小腹连腰下痛。

3.《金匮要略今释》引《类聚方广义》：此方实能治偏痛，然不特偏痛而已，亦治寒疝、胸腹绞痛延及心胸腰部、阴囊㾓肿，腹中时有水声、恶寒甚者。

【实验】

1.抗缺氧作用　《辽宁中医杂志》（1988，11：33）：对常压下致小鼠整体缺氧和结扎颈动脉所致小鼠脑缺血性缺氧，大黄附子汤水醇法提取液14.4克/千克腹腔注射，能明显延长动物存活时间。对氰化钾和亚硝酸钠中毒所致细胞缺氧，本方亦具有保护作用。大黄附子汤还能对抗异丙肾上腺素所致小鼠缺氧，其作用优于普萘洛尔0.2毫升/10克。

2.对家兔心电图的影响　《河北中医学院学报》（1994，2：22）：研究表明，本方具有明显的拮抗脑垂体后叶素引起的心肌缺血和心率减慢的作用，而对正常心电图没有明显影响。

3.对重症急性胰腺炎大鼠细胞因子的影响　《中国中西医结合急救杂志》（2004，6：352）：研究表明：本方能显著降低重症急性胰腺炎（SAP）大鼠血清淀粉酶，肿瘤坏死因子-α（TNF-α），白细胞介素-1β（IL-1β）及IL-18水平，提示大黄附子汤对SAP的防治作用可能在于使大鼠血清TNF-α及IL-1β、IL-18水平下调。

【验案】

1.腹痛　《古方便览》：一男子，年50余岁，腹痛数年。余诊之，心下痞硬，腹中雷鸣，乃作半夏泻心汤饮之，未奏效。一日，忽然大恶寒战栗，绞痛倍于常时，于是更作大黄附子汤饮之，痛顿止。续服数日，病不再发。

2.急性胆囊炎　《天津中医》（1994，5：17）：用本方加味：生大黄10g，制附子15g，细辛2g为基本方；寒战者加重附子、细辛用量；黄疸者加茵陈；气滞者加枳实、郁金；呕吐者加制半夏、陈皮、吴茱萸、黄连；胀甚者加六神曲、炙鸡内金；另可随证加入川楝子、延胡索、金钱草、蒲公英、虎杖、柴胡等；治疗急性胆囊炎25例。结果：痊愈16例，好转7例，总有效率为92%。

3.慢性肾功能不全　《成都中医药大学学报》（1999，2：24）：用本方治疗慢性肾功能不全46例，结果：显效16例，有效22例，无效8例，总有效率为82.6%。

4.下肢静脉曲张疼痛　《河南中医》（1998，6：342）：用本方热敷治疗下肢静脉曲张疼痛56例，结果：治愈43例，好转8例，有效3例，无效2例，总有效率96.4%。

乌头桂枝汤

【来源】《金匮要略》卷上。

【组成】乌头大者五枚（熬，去皮）

【用法】以蜜二斤，煎减半，去滓，以桂枝汤五合解之，令得一升，后初服二合；不知，即服三合；又不知，复加至五合。其知者如醉状，得吐者为中病。

【功用】《医略六书》：逐冷调营。

【主治】

1.《金匮要略》：寒疝腹中痛，逆冷，手足不仁，若身疼痛，灸刺诸药不能治。

2.《备急千金要方》：贼风入腹，攻刺五脏，

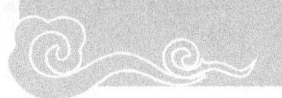

拘急不得转侧，呼叫发作，有时使人阴缩。

厚朴三物汤

【来源】《金匮要略》卷上。

【别名】厚朴汤（《千金翼方》卷十八）、三物汤（《血证论》卷八）。

【组成】厚朴八两　大黄四两　枳实五枚

【用法】上药以水一斗二升，先煮二味，取五升，纳大黄，煮取三升，温服一升。以利为度。

【主治】

　　1.《金匮要略》：痛而闭者。

　　2.《千金翼方》：腹满发热数十日。腹中热，大便不利。

　　3.《症因脉治》：暑湿腹痛，大便结。

　　4.《金匮翼》：食积痛，寒饮食过伤，心腹卒痛，如锥刺之状，若伤湿热之物，不得化而闷乱便秘者。

【方论】

　　1.《金匮玉函经二注》：闭者，气已滞也。《经》曰塞也，通因通用，此之谓也。于是以小承气通之。乃易其名为三物汤者，盖小承气君大黄以一倍，三物汤君厚朴以一倍者，知承气之行，行在中下也；三物之行，因其闭在中上也。绎此，可启悟于无穷矣。

　　2.《金匮要略心典》：痛而闭，六腑之气不行矣。厚朴三物汤与小承气同，但承气意在荡实，故君大黄；三物意在行气，故君厚朴。

　　3.《金匮要略方论本义》：仲景又出厚朴三物汤一方，云痛而闭者主之。闭者，即胃胀便难之证也。前厚朴七物汤，下利即去大黄，今二便不止艰难，且闭塞矣，亦不得不先为宣通，于是仍于温药之中，兼破泄之治。厚朴为君，大黄佐之，枳实为使，服法多煮，去药性之峻利，仍以利即为度，乃治胀病权宜之法也。

　　4.《金匮方歌括》：此方不减大黄者，以行气必先通便，便通则肠胃畅而脏腑气通，通则不痛也。

【实验】对小肠平滑肌的影响　《时珍国医国药》（2001，9：777）：厚朴三物汤拆方及其药量变化的实验研究表明：厚朴三物汤显示出明显的对小肠平滑肌推进作用（推进率83.45%）；滴加各药物后，平滑肌收缩强度及频率都明显降低，以厚朴三物汤最为突出。结论：配伍后的厚朴三物汤提高了大黄、枳实、厚朴各药的推进作用；三方中以厚朴三物汤对小肠平滑肌影响最大。

红蓝花酒

【来源】《金匮要略》卷下。

【组成】红蓝花一两

【用法】以酒一大升，煎减半，顿服一半；未止，再服。

【功用】《金匮玉函经二注》：破血通经。

【方论】《金匮要略心典》：妇人经尽产后，风邪最易袭入腹中，与血气相搏而作刺痛。红蓝花苦辛温，活血止痛，得酒尤良，不更用风药者，血行而风自去耳。

【实验】抗炎、镇痛作用　《中国医药学报》（1997，4：26）研究表明：红蓝花酒可显著延长小鼠扭体发生的潜伏期，明显提高小鼠痛阈，具有较好的抗炎镇痛作用。

【验案】

　　1.痛经　《河南中医药学刊》（1994，5：39）：用本方制成口服液，治疗痛经63例，结果：治愈28例，显效23例。

　　2.心动过缓心律不齐　《河南中医药学刊》（1996，2：37）：用本方治疗心动过缓心律不齐36例，结果：痊愈25例，占69%；好转8例，占22%；有效3例，占9%。

桃枝汤

【来源】方出《肘后备急方》卷一，名见《圣济总录》卷五十六。

【别名】桃枝散（《普济方》卷三五二）。

【组成】东引桃枝一把

【用法】上切。以酒一升，煎取半升，顿服。

【主治】

　　1.《肘后备急方》：卒心痛。

　　2.《圣济总录》：心腹注痛不可忍。

　　3.《普济方》：崩中下血不止，男子卒痢血。

四味当归汤

【来源】《外台秘要》卷七引《范汪方》。

【组成】当归　桂心　干姜各三两　甘草二两（炙）

【用法】上切。以水八升，煮取三升，每服一升，一日三次。

【主治】寒腹痛。

【宜忌】忌海藻、菘菜、生葱。

【加减】虚冷激痛甚者，加黄耆、芍药各二两。

大岩蜜汤

【来源】《备急千金要方》卷八（小字注）引《小品方》。

【组成】栀子十五枚　甘草　干地黄　细辛　羊脂（青羊角亦得）　茯苓　吴茱萸　芎藭（《备急千金要方》用芍药）　干姜　当归　桂心各一两

【用法】上锉。以水八升，煮取三升，去滓，纳脂令烊，温分三服，每服相去如人行十里顷。

【主治】贼风，腹中绞痛；并飞尸遁注，发作无时，发即抢心胀满，胁下如锥刀刺；并主少阴伤寒。

【加减】若痛甚者，加羊脂三两，当归、芍药、人参各一两；心腹胀满坚急者，加大黄三两。

茱萸汤

【来源】《外台秘要》卷七引《小品方》。

【别名】当归汤（《备急千金要方》卷十三）、吴茱萸汤（《备急千金要方》卷十三注文）。

【组成】吴茱萸二两　甘草（炙）　人参　桂心各一两　生姜五两　半夏一升　小麦一升　当归二两

【用法】上切。以水一斗五升，煮取三升。每次温服一升，一日三次。

【主治】

    1.《外台秘要》引《小品方》：寒冷腹痛。

    2.《备急千金要方》：产后虚冷。

【宜忌】忌海藻、菘菜、羊肉饧、生葱。

吴茱萸汤

【来源】《古今医统大全》卷八十三引《集验方》。

【组成】吴茱萸（汤泡）　玄胡索各一钱　官桂　木香各五分

【用法】上为细末。每服一钱，空心或食前滚汤一杯调冲，酒二杯调服；未痊再服。

【主治】妇人、室女内外着寒，小腹痛不可忍。

小乌头丸

【来源】《外台秘要》卷十二引《古今录验》。

【别名】乌头丸（《普济方》卷一七二）。

【组成】乌头三两（炮）　甘草三两（炙）　茱萸半两　细辛二两　半夏二两　附子二两（炮）　藁本二两

【用法】上药治下筛，炼蜜为丸，如梧桐子大。食前服五丸，一日二次。不知，稍增之。

【主治】久寒积聚心腹，绕脐切痛，食饮不下。

【宜忌】《外台秘要》引《古今录验》：忌羊猪肉、冷水。

芎藭汤

【来源】《外台秘要》卷七引《古今录验》。

【组成】芎藭　当归　桂心　芍药　甘草（炙）各一两　黄芩半两　干姜半两　杏仁三十枚（去皮尖）

【用法】上切。以水五升，煮取二升，分再服。

【主治】卒寒腹中拘急痛。

【宜忌】忌海藻、菘菜、生葱。

温经汤

【来源】《备急千金要方》卷三。

【组成】茯苓六两　芍药三两　薏苡仁半斤　土瓜根三两

【用法】上锉。以酒三升，渍一宿，旦加水七升，煎取二升。分再服。

【主治】妇人小腹痛。

生姜汤

【来源】《备急千金要方》卷十三。

【组成】生姜一斤（取汁）　食蜜八两　醍醐四两

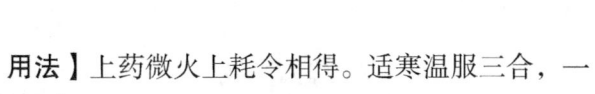

【用法】上药微火上耗令相得。适寒温服三合,一
日三次。

【主治】胸腹中卒痛。

【方论】《千金方衍义》:胸腹中卒痛,审无宿滞固
结,但需生姜以散虚火之逆,酥、蜜以滋津血之
燥,不烦猛剂峻攻也。

当归汤

【来源】《备急千金要方》卷十三。

【组成】当归 茯苓各五分 黄耆 紫菀各四
分 高良姜 干姜各六分 肉苁蓉 鹿茸 桂
心 昆布 橘皮各三分 甘草二两 桃仁一百
个 地骨皮 法曲 大麦蘖各一升 乌头一
两 大枣四十个。

【用法】上锉。以水一斗五升,煮取四升二合,分
为五服。

【主治】虚冷腹痛,不下饮食,食复不消,胪胀。

【加减】下利,加赤石脂、龙骨各三分;渴加麦门
冬一升。

羊肉当归汤

【来源】《备急千金要方》卷十三。

【组成】当归四分 干姜 橘皮 黄耆 芍药 芎
藭 桂心 独活 防风各一分 人参 吴茱
萸 甘草 干地黄 茯苓各一分 生姜六分 大
枣三十枚 羊肉半斤

【用法】上锉。以水一斗半煮肉,取一斗二升,出
肉,纳诸药,煮取三升,分三服,每日三次。覆
取温暖。

【主治】腹冷绞痛。

【方论】《千金方衍义》:《金匮要略》当归生姜羊
肉汤专主产后腹中疗痛及寒疝腹胁急痛,《备急
千金要方》本之以治腹中绞痛。盖绞痛与疗痛虽有
冲击结滞之不同,而和营散结之治则一。如本方
合小建中、黄耆建中以治虚劳里急诸不足,合理
中、八珍以治气血虚寒诸不足,合吴茱萸汤、三
物大建中以治胃虚呕逆诸不足;建中方中除去胶饴
之粘滞,理中、八珍方中除去白术之壅闭,大建中
方中除去蜀椒之耗气,更加独活、防风,佐黄耆以
御外内合邪,橘皮佐姜、桂以涤涎饮下滞气也。

温脾汤

【来源】《备急千金要方》卷十三。

【组成】当归 干姜各三两 附子 人参 芒消各
二两 大黄五两 甘草二两

【用法】上锉。以水七升,煮取三升,分服,一日
三次。

【主治】腹痛,脐下绞结,绕脐不止。

大黄泻热汤

【来源】《备急千金要方》卷十五。

【组成】大黄三两(细切,水一升半,别渍一
宿) 泽泻 茯苓 黄芩 细辛 芒消各二两 甘
草三两 橘皮二两

【用法】上锉。以水七升,煮取三升三合,去滓;
下大黄,更煎两沸,去滓;下芒消,分三服。

【主治】脾脉厥逆,大腹中热,切痛,舌强,腹
胀,身重,食不下,心脾急痛。

太乙备急散

【来源】《备急千金要方》卷十七。

【别名】雄黄散(《太平圣惠方》卷五十六)、备急
散(《圣济总录》卷一○○)、太一备急散(《永乐
大典》卷九一○引《风科集验方》)。

【组成】雄黄 桂心 芫花各二两 丹砂 蜀椒各
一两 藜芦 巴豆各一分 野葛三分 附子五分

【用法】上九味,巴豆别治如脂,余合治下筛。以
巴豆合和,更捣,合和调置铜器中,密贮之,勿
泄。有急疾,水服钱五匕。可加至半钱匕,老少
半之。病在头当为鼻衄,在膈上吐,在膈下利,
在四肢当汗出。

【主治】卒中恶客忤;及中蛊疰吐血下血;及心腹
卒痛腹满;伤寒热毒病六七日者。

【方论】《千金方衍义》:太乙备急散汇集芫花、藜
芦、野葛、巴豆之毒劣,济以丹砂、雄黄、蜀椒、
桂、附,亦是峻锐之伍。

芥子丸

【来源】方出《备急千金要方》卷十七,名见《圣

济总录》卷六十七。

【组成】芥子二升

【用法】上为末，炼蜜为丸，如梧桐子大。每服七丸，寅时井花水送下，一日二次。亦可作散，空腹服之，及可酒浸服。

【主治】上气呕吐，脐腹绞痛。

泻脾汤

【来源】《千金翼方》卷十五。

【组成】当归 干姜 黄连 龙骨 赤石脂 人参各三两 橘皮 附子（炮，去皮） 秦皮 大黄各二两 半夏五两（洗）

【用法】上锉。以水一斗，煮取三升一合，分四服。

【主治】脾气不足，虚冷注下，腹痛。

胃胀汤

【来源】《千金翼方》卷十五。

【别名】胃服丸、补脏汤。

【组成】人参一两 茯苓 橘皮 干姜 甘草（炙）各二两

【用法】上为末，炼蜜为丸，如梧桐子大。每服二十丸，以水二升，于铜器中火上煮一沸，不能饮者，服一升，一日三次。可长服。

【主治】胃气不足，心气少，上奔胸中愦闷，寒冷，腹中绞痛，吐痢宿汁。

茱萸汤

【来源】《千金翼方》卷十九。

【组成】吴茱萸二升 小麦 半夏（洗）各一升 生姜十五两 大枣五十枚（擘） 桂心三两 人参 黄芩 甘草（炙）各二两

【用法】上锉。以水一斗二升，煮取四升，分四服，每服一升，一日二次。

【主治】风冷气，腹中虚冷，急痛，饮食不消，心满，少腹里急引痛，手足逆冷，胃中响响，干噫欲吐，吐逆短气。

桃仁大黄汤

【来源】《外台秘要》卷七引《崔氏方》。

【组成】鬼箭羽二两 桃仁六十枚（去皮尖） 芍药四两 鬼臼二两（削去皮） 橘皮一两 当归二两 生姜五两 桂心二两 柴胡一两 朱砂二两（研，汤成下） 麝香一分（研，汤成下） 朴硝二两（研，汤成下） 大黄三两（别浸）

【用法】上切，以水九升，急火煮取三升，温分三服，如人行相去六七里服。但得快利三四行，必愈。

【主治】心腹痛不可忍，似痋病者；或暴得恶痋，搅刺欲死。

当归大黄汤

【来源】《外台秘要》卷七引《张文仲方》。

【别名】当归汤（《圣济总录》卷五十七）。

【组成】当归三两 芍药八分 桂心三分 干姜六分 茱萸五分 人参一两 大黄一两 甘草二两（炙）

【用法】上切。以水六升，煮取三升，去滓，温服一升，一日三次。

【主治】冷气牵引腰背胁下，腹内痛。

【宜忌】忌海藻、菘菜、生葱。

当归汤

【来源】《外台秘要》卷七引《广济方》。

【组成】当归 橘皮 细辛 甘草（炙） 生姜各四分 大黄八分（别渍） 鹤虱二分

【用法】上切。以水六升，煮取二升，分温三服，如人行四五里进一服。不利未愈，三日更作服之。

【主治】心腹搅结痛不止，仍似有蛔虫者。

【宜忌】忌海藻、菘菜、生菜。

当归丸

【来源】《外台秘要》卷七引深师方。

【组成】桔梗二分 葶苈子（熬）五分 藜芦（炙）二分 厚朴（炙）五分 杏仁五十个（去尖皮） 附子（炮）五分 桂心 人参各三分 沙

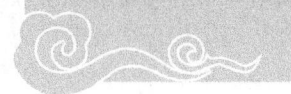

参三分　特生礜石一两（烧半日）

【用法】上为末，炼蜜为丸，如梧桐子大。每服三丸，以饮送下，一日三次。稍加之。

【主治】心腹劳强，寒疝邪气往来，坚固结聚，苦寒烦悁，不得卧，夜苦汗出，大便坚，小便不利，流饮在腹中，食不生肌。

【宜忌】忌猪肉、生葱、冷水。

枸杞子散

【来源】《外台秘要》卷十二引《删繁方》。

【组成】枸杞子五升　干姜五两　白术五两　吴茱萸一升　蜀椒三合（汗）　橘皮五两

【用法】上六味，切，捣五味，三筛下为散，取枸杞子燥，瓷器贮，研晒如作米粉法，七日晒之，一晒一研，取前药散和之，又研。每服一方寸匕，和酒食进之。

【功用】长阳气。

【主治】百病。

神明膏

【来源】《外台秘要》卷十九引苏恭方。

【组成】附子十四枚（小者三十个，炮）　吴茱萸一升（生用）　蜀椒一升半　白芷一升　前胡（切）一升　川芎（切）一升　白术（切）一升　桂心三两　当归三两　汉防己（切）一升　细辛二两

【用法】上切，酢淹渍一宿以成，煎猪脂（有牛酥代，尤佳）五升，煎五上五下，去滓。摩肿及不仁处。

【主治】脚气，风痹，手足疼弱，肿胀不仁，鼠漏、恶疮毒，所有腹内绞痛。

【宜忌】忌猪肉、冷水、生葱、生菜、桃、李等。

【加减】风多，去汉防己；肿者，去细辛。

细辛汤

【来源】《元和纪用经》。

【组成】细辛　吴茱萸　干姜各半两　当归　防风各一两　芍药二两

【用法】上为末。每以半两，水二升，煮一升，分三次温服，相续进之。

【主治】风入腹，切痛烦冤。

茱萸子丸

【来源】《元和纪用经》。

【别名】细辛茱萸丸。

【组成】细辛　吴茱萸　干姜各半两　当归　防风各一两　芍药二两　桂心半两

【用法】上为末，炼蜜为丸，如梧桐子大。每服二十五丸，空腹熟水送下。

【主治】风入腹，切痛烦冤。

狗肉粥

【来源】方出《证类本草》卷十七引《食医心镜》，名见《长寿药粥谱》。

【组成】肥狗肉半斤

【用法】以米、盐、豉等煮粥，频日吃一两顿。

【功用】《长寿药粥谱》：温补脾肾，去寒助阳，轻身益气。

【主治】

1.《证类本草》引《食医心镜》：脾胃冷弱，肠中积冷，胀满刺痛。

2.《长寿药粥谱》：年老体衰，阳气不足，营养不良，畏寒肢冷，腰膝软弱。

【宜忌】《长寿药粥谱》：可供早、晚餐或点心，温热服食，尤以秋、冬季节为宜。发热期间忌服；在服食狗肉粥时，忌吃蒜、菱以及中药杏仁、商陆。疯狗肉不可食用。

【方论】《长寿药粥谱》：狗肉不仅是营养丰富，味道鲜美的食品，同时又是一味滋养强壮的中药。中医说它有温补脾肾，去寒助阳的作用。唐·孟诜《食疗本草》中说：狗肉补五劳七伤，益阳事，补血脉，厚肠胃，实下焦，填精髓。

茯苓丸

【来源】《幼幼新书》卷二十一引《婴孺方》。

【组成】茯苓　黄连各一两

【用法】上为末，炼蜜为丸，如大豆大。饮送下。量加。

【主治】小儿腹痛夭纠，不能哺乳。

二车丸

【来源】《医心方》卷十二引华佗方。

【组成】大黄十三两　柴胡四两　细辛二两　茯苓一分　半夏一两

【用法】上药治下筛，炼蜜为丸，如梧桐子大，每服五丸，以饮送下，一日二次。

【主治】临饭腹痛不能食，大便难。

吴茱萸散

【来源】《太平圣惠方》卷四。

【组成】吴茱萸一分（汤浸七遍，焙干，微炒）　厚朴半两（去粗皮，涂生姜汁，炙令香熟）　川芎一两　干姜半两（炮裂，锉）　甘草半两（炙微赤，锉）　附子三分（炮裂，去皮脐）

【用法】上为粗散。每服三钱，以水一中盏，煎至六分，去滓稍热服，不拘时候。

【主治】

1.《太平圣惠方》：小肠虚冷，小腹如刀刺，或绕脐结痛，冷汗出。

2.《圣济总录》：小肠虚冷气痞。

厚朴散

【来源】《太平圣惠方》卷四。

【组成】厚朴一两（去粗皮，涂生姜汁，炙令香熟）　高良姜一两（锉）　当归三分（锉，微炒）　桂心一两　川芎三分　白芍药三分

【用法】上为散。每服三钱，用水一中盏，煎至六分，去滓，稍热服，不拘时候。

【主治】小肠虚冷气，小腹卒痛如刺，胸胁气满，闷乱不忍。

厚朴散

【来源】《太平圣惠方》卷五。

【组成】厚朴一两（去粗皮，涂生姜汁，炙令香熟）　肉桂一两（去粗皮）　当归半两（锉，微炒）　人参半两（去芦头）　丁香半两　白术半

两　白豆蔻半两（去皮）　吴茱萸一分（汤浸七遍，炒令微黄）　诃黎勒一两（煨，用皮）　高良姜半两　陈橘皮半两（汤浸，去白瓤，微炒）

【用法】上为散。每服三钱，水一中盏，加生姜半分、大枣三个，煎至六分，去滓温服，不拘时候。

【主治】脾气不足，心腹胀痛，喜噫吞酸，食则欲呕，四肢少力。

【宜忌】忌生冷、油腻、湿面、黏食。

吴茱萸散

【来源】《太平圣惠方》卷六。

【组成】吴茱萸半两（汤浸七遍，焙干，微炒）　陈橘皮一两（汤浸，去白瓤，焙）　缩砂一两（去皮）　神曲一两（捣碎，炒微黄）　白术一两　厚朴二两（去粗皮，涂生姜汁，炙令香熟）　甘草半两（炙微赤，锉）

【用法】上为细散。每服二钱，食前以粥饮调下。

【主治】大肠虚冷，肠鸣腹痛，食不消化。

沉香散

【来源】《太平圣惠方》卷七。

【组成】沉香半两　葫芦巴半两　肉豆蔻半两（去壳）　槟榔三分　木香三分　桂心半两　茴香子半两

【用法】上为细散。每服二钱，以温酒调下，不拘时候。

【主治】盲肠气疼痛。

定痛丸

【来源】《太平圣惠方》卷七。

【别名】干蝎丸（《普济方》卷三十一）。

【组成】干蝎三分（两）（微炒）

【用法】上为末，以清酒及童便各一升，同煎如稠膏为丸，如梧桐子大。每服二十丸，以温酒送下，不拘时候。

【主治】肾脏冷气卒攻，脐腹疼痛至甚。

胡椒丸

【来源】《太平圣惠方》卷七。

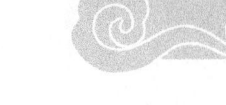

【组成】胡椒三分　木香三分　沉香三分　桂心三分　蚰蜒二分（微炒）　阿魏一分（面裹煨，面熟为度）

【用法】上为末，炼蜜和丸，如梧桐子大。每服二十丸，以热生姜酒下，不拘时候。

【主治】肾气冷气卒攻，脐腹撮痛不可忍。

荜澄茄丸

【来源】方出《太平圣惠方》卷七，名见《普济方》卷三十一。

【组成】铜绿三分（研了）　荜澄茄半两　木香三分

【用法】上为末，以醋煮面糊和丸，如绿豆大。每服十丸，以热酒送下，不拘时候。

【主治】肾脏冷气，卒攻脐腹疼痛，不可忍。

茴香丸

【来源】《太平圣惠方》卷七。

【组成】茴香子三分　附子三分（炮裂，去皮脐）　硇砂三分　天麻三分　木香三分　白附子三分（炮裂）　白矾三分（烧令汁尽）　阿魏三分（面裹，煨面熟为度）　自然铜三分（细研）　干蝎一两（微炒）　桃仁一两（汤浸，去皮尖双仁，麸炒微黄）

【用法】上为末，以酒煮面糊为丸，如梧桐子大。每服二十丸，以生姜、葱白煎酒送下，不拘时候。

【主治】肾脏风冷气，脐腹虚胀疼痛。

茴香丸

【来源】《太平圣惠方》卷七。

【别名】茴香子丸（《圣济总录》卷五十二）。

【组成】茴香子三分　木香一分　萝卜子半两（微炒）　桃仁三分（汤浸，去皮尖双仁，别研如膏）　厚朴一两半（去粗皮，涂生姜汁，炙令香熟）　桂心三分　蓬莪茂三分　青橘皮半两（汤浸，去白瓤，焙）　槟榔三分

　　《圣济总录》有"附子"。

【用法】上为末，以醋煮面糊为丸，如梧桐子大。每服三十丸，以热酒送下，不拘时候。

【主治】肾脏虚冷气攻两胁胀满，腹内疼痛，四肢不和。

神效硇砂丸

【来源】《太平圣惠方》卷七。

【组成】硇砂三分　雄黄一分　朱砂一分　黄丹一分（微炒）　麝香三钱　巴豆十枚（去心研，纸裹压去油）

【用法】上件药都入于乳钵内，顺日研半日，用煎醋浸，蒸饼为丸，如绿豆大。每服以温酒送下五丸，不拘时候服。

【主治】肾脏冷气卒攻，脐腹疼痛甚者。

桃仁丸

【来源】《太平圣惠方》卷七。

【组成】桃仁三分（汤浸，去皮尖双仁，麸炒微黄）　附子三分（炮裂，去皮脐）　硫黄三分（细研，水飞过）　茴香子三分　木香三分　高良姜三分（锉）

【用法】上为末，用煎醋浸蒸饼为丸，如梧桐子大。每服二十丸，以热酒送下，不拘时候。

【主治】肾脏气虚，触冒风寒，冷气卒攻，脐腹疼痛。

硇砂丸

【来源】《太平圣惠方》卷七。

【组成】硇砂一两　肉豆蔻一两（去壳）　木香一两　槟榔一两　雄（硫）黄一两（细研，水飞过）　蚰蜒一两（微炒）　附子一两（炮裂，去皮脐）　天麻一两　蓬莪术一两　青橘皮一两（汤浸，去白瓤，焙）　茴香子一两半　桃仁半两（汤浸，去皮尖双仁，麸炒微黄）

　　《普济方》有白附子、肉桂各一两，丁香、阿魏各半两。

【用法】上为末　用无灰酒三升，调药末，于银锅内，以慢火熬，看硬软得所，丸如梧桐子大。每服三十丸食前用温酒送下。

【主治】肾脏风冷气，腹胁疼痛，四肢无力。

硇砂丸

【来源】方出《太平圣惠方》卷七，名见《普济方》卷三十。

【组成】硇砂二两　桃仁一两（汤浸，去皮尖双仁，研如膏）

【用法】先以酒一小盏，煎硇砂十余沸，候消化，澄滤取清，去砂石后，却入铫子内，与桃仁膏旋旋添酒煎。约入酒一大盏已来，煎成膏，用蒸饼末为丸，如梧桐子大。每服二十丸，以热酒送下，不拘时候。

【主治】肾脏积冷，气攻心腹疼痛，面青足冷。

硇砂丸

【来源】《太平圣惠方》卷七。

【组成】硇砂半两　干蝎一分（微炒）　桃仁三十枚（汤浸，去皮尖及双仁，研如膏）

【用法】上为末，入桃仁同研令匀，以酒煮面糊为丸，如绿豆大。每服十丸，以生姜热酒送下，不拘时候。

【主治】肾脏冷气卒攻，脐腹疼痛，日夜不止。

槟榔散

【来源】方出《太平圣惠方》卷七，名见《普济方》卷三十一。

【组成】槟榔一分　棘针钩子一合（微炒）

【用法】上为散，都作一服。以水一大盏，煎至五分，又入好酒半中盏，更煎三五沸，去滓稍热，分为二服，不拘时候。

【主治】肾脏冷气，卒攻脐腹，疼痛拘撮甚者。

槟榔散

【来源】《太平圣惠方》卷七。

【组成】槟榔三分　茴香子三分　附子一两（炮裂，去皮脐）　桂心三分　当归三分（微炒）　芎䓖三分　丁香半两　白豆蔻三分（去皮）　吴茱萸半两（汤浸七遍，焙干，微炒）　木香三分　青橘皮三分（汤浸，去白瓤，焙）

【用法】上为散。每服四钱，以水一中盏，加大枣

三枚，煎至六分，去滓热服，不拘时候。

【主治】肾脏虚冷气攻心腹疼痛，两胁胀满。

桂枝芍药汤

【来源】《太平圣惠方》卷八。

【组成】桂枝一两　赤芍药一两　人参一两（去芦头）　甘草半两（炙微赤，锉）

【用法】上为粗散。每服四钱，以水一中盏，加生姜半分，大枣三枚，煎至五分，去滓热服，不拘时候。

【主治】太阴病下之后，腹满时痛。

赤茯苓散

【来源】《太平圣惠方》卷十二。

【组成】赤茯苓一两（去芦头）　桔梗一两（去芦头）　陈橘皮一两（汤浸，去白瓤，焙）　人参半两（去芦头）　高良姜一两（锉）　槟榔三分

【用法】上为散。每服三钱，以水一中盏，加大枣三个，煎至六分，去滓稍热服，不拘时候。

【主治】伤寒卒心腹痛，胀满不下饮食。

草豆蔻散

【来源】《太平圣惠方》卷十三。

【组成】草豆蔻一两（去皮）　吴茱萸半两（汤浸七遍，焙干，微炒）　青橘皮三分（汤浸，去白瓤，焙）　川大黄一两（锉碎，微炒）　槟榔一两　当归一两（锉，微炒）

【用法】上为粗末。每服四钱，以水一中盏，煎至六分，去滓，稍热服，不拘时候。

【主治】伤寒后，冷热气不和，心腹疼痛，食不消化。

知母散

【来源】《太平圣惠方》卷十四。

【组成】知母三分　柴胡三分（去苗）　麦门冬一两（去心，焙）　豉三合　木香一两　甘草一分（炙微赤，锉）

【用法】上为粗散。每服五钱，以水一中盏，煎至

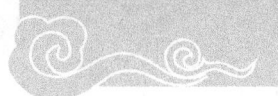

脾系病

五分，去滓，入生地黄汁少半合，更煎一二沸，不拘时候温服。

【主治】伤寒后，阴阳易，小腹硬，挛缩绞痛。

干姜散

【来源】《太平圣惠方》卷二十。

【组成】干姜半两（炮裂，锉） 当归三分（锉，微炒） 桂心半两 生干地黄一两 细辛半两 赤茯苓半两 吴茱萸一分（汤浸七遍，焙干，微炒） 赤芍药半两 栀子仁半两 甘草半两（炙微赤，锉）

【用法】上为粗散。每服三钱，以水、酒各半中盏，煎至六分，去滓，不拘时候，稍热服。

【主治】风入腹，绞痛，闷乱不止。

天雄散

【来源】《太平圣惠方》卷二十。

【组成】天雄一两（炮裂，去皮脐） 当归一两 雄黄半两（细研） 桂心一两 独活三分 木香一两 干蝎半两（生用） 天南星半两（微炒，煨） 地龙半两（微炒） 朱砂半两（细研） 麝香一分（细研）

【用法】上为细散。入研了药令匀。每服一钱，以生姜温酒调下，不拘时候。

【主治】风入腹，脏腑中切痛，心腹拘急。

乌头散

【来源】《太平圣惠方》卷二十。

【组成】川乌头一两（炮裂，去皮脐） 干姜半两（炮裂，锉） 当归三分（锉，微炒） 细辛三分 白术三分 人参半两（去芦头） 汉防己三分 天雄半两 甘草半两（炙微赤，锉）

【用法】上为粗散。每服三钱，以水一中盏，煎至六分，去滓，不拘时候，稍热服。

【主治】风气入腹，拘急切痛，烦闷不可过时。

赤芍药散

【来源】《太平圣惠方》卷二十。

【组成】赤芍药一两 川乌头二两（炮裂，去皮脐） 桂心一两 甘草一两（炙微赤，锉） 防风一两（去芦头） 芎䓖一两

【用法】上为粗散。每服三钱，以水一中盏，加生姜半分，大枣二个，煎至六分，去滓稍热服，不拘时候。

【主治】风入腹，攻五脏，拘急不得转侧，阴缩，手足厥冷，腹中绞痛。

附子散

【来源】《太平圣惠方》卷二十。

【组成】附子一两（炮裂，去皮脐） 细辛一两 甘草一两（炙微赤，锉） 当归一两（锉，微炒） 桂心一两 赤芍药一两 生干地黄一两 青橘皮一两（汤浸，去白瓤，微炒） 吴茱萸半两（汤浸七遍，焙干，微炒）

【用法】上为粗散。每服三钱，以水一中盏，加生姜半分，煎至六分，去滓，稍热服，不拘时候。

【主治】风入腹，疼痛无时，发则抢心，胀满拘急。

茵芋散

【来源】《太平圣惠方》卷二十。

【别名】人参汤（《圣济总录》卷十七）。

【组成】茵芋一两 黄芩一两 附子一两半（炮裂，去皮脐） 人参一两（去芦头） 川芎三分 防风三分（去芦头） 麻黄一两半（去根节） 汉防己三分 甘草三分（炙微赤，锉）

【用法】上为粗散。每服三钱，以水一中盏，加生姜半分，煎至六分，去滓，稍热服，不拘时候。

【主治】风入腹，拘急绞痛。

桂心散

【来源】《太平圣惠方》卷二十。

【组成】桂心一两 吴茱萸半两（汤浸七遍，焙干，微炒） 防风一两（去芦头） 生干地黄一两 赤芍药一两 当归一两（锉，微炒） 细辛半两 干姜半两（炮裂，锉）

【用法】上为粗散。每服三钱，以水一中盏，煎至

六分，去滓，稍热服，不拘时候。

【主治】风入腹绞痛拘急。

木香丸

【来源】《太平圣惠方》卷四十三。

【组成】木香一两　川大黄二两（锉碎，微炒）　枳壳三分（麸炒微黄，去瓤）　厚朴一两（去粗皮，涂生姜汁，炙令香熟）　桃仁半两（汤浸，去皮尖双仁，麸炒微黄）　槟榔一两　当归半两（锉，微炒）

【用法】上为末，炼蜜为丸，如梧桐子大。每服二十丸，以生姜汤送下，不拘时候。

【主治】胸胁气妨闷，胃中壅滞，大便难，腹中痛。

木香散

【来源】《太平圣惠方》卷四十三。

【组成】木香　青橘皮（汤浸，去白瓤，焙）　赤芍药　吴茱萸（汤浸七遍，焙干，微炒）　当归（锉，微炒）　槟榔　附子（炮裂，锉）各一两　柴胡一两（去苗）　麝香三钱（细研）

【用法】上为粗散。入麝香和令匀。每服二钱，以水一中盏，煎至六分，去滓，不拘时候稍热服。

【主治】冷气攻心，腹痛不可忍。

白术散

【来源】《太平圣惠方》卷四十三。

【组成】白术一两　半夏半两（汤洗七遍去滑）　桂心半两　厚朴一两（去粗皮，涂生姜汁炙令香熟）　陈橘皮三分（汤浸，去白瓤，焙）　草豆蔻一两（去皮）

【用法】上为粗散。每服三钱，以水一中盏，加生姜半分，煎至六分，去滓温服，不拘时候。

【主治】腹虚胀及胸满，腹中冷痛。

白术散

【来源】《太平圣惠方》卷四十三。

【组成】白术　赤茯苓　当归（锉，微炒）　桂

心　桔梗（去芦头）　陈橘皮（汤浸，去白瓤，焙）　吴茱萸（汤浸七遍，焙干，微炒）　人参（去芦头）各一两　甘草一分（炙微赤，锉）　细辛半两　厚朴半两（去粗皮，涂生姜汁炙令香熟）

【用法】上为散。每服三钱，以水一中盏，加生姜半分，大枣三个，煎至六分，去滓稍热服，不拘时候。

【主治】腹胀肠鸣切痛，发作有时。

白豆蔻散

【来源】《太平圣惠方》卷四十三。

【组成】白豆蔻三分（去皮）　诃黎勒一两（煨，用皮）　白术三分　当归三分（锉，微炒）　木香半两　干姜三分（炮裂，锉）　厚朴二两（去粗皮，涂生姜汁炙令香熟）　吴茱萸半两（汤浸七遍，焙干，微炒）　陈橘皮一两（汤浸，去白瓤，焙）　甘草一分（炙微赤，锉）

【用法】上为散。每服三钱，以水一中盏，加大枣三个，煎至六分，去滓稍热服，不拘时候。

【主治】腹痛下利，四肢不和。

当归散

【来源】《太平圣惠方》卷四十三。

【组成】当归（锉，微炒）　干姜（炮裂，锉）　青橘皮（汤浸，去白瓤，焙）　艾叶（炒令微焦）　白术　附子（炮裂，去皮脐）　厚朴（去粗皮，涂生姜汁，炙令香熟）各一两　木香半两

【用法】上为散。每服二钱至三钱，水一中盏，煎至六分，去滓稍热服，不拘时候。

【主治】冷气攻心腹痛，时复下利。

当归散

【来源】《太平圣惠方》卷四十三。

【组成】当归一两（锉，微炒）　桂心一两　干姜三分（炮裂，锉）　红豆蔻一两（去皮）　木香一两　附子一两（炮裂，去皮脐）

【用法】上为散。每服三钱，以水一中盏，煎至六分，去滓稍热服，不拘时候。

【主治】伤冷卒腹痛。

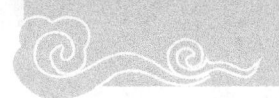

红豆蔻丸

【来源】《太平圣惠方》卷四十三。

【组成】红豆蔻半两（去皮）　荜茇半两　桂心半两　白术半两　当归半两（研，微炒）　人参半两（去芦头）　附子一两（炮裂，去皮脐）　白豆蔻三分（去皮）　干姜半两（炮裂，锉）　陈橘皮三分（汤浸，去白瓤，焙）　川椒（去目及闭口者，微炒去汗）三分

【用法】上为末，炼蜜和捣三二百杵，丸如梧桐子大。每服三十丸，以生姜汤送下，不拘时候。

【主治】腹痛体冷，呕沫，不欲食。

吴茱萸散

【来源】《太平圣惠方》卷四十三。

【组成】吴茱萸半两（汤浸七遍，焙干，微炒）　当归一两（锉，微炒）　川芎一两　白豆蔻半两（去皮）　干姜半两（炮裂，锉）　桂心一两　赤芍药半两　木香半两

【用法】上为细散。每服一钱，以热酒调下，不拘时候。

【主治】腹内抽撮痛。

青橘皮散

【来源】《太平圣惠方》卷四十三。

【组成】青橘皮一两（汤浸，去白瓤，焙）　蓬莪术三分　附子一两（炮裂，去皮脐）　桂心一两　高良姜一两（锉）　当归一两（锉，微炒）

【用法】上为细散。每服一钱，以热酒调下，不拘时候。

【主治】腹痛不可忍，汗出，不能食。

桂心散

【来源】《太平圣惠方》卷四十三。

【组成】桂心一两　高良姜一两（锉）　当归一两（锉，微炒）　草豆蔻一两半（去皮）　厚朴二两（去粗皮，涂生姜汁，炙令香熟）　人参一两（去芦头）

【用法】上为散。每服三钱，以水一中盏，煎至六分，去滓，稍热服，不拘时候。

【主治】冷气攻心，腹痛多呕，不欲饮食。

桂心散

【来源】《太平圣惠方》卷四十三。

【组成】桂心一两　诃黎勒一两半（煨，用皮）　附子（炮裂，去皮脐）　白术　枳壳（麸炒微黄，去瓤）　桔梗（去芦头）　木香　赤芍药　槟榔　当归（锉，微炒）各三分

【用法】上为散。每服三钱，以水一中盏，加生姜半分，煎至六分，去滓温服，不拘时候。

【主治】寒气伤于胸膈，引腹胁疼痛拘急。

桃仁散

【来源】《太平圣惠方》卷四十三。

【别名】桃仁汤（《圣济总录》卷一七四）。

【组成】桃仁三七枚（汤浸，去皮尖双仁，麸炒微黄）　厚朴一两（去粗皮，涂生姜汁，炙令香熟）　人参半两（去芦头）　陈橘皮一分（汤浸，去白瓤，焙）　麦蘖半两（微炒）　槟榔半两　附子一两（炮裂，去皮脐）　桂心一两　当归一两（锉，微炒）

【用法】上为散。每服三钱，以水一中盏，煎至六分，去滓稍热服，不拘时候。

【主治】冷邪气攻心腹痛，不欲饮食。

附子散

【来源】《太平圣惠方》卷四十七。

【组成】附子一两（炮裂，去皮脐）　干姜三分（炮裂，锉）　桂心一两　青橘皮一两（汤浸，去白瓤，焙）　川芎三分　当归一两（锉碎，微炒）　木香半两　五味子一两　甘草半两（炙微赤，锉）　吴茱萸一两（汤浸七遍，焙干，微炒）　厚朴一两（去粗皮，涂生姜汁炙令香熟）

【用法】上为散。每服四钱，以水一中盏，加生姜半分，煎至五分，去滓，空心温服。

【主治】下焦虚寒，腹痛气逆，不下食。

续气人参汤

【来源】《太平圣惠方》卷四十七。

【组成】人参一两（去芦头） 陈橘皮一两（汤浸，去白瓤，焙） 白茯苓一两 乌梅肉一两（微炒） 麦门冬一两（去心） 黄耆一两（锉） 芎藭一两 干姜一两（炮裂，锉） 白术一两 厚朴二两（去粗皮，涂生姜汁，炙令香熟） 吴茱萸五两（汤浸七遍，焙干，微炒） 桂心一两

【用法】上为散。每服五钱，以水一大盏，加生姜半分，煎至五分，去滓温服，不拘时候。

【主治】下焦虚寒，小腹痛不止，短气欲绝。

干漆散

【来源】《太平圣惠方》卷七十一。

【组成】干漆一两（捣碎，炒令烟出） 芫花半两（醋拌，炒令干） 木香半两 槟榔半两 肉豆蔻半两（去壳） 当归三分（锉，微炒） 桂心三分 青橘皮三分（汤浸，去白瓤，焙）

【用法】上为细散。每服一钱，以热酒调下，不拘时候。

【主治】妇人血气攻小腹，疼痛不可忍。

刘寄奴散

【来源】《太平圣惠方》卷七十一。

【组成】刘寄奴一两 当归一两（锉） 桂心一两 芎藭一两 牛膝一两 琥珀一两

【用法】上为散。每服二钱，以温酒调下，不拘时候。

【主治】妇人血气，小腹绞痛。

芫花散

【来源】《太平圣惠方》卷七十一。

【组成】芫花一两（醋拌，炒令干） 川乌头一分（炮裂，去皮脐） 鬼箭羽一分 虻虫一分（炒令微黄，去翅足） 水蛭一分（炒令微黄） 桃仁一分（汤浸，去皮尖双仁，麸炒微黄）

【用法】上为细散。每服半钱，食前以热酒调下。

【主治】妇人腹中宿有瘀血，结聚不散疼痛。

牡丹散

【来源】《太平圣惠方》卷七十一。

【组成】牡丹二两 赤芍药一两 当归一两（锉，微炒） 桂心一两 延胡索一两 没药半两 麒麟竭半两 川芎半两

【用法】上为细散。每服一钱，以热酒调下，不拘时候。

【主治】妇人血气攻膀胱，连小腹疼痛。

没药散

【来源】《太平圣惠方》卷七十一。

【组成】没药一两 当归一两（锉，微炒） 琥珀一两 木香半两 赤芍药三分 麝香一钱（细研） 桂心一两

【用法】上为细散，加麝香同研令匀。每服一钱，以热酒调下，一日三四次。

【主治】妇人血气不利，攻心腹疼痛。

没药散

【来源】《太平圣惠方》卷七十一。

【组成】没药一两 赤芍药半两 当归半两（锉，微炒） 红蓝花半两 芫花半两（醋拌，炒令干） 槟榔半两 干漆半两（捣碎，炒令烟出）

【用法】上为细散。每服一钱，以热酒调下，不拘时候。

【主治】妇人血气，小腹妨闷，疼痛不止。

威灵仙散

【来源】《太平圣惠方》卷七十一。

【别名】威灵散（《妇人大全良方》卷七）、葳灵仙散（《赤水玄珠全集》卷二十）。

【组成】威灵仙一两 当归半两（锉，微炒） 没药半两 木香半两 桂心半两

【用法】上为细散。每服一钱，以热酒调下，不拘时候。

【主治】妇人久冷气滞，气血刺小腹疼痛。

【宜忌】《妇人大全良方》：忌茶。

胜金丸

【来源】《太平圣惠方》卷七十一。

【组成】水银二两　硫黄一两（以上二味同结成砂子，细研）　棕榈皮一两（烧灰）　干漆一两（捣碎，炒令烟出）　鲤鱼鳞一两（烧灰）　自然铜一两（细研）　狗胆一枚（干者）　麒麟竭一两　当归一两（锉，微炒）　延胡索半两　水蛭一分（炒令微黄）　虻虫一分（微炒令黄，去翅足）　乌蛇一两（酒浸，去皮骨，炙微黄）　桂心半两　乱发一两（烧灰）　没药半两

【用法】上为末，都拌匀，以酒煮面糊为丸，如梧桐子大。每服十丸，以热酒调下，不拘时候。

【主治】妇人久积瘀血在腹内，疼痛不可忍。

凌霄花散

【来源】《太平圣惠方》卷七十一。

【组成】凌霄花半两　当归一两（锉，微炒）　木香一两　没药一两　桂心半两　赤芍药
　　方中赤芍药用量原缺。

【用法】上为细散。每服一钱，以热酒调下，不拘时候。

【主治】妇人久积风冷，气血不调，小腹绞刺疼痛。

紫桂丸

【来源】《太平圣惠方》卷七十一。

【别名】追气丸（《普济方》卷三三五）。

【组成】紫桂心一两　芸薹子一两（微炒）　干姜一两（炮裂，锉）

【用法】上为末，用醋煮面糊为丸，如梧桐子大。每服五丸，以醋汤送下，不拘时候。

【主治】妇人血刺，小腹疼痛不止。

麒麟竭丸

【来源】《太平圣惠方》卷七十一。

【组成】麒麟竭半两　没药半两　硇砂一两（入狗胆内浸七日）　干漆一两（捣碎，炒令烟出）　红蓝花一两　芫花一两（醋拌炒令干）　延胡索三两　白附子半两　川乌头半两（炮裂，去皮脐）　当归一两（锉，微炒）　砒霜半两　伏龙肝一两　虻虫一两（微炒，去翅足）　水蛭一两（微炒）　巴豆一分（去皮心，研，纸裹压去油）

【用法】上为末。用生铁铫子，入头醋一升，先下硇砂搅匀，然后下药末一半，用慢火熬如膏，后下余药末和丸，如小豆大。每服五丸，热酒送下，不拘时候。

【主治】妇人经络痞涩，腹内有瘀血，疼痛不可忍。

青橘皮散

【来源】《太平圣惠方》卷八十三。

【组成】青橘皮（汤浸，去白瓤，焙）　桔梗（去芦头）　赤芍药各半两

【用法】上为粗散。每服一钱，以水一小盏，煎至五分，去滓温服，不拘时候。

【主治】小儿伤冷腹痛。

玉液丹

【来源】《太平圣惠方》卷九十五。

【组成】硼砂二两（细研）

【用法】上以好纸一张，裹却硼砂，以线紧系定。用瓷罐子一枚，可盛一升物者，先下黄丹五六两，便安硼砂裹子在中间，又以黄丹五六两盖之。然后以瓦子盖瓶口，于瓦桶子内砖上坐之，用粗谷糠三斗盖之。上以火烧一日，住火自销，候冷取出，去却黄丹，细研，以面糊为丸，如绿豆大。每服五丸，空心以盐汤送下。

【主治】男子元气，妇人血气，久积虚冷，脐腹疼痛。

紫精丹

【来源】《太平圣惠方》卷九十五。

【组成】硫黄二两（细研如面，即不伏火也）　针砂四两（用葛布筛罗去尘，取细者用）

【用法】上与硫黄同研令匀，用汤二升拌之，候冷，便去其水，入固济了瓶子中，初用文火养令热彻，次用大火煅令通赤，候冷，又细研，用热

水淘取浓者，不取在下着底者，如是飞十遍以来，澄滤得尽，并却针砂，然后用重抄纸于灰上铺，泣干，已无火毒，用水浸，蒸饼为丸，如绿豆大。每服五丸，空心茶、酒任下。

【功用】暖脐腹，止疼痛。

【主治】一切风及积冷气。

桃仁粥

【来源】《太平圣惠方》卷九十六。

【组成】桃仁二十一枚（去皮尖） 生地黄一两 桂心一两（末） 粳米三合（细研） 生姜一分（并地黄、桃仁以酒三合，研绞取汁）

【用法】先用水煮米作粥，次下桃仁等汁，更煮令熟，调入桂心末，空腹食之。

【主治】邪气攻心，腹痛。

紫苏粥

【来源】《太平圣惠方》卷九十六。

【组成】紫苏子一合（微炒） 桂心（末）二钱

【用法】上捣碎紫苏子，以水二大盏，绞滤取汁。入米二合煮粥，候熟，入桂末食之。

【主治】冷气心腹痛，妨闷，不能下食。

青硫丸

【来源】《太平圣惠方》卷九十八。

【组成】木香 硫黄（细研） 青橘皮（汤浸，去白瓤，焙） 肉豆蔻（去壳） 槟榔各一两

【用法】上为末，炼蜜为丸，如梧桐子大。每服十丸，空心温酒送下。

【主治】一切气，脾肾久冷，心腹虚胀，脐腹多疼。

硇砂丸

【来源】《太平圣惠方》卷九十八。

【组成】硇砂 干姜（炮裂，锉） 槟榔 当归（锉，微炒） 桂心 干蝎（微炒） 苦楝子 乌蛇肉（酥拌微炒） 茴香子 附子（炮裂，去皮脐） 木香 沉香各一两

【用法】上为末，用好酒一升，先煎硇砂消后，用纱绢滤过，去石，相次下诸药末，慢火煎之，候可丸即丸如鸡头实大。以热酒化二丸服。

【主治】肾脏风冷气，脐腹疼痛。

硇砂丸

【来源】《太平圣惠方》卷九十八。

【组成】硇砂一两（细研） 硫黄半两（细研） 阿魏半两（面裹煨，令面熟为度） 木香半两 附子半两（炮裂，去皮脐） 巴戟半两 干姜半两（炮裂，锉） 肉苁蓉半两（酒浸一宿，刮去皱皮，炙干） 牛膝半两（去苗） 桃仁半两（汤浸，去皮尖双仁，麸炒微黄） 自然铜半两（细研） 干蝎半两（微炒） 萆薢半两（锉） 石斛半两（去根，锉）

【用法】上为末，入研了药令匀，炼蜜为丸，如梧桐子大。每服三十丸，以温酒送下。

【功用】补暖下元，利腰脚，暖脏腑，益颜色。

【主治】虚冷气，脐腹疼痛。

硇砂丸

【来源】《太平圣惠方》卷九十八。

【组成】硇砂一两（细研） 硫黄一两（细研，水飞过） 自然铜一两（细研） 干蝎一两（微炒） 桃仁一两（汤浸，去皮尖双仁，麸炒微黄） 阿魏一两（面裹煨，令面熟为度） 木香一两

【用法】上为末，入研了药令匀，烧粟米饭为丸，如小豆大。每日空心以盐汤送下十五丸。

【主治】元气虚冷，脐腹疼痛。

三皮汤

【来源】《袖珍方》卷二引《太平圣惠方》。

【组成】青皮 桂皮 陈皮各等分

【用法】上件先煎青皮数沸，次煎桂皮，又下陈皮，去滓服之。

【主治】肚腹绞痛不可忍者。

应急大效玉粉丹

【来源】《证类本草》卷四引《经验方》。

【别名】玉粉丹（《普济方》卷三十）。

【组成】生硫黄五两　青盐一两

【用法】上为细末，蒸饼为丸，如绿豆大。每服五丸，空心热酒服，以食压之。

【主治】元脏气发，久冷腹痛，虚泻。

阿魏丸

【来源】《博济方》卷二。

【组成】阿魏一两半　当归一两半（切，醋炒）　官桂半两　陈皮半两（去白，细切，醋炒）　白及三分　吴白芷半两　蓬术一两　延胡索半两（锉碎，醋炒）　木香三分　吴茱萸半两（醋炒）　川芎半两（醋炒）　附子半两（炮，去皮脐）　干姜一两（炮）　肉豆蔻　朱砂各三分（研细末）

【用法】上除阿魏、朱砂外，同为细末，以头醋半升，浸阿魏经宿，同生绢袋取汁，煮面糊为丸，如梧桐子大，以朱砂为衣。每服五丸，温酒送下；橘皮汤亦可；妇人，醋汤送下。

【主治】

　　1.《博济方》：男妇一切气攻刺疼痛，呼吸不得，大肠滑泄。

　　2.《魏氏家藏方》：丈夫妇人一切气，五聚积气，及奔豚肾气上冲，心下雷鸣，注于两胁，久成癥癖腹胀。

顺元散

【来源】《博济方》卷二。

【组成】乌头二两（炮，去皮脐）　附子一两（炮，去皮脐）　天南星一两（炮）

【用法】上为细末。每服入五积散用之。常法煎服。

【主治】一切气。或脾胃不和，内伤冷食，浑身疼痛，头昏无力，或痰逆，或胸膈不利，气壅，或多噫塞，饮食不可，及元气攻刺两胁疼痛；女人血海久冷，月候不匀，走注腹痛，经不行者。

胜金丸

【来源】《博济方》卷二。

【组成】小栀子　川乌头各等分

【用法】上药并生为细末，酒糊为丸，如梧桐子大。每服十五丸，炒生姜汤送下；如小肠气痛，炒茴香葱酒送下二十丸。

【主治】冷热气不和，不思饮食，或腹痛绞刺。

烧石子茴香散

【来源】《博济方》卷二。

【别名】茴香子散（《圣济总录》卷九十）。

【组成】舶上茴香　川附子（炮，去皮脐）　官桂（去皮）　川椒（去目）　胡椒　陈橘（去白）　紫巴戟（去心）　干姜（炮）各半两　荆三棱一两（煨）

【用法】上为细末，每服用獖猪石子一对，切去筋膜，切作薄片，以末二钱，入葱丝少许，盐半钱，湿纸裹，煨熟。饵讫，以酒或粥饭压之。须臾脐下暖甚妙。

【功用】

　　1.《博济方》：和元气，进饮食。

　　2.《普济方》引《十便良方》：和胃。

【主治】下焦虚冷，脐腹撮痛，心胸痞胀。

理中丸

【来源】《博济方》卷二。

【组成】阿魏一分（用白面两匙，醋和作饼子，炙令黄熟）　荆三棱（煨）　蓬莪术（煨）　甘草（炙）　青橘皮（去白）　陈皮（去瓤）　干姜（炮）　官桂（去皮）　干木瓜　白术各一两

【用法】上为末，用面糊为丸，如樱桃大，以好朱砂为衣。每服一丸，嚼破，煎生姜、木瓜盐汤送下。如妇人血脏气攻刺，用炒当归、生姜汤嚼下一丸。

【主治】冷气攻刺疼痛，心腹胀满，胃冷吐逆，脐腹撮痛。

葱白散

【来源】《博济方》卷二。

【别名】蟠葱散（《医方类聚》卷一〇〇引《管见良方》）、葱白丸（《中药成方配本》）。

【组成】川芎 当归 枳壳（去白，麸炒） 厚朴（去白，姜汁炙） 官桂（去皮） 干姜（炮） 芍药 木香 青橘皮（去白） 神曲（炒） 麦蘖（炒） 人参 蓬莪术（醋浸一宿，焙） 舶上茴香（炒） 荆三棱（炮） 苦楝子 茯苓（去皮）各一两 干地黄一两 大黄半两 诃子半两（去核）（二味酌用）

【用法】上杵为末。每有病人三平钱，常服之，只须用二钱，用大葱白二寸，分中劈破，用清水一盏，同煎至七分，然后入盐半钱，和滓热服。至于方内诃子、大黄，或有用者，或有不用者，盖相度病状，可入即入，不可入即不必入，盖此二味多不全用。若须入大黄，即服时不须更入盐也。

【功用】《中药成方配本》：温通调经。

【主治】

1.《博济方》：一切冷气不和，及本脏膀胱气攻冲疼痛；妇人产前产后腹痛，胎不安，或血刺者；兼能治血脏宿冷，百节倦疼，肌瘦怯弱，伤劳带癖。

2.《医方类聚》引《管见良方》：脾胃虚冷，攻筑心下，连胁肋刺痛，胸膈痞闷，背膊连顶，拘急疼痛，不思饮食，或时呕逆，霍乱转筋，腹冷泄泻，膀胱小肠及外肾肿痛，食伤浮肿，心脾冷痛。

【方论】《济阴纲目》：重在冷气不和，恐非胎前所宜，若产后血刺痛，或血脏冷者宜之。人身以气血流行为无病，此方以四物补血，人参助气，枳壳、厚朴行上焦之气，茴香、苦楝行下焦之气，木香、青皮行肝气，干姜温行血中之气，其余消之削之，皆所以温而行之也，气一行则痛自止矣。以盐行入血分，使气下行而主内，以葱引气外通而开表，如是则内外和而痛愈矣。

保安丹

【来源】《博济方》卷三。

【别名】保安丸（《圣济总录》卷四十四）。

【组成】附子（炮） 当归 陈皮（去白） 干姜（炮）各一两 蜀椒（去子） 厚朴（去皮，以姜汁炙令香熟） 吴茱萸各半两 舶上硫黄一分（另研至细）

【用法】上为细末，硫黄末和匀，以米醋和作剂，分为两团，别用白面半斤裹药令匀，如烧饼法，煨令面熟为度，杵烂为丸，如梧桐子大。每患一切气痛及宿酒食不消，炒生姜盐汤送下二十丸；如患泻痢，米饮送下。

【主治】脾元虚滑及久患泻，服药未效，日夜不止，脐腹冷疼及一切气刺、气痛。

姜黄散

【来源】《博济方》卷三。

【组成】姜黄二两 大附子一两（炮） 赤芍药半两 芫花一分（醋浸过，炒令黄色） 丹皮一分 红蓝子半两 郁李仁一分（去皮） 荆三棱半两 没药一分 木香一分 柳桂半两（去皮）

【用法】上为末。每服一大钱，如腹痛，用当归、没药酒煎服，水七分，酒三分，同煎及七分，热服。

【主治】血脏久冷，腹疼痛，小便浓白泔。

金花散

【来源】《博济方》卷四。

【组成】桂心（去皮） 威灵仙 白芷 当归 牡丹皮各等分

【用法】上为末。每服二钱，煎面汤调下。

【功用】逐恶物，止腹痛。

【主治】《圣济总录》：妇人血水不利，体热烦闷，少腹腰脚沉重疼痛；及产后恶露不快，大便秘涩。

胜金丹

【来源】《博济方》卷四。

【组成】大黄三两（用米醋浸两宿，以竹刀子细切，于甑上蒸九度，研为糊） 地龙（去土，醋内炒过）半两 芫花一分（醋炒令黄色，于银器内炒，不得犯铁器） 蓬莪术半两（炮） 川芎半两 当归半两 蒲黄 延胡索半两（于银器内炒） 杜牛膝半两 官桂（去皮） 赤芍药各半两 干地黄半两（以醋微炒） 刘寄奴一分（略炒）

【用法】上为末，倾入大黄膏内，搜为丸，如鸡豆大。每日早晨、临卧用温酒化下一丸；如产后有疾，以炒生姜酒化下一丸；产后，只用温酒化下一丸。

【主治】妇人血海虚冷，脐腹冷疼，肌肉黄瘦，饮食进退，时多困倦，四肢发烦，产前产后诸疾。

【宜忌】月数未多，莫服此药。

荜澄茄汤

【来源】《普济方》卷二二二引《博济方》。

【组成】荜澄茄　石斛（去根）　附子（炮裂，去皮脐）　桂（去粗皮）　巴戟天（去心）各一两　白术（锉，炒）　五味子　川芎各三钱（分）　人参　白茯苓（去黑皮）　木香　槟榔　白豆蔻（去皮）各半两

【用法】上锉，如麻豆大。每服三钱，水一盏，生姜二片，枣二枚（擘破），煎至七分，去滓，空心日午、近晚温服。

【主治】脾元虚冷，饮食减少，面黄腹痛。

肉豆蔻丸

【来源】《医方类聚》卷十引《简要济众方》。

【组成】肉豆蔻一两（去皮）　桂心三分（去粗皮）　干姜三分（微炮）　诃黎勒皮三分

【用法】上为末，煮枣肉为丸，如梧桐子大。每服二十丸，食前温米饮送下。

【主治】胃气虚冷，胸膈痞闷，腹中疼痛，呕吐痰饮。

肉豆蔻散

【来源】《医方类聚》卷十引《简要济众方》。

【组成】肉豆蔻仁半两（面裹，火煨熟）　黑附子半两（去皮脐，盐炒）　缩砂半两（去皮）　木香半分

【用法】上为散。每服一钱，空心、食前米饮调下。

【主治】脾脏气不和，多痰逆，食饮无味，腹胁疼痛，大肠虚滑。

草豆蔻散

【来源】《医方类聚》卷十引《简要济众方》。

【组成】草豆蔻一两半（去皮）　白术三分　高良姜三分　陈橘皮一两（汤浸，去白瓤，焙）　厚朴一两（去粗皮，涂生姜汁，炙香熟）

【用法】上为散。每服二钱，水一中盏，同煎七分，空心、食前和滓温服。

【主治】大肠虚冷，腹痛，不思饮食。

二陈汤

【来源】《普济方》卷二〇六引《指南方》。

【别名】治中汤（原书同卷）、补脾汤（《普济本事方》卷九）、证料治中汤（《仁斋直指方论》卷二十六）。

【组成】人参　白术　甘草（炙）　干姜（炮）　青皮　陈皮各等分

【用法】每服四钱，水一盏半，煎七分，去滓，入盐点服。

【主治】

1.《普济方》引《指南方》：胸腹胀满，因伤宿食，或吐后噫败脾气。

2.《类证活人书》：脾胃伤冷物，胸膈不快，腹疼气不和。

3.《普济本事方》：伤寒汗后，脾胃伤冷物，胸膈不快，寻常血气不和。

4.《三因极一病证方论》：太阴伤寒，手足温，自利不渴，腹满时痛，咽干，脉尺寸俱沉细；饮食伤脾，宿谷不化，朝食暮吐，暮食朝吐，上气复热，四肢冷痹，三焦不调，及胃虚寒气在上，忧气在下，二气并争，但出不入，呕不得食；中寒，饮食不化，吞酸呃哕，食则膨亨，胀满呕逆。

5.《太平惠民和剂局方》（宝庆新增方）：脾胃不和，饮食减少，短气虚羸而复呕逆，霍乱吐泻，胸痹心痛，逆气短气，中满虚痞，膈塞不通，或大病愈后，胸中有寒，时加咳唾。

6.《仁斋直指方论》：霍乱吐泻，泻血不止。

7.《普济方》引《如宜方》：脏寒冷气，腹痛肠鸣，下痢青黑。

8.《医方类聚》引《伤寒指掌图》：食积，心

腹满痛。

9.《医方集解》：忧思郁结脾肺气凝，胀满上冲，饮食不下，腹满痞闷，兼食积者。

10.《张氏医通》：冷食粘滞。

【加减】大便秘，加大黄（棋子大）两枚。

【验案】伤寒劳复　《普济本事方》：有人患伤寒得汗数日，忽身热自汗，脉弦数，心不得宁，真劳复也。予诊曰：劳心之所致，神之所舍，未复其初，而又劳伤其神，荣卫失度，当补其子，益其脾，解发其劳，庶几得愈。授以本方，佐以小柴胡得解。

木香丸

【来源】《苏沈良方》卷三。

【别名】木香槟榔丸（《圣济总录》卷三十七）

【组成】鸡心槟榔　陈橘皮（去白）各二两　青木香　人参　厚朴　官桂（去无味者）　大附子　羌活　京三棱　独活　干姜（炮）　甘草（炙）　芎藭　川大黄（切，微炒）　芍药各五钱　牵牛子一斤（淘去浮者，揩拭干，热捣取末四两，余滓不用）　肉豆蔻六枚（去壳，止泻方用）

【用法】上为末，瓷器盛之，密封，临服用牵牛末二两，药末一两，同研令匀，炼蜜为丸，如梧桐子大。心腹胀满，一切风劳冷气，脐下刺痛，口吐清水白沫，醋心，痃癖气块，男子肾脏风毒，攻刺四体，及阳毒脚气，目昏头痛，心间呕逆，及两胁坚满不消，卧时橘皮汤送下三十丸，以利为度，此后每夜二十丸；女人血痢，下血刺痛，积年血块，胃口逆，手足心烦热，不思饮食，姜汤送下三十丸，取利，每夜更服二十丸；小儿五岁以上，疳气腹胀气喘，空心温汤送下五七丸，小者减丸数服；凡胸腹饱闷不消，脾泄不止，临卧温酒送下，取利。

《幼幼新书》引《灵苑方》：阳毒伤寒，经三日，临卧温水下三十丸，未转加数。

【主治】

1.《苏沈良方》：风劳冷气，脐下刺痛，口吐清水白沫，醋心，痃癖气块，心腹胀满；男子肾脏风毒，攻刺四体，阳毒脚气，目昏头痛，心间呕逆，两胁坚满不消；妇人血痢，下血刺痛，积年血块，胃口逆满，手足心烦热，不思饮食；

小儿疳气，腹胀气喘；胸腹饱闷，泄泻不止；误食毒物，痈疽发背，山岚瘴疟，才觉头痛，背膊拘紧。

2.《幼幼新书》引《灵苑方》：阳毒伤寒，忽浑身壮热，四肢疼痛不可忍，口内狂言。

神保丸

【来源】《苏沈良方》卷四引《灵苑方》。

【别名】遇仙丹（《医学集成》卷三）。

【组成】木香一分　胡椒一分　巴豆十枚（去皮心，研）　干蝎一枚

【用法】上汤释蒸饼为丸，如麻子大，朱砂为衣。每服三丸，心膈痛，柿蒂汤送下或灯心同柿蒂汤送下；腹痛，柿蒂、煨姜汤送下；血痛，炒姜、醋、小便送下；小便不通，灯心汤送下；血痢、脏毒，楮叶汤送下；肺气甚者，白矾、蚌粉各三分，黄丹一分，同研为散，煎桑白皮、糯米饮调下；若小喘，只用桑皮、糯米饮送下；肾气胁下痛，茴香酒送下；大便不通，蜜汤调槟榔末一钱同下；气噎，木香汤送下；宿食不消，茶、酒、浆饮任下。

【功用】

1.《医便》：消一切生冷积滞。

2.《医学入门》：宣通脏腑。

【主治】

1.《苏沈良方》引《灵苑方》：心膈痛，腹痛，血痛，小便不通，血痢，脏毒，喘，肾气胁下痛，大便不通，气噎，宿食不消。

2.《类编朱氏集验方》：妇人小腹痛，服诸药不愈者。

【验案】

1.项筋痛　《苏沈良方》引《灵苑方》：熙宁中，予病项筋痛，诸医皆以为风，治之数月不愈，乃流入背膂，久之右注胁，挛痛甚苦。乃合服之，一投而愈，后再发，又一投而愈。

2.腹痛　《临证指南医案》：郑氏，得食腹痛，上及心胸，下攻少腹，甚至筋胀，扰于周身经络之间，大便欲解不通畅。此乃肠胃气阻，故痛随利减。神保丸一钱。

四神散

【来源】《苏沈良方》卷五引《灵苑方》。

【别名】当归散（《医方类聚》卷二一八引《吴氏集验方》）、四神汤（《医垒元戎》）、芎归散（《普济方》卷三十四）、当归汤（《普济方》卷三五一）、四顺散（《奇效良方》卷六十三）。

【组成】当归　芍药　川芎各一两　干姜半两（炮）

【用法】每服二钱，暖酒调下。

【主治】

1.《苏沈良方》：妇人血气心腹痛。

2.《太平惠民和济局方》（续添诸局经验秘方）：产后留血不消，积聚作块，急切疼痛，犹如遁尸，及心腹绞痛下利。

3.《医垒元戎》：妇人血虚，心腹绞痛不可忍者。

4.《症因脉治》：血分有寒。

5.《医钞类编》：腘血，血从委中出。

6.《不居集》：血出不止，及妇人产后血虚。

【方论】

1.《胎产心法》：予谓白芍治血虚腹痛则可，若治瘀血作痛未必然也。今炒透而与炮姜合用，故血虚瘀痛兼治之。

2.《医林纂要探源》：辛以补肝而主气分，盖当归补肝血之虚，川芎以行血中之气，芍药以敛津液而萃之，而干姜则亦能随三物以去血中所挟之寒耳。谓干姜能引血药入血分，则亦非也。此治血分之挟寒者，以挟寒故去生地而易用干姜，然虚寒亦可通治。四神之名，则未知所谓。

丁香丸

【来源】《医方类聚》卷九十三引《神巧万全方》。

【组成】丁香　萝卜子（微炒）　槟榔各一两　木香　橘皮（去白）　白术各半两

【用法】上为末，炼蜜为丸，如梧桐子大。每服二十丸，生姜汤嚼下。

【主治】脏腑虚冷，气虚腹胀，肠鸣切痛，不思饮食，四肢少力。

大巳寒丸

【来源】《太平惠民和济局方》卷二（绍兴续添方）。

【组成】荜茇　肉桂各四斤　干姜（炮）　高良姜各六斤

【用法】上为细末，水煮面糊为丸，如梧桐子大。每服二十丸，食前米饮送下。

【主治】久寒积冷，脏腑虚弱，心腹绞痛，胁肋胀满，泄泻肠鸣，自利自汗，米谷不化，阳气暴衰，阴气独盛，手足厥冷；伤寒阴盛，神昏脉短，四肢怠情。

大沉香丸

【来源】《太平惠民和济局方》卷三。

【组成】天台乌药　白芷　甘松（洗，晒）　甘草（燂）各二斤半　姜黄（去皮）　檀香　干姜（炮）　肉桂（去粗皮）各二十两　白豆蔻（去皮）十两　沉香二十两　香附子（去毛，燂）五斤

【用法】上为末，炼蜜搜和，每一两作二十丸。每服一丸，嚼破，炒生姜盐汤下，元气发动，炒茴香热酒下，空心、食前服。

【主治】一切冷气攻心腹刺痛，胸膈噎塞，呕吐痰水，噫气吞酸，口苦舌涩，不思饮食；膀胱、肾间冷气攻冲，腰背拘急，脐腹绞痛，手足逆冷，小便滑数；又治卒暴心痛，霍乱吐利，疝瘕气痛，妇人血气刺痛。

小独圣丸

【来源】《太平惠民和济局方》卷三。

【组成】巴豆（连皮称）半两（去皮心膜，炒熟，得三钱，研）　肉桂（去粗皮）一斤　硇砂（研，飞）一两　半夏（汤洗七次）　丁皮（舶上者）　乌梅（去核）　干姜（炮）　当归（去芦）　三棱（煨，捣碎）各四两

【用法】上为细末，入巴豆、硇砂研匀，水煮面糊为丸，如麻子大。每服三丸至五丸，食后用温水送下。

【功用】化滞气，利胸膈，止逆消食。

【主治】脾胃不和，饮食多伤，心腹刺痛，呕哕恶

心，噫痞吞酸，干噫食臭，腹胁胀闷，不思饮食。

匀气散

【来源】《太平惠民和济局方》卷三。

【别名】调气散（《仁斋直指方论》卷五）、生料调气散（《仁斋直指方论》卷十八）、木香匀气散（《医学入门》卷八）、木香调气饮（《医宗金鉴》卷三十九）、木香顺气散（《杂病源流犀烛》卷五）、木香调气散（《医方大成》卷三）。

【组成】丁香　檀香　木香　白豆蔻仁各二两　藿香叶　甘草（监）各八两　缩砂仁四两

【用法】上为末。每服一钱，加盐末一字，用沸汤点服，不拘时候。

【功用】调顺脾胃，进美饮食。

【主治】

　　1.《太平惠民和济局方》：气滞不匀，胸膈虚痞，宿冷不消，心腹刺痛，胀满噎塞，呕吐恶心。

　　2.《普济方》：气郁生涎，忽然倒晕，不知人事。

夺命抽刀散

【来源】《太平惠民和济局方》卷三（宝庆新增方）。

【别名】抽刀散（《古今医统大全》卷五十六）。

【组成】干姜（锉，入巴豆半两，同炒至黑色，即去巴豆）　良姜（入斑蝥一百个同炒，即去斑蝥）各二十两　糯米（炒）二十五两　石菖蒲（不见火）二十二两

【用法】上为细末。每服二钱，用盐少许，空心、食前沸汤点下，或温酒调尤佳，不拘时候。

【功用】醒脾胃，进饮食，解酒毒。

【主治】男子、妇人脾胃积冷，中焦不和，心下虚痞，腹中疼痛，胸胁逆满，噎塞不通，呕吐冷痰，饮食不下，噫气吞酸，口苦无味，不思饮食，妇人久患血气刺痛，不可忍者。

金铃子丸

【来源】《太平惠民和济局方》卷五（淳祐新添方）。

【组成】金铃子（去核，炒）四两　益智仁　胡

芦巴（炒）　石菖蒲　破故纸（炒）　茴香（微炒）　巴戟（去心）各二两　木香　白茯苓（去皮）　陈皮（去白）各一两

【用法】上为末，酒煮面糊为丸，如梧桐子大。每服五十丸，盐汤、温酒任下。

【主治】肾气发动，牵引疼痛，脐腹弦急，攻冲不定。

开胃丸

【来源】《太平惠民和济局方》卷十。

【组成】白芍药　麝香（细研）各一分　人参　木香　蓬莪术（煨）　白术　当归（去苗，微炒）各半两（一本无白术）

【用法】上为末，都研令匀，汤浸炊饼为丸，如黍米大。每服十五丸，温米饮送下。新生儿腹痛夜啼，可服五丸，并乳食前服。

【主治】小儿脏腑怯弱，内受风冷，腹痛胀满，肠鸣泄利，或青或白，乳食不化，脏冷夜啼，胎寒腹痛。

木香汤

【来源】《太平惠民和济局方》卷十。

【组成】木香　青皮各三斤　姜黄　麦蘖（炒）各五斤　甘草（炒）　盐（炒）各一十一斤　蓬术四斤

【用法】上为末。每服一钱，沸汤点服，不拘时候。

【主治】胸膈痞塞，心腹刺痛，胁肋胀满，饮食减少，噫气吞酸，呕逆噎闷，一切气疾。

破气汤

【来源】《太平惠民和济局方》卷十。

【组成】青皮（不去白）　陈皮（不去白）　茴香（拣，炒）各十二两　杏仁（去皮尖，麸炒，别捣）　桂心各一斤　良姜（炒）　姜黄　荜澄茄　木香各六两　甘草（炒）八斤半　盐（炒）十四斤　丁香皮九两

【用法】上为末。每服一钱，食前沸汤点服。

【主治】一切冷气攻心、腹、胁、肋，胀满刺痛，噫气吞酸，呕逆恶心，胸膈噎寒，饮食减少。

一捏金散

【来源】《医学正传》卷四引《太平惠民和济局方》。

【组成】玄胡索 川楝子（酒煮） 全蝎（去毒，炒） 茴香各等分

【用法】上为细末。每服二钱匕，热酒调下。

【主治】

　　1.《医学正传》：脐腹大痛，及奔豚小肠气。

　　2.《杂病源流犀烛》：男子内结七疝，女子带下瘕聚，少腹绕脐下引横骨及阴中切痛。

秘方枳壳汤

【来源】《医学正传》卷五引《太平惠民和济局方》。

【别名】枳壳汤（《杏苑生春》卷五）、枳壳川连汤（《症因脉治》卷四）。

【组成】枳壳一两（麸炒黄色） 黄连二两（以槐花四两同炒，去槐花不用）

【用法】量水煎浓汁，食前温服。

【主治】

　　1.《医学正传》引《太平惠民和济局方》：大便肠风下血。

　　2.《症因脉治》：膏粱厚味，致热积腹痛。

人参散

【来源】《史载之方》卷上。

【组成】人参半两 当归 桑寄生 白蒺藜 蓬莪术 川芎 独活 京三棱 甘草各一分（炙） 藿香四铢 五味子半两 木香四铢

【用法】上为细末。每服三钱，水一盏，加大枣二个，同煎八分服。

【功用】暖行肝气。

【主治】肺胜伤肝，腹痛，体重烦冤，胸痛引背而痛。

神和散

【来源】《史载之方》卷上。

【组成】草豆蔻 肉豆蔻 陈橘皮 白术各半两 厚朴（去粗皮） 丁香 木香 大芎 蓬莪术

各一分 吴茱萸三铢 诃黎勒三铢 芍药十铢

【用法】上为细末。每服三钱，水一盏，加大枣二个，同煎八分，空心和滓服。

【主治】腹痛，由湿邪所胜。腹满而痛，食减体重，四肢不举，腹鸣肠泄。

蔓荆汤

【来源】《史载之方》卷上。

【组成】蔓荆子 羌活 独活 麻黄 荆芥穗 芍药 木通 甘草各等分

【用法】上为细末。每服三钱匕，以水一盏，葱白一支，同煎，食后和滓服。

【主治】肝经之热，小府赤痛，六脉弦急而长，又发寒颤者。

丁沉香丸

【来源】《传家秘宝》卷中。

【组成】安息香 乳香 雄黄 沉香 木香 白檀 丁香 朱砂（以上细研） 阿魏少许（用面筋） 荜茇一分 槟榔二个 肉豆蔻二个（去皮） 真麝香一分（研，罗过）

【用法】上将安息香、乳香、阿魏三味，以暖水浸软后，令勿烂，将余药杵罗为末，相和入在上件药膏内，研丸，如鸡头子大，用朱砂为衣，空心、食前服一丸或二丸，用烧生姜煎酒送下。

【主治】丈夫、妇人血气上攻心胸，及腹内一切不测恶气。

金花散

【来源】《传家秘宝》卷下。

【组成】姜黄 熟地黄各二两 官桂 牛膝 刘寄奴 虎杖 川芎 赤芍药 蒲黄 干葛各一两

【用法】上为细散。每服二钱，如小可患，酒、水各半盏，入生姜，煎至七分，和滓温服，病急晕，豆淋酒调服。

【主治】妇人一切腹胁疼痛，不问老少。及产后血晕。

不换金散

【来源】《妇人大全良方》卷七引《灵苑方》。

【组成】三棱 莪术（并细锉） 巴豆（去壳）各一两

【用法】上三味，以釅醋一碗，熬醋成膏为度。先将糠固济一罐子，阴干后将药并醋膏一处置罐子中，外用泥裹，以平瓦一片盖之，用炭火五七斤煅，常看守，才候烟急出即取出，看通黑则止，不得烧过了，便入乳内细研为末。每服一钱，炒生姜、酒调下。

【主治】妇人血刺痛不可忍者。

追气丸

【来源】《妇人大全良方》卷七引《灵苑方》。

【组成】芸苔子（微炒） 桂心各一两 良姜半两

【用法】上为细末，醋糊为丸，如梧桐子大。每服五丸，淡醋汤送下，不拘时候。

【功用】补血虚，破气块。

【主治】妇人血刺，小腹疼痛不可忍。

硇砂丸

【来源】方出《证类本草》卷五引《陈巽方》，名见《普济方》卷三十一。

【组成】硇砂一两（生研） 川乌头（生，去皮脐，杵为末）二两 纤霞草末二两

【用法】上为末，用一小砂罐子不固济，慢火烧通赤热，将拌了者硇砂入罐子内，不盖口，加顶火一样，候火尽炉寒，取出研，与乌头末同研匀，汤浸蒸饼为丸，如梧桐子大。每服三丸，热木香汤、醋汤任下。

【主治】元脏虚冷气攻腹疼痛。

蓬莪茂散

【来源】《普济方》卷四十一引《护命方》。

【组成】蓬莪茂（炮，锉） 茴香子（炒） 川芎 牛膝（酒浸，切细）各半两 桂（去粗皮）一分

【用法】上为散。每服三钱，放银石器内，煎葱汤调下。

【主治】小肠虚冷，时发刺痛。

当归白术汤

【来源】《类证活人书》卷十九。

【别名】当归白术散（《永类钤方》卷八）。

【组成】白术一分 当归一分 桂枝一分（去皮） 附子一分（生，去皮，破八片） 生姜半两 甘草一分（炙） 芍药一分 人参一分 黄耆一分

【用法】上锉如麻豆大。以水三升，煎取一升半，去滓，通口服一汤盏，食顷再服。温覆微汗愈。

【主治】妇人病未平复，因有所动，小腹急痛，腰胯疼，四肢不仁，举动无力，热发者。

安息香丸

【来源】《圣济总录》卷十二。

【组成】安息香（研） 肉苁蓉（酒浸，切，焙） 白附子（炮） 羌活（去芦头）各半两 当归（切，焙） 茴香子（炒） 木香 天麻 桂（去粗皮） 沉香各三分 槟榔（锉） 干蝎（去土）各一两 白花蛇（酒浸，去皮骨，炙）二两 芎藭三分（十四味为末） 桃仁（去皮尖并双仁，研如膏）三两 阿魏（白面裹，灰火内炮令黄熟为度，去面，研） 硇砂（研） 硫黄（研）各一分

【用法】先将桃仁、阿魏、硇砂、硫黄，用好酒五升，于银石器内慢火熬成膏，和前药末十四味；如硬，入炼蜜少许，为丸，每一两分作十五丸。每服一丸，空心、食前以温酒送下嚼服；以姜盐汤送下亦得。

【主治】风冷及虚风头昏，心胸痖闷，痰唾不下，饮食气胀，腰腹疼痛。

香枳丸

【来源】《圣济总录》卷十二。

【组成】木香 枳壳（去瓤，麸炒） 羌活（去芦头） 独活（去芦头） 干姜（炮） 桂（去粗皮） 人参 陈橘皮（汤浸，去白，焙） 川芎 甘草（炙，锉） 白术 附子（炮裂，去皮脐） 京三

棱（煨，锉）　大黄（蒸过，切，焙）各半两　肉豆蔻（去皮）一分　槟榔（锉）一两　牵牛子（净淘，拣，焙干）一斤（取粉半斤，别入用）

【用法】上除牵牛子外，为末，瓷合收，勿泄气。每用时，旋称药末一两，牵牛子粉半两，和匀，炼蜜为丸，如梧桐子大。每服二十丸至三十丸；葱白、腊茶送下；生姜汤、温酒亦可。

【功用】除风气，利胸膈。

【主治】风气及心腹诸疾；妇人血风劳气，心腹胀痛；小儿疳痢、时疫、癥瘕。

甘草汤

【来源】《圣济总录》卷十七。

【组成】甘草（炙，锉）　细辛（去苗叶）　干姜（炮）　当归（切，焙）　桂（去粗皮）　白茯苓（去黑皮）　赤芍药　吴茱萸（汤浸，焙，炒）　熟干地黄（切，焙）各一两

【用法】上为粗末。每服五钱匕，以水一盏半，入切羊脂少许，同煎至八分，去滓，空心、日午、夜卧服。

【主治】风入腹中绞痛，并飞尸遁注，发作无时，发则抢心胀满，胁下如锥刀刺。

防风汤

【来源】《圣济总录》卷十七。

【组成】防风（去叉）一两　桂（去粗皮）一两　生干地黄（切，焙）一两　赤芍药一两　当归（切，焙）一两　吴茱萸（汤浸，洗七遍，焙干）半两　干姜（炮裂）半两　细辛（去苗叶）半两

【用法】上为粗末。每服三钱匕，水一盏，煎至七分，去滓稍热服，不拘时候。

【主治】风入腹，绞痛拘急。

桃仁汤

【来源】《圣济总录》卷二十六。

【组成】桃仁（汤浸，去皮尖双仁，炒令黄）　陈曲（炒）　大麦蘖（炒）　桑耳各一分　白术　桂（去粗皮）各一分

【用法】上为粗末，每服三钱匕，水一盏，煎至半

盏，去滓，食前温服。

【主治】伤寒后心腹胀痛。

当归汤

【来源】《圣济总录》卷四十三。

【组成】当归（去芦头）　桂（去粗皮）各一两　甘草（生，锉）半两　干姜（生，锉）一两

【用法】上为粗末。每服三钱匕，水一盏，加大枣二个（擘破），煎至七分，去滓，食前温服。

【主治】心中寒，腹痛。

茴香子丸

【来源】《圣济总录》卷四十三。

【组成】茴香子（炒）　桂（去粗皮）各一两　附子（炮裂，去皮脐）　当归（切，焙）　荜澄茄　木香　赤石脂各三分　蜀椒（去目及闭口者，微炒出汗）半两

【用法】上为末，炼蜜为丸，如梧桐子大。每服二十丸，空心、食前温酒送下。

【主治】小肠虚冷，小腹疼。

大理中丸

【来源】《圣济总录》卷四十四。

【组成】厚朴（去粗皮，生姜汁炙透）　桂（去粗皮）　陈橘皮（汤浸，去白，焙）　白术　甘草（炙）　川芎　五味子　缩砂（去皮）　茴香子（炒）各四两　槟榔（锉）　硇砂各二两　干姜（炮）三分　胡椒　丁香各半两

【用法】上为末，炼蜜为丸，如鸡头子大。每服一丸，细嚼，温酒或盐汤送下。

【主治】脾虚胸膈痞闷，心腹撮痛，不思饮食。

人参丸

【来源】《圣济总录》卷四十五。

【组成】人参二两　白术二两半　干姜（炮）半两　山芋二两　附子（炮裂，去皮脐）一两　甘草（炙，锉）一两半

【用法】上为末，炼蜜为丸，如弹子大。每服一

丸，水一盏，加大枣二枚（擘破），同煎至六分，去滓温服；白汤嚼服亦得。

【主治】

1.《圣济总录》：脾胃气虚弱，呕吐不下食。

2.《普济方》：心腹刺痛，频并泄利。

肉豆蔻丸

【来源】《圣济总录》卷四十五。

【组成】肉豆蔻（去壳）二枚 人参 天雄（炮裂，去皮脐） 当归（切，焙） 大腹（锉） 地榆 京三棱（煨，锉）各一两半 黄连（去须） 白术 木香各一两 白茯苓（去黑皮） 桂（去粗皮） 黄芩（去黑心） 干姜（炮裂）各半两 赤石脂二两 桃仁二十枚（去皮尖双仁，炒）

【用法】上为末，烂粟米饭为丸，如梧桐子大。每服三十丸，空心米饮送下。

【主治】脾胃虚弱，冷物积滞，脐腹撮痛，饮食无味。

肉豆蔻丸

【来源】《圣济总录》卷四十五。

【组成】肉豆蔻（去壳） 干姜（炮） 陈橘皮（汤浸去白，焙） 半夏（汤洗去滑七遍，焙） 桂（去粗皮） 吴茱萸（汤浸，焙干，炒） 厚朴（去粗皮，生姜汁炙） 乌头（炮裂，去皮脐） 白茯苓（去黑皮）各半两

【用法】上为末，枣肉为丸，如梧桐子大。每服十五丸，食前生姜醋汤送下。

【主治】脾脏虚冷，气攻心腹，绞痛肠鸣。

盐煎散

【来源】《圣济总录》卷四十五。

【组成】乌头（水浸三日，炮裂，去皮脐） 茴香子（炒） 附子（水浸三日，炮裂，去皮脐）各一两 楝实七枚（炮） 青橘皮（汤浸，去白，焙）二两 干姜（炮）一分 木香 硇砂（去砂石）各一钱 荜澄茄半两

【用法】上为散。每服一钱匕，水八分，入盐煎至四分，空心、食前和滓温服。

【主治】脾脏冷气攻脏腑不调，心腹撮痛，及下元久冷。

七宝汤

【来源】《圣济总录》卷四十六。

【组成】草豆蔻五枚（面裹煨熟，去面及皮） 白茯苓（去黑皮） 人参各一分 大腹皮（锉）四枚 诃黎勒（炮，去核）五枚 半夏一分（汤浸洗五度，生姜汁浸一宿，去姜汁，炒黄） 甘草（炙，锉）半两

【用法】上为粗末。每服三钱匕，水一盏，加生姜三片，大枣二枚（擘破），同煎至七分，去滓温服。

【主治】脾胃不和，腹中刺痛，胃逆气冷，不能饮食。

半夏汤

【来源】《圣济总录》卷四十六。

【组成】半夏（汤洗七遍，焙） 麦门冬（去心，焙） 人参 白茯苓（去黑皮） 桔梗（炒） 青橘皮（汤浸去白，焙） 柴胡（去苗） 防风（去叉） 前胡（去芦头） 细辛（去苗叶） 白芷 紫菀（去土） 款冬花各一两 厚朴（去粗皮，生姜汁炙） 枳壳（去瓤，麸炒）各一两半

【用法】上为粗末。每服三钱匕，水一盏半，加生姜三片，煎至一盏，去滓，稍热服。

【主治】胃热肠寒，冷热不匀，善食数饥，入腹胀痛。

紫桂大丸

【来源】《圣济总录》卷四十六。

【组成】桂（去粗皮） 茴香子（炒） 白豆蔻仁（去皮） 青橘皮（汤浸，去白，焙） 高良姜 附子（炮裂，去皮脐）各一两 丁香 木香 甘草（炙）各半两 胡椒（炒）一分

【用法】上为末，炼蜜为丸，如弹子大。每服半丸至一丸，嚼破，米饮送下；温酒亦得。

【主治】脾虚冷气，心腹绞痛，胸膈满闷，腹胀肠鸣。

藿香汤

【来源】《圣济总录》卷四十六。

【组成】藿香叶　白茯苓（去黑皮）　青橘皮（汤浸去白，焙）　细辛（去苗叶）　益智（去皮，微炒）　缩砂蜜（去皮）　甘草（炙，锉）　陈橘皮（汤浸去白，焙）　人参各一两　木香　白芷（锉，炒）各半两

　　方中白茯苓，原书卷五十四为赤茯苓，治久咳传三焦，腹满不欲饮食。

【用法】上为粗末。每服三钱，水一盏，加生姜、木瓜各三片，煎至六分，去滓，稍热服，不拘时候。

【功用】补暖脾胃，止吐逆，利胸膈，进饮食。

【主治】心腹刺痛。

前胡木香汤

【来源】《圣济总录》卷四十七。

【组成】前胡（去芦头）　木香　柴胡（去苗）　秦艽（去苗土）　桂（去粗皮）　茴香子（炒）各一两　槟榔三枚（面裹煨熟）　肉豆蔻（去壳）三枚　芎藭　甘草（炙，锉）　青橘皮（汤浸去白，焙）　甜葶苈（隔纸炒）各半两

【用法】上为粗末。每服四钱匕，水一盏半，生姜三片，煎至一盏，去滓温服。

【主治】胃寒肠热，食已复饥，小腹胀痛。

柴胡丸

【来源】《圣济总录》卷五十。

【组成】柴胡（去苗土）　枳壳（麸炒，去瓤）各一两半　白术三分　白茯苓（去黑皮）一两　丹参（去根，炙）　黄耆（锉）各二两

【用法】上为末，炼蜜为丸，如梧桐子大。每服三十丸，空腹以粥送下，一日三次。

【主治】大肠虚，腹痛不能久立，或腹中虚鸣。

干蝎丸

【来源】《圣济总录》卷五十一。

【组成】干蝎（去土，炒）　肉豆蔻（炮，去皮）　青橘皮（汤浸，去白，焙）　磁石（煅，醋淬二七遍）各一两　木香三分　阿魏（醋化开，面调作饼子，炙干）一分　附子（炮裂，去皮脐）　桃仁（去皮尖双仁，别研作膏）各半两　安息香一分

【用法】上药除别研外，捣罗为细末，入研药拌匀，酒浸炊饼为丸，如梧桐子大。每服二十丸，温酒送下。

【主治】肾脏风冷气攻腹胀痛，腰胁拘急，及膀胱冷气痛。

当归丸

【来源】《圣济总录》卷五十一。

【组成】当归（切，焙）一两　白术二两　楝实（煨，取肉）一两　干姜（炮）　桂（去粗皮）各半两　附子（炮裂，去皮脐）一两　木香半两

【用法】上为末，醋煮面糊为丸，如梧桐子大。每服二十丸，空心，食前艾汤送下，一日三次。

【主治】肾中寒，脐腹冷疼，腰胁拘急。

茴香子丸

【来源】《圣济总录》卷五十一。

【组成】茴香子（炒）　木香各三分　莱菔子（炒）半两　厚朴（去粗皮，半生锉，半用姜汁炙）一两　桂（去粗皮）　干姜（炮）　蓬莪茂（煨，锉）各三分　青橘皮（汤浸，去白，焙）半两　桃仁（去皮尖双仁）三分（研膏）

【用法】上为末，入桃仁膏研匀，酒煮面糊为丸，如梧桐子大。每服二十丸，空心温酒送下。

【主治】肾脏虚弱中寒，攻腰腹满痛，手足微冷。

黄耆汤

【来源】《圣济总录》卷五十一。

【别名】十华饮（《圣济总录》卷一八六）。

【组成】黄耆（细锉）　青橘皮（汤浸，去白，焙）　五加皮（锉）　桔梗（炒）　羌活（去芦头）　甘草（炙，锉）　白术（锉）各一两　桂（去粗皮）　附子（炮裂，去皮脐）　干姜（炮）各半两

【用法】上锉，如麻豆大。每服三钱匕，水一盏，加盐一捻，同煎七分，去滓，食前温服。

【主治】肾脏虚损，风冷相搏，在脐腹不散，胀满疼痛不已。

木香汤

【来源】《圣济总录》卷五十二。

【组成】木香 沉香各半两 青橘皮（汤浸，去白，炒） 京三棱（煨，锉）各一两 桂（去粗皮） 当归（切，焙） 槟榔（锉） 厚朴（去粗皮，生姜汁炙）各三分

【用法】上为粗末。每服三钱匕，水一盏，加生姜三片，大枣二枚（擘破），煎至七分，去滓温服。

【主治】肾脏虚冷气，攻腹中疼痛，两胁胀满。

茴香子丸

【来源】《圣济总录》卷五十二。

【组成】茴香子（炒） 蓬莪茂（煨，锉） 楝实（煨，去核） 白术 诃黎勒皮各一两 丁香一分 吴茱萸（汤洗，焙干，炒）半两 桃仁三分（去皮尖双仁，研如膏）

【用法】上为末，入桃仁膏研匀，炼蜜为丸，如银杏大。每服一丸，温酒或盐汤嚼下，不拘时候。

【主治】肾脏冷气攻腹胁，疼痛胀满。

槟榔汤

【来源】《圣济总录》卷五十二。

【组成】槟榔（生，锉） 木香各半两 菴䕡子 桔梗（炒）各二两 桂（去粗皮） 附子（炮裂，去皮脐）各一两

【用法】上锉，如麻豆大。每服三钱匕，水一盏，煎至七分，去滓温服。

【主治】肾脏虚冷，气攻腹胁，胀满疼痛。

内固丸

【来源】《圣济总录》卷五十四。

【组成】茴香子二两半（微炒，舶上者） 木香一两 楝实（炒）一两半 草豆蔻（去皮）三分 干

姜（炮）半两 吴茱萸（汤洗，微炒） 葫芦巴（微炒） 补骨脂（微炒）各一两 甘草（炙）一分

【用法】上为细末，炼蜜为丸，如小弹子大，以丹砂为衣。每服一丸，空心、食前嚼破，以温酒下；盐汤下亦得。

【主治】下焦虚寒，脾肾不足，腹胁疼痛。

铅丹丸

【来源】《圣济总录》卷五十五。

【组成】铅丹 白矾各一两

【用法】上为末，纳瓶中，瓦盖头，火煅通赤，取出，饭为丸，如绿豆大。每服十丸，细嚼，心痛，生姜汤送下；腹痛，醋汤送下。

【主治】心痛及腹痛。

丁香丸

【来源】《圣济总录》卷五十七。

【组成】丁香 青橘皮（汤浸，去白，焙） 缩砂仁 桂（去粗皮） 木香各半两 槟榔三枚（锉） 硇砂（别研）一分

【用法】上为末，醋煮面糊为丸，如绿豆大。每服二十丸至三十丸，食后生姜汤送下。

【主治】冷气积聚，腹内结强，日久攻筑腹内疼痛。

人参丸

【来源】《圣济总录》卷五十七。

【组成】人参 桂（去粗皮） 茯神（去木） 黄耆（锉） 木香（炒） 牡蛎（烧，研如粉） 远志（去心，炒） 甘草（炙，锉）各半两

【用法】上为末，枣肉为丸，如小豆大。每服二十丸，麦门冬汤送下。加至三十丸。

【主治】腹中冷痛。

人参汤

【来源】《圣济总录》卷五十七。

【组成】人参 附子（炮裂，去皮脐） 甘草（炙）

各二两　干姜（炮裂）　大黄（锉碎，醋炒）　当归（切，焙）各一两

【用法】上锉，如麻豆大。每服五钱匕，水二盏，煎至一盏，去滓温服，一日三次。

【功用】除寒冷，温脾。

【主治】腹痛绞刺。

木香丸

【来源】《圣济总录》卷五十七。

【组成】木香　丁香各一分　肉豆蔻（去壳）二枚　补骨脂（炒）　荜澄茄　桂（去粗皮）益智（去皮）各一两　青橘皮（汤浸，去白，焙）京三棱（炮，锉）　蓬莪术（炮，锉）各二两　葫芦巴（炒）　槟榔（生，锉）　硇砂（别研）各半两

【用法】上药除硇砂外，捣罗为末，入硇砂和匀，稀面糊为丸，如绿豆大。每服二十丸至三十丸，温酒送下，不拘时候。

【主治】腹内结强，攻冲腹痛。

四物当归汤

【来源】《圣济总录》卷五十七。

【组成】当归（切，焙）一两　桂（去粗皮）甘草（炙，锉）　干姜（炮裂）各一两半

【用法】上为粗末。每服二钱匕，水一盏，煎至六分，去滓温服，空心、日午、临卧各一。

【主治】寒中腹痛。

四物加黄耆芍药汤

【来源】《圣济总录》卷五十七。

【组成】黄耆（锉）　桂（去粗皮）　干姜（炮）　芍药（锉，炒）各一两　甘草（炙，锉）当归（切，焙）各一两半

【用法】上为粗末。每服三钱匕，水一盏半，煎至八分，去滓温服，空心、日午、临卧各一服。

【主治】寒冷腹痛。

白术丸

【来源】《圣济总录》卷五十七。

【组成】白术　槟榔（锉）　姜黄（炒）　沉香（锉）　京三棱（煨，锉）各一分　大腹（锉）一两半　莎草根（去毛）　丁香皮各三分　木香　丁香　桂（去粗皮）各半两

【用法】上为细末，酒浸炊饼为丸，如梧桐子大。每服二十丸，温酒送下；嚼破，温水送下亦可。

【主治】腹胁痛，积滞不消，烦满痞闷，不思食。

白术汤

【来源】《圣济总录》卷五十七。

【组成】白术　赤茯苓（去黑皮）　当归（切，焙）桂（去粗皮）　桔梗（去芦头，锉，炒）陈橘皮（汤浸，去白，焙）　吴茱萸（汤洗，焙干，炒）　人参各一两　甘草（炙，锉）一分　细辛（去苗叶）半两　厚朴（去粗皮，生姜汁炙）二两

【用法】上为粗末。每服三钱匕，水一盏，加生姜三片，大枣一个（去核），煎至七分，去滓温服，不拘时候。

【主治】腹胀肠鸣切痛，发作有时。

半夏汤

【来源】《圣济总录》卷五十七。

【组成】半夏（汤洗去滑，焙）　甘草（炙，锉）　陈橘皮（汤浸，去白，焙）　桂（去粗皮）各半两　人参　白术各一两　大腹皮并子二枚（微煨）

【用法】上锉，如麻豆大。每服三钱匕，水一盏半，加生姜三片，煎至七分，去滓，空心温服，一日二次。

【主治】心腹卒胀痛，吐痰不止。

安息香丸

【来源】《圣济总录》卷五十七。

【组成】安息香（研）　补骨脂（炒）各一两　阿魏（研）二钱

【用法】上为细末，醋研饭为丸，如小豆大。每服十丸，空心以粥饮送下。

【主治】久冷腹痛不止。

赤石脂丸

【来源】《圣济总录》卷五十七。

【组成】赤石脂 干姜（炮裂） 附子（炮裂，去皮脐） 乌头（炮裂，去皮脐） 人参 桂（去粗皮） 细辛（去苗叶）各一两 真珠（研细）半两

【用法】上为细末，炼蜜为丸，如小豆大。每服七丸，加至十丸，米饮送下，一日二次。

【主治】积冷在心腹，腹痛短气，胸背痛，胁下有冷气，不能食，如锥刀刺或如虫食，针灸不愈，状如鬼神往来。

草豆蔻汤

【来源】《圣济总录》卷五十七。

【组成】草豆蔻（去皮） 木香 桂（去粗皮） 川芎 赤芍药 白术 槟榔（锉） 陈橘皮（汤浸，去白，焙）各一两 当归三分（锉，炒）

【用法】上为粗末。每服三钱匕，以水一盏，煎取七分，去滓，空腹食前温服。

【主治】腹胀，肠鸣切痛，不入食。

槟榔丸

【来源】《圣济总录》卷五十七。

【组成】槟榔（锉） 芍药（赤者） 桂（去粗皮） 干漆（炒烟出） 京三棱（炮，锉） 蓬莪术（炮，锉）各一两

【用法】上为末，醋煮面糊为丸，如鸡头子大，丹砂为衣。每服一丸，生莱菔子一块同嚼，温熟水送下，不拘时候。

【主治】寒气结强，腹内疼痛。

四味黄芩汤

【来源】《圣济总录》卷六十一。

【组成】黄芩（去黑心） 当归各一两 黑豆半合 茅根半两

【用法】上各锉细，分作三服。每服水一盏半，煎至八分，去滓，食前温服，一日三次。

【主治】肠黄，心中闷绝，肠内疼痛，状如刀刺。

乌头汤

【来源】《圣济总录》卷六十七。

【组成】乌头（生用）一两 苍术二两

【用法】上药水浸七日，刮去皮，焙干，为粗末。每服二钱匕，水一盏，加生姜三片，大枣二枚（擘），煎至七分，去滓热服。

【主治】冷气心腹满胀，脐腹撮痛，吐逆泄泻。

降气丸

【来源】《圣济总录》卷六十七。

【组成】茴香子（微炒） 木香 桂（去粗皮） 槟榔（锉） 桃仁（汤浸，去皮尖双仁，研）各一两 莱菔子 京三棱（煨，锉） 青橘皮（汤浸，去白，焙）各三分 厚朴（去粗皮，生姜汁炙香熟）一两

【用法】上为细末，拌匀，酒煮面糊为丸，如梧桐子大。每服二十丸至三十丸，空心温酒送下；生姜汤送下亦得。

【功用】利胸膈，行滞气，消胀满。

【主治】腹胁痛。

茴香子丸

【来源】《圣济总录》卷七十一。

【组成】茴香子三两（微炒，为末，以米醋二升熬如饧） 附子（炮裂，去皮脐）一两 青橘皮（汤浸，去白，焙） 木香 狼毒（炒） 当归（切，焙）各三分 阿魏一两（研，以酒一升，煎取半） 硇砂一两半（沸汤化，澄熬取霜，入阿魏煎中同熬如饧，入茴香煎，搅匀） 自然铜（煅，醋淬，研）一两半

【用法】上药除煎研外，为末，同入煎内和捣为丸，如梧桐子大，如硬入炼蜜少许。每服十五丸至二十丸，空心温酒送下。

【主治】肾脏久积气在膀胱，虚胀上攻，膨满绞痛。

化气丸

【来源】《圣济总录》卷七十二。

【组成】紫苏子（炒，研）一两　干姜（炮）槟榔（锉）　莱菔子（炒，研）　芜荑（炒）各半两　青木香　诃黎勒（煨，去核）　甘草（炙，锉）　青橘皮（汤浸，去白，焙）　草豆蔻（去皮）各三分

【用法】上为末，以曲末作糊为丸，如梧桐子大。每服二十丸，生姜盐酒送下。

【主治】荣卫壅滞，流传脏腑，心腹胀满，饮食不消，腹痛不止。

乌头丸

【来源】《圣济总录》卷七十二。

【组成】乌头（炮裂，去皮脐）　吴茱萸（汤洗，焙干，炒）各三两　细辛（去苗叶）　附子（炮裂，去皮脐）　藁本（去苗土）各二两

【用法】上为末，炼蜜为丸，如梧桐子大。每服五丸至十丸，空心温酒送下。

【主治】久寒积聚，心腹胀痛，食饮不下。

缩砂丸

【来源】《圣济总录》卷七十七。

【组成】缩砂蜜（去皮）　附子（炮裂，去皮脐）　干姜（炮）　厚朴（去粗皮，生姜汁炙）　陈橘皮（汤浸去白，焙）　肉豆蔻（去壳）各半两

【用法】上为末，炼蜜为丸，如梧桐子大。每服三十丸，食前米饮送下。

【功用】消化水谷，温暖脾胃。

【主治】冷气腹痛不止，休息气痢，劳损及冷滑下痢不禁，虚羸。

二圣丸

【来源】《圣济总录》卷八十六。

【组成】干竭（炒）一两半　桃仁（汤浸，去皮尖双仁，炒，研）一两

【用法】上为末，以清酒、童便各一盏，熬成膏为丸，如梧桐子大。每服十五丸，食前温酒送下，一日三次。

【主治】脾劳羸瘦，脐腹疗痛。

苁蓉丸

【来源】《圣济总录》卷八十六。

【组成】肉苁蓉（酒浸，切，焙）　葫芦巴　干姜（炮）　牛膝（酒浸，切，焙）各一两　茴香子（炒）　木香各一分

【用法】上为末，醋煮面糊为丸，如梧桐子大。每服二十丸，食前温酒送下。

【主治】肾劳气虚，筋骨羸弱，腹中急痛。

乌头汤

【来源】《圣济总录》卷八十八。

【组成】乌头（炮裂，去皮脐）一两　青橘皮（汤浸，去白，焙）一两半　甘草（炙）一两　益智（去皮）　高良姜（锉，炒）　茴香子（炒）各半两　草豆蔻（去皮）五枚

【用法】上锉，如麻豆大。每服三钱匕，以水一盏，入盐少许，同煎七分，去滓温服；如气泻，入艾叶五片，同煎。

【主治】脾劳腹痛，不思饮食。

芍药汤

【来源】《圣济总录》卷九十一。

【组成】芍药三两　黄耆（去芦头）　干姜（炮裂）各二两　甘草（炙，锉）　桂（去粗皮）各一两　当归（去芦头，切，焙）二两

【用法】上为粗末。每服三钱匕，水一盏，加生姜一分（拍碎），大枣两枚（去核），煎至七分，去滓，加饴糖一分，再煎令沸，空腹温服，日午、夜卧再服。

【主治】虚劳里急，少腹发痛，气引胸胁，或心痛短气。

干姜汤

【来源】《圣济总录》卷九十四。

【组成】干姜（炮裂）　白茯苓（去黑皮）　椒（去目并闭口，炒出汗）　附子（炮裂，去皮脐）　桂（去粗皮）　芎藭　当归（切，焙）　芍药各一两

【用法】上锉，如麻豆大。每服二钱匕，水一盏，

煎至七分，去滓温服，不拘时候。

【主治】卒疝，绕脐腹卒暴疼痛。

茴香丸

【来源】《圣济总录》卷九十四。

【组成】茴香子（炒）　吴茱萸（汤洗，焙干，炒）　桂（去粗皮）　胡椒　楝实（锉碎，麸炒）　延胡索各半两　木香　虻虫（去翅足，炒）　海蛤　芫花（醋炒焦）　硇砂（研）　木通各一分

【用法】上为细末，酒煮面糊为丸，如梧桐子大。每服十丸，食前盐酒送下。

【主治】厥疝上攻，腹痛无时

牛膝汤

【来源】《圣济总录》卷九十五。

【别名】三味牛膝汤（《景岳全书》卷五十七）。

【组成】生牛膝根并叶一握　黄芩（去黑心）半两　当归（焙）一两

【用法】上锉细。每服五钱匕，水一盏半，煎至七分，去滓温服，一日三次。

【主治】小便不通，茎中痛，及女人血结腹坚痛。

乌术丸

【来源】《圣济总录》卷九十六。

【组成】苍术（东流水浸十日，去黑皮，切片，焙）半斤　乌头（米泔浸五日，逐日换泔，炮裂，去皮脐）　蜀椒（口开者，烧砖令红，以醋泼砖，安椒，盖出汗，取红用）　青橘皮（汤浸，去白，焙）各三两　青盐一两（研）

【用法】上药捣罗四味为末，与盐拌匀，炼蜜为丸，如梧桐子大。每服二十丸，空心、食前盐酒送下。

【功用】

1.《圣济总录》：补水脏，壮筋骨，止小便。

2.《东医宝鉴·杂病篇》：补脾肾，暖下元。

【主治】

1.《圣济总录》：腹中雷鸣，脐下绞撮疼痛。

2.《东医宝鉴·杂病篇》：虚劳。

沉香苁蓉煎丸

【来源】《圣济总录》卷九十六。

【组成】沉香（锉）　五味子（微炒）　鸡头实（和皮用）　桑螵蛸（炒）　金樱子　熏草（去根，用茎、叶）　鹿茸（去毛，酥炙）　菟丝子（酒浸三日，别捣）　附子（炮裂，去皮脐，锉，以青盐、黑豆同煮透，焙干，去盐、豆）　牛膝（酒浸，切，焙）各一两　肉苁蓉（酒浸，切，焙，别捣末）八两

【用法】上一十一味，捣罗十味为末，先将肉苁蓉末以好酒一升，慢火熬成煎，和前药为丸，如梧桐子大。每服三十丸，空心、食前以生姜盐汤送下；温酒亦得。

【功用】固真气。

【主治】脐腹疼痛，脏腑不调，小便滑数。

覆盆子丸

【来源】《圣济总录》卷九十六。

【组成】覆盆子　肉苁蓉（酒浸，切，焙）　黄耆（炙，锉）　五味子　补骨脂（炒）　乌药　石斛（去根）　泽泻　荜澄茄　沉香（锉）　巴戟天（去心）各一两　熟干地黄（焙）一两半　川芎　当归（切，焙）　赤芍药　山茱萸各三分　菟丝子（酒浸三日，捣，焙）二两

【用法】上为末，炼蜜为丸，如梧桐子大。每服二十丸，加至三十丸，食前温酒送下；米饮、盐汤亦得。

【功用】温顺脏气，补益下经。

【主治】元脏虚弱，脐腹绞痛，膝胫少力，百节酸疼，昏倦多睡，小便频浊，头眩痰唾，背脊拘急，饮食无味。

白芜荑散

【来源】《圣济总录》卷一〇〇。

【别名】芜荑散（《普济方》卷二三八）。

【组成】白芜荑（微炒）　附子（炮裂，去皮脐）　白槟榔（煨，锉）　陈橘皮（汤浸，去白，焙）　干姜（炮）　桂（去粗皮）　零陵香各一两　安息香（研）半两　茴香子三分

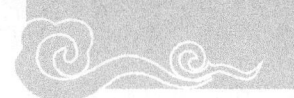

【用法】上为散。每服三钱匕，空心热酒调下。

【主治】气注刺痛。

充德丸

【来源】《圣济总录》卷一四六。

【组成】艾（去梗，炒）二两半　蘿菌一两半　丁香　诃黎勒（煨，去核）　桑根白皮（炙）各一两　肉豆蔻（去壳，炮）　益智子（去皮）　熏陆香（别研）　麝香（别研）各半两

【用法】上药除别研外，捣罗为末，同拌匀，酒煮面糊为丸，如梧桐子大。每服二十丸，早、晚食前温酒送下。

【主治】因寒药内攻，大肠急痛，或胸藏冷气，或为血蛊，或霍乱，或心胀短气，或羸瘦，或腹痛不解，或虚满遗精，或水肿，或中恶。

石中黄丸

【来源】《圣济总录》卷一五一。

【组成】石中黄（烧赤，醋淬七遍）三两　五灵脂一两半　禹余粮（煅赤，醋淬五遍）二两　桑黄（炙）　高良姜各半两　赤芍药　熟干地黄（焙）各一两　木鳖子（去壳，慢火炮）　木贼（锉，炒）　地榆各半两

【用法】上为末，醋煮面糊为丸，如梧桐子大。每服二十丸至三十丸，食前麝香酒送下。

【主治】妇人血海久虚，脐腹隐痛，经脉不止，面黄肌瘦，四肢无力，不思饮食。

当归煎丸

【来源】《圣济总录》卷一五三。

【组成】当归（切，焙）　附子（去皮脐，生用）各半两　没药（研）　硇砂（研）　血竭各一分　禹余粮（煅赤，醋淬七遍）　延胡索各半两以上捣研为末，用酒三升调匀，于石器内慢火熬成膏，和下药：柴胡（去苗）　鳖甲（去裙襕，醋炙黄）　人参　生干地黄（焙）　芍药　磁石（煅，醋淬七遍）　牡丹皮各一两　木香一分　泽兰半两

【用法】上将后九味捣罗为细末，入前膏内为丸，如豌豆大。每服二十丸，空心、食前淡醋汤送下。

【主治】妇人血积血癖，脐腹疞痛，心膈满闷，四肢烦疼，口苦舌干，饮食减少，渐成劳瘦。

琥珀散

【来源】《圣济总录》卷一五三。

【组成】琥珀半两（细研）　没药半两（细研）　生地黄汁半升

《证治准绳·女科》有乳香半两。

【用法】上除地黄汁外，为末。每服二钱匕，水、酒各半盏，煎至七分，入地黄汁二合，再煎数沸，去滓温服，不拘时候。

【主治】妇人经络痞涩，腹内有瘀血，疼痛不可忍。

半夏丸

【来源】《圣济总录》卷一七〇。

【组成】半夏（生姜汁洗去滑，晒干）一分

【用法】上为末，用酒面糊为丸，如黍米大。一月及百日儿，每服三丸，用薄荷汤送下；半年至一岁儿，每服五丸，一日三五次。

【主治】腹中卒痛，啼呼闷绝。

胡芦巴丸

【来源】《圣济总录》卷一八五。

【组成】胡芦巴半两　茴香子（炒香）三两　王瓜　巴戟天各一两　苍术（麸炒黄，刮去皮）三两

【用法】先将王瓜、苍术二味同捣令匀，焙干后与诸药为末，酒煮面糊为丸，如梧桐子大。每服二十丸，空心、食前温酒或盐汤送下。

【功用】壮阳益气，暖元脏，补虚乏，轻腰脚，止腹痛。

牛膝苁蓉丸

【来源】《圣济总录》卷一八六。

【组成】牛膝（切，酒浸，焙）　肉苁蓉（酒浸三日，焙干）各二两　补骨脂（炒）　胡芦巴　茴香子（炒）　枸杞子　楝实　巴戟天（去心）　白附子（炮）　附子（炮裂，去皮脐）　青盐　羌活

889

（去芦头） 独活（去芦头） 蜀椒（去目并合口者，炒出汗） 白蒺藜（炒） 黄耆（锉，炒）各一两

【用法】上为细末，分三处，将二处药用前浸牛膝、苁蓉酒煮面糊为丸，如梧桐子大。每服二十丸至三十丸，空心温盐酒送下。服一月面上红，脐下暖，进酒食，减昏困为验。余药为散子。如伤冷腹痛，用羊肾或羊肉上掺药一钱匕，青盐半钱匕，炙得香熟吃，以温酒下；如患小肠气及小便赤涩，每服一钱匕，入茴香子、青盐各少许，水一盏，煎至八分，空心、食前服。

【功用】补暖壮筋骨，去风明目。

【主治】本脏虚冷腹痛，或小肠气及小便赤涩。

人参丸

【来源】《圣济总录》卷一八七。

【组成】人参 白茯苓（去黑皮） 厚朴（去粗皮，生姜汁炙） 青橘皮（去白，焙）各一两 高良姜（炒） 半夏（汤浸七遍，焙） 桂（去粗皮）各半两 甘草（炙）三分

【用法】上为末，生姜汁煮面糊为丸，如梧桐子大。每服二十丸，生姜汤送下，不拘时候。

【主治】脾脏虚冷，脐腹疼痛，胸胁痞闷，不思饮食。

木香丸

【来源】《圣济总录》卷一八七。

【组成】木香半两 干蝎（去土炒） 阿魏（醋化，面调作饼，炙）各一分 茴香子（炒） 天麻（酒浸，切，焙） 海蛤 牛膝（酒浸，切，焙） 葫芦巴（炒） 银矿（锉末，细研）各半两

【用法】上为末，粟米饭为丸，如鸡头子大。每服一丸，食前用炒生姜、盐、酒化下。

【主治】下元虚冷，脐腹撮痛，及膀胱小肠气疼。

内固丸

【来源】《圣济总录》卷一八七。

【组成】丹砂（研）一两 硇砂（水飞，研）一分 茴香子（炒） 芫花（醋煮，炒焦色） 延胡

索 海蛤 楝实（取肉，麸炒） 半夏（汤洗七遍） 葫芦巴 芸苔子（研） 海桐皮（锉）各半两 高良姜 没药（研） 乳香（研） 红娘子（糯米炒，别研）各一分

【用法】上为末，酒煮面糊为丸，如梧桐子大。每服十五丸，食前炒生姜、盐、温酒送下。

【主治】下元虚冷，脐腹撮痛，及小肠气疼。

茴香子丸

【来源】《圣济总录》卷一八七。

【组成】茴香子（炒） 蜀椒（去目并闭口，炒取红） 附子（炮裂，去皮脐） 巴戟天（去心） 木香 青橘皮（汤浸，去白，焙） 青盐（别研） 肉苁蓉（酒浸，切，焙） 阿魏（醋化，面和作饼，炙） 楝实（锉，炒） 干蝎（去土，炒） 荜澄茄 补骨脂（炒） 葫芦巴 大戟各一两 肉豆蔻（去壳）三枚 硫黄（舶上者，研）二两

【用法】上为末，用白羊肾四对，去筋膜，沙盆内研如面糊，将药一处入木臼中，更入炼蜜杵为丸，如梧桐子大。每服二十丸，空心、食前温酒送下；元气痛，煨葱白热酒送下三十丸。

【主治】小肠虚寒撮痛。

猪肾棋子羹

【来源】《圣济总录》卷一九〇。

【组成】小麦面四两 高良姜（末） 茴香子（末） 肉苁蓉（去皮，炙，为末） 蜀椒各一钱（末） 獖猪肾一对（去脂膜，切如绿豆大）

【用法】上六味，除肾外，以水和，切作棋子大，先将肾以水五碗煮，次入葱、薤白各少许，候肾熟，以五味调和如常法，入药棋子，再煮令熟。分三次空腹食之。

【主治】妇人血积，久瘕冷气，少腹常疼。

乌药散

【来源】《小儿药证直诀》卷下。

【组成】天台乌药 香附子（破，用白者） 高良姜 赤芍药各等分

【用法】上为末。每服一钱，水一盏同煎六分，温

服；如心腹疼痛，入酒煎；水泻，米饮调下，不
拘时候。

【功用】《小儿卫生总微论方》：调和乳汁。

【主治】

1.《小儿药证直诀》：乳母冷热不和，及心腹
时痛，或水泻，或乳不好。

2.《小儿卫生总微论方》：乳母冷热不调，败
坏乳汁，因以饲儿，致儿心腹疼痛，或时下利。
但令乳母服药，调和乳汁哺儿。

粳米汤

【来源】《全生指迷方》卷四。

【组成】附子（炮，去皮脐，切片子）半两 半夏
（汤浸七遍，切片子）二两半 甘草（炙，锉碎）
一两 陈粳米二两半

【用法】上拌和，分作十二服。每服用水三盏，加
生姜十片，同煮至一盏，去滓温服。

【主治】腹痛而呕，脉紧细而滑。

鬼哭丹

【来源】《中藏经》卷下。

【组成】川乌十四个（生） 朱砂一两 乳香一分

【用法】上为末，以醋一盏，加五灵脂末一两，煮
面糊为丸，如梧桐子大，朱砂为衣。每服七丸，
男子温酒送下；女子醋汤送下。

【主治】腹中诸痛，气血凝滞，饮食未消，阴阳痞
隔，寒热相乘，抟而为痛。

缩砂丸

【来源】《中藏经》卷下。

【别名】缩砂丹（《普济方》卷一八二引《经效济
世方》）。

【组成】天南星四两（汤浸洗七遍，切，焙
干） 良姜四两 缩砂仁二两

【用法】上为细末，生姜自然汁煮面糊为丸，如梧
桐子大。每服十五丸或二十丸，擦生姜浸汤送下，
不拘时候。

【功用】

1.《中藏经》：消积温中，顺气，利胸膈。

2.《太平惠民和济局方》（淳斑新添方）：温
中消滞，消饮进食。

【主治】

1.《中藏经》：风痰，伤生冷，呕逆，泄泻。

2.《太平惠民和济局方》（淳斑新添方）：胸
膈噎闷，心腹冷痛。

槐角丸

【来源】《幼幼新书》卷二十一引《惠眼观证》。

【组成】槐角（蜜炙，为末，炒）一钱 胡椒
四十九粒 巴豆二粒（不出油，研烂，入诸末再
研） 丁香二十粒

【用法】上为细末，烂饭为丸，如梧桐子大。每服
五丸，空心姜汤送下。

【功用】消积滞。

【主治】气疾，腹内常痛。

加味四物汤

【来源】《产乳备要》。

【组成】当归 地黄 芍药 川芎各一两 柴胡半
两 黄芩二钱半

【用法】《御药院方》：上为粗末。每服四钱，水一
盏半，入乌梅半枚，同煎至一大盏，去滓，食后
温服。

【主治】

1.《产乳备要》：妇人冲任不调，脐腹疼痛，
月事入时不来，及冲任太过，致使阴阳不和，或
发寒热，渐减饮食，欲成劳病。

2.《医方大成》：冲任虚损，月水不行，肌肤
发热如瘵状。

知母丸

【来源】《幼幼新书》卷二十二引《朱氏家传》。

【组成】知母六分 鳖甲四分（炙） 牡蛎 枳壳
各三分（炒，去瓤） 大黄十二分（纸裹，煨熟）

【用法】上为末，炼蜜为丸，如绿豆大。每服五
丸，饮下。大人以意下服。

【主治】小儿腹痛不调，兼癖气。

宽中汤

【来源】《幼幼新书》卷二十一引张涣方。
【组成】高良姜 木香各半两 丁香 青橘皮（炒） 桔梗 甘草（炙）各一分
【用法】上为细末。每服半钱，温酒调服。
【主治】小儿心腹痛不可忍。

良姜汤

【来源】《鸡峰普济方》卷十一。
【组成】干姜 真良姜（油焙紫色，水洗，去油）各等分
【用法】上为细末。每服二三钱，白汤点服，温酒亦得，不拘时候。
【主治】心痛，腹痛，久疟瘦弱。

归真散

【来源】《鸡峰普济方》卷十二。
【组成】木香 附子 青皮 草豆蔻 牡蛎 甘草 乌药 沉香 白术 藿香 厚朴 桂各半两
【用法】上为粗末。每服二钱，水一盏，加生姜三片，大枣一个，同煎至七分，去滓，空心服。
【主治】脾元气滞，攻注腹胁，时复刺痛，下注偏坠，发作不定；肾气奔豚，膀胱疝气，服众药不效者。

发灰酒

【来源】《鸡峰普济方》卷十二。
【组成】妇人油头发（烧灰）
【用法】每服二钱，温酒调下。
【主治】胃气小腹切痛，服热药无效者。

制术散

【来源】《鸡峰普济方》卷十二。
【组成】白术二两（用生姜一两，将生姜分三次捣作末，用生姜焙，如此三次） 陈皮 诃子 人参 藿香 神曲 麦蘖 丁香 甘草各一两 肉豆蔻 丁香皮各半两

【用法】上为末。每服二大钱，以水一盏半，加生姜、大枣煎，空心温服。
【主治】脾胃气虚，饮食化迟，肠鸣腹痛，脏腑不调。

胡芦巴散

【来源】《鸡峰普济方》卷十二。
【组成】胡芦巴 茴香 破故纸 川楝子 巴戟各一两 青橘皮 桂各三分 良姜 干姜各半两 斑蝥一分
【用法】上为细末。每服二钱，入盐煎服，不拘时候。
【主治】肾经膀胱虚，攻刺疼痛。

火茳丹

【来源】《鸡峰普济方》卷十三。
【组成】茴香 木香各一两 硇砂 硫黄 干蝎 白矾各一分 附子半两（炮，去脐）
【用法】上为细末，酒煮面糊为丸，如鸡头子大。每服二丸，略嚼破一丸，烧绵灰二钱，酒调下。
【主治】脾元虚冷，小肠气发动疼痛及疝癖、冷气腹痛。

紫桂丹

【来源】《鸡峰普济方》卷十三。
【组成】苍术 神曲各四两 良姜（浓煎） 干姜 桂 大麦各二两 甘草一两半
【用法】上为细末，炼蜜为丸，如弹子大。每服一丸，细嚼，空心米饮送下。
【主治】脾虚有冷，饮食不入，脐腹疼痛。

万安散

【来源】《鸡峰普济方》卷十五。
【组成】人参 茯苓 木香 芍药 川楝子 芎 厚朴 神曲 麦芽 干姜 熟地黄 术 当归 枳壳 茴香 青皮 荆三棱 桂各一两
【用法】上为粗末。每服二钱，水一盏，加葱白二寸，煎至七分，去滓，食前温服。

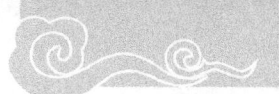

【主治】不经不足，冷气攻冲，胁肋胀痛，小腹坚满，气不施化，小便不利；及妇人冲任宿寒，脐腹刺痛，经候不匀，肢体疼倦。

艾叶丸

【来源】《鸡峰普济方》卷十五。

【组成】艾叶　赤芍药　干姜　附子各半两　陈皮　当归各一两　川芎三分　吴茱萸　甘草各一分

【用法】上为细末，炼蜜为丸，如梧桐子大。每服三十丸，酒或醋汤送下。

【主治】血虚腹胁绞痛。

赤芍药丸

【来源】《鸡峰普济方》卷十五。

【组成】赤芍药　艾叶　附子　干姜各半两　陈皮　当归各一两　川芎　甘草　吴茱萸各三分

【用法】上为细末，炼蜜为丸，如梧桐子大。每服十丸，温酒或醋汤送下。

【主治】血虚腹胁绞痛。

沉香乌药煎

【来源】《鸡峰普济方》卷二十。

【组成】沉香　乌药　泽泻　陈皮　赤茯苓　白术　香附子各半两　麝香一钱

【用法】上为细末，炼蜜为丸，如梧桐子大。每服二十丸，食后煎橘皮汤送下。

【主治】胸胁气痞，脏腑疼痛。

桃仁煎

【来源】《鸡峰普济方》卷二十。

【组成】桃仁　茴香各一两　木香半两　硇砂　阿魏各一分　蝎梢五十个

【用法】上为末，以桃仁膏和匀。每服一枣大，空心以葱白酒化下。

【主治】胁肋脐腹气结，疼痛如锥刺，及气奔上不下。

【加减】若气大段不快，加槟榔三个。

玉女散

【来源】《普济本事方》卷九。

【组成】川乌（去皮脐，冷水浸七日后，薄切，晒干，纸袋盛）

【用法】碾末，每用一大钱，入盐一小钱，水一盏半，煎至七分，通口服。压下阴毒，所注如猪血相似。未已，良久再进一服。

【主治】阴毒气上攻，腹痛，四肢逆冷，恶候。

凉膈散

【来源】《症因脉治》卷四引《普济本事方》。

【组成】芍药　连翘　薄荷　大黄　桔梗　山栀仁　葛根

【主治】燥火腹痛，大便结。

分气丸

【来源】《扁鹊心书·神方》。

【组成】黑丑（半生半熟，取头末）四两　青皮（炒）　陈皮（炒）　干姜（炮）　肉桂各一两

【用法】上为末，水为丸，如梧桐子大。每服三十丸，空心姜汤送下。

【功用】行气，化酒食。

【主治】心腹痞闷疼痛，两胁气胀，痰涎上攻，咽嗌不利。

异功散

【来源】《续本事方》卷三。

【组成】牡丹　芍药　白芷　干姜各三钱　当归　陈皮（去白）　官桂　玄胡索　乌药　川芎　苦梗各半两

【用法】上为末。每服二钱，加生姜三片，酒、水各半盏，煎至七分，温服；初生产时，每日三次，七日后渐减次数，至十日。

服后些少腹痛，不妨事。

【主治】妇人血冷气痛，心胸烦闷，不思饮食，四肢无力，头目昏疼，寒热往来，状似劳倦。

官方七香丸

【来源】《续本事方》卷三。

【组成】丁香　檀香　丁香皮　木香　陈皮（去白）　甘松　三棱　莪术　缩砂　白豆蔻各半两　香附子四两（炒去毛）

【用法】上为末，用曲饼汤泡和药为丸，如绿豆大。每服二十丸，细嚼，生姜汤送下。

【主治】脾疼。

木香丸

【来源】《小儿卫生总微论方》卷十四。

【组成】木香一分　肉桂一分　茯苓（去黑皮）半两　槟榔半两　当归一分（去芦，醋浸一宿，炙令黄焦）

【用法】上为细末，酒糊为丸，如黍米大。每服五七丸，柳枝汤送下，不拘时候。

【主治】小儿心腹痛及脾痛。

分气丸

【来源】《小儿卫生总微论方》卷十四。

【组成】巴豆十个（去壳皮膜，出油尽）　木香一钱　附子一个（重半两。炮，去皮脐尖）

【用法】上为细末，面糊为丸，如麻子大。每服三二丸，熟水送下。

【主治】腹胀腹痛。

五灵散

【来源】《产宝诸方》。

【组成】五灵脂半两　干姜半两（二味同炒）　蓬莪术一两（炮）

【用法】上用热酒调服一钱；产后虚汗不止，煎桂枝汤调服。

【主治】妇人种种血气疼。

开结妙功丸

【来源】《宣明论方》卷七。

【别名】妙功丸（《儒门事亲》卷十二）、妙效丸

（《普济方》卷一七一）。

【组成】荆三棱（炮）　茴香各一两（炒）　川乌头四两　神曲　麦芽　大黄各一两（好醋半升熬成稠膏。不破坚积，不须熬膏）　干姜二钱　巴豆二个（破坚积用四个）　半夏半两　桂二钱　牵牛三两

方中川乌头，《御药院方》用四钱，《普济方》用四分。

【用法】上为末，膏为丸，如小豆大。每服十丸、十五丸，生姜汤送下；温水、冷水亦得。或心胃间稍觉药力暖性，却减丸数，以加至快利三五行，以意消息，病去为度。

【功用】《卫生宝鉴》：宣通气血，消酒进食，解积。

【主治】怫热内盛，疬癖坚积，肠结，癥瘕积聚，疼痛胀闷，作发有时，三焦壅滞，二肠闭结，胸闷烦心不得眠，咳喘哕逆不能食；或风湿气两腿为肿胀，黄瘦，眼涩昏暗，一切所伤心腹暴痛，肝肾燥郁，偏正头疼，筋脉拘痪，肢体麻痹，走注疼痛，头目昏眩，中风偏枯，邪气上逆，上实下虚，腰膝麻木，不通气血。

木香万安丸

【来源】《宣明论方》卷四。

【组成】木香　拣桂　甘遂各一分　牵牛二两　大戟半两　大黄　红皮　槟榔各一两　皂角二两（要得肥好者，洗净，水三盏，煮三二沸，取出捣碎，揉取汁，再煮成稠膏，下蜜熬二沸，便取出）　半夏　蜜各一两

【用法】上膏为丸，如小豆大。每服十丸至十五丸，生姜汤送下；小儿丸如麻子大。水肿癫病诸积，快利为度。

【主治】一切风热怫郁，气血壅滞，头目昏眩，鼻塞耳鸣，筋脉拘倦，肢体焦痿，咽嗌不利，胸膈痞塞，腹胁痛闷，肠胃燥涩，淋秘不通，腰脚重痛，疝瘕急结，疬癖坚积，肠滞胃满，久不了绝，走注疼痛，暗风癫病，湿病腹胀水肿。

软金花丸

【来源】《宣明论方》卷十一。

【组成】当归半两（焙）　干漆二钱（生）　轻粉　斑蝥（生，全用，为末）　硇砂　粉霜各一

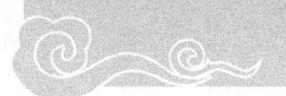

钱 巴豆二钱（去油）

【用法】上为末，同研细，枣肉为膏，旋丸如绿豆大。每服一丸，新水送下。病甚者加服。

【主治】心胸腹腰急痛，或淋痛；并产前后，经病刺痛，干呕气劳，往来寒热，四肢困倦，夜多盗汗；兼治血积食积。

白术调中汤

【来源】《宣明论方》卷十二。

【组成】白术 茯苓（去皮） 红皮（去白） 泽泻各半两 干姜（炮） 官桂（去皮） 缩砂仁 藿香各一分 甘草一两

【用法】上为末，每服三钱，白汤化蜜少许调下，一日三次。炼蜜为丸，每两作十丸，名白术调中丸。小儿一服分三服。

【主治】中寒，痞闷急痛，寒湿相搏，吐泻腹痛。上下所出水液澄彻清冷，谷不化，小便清白不涩，身凉不渴，或虽有阳热证，其脉迟者。

【宜忌】或有口疮、目疾、孕妇等吐泻者，以畏干姜、官桂，不服。

茴香丸

【来源】《宣明论方》卷十三。

【组成】茴香（炒） 良姜 官桂各半两 苍术一两（汁浸）

【用法】上为末，酒煮面糊为丸，如梧桐子大。每服十丸，空心、食后生姜汤送下；止痛，温酒送下。

【功用】止痛。

【主治】

　　1.《宣明论方》：男子、妇人脐腹疼痛刺胸膈不止者。

　　2.《普济方》：男子、妇人脐腹疼痛，下元久冷。

牛膝木瓜汤

【来源】《三因极一病证方论》卷五。

【组成】牛膝（酒浸） 木瓜各一两 芍药 杜仲（去皮，姜制，炒丝断） 枸杞子 黄松节 菟丝

子（酒浸） 天麻各三分 甘草（炙）半两

【用法】上锉散。每服四钱，水盏半，加生姜三片，大枣一个，煎七分，去滓，食前服。

【主治】肝虚遇岁气，燥湿更胜，胁连小腹拘急疼痛，耳聋，目赤，咳逆，肩背连尻、阴、股、膝、髀、腨、胻皆痛。

石菖蒲丸

【来源】《杨氏家藏方》卷五。

【组成】石菖蒲 香附子（炒） 陈橘皮（去白） 高良姜（锉如骰子大，滴油炒紫色） 半夏曲各一两 远志（去心） 白豆蔻仁 蓬莪术（煨香，切）各半两

【用法】上为细末，用神曲末三两煮糊为丸，如梧桐子大。每服三十丸，食前生姜米饮送下；心痛，醋汤送下。

【主治】心脾虚冷，气滞不散，时发疼痛。

盐煎散

【来源】《杨氏家藏方》卷五。

【组成】川楝子（麸炒，去核） 青橘皮（去白） 草乌头（炮，去皮脐）

【用法】上为细末。每服二钱，水一盏，入盐少许，煎至六分，食前温服。

【主治】冷气攻冲，心腹撮痛。

赐方五香汤

【来源】《杨氏家藏方》卷五。

【组成】木香 沉香 滴乳香（别研） 藿香叶（去土） 吴茱萸（汤洗七次）各三两 麝香一两（别研）

【用法】上药除乳香、麝香外，锉，以水五升，煮取二升，去滓，入二香煎令再沸，分三次服，不拘时候。

【主治】积寒攻冲，腹胁疼痛。

【加减】寒热头痛，加升麻、独活；四肢不举，无力，口干，加桑寄生、连翘；两胁胀痛，加射干、大黄；小便不利，加通草。其大黄看虚实加减。

麝香宽中丸

【来源】《杨氏家藏方》卷五。

【组成】沉香四钱（细锉） 香附子（去毛，炒）二两 缩砂仁一两半 甘松（洗去土）二两 姜黄二两 木香半两 陈橘皮（去白）二两 甘草一两（炙） 白檀香一两（锉细，令取末） 麝香二钱（别研）

【用法】上为细末，次入麝香研匀，熬甘草膏子为丸，如梧桐子大。每服三五丸，嚼细，沸汤送下，不拘时候。

【主治】中脘不快，胸膈痞闷，呕逆恶心，腹胁刺痛，不思饮食。

青盐椒附丸

【来源】《杨氏家藏方》卷九。

【组成】青盐（研） 香附子（炒） 川椒（拣去闭口并黑仁，炒黄） 附子（炮，去皮脐） 茴香（炒） 陈橘皮（不去白） 延胡索 苍术（米泔浸一宿，锉，碎，炒）各等分

【用法】上为细末，面糊为丸，如梧桐子大。每服五十丸，空心、食前温酒或米饮送下。

【主治】元脏气虚，脐腹刺痛，饮食减少，脏气不调，倦怠嗜卧，及妇人血海久冷，带下赤白，崩漏不止。

胡芦巴丸

【来源】《杨氏家藏方》卷九。

【组成】胡芦巴 破故纸（炒） 川楝子（去核，炒） 茴香（炒） 川椒（取红） 青盐（别研） 山药 青橘皮（去白） 陈橘皮（去白） 附子（炮，去皮脐）各等分

【用法】上为细末，酒煮面糊为丸，如梧桐子大。每服五十丸，空心、食前温酒送下。

【主治】下焦阳虚，脐腹冷痛，小便白浊，肌肤消瘦，饮食减少，及膀胱疝气。

钟乳石丸

【来源】《杨氏家藏方》卷九。

【组成】成炼钟乳粉半两 硫黄半两（别研） 白矾（火飞）一分 阳起石一分（别研）

【用法】上为细末，煮面糊为丸，如小豆大。每服十丸，空心、食前粟米饮送下。

【主治】脏寒腹痛，下利不禁。

没药散

【来源】《杨氏家藏方》卷十六。

【组成】血竭（别研） 肉桂（去粗皮） 当归（洗，焙） 蒲黄 红花 木香 没药（别研） 延胡索 干漆（炒烟尽） 赤芍药各等分

【用法】上为细末。每服二钱，食前以热酒调下。

【主治】

1.《杨氏家藏方》：一切血气，脐腹撮痛，及产后恶露不快，儿枕块痛。

2.《杏苑生春》：瘀血凝结，月经不通，脐腹疼痛。

金花散

【来源】《杨氏家藏方》卷十六。

【组成】香白芷 赤芍药 当归（洗，焙） 蒲黄各一两 红花 苏枋木 姜黄各半两

【用法】上为细末。每服二钱，水八分，酒三分，入乌梅一枚，煎至七分，温服，不拘时候。或新产血运，恶露不快，上冲闷乱，用童子小便半盏，水半盏，入乌梅一枚同煎，温服。

【主治】气虚血实，喘满烦热，脐腹疼痛，及产后血运，恶露不快，上冲闷乱。

穿山甲散

【来源】《杨氏家藏方》卷十六。

【组成】当归（洗、焙） 干漆（米醋炒令烟出） 穿山甲（石灰炒如田螺） 干姜（炮）各等分

【用法】上为细末。每服二钱，食前温酒送下。

【主治】妇人血积、血块，往来刺痛，经脉欲行，腹胁绞痛，或作寒热，肌肉消瘦。

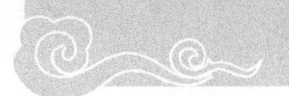

醋煎散

【来源】《杨氏家藏方》卷十六。

【组成】高良姜一两 当归（洗，焙） 肉桂（去粗皮） 白芍药 陈橘皮 乌药各十两

【用法】上为细末。每服三钱，水半盏，醋半盏，同煎至七分。通口服之，不拘时候。

【主治】妇人血气，腹胁刺痛不可忍者；及产后败血，儿枕刺痛。

石燕子丸

【来源】《杨氏家藏方》卷十九。

【组成】木香 槟榔各二钱 石燕子二枚（火炙，醋淬七遍） 使君子肉一钱 郁李仁一分（汤浸，去皮，别研如膏）

【用法】上将前四味为细末，次入郁李仁同研匀，煮面糊为丸，如黍米大。每服十丸，乳食前煎紫苏、陈橘皮汤送下。

【主治】小儿啼哭，躯气不正，动击于阴，偏坠肿胀，小腹作痛。

清中汤

【来源】《杨氏家藏方》卷二十。

【组成】菖蒲（家生者，刮去皮须，切作片，米泔浸三伏时，压去苦水，称）一斤 生姜五两（不去皮，细切） 白盐四两（与菖蒲同淹一宿，焙干） 白术二两 甘草二两（炙）

【用法】上为细末。每服一钱，沸汤点服。

【功用】清气快膈。

【主治】腹痛，恶心。

温中丸

【来源】《普济方》卷二十引《卫生家宝》。

【组成】大枣七个

【用法】每枣纳胡椒三粒，核桃肉一片，用湿纸包火煨，候香，即去纸与枣皮。以麝香汤嚼下。

【主治】脾痛。

正脾散

【来源】《普济方》卷二十二引《卫生家宝》。

【组成】紧实大苍术一斤（米泔浸一宿，去皮，薄切，焙干秤） 粉草二两 南木香一两（不见火） 桂心一两（去粗皮，不见火） 吴白芷一两 粉姜一两 益智仁一两 陈橘皮二两（去瓤） 荆南茴香一两

【用法】上为细末。每服一大钱，水一中盏，紫苏二叶或枣子一个，同煎至七分，入盐少许，食前通口吃，一日三次。如大便壅秘，则食后以青木香丸服，得脏腑气快为妙。

【功用】调脾养胃顺气，进饮食。

【主治】倦怠腹痛，酒后数圊如痢，气泻脾疼，及岭外瘴疟。

蓬莪术散

【来源】《普济方》卷一八四引《卫生家宝》。

【组成】蓬莪术二两（酽醋炙煮） 木香一两（煨）

【用法】上为末。每服半钱，淡醋汤送下。

【主治】一切冷气，抢心切痛，发即欲死；或久患腹痛，时复发动者。

南白胶香散

【来源】《普济方》卷二〇八引《卫生家宝》。

【组成】粟壳（去须蒂）四两（醋炒） 南白胶香 龙骨各三分 甘草（炙）七钱 干姜半两（炮）

【用法】上为粗末。每服五钱，水一盏半，煎一盏，去滓温服。

【主治】

1.《普济方》引《卫生家宝》：脾虚寒，滑肠久泻，脐胀无休。

2.《卫生宝鉴》：脐腹疼痛无休止时。

【宜忌】《卫生宝鉴》：忌冷物伤胃。

如神散

【来源】《普济方》卷二四九引《卫生家宝方》。

【组成】蛤粉半两（烧过） 甘草半两 干葛一两

【用法】上为末。酒调二钱，沸汤点服。

【主治】小肠气块，从小肠起至心膈间，痛不可忍，及口吐清水。

二姜丸

【来源】《医学启源》卷十一。

【组成】良姜　干姜（炮）各三两

【用法】上为末，酒糊为丸，如梧桐子大。每服三十丸，空心下。

【主治】

　　1.《医学启源》：瘤冷。

　　2.《医学考》：腹痛脉迟者。

【方论】《医方考》：腹痛之由有数种，今日脉迟，则知寒矣。故用干姜、良姜之辛热者以主之。辛可以破滞，热可以散寒，不滞不寒，痛斯失矣。

附子建中汤

【来源】《易简方论》。

【组成】附子三分　官桂三分　白芍药一两半　甘草半两

【用法】上锉。每服四钱，水一盏半，加生姜五片，大枣一枚，煎至六分，去滓，食前热服。

【主治】或吐或泻，状如霍乱，及冒涉湿寒，贼风入腹，拘急切痛。

指迷温经汤

【来源】《观聚方要补》卷九引《十便良方》。

【别名】温经汤（《妇人大全良方》卷一）、小温经汤（《医学入门》卷八）。

【组成】当归　川芎　芍药　桂　牡丹皮　莪术各半两　人参　甘草　牛膝各一两

【用法】水煎服。

【主治】

　　1.《观聚方要补》引《十便良方》：妇人经道不通，绕脐寒疝痛彻，其脉沉紧。

　　2.《医学入门》：血海虚寒，或为风邪所袭，月水不利。

玉抱肚

【来源】《是斋百一选方》卷二。

【组成】针砂四两（铁铫内火炒，用木或竹棒儿不住手搅，烟出尽为度，放冷）　白矾半两　硇砂一钱　粉霜半钱

【用法】白矾等三味同研为细末，与针砂拌和，只作一服，以水数点洒，用匙拌摊令匀，厚皮纸为贴，阔二寸以上，长四五寸，贴之；外以帛子包系疼处，或常系脐下。如觉大热，即以衣衬之。若药力过，再洒水如前拌用。其热如初，可用四五次。药力退，即将针砂再炒过，别入余药，仍可用。

【主治】停寒瘤冷，心腹刺痛。

内灸丹

【来源】《是斋百一选方》卷十八。

【组成】荜茇　桂心　干姜（炮）　舶上硫黄（细研）　金钗石斛（细锉，酒浸）各半两　附子（炮，去皮脐）　泽兰叶各一两

【用法】上为细末，面糊为丸，如梧桐子大，煅过，朱砂为衣。每服三十丸，加至五十丸，空心煎艾叶、盐汤送下。

【主治】妇人宫脏久冷，中焦停寒，心腹或脐下疼痛，肢节倦怠，心悸怔忡，食少恶心。

紫金散

【来源】《女科百问》卷上。

【组成】橘红　枳壳　肉桂　玄胡索　甘草（炙）各一两　紫金牛五两　当归（酒浸一宿，焙干，锉）　香附（炒去毛）各三两　南木香半两（生）（一方无紫金牛，有紫金皮）

【用法】上为末。妇人室女月水不调，久闭羸瘦，苏木煎汤调下，白鸡冠花末煎酒调下亦得，每服一匙，常服安胎养气；临产横逆，葱白煎酒下；血气胀满，催生，下死胎，煎枳壳酒下，地榆末煎酒下亦得；产后血运，头旋中风口噤，恶证发动，虚肿，豆淋酒下；产后恶血不止，血海衰败，赤白带下，胞漏，棕榈灰酒下，绵灰亦得；胎气绞刺，胁肋腹肚疼痛，炒姜酒下；心气不足，陈

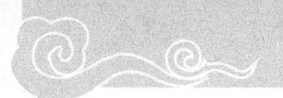

皮汤下；产后败血沉积，攻刺腰痛，无灰酒下，一日三次，日、午、临睡各一次。

【功用】暖子宫，通经络，安胎养气，催生，下死胎。

【主治】妇人血气不和，血块疼痛，月水不调，久闭羸瘦；临产横逆；产后血运，头旋中风口噤；败血停积，攻刺腰痛；赤白带下，胞漏。

【宜忌】忌生冷、腌藏、毒鱼。

木香见睍丸

【来源】《内外伤辨惑论》卷下。

【别名】巴豆三棱丸（《兰室秘藏》卷上）。

【组成】神曲（炒黄色）京三棱（煨）各一两　石三棱（去皮，煨）草豆蔻（面裹，煨熟取仁）香附子（炒香）各五钱　升麻　柴胡各三钱　木香二钱　巴豆霜五分

【用法】上为细末，汤浸蒸饼为丸，如绿豆一倍大。每服三十丸，温白汤送下。量所伤多少服之。

【主治】伤生冷硬物，心腹满闷疼痛。

木香化滞汤

【来源】《内外伤辨惑论》卷下。

【别名】消痞汤（《兰室秘藏》卷上）。

【组成】半夏一两　草豆蔻仁　甘草（炙）各五钱　柴胡四钱　木香　橘皮各三钱　枳实（麸炒，去瓤）当归梢各二钱　红花五分
　　　《医学入门》有苍术。

【用法】上锉，如麻豆大。每服五钱，水二大盏，加生姜五片，煎至一盏，去滓，食远稍热服。

【功用】《中国医学大辞典》：调气，益气。

【主治】因忧气食湿面，结于中脘，腹皮底微痛，心下痞满，不思饮食，食之不散。

【宜忌】忌酒、湿面。

应梦如神饮子

【来源】《普济方》卷二〇八引《家藏经效方》。

【组成】绵姜一两（炮制）陈橘皮一两半（去瓤称）木香半两　拣甘草一两（炙黄）茯苓一两　诃子一两（火炮去核称）御米壳二两（去顶

梗并子及内膈皮，炒）

【用法】上锉。每服四钱至五钱，水一盏半，加大枣二枚，煎至七分，去滓温服，不拘时候。

【主治】阴阳不和，冷热相干，肚腹胀膨，不时作痛，五更寒痛溏泻，及白痢赤痢，一切不正之气。

【加减】腹痛，加乳香少许；白痢，加干姜、大枣，两服滓并作一服；血痢，加黄连、木香半钱；血少，加乌梅一个。

人参紫金丸

【来源】《妇人大全良方》卷七。

【组成】紫金皮　苍术　石菖蒲各一两　香附子二两　人参半两　木香三钱

【用法】上为末，米糊为丸，如梧桐子大。每服三十丸，食后生姜汤送下。

【主治】妇人荣卫不和，心腹刺痛，胸膈胀满，不进饮食。

蠲痛散

【来源】《妇人大全良方》卷七。

【组成】荔枝核（烧存性）半两　香附子（去毛，炒）一两

【用法】上为细末。盐汤、米饮调下二钱。不拘时候。

【主治】
　　1.《妇人大全良方》：妇人血气刺痛。
　　2.《袖珍方》：室女月经不通。

水杨梅汤

【来源】《经验良方》。

【组成】水杨梅　良姜　羌活各倍（汉种者）薄荷　野艾蒿各半

【用法】水煎服。

【主治】胃虚腹痛，食难化者。

健胃驱风散

【来源】《经验良方》。

【组成】良姜　小茴香　桂各四钱　芦荟二钱　胡

椒一钱

【用法】上合末。日服二钱。

【主治】胃虚腹痛，心下痞硬，便秘。

内灸散

【来源】《医方类聚》卷二一八引《经验良方》。

【组成】莪术　良姜各等分

【用法】上为细末。热酒调服，不拘时候。

【主治】妇人血气刺痛不可忍。

抽刀散

【来源】《医方类聚》卷二一八引《经验良方》。

【组成】大川乌一两（炮，去皮脐，炒黄色）　五灵脂　良姜　芸薹子（隔纸炒）各半两

【用法】上为末。酒、醋各半盏，煎至七分，温服。

【主治】妇人一切冷血气。

茴香散

【来源】《医方类聚》卷九十引《经验良方》。

【组成】茴香一两　川楝肉（炒）　破故纸（炒）　香附子　猴楂子各半两（去核）

【用法】上为末。每服二钱，空心温酒、盐汤任下，一日三次。初生小儿女皆可服。如药冷，将盏盛药，于热汤内坐热，涂母乳与吃。

【主治】男子小肠气，女子盘肠气，寒湿气入少腹疼痛，或外肾肿痛。

和气饮

【来源】《续易简方论》卷二。

【组成】苍术一两四钱　桔梗一两二钱　枳壳（去瓤，麸炒）　橘红各六钱　白芍药　白芷　川芎　当归　赤茯苓　桂（去粗皮）　半夏（汤洗七次）　甘草（炙）各三钱　厚朴（去粗皮，姜制）　干姜各四钱　吴茱萸（炒）半两

【用法】上锉散。每服四钱，水一盏半，生姜三片，煎至八分，去滓，食前通口服。二滓并煎。

【主治】腹痛，肠鸣，泄利。

香术丸

【来源】《普济方》卷三十九引《余居士选奇方》。

【组成】苍术　厚朴（姜汁炙）　陈皮各一两　生好硫黄二两（用萝卜煎沸汤洗三两次）。

【用法】上为末，浸蒸饼糊为丸，如梧桐子大。每服三五十丸，米汤送下，一日一次。

【主治】腹胀痛，脏腑秘。

草豆蔻汤

【来源】《兰室秘藏》卷上。

【组成】泽泻一分　木香三分　神曲四分　半夏（制）　枳实　草豆蔻仁　黄耆（春、夏去之）　益智仁　甘草各五分　青皮　陈皮各六分　茯苓　当归各七分

【用法】上为粗末，都作一服。水二大盏，加生姜三片，煎至一盏，去滓，食远温服。

【主治】

1.《兰室秘藏》：腹中虚胀。

2.《古今医统大全》：脐腹虚寒疼痛。

3.《杏苑生春》：腹中寒胀，少食难消，或胃脘疼连小腹。

当归附子汤

【来源】《兰室秘藏》卷中。

【组成】当归二分　炒盐三分　蝎梢　升麻各五分　甘草六分　柴胡七分　黄柏少许（为引用）　附子一钱　干姜　良姜各一钱

【用法】上为粗末，每服五钱，水五盏，煎至一盏，去滓，稍热服；或为细末，酒、面糊为丸，亦可。

【主治】妇人脐下冷痛，赤白带下。

升麻补胃汤

【来源】《兰室秘藏》卷下。

【组成】甘草七分　升麻　柴胡　草豆蔻　黄耆各五分　半夏三分　当归身　干姜各二分　红花少许

【用法】上都作一服。水二盏，煎至一盏，去滓稍热，食远服之。

【主治】因内伤服牵牛、大黄，食药泄泻过多，腹中大痛。

离珠丹

【来源】《医学发明》卷七。

【别名】神珠丹（原书同卷）、神珠丸（《赤水玄珠全集》卷二）。

【组成】杜仲三两（去丝）　草薢二两　诃子五个　龙骨一两　破故纸（炒）三两　朱砂一钱半（研）　胡桃一百二十个（去隔皮）　缩砂仁半两　巴戟（酒浸，去心）二两

【用法】上为细末，酒糊为丸，如梧桐子大，朱砂为衣。每服二十丸，空心盐汤、温酒任下。

【主治】

1.《医学发明》：下焦阳虚，脐腹冷痛，足胻寒而逆。

2.《卫生宝鉴》：下焦元气虚弱，小腹疼痛，皮肤燥涩，小便自利。

良姜汤

【来源】《仁斋直指方论》卷五。

【组成】良姜　辣桂各一两　半夏（制）三分　木香　当归　厚朴（制）各半两　甘草（炒）一分

【用法】上为粗散。每服三钱，加生姜四片，用水一大盏，煎六分，食前服。

【主治】冷气腹痛。

独桂汤

【来源】《仁斋直指方论》卷六。

【组成】辣桂（去粗皮）

【用法】上锉细，每服二钱，水煎，食前服；或为末，紫苏煎汤，乘热调下。

【主治】风冷入脾，逆气上攻，腹痛。

桂花散

【来源】《仁斋直指方论》卷六。

【组成】香附五两（炒赤，去毛）　蓬术（醋煮，焙干）　良姜　甘草（炙）各三两　桂花一两

【用法】上为末。每服二钱，盐一点，食前沸汤热调服。

【主治】脾积气痛。

桂枝四七汤

【来源】《仁斋直指方论》卷六。

【组成】桂枝　白芍药　半夏（制）各一两　白茯苓　厚朴（制）　枳壳（制）　甘草（炙）各半两　人参　紫苏各一分

【用法】上锉。每服四钱，加生姜七片，大枣二枚，水煎，食前服。

【主治】风冷寒邪客搏，心腹作痛。

加减四物汤

【来源】《仁斋直指方论》卷二十六。

【组成】当归　川芎　白芍药　干姜（炒）各半两　南木香　甘草（炒）各二钱半

【用法】上锉散。每服三钱，食前煎服。

【主治】血气不足，肢体乏力，或瘀血腹痛，或下血过多。

【加减】若腹不痛，则无瘀血，更加人参，又能益血。

清热调中汤

【来源】《女科万金方》。

【组成】黄芩　柴胡　茯苓　厚朴　甘草　藿香　草果　人参　半夏　苍术　枳壳　香附

【用法】上以水二钟，加生姜三片，乌梅一枚，煎服。

【主治】发热，肚内痛，嗳气，不觉饥饱，大便不实。

大正气散

【来源】《类编朱氏集验方》卷三引陈必胜方。

【组成】当归　香附子（炒）　陈皮（去白）各半两　甘草（炙）　木香各二钱　白姜　白术　缩砂仁　桂心各三钱　大附子一枚（炮）

【用法】上锉。每服三钱，水一盏半，加生姜五

片，大枣一枚，煎至八分，去滓，空心热服。

【功用】补虚，快气。

【主治】腹胁疼痛。

姜合丸

【来源】《类编朱氏集验方》卷三。

【组成】生姜一块（中破，两边各剜去少许，可容巴豆丸十五粒，却合姜，纸裹浸湿，煨熟用）

【用法】先热下热白汤一盏，取出药丸，先一口汤咽下，再嚼煨姜，白汤尽咽下，如泻亦好。

【主治】气痛多因冷，或感风雨湿，或冷食癥滞，则腹有痛块，引引上心。

【方论】煨姜能正冷气，而巴豆祛积有功也。

秘传枳壳丸

【来源】《类编朱氏集验方》卷三。

【组成】枳实十八片（去瓤）巴豆 丁香各二十七粒

【用法】将枳实两片合作一个，入巴豆、丁香各三粒，线缚定，用黄子醋一碗，煮令干，去巴豆，留小盏醋糊为丸，如绿豆大。每服三四十丸，以姜盐汤送下。

【主治】积气痛不可忍者。

八珍散

【来源】《类编朱氏集验方》卷四。

【组成】白豆蔻仁（炒）石莲肉（不去心，炒）白茯苓（炒）薏苡仁（炒）白扁豆（蒸）沉香（不见火）陈皮各一两（炙）甘草半两（炒）

【用法】上锉，用纸隔药炒，勿令伤药力。每服六钱重，水二盏，加生姜五片，煎八分，去滓服。

【主治】脾疼，不进饮食。

桃仁散

【来源】《类编朱氏集验方》卷四。

【组成】桃仁不拘多少（螺粉炒却，不用粉）

【用法】上为细末。空心酒调服。

【主治】

1.《类编朱氏集验方》：男子脾痛不可忍。

2.《外科大成》：阴肿作痒。

大乌金丸

【来源】《类编朱氏集验方》卷十。

【别名】大乌金散丸（《普济方》卷三三五）。

【组成】当归 熟地黄 白芍药 川芎 附子 肉桂 沉香各一两 延胡索 粉草 香附子 乳香 缩砂仁 败姜 白芷 蒲黄 姜黄 槟榔各半两 白茯苓 丁香 白术各二两 没药 人参各二两

【用法】上为细末，酒糊为丸，为弹子大，百草霜为衣。每服一丸，当归酒送下，或嚼姜下。或作梧桐子大，则加丸散。

【主治】妇人心腹刺痛，身体疼痛，产前恶心，产后恶露不下，疼痛不已。

【加减】如经行盛，则去白芷、延胡索。

加味建中汤

【来源】《类编朱氏集验方》卷十。

【组成】小黄耆建中汤加当归 琥珀 木香

【用法】水煎服。

【主治】女人虚败腹痛。

神功八味丸

【来源】《类编朱氏集验方》卷十引梁国佐方。

【组成】苏子降气汤 八味丸

【用法】以苏子降气汤下八味丸。

【主治】中年妇人气冲心，小腹痛，饮食不纳，脉沉紧，左尺虚，遍药不效者。

麒麟竭散

【来源】《御药院方》卷一。

【别名】血竭散（《瑞竹堂经验方》卷四）、麒麟散（《医学纲目》卷十二）。

【组成】血竭 南乳香 没药 水蛭（杵碎，炒令烟尽）麝香 白芍药 当归各一分 虎胫骨六分

（涂酥、炙黄）

【用法】上药各为细末。各抄一钱和匀，每服三钱，食前温酒调下。痛立止。痛甚者不过二服。

【主治】

1.《御药院方》：寒湿搏于经络，痛不可忍。

2.《瑞竹堂经验方》：妇人脐下血积疼痛。

玄胡丸

【来源】《御药院方》卷三。

【别名】玄胡索丸（《医学纲目》卷二十五）。

【组成】玄胡　当归　青皮（去白）　雄黄（飞）　蓬莪术（纸煨）　槟榔　木香各四两　荆三棱六两

【用法】上为细末，入雄黄匀，水面糊为丸，如梧桐子大。每服三十丸，生姜汤送下，不拘时候。

【功用】解化伤滞，内消饮食。调顺三焦，安和脾胃。

【主治】

1.《御药院方》：吐利腹胀，心腹刺痛，癥瘕结气，虫烦不安。

2.《普济方》引《德生堂方》：中焦不和，脾胃积冷，心下虚痞，肠腹中疼痛，或饮食过多，胸胁逆满，噎塞不通，咳嗽无时，呕吐冷痰，妇人血气，肚腹疼痛。

温中降气丸

【来源】《御药院方》卷三。

【组成】京三棱（煨）　蓬莪茂　青皮（去白）　陈皮（去瓤）　干姜（炮）　良姜（锉）　吴茱萸（汤洗）　木香各一两

【用法】上为细末，水煮面糊和丸，如梧桐子大。每服六七十丸，食后生姜汤送下。

【功用】常服消痞快气，进美饮食。

【主治】脾胃不和，不思饮食，心腹满闷，腹胁刺痛，呕吐痰水，噎醋吞酸，饮食迟化，或逆气上冲，或中满虚痞，胸膈不利。

木香三棱汤

【来源】《御药院方》卷四。

【别名】木香三棱散（《赤水玄珠全集》卷十三）。

【组成】木香一两　京三棱二两（炮，锉）　陈皮（汤浸，去白，称）四两　甘草（炙称）三两　益智仁四两　神曲（炒称）一两　蓬莪术六两（炮，锉）

【用法】上为细散。每服一钱，空心、食前入盐沸汤点服。

【功用】和脾胃，进饮食，消化生冷物。

【主治】心腹刺痛，霍乱吐泻，胸膈膨胀。

椒朴丸

【来源】《医方类聚》卷二一〇引《施圆端效方》。

【组成】川椒（去目，炒出汗）二两　苍术（去皮，酒浸，晒干）四两　干姜四两（切）　厚朴二两（细切，与姜同和炒）

【用法】上为细末，酒糊为丸，如梧桐子大。每服三十丸，食前温酒送下。

【主治】妇人血海虚冷，脐腹绞痛，崩漏，赤白带下；男子肾虚，下元久弱。

煨姜丸

【来源】《医方类聚》卷一〇二引《吴氏集验方》。

【组成】草果（炮）　良姜　茴香　丁香　吴茱萸　木香　川楝子（去核）　石菖蒲　白姜　荜茇各等分

【用法】上为末，陈皮糊为丸，如小鸡头子大。每以一丸入枣肉内，次入生姜，合湿纸裹煨熟，取出，去火气，嚼，煎艾汤送下；妇人，艾醋汤送下；翻胃，人参汤送下。

【主治】冷热脾痛。

消滞丸

【来源】《卫生宝鉴》卷四。

【组成】黑牵牛二两（炒末）　五灵脂（炒）　香附（炒）各一两

【用法】上为末，醋糊为丸，如小豆大。每服三十丸，食后生姜汤送下。

【主治】

1.《卫生宝鉴》：一切所伤，心腹痞满刺痛，

积滞不消。

2.《普济方》引《德生堂方》：妇人血气心腹疼，大便秘结。

丁香止痛散

【来源】《卫生宝鉴》卷十三。

【组成】良姜五两　茴香（炒）　甘草（炙）各一两半　丁香半两

【用法】上为末。每服二钱，沸汤点服，不拘时候。

【主治】

1.《卫生宝鉴》：心气痛不可忍。

2.《医方考》：寒气腹痛。

【方论】《医方考》：寒气入经，涩而稽迟，故令腹痛。《经》曰：得炅则痛立止。炅，热也，故用丁香、茴香、良姜之辛热者以主之；而复佐以甘草者，和中气于痛损之余也。

己寒丸

【来源】《卫生宝鉴》卷十五引王海藏方。

【组成】附子（炮）　干姜（炮）　茴香（炒）各一两　良姜七钱　茯苓五钱　桂三钱

【用法】上为末，醋糊为丸，如梧桐子大。每服三五十丸，食前温酒送下。

【功用】回阳返阴。

【主治】沉寒痼冷，脐腹冷痛。

芸苔散

【来源】《卫生宝鉴》卷十八。

【组成】官桂　没药　芸苔子　良姜各等分

【用法】上为末。每服二钱，乳香酒调下，热服，不拘时候。

【主治】妇人、室女血气刺痛，不可忍者。

腹痛六合汤

【来源】《医垒元戎》。

【组成】四物汤加莪术　肉桂

【主治】血虚而腹痛，微汗而恶风。

海藏当归丸

【来源】《医垒元戎》卷十一。

【别名】增损当归丸（《玉机微义》卷三十二）。

【组成】四物汤各半两　加防风半两　独活半两　全蝎半两　续断一两　苦楝七钱　玄胡七钱　木香二钱半　丁香二钱半　茴香一两（炒）

【用法】上为细末，酒糊为丸，如梧桐子大。每服三五十丸，空心温酒送下。

【主治】三阴受邪，心、脐、小腹疼痛。

枳连导滞汤

【来源】《活幼心法》卷末。

【组成】陈枳壳（去瓤，炒）　黄连　山栀仁（炒黑）各六分　赤芍　前胡　连翘（去心蒂）各四分　三棱　莪术（俱醋炒）　槟榔　甘草各三分

【用法】水煎，食远服。

【主治】小儿腹痛属热者。

【加减】如热甚，大便秘者，加酒炒大黄一钱二分，微利之。

川草散

【来源】《活幼心书》卷下。

【组成】川芎　白芷　甘草（半生半炙）各七钱　赤芍药　当归（酒洗）　净黄连各五钱

【用法】上锉，焙，为末。每服半钱至一钱；白痢，白姜汤调；赤痢，甘草汤调；赤白痢，温米清汤调；并空心服。

【主治】腹痛，下利赤白，不拘远近。

乌梅散

【来源】《活幼心书》卷下。

【组成】乌梅（和核）　玄胡索　粉草（半生半炙）各五钱　乳香　没药　钩藤（和钩）各二钱半

【用法】上锉。每服二钱，水一盏，煎七分，空心温服。

【主治】小儿腹疼，及初生婴孩脐下冷痛、疝气。

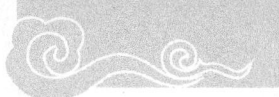

茴香汤

【来源】《活幼心书》卷下。

【组成】茴香（炒）　良姜（锉，用东壁土炒）各一两半　苍术（如前制）二两　甘草（炙）一两

【用法】上为末。每服一钱，烧盐汤，空心调服。

【功用】和脾胃，进饮食，理腹痛，散邪气。

温中散

【来源】《活幼口议》卷二十。

【组成】白术　人参　白茯苓　甘草（炙）　陈皮　青皮　枣子　生姜

【主治】肚腹疼痛。

芍药干姜汤

【来源】《云岐子保命集》卷下。

【组成】芍药　干姜　白术　桂枝各半两

【用法】上锉细。每服五钱，加生姜，水煎服。

【主治】伤寒汗下后，腹中时痛，小便清者。

桂枝加附子汤

【来源】《云岐子脉诀》。

【组成】桂　附子（炮）各一两　甘草三钱半

【用法】上锉，水煎服。

【主治】腹中痛，脉迟缓。

燥肠丸

【来源】《云岐子保命集》卷下。

【组成】附子一个（炮）　龙骨半两　干姜一两　吴茱萸半两　米壳半两　诃黎勒皮半两

【用法】上为细末，酒糊为丸，如梧桐子大。每服三十丸，温水送下。利止勿服。

【主治】伤寒汗下后，大小便自利，腹中痛者。

玄胡六合汤

【来源】《云岐子保命集》卷下。

【别名】四物苦楝汤（《医学纲目》卷二十二）。

【组成】四物汤加玄胡　苦楝（炒）各一两

【主治】妇人脐下冷，腹痛腰脊痛。

三棱散

【来源】《医方大成》卷十引汤氏方。

【组成】缩砂仁　甘草（炙）　益智（炒，去壳）　三棱　莪术　青皮（去白，炒）各等分

【用法】上为末。每服一钱，白汤点服。

【主治】气积腹痛。

黄耆补中汤

【来源】《医方类聚》卷一五三引《经验秘方》。

【组成】茯苓半两（去皮）　白术七钱　黄耆一两　陈皮半两　官桂四钱　甘草八钱（炙）　人参七钱　当归半两（切，焙）　熟地黄六钱　白豆蔻半两

【用法】上为粗末。每服三钱，小儿二钱，加生姜、大枣同煎，去滓，空心、食前温服。

【主治】肚疼脾虚，及腹胀肠鸣，发热烦躁，大便滑泻，米谷不化，心下痞闷满，气逆痰闷，咳逆而喘，呕哕不实，困倦无力。

【加减】如脏腑滑泄，加肉豆蔻半两；肚疼，加官桂三钱；心疼，加陈皮三钱。

沉香散

【来源】《瑞竹堂经验方》卷四。

【组成】沉香　木香　当归　白茯苓　白芍药各一钱

【用法】上锉。每服一钱，水三盏，银石器内文武火煎数沸；加全陈皮一个，又煎十沸；加好醋一盏，又煎十数沸；加乳香、没药如皂角子大一块，同煎至一盏，去滓，通口服，不拘时候。

【主治】妇人一切血气刺痛，不可忍者，及男子冷气痛。

四和汤

【来源】《饮膳正要》卷二。

【组成】白面一斤（炒）　芝麻一斤（炒）　茴香二两（炒）　盐一两（炒）

【用法】上为末。空心白汤点服。

【主治】腹内冷痛，脾胃不和。

当归建中汤

【来源】《世医得效方》卷三。

【组成】当归二两 桂心一两半 扬芍药二两 黄耆一两半

【用法】上锉散。每服水二盏半，加生姜三片，大枣二枚同煎，食前温服。

【主治】血滞身疼及劳伤虚羸腹痛，呼吸少气，小腹拘急连腰背，时自汗出，不思饮食。

椒附丸

【来源】《世医得效方》卷三。

【组成】绵附一个（十二钱者） 胡椒一百粒

【用法】上为末，姜汁糊为丸，如梧桐子大。每服五十丸，姜汤或盐汤空心吞下。

【主治】脐下极冷，腹痛楚异常，手足亦冷，不任冷水冷食，面黄肌瘦，按之痛稍止者。

参术散

【来源】《世医得效方》卷四。

【别名】参术汤（《类证治裁》卷六）。

【组成】人参 白术（去芦，炒） 干姜（炮） 白豆蔻仁 缩砂仁 丁香 橘皮 甘草（略炒）各等分

【用法】上锉散。每服三钱，加生姜三片，煎取药汁，调炒过真蚌粉一大钱并服。

【主治】

　　1.《世医得效方》：虚弱人脾疼。

　　2.《杂病源流犀烛》：心痛，按之痛止者。

　　3.《卫生鸿宝》：痘疹灌脓时，虚寒泄泻。

和气散

【来源】《世医得效方》卷五。

【组成】五积散去麻黄（炒过）

【用法】加生姜三片，盐梅一个，红枣二个，水煎服。

【主治】脾胃宿冷，腹内切痛，或外感风寒，内伤

生冷，泄泻黄白色不止，或肝经受寒，面色青惨，厥而泄利。

枳壳桔梗汤

【来源】《世医得效方》卷十二。

【组成】枳壳（去瓤，麸炒） 桔梗（去芦） 青皮（去瓤） 陈皮（去白）各五钱 木香三钱 当归 粉草各五钱

【用法】上为散。每服二钱，水一盏，加生姜二片，煎汤，温服。

【主治】邪正交争，冷热不调，腹痛呕吐。

胜金丸

【来源】《普济方》卷三三一引《世医得效方》。

【组成】当归（去尾） 白芍药 鹿茸（燎去毛，酒炙） 鳖甲 川芎 白术 大艾（炒） 侧柏叶 赤石脂（醋煅） 川白芷 乌贼鱼骨各等分

【用法】上为细末，炼蜜为丸，如龙眼大。每服一丸，空心盐酒送下；或败棕烧灰调酒送下。

【主治】妇人浑身壮热，头疼，脐下绞痛，下淡红水。

二陈芎苍丸

【来源】《脉因证治》卷上。

【组成】二陈汤加台芎 苍术 香附 白芷 姜汁

【主治】清痰腹痛，脉滑者。

调胃承气加木香槟榔汤

【来源】《脉因证治》卷上。

【组成】调胃承气汤加木香 槟榔

【主治】热性腹痛。

紫金散

【来源】《医方类聚》卷二一七引《医林方》。

【组成】禹余石粮不拘多少（烧红醋蘸）

【用法】上为末。每服三钱，酒调服之。

　　《本草纲目》引《卫生易简方》：每服二钱，米饮调服，一日二次。

【主治】《本草纲目》引《卫生易简方》：盲肠气痛，

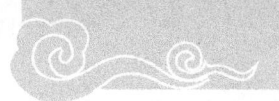

妇人少腹痛。

走马散

【来源】《医方类聚》卷二一八引《医林方》。

【组成】当归一两　没药　红花　官桂　芍药　苏木　青皮（汤浸，去皮）各二钱半

【用法】上为细末。每服三钱，酒一中盏同煎，和滓温服，未止再服。

【主治】妇人血气，发来似刀搅，肠胃刺痛，及血气冲心痛死。

硇附丸

【来源】《普济方》卷二十四引《经效济世方》。

【组成】黑附子一个（大者，从脐下剜如瓮留一分厚，填硇砂在内，须至药满，却用剜出末碾细，秤得多少，用白面与前药末一般水搜作饼片，裹附子，硇砂先飞过）　木香末半钱　陈橘皮末半钱

【用法】用炭三四斤，于平地生火令地赤热，却摊周围七寸安附在中，时时转动，令裹者药面焦赤皆匀。入于木臼杵半日，面附皆细后，入木香末，陈橘皮末，旋旋滴水杵和匀，丸如梧桐子大。每服五丸，空心及晚食前用淡姜汤放温服。久服更无疼痛呕酸之类。

【主治】脾胃冷热虚滞，积气疼痛。

来复丹

【来源】《普济方》卷二〇九引《德生堂方》。

【组成】硫黄（用甘草熬水、酒润，细研）　消石（细研，用厚朴、水、酒润）各半两

【用法】上和匀一处，同淹少时，用砂铫于文武火上，炒令交构氤氲相结，取出埋土中去毒气，却碾为末，用糯米糊为丸，如黄豆大。每服三五十丸，空心浓米汤送下。

【功用】配类二气，均调阴阳，夺天地冲和之气，乃水火既济之功，补损扶虚，善理荣卫，养气肾。

【主治】上实下虚，气闷痰心，腹疼冷，脏腑虚滑，不拘男女老幼，危急但有胃气。

万全不传方

【来源】《普济方》卷三二八引《生育宝鉴》。

【组成】阿胶　大芎　人参　白术　五味子　麦门冬　当归　茯苓　黄耆　续断　干地黄各一两　甘草半两　木香半两　鳖甲一两（醋炙）柴胡一两

【用法】上锉，拌匀。每服三钱，加生姜三片，水两盏，如茶法煎至七分，空心热服。

【主治】妇人久患宫脏、骨节、腰腿逆痛，四肢少力，常患风寒，有如劳状候。

苍术丸

【来源】《医学纲目》卷二十二。

【组成】苍术（炒）　橘红各等分（为末）

【用法】上药生姜汁打炒神曲糊为丸，如梧桐子大。每服七十丸，米饮送下。

【主治】失饥伤饱，肚痛不食。

如神汤

【来源】《医学纲目》卷二十八。

【别名】如神散（《伤科汇纂》卷七）。

【组成】玄胡索　当归　桂心　杜仲各等分

【用法】上为末。每服三钱，温酒调下。甚者不过数服。

【主治】

1.《医学纲目》：腰痛。

2.《仙拈集》：闪挫腹痛，妇人产后腰痛。

宽中丸

【来源】《普济方》卷一八二。

【组成】木香五钱　三棱　莪术　青皮　陈皮　槟榔　桔梗　缩砂仁　人参　当归各一两

【用法】上为细末，用酒为丸，如梧桐子大。米汤、姜汤送下。

【功用】宽胸进食，消痞化积。

【主治】一切气疾，诸般停滞，肚腹疼痛不止。

硇魏丸

【来源】《普济方》卷一八二。

【组成】硇砂（水净，去石，炒）三两　胡芦巴一两半　木香　沉香各半两　陈皮　干姜　当归　厚朴　川芎　茴香　胡椒　砂仁　甘草　大附（炮）各四两　白术　青盐　五味一两半　阿魏半两（醋化）　好酒五升　好醋五升　好蜜十两　细面二斤　丁香

　　方中白术、青盐、丁香用量原缺。

【用法】上为末，用银石锅，内入酒醋蜜，先下丁魏盐三味，并面同煎稠粘，便下药末半斤以来，更煎如稀糊，渐渐入药末，煎至得所，熄火取出，更入干药末，搜和成剂，捣杵为丸，如梧桐子大。每服十五丸至二十丸，空心嚼破，姜酒汤送下。

【主治】脾元气弱，久积阴冷，心腹胁肋胀满刺痛，面色青黄，肌体瘦弱，怠惰嗜卧，食少多伤，噫气吞酸，哕逆恶心，腹中虚鸣，大便泻利，胸膈痞塞，饮食不下，呕噫霍乱，体冷转筋，五膈五噎，痃癖积聚，翻胃吐食，久病久痢。

【宜忌】忌羊血豉汁。

沉香如意丸

【来源】《普济方》卷二二二。

【组成】沉香　檀香　丁香　木香　全蝎　茴香　青盐各三分　木通　山药　穿山甲（炙）　韭子（酒浸）　莲花蕊　五味子　白茯苓　陈皮　鹿茸（炙）　山茱萸各五钱　小茴香　川楝子（去皮）　葫芦巴　破故纸（羊肠煮）各一两半　巨胜子（炮）　菟丝子（酒浸）　肉苁蓉（酒浸）　知母　远志（酒浸）各一两

【用法】上为细末，酒糊为丸，如梧桐子大。每服二十丸，空心以温酒送下，干物压之。

【功用】补虚壮阳，暖水脏，益精髓。

【主治】脐腹痛，小便滑，房室不举。

金耆散

【来源】《普济方》卷三三五。

【组成】金银花　黄耆　甘草　地黄　芍药　当归各等分

【用法】上为末。每服五钱，重水煎服。

【主治】妇人小腹急痛，胀满。

秘方乌金散

【来源】《普济方》卷三三五。

【组成】锦纹大黄四两半　广木香四两半

【用法】上去粗皮，炭火烧红，黄土内埋，取出和木香一处为细末。每服三钱，临卧调服，两服后食白粥补之。

【功用】去脏腑积疾。

【主治】男子、妇人脐腹痛。

【宜忌】忌生冷、油腻、难化硬物。

大人参丸

【来源】《普济方》卷三九四。

【组成】丁香　木香　白术各半两　藿香一两半　人参二两

【用法】上为末，炼蜜为丸，如鸡头子大。每服一丸，粟饮送下。

【功用】和脾，止吐呕，进乳食。

【主治】小儿便泻青黄，腹痛多啼。

草果饮

【来源】《普济方》卷三九六。

【组成】厚朴（姜制）　青果（煨，去皮）　藿香（洗）　甘草（炙）　丁皮　神曲　半夏各半两

　　本方名草果饮，但方中无草果，疑脱。

【用法】上为散。每服二钱，加大枣，水煎服。

【主治】小儿痢后浮肿，及疟疾脾虚弱。

木香破气散

【来源】《袖珍方》卷二。

【别名】不老汤。

【组成】木香　甘草各半两　香附子四两　乌药　片姜黄各二两

【用法】上为末。每服二钱，空心用盐汤调下。

【主治】

　　1.《杂病源流犀烛》：中焦气痛。

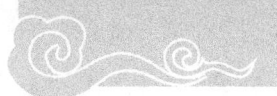

2.《药庵医学丛书》：气滞中焦，腹胁刺痛。

正气温中汤

【来源】《伤寒全生集》卷二。

【组成】藿香　白术　厚朴　陈皮　半夏　茯苓　白芷　桔梗　大腹皮　苏叶　甘草　干姜　桂心

【用法】水煎服。

【主治】夏月受寒腹痛者。

万灵散

【来源】《医方类聚》卷二一八引《仙传济阴方》。

【组成】桂半两　当归一两　莪术半两　木香三钱　地黄六钱

【用法】上为末，热酒调下。又以小建中汤补之。

【主治】妇人小腹痛，小便淋沥。

立效散

【来源】《医方类聚》卷二一八引《仙传济阴方》。

【组成】青皮　陈皮　乌药　干姜　香附子　莪术　三棱

【用法】上醋煮，焙干为末。空心陈皮汤调下。

【主治】妇人经年积血，腹中常痛，日夜呻吟不得眠。

消痛丸

【来源】《医方类聚》卷二一八引《仙传济阴方》。

【组成】干漆半两　良姜一两　三棱半两　斑蝥三个（炒）

【用法】上药加醋一升煮干，焙，为末，醋糊为丸。每服三十丸，醋汤送下；姜汤亦可。

【主治】妇人腹中常痛，上下不定，经年积血。

肚痛丸

【来源】《疮疡经验全书》卷五。

【组成】雄黄二钱　巴豆仁二钱（不去皮油）

【用法】上为丸，如芥子大。每服三丸，以白汤送下。行利三四次，痛即止。

【主治】肚痛。

神效肚痛丸

【来源】《疮疡经验全书》卷五。

【组成】黄蜡　飞丹各一两　巴豆仁七枚　杏仁四十九粒（去皮尖，二味研烂）

【用法】将蜡熔化，加丹为丸。每服七丸，姜汤送下。

【主治】腹痛。

乌梅散

【来源】《奇效良方》卷六十四。

【组成】乌梅（和核）　玄胡索　甘草（炙）各五钱　乳香　没药　钩藤各二钱半　茱萸一钱（炒）

【用法】上锉。每服二钱，用水一盏，煎至五分，不拘时候。

【主治】腹疼及脐下冷痛，状如盘肠内吊，疝气多啼等疾。

秘传加减调中汤

【来源】《松崖医径》卷下。

【组成】苍术　厚朴　陈皮　甘草　半夏　白茯苓　木香　砂仁　枳壳各等分

【用法】上细切。用水二盏，加生姜三片，煎，再入木香磨姜汁调服。

【主治】腹痛。

【宜忌】凡诸腹痛，勿用参、耆、术，盖补其气，气旺不通而痛愈甚。

【加减】寒痛，加干姜、肉桂，甚不已，加制附子；热痛，加生姜汁炒黄连、黄芩，去木香；食积痛，去枳壳，加枳实、草果、大黄下之；痛甚不已，加柴胡、大黄；湿痰痛，倍加苍术、半夏、砂仁；死血痛，去苍术、半夏、砂仁，加当归、桃仁、红花，重者，再加大黄；小腹痛，加青皮。

香砂六君子汤

【来源】《明医杂著》卷六。

【组成】六君子加香附　藿香　砂仁

【主治】

1.《内科摘要》：脾胃虚寒而致饮食少进，或肢体肿胀，肚腹作痛，或大便不实，体瘦面黄，或胸膈虚痞，痰嗽吞酸。

2.《医学传灯》：中寒呕吐痰水，微寒微热，甚则昏晕不醒，二便皆遗，脉沉细者。痰火初起之时，外无寒热诸症，内无烦热气急，但见神昏不安，肢体无力，声音低小，饮食不进，脉来沉细无力者。痰泻者，或多或少，或泻或不泻，中焦有痰，饮食入胃，里结不化，所以作泻，脉来弦细无力者。

【实验】

1.对大鼠急性胃黏膜损伤的保护作用《浙江中医学院学报》（2000，4：52）：研究表明：香砂六君子汤能显著降低盐酸引起的胃黏膜损伤，增加氨基己糖和磷酯的合成，促进上皮修复，从而起到保护胃黏膜的作用。其作用可能是通过增加胃黏膜氨基己糖和磷酯的含量来实现的。

2.对脾虚胃溃疡证病结合模型大鼠的影响 《辽宁中医杂志》（2008，4：505）：研究表明：香砂六君子汤能降低大鼠脾虚胃溃疡的溃疡指数，降低血清胃泌素水平，提高血清白细胞介素-2.胃组织中6-酮-前列腺素1α的水平，因此而具有抗脾虚胃溃疡作用。

川芎散

【来源】《医学正传》卷七。

【组成】川芎一钱　人参　吴茱萸各五分　茯苓　桔梗各四分　当归一钱　制朴半钱　乌药七分半　枳壳　炙甘草各三分

【用法】上细切，作一服。水一盏半，煎至一盏，稍热服。

【主治】妇素有冷气冲心，如刀刺者。

消积丸

【来源】《医学正传》卷八。

【组成】丁香九个　砂仁十二个　巴豆二个（去皮心膜及油）

【用法】上为细末，面糊为丸，如黍米大。三岁以上每服三五丸，三岁以下每服一二丸，温水送下。

【功用】磨积。

【主治】小儿腹痛，口中气温，面黄色，目无精彩，或白睛多，及多睡畏食，或大便酸臭者。

祛寒汤

【来源】《医学集成》卷二。

【组成】焦术五钱　肉桂三钱　吴萸二钱　丁香一钱

【用法】水煎服。

【主治】厥逆腹痛，筋青囊缩。

加味真武汤

【来源】《医学集成》卷三。

【组成】焦术　茯苓　白芍　小茴　附子　肉桂　炮姜　甘草　生姜　大枣

【主治】当脐腹痛。

抑火丹

【来源】《医学集成》卷三。

【组成】香附　陈皮　白芍　炒栀　黄连　枳壳　木香　滑石　甘草

【主治】腹痛乍痛乍止属火者。

涤瘀汤

【来源】《医学集成》卷三。

【组成】山楂　苏木　桃仁　陈皮各一钱半　归尾　红花各一钱　泽兰四钱　甜酒
　　　　方中甜酒用量原缺。

【主治】腹痛，痛不移处，为死血。

清肝散

【来源】《医学集成》卷三。

【组成】白芷二两　炒栀八钱　黄连　枳壳各三钱　甘草二钱

【用法】为散服。

【主治】肝火腹痛，乍痛乍止。

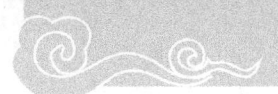

散血丹

【来源】《医学集成》卷三。

【组成】香附一两　元胡三钱　桃仁　红花各二钱　炒军一钱　泽兰五钱　甜酒

　　　　方中甜酒用量原缺。

【主治】腹痛，痛处不移，为死血而致。

温中饮

【来源】《医学集成》卷三。

【组成】人参　当归各三钱　炮姜二钱　肉桂　木香　炙草各一钱

【主治】腹痛，痛无增减，为寒者。

五神散

【来源】《万氏家抄方》卷三。

【组成】草果　玄胡索　五灵脂　没药　乳香各等分

【用法】上为细末。每服三钱，空心温酒调下。

【主治】腹痛，心脾痛。

玉龙丸

【来源】《万氏家抄方》卷三。

【组成】黄连二斤　好酒五升

【用法】煮干，为末，面糊为丸，如梧桐子大。每服三十丸，热汤送下。

【主治】伤暑腹痛。

调气散

【来源】《万氏家抄方》卷三。

【组成】木香五分　槟榔七分　陈皮八分　甘草三分　青皮（麸炒）一钱　紫苏五分　香附一钱　半夏八分　乳香　没药各三分

【用法】用水二钟，生姜三片，煎至八分，温服。

【主治】气滞于内，胸膈虚痞，腹中刺痛。

温中化毒汤

【来源】《万氏家抄方》卷六。

【组成】人参　木香　白术（炒）　甘草（炙）　砂仁　白芍（炒）　枳实（炒）　陈皮　干姜（煨）

【用法】水煎服。

【主治】伤生冷或饮水而腹痛。

木香顺气散

【来源】《证治准绳·类方》卷四引《统旨》。

【别名】木香顺气丸（《全国中药成药处方集》上海方）。

【组成】木香　香附　槟榔　青皮（醋炒）　陈皮　厚朴（姜汁炒）　苍术（米泔浸一宿，炒）　枳壳（麸炒）　砂仁各一钱　甘草（炙）五分

【用法】水二钟，加生姜三片，煎八分，食前服。

【主治】气滞腹痛。

温中散

【来源】《活人心统》卷一。

【组成】白术一两　干姜一两　甘草六钱　人参七钱　茯苓八钱

【用法】上为末。每服二钱，白汤调下。

【主治】感寒腹痛，吐泻。

木香利气丸

【来源】《活人心统》卷下。

【组成】槟榔　青皮　陈皮　黑丑　大黄　川连　枳壳　香附　莪术各一两　砂仁五钱

　　　　本方名木香利气丸，但方中无木香，疑脱。

【用法】上为末，水为丸，如梧桐子大。每服七十丸，白汤送下。

【主治】腹痛积滞，满闷久痛，郁热。

木香饼

【来源】《校注妇人良方》卷二十四。

【组成】木香五钱　生地黄一两

【用法】木香为末，地黄杵膏和匀，量患处大小作饼。置患处，以热熨斗熨之。

【主治】妇人气滞，结肿闪胁，风寒所伤作痛。

神功散

【来源】《校注妇人良方》卷七。

【组成】五灵脂（炒）一两　莪术　桂心　芸薹子（炒）各半两

【用法】每服二钱，酒水煎服。

【主治】妇人血膈，血滞胸腹作痛。

黄耆建中汤

【来源】《痘疹心法》卷二十二。

【组成】黄耆　人参　桔梗　白芍药　甘草各等分

【用法】上锉细。加生姜三片，大枣两枚，水一盏，煎五分，去滓，温服。

【主治】里虚，腹中痛。

立消散

【来源】《摄生众妙方》卷五。

【组成】干马胡姜（细末，筛净）七分或八分

【用法】热酒调服。

【主治】腹痛。

艾附丸

【来源】《摄生众妙方》卷十。

【组成】好香附子一斤　陈艾四两　陈醋一大碗

【用法】同煮，待香附子煮透，去艾，将香附子炒干为末，醋面糊为丸，如梧桐子大。每服一百丸，白汤任下。

【主治】

　　1.《摄生众妙方》：妇人无子。

　　2.《本草纲目》引《集简方》：男女心气痛，腹痛，少腹痛，血气痛，不可忍者。

黑豆饮

【来源】《古今医统大全》卷七十六。

【组成】黑豆五合（炒香熟）

【用法】好酒淬之，乘热气熏病人。微覆出汗而愈。

【主治】房劳感风，小腹痛。

茴香橘皮酒

【来源】《古今医统大全》卷八十三引《秘方》。

【组成】八角茴香一两　红橘皮二两　白豆蔻半两

【用法】上为粗末。每服三钱，酒一盏，煎数十沸，滤去滓服。

【主治】血气凝寒，小腹痛；妇人室女小腹痛不可忍，内外着寒；兼治心腹痛。

半夏神曲汤

【来源】《医便》卷二。

【组成】陈皮一钱　白术一钱五分　半夏一钱二分　干姜（炒）八分　神曲（炒）一钱　三棱（醋炒）　莪术（醋炒）　白茯苓（去皮）　山楂（去核）　枳实（炒）各一钱　砂仁七分（炒）　麦芽（炒）八分

【用法】加生姜三片，水煎，热服，不拘时候。

【主治】过食寒冷硬物及生瓜果，致伤太阴、厥阴，或呕吐、痞闷、肠癖，或腹痛恶食。

盐煎散

【来源】《医学入门》卷七。

【组成】当归　川芎　芍药　三棱　莪术　青皮　枳壳　茯苓　厚朴　神曲　麦芽　小茴　木香各等分

【用法】每服四钱，葱白一根，食盐少许，水煎服。

【主治】男妇形寒饮冷，胸胁心腹绞痛，及膀胱小肠气痛。

【加减】冷痛，加官桂。

常用冲寒散

【来源】《医学入门》卷七。

【别名】冲寒散（《东医宝鉴·杂病篇》卷三）。

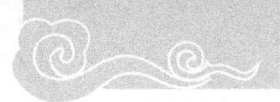

【组成】香附　陈皮　草果各一两半　砂仁　白姜　肉豆蔻各七钱　藿香　白茯　木通　吴萸各三钱

【用法】上为末。每服一匙，温酒、姜汤、米饮任下。

【主治】感寒腹痛作泄，或无泄而饮食少，胃弱怕吃肥腻等症。

【加减】夏月去吴萸，加扁豆，换赤茯。

太公丸

【来源】《古今医鉴》卷六引宋杏川方。

【组成】干姜二两　白矾（枯过）二两

【用法】上为末，用糯米糊为丸，如绿豆大。每服三十丸，滚水送下。如不止，再饮滚水三日。

【主治】紧阴青筋，心腹疼痛。

白虎丸

【来源】《古今医鉴》卷六。

【别名】白虎丹（《串雅内编》卷三）。

【组成】千年古石灰不拘多少（刮去杂色、泥土，杵为末，水飞过）。

【用法】晒勿令太燥，量可丸即收为丸，如梧桐子大。每服五十丸，看轻重加减，烧酒送下。

【功用】顺气散血，化痰消滞。

【主治】青筋初觉，头疼恶心，或腹痛，或腰痛，或遍身作痛，不思饮食；又治心腹痛，及妇人崩漏、带下；或因气恼致病，或久患赤白痢疾，或打扑内损，血不能散。

柴香散

【来源】《古今医鉴》卷六。

【组成】柴胡七分　黄芩七分　赤芍药五分　枳实一钱　厚朴五分　香薷五分　黄连五分　地骨皮一钱　三棱一钱　莪术一钱　玄胡索五分　甘草三分

【用法】上锉一剂。水煎服。

【主治】心腹有气一块，略痛，及心腹疼痛膨胀，寒热往来。

四合饮

【来源】《古今医鉴》卷十。

【别名】四合汤（《杂病源流犀烛》卷二十八）。

【组成】陈皮　半夏　茯苓　紫苏　厚朴　香附　枳壳　郁金　甘草各等分

【用法】上锉一剂。加生姜，水煎服。

【主治】痰积气滞腹痛。

利气保安汤

【来源】《古今医鉴》卷十引西园公方。

【组成】柴胡　青皮　枳壳　香附　郁金　木通　赤芍　山栀仁各等分（炒）

【主治】气痛，已服通利之药，下后余热作痛，或痛在小腹者。

消瘀饮

【来源】《古今医鉴》卷十。

【组成】当归　芍药　生地黄　桃仁　红花　苏木　大黄三钱　芒消三钱　甘草
　　　方中除大黄、芒消外，余药用量原缺。

【用法】上锉一剂。水一钟半，煎至八分，入大黄煎，再入芒消。温服。

【主治】瘀血腹痛。

当归散

【来源】《幼科发挥》卷二。

【组成】当归　木香　人参　甘草（炙）　肉桂　破故纸（炒）　小茴香（炒）各等分

【用法】共为末。煎姜、枣汤调服，或以枣肉为丸亦可。

【主治】寒邪入肾经，小腹急痛，面青手足冷者。

小建中汤

【来源】《幼科发挥》卷三。

【组成】白芍药（酒炒）　炙甘草各等分　肉桂减半

【用法】上为末。水煎去滓，入白饧一匙，再煎一沸，温服。

【主治】小儿脾胃中气虚损。

行气逐痰汤

【来源】《点点经》卷一。
【组成】厚朴　苍术　陈皮　槟榔　腹皮　枳壳　苏叶　赤芍各一钱五分　官桂一钱　炭姜八分　甘草四分
【用法】生姜为引，水煎服。
【主治】肚腹作痛，大便不通，小便自利。

开痰安虫汤

【来源】《点点经》卷二。
【组成】乌梅　苦参　淮膝　橘皮　杜仲　川楝　当归　香附各一钱半　天雄　吴萸　杏仁各一钱　甘草八分
【用法】葱白为引。
【主治】小腹肿胀刺痛。
【宜忌】脉迟可用，洪大不可用。

七香散

【来源】《点点经》卷三。
【组成】丁香　沉香　木香　乳香各二钱　降香三分　雀香　茴香　陈皮　青皮　枳实　厚朴　槟榔各一钱半　肉桂一钱　寸香（冲服，引）
【功用】定痛。
【主治】血凝气滞，肚腹疼痛。

四物苦楝汤

【来源】《保命歌括》卷三十一。
【组成】四物汤六钱　川楝肉　玄胡索各三钱半　吴茱萸　青皮各五分
【用法】上锉。加生姜三片，水二盏，煎一盏，食前温服。
【主治】脐下虚冷腹痛。

加味钱氏异功散

【来源】《保命歌括》卷三十一。

【组成】异功散加川苍术　香附子　白芷
【用法】加生姜，水煎服。
【主治】气虚之人腹痛，不可下者。

香砂理中汤

【来源】《赤水玄珠全集》卷四。
【别名】香砂理气汤（《医钞类编》卷五）。
【组成】理中汤加藿香　砂仁
【主治】
　　1.《赤水玄珠全集》：腹中寒痛、水鸣，欲得热手按，及热物熨者。
　　2.《医钞类编》：腹中寒痛，呕吐下利。

御痛汤

【来源】《赤水玄珠全集》卷四。
【组成】黄连（姜汁炒）　山栀仁（炒）各二钱　橘红　茯苓各一钱半　草蔻仁七分　半夏一钱　甘草四分
【用法】加生姜三片，水煎，食前服
【主治】火热腹痛。

定痛散

【来源】《赤水玄珠全集》卷二十八。
【组成】神曲　香附各一钱　山楂二钱　良姜　当归　甘草各五分
【用法】加生姜三片，大枣二个，水煎服。
【主治】痘疹伤寒，肚痛及冷气痛。
【加减】手足逆冷，加大附子二分。

钩藤汤

【来源】《赤水玄珠全集》卷二十八。
【别名】钓藤汤（《证治准绳·幼科》卷六）。
【组成】钩藤　红花　木香　川芎　当归　白芍　甘草　白术　青皮　黄连　官桂　生姜各等分
【用法】水煎服，不拘时候。
【主治】痘后口噤僵直，绕脐腹痛。

九蒸苍术散

【来源】《医方考》卷二。

【组成】苍术（九蒸九晒）

【用法】上为极细末。每服一钱，浆水调下。

【主治】湿痰腹痛。

【方论】湿痰腹痛，是土实也。经曰：土欲实，木当平之。苍术九蒸九晒，则其气轻清而薄，风木胜湿之品也，故治湿痰腹痛神良。

小建中汤

【来源】《仁术便览》卷一。

【组成】桂枝　甘草各三钱　生姜二钱　白芍六钱　阿胶（炒）一合　黄芩三钱

【用法】加大枣二个，水煎服。

【主治】虚，里急腹痛，遗精，四肢酸痛，手足烦热，咽干口燥，自汗。

小建中汤

【来源】《仁术便览》卷一。

【组成】官桂　陈皮　干姜　甘草各等分

【用法】水煎，空心温服。

【主治】腹痛。

千金化气汤

【来源】《万病回春》卷三。

【组成】青皮　陈皮　枳壳（去瓤）香附　白豆蔻　砂仁各一两　木香五钱　丁香三钱　半夏（姜制）草果　干姜各七钱　槟榔一两半　川芎　白芷　三棱（醋炒）莪术　玄胡索各一两　厚朴（姜汁炒）大腹皮　白芍各一两　小茴香五钱　甘草三钱

【用法】上锉一剂。加生姜三片，水煎，半空心服。

【主治】男子腹中气块疼痛。

开郁导气汤

【来源】《万病回春》卷五。

【组成】苍术（米泔浸）香附（童便浸）川

芎　白芷　茯苓（去皮）滑石　栀子（炒黑）神曲（炒）各一钱　陈皮五分　干姜（炒黑）五分　甘草少许

【用法】上锉一剂。水煎，温服。

【主治】腹痛。

活血汤

【来源】《万病回春》卷五。

【组成】归尾　赤芍　桃仁（去皮）官桂各五分　玄胡索　乌药　香附　枳壳（去瓤）各一钱　红花五分　牡丹皮　川芎各七分　木香五分（另磨）甘草二分

方中乌药，《济阳纲目》作"青皮"。

【用法】上锉一剂。加生姜一片，水煎服。

【主治】死血、血结之腹痛。

姜桂汤

【来源】《万病回春》卷五。

【组成】干姜　肉桂　良姜各七分　枳壳（去瓤，麸炒）陈皮　砂仁　厚朴（姜汁炒）吴茱萸（炒）各一钱　香附一钱半　木香五分（另研入服）甘草二分

【用法】加生姜一片，水煎服。

【主治】寒腹痛。

【加减】痛不止，加玄胡索、茴香、乳香；寒极，手足冷，加附子，去茱萸、良姜；泄泻，去枳壳。

桃灵丹

【来源】《万病回春》卷五。

【组成】玄胡索一两　桃仁（去皮）五钱（另研）五灵脂五钱　乳香五钱　没药七钱

【用法】上各为细末；醋糊为丸。每服二三十丸，心疼，淡醋汤送下；腹痛，干姜汤送下，或用黄酒送下。

【主治】心腹痛疼及阴症，或绞肠痧。

散火汤

【来源】《万病回春》卷五。

【组成】黄连（炒） 芍药（炒） 栀子（炒） 枳壳（去瓤） 陈皮 厚朴（去皮） 香附 抚芎各一钱 木香（另研） 砂仁 茴香各五分 甘草三分

【用法】上锉一剂。加生姜一片，水煎服。

【主治】腹痛属热痛者，乍痛乍止，脉数。

【加减】痛甚不止，加玄胡索、乳香。

平肝散

【来源】《鲁府禁方》卷二。

【组成】陈皮 青皮（麸炒） 香附 白芍 山栀（炒） 黄连（炒） 黄芩（炒）各一钱 姜制半夏八分 甘草五分

【用法】加生姜三片，水煎服。

【主治】七情不顺，郁火攻冲，腹痛时发时止，痛无定处。

小七气汤

【来源】《杏苑生春》卷四。

【组成】人参二钱 半夏二钱五分 甘草（炙） 肉桂各五分

【用法】上锉。加生姜五片，水煎，空心服。

【主治】七情郁结，心腹绞痛。

木香槟榔汤

【来源】《杏苑生春》卷六。

【组成】木香六分 槟榔一钱 香附子 枳壳 缩砂仁 橘皮各八分 青皮五分

【用法】上锉。水煎熟，空心温服。

【主治】气实腹痛。

加味平胃散

【来源】《寿世保元》卷五。

【组成】苍术（米柑浸，炒）一钱 陈皮一钱 厚朴（姜炒）八分 半夏（姜炒）八分 川芎五分 香附一钱 炒枳实一钱 木香八分 神曲（炒）一钱 山楂一钱 干姜七分 甘草三分

【用法】上锉一剂。加生姜三片，水煎服。

【主治】食积腹痛，脉弦，其痛在上，以手重按愈痛，甚欲大便，利后痛减。

桃灵丹

【来源】《寿世保元》卷五。

【组成】桃仁五钱 五灵脂五钱（火煨裂）

【用法】上为末，醋糊为丸，如梧桐子大。每服二十丸，酒送下，或醋汤送下。

【主治】诸般心腹气痛，或瘀血作痛。

小温经汤

【来源】《寿世保元》卷七。

【组成】桂枝三分 白芷四分 白术五分 川芎七分 当归（酒洗）一钱 熟地黄一钱 枳壳（麸炒）七分 白芍（酒炒）一钱 羌活四分 柴胡四两 砂仁四分 黄芩七分 香附（炒）一钱 甘草二分 小茴（酒炒）四分

【用法】上锉一剂。生姜三片，水煎，热服。

【主治】室女经脉初动，失于调理，感寒血气不顺。心腹胀满，恶寒发热，头身遍疼。

【加减】血气刺痛，心腹难忍，加玄胡五分；咳嗽，加杏仁（去皮尖）七分，五味子十粒，桔梗七分。

牵牛大黄丸

【来源】《奇效医述》卷一。

【组成】黑牵牛四两（半炒半生，取头末一两二钱） 马蹄大黄（酒炒）一两五钱 坚槟榔六钱 陈枳实（炒）六钱 姜汁炒厚朴六钱 醋炒三棱 醋炒莪术各六钱

【用法】上为末，米饮为丸，如梧桐子大。每服三钱，饥服。未利再服。

【主治】内热腹痛，热气上冲而呕。

玄胡四物汤

【来源】《济阴纲目》卷十一。

【别名】延胡四物汤（《医宗金鉴》卷四十六）。

【组成】当归 川芎 白芍 熟地各七钱半 玄胡

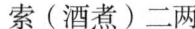

索（酒煮）二两

【用法】上为细末。每服三钱，酒调下。

【功用】《医宗金鉴》：定痛保胎。

【主治】

1.《济阴纲目》：血癥腹痛，及血刺腰痛。

2.《医宗金鉴》：胎动下血。

十香丸

【来源】《景岳全书》卷五十一。

【组成】木香　沉香　泽泻　乌药　陈皮　丁香　小茴香　香附（酒炒）　荔核（煨焦）各等分　皂角（微火烧烟尽）一两

【用法】上为末，酒糊为丸，如弹子大者，磨化服；丸梧桐子大者，汤引下；疝之属，温酒下。

【功用】《北京市中药成方选集》：舒气，散寒，止痛。

【主治】

1.《景岳全书》：气滞、寒滞诸痛。

2.《北京市中药成方选集》：胃疼，腹痛，妇女行经腹痛，男子疝气，气郁不舒，两胁痛腹胀肠鸣。

太平丸

【来源】《景岳全书》卷五十一。

【组成】陈皮　厚朴　木香　乌药　白芥子　草豆蔻　三棱　蓬术（煨）　干姜　牙皂（炒断烟）　泽泻各三钱

【用法】上为细末。巴豆（用滚汤泡，去皮心膜）一钱，用水一碗，微火煮至半碗，将巴豆捞起，用乳钵研极细，仍将前汤换入研匀，然后量药多寡，入蒸饼浸烂捣，丸前药如绿豆大。每用三分或五分，甚者一钱，随证用汤引送下。凡伤寒停滞，即以本物汤送下；妇人血气痛，红花汤或当归汤送下；气痛，陈皮汤送下；疝气，茴香汤送下；寒气，生姜汤送下；欲泻者，用热姜汤送下一钱，未利再服；利多不止，用冷水一二口即止。

【主治】胸腹疼痛胀满，及食积、气积、血积、气疝、血疝、邪实秘滞，痛剧者。

【加减】如欲其峻，须用巴豆二钱。

暖肝煎

【来源】《景岳全书》卷五十一。

【组成】当归二钱　枸杞三钱　茯苓二钱　小茴香二钱　肉桂一钱　乌药二钱　沉香一钱（木香亦可）

【用法】水一钟半，加生姜三五片，煎七分，食远温服。

【主治】肝肾阴寒，小腹疼痛，疝气。

加味芎归汤

【来源】《济阳纲目》卷七十三。

【组成】当归　川芎　芍药　桃仁　红花各等分

【用法】上锉。水煎服。

【主治】死血所致腹痛，每痛不移动。

【加减】痛甚者，加酒制大黄。

加味补中益气汤

【来源】《济阳纲目》卷七十三。

【组成】人参　黄耆（蜜炙）　白术　白芍药（酒炒）　甘草（炙）　陈皮　当归各一钱　升麻　柴胡　砂仁各五分

【用法】上锉一剂。水煎服。

【主治】劳倦饮食损伤元气，或过服寒凉消导之药，致清气下陷，肚腹大痛。

加味四君子汤

【来源】《济阳纲目》卷一〇八。

【组成】人参　白茯苓　白术各一钱　甘草（炙）五分　熟地黄一钱（砂仁炒）

【用法】上锉。水煎服。

【主治】发脱落及脐下痛。

芍甘汤

【来源】《简明医彀》卷五。

【组成】白芍三钱　甘草一钱

【用法】加生姜五片，水煎服。

【主治】诸腹痛。

【加减】热痛，加黄芩。

草蔻汤

【来源】《简明医彀》卷五。

【组成】泽泻一钱 木香三分 神曲四分 半夏（制） 枳实（麸炒） 草豆蔻 黄耆 益智仁 甘草（炙）各五分 青皮 陈皮各六分 川归 茯苓各七分

【用法】上锉。加生姜三片，黑枣一个，水煎服。

【主治】脐腹虚寒疼痛。

升消平胃散

【来源】《痘科类编》卷四。

【组成】厚朴 苍术 小川芎 香附 紫苏各五分 藿香 砂仁 白芷 陈皮各三分 炙甘草二分 麦芽六分 山楂一钱

【用法】加羌活、防风各三分，生姜三片，水煎带热服。

【主治】小儿感寒夹食腹痛。

千金饮

【来源】《丹台玉案》卷四。

【组成】广木香（磨水） 乌药各二钱 干姜 肉桂各一钱 白芍（炒） 砂仁（炒） 甘草 木通各一钱五分

【用法】水煎，不拘时候服。

【主治】寒气客于脏腑，腹中绞痛，或作呕吐。

至宝饮

【来源】《丹台玉案》卷四。

【组成】桃仁 当归 川芎 红花各一钱二分 乌药 苏木 青皮 大黄（酒蒸）各二钱

【用法】酒、水各一钟，煎服。

【主治】瘀血凝结，肚腹绞痛，如剜割者。

佛手汤

【来源】《丹台玉案》卷四。

【组成】大黄（酒蒸）三钱 青皮（醋炒） 石膏（煅） 黄连（酒炒） 甘草 白芍 厚朴（姜汁炒）各二钱

【用法】水煎，不拘时服。

【主治】湿流胃经，腹中作痛，时疼时止。

灵妙饮

【来源】《丹台玉案》卷四。

【组成】白茯苓 苍术 猪苓 白豆仁各一钱五分 泽泻 厚朴 木通 沉香各一钱 甘草 肉桂各七分

【用法】加生姜五片，水煎，食前服。

【主治】腹内作痛而兼泻。

拂手汤

【来源】《丹台玉案》卷四。

【组成】大黄（酒蒸）三钱 青皮（醋炒） 石膏（煅） 黄连（酒炒） 甘草 白芍 厚朴（姜汁炒）各二钱

【用法】水煎服，不拘时候。

【主治】湿流入痛经，腹中作痛，时疼时止。

秘方参附丸

【来源】《丹台玉案》卷四。

【组成】大附子（童便制） 人参 白芍（酒炒）各一两 肉桂（炒）七钱 当归二两 甘草八钱 真沉香一两五钱

【用法】上为末，炼蜜为丸。每服二钱五分，空心以白滚汤送下。

【主治】气血虚极，寒邪凝结脏腑，终日腹疼。

摩痛饮

【来源】《丹台玉案》卷四。

【组成】陈皮 半夏 甘草 白芍各一钱 香附 苍术 厚朴 胆星 青皮 乌药各二钱

【用法】水煎。热服。

【主治】湿痰腹痛。

龙胆泻肝汤

【来源】《症因脉治》卷一。

【组成】龙胆草　知母　川连　人参　麦冬　天门冬　山栀　黄芩　甘草　柴胡

【主治】肝热舌音不清，身热口燥，面色多红，二便赤涩，神智昏沉，语言不便，脉左关弦数；肝火刑金，肺热身肿，喘咳烦满，不得仰卧，喘息倚肩，身首皆肿，小便赤涩；木火乘脾，积热酸软，四肢烦疼，时或重滞，手足心时冷时热，或发热如疟，时或清爽，时或倦怠，时或身重，如负重物，小便黄赤，大便乍难乍易，脉多弦数；燥火腹痛，目黄便赤，痛连小腹；热积腹痛，脉左关洪数。

橘核散

【来源】《幼科金针》卷下。

【组成】青木香一两　小茴一两　橘核二两　大茴八钱　蓬术一两　吴茱萸一两（醋炒，浸一宿，焙）　姜黄八钱

【用法】上为末，砂仁汤送下。

【功用】温经逐冷。

【主治】积气腹痛。

二陈四七汤

【来源】《症因脉治》卷四。

【组成】茯苓　陈皮　甘草　苏梗　厚朴　制半夏

【主治】气结痰凝腹痛，胸腹胀满，痛应心背，失气则痛减，气闭则痛甚，服破气之药稍减，服补气之药愈痛，脉沉者。

四顺饮

【来源】《症因脉治》卷四。

【组成】当归　大黄　白芍药　怀生地

【主治】燥火腹痛，大便秘结。

防风汤

【来源】《症因脉治》卷四。

【组成】防风　葛根　柴胡　桂枝　甘草　白芍药

【主治】风气腹痛，腹中攻注，或腹中作响，大便作泻，寒热脉浮。

建中汤

【来源】《症因脉治》卷四。

【组成】桂枝　饴糖　甘草　生姜　白芍药

【主治】风气腹痛，脉迟者。

【加减】原书治上证，加防风；胸前饱闷，加砂仁、木香以行甘甜之滞；有寒，加炮姜。

枳朴香砂汤

【来源】《症因脉治》卷四。

【组成】枳壳　厚朴　香附　砂仁

【主治】气结腹痛，心腹胀者。

枳壳大黄汤

【来源】《症因脉治》卷四。

【组成】枳壳　大黄　陈皮　木通　葛根　厚朴　甘草

【主治】酒积腹痛，痛而欲利，利下黄沫，天明即发，饮酒痛甚，小便赤涩，脉沉数者。

【加减】胸满闷，加豆蔻、砂仁。

枳壳青皮饮

【来源】《症因脉治》卷四。

【组成】枳壳　青皮　木通　苏梗

【主治】气结腹痛，痛攻胁肋。

桂枝芍药汤

【来源】《症因脉治》卷四。

【组成】桂枝　陈皮　甘草　生姜　白芍药

【功用】散寒。

【主治】寒气腹痛，左关弦紧者。

桃仁当归汤

【来源】《症因脉治》卷四。

【组成】桃仁　当归　丹皮　郁金　泽兰叶　楂肉　红花　山栀　赤曲　赤芍药

【主治】血滞腹痛，不作胀，不饱满，饮水作呃，遇夜更痛，痛于一处，定而不移，脉芤涩，或沉细。

柴胡清肝饮

【来源】《症因脉治》卷四。

【组成】柴胡　青皮　枳壳　山栀　木通　钩藤　苏梗　黄芩　知母　甘草

【主治】燥火腹痛，肝胆有热，攻刺胁肋者。

家秘戊己汤

【来源】《症因脉治》卷四。

【组成】白芍　甘草　陈皮

【主治】血虚腹痛兼气滞者。

调气散

【来源】《症因脉治》卷四。

【组成】沉香　木香　藿香　苏梗　砂仁　白豆蔻　甘草　白檀香

【主治】气结腹痛。气食相凝脾家，中气郁结，胸腹胀满，痛应手背，失气则痛减，气闭则痛甚，脉沉者。

黄连香薷散

【来源】《症因脉治》卷四。

【别名】黄连香薷饮（《外科大成》卷三）。

【组成】川黄连　香薷　白扁豆　厚朴

【用法】《外科大成》：水煎熟，冷服。

【主治】

　　1.《症因脉治》：暑湿腹痛之症，热令当权，忽尔腹中作痛，肠中作响，痛泻交作，脉洪大者，此暑湿霍乱之类。

　　2.《外科大成》：暑热所逼而致夏月鼻衄，脉虚身热，大汗口渴者。

【加减】呕吐，加藿香；胸前饱闷，加枳壳；小便不利，加六一散、木通汤；大便结，加大黄；恶寒身热，加羌活、防风。

葛根石膏汤

【来源】《症因脉治》卷四。

【组成】干葛　石膏　知母　粳米

【主治】燥火腹痛，口干脉数者。

开胃通滞汤

【来源】《证治宝鉴》卷十一。

【组成】山栀　曲　香附　陈皮　苍术　甘草　黄芩　滑石　干姜　白芷　川芎

【用法】水煎服。

【主治】腹痛，脉结或伏，痛引两胁及肩背，不可俯仰，属气滞，感轻而不寒不热者。

加味平胃散

【来源】《证治宝鉴》卷十一。

【组成】平胃散加神曲　山楂　香附　木香　砂仁　枳壳　肉桂　干姜

【用法】加生姜，水煎服。

【主治】食滞腹痛，气口脉紧盛或沉而实，有形在中脘，痛甚恶食，或泻之后痛减者，甚则手不可近，而欲吐不吐。

定痛如神汤

【来源】《傅青主男科》。

【别名】定痛至神汤（《石室秘录》卷六）。

【组成】栀子三钱　白芍五钱　茯苓一两　苍术三钱　大黄一钱　厚朴一钱　甘草一钱

【用法】水煎服。

【功用】舒肝经之气，利膀胱之水，泻水逐瘀。

【主治】火结在大小肠，腹中痛不可忍，按之愈痛，口渴，饮以凉水，则痛少止，少顷依然大痛。若不急治，一时气绝。

【方论】《石室秘录》：此方妙在舒肝经之气，用白芍、甘草和其痛。尤妙多用茯苓为君，以利膀胱之水。更妙在栀子以泻郁热之气。又恐行之欠速，更佐之大黄走而不守，则泻火逐瘀，尤为至神也。

调肝汤

【来源】《傅青主女科》卷上。

【组成】山药五钱（炒） 阿胶三钱（白面炒） 当归三钱（酒洗） 白芍三钱（酒炒） 山萸肉三钱（蒸熟） 巴戟一钱（盐水浸） 甘草一钱

【用法】水煎服。

【功用】平调肝气，既能转逆气，又善止郁疼。

【主治】妇人肾气涸，行经后少腹疼痛。

大承气汤

【来源】《石室秘录》卷二。

【组成】大黄三钱 芒消 厚朴 柴胡 黄芩 甘草各一钱

【主治】邪气挟食，存于大肠，火气火蒸，夹食作祟，痛而手不可按。

【方论】此方之妙，全在用大黄、芒消二味。盖大黄性凉散，又走而不守；芒消性更紧于大黄；辅之黄芩，则相济有功；尤妙在用柴胡，以舒其肝经之邪气；又佐以厚朴之祛荡。若邪甚者，或再加枳实，尤易成功，此堕之又一法也。

加味平胃散

【来源】《证治汇补》卷六。

【组成】平胃散加干葛 香附 木香 槟榔

【主治】酒积腹痛。

引阳汤

【来源】《辨证录》卷一。

【组成】杜仲一钱 山药五钱 甘草一钱 茯苓二钱 芡实三钱 人参三钱 肉桂三分 白术五钱

【用法】水煎服。

【主治】冬月伤寒，大汗，热解腹微痛，腰不可俯仰。

术桂豆苓汤

【来源】《辨证录》卷一。

【组成】肉桂一钱 白术一两 茯苓三钱 肉豆蔻一枚

【用法】水煎服。

【主治】少阴入肾，而兼入于小肠之腑，小腹作痛，两足厥逆。

导火汤

【来源】《辨证录》卷二。

【组成】玄参一两 生地五钱 车前子三钱 甘草一钱 泽泻二钱

【用法】水煎服。

【功用】导火解氛。

【主治】有火之腹痛，腹痛欲死，手按之而更甚。胃火者，汗而渴，口中臭；脾火痛者，走来走去，无一定之处也；大肠火者，大便闭结，而肛门干燥后重；小肠火者，小便闭涩如淋；膀胱火者，小便闭涩而若急；肾火者，则强阳不倒，口不渴而面赤，水窍涩痛是也。

【加减】胃火，加石膏；脾火，加知母；大肠火，加地榆；小肠火，加黄连；膀胱火，加滑石；肾火，加黄柏。

【方论】夫火之有余，水之不足也。玄参、生地滋其阴，而阳火自降；况又益之车前、泽泻之滑利，甘草之调火，尤能导火解氛，化有事为无事。

阴阳和合汤

【来源】《辨证录》卷二。

【组成】白术五钱 人参二钱 甘草一钱 柴胡一钱 白芍五钱 枳壳五分

【用法】水煎服。

【主治】阳气大虚腹痛，从右手指冷起，渐上至头，如冷水浇灌，由上而下，而腹乃大痛，既而遍身大热，热退则痛止，或食或不食，或过于食而皆痛也。初则一年一发，久则一月一发，发久则旬日一发也。

苍白甘草汤

【来源】《辨证录》卷二。

【组成】苍术五钱 白芍一两 甘草一钱

【用法】水煎服。二剂愈。

【主治】气痛，腹痛至急，两胁亦觉胀满，口苦作呕，吞酸泄泻，而又不可得。

制肝益火汤

【来源】《辨证录》卷二。

【组成】白芍三钱　甘草一钱　肉桂一钱　白术五钱　茯苓三钱　肉豆蔻一枚　半夏一钱　人参三钱

【用法】水煎服。一剂而痛减半，再剂而痛尽除。

【功用】补火暖脾，制肝益土。

【主治】命门火衰，寒邪留之，肝木乘土。终日腹痛，按之宽快，饮冷则痛剧。

【方论】方中虽六君子加减，无非助其脾胃之阳气，然加入白芍，则能平肝木之气矣。又有肉桂以温命门之火，则火自生土，而肉豆蔻复自暖其脾胃，则寒邪不战而自走也。

消寒饮

【来源】《辨证录》卷二。

【组成】白术　人参各五钱　肉桂　肉豆蔻　甘草各一钱

【用法】水煎服。一剂即止。

【主治】终日腹痛，手按之而宽快，饮冷则痛剧。

四乌汤

【来源】《张氏医通》卷十六。

【组成】四物汤加乌药、香附、甘草

【主治】血中气滞，小腹急痛。

【方论】《成方便读》：以四物汤之养血活血能补能宣者以之为君；而以乌药、香附通行十二经之气，上下表里，无所不到，引领四物，为之先声；用甘草者，缓其急而和其中，使气血各复其常也。

二陈平胃散

【来源】《嵩崖尊生全书》卷七。

【组成】半夏　陈皮　炒栀　苍术　厚朴　酒芩　酒连　甘草

【主治】脐腹疼痛属热者，时痛时止，口干舌燥，小便赤涩，肛门如烧。

【加减】便秘，加大黄、白芍、当归、甘草。

和气汤

【来源】《嵩崖尊生全书》卷七。

【组成】木香　紫苏各五分　槟榔七分　陈皮　半夏各三分　香附　青皮各一钱　乳香　没药　甘草各三分

【用法】加生姜，水煎服。

【主治】

　　1.《嵩崖尊生全书》：虚痞刺痛。

　　2.《杂病源流犀烛》：任脉病，腹中有气如指，上抢心，拘急不得俯仰。

和血汤

【来源】《嵩崖尊生全书》卷七。

【组成】桃仁　红花　归尾　赤芍　生地黄　青皮　香附

【用法】《中国医学大辞典》：清水煎服。

【主治】死血所致小腹胀急痛，小便反利。

温精汤

【来源】《嵩崖尊生全书》卷七。

【组成】人参　白术　当归　川芎　白芍　熟地黄各一钱　肉桂四分　木香三分　小茴香八分　香附　玄胡各四分

【主治】小腹痛，喜按。

开滞汤

【来源】《嵩崖尊生全书》卷十四。

【组成】白芍　五灵脂　木通各一钱六分

【用法】醋、水各半煎服。

【主治】妇人脐腹痛甚。

黑龙丸

【来源】《医部全录》卷四三九引《幼幼近编》。

【组成】生甘草　干姜各二钱　伏龙肝一两　人

参　茯苓　百草霜　白术各五钱

【用法】上为末，粥为丸，如梧桐子大。每服五丸，陈皮汤送下。

【主治】小儿腹痛。

清阳散火汤

【来源】《医学传灯》卷上。

【组成】山栀　黄芩　白芍　白芷　紫苏　川芎　枳壳　桔梗　甘草　白茯

【主治】过食生冷，郁遏阳气于脾土，腹中作痛，肌表热，四肢热，摸之烙手。

地黄双桂汤

【来源】《重订通俗伤寒论》引叶氏验方。

【组成】熟地三钱　桂枝尖　紫猺桂各五分　酒炒白芍一钱半　当归　茯苓各一钱

【主治】怯寒脉虚，当脐痛，便溺不利。

新加瓜蒌薤白汤

【来源】《重订通俗伤寒论》。

【组成】瓜蒌仁（炒香）三钱　光桃仁七粒　干薤白（酒洗，捣）二钱　杜苍术八分　制香附　丹皮各一钱半　控涎丹七分　藏红花五分　韭白汁两匙　姜汁两滴（同冲）

【用法】水煎，调香砂宽中散服。

【主治】痰瘀成囊，脘腹虽多满痛，按之则呱呱有声，甚则肠间抽疼。

土木鳖膏

【来源】《幼科指掌》卷三。

【组成】土木鳖（去壳油，研如泥）　乳香各三钱

【用法】每服一二分，钩藤、枳壳煎汤调下。

【主治】小儿腹痛啼哭，有声无泪。

建中汤

【来源】《伤寒大白》卷二。

【组成】白芍药　桂枝　甘草

【主治】阳虚眩晕；肝脾血分虚寒腹痛。

【加减】气虚，加人参、白术；血虚，加当归、黄耆。

早起避秽丹

【来源】《奇方类编》卷下。

【别名】避秽丹（《仙拈集》卷四）。

【组成】苍术（米泔水泡，去皮，炒黄）　于白术（炒）　广皮　厚朴（姜炒）各三两　生甘草　白蒺藜（去刺，炒）　丹参各一两五钱

【用法】炼蜜为丸，如龙眼大。每服一丸，白滚汤送下。

【主治】早起或冷暖不时，或食油腻，或闻秽气，多有呕吐腹痛、泄泻等症，并治感冒风邪、寒暑疟疾。

回阳丸

【来源】《奇方类编》卷下。

【组成】明矾　火消　胡椒各一钱　真黄丹八分

【用法】上为细末，陈醋为丸。男左女右握在手心，以帛缚之，出汗而愈。

【主治】阴症肚疼。

化滞汤

【来源】《幼科直言》卷五。

【组成】槟榔　厚朴（炒）　陈皮　甘草　枳壳　归尾　青皮

【用法】生姜一片为引。

【主治】积滞腹痛，体壮者。

防风汤

【来源】《幼科直言》卷五。

【组成】防风　木香　厚朴（炒）　白芍（酒炒）　甘草　苍术（炒）　砂仁　陈皮　麦芽

【用法】生姜一片为引。

【主治】因受冷，腹痛忽然而作，或兼泄泻者。

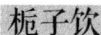

栀子饮

【来源】《幼科直言》卷五。

【组成】栀子（炒黑） 白芍（炒） 黄芩（炒） 柴胡 陈皮 甘草 神曲（炒） 麦芽（炒） 当归

【用法】白水煎服。

【主治】小儿腹痛因热而作，面赤作渴。

回生膏

【来源】《村居救急方》卷一。

【组成】明矾 黄丹 干姜各等分

【用法】上为末，连须葱数茎同捣。敷脐，以热砖烙之。

【主治】阴症腹痛。

木香丸

【来源】《医学心悟》卷三。

【组成】木香 丁香各一钱五分 干姜三钱 麦芽（炒）五钱 陈皮三钱 巴豆（去壳，炒黑）三十粒

【用法】神曲煮糊为丸。每服十丸或二十丸，开水送下，痛甚者倍之。

所食之物，应随利出。如利不止，以冷粥饮之，即止。

【主治】寒积冷食，腹痛拒按，或大便闭结。

黑龙丹

【来源】《惠直堂方》卷一。

【组成】珍珠一钱 蜜蜡二钱 沉香三钱 白丑四两 黑丑四两（二味俱各半生半炒，各研细，取第一次细末各二两，余不用） 槟榔（取第一次细末）一两 茵陈五两（将叶研细末五钱，余留后熬膏用） 三棱一两（去皮毛，醋浸一宿，锉，炒，研末，取五钱） 莪术一两（制同上，亦取末五钱）

【用法】上药各照分称过，不可多少，共为末，将剩下茵陈，用水三碗半煎二碗，以好纸滤过滓，再煎成膏，量调前药，临调加醋一小杯为丸，如

梧桐子大，合药须用辰戌丑未日，疗病端午日更妙，如合好，即用炭火烘干。每服五钱或三钱，于五更鸡鸣时，用好茶一钱五分，滚水冲之，候茶冷，分药作五口送下。至药力行动时，用马桶盛粪一二次，是粪未见病源，看第三四次下来，即是病源，或虫，或是鱼冻，或作五色等积。若病源浅，一服见效；深者二三服，病根尽除矣。此药泻几次，不用解补自止，不伤元气。

【功用】消积、消气、消虫、消块；宣导四时蕴积，春宜积滞，不生疮毒；夏宜暑热，不生热病；秋宜痰饮，不生疟疾；冬宜风寒，不生春温。

【主治】五劳七伤，山岚瘴气，水肿腹痛，脾胃心肺诸疾，鮕䑴咳嗽，痰涎壅滞，酒食气积、气块、翻胃吐食，十膈五噎，呕逆恶心，肠风痔漏，脏毒疟痢，积热上攻，头目疮癞肿痛，下部淋沥；及妇人血瘕气蛊，寒热往来，肌体瘦弱，面色萎黄，月水不调，赤白带下，肚生血鳖、血鼠，传尸穿心，诸般皮里膜外之症，鬼胎，产后诸疾；小儿五疳虫积，误吞铜铁，并食恶毒等物。

【宜忌】服药之日，终日不可进饮食，亦不得饮米汤等物，务要饿一周时，至次日黎明，方可进稀粥一碗，午间吃饭一碗。只可吃素，忌荤腥、油腻并烟三日方好。孕妇忌服。

琥珀滋生丸

【来源】《惠直堂方》卷四。

【组成】琥珀一两（醋炒，灯草同研） 阿胶一两（炒成珠） 五味子五钱 附子（制）一两（夏五钱） 肉桂（去粗皮）五钱 沉香五钱（不见火） 川芎五钱 桑寄生 当归 肉苁蓉 人参 续断 熟地 没药（炙） 木香（不见火） 延胡索 乳香（炙）各一两 牛黄三钱 朱砂一两（为衣）

【用法】上为细末。先将益母草八两揉碎，加水十碗，熬成一半，去滓，慢火熬成膏，和药末，少加老蜜，捣千余下，分为百份，每丸重一钱四分，朱砂为衣，阴干，再晒极干，黄蜡为壳。每服一丸。脑胁疼痛，绕脐腹痛，及呕逆上气，筑心痰喘，不进饮食，用姜汁少许，和酒化服；诸色痢疾，及赤白带下，血冷血崩，漏胎下血，用生姜、艾叶（炒令黑色）酒煎数沸，调服；泄泻不止，

陈米饮调服；尿涩诸淋，通草、灯心汤送下；血晕不知人事，童便调灌半丸，醒后当归汤服一二丸；上热下冷，人参汤服；遍身虚肿水气，赤小豆汤调服；产内二毒伤寒及中风角弓反张，麻黄汤调服，被盖出汗；月经不通，或间杂五色，频频而下，断续不止，饮食无味，肌瘦面赤，唇焦，乍寒乍热，四肢频痛，五心烦热，黑黯血斑，赤肿走注，血风劳伤，并用童便入姜汁少许服；临产，服一丸，用酒送下，易产；常服，以童便加酒一半，免恶心；怀胎临月，一日一服，至产下，不觉疼痛，或服至十日，饮食倍增。

【主治】妇人胎前产后百病。脑胁疼痛，绕脐腹痛，呕逆上气，筑心痰喘，不进饮食；诸色痢疾，及赤白带下，血冷血崩，漏胎下血；泄泻不止；尿涩诸淋；血晕不知人事；上热下冷；遍身虚肿水气；产内二毒伤寒及中风角弓反张；月经不通，或间杂五色，频频而下，断续不止，饮食无味，肌瘦面赤，唇焦，乍寒乍热，四肢频痛，五心烦热，黑黯血斑，赤肿走注，血风劳伤。

佩兰散

【来源】《不居集》下集卷五。

【组成】茯苓 半夏 白蔻仁 杜仲 鲜莲子 鲜荷叶 鲜稻叶各等分 鲜佩兰叶（为君）

【主治】湿邪直入太阴，腹痛，淋浊。

丁附治中汤

【来源】《种痘新书》卷十二。

【组成】人参五分 白术 干姜 陈皮 青皮 厚朴 白芷各一钱 丁香五分 炙草三分 附片三分

【主治】伤食腹痛，呕吐不止；或虚寒之甚，呕吐腹痛。

枳实理中汤

【来源】《医略六书》卷十九。

【组成】白术二钱（炒） 枳实一钱半（炒） 炮姜三钱 茯苓二钱 炙草六分

【用法】水煎，去滓温服。

【功用】温中化滞开结。

【主治】脾亏寒滞，不能运化，而痞结于中，脐腹疼痛，饮食减少，脉细滑者。

【方论】白术健脾元以运化，枳实破滞气以消痞，炮姜温中逐冷，炙草益胃缓中，茯苓渗湿以和脾。水煎，温服，俾寒化滞行，则脾强气旺而痞结自开，何患疼痛不退，饮食不进乎。

盐煎散

【来源】《医略六书》卷十九。

【组成】槟榔一两半 厚朴一两半（制） 草果一两（炒） 良姜一两 澄茄一两 甘草五钱 青皮一两半 陈皮一两半 葛根一两半

【用法】上为散。每服三钱，入盐少许，煎服。

【功用】温中破滞。

【主治】冷气攻冲，胸腹刺痛，脉沉者。

【方论】《医略六书》：澄茄温中散冷，良姜暖胃驱寒，槟榔破滞气，厚朴除腹满，草果散寒消滞，甘草和胃缓中，青皮破气平肝，陈皮利气调胃，葛根升阳开胃，入盐润下以降逆也。俾逆气平而肝胃调，则清气升而浊气降，其胸腹冷气无不散，攻冲胸腹无不平，何刺痛之不瘳哉。此温中破滞之剂，为冷冲胸腹刺痛之专方。

顺气散

【来源】《医略六书》卷二十三。

【组成】槟榔一两 厚朴一两（制） 苍术一两（炒） 青皮一两（炒） 陈皮一两半 香附一两半（炒） 木香一两 枳壳一两（炒） 甘草五钱 砂仁一两（炒） 生姜七片

【用法】上为散。每服三钱，加薤白三枚，煎汤化下。

【主治】气郁腹痛，脉沉者。

【方论】湿伏气滞，妨碍肝脾三焦之气不能布护，故腹痛不止焉。苍术燥湿强脾气，槟榔破滞下逆气，厚朴散满宽中气，枳壳破滞化膈气，青皮破气平肝，甘草缓中和胃，陈皮理胃气，木香醒脾气，香附调气解郁，砂仁开胃醒脾也。加以生姜之温散，更用薤白之通阳，为散煎服，安有气不调，湿不化，腹痛不止之理乎？此调气解郁之剂，为气滞湿伏腹痛之专方。

椒朴丸

【来源】《医略六书》卷二十五。

【组成】川椒三两（炒，去闭口） 厚朴一两半（制） 干姜一两半（炒） 小茴三两（盐水炒） 茯苓三两 益智三两（盐水炒）

【用法】上为末，酒糊丸。每服三钱，米饮送下。

【功用】温中散冷。

【主治】伤冷腹痛，泄泻，脉紧者。

【方论】胃伤生冷，寒结于中，不能敷化精微四达，故泄泻腹痛不止焉。川椒补火温中以散冷，厚朴散满除湿以宽中，干姜暖胃止痛，茯苓渗湿止泻，小茴温经络化气，益智摄寒涩厚肠。酒丸以行药力，米饮以和胃气也。使生冷消化，则脾胃调和而敷化有权，腹痛泄泻有不止者乎？

香砂平胃散

【来源】《医宗金鉴》卷五十四。

【组成】苍术（米泔水浸，炒） 陈皮 厚朴（姜炒） 甘草（炙） 缩砂（研） 香附（醋炒） 南山楂 神曲（炒） 麦芽（炒） 枳壳（麸炒） 白芍（炒）

【用法】生姜为引，水煎服。

【主治】伤食腹痛。

苓桂参甘芍药附子汤

【来源】《四圣悬枢》卷三。

【组成】人参一钱 甘草一钱 茯苓三钱 桂枝二钱 附子二钱 芍药二钱

【用法】流水煎半杯，温服。

【主治】腰痛、腹痛。

清郁丸

【来源】《活人方》卷二。

【组成】楂肉六两 神曲二两 川黄连二两 青黛二两（飞，澄净） 黑山栀二两 桃仁一两 红花一两 延胡索一两 抚芎一两

【用法】韭汁为丸，空心白汤吞服二钱。

【主治】胸胁痞胀，结涩为痛，或小腹窘痛，渐至饮食难进，形枯色萎，传为关格血郁之症。

姜苓桂枝汤

【来源】《四圣心源》卷六。

【组成】桂枝三钱 芍药三钱 甘草二钱 茯苓三钱 干姜三钱

【用法】水煎大半杯，温服。

【主治】脾肝下陷，痛在少腹者。

桂枝丹皮地黄汤

【来源】《四圣心源》卷十。

【组成】桂枝三钱 芍药三钱 甘草二钱 丹皮三钱 地黄三钱 当归三钱

【用法】水煎大半杯，温服。

【主治】脾虚肝燥，木郁克土，腹痛食减，渴欲饮水者。

【加减】气虚，加人参；水寒土湿，加干姜、茯苓。

腹痛煎

【来源】《仙拈集》卷三。

【组成】木通 芍药 五灵脂（炒）各等分。

【用法】每服五钱，水醋各半盏，煎至七分，温服。

【主治】妇人脐腹疼痛。

加味理中汤

【来源】《方症会要》卷三。

【组成】人参 白术 甘草 干姜 玄胡

【主治】虚寒腹痛。

【加减】寒甚者，加桂、附。

大建中汤

【来源】《临证指南医案》卷一。

【别名】加减大建中汤（《医学从众录》）。

【组成】人参 桂心 归身 川椒 茯苓 炙草 白芍 饴糖 南枣

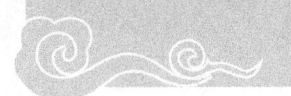

【主治】

1.《临证指南医案》：劳伤阳气，不肯复元，清阳凋丧，闪气疼痛，脘中痞结，经和补调理，右脉濡，来去涩者。

2.《医学从众录》：虚劳腹痛。

沈氏棉子丸

【来源】《杂病源流犀烛》卷十四。

【组成】棉子八两　升麻　炮姜各四钱　白术一两　半夏八钱

【用法】砂糖炒烊为丸。每服二钱，空心米汤送下。服至半月许，当有寒积如稀痰一般随大便下，以下尽为度，即勿服，再服健脾暖腹之剂。

【主治】感伤寒冷成寒积，腹中疼痛，必以手重按或将物顶住稍可，口吐清水。

健阳丹

【来源】《杂病源流犀烛》卷十四。

【组成】胡椒十五粒　母丁香十粒　黄丹一钱　生矾三分

【用法】醋调，涂脐，被盖出汗。

【主治】色欲后受寒，手足冷，脐腹痛者。

棉子丸

【来源】《杂病源流犀烛》卷十四。

【组成】棉子八两　升麻　炮姜各四钱　白术一两　半夏半钱

【用法】上用沙糖炒烊为丸。每服二钱，空心米汤送下。服至半月许，当有寒积如稀痰一般随大便下，以下尽为度，即勿服。再服健脾温中暖腹之剂。

【主治】寒积。感伤寒冷成积，腹中疼痛，必以手重按，或将物顶住稍可，口吐清水。

黑神丸

【来源】《杂病源流犀烛》卷二十八。

【组成】葫芦巴　石菖蒲各四两　皂角（去皮弦）二钱

【用法】面糊为丸。每服一钱半。

【主治】少腹痛。

温气汤

【来源】《杂病源流犀烛》卷二十八。

【组成】青皮　香附　小茴　木香　木通　槟榔　川楝子　元胡索

【主治】少腹实痛。

温补汤

【来源】《杂病源流犀烛》卷二十八。

【组成】人参　白术　川芎　当归　白芍　熟地　肉桂　木香　小茴　香附　元胡索

【主治】少腹痛而喜按。

征虫丸

【来源】《名家方选》。

【组成】胡黄连　苦参各十钱　杨梅皮二十钱　黄柏十钱　木香　黄连各二钱　反鼻霜少许（或以百草霜代）

【用法】上为末，面糊为丸。白汤送下。

【主治】腹痛，或气倦胸中窒者。

神通汤

【来源】《名家方选》。

【组成】良姜　丁香　沉香　木香　陈皮　莪术　大腹　吴茱萸　砂仁　干姜　枇杷叶　连翘

【用法】水煎服。

【主治】饮食大过，腹痛无吐下，闷乱痛甚，凡病当危急，诸药不效欲死者。

三军丸

【来源】《竹林女科》卷一。

【组成】大黄（酒浸，九蒸九晒）四两　血竭（研）　没药各五钱（去油）

【用法】上为末，水为丸。每服七八十丸，以熟地、白芍、当归、川芎各一钱煎汤送下。候大便

利一二次，经脉自通。

【功用】荡涤瘀秽。

【主治】妇人三十二三岁，气血盛实，热结血闭，脐腹疼痛，手不可近者。

加味理中汤

【来源】《会约医镜》卷四。

【组成】白术二钱 干姜（炒）一钱半 甘草（炙）一钱 丁香五分 白豆蔻（去壳炒，研）一钱

【用法】水煎服。如假热在上不纳者，冰冷与服。

【主治】阴寒腹痛，脉紧而微，或表热里寒者。

【加减】寒甚而手足厥逆，上吐冷涎，下泄清水，加附子二三钱。

清热止痛汤

【来源】《会约医镜》卷四。

【组成】黄连一钱 黄芩二钱 栀仁一钱 扁豆二三钱（炒） 白芍一钱半 甘草一钱 大黄（酒炒）一钱半 陈皮一钱 牛膝一钱

【用法】水煎热服。

【主治】阳邪肚痛，烦渴喜冷，便结拒按，昏迷肢冷，脉若沉实，按腹痛甚。

【加减】如绕脐硬痛，便结烦渴者，有燥屎也，加芒消三钱，化服下之。因食积者亦同。

暖胃和中汤

【来源】《会约医镜》卷四。

【组成】山药（炒）一钱半 茯苓一钱三分 扁豆（炒，研）二钱 乌药一钱二分 吴茱萸（开水泡一次）七分 陈皮八分 草豆蔻（煨，研）八分 木香三分 甘草（炙）八分

【用法】水煎服。

【主治】腹痛胀满，喜热恶食，脉沉紧者。

上下清凉散

【来源】《会约医镜》卷七。

【组成】黄芩二三钱 麦冬 白芍 甘草 栀子各一钱五分

【用法】热服。

【主治】实热腹痛，发热口干，便燥，火焰，腹痛，脉洪数而有力。

【加减】如口渴喜冷，加生石膏二三钱；如大便闭结，加大黄一二钱，不效，再加芒消二三钱，所谓通则不痛也；如气逆而痛，加木香五分，乌药一钱；如小便赤涩，加泽泻一钱；如咽干燥，加元参一钱半；如血热妄行，加生地、青蒿、知母、黄柏之类。

化食方

【来源】《会约医镜》卷七。

【组成】吴茱萸（开水泡一次，焙干）二钱 神曲（炒） 谷虫 陈皮各六分 鸡内金四五张

【用法】上为细末。每服一钱，加白沙糖少许，温水调下，即睡一刻。

【主治】夹食胸腹痛，日轻夜重，得食更甚，喜重按者。

化瘀汤

【来源】《会约医镜》卷十四。

【组成】当归三五钱 熟地二三钱 白芍（酒炒）二钱 川芎一钱 肉桂二钱 桃仁一钱（去皮） 红花（酒炒）八分

【用法】水煎，加酒服。

【主治】血瘀成形，在脐腹之下作痛，喜按而虚者。

【加减】如气滞，加香附、木香、砂仁、乌药之属，血化而痛自愈。

温中汤

【来源】《会约医镜》卷十四。

【组成】陈皮 砂仁 藿香 草蔻仁（煨）各一钱 香附 肉桂 干姜各一钱五分

【用法】水煎，温服。如假热拒格者，冰冷服。

【主治】寒气凝结，胀痛喜按，脉息弦紧者。

【加减】如小腹寒痛，加吴茱萸五七分；如寒甚而拌者，加附子一二钱；如呕逆者，加生姜、半夏；

或理中汤加附子亦妙。

加减莪术散

【来源】《胎产新书》。

【组成】当归　莪术　延胡　熟地　枳壳　青皮　白术　黄芩各二钱　川芎　三棱　小茴　砂仁各三钱　干漆　红花各一钱　香附五钱　甘草二钱

【用法】上为末。每日服三钱，空心酒送下。

【功用】散瘀血，温调血脉。

【主治】妇人三十八九，经水断绝，腹中有块疼痛，头晕眼花，饮食不思。

调中散

【来源】《续名家方选》。

【组成】牡蛎六两　甘草　丁香　肉桂　胡椒各二两

【用法】上为细末。白汤送下。

【主治】诸般腹痛。

营卫返魂汤

【来源】《医述》卷十一。

【组成】生首乌　当归　赤芍　小茴　木通　甘草节　银花　贝母　枳壳　白芷

【用法】水酒煎服。

【主治】阴证腹痛。

伤中汤

【来源】《医学从众录》卷一引李士材。

【组成】白术　当归　茯苓　陈皮　甘草　芍药　香附　菖蒲　生姜各等分　红枣二枚

【用法】水煎服。

【主治】思虑伤脾，腹痛食不化。

香砂二陈汤

【来源】《笔花医镜》卷二。

【组成】木香一钱　砂仁一钱　制半夏　陈皮　茯苓　炙草各一钱五分

【用法】加生姜一片，大枣二枚，水煎服。

【主治】脾滞腹痛。

毓真膏

【来源】年氏《集验良方》卷二。

【组成】当归五钱　远志五钱　人参五钱　白芷三钱　红花三钱　五味子三钱　附子三钱　肉桂五钱　苍术三钱　鹿茸一对　甘草三钱　黄耆五钱　白及三钱　紫梢花五钱

【用法】上用麻油二斤，春浸五日，夏三日，秋七日，冬十日，慢火熬黑色，滤去滓，入黄丹一斤，搅至滴水成珠，不粘手为度，随取起，热烟将尽即入麝香三钱，阳起石三钱，乳香三钱，丁香三钱，鸦片三钱，共为极细末，缓缓加上，不住手搅，收瓷器内盖好，掘地窖埋一月，取起作膏。如用时，将铜匙或磁杯盛滚水顿化开膏，方无火气，贴脐上。

【功用】固精保元，暖肾，补腰膝，去寒湿；久贴暖子宫，助生育，生阳气，暖命门，生精毓水，开脾胃，爽精神。

【主治】一切腹痛，痞疾，梦遗，五淋，白浊，色欲过度，阳事不举；妇人经水不调，赤白带下。

保急丹

【来源】《良方集腋》卷上。

【组成】真西黄一钱　冰片一钱　北细辛二钱　当门麝香一钱　闹阳花三钱　蟾酥二钱　灯心灰一两　牙皂二钱

【用法】上为极细末，瓷瓶收贮。吹鼻取嚏。

【主治】暑痧、臭毒，肚腹急痛，气闭神昏。

五香丸

【来源】《卫生鸿宝》卷一。

【别名】沉香百消丸。

【组成】五灵脂　香附（去毛，水浸一日）各一斤　黑丑　白丑各二两（炒，取头末）沉香一两

【用法】上为细末，醋糊为丸，如绿豆大。每服七八分至一钱，淡姜汤送下，早晚各一服。

【功用】

1.《卫生鸿宝》：消水，消食，消痞，消痰，消气，消滞，消血，消痫，消蛊，消膈。

2.《北京市中药成方选集》：消积化痞，宽胸止痛。

【主治】

1.《卫生鸿宝》：痰迷心窍。

2.《北京市中药成方选集》：胸膈痞闷，两胁胀满，食滞痰积，气郁腹痛。

【宜忌】《北京市中药成方选集》：孕妇忌服。

手握丹

【来源】《卫生鸿宝》卷一引《丛桂堂方》。

【别名】回春散。

【组成】明矾一钱半　火消　胡椒各一钱　黄丹八分　丁香五分（一方无丁香、明矾）

【用法】上为末。酽醋和成圈子，握在手心，男左女右，搭脐上（一法：合阴处），以帛扎紧手。出汗立愈。内服理中汤收功。

【主治】伤寒夹阴，或因女色，致阴症肚痛欲死。

松节煎

【来源】《卫生鸿宝》卷一引杨圣先方。

【组成】油松节三钱（炒黑，重者五钱）　绿豆（每岁一粒）　胡椒七粒

【用法】水煎服。

【主治】阴风。因色欲之后，误饮冷酒、冷水、生冷之物，致寒邪直入少阴肾经，其交接时扇风入腹，致小腹连阴疼痛之极，面、唇、爪甲俱青黑，或吐或泻，四肢厥冷。

坤宁散

【来源】《医方易简》卷三。

【组成】乌药　厚朴　麦芽面　山楂肉　广木香　蓬莪术　京三棱

【用法】上为极细末，重罗再筛。每岁服一钱，姜汤调下。

【主治】小儿恣食肥腻，过啖生冷，腹坚胀痛。

紫香丸

【来源】《鸡鸣录》。

【组成】辰砂九钱　鸦片三钱　沉香　木香各一钱　百草霜五分　当门子一分二厘

【用法】上为细末，寒食面为丸，每丸重一分四厘。陈酒或开水送下。

【主治】肚腹诸痛。

开阳汤

【来源】《医醇剩义》卷四。

【组成】附子八分　补骨脂一钱五分　益智一钱　当归二钱　杜仲二钱　乌药一钱　木香五分　广皮一钱　青皮一钱　茯苓二钱　姜三片

【主治】少腹厥痛。

郁金散

【来源】《理瀹骈文》。

【别名】香气散。

【组成】郁金五钱　苍术　香附（生炒各半）　乌药　青皮　陈皮　抚芎各三钱　当归　紫苏　广藿香　制厚朴　细辛　良姜　白胡椒　川椒　菖蒲　杏仁　白芥子　草蔻仁　白芷　半夏（制）　枳壳　延胡（醋炒）　灵脂（生炒各半）　羌活　益智仁　砂仁　木瓜　牙皂　荜茇　甘松　山奈　木香　丁香　檀香　降香　大茴　雄黄　莪术　槟榔　官桂　吴萸　干姜　乳香（去油）　没药（去油）　黑丑头末（生熟各半）　白丑头末（生熟各半）各二钱　巴霜一钱

【用法】上为末。加沉香、麝香掺金仙膏贴；或缝袋装药横扎鼻上嗅之。

【主治】气痛。

郁金散

【来源】《理瀹骈文》。

【组成】郁金五钱　苍术　川芎　厚朴　乌药　青皮　莪术　草果　玄胡　槟榔　没药（去油）　香附（生熟各半）　灵脂（生熟各半）　黑丑头末　白丑头末（皆生熟各半）各二钱　丁香　木

香 巴霜各一钱 沉香五分（一方有黄连）

【用法】上为末。掺金仙膏贴，或缝袋装药横扎鼻上嗅之。

【主治】气痛。

固精保元膏

【来源】《理瀹骈文》。

【组成】党参 黄耆 当归各五钱 甘草 五味子 远志 苍术 白芷 白及 红花 紫梢花各三钱 肉桂二钱 附子一钱

【用法】上以麻油二斤，熬黄丹收，鹿角胶一两，乳香、丁香各二钱，麝香一钱，加芙蓉膏二钱搅匀。贴脐上及丹田。

【功用】固精保元，暖肾补腰膝，去寒湿，久贴暖子宫。

【主治】一切腹痛，痞疾，梦遗，五淋，滑淋，白浊，妇人赤白带下，经水不调；又治色欲过度之阳痿。

【加减】阳痿，加阳起石二钱。

金仙膏

【来源】《理瀹骈文》。

【别名】开郁消积膏。

【组成】苍术五两 上白术四两 羌活 川乌 姜黄 生半夏（姜制） 乌药 川芎 青皮 生大黄各三两 生香附 麸炒香附 生灵脂 麸炒灵脂 生延胡 麸炒延胡 枳实 黄连 姜制厚朴 当归 灵仙 黑丑头（半生半炒） 巴仁各二两 枯黄芩 黄柏 生蒲黄 黑山栀 川郁金 莪术 三棱 槟榔 陈皮 山楂 麦芽 神曲 南星 白丑头 苦葶苈 苏梗 藿梗 南薄荷 草乌 独活 柴胡 前胡 细辛 白芷 荆芥穗 防风 连翘 干葛 苦桔梗 知母 大贝母 甘遂 大戟 芫花 防己 瓜蒌仁 腹皮 天花粉 赤芍 白芍 枳壳 茵陈 川楝子 木通 泽泻 车前子 猪苓 宣木瓜 皂角 苦杏仁 桃仁 苏子 益智仁 良姜 草果 吴萸 红花 木鳖仁 蓖麻仁 僵蚕 全蝎 蜈蚣 蝉蜕 生山甲 生甘草各一两 发团三两 飞滑石四两 生姜 葱白 韭白 薤白 大

蒜头 红凤仙 白凤仙（全） 槐枝 柳枝 桑枝各一斤（凤仙子者或用四两）（俱连叶） 石菖蒲 莱菔子 干姜各二两 陈佛手干 小茴 艾各一两

【用法】共用油四十斤，分熬丹收。再入净松香、生石膏各四两，陈壁土、明矾各二两，雄黄、轻粉、砂仁、白芥子、川椒、广木香、檀香、官桂、制乳香、制没药各一两，牛胶四两（酒蒸化，如前下法），或加苏合油，临用加沉、麝。外感风寒暑湿，头疼发热，贴胸口，先用生姜擦后再贴；内伤饮食、胸膈饱满，贴胸口痛处并脐上，用莱菔子、枳实、麸皮、食盐炒熨；咳嗽，贴胸口，用苍术、枳壳、陈皮、半夏、白术、干姜、皂角炒熨（若肺咳用清肺膏，胃咳用清胃膏，肾咳用滋阴膏，此膏勿用）；痰喘、痰哮，贴胸背；痰饮，贴心口；嘈杂、噫气、吞酸、吐酸，贴心口，或用苍术、陈皮、半夏、黄连、黄芩、吴萸、神曲煎抹；恶心、干呕，贴心口，或用芦根煎汤抹胃脘，掺黄连末贴；噎嗝、反胃，用生姜汁、韭菜汁、牛乳抹胸口，膏内掺真郁金末，凤仙子末贴，再用陈米同黄土合上平肝顺气保中方药料炒熨；翻胃，贴心口，用姜汁、竹沥先抹之；呕吐，贴心口，寒宜丁香、砂仁、藿香、陈皮、半夏、干姜掺贴；热宜黄连、葛根、白芍、黄芩、栀子、竹茹加梅煎抹；霍乱吐泻，先用生姜擦胸口，膏内掺陈佛手干、明矾末贴胸口并脐上，不吐泻者，亦用生姜擦心口，掺菖蒲、白蔻、丁香末贴心口并脐上；积聚、癥瘕、疝癖、痞气，先用生姜擦患处，膏内掺药末贴，掺药用大蒜头三两，生姜、葱白各二两，同捣烂，加白芥子、花椒、凤仙子、红蓼花子或花、大黄、芒硝、雄黄、轻粉、明矾、陈石灰各二钱，研末和匀阴干，临用以少许掺膏上贴，并可以少许加飞面、醋调敷膏外，再用酒蒸商陆，或酒蒸三棱，或醋炒吴萸，或醋炒延胡熨之；黄疸、阳黄，膏掺白术、黄芩、茵陈末贴心口、脐上，参用行水膏贴脐旁天枢穴，再加苍术、厚朴、广陈皮、茵陈、黄连、黄芩、栀子、龙胆草、葶苈、车前子、泽泻、木通、寒水石、滑石之类煎抹炒熨；阴黄，膏掺附子、干姜、茵陈末贴心口，脐上，参用散阴膏贴后对脐命门穴，再用苍术、厚朴、陈皮、茵陈、川芎、川乌、干姜、吴萸、青皮、姜黄、官桂、丁香、川椒、车

前子、泽泻之类煎抹炒熨；酒疸、谷疸治同；瘟黄，用瘴疸丸（茵陈、栀子、大黄、芒消各一两，杏仁六钱，常山、鳖甲、巴霜各四钱，豆豉二两）煎抹炒熨；浮肿，阳水先肿上体，身热便闭，贴心口、脐上；阴水，先肿下体，身冷便利，贴心口、脐上；胀满，贴心口、脐上；泄泻，贴胸口、脐上，再用苍术、厚朴、陈皮、泽泻、车前子、木通、飞滑石之类炒熨或用白术五钱、车前子八钱炒熨；泻不止，用黄丹、枯矾、丁香掺膏贴，艾一叶坐在身下；痢疾，初起，膏掺川连、吴萸、木香、砂仁末贴脐上，三日后者，掺花椒、麝香贴；疟疾，贴心口、背心，先用生姜擦后贴；心胃气痛，贴痛处，热痛用柴胡、黄芩、瓜蒌、花粉、白芍、枳壳、黄连、栀子、橘红、木通、生甘草、食盐煎抹；冷痛用紫苏、香附、灵脂、延胡、姜黄、蒲黄、蓬术、当归、良姜、草果、官桂、胡椒、益智仁、吴萸、陈皮、半夏、没药、厚朴、苍术、乌药、川芎炒熨；肝气胁肋痛，贴痛处；腹痛，贴脐上；腰痛，膏掺白术、官桂末贴痛处；小肠气痛，贴脐下，并用川楝子、小茴、乌头、栀子、盐炒熨；妇人痛经，贴脐上；妇人乳核，不红不肿者，用姜葱汤洗后，膏内掺广木香贴，如红肿热痛者，用清阳膏加乌龙锭敷；妇人产后儿枕痛，贴痛处。

【功用】开胸膈，进饮食，化痰消痞；升降阴阳，流通气血。

【主治】风寒暑湿，气血痰食，六郁五积诸病，中州脾胃之病，四时外感内伤，表里不分，寒热相杂，非一偏所能治者；夏时暑湿、湿温之症偏于阴湿者；一切腹痛，妇人痛经，小儿虫痛、疟疾、痢疾。

百疾消散

【来源】《梅氏验方新编》二集。

【组成】葱头七根　生姜五大片　陈茶叶三钱

【用法】砂糖半酒杯，水二碗共煎，热服，加陈酒随量饮。盖被汗出。惟暑热天气，不宜多用生姜，天气寒冷，生姜加重。

【主治】胸膈饱闷，肚腹疼痛，及伤风发热。

护脐丸

【来源】《梅氏验方新编》卷二。

【组成】胡椒五分　硫黄一钱

【用法】上为细末。黄蜡一钱溶化为丸，如芡实大。用时取一丸入脐内，以膏药盖之，甚效。

【主治】肚腹诸痛。

桃红膏

【来源】《梅氏验方新编》卷二。

【组成】风化石灰四两

【用法】上药铁锅炒热，入大黄末一两，再同炒红，取起，入肉桂末五钱，共和匀，米醋调成膏，摊厚帛上。贴之。

【主治】腹胁积痛。

苓桂参甘椒附汤

【来源】《医学金针》卷八。

【别名】苓参椒附汤（《医学摘粹》）。

【组成】人参　甘草　桂枝　蜀椒　芍药各一钱　茯苓三钱　附子二钱　粳米半杯

【用法】流水煎服。

【主治】太阴腹痛。

四君子加味汤

【来源】《不知医必要》卷三。

【组成】党参（米炒，去芦）　白术（净炒）各一钱　藿香　木香各六分　茯苓七分　炙草四分　煨姜一片

【主治】寒滞腹痛。

十香丸

【来源】《青囊全集》卷上。

【组成】沉香一钱　檀香五分　母丁一粒　广香八分　乳末一钱五分　槟榔一钱　茯苓一钱五分　枳壳一钱　台乌一钱五分　官桂八分　伏毛一钱　藿梗三钱　青皮一钱

【用法】为丸服。

【主治】腹痛。

【宜忌】气弱人禁用。

【加减】小腹胀痛，加小茴（研），酒下三钱。

乌药沉香散

【来源】《青囊全集》卷上。

【组成】台乌一钱五分　沉香一钱　乳没二钱　郁金一钱　苍术三钱　藿香二钱　赤苓一钱五分　伏毛一钱　官桂一钱　青皮一钱　广皮一钱　楂肉一钱五分　元胡二钱五分　草节一钱

【用法】上为散服。

【主治】瘀凝气滞腹痛。

逐瘀汤

【来源】《青囊全集》卷上。

【组成】刘寄奴二钱　茜根一钱　王不留行一钱五分　漆渣八分（可炒尽烟）　归尾三钱　赤芍二钱　生地三钱　桃仁七粒　红花一钱　紫草一钱　楂肉一钱五分　青皮一钱　苏木一钱五分

【用法】水煎，酒兑服。

【主治】瘀血气滞腹痛。

五香丸

【来源】《青囊秘传》。

【组成】广木香一两　沉香二两　降香二两　肉桂六钱　檀香一两

【主治】腹痛。

仙传黄金丹

【来源】《寿世新编》卷上。

【组成】顶上真川连二两四钱　顶上真川贝六钱（去心）　干姜二两四钱　藿香叶三钱　广陈皮三钱　黄芩二两一钱（酒炒）　丁香三钱　荆芥穗三钱　荜拨六钱　砂仁三钱（去壳）　炒麦芽三钱　车前子六钱（播去空壳浮皮，要净）

【用法】上为细末，用鲜荷叶捣汁为丸，勿用蜜，每丸约重八分。一丸可救一人，小儿半丸，开水送下，病虽重，二丸必愈。

【主治】一切寒热暑湿时疫，感触四时不正秽气，及一切腹痛、泄泻、赤白痢，并绞肠、霍乱、斑痧、咳嗽。

【宜忌】服后唯忌鱼半天。

苏合香丸

【来源】《寿世新编》卷上。

【组成】犀角三两（锉末）　冰片一两（另研）　檀香二两（锉末）　木香二两　安息香二两（酒浸）　沉香二两（锉末）　苏合香一两　朱砂一两（另研）　白术二两　荜茇二两　诃子肉二两　乳香一两　丁香二两　香附二两　明天麻二两　金箔一百张（为衣用）　麝香一两（另研）

【用法】上药各味锉成粗片，研为细末，入冰、麝、安息、苏合油，同药拌匀，炼蜜为丸，一钱重，用蜡包裹。

【主治】一切气痛气逆，中气不和，妇人嗳气，或暴卒鬼魅恶气等症。

腹痛丹

【来源】《内外验方秘传》卷下。

【组成】吴萸　附子　干姜　官桂　木香　陈皮　五灵脂　小茴　枳壳　乳香　草果　乌药　草朴　元胡索　胡椒

【用法】晒干为细末。每服三钱，温花酒送下。

【主治】腹痛。

平胃正气丸

【来源】《经验各种秘方辑要》。

【组成】沉香末二两　赤茯苓十六两　江枳壳十二两　粉桔梗六两　宣木瓜十两　净柴胡四两　大腹皮五两　广木香十两　老檀香二两五钱　粉甘草一两五钱　香谷芽十五两　六神曲十五两　茅山术八两　葛根片八两　姜半夏十两　香白芷七两　西香薷五两　紫苏叶十两　土藿香十两　楂肉炭十二两　川厚朴十两

【用法】上为细末，水泛为丸，每丸重一钱。晒燥收藏，勿令泄气。每用二粒，先服一粒，开水送下。停六个时辰，再服一粒，即愈。

【主治】腹痛不止，肚内不舒，胸膈痞闷，一切时疫，及肝胃气痛。

加减真武汤

【来源】《医学探骊集》卷三。

【组成】焦白术四钱　吴茱萸四钱　附子三钱（炙）　茯苓四钱　延胡索三钱　槟榔二钱　白芍二钱　炮姜三钱

【用法】水煎，温服。

【主治】年老偶感寒邪，头痛恶寒，而不发热，腹痛者。

【方论】此方以姜、附、吴茱萸温中，以延胡、槟榔行气，以焦术、茯苓益脾，少佐白芍敛阴和营。中宫温暖，则腹痛自止矣。

普化散

【来源】《医学探骊集》卷五。

【组成】香附米二两　桂心一两　硫黄一两（炙紫色）　麝香四分　丁香二两　猪牙皂三钱　炙山甲三钱　古月一两　冰片六分

【用法】上为极细末。每服一钱，再用五分纳脐中，佃布九层，以滚水壶熨之；若大便不下，服万应丹七八丸。

【主治】陈寒结气，脾湿凝聚，绕脐痛者。

芎归愈痛汤

【来源】《女科指南》。

【组成】人参　茯苓　半夏　柴胡　陈皮　枳实　当归　川芎　木香　砂仁　香附　甘草

【用法】加生姜五片，水煎服。

【主治】妇人腹痛有块。

安和散

【来源】《女科指南》。

【组成】苍术　厚朴　陈皮　川芎　红花　半夏　香附

【用法】加生姜，水煎服。

【主治】邪正交争，气血不顺，一切腹痛。

霹雳散

【来源】《丸散膏丹集成》。

【组成】麝香四分　生香附一钱八分　硫黄五分　肉桂八分　母丁香一钱四分

【用法】除麝香、硫黄另研外，余药共研和匀。每次一分，开水送服。

【主治】寒凝腹痛。

暖脐膏

【来源】《膏药方集》。

【组成】清膏肉（即将棉子油十斤煎透，加入东丹三至五斤，熬至滴水成珠）四两　胡椒二钱　肉桂三钱　母丁香二钱　硫黄（制）三钱　吴茱萸一钱

【用法】上为细末，和入清膏肉内，摊布上，每张用药肉一钱对脐孔贴之。

【主治】小儿受寒，腹痛泄泻。

加减统旨木香顺气散

【来源】《杂病证治新义》。

【组成】木香　香附　苍术　厚朴　陈皮　甘草　砂仁　枳壳

【用法】水煎服。

【主治】气滞腹痛。

坎离砂

【来源】《北京市中药成方选集》。

【组成】乳香二钱　没药二钱　麻黄二钱　马钱子二钱　肉桂二钱　丁香二钱　川乌二钱　草乌二钱　小茴香二钱

【用法】上为细末，过罗。用铁砂一百六十两入铁锅内煅红为度，取出用米醋四十两淬之。容其干后，兑入细粉和匀，袋装重八两。用时先将一袋药末倒在碗内，以米醋一羹匙（约五钱），将药拌匀，装袋内，用棉被盖二小时，药热后敷于患处。

【功用】散寒止痛。

【主治】风寒腰腿疼痛，阴寒腹痛，男子肾寒，妇女血寒。

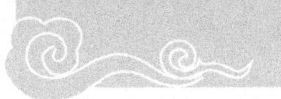

暖脐膏

【来源】《北京市中药成方选集》。

【组成】当归四两　白芷四两　乌药四两　小茴香四两　木香二两　大茴香四两　生香附四两

【用法】上药酌予碎断，用香油二百四十两炸枯，过滤去滓；炼至滴水成珠，入黄丹一百两搅匀成膏，取出入冷水中出火毒，后加热溶化；另兑：乳香一两，母丁香一两，没药一两，肉桂一两，沉香一两，麝香一钱五分，共为细末，过罗，每二百四十两膏油，兑入以上细粉，搅匀摊贴，大张油重五钱，小张油重二钱五分布光。用时微火化开，贴脐上。

【主治】少腹冷痛，痞满寒胀，大便溏泻。

温经止痛汤

【来源】《中医妇科治疗学》。

【组成】川芎　五灵脂　白芷各二钱　焦艾　香附各三钱　生姜二钱

【用法】水煎，温服。

【功用】温经散寒。

【主治】经期感寒，少腹冷痛，喜热熨，经量少，色暗红，头疼恶寒，苔白，脉浮紧。

【加减】手足发冷，喜热恶寒，经色如黑豆汁者，加入小温经汤。

十香暖脐膏

【来源】《全国中药成药处方集》（天津方）。

【组成】生附子　川楝子各三两　大生蒜二十头　干姜　韭菜子　吴萸各三两　川椒六两　小茴香三两

【用法】以上药料用香油十五斤，炸枯去滓滤净，炼至滴水成珠，再入章丹九十两搅匀成膏。每膏药油十五斤兑肉桂面四两二钱，公丁香面一两三钱，搅匀。每大张净油八钱，中张净油四钱，小张净油二钱。贴腹部。

【功用】散寒止痛，暖肚止泻。

【主治】寒凉腹痛，疝气痞块，大便溏泻，脐腹胀痛。

【宜忌】孕妇忌贴。

丁沉透膈丸

【来源】《全国中药成药处方集》（昆明方）。

【组成】公丁　广木香　沉香各二两　白术八两　香附　砂仁　党参各四两　草蔻　麦芽各二两　陈皮三两　豆蔻二两　厚朴五两　藿香三两　青皮二两　法夏四两　甘草二两　神曲四两　草果二两　茯苓四两

【用法】水为丸。每服二钱半，开水送下。幼童减半。

【功用】消化不良，腹部胀痛。

【宜忌】体虚弱者忌服。

万应丸

【来源】《全国中药成药处方集》（吉林方）。

【别名】朱砂万应丸

【组成】大黄　巴豆霜　广郁金　滴乳香各五钱　明雄黄　朱砂各二钱半

【用法】朱砂、雄黄各自另研，余药共为细末，一处调匀，陈醋打糊为丸，如小豆粒大。每服十丸，空腹开水送下。

【功用】温降寒积。

【主治】寒积腹痛，寒食凝聚，脐腹绞结，疼痛拒按，坚硬结块，胃脘寒痛，酒醒伤胃，停食，胸口疼痛，咯气呕逆。

开胸利气丸

【来源】《全国中药成药处方集》（禹县方）。

【组成】广木香四钱　陈皮二两　沉香　黄连各四钱　枳壳一两二钱　砂仁一两二钱　香附一两二钱　法半夏　乌药　五灵脂各一两　莱菔子一两二钱　三棱　莪术　青皮　川厚朴　穿山甲各一两　当归　槟榔　玄胡各二两　大黄一斤　黑白丑二两

【用法】上为细末，水泛为丸，如绿豆大。每服二钱，白开水送下。

【主治】胸膈满闷，食积腹胀，气滞作痛，大便燥结。

【宜忌】孕妇及身体虚弱者忌用。

回阳救急酒

【来源】《全国中药成药处方集》（南昌方）。

【组成】公丁香一两 肉桂一两 樟脑一两

【用法】上为粗末，稀布袋盛装入有嘴瓷坛，灌入顶上干酒三斤，端午节午时浸备用（坛口及嘴封固）。每服十五至二十滴，冷白开水冲下（不可太热冲服），十分钟未效，再服二十滴。转筋者可以用酒擦患处。

【主治】阴寒霍乱，吐泻交作，手足厥冷，转筋，唇淡面白；并治阴寒腹痛。

【宜忌】泄泻后重不畅者忌服，忌食生冷瓜果。

肉桂理中丸

【来源】《全国中药成药处方集》（福州方）。

【组成】理中丸加肉桂一两

【主治】阴寒腹痛，霍乱呕吐，停食呕噎。

妇科回生丹

【来源】《全国中药成药处方集》（天津方）。

【组成】大黄一斤 红花 苏木各三两 黑豆 黄酒各一斤 醋三斤（先将大黄轧成小碎块，红花、黑豆、苏木三味用清水熬汁，熬透去滓滤净，用汁煮大黄，待汁浸入，次将醋倒入，用微火徐徐煮之，须用铲不停地搅动，至稠膏形，再将黄酒倒入，微煮后起入盆内） 当归 川芎 熟地 茯苓（去皮） 炒苍术 香附（醋制） 乌药 元胡（醋制） 桃仁（去皮） 炒蒲黄 川牛膝各二两 生白芍 广皮 广木香 三棱（醋制） 五灵脂（醋炒） 地榆炭 羌活 山萸肉（酒制）各五钱 人参（去芦） 青皮（醋炒）各三钱 白术（麸炒） 木瓜各三钱 良姜四钱 制没药 制乳香各一钱 甘草五钱（以上轧成粗末，和煮制之大黄共和一起拌匀，晒干）

【用法】上为细粉，炼蜜为丸，三钱五分重，蜡皮或蜡纸筒封固。每服一丸，白开水送下。

【功用】通经活血，化瘀止痛。

【主治】经闭不通，肚腹疼痛，及产后恶露不净，腹胀头痛。

【宜忌】孕妇及产后下血过多者忌服。

肚痛丸

【来源】《全国中药成药处方集》（重庆方）。

【组成】橘皮三两 草蔻二两 公丁香一两五钱 白豆蔻二两 广木香一两五钱 石菖蒲 良姜各三两 胡椒 肉桂各二两 藿香四两 枳壳三两 厚朴二两 白芍三两 茯苓四两 山楂肉三两 青蒿二两 谷芽一两 朱砂四两

【用法】除朱砂穿衣外，余药为细末，水为丸。每服一丸，小孩减半，以白酒化服；白开水亦可。

【主治】心胃气痛，肚痛，积聚痛，寒气痛。

【宜忌】气虚不能服。

沉香顺气丸

【来源】《全国中药成药处方集》（沙市方）。

【组成】陈佛手十两 炒枳实 白蔻仁各一两 青皮 广陈皮各三两 西砂仁一两 沉香二钱 广木香 粉甘草各一两

【用法】上为细末，冷开水为丸，以蔻仁、砂仁、沉香、广木香四味为衣。每服二钱，温开水送下，一日二次。老人酌减。

【主治】寒湿气滞，胸痞腹痛，呕吐清水，气逆喘促。

【宜忌】孕妇、体虚及肺胃发炎者忌服。

沉香烂积丸

【来源】《全国中药成药处方集》（重庆方）。

【组成】沉香一两 制鳖甲 牵牛子各三两 雷丸一两五钱 莱菔子三两 香薷一两五钱 制大黄三两 使君子一两五钱 神曲四两 苍术一两五钱 楂肉四两 枳实 砂仁 麦芽 蓬莪术 三棱 厚朴各三两 广木香一两五钱 香附 草果 槟片各三两 巴豆霜二钱 阿魏五钱 朱砂二两

【用法】除阿魏煎水，巴豆霜临时下，朱砂为衣外，余药共研细末，阿魏水为丸，朱砂为衣。每服二钱，小儿减半，空腹以白开水送下。

【主治】饮食不节，气血凝结脏腑，因而腹痛，或包或块，或走痛，或茶积、酒积、食积、冷积、痞积、乳积。

【宜忌】体虚者及孕妇不能服。

参桂理中丸

【来源】《全国中药成药处方集》。

【组成】人参一两　白术三两　川附子二两　干姜三两　炙草　肉桂各一两

【用法】上为细末，炼蜜为丸，三钱重，朱砂为衣，蜡皮封固。每服三钱。

【主治】受寒腹痛。

【宜忌】孕妇忌服。

暖脐丸

【来源】《全国中药成药处方集》（沈阳方）。

【组成】母丁香二钱　去皮木鳖子一枚　台麝香五厘

【用法】先将丁香、木鳖子碾成极细面，再和麝香研匀，姜糊为小丸，朱砂为衣。每用一丸，研面纳入脐中，用暖脐膏贴脐上，热水带熨之。

【功用】祛寒镇痛。

【主治】虚寒腹痛，痢疾，泄泻呕哕，四肢寒厥。

暖脐膏

【来源】《全国中药成药处方集》（武汉方）。

【组成】真麻油五斤　生天雄一斤　炮姜八两　广木香　香橼皮　小茴各四两　黄丹三十两　没药末二两　肉桂末十二两

【用法】取天雄、炮姜、广木香、香橼皮、小茴五味，加麻油五斤，浸七日，入油锅内，熬至药枯黑为度，滤净滓，再熬至滴水成珠；加炒黄丹三十两，棍搅至烟尽微冷，再加没药、肉桂末十二两，入膏内搅匀成膏，倾钵内收贮，浸冷水中三日，炖化去火毒，听用。摊时重加肉桂末五两，母丁香一两，倭硫黄三两，生香附八两，麝香二钱，研粉。每张加药粉二厘，以红布为壳，每张重二钱。贴于腰脐上。

【主治】呕吐泄泻，脐腹疼痛。

坎粒砂

【来源】《中药制剂手册》。

【别名】坎离砂。

【组成】防风八两　透骨草八两　川芎八两　当归六两　生铁屑一千六百两　米醋九十六两

【用法】生铁屑、米醋单放。将防风等四味碎断，置锅内，用方中米醋加适量清水，煎煮二次，每次约二小时，取出煎液，去滓。将二次煎出液合并过滤，浓缩，待用。将生铁屑筛选均匀，置锅内用武火烧煅，以红透为度。趁热倾入药汁，用铁铲不停搅拌至药液吸尽为度。待自然冷却后装入袋中。每用一袋，置大碗内，用米醋二羹匙（约重五钱）迅速拌匀，装入布袋内，等药物发热后，熨敷患处，避风。

【功用】散寒止痛。

【主治】由感受风寒引起的四肢麻木，腰腿作痛，筋骨疼痛及小肠疝气，阴寒腹痛。

消炎散

【来源】《中西医结合治疗急腹症》。

【组成】芙蓉叶　大黄各十两　黄芩　黄连　黄柏　泽兰叶各八两　冰片三钱

【用法】上为细末。用黄酒或葱酒煎调敷，调成麻酱稠度，按照炎症范围和脓肿大小，摊于油纸上或塑料布上0.3～0.4厘米厚，敷于患处，外加纱布敷盖固定。每日调换一至二次。在形成良好的包块后外敷消结膏。

【主治】腹膜炎和阑尾脓肿急性炎症期。

温胰汤

【来源】《急腹症方药新解》。

【组成】吴茱萸10克　干姜6克　厚朴　枳壳　柴胡各10克　川楝子12克　元胡15克　桃仁　红花各10克　大黄10克（后下）

【用法】每日一剂，水煎，分两次服。

【功用】疏肝理气，温中通下。

【主治】老年体弱患慢性胰腺炎，病程较长而复发者，腹痛喜热喜按，大便结实，舌质暗淡，舌苔薄白，脉弦而细。

神效暖脐膏

【来源】《慈禧光绪医方选议》。

【组成】肉桂一两五钱（去皮） 丹皮八钱 黄耆 党参 归身 生地各二两 白芍 苁蓉 附子（炙） 木鳖子各一两（去壳） 荆芥 防风 麻黄 桂枝 柴胡 前胡 升麻 葛根 苏叶 薄荷 羌活 独活 白芷 藁本 川芎 细辛各五钱（一方有麝香五钱）

【用法】上以真麻油三斤，生姜四两、葱头四两（切碎），入油内慢火熬焦，去滓滤净汁，将油秤准，每油一斤，入飞净黄丹半斤，慢火熬至老嫩得所，以瓷器收盛，七日后方可用。

【功用】镇疼止泻，祛风散寒，健肠胃，暖肚。

【主治】受寒受冷，腹痛腹胀，呕吐酸水；及久不孕育，腰骶疼痛。

甘遂黄硝散

【来源】《北京中医杂志》（1992，3：26）。

【组成】生甘遂面 0.9g 生大黄面 0.6g 芒硝 0.3g

【用法】以上为 1 次量，共 1.8g，以 20ml 沸水冲化，待温自胃管注入或口服。2 小时后追加 1 次，以后 4～6 小时 1 次。日限 4 次。

【主治】急腹症。

【验案】急腹症 《北京中医杂志》（1992，3：26）：治疗急腹症 354 例，年龄最小 14 岁，最大 84 岁。结果：治愈率为 94%，中转手术治愈率为 3.5%；中转手术率 5.2%，死亡率 2.1%，无效率 2.5%，甘遂黄硝散中西医结合治愈率 97.5%。

六味木香散

【来源】《中国药典》。

【组成】木香 200 克 栀子 150 克 石榴 100 克 闹羊花 100 克 豆蔻 70 克 荜茇 70 克

【用法】上为细末，过筛，混匀。每服 2 至 3 克，一日一至二次。

【功用】开郁行气，止痛。

【主治】胃痛、腹痛，嗳气呕吐。

小儿腹泻外敷散

【来源】《中国药典》。

【组成】吴茱萸 丁香 白胡椒 肉桂等

【用法】制成散剂，每瓶装 5g。外用，用食醋调成糊状，敷于脐部，二周岁以下，1 次 1/4 瓶，2 岁以上，1 次 1/3 瓶。大便每日超过 20 次者，加敷涌泉穴，用量为 1/4 瓶，每 24 小时换药 1 次。

【功用】温里散寒，燥湿健脾，止痛止泻。

【主治】胃肠虚寒性及消化不良性腹痛，腹泻。

代温灸膏

【来源】《中国药典》。

【组成】肉桂 辣椒等

【用法】制成橡胶膏。外用，贴患处。

【功用】温通经脉，散寒镇痛。

【主治】脘腹冷痛，虚寒泄泻，腰背、四肢关节冷痛；慢性虚寒型胃肠炎、慢性风湿性关节炎。

活血利气汤

【来源】《首批国家级名老中医效验秘方精选》。

【组成】小茴香 3 克 干姜 3 克 官桂 3 克 延胡索 6 克 没药 3 克 蒲黄 9 克 五灵脂 9 克 川芎 3 克 当归 6 克 赤芍 6 克

【用法】每日一剂，水煎服。

【功用】活血利气，通络止痛。

【主治】小儿肠套叠。症见痛如针刺，固定不移或有包块、按之则痛，得温较舒，遇冷加重，舌有瘀点，口唇紫暗，脉象细涩者。

【加减】若寒甚必重用姜、桂；气滞血瘀需选用木香、乳香、桃仁、红花、枳壳、川楝子等活血利气；腹部包块者可加三棱、莪术、山甲片化瘀消癥。

【验案】付某，男，6 岁。经常腹痛，已有年余，时作时止，舌苔薄白，面色萎黄，有 11 次肠套叠史，症属络瘀，兼夹虚寒。治以温通活血，方用桂枝 2.4 克，白芍 9 克，归尾 9 克，桃仁泥 9 克，红花 4.5 克，延胡索 4.5 克，炙甘草 3 克，淡干姜 1.5 克，饴糖 30 克（冲入),3 剂。二诊时腹痛尚有，

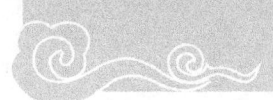

痛连脘腹，舌苔白腻，面色萎黄，虽有寒湿夹杂，究与肠套叠有关。再以治血行气之法，方用归尾 9 克，醋炒五灵脂 9 克，桃仁泥 9 克，红花 4.5 克，赤芍 6 克，炒枳壳 4.5 克，延胡索 6 克，广木香 2.4 克，陈皮 3 克，官桂 3 克，四剂。三诊：腹痛已减，且已轻松，就诊前一天曾下蛔虫一条，舌苔薄润，便下通调。再以活血为主，参以杀虫之品，方用当归 9 克，桃仁泥 9 克，川楝子 9 克，槟榔 9 克，红花 4.5 克，延胡索 4.5 克，炒枳壳 4.5 克，赤芍 6 克，炒柴胡 3 克，四剂。四诊：血活络通，腹痛不作，胃纳正常，便下通调。再拟调气活血，以善其后，方用党参 6 克，广木香 3 克，赤芍 6 克，当归 6 克，延胡索 6 克，炙甘草 3 克，陈皮 3 克，炒枳壳 4.5 克，台乌药 9 克，焦白术 9 克，五剂。以后随访从未复发。

十香暖脐膏

【来源】《部颁标准》。

【组成】八角茴香 120g　小茴香（盐炙）120g　乌药 120g　香附 120g　当归 120g　白芷 20g　母丁香 30g　肉桂 30g　沉香 30g　乳香（醋炙）30g　没药（醋炙）30g　木香 30g

【用法】制成膏药，每张净重 6g，或 12g，置阴凉处。生姜擦净患处，加温软化，贴于脐腹或痛处。

【功用】温中，散寒，止痛。

【主治】脾肾虚寒引起的脘腹冷痛，腹胀腹泻，腰痛寒疝，宫寒带下。

【宜忌】孕妇忌贴。

五味香连丸

【来源】《部颁标准》。

【组成】木香 192g　黄连 576g　吴茱萸（甘草炙）24g　白芍 96g　延胡索（醋炙）192g

【用法】水泛为丸，每 100 粒重 3g，密闭，防潮。口服，1 次 6g，每日 2～3 次。

【功用】清热燥湿，行气止痛。

【主治】肠胃湿热引起的腹痛腹泻，红白痢疾，脓血相杂，里急后重。

苏南山肚痛丸

【来源】《部颁标准》。

【组成】白芍 440g　川楝子 220g　陈皮 220g　木香 110g　香附（制）220g　血竭 54g　甘草 330g　丹参 220g　郁金 220g　乳香（炒）110g　没药（炒）110g

【用法】水泛为丸，每瓶装 1.8g，密封。口服，1 次 1 瓶，每日 1～2 次。

【功用】行气止痛。

【主治】肚痛，食滞腹痛，胃气痛，月经痛，小肠疝气痛，胁痛。

克痛酊

【来源】《部颁标准》。

【组成】黑老虎根 195g　香附 117g　广藿香 117g　豆豉姜 117g　香加皮 80g　花椒 78g　九里香 78g　鸡骨香 78g　石菖蒲 78g　高良姜 117g　莪术 39g　三棱 39g　细辛 12g　两面针 20g　双眼龙 12g　降香 20g　黄芩 20g　栀子 20g　樟脑 20g　薄荷脑 1.5g

【用法】制成酊剂，密封，置阴凉干燥处。外用，涂擦于患处。

【功用】祛风除湿，活血止痛。

【主治】肚痛，跌打肿痛，风湿骨痛。

肚痛丸

【来源】《部颁标准》。

【组成】豆蔻（去壳）50g　干姜 100g　砂仁 50g　荜茇 20g　厚朴（姜制）50g　罂粟壳 20g　肉桂 50g　枳实（麸炒）100g　木香 100g　乌药 50g

【用法】水泛为丸，每 20 丸重 1g，密闭，防潮。口服，1 次 60 丸，每日 2 次。

【功用】温中散寒，理气止痛。

【主治】停寒气滞，腹中冷痛，胸胁胀闷，呕逆吐酸。

【宜忌】孕妇忌服；忌食辛辣油腻之物。

宝宝牛黄散

【来源】《部颁标准》。

【组成】僵蚕（制）100g　胆南星 100g　地龙（制）100g　钩藤 100g　沉香 50g　鱼腥草 130g　牛黄 16.7g　冰片 16.7g　珍珠 10g

【用法】制成散剂，每瓶装 0.62g，密封。口服，1 次半岁 1/4 瓶，半岁以上 1/2 瓶，3 岁以上 1 瓶，每日 3 次。

【功用】清热镇惊，祛风，化痰。

【主治】小儿风痰壅盛，腹痛。

胃肠灵胶囊

【来源】《部颁标准》。

【组成】钻地风 295g　白及 185g　海螵蛸 55g　砂仁 30g　干姜 20g　胡椒 30g　党参 72g　山楂 72g　白芍 55g　甘草 20g

【用法】制成胶囊，每粒装 0.3g，密封，防潮。口服，1 次 5 粒，每日 3 次。

【功用】温中祛寒，健脾止泻。

【主治】中焦虚寒，寒湿内盛，脘腹冷痛，大便稀溏或泻泄。

清艾条

【来源】《部颁标准》。

【组成】艾绒 5000g

【用法】制成艾条，密闭，防潮。点燃后灸患处，每日 2～3 次。

【功用】理气血，逐寒湿，温经止痛。

【主治】心腹冷痛，泻泄转筋，骨节酸痛，四肢麻木，腰酸疼痛等症。

暖脐膏

【来源】《部颁标准》。

【组成】当归 80g　白芷 80g　乌药 80g　小茴香 80g　八角茴香 80g　木香 40g　香附 80g　乳香 20g　母丁香 20g　没药 20g　肉桂 20g　沉香 20g　麝香 3g

【用法】制成橡胶膏，规格为 7cm×10cm，密封，置阴凉干燥处。贴于脐上，1～2 日更换 1 次。

【功用】温里散寒，行气止痛。

【主治】寒凝气滞，小腹冷痛，脘腹痞满，大便溏泻。

【宜忌】孕妇禁用。

腹可安片

【来源】《部颁标准》。

【组成】扭肚藤 100g　火炭母 100g　车前草 33g　救必应 67g　石榴皮 33g

【用法】制成糖衣片，密封。口服，1 次 4 片，每日 3 次。

【功用】清热利湿，收敛止痛。

【主治】急性胃肠炎，消化不良引起的腹痛、腹泻、呕吐。

二十八、寒　疝

　　寒疝，是指一种急性腹痛的病症，以脐周绞痛、冷汗、四肢厥逆、脉沉紧，甚则全身发冷为临床特征。《黄帝内经·素问·长刺节论》："病在少腹，腹痛不得大小便，病名曰疝，得之寒。"《金匮要略·腹满寒疝宿食病脉证治》论述较为详细："腹痛，脉弦而紧，弦则卫气不行，即恶寒，紧则不欲食，邪正相搏，即为寒疝。寒疝绕脐痛，若发则白汗出，手足厥冷，其脉沉紧者，大乌头煎主之"，"寒疝腹中痛，及胁痛里急者，当归生姜羊肉汤主之。""寒疝腹中痛，逆冷，手足不仁，若身疼痛，灸刺诸药不能治，抵当乌头桂枝汤主之"，"心胸中大寒痛，呕不能食，腹中寒，上冲皮起，出见有头足，上下痛而不可触近，大建中汤主之"，"胁

下偏痛，发热，其脉紧弦，此寒也，以温药下之，宜大黄附子汤"。所述症情及治法方药，甚为全面。《诸病源候论》认为："寒疝者，阳气积于内，则卫气不行，卫气不行则寒气盛也。故令恶寒、不欲食，手足厥冷，绕脐痛，自汗出，遇寒即发，故云寒疝也。"对本病发生机理的认识更加深入。其治疗，宜以温经散寒为主，兼以活络通下。

抵当乌头桂枝汤

【来源】《外台秘要》卷七引《伤寒论》。

【别名】乌头汤（《圣济总录》卷九十四）、乌头桂枝汤（《普济方》卷二四八）。

【组成】秋乌头（实中大者）十枚　白蜜二斤　桂心四两

【用法】先以蜜微火煎乌头减半，去乌头，别一处，以水二升半，煮桂取一升，去滓，以桂汁和前蜜合煎之，得一升许，初服二合。不知，更服至三合；又不复知，更加之五合。其知，如醉状；得吐者，为中病也。

【主治】寒疝腹满逆冷，手足不仁，若一身尽痛，灸刺诸药所不能治者。

【宜忌】忌猪肉、冷水、生葱。

乌头煎

【来源】《金匮要略》卷上。

【别名】大乌头煎（《金匮要略》卷上）、二物乌头煎（《备急千金要方》卷十六）、二物大乌头煎（《外台秘要》卷七）、大乌头汤（《三因极一病证方论》卷七）。

【组成】乌头（大者）五枚（熬，去皮）

【用法】上以水三升，煮取一升，去滓，纳蜜二升，煎令水气尽，取二升。强人服七合，弱人服五合。不愈，明日更服，不可一日再服。

【主治】腹痛，脉弦而紧，弦则卫气不行，即恶寒，紧则不欲食，邪正不相搏，即为寒疝。寒疝绕脐痛苦，发则白津出，手足厥冷，其脉沉紧者。

【验案】

1.疝瘕　《金匮要略今释》引《建殊录》：一男子，年七十余。自壮年患疝瘕，十日、五日必一发；壬午秋大发，腰脚挛急，阴卵偏大，欲入腹，绞痛不可忍，先生诊之，作大乌头煎饮之（原注每帖重八钱），斯须，瞑眩气绝，又顷之，心腹鸣动，吐出水数升。即复故，尔后不复发。

2.腹痛　《新医药学杂志》（1978，12：16）：沈某，年50余岁，有多年宿恙，为阵发性腹痛。其症，腹痛频作，痛无定处，惟多在绕脐周围一带，喜温可按，痛甚以致汗大出。舌质淡，苔薄腻而滑，脉沉弦。诊系寒气内结，阳气不运，寒则凝泣，热则流通。寒者热之，是为正治。曾投理中汤，药力尚轻，若不胜病，非大乌头煎不可，故先小其量以消息之。乌头用4.5克，以药房蜜煎不便，盖蜜煎者缓其毒也。权以黑豆、甘草以代之。二剂后，腹痛未作，汗亦未出，知药症相符，乌头加至9克。病者月余痊愈出院。

乌头桂枝汤

【来源】《金匮要略》卷上。

【别名】抵当乌头桂枝汤（原书同卷）、桂枝汤加乌头汤（《医心方》卷六引《小品方》）、乌头汤（《备急千金要方》卷八）、桂枝乌头汤（《全生指迷方》卷三）、大乌头桂枝汤（《三因极一病证方论》卷七）。

【组成】乌头大者五枚（熬，去皮）

【用法】以蜜二斤，煎减半，去滓，以桂枝汤五合解之，令得一升，后初服二合；不知，即服三合；又不知，复加至五合。其知者如醉状，得吐者为中病。

【功用】《医略六书》：逐冷调营。

【主治】

1.《金匮要略》：寒疝腹中痛，逆冷，手足不仁，若身疼痛，灸刺诸药不能治。

2.《备急千金要方》：贼风入腹，攻刺五脏，拘急不得转侧，呼叫发作，有时使人阴缩。

【方论】

1.《金匮要略心典》：腹中痛，逆冷，阳绝于里也。手足不仁，或身疼痛，阳痹于外也。此为寒邪兼伤表里，故当表里并治，乌头温里，桂枝解外也。

2.《医略六书》：寒邪外束，营血不能统运于经府之间，故身腹疼痛，寒疝厥冷不仁焉。乌头祛风逐冷，治疝除痹；白蜜润燥益虚，缓中止痛；加入桂枝、白芍以调和内外。务使寒邪外解则营气内和，而阳得敷于肢体，何患逆冷不仁，身腹疼痛之不除哉。

3.《金匮要略直解》：寒淫于内，则腹中痛，寒胜于外，则手足逆冷，甚则至于不仁而身疼痛，此内外有寒也。乌头煎，热药也，能散腹中寒痛。桂枝汤，表药也，能解外证身疼痛。二方相合，则能达脏腑而利营卫，和气血而播阴阳。其药势翕翕行于肌肉之间，恍如醉状，如此则外之凝寒以行，得吐则内之冷结将去，故为中病。

4.《金匮要略方义》：本方乃乌头煎与桂枝汤二方相合而成，主治表里俱寒之寒疝证。其人乃阳气素虚，寒淫于内，复被外寒乘之，形成内外俱寒之证。寒盛于内，故腹中痛；阳衰不能温煦四末，则手足逆冷；外寒客表，故身体疼痛。治宜温里助阳为主，兼以解表。方中以乌头为君药，助阳温里，散寒邪，止腹痛。臣以桂枝，既解表散寒，又得乌头以温里止痛。复加芍药配伍桂枝调和营卫，且可缓急止腹痛。佐以生姜、大枣，解表和营卫，温中止腹痛。使以甘草调和诸药，得芍药尚能缓急止痛，得桂枝并可温阳扶正。

【验案】寒疝 《治验回忆录》：袁素珠，青年农妇，体甚健，经期准。一日，少腹大痛，筋脉拘急而未少安，虽按亦不住，服行经调气药不止，迁延10余日，病益增剧，迎余治之。其脉沉紧，头身痛，肢厥冷，时有汗出，常常有冷气向阴户冲出，痛处喜热敷。此由阴气积于内，寒气搏结而不散，脏腑虚弱，风冷邪气相击，则腹痛里急，而成纯阴无阳之寒疝。因处以乌头桂枝汤：制乌头12g，桂枝18g，芍药12g，甘草6g，大枣6枚，生姜3片，水煎兑蜜服。连进2帖，痛减厥回，汗止人安。换方拟当归四逆加吴茱萸生姜汤以温经通络，清除余寒，病竟愈。

当归生姜羊肉汤

【来源】《金匮要略》卷上。

【别名】小羊肉汤［《备急千金要方》卷三（注文）

引《胡洽方》）、当归汤（《圣济总录》卷九十四）、羊肉汤（《东医宝鉴·外形篇》卷四）。

【组成】当归三两 生姜五两 羊肉一斤

【用法】以水八升，煮取三升，温服七合，日三服。如加生姜等者，亦加水五升，煮取三升二合服之。

【功用】《医方发挥》：温中补血，祛寒止痛。

【主治】寒疝腹中痛及胁痛里急者；产后腹中疞痛，腹中寒疝，虚劳不足。

【加减】若寒多者，加生姜成一斤；痛多而呕者，加橘皮二两，白术一两

【方论】

1.《金匮要略论注》：寒疝至腹痛胁亦痛，是腹胁皆寒气所主，无复界限，更加里急，是内之荣血不足，致阴气不能相荣，而敛急不舒，故以当归、羊肉兼补兼温，而以生姜宣散其寒。然不用参而用羊肉，所谓"精不足者，补之以味"也。

2.《金匮要略心典》：此治寒多而血虚者之法，血虚则脉不荣，寒多则脉细急，故腹胁痛而里急也。当归、生姜温血散寒，羊肉补虚益血也。

3.《绛雪园古方选注》：寒疝为沉寒在下，由阴虚得之，阴虚则不得用辛热燥烈之药重劫其阴，故仲景另立一法，以当归、羊肉辛甘重浊、温暖下元而不伤阴，佐以生姜五两，加至一斤，随血肉有情之品引入下焦，温散沍寒。若痛多而呕，加陈皮、白术奠安中气，以御寒逆。本方三味，非但治疝气逆冲，移至产后下焦虚寒，亦称神剂。

4.《医林纂要探源》：羊肉甘辛，大补命门之火，以生肝木，又血气之类，以补血气也；生姜辛温，补肝以益生生之气，且合当归用之，则气为血倡，有以萃肝血也；当归甘辛温，滋润生血，而归之肝，以布之脏腑百脉。

5.《医略六书·杂病证治》：血室亏泛，不能荣肝锐脾，寒邪得以袭入经中，故腹中绞痛不止焉。羊肉多脂，乃血肉中味厚之品，大能补养形躯之不足，用以煮取净汁，入生姜之辛温，当归之甘养，以奏润燥温营之绩，使血润经营，则虚邪外解，而脏腑融和，腹中绞痛有不痊者乎！此营养温润之剂，洵为血亏腹中绞痛之专方。

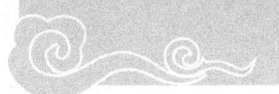

【验案】

1.寒疝 《本草衍义》：一妇人产当寒月，寒气入于产门，脐下胀满，手不敢犯，此寒疝也。医将治之以抵当汤，谓其瘀血。予教之曰：非其治也，可服张仲景羊肉汤，二服而愈。

2.产后腹痛 《得心集医案》：冬月产后，少腹绞痛，诸医谓为儿枕之患，去瘀之药，屡投愈重，乃至手不可触，痛甚则呕，二便紧急，欲解不畅，且更牵引腰胁俱痛、势颇迫切。急延二医相商，咸议当用峻攻，庶几通则不痛。余曰：形羸气馁，何胜攻击，乃临产胎下，寒入阴中，攻触作痛，故亦拒按，与中寒腹痛无异。然表里俱虚，脉象浮大，法当托里散邪。但气短不续，表药既不可用，而腹痛拒按，补剂亦难遽投。仿仲景寒疝例，与当归生姜羊肉汤，因兼呕吐、略加陈皮、葱白，一服微汗而愈。

3.女性顽固性室性早搏 《山东中医杂志》（1997，7：299）：韩氏用本方加大枣治疗女性顽固性室性早搏30例，另设男性对照组12例，治疗方法同女性。结果：女性组显效27例，男性组有效5例。

附子粳米汤

【来源】《金匮要略》卷上。

【组成】附子一枚（炮） 半夏半升 甘草一两 大枣十枚 粳米半升

【用法】以水八升，煮米熟汤成，去滓温服一升，一日三次。

【功用】《医宗金鉴》：胜寒气，和内外。

【主治】腹中寒气，雷鸣切痛，胸胁逆满呕吐。

【方论】

1.《金匮要略心典》：下焦浊阴之气，不特肆于阴部，而且逆于阳位，中土虚而堤防撤矣。故以附子辅阳驱阴，半夏降逆止呕，而尤赖粳米、甘、枣培令土厚，而使敛阴气矣。

2.《绛雪园古方选注》：治以附子之温，半夏之辛，佐以粳米之甘，使以甘草、大枣缓而行之，上可去寒止呕，下可温经定痛。

3.《金匮要略论注》：此方妙在粳米，鸣而且痛，腹中有寒气也。以附子温肾散寒，半夏去呕逆，只用粳米和甘、枣调胃建立中气，不用术，

恐壅气也。

4.《金匮要略方义》：本方所治之腹中雷鸣切痛，乃因素质脾阳不足，阳虚生寒所致。寒滞于中气机不畅，则脘腹雷鸣切痛。治宜温阳散寒，降逆和中，方中以附子为君药，助阳以驱寒；半夏为臣药，降逆以止呕；佐使以粳米、大枣、甘草，健脾和中，缓急止痛。使脾阳得复，寒邪得散，胃气调和，诸症自平。

十一物七熬饭后丸

【来源】《外台秘要》卷七引《范汪方》。

【组成】茯苓五两 干姜六两（今倍并十二两） 大黄二斤 柴胡十两 川芎七两 蜀椒一两（汗） 芒消一升（重十两，今减五合） 杏仁一升（去皮尖） 葶苈子一升 桂心五两 附子三两（炮）

【用法】上药干姜、茯苓不熬，余皆熬，捣筛，炼蜜为丸，如梧桐子大。饮服七丸，每日三次。

【主治】手足热，腹中寒疝，不能食饮，数心腹痛。

【宜忌】忌猪肉、冷水、醋物、生葱等。

七疝丸

【来源】《外台秘要》卷七引《范汪方》。

【组成】蜀椒五分（汗） 干姜 厚朴（炙） 黄芩 细辛 芍药 桂心各四分 桔梗一分 牡丹皮一分

【用法】上为粗末，炼蜜为丸，如梧桐子大。先哺以酒，每服七丸，一日三次。不知渐加，以知为度。

【主治】诸寒疝，脐旁痛，上支胸中满，少气。

【宜忌】忌猪肉、冷水、生葱、生菜、酢物、胡荽。

大茱萸丸

【来源】《外台秘要》卷七引《范汪方》。

【组成】吴茱萸半升 细辛 芍药 柴胡 旋覆花 黄芩 紫蔻 人参 白术 茯苓 干姜 桂心 附子（炮） 甘草（炙） 半夏（洗） 当归各

半两（一方有前胡、干地黄、蜀椒，无柴胡、黄芩、桂心）

【用法】上药治下筛，炼蜜为丸，如梧桐子大。每次三丸，食前服，一日三次。不知稍加。

【主治】心腹寒疝，胸中有逆气，时上抢心痛，烦渴，不得卧，面目恶风，悸掉，惕惕时惊，不欲饮食而呕，变成寒热。

【宜忌】忌生葱、羊肉、饧、酢物、桃、李、雀肉、猪肉、生菜、海藻、菘菜。

附子丸

【来源】《外台秘要》卷七引《集验方》。

【组成】附子二两（炮）　桃仁三两（去皮尖）　蒺藜子一升（去角尖，熬）

【用法】上为末，炼蜜为丸，如梧桐子大。每服十丸，空腹酒送下，渐加至十五丸及二十丸，一日二次。

【主治】寒疝下牵少腹痛。

【宜忌】忌生菜、热面、炙肉、笋、蒜、猪、鱼。

桂心汤

【来源】《外台秘要》卷七引《集验方》。

【组成】桂心四两　生姜三两　吴茱萸二两

【用法】上切，以酒一大升，煎至三合，去滓，分温三服，如人行六七里一服。

【主治】寒疝，气来往冲心腹痛。

【宜忌】忌生葱。

七疝丸

【来源】《医心方》卷十引《古今录验》。

【组成】人参五分　桔梗五分　黄芩五分　细辛五分　干姜五分　蜀椒五分　当归五分　芍药五分　厚朴五分　乌头五分

【用法】上药治下筛，炼蜜为丸，如梧桐子大。先食服四丸，一日三次。不知稍增。

【主治】七疝。腹中有大疾，厥逆心痛，足寒冷，食吐不下，名曰厥疝；腹中气满，心下尽痛，气积大如臂，名曰癥疝；寒饮食即胁下腹中尽痛，名曰寒疝；腹中乍减而痛，名曰气疝；腹中痛，在脐左旁，名曰盘疝；腹痛，脐右下有积聚，名曰附疝；腹与阴相引而痛，大行难，名曰狼疝。

【宜忌】忌生鱼、猪肉。

牡丹丸

【来源】《外台秘要》卷七引《古今录验》。

【组成】牡丹（去心）　桂心各二两　乌头（炮）二枚（无乌头，附子亦可用，炮之）

【用法】上为末，炼蜜为丸，如大豆大。旦起未食服三丸，一日二次。不知，稍增之。药少急，宁少服。

【主治】心痛寒疝，遁尸发动。

【宜忌】忌胡荽、猪肉、冷水、生葱等。

楚王瓜子丸

【来源】《外台秘要》卷七引《古今录验》。

【组成】桂心五分　茱萸三两　白薇一分　干姜四分　乌头三分（炮）　蜀椒五分（汗）　川芎四分　防葵二分　白芷三分

【用法】上为末，炼蜜为丸，如梧桐子大。每服一丸，食前服，每日三次。不知，稍稍增之，以腹中温，身中懊懊为度。

【主治】心腹寒疝，胸胁支满，食饮不化，寒中腹痛，及呕痢风痉，颈项强急，不得俯仰。

【宜忌】忌生葱、猪肉、冷水。

当归汤

【来源】《备急千金要方》卷三。

【组成】当归二两　生姜五两　芍药二两　羊肉一斤

【用法】上锉。以水八升，煮羊肉熟，取汁煎药得三升，适寒温，服七合，一日三次。

【主治】

　　1.《备急千金要方》：妇人寒疝，虚劳不足，产后腹中绞痛。

　　2.《普济方》：卒疝，腹痛里急。

填骨万金煎

【来源】《备急千金要方》卷十二。

【组成】生地黄三十斤（取汁） 甘草 阿胶 肉苁蓉各一斤 桑根白皮（切）八两 麦门冬 干地黄各二斤 石斛一斤五两 牛髓三斤 白蜜十斤 清酒四斗 麻子仁三升 大枣一百五十枚 当归十四两 干漆二十两 蜀椒四两 桔梗 五味子 附子各五两 干姜 茯苓 桂心各八两 人参五两

【用法】上药先以清酒二斗六升，纳桑根白皮、麻子仁、枣胶，为刻识之，又加酒一斗四升煮，取至刻，绞去滓，纳蜜、髓、地黄汁，汤上铜器煎，纳诸药末，半日许使可丸止，大瓮盛。饮吞如弹丸一枚，一日三次。若夏月暑热，煮前转味，可以蜜、地黄汁和诸药成末为丸，如梧桐子大。每服十五丸，不知，稍加至三十丸。

【主治】内劳少气，寒疝里急，腹中喘逆，腰脊痛。

【方论】《千金方衍义》：此方专主填补骨髓，而于天门冬大煎方中采取温补药味，添入椒、附之辛烈，故可兼治寒疝里急等疾。

杀九虫散

【来源】《千金翼方》卷二十四。

【组成】藋芦 贯众 干漆各二两（熬） 狼牙一两

【用法】上为散。以羊臛和服之一合，每日三次。二日下虫矣。

【主治】寒疝心痛，及虫啮心痛。

小前胡汤

【来源】《外台秘要》卷一引《崔氏方》。

【组成】前胡八两 半夏半升（洗） 生姜五两 黄芩 人参 甘草（炙）各三两 干枣十二枚（擘）

【用法】上切。以水一斗，煮取三升，分四服。

【主治】伤寒六七日不解，寒热往来，胸胁苦满，默默不欲饮食，心烦喜呕。寒疝腹痛。

【宜忌】忌羊肉、饧、海藻、菘菜。

芎藭丸

【来源】《外台秘要》卷七引《深师方》。

【组成】芎藭七分 乌头四分（炮） 防葵三分 蜀椒九分（汗） 白薇二分 桂心十分 白芷五分 茱萸六分 干姜八分

【用法】上药治下筛，炼蜜为丸，如梧桐子大。每服二丸。饮送下，一日三次。稍加至五六丸，以知为度。

【主治】虚冷心腹寒疝，胸胁支满，饮食不消，腹中痛，久痢颈强。

【宜忌】忌猪肉、冷水、生葱。

芫花丸

【来源】《外台秘要》卷七引《深师方》。

【别名】破积丸。

【组成】芫花一分 蜀椒一分（汗） 大黄六分 细辛六分 桔梗五分 乌头四分（炮） 茱萸 芍药 茯苓各三分 龙胆二分 半夏一分（洗）

【用法】上为末，炼蜜为丸，如梧桐子大。每服五丸，以饮送下，一日三次。当下如泥，病愈。

【主治】寒疝久积聚，周走动摇，大者如鳖，小者如杯，乍来乍去，在于胃管，大肠胀满不通，风寒则肠鸣，心下寒气上抢，胸胁支满。

【宜忌】忌猪羊肉、饧、酢物、生菜等。

蜀椒汤

【来源】《医心方》卷十引《经心方》。

【组成】吴茱萸一升 当归一两 芍药一两 黄芩一两 蜀椒二合

【用法】上以水八升，煮取二升半，分三服。

【主治】寒疝痛，腹胀奔胸。

川乌头丸

【来源】《太平圣惠方》卷四十八。

【组成】川乌头一两（炮裂，去皮脐） 吴茱萸半两（汤浸七遍，焙干，微炒） 京三棱一两（煨，锉） 甘草半两（炙微赤，锉） 细辛半两 桂心

一两　藁本半两　木香一两　郁李仁一两（汤浸，去皮脐，微炒）

【用法】上为末，炼蜜为丸，如梧桐子大。每服二十丸，以生姜汤送下，一日三四次。

【主治】寒疝积聚，绕脐切痛，饮食不下。

木香散

【来源】《太平圣惠方》卷四十八。

【组成】木香一两　高良姜半两（锉）　赤芍药半两　赤茯苓半两　荜茇三分　干姜半两（炮裂，锉）　陈橘皮半两（汤浸，去白瓤，焙）　诃黎勒半两（煨，用皮）　草豆蔻三分（去皮）　枳壳三分（麸炒微黄，去瓤）　牵牛子三分（微炒）

【用法】上为粗散。每服三钱，以水一中盏，加生姜半分，煎至六分，去滓，不拘时候稍热服。

【主治】寒疝，心痛闷绝。

木香散

【来源】《太平圣惠方》卷四十八。

【组成】木香三分　槟榔一两　赤茯苓一两　人参一两（去芦头）　当归一两（锉碎，微炒）　桂心一两　前胡一两（去芦头）　青橘皮一两（汤浸，去白瓤，焙）

【用法】上为散。每服四钱，以水一中盏，加生姜半分，大枣三枚，煎至六分，去滓，不拘时候稍热服。

【主治】寒疝，心腹痛，胸胁支满，不能下食。

乌头散

【来源】《太平圣惠方》卷四十八。

【组成】川乌头（大者）十枚（炮裂，去皮脐）　桂枝二两

【用法】上为细散。每服二钱，以水一中盏，入生姜半分，煎至五分，次入蜜半合，更煎三两沸令熟，每于食前和滓温服之。

【主治】寒疝，腹中痛，手足逆冷，身体疼痛，针灸、诸药所不能住者。

白术丸

【来源】《太平圣惠方》卷四十八。

【组成】白术一两　干姜半两（炮裂，锉）　青橘皮一两（汤浸，去白瓤，焙）　当归半两（锉碎，微炒）　川芎半两　木香半两　山姜子三分　厚朴一两（去粗皮，涂生姜汁炙令香熟）　桂心一两　附子一两（炮裂，去皮脐）　草豆蔻一两（去皮）

【用法】上为末，炼蜜为丸，如梧桐子大。每服三十丸，以热酒送下，不拘时候。

【主治】寒疝，心腹痛，四肢不和，面色青冷，不欲饮食，气渐羸弱。

白术散

【来源】《太平圣惠方》卷四十八。

【别名】白术汤（《圣济总录》卷九十四）。

【组成】白术二两　赤茯苓一两　枳壳一两（麸炒微黄，去瓤）　人参一两（去芦头）　桔梗二两（去芦头）　桂心一两　京三棱一两（炮，锉）　槟榔一两

【用法】上为粗散。每服三钱，以水一中盏，煎至六分，去滓，每于食前温服。

【主治】

1.《太平圣惠方》：积聚，心腹胀满，不能饮食。

2.《圣济总录》：寒疝凝结，积聚不散，攻注腹内疼痛，不下饮食。

荜茇丸

【来源】《太平圣惠方》卷四十八。

【组成】荜茇一两　防葵一两　白蔹一两　桂心一两　川椒一两半（去皮及闭口者，微炒去汗）　白术一两　干姜一两（炮裂，锉）　川乌头一两（炮裂，去皮脐）　吴茱萸一两（汤浸七遍，焙干微炒）

【用法】上为末，炼蜜为丸，如梧桐子大。每服三十丸，生姜、橘皮汤送下，一日四五次。

【主治】寒疝，心腹痛，胸胁支满，饮食不下。

当归散

【来源】《太平圣惠方》卷四十八。

【组成】当归一两（锉，微炒）　干姜一两（炮裂，锉）　甘草半两（炙微赤，锉）　赤芍药一两　黄耆一两（锉）　川椒一两（去目及闭口者，微炒去汗）　厚朴二两（去粗皮，涂生姜汁，炙令香熟）　半夏一两（汤洗七遍，去滑）　人参一两（去芦头）　桂心半两　青橘皮一两（汤浸，去白瓤，焙）　附子一两（炮裂，去皮脐）

【用法】上为散。每服三钱，以水一中盏，加生姜半斤，煎至六分，去滓稍热服，不拘时候。

【主治】寒疝心痛，及诸虚冷气满闷。

当归散

【来源】《太平圣惠方》卷四十八。

【组成】当归一两（锉，微炒）　干姜半两（炮裂，锉）　羊肉半斤（细切）　陈橘皮一两（汤浸，去白瓤，焙）　白术一两（锉）　荜茇半两

【用法】上除羊肉外，为散。以水五大盏，合煮取两大盏半，去滓，稍热服一小盏，不拘时候。

【主治】寒疝，心腹痛，不下饮食，痛甚引胁肋间及腹里急者。

芫花丸

【来源】《太平圣惠方》卷四十八。

【组成】芫花一两（醋拌，炒令干）　椒目一两　半夏半两（汤洗七遍去滑）　川大黄一两（锉碎，微炒）　细辛一两　桔梗半两（去芦头）　川乌头一两（炮裂，去皮脐）　赤芍药一两　赤茯苓一两　桂心一两　吴茱萸半两（汤浸七遍，焙干，微炒）　木香一两

【用法】上为末，炼蜜为丸，如梧桐子大。每服七丸，以温酒送下，一日三次。当下如泥，其病即愈。

【主治】寒疝积聚动摇，大者如鳖，小者如杯，乍来乍去，在于胃管，大肠不通，风寒则腹鸣，心下寒气上抢，胸胁支满。

吴茱萸丸

【来源】《太平圣惠方》卷四十八。

【组成】吴茱萸二分（汤浸七遍，焙干微炒）　半夏三分（汤洗七遍去滑）　细辛一两　紫菀一两（去苗土）　甘草半两（炙微赤，锉）　附子一两（炮裂，去皮脐）　旋覆花半两　前胡一两（去芦头）　干姜三分（炮裂，锉）　人参三分（去芦头）　熟干地黄二两　白术一两　赤茯苓一两　当归三分（锉碎，微炒）　赤芍药三分　桂心一两　诃黎勒一两半（用皮）　木香一两

【用法】上为末，炼蜜为丸，如梧桐子大。每服二十丸，以生姜汤送下，不拘时候。

【主治】寒疝，腰腹痛，胸中冷气上抢，心胁支满不得卧，面目痛，风寒悸慄多惊，不能食，食已即吐，寒热往来。

吴茱萸丸

【来源】《太平圣惠方》卷四十八。

【组成】吴茱萸半两（汤浸七遍，焙干微炒）　赤茯苓半两　干姜半两（炮裂，锉）　白术二两　甘草半两（炙微赤，锉）　桂心一两　半夏一两（汤浸七遍去滑）　赤芍药一两　前胡一两（去芦头）　川椒一两（去目及闭口者，微炒去汗）　当归一两（锉，微炒）　陈橘皮一两（汤浸，去白瓤，焙）　附子一两（炮裂，去皮脐）　人参一两（去芦头）　木香一两

【用法】上为末，炼蜜为丸，如梧桐子大。每服二十丸，以生姜汤送下，一日四五次。

【主治】寒疝，心腹痛，面目青黄，不下饮食，纵食呕逆，肌体羸瘦。

附子丸

【来源】《太平圣惠方》卷四十八。

【组成】附子一两（炮裂，去皮脐）　吴茱萸一两（汤浸七遍，焙干，微炒）　细辛一两　川乌头一两（炮裂，去皮脐）　藁本一两　槟榔一两

【用法】上为末，炼蜜为丸，如梧桐子大。每服二十丸，以暖酒送下，一日三四次。

【主治】寒疝冷气，心腹积聚，绕脐切痛，食饮

不下。

桔梗丸

【来源】《太平圣惠方》卷四十八。

【组成】桔梗一两（去芦头） 藜芦一两（去芦头，微炙） 桂心一两 甜葶苈一两（微炙令香） 附子一两（炮裂，去皮脐） 当归一两（锉，微炒） 鳖甲一两（涂醋炙微黄，去裙襕） 川大黄一两（锉碎，微炒） 厚朴一两（去粗皮，涂生姜汁炙令香熟） 杏仁五十枚（汤浸，去皮尖双仁，麸炒微黄）

【用法】上为末，炼蜜为丸，如梧桐子大。每服十五丸，食前以温酒送下。

【主治】心腹牢强寒疝，邪气往来，坚固积聚，苦寒烦闷，不得眠卧，夜苦汗出，大便坚，小便不利，食不生肌。

高良姜羊肉汤

【来源】《太平圣惠方》卷四十八。

【组成】高良姜一两（锉） 赤芍药一两（锉） 当归一两（锉，微炒） 羊肉一斤半（细切） 桂心一两

【用法】除羊肉外，上为末。以水五大盏，都煮取两盏半，去滓，稍热服一小盏，不拘时候。

【主治】寒疝心腹痛，及胁肋里急，不下饮食。

甜瓜子散

【来源】《太平圣惠方》卷四十八。

【别名】瓜子散（《普济方》卷二四八）。

【组成】甜瓜子一两（微炒） 桂心一两 白芷一两 白薇半两 芎藭一两 干姜半两（炮裂，锉） 川椒半两（去目及闭口者，微炒去汗） 吴茱萸半两（汤浸七遍，焙干，微炒） 川乌头一两（炮裂，去皮脐） 防葵半两 当归一两（锉碎，微炒） 木香一两

【用法】上为末，炼蜜为丸，如梧桐子大。每服二十丸，以生姜汤送下，一日四五次。

【主治】寒疝。胸胁支满，食饮不下，寒中心腹，痛及吐利，背项强急，不得俯仰。

椒附散

【来源】《太平圣惠方》卷四十八。

【组成】川椒半两（去目及闭口者，微炒去汗） 附子一两（炮裂，去皮脐） 槟榔一两 干姜半两（炮裂，锉） 白术一两 青橘皮一两（汤浸，去白瓤，焙）

【用法】上为散。每服三钱，以水一中盏，入生姜半分，枣三枚，煎至六分，去滓稍热服，不拘时候。

【主治】寒疝。心腹痛如刺，不下饮食，自汗出，气欲绝。

蜀椒散

【来源】方出《太平圣惠方》卷四十八，名见《圣济总录》卷九十四。

【组成】川椒一分（去目及闭口者，微炒出汗） 附子一两（炮裂，去皮脐） 干姜半两（炮裂，锉） 半夏半两（汤洗七遍，去滑） 甘草半两（炙微赤，锉） 桂心半两

【用法】上为散。每服三钱，以水一中盏，加粳米半分，生姜半分，大枣三枚，煎至六分，去滓，稍热服，不拘时候。

【主治】寒疝。心痛如刺，绕腹中尽痛，白汗出，气欲绝。

槟榔散

【来源】《太平圣惠方》卷四十八。

【别名】槟榔汤（《圣济总录》卷九十四）。

【组成】槟榔一两 京三棱一两（炮，锉） 木香一两 桂心半两 桃仁一两（汤浸，去皮尖双仁，麸炒微黄） 青橘皮半两（汤浸，去白瓤，焙） 郁李仁一两（汤浸，去皮，微炒）

【用法】上为散。水一中盏，入生姜半分，煎至六分，去滓，食前稍热服。

【主治】

1.《太平圣惠方》：积气，腹胁坚急，心胸胀满，不能饮食。

2.《圣济总录》：寒疝积聚，胸腹坚急，胀满不食。

鳖甲丸

【来源】《太平圣惠方》卷四十八。

【组成】鳖甲一两半（涂醋，炙微黄，去裙襕） 甘草半两（炙微赤，锉） 桂心半两 甜葶苈半两（微炒令香） 川大黄半两（锉碎，微炒） 川芎半两 赤芍药半两 川乌头半两（炮裂，去皮脐） 槟榔半两

【用法】上为末，炼蜜为丸，如梧桐子大。每服二十丸，食前以生姜、橘皮汤送下。

【主治】寒疝积聚，结固不通，绕脐切痛，腹中胀满，风入五脏，忧患所积，用力不节，筋脉劳伤，羸瘦不能饮食。

鳖甲散

【来源】《太平圣惠方》卷四十八。

【别名】鳖甲汤（《圣济总录》卷九十四）

【组成】鳖甲一两（涂醋，炙令黄，去裙襕） 京三棱一两（炮裂） 当归半两（锉，微炒） 桂心半两 赤芍药半两 木香半两 枳壳半两（麸炒微黄，去瓤） 诃黎勒皮半两 槟榔半两 川大黄一两（锉碎，微炒）

【用法】上为散。每服三钱，水一中盏，加生姜半分，煎至六分，去滓，食前稍热服。

【主治】

1.《太平圣惠方》：积聚气，心腹结痛，食饮不下。

2.《圣济总录》：寒疝积聚，心腹结痛，饮食不下。

朱砂丸

【来源】《太平圣惠方》卷五十二。

【组成】朱砂一分（细研） 麝香半两（细研） 砒霜一分（细研） 恒山一分（锉） 虎头骨一分（涂酥炙，令黄） 猳狮头骨一分（炙黄） 虎睛一对（酒浸，微炙） 乳香一分 安息香一分 阿魏一分 巴豆三枚（去皮心及油） 雄黄半两（细研）

【用法】上为末，端五午修合，用醋煮面糊为丸，如豌豆大。用绯帛裹，男左女右，手把一丸；如

痰疟，即以醋汤送下一丸。每把者药一丸可疗三人；若女人用者，即可疗二人。

【主治】寒疟，但寒不热，四肢鼓颤不止。

安息香丸

【来源】方出《太平圣惠方》卷五十二，名见《普济方》卷一九八。

【组成】朱砂半两（细研） 虎头骨半两 猳狮头骨半两 砒霜半两 天灵盖半两 阿魏半两 安息香半两

【用法】上为末，入朱砂研匀，于端午日午时，用白团和丸，如豌豆大。男左女右，手把一丸，定后用绯绢袋子盛，系于中指上。

【主治】寒疟，手足鼓颤，心寒面青。

高良姜汤

【来源】《圣济总录》卷五十六。

【组成】高良姜 槟榔（锉） 木香 当归（切，焙）各一两半 吴茱萸（汤浸，焙干，炒）一两

【用法】上为粗末。每服三钱匕，水一盏，煎至七分，去滓空腹温服。

【主治】厥逆，腹满妨痛，或上冲心；寒疝卒痛，积聚不散，上冲心腹，与阴相引，痛则汗出。

人参汤

【来源】《圣济总录》卷九十四。

【组成】人参 白茯苓（去黑皮）各一两 蜀椒（去目并闭口者，炒出汗） 干姜（炮）各半两 附子（炮裂，去皮脐） 槟榔 白术 青橘皮（汤浸，去白，焙）各一两

【用法】上锉，如麻豆大。每服三钱匕，水一盏，煎七分，去滓温服。

【主治】寒疝冷痛，气弱，汗自出，不欲食。

人参汤

【来源】《圣济总录》卷九十四。

【组成】人参 白茯苓（去黑皮） 槟榔（锉） 木香 芍药 川芎 当归（切，焙） 桂（去粗

皮）青橘皮（汤浸，去白，焙）各一两

【用法】上九味，粗捣筛。每服三钱匕，水一盏，煎至七分，去滓温服，不拘时候。

【主治】寒疝，心腹痛，胸胁支满，不下食，汗出呕逆。

木香丸

【来源】《圣济总录》卷九十四。

【组成】木香　附子（炮裂，去皮脐）　硇砂（飞研）各一两

【用法】上为末，酒煮面糊为丸，如梧桐子大。每服三十丸，空心、食前温酒送下。

【主治】寒疝绕脐痛，结硬不消。

木香汤

【来源】《圣济总录》卷九十四。

【组成】木香三分　槟榔（锉）　细辛（去苗叶）　赤茯苓（去黑皮）　人参　芍药　当归（切，焙）　桂（去粗皮）　前胡（去芦头）　青橘皮（汤浸，去白，焙）各一两

【用法】上为粗末。每服三钱匕，水一盏，煎七分，去滓温服，不拘时候。

【主治】寒疝攻注，胸胁满痛，汗出。

木香汤

【来源】《圣济总录》卷九十四。

【组成】木香　诃黎勒皮（炮）　槟榔（锉）　厚朴（去粗皮、涂生姜汁炙，锉）　青橘皮（汤浸，去白，焙）各半两　白术　人参　桂（去粗皮）各一分　赤茯苓（去黑皮）三分

【用法】上为粗末。每服三钱匕，水一盏，加生姜三片，煎七分，去滓温服，不拘时候。

【主治】寒疝积聚，来去攻击疼痛，不欲饮食。

乌头汤

【来源】《圣济总录》卷九十四。

【组成】乌头（炮裂，去皮脐）二两　桂（去粗皮）一两　细辛（去苗叶）三分

【用法】上药锉，如麻豆大。每服三钱匕，水一盏，煎七分，去滓温服。

【主治】寒疝，手足逆冷，身体疼痛，冷汗自出。

地黄汤

【来源】《圣济总录》卷九十四。

【组成】生干地黄（焙）三两　甘草（炙）　白茯苓（去黑皮）　人参　当归（切，焙）各二两　羊肉（去脂，切）三斤

【用法】上六味，前五味锉细。将羊肉用水二斗，煮取汁一斗，去羊肉入诸药，煮取七升，加葱白一把（切），大枣十四枚（擘破），再煮取六升，绞去滓，每温服一盏，不拘时候。

【主治】寒疝心腹痛，汗出厥冷。

当归干姜汤

【来源】《圣济总录》卷九十四。

【组成】当归（切，焙）　干姜（炮）　附子（炮裂，去皮脐）　人参　甘草（炙，锉）　细辛（去苗叶）　芍药各一两

【用法】上锉，如麻豆大。每服三钱匕，水一盏，煎七分，去滓温服，不拘时候。

【主治】厥疝，腹中冷痛。

吴茱萸丸

【来源】《圣济总录》卷九十四。

【组成】吴茱萸（汤洗，焙炒）一两　细辛（去苗叶）　芍药　柴胡（去苗）　旋覆花　黄芩（去黑心）　紫菀（去苗土）　人参　白术　白茯苓（去黑皮）　干姜（炮）　桂（去粗皮）　附子（炮裂，去皮脐）　甘草（炙，锉）　半夏（汤洗七遍去滑）　当归（切，焙）各半两

【用法】上为末，炼蜜为丸，如梧桐子大。每服二十九至三十九，温酒送下，不拘时候。

【主治】寒疝心腹痛，或逆抢心，烦满不得卧，恶风惊惕不食，变发寒热。

桂心丸

【来源】《圣济总录》卷九十四。

【组成】桂（去粗皮）五分　吴茱萸（汤洗，焙干，炒）三两　白薇一分　干姜（炮）一两　乌头（炮裂，去皮脐）半两　蜀椒（去目及闭口者，炒）三分　川芎一两　防葵半两　白芷三分

【用法】上为末，炼蜜为丸，如梧桐子大。每服十丸，食前温酒送下。

【主治】

1.《圣济总录》：寒疝，胸胁支满，食饮不化，脐腹绞痛。

2.《普济方》：呕逆，风痉，脐强急，不得俯仰。

【宜忌】《普济方》：忌生葱、猪肉、冷水。

桂心汤

【来源】《圣济总录》卷九十四。

【组成】桂（去粗皮）　大黄（略炮）　桔梗（锉，炒）　附子（炮裂，去皮脐）　木香　白术　当归（切，焙）　槟榔　赤芍药各一两　高良姜（锉，炒）　川芎　枳实（去瓤，麸炒）各半两

【用法】上锉如麻豆大。每服三钱匕，水一盏，煎至七分，去滓温服，不拘时候。

【主治】寒疝积聚，心腹疼痛，结块不消。

桔梗丸

【来源】《圣济总录》卷九十四。

【组成】桔梗（锉，炒）半两　葶苈子（纸上熬）一两一分　藜芦（去芦头，炙）半两　杏仁（去皮尖双仁，炒）五十枚　厚朴（去粗皮，生姜汁涂炙，锉）一两一分　附子（炮裂，去皮脐）一两一分　桂（去粗皮）　人参　沙参各三分　特生礜石一两（烧半日许）

【用法】上为末，炼蜜为丸，如梧桐子大。每服五丸或七丸，米饮或温酒送下，一日三次。

【主治】寒疝。邪气往来，坚固积聚不散，多寒不得卧，苦汗出，大小便不利。

柴胡汤

【来源】《圣济总录》卷九十四。

【组成】柴胡（去苗）四两　大枣（去核，焙）六枚　黄芩（去心）　人参　甘草（炙，锉）　半夏（汤洗去滑，生姜汁制）　桂（去粗皮）　芍药各一两半

【用法】上为粗末。每服三钱匕，水一盏，加生姜一枣大（切），煎至七分，去滓温服，不拘时候。

【主治】寒疝心腹痛。

蓬莪茂汤

【来源】《圣济总录》卷九十四。

【别名】蓬莪术汤（《普济方》卷二四八）。

【组成】蓬莪茂一两（炮）　干姜半两（炮）　附子（炮裂，去皮脐）一两　川芎三分　桂（去粗皮）一两　白术三分　槟榔一两　芍药一两

【用法】上锉如麻豆大。每服三钱匕，水一盏，煎七分，去滓温服，不拘时候。

【主治】寒疝，四肢逆冷，气弱汗出。

沉香散

【来源】《鸡峰普济方》卷十二。

【组成】沉香　附子各一两　川楝子一两半

【用法】上为细末。每服一钱半，水一盏半，加生姜三片，大枣一个，盐少许，煎至七分，空心服。

【主治】寒疝，小腹坚满，攻作不定，时发疼痛；肾虚受邪肿胀；及脏寒气弱，脐常痛。

仓卒散

【来源】《三因极一病证方论》卷七。

【别名】夺命散（《普济方》卷二十四）。

【组成】山栀子四十九个（烧半过）　附子一枚（炮）

【用法】上为末。每服二钱，水一盏，酒半盏，煎至七分，入盐一捻，温服。即愈。

【主治】寒疝入腹，心腹卒痛；及小肠膀胱气绞刺，脾肾气攻，挛急极痛不可忍，屈伸不能，腹中冷，重如石，白汗出。

牡丹丸

【来源】《三因极一病证方论》卷七。

【别名】消坚丸（《是斋百一选方》卷十五）。

【组成】川乌头（炮令焦黑去皮尖） 牡丹皮四两 桂心五两 桃仁（炒，去皮尖）五两

《古今医统大全》引《医方集成》：有青皮。

【用法】上为末，炼蜜为丸，如梧桐子大。每服五十丸，温酒送下；妇人醋汤送下。

【主治】寒疝，心腹刺痛，休作无时，及治妇人月病，血刺疼痛。

补肾汤

【来源】《三因极一病证方论》卷七。

【组成】人参 茯苓 白术 黄耆 附子（炮，去皮脐）各一两 沉香四钱 木瓜一两半 羌活半两 甘草（炙） 川芎各一分 紫苏三分

【用法】上锉散。每服三钱，水一盏，加生姜三片，大枣一枚，煎七分，去滓，食前服。

【功用】温脾补肾。

【主治】寒疝入腹，上实下虚，小腹疞痛，时复泄泻，胸膈痞满，不进饮食。

【加减】呕，加半夏半两，生姜七片，添水作一盏半，煎服。

【方论】《医略六书》：气阴两虚，风寒袭入经中，筋脉失所营养，故虚疝时发，倦怠欲睡。人参扶元补气，黄耆补气益卫，附子补真阳以御邪，白术健脾元以运化，川芎行血中之气，小茴散经中之寒，茯苓清治节，甘草缓中气，羌活散气分之风寒，苏叶散血分之风寒，沉香降逆气以平疝，生姜温胃气以除疝也。水煎温服，使阳气内充，则风寒解散而筋脉得养，虚疝自平。

木香丸

【来源】《杨氏家藏方》卷十。

【组成】地胆虫（去头翅足） 斑猫（去头翅足） 红娘子（去头翅足） 巴豆各十枚（以糯米一盏同炒，候米深黄色，去药四味不用，只用糯米） 川楝子（去核，麸炒） 川椒（去目，炒出

汗）各一两 茴香二两（盐炒） 木香半两

【用法】上药同糯米为细末，次用木瓜肉四两，猪腰子一对去筋膜，同好酒二升熬烂，研成膏子，入前药末和丸，如梧桐子大。每服三十丸，空心、食前盐汤或温酒送下。

【主治】膀胱寒疝，肿硬疼痛。

指迷温经汤

【来源】《观聚方要补》卷九引《十便良方》。

【别名】温经汤（《妇人大全良方》卷一）、小温经汤（《医学入门》卷八）。

【组成】当归 川芎 芍药 桂 牡丹皮 莪术各半两 人参 甘草 牛膝各一两

【用法】水煎服。

【主治】

1.《观聚方要补》引《十便良方》：妇人经道不通，绕脐寒疝痛彻，其脉沉紧。

2.《医学入门》：血海虚寒，或为风邪所袭，月水不利。

十补丸

【来源】《是斋百一选方》卷十五。

【组成】附子一两（用防风一两，锉如黑豆大，盐四两，黑豆一合，炒附子裂，去诸药，只用附子，去皮脐） 葫芦巴 木香 巴戟（去心） 川楝子（炮，取肉） 官桂 延胡索 荜澄茄（去蒂） 舶上茴香（炒） 破故纸（炒）各一两

【用法】上为细末，用糯米粉酒打糊为丸，如梧桐子大，辰砂为衣。每服三五十丸，空心酒送下；妇人醋汤送下。若入益智子亦可。

【主治】小肠寒疝、伏梁、奔豚、疝气等疾；亦治妇人盲肠气。

三增茴香丸

【来源】《是斋百一选方》卷十五。

【别名】三层茴香丸（《证治准绳·类方》卷六），一二三层茴香丸（《全国中药成药处方集》济南方）。

【组成】第一料：茴香（舶上者，用海盐半两同炒

焦黄，和盐称） 川楝子（炮，去核） 沙参（洗，锉） 木香（洗）各一两

第二料：加荜茇一两 槟榔半两

第三料：又加白茯苓四两（紧小实者，去黑皮） 黑附子半两（炮，去皮脐秤。或加作一两）

【用法】第一料：为细末，以水煮米粉稠糊为丸，如梧桐子大。每服二十丸，温酒或盐汤送下，空心食前，每日三次。小病此一料可安。才尽，便可服第二料。第二料：入前件药，共六味，重五两半，细末，依前法糊丸，汤使丸数服之。若病大未愈，便服第三料。第三料：通前件药共八味，重十两，并依前法糊丸，汤使丸数服之；加至三十丸。新久大病，不过此三料可愈。

【功用】温导阳气，渐退寒邪，补虚消疝，暖养肾经。

【主治】肾与膀胱俱虚，为邪气搏结，遂成寒疝，伏留不散，脐腹撮痛，阴核偏大，肤囊壅肿，重坠滋长，有妨行步，瘙痒不止，时行黄水，浸成疮疡；或长怪肉，屡治不痊，致令肾经闭结，阴阳不通，外肾肿胀，冷硬如石，渐渐丑大者。

太素神丹

【来源】《魏氏家藏方》卷七引刘德容方。

【组成】牡蛎（雪白，左顾极大者）一斤 硫黄一两 腻粉半两

【用法】上药先用炭三斤，烧牡蛎令通红，放冷，碾成粉，分为两处，各半斤。用大坩锅子一个，盐泥固济，只留口，以牡蛎四两实在锅子底，次将硫黄、腻粉同碾细，用无底小竹筒置牡蛎之上，锅子中心四边再以牡蛎实之，却取竹筒，要得不近锅子四边也，然后再以四两余牡蛎，实捺硫黄之上，去锅子口留三二寸，周匝用熟火三斤簇，待锅子中焰出，以匙抄余牡蛎掺之，焰出又掺，以焰绝为度。放冷取出，再碾如粉。然后取大新砖一片，凿成一池子，深约半砖以上，将未经余煅牡蛎平分一半，实铺在池子底，次将已煅过硫黄、牡蛎在上，更将余一半牡蛎覆之，实捺平后，用新白瓦一口盖定，以木炭一秤周匝烧之，候火尽为度。却取出，于土内埋半日，令出火毒，研细，滴水为丸，如梧桐子大。每服三五十丸，温米饮送下，食前服。

【主治】久患痼冷，脏腑虚滑，痢下脓血；妇人血海虚冷，赤白带下，经候不时，久无子息；男子下部积冷，腰膝无力，寒疝，膀胱一切冷病。

通经散

【来源】《儒门事亲》卷十二。

【组成】陈皮（去白） 当归各一两 甘遂（以面包，不令透水，煮百余沸，取出，用冷水浸过，去面焙干）

【用法】上为细末。每服三钱，临卧温汤调下。

【功用】《东医宝鉴·外形篇》：下水湿。

【主治】落马堕井，打扑闪肭损折，汤沃火烧，车碾大伤，肿发焮痛，日夜号泣不止；或膝踝肘腕大痛，腰胯胁痛；或腰痛气刺，不能转侧，不能出气，不食；或膝被肭跛行，行则痛数日。卒疝，赤肿大痛，数日不止；寒疝，脐下结聚如黄瓜，每发绕腰急痛不能忍。贲豚。风寒湿三气，合而为痹，及手足麻木不仁。蛇虫所伤；或为犬所啮，胫肿如罐，坚若铁石，毒气入里，呕不下食，头痛而重。风水，喘不能食，遍身皆肿；或浑身肿绕，阴器皆肿，大小便如常，其脉浮而大。项疮，状如白头，根红硬，疼痛不可忍，项肿及头，口发狂言，如见鬼神。代指，痛不可忍。痰隔，咽中如物塞，食不下，中满。嗽血。目羞，目赤多泪。经水不行，寒热往来，面色萎黄，唇焦颊赤，时咳三两声。黄疸，面黄如金，遍身浮肿，乏力，惟食盐与焦物；或脾疸，湿热与宿谷相搏，善食而瘦，四肢不举，面黄无力。黄病，遍身浮肿，面如金色，困乏无力，不思饮饵，惟喜食生物泥煤之属。收产伤胎，经脉断闭，腹如刀剜，大渴不止，小溲闷绝，口舌枯燥，牙齿齼黑，臭不可闻，食饮不下，昏愦欲死。肥气积，初如酒杯，大发寒热，十五余年后，因性急悲感，病益甚，唯心下三指许无病，满腹如石片，不能坐卧。积气二十年，视物不真，细字不睹，当心如顽石，每发痛不可忍，食减肉消，黑𪒟满面，腰不能直。伤寒瘀血，心胸痞闷，不欲饮食，身体壮热，口燥舌干，小便赤色，大便色黑。

【宜忌】闪肭膝踝肘腕大痛、腰胯胁痛、杖疮落马、坠堕打扑者，忌热酒。

【验案】代指　麻先生妻，病代指痛不可忍，酒调通经散一钱，半夜先吐，吐毕而痛减。

丹参散

【来源】《妇人大全良方》卷二。

【组成】丹参不拘多少（去土，切）

【用法】上为细末。每服二钱，温酒调下，经脉不调，食前服；冷热劳，不拘时候服。

【主治】

1.《妇人大全良方》：妇人经脉不调，或前或后，或多或少，产前胎不安，产后恶血不下；兼治冷热劳，腰脊痛，骨节烦疼。

2.《普济方》：寒疝，小腹及阴中相引痛。

中满分消汤

【来源】《兰室秘藏》卷上。

【组成】川乌　泽泻　黄连　人参　青皮　当归　生姜　麻黄　柴胡　干姜　荜澄茄各二分　益智仁　半夏　茯苓　木香　升麻各三分　黄耆　吴茱萸　厚朴　草豆蔻仁　黄柏各五分

【用法】上锉，如麻豆大，都作一服。水二大盏，煎至一盏，食前热服。

【主治】中满寒胀，寒疝，大小便不通，阴躁，足不收，四肢厥逆，食入反出，下虚中满，腹中寒，心下痞，下焦躁寒沉厥，奔豚不收。

【宜忌】忌房室、酒、湿面、生冷及油腻等物。

【方论】《医方集解》：此足阳明太阴药也。川乌、二姜、吴萸、澄茄、益智、草蔻除湿开郁，暖胃温肾，以祛其寒；青皮、厚朴以散其满；升麻、柴胡以升其清；茯苓、泽泻以泻其浊；人参、黄耆以补其中；陈皮以调其气，当归以和其血；麻黄以泄其汗；半夏以燥其痰；黄连、黄柏以祛湿中之热，又热因寒用也。

姜桂丸

【来源】《仁斋直指方论》卷十八。

【组成】良姜（碎片）半两　巴豆肉二十一粒（截断，同炒焦，去巴豆）桂心半两

【用法】上为末，醋面糊为丸，如梧桐子大。每服三十丸，食前温酒服。

【主治】肾冷寒疝。

延生丹

【来源】《御药院方》卷六。

【组成】辰砂（别研）三两　木香　没药　硇砂（别研）　白术　人参　沉香各半两　附子（炮裂，去皮）　胡芦巴各一两半

【用法】上为极细末，同研匀；用大萝卜去顶，用银匙剜作罐子，将已剜出萝卜绞取汁积在碗内，入药末一层，旋以银匙撩萝卜汁在上；再一层如上法；若汁不透，用银箸匙投之令入药及八分，萝卜顶盖之，用竹签签定；如一个萝卜盛药不了，即用三两个分盛之，先用纸封闭，次用盐泥固济，周回约一指许；用木炭火煅令通赤；闻药有香方出火；药罐子不动，只于烧处存放，至次日去泥开罐子，以银匙取药，在瓷器内揉和，令匀为丸；如药干，再入萝卜汁，和令得所，为丸如小豆大。每服十丸，细嚼三丸，吞七丸，空心，温酒送下；或米饮亦得，一日二次。

【主治】丈夫妇人虚损，五劳七伤，腹内一切痛，大便滑，小便数，或小便不通；男子小肠膀胱气病；妇人经脉闭，赤白带下，酒食多伤，大人小儿吐逆不定，诸块积聚，寒疝气痃，中恶鬼疰，传尸劳疾，久嗽水肿，疟痢，脚气病。

三神散

【来源】《内经拾遗方论》。

【组成】大茴香　荔枝核　橄榄核各一钱五分

【用法】上为细末。空心酒调下。

【主治】寒疝疼痛。

回生散

【来源】《内经拾遗方论》卷二。

【组成】沙参

【用法】上为细末，每服方寸匕，酒调下。

【主治】寒疝疼痛，汗出欲死。

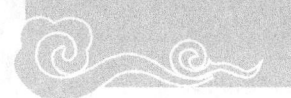

独圣散

【来源】《内经拾遗方论》卷二。

【组成】香橼大者一枚，小者二枚（炭火中烧灰存性）

【用法】上为细末。空心酒送下。

【主治】寒疝疼痛。

当归汤

【来源】《普济方》卷二四八。

【组成】当归（锉，微炒）　干姜（炮裂，炒）　甘草（炙微赤，锉）各半两　黄耆（锉）　人参（去芦头）　川椒（去目及闭口，微炒出汗）　半夏（汤洗七次，去滑）　青橘皮（汤浸，去白瓤，炒）　附子（炮裂，去皮脐）各一两　厚朴二两（去粗皮，涂生姜汁，炙令香）　桂心半两

【用法】上为散。每服三钱，水一中盏，加生姜半分，煎六分，去滓，稍热服，不拘时候。

【主治】寒疝心痛，及诸虚冷气满闷。

续命散

【来源】《普济方》卷二四八。

【别名】食茱萸丸。

【组成】食茱萸二两　芍药　细辛（去苗叶）　前胡（去芦头）各一两一分　干姜（炮）　乌头（炮裂，去皮脐）各二两半　紫菀（去苗叶）　黄芩（去黑心）　白术　白薇　芎藭　人参　生干地黄（焙）各一两一分（一方用熟地黄）　蜀椒（去目及闭口，炒出汗）　桂（去粗皮）各二两半（一方无黄芩，有当归）

【用法】上为末，炼蜜为丸，如梧桐子大。食前米饮或温酒送下。

【主治】寒疝积聚，邪气往来，厥逆抢心痛，羸瘦少气，胸胁满，不嗜食。

【宜忌】忌生冷油腻滑物。

槟榔汤

【来源】《普济方》卷二四八。

【组成】槟榔（生，锉）　桃仁（去皮尖、双仁，炒）　郁李仁（炒去皮）　荆三棱（炮）各一两　桂（去粗皮）　青橘皮（汤浸去白，焙）各半两

【用法】上为散。每服三钱，水一盏，加生姜三片，煎七分，去滓温服，不拘时候。

【主治】寒疝积聚。胸腹坚急胀满，不思饮食。

异香四神散

【来源】《医方类聚》卷二一二引《仙传济阴方》。

【别名】四神汤。

【组成】香附子（去毛，炒）半斤　乌药（炒）四两　甘草（炙）一两

【用法】上锉。每服五钱，水一盏，加生姜三片，大枣一个，煎至七分，去滓，空心温服；或用葱白三寸同煎。

《东医宝鉴·杂病篇》引本方有陈皮三钱。

【功用】调血顺气安肠。

【主治】妇人室女血气不调，及胎前产后诸疾。

【加减】妇人气血不顺，心胸痞满，加紫苏叶；惊忧闷气，喜怒伤神，心满腹痛，面目虚浮，及一切气疾，加石菖蒲；血脉不调，血膈翻胃，呕吐饮食，及脾胃感冷，加老姜一块（炒令黑，切作五片）、盐少许；血积、血晕闷、血瘕、血刺痛，煎熟加好醋一呷；经血行时，被风雨或惊忧相并，经候不时，而成搐脉，腹痛紧张，腰腿疼痛，加炒茴香一撮；血气不顺，喘满气急，面目浮肿，加生姜、紫苏叶；唾血，咯红痰，喉中腥气，加黄桑叶三四皮，花桑尤佳；血涩气秘，大便结滞不通，加枳壳数片或去白青皮；经络感热，经水沸溢，血脉妄行，而成热崩，加生地黄；败血攻冲脾胃，血噎，气血嗽逆，加生姜三片、柿蒂五个；血气皆闷，心腹刺痛，加良姜、赤芍药，以水、酒各半盏同煎。

神效方

【来源】《奇效良方》卷十二。

【组成】朱砂（细研）　白芥子　阿魏各一钱　香墨五钱　砒霜一两（酸浆水一碗，于端午日，日未出时，慢火熬如稀糊，便入后药）

【用法】上为末，以砒霜煎和丸，如黍米大。每服一丸至二丸，于未发前冷醋汤送下。

【主治】寒疝。

【宜忌】忌食热物。

神应散

【来源】《古今医统大全》卷六十引《医学集成》。

【组成】玄胡索　胡椒　小茴香各等分

【用法】上为末。每服二钱，酒调下。

【功用】散气开郁。

【主治】寒疝，诸疝，心腹痛不可忍。

羊肉汤

【来源】《陈素庵妇科补解》卷五。

【组成】乌药　延胡　防风　当归　甘草　桃仁　川芎　香附　陈皮　桔梗　苍术　木香　赤芍　葱白　生姜黄　羊肉汁四两

【用法】水煎服。

【主治】产后呼吸冷风，乘虚入腹，脐下痛，牵引左右，两胁下俱大痛者，名曰寒疝。

【方论】是方乌药、陈皮、苍术、生姜、木香、香附、防风、川芎以祛风散寒，温经止痛；桃仁、延胡、归尾、赤芍兼治未尽之恶血；葱白、桔梗为引；羊肉甘温补血，盖人参补气，羊肉补形，产后血虚极也。

吴茱萸加附子汤

【来源】《医方考》卷五。

【组成】吴茱萸　生姜各三钱　人参一钱　大枣二个　附子二钱

【用法】水煎，凉服。

【主治】寒疝腰痛，牵引睾丸，屈而不伸，尺内脉来沉迟者。

【方论】寒气自外入内，束其少火，郁其肝气，致得寒疝。方中用吴茱萸、附子之辛热以温其寒；用生姜、大枣之辛温，以和其气；邪伤之后，正气必虚，人参补之，以去其虚。

茱萸内消丸

【来源】《杏苑生春》卷六。

【组成】山茱萸（去核）　食茱萸　吴茱萸　橘红　马蔺花　山药　肉桂　川楝肉　青皮（去白）各一两　木香五钱　茴香　橘核各一两

【用法】上为末，酒煮面糊为丸，如梧桐子大。每服五十丸，用温酒或盐汤送下。

【主治】寒疝疼痛，阴囊冷湿或痒。

复阳丹

【来源】《景岳全书》卷五十一。

【组成】附子（制）　炮姜　胡椒　北五味（炒）　炙甘草各一两　白面二两（炒熟）

【用法】上为末，和匀，加温汤为丸，如梧桐子大。每服一钱，随证用药引送下。

【主治】阴寒呕吐、泄泻、腹痛、寒疝。

燥阴散

【来源】《医林绳墨大全》卷五。

【组成】苍术（盐、酒炒）　青皮　乌药　山楂　吴萸（盐、酒炒）　小茴（盐、酒炒）　橘核　青木香各等分

【用法】上为细末。每服二钱，空心盐、酒调下。

【主治】湿疝。积湿过多，阴汗如水，冷不可热，阴茎不举，睾丸作痛，或痒而出水，浸淫湿烂。

导气汤

【来源】《医方集解》。

【组成】川楝子四钱　木香三钱　茴香二钱　吴茱萸一钱（汤泡）

【用法】长流水煎服。

【主治】

　　1.《医方集解》：寒疝疼痛。

　　2.《医方简义》：偏坠、小肠疝痛之证。

【方论】此足厥阴、少阴药也。川楝苦寒，能入肝舒筋，使无挛急之苦，又能导小肠、膀胱之热从小水下行，为治疝之主药；木香升降诸气，通利三焦，疏肝而和脾；茴香能入肾与膀胱，暖丹田而祛冷气；吴茱萸入肝肾气分，燥湿而除寒。三者皆辛温之品，用以宣通其气，使小便小利，则寒去而湿除也。

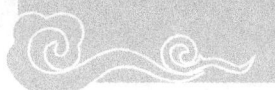

柴葛二妙汤

【来源】《医学传灯》卷下。
【组成】柴胡　黄芩　半夏　甘草　干葛　赤芍　苍术　黄柏　枳壳　厚朴　川芎　香附
【主治】寒疝，标寒束其本热，囊冷如冰，坚硬如石，阴茎不举，或控睾丸而痛，脉来滑大有力。

八味茴香丸

【来源】《医略六书》卷二十四。
【组成】八味丸加茴香
【主治】肾虚，寒疝疼痛。

当归四逆汤

【来源】《医略六书》卷二十四。
【组成】附子一钱半（炮）　官桂一钱半　白芍一钱半（酒炒）　柴胡五分　当归三钱　吴茱一钱（醋炒）　楝子二钱（酒炒）　小茴三钱（醋炒）　泽泻一钱半
【用法】水煎，去滓温服。
【主治】阳虚寒疝，脉紧细者。
【方论】阳虚于下，寒束于经，虚阳不能布敷而经气被遏，故虚疝时时发作焉。附子补火扶阳，官桂温经散寒，当归养血荣经，白芍敛阴柔筋，柴胡升清阳以除邪，吴茱降逆气以下达，泽泻泻浊阴清肾府，小茴温经气却疝疾，川楝子泻湿热以平虚疝也。

附子建中汤

【来源】《金匮翼》卷八引海藏方。
【组成】桂　白芍　甘草　饴糖　附子（制）　白蜜　生姜
【功用】温养营血。
【主治】寒疝。

沉香化气丸

【来源】《活人方》卷二。
【组成】三棱三两　蓬术三两　大茴香三两　黑丑二两　白丑二两　陈皮二两　桑皮二两　青皮二两　枳壳二两　木通二两　卜子二两
【用法】神曲糊为丸。每服一二钱，午后生姜汤或砂仁汤吞服；如疝气，以茴香汤送下。
【主治】气积、食积、积痰、积饮，久滞肠胃，痞满刺痛，痛连心腹，两肋胀满，渐成痞块，膀胱寒疝胀痛，一切五积六聚，有余之气，初起者。

二妙散

【来源】《仙拈集》卷二。
【组成】荔枝核（炮）　小茴香（炒）各等分
【用法】上为末。空心烧酒下三钱。
【主治】寒疝偏坠肿痛。

三萸内消丸

【来源】《医部全录》卷二〇四。
【组成】山茱萸　食茱萸　吴茱萸　桔梗　川乌　茴香　蒺藜　青皮　肉桂　川楝各二两　桃仁　枳实　陈皮各一两　木香一两半　大腹皮　五味子　海藻　延胡索各二两半
【用法】上为末，酒为丸，如梧桐子大。每服三十丸，空心温酒送下。
【主治】肾虚受邪，结成寒疝，阴囊偏坠，痛引脐腹，或生疮疡，时出黄水。

当归茴香散

【来源】《疝癥积聚编》。
【组成】当归　茴香　附子　良姜各等分
【用法】水煎，温服。
【主治】寒疝，小腹痛。

苓术羌附汤

【来源】《疝癥积聚编》。
【组成】茯苓　白术　羌活　附子　甘草　大枣
【用法】水煎服。
【主治】寒疝，小腹疼痛，泄泻不止。

姜桂汤

【来源】《疝癥积聚编》。

【组成】干姜　桂枝　苍术　半夏　附子　生姜各等分

【用法】水煎，温服。

【主治】寒疝，心胃痛不可忍。

橘茴饮

【来源】《济众新编》卷四。

【组成】橘核三钱　茴香（盐水炒）　木通　官桂各二钱　川楝子　吴茱萸（黄连煎水炒）各一钱五分

【用法】水煎服。

【主治】寒疝。囊丸肿大牵痛，或丸入小腹。

离济膏

【来源】《理瀹骈文》。

【别名】扶阳益火膏、温肾固真膏（原书同页）。

【组成】生鹿角屑一斤（鹿茸更佳）　高丽参四两（用油三四斤先熬枯去渣听用，或用黄丹收亦可。此即参茸膏影子）　生附子四两　川乌　天雄各三两　白附子　益智仁　茅山术　桂枝　生半夏　补骨脂　吴茱萸　巴戟天　胡芦巴　肉苁蓉各二两　党参　白术　黄耆　熟地　川芎　酒当归　酒白芍　山萸肉　淮山药　仙茅　蛇床子　菟丝饼　陈皮　南星　北细辛　覆盆子　羌活　独活　香白芷　防风　草乌　肉蔻仁　草蔻仁　远志肉　荜澄茄　炙甘草　砂仁　厚朴（制）　杏仁　香附　乌药　良姜　黑丑（盐水炒黑）　杜仲（炒）　续断　牛膝（炒）　延胡索（炒）　灵脂（炒）　秦皮（炒）　五味子　五倍子　诃子肉　草果仁　大茴　红花　川萆薢　车前子　金毛狗脊　金樱子　甘遂　黄连　黄芩　木鳖仁　蓖麻仁　龙骨　牡蛎　山甲各一两　炒蚕砂三两　发团一两六钱　生姜　大蒜头　川椒　韭子　葱子　棉花子　核桃仁（连皮）　干艾各四两　凤仙（全株）　干姜　炮姜　白芥子　胡椒　石菖蒲　木瓜　乌梅各一两　槐枝　柳枝　桑枝各八两　茴香二两

【用法】两共用油二十四斤，分熬，再合鹿角油并熬丹收。再入净松香、陀僧、赤脂各四两，阳起石（煅）二两，雄黄、枯矾、木香、檀香、丁香、官桂、乳香（制）、没药（制）各一两，牛胶四两酒蒸化，如清阳膏下法（一加倭硫磺用浮萍煮过者）。贴心、脐、对脐、脐下。

【功用】扶阳益火，温肾固真。

【主治】元阳衰耗，火不生土，胃冷成膈；或脾寒便溏，泄泻浮肿作胀；或肾气虚寒，腰脊重痛，腹脐腿足常冷；或肾气衰败，茎痿精寒；或精滑，随触随泄；或夜多溲溺，甚则脬冷，遗尿不禁，或冷淋，或寒疝，或脱精脱神之症。妇人子宫冷，或大崩不止，身冷气微阳欲脱者；或冲任虚寒，带下纯白者；或久带下脐腹冷痛，腰以下如坐冰雪中，三阳真气俱衰者。小儿慢脾风。

老蔻丸

【来源】《全国中药成药处方集》（吉林方）。

【组成】老蔻四两　贡桂六两　丁香二两　当归　半夏　陈皮各三两　莱菔四两　木香二两　油朴　青皮各四两　二丑六两　砂仁二两　莪术　三棱各四两　甘草二两　枳壳　草果各三两　槟榔四两　乌药三两　川芎二两　神曲　山楂　白术　熟军各四两

【用法】上为细末，炼蜜为丸，每丸二钱一分重，贮瓷坛内以免风干失效。每服一丸。服后缓泻，胸即畅快。每服三四丸即收特效。

【功用】温寒顺气，消食化湿，通导利便。

【主治】脾寒泄泻。脾经寒湿，水谷不化，腹疼泄泻，肠鸣腹冷；肝郁气滞，暴怒伤肝，肝气横逆，胸脘胀闷，嗳气纳少；寒疝，寒气走窜，上冲胃脘，下牵睾丸，疼痛欲绝，胃寒呕吐，胃寒不运，食不消化，朝食暮吐。

【宜忌】忌食辛辣。

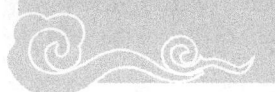

二十九、大肠实热

大肠实热，是指热邪蕴结以致大肠传导失常所表现的相关病情。《千金要方》："右手寸口气口以前脉阳实者，手阳明经也，病苦肠满，善喘咳，面赤身热，喉咽中如核状，名曰大肠实热也。"病发多因过食辛辣燥热之品，或外感热邪，或肺移热于大肠所致。临床常见口燥唇焦，腹满疼痛，大便硬结或便溏腐臭，肛门肿痛，便血或痔疮出血，小便短赤，舌苔黄干，脉数有力。治宜清热泻火，通便凉血。

生姜泄肠汤

【来源】《备急千金要方》卷十八。

【组成】生姜　橘皮　青竹茹　黄芩　栀子仁　白术各三两　桂心一两　茯苓　芒消各三两　生地黄十两　大枣十四枚

【用法】上锉。以水七升，煮取三升，去滓，下芒消，分二服。

【主治】

1.《备急千金要方》：大肠实热，腹胀不通，口为生疮。

2.《圣济总录》：大肠实热，大便不通，腹胁胀满，腰背重痛，上气喘满。

【宜忌】《外台秘要》：忌生葱、芜荑、海藻、菘菜、醋物、桃、李、雀肉等。

【方论】《千金方衍义》：《本经》言生姜久服去臭气，通神明，故《备急千金要方》以之泄大肠之实热，兼大枣以治心腹邪气，安中养脾，平胃气，通九窍；橘皮下气通神，竹茹、黄芩、栀子清上热口疮，地黄、芒消治伤中，逐血痹，除邪热，通胀闭，共襄推陈致新之功；白术、茯苓保守中气，以助诸药之力，桂心为祛热之内应也。

赤茯苓散

【来源】《太平圣惠方》卷六。

【组成】赤茯苓一两　川大黄一两半　犀角屑三分　枳实三分（麸炒微黄）　麦门冬一两（去心）　杏仁半两（汤浸，去皮尖双仁，麸炒微黄）　石膏一两　丹参半两　槟榔一两

【用法】上为散。每服三钱，以水一中盏，煎至六分，去滓，食前温服。

【主治】大肠实热，头痛目眩，惊狂，喉痹，胸胁满闷，手足烦痛。

杏仁散

【来源】《太平圣惠方》卷六。

【别名】杏仁汤（《圣济总录》卷五十）。

【组成】杏仁一两（汤浸，去皮尖双仁，麸炒微黄）　赤芍药三分　黄芩三分　细辛二分　五味子三分　川大黄一两半（锉碎，微炒）　石膏二两　麦门冬三分（去心）　甘草一两（炙微赤，锉）

【用法】上为散。每服三钱，以水一中盏，煎至三分，去滓，食前温服。

【主治】大肠实热，上气喘咳，心神烦闷。

柴胡散

【来源】《太平圣惠方》卷六。

【组成】柴胡一两（去苗）　赤芍药一两　枳实三分（麸炒微黄）　杏仁三分（汤浸，去皮尖双仁，麸炒微黄）　黄芩三分　川大黄二两（锉碎，微炒）　槟榔一两　汉防己三分　甘草半两（炙微赤，锉）

【用法】上为散。每服三钱，以水一中盏，煎至六分，去滓，食前温服。

【主治】大肠实热，气壅不通，心腹胀满，发歇寒热。

丹参散

【来源】《医方类聚》卷十引《简要济众方》。

【组成】丹参一两（去苗）　枳壳一两（麸炒，去瓤）　石膏二两（研）　白芍药三分　大黄一两（生锉）

【用法】上为散。每服二钱，水一中盏，同煎至七分，去滓，加沙糖一块，如枣大，再煎三五沸，

温服，不拘时候。

【主治】大肠实热，头痛目眩，神志烦闷。

大腹汤

【来源】《圣济总录》卷五十。

【组成】大腹二两　木香一两　诃黎勒皮三分　枳壳（去瓤，麸炒）一两半　大黄（生，锉）二两　苫藭三分

【用法】上为粗末。每服三钱匕，更入朴消一钱匕，水一盏半，煎至八分，去滓温服。

【主治】大肠实热，腹胀不通，上冲口内生疮。

泻白汤

【来源】《三因极一病证方论》卷八。

【别名】泻白散（《玉机微义》卷九）。

【组成】橘皮　淡竹茹　黄芩　栀子仁　柏皮（炙）各半两　茯苓　芒消各一钱　生地黄五两　《普济方》有"白术"。

【用法】上锉散。每服四钱，水一盏半，入生姜、大枣，煎七分。空心服。

【主治】大肠实热，腹胀不通。夹脐痛，食不化，喘，不能久立，口生疮。

三十、肠　鸣

肠鸣，又称腹中鸣，是指腹中胃肠漉漉作响之症。《黄帝内经·素问·脏气法时论》："脾病者，身重，善饥肉痿，足不收行，善瘛，脚下痛。虚则腹满，肠鸣飧泄，食不化"。本病成因多为水饮内停，胃肠虚弱，或外邪入里，胃肠气机失调等所致。如胃肠部鸣响如囊裹浆，振动有声，立行或推抚脘部，其声漉漉下行者，多为水饮留聚于胃；鸣响在脘腹，如饥肠漉漉，得温得食则减，饥寒则重者，为中气不足，胃肠虚寒；腹内微有肠鸣之声，腹胀，食少纳呆者，多属胃肠气虚，传导功能减弱所致；腹中肠鸣如雷，脘腹痞满，大便泄泻者，多为感受风、寒、湿邪以致胃肠气机紊乱所致。其治疗，宜以利水渗湿，温中散寒，健脾疏肝，疏风散邪等为基础。

丹参汤

【来源】《外台秘要》卷七引《延年秘录》。

【组成】丹参　茯苓各三两　桔梗二两　生姜四两　细辛　厚朴（炙）　食茱萸各二两

【用法】上切。以水八升，煮取二升五合，去滓，分温三服，每服如人行七八里。

【主治】

1.《外台秘要》引《延年秘录》：肠鸣，发则觉作声。

2.《圣济总录》：腹胀肠鸣，不欲饮食。

【宜忌】忌生菜、猪肉，酢物。

白术丸

【来源】《太平圣惠方》卷五。

【组成】白术三两（生姜二两同捣令烂，慢火炒令黄色）　桂心半两　槟榔一两　高良姜一两（锉）　木香半两　人参一两（去芦头）　阿魏一分（面裹煨，令面熟为度）　吴茱萸半两（汤浸七遍，焙干，微炒）　陈橘皮三分（汤浸，去白瓤，焙）

【用法】上为末，煎醋浸蒸饼为丸，如梧桐子大。每服十丸，食前以生姜、橘皮汤嚼下。

【主治】脾脏冷气，壅滞胀闷，腹内鸣转，不思饮食。

桔梗散

【来源】《太平圣惠方》卷五。

【组成】桔梗一两（去芦头）　白术一两　丹参一两（去芦头）　白豆蔻三分（去皮）　附子三分（炮裂，去皮脐）　高良姜三分（锉）　木香三

分　沉香三分　槟榔三分　诃黎勒一两半（用皮）　陈橘皮半两（汤浸，去白瓤，微焙）

【用法】上为散。每服三钱，以水一中盏，加生姜半分，煎至六分，去滓，食前稍热服。

【主治】脾脏久积冷气流走，腹内虚鸣，两胁胀满，少思饮食。

丹参散

【来源】《太平圣惠方》卷四十三。

【组成】丹参　枳壳（麸炒微黄，去瓤）　桔梗（去芦头）　白术　赤芍药　槟榔　桂心　青橘皮（汤浸，去白瓤，焙）各一两

【用法】上为粗散。每服三钱，以水一中盏，煎至六分，去滓温服，不拘时候。

【主治】腹内气胀肠鸣，胸背切痛，不欲饮食。

槟榔散

【来源】《太平圣惠方》卷四十三。

【别名】槟榔汤（《圣济总录》卷五十七）。

【组成】槟榔　枳壳（麸炒微黄，去瓤）　桔梗（去芦头）　白术　赤芍药　丹参各一两

【用法】上为散。每服二钱，以水一中盏，加生姜半分，煎至六分，去滓温服，不拘时候。

【主治】腹内气胀肠鸣，胸背切痛。

益智仁煮散

【来源】《圣济总录》卷四十五。

【别名】益智煮散（《普济方》卷二十一）。

【组成】益智（去皮）　乌药（锉）　桂（去粗皮）　天仙藤各一两　莎草根（炒，去毛）　陈橘皮（汤浸，去白，熔）甘草（炙）各二两　干姜（炮）　木香　川芎　白术　丁香各半两　人参一分

【用法】上为粗散。每服三钱匕，水一盏，加生姜三片，大枣二个（擘破），同煎至六分，去滓，食前温服。

【主治】脾脏冷气，肠鸣相逐，饮食无味。

乌药丸

【来源】《幼幼新书》卷二十一引《宝童方》。

【组成】天台乌药　苍术（炒）各二两　木香　甘草各一分　肉豆蔻二枚

【用法】上为末，醋糊为丸，如黍米大。每服七至十丸，炒姜、葱酒送下。

【主治】腹内虚鸣。

黄耆补中汤

【来源】《医方类聚》卷一五三引《经验秘方》。

【组成】茯苓半两（去皮）　白术七钱　黄耆一两　陈皮半两　官桂四钱　甘草八钱（炙）　人参七钱　当归半两（切，焙）　熟地黄六钱　白豆蔻半两

【用法】上为粗末。每服三钱，小儿二钱，加生姜、大枣同煎，去滓，空心、食前温服。

【主治】肚疼脾虚，及腹胀肠鸣，发热烦躁，大便滑泻，米谷不化，心下痞闷满，气逆痰闷，咳逆而喘，呕哕不实，困倦无力。

【加减】如脏腑滑泄，加肉豆蔻半两；肚疼，加官桂三钱；心疼，加陈皮三钱。

肉豆蔻散

【来源】《奇效良方》卷十四。

【组成】肉豆蔻七枚（每一枚剜一窍，纳木香一粒在内，以面裹炖熟，去面不用）

【用法】上为末。分作二服，用米饮汤调下，不拘时候。

【主治】脾虚肠鸣，泄泻不食。

加味六君子汤

【来源】《济阳纲目》卷三十九。

【组成】人参　白术　茯苓　甘草　陈皮　半夏　苏子　大腹皮　木香　草果　厚朴　枳实

【用法】加生姜三片，水煎服。

【主治】因怒伤肝乘肺，传大肠者，腹鸣，气走有声，二便或闭或溏。

加味二陈汤

【来源】《济阳纲目》卷七十三。

【组成】陈皮　半夏　茯苓　甘草　黄芩　黄连　山栀子

【用法】上锉。水煎服。

【主治】肠鸣。因火动其水，腹中水鸣作痛。

安土汤

【来源】《辨证录》卷十。

【组成】白芍一两　白术一两　柴胡一钱　茯苓三钱　甘草一钱　苍术二钱　神曲二钱　炮姜一钱

【用法】水煎服。

【主治】肝气旺盛，肝木克脾土，土气不能伸，而肠中自鸣，终日不已，嗳气吞酸，无有休歇。

【方论】此方脾肝同治之法。肝平而脾气得养矣，脾安而肠气得通矣。不必止鸣而鸣自止者，妙在行肝气之郁居多，所以奏功特神耳。

实肠汤

【来源】《辨证录》卷十。

【组成】黄耆一两　茯苓五钱　山药五钱　白术一两　甘草一钱　神曲二钱　五味子一钱　肉果一个

【用法】水煎服。

【主治】胃虚，饥饿之后，腹中雷鸣，手按之鸣少止者。

消浆饮

【来源】《辨证录》卷十。

【组成】茯苓　山药各一两　芡实五钱　肉桂一钱　车前子二钱

【用法】水煎服。

【功用】补命门之火，兼利其水。

【主治】肠中作水声，如囊裹浆状。

益中汤

【来源】《杂病源流犀烛》卷三。

【组成】人参　白术　黄连　黄芩　枳壳　干姜　甘草

【主治】肠鸣下气，暂止复响。

镇惊朱砂丸

【来源】《外科证治全书》卷三。

【组成】朱砂（飞）　雄黄　附子（炮，去皮脐）各一两　麝香一分　巴豆仁二十粒（去油）

【用法】上研细和匀，炼蜜为丸，如麻子大。每服三丸，以车前草煎汤送下。以利为度。

【主治】虾蟆气。右胁有声如虾蟆，常欲以手按之，否则声声相接。

回风养脏汤

【来源】《医醇剩义》卷三。

【组成】沙参四钱　苏子一钱半　枳壳一钱　前胡一钱　桑叶一钱　茯苓二钱　白术一钱　苡仁四钱　橘红一钱　贝母二钱　荷叶蒂一枚

【功用】培土化热，熄风。

【主治】风阳外烁，肺热移于大肠，咳而遗屎。

三十一、泄　泻

泄泻，亦称腹泻，是指以大便次数增多，粪质稀薄，甚至泻出如水样为临床特征的一种胃肠疾病。泄与泻在病情上有一定区别，粪出少而势缓，若漏泄之状者为泄；粪大出而势直无阻，若倾泻之状者为泻，然文献多统称为泄泻。《黄帝内经》称本病证为"鹜溏"、"飧泄"、"濡泄"、"洞泄"、"注下"、"后泄"等，且对本病的病机有较全面的论述。如《素问·生气通天论篇》：

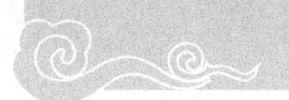

"因于露风，乃生寒热，是以春伤于风，邪气留连，乃为洞泄"。《素问·阴阳应象大论篇》："清气在下，则生飧泄"，"湿胜则濡泻"。《素问·举痛论篇》："寒气客于小肠，小肠不得成聚，故后泄腹痛矣。"《素问·至真要大论篇》："诸呕吐酸，暴注下迫，皆属于热"。说明风、寒、热、湿均可引起泄泻。《素问·太阴阳明论篇》："饮食不节，起居不时者，阴受之，……阴受之则入五脏，……下为飧泄"。《素问·举痛论篇》："怒则气逆，甚则呕血及飧泄"。说明饮食、起居、情志失宜，亦可发生泄泻。另外《素问·脉要精微论篇》："胃脉实则胀，虚则泄"，《素问·脏气法时论篇》："脾病者，……虚则腹满肠鸣，飧泄食不化"，《素问·宣明五气篇》："五气所病，……大肠小肠为泄"，指明泄泻的病变与脾胃大小肠有关。《内经》关于泄泻的理论体系，为后世奠定了基础。张仲景将泄泻和痢疾统称为下利。《金匮要略·呕吐秽下利病篇》将本病分为虚寒、实热积滞和湿阻气滞三型，并且提出了具体的证治。如"下利清谷，里寒外热，汗出而厥者，通脉四逆汤主之。""气利，诃梨勒散主之。"指出了虚寒下利的症状，以及治疗当遵温阳和固涩二法。又说："下利三部脉皆平，按之心下坚者，急下之，宜大承气汤。""下利谵语，有燥屎也，小承气汤主之。"提出对实热积滞所致的下利，采取攻下通便法，即所谓"通因通用"也。篇中还对湿邪内盛，阻滞气机，不得宣畅，水气并下而致"下利气者"，提出"当利其小便"，以分利肠中湿邪，即所谓"急开支河"之法。《景岳全书·泄泻》："凡泄泻之病，多由水谷不分，故以利水为上策"。《医宗必读·泄泻》在总结前人治泄经验的基础上，提出了著名的治泄九法，即"淡渗、升提、清凉、疏利、甘缓、酸收、燥脾、温肾、固涩"，其论述系统而全面，是泄泻治疗学上的一大发展，其实用价值亦为临床所证实。

本病成因多为感受外邪，饮食所伤，情志失调，脾胃虚弱，命门火衰等，导致脾虚湿盛，脾失健运，大小肠传化失常，升降失调，清浊不分而成。

本病治疗，应以运脾祛湿为原则。急性泄泻以湿盛为主，重用祛湿，辅以健脾，再依寒湿、湿热的不同，分别采用温化寒湿与清化湿热之法。兼夹表邪、暑邪、食滞者，又应分别佐以疏表、清暑、消导之剂。慢性泄泻以脾虚肾虚为主，当予运脾温肾为主，辅以祛湿，并根据不同证候，分别施以益气健脾升提，温肾健脾，抑肝扶脾之法，久泻不止者，尚宜固涩。同时还应注意急性泄泻不可骤用补涩，以免闭留邪气；慢性泄泻不可分利太过，以防耗其津气；清热不可过用苦寒，以免损伤脾阳；补虚不可纯用甘温，以免助湿。若病情处于寒热虚实兼夹或互相转化时，当随证而施治。

五苓散

【来源】《伤寒论》。

【组成】猪苓十八铢（去皮）泽泻一两六铢 白术十八铢 茯苓十八铢 桂枝半两（去皮）

【用法】上为散。以白饮和服方寸匕，一日三次。多饮暖水，汗出愈。

【功用】

1.《古今名医方论》引程郊倩：开结利水，化气回津。

2.《慈禧光绪医方选议》：健脾祛湿，化气利水。

【主治】

1.《伤寒论》：太阳病，发汗后，脉浮，小便不利，微热，消渴者；中风发热，六七日不解而烦，有表里证，渴欲饮水，水入则吐者；霍乱头痛发热，身疼痛，热多欲饮水者。

2.《医方集解》：通治诸湿腹满，水饮水肿，呕逆泄泻；水寒射肺，或喘或咳；中暑烦渴，身热头痛；膀胱积热，便秘而渴；霍乱吐泻，湿疟，身痛身重。

【宜忌】

1.《医方集解》：若汗下之后，内亡津液，而便不利者，不可用五苓，恐重亡津液，而益亏其阴也。

2.《成方切用》：一切阳虚不化气，阴虚而泉竭，以致小便不利者，若再用五苓以劫其阴阳，祸如反掌，不可不慎。

【验案】婴幼儿腹泻 《湖北中医杂志》（1992，4：48）：应用本方：泽泻6g，茯苓10g，猪苓8g，桂

枝 5g，白术 9g，发热者加葛根 10g，呕吐者加藿香 6g，生姜 3g，水煎，分多次少量频服，治疗婴幼儿腹泻 90 例，其中男 48 例，女 42 例，年龄 10 个月至 5 岁；病程 2～6 天，腹泻 1 日 3～5 次者 31 例，6～8 次者 55 例，8 次以上者 4 例。就诊患儿有不同程度发热、口干、尿少或呕吐等症，大便镜检有少许脂肪球和白细胞。结果：治愈（服药后体温正常，腹泻停止，呕吐停止，大便镜检无异常）82 例，8 例因脱水而配合补液兼服用本药而愈。其中服药后 24 小时以内泻止者 11 例，2 天泻止者 33 例，3 天泻止者 35 例，4 天泻止者 11 例。

四逆汤

【来源】《伤寒论》。

【组成】甘草二两（炙）　干姜一两半　附子一枚（生用，去皮，破八片）

【用法】以水三升，煮取一升二合，去滓，分温再服。强人可大附子一枚，干姜三两。

【功用】

　　1.《伤寒明理论》：发阳气，散阴寒，温经暖肌。

　　2.《伤寒溯源集》：散下焦寒邪，助清阳升发。

　　3.《医宗金鉴》：逐阴回阳。

【主治】伤寒脉浮，自汗出，小便数，心烦，微恶寒，脚挛急，反与桂枝欲攻其表，此误也，得之得厥，若重发汗，复加烧针者；伤寒医下之，续得下利清谷不止，身疼痛者；太阳病，发热头痛，脉反沉，若不差，身体疼痛，阳明病，脉浮而迟，表热里寒，下利清谷；少阴病，脉沉者；少阴病，饮食入口则吐，心中温温欲吐，复不能吐，始得之，手足寒，脉弦迟，若膈上有寒饮，干呕者；厥阴病，大汗出，热不去，内拘急，四肢疼，下利，厥逆而恶寒者；霍乱病，既吐且利，小便复利，而大汗出，下利清谷，内寒外热，脉微欲绝。

【宜忌】《中药方剂近代研究及临床应用》：血虚寒滞之厥逆非本方所宜，热厥禁用。

【验案】虚寒下利　《全国名医验案类编》（续编）：强陆氏，年 20 余岁，因夏秋伏阴在内，复纳凉食冷，致寒热伤脾而致腹痛下痢，经旬不愈，有时痛欲汗出，恶寒拘急，四肢厥冷，脉微弦而迟，此寒伤三阴，宜遵仲师温脏散寒法，以四逆汤加味。淡附子 3g，炮姜 2g，清炒甘草 2g，桂枝 2g，一服即效，二服痊愈。对症发药，虽仅数味，功效立见，用药如用兵，贵精不贵多，信然。

《浙江中医》（1964，8：14）：徐某某，男，7 个月。1963 年 8 月 7 日初诊。因母乳不足，每日喂米糊 3 次，两月前喂米糊过饱，腹胀吐泻，发高烧。西医治疗后，热退，腹泻昼夜达 10 多次，继续服用西药 6 天无效，改中医治疗 8 天，腹泻减至每日 4～5 次，因小儿服药不便而停药。两天前因受凉腹泻加重，每日 7～8 次，粪稀薄如蛋花汤，精神萎靡，夜间啼哭不宁，来门诊治疗。当时舌苔白而少津，四肢逆冷。断为脾肾虚寒，邪热留连胃肠。予以本方煎剂（先将制附子 1.5 克，干姜、甘草各 9 克，加水 350 毫升，微火煎至 150 毫升，再加入黄连 9 克，仍用微火煎至 80 毫升，过滤后，加入砂糖适量，煮沸后备用），每次 8 毫升，4 小时 1 次。次日复诊：精神好转，大便次数减至 4～5 次，四肢已温，续服 3 天而愈。最近患儿感冒来所治疗，据家长告知：前次腹泻愈后，迄今未患过泄泻。

半夏泻心汤

【来源】《伤寒论》。

【别名】泻心汤（《备急千金要方》卷十）。

【组成】半夏半升（洗）　黄芩　干姜　人参　甘草（炙）各三两　黄连一两　大枣十二个（擘）

【用法】以水一斗，煮取六升，去滓，再煮取三升，温服一升，一日三次。

【主治】伤寒五六日，呕而发热，柴胡汤证具，而以他药下之，心下但满而不痛者，此为痞。

【验案】

　　1.腹泻　《广东中医》（1959，6：226）：余某，女，26 岁。热病五天，发热，口苦，渴而引饮，自取"狗干菜"煎服，热渴口苦虽减，惟不饮食。翌日晚，食干饭钟余，胃脘不舒，夜半忽腹泻，完谷不化，延医服药二剂，无效，而后下利频数，日十余行，肠鸣漉漉，脉小数。诊断：脏热肠寒，宜半夏泻心汤，一剂而愈。

　　2.急性胃肠炎　《浙江中医杂志》（1985，

4:155）：应用半夏泻心汤加减，若腹泻每日5次以上者黄连加倍为6g，发热重者加葛根9g，呕吐或腹中冷痛明显者加生姜5g，腹胀明显者加枳壳6g，煨木香9g；治疗急性肠炎100例，结果：治愈78例，好转14例，无效8例；总有效率为92%。

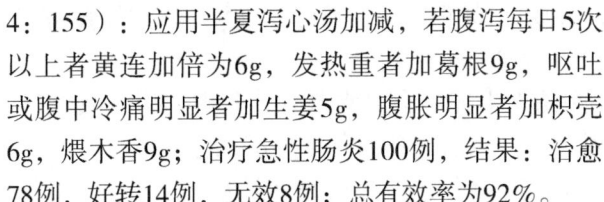

黄连汤

【来源】《伤寒论》。

【组成】黄连三两　甘草三两（炙）　干姜三两　桂枝三两（去皮）　人参二两　半夏半升（洗）　大枣十二枚（擘）

【用法】上以水一斗，煮取六升，去滓温服，昼三次，夜二次。

【功用】

1.《医宗金鉴》：调理阴阳而和解。

2.《医方发挥》：平调寒热，和胃降逆。

【主治】

1.《伤寒论》：伤寒胸中有热，胃中有邪气，腹中痛，欲呕吐。

2.《伤寒论临床实验录》：上部有热邪壅闭，脾阳虚弱不任苦寒者。

【验案】泄泻　《伤寒论临床实验录》：朱某，男，26岁，患下利证，心中烦热，恶心不欲食，头眩，大便水泄，日数十次，两手厥冷，脉象沉细。此平素胃肠虚弱，而热邪乘虚陷入胃中，故呈现心中烦热恶心，厌食，胃脘拒按之热证。根据胃热症状，宜用苦寒泄热之品。而大便泄泻，脉象沉细，舌质淡而苔微黄，则为脾阳不足。古方中既能清胃热，又可健脾扶阳者，只有《伤寒论》黄连汤可为对证之方，固疏此方与之。服药后便泄顿减而烦热亦轻，食欲较前好转。按此方连服3剂，泄泻止而呕吐之证亦不见，后以健脾和胃法调理而愈。

黄芩加半夏生姜汤

【来源】《伤寒论》。

【别名】黄芩加半夏汤（《证治准绳·幼科》卷五）、黄芩半夏汤（《杏苑生春》卷四）。

【组成】黄芩三两　芍药二两　甘草二两（炙）　大枣十二枚（擘）　半夏半斤（洗）　生姜一两半（一方三两，切）

【用法】上六味，以水一斗，煮取三升，去滓，温服一升，每日二次，夜一次。

【主治】

1.《伤寒论》：太阳与少阳合病，自下利而兼呕者。

2.《金匮要略》：干呕而利。

3.《玉机微义》：胆府发咳，呕苦水若胆汁。

4.《幼幼集成》：麻疹发热吐泻。

【方论】

1.《内台方义》：黄芩汤中以黄芩为君，以解少阳之里热，苦以坚之也；芍药为臣，以解太阳之表热而行营气，酸以收之也；以甘草为佐，大枣为使，以辅肠胃之弱以缓中也；加半夏之辛以散逆气，加生姜之辛以和其中而止呕也。

2.《绛雪园古方选注》：用甘草、大枣和太阴之阳；黄芩、芍药安太阴之阴；复以半夏、生姜宣阳明之阖，助太阳之开。上施破纵之法，则邪无客着，呕止利安。

3.《医宗金鉴》：用半夏、生姜入上焦而止呕；甘草、大枣入中焦而和脾；黄芩、芍药入下焦而止利，如是则正气安而邪气去，三焦和而呕利止矣。

猪苓汤

【来源】《伤寒论》。

【别名】猪苓散（《太平圣惠方》卷十六）。

【组成】猪苓（去皮）　茯苓　泽泻　阿胶　滑石（碎）各一两

【用法】上五味，以水四升，先煮四味取二升，去滓，纳阿胶烊消，温服七合，每日三次。

【功用】

1.《医方集解》：利湿泻热。

2.《血证论》：滋阴利水，祛痰。

【主治】阳明病脉浮发热，渴欲饮水，小便不利者。少阴病下利六七日，咳而呕渴，心烦不得眠者。

【宜忌】

1.《伤寒论》：阳明病，汗出多而渴者，不可与猪苓汤。

2.《外台秘要》：忌醋物。

3.《绛雪园古方选注》：虽渴而里无热者，不可与也。

麻黄升麻汤

【来源】《伤寒论》。

【组成】麻黄二两半（去节） 升麻一两一分 当归一两一分 知母十八铢 黄芩十八铢 葳蕤十八铢（一作菖蒲） 芍药六铢 天门冬六铢（去心） 桂枝六铢（去皮） 茯苓六铢 甘草六铢（炙） 石膏六铢（碎，绵裹） 白术六铢 干姜六铢

【用法】以水一斗，先煮麻黄一两沸，去上沫，纳诸药，煮取三升，去滓，分三次温服，相去如炊三斗米顷令尽。汗出愈。

【功用】《伤寒论讲义》：发越郁阳，清上温下。

【主治】

1.《伤寒论》：伤寒六七日，大下后，寸脉沉而迟，手足厥逆，下部脉不至，咽喉不利，吐脓血，泄利不止。

2.《张氏医通》：冬温误行汗下，阳热陷于厥阴，经脉为邪气所遏，下部脉不至，咽喉不利，唾脓血。

【验案】慢性肠炎 《陕西中医》（1986，10：462）：高某，男，38岁，农民。病人素有脾虚便溏（慢性肠炎），去年十月曾因潮热盗汗，经拍片诊为肠结核。今感冒十日，初发热恶寒，头痛无汗，后渐有胸闷咳嗽，痰多色黄。现症：发热恶寒，头痛无汗，胸闷咳喘，痰稠黄带血丝，口渴不欲多饮，咽痛烦躁，肠鸣腹痛，大便糖薄，舌苔薄白，舌尖稍红，脉寸浮滑关尺迟缓，证属表里同病。宜表里同治，用麻黄升麻汤外可解太阳寒邪，内可清阳明之热，下可温太阴之寒，又配有养肺阴之品，实为恰当。麻黄、桂枝、白术、茯苓各8克，知母、黄芩、干姜、天冬、葳蕤、白芍、炙草各6克，升麻、当归各3克，生石膏20克。水煎服，一剂后，全身絷絷汗出，两剂后表证尽解，共服三剂后，诸证悉乎。再以金水六君子汤善其后。

葛根黄芩黄连汤

【来源】《伤寒论》。

【组成】葛根半斤 甘草二两（炙） 黄芩三两 黄连三两

【用法】上四味，以水八升，先煮葛根，减二升，纳诸药，煮取二升，去滓，分二次温服。

【功用】《疡科心得集》：解表清里。

【主治】太阳病，桂枝证，医反下之，利遂不止，喘而汗出者。

【宜忌】《外台秘要》：忌猪肉、冷水、海藻、菘菜。

【验案】

1.小儿急性湿热泻 《浙江中医》（1977，9：392）：用本方加味为：葛根、黄芩各5g，黄连2g，炙甘草5g为基本方，发热重者加银花；纳呆者加麦芽、山楂；尿少者加车前草、茯苓、泽泻、米仁；口渴者加麦冬、石斛；每日1剂，水煎服，3天为1疗程；并与西药治疗的110例进行对照；治疗小儿急性湿热泻120例。结果：治疗组显效（用药1～2天，腹泻次数减少到每天2次以下，大便性状恢复正常，临床症状完全消失）51例，有效45例。对照组中显效44例，有效37例。

2.小儿病毒性肠炎 《贵阳中医学院学报》（1995，2：23）：用本方加味：加藿香、草豆蔻、板蓝根、乌梅、茯苓、白术、石榴皮，配合腹部电热吹风，治疗小儿病毒性肠炎51例。结果：51例中除4例合并肺炎，6例中度脱水者合用西药外，均用本方治愈。治疗最短1天，最长3天。

3.放射性直肠炎 《山东中医杂志》（1997，12：551）：用本方为基本方，腹痛腹胀甚者加白芍、木香、槟榔；里急后重为主者加白芍、当归、木香、槟榔；水泻者去黄芩、黄连，加莲子肉、茯苓、薏苡仁、白扁豆；厌食恶心者加半夏、陈皮、生姜、山楂；尿急尿频者加小蓟、车前子、萹蓄、瞿麦、甘草梢、木通；溃疡者加仙鹤草、姜炭、地榆、茜草；5天为1个疗程，共服用3个疗程；治疗放射性直肠炎21例。结果：治愈12例，好转7例。

紫参汤

【来源】《金匮要略》卷中。

【组成】紫参半斤 甘草三两

【用法】上以水五升，先煮紫参取二升，纳甘草煮取一升半，分温三服。

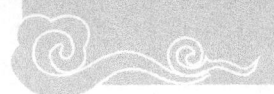

【主治】下利腹痛。

温经汤

【来源】《金匮要略》卷下。

【别名】调经散（《仁斋直指方论·附遗》卷二十六）、大温经汤（《丹溪心法附余》卷二十）、小温经汤（《血证论》卷八）。

【组成】吴茱萸三两 当归 芎䓖 芍药 人参 桂枝 阿胶 生姜 牡丹皮（去心） 甘草各二两 半夏半斤 麦冬一升（去心）

【用法】上以水一斗，煮取三升，分温三服。

【主治】妇人年五十所，病下利数十日不止，暮即发热，少腹里急，腹满，手掌烦热，唇口干燥。此病属带下，瘀血在少腹不去。

黄芩汤

【来源】《外台秘要》卷六引《伤寒论》。

【组成】黄芩三两 人参三两 桂心二两 大枣十二枚 半夏半升（洗） 干姜三两

【用法】上切。以水七升，煮取三升，温分三服。

【主治】干呕下利。

【宜忌】忌羊肉、饧、生葱。

白通汤

【来源】《外台秘要》卷二引《肘后备急方》。

【组成】大附子一枚（生，削去黑皮，破八片） 干姜半两（炮） 甘草半两（炙） 葱白十四茎 （一方有犀角半两）

【用法】上切。以水三升，煮取一升二合，去滓，温分再服。

【主治】伤寒泄痢不已，口渴不得下食，虚而烦。

【宜忌】忌海藻、菘菜、猪肉。

乌梅汤

【来源】方出《外台秘要》卷二十五引《肘后备急方》，名见《圣济总录》卷五十。

【组成】乌梅二十枚

【用法】以水二升，煮取一升，顿服之。

【主治】水下积久不愈，肠垢已出者。

四顺汤

【来源】《医心方》卷十一引《范汪方》。

【组成】甘草三两 人参二两 当归二两 附子一两 干姜三两

【用法】以水七升，煮取二升半，分三服。

【主治】寒冷饮食不调，下利。

苦酒白丸

【来源】《外台秘要》卷二十五引《范汪方》。

【组成】女萎 半夏（洗）各二两 附子（炮） 藜芦（炙，去头）各一两

【用法】上为末，和以十年苦酒为丸，如梧桐子大。每服三丸，饮送下，一日三次。不知稍稍增之。

【主治】赤白滞下，肠已滑，日数十行者。

豉薤汤

【来源】《外台秘要》卷二引《范汪方》。

【组成】豉一升（绵裹） 薤白一把

【用法】以水三升，煮取二升。及热顿服之。

【主治】伤寒暴下，及滞利腹痛。

附子汤

【来源】《刘涓子鬼遗方》卷四。

【组成】附子三分（炮） 当归 人参 黄连 甘草（炙）各一两 干姜 桂心 芍药各二两 蜀椒（去汗，去目，闭口者）半分

【用法】以水五升，煮取一升五合，去滓，分温三服。

【功用】断下，补胃。

补脾丸

【来源】《外台秘要》卷二十五引《集验方》。

【组成】附子（炮）一两 蜀椒（汗）一两 桂心二两 赤石脂 黄连 人参 干姜 茯苓 大麦

陈面（炒）　石斛　当归各二两　钟乳三两（研）

【用法】上为末，炼蜜为丸，如梧桐子大。每服十丸，酒送下，一日三次。稍稍加之。

【主治】脾滑，胃虚弱，泄下不禁，饮食不消，雷鸣绞痛。

结肠丸

【来源】《外台秘要》卷二十五引《集验方》。

【组成】苦参　橘皮　独活　阿胶（炙）　芍药　干姜　黄柏　甘草（炙）　鬼臼各四分

【用法】上为末，蜜与胶共烊以和丸，如梧桐子大，晒燥。每服十丸，以饮送下，一日三次，不知稍加。

【主治】热毒下不断，不问久新；诸㽲下及卒下。

【宜忌】《普济方》：忌海藻、菘菜。

裨脾丸

【来源】《外台秘要》卷二十五引《集验方》。

【别名】建脾丸（《奇效良方》卷十三）。

【组成】附子（炮）一两　蜀椒（汗）一两　桂心二两　赤石脂　黄连　人参　干姜　茯苓　大麦蘖　陈面（炒）　石斛　当归各二两　钟乳三两（研）

【用法】上捣筛，蜜和为丸，如梧桐子大。每服十丸，以酒送服，一日三次，稍稍加之。

【主治】脾滑胃虚弱，泄下不禁，饮食不消，雷鸣绞痛。

黄连丸

【来源】《医心方》卷十一引《耆婆方》。

【组成】黄连十二分　干姜八分　当归八分

【用法】上药治下筛，炼蜜为丸，如梧桐子大。每服二丸，不知加之。

【主治】中热下利。

消食断下丸

【来源】《备急千金要方》卷十五。

【别名】消谷断下丸（《鸡峰普济方》卷十二）。

【组成】曲　大麦蘖各一升　吴茱萸四两

【用法】上为末。炼蜜为丸，如梧桐子大。每服十五丸，一日三次。

【主治】寒冷脏滑者。

续断汤

【来源】《外台秘要》卷二十五引《崔氏方》。

【组成】续断　当归　桔梗　阿胶（炙）　桂心（炙）各三两　干姜　干地黄　芎劳各四两　蒲黄一升　甘草二两（炙）

【用法】上切。以水九升，煮八物，取三升五合，去滓，下阿胶，更烊胶取沸，下蒲黄，分三服。

【主治】下焦虚寒泄，或前便转后见血，此为远血，或痢下，或不痢，或因劳而发。

金樱子煎

【来源】《证类本草》卷十二引《孙真人食忌》。

【别名】金樱子膏（《明医指掌》卷七）。

【组成】金樱子

【用法】经霜后以竹夹子摘取，于大木臼中转杵却刺，勿损之，擘为两片，去其子，以水淘洗过，烂捣，入大锅，以水煎，不得绝火，煎约水耗半，取出澄滤过，仍重煎似稀饧。每服取一匙，用暖酒一盏调服。

【功用】

1.《类证本草》引《孙真人食忌》：止小便利，涩精气，久服令人耐寒轻身。

2.《本草纲目》：活血驻颜。

3.《中医大辞典·方剂分册》：活血、添精、补髓。

4.《北京市中药成方选集》：补肾固精，理脾固肠。

【主治】

1.《证类本草》引《孙真人食忌》：脾泄下痢。

2.《中医大辞典·方剂分册》：肝肾两亏引起的精神衰弱，小便不禁，梦遗滑精。

【方论】《证类本草》引沈存中：金樱子止遗泄，取其温且涩。世之用者，待红熟，取汁熬膏，大误也。红熟则却失本性，今取半黄时采用妙。

人参汤

【来源】《外台秘要》卷六引《删繁方》。

【组成】人参三两　甘草二两（炙）　黄芩二两　当归三两　茯苓四两　干姜四两　厚朴四两（炙）　芎𫫇三两　粟米二升

【用法】上切。以水一斗五升，煮米取熟，去米澄，取七升，下诸药，煎取三升，四两，分三服。

【主治】中焦虚寒，洞泄。

【宜忌】忌海藻、菘菜、大醋等物。

茯苓安心汤

【来源】《外台秘要》卷六引《删繁方》。

【组成】茯苓三两　人参三两　干姜三两　桂心一两　远志皮三两　甘草二两（炙）

【用法】上切。以水九升，煮取三升，去滓，分三服。

【主治】上焦虚寒，精神不守，泄下便利，语声不出。

【宜忌】忌生葱、醋物、海藻、菘菜。

猪肝散

【来源】《外台秘要》卷二十六引《删繁方》。

【组成】猪肝一斤（炙令黄燥）　黄连　阿胶（炙）　芎𫫇各二两　乌梅肉五两（熬）　艾叶一两（熬）

【用法】上药治下筛。每服方寸匕，平旦空腹温酒送下，一日二次。若不能酒，白饮服亦得。

【主治】大肠寒，洞泻，肛门凸出。

【方论】《千金方衍义》：方中猪肝逐污血，黄连燥湿热，阿胶、芎、艾和营祛风，乌梅收敛津血。

胃风煮散

【来源】《元和纪用经》。

【组成】茅山术（去皮，净）一斤　生芍药三两（赤白各半）　甘草三两　厚朴四两（去粗皮）　姜半斤（上二味同杵烂，下甘草，又杵匀，文火炒干，入术又炒，令香黄色）

【用法】上为末。每服三匕，水一升半，加生姜、大枣（切碎），同煎一升，取清汁温服。

【主治】脾胃风湿寒滞，泻利，不思食。

黄连汤

【来源】《元和纪用经》。

【组成】黄连　白芍药　吴萸（炒）各一两

【用法】上锉。分八服，每服以水一升半，煮一升许，投阿胶一分，再煮胶消，去滓，分三次温服。一方加甘草末，艾汤调亦大验。

【主治】老小泄泻，赤白带下。

木香丸

【来源】《太平圣惠方》卷五。

【组成】木香半两　附子一两（炮裂，去皮脐）　赤石脂一两　吴茱萸半两（汤浸七遍，焙干，微炒）　缩砂一两（去皮）　诃黎勒一两（煨，用皮）　高良姜三分（锉）　陈橘皮一两（汤浸，去白瓤，焙）　当归三分（锉，微炒）　草豆蔻三分（去皮）　白术一两　厚朴一两半（去粗皮，涂生姜汁，炙令香熟）

【用法】上为末，炼蜜为丸，如梧桐子大。每服三十丸，食前以热粥饮送下。

【主治】脾脏虚冷，大肠泄痢，腹痛，水谷不化，面色青黄，少思饮食。

【宜忌】忌生冷油腻。

木香散

【来源】《太平圣惠方》卷五。

【别名】木香汤（《圣济总录》卷四十四）。

【组成】木香一两　肉豆蔻一两（去壳）　人参一两（去芦头）　附子二两（炮裂，去皮脐）　当归二两（锉，微炒）　干姜一两（炮裂，锉）　甘草半两（炙微赤，锉）　陈橘皮二两（汤浸，去白瓤，焙）　苍术二两（锉，炒）　吴茱萸半两（汤浸七遍，焙干，微炒）　厚朴二两（去粗皮，涂生姜汁，炙令香熟）

【用法】上为粗散。每服三钱，以水一中盏，加大枣三枚，煎至六分，去滓，食前稍热服之。

【主治】脾脏虚冷，大肠泄痢，腹内疼痛，心腹

（四肢）不和，少思饮食。

白术散

【来源】《太平圣惠方》卷五。

【组成】白术一两　干姜半两（炮裂，锉）　桂心半两　人参半两（去芦头）　厚朴二两（去粗皮，涂生姜汁炙令香熟）　陈橘皮一两（汤浸，去白瓤，焙）　附子一两（炮裂，去芦头）　缩砂二两（去皮）　草豆蔻一两（去皮）　当归一两（锉，微炒）　诃黎勒一两（煨，用皮）

【用法】上为散。每服三钱，以水一中盏，加大枣三个，煎至六分，去滓，食前热服。

【主治】脾脏虚冷，吃食减少，大肠泄痢，腹痛，四肢无力。

诃黎勒散

【来源】《太平圣惠方》卷五。

【组成】诃黎勒一两（煨，用皮）　附子一两（炮裂，去皮脐）　干姜半两（炮裂，锉）　龙骨一两（烧过）　吴茱萸半两（汤浸七遍，焙干，微炒）　当归一两（锉，微炒）

【用法】上为细散。每服二钱，食前以热粥饮调下。

【主治】脾脏虚冷，大肠泄痢，食不消化，腹内疼痛，手足多冷，面色青黄。

补脾诃黎勒散

【来源】《太平圣惠方》卷五。

【组成】诃黎勒半两（煨，用皮）　草豆蔻三分（去皮）　陈橘皮半两（汤浸去白瓤，焙）　附子三分（炮裂，去皮脐）　甘草一分（炙微赤，锉）　木香半两　当归三分（锉，微炒）　缩砂三分（去皮）　厚朴三分（去粗皮，涂生姜汁炙令香熟）

【用法】上为散。每服三钱，以水一中盏，加生姜半分、大枣三枚，煎至六分，去滓，不拘时候热服。

【主治】脾气虚，大肠下泄，腹痛，不思饮食，四肢少力。

阿胶散

【来源】《太平圣惠方》卷五。

【组成】阿胶一两（捣碎，炒令香燥）　艾叶一两（微炒）　干姜三分（炮裂，锉）　赤石脂三分　当归一两（锉，微炒）　厚朴二两（去粗皮，涂生姜汁炙令香熟）　桂心半两　芎藭半两　附子一两（炮裂，去皮脐）

【用法】上为细散。每服二钱，食前以热粥饮下。

【主治】脾气虚冷，大肠泄痢，腹痛，食不消化。

【宜忌】忌生冷、油腻、湿面。

厚朴丸

【来源】《太平圣惠方》卷五。

【组成】厚朴二两（去粗皮，涂生姜汁，炙令香熟）　苍术一两　诃黎勒一分（煨，用皮）　当归三分（锉，微炒）　干姜（炮裂，锉）　木香半两　缩砂一两（去皮）　赤石脂一两　附子一两（炮裂，去皮脐）

【用法】上为细散。每服二钱，食前以姜枣粥饮调下。

【主治】脾脏虚冷，大肠泄痢，腹内疼痛，四肢羸瘦，少力，或渴，不思饮食。

木香丸

【来源】《太平圣惠方》卷六。

【组成】木香一两　诃黎勒一两半（煨，用皮）　白术一两　附子二两（炮裂，去皮脐）　芜荑一两（微炒）　高良姜一两（锉）　厚朴一两（去粗皮，涂生姜汁，炙令香熟）　肉豆蔻半两（去壳）　干姜三分（炮裂，锉）　甘草半两（炙微赤，锉）

《医方类聚》引本方有桂心一两。

【用法】上为末，用神曲末煮糊为丸，如梧桐子大。每服二十丸，食前以生姜、枣汤送下。

【主治】

1.《太平圣惠方》：大肠虚冷，腹痛肠鸣，食不消化。

2.《圣济总录》：肠痹，腹胀疞痛，时复飧泄。

诃黎勒散

【来源】《太平圣惠方》卷六。

【别名】诃黎勒汤（《圣济总录》卷二十）。

【组成】诃黎勒一两半（煨，用皮） 附子一两（炮裂，去皮脐） 当归三分（锉，微炒） 桔梗半两（去芦头） 肉豆蔻三分（去壳） 木香半两 吴茱萸一分（汤浸七遍，焙干，微炒） 甘草一分（炙微赤，锉） 陈橘皮一两（汤浸，去白瓤，焙）

【用法】上为散。每服三钱，以水一中盏，加生姜半分、大枣三枚，煎至六分，去滓，食前稍热服。

【主治】

1.《太平圣惠方》：大肠虚冷，肠鸣泄利，腹胁气痛，饮食不化。

2.《圣济总录》：肠痹飧泄。

草豆蔻散

【来源】《太平圣惠方》卷六。

【组成】草豆蔻一两（去皮） 高良姜三分（锉） 桂心半两 丁香半两 木香半两 白术半两 当归半两（锉，微炒） 白豆蔻半两（去皮） 陈橘皮一两（汤浸，去白瓤，焙） 肉豆蔻半两（去壳） 甘草一分（炙微赤，锉）

【用法】上为散。每服一钱，食前以姜、枣汤调下。

【主治】

1.《太平圣惠方》：大肠虚冷，肠鸣腹痛，下痢，不思饮食。

2.《圣济总录》：肠虚寒湿内攻，腹痛飧泄。

人参散

【来源】《太平圣惠方》卷四十七。

【组成】人参一两（去芦头） 甘草一两（炙微赤，锉） 黄芩一两 白茯苓二两 芎藭一两半 当归一两半（锉，微炒） 干姜二两（炮裂，锉） 厚朴二两（去粗皮，涂生姜汁，炙令香熟）

【用法】上为散。每服五钱，以水一大盏，加粟米五合，煎至五分，去滓，不拘时候热服。

【主治】霍乱后下利。

白茯苓散

【来源】《太平圣惠方》卷四十七。

【组成】白茯苓二两 人参三两半（去芦头） 干姜一两（炮裂，锉） 桂心一两 远志一两 甘草一两（炙微赤，锉）

【用法】上为散。每服三钱，以水一中盏，加生姜半分，煎至五分，去滓温服，不拘时候。

【主治】上焦虚寒，精神不守，泄下便利，语声不出。

香连散

【来源】《太平圣惠方》卷五十六。

【组成】木香半两 黄连三分（去须，微炒） 缩砂三分（去皮） 当归三分（锉，微炒） 龙骨一两 诃黎勒三分（煨，用皮） 莨菪子一两（水淘去浮者，水煮令芽出，晒干，炒令黄黑色） 厚朴二两（去粗皮，涂生姜汁，炙令香熟）

【用法】上为细散。每服二钱，以粥饮调下，不拘时候。

【主治】水泻，时有腹痛。

龙骨散

【来源】《太平圣惠方》卷五十九。

【组成】龙骨一两 木香一两 当归一两（锉，微炒） 肉豆蔻一两（面裹煨，令面黄为度） 厚朴二两（去粗皮，涂生姜汁炙令香熟）

【用法】上为细散。每服二钱，粥饮调下，一日三四次。

【主治】水泻腹痛，不纳饮食。

赤石脂丸

【来源】《太平圣惠方》卷五十九。

【组成】赤石脂三两 龙骨二两 艾叶一两（微炒） 附子一两（炮裂，去皮脐） 肉豆蔻一两（去壳） 缩砂一两（去皮） 高良姜一两（锉） 干姜一两（炮裂，锉） 吴茱萸半两（汤浸七遍，焙干，微炒） 厚朴一两（去粗皮，涂生姜汁炙令香熟）

【用法】上为末，以醋煮面糊为丸，如梧桐子大。每服三十丸，以粥饮送下，不拘时候。

【主治】水泻，心腹疗痛，四肢逆冷，不纳饮食。

诃黎勒散

【来源】《太平圣惠方》卷五十九。

【组成】诃黎勒三分（煨，用皮） 白矾一两（烧灰）

【用法】上为细散。每服二钱，以粥饮调下，不拘时候。

【主治】老人久泻不止。

茱萸丸

【来源】《太平圣惠方》卷五十九。

【别名】变通丸（《医方类聚》卷一三九引《澹寮》）、茱连丸（《万氏家抄方》卷一）。

【组成】吴茱萸二两（汤浸七遍，焙干，微炒） 黄连二两（去须，微炒）

【用法】上为末，用软饭为丸，如梧桐子大。每服三十丸，以粥饮送下，不拘时候。

本方改为汤剂，名"茱萸汤"（《圣济总录》卷七十四）；改为散剂，名"二宜散"（《普济方》卷二一二）。

【主治】

1.《太平圣惠方》：水泻不止。

2.《普济方》：赤白痢，腹脐痛，日夜无度，脓血相杂，里急及肠风下血。

厚朴丸

【来源】《太平圣惠方》卷五十九。

【组成】厚朴三两（去粗皮，涂生姜汁，炙令香熟） 黄连二两（去须，微炒） 木香一两 干姜一两（炮裂，锉）

【用法】上为末，用醋煮面糊为丸，如梧桐子大。每服三十丸，以粥饮送下，不拘时候。

【主治】水泻。

陟厘丸

【来源】《太平圣惠方》卷五十九。

【组成】陟厘三两 吴矾三两 绿矾二两 白矾一两半 黄丹一两半 石灰三两 赤石脂一两半 白石脂一两半 定粉一两半

【用法】上为末，入瓶子内烧，一复时取出，研令细，以面糊为丸，如梧桐大子。每服二十丸，空心粥饮送下，晚食前再服之。

【主治】肠滑，下肠垢。

黄连丸

【来源】方出《太平圣惠方》卷五十九，名见《圣济总录》卷七十六。

【组成】黄连（去须，微炒） 黄柏（炙微赤） 黄芩各一两

【用法】上为末，炼蜜为丸，如梧桐子大。每服十五丸，食前以粥饮送下。

【主治】

1.《太平圣惠方》：血痢。

2.《普济方》：协热泄泻。

硫黄丸

【来源】《太平圣惠方》卷五十九。

【组成】硫黄一两 白矾二两（烧令汁尽）

【用法】上为细末，以粳米饭和丸，如绿豆大。每服十丸，以粥饮送下，不拘时候。

【主治】水泻不止，腹脏久冷，不思饮食。

缩砂丸

【来源】《太平圣惠方》卷五十九。

【组成】缩砂一两（去皮） 黄连一两（去须，微炒） 附子一两（炮裂，去皮脐） 干姜半两（炮裂，锉） 木香半两 吴茱萸一两（汤浸七遍，焙干微炒）

【用法】上为末，用醋软饭为丸，如梧桐子大。每服三十丸，以米饮送下，不拘时候。

【主治】冷气水泻，日夜三二十行，腹中疗痛，四肢不和。

麝香丸

【来源】《太平圣惠方》卷五十九。

【组成】麝香半两（细研） 鹿茸二两（去毛涂酥，炙令微黄）

【用法】上为末。煮枣瓤为丸，如梧桐子大。每服三十丸，以粥饮送下。不拘时候。

【主治】久患冷痢及休息气痢，脾胃冷极，大肠滑泄，下肠垢不绝。

木香丸

【来源】《太平圣惠方》卷七十九。

【组成】木香半两 诃黎勒一两（煨，用皮） 龙骨一两 附子一两（炮裂，去皮脐） 黄连一两（去须，微炒） 干姜一两（炮裂，锉） 当归一两（锉，微炒） 吴茱萸半两（汤浸七遍，焙干，微炒）

【用法】上为末，炼蜜为丸，如梧桐子大。每服三十丸，以粥饮送下，一日三四次。

【主治】产后心腹气痛，泄痢不止。

药烧饼

【来源】《太平圣惠方》卷九十七。

【组成】羊肉一斤（去脂膜，切） 肉苁蓉四两（酒浸一宿，刮去皱皮） 附子一两（炮裂，去皮脐） 干姜半两（炮裂，锉） 胡椒一分 时萝一分 荜茇一分 诃黎勒半两（煨，用皮） 芜荑半两 白面五升

【用法】上为末，将肉并苁蓉细切，入诸药末调和，分作四剂馅，逐剂以溲过面裹着馅后撮合，微拍合匀，以湿纸裹，煻火烧之令熟。每日空腹食一个。

【功用】暖腰肾，缩小便。

【主治】五劳七伤，大肠泄痢。

车前子叶羹

【来源】方出《太平圣惠方》卷九十八，名见《圣济总录》卷一九〇。

【别名】车前叶粥（《药粥疗法》）。

【组成】车前子叶一斤 葱白一握 粳米二合

【用法】上切车前子叶，和豉汁中，煮作羹，空腹食之。

《圣济总录》：以豉汁五升，煮令沸，先下米煮熟，次下车前叶，葱白和作羹，入少盐醋，空腹食之，或煮为粥亦得。

【功用】《药粥疗法》：利尿，清热，明目，祛痰。

【主治】

1.《太平圣惠方》：热淋，小便出血疼痛。

2.《药粥疗法》：水肿，泻利，黄疸，目赤肿痛，咳嗽痰多。

肉豆蔻散

【来源】《普济方》卷二一一引《太平圣惠方》。

【别名】豆蔻散（《圣济总录》卷七十六）。

【组成】肉豆蔻一分 诃黎勒二分

【用法】上为散。每服二钱，米饮调下。未效再用一两服。

【主治】赤白痢不止，水泻。

木香和中丸

【来源】《袖珍方》卷二引《太平圣惠方》。

【组成】木香（去腐） 沉香 槟榔 枳实（去瓤） 蓬莪术（去皮） 青皮（去瓤） 橘皮（去白） 当归（酒浸） 黄芩（去腐） 木通（去皮） 黄连（去须） 白豆蔻 三棱（去皮） 牙皂（连子，酥炙） 郁李仁（去皮，另研）各一两 缩砂二两 黄柏（去腐皮） 香附子（去毛）各三两 大黄（蒸）四两 牵牛（末）二两或四两

【用法】上为末，水为丸，如梧桐子大。每服二钱半，加至三钱，食后生姜汤送下，或茶清亦得，不拘时候。

本方改为汤剂，名"木香和中汤"（《中国医学大辞典》）。

【功用】和脾气，益肾水，宣畅三焦，开利膈润大便，清小便，进美饮食。

【主治】

1.《袖珍方》引《太平圣惠方》：胃肠积滞，癥瘕癖块，气逆上攻心胸，胁肋胀满痞痛，四肢

筋脉拘急，身体困倦。

2.《证治准绳·类方》：腹痛泄泻，脉滑者。

应急大效玉粉丹

【来源】《证类本草》卷四引《经验方》。

【别名】玉粉丹（《普济方》卷三十）。

【组成】生硫黄五两　青盐一两

【用法】上为细末，蒸饼为丸，如绿豆大。每服五丸，空心热酒服，以食压之。

【主治】元脏气发，久冷腹痛，虚泻。

白龙丹

【来源】《本草纲目》卷十一引《经验方》。

【组成】枯明矾

【用法】上为末，飞罗面醋打糊为丸，如梧桐子大。每服二三十丸。白痢，姜汤送下；赤痢，甘草汤送下；泄泻，米汤送下。

【主治】泄泻、下痢。

丁香散

【来源】《博济方》卷三。

【组成】厚朴半两（去皮，用生姜汁涂，炙令香黄）　槟榔一个（火煨过）　肉豆蔻二个（去皮，面裹煨）　丁香二钱（焙干）

【用法】上为末。每服二钱，用米饮煎三二沸，温汤送服，以少许清粥饮冲下。

【主治】

1.《博济方》：脾泄泻。

2.《圣济总录》：脾冷洞泄。

大圣散

【来源】《博济方》卷三。

【组成】川乌头四两（生用）　益智仁三两　生干姜二两　青皮二两　茴香二两

【用法】上为末。每服一大钱，水一盏，入盐一捻，煎至五分，温服；如小肠气攻刺，急煎一二服，热服。

【功用】和阴气，进饮食。

【主治】脾元脏冷，滑泄不止，腹痛绞刺。

小草还丹

【来源】《博济方》卷三。

【组成】地黄半斤（锉，炒令黑黄色）　茱萸三两　青皮（去白）　草薢　干姜　石榴皮各二两　厚朴一两半（姜汁炙令黄香为度）

方中地黄，原作"根黄"，据《普济方》改。

【用法】上为末，醋糊为丸，如梧桐子大。每服三十丸，空心米饮送下；或嚼破，生姜米饮送下。

【主治】脾肾虚冷，大肠滑泄。

诃子散

【来源】《博济方》卷三。

【别名】诃黎勒汤（《圣济总录》卷七十五）。

【组成】诃子（炮，去皮）　厚朴（去皮，姜汁涂，炙黄香）　甘草（炙）　白术（炒）　草豆蔻（炮，去皮）　陈橘皮（去瓤）各等分

【用法】上为末。每服一大钱，水一盏，加生姜、大枣，同煎至七分，温服。

【主治】脾胃虚冷滑泄，不思饮食，及一切冷气。

草豆蔻散

【来源】《博济方》卷三。

【组成】草豆蔻半两（每个面裹煨，候面焦黄，去面用）　甘草一两（炙）　肉桂（去皮）一两　陈皮（去白）一两　蛮姜一两

【用法】上为细末。每服一钱半，更入陈米末一钱，大枣二个，水一盏，同煎七分，温服，其滓再煎服之。

【主治】胃口冷，吃食无味；脾泄泻不止；酒后数圊如痢，心胸不快，不思饮食。

保安丹

【来源】《博济方》卷三。

【别名】保安丸（《圣济总录》卷四十四）。

【组成】附子（炮）　当归　陈皮（去白）　干姜

（炮）各一两　蜀椒（去子）　厚朴（去皮，以姜汁炙令香熟）　吴茱萸各半两　舶上硫黄一分（另研至细）

【用法】上为细末，硫黄末和匀，以米醋和作剂，分为两团，别用白面半斤裹药令匀，如烧饼法，煨令面熟为度，杵烂为丸，如梧桐子大。每患一切气痛及宿酒食不消，炒生姜盐汤送下二十丸；如患泻痢，米饮送下。

【主治】脾元虚滑及久患泻，服药未效，日夜不止，脐腹冷疼及一切气刺、气痛。

神圣香姜散

【来源】《博济方》卷三。

【别名】神圣香黄散（《证类本草》卷七）、借气散（《圣济总录》卷七十六）、香姜散（《三因极一病证方论》卷十一）、姜黄散（《寿亲养老新书》卷四）。

【组成】宣连一两（匀锉如豆大）　生姜四两（匀锉如黑豆大）

《圣济总录》：本方用黄连、生姜各一两。

【用法】上二味一处，以慢火炒令干，姜脆深赤色即止，去姜取出，只要黄连，研为细末。每服二钱，空心腊茶清调下，甚者不过两服即愈。

【主治】
1.《博济方》：久患脾泄泻。
2.《圣济总录》：脓血痢。

煨肝散

【来源】《博济方》卷三。

【组成】苍术三两　缩砂（去皮）　柴胡（去芦）　厚朴（姜汁炙，去皮）　桔梗各一两　芜荑三分　桂心二分（去皮）　陈皮（去白）　远志（去心）　北紫菀各半两　胡椒一分

【用法】上为末。每服用獖猪肝四两，切作三片，每片用末一大钱许，掺于肝上，入葱白、莳萝、盐等，令有滋味，一重重布了，麸片裹之，扳灰火内煨令通熟，面焦黄色即得，去面取肝，空心服之，其面可二分以来，或细切肝，以散拌和，如作角子，如常煿熟食之亦得。并以薄米饮下之。

【功用】暖胃消食，止泻。

【主治】脾元虚冷，滑泄不止，口内生疮，腹中冷，不思饮食。

【宜忌】忌生冷、毒物等。

橘皮煮散

【来源】《博济方》卷三。

【别名】橘皮散（《圣济总录》卷七十四）。

【组成】橘皮（去白）　白术各二两　诃子　干姜（炮）　官桂（去皮）　枳壳（去瓤，麸炒）　木香　人参　甘草（炙）各一两　草豆蔻（去皮）七枚　厚朴一两半（姜汁涂，炙黄）　槟榔五枚　半夏二分（汤洗二十度用）

【用法】上为末。每服二钱，加生姜三片，大枣二枚，水一盏，同煎七分，去滓温服。

【主治】脾元气不和，泄痢不止，腹内雷鸣，气胀膨满，冷气刺痛。

乌龙散

【来源】《博济方》卷四。

【组成】龙骨　黄丹　定粉　猪指甲子各等分

【用法】上药同入瓷器罐内，安药，以物塞口，用火煅令通赤，放冷取出，研为末。每服半钱，米饮调下。

【主治】小儿秋后泻痢，久患不愈，大肠滑泄。

小丁香散

【来源】《普济方》卷二〇七引《博济方》。

【别名】丁香散（《鸡峰普济方》卷十四）。

【组成】丁香一分　附子一两（炮制，去皮，切作片子）　生姜（去皮）二两（细细切用）

【用法】上药除丁香外，同于铫子内炒令黄色，碾细为末。每服一钱，温粥饮调下。

【主治】肠虚泄痢。

枳壳煎丸

【来源】《普济方》卷二二〇引《博济方》。

【组成】枳壳（去瓤，麸炒）四两　厚朴（去皮，姜汁制）　杏仁（去皮尖双仁，炒）　吴茱萸

（洗）　干姜（炮）　附子（炮裂，去皮脐）各半两　艾叶（伏通者，揉如绵）四两

【用法】上为末，以酽醋一斗，于银石器内煎艾得所，次入药末同煎，杵为丸，如梧桐子大。每服二十丸，加至三十丸，空心温酒或生姜汤送下。

【主治】脾元虚冷，泄泻，不思饮食，时多干哕。

肉豆蔻散

【来源】《医方类聚》卷十引《简要济众方》。

【组成】肉豆蔻仁半两（面裹，火煨熟）　黑附子半两（去皮脐，盐炒）　缩砂半两（去皮）　木香半分

【用法】上为散。每服一钱，空心、食前米饮调下。

【主治】脾脏气不和，多痰逆，食饮无味，腹胁疼痛，大肠虚滑。

诃黎勒丸

【来源】《医方类聚》卷十引《简要济众方》。

【组成】诃黎勒皮一两半　肉豆蔻三分（去皮）　白术一两　干姜半两（炮）　吴茱萸三分（汤浸七遍，焙）

【用法】上为末，醋面糊为丸，如梧桐子大。每服二十丸，食前以热粥饮送下，一日三次。

【主治】大肠虚冷，乏气拘急，肠鸣滑泄。

炙肝散

【来源】《普济方》卷二二八引《指南方》。

【组成】牡丹皮　芍药　柴胡各一两　白术三两。

【用法】上为细末。每服三钱，以猪肝一片，薄切开，掺药在内，慢火炙，嚼，米饮送下。

【主治】虚劳太过，虚弱滑泄。

姜附汤

【来源】《普济方》卷二〇九引《指南方》。

【组成】干姜三两　附子三分　甘草一两

【用法】上锉。每服五钱，水二盏，煎至一盏，去滓温服。

【主治】

1.《普济方》引《指南方》：阴寒暴下。

2.《医方类聚》引《澹寮方》：中寒口噤，四肢强直厥冷，语音不出。

九宝饮

【来源】《古今医统大全》卷三十五引《良方》。

【别名】九宝丹（《景岳全书》卷五十八）、九味理中汤（《证治准绳·幼科》卷五）。

【组成】人参　白术　干姜（炮）　诃子（去核）　茯苓　木香　藿香（去土）　炙甘草　肉豆蔻（面煨）各一钱

【用法】水盏半，加生姜、大枣，水煎，食前服。

【功用】调理脾胃，止泄泻。

【主治】《证治准绳·幼科》：痘疮已出而利者。

木香丸

【来源】《苏沈良方》卷三。

【别名】木香槟榔丸（《圣济总录》卷三十七）。

【组成】鸡心槟榔　陈橘皮（去白）各二两　青木香　人参　厚朴　官桂（去无味者）　大附子　羌活　京三棱　独活　干姜（炮）　甘草（炙）　芎䓖　川大黄（切，微炒）　芍药各五钱　牵牛子一斤（淘去浮者，揩拭干，热捣取末四两，余滓不用）　肉豆蔻六枚（去壳，止泻方用）

【用法】上为末，瓷器盛之，密封，临服用牵牛末二两，药末一两，同研令匀，炼蜜为丸，如梧桐子大。心腹胀满，一切风劳冷气，脐下刺痛，口吐清水白沫，醋心，痃癖气块，男子肾脏风毒，攻刺四体，及阳毒脚气，目昏头痛，心间呕逆，及两胁坚满不消，卧时橘皮汤送下三十丸，以利为度，此后每夜二十丸；女人血痢，下血刺痛，积年血块，胃口逆，手足心烦热，不思饮食，姜汤送下三十丸，取利，每夜更服二十丸；小儿五岁以上，疳气腹胀气喘，空心温汤送下五七丸，小者减丸数服；凡胸腹饱闷不消，脾泄不止，临卧温酒送下，取利。

《幼幼新书》引《灵苑方》：阳毒伤寒，经三日，临卧温水下三十丸，未转加数。

【主治】

1.《苏沈良方》：风劳冷气，脐下刺痛，口吐清水白沫，醋心，痃癖气块，心腹胀满；男子肾脏风毒，攻刺四体，阳毒脚气，目昏头痛，心间呕逆，两胁坚满不消；妇人血痢，下血刺痛，积年血块，胃口逆满，手足心烦热，不思饮食；小儿疳气，腹胀气喘；胸腹饱闷，泄泻不止；误食毒物，痈疽发背，山岚瘴疟，才觉头痛，背膊拘紧。

2.《幼幼新书》引《灵苑方》：阳毒伤寒，忽浑身壮热，四肢疼痛不可忍，口内狂言。

木香散

【来源】《苏沈良方》卷四。

【组成】木香　破故纸　高良姜　砂仁　厚朴（姜汁炙）各三分　赤芍药　陈橘红　肉桂　白术各半两　胡椒　吴茱萸（汤洗去黑水）各一分　肉豆蔻四枚　槟榔一个

【用法】上为散。每服三钱，不经水猪肝四两许，去筋膜，批为薄片，重重掺药，置一鼎中，入浆水一碗，醋一茶脚许，盖覆，煮肝熟，加盐一钱，葱白三茎（细切），生姜弹子许（捶碎），同煮水欲尽，为一服，空心冷食之。初服微泻不妨，少时自止。经年冷利滑泻，只是一服。渴即饮粥汤送下。如不能食冷物，即添少浆水暖服。

本方改为丸剂，名"木香豆蔻丸"（《普济方》卷二〇七引《东坡家藏方》）。

【功用】逐下冷气。

【主治】脏腑冷极，及久冷伤惫，口疮下泄，谷米不化，饮食无味，肌肉瘦悴，心多嗔恚。妇人产后虚冷下泄，及一切水泄、冷痢。

【宜忌】忌生冷、油腻物。

【验案】久泻　张某某，久泻，忽有人召食，以疾辞不往，主人曰：吾有良方，一服可瘥。煮药而召之，张至，先服药，便就席，熟醉而归，竟不复泻。

健脾散

【来源】《苏沈良方》卷四。

【别名】建脾散（《三因极一病证方论》卷十一）、

养婆汤（《普济方》卷二〇八）。

【组成】乌头（炮）三分　厚朴（姜炙）　甘草（炙）　干姜（炮）各一分

【用法】每服一钱，水三合，加生姜二片，煎至二合，热服，并二服止。

【主治】

1.《苏沈良方》：胃虚泄泻，脾泄，老人脏泄。

2.《三因极一病证方论》：五泄，或青白五色杂下，陈作无时。

樗根散

【来源】《苏沈良方》卷八。

【组成】樗根皮一两　枳壳半两　甘草一分（炙）

【用法】上为末。每服二钱，食前粥饮送下。

【主治】水泻，里急后重，数走圊者。

草还丹

【来源】《医方类聚》卷一三九引《神巧万全方》。

【组成】干姜一斤　甘草四两　草豆蔻　连皮大腹各五个

【用法】上用水于铛内慢火煮一伏时，水尽添水，煮，切开看姜内无白，即住，候煮干，白姜薄切，焙干，次入大附子二两（炮）、白槟榔二两，次用酒酵子一升，焙干为末，和匀，以稠粟米粥为丸，如梧桐子大。每服二十丸，米饮送下，一日三次。

【主治】泄泻无度，渐成休息痢，脏腑久冷。

五膈宽中散

【来源】《太平惠民和济局方》卷三。

【别名】宽中散《世医得效方》卷三。

【组成】白豆蔻（去皮）二两　甘草（炙）五两　木香三两　厚朴（去皮，生姜汁炙熟）一斤　缩砂仁　丁香　青皮（去白）　陈皮（去白）各四两　香附子（炒去毛）十六两

【用法】上为细末。每服二钱，加生姜二片，盐少许，沸汤点服，不拘时候。

【主治】

1.《太平惠民和济局方》：因忧恚寒热，动

气伤神，致阴阳不和，脏腑生病，结于胸膈之间，遂成五膈之病：一曰忧膈，胸中气结，津液不通，饮食不下，羸瘦短气；二曰恚膈，心下实满，噫辄醋心，饮食不消，大小便不利；三曰气膈，胸胁逆满，噎塞不通，噫闻食臭；四曰寒膈，心腹胀满，咳嗽气逆，腹上苦冷雷鸣，绕脐痛，不能食肥；五曰热膈，五心中热，口中烂生疮，四肢烦重，唇口干燥，身体或热，腰背疼痛，胸痹引背，不能多食，及一切气疾。

2.《济阳纲目》：中脘停滞，气不流转，胸膈痞闷，腹痛泄泻，久而不愈。

肉豆蔻丸

【来源】《太平惠民和济局方》卷三（吴直阁增诸家名方）。

【组成】诃黎勒皮　龙骨　木香各三分　丁香三两　肉豆蔻仁　缩砂仁各一两　赤石脂　白矾灰各半两（枯）

【用法】上为末，粟米饮为丸，如梧桐子大。每服二十丸，米饮送下，不拘时候。

【主治】气泻，脾胃气虚弱，饮食减少。

如神丸

【来源】《太平惠民和济局方》卷三（吴直阁增诸家名方）。

【组成】天南星（炮）　羌活　白芷　甘草（炙）　京三棱（醋浸，炮，捶）　干姜（炮）　附子（炮，去皮脐）　半夏（汤洗二七遍，姜汁炒令干）各等分

【用法】上为末，醋煮面糊为丸，如梧桐子大。每服二十丸至三十丸，空心生姜盐汤送下。患泻，二宜汤送下三十丸；小儿赤痢，甘草、橘皮汤送下三丸至五丸；白痢，干姜汤送下。

【功用】消癖气，和脾胃，补下元。

【主治】一切冷热气。

参苓白术散

【来源】《太平惠民和济局方》卷三（绍兴续添方）。

【组成】莲子肉（去皮）　薏苡仁　缩砂仁　桔梗（炒令深黄色）各一斤　白扁豆（姜汁浸，去皮，微炒）一斤半　白茯苓　人参（去芦）　甘草（炒）　白术　山药各二斤

【用法】上为细末。每服二钱，枣汤调下。

【功用】健脾益气，和胃渗湿。

1.《太平惠民和济局方》：久服养气育神，醒脾悦色，顺正辟邪。

2.《景岳全书》：调助脾胃。

3.《中国药典》：补脾胃，益肺气。

【主治】脾胃虚弱，饮食不进，多困少力，中满痞噎，心忪气喘，呕吐泄泻，及伤寒咳噫。

【验案】

1.脾虚泄泻　《福建中医药》（1965，5：39）：某女，48岁，有腹泻史，经常腹痛肠鸣。近数月来每日均拉稀便二、三次，胃纳不佳，饮食乏味，形瘦神疲，舌质淡苔白，脉虚弱无力。此脾虚湿注，治宜健脾渗湿，拟参苓白术散主之。处方：西党参9g，焦白术9g，白茯苓9g，淮山药12g，炒扁豆9g，薏苡仁12g，苦桔梗3g，缩砂仁（杵冲）2.4g，炒莲肉9g，炙甘草3g，3剂后，腹泻停止，再服7剂，胃纳增加，大便正常。

2.行经泄泻　《福建中医药》（1965，5：39）：某女，35岁，近年来每逢月经来潮，即发泄泻，腹胀微痛，精神困倦，饮食少进，头目眩晕，月经或多或少，色淡，舌质淡红，脉象濡缓无力。症脉合参，良由脾胃虚弱，湿聚中焦所致。治宜运脾渗湿，理气调经。处方：西党参9g，白茯苓9g，淮山药12g，薏苡仁12g，炒扁豆9g，炒莲肉9g，缩砂仁（杵冲）2.4g，陈皮2.4g，生白芍9g，制香附4.5g，粉葛根4.5g，炙甘草3g。上方加减连服4剂，诸恙悉除，经随访观察4个月未见复发。

3.肠易激综合征　《陕西中医》（1998，7：312）：用本方加味，脾胃虚弱者加黄芪、诃子；肝郁脾虚者加柴胡、郁金、延胡索、木香；脾虚兼湿热者加黄连、佩兰、白头翁、白豆蔻；脾肾阳虚者加补骨脂、肉豆蔻、吴茱萸、五味子；腹痛者加延胡索、白芍、木香；大便带黏液者加黄连、白头翁，治疗肠易激综合征52例。结果：痊愈40例，好转10例。

温中良姜丸

【来源】《太平惠民和济局方》卷三（绍兴续添方）。

【别名】温中丸（《医方类聚》卷八十九引《施圆端效方》）。

【组成】高良姜（炒）四斤　干姜（炮）白术各二斤四两　肉桂（去粗皮）二十八两　甘草一斤

【用法】上为细末，炼蜜为丸，每一两作十二丸。每服一丸，细嚼，空心、食前生姜、橘皮汤送下；米饮亦得。

【功用】温脾胃，顺三焦，美饮食辟寒邪养正气。

【主治】寒痰结聚，气壅不通，食即辄吐，咽膈噎闷，两胁疼痛，呕吐哕逆，噫醋恶心，中满短气，噫闻食臭；及留饮肠鸣，湿泄冷泻，注下不止。

二气丹

【来源】《太平惠民和济局方》卷五（续添诸局经验秘方）。

【组成】硫黄（细研）肉桂（去皮，为末）各一分　干姜（炮，为末）朱砂（研，为衣）各二钱　附子（一枚大者，炮，去皮脐，为末）半两

【用法】上为末，细面糊为丸，如梧桐子大。每服三十丸，空心、食前煎艾盐汤放冷送下。

【功用】助阳消阴，正气温中。

【主治】内虚里寒，冷气攻击，心胁脐腹胀满刺痛，泄利无度，呕吐不止，自汗时出，小便不禁，阳气渐微，手足厥冷；及伤寒阴证，霍乱转筋，久下冷痢，少气羸困，一切虚寒痼冷。

小安肾丸

【来源】《太平惠民和济局方》卷五（续添诸局经验方）。

【组成】香附子　川乌　川楝子各一斤（以上用盐四两，水四升同煮，候干，锉，焙）熟干地黄八两　茴香十二两　川椒（去目及闭口者，微炒出汗）四两

【用法】上为细末，酒糊为丸，如梧桐子大。每服二十丸至三十丸，空心、卧时盐汤、盐酒任下。

【功用】补虚损，益下元。

【主治】
　　1.《太平惠民和济局方》：肾气虚乏，下元冷惫，夜多旋溺，肢体倦怠，渐觉羸瘦，腰膝沉重，嗜卧少力，精神昏愦，耳作蝉鸣，面无颜色，泄泻肠鸣，眼目昏暗，牙齿蛀痛。
　　2.《景岳全书》：久泻；阳虚于下，虚火上浮，口不臭，牙不痛，但齿摇不坚，或微痛不甚而牙缝多出血者；痿证。
　　3.《张氏医通》：小腹寒疝作痛。
　　4.《金匮翼》：肾虚冷惫，阴火上升，喘嗽，齿疼，腰痛。
　　5.《饲鹤亭集方》女人胞门受寒，小腹疼痛。

【方论】《杂病证治》：风寒袭入肾经，不能主骨而牙失所养，故牙齿疼痛、牙根摇动焉。熟地补阴坚齿牙，川乌入肾逐风寒，川椒温中逐冷，茴香温经散寒，香附调血中之气，楝子泻湿中之热以肃清经腑也，盐汤润下，酒服温行，使风寒外解，则肾气清融；而骨得所养，则齿无不坚，何疼痛之不痊哉。此补虚逐冷之剂，为风寒袭肾齿痛之专方。

大香连丸

【来源】《太平惠民和济局方》卷六（吴直阁增诸家名方）。

【别名】香连丸（《仁斋直指方论》卷十四）、二味香连丸（《全国中药成药处方集》青岛方）。

【组成】黄连（去芦须）二十两（用吴茱萸十两同炒食赤，去吴茱萸不用）木香（不见火）四两八钱八分

【用法】上为细末，醋糊为丸，如梧桐子大。每服二十丸，饭饮吞下。

【主治】丈夫妇人肠胃虚弱，冷热不调，泄泻烦渴，米谷不化，腹胀肠鸣，胸膈痞闷，胁肋胀满；或下痢脓血，里急后重，夜起频并，不思饮食；或小便不利，肢体怠惰，渐即瘦弱。

不二丸

【来源】《太平惠民和济局方》卷六。

【组成】巴豆（去皮心膜，去油）杏仁（浸，去皮尖，研）各七十个　黄蜡一两三钱　砒霜（研，

入瓷罐子，以赤石脂固封缝，盐泥固济，烧通赤，侯冷取出）一两六钱　白胶香（研细）四钱　黄丹（炒）二钱半　乳香（研）六钱半　朱砂（研，飞）半两　木鳖子（烧焦）十个

【用法】上为末，熔蜡为丸，如黄米大，每钱作一百二十丸。每服一丸，小儿半丸，水泻，新汲水送下；赤痢，甘草汤送下；白痢，干姜汤送下；赤白痢，甘草干姜汤送下，并放冷，临卧服。

【主治】大人、小儿一切泻痢，无问冷热赤白，连绵不愈，愈而复发，腹中疼痛者。

【宜忌】忌热物一二时辰。

水煮木香丸

【来源】《太平惠民和济局方》卷六（吴直阁增诸家名方）。

【组成】陈皮（去白）　甘草（炒）　青皮（去白）　木香各一两一分　白芍药　当归（去芦）各二两　干姜（炮）一两半　诃子皮（去核）二两半　罂粟壳（去蒂盖，蜜炒黄色）八两

【用法】上为细末，炼蜜为丸，每一两作六丸。每服一丸，水一盏，煎至七分，和滓空心温服；不拘时候亦可。

【主治】一切赤白痢，脓血相杂，里急后重；或脏腑滑泄，日夜无度；或积寒久冷，脐腹疼痛，不思饮食。

水煮木香丸

【来源】《太平惠民和济局方》卷六（宝庆新增方）。

【组成】当归（洗，去芦）　诃子（炮，去核）　木香（不见火）各六两　青皮（去白）　甘草（火监赤）各二两四钱　罂粟壳（去瓤）二两八钱

【用法】上为细末，炼蜜为丸，如弹子大。每服一丸，水八分盏，煎至六分，空心、食前温服。

【主治】一切赤白痢，脓血相杂，里急后重；或脏腑滑泄，日夜无度；或积寒久冷，脐腹疼痛，不思饮食。

半硫丸

【来源】《太平惠民和济局方》卷六。

【别名】半桃丸（《三因极一病证方论》卷十二）、硫半丸（《良朋汇集》卷二）。

【组成】半夏（汤浸七次，焙干，为细末）　硫黄（明净好者，研令极细，用柳木槌子杀过）各等分

【用法】以生姜自然汁同煎，加干蒸饼末入臼内杵为丸，如梧桐子大。每服十五丸至二十丸，空心温酒或生姜汤送下；妇人醋汤送下。

【功用】

1.《太平惠民和济局方》：除积冷，暖元脏，温脾胃，进饮食。

2.《圣济总录》：温胃去痰。

3.《普济方》引《仁存方》：止泄泻。

4.《良朋汇集》：润大肠。

【主治】

1.《太平惠民和济局方》：心腹一切痃癖冷气，及年高风秘冷秘，或泄泻。

2.《圣济总录》：痃癖冷气叶逆。

3.《普济方》：小儿泄泻注下，或手足冷者，亦治咳嗽。

4.《温病条辨》：湿凝气阻，三焦俱闭，二便不通。

【方论】

1.《温病条辨》：湿阻无形之气，气既伤而且阻，非温补真阳不可，硫黄热而不燥，能疏利大肠，半夏能入阴，燥胜湿，辛下气，温开郁，三焦通而二便利矣。

2.《成方便读》：此为命火衰微，胃浊不降而致，故以半夏和胃而通阴阳，硫黄益火消阴，润肠滑便，然后胃与大肠皆得复其常，所谓六腑皆以通为用也。

【验案】虚风便秘　《临证指南医案》：吴，二气自虚，长夏大气发泄，肝风鸱张，见症类中，投剂以来诸恙皆减，所嫌旬日犹未更衣，仍是老人风秘。半硫丸一钱，开水送下，三服。

地榆散

【来源】《太平惠民和济局方》卷六（宝庆新增方）。

【组成】石榴皮　莲蓬（去茎）　甘草（炒）　罂粟壳（去瓤，蜜涂炙）各等分

本方名"地榆散"，但方中无地榆，疑脱。

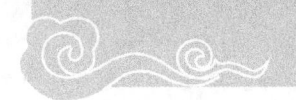

【用法】上为细末。每服二大钱，水一盏半，加生姜三片，煎至一盏，通口服，不拘时候。

【主治】肠胃气虚，冷热不调，泄泻不止，或下鲜血，或如豆汁，或如豚肝，或脓血相杂，赤多白少，腹痛后重，遍数频并，全不入食。

曲术丸

【来源】《太平惠民和济局方》卷六（吴直阁增诸家名方）。

【组成】神曲（炒）　苍术（米泔浸一宿，焙干）各等分（为末）

【用法】上为末，面糊为丸，如梧桐子大。每服三十丸，米饮送下，不拘时候。

【主治】时暑暴泻，饮食所伤，胸膈痞闷。

赤石脂散

【来源】《太平惠民和济局方》卷六。

【组成】赤石脂（煅）　甘草（燃）各五两　缩砂仁二十两　肉豆蔻（面裹煨熟）四十两

【用法】上为末。每服二钱，食前、空心温粟米饮调下。

【主治】肠胃虚弱，水谷不化，泄泻注下，腹中雷鸣，及冷热不调，下痢赤白，肠滑腹痛，遍数频多，胁肋虚满，胸膈痞闷，肢体困倦，饮食减少。

诃黎勒丸

【来源】《太平惠民和济局方》卷六。

【组成】诃黎勒皮　川乌头（炮，去皮脐）　缩砂仁　白矾（煅）各四十两　肉豆蔻（去皮，炮）　木香　干姜（炮）各二十两　龙骨（洗）　赤石脂各八十两

【用法】上为末，粟米饭为丸，如梧桐子大。每服二十丸至三十丸，食前以温粟米饮送下；甚者可倍加丸数。

【主治】肠胃虚弱，内受风冷，水谷不化，泄泻注下，腹痛肠鸣，胸满短气；肠胃积寒，久利纯白，或有青黑，日夜无度；脾胃伤冷，暴泻不止，手足逆冷，脉微欲绝。

纯阳真人养脏汤

【来源】《太平惠民和济局方》卷六（绍兴续添方）。

【别名】真人养肠汤（《仁斋直指方论》卷十三）、养脏汤（《仁斋直指小儿方论》卷四）。

【组成】人参　当归（去芦）　白术（焙）各六钱　肉豆蔻（面裹，煨）半两　肉桂（去粗皮）　甘草（炙）各八钱　白芍药一两六钱　木香（不见火）一两四钱　诃子（去核）一两二钱　罂粟壳（去蒂盖，蜜炙）三两六钱

【用法】上为粗末。每服二大钱，水一盏半，煎至八分，去滓，食前温服。

本方改为散剂，名"养脏散"、"真人养脏散"（《全国中药成药处方集》吉林方）。

【主治】大人、小儿肠胃虚弱，冷热不调，脏腑受寒，暴泻，下痢赤白，或便脓血，有如鱼脑，里急后重，脐腹疼痛，日夜无度，胸膈痞闷，胁肋胀满，全不思食，及脱肛坠下，酒毒便血，诸药不效者。

【宜忌】忌酒、面、生冷、鱼腥、油腻。

【加减】如脏腑滑泄夜起，久不愈者，可加炮附子三、四片，煎服。

【方论】

1.《医方考》：下痢日久，赤白已尽，虚寒脱肛者，此方主之。甘可以补虚，故用人参、白术、甘草；温可以养脏，故用肉桂、豆蔻、木香；酸可以收敛，故用芍药；涩可以固脱，故用粟壳、诃子。是方也，但可以治虚寒气弱之脱肛耳。若大便燥结，努力脱肛者，则属热非寒矣，此方不中与也，与之则病益甚。

2.《医略六书》：泻久虚滑，肛门时脱，此少火不能熏蒸脾土，故脐腹疼痛，滑泄不禁焉。人参补气扶脾元，白术健脾壮中土，肉果固胃涩肠，肉桂温营补火，白芍敛阴和血脉，木香调气厚肠胃，诃子涩肠止虚滑，粟壳涩肠止泻利，炙草缓中益脾胃也。水煎，温服，使气阳内充，则火土合德而输纳有权，安有利久滑脱，脐腹疼痛之患乎？此补虚涩脱之剂，为痢久腹痛滑脱之专方。

3.《医林纂要探源》：气者，阳也；有阳之生而后有阴之敛，无气则肺何所敛？气虚而肺寒矣。凡物之不坠，大气举之，若泻痢邪尽而气亦

随以衰，肺不上举，故形下脱，此寒而脱肛也。是宜益气以实其肺，以举其脱，而不徒事收敛。肉桂以生阳，而参、术、甘草、木香皆能益气行气以输之肺，然要以肺之能敛为主，上敛则下举，故必以罂粟壳、诃子、芍药为之主，是此方之治也。

4.《成方便读》：夫脱肛一证，皆大肠之病，寒、热、虚、实皆可致之。虚而挟热者，如前之河间诃子散；虚而有寒者，即用此方。然脱肛虽属大肠，推其致此之由，皆多因脾虚而致，故而以人参、白术、甘草大补其脾。但泻痢日久，赤白虽无，其气分与血分，不无虚而留滞，故以木香理气，归、芍和血，肉桂温其下而散其寒。肉蔻、罂粟、诃子三味，皆可固肠止脱，而为收涩之剂耳。

5.《医方发挥》：本方为泻痢日久，脾肾虚寒而设，治宜温中补虚，涩肠止泻。故方中以人参、白术甘温益气、健脾补中为主。辅以辛热之肉桂、肉豆蔻，温肾阳暖脾土以除寒，合主药以增强益气健脾、温补脾肾的作用。滑脱一证除了用温补外，还需涩肠止泻，故配以酸收之诃子皮、罂粟壳以涩肠止泻，共为辅药。主辅合用则益气和中，温肾固脱。泻痢日久则耗伤阴血，故佐以当归、白芍养血和阴，以补耗伤之阴血。脾虚气滞，故用木香醒脾理气。使以甘草和中健脾，合白芍以缓急止痛。诸药合用，则有温中补虚，涩肠固脱止泻的作用。

【实验】抗胃溃疡　《中药药理与临床》（1991，2：8）：实验结果提示，本方对急性应激性溃疡、幽门结扎性溃疡、消炎痛性溃疡和醋酸性溃疡均有明显的抑制和保护作用。其机理可能是通过中和胃酸，抑制胃蛋白酶活性，减少胃液消化蛋白质，从而抑制溃疡的发生和保护溃疡面而促进愈合。

【验案】

1.慢性痢疾、脱肛　《甘肃中医学院学报》（1987，4：24）：应用本方：人参5～20g，白术5～20g，炙甘草3～15g，肉豆蔻5～30g，肉桂3～15g，附子5～30g，诃子肉5～30g，罂粟壳5～25g，白芍5～20g，当归5～10g，木香3～10g为基本方，慢性痢疾加赤石脂10～30g；脱肛加炙黄芪10～40g；每日1剂，水煎分3次服，小儿和体弱者剂量酌减；脱肛者另配石榴皮、枯矾、五倍子，水煎洗浴局部，每于大便后1次；20天为1疗程，治疗慢性痢疾、脱肛162例，其中慢性痢疾组108例，脱肛组54例。结果：慢性痢疾组治愈55例，占50.9%；显效35例，占32.4%；好转9例，占8.3%；无效9例，占8.3%；总有效率为91.7%。脱肛组治愈32例，占59.2%；显效12例，占22.2%；好转3例，占5.6%；无效7例，占13%；总有效率为87%。

2.慢性结肠炎　《成都中医学院学报》（1989，4：27）：应用本方加减：黄芪12～15g，党参12～30g，土炒白术12～15g，当归9～12g，煨肉豆蔻9～15g，煨诃子9～15g，白芍9～15g，木香6～12g，肉桂（研末服）3g，炙甘草6～9g，赤石脂（包）15～30g，延胡索9～15g，乌梅9～15g为基本方，胃寒肢冷加干姜；腹胀纳差加砂仁、厚朴；阳虚便血加地榆炭；脾肾阳虚加仙灵脾、杜仲、补骨脂；肠黏膜溃疡加儿茶；水煎服，每日1剂，30天为1疗程，治疗慢性结肠炎49例。结果：痊愈（临床症状消失，肠镜或钡灌肠X线复查结肠黏膜病变恢复正常或留瘢痕者）29例，占59.18%；显效（临床症状基本消失，肠镜或钡灌肠X线复查结肠黏膜病变大部分恢复者）10例，占20.41%；好转（临床症状减轻，肠镜或钡灌肠X线复查结肠黏膜病变好转者）8例，占16.33%；无效（临床症状、肠镜或钡灌肠X线复查结肠黏膜病变无改善者）2例，占4.08%；总有效率为95.92%。

3.糖尿病顽固性腹泻　《浙江中医杂志》（1993，9：395）：应用本方加减：人参5g（或党参30g），炒白术、肉桂、白芍各12g，肉豆蔻、诃子各15g，罂粟壳、广木香各6g，炙甘草5g为基本方；寒甚者加附子12g，干姜10g；泻下清水，伴五更腹痛喜按者加巴戟天、补骨脂各15g；久泻伴腹刺痛，舌质瘀黯，脉涩者加五灵脂、蒲黄各12g，细辛6g；每日1剂，5天为1疗程；治疗糖尿病顽固性腹泻78例。结果：完全控制（腹泻停止，大便成形，自觉症状消失，停药后1年以上不复发）共61例；基本控制（腹泻停止，其他症状明显改善，舌脉好转，或腹泻消失，但停药后又出现轻度腹泻，再次投药后又可控制者）14例；无效（用药5个疗程未减轻者）3例；总有效率为96.2%。

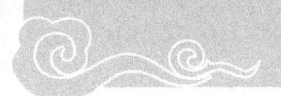

4.慢性结肠炎 《黑龙江中医》（2006，5：20）：用本方治疗慢性结肠炎99例。结果：痊愈（临床症状消失，大便正常，大便镜检正常，纤维结肠镜或X线钡剂灌肠复查恢复正常）56例；好转（临床症状消失，大便正常，纤维结肠镜或X线钡剂灌肠复查好转）38例；无效（临床症状、体征无好转）5例；总有效率95%。

固肠散

【来源】《太平惠民和济局方》卷六（吴直阁增诸家名方）。

【组成】陈皮（炒）二十两　木香一两（不见火）　肉豆蔻（生用）　罂粟壳（去蒂盖，蜜炙）各二两　干姜（炮）　甘草（炙）各二两半

方中陈皮，《仁斋直指方论》作"陈米"。

【用法】上为细末。每服二钱，以酒一盏，入生姜二片，大枣一个，同煎至七分，温服，不拘时候；如不饮酒者，水煎亦得。

【主治】脾胃虚弱，内受寒气，泄泻注下，水谷不分；冷热不调，下痢脓血，赤少白多，或如鱼脑；肠滑而泻，遍数频并，心腹胀满而痛，食减少力。

【宜忌】忌酒、面、鱼腥等物。

胃风汤

【来源】《太平惠民和济局方》卷六。

【别名】人参胃风汤（《张氏医通》卷十六）、胃风煎（《医级》卷八）。

【组成】白术　芎䓖　人参（去芦）　白芍药　当归（去苗）　肉桂（去粗皮）　茯苓（去皮）各等分

【用法】上为粗末。每服二钱，以水一大盏，加粟米百余粒，同煎至七分，去滓，空心稍热服。

【功用】《玉机微义》：补血活血，益胃气。

【主治】

1.《太平惠民和济局方》：风冷乘虚入客肠胃，水谷不化，泄泻注下，腹胁虚满，肠鸣疗痛，及肠胃湿毒，下如豆汁，或下瘀血，日夜无度。

2.《儒门事亲》：小儿风水，小便涩，饮食不进，形肿如腹，四肢皆满，状若水晶。

【方论】

1.《医方考》：风，阳邪也，血得之则善行，故下鲜血；湿，阴邪也，血得之则败坏，故如豆汁。气血虚而后邪凑之，故用人参、白术、茯苓以补气，用川芎、当归、芍药以养血；肉桂之辛，可以散风邪，肉桂之热，可以祛湿毒，血药得之可以调营，气药得之可以益卫。又曰：白术、茯苓，能壮脾而疗湿；川芎、肉桂，能入血而驱风。

2.《成方切用》：胃风者，胃虚而风邪乘之也。风属肝木。故用参、术、茯苓，以固脾气而益卫；当归、川芎，以养肝血而调营；芍药泻肝，而能和脾；肉桂散风，而能平木，木得桂而枯，削桂钉木根，其木即死；又辛能散风，故能住泄泻而疗风湿也。

【验案】婴幼儿泄泻 《甘肃中医学院学报》（1995，1：23）：用本方加味：炒当归、川芎、白芍、人参、白术、茯苓、赤石脂、干姜、荷叶、陈仓米，每日1剂，水煎服，治疗婴幼儿脾虚泄泻108例。结果：服药1剂痊愈者25例，2剂愈者68例，3剂愈者15例。

朝真丹

【来源】《太平惠民和济局方》卷六。

【组成】硫黄（生，研细）三十两　白矾（煅）七两半　朱砂（研，为衣）三两一钱

【用法】上研匀，水浸蒸饼为丸，如梧桐子大，朱砂为衣。每服三十丸，温米饮送下，不拘时候。

【主治】肠胃虚弱，内受风冷，或饮食生冷，内伤脾胃，泄泻暴下，日夜无度，肠鸣腹痛，手足厥寒。

罂粟汤

【来源】《太平惠民和济局方》卷六（吴直阁增诸家名方）。

【组成】艾叶（去梗）　黑豆（炒，去皮）　陈皮（去白）　干姜（炮）　甘草（炙）各二两　罂粟壳（去蒂，密炙）四两

【用法】上为粗散。每服三钱，水一盏半，煎至一盏，去滓，食前温服。

【主治】肠胃气虚，冷热不调，或饮食生冷，内伤脾胃，或饮酒过度，脐腹疞痛，泄泻肠鸣，下痢或赤或白，里急后重，日夜频并，饮食减少，及肠胃受湿，膨胀虚鸣，下如豆汁，或下鲜血。

【宜忌】忌生冷油腻等物。

苏感丸

【来源】《玉机微义》卷五引《太平惠民和济局方》。

【组成】苏合香丸　感应丸

【用法】二药和匀为丸，如粟米大。每服五丸，空心淡姜汤送下。

【主治】脏腑有积下利。

太平丸

【来源】《古今医统大全》卷三十五引《太平惠民和济局方》。

【组成】黄连（同茱萸炒，去萸不用）　芍药（炒）减半

【用法】上为末，老米糊为丸服。

【主治】泄泻。

薷苓汤

【来源】《古今医统大全》卷三十五引《太平惠民和济局方》。

【组成】香薷　黄连（姜汁炒）　厚朴（姜炒）　扁豆（炒）　猪苓　泽泻　白术　茯苓等分

【用法】上锉。每服五六钱，水一钟半，加生姜三片，煎七分服。

【主治】夏月暑泻，欲成痢者。

胃苓汤

【来源】《增补内经拾遗》卷三引《太平惠民和济局方》。

【别名】经验对金饮子（《加减灵秘十八方》）、胃苓散（《普济方》卷三二一引《大全良方》）、术苓汤（《女科万金方》）、平胃五苓散（《脉因证治》卷上）、对金饮子（《医学纲目》卷二十三）。

【组成】苍术（泔浸）八钱　陈皮　厚朴（姜制）

五钱　甘草（蜜炙）三钱　泽泻二钱五分　猪苓　赤茯苓（去皮）　白术各一钱半　肉桂一钱

【用法】上为粗末，每服一两，以水二钟，加生姜三片，大枣二枚，炒盐一捻，煎八分，食前温服。

【功用】

1.《增补内经拾遗》引《太平惠民和济局方》：安胃利水止泻。

2.《方剂学》：祛湿和胃。

【主治】

1.《增补内经拾遗》引《太平惠民和济局方》：小便癃闭，大便飧泄，濡泻。

2.《普济方》引《大全良方》：夏秋之间，脾胃伤冷，水谷不分，泄泻不止。

3.《普济方》引《如意方》：沉冷证，小便不利，及胃虚不和，早晨心腹痛。

4.《丹溪心法》：阴囊肿，状如水晶，时痛时痒出水，小腹按之作声，小便频数，脉迟缓。

5.《保婴金镜录》：脾胃受湿，呕吐泄泻。

6.《仁术便览》：黄疸。

7.《增补内经拾遗》引《保生备录》：阴水。

8.《杏苑生春》：中暑挟食不消，吐泻腹痛。

9.《张氏医通》：饮食停积，浮肿泄泻。

【验案】

1.内耳眩晕症　《浙江中医》（1994，3：113）：用本方加减治疗内耳眩晕症32例。药用：茯苓、桂枝、陈皮、苍术、白术、厚朴、泽泻、猪苓、菊花、钩藤、生姜，气虚者加黄芪、党参；血虚者加白芍、当归；痰湿重者加半夏、竹沥；畏风者加防风、荆芥穗；火盛者加山栀、豆豉、黄连、龙胆草。结果：痊愈27例，明显好转4例，平均服药5剂。

2.腹泻　《贵阳中医学院学报》（1996，3：19）：郝氏用本方治疗急性腹泻20例。呕吐甚者加白芍、川楝子；挟食滞者加神曲、山楂；大便夹有赤白者，与白头翁汤合用。并与用西药庆大霉素等常规治疗21例对照。结果：治疗组显效17例，有效2例，对照组分别为15例、4例。

3.小儿泄泻　《山东中医杂志》（2005，5：286）：用本方治疗小儿泄泻62例。结果：痊愈（大便成形，每日1～2次，全身症状消失，大便镜检无异常）55例，有效（便次减少，便质由稀转溏，全身症状减轻，大便镜检偶见脂肪球）5

例，无效（大便次数及性状无改善或加重）2例，总有效率96.8%。

木香丸

【来源】《养老奉亲书》。

【组成】轻好全干蝎二十个（每个擘三两段，慢火上炒令黄熟）　拣好胡椒三百粒（生）　木香一分

【用法】上为末，湿纸裹烧，粟米饭为丸，如绿豆大。如患腹痛，每服十五丸，煎灯心、陈橘皮、生姜汤送下；大便不调及泄泻，每服十五丸，煎陈橘皮汤送下。

【主治】老人夏月暴发腹痛及泄泻。

曲末粥

【来源】《养老奉亲书》。

【别名】曲米粥（《古今医统大全》卷八十七）。

【组成】神曲二两（炙，捣罗为末）　青粱米四合（净淘）

【用法】上相和煮粥，空心食之。常三五服立愈。

【功用】《古今医统大全》：温中。

【主治】老人脾虚气弱，食不消化，泄痢无定。

诃子散

【来源】《养老奉亲书》。

【组成】诃子皮五个　大腹五个（去皮）　甘草半两（炙）　白术半两（微炒）　草豆蔻十四个（用面裹，烧令面熟黄，去面，并皮用）　人参（去芦头）半两

【用法】上为末。每服二钱，水一盏，加生姜少许，大枣二个，同煎至六分，去滓温服。

【主治】老人夏月脾胃忽生冷气，心腹胀满疼闷，泄泻不止。

神授高青丸

【来源】《养老奉亲书》。

【组成】高良姜　青木香各一两

【用法】上二味为末，煮枣肉为丸，如梧桐子大。每服十五丸至二十丸，干姜汤送下。

【主治】老人脾脏泄泻，心气不和，精神倦怠，不思饮食。

摄脾丸

【来源】《养老奉亲书》。

【组成】木香　诃子（炮，去核）　厚朴（生姜汁炙）　五倍子　白术各等分

【用法】上为末，用烧粟米饭为丸，如梧桐子大。每服十丸，米饮送下。

【主治】老人乘秋，藏腑虚冷，滑泄不定。

荜茇粥

【来源】《养老奉亲书》。

【组成】荜茇末二合　胡椒末一分　青粱米四合（淘）

【用法】上以米煮作粥熟，下二味调之，空心食。常服尤效。

【功用】《药粥疗法》：温中、散寒、止痛。

【主治】

1.《养老奉亲书》：老人冷气心痛，发动时遇冷气即痛。

2.《药粥疗法》：胃寒呕吐，食欲不振，脘腹疼痛，肠鸣泄泻。

【宜忌】《药粥疗法》：凡一切实热症及阴虚有火者忌用。

【方论】《药粥疗法》：方中荜茇大辛大热而无毒，专入脾胃经，温胃散寒，下气止痛；胡椒入胃及大肠经，功同荜茇，二者一并煮粥，其温中散寒之力颇强，且与米配合，煮粥食用，还能温中补虚，健脾暖胃，同时也能使荜茇、胡椒的散寒作用缓缓发挥，以提高疗效。

四味芍药散

【来源】《史载之方》卷上。

【组成】吴白术　芍药　桔梗　香白芷各等分。

【用法】上为末。每服三钱比，水一盏，加生姜三片，大枣二个同煎，取八分服。

【功用】温肺。

【主治】肺金之胜，寒中鹜溏，少腹痛，中清，去

胁痛，六脉毛而微，不浮，足泽沉而小击。

荆芥散

【来源】《史载之方》卷上。

【组成】荆芥穗一分　防风　芍药　诃子皮　羌活　甘草各一分　白蒺藜半两　厚朴十铢（去皮）　木香三铢

【用法】上为细末。每服三钱匕，以水一盏，加大枣一个，同煎，和滓服，不拘时候。

【功用】凉肝，轻益其胃。

【主治】飧泄，肝热刑脾而泄，肠鸣，腹支满，口胶渴，溲赤，六脉轻弦。

削术豆蔻散

【来源】《史载之方》卷上。

【组成】草豆蔻　削术　诃子皮各一两　大芎　陈橘皮各半两　甘草　藁本各八铢　独活　藿香各一分

【用法】上为细末。每服三钱，水一盏，加生姜二片，大枣二个，同煎，取八分，空心和滓服。

【主治】脾湿而泄，腹满溏泄，腹痛，体重食减，甚则足痿，行善，脚下痛。

萆薢胜金丸

【来源】《史载之方》卷上。

【组成】萆薢　诃子各一两　石斛　续断　芎藭　附子　巴戟（去心）　官桂　藁本各半两　蓬莪术　山茱萸　细辛　当归　独活各一分

【用法】上为末，炼蜜为丸，如梧桐子大。每服五七十丸，空心米汤下。

【主治】肾寒溏泄，体重，食减，腹痛，四肢不举，甚则注下赤白，腰膝酸痛，股膝不便。

炙肝散

【来源】方出《史载之方》卷下，名见《中藏经》卷七。

【别名】猪肝散（《普济方》卷二〇八）。

【组成】白术半两　白芍药半两　桔梗一分　白芷半两

【用法】上为细末。以猪肝四两片切，如食法，入少盐和之，不用油，用药先和一半于铫内，先煿过，次用木炭火上炙干，再傅末作两三次食之，止泄最妙。

【功用】

1.《史载之方》：止泻。

2.《中藏经》：逐胃中风邪，益脾进食。

【主治】

1.《史载之方》：久泻。

2.《中藏经》：凡人虚弱，用补药日久，渐至瘦损，食少倦怠，大便频数，泄漏。

金花散

【来源】《传家秘宝》卷中。

【组成】半夏（汤浸七遍）　川乌头（炮，去皮脐）　郁金　胡椒　川楝（焙干，麸炒）　木香　马蔺花（酒浸，取肉）各半两　当归半两（生）　荆三棱　蓬莪茂（二味捶碎，用巴豆半两同炒褐色为度，去巴豆，只取二味药）　大腹子（用纸制）　白芜荑　白术（炒）　黄连（炒）各半两

【用法】上为末。每服三钱，用羯羊肝一具，去筋膜，批作片子，匀掺药末在内，更入盐三钱，干姜末二钱，大芜荑末二钱，葱白细切搅拌匀，和白面作肝角子，慢火烧令香熟，空心吃，温米饮下。如患五积气，五膈气，下胸膈，消化酒毒，并煎陈橘皮汤调下半钱。

【主治】劳气腹胀，心脾泄泻，生疮面黄，肢瘦，腹内虚鸣，脐胁疝痛，不思饮食。

【宜忌】切忌冷水。

山茵陈散

【来源】《传家秘宝》卷下。

【组成】当归　厚朴　陈皮　青皮　牛膝　紫菀　人参　茯苓　附子　枳壳　白芷　干姜　赤芍　芜荑　藁本　木香　茵陈　柴胡　桔梗　桂各等分

【用法】上药以常法修制。每药末一两，用猳猪肝一具，切如柳叶，入药内拌令匀，热米饮下，量

加吃之。

【主治】冷劳瘦弱，腹泄不止，气劣虚羸。

正元散

【来源】《传家秘宝》卷下。

【组成】蓬莪术一两　金铃子（去核）一分

【用法】上为末，更加硼砂一钱，炼过，研细和匀。每服二钱，空心盐汤或温酒调下。

【主治】气不接续，气短，兼治滑泄及小便数。

玉粉散

【来源】《传家秘宝》卷下。

【别名】红豆散（《圣济总录》卷七十四）。

【组成】大黑附子（存坐正者，炮，去皮脐）　红豆（拣净）　干姜（炮）各一两（捣罗极细）　舶上硫黄一两（细研如面）

【用法】上为散。如有病人，用半稀半稠粟米粥调药一钱，空心温冷吃一服，便效。如要为丸服亦得。

【主治】冷极泄泻久作，肠滑不禁，不思饮食。

妙香丸

【来源】《传家秘宝》卷下。

【组成】辰砂二两（水飞过）　巴豆一百五十粒（肥好者，去心皮膜，不出油，研如面油）　生龙脑一分　麝香一分　轻粉一分　大金箔三十五片　真牛黄半分　犀角一分

【用法】上药各为极细末，再一处同研令匀后，用上好黄蜡一两，溶化去脚，只取清者，放瓷器中和上件药，以竹篾子搅匀，再熔温化，令药匀，温软可丸。小儿每服一大丸，可分至十小丸，每服三丸至五丸，金银汤送下；或有惊风积滞，痰涎等，以生龙脑少许，轻粉一钱，研匀，用金银花汤送下五七丸；如伤寒时疾，阴阳气交结，伏毒气胃中，喘躁眼赤，潮发不定，再经日数七、八日已下至半月日未安，医不能明其证候，脉息交乱者，可服一丸，如丸大难咽可分作三丸，用龙脑、腻粉、米饮调半盏送下。此一服，取转下一切恶毒涎，并药丸泻下，如要却收，水洗净，

用朱砂末、龙脑、麝香内收之，可再与服。

【主治】风热潮热，搐搦，伤寒时疾，阴阳气交结，伏毒气胃中，喘躁眼赤，潮发不定，一切惊热烦赤，睡卧不宁，泄泻积食。

小阿胶丸

【来源】《传家秘宝》卷三。

【组成】真阿胶二两（打碎，炒）　宣黄连二两（去毛）　白茯苓一两半

【用法】上为末，用白汤和得所，于热汤上急为丸，如绿豆大。大人可服二十丸或三十丸，一日三次；小儿服五丸至十丸，用浆水造粟米饮送下。

【主治】渴热泄泻，及赤白痢，痢而渴者。

八仙糕

【来源】《仙拈集》卷三引《传家秘宝》。

【组成】白术　白茯苓　莲肉　芡实（饭上蒸熟，晒干，临合微炒）　山药各八两　陈皮　甘草各三两　腊月炒米三斗

【用法】每年腊月极冻之日，炒糯米，用大簸放天井中间，铺开冷透，同药共磨筛细，收瓷罐内。食时旋入糖，用滚水冲服。腊月磨此糕，虽收三五年不坏不蛀，愈陈久功效愈大；若不在腊月炒磨，多生蛀虫网丝，难以久收。坛放高燥处，勿近地气潮湿，勿用盛酒盐者；白糖须食时旋入冲调，若同药拌入，糕俱潮坏。

【功用】补脾胃，肥壮身体。

【主治】饮食不消，大便泻痢。

朝真丹

【来源】《证类本草》卷四引孙尚药方。

【别名】备急朝真丹（《普济方》卷二〇八）。

【组成】硫黄二两　牛角（研令极细）　枯白矾半两
　　方中牛角用量原缺。

【用法】上为细末，水浸蒸饼为丸，如梧桐子大，朱砂为衣。每服十五丸至二十丸，米饮盐汤送下。

【主治】气虚伤冷，暴作水泻，日夜三二十行，腹痛不止。

三神丸

【来源】《证类本草》卷十引《修真秘诀》。

【别名】三神丹（《小儿卫生总微论方》卷十一）。

【组成】草乌头三两（一两生，一两熟，炒一两）

【用法】烧存性，研为末，以醋面糊为丸，如绿豆大。空心每服五丸，泻，用井花水送下；赤痢，甘草汤送下；白痢，干姜汤送下；赤白痢，生姜、甘草汤送下。

【主治】

1.《证类本草》引《修真秘诀》：泻痢。

2.《太平惠民和济局方》（吴直阁增诸家名方）：清浊不分，泄泻注下，或赤或白，脐腹疼痛，里急后重。

3.《小儿卫生总微论方》：肠胃虚冷，泄泻不止，变成白利。

【宜忌】《本草纲目》：忌鱼腥、生冷。

梅枣汤

【来源】《普济方》卷二〇八引《护命方》。

【组成】枣子（大者）十枚　罂粟壳一枚　乌梅十个

【用法】上为粗末。每服二钱，以水一盏，煎七分，去滓温服，不拘时候。

【主治】水泻不止。

黄连熟艾汤

【来源】《伤寒总病论》卷三。

【组成】黄连　黄柏各一两半　龙骨一两　熟艾两鸡子大

【用法】上锉。水四升，煮一升二合，去滓，分减温服。

【功用】除热止痢。

【主治】伤寒四日而大下，热利时作，白通诸药多不得止者。

鞠䓖丸

【来源】《普济本事方》卷四。

【别名】芎䓖丸（《国医宗旨》卷三）。

【组成】芎䓖　神曲（碎炒）　白术　附子（炮，去皮脐）各等分

【用法】上为细末，面糊为丸，如梧桐子大。每服三五十丸，米饮送下。

【主治】脾胃中风湿，脏腑泄滑，飧泄。

温中厚朴汤

【来源】《圣济总录》卷十七。

【组成】厚朴（去粗皮，生姜汁炙）　当归（切，焙）　干姜（炮）　桂（去粗皮）　赤茯苓（去黑皮）　白术各二两　人参　桔梗（去芦头，炒）各一两　甘草（炙）半两

【用法】上为粗末。每服三钱匕，以水一盏，煎取七分，去滓。早、晚食前温服。

【主治】久风入客肠胃，腹胀泄利。

诃黎勒饮

【来源】《圣济总录》卷二十六。

【组成】诃黎勒皮四枚（二生二煨）　草豆蔻四颗（二生二煨，去皮）

【用法】上为粗末。每服二钱匕，浆水一盏，煎至六分，去滓，空心温服。

【主治】伤寒后气不和，自利无度。

石榴汤

【来源】《圣济总录》卷四十。

【组成】酸石榴一枚（大者）　黄连（去须）一两　干姜（炮）二两

【用法】上锉。每服五钱匕，以水一盏半，煎至一盏，去滓，加阿胶二片令烊，顿服之，不拘时候。

【主治】冷利洞泄及赤白滞痢。

人参汤

【来源】《圣济总录》卷四十四。

【组成】人参　白茯苓（去黑皮）　桔梗（炒）　甘草（炙，锉）　缩砂蜜（去皮）　干姜（炮）各半两　白术二两　陈橘皮（汤浸，去白，焙）一两半

【用法】上为粗末。每服三钱匕，水一盏，加大枣

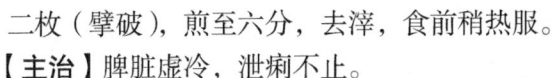

二枚（擘破），煎至六分，去滓，食前稍热服。

【主治】脾脏虚冷，泄痢不止。

白术汤

【来源】《圣济总录》卷四十四。

【组成】白术　附子（炮裂，去皮脐）　陈橘皮（汤浸，去白，焙）　人参　白茯苓（去黑皮）各二两　干姜（炮）一两

【用法】上锉如麻豆大。每服三钱匕，水一盏，入荆芥一穗，煎至七分，去滓，空心温服，一日三次。

【主治】脾脏虚冷泄痢，四肢壮热。

白术散

【来源】《圣济总录》卷四十四。

【组成】白术（锉，炒）　缩砂仁　诃黎勒皮各三分　肉豆蔻三枚（去壳）　甘草（炙，锉）半分　木香一分　人参　丁香　干姜（炮）各半两

【用法】上为散。每服三钱匕，米饮调下。

【主治】脏腑寒，泄泻，不思食。

白石脂丸

【来源】《圣济总录》卷四十四。

【组成】白石脂一两（煅赤，于地上出火毒，细研如粉）　肉豆蔻（面裹煨，令焦，去壳）半两

【用法】上为末，和匀，煮面糊为丸，如梧桐子大。每服三十丸，空心米饮送下。

【功用】和胃气，固大肠。

【主治】脾脏虚冷泄痢。

肉豆蔻丸

【来源】《圣济总录》卷四十四。

【别名】肉附丸（《是斋百一选方》卷六引高瑞朝方）。

【组成】肉豆蔻（去壳）五两　附子（炮裂去皮脐）五枚

【用法】上为末，酒煮面糊为丸，如梧桐子大。每服十五丸，加至二十丸。空心食前温米饮送下。

【主治】脾藏久冷，滑泄不止。

肉豆蔻散

【来源】《圣济总录》卷四十四。

【组成】肉豆蔻（去壳，面裹煨令黄）　附子（炮裂，去皮脐）各一两

【用法】上为散。每服三钱匕，空心陈米饮调下。

【主治】脾胃虚冷，泄利水谷，两胁气胀，饮食无味，稍食即壅。

诃黎勒丸

【来源】《圣济总录》卷四十四。

【组成】诃黎勒（炮，去核）一两半　吴茱萸（汤洗，焙炒）　荜茇子（汤洗，焙炒）　草豆蔻（去皮，微炒）各一两　干姜（炮）半两

【用法】上为末，酒煮面糊为丸，如梧桐子大。每服二十丸，食前以粟米饮送下。

【主治】脾脏虚冷，腹胀泄痢，米谷不消。

诃黎勒散

【来源】《圣济总录》卷四十四。

【组成】诃黎勒皮　白豆蔻　陈橘皮（去白，焙）　干姜（炮）各半两　丁香半分　木香　缩砂仁各一分

【用法】上为散。用猪肝一叶，去脂膜，细切后，入药末两匙头，分作四处，用面裹作馂子四个。每日一个，以文武火煨令黄熟，空心细嚼，以盐汤或米饮送下。

【主治】脾脏泄滑不止。

鸡舌香散

【来源】《圣济总录》卷四十四。

【组成】鸡舌香一分　鹿茸（去毛，酥炙）　阳起石（研）　天雄（炮裂，去皮脐）　木香　白龙骨（研）　钟乳粉　附子（炮裂，去皮脐）　荜澄茄各半两

【用法】上为散。每服二钱匕，空心温酒调下。

【主治】脾脏虚冷，泄痢不止。

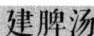

建脾汤

【来源】《圣济总录》卷四十四。

【组成】诃黎勒（煨，去核）　附子（炮裂，去皮脐）各一两　陈橘皮（去白，焙）　白术（锉，炒）　干姜（炮）　陈曲（炒）　吴茱萸（汤洗，焙干，炒）各半两　肉豆蔻（去壳）三分

【用法】上锉，如麻豆大。每服三钱匕，用水一盏，加生姜三片，盐少许，煎取六分，去滓温服，不拘时候。

【主治】脾虚泄滑不止，腹内虚鸣。

荜茇丸

【来源】《圣济总录》卷四十四。

【组成】荜茇　高良姜　肉豆蔻（去壳）　桂（去粗皮）　缩沙蜜（去皮）　附子（炮裂，去皮脐）　白术　胡椒　诃黎勒（炮，去核）各一两

【用法】上为末，炼蜜为丸，如梧桐子大。每服二十丸，空心、食前粟米饮送下。

【主治】脾脏虚冷，大便滑泄，及白痢脐腹多疼。

草豆蔻散

【来源】《圣济总录》卷四十四。

【组成】草豆蔻（去皮）一两　高良姜三分　桂（去粗皮）　丁香　木香　五味子　白豆蔻（去皮）　陈橘皮（去白，焙）　肉豆蔻（去壳）各半两　白术一两

【用法】上为散，研匀。每服二钱匕，煨生姜、木瓜汤下。

【主治】脾胃寒，腹中虚鸣，泄泻不止。

厚朴散

【来源】《圣济总录》卷四十四。

【组成】厚朴（去粗皮）　附子（炮裂，去皮脐）各四两　干姜（炮）三两（上三味，同艾滓三两杵，研为粗末，用老生姜四两擦碎，拌前四味同炒令紫色，入后药）　肉豆蔻仁　诃黎勒皮各一两半　吴茱萸（汤浸七遍去涎，焙干，炒）　草豆蔻仁　缩砂仁　陈橘皮（汤浸，去白，焙）各一两

【用法】上为散。每服二钱匕，食前粟米饮调下。

【主治】脾虚，大便滑泄，肌体羸瘦，不能饮食。

胡椒丸

【来源】《圣济总录》卷四十五。

【别名】干姜丸（《鸡峰普济方》卷十二）。

【组成】胡椒一两　乌头（炮裂，去皮脐）　干姜（炮）　赤石脂各半两

【用法】上为末，面糊为丸，如梧桐子大。每服十五丸至二十丸，空心、食前米饮送下。

【主治】脾胃虚冷，大肠滑泄，饮食不化。

大腹木香汤

【来源】《圣济总录》卷四十七。

【组成】大腹（锉）　木香（锉）　半夏（汤洗七遍，焙）各二两　枳壳（去瓤，麸炒）　白术（锉）　前胡（去芦头）　白芷（锉）　桂（去粗皮）　陈橘皮（汤浸，去白，焙）各一两　延胡索　当归（切，焙）　甘草（炙，锉）　旋覆花　柴胡（去苗）　芍药各半两　干姜（炮）　人参各三分

【用法】上为粗末。每服三钱匕，水一盏，加生姜三片，大枣三枚（擘破），同煎至六分，去滓，稍热食前服。

【主治】胃寒肠热，腹胀泄利。

当归黄连丸

【来源】《圣济总录》卷四十七。

【组成】当归（锉，焙）　黄连（去须）各二两　木香　吴茱萸（汤洗，焙干炒）　赤茯苓（去黑皮）　厚朴（去粗皮，生姜汁炙）　诃黎勒（炮，去核）各一两

【用法】上为末，炼蜜为丸，如梧桐子大。每服三十丸，食前米饮送下，每日三次。

【主治】胃寒肠热，腹胀泄利。

和胃丸

【来源】《圣济总录》卷四十七。

【组成】半夏（汤洗十遍，切作片子）　牵牛子（炒）各半分　生姜一两（切作片子）　人参　矾　蝴蝶　藿香叶各半两　丁香一钱

【用法】上药先将半夏、牵牛、生姜于银石器内慢火煮，候水尽，焙干，与人参等药同杵为末，用生姜汁煮面糊为丸，如梧桐子大。每服二十丸，空心食前用生姜米饮送下。

【主治】胃寒肠热，腹胀泄利。

香橘丸

【来源】《圣济总录》卷四十七。

【组成】丁香皮六钱　青橘皮（去白，焙）半两　硇砂（研细，水飞）一分　木香　京三棱　蓬莪术（炮，锉）　缩砂仁　桂（去粗皮）　陈橘皮（去白，焙）各半两　巴豆二十二枚（去皮，同乌梅一处捣令匀烂）　乌梅（和核用）二两

【用法】上为末，面糊为丸，如绿豆大。每服十五丸，食后温生姜、橘皮汤送下。

【主治】胃寒肠热，腹胀泄利。

调气温胃丸

【来源】《圣济总录》卷四十七。

【别名】温胃丸（《普济方》卷三十五）。

【组成】半夏（汤洗七遍，焙干）二两　肉豆蔻（去壳）　桂（去粗皮）　人参各半两　诃梨勒皮　高良姜各一分　木香　陈橘皮（汤浸去白，焙）　蜜　枣肉各一两　生姜自然汁一盏（入蜜、枣熬为膏）

【用法】上为末，用姜蜜枣膏和丸，如梧桐子大。每服十丸，米饮送下；生姜汤亦得。

【主治】胃寒肠热，腹胀泄痢。

朴附丸

【来源】《圣济总录》卷五十。

【组成】厚朴（去粗皮，生姜汁炙）一两　附子（炮裂，去皮脐）半两　甘草（炙）一两　干姜（炮裂）一两

【用法】上为末，酒糊为丸，如梧桐子大。每服五十丸，食前温米饮送下。

【主治】大肠虚冷，便利滑泄，不思饮食，肠鸣腹痛。

朴沉汤

【来源】《圣济总录》卷五十四。

【组成】厚朴（去粗皮，生姜汁炙透）五两　沉香三两　丁香　附子（炮裂，去皮脐）　高良姜各二两　白术　藿香叶　木香　甘草（炙、锉）各一两

【用法】上锉，如麻豆大。每服三钱匕，水一盏，煎至六分，去滓，食前温服。

【主治】中焦有寒，胃中逆冷，泄利。

附子散

【来源】《圣济总录》卷五十四。

【组成】附子四两（炮裂，去皮脐，趁热切作片子，厚薄如钱。用生姜半斤取汁，以慢火煮附子，令汁尽，焙干）　缩砂仁（慢火炒熟）一两　肉豆蔻（去壳，炮）半两　蜀椒（去目及闭口者，炒出汗）半两　茴香子（微炒）一分

【用法】上为散。入乳钵内，更研令细，瓷盒内盛贮，无令透气。每服三钱匕，用羯羊子肝去筋膜，切作小片子，入药末在内，入葱白、盐、醋少许，拌和匀，用竹杖子作串子，于猛火上炙令香熟，乘热吃，用温酒一盏半送下；如不饮酒，即以粟米饮送下，空心早、晚食前服。如六十以上及久病人，即药至四钱匕，服至三日见效。

【功用】补益元脏，和脾胃，进饮食。

【主治】三焦俱虚，脾肾二脏冷气，滑泄不止，饮食不进，致肌体羸瘦，行步少力。

通圣丸

【来源】《圣济总录》卷五十四。

【组成】干姜（炮）　白矾（烧令汁尽）　硫黄（细研）各二钱　桂（去粗皮）　肉豆蔻仁　附子（炮裂，去皮脐）　吴茱萸（汤洗，焙干，炒）　缩砂仁　诃黎勒皮各一分

【用法】上为末，面糊为丸，如梧桐子大。每服十五丸，食前醋、艾煎汤送下。

【主治】中焦虚寒，泻痢不止，脐腹疼痛。

矾石丸

【来源】《圣济总录》卷七十一。

【组成】矾石（烧令汁枯） 诃黎勒（煨，去核）各二两 黄连（去须）三两 木香一两

【用法】上为末，水浸蒸饼，滤如糊为丸，如梧桐子大。每服三十丸，空心、食前陈米饮送下。以泄为度。

【主治】脾积癖气泄泻，日夜下痢白脓。

二黄丸

【来源】《圣济总录》卷七十四。

【组成】黄连（去须，炒） 黄柏（去粗皮，炙，锉） 附子（炮裂，去皮脐） 乌梅肉（炒） 干姜（炮）各半两 甘草（炙，锉）一分

【用法】上为末，炼蜜为丸，如梧桐子大。每服十五丸至二十丸，空心米饮送下。

【主治】洞泄寒中。

干枣方

【来源】方出《圣济总录》卷七十四，名见《普济方》卷二〇八。

【组成】青州干枣十枚（去核，入莨菪子填满，以麻缠，用炭火烧令烟尽）

【用法】上为细末。每服一钱匕，煎陈粟米稀粥饮调下。

【主治】水泻。

干姜丸

【来源】《圣济总录》卷七十四。

【组成】干姜（炮） 厚朴（去粗皮，生姜汁炙） 当归（切，焙）各三分 阿胶（炙燥） 龙骨各一两

【用法】上为末，炼蜜为丸，如梧桐子大。每服三十丸，空心枣汤送下，日午再服。

【主治】肠胃风冷，飧泄注下，腹痛不止。

干姜丸

【来源】《圣济总录》卷七十四。

【组成】干姜（炮） 黄连（去须，炒）各一两半

【用法】上为末，先以酒一升，微火煎，候可丸，即丸如梧桐子大。每服三十丸，空心米饮送下，日午再服。

【主治】

　　1.《圣济总录》：飧泄色白，食不消化。

　　2.《普济方》：气痢泻，里急后重。

木香丸

【来源】《圣济总录》卷七十四。

【组成】木香一钱 草乌头（生，去皮脐）半两 肉豆蔻一枚（大者，去壳） 胡粉半两（研） 巴豆大者七枚（去皮心膜，出油尽，研）

【用法】上为细末，合研匀，糯米软饭为丸，如黍米大。每服三丸，小儿一丸，并用冷莱菔汤送下。

【主治】水泻不止。

木香丸

【来源】《圣济总录》卷七十四。

【组成】木香 白垩（火煅） 肉豆蔻仁 丁香各半两 干姜（炮） 诃黎勒（煨，取皮） 龙骨各一两 黄连（去须）三两

【用法】上为末，炼蜜为丸，如梧桐子大。每日三十丸；空心米饮送下，日晚再服。

【主治】脾胃虚冷，肠滑水泻，如休息痢不止。

木香丸

【来源】《圣济总录》卷七十四。

【组成】木香 乌头（生，去皮脐） 当归（切，焙）各三分 乌梅肉（炒干）半两

【用法】上为末，用粟米一合，醋一升半，慢火煎调为丸，如梧桐子大。每服十丸至十五丸，食前米饮送下，一日三次。

【主治】鹜溏，所下瘀黑。

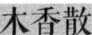

木香散

【来源】《圣济总录》卷七十四。

【组成】青木香　黄连（去须，炒）各一两　诃黎勒皮（微炒）三分　龙骨半两　厚朴（去粗皮，生姜汁炙令紫，锉）三分

【用法】上为散。每服三钱匕，空心以粥饮调下，日午再服。以愈为度。

【主治】水泻不止。

乌梅丸

【来源】《圣济总录》卷七十四。

【组成】乌梅肉（炒）四两　附子（炮裂，去皮脐）一两　干姜（炮）二两　黄连（去须，炒）五两　肉豆蔻（去壳）五枚

【用法】上为末，炼蜜为丸，如梧桐子大。每服三十丸，米饮送下。

【主治】大肠洞泄，水谷入即注下。

斗门散

【来源】《圣济总录》卷七十四。

【组成】橡斗子（去刺）　诃黎勒（煨，去核）　黄连（去须）等分

【用法】上为散。每服一钱匕，食前米饮调下。

【主治】暴注水泻，日夜无度。

正气散

【来源】《圣济总录》卷七十四。

【组成】缩沙蜜（去皮，炒）　附子（炮裂，去皮脐）　赤石脂　肉豆蔻（去壳）　龙骨　石榴皮（焙）　甘草（炙，锉）　人参　地榆　白术　吴茱萸（汤浸，焙干，炒）　干姜（炮）各一两

【用法】上为散。每服三钱匕，煮粳米饮调下，不拘时候。以止为度。

【主治】水泻腹痛，日夜不止。

玉霜丸

【来源】《圣济总录》卷七十四。

【组成】砒霜（研细如粉）二两　黄蜡一两

【用法】上药以瓷碗盛，重汤煮熔开，以东南柳枝二七茎，各长七寸，粗细如箸，每用两茎搅药，又转一头搅，候两头并黑黄色乃已；又取两茎，依前搅七次了，将出药趁软作条子收。遇病旋于火上烘软为丸，如梧桐大。小儿每服绿豆大一丸，空心新汲水送下。

【主治】水泻白痢，小腹疼痛。

龙骨散

【来源】《圣济总录》卷七十四。

【组成】龙骨　黄连（去须，炒）各一两　白矾（熬令汁枯）　阿胶（炙燥）　白石脂（研）　干姜（炮）　当归（切，焙）　胡粉（炒）　赤石脂（研）　牡蛎（煅，研）各三分　甘草（炙，锉）　附子（炮裂，去皮脐）各半两

【用法】上为散。每服三钱匕，食前米饮调下，一日二次。

【主治】大便青黑，状如鹜溏者。

龙骨黄连汤

【来源】《圣济总录》卷七十四。

【组成】龙骨（碎）一两　黄连（去须，炒）三分　当归（切，焙）　干姜（炮）　甘草（炙，锉）各半两

【用法】上为粗末。每服五钱匕，水一盏半，煎至八分，去滓，食前温服，一日二次。

【主治】大便滑泄，色如鹜溏。

代赭丸

【来源】《圣济总录》卷七十四。

【组成】代赭（煅赤）　干姜（炮）　龙骨各一两　附子（炮裂，去皮脐）三分

【用法】上为末，研软饭为丸，如梧桐子大。每服三十丸，空心米饮送下，日午再服。

【主治】水泻肠鸣，脐腹撮痛。

白术丸

【来源】《圣济总录》卷七十四。

【组成】白术 干姜（炮）各三分 厚朴（去粗皮，生姜汁炙）一两 人参三分

【用法】上为末，炼蜜为丸，如梧桐子大。每服三丸，空心米饮送下，一日二次。

【功用】健脾。

【主治】脾胃受湿，濡泻不止。

白术汤

【来源】《圣济总录》卷七十四。

【组成】白术 厚朴（去粗皮，生姜汁炙） 当归（切，焙） 龙骨各一两 熟艾（炒）半两

【用法】上为粗末。每服四钱匕，水一盏，加生姜二片，同煎至七分，去滓，空心，日晚温服。

【功用】《证因方论集要》：温固升清。

【主治】风冷入中，飧泄不止，日夜数行，口干腹痛，脉虚而细。

【方论】《绛雪园古方选注》：经言，热气生清，清气在下则生飧泄，是清浊交错矣。白术健脾消谷；厚朴平胃散结，即《伤寒论》下焦利从胃主治之义；龙骨止下利，固大肠之脱；艾叶，震亨谓其入药，服则气上行。时珍曰，转肃杀之气为融和，能回垂绝之元阳；当归，病因热而转生清者，血分必伤，用以调血也。

白垩丸

【来源】《圣济总录》卷七十四。

【组成】白垩一两（火煅过） 干姜（炮）一两 楮叶二两（生，研细）

【用法】上为末，面糊为丸，如绿豆大。每服二十丸，空心米饮调下。

【主治】水泻，水谷不化，昼夜不止。

白豆蔻汤

【来源】《圣济总录》卷七十四。

【组成】白豆蔻（去皮） 诃黎勒（炮，去核） 陈橘皮（汤浸，去白，焙、炒） 干姜（炮）各半两 厚朴（去粗皮，生姜汁炙）三分

【用法】上为粗末。每服五钱匕，切薤白三寸，水一盏半，煎至七分，去滓，空心温服，每日二次。

【主治】肠胃受湿，濡泻无度，腹痛，饮食不化。

白芷黄连汤

【来源】《圣济总录》卷七十四。

【组成】白芷一两半 黄连（去须）一两 地榆一两半 当归（锉，焙）一两 附子（炮裂，去皮脐）一两半 木香一两 赤石脂一两半 黄芩（去黑心）半两 芎䓖一两半 诃黎勒皮（煨）一两 肉豆蔻一枚（煨，去壳） 白术一两 桂（去粗皮）一两

【用法】上锉，如麻豆大。每服五钱匕，水一盏半，加生姜五片，煎至八分，去滓，空心温服，一日三次。

【主治】因伤水饮后，变成暴泄。

立效丸

【来源】《圣济总录》卷七十四。

【组成】铅丹（炒）半钱 草乌头一枚（炮裂；去脐皮） 巴豆三粒（去皮心膜，出油尽，研）

【用法】上三味，先捣乌头为末，与二味同研极匀，以面糊为丸，如绿豆大。每服一丸，煎陈粟米、甘草、乌梅汤放温服送下。

【主治】水泻不止。

地榆汤

【来源】《圣济总录》卷七十四。

【组成】地榆 厚朴（去粗皮，生姜汁炙） 当归（切，焙）各三分 艾叶（炒） 吴茱萸（汤浸，焙干，炒） 高良姜各半两

【用法】上为粗末。每服四钱匕，水一盏半，煎至八分，去滓，空心、日午温服。

【主治】肠胃受风，飧泄无度，或下黄水，腹胁痛闷。

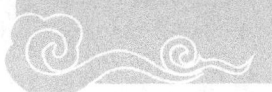

当归散

【来源】《圣济总录》卷七十四。

【组成】当归（切、焙） 木香 干姜（炮） 肉豆蔻（去壳，炮）各半两 诃梨勒（炮，去核） 黄连（去须，炒）各三分

【用法】上为散。先用水四盏，加甘草、生姜各一分，黑豆一合，并半生半炒，同煎至二盏，去滓，分作二服，每服用调散三钱匕，空心日午服。

【主治】肠胃寒湿濡泻，腹内疗刺疼痛。

肉豆蔻丸

【来源】《圣济总录》卷七十四。

【组成】肉豆蔻五枚（去壳） 木香一分 蝎稍（炒）一钱 陈橘皮（去白焙） 附子（炮裂去皮脐） 干姜（炮） 胡椒各半两

【用法】上为末，面糊为丸，如豌豆大。每服十五丸，食前米饮送下。

【主治】脾胃虚寒，洞泄注下，腹胀肠鸣。

肉豆蔻散

【来源】《圣济总录》卷七十四。

【组成】肉豆蔻（去壳，为末）一两 生姜（汁）二合 白面二两

【用法】上为细末。每服二钱匕，空心米饮调下，日午再服。

【主治】水泻无度，肠鸣腹痛；产后冷泻不止。

肉豆蔻散

【来源】《圣济总录》卷七十四。

【组成】肉豆蔻（去壳，炮） 黄连（去须，炒） 诃黎勒（炮，去核）各三分 甘草（炙，锉） 白术 干姜（炮） 赤茯苓（去黑皮）各半两 厚朴（去粗皮，生姜汁炙）一两

【用法】上为散。每服二钱匕，空心、食前米饮调下，一日三服。

【主治】

　　1.《圣济总录》：肠胃受湿，濡泻不止。

　　2.《普济方》：暴泻。

如圣丸

【来源】《圣济总录》卷七十四。

【组成】乌头（端正大者，炮裂，去皮脐） 绿豆各等分

【用法】上为末，新水为丸，如绿豆大，以丹砂为衣。每服五丸，白痢，煎干姜汤送下；赤痢，煎甘草汤送下；赤白痢，煎干姜甘草汤下；水泻，用新汲水下。小儿服一二丸，不拘时候。

【主治】水泻并赤白痢。

如圣丸

【来源】《圣济总录》卷七十四。

【组成】干姜（炮） 高良姜 胡椒 蜀椒（去目并闭口，炒出汗）各等分

【用法】上为末，醋煮面糊为丸，如梧桐子大。每服三十丸，早晨空心食前粥饮送下。

【主治】水泻滑肠，气虚久冷。

豆蔻散

【来源】《圣济总录》卷七十四。

【组成】肉豆蔻（去壳，炮）五枚 甘草（炙，锉）一两 厚朴（去粗皮，生姜汁炙）一两半

【用法】上为散。每服二钱匕，米饮或汤调下，食前温服。

【主治】

　　1.《圣济总录》：脾胃伤湿，濡泻不止。

　　2.《普济方》：水谷痢久不止，腹胁妨闷，不思饮食。

芜荑丸

【来源】《圣济总录》卷七十四。

【组成】芜荑（炒） 黄连（去须，炒） 吴茱萸（汤洗，焙干，炒）各三两 干姜（炮）一两 枳壳（去瓤，麸炒）半两 缩砂蜜二两

【用法】上为末，煮浆水饮为丸，如梧桐子大。每服二十丸，温米饮送下。

【主治】水泻。

杏仁丸

【来源】《圣济总录》卷七十四。

【组成】杏仁（汤浸，去双仁皮尖）七粒　砒霜末　铦墨　巴豆霜各一钱

【用法】上为末，枣肉为丸，如粟米大。每服一丸，临卧新汲水送下。

【主治】水泻。

针头丸

【来源】《圣济总录》卷七十四。

【组成】巴豆一个（去皮膜）　杏仁一个（去皮尖）（二味皆针扎火上燎存性）

【用法】上为细末，入大豆末一字，再研一百转，面糊为丸，如针头大。每服一丸，新汲水送下。

【主治】水泻肠鸣。

诃黎勒丸

【来源】《圣济总录》卷七十四。

【组成】诃黎勒不拘多少

【主治】水泻。

诃黎勒丸

【来源】《圣济总录》卷七十四。

【组成】诃黎勒（煨，去核）　鹿茸（酥炙，去毛）　桑根白皮（锉）　地榆　赤石脂　天雄（炮裂，去皮脐）　龙骨各一两半　白芷　黄连（去须）　桂（去粗皮）　厚朴（去粗皮，涂生姜汁炙）　白茅根　当归（切，焙）各一两　黄芩（去黑心）　干姜（炮裂）各半两　肉豆蔻（去壳）四枚

【用法】上为末，烂饭为丸，如梧桐子大。每服三十丸，以温米饮送下。

【主治】水泻吐哕，遍身疼痛。

诃黎勒散

【来源】《圣济总录》卷七十四。

【组成】诃黎勒（炮，去核）　吴茱萸（汤浸，焙炒）　木香　芜荑（炒）各半两　黄连（去须，炒）一两

【用法】上为细散。每服二钱匕，空腹以陈米饮调服，一日二次。

【主治】寒湿伤脾，濡泻。

诃黎勒散

【来源】《圣济总录》卷七十四。

【组成】诃黎勒　母丁香各五枚　肉豆蔻（面裹，烧）一枚　甘草（炙，锉）一钱

【用法】上为散。每服半钱匕，食前以米饮调下。

【主治】泄痢无度。

附子丸

【来源】《圣济总录》卷七十四。

【组成】附子（炮裂，去皮脐）一两　甘草（炙，锉）二两

【用法】上为末，炼蜜为丸，如梧桐子大。每服二十丸，空心生姜汤送下，一日二次。

【主治】寒湿濡泻，久不愈。

附子丸

【来源】《圣济总录》卷七十四。

【组成】附子（炮裂，去皮脐）　高良姜各一两　甘草（炙，锉）一分

【用法】上为末，陈米煮糊为丸，如梧桐子大。每服二十丸，米饮送下，不拘时候。

【主治】濡泻不止，或冷痢无度。

附子丸

【来源】《圣济总录》卷七十四。

【组成】附子（炮裂，去皮脐）　乌梅肉（炒干）各一两　干姜（炮）一两半　黄连（去须，炒）二两

【用法】上为末，炼蜜为丸，如梧桐子大。每服十五丸，空心米饮送下，日晚再服。

【主治】洞泄寒中，注下水谷，或痢赤白，食入即吐，食物不消。

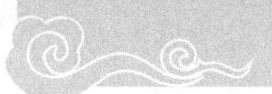

附子汤

【来源】《圣济总录》卷七十四。

【别名】甘草汤（《普济方》卷二）。

【组成】附子（炮裂，去皮脐） 甘草（炙，锉） 阿胶（炙燥）各半两 黄连（去须，炒）一两

【用法】上锉，如麻豆大。每服五钱匕，水一盏半，煎至一盏，去滓，空心温服，一日二次。

【主治】肠胃寒湿，濡泻不止，及冷痢色白，食不消化。

附子散

【来源】《圣济总录》卷七十四。

【组成】附子（炮裂，去皮脐）三分 干姜（炮） 龙骨各一两

【用法】上为散。每服二钱匕，食前煎乌梅汤调下，一日二次。

【主治】大便鹜溏，滑利不止。

枳壳汤

【来源】《圣济总录》卷七十四。

【组成】枳壳（去瓤，麸炒）三分 黄连（去须，炒） 厚朴（去粗皮，生姜汁炙）各一两 甘草（炙，锉） 阿胶（炙燥）各半两

【用法】上为粗末。每服五钱匕，水一盏半，煎至一盏，去滓，空心温服。一日二次。

【主治】濡泻，暴下不止。

荜茇丸

【来源】《圣济总录》卷七十四。

【组成】荜茇 附子（炮裂，去皮脐） 干姜（炮） 厚朴（去粗皮，生姜汁炙） 肉豆蔻仁各一两 龙骨 诃黎勒皮 缩砂仁各半两

【用法】上为末，面糊为丸，如梧桐子大。每服二十丸，食前米饮送下，一日二次。

【主治】肠胃久寒，大便鹜溏。

茱萸丸

【来源】《圣济总录》卷七十四。

【组成】吴茱萸（汤浸，焙，炒） 干姜（炮） 赤石脂 陈曲（炒） 当归（切，焙）各三分 厚朴（去粗皮，生姜汁炙，锉）一两

【用法】上为末，炼蜜为丸，如梧桐子大，每服三十丸，空心、食前米饮送下，一日三次。

【主治】脾气不足，鹜溏青黑。

厚朴汤

【来源】《圣济总录》卷七十四。

【组成】厚朴（去粗皮，生姜汁炙）一两半 黄连（去须，炒）一两

【用法】上为粗末。每服五钱匕，水一盏半，大枣二个（擘破），煎至一盏，去滓，空心温服，一日二次。

【主治】伤湿，濡泻不定。

【加减】如腹痛，加当归三分。

厚朴散

【来源】《圣济总录》卷七十四。

【组成】厚朴（去粗皮，生姜汁炙令紫，锉）一两 干姜（半生半炮裂）一两 陈橘皮（汤浸，去白，焙）三分 白术一两 甘草（半生半炙）半两

【用法】上为散。每服三钱匕，空心米饮调下。如霍乱吐泻，新汲水调下，日晚再服。

【主治】一切水泻及冷痢。

厚朴散

【来源】《圣济总录》卷七十四。

【组成】厚朴（去粗皮，生姜汁炙，锉） 诃黎勒皮各一两 甘草（炙，锉） 黄连（去须，微炒） 肉豆蔻（去壳） 白术（锉，炒） 干姜（炮） 赤茯苓（去黑皮）各三分

【用法】上为散。每服二钱匕，温米饮调下。

【主治】暴水泻不止。

姜连散

【来源】《圣济总录》卷七十四。

【别名】姜香散（《魏氏家藏方》卷七）。

【组成】生姜四两　黄连（去须）一两

【用法】上锉，如麻豆大，一处慢火炒令姜赤色，去姜，取黄连为细散。每服二钱匕，空腹腊茶清调下。

【主治】

　　1.《圣济总录》：久患脾泄泻。

　　2.《医部全录》：气痢，里急后重。

桂心丸

【来源】《圣济总录》卷七十四。

【组成】桂（去粗皮）　赤茯苓（去黑皮）　赤石脂各三分　黄连（去须，炒）一两　麦芽（炒）　陈曲（炒）　石斛（去根）　干姜（炮）　当归（切，焙）　人参　附子（炮裂，去皮脐）　蜀椒（去目并闭口，炒出汗）　龙骨各半两

【用法】上为末，炼蜜为丸，如梧桐子大。每服三十丸，空心暖酒送下，米饮亦得，日飧再服。

【主治】脾胃气虚，飧泄不止，饮食不消，腹内雷鸣疠痛。

桂附丸

【来源】《圣济总录》卷七十四。

【组成】桂（去粗皮）　附子（炮裂，去皮脐）　干姜（炮）　赤石脂各一两

【用法】上为末，炼蜜为丸，如梧桐子大。每服二十丸，空心、食前米饮送下，一日三次。

【主治】濡泻、水痢久不止。

健脾汤

【来源】《圣济总录》卷七十四。

【别名】乌头建脾散（《鸡峰普济方》卷十二）、建脾散（《鸡峰普济方》卷十四）。

【组成】乌头（炮裂，去皮脐）三分　厚朴（去粗皮，生姜汁炙）　甘草（炙，锉）　干姜（炮）各一分

【用法】上锉，如麻豆大。每服三钱匕，水一盏，加生姜二片，煎至七分，去滓热服，并二服止。

【主治】胃虚泄泻，老人冷泻。

高良姜汤

【来源】《圣济总录》卷七十四。

【组成】高良姜　木香　赤茯苓（去黑皮）　槟榔（锉）　人参各三分　肉豆蔻（去壳）　吴茱萸（汤浸，焙炒）　陈橘皮（汤浸，去白，炒）　缩砂蜜（去皮）各半两　干姜（炮）一分

【用法】上为粗末。每服四钱匕，水一盏半，煎至八分，去滓，一日三次，不拘时候。

【主治】肠胃受风，久为飧泄，下痢呕逆，腹内疼痛。

黄蜡丸

【来源】《圣济总录》卷七十四。

【组成】硫黄一两

【用法】上为细末，先熔黄蜡，入硫黄末打匀，为丸如梧桐子大。每服五丸，新汲水送下。

【主治】水泻不止，伤冷虚极。

硇砂丸

【来源】《圣济总录》卷七十四。

【组成】硇砂（研）　石硫黄（研）各一分　铅丹（研）半两　巴豆（去皮心，出油尽）十四枚

【用法】上先将巴豆霜研细，入诸药同研细，用糯米饭为丸，如小豆粒大。水泻，新汲水送下一丸；赤白痢，煎干姜甘草汤放冷送下一丸；吐泻，煎生姜木瓜汤放冷送下一丸；白痢，煎干姜汤放冷送下一丸，不拘时候。

【主治】水泻不止。

猪苓丸

【来源】《圣济总录》卷七十四。

【组成】猪苓（去黑皮）半两　肉豆蔻（去壳，炮）二枚　黄柏（去粗皮，炙）一分

【用法】上为末，米饮为丸，如绿豆大。每服十丸，食前熟水送下。

【主治】肠胃寒湿，濡泻无度，嗜卧不食。

黑神丸

【来源】《圣济总录》卷七十四。

【组成】巴豆一枚（去皮心膜，不出油）　铛墨一钱　杏仁七枚（去双仁皮尖，炒）

【用法】上为极细末，以糯米粥为丸，如秫米大。每服一丸，冷水下，立止；甚者，再服一丸。

【主治】水泻不止。

乌头汤

【来源】《圣济总录》卷七十五。

【组成】乌头（生，去皮脐）四两（切作片子）　益智（去皮）三两　干姜（生）青橘皮（汤浸，去白，焙）各二两　茴香子（炒）一两

【用法】上药锉，如麻豆大。每服二钱匕，水一盏，入盐少许，煎至六分，去滓温服。如小肠气攻刺，急煎一两服，热服。

【功用】和阴气，进饮食。

【主治】脾脏冷滑不止，腹痛疞刺。

红蜡丸

【来源】《圣济总录》卷七十六。

【组成】丹砂（研令极细）　粉霜　硫黄各一分（三味同研）　巴豆（取不破者去皮，微用油炒，热汤洗去油，拭干）半两

【用法】上研如膏，熔黄蜡一两半和匀，旋为丸，如黍米大。米饮下二三丸；暴注水泻、赤痢，甘草汤送下；白痢，干姜汤送下；赤白痢，甘草干姜汤送下；妇人血气，红花酒送下。

【主治】诸积泻痢，暴气泻，及妇人血气。

木香丸

【来源】《圣济总录》卷七十七。

【组成】木香　丁香　缩砂仁　肉豆蔻（去壳）各一两　诃黎勒皮　藿香叶　赤石脂各半两

【用法】上为末，用面糊为丸，如梧桐子大。每服十五丸，空心、食前米饮送下。

【主治】气泻不止。

诃黎勒丸

【来源】《圣济总录》卷七十八。

【组成】诃黎勒（炮，去核）一两　肉豆蔻（去壳）半两　白矾（熬令汁枯）一两　木香半两　龙骨二两　乌头（炮裂，去皮脐）　缩砂仁各一两

【用法】上为末，粟米粥为丸，如梧桐子大。每服二十丸，食前以粟米饮送下。

【主治】腹痛虚滑，里急后重，心胸痞闷逆满；或伤冷暴泻，手足厥冷，脉息沉伏。

五香丸

【来源】《圣济总录》卷八十六。

【组成】木香　丁香　鸡舌香　乳香（研）沉香（锉）　肉豆蔻（去壳）　甘草（炙令赤色）　厚朴（去粗皮，涂生姜汁，炙）　诃黎勒（煨令黄，去核）各半两　芎䓖一分　干姜（炮裂）三分

【用法】上药除乳香外，捣罗为末，与乳香相和匀，炼蜜为丸，如梧桐子大。每日二十丸，空心及食后用陈米饮送下。

【主治】脾劳虚冷，腹胀肠鸣，泄泻黄水。

羊肾丸

【来源】《圣济总录》卷八十六。

【组成】羊肾一对（切作片子，放新瓦上焙干）　艾叶（糯米粥拌匀，焙干，为细末）五两　肉苁蓉（酒浸一宿，焙干）一两　木香　肉豆蔻（去壳）各一两　丁香半两

【用法】上除艾叶外，为细末，入艾叶末拌匀，枣肉为丸，如梧桐子大。每服十五丸，空心、食前温酒送下。

【主治】脾劳，脏腑滑泄，夜多盗汗，腹中虚鸣，困倦少力，不美饮食。

厚朴散

【来源】《圣济总录》卷八十六。

【组成】厚朴（去粗皮，以生姜汁浸一日，炙令干）一两半　诃黎勒（狼裹煨黄，去核）三分　黄连（去须，炒令紫色）一两　木香三分　地榆　干姜（炮裂）　甘草（炙令赤色）　肉豆蔻（去壳）各半两

【用法】上为散。每服三钱匕，空心陈粟米煎饮调下，日午、夜卧再服之。

【主治】脾劳，泄泻日久，后成毒痢，或下黄脓，或赤白相杂，腹内疠痛，里急后重，所注频数。

煮黄丸

【来源】《圣济总录》卷八十六。

【组成】硫黄二两　牛膝一两　诃黎勒皮一两　附子（生，去皮脐）一分　甘草一两　干姜二两　椒红二两

【用法】上除硫黄外，各锉碎，入在一生绢袋内盛，硫黄别用小袋子盛，安在大药袋中心，用水一斗，煎至一升。分为三服，每日早晨服。除甘草外，余药滓焙干，捣罗为末，硫黄别研如粉，合匀，炼蜜为丸，如梧桐子大。每服二十丸，空心食前陈米饮送下。

【主治】脾劳。腹痛滑泄，肌肉瘦瘁，困乏减食。

炙肝散

【来源】《圣济总录》卷八十七。

【组成】山芋　柴胡（去苗）　缩砂（去皮）　高良姜（炮）　陈橘皮（去白，焙）　桂（去粗皮）　白芷各一两　木香一分　吴茱萸（汤洗，焙）　赤芍药（洗，焙）　厚朴（去粗皮，用生姜汁炙）　桔梗（锉，炒）　干姜（炮裂）　补骨脂（炒）　青橘皮（去白，焙）　草豆蔻（去皮）各半两

【用法】上为散。每服用猪肝四两，薄批片子，掺药五钱匕，入葱、盐各少许，湿纸裹，慢火内煨令香熟，去纸，细嚼，米饮送下。

【主治】冷劳，大便不禁，羸瘦困乏。

内炙丸

【来源】《圣济总录》卷九十一。

【组成】硫黄　阳起石　消石　太阴玄精石各半两

【用法】上为末，入瓷碗内，慢火炒如麦饭相似即住，就冷地上，用纸摊匀，以盆覆一夜，次日细研，糯米粥为丸，如梧桐子大。每服五丸，浓煎艾汤送下。

【主治】虚劳脾泄，久泻不止，冷气攻心。

附子散

【来源】《圣济总录》卷九十一。

【组成】附子半两（炮裂，去皮脐）　木香一分

【用法】上为细散。每服四钱匕，用猪肾一对，去筋膜批开，掺药并葱白、盐各少许在内，湿纸裹，慢火煨熟，细嚼，米饮送下，空心服。

【主治】虚劳，大便泄泻。

茵陈散

【来源】《圣济总录》卷九十一。

【组成】茵陈蒿　当归（切，焙）　厚朴（去粗皮，姜汁炙熟）　陈橘皮（去白，焙）　牛膝（去苗，酒浸，切，焙）　紫菀（去苗土）　人参　白茯苓（去黑皮）　附子（炮裂，去皮脐）　枳壳（去瓤，麸炒）　白芷　干姜（炮）　赤芍药　芜荑　藁本（去土）　木香　柴胡（去苗）　桔梗（炒）　桂（去粗皮）　石斛（去根）　青橘皮（汤浸，去白，焙）

【用法】上为散。每用一两，以白面和作馎子，烧熟食之，米饮送下。

【主治】丈夫、妇人虚劳瘦弱，泄痢不止，气虚羸劣。

石硫黄汤

【来源】《圣济总录》卷九十六。

【组成】石硫黄（明者，细研）　紫笋茶（微火焙干，研末）各一两

【用法】以水一盏，下硫黄末半钱匕，茶一钱匕，煎至六分，去滓温服，一日三次，不拘时候。

【主治】虚冷，大便不禁，气脱神昏。

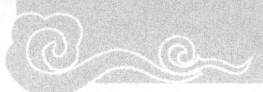

龙骨汤

【来源】《圣济总录》卷九十六。

【组成】龙骨　阿胶（炙令燥）　干姜（炮）　黄连（去须，炒）各一两　粳米三合（炒熟）　石榴一枚（大者，切，别捣入）　附子（炮裂，去皮脐）　甘草（炙，锉）　芍药　黄芩（去黑心）各三分

【用法】上锉，如麻豆大。每服五钱匕，以水一盏半，煎至一盏，去滓，空心温服，一日二次。

【主治】大便不禁，真气羸弱。

陈曲丸

【来源】《圣济总录》卷九十六。

【组成】陈曲末（炒）　白茯苓（去黑皮）　黄连（去须，微炒）　黄柏（去粗皮，炙）　干姜（炮）　附子（炮裂，去皮脐）　龙骨各一两　赤石脂　甘草（炙，锉）　人参　当归（切，焙）各半两

【用法】上为细末，炼蜜为丸，如梧桐子大。每服十五丸，空心米饮送下，一日二次。

【主治】大便不禁，腹内疙痛。

附子汤

【来源】《圣济总录》卷九十六。

【组成】附子（炮裂，去皮脐）半两　黄连（去须，炒）二两　阿胶（炙令燥）三分　甘草（炙，锉）　干姜（炮）各半两　赤石脂　厚朴（去粗皮，生姜汁炙）各一两

【用法】上锉，如麻豆大。每服五钱匕，用水一盏半，煎至一盏，去滓，空心温服，一日二次。

【主治】下焦虚寒，大便不禁。

朝真丸

【来源】《圣济总录》卷九十六。

【组成】硫黄一两（研，飞）　晋矾（熬令汁枯，研）一两　青盐一钱（研）

【用法】上研匀，水浸炊饼为丸，如绿豆大，或用丹砂为衣亦得。每服十五丸至二十丸，空心、食前用温酒送下。

【主治】虚损泄泻，大便失禁。

肉豆蔻散

【来源】《圣济总录》卷一五六。

【组成】肉豆蔻十枚（大者，去壳，用白面作面饼子裹，文武火煨令黄色，去面）　草豆蔻十枚（去皮，白面裹，文武火煨令黄色，去面用）　木香一两　诃黎勒二十枚（十枚炮过，熟为度，十枚生，俱去核）　甘草一分（蜜炙）

【用法】上为散。每服二钱匕，食前米饮调下。

【主治】妊娠下痢，不可疗者，及丈夫脾虚泄泻。

归命丸

【来源】《圣济总录》卷一八七。

【组成】青橘皮（汤浸，去白，焙）　桂（去粗皮）　半夏（洗七遍去滑，焙）　乌头（去皮脐）　附子（去皮脐）　干姜　硫黄（舶上者）各半两　槟榔（锉）二枚　胡椒四十九粒　肉豆蔻（去壳）二枚

【用法】上并生为末，唯硫黄别研极细为度，入众药末中令匀，以米醋、面糊，更入盐少许，同为丸，如绿豆大。每服十五丸，空心温酒送下；疾甚不可救者，煎盐艾汤送下二十丸。

【主治】元脏冷气，脐腹疼痛冲心，及久泻痢诸药不愈者。

雪粉丸

【来源】《圣济总录》卷一八七。

【组成】阳起石半两（狼牙者，杵研如粉）　钟乳（研）半两　砒霜（细研）半两　黄蜡（用浆水煎炼三五遍，令白）半两　羊肾肪脂（水洗过）二两

【用法】前三味为末，粗瓷碗中炭火上熔蜡、脂成汁、下药末搅匀拈下，乘热丸就如梧桐子大。每服三丸，空心新汲水送下。

【功用】补暖下元，止泄痢。

补虚正气粥饮

【来源】《圣济总录》卷一八九。

【组成】黄耆（细锉）二两 人参一两 米二合

【用法】上三味，锉二味如麻豆大，以水三升同煎，取二升，去滓，下米煮粥服。

【主治】诸痢疾、水泄、霍乱，并泄血后，困顿不识人。

貒猪肝方

【来源】《圣济总录》卷一八九。

【组成】貒猪肝（洗净）一具

【用法】以酽醋二升，同煮极熟。切作片，入芜荑末调和，空心食之。

【主治】水泻冷劳气痢似鱼脑者。

火杴丸

【来源】《本草纲目》卷十五引《圣济总录》。

【组成】火杴草

【用法】上为末，醋糊为丸，如梧桐子大。每服三十丸，白汤送下。

【主治】风寒，泄泻。

朴附丸

【来源】《全生指迷方》卷四。

【组成】厚朴（去皮，锉作小块子） 附子（炮，去皮脐，锉作小块子）各一两 生姜八两（去皮，取汁）

【用法】将上二味，以姜汁同煮，以尽为度，焙干为末，酒煮为丸，如梧桐子大。每服三十丸，食前米饮送下。

【主治】

1.《全生指迷方》：虚寒相搏所致的反胃，心下牢大如杯，或时寒时热，朝食则暮吐，暮食则朝吐，关脉弦紧。

2.《鸡峰普济方》：脾胃气弱，下冷泄泻，不思食。

椒红丸

【来源】《中藏经》。

【组成】川椒（拣净）二两（去目，炒出汗） 干

山药一两 川附子一两（炮，去皮脐）

【用法】上为细末，以好酒煮淡木瓜为丸，如梧桐子大。每服十五至二十丸，空心食前盐汤、温酒任下。泄泻，米饮送下；如喉中痰涎如水鸡声，晓夕不止者，一二服见效。

【功用】补中益气，进食。

【主治】泄泻。嗽不止，喉中痰涎如水鸡声，晓夕不止者。

五圣汤

【来源】《仙拈集》卷一引《全生》。

【组成】苍术（炒焦）二钱 山楂 厚朴 陈皮（土炒）各一钱 车前（焙，研）二钱

【用法】水煎，一服即愈。小儿减半。

【主治】泄泻。水泻尤效。

惺脾散

【来源】《幼幼新书》卷八引《吉氏家传》。

【组成】冬瓜子（去壳）一两 桑白皮 硫黄（生）各半两 腻粉一钱

【用法】上同研和匀。每服半钱至一钱，煎冬瓜皮汤调下，日进四服。服后体热，可困良久。泻疏且住，服芦荟丸。

【主治】泻后脾胃虚，四肢逆冷，眼慢多困，心躁吃水。

溪螺散

【来源】《幼幼新书》卷二十八引《惠眼观证》。

【组成】肛底下溪螺四十九个（先以水浸出泥） 干葛粉半两

【用法】葛粉掺在螺上，盛在碗内，却盏子盖之一宿，取螺上粉，晒干。每服一钱，以退猪汤调下。

【主治】泄泻。

开胃散

【来源】《幼幼新书》卷二十三引郑愈方。

【组成】人参 藿香 黄橘皮各二钱 木香一钱 丁香 胡椒各二七粒 茯苓 良姜各钱半 甘草

（炙）三钱　诃子肉二个

【用法】上为末。每服一字或半钱，薄荷汤下；吐泻，粥饮下。

【功用】调中平气。

【主治】惊疳、冷泻、霍乱、吐泻痢。

冷壶散

【来源】《鸡峰普济方》卷五。

【组成】良姜

【用法】上为粗末。每服三钱，水煎，沉冷服。

【主治】伏暑伤冷，暴泻不止。

龙骨厚朴汤

【来源】《鸡峰普济方》卷十二。

【组成】厚朴　当归　龙骨　白术各半两　熟艾一分

【用法】上为细末。每服二钱，水一盏，煎至七分，去滓温服，不拘时候。

【主治】诸肠胃阴阳二气不和，水谷气冷，口干肚痛，或则泄泻。

伏火四神丹

【来源】《鸡峰普济方》卷十三。

【组成】辰砂　雄黄　雌黄　硫黄各二两

【用法】上四物槌碎，用楮皮大纸一张有体骨者，两面浓研好松烟墨涂三两遍，令黑光色，晒干，号曰昆仑纸，用裹前药；干净室中掘地坑子一枚，深四寸许，阔狭上下四面皆比药角宽二寸以来；用新瓦细末（新瓦不经雨者，相摩取细末）置坑子中，约二寸许，安药角在内，又盖瓦末二寸许，比地面微高，如龟背状；用炭七八斤在炉面上煅之，徐徐添炭，约用百斤，不令减火，候药声作，渐次减炭，直候药声断，光芒归体，方始住火，取出余炭；用新黄土一大担罨两伏时，取出药角，剥去纸；用棕刷子盆中净水洗刷令净霜雾，三夜早晚不令见日，为极细末、糯米糊丸，如小鸡子大，风干。每服一二丸或三丸，温酒送下。

【主治】阳虚阴盛，一切痼冷，脏腑滑泻。

【宜忌】忌羊肉，葵菜并茶一日。

断下汤

【来源】《鸡峰普济方》卷十三。

【组成】赤石脂五钱　龙骨六两　当归二两

【用法】上为粗末。每服三钱，水一盏，煎至七分，去滓温服。

【主治】滑泄久不愈。

温脾散

【来源】《鸡峰普济方》卷十三。

【组成】肉豆蔻二个（炮，出大毒）　缩砂仁三七个

【用法】上为细末。每服二钱，粟米饮调下；枣汤下亦得。

【主治】大肠虚冷，滑泄如痢。

丁香丸

【来源】《鸡峰普济方》卷十四。

【组成】乌头　丁香四个　巴豆一个
　　　　方中乌头用量原缺。

【用法】上为细末，泡蒸饼为丸，朱砂为衣，如梧桐子大。每服十丸，空心米饮送下。

【主治】水泻及泻血不止，疼痛甚者。

木瓜汤

【来源】《鸡峰普济方》卷十四。

【组成】米斗子二两　木瓜　干姜　甘草各一两

【用法】上为细末。每服二钱，米饮调下，不拘时候。

【主治】泻不止。

艾馄饨

【来源】《鸡峰普济方》卷十四。

【组成】干姜末　熟艾各等分

【用法】以白面作馄饨，如酸枣大。每服四五十个，煮熟，空心服；腹胀者，炒厚朴煮汁熟，即煮馄饨食之。

【主治】脾虚有寒，泻痢。

玉锁丹

【来源】《鸡峰普济方》卷十四。

【组成】破故纸　葫芦巴　吴茱萸各四两

【用法】上药炒香熟，捣罗为细末。分一半用羊白肠盛药末，酒煮香熟，去白肠，取药末。一处同分下药末同拌和匀，用煮药酒煮白面糊为丸。每服五十丸，加至一百丸，空心温酒或盐汤送下。

【主治】男子肾脏小肠等疾，及饮酒过多，大便滑泻青沫，遍数频并。

白丹

【来源】《鸡峰普济方》卷十四。

【组成】阳起石十两（火煅通赤一宿，成白色如粉）　钟乳粉三两（内称半两）

【用法】取白矾末半两，研细，用盏子销成汁，下半两钟乳粉，搅，候成丹头，与前阳起石同研匀细，滴水为丸，如鸡头子大。每服二三丸，空心米饮送下。

【主治】脏腑不和，注泻不止。

针头丸

【来源】《鸡峰普济方》卷十四。

【组成】胡椒末　硫黄各一分　巴豆（去皮膜，不出油，研）二粒　黄蜡四分

【用法】上为末，熔蜡为丸，米粒大。大人每服二三丸，米饮送下，不拘时候。

【主治】水泻。

诃子散

【来源】《鸡峰普济方》卷十四。

【组成】赤石脂四两　龙骨　干姜　当归　厚朴　甘草　白术　陈橘皮各二两　诃子皮半两

【用法】上为细末。每服二大钱，空心米饮调下。

【主治】痢，泻。

诃子煮散

【来源】《鸡峰普济方》卷十四。

【组成】米皮四两（炒黄色）　缩砂仁一两　五灵脂半两　诃子七个（去核）　赤石脂半两　甘草（炙）三钱

【用法】上为细末。每服一大钱，小儿半钱，空心以米饮调下，一日三次。

【主治】下泻下痢，腹痛日夜不止，已致困笃者。

附子汤

【来源】《鸡峰普济方》卷十四。

【组成】白术　苍术各二两　芍药一两　茯苓二两　甘草　附子各一两

【用法】上为粗末。每服五钱，水二盏，煎至一盏，去滓温服。

【主治】泄泻不已。

钟乳粥

【来源】《鸡峰普济方》卷十四。

【组成】钟乳粉

【用法】上以粥调半两，乘热服之，每日二次。其效如神。

【主治】久泻，诸药不效者。

绵姜汤

【来源】《鸡峰普济方》卷十四。

【组成】米梆子一两（蜜炒）　赤石脂（别研）　干姜　诃子皮　吴茱萸　桂　附子各一两

【用法】上为细末。每服二钱，空心、食前粟米饮调下。

【主治】久泻。

露珠丸

【来源】《鸡峰普济方》卷十四。

【组成】白术　肉豆蔻　吴茱萸　赤石脂　干姜　附子　硫黄各一两　人参一两半　钟乳　胡粉各三分

【用法】醋糊和丸，如梧桐子大。每服二十丸。

【主治】风冷乘虚入客肠胃，水谷不化，泄泻注下，腹胁虚滞，肠胃湿毒，下如豆汁，或下瘀血，

日夜无度。

白术茯苓汤

【来源】《鸡峰普济方》卷十八。

【别名】白术汤（《医略六书》卷二十五）。

【组成】白术四两　茯苓　甘草各二两

【用法】上为粗末。每服三钱，水一盏半，煎至八分，去滓，稍热服，不拘时候。

【功用】逐支饮，通利小便。

【主治】

　　1.《鸡峰普济方》：饮积胸痞，痰停膈上，头痛目眩，噫醋吞酸，嘈烦忪悸，喘咳呕逆，体重胁痛，腹痛肠鸣，倚息短气，身形如肿。及时行若吐若下后，心下逆满，气上冲胸，起则头眩，振振身摇。

　　2.《医略六书》：脾虚泄泻，脉缓者。

【方论】《医略六书》：泻由乎湿，脾土虚弱，不能制御于中，故偏渗大肠，泄泻不止焉。白术崇土燥湿，茯苓渗湿和脾，炙草缓中益胃，兼益中州之气也。水煎温服，使湿去土强，则脾能健运而敷化有权，泄泻无不自止矣。此健脾渗湿之剂，为脾亏泄泻之专方。

茯苓黄连丸

【来源】《鸡峰普济方》卷十九。

【组成】黄连末八分　茯苓六分　木香二分　诃子皮一分

【用法】上为细末，水煮面糊为丸，如梧桐子大。每服三十丸，空心服。泻止勿服。

【主治】渴人引饮既久，夏秋之交，湿气过多，脾胃又弱，时或泄泻。

坚肠汤

【来源】《鸡峰普济方》卷二十。

【组成】陈秔米一升　神曲　麦芽各三两　生姜一斤（干秤）　陈皮五两　荆三棱二两　青皮一两半　茴香　桂　白芷各一两

【用法】上为细末。每服一二钱，浓煎生姜汤调服。若脾泄久泻，壮人可用温酒调下；虚人米

饮服。

【功用】温中快气，进饮食。

集福丸

【来源】《鸡峰普济方》卷二十。

【组成】乌头　桂　香附子　干姜　陈橘皮　巴豆肉（麻油内慢火煎，自旦至午后，巴豆如皂子色即止，拭干。冷水浸两日，换水浸，研，瓦上去油）

【用法】每巴豆霜一两，用诸药，各以陈米一升半为末，水调成膏，直候微酸臭，即煮为硬糊，丸如绿豆大，一方朱砂为衣。每服五七丸，酒、饮任下。

【功用】消食化气，止泄泻。

【主治】腹中诸冷。

小金丹

【来源】《鸡峰普济方》卷二十九。

【别名】资寿小金丹（《是斋百一选方》卷一）。

【组成】禹余粮末四两　赤石脂五两　代赭石一斤　石中黄二两

【用法】上为极细末，滴水为丸，如梧桐子大，令干，烧沙锅通赤，次入药在内，用木炭火煅令通赤为度。每服二丸，空心、食前，望太阳香水送下。

【功用】养心气，明目，解贼风蛊毒，杀精物恶鬼，久服补精髓，好颜色，益智不饥，轻身长年，大进饮食。

【主治】五脏虚乏，腰膝无力，嗽逆寒热，泄泻下痢，惊气入腹，痈疽疮痔，妇人百病，崩，带下赤白，产难，胞衣不出，血闭血利。

二神丸

【来源】《普济本事方》卷二。

【别名】钻胃丸（《东医宝鉴·杂病篇》卷四）。

【组成】破故纸四两（炒香）　肉豆蔻二两（生）。

【用法】上为细末，加大肥枣四十九个，生姜四两，切片同煮，枣烂去姜，取枣剥去皮核，用肉研为膏，入药和杵为丸，如梧桐子大。每服三十

丸，盐汤送下。

【功用】《饲鹤亭集方》：温脾暖胃，进食固肠。

【主治】

1.《普济本事方》：脾胃虚弱，全不进食。

2.《仁斋直指方论》：脾肾俱虚泄泻不食，或饭食后常泄。

3.《外科发挥》：一切脾肾俱虚，侵晨作泻，或饮食少思，或食而不化，或作呕，或作泻，或久泻不止，脾经有湿，大便不实者。

4.《保婴撮要》：疮疡，因脾肾阴虚泄泻。

5.《古今医统大全》：老人胃冷脾泻。

6.《医方集解》：肾泻，脾泻。

7.《兰台轨范》：腰痛肾虚，全不进食。

8.《饲鹤亭集方》：火衰不能生土，脾胃虚寒，食少泻痢，腰痛脾泻，屡投补剂不应者。

【方论】

1.《增补内经拾遗》：方用肉豆蔻以补脾，破故纸以安肾，故称二神。

2.《医方考》：脾主水谷，肾主二便，脾弱则不能消磨水谷，肾虚则不能禁固二便，故令泄泻不止。肉豆蔻辛温而涩，温能益脾，涩能止泻；破故纸味辛而温，辛能散邪，温则暖肾，脾肾不虚不寒，则泄泻止矣。

3.《医方集解》：火乃土之母，破故纸补肾为癸水，肉豆蔻厚肠胃为戊土。戊癸化火，同为补土母之药。

【实验】补骨脂盐炙前后对本方止泻作用的影响《成都中医药大学学报》（2009，1：91）：实验显示：二神丸（补骨脂盐炙品）10克/千克剂量组能减轻小鼠急性腹泻，二神丸（补骨脂盐炙品）5克/千克和15克/千克均能抑制脾虚小鼠肠推进。结果提示：二神丸用于治疗脾肾阳虚腹泻以盐炙补骨脂入药效果更好。

【验案】

1.不食 《普济本事方》：有人全不进食，服补脾药皆不验，予授此方，服之欣然能食。此病不可全作脾虚，盖因肾气怯弱，真元衰劣，自是不能消化饮食。譬如鼎釜之中，置诸米谷，下无火力，虽终日米不熟，其何能化。

2.水肿 《外科发挥》：李某，年逾四十，遍身发肿，腹胀如鼓，其危，诸药不应，用此丸数服，饮食渐进，其肿渐消，兼以除湿健脾之剂

而愈。

3.五更泻 《校注妇人良方》：一妇人年五十，不食夜饭，五更作泻，二十年矣。后患痢，午前用香连丸，午后用二神丸，各二服而痢止。又用二神丸数服，而食夜饭，不月而形体如故。

4.产后泻痢 《赤水玄珠全集》：一产妇泻痢，发热作渴，吐痰，肌体消瘦，饮食少思，或胸膈痞满，或小腹胀坠年余矣。乃脾胃之泻，朝用二神丸，暮用六君子，三月余而痊。

五味子丸

【来源】《普济本事方》卷二。

【别名】五味丸（《证治要诀类方》）。

【组成】五味子（拣） 川巴戟（酒浸，去心） 肉苁蓉（酒浸，水洗，焙干） 人参（去芦） 菟丝子（酒浸，晒干，用纸条子同碾为末） 熟地黄（酒洒，九蒸九晒，焙干） 覆盆子 白术 益智仁（炒） 土茴香（炒香） 骨碎补（洗，去毛） 白龙骨 牡蛎（盐泥固济，干，火烧通赤，去泥用）各等分

【用法】上为细末，炼蜜为丸，如梧桐子大，焙干。每服三十丸，空心、食前米饮送下，一日二三次。

【功用】收敛精气，补真戢阳，充悦肌肤，进美饮食，止汗。

【主治】

1.《普济本事方》：虚劳肝肾俱虚者。

2.《证治要诀》：每日五更初洞泻，服止泻药并无效者。

【方论】《本事方释义》：五味子气味酸咸微温，入足少阴；川巴戟气味甘温，入足少阴、厥阴；肉苁蓉气味咸温，入肾；人参气味甘温，入脾胃；菟丝子气味甘平，入脾肾；熟地黄气味甘苦微寒，入肾；覆盆子气味辛甘微温，入肝肾；白术气味甘温，入脾；益智仁气味辛温，入足太阴；茴香气味辛温，入肝肾；骨碎补气味苦温，入足少阴；白龙骨气味凉涩，入足少阴，能收敛浮越之气；牡蛎气味咸涩微寒，入足少阴。此方主治肝肾皆虚，精气不能收敛，肌肤不能润泽，补下药中必兼补中焦之品者，以精气必生于五谷也。

曲术丸

【来源】《普济本事方》卷二。

【别名】椒曲丸（《普济方》卷二十三引《医方集成》）。

【组成】神曲十两（微炒） 白术五两 干姜（炮） 官桂（去粗皮，不见火）各三两 吴茱萸（汤浸七次，焙） 川椒（去目并合口，微炒地上出汗）各二两

【用法】上为细末，薄糊丸，如梧桐子大。每服三五十丸，生姜汤下，食前稍空腹。

【主治】

1.《普济本事方》：脾元久虚，不进饮食，停饮胁痛。

2.《普济方》引《医方集成》：腹胀满，脏腑虚滑，止而复作，癖冷积伤久不愈。

【加减】有饮，加半夏曲二两。

木香丸

【来源】《普济本事方》卷四。

【组成】木香半两 川乌（生，去皮尖）一两

【用法】上为细末，醋糊为丸，如梧桐子大。每服三五十丸，陈皮醋汤送下。

【主治】冷气下泻。

【方论】《本事方释义》：木香气味辛温，入足太阴，川乌气味苦辛大热，入足太阴、少阴，醋糊丸，陈皮醋汤送，欲药性之达病所也。此冷气内伏，下利不止，非辛温大热之药不能直入以驱除之。

五味子散

【来源】《普济本事方》卷四。

【别名】溏泄散（《仙拈集》卷一）。

【组成】五味子二两（拣） 吴茱萸半两（细粒，绿色者）

【用法】上药同炒香熟为度，研细末。每服二钱，陈米饮送下。

【主治】

1.《普济本事方》：肾泄。

2.《医略六书》：五更泄泻，腹痛，脉弱者。

【方论】

1.《医方考》：肾主二便，开窍于二阴，受时于亥子，肾藏虚衰，故令子后常作泄泻。五味子有酸收固涩之性，炒香则益肠胃；吴茱萸有温中暖下之能，炒焦则益命门。命门火旺，可以生土，土生则泄泻自止；酸收固涩，可以生津，津生则肾液不虚。

2.《济阳纲目》：五味子以强肾水，补养五脏；吴茱萸除脾中之湿，湿少则脾健，脾健则制水不走。

3.《医略六书》：肾虚木旺，腹痛泄泻每于五更寅卯之时，可知寅卯属木，而木应乎肝，以肝主疏泄，肾气不能收摄焉。五味子敛肺，专收肾气之虚乏，吴茱萸温中，能平肝木之独旺。为散，米饮调，使肝木和平，则脾胃健旺而敷化有权，津液四布，安有五更泄泻、腹痛之患乎？

4.《本事方释义》：五味子气味酸咸微温，入足少阴，然研碎用则五味皆全，兼能入五脏也；吴茱萸气味辛温，入足阳明、厥阴。此方治肾泄不止，而送药以米饮者，中宫有谷气可恃，使药性直入少阴，则所感之阴气得辛温之益，而肾中之阳自振矣。

【验案】肾泄 顷年有一亲识，每五更初欲晓时，必溏痢一次，如是数月。有人云：此名肾泄，肾感阴气而然，得此方服之而愈。

诃子丸

【来源】《普济本事方》卷四。

【别名】诃附丸（《魏氏家藏方》卷五）。

【组成】诃子（去核） 川姜（炮） 肉豆蔻 龙骨 木香 赤石脂 附子（炮，去皮脐）各等分
方中木香，《魏氏家藏方》作"厚朴"。

【用法】上为细末，面糊为丸，如梧桐子大。每服四十丸，以米饮送下。

【主治】脾胃不和，泄泻不止。

灵砂丹

【来源】《普济本事方》卷四。

【别名】蜡匮丸、灵砂丸（《世医得效方》卷六）。

【组成】硇砂一分 朱砂一分（并研极细）

【用法】用黄蜡半两，巴豆三七粒，去壳皮膜，用于银石器内重汤煮一伏时，候巴豆紫色为度，去二七粒，止将一七粒与前二味同再研极匀，再溶蜡匮药，每旋丸如绿豆大。每服三丸至五丸。水泻，生姜汤送下；白痢，艾汤送下；赤痢，乌梅汤送下。服时须极空腹，服毕一时，方可吃食，临卧尤佳，次食淡粥一日。疟疾，乳香汤和饮服，不发，日晚间服。

【主治】

1.《普济本事方》：积痢。

2.《是斋百一选方》：饮食所伤，一切积滞或痢，酒食所伤，暴泻。

3.《普济方》：下虚中积，脏腑虚滑，泄泻久经取转，里急后重，久积恶痢，暴泻久不止。

陈曲丸

【来源】《普济本事方》卷四。

【组成】陈曲一两半　干姜（炮）　官桂（不见火）　白术　厚朴（去粗皮，姜汁炙）　人参（去芦）　当归（去芦，薄切，焙干）　甘草（炙）各半两

【用法】上为细末，炼蜜为丸，如梧桐子大。每服三四十丸，酒或淡醋汤送下，空心食前服，一日二次。发时不时增数。

【功用】磨积，止泄痢。

【主治】

1.《普济本事方》：泄痢，心腹冷痛。

2.《本事方释义》：中虚不运，积聚不消，泄痢不止。

【方论】《本事方释义》：本方以理中护其中，以归、桂和其荣，曲、朴疏其滞。或酒或醋汤送者，引至病所也。此邪少虚多之治法也。

朱砂丹

【来源】《证治要诀类方》卷四引《普济本事方》。

【组成】消石（研）　砒（同消石入罐内煅，出火毒）　腻粉（研）　粉霜（研）各五钱　矾（枯）　黄丹　朱砂各一两　乳香　桂府滑石各三钱

【用法】上为末，面糊为丸，如梧桐子大。每服五

丸，粟米饮送下。未愈加丸数。

【主治】寒泻，手足厥逆者。

八仙丸

【来源】《扁鹊心书·神方》。

【组成】附子（炮）　高良姜　荜茇　砂仁　肉豆蔻各一两　生姜三两　厚朴四两（姜汁制）

【用法】上为末，醋糊为丸，如梧桐子大。每服五十丸，米饮送下。

【主治】脾胃久冷，大便泄泻，肠中疗痛，米谷不化，饮食不进。

中丹

【来源】《扁鹊心书·神方》。

【组成】雄黄十两　赤石脂一两

【用法】上为粗末，入阳城罐，先用蜜拌，安砂在底，次以瞿麦末、草乌末、菠棱末各五钱，以鸡子清五钱拌匀，盖在砂上，以罐盖盖住，铁丝扎好，盐泥封固，阴干，掘地作坑，下埋五分，上露五分，烈火煅一日夜，寒炉取出，研极细，醋糊为丸，如芡实大。大人服十丸，小儿三五丸，空心热酒或米饮送下。

【功用】补肾气，壮筋骨，延年不老。

【主治】脾疟，黄黑疸，脾泄久痢，虚肿水肿，女人血崩白带，骨蒸劳热，小儿急慢惊风，及暴注肠滑，洞泄，中风，诸般疮毒。

厚肠丸

【来源】《扁鹊心书·神方》。

【组成】川乌（炮）　肉桂　硫黄（另研）　赤石脂（煅）各一两　干姜（炒）二两

【用法】上为末，糯米糊为丸，如梧桐子大。每服五十丸，白汤送下。

【主治】脾虚伤食，大便下赤白脓，肠鸣腹痛，泄下，米谷不化；小儿脾虚滑泄脱肛，疳瘦。

二白丸

【来源】《小儿卫生总微论方》卷十。

【组成】白石脂　白龙骨（煅）各等分

【用法】上为末，滴水为丸，如黍米大。每服三五丸，紫苏、木瓜煎汤送下，不拘时候。

【主治】泄泻滑数不止。

木香白术散

【来源】《小儿卫生总微论方》卷十。

【组成】木香　白术　陈皮（去白）　丁香各一分　麦蘖（炒黄）半两

【用法】上为末。每服半钱或一钱，水半盏，煎至三分，温服。如吐泻，与丁香散兼服。

【主治】下泻色青如涎，或如白沫。

分水车前散

【来源】《小儿卫生总微论方》卷十。

【别名】车前子散、断痢散（《宣明论方》卷十）、车前散（《类编朱氏集验方》卷六）。

【组成】车前子

【用法】上为末。每服半钱或一钱，米饮调下。量大小加减。

【主治】

　　1.《小儿卫生总微论方》：暑月伤热暴泻，小水不分。

　　2.《宣明论方》：一切痢不止者。

四色丸

【来源】《小儿卫生总微论方》卷十。

【组成】硫黄　厚朴（去粗皮，生姜制）各等分

【用法】上为细末，糊为丸，如黍米大。每服五十丸，米饮送下，不拘时候。

【主治】泄泻青色。

白石脂散

【来源】《小儿卫生总微论方》卷十。

【组成】白石脂半两

【用法】上为末。和白粥，空心与服。

【主治】水泻形羸，不胜大汤药。

肉豆蔻散

【来源】《小儿卫生总微论方》卷十。

【组成】肉豆蔻（面裹煨）　白枯矾各一两

【用法】上为末。每服一钱或半钱，空心温米饮调下。

【主治】胃寒下泻。

豆蔻丸

【来源】《小儿卫生总微论方》卷十。

【组成】肉豆蔻（面裹煨）一两　木香　青皮（去瓤，炒黄）半两　黑牵牛一分（微炒）

　　方中木香用量原缺。

【用法】上为细末，滴水为丸，如黍米大。每服十丸，乳食前生姜米饮送下。

【主治】泄泻，米谷不化。

赤石脂丸

【来源】《小儿卫生总微论方》卷十。

【组成】赤石脂　干姜（炮）各等分

【用法】上为末，糊为丸，如麻子大。每服一二十丸，空心米饮送下。

【主治】泄泻虚滑无度。

柏皮丸

【来源】《小儿卫生总微论方》卷十。

【组成】黄柏（削去粗皮，焙）

【用法】上为末，用米饮和丸，如粟米大。每服十丸，食前米饮送下。

【主治】热泻。

乌骨散

【来源】《小儿卫生总微论方》卷十一。

【组成】乌鱼骨（去皮）

【用法】上为细末。每服半钱，米饮调下。或炙黄用之。

【主治】脏寒泄泻，下利纯白，腹中绞痛，虚气胀满，手足逆冷；亦治妇人漏血。

针头丸

【来源】《小儿卫生总微论方》卷十一。

【组成】朱砂半钱　砒一钱　巴豆七个（用油煎）　硫黄骰子大

【用法】上研末，用黄蜡熔化，旋丸针头大。每服一丸，食前米饮送下。

【主治】积利、久利、滞利，一切诸利，多日不愈。

青黛散

【来源】《小儿卫生总微论方》卷十一引时举方。

【组成】青黛一分　干藕节一两　密陀僧半两　汉罗（乃旱螺）一分

【用法】上为末。每服半钱，米饮调下，不拘时候。

【主治】下利发渴不止。

四君子丸

【来源】《洪氏集验方》卷五。

【组成】缩砂仁　乌梅肉（焙干称）　陈橘皮（去瓤，取仁）　诃子（纸裹煨，去核，取皮用）各一两

【用法】上为末，煮好大枣，取肉为丸，如麻子大。每服三十丸至五十丸，枣汤、熟水任下，不拘时候。

【功用】消化食滞，进美饮食，厚肠胃，充肌体，悦颜色，退黄。

【主治】脾虚，受食不克化，停积中脘，吐逆恶心，脏腑泄泻。

密补固真丹

【来源】《宣明论方》卷七。

【组成】天南星半两　半夏（制）　神曲　麦芽　茴香（炒）　荆三棱（炮）各一两　白附子　干生姜　川乌头（生）各一两　巴豆七个　牵牛三两　代赭石二两　官粉一分

【用法】上为末，水为丸，如小豆大。每服十丸，加至五十丸，温水送下。

【功用】补养脾胃，宣通气血。

【主治】脾肾真元虚损，泄泻痢疾，痰嗽，哕瘪，水谷酸臭，饮食无味，脐腹冷痛，肢体麻痹，下虚痰厥，上实壅滞，肾虚耳鸣，脾虚困惫，耳焦齿槁，面黧身悴，唇黄口燥，发堕爪退，风虚偏枯，中满膈气。

【加减】除泄泻外，并加大黄一两。

二胜丸

【来源】《宣明论方》卷十。

【别名】香豉丸（《儒门事亲》卷十五）。

【组成】盐豉　紫蒜（去皮）各等分

【用法】上同杵为膏，为丸如梧桐子大。每服三丸至五丸，米饮汤送下。如未愈，赤白痢腹胁痛，更与杏仁丸。

【主治】泄痢虚损，不问久新者。

胜金膏

【来源】《宣明论方》卷十。

【组成】巴豆皮　楮实叶（同烧存性）各等分

【用法】上为末，熔蜡为丸，如绿豆大。每服五丸，煎甘草汤送下。脉微小者，立止。

　　原书四库本：每服三四丸，米饮汤送下。主治一切泄泻痢不已，胃脉浮滑，赤白疼痛不已者。

【主治】一切泄泻痢不已，胃脉洪浮，反多日不已者（同书四库本：一切泄泻痢不已，胃脉浮滑，赤白疼痛不已者）。

木香热呷散

【来源】《普济方》卷二〇七引《广南四时摄生》。

【组成】木香半两　肉豆蔻一斤（去皮，湿纸裹，炮）　肉桂（去无味者）一分　陈橘皮一分　紫花术二分（湿纸裹煨）　甘草（炙）半分

【用法】上为散。每服一钱，水六分，煎五六沸，倾下热呷。如霍乱吐泻不止，加薄荷二叶同煎热呷。

【主治】一切泻痢。

【宜忌】忌生冷物。

苓术汤

【来源】《三因极一病证方论》卷五。

【组成】白茯苓　厚朴（姜汁制，炒）　白术　青皮　干姜（炮）　半夏（汤泡去滑）　草果（去皮）　甘草（炙）各等分

【用法】上为散。每服四钱，水一盏半，加生姜三片，大枣二个，煎七分，去滓，食前服之。

【主治】脾胃感风，飧泄注下，肠鸣腹满，四肢重滞，忽忽善怒，眩晕，或左胁偏疼。

固肠汤

【来源】《三因极一病证方论》卷八。

【组成】酸石榴皮半两　黄连（炒）　地榆各一两　罂粟壳（醋炙）　茯苓各一两半

【用法】上锉散。每服四钱，水一盏半，入生姜五片、乌梅一个，煎至七分，去滓，空心服。

【主治】大肠虚寒，利下青白，肠中雷鸣，大便不节，小便黄赤，气上冲胸，不能久立，身肿，腹急，当脐疼痛。

川椒丸

【来源】《三因极一病证方论》卷十一。

【组成】黄连（炒）　乌梅肉　当归　川椒（炒出汗）　桂心　干姜（炮）各等分

【用法】上为末，面糊为丸，如梧桐子大。每服三五十丸，空腹以米汤送下。

【主治】

　　1.《三因极一病证方论》：脏虚，泄泻无度。

　　2.《普济方》：胃寒。

五百丸

【来源】《三因极一病证方论》卷十一。

【组成】丁香　巴豆（去皮，别研）　缩砂仁　胡椒　乌梅（去核）各一百个

【用法】上为细末，炊饼糊为丸，如绿豆大。每服五七丸，熟水送下，食后、临卧服。

【主治】宿食留饮，聚积中脘，噫臭吞酸，心腹疼痛。并疗中虚积聚，及脏腑飧泄，赤白痢下。

止泻如神丸

【来源】《三因极一病证方论》卷十一。

【别名】如神止泻丸（《太平惠民和济局方》卷六续添诸局经验秘方）、如神丸（《普济方》卷二〇八）。

【组成】半夏（汤泡七次，去滑）　苍术（米泔浸，去黑皮，焙干）各半斤　川乌（米泔浸软，去皮，切作片，焙干，用盐四两同炒，黄色为度，去盐不用）四两

【用法】上为细末，姜汁糊为丸，如梧桐子大。每服五十丸，空心、食前饭饮吞下。

【主治】脏腑虚寒，脾胃受湿，泄泻无度，肠鸣腹痛，不进饮食，渐致羸瘦。

羊肉扶羸丸

【来源】《三因极一病证方论》卷十一。

【组成】精羊肉一斤半（微断血脉，焙干取末）四两　白姜（炮）一两　川椒（去目，炒出汗）　肉豆蔻（煨）各一两　木香一分　附子（炮，去皮脐）　神曲（炒）各半两

【用法】上为末，煮粟米饮为丸，如梧桐子大。每服五十丸，食前米汤送下。

【主治】脾胃不和，不进饮食，脏腑虚滑。

【宜忌】老人虚人尤宜服之。

豆蔻分气饮

【来源】《三因极一病证方论》卷十一。

【别名】豆蔻分气散（《普济方》卷二〇八）。

【组成】藿香叶　草豆蔻仁　青皮各四两　甘草（炙）　丁香各半两　肉豆蔻（炮）十两　乌梅五十个（去仁）

【用法】上锉散。每服四钱，水二盏，糯米一撮，煎七分，去滓，空腹服。

【主治】脏腑虚寒，泄泻瘦极，及妇人产后洞泄危笃者。

补脾散

【来源】《三因极一病证方论》卷十一。

【组成】麦蘖（炒）三两　神曲（炒）二两　茴香（炒）　草果（逐个用面裹，煨熟）　厚朴（制）　干姜（炮）　陈皮各一两　木香（生）半两　甘草（炙）半两

【用法】上为末。脾泄泻，诃子汤入盐，调下二钱；脾虚，肠鸣，气不和，泻不止，炒姜酒调下；常服盐汤点，空心食前服。

【主治】脾泄不止，食积不消，癥瘕块结，大肠滑泄，脏毒下利，腹痛肠鸣。

香朴丸

【来源】《三因极一病证方论》卷十一。

【组成】厚朴五两（姜汁制，炒）　白术三两　茴香（炒）　陈皮各三两　诃子（炮，去核）　赤石脂（煅）各一两半

【用法】上为末，面糊为丸，如梧桐子大。每服五十丸，空腹米汤送下。

【功用】常服暖肠胃。

【主治】肠胃虚冷，泄泻注下无度，脾虚气闭，不进饮食。

水煮木香丸

【来源】《三因极一病证方论》卷十二。

【组成】当归（洗）　芍药　甘草（炙）　诃子（去核）各半两　厚朴（去粗皮，切，姜制）　青皮　陈皮各一两　缩砂仁　木香（炮）各一分　罂粟壳（切，醋淹，炒）五两

【用法】上为末，炼蜜为丸，一两作五丸。每服一丸，水一盏，煎七分，食前温服。

【主治】肠胃虚弱，风湿进袭，泄泻水谷，滞下脓血，疞刺疼痛，里急后重，日夜无度。

丁香平胃散

【来源】《杨氏家藏方》卷六。

【组成】厚朴（去粗皮，生姜汁制）六两　白术六两　甘草（炙）二两半　陈橘皮（去白）二两半　缩砂仁二两　丁香二两

【用法】上为细末。每服三大钱，水一盏，加生姜七片，大枣三个，同煎至八分，食前温服。

【功用】理一切气，温和脾胃，大进饮食。

【主治】腹痛泄泻。

八味汤

【来源】《杨氏家藏方》卷六。

【别名】人参八味汤（《医略六书》卷十九）。

【组成】吴茱萸（汤洗七次）　干姜（炮）各二两　木香　橘红　肉桂（去粗皮）　丁香　人参（去芦头）　当归（洗，焙）各一两

【用法】上锉。每服五钱，水二盏，煎至一盏，去滓温服，不拘时候。

【功用】《医略六书》：温中逐寒。

【主治】

1.《杨氏家藏方》：脾胃虚寒，气不升降，心腹刺痛，脏腑虚滑。

2.《丹溪心法》：内寒泄泻，恶食。

【方论】

1.《杏苑生春》：用吴茱萸、干姜、肉桂、丁香等诸辛热以散寒，陈皮、木香行郁气，人参补气，当归益血。

2.《景岳全书》：此汤味太刚烈，当加炙甘草方妙。

3.《医略六书》：人参扶元补气，肉桂暖血温营，丁香温中散滞气，炮姜逐冷暖中州，当归养血，木香调气，陈皮利气开胃，吴萸温肝降逆。

四倍丸

【来源】《杨氏家藏方》卷六。

【组成】人参（去芦头）一两　甘草二两（炙）　干姜四两（炮）　白术八两

【用法】上为细末，炼蜜为丸，如梧桐子大。每服一百丸，空心、食前温米饮送下。

【功用】壮脾胃，去寒湿，美进饮食。

【主治】泄泻，吐逆，心腹痛。

厚朴丸

【来源】《杨氏家藏方》卷六。

【组成】厚朴（去粗皮，生姜制）一斤　生姜半斤（净洗，切片）　大枣一百枚　附子（七钱者）

四枚（炮，去皮脐，每枚切作四片） 人参（去芦头） 诃子（煨，去核） 白术 白茯苓（去皮） 肉豆蔻（面裹煨香） 木香各二两

【用法】上将前四味于银、石器中，以水一斗，慢火熬干，取大枣去皮核，四物一处捣如泥；将人参等六味为细末，和匀，入少面糊同为丸，如梧桐子大。每服五十丸，食前米饮送下。

【主治】脾虚受湿，胜则濡泻，故肠鸣夜起，四肢浮肿，多困少力。

姜合丸

【来源】《杨氏家藏方》卷六。

【组成】木香 附子（炮，去皮脐） 肉桂（去粗皮） 硇砂（纸上飞过）各一两 丁香 沉香 荜澄茄 青橘皮 陈橘皮（去白） 五味各半两 茴香一分（炒）

【用法】上为细末，次入硇砂研匀，酒煮面糊为丸，每一两作二十丸。每服一丸，以生姜一块，剜如合子，安药在内，湿纸裹，煨令香，去纸，放温细嚼，盐汤送下，不拘时候。

【主治】中脘停寒，胸膈结痞，呕吐恶心，不思饮食。

姜附丸

【来源】《杨氏家藏方》卷六。

【组成】附子三枚七钱重者（炮，去皮脐） 白术四两 干姜二两（炮）

【用法】上为细末，面糊为丸，如梧桐子大。每服三十丸，食前温米饮送下。

【功用】逐寒祛湿，温脾胃，止泄泻。

大断下丸

【来源】《杨氏家藏方》卷七。

【组成】附子（炮，去皮脐）一两 细辛（去土叶）七钱半 干姜（炮）一两半 高良姜一两半 肉豆蔻一两（面裹煨） 诃子（煨，去核）一两 酸石榴皮（去瓤子）一两半（酒浸一宿，取出炙令焦黄） 龙骨一两半（研） 赤石脂一两半（研） 牡蛎（火，煅，称）一两（研） 白矾

（枯）一两

【用法】上为细末，醋煮面糊为丸，如梧桐子大。每服三十丸，食前温米饮送下。

【主治】

1.《杨氏家藏方》：脏腑停寒，肠胃虚弱，腹痛泄泻，全不思食。

2.《普济方》：下痢滑数，肌肉消瘦，饮食不入，脉细皮寒，气少不能言，有时发虚汗，及脏腑停寒，脐腹疼痛。

玉粉丹

【来源】《杨氏家藏方》卷七。

【组成】伏火硫黄二两 白龙骨（细末） 钟乳粉 附子（炮，去皮脐，取末） 白石脂（细研）各二钱

【用法】上为细末，汤浸蒸饼为丸，如梧桐子大。每服五十丸，空心、食前米饮送下，次以温粥压之。

伏火硫黄法：先用硫黄五两，水飞去砂石，研为末，用瓷盒子盛，以水和赤石脂封口，盐泥固济，晒干；地内先埋一小罐子，盛水令满，置盒子在上，用泥固济慢火养七日七夜，候日足加顶火一煅，候冷取，研为细末。

【主治】肠胃虚寒，下利清谷，或便纯白，肠滑不禁，少气羸困，全不思食。

肉豆蔻散

【来源】《杨氏家藏方》卷七。

【别名】肉蔻散（《仁斋直指方论》卷十三）。

【组成】肉豆蔻一枚（剜小窍子，更入乳香三小块在内）

【用法】上以面裹煨，面熟为度，去面碾为细末。每服一钱，小儿半钱，米饮调下。

【主治】脾虚泄泻，肠鸣不食。

朱砂丸

【来源】《杨氏家藏方》卷七。

【组成】杏仁二十粒（汤浸去皮尖） 巴豆二十粒（去心核，油令尽）

【用法】上为细末，蒸枣肉为丸，如芥子大，朱砂为衣。每服一丸，食前倒流水送下。

【主治】大人、小儿暴下水泻及积痢。

针头丸

【来源】《杨氏家藏方》卷七。

【组成】杏仁四十个（去尖，烧留性）　巴豆四十个（去皮，烧留性）　砒二字（别研）　草乌头二个（烧留性）　百草霜四钱

【用法】上为细末，酒煮蜡一两为丸，如芥子大。每服五丸，小儿三丸，食前服，赤痢，煎甘草汤送下；白痢，干姜汤送下；赤白痢，甘草干姜汤送下；水泻，米饮送下。

【主治】水泻积痢。

附子赤石脂丸

【来源】《杨氏家藏方》卷七。

【组成】附子（炮，去皮脐，取末）二两　赤石脂（研细）一两

【用法】上为末，醋煮面糊为丸，如梧桐子大。每服五十丸，食前温米饮送下。

【主治】老人、虚人肠胃虚寒，洞泄不禁。

抵圣散

【来源】《杨氏家藏方》卷七。

【组成】肉豆蔻八枚（面裹煨香）　人参（去芦头）　陈橘皮（去白）　木香　白茯苓（去皮）各半两　肉桂（去粗皮）一两　附子（炮，去皮脐）一两　甘草七钱半（炙）　诃子十六枚（煨，去核）　《魏氏家藏方》有白术。

【用法】上为细末。每服三钱，水一盏半，加生姜三片，枣子一个，煎至一盏，食前空心温服。

【主治】脾胃虚弱，泄泻不止，腹痛肠鸣，水谷不化，不思饮食。

【宜忌】《魏氏家藏方》：忌麸皮汁、豆豉汁。

育肠汤

【来源】《杨氏家藏方》卷七。

【组成】人参（去芦头）　白术　高良姜　肉桂（去粗皮）　赤石脂（煅过）　当归（洗，焙）　附子（炮，去皮脐）　甘草（炙）　厚朴（去粗皮，生姜汁制炒）　肉豆蔻（面裹，煨香）各等分

【用法】上为粗末。每服五钱，水二盏，入粳米二百粒，同煎至一盏，去滓，食前温服。

【主治】肠胃虚弱，内挟风冷，脐腹撮痛，下利虚滑，或便脓血。

实肠丸

【来源】《杨氏家藏方》卷七。

【组成】黄连一两（去须）　肉豆蔻（面裹煨香）　丁香　干姜（炮）　白茯苓（去皮）　当归（洗，焙）　诃子（煨，去核）各半两　木香一分

【用法】上为细末，用猪胆汁煮面糊为丸，如梧桐子大。每服五十丸，食前米饮送下。

【主治】肠胃虚弱，腹胀泄泻，时时刺痛。

参连丸

【来源】《杨氏家藏方》卷七。

【组成】艾叶（糯米糊拌，焙，取细末）一两半　干姜（炮，取末）二两（同艾末用米醋一升半，慢火熬成稠膏）　宣黄连一两半（锉如豆大，用吴茱萸一两半同黄连炒紫色，拣去吴茱萸不用）　木香一两半（别用黄连一两半为粗末，以水一升，慢火煮尽水，去黄连不用，将木香薄切，焙干）　人参（去芦头）　白术（去皮）　乌梅（去核，焙干）　酸石榴皮（炒）　白茯苓（去皮）　地榆　百草霜（别研）　当归（洗，焙）各一两半　龙骨一两三分（火煅通红）　赤石脂一两三分　诃子（煨，去核）一两　阿胶二两（蛤粉炒）　罂粟壳二两（蜜炙）

【用法】上为细末，将艾膏为丸，如梧桐子大。每服五十丸，食前陈米饮送下。

【主治】肠胃虚弱，冷热不调，泄利肠鸣，日夜无度。

茱连丸

【来源】《杨氏家藏方》卷七。

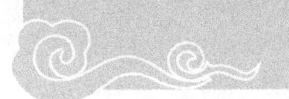

【别名】固肠丸（《是斋百一选方》卷六）。

【组成】黄连（去须）　吴茱萸（汤泡七遍）　罂粟壳（蜜炙，去顶）各等分

【用法】上为细末，醋煮面糊为丸，如梧桐子大。每食前服三十丸至五十丸，泄泻，米饮送下；赤痢，甘草汤送下；白痢，干姜汤送下；赤白痢，甘草、干姜汤送下。

【主治】泄泻及赤白痢。

茱萸汤

【来源】《杨氏家藏方》卷七。

【组成】当归（洗，焙）三钱　干姜（泡）三钱　肉桂（去粗皮）二两　附子（炮，去皮脐）二两　吴茱萸一两（汤洗七次）

【用法】上为粗末。每服四钱，水一盏，煎至七分，去滓，食前温服。

本方改为丸剂，名"茱萸丸"（《普济方》卷二〇八）。

【主治】肠胃虚寒，泄泻不止。

茱萸已寒丸

【来源】《杨氏家藏方》卷七。

【组成】青橘皮（去白）二两　陈橘皮（去白）二两　附子（炮，去皮脐）　川乌头（炮，去皮脐尖）　干姜（炮）　高良姜　吴茱萸（炒黄）　肉桂（去粗皮）各一两

【用法】上为细末，醋煮曲糊为丸，如梧桐子大。每服三十丸至五十丸，食前温米饮送下。

【主治】脏腑久弱，肠胃宿寒，泄泻频并。

养脏丸

【来源】《杨氏家藏方》卷七。

【组成】生硫黄一两　干姜（炮）　肉豆蔻（面裹，煨香）　附子（炮，去皮脐）　山药　鹿角霜各三两

【用法】上为细末，面糊为丸，如梧桐子大。每服三十丸，渐加至五十丸，食前、空心温米饮送下。

【主治】肠胃虚寒，泄泻无度，不进饮食。

黄连乌梅丸

【来源】《杨氏家藏方》卷七。

【组成】黄连（去须）　阿胶（蛤粉炒成珠子）　当归（洗净）各二两　人参（去芦头）　龙骨（煅红）　赤石脂　干姜（炮）　白茯苓（去皮）　乌梅肉（焙干）　陈橘皮（去白）　诃子（煨，去核）　肉豆蔻（面裹煨香）　木香　罂粟壳（蜜炙）各一两　白矾（枯）半两

【用法】上为细末，醋煮面糊为丸，如梧桐子大。每服五十丸，食前米饮送下；如腹痛，煎当归汤下；下血，煎地榆汤下。

【主治】饮食不节，荣卫不和，风邪进袭脏腑之间，致肠胃虚弱，泄泻肠鸣，腹胁膨胀，里急后重，日夜频并，不思饮食。

渗肠丸

【来源】《杨氏家藏方》卷七。

【组成】附子（炮，去皮脐）　阿胶（蛤粉炒）　白术　诃子（煨，去核）　白龙骨　赤石脂　干姜（炮）各等分

【用法】上为细末，煮面糊为丸，如梧桐子大。每服五七十丸，空心、食前温米饮送下。

【主治】泄泻不止，久痢不愈，不问赤白脓血。

温肠丸

【来源】《杨氏家藏方》卷七。

【组成】黄连（去须）　干姜（炮）　肉豆蔻（面裹煨香）　赤石脂　龙骨　吴茱萸（汤洗微炒）各半两　诃子（煨，去核）一两半

【用法】上为细末，粳米饭为丸，如梧桐子大。每服三十丸，空心、食前米饮送下。

【主治】肠胃受湿，泄泻频并，米谷不化，腹胀肠鸣，脐腹筑痛，肠滑洞下。

煨肝散

【来源】《杨氏家藏方》卷七。

【组成】川椒（去目出汗）　茴香（炒）　缩砂仁　丁香　木香　肉豆蔻（面裹煨香）各半

两　附子（炮，去皮脐）　白术各一两（上二味，入生姜四两，用醋煮十数沸，焙干）

【用法】上为细末。每服三钱，用别猪肝或羊肝二两，切作片子，批开，掺药末在内，更用好纸三两重裹，慢火煨，候肝熟，取出，细嚼，温酒送下，一日三次，不拘时候。

【主治】脏腑久虚，挟寒滑泄，全不入食，口生白疮。

十补丸

【来源】《杨氏家藏方》卷九。

【组成】延胡索（炒）　巴戟（去心）　葫芦巴（炒）　荜澄茄　茴香（炒）　木香　补骨脂（炒）　肉苁蓉（酒浸一宿，切，焙）　川楝子肉（炒）各一两　附子（炮，去皮脐）半两

【用法】上为细末，面糊为丸，如梧桐子大，以朱砂为衣。每服五十丸，空心、食前温酒或盐汤任下。

【主治】元脏虚冷，脐腹刺痛，胁肋胀满，泄泻肠鸣，困倦少力，及小肠气痛。

白泽丸

【来源】《杨氏家藏方》卷九。

【组成】阳起石一两半（煅令通赤，研）　附子（炮，去皮脐，取末）一两半　钟乳粉（成炼好者）二两　白檀香（末）一两　滴乳香（别研）一两　麝香一钱（别研）

【用法】上药和匀，滴水和成剂，分作六十丸。每服一丸，水一盏化开，加生姜三片，煎七分，食前、空心通口温服。

【主治】脏腑虚寒，真元不固，肠虚泄利，心腹撮痛，气逆呕吐，自汗。

钟乳石丸

【来源】《杨氏家藏方》卷九。

【组成】成炼钟乳粉半两　硫黄半两（别研）　白矾（火飞）一分　阳起石一分（别研）

【用法】上为细末，煮面糊为丸，如小豆大。每服十丸，空心、食前粟米饮送下。

【主治】脏寒腹痛，下利不禁。

小灵丹

【来源】《杨氏家藏方》卷十四。

【组成】代赭石　赤石脂　紫石英　禹余粮石各四两

【用法】上药各用火煅赤，入米醋中淬，各七遍，同碾为细末，入一砂盒子内合了，外用盐泥固济，日中晒干，用炭二十斤，顶火煅，以炭火尽为度，取出药盒，于润地上掘坑，埋一伏时取出，研三日令极细，次入乳香（别研）、没药（别研）、五灵脂（研细）各二两。同前四味，一处研令极匀，水煮糯米饼子和得所，入铁臼中捣为丸，如鸡头子大，阴干。每服一丸，空心温酒或新溪水送下。

【功用】助养真气，补暖丹田，活血驻颜，健骨轻身。

【主治】真元虚损，精髓耗惫，本气不足，面黑耳焦，腰膝沉重，膀胱疝癖，手足麻痹，筋骨拘挛，心腹疼痛，冷积泻利，肠风痔漏，八风五痹，头目昏眩，饮食不进，精神恍惚，疲倦多睡，渐成劳疾，妇人胎脏久冷，绝孕无子，赤白带下，月经不调，风冷血气。

【宜忌】孕妇不可服。

诃子丸

【来源】《杨氏家藏方》卷十八。

【组成】诃子（煨，去核）　干姜（炮）　肉蔻（面裹，煨熟）　木香　赤石脂各等分

【用法】上为细末，煮面糊为丸，如黍米大。每服三十丸，乳食空以温米饮送下。

【主治】脾胃不和，泄泻不止。

诃子丸

【来源】《普济方》卷二〇一引《杨氏家藏方》。

【组成】诃子一两　藿香一两　肉豆蔻二个

【用法】上为末，炼蜜为丸。随大小以米饮送下。

【主治】大人小儿泻。

二十四味养脾丸

【来源】《传信适用方》卷一引秦绫锦方。

【别名】秦绫锦家二十四味养脾丸（《传信适用方》卷一引黄子耕方）二十四味养胃丸（《古今医统大全》卷二十三）、秦家二十四味养胃丸（《古今医统大全》卷二十三）。

【组成】丁香　沉香　木香各一钱半　附子六钱半（炮，去皮脐）　陈皮（去白）　大腹皮　神曲（炒）各半两　白术　大麦糵（炒）　肉桂（去皮，不见火）各一两半　厚朴（去皮，姜制）三两　诃子（炮，去核）一两三钱　人参（去芦）　茯苓各四钱　缩砂仁八钱　荜澄茄　白附子（炮）　高良姜（油炒）　红豆（去红皮）　胡椒（炒）　荜茇　甘草（炙）　川姜（炮）各二钱　生姜十四两（切作片，焙干）

【用法】上为细末，炼蜜为丸，如弹子大。食前细嚼，沸汤送下。

【主治】感受风冷寒湿邪气，腹胀痞满刺痛，肠鸣泄泻，吐逆吞酸，羸弱困怠无力，不思饮食等脾胃之疾。

草果饮

【来源】《传信适用方》卷二。

【别名】草果汤（《普济方》卷二一一）。

【组成】草果子　甘草　地榆（炒）　枳壳（去瓤，麸炒）各等分

【用法】上为粗末。每服二钱，用水一盏半，煨姜一块拍碎，同煎七分，去滓服，不拘时候。

【主治】肠胃冷热不和，下痢赤白，及伏热泄泻，脏毒便血。

三阳丹

【来源】《普济方》卷一二〇引《卫生家宝》。

【组成】大艾叶

【用法】五月五日将新瓶一只，收大艾叶一瓶，按紧不令虚，用好煮酒三升淋下瓶内，以箬叶并纸扎缚了，次又用泥封却，逐日将去日中晒。至九月重阳日取开，焙干为细末，用煮酒打面糊修为丸，如梧桐子大。每服三十丸至四十丸，空心用盐汤吞下；妇人醋汤下。

【主治】男子气弱，丹田冷痛，脏腑泄泻；妇人血海冷疼，一切冷病。

南白胶香散

【来源】《普济方》卷二〇八引《卫生家宝》。

【组成】粟壳（去须蒂）四两（醋炒）　南白胶香　龙骨各三分　甘草（炙）七钱　干姜半两（炮）

【用法】上为粗末。每服五钱，水一盏半，煎一盏，去滓温服。

【主治】
　　1.《普济方》引《卫生家宝》：脾虚寒，滑肠久泻，脐胀无休。
　　2.《卫生宝鉴》：脐腹疼痛无休止时。

【宜忌】《卫生宝鉴》：忌冷物伤胃。

驻精丸

【来源】《普济方》卷二一八引《卫生家宝》。

【组成】白龙骨　石莲肉（捶碎，和壳用）各等分

【用法】上焙为末，酒糊为丸，如梧桐子大。每服三十丸，米饮、温酒、盐汤任下，空心、日午、晚服。

【功用】镇心安魂，涩肠胃，益气力，止泄泻。常服养神益力，轻身耐老，除百病。

【主治】泄泻，及夜梦邪交，小便白浊。

加减白通汤

【来源】《医学启源》卷中。

【组成】附子一两（去皮脐）　干姜一两（炮）　官桂五钱　白术五钱　草豆蔻（煨）　甘草　人参　半夏（炮）各五钱

【用法】上锉。每服一两，水二盏半，加生姜五片、葱白五茎，煎至一盏二分，去滓，空心服。

【主治】形寒饮冷，大便自利，完谷不化，脐腹冷痛，足胫寒逆。

【方论】以附子大辛热，助阳退阴，温经散寒，故以为君；干姜、官桂辛甘大热，亦除寒湿，白术、半夏苦辛温胃燥脾湿，故为臣；草豆蔻、炙甘草、人参甘辛大温，温中益气；生姜辛大温，能除湿

之邪；葱白辛温，以通上焦阳气，故以为佐。

肉豆蔻丸

【来源】《洁古家珍》卷八。

【别名】肉蔻丸（《医学纲目》卷二十二）。

【组成】破故纸　肉豆蔻（面裹煨）各等分

【用法】上为末，枣肉为丸，如梧桐子大。空心米饮送下。

【主治】肾泄久不愈，脉沉细无力者。

补中汤

【来源】《易简方》。

【组成】理中汤加橘红　茯苓各一两

【用法】上锉。每服四钱，水一盏半，煎至六分，食前热服。

【主治】

1.《易简方》：泄泻。

2.《医钞类编》：鹜泄，糟粕不化，澄澈清凉，小便清白。

附子补中汤

【来源】《易简方论》。

【组成】人参　干姜　白术　甘草各二两　橘红　茯苓　附子各一两

【用法】上锉。每服四钱，水一盏半，煎至六分，食前热服。

【主治】溏泄不已。

既济汤

【来源】《易简方论》。

【组成】半夏半两　麦门冬一两　甘草　人参各四钱　竹叶五片　熟附

方中熟附用量原缺。

【用法】每服四钱，水二盏，加生姜五片，煎至一盏半，去滓，入粳米百粒再煎，米熟，去米温服。

【主治】

1.《易简方论》：下利发热者。

2.《古今医统大全》：霍乱后虚烦不得眠。

胃爱散

【来源】《普济方》卷二十二引《十便良方》。

【组成】丁香一分　人参一两　白术　茯苓　甘草各一分　肉豆蔻三个　黄耆　干姜各五钱

【用法】上以白米二两，同为细末。每服二大钱，以水一盏，加生姜一片，同煎至七分，通口服。

【主治】

1.《普济方》引《十便良方》：脾久虚，中焦气滞上壅，或有冷涎上潮呕恶，或有胸腹疼痛，不思饮食。

2.《景岳全书》：脾胃久虚，泄泻不止。

附子丁香散

【来源】《普济方》卷三十六引《十便良方》。

【组成】白术五钱　甘草三钱　附子（炮）一两　干姜（炮）五钱　丁香五钱　肉豆蔻五钱

【用法】上锉。每服三钱，水一盏，加生姜五片，煎至六分，空心服。

【主治】翻胃恶心吐逆，脏冷泄泻等疾。

木瓜煎丸

【来源】《普济方》卷二〇八引《十便良方》

【组成】木瓜一个　艾叶一两　椒子四十九个　干姜　炮附子各等分（为末）

【用法】以木瓜切去盖子，入艾叶、椒子，盖定签之，入瓷器内以好醋一升煮干，去艾并椒，研木瓜为糊，用和干姜、炮附子末（不拘多少），为丸如梧桐子大。每服七十丸。

【主治】泻不止。

斗肚丸

【来源】《普济方》卷二〇八引《十便良方》。

【组成】木瓜　厚朴　诃子肉　苍术　赤石脂各一两　茯苓二两　附子半两

【用法】上为末，饭为丸，如梧桐子大。每服五十

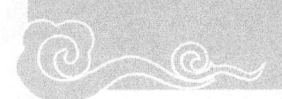

丸，米饮送下，不拘时候。

【主治】泄泻。

太素丹

【来源】《是斋百一选方》卷一引周彦广方。

【别名】白丹（《普济方》卷二六五引《余居士选奇方》）。

【组成】炼成钟乳粉一两　真阳起石二钱（新瓦上用熟火煅过，通红为度，去火候冷，研极细）

【用法】上为末，用糯米粽子尖拌和为丸，如鸡头子大。临和时入白石脂一钱，须大盘子不住手转，候八九分坚硬，阴干，用新粗布以滑石末出光。每服两丸至三丸，空心人参汤或陈米饮送下。

【主治】

1.《是斋百一选方》：停寒肺虚，痰实喘急，咳嗽经久，痰中有血；及气虚感冷，脏腑滑泄，脾胃赢弱，不进饮食。

2.《普济方》引《余居士选奇方》：虚损痼冷，吐泻暴脱，伤寒阴证，手足厥冷。

水金丹

【来源】《是斋百一选方》卷一引钱观文方。

【组成】透明硫黄一斤　轻粉一两

【用法】上先将硫黄研令极细，于一斤之内取研细硫黄一两，与轻粉一两合和同研一时辰许，别顿一处；先用真蚌粉十斤，于一片新瓦上，实填瓦口令平，次用银盂子一枚可盛硫黄末一斤以上者，顿瓦中心，四边用蚌粉紧拥作池子，极要实；然后轻手脱去盂子，将十五两研细硫黄末用一大匙抄入池子内，次入合和轻粉硫黄末二两铺盖顶上，以匙捺，令小实；用熟火五斤，就瓦四边煅之，候硫黄成汁，透底造化，硫黄、轻粉二气融和，用细蚌粉一大盂猛罨药汁之上；其残火留经宿，直至寒炉；取之已成一片，刷去蚌粉尽，净研令极细，用面糊为丸，如梧桐子大。每服七丸或十丸，空心人参汤送下。

【功用】补暖丹田，壮元阳。

【主治】男子妇人一切虚危痼冷，肠滑不禁，腹内缠疼，泻注不已，手足厥逆，饮食生冷吐泻不止；

兼治妇人室女赤白带下，面黄萎瘦。

大断下丸

【来源】《是斋百一选方》卷六引《史防御方》。

【组成】附子二两（炮）　细辛一两半　干姜（炮）　良姜（炮）　白龙骨　赤石脂　酸石榴皮（醋煮干为度，焙干）各三两　肉豆蔻　牡蛎（火煅）各二两

【用法】上为细末，糊为丸，如梧桐子大。每服三十丸，白汤送下。

【主治】滑泄。

木香煮散

【来源】《是斋百一选方》卷六。

【组成】木香　茱萸各二两（去枝梗）　甘草半两（炙）　罂粟壳四两（去顶蒂隔，蜜炙）四两

【用法】上锉。每服三钱，水一盏半，煎至一盏，去滓，食前温服。

【主治】泻不止。

加诃子四柱散

【来源】《是斋百一选方》卷六。

【组成】人参（去芦）　白茯苓（去皮）　附子（炮，去皮脐）各一两　木香（纸包煨过）　诃子半两（湿纸包炮，取皮用）

【用法】上为细末。每服二钱，加大枣一个，生姜二片，煎至六分服。

【主治】脏腑虚怯，本气衰弱，脾胃不快，不进饮食，时加泄利，昼夜不息。

豆蔻散

【来源】《是斋百一选方》卷六。

【组成】陈粟米一两　肉豆蔻（面裹煨）　五味子　赤石脂（研）各半两

【用法】上为细末。每服二钱，粟米汤饮调下，日进三服。

【主治】滑泄。

谷神散

【来源】《是斋百一选方》卷六。
【组成】楮实（青者，蒸一次，晒干用）一斤　甘草一两（炙）　陈仓米一升　干姜一两
【用法】上为细末。饭饮调下。
【主治】夏月暴泻。

没石子丸

【来源】《是斋百一选方》卷六。
【组成】白术　白茯苓各三钱　没石子（南蕃者，面裹，炮）二个　丁香（不见火）　赤石脂（别研）　白姜（切作片，略炒）　肉豆蔻（面裹，炮）　诃子（湿纸裹，炮，取净皮）各二钱
【用法】上为末，用汤泡，蒸饼为丸，如小梧桐子大，枣肉为丸亦得。每服三四十丸，粥食前以米饮送下，一日三四次。
【主治】脏气虚弱，大肠滑泄，次数频并，日渐羸瘠，不进饮食，或久患赤白痢，脾泻。

补脾丸

【来源】《是斋百一选方》卷六。
【别名】缩脾丸（《景岳全书》卷五十八）。
【组成】白术　赤石脂　肉豆蔻（面裹，煨）　川厚朴（去粗皮，姜汁涂炙）　川白姜（炮）各一两　荜茇（炒）　神曲（炒）　麦蘖（炒）　附子（炮，去皮脐）各半两
【用法】上为细末，醋糊为丸，如梧桐子大。每服五十丸，早、晚食前陈米饮送下。
【主治】滑泄。

荜茇丸

【来源】《是斋百一选方》卷六。
【组成】荜茇　川姜（炮）　丁香（不见火）　附子（炮，去皮脐）　吴茱萸　良姜　胡椒各一两　山茱萸　草豆蔻（去皮）各半两
【用法】上为细末，枣肉为丸，如梧桐子大。每服五十丸，食前陈米饮送下，一日三次。
【主治】滑泄。
【验案】滑泻　澈州知辈周汝功，嘉禾人，乃尊守永嘉时，每苦滑泄，服此药，果有效。

茱萸断下丸

【来源】《是斋百一选方》卷六。
【组成】艾叶半两（炒）　缩砂仁　附子（炮，去皮脐）　肉豆蔻各一分　吴茱萸二两半（炒）　赤石脂　川姜各半两
【用法】上为细末，面糊为丸，如梧桐子大。每服五七十丸，食前米饮送下。
【主治】脏寒腹痛，泄泻不止。
【验案】久泻　《是斋百一选方》：赵从简通判，甲辰年丁母忧，食素之久，苦泻不止，日七八行，首尾几年，每服它药不过一二日复作，得此方而愈，后数年间遇泻服之又效。《产科发蒙》：新石街里正某妻，年三十许，日溏泄六七行，既五阅月尚不愈。医与参苓白术散、附子理中汤、四逆汤等并不效。形肉羸脱，不能起床，既在死法中。友人橘尚贤劝余诊之，气口脉沉细稍有神，乃以茱萸断下丸料作汤，每服四神丸五十粒，用之六七日，泻利减其半，十余日而大便始见粪。调理五十余日而平复。

厚肠丸

【来源】《是斋百一选方》卷六。
【别名】厚朴丸（《奇效良方》卷十四）。
【组成】白龙骨　干姜（炮）　附子（炮，去皮脐）　厚朴（姜制）　诃子（炮，去核）　肉豆蔻（面裹煨）　陈皮各等分
【用法】上为末，酒糊为丸，如梧桐子大。每服五十丸，米饮送下。
【主治】久泻。

神授丸

【来源】《是斋百一选方》卷六引葛枢密方。
【组成】南木香二钱半　肉豆蔻一两（面裹煨）
【用法】上为细末，煮枣为丸，如梧桐子大。每服三五十丸，米饮送下，不拘时候。

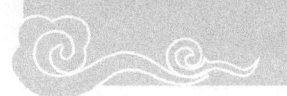

【主治】脏腑泄泻。

敛肠丸

【来源】《是斋百一选方》卷六。

【组成】木香　丁香　附子（炮，去皮脐）　缩砂仁　诃子皮　罂粟壳（炒，去瓢顶）　川姜（炮）　没石子　梓州厚朴（姜制）　白龙骨　肉豆蔻（面裹煨）　赤石脂（煅）　禹余粮（醋淬七遍）各一两

【用法】上为细末，面糊为丸，如梧桐子大。每服七十丸，空心、食前米饮送下。

【主治】久泻。

断下丸

【来源】是斋百一选方卷六引孙盈仲方。

【别名】神曲丸《普济方》卷二○八。

【组成】神曲（微炒）　吴茱萸（绿色者拣净，泡洗七遍）各一两

【用法】上为细末，以酸米醋为丸，如梧桐子大。每服五十丸至一百丸，空心、食前米饮汤送下。

【主治】暴泻。

椒附汤

【来源】《是斋百一选方》卷六。

【组成】川椒（去目）　干姜（生用）　附子（去皮脐，生用）各等分

【用法】上为粗末。每服三钱，水二盏，煎至八分，温服，不拘时候。

　　本方改为丸剂，名"椒附丸"（《魏氏家藏方》卷七）。

【主治】骤然腹痛注下，或滑肠频并，多有冷沫。

三妙丹

【来源】《是斋百一选方》卷十五。

【组成】吴茱萸一两（去枝梗，洗净，以破故纸一两，慢火炒，候香熟，去破故纸）　草果仁一两（以舶上茴香一两炒，候香熟，去茴香）　葫芦巴

一两（以山茱萸一两炒，候香熟，去山茱萸）

【用法】上为细末。酒煮面糊为丸，如梧桐子大。每服六十丸，盐汤送下。

【主治】脾肾病。

百粒丸

【来源】《是斋百一选方》卷十九引钱季华方。

【组成】川黄连　厚朴　吴茱萸各一两（用生姜一两擦碎，同淹一宿，炒令香熟）

【用法】上为细末，面糊为丸，如梧桐子大，小儿即小丸如黍米大。每服一百丸，陈米饮送下；粟米饮送下尤妙。

【主治】泻痢。

【加减】如泻甚者，加肉豆蔻一个，没石子二个。

渗湿汤

【来源】《女科百问》卷上。

【组成】白术一两半　苍术半两（炒）　厚朴　肉桂　丁香　干姜各一两　陈皮　细辛　白茯苓各一两　肉豆蔻半两　砂仁二两　附子八钱（同姜炒令赤，去姜，炮，切片）

【用法】上为粗末。每服四钱，以水一盏半，加生姜五片，大枣二枚，煎一盏，食前热服。

【主治】妇人湿胜濡泄，经水反断者。

煮朴丸

【来源】《女科百问》卷下。

【组成】北枣半斤　川芎四两　生姜（切片）四两（上用水三碗煎干，将生姜杵烂，入枣肉一处，再杵令细，以麻油涂手，捏作小钱大饼，慢火焙干，再入后药）　苍术（米泔浸）　茴香（炒）　甘草（炙）　官桂（去皮，新者）　神曲　麦芽（炒）　蓬术（煨）各四两　砂仁　良姜（炒）各二两　肉豆蔻（煨）二两　丁香一两　川姜二两

【用法】上为细末，水煮薄糊为丸，如梧桐子大。每服百丸，米饮送下，不拘时候。

【主治】脏寒泄痢。

白石脂散

【来源】《魏氏家藏方》卷四。

【组成】白石脂（真者，用炭煅通红）

【用法】上为细末。每服三钱，空心米饮调下。

【主治】泄泻，或便血，或痢不已。

茸附汤

【来源】《魏氏家藏方》卷四。

【组成】鹿茸一两（酒炙） 肉豆蔻（面裹，煨）一分 附子二只（炮，去皮脐） 当归（去芦，酒浸） 白术各一分（炒）

【用法】上为粗末。每服三钱，水一盏半，生姜七片，大枣一枚，煎至九分，去滓，食前温服。

【主治】脾肾俱虚，脏腑滑泻。

己寒丸

【来源】《魏氏家藏方》卷五。

【组成】吴茱萸（汤泡七次，炒） 附子（炮，去皮脐） 良姜（炒） 肉桂（去粗皮，不见火） 川乌头（炮，去皮脐） 厚朴（去粗皮，姜制，炙）各一两 赤石脂（煅） 缩砂仁（炮） 丁香（不见火） 肉豆蔻（面裹煨）各半两

【用法】上为细末，醋糊为丸，如梧桐子大。每服三十丸，空心、食前温酒、米饮送下。

【主治】胃有宿寒，脏腑虚弱，泄泻频数。

卫经丹

【来源】《魏氏家藏方》卷五。

【组成】砂仁 丁香（不见火） 荜茇各一两 厚朴（姜汁制一宿，炒） 白豆蔻仁 人参（去芦） 肉豆蔻（面裹煨） 神曲（炒） 半夏曲（炒） 附子（炮，去皮脐） 荜澄茄 陈皮（去瓤） 干姜（炮，洗） 白术（炒）各半两 鹿茸一两（去毛，酥炙） 麝香一钱（别研）

【用法】上为细末，炼蜜为丸，如梧桐子大。每服五六十丸，米饮、盐汤任下，不拘时候。

【功用】大壮脾胃，美进饮食。

【主治】脾胃怯弱，久受虚寒，腰腹疼痛，泄泻无

时，面无颜色，精神不爽，腰膝酸重，胸膈痞塞，呕吐恶心，痰唾调粘。

不老丸

【来源】《魏氏家藏方》卷五。

【组成】川厚朴（去皮，姜制，炒） 川白姜（湿纸煨） 肉豆蔻（面裹煨） 白术（炒）各一两半 附子（去皮脐，切小块，姜汁罨一宿，炒） 肉桂（去粗皮） 丁香各一两 荜茇七钱半

【用法】上为细末，神曲、生姜汁煮糊为丸，如梧桐子大。每服五十丸，米饮送下，不拘时候。

【功用】健脾胃，消痰饮，进美饮食。

【主治】脏腑虚滑久泻。

朴附丸

【来源】《魏氏家藏方》卷五引李学渝方。

【组成】川厚朴（去粗皮，锉作骰子块） 附子（去皮脐，切骰子块）各二两 大肉枣五十个 生姜五两（以上四味，用水一大碗煮干，拣出枣子，将三味药焙干） 肉豆蔻（面裹煨） 诃子（煨，取肉） 川白姜（炮，洗）各一两 人参半两（去芦）

【用法】上为细末，将前枣肉为丸，如梧桐子大。每服五十丸，加至百丸，米饮送下。

【功用】《普济方》：补益脾气，止心腹撮痛，温胃进食。

【主治】脾胃久虚，谷肠滑泄，脐腹绞痛，肠鸣泄泻，肢体无力。

曲蘖二姜丸

【来源】《魏氏家藏方》卷五。

【组成】高良姜（炒） 干姜（炮，洗）各二两 神曲（炒） 麦蘖（炒）各三两 枳壳（麸炒，去瓤） 肉豆蔻（面裹煨）各一两

【用法】上为细末，酒糊为丸，如梧桐子大。每服三四十丸，温熟水送下，不拘时候。

【主治】脾胃不和，胸膈痞闷，泄泻下痢，水谷不消。

快脾丸

【来源】《魏氏家藏方》卷五。

【组成】生姜六两（洗净，切片，以飞罗面四两拌和，就日中晒干） 橘皮一两（去瓤） 甘草（炙） 丁香各二两（不见火） 缩砂仁三两

【用法】上为细末，炼蜜为丸，如弹子大。每服一丸，食前姜汤熟水嚼下。

【功用】调和脾胃。

【主治】《证治宝鉴》：脾气久虚，不受饮食，食毕即肠鸣腹急，尽下所食物方才宽快，不食则无事，经年累月者。

枣肉豆蔻丸

【来源】《魏氏家藏方》卷五。

【组成】钟乳粉四钱（旋入） 丁香（不见火） 人参（去芦） 肉豆蔻（面裹煨） 白茯苓（去皮）各二两

【用法】上为细末，煮枣肉为丸，如梧桐子大。每服三十丸，沸汤送下，不拘时候。

【功用】补脾虚，止泄泻。

茱萸健脾丸

【来源】《魏氏家藏方》卷五。

【组成】吴茱萸（汤泡七次，炒） 川厚朴（去粗皮，锉，姜汁制炒）各二两 神曲（炒） 白术各一两半（炒） 干姜二两半（泡洗） 麦蘖（炒） 附子（炮，去皮脐）各一两 肉豆蔻一两半（面裹煨）

【用法】上为细末，面糊为丸，如梧桐子大。每服七八十丸，食前米饮送下。

【主治】脾气不和，脏腑或泄或秘，饮食入胃，频欲便利。

椒朴丸

【来源】《魏氏家藏方》卷五。

【组成】益智仁（去壳，炒） 台椒（炒出汗） 川厚朴（去粗皮，姜制炒） 陈皮（去白） 白姜（炮洗） 茴香（淘去沙，炒） 青盐各等分

【用法】上药于银石器内，以水浸平药，用慢火煮干，焙燥为细末，酒糊为丸，如梧桐子大。每服三十丸，加至四十丸，空心、食前用盐汤、温酒送下。

【功用】壮脾暖胃。

【主治】《金匮翼》：五更溏泄由寒积所致。

雄附汤

【来源】《魏氏家藏方》卷五。

【组成】天雄二只（炮，去皮脐） 附子四只（八钱重者，炮，去皮脐） 绵黄耆（蜜炙） 新罗参（去芦） 白术（炒） 白茯苓（去皮） 白芍药各二两 肉豆蔻（面裹，煨） 木香（炮） 丁香（不见火）各一两 川白姜四两（泡洗） 甘草（炙） 沉香（不见火） 诃子（去核）各半两

【用法】上锉。每服三钱，水一盏半，入鹿角霜、乳香各少许，生姜五片，枣子二枚，同煎至一小盏，空心服之，并滓再煎。

【功用】健脾温中。

【主治】脏腑虚寒，泄泻。

【加减】常服不须入乳香、鹿角霜；如脏腑坚固，不必用诃子亦得。

獬豸汤

【来源】《魏氏家藏方》卷五。

【组成】良姜（黄土煮） 白术各二两（炒） 甘草（炙） 缩砂仁 红豆各一两 胡椒半两

【用法】上为细末。每服一钱，食前加盐沸汤点下。

【功用】健脾温中。

【主治】脏腑虚寒泄泻。

丁香散

【来源】《魏氏家藏方》卷七。

【组成】丁香一分（不见火） 肉豆蔻二枚（面裹，煨） 附子一两（炮，去皮脐，锉如豆块） 生姜四两（净洗，和皮切碎，同附子入铫内，慢火炒令姜干为度）

【用法】上为细末。每服二钱，空心、食前温粥饮

调下，一日三次。

【主治】一切冷气泻，脾泄，腹内刺痛。

三磨散

【来源】《魏氏家藏方》卷七。

【组成】川厚朴长三寸阔一寸（去皮，钻数十孔，姜汁半盏涂炙，姜汁尽为度） 附子一只（炮，去皮脐） 肉豆蔻大者一枚（面裹煨）

【用法】上用第一米泔水一大盏，分三处，三味各磨浓和入，生姜五片，煎至七分，食前温服。

【主治】脏腑虚滑，泄泻不止。

大脏丹

【来源】《魏氏家藏方》卷七。

【组成】大蒜（湿纸煨） 厚朴（去皮，姜制，研）各一两 硫黄半两（别研。以上三味，用猪大肠七寸，去膜，入药在内，两头缚定，以好酒煮烂，同研成膏） 茴香（淘去沙，炒） 肉豆蔻（面裹煨） 诃子（煨，去核） 白茯苓（去皮） 神曲（炒） 草果仁（煨） 白矾（枯） 白艾叶 麦蘖（炒）各半两

【用法】上为细末，入前膏子为丸，如梧桐子大。每服五七十丸，米饮送下。

【主治】脾元虚弱，久泻不止，肠胃不固，致成五泄。

木香丸

【来源】《魏氏家藏方》卷七。

【组成】木香（不见火） 破故纸（炒）各一两 高良姜（炒） 缩砂仁 厚朴（去粗皮，姜制，炙）各三分 赤石脂 陈皮（去白） 肉桂（去粗皮，不见火） 白术各半两（炒） 胡椒 吴茱萸（汤泡七次，炒）各一分 槟榔一枚 肉豆蔻四两（面裹煨）

【用法】上为细末，用獖猪肝四两，陈米泔水煮，加盐一钱，葱白三茎，生姜二十片，同煮肝熟，研成膏子，搜前药为丸，如梧桐子大。每服五十丸至百丸，饮送下，不拘时候，一日三次。

【主治】脏腑冷湿之气，留于脾经，注下不已，经

年未效，米谷不化，饮食无味，肌肉瘦瘁，心多嗔恚。

内灸丹

【来源】《魏氏家藏方》卷七。

【组成】荜茇 胡椒 干姜（炮，洗） 良姜（炒） 丁香（不见火） 附子（炮，去皮脐） 吴茱萸（汤泡七次）各一两 肉桂（去粗皮，不见火） 山茱萸（去核，炒） 肉豆蔻（面裹煨） 草豆蔻（去壳）各半两

【用法】上为细末，枣肉为丸，如梧桐子大。每服五十丸，空心、食前陈米饮任下，一日三次。

【主治】脏腑滑泄，里急肠鸣。

乌紫金丸

【来源】《魏氏家藏方》卷七。

【组成】肉豆蔻一两（刷去灰土，拣最大者，每只钻窍，入丁香七粒在内，用醋纸裹煨，十分油出尽为度） 罂粟壳（去顶蒂瓤极净，切片，用好酸醋浸一宿，炒干秤）半两 滴乳香二钱半（别研）

【用法】上为细末，汤泡乌梅肉研烂为丸，如梧桐子大，每服五十丸至七十丸，泻，用米饮送下；痢，用生姜汤送下；肠风脏毒下血。荆芥、地榆煎汤送下，并食前服之。

【主治】一切泻痢，不问新旧冷热及肠风下血。

水煮青盐丸

【来源】《魏氏家藏方》卷七。

【组成】附子（生，去皮脐，锉，炒） 人参（去芦） 京三棱（炮） 肉桂（去粗皮，不见火） 木香（湿纸裹，煨） 鹿茸（火监，去毛，酒浸） 缩砂仁 蓬莪术（生） 益智仁 舶上茴香 阳起石（酒一盏，煮干，别研）各一两 川椒二两（去目合口者，炒出汗） 陈皮三两（去白） 厚朴四两（去皮，姜汁浸一宿，炙干）

【用法】上锉，加青盐四两，水浸药平一指许，煮干为度，焙干，为细末，酒煮面糊为丸，如梧桐子大。每服三十丸，食前温酒盐汤送下。

【主治】脾积泻，经年不效者。

生气散

【来源】《魏氏家藏方》卷七。

【组成】钟乳粉　赤石脂（煅）　阳起石（火煅候红，好酒内浸一遍，研末）各半两

【用法】上为细末。用附子一只（炮，去皮脐，只用半只），干姜十片，水二盏，煎至七分，调生气散二钱，空心服，半日再服。

【主治】脾脏气虚，泄泻不止，百药不效者。

朴附丸

【来源】《魏氏家藏方》卷七。

【组成】白艾叶　附子（炮，去皮脐）　吴茱萸（汤泡七次，炒）　厚朴（去粗皮）各一两

【用法】上用生姜汁半盏，同好酒半盏煮炒令干燥，别用肉豆蔻半两，赤石脂半两，同为细末，酒糊为丸，如梧桐子大。每服三五十丸，空心、食前米饮送下。

【主治】泻痢。

朴附丸

【来源】《魏氏家藏方》卷七。

【组成】厚朴二十二两（去皮，锉。用生姜二斤，切片，水一斗，于砂石器内煮。自晓至暮，水干添汤，候干取出，去姜）　干姜四两（炮、洗）　甘草二两（炙。以上三味同煮如前法，取出焙干）　补骨脂（炒）　舶上茴香（炒）　附子（炮，去皮脐）各五两　肉豆蔻四两（面裹煨）

【用法】上为细末，煮枣肉为丸，如梧桐子大。每服五十丸，空心、食前米饮或温酒送下。

【主治】泄泻。

如神汤

【来源】《魏氏家藏方》卷七。

【组成】罂粟壳（大者，去顶蒂瓤净，锉，蜜拌湿，炒干）　当归（去芦）　丁香（不见火）　白术各一两（炒）　乳香半两（别研）

【用法】上锉。病轻者每服三钱，水一盏，煎七分，去滓，通口服；甚者每服半两，水一盏半，

煎至八分，去滓服。只一二服见效。

【主治】新久泻痢，或赤或白，或水泻。

豆蔻散

【来源】《魏氏家藏方》卷七。

【组成】肉豆蔻一两二钱半（面裹煨香）　罂粟壳（去顶蒂瓤，蜜炒）　橘红　香附子（去毛）各四两　甘草二两（炙）　川姜一两（炮洗）

【用法】上为细末。每服三五钱，用陈米饮调下，不拘时候服。

【主治】久年新近泄泻，赤白下痢。

杏霜丸

【来源】《魏氏家藏方》卷七。

【组成】杏仁三个（去皮尖）　百草霜一钱　巴豆六粒（三棱者，去皮，取油尽为度）

【用法】上为细末，用粳米饭为丸，如芥子大。每服二丸，赤痢，甘草汤送下；白痢，煎艾汤送下；水泻，新汲井花水送下。

【主治】泻痢。

【宜忌】忌生冷、油腻、湿面、菜、热物。

补真断下丸

【来源】《魏氏家藏方》卷七。

【组成】阳起石（煅）　细辛（去叶）　赤石脂（煅）　川椒（去目合口，炒出汗）　肉豆蔻（面裹，煨）　白矾（枯）　干姜（炮，洗）　附子（炮，去皮脐）半两　硫黄三两（别研）（一方加钟乳粉）

【用法】上为细末，稀醋煮面糊为丸，如梧桐子大。每服五十丸，空心米饮送下。

【主治】虚寒泄泻，注下不禁。

固阳丸

【来源】《魏氏家藏方》卷七。

【组成】阳起石（煅，别研）　干姜（炮，洗）各等分

【用法】上为细末，糯米饭为丸，如梧桐子大。每

服五七十丸，米饮送下。

【功用】祛寒气，固真阳。

【主治】脏腑滑泄。

固肠丸

【来源】《魏氏家藏方》卷七。

【组成】大附子一只（炮，去皮脐）　白姜（炮，洗）　肉豆蔻（面裹煨）　橘红　大诃子（去核）　椒红各一两（去目合口，炒出汗）

【用法】上为细末，糯米粉糊为丸，如梧桐子大。每服百丸，空心、食前盐饭饮送下。

【主治】泻痢。

固肠丸

【来源】《魏氏家藏方》卷七。

【组成】真龙骨（煅）　赤石脂（煨、煅）各等分

【用法】上为细末，蒸饼糊为丸，如绿豆大。每服五十丸，食前干木瓜、紫苏汤送下。

【主治】脏腑滑泄。

炙肝散

【来源】《魏氏家藏方》卷七。

【组成】当归（去芦）　破故纸（炒）　高良姜（炒）　缩砂仁各三分　羌活（洗）　肉桂（去粗皮，不见火）　陈皮（去白）　白术（炒）　赤茯苓（去皮）　吴茱萸（汤泡七次，炒）　肉豆蔻（面裹煨）各半两　厚朴三钱（姜制，炒）

【用法】上为细末。每服三钱，以獖猪肝三两，切片掺药于上，以浆水一碗，醋少许，盐一钱，同煮，水煮尽，空心连肝嚼下。

【主治】脾气虚弱，肝脉有余，邪来伤止，泄泻不实，仓廪不藏，饮食减少，力乏气短，饮食不化，肌肤倦怠，面无颜色。

厚肠丸

【来源】《魏氏家藏方》卷七。

【组成】人参（去芦）　白术（炒）　厚朴（去粗皮，姜制，炒）　丁香（不见火）　荜茇　红

豆　诃子肉（煨）　附子（炮，去皮脐）　肉豆蔻（面裹煨）　神曲（炒）　缩砂仁　麦蘖（炒）　白豆蔻　良姜（炒）各二两　槟榔　胡椒　荜澄茄　白芍药　陈皮（去白，洗）　甘草（炙）　干姜（炮）各四两　肉桂五两（去粗皮，不见火）　白茯苓（去皮）　当归（去芦）各一两

【用法】上为细末，稀饧为丸，每二两作十丸。每服一丸或二丸，嚼细，白汤送下，不拘时候。

【主治】肠胃虚寒，不能克消水谷，大腑飧泄。

保寿丹

【来源】《魏氏家藏方》卷七。

【组成】附子（炮，去皮脐）　肉豆蔻（面裹煨）各一两　赤石脂（煅）　白姜（炮，洗）　荜澄茄各半两

【用法】上为细末，面糊为丸，如梧桐子大。每服三十丸，米饮送下。

【主治】脏腑虚寒，泻痢不止。

养真丸

【来源】《魏氏家藏方》卷七。

【组成】羊肚一枚（去膏膜）　羊肾一对（去膜）　白术二两（炒）　神曲一两半（炒）　丁香（不见火）　荜茇各七钱半　沉香（不见火）　熟干地黄（洗）　大附子（炮，去皮脐）　干姜（炮，洗）　荜澄茄　白茯苓（去皮）各一两　当归（去芦，酒浸）　厚朴（去粗皮，姜制，炙）　白豆蔻仁　人参（去芦）　半夏曲　钟乳粉各半两　天门冬三两半（去心）　益智一两

【用法】上锉。用羊肾切细，入在羊肚子中，以线缝肚子口，于净甑蒸极熟为度，趁热于木臼中捣碎，晒干或焙干，再研为细末，用熟枣肉为丸，如梧桐子大。每服五七十丸，空心、食前米饮送下。

【功用】补诸虚弱。

【主治】脏腑不固。

养脏丹

【来源】《魏氏家藏方》卷七。

【组成】猪大脏半斤　大附子二只（炮，去皮脐）　厚朴（姜制，炒为末）四两　硫黄二两（研细，同厚朴入猪大脏内，以麻绳系定两头，用水五升煮干，取出细研）　龙骨（生用）　肉豆蔻（面裹煨）　木香（不见火）　白茯苓（去皮）　牡蛎（煅）　大诃子（炮，去核）　茴香（淘去沙，炒）各一两　破故纸二两（炒）

【用法】上为细末。入麝香一钱，薄面糊为丸，如梧桐子大。每服一百丸，空心、食前盐汤或饭饮送下。

【主治】脾元虚弱，久泻不止，肠胃不固，致成五泄。

酒煮黄连丸

【来源】《魏氏家藏方》卷七。

【组成】黄连（去须）五两　厚朴（去粗皮）三两　肉豆蔻一两（面裹煨）

【用法】上锉。用无灰酒、米醋各一升，慢火熬尽，烈日晒干为末，再用酒醋打面糊为丸，如梧桐子大。每服五七十丸，米饮送下。

【功用】厚肠胃，止泄泻。

【主治】泻痢。

煮朴丸

【来源】《魏氏家藏方》卷七。

【组成】厚朴二两（去皮，锉，生姜四两切片，水二碗，煮干为度，去姜）　附子一两（炮，去皮脐）　诃子（纸裹蘸湿煨，去核）半两　肉豆蔻一两（面裹煨）　干姜半两（炮，洗）

【用法】上为细末，姜汁煮面糊丸，如梧桐子大。每服三五十丸，食前米饮送下。

【主治】虚寒泄泻，注下不禁。

蒜连丸

【来源】《魏氏家藏方》卷七。

【组成】黄连一两（去须，锉，用茱萸一两同炒，去茱萸）

【用法】上为细末，独头大蒜湿纸裹煨熟，研烂，搜黄连为丸，如梧桐子大。每服三十丸，食前米饮送下。

饮送下。

【主治】脏腑虚滑。

暖下丸

【来源】《魏氏家藏方》卷七。

【组成】大附子二只（生，去皮脐）　生姜一斤　好丁香四七粒

【用法】将生姜研细，取自然汁；煮附子，候软，切作片子，再慢慢煮，候附子九分熟，滤出焙干；入丁香同研为末，却将煮附子姜汁熬膏为丸，如小梧桐子大。每服三十丸至五十丸，食前煎沉香汤（香附、白茯苓、缩砂仁、甘草、沉香、姜、枣）送下。

【主治】脏寒泄泻。

茱萸丸

【来源】《魏氏家藏方》卷十。

【组成】猪脏头一个　吴茱萸三两（汤泡七次，炒）

【用法】上将吴茱萸纳在猪脏内，两头紧紧系定，用好酒三升煮令极烂，入沙盆内研细，为丸，如绿豆大。每服三二十丸，米饮送下。

【主治】小儿脾脏虚，泄泻不止。

桂枝汤

【来源】《儒门事亲》卷十二。

【别名】桂苓汤。

【组成】桂枝一两　茯苓半两　芍药一两　甘草七钱

【用法】上为粗末。每服三钱，水一盏，加生姜、大枣同煎，温服。

【功用】发汗。

【主治】风寒暑湿之气，入于皮肤而未深，飧泄不止，日夜无度，完谷不化，身表微热，两手脉息俱浮。

升阳顺气汤

【来源】《内外伤辨惑论》卷上。

【组成】黄耆一两　半夏三钱（汤洗七次）　草豆蔻二钱　神曲一钱五分（炒）　升麻　柴胡　当归身　陈皮各一钱　甘草（炙）　黄柏各五分　人参（去芦）三分

【用法】上锉，每服三钱，水二盏，加生姜三片，煎至一盏，去滓，食前温服。

【主治】

1.《内外伤辨惑论》因饮食不节，劳役所伤，胸胁满闷，短气。遇春则口淡无味，遇夏虽热，犹有恶寒，饥则常如饱，不喜食冷物。

2.《赤水玄珠全集》：七情所伤，及劳役，饮食不节，满闷短气，恐则气下者尤宜。

3.《仁术便览》：忿怒伤肝，思虑伤脾，悲哀伤肺，以致各经火动有伤元气，发热，不思饮食。

升阳益胃汤

【来源】《内外伤辨惑论》卷中。

【别名】益胃汤（《医级》卷八）。

【组成】黄耆二两　半夏（洗，此一味脉涩者不宜用）　人参（去芦）　甘草（炙）各一两　独活　防风　白芍药　羌活各五钱　橘皮四钱　茯苓　柴胡　泽泻　白术各三钱　黄连一钱

【用法】上锉。每服三钱，水三盏，加生姜五片，大枣二枚，煎至一盏，去滓，早饭后温服。或加至五钱。

【功用】升阳益胃。

【主治】脾胃虚则怠惰嗜卧，四肢不收，时值秋燥令行，湿热少退，体重节痛，口干舌干，饮食无味，大便不调，小便频数，不欲食，食不消；兼见肺病，洒淅恶寒，惨惨不乐，面色恶而不和，乃阳气不伸故也。

【宜忌】若喜食，一，二日不可饱食，恐胃再伤，以药力尚少，胃气不得转运升发也，须薄味之食或美食助其药力，益升浮之气而滋其胃气，慎不可淡食以损药力，而助邪气之降沉也。可以小役形体，使胃与药得转运升发；慎勿太劳役，使气复伤，若脾胃得安静尤佳。若胃气稍强，少食果以助谷药之力。

【加减】服药后如小便罢，而病加增剧，是不宜利小便，当少去茯苓、泽泻。

【验案】

1.泄泻　《续名医类案》：光禄杨立之，元气素弱，饮食难化，泄泻不已，小便短少，洒淅恶寒，体重节痛，以为脾肺虚，用升阳益胃汤而痊。

2.过敏性结肠炎　《中医杂志》（1965，6：7）：曾某某，男，50岁，泄泻三年，日行2～3次，时清时稀，夹有完谷，偶有肠鸣，食欲不振，面色萎黄，形瘦神疲，脉濡小，舌淡苔薄，迭经治疗，效果不显。西医诊断为"过敏性结肠炎"。按：病人由于饮食不调，思虑劳倦，日久损伤脾胃，以致脾阳不足，运化失职而泄泻，治宜升阳益胃。处方：党参12g，黄芪12g，白术12g，甘草1.5g，羌活1.5g，炒防风2.4g，炒柴胡2.4g，炒白芍4.5g，茯苓6g，姜川连1g，陈皮4.5g，姜夏4.5g，生姜1片，红枣3枚。服药1周，大便已改为日行1次，粪量较多，食欲略振，续服48剂，便解成形，日1次，肠鸣消失。

曲蘖枳术丸

【来源】《内外伤辨惑论》卷下。

【组成】枳实（麸炒，去瓤）　大麦蘖（面炒）　神曲（炒）各一两　白术二两

【用法】上为细末，荷叶烧饭为丸，如梧桐子大。每服五十丸，食远，温水送下。

【主治】

1.《内外伤辨惑论》：为人所勉劝强食之，致心腹满闷不快。

2.《济阳纲目》：食积泻。

枳实导滞丸

【来源】《内外伤辨惑论》卷下。

【别名】枳术导滞丸（《脾胃论》）、导气枳实丸（《医学入门》卷八）、导滞丸（《金匮翼》卷二）。

【组成】大黄一两　枳实（麸炒、去瓤）　神曲（炒）各五钱　茯苓（去皮）　黄芩（去腐）　黄连（拣净）　白术各三钱　泽泻二钱

【用法】上为细末，汤浸蒸饼为丸，如梧桐子大。每服五十至七十丸，食远温开水送下。

【功用】《中药制剂手册》：祛湿清热，消积导滞。

【主治】

1.《内外伤辨惑论》：伤湿热之物，不得施化，而作痞满，闷乱不安。

2.《中药制剂手册》：脾胃湿热引起的胸满腹痛，消化不良，积滞泻泄，或下痢脓血，里急后重。

【加减】本方加木香、槟榔，名"木香导滞丸"（《医学正传》卷二）。

【方论】

1.《医方集解》：此足太阴、阳明药也，饮食伤滞，作痛成积，非有以推荡之则不行，积滞不尽，病终不除。故以大黄、枳实攻而下之，而痛泻反止，经所谓"通因通用"也；伤由湿热，黄芩、黄连佐以清热，茯苓、泽泻佐以利湿；积由酒食，神曲化食解酒，温而消之；芩、连、大黄苦寒太过，恐伤胃气，故又以白术之甘温，补土而固中也。

2.《医方论》：治湿热蕴结，腹痛泄泻，颇为得力。但黄芩、黄连尚在可减之律，恐苦寒太过，反伤中、上二焦也。

【验案】

1.三叉神经痛　《内蒙古中医药》（1993，3：44）：应用本方加减：枳实12g，大黄（后入）15g，茯苓15g，黄芩10g，黄连10g，白术15g，泽泻15g，川芎15g，地龙6g。每日1剂，水煎，早晚分2次服。热象明显，大便秘结者，加重大黄用量；阴虚象明显，加生地；病程较久者，加活血祛瘀之品如桃仁、红花；治疗三叉神经痛11例，男4例，女7例；年龄5～60岁；病程1个月至21年。结果：痊愈（服药后疼痛缓解）6例，显效（疼痛减轻）4例，无效（疼痛无变化）1例。

2.治疗慢性便秘　《浙江中医学院学报》（1996，2：28）：用本方每次3～6g，每日1～2次，治疗慢性便秘31例。对照组29例用果导片。结果：两组平均服药5天后治疗组显效25例，有效3例，总有效率90%；对照组分别为12例，8例，69%。两组比较差异显著（P<0.05）。

神应丸

【来源】《内外伤辨惑论》卷下。

【组成】黄蜡二两　巴豆　杏仁　百草霜　干姜各五钱　丁香　木香各二钱

【用法】上先将黄蜡用好醋煮，去滓，将巴豆、杏仁同炒黑，烟尽研如泥，将黄蜡再上火，入小油半两溶开，入在杏仁、巴豆泥子内，同搅，旋下丁香、木香等药末，研匀，搓作挺子，油纸裹了旋丸用。每服三五十丸，食前温米饮送下，每日三次。

【主治】因一切冷物冷水及玲乳酪水所致腹痛肠鸣，米谷不化。

姜粟散

【来源】《普济方》卷二〇八引《家藏经验方》。

【组成】罂粟壳（去盖子净洗）　甘草　陈皮（净去瓤）　干姜各等分

【用法】炭火上炒干姜黄色为细末。每服三钱，陈米煎稠饮调下，全在米浓有汁，温服有效。

【主治】暴泻。

断下丸

【来源】《普济方》卷二〇八引《家藏经验方》。

【组成】枯白矾二两　华阴细辛一两半（去枝叶、土）　诃子皮二两　干姜三两（炒，锉）　龙骨（去舌紧者）三两　赤石脂三两（桃花色者，火煅）　黑附子（炮裂，去皮尖，尝不辣方入药）一两　石榴皮（用好醋浸软，炒令干）二两　牡蛎（用盐泥固济，火煅通赤为度）二两

【用法】上为细末，面糊为丸，如梧桐子大。每服一百丸，食前浓煎陈米饮送下。

【主治】泄泻无度。

人参豆蔻散

【来源】《妇人大全良方》卷八引石道人方。

【组成】人参　肉豆蔻　干姜　厚朴　甘草　陈橘皮各一两　川芎　桂心　诃子　北茴香各半两

【用法】上为细末。每服三钱，水一小盏，加生姜三片，大枣一枚，煎至六分服。

【主治】久泄不止，服诸药无效。

五香散

【来源】《妇人大全良方》卷八。

【组成】乌药　白芷（炒）　枳壳　白术（炒）　良姜（炒）　甘草　莪术（有孕者减半）各等分

【用法】上为细末。每服二钱，食鱼伤，泄泻不止，气刺奔冲，及妇人产前、产后腹痛，血气，用温酒调下；产后败血冲心，用败蒲煎汤调下；安胎，以糯米饮调下；孕妇脾泄泻痢，煎陈米饮调下，食前服。

【功用】安胎。

【主治】食鱼伤，泄泻不止，气刺奔冲，及妇人产前、产后腹痛，产后败血冲心，孕妇脾泄泻痢。

豆蔻丸

【来源】《妇人大全良方》卷八。

【组成】肉豆蔻（面裹煨香）不以多少

【用法】上为细末，入陈米白饮捣，为丸如绿豆大。空心煮粟米饮吞下百丸。

【主治】脏寒，泄泻不止，服诸药无效。

如神散

【来源】《医方类聚》卷一四三引《经验良方》。

【组成】香附子　陈皮　神曲　麦蘖　肉豆蔻　苍术　乌药　甘草各半两

【用法】上为细末。每服半钱，煎木瓜饭饮调下。

【功用】调气止泻。

【主治】泄泻，腹痛膨胀。

和气饮

【来源】《续易简》卷二。

【组成】苍术一两四钱　桔梗一两二钱　枳壳（去瓤，麸炒）　橘红各六钱　白芍药　白芷　川芎　当归　赤茯苓　桂（去粗皮）　半夏（汤洗七次）　甘草（炙）各三钱　厚朴（去粗皮，姜制）　干姜各四钱　吴茱萸（炒）半两

【用法】上锉散。每服四钱，水一盏半，生姜三片，煎至八分，去滓，食前通口服。二滓并煎。

【主治】腹痛，肠鸣，泄利。

升阳除湿防风汤

【来源】《脾胃论》卷中。

【组成】苍术（淋浸、去皮净）四两　防风二钱　白术　白茯苓　白芍药各一钱
　　　《内经拾遗方论》有甘草。

【用法】上锉，除苍术另作片子，水一碗半，煮至二大盏，纳诸药同煎至一大盏，去滓，空心食前稍热服。

【功用】升举阳气，升清降浊。

【主治】

1.《脾胃论》：大便闭塞或里急后重，数至圊而不能便或少有白脓或少有血。

2.《内经拾遗方论》：濡泻。

3.《明医杂著》：脾胃损伤，阳气下陷，大便泄泻或后重便塞。

4.《张氏医通》：风湿飧泄及肠风滞下便血。

5.《证治宝鉴》：泻注诸涩药不效者。

【宜忌】慎勿利之，利之则必致病重，反郁结而不通。

【验案】肠炎菌痢　《广西中医药》（1980，3：12）：应用防风、白术、白芍各15g，苍术10g，茯苓10g，1日1剂，水煎分3次服。治疗急性肠炎43例，慢性肠炎9例，急性菌痢57例；男性54例，女55例，共109例。结果：急性肠炎43例，治愈41例；菌痢57例，治愈54例；慢性肠炎9例，治愈8例。

升阳汤

【来源】《脾胃论》卷下。

【别名】黄耆补胃汤（《兰室秘藏》卷下）。

【组成】柴胡　益智仁　当归身　橘皮各三分　升麻六分　甘草二钱　黄耆三钱　红花少许

【用法】上锉，分作二服。每服用水二大盏，煎至一盏，去滓，稍热服。

【主治】大便一日三四次，溏而不多，有时泄泻，腹中鸣，小便黄。

【方论】《脾胃论注释》：升阳汤，即补中益气汤去参、术的守补，重用黄耆，佐以升、柴，使清阳上升；橘皮导滞降浊；甘草和中护胃；加红花助当归以活血。溏泻属大肠有寒，加益智仁温中止

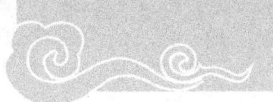

泻，泻止则小便自利。

升阳除湿汤

【来源】《脾胃论》卷下。

【别名】升麻除湿汤（《医方类聚》卷一四三）。

【组成】甘草　大麦芽面（如胃寒腹鸣者加）　陈皮　猪苓各三分　泽泻　益智仁　半夏　防风　羌活　神曲　柴胡　升麻各五分　苍术一钱

【用法】上锉。作一服，水三大盏，加生姜三片，大枣二枚，同煎至一盏，去滓，空心服。

【主治】

1.《脾胃论》：脾胃虚弱，不思饮食，肠鸣腹痛，泄泻无度，小便黄，四肢困弱。

2.《妇科玉尺》：湿盛血崩。

【方论】《脾胃论注释》：方中升麻、柴胡助清阳上行，羌、防、苍术祛风以胜湿，猪苓、泽泻利尿以渗湿，陈皮、半夏行气以化湿，六曲、麦芽导滞以和中。泄泻无度，近于滑脱，故用益智仁温中止泻，甘草保护津液，姜、枣和营卫，共奏升阳除湿之功。

【验案】

1.小儿脂肪泻　《陕西中医》（1989，1：16）：应用本方：苍术、防风、羌活各7g，陈皮6g，升麻、柴胡各5g，建曲、麦芽、泽泻、猪苓各10g，炙甘草6g，红糖为引。水煎，腹泻甚者加诃子、赤石脂；腹胀加槟榔；脱水者以补液纠酸。治疗小儿脂肪泻72例，其中男52例，女20例；年龄10个月至7岁；病程7天至2周。临床主要表现为呕吐，腹泻米汤样稀便，并伴发热厌食，口干，皮肤干燥等症。多数患儿血象高，粪便镜检脂肪球均在（＋＋）以上。结果：全部治愈，一般服药1～5剂。

2.慢性溃疡性结肠炎　《实用中医内科杂志》（1992，4：167）：应用本方：苍术15g，陈皮15g，防风12g，神曲15g，麦芽15g，泽泻12g，柴胡9g，猪苓12g，甘草6g，升麻6g，羌活9g，每日1剂，水煎，分2次空腹服用。同时用溃疡散（蛤粉、青黛、五倍子各等份，研细，用胶囊分装）6g，1日2次，于汤剂前半小时服下，疗慢性溃疡性结肠炎15例。结果：治愈4例，基本缓解7例，部分缓解3例，无效1例。

扶脾丸

【来源】《兰室秘藏》卷上。

【组成】干生姜　肉桂各五分　干姜　藿香　红豆各一钱　白术　茯苓　橘皮　半夏　诃子皮　炙甘草　乌梅肉各二钱　大麦蘗（炒）　神曲（炒）各四钱

【用法】上为细末，荷叶裹，烧饭为丸，如梧桐子大。每服五十丸，食前白汤送下。

【主治】

1.《兰室秘藏》：脾胃虚寒，腹中痛，溏泻无度，饮食不化。

2.《全国中药成药处方集》（沈阳方）：胃脘胀痛，肠寒泄泻，消化不良，气逆打嗝，呕吐吞酸，面黄肌瘦，午后潮热，倦怠少食，精神衰弱。

诃子皮散

【来源】《兰室秘藏》卷下。

【别名】诃子散（《玉机微义》卷五十引《全婴方》）、诃子饮（《医方论》卷四）。

【组成】御米壳（去蒂萼，蜜炒）　橘皮各五分　干姜（炮）六分　诃子（煨，去核）七分

【用法】上为细末，都作一服。水二盏，煎至一盏，和滓，空心热服。

【功用】去脱除滑，固气除寒，升阳益气。

【主治】

1.《兰室秘藏》：泻痢。

2.《东垣试效方》：肠胃虚寒泄泻，米谷不化，肠鸣腹痛；脱肛；或作脓血，日夜无度。

【方论】

1.《东垣试效方》：《本草》十剂云：涩可去脱，以粟壳之酸微涩上收，固气去脱，主用为君也；以诃子皮之微酸上收，固血治其形脱；橘皮微苦温，益真气升阳，为之使；以干姜大辛热之剂，除寒为臣。

2.《医方集解》：此手、足阳明药也。御米壳酸涩微寒，固肾涩肠；诃子酸涩苦温，收脱住泻；炮姜辛热，能逐冷补阳；陈皮辛温，能升阳调气，以固气脱，亦可收形脱也。

3.《医方论》：粟壳、诃子性皆寒涩，故用干

姜、橘皮以通阳。

4.《成方便读》：诃子、粟壳皆酸涩而温，涩肠固下；干姜温其脾土，陈皮燥其脾湿，而复其健运之常，则病自愈矣。

【验案】脱肛兼痢疾 《兰室秘藏》：癸卯冬，白枢判家一老仆面尘脱色，神气特弱，病脱肛日久，服药未验，复下赤白脓痢，作里急后重，白多赤少，不任其苦，以求其治。曰：此非肉食膏粱，必多蔬食，或饮食不节，天气虽寒，衣盖犹薄，不禁而肠头脱下者，寒也；真气不禁，形质不收，乃血滑脱也。此乃寒滑气泄不固，故形质下脱也。当以涩去其脱而除其滑，微酸之味，固气上收，以大热之剂而除寒补阳，以补气之药升阳益气，诃子皮散。

茯苓汤

【来源】《兰室秘藏》卷下。

【组成】生黄芩三分 当归身四分 肉桂 炙甘草各五分 猪苓 茯苓各六分 泽泻一钱 芍药一钱五分 苍术 生姜 升麻 柴胡各二钱。

【用法】上锉，如麻豆大，分作二服。每服水二盏，煎至一盏，去滓，食前稍热服。

【主治】因伤冷饭水泄，一夜走十行，变作白痢，次日其痢赤白，腹中疞痛，减食，热躁，四肢沉困无力。

胃 丹

【来源】《济生方》卷一。

【组成】朱砂（大块不夹石者）五十两 新罗人参 肉豆蔻（面裹煨） 缩砂仁 荜澄茄 白豆蔻仁 红豆 高良姜（锉，炒） 附子（炮，去皮脐） 白术 厚朴（姜汁炒） 丁香（不见火） 藿香叶 五味子 干姜（炮，去皮） 胡椒 益智仁 麦门冬（去心） 草果仁 橘红各四两。

【用法】上药各如法修制，锉如豆大，用白沙蜜五斤，将药一半同蜜拌匀，入铜锅内；以夹生绢袋盛贮朱砂，悬宕锅内，以桑柴火重汤煮四日四夜，换蜜五斤，又入前药一半，和匀，再煮三日三夜，取砂淘净焙干，入乳钵，用玉槌研细，米粽为丸，如绿豆大，阴干。每服十粒，加至十五粒，空心

食前用人参汤送下，大枣汤亦得；如或呕吐，用淡生姜汤送下。

【主治】真阳衰虚，心火怯弱，不养脾土，冲和失布，中州虚寒，饮食不进，胸膈痞塞，或不食而胀满，或已食而不消，痰逆恶心，翻胃吐食，脏气虚寒，米谷不化，心腹绞痛，泄利不止。一切脾胃诸疾。

【宜忌】忌食猪、羊血。

豆附丸

【来源】《济生方》卷四。

【组成】肉豆蔻（面裹煨） 附子（炮，去皮脐） 良姜（锉，炒） 诃子（面裹煨） 干姜（炮） 赤石脂（火煅） 阳起石（火煅） 龙骨（生用） 白矾（枯）各二两 白茯苓（去皮） 桂心（不见火） 细辛（洗）各一两

本方白矾以上药物用量原缺"各"字，据《医方大成》补。

【用法】上为细末，酒煮面糊为丸，如梧桐子大。每服七十丸，空心、食前米饮送下。

【主治】久虚下寒，泄泻不止，肠滑不禁，日夜无度，全不进食；一切虚寒泄泻困乏。

诃黎勒丸

【来源】《济生方》卷四。

【组成】诃黎勒（面裹煨） 附子（炮，去皮脐） 肉豆蔻（面裹煨） 木香（不见火） 吴茱萸（炒） 龙骨（生用） 白茯苓（去皮） 荜茇各半两

【用法】上为末，姜汁煮糊为丸，如梧桐子大。每服七十丸，空心以米饮送下。

【主治】大肠虚寒，肠鸣泄泻，腹胁气痛，饮食不化。

加味治中汤

【来源】《济生方》卷五。

【组成】干姜（炮） 白术 青皮（去白） 陈皮（去白） 缩砂仁各一两 人参（去芦） 甘草（炙）各半两

【用法】上锉。每服四钱，水一盏半，加生姜五片，枣子一枚，煎至七分，去滓温服，不拘时候。或兼进感应丸。

【主治】脾胃不足，饮食不节，过食生冷，肠鸣腹痛，泄泻注下。

白术附子汤

【来源】《永类钤方》卷十三引《济生方》。

【组成】白术二两　附子（炮）　茯苓（去皮）各等分

　　方中附子、茯苓用量，《普济方》引作"各一两"。

【用法】上锉。每服四钱，水一盏半，加生姜七片，大枣一个，水煎，不拘时候温服。

【主治】肠胃虚湿，肠鸣泄泻，或多自汗。

椒附丸

【来源】《医方类聚》卷十引《济生方》。

【组成】椒红（炒出汗）　桑螵蛸（酒炙）　龙骨（生用）　山茱萸（取肉）　附子（炮，去皮）　鹿茸（酒蒸，焙）各等分

【用法】上为细末，酒糊为丸，如梧桐子大。每服七十丸，空心盐汤送下。

【主治】

　　1.《医方类聚》引《济生方》：小肠虚冷，小便频多。

　　2.《丹溪心法》：五更泄泻，久而重，其人虚甚。

　　3.《济阳纲目》：肾脏虚寒，大便滑泻。

【方论】《医方考》：虚者，肾精不足也；寒者，命门火衰也。肾主二便，肾脏虚寒，则不能禁固，故令大便滑泻。味厚为阴中之阴，故用山茱萸、鹿茸以益肾家之阴；辛热为阳中之阳，故用椒红、附子以壮命门之火；味涩可以固脱，故用螵蛸、龙骨以治滑泻之脱。

六柱散

【来源】《医方类聚》卷一四二引《济生方》。

【别名】六柱汤（《证治要诀类方》卷一）、六柱饮

（《医学六要·治法汇》卷三）。

【组成】白茯苓（去皮）　附子（炮，去皮脐）　人参　木香（不见火）各一两　肉豆蔻　诃子

　　方中肉豆蔻、诃子用量原缺。

【用法】上为细末。每服三钱，水一盏半，加生姜五片，入盐少许，煎至七分，食前温服。

【主治】

　　1.《医方类聚》引《济生方》：元脏气虚，真阳耗散，两耳常鸣，脐腹冷痛，头旋目晕，四肢怠倦，小便滑数，滑泄不止。

　　2.《张氏医通》：泻利完谷。

禹余粮丸

【来源】《医方类聚》卷一四二引《济生方》。

【组成】禹余粮石（煅）　赤石脂（煅）　龙骨　莘芨　诃子（面裹煨）　干姜（炮）　肉豆蔻（面裹煨）　附子（炮）各等分

【用法】上为细末，面糊为丸，如梧桐子大。每服七十丸，食前米饮送下。

【主治】肠胃虚寒，滑泄不禁。

乳豆丸

【来源】《普济方》卷三十七引《济生方》。

【组成】钟乳粉一两　肉豆蔻半两（面裹煨香，去面不用）

【用法】上为末，煮枣肉杵为丸，如梧桐子大。每服七十丸，空心食前米饮送下。

【主治】大肠虚寒，滑泄不止。

二圣丸

【来源】《小儿病源》卷三。

【组成】石亭脂（如腊块者）一两　黑附子（炮，去皮）半两

【用法】上为末，饭为丸，如黄米大。周岁儿，每服十丸，空心乳汁送下。候一个时久得吃乳。

【主治】小儿腹胀，足冷，面冷，或腹中气响而足冷，或水泻而足冷，或渴而足冷，或粪青足冷，或头温足冷，或脉沉微而足冷。

【宜忌】《普济方》：急风足冷者不用。

肉豆蔻丸

【来源】《小儿痘疹方论》。

【别名】七味肉豆蔻丸。

【组成】木香半两　缩砂仁二钱　白龙骨半两　诃子肉半两　赤石脂七钱半　枯白矾七钱半　肉豆蔻半两

方中木香用量原缺，据《普济方》补。

【用法】上为细末，稠面糊为丸，如黍米大。一周岁儿，每服三五十丸；三岁儿服一百丸，温米饮送下。泻甚者，煎木香散或异功散送下。泻止住服，不止多服。

【主治】

1.《小儿痘疹方论》：泻水谷，或白或淡黄，不能止者。

2.《普济方》：痘疮已出，泄泻发渴，水谷不化，或泻或涩，或泻淡黄色，致令疮痘难出难靥。非特痘疮一证，其余脏寒泄痢，尤宜服之。

【方论】

1.《小儿痘疹方论》：薛己己校注：本方治阳气虚寒，肠滑泄泻之涩剂。盖肾主大便，若因肾气不固而致前症者，宜用木香散送四神丸，如不应，急煎六君子汤送四神丸补之。豆蔻丸涩滞之功多，补益之功少也。

2.《医方考》：痘至七八日，灌脓起胀之时也；若大泻而虚其中，则痘必陷下而不可为矣。然有湿有泻，有滑有泻，有积有泻。湿而泻者，宜燥之，枯矾、石脂是也；滑而泻者，宜涩之，龙骨、诃子是也；积而泻者，宜消之，豆蔻、砂仁是也。乃木香者，调其滞气，和其腹中而已。

九宝饮子

【来源】《永类钤方》卷十三引《简易方》。

【组成】罂粟壳（蜜炙）　青皮　陈皮　木通各一两二钱　赤茯苓　车前子（略炒）　黄耆（微炒）　制厚朴　粉甘草各二钱半

【用法】上锉。每服三钱，水一盏煎，温服。

【功用】分利水谷，止泄泻。

丁香煮散

【来源】《仁斋直指方论》卷七。

【组成】丁香　石莲肉各十四枚　北枣七个（截碎）生姜七片　黄秫米半合（洗）

《张氏医通》无北枣。

【用法】水碗半，煮稀粥，去药，取粥食之。

【主治】

1.《仁斋直指方论》：翻胃呕逆。

2.《张氏医通》：泄泻。

木香散

【来源】《仁斋直指方论》卷十三。

【别名】六神汤（《东医宝鉴·内景篇》卷四）。

【组成】肉豆蔻（面裹煨）　故纸（炒）　白术　白茯苓各半两　木香　甘草（炙）各一分

【用法】上锉细。每服三钱，加生姜三片、大枣二枚，水煎，温服。

【主治】脾肾俱虚泄泻。

当归厚朴汤

【来源】《仁斋直指方论》卷十三。

【组成】当归（炒）　厚朴（制）各二两　官桂三两　良姜五两

【用法】上锉散。每三钱，食前服。

【主治】肝经受寒，面色青惨，厥而泄利。

实肠散

【来源】《仁斋直指方论》卷十三。

【组成】川厚朴（制）一两半　肉豆蔻　诃子（炮）　缩砂　橘红　苍术（炒）　茯苓各一两　木香半两　甘草（炒）四钱

【用法】上为粗末。每服三钱，加生姜、大枣煎服。

本方改为丸剂，名"实脾丸"（《保命歌括》卷二十一）。

【主治】

1.《仁斋直指方论》：泄泻不止。

2.《奇效良方》：小儿泄泻，肠滑脾虚。

3.《杂病源流犀烛》：大肠虚。

【加减】手足冷，加干姜。

柏皮汤

【来源】《仁斋直指方论》卷十三。

【别名】黄连柏皮汤（《医学入门》卷四）。

【组成】柏皮三两　黄芩二两　黄连一两

【用法】上锉。每服四钱，水一大盏，煎七分，入阿胶末半钱，再煎少顷，温服。

【主治】

1.《仁斋直指方论》：协热泄泻，亦治血痢。

2.《医学入门》：热毒吐血。

调中散

【来源】《仁斋直指方论》卷十三。

【别名】调中汤《奇效良方》卷十四。

【组成】藿香叶　缩砂　蓬术（炮）　干姜（炮）　肉桂　茴香（炒）　草果各半两　麦芽（炒）　益智仁　橘红各三分　苍术（炒）　神曲（炒）　甜梗各二两　甘草（炙）三钱

【用法】上为末。每服三钱，加生姜、大枣并少盐，煎服。

【功用】止呕进食。

【主治】肠虚泄泻。

人参豆蔻散

【来源】《仁斋直指方论》卷十四。

【组成】木香　厚朴（制）　苍术（米泔浸，晒）　干姜（炮）　肉豆蔻（生）各二两　半夏曲　陈皮　阿胶（炒）各四两　缩砂　甘草（炒）各二两半　罂粟壳（去筋萼，醋淹，炒）四两

【用法】上锉。每服三钱，加生姜、大枣，水煎，食前服。

【主治】冷证泻痢。

解热方

【来源】《仁斋直指方论》卷十六。

【组成】车前子

【用法】炒，为末。米饮调下。

【主治】洞泄，五疸。

流气饮子

【来源】《类编朱氏集验方》卷三。

【组成】黄耆　桂心　苦梗　白芍药　甘草　当归　陈皮　大腹皮　桑白皮　紫苏叶　紫苏梗各一两　大黄　木通各三钱

【用法】上锉。每服三大钱，水一盏，加生姜三片，大枣一枚，煎至八分，空心温服。须要温，热则泻人。

【主治】诸般气疾并泄泻。

朴附丸

【来源】《类编朱氏集验方》卷四。

【组成】川椒（去目）　茴香各二两　青盐一两　附子四两（去皮，生用，切作片子）　生厚朴　生姜各四两

【用法】用水三升于银器内慢火煮，水尽为度，焙干为末，煮糊为丸服。

【功用】厚肠胃，止寒泄，助元气，进饮食。

【主治】脾肾气弱，手足浮肿。

青枣散

【来源】《类编朱氏集验方》卷四。

【组成】陈皮　甘草　干姜　良姜（各炒）各等分

【用法】上为细末。每服一钱，空心盐汤点下。加生姜、大枣，水煎服亦得。

【主治】脾胃泄泻，心腹膨胀疼痛，不纳饮食，或作吐逆翻胃，脾痛气不升降，兼脾胃积冷。

【宜忌】忌生冷、鱼腥、酒、猪肉动气物。只可吃鸠子、雀儿、猪肝、肺等物。

崇土散

【来源】《类编朱氏集验方》卷四。

【组成】白术一两（切大片，以黄土半两，水一碗，煮一响，须洗去泥，焙）　丁香三钱（生用）　干姜一两（黄泥裹煨，十分干）　草果半

两（黄泥裹，煨干，去皮）　人参半两（黄泥裹煨）　缩砂（连皮）二两（黄土炒少时，去皮）　粉草半两（黄泥裹煨干，去土，锉）

【用法】上为末。每服二钱，空心沸汤调下，一日三次；或用伏龙肝煎汤尤妙。

【主治】脾土虚弱，肾水无畔岸，易致腹满，腹痛，时有泄泻之证。

二宜丸

【来源】《类编朱氏集验方》卷六引《梁氏总要方》。

【组成】五苓散　理中丸

【用法】水煎服。或以五苓散下理中丸亦好。

【主治】泄泻。

豆附散

【来源】《类编朱氏集验方》卷六。

【组成】大肉豆蔻三个（面裹煨）　附子八钱（重者三个，炮，去皮）

【用法】上锉，分作三服。水一盏半，加生姜五片，煎八分，去滓，空心温服。

【主治】脾弱，泄泻不止。

肚蒜丸

【来源】《类编朱氏集验方》卷六。

【组成】猪肚一枚　大蒜

【用法】将肚净洗去脂膜，入大蒜在内，以肚子满为度，煮之，自晨至晚，以肚蒜糜烂为度，杵成膏子，入平胃散为丸，如梧桐子大。每服三五十丸，空心以盐汤或米饮送下。

【主治】水泻。

【验案】五更泄　丁必卿云：渠每遇五更必水泄一次，百药无效，服此遂安。

枣肉丸

【来源】《类编朱氏集验方》卷六。

【别名】木香三神丸（《瑞竹堂经验方》卷八）、二神加木香丸（《证治准绳·类方》卷六）、三神丸（《东医宝鉴·内景篇》卷四）。

【组成】破故纸四两　木香一两　肉豆蔻二两（煨）

【用法】上为细末，灯心煮准枣（去皮核）为丸，如梧桐子大。每服三五十丸，食稍空或午前以人参、生姜汤送下，或盐酒、盐汤送下。

【主治】泄泻，兼治肾泄。

固肠丸

【来源】《类编朱氏集验方》卷六引曾太医方。

【组成】附子（炮，去皮，切）一两　白茯苓一两　干姜（炮）半两　大黄连（去须，打碎）　木香（切片）各半两

【用法】上药用水二碗煮干，晒，研为末，面糊为丸。每服一百丸，米饮送下。

【主治】泄泻。

乳香散

【来源】《类编朱氏集验方》卷六。

【组成】乳香二钱　甘草四钱　草果子二个（炮）　罂粟壳三十个（去瓤盖筋膜令净，蜜炙）

【用法】上为细末，和匀。每服二钱，水一盏，入饭四五十粒，煎至六分服，不拘时候。

【主治】一切赤白痢或杂色等痢，及水泻。

猪肚丸

【来源】《类编朱氏集验方》卷六。

【组成】川乌（炮）　附子（炮）各四两　干姜（炮）　白术　厚朴各一两半　良姜（炒）　肉豆蔻（煨）　荜茇　禹余粮（火煅，醋淬）　缩砂仁　丁香　桂心各一两

【用法】上为细末；用獖猪肚一只净洗，以川椒一两（去目），茴香一两，大曲二两，入猪肚内，用线缝定，酒醋煮烂；取出川椒、茴香、大曲焙干，为末，均和前药，以猪肚子杵和得所，为丸如梧桐子大。每服五六十丸，空心米饮送下。脏寒泄泻，早晨先用厚朴、附子二味，加生姜、大枣水煎，服此猪肚丸。

【主治】脏寒泄泻。

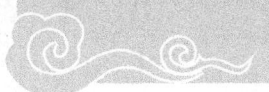

豆蔻散

【来源】《类编朱氏集验方》卷十一。

【组成】肉豆蔻一个（面煨） 青皮 陈皮 木香 白术 甘草各一钱 草果一个

方中青皮、陈皮、木香、白术用量原缺，据《普济方》补。

【用法】上为末。米饮送下。

【功用】止泻。

固肠丸

【来源】《医方类聚》卷一三九引《济生续方》。

【组成】附子一只（炮，去皮脐） 肉豆蔻一两（面裹煨香，去面不用）

【用法】上为细末，醋糊为丸，如梧桐子大。每服七十丸，食前陈米饮送下。

【主治】大肠久冷，滑泄不禁。

木香调中丸

【来源】《御药院方》卷三。

【组成】木香 青皮（去白） 陈皮（去白） 槟榔 肉豆蔻（面裹煨熟，去面） 京三棱（炮，锉） 诃子皮 草豆蔻仁各一两

【用法】上为细末。水面糊为丸，如梧桐子大。每服六十丸，食前热米饮送下。

【主治】因饮食不调，肠胃致伤，心腹疼痛，两胁胀闷，脏腑泄泻，米谷不化，腹中雷鸣，不思饮食，或下脓血，或便赤水。

厚朴橘皮丸

【来源】《御药院方》卷四。

【组成】厚朴（去粗皮，用生姜制）三两 枳壳（麸炒，去瓤） 干姜（火炮裂） 良姜（锉）各一两二钱 青皮（去白） 陈皮（去白） 五灵脂 干蝎 桂（去皮）各八钱 肉豆蔻 草豆蔻 川乌头（炮裂，去皮脐）各四个 大附子（炮，去皮脐） 槟榔各三个 缩砂仁 益智仁 川椒（去目，出汗） 胡椒 丁香 木香 吴

茱萸（汤洗七次，焙干，炒）各四钱 木通（锉）三钱

【用法】上为细末，面糊为丸，如梧桐子大。每服三十丸至四十丸，食前煎生姜、橘皮汤送下。

【主治】伤冷溏下，腹满膜胀，其状如覆栲栳，喘鸣奔急，鼻张口呿，厥气上下，不得分泄，又不任泻下药。

木瓜煎丸

【来源】《御药院方》卷六。

【组成】甜瓜子（炒）一两 天麻一两 薏苡仁一两 乳香半两（别研） 白龙骨半两（去沙）

【用法】上为细末，与乳香搅匀，用大木瓜一枚，酒一升，同熬膏子（如无新木瓜，以干木瓜二两为细末，熬膏子亦可）搜和为丸，如梧桐子大。每服五十丸，空心或食前煎紫苏叶汤送下；或温酒送下亦可。

【主治】脚气肿满不仁，或时作痛。

二圣散

【来源】《御药院方》卷七。

【组成】干黑木耳一两（炒） 鹿角胶一分（炒如珠子）

【用法】上为细末。每服三四钱，温酒调下，不拘时候。

【主治】泄痢，不问新久。

大圣散

【来源】《御药院方》卷七。

【组成】益智仁二两（连皮炒） 川乌头（炮裂，去皮脐） 陈皮（汤浸，去白）各一两 干姜（炮裂）半两 茴香七钱半（炒） 甘草二钱半（炒）

【用法】上为末。每服二分，水一盏，加盐一捻，同煎至七分，去滓，食前热服。

方中“每服二分”，《医方类聚》引作“每服二钱”。

【主治】脾胃积寒，心腹疼闷，脏腑泄泻，肠鸣绞痛。

大道固肠丸

【来源】《御药院方》卷七。

【组成】阳起石（烧一日） 硫黄（水飞） 赤石脂（烧通红） 白矾（枯过） 肉豆蔻（醋面裹，烧熟为度）各一两 白龙骨二两半 川乌头（炮，去皮脐） 干姜（炮）各一两半 木香 缩砂仁各半两

【用法】上为细末，醋面糊为丸，如梧桐子大。每服五七十丸，空心粥饮送下。

【主治】肠虚滑泄，水谷直下，完谷不化，久寒积冷，心腹胀满，不思饮食，怠堕嗜卧，困倦少力；又治白带，脉候沉微。

水煮木香丸

【来源】《御药院方》卷七。

【组成】木香 丁香 诃子皮 当归 藿香叶 黄连（去须） 白芍药 青皮（去白） 陈皮（去白） 甘草（炙） 厚朴（生姜制）各一两 枳实（麸炒） 干姜（炮）各半两 乳香 肉豆蔻 缩砂仁各一两半 御米壳（蜜水拌，炒深黄色）六两

【用法】上为细末，炼蜜为丸，如弹子大。每服一丸，擘破，水一大盏，煎至七分，和滓稍热食前服。

本方原名水煮木香膏，与剂型不符，据《普济方》改。

【主治】脾胃受湿，脏腑滑泻，腹中疼痛，日夜无度，肠鸣水声，不思饮食，每欲利时里急后重，或下赤黄，或便脓血。

肉豆蔻丸

【来源】《御药院方》卷七。

【组成】肉豆蔻（面裹煨） 黑附子（炮，去皮脐） 川姜（炮） 桂（去粗皮） 硫黄（研） 白术（炒） 当归（去芦头） 诃子皮各一两 川乌头（炮，去皮脐） 红豆蔻各半两

【用法】上为细末，醋面糊为丸，如梧桐子大。每服三十丸，空心食前米饮送下。

【主治】肠虚胃弱，停积风冷，大便泄泻，水谷不化，腹胁胀痛，下痢脓血，遍数频并，里急后重，呕逆恶心，肢体困倦，饮食减少。

换肠丸

【来源】《御药院方》卷七。

【组成】御米壳一两（去隔蒂，碎，微炒，净秤） 木香 诃子皮 白芍药 甘草（炒） 当归（去芦头，炒） 人参各一两 白术 白茯苓（去皮）各一两半

【用法】上为细末，炼蜜为丸，如弹子大。每服一丸，水一盏煎化，食前稍热服。

【主治】泄泻不止，及诸下痢之疾。

缩砂丸

【来源】《御药院方》卷七。

【组成】缩砂仁 黄连（去须，微炒） 附子（炮，去皮脐） 吴茱萸（汤洗七次，焙干，微炒） 诃子皮 肉豆蔻各一两 干姜（炮） 木香各半两

【用法】上为细末，水煮面糊为丸，如梧桐子大。每服五七十丸，食前米饮送下。

【主治】大便泄泻，米谷不化，腹中疼痛，不思饮食。

附子理苓汤

【来源】《内经拾遗方论》卷二。

【组成】附子（炮）一钱五分 干姜（炮）一钱 甘草（炙）五分 人参（去芦）一钱 白术（炒）一钱 猪苓一钱 赤茯苓（去皮）一钱 泽泻一钱 官桂一钱

【用法】以水二钟，加生姜三片，煎八分，食前服。

【主治】

1.《内经拾遗方论》：大便鹜溏。

2.《扶寿精方》：伤寒五六七日，传入三阴，大便自利，四肢厥冷，脐腹疼痛，小便不利作渴。

秘藏丸

【来源】《医方类聚》卷一四一引《吴氏集验方》。

【组成】巴豆十四粒（灯上烧存性） 肉豆蔻一个

（半炮半生）　黄丹少许

【用法】上为末，蒸饼为丸，如绿豆大。每服二丸，水泻，以冷水送下；赤痢，以甘草汤送下；白痢，以干姜汤送下。

【主治】泻痢。

中和汤

【来源】《医方类聚》卷一九八引《吴氏集验方》。

【组成】粟米一升（净淘，焙干为末）　杏仁一百个（去皮尖，研细）　草果十四个（去皮）　甘草三两半（炙）　生姜十六两（和粟米粉、杏仁捻作饼子，焙干后同药研）　白盐四两（炒）

【用法】上为末。沸汤点服。

【功用】开胃。

【主治】泄泻。

太圣散

【来源】《医方类聚》卷八十九引《施圆端效方》。

【组成】御米壳二两（蜜浴炒）　甘草（炒）　芍药　川芎各半两

【用法】上为粗末。每服二钱，水一盏，煎至七分，去滓，食前温服。

【主治】腹痛泄痢不可忍。

神效丸

【来源】《医方类聚》卷一二九引《施圆端效方》。

【组成】羌活　白术各半两　陈皮（去白）三分　木香一两　木通　黄耆　桑白皮（切，炒）各三分　黑牵牛（半生半炒，去头末）十两

【用法】上为细末，炼蜜为丸，如弹子大。每服一丸，风壅痰滞，清头目，生姜汤化下；食积，泄泻痢，枣汤化下；小便涩，灯心汤化下。得利为度，后服米粥三日。

【主治】通身肿满，痰气食积，泄泻痢疾，小便涩。

六神散

【来源】《医方类聚》卷一四一引《施圆端效方》。

【组成】御米壳（蜜炒）一两　青皮（去白）　乌梅肉　干姜（炮）　甘草（炙）各半两

【用法】上为细末。每服四钱，水一盏半，加乳香一粒，同煎至六分，去滓，食前温服，一日二次。

【主治】泻痢，腹痛不可忍。

鹤顶丹

【来源】《医方类聚》卷一四一引《施圆端效方》。

【组成】白胶香一钱　木鳖子半两（净）　黄丹二两半　朱砂　黄蜡各一两　杏仁　巴豆各八钱　信砒三钱半　硇砂　乳香各二钱半

【用法】上为细末，熔蜡为剂，入油二十点，令软，油单裹，丸如麻子大。每服一丸，小儿半丸，泄泻，冷水送下；赤痢，甘草汤送下；白痢，干姜汤送下；赤白痢杂，干姜、甘草汤下。

【主治】一切泻痢，无问冷热赤白，连绵不愈，愈而复发，腹中疼痛。

【宜忌】忌进食一时辰，孕妇不可服。

烧肝散

【来源】《医方类聚》卷一五三引《施圆端效方》。

【组成】芍药　桔梗　缩砂仁　附子（炮，去皮）　茴香（炒）　干姜（炮）　苍术（炒）　良姜　桂各一两　红豆　川椒（炒）　白术　肉豆蔻　橘皮各半两　干山药四两

【用法】上为细末。每用三钱，猪肝三两，薄批作三片，掺药上，铺生姜、葱丝一重，卷定，麻扎了，湿纸数十重裹，慢火烧熟，分三四次细嚼，米饮下，每日一次。或细切肝，拌药末作馅，法面包作角子五六个，烧熟，每日一次亦佳。

【主治】脾虚劳损，年深泄泻，久作滑肠，瘦困减食，饮食虽多，不生肌肉，口疮燥渴，男子诸虚百损，妇人血气劳伤，少食而胀满，体无光泽，真气衰乏，少力好睡。

烧胃丸

【来源】《医方类聚》卷一五七引《施圆端效方》。

【组成】干姜　厚朴（二味同捣，炒）　附子（炮，去皮）　茯苓　甘草　陈皮　桂枝　诃子皮各等分

【用法】上为细末，醋糊为丸，如梧桐子大。每服三十丸，米饮送下。

【主治】脾胃虚冷，疼痛泻痢。

参术调中汤

【来源】《卫生宝鉴》卷五。

【组成】人参 黄耆各五钱 当归身 厚朴（姜制） 益智仁 草豆蔻 木香 白术 甘草（炙） 神曲（炒） 麦蘖面 橘皮各三钱

【用法】上锉，如麻豆大。每服一两，水二盏，加生姜三片，煎至一盏，去滓，食前温服。

【主治】内伤自利，脐腹痛，肢体倦，不喜食，食即呕，嗜卧懒言，足裁冷，头目昏。

对金饮子

【来源】《卫生宝鉴》卷十六。

【组成】平胃散五钱 五苓散二钱半 草豆蔻（面裹煨）五钱

【用法】上相合，作四服。水一盏半，加生姜三片，大枣两个，煎一盏，去滓，食前温服。

【主治】濡泄。

豆蔻燥肠丸

【来源】《卫生宝鉴》卷十六。

【组成】附子（炮，去皮） 赤石脂各一两 舶上硫黄 良姜（切，炒） 肉豆蔻 干姜各半两（炮）

【用法】上为末，醋糊为丸，如梧桐子大。每服三十丸，食前米汤送下。

【主治】沉寒痼冷泄痢，腹痛后重。

【宜忌】忌生冷硬物，及油腻物。

坚中丸

【来源】《卫生宝鉴》卷十六。

【组成】黄连（去须） 黄柏 赤茯苓（去皮） 泽泻 白术各一两 陈皮 肉豆蔻 人参 白芍药 官桂 半夏曲各半两

【用法】上为末，汤浸蒸饼为丸，如梧桐子大。每服五七十丸，食前温米饮送下。

【主治】脾胃受湿，滑泄注下。

加减四物汤

【来源】《卫生宝鉴》卷十八。

【组成】四物汤五钱 益元散二钱半

【用法】上和匀，用水酒各半盏，煎至八分，去滓，空心温服。

【主治】妇人冷热不调，阴阳不分，大小便相反。

厚朴橘皮煎

【来源】《医方大成》卷六引《澹寮方》。

【组成】厚朴（去皮，姜制）三两 枳壳（麸炒） 干姜（炮） 良姜各一两二钱 青皮 陈皮（各去白） 肉桂（去皮） 全蝎（去尾足毒）斟酌分量

【用法】上为末，醋糊为丸，如梧桐子大。每服三十丸，生姜、橘皮汤或紫苏汤送下。

【主治】伤冷溏泄，腹肚膜胀，其状如覆栲栳，喘息奔急，气不得舒。

附子茴香散

【来源】《医方大成》卷七引《澹寮方》。

【组成】肉豆蔻（煨） 茴香（炒） 白术（炒） 木香 人参 白茯苓 干姜（炮）各一两 附子一枚（大者，炮，去皮脐） 丁香 甘草（炙）各半两

【用法】上锉。每服三钱，水一盏，加盐少许，煎七分，空心服。

【主治】

1.《仁斋直指方论》引《澹寮方》：气虚积冷，心腹绞痛。

2.《景岳全书》：泄泻食少。

固肠散

【来源】《医方类聚》卷一三九引《澹寮方》。

【组成】肉豆蔻（生用） 木香（不见火） 诃子（炮，去核） 干姜（炮） 阿胶（炒） 陈皮（去

白） 罂粟壳（醋炙）各等分

【用法】上为末。入生姜二片、红枣一个，煎至七分，临卧服。

【主治】泻痢日久不止，羸不能食。

诃黎勒丸

【来源】《医方类聚》卷一四二引《澹寮方》。

【组成】诃子（煨，去核） 附子（炮，去皮脐） 肉豆蔻 赤石脂 龙骨（不煅） 白矾（枯） 木香 干姜 乌头（炮）

【用法】上为末，粟米粥为丸。每服二三十丸，空心以粟米饮送下。

【主治】男子妇人脏腑滑泄。

附龙丸

【来源】《普济方》卷二〇八引《澹寮方》。

【组成】附子（炮，去皮脐） 伏龙肝（少用） 肉豆蔻（生用）

【用法】上为细末，研饭为丸。每服三十至五十丸，空心饭饮吞下。

【主治】男子、妇人脏寒滑泄，或小儿吐泻。

理中丸

【来源】《普济方》卷二〇八引《澹寮方》。

【组成】人参 干姜（煨） 白术（炒）各一两 甘草（炙）半两

【用法】上为细末，炼蜜为丸，如弹子大。每服一丸，生姜汤嚼下。

【主治】泄泻。

豆蔻散

【来源】《活幼口议》卷十八。

【组成】肉豆蔻一个（煨） 胡粉（炒）二钱 龙骨（生）一钱 白矾（枯）一钱

【用法】上为末。每服一钱，温饭饮调服，不拘时候。

【主治】婴孩小儿肠胃虚弱，糟粕不聚，泻痢不止，或赤或白，冷热不调，日夜频并，愈而又发。

【宜忌】忌荤腥之物，咸醯之属。

【方论】胡粉性滞，用之以滞其肠，令不虚滑；豆蔻温脏之药，安和肠胃；龙骨、白矾涩肠止痢，大肠虚滑下痢，日夜无度者，用之随愈。

术附汤

【来源】《活幼口议》卷十九。

【组成】附子半个（炮了者） 白术一分 干姜二钱（炮） 甘草一钱（炙）

【用法】上锉。每服一钱，水一小盏，煎至半盏，去滓与服。手足暖止之。

【主治】

1.《活幼口议》：小儿脏腑虚寒，泄泻洞痢，手足厥冷。

2.《古今医统大全》：湿温，小便不利。

滞肠散

【来源】《活幼口议》卷十九。

【组成】真铅粉半两（炒） 白石脂二钱 白矾（枯）二钱 白龙骨一钱

【用法】上为末。每服半钱匕，大者一钱，温米饮调下。

【主治】婴孩小儿肠胃虚寒，脏腑久冷，泄泻不止。

殢肠散

【来源】《活幼口议》卷十九。

【组成】真铅粉半两（炒） 白石脂二钱 白矾（枯）二钱 白龙骨一钱

【用法】上为细末。每服半钱匕，大者一钱，温饭饮调下。薄糊作小丸，多服效。

【主治】婴孩小儿肠胃虚寒，脏腑久冷，泄泻不止。

茱连丸

【来源】《活幼口议》卷二十。

【组成】土黄连（去须） 吴茱萸各一两 陈皮半两（去白）

【用法】上为末，水煮面糊为丸，如麻子大。每服二十丸，饮送下。

【主治】小儿夏月暴泻注下。

千金膏

【来源】《活幼心书》卷下。

【组成】橡斗子一两　细茶　白姜　甘草各二钱半　白芷五钱

【用法】上锉、焙，为末，炼蜜为丸，如芡实大。每服二丸至三丸，空心温米清汤化下；入醋与蜜，相亭为膏，汤温化服。

【主治】水泻疳泻，下痢赤白，腹痛烦渴。

六柱散

【来源】《活幼心书》卷下。

【组成】人参（去芦）　白茯苓（去皮）　熟附子　南木香　肉豆蔻　白术各半两

【用法】上锉咀。每服二钱，水一盏，加生姜二片，大枣一个，煎七分，不拘时候温服。

【主治】小儿吐痢泄泻，胃虚脾慢，手足俱冷，六脉沉微。

双金饮

【来源】《活幼心书》卷下。

【组成】大罂粟壳（去蒂，锉碎，蜜水炒透，晒干）一两　大川芎（锉碎，酿醋炒透，候干）半两

【用法】上药再晒或焙，为末。每服一钱至二钱，空心用粳米清汤调下；或温蜜汤亦得。

【主治】下痢赤白，昼夜频密，及泄泻经久。

四神丹

【来源】《活幼心书》卷下。

【组成】净黄连一两三钱　黄柏（去粗皮）七钱　白姜　当归（酒洗，焙干）各七钱半

【用法】上锉，或晒，或焙，为末，用乌犀丸内制饭糊为丸，如麻子大；儿小者，圆粟米大。每服三十丸至五十丸，空心乌梅煎汤送下。

【主治】水泻，赤白痢。

益黄散

【来源】《活幼心书》卷下。

【组成】陈皮（去白）　肉豆蔻（炮）各五钱　丁香二钱　诃子肉（炮，去核）二钱　甘草二钱半

【用法】上锉。每服二钱，水一盏，煎七分，空心温服。

【主治】脾虚受冷，水谷不化，泄泻注下，盗汗出多。

白术芍药汤

【来源】《云岐子保命集》卷中。

【组成】白术一两　芍药一两　甘草五钱

【用法】上锉。每服一两，水二盏，煎至一盏，滤清温服。

【主治】太阴脾经受湿，水泄注下，体微重微满，困弱无力，不欲饮食，暴泄无数，水谷不化。

进退大承气汤

【来源】《云岐子保命集》卷中。

【组成】大承气汤

【用法】太阴证不能食，当先补而后泻，乃进药法也。先煎厚朴半两，俱依本方加制，水一盏半，煎至一半服之。若三两服后未已，谓有宿食不消，又加枳实二钱同煎。三两服泄又未已，如稍加食，尚有热毒，又加大黄三钱，推过泄止住药。如泄未止，谓肠胃有久尘垢滑粘，加芒消半合，宿垢去尽则愈矣。阳明证，能食是也，当先泻而后补，谓退药法也。先用大承气汤五钱，水一盏，依前法煎至七分，稍热服。如泄未止，去芒消，后稍热退，减大黄一半两服。如热气虽已，其人心腹满，又减去大黄，枳实厚朴汤又煎三两服。如是腹胀满退，泄亦自愈。后服厚朴汤数服则已。

【主治】大瘕泄，有太阴、阳明二经证者。

【方论】《云岐子保命集》：泄有虚实寒热，虚则无力粘衣，不便已泄出，谓不能禁固也。实则数至圊而不能便，俗云虚坐努责故也，里急后重，进退大承气汤主之。

苍术芍药汤

【来源】《云岐子保命集》卷中。

【组成】苍术二两　芍药一两　黄芩半两

【用法】上锉。每服一两，加淡味桂半钱，水一盏半，煎至一盏，温服。

【主治】

1.《云岐子保命集》：太阴脾经受湿，水泄注下，体微重微满，困弱无力，不欲饮食，暴泄无数，水谷不化，腹痛甚者。

2.《活法机要》：痢疾痛甚者。

苍术防风汤

【来源】《云岐子保命集》卷中。

【别名】苍防汤（《医学入门》卷七）、苍防二妙汤（《症因脉治》卷三）。

【组成】苍术　防风各二两

【用法】上锉。每服一两，水一盏半，煎至一盏，温服。

【主治】

1.《云岐子保命集》：泻痢脉弦，头微痛者。

2.《症因脉治》：风湿攻走，痹痛。

【方论】《伤寒大白》：风湿疫邪，散表为捷，防风胜湿，苍术燥湿。

苍术防风汤

【来源】《云岐子保命集》卷中。

【组成】苍术（去皮）四两　麻黄（去根节）四两　防风（去芦头）五钱

【用法】上为粗末。每服一两，加生姜七片，水二盏，煎至一盏，去滓温服。

【主治】泄，水谷不化，不饮水，谷完出。

诃子散

【来源】《云岐子保命集》卷中。

【组成】诃子一两（半生，半熟）　木香半两　黄连三钱　甘草三钱

【用法】上为细末。每服二钱，以白术芍药汤调下。

【主治】

1.《云岐子保命集》：太阴脾经受湿，水泄注下，经治后腹痛渐已，泄下渐少。

2.《明医指掌》：久病滑泄不禁，气虚欲脱。

【宜忌】《医林纂要探源》：外邪未已者，此方非所用。

【方论】

1.《医方集解》：木香、黄连，香连丸也，行气清火，止痢厚肠；甘草、芍药，甘芍汤也，甘缓酸收，和中止痛；加诃子涩以收脱；加白术补以强脾；厚朴除湿散满，平胃调中，故更借以去余邪也。

2.《医林纂要探源》：诃子酸苦涩，补敛肺气，止泻收脱，其用半生半煨者，生以上行肺，煨以下敛大肠；木香辛苦，能行下焦无形之气以达于上而调和气血，降上焦有形之物以行于下而决渎去秽；黄连苦以降火而能厚肠，用茱萸炒即左金丸，引肺气下行以止肝之过于疏泄，以黄连合之木香即香连丸，所以行大肠之郁滞而除其热；甘草以厚脾土而生肺金；用白术芍药汤调下，芍药以补敛肺金以敛大肠之气，白术以补土生金，补气而输之肺。

【加减】如止之不已，宜归而送之也，诃子散加厚朴一两，竭其邪气也。

茯苓汤

【来源】《云岐子保命集》卷中。

【组成】白术一两　茯苓（去皮）七钱半

【用法】上锉，水煎一两，食前服。

【主治】

1.《云岐子保命集》：湿泻。

2.《证治准绳·类方》：饮食伤泻。

【加减】食入而泻，谓胃中有宿谷也，加枳实五钱；酒入而泻，湿热泻也，加黄芩五钱。

桂枝汤

【来源】《云岐子保命集》卷中。

【组成】桂枝　白术　芍药各半两　甘草二钱（炙）

【用法】上锉。每服半两，水一盏，煎至七分，去

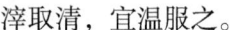

滓取清，宜温服之。
【主治】
  1.《云岐子保命集》：大肠经动，下痢为鹜溏，大肠不能禁固，卒然而下，成水泄，青色，其中或有硬物，欲起而又下，欲了而不了，小便多清。
  2.《济阳纲目》：内寒泄泻。

浆水散

【来源】《云岐子保命集》卷中。
【别名】浆水饮（《会约医镜》卷十）。
【组成】半夏二两（汤洗） 附子半两（炮） 干姜五钱 良姜二钱半 甘草五钱（炙） 桂五钱
【用法】上为细末。每服三五钱，浆水二盏，煎至一盏。和滓热服，甚者三四服，微者三服。
【主治】暴泄如水，周身汗出，一身尽冷，脉微而弱，气少不能语，甚至呕吐。

枳实芍药干姜甘草汤

【来源】《云岐子保命集》卷下。
【别名】枳实芍药甘草汤（《证治准绳·伤寒》卷四）。
【组成】芍药半两 甘草半两 枳实（麸炒）半两 干姜（炮）半两
【用法】上锉细。每服五钱，水煎服。
【主治】伤寒汗下后，气逆，利不止，属寒者。

加减观音散

【来源】《医方大成》卷十引汤氏方。
【组成】白术（炒） 白扁豆（蒸） 人参（去芦） 白茯苓 干山药 甘草 黄耆（蜜水炙） 神曲（炒） 麦芽（炒） 香附子（炒去毛）各等分
【用法】上为末。每服一钱，空心米汤调下。
【功用】调理脾胃。
【主治】《普济方》：小儿食泻。

诃子汤

【来源】《医方大成》卷十引汤氏方。

【别名】诃子散（《医宗金鉴》卷五十二）。
【组成】诃子（炮，取肉） 人参（去芦） 白茯苓 白术各一两 木香（炮） 陈皮（去白） 甘草（炙） 肉豆蔻各半两
【用法】上为末。水半盏，加生姜三片，煎服。
【主治】
  1.《医方大成》引汤氏方：小儿脏寒泄泻。
  2.《普济方》：冷热不调，泄泻，里急后重。
【加减】寒甚，加附子。

木香散

【来源】《医方大成》卷十引《经济方》。
【组成】白术（用面炒） 麦芽 木香 人参 陈红曲各一钱（同白术炒） 茯苓 神曲 甘草 青皮各二钱 当归一钱
  方中当归用量原缺；据《医方类聚》补。
【用法】上为末。每服一钱，陈紫苏、木瓜汤调下。
【主治】小儿诸般泻痢，日久不安。

烧肝散

【来源】《医方类聚》卷一四一引《经验秘方》。
【组成】赤芍药 桔梗 红豆 白术 川椒（炒，去目） 胡椒 肉豆蔻 陈皮（去白）各半两 缩砂仁 南附子（炮） 茴香（炒） 良姜（炒） 干姜（炮） 苍术（炒） 官桂各一两 丁香二钱 干山药四两 木香二钱 吴茱萸三钱（炒）
【用法】上为末。每服三钱，用羊肝或猪肝三两，薄批开，掺药在上，铺生姜、葱丝一重卷定，麻札纸数重，水湿，慢火内烧熟，细嚼，食前米饮汤下，每日三次。
【主治】年深泄泻滑肠，一切痢。

黄耆补中汤

【来源】《医方类聚》卷一五三引《经验秘方》。
【组成】茯苓半两（去皮） 白术七钱 黄耆一两 陈皮半两 官桂四钱 甘草八钱（炙） 人参七钱 当归半两（切，焙） 熟地黄六钱 白豆蔻半两
【用法】上为粗末。每服三钱，小儿二钱，加生

姜、大枣同煎，去滓，空心、食前温服。

【主治】肚疼脾虚，及腹胀肠鸣，发热烦躁，大便滑泻，米谷不化，心下痞闷满，气逆痰闷，咳逆而喘，呕哕不实，困倦无力。

【加减】如脏腑滑泄，加肉豆蔻半两；肚疼，加官桂三钱；心疼，加陈皮三钱。

四神丸

【来源】《普济方》卷三十九引《如宜方》。

【组成】破故纸（炒）四两　肉豆蔻（制）二两　木香一两　附子（炮）一两半

【用法】上为末，煮枣肉为丸，如梧桐子大。每服五十丸，生姜汤送下。

【主治】老人脾肾久虚，夜作气泄无度。

对金散

【来源】《普济方》卷二一〇引《如宜方》。

【组成】陈皮八两　苍术　厚朴各二两

【用法】上为末，加生姜、大枣，水煎服。

【主治】脾泄。

【加减】加肉豆蔻更良。

乳豆丸

【来源】《瑞竹堂经验方》卷八。

【组成】乳香二两（别研）　肉豆蔻二两（面裹煨熟，取豆蔻切碎为末）

【用法】上为细末，和匀，用陈米粉糊为丸，如梧桐子大。每服五七十丸，空心米饮汤送下。

【主治】脏腑泄泻不调。

固肠丸

【来源】《医方类聚》卷一四一引《瑞竹堂经验方》。

【组成】肉豆蔻（面裹煨）　龙骨（煅，研，水飞）　阿胶（蛤粉炒）　赤石脂（煅七次，醋淬，研）　附子（炮）　干姜（炮裂）　木香（湿纸裹，煨）　人参（去芦）各一两　沉香半两（镑，不见火）　白术二两（炒）　诃子（去核）二两

【用法】上为细末，粳米糊为丸，如梧桐子大。每

服七八十丸，空心米饮汤送下。

【主治】下痢，泄泻。

【加减】服药后觉热，去附子，加茱萸一两，黄连一两。

神应丸

【来源】《普济方》卷二〇七引《瑞竹堂经验方》。

【组成】黄连二两（一半生用，一半熟用，炒）　吴茱萸（净）二两　罂粟壳一两（去筋木十分净，炒黑色）　木香二两

【用法】上为细末，用陈仓米粉同好米醋糊为丸，如梧桐子大。每服五七十丸，空心米饮送下。

【主治】水泻，肠鸣腹痛，并赤白痢、休息痢，不问远年近日。

蔻香丸

【来源】《普济方》卷二〇七引《家藏经验方》。

【组成】木香　人参　甘草（炙）各一两　罂粟壳（炒黑色）二两　肉豆蔻十枚（醋面裹，煨黄赤色，去面不用）

【用法】上为细末，炼蜜为丸，随大小加减旋丸。清粥饮化下，不拘时服。寒热泄泻，惊风入脾，霍乱吐泻，不纳奶食，大便不消化，痢下赤白，石榴皮煎汤化下。

【功用】和脾顺气，止泄痢。

【主治】小儿腹疼，脏寒，大便青色，腹肚虚鸣，频并不止，及寒热泄泻，惊风入脾，霍乱吐泻，不纳奶食，大便不消化，痢下赤白。

炒黄面

【来源】《饮膳正要》卷二。

【组成】白面一斤（炒令焦黄）

【用法】每服一匙头，空心温水调下。

【主治】泄痢，肠胃不固。

鲫鱼羹

【来源】《饮膳正要》卷二。

【组成】大鲫鱼二斤　大蒜两块　胡椒二钱　小椒

二钱　陈皮二钱　缩砂二钱　荜茇二钱

【用法】上件酱、盐、料物、蒜入鱼肚内，煎熟作羹，五味调和令匀。空心服之。

【主治】脾胃虚弱，泄痢久不愈者。

乳附丸

【来源】《永类钤方》卷二十。

【组成】附子（炮，去皮）　乳香　当归　诃子（炮）　肉桂心　干姜（炮）　吴茱萸各等分

【用法】上为末，酒糊为丸，如小豆大。月内儿每次一丸，空心用钩藤汤或米饮送下。

【主治】脏寒胃冷，泄泻，气虚，便青白脓，心腹疼痛叫啼，有汗。

人参膏

【来源】《永类钤方》卷二十一。

【组成】人参　诃子肉（炮）　木香　肉豆蔻（煨）　丁香　藿香　砂仁　甘草（炙）各一钱

【用法】上为末，炼蜜为丸，如鸡头子大。三岁一丸，空心白汤化下。

【主治】吐泻脾虚，困倦不食，腹痛而满。

【加减】腹满，加沉香。

附苓丸

【来源】《永类钤方》卷二十一。

【组成】附子（炮）半两　白茯苓　泽泻　滑石各三钱

【用法】上为末，糊丸如小豆大。三岁每服二十丸，灯心汤送下。

【主治】小儿溏泄，小便不利。

和胃丸

【来源】《永类钤方》卷二十一。

【组成】丁香　藿香叶　蝎尾各一钱　白术（切，焙）　制半夏各一两

【用法】上为末，姜汁糊丸，如小豆大。每服三岁三十丸，空心生姜汤送下。

【主治】小儿吐泻，有痰，不思饮食，困顿欲生风。

豆蔻饮

【来源】《世医得效方》卷五。

【组成】陈米一两　肉豆蔻（面裹煨）　五味子　赤石脂（研）各半两

【用法】上为末，每服二钱，粟米汤饮调下，日进三服。

【主治】滑泄。

针头丸

【来源】《世医得效方》卷五。

【组成】大巴豆一粒（去壳）

【用法】上以针刺定，灯上烧存性，不可过，研细，用蜡如小豆大，蘸些油，灯上炙令熔，和巴豆灰作一丸。食前倒流水吞服。

【主治】夏月水泻不止。

和气散

【来源】《世医得效方》卷五。

【组成】五积散去麻黄（炒过）

【用法】加生姜三片、盐梅一个、红枣二个，水煎服。

【主治】脾胃宿冷，腹内切痛，或外感风寒，内伤生冷，泄泻黄白色不止，或肝经受寒，面色青惨，厥而泄利。

茱萸汤

【来源】《世医得效方》卷五。

【组成】吴茱萸（洗净）不拘多少

【用法】上用白水煮，去滓，入盐少许，通口服。

【主治】脾泄。老人肾虚，水土同化。

香茸丸

【来源】《世医得效方》卷五。

【组成】嫩鹿茸（草火燎去毛，酥炙黄）　肉豆蔻

（火煨） 生麝香（另研）

【用法】上为末。白陈米饭为丸，如梧桐子大。每服五十丸，空腹米饮送下。

【主治】饮酒多，遂成酒泄，骨立不能食，但再饮一二盏泄作，几年矣。

通苓散

【来源】《世医得效方》卷五。

【组成】猪苓（去皮） 白术（去芦） 泽泻（去毛） 赤茯苓（去皮） 车前子 木通 茵陈 瞿麦

【用法】上锉散。每服四钱，水一盏半，灯心、麦门冬煎服。

【功用】分利水谷，解烦热，止泄泻。

【主治】

1.《世医得效方》：泄泻属暑证者；伤暑，潮热烦渴，小便不利；肿满，口燥咽干，小便绝少。

2.《证治宝鉴》：热泻，肠鸣水泻，痛一阵，泻一阵，或出黄糜，或所下稠粘。

猪脏丸

【来源】《世医得效方》卷五。

【组成】吴茱萸（净，去枝梗）不拘多少（用水浸透）

【用法】用獖猪脏头一截，去脂膜，净洗，将茱萸入脏内，两头扎定，慢火煮令极烂，用甑蒸熟尤好，将二味于臼内杵千下，令极细，为丸如梧桐子大。每服五十丸，米饮送下。

【主治】脏寒泄泻，不进饮食，气体倦怠。

粟壳丸

【来源】《世医得效方》卷五。

【组成】肉豆蔻（炮） 粟壳（去赤肠蒂萼净，炙）

【用法】上为末，醋糊为丸，如梧桐子大。每服三十丸，空腹米汤送下。

【主治】暴泻。

硫黄散

【来源】《世医得效方》卷五。

【别名】白龙丸（《本草纲目》卷九）。

【组成】生硫黄 白滑石

【用法】上为末。温水调下。

【主治】暴泻，所下如破水。

匀气散

【来源】《世医得效方》卷十二。

【组成】桔梗 甘草 干姜 缩砂 益智子 茴香 藿香叶各等分

【用法】上为末。每服半钱，水泻，紫苏、木瓜煎汤下；调脾胃，加生姜、枣子，煎汤调服。

【功用】调理脾胃。

【主治】脾胃不和，水泻。

等住丸

【来源】《世医得效方》卷十二。

【组成】当归 硫黄 牡蛎（煨）各一分 木香半两

【用法】上为末，面糊为丸，如粟米大。每服二十七丸，糯米饮入姜汁一二滴送下。

【主治】溏泻并一切泻痢。

平补散

【来源】《世医得效方》卷十九。

【组成】白术 甘草 白姜 陈皮各二钱 茯苓 木香各一钱 肉豆蔻二个（煨）

【用法】上为末。每服二钱，盐汤调下，一日三四次。利止、手足温、食进却住服。

【功用】温脾正气。

【主治】利后不止，手足冷。

加味四君子汤

【来源】《东医宝鉴·内景篇》卷四引《世医得效方》。

【组成】四君子汤加肉豆蔻（煨） 诃子（炮）各

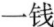

一钱

【用法】上锉，作一帖。加生姜三片，大枣二枚，水煎，空心服。

【主治】气虚泄泻。

山楂曲术丸

【来源】方出《丹溪心法》卷二，名见《东医宝鉴·内景篇》卷四。

【组成】黄芩（炒）半两　白术（炒）二两　白芍（酒拌，炒）半夏各一两（炮）　神曲（炒）　山楂（炒）各一两半

【用法】上为末，青荷叶包饭烧熟研为丸，如梧桐子大。食前白汤下。

《东医宝鉴·内景篇》：上为末，以青荷叶裹烧饭为丸，如梧桐子大。每服五十丸，白汤送下。

【主治】脾泄。老人奉养太过，饮食伤脾，常常泄泻。

四苓散

【来源】《丹溪心法》卷二。

【别名】四苓汤（《医宗金鉴》卷五十二）。

【组成】白术　猪苓　茯苓各一两半　泽泻二两半

【用法】《痘疹金镜录》以本方加木通，东流水煎服；或为末，白汤调下。《寿世保元》：水煎服。《文堂集验方》：灯心汤调服。

本方改为丸剂，名"四苓丸"（《全国中药成药处方集》）。

【功用】

1.《痘疹金镜录》：利小便。

2.《全国中药成药处方集》：健脾止泻，利水除湿。

【主治】

1.《丹溪心法》：泄泻。

2.《痘疹金镜录》：痘内热。

3.《医方考》：湿生于内，水泻，小便不利。

4.《寿世保元》：麻疹已出，泄泻不止。

5.《证治汇补》：湿气在中，清浊混乱，小便短少，大便溏泻。

6.《张氏医通》：小便赤涩胀痛，及温热时行烦渴。

7.《文堂集验方》：小儿阴囊忽肿痛。

8.《杂病源流犀烛》：伏暑浊病。

9.《幼科释谜》：风寒湿邪不解，烦渴欲饮者。

10.《笔花医镜》：伏暑小便不通。

【加减】湿，加苍术，甚者，苍白二术同加（炒用）；火，加木通、黄芩。

【方论】《医方考》：湿胜则濡泻。故湿生于内者，令人水泻；湿并于大肠，故小便不利。白术燥而淡，燥则能健脾，淡则能利湿；茯苓甘而淡，甘则能补中，而淡亦渗湿矣；猪苓苦而淡，泽泻咸而淡，苦者有渗利而无补益，咸者直能润下而兼渗利。丹溪曰：治湿不利小便，非其治也。

【验案】

1.腹痛泄泻　《临证指南医案》：薛某，腹满下至少腹，三阴都已受伤，而周身疥疮，数年不断，脉络中必有湿热，就腹痛泄泻，腑阳不通，不独偏热偏寒之治，常用四苓散，猪苓三钱，茯苓三钱，泽泻一钱半，生于术一钱，椒目五分。

2.梅尼埃病（美尼尔病）　《四川中医》（1994，4：26）：应用大剂量四苓散加味：白术15克，泽泻、茯苓、猪苓各30克；呕吐者，加制半夏、生姜；眩晕重者，加天麻；脘闷不食者，加砂仁；耳鸣甚者，加石菖蒲；每日1剂，水煎，分二次温服，治疗美尼尔病45例。结果：45例均获愈（头晕目眩、耳鸣、恶心呕吐消失，听力减退好转，或不再加重，随访1年不复发者），其中服药最少者3剂，最多者30剂。

3.腹泻　《吉林中医药》（1998，4：20）：以本方加味：猪苓、泽泻、白术、茯苓、神曲、焦山楂，并随证稍作加减，治疗小儿腹泻80例。结果：显效69例，有效8全，无效3例，总有效率96.25%。

泄泻丸

【来源】方出《丹溪心法》卷二，名见《医学纲目》卷二十三。

【组成】熟地半两　麸炒芍药　知母各三钱　升麻　干姜各二钱　生甘草一钱

【用法】上为末，粥为丸。白汤调服。仍用艾炷如

麦粒，于百会穴灸三壮。

【主治】久病，大肠气泄。

泻湿汤

【来源】方出《丹溪心法》卷二，名见《东医宝鉴·内景篇》卷四。

【组成】炒白术三两　麸炒芍药二两　麸炒陈皮两半　防风一两　升麻六钱

【用法】上锉。分八帖，水煎或为丸服。

【主治】痛泄。

姜曲丸

【来源】《丹溪心法》卷二。

【组成】隔年陈麦曲二两（炒）　茴香五钱　生姜二两

【用法】上为末，或丸。每服五七钱，白汤下。

【功用】止泻。

【主治】泄泻。

清六丸

【来源】《丹溪心法》卷二。

【别名】青六丸（《医学纲目》卷二十三）。

【组成】六一散一料　红曲（炒）半两

【用法】上为末，饭为丸，如梧桐子大。每服五七十丸，白汤送下。治泄泻，与清化丸同用。

本方为散剂，名"青六散"（《医宗金鉴》卷四十二）。

【功用】去三焦湿热，补脾补血。

【主治】泄泻，产后腹痛或自利、血痢。

【方论】

1.《医方考》：血痢者，此方主之。滑石能清六腑之热，甘草能调六腑之气，红曲能和六腑之血。

2.《赤水玄珠全集》：此方专清六腑湿热，故名清六。内用红曲者，以其能消食积而化瘀血也。

脾泄丸

【来源】方出《丹溪心法》卷二，名见《医学正传》卷二。

【组成】炒白术四两　炒神曲三两　炒芍药三两半（冬月及春初用肉豆蔻代之）

【用法】或散或汤，作饼子尤佳。

《医学正传》：冬加肉豆蔻，去芍药，为细末，神曲糊为丸服。

【主治】脾泻。

痛泄要方

【来源】方出《丹溪心法》卷二，名见《医学正传》卷二引刘草窗方。

【别名】白术防风汤（《叶氏女科证治》卷二）、防风芍药汤（《不知医必要》卷三）、白术芍药散（《古今医统大全》卷三十五）、痛泻要方（《医方考》卷二）、痛泻丸（《医林纂要探源》卷二引刘草窗方）。

【组成】炒白术三两　炒芍药二两　炒陈皮一两半　防风一两

【用法】上锉，分八帖。水煎或丸服。

【主治】

1.《丹溪心法》：痛泄；

2.《医林纂要探源》：肝木乘脾，痛泻不止。

【加减】久泻，加升麻六钱。

【方论】

1.《医方考》：泻，责之脾，痛，责之肝，肝责之实，脾责之虚。脾虚肝实，故令痛泻。是方也，炒术所以健脾，炒芍所以泻肝，炒陈所以醒脾，防风所以散肝。或问痛泻何以不责之伤食？余曰：伤食腹痛，得泻便减，今泻而痛不止，故责之土败木贼也。

2.《医方集解》：此足大阴、厥阴药也，白术苦燥湿，甘补脾温和中；芍药寒泻肝火，酸敛逆气，缓中止痛；防风辛能散肝，香能舒脾，风能胜湿，为理脾引经要药；陈皮辛能利气，炒香尤能燥湿醒脾，使气行则痛止。数者皆以泻木而益土也。

【验案】

1.肠道易激综合征　《新中医》（1998，3：49）：以本方为基本方，便秘者改用生白术，加紫苏子10g；久泻不愈者加升麻6g；治疗肠易激综合征33例。结果：显效18例，有效10例，总有效

率84.8%；并设对照组24例，用心痛定、谷维素治疗。结果：显效8例，有效6例，总有效率58.3%；两组相比有显著差异，$P<0.05$。

2.慢性腹泻 《广西中医药》（2004，5：38）：用本方治疗慢性腹泻30例，结果：治愈24例，有效4例，无效2例。治愈率80%，总有效率93%。

白术丸

【来源】《丹溪心法》卷五。

【组成】白术一两 芍药半两

【用法】上为末，粥为丸。泄者，炒丸服。

【主治】脾虚泄泻。

【加减】冬月不用芍药，加肉豆蔻。

参萸丸

【来源】《丹溪心法》卷五。

【别名】参茱丸（《赤水玄珠全集》卷六）。

【组成】六一散一料 吴茱萸一两（制）

【用法】上为末，饭为丸服。

【主治】湿而滞气，上则吞酸，下则自利，湿热甚者。

温清丸

【来源】《丹溪心法》卷五。

【别名】温六丸（《医学正传》卷二）。

【组成】干姜一两 滑石 甘草各二两

【用法】上为末，泛丸服。

【主治】

1.《丹溪心法》：翻胃。

2.《医学正传》：泄泻或兼呕吐者。

止久泻痢丸

【来源】《医学启蒙》卷三。

【组成】黄丹一两（飞过） 明矾一两（火飞） 黄蜡一两

【用法】将蜡熔化于小铜勺中，次以丹、矾末合入，乘热急手丸如豆大。每服二丸，空心米汤送下。小儿用一丸。

【主治】一切久虚泻痢。

脾泄丸

【来源】《医学启蒙》卷三。

【组成】白术二两（饮上蒸） 白茯苓二两（蒸） 小茴香一两（炒） 肉豆蔻一两（面包煨） 破故纸二两（炒） 广木香五钱

【用法】上为末，生姜煮红枣肉为丸，如梧桐子大。每服八十丸，空心米汤送下。甚，食前再服。

【主治】脾虚久泻，每早晨溏泻一二次。

加味三白散

【来源】《医学启蒙》卷四。

【组成】白术一钱 白芍一钱 白茯苓一钱 神曲 麦芽 苍术 陈皮 猪苓 泽泻 豆蔻 木香 黄连各五分

【用法】水煎服。

【主治】泄泻。

止泻丸

【来源】《脉因证治》卷上。

【别名】止泄丸（《赤水玄珠全集》卷八）。

【组成】肉豆蔻五两 滑石春一两、夏二两、秋一两半

【用法】《赤水玄珠全集》：上为末，搐饭为丸。

【主治】泄泻。

【加减】寒，加神曲（炒）、吴茱萸；热，加黄连、茯苓；滑，加诃子（煨）。

玉龙丸

【来源】《脉因证治》卷上。

【组成】焰消 明矾 滑石 硫黄一两 白面六两
　　　方中焰消、明矾、滑石用量原缺。

【用法】水为丸。水送下。

【主治】伤暑泄泻或二便秘。

补胃丸

【来源】《脉因证治》卷上。

【组成】四君子汤加芍（炒） 升麻

【主治】气虚下溜泄泻。

流积丸

【来源】《脉因证治》卷上。

【组成】青黛 黄芩 海石 神曲（炒）

【主治】痰积下流，肠虚而泄。

椒术丸

【来源】《脉因证治》卷下。

【组成】川椒 苍术 肉果

【主治】湿泄。

脾泄丸

【来源】《脉因证治》卷下。

【组成】术（炒）二两 芍（酒炒）一两 曲（炒）一两半 楂子一两 半夏一两半 苓（炒）半两 苍术一两半

　　方中楂子、苍术用量原缺，据《古今医统大全》补。

【用法】煨饭为丸服。

【主治】泄。

【加减】虚，加参、术、甘草；里急后重，加槟榔、木香、荷叶。

木香丸

【来源】《脉因证治》卷下。

【组成】木香 硇砂 蓬术 胡椒 干漆（炒令烟尽） 半夏各五钱 桂心 缩砂 青皮各三钱 附子（炮，去皮脐） 三棱（酢炙） 干姜各一两

【用法】上为末，炼蜜为丸，如梧桐子大。每服五十丸，生姜汤送下。

【主治】癥气烦痛，畏风憎寒，心腹胀满，下利不欲食，吞酸，噫宿腐气，或腹胀泄泻，及四肢浮肿。

四白烧肝散

【来源】《医方类聚》卷一四一引《医林方》。

【组成】桔梗 香白芷 白术各一两 白芍药三两 缩砂仁二钱

【用法】上为细末。每服五钱，用白羊肝四两，去了膜，用竹刀子刮为泥，用盐少许，葱白三根锉碎，与肝、药末同和，荷叶裹，纸封数重，用泥固济了，灰火内烧令肝熟，取出细嚼，米饮汤送下。

【主治】久虚饮食不进，泻痢不止。

治痢丸子

【来源】《医方类聚》卷一四一引《急救仙方》。

【组成】大半夏二个 巴豆七粒（去壳） 百草霜一钱 京墨一粒（如半夏大）

【用法】上为末，用黄蜡三钱、清油少许，熔合为丸，如绿豆大。每服七丸，红痢，甘草汤送下；白痢，干姜汤送下；里急后重，枳壳汤送下；夹食感冷泄泻，干姜汤吞下；暑泻，冷熟水吞下。

【主治】赤白痢，泄泻。

神灵丹

【来源】《普济方》卷二五六引《医学切问》。

【组成】杏仁四十九枚 半夏四十九枚 巴豆四十九枚 防风（去芦） 滑石 草乌头（炮） 雄黄 木香 朱砂 百草霜各二钱

【用法】上为末，醋糊为丸，如绿豆大，朱砂为衣。每服十五丸，量深浅加减服之。喉痹，甘草桔梗汤送下；食牛肉毒，温水送下；泄泻，陈皮汤送下；五淋，灯心汤送下；白痢，干姜汤送下；赤痢，甘草汤送下；解一切毒，甘草汤送下；痈瘟疮毒，气血不消，生姜、升麻汤送下；疥癞疮毒，白蒺藜、甘草升麻汤送下；追取劳虫，空心桑白皮汤送下；脾积，三棱、蓬术煎汤送下；痰嗽，生姜汤送下；酒食所伤，随物送下；脚气，槟榔煎汤送下；血痢，乌梅煎汤送下；打扑损伤，瘀血在内，童子小便送下；十种水气，四肢浮肿，大戟汤送下；一切疟疾，桃柳稍叶七片煎汤送下；大便秘结，麻子仁汤送下。

【主治】喉痹，食牛肉毒，泄泻，五淋，赤白痢，血痢，一切毒，痈瘟疮毒疥癞，劳虫，脾积，痰嗽，酒食所伤，脚气，打扑损伤，瘀血在内，十种水气，四肢浮肿，一切疟疾，大便秘结。

黄连厚朴汤

【来源】《普济方》卷一三三引《德生堂方》。

【组成】黄连三钱　厚朴二钱

【用法】上锉。用生姜一小块，切碎，同药和为一处，以酒拌均匀，砂锅内慢火炒药，以酒干为度，去生姜，作一服。用水一盏半，煎七分，去滓，温服，滓再煎服。

【主治】伤寒。发热烦渴，自得病二日后，大便自利，日夜不止。

加味六君子汤

【来源】《普济方》卷二〇七引《德生堂方》。

【组成】人参　白术　白茯苓　甘草　黄耆　山药　砂仁各一两　厚朴七钱半　肉豆蔻（面炒研）七钱半

【用法】上为末。每服二钱，饮水调服，不拘时候；如热，煎麦门冬水调服。

【主治】一切脾胃虚热泄泻之症；伤寒病后，米谷不化，肠中虚滑，发渴微痛，久不愈者；及小儿脾疳、泄痢。

来复丹

【来源】《普济方》卷二〇九引《德生堂方》。

【组成】硫黄（用甘草熬水、酒润，细研）　消石（细研，用厚朴、水、酒润）各半两

【用法】上和匀一处，同淹少时，用砂铫于文武火上，炒令交构氤氲相结，取出埋土中去毒气，却碾为末，用糯米糊为丸，如黄豆大。每服三五十丸，空心浓米汤送下。

【功用】配类二气，均调阴阳，夺天地冲和之气，乃水火既济之功，补损扶虚，善理荣卫，养气肾。

【主治】上实下虚，气闷痰心，腹疼冷，脏腑虚滑，不拘男女老幼，危急但有胃气。

人参开胃汤

【来源】《医学纲目》卷二十三引东垣方。

【组成】黄耆二钱　甘草（炙）一分　升麻六分　柴胡　陈皮　归身　益智各二钱　红花少许　人参六分

【用法】上锉，作二服。水二盏，煎至一盏，去滓稍热，食前服。

【主治】一日大便三四次，溏而不多，有时泄泻腹鸣，小便黄。

补脾丸

【来源】《医学纲目》卷二十三引丹溪方。

【组成】白术半两　白芍药二钱

【用法】上为细末，饭为丸服。

【主治】

　　1.《医学纲目》引丹溪方：泄泻久不止。

　　2.《医方类聚》引《新效方》：脾虚泄泻。

【加减】冬月，去芍药，加肉豆蔻、泽泻服之；又不止者，加飞矾一钱半。

固下丸

【来源】《医学纲目》卷二十三。

【组成】苍术　肉豆蔻（煨）各一两　破故纸一两

【用法】上为末，粥为丸，如梧桐子大。每服五十丸。

【主治】肾虚久泄。

固中丸

【来源】《医学纲目》卷二十三。

【组成】苍术　肉豆蔻（煨）各一两

【用法】上为末，粥为丸，如梧桐子大。每服五十丸。

【主治】脾久泄。

泻湿四苓散

【来源】方出《医学纲目》卷二十三，名见《济阳纲目》卷二十二。

【组成】白术三分加至一两半　泽泻一两　茯苓　猪苓　苍术各五钱

【主治】泄泻。

没药丸

【来源】《普济方》卷三十八。

【组成】没药半两　五灵脂三两　川乌头一两四钱（炒令黑焦色）　大附子一两（炮裂去皮脐）

【用法】上为末，稀糊为丸，如梧桐子大。每服十丸至十五丸，空心食前以艾叶汤送下；米饮、盐汤亦得。

【主治】冷气及酒毒泻血，泄泻，腰腿重；及大便血似肠风者。

枇杷叶散

【来源】《普济方》卷一一七引鲍氏方。

【组成】枇杷叶（去毛）　生姜　罂粟壳（去瓤蒂）各三钱

【用法】上锉细。用水二大盏，蜜一合，粟米百余粒，酒半合，同煎至一盏以下，温服。

【主治】伏暑暴泻。暑天有初感便泻，或赤或白，小便不利，烦躁而呕，用五苓散、六和汤未止；兼治暑毒。

保元丹

【来源】《普济方》卷一二〇。

【组成】附子（炮，去皮脐）　肉豆蔻　白术　山药　干姜（炮）　赤石脂各一两　肉桂半两

【用法】上为细末，水糊为丸，如梧桐子大。每服二三十丸，空心酒送下。

【主治】老弱诸沉寒痼冷，小便滑数，大便时泄，腰腿脐腹疼痛，困倦，瘦虚食减。

黄芩汤

【来源】《普济方》卷一三八。

【组成】黄芩　人参　干姜各三两　桔梗一两　大枣十三枚　半夏半升

【用法】以水七升，煎取三升，温分三服。

【主治】干呕下利。

白术丸

【来源】《普济方》卷一四三。

【组成】白术　干姜　茯苓各二两

【用法】炼蜜为丸，如梧桐子大。每服二十丸，白饮送下。以效为度。

【主治】趺阳脉沉而缓，沉则胃气强，缓则大便频，沉缓相搏，小便难，其胃为约。

化滞丸

【来源】《普济方》卷一七二。

【组成】黄丹一两　黄蜡一两　巴豆肉三钱

【用法】上药黄丹、巴豆二味，同细研，用碗一个，香油少许，慢火化开蜡后，三四次下前药，调匀，滴入水不散为度，都倾入水中，取出。每服如萝卜子大，水大积者十五丸，生姜汤送下；水小积者，虚实随加减用服。

【主治】男女饮食不消，气闭肚疼，里急后重，白泻。

木香顿散

【来源】《普济方》卷一八四引镇江医僧桂耸。

【别名】补气汤。

【组成】木香（不见火）一两　人参　附子（炮，去皮脐）　白术　藿香（洗净，焙干）　甘草（炙）　白茯苓　橘红　枳壳（去白皮，麸炒）各一两

【用法】上为末。每服二钱，煎紫苏、木瓜、生姜汤调，八分一盏，重汤内煮，顿至六分，食前服。

【主治】老人虚人一切气冷虚羸诸疾，老人小儿一切气滞，不思饮食，肠胃虚鸣，泄泻作痢等疾。

灵脂丸

【来源】《普济方》卷二〇二。

【组成】五灵脂　青皮　陈皮　硫黄　芒消各等分

【用法】上将硫黄、芒消于铫子内，以文武火熔开，用匙刮聚，自然结成消，取出研碎，与前三

药同为末，面糊为丸，如绿豆大，小儿如麻子、黄米大。每服二十丸。米饮汤送下，不拘时候。

【主治】大人、小儿吐泻腹胀，胸膈痞闷。

不二散

【来源】《普济方》卷二〇七。

【组成】罂粟壳二两　甘草二两（炙）　青皮（去瓤，焙干）二两　陈皮（去瓤，焙干）二两　当归　甜藤一两（如无，干葛代）

　　方中当归用量原缺。

【用法】上为细末。每服二钱，水一盏，煎至七分，去滓，通口服；如患赤白痢，用酸石榴皮一片同煎。

【主治】诸般泻痢。

木香散

【来源】《普济方》卷二〇七。

【组成】米壳二两　神曲半两　甘草一两　干姜半两

　　本方名木香散，但方中无木香，疑脱。

【用法】上为粗末。每服三钱，水二盏，煎去滓，不拘时候服。

【主治】泻痢。

改痢散

【来源】《普济方》卷二〇七。

【组成】陈壁土（东方日晒久年）　车前子

【用法】上药同炒，筛去土，只将车前子研为细末。每服三钱，米饮调下。如车前子难为末，米汤浓煮，绢滤滓服。

【主治】泻及一切痢不止，小便不通。

消内灵砂丹

【来源】《普济方》卷二〇七。

【组成】黄蜡一两　巴豆十四枚（去壳，作两片，入黄蜡内，熬巴豆黑为度）

【用法】上药去巴豆，将硇砂二钱，用水煮干，只用一钱重，仍入黄蜡，并再熬，就入朱砂末一二钱，以黄蜡红为度，候冷刮下，如用时旋丸。小

儿三岁，只服十丸，如黍米大，大人服十丸，如大麻子大，白痢，白姜汤送下；赤痢，甘草汤送下，空心服。如病人身体凉，脉微弦细，皆是好症，便用此药止。如病人身上有冷热，初不可便止，先服前药十丸，次服五苓散加车前同煎，三服小便清，退尽热，方可再用前药止住。

【功用】去积滞。

【主治】泻痢。

攒子丸

【来源】方出《普济方》卷二〇七，名见《本草纲目》卷三十二。

【组成】豆蔻二颗（米醋面调裹之，置灰中煨令黄焦，和面研末）　攒子末（炒）一两　陈仓米（焦炒，为末）二钱

【用法】上用陈仓米煎作饮，调前二物三钱，旦暮各一服。

【主治】

　　1.《普济方》：脾泻。

　　2.《本草纲目》：久泻虚痢，腹痛者。

人参散

【来源】《普济方》卷二〇八。

【组成】橡斗皮四两（去子，蜜炒）　人参七钱　木香三钱　甘草四钱　黄橘皮半两　诃子四个　藿香三钱

【用法】上为细末，炼蜜为丸，如弹子大。每服一粒，嚼细，煎艾汤下。每两作十丸，将后五件（见加减项）同入在内亦佳。

　　本方方名，据剂型当作"人参丸"。

【主治】泄泻。

【加减】立春后，芒种前，加白术半两；立夏后，秋分前，加芍药、茯苓各三分；立秋后加缩砂半两；如瘀血、吐血、下血，加当归半两。

立效散

【来源】《普济方》卷二〇八。

【组成】乌梅肉　御米壳　白矾　甘草（炙）　夜叉头各等分

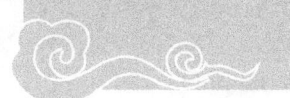

【用法】上为末。每服二钱半，空心米饮汤调下。

【主治】泻。

百粒丸

【来源】《普济方》卷二〇八。

【组成】红椒　胡椒　附子　丁香　干姜　麦蘗各等分

【用法】上为细末，醋煮大蒜为丸。每服一百丸，用米饮汤送下。

【主治】远近便泻，大肠滑。

和胃汤

【来源】《普济方》卷二〇八。

【组成】升麻半钱　柴胡半钱　当归身二钱　草豆蔻半钱　半夏三分　干姜七分　甘草七分　红消七分　黄耆半钱

【用法】上都作一服。水二盏，煎至一盏，去滓稍热服，两饭间饮之。

【主治】泄痢。

金锁丹

【来源】《普济方》卷二〇八。

【组成】辰砂一两（研令极细，以水丸作一球，放干）　阳起石一两（研令细，以水和作饼，裹前辰砂，放干）　龙齿一两（作末，水和作饼，裹前药）　牡蛎一两（作细末，以水和作饼，裹前药，令干）

【用法】外用六一泥固济，作球，直待透干。方用醋灰半斗许丸之，五斤炭煅，先下三斤，候将尽，再下二斤，火尽候冷，打开去泥，并牡蛎存留，为极细末，以枣肉为丸，如梧桐子大。每服三五丸，空心盐汤送下；治脏腑滑泄，每服五丸，以米汤送下；妇人宫血不调，每服三五粒，米汤送下；丈夫诸般虚惫，亦不过三五粒。

【功用】大固真气。

【主治】寒冷滑泄，及脏腑滑泄，妇人宫血不调，丈夫诸般虚惫。

治肠丸

【来源】《普济方》卷二〇八。

【组成】黄连（去须）　干姜（炮）　肉豆蔻（面裹，煨香）　赤石脂　龙骨　吴茱萸（汤洗，微炒）各半两　诃子（煨，去核）一两半

【用法】上为细末，粳米饭为丸，如梧桐子大。每服三十丸，空心、食前以米饮送下。

【主治】肠胃虚湿，泄泻频并，米谷不化，腹胀肠鸣，脐腹痛，肠滑洞下。

桃花丸

【来源】《普济方》卷二〇八。

【组成】良姜　赤石脂　干姜　五灵脂各等分

【用法】上为末，醋糊为丸，如梧桐子大。每服三四十丸，米饮汤送下。

【主治】泄泻不止。

益智火煮散

【来源】《普济方》卷二〇八。

【组成】青木香半分　舶上茴香一分　青橘皮一两　干姜半两　乌梅二两（生用）　益智一两（生用）

【用法】上为末。每服二钱，水二盏，加大枣五个，同煎至八分。先吃枣后药，食前服。过热不妨。

【主治】脾肾风虚，脾元冷惫，虚滑不止，饮食不进。

猪脏丸

【来源】《普济方》卷二〇八。

【组成】硫黄二两（为末）　猪脏一斤（洗净，入硫黄于内，以线缚两头，用米醋五升入瓷瓶，以盐泥固济，用炭火一秤煅，俟醋干为度，取出，入后药）　吴茱萸二两（炒）　厚朴一斤（去皮，姜炒）

【用法】上为末，先研脏细，入药末一处都拌匀，为丸如梧桐子大。每服三十丸，空心盐汤盐酒送下。

【主治】元脏久冷，滑泄不止，饮食不进，渐至

危困。

温肾丸

【来源】《普济方》卷二〇八。

【组成】川乌（炮）　干姜　官桂　三棱（炮）　青皮　硫黄各等分

【用法】上为末，酒糊为丸，如梧桐子大。每服三十丸，以酒送下；泄泻，用干姜汤送下。

【主治】五脏寒痛，小便多，便泄泻。

炙肝散

【来源】《普济方》卷二〇九。

【组成】干姜（炮）半两　大附子（炮）半两　缩砂仁半两　肉豆蔻二个　小茴香四钱（炒）　川小椒四两

【用法】上为末。每服三四钱，用白羊肝三二两，或獖猪肝，或猪羊腰子批开放药在内，盐末二钱，葱白二根，同肝一处，纸裹润湿，烧香熟为度。食前空心服之，细嚼，生姜汤下，或米汤、酒送下。

【主治】饮食生冷，内受风寒，泄泻无度。

干姜汤

【来源】《普济方》卷二一一。

【组成】干姜二两　黄柏　石榴皮各一两　阿胶二两半　溃敁一升　前胡四两

【用法】上为散，以水三升，煮取三合，去滓，纳阿胶，顿服。不愈更作服之。

【主治】卒大注，及赤白带下，困笃欲死，肠已滑。

香参散

【来源】《普济方》卷二一一。

【组成】陈皮一两　木香　人参　当归半两　诃子皮　乌梅　地榆　香茸三分　甘草一分（炙）

方中木香、人参、诃子皮、乌梅、地榆用量原缺。

【用法】上为末。每服二大钱，水一盏，煎至五分，空心温服。白痢加生姜四片同煎。

【主治】荣卫俱虚，脏腑不调，泄泻不止，痢赤白，日无度，腹内疼痛，饮食不进。

透红丹

【来源】《普济方》卷二一一。

【组成】江子（去壳油）　杏仁四十九粒　黄丹一两　信一钱半　黄蜡一两

【用法】上为末，黄蜡溶为丸，如梧桐子大。每服五丸，红者，甘草汤送下；白者，干姜汤送下；赤白痢，甘草干姜汤送下；五色痢，楮叶、艾叶、丁香煎汤送下。

【主治】赤白痢疾，诸般泄泻。

济世丹

【来源】《普济方》卷二五六。

【组成】斑蝥一钱（去头翅）　全蝎一钱（去足，另研）　草乌一个（去皮）　雪膏一两（宿干，另研）　沉香屑一钱　木香一钱　巴豆一钱（去皮油）　蓬莪术二钱　姜黄二钱　丁香一钱　粉霜一钱（另研）　草果一钱　京三棱二钱（炮）　硇砂一钱（另研）　三奈子一两　肉豆蔻二钱　槟榔二钱　香附子二钱　甘草二钱（炙黄）　乌药二钱　雄黄一钱（另研）　麝香一钱半（另研，用好者）

【用法】上为细末，打醋面糊为丸，如小梧桐子大，朱砂为衣。每服三丸、五丸、七丸、九丸、十一丸、十三丸、十五丸，服者只用单数，盐汤送下；温水亦得。不损真气，除疾根，治百病。诸病所伤，随所伤病作引子。如酒伤，酒送下；茶伤，茶送下；面伤，面汤送下；大小便不通，温水送下；九种心疼，石菖蒲汤送下；泄泻不止，干姜汤送下；赤痢，甘草汤送下；白痢，陈仓米汤送下；翻胃吐食，人参汤送下；八般疝气、疝气，小茴香汤送下；妇人经病，艾醋汤送下；经闭不通，红花汤送下，或苏木汤送下；小儿内伤，滑肠夜起，宿食不化，生姜汤送下；妇人赤白带下，黄耆汤送下；牛马肉所伤，肉汁汤送下；小儿常服，米饮汤送下。

【功用】除疾根，消百病，和脾胃，顺三焦，磨积

顺气。

【主治】伤心腹疼痛，胸膈满闷，不思饮食，癥瘕食积气块，酒食所伤，大小便不通，九种心疼，泄泻不止，赤白痢疾，翻胃吐食，疝气疝气，妇人经闭不通，赤白带下，小儿内伤，滑肠夜起，宿食不化等。

普贤丸

【来源】《普济方》卷三二一。

【组成】龙骨（煨） 黄连 茱萸 蓬术各等分（同炒色变为度）

【用法】上为细末，丸如梧桐子大。每服五十丸，空心石菖蒲汤送下。

【主治】妇人脾气薄，胃气弱，水谷不能消，饮食不能化，大便溏泄者。

银白散

【来源】《普济方》卷三六八。

【组成】石膏三钱（水飞） 腻白滑石一两 甘草（炙，锉）七分

【用法】上为细末。每服三钱，煎薄荷汤送下，白汤亦得，不拘时候。

【主治】小儿伤寒、伤暑、伏热泄泻，自利烦渴，口燥咽干，中暑发渴，疮疹等。

保命丸

【来源】《普济方》卷三八三。

【别名】保安丸（《奇效良方》卷六十四）。

【组成】香附一两（净） 白姜（炮） 青皮 陈皮（去白）各一两 砂仁一两 三棱（炮）半两 莪术半两 甘草（炙）半两

　　方中三棱用量原缺，据《奇效良方》补。

【用法】上为末，面糊为丸，如绿豆大。每服十二丸　食前淡生姜汤送下。

【主治】小儿瀼泻、伤食泻。

调中散

【来源】《普济方》卷三八三。

【组成】香附 甘草 白茯苓 天仙藤 藿香 白芍药 葛粉

【用法】上为末。每服一钱，食前乌梅甘草汤调服。

【主治】小儿疳泻、伤食泻。

调脾丸

【来源】《普济方》卷三九二。

【组成】丁香 半夏各四十九个 巴豆四十九个 胡椒四十九个

【用法】上为细末，枣肉为丸，如粟米大。每服一丸，食后随汤水送下。如胸膈不和，煎生姜送下；泻痢，干姜汤送下；如脾大者，皂子汤送下；如喘嗽，桑白皮汤送下。

【主治】小儿脾疾，胸膈不和，泻痢，喘嗽。

一捻散

【来源】《普济方》卷三九五。

【组成】陈皮 青皮 丁香各一钱 诃子肉 甘草（炙）各一分

【用法】上为末。米饮调下。

【主治】小儿滑泄，腹胀作泻，吐逆，不思食。

八肾散

【来源】《普济方》卷三九五。

【组成】当归 白芍药 白茯苓 甘草各一两 川芎 桂 柴胡各半两 熟地黄一两

【用法】上锉。三岁一钱，水半盏，煎至三分，去滓，不拘时服。

【主治】小儿泄泻，发热，手足梢疼。

人参散

【来源】《普济方》卷三九五。

【组成】人参 木香（炮） 白术 白茯苓各一钱 山药一分 白豆蔻一个（炮） 附子（炮）一钱 甘草（炙）半钱

【用法】上为末。加生姜、大枣，水煎服。

【主治】小儿脏寒泄泻。

人参散

【来源】《普济方》卷三九五。

【组成】人参　白术（炮）　黄耆　白茯苓　甘草（炙）等分　肉豆蔻一个　使君子半两　胡黄连二分　宣连二钱　青皮半两（去瓤）　莪术半两

【用法】上为末。用陈米同煎，大小以意加减。

【主治】小儿腹泻。

至圣既济丹

【来源】《普济方》卷三九五。

【组成】熟硫黄一钱　白矾（枯）二钱　半夏末二钱（姜汁浸半日，干秤）

【用法】上为末，雪膏为丸，如麻子大。每服三五十丸，温米汤送下。

【主治】小儿阴盛阳亏，脏腑虚寒，泄泻不止。

肉豆蔻丹

【来源】《普济方》卷三九五。

【组成】木香　肉豆蔻各一两　青橘皮半两（炒黄）黑牵牛一分（炒）

【用法】上为细末，滴水为丸，如黍米大。每服十丸，食前米饮送下。

【主治】小儿泄泻，水谷不消。

观音救命散

【来源】《普济方》卷三九五。

【组成】木香一钱　川连一两

【用法】以水三碗，煮干，去川连，只以木香干焙为末。分三服，或两服，量儿大小与之，加灯草数茎，各长四寸，枣子一枚，乳食前煎汤调下。

【主治】小儿热泻。

当归散

【来源】《普济方》卷三九八。

【组成】当归　罂粟壳　甘草　地榆　木通　乌梅陈皮　诃子（炮去核）　木香各三钱

【用法】上锉。三岁一钱，水半盏，煎三分去滓，食前服。

【主治】小儿泻痢，腹痛，烦渴不食。

没石子散

【来源】《普济方》卷三九八。

【组成】没石子（微煨）　诃黎勒（煨，用皮）各半两

【用法】上为细散。每服半钱，以粥饮调下，一日三四次。

【主治】小儿洞泄下痢，羸困。

理中汤

【来源】《普济方》卷四〇四。

【组成】人参（去芦）　白术　白姜（炮）　甘草（炙）各等分

【用法】上锉，加生姜、大枣，水煎服。

【主治】

　　1.《普济方》：疱疹吐利。

　　2.《古今医鉴》：五脏中寒，唇青身冷，口噤失音。脾胃虚冷，中寒泄泻，四肢厥冷。

　　3.《寿世保元》：胃脘停痰，冷气刺痛；脏毒下寒，泄痢腹胀，大便或黄或白，或毒黑，或有清谷。

【加减】重者，加炮附子。

红丸子

【来源】《袖珍方》卷一。

【组成】巴豆四十九粒（去皮、壳、心、油）　木香四钱（末）　乳香四钱（研）　槐花一钱半　抚丹一两　黄蜡半两

【用法】先将蜡入石器内熔开，滤净，再化，入前药末拌匀，再入丹拌匀，待冷自然成膏，油纸包，为丸，如粟米大。每服三五十丸，白痢，干姜汤送下；赤痢，甘草汤送下；水泻，煨姜饮子送下。

【主治】泻痢。

加减益黄散

【来源】《袖珍小儿方》卷六。

【组成】陈皮　青皮（炒）　诃肉各半两　甘草　木香　肉豆蔻各二钱（煨）

【用法】上锉散。每服二钱，加生姜、大枣，水煎服。或加丁香亦可。

【主治】冷泻，胃虚腹痛。

安和散

【来源】《袖珍小儿方》卷六。

【组成】木香　当归　川芎　前胡（去芦）　柴胡（去芦）　青皮（炒）　桔梗（炒）　甘草（炙）　赤茯苓各等分

【用法】上锉散。每服一钱，加生姜三片，大枣一枚同煎，空心服。

【主治】冷热不调泻。

养脾丸

【来源】《袖珍小儿方》卷六。

【组成】白术　茯苓（去皮）　干姜（炮）　黄连（炒）　木香　肉豆蔻（面裹，煨去油）（一方无干姜）

【用法】上为极细末，煮面糊为丸，如黍米大。灯心、糯米同煎汤送下，不拘时候。

【主治】小儿脾虚泄泻。

大七香丸

【来源】《证治要诀及类方》卷四。

【组成】木香　丁香　檀香　甘松　丁皮　橘皮　砂仁　白豆蔻　三棱　莪术（醋煮）各四两　大茴香二两半

【用法】上为末，米糊为丸，如绿豆大。每服三十丸，姜汤送下。

【主治】中脘停滞，气不流传，水谷不分，致生气泻，肠鸣，气走胸膈，痞闷腹急而痛，泻则腹下须臾又急，亦有腹急气塞而不通者。

小理丸

【来源】《医方类聚》卷一〇二引《御医撮要》。

【组成】人参十五两（拣得十二两）　干姜十两（拣得八两）　甘草七两六分（拣得六两）　白术八两（拣得六两）

【用法】上为末，炼蜜为丸服。

【功用】和脾胃，进饮食，止泄痢，除腹中诸疾。

无比丸

【来源】《医方类聚》卷一四三引《御医撮要》。

【组成】巴豆半两　硫黄一分（白上者）　胡椒一分

【用法】上为细末，用黄蜡一两入在药内，熬成膏。每服一丸，小儿芥子大一粒，甚者再服，立效；大人小豆大一丸，新汲水送下。

【功用】止泻。

加味治中汤

【来源】《疮疡经验全书》卷四。

【组成】青皮（炒）三钱　诃子五钱　干姜（炒）　白术（土炒）　茯苓各五钱　人参　砂仁各三钱　半夏二钱　甘草一钱

【用法】上作六服。加生姜五片，水煎服。

【主治】疮疡溃后，泄泻不止。

橘皮甘草汤

【来源】《奇效良方》卷十二。

【组成】橘皮（生用）　甘草（炙）　厚朴（去皮，姜汁制）各一两　羌活　防风　肉豆蔻　茯苓各二钱半　川芎半两　吴茱萸一钱

【用法】上锉。每服四钱，水一盏半，加生姜三片，煎至八分，去滓，食前服。

【主治】脾脏不和，泻痢，疟疾，腹痛，下部无力，体重足痿，脚下痛，饮食中满，四肢不举。

肉豆蔻散

【来源】《奇效良方》卷十四。

【组成】肉豆蔻七枚（每一枚剜一窍，纳木香一粒在内，以面裹炖熟，去面不用）

【用法】上为末。分作二服，用米饮汤调下，不拘时候。

【主治】脾虚肠鸣，泄泻不食。

诃黎勒丸

【来源】《奇效良方》卷十四。

【组成】诃黎勒（面裹煨） 青皮 陈皮 吴茱萸 龙骨（生用） 白茯苓（去皮） 细辛（洗） 桂心（不见火） 荜茇各一两

【用法】上为细末，生姜汁煮面糊为丸，如梧桐子大。每服八九十丸，空心用米汤送下。

【主治】大肠虚冷，泄泻不止，腹胁引痛，饮食不化。

人参和中散

【来源】《奇效良方》卷六十四。

【组成】人参 白术 茯苓各七分 木香三分 陈皮 当归 川芎 前胡各五分 甘草（炙）三分

【用法】上作一服。用水一盅，加生姜三片，大枣一枚，煎至五分，食前服。

【主治】小儿冷热不调，上盛下泻。

香橘饼子

【来源】《奇效良方》卷六十四。

【别名】香橘饼（《婴童百问》卷七）、香橘丸（《痘疹传心录》卷十七）。

【组成】木香（炮） 青皮（去白） 陈皮（去白）各二钱半 厚朴（制）七钱半 神曲（炒） 麦蘖（炒）各半两

【用法】上为末，炼蜜为丸作饼。用淡生姜汤化下，不拘时服。

【主治】

1.《奇效良方》：伤食聚泻。

2.《简明医彀》：小儿伤食，冷积腹痛及痢疾。

三白散

【来源】《杂病广要》引《医林集要》。

【组成】白术 茯苓 芍药各等分

【用法】水煎服。

【功用】

1.《杂病广要》引《医林集要》：调胃去湿。

2.《明医指掌》：益气健脾，和中养胃。

【主治】

1.《杂病广要》引《医林集要》：感湿气，四肢懒倦，小便少，或下利，大便走泄，神思沉困，饮食减少。

2.《明医指掌》：孕妇泄泻。

【加减】腹痛甚者，加当归，倍芍药。

秘传加减平胃散

【来源】《松崖医径》卷下。

【组成】苍术（米泔水浸，去皮） 白术 白茯苓 甘草（炙） 陈皮（去白） 砂仁 猪苓 泽泻

【用法】上细切。用水二盏，加生姜、大枣、灯心，煎至八分，去滓，食远服。

【主治】脾胃虚弱，饮食所伤，及风寒暑湿之气所袭而致泄泻。

【加减】泻如清水，脉来无力，加炮干姜、肉桂，甚不止，加制附子；泻如痢，黄赤稠粘，或乍泻口渴，脉来无力，加黄连、黄芩、炒干姜少许；泻而腹痛，右关脉来有力，加草果、枳实、山楂；泻，腹痛或呕吐，加木香磨姜汁服；泻，小便短赤，脉沉，加滑石、灯心；泻，腹如雷鸣，加煨生姜五大片；久不止，脉来无力，加人参、黄耆，甚不止者，加升麻、炒白术、苍术。

香砂六君子汤

【来源】《明医杂著》卷六。

【组成】六君子加香附 藿香 砂仁

【主治】

1.《内科摘要》：脾胃虚寒而致饮食少进，或肢体肿胀，肚腹作痛，或大便不实，体瘦面黄，或胸膈虚痞，痰嗽吞酸。

2.《医学传灯》：中寒呕吐痰水，微寒微热，甚则昏晕不醒，二便皆遗，脉沉细者。痰火初起之时，外无寒热诸症，内无烦热气急，但见神昏不安，肢体无力，声音低小，饮食不进，脉来沉细无力者。痰泻者，或多或少，或泻或不泻，中

焦有痰，饮食入胃，里结不化，所以作泻，脉来弦细无力者。

没石子丸

【来源】《婴童百问》卷七。

【组成】没石子八钱　木香一两　黄连一两　当归一两　青皮一钱

【用法】上为末，阿魏一钱，酒一盏浸化，入面少许，须令匀，煮糊为丸，如粟米大。一二岁儿服如椒目大者，四五六岁儿每服五十丸，赤痢，以甘草汤送下；白痢，以干姜汤送下，或用五倍子汤送下。

【主治】小儿婴孩，先因冷泻，或作赤白痢候，久而变作诸般异色，不止一端，外症面或青或白，唇舌干焦，手微冷，浑身温壮，肚内刺痛啼叫，睡卧不安。

苍术防风汤

【来源】《医学正传》卷二引《机要》。

【组成】苍术二钱　防风一钱　白术四钱　麻黄一钱

【用法】上切细，作一服。加生姜五片，水二盏，煎至一盏，食前服。

【主治】泄泻，脉弦头痛。

九气饮

【来源】《医学集成》卷一。

【组成】熟地　干姜　附子　肉蔻　吴萸　补骨脂　荜茇　五味　炙草

【用法】水煎服。

【主治】寒在脾肾，冷泻冷痢，脉迟而细小者。

七神丸

【来源】《医学集成》卷三。

【组成】焦术二两　茯苓　故纸　前仁各一两　吴萸　肉蔻　木香各五钱

【用法】蜜为丸。大枣汤送下。

【主治】肾虚，五更作泄。

白术理中汤

【来源】《万氏家抄方》卷一。

【组成】茯苓　白术　甘草（炙）　干姜各等分

【用法】每服三四钱，水煎服。

【主治】脏中积冷，立夏后泄泻时作，或小腹疼痛。

【加减】寒甚，加附子；腹痛，加芍药；肾气动，去术，加桂。

朴黄丸

【来源】《万氏家抄方》卷一。

【组成】大黄十两（水洗净，置砂锅内，用酒熬三昼夜成膏）　厚朴（去皮，姜汁炒）　木香一两　槟榔一两

　　　方中厚朴用量原缺。《何氏济生论》无槟榔。

【用法】上为末，入大黄膏内为丸，如梧桐子大。每服二钱，轻者一钱，白痢，姜汤送下；赤痢，白汤送下。幼儿不能吞者，调服。

【主治】

　　1.《万氏家抄方》：赤白痢。

　　2.《何氏济生论》：暑毒，食滞，溏泄，水泄。

补中丸

【来源】《万氏家抄方》卷一。

【组成】龙骨五钱　白豆蔻三钱　肉果（煨）三钱　干姜（煨）五钱　砂仁三钱　川椒（去目，焙）三钱　破故纸（炒）五钱

【用法】神曲糊丸。米饮送下。

【主治】滑泄不止。

固肠丸

【来源】《万氏家抄方》卷一。

【组成】椿根白皮（炒，为末）　阿胶

【用法】以阿胶烊水为丸，如梧桐子大。每服一百丸，空心米饮送下。

【主治】水泻不止。

九味宽中散

【来源】《万氏家抄方》卷二。

【组成】苍术八两（米泔浸，炒） 厚朴四两（姜汁炒） 甘草（炙）一两 山楂（去核）八两 枳实（炒） 茯苓（去皮） 藿香各二两 陈皮四两 香附四两（米泔浸，炒）

【用法】上为末，空心姜汤送下；赤痢，白汤送下。

【主治】感寒伤食，饱闷胀痛，呕吐泄泻，头疼畏风，饮食不进；及赤白痢疾，里急后重。

七味保婴汤

【来源】《韩氏医通》卷下。

【别名】保婴汤（《重庆堂随笔》卷上）。

【组成】老大米 黄土（炒） 苦竹叶 萝卜子 薄荷叶 灯心 麦芽

【用法】每服不过三钱，袋盛煮汤，任意喝饮，或加蜜少许。

【主治】《重庆堂随笔》：小儿诸病。

【方论】

　　1.老大米主清胃，黄土养脾，苦竹叶、薄荷叶去热，萝卜子去食积，灯心去夜啼，麦芽和脾胃。上随证所主者多用，其余次之。

　　2.《重庆堂随笔》：此汤调养脾胃，已扼幼科之要，故可随证损益，以应诸病。若夏月泄泻，尤为妙方。即痘疹后调理，亦宜备此。此不可以平淡忽之而从事温补，致酿别恙也。

温脾达生汤

【来源】《陈素庵妇科补解》卷四。

【组成】厚朴一钱 木香一钱 肉桂一钱 车前一钱半 广皮一钱 枳壳一钱 冬葵一钱 黑姜八分 当归五钱 川芎二钱

【功用】温中和胃，消食利水，补血助产。

【主治】妇女临产泄泻。内因脾气虚弱，或先伤于饮食，或新感寒邪，因而泄泻。

固肠煎

【来源】《陈素庵妇科补解》卷五。

【组成】附米 牡蛎 黄耆 白蔹 赤芍 当归 川芎 人参 陈皮 甘草 桔梗 白术 矾石 五味子

【主治】妇人产后胃与大肠虚滑，遗粪不知。

【加减】七日外，加茯苓、熟地。

三白散

【来源】《扶寿精方》。

【组成】白术 白芍药（炒）各一钱半 白茯苓二钱 泽泻 厚朴（姜汁炒） 黄连（炒）各一钱 干姜（炒）五分 乌梅肉（煎用二钱，为丸用三钱）

【用法】上加生姜三片，水钟半，煎一钟，食前服。神曲糊为丸服更妙。

【主治】泄泻。

【加减】如兼伤食，加神曲、麦芽各一钱。

【验案】肠易激综合征 《南京中医药大学学报》（1998，4：250）：用本方（白术、茯苓、白芍、厚朴、乌梅、干姜、生姜）每日1剂，水煎，口服，4周为1疗程，治疗肠易激综合征56例。并与口服黄连素、谷维素者30例对照。结果：治疗组显效34例，有效16例，总有效率89.3%；对照组分别为7例，9例，53.3%。两组比较差异显著（$P < 0.01$）。并观察了本方对小白鼠胃肠的推进调节功能。结果发现：本方对小白鼠胃肠推进功能有一定的调节作用，经统计检验明显优于对照组。

六神丸

【来源】《扶寿精方》。

【组成】破故纸（炒）四两 肉豆蔻（生用）二两 神曲 麦芽 小茴香（俱炒）各五钱 广木香（不见火）三钱

【用法】上为末。加生姜二两切片，煮红枣肉为丸，如梧桐子大。每服三十丸，盐汤送下。

【主治】脾虚肾虚，不时作泻。

加减导气丸

【来源】《扶寿精方》。

【组成】黄连二两（内一生姜汁拌炒，一用朴消水浸）　白芍药二两（一生一炒）　黄芩（炒）　木香　大黄　青皮　枳壳（面炒）各二两

【用法】上为末，炼蜜少入姜汁打面糊为丸，如梧桐子大。每服四五十丸，白汤送下。

【主治】泄痢。

贴脐膏

【来源】《扶寿精方》。

【组成】木鳖仁五个　母丁香五个　麝一分

【用法】上为末，米汤调作膏，纳脐中。外以膏药掩之。

【主治】水泻不止。

柴苓汤

【来源】《丹溪心法附余》卷一。

【组成】柴胡一钱六分　半夏（汤泡七次）七分　黄芩　人参　甘草各六分　白术　猪苓　茯苓各七分半　泽泻一钱二分半　桂五分

【用法】水二盏，生姜三片，煎至一盏，温服。

【功用】《古今医鉴》：分利阴阳，和解表里。

【主治】

1.《丹溪心法附余》：温热病发热泄泻里虚者，及邪传半表半里，内伤发热，杂病发热。

2.《万病回春》：疟发寒热，病在半表半里，阴阳不分。

3.《幼科折衷》：痢疾有表证，表解而痢仍不止者。

4.《西塘感症》：太阴症，腹胀满，咽干自利，脉不浮而沉数者。

5.《麻科活人全书》：麻至出尽之时，如有寒热似疟者。

6.《幼幼集成》：中湿恶热如疟，及少阳胆经有邪而病疝。

7.《医碥》：疟挟湿而小便不利者。

8.《医林纂要探源》：伤暑泄泻，发热口渴，及疟疾热多寒少，口燥心烦者；痘痂当落不落。

【验案】

1.小儿下利　《汉方临床》（1987，9：66）：以本方治疗小儿下利20例，用药量为：未满7岁者每日3克，7岁以上者每日6克，乳儿每日0.18克，均分三次服用，使用时间为7～14日。结果：显效7例，有效8例，略有效1例，无效2例，恶化1例，效果不明者1例。

2.变形性膝关节症　《汉方临床》（1987，34：66）：用柴苓汤治疗14例伴有膝痛、膝浮肿的变形性膝关节症，每日予柴苓汤9克，分三次服；治疗时间最短者3周，最长者4个月，膝关节浮肿减轻或消失者8例，有效率57%。

3.糖尿病肾病　《第九回和汉医药学会大会要旨集》（1992：89）：对42例糖尿病性肾病病人投与柴苓汤9.0g/d，共12个月，探讨肾功能与糖代谢的变化。结果认为：服用柴苓汤可以防止糖尿病性肾病病人的肾功能降低。

4.自身免疫性肝炎　《诊断と治疗》（1993，4：911）：对象是根据厚生省"难治性肝炎"调研班诊断为自身免疫性肝疾病人19例。结果：类固醇与柴苓汤并用组显效3例，有效1例；柴苓汤单独投与组显效4例；对照组显效8例，有效2例，无效1例。显效率，柴苓汤组88%，对照组73%。关于副作用，柴苓汤与类固醇并用组出现满月脸1例；对照组3例。预后方面：仅对照组有1例症状加剧死亡。认为柴苓汤治疗自身免疫性肝炎，可以阻止肝炎进展，防止类固醇的副作用。使用类固醇的病人并用柴苓汤，多数能撤停类固醇，表明柴苓汤可增强类固醇的作用。

倍术二陈汤

【来源】《古今医统大全》卷三十五引《辨疑》。

【组成】白术加倍　陈皮　半夏（制）　白茯苓各等分　甘草减半

【用法】上锉。加生姜三片，水一盏半，煎服。

【主治】湿痰泄泻。

白术陈皮汤

【来源】《活人心统》卷一。

【组成】白术（炒，去油）一分　陈皮（去白）七分　人参五分　附子（去皮，童便煮）五分　芍药（炒）五分　川归（酒制）六分　半夏（炮）五分

【用法】水一钟半，加生姜二片，煎七分，食前服。滓再煎服。

【主治】久泻，脾泄。

助胃固肠丸

【来源】《活人心统》卷一。

【组成】诃子（煨）肉豆蔻（煨）白术各四分陈皮 厚朴 苍术 炙甘草 茯苓 猪苓 泽泻各二钱

【用法】上为末，米糊为丸，如梧桐子大。每服五十丸，空心用莲子（去心）煎汤或清米汤送下。

【主治】泄泻，或食积停饮，湿热走腹。

调中健脾丸

【来源】《活人心统》卷一。

【组成】白术（炒）一两 木香五分 川黄连（同茱萸炒，去茱萸）七分 破故纸一两 茯苓八分 诃子一两 肉果（煨）一两 神曲（炒）六分 小茴香（炒）五分 厚朴五分 陈皮八分 砂仁五分 山药五分 莲子五分

【用法】上为末，粥和为丸，如梧桐子大。每服七十丸，莲子汤送下。

【主治】脾肾气虚，早晚溏泻。

万安丸

【来源】《丹溪治法心要》卷八。

【组成】白术 茯苓 人参各一钱半 陈皮 苍术厚朴 猪苓 泽泻各五钱 干姜三钱 官桂二钱 甘草二钱半

【用法】上为末，炼蜜为丸，如梧桐子大。每服五丸，食前米汤化下。

【功用】壮胃进食，止吐泻。

【主治】小儿泄泻。

四神丸

【来源】《内科摘要》卷下。

【别名】久泻丸［《全国中药成药处方集》（昆明方）］、故纸四神丸［《全国中药成药处方集》（吉

林，哈尔滨）］。

【组成】肉豆蔻 补骨脂 五味子 吴茱萸

《小儿痘疹方论》薛己附方四神丸用肉豆蔻二两，补骨脂四两，五味子二两，吴茱萸（浸，炒）一两，生姜八两，红枣五十枚。

【用法】上为末，用水一碗，煮生姜四两，红枣五十枚，水干，取枣肉为丸，如梧桐子大。每服五七十丸，空心、食前服。

【功用】

1.《医方集解》：大补下焦元阳。

2.《古今名医方论》引程郊倩：暖肾温中。

3.《绛雪园古方选注》：通癸水，保戊土，散虚寒，固真阴。

【主治】

1.《内科摘要》：脾胃虚弱，大便不实，饮食不思。

2.《证治准绳·幼科》：脾虚胃弱，大便不实，饮食不思，或泄痢腹痛。

3.《证治准绳·疡医》：小腹作痛或产后泄泻，肚腹作痛。

4.《济阴纲目》：五更作泄。

5.《医宗金鉴》：脾胃双虚，子后作泻，不思食，不化食；泄泻日久，肠滑不禁。

6.《胎产心法》：肾虚肝气逆，不能消克，腹胀泄泻。

7.《叶氏女科证治》：妊娠五更泄泻属脾肾虚弱者。

【方论】

1.《摄生秘剖》：脾主水谷，又主上升，虚则不能消磨水谷，而反行下降。肾主二便，又主闭藏，虚则不能禁固二便，而反为渗泄。夫肾水受时于子，弱土不能禁制，故子后每泻也。肉豆蔻之涩温，可固滑而补脾；吴茱萸之辛温，可散邪而补土；五味子酸咸，可入肾而收敛；破故纸辛温，可固本而益元。土受温补，则燥能制水；水受温补，则功能闭藏，子后之泻从可瘳矣。

2.《古今名医方论》引程郊倩：命门无火，不能为中宫腐熟水谷，脏寒在肾，谁复司其闭藏?故木气才萌，不疏泄而亦疏泄，虽是木邪行土，实肾之脾胃虚也。此际补脾不如补肾。补骨脂有温中暖下之能，五味子有酸收固涩之性，吴茱萸散邪补土，肉豆蔻涩滑益脾。暖肾而使气蒸，破滞而使气

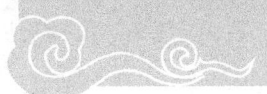

壮，补肾乃是补脾矣。《古今名医方论》引柯琴：夫鸡鸣至平旦，天之阴，阴中之阳也。因阳气当至而不至，虚邪得以留而不去，故作泻于黎明，其由有四：一为脾虚不能制水，一为肾虚不能行水，故二神丸君补骨脂之辛燥者，入肾以制水；佐肉豆蔻之辛温者，入脾以暖土；丸以枣肉，又辛甘发散为阳也。一为命门火衰不能生土，一为少阳气虚无以发陈，故五味子散君五味子之酸温以收坎宫耗散之火，少火生气以培土也；佐吴萸之辛温，以顺肝木欲散之势，为水气开滋生之路，以奉春生也。此四者病因虽异而见证则同，皆水亢为害。二神丸是承制之剂，五味散是化生之剂也。二方理不同而用则同，故可互用以助效，亦可合用以建功。合为四神丸，是制生之剂也，制生则化，久泻自瘳矣。称曰四神丸，比理中、八味二丸较速欤！

3.《医方集解》：此足少阴药也，破故纸辛苦大温，能补相火以通君火，火旺乃能生土，故以为君；肉蔻辛温能行气消食，暖胃固肠；五味咸能补肾，酸能涩精；吴萸辛热除湿燥脾，能入少阴、厥阴气分而补火；生姜暖胃，大枣补土。所以防水，盖久泻皆由肾命火衰，不能专责脾胃，故大补下焦元阳，使火旺土强，则能制水而不复妄行矣。

4.《绛雪园古方选注》：四神者，四种之药，治肾泄有神功也。补骨脂通癸水之真阳，肉豆蔻保戊土之真气，俾戊癸化火以运谷气；吴萸远肝邪而散虚寒；五味子摄肾气而固真阴；姜、枣和营卫，辛酸相辅，助阳强阴，则肾关自健固矣。

5.《医学衷中参西录》：人禀天地之气而生，人身一小天地也。天地之一阳生于子，故人至夜半之时，肾系命门之处，有气息萌动，即人身之阳气也。至黎明寅时，为三阳之候，人身之阳气亦应候上升，自下焦而将达中焦，其人或元阳之根柢素虚，当脐之处，或兼有凝寒遮蔽，即互相薄激，至少腹作疼，久之阳气所由来也。夫下焦之阳气，少火也，即相火也，其火生于命门，而寄于肝胆。故四神方中用补骨脂以补命门，吴萸以补肝胆，此培火之基也。然泻者关乎下焦，实由关乎中焦，故又用肉豆蔻之辛温者以暖补脾胃，且其味辛而涩，协同五味之酸收者，又能涩大肠，摄下焦气化。且姜、枣同煎，而丸以

枣肉，使辛甘化合，自能引下焦之阳以达于中焦也。

6.《医方概要》：故纸之辛燥，入肾以制水，补肾命之火而壮阳且涩；茱萸之辛温，以顺肝木欲散之势，为水气开滋生之路，肉豆蔻之辛温，入脾以暖土，温肾健脾；佐以五味子之酸温，收坎宫耗散之火，敛肾关而固脱，使少阴闭而太阳开，则便溺有节矣。丸以姜、枣，又辛甘发生诸阳之义。或用木香代五味，但阴虚恶燥者忌之。更助以大枣之甘温和脾，使四味不致燥太过也。治五更寅卯泄泻，确有奇效。

【实验】《中成药研究》（1981，9：31）：本方及其组成对家兔离体小肠运动的影响结果证实，四神丸及其组成二神丸、五味子散和单味药五味子、吴茱萸对肠管的自发活动有明显抑制作用，并能对抗乙酰胆碱引起的痉挛；此外亦能对抗氯化钡引起的肠痉挛；四神丸与肾上腺素抑制肠管作用的比较表明，四神丸的抑制作用并非通过 α 受体而起作用。

【验案】

1.五更泻 《南雅堂医案》：脾肾虚寒，饮食不思，五更必作泻，法宜温补肾元，用四神丸加减治之。吴茱萸30g（盐汤浸炒），五味子60g（炒），破故纸120g（酒浸炒），白茯苓90g，人参45g，炒白术90g，罂粟壳30g，干姜24g，生姜240g，红枣100枚，先将姜、枣煮熟，去姜，取枣肉和药捣丸，如梧桐子，临卧用米汤或姜汤送下12g。

2.积瘕 《南雅堂医案》：阳气式微，清晨泄泻，病在肾经，小腹积瘕有年，亦是阴邪痼冷之疾，宜温补下焦元阳为本原之治法。破故纸120g（酒浸炒），五味子90g（炒），肉豆蔻60g（面裹煨），生姜240g（切片），吴茱萸30g（盐汤泡），大枣100枚，先以姜、枣同煎候烂，去姜，取枣肉和诸药捣丸，每服6g，临卧盐汤送下。

3.过敏性结肠炎 《上海中医药杂志》：（1965，10：13）：病人9年多经常腹泻，大便溏薄不成形，每日泻3～5次，无脓血便及里急后重症，曾经中西药治疗未效。实验检查：大便有脓球少许。X线钡剂灌肠透视和摄片所见：结肠充盈良好，但结肠外形较细，结肠袋较浅，尤以乙状结肠、降结肠和横结肠为明显。诊为过敏性

结肠炎。入院后先用参苓白术散治疗，虽有一定效果，但不巩固；后考虑到久病入肾，可能为肾泻，故改用四神丸，每天3次，每次6g。药后泄泻即渐减少，服药20天后，大便已成形，每天1～2次；又续服10天，大便正常，腹痛已止。停药观察1个月，疗效巩固。

4.遗尿 《中医杂志》（1984，5：80）：病人赵某某，男，16岁，学生，自幼遗尿，每夜至少2次，常因天寒、劳累加重，经多方医治效果不佳。查其舌淡，苔薄白，六脉沉迟，此乃肾阳不足，膀胱气化不利，以四神丸加味施治。补骨脂9g，吴茱萸6g，五味子9g，肉豆蔻7g，益智仁9g，肉桂2g，石菖蒲6g，乌药9g，猪脬1个。将以上中药装入猪脬内，并将其口扎好，用粗针头将猪脬刺数孔，放入盆内，加水煮沸后1小时左右，去渣及汤液，取猪脬切片食之。1次食完，2剂告愈，随访半年未发。

5.虚寒便秘 《中成药》（1989，4：45）：以本方加味：补骨脂180g（酒炒），吴茱萸180g（盐炒），肉豆蔻120g（面裹煨），种椒30g（微焙），精制硫黄18g，大枣80枚，生姜180g（切片），炒五味子120g；先煮生姜10沸，后入大枣同煮，致烂熟，去生姜及枣核；八药为极细末，枣肉和匀成条，手工为丸（以上为1料），每丸重10g，阴干后瓶贮备用。每服1丸，日服3次，饭后米汤送下。治疗虚寒便秘62例。结果：痊愈18例，好转32例，无效12例，其中只服药1料者41例，服药2料者21例。

6.肠道易激综合征 《陕西中医》（1990，1：30）：用痛泻要方合本方：柴胡15g，白芍20g，防风15g，肉豆蔻20g，补骨脂20g，五味子15g，白术15g，陈皮15g；每剂浓煎取汁200ml，早晚空腹2次温服，7天为1疗程，每疗程后停药3天；治疗肠道易激综合征187例，服药1个疗程者54例，2个疗程者87例，3个疗程者36例，4个疗程者10例。结果：痊愈（以主要症状体征消失，排便次数、性状正常，乙状镜及X线钡剂灌肠复查正常）128例，占68%；好转（主要症状体征明显减轻，大便次数明显减少，乙状镜及X线钡剂灌肠复查好转）41例，占21.9%；无效者（主要症状体征无改变，乙状镜及X线钡剂灌肠无明显好转）18例，占9.6%。

7.鼻衄 《湖南中医学院学报》（1995，3：30）：用本方加味：加黄芪、白芷、苍耳子、生姜、大枣，每日1剂，水煎服，7剂为1疗程，治疗鼻衄5例。结果：全部有效，其中随访3例1年内未再复发。

养脾丸

【来源】《痘疹心法》卷十二。

【组成】人参 白术 当归 川芎各一钱半 木香 青皮 黄连 陈皮（炒）各一钱 砂仁 山楂肉 神曲（炒） 麦芽（炒）各五分

【用法】上为细末，水调神曲糊为丸，如麻子大。每服三五十丸，陈仓米饮汤送下。

本方制成汤剂，名"养脾汤"（《痘学真传》卷七）。

【主治】

1.《痘疹心法》：痘疹伤食，但脾中满或痛，脾胃素弱者。

2.《医宗金鉴》：惊泻，粪稠若胶，带青色。

【方论】《证治准绳·幼科》：参、术助气以补脾，芎、归活血以滋脾，曲、芽、青、楂消食以健脾，砂、陈、木香通气以和脾，黄连清火以厚脾。凡病后能食不节，面黄腹饱，或泄泻，或疳积，此方治之，统名养脾。

人参白术散

【来源】《痘疹心法》卷二十二。

【别名】参苓白术散。

【组成】人参 白术 藿香 木香 甘草 白茯苓各一钱 干姜二钱

【用法】上锉细。加生姜一片，水一盏，煎七分，去滓温服，不拘时候。

【主治】痘泄、渴。

乌龙丸

【来源】《摄生众妙方》卷二。

【组成】九香虫一两（半生半熟） 车前子四钱（微炒） 陈皮四钱 白术五钱 杜仲八钱（酥炙）

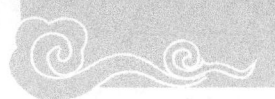

【用法】上为细末，炼蜜为丸，如梧桐子大。每服一钱五分，盐白汤或盐酒送下。

【功用】

1.《摄生众妙方》：久服延年。

2.《本草纲目》：壮元阳。

3.《中药成方配本》：调和肝脾。

【主治】

1.《摄生众妙方》：膈间滞气，肝肾亏损。

2.《重订通俗伤寒论》：脾肾阳虚，肝郁犯胃，脘胁胀疼，腹痛溺涩。

3.《饲鹤亭集方》：痰凝气滞，痞闷胀疼。

4.《中药成方配本》：肝脾不调。

5.《全国中药成药处方集》（上海方）：脾胃虚弱泄泻。

白术膏

【来源】《摄生众妙方》卷二。

【别名】白术助胃丹（《医便》卷四）。

【组成】上好片术（全无一些苍色者）。

【用法】切开，入瓷锅，水浮于药一手背，文武火煎干一半，倾置一瓶盛之。又将滓煎，又如前并之于瓶，凡煎三次，验术滓嚼无味乃止，去滓，却将三次所煎之汁，仍入瓷锅内文武火慢慢熬成膏。

《本草纲目》引《千金良方》：每服二三匙，蜜汤调下。《痘疹全集》：虚极者，人参汤调服。

【功用】

1.《摄生众妙方》：补养。

2.《本草纲目》引《千金良方》：止久泄痢。

3.《寿世保元》：善补脾胃，进饮食，生肌肉，除湿化痰，止泄泻。

4.《冯氏锦囊·痘疹》：补中气，固自汗。

5.《北京市中药成方选集》：理脾和胃，温中止泄。

6.《赵炳南临床经验集》：健脾祛湿。

【主治】

1.《古今医鉴》：脾胃大虚，自汗乏力，四肢怠倦，饮食不思，或食而不化，呕吐泄痢，泻下完谷、白沫。

2.《赵炳南临床经验集》：慢性湿疹（顽湿），下肢慢性溃疡（臁疮），手足汗疱疹。

加味和中益气汤

【来源】《摄生众妙方》卷五。

【组成】人参　白术　陈皮　柴胡　黄芩各钱半　半夏一钱　升麻五分　当归一钱　川芎一钱　黄耆一钱　枳实一钱　甘草五分

【用法】水二钟，加生姜三片，煎至八分，食远服。

【主治】泄泻，少进饮食。

饭匙丸

【来源】《摄生众妙方》卷五。

【组成】饭匙干末一斤（即做饭之锅焦）　莲肉（去心）　怀庆山药（炒香）（各为末）各半斤

【用法】以饭匙末量取，打糊为丸，如梧桐子大。如湿热甚者，每服百丸，加青皮煎汤送下，或以米饮送下；脾虚者，以白术汤送下，空心、食远各一服。

【主治】脾泻。

香砂胃苓汤

【来源】《摄生众妙方》卷五。

【组成】陈皮　厚朴　泽泻　藿香　砂仁各一钱半　苍术　茯苓　猪苓各二钱　甘草五分　官桂五分　白术二钱

【用法】上锉。用水一钟半，加生姜三片，煎至七分，温服。

本方改为丸剂，名"香砂胃苓丸"（《全国中药成药处方集》）

【功用】《全国中药成药处方集》：除湿健胃。

【主治】

1.《摄生众妙方》：饮食过多泄泻。

2.《全国中药成药处方集》：呕吐泄泻，浮肿，小便不利。

异功散

【来源】《保婴撮要》卷七引汤氏方。

【组成】泽泻三钱　猪苓（去皮）三钱　陈皮二钱半　白术　茯苓　人参各五钱　辰砂一钱

【用法】上为末，炼蜜为丸，如芡实大。每服一丸，灯心、竹叶汤化下。

【功用】

　　1.《保婴撮要》：止渴，消暑，生津。

　　2.《景岳全书》：补脾胃。

【主治】小儿脾胃虚寒，泻痢兼呕，或腹中作痛。

术茯车前子汤

【来源】《古今医统大全》卷三十五。

【组成】白术　茯苓　车前子　泽泻　芍药　陈皮　炙甘草各等分

【用法】上锉。每服七钱，水一盏半，加生姜三片，大枣一枚，灯心，煎至七分服。

【主治】一切泄泻。

【加减】伤食泄黄或食积，加神曲、麦芽、山楂子各八分，黄连七分以消之；腹中窄狭，饱闷，再加厚朴、枳实、木香各五分；小便赤涩短少，加猪苓、木通、山栀各五钱；湿泻者，加茵陈、苍术各一钱；若夏秋之间，湿热大行，暴注水泻，加炒黄连、苍术、升麻、木通各五分；发热躁渴，加干葛、石膏各一钱；口渴引饮，加葛根、人参、麦门冬各一钱，升麻、乌梅肉各一分；暑月泄泻，加香薷、厚朴；寒月溏泻，清冷腹痛，或伤冷食，加神曲、麦芽、干姜（煨）各一钱，砂仁、木香、益智各五分；胜湿须加防风、羌活、白芷、苍术、半夏；胃气下陷，加人参、黄耆、升麻、柴胡以升清气；久泻肠胃虚滑不禁，加肉蔻（煨）、石脂（煅）、诃子（煨）、木香（炒）、干姜各五分；清晨溏泄，加破故纸（炒）、茴香（炒）、肉蔻（煨）。

白术茯苓汤

【来源】《古今医统大全》卷三十五引《机要》。

【组成】白术　茯苓各五钱

【用法】上作一服。水煎，食前服。

【主治】

　　1.《古今医统大全》引《机要》：湿泻；或食积、湿热作泻。

　　2.《医方考》：脾胃虚弱，不能克制水谷，湿盛作泻者。

【方论】《医方考》：脾胃者，土也。土虚则不能四布津液，水谷常留于胃而生湿矣。经曰：湿盛则濡泻。故知水泻之疾，原于湿也。白术甘温而燥，甘则入脾，燥则胜湿；茯苓甘温而淡，温则益脾，淡则渗湿，土旺湿衰，泻斯止矣。

既济丸

【来源】《古今医统大全》卷三十五。

【组成】黄连（切如豆大）四两　生姜二两（切成粗丝，同黄连炒至姜燥）

【用法】上为细末，醋打硬糊为丸，如梧桐子大。每服五十丸，白汤送下。

【主治】一切泄泻不止。

还元丹

【来源】《医便》卷一。

【组成】山药（姜汁炒）　白茯苓（去皮）　小茴香　薏苡仁（炒）　莲肉（去皮心）　砂仁（炒）　神曲半斤　粉草半斤（二味共炒一时，不可焦）

　　方中除神曲、粉草外，余药用量原缺。

【用法】上为末，用黄牛胎犊一条，一斤以下者佳，熬膏，入糯米粉四两，和成硬糊样，为丸如弹子大。每服大人二丸，小儿一丸，饥时饮汤嚼下。

【功用】养脾补肾。

【主治】脾泄、肾泄。

【宜忌】老人尤宜常服。

加味治中汤

【来源】《医便》卷二。

【组成】人参一钱半　白术（陈土炒）二钱半　白芍药（醋炒）一钱五分　甘草（炙）一钱　青皮（去瓤，麸炒）七分　陈皮（去白）一钱　干姜（炒黑）一钱　苍术（麸炒）一钱半　升麻五分　柴胡五分　防风五分　白茯苓一六钱

【用法】加生姜三片，加大枣二枚，水二钟，煎一钟，食前服。

【主治】春月肝木乘脾，腹痛久泻不止。

【加减】久泻虚寒，加熟附一钱。

固真散

【来源】《慎斋遗书》卷七。

【组成】山药　芡实　莲肉　茯苓各等分

【用法】上为末。兼服补阴之剂。

【主治】元阴不足之肾泄，水谷不分，至而即去，去有常度，日夜一次或二次。

糯米糊

【来源】《医学入门》卷三。

【组成】糯米一升（水浸一宿，慢火炒干）　山药一两

【用法】上为末，每半钟加砂糖二匙，胡椒末少许，早晨极滚汤调服。

【主治】泄泻。

二白丸

【来源】《医学入门》卷七。

【组成】白术二两　山楂　神曲各一两半　白芍　半夏　黄芩各五钱

【用法】上为末，荷叶包饭煨熟，捣为丸，如梧桐子大。空心白汤送下。

【主治】奉养太过，饮食伤脾，常泻或痢。

万全丸

【来源】《医学入门》卷七。

【组成】赤石脂　干姜各一两　胡椒五钱

【用法】上为末，醋糊为丸，如梧桐子大。每服五七丸，米饮送下。

【主治】

1.《医学入门》：大肠寒滑，小便精出，诸热药未效者。

2.《东医宝鉴·内景篇》：久痢。

卫生汤

【来源】《医学入门》卷七。

【组成】人参　白术　茯苓　陈皮　甘草　山药　苡仁　泽泻　黄连各等分

【用法】水煎服。

【主治】

1.《医学入门》：泄痢。

2.《明医指掌》：倦怠，食不进。

小白术汤

【来源】《医学入门》卷七。

【组成】白术二钱　当归　厚朴各一钱　龙骨　艾叶各五分　生姜五片

【用法】水煎服。

【主治】风入中焦，飧泻腹痛。

升阴丸

【来源】《医学入门》卷七。

【组成】熟地黄五钱　白芍　知母各三钱　升麻　干姜各二钱　甘草一钱

【用法】为末，粥丸服。

《丹溪治法心要》治久病大肠气泄，用熟地黄五钱，白芍药（炒）、知母各三钱，干姜二钱，炙甘草一钱，末服。《医学入门》：升阴丸，即由上方加升麻而成。

【主治】久病大肠气泻。

平胃蒜肚丸

【来源】《医学入门》卷七。

【组成】獖猪肚一具（去脂膜，入大蒜装满，以线缝住，用冷水、热水各七碗，先将水烧滚，入肚，煮至水干为度，取出捣烂）　苍术　陈皮　厚朴各五两　川椒少许

【用法】上药同猪肚再捣至肚无丝，方可为丸，如梧桐子大。每服二钱，白汤送下。

【主治】脾泻水泻，便红下血。

白术膏

【来源】《医学入门》卷七。

【组成】白术一斤　陈皮四两

【用法】煎膏服。

【主治】一切脾胃不和，饮食无味，泄泻。

加味香连丸

【来源】《医学入门》卷七。

【组成】黄连四两（用吴萸水炒过） 木香一两 阿芙蓉二钱

【用法】上为末，陈米糊为丸，如绿豆大。每服二三十丸。急将莲肉煎汤送下。被盖取睡。

【主治】便泄不收，诸方不效，临危者。

海青丸

【来源】《医学入门》卷七。

【组成】海粉一两 青黛三钱 黄芩二钱 神曲一两

【用法】留半煮，为丸如梧桐子大。每服二三十丸，白汤送下。

【主治】痰积泄泻。

蔻附丸

【来源】《医学入门》卷七。

【组成】肉豆蔻二两 附子一两半

【用法】上为末。粥丸如梧桐子大。每服八十丸，莲子煎汤下。

【主治】脏寒脾泻；及老人中气不足，久泻不止。

升气实脏丸

【来源】《古今医鉴》卷五。

【组成】黄耆（蜜炙）一两 人参（去芦）一两 白术（土炒）二两 白茯苓（去皮）五钱 山药（炒）一两 莲肉（去心）一两 芡实一两 升麻（酒炒）五钱 柴胡（酒炒）五钱 干姜（炒黑）五钱 肉豆蔻（面裹煨，捶去油净）五钱 粉草（炙）五钱 椿树根皮（酒炒二次）四两

【用法】上为细末，阿胶水化开为丸，如黍米大。每服二钱，用糯米半生半炒，煎汤送下。

【主治】元气下陷，脾胃衰惫，久泻，日夜无度，大肠滑脱，肛门坠下，饮食不思，米谷不化，汤水直过，烦渴引饮，津液枯竭，肌瘦如柴，寒热互作。

立效散

【来源】《古今医鉴》卷五

【组成】黄连四两（酒洗，吴茱萸二两同炒，去茱萸用） 枳壳二两（麸炒）

【用法】上为末。每服三钱，空心酒送下。泄泻，米汤下；噤口痢，陈仓米汤下。

【主治】《古今医鉴》：痢，腹中疼痛，赤白相兼。噤口痢，泄泻。

闸板丹

【来源】《古今医鉴》卷五引张小庵方。

【组成】黄丹一两（水飞） 黄蜡一两 乳香一钱 没药一钱 杏仁八个（去皮尖） 巴豆八个（去油）

【用法】上为末，将黄蜡溶化后，将药末同蜡拌匀，搅冷成块。每服一丸，如黄豆大，空心服，红痢，冷甘草汤送下；白痢，冷干姜汤送下，水泻，冷米汤送下。

【功用】推荡邪毒。

【主治】痢初起及水泻。

实肠丸

【来源】《古今医鉴》卷五。

【组成】臭椿树根皮不拘多少（切碎，酒拌，炒）

【用法】上为细末，用真阿胶水化开为丸，如梧桐子大。每服三五十丸，空心米汤送下。

【主治】久泻，久痢，虚滑不禁及脱肛。

养元散

【来源】《古今医鉴》卷五。

【组成】糯米一升（水浸一宿，滤干燥，慢火炒令极熟） 干山药少许 胡椒少许

【用法】上为细末。每日清晨用半盏，再入砂糖少许，滚汤调服。其味极佳，且不厌人。

【功用】滋补。

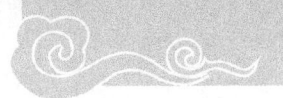

【主治】泄泻，饮食少进。女人子宫虚冷，不能成孕，久服之，亦能怀孕。

家莲散

【来源】《古今医鉴》卷五。

【组成】莲肉（泡，去皮心，微火焙干）四两　厚朴（姜炒）一两　干姜（炒黑）一两

【用法】上为细末。每服二三匙，米饮调下，一日三次。

【主治】经年久泻冷泄，及休息痢。

参苓膏

【来源】《古今医鉴》卷十三。

【组成】人参一两　白术一两　茯苓一两　白豆蔻七钱　山药一两　木香五钱　砂仁五钱　肉豆蔻七钱　甘草（炙）三钱

【用法】上为细末，炼蜜为丸，如龙眼大。每服一丸，清米汤研化服，不拘时候。

【主治】大人、小儿脾胃虚冷，呕吐泄泻，及痘疹泄泻。

羽泽散

【来源】《古今医鉴》卷十六。

【组成】枯矾一钱　石膏二钱

【用法】上为末。白痢，桂皮汤下；红痢，甘草汤下。时气暑泄，老米汤下。

【主治】痢疾，时气暑泄。

二色丸

【来源】《本草纲目》卷三十二引《卫生杂兴》。

【组成】吴茱萸二两　黄连二两

【用法】同炒香，各自为末。以百草霜末二两，同黄连作丸；以白芍药末二两，同茱萸作丸。各用饭为丸，如梧桐子大，各收。每服五十丸，赤痢，乌梅汤下连霜丸；白痢，米饭下茱芍丸；赤白痢，各半服之。

【主治】痢疾及水泄，肠风。

奇效丸

【来源】方出《本草纲目》卷十六引丹溪方，名见《汉药神效方》。

【组成】牡蛎粉

【用法】醋糊为丸，如梧桐子大。每服三十丸，米饮送下，一日两次。

【主治】梦遗，便溏。

玉露散

【来源】《片玉心书》卷四。

【组成】寒水石　滑石各一两　甘草五钱

【用法】上为末。每服一钱，冷水调下；或用此药煎汤吞理中丸。

【主治】小儿五六月泄泻，寒少热多。

理中化毒汤

【来源】《片玉痘疹》卷九。

【组成】人参　白术　白茯苓　甘草　干姜

【用法】水煎服。

【主治】痘疮成浆之时，泄，所出之物清冷者。

一粒丹

【来源】《幼科发挥》卷三。

【别名】白玉丹。

【组成】寒水石（煅）二两　白矾（桔）一两

【用法】上为末，水糊为丸，如小豆大。每服一丸，米汤送下。

【主治】小儿泄泻。

黄连丸

【来源】《幼科发挥》卷三。

【组成】黄连　干蟾（炙）各二钱　木香　使君子各一钱　芦荟　夜明砂各七分

【用法】上为末，山药研粉，水糊为丸，如麻子大。以米饮送下。

【主治】小儿虚热，津液不足，久泻不止，发热。

诃附丸

【来源】《幼科发挥》卷四。

【组成】诃子肉　灶心土　黑附子

【用法】上为末，米糊为丸，如粟米大。用米汤送下。

【主治】小儿飧泄。

白术散

【来源】《幼科指南》卷上。

【组成】人参　白术　茯苓　藿香　木香　甘草各一两　干姜二两　乌梅一个

【用法】上为细末。每服一二钱，水煎服。若加伏龙肝极妙。

【主治】小儿泄泻，时常作渴。

七味豆蔻丸

【来源】《育婴家秘》卷三。

【组成】肉豆蔻（面裹煨）　木香　砂仁各三钱　白龙骨　诃子肉各五钱　赤石脂　枯矾各七钱

【用法】上为细末，面糊为丸，如麻子大。量儿加减，小者十五丸，服止五十丸，米饮送下。

【功用】《中药成方配本》：温脾固肠。

【主治】

1.《育婴家秘》：泻泄不止。

2.《饲鹤亭集方》：久痢阳伤，积滞既彻，便滑不止；及小儿痘后，虚寒腹痛便泄。

家传升阳固脱汤

【来源】《育婴家秘》卷三。

【组成】人参　白术　茯苓　甘草（炙）　当归　白芍　地黄　升麻　猪苓　泽泻　葛根　陈皮　乌梅　诃子肉各等分

【用法】上锉。量儿大小，水煎服，不拘时候。

【主治】久泻不止，非清气下陷，则肠滑不禁，及肺虚不行。

薷苓汤

【来源】《保命歌括》卷三。

【组成】香薷饮合五苓散

【用法】水煎服。

《幼幼集成》：加生姜一片，大枣一枚，灯心十茎为引，水煎服。

【主治】

1.《保命歌括》：暑令泄泻，呕吐，烦渴饮水。

2.《幼幼集成》：小儿阳暑脉虚。

参苓平胃丸

【来源】《保命歌括》卷十九。

【组成】人参一两　茯苓（去皮）二两　厚朴（姜汁炒）五两　粉草（炙）一两　陈皮（不去白）五两　苍术（米泔水浸一日，切，焙）八两

【用法】上为细末，另取山药八两研末，水煮糊为丸，如梧桐子大。每服五十丸，空心、食前姜枣汤送下。

【主治】脾胃虚弱，泄泻不止。

椒术养脾丸

【来源】《保命歌括》卷十九。

【组成】平胃散一斤　川椒（去目及闭口，微炒出汗，为末）四两

【用法】上用蒜、枣二味捣成膏，和平胃散、椒末杵为丸，如梧桐子大。每服五六十丸，空心酒或米饮、盐汤送下。

【功用】扶脾壮胃，顺气温中。

【主治】脏寒脾泄腹痛。

【宜忌】忌食生冷、醃藏阴物。

白玉丹

【来源】《保命歌括》卷二十一。

【组成】滑石二两　枯矾一两

【用法】上为细末，水煮，面糊为丸，如皂子大。每服一丸，米饮送下。

【功用】止泄。

香砂平胃丸

【来源】《保命歌括》卷二十一。

【组成】苍术（米泔浸，炒）五两　厚朴（酒炒）　陈皮各三两　甘草　香附子（盐水浸透）　神曲（炒）　砂仁各一两

【用法】上为细末，荷叶水煮粳米粉为丸，如梧桐子大。每服五十丸，生姜、大枣汤送下。

【功用】消食积，补脾胃。

【主治】伤食泄泻，心腹胀满，下泄必臭，湿气作酸，先用下法去其积滞之物，待酸臭去尽，以本方和之。

加味白术芍药汤

【来源】《保命歌括》卷二十二。

【组成】白术（炒）　白芍药（炒）　白茯苓各一钱　陈皮七分　甘草（炙）五分

【用法】上锉。水二盏，煎一盏，去滓温服。

【主治】痢后更衣不止者。

黄连胃苓汤

【来源】《杂病广要》引《医经会元》。

【组成】川黄连（浓煎吴茱萸汤并炒）一钱　干葛一钱　赤茯苓一钱　白术一钱　猪苓七分　泽泻八分　苍术一钱　川厚朴（姜汁拌炒）七分　甘草生炙各二分　陈皮五分

【用法】水一钟半，加灯心七根，大枣一枚，食远乘热服。

【主治】受热气并食油滑热物，及饮不正气酒作泻。

理气治中汤

【来源】《赤水玄珠全集》卷二。

【组成】青皮　陈皮　人参　白术（炒）　炮姜　甘草（炙）各一钱　木香七分

【用法】加生姜三片，水煎服。

【主治】寒气攻心，呕逆，心腹绞痛，或泄泻，四肢厥冷，或疝气攻筑，小腹疼痛。

清热渗湿汤

【来源】《赤水玄珠全集》卷二。

【组成】黄连　茯苓　泽泻各一钱　黄柏（盐水炒）二钱　苍术　白术各一钱半　甘草五分

【用法】水煎服。

【主治】

　　1.《赤水玄珠全集》：湿证。

　　2.《景岳全书》：湿热浮肿，肢节疼痛，小水不利。

　　3.《张氏医通》：夏月湿热痿困，烦渴，泄泻，溺赤。

　　4.《医略六书》：湿热伤脾，不能化气，而口渴溺闭，面黄浮肿。

【加减】如单用渗湿，去连、柏，加陈皮、干姜。

【方论】《医略六书》：方中黄连清心火，燥脾湿；黄柏清肾火，燥膀胱；苍术燥湿强脾；白术健脾燥湿；甘草缓中和胃；茯苓渗湿和脾；泽泻泻三焦湿热以通利膀胱也。使热降湿消，则津液四布，而口渴自止，溺亦清长，何患黄肿之不退哉，此消热渗湿之剂，为脾亏湿热之专方。

一味白术散

【来源】《赤水玄珠全集》卷八。

【组成】土白术（米泔水洗净，切片。每一斤用陈皮半斤，入甑一层层间隔蒸一日，炒干，去陈皮）。

【用法】上为末。每服二钱，米饮调下。

【主治】久泻脾虚。

四神丸

【来源】《赤水玄珠全集》卷八引东垣方。

【组成】肉豆蔻（生）二两　破故纸（炒）四两　木香半两　茴香（炒）一两

【用法】上为细末，生姜煮枣肉为丸，如梧桐子大。盐汤送下。

【主治】

　　1.《赤水玄珠全集》引东坡方：肾泄，下元虚。

　　2.《永类钤方》引《澹寮方》：肾泄、脾泄。

白术神曲丸

【来源】《赤水玄珠全集》卷八引东垣方。

【组成】白术（炒）二两　白芍（酒炒）一两　神曲（炒）一两半　山楂二两　半夏（制）一两　黄芩（炒）五钱

【用法】上为末，用青荷叶烧饭为丸，如绿豆大。每服一百丸。

【主治】老人奉养太过，饮食伤脾，时常脾泄。

白芍黄芩木通汤

【来源】《赤水玄珠全集》卷八。

【组成】白芍二钱　黄芩二钱　木通八分　白术一钱　泽泻一钱　茯苓七分

【用法】水煎，温服。

【主治】水泻，小便短赤。

实脾固肠丸

【来源】《赤水玄珠全集》卷八。

【组成】白术（陈土炒）四两　粟壳（去膜，蜜炒）二两　苍术（米泔浸）　厚朴（姜制）　陈皮各一两半　人参　炮干姜　炙甘草　茯苓各二两　肉果（面煨）　诃子（去核）各二两　砂仁一两

【用法】酒糊为丸，如梧桐子大。每服七十丸，空心米汤送下。

【主治】泄泻日久不止，及脾泄无度者。

【加减】虚寒，加附子一钱；滑脱不禁，加龙骨、赤石脂（俱煅）各一两。

参苓滑石汤

【来源】《赤水玄珠全集》卷八。

【组成】白术　滑石各一两　黄芩　人参　芍药各五钱　木通　陈皮各三钱　干姜一钱　甘草（炙）一钱

【用法】分八帖，水煎服。

【主治】泄泻。泄而困倦，小便不利，脉数，有虚热。

桃花丸

【来源】《赤水玄珠全集》卷八。

【组成】赤石脂　干姜　胡椒

【主治】泄泻。

参术汤

【来源】《赤水玄珠全集》卷十四。

【组成】人参　白术　黄耆各二钱　茯苓　甘草　陈皮各一钱

【用法】水煎服。

【主治】

　　1.《赤水玄珠全集》：气虚颤掉。

　　2.《景岳全书》：泄泻、呕吐。

【加减】甚者，加附子。

四苓汤

【来源】《赤水玄珠全集》卷二十六。

【组成】白术（炒）　赤茯苓　泽泻　猪苓　白芍药（酒炒）　酒芩　酒连

【用法】水煎服。

【主治】热泻，小水短少，腹中作疼。

清六益元汤

【来源】《赤水玄珠全集》卷二十六。

【组成】白术（炒）　滑石　炙甘草　黄连（酒炒）　麦芽（炒）

【用法】水煎服。

【主治】热泻，小水短少，口干。

鸦片散

【来源】《赤水玄珠全集》卷二十八。

【组成】真鸦片一钱　莲肉（炒）一钱

【用法】每服半分或一分，米饮调下。立止。

【主治】小儿痘当起胀灌脓时，泄泻不止。

黄芩芍药汤

【来源】《赤水玄珠全集》卷二十八。

【组成】条芩三钱　芍药　升麻各二钱　甘草一钱

【用法】水煎服。

【主治】

　　1.《赤水玄珠全集》：麻痘滞下。

　　2.《医方考》：肠胃热泻。

【方论】《医方考》：条芩可以清之，芍药可以寒之，升麻可以举之，甘草可以调之。

木香豆蔻丸

【来源】《医方考》卷二引《稽神录》。

【组成】青木香　肉豆蔻

　　《济阳纲目》本方用青木香一两，肉豆蔻二两。

【用法】枣肉为丸，如梧桐子大。每服二十丸。

【主治】泄泻。

【方论】青木香能伐肝，肉豆蔻能温中，枣肉能健脾。久泄脾虚，中气必寒，肝木必乘其虚而克制之，此方之用，宜其效也。

【验案】泄泻　《稽神录》：江南司农少卿崔万安，常苦脾泄困甚，家人为之祷于后土祠。万安梦一妇人，簪珥珠履，授以此方，如其言服之而愈。

芩连四苓散

【来源】《医学六要·治法汇》卷三。

【组成】条芩　黄连　泽泻　赤茯　苍术　陈皮　白术

【用法】加灯心三十根，煎八分，空心服。

【主治】火泻。

【加减】腹胀，加木通、厚朴。

脾泄丸

【来源】《医学六要·治法汇》卷三。

【组成】人参　白术（土炒）　白茯　山药　陈皮各一两　黄连（炒）五钱　山楂五钱　麦芽一两　肉豆蔻三钱　泽泻一两

【主治】老幼久泻，脾虚不能转送。

二陈汤

【来源】《万病回春》卷三。

【组成】陈皮　半夏（姜汁炒）　茯苓（去皮）　白术（去芦）　苍术（米泔制）　砂仁　山药（炒）　车前　木通　厚朴（姜汁炒）　甘草各等分

【用法】上锉一剂。加生姜三片，乌梅一个，灯草一团，水煎，温服。滑泻不止，灸百会一穴，天枢二穴，中脘一穴，气海一穴。

【主治】痰泻。

【加减】泻不止，加肉蔻、诃子，去厚朴；渴，加干葛、乌梅；呕哕恶心，加藿香、乌梅、半夏；夏月加炒黄连、白扁豆；冬月加煨干姜。

八仙糕

【来源】《万病回春》卷三。

【组成】枳实（去瓤，麸炒）四两　白术（陈壁土炒）四两　白茯苓（去皮）二两　陈皮（炒）二两　干山药四两　莲肉（去心皮）二两　山楂肉（去核）二两　拣参一两（气盛者，砂仁一两代之）

【用法】上为末，用白粳米五升、糯米一升半，打粉，用蜜三斤入药末和匀；如做糕法，先就笼中划小块，蒸熟取出，火烘干，瓦罐收贮封固。取三五片食之，以白汤漱口。

【功用】理脾胃，消饮食。

【主治】脾胃虚损，泄泻不止。

八柱汤

【来源】《万病回春》卷三。

【别名】八柱散（《寿世保无》卷三）。

【组成】人参（去芦）　白术（去芦）　肉蔻（煨）　干姜（炒）　诃子（煨）　附子（面裹煨，去皮脐）　粟壳（蜜炒）　甘草（炙）各等分。

【用法】上锉一剂。加生姜一片，乌梅一个，灯草一团，水煎，温服。

【主治】肠胃虚寒，滑泻不禁。

五苓散

【来源】《万病回春》卷三。

【组成】茯苓（去皮） 白术（去芦） 猪苓 泽泻 山药 陈皮 苍术（米泔制） 砂仁（炒） 肉蔻（面包煨，捶去油） 诃子（煨，去核）各八分 官桂 甘草（炙）各五分

【用法】上锉一剂。加生姜一片，乌梅一个，灯心一团，水煎，温服。

【主治】湿泻。泻水多而腹不痛，腹响雷鸣，脉细。

四苓散

【来源】《万病回春》卷三。

【组成】茯苓 白术 猪苓 泽泻 苍术（炒） 山药 芍药 山栀（炒） 陈皮各一钱 甘草五分 乌梅一个

【用法】上锉一剂。加灯草一团，水煎，温服。

【主治】火泻，热泻。

【加减】饱闷，加厚朴、砂仁，去山药；腹痛，加厚朴、砂仁、木香 茴香，去白术；呕哕恶心，加藿香、乌梅、莲肉、砂仁、人参；小水短赤，加木通、车前，去泽泻；口燥烦渴，加黄连、麦芽、莲肉、乌梅、干葛，去泽泻、苍术；泻多元气虚脱，昏倦，加人参、黄耆，去泽泻、苍术；夏月暑泻，加香薷、扁豆；泻多烦躁，加炒黄连、人参、辰砂、乌梅，去苍术、泽泻；泻多不止，加肉蔻、乌梅、人参，去泽泻、山栀；发热脉数，加柴胡、炒黄芩、乌梅。

狗皮膏

【来源】《万病回春》卷三。

【组成】乳香五钱 没药五钱 木鳖子十个 杏仁四十九个 桃枝四十九节（二指长） 柳枝四十九节（如箸大）

【用法】上用香油七两，将木鳖子以下四味入油炸浮；捞取滓；下好黄丹（飞过）三两，熬；将成膏，用槐枝不住手搅，滴水成珠，退火；再入乳香、没药，加麝香一分搅匀；退火毒，以狗皮摊膏。贴脐上。

《良朋汇集》：兼可作封肚暖脐膏。

【主治】泻痢。

参术健脾丸

【来源】《万病回春》卷三。

【组成】苍术八两（二两盐水浸，二两米泔浸，二两醋浸，二两葱白炒） 人参 白术（去芦） 白茯苓（去皮） 干山药（炒） 破故纸（酒炒） 枸杞子（去硬） 菟丝子（酒制，焙） 莲肉（去心）各二两 川楝子（取肉） 五味子 川牛膝（去芦）各一两半 川椒（去目，炒） 小茴香（盐炒） 陈皮 木香（不见火） 远志（甘草水泡，去心）各五钱

【用法】上为细末，酒糊为丸，如梧桐子大。每服八十丸，空心盐汤送下，以干物压之。

【功用】滋养元气，补理脾胃，益肾水，温下元，进饮食，调中下气，除寒湿，大补诸虚。

【主治】脐腹冷痛，泄泻年久不止。

参苓白术散

【来源】《万病回春》卷三。

【别名】参苓莲术散（《东医宝鉴·内景篇》卷四。

【组成】人参 白术（去芦） 茯苓（去皮） 山药（炒） 砂仁（研） 藿香 陈皮 干姜（炒） 莲肉（去心皮） 诃子（煨） 肉蔻（煨，去油） 甘草（炙）各等分

【用法】上锉一剂。加生姜一片，灯心一团，水煎服。

【主治】气虚泄泻。

【加减】呕哕恶心，加半夏、乌梅；元气虚脱，昏倦，加黄耆、升麻少许，去砂仁、藿香；饱闷，加厚朴，去肉蔻、诃子；小水短涩，加木通、车前，去干姜；泻甚不止，加炒苍术、乌梅、熟附子少许。

香附六君子汤

【来源】《万病回春》卷三。

【组成】香附（炒） 砂仁 厚朴（姜汁炒） 陈

皮　人参　白术（去芦）　芍药（炒）　苍术（炒）　山药（炒）　甘草（炙）各等分

【用法】上锉一剂。加生姜一片，乌梅一个，水煎，温服。

【主治】脾泻症，食后到饱，泻后即宽，脉细。

【加减】腹痛，加木香、茴香，去人参、山药；渴，加干葛、乌梅；小水赤短，加木通、车前；呕哕恶心，加藿香、乌梅、半夏；夏月加炒黄连、白扁豆；冬月加煨干姜，去芍药。

除湿健脾汤

【来源】《万病回春》卷三。

【组成】白术（去芦，炒）一钱五分　苍术（米泔浸，炒）一钱　白茯苓（去皮）一钱　白芍（醋炒）一钱　当归八分　厚朴（去皮，姜炒）六分　陈皮八分　猪苓　泽泻各七分　柴胡　升麻各五分　防风（去芦）六分　甘草（炙）四分

【用法】上锉。加生姜三片，大枣一枚，水煎，早、晚热服。

【主治】久泻，色苍而齿疏，倦怠，食减下坠。

【加减】久泻，加南星（面包煨）七分。

理中汤

【来源】《万病回春》卷三。

【组成】人参　白术（去芦）　干姜（炒）各一钱　官桂　甘草（炙）各五分　陈皮　藿香　茯苓（去皮）　良姜各七分　乌梅一个

【用法】上锉一剂。加生姜三片、大枣二个、灯草一团，水煎，温服。

【主治】寒泻症。

【加减】寒极手足冷，脉沉细，加附子，去良姜、官桂；腹痛，加厚朴、砂仁、木香，去人参；呕哕恶心，加丁香、半夏，去良姜、官桂；泻不止，加苍术、山药；泻多不止，加肉蔻、诃子、附子，去良姜、官桂；虚汗，加黄耆，去藿香、官桂；饱闷，加厚朴、砂仁，去人参、良姜、官桂。

温脾散

【来源】《万病回春》卷三。

【组成】黄耆（蜜炙）　人参（去芦）　白术（土炒）　白茯苓（去皮）　山药（炒）　干姜（炒）　诃子（煨，去核）　肉蔻（煨去油）　粟壳（蜜炒）　草果（去皮）　丁香　肉桂　大附子（制）　黄连（姜汁炒）　砂仁　陈皮　甘草（炙）　厚朴（姜汁炒）各等分

【用法】上锉一剂。加生姜、大枣，水煎，空心服。

【主治】久泻，米谷不化，水谷入口，即时直下，下元虚冷，滑脱不禁。

铁门栓

【来源】《万病回春》卷七。

【组成】文蛤（炒黄色）一两　白矾（半生半煅）三钱　黄丹二钱

【用法】上为细末，黄蜡一两熔化为丸，如绿豆大。每服大人十五丸，小儿五七丸，加茶一钱、生姜二钱，煎汤送下。

【功用】《全国中药成药处方集》（沈阳方）：固肠止泻。

【主治】

1.《万病回春》：赤白痢疾，五种泄泻。

2.《全国中药成药处方集》（沈阳方）：小儿疳疾，面黄肌瘦，肠滑脱肛，神疲气促。

【宜忌】《全国中药成药处方集》（沈阳方）：忌食生冷粘硬之物。

山药粥

【来源】《遵生八笺》卷十一。

【组成】淮山药（为末）四份　米六份

【用法】煮粥食之。

【功用】

1.《遵生八笺》：甚补下元。

2.《寿世青编》：补下元，固肠止泻。

万补丸

【来源】《鲁府禁方》卷一。

【组成】苍术八两　厚朴（去皮）　陈皮各五两　甘草　小茴（略炒）各三两

【用法】上为末，听用；用牙猪肚一个，莲肉末半斤，将猪肚擦洗极净，入莲肉末于中，线扎住，用猪腰二个同煮，用童便煮极烂为度，取出捣如泥，和前药再捣极匀为丸，如梧桐子大。每服七八十丸，姜汤送下；白水亦可。

【主治】脾胃不和，溏泄晨泄，一切脾气不足；男子遗精，女人赤白带下。

金丹散

【来源】《鲁府禁方》卷一。

【组成】箱壳子不拘多少（炒去刺，黄色）

【用法】上为末。每服三钱，小儿服一钱半，姜汤调下。

【主治】水泻。

补元散

【来源】《痘疹传心录》卷十七。

【组成】人参　白术　茯苓　附子　木香　肉豆蔻　生姜　大枣

【用法】水煎服。

【主治】泻利久，脾胃虚，肢冷，脉沉微。

猪苓丸

【来源】《痘疹传心录》卷十七。

【组成】白术二两　猪苓三两　泽泻三两　茯苓二两五钱　肉桂三钱　槟榔二两　木通二两　干葛二两　甘草三钱

【用法】上为末，炼蜜为丸，如弹子大。灯心汤化下。

【功用】分阴阳，利水道，止泄泻。

术苓调脾散

【来源】《痘疹传心录》卷十九。

【组成】白术一钱（炒，去芦）　白茯苓八分（去皮）　真神曲八分（炒）　白芍六分（酒炒）　白扁豆八分（姜汁浸，去壳，炒）　砂仁六分（炒，研）　香附七分（炒）　厚朴六分（姜汁炒）　甘草三分（炙）

【用法】加煨姜三片，大枣一枚（去核），同煎服。

【主治】脾土中虚泄泻。

【加减】或加人参三分。

矾石丸

【来源】《慈幼心传》卷上。

【组成】枯矾五钱　滑石五钱

【用法】上为末，神曲糊为丸，如芥子大。每服六丸，白汤送下。

【主治】洞泻。

银锁匙

【来源】《慈幼新书》卷六。

【组成】枯矾　玄米各一两　煨干姜　莲须　粟壳（炮，去皮筋）各五钱　五倍子二钱

【用法】上为末。每服一钱。

【功用】止泻。

【主治】小儿久泻。

神效千捶膏

【来源】《慈幼新书》卷十一。

【组成】松香一斤（熔化，滤净，下水缸中，多使人抽拔至白色莹亮，待干研末）　木鳖子（去壳）　杏仁（泡，去皮尖）　蓖麻子（去壳）　大枫子（去壳）各半斤　铜绿（另研）　蛇床子　穿山甲（锉碎，炒）　樟脑（另研）　胆南星　白芷　面粉　半夏各二两　川乌　甘草节　草乌各一两　五倍子　闹羊花　红芽大戟　金线重楼　乳香　没药（二味另研）　孩儿茶　血竭　轻粉　雄黄各五钱　龙骨　青竹蛇　山慈菇　甘遂各四钱　白花蛇小半条　僵蚕　麝香（另研）各一钱二分　蜈蚣六条　癞虾蟆半个　全蝎　阿魏　莪术　三棱各二钱五分

【用法】葱汁、姜汁、柏油、桐油等分制净，将各药研细筛过，入油汁拌匀，放臼内杵三千下，令稠润成膏，如干渐加油汁，摊布贴之，不可见火。如日久放干，以温水烊开摊上，略烘柔软贴之。加麝香少许贴脐上，立止泄泻。

【功用】止痛内消。

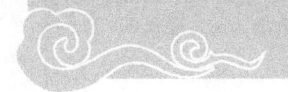

【主治】小儿一切无名肿毒；泄泻。

梧桐濯足汤

【来源】《增补内经拾遗》卷三。

【组成】梧桐叶不拘多少

【用法】用水数十碗，煮十数沸取出。只浴两足后跟，其泻即止。

【主治】泄泻不止。

五味子丸

【来源】《证治准绳·类方》卷六。

【组成】人参 五味子 破故纸（炒） 白术各二两 山药（炒） 白茯苓各一两半 吴茱萸 川巴戟（去心） 肉果（面裹煨）各一两 龙骨（煅）五钱

【用法】上为末，酒糊为丸，如梧桐子大。每服七十丸，空心盐汤送下。

【主治】下元虚寒，火不生土，及肾中之土不足，以致关门不闭，名曰肾泄，亦名脾肾泄。

曲蘖枳术丸

【来源】《证治准绳·类方》卷六。

【组成】白术（米泔浸一日）四两 黑枳实（去瓤，麸炒）二两 陈皮（去白） 半夏（姜汤泡七次） 神曲（炒） 麦芽（炒） 山楂肉各一两五钱

【用法】上为细末，用鲜荷叶数片，煮汤去叶，入老仓米，如寻常造饭法，甑内以荷叶铺盖方全气味，乘热捣烂，以细绢绞精华汁，揉拌成剂为丸，如梧桐子大。每服一百丸，食远白汤送下。

【主治】泄泻。

【加减】胃寒或冬月，加砂仁一两；气滞不行，加木香五钱；常有痰火，又兼胸膈痞闷，加黄连、茯苓各一两。

茶梅丸

【来源】《证治准绳·类方》卷六。

【组成】蜡茶不以多少

【用法】上为细末，用白梅肉为丸。每服二十丸，

赤痢，甘草汤下；白痢，乌梅汤下；泄泻不止，陈米饮下。

【主治】赤痢，白痢，泄泻。

如金丸

【来源】《证治准绳·女科》卷三。

【组成】好川黄连一斤（分上中下三等拣开，以生姜三斤，先刮下皮，以皮存一处，将姜捣汁，分浸黄连一宿）

【用法】先用干壁土研细铺锅底，又铺厚绵纸一层，上放黄连，炒燥，再拌姜汁再炒，如此九次，方与姜皮同为细末，滴水为丸。

【主治】泄泻。

固肠丸

【来源】《证治准绳·女科》卷三。

【组成】人参（去芦） 苍术（米泔浸一宿） 茯苓 木香（不见火） 诃子肉（煨） 乌梅肉 肉豆蔻（面裹煨） 罂粟壳（去蒂瓤）各等分

【用法】上为末，面糊为丸，如梧桐子大。每服四十丸，米饮送下。

【主治】久泻不止。

升阳益气汤

【来源】《杏苑生春》卷三。

【组成】防风八分 羌活八分 独活六分 厚朴（姜汁炒）一钱 甘草（炙）五分 大枣三枚 升麻七分 柴胡一钱 生地七分 白芍七分 泽泻八分

【用法】上锉一剂。水二钟，煎一钟，温服。

【功用】疏壅湿，导积滞，升胃气。

【主治】过食伤中，传化不及，脾湿壅塞，胃气下溜，以致泻泄腹痛，小便短涩。

【方论】经云：风胜湿。是以用防风、羌活等诸风药以疏壅湿，厚朴导积祛滞，用甘草、大枣健脾，升麻、柴胡升提下溜之胃气。泻泄不无损阴血，故加生地、白芍救阴血以止腹痛，佐泽泻利小水，分消其湿以止泻。

柴胡三白汤

【来源】《杏苑生春》卷三。

【组成】柴胡三钱 人参一钱五分 半夏 白芍药 白术各一钱 白茯苓一钱 甘草五分 黄连八分 生姜五片

【用法】上锉一剂。加大枣二枚，水煎，食前服。

【主治】身热，泄泻，烦渴。

升阳除湿汤

【来源】《杏苑生春》卷四。

【组成】白术三钱 陈皮一钱 甘草（炙）七分 麦芽七分 神曲一钱 益智仁八分 防风一钱 羌活八分 苍术一钱 升麻七分 柴胡一钱 猪苓一钱 泽泻一钱 半夏八分

【用法】上锉。加生姜三片，大枣二枚，同煎，食后服。

【主治】土气亏败，脾湿壅盛，抑遏阳气不得上升所致之泻泄无度，不思饮食，肠鸣腹痛，四肢无力。

【方论】是方用白术、陈皮、炙甘草、麦芽、神曲、益智仁等，以补中健脾和胃，化宿食，进饮食；防风、羌活、苍术以疏壅湿；用升麻、柴胡引清阳之气上腾；猪苓、泽泻利小便、渗湿，导浊阴之气下降；半夏以降逆气。

半夏汤

【来源】《杏苑生春》卷四。

【组成】白术三钱 生姜三片 半夏八分 茯苓一钱 泽泻八分

【用法】上锉。水煎熟，空心服。

【主治】中气亏败，以致津液凝聚成痰，阻塞经络，妨碍升降，以致水液不能回渗，独流大肠，而为飧泄，小便短少。

加味茯苓汤

【来源】《杏苑生春》卷四。

【组成】苍术二钱 白术三钱 茯苓一钱 甘草（炙）五分 猪苓八分 泽泻一钱 升麻五分

肉桂七分 柴胡六分 黄芩一钱 生草五分 川归一钱 白芍七分

【用法】上锉，水二钟，煎一钟，温服。

【功用】补中健脾，疏利湿热。

【主治】水泄注下，日夜无度，小便短少，口渴咽干，腹中疼痛或变成赤白痢疾。

【方论】此证中气不充，脾湿壅遏。法当补中健脾，疏壅湿热。故用苍术、白术、茯苓、甘草等补中健脾；猪苓、泽泻利小便，分消水湿；升麻升阳气上行，兼助柴胡、黄芩清热；生草泄火；下多则亡阴，故佐归、芍以助阴血。

导痰汤

【来源】《杏苑生春》卷四。

【组成】神曲二钱 枳实二钱 大黄二钱

【用法】上先以水煎，临熟下大黄滚一二沸，空心服。如利之后，以人参、白术等剂补之。

【功用】消宿食，下郁积。

【主治】过食伤脾，健运无力，致食不得消化，郁于肠胃之间，而为泄泻。

【方论】用神曲快脾消宿食，枳实消郁滞，大黄下肠胃中之宿滞，此乃通因通用之义也。

固肠丸

【来源】《杏苑生春》卷四。

【组成】诃子 龙骨（另研） 木香各五钱 丁香一两 肉豆蔻 砂仁各六钱七分 赤石脂 白枯矾各三钱四分

【用法】上为细末，粟米饮为丸，如梧桐子大。每服三十丸，食前米汤送下。

【主治】泄泻滑脱不禁。

香棱丸

【来源】《杏苑生春》卷四。

【组成】香附八两 三棱（醋浸） 蓬术（醋浸） 陈橘皮 青皮 良姜 干姜（各炒微黄） 唐球（晒干）各四两

【用法】上为末，醋煮面糊为丸，如梧桐子大。每服五十丸，食前米饮汤送下。

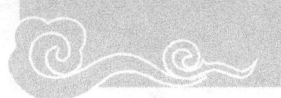

【主治】停滞寒物不消，或饮食积聚泄泻。

燥湿止泻汤

【来源】方出《医林撮要》引《质问方》，名见《观聚方要补》卷二。

【组成】参苓白术散加泽泻　肉豆蔻

【主治】泄泻。

建中托里汤

【来源】《痘疹全书》卷上。

【别名】建中托里散（《医部全录》卷四九〇）。

【组成】黄耆　官桂　白芍　人参　白术　甘草　升麻（酒炒）

【用法】白水煎服。

【主治】痘疹泄泻腹痛。

加味二陈汤

【来源】《寿世保元》卷三。

【组成】陈皮二钱　半夏（姜炒）二钱　白茯苓（去皮）三钱　苍术一钱五分　厚朴（姜汁炒）八分　砂仁八分　山药（炒）一钱半　车前子二钱　木通二钱　甘草八分

【用法】上锉一剂。加生姜三片，乌梅一个，灯心十茎，水煎，温服。

【主治】因痰而致泄泻，或多或少，或泻或不泻者。

加味四苓散

【来源】《寿世保元》卷三。

【组成】白术一钱五分　白茯苓（去皮）二钱　猪苓二钱　泽泻二钱　木通二钱　栀子三钱　黄芩二钱　白芍三钱　甘草八分

【用法】上锉。加灯心十茎，水煎，空心服。

【主治】泄泻属火证者，腹痛，泻水如热汤，痛一阵，泄一阵。

扶脾散

【来源】《寿世保元》卷三。

【组成】莲肉（去心，不去皮）一两半　陈皮一两　白茯苓一两　白术（东壁土炒）二两　麦芽（炒）五钱

【用法】上为细末。每服二钱，白砂糖二钱，白滚水送下。

【功用】补脾助元气，令人能食止渴。

【主治】脾泄，气弱易饱，常便稀溏者。

补脾丸

【来源】《寿世保元》卷三。

【组成】白术（去芦）十两（分四分，一肉蔻、二五味、三故纸、四吴茱萸，各二两，拌炒，去四味，只用白术）　莲肉（去心，炒）　人参各一两　甘草　白芍（炒）各五钱　木香（煨）四钱　山药（炒）　陈皮各七钱　干姜三钱（炒）

【用法】上为细末，煮粥，加炒神曲末，打糊为丸，如梧桐子大。每服百丸，空心淡姜汤送下。

【主治】滑泻，日夜无度，肠胃虚寒不禁，老人、弱人脾泄、飧泄。

附子理中汤

【来源】《寿世保元》卷三。

【组成】白术一钱五分　干姜八分　人参二钱　白茯苓（去皮）三钱　砂仁一钱　厚朴（姜汁炒）八分　苍术一钱五分（米泔浸，炒）　熟附子八分　甘草（炙）八分

【用法】上锉。加生姜，水煎服。

【主治】泄泻，肚腹疼痛，四肢厥冷。

香砂平胃散

【来源】《寿世保元》卷三。

【组成】苍术一钱五分　陈皮二钱　厚朴（姜炒）八分　白术一钱五分　白茯苓（去皮）三钱　半夏（姜炒）二钱　砂仁一钱　香附（炒）二钱　神曲（炒）三钱　白芍二钱　甘草（炙）八分

【用法】上锉。加生姜，煎服。

【主治】食积泄泻。腹痛甚而泄泻，泻后痛减者。

益气健脾汤

【来源】《寿世保元》卷三。

【组成】人参二钱　白术一钱五分（去芦，土炒）　白茯苓（去皮）三钱　陈皮二钱　白芍（炒）三钱　苍术一钱五分（米泔浸）　干姜（炒黑）八分　诃子（煨）二钱　肉桂（面裹煨）六分　升麻（酒洗）四分　甘草（炙）八分

【用法】上锉。加生姜、大枣，水煎服。

【主治】气虚泄泻，饮食入胃不住，完谷不化。

【宜忌】忌油腻。

【加减】腹痛加桂。

洗揭散

【来源】《寿世保元》卷五。

【组成】五倍子　花椒　蛇床子　苦参　白矾　葱各等分

【用法】水煎，熏洗。

【主治】妇人阴蚀疮，阴户中有细虫，其痒不可当，食人脏腑即死，令人发寒热，与劳症相似。

四苓散加木瓜汤

【来源】《痘疹活幼至宝》卷终。

【组成】赤茯苓　猪苓　泽泻各一钱　木瓜五分　白术六分　木通八分　车前子四分　灯心一团

【用法】水二钟，煎一钟，入盐少许，令药微有咸味，饥时服。小便自利，其泻立止。

【主治】小儿暑月水泻，小便赤涩，或全不小便者。

四苓汤

【来源】《医部全录》卷四九二引《幼科全书》。

【组成】理中汤加猪苓　泽泻

【主治】痘后泄泻。

泄泻丸

【来源】《红炉点雪》卷二。

【组成】白术（土炒）四两　橘红（留白）二两　白芍（煨）二两　白茯苓（去皮）二两　莲肉（去皮心）二两　芡实（取生肉）二两

【用法】上为细末。用淮山药六两，另末，以荷叶煮水糊为丸，如梧桐子大。每服一百丸，或五七十丸，食远，或清晨，清米汤、滚白汤俱可下。

【主治】火病便溏或泻，或下迫窘痛，或脾泄、肾泄者。

【加减】腹痛后重，加木香二钱；久泻加肉蔻（面裹煨熟，去油）五钱，诃子（面裹煨，取肉）五钱；若每清晨溏泻一二次，名肾泻，加破故纸（炒）五钱；若食不消化，加麦芽（炒，取末）五钱。

泄泻主方

【来源】《红炉点雪》卷二。

【组成】山药（微炒）一钱　人参（高丽者）五分　黄耆（蜜炒）一钱　白术（土炒）一钱　白茯苓（去皮）一钱　陈皮（留白）一钱　熟地黄一钱　白芍（煨）一钱　甘草（炙）五分　五味子二十粒　贝母一钱　麦门冬（去心）一钱

【用法】上加生姜三片，大枣五枚，浓煎，趁热徐徐缓服，不宜骤下。

【主治】痰火诸症悉具，大便或溏或泄，此脾肾之气两虚，不能统摄运行，或由饮食内伤，风寒外袭，冲动其势。

【宜忌】宜少饮汤下。

【加减】若伤谷食，但加炒麦芽少许，以消导之，然麦芽亦能软便，不可过多；若伤肉食，少加山楂；若伤面食，少加神曲；若因风寒直犯太阴，腹痛泄泻，本剂减地黄、麦门冬，加炒干姜一二分热服，外用炒盐帛裹熨之。

养元散

【来源】《红炉点雪》卷二。

【别名】养元粉（《景岳全书》卷五十一）。

【组成】糯米一升（水浸一宿，滤干，慢火炒令极干，为细末）　淮山药　芡实　莲肉各三两　胡椒末一钱

【用法】和匀。每日清晨用半盏，再入砂糖二匙，滚汤调服。

【主治】久泄，饮食少进。

脾肾双补丸

【来源】《先醒斋医学广笔记》卷二。

【组成】人参（去芦）一斤　莲肉（去心，每粒分作八小块，炒黄）一斤　菟丝子（如法另末）一斤半　五味子（蜜蒸，烘干）一斤半　山茱萸肉（拣鲜红肉厚者，去核烘干）一斤　真淮山药（炒黄）一斤　车前子（米泔淘净，炒）十二两　肉豆蔻十两　橘红六两　砂仁六两（炒，最后入）　巴戟天十二两（甘草汁煮，去骨）　补骨脂（圆而黑色者佳，盐水拌炒，研末）一斤

【用法】上为细末，炼蜜为丸，如绿豆大。每服五钱，空心、饥时各一次。

【主治】肾泄。

【宜忌】忌羊肉、羊血。

【加减】如虚而有火者，火盛肺热者，去人参、肉豆蔻、巴戟天、补骨脂。

【方论】《饲鹤亭集方》：脾肾两亏，阴阳不固，以致虚寒飧泄，腹痛泻痢，食少神倦，或酒色过伤，脏真无火，此丸有健脾暖肾之功，故曰双补。

加减胃风汤

【来源】《明医指掌》卷四。

【组成】人参　白术　茯苓　当归　川芎　白芍各等分　升麻　秦艽

　　方中升麻、秦艽用量原缺。

【用法】上锉。入粟米一撮，同煎，温服。

【主治】风冷乘虚客于肠胃，水谷不化，泄泻注下，腹胁虚满，肠鸣疼痛，及肠胃湿毒，下如豆汁，或下瘀血。

清热止泻汤

【来源】《明医指掌》卷十。

【组成】白茯苓　滑石各一钱　白术六钱　泽泻七分　川黄连（姜炒）四分

【用法】上加生姜，水煎服。

【主治】热泻。

温脾止泻汤

【来源】《明医指掌》卷十。

【组成】白术（土炒）　白茯苓各一钱　桂三分　肉果五分　甘草三分

【用法】加生姜，水煎服。

【主治】寒泻。

一炁丹

【来源】《景岳全书》卷五十一。

【组成】人参　制附子各等分

【用法】炼蜜为丸，如绿豆大。每用滚白汤送下三五分或一钱。

【主治】脾肾虚寒，不时易泻，腹痛，阳痿，怯寒。

二术煎

【来源】《景岳全书》卷五十一。

【组成】白术（炒）二钱或三钱　苍术（米泔浸，炒）一二钱　芍药（炒黄）二钱　陈皮（炒）一钱五分　炙甘草一钱　茯苓一二钱　厚朴（姜汤炒）一钱　木香六七分　干姜（炒黄）一二钱　泽泻（炒）一钱半

【用法】水一钟半，煎七分，食远服。

【主治】肝强脾弱，气泄、湿泄。

小分清饮

【来源】《景岳全书》卷五十一。

【组成】茯苓二三钱　泽泻二三钱　薏仁二钱　猪苓二三钱　枳壳一钱　厚朴一钱

【用法】水一钟半，煎七八分，食前服。

【功用】

　　1.《成方切用》：消导，燥湿。

　　2.《谦斋医学讲稿》：利尿，理气。

【主治】小水不利，湿滞肿胀泄泻者；湿盛无寒而泻者；湿热下流，火伏阴中而遗精者；溺白证，饮食湿滞无内热者；湿热证热微者；淋浊初起，无火而但有窒塞者；气瘕，气结膀胱，小水不利者；小儿吐泻；痘疹，湿热下利，烦热大渴，小水热涩而腹痛者；小水不利，湿滞肿胀，不能受补者。

【加减】如阴虚水不能达者，加生地、牛膝各二钱；如黄疸者，加茵陈二钱；如无内热而寒滞不行者，加肉桂一钱。

五阴煎

【来源】《景岳全书》卷五十一。

【别名】五饮煎（《虚损启微》卷下）。

【组成】熟地五七钱或一两　山药（炒）二钱　扁豆（炒）二三钱　炙甘草一二钱　茯苓一钱半　芍药（炒黄）二钱　五味子二十粒　人参随宜用　白术（炒）一二钱

【用法】水二钟，加莲肉（去心）二十粒，煎服。

【主治】真阴亏损，脾虚失血，或见溏泄未甚者。

五德丸

【来源】《景岳全书》卷五十一。

【组成】补骨脂四两（酒炒）　吴茱萸（制）二两　木香二两　干姜四两（炒）　北五味二两（或以肉豆蔻代之，面炒用，或用乌药亦可）

【用法】汤浸蒸饼为丸，如梧桐子大。每服六七十丸，甚者百余丸，滚白汤或人参汤或米汤俱可送下

【主治】脾肾虚寒，飧泄鹜溏，或暴伤生冷，或受时气寒湿，或酒湿伤脾，腹痛作泄，或饮食失宜，呕恶痛泄无火者。

【加减】腹痛多呕者，加胡椒二两更妙。

四维散

【来源】《景岳全书》卷五十一。

【组成】人参一两　制附子二钱　干姜（炒黄）二钱　炙甘草一二钱　乌梅五分或一钱（酌其味之微甚，随病人之意用之）

【用法】上为末，和匀，用水拌湿，蒸一饭顷，取起烘干，再为末。每服一二钱，温汤调下。

【主治】脾肾虚寒滑脱之甚，或泄痢不能止，或气虚下陷，二阴血脱不能禁者。

【方论】《退思集类方歌注》：参、附、姜、甘，温补脾肾，加乌梅酸收，以固滑脱也。

苍术丸

【来源】《景岳全书》卷五十一。

【组成】云苓四两　白芍药（炒黄）四两　炙甘草一两　川椒（去闭口者，炒出汗）　小茴香（炒）各一两　厚朴三两（姜汁炒）　真茅山苍术八两（米泔浸一宿，切，炒，如无即以好白术代之）　破故纸（酒浸二日，晒干少香）四两

【用法】上为末，糯米糊为丸，如梧桐子大。每服七八十丸，食远清汤送下。

【主治】寒湿在脾，泄泻久不能愈者。

抑扶煎

【来源】《景岳全书》卷五十一。

【组成】厚朴　陈皮　乌药各一钱五分　猪苓二钱　泽泻二钱　炙甘草一钱　干姜（炮）一二钱　吴茱萸（制）五七分

【用法】水一钟半，煎七分，食远温服。

【主治】气冷阴寒或暴伤生冷，致成泻痢，初起血气未衰，脾肾未败，或胀痛，或呕恶，寒湿伤脏，霍乱邪实者。

【加减】如气滞痛甚者，加木香五七分，或砂仁亦可；如血虚多痛者，加当归二钱；如寒湿胜者，加苍术一钱半。

【方论】《证因方论集要》：陈、朴燥脾去湿，猪、泽分消水邪，乌药、甘草和中快胃，黑姜、吴萸暖中温寒。

佐关煎

【来源】《景岳全书》卷五十一。

【别名】左关煎（《医部全录》卷二五五）。

【组成】厚朴（炒）一钱　陈皮（炒）一钱　山药（炒）二钱　扁豆（炒）二钱　炙甘草七分　猪苓

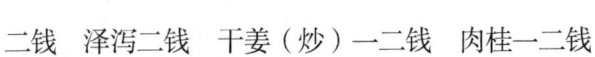

二钱　泽泻二钱　干姜（炒）一二钱　肉桂一二钱

【用法】用水一钟半，煎服。

【功用】去寒湿，安脾胃。

【主治】生冷伤脾，泻痢未久，肾气未损者。

【加减】如腹痛甚者，加木香三五分，或吴茱萸亦可；如泻甚不止者，加破故纸，或肉豆蔻。

茵陈饮

【来源】《景岳全书》卷五十一。

【别名】六味回阳饮（《证治宝鉴》卷四）。

【组成】茵陈　焦栀子　泽泻　青皮各三钱　甘草一钱　甘菊花二钱

【用法】水三四钟，煎二钟，不时陆续饮之。治热泻者，一服可愈。

【主治】

1.《景岳全书》：挟热泄泻，热痢，口渴喜冷，小水不利，黄疸湿热闭涩。

2.《证治宝鉴》：噎膈反胃。

胃关煎

【来源】《景岳全书》卷五十一。

【组成】熟地三五钱或一两　山药（炒）二钱　白扁豆（炒）二钱　炙甘草一二钱　焦干姜一二三钱　吴茱萸（制）五七分　白术（炒）一二三钱

【用法】上以水二钟，煎七分，食远温服。

【主治】脾胃虚寒作泻，或甚至久泻，腹痛不止，冷痢。

【加减】泻甚者，加肉豆蔻一二钱（面炒），或用破故纸亦可；气虚势甚者，加人参，随宜用；阳虚下脱不固者，加制附子一二三钱；腹痛甚者，加木香七八分，或加厚朴八分；滞痛不通者，加当归二三钱；滑脱不禁者，加乌梅二个，或北五味子二十粒；若肝邪侮脾者，加肉桂一二钱。

【验案】慢性腹泻《山东中医杂志》（1985，1：17）：应用本方加减：熟地15g，山药12g，炒扁豆12g，炮姜9g，吴茱萸6g，炒白术15～30g，炙甘草6g。泄泻甚者，加炒肉豆蔻12g，或补骨脂12g；滑脱不禁者，加乌梅12g，或五味子10g；若肝邪侮脾者，加肉桂10g。治疗慢性腹泻48例，男36例，女12例；年龄19～62岁，以30～40岁居多。结果：痊愈（症状消失，大便正常者）34例，显效（症状基本消失，大便镜检正常，唯硬度或次数仍不正常，但较治疗前有明显好转者）12例，无效2例。

排气饮

【来源】《景岳全书》卷五十一。

【组成】陈皮一钱五分　木香七分或一钱　藿香一钱五分　香附二钱　枳壳一钱五分　泽泻二钱　乌药二钱　厚朴一钱

【用法】水一钟半，煎七分，热服。

【主治】

1.《景岳全书》：气逆食滞胀痛。

2.《谦斋医学讲稿》：脐腹痛，痛时多在脐腹周围，喜手按或温掩，伴见肠鸣自利，饮食少味，消化迟钝，舌苔白腻。

【加减】如食滞者，加山楂、麦芽各二钱；如寒滞者，加焦干姜、吴茱萸、肉桂之属；如气逆之甚者，加白芥子、沉香、青皮、槟榔之属；如呕而兼痛者，加半夏、丁香之属；如痛在小腹者，加小茴香；如兼疝者，加荔枝核（煨熟，捣碎）用二三钱。

粘米固肠糕

【来源】《景岳全书》卷五十一。

【组成】白糯米（滚汤淘洗）（一方用老米粉）

【用法】炒香熟，为粉。每粉一两，加干姜末炒熟者二分半，白糖二钱拌匀。每服一二两，饥时用滚水调下。

【主治】脾胃虚寒，或因食滞、气滞、腹痛、泄泻久不止。

【加减】如有微滞者，加陈皮炒末二分，或砂仁末一分。

敦阜糕

【来源】《景岳全书》卷五十一。

【组成】白面（炒黄）二两　冬白术（炒黄）一两　破故纸（炒）五钱

【用法】共为末，加白糖适量，制如糕法。用清滚

汤食前调服。

【主治】久泻久痢，肠滑不固，及妇人带浊。

【加减】如胃寒者，每两末加炒干姜末五分至一钱；如气有不顺，或痛或呕，每两末加丁香一钱；如滑泄不禁者，每两加粟壳末（炒黄）一钱。

消食导气饮

【来源】《景岳全书》卷五十四。

【组成】人参　白术　茯苓　炙草　川芎　半夏　青皮　陈皮　枳实　香附　神曲　砂仁　木香

【用法】用水一钟半，加生姜三片，煎七分，食远温服。

【主治】脾土本虚，不胜肝气，凡遇怒气便作泄泻。

泄泻经验方

【来源】《景岳全书》卷五十七。

【组成】糯米一升（水浸一宿，沥干，慢火炒，令极熟）　怀山药一两（炒）

【用法】上为细末。和匀。每日清晨用半盏，入白糖二匙，川椒末少许，将极滚汤调食。久服之，其有精寒不孕者，亦孕之。

【功用】滋补。

【主治】泄泻，饮食少进。

一神丹

【来源】《济阳纲目》卷十二。

【组成】莲肉（去心，炒）一升　江米（炒）一升

【用法】上为细末，加白糖三四两再研匀。或干食，或米汤调下，每日不拘次数，亦不定多少，任意用之。

【功用】实肠胃，进饮食。

【宜忌】忌生冷、鸡、鱼、羊肉、厚味。

加味平胃散

【来源】《济阳纲目》卷二十二。

【组成】苍术　厚朴　陈皮　甘草　白术　茯苓　半夏　神曲　山楂　泽泻

【用法】上锉。加生姜三片，水煎服。

【主治】食积泄泻。

加味四苓散

【来源】《济阳纲目》卷二十二。

【组成】茯苓　猪苓　泽泻　白术　黄芩　木通（一方再加滑石、栀子）

【用法】上锉。水煎服。

【主治】火多泄泻。

加减导痰汤

【来源】《济阳纲目》卷二十二。

【组成】半夏　南星　橘红　茯苓　苍术　白术各一钱　甘草五分

【用法】上锉。加生姜，水煎服。

【主治】痰泻。

加味四君子汤

【来源】《济阳纲目》卷二十二。

【组成】人参　白术　茯苓　甘草（炙）　芍药（炒）　升麻各一钱

【用法】上锉。水煎服。

【主治】虚泻，饮食入胃不住，完谷不化。

芍药和中汤

【来源】《济阳纲目》卷二十二。

【组成】苍术　白术各一钱　厚朴八分　白芍药　泽泻　猪苓　赤茯苓各七分　甘草五分　官桂三分

【用法】上锉。加生姜二片，大枣一枚，水煎，空腹服。

【主治】泄泻腹痛，兼痢疾红白。

【加减】痢疾红白，去官桂。

吐泻丸

【来源】《济阳纲目》卷二十二。

【组成】肉豆蔻五钱　滑石（冬、春一两二钱五

分，夏二两五钱，秋二两）

【用法】上为末，姜汁打神曲糊为丸服。

【主治】寒泻。

固肠断下丸

【来源】《济阳纲目》卷二十二。

【组成】肉豆蔻　白术（炒）　诃子（煨）　白龙骨（煨）　当归身各一两　干姜（煨）　粟壳各五钱　木香（煨）三钱

【用法】上为末，酒糊为丸，如梧桐子大。每服五七十丸，清米饮送下。

【主治】虚寒久泻滑泄。

加味升阳除湿汤

【来源】《济阳纲目》卷七十三。

【组成】升麻　柴胡　羌活　防风　苍术　陈皮　神曲　泽泻　猪苓各五分　麦芽（炒）　甘草（炙）各三分　益智仁　半夏各五分

【用法】上锉。水煎，食后服。

【主治】胃寒，泄泻肠鸣。

乌梅丸

【来源】《简明医彀》卷二。

【组成】乌梅（取肉）一斤　半夏（研）　生姜（切）各五两　食盐一两（同入臼捣匀，入坛包固，春五、夏三、秋七、冬十日取出，晒燥）　神曲　麦芽各二两半　木香　槟榔　陈皮　青皮　枳壳　三棱　蓬术各一两

【用法】上为细末，水为丸，如梧桐子大。每服一百丸，空心姜汤送下。

【主治】夏秋腹痛泄泻，后重，将欲成痢疾，或痢已通，后犹有余积，腹中鸣痛，胸满腹胀，心疼、痔血。

矾砒丸

【来源】《痘后方》。

【组成】明矾半斤　白砒四两

【用法】上为细末，火煅过，烟尽为度，为末，滴

水为丸。痢疾，冷水送下七丸；水泄，木瓜汤送下七丸；胃脘痛，炒栀子汤送下；久患足上顽疮，擂末搽之；笔圈癣，皮略擦破，用末搽之；九种心痛，牡蛎粉冷水调服七丸；疥疮、坐板及黄水疮，用腊猪油调搽。

【主治】痢疾，水泄，胃脘痛，癣疥，坐板及黄水疮等。

【宜忌】忌搽头上疮，及服热物。

术苓调中汤

【来源】《丹台玉案》卷三。

【组成】白芍　猪苓　茯苓　泽泻　厚朴各一钱二分　陈皮　甘草　苍术　白术各八分　山楂　香附　麦芽　神曲各一钱

【用法】加灯心三十茎，水煎，食前服。

【主治】过伤饮食，大便泄泻，下痢，肚腹膨胀。

灵妙饮

【来源】《丹台玉案》卷四。

【组成】白茯苓　苍术　猪苓　白豆仁各一钱五分　泽泻　厚朴　木通　沉香各一钱　甘草　肉桂各七分

【用法】加生姜五片，水煎，食前服。

【主治】腹内作痛而兼泻。

十珍散

【来源】《丹台玉案》卷五。

【组成】薏苡仁（炒）　缩砂　山药（炒）　莲子（去心）各一钱　白术（土炒）　白茯苓　人参　黄耆（蜜炒）　白扁豆各一钱二分　北五味二十粒

【用法】水煎，温服。

【主治】一切脾泻，久久不愈，元气亏伤，脾胃虚弱，面黄肌瘦，饮食减少。

立效饮

【来源】《丹台玉案》卷五。

【组成】白茯苓　车前子　木通各二钱　黄连一钱

八分　泽泻　苍术各一钱

【用法】加灯心三十茎，水煎服。

【主治】脾经湿热作泻。

扶元汤

【来源】《丹台玉案》卷五。

【组成】人参　白术各二钱　石斛　白茯苓各□钱五分　肉桂一钱　升麻一钱　山茱萸　黄连各一钱二分

　　　　□，原书脱字。

【用法】加大枣二个，水煎，食前服。

【主治】脾胃久虚，泄泻不止，神思倦怠，饮食少进，四肢酸软。

调脾除湿汤

【来源】《丹台玉案》卷五。

【组成】升麻　柴胡　防风　麦芽各二钱　苍术　陈皮　猪苓　泽泻　半夏各一钱二分　木通　羌活各八分

【用法】水煎，温服。

【主治】湿气伤脾，久泻不止，中气下陷，小便黄赤，腹微作胀。

必胜饮

【来源】《丹台玉案》卷六。

【组成】陈皮　厚朴　苍术　白茯苓　牛蒡子　泽泻　木通各八分

【用法】生姜一片为引，水煎，食前服。

【主治】痧已出，而泻不止。

和脾温胃散

【来源】《丹台玉案》卷六。

【组成】陈皮　苍术　白术　白茯苓　甘草　防风各五钱　肉桂二钱

【用法】上为末。每服一钱，生姜汤调下。

【主治】小儿泻利清水不止。

诃子散

【来源】《幼科金针》卷上。

【组成】诃子二两（煨）　丁香一钱半　木香四钱（煨）　干姜一两　肉桂少许

【用法】上为末。以砂仁汤调服。

【主治】小儿降生，遇严寒冰雪，或于冷湿之地良久，或于泡水之中，致令入腹；或浴迟而受冻，乃成脏寒，肠鸣泻水，足冷气逆，大哭不已。

理中温胃汤

【来源】《幼科金针》卷上。

【组成】干姜五分　白芍药八分　木香五分　玄胡索八分　丁香四分

【用法】水煎服。

【主治】小儿脏寒，肠鸣泻水，足冷气逆，大哭不已。

戊己汤

【来源】《症因脉治》卷三。

【别名】黄连戊己汤（原书卷四）。

【组成】白芍药　甘草　川黄连

　　　方中药物用量原缺，黄连戊己汤用川连一钱，白芍药五钱，甘草一钱。

【用法】煎汤服。

【功用】清肝脾血分之火。

【主治】脾家有热，不能分清降浊，水液偏渗大肠，泄泻不止，水谷不分，腹中漉漉有声，或痛或不痛，小水全无，及脾热身肿者。

八正散

【来源】《症因脉治》卷四。

【组成】瞿麦　滑石　木通　萹蓄　甘草　车前子　山栀　赤茯苓

【主治】中热泻，二便皆滞。

【加减】应下者，加大黄。

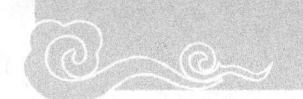

大黄枳壳丸

【来源】《症因脉治》卷四。

【组成】大黄　枳壳　厚朴　陈皮　甘草　木通

【用法】六一散二钱调服。

【主治】积热泄泻，发热口渴，肚腹皮热，时或疼痛，小便赤涩，泻下黄沫，肛门重滞，腹痛，欲便而不得便。

木通枳壳汤

【来源】《症因脉治》卷四。

【组成】木通　枳壳

【用法】水煎服。

【主治】泄泻，小便不利，因于小肠气滞者。

五积散

【来源】《症因脉治》卷四。

【组成】苍术　厚朴　陈皮　甘草　干姜　桂心　半夏　枳壳

【主治】寒积泻痢。

五味子丸

【来源】《症因脉治》卷四。

【组成】人参　白术　山药　五味子　补骨脂　肉果　益智仁

【主治】脾肾俱虚泄泻，每至五更，即连次而泻，或当脐作痛，痛连腰背，腹冷膝冷，尺中皆软。

龙胆泻肝汤

【来源】《症因脉治》卷四。

【组成】黄连　山栀　黄芩　柴胡　青皮　龙胆草　木通　甘草　丹皮　生地　当归　白芍药

【主治】积热泄泻，发热口渴，肚腹皮热，时或疼痛，小便赤涩，泻下黄沫，肛门重滞，时结时泻，脉左关数。

龙胆泻肝汤

【来源】《症因脉治》卷四。

【组成】柴胡　黄芩　山栀　知母　麦冬　黄连　人参　胆草　甘草　大黄

【主治】肝火五更泄泻，胁肋常痛，痛连小腹，夜多不寐，脉左关洪大。

导痰汤

【来源】《症因脉治》卷四。

【组成】半夏　南星　橘红　枳壳　甘草　赤茯苓　海石　生姜

【主治】痰积泄泻，脉滑实者。

【加减】应下者，加大黄或玄明粉。

防风汤

【来源】《症因脉治》卷四。

【组成】防风　葛根

【主治】外感风邪，自汗头汗，恶风发热，头痛额疼，泻下水谷，或下清水，右关脉弦。

防风四苓散

【来源】《症因脉治》卷四。

【组成】四苓散加防风

【主治】风邪入土，水谷偏渗大肠，小便不利，溏泄。

补中汤

【来源】《症因脉治》卷四。

【组成】人参　白术　炮姜　炙甘草　丁香

【主治】积寒泄泻，腹中绵绵作痛，小便不赤，口唇不干，泻下清白鸭溏之色，肠胃虚冷甚者。

败毒散

【来源】《症因脉治》卷四。

【组成】羌活　独活　川芎　荆芥　防风　前胡　柴胡　桔梗　陈皮　甘草

【功用】发表。

【主治】暑湿腹痛，肠中作响，痛泻交作，寒热脉伏，或寒热脉浮大。

枳实汤

【来源】《症因脉治》卷四

【组成】厚朴　陈皮　麦芽　陈枳实

【主治】肠胃停食泄痢。

香连平胃散

【来源】《症因脉治》卷四。

【组成】川黄连　木香　熟苍术　厚朴　陈皮　甘草

【主治】
1.《症因脉治》：疫痢湿热，满闷不舒者。
2.《张氏医通》：食积发热，腹痛作泻。

养肺汤

【来源】《症因脉治》卷四。

【组成】生脉散加黄耆　当归　紫苑　甘草

【主治】肺受寒凉，积寒泄泻。

柴葛芩连汤

【来源】《症因脉治》卷四。

【组成】柴胡　干葛　黄芩　川连

【用法】水煎服。

【主治】中热泻，热在表。

家秘川连枳壳汤

【来源】《症因脉治》卷四。

【组成】黄连　枳壳　木通　厚朴　甘草

【主治】湿热泻利。

【加减】口干，加干葛；腹痛应下者，加大黄、玄明粉。

家秘枳壳黄连汤

【来源】《症因脉治》卷四。

【组成】川连　枳壳　木通　甘草

【主治】中热泻。发热口渴，唇干齿燥，小便赤涩，腹中一汎即泻，一泻即止，少顷复痛复泻，肛门如火，粪色多黄。

黄连枳壳汤

【来源】《症因脉治》卷四。

【组成】黄连　枳壳　厚朴　陈皮　甘草　木通

【用法】煎八分，冲调六一散三钱。

【主治】积热泄泻，发热口渴，肚腹皮热，时或疼痛，小便赤涩，泻下黄沫，肛门重滞，时结时泻，右脉数大。

【加减】元气虚而积热又甚，应清者，加人参。

清热胜湿汤

【来源】《症因脉治》卷四。

【组成】黄柏　黄连　泽泻　苍术　厚朴　白茯苓　陈皮　甘草

【主治】暑湿腹痛，肠中作响，痛泻交作，脉弦数者。

七成汤

【来源】《瘟疫论》卷一。

【组成】破故纸（炒，捶碎）三钱　熟附子一钱　辽五味子八分　白茯苓一钱　人参一钱　甘草（炙）五分

【用法】水煎服。

【主治】瘟疫病愈后，命门真阳不足，脉迟细而弱，每至黎明或夜半后便作泄泻者。

畅中汤

【来源】《易氏医按》。

【组成】香附八分　苍术一钱　神曲三钱五分　抚芎七分　黄芩八分　枳壳三分　苏梗五分　甘草三分　生姜一片　大枣二枚

【用法】水煎服。

【主治】神劳气滞之利下。

【方论】香附辛温以快肺气；苏梗疏通诸窍；神曲

舒脾气而化脾积；苍术燥湿，引脾气散于四肢；抚芎畅达肝气；黄芩、枳壳荡涤大肠，加甘草以和中，使气升而循环经络，积去而大肠通快，又何腹痛之不减而厥逆之不除哉。

【验案】利下　省亭殿下己卯七月，病痢，众以通利之剂，次行和解、又次滋补，月余而病甚，每日行数次，肚腹绞痛，但泄气而便不多，起则腰痛，屈曲难伸，胸膈胀满，若有物碍，嗳气连声，四肢厥逆，喘息不定。诊得两寸俱沉大，右寸肺脉更有力，右关沉紧，左关弦长而洪，两尺沉微，来去一样。以本方进之，服后兀兀欲吐，冷气上升，嗳气数十口，即大便，所去秽污颇多，胸次舒畅，腹中觉饥，自午至酉，只去一次，四肢不厥，肩背轻快，六脉平复。

黄芽丸

【来源】《上池杂说》。

【组成】制谷芽四两（半生半炒。制法：用糯谷三四升，韭叶捣汁浸数日，候谷出芽，取起筛盛，微日晒略干，即以韭菜汁洒之，以芽带绿色为度，晒干听用）　人参一两（如不用，以党参、黄耆代之）　芡实二两（炒）　莲子肉四两（去心取肉，连皮入猪肚内煮透，去肚晒干）

【用法】上为细末，用荷叶一张煮汁，和山药末打糊为丸，如绿豆大。每服二钱，米饮送下，一日三次。

【主治】胃强脾弱，能食不能消，及脾泄。

参术散

【来源】《痘疹仁端录》卷八。

【组成】白术一两　人参　茯苓　砂仁　炙草　米仁　肉果　莲肉　橘红各四分　木香三钱　神曲
　　　方中神曲用量原缺。

【用法】上为末。米汤送下。

【主治】虚寒作泻。

厚脾散

【来源】《痘疹仁端录》卷八。

【组成】龙骨　枯矾　米仁　山药　扁豆　赤石脂

【主治】泄泻不止。

七神丸

【来源】《痘疹仁端录》卷十三。

【组成】肉果　骨脂　人参　麦芽　姜

【用法】煮枣肉为丸。每服一钱，参汤送下。

【主治】肾泻。

当归和血散

【来源】《证治宝鉴》卷八。

【组成】当归　白芍　川芎　桔梗　秦艽　黑姜

【用法】水煎服。送下升阴丸。

【主治】泄泻。大便欲了不了，亦或夜间发热，午后脉大，子午前数而无力，为血虚者。

封脐膏

【来源】《证治宝鉴》卷八。

【组成】文蛤（炒存性）二两　巴霜六钱　麝香三分　乳香　没药　雄黄　儿茶各六钱（一方有红豆、砂仁、丁香）

【用法】上为末，炼蜜为丸，如扁豆大。放脐中，不拘何等膏药封之。

【主治】泄泻。

蒸脐方

【来源】《证治宝鉴》卷八。

【组成】夜明砂　麝香

【用法】先以麝香少许擦脐，再将夜明砂填满脐，以槐皮去外粗皮，大如脐样，用针刺数孔加于夜明砂上；以面和酒周围成堵，实以炒盐，灸以指顶大艾七七壮。若盐湿当频换。

【主治】脾泻。

【加减】如病甚，加附子在砂上。

白术散

【来源】《诚书》卷九。

【组成】人参　茯苓　白术　藿香　甘草　砂仁

山药 泽泻 肉豆蔻（面煨）

【用法】加生姜三片，莲子七粒，水煎服。

【主治】久泄。

助胃膏

【来源】《诚书》卷九。

【组成】人参 白术 茯苓 缩砂 山药 甘草（炙）各三钱 沉香 木香各一钱 丁香五粒 肉豆蔻（面裹煨）

肉豆蔻用量原缺。

【用法】上为末，炼蜜为丸。生姜汤研化下。

本方名，据剂型当作"助胃丸"。

【功用】助脾养胃止呕。

【主治】泄泻。

消积丸

【来源】《诚书》卷十。

【组成】缩砂（去壳）二十一粒 百草霜三钱 巴豆（去油皮）二个 乌梅（去核）七个 杏仁（去皮尖，炒）二十一粒 半夏（去脐，汤泡七次）九个

【用法】上为末，煮面糊为细丸。每服奇数，生姜汤送下。

【主治】小儿吞酸，恶心呕吐，心腹刺痛，飧泄如痢。

人参固本膏

【来源】《诚书》卷十一。

【组成】天门冬 黄耆（蜜炙） 龟甲（酥炙） 茯苓 枸杞子 白芍药 连子（炒黄）生地 人参 甘草（炙）各等分。

【用法】水煎膏服；或为末，蜜丸服。

【主治】蒸热消瘅，洞泄溲白。

助胃汤

【来源】《诚书》卷十一。

【组成】青皮（炒）四分 白术（炒）一钱 厚朴（姜炒）七分 陈皮八分 黄芩（炒）五分 白芍药（炒）七分 山楂肉一钱 木通四分 山药（炒）一钱 甘草（炙）三分

【用法】水煎服。

【主治】洞泄，萎黄，蒸热。

【加减】食重者，加枳实；痰甚者，加半夏。

理脾糕

【来源】《寿世青编》卷下。

【组成】松花一升 百合 莲肉 山药 薏米 芡实 白蒺藜各一升（一方加砂仁末一两）

【用法】上药各为末，粳米粉一斗二升，糯米粉三升，砂糖一斤，拌匀蒸熟，炙干食之。

【主治】老人、小儿脾泄水泻。

清米汤

【来源】《寿世青编》卷下。

【组成】早米半升 东壁土一两 吴萸三钱

【用法】同炒香熟，去土、萸，取米煎汤饮。

【主治】泄泻。

四制白术丸

【来源】《何氏济生论》卷四。

【组成】白术十两（分四处，用故纸、吴萸、小茴、肉蔻四味各同一份，浸一夜，炒干，拣出白术用） 人参一两 山药一两（炒） 陈皮五钱 茯苓五钱 白芍五钱（酒煨） 木香五钱 砂仁五钱 干姜五钱 老莲肉（炒）四两

【用法】米饮为丸。每服百十丸，米饮送下。

【主治】脾虚久泻。

饭匙散

【来源】《何氏济生论》卷四。

【组成】冬米（煮饭取锅焦，研末）一两 老莲肉（炒，研）四两 向糖（研末）四两

【用法】上为末。每用三五匙，干吃。

【主治】久泻。

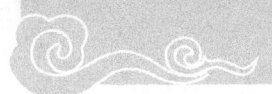

秘传海上香连丸

【来源】《医林绳墨大全》卷一。

【组成】真川连（净）八两　木香二两（不见火）　川当归一钱　白芍一钱（炒）　川芎一钱五分　车前子一钱　生地黄二钱　厚朴二钱（炒）　白茯苓一钱五分　木通八分　枳壳一钱（炒）　陈皮二钱（炒）　苍术一钱（炒）　吴茱萸二钱（炒）

【用法】上药除黄连、木香，用水七碗，煎至五碗，去滓，用汁煮黄连，以干为度，取起晒干，用木香为细末，用老米粉、好醋糊为丸，如梧桐子大。每服三十丸，白痢姜汤送下，红痢茶汤送下，泄泻百沸汤送下。

【主治】赤白痢疾，泄泻。

理中吴茱萸汤

【来源】《医林绳墨大全》卷一。

【组成】人参　白术　干姜　甘草　吴茱萸　生姜　大枣

【用法】水煎，温服。

【主治】太阴自利不渴，痰多而吐，或手足厥冷，胸满烦躁。

泻火止泻汤

【来源】《傅青主男科》卷下。

【组成】车前子二钱　茯苓　白芍　麦芽各一钱　黄连　猪苓各三分　泽泻五分　枳壳二分

【用法】水煎服。

【主治】小儿泄泻，身热如火，口渴舌燥，喜冷饮而不喜热汤。

截泻汤

【来源】《傅青主男女科·男科》卷下。

【组成】苡仁二两　白芍二两　山药一两　车前子一两　黄连五钱　茯苓五钱　泽泻二钱　甘草二钱　肉桂三分　人参三钱

【用法】水煎服。

【主治】泄泻。一日五六十回，倾肠而出，完谷不化，粪门肿痛，如火之热。

【验案】小儿泄泻　《陕西中医》（1994；7：350）：用本方加减治疗小儿泄泻240例。结果：全部治愈。服药1剂治愈者25例，2剂治愈者47例，3剂治愈者117例，4剂治愈者47例。

散寒止泻汤

【来源】《傅青主男女科·男科》卷下。

【组成】人参　白术各一钱　茯苓二钱　肉桂　干姜各二分　甘草一分　砂仁一粒　神曲五分

【用法】水煎服。

【主治】小儿寒泄。腹痛，喜手按摩，口不渴而舌滑，喜热饮而不喜冷水。

止泻定痛丹

【来源】《石室秘录》（萱永堂本）卷三。

【别名】补气止泻汤（原书北京科技出版社本）。

【组成】人参一两　白术三两　附子一钱　茯苓一两　泽泻三钱　猪苓三钱　肉桂二钱

【用法】水煎服。

【主治】寒性大泻。

【方论】此方即五苓散加人参者也，妙在加参至一两，有参始能挽回垂绝之地；佐白术、茯苓以去水湿之气；而有附子、肉桂以补命门之火，使火热以生脾土，而膀胱气化，水道可通于故辙，况有猪苓、泽泻分消其水势乎！自然大便实而寒邪去也。

分水丹

【来源】《石室秘录》卷一。

【组成】白术一两　车前五钱

【用法】水煎服。

【主治】脾气不温，水泻。

【方论】《串雅内编选注》：白术健脾利水；车前子具有通气化、行水道、止泻之力。二药配伍，能使胃肠水湿之邪皆从小便而去，脾健胃和，腹泻可止。

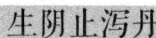

生阴止泻丹

【来源】《石室秘录》卷一。

【组成】熟地五两　山药四两　山茱萸四两　白术五两　肉桂一两　肉果一两　北五味一两　吴茱萸一两　人参五两　薏仁五两

【用法】上为末，炼蜜为丸，如梧桐子大。每日晚饭前吞五钱。旬日即健矣。

【主治】大泻之后亡阴。

两舒散

【来源】《石室秘录》卷一。

【组成】白芍五钱　柴胡一钱　茯苓三钱　陈皮五分　甘草五分　车前子一钱　六曲五分

【用法】水煎服。

【主治】肝郁克脾，吞酸，泄泻。

【方论】此方之奇，绝在白芍之妙，盖白芍乃肝经之药，最善舒木气之郁，木郁一舒，上不克胃，而下不克脾；方中又有茯苓、车前子，以分消水湿之气，水尽从小便出，何有余水以吞酸，剩汁以泄泻；况又有半夏、六曲之消痰化粕哉？此一治而有分治之功。

分水神丹

【来源】《石室秘录》卷二。

【组成】白术五钱　茯苓三钱　车前子一钱　北五味一钱　吴茱萸五分　酸枣仁一钱

【用法】水煎服。

【主治】水泻。

升阴汤

【来源】《石室秘录》卷二。

【组成】熟地五钱　山茱萸五钱　北五味一钱　白术一两　山药三钱　车前子一钱　肉桂一钱　茯苓三钱　升麻三分

【用法】水煎服。

【主治】阴虚脾泄，岁久不止，或食而不能化，或化而溏泄者。

【方论】此方之妙，纯是补阴之药，惟加升麻三分，以提阴中之气，阴气升而泻自止。乃又有温热之味，以暖命门而健脾土，又何至再行溏泄哉。

壮水汤

【来源】《石室秘录》卷二。

【组成】熟地九钱　山茱萸七钱　车前子五钱　甘草六钱　茯苓九钱　白芍五钱　肉桂三分

【用法】水煎服。

【功用】补肾水。

【主治】阳症火泻。乃肾中之水衰，不能制火，使胃土关门，不守于上下，所以直进直出，完谷不化，饮食下喉即出，一日或泻十余次，或泻数十次，或昼夜泻数百次。

参附茯苓汤

【来源】《辨证录》卷一。

【组成】人参一两　附子一钱　茯苓五钱

【用法】水煎服。一剂而吐泻止，身热亦退。

【主治】冬月直中阴寒，吐泻交作，身发热者。

参术桂附加熟地汤

【来源】《辨证录》卷一。

【组成】人参　白术各一两　附子　肉桂各二钱　熟地五钱

【用法】水煎服。

【主治】严冬之时，忽感阴寒，唇青身冷，手足筋脉挛急，上吐下泻，心痛腹疼，囊缩甲青，腰不能俯仰，此阴寒中脏之病。

参苓附术加生姜汤

【来源】《辨证录》卷一。

【组成】人参　白术　生姜各一两　附子二钱　茯苓三钱

【用法】水煎服。

【主治】冬月直中阴寒，吐泻交作，身发热者。

疏土汤

【来源】《辨证录》卷四。

【组成】白术　茯苓各一两　肉桂三分　柴胡五分　白芍三钱　枳壳三分　半夏五分

【用法】水煎服。

【主治】因脾胃气郁所致心腹饱满作胀，时或肠鸣，数欲大便，甚则心疼，两胁填实，为呕为吐，或吐痰涎，如呕清水，或泻利暴注，以致两足两跗肿，渐渐身亦重大。

地苓芍桂汤

【来源】《辨证录》卷五。

【组成】熟地二两　茯苓五钱　白芍五钱　肉桂五分

【用法】水煎服。

【主治】伤风后下利，咽痛，胸满心烦。

滑苓汤

【来源】《辨证录》卷六。

【组成】滑石　茯苓各一两

【用法】上为末。井水调服。

【主治】因胃火热甚，而完谷不化，奔迫直泻。

化毒神丹

【来源】《辨证录》卷七。

【组成】生甘草五钱　大黄一两　丹皮五钱　当归一两　雷丸三钱　蒲公英五钱

【用法】水煎服。

【主治】无端一时作泻，腹痛不可止，面青唇黑，几不欲生，肛门之边宛如刀割，大泻倾盆。

【方论】此方生甘草、蒲公英以解毒，合之大黄、雷丸，则祛毒而无太刚之惧，扫毒而无过滞之忧；又得当归、丹皮以助之，但逐毒之秽，而不损肠之阴。

平泻汤

【来源】《辨证录》卷七。

【组成】芍药二两　茯苓一两　白术二两

【用法】水煎服。

【功用】平肝泻水。

【主治】脏腑不调，肝乘脾土，湿气下行，久泻不愈。

【方论】此方用芍药以平肝，用白术、茯苓健脾以去湿。肝气既平，不去刑土，而脾得养，无畏于木气之克。况湿去则土燥，无波可兴，何能作泻？

生阴止泻汤

【来源】《辨证录》卷七。

【组成】山茱萸二两　车前子一两　茯苓一两　白芍二两　肉桂三分　白术一两　甘草五钱　山药二两　薏仁一两

【用法】水煎服。一剂泻减，再剂泻又减，三剂泻全止矣。

【主治】肾水不足以制火，口渴饮水，忽然大泻，一日或十余行，或数十行，昼夜之间，泻至数百次，完谷不化，直下无留。

加味四君汤

【来源】《辨证录》卷七。

【组成】人参　小茴香各三钱　白术　山药各一两　肉桂一钱　萝卜子一钱　甘草一钱　肉豆蔻一枚　茯苓五钱

【用法】水煎服。

【主治】泄泻，饥渴思饮食，饮食下腹便觉饱闷，必大泻后快，或早或晚，一昼夜数次以为常，面色黄瘦，肢肉减削。

存阴汤

【来源】《辨证录》卷七。

【组成】熟地二两　茯苓　山药各一两　车前子五钱　白术二两　甘草　泽泻各二钱

【用法】水煎服。

【功用】急救肾阴。

【主治】口渴饮水，忽然大泻，一日或十余行，或数十行，昼夜之间，泻至数百次，完谷不化，直下无留。

参远汤

【来源】《辨证录》卷七。

【组成】人参　茯苓各一两　白芍二两　黄连三钱　甘草一钱

【用法】水煎服。

【主治】肝经风木挟邪，腹中大痛，手不可按，一时大泻，饮食下喉即出，完谷不化，不可止抑。

逆挽汤

【来源】《辨证录》卷七。

【组成】人参一两　茯苓二两　大黄一两　黄连三钱　栀子三钱　甘草三钱

【用法】水煎服。

【主治】腹中大痛，手不可按，一时大泻，饮食下喉即出，完谷不化，势如奔马不可止抑，顷刻之间泻数十次，一日一夜约至百次，死亡呼吸，此肝经风不挟邪而大泻也。

【方论】此方用人参以固其脾胃之气，则气不至于骤脱，然最奇在用大黄也。盖此泻乃火留于肠胃，非用大黄迅逐，则火不遽散，水不尽流；然徒用大黄，不用黄连、栀子，则火邪甚炽，盘踞于断涧曲溪，未必骤涸，三味并用则大小河渠无不尽行；益之茯苓以分清浊，且是健脾开胃之药，则上气既坚，自无冲决之患；又佐甘草之和缓以调剂于迟速之间，使人参易于生气，所谓剿抚并用无激而死斗之虞，自然风浪息平，水归故道，平成立奏也。

逐魃丹

【来源】《辨证录》卷七。

【组成】苍术二两　干姜三钱　良姜二钱　茯苓一两　甘草一钱　肉桂一钱　管仲三钱

【用法】水煎服。

【主治】寒湿泄泻。

消阴止泻丹

【来源】《辨证录》卷七。

【组成】苍术五钱　白术一两　附子三分　干姜一钱　山药一两

【用法】水煎服。连服十剂，不特泻止，精神亦健。

【主治】大泻。

【方论】此方用苍术以祛邪，用白术以利湿，用姜、附以生阳足矣，何又入山药补阴之多事也？不知人为外邪所侵，不惟阳气消亡，而阴精亦必暗耗，加入山药之补阴者，补真阴之精，非补邪阴之水也。况真阳非真阴不生，补其真阴，正所以速生阳气耳。阳得阴而姜、附无太胜之虞，反能助二术以生至阳之气。矧山药原是健脾利水之神物，原非纯阴无阳可比，故同用以出奇也。

调脾饮

【来源】《辨证录》卷七。

【组成】白芍　茯苓各五钱　白术一两　甘草一钱　陈皮五分　神曲三钱　白豆蔻二粒

【用法】水煎服。

【主治】脏腑不调，肝乘脾土，湿气下行，久泻不愈。

萸柞汤

【来源】《辨证录》卷七。

【组成】山茱萸一钱　柞木枝　肉桂　五味子各二钱　山药　茯苓各一两

【用法】水煎服。十剂愈。

【主治】终年饮酒，不知禁忌，遑醉入房，过于泄精，久则脾气大伤，水泻，一感风寒，遂大泻不止，如溏如积。

黄白茵陈汤

【来源】《辨证录》卷七。

【组成】白芍　茯苓各一两　猪苓三钱　茵陈一钱　白术五钱　甘草一钱　黄连　半夏各五分

【用法】水煎服。

【主治】感湿热又感风邪，厥逆下利，舌卷囊缩，背曲肩垂，项似拔，腰似折，手足俱冷，其腹胀大。

填坎汤

【来源】《辨证录》卷七。

【组成】山茱萸一两 茯苓一两 巴戟天五钱 肉桂三钱 车前子三钱 北五味三钱 人参三钱 芡实一两 白术二两

【用法】水煎服。一剂泻轻，再剂泻又轻，连服十剂，断不再泻。

【主治】命门虚寒，长年作泻，五更时必痛泻二三次，重则五六次，至日间反不作泻。

【方论】此方脾肾兼补，又是分水止泻之药，则湿气自解。况得肉桂以温命门之气，则膀胱易于化水，宁复走大肠而作泻哉？

雷轰丹

【来源】《辨证录》卷七。

【组成】雷丸 红花 甘草各二钱 白芍 车前子各五钱 泽泻 猪苓各二钱

【用法】水煎服。

【主治】受毒作泻。无端一时作泻，大泻倾盆，腹痛不止，面青唇黑，几不欲生，肛门之边宛如刀割。

解醒止泻汤

【来源】《辨证录》卷七。

【组成】白术一两 山茱萸一两 茯苓一两 柞木五钱 黄连三五分 白芍五钱 附子一分

【用法】水煎服。多服为佳。或十服之后，改为丸剂，朝夕服三月。

【功用】大补脾肾，解其湿热之毒。

【主治】酒湿伤脾肾，终年饮酒，不知禁忌，逞醉入房，过于泄精，久则脾气大伤，变成水泻，一感风寒，遂大泻不止，如溏如积。

【方论】此方脾肾双补之药也。用柞木、黄连以解其酒毒；用苓、术以消其水湿；用芍药以敛其耗脱之阴；用附子一分，引群药入肾，以扫荡其湿热，而非助其命门之虚阳也。

解蘖汤

【来源】《辨证录》卷八。

【组成】白术二两 茯苓五钱 肉果二枚 柞木枝五钱

【用法】水煎服。十剂愈。

【功用】解酒毒，益脾肾。

【主治】好耽曲蘖，致成酒积，久则脾肾两亏，五更作泻，淹淹忽忽，饮食少思，时多呕吐，盗汗淋漓。

实脾饮

【来源】《郑氏家传女科万金方》卷五。

【组成】厚朴 木瓜 木香 茯苓 白术 干姜 槟榔 草果 甘草

【用法】加生姜，水煎服。

【主治】泄泻阵阵作痛，脾虚发肿。

升阳除湿防风汤

【来源】《李氏医鉴》卷七。

【别名】升阳除湿智半汤（《嵩崖尊生全书》卷七）。

【组成】苍术（泔浸）四钱 防风二钱 茯苓 白术 白芍各一钱 益智仁 半夏各五分

【用法】加生姜，水煎服。

【主治】胃虚泄泻肠鸣。

木香散

【来源】《冯氏锦囊·杂证》卷五。

【组成】木香 甘草（炒黄） 肉果（面裹煨，粗纸打去油） 诃子肉（炒黄）各五钱 苍术（炒黄） 泽泻（炒） 厚朴（姜汁拌炒） 茯苓（焙） 干姜（炒深黄） 车前子（焙） 广皮（炒） 白术（土炒） 木通（焙）各一两 猪苓（炒）二两 肉桂（去皮，不见火）三钱

【用法】上为末。生姜炒，砂仁汤调下。

【主治】久泻脾虚，及变慢脾风候。

加减五苓散

【来源】《冯氏锦囊杂症》卷五。

【组成】留白广皮三两（炒） 苍术四两（炒黄） 白术五两（炒黄） 白茯苓六两（焙） 甘草二两（炙） 白扁豆六两（炒黄） 泽泻二两（炒）

【用法】上为细末。每用黑沙糖调，煨姜汤下。

【主治】脾虚湿热作泻。

加味平胃散

【来源】《冯氏锦囊·杂症》卷五。

【组成】留白广皮（炒） 白扁豆（炒黄）各二两四钱 苍术（炒深黄）三两二钱 厚朴（姜汁炒）一两六钱 甘草一两（炒） 木通（炒）八钱

【用法】上为细末。姜汤调下。

【主治】水泻，脾胃不和，不进饮食。

育脾固肾地黄丸

【来源】《冯氏锦囊·杂症》卷十一。

【组成】熟地黄八两（姜酒煨，捣烂入药） 山茱萸（去核）五两（酒拌蒸，晒干，炒） 白茯苓四两（焙） 怀山药六两（炒黄） 泽泻三两（淡盐酒拌，晒干，炒） 五味子二两 补骨脂四两（盐酒浸一宿，炒香） 菟丝子（酒洗晒干，炒，另研净末）六两（即入药丸，勿令出气）

【用法】上为末，用熟地捣烂入药，如干，加饴糖浆，为丸。每早米饮汤送下四钱，临晚食前白汤送下三钱。

【主治】肾虚晨泻。

【宜忌】戒酒面，以杜湿热。

木香散

【来源】《张氏医通》卷十六。

【组成】甘草 干姜各二两 附子一两 丁香 木香 肉豆蔻 广藿香 诃子肉 赤石脂各一两

【用法】上为散。每服三钱，陈米汤下。

【主治】虚寒滑泄不止。

五味丸

【来源】《嵩崖尊生全书》卷九。

【组成】人参 五味 故纸 白术各五钱 吴萸一钱二分半 巴戟五钱 山药（姜炒） 茯苓各七分半 肉蔻五钱 龙骨二钱半

【用法】酒糊为丸服。

【主治】脾肾泻。

升胃散

【来源】《嵩崖尊生全书》卷九。

【组成】黄耆二两 人参 陈皮 炙草各一钱 升麻七分 柴胡 归身 益智各五分

【主治】泄泻，一日便三四次，溏而不多，小便黄。

金锁玉玄丹

【来源】《嵩崖尊生全书》卷九。

【组成】龙骨（煅）三钱 朱砂三钱 茯苓八钱 巴戟 肉苁蓉（焙） 芦巴（焙）各一两六钱 故纸（炒）一两 五倍子八钱

【用法】酒糊为丸服。

【主治】天将明必溏泄一次，为肾泄。

保和汤

【来源】《嵩崖尊生全书》卷九。

【组成】苍术 厚朴 白术 山楂 神曲 麦芽 半夏 茯苓 陈皮 甘草

【主治】停食积火，腹痛而泻，泻后痛减。

虚六散

【来源】《嵩崖尊生全书》卷九。

【组成】滑石五钱 甘草 黄连各一钱 吴萸二分

【主治】湿热所致吞酸，泻泄，肛门热。

实脾汤

【来源】《嵩崖尊生全书》卷十三（三让堂本）。

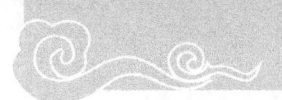

【别名】白术汤（原书锦章书局本作）。

【组成】白术二钱　人参二钱　肉果一钱半　茯苓　白芍各一钱　陈皮一钱　炮附八分　炙草七分　升麻五分

【主治】久泻脱肛。

止泻汤

【来源】《嵩崖尊生全书》卷十五。

【组成】陈皮三分　白术八分　赤苓七分　甘草三分　苍术五分

【主治】小儿泄泻。

【加减】伤食泻，酸臭，加山楂、厚朴、枳实；热泻，红赤黄色，加姜炒黄连、滑石、木通；暑月，加香薷、猪苓、泽泻；虚或久泻，加人参、白术、苡仁、山药；带惊，加天麻；久泻，再参服参香散。

分消饮

【来源】《医学传灯》卷下。

【组成】羌活　白芷　柴胡　川芎　枳壳　山楂　陈皮　猪苓　泽泻

【用法】水煎服。

【主治】湿泻初起，腹中不痛，所泻皆水；或遍身发肿，身热脉数者。

【加减】热盛，加山栀、黄芩。

枳朴柴陈汤

【来源】《医学传灯》卷下。

【组成】柴胡　黄芩　半夏　甘草　陈皮　白茯苓　枳壳　厚朴　赤芍

【主治】泄泻，脉滑有热者。

消肿健脾汤

【来源】《医学传灯》卷下。

【组成】人参　白术　白茯苓　甘草　车前子　泽泻　厚朴　苡仁　炮姜　附子　陈皮　山药

【主治】久泻脾虚，以及发肿。

脾肾双补汤

【来源】《医学传灯》卷七。

【组成】人参　山药　扁豆　车前子　白茯　白芍　葳蕤　菟丝子　杜仲　山芋　白蔻　石斛

【用法】水煎服。

【主治】泄泻。

扶土抑木煎

【来源】《重订通俗伤寒论》。

【组成】炒白芍六钱　炒白术三钱　煨防风一钱半　新会皮一钱　炒黄芩二钱　煨葛根一钱

【功用】扶土抑木。

【主治】挟泻伤寒。

【加减】肝邪侮脾，腹鸣痛泻，加豆豉、焦栀之类。

固下人参煎

【来源】《重订通俗伤寒论》。

【组成】党参　麸炒白术　附子　化龙骨　肉果霜各一钱半　诃子　炮姜　木香各一钱

【用法】陈粳米、大枣为引。

【主治】寒凉过剂，伤脾损胃，脾阳下脱，不喜食物，下利清谷，及下脓血，漏底不止，肢体厥冷，面色淡白，动则出汗，独语如见鬼，声颤无力，喜向里卧，似寐非寐，呼之不应，舌色淡红无神，脉沉伏或微弱无力。

沉香末子

【来源】《幼科指掌》卷三。

【组成】香附（盐水炒）　槟榔　厚朴（姜汁炒）　陈皮（炒）各四两　枳实　青皮　山楂　麦芽　神曲（炒）　萝卜子（炒）　白酒药（炒）各二两　柴胡　川芎　桔梗各一两二钱　白术　干姜　沉香　木香各一两

【用法】上为末。周岁，每服七分；二三周者，每服一钱，糖拌，空心食前以姜汤送下。

【主治】

1.《幼科指掌》：小儿胃热泻，身热能食，泻

出臭秽稠粘，面色黄赤，眼昏多眵，口渴饮水，烦躁不安，鼻干唇红，小便秘涩，或短少而赤，风气二关红黄青色，脉弦而数。

2.《寿世新编》：因乳食伤脾胃，以致呕吐泄泻，痢疾、疟疾、心腹疼痛，大便下血，寒热不止，及胸腹胀满，嗳气作酸，恶心，恶闻食气，及不思食，下泄臭屁者。

封脐膏

【来源】《良朋汇集》卷三。

【组成】穿山甲五钱　木鳖仁三钱　香油一斤

【用法】将油入锅内，炸药黑色去滓，下黄丹七两，搅，滴水成珠后，下乳香、没药各三钱半，冷温下麝香一分搅匀。任意摊贴。预先贴肚脐一张，则无肚腹泻痢等症。

【主治】夏月失其盖被，乃至肚腹不调。

大顺饮

【来源】《伤寒大白》卷三。

【组成】缩砂　草豆蔻　厚朴　青皮

【用法】生姜汤调服。

【功用】辛散疏利。

【主治】因热伤冷，误服寒凉，中焦凝滞，六脉沉迟，或沉大，呃逆腹痛，肠鸣下利。

【方论】本是阳症，因过服寒凉，以致腹痛，故用辛散疏利。缩砂、草蔻温燥，以开寒凝；厚朴、青皮辛散，以散滞气。

苍术四苓散

【来源】《伤寒大白》卷四。

【组成】四苓散加苍术　防风

【主治】下利，小便不利。

【方论】此方表有风湿，里有湿热，故以苍防散在表之风湿，以四苓利在里之湿热。

苍防干葛汤

【来源】《伤寒大白》卷四。

【组成】苍术　防风　干葛　白芷　厚朴　甘草

【主治】下利，风湿伤阳明，额痛目痛，手足拘痛，身热多汗，六脉长大。

羌防柴苓汤

【来源】《伤寒大白》卷四。

【组成】羌活　防风　柴胡　茯苓　黄芩　半夏　广皮　甘草

【主治】外感下利。

桂枝防风汤

【来源】《伤寒大白》卷四。

【组成】桂枝　防风　桔梗　厚朴　苍术　甘草

【主治】风寒湿热三气下利。

【加减】若风热、湿热，当以羌活易桂枝。

【方论】用桂枝、防风去太阳风寒；用苍术去阳明风湿。

芍药黄芩汤

【来源】《顾松园医镜》卷六。

【组成】白芍（炒）二至四钱　甘草　黄芩　黄连　枳壳　橘红　茯苓各一至三钱

【主治】热邪传入太阴，腹满咽干，吐而食不下，自利而腹痛。

【加减】便脓血，加地榆，调服滑石末三五钱；便脓血不止，佐以升麻（醋炒）三至七分、葛根钱许；若呕吐者，加石莲子（去心，炒黄）、陈松萝茶各三五钱；腹满呕吐者，去甘草。

【方论】此方和解清热为主，佐以利气除湿之药。方中白芍安脾胃而和血脉，治腹痛而止泻利，黄连清热邪，枳壳破结气，橘红通滞气，茯苓益脾胃，止吐泻。

白虎丹

【来源】《奇方类编》卷上。

【别名】生生丹（《仙拈集》卷一）。

【组成】生白矾一两　枯白矾一两

【用法】上为末，用艾叶熬汤，打面糊二两为丸，如黑豆大，雄黄为衣。每服大人五丸，小儿三丸，

白滚汤送下。赤痢，甘草汤下；白痢，姜汤下；泄泻，米汤下；疟疾，桃枝汤下。

【主治】水泻痢疾。

早起避秽丹

【来源】《奇方类编》卷下。

【别名】避秽丹（《仙拈集》卷四）。

【组成】苍术（米泔水泡，去皮，炒黄） 于白术（炒） 广皮 厚朴（姜炒）各三两 生甘草 白蒺藜（去刺，炒） 丹参各一两五钱

【用法】炼蜜为丸，如龙眼大。每服一丸，白滚汤送下。

【主治】早起或冷暖不时，或食油腻，或闻秽气，多有呕吐腹痛、泄泻等症，并治感冒风邪、寒暑疟疾。

加味平胃散

【来源】《幼科直言》卷四。

【组成】苍术（制） 厚朴（炒） 陈皮 木香 白芍 山楂肉 槟榔 泽泻

【用法】生姜为引。或兼用和中丸。

【主治】小儿伤食泻，肚痛作渴，或泻糟粕恶臭。

苓白术散

【来源】《幼科直言》卷四。

【组成】人参四钱 白术（炒）一两 木香四钱 莲肉（去皮心）一两 砂仁五钱（去壳） 白茯苓一两 甘草六钱 陈皮六钱 山药一两 黄耆一两（蜜炙）

【用法】上为细末。每服一钱，或五分，陈皮汤或生姜汤调下。若缺人参，再加黄耆五钱亦可。

【主治】小儿泄泻。

调脾散

【来源】《幼科直言》卷四。

【组成】炒白术 炒白芍 白茯苓 陈皮 甘草 木香 砂仁 官桂 麦芽

【用法】加生姜一片，大枣一个，水煎服。

【功用】温脾胃。

【主治】小儿虚寒作泻，或伤冷乳即作渴，泻青白色，或腹痛，或兼吐乳食。

大健脾糕

【来源】《灵验良方汇编》卷一。

【组成】茯苓 白扁豆（炒去壳） 山药（炒） 莲子（去心） 芡实（去壳，净炒）各八两 麦芽（炒）四两 砂仁四两 广皮二两 甘草（炙）四两 米五升（半糯米、半晚米，炒至老黄色，同上诸药磨为粉）

【用法】饥时用白滚汤加白糖调服。

【主治】泄泻。

【方论】此方既大健脾，而又味皆可口，毫无药气。老人、小儿脾胃虚弱者，用此作点心，功效不胜述。若欲常服省费，则茯苓、砂仁不用亦可。磨成粉后，须停三日，使火气尽出方可服。

薏苡仁散

【来源】《麻科活人全书》。

【组成】薏苡仁 淮山药 白茯苓 谷麦芽 白扁豆 香附米 山楂肉 甘草

【用法】水煎服。

【主治】麻疹后泄泻。

加味七神丸

【来源】《医学心悟》卷三。

【组成】肉豆蔻（面裹煨） 吴茱萸（去梗，汤泡七次） 广木香各一两 补骨脂（盐酒炒）二两 白术（陈土炒）四两 茯苓（蒸）二两 车前子（去壳，蒸）二两

【用法】大枣煎汤选为丸。每服三钱，开水送下。

【主治】肾泻。

【方论】《证因方论集要》：此足少阴太阴药也。补骨脂辛苦大温，能补相火以通君火，火旺乃能生土，故以为君；肉豆蔻辛温，能行气消食，暖胃固肠；吴萸辛热，除湿燥脾，能入少阴厥阴气分而补火；白术、茯苓苦甘补土，所以防水；木香辛苦，功专调气散滞；车前子味甘渗湿治泻。盖

久泻皆由肾命火衰，不能专责脾胃，故大补下焦元阳，使火旺土强，则能制水而不复妄行矣。

黄连葛根汤

【来源】《麻科活人全书》卷三。

【组成】黄连（酒炒）　葛根　升麻　甘草

【用法】水煎服。

【主治】麻后泄泻及便脓血者。

一粒丹

【来源】《惠直堂方》卷一。

【组成】巴豆十粒　半夏十粒　丁香一钱　雄黄（醋煮，研）一钱　朱砂五分（为衣）　麝香五厘（为末）

【用法】酒糊为丸，如红豆大，朱砂为衣。以茶汁润脐纳药，上盖膏药良久。有积即行，无积则止。

【主治】痢疾，水泻，脾泄尤效。

太和丸

【来源】《惠直堂方》卷一。

【组成】红丹二两（飞净）　杏仁一百粒（去皮尖）　巴豆仁四十粒（去衣油）　乳香（去油）　没药（去油）各二钱

【用法】上药各为细末，黄蜡一两二钱化开，搅药末为丸，如绿豆大。每服十五丸，红痢、甘草汤送下；红白痢，甘草姜汤送下；白痢，姜汤送下；里急后重，白汤送下；水泻，米汤送下。

【主治】痢疾，泄泻。

【宜忌】如人小或虚弱，须减少用。孕妇忌服。

如意丹

【来源】《惠直堂方》卷一。

【组成】苍术（米泔浸一宿，晒）十二两　厚朴（姜汁炒）十二两　甘草（去皮）八两　木通（去皮）八两　莪术（醋炒）六两　陈皮十二两　三棱（去毛）六两　枳壳（去瓤）十两

【用法】上为细末，将三年陈晚米一斗，巴豆四百九十粒同炒至黄色，拣去巴豆，碾米为末，

同前药水泛为丸，如梧桐子大。小儿一岁服一分，至十五岁服二钱五分，十六岁以上服三钱，不能服丸者，可研化服。肚腹痛，枳壳汤送下；食伤气滞腹痛，砂仁汤送下；隔食风寒，胸膈饱满，头痛发热，生姜葱头汤送下；心腹时常作痛，或大便不实，嗳气吞酸作胀，水泻及白痢，生姜汤送下；红痢，甘草汤送下；红白痢，甘草生姜汤送下；痞积气块作痛，生姜汤送下；停食，槟榔汤送下；逆气上升噎满，生姜汤送下；气塞痛，陈皮汤送下；其余诸病，俱滚汤送下。

【主治】伤食气滞腹痛，隔食风寒，胸膈饱满，头痛发热，大便不实，或水泻，痢疾，嗳气吞酸噎满，痞积气块作痛等证。

【宜忌】孕妇忌用。

五香夺命丹

【来源】《惠直堂方》卷二。

【组成】沉香　木香　丁香　乳香　没药（各去油）　葶苈　牙皂　巴豆（去壳衣，捣烂，纸包压去油）各一钱

【用法】生甘草五分煎汤，打神曲糊为丸，如粟米大。每服七丸，或五丸三丸，量人虚实大小，俱用冷水或温开水送下。

【主治】急慢心痛，绞肠痧症，酒疾冷病，小儿夹食伤寒，泻痢积聚，妇人血块，食痞噎食。

辰砂五苓散

【来源】《种痘新书》卷十二。

【组成】五苓散加辰砂　滑石　木通

【用法】灯心汤为引。

【功用】分阴阳，利水道。

【主治】热泻烦谵。

参苓和脾散

【来源】《种痘新书》卷十二。

【组成】人参　白术　茯苓　山药　莲子　桔梗　苡仁　藿香　砂仁　炙草

【主治】脾胃两虚，泄泻腹痛，痘不起发。

【加减】虚甚，加干姜。

星半蛤粉丸

【来源】《医略六书》卷十九。

【组成】南星二两（制）　苍术一两半（炒）　半夏一两半（制）　白术一两半（炒）　蛤粉三两（煅）　广皮一两半（炒）

【用法】上为末，神曲浆糊为丸。每服三钱，淡生姜汤送下。

【主治】温痰肿胀，泄泻、白浊，脉弦细者。

卫生汤

【来源】《医略六书》卷二十五。

【组成】白术三钱（土炒）　升麻八分　人参一钱半　茯苓二钱　川连一钱　木香一钱　山药三钱（炒）　泽泻一钱半　扁豆三钱（炒）　炙草八分

【用法】水煎，去滓温服。

【主治】脾虚下利而脉弱者。

【方论】脾虚气陷不能敷化，而湿热不消，清浊相混，故下痢不止焉。人参扶元补脾气，白术燥湿健脾气，茯苓渗湿气，甘草缓中气，山药补益脾阴，扁豆健益脾气，木香调气醒脾胃，川连清脾燥湿热，泽泻降浊阴以利湿热，升麻升清阳以散积滞也。水煎温服，使湿热顿化，则脾气自壮，而健运有权，积滞无不消，安有下痢之患乎？此补脾分利之剂，为脾虚下利之专方。

白术桂枝汤

【来源】《医略六书》卷二十五。

【组成】白术三钱（炒）　桂枝一钱半　白芍一钱半　炙草八分　大枣三枚　生姜三片

【用法】水煎，去滓温服。

【主治】风木干脾，身热泄泻，脉弦虚者。

【方论】风干胃腑，木旺乘脾，不能敷化而营卫乖和，故身热不解，泄泻不止焉。白术壮脾胃以杜风，桂枝散风邪以平木，白芍敛阴安脾土，炙草缓中益胃气也。更以姜、枣调和营卫，使风邪外解，则肝木和平，而胃阳不复陷，脾阴日渐充，何虑身热不解，泄泻不除乎？此培土杜风之剂，为土虚木乘风泄之专方。

理苓汤

【来源】《医略六书》卷二十五。

【组成】白术三钱（炒）　炮姜一钱半　茯苓三钱　泽泻一钱半　猪苓一钱半　肉桂一钱半（去皮）　甘草六分

【用法】水煎，去滓温服。

【主治】寒湿伤脾，痛泻，脉弦细者。

【方论】寒湿伤脾，气化不能通调，故腹痛溺涩泄泻不止焉。白术健脾燥湿，炮姜温中散寒，茯苓渗脾湿，炙甘草益中气，猪苓利三焦之湿，肉桂壮下焦之火，泽泻通利膀胱以快小便也。水煎，温服，使火温土健则寒湿自化，小便无不利，腹痛泄泻无不瘳矣。此利水温土之剂，为寒湿伤脾痛泻之专方。

椒朴丸

【来源】《医略六书》卷二十五。

【组成】川椒三两（炒，去闭口）　厚朴一两半（制）　干姜一两半（炒）　小茴三两（盐水炒）　茯苓三两　益智三两（盐水炒）

【用法】上为末，酒糊丸。每服三钱，米饮送下。

【功用】温中散冷。

【主治】伤冷腹痛，泄泻，脉紧者。

【方论】胃伤生冷，寒结于中，不能敷化精微四达，故泄泻腹痛不止焉。川椒补火温中以散冷，厚朴散满除湿以宽中，干姜暖胃止痛，茯苓渗湿止泻，小茴温经络化气，益智摄寒涎厚肠。酒丸以行药力，米饮以和胃气也。使生冷消化，则脾胃调和而敷化有权，腹痛泄泻有不止者乎？

升阳除湿汤

【来源】《医略六书》卷二十六。

【组成】羌活一钱半　独活一钱半　苍术一钱半（炒）　防风一钱半　葛根一钱半　藁本一钱半　升麻八分（醋炒）　白芷一钱半　炙草一钱半

【用法】水煎，去滓温服。

【主治】清气下陷，溲泻，经停，脉浮者。

【方论】清气下陷，外邪不能解散，而清阳不升，故泄泻不已，天癸不至焉。羌活散太阳之邪从玄

府而泄，独、葛散阳明之邪由肌腠而泄，苍术、白芷散外邪以燥湿强脾，藁本、升麻升清阳以直通巅顶，炙草缓中以和胃气也。水煎温服，使外邪从汗而解，而清阳之气不复下陷，其内侵之湿无不驳驳四布外达，何有泄泻不止，天癸不行之患哉！

肉果理中汤

【来源】《医略六书》卷三十。

【组成】人参一两半　白术三两（炒）　干姜一两半（炒）　肉果一两半（面包煨）　炙草八钱

【用法】上为散。每服三钱，乌梅汤煎下。

【主治】泄泻，脉虚缓者。

【方论】产后脾胃阳虚，寒邪袭入，而胃气不固，失纳化蓄泄之权，故泻利不禁焉。人参扶元以补胃气；白术扶土以健脾气；干姜温中补火，力主散寒；肉果涩阳固胃，功专止泻；炙草缓中以益胃气也；乌梅汤煎，使脾能健运，则胃阳自强，而寒邪消散，中气完固，安有泻痢不禁之患乎。

芍药芩连葛根汤

【来源】《医宗金鉴》卷四十二。

【组成】甘草　芍药　黄芩　黄连　葛根

【主治】火泻。

苓桂理中汤

【来源】《医宗金鉴》卷四十二。

【组成】理中汤加肉桂　茯苓

【功用】降阳利水。

【主治】火虚上乏，口糜，泄泻。

泻心导赤散

【来源】《医宗金鉴》卷四十二。

【组成】生地　木通　黄连　甘草梢

【用法】滚汤淬服之。

　　本方加灯心为引，水煎服，名"泻心导赤汤"（原书卷五十一）。

【主治】口疮糜烂，泄泻。吐舌，面红烦渴，尿赤涩。

茯苓车前子饮

【来源】《医宗金鉴》卷四十二。

【组成】茯苓　车前子各等分

【用法】煎汤，时时代饮。

【功用】利水导热。

【主治】小便甚少，下利不止。

和气饮

【来源】《医宗金鉴》卷五十二。

【组成】苍术　紫苏　防风　赤苓　豆豉　藿香　陈皮　厚朴（姜炒）　炙甘草

【用法】加生姜、灯心，水煎服。

【功用】温散。

【主治】小儿断脐失护，风冷乘入，传于大肠，遂成脐寒泻，粪色青白，腹痛肠鸣。

加味连理汤

【来源】《医宗金鉴》卷六十五。

【组成】白术（土炒）二钱　人参　白茯苓　黄连　干姜各一钱　甘草（炙）五分

【用法】水煎，热服。

【主治】口糜，口臭，泄泻。

晨泻散

【来源】《绛囊撮要》。

【别名】米莲饮（《卫生鸿宝》卷一）。

【组成】老黄米三合（炒）　莲肉二两　白术　干姜各二钱　木香一钱　砂糖一两

【用法】上为细末。每服三钱，空心白汤调下。

【主治】老人脾虚，五更泄泻。

橘饼汤

【来源】《绛囊撮要》。

【组成】橘饼

【用法】细嚼，滚水送下。

【功用】除膈止消。

【主治】《仙拈集》：伤食生冷瓜果，泄泻不休。

建脾理中汤

【来源】《医方一盘珠》卷三。

【组成】人参　白术（土炒）　白苓　白芍（酒炒）各八分　陈皮　苍术　炮姜　升麻　甘草　肉豆蔻（煨，去油）　诃子（煨，去核）

【用法】红枣为引。

【主治】脏寒泄泻，饮食入胃，完谷不化，服香砂六君子汤不应者。

枳实理中汤

【来源】《医方一盘珠》卷四。

【组成】人参　白术　甘草　干姜　枳实　木香　茯苓

【用法】灯心为引。

【主治】脾虚腹满，肠鸣飧泄，饮食不化。

加味平胃散

【来源】《金匮翼》卷七。

【组成】苍术　厚朴　陈皮　甘草　缩砂　草果　山楂子　麦芽

【用法】水煎服。

【主治】食积泄泻，噫气作酸，泄而腹痛甚，泻后痛减，臭如抱坏鸡子。

六味合四神丸

【来源】《医方一盘珠》卷八。

【组成】熟地一钱　枣皮　茯苓　淮山药各八分　泽泻　丹皮　故纸（炒）　吴萸（炒）各六分　肉蔻（煨去油）六分

【用法】生姜、大枣为引。

【主治】小儿泄泻，日少夜多。

【加减】四肢冷者，加附子、肉桂各五分。

神效丸

【来源】《医方一盘珠》卷八。

【组成】藿香一两　砂仁（微炒）一两　白茯苓一两　赤茯苓一两　煨甘草一两　生甘草一两

【用法】上为丸，每丸重一钱。

【主治】胃虚泄泻，并治呕吐。

【加减】火呕泄者，加竹茹、石膏。

止泻散

【来源】《幼幼集成》卷三。

【组成】车前子（以青盐水炒七次）二两　白茯苓（炒）二两　山药（炒）二两　炙甘草六钱

【用法】上为细末。每服二三钱，炒米汤调下；乌梅汤更好。

【主治】久泻。

加味四君子汤

【来源】《幼幼集成》卷三。

【组成】人参　漂白术　白云苓　当归身　杭白芍　炙甘草各一钱

【用法】加生姜三片，大枣三枚。水煎，温服。

【主治】小儿先痢而变泻者。

止泻汤

【来源】《医碥》卷七。

【组成】白术　茯苓　炙甘草　白芍　陈皮　车前　木通

【用法】水煎服。

【主治】湿泻，小便不利，肠中漉漉有声，腹不痛，脉沉缓，体重软弱；或痰泻，腹中隐隐微痛，或觉冷，下如稠饮，时泻时不泻，或多或少，不食不饥，昔肥今瘦，脉滑。

【加减】痰泻，加半夏、海粉；肝泻，泻而两胁痛，加柴胡、青皮。

大柴胡加玄参地黄汤

【来源】《四圣悬枢》卷四。

【组成】柴胡三钱　黄芩二钱　半夏三钱　芍药一钱　枳实一钱　大黄二钱　生姜二钱　大枣二枚　玄参二钱　生地三钱

【用法】流水煎大半杯，分二次温服。

【主治】少阳疹病，半入阳明胃腑，呕吐泄利。

止久泻丸

【来源】《种福堂公选良方》卷二。

【组成】黄丹（飞过）　枯矾　黄蜡各一两　石榴皮八钱（炒）

【用法】将蜡熔化小铜勺内，再以丹、矾二味细末投入，乘热为丸，如豆大。每服五丸。红痢，空心清茶送下；白痢，空心姜汤送下。

【主治】一切久泻、久痢。

火腿红曲散

【来源】方出《种福堂公选良方》卷二，名见《医学从众录》卷七。

【组成】陈火腿骨（煅存性，研末）　红曲　松花各等分

【用法】上为细末。砂糖调，陈酒送下。

【主治】脾泄。

玉露霜

【来源】《种福堂公选良方》卷三。

【组成】白术二两（炒）　陈皮一两五钱　莲肉四两（去心）　薏苡仁四两（炒）　糯米绿豆　陈米锅焦各一升（俱炒）

【用法】上为末，收贮。每服二三两，临用时量加糖霜，滚水调服。

【主治】老人脾泄。

芩蔻人参汤

【来源】《四圣心源》卷六。

【组成】人参二钱　甘草二钱　白术三钱　干姜三钱　茯苓三钱　肉蔻一钱（煨，炒）　桂枝三钱

【用法】水煎大半杯，温服。

【主治】泄利。

【加减】大便寒滑不收，小便热涩不利，加石脂以固大肠，粳米以通水道。

【方论】泄利缘肠胃寒滑，法以仲景理中为主，而加茯苓燥土，肉蔻敛阳，桂枝疏木，泄利自止。

桂枝汤

【来源】《活人方》卷三。

【组成】防风三钱　羌活二钱　茯苓一钱五分　陈皮一钱五分　苏叶一钱　桂枝五分　甘草二分　生姜三片

【用法】水煎，午前后服。

【主治】三阴自利。

理中汤

【来源】《活人方》卷三。

【组成】白术三钱　人参一钱五分　黄耆一钱五分　茯苓一钱五分　陈皮一钱　泽泻一钱　炮姜五分　肉桂五分　砂仁七分　甘草二分

【用法】水煎，早空心、午前服。

【主治】三阴自利。

六神丸

【来源】《活人方》卷四。

【组成】白术八两　肉果（面煨）二两　五味子（焙干）一两　粟壳（醋炒）二两　补骨脂（盐炒）四两　肉桂一两　吴茱萸（滚水泡浸，晒干，醋炒）一两

【用法】醋糊为丸。每服二三钱，空心姜汤送下。

【功用】久服能使脾土健运，肾气固摄，阳升阴降，水道分利。

【主治】五泄，昼夜无度，滑泄不禁，精力虚惫，形神枯萎者。

固肾启脾丸

【来源】《活人方》卷四。

【组成】白术八两　茯苓四两　补骨脂四两　杜仲四两　肉果二两　五味子二两　粟壳二两　肉桂一两　吴茱萸一两

【用法】上药醋调，炒米粉糊为丸。每服三钱，早空心米汤吞服。

【主治】脾肾之元气两虚，或水无土以蓄泄，而有泄泻肿胀之恙，或土无火以腐熟，而致倒饱嗳腐。

培元固本启脾丸

【来源】《活人方》卷四。

【组成】六神丸一料　人参二两　茯苓四两

【用法】黎明米汤送下，宜于久服。

【主治】脾肺肾元气久虚，清阳不能实四肢，而反沉陷于至阴之下，不克启发，凡交黎明或午前，随气下迫泄泻数次，日久无度，而精神虚惫，形消骨痿者。

丁矾散

【来源】《仙拈集》卷一。

【组成】枯矾一钱　丁香五分

【用法】上为末。黄酒调服。

【主治】水泻不止。

七仙散

【来源】《仙拈集》卷一。

【组成】白术　白芍（炒）各钱半　茯苓　泽泻　厚朴　黄连各一钱　干姜五分　乌梅肉二钱（丸用三钱）

【用法】加生姜三片，水煎，食前服。为末，神曲糊丸，尤妙。

【主治】一切泄泻。

车术散

【来源】《仙拈集》卷一。

【组成】白术　车前子各等分

【用法】上为末。每服三钱，米饮送下。小儿减半。

【主治】暑热暴泻。

【验案】脾虚久泻　《中国乡村医药》（2001，7：22）：用本方治疗脾虚久泻56例，结果：痊愈30例，好转17例，无效9例，总有效率83.9%。

止痛饮

【来源】《仙拈集》卷一。

【组成】生姜　豆豉　胡椒各三钱

【用法】煎汤，热服。

【主治】泄泻，腹痛。

炒米面

【来源】《仙拈集》卷一。

【组成】陈腊炒米

【用法】下锅炒脆，研筛细末。黑糖调吃，候饥时热吃。不可稀，亦不可饮汤水，茶亦不可吃太饱，本日即愈。

【主治】脾泻，水泻。

查糖散

【来源】《仙拈集》卷一。

【组成】山查（炒黑）

【用法】上为细末。每服三钱，调沙糖五钱，滚汤调匀食之。

【主治】水泻不止，红白痢疾，霍乱吐泻。

黄连散

【来源】《仙拈集》卷一。

【组成】黄连一两　生姜四两

【用法】捣烂，慢火同炒，待药枯，去姜，取连为细末。每服二钱，空心以米饮调下。愈即勿服。

【主治】脾泻久有热者。

椒术丸

【来源】《仙拈集》卷一。

【组成】川椒　苍术各一两　肉桂五钱

【用法】上为末，醋糊为丸，如梧桐子大。每服五十丸。

【主治】久泻，飱泄不化。

天仙面

【来源】《仙拈集》卷三。

【组成】糯米一升

【用法】水浸一宿，沥干，慢火炒令极熟，磨面；加山药二十两（炒，为末），和米粉内。每日清晨用半盏，入白糖二匙，椒末少许，将极滚汤调食。

【功用】补虚损。

【主治】泄泻，饮食少进。精寒不孕。

四制白术散

【来源】《方症会要》卷二。

【组成】白术一斤（米泔水浸软，咀片，分作四份，一份用白豆蔻仁炒，一份用破故纸炒，一份用五味子炒，俱以炒干为度，拣去同炒药）

【用法】将白术研极细，用陈仓米、莲子作粉，打糊为丸，如梧桐子大。量服。

　　本方方名，据剂型当作四制白术丸。

【主治】脾泄。

雄猪肚丸

【来源】《方症会要》卷二。

【组成】白术四两（土炒）　莲子一斤（去心皮）　雄猪肚（不下水者）

【用法】将白术、莲子共研细末，量猪肚大小，去油净，装药入肚内，以线缝之，文武火煮极烂，捣为丸，如梧桐子大。每服二三钱，早上或中午用米汤送下。

【主治】脾泄，妇人崩漏。

【加减】凡遇消渴症，去白术，用黄连、天花粉各四两，如法连用酒炒制莲子半斤，仍如前法制入猪肚内为丸。常服止渴生津。

芍苓汤

【来源】《医林纂要探源》卷九。

【组成】泽泻一钱　茯苓八分　猪苓八分　白术八分　木通八分　黄连八分　黄芩八分　芍药一钱六分

【用法】水煎服。

【主治】麻后 积热遗于大肠泄泻者。

【方论】热逼大肠则泻，大肠非有热也，自小肠遗之；小肠之热，自心遗之；心之热自脾胃归之。泄脾胃之水而行之膀胱，泻心肺之热而达之小肠，小肠能分泌水谷，三焦水道通利，则大肠无热矣。方中四苓散以行水道，自脾胃而引之下达于膀胱，水行则热息；木通泻心热于小肠；黄连泄心肝之热，且厚肠胃；黄芩泻肺热于大肠，芍药以敛阴和脾补肺，而和大肠。

宁和堂暖脐膏

【来源】《串雅内编》卷一。

【组成】香油一升（或麻油）　生姜一斤（切片）　黄丹（飞过）半斤

【用法】熬膏。摊布贴脐上。

【主治】水泻、白痢。

【宜忌】孕妇忌贴。

截泻丸

【来源】《串雅内编》卷一。

【组成】黄丹（飞过）　枯矾　黄蜡各一两　石榴皮八钱（炒）

【用法】将蜡于小铜勺内溶化，再以丹、矾等三味研细末，投入乘热为丸，如绿豆大。每服五丸，空心服。红痢，清茶下；白痢，姜汤下。

【主治】一切久泻，诸药不效者。

八仙糕

【来源】《疡医大全》卷九引郑氏方。

【组成】菟丝子　鱼鳔（切片）　干面（炒珠）　山药（炒）　芡实（炒）　白茯苓　建莲肉（去心，炒）　薏苡仁（炒）　白扁豆（炒）各四两　谷芽（炒）八两　粳米（炒黄）十八两　锅巴三十六两

【用法】上为细末。每早用一二两，入白糖少许，开水调服。

【主治】脾泄，肾泄，并远年休息痢。

加味平胃散

【来源】《疡医大全》卷三十二。

【组成】苍术八分 芍药一钱 白术 神曲 陈皮 厚朴各五钱 白芷 甘草各三分

【用法】上为细末。人参汤调服；吐泻相兼，用木香汤下；饮食不思，山楂汤下；烦躁口渴，麦冬汤下；二便不利，木通汤下；夜间啼哭，元胡青皮汤下；诸般杂证，米汤下；肚痛不止，芍药花粉汤下。

【主治】小儿吐乳吐食，泄泻伤寒。

实肠汤

【来源】《疡医大全》卷三十三。

【组成】白术（土炒）一钱 赤石脂五分 甘草四分 龙骨三分 枯矾二分

【用法】水煎服。

【主治】痘泄泻。

消食散

【来源】《医部全录》卷四四五。

【组成】神曲（炒） 麦芽（炒） 三棱 青皮 香附 山楂 厚朴 甘草 藿香 枳实 地黄 砂仁 黄连 枣子各等分

【用法】上为末。白汤调下。

【主治】小儿腹大泄泻，水谷不化，吃食不知饥饱。

加减六君子汤

【来源】《医部全录》卷四九一。

【组成】人参 白术 白茯 甘草（炙） 黄耆（炙） 陈皮 山楂 神曲（炒） 木香 升麻 砂仁

【用法】大枣为引，水煎服。

【主治】出痘泄泻能食者。

枳术丸

【来源】《文堂集验方》卷一。

【组成】白术（面炒） 赤芍（酒炒）各二两 枳实（面炒）一两 广皮一两

【用法】用新荷叶汤，煮老黄米为丸，如梧桐子大。每服五七十丸，或百丸，以米饮送下。

【主治】食积泻，或胀或痛，痛甚而泻，泻后痛减，得食又痛，粪色白者。

【加减】如体寒，加干姜（炒黄）五七钱，同为丸。

七香饼

【来源】《临证指南医案》卷十。

【组成】香附 丁香皮各一两二钱 甘松八钱 益智仁六钱 砂仁 蓬术 广皮各二钱

【用法】《温热经纬》引本方用法：上为末，神曲糊调匀，捏成饼子，每重一二钱，干之。用时杵碎，水煎服。

【主治】夏月食瓜果水寒之湿，着于脾胃，令人泄泻。

固脾和中散

【来源】《幼科释谜》。

【组成】人参 茯苓 白术 葛根 炙草 扁豆 藿香各等分

【用法】上为末。每服三钱，加生姜、大枣，水煎服。

【功用】和胃，止吐泻，定烦渴，止腹痛。

【主治】小儿脾胃素弱，复伤生冷，致伤食泻，大便不聚而泻，或因母食生冷肥腻而作泻，面唇俱白，泻稀而少，或如败卵臭，身形黄瘦者。

智半汤

【来源】《杂病源流犀烛》卷三。

【组成】益智仁 半夏各五分 苍术四钱 防风二钱 白术 茯苓 白芍各一钱 生姜

【用法】《类证治裁》：加生姜，水煎服。

【主治】肠鸣泄泻。

车前子汤

【来源】《杂病源流犀烛》卷四。

【组成】厚朴　泽泻　车前子

【主治】水泄，肠鸣如雷，一泄如注皆是水。

燥湿汤

【来源】《杂病源流犀烛》卷四。

【组成】白术　白芍　茯苓　陈皮　炙草

【用法】水煎服。

【主治】泄泻。

固肠丸

【来源】《痢症纂要》卷十四。

【组成】川朴　木香各三两　赤石脂　干姜　砂仁
　　方中赤石脂、干姜、砂仁用量原缺。

【用法】上为末，面糊为丸。空心米饮送下。

【主治】脏腑频泄。

平胃散

【来源】《宁坤秘笈》卷上。

【组成】茯苓　炙甘草　山药　广皮各等分

【主治】春天胎前泄泻。

温胃汤

【来源】《会约医镜》卷四。

【组成】山药（炒）三钱　扁豆（炒，研）三
钱　甘草（炙）一钱半　茯苓一钱半　白术二
钱　干姜（炒）一二钱　吴茱萸八分（开水泡
用）　补骨脂（炒）一钱半　肉豆蔻（去油）一钱
三分

【用法】水煎服。

【主治】腹冷痛下泄，手足厥逆，脉微欲绝，及下
利清谷。

【加减】如阳虚寒甚者，加附子一二钱；如腹痛
者，加木香三四分；如滑脱不禁者，加乌梅二个，
木香（煨）三分；如肝邪侮脾者，加肉桂一二钱。

平肝补脾汤

【来源】《会约医镜》卷十。

【组成】当归（土炒）一钱半　白芍（酒炒）一
钱　沙参三钱　白术　茯苓各二钱　白豆蔻肉
（炒，研）八分　木瓜一钱二分　肉桂一钱
半　甘草（炙）一钱

【用法】水煎服。

【主治】木旺侮土，脾虚发泄。

甘缓汤

【来源】《会约医镜》卷十。

【组成】人参（少者用山药四钱炒黄代之）　白
术　茯苓　甘草（炙）各一钱半　升麻五分　陈
皮七分　苡仁（炒）　芡实（炒）各二钱　木
瓜　白豆蔻曲（炒，研）各一钱　红枣四枚

【用法】水煎，温服。

【主治】泄泻急而趋下，不能少停，此脾气虚而下
坠也。

【加减】小便清而大便泄，或加肉豆蔻（面包煨）
一钱，煨木香四分。

固涩丸

【来源】《会约医镜》卷十。

【组成】白术　牡蛎（煅）　附子　干姜　肉蔻
（面包煨）　赤石脂各一两　诃子肉　石榴皮（醋
炒）各两半　枯矾三钱　五倍子四钱

【用法】上为末，醋糊为丸。每服三钱，米饮送
下。或加龙骨一两。

【主治】滑泄，直肠泄，食入即出。

清凉汤

【来源】《会约医镜》卷十。

【组成】白芍一钱三分　甘草　栀子　茯苓　泽
泻　黄芩　枳壳　木通　黄连各一钱

【用法】水煎温服。

【主治】湿热泻痢，或发热喜冷，或腹痛手不可
按，或所泻者臭恶而热，或小便痛而赤，属暴病
脉实者。

【加减】如大便带血，加熟大黄一钱、当归一钱；
如内热甚者，加黄柏、胆草。

淡渗汤

【来源】《会约医镜》卷十。

【组成】苍术一钱五分　厚朴（姜水炒）一钱　生白芍一钱三分　甘草一钱二分　扁豆三钱　赤茯苓　建泽泻　淮木通　猪苓　宣木瓜各一钱　陈皮八分　川草薢四钱　车前子八分　广木香三分（煨熟）

【用法】每味拣道地上料，称足分量，多用水煎服。一刻即愈。

【主治】新病水泄，小便短少而黄，或口渴腹痛，不拘男妇大小。

【加减】如受寒邪，身痛发热，加桂枝一钱；头痛，加白芷、川芎各一钱，北细辛二三分；虚寒腹痛喜按者，加砂仁、真藿香各八分；夹食者，加神曲、麦芽各（炒）八分；舌黄、口渴喜冷者，加黄芩一二钱，生石膏三钱，或加黑山栀八分。

酸收丸

【来源】《会约医镜》卷十。

【组成】人参　山药（炒）　白术　炙草各三两　高良姜一两半　诃子肉二两　石榴皮（醋炒）二两　白石脂二两　五味子一两

【用法】上为末，醋糊为丸，米汤送下。如下焦作胀，用枳壳、腹皮、木香、陈皮煎汤送下。

【主治】泄泻日久。

燥脾汤

【来源】《会约医镜》卷十。

【组成】白术二钱　茯苓一钱半　甘草（炙）　干姜（炮）　砂仁（炒，研）　藿香　肉桂各一钱　肉豆蔻（饭或面包煨）一钱

【用法】红枣、生姜为引。

【主治】脾胃虚寒，湿淫转甚，泄泻不止。

【加减】如泄而水多者，加苍术一钱半；如寒甚肚痛者，加附子一二钱；如气滞作痛者，加木香五分，或丁香四五分、吴茱萸（制）七八分。

水土交济汤

【来源】《会约医镜》卷十一。

【组成】人参（随便）　当归（土炒）　白芍（酒炒）　陈皮　甘草（炙）各一钱　白术（炒）　黄耆（蜜炙）各二钱　熟地（砂仁煎水，再炒干）三五钱或一两　山药（炒）一钱半　升麻七八分（气虚火浮者，蜜炒或盐水炒三五分）　柴胡（酒炒）三分

【用法】生姜、大枣为引，水煎服。

【主治】脾虚发泄，肾虚发热，不食，尿赤，脱肛。

【加减】如脱肛虚滑，加五倍子、五味子；外用熏洗末药。

苓术健脾散

【来源】《会约医镜》卷十五。

【组成】白术一两半　茯苓　扁豆（炒）　苡仁（炒）　山药（炒）各一两　白豆蔻（去壳，炒，研）五钱　肉豆蔻（煨）　炙草各六钱　陈皮四钱　神曲（炒）二钱（或加广木香，湿纸包煨，三钱；或加米四钱，炒黄同研）

【用法】上为末。每服二三钱，生姜、大枣汤调下。小儿少加白糖为引。

【主治】男妇大小脾胃虚寒，一切泄泻。

【加减】如腹痛喜热，加干姜（炒）五钱，或附子六钱。

加味四君子汤

【来源】《会约医镜》卷十九。

【组成】人参　白术各二钱　茯苓钱半　炙草一钱　干姜（炮）　白芍（酒炒）各钱半　当归二钱（泄者不用）

【用法】加生姜、大枣，水煎服。

【主治】小儿体弱泄泻，不食昏倦，虚热不止者。

【加减】如气倦，加蜜耆钱半；如气胀，加木香三分；如中寒腹痛滑泻，加吴朱萸、肉豆蔻、白豆蔻、补骨脂之属；如胃寒呕逆，加半夏、生姜，或加附子；如虚热甚生风者，加肉桂、钩藤钩（拣尽钩钱半，宜后入，过煎无力），或少人参，

用山药四钱炒黄之。

五加减正气散

【来源】《温病条辨》卷二。

【组成】藿香梗二钱　广皮一钱五分　茯苓块三钱　厚朴二钱　大腹皮一钱五分　谷芽一钱　苍术二钱

【用法】水五杯，煮取二杯，一日二次。

【主治】秽湿着里，脘闷便泄。

【方论】秽湿而致脘闷，故用正气散之香开；便泄而知脾胃俱伤，故加大腹运脾气，谷芽升胃气也。

立生丹

【来源】《温病条辨》卷二。

【组成】母丁香一两二钱　沉香四钱　茅苍术一两二钱　明雄黄一两二钱

【用法】上为细末，用蟾酥八钱，铜锅内加火酒一小杯，化开，入前药末为丸，如绿豆大。每服二丸，小儿一丸，温水送下。被蝎、蜂螫者调涂。

【主治】伤暑、霍乱、痧证、疟、痢、泄泻、心痛、胃痛、腹痛、吞吐酸水，及一切阴寒之证、结胸、小儿寒痉。蝎、蜂螫。死胎不下。

【宜忌】孕妇忌之。

【方论】此方妙在刚燥药中加芳香透络。蟾乃土之精，上应月魄，物之浊而灵者，其酥入络，以毒攻毒，而方又有所监制，故应手取效耳。

加减附子理中汤

【来源】《温病条辨》卷二。

【组成】白术三钱　附子二钱　干姜半钱　茯苓三钱　厚朴二钱

【用法】水五杯，煮水二杯，分二次温服。

【功用】温脏。

【主治】自利腹满，小便清长，脉濡而小，病在大阴。

附子粳米汤

【来源】《温病条辨》卷二。

【组成】人参三钱　附子二钱　炙甘草二钱　粳米一合　干姜二钱

【用法】以水五杯，煮取二杯，滓再煮一杯，分三次温服。

【主治】脾虚土败，自利不渴，甚则哕者。

补脾和肝饮

【来源】《慈航集》卷下。

【组成】炒白芍五钱　炙甘草五分　云茯苓三钱　甜白术三钱（土炒）　陈皮一钱　神曲一钱五分　车前子二钱

【用法】煨姜二钱、大枣三枚为引，水煎服。

【主治】痢疾后肝燥脾虚，食物难克，溏泻不实。

【加减】如胃气不开，加炒谷芽五钱、菟丝饼三钱；如老年人火衰便溏，加鹿角霜三钱，补骨脂二钱（盐水炒）。

益中散

【来源】《续名家方选》。

【组成】白术　茯苓　橘皮　芍药　干姜　甘草各等分

【用法】水煎服。

【主治】感寒冷，泄泻腹痛者。

黄芩厚朴汤

【来源】《古今医彻》卷一。

【组成】黄芩一钱五分　白芍药（炒）　厚朴（姜制）　枳壳（炒）　广陈皮　葛根各一钱　甘草五分（炙）　柴胡七分

【用法】加姜一片，水煎服。

【主治】协热下利。

加减益胃升阳渗湿汤

【来源】《观聚方要补》卷一引《赤水医案》。

【组成】人参三钱　白术五钱　黄耆三钱　茯苓　益智仁　苍术　泽泻各一钱　附子　炮姜　炙甘草　升麻　防风各五分

【用法】水煎服。

【主治】脾虚不运，脉沉微，脾泄不止，日夜十二三行，面色黄白带青，两颐浮肿，四肢亦浮，小水不能独利，利必与大便并行，肠鸣四肢冷，口不渴，饮食大减，口唇龈内皆白者。

固肠汤

【来源】《观聚方要补》卷二引叶氏方。

【组成】罂粟壳二两　甘草　干姜（炮）诃子肉各三钱　木香一钱半　陈皮四钱

【用法】上药入陈米一撮，水煎。

【主治】冷热不调，下痢赤白，及泄泻不止。

平胃香连丸

【来源】《外科集腋》卷八。

【组成】陈皮　甘草　厚朴（姜汁炒）各二两　木香四两　苍术（米泔浸）二两　川连八两（分四制：甘草煎水、吴萸煎水，京酒、米醋各拌川连二两，晒干）

【用法】上为末，用炒神曲五两打糊为丸。每服一二钱，生姜汤送下。

【主治】水泻，痢疾。

丹矾蜡榴丸

【来源】《医学从众录》卷七。

【组成】黄丹　枯矾　黄蜡各一两　石榴皮八钱（炒，研）

【用法】将蜡熔化小铜勺内，再以丹矾、榴皮三味细末，乘热为丸，如绿豆大。每服五丸，红痢，空心清茶送下；白痢，空心姜汤送下。

【主治】一切久泻，诸药不效；兼治红白痢。

金樱子粥

【来源】《药粥疗法》引《饮食辨录》。

【组成】金樱子10～15克　粳米（或糯米）1～2两

【用法】先煎金樱子，取浓汁，去滓，用粳米或糯米煮粥。每天分二次温服，以2～3天为1疗程。

【功用】收涩、固精、止泻。

【主治】滑精遗精，遗尿，小便频数；脾虚久泻，

妇女带下病，子宫脱垂等。

【宜忌】感冒期间以及发热的病人不宜食用。

【方论】金樱子味酸涩，性平无毒，入肾、膀胱、大肠经。《蜀本草》说能治脾泄，下痢，止小便利，涩精气。《滇南本草》：治日久下痢，血崩带下，涩精遗泄。中医认为，脾气虚则久泻不止，膀胱虚寒则小便不禁，肾气虚则精滑自遗，金樱子入三经而收敛虚脱之气，所以治疗上述病证有很好的效果。

化积串

【来源】《串雅补》卷二。

【组成】茶叶四两　罗苏一两（即苏子）

【用法】上为末。每服一钱五分。

【主治】大便清。

火门串

【来源】《串雅补》卷二。

【组成】蛤粉一钱　熟大黄三分　木通一钱　丁香一对

【用法】上为末。作一服。

【主治】泄泻，红白痢疾。

斗金丸

【来源】《串雅补》卷二。

【组成】寒食面一钱二分　巴霜三钱　朱砂一钱五

【用法】上为细末，再用寒食面四五钱打糊为丸，如粟米大。大人七丸，小儿随减。

【主治】一切感冒，停食胸满，积聚，泄泻等。

加减七味白术散

【来源】《医钞类编》卷八。

【组成】黄耆　人参　白术　藿香　茯苓　木香葛根　乌梅　生姜

【用法】大枣为引。

【主治】虚泄口干。

加味二陈汤

【来源】《医钞类编》卷十。

【组成】陈皮　法夏　白术　白茯苓　苍术　厚朴　砂仁　车前　木通　淮药　甘草

【用法】加灯心，水煎服。

【主治】痰泄或多或少，时泄时止。

加味补中益气汤

【来源】《医钞类编》卷十。

【组成】炙耆　人参　白术（土炒）　当归（土炒）　升麻（酒炒）　陈皮　诃子　肉蔻（煨去油）　北五味　乌梅（去核）　炙草　糯米（炒）

【用法】水煎服。

【主治】泄泻，元阳虚陷，大孔不收。

春泽汤

【来源】《医钞类编》卷十。

【组成】人参　白术　茯苓　泽泻　猪苓　肉桂　甘草（炙）

【用法】加生姜、大枣，水煎服。

【主治】肠虚泄泻，小便不利。

健脾理中汤

【来源】《医钞类编》卷十。

【组成】人参　白术　白苓　白芍（酒炒）　陈皮　苍术　炮姜　升麻　甘草　肉蔻（煨）　诃子（煨，去核）

【用法】加生姜、大枣，水煎服。

【主治】脏寒泄泻，完谷不化。

矾蜡丸

【来源】《卫生鸿宝》卷一。

【组成】黄丹（水飞）　枯矾　白蜡各一两

【用法】铜勺溶蜡，入丹、矾末调匀，乘热为丸，如黄豆大。每服二丸，开水送下。

【主治】久泻。

锅粑散

【来源】《卫生鸿宝》卷一。

【组成】干饭锅粑（净末）四两　松花二两　腊肉骨头五钱

【用法】上为末。砂糖调服，不拘时候。

【主治】白泻不止。

至宝回生丹

【来源】《经验汇抄良方》。

【组成】麝香三分　公丁香　倭硫黄（豆腐制）　吴茱萸　肉桂各一钱

【用法】上为细末，用葱汁拌匀，纳入脐中，外再以暖脐膏盖贴于上，用炒蒸麸皮布包熨腹。

【主治】吐泻，手足麻木，筋疼腹痛，痰症。

【宜忌】不可误入口中。

自制芙蓉截流丸

【来源】《喉科心法》卷下。

【组成】清膏烟三钱　陈米饭三两

【用法】上药共捣如泥，匀搓六十丸，晒干。每服一丸，用饭蒸荷叶煎汤送下；气痛用广玉金煎汤送下。

【主治】喉症，大便水泻，并各种气痛腹泻。

【宜忌】服药时，勿饮浓茶。

芙蓉截流丸

【来源】《喉科心法》卷下。

【组成】清膏烟三钱　陈米饮三两

【用法】上药共捣如泥，匀搓六十丸，晒干听用。每服一丸，用饭蒸荷叶煎汤送下；气痛，用广郁金煎汤送下。

【主治】腹中水泻，并各种气痛腹泻。

【宜忌】勿饮浓茶。

五妙散

【来源】《治疹全书》卷下。

【组成】干莲肉五钱　炒陈米　陈白鲞（用脊骨

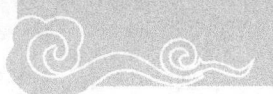

烧）炒苡仁　山药（炒）各三钱

【用法】上为末。米汤或乌梅汤送下。

【主治】疹后久泻，胃口不开。

加味四苓散

【来源】《治疹全书》卷下。

【组成】猪苓　泽泻　赤茯苓　木通　黄芩　黄连　车前　白芍　金银花

【主治】疹后热毒积火移于大肠而致泻痢者。

和中化浊汤

【来源】《医醇賸义》卷一。

【组成】茅术一钱　厚朴一钱　茯苓二钱　枳壳一钱　青皮一钱　砂仁一钱　木香五分　乌药一钱　楂炭三钱　神曲三钱　车前二钱　荷叶一角　煨姜三片

【主治】暑月贪凉受寒，过食生冷，肠胃受伤所致之泄泻。

大中汤

【来源】《医醇賸义》卷四。

【组成】党参四钱　附子七分　茯苓三钱　白术一钱五分　当归二钱　广皮一钱　厚朴一钱　枳壳一钱　乌药一钱　木香五分　大枣二个　生姜三片

【主治】脾虚下利，食少神疲，胸腹时痛。

立命开阳汤

【来源】《医醇賸义》卷四。

【组成】干河车二钱（切）　破故纸一钱五分（合桃肉拌炒）　益智仁一钱五分　附子片八分　当归一钱五分　茯苓二钱　白术一钱　小茴香一钱　木香六分　乌药一钱　煨姜三片

【主治】肾气虚寒，腹痛下利，完谷不化，手足俱冷者。

回风外解汤

【来源】《医醇賸义》卷四。

【组成】柴胡一钱　薄荷一钱　前胡一钱　桔梗一钱　枳壳一钱　葛根二钱　豆豉三钱　广皮一钱　茯苓二钱　白术一钱　姜皮六分　荷叶一角

【主治】感风下利，身热脉微弦。

金玉保和汤

【来源】《医醇賸义》卷四。

【组成】金石斛四钱　玉竹三钱　姜皮三钱　黄芩一钱（酒炒）　当归一钱五分　茯苓二钱　山药三钱　广皮一钱　枳壳一钱　苡仁四钱　荷叶一角　陈粳米一撮（煎汤代水）

【主治】感燥下利，咽干作渴，腹痛，下利白滞。

消炎化毒汤

【来源】《医醇賸义》卷四。

【组成】黄连六分　黄芩一钱　大黄四钱　银花二钱　甘草五分　花粉二钱　木通一钱　青皮一钱　当归一钱五分　赤芍一钱　淡竹叶二十张

【主治】火盛下利，昼夜不休，作渴腹痛，时下脓血。

巴霜黄蜡丸

【来源】《理瀹骈文》。

【组成】巴霜　黄蜡　木香　丁香　百草霜　杏霜　肉蔻霜

【用法】上为丸。纳脐中，暖脐膏盖之。

【主治】冷积泻痢。

回春泻痢膏

【来源】《理瀹骈文》。

【组成】诃子肉　粟壳　赤石脂各四两　煅龙骨二两　乳香　没药各五钱

【用法】熬膏贴。

【主治】泻痢。

【宜忌】初起勿用。

【加减】冬，加肉蔻仁末。

顺气散

【来源】《理瀹骈文》。

【组成】苍术 厚朴 青皮 陈皮 缩砂仁 丁香 木香 良姜 干姜 茴香各一钱 姜三片 枣一枚

【用法】上炒熨脐腹。

【主治】脾胃虚寒，心腹刺痛、泄泻。

健脾膏

【来源】《理瀹骈文》。

【组成】牛精肉一斤 牛肚四两（用小磨麻油三斤浸熬，听用） 苍术四两 白术 川乌各三两 益智仁 姜半夏 南星 当归 厚朴 陈皮 乌药 姜黄 甘草（半生半炙） 枳实各二两 黄耆 党参 川乌 白芍 赤芍 羌活 香白芷 细辛 防风 香附 灵脂 苏梗 苏子 延胡索 山楂 麦芽 神曲 木瓜 青皮 槟榔 枳壳 桔梗 灵仙 腹皮 醋三棱 醋莪术 杏仁 柴胡 升麻 远志肉 吴萸 五味 草蔻仁 肉蔻仁 巴戟天 补骨脂 良姜 荜茇 大茴 红花 黄连 黄芩 大黄 甘遂 苦葶苈 红芽大戟 巴仁 黑丑头 茵陈 木通 泽泻 车前子 皂角 木鳖仁 草麻仁 全蝎 炮山甲 白附子 附子各一两 滑石四两 生姜 薤白 韭白 葱白 大蒜各四两 鲜槐枝 柳枝 桑枝各八两 莱菔子 干姜 川椒各二两 石菖蒲 艾 白芥子 胡椒 佛手干各一两 凤仙草（全株） 枣七枚

【用法】用油二十二斤，分熬丹收，再入官桂、木香、丁香、砂仁、檀香各一两，牛胶四两（酒蒸化），俟丹收后，搅至温温，以一滴试之，不爆，方下，再搅千余遍，全匀，愈多愈妙，勿炒珠，炒珠无力，且不粘也。贴胸脐。

【主治】脾阳不运，饮食不化，或噎塞饱满，或泄痢腹痛，或为湿痰，水肿，黄疸，臌胀，积聚，小儿慢脾风。

温胃膏

【来源】《理瀹骈文》。

【组成】干姜（炒）二两 川乌 白术各一两半 苍术 党参 附子 吴萸 黄耆 麻黄 桂枝 北细辛 羌活 独活 防风 麦冬 藁本 柴胡（炒） 川芎 当归 酒芍 香附 紫苏 藿梗 杏仁 白芷 青皮 陈皮 半夏（炒） 南星 厚朴 乌药 灵仙 麦芽 神曲（炒） 枳实 泽泻 荜澄茄 草果 草蔻仁 肉蔻仁 故纸 良姜 益智仁 大茴 巴戟 荜茇 车前子 延胡 灵脂各一两 黄连（吴萸水炒） 五味子各五钱 甘草七钱 生姜 葱白各四两 艾 薤 韭 蒜头 菖蒲各二两 凤仙一株 木瓜 川椒 白芥子 胡椒各一两 大枣 乌梅肉各五个（一加木鳖仁、蓖麻仁、山甲各一两）

【用法】上两共用麻油十二斤，分熬，黄丹收。再加木香、丁香、砂仁、官桂、乳香（制）、没药各一两，牛胶四两（酒蒸化），搅千余遍，令匀。外贴。

【主治】胃寒不纳，呕泻、痞胀、疼痛诸证。

醒脾煎

【来源】《引径证医》卷四。

【组成】姜皮 白术 甘草 大枣 砂仁 苍术 荷叶（包饭煨焦）

【主治】脾虚泄泻。

暖脐膏

【来源】《外台寿世》卷一。

【组成】香油一斤（一方用麻油） 生姜（切片）一斤 黄丹（飞过）八两

【用法】熬膏，摊布。加红药丸贴脐上。

红药丸用硫黄三钱，母丁香一钱，射香三分。独蒜数枚捣如泥，入前三味，研匀为丸，如桐子大，飞朱砂为衣。

【主治】水泻、白痢。

【宜忌】孕妇忌贴。

四苓六一散

【来源】《麻症集成》卷三。

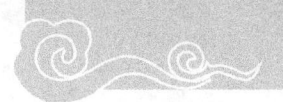

【组成】赤苓　猪苓　泽泻　江壳　滑石　甘草　车前

【用法】加生姜，水煎服。

【主治】水入脾胃，白沫泄泻。

健脾止泻汤

【来源】《麻症集成》卷四。

【组成】茯苓　芡实　建曲　楂肉　扁豆　泽泻　谷芽　甘草

【主治】脾胃虚弱泄泻。

【加减】气滞，加槟榔、枳壳。

清热止泻汤

【来源】《麻症集成》卷四。

【组成】川连　滑石　茯苓　泽泻　车前　楂肉

【主治】脾虚热泻。

乌梅八珍汤

【来源】《医门八法》卷二。

【组成】大乌梅五个（囫囵）　党参五钱　白术三钱（炒）　茯苓二钱　炙草一钱　当归身三钱（炒）　白芍二钱（醋炒）　熟地三钱

【用法】加生姜、大枣，水煎服。

【主治】泻止之后，阴虚之甚。

瓜皮煎

【来源】《医门八法》卷二。

【组成】西瓜青皮　绿豆青皮各一两　肉蔻三钱（炒去油）

【主治】因伤热而泻。

白术汤

【来源】《不知医必要》卷三。

【组成】白术（土炒）四钱　炙草一钱

【用法】加煨姜三片，大枣二个，水煎服。

【主治】小便清长而泻者。

【加减】如寒甚，则煨姜换用干姜。

参耆白术汤

【来源】《不知医必要》卷三。

【组成】党参（去芦，米炒）二钱　炙耆　白术（净炒）　肉蔻霜　茯苓各一钱五分　淮山药（炒）二钱　升麻（蜜炙）六分　炙甘草七分

【用法】加生姜二片，煎服。或加制附子五分。

【主治】泻痢与产育气虚脱肛。

姜附汤

【来源】《不知医必要》卷三。

【组成】白术（净炒）三钱　附子（制）三钱　干姜（炒）一钱五分　良姜一钱　炙草一钱

【用法】水煎，候温急服。

【主治】暴泻不止，或大汗大喘，手足厥冷，气少不欲言语。

【加减】欲呕者，加制半夏二钱。

二苓二术汤

【来源】《医方简义》卷二。

【组成】白术二钱　苍术一钱　白茯苓三钱　赤茯苓三钱　陈皮一钱　天仙藤二钱　通草一钱　草豆蔻一钱

【用法】水煎服。

【主治】湿证。

【加减】如湿邪上受，而为外湿者，加羌活、独活、防己各一钱五分；如湿自下受，而为内湿者，加木瓜、淡附片各二钱；如湿伤腑阳，泄泻，小便短涩者，加淡干姜、川连各八分；欲呕，加姜半夏一钱五分；欲暖，加厚朴一钱，代赭石一钱；挟食，加槟榔、枳实（炒）各二钱；腰重，加防己，生黄耆各二钱；湿注小肠，淋痛者，加琥珀八分，猪苓、滑石各三钱；肿而脉涩者，加姜三片，淡附片二钱，车前子（炒）三钱；痰多，加竹茹一丸大。

香连八物汤

【来源】《医方简义》卷四。

【组成】藿香梗三钱　川连一钱　淡吴萸一钱　茯

神三钱　苍术一钱　厚朴一钱　天仙藤一钱　炒车前二钱

【用法】水煎服。

【主治】脾胃俱虚，水泻及霍乱。

【加减】如口渴，加乌梅一枚；如腹痛，更加桂枝三分。

六君温脾汤

【来源】《揣摩有得集》。

【组成】潞参三钱　白术二钱（炒）　云苓一钱　砂仁一钱（炒）　陈皮三分　扁豆二钱（炒）　山药二钱（炒）　谷芽钱半（炒）　龙骨一钱（煅）　制草五分

【用法】煨姜一片，大枣一个为引，水煎服。

【主治】小儿脾胃受寒，面色发白，四肢清冷，口流淡水，肚软泄泻。

仙传黄金丹

【来源】《寿世新编》卷上。

【组成】顶上真川连二两四钱　顶上真川贝六钱（去心）　干姜二两四钱　藿香叶三钱　广陈皮三钱　黄芩二两一钱（酒炒）　丁香三钱　荆芥穗三钱　荜拨六钱　砂仁三钱（去壳）　炒麦芽三钱　车前子六钱（播去空壳浮皮，要净）

【用法】上为细末，用鲜荷叶捣汁为丸，勿用蜜，每丸约重八分。一丸可救一人，小儿半丸，开水送下，病虽重，二丸必愈。

【主治】一切寒热暑湿时疫，感触四时不正秽气，及一切腹痛、泄泻、赤白痢，并绞肠、霍乱、斑痧、咳嗽。

【宜忌】服后唯忌鱼半天。

立止水泻方

【来源】《寿世新编》卷上。

【组成】车前　泽泻各一钱　厚朴一钱二分（姜汁炒）

【用法】上为末。滚水调服。

【主治】水泻。

止泻暖脐膏

【来源】《青囊秘传》。

【别名】止泻丹（《丁甘仁家传珍方选》）。

【组成】丁香一钱　胡椒三钱　硫黄二钱　绿豆粉五钱

【用法】上为细末。撒膏药上，对脐贴之。

【主治】

　　1.《青囊秘传》：湿邪入腹，腹痛泄泻。

　　2.《丁甘仁家传珍方选》：一切暑湿寒邪痧疫，腹痛泄泻。

八珍粉

【来源】《经验奇方》卷上。

【组成】莲子（擘开，去心）　南芡实　米仁　白扁豆　淮山药　云茯苓各八两　糯米　粳米各半升

【用法】上药各炒微黄，和匀，用水磨磨细粉，储洋铁瓶。每餐饭宜少吃，俟上下半日腹微饥时，取粉一二汤匙，加白糖开水冲糊服之；早、夜各服一次亦可，至病全愈为止。

【功用】去湿健脾。

【主治】脾虚久泻，或转肿胀。

加减黄芩汤

【来源】《医学探骊集》卷三。

【组成】荆芥穗三钱　薄荷三钱　黄芩五钱　车前子四钱（炒）　毛苍术四钱　盐泽泻三钱　升麻三钱　木通三钱　粉甘草三钱

【用法】水煎，温服。

【主治】伤寒泄泻。

【方论】此方用黄芩清热，甘草和中，加芥穗、薄荷清扬之品，清其头部之邪，苍术燥湿，泽泻降浊，升麻升清，车前子专能分其清浊，随木通引热，从小便而出。

壮火益土汤

【来源】《镐京直指医方》。

【组成】淡附子一钱五分　淡干姜八分　倭硫黄一

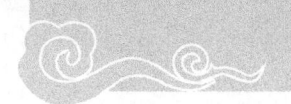

钱（制） 制茅术二钱 带皮苓五钱 炒苡仁八钱 煨肉果一钱五分 小茴香一钱 菟丝子三钱

【功用】壮火扶脾。

【主治】久泻脾肾阳衰，土虚不能胜湿，湿阻则肿，面色黧黄，脉细而弱。

附子理中汤

【来源】《镐京直指医方》。

【组成】西潞党三钱 熟附子一钱五分 炮姜一钱 煨肉果一钱 江西术二钱（炒） 白茯苓三钱 炙甘草八分

【主治】脾脏虚寒，下利清谷，六脉细弱，舌白无滑。

参苓白术散

【来源】《镐京直指医方》。

【组成】东洋参二钱（米炒） 白茯苓三钱 煨肉果一钱五分 麸炒薏苡五钱 麸炒车前三钱 仙居术二钱（炒） 淮山药三钱 冬瓜子三钱 桔梗一钱 麸炒谷芽五钱

【用法】上为末服。

【主治】久泻伤脾胃，气虚脉弱，饮食不化。

胃苓汤

【来源】《镐京直指医方》。

【组成】制茅术二钱 川朴一钱 赤苓三钱 猪苓三钱 泽泻二钱 广木香一钱 白豆蔻八分（研，冲） 陈皮一钱 浙藿香二钱

【主治】暑湿伤中，腹痛泄泻，或气闷胸满，舌白而滑，脉细而滞。

调中消食汤

【来源】《镐京直指医方》。

【组成】川朴一钱 姜夏三钱 广木香一钱 炒麦芽五钱 炒车前三钱 炒神曲三钱 炒枳壳二钱 砂仁八分（冲） 赤苓三钱

【主治】泄泻脘闷，嗳腐吞酸，宿食不化。

木香顺气汤

【来源】《镐京直指医方》卷二。

【组成】广木香一钱五分 葛根二钱 乌药一钱五分 阳春砂八分（冲） 大腹皮三钱 川朴一钱 防风一钱五分 广皮一钱 炒神曲三钱 炒车前三钱

【用法】水煎服。

【主治】气滞泄泻，肠鸣而转矢气，利多小渤。

半夏涤痰汤

【来源】《镐京直指医方》卷二。

【组成】半夏曲一钱半（川制，另吃） 枳实钱半（炒） 白前二钱 旋覆花三钱（包） 炒菔子六钱（杵，包） 橘红一钱 炙甘草五分 白茯苓三钱

【主治】泄泻忽来忽止，或溏水粘涕，兼乎滞痛。

首乌白芍汤

【来源】《镐京直指医方》卷二。

【组成】制首乌三钱 北沙参三钱 银胡一钱五分 白茯苓三钱 黑驴胶二钱（蛤粉炒） 生白芍二钱 炒扁豆二钱 扁石斛三钱 生苡仁六钱 生谷芽五钱

【用法】水煎服。

【主治】泻久，伤及肝脾阴分，大人似损，小者疳劳。

加味天水散

【来源】《医学衷中参西录》上册。

【组成】生山药一两 滑石六钱 粉甘草三钱

【用法】水煎服。

【主治】暑日泄泻不止，肌肤烧热，心中烦渴，小便不利，或兼喘促。

【方论】此久下亡阴，又兼暑热之证也。故方中用天水散以清溽暑之热。而甘草分量，三倍原方（原方滑石六，甘草一，故亦名六一散），其至浓之味，与滑石之至淡者相济，又能清阴虚之热。又重用山药之大滋真阴，大固元气者以参赞之。

真阴足则小便自利，元气固则泄泻自止。且其汁浆稠粘，与甘草之甘缓者同用，又能逗留滑石，不至速于淡渗。俾其清凉之性，由胃输脾，由脾达肺，水精四布，下通膀胱，则周身之热，与上焦之燥渴喘促，有不倏然顿除乎！

【验案】泄泻　一孺子，泄泻月余，身热燥渴，嗜饮凉水，强与饮食即恶心呕吐，多方调治不愈。投以此汤，一剂，烦渴与泄泻即愈其半；又服一剂，能进饮食，诸病皆愈。

加味四神丸

【来源】《医学衷中参西录》上册。

【组成】补骨脂（酒炒）六两　吴茱萸（盐炒）三两　五味子（炒）四两　肉豆蔻（面裹，煨）四两　花椒（微焙）一两　生硫黄六钱　大枣八十一枚　生姜（切片）六两

【用法】先煮生姜十余沸，入大枣同煮至烂熟，去姜，余药为细末，枣肉为丸，如梧桐子大。

【主治】黎明腹痛泄泻。实又关乎中焦，故又用肉豆蔻之辛温者，以暖补脾胃，且其味辛而涩，协同五味之酸收者，又能固涩大肠，摄下焦气化。且姜、枣同煎，而丸以枣肉，使辛甘化合，自能引下焦之阳，以达于中焦也。然此药病轻者可愈，病重者服之，间或不愈，以其补火之力犹微也，故又加花椒、硫黄之大补元阳者以助之，而后药力始能胜病也。

扶中汤

【来源】《医学衷中参西录》上册。

【组成】于术（炒）一两　生山药一两　龙眼肉一两

【主治】泄泻久不止，气血俱虚，身体羸弱，将成劳瘵之候。

【加减】小便不利者，加椒目（炒、捣）三钱。清火理气之剂，遂泄泻不止。更延他医，投以温补之剂，初服稍轻，久服则泻仍不止，一日夜四五次，迁延半年，以为无药可治。后愚为诊视，脉虽濡弱，而无弦数之象，知犹可治。但泻久身弱，虚汗淋漓，心中怔忡，饮食减少。踌躇久之，为拟此方，补脾兼补心肾。数剂泻止，而汗则加多，遂于方中加龙骨、牡蛎（皆不用煅）各六钱。

两剂汗止，又变为漫肿。盖从前泻时，小便短少，泻止后，小便仍少，水气下无出路，故蒸为汗，汗止又为漫肿也。斯非分利小便，使水下有出路不可。特其平素常觉腰际凉甚，利小便之药，凉者断不可用。遂用此方加椒目三钱，连服十剂痊愈。

敦复汤

【来源】《医学衷中参西录》上册。

【组成】野台参四钱　乌附子三钱　生山药五钱　补骨脂四钱（炒，捣）　核桃仁三钱　萸肉四钱（去净核）　茯苓一钱半　生鸡内金一钱半（捣细）

【功用】《古今名方》温肾补脾。

【主治】下焦元气虚惫，相火微弱，致肾弱不能作强，脾弱不能健运，或腰膝痠疼，或黎明泄泻，一切虚寒诸证。

薯蓣鸡子黄粥

【来源】《医学衷中参西录》上册。

【组成】生山药一斤（轧细过罗）

【用法】每服用药七八钱，或至一两，和凉水调入锅内，置炉上，不住以箸搅之，二三沸即成粥服之。若小儿服，或少调以白糖亦可。

【主治】肠滑不固之久泄泻。

【验案】泄泻　一人年近五旬，泄泻半载不愈，羸弱已甚。遣人来询方，言屡次延医服药，皆分毫无效，授以薯蓣粥方。数日又来，言服之虽有效验，泻仍不止。遂俾用鸡子数枚煮熟，取其黄捏碎，调粥中服之，两次而愈。盖鸡子黄，有固涩大肠之功，且较鸡子白易消化也。以后此方用过数次，皆随手奏效。

坎中丹

【来源】《医学衷中参西录》下册。

【组成】硫黄（纯黄者）一两　赤石脂一两

【用法】上为细末和匀。每服五分，食前服，一日二次。不知则渐渐加多，以服后移时微觉温暖

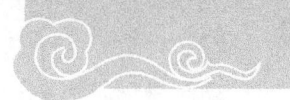

为度。

【主治】下焦寒凉泄泻及五更泻。

【加减】治女子血海虚寒不孕者，加炒熟小茴香末二钱。

柴胡二桂枝一汤

【来源】《吴鞠通医案》。

【组成】柴胡六钱　焦白芍二钱　青蒿二钱　桂枝三钱　藿香梗三钱　生姜三钱　半夏六钱　广橘皮三钱　大枣（去核）二枚　黄芩二钱　炙甘草一钱

【用法】煮三杯，分三次服。

【主治】中焦虚寒泄泻，六脉俱弦。

【验案】泄泻　丙寅六月初六日，某，其人本有饮咳，又加内暑外凉，在经之邪倾疟而未成，在腑之邪泄泻未止，恐成滞下，急以提邪外出为要；按六脉俱弦之泄泻，古谓之木泄，即以小柴胡汤为主方，况加之寒热往来乎？六脉俱弦，故谓脉双弦者寒也，指中焦虚寒而言，岂补水之生熟地所可用哉！现在寒水客气燥金司天，而又大暑节气，与柴胡二桂枝一汤。

止泻丸

【来源】《丁甘仁家传珍方选》。

【组成】云苓二两　薄荷四钱　陈仓米四两　苏梗四钱　藿香四钱　防风四钱　烟灰（即鸦片烟灰）一两

【用法】上为末，将灰入水研化，再加水，以陈仓米粉煮粥，入药为丸，如梧桐子大，用朱砂为衣。

【主治】泄泻。

木鳖丸

【来源】《中国医学大辞典·补遗》引《验方》。

【组成】土木鳖半个　母丁香四粒　麝香一分

【用法】上为细末，口津调为丸，如黄豆大。每用一丸，纳入脐中，外贴膏药。

【主治】久泄不止，及痢疾。

乾坤夺命丹

【来源】《经验奇效良方》。

【组成】生白信石一两（研极细面）　生硫黄二两（研极细面）　白蜡三两

【用法】将蜡熔化，即下二味合匀，出锅作丸，每丸四分。白水送下。

【主治】一切气寒、食寒、阴寒，及男子肾寒，妇人白带，白痢疾，下泻，一切下部寒凉之症。

肉桂三棱散

【来源】《顾氏医经》卷五。

【组成】三棱　木香　神曲　陈皮　半夏　肉桂

【主治】积滞者，脾气虚弱，乳食入胃，不能运化，积滞日久，再为冷食所伤，传至大肠，遂成泄泻。

降火止泻汤

【来源】《集成良方三百种》。

【组成】茯苓一钱　白芍一钱　黄连三分　车前子二钱　泽泻五分　猪苓三分　麦芽一钱　枳壳二分

【用法】水煎服。

【主治】小儿身热口渴，烦躁而泄泻。

【方论】车前、茯苓、泽泻、猪苓皆止泻分水之圣药；以白芍平肝，使不来克脾；黄连清心火，不来助脾之热；而麦芽、枳壳消滞气以通水道。不必止泻，泻自止也。

泄泻丸

【来源】《医学碎金录》。

【组成】苍白术各二两　赤白苓各四两　煨草果二两　神曲五两　甘草三两　川朴六两　广皮六两　木瓜三两　桔梗一两五钱　苏叶七两　半夏四两五钱　防风三两　香薷二两　朱砂四两　麸炒乌药三两　茶叶二两　大腹皮三两　羌活四两五钱　藿香七两　煨木香三两　紫豆蔻二两　白芷五两　薄荷三两　麸炒砂仁三两　檀香一两　香附二两

【用法】上为末，为丸如梧桐子大，朱砂为衣，病重每服三钱，开水送下；病轻每服二钱；小儿病重二钱，病轻一钱。

【功用】健胃镇痛。

【主治】饮食不慎，或感受寒冷，以致腹痛泄泻，对单纯性急性腹泻由感冒引发者最宜。

【宜忌】孕妇不忌。

【方论】本方用羌活、防风、苏叶、薄荷、藿香、香薷以解表；苍术、川朴、草果、陈皮、神曲、紫豆蔻以健胃；半夏、薷香、砂仁以镇呕；木香以止利；茯苓、大腹皮、白术、香薷、茶叶以利溺；川朴、砂仁、木香、薄荷以制酵；乌药、檀香、香附、白芷以镇痛；桔梗以排除粘液；木瓜以缓解足腓痉挛。

暖脐膏

【来源】《膏药方集》。

【组成】清膏肉（即将棉子油十斤煎透，加入东丹三至五斤，熬至滴水成珠）四两　胡椒二钱　肉桂三钱　母丁香二钱　硫黄（制）三钱　吴茱萸一钱

【用法】上为细末，和入清膏肉内，摊布上，每张用药肉一钱对脐孔贴之。

【主治】小儿受寒，腹痛泄泻。

加味黄连香薷饮

【来源】《杂病证治新义》。

【组成】香薷　黄连　扁豆　厚朴　陈皮　法夏　茯苓　甘草

【用法】水煎服。

【主治】暑热泄泻。

【方论】本方为清暑化湿和中之剂。用香薷、黄连清暑退热，扁豆、茯苓利湿止泻为主，佐二陈、厚朴以燥湿和中调气，故为治暑热泄泻之良方。若用于夏季急性肠炎，形寒发热，腹痛下利之症，有消炎解热健胃作用。如多汗，易香薷为藿香，则尤为适宜。

分水止泻丹

【来源】《北京市中药成方选集》。

【组成】党参（去芦）十六两　砂仁十六两　扁豆十六两　茯苓十六两　猪苓十六两　白术（炒）十六两　莲子肉十六两　车前子（炒）十六两　泽泻十六两　甘草十六两　苡米（炒）十六两　滑石十六两　山药十六两

【用法】上为细末，过罗，炼蜜为丸，重二钱。每服二丸，温开水送下，一日二次。

【功用】分解利水，理脾止泻。

【主治】脾虚伤水，小便不利，腹痛泄泻。

午时茶

【来源】《北京市中药成方集》。

【组成】甘草八十两　薄荷四十两　神曲（炒）一百六十两　香薷二百两　山楂一百六十两　茯苓八十两　法半夏八十两　苏叶八十两　川芎八十两　厚朴（制）一百二十八两　柴胡八十两　白芷一百六十两　橘皮八十两　防风八十两　前胡八十两　枳壳（炒）八十两　大腹皮八十两　砂仁八十两　麦芽（炒）一百六十两　苍术（炒）一百三十六两　羌活一百二十八两　麦冬八十两　九菖蒲四十两　桔梗八十两　独活一百六十两　扁豆一百六十两　葛根一百六十两　藿香一百六十两　黄芩一百六十两　香附（醋炒）八十两　安化茶（清茶）一千二百八十两

【用法】上为粗末，用鲜薄荷叶八两，生姜八两熬水，再将白面七百三十六两打稀面糊，拌合均匀，用模子印成小块，晒干，每块干重二钱，两块一包。每服一块，煎水饮服。

【功用】消食化滞，去暑。

【主治】感冒风寒，停食停水，咳嗽鼻塞，不思饮食；受暑中寒，腹痛作泄。

温脾止泄丹

【来源】《北京市中药成方选集》。

【组成】人参（去芦）三钱　于术（土炒）三钱　茯苓四钱　山药四钱　泽泻四钱　木香二钱　肉桂（去粗皮）二钱　川附子三钱　熟地八钱　甘草三钱　黄连一钱　青皮（炒）二钱　炮姜一钱

【用法】共为细粉，炼蜜为丸，重一钱。每服一

丸，温开水送下，一日二次，周岁以下小儿酌减。

【功用】温脾散寒，止泄消胀。

【主治】小儿脾气虚寒，腹痛胀满，久泄不止。

温脾止泻丸

【来源】《北京市中药成方选集》。

【组成】砂仁二两　厚朴（炙）二两　赤苓二两　泽泻二两　肉桂（去粗皮）二两　白术（炒）四两　扁豆（炒）四两　藿香四两　猪苓四两　白芍四两　橘皮四两　山楂四两　木香一两　黄连一两　甘草一两　干姜一两　党参（去芦）二两

【用法】共为细粉，炼蜜为丸，每丸二钱重。每服二丸，温开水送下，一日二次。小儿服一丸或半丸。

【功用】温脾止泻，和胃散寒。

【主治】脾胃虚寒，久泻不止，腹胀作痛，面黄肌瘦。

暖脐膏

【来源】《北京市中药成方选集》。

【组成】当归四两　白芷四两　乌药四两　小茴香四两　木香二两　大茴香四两　生香附四两

【用法】上药酌予碎断，用香油二百四十两炸枯，过滤去滓；炼至滴水成珠，入黄丹一百两搅匀成膏，取出入冷水中出火毒，后加热溶化；另兑：乳香一两、母丁香一两、没药一两、肉桂一两、沉香一两、麝香一钱五分，共为细末，过罗，每二百四十两膏油，兑入以上细粉，搅匀摊贴，大张油重五钱，小张油重二钱五分布光。用时微火化开，贴脐上。

【主治】少腹冷痛，痞满寒胀，大便溏泻。

小健脾丸

【来源】《全国中药成药处方集》（武汉方）。

【组成】党参八两　陈曲　扁豆各五两　谷芽六两　砂仁　甘草各三两　茯苓　枳壳各四两　山楂五两　广陈皮四两　白术（焦）六两　桔梗四两　建莲　山药各六两　生姜二两　红枣四两

【用法】上药干燥，为细末，用净水为水丸，每钱不得少于四十丸。每服三钱，开水送下，一日三次。

【主治】身体衰弱，面黄肌瘦，饮食无味，久泻不止。

止泻散

【来源】《全国中药成药处方集》（西安方）。

【组成】党参　白术　扁豆　山药　云苓　泽泻　薏米　莲肉　陈皮　甘草各一两

【用法】上为极细末。一岁小儿每服二至三分，一日二三次，用饭汤或温开水化服。

【主治】小儿肠胃机能衰弱，泻泄稀水，带有未消化食物，以及各种慢性肠炎。

止痢丸

【来源】《全国中药成药处方集》（大同方）。

【组成】生黄耆　熟黄耆　生大黄　熟大黄各一两

【用法】上为细末，为丸。每日开水送服一丸。

【主治】泻痢。

止痢散

【来源】《全国中药成药处方集》（沈阳方）。

【组成】赤石脂　白龙骨　阿胶各一两　诃子肉　广木香　干姜　黄连　制甘草各五钱

【用法】上为极细末。每服五分，粟米汤送下。

【功用】清理肠胃，除热凉血，补虚。

【主治】血痢日久不愈，脱肛便血，气虚下陷，及久泻久痢。

止泻胃苓丸

【来源】《全国中药成药处方集》（抚顺方）。

【组成】桂楠　赤苓各二两　白术四两　苍术　陈皮各二两　炙草四两　泽泻　猪苓　川朴各二两　木通四两

【用法】上为细末，水泛小丸。每服二钱，姜水送下，一日二次。

【功用】和胃健脾，利湿止泻。

【主治】气滞寒郁，反胃呕吐，脾虚胃弱，腹痛泄泻，膨胀水泻，小便不利，久泻不止，精神不振，湿浸中焦，四肢浮肿。

【宜忌】孕妇忌服。

止泻温中散

【来源】《全国中药成药处方集》（大同方）。

【组成】广木香八钱　黄连　茯苓各四钱　川朴三钱　砂仁二钱　白芍五钱　半夏　陈皮　于术各四钱　藿香三钱　干姜一两　甘草　泽泻各三钱　车前子四钱　丁香　沉香　人参　槟榔各三钱

【用法】上为细末。每服一钱，米汤送下。

【功用】理脾健胃止痛，散寒温脾止泻。

【主治】伤食受寒泄泻。

分水丹

【来源】《全国中药成药处方集》（禹县方）。

【组成】广藿香二两　泽泻二两四钱　白扁豆一两六钱　川厚朴三两　半夏三两六钱　香薷草二两　砂仁　木瓜　紫苏各二两四钱　白术二两　苍术三两　猪苓　西滑石　肉桂　陈皮　白茯苓　石斛各二两四钱　甘草三两　白芷二两四钱　桔梗一两六钱

【用法】上为细末，每包八分。每服一包，一日二次，十岁者服半包，姜汤送下；白开水亦可。

【主治】暑天受寒，水泻不止，肚腹作疼，上吐下泻。

【宜忌】孕妇忌用。

老蔻丸

【来源】《全国中药成药处方集》（吉林方）。

【组成】老蔻四两　贡桂六两　丁香二两　当归　半夏　陈皮各三两　莱菔四两　木香二两　油朴　青皮各四两　二丑六两　砂仁二两　莪术　三棱各四两　甘草二两　枳壳　草果各三两　槟榔四两　乌药三两　川芎二两　神曲　山楂　白术　熟军各四两

【用法】上为细末，炼蜜为丸，每丸二钱一分重，贮瓷坛内以免风干失效。每服一丸。服后缓泻，胸即畅快。每服三四丸即收特效。

【功用】温寒顺气，消食化湿，通导利便。

【主治】脾寒泄泻。脾经寒湿，水谷不化，腹疼泄泻，肠鸣腹冷；肝郁气滞，暴怒伤肝，肝气横逆，胸脘胀闷，嗳气纳少；寒疝，寒气走窜，上冲胃脘，下牵睾丸，疼痛欲绝，胃寒呕吐，胃寒不运，食不消化，朝食暮吐。

【宜忌】忌食辛辣。

壮土固金丸

【来源】《全国中药成药处方集》（哈尔滨方）。

【组成】党参　砂仁　白芍各二两　茯苓　桔梗　广皮各四两　炙黄耆三两　莲肉　五味子　薏米　玄参各二两　山药（炒）八两　川贝　紫菀各一两半　兜铃　百合各二两　寸冬三两　清夏二两　当归　款冬各四两　炙草三两

【用法】上为细末，炼蜜为丸，如梧桐子大，瓷坛存贮。每服二钱，开水送下，一日二三次。

【功用】滋补脾肺。

【主治】脾肺虚劳，胸膈满闷，宿食不消，四肢虚软，胃痛泄泻，咳嗽气促，动则喘急，痰涎壅盛，晡热畏寒，自汗盗汗。

【宜忌】忌食辛辣。

泄泻丸

【来源】《全国中药成药处方集》（大同方）。

【组成】五味子三钱　白茯苓　胡芦巴　白术各五钱　黑杜仲二钱五分　野党参二钱　补骨脂五钱　冬瓜子三钱　广砂仁四钱　龙眼肉　熟地榆各二钱　枸杞子三钱

【用法】上为细末，面糊为丸。每服三钱，开水冲服。

【功用】健脾止泻，固肠。

泻痢丹

【来源】《全国中药成药处方集》（禹县方）。

【组成】当归一斤　广木香一斤六两　诃子肉　酒白芍各一斤　黄连一斤四两　茯苓一斤　于术　吴茱萸各一斤四两　石榴皮一斤半　槟榔一斤　肉豆

蔻十两　甘草五两　姜厚朴　砂仁各一斤

【用法】上为细末，水泛为丸，白石脂为衣。每包重七分，每服一包，开水送下。小儿一岁一丸，七岁六丸。

【主治】久痢赤白，久泻肠滑。

【宜忌】初痢及孕妇忌用。

保安镇惊丸

【来源】《全国中药成药处方集》（济南方）。

【组成】薄荷三钱　焦山楂五钱　白豆蔻二钱　车前子二钱　广陈皮一钱五分　槟榔四钱　钩藤四钱　牛黄三分　泽泻三钱　草豆蔻二钱　砂仁二钱　甘草一钱　神曲二钱　灯心一钱　胆草一钱　蝉蜕二钱　黄连一钱　天竺黄一钱　僵蚕一钱

【用法】上为细末，炼蜜为丸，每丸重一钱，朱砂一钱四分为衣。每服一丸，白开水送下。

【主治】小儿急惊风，五积六聚，面黄肌瘦，膨闷胀饱，水泻不止。

神妙奇效丹

【来源】《全国中药成药处方集》（济南方）。

【组成】云苓　白术各五两　泽泻　黄连各二两　木香一两　川朴二两　米壳三两　粉草二两　白石脂八两　滑石一斤　椿皮二斤　黄耆三两　江米五两　干姜二两　禹余粮八两

【用法】上为细末，水泛为丸，如绿豆大。每服二钱，米汤送下。

【主治】久痢水泻。

【宜忌】忌羊肉烧酒，辛辣厚味。

健胃散

【来源】《全国中药成药处方集》（沈阳方）。

【组成】人参　油朴各三钱　茯苓　砂仁各四钱　苍术六钱　麦芽四钱　清夏三钱　草果二钱　藿香　石榴皮　紫蔻各三钱　血琥珀　川芎各二钱　朱砂　白术　甘草各三钱

【用法】上为极细末。小儿六个月内服半分，周岁内一分，二岁二分，三岁三分，大一年加量一分。

【功用】健胃整肠，止泻利湿。

【主治】腹痛泻泄，呕吐反胃，消化不良，食欲减退，久泻便溏，慢性痼疾。

【宜忌】禁忌肉类、油腻、冷食。

温脾固肠散

【来源】《全国中药成药处方集》（大同方）。

【组成】白术　扁豆　车前子各三钱　肉蔻　诃子肉　莲肉　薏米　炒山药各二钱　炙草钱半　高丽参二钱　广木香一钱　粟壳三钱

【用法】共研极细末，每包七分。早、晚每服一包，黑糖、淡姜汤送下。

【主治】脾胃虚弱，久泻。

暖脐膏

【来源】《全国中药成药处方集》（武汉方）。

【组成】真麻油五斤　生天雄一斤　炮姜八两　广木香　香橼皮　小茴各四两　黄丹三十两　没药末二两　肉桂末十二两

【用法】取天雄、炮姜、广木香、香橼皮、小茴五味，加麻油五斤，浸七日，入油锅内，熬至药枯黑为度，滤净滓，再熬至滴水成珠；加炒黄丹三十两，棍搅至烟尽微冷，再加没药、肉桂末十二两，入膏内搅匀成膏，倾钵内收贮，浸冷水中三日，炖化去火毒，听用。摊时重加肉桂末五两，母丁香一两，倭硫黄三两，生香附八两，麝香二钱，研粉。每张加药粉二厘，以红布为壳，每张重二钱。贴于腰脐上。

【主治】呕吐泄泻，脐腹疼痛。

清暑化湿汤

【来源】《王渭川临床经验选》。

【组成】青蒿穗　京半夏　淡豆豉各30克　佩兰　茵陈　鲜生地各12克　陈皮　川连　蔻仁各3克　苍术　广木香　鲜藿香各6克　甘露消毒丹9克　鲜荷叶1张

【功用】燥湿祛邪，芳香化浊。

【主治】

1.《王渭川临床经验选》：暑湿腹泻，误服苦寒，以致吐泻不止，懊𢙐闷乱，精疲肢厥，脉沉

细而迟，舌绛尖红，苔白腻如积粉。

2.《千家妙方》：急性胃肠炎。

温肾扶脾汤

【来源】《古今名方》引《李聪甫医案》。

【组成】西党参　炒白术　云茯苓各10克　姜半夏7克　广陈皮　西砂仁各5克　炮姜炭　肉豆蔻（煨）　上油桂　炙甘草各3克　北五味2克

【功用】温肾扶脾。

【主治】脾胃虚寒，泄泻日久，日夜无度，气短浮肿，手足颤抖，面色暗滞，舌干苔白，脉沉弦。

红白痢症丸

【来源】《广州市地方药品标准规格汇编》。

【组成】诃子十六两　乌梅肉十六两　茶叶二两四钱　鸦胆子（去油）十六两　木香二两四钱

【用法】茶叶单放，余药共轧为细粉，用方中茶叶煎水泛为小丸。每服六分至一钱，小儿减半，日服二至三次，食前用温开水或白糖水送服。

【功用】清热止痢。

【主治】红白痢疾，腹痛水泻。

【宜忌】忌烟、酒、腥荤、油腻之物。

四君合四神加减方

【来源】《慈禧光绪医方选议》。

【组成】党参一钱　于术一钱（土炒）　补骨脂一钱半（炒）　茯苓一钱　肉蔻八分（煨，去油）　吴萸四分（炒）　醋柴胡二分　五味子六分（炙）

【用法】上为细末，合枣泥为丸，重一钱五分。每服一丸，早、晚姜汤送下。

【功用】温补脾肾，涩肠止泻。

【主治】脾肾虚寒所致的慢性肠炎、肠结核、慢性痢疾。

【方论】本方为四君合四神减甘草而成，治久患溏泻，甚为切合。四君子汤补气健脾，自后天入手，纠正消化功能失调、食少乏力、便溏者则可。但对久泄病及于肾者，似嫌力所不及，加四神自肾兼治，可以同时温补脾肾，涩肠止泻。

理中加减汤

【来源】《千家妙方》上册引岳美中方。

【组成】党参9克　白术9克　炮干姜6克　细辛1.5克　吴萸6克　生姜9克

【用法】水煎服，每日一剂。

【功用】益补肾气。

【主治】肾虚作泻。

【验案】消化不良性腹泻　陈某，男，70岁。病人三年来多在晨起腹泻，食谷不化。曾经多方治疗而无效，且用过理中汤、四神丸、附子理中丸等药，往往服药后3～5日内可见好转，继复作泻，迄今未能治愈。经检查，诊断为消化不良性腹泻。于1963年7月初来诊，查其舌净，两脉俱弱，此乃肾虚作泻。理中者理中焦，此乃下焦之泻，仍用以理中去甘草加味而施之，投以“理中加减汤”。连服药三剂，病获痊愈，追访3个月未见复发。

磨积散

【来源】《古今名方》。

【组成】神曲　山楂　茯苓　陈皮　麦芽　泽泻　白术各9克　法半夏　藿香　苍术　厚朴　甘草各4.5克

【用法】上为细末，每包0.6克。六个月以内每服三分之一包，六个月至一岁，每次服半包，一岁至二岁，每次服三分之二包，每日服三次。

【功用】健脾消食，涩肠止泻。

【主治】婴儿消化不良的腹泻，症见不发热，大便淡黄色，或淡绿色，白色稀便，水分多，带奶瓣或少量粘液。

【宜忌】若热痢泄泻，便带脓血者，非本方所宜。

小儿止泻散

【来源】《临证医案医方》。

【组成】苍术4.5克　白术炭4.5克　莲子6克　炒扁豆9克　炒山药9克　通草1.5克　茯苓6克　车前子4.5克（布包）　煨诃子6克　煨肉蔻3克　姜厚朴4.5克　甘草1.5克

【用法】上为粗末。每日一剂，水煎服，分三至四

次服完。上方为一岁儿童用量。

【主治】小儿腹泻。大便溏泻，日数行。

【加减】有惊战者，加去惊药治之，如钩藤、蝉蜕等；有热者，加黄连炭；消化不良，饮食积滞者，酌加和胃消食药，如谷芽、麦芽、鸡内金等。

【方论】本方主要由健脾、利水、止泻三组药组成。方中苍术、白术、莲子、扁豆、山药健脾；通草、茯苓、车前子利水；诃子、肉豆蔻止泻；厚朴消胀；甘草调和诸药。共同达到健脾利水止泻之目的。

肠炎汤 2 号

【来源】《临证医案医方》。

【组成】禹余粮 9 克　赤石脂 9 克　制附片 9 克　肉桂 2 克（后下）　干姜 9 克　煨诃子 12 克　煨肉豆蔻 9 克　米壳 6 克　补骨脂 9 克　党参 15 克　焦白术 9 克　甘草 3 克

【功用】温肾健脾，固肠止泻。

【主治】脾肾阳虚型慢性肠炎，早晨腹泻，腰腿酸软，消瘦无力，四肢不温，舌质淡，苔白，脉沉细。

【方论】禹余粮、赤石脂、诃子、肉豆蔻、米壳涩肠止泻；制附片、肉桂、干姜温中补阳；补骨脂温阳固肾；党参、白术、甘草健脾益气止泻。

车苓术药止泻散

【来源】《河北中医》（1981，4：26）。

【组成】车前子（盐炒）60g　白茯苓 60g　山药（炒）60g　白术（米泔水炒）60g　炙甘草 18g

【用法】上药共为细末，新生儿 3 个月每服 0.5g；4～6 个月每服 1g；7 个月至 1 周岁每服 1.5g；1 岁以上每服 2g。每日 3 次口服。

【主治】小儿秋季腹泻。

【验案】小儿秋季腹泻　《河北中医》（1981，4：26）：所治小儿秋季腹泻 35 例中，大便次数减少，症状消失，尿量增加，饮食恢复正常，查体阴性，大便检查正常为痊愈，共 32 例；大便性状好转，次数减少，查体阴性为进步，共 2 例；1 周后大便无好转者为无效，共 1 例。痊愈时间一般在用药

后 3～5 天，平均为 4.3 天。

太白蓼胶囊

【来源】《陕西中医》（1983，5：31）。

【组成】太白蓼

【用法】上药去须根，洗净烘干，粉碎过筛，装入胶囊，每粒含生药 1.5g，每次口服 0.5～2 粒，1 日 3 次。

【主治】婴幼儿秋季腹泻。

【验案】婴幼儿秋季腹泻　《陕西中医》（1983，5：31）：治疗婴幼儿秋季腹泻 100 例，年龄均在 2 岁左右，最小 30 天，最大 2 岁半；结果：除 5 例因严重呕吐不能进药外，其余均有效。

车银散

【来源】《广西中医药》（1985，6：12）。

【组成】车前子 4 份　银花 3 份　防风 2 份　鸡内金 1 份

【用法】上为细末，每次 1.2～4g，1 日 3 次，首次量加倍，开水冲服，新生儿酌减。

【主治】小儿腹泻。

【验案】小儿腹泻　《广西中医药》（1985，6：12）：治疗小儿腹泻 130 例，男 74 例，女 56 例，年龄 18～13 岁。急性腹泻 127 例，迁延性腹泻 3 例。结果：治愈 110 例，好转 12 例，无效 8 例；总有效率 93.8%。

健脾饮

【来源】《四川中医》（1987，1：41）。

【组成】党参 15g　升麻 3g　仙鹤草 30g　黄芪 15g　茯苓 10g　车前子 20g　炒白术 6g　砂仁 3g　炒山楂 30g　乌梅 20g

【用法】每日 1 剂，水煎，1 日 3 次，饭前服用。

【主治】脾虚泻泄。

【验案】脾虚泻泄　《四川中医》（1987，1：41）：治疗脾虚泻泄 63 例，男 39 例，女 24 例；病程最短半年内，最长 3 年以上。结果：痊愈占 96.8%，无效占 3.2%。

加减平胃散

【来源】《浙江中医杂志》（1988，1：17）。

【组成】苍术6～10g 川朴 陈皮各3～6g 茯苓 苡仁 车前子各10g

【用法】伤食型加山楂、神曲或麦芽；风寒型加荆芥或苏叶；湿热型加六一散；脾虚型加山药、甘草；脾肾阳虚型加炮姜或附子；呕吐腹胀加砂仁、半夏；腹痛者加青皮或木香；尿少者加泽泻；发热者加葛根。水煎服，每日1剂。

【主治】小儿腹泻。

【验案】小儿腹泻《浙江中医杂志》（1988，1：17）：治疗小儿腹泻129例，男74例，女55例；年龄46天至3岁86例，4～10岁43例；病程1～3天82例，4～7天38例，7天以上9例；腹泻每日4～10次88例，10次以上41例。结果：治疗3天后，79例痊愈，42例好转，8例无效。

车山楂罂汤

【来源】《山东中医杂志》（1988，1：51）。

【组成】车前子10g 山药10g 焦山楂10g 罂粟壳4g（周岁用量）

【用法】每剂加水至500ml，煎至90ml，每次30ml，1日3次，温服。

【主治】婴幼儿腹泻。

【加减】腹痛者加木香、木瓜；脾阳虚者加炮姜、白术，伤湿者加乌梅。

【验案】婴幼儿腹泻 《山东中医杂志》（1988，1：51）：所治50例均获得较满意疗效。

肠炎散

【来源】《中西医结合杂志》（1990，1：58）。

【组成】炒苍术150g 炒扁豆150g 肉豆蔻50g 茯苓150g 薏苡仁150g 泽泻60g 车前子150g 山楂90g 鸡内金100g 木香100g 藿香100g 厚朴50g 黄芩100g 银花150g 葛根100g 赤石脂150g

【用法】上述药物烘干，共研成极细粉末备用。全部病例均单纯服用肠炎散治疗。用量：<1岁2.5g/次，>1岁5g/次，1日2次口服，连服2天后观察疗效。

【主治】小儿秋季腹泻。

【验案】小儿秋季腹泻 《中西医结合杂志》（1990，1：58）：治疗婴幼儿腹泻（除外痢疾、霍乱、细菌性食物中毒者）29例。结果：治愈24例，好转5例，总有效率为100%。其中伤食型3例，治愈2例，好转1例；外感型13例，治愈10例，好转3例；虚寒型13例，治愈12例，好转1例。外感型与虚寒型之间治愈率比较，差异无显著性意义（P＞0.05）；伤食型例数过少，未做统计学处理。

车金膏

【来源】《黑龙江中医药》（1991，1：5）。

【组成】炒车前子30g 炒鸡内金30g

【用法】上为细末。取药适量加蛋清调和如膏状贴于脐中，再用纱布和胶布固定。每日换药1次，5次为1疗程。

【主治】小儿腹泻。

【验案】小儿腹泻 《黑龙江中医药》（1991，1：5）：治疗小儿腹泻52例，男22例，女30例，年龄5个月至6岁，病程1天至半个月。结果：痊愈37例，好转13例，无效2例；总有效率为96.2%。

温中健脾散

【来源】《湖北中医杂志》（1991，1：47）。

【组成】吴茱萸6g 苍术7g 白胡椒2g 肉桂3g 枯矾3g

【用法】上药共研细末，分3等份，每次取1份以食醋适量调匀置于患儿脐孔，外用胶布固定。2天换药1次，1周为1疗程。

【主治】婴幼儿迁延型腹泻。

【验案】婴幼儿迁延型腹泻 《湖北中医杂志》（1991，1：47）：治疗婴幼儿迁延型腹泻50例，男23例，女27例，年龄均在2岁以内，病程1～4个月。结果：痊愈（大便次数减少至每日1～2次，其性状成条或软便者）48例，好转（粪便转为糊状，次数明显减少者）2例。

小儿敷脐散

【来源】《中医研究》（1991，2：34）。

【组成】吴茱萸　苍术　干姜　白术

【用法】共研细末，黄酒调药，贴敷脐中，每日1次。在用敷脐散时停用其他药物。

【主治】婴幼儿腹泻。

【验案】婴幼儿腹泻　《中医研究》（1991，2：34）：治疗婴幼儿腹泻300例，男184例，女116例；年龄2个月至6岁，其中小于1岁者76例，1～3岁154例，大于3岁70例。结果：轻型治愈率为100%，重型治愈率为85.7%。

干姜黄芩黄连人参散

【来源】《国医论坛》（1991，4：15）。

【组成】干姜　黄芩　黄连　白晒参　太子参

【用法】上药按5：5：5：1：10比例晒干，研细末，每5g为1包。每次1包，开水调服，1日3～4次。

【主治】婴幼儿泄泻。

【验案】婴幼儿泄泻　《国医论坛》（1991，4：1）：本方治疗年龄在9岁以下，病程在2个月之内的小儿腹泻病人86例，均在服药后3～8天大便恢复正常及临床症状全部消失。

固肠汤

【来源】《辽宁中医杂志》（1991，6：36）。

【组成】补骨脂　煨诃子　炒白术　党参　陈皮各9g　肉豆蔻　吴茱萸　炙米壳各6g　薏苡仁　炒扁豆各15g

【用法】每日1剂，水煎100ml，分3～4次服。以上为1～3岁用量（药量视年龄大小增减）。

【主治】泄泻。

【加减】大便有黏液加肉桂6g。

【验案】泄泻　《辽宁中医杂志》（1991，6：36）：治疗泄泻108例，年龄最小4个月，最大6岁，以1～3岁为多见；病程最短2个月，最长4年，多数为6个月至2年。结果：治愈（大便成形，每日1～2次，便常规检查正常）96例，显效（大便次数明显减少，但不成形，常规检查仍有脂肪

球及白细胞）8例，无效（服药20剂后，大便形态、次数及常规检查均无明显改善）4例，总有效率为96.3%。

芍药连梅汤

【来源】《吉林中医》（1992，1：11）。

【组成】白芍12g　甘草3g　黄连3g　乌梅15g　茯苓20g　山药20g　葛根12g　炮姜4g　焦楂曲各10g　麦芽20g　白术10g　枳壳10g

【用法】每日1剂，水煎服。

【主治】老年性慢性泄泻。

【验案】老年性慢性泄泻　《吉林中医》（1992，1：11）：治疗老年性慢性泄泻56例，男32例，女24例，年龄66～70岁，病程1～24年。病程短则在1年以内，长则达24年。结果：治愈（大便正常，其他症状消失，临床检验正常者）32例，占57.1%，好转（大便次数明显减少者）19例，占33.9%；无效（症状未见改善者）5例，占8.9%；总有效率为91.1%。

健脾固肠散

【来源】《黑龙江中医药》（1992，3：34）。

【组成】山药　莲子　扁豆　芡实　薏苡仁　肉豆蔻　砂仁　肉桂　炙米壳　炮姜各等份

【用法】上药共微炒后研末，每次10g，1日3次，开水冲服。服药后大便干结者去米壳，大便正常后改为每日1～2次，并酌情减量，巩固治疗20～30天。

【主治】久泻。

【验案】久泻　《黑龙江中医药》（1992，3：34）：治疗久泻96例，年龄15～76岁；病程2个月至20年。全部病例均多次用抗生素及中药等治疗因无效而用本法。结果：治愈83例，占86.5%；有效13例，占13.5%。

归芍异功散

【来源】《陕西中医》（1992，12：536）。

【组成】党参　当归　白芍各4g　炒白术　茯苓各6g　诃子5g　陈皮3g　厚朴　炙甘草各2g

【用法】每日 1 剂，水煎，分 4 次频服。

【主治】小儿腹泻。

【用法】若伴吐乳，加生姜、法夏；腹胀肠鸣，加砂仁；烦躁不安，加钩藤；久泻伤及脾肾之阳，加破故纸；泻甚，重用诃子；久泻迁延，脱水较重者，则给予口服补液或输液。

【验案】小儿腹泻《陕西中医》（1992，12：536）：治疗小儿腹泻 98 例，男 35 例，女 63 例，年龄 21 天至 13 个月。结果：治愈（治疗 4 天后临床症状及体征消失）69 例，有效（治疗 4 天后症状、体征减轻，腹泻次数每日在 3 次以下者）26 例，无效 3 例，总有效率为 96.9%。

固本益肠片

【来源】《中国医药学报》（1993，4：30）。

【组成】黄芪　党参　白术　赤石脂　补骨脂　禹余粮　干姜　山药　乌药　元胡　地榆　槐花　儿茶　甘草等

【用法】上药制成片剂，每片重 0.4g，每次 8 片，日服 3 次，治疗期间停服其他药物，30 天为 1 疗程，治疗 2～3 疗程后进行纤维结肠镜复查，评定疗效。

【主治】脾虚泄泻。

【验案】脾虚泄泻《中国医药学报》（1993，4：30）：治疗脾虚泄泻 314 例，男性 191 例，女性 123 例，年龄 17～68 岁，病程小于 5 年者 133 例，6～10 年者 93 例，11～20 年者 66 例，21～30 年者 22 例。结果：治愈 205 例，显效 75 例，有效 29 例，无效 5 例，总有效率为 98.4%。

十味石榴丸

【来源】《中国药典》。

【组成】石榴 250 克　肉桂 25 克　白及 75 克　荜茇 100 克　红花 75 克　豆蔻 125 克　玉竹 100 克　黄精 75 克　菱角 75 克　天花粉 75 克

【用法】上为细末，过筛，混匀，每 100 克粉末加炼蜜 100～110 克制成大蜜丸，即得。每服一丸，每日二次。

【功用】温中健胃，暖肾祛寒。

【主治】胃寒腹泻，腰酸腿疼，遗精。

五味清浊散

【来源】《中国药典》。

【组成】石榴 400 克　红花 200 克　豆蔻 50 克　肉桂 50 克　荜茇 50 克

【用法】上为细末，过筛，混匀即得。口服，每次 2～3 克，1 日 1～2 次。

【功用】开郁消食，暖胃。

【主治】食欲不振，消化不良，胃脘冷痛，满闷嗳气，腹胀泄泻。

【宜忌】宜密闭防潮。

胃肠安丸

【来源】《中国药典》。

【组成】木香　沉香　枳壳（麸炒）　檀香　大黄　厚朴（姜制）　朱砂　麝香　巴豆霜　大枣（去核）　川芎等

【用法】制成丸剂，小丸每 40 丸重 0.16g，大丸 10 丸重 0.2g。口服，小丸每次 20 丸，1 日 3 次，小儿 1 岁内每次 4～6 丸，1 日 2～3 次，1 至 3 岁每次 6～12 丸，1 日 3 次，3 岁以上酌加。大丸每次 4 丸，1 日 3 次。

【功用】芳香化浊，理气止痛，健胃导滞。

【主治】消化不良引起的腹泻，肠炎，菌痢，脘腹胀满，腹痛，食积乳积。

乌梅败酱方

【来源】《首批国家级名老中医效验秘方精选》。

【组成】乌梅 12～15 克　败酱草 12 克　黄连 4.5～6 克　木香（后下）9 克　当归 10 克　炒白芍 12～15 克　炒枳实 10 克　太子参 12 克　炒白术 10 克　茯苓 15 克　葛根 12 克　炙甘草 6 克

【用法】每日一剂，水煎，分二次服。乌梅用 50% 醋浸一宿，去核打烂，和余药按原方比例配匀，烘干研末装入胶囊。每服生药 1.5 克，每日 2～3 次，空腹温开水送下。

【功用】清热化湿，调气行血，健脾抑肝。

【主治】慢性非特异性结肠炎。长期腹泻，大便黏滞或带脓血，腹痛坠胀，或里急后重，脘腹痞闷，纳少乏力，面色黄白，舌质暗滞，苔腻，脉

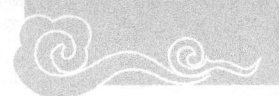

弦缓滑。

【加减】大便脓血，口苦急躁，舌红苔黄腻，脉弦滑，热盛邪实者，减太子参、白术等健脾益气药，加白头翁、秦皮、大黄炭、炒槟榔片等清肠导滞之品；胃脘痞闷，舌苔白腻，湿阻气滞者，酌加苡米、白蔻仁。

六味止泻散

【来源】《首批国家级名老中医效验秘方精选》。

【组成】白术 200 克　泽泻 150 克　云苓 200克　猪苓 150 克　车前子 100 克　木瓜 50 克

【用法】以上诸药，按质分炒，共研细末，瓶装备用，开水泡服。用量：1 岁以内每次 10 克，1 日 2 次；1～3 岁，每次 15 克，1 日 2 次；4～7 岁以上，每次 15～20 克，1 日 3 次。

【功用】健脾渗湿，分清止泻。

【主治】大便泻下清谷，或食后则便，或稍进油腻生冷之物则泻次增多，饮食减少，神疲倦怠，睡眠露睛，小便短少，面色萎黄，舌苔薄白质淡。

【加减】本方适宜脾土亏虚，清浊不分之泄泻。若乳食不化，加山楂、神曲；久泄不止，加诃子、石榴皮。

【验案】腹泻　梁某，男，7 个月。腹泻五月，每日十余次，泻下清谷，伴纳谷不香，睡眠露睛、汗多、小便短少。曾连续 3 次住院，中西药治疗，时有好转，终未根除。初诊，患儿神疲倦怠，面色白，舌质淡红，苔薄白，指纹淡。治宜健脾渗湿，分清止泻。方用六味止泻散 20 克，每日分 2 次开水泡，澄清取汁加少许白糖频服，连服 2 日症减，服 4 日而愈。

仙桔汤

【来源】《首批国家级名老中医效验秘方精选》。

【组成】仙鹤草 30 克　桔梗 6 克　乌梅炭 4 克　白槿花 9 克　炒白术 9 克　广木香 5 克　生白芍 9 克　炒槟榔 10.2 克　甘草 4 克

【用法】每日 1 剂，水煎，分 2 次服。

【功用】补脾敛阴，清化湿热。

【主治】久泻，包括慢性菌痢、阿米巴痢及慢性结肠炎，经常泄泻，时轻时剧，时作时休，作则腹痛、腹胀，大便溏薄，夹有黏液，间见少许脓血，反复发作，久治不愈者。

【加减】本方用治阿米巴痢疾时，应另加鸦胆子 14粒，去壳分 2 次吞服；慢性痢疾、慢性结肠炎肝郁脾滞证象较著者，去槟榔，加柴胡 4.5 克，萆薢 15 克，秦艽 9 克；腹痛甚者，应加重白芍与甘草用量，白芍 15～30 克，甘草 9～15 克；泄泻日久，体虚气弱，而腹胀不显者，去木香、槟榔，加炙升麻 4.5 克，党参 12 克，炙芪 15 克。

加味益脾镇惊散

【来源】《首批国家级名老中医效验秘方精选》。

【组成】党参 9 克　白术 5 克　茯苓 6 克　甘草 3克　钩藤 5 克　朱砂 0.3 克　琥珀 1 克

【用法】每日 1 剂，水煎分服。

【功用】益气镇惊，理脾养血。

【主治】惊吓泄泻。症见惊惕不宁，睡中时惊醒，泄泻粪便如水或粪青如苔，目珠淡蓝，指纹淡红，或青色。

【加减】如兼肠热食滞，腹胀，大便次数无度，黏如胶，矢气者，加黄连、木香、砂仁、焦三仙、陈米。

姜莲养肠汤

【来源】《首批国家级名老中医效验秘方精选》。

【组成】干姜 3 克　毛姜 10 克　阿胶 10 克　旱莲草 20 克　当归 10 克　黄连 6 克　白术 10 克　木香 6 克　防风 6 克　炙甘草 6 克

【用法】每日 1 剂，水煎 2 次药液合并约 400 毫升，早晚 2 次空腹分服。其中阿胶应另炖烊化，分 2次兑入药液中。症状缓解取得疗效后，可以上方剂量比例，研末（阿胶烊化）为丸，每服 10 克，1 日 2 次空腹吞服，以资巩固。

【功用】燮理阴阳，祛邪厚肠止泻。

【主治】慢性腹泻（慢性结肠炎等）。症见腹泻经久反复不已，大便溏薄，日二三次，夹赤白黏液，腹痛隐绵，按之不减，形体消瘦，四末不温，神疲倦怠，纳谷不馨，脘腹不适，口干黏或苦，不甚喜饮，舌质淡红或暗红，多细裂纹，苔薄白微腻，脉虚濡或细弦略数。

【加减】湿热偏盛者，加马齿苋30克；便血或赤冻多者，加地榆10克，鸦胆子（每服15粒，去壳吞服，日2次）；阴虚偏甚，泻下量多者，加乌梅20克。

【验案】万某，男，32岁，1991年3月12日诊。腹痛便泻赤白黏液，时或便血半年余。多方医治乏效，乙状结肠镜检查发现18～20厘米处充血、糜烂，有出血点。见其面容憔悴，形体清癯，畏寒肢冷，四末不温，口干唇红，腹痛隐隐，按之不减，大便溏薄夹赤白黏液，日三四次，近几日以赤冻为多，舌淡暗有浅细裂纹，苔白薄微黄，两脉虚濡且细。证为阴阳两虚，气血不足，寒热气血壅遏为害，治当标本兼顾，缓调为要，遂拟姜莲养肠汤加地榆10克，鸦胆子30粒（去壳2次吞服）。一月后诸症大减，大便成形，只后段略稀。4月18日镜检，患处已无糜烂，仅见出血点。继服上方去地榆、鸦胆子，加乌梅20克，白芍10克以养阴和营。又20剂后临床症状痊愈，纳增便调，形体气色恢复正常。5月7日镜检，已无出血点，溃疡已愈合。

健脾固肠汤

【来源】《首批国家级名老中医效验秘方精选》。

【组成】党参10克 炒白术10克 炙甘草6克 木香5克 黄连5克 炮干姜5克 秦皮10克 乌梅5克

【用法】1日1剂，水煎，分2～3次口服，也可按用量比例制成丸剂服用。

【功用】补脾健胃，止泻固肠。

【主治】慢性腹泻（肠炎）、慢性痢疾。症见脾胃虚弱，时溏时泻，脘闷腹胀腹痛，肢倦神疲等。

【加减】如因久作泻痢，气虚下陷，导致脱肛者，可加黄芪、升麻；若兼见晨起则泻，泻而后安，或脐下时痛作泻，下肢不温，舌淡苔白，脾肾阳气不足者，加补骨脂补命门火，辅吴萸、肉豆蔻暖肾温脾，五味子涩肠止泻；如年老体衰，气虚于下久泻不止，加诃子；因气郁痛泻，症见胸胁痞闷者，加枳壳、白芍、防风以泄肝益脾。

【验案】李某，男，38岁，干部，1990年10月13日初诊。自述3年前因外出不慎饮食，出现腹痛下泻，住医院检查确诊为菌痢，留注院治疗近旬，腹痛下痢明显好转，因在外不便调理，返回继续门诊治疗。病情时好时发，但发作症状比初患症状为轻。迁延至今，近日应酬荤腥稍多，再见腹痛下泻，日1～2次，便呈黄色稀溏，少有黏液，无里急后重兼症，自觉食欲日趋减退，食后胀闷不适，精神有感时久不支，舌质淡苔薄黄，脉弱。综析是证，显系泻痢日久，导致脾胃受损，气虚不运，兼见未尽湿热。本益气运脾、兼清湿热为治，方用健脾固肠汤去乌梅，加陈皮、厚朴、竹茹、佩兰，嘱服2剂。药未竟，上症大减，病人以工作开会就医煎服不便，请开常服药治疗，遂以健脾固肠汤按比例制散或丸与服。越年因感冒就医来告，服散剂近1个月后，泻、痛已愈，食欲精神日渐正常。

四神理中汤

【来源】《首批国家级名老中医效验秘方精选·续集》。

【组成】熟附子9克 补骨脂12克 五味子6克 吴茱萸9克 炒白术10克 党参15克 炮姜6克 肉桂3克 罂粟壳9克 乌梅9克 地榆炭15克 白及10克 木香6克 甘草6克

【用法】每日一剂，水煎二次，早晚分服。

【功用】温补脾肾，涩肠止泻。

【主治】慢性溃疡性结肠炎。脾肾阳虚型，症见久病不愈，肠鸣腹泻，或五更泄，泻后痛减，形寒腹冷，喜温喜按，少食肢倦，腰膝酸软，苔淡苔白，脉沉细无力。

【加减】症见少腹刺痛者可加赤芍、红花通络理肠；苔腻，饮食不化者，可加藿香、佩兰、豆蔻、砂仁芳香化湿；脓血便明显者加白头翁。

【验案】李某，男，36岁。腹泻已7年，每日大便4～5次，有时带脓血，便后肛门坠痛，时有阵发性腹痛，痛时即欲大便，但也有时便秘，食欲不振，腰膝酸软，身体日渐衰弱，面色黧黄，苔薄白，脉沉细。乙状结肠镜检查，发现结肠黏膜表现散大多数深浅不等的溃疡，诊为溃疡性结肠炎。辨证为脾肾亏虚，治以健脾补肾，涩肠止泻。药用：补骨脂12克，五味子9克，吴茱萸9克，炒白术9克，党参15克，肉桂3克，炮姜6克，赤芍15克，白芍15克，木香6克，诃子9克，乌

梅 9 克，地榆炭 15 克，炒三仙各 15 克，白头翁 12 克，甘草 6 克。服药 6 剂，食欲进步，大便基本正常，仍时有黏液，少许脓血，微腹痛，上方加减服用 4 月余，诸症渐除，偶因饮食不当大便次数增多，夹有黏液，但便血、腹痛皆无。复查乙状结肠镜发现结肠黏膜轻度充血水肿，溃疡面已愈合。

加味痛泻四逆散

【来源】《首批国家级名老中医效验秘方精选·续集》。

【组成】陈皮 9 克　防风 6 克　炒白术 20 克　赤芍 15 克　白芍 15 克　广木香 9 克　柴胡 6 克　炒枳实 12 克　合欢皮 30 克　白头翁 12 克　甘草 6 克

【用法】每日一剂，水煎二次，早晚分服。

【功用】疏肝行滞，理脾化湿。

【主治】慢性溃疡性结肠炎。肝实犯脾型：症见胸胁胀满，嗳气少食，每因精神刺激即发腹痛泄泻，泻后痛减，大便夹有黏液脓血，舌淡红、苔白，脉弦滑。

【加减】里急后重较甚者，加槟榔 12 克；腹痛甚者，加延胡索 12 克，倍白芍；嗳腐吞酸者，加焦三仙各 12 克。

【验案】刘某，女，32 岁。腹泻已有一年，每日大便 7～8 次，黏液血便，里急后重，左下腹痛。乙状结肠镜检查：黏膜明显充血水肿，距肛门 17～16cm 处黏膜粗糙，可见溃疡多处，大小不等，表面附着白脓苔，黏膜糜烂，触之易出血。大便培养无病原菌生长，确诊为溃疡性结肠炎。病人平素性情急躁，并伴有腹胀肠鸣、嗳气不适等症。常因情志刺激而加重，舌质淡红、苔白腻，脉弦细。辨证属肝实犯脾型，治以疏肝理脾，化湿活血。药用：炒苍术 12 克，炒白术 12 克，陈皮 9 克，防风 9 克，云茯苓 20 克，木香 6 克，柴胡 6 克，赤芍 15 克，白芍 15 克，炒枳实 12 克，合欢皮 30 克，白头翁 10 克，焦三仙各 12 克。坚持服药 2 月余，上述症状消失，大便正常，乙状结肠镜检查仅见黏膜轻度充血水肿，溃疡面全部愈合。随访一年未复发。

参连建化汤

【来源】《首批国家级名老中医效验秘方精选·续集》。

【组成】党参 6 克　黄连 3 克　黄芩 6 克　干姜 3 克　法夏 3 克　大枣 6 克　炙甘草 3 克　生扁豆 10 克　泽泻 6 克

【用法】每剂水煎 2～3 次，再将药汁合而浓缩，如用红参、西洋参，须另煎汁兑服。一般采取多次少量喂服法，每次服药 10 毫升左右，每日 7～8 次。若呕吐重者，每次可减至 5 毫升左右，每日可增至十多次或数十次，或日服 2 剂。

【功用】益气健脾，升清降浊。

【主治】小儿脾虚久泻。

【加减】兼表有风寒者，加苏叶 3 克，表有风热者加银花、连翘各 6 克；夹食者，加山楂 3 克，神曲 3 克，莱菔头 6 克；便泻稀水者，加车前仁 6 克；呕吐重者，加大半夏量，更甚者用灶心土 30 克煎汤代水熬药以降逆；服数剂不效者，升清力逊，加升麻 6 克，莲米 6 克或荷叶 6 克，以鼓舞脾气上行。

小儿止泻片

【来源】《部颁标准》。

【组成】山药（炒）250g　白术（炒）200g　枣树皮 150g　罂粟壳 100g　车前子（盐炒）150g　白矾 150g

【用法】制成片剂，每片重约 0.25g（相当原药材 0.3g），密封。口服，周岁以内每次 2 片，1 至 2 岁每次 3 片，2 至 4 岁每次 4 片，1 日 3 次，或遵医嘱。

【功用】健脾利水，涩肠止泻。

【主治】脾胃虚弱，腹泻，腹痛。

【宜忌】实热痢疾初起禁用，腹胀者慎用。

小儿泻痢片

【来源】《部颁标准》。

【组成】葛根 60g　黄芩 100g　黄连 50g　厚朴 100g　白芍 100g　茯苓 100g　焦楂 100g　乌梅 50g　甘草 20g　滑石粉 120g

【用法】制成糖衣片。每片相当于原生药 0.5g。密

闭。口服，1岁以下1片，2至3岁2～3片，4岁以上4～6片，1日2次。

【功用】清热化湿，止泻止痢。

【主治】湿热腹泻，红、白痢疾。

止泻灵颗粒

【来源】《部颁标准》。

【组成】党参100g　白术（炒）100g　陈皮100g　白扁豆（炒）100g　甘草100g　薏苡仁（炒）100g　山药100g　莲子100g　泽泻100g　茯苓100g

【用法】制成颗粒。每袋装12g或6g，密封。口服，每次12g，6岁以下儿童减半或遵医嘱，1日3次。

【功用】补脾益气，渗湿止泻。

【主治】脾胃虚弱所致的大便溏泄，饮食减少，食后腹胀，倦怠懒言，以及慢性肠炎见上述证候者。

止泻保童冲剂

【来源】《部颁标准》。

【组成】人参15g　白术（麸炒）30g　茯苓60g　白扁豆60g　苍术（制）30g　广藿香30g　木香15g　丁香15g　檀香15g　砂仁15g　肉豆蔻（煨）30g　肉桂15g　吴茱萸（甘草水炙）15g　芡实（麸炒）30g　薏苡仁（麸炒）60g　车前草30g　滑石60g　黄连15g　诃子肉30g　天冬30g　麦冬30g　槟榔30g

【用法】制成冲剂，每袋装5g，密封，防潮。开水冲服，每次2.5g，1日2次，周岁内小儿酌减。

【功用】健脾止泻，温中化痢。

【主治】小儿脾胃虚弱，寒热凝结引起的水泻痢疾，肚腹疼痛，口干舌燥，四肢倦怠，恶心呕吐，小便不利。

止泻利颗粒

【来源】《部颁标准》。

【组成】杨梅根400g　钻地风400g　山楂400g　金银花200g

【用法】制成冲剂，每袋装15g，密封。开水冲服，每次1袋，1日3次，儿童酌减。

【功用】收敛止泻，解毒消食。

【主治】湿热泄泻，痢疾，久泻久痢，伤食泄泻等。

仙鹤胶囊

【来源】《部颁标准》。

【组成】仙鹤草1250g　黄连375g　木香375g　蝉蜕375g　石菖蒲375g　桔梗250g

【用法】制成胶囊，每粒装0.3g，密封。口服，每次3粒，1日3次，饭后服。

【功用】健脾，益肠止泻，清热燥湿，化湿和中，祛风排脓。

【主治】急、慢性泄泻。

白蒲黄片

【来源】《部颁标准》。

【组成】白头翁830g　蒲公英830g　黄芩83g　黄柏83g

【用法】制成糖衣片，每片重0.3g，密封。口服，每次3～6片，1日3次。

【功用】清热凉血，解毒消炎。

【主治】肠炎、痢疾等。

吐泻肚痛散

【来源】《部颁标准》。

【组成】木香38g　厚朴（姜制）41g　白芍29g　茯苓44g　甘草35g　广藿香70g　赤石脂（水飞）29g　朱砂（水飞）17g　丁香21g

【用法】制成散剂，每袋装1.6g，密封。口服，每次1.6g，1日3次。

　　本方制成胶囊，名"吐泻肚痛胶囊"。

【功用】化气消滞，祛湿止泻。

【主治】湿热积滞引起的肚痛泄泻，晕眩呕吐。

肉蔻四神丸

【来源】《部颁标准》。

【组成】补骨脂（盐水制）80g　木香40g　肉豆蔻（面粉煨）80g　罂粟壳160g　诃子肉80g　白芍

160g　干姜 40g　白术（麸炒）320g　吴茱萸（甘草水制）20g

【用法】水泛为丸，每袋 6g，密闭，防潮。口服，每次 6g，1 日 2 次。

【功用】温中散寒，补脾止泻。

【主治】大便失调，黎明泻泄，肠泻腹痛，不思饮食，面黄体瘦，腰膝腿软。

【宜忌】忌食生冷、油腻。

克泻敏丸

【来源】《部颁标准》。

【组成】铁扫帚

【用法】制成包衣浓缩水丸，每瓶装 3.6g（每一片相当于总药材 6.3g），密封。口服，每次 3.6～7.2g，1 日 3 次。

　　本方制成颗粒剂，名"克泻敏颗粒"。

【功用】收敛止泻。

【主治】腹泻、消化不良，急性肠胃炎。

克痢痧微丸

【来源】《部颁标准》。

【组成】雄黄 30g　白芷 60g　细辛 24g　荜茇 18g　石菖蒲 30g　苍术 30g　猪牙皂 30g　鹅不食草 18g　丁香 15g　硝石 24g　白矾 60g　冰片 3g

【用法】制成微丸，每瓶装 0.6g，密封。口服，每次 0.6g，1 日 3 次，儿童酌减。

【功用】解毒辟秽，理气止泻。

【主治】泄泻、痢疾和痧气（中暑）。

肠康片

【来源】《部颁标准》。

【组成】盐酸小檗碱 100g　木香 625g　吴茱萸（制）250g

【用法】制成薄膜衣片，每片含盐酸小檗碱 0.05g，密封。口服，每次 2～4 片，1 日 2 次。

【功用】清热燥湿，理气止痛。

【主治】湿热泻泄，痢疾腹痛，里急后重。

肠胃宁片

【来源】《部颁标准》。

【组成】党参 96g　白术 64g　黄芪 96g　赤石脂 190g　干姜（炭）38g　木香 38g　砂仁 38g　补骨脂 96g　葛根 96g　防风 38g　白芍 64g　延胡索 64g　当归 64g　儿茶 32g　罂粟壳 38g　甘草（炙）64g

【用法】制成糖衣片，每片重 0.3g，密封。口服，每次 4～5 片，1 日 3 次，儿童慎用。

【功用】健脾益肾，温中止痛，涩肠止泻。

【主治】脾肾阳虚泄泻日久，大便不调，五更泄泻，时带黏液，伴有腹胀腹痛，胃脘疼痛，小腹坠胀，饮食不佳，属上述证候者舌质淡红，苔薄白或腻，脉细微或沉细，慢性结肠炎，溃疡性结肠炎，肠功能紊乱属上述证候者。

【宜忌】禁食酸、冷、刺激性的食物。

肠胃适胶囊

【来源】《部颁标准》。

【组成】十大功劳 1000g　鸡骨香 250g　黄连须 375g　救心应 250g　凤尾草 375g　葛根 200g　两面针 250g　防己 25g

【用法】制成胶囊，每粒装 0.25g，密封。口服，每次 4～6 粒，1 日 4 次，空腹服。

【功用】清热利湿，调中止泻，解毒治痢。

【主治】湿热腹泻、腹痛，急性肠胃炎等。

【宜忌】慢性虚寒性泻痢者慎用。

复方黄连素片

【来源】《部颁标准》。

【组成】盐酸小檗碱 17g　木香 114g　白芍 160g　吴茱萸 40g

【用法】制成糖衣片，每片含盐酸小檗碱 17mg，密封。口服，每次 3～4 片，1 日 2～3 次。

【功用】清热燥湿，行气止痛，止痢止泻。

【主治】大肠湿热，赤白下利，里急后重或暴注下泻，肛门灼热。

复方救必应胶囊

【来源】《部颁标准》。

【组成】救必应1000g　东风桔1000g　香附1000g

【用法】制成胶囊。口服，每次2粒，1日3次。

【功用】清热解毒，利湿止痛。

【主治】腹泻、胃肠炎等。

速止水泻冲剂

【来源】《部颁标准》。

【组成】粳米30g　茶叶10g　干姜5g　食盐2g

【用法】制成冲剂，每袋装14g，密闭，防潮。开水冲服，每次14g，小儿减半，1日3次，饭后2小时服用。

【功用】温中健胃，消食止泻。

【主治】胃肠受寒，消化不良，水泻不止。

【宜忌】服药期间忌食生冷及油腻食品。

健胃固肠散

【来源】《部颁标准》。

【组成】白术（炒）25g　茯苓25g　党参10g　诃子肉（炒）25g　车前子（炒）50g　莲子肉（炒）25g　白扁豆（炒）25g　鸡内金25g　山药20g　薏苡仁（炒）50g　石榴皮25g　木香25g

【用法】制成散剂，每袋装1g，密封，置阴凉处。口服，周岁小儿每次1g，周岁以内每次0.3～0.5g，1日2次。

【功用】健胃固肠，止泻利湿。

【主治】小儿脾虚，腹泻，消化不良。

【宜忌】忌食生冷、油腻之物。

消食健儿冲剂

【来源】《部颁标准》。

【组成】南沙参150g　白术80g　山药120g　谷芽60g　麦芽60g　九香虫100g

【用法】制成冲剂，密封，置干燥处。热开水冲服，3岁以下儿童每次半袋，3岁以上儿童每次1袋，1日3次。

　　本方制成糖浆，名"消食健儿糖浆"。

【功用】健脾消食。

【主治】小儿慢性腹泻，食欲不振及营养不良等症。

寒泻片

【来源】《部颁标准》。

【组成】山楂（炭）250g　炮姜（炭）125g

【用法】制成片剂，每片0.34g，密闭，防潮。口服，每次4片，1日3次，10岁以下减半。

【功用】温肠止泻。

【主治】寒性腹泻。

野牡丹止痢片

【来源】《部颁标准》。

【组成】野牡丹

【用法】取上药切成细段，加水煎煮2次，每次3小时，合并煎液，滤过，滤液真空浓缩成稠膏，干燥，加辅料适量，压制成片，包糖衣，每片含干浸膏0.33克，相当于原药材3.33克。口服，每次3片，1日3次。

【功用】清热利湿，收敛止血。

【主治】腹泻，腹痛，痢疾，便血，消化不良等。

小儿止泻膏

【来源】《新药转正标准》。

【组成】芋头干片等

【用法】制成煎膏剂。温开水冲服，婴幼儿每次10～15g，儿童酌加，1日3次，5天为1个疗程。

【功用】建脾止泻。

【主治】小儿脾虚湿盛，伤乳伤食，寒暖失调所致的腹泻及久泻。

小儿泻速停冲剂

【来源】《新药转正标准》。

【组成】地锦草　儿茶　乌梅　山楂（炒焦）　茯苓　白芍　甘草等

【用法】制成冲剂。口服，1日3～4次。6个月以下每次1.5～3g，6个月～1岁每次3～6g，1～3

岁每次 6 ～ 10g，3 ～ 7 岁每次 10 ～ 15g，7 ～ 12 岁每次 15 ～ 20g。或遵医嘱。

【功用】清热利湿，健脾止泻，解痉止痛

【主治】小儿泄泻、腹痛，纳差（尤适用秋季腹泻及迁、慢性腹泻）。

【宜忌】.如病情较重或服用 1 ～ 2 天后，疗效不佳者可酌情增加剂量。有脱水者，可口服或静脉补液。服药期间忌生冷、油腻。

小儿敷脐止泻散

【来源】《新药转正标准》。

【组成】黑胡椒

【用法】上药研为末，每袋 0.3g，密闭，置阴凉干燥处。每次用 1 袋，用前先将塑料薄膜揭去，使其中的药物正对肚脐，使小彩带朝向肚脐上方，帖好固定后，再将小彩带缓慢抽出，24 小时换药

1 次。

【功用】温中散寒，止泻。

【主治】小儿中寒、腹泻、腹痛。

【宜忌】脐部皮肤破损及有炎症者、大便有脓血者忌用。敷药期间忌食生冷油腻。

结肠宁

【来源】《新药转正标准》。

【组成】蒲黄　丁香蓼

【用法】制成药膏。灌肠用，取药膏 5g，溶于 50 ～ 80ml 温开水中，放冷至约 37℃时保留灌肠，每天大便后 1 次，4 周为 1 疗程。

【功用】活血化瘀，清肠止泻。

【主治】慢性结肠炎腹泻，慢性菌痢，慢性结肠炎，溃疡性结肠炎。

三十二、五更泄

五更泄，又称晨泄、溏泄、鸡鸣泄、黎明泄、肾泄，是指泄泻有规律地发生在天明之际五更时分。《寿世保元》："五更泄者，晨泄也。"《普济本事方》"每五更初欲晓时，必溏痢一次，如是数月。有人云：此名肾泄，肾感阴气而然。"五更黎明之际，阳气当胜于阴气，故曰白天属阳，倘若真阳不足，不能温煦脾土，则水湿运化失司，则为泄下。《景岳全书》："肾泄证，即前所谓真阴不足证也，每于五更之初，或天将明时，即洞泄数次，有经月连年弗止者，或暂愈而复作者，或有痛者，或有不痛者，其故何也？盖肾为胃关，开窍于二阴，所以二便之开闭，皆肾脏之所主，今肾中阳气不足，则命门火衰，而阴寒独盛，故于子丑五更之后，当阳气未复，阴气盛极之时，即令人洞泄不止也。"肾虚命门火衰，是其大要，然也有他因相扰者。《症因脉治·泄泻论》："五更泄泻，多属肾虚，然亦有酒积、寒积、食积、肝火之不同。"即指出酒积、寒积、食积、肝火等致病之由。其治疗，温肾

健脾为常法，又需据症情予以温中散寒，健胃消食，清肝泻火等相佐。

二神丸

【来源】《普济本事方》卷二。

【别名】钻胃丸（《东医宝鉴·杂病篇》卷四）。

【组成】破故纸四两（炒香）　肉豆蔻二两（生）

【用法】上为细末，加大肥枣四十九个，生姜四两，切片同煮，枣烂去姜，取枣剥去皮核，用肉研为膏，入药和杵为丸，如梧桐子大。每服三十丸，盐汤送下。

【功用】《饲鹤亭集方》：温脾暖胃，进食固肠。

【主治】

1.《普济本事方》：脾胃虚弱，全不进食。

2.《仁斋直指方论》：脾肾俱虚，泄泻不食，或饭食后常泄。

3.《外科发挥》：一切脾肾俱虚，侵晨作泻，或饮食少思，或食而不化，或作呕，或作泻，或

久泻不止，脾经有湿，大便不实者。

【实验】补骨脂盐炙前后对本方止泻作用的影响 《成都中医药大学学报》（2009，1：91）：实验显示：二神丸（补骨脂盐炙品）10g/kg 剂量组能减轻小鼠急性腹泻，二神丸（补骨脂盐炙品）5g/kg 和 15g/kg 均能抑制脾虚小鼠肠推进。结果提示：二神丸用于治疗脾肾阳虚腹泻以盐炙补骨脂入药效果更好。

【验案】五更泻 《校注妇人良方》：一妇人年五十，不食夜饭，五更作泻，二十年矣。后患痢，午前用香连丸，午后用二神丸，各二服而痢止。又用二神丸数服，而食夜饭，不月而形体如故。

小茴香丸

【来源】《秘传证治要诀类方》卷四引《普济本事方》。

【组成】舶上茴香（炒）　胡芦巴　破故纸（炒）　白龙骨（煅）各一两　木香一两半　胡桃（去壳）二十一枚　羊腰子三对（切开，入盐一两半，擦，炭火焙熟，研）

【用法】上为末，酒糊蒸饼为丸，如梧桐子大。空心酒送下。

【主治】五更初洞泻，服止泻药无效。

启脾丸

【来源】《内经拾遗方论》卷一引《经验良方》

【别名】小儿启脾丸（《摄生众妙方》卷十）。

【组成】人参（去芦）　白术（土炒）　白茯苓（去皮）　干山药　莲肉各一两　山楂（蒸，去核）　甘草（蜜炙）　陈皮　泽泻各五钱

【用法】上为细末，荷叶煮汤炊饭为丸，如梧桐子大。每服七、八十丸，食后米饮送下。

【功用】

1.《内经拾遗方论》引《经验良方》：开通脾气。

2.《摄生众妙方》：消食、止泄、止吐、消疳、消黄、消胀，定肚痛，益胃生肌，健脾开胃。

【主治】

1.《摄生众妙方》：小儿食伤诸病。

2.《医学入门》：大人、小儿脾积，五更泻。

3.《饲鹤亭集方》：小儿诸病之后，脾虚胃弱，面黄肌瘦、身热神倦。

神应丸

【来源】《普济方》卷二一○引《余居士选奇方》。

【组成】厚朴汁三分　川当归四分　枳壳八分　矾（煅）八分　干姜十分　缩砂六分　赤石脂五分　黄连四分　龙骨十分　附子十分（去皮脐尖）　诃子七分　五味子七分　茯苓六分　人参六分

【用法】上为末，醋醪为丸，如梧桐子大。每服三十丸，空心橘皮汤送下，每日三次。

【主治】脾胃气虚，冷痛下痢不止，每食粘物及冷物酒面则泻痢，往往气膨，胸膈满闷，微痛则溏泻，或五更初则下泄。

四神丸

【来源】《内科摘要》卷下。

【别名】久泻丸（《全国中药成药处方集》（昆明方）、故纸四神丸[《全国中药成药处方集》（吉林，哈尔滨）]。

【组成】肉豆蔻　补骨脂　五味子　吴茱萸

《小儿痘疹方论》薛己附方四神丸用肉豆蔻二两，补骨脂四两，五味子二两，吴茱萸（浸，炒）一两，生姜八两，红枣五十枚。

【用法】上为末，用水一碗，煮生姜四两，红枣五十枚，水干，取枣肉为丸，如梧桐子大。每服五七十丸，空心、食前服。

【功用】

1.《医方集解》：大补下焦元阳。

2.《古今名医方论》引程郊倩：暖肾温中。

3.《绛雪园古方选注》：通癸水，保戊土，散虚寒，固真阴。

【主治】

1.《内科摘要》：脾胃虚弱，大便不实，饮食不思。

2.《济阴纲目》：五更作泄。

【验案】五更泻 《南雅堂医案》：脾肾虚寒，饮食不思，五更必作泻，法宜温补肾元，用四神丸加

减治之。吴茱萸 30g(盐汤浸炒)，五味子 60g(炒)，破故纸 120g（酒浸炒），白茯苓 90g，人参 45g，炒白术 90g，罂粟壳 30g，干姜 24g，生姜 240g，红枣 100 枚，先将姜、枣煮熟，去姜，取枣肉和药捣丸，如梧桐子，临卧用米汤或姜汤送下 12g。

柴胡栀连汤

【来源】《症因脉治》卷四。
【组成】柴胡　黄芩　陈皮　甘草　川连　山栀
【主治】肝火五更泄泻。

通白四逆汤

【来源】《症因脉治》卷四。
【组成】炙甘草　熟附子　干姜　葱白
【主治】寒伤太阴，腹冷如冰，每至五更则绵绵而痛，时欲大便，便而滑利，粪色淡白而不黄。

补脾丸

【来源】《证治宝鉴》卷八。
【组成】破故纸三两（用薏苡仁炒，去苡仁不用）　白茯苓二两五钱　肉果四两（纸包，煨）（或加香椿根皮）
【用法】上为末，加大枣半斤、生姜半斤，砂锅内煮熟，用枣肉为丸。每服八十丸，清晨枣汤送下。
【主治】五更久泄不愈。
【宜忌】忌生冷、鱼腥、房事。

温肾丸

【来源】《会约医镜》卷十。
【组成】熟地八两　山药（炒）　枣皮（醋蒸）各四两　泽泻一两二钱（盐水浸）　茯苓三两　补骨脂（酒炒）三两　菟丝子（淘去泥沙，酒蒸）四两　五味子（微炒）二两　肉桂四两　附子四五两
【用法】先将地黄、枣皮捣成膏，后将各药研末，加入山药打糊为丸。
【功用】补益真阴真阳，既济肾中水火。

【主治】命门火衰，五更及天明发泄，多年不愈者。

莲米散

【来源】《验方新编》卷七。
【组成】黄老米（炒）三合　莲肉三两（去心）　猪苓　泽泻（炒）　白术（土炒）各五钱　木香一钱半　白沙糖一两　干姜二钱（用湿纸包煨熟）
【用法】上为细末。每服三钱，空心白汤下。
【主治】老人五更泄泻。

北味吴萸汤

【来源】《不知医必要》卷三。
【组成】肉蔻霜一钱　北味六分　吴萸（泡）五分　白术（净炒）一钱五分　炙甘草五分
【主治】肾泄，五更即溏泻，经年不愈。

六神汤

【来源】《镐京直指医方》。
【组成】熟附子一钱五　淡吴萸八分　鹿角霜三钱　五味子四分　炮姜八分　煨肉果一钱五　诃子肉一钱五　倭硫黄一钱（制）
【用法】水煎服。
【主治】命门火衰，五更肾泻，真阳不能蒸腐水谷。

坎中丹

【来源】《医学衷中参西录》下册。
【组成】硫黄（纯黄者）一两　赤石脂一两
【用法】上为细末和匀。每服五分，食前服，一日二次。不知则渐渐加多，以服后移时微觉温暖为度。
【主治】下焦寒凉泄泻及五更泻。
【加减】治女子血海虚寒不孕者，加炒熟小茴香末二钱。

五肾丸

【来源】《吉人集验方》下集。

【别名】泄泻五肾丸

【组成】破故纸（酒浸，蒸）四两　胡桃肉（去皮）四两　五味子（炒）三两　吴茱萸（盐水炒）一两

【用法】生姜煮枣为丸，如梧桐子大。每服三钱，临卧盐汤送下

【主治】五更肾泄，久不愈者。

荔枝粥

【来源】方出《泉州本草》四集，名见《长寿药粥谱》。

【组成】干荔枝5枚（去壳）　梗米或糯米二两

【用法】煮粥食。连服三次愈。酌加山药或莲子同煮更佳。

【功用】《长寿药粥谱》：温阳益气，生津养血。

【主治】

　　1.《泉州本草》：老人五更泻。

　　2.《长寿药粥谱》：口臭。

【宜忌】《长寿药粥谱》：素体阴虚火旺者忌服。

三十三、飧　泄

　　飧泄，是指以大便泄泻清稀，并有不消化的食物残渣，肠鸣腹痛，脉弦缓等为主要临床表现的疾病。《内经》："寒极生热，热极生寒，寒气生浊，热气生清。清气在下，则生飧泄"，"春伤于风，夏生飧泄"。病发多因肝郁脾虚，清气不升所致。治宜疏肝解郁，健脾益气。

木香丸

【来源】《太平圣惠方》卷六。

【组成】木香一两　诃黎勒一两半（煨，用皮）　白术一两　附子二两（炮裂，去皮脐）　芜荑一两（微炒）　高良姜一两（锉）　厚朴一两（去粗皮，涂生姜汁，炙令香熟）　肉豆蔻半两（去壳）　干姜三分（炮裂，锉）　甘草半两（炙微赤，锉）

　　《医方类聚》引本方有桂心一两。

【用法】上为末，用神曲末煮糊为丸，如梧桐子大。每服二十丸，食前以生姜、枣汤送下。

【主治】

　　1.《太平圣惠方》：大肠虚冷，腹痛肠鸣，食不消化。

　　2.《圣济总录》：肠痹，腹胀绞痛，时复飧泄。

诃黎勒散

【来源】《太平圣惠方》卷六。

【别名】诃黎勒汤（《圣济总录》卷二十）。

【组成】诃黎勒一两半（煨，用皮）　附子一两（炮裂，去皮脐）　当归三分（锉，微炒）　桔梗半两（去芦头）　肉豆蔻三分（去壳）　木香半两　吴茱萸一分（汤浸七遍，焙干，微炒）　甘草一分（炙微赤，锉）　陈橘皮一两（汤浸，去白瓤，焙）

【用法】上为散。每服三钱，以水一中盏，加生姜半分、大枣三枚，煎至六分，去滓，食前稍热服。

【主治】

　　1.《太平圣惠方》：大肠虚冷，肠鸣泄利，腹胁气痛，饮食不化。

　　2.《圣济总录》：肠痹飧泄。

大枣粥

【来源】《太平圣惠方》卷九十六。

【组成】大枣二十七枚　茯神半两　粟米二合

【用法】上细锉。先以水二大盏，煮至一盏半，去滓，下米煮粥，温温食之。

【功用】养脾胃气，助十二络脉，通九窍，安神，

除恍惚。

【主治】风热烦闷心悬，肠癖，腹中邪气。

香苏散

【来源】《博济方》卷二。

【别名】紫苏散（《普济方》卷二十二）。

【组成】紫苏叶一分（拣择净，焙干） 肉豆蔻一分（去壳） 天雄一分（锉碎，以盐一分同炒令黄色住） 青皮（去白）一分 蛮姜半分（炮） 白术半两（锉细，微炒黄色） 缩砂仁一分 川芎甘草各一分（炙）

【用法】上为细末。每服二钱，以水一盏，加生姜三片，同煎至五分，温服，每日三次。

【功用】调顺中脘，平和胃气。

【主治】肝亢风盛，刑于脾胃，致多飧泄。

厚朴陈橘皮汤

【来源】《圣济总录》卷十七。

【组成】厚朴（去粗皮，生姜汁炙）半两 陈橘皮（汤浸，去白，焙） 甘草（炙，锉） 川芎 肉豆蔻（去壳） 赤茯苓（去黑皮） 防风（去叉） 吴茱萸（汤洗，焙干，炒） 羌活（去芦头）各一分

【用法】上为粗末。每服三钱匕，水一盏，煎至七分，去滓，空心、食前温服。

【主治】飧泄，风邪干胃，食物不化，便利完出。

木香散

【来源】《圣济总录》卷二十。

【组成】木香三两 诃黎勒（煨，用皮）半两 附子（炮裂，去皮脐）一两 干姜（炮）一两 厚朴（去粗皮，涂生姜汁炙）二两 枳实（去瓤，麸炒）一两 赤茯苓（去黑皮）一两 甘草（炙，锉）半两 当归（炒）一两

【用法】上为细末。每服二钱匕，食前粥饮调下。

【主治】肠癖，腹胀飧泄，小便不利。

赤茯苓丸

【来源】《圣济总录》卷二十。

【组成】赤茯苓（去黑皮） 白术 桂（去粗皮）各二两 木香 诃梨勒（煨，去核） 陈橘皮（汤浸，去白，焙） 厚朴（去粗皮，生姜汁炙）各一两

【用法】上为末，炼蜜为丸，如梧桐子大。每服三十丸，空心、食前米饮送下，一日二次。

【主治】肠癖。腹满喘争，小便不利，大便飧泄。

吴茱萸散

【来源】《圣济总录》卷二十。

【组成】吴茱萸（汤洗，焙干，炒）半两 肉豆蔻仁 干姜（炮） 甘草（炙）各半两 陈橘皮（汤浸，去白，焙） 厚朴（去粗皮，生姜汁炙） 高良姜各二两 缩砂仁 陈曲（炒） 白术各一两

【用法】上为散。每服一钱匕，食前粥饮调下。

【主治】

1.《圣济总录》：肠癖寒湿内搏，腹满气急，大便飧泄。

2.《普济方》：大肠虚冷，肠鸣腹痛，食不消化。

茱萸丸

【来源】《圣济总录》卷五十。

【组成】吴茱萸（汤洗，焙干，炒） 诃梨勒皮 丁香 草豆蔻（去皮） 川芎 防风（去叉）各一分 石硫黄（研）一钱

【用法】上为末，炼蜜为丸，如梧桐子大。每服三十丸，空心陈米汤送下。

【主治】大肠虚冷，饮食减少，非时飧泄。

木香散

【来源】《圣济总录》卷七十四。

【组成】木香 阿胶（炙，炒） 诃黎勒（炮，去核） 黄连（去须，炒）各半两 干姜（炮） 吴茱萸（汤浸，焙，炒） 龙骨各一分

【用法】上为散。每服三钱匕，空心米饮调下，日晚再服。

【主治】肠胃冷气，飧泄不止。

豆蔻散

【来源】《圣济总录》卷七十四。

【组成】草豆蔻（去皮） 干姜 甘草 高良姜 陈橘皮（汤浸，去白）各等分

【用法】上锉细，都作一处，用胡饼剂裹，灰内炮令黄熟，取出药去面，捣罗为散。每服二钱匕，食前陈米饮调下。

　　本方原名豆蔻汤，据原书文瑞楼本改。

【功用】温脾止腹痛，进食。

【主治】飧泄水谷不分。

茯苓汤

【来源】《圣济总录》卷七十四。

【组成】赤茯苓（去黑皮） 厚朴（去粗皮，姜汁炙） 黄连（去须，炒）各一两 干姜（炮）半两

【用法】上为粗末。每服四钱匕，以水一盏半，煎至八分，去滓，空心、日午温服。

【主治】飧泄，米谷完出。

姜米散

【来源】《圣济总录》卷七十四。

【组成】陈米一升（用生姜二斤取汁浸米，焙，捣筛为末，炒令黄） 肉豆蔻三枚（去壳） 草豆蔻十枚（煨，去皮） 陈橘皮（去白，炒） 甘草（炙，锉） 烧盐各一两（研）

【用法】上为散。每服二钱匕，沸汤点服，不拘时候。

【主治】脾胃气虚，腹胀飧泄困劣，服暖药即呕逆，食饮不下。

加减木香散

【来源】《卫生宝鉴》卷十六。

【别名】木香散（《普济方》卷二〇八）。

【组成】木香 良姜 升麻（去腐） 人参（去芦） 槟榔各二钱半 神曲（炒）二钱 肉豆蔻 吴茱萸（泡） 缩砂仁 干姜（炮） 陈皮各半钱

【用法】上为粗末。每服四钱，水一盏半，煎至一盏，去滓，食前温服。

【主治】飧泄。

【加减】宜加白术。

防风芍药汤

【来源】《云岐子保命集》卷中。

【组成】防风 芍药 黄芩各一两
　　《金匮翼》有苍术。

【用法】上锉。每服半两或一两，水三盏，煎至一盏，滤清温服。

【主治】
　　1.《云岐子保命集》：泄痢、飧泄、身热脉弦，腹痛而渴，及头痛微汗。
　　2.《丹溪心法》：痢疾有表证者。

红豆丸

【来源】《瑞竹堂经验方》。

【组成】麦蘖（炒） 半夏（汤泡七次） 砂仁 神曲（炒）各一两半 硇砂（醋化） 甘草 青皮（去瓤） 陈皮（去白） 郁金 红豆 藿香 棠球 蓬术各一两（煨） 良姜 荜茇各二两 丁香半两（不见火）

【用法】上为细末，水煮面糊为丸，如梧桐子大。每服一百丸，空心米饮或随物送下。病甚者日进三服。

【主治】飧泄。

防风苍术汤

【来源】《杏苑生春》卷四。

【组成】麻黄八分 防风一钱 苍术二钱 白术三钱

【用法】上锉。水煎熟，热服。取汗。

【功用】散风邪，健脾疏壅。

【主治】风壅肝木，损伤脾土，不能输布水湿，飧泄身热，脉弦腰重，微汗头疼。

【方论】麻黄解热助表，防风以散风邪，苍术、白术补中健脾，疏壅湿以止泄。

青皮饮

【来源】《症因脉治》卷三。

【组成】青皮 大腹皮 木通 枳壳 陈皮 白芍药 甘草

【主治】肠痹，气窒小腹，病在下。

知母石膏汤

【来源】《症因脉治》卷三。

【组成】知母 石膏 麦冬 竹叶 桑白皮 甘草

【功用】清肺。

【主治】肠痹，数饮，病在上，尺脉弦数；及上焦消渴。

枳壳汤

【来源】《症因脉治》卷三。

【组成】枳壳 苏梗 桔梗 陈皮 甘草

【主治】肠痹，中气壅闭，气逆上冲而喘者。

苍桂五苓散

【来源】《医方集解》。

【别名】二术五苓散（《成方切用》卷七），苍术五苓散（《银海指南》卷三）。

【组成】五苓散加苍术。

【主治】

　　1.《医方集成》：寒湿。

　　2.《医宗金鉴》：肠痹。

攻痹汤

【来源】《辨证录》卷二。

【组成】车前子三钱 茯苓三钱 薏仁一两 肉桂五分 木通二钱 白术五钱 王不留行一钱

【用法】水煎服。一连数剂而似淋者不淋，似疝者不疝。再服数剂，而痛如失也。

【主治】小肠痹。风寒湿入于小肠之间而成痹，小便艰涩，道涩如淋，而下身生疼，时而升上有如疝气。

香连治中汤

【来源】《重订通俗伤寒论》。

【组成】广木香八分 潞党参二钱（米炒） 黑炮姜三分 炒广皮一钱 小川连六分（醋炒） 生冬术一钱半 清炙草五分 小青皮六分

【功用】清肝健脾，和中止泻。

【主治】肝阳下迫，脾阳亦衰，大便飧泄，肠鸣腹痛，欲泄而不得畅泄，即泄亦里急气坠，脉左弦右弱者。

【方论】方中以香、连调气厚肠为君，臣以参、术、姜、甘温运脾阳，佐以广皮调气和中，使以青皮泄肝宽肠。

升阳除湿汤

【来源】《顾松园医镜》卷九。

【组成】柴胡 升麻 防风 炒白芍 炒米仁 茯苓 炙甘草

【主治】受风飧泄，完谷不化，洞注有声。

【加减】虚者，加人参。

加味木通汤

【来源】《医醇賸义》卷四。

【组成】木通二钱 橘红一钱 半夏一钱五分 赤苓二钱 贝母二钱 桑皮二钱 杏仁三钱 瞿麦二钱 牛膝二钱 车前二钱 灯心三尺

【主治】肠痹。渴而数饮，小溲不得出，中气喘争，时发飧泄。

升阳降气汤

【来源】《吉人集验方》卷下。

【组成】苍术一钱 柴胡六分 羌活六分 防风六分 神曲六分 泽泻六分 猪苓六分 陈皮三分 麦芽三分 炙甘草三分 升麻五分 生姜三片

【用法】水煎服。

【主治】风邪入胃，木来贼土，清气在下，水谷不能化完而为飧泄。

三十四、洞　泄

洞泄，又名濡泻、脾泻，亦有认为即飧泄者，是指食毕即泄并夹有不消化食物的病情。《黄帝内经·素问·生气通天论》："是以春伤于风，邪气流连，乃为洞泄。"《金匮真言论篇》："长夏善病洞泄寒中。"《太平圣惠方》："夫中焦者，……虚则生寒，洞泄便利霍乱，主脾胃之病也。"《史载之方》："肾水之寒，亦生溏泄，以寒湿同化，所生之病一耳。经又言，寒迫下焦，传为濡泄，阴气入肾窍，泄无度。洞泄皆属于水土之所生，其证，体重，食减，腹痛，四肢不举，甚则注下赤白，腰膝酸痛，股膝不便，若脾气之湿，则六脉浑浊如革，濡散而大，如按泥浆，加之肾寒，则又沉伏迟弱，动而无力，宜并治其水，暖其脾肾。"《杂病源流犀烛》："惟濡泄一症，又名洞泄，乃为湿自甚，即脾虚泄也。由土虚不能制湿，肠胃不固，湿反胜而成病，故脉迟而缓，小便不利，身重，腹不痛，肠鸣漉漉，所下多水。"病发多为脾肾虚弱，制水无力，水湿不走小肠而偏行大肠，故而泄泻。治宜温肾健脾，祛湿止泻。

黄芩丸

【来源】《医心方》卷二十五引《产经》。

【组成】黄芩二分　干姜二分　人参二分

【用法】上药治下筛，炼蜜为丸，如大豆大。每服三丸，每日三次。

【主治】小儿洞利，昼夜不止。

黄柏止泻汤

【来源】《备急千金要方》卷二十。

【组成】黄柏　人参　地榆　阿胶各三两　黄连五两　茯苓　樗皮各四两　艾叶一升

【用法】上锉，以水一斗，煮取三升，去滓，下胶消尽，分三服。

【主治】下焦虚冷，大小便洞泄不止。

【方论】《千金方衍义》：方中黄柏、樗皮皆苦寒清燥治热结肠胃下水断痢之剂，地榆亦苦涩微寒；

专赖参、苓、阿胶平调气血以助诸药之力；惟艾性禀纯阳，能开发中外阴邪，必缘其人宿蕴湿热，暴感虚寒而洞泄不止，故以辛热之味行苦寒之性。湿热去而真阳复，三焦各司其职，可无下虚上盛之虞。否则，方下虚冷二字或有错误亦未可知。

柏皮汤

【来源】《外台秘要》卷六引《删繁方》。

【组成】黄柏三两　黄连五两　人参三两　茯苓四两　厚朴四两（炙）　艾叶一升　地榆三两（炙）　樗皮四两（炙）　阿胶三两

【用法】上切。以水一斗，煮取三升，去滓，下胶，煎取二升，分三服。

【主治】下焦虚寒，大便洞泄不止。

【宜忌】忌猪肉、冷水、醋等。

龙骨丸

【来源】《太平圣惠方》卷九十三。

【别名】香连丸（《太平惠民和剂局方》卷十）、香连煎（《鸡峰普济方》卷二十四）。

【组成】龙骨半两　黄连半两（去须，微炒）　白石脂半两　白矾半两（烧令汁尽）　干姜半两（炮裂，锉）

《幼幼新书》引《万全方》有木香半两。

【用法】上为末，醋煮面糊为丸，如麻子大。每服五丸，以粥饮送下，一日三四次。

【主治】

　　1.《太平圣惠方》：小儿冷热不调，时有洞泄，下痢不止。

　　2.《太平惠民和剂局方》：小儿泄泻烦渴，米谷不化，腹痛肠鸣；或下痢脓血，里急后重，夜起频并，不思乳食，肌肉消瘦，渐变成疳。

厚朴散

【来源】《太平圣惠方》卷九十三。

【组成】厚朴一分（去粗皮，涂生姜汁，炙令香

熟）人参一分（去芦头）诃黎勒一分（煨，用皮）肉豆蔻一枚（去壳）白术一分 干姜半分（炮裂，锉）黄连一分（去须，微炒）地榆一分（微炙，锉）甘草半分（炙微赤，锉）

【用法】上为细散。每服半钱，以粥饮调下，一日三四次。

【主治】小儿脾胃气不和，洞泄下痢不止，羸瘦食少。

黄连丸

【来源】《太平圣惠方》卷九十三。

【组成】黄连一两（去须，锉，微炒）女萎半两（微炒）

【用法】上为末，炼蜜为丸，如梧桐子大。每服三丸，以热水化下，一日三四次。

【主治】小儿洞泄，下痢不止。

术附丸

【来源】《普济方》卷二〇九引《指南方》。

【组成】白术 附子各一两 橘皮二两

【用法】上为粗末，炼蜜为丸，如梧桐子大。每服三十丸，米饮送下。

【主治】洞泄。

天仙子丸

【来源】《圣济总录》卷七十四。

【组成】天仙子 干姜（炮）陈橘皮（汤浸，去白，焙）诃黎勒皮各一两

【用法】上为粗末，用醋拌匀一宿，炒令黄色，再为细末，醋煮面糊为丸，如梧桐子大。每服二十丸，食前米饮送下。

【主治】大肠积冷，洞泄不止。

木香诃黎勒丸

【来源】《圣济总录》卷七十四。

【组成】木香（半生半炒）共一两 诃黎勒（煨，去核）三分 白术一两 桂（去粗皮）芜荑（炒）各一两半 附子（炮裂，去皮脐）厚

朴（去粗皮，生姜汁炙焦）各二两 高良姜（炒）肉豆蔻（去壳）各一两 甘草（炙，锉）半两 干姜（炮）一分

【用法】上为末，用陈曲末煮糊为丸，如梧桐子大。每服三十丸，煨生姜、盐汤送下。

【主治】洞泄，大肠切痛，肠鸣，食不化。

如神散

【来源】《圣济总录》卷七十四。

【组成】附子（炮裂，去皮脐）白术（捶碎，用浆水煮半日，焙干）各一两 干姜（炮）甘草（炙，锉）各半两

【用法】上为散。每服一钱匕，空心温米饮调下；如热泻，新水调下。

【主治】洞泄，不拘冷热，注下不止。

豆蔻汤

【来源】《圣济总录》卷七十四。

【组成】肉豆蔻七枚（去壳）乌头 白术各一两

【用法】上三味，用油四两，先煎后二味，候白术黄色，乌头外裂里黄，取出乌头，去皮脐，入肉豆蔻，三味锉如麻豆大。每服三钱匕，水一盏，煎至七分，去滓，空心、食前稍热服。

【主治】洞泻不止。

黄连饮

【来源】《圣济总录》卷七十四。

【组成】黄连（去须，炒）诃黎勒（煨，去核）地榆 芍药（炒）各一两 甘草（炙）二分 木香 当归（切，焙）各三分

【用法】上锉细。每服五钱匕，水一盏半，煎至八分，去滓温服，一日三次。

【主治】脾寒洞泄。

黄连当归汤

【来源】《圣济总录》卷七十四。

【组成】黄连（去须）当归（切，焙）甘草（炙，锉）各二两 酸石榴皮（锉，炒）四两

【用法】上为粗散。每服五钱匕，水一盏半，煎至八分，去滓，空心食前温服。

【主治】洞泄寒中，水谷不化。

熟艾汤

【来源】《圣济总录》卷七十四。

【组成】熟艾（炒） 附子（炮裂，去皮脐） 甘草（炙，锉） 干姜（炮） 赤石脂各半两 黄连（去须）一两 阿胶（炙令燥）三分

【用法】上锉，如麻豆大。每服五钱匕，水一盏半，煎至八分，去滓，空心、食前温服。

【主治】洞泄冷痢。

姜桂散

【来源】《圣济总录》卷七十八。

【别名】姜桂饮（《不知医必要》卷二）。

【组成】干姜（炮）三两 甘草一两（锉，二味用砂糖二两，水微化开，同炒干） 桂（去粗皮）一分

【用法】上为散。每服二钱匕，白汤调下。

【功用】止虚渴。

【主治】

1.《圣济总录》：洞泄、飧泄，里急后重，腹痛。

2.《不知医必要》：顷刻间咽喉痛极难忍。

石榴皮汤

【来源】《圣济总录》卷九十六。

【组成】酸石榴皮（微炒） 干姜（炮）各一两 黄柏（去粗皮，炙，无黄柏，用黄连亦得） 阿胶（炙令燥）各三分

【用法】上为粗末。每服四钱匕，用水一盏，煎至四分，去滓，空心温服。

【主治】

1.《圣济总录》：虚寒客于下焦，肠滑洞泄，困极欲死。

2.《医方类聚》引《御医撮要》：冷痢泄及白带下。

【宜忌】《医方类聚》引《御医撮要》：忌生冷、猪肉、油腻。

救阳丸

【来源】《圣济总录》卷九十六。

【组成】吴茱萸（汤浸焙干，炒） 干姜（炮） 赤石脂 龙骨 蜀椒（去目并开口者，炒出汗） 桂（去粗皮） 附子（炮裂，去皮脐） 天雄（炮裂，去皮脐） 硫黄（飞，研） 阳起石（煅，醋淬，研）各等分

【用法】上为细末，稀糊为丸，如梧桐子大。每服十五丸，空心、食前米饮送下。渐加丸数，盐汤亦得。

【主治】大便失禁，手足厥冷，面色青白。

福庭丸

【来源】《圣济总录》卷九十六。

【组成】附子（去皮脐，锉）一两 厚朴（去粗皮）二两（同附子用生姜汁浸一宿，于瓷器内炒）

【用法】上为末，用酒煮陈曲末为糊丸，如梧桐子大。每服十五丸至二十丸，空心食前用，生姜盐汤送下。

【主治】大便失禁，并肠鸣。

人参茯苓汤

【来源】《圣济总录》卷一七九。

【组成】人参 赤茯苓（去黑皮）各一两半 枳壳（去瓤，麸炒） 甘草（炙）各一两 黄芩（去黑心）二两 椿皮二两半（梁州者佳）

【用法】上为粗末。一二岁儿，每服一钱匕，水五分盏，煎至三分，去滓，分温二服，空心、午后各一；儿大者，稍增之。

【主治】小儿洞泄不调。

白石脂丸

【来源】《圣济总录》卷一七九。

【组成】白石脂 厚朴（去粗皮，生姜汁炙） 当归（锉，炒）各一两 干姜（炮） 赤石脂 诃黎勒皮各三分 陈橘皮（去白，焙）半两

【用法】上为末，饭为丸，如梧桐子大。每服五丸，空腹米饮送下。

【主治】小儿洞泄。

草节丸

【来源】《圣济总录》卷一七九。

【组成】无食子 肉豆蔻（去壳）各一枚 吴茱萸（汤洗，焙干，炒） 黄连（去须，炒） 干姜（炮） 诃黎勒（炮，去核）各一钱

【用法】上为末，汤浸蒸饼心为丸，如绿豆大。每服五丸，乳食前草节汤送下。

【主治】小儿洞泄不止。

香橘丸

【来源】《圣济总录》卷一七九。

【组成】陈橘皮（汤浸，去白，焙）二两 丁香 诃黎勒皮 甘草（炙） 青橘皮（汤浸，去白，焙）各半两

【用法】上为末，炼蜜为丸，如梧桐子大。每服一丸，生姜汤化下，三岁以上二丸。

【功用】和胃气。

【主治】小儿洞泄，心腹胀痛，不思奶食。

黄连汤

【来源】《圣济总录》卷一七九。

【组成】黄连（去须）一两

【用法】上为粗末。每浆水三盏，煎至一盏，去滓，分温四服，空心、食前服，一日服尽。

【主治】小儿忽洞泄不止。

增损黄芩汤

【来源】《圣济总录》卷一七九。

【别名】黄芩汤（《普济方》卷三九八）。

【组成】黄芩（去黑心） 枳壳（去瓤，麸炒） 檵皮（锉） 甘草（炙，锉） 黄柏（去粗皮，炙，锉）各一两 女萎 石膏（碎） 栝楼根 竹叶（切）各一两半 赤茯苓（去黑皮）一两三分

【用法】上为粗末。每服一钱匕，水七分，煎至四分，去滓，分温二服，空心、晚食后各一次。

【主治】小儿洞泄下痢，壮热而渴。

石斛黄耆丸

【来源】《圣济总录》卷一八七。

【组成】石斛（去根）二两 肉苁蓉（酒浸，切，焙干）一两半 五味子 黄耆（微炙，锉） 枳壳（去瓤，麸炒） 熟干地黄（焙）各一两 诃黎勒皮半两 木香 山芋 苍术（切碎，炒） 泽泻各一两

【用法】上为末，以酒煮面糊为丸，如梧桐子大。每服二十丸至三十丸，空心、食前温酒或盐汤送下。

【主治】真脏气弱，洞泄寒中，腹内雷鸣，时多便泄，饮食减少，多困嗜卧。

厚朴散

【来源】《幼幼新书》卷二十八引张涣方。

【组成】厚朴（生姜汁制） 诃黎勒（炮，取皮） 肉豆蔻各一两 白术 干姜（炮）各半两

【用法】上为细末。每服一钱，水八分一盏，加生姜、粟米各少许，煎五分，去滓温服。

【主治】小儿洞泄注下。

豆蔻白术丸

【来源】《鸡峰普济方》卷十四。

【组成】白术二两 附子 肉豆蔻各一两

【用法】上为细末，蒸枣肉为丸，如梧桐子大。每服三十丸，食前米饮送下。

【主治】洞泄，形瘦腹大膜胀，食毕即下者。

香蟾散

【来源】《小儿卫生总微论方》卷十。

【组成】蟾一只

【用法】于五月五日取之，烧末。每服一钱，食前米饮调下。

【主治】小儿洞泻注下。

术附汤

【来源】《普济方》卷二〇九引《仁斋直指方论》。

【组成】白术　苍术各二两　芍药三两　茯苓四两　附子　干姜各一两

【用法】上为粗末。每服五钱，水二盏，煎至一盏，去滓温服。

【主治】洞泄。

小巳寒丸

【来源】《医垒元戎》。

【别名】强中丸。

【组成】艾叶四两　苍术一两（炒）　陈皮二两（炒）　吴茱萸二两（炒）

【用法】上药用米醋二升浸一宿，漉出晒干，再于原浸药醋内拌和匀，炒令紫色，焙干为末，烯糊为丸，如梧桐子大。每服三十丸，空心、食前温酒、盐汤、醋汤送下。

【功用】进食，止自汗，厚肠胃。

【主治】脾胃积冷，中寒洞泄，倦怠，不思饮食。

加味三建汤

【来源】《世医得效方》卷五。

【组成】大川乌　绵附　天雄（三味并炮，盐水浸，去皮脐）　木香　肉豆蔻（煨裂）　诃子（去核）各一两

【用法】上锉散，每服三钱，加生姜十片、红枣二枚，盐梅一个，陈米一撮同煎，空腹热服。未效，仍服来复丹。

【主治】洞泄不止。

姜朴丸

【来源】《普济方》卷二〇九引《鲍氏方》。

【组成】干姜　厚朴各等分

【用法】上为末，炼蜜为丸，如梧桐子大。任下三十丸。

【主治】中寒洞泄。

石脂丸

【来源】《普济方》卷三九八。

【组成】白石脂　厚朴（去粗皮，生姜汁炒）　当归（锉，炒）各一两　干姜（炮）　赤石脂　诃黎勒皮　陈橘皮（去白，焙）各半两

【用法】上为末，饭为丸，如梧桐子大。每服五丸，空心米饮送下。

【主治】小儿洞泄。

羊胫灰散

【来源】《普济方》卷三九八。

【别名】鹿角散。

【组成】羊胫骨（烧灰）　鹿角（烧灰）各一两

【用法】上为末，炼蜜为丸，如梧桐子大。每服三丸，以热水化下，每日三四次。

　　本方方名，据剂型，当作“羊胫灰丸”。

【主治】小儿洞泄下痢不愈，乳食全少。

草蔻丸

【来源】《普济方》卷三九八。

【组成】草豆蔻三枚（去皮）　乌头三枚（盐水浸少时，炒）　益智（去壳）　青橘皮（汤浸，焙，去白）各一分

【用法】上为末，生姜汁煮面糊为丸，如绿豆大。每服七丸，乳食前煎木瓜汤或生姜汤送下。

【主治】小儿洞泄不止。

橘皮散

【来源】《奇效良方》卷十四。

【组成】陈皮（去白，焙）　白术（炒）各二两　诃黎勒（炮）　干姜（炮）　枳壳（去瓤，麸炒）　官桂（去粗皮）　木香（炮）　甘草（炙）　人参各一两　槟榔（炮）一枚　草豆蔻（煨）五枚　半夏（汤洗七次，姜汁制）三分　厚朴（去粗皮，生姜汁炙）一两半

【用法】上为细末。每服二钱，食前煎生姜、大枣汤调下。

【主治】脾胃虚寒，洞泻不止，肠内雷鸣，气胀膨

满，冷气痛。

加味补中益气汤

【来源】《济阴纲目》卷十四。

【组成】黄耆　人参　白术　甘草（炙）各一钱　当归　陈皮各七分　升麻　柴胡各三分　肉豆蔻　补骨脂各五分

【用法】上锉一剂。水煎服。

【主治】脾肾虚寒，大便不禁。

甘草饮

【来源】《外台秘要》卷六引《延年秘录》。

【组成】甘草二两（炙）　人参二两　干姜四两　厚朴二两（炙）　白术二两

【用法】上切。以水五升，煮取一升五合，去滓，分温三四服，如人行八九里。

【主治】脾肾冷气乘心，痛闷吐利，四肢逆冷，或烦疼。

【宜忌】忌海藻、菘菜、桃李、雀肉等。

木香散

【来源】《太平圣惠方》卷四十七。

【组成】木香三分　草豆蔻三分（去壳）　桂心三分　附子三分（炮裂，去皮脐）　白术三分　白芍药三分　丁香三分　甘草一分（炙微赤，锉）　诃黎勒皮三分（微煨）

【用法】上为散。每服三钱，以水一中盏，加煨姜

开脾汤

【来源】《诚书》卷十一。

【组成】小柴胡八分　苍术（炒）七分　茵陈五分　香附（炒）一钱　枳实（炒）一钱　藿香叶五分　泽泻五分　茯苓四分　砂仁（炒）四分　白扁豆（炒）七分

【用法】水煎服。

【主治】伤食，痿黄，洞泻。

三十五、吐　泻

吐泻，是指上吐下泻的病情。《素问经注节解》："呕吐泻利者，木盛之极，凌脾与胃也。皆脾胃之病，即皆木之为患也。"《医学入门》："脾虚则泻，胃虚则吐，脾胃俱虚，吐泻不止。"治宜健脾和胃，祛湿止泻。

半分煎至五分，去滓，稍热服。

【主治】中焦虚寒，或时吐泻腹痛。

乌沉汤

【来源】《太平惠民和济局方》卷三。

【组成】天台乌一百两　沉香五十两　人参三两　甘草（监）四两半

【用法】上为末。每服半钱，加生姜三片，盐少许，空心、食前沸汤点服。

【功用】和一切气，除一切冷，调中补五脏，益精壮阳道，暖腰膝，去邪气。

【主治】吐泻转筋，癥癖疼痛，风水毒肿，冷风麻痹，中恶心腹痛，蛊毒，痓忤鬼气，宿食不消，天行瘴疫，膀胱、肾间冷气攻冲，背脊俯仰不利，及妇人血气攻击，心腹撮痛。

回阳散

【来源】《证类本草》卷十一引《集效方》。

【别名】天南星散（《普济方》卷二〇一）

【组成】天南星

【用法】上为末。每服三钱，加京枣三个，同煎八分，温服；未省再服。

【主治】吐泻不止，或取转多，四肢发厥，虚风不

省人事。

煨姜丸

【来源】《圣济总录》卷五十五。

【组成】附子（大者）二枚（刀刻作一小口，入硇砂三分，面裹煨，面熟去面） 丁香半两

【用法】上为末，新汲水为丸，如梧桐子大。每服七丸，生姜一块，切两片剜空，入药在内，以湿纸裹，煨令姜软，和姜嚼细，盐汤送下。

【主治】胃心痛，吐清水，上吐下泻及一切冷痰。

丁香饼子

【来源】《鸡峰普济方》卷十八。

【组成】沉香 丁香 人参各半两 藿香叶 柿蒂各一两 甘草一分

【用法】上为细末，晋枣二十个蒸熟取肉，和搜得所，用蒸饼，三二个包裹，蒸熟去面，入臼捣三五百下，为丸如弹子大，捏作饼子。如不进食，用生姜二大片，夹药在内，以麻缕缠定，面裹煨熟，放冷去面，空心细嚼，米饮下；如咳逆，用水一盏，药饼二枚，加生姜三片，同煎至七分，空心服。

【主治】痰涎呕逆，吐泻不止，饮食不进。

白术散

【来源】《普济本事方》卷四。

【组成】白术 木香 附子 人参各等分

【用法】上为细末。每服二钱，水一盏，加生姜三片，大枣一个，煎六分，食前温服。

【主治】因忧愁中伤，食结积在肠胃，故发吐利。自后至暑月稍伤，则发暴下，数日不已。

【方论】《本事方释义》：白术气味甘温，入足太阴；木香气味辛温，入足太阴；附子气味咸辛大热，入手足少阴；人参气味甘温，入脾胃；姜、枣和营卫。此方因温下之后，病去元虚，尤恐未尽之积复聚，治以辛香疏滞，中焦不致留邪；咸辛暖下，下焦亦不致留邪；则甘温之补，引受其益，焉有不能复元者乎。

桂苓白术丸

【来源】《宣明论方》卷九。

【组成】拣桂 干生姜各一分 茯苓（去皮） 半夏各一两 白术 红皮（去白） 泽泻各半两 （一法更加黄连半两，黄柏二两）

【用法】上为末，面糊为丸，如小豆大。每服二三十丸，生姜汤送下，一日三次。病在膈上，食后服；在下，食前服；在中，不拘时候。

【功用】消痰逆，止咳嗽，散痞满壅塞，开坚结痛闷，推进饮食，调和脏腑，流湿润燥，宣平气液，解酒毒。

【主治】寒湿，湿热呕吐泻利，肺痿劳嗽，水肿腹满。

牛黄神金丸

【来源】《宣明论方》卷十。

【别名】牛黄神金丹（《普济方》卷一七四）。

【组成】轻粉 粉霜 硇砂（以上别秤） 雄黄（研） 朱砂 信砒 巴豆（去皮）各一钱 黄丹 蜡三钱

【用法】上先研粉霜，次旋入硇砂研细，下雄黄、朱砂、信砒再研，再下丹粉研匀；别研巴豆烂为油，与前药研匀，近火上炙，控热别研，蜡软入药，匀搓作剂为丸，如小豆大，小儿黍米麻子大。每服一丸，新水送下；或止吐泻痢疾，调甘露散或益元散亦得。

【功用】宽膈消食。

【主治】

1.《宣明论方》：大人、小儿呕吐泻痢，无问久新，赤白诸色，或渴或不渴，小便涩或不涩。并小儿惊，疳积痃癖坚积，腹满硬痛，作发往来。

2.《普济方》：小儿气喘痰涎，寒热疟疾。

白术调中汤

【来源】《宣明论方》卷十二。

【组成】白术 茯苓（去皮） 红皮（去白） 泽泻各半两 干姜（炮） 官桂（去皮） 缩砂仁 藿

香各一分　甘草一两

【用法】上为末，每服三钱，白汤化蜜少许调下，一日三次。炼蜜为丸，每两作十丸，名白术调中丸。小儿一服分三服。

【主治】中寒，痞闷急痛，寒湿相搏，吐泻腹痛。上下所出水液澄彻清冷，谷不化，小便清白不涩，身凉不渴，或虽有阳热证，其脉迟者。

【宜忌】或有口疮、目疾及孕妇吐泻者等，以畏干姜、官桂，不服。

胃气丸

【来源】《三因极一病证方论》卷十一。

【组成】硫黄（猪脏内缚两头，以米泔、酒、童便各一碗，煮干一半，取出洗断秽气，控干）十两　半夏（汤洗去滑）五两　白茯苓　人参各一两　石膏一分（煅，一法同硫黄煮）

【用法】上为末，生姜自然汁释饮饼糊为丸，如梧桐子大。每服五十丸至百丸，空腹米汤入少许生姜汁送下。

【主治】忧思过度，脾肺气闭，聚结涎饮，留滞肠胃，气郁于阴，凝寒于阳，阴阳反戾，吐利交作，四肢厥冷，头目眩晕，或复发热。及老人胃寒，大便反秘，妊娠恶阻，全不纳食。

双白丹

【来源】《杨氏家藏方》卷十四。

【组成】阳起石一分（捣碎）　白石脂一分（合研）　白矾半两　砒半两（二味同研为末）　胡粉半两

【用法】上药用沙盒子一只，先入阳起石铺遍盒底，次入白矾、砒，后入白石脂盖头，用盐泥固济，候干，以炭火五斤煅令通赤，候火尽，入地坑内埋一宿取出，同胡粉细研，煮糯米粉糊为丸，如麻子大。每服一丸，霍乱吐泻，倒流水送下；赤白痢，冷米饮送下。

【主治】脾胃积寒，阴阳虚弱，吐利无度，及利下脓血。

【宜忌】忌食热物一时辰。

乌药散

【来源】《普济方》卷二五六引《卫生家宝》。

【组成】乌药六两半（去皮心，切片子）　白芷六两　白术二两半　苍术三两（米泔浸一宿，切片子）　甘草六两半（炒）　青橘皮六两（去瓤）

【用法】上药焙干，研为细末，炒，共三十两重。诸证不论冷热百病，先进三两服，大人小儿、孕妇、室女皆可服。每服六钱，加生姜二片，大枣一个，水八分盏，煎至五六分，不计时候；沸汤、酒点服亦得。

【主治】伤脾伤暑，伤风伤气，伤冷吐泻恶心，寒热头痛，体重倦怠，不思饮食，荣卫不顺，肢节不和。

太素丹

【来源】《是斋百一选方》卷一引周彦广方。

【别名】白丹（《普济方》卷二六五引《余居士选奇方》）。

【组成】炼成钟乳粉一两　真阳起石二钱（新瓦上用熟火煅过，通红为度，去火候冷，研极细）

【用法】上为末，用糯米粽子尖拌和为丸，如鸡头子大。临和时入白石脂一钱，须大盘子不住手转，候八九分坚硬，阴干，用新粗布以滑石末出光。每服两丸至三丸，空心人参汤或陈米饮送下。

【主治】

1.《是斋百一选方》：停寒肺虚，痰实喘急，咳嗽经久，痰中有血；及疠气虚感冷，脏腑滑泄，脾胃羸弱，不进饮食。

2.《普济方》引《余居士选奇方》：虚损痼冷，吐泻暴脱，伤寒阴证，手足厥冷。

香瓜汤

【来源】方出《是斋百一选方》卷六引宇文尚书方，名见《普济方》卷二〇九。

【组成】干木瓜　藿香叶　良姜各半两

【用法】上为粗末，分作二服。每服用水二大盏，煎至一盏，空心食前服，并滓再煎一服。

【主治】吐泻。

火毒丹

【来源】《魏氏家藏方》卷七。

【组成】小枣五十枚（去皮核） 胡椒三百粒

【用法】上同研成膏子，用飞罗面，不问多少，铫内炒令色微黄，用生姜自然汁搜成膏，分作小剂，却将前枣、椒二味，如水米团糖心入在逐个面剂内，却搓成丸子，用湿纸裹煨微香为度。去纸嚼吃，不拘多少。

【功用】暖脾脏，止恶心。

【主治】吐泻。

温中汤

【来源】《续易简方》卷二。

【组成】钵参 白术 白茯苓 干姜（炮）各一两

【用法】上为细末。每服二钱，空心、食前盐汤米饮调服。

【主治】老人吐泻不止。

增损白术散

【来源】《御药院方》卷二。

【组成】白术 葛根 茯苓（去皮） 藿香叶 人参 木香各一两 陈皮二两 干生姜一钱

【用法】上为粗末。每服五钱，水一大盏半，煎至七分，去滓温服，不拘时候；或凉服亦得。

【功用】生津止渴，顺气下痰。

【主治】《丹溪心法附余》：伤寒杂病后，一切吐泻烦渴，虚损气弱，及酒积呕哕。

白术丁香散

【来源】《卫生宝鉴》卷十九。

【组成】丁香 白术 舶上硫黄 肉豆蔻各三钱 人参二钱 桂府滑石二两

【用法】上为末。大人每服二钱，小儿一钱，食前温米饮调下。

【主治】大人、小儿吐利不止，烦渴，小便少。

四君子加芍药高良姜汤

【来源】《此事难知》。

【别名】四君子加白芍药高良姜汤（《证治准绳·类方》卷三）。

【组成】四君子四味各一两 芍药 良姜各五钱

【用法】水煎服。

【主治】吐泻转筋，腹中痛，体重，脉沉而细者。

四君子汤

【来源】《云岐子保命集》卷下。

【组成】白术 人参 黄耆 茯苓各等分

【用法】上为粗末。每服五六七钱，水一盏，煎至七分，去滓，食远温服。

【功用】益气。

【主治】

　　1.《云岐子保命集》：肺损而皮聚毛落。

　　2.《奇效良方》：吐泻转筋，身热脉长。

　　3.《证治准绳·类方》：真气虚弱，短气脉弱。

秘传神效红丸子

【来源】《医方类聚》卷一四一引《经验秘方》。

【组成】巴豆四十九粒（去壳心膜及油，存性，炒热，于银石器内，慢火熬令黄色，乳细，以纸包压去尽油，细研，冬月少去油） 杏仁十五粒（须是真者，去皮尖，蒸，纸裹，去油，和巴豆同再研） 木香三钱半（慢晒，勿见火） 沉香一钱半 滴乳香三钱（为细末） 槐花一钱半（为细末）

【用法】上相和，于乳钵内乳令匀细；用真黄蜡一两一钱，于银石器内，慢火化开，将好绵滤净，再将蜡溶开，却投前药于内，将竹篦不住手搅令匀；次下真杭州黄丹五钱，再搅，令极匀为度。倾出，碗内自凝，捏成块，如硬，入蜜少许，如不红，加黄丹；如用旋丸，如绿豆大，用油纸密包。每服十丸，加至十五丸，白汤、姜汤任下；米饮亦可：如常饮食停滞膨胀，热汤下；温酒亦可。

【主治】肠胃虚弱，内受风寒，或饮食生冷，伤于

脾胃，呕吐泄泻，脐腹疼痛，胁肋胀满，肠内虚鸣，积痢赤白，并酒积痢。

【宜忌】小儿泄泻不可服。

匀理汤

【来源】《世医得效方》卷四。

【组成】木香匀气散　理中汤

【用法】上二药合和，每服一匕，盐汤调下。

【主治】体虚上气壅盛，中脘痞塞，呕泄翻吐，水饮不入，其证急速。

加味姜附汤

【来源】《世医得效方》卷四。

【组成】附子（炮）　干姜　人参各一两　甘草五钱

【用法】上锉散。每服四钱，水二盏，煎至一盏，空心服。

【主治】吐泻过多，手足逆冷，气少不语，六脉沉伏。

【加减】腹痛，加官桂；小便不利，加茯苓，每料各五钱。

豆蔻丸

【来源】《普济方》卷二〇二引《仁存方》。

【组成】肉豆蔻（炮）　丁香　陈皮各半两　良姜　藿香各一两

【用法】上为末，枣肉为丸，如梧桐子大。每服二十丸，加至三十丸，姜汁、米饮送下。

【主治】吐痢不定，心烦燥渴。

黄芩汤

【来源】《普济方》卷一三八。

【组成】黄芩　人参　干姜各三两　桔梗一两　大枣十三枚　半夏半升

【用法】以水七升，煎取三升，温分三服。

【主治】干呕下利。

白龙骨丸

【来源】《普济方》卷二〇一。

【组成】白龙骨　白善　白石膏　白矾各等分

【用法】上为末，滴水为丸，如梧桐子大，入干锅，火煅红为度。每服五丸至十丸，米饮汤送下。石膏是软者，北人谓之寒水石，故可煅。

【主治】吐泻。

朱砂丸

【来源】《普济方》卷二〇八。

【组成】枯白矾　黄丹各等分

【用法】上为细末，枣肉为丸，如大豆大，朱砂为衣。每服三四丸，以针扎药丸，灯上烧熟，研烂，凉米泔水调下；泻者食前，吐者不拘时候。

【主治】大人、小儿或上格吐逆，下注泄泻。

全蝎观音散

【来源】《普济方》卷三七一。

【组成】全蝎二十一个　天麻　防风（去芦）　羌活各五钱　川白芷　黄耆（蜜炙）　甘草（炙）各二钱　赤茯苓（去皮）五钱　人参（去芦）二分　缩砂仁五钱　扁豆（姜制）二钱

【用法】上为末。冬瓜仁、枣汤调下。急宜服，以防慢候。

【主治】外感风邪，内伤脾胃，以致脾虚，吐泻俱下。

甘露饮

【来源】《普济方》卷三九五。

【组成】石膏　寒水石各一两　甘草三钱

【用法】上为末。三岁半钱，灯心汤调下，暑热，冷水调下。

【主治】小儿伏热吐泻，兼中暑昏迷，烦渴不止，心燥体热，头疼及伤风体热，烦渴兹煎。

【宜忌】立夏后、立秋前宜用，余月不可。

龙骨散

【来源】《普济方》卷三九五。

【组成】龙骨一分　赤石脂　缩砂（去皮）各一两

【用法】上为末。小儿每服一字或半钱，大人一钱，面汤送下。

【主治】大人、小儿吐利。

【加减】若止吐，加丁香一分代缩砂。

附子汤

【来源】《普济方》卷三九五。

【组成】生附子　白姜（炮）　人参　甘草（炙）各等分

【用法】上锉。加生姜、大枣、冬瓜仁，水煎服。

【主治】吐利过多，手足厥冷，六脉沉细。

藿香散

【来源】《袖珍小儿方》卷六。

【组成】藿香　厚朴（制）　半夏（泡）　白术　干葛　甘草各等分

【用法】上锉散。每服三钱，加生姜三片，水一盏煎服。

【功用】退热。

【主治】时气吐泻。

牛羹

【来源】《臞仙活人心方》。

【组成】黄牛肉不拘多少（用活动肥嫩之肉）

【用法】洗净，其制法与鹿肉同。但心、肝、肚不必重汤，只可就锅中煮糜烂食之，惟肾可批开剥去内外皮膜，用盐酒多醋少浴浸一时，入香油、椒料打拌匀，烧沸搀食；惟髓取出，以葱、花椒末同下在酒中。

【功用】止吐泄，安中益气，养脾胃。

麝香散

【来源】《婴童百问》卷七。

【别名】沉香散。

【组成】茯苓二钱　沉香一钱　丁香一钱　木香一钱　藿香一钱　厚朴（制）一钱　甘草（炙）一钱　麝香一字

【用法】上为细末。每服一钱，米饮调下。

【功用】生胃气，止吐泻。

胃苓汤

【来源】《保婴撮要》卷七。

【别名】胃苓散。

【组成】白术　茯苓　泽泻　厚朴　猪苓　陈皮　甘草（炒）各等分　桂少许

【用法】上为末。每服二钱，姜水、灯心、陈皮煎汤调下。若停食吐泻，小便短少，腹胀作痛，用此方分利之，更用六君子汤以调补脾胃。

　　本方改为膏剂，名"胃苓膏"（原书同卷）。

【主治】肠胃受湿，呕吐泄泻。

糯米姜水

【来源】《古今医统大全》卷三十八。

【组成】糯米一百二十粒　生姜一块

【用法】共一处捣细，新汲水解服。

【主治】上吐下泻，心腹绞痛，水食不下。

胃苓丸

【来源】《幼科指南》卷上。

【组成】苍术（米泔水浸，去黑皮，焙）五钱　陈皮　白术（土炒）各五钱　厚朴（姜制）　猪苓　茯苓各三钱　甘草　草果仁各二钱　泽泻（去皮）四钱　官桂一钱

【用法】上为细末，米糊为丸，如粟米大。炒米汤送下；呕吐，煨姜汤送下；泄泻，车前子炒米汤送下；潮热，竹叶炒米汤送下；浮肿，长流水煎灯心、五加皮汤送下；黄疸，加真茵陈五钱，灯心汤送下；白浊，盐汤送下；疝气，茴香汤送下。

【功用】分阴阳，退潮热，止吐泻，消肿胀，退黄疸，调脾胃，止便浊。

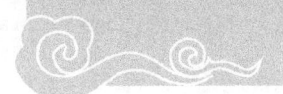

加减建中汤

【来源】《保命歌括》卷十九。

【组成】小建中汤一剂，加柴胡　木瓜各等分

【用法】水煎服。

【主治】吐利转筋，肋下痛，脉弦者。

豆蔻散

【来源】《外科启玄》卷十二。

【组成】肉果（煨）　龙骨（煅）　木香　砂仁各五钱　山楂　五倍子　赤石脂　藿香　白术各三钱　人参一钱　一方有枯矾二钱

【用法】上为末。每服一钱或五分，看儿大小，吐用姜汤，泻用米汤调下。

【主治】脾虚呕吐及泄泻不止。

理中汤

【来源】《证治准绳·幼科》卷五。

【组成】人参　白术　干姜　白茯苓　甘草节各等分

【用法】上锉。用水一盏，煎五分，不拘时候。

【主治】疮疹吐利。

加减观音散

【来源】《证治准绳·幼科》卷七。

【组成】黄耆　人参各二钱五分　木香　甘草（炙）　石莲（去心）　扁豆（炒）　茯苓　白术　全蝎　羌活各一钱　防风　天麻各二钱

【用法】上锉散。加生姜、大枣，水煎服。

【功用】止吐泻，截虚风。

姜陈汤

【来源】《穷乡便方》。

【组成】广陈皮一钱　生姜皮一钱

【用法】加水一盏煎。不拘时候服。

【主治】夏间阳气在外，胃虚邪气易侵，作吐泻。

藿陈五苓散

【来源】《穷乡便方》。

【组成】藿香三分　陈皮　木通　赤茯苓各一钱　防风二分　羌活　猪苓　泽泻各七分　薄桂二分

【用法】加生姜三片，半饥服。初用姜陈汤，二用藿陈五苓饮。

【主治】夏间阳气在外，胃虚邪气易侵，多作吐泄。

藿香和中汤

【来源】《痘疹活幼至宝》卷终。

【组成】藿香　香附　紫苏　制苍术　制厚朴　山楂　小川芎　羌活　砂仁　炒麦芽　去白陈皮　白芷　炙甘草　生姜

【主治】

　　1.《痘疹活幼至宝》：感寒停食，吐泻。

　　2.《医宗金鉴》：小儿内伤乳食，外感寒邪，遂致食寒凝结，腹中作痛，其候发热恶寒，而更兼腹痛恶食，呕吐啼叫不已者。

黄连芍药汤

【来源】《治痘全书》卷十四。

【组成】黄连　芍药　猪苓　泽泻　白茯苓　白术　甘草

【主治】痘中下痢红多者，及先吐后泻。

安胃醒脾汤

【来源】《明医指掌》卷四。

【组成】白术　白茯各一钱　滑石（水飞）　砂仁（炒）各七分　木香（煨）五分

【用法】加生姜、大枣，水煎服。

【主治】脾胃俱受病，吐泻兼作者。

【加减】停食，加枳实、山楂、曲蘖；挟惊，加胆星、天麻；风，加防风、干葛；暑，加香薷、扁豆；虚，加人参；内有热，加黄连；口渴，加乌梅肉；吐不止，加藿香；泻不止，加升麻。

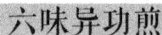

六味异功煎

【来源】《景岳全书》卷五十一。

【组成】五君子煎加陈皮一钱

【主治】脾胃虚寒，呕吐泄泻，而兼湿滞者。

养中煎

【来源】《景岳全书》卷五十一。

【别名】养中汤（《不居集》上集卷十四）。

【组成】人参一二三钱　山药（炒）二钱　白扁豆（炒）二三钱　炙甘草一钱　茯苓二钱　干姜（炒黄）一二钱

【用法】水二钟，煎七分，食远温服。

【主治】中气虚寒，为呕为泄者。

【加减】如嗳腐气滞者，加陈皮一钱，或砂仁四分；如胃中空虚觉馁者，加熟地三五钱。

温六散

【来源】《简明医彀》卷二。

【组成】六一散六两　干姜一两

【用法】上研匀。每服三钱，姜汤送下。

【主治】泄泻，呕吐。

立愈饮

【来源】《丹台玉案》卷五。

【组成】草果仁　肉豆蔻（面包煨）各一钱　红曲（炒）　山楂各一钱五分　苍术（米泔浸，炒）　白茯苓（去皮）　泽泻　厚朴（姜汁炒）　木通　益智仁（炒）　藿香　车前子各八分

【用法】生姜三片为引，水煎，食前服。

【主治】过伤生冷，以致脾胃不和，呕吐泄泻。

保活丸

【来源】《痘疹仁端录》卷三。

【组成】猪苓　泽泻　白术　茯苓　山楂　香附　陈皮　青皮　益智　草果仁　小茴香　神曲各五钱　桂皮　木香　藿香　甘松各四钱

【用法】上以蜜一两，生姜汁一钟，炼熟为丸，如龙眼大。每服一丸，如吐多，生姜汤送下；泻多，米饮送下；腹痛，陈皮汤送下。

【功用】温中益气。

【主治】呕吐泄泻，腹痛。

理中汤

【来源】《诚书》卷八。

【组成】人参　白术　干姜（炮）　甘草（炙）　茯苓

【用法】加生姜、大枣，水煎服。

【主治】吐泻手足厥冷。

培土散

【来源】《辨证录》卷十一。

【组成】肉桂一钱　茯苓三钱　蛇床子二钱　肉豆蔻一枚　北五味子一钱　陈皮五分　神曲一钱　人参　白术各五钱　肉苁蓉三钱

【用法】水煎服。

【主治】妇人素性恬淡，饮食用少，多则难受，作呕作泻，胸饱闷胀。

守胃散

【来源】《郑氏家传女科万金方》卷五。

【组成】南星　防风　白术　人参　茯苓　山药　木香　沉香　瓜仁　白豆蔻（一方加白扁豆、干姜）

【主治】妇人吐泻。

六和汤

【来源】《幼科铁镜》卷六。

【组成】陈皮　半夏　白茯苓　甘草　黄连　厚朴　藿香　香薷　扁豆　木瓜

【主治】

　　1.《幼科铁镜》：长夏外夹感暑吐泻。

　　2.《痢疟纂要》：热痢。

正元散

【来源】《张氏医通》卷十四引《制药秘旨》。

【别名】正元汤（《血证论》卷七）、正元丹（《古今医方集成》）。

【组成】人参三两（用川乌一两，煮汁收入，去川乌）　白术二两（用橘皮五钱，煮汁收入，去橘皮）　茯苓二两（用肉桂六钱，酒煎收入，晒干，勿见火，去桂）　甘草一两五钱（用乌药一两，煎汁收入，去乌药）　黄耆一两五钱（用川芎一两，酒煎收入，去川芎）　薯蓣一两（用干姜三钱，煎汁收入，去干姜）

【用法】上六味，除茯苓，文火缓缓焙干，勿炒伤药性，杵为散。每服三钱，水一盏，加生姜三片，红枣一枚（擘），煎数沸，入盐一捻，和滓调服。服后饮热酒一杯，以助药力。

【主治】命门火衰，不能生土，吐利厥冷，有时阴火上冲，则头面赤热，眩晕恶心，浊气逆满，则胸胁刺痛，脐腹胀急。

水煮金花汤

【来源】《嵩崖尊生全书》卷九。

【组成】生姜三钱　六一散三钱

【用法】生姜熬水，调六一散服。

【主治】上吐下泻。

理中汤

【来源】《痘疹一贯》卷二。

【组成】人参　白术　升麻　干葛　甘草

【用法】加生姜、大枣，水煎服。

【主治】痘疹吐泄，手足厥冷，腹胀自利。

加味四味紫苏和胎饮

【来源】《胎产心法》卷上。

【组成】紫苏　黄芩　白术（土炒）各一钱五分　炙草（以上四味为和胎饮本方）　藿香叶　陈皮各一钱　砂仁五分（炒）

【用法】生姜、大枣为引，水煎服。

【主治】心腹绞痛，上吐下泻。

加味五苓散

【来源】《幼幼集成》卷二。

【组成】漂白术　白云苓　结猪苓　宣泽泻各二钱　青化桂　藿香梗　宣木瓜　西砂仁各一钱

【用法】生姜一片，大枣一枚，灯心十茎为引，水煎，热服。

【主治】暑月不慎口腹，过食生冷瓜果，凉茶冷水，以致寒凉伤脏，而为呕吐、泻利。腹痛。

藿香正气汤

【来源】《痘医大全》卷九。

【组成】白术　陈皮　半夏　桔梗　砂仁　藿香　苏叶　白芷　甘草　白茯苓　厚朴

【用法】加生姜，水煎服。

【功用】散风寒，消饮食，止呕吐，定泻痢。

温中散滞汤

【来源】《会约医镜》卷七。

【组成】陈皮一钱　半夏一钱半　甘草一钱　茯苓一钱　白芍一钱二分　厚朴（姜炒）一钱二分　紫苏一钱　木香五分　苍术一钱二分　砂仁（炒，研碎）六分

【用法】水煎，温服。

【主治】阴阳不和，吐泻腹痛。

【加减】如冬天寒甚无汗，加麻黄七分；有汗，加桂枝八分；如腹中有热，或口渴拒按，大便赤热，加黄芩二钱，或加山栀（炒黑）一钱；如夏日伤暑，加扁豆二钱，香薷八分，木瓜、滑石各一钱；如泻甚，小便短赤者，加白术钱半，川草薢三四钱，泽泻、木通各一钱，木香（煨用）三分；如气滞之甚者，加白芥子、青皮、槟榔之类。

霹雳散

【来源】《温病条辨》卷一。

【组成】桂枝六两　公丁香四两　草果二两　川椒五两（炒）　小茴香四两（炒）　薤白四两　良姜三两　吴茱萸四两　五灵脂二两　降香五两　乌药三两　干姜三两　石菖蒲二两　防己三两　槟

椰二两　荜澄茄五两　附子三两　细辛二两　青木香四两　薏仁五两　雄黄五钱。

【用法】上为细末。开水和服，大人每服三钱，病重者五钱；小人减半。再病甚重者，连服数次，以痛止厥回，或泻止筋不转为度。

【主治】中燥吐泻腹痛，甚则四肢厥逆，转筋，腿痛，肢麻，起卧不安，烦躁不宁；再甚则六脉全无，阴毒发斑，疝瘕；一切凝寒固冷积聚。

【宜忌】寒轻者，不可多服；寒重者，不可少服，以愈为度。非实在纯受湿、燥、寒三气阴邪者，不可服。

化逆汤

【来源】《医醇剩义》卷一。

【组成】黄连六分　吴萸三分　厚朴　青皮各一钱　藿香一钱半　木瓜一钱　木香五分　白蔻六分　独活一钱　乌药一钱　蒺藜四钱　茯苓二钱

【用法】水煎服。

【主治】暑月受邪，郁于中焦，上吐下泻，手足厥冷，筋脉抽掣。

五味迎春膏

【来源】《引经证医》。

【组成】熟地黄　阿胶　香附末　羚羊角　黄连

【用法】煎成浓汁，调涂左胁下。

【主治】血虚，木旺侮土，上吐下注，不能进苦寒药者；及阴虚阳亢，夜不熟寐，左胁有气跳动，甚则发惊者。

加味藿香正气散

【来源】《寿世新编》卷上。

【组成】藿香叶二两　紫苏叶一两六钱　粉甘葛二两　漂茅术二两　山楂肉一两六钱　云茯苓二两　嫩桂尖六钱四分　广陈皮二两　大腹皮二两（洗浸）　宣木瓜二两　建神曲一两六钱　白芍一两　陈香薷一两六钱　煨枳壳二两　芽桔梗二两　法半夏一两六钱（姜汁制）　大麦芽一两六钱（炒）　炒扁豆二两　粉甘草八钱　建泽泻二两（淡盐水炒）　猪苓块二两

【用法】上为细末，外用生姜捣汁一盏，和白水为丸，或将腹皮、生姜二两，煎水搓丸，如梧桐子大。每服二三钱，小儿量减。

【主治】寒热杂感，吐泻胸满腹胀，头痛或口渴，霍乱转筋，小便赤热者。

自制霹雳丸

【来源】《青囊秘传》。

【组成】桂枝三两　川椒二两五钱　良姜一两五钱　雄黄二钱五分　附子一两五钱　薤白头二两　槟榔一两　五灵脂一两　干姜一两五钱　苡仁二两五钱　小茴香二两　公丁香二两　防风　防己各一两五钱　乌药一两五钱　木香二两　荜澄茄二两　草果一两　吴萸二两　菖蒲一两　细辛一两

【用法】上药并生为末，水为丸。每服三钱，开水送下。小儿一钱半。

【主治】一切吐泻，冷气麻痧。

【宜忌】孕妇忌服。

迅雷散

【来源】《经验各种秘方辑要》。

【组成】熟附片十两　淡干姜十两　吴茱萸五两　母丁香二两　上上紫油桂心四两　乌梅二两　细辛二两　贯众三两　太子参四两

【用法】上为细末，用瓷罐收好。每副计重六钱，河水煎，连滓温服；重者三刻后再服一副。外用食盐填脐中，以艾圆火灸十四壮。

【主治】瘪螺痧。上吐下泻，汗出淋漓，手足厥冷，指甲青紫，十指螺瘪，眼珠亦陷，乍烦乍躁，闷扰将死。

藿香正气散

【来源】《温热经解》。

【组成】藿香一钱　川朴八分　甘草八分　茯苓二钱　制半曲一钱半　薄荷八分　陈皮一钱　苏梗一钱　白术八分　建曲一钱半　大腹皮一钱　豆豉一钱半

【主治】夏令外感风寒，身温无汗，吐泻交作者。

神授枳壳丸

【来源】《集成良方三百种》。

【组成】枳壳一两　玉竹三钱　桂枝五钱　车前子三钱（研细）　云苓四钱　青皮七钱　陈皮七钱　佩兰叶六两（洗净）　荆芥五钱　干荷叶一两

【用法】上为细末，另用黑枣四两（去皮核），煎成浓糊，捣合群药为丸，如梧桐子大。每服三钱，开水送下，轻者一服，重者二服；如兼红痢，藕节汤送下。

【主治】瘟疫腹痛吐泻，手足麻木。

午时茶

【来源】《中药成方配本》。

【组成】杜藿香一斤半　紫苏一斤半　荆芥一斤半　青蒿一斤　前胡一斤　制半夏一斤　制川朴十二两　广皮一斤　炒白术一斤　广木香一斤　枳壳一斤　青皮一斤　槟榔一斤　炒莱菔子一斤　焦山楂一斤　炒麦芽一斤　炒六曲一斤　豆蔻八两　西砂仁八两　红茶十斤　生姜五斤　面粉六斤半

【用法】先将生姜刨丝打汁候用，上药除应炒者外，其余生晒，为粗末，将姜汁、面粉打浆和药为块，每块约干重五钱。每用一块至二块，绢包煎服。

【功用】解表疏中。

【主治】感冒食积，寒热吐泻。

分水散

【来源】《北京市中药成方选集》。

【别名】分水神丹。

【组成】藿香叶八十两　滑石三十三两　甘草十两　白术（炒）四十三两　车前子（炒）三十三两

【用法】上为细末，过罗。每服一钱，温开水送下，一日二次。

【功用】分解止泻。

【主治】感受暑湿，脾胃不和，伤水受寒，水泄腹痛，恶心作呕。

加味玉露散

【来源】《全国中药成药处方集》。

【组成】桂枝一钱半　石膏一两　猪苓　泽泻各四钱　藿香三钱　朱砂　琥珀　甘草各二钱　滑石八钱　白术　云苓　寒水石各六钱

【用法】上为极细末。成人每服二钱，小儿三分至一钱，白开水送下。

【功用】和胃止呕，利湿止泻。

【主治】胃肠诸热，暑湿吐泻，头晕自汗，腹痛口渴。

【宜忌】孕妇忌服。

救急散

【来源】《全国中药成药处方集》（沈阳方）。

【组成】苍术二钱　姜连一钱半　厚朴　陈皮　制草　生芍　泽泻　茯苓　防风　车前　扁豆　佛手　滑石　清夏　寸冬　猪苓各三钱

【用法】上为细末。每服一至二钱，一日二三次，白开水送下。

【功用】和中健脾，止吐止泻，利水避秽，止渴。

【主治】卒然吐泻，心腹绞痛，呕吐恶心，四肢厥冷，口渴心烦；夏月伤暑腹痛，胃痛。

七味榼藤子丸

【来源】《中国药典》。

【组成】榼藤子仁（炒）250g　毛叶巴豆茎及叶250g　阿魏3g　胡椒15g　蔓荆子及叶250g　黑香种草子250g　墨旱莲草汁适量

【用法】上药除墨旱莲草汁外，其余六味粉碎成细粉，混匀，用墨旱莲草汁泛为丸，低温干燥即得。口服，每次3～6g，1日3次。外用，研末以麻油调敷患处。

【功用】祛暑和中，解痉止痛。

【主治】吐泻腹痛，胸闷胁痛，头痛发热。

定中丸

【来源】《部颁标准》。

【组成】广藿香300g　厚朴（姜制）200g　苦杏仁

（炒）100g　砂仁100g　半夏（姜制）150g　木瓜150g　茯苓150g　白术（炒）150g　白糖参100g　白扁豆（炒）200g　甘草75g　紫苏叶150g　香薷150g

【用法】制成大蜜丸，每丸重10g，密闭，防潮。口服，每次1丸，5岁至15岁每次服半丸，1日2次。

【功用】健胃补脾，止呕。

【主治】暑湿呕泻，停食伤胃，膨闷胀饱，吐泻腹痛。

胃肠宁片

【来源】《部颁标准》。

【组成】布渣叶1300g　辣蓼780g　番石榴叶780g　火炭母780g　功劳木520g

【用法】制成糖衣片，每片相当于总药材4.2g，密封。口服，每次6片，1日3次，小儿酌减。

本方制成冲剂，名"胃肠宁冲剂"

【功用】精热祛湿，健胃止泻。

【主治】急性胃肠炎，小儿消化不良。

复方五指柑片

【来源】《部颁标准》。

【组成】五指柑900g　十大功劳900g　岗梅600g　山芝麻600g

【用法】制成糖衣片，密封。口服，每次4～6片，1日3次。

【功用】清热祛湿。

【主治】中毒性消化不良，急、慢性胃肠炎，痢疾，风热感冒。

三十六、痢　疾

痢疾，亦称肠澼、注下、下痢等，是指以腹痛腹泻，里急后重，排赤白脓血便为特征的病情。《黄帝内经》对本病的病因、症状、预后等方面都有所论述，如《素问·太阴阳明论》说："食饮不节，起居不时者，阴受之。阳受之，则入六腑，阴受之，则入五藏。入六腑，则身热不时卧，上为喘呼；入五藏，则䐜满闭塞，下为飧泄，久为肠澼。"指出本病病因与饮食不节有关。《素问·至真要大论》说："岁少阳在泉，火淫所胜，则焰明郊野，寒热更至。民病注泄赤白，少腹痛溺赤，甚则血便，少阴同候。"指出本病的病因与气候有关，症状为腹痛，便下赤白。《金匮要略·呕吐哕下利病脉证并治》将本病与泄泻合称"下利"，"热利下重者，白头翁汤主之"，"下利便脓血者，桃花汤主之"。为痢疾的辨证论治奠定了基础，所创两方也一直为后世医家所喜用。《严氏济生方》："今之所谓痢疾者，古所谓滞下是也"，是直接以痢疾为名的较早文献。《丹溪心法》明确指出本病具有流行性、传染性："时疫作痢，一方一家之内，

上下传染相似"，并认为痢疾的病因以"湿热为本"。

本病成因，多为饮食不节，时邪疫毒入侵，邪毒积滞于肠间，壅滞气血，妨碍传导，肠道脂膜血络受伤，腐败而化为脓血。由于感邪有湿热、寒湿之异，体质有阴阳盛衰之不同，染病后病情表现有异。所受病邪以湿热为主，或为阳盛之体受邪，邪从热化则为湿热痢。病邪以寒湿为主，或阳虚之体受邪，邪从寒化则为寒湿痢。热邪伤阴，寒邪伤阳，下痢脓血又必然耗伤正气。所以寒湿痢日久伤阳，或过用寒凉药物，或阳虚之体再感寒湿之邪，则病变虚寒痢。湿热痢日久伤阴，或素体阴虚再感湿热之邪，则病阴虚痢。或体质素虚，或治疗不彻底，或收涩过早，致正虚邪恋，虚实互见，寒热错杂，使病情迁延难愈，则为时发时止的休息痢。若因痢疾影响胃失和降而不能进食，则为噤口痢。感受病邪疫毒太盛，来势凶猛，传变迅速则为疫毒痢。

本病治疗，以祛邪导滞，调气和血，顾护胃气原则。热痢清之，寒痢温之，初痢则通之，久

痢正虚则补之。寒热交错者，清温并用；虚实夹杂者，通涩兼施。赤多者重用血药，白多者重用气药。始终把握祛邪与扶正的辨证关系、顾护胃气贯穿于治疗的全过程。治疗本病忌过早补涩，以免关门留寇，病势缠绵不已；忌峻下攻伐，忌分利小便，以免重伤阴津，戕害正气。

乌梅丸

【来源】《伤寒论》。

【组成】乌梅三百枚　细辛六两　干姜十两　黄连十六两　当归四两　附子六两（炮，去皮）　蜀椒（出汗）四两　桂枝（去皮）六两　人参六两　黄柏六两

【用法】上药各为末，合治之，以苦酒渍乌梅一宿，去核，蒸之五斗米下，饭熟，捣成泥，和药令相得，纳臼中，炼蜜为丸，如梧桐子大。每服十丸，食前以饮送下，一日三次。稍加至二十丸。

【功用】《医方集解》：温脏安蛔。

【主治】蛔厥者，其人当吐蛔，今病者静而复时烦者，此为脏寒，蛔上入其膈，故烦，须臾复止，得食而呕，又烦者，蛔闻食臭出，其人常自吐蛔。又主久痢。

【宜忌】

1.《伤寒论》：禁生冷、滑物、臭食等。

2.《谦斋医学讲稿》：性质毕竟偏温，以寒重者为宜。

【验案】久痢　《河南中医》（1984，5：32）：张某某，男，38岁。腹痛，少腹下坠，大便带白色黏冻8年余，反复发作，久治不愈。每当发病时，腹部下坠有便意，轻微里急后重，大便日行6～8次，粪便色白如涕，不带血，有腥臭味，服西药痢特灵等效果不佳，又多次服中药芩、柏、连和参苓白术散等亦不见显效，病时轻时重。余将乌梅丸变汤剂加减治之：乌梅30g，细辛3g，桂枝9g，党参30g，附子9g，川椒6g，黄柏12g，当归9g，米壳6g，黄连9g，诃子肉15g，炒扁豆30g，干姜炭12g，煅龙牡各30g；水煎服。6剂服后，腹痛下坠除，大便日行减至2～3次，粪便中黏冻物大减，有阳气鼓舞回升之象，按原方续进10剂。第3次来诊，大便黏液止，日行1次，粪便色黄成形，以参苓白术散加减以巩固疗效，随访至今未发。

白头翁汤

【来源】《伤寒论》。

【组成】白头翁二两　黄柏三两　黄连三两　秦皮三两

【用法】以水七升，煮取二升，去滓，温服一升，不愈更服一升。

《伤寒今释》引《类聚方广义》：治目赤肿痛，为洗蒸剂亦效。

【功用】

1.《注解伤寒论》：散热厚肠。

2.《中医方剂学》：清热解毒，凉血止痢。

【主治】

1.《伤寒论》：热利下重，欲饮水者。

2.《医宗金鉴》：厥阴下利，属于热者，下重，便脓血。

3.《伤寒今释》引《类聚方广义》：眼目郁热，赤肿阵痛，风泪不止。

4.《温病条辨》：噤口痢，热气上冲，肠中逆阻似闭，腹痛在下尤甚。

5.《中西医结合治疗急腹症》：阿米巴性肝脓肿。

【宜忌】《千金翼方》：忌猪肉、冷水。

【方论】

1.《伤寒来苏集》：四味皆苦寒除湿胜热之品也。白头翁临风偏静，长于驱风，盖脏腑之火，静则治，动则病，动则生风，风生热也。故取其静以镇之，秦皮木小而高，得清阳之气，佐白头翁以升阳，协连、柏而清火，此热利下重之宣剂。

2.《医方集解》：此足阳明、少阴、厥阴药也。白头翁苦寒，能入阳明血分而凉血止澼；秦皮苦寒性涩，能凉肝益肾而固下焦；黄连凉心清肝；黄柏泻火补水，并能燥湿止利而厚肠，取其寒能胜热，苦能坚肾，涩能断下也。

3.《医宗金鉴》：厥阴下利，属于寒者，厥而不渴，下利清谷；属于热者，消渴下利，下利便脓血也。此热利下重，乃火郁湿蒸，秽气奔逼广肠，魄门重滞而难出，即《内经》所云：暴注下迫者是也。君白头翁，寒而苦辛；臣秦皮，寒

而苦涩，寒能胜热，苦能燥湿，辛以散火之郁，涩以收下重之利也；佐黄连清上焦之火，则渴可止；使黄柏泻下焦之热，则利自除也。

【实验】

1.抗菌作用　《四川中医》（1986，8：4）：用打孔法进行抗菌试验，本方中的各药白头翁、黄连、黄柏、秦皮均有抗菌作用。其中以黄连、秦皮抗菌作用最强，黄柏次之，白头翁最弱。方中如增大黄连用量，抑菌效力明显增大。白头翁对溶组织阿米巴原虫有抑制作用，因而认为治疗阿米巴痢疾应加大白头翁的用量，才能收到较好的疗效。《中国中医基础医学杂志》（1998，3：23）：宋氏等观察了白头翁汤及其清热解毒药（蒲公英、紫花地丁、鱼腥草、败酱草）相配伍对正常大鼠和大肠杆菌内毒素造型家兔的影响。结果发现：本方能使大肠杆菌内毒素造型家兔血浆内毒素明显减少，血液黏度明显增加，凝血酶原时间明显缩短，血球压积明显增高，5-HT明显减少，纤溶活性减弱，对家兔机体起到明显的保护作用。且其作用不是活血引起的，而是通过清热解毒对抗大肠杆菌内毒素对家兔的损害，防止DIC的发生和炎性反应，达到解毒目的的。

2.抗炎作用　《中国中医药科技》（2007，4：257）：实验表明：白头翁汤较其组方的各单味药对蓖麻油和番泻叶引起的小鼠腹泻有更好的拮抗作用，其抗炎作用是以黄连、黄柏为主。

【验案】

1.阿米巴痢疾　《千家妙方》：用本方煎服，每日1剂，治疗14例阿米巴痢疾，10例完全治愈（症状完全消失，连查大便2～3次，未再发现阿米巴滋养体或包囊）；4例好转（症状减轻，查大便阿米巴滋养体或包囊仍为阳性）。

2.肺炎　《浙江中医杂志》（1986，12：551）：用本方加减：白头翁16g，黄连、黄芩各6g，秦皮9g，风热闭肺加杏仁、麻黄、鱼腥草、僵蚕、大青叶、生石膏、葶苈子、甘草、丹参、白花蛇舌草；热烁营阴加生地、玄参、地骨皮、丹参、麦冬、天花粉；气血两燔加生地、玄参、沙参、柴胡、丹参、白花蛇舌草，共治疗肺炎67例。结果：痊愈56例，无效11例。

3.泌尿系感染　《黑龙江中医药》（1986，6：40）：用本方加木通、萹蓄各15g，车前子、瞿麦各10g，治疗泌尿系感染63例；其中急性泌尿系感染19例，获显效9例，有效8例，无效2例，总有效率为89.5%；慢性泌尿系感染急性发作者44例，获显效20例，有效15例，无效8例，总有效率为81.8%。

4.滴虫性肠炎　《陕西中医》（1989，1：30）：应用白头翁汤加减：生山药30g，白头翁、生杭芍各12g，秦皮、生地榆、三七、鸦胆子，用白蔗糖水送服1半，再将余药煎汤服，其相去时间，宜至30分钟，所余1半，至煎汤药渣时，仍如此服法，治疗滴虫性肠炎18例。结果：均获痊愈。

5.急性结膜炎　《国医论坛》（1991，2：43）：应用本方加味：白头翁15g，黄连7g，黄柏10g，秦皮10g，木贼10g，治疗天行赤眼87例，均呈突然患病，眼睑结膜红肿疼痛，眵多黏结，且有大量水样分泌物，脉多数实，舌苔黄腻。结果：全部治愈于1～3剂之间，其中1剂愈者26例，2剂愈者41例，3剂愈者20例。

6.急性盆腔炎　《河南中医》（1994，3：156）：用白头翁汤：白头翁、黄连、黄柏、秦皮为基本方，产后恶露不净者，加贯众炭、益母草；气虚多汗者，加炙黄芪、党参；体温在39℃以上者，加银花、公英；少腹疼痛甚者，加香附、橘核仁；盆腔包块者，加山甲、赤芍；盆腔积液者，加生苡仁、瞿麦；食欲不振者，加陈皮、茯苓、砂仁；大便干结者，加大黄；常规煎服，10天为1疗程，治疗急性盆腔炎107例。结果：治疗1疗程痊愈者67例，2疗程痊愈者40例。

7.慢性结肠炎　《河南中医》（1995，3：147）：以本方保留灌肠，出血者，加云南白药1/2支，溃疡者，加锡类散1/2支。给药方法：中药1剂，加水700ml浸泡，煎至150ml，使用前加入中成药，保留灌肠，每晚1次。药液温度以38～42℃为宜。灌肠前嘱病人排空大便，左侧卧位，臀部抬高，14号导尿管涂石蜡油后插入肛门15～20cm，将药液缓缓注入或用吊瓶滴入直肠内，16天为1疗程，不愈者间隔1周再行第2疗程治疗；治疗慢性结肠炎120例。结果：痊愈82例，有效36例，无效2例（为放射性直肠炎），总有效率为98.3%。

8.急性菌痢　《实用中西医结合杂志》

（1996，12：761）：用本方：白头翁18g，黄柏15g，黄连9g，秦皮15g；发热者加荆芥、防风；头痛，身痛加葛根、羌活；泻下白多，加苍术、藿香；腹胀痛者加木香、枳壳、三仙；治疗急性菌痢30例。结果：治愈28例，好转1例，总有效率为96.7%。

9.慢性菌痢　《南京中医药大学学报》（1997，5：311）：用本方加味（加赤石脂、穿心莲、黄芪、木香、川芎、甘草），方法为：上方水煎，用适温之煎液，每晚睡前做保留灌肠1次，连灌5天，休息2天，7天为1疗程，最多者治疗4个疗程，治疗慢性菌痢87例。结果：治愈65例，临床治愈15例，好转7例，总有效率为100%。

桂枝加芍药汤

【来源】《伤寒论》。

【组成】桂枝三两（去皮）　芍药六两　甘草二两（炙）　大枣十二枚（擘）　生姜三两（切）

【用法】以水七升，煮取三升，去滓，分三次温服。

【功用】

1.《医宗金鉴》：外解太阳之表，内调太阴之里虚。

2.《伤寒论方医案选编》：调和营卫，兼缓急止痛。

【主治】

1.《伤寒论》：本太阳病，医反下之，因尔腹满时痛者，属太阴也。

2.《方机》：烦，脉浮数，无硬满状者；腹满寒下，脉浮，或恶寒，或腹时痛者。

【验案】下痢　《山东中医学院学报》（1977，1：27）：王某某，男，46岁患菌痢，当时经治已减，后又复发，缠绵不愈，变成慢性菌痢，每日少则三四次，多则五六次，排便甚急，不及入厕，则污衣裤，然登厕后又排便不爽，下重难通，大便状不成形，有红白黏液；急不可耐，伴有腹痛，肠鸣等症。脉沉弦而滑，舌红苔白，观其所服之方，寒必芩、连，热必姜、附，补以参、术，涩如梅、诃，尝之殆遍，讫无所效。此仍脾胃阴阳不和，肝气郁而乘之之证。治法：调和脾胃阴阳，并于土中平木。方药：桂枝三钱、白芍六钱，炙

甘草三钱、生姜三钱、大枣十二枚。服二剂，下痢减至一二次，照方又服二剂而痊愈。

桃花汤

【来源】《伤寒论》。

【别名】三物桃花汤（《杏苑生春》卷三）。

【组成】赤石脂一斤（一半全用，一半筛末）　干姜一两　粳米一升

【用法】以水七升，煮米令熟，去滓，温服七合，纳赤石脂末方寸匕，一日三次。若一服愈，余勿服。

【功用】《注解伤寒论》：固下，散寒，止利。

【主治】

1.《伤寒论》：少阴病二三日至四五日，腹痛，小便不利，下利不止，便脓血者。

2.《温病条辨》：痢无度，脉微细，肢厥，不进食。

【方论】

1.《医方考》：此方用赤石脂，以其性寒而涩，寒可以济热，涩可以固脱；用干姜者，假其热以从治，犹之白通汤加人尿、猪胆，干姜黄连黄芩人参汤用芩、连，彼假其寒，此假其热，均之假以从治耳；用粳米者，恐石脂性寒损胃，故用粳米以和之。向使少阴有寒，则干姜一两，岂足以温？而石脂一斤之多，适足以济寒而杀人矣！岂仲景之方乎？

2.《金匮要略心典》：此治湿寒内淫，脏气不固，脓血不止者之法。赤石脂理血固脱，干姜温胃祛寒，粳米安中益气。崔氏去粳米加黄连、当归，用治热利，乃桃花汤之变法也。

3.《绛雪园古方选注》：桃花汤，非名其色也，肾脏阳虚用之，一若寒谷有阳和之致，故名。石脂入手阳明经，干姜、粳米入足阳明经，不及于少阴者，少阴下利便血，是感君火热化太过，闭藏失职，关闸尽撤，缓则亡阴矣。故取石脂一半，同干姜、粳米留恋中宫，截住阳明经气，不使其陷下；再纳石脂末方寸匕，留药以沾大肠，截其道路，庶几利血无源而自止，其肾脏亦安矣。

4.《金匮要略浅注》：此为利伤中气及于血分，即《内经》阴络伤则便血之旨也。桃花汤

类，米以安中益气，赤石脂入血分而利湿热，后人以过涩疑之，是未读《本草经》之过也。

5.《医宗金鉴》：初病下利便脓血者，大承气汤或芍药汤下之。热盛者，白头翁汤清之。若日久滑脱，则当以桃花汤养肠固脱可也。

6.《金匮要略方义》：下利便脓血，属热者居多。本方乃温涩之剂，其所治之下利脓血，当为虚寒之证。方中赤石脂为君药，《本经》言其主泄痢肠澼，脓血阴蚀，下血赤白；臣以干姜温中散寒；佐以粳米养胃和中。三药共奏温里固肠，止血和中之效，为下利脓血及久痢滑脱，证属虚寒者常用方剂。其临床见症，当有腹痛喜温，按之痛减，下血晦黯，舌淡苔白，脉迟细无力等。

7.《伤寒发微》：少阴为病，水凝而血败，寒水过多，不及注渗膀胱而为溺，乃溢入回肠而下利，水寒血凝，浸成朽腐，乃便脓血，非温化其寒，而填止其湿，不惟下利不止，而脓血又将加剧。此证下利而见脓血，与《金匮要略》先便后血不同，故桃花汤方治，宜与《金匮要略》黄土汤略相似。方中用赤石脂，与用灶中黄土同，用干姜与用附子同，用粳米与用甘草同。惟下血为湿热伤血而下注，与水寒伤血不同，故彼方有黄芩，而本方无之。下血为鲜血，与腐败而成脓血者又不同，故彼方有养血之阿胶、地黄，而本方无之。此则二证之不可通治者也。盖此证寒湿为第一因，由寒湿浸灌致内脏血络腐败为第二因，由下利而脾精耗损为第三因。方治所以用赤石脂为主药，干姜次之，而粳米又次之也。

8.《伤寒论三注》：盖下利至于不止，热势已大衰，而虚寒滋起矣。故非固脱如赤石脂不能愈也。且石性最沉，味涩易滞，不以辛散之味佐之，不能取效。加粳米者，脾与胃先得其养，不特中和已也。然则半全半末者，意仲景为便脓血非细故，欲全力止脱，特用石脂斤许，但全用则气味不出，纯末则又难于下咽，殆亦斟酌其当而为之者欤。

【验案】

1.慢性肠炎 《浙江中医杂志》（1982，8：378）：王某，女，52岁。1981年4月21日诊。病人久有慢性肠炎病史，大便溏薄，腹痛绵绵。今年正月初四因食油腻，下利不止，服土霉素、氯霉素、痢特灵等药后泻痢稍减，但仍是日十余

行，呈白色黏冻状，兼见小便不利，腹部冷痛，四肢发凉，面色青黄，精神萎靡，口淡不渴，舌淡苔白，脉沉无力。证属脾阳虚衰，下元失固。治宜补脾回阳，温中固涩。方用赤石脂30g，粳米60g，干姜15g。服6剂，腹痛消失，大便已转正常。

2.癃闭 《中医杂志》（1984，7：18）：曾某，女，42岁。1978年4月5日诊。1977年10月起即作腹痛，少腹拘急，尿少而频，日排尿仅100～200ml。曾经双氢克尿塞、速尿治疗，尿量增至1500～2000ml，腹胀随减，停药诸症又发。中药曾服八正散、五苓散、济生肾气丸、滋肾通关丸等剂，亦仅服药时症状好转，停药复如旧，病趋重笃，刻下面色苍白，形体肥胖，口和纳呆，恶心欲呕，心烦易怒，少腹拘急，腹胀尿少，尿意频频，尿色白浊，大便干，三四日一行，舌暗淡肥大，脉沉紧。此属脾肾阳气衰惫，枢机不运，气化无权。治宜温运脾肾阳气，枢转气机，方拟桃花汤：赤石脂60g，干姜、粳米各30g，清水煎至米烂熟为度，去渣，分昼三夜一温服，2日后大便通，小便利，色白浊，精神好转，寐安，纳食稍增，余症减轻。嘱再服2剂，煎服法同前。4日后尿量增，腹胀、少腹拘急和心烦欲呕等证已除，面色转红润，纳增，舌体肥胖，苔净，脉沉紧，此中阳已运，肾气来复，原方再进，10日后舌脉复如常人，小便正常，大便通畅，遂以调理脾肾之剂善后。

3.上消化道出血 《福建中医药》（1994，6：7）：以本方：赤石脂15～30g，炮姜炭5g，淮山药30g，乌贼骨30g，白及30g，三七6，生大黄3g，炙甘草3g为基本方，阴血亏虚加阿胶15g；气虚加生晒参10g，黄芪15g；偏热加地榆30g，川连3g；肾阳虚加附子6～10g；治疗脾胃虚寒型上消化道出血32例。结果：2天内大便隐血转阴者17例，3天内转阴者11例，4天后转阴者2例，2例胃癌5天未转阴。

黄芩汤

【来源】《伤寒论》。

【别名】黄芩芍药汤（《玉机微义》）。

【组成】黄芩三两　芍药二两　甘草（炙）二

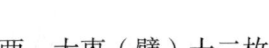

两　大枣（擘）十二枚

【用法】上四味，以水一斗，煮取三升，去滓，温服一升，日二服，夜一服。

【功用】《伤寒论讲义》：清热止痢。

【主治】

1.《伤寒论》；太阳与少阳合病，自下利者。

2.《小儿卫生总微论方》：伤寒口舌诸病，舌黄、舌黑、舌肿、舌裂、舌上生芒刺、舌上出血。

3.《卫生宝鉴》：协热下利，脐下热，大便赤黄，或有肠垢者。

4.《医学入门》：冬月阳明症，潮热发作有时，脉但浮者，为有风，宜有汗，而天寒无汗，夜睡必有盗汗。

5.《证治准绳·幼科》：下利而头痛胸满，口苦咽干，或往来寒热而呕，其脉浮大弦者。

6.《麻科活人全书》：伏气发溢，小肠膀胱三焦胆腑合病自痢。

7.《幼幼集成》：小儿麻疹发热自利。

8.《杂病源流犀烛》：正气虚，伏邪更重，往来寒热，头痛呕吐稍愈后，浑身壮热。

【方论】

1.《注解伤寒论》：虚而不实者，苦以坚之，酸以收之，黄芩、芍药之苦酸以坚敛肠胃之气；弱而不足者，甘以补之，甘草、大枣之甘以补固肠胃之弱。

2.《金镜内台方议》：黄芩为君，以解少阳之里热，苦以坚之也；芍药为臣，以解太阳之表热而行营气，酸以收之也；甘草为佐，大枣为使，以辅肠胃之弱而缓中也。

3.《医方考》：太阳与少阳合病者，有太阳证头痛、身热、脊强，而又有少阳证耳聋、胁痛、寒热往来、呕而口苦也。必自下利者，表实里虚，邪热渐攻于里故也。若太阳与阳明合病自下利，为在表，当与葛根汤发汗；阳明、少阳合病自下利，为在里，可与承气汤下之；此太阳、少阳合病自下利，为在半表半里，非汗下所宜，故与黄芩汤。师曰：虚而不实者，苦以坚之，酸以收之，故用黄芩、芍药以坚敛肠胃；弱而不实者，故用甘草、大枣以补益肠胃。其有加半夏者，为其呕也。

4.《医方集解》：黄芩以彻其热，而以甘、芍、大枣和其太阴，使里气和则外证自解。

5.《伤寒贯珠集》：热气内淫，黄芩之苦，可以清之；肠胃得热而不固，芍药之酸，甘草之甘，可以固之。

6.《医林纂要探源》：太阳郁热，则上烁肺而下遗大肠，故用黄芩以除肺肠之热；少阳郁热，则木乘土，故用芍药以泻相火而和太阴；寒淫于内，治以甘热，故用甘草、大枣以治寒，且以厚脾胃生气血而治自利。

7.《古今名医方论》：太阳、少阳合病，是热邪已入少阳之里，胆火上逆，移热于脾，故自下利。与黄芩汤，酸苦相济以厚阴也。热不在半表，故不用柴胡；今热已入半里，故黄芩主之；虽非胃实，亦非胃虚，故不须人参以补中也。

【实验】药物药理作用的研究 《中国中药杂志》（1990，2：115）：用200％的水煎酒沉溶液（每毫升含原药材2g），原药液口服给药或用原药液过滤液皮下给药，经动物实验，结果：表明清热剂黄芩汤具有非常明显抗炎、退热、解痉、镇痛和一定镇静作用。

【验案】痢疾 《陕西新医药》（1979，9：31）：盛某某，男，26岁。夏季间患痢疾，痢下脓血便，红多白少，腹部挛急而痛，肛门作坠，身热，脉弦数，舌苔黄。治以调气和血，清热燥湿。白芍9克，甘草3克，黄芩9克，广木香6克（后下）。连服3剂，下痢止，腹痛除。

葛根黄芩黄连汤

【来源】《伤寒论》。

【别名】葛根黄连汤（《外台秘要》卷二）、葛根汤（《医方类聚》卷五十三引《神巧万全方》）、黄连葛根汤（《普济方》卷三六九）、葛根黄连黄芩汤（《金镜内台方议》卷三）、葛根黄芩汤（《伤寒全生集》卷三）。

【组成】葛根半斤　甘草二两（炙）　黄芩三两　黄连三两

【用法】上四味，以水八升，先煮葛根，减二升，纳诸药，煮取二升，去滓，分二次温服。

【功用】《疡科心得集》：解表清里。

【主治】

1.《伤寒论》：太阳病，桂枝证，医反下之，

利遂不止，喘而汗出者。

2.《保婴撮要》：疹后身热不除。

3.《方极》：项背强急，心悸而不利者。

4.《疡科心得集》：外疡火毒内逼，协热便泄。

5.《中国医学大辞典》：酒客热喘。

【宜忌】《外台秘要》：忌猪肉、冷水、海藻、菘菜。

【方论】

1.《金镜内台方议》：用葛根为君，以通阳明之津而散表邪；以黄连为臣，黄芩为佐，以通里气之热，降火清金而下逆气；甘草为使，以缓其中而和调诸药者也。且此方亦能治阳明大热下利者，又能治嗜酒之人热喘者，取用不穷也。

2.《医方考》：病在表而下之，则虚其里，阳邪乘虚而入，故协热而利不止；表有头疼，发热恶寒，故曰表证尚在；里有热邪，故喘而汗出。表证尚在，故用葛根、甘草之辛甘以解表；里有邪热，故用黄芩、黄连之苦寒以清里。

3.《伤寒附翼》：君气轻质重之葛根，以解肌而止利；佐苦寒清肃之芩、连，以止汗而除喘；用甘草以和中。先煮葛根后纳诸药，解肌之力优，而清中之气锐，又与补中逐邪之法迥殊矣。

4.《古今名医方论》：喻嘉言：太阳病原无里证，但当用桂枝解外，若反下之，则邪热之在太阳者，未入阳明之经，已入阳明之腑，所以其脉促急，其汗外越；其气上奔则喘，下奔则泻，故舍桂枝而用葛根，以专主阳明之表。加芩连以清里热，则不治喘而喘自止。不治利而利自止。此又太阳两解表里变法也。

5.《伤寒溯源集》：葛根解阳明之表，芩、连清邪热之盛，而和之以甘草者，所以抚定中州也。

6.《绛雪园古方选注》：是方即泻心汤之变，治表寒里热。其义重在芩、连肃清里热；虽以葛根为君，再为先煎，无非取其通阳明之津；佐以甘草缓阳明之气，使之鼓舞胃气而为承宣苦寒之使。清上则喘定，清下则利止，里热解而邪亦不能留恋于表矣。

7.《医宗金鉴》：太阳病，桂枝证，宜以桂枝解肌，而医反下之，利遂不止者，是误下，遂协表热陷入而利不止也。今下利不止，脉促有力，汗出而喘，表虽未解而不恶寒，是热已陷入

阳明，即有桂枝之表，亦当从葛根黄芩黄连汤主治也。方中四倍葛根以为君，芩、连、甘草为之佐。其意专解阳明之肌表，兼清胃中之里热，此清解中兼解表里法也。

8.《伤寒贯珠集》：太阳中风发热，本当桂枝解表，而反下之，里虚邪入，利遂不止，其证则喘汗出。夫促为阳盛，脉促者，知表未解也。无汗而喘，为寒在表；喘而汗出，为热在里也。是其邪陷于里者十之七，而留于表者十之三，其病为表里并受之病，故其法亦宜表里双解之法。葛根解肌于表，芩、连清热于里，甘草则合表里而并和之耳。盖风邪初中，病为在表，一入于里，则变为热矣。故治表者，必以葛根之辛凉；治里者，必以芩、连之苦寒也。

9.《伤寒论类方》：因表未解，故用葛根；因喘而利，故用芩、连之苦以泄之坚之。芩、连、甘草为治痢之主药。

10.《长沙方歌括》：方主葛根，从里以达于表，从下以腾于上。辅以芩、连之苦，苦以坚之，坚毛窍而止汗，坚肠胃以止泻。又辅以甘草之甘，妙得苦甘相合，与人参同味同功，所以补中土而调脉道，真神方也。

11.《退思集类方歌注》：此条喘汗为轻，下利不止为重，故药亦先治其利。但下利乃寒热虚实俱有之证，脉促急者，则为热邪无疑。表虽未解，则不当用桂枝之辛热，故用葛根之甘凉以解表。因喘汗而利，用芩、连之苦以坚阴。甘草不特和胃，且以和表里也。若脉微弱，则属桂枝人参汤矣。

12.《汉方简义》：方以甘平之葛根，能散阳邪，兼能起阴气者，用至半斤，且先煮之，奉以为君。更以甘平之甘草，能缓中，以解风热之搏结；苦平之黄芩，能疗胃中热，且以清肺止喘；苦寒之黄连，取其形之生成相连属，而名之曰连者，以清其自胃及小肠与大肠三腑，亦生成相连属者之热。得胃调肠，厚以止其利，更清心以止汗。且三物平配，胥听令于既入胃又解肌、既散阳又起阴之葛根，不但误入阳明之腑邪解，而太阳之经邪亦解。立方者圣乎而至于神矣！

13.《伤寒论方解》：本方是解热剂而不是解表剂。前贤因葛根能协助麻、桂以发汗解肌，便误认葛根为解表药。但《本经》只说它发汗解

表。尽管《别录》曾说它解肌发表出汗，但根据临床经验，葛根必须在麻、桂配合之下，才可以起一些解肌发汗作用，否则只能解热、解毒、解渴而已。本方里的葛根不配以麻、桂而配以芩、连，可见其主要作用是解热而不是解表。如误用于发热而恶寒未罢的太阳病，就非但无效，反可能撤其热而招致不良的后果。

14.《伤寒论辨证广注》：成注引经云：甘发散为阳，表未解者，散以葛根甘草之甘。愚以葛根味甘而带辛，坚以黄芩黄连之苦。愚以肠胃协热，阳邪亢盛，则阴气自弱。芩连虽非补药，其力能抑阳而扶阴，阴气得扶则利自止，喘自息。成氏云苦以坚里者，乃固其人肠胃中阴气之谓也。

15.《长沙方歌括》：方主葛根，从里达于表，从下以腾于上；辅以芩、连之苦，苦以坚之，坚毛窍而止汗，坚肠胃以止泻；又辅以甘草之甘，妙得苦甘相合，与人参同味而同功，所以补中而调脉道，真神方也。

【实验】

1.抗心律失常　《吉林中医》（1986，6：30）：实验结果表明：葛根芩连汤水醇沉液能拮抗异丙肾上腺素加快心率的作用，对几种不同类型的心律失常模型，均有一定的对抗作用。

2.抗缺氧作用　《辽宁中医杂志》（1987，6：37）：实验结果表明，本方水醇法提取液，对氰化钾等引起的急性动物缺氧现象有不同程度的对抗作用，使急性缺氧的动物存活时间延长。

3.抗菌降温作用　《中药通报》（1987，6：49）：体内实验表明，本方对肺炎双球菌、痢疾杆菌有显著的抗菌作用。同时对五联疫苗感染引起的高热家兔有显著的降温作用，其降温效果与阿司匹林相比无明显差异。

4.解热、抑菌、止泻　《江西中医学院学报》（1991，2：39）：实验结果表明：本方对大肠杆菌内毒素所致家兔发热有明显解热作用；体外实验提示对福氏痢疾杆菌、伤寒杆菌有较强的抑制作用；对内毒素所致小鼠腹泻有一定抑制作用，抑制大鼠离体肠管自发活动；显著抑制在体小鼠胃肠蠕动；对福氏痢疾杆菌感染有一定的保护作用；对直肠无刺激作用。

5.止泻作用　《中药药理与临床》（1993，

6：5）：用每毫升含生药1g的葛根芩连口服液实验提示：灌胃3.6g/kg能明显对抗乳糖所致的大鼠腹泻；灌胃5.2g/kg显著地增加小鼠胃排空；也可降低小鼠肠推进率。体外试验，本方在62.5mg/ml时，有抑制人轮状病毒的致病作用。

6.抗菌作用　《实用中西医结合杂志》（1997，7：394）：夏氏等观察了本方煎剂对伤寒杆菌的抗菌活性及配伍抗菌药的影响。结果发现：该药对伤寒杆菌、甲副伤寒杆菌有一定的抗菌活性，但在实验浓度下未见对大肠杆菌呈现抑菌作用，为此推理中药汤剂虽日久服用不致出现肠菌群失调。该方配伍丁胺卡那霉素、头孢唑啉、头孢哌酮、氯霉素、诺氟沙星的体外实验表明多数见有协同作用。

7.抗炎、清热、化痰、止咳作用　《中药药理与临床》（2001，4：5）：实验表明：应用葛根芩连丸灌胃1.17克/千克，能明显抑制二甲苯所致小鼠耳部炎症；1.62克/千克能明显抑制蛋清所致大鼠足肿胀，2.34克/千克可降低细菌内毒素对大鼠的致热作用，给药2小时后体温开始下降，维持4小时以上；给药1.17克/千克能明显促进小鼠气管酚红排除量；2.34克/千克能明显抑制氨水致小鼠咳嗽。

8.对肠运动机能以及体内外抗菌作用的影响　《中国实验方剂学杂志》（2003，5：48）：研究表明：葛根芩连丸能够明显抑制正常小鼠小肠推进运动，对抗新斯的明引起的小鼠小肠推进机能亢进，抑制蓖麻油引起的小鼠腹泻，抑制大鼠离体回肠正常运动，对抗大鼠离体回肠痉挛性收缩，降低痢疾杆菌感染小鼠的死亡率，体外对痢疾杆菌等致病菌具有不同程度的抑制作用。

【验案】

1.小儿麻痹症　《中华儿科杂志》（1958，6：529）：以本方加味：（葛根、黄芩、黄连、甘草、生石膏、银花、白芍、全蝎、蜈蚣），并随症稍作加减，治疗小儿麻痹症129例。结果：患肢呈深度完全麻痹，失去自主运动功能的重型病人52例中痊愈17例，好转35例；尚能自主活动，但不能走路，不能站立的中型病人67例，痊愈33例，好转34例；能自主活动，能站立行走，但肢体软弱无力的轻型病人10例全部治愈。一般中型及轻型病例，多在1个月左右痊愈，最快的1例仅1

周而愈。

2.痢疾　《江苏中医》（1960，5：33）：用本方治疗急性细菌性痢疾40例，其中发病1日内者23例（占57.5%）。粪培养痢疾杆菌阳性者26例（其中福氏18例，施氏5例，宋内氏3例）；阴性者14例。结果：平均退热时间为27.76小时，腹痛消失平均4.57日，里急后重消失平均3.47日，食欲恢复正常平均2.5日，便次恢复正常平均2.83日，粪检转阴平均4日，大便培养转阴平均3日，阴转率69.3%，总有效率达72.5%。

3.小儿急性湿热泻　《浙江中医》（1977，9：392）：用本方加味为：葛根、黄芩各5g，黄连2g，炙甘草5g为基本方，发热重者加银花；纳呆者加麦芽、山楂；尿少者加车前草、茯苓、泽泻、米仁；口渴者加麦冬、石斛；每日1剂，水煎服，3天为1疗程；并与西药治疗的110例进行对照；治疗小儿急性湿热泻120例。结果：治疗组显效（用药1～2天，腹泻次数减少到每天2次以下，大便性状恢复正常，临床症状完全消失）51例，有效45例。对照组中显效44例，有效37例。

4.嗜酸性胃炎　《湖北中医杂志》（1990，1：9）：应用本方加减：葛根10g，黄芩10g，黄连10g，甘草5g为基本方；全身有风疹块者加薄荷7g，蝉衣7g；午后傍晚低热者加银柴胡10g，青蒿10g；治疗嗜酸性胃炎30例。结果：临床治愈（泄泻腹痛止，大便成形，体温正常，血象及X线胃肠道表现均正常）27例；显效（临床症状基本消失）2例；无效1例。

5.伤寒、副伤寒　《江西中医药》（1992，2：20）：应用本方加减：葛根15g，黄连20g，黄芩30g，甘草3g。治疗伤寒、副伤寒200例。结果：显效（治疗1个疗程，临床症状及体征消失，血培养或肥达反应转阴，白细胞恢复正常）116例；有效（治疗2个疗程，临床症状及体征消失，实验室检查转阴者）82例；无效2例；总有效率为99%。

6.小儿病毒性肠炎　《贵阳中医学院学报》（1995，2：23）：用本方加味：加藿香、草豆蔻、板蓝根、乌梅、茯苓、白术、石榴皮，配合腹部电热吹风，治疗小儿病毒性肠炎51例。结果：51例中除4例合并肺炎，6例中度脱水者合用西药外，均用本方治愈。治疗最短1天，最长3天。

7.放射性直肠炎　《山东中医杂志》（1997，12：551）：用本方为基本方，腹痛腹胀甚者加白芍、木香、槟榔；里急后重为主者加白芍、当归、木香、槟榔；水泻者去黄芩、黄连，加莲子肉、茯苓、薏苡仁、白扁豆；厌食恶心者加半夏、陈皮、生姜、山楂；尿急尿频者加小蓟、车前子、萹蓄、瞿麦、甘草梢、木通；溃疡者加仙鹤草、姜炭、地榆、茜草；5天为1个疗程，共服用3个疗程；治疗放射性直肠炎21例。结果：治愈12例，好转7例。

白头翁加甘草阿胶汤

【来源】《金匮要略》卷下。

【别名】白头翁汤（《备急千金要方》卷三）、甘草汤（《千金翼方》卷七）。

【组成】白头翁　甘草　阿胶各二两　秦皮　黄连　柏皮各三两

【用法】以水七升，煮取二升半，纳胶令消尽，分三次温服。

【主治】

1.《金匮要略》：妇人产后下利虚极。

2.《金匮要略集注》引东洞吉益：热利下重，大便血，心烦不得眠者。

【方论】

1.《金匮方论衍义》：《伤寒》厥阴证热利下重者，白头翁汤治，四味尽苦寒，寒以治热，苦以坚肠胃。此产后气血两虚，因加阿胶补气血，而亦止利；甘草缓中，通血脉。然下利由血滞也。古人有云：血行则粪自止，则是甘草尤为要药。此方岂独治产后者哉？

2.《金匮要略论注》：虚极不可无补，但非他味参、术所宜，恶其壅而燥也。亦非苓、泽淡渗可治，恐伤液也。惟甘草之甘凉，清中即所以补中；阿胶之滞润，去风即所以和血。以此治病即以此为大补，方知凡痢者湿热非苦寒不除，故类聚四味之苦寒不为过。若和血安中，只一味甘草及阿胶而有余。治痢好用参、术者，政由未悉此理耳。

3.《金匮玉函经二注》：伤寒厥阴证下利重者，白头翁汤，四味尽苦寒以治热，苦以坚肠胃。此产后气血两虚，因加阿胶补气血而止利，

甘草缓中通血脉。然下利，血沸也，夫人之血行则利自止，甘草尤为要药。此方岂独治产后哉。

4.《金匮要略方论本义》：产后下利虚极者，自当大补其气血矣，不知其人虽极虚，而下利者乃挟热之利，切未可以遽补，补之则热邪无出，其利必不能止也。主之以白头翁加甘草阿胶汤，清热燥湿，补中理气，使热去而利自止，亦治虚热下利之妙方，不止为产后论治矣。

5.《金匮要略浅注补正》：此下利，是言痢疾便脓血也。仲景此数节或言产后伤寒，或言产后中风，此又言产后或得痢疾，仍当照法用白头翁汤。惟以产后血虚之极，故宜加补血之品，此仲景举例以见其概，非谓产后痢疾仅此一方，又非谓虚寒洞泻而下利，亦用是方也。

6.《金匮要略方义》：前在《呕吐哕下利篇》中云：热利下重者，白头翁汤主之。此处又称产后下利虚极，白头翁加甘草阿胶汤主之。盖此下利，仍为热利便脓血，身热口渴，腹痛，里急后重，肛门灼热之症，故仍以白头翁汤清热燥湿，凉血止痢。但病属产后，气血两虚，更兼下利伤阴，故谓之下利虚极。此时，纯用苦寒清热燥湿之品，利虽止，恐易致伤阴败胃。因此，于白头翁汤中加阿胶以养阴血，甘草以益胃气，庶可止利扶正两者兼顾。此方非独产后宜之，凡属阴虚血弱而病热痢下重者，均可使用。

【验案】

1.痢疾　《中医杂志》（1980，2：58）：病人女，60余岁。痢下赤白，日数十遍，里急后重。曾服呋喃西啉2日，效果不显，发热不高，口干，尚不作渴，舌质淡红，舌边呈细小赤点，干而无津，脉象细数。认为老年津血不足，又患热痢，津血更易耗损。拟白头翁加甘草阿胶汤：白头翁12g，黄连6g，川黄柏6g，秦皮9g，阿胶9g（烊），甘草6g，水煎，分2次服。上午服第1剂，至晚大便已变粪，续进1剂病愈。

2.肠原性慢性腹泻　《国医论坛》（1988，3：24）：应用本方加味：白头翁15g，黄连3g，黄柏9g，秦皮9g，炙甘草9g，阿胶15g（烊化），滇三七2g（研粉），红参5g（另蒸），治疗484例，男299例，女185例；年龄10～76岁；病程在2个月至18年。结果：痊愈（症状与体征完全消失，追访2年无复发）247例；显效（症状消失，体征消失不完全，追访2年之内有复发）110例；好转（症状改善，体征无变化）108例；无效（病情无变化，或趋于恶化者）19例，总有效率为96%。

3.宫颈癌放疗后并发症　《浙江中医杂志》（1995，9：395）：用本方加味，治疗宫颈癌放疗后并发症25例。便血者加白及；腹泻后重脱肛者加黄芪、枳壳、防风；白细胞减少者加黄芪、当归。结果：服药5～24剂后，治愈19例，好转5例。

当归芍药散

【来源】《金匮要略》卷下。

【组成】当归三两　芍药一斤　茯苓四两　白术四两　泽泻半斤　芎藭半斤（一作三两）

【用法】上为散。每服方寸匕，酒和服，一日三次。

【功用】《金匮要略方论》：养血调肝，健脾利湿。

【主治】

1.《金匮要略》：妇人怀妊，腹中疙痛；妇人腹中诸疾痛。

2.《三因极一病证方论》：产后血晕，内虚气乏，崩中，久痢。

3.《金匮要略今释》引汤本氏：眩冒心悸，或心下悸，肉瞤筋惕。

【验案】细菌性痢疾　《中医杂志》（1956，8：406）：应用本方加减，治疗细菌性痢疾43例，其中轻型4例，重型39例，证属饮食不洁，胃肠虚弱，外感风寒而致。结果：服本方3～5剂，治愈40例，有效率为93%。

诃黎勒散

【来源】《金匮要略》卷下。

【组成】诃黎勒十枚（煨）

【用法】上为散。粥饮和，顿服。

【功用】《金匮要略译释》：温涩固肠。

【主治】气利。

【方论】

1.《金匮玉函二注》：诃黎勒有通有涩，通以下涎液，消宿食，破结气；涩以固肠脱；佐以粥饮引肠胃，更补虚也。

2.《金匮要略心典》：诃黎勒涩肠而利气，粥饮安中益肠胃，顿服者，补下治下制以急也。

3.《金匮要略易解》：此方独用一味诃黎勒并收温敛虚滑、消除垢浊的功效，更调以粥饮来益胃补虚以助谷气、化精微，复上升之常，平下泄之变，真可谓善于利用药的专长及其兼长了。

4.《伤寒金匮条释》：气利，即利矢气也。肺主气，下合大肠，肺气不收于下，故利矢气也。宜诃黎勒散，以收敛肺气则愈也。

【验案】

1.气利 《金匮发微》：予昔寓克白路，治乡人陶姓曾用之。所用为诃子壳，取其味涩能止。彼以药末味涩，不能下咽，和入粥中强吞之，日进一服，三日而止。气利用止涩之诃黎勒散者，实因久利而气虚下陷，意与近人治晨泄用四神丸略同。

2.气痢 《浙江中医杂志》（1980，8：356）：杨某，男，38岁。1957年秋，患痢疾已三天，小腹疼痛，里急后重，频欲登厕，每次多排出少量粉冻样肠垢，纯白无血，有时则虚坐努责，便之不出。自觉肛门有物嵌顿重坠，昼夜不已。前医曾予芍药汤加减，一剂后，病情加剧。邀诊。舌苔白滑，脉沉带紧。询之知发病前后未见寒热现象，似属气痢，乃试用《金匮要略》诃黎勒散：诃子十枚（煨，剥去核），研末，用米粥汤一次送服。约隔一小时许，当肛门窘迫难忍之时，经用力努挣，大便迅即直射外出。从此肛门如去重负，顿觉舒适，后调理脾胃之方而康复。

调气饮

【来源】《金匮玉函经·附遗》。

【组成】黄蜡三钱 阿胶三钱

【用法】上同溶化，入黄连末五钱搅匀，分三次热服。

【主治】赤白痢，少腹痛不可忍，下重，或面青，手足俱变者。

桃枝汤

【来源】方出《肘后备急方》卷一，名见《圣济总录》卷五十六。

【别名】桃枝散（《普济方》卷三五二）。

【组成】东引桃枝一把

【用法】上切。以酒一升，煎取半升，顿服。

【主治】

1.《肘后备急方》：卒心痛。

2.《圣济总录》：心腹注痛不可忍。

3.《普济方》：崩中下血不止，男子卒痢血。

七物升麻汤

【来源】方出《肘后备急方》卷二，名见《外台秘要》卷三引《深师方》。

【别名】升麻散（《太平圣惠方》卷十六）。

【组成】升麻 当归 黄连（去毛） 甘草（炙） 芍药 桂心 黄柏各半两

【用法】上切。以水三升，煮取一升，顿服之。

【主治】天行毒病挟热，腹痛下痢。

【宜忌】忌海藻、菘菜、猪肉、冷水、生姜等物。

大青汤

【来源】《肘后备急方》卷二。

【组成】大青四两 甘草三两 胶二两 豉八合 赤石脂三两

【用法】以水一斗，煮取三升，分三服。尽更作，日夜两剂，愈。

【主治】热病不解，而下痢困笃欲死者。

龙骨汤

【来源】方出《肘后备急方》卷二，名见《外台秘要》卷二引《深师方》。

【组成】龙骨半斤

【用法】捣碎。以水一斗，煮取五升，使极冷，稍稍饮。其间或得汗即愈。

【功用】《外台秘要》引《深师方》：除热毒，止痢。

【主治】

1.《肘后备急方》：热病不解，下痢困笃欲死者。

2.《外台秘要》引《深师方》：伤寒已八九日至十余日，大烦渴热盛，而三焦有疮置者多下痢。

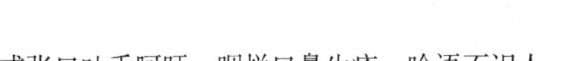

或张口吐舌呵吁，咽烂口鼻生疮，吟语不识人。

黄连丸

【来源】方出《肘后备急方》卷二，名见《外台秘要》卷二。

【组成】黄连一升　乌梅二十枚（炙燥）

【用法】上为末，蜡如棋子大，蜜一升，合于微火上令可丸，为丸如梧桐子大。每服二丸，一日三次。

【主治】

1.《肘后备急方》：下痢不能食。

2.《外台秘要》：天行痢脓血，下部生䘌虫。

黄连犀角丸

【来源】方出《肘后备急方》卷三，名见《外台秘要》卷五引《近效方》。

【组成】黄连　犀角各三两　牡蛎　香豉各二两　龙骨四两

【用法】上药治下筛，炼蜜为丸。每服四十丸，以饮送下，每日二次。

【主治】

1.《肘后备急方》：瘴疟，兼诸痢者。

2.《外台秘要》引《近效方》：疟兼痢，无问赤白水谷鲜血；瘴。

【宜忌】《外台秘要》引《近效方》：忌猪肉、冷水、油腻。

枳实散

【来源】方出《肘后备急方》卷四，名见《普济方》卷一八七。

【组成】枳实

【用法】上为末。每服方寸匕，日三服，夜一服。

《太平圣惠方》用枳实二两（麸炒微黄），捣为细散。每服二钱，以清粥饮调下，不拘时候。

【主治】

1.《肘后备急方》：胸痹，胸中坚痞忽痛，肌中若痹，绞急如刺，不得俯仰，其胸前皮皆痛，不得手犯，胸满短气，咳嗽引痛，烦闷自汗出，

或痛引背膂。

2.《备急千金要方》：小儿久痢，淋沥，水谷不调，形羸不堪大汤药者。

赤石脂汤

【来源】《外台秘要》卷二引《肘后备急方》。

【组成】赤石脂二两（碎）　干姜二两（切）　附子一两（炮破）

【用法】以水五升，煮取三升，去滓，温分三服。

【主治】伤寒若下脓血者。

【宜忌】忌猪肉。

【加减】后脐下痛者，加当归一两，芍药二两，用水六升煮。

乌梅汤

【来源】《外台秘要》卷二十五引《肘后备急方》。

【别名】黄连阿胶汤（《外台秘要》卷二十五引《集验方》）。

【组成】黄连　阿胶（炙）各二两　栀子三十枚　乌梅二十枚　黄柏一两

【用法】上切。以水七升，煮取二升半，分为二服。

【主治】

1.《外台秘要》引《肘后备急方》：热下䘌。

2.《外台秘要》引《集验方》：水谷下痢。

半夏丸

【来源】方出《外台秘要》卷二十五引《肘后备急方》，名见《普济方》卷二一一。

【组成】半夏（洗）　乌头（炮）　甘草（炙）各等分

【用法】上为末，炼蜜为丸，如梧桐子大。每服三丸，饮送下，一日二次。

【主治】寒下，下利色白，食不消者。

【宜忌】《普济方》：忌猪、羊肉、海藻、菘菜、饧。

黄连散

【来源】方出《外台秘要》卷二十五引《肘后备急

方》，名见《太平圣惠方》卷五十九。

【别名】黄连汤（《圣济总录》卷七十七）。

【组成】黄连二两（去须，微炒）　龙骨二两　阿胶二两（捣碎，炒令黄燥）　艾叶（微炒）

方中艾叶用量原缺。

【用法】上为散。每服三钱，食前煮仓米粥饮调下。

【主治】休息痢，多时不愈，肌体瘦瘁。

犀角丸

【来源】方出《外台秘要》卷二十五（注文）引《肘后备急方》，名见《普济方》卷二〇九。

【组成】生犀角屑　黄柏各二两　黄连　苦参各三两　当归

方中当归用量原缺。

【用法】上为散。每服一方寸匕，空腹以糯米煮作饮调下，一日二次。

本方方名，据剂型当作"犀角散"。

【主治】苦下，无问冷热及脓血痢。

【宜忌】《普济方》忌粘滑、生菜、油腻。

朱子丸

【来源】《幼幼新书》卷二十九引《肘后备急方》。

【组成】生地黄汁五小合　羊肾脂一小合

【用法】先温肾脂令暖，分三四服。

【主治】小儿三岁即患痢，初患脓少血多，四日脓多血少，日夜四十余行。

【宜忌】乳母须禁食。

龙骨丸

【来源】方出《医心方》卷十一引《葛氏方》，名见《圣济总录》卷二十六。

【组成】龙骨　干姜　附子各等分

【用法】炼蜜为丸，如梧桐子大。每服五丸至十丸，一日三次。

【主治】

1.《医心方》引《葛氏方》：冷痢，纯下白如鼻涕。

2.《圣济总录》：伤寒后脏腑虚冷，下痢白脓

腹痛者。

赤石脂汤

【来源】《普济方》卷一四三引《肘后备急方》。

【组成】赤石脂一两　干姜（炮）　附子（炮裂，去皮脐）　当归（切，焙）各半两　芍药一两　（一方无附子）

【用法】上锉，如麻豆大。每服五钱，以水一盏半，煎至一盏，去滓，食前温服。

【主治】伤寒下痢脓血，腹痛不止。

巴石丸

【来源】《普济方》卷二一〇引《肘后备急方》。

【组成】白矾（飞令霜白，谓之巴石）

【用法】上为细末，以熟猪肝（牛肝尤佳）为丸。空心米饮送下。如食素人以蒸饼为丸服。

【主治】气痢。

干姜丸

【来源】《普济方》卷二一一引《肘后备急方》。

【组成】曲末　干姜各六两　当归末三钱　厚朴　人参　阿胶各二两　甘草（炙）一两半

【用法】上为末。以水一大升，煮胶令消，煎取半合为丸，如小豆大，晒干。每服六七十丸，微以水湿，以干面拌丸，令着面上厚薄匀调，先煮一升汤令极沸，下药，即将匙抄取，及暖吞之，日三夜一。

【主治】冷痢。

温脾汤

【来源】《普济方》卷二一一引《肘后备急方》。

【组成】人参　干姜　附子各二两　大黄三两

【用法】上切。以水六升，煮取一升半，分为三服。

【主治】脾胃中冷结实，头痛壮热，但苦下痢，或冷滞赤白如鱼脑。

薤白散

【来源】《普济方》卷二一一引《肘后备急方》。

【组成】薤白一握（切，如泥） 橘皮一两 好乳一升

【用法】先以少乳，薤熟后下余乳，及橘皮末搅匀，煎十余沸，空腹分两次服，如啜茶。不止，更作之。

【主治】赤白痢。

黄连散

【来源】《普济方》卷二一二引《肘后备急方》。

【组成】黄连二两（去须，微炒，为末）

【用法】以鸡子白和作饼子，如二分厚薄，令干焦，细研为散。每服一钱，以粥饮调下，不拘时候。一方锉，用无灰酒煎服。

【主治】

1.《普济方》引《肘后备急方》：血痢。

2.《圣济总录》：伤寒后挟热下血不止，热痢无度。

鸡子汤

【来源】《普济方》卷三九六引《肘后备急方》。

【组成】乱发如鸡子一枚（去垢，锉之） 鸡子七枚（去白）

【用法】以鸡子黄并发煮，鸡子熟，数按之，令汁出，取服。

【主治】小儿病食不消，腹满下痢。

姜墨丸

【来源】《本草纲目》卷七引《肘后备急方》。

【组成】干姜 好墨各五两

【用法】上为末，醋浆和丸，如梧桐子大。每服三四十丸，米饮送下，日夜六七服。

【主治】赤白下痢。

白头翁丸

【来源】《证治准绳·幼科》卷七引《肘后备急方》。

【组成】白头翁三分 黄连六分（研） 石榴皮三分

【用法】以水二升，煮取八合。儿生四十日，以五合为三服。大者则加药。

【主治】小儿毒下及赤滞下如鱼脑。

【加减】有毒，去榴皮，加犀角屑三分。

鸡子饼

【来源】《证治准绳·幼科》卷七引《肘后备急方》。

【组成】鸡子一枚 胡粉一丸（碎，绢筛）

【用法】将胡粉合鸡子黄白，共捣研调，熬令熟，如常鸡子饼，儿年一岁食半饼，一日二次。不过二饼即愈。儿大倍作。凡羸弱不堪与药，宜与此饼。

【主治】小儿秋、夏暴冷痢，腹胀，乍寒乍热，白滞下。

柏皮汤

【来源】《外台秘要》卷二（注文）引《范汪方》。

【别名】黄连阿胶汤（《圣济总录》卷三十三）、阿胶汤（《此事难知》）。

【组成】黄柏二两 黄连四两 栀子仁十四个（擘） 阿胶一两（炙）

【用法】上切。以水六升，煮前三味，取二升，去滓，纳胶令烊，温分再服。

本方改为丸剂，名"黄连阿胶丸"（《杏苑生春》卷四）。

【主治】伤寒后下利脓血。

【宜忌】忌猪肉、冷水。

秦皮汤

【来源】《外台秘要》卷二引《范汪方》。

【别名】秦皮散（《太平圣惠方》卷十三）。

【组成】秦皮三两 黄连四两 白头翁二两 阿胶三两

【用法】上锉三味，以水八升，煮得二升，绞去滓，纳胶令烊，适寒温先食饮七合，一日二次。

【主治】伤寒腹中微痛不止，下利。

【宜忌】忌猪肉、冷水。

蕙草汤

【来源】《外台秘要》卷二引《范汪方》。

【别名】蕙草散（《太平圣惠方》卷十三）。

【组成】蕙草三两　黄连四两　当归二两

【用法】上以水六升，煮得二升，适寒温。饮五合，一日三次。

【主治】伤寒，发热下痢。

【宜忌】忌猪肉、冷水等物。

麝香丸

【来源】《外台秘要》卷三引《范汪方》。

【组成】麝香一分　附子二分（炮）　雄黄　丹砂　干姜各二分

　　《伤寒总病论》：此方本无巴豆，是古方脱去，服之不效，今增巴豆，试之甚验。

【用法】上药各为末，复更合治之，炼蜜和为丸，如小豆大。饮下一丸，老少半之。当下细虫如布丝缕大，或长四五寸，黑头锐尾。

【主治】天行热毒，下痢赤白，久下脓血；及下部毒气。

【宜忌】忌猪肉生血等。

乌梅丸

【来源】《医心方》卷十一引《范汪方》。

【组成】干姜　黄连　黄柏（炙）　黄芩　艾各一两　乌梅二十枚（取肉）

【用法】上为末，丸如梧桐子大。每服十丸，一日三次。老少减半。

【主治】各种下痢。

乌梅丸

【来源】方出《医心方》卷十一引《范汪方》，名见《太平圣惠方》卷五十九。

【别名】黄连乌梅丸（《普济方》卷二一一）。

【组成】乌梅（割取皮）三两（火熬令干）　黄连三两

【用法】上药治下筛，炼蜜为丸，如梧桐子大。晨服十丸，不知稍增，可至二三十丸，昼夜可六七服。若候不愈，可增服七八十丸。

【主治】《医心方》引《范汪方》：赤白滞下，昼夜数十行者。

【宜忌】服药期间欲食，勿与服药相近。

【方论】《千金方衍义》：黄连苦寒，本经主肠澼腹痛，专取苦燥以坚肠胃；配以乌梅益津开胃，不使木邪横干脾土。近世医师每谓初痢后重未除，不可便用酸收，而《备急千金要方》用此治暴痢，不致热毒上攻，全赖酸收之力，详此治例，又未可一概论也。

桃花汤

【来源】《医心方》卷十一引《范汪方》。

【组成】赤石脂二两（捣筛）　干姜二两　附子一两

【用法】以水五升，煮得三升，服一升，一日三次。

【主治】下痢赤白脓血。

黄连丸

【来源】《医心方》卷十一引《范汪方》。

【组成】黄连三两　黄芩三两　龙骨四两　黄柏三两　升麻三两

【用法】上药治下筛，炼蜜为丸，如梧桐子大。每服三十丸，以白饮送下，一日三次。

【主治】脓血利。

曲蘖丸

【来源】《外台秘要》卷二十五引《胡洽方》。

【组成】麦蘖（炒）　曲（炒）各一升　附子（炮）　桂心　乌梅肉各二两　人参　茯苓各四两

【用法】上药治下筛，炼蜜为丸，如梧桐子大。每服十丸，食前饮送下，一日三次，稍稍增之。

【功用】消谷下气。

【主治】数十年休息痢下，不能食，虚羸。

茅花汤

【来源】《外台秘要》卷二引《小品方》。

【别名】茅根汤（《伤寒大白》卷二）、茅花散（《不居集》上集卷十四）。

【组成】茅花一大把（若无茅花，取茅根代之）

【用法】以水八升，煮取三升，分三服。即愈。

【主治】

　　1.《外台秘要》引《小品方》：伤寒鼻衄不止。

　　2.《普济方》引《太平圣惠方》：热毒吐血。

　　3.《古今医统大全》：血痢、黑痢。

犀角汤

【来源】《外台秘要》卷二引《小品方》。

【组成】黄柏一两半　黄芩一两半　白头翁一两　黄连二两　当归一两　牡蛎一两半（熬）犀角屑半两　艾叶半两　石榴皮一两半　桑寄生一两　甘草一两（炙）

【用法】上切。以水八升，煮取三升，分三次服。

【主治】伤寒热毒下黄赤汁，及赤如腐烂血，及赤滞如鱼脑，腹痛壮热。

【宜忌】忌猪肉、冷水、海藻、菘菜。

栀子丸

【来源】《外台秘要》卷三十六引《小品方》。

【组成】栀子仁七个　黄连五分　黄柏三分（炙）　矾石四分（烧）　大枣四个（炙令黑）

【用法】上为末，以蜜为丸，如小豆许。每服七丸，空腹时服；如未除，更服。

【主治】小儿热痢不止。

黄连汤

【来源】《医心方》卷十一引《小品方》。

【组成】黄连四两　当归三两　干姜三两　厚朴二两

【用法】上以水七升，煮取三升，分三服。

【主治】春月暴热，解脱饮冷，或眠湿地，中冷腹痛，下青黄汁，疲极欲死。

结肠丸

【来源】《外台秘要》卷二十五引《集验方》。

【组成】苦参　橘皮　独活　阿胶（炙）　芍药　干姜　黄柏　甘草（炙）　鬼臼各四分

【用法】上为末，蜜与胶共烊以和丸，如梧桐子大，晒燥。每服十丸，以饮送下，一日三次，不知稍加。

【主治】热毒下不断，不问久新；诸疰下及卒下。

【宜忌】《普济方》：忌海藻、菘菜。

乌梅丸

【来源】《医心方》卷十一引《集验方》。

【组成】乌梅三百六十枚（去核，熬令可捣）　附子四两（炮）　黄连十二两　干姜四两

【用法】上为末，炼蜜为丸，如梧桐子大。每服十丸，饮送下，一日二次。

【主治】

　　1.《医心方》引《集验方》：久新寒冷下利，腹内不安，食辄注下者。

　　2.《圣济总录》：脓血痢，食已即注下不安。

黑姜散

【来源】方出《证类本草》卷八引《集验方》，名见《仙拈集》卷一。

【组成】干姜（急于火内烧黑，不令成灰，瓷碗合放冷）

【用法】上为末。每服一钱，米饮调下。

【主治】

　　1.《证类本草》引《集验方》：血痢。

　　2.《仙拈集》：白痢。

厚朴汤

【来源】方出《证类本草》卷十三引《梅师方》，名见《医方类聚》卷一四一引《王氏集验方》。

【组成】厚朴三两　黄连三两

【用法】上锉。水三升，煎取一升，空心服。

【主治】水谷痢久不愈。

生地黄煎

【来源】《医心方》卷三引《经心录》。

【组成】生地黄汁三升

【用法】上纳汁铜器中，于炭火上煎令如饴。服二合。

【主治】虚热及血利。

黄连丸

【来源】《医心方》卷二十二引《产经》。

【组成】黄连一两　甘草一两　干姜二两　吴茱萸一两　乌梅三十枚　熟艾一两　黄柏一两

【用法】上药治下筛，炼蜜为丸，如梅子大。每服五丸，每日三次。

【主治】妇人妊娠下利赤白，种种带下。

调中汤

【来源】《外台秘要》卷一引《古今录验》。

【组成】大黄　葛根　黄芩　芍药　桔梗　茯苓　藁本　白术　甘草（炙）各二两

【用法】以水九升，煮取三升，分三次服，服别相去二食久，勿以食隔。须取快下，壮热便歇，其下亦止。

【功用】和胃气。

【主治】夏月及初秋，忽有暴寒，折于盛热，热结四肢，则壮热头痛；寒伤于胃，则下痢，或血或水，或赤带下，壮热且闷，脉微且数。

【宜忌】忌海藻、菘菜、猪肉、酢物、桃李、雀肉等。

【方论】《千金方衍义》：葛根、藁本、甘草解表药也；黄芩、芍药、甘草清热药也；大黄、黄芩、甘草攻里药也；芩、术、桔梗、甘草和中药也。为小儿寒郁热邪，腹痛下痢之的方，功用与人参败毒散相仿。

干姜散

【来源】《外台秘要》卷二十五引《古今录验》。

【组成】干姜　黄连　桂心各一分

【用法】上为末。酒服方寸匕，着糜中食，一日三次。

【主治】肠澼，溏便脓血。

【宜忌】《普济方》：忌猪肉、冷水、生葱。

【加减】多脓，加姜；多血，加桂。

龙骨汤

【来源】《外台秘要》卷二十五引《古今录验》。

【组成】龙骨　牡蛎各三两（煅）　乌梅肉　熟艾　白头翁　干姜各一两　女萎　黄连　当归各二两　甘草六两（炙）

【用法】上切。以水七升，煮取三升二合。分服，日二夜一，断便止。

【主治】白滞下，昼夜无复数。

【宜忌】忌海藻、菘菜、猪肉、冷水。

白头翁汤

【来源】《外台秘要》卷二十五引《古今录验》。

【组成】白头翁　干姜各二两　甘草（炙）一两　当归一两　黄连　秦皮各一两半　石榴皮一两（生者二两）

【用法】上切。以水八升，煮取三升，分为四服。

【主治】寒痢急下及滞下。

地肤散

【来源】《外台秘要》卷二十五引《古今录验》。

【组成】地肤五两　地榆根　黄芩各二两

【用法】上为散。每服方寸匕，水送下，一日三次。

【主治】血痢。

附子散

【来源】《外台秘要》卷二十五引《古今录验》。

【组成】蜀附子一枚（炮）　曲干姜各三分

【用法】上为散。每服方寸匕，食前以酒送下，一日二次。

【主治】中寒下痢脓血，妇人漏下。

子芩汤

【来源】《外台秘要》卷三十六引《古今录验》。

【组成】子芩十二分　知母　女萎各六分　竹叶（切）八分　黄柏　甘草（炙）各四分

【用法】上切。以水二升，煮取一升，分服。

【主治】小儿热痢。

犀角榉皮煎

【来源】《外台秘要》卷三十六引《古今录验》。

【别名】犀角榉皮散（《圣济总录》卷一七八）。

【组成】犀角屑十二分　梁州榉皮（炙切）二十分

【用法】以水三升，煮取一升，量大小服之。

【主治】小儿痢血。

榉皮饮子

【来源】《外台秘要》卷三十六引《古今录验》。

【组成】梁州榉皮十二分　栝楼　茯苓各八分　人参六分　粟米二合

【用法】上切。以水三升煮，取一升二合，去滓分服。

【主治】小儿渴痢。

蘘荷汤

【来源】《外台秘要》卷三十六引《古今录验》

【组成】蘘荷根　犀角（屑）　地榆　桔梗各二分

【用法】上切。以水二升，煮取九合，去滓，服一合，至再服。

【主治】小儿蛊毒痢血。

诃黎勒丸

【来源】《医心方》卷三引《古今录验》。

【组成】诃黎勒皮八分　槟榔八分　人参三分　橘皮六分　茯苓四分　芒消四分　狗脊三分　豉四分　大黄八分　干姜十二分　桃仁八分　牵牛子十三两　桂心八分

【用法】上锉，下筛，炼蜜为丸，如梧桐子大。每服二十丸，食前以温酒或薄粥汁服。平旦得下利良。

【主治】诸风癖块，大便不通，体枯干燥，面及遍身黄；痔，赤白利，下部疼痛，久壮热；一切心痛，头旋闷，耳痛重听；身体痛疽，积年不瘥；痢不思食；痰冷在胸中，咳嗽，唇色白干燥；癖，小便稠数，腹胀疢气，初患水病；声破无，无颜色、色黄，腹内虫，脚气，上吐无力，肢节疼痛，血脉不通，心上似有物涌，健忘心迷。

当归散

【来源】《医心方》卷十一引《古今录验》。

【组成】当归二两　黄连二两　黄柏二两　干姜一两

【用法】上为末。每服方寸匕，以乌梅汁调下，一日三次。

【主治】下腹中绞痛，重下，下赤白。

【加减】腹中绞痛，加当归；下赤，加黄柏；重下，加黄连；白下，增干姜。

青要结肠丸

【来源】《医心方》卷十一引《古今录验》。

【组成】苦参　橘皮　阿胶（炙）　独活　芍药　黄连　蓝青（一方干姜四分代）　鬼臼　黄柏　甘草各四分

【用法】上药治下筛，蜜烊胶和之，捻作丸，如梧桐子大。每服十丸，以饮送下，一日三次，不知稍增。

【主治】热毒下痢不绝，不问新久。

肥儿芦荟丸

【来源】《幼幼新书》卷二十三引《仙人水鉴》。

【组成】芦荟　白附子（末）　白芜荑（末）各一钱　朱砂　胡黄连（末）　雄黄各二分　青黛　黄连（末）各七分　轻粉一钱七　诃子二个（末）　使君子二十个（烧）　麝香半钱　巴豆十四个（去皮心膜，用纸十重出油）

【用法】上十三味，先将十二味和研匀，次入巴豆霜，再研如面，拌和匀，用熊胆少许，热汤半盏，浸汤瓶口上良久，熊胆溶作水，滤去滓，入面半

匙煮成糊，和药为丸，如小绿豆大。每服五七丸，用薄荷汤吞下。

【主治】小儿五疳八痢，急慢惊风，日渐羸瘦。

胶蜡汤

【来源】《备急千金要方》卷三。

【组成】阿胶一两　蜡（如博棋）三枚　当归一两半　黄连二两　黄柏一两　陈廪米一升

【用法】上锉。以水八升，煮米蟹目沸，去米纳药，煮取二升，去滓纳胶、蜡令烊，分四服。一日令尽。

【主治】

1.《外台秘要》引《深师方》：产后下痢。

2.《备急千金要方》：产后三日内，下诸杂五色痢。

【方论】《千金方衍义》：峻投连、柏以坚肠胃之崩迫，归、胶以滋营气之虚躁，蜂蜡以安脓血之绝伤，陈米以资胃气之敷化。此驻车丸之支派，于中除去干姜而加黄柏、米、蜡也。按驻车丸亦《备急千金要方》所立专调肾脾肺三车之气，以鹿车之力过疾，则以黄连驻之；牛车之力过缓，则以干姜御之；羊车之力过劳，则以阿胶滋之。而驾驭三车者，血与气耳，用当归者，藉以统摄伤残之余，不使更失常度而瀹胥不止也。夫产后虚能受热，正宜温理中气，何反除去辛温而进苦寒？是必西北风气刚劲，资禀偏阳，难胜辛热，所以去彼取此。设当东南水土卑弱，躯体柔脆，又当赖干姜而远黄柏矣，孰谓异法方宜之可忽乎！

除热结肠丸

【来源】《备急千金要方》卷五。

【组成】黄连　柏皮　苦参　鬼臼　独活　橘皮　芍药　阿胶各半两

【用法】上为末，以蓝汁及蜜为丸，如小豆大。日服三丸至十丸。（冬无蓝汁可用蓝子一合舂蜜和丸）

【主治】小儿热，下黄赤汁沫及鱼脑杂血，肛中疮烂，坐蛰生虫。

【方论】《千金方衍义》：疳疮内蕴湿热，外显血燥，结肠丸专泄湿热，仅以鬼臼杀毒邪，独活以散风热。

甘草汤

【来源】《备急千金要方》卷七。

【组成】甘草　人参各一两　半夏一升　桂心　蜀椒各三两　小麦八合　大枣二十枚　生姜八两　吴茱萸二升

【用法】上锉。以水一斗二升，煮小麦取一斗，去小麦，纳诸药，煮取三升，分为六服。

【主治】脚弱，举身洪肿，胃反，食谷吐逆，胸中气结不安而寒热，下痢不止，小便难。

【方论】《千金方衍义》：脚弱浮肿，脾虚湿著也，故以桂、椒、萸、半辛温散结，参、甘、小麦甘温益气，生姜、大枣辛甘和营，共襄逐湿之功，而脚膝受荫矣。

干姜汤

【来源】方出《备急千金要方》卷十四，名见《圣济总录》卷四十三。

【别名】干姜黄连汤（《圣济总录》卷四十三）。

【组成】干姜三两　当归　黄柏　地榆各四两　黄连　阿胶各二两　石榴皮三枚

【用法】上锉。以水七升，煮取二升五合，去滓，下胶煮，取胶烊尽，分三服。

【主治】

1.《备急千金要方》：小肠虚寒，痛下赤白，肠滑，肠中懊憹。

2.《普济方》：腹中疞痛，里急后重，头偏痛，耳颊痛。

七味散

【来源】《备急千金要方》卷十五。

【组成】黄连八分　龙骨　赤石脂　厚朴各二分　乌梅肉二分　甘草一分　阿胶三分

【用法】上药治下筛。浆水服二方寸匕，一日二次；小儿一钱匕。

【主治】痢下久不愈。

【方论】《千金方衍义》：七味药中，但以黄连、厚朴祛解湿热之滞；甘草、阿胶滋培偏伤之血；龙骨、石脂、乌梅并收五液之脱。在久痢得之为鐏，暴澼得之为戈戟。

下痢丸

【来源】《备急千金要方》卷十五。

【组成】法曲一升　附子　干姜　黄连　黄柏　桂心各三两　蜀椒半两　乌梅二升半　大麦蘖一升　吴茱萸四两

【用法】上为末，炼蜜为丸，如梧桐子大。食后服十丸，每日三次，三食三服。加至二十丸，亦可至四十丸。

【功用】下气消谷，令人能食。夏月长将服之，不霍乱。

【主治】数十年痢。

【方论】《千金方衍义》：下痢积年不愈，必然正气虚寒，然能食消谷，必有热伏于内，且浊气下泄，虽能进食，不能如期克运，必有留滞于中。所以首推曲、蘖推陈致新，连、柏破除积热，则椒、姜、萸、附之属得以建温脾之功，乌梅专收耗散之津液也。

大黄汤

【来源】《备急千金要方》卷十五。

【别名】三物汤（《圣济总录》卷一七八）

【组成】大黄　甘草　麦门冬各一两

【用法】上锉。以水二升，煮取一升，二三岁儿分三四服。

【主治】少儿下痢，苦热不食，伤饱不乳。

【宜忌】《千金方衍义》：所禀偏燥者宜之，若儿肥，痰多滑脱，殊非所宜。

【方论】《千金方衍义》：大黄涤除积热，麦门冬滋培气化，甘草调和中气。

大桃花汤

【来源】《备急千金要方》卷十五。

【别名】附子汤，牡蛎汤（《圣济总录》卷七十五）。

【组成】赤石脂　干姜　当归　龙骨　牡蛎各三两　附子二两　白术一升　甘草　芍药各一两　人参一两半

【用法】上锉。以水一斗二升，煮术取九升；纳诸药，煮取二升，分三服。

【功用】

　1.《备急千金要方》：冷白滞痢，腹痛。

　2.《张氏医通》：下痢久脱虚冷。

【加减】脓者，加厚朴三两；呕者，加橘皮三两。

女萎丸

【来源】《备急千金要方》卷十五。

【别名】云实丸。

【组成】女萎三分　乌头　桂心各四分　黄连　云实各二分　藜芦三分　代赭一分

【用法】上为末，炼蜜为丸，如梧桐子大。大下痢，宿勿食，每服二丸，清旦以冷水送下。勿饮食，至日中过后，乃饮食。若得药力，明旦更服如前，亦可长服。虚瘦，昼夜百行脓血，亦愈。

【主治】热病时气，下赤白痢，遂成。

马蔺子丸

【来源】《备急千金要方》卷十五。

【组成】马蔺子一升（熟熬之）　附子二两　干姜　甘草各二两半　神曲　麦芽　阿胶各五两　黄连三两　蜀椒五合

【用法】上为末，炼蜜为丸，如梧桐子大。每服二十丸，一日二次，以知为度。或为散，每服方寸匕，酒调下，亦佳。

【主治】积冷痢，下白脓。

【方论】《千金方衍义》：马蔺即蠡实，甘温益胃，冷人嗜食，故可以治积冷、痢下白脓。一派辛热剂中，独用黄连一味，不但为积冷之下导，并和姜、附、蜀椒之性也。

仓米汤

【来源】《备急千金要方》卷十五。

【组成】仓粳米半升（净，淘干，漉）　薤白一握（去青，切细）　羊脂一升（熬）　香豉三升（以水一斗，煎取五升，澄清）

【用法】先以羊脂煎薤白令黄，并米纳豉汁中煎取四升，且空腹温服一升，如行十里，更进一升。得快利止；若利不止，更服如前。利后进粳米豉粥。若复作，更服一剂。

【主治】小腹冷气积聚，结成冷痢，日夜三四十行。

牛角䚡散

【来源】方出《备急千金要方》卷十五，名见《普济方》卷二一二。

【组成】牛角䚡 当归 龙骨 干姜 熟艾各三两 附子 黄柏 赤石脂 芎藭 阿胶 厚朴 甘草 橘皮 石榴皮 芍药各二两 大枣二十枚 黄连五合 升麻一两半 蜀椒一两（一方无橘皮）

【用法】上锉。以水一斗三升，煮取四升，去滓，纳牛角䚡末、阿胶屑，以绵绞去滓，分七次服，日四夜三。

【主治】血痢，腹痛。

乌梅丸

【来源】《备急千金要方》卷十五。

【组成】乌梅肉四两 当归三两 桂心二两 黄连 吴茱萸 干姜各四两 蜀椒一两半

【用法】上为末，炼蜜为丸，如梧桐子大。食后服十丸，一日三次。

【功用】消谷，下气，补虚。

【主治】久痢，诸药不愈，数十年者。

龙骨丸

【来源】《备急千金要方》卷十五。

【组成】龙骨 当归 龙胆 附子 干姜 黄连 羚羊角各三十铢 赤石脂 矾石各一两半 犀角 甘草 熟艾各十八铢

【用法】上为末，蜜为丸，如小豆大。每服十五丸，食前服，一日三次。加至二十丸。

【主治】血痢腹痛。

【方论】《千金方衍义》：治久痢滑脱证。本属热盛，因痢久正虚，虚能受热，故假姜、附、熟艾鼓舞；犀角、羚羊、龙胆、黄连以散本病之热；龙骨、矾石、石脂以固痢久之脱；当归、甘草以和血气之伤也。

龙骨汤

【来源】《备急千金要方》卷十五。

【别名】龙骨散（《普济方》卷三八四）。

【组成】龙骨 甘草 大黄 赤石脂 石膏 桂心 寒水石 栝楼根各二两

【用法】上药治下筛，以酒、水各五合，煮散二合，二沸去滓服。

【主治】少小壮热，口渴引饮，下痢。

【方论】《千金方衍义》：此方专为痢下津伤烦渴，故以龙骨、石脂收敛津气；石膏、寒水石、栝楼根化热止渴；桂心、大黄散结下积；甘草调和诸药之性。寒热固涤萃于一方，亦惟婴儿可以胜任是法。

四续丸

【来源】《备急千金要方》卷十五。

【别名】蜡煎丸。

【组成】云实五合（熬令香） 龙骨三两 附子 女萎各二两 白术二两半

【用法】上为末，以蜡煎烊为丸，如梧桐子大。每服五丸，一日三次。

【主治】三十年注痢，骨立痿黄，肠滑不愈。

【方论】《千金方衍义》：四续者，痢止而气血津液续复也。方中云实除泄痢肠澼，附子破癥坚积聚，白术健脾气运积，龙骨摄泄利脓血，女萎治泄利肠鸣。丸用蜜蜡，取其味淡入胃本经，专主下痢脓血，故又名蜡煎丸。

白头翁汤

【来源】《备急千金要方》卷十五。

【组成】白头翁 厚朴 阿胶 黄连 秦皮 附子 黄柏 茯苓 芍药各二两 干姜 当归 赤石脂 甘草 龙骨各三两 大枣三十个 粳米一升

【用法】上锉。以水一斗二升，先煮米令熟，出米，纳药煮取三升，分四服。

【主治】赤滞下血，连月不愈。

【方论】《千金方衍义》：《伤寒》厥阴例中白头翁汤治热痢下重，《金匮要略》加甘草、阿胶治下痢

虚极，更合驻车丸治洞痢无度，并取附子、龙骨、石脂佐干姜以固内崩。因白头翁、秦皮、黄柏苦寒萃聚，故黄连为之量减，详白头翁汤本治热痢后重，此方条下虽不言后重，然不用白术而用厚朴，其意可知。茯苓、芍药、大枣、粳米稼穑之类，则与白术功用不殊。

圣　汤

【来源】《备急千金要方》卷十五。

【组成】鼠尾草二两　豉一升　生姜　栀子仁各六两　桃皮一握

【用法】上锉。以水七升，煮取二升半，分三服。一本单用桃皮，以酒煮服之。

【主治】赤白下痢，大孔虫生。

【方论】《千金方衍义》：鼠尾草专主寒热下痢脓血而散结滞；栀子仁除五内邪气而散湿热；桃根白皮和血杀虫；生姜通神明去臭气也。

曲蘖丸

【来源】《备急千金要方》卷十五。

【别名】乌梅肉丸《外台秘要》卷二十五。

【组成】好曲　大麦蘖各一升　附子　当归　桂心各二两　蜀椒一两　黄连　吴茱萸　乌梅肉　干姜各四两

【用法】上为末，炼蜜为丸，如梧桐子大。食已服二十丸，一日三次。

《杨氏家藏方》：粟米糊为丸，每服五十丸，米饮下，不拘时候。

【功用】消谷下气，补虚赢。

【主治】

1.《备急千金要方》：数十年下痢不止。

2.《杨氏家藏方》：赤白痢久不愈。

羊脂煎

【来源】《备急千金要方》卷十五。

【组成】乱发（灰汁洗去垢腻，烧末）　黄连末各一升　乌梅肉二两　酢七合（煎取稠）　白蜡两棋子　羊脂一棋子　蜜七合（煎取五合）

【用法】上药合纳铜器中，汤上煎之。为丸如梧桐子大。每服三十丸，饮送下，一日三次。

【主治】诸久痢不愈。

【方论】《千金方衍义》：羊禀燥金形气，肠最坚韧，而脂有厚肠止痢之功，妙用尤在生煎，而滋气虚枯燥，同气相感之应也。然痢久不愈，虽言正气虚衰，必有热淫于内，又须连、发以胜伏匿之邪，蜡、蜜以滋肠胃之燥，梅、酢以敛津液之脱。用方者勿误认羊脂性滑而致扼腕也。

附子汤

【来源】《备急千金要方》卷十五。

【组成】龙骨　甘草　芍药　干姜　黄连各一两　石榴皮一具（大者）　阿胶二两　附子一枚　黄芩半两　粳米三合

【用法】上锉。以水八升，煮取三升，分三服。

【主治】暴下积日不住及久痢。

【方论】《千金方衍义》：暴痢势剧，火迫之象，日久不止，热烁津枯，不独下多亡阴，而真阳亦已告匮，故于驻车丸中除去当归之行血，掺入芍药辅阿胶以滋耗竭之真阴，附子助干姜以扶伤残之虚阳，黄芩佐黄连以屏宿蕴之余火，甘草、粳米缓清脾胃之虚热，龙骨、橘皮急收二肠之滑脱也。

松皮散

【来源】方出《备急千金要方》卷十五，名见《杨氏家藏方》卷十三。

【组成】赤松皮（去上苍皮，切）一斗

【用法】上为散。每服一升，面粥和服之，一日三次。愈即止，不过服一斗，永愈。三十年痢服之，百日愈。

【主治】

1.《备急千金要方》：积久三十年，常下痢。

2.《杨氏家藏方》：肠风下血过多。

【宜忌】《千金方衍义》：苍瘦之人，津血不充而多火者，切禁。

【方论】《千金方衍义》：松皮燥涩，善辟湿热，除胀满，而方书罕用。《备急千金要方》独取以治久痢，以痢久诸药罔效，故别出手眼，乃以医所不用、病所未尝之品以疗之。而前论中又云暴痢服之，何有不愈？以其燥而能通，涩而不滞，故久

痢、暴痢无不宜之。然须用根去外粗皮，方有健脾之功。

苦参橘皮丸

【来源】《备急千金要方》卷十五。

【别名】苦参丸（《圣济总录》卷七十五）。

【组成】苦参　橘皮　独活　阿胶　蓝青　黄连　鬼臼（一作鬼箭羽）　黄柏　甘草各等分

【用法】上为末，以蜜烊胶为丸，如梧桐子大，干之。每服十丸，饮送下，一日三次。稍加之。

【主治】热毒痢。

【方论】《千金方衍义》：苦参治心腹结气，黄连治肠澼腹痛，黄柏治五脏脾胃结热，鬼臼避恶气不祥，蓝青解诸毒蛊，独活治风寒所击，橘皮除胸中痰热逆气，利水谷，下气，阿胶止五脏内崩，甘草治五脏六腑寒热邪气，合本经诸治，则此方辟除毒热最迅，而丸服之法最缓不过，藉以为应敌之需，非但不可峻用，而久服尤为不宜，所以先哲有久服黄连、苦参反从火化之说，以苦先入心，久而增胜，逮所必至。至于痢久，胃气侵衰，饮食艰进，慎勿误投，以取虚虚之咎。

泻心汤

【来源】《备急千金要方》卷十五。

【组成】人参　甘草　黄芩　橘皮　栝楼根各一两　黄连二两　半夏三两　干姜一两半

【用法】上锉，以水六升，煮取二升，分三服。

【主治】卒大下痢热，唇干口燥，呕逆引饮。

【方论】《千金方衍义》：泻心汤专治心下痞满，然以按之不痛为虚，故取半夏泻心汤分解冷热虚痞。缘有唇口干燥，故加栝楼根、橘皮，以滋虚热燥渴。

茯苓汤

【来源】《备急千金要方》卷十五。

【组成】茯苓　黄柏　黄连　龙骨　人参　干姜　黄芩　桂心　芍药　当归　栀子仁　甘草各半两　赤石脂一两　大枣十二个

【用法】上锉。以水五升，煮取二升，分二次服。

不愈，满三剂。

【主治】风虚冷痢及因下空竭欲死，滞下脓血，日数十行，羸笃垂死。

【方论】《千金方衍义》：痢久困竭而至本虚极亢，虽用连、柏、芩、栀苦折之味，不得参、苓、归、芍护持之力，徒伤正气，虚阳愈炽。所以专赖姜、桂之热因热用，不独实脾固脱，兼取发越甘草、大枣之甘缓，宣通龙骨、石脂之涩滞，而风虚冷痢，亦藉姜、桂、参、苓可以挽回造化也。

厚朴汤

【来源】《备急千金要方》卷十五。

【组成】厚朴　干姜　阿胶各二两　黄连五两　石榴皮　艾叶各三两

【用法】上锉。以水七升，煮取二升，分二次服。

【主治】久痢。

【方论】《千金方衍义》：痢久滑脱不止，必有冷热宿滞纠结于中，所以发歇不常。故用专治休息痢之驻车丸退归进艾，并入厚朴、榴皮，通宿滞，止滑脱也。

香苏汤

【来源】《备急千金要方》卷十五。

【组成】香豉五两　生苏一把（冬用苏子三两）

【用法】上以水五升，煮取二升，顿服之。

【主治】下痢后烦，气暴上。

陟厘丸

【来源】《备急千金要方》卷十五。

【组成】水中陟厘五两　汉中木防己六两　紫石英三两　厚朴一两　陇西当归四两　黄连二两　三岁醇苦酒五升　上好豉三升

【用法】上以苦酒二升渍防己令极润，出之，留苦酒；以利刀切防己，厚令一分，须厚薄均匀；将板瓦置炭火上，瓦上铺厚纸，防己放上炙，依次翻动，使其色槁燥；再渍入余苦酒中，又出之，放瓦上熬之，如此以熬尽苦酒为度，勿令火猛，徐徐熬令极燥，与前药各为末；以余二升苦酒渍豉一宿，明旦以瓦盆盛之，以一盆覆盖，上置土

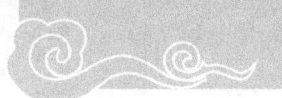

五升，蒸之，使土气通流，豉熟出之，于盆中研豉，以新布绞取浓汁，和诸药为丸，如水中鸡头子大，分置于囊中，悬令阴干，便以蜡密封，勿令见风尘。每服三丸，平旦、昼、暮各一服，平旦以井华水送下，余时以水送下；初服药时，饮食宜少，药后食饮消，腹中调和者，可服一次；病愈者，则二三日一服；病重未效者，可日服四五次。

【主治】百病，下痢及伤寒身热，头痛目赤，四肢烦疼不解，协热下痢；或医已吐下之，腹中虚烦，欲得冷饮，饮不能消，腹中急痛，温食则吐，乍热乍冷，状如温疟；或小便不利，气满呕逆，下痢不止。

【宜忌】忌热食、生鱼、猪肉、蒜、生菜、酒、辛物、诸肥腻难消食物。

【加减】有风病，加防风一两；人虚赢，加石斛一两；宿有下痢，肠胃虚弱者，加太乙余粮二两半（取石中黄软香者）；妇人产后疾，加硫黄二两；小便黄赤不利，加蒲黄一两。

【方论】《千金方衍义》：陟厘生水中，蒙茸如发，而性甘温，能利水散邪，犹浮萍之利水发汗也；紫石英治心腹咳逆邪气；汉防己治风寒温疟，除邪利大小便；厚朴治中风伤寒头痛恶寒；当归治咳逆上气，温疟寒热；黄连治肠澼腹痛下利，皆《本经》主治。尤妙在苦酒酸收防己、香豉之性，以尽缓收之力。此方不特时师所昧，并不识陟厘为何物也。

秦皮丸

【来源】方出《备急千金要方》卷十五，名见《普济方》卷二一二。

【组成】鼠尾草　蔷薇根　秦皮（如无，用槲皮代之）各等分

【用法】上锉。以水淹煎，去滓，铜器重釜煎，为丸如梧桐子大。每服五六丸，一日三次，稍增。愈止，亦可浓汁服半升。

【主治】血痢，下赤连年。

桃花丸

【来源】《备急千金要方》卷十五。

【组成】赤石脂　干姜各十两

【用法】上为末，炼蜜为丸，如豌豆大。每服十丸，加至二十丸，一日三次。

【主治】
　　1.《备急千金要方》：冷痢，脐下搅痛。
　　2.《扁鹊心书》：小儿脱肛。

黄连汤

【来源】《备急千金要方》卷十五。

【组成】黄连　黄柏　干姜　石榴皮　阿胶各三两　当归二两　甘草一两

【用法】上锉。以水七升，煮取三升，分三服。

【主治】赤白痢。

黄柏汤

【来源】《备急千金要方》卷十五。

【组成】黄柏　黄连　白头翁（一作白蔹）　升麻　当归　牡蛎　石榴皮　黄芩　寄生　甘草各二分　犀角　艾叶各一分

【用法】上锉。以水三升，煮取一升三合，百日儿至二百日每服三合，二百余日至期岁每服二合半。

【主治】小儿夏日伤暴寒，寒折大热，热入胃，下赤白滞如鱼脑，壮热头痛，身热手足烦。或以利药下之，便数去赤汁如烂肉，或下之不愈，后以涩药断之，下即不止，倍增壮热，或是温病热盛，复遇暴寒折之，热如腹中，下血如鱼脑。

【方论】《千金方衍义》：寒折热邪而痢下赤白，温下不瘳，热涩不止，惟有苦燥一法可以转危就安，乃于白头翁汤中用寄生代秦皮，兼取犀角、黄芩以散热，当归、艾叶以和血，牡蛎、榴皮以固脱，升麻、甘草引入脾家，以散伏匿之邪也。

猪肝丸

【来源】《备急千金要方》卷十五。

【组成】猪肝一斤（熬令干）　黄连　乌梅肉　阿胶各二两　胡粉七棋子

【用法】上为末，炼蜜为丸，如梧桐子大。每服二十丸，酒送下，每日三次。亦可为散，每服方寸匕。

【主治】下痢肠滑，饮食及服药俱完出。

【方论】《千金方衍义》：猪肉补阳而肝藏淫火，食之能令病发，惟血病用为向导。此治下痢肠滑，必是瘀血积阻，脾失健运，所以药食完出。故用猪肝熬枯以攻滞血，黄连以坚肠胃，阿胶以滋营血，乌梅以敛津液，胡粉以镇浊恶，同猪肝速趋下行，而脾胃康复，运化不失其常矣。学者不可以猪肝败血之品反为治痢之用而致谔谔也。

断痢汤

【来源】《备急千金要方》卷十五。

【组成】半夏一升　生姜五两　茯苓　甘草　龙骨各二两　附子一两　人参　黄连各三两　大枣十二枚

【用法】上锉。以水八升，煮取三升，分三服。

【主治】冷痢，胸心下伏水。

椒艾丸

【来源】《备急千金要方》卷十五。

【组成】蜀椒三百粒　熟艾一升　干姜三两　赤石脂二两　乌梅一百枚

【用法】上椒、姜、艾为末，梅著一斗米下蒸，令饭熟，去核，纳姜、椒末，炼蜜为丸，如梧桐子大。每服十丸，日三服；不愈，加至二十丸。

【主治】三十年下痢，所食之物皆不消化，或青或黄，四肢沉重，起即眩倒，骨肉消尽，两足逆冷，腹中热，苦筋转，起止须扶，阴冷无子。

【加减】如不愈，加黄连一升。

【方论】《千金方衍义》：蜀椒、干姜温中，石脂、乌梅敛脱，熟艾恢复元阳，温暖子脏，故可治阴冷无子。服之若不愈，必有积热伏匿于中，则加黄连以分解之。

温脾汤

【来源】《备急千金要方》卷十五。

【组成】大黄四两　人参　甘草　干姜各二两　附子一枚（大者）

【用法】上锉。以水八升，煮取二升半，临熟下大黄，分三服。

【主治】久下赤白，连年不止，及霍乱脾胃冷，食不消。

【方论】

1.《古今名医方论》喻嘉言曰：许叔微制此方，深合仲景以温药下之之法。其大黄止用四钱，更为有见。夫痼冷在肠胃而泄泻矣，即温药中，宁敢用大黄之猛重困之乎？减而五分之一，乃知叔微之得于仲景深也。仲景云：病人旧微溏者，栀子汤不可与服。又云：太阴病脉弱便利，设当行大黄、芍药者，宜减之，以其人胃气弱，易动故也。即是观之，肠胃痼冷之泄泻，而可恣用大黄耶：不用则温药必不能下，而久留之邪非攻不去，多用则温药恐不能制，而洞下之热或至转增，裁酌用之，真足法矣。能解此，便知方中用大黄之妙。

2.《千金方衍义》：温脾汤为冷痢门中首方，而热痢例中用以小变，而治久痢连年不止，非人参、甘草不能任大黄荡涤之威，非干姜、附子不能资人参雄健之力，乃长沙公附子泻心汤、《金匮要略》大黄附子汤之变法，咸取附子开结破滞，以助大黄推陈致新之功。其附子泻心汤更以芩、连佐大黄、附子散内陷之表邪，大黄附子汤更以细辛佐大黄、附子散经络之引急，此以干姜、人参、甘草佐大黄、附子散肠胃之积热也。

3.《医方发挥》：此方证病位在中焦，病机是中焦虚寒，冷积内停，虚中挟实之证。治疗若单用温补脾阳，则已成之冷积不去，纯用攻下通导，又恐中阳更伤。根据寒者热之、留者攻之、虚则补之的治疗原则，宜温补脾阳与攻下冷积并用。寒者热之，方中附子大辛大热，走而不守，温壮脾阳，以散寒凝；留者攻之，大黄荡涤泻下，推陈致新，泻下已成之冷积，共为方中的主药；干姜辛热，助附子温中阳以散寒凝；中阳不足，脾气亦虚，虚则补之，故以人参之甘温补脾益气，又能防大黄之泻下伤中气；甘草甘温补中，助人参益气，共为方中辅佐；其中甘草又能调和诸药而为使药之用。诸药合用，能使脾阳得复，寒凝得散，冷积得下则诸证自除。实为温补脾阳，攻下冷积之良剂。此方用治久痢赤白，亦因冷积阻滞，脾阳不足所致，故用通因通用之法，使脾阳得复，冷积得去，则痢下赤白亦自止。

4.《古今名方发微》：本方出自孙真人《备急千金要方》，主治冷积便秘或下痢久不止者。此时脾胃阳气不足，积滞内停，单纯温补脾阳，则积滞不去；贸然予以通导，又更伤中阳，故必须温补脾阳与导下寒积并用，邪正兼顾，方可奏功。方中附子、人参、干姜、甘草温补中宫，其中附子大辛大热，气雄力猛，既可温壮脾阳，又可温散寒凝，宣通冷积，扶正又能祛邪，有一举两得之妙。又用泻下力很强的大黄攻下积滞，诸药合用，共奏温补脾阳，攻逐冷积之功。脾阳复，冷积行，则便秘可通，下利可止。张路玉说：治久痢连年不止，非人参、甘草不能任大黄荡涤之威；非干姜、附子不能资人参雄健之力。可见本方药物配伍之严谨。本方是宗《金匮要略》大黄附子汤的立方意旨而制订的，论其组成，即是四逆加人参汤，再加大黄，实属扶正与祛邪兼顾的方法。但在临床上应用本方时，当以腹痛拒按，心下痞硬，手足不温，苔白，脉沉弦者为辨证依据。否则，虽有参、草之补正，大黄亦不宜轻投。

5.《汤头歌诀详解》：温脾汤是四逆汤（姜、附、草）加人参、当归、大黄、芒硝四药所组成。四逆汤功能温脾祛寒，加大黄、芒硝，是取其泻下除积，加人参、当归是取其益气养血。由于四逆性属温热，可以改变硝、黄苦寒之性，所以本方功专驱逐寒积，属于温下的范畴。假使热实里结，津伤便秘，当用寒下剂，而决非此方所宜。

【验案】

1.胃内积结　《甘肃中医学院学报》（1998，4：22）：用本方加味：党参、干姜、制附子、大黄、炙甘草、当归、芒硝、厚朴、枳实、桃仁、鸡内金、神曲、丁香、牡蛎，治疗胃内积结症35例。结果：治愈28例，未愈7例，总有效率为80%。

2.慢性肾功能不全　《日本东医学杂志》（1995，5：111）：楠元孝幸氏以由慢性肾炎转化为慢性肾功能不全的病人6例为治疗对象，给予温脾汤1～2周后，自觉症状头痛、头重、食欲不振、易疲劳、小便少等有好转，各检验指标均有好转。由此认为，重症Ⅲ期的肾功能不全病人，服用温脾汤可使临床症状改善，高血氮降低，肾功能改善，有延缓使用透析疗法的可能性。

温脾汤

【来源】《备急千金要方》卷十五。

【组成】大黄　桂心各三两　附子　人参　干姜各一两

【用法】上锉。以水七升，煮取二升半。分三服。

【主治】积久冷热，赤白痢者。

温中大黄汤

【来源】《备急千金要方》卷十五。

【组成】干姜　桂心　厚朴　甘草各一分　当归　人参　茯苓　白术各二分　大黄六分　桔梗三分

【用法】上锉。以水二升半，煮取八合。凡儿三十日至六十日，一服二合；七十日至一百日，一服二合半；二百日以来，一服三合。

【主治】小儿暴冷水谷下，或乳冷下，青结不消；或冷实吐下，干呕烦闷；及冷滞赤白下者。

【加减】若已服诸利汤去实，胃中虚冷，下如水，干呕眼陷，烦扰不宜利者，可除大黄；若中乳，乳母洗浴水气未消，饮儿为霍乱者，但用大黄；小儿诸霍乱宜利者，使用大黄，不须利，宜温和者，则除之。

犀角汤

【来源】方出《备急千金要方》卷十五，名见《外台秘要》卷二引张文仲方。

【别名】犀角地榆汤（《鸡峰普济方》卷十）。

【组成】干蓝　犀角　地榆各二两　蜜二合

【用法】上锉。以水五升，煮取一升半，去滓，下蜜，煎取五合，分三次服。

【主治】热痢，下杂血，及热毒蛊。

【方论】《千金方衍义》：痢下杂血，肝脾不藏可知。干蓝入肝凉血，入脾解毒，并可治疳痢，杀虫，故云治热毒蛊妙；犀角善解阳明热毒血结；地榆治七伤五漏，下焦之血；蜜能和脾解毒止痛。

黄连补汤

【来源】《备急千金要方》卷十八。

【别名】黄连汤（《圣济总录》卷五十）。

【组成】黄连四两　茯苓　芎䓖各三两　酸石榴皮五片　地榆五两　伏龙肝（如鸡子大）一枚

【用法】上锉。以水七升，煮取二升半，去滓，下伏龙肝末，分三服。

【主治】大肠虚冷，痢下青白，肠中雷鸣相逐。

【宜忌】《外台秘要》：忌猪肉、冷水、大醋。

赤石脂汤

【来源】《备急千金要方》卷二十。

【组成】赤石脂八两　乌梅二十枚　栀子十四枚　白术　升麻各三两　穈米一升　干姜二两

【用法】上锉。以水一斗，煮米取熟，去米下药，煮取二升半，分为三服。

【主治】
　　1.《备急千金要方》：下焦热或下痢脓血，烦闷恍惚。
　　2.《普济方》：霍乱，下焦热结，或痢下脓血烦痛。

【方论】《千金方衍义》：热传少阴例中，下痢便脓血，及腹痛小便不利，用桃花汤。此以烦闷恍惚，故加乌梅下气除烦满，栀子除胃中热气，白术除热消食，升麻引清气上升，以佐石脂固脱、干姜导热、粳米安胃。

香豉汤

【来源】《备急千金要方》卷二十。

【组成】香豉　薤白各一升　栀子　黄芩　地榆各四两　黄连　黄柏　白术　茜根各三两

【用法】上锉。以水九升，煮取三升，分三次服。

【主治】下焦热毒痢鱼脑，杂痢赤血，脐下少腹绞痛不可忍，欲痢不出。

【宜忌】《千金方衍义》：若痢久元气下降而见虚滞不食者，禁用。

【方论】《千金方衍义》：毒痢势甚而饮食尚强，胃气未艾，故可用黄连解毒清燥之剂，其用香豉、薤白必缘邪热未除，后重不减，故专取二味为方中之首推，且以白术除热消食，茜根、地榆解散滞血，然惟毒势方张者为宜。

蓝青丸

【来源】《备急千金要方》卷二十。

【组成】蓝青汁三升　黄连八两　黄蘗四两　乌梅肉　白术　地榆　地肤子各二两　阿胶五两
　　　　方中地肤子，《圣济总录》作地骨皮。

【用法】上为末。以蓝青汁和，微火煎，丸如杏仁大，七月七日合大良。饮服三丸，一日二次。

【主治】中焦热，水谷下痢。

【方论】《千金方衍义》：本方取蓝青之清热解毒，兼连、柏之苦燥湿热，地肤子之清利膀胱，地榆之散血中火，白术之健脾逐血，阿胶之滋血润燥，乌梅之收耗散津。为热痢水谷不消之的方。

人参龙骨散

【来源】方出《备急千金要方》卷二十二，名见《普济方》卷二七四。

【组成】赤石脂　人参　龙骨　甘草　干姜各三两　附子一枚

【用法】上锉。以水八升，煮取二升半，分三服，每服八合。

【主治】患痈疽服冷药，愈后有患冷痢不止者。

乌梅肉丸

【来源】《外台秘要》卷二十五引《延年秘录》。

【组成】乌梅肉（熬）　熟艾　黄柏　甘草（炙）各八分

【用法】上药治下筛，炼蜜为丸，如梧桐子大。每服十五丸，饮送下，一日三次。

【主治】冷白脓痢，食不消。

地榆丸

【来源】《外台秘要》卷二十五引《延年秘录》。

【组成】地榆六两（炙）　赤石脂七分　厚朴六分　白术五分　干姜六两　龙骨七分　黄连十分　当归五分　熟艾五分　乌梅肉六分　甘草四分（炙）

【用法】上为末，炼蜜为丸，如梧桐子大。每服二十丸，加至二十五丸，饮送下，一日二次。

【主治】冷痢。不消食，腹中胀痛，气满不能食。

驻车丸

【来源】《外台秘要》卷二十五引《延年秘录》。

【别名】小连丸（《幼科类萃》卷八）、小驻车丸（《医学入门》卷六）。

【组成】黄连六两　干姜二两　当归三两　阿胶（炙）三两

【用法】上捣筛，三年酢八合，消胶令熔和，并手丸如大豆大。每服三十丸，以饮送下，一日二次。

【主治】

1.《外台秘要》引《延年秘录》：赤白冷热痢腹痛。

2.《备急千金要方》：大冷洞痢肠滑，下赤白如鱼脑，日夜无节度，腹痛不可堪忍者。

3.《圣济总录》：产后冷热痢。

4.《太平惠民和剂局方》（续添诸局经验秘方）：一切下痢，无问新久。

5.《成方便读》：阴虚下痢发热，脓血稠粘，及休息痢。

【宜忌】《外台秘要》引《延年秘录》：忌猪肉，冷水，粘腻等物。

【方论】《千金方衍义》：人身有车，皆附脊而行，以司精、气、神之运度。羊车属肺分，当在上，以职司化气生精，故位反在下；鹿车属肾分，当在下，以职司化火益气，故位反在中，牛车属脾分，当在中，以职司化味为神，故位反在上，此皆平人之常度也。平人失其常度而患下痢崩脱，良由鹿车过驶趱动；羊车过度，以致精血不藏；牛车过度，不能随鹿车之驰骤，以致水谷不充。故用干姜以助牛车之健运，黄连以挽鹿车之倾危，阿胶以救羊车之奔迫，当归以理血气之散乱，庶精、气、神各归其统，而无崩脱之虞。且冷痢得干姜可瘥，热痢得黄连可瘥，冷热交错得姜、连可解，阿胶可滋干姜之燥，当归可和黄连之寒。不特为久痢神丹，尤为休息痢之专药。

增损黄连丸

【来源】《外台秘要》卷二十五引《延年方》。

【组成】黄连　黄耆　龙骨各三分　当归　甘草

（炙）各五分　干姜　厚朴（炙）各六分　地榆　白术　人参各一分

【用法】上为末，炼蜜为丸，如梧桐子大。每服十五丸，加至二十丸，饮、酒任下，一日二次。

【主治】腹内冷，食不消，及冷痢。

黄连汤

【来源】《外台秘要》卷六引《删繁方》。

【别名】黄连煎（《备急千金要方》卷二十）。

【组成】黄连四两　黄柏三两　当归三两　厚朴二两　石榴皮四两　干姜三两　地榆四两　阿胶四两

【用法】上切。以水九升，煮取三升，去滓，下阿胶更煎取烊，分三服。

【主治】中焦洞泄下痢。或因霍乱后泻黄白无度，腹中虚痛。

【宜忌】忌猪肉、冷水。

悖散汤

【来源】《千金翼方》卷十二引张澹方。

【别名】牛乳方（《养老奉亲书》）、荜茇煎（《圣济总录》卷七十七）、牛乳汤（《仁斋直指方论》卷十四）、荜拨乳（《袖珍方》卷四引《仁存方》）、牛乳香（《普济方》卷二一○）。

【组成】牛乳三升　荜茇半两（末之，绵裹）

【用法】上二味，铜器中取三升水和乳合，煎取三升，空肚顿服之，每日一次。二七日除一切气。

【功用】补虚破气，除一切气。

【主治】《圣济总录》：气痢，久不愈，及诸痢困弱者。

【宜忌】慎面、猪、鱼、鸡、蒜、生冷。

损益草散

【来源】《千金翼方》卷十五。

【组成】人参　附子（炮去皮）各三分　干姜　桂心各五分　防风一两半　牡蛎（熬）黄芩　细辛各三分　桔梗　椒（去目闭口者，炒去汗）茯苓　秦艽　白术各一两

【用法】上为散，治千杵。每服方寸匕；治霍乱，

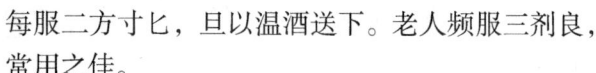

每服二方寸匕，旦以温酒送下。老人频服三剂良，常用之佳。

【功用】消谷，助老人胃气，可以延年。

【主治】男子女人老少虚损，及风寒毒冷下痢，癖饮咳嗽，霍乱，休息下痢，垂命欲死。

黄连汤

【来源】《千金翼方》卷十五。

【组成】黄连 黄柏各四两 栀子十五枚（擘） 阿胶一两（炙） 干姜 芍药 石榴皮各二两（一方用枳实）

【用法】上锉，以水一斗，煮取三升，分三服。一方以水六升煮之。

【主治】时行兼有客热，下血痢不止而烦者。

温脾丸

【来源】《千金翼方》卷十五。

【组成】法曲 小麦蘖各五合 吴茱萸三合 枳实三枚（炙） 人参 桔梗 麦门冬（去心） 干姜 附子（炮，去皮） 细辛各二两 桂心 厚朴（炙） 当归 茯苓 甘草（炙）各三两

【用法】上为末，炼蜜为丸，如梧桐子大。每服七丸，空腹以饮送服，一日三次。

【功用】温中消谷，健脾益气。

【主治】胃气弱，大腹冷则下痢，小腹热即小便难，腹满气喘，干呕不得食。

【加减】亦可加大黄二两。

温脾汤

【来源】《千金翼方》卷十五。

【组成】半夏四两（洗） 干姜 赤石脂 白石脂 厚朴（炙） 桂心各三两 当归 芎藭 附子（炮，去皮） 人参 甘草（炙）各二两

【用法】上锉。以水九升，煮取三升，分三服。

【主治】脾气不足，下痢水谷，腹痛，食不消。

猪苓煮散

【来源】《千金翼方》卷十七。

【组成】猪苓 茯苓 泽泻 黄连 白术各四两 防己 羌活 黄芩 人参 丹参 防风 牛膝 升麻 犀角屑 杏仁（去皮尖双仁，熬） 秦艽 谷皮 紫菀 石斛 生姜各三两（切） 橘皮二两 附子五两（炮，去皮） 桑根白皮六两

【用法】上为散。每服五方寸匕，以水一升半，煮取一升，顿服，一日二次，不能者一次。十月后二月末以来可服之。

【主治】下痢多而小便涩。

太一白丸

【来源】《千金翼方》卷十九。

【组成】狼毒 桂心各半两 乌头（炮，去皮） 附子（炮，去皮） 芍药各一两

【用法】上为末，炼蜜为丸，如梧桐子大。旦服二丸，暮三丸，以酒送下；知热，止。久服大佳。

【功用】消谷长肌，强中。

【主治】八瘕，两胁积聚有若盘盂，胸痛彻背，奄奄恻恻，里急气满，噫，项强痛极者；耳聋，消渴泄痢，手足烦，或有流肿，小便苦数，淋沥不尽，不能饮食，少气流饮，时复闷寒，少腹寒，大肠热，恍惚喜忘，意有不定，五缓六急，食不生肌肉，面目黧黑。

阮氏桃花汤

【来源】《外台秘要》卷二引《崔氏方》。

【组成】赤石脂八两 粳米一升 干姜四两（切）

【用法】以水一斗，煮米熟汤成，去滓，每服一升，不愈复作。

【主治】伤寒后，赤白滞下无数。

【加减】冷多白滞者，赤石脂、干姜各加四两。

黄连龙骨汤

【来源】《外台秘要》卷三引《崔氏方》。

【组成】黄连三两 黄柏三两 熟艾（如鸡子大）一枚 龙骨二两

【用法】上切。以水六升，煮取二升半，分三服。

【主治】时行数日而大下，热痢时作。

【宜忌】忌猪肉、冷水。

【方论】黄连止利除热，黄柏止利除热，熟艾除热毒止利，龙骨止利除热。

马蔺子散

【来源】《外台秘要》卷二十五引《崔氏方》。

【组成】马蔺子一升（熬） 地榆根皮八分 厚朴（炙）八分 熟艾八分 赤石脂一升 龙骨十分 茯苓十分 当归十分

【用法】上为散。每服方寸匕，加至四五匕，白饮下，日二夜一。

【主治】赤白痢，腹内绞痛；并久水谷痢，色白如泔淀。

黄连丸

【来源】《外台秘要》卷二十五引《崔氏方》。

【组成】陈仓米四分 黄连四分 干姜四分

【用法】上为末，缓火炒令色变，纳二颗鸡子白中，熟为丸，如梧桐子大。每服五十丸，空腹以好无灰酒温一盏送下。至晚间痢赤色当变白，明旦即愈。

【主治】赤痢。

续断汤

【来源】《外台秘要》卷二十五引《崔氏方》。

【组成】续断 当归 桔梗 阿胶（炙） 桂心（炙）各三两 干姜 干地黄 芎䓖各四两 蒲黄一升 甘草二两（炙）

【用法】上切。以水九升，煮八物，取三升五合，去滓，下阿胶，更烊胶取沸，下蒲黄，分三服。

【主治】下焦虚寒泄，或前便转后见血，此为远血，或痢下，或不痢，或因劳而发。

仙人炼绛雪

【来源】《外台秘要》卷三十一引《崔氏方》。

【组成】朴硝十斤 升麻三两 大青 桑白皮 槐花各二两 犀角屑 羚羊角屑各一两 苏方木六两 竹叶 诃黎勒 山栀子三十枚 槟榔仁二十颗 朱砂半大两（研）

【用法】以水二斗，渍一宿，煎取一斗，去滓入锅，纳朴消炼烊，搅勿住手，候欲凝，出于盆中搅，入朱砂、麝香讫，雪成，收于瓷器中，密封，有疾量取之，和水服之；产后一切诸病，堕胎，和酒服之。老小量之。

方中竹叶、诃黎勒用量原缺。

【功用】轻身明目，调适四肢。堕胎。

【主治】一切病，肺气积聚咳逆，呕吐脓血，丹石毒发，天行时气，一切热病，诸黄疸等；心风昏乱，心怯健忘，四肢烦热，头痛眼赤，大小便不通，烦闷不安，骨节疼痛，赤白痢，血痢，热毒痢，宿食不消化，心腹胀满，出气不得，下一切诸毒药，脚气等；饮酒多醉困，久痢不愈，孩子惊病等；产后一切诸病。

姜附散

【来源】《外台秘要》卷二十五引《张文仲方》。

【组成】干姜 附子（炮） 皂荚（炙，去子）各等分。

【用法】上为散。饮服方寸匕。不过再服即愈。亦可丸服。

【主治】青下，白下。

姜艾馄饨子

【来源】《外台秘要》卷二十五引《张文仲方》。

【组成】干姜（末） 熟艾各等分

【用法】作面馄饨，如酸枣大，煮熟，服四五十枚，一日二次。腹胀者，炙厚朴煮汁服药。

【主治】冷痢。

黄连丸

【来源】《外台秘要》卷二十五引《张文仲方》。

【组成】黄连末

【用法】鸡子白为丸，如梧桐子大。每服十丸，至二十丸，以饮送下，每日三次。

【主治】热痢久不愈。

黄连丸

【来源】方出《外台秘要》卷三十四引《张文仲方》，名见《云岐子保命集》卷下。

【组成】黄连四两　黄柏三两　阿胶（炙）　栀子　蒲黄各一两　当归一两半　黄芩二两

【用法】上为末，炼蜜为丸。每服六十丸，以饮送下，日三次，夜一次。

【功用】破血止痢。

【主治】产后赤白下痢，腹中绞痛不可忍。

黄连汤

【来源】方出《外台秘要》卷二十五引《张文仲方》，名见《圣济总录》卷七十五。

【别名】朴连汤（《袖珍方》卷一引《经验方》）。

【组成】黄连（去毛）　厚朴各三两

【用法】上药切。以水三升，煮取一升，顿服。

【主治】

　　1.《外台秘要》引《张文仲方》：仲夏热多，令人发水谷痢，肠中鸣转，一泻五六升水。

　　2.《圣济总录》：白滞痢久不愈。

鹿茸散

【来源】《外台秘要》卷二十五引《张文仲方》。

【组成】鹿茸二分（炙）　石榴皮二两　干姜二分　枣核中仁七枚　赤地利一两（烧作灰）

【用法】上为散。先食饮服方寸匕，日三夜一。若下数者，可五六服。

【主治】青、黄、白、黑、鱼脑痢，日五十行。

犀角散

【来源】《外台秘要》卷二十五引《张文仲方》。

【组成】生犀三两　石榴皮三两（烧）　黄连三两　干蓝二两　地榆二两

【用法】上为散。每服三方寸匕，以米饮送下，一日二次。

【主治】热毒痢，痢血。

乌梅黄连散

【来源】《外台秘要》卷六引《必效方》。

【别名】乌梅散（《圣济总录》卷三十九）。

【组成】乌梅肉三两　黄连三两　熟艾叶三两　赤石脂二两　当归三两　甘草三两（炙）　附子二两（炮）　阿胶三两（炒）

【用法】上为散。每服二方寸匕，疑热则饮下，疑冷则酒下。

【主治】霍乱水痢，腹中雷鸣。

【宜忌】忌海藻、菘菜、猪肉、冷水。

鸡子饼

【来源】《外台秘要》卷三十六引《必效方》。

【别名】鸡子饵（《寿亲养老新书》卷四）。

【组成】鸡子二枚（取白）　胡粉二钱　蜡一两

【用法】上熬蜡消，下鸡子、胡粉，候成饼。平明空腹与吃。可三顿痢止。

【主治】

　　1.《外台秘要》引《必效方》：小儿一岁以上，二岁以下，赤白痢久不愈。

　　2.《圣济总录》：小儿秋、夏中暴冷，忽下痢腹胀，乍寒乍热，渴甚。

柿饼粥

【来源】方出《证类本草》卷二十三引《食疗本草》，名见《长寿药粥谱》。

【组成】柿（研末）　粳米

　　　　《长寿药粥谱》本方用柿饼二三枚。

【用法】先以粳米煮粥，欲熟时，下柿末，更煮二三沸。小儿与奶母同食。

【功用】《长寿药粥谱》：健脾润肺，涩肠止血。

【主治】

　　1.《证类本草》引《食疗本草》：小儿秋痢。

　　2.《长寿药粥谱》：老人吐血，干咳带血，久痢便血，痔漏下血等出血病证。

【宜忌】《长寿药粥谱》：有胃寒病的老人忌服；忌食螃蟹。

马齿粥

【来源】方出《证类本草》卷二十九引《食疗本草》，名见《太平圣惠方》卷九十六。

【别名】马齿菜粥（《饮膳正要》卷一）。

【组成】马齿菜二大握（切）　粳米三合（折细）

【用法】以水和马齿菜煮粥，不着盐、醋。空腹淡食。

【主治】

1.《证类本草》引《食疗本草》：痢疾腹痛。

2.《饮膳正要》：脚气，头面水肿，心腹胀满，小便淋涩。

陈茗粥

【来源】《药粥疗法》引《食疗本草》。

【组成】陈茶叶 5～10 克　粳米 30～60 克

【用法】先用茶叶煮汁，去滓，加粳米同煮为稀粥。上、下午分二次温服。

【功用】消食化痰，清热止痢，除烦止渴，兴奋提神。

【主治】食积不消，过食油腻，饮酒过量，口干烦渴，多睡不醒，赤白痢疾。

【宜忌】临睡前不宜吃。

葱豉酒

【来源】《本草纲目》卷二十五引《孟氏诜诜洗方》。

【组成】葱根　豆豉

【用法】酒浸，煮饮。

【功用】解烦热，补虚劳，解肌发汗。

【主治】伤寒，头痛寒热，及冷痢肠痛。

生犀角散

【来源】《外台秘要》卷二十五引《广济方》。

【组成】生犀角（末）　酸石榴皮（熬）　枳实（熬令黄）各三两

【用法】上药各为末。以饮服二三寸匕，一日二次。

【主治】热毒痢血。其痢行数甚数，痢出不多，腹中刺痛。

【宜忌】停热食物。

调中散

【来源】《外台秘要》卷二十五引《广济方》。

【组成】龙骨　人参　黄连　阿胶（炙）　黄柏各一两

【用法】上为散。每服二方寸匕，煮米饮送服，一日二次。愈停。

【主治】冷痢青白色，腹内常鸣，其痢行数太多。

黄连丸

【来源】《外台秘要》卷二十五引《广济方》。

【组成】黄连　白龙骨（炙）　禹余粮　伏龙肝各八分　代赭（研）　干姜各六分

【用法】上为末，炼蜜为丸，如梧桐子大。每服三十丸，渐加至四十丸，以饮送下。愈止。

【主治】血痢。

黄连汤

【来源】《医心方》卷十一引《广济方》。

【组成】黄连一两　干姜一两　熟艾一两　附子一枚（炮）　蜀椒十四粒　阿胶如手指大（炙）

【用法】上切。以水五升，煮取二升五合，绞去滓，纳胶，更上火煎令胶烊，分温三服。

【主治】

1.《医心方》引《广济方》：杂痢。

2.《圣济总录》：下痢脓血，肠胃虚滑，米谷完出。

六味汤

【来源】《外台秘要》卷二十五引《许仁则方》。

【组成】附子（炮）　细辛　甘草（炙）　人参各二两　干姜三两　大黄五两

【用法】上切。以水七升，煮取二升四合，去滓，分温三服。服如人行十里久。一服此汤，当得快利，利中有恶物如鱼脑状，或如桃李，但异于常利，勿怪之。将息经三四日，宜合高良姜等十味散服之。

【主治】痢疾，肠胃中冷热不调，病根固结者。

豆蔻子八味散

【来源】《外台秘要》卷二十五引《许仁则方》。

【别名】豆蔻八味散（《普济方》卷二一二）。

【组成】豆蔻子　丁香各三两　细辛　附子（炮）　干姜各四两　人参　黄耆各五两　赤石脂六两

【用法】上为散。以饮下之，初服一方寸匕，稍稍加至二三匕，每日二次。

【主治】肠澼痢候，食稀或稠，便但似脓，每便极滑，痢有长期。

附子五味散

【来源】《外台秘要》卷二十五引《许仁则方》。

【组成】附子（炮）　细辛　白术各五两　干姜四两　神曲一升

【用法】上为散。初服一方寸匕，稍稍加至二三匕，以饮送下，一日二次。

【主治】水谷痢，痢无期度，食不消化，腹痛，每过冷便发。

【宜忌】《普济方》：忌猪肉、生冷、油腻、桃、李、雀肉等。

高良姜十味散

【来源】《外台秘要》卷二十五引《许仁则方》。

【组成】高良姜　细辛　黄耆　白术　苦参各五两　丁香二两　人参　干姜各四两　豆蔻子三两　赤石脂六两

【用法】上为散。先服附子等六味汤以利之后，初服一方寸匕，以饮下之，稍稍加至二三匕，一日二次。

【主治】肠胃中冷热不调，病根痼结，诸痢暂愈还发。

黄芩五物散

【来源】《外台秘要》卷二十五引《许仁则方》。

【组成】黄芩　黄连　黄柏各五两　黄耆四两　龙

骨六两

【用法】上为散。以饮下之，初服一方寸匕，日二服，稍稍加至二三匕。愈乃止。

【主治】水痢。心腹甚痛，食无妨，但食后即痢，食皆化尽，唯变作水谷无期度，多食多下，少食少下。

【宜忌】《普济方》：忌猪肉、冷水。

黄耆五味散

【来源】《外台秘要》卷二十五引《许仁则方》。

【组成】黄耆六两　赤石脂八两　厚朴五两（炙）　干姜　艾叶（炙）各二两

【用法】上为散。初服一方寸匕，以饮送下，每日二次。稍稍加至二三匕。

【主治】痢疾。脓血相和食不甚稀，每出脓血与食相兼，腹亦小痛。

犀角五味散

【来源】《外台秘要》卷二十五引《许仁则方》。

【组成】生犀角（末）五两　阿胶（炙）四两　黄柏四两　艾叶　干姜各三两（一作干蓝）

【用法】上为散。初服一方寸匕，以饮下之，一日二次。稍稍加至二三匕良。

【主治】血痢之候，小腹绞痛，无期度食，不住如水，但兼血而下。

神验黄连丸

【来源】《外台秘要》卷二十五引《近效方》。

【组成】黄连一两　茯苓二两　阿胶一两（炙）

【用法】上先捣黄连、茯苓为末，以少许水溶阿胶，和为丸，众手丸之，晒干，量患轻重，每服三四十丸，空腹以饮送下。渐渐加至六十丸，不过五六服必愈。常用之极效。

【主治】痢疾，无问寒热。

黄连丸

【来源】《外台秘要》卷二十五引《近效方》。

【别名】黄连阿胶丸（《太平惠民和济局方》卷

六)、阿胶丸(《幼幼新书》卷二十九引《庄氏家传》)、小黄连阿胶丸(《世医得效方》卷十二)。

【组成】黄连一两　茯苓二两　阿胶一两(炙)

【用法】先捣黄连、茯苓为末，以少许水溶阿胶为丸，众手丸之，晒干。量患轻重，每服三四十丸，渐渐加至六十丸，空腹以饮送下。不过五六服必愈。

【主治】

1.《外台秘要》引《近效方》：痢，无问冷热。

2.《太平惠民和济局方》：肠胃气虚，冷热不调，下痢赤白，状如鱼脑，里急后重，脐腹疼痛，口燥烦渴，小便不利。

3.《幼幼新书》引《庄氏家传》：小儿痢。

4.《世医得效方》：肺热咯血，热泻，诸疳作热频泻。

豉薤汤

【来源】张文仲引陶氏方(见《外台秘要》卷二)。

【别名】薤白栀子汤(《伤寒总病论》卷三)、薤白汤(《类证活人书》卷十八)、栀子汤(《圣济总录》卷一八四)、薤白散(《治痘全书》卷十三)。

【组成】豉一升　栀子十四枚　薤白一把

【用法】以水五升，煮取三升半。分三次服。

《外台秘要》引《小品方》：水四升，先煮栀子、薤白令熟，纳豉煮取二升，分三次服。

【主治】

1.《外台秘要》引《小品方》：温毒，及伤寒内虚，外热攻肠胃，下黄赤汁，及如烂肉汁。赤滞，伏气腹痛诸热毒。

2.《太平圣惠方》：伤寒暴痢腹痛。

3.《圣济总录》：乳石发，赤白痢，兼热烦闷。

4.《治痘全书》：痘疮下痢，后重烦躁。

【方论】《医方集解》：栀、豉苦寒，能升能散；薤白辛温，能开胸痹，及大肠气滞。

马蔺散

【来源】《外台秘要》卷二十五引张文仲方。

【组成】马蔺子　干姜　黄连

【用法】上为散。每服二方寸匕，熟煮汤取一合许调下。

【主治】冷热水痢百起者。

【宜忌】《普济方》：忌猪肉、冷水。

乌梅饮

【来源】《外台秘要》卷五引《备急方》。

【组成】乌梅二十枚(取好者，擘破)

【用法】以水一大升，煮取一大盏，去梅，和一匙蜜，细细啜之。

【主治】瘴热兼痢，苦渴。

升麻汤

【来源】《外台秘要》卷六引《删繁方》。

【组成】升麻三两　犀角三两(屑)　地榆四两(炙)　绛草三两　蘘荷根四两　黄芩三两　芭蕉根(切)一升　桔梗三两　栀子仁三七枚

【用法】上切。以水九升，煮取三升，去滓，分三次服。

【主治】下焦热毒，痢血如鹅鸭肝不止。

【宜忌】忌猪肉。

黄连丸

【来源】《外台秘要》卷六引《删繁方》。

【组成】黄连八两　干姜四两　樗皮三两　乌梅肉八两　附子四两(炮)　桂心一两　芎䓖三两　黄柏三两　阿胶四两(炙)

【用法】上为末，炼蜜为丸，如梧桐子大。每服二十丸，加至三十丸，以饮送下。

【主治】上焦冷下痢，腹内不安，食好注下。

【宜忌】忌猪肉、冷水、生葱。

赤石脂汤

【来源】《外台秘要》卷二十五引《删繁方》。

【组成】赤石脂八两　乌梅二十枚(去核)　栀子十四枚　白术　蜀椒(汗)　升麻各三两　干姜二两　粟米一升

【用法】上切。以水一斗二升煮米熟，去滓，取七

升，下诸药，煮取五合服之。

【主治】下焦热或下痢脓血。

【宜忌】《普济方》：忌桃、李、雀肉。

香豉汤

【来源】《外台秘要》卷二十五引《删繁方》。

【组成】香豉一升　白术六两　薤白（切）一升　升麻二两

【用法】上切。以水七升，煮取二升半，分三次服。

【主治】下焦冷热不调，暴下赤白痢。

【宜忌】《普济方》：忌食桃、李、雀肉等。

黄连汤

【来源】《外台秘要》卷三引《深师方》。

【组成】黄连（去毛）三两　黄柏二两　当归二两

【用法】上以水六升，煮取三升，去滓，纳蜜一合，微火煎取二升半，分三服。

【主治】

　　1.《外台秘要》引《深师方》：天行诸下。

　　2.《太平圣惠方》：时气热毒下痢。

【宜忌】忌猪肉、冷水。

大温脾汤

【来源】《外台秘要》卷十六引《深师方》。

【组成】黄芩　人参　芍药　附子（炮）各一两　甘草（炙）　干姜　大黄　厚朴（炙）各二两

【用法】上切。以水八升，煮取二升八合，分为三服，亦可四服。得下佳；不下，须臾复服。

【主治】脾胃中寒，不得食，又谷不消，腹响胀满，时苦下痢。

【宜忌】忌猪肉、海藻、菘菜。

二黄丸

【来源】方出《外台秘要》卷二十五引《深师方》，名见《普济方》卷二〇一。

【组成】黄连　黄柏　干姜　甘草（炙）　艾　乌梅肉（熬）各八分　附子三枚　蜡一鸡子大

【用法】上八味捣筛，以蜜和蜡于铛中熔之，其著蜜须候蜡熔尽，如干益蜜，为丸。空腹以饮服四十丸，每日二次。渐加至五六十丸。

【主治】冷热新旧痢。

【宜忌】《普济方》：忌海藻、菘菜、猪肉、冷水。

黄连汤

【来源】《外台秘要》卷二十五引《深师方》。

【组成】黄连　黄柏　干姜　石榴皮　阿胶（炙）各二两　甘草一两（炙）

【用法】上切。以水七升，煮取二升，分为三服。

【主治】赤白下痢。

黄连丸

【来源】《外台秘要》卷三十四引《深师方》。

【组成】黄连三两　乌梅肉一升　干姜二两

【用法】上为末，炼蜜为丸，如梧桐子大。每服二十至三十丸，以饮送下，一日二次。

【主治】产后冷热痢。

【宜忌】忌猪肉。

当归汤

【来源】《外台秘要》卷二十五引廪丘公方。

【组成】当归一两　生姜八两　大枣二十个

【用法】以水四升，煮取一升半，分作三服。不愈，复作之。

【功用】止诸痛。

【主治】三十年下痢。

安石榴汤

【来源】《外台秘要》卷二十五引廪丘公方。

【组成】干姜二两（生姜倍之）　黄柏一两（细切）　石榴一枚（小者二枚）　阿胶二两（别研，渍之）

【用法】上切。以水三升，煮取一升二合，去滓，纳胶令烊，顿服，不愈复作。人赢者稍稍服之，不必顿尽，须臾复服。

【主治】大疰痢及白滞，困笃欲死，肠已滑者。

神曲五味散

【来源】《外台秘要》卷二十五。

【组成】曲末一升　干姜六两　丁香　豆蔻各四两　高良姜五两

【用法】上为散。初服一方寸匕，日再服，稍稍加至二三匕良，以饮下之。

【主治】脓痢，腹刺痛，便不大稀，但大便兼脓，遇冷而剧。

甘草汤

【来源】《外台秘要》卷三十八。

【组成】甘草（炙）　人参　黄连各一两　栀子仁二十一枚

【用法】上切。以水五升，煮取二升，分服之。

【功用】服石药后，脾肺苦热，饮水过量，遂成痢疾。

黄连汤

【来源】《外台秘要》卷三十八。

【组成】甘草（炙）　升麻各一两　黄连三两　豉五合　栀子仁十四枚

【用法】上切。以水三升，煮取一升，分温服。

【功用】解散除热止痢。

【主治】乳石发后变下痢。

黄连汤

【来源】《外台秘要》卷三十八。

【组成】黄连一两（碎）　白粱米二合

【用法】以水五升，煮取二升，分服之。

【主治】乳石发动，已经快利，热尚不退，兼痢不断。

二气黄金丸

【来源】《元和纪用经》。

【组成】黄连　吴茱萸　当归各等分

【用法】上为末，炼蜜加糕少许为丸，如梧桐子大。每服三十丸，空心、食前酸浆水送下。

【主治】赤白下痢，变生恶证，大便若鱼烂黑汁，肠中切痛，枯瘦不能食者。

黄连丸

【来源】方出《医心方》卷十一引《传信方》，名见《圣济总录》卷七十五。

【别名】羚羊角丸（《证治准绳·类方》卷六）。

【组成】黄连二两半　黄柏一两半　羚羊角半两　茯苓半两

【用法】上为散，炼蜜为丸。用姜蜜汤送下。

【主治】

1.《医心方》引《传信方》：一切痢。

2.《普济方》：一切热痢及休息痢，日夜频并；兼治下血黑如鸡肝色，或蛊痢腹中痛，有脓血下者。

黄连汤

【来源】方出《医心方》卷十一引《传信方》，名见《圣济总录》卷七十五。

【组成】黄芩　黄连各八分

【用法】以水二升，煎取一升，分二服。

【主治】赤白痢如鹅鸭肝者。

香连丸

【来源】《证类本草》卷七引《兵部手集方》。

【别名】二和丸（《小儿卫生总微论方》卷十）、秘方香连丸（《医方类聚》卷一四一引《经验良方》）、香连散（《医方类聚》卷一四一引《吴氏集验方》）。

【组成】宣连　青木香

【用法】上分两停，炼白蜜为丸，如梧桐子大。每服二三十丸，空腹饮送下，一日二次。其久冷之人，即用煨熟大蒜作丸。

【主治】

1.《证类本草》引《兵部手集方》：下痢。

2.《小儿卫生总微论方》：泻不止。

3.《医方类聚》引《经验良方》：泻及痢下脓血，日夜不止。

4.《医宗说约》：痢，内热口渴，肛门焦痛。

【验案】伤寒带菌者　《中医杂志》（1959，11∶1）：用本方成人口服每次一钱，儿童每次五分，每日二次，连服六天为一疗程。治疗伤寒带菌者15例。

结果：经一疗程治愈者 13 例，两疗程治愈者 1 例，另 1 例经两个疗程治疗仍为阳性，未继续观察。

神圣散

【来源】《普济方》卷二一一引《海上名方》。

【组成】罂粟壳　乌梅肉　干姜　肉豆蔻各半两

【用法】上为末。每服二钱，水一盏，加生姜五片，煎至七分，温服，不拘时候。

【主治】寒证泻痢不止。

白树鸡粥

【来源】《医方类聚》卷一四一引《食医心鉴》。

【组成】白树鸡三两（洗泽，细切。一名白木耳）　米三合　薤白五合（切）

【用法】上相和于豉汁中，煮作粥。空心食之。

【主治】肠滑，赤白下痢。

薤白粥

【来源】《医方类聚》卷一四一引《食医心镜》。

【组成】薤白五合（切）　粳米三合

【用法】上相和，煮作粥，任着葱、椒，搅令熟，空心食之。

【主治】脾虚冷，下白脓痢及水谷痢。

鸡子粥

【来源】《医方类聚》卷二五二引《食医心鉴》。

【组成】鸡子一枚　米一合

【用法】煮米作粥，临熟，破鸡子相和，熟食之。

【主治】小儿下痢不止，瘦弱。

黍米粥

【来源】《医方类聚》卷二五二引《食医心鉴》。

【组成】黍米一合　鸡子一枚　蜡一分（细切）

【用法】煮黍米粥，临熟下鸡子及蜡，搅匀，令熟食之。

【主治】小儿下痢，日夜数十度，渐困无力。

香连生化汤

【来源】《经效产宝》卷上。

【组成】川芎一钱五分　当归三钱　赤芍（酒炒）一钱　茯苓一钱　木香三分　黄连（姜汁炒）四分　甘草（炙）四分　枳壳五分　陈皮三分

【用法】上药用水一盏，煎五分，空心服。

【主治】产后七日内外，患赤白痢，后重便脓。

黄连汤

【来源】方出《经效产宝》卷上，名见《云岐子保命集》卷下。

【别名】黄连散（《良朋汇集》卷四）。

【组成】黄连八分　厚朴（制）　阿胶（炙）　当归各六分　艾叶　黄柏各四分　干姜五分

【用法】上为细末。每服方寸匕，空心以米饮调下，一日三次。

【主治】妊娠下痢赤白，脓血不止。

芍药丸

【来源】《幼幼新书》卷二十二引《婴孺方》。

【组成】芍药　茯苓　大黄各五分　柴胡四分　鳖甲三分（炙）　桂心二分　人参一分（一方有杏仁二两，人参三分）

【用法】上为末，炼蜜为丸。三岁以下每服三小豆大，不知加之；七八岁每服三梧桐子大，不知加之。病甚者，服二十日效。

【主治】

1.《幼幼新书》引《婴孺方》：小儿百病，有寒热，腹大，食不消化，不生肌肉，痿痹。

2.《普济方》：下痢不止。

【加减】腹坚大者，加鳖甲一分；渴者，加栝楼二分。

子芩汤

【来源】《幼幼新书》卷二十八引《婴孺方》。

【组成】子芩　枳壳（炒）　黄柏各四分　石膏十二分　竹叶一升　樗皮十分　人参七分

【用法】以水五升，煮一升六合，七岁儿为三服，

四五岁儿为四服。

【主治】小儿大热利，兼得渴，憎寒。

龙骨汤

【来源】《幼幼新书》卷二十八引《婴孺方》。

【别名】龙骨散（《太平圣惠方》卷九十三）。

【组成】龙骨　甘草（炙）　黄连各四分　当归　干姜各一分

【用法】以水四升，煮一升二合。食前分三次温服。

【主治】

　　1.《幼幼新书》引《婴孺方》：小儿下利不住。

　　2.《圣济总录》：小儿冷痢腹痛。

龙骨汤

【来源】《幼幼新书》卷二十八引《婴孺方》。

【组成】龙骨五分　甘草（炙）　干姜　当归　黄连　赤石脂　附子（炮裂，去皮脐）　前胡各三分

【用法】以水四升，煮一升二合。分为六服，且服至午令尽。

【主治】小儿利，已服汤利去实，实去后而利不住。

鸡骨丸

【来源】《幼幼新书》卷二十八引《婴孺方》。

【组成】宿雌鸡胸肋骨一具　黄连六分　厚朴三分　曲（炒）　甘草（炙）　白术各四分　麦蘖（炒黄）　乌梅肉各二分　人参　赤石脂　黄芩　白龙骨各五分　桔梗二分

【用法】上为末，炼蜜为丸，如小豆大。每服二十五丸，白饮送下，一日二次。

【主治】小儿下痢，经久不断，羸瘦，脾胃冷弱，食不消化。

栝楼汤

【来源】《幼幼新书》卷二十八引《婴孺方》。

【别名】瓜蒌汤（《医部全录》卷四四九）。

【组成】栝楼根　知母　茯苓各八分　甘草　黄柏各四分　人参六分　黄芩　樗皮各十分

【用法】以水五升，煮一升半。五六岁儿为三服。

【主治】小儿有热不调，渴痢不止。

黄连煎

【来源】《幼幼新书》卷二十八引《婴孺方》。

【组成】好黄连二两

【用法】以水七升，蜜八合，煎取一升三合，绞去滓，每服百日儿半合，二百日，一岁一合。

【主治】小儿冷热痢，经时不止，体羸不堪，治愈而又发。

三味黄连汤

【来源】《幼幼新书》卷二十九引《婴孺方》。

【组成】黄连二分　黄柏五寸　阿胶指大

【用法】水三升，煎一升，下胶化尽，温服一鸡子大，一日三次。

【主治】小儿热痢。

犀角煎

【来源】《幼幼新书》卷二十九引《婴孺方》。

【组成】地脉草　黄连　葳蕤各十二分　黄柏　竹茹　茜草各八分　蜜一升　人参六分　牡蛎十分　梁州樗皮十四分　干蓝四分　犀角屑　甘草各五分

【用法】上切。以水一斗，煮取二升半，绞去滓，下蜜，火上煎，余二升，三岁一合，三四岁一合半，日二夜一次。

【主治】小儿谷痢挟毒。

蜡蜜丸

【来源】《幼幼新书》卷二十九引《婴孺方》。

【组成】盐豉八十粒（炒香）　巴豆十四粒（去皮心膜，出油）　大豆一鸡子大（炒）　黄连三方寸　芫花一方寸　消石一方寸　白蜡一鸡子黄大

【用法】上为末，研合，炼蜡丸之。四十日儿，服黍大一丸；一百日儿，二丸；二百日，麻子大二

丸；一岁，胡豆大一丸；大人下病，如大豆三丸；每日一次。肠中病下，日中药力尽，至暮不止者，复服一丸；夜半病下，鸡鸣药力尽不止者，明早复服一丸。谓下赤白也，极者不过三服。

【主治】小儿诸注下及脓血，寒热不绝。

藜芦散

【来源】《幼幼新书》卷二十九引《婴孺方》。

【组成】藜芦（炙）三铢　巴豆（去皮，炒）十四个　乱发一鸡子大（烧灰）　干姜五块子　蜀椒三合（汁）　盐豉一升半（炒）

【用法】上为末。小儿每服二分匕。不能服，当哺之。

【主治】小儿痢如膏血。

蘘荷根汤

【来源】《幼幼新书》卷二十九引《婴孺方》。

【组成】白蘘荷根八分　犀角（屑）　谷皮四寸（炙）　升麻十分　甘草四分（炙）　蓝青一升　豉三合　芍药七分

方中犀角（屑）用量原缺。

【用法】以水四升，煮取一升二合，二岁儿为三服。

【主治】小儿蛊毒痢。

黄连散

【来源】《医心方》卷十一引《令李方》。

【组成】黄连　甘草各二两。

【用法】上为末。每服方寸匕，以酒送下，一日三次。

【主治】下痢一日百起。

木香丸

【来源】《太平圣惠方》卷五。

【组成】木香半两　附子一两（炮裂，去皮脐）　赤石脂一两　吴茱萸半两（汤浸七遍，焙干，微炒）　缩砂一两（去皮）　诃黎勒一两（煨，用皮）　高良姜三分（锉）　陈橘皮一两（汤浸，去白瓤，焙）　当归三分（锉，微炒）　草豆蔻三分（去皮）　白术一两　厚朴一两半（去粗皮，涂生姜汁，炙令香熟）

【用法】上为末，炼蜜为丸，如梧桐子大。每服三十丸，食前以热粥饮送下。

【主治】脾脏虚冷，大肠泄痢，腹痛，水谷不化，面色青黄，少思饮食。

【宜忌】忌生冷油腻。

木香散

【来源】《太平圣惠方》卷五。

【别名】木香汤（《圣济总录》卷四十四）。

【组成】木香一两　肉豆蔻一两（去壳）　人参一两（去芦头）　附子二两（炮裂，去皮脐）　当归二两（锉，微炒）　干姜一两（炮裂，锉）　甘草半两（炙微赤，锉）　陈橘皮二两（汤浸，去白瓤，焙）　苍术二两（锉，炒）　吴茱萸半两（汤浸七遍，焙干，微炒）　厚朴二两（去粗皮，涂生姜汁，炙令香熟）

【用法】上为粗散。每服三钱，以水一中盏，加大枣三枚，煎至六分，去滓，食前稍热服之。

【主治】脾脏虚冷，大肠泄痢，腹内疼痛，心腹（四肢）不和，少思饮食。

厚朴散

【来源】《太平圣惠方》卷五。

【组成】厚朴二两（去粗皮，涂生姜汁，炙令香熟）　苍术一两　诃黎勒一分（煨，用皮）　当归三分（锉，微炒）　干姜半两（炮裂，锉）　木香半两　缩砂一两（去皮）　赤石脂一两　附子一两（炮裂，去皮脐）

【用法】上为细散。每服二钱，食前以姜枣粥饮调下。

本方原名厚朴丸，与剂型不符，据《普济方》改。

【主治】脾脏虚冷，大肠泄痢，腹内疼痛，四肢羸瘦少力，或渴，不思饮食。

草豆蔻散

【来源】《太平圣惠方》卷六。

【组成】草豆蔻一两（去皮）　高良姜三分（锉）　桂心半两　丁香半两　木香半两　白术半两　当归半两（锉，微炒）　白豆蔻半两（去皮）　陈橘皮一两（汤浸，去白瓤，焙）　肉豆蔻半两（去壳）　甘草一分（炙微赤，锉）

【用法】上为散。每服一钱，食前以姜、枣汤调下。

【主治】

1.《太平圣惠方》：大肠虚冷，肠鸣腹痛，下痢，不思饮食。

2.《圣济总录》：肠虚寒湿内攻，腹痛飧泄。

大青散

【来源】《太平圣惠方》卷十三。

【别名】大青汤（《圣济总录》卷二十六）。

【组成】大青一两　甘草一两（炙微赤，锉）　阿胶一两（捣碎，炒令黄燥）　赤石脂一两　栀子仁半两

【用法】上为散。每服五钱，以水一大盏，加豉五十粒，薤白三茎，煎至五分，去滓温服，不拘时候。

【主治】伤寒烦热不解，下痢困笃。

乌梅丸

【来源】《太平圣惠方》卷十三。

【组成】乌梅肉三分（微炒）　黄连三分（去须，微炒）　当归三分（锉，微炒）　诃黎勒皮三分（煨微黄）　阿胶半两（捣碎，炒令黄燥）　干姜一分（炮裂，锉）

【用法】上为末，炼蜜为丸，如梧桐子大。每服二十丸，以粥饮送下，不拘时候。

【主治】

1.《太平圣惠方》：伤寒下痢腹痛。

2.《圣济总录》：伤寒后湿热不除，下痢脓血，昼夜无度。

地榆散

【来源】《太平圣惠方》卷十三。

【别名】地榆汤（《圣济总录》卷三十三）。

【组成】地榆（锉）　黄连（去须，微炒）　犀角屑　茜根　黄芩各一两　栀子仁半两

方中茜根，《证治准绳·疡医》作"葛根"。

【用法】上为散。每服四钱，以水一中盏，加薤白五寸，煎至六分，去滓温服，不拘时候。

【主治】伤寒，毒热不解，日晚即壮热腹痛，便痢脓血。

地榆散

【来源】《太平圣惠方》卷十三。

【组成】地榆三分（锉）　黄连一两（去须，微炒）　柏叶三分（炙微黄）　黄柏三分（微炙，锉）　黄芩三分　龙骨一两　赤石脂一两　赤地利一两　阿胶三分（捣碎，炒令黄燥）　犀角屑三分

【用法】上为细散。每服二钱，以粥饮调下，不拘时候。

【主治】伤寒热毒下脓血，或如赤小豆汁，腹痛烦闷。

竹茹饮子

【来源】《太平圣惠方》卷十三。

【别名】竹茹汤（《圣济总录》卷二十六）。

【组成】竹茹　子芩　川升麻　木通（锉）　赤芍药各半两　黑木耳一两（微炒）

【用法】上锉细和匀。每服半两，以水一大盏，煎至五分，去滓，加生地黄汁半合，搅令匀，不拘时候，温服。

【主治】伤寒痢下脓血。

赤石脂散

【来源】《太平圣惠方》卷十三。

【组成】赤石脂半两　干姜一分（炮裂，锉）　厚朴半两（去粗皮，涂生姜汁，炙令香熟）　诃梨勒皮半两（煨微黄）

【用法】上为细散。每服二钱，粥饮调下，不拘时候。

【主治】伤寒腹痛，下痢脓血，日夜不歇。

赤芍药散

【来源】《太平圣惠方》卷十三。

【组成】赤芍药　当归（锉，微炒）　黄芩　黄连（去须，微炒）各三分　伏龙肝一两

【用法】上为散。每服四钱，以水一中盏，煎至五分，去滓温服，不拘时候。

【主治】伤寒下痢，腹痛不可忍。

牡蛎散

【来源】《太平圣惠方》卷十三。

【组成】牡蛎一两（烧为粉）　龙骨一两半　黄连一两（去须，微炒）　乌梅肉三分（微炒）

【用法】上为细散。每服二钱，以粥饮调下，不拘时候。

【主治】伤寒壮热，下痢烦渴。

茜根散

【来源】《太平圣惠方》卷十三。

【组成】茜根一两　龙骨一两半　黄连一两（去须，微炒）　犀角屑一两　黄柏半两（微炙，锉）　黄芩三分　赤地利一两　赤鼠尾花一两

【用法】上为细散。每服二钱，以粥饮调下，不拘时候。

【主治】伤寒热毒下脓血痢，及腹痛壮热。

黄连散

【来源】《太平圣惠方》卷十三。

【组成】黄连三分（去须，微炒）　人参一两（去芦头）　黄芩三分　干姜半两（炮裂，锉）

【用法】上为散。每服五钱，以水一中盏，煎至六分，去滓温服，不拘时候。

【主治】伤寒吐下后，毒气不解，致成下痢。

黄连散

【来源】《太平圣惠方》卷十三。

【组成】黄连一两（去须，微炒）　牡蛎三分（烧，为粉）　龙骨一两　当归三分（锉，微炒）　人参三分（去芦头）　赤石脂一两　甘草半两（炙微赤，锉）

【用法】上为散。每服二钱，以粥饮调下，不拘时候。

【主治】伤寒下痢，谵语，心中虚热。

黄连散

【来源】《太平圣惠方》卷十三。

【组成】黄连（去须，微炒）　当归（锉，微炒）　阿胶（捣碎，炒令黄燥）　黄芩　赤芍药　地榆（锉）各三分　甘草半两（炙微赤，锉）

【用法】上为散。每服二钱，以粥饮调下，不拘时候。

【主治】伤寒热毒痢，下脓血，腹痛。

黄耆散

【来源】《太平圣惠方》卷十三。

【组成】黄耆一两（锉）　枳壳半两（麸炒微黄，去瓤）　大腹皮一两（锉）　黄连三分（去须微炒）　赤茯苓一两　赤芍药一两　甘草三分（炙微赤，锉）　阿胶一两（捣碎，炒令黄燥）

【用法】上为散。每服四钱，以水一中盏，煎至六分，去滓温服，不拘时候。

【主治】伤寒下痢，烦热不止，每有所注，涩滞疼痛。

犀角散

【来源】《太平圣惠方》卷十三。

【组成】犀角屑一两　黄连一两（去须，微炒）　龙骨一两　当归一两（锉，微炒）　人参三分（去芦头）　阿胶一两（捣碎，炒令黄燥）

【用法】上为粗散。每服五钱，以水一大盏，煎至五分，不拘时候温服。

【主治】伤寒，热毒攻肠胃，下痢困绝。

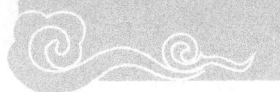

犀角散

【来源】《太平圣惠方》卷十三。

【组成】犀角屑半两　黄柏半两（微炙，锉）　黄芩半两　漏芦一分　川升麻半两　黄连三分（去须，微炒）　当归半两（锉，微炒）　牡蛎半两（烧为粉）　艾叶一分（微炒）　醋石榴皮半两（微炒）　桑寄生半两　甘草半两（炙微赤，锉）

【用法】上为散。每服四钱，以水一中盏，加薤白五寸，煎至六分，去滓温服，不拘时候。

【主治】伤寒，表实里虚，热气乘虚，攻于肠胃，下脓血，或如烂肉，或如鱼脑，腹痛壮热。

龙骨散

【来源】《太平圣惠方》卷十六。

【组成】龙骨　黄连（去须，微炒）　黄柏（微炙，锉）　当归（锉，微炒）　阿胶（杵碎，炒令黄燥）各二两

【用法】上为粗散。每服五钱，以水一大盏，煎至五分，去滓温服，不拘时候。

【主治】时气诸痢不止。

黄连丸

【来源】《太平圣惠方》卷十六。

【组成】黄连二两（去须，微炒）　当归一两（锉，微炒）　黄芩一两　赤石脂二两　龙骨一两

【用法】上为末，炼蜜为丸，如梧桐子大。每服三十丸，以粥饮送下，不拘时候。

【主治】时气热毒痢。

黄连散

【来源】《太平圣惠方》卷十六。

【组成】黄连（去须，微炒）　黄柏（微炙，锉）　艾叶（微炒）　黄芩各一两　龙骨二两

【用法】上为散。每服二钱，以粥饮调下，不拘时候。

【主治】时气四五日，大热下痢。

石脂散

【来源】《太平圣惠方》卷十八。

【组成】白石脂一两（烧过）　乌梅肉半两（微炒）　黄连半两（去须，微炒）　胡粉半两（炒令微黄）　槟榔半两　诃黎勒半两（炒，用皮）　甘草半两（炙微赤，锉）

【用法】上为细散。每服二钱，以粥饮调下，不拘时候。

【主治】热病下痢脓血。

地榆散

【来源】《太平圣惠方》卷十八。

【组成】地榆一两　龙骨一两　陈橘皮一两（汤浸去白瓤，焙）　人参一两（去芦头）　醋石榴皮一两　黄芩一两　厚朴二两（去粗皮，涂生姜汁炙令香熟）

【用法】上为细散。每服二钱，以粥饮调下，不拘时候。

【主治】热病，壮热头痛，四肢烦疼，下痢黄赤色，日夜十余行，及呕吐不下食。

当归散

【来源】《太平圣惠方》卷十八。

【组成】当归二两（锉，炒）　甘草一两（炙微赤，锉）　黄连二两（去须，微炒）　黄柏一两（微炙炒）　干姜一两（炮裂，锉）　阿胶二两（捣碎，炒令黄燥）　醋石榴皮二两

【用法】上为散。每服五钱，以水一大盏，煎至五分，去滓温服，不拘时候。

【主治】热病热毒，痢下赤白，腹中疠痛。

茜根散

【来源】《太平圣惠方》卷十八。

【组成】茜根一两　黄芩三分　栀子仁一分　阿胶半两（捣碎，炒令黄燥）

【用法】上为散。每服四钱，以水一中盏，煎至六分，去滓温服，不拘时候。

【主治】热病，下痢脓血不止。

黄连散

【来源】《太平圣惠方》卷十八。

【组成】黄连一两（去须，微炒）　龙骨一两　当归一两（锉，微炒）　牛黄一两（细研）　麝香一钱（细研）

【用法】上为散。每服二钱，以粥饮调下，不拘时候。

【主治】热病毒痢，下脓血，腰脐下痛。

黄连饮子

【来源】《太平圣惠方》卷十八。

【组成】黄连一两（去须，微炒）　栀子仁二十枚（捶碎）　豉二合　薤白二合（切）

【用法】上以水二大盏，煎至一盏三分，去滓，不拘时候，分二次温服。

【主治】热病，便痢无度，烦愤不安。

鹿角胶散

【来源】《太平圣惠方》卷十八。

【组成】鹿角胶一两（捣碎，炒令黄燥）　黄芩半两（去须，微炒）　黄连半两（去须，微炒）　胡粉半两（炒令黄色）　栀子仁一两　龙骨半两　甘草半两（炙微赤，锉）

【用法】上为散。每服二钱，以冷粥饮调下，不拘时候。

【主治】热病六七日后，毒气不散，下脓血不止。

犀角散

【来源】《太平圣惠方》卷十八。

【别名】犀角汤（《圣济总录》卷二十六）。

【组成】犀角屑一两　黄连一两（去须）　地榆一两半　茜根一两（锉）　黄芩一两　栀子仁半两

【用法】上为粗散。每服四钱，以水一盏，加薤白一茎，煎至六分，去滓温服，不拘时候。

【主治】热病，毒气不解，日晚即壮热，便痢鲜血，痢无期度，不下饮食。

犀角散

【来源】《太平圣惠方》卷十八。

【组成】犀角屑三分　黄连三分（去须，微炒）　赤芍药三分　黄芩三分　侧柏叶三分　阿胶三分（捣碎，炒令黄燥）　乌梅肉三分（微炒）　甘草三分（炙微赤，锉）

【用法】上为散。每服二钱，以粥饮调下，温服，不拘时候。

【主治】热病，热毒攻脏腑，痢下杂脓血，烦渴不止。

肉豆蔻散

【来源】《太平圣惠方》卷二十八。

【组成】肉豆蔻三枚（去壳，以大麦面用水和如饼剂子，裹豆蔻于灰火内煨，面黄熟为度，放冷取出豆蔻，别研为末）　黄连半两（去须）　木香半两

【用法】上药除豆蔻外，为散。每服二钱，以水一中盏，煎至五分，去滓。调下豆蔻末一钱，不拘时候。

【主治】虚劳久痢，腹内疼痛不可忍者。

赤石脂丸

【来源】《太平圣惠方》卷二十八。

【组成】赤石脂一两　石斛一两（去根，锉）　肉桂一两（去皱皮）　钟乳粉一两　肉豆蔻一两（去壳）　干姜一两（炮裂，锉）　附子一两（炮裂，去皮脐）　当归一两　白龙骨一两　人参一两（去芦头）　川椒一两（去目及闭口者，微炒去汗）　白茯苓一两　诃黎勒一两（煨，去皮）

【用法】上为末，以神曲酒煮，为丸如梧桐子大。每服三十丸，以粥饮送下，不拘时候。

【主治】虚劳泄痢，肠胃虚冷，饮食不消，腹内雷鸣，疠痛。

诃黎勒散

【来源】《太平圣惠方》卷二十八。

【组成】诃黎勒半两（煨，用皮）　乳香一两　干

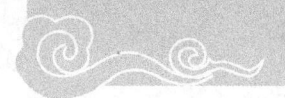

姜半两（炮裂，锉）　缩砂半两（去壳）　肉豆蔻半两（去壳）　赤石脂半两（烧）　甘草一分（炙微赤，锉）

【用法】上为细散。每服二钱，食前以粥饮调下。

【主治】虚劳，肠胃久冷，泄痢不止。

地榆散

【来源】《太平圣惠方》卷三十八。

【组成】地榆一两　木香半两　葳蕤二分　当归三分（锉，微炒）　黄芩三分

【用法】上为粗散。每服四钱，以水一中盏，煎至六分，去滓，稍热服，不拘时候。

【主治】乳石发动，烦热腹痛，变为痢，不欲饮食。

木瓜丸

【来源】《太平圣惠方》卷四十七。

【组成】木瓜（干者）一两　当归（锉，微炒）半两　熟艾（微炒）半两　木香半两　桂心半两　陈橘皮（汤浸，去白瓤，焙）三分　赤石脂二两　人参（微炒）半两　白术三分　厚朴（去粗皮，涂生姜汁，炙令香熟）三分　诃黎勒皮（微煨）三分　高良姜（锉）三分

【用法】上为末，炼蜜和为丸，如梧桐子大。每服三十丸，以粥饮送下，一日四五次。

【主治】霍乱后，腹中冷气下痢。

白术丸

【来源】方出《太平圣惠方》卷四十七，名见《普济方》卷二〇一。

【组成】白术一两　人参一两（去芦头）　白茯苓一两　甘草半两（炙微赤，锉）　厚朴一两（去粗皮，涂生姜汁，炙令香熟）

【用法】上为末，炼蜜为丸，如梧桐子大。每服三十丸，以粥饮送下，一日四五次。

【主治】霍乱后，腹中冷气下痢。

白茯苓丸

【来源】《太平圣惠方》卷四十七。

【组成】白茯苓一两　黄柏一两（微炙，锉）　干姜一两（炮裂，锉）　木瓜一两半（干者）　白石脂二两

【用法】上为末，煮粟米饭为丸，如梧桐子大。每服三十丸，以粥饮送下，不拘时候。

【主治】霍乱后水痢不止。

黄连散

【来源】《太平圣惠方》卷四十七。

【组成】黄连二两（去须，微炒）　黄柏二两（锉）　酸石榴皮二两　地榆二两（锉）　干姜二两（炮裂，锉）　阿胶二两（捣碎，炒令黄燥）　厚朴二两（去粗皮，涂生姜汁，炙令香熟）

【用法】上为散。每服三钱，以水一中盏，煎至六分，去滓热服，不拘时候。

【主治】霍乱后下痢，赤白不定。

赤石脂散

【来源】《太平圣惠方》卷五十九。

【组成】赤石脂一两　龙骨一两　阿胶一两（捣碎，炒令黄燥）　地榆一两　当归一两（锉，微炒）　厚朴一两半（去粗皮，涂生姜汁，炙令香熟）　诃梨勒一两（煨，用皮）　干姜一两（炮裂，锉）　黄连一两（去须，微炒）

【用法】上为细散。每服二钱，以粥饮调下，不拘时候。

【主治】赤白痢，日夜不绝。

吴茱萸丸

【来源】《太平圣惠方》卷五十九。

【组成】吴茱萸一两（汤浸七遍，焙干微炒）　黄连半两（去须，微炒）　干姜一两（炮裂，锉）　厚朴一两（去粗皮，涂生姜汁，炙令香熟）　桂心半两　木香半两　青橘皮半两（汤浸，去白瓤，焙）　附子一两（炮裂，去皮脐）　甘草半两（炙微赤，锉）

【用法】上为末，炼蜜为丸，如梧桐子大。每服三十丸，以粥饮送下，不拘时候。

【主治】久冷下痢不止，腹痛不能饮食。

阿胶丸

【来源】《太平圣惠方》卷五十九。

【组成】阿胶三分（捣碎，炒令黄燥） 地榆一两半（锉） 诃黎勒三分（用皮） 熟干地黄一两 干姜半两（炮裂，锉） 赤芍药半两 黄连一两（去须，微炒） 白术半两 艾叶三分（微炒） 枳壳半两（麸炒微黄，去瓤） 木香半两 当归一两（锉，微炒）

【用法】上为末，炼蜜为丸，如梧桐子大。每服三十丸，粥饮送下，不拘时候。

【主治】久血痢，腹内疼痛，四肢羸瘦，面色萎黄。

卷柏散

【来源】《太平圣惠方》卷五十九。

【组成】卷柏一两 龙骨一两 诃黎勒一两（煨，用皮） 黄连一两（去须，微炒） 缩砂一两（去皮） 荜茇一两 肉豆蔻一两（去壳） 白石脂一两

【用法】上为散。每服二钱，食前以粥饮送下。

【主治】久痢不愈，脱肛。

没石子散

【来源】《太平圣惠方》卷五十七。

【组成】没石子半两 黄连一两（去须，微炒） 干姜一两（炮裂，锉） 白茯苓半两 厚朴一两（去粗皮，涂生姜汁，炙令香熟） 当归（锉，微炒）一两

【用法】上为细散。每服二钱，用粥饮调下，不拘时候。

【主治】痢，白多赤少。

丁香丸

【来源】《太平圣惠方》卷五十八。

【组成】母丁香末三分 巴豆四十九个（去皮心油，煎令黄赤色，研如面，纸裹，丁香丸压去油） 麝香一分 砒霜一分

【用法】上为末，以粟米饭为丸，如绿豆大。每服一丸，空心以冷水送下。

【主治】痢久不愈。

【宜忌】忌食热物。

升麻散

【来源】《太平圣惠方》卷五十八。

【组成】川升麻一两 茜根一两（锉） 犀角屑一两 桔梗一两（去芦头） 黄柏一两（锉） 黄芩一两 地榆一两半（锉） 荷根一两半

【用法】上为细散。每服二钱，以温酒调下，不拘时候。

【主治】蛊注痢，下血如鹅鸭肝，心中烦闷，不欲饮食。

白头翁丸

【来源】《太平圣惠方》卷五十八。

【组成】白头翁一两 黄丹二两（并白头翁入铁瓶内烧令通赤） 干姜一两（炮裂，锉） 莨菪子半升（以水淘去浮者，煮令芽出，晒干，炒令黄黑色） 白矾二两（烧令汁尽）

【用法】上为末，以醋煮面糊为丸，如梧桐子大。每服十丸，食前以粥饮送下。

【主治】休息痢，日夜不止，腹内冷痛。

安息香散

【来源】《太平圣惠方》卷五十八。

【组成】安息香半两 阿胶半两（捣碎，炒令黄燥） 黄连一两（去须，微炒） 桃白皮一两（锉） 汉椒一分（去目及闭口者，微炒去汗）

【用法】上为细末。每服一钱，食前以粥饮调下。

【主治】休息痢，发歇不恒，羸瘦少力。

三补丸

【来源】方出《太平圣惠方》卷五十九，名见《丹

溪心法》卷三。

【别名】三黄丸（《内科摘要》卷下）。

【组成】黄连（去须，微炒） 黄柏（炙微赤） 黄芩各一两

【用法】上为末，炼蜜为丸，如梧桐子大。每服十五丸，食前以粥饮送下。

【功用】

1.《丹溪心法》：泄五脏火。

2.《古今医统大全》：泻三焦火。

【主治】

1.《太平圣惠方》：血痢日夜不止，腹中疼痛，心神烦闷。

2.《丹溪心法》：上焦积热。

3.《内科摘要》：热痢腹痛，或口舌咽喉齿痛，大小便结涩，及一切实火之症。

4.《万氏女科》：不及期而经先行，由于血热者。

5.《医方考》：心气热，下脉厥而上，色赤，络脉满溢，枢纽折挈，胫纵而不任地者，名曰脉痿。

6.《证治准绳·杂病》：口疮，胃中有热，脉洪大。

7.《审视瑶函》：三焦积热上攻，眼目赤肿，小便赤涩，大便结燥，五脏俱热，肠风痔漏。

8.《会约医镜》：赤带，血热之甚者。

【宜忌】《校注妇人良方》：忌煎炒、椒、姜、辛辣等热物。

【方论】《医方考》：少火宜升，壮火宜降。今以三物降其三焦之壮火，则气得其生，血得其养，而三焦受益矣，故曰三补。黄芩苦而枯，故清热于上；黄连苦而实，故泻火于中；黄柏苦而润，故泻火于下。虽然，火有虚实，是方但可以治实火，若虚者用之，则火反盛，谓降多亡阴也。

干姜散

【来源】《太平圣惠方》卷五十九。

【组成】干姜二两（炮裂，锉） 栀子仁十四枚

【用法】上为散。每服三钱，以水一中盏，加薤白七茎，豉半合，煎至五分，去滓稍热服，不拘时候。

【主治】赤白痢。

干姜散

【来源】《太平圣惠方》卷五十九。

【组成】干姜三分（炮裂，锉） 黄连三分（去须，微炒） 桂心三分 木香半两 厚朴一两半（去粗皮，涂生姜汁，炙令香熟） 当归三分（锉，微炒）

【用法】上为细散。每服二钱，以粥饮调下，不拘时候。

【主治】脓血痢，腹痛，不欲饮食。

干姜散

【来源】《太平圣惠方》卷五十九。

【组成】干姜三两（炮裂，锉） 附子一两半（炮裂，去皮脐） 龙骨二两

【用法】上为细散。每服一钱，煎乌梅汤调下，不拘时候。

【主治】久冷痢，食不消化，脐腹疼痛。

干漆丸

【来源】《太平圣惠方》卷五十九。

【组成】干漆（捣碎，炒令烟出） 砒霜 朱砂各一分 麝香半钱 巴豆十枚（去皮心，不出油）

【用法】上为极细末，以软饭和丸，如麻子大。每服一丸，不拘时候，以新汲水送下。

【主治】一切痢，久医不愈。

马蔺子散

【来源】《太平圣惠方》卷五十九。

【组成】马蔺子二两（微炒） 地榆一两（锉） 厚朴一两（去粗皮，涂生姜汁，炙令香熟） 艾叶一两（微炒） 白术一两 赤石脂二两 龙骨二两 当归一两（锉，微炒） 肉豆蔻一两（去壳）

【用法】上为细散。每服二钱，以粥饮调下，不拘时候。

【主治】白痢，腹内绞痛，行数极多，色白如泔淀，不欲食。

云实丸

【来源】《太平圣惠方》卷五十九。

【组成】云实二合　附子一两（炮裂，去皮脐）　龙骨一两（末）　女菱一两（半）

【用法】上为末，煮枣肉为丸，如梧桐子大。每服十丸，以粥饮送下，不拘时候。

【主治】久赤白痢不愈，羸困。

木香丸

【来源】《太平圣惠方》卷五十九。

【组成】木香半两　地榆半两　当归半两（锉，微炒）　甘草半两（炙微赤，锉）　黄连二分（去须，微炒）　枳壳三分（麸炒微黄，去瓤）　黄耆三分（锉）　犀角屑三分

【用法】上为末，炼蜜为丸，如梧桐子大。每服三十丸，以粥饮送下，不拘时候。

【主治】热痢腹内疼痛，烦渴不食。

木香丸

【来源】《太平圣惠方》五十九。

【组成】木香半两　硼（硇）砂一两　白矾二两（烧令汁尽）　黄丹一两（微炒）　龙骨一两

【用法】上为末，用软饭为丸，如梧桐子大。每服十丸，以粥饮送下，不拘时候。

【主治】久痢不愈，腹内冷痛。

木香散

【来源】《太平圣惠方》卷五十九。

【组成】木香半两　樗树皮一两（炙黄，锉）　茜根一两　地榆一两（锉）　甘草半两（炙微赤，锉）　犀角屑二分　黄连一两（去须，微炒）　当归一两（锉，微炒）

【用法】上为粗散。每服三钱，以水一中盏，煎至六分，去滓，不拘时候温服。

【主治】久血痢不愈，四肢黄瘦，腹内疼痛。

木香散

【来源】《太平圣惠方》卷五十九。

【组成】木香半两　龙骨一两　白术半两　黄连半两（去须，微炒）　灶中黄土半两　当归半两（微炒）

【用法】上为细散。每服二钱，以粥饮调下；不拘时候。

【主治】脓血痢，腹内疼痛，口干心烦。

木香散

【来源】《太平圣惠方》卷五十九。

【组成】木香半两　附子三分（炮裂，去皮脐）　阿胶半两（捣碎，炒令黄燥）　白术三分　赤石脂三分　草豆蔻一两（去皮）　干姜三分（炮裂，锉）　桂心三分　厚朴一两（去粗皮，涂生姜汁，炙令香熟）

【用法】上为细散。每服二钱，以粥饮调下，不拘时候。

【主治】冷痢，心腹疼痛，不欲饮食，渐加羸弱。

木香散

【来源】《太平圣惠方》卷五十九。

【组成】木香半两　甘草半两（炙微赤，锉）　干姜半两（炮裂，锉）　白术三分　熟干地黄三分　黄芩半两　柏叶三分（微炒）　当归三分（锉，微炒）　黄连三分（去须，微炒）

【用法】上为散。每服三钱，以水一中盏，煎至五分，去滓，不拘时候温服。

【主治】冷热痢，虚损腹痛，不能饮食，日渐乏力。

木香散

【来源】《太平圣惠方》卷五十九。

【组成】木香三分　红豆蔻一两（去皮）　干姜半两（炮裂，锉）　当归三分（锉，微炒）　诃黎勒一两（煨，用皮）　赤石脂一两

【用法】上为细散。每服二钱，以粥饮调下，不拘时候。

【主治】气痢，腹内疼痛，四肢不和，少欲饮食。

内补丸

【来源】《太平圣惠方》卷五十九。

【别名】黄连丸（《普济方》卷二一〇引《十便良方》）。

【组成】黄连一两（去须，微炒） 当归三分（锉，微炒） 干姜半两（炮裂，锉） 阿胶三分（捣碎，炒令黄燥）

【用法】上为末，炼蜜为丸，如梧桐子大。每服三十丸，以粥饮送下，不拘时候。

【功用】《奇效良方》：通血气。

【主治】

1.《太平圣惠方》：冷热气不和，腹痛，下痢不止。

2.《普济方》引《十便良方》：产妇下痢不止，及下脓血。

内补散

【来源】《太平圣惠方》卷五十九。

【组成】黄连一两（去须，微炒） 甘草半两（炙微赤，锉） 干姜半两（炮裂，锉） 紫笋茶半两（微炒）

【用法】上为细散。每服二钱，以粥饮调下，不拘时候。

【主治】赤白痢。

乌梅丸

【来源】《太平圣惠方》卷五十九。

【组成】乌梅肉二两（微炒） 艾叶二两（微炒） 黄柏二两（微炙，炒） 甘草一两（炙微赤，锉）

【用法】上为末，炼蜜为丸，如梧桐子大。每服三十丸，食前以粥饮送下。

【主治】白痢，食不消化。

乌梅丸

【来源】《太平圣惠方》卷五十九。

【别名】梅连丸（《医方类聚》卷一三八引《御医撮要》）。

【组成】乌梅肉二两（微炒） 黄连二两（去须，微炒） 艾叶二两（微炒） 黄柏一两（锉，微炒） 干姜二两（炮裂，锉） 甘草一两（炙微赤，锉）

【用法】上为末，炼蜜为丸，如梧桐子大。每服三十丸，以粥饮送下，一日三四次。

【主治】痢下脓血，食不消化。

乌梅散

【来源】《太平圣惠方》卷五十九。

【组成】乌梅肉半两（微炒） 黄连三分（去须，微炒） 干姜半两（炮裂，锉） 诃黎勒三分（煨，用皮） 白矾半两（烧灰）

【用法】上为细散。每服二钱，以粥饮调下，不拘时候。

【主治】赤白痢，行数不减，时或口干发渴。

乌贼鱼骨丸

【来源】《太平圣惠方》卷五十九。

【组成】乌贼鱼骨三两（微炙，细研） 樗根皮二两（炙黄） 乱发灰一两 雀儿粪一两（炒黑） 代赭二两 龙骨二两 白石脂二两

【用法】上为末，用醋煮面糊为丸，如梧桐子大。每服二十丸，以粥饮送下，不拘时候。

【主治】久痢赤白，日夜无数，腹痛不可忍。

艾叶丸

【来源】《太平圣惠方》卷五十九。

【别名】伏龙肝丸（《圣济总录》卷七十五）。

【组成】艾叶一两（微炒） 黄连一两（去须，微炒） 木香一两 地榆一两（锉） 伏龙肝一两 阿胶一两（捣碎，炒令黄燥） 当归一两（锉，微炒） 赤芍药一两 黄芩一两

【用法】上为末，炼蜜为丸，如梧桐子大。每服三十丸，以粥饮送下，不拘时候。

【主治】赤痢，腹痛不可忍。

艾叶散

【来源】《太平圣惠方》卷五十九。

【组成】艾叶一两（微炒） 黄芩一两 赤芍药一两 地榆半两（锉） 当归一两半（锉，微炒）

【用法】上为散。每服三钱，以水一中盏，煎至五分，去滓温服，不拘时候。

【主治】久血痢，小腹结痛不可忍。

艾叶散

【来源】《太平圣惠方》卷五十九。

【组成】艾叶一两（微炒） 白石脂二两 白术三分 龙骨一两 当归一两（锉，微炒） 干姜三分（炮裂，锉） 附子一两（炮裂，去皮脐） 吴茱萸一两（汤浸七遍，焙干，微炒） 阿胶三分（捣碎，炒令黄燥） 厚朴一两半（去粗皮，涂生姜汁，炙令香熟）

【用法】上为细散。每服二钱，以粥饮调下，不拘时候。

【主治】久冷痢，食不消化，四肢不和，心腹多痛，少思饮食。

石榴皮散

【来源】《太平圣惠方》卷五十九。

【组成】酸石榴皮一两 龙骨一两（烧过） 诃黎勒一两（煨，用皮）

【用法】上为细散。每服二钱，以粥饮调下，不拘时候。

【主治】赤白痢，日夜行数不减。

龙骨丸

【来源】《太平圣惠方》卷五十九。

【组成】龙骨三分 艾叶一两（微炒） 赤石脂三分 白矾三两（烧令汁尽） 黄连三分（去须，微炒） 当归三分（锉碎，微炒） 附子一两（炮裂，去皮脐）

【用法】上为末，炼蜜为丸，如梧桐子大。每服三十丸，食前以粥饮送下。

【主治】水谷痢，日夜数行，腹内疼痛。

龙骨丸

【来源】《太平圣惠方》卷五十九。

【组成】龙骨三分 地榆一两（锉） 赤石脂三分 没石子三分 艾叶三分（微炒） 黄柏三分（微炙，锉） 橡实半两 当归三分（锉，微炒） 芎藭半两

【用法】上为末，炼蜜为丸，如梧桐子大。每服二十丸，以粥饮送下，不拘时候。

【主治】久赤白痢不止，腹痛不食。

龙骨散

【来源】《太平圣惠方》卷五十九。

【组成】龙骨一两 黄连一两（去须，微炒） 地榆一两（锉） 当归一两（锉，微炒） 犀角屑半两 黄芩一两 阿胶一两（捣碎，炒令黄燥）

【用法】上为细散。每服一钱，以粥饮调下，不拘时候。

【主治】赤痢烦渴，腹痛不欲饮食。

龙骨散

【来源】《太平圣惠方》卷五十九。

【组成】龙骨一两 厚朴二两（去粗皮，涂生姜汁，炙令香熟） 赤石脂二两 当归二两（锉碎，微炒） 白术一两 吴茱萸三分（汤浸七遍，焙干，微炒）

【用法】上为细末。每服二钱，以粥饮调下，不拘时候。

【主治】白痢腹痛，不能饮食。

龙骨散

【来源】《太平圣惠方》卷五十九。

【组成】龙骨一两 赤石脂三两 当归一两（锉，微炒） 肉豆蔻一两（去壳） 牡蒙二两 干姜一两（炮裂，锉）

【用法】上为细散。每服二钱，以粥饮调下，不拘时候。

【主治】冷痢洞泄，腹中绞痛不可忍。

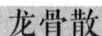

龙骨散

【来源】《太平圣惠方》卷五十九。

【组成】白龙骨一两 当归一两（锉，微炒） 白矾三两（烧令汁尽） 白石脂一两 附子一两（炮裂，去皮脐） 干姜三分（炮裂，锉）

【用法】上为细散。每服二钱，不拘时候，以粥饮调下。

【主治】久冷痢，食不消化，日夜三二十行，渐加困笃。

龙骨散

【来源】《太平圣惠方》卷五十九。

【组成】龙骨一两 黄连三分（去须，微炒） 犀角屑三分 黄柏三分（锉） 赤芍药半两 黄芩半两 当归半两（锉，微炒） 赤地利二分 黄耆三分（锉） 茜根三分 鼠尾草花三分

【用法】上为细散。每服二钱，不拘时候，以粥饮调下。

【主治】热痢，下赤黄色脓，心神烦热，腹内疼痛，饮食减少。

龙骨散

【来源】《太平圣惠方》卷五十九。

【组成】龙骨一两 艾叶一两（微炒） 鳖头骨三枚（涂酥炙令焦黄）

【主治】诸痢疾，脱肛久不止。

四白丸

【来源】《太平圣惠方》卷五十九。

【组成】白石脂二两 白矾二两（烧灰） 白龙骨二两 胡粉三两（炒）

【用法】上为末，用粳米饭和捣为丸，如梧桐子大。每服三十丸，食前以粥饮送下。

【主治】水谷痢，脐腹冷痛，日夜数行。

代赭丸

【来源】《太平圣惠方》卷五十九。

【组成】代赭二两 黄柏二两（涂蜜，炙微赤） 黄耆一两半（锉） 龙骨一两 赤石脂一两（烧赤，投醋中，滤出） 艾叶一两 狗头骨灰一两

【用法】上为末，炼蜜为丸，如梧桐子大。每服二十丸，不拘时候，以粥饮送下。

【主治】久赤白痢，日夜无数，腹痛不可忍。

白术丸

【来源】《太平圣惠方》卷五十九。

【组成】白术三分 赤石脂三分 犀角屑三分 干姜半两（炮裂，锉） 厚朴一两（去粗皮，涂生姜汁，炙令香熟） 龙骨三分 黄连一两（去须） 乌梅肉三分（微炒） 当归三分（锉，微炒） 甘草半两（炙微赤，锉）

　　方中甘草用量原缺，据《普济方》补。

【用法】上为末，炼蜜为丸，如梧桐子大。每服三十丸，于食前以粥饮送下。

【主治】赤白痢，及水谷冷热气痢。

白术丸

【来源】《太平圣惠方》卷五十九。

【组成】白术三分 枳壳半两（麸炒微黄，去瓤） 黄连半两（去须，微炒） 当归三分（锉，微炒） 芜荑仁一两（微炒）

【用法】上为末，炼蜜为丸，如梧桐子大。每服二十丸，以粥饮送下。

【主治】气痢，心腹疼痛。

白术散

【来源】《太平圣惠方》卷五十九。

【组成】白术一两 附子一两（炮裂，去皮脐） 龙骨二两 黄连一两（去须，微炒） 阿胶二两（捣碎，炒令黄燥） 干姜一两（炮裂，锉） 赤石脂二两 地榆一两（锉） 当归一两（锉，微炒）

【用法】上为细散。每服二钱，以粥饮调下，不拘时候。

【主治】久赤白痢不止，腹中疼痛。

白术散

【来源】《太平圣惠方》卷五十九。

【组成】白术一两（锉，微炒） 干姜一两（炮裂，锉） 木香半两 甘草半两（炙微赤，锉） 厚朴一两（去粗皮，涂生姜汁，炙令香熟） 阿胶一两（捣碎，炒令黄燥） 神曲一两（炒令微黄） 当归一两（锉，微炒） 诃黎勒一两（煨，用皮）

【用法】上为细散。每服二钱，煮枣粥饮调下，不拘时候。

【主治】久冷下痢后，脾胃尚虚，不能饮食，四肢少力。

白矾散

【来源】《太平圣惠方》卷五十九。

【组成】白矾一两（烧灰） 黄丹一两半（微炒） 胡粉一两（炒令微黄） 龙骨一两半 当归一两（锉，微炒） 诃黎勒一两（煨，用皮） 黄连三分（去须，微炒） 甘草一分（炙微赤，锉）

【用法】上为细散。每服三钱，以粥饮调下，不拘时候。

【主治】下痢脓血，心腹疗痛不止。

玄精丸

【来源】《太平圣惠方》卷五十九。

【组成】太阴玄精二两 白矾半斤 黄丹二两 青盐半两

【用法】上为细末，入生铁铫子内，烧白矾汁尽为度，后以不蚛皂荚三挺，存性烧熟都研为末，用糯米饭为丸，如梧桐子大。每服十丸，食前以粥饮送下。

【主治】休息痢久不愈，面色青黄，四肢逆冷，不思饮食。

地榆散

【来源】《太平圣惠方》卷五十九。

【组成】地榆一两半（锉） 樗树白皮一两（炙微黄，锉） 白术三分 当归三分（锉，微炒）

【用法】上为散。每服三钱，以水一中盏，煎至五分，去滓稍热服，不拘时候。

【主治】
　　1.《太平圣惠方》：赤白痢。
　　2.《鸡峰普济方》：胃风。其状恶风，颈多汗，膈下塞不通，饮食不下，胀满，形瘦腹大，失衣则嗔，食寒则泻泄、白痢。

地榆散

【来源】《太平圣惠方》卷五十九。

【组成】地榆 臭椿树皮（炙） 狼牙 黄芩各半两

【用法】上为散。每服半两，以水一中盏，煎至七分，去滓，分二次温服，不拘时候。

【主治】久血痢不愈。

地榆散

【来源】《太平圣惠方》卷五十九。

【组成】地榆一两（锉） 甘草半两（炙微赤，锉） 赤芍药一两 柏叶一两（微炙） 茜根一两（锉） 诃黎勒一两（煨，用皮） 当归一两（锉，微炒） 黄连一两（去须，微炒）

【用法】上为粗散。每服四钱，以水一中盏，煎取六分，去滓温服，不拘时候。

【主治】蛊注痢。下血如鹅鸭肝，腹痛不止。

当归汤

【来源】方出《太平圣惠方》卷五十九，名见《普济方》卷二一一。

【组成】当归一两（锉，微炒） 黄连一两（去须，微炒）

【用法】上为细散。每服二钱，以粥饮调下，不拘时候。

【主治】冷热气不和，腹痛，下痢不止。

当归散

【来源】《太平圣惠方》卷五十九。

【组成】当归一两（锉，微炒） 乌梅肉二两（微炒） 阿胶一两（捣碎，炒令黄燥） 干姜一两（炮裂，锉） 白术一两 甘草半两（炙微

赤，锉）　赤芍药一两　附子一两（炮裂，去皮脐）　厚朴一两半（去粗皮，涂生姜汁，炙令香熟）

【用法】上为散。每服四钱，以水一中盏，煎取六分，去滓稍热服，不拘时候。

【主治】白痢，腹痛不止。

当归散

【来源】《太平圣惠方》卷五十九。

【组成】当归一两（锉，微炒）　樗树皮一两（炙黄，锉）　黄连一两（去须，微炒）　地榆一两（锉）　艾叶一两（微炒）　酸石榴皮三分（烧灰）　阿胶三分（捣碎，炒令黄燥）

【用法】上为细散。每服二钱，以粥饮调下，不拘时候。

【主治】久血痢不止，腹中疹痛，面黄羸瘦。

当归散

【来源】《太平圣惠方》卷五十九。

【组成】当归一两（锉，微炒）　地榆一两（锉）　甘草半两（炙微赤，锉）　赤石脂二两　乌梅肉一两（微炒）　栀子仁半两　白术一两　黄芩一两　干姜一两（炮裂，锉）

【用法】上为细散。每服二钱，以粥饮调下，不拘时候。

【主治】脓血痢，腹痛心烦，口干，不欲饮食。

当归散

【来源】《太平圣惠方》卷五十九。

【组成】当归二分　黄芩三分　地榆一两（锉）　黄连一两（去须，微炒）　甘草半两（炙微赤，锉）　犀角屑一两

【用法】上为散。每服三钱，以水一中盏，煎至五分，去滓温服，不拘时候。

【主治】热痢，下赤黄脓，腹痛烦热。

肉豆蔻丸

【来源】《太平圣惠方》卷五十九。

【组成】肉豆蔻一两（去壳）　诃黎勒一两（煨，用皮）　白梅肉一两（微炒）　黄连一两（去须，微炒）　白矾二两（烧令汁尽）

【用法】上为末，炼蜜为丸，如梧桐子大。每于食前，以粥饮送下二十丸。

【主治】休息气痢久不愈，食即呕吐，腹内疼痛。

肉豆蔻散

【来源】《太平圣惠方》卷五十九。

【组成】肉豆蔻一两（去壳）　木香一两　甘草半两（炙微赤，锉）　干姜一两（炮裂，锉）　厚朴一两（去粗皮，涂生姜汁，炙令香熟）

【用法】上为散。每服三钱，用水一中盏，加大枣三个，煎至六分，去滓稍热服，不拘时候。

【主治】水谷痢，心腹胀满，不能饮食。

肉豆蔻散

【来源】《太平圣惠方》卷五十九。

【组成】肉豆蔻一两（去壳）　厚朴三两（去粗皮，涂生姜汁，炙令香熟）　甘草半两（炙微赤，锉）　诃黎勒一两半（煨，用皮）　干姜一两（炮裂，锉）　陈橘皮一两（汤浸去白瓤，焙）

【用法】上为细散。每服二钱，以粥饮调下，不拘时候。

【主治】白痢，心腹胀满，不能饮食。

肉豆蔻散

【来源】《太平圣惠方》卷五十九。

【组成】肉豆蔻一两（去壳）　鹿角屑一两（用酥炒令焦）　定粉二分（炒令黄色）　密陀僧三分（烧黄，细研）

【用法】上为细散。每服一钱，以粥饮调下，不拘时候。

【主治】久赤白痢。

肉豆蔻散子

【来源】《太平圣惠方》卷五十九。

【别名】肉豆蔻散（《普济方》卷二一一）。

【组成】肉豆蔻一两（去壳） 干姜半两（炮裂，锉） 白术三分 诃黎勒一两（煨） 荜茇半两 木香半两 陈橘皮一两（汤浸）

【用法】上为细散。每服二钱，食前以粥饮调下。

【主治】久冷痢，腹胁满，食不消化。

朱砂丸

【来源】《太平圣惠方》卷五十九。

【组成】朱砂一分（研） 蛤粉半两（研） 巴豆一分（去皮心，炒令黄） 硫黄一分（研） 乌头末半两（炒令黄） 麝香半钱（研） 砒霜半分（研）

【用法】上为细末，用煮枣肉为丸，如黍米大。每服三丸，以冷粥饮送下，不拘时候。

【主治】一切痢，久不愈。

【宜忌】忌食热物。

麦蘗丸

【来源】《太平圣惠方》卷五十九。

【组成】麦蘗二两（炒令微黄） 曲半斤（炒令微黄） 附子一两（炮裂，去皮脐） 桂心一两 乌梅肉一两（微炒） 人参一两（去芦头） 白茯苓一两

【用法】上为末，炼蜜为丸，如梧桐子大。每服三十丸，煮枣粥饮送下，不拘时候。

【主治】

1.《太平圣惠方》：痢后不能食，气虚羸瘦。

2.《圣济总录》：休息痢。不能食及羸瘦。

芜荑丸

【来源】《太平圣惠方》卷五十九。

【组成】芜荑二两（微炒） 黄连一两（去须，微炒） 蚺蛇胆半两

【用法】上为末，炼蜜为丸，如梧桐子大。每服三十丸，以杏仁汤送下，一日二次。

【主治】久痢不愈，有虫，兼下部脱肛。

赤石脂丸

【来源】《太平圣惠方》卷五十九。

【组成】赤石脂一两 桂心一两 白矾二两（烧令汁尽） 干姜一两（炮裂，锉） 附子一两（炮裂，去皮脐）

【用法】上为末，炼蜜为丸，如梧桐子大。每服三十丸，以粥饮送下，不拘时候。

【主治】水谷痢，积久不愈，下肠垢。

赤石脂汤

【来源】方出《太平圣惠方》卷五十九，名见《普济方》卷二一一。

【组成】赤石脂一分 干姜一分（炮裂，锉） 白龙骨半两

【用法】上为细散。每服二钱，食前以粥饮调下。

【主治】久痢，食不消化，脐腹疼痛。

赤石脂散

【来源】《太平圣惠方》卷五十九。

【组成】赤石脂一两 当归半两（锉，微炒） 蓬莪术半两 龙骨一两 肉豆蔻半两（去壳） 白石脂一两 黄连半两（去须，微炒） 白芍药半两 厚朴半两（去粗皮，涂生姜汁，炙令香熟）

【用法】上为细散。每服二钱，食前以粥饮调下。

【主治】大肠风冷，久痢不愈，脱肛。

赤芍药散

【来源】《太平圣惠方》卷五十九。

【组成】赤芍药二两 黄柏二两（以蜜拌合涂，炙令尽，锉）

【用法】上为散。每服三钱，以淡浆水一中盏，煎至五分，去滓稍热服，不拘时候。

【主治】赤痢多，腹痛不可忍。

吴茱萸散

【来源】《太平圣惠方》卷五十九。

【组成】吴茱萸半两（汤浸七遍，焙干，微炒） 白术三分 白石脂一两 木香半两 当归一两（锉，微炒） 黄连半两（去须，锉，微炒） 干姜三分（炮裂，锉） 厚朴一两半（去粗皮，涂生姜汁，

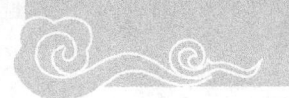

炙令香熟）

【用法】上为细散。每服二钱，以粥饮调下，不拘时候。

【主治】久冷痢不止，心腹疼痛，饮食不消，四肢乏力。

吴茱萸煎丸

【来源】《太平圣惠方》卷五十九。

【别名】茱萸煎丸（《医方类聚》卷一三八）。

【组成】吴茱萸一两（汤浸七遍，焙干，微炒）　陈橘皮二两（汤浸，去白瓤，焙）　生姜一斤（绞取汁）　无灰酒一升　附子二两（炮裂，去皮脐）　当归一两（锉，微炒）

【用法】上为末，先将姜汁并酒入铫子内，慢火煎，不住手搅，次入药末，煎成膏，候可丸即丸，如梧桐子大。每服三十丸，于食前以粥饮送下。

【主治】休息痢，肌羸无力、腰膝冷，脐下痛。

牡蛎散

【来源】《太平圣惠方》卷五十九。

【组成】牡蛎一两（烧为粉）　龙骨一两　乌梅肉半两　白头翁半两　女萎半两　黄连半两（去须，微炒）　当归半两（锉碎，微炒）　甘草半两（炙微赤，锉）

【用法】上为细散。每服二钱，食前以粥饮调下。

【主治】白脓痢，昼夜无数。

没石子散

【来源】《太平圣惠方》卷五十九。

【组成】没石子半两　肉豆蔻半两（去壳）　桂心半两　诃黎勒一两（煨，去皮）　厚朴一两半（去粗皮，涂生姜汁，炙令香熟）　龙骨一两　麝香一分（细研）

【用法】上为细散。每服一钱，食前以粥饮调下。

【主治】休息痢。脾胃气虚冷，大肠转泄，或发或止，饮食全少，四肢无力。

诃黎勒丸

【来源】《太平圣惠方》卷五十九。

【组成】诃黎勒一两（煨，用皮）　干姜三分（炮裂，锉）　当归一两（锉，微炒）　黄连一两（去须，微炒）　白术一两　木香三分（锉）　厚朴一两（去粗皮，涂生姜汁，炙令香熟）

【用法】上为末，炼蜜为丸，如梧桐子大。每服三十丸，不拘时候，以粥饮送下。

【主治】

1.《太平圣惠方》：水谷痢。腹胁虚胀，时复疼痛，不欲饮食。

2.《圣济总录》：肠痹飧泄。

诃黎勒散

【来源】《太平圣惠方》卷五十九。

【组成】诃黎勒一两半（煨，用皮）　木香三两　附子一两（炮裂，去皮脐）　干姜一两（炮裂，锉）　厚朴二两（去粗皮，涂生姜汁，炙令香熟）　枳实一两（麸炒微黄）　白茯苓一两　甘草半两（炙微赤，锉）　当归一两（锉，微炒）

【用法】上为细散。每服二钱，以粥饮调下，不拘时候。

【主治】白痢腹痛，胸膈痞满，不能饮食。

诃黎勒散

【来源】《太平圣惠方》卷五十九。

【别名】诃黎勒汤（《圣济总录》卷一七九）。

【组成】诃黎勒一两（煨，用皮）　当归一两（锉，微炒）　黄连一两（去须，微炒）　甘草半两（炙微赤，锉）　木香半两　干姜半两（炮裂，锉）

【用法】上为散。每服四钱，以水一中盏，煎至六分，去滓温服，不拘时候。

【主治】

1.《太平圣惠方》：冷热痢，烦闷，不欲饮食。

2.《圣济总录》：小儿胃风腹胀，得冷则泄痢。

诃黎勒散

【来源】《太平圣惠方》卷五十九。

【组成】诃黎勒一两（煨，用皮） 当归三分（锉，微炒） 红豆蔻三分（去皮） 木香半两 龙骨三两

【用法】上为细散。每服二钱，以粥饮调下，不拘时候。

【主治】气痢。心腹疼痛，不欲饮食。

阿胶丸

【来源】《太平圣惠方》卷五十九。

【组成】阿胶一两（捣碎，炒令黄燥） 干姜一两（炮裂，锉） 木香一两 龙骨二两 赤石脂二两 黄连一两（去须，微炒） 当归一两（锉，微炒） 黄芩一两 厚朴一两半（去粗皮，涂生姜汁，炙令香熟）

【用法】上为末，炼蜜为丸，如梧桐子大。每服三十丸，粥饮送下，不拘时候。

【主治】冷热不调，痢下脓血不止，腹痛不可忍。

阿胶丸

【来源】《太平圣惠方》卷五十九。

【组成】阿胶二两（捣碎，炒令黄燥） 乌梅肉二两（微炒） 黄连二两（去须，微炒）

【用法】上为末，用煨蒜研为丸，如梧桐子大。每服三十丸，食前粥饮送下。

【主治】休息气痢。

阿胶散

【来源】《太平圣惠方》卷五十九。

【组成】阿胶半两（捣碎，炒令黄燥） 甘草半两（炙微赤，锉） 附子一两（炮裂，去皮脐） 黄连一两（去须，微炒） 当归半两（锉，微炒）

【用法】上为散。每服三钱，以水一中盏，煎至五分，去滓稍热服，不拘时候。

【主治】赤白痢，腹中疠痛，时作寒热。

阿胶散

【来源】《太平圣惠方》卷五十九。

【组成】阿胶一两（捣碎，炒令黄燥） 川升麻半两 地榆一两（锉） 黄连一两（去须，微炒） 刺蓟一两 犀角屑半两 熟干地黄一两 栀子仁一两 当归一两（锉，微炒）

【用法】上为散。每服四钱，以水一中盏，加薤白七寸，豉一百粒，煎至六分，去滓温服，不拘时候。

【主治】热毒血痢成片，脐下疠痛。

阿胶散

【来源】《太平圣惠方》卷五十九。

【组成】阿胶二两（捣碎，炒令黄燥） 当归（锉，微炒） 黄连一两（去须，微炒） 赤芍药一两 干姜一两（炮裂，锉） 赤石脂二两

【用法】上为细散。每服二钱，以粥饮调下，不拘时候。

【主治】脓血痢，绕脐疼痛。

附子丸

【来源】《太平圣惠方》卷五十九。

【组成】附子一两（炮裂，去皮脐） 莨菪子一两（水淘去浮者，水煮令芽出，候干，即炒令黄黑色） 干姜三分（炮裂，锉） 吴茱萸半两（汤浸七遍，焙干，微炒） 青橘皮三分（汤浸，去瓤，焙干） 厚朴二两（去粗皮，涂生姜汁，炙令香熟） 当归三分（锉，微炒） 艾叶三分（微炒） 白术三分

【用法】上为末，炼蜜为丸，如梧桐子大。每服三十丸，以粥饮送下，不拘时候。

【主治】冷痢不愈，四肢不和，腹痛，不欲饮食。

附子丸

【来源】《太平圣惠方》卷五十九。

【组成】附子一两（炮裂，去皮脐） 龙骨三分 当归一两（锉，微炒） 白术一两 干姜三分（炮裂，锉） 桂心半两 白矾二两（烧灰） 厚

朴一两（去粗皮，涂生姜汁，炙令香熟）

【用法】上为末，炼蜜为丸，如梧桐子大。每服三十丸，以粥饮送下，不拘时候。

【主治】久冷痢，大肠滑泄，吃食不消，腹胁疼痛。

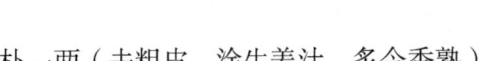

附子散

【来源】《太平圣惠方》卷五十九。

【组成】附子一枚（生，去皮脐）　乌梅二枚

【用法】上二味，各烧令半生半熟，共为细散。每服一钱，食前以粥饮调下。

【主治】赤白痢不止，多渴。

附子散

【来源】《太平圣惠方》卷五十九。

【组成】附子一两（炮裂，去皮脐）　黄连一两（去须，微炒）　诃黎勒一两（煨，用皮）　干姜一两（炮裂，锉）　甘草一两（炙微赤，锉）　密陀僧一两（烧，研细）

【用法】上为细散。每服二钱，以粥饮调下，一日三四次。

【主治】久赤白痢，腹痛不止。

附子散

【来源】《太平圣惠方》卷五十九。

【组成】附子一两（炮裂，去皮脐）　神曲三分（炒微黄）　干姜三分（炮裂，锉）　甘草一分（炙微赤，锉）　当归半两（锉，微炒）

【用法】上为细散。每服二钱，以粥饮调下，不拘时候。

【主治】冷热气不和，腹痛，下痢脓血。

附子散

【来源】《太平圣惠方》卷五十九。

【组成】附子一两（炮裂，去皮脐）　陈橘皮一两（汤浸，去白瓤，焙）　干姜半两（炮裂，锉）　白术三分　桂心半两　当归半两（锉，微炒）　龙骨三分　厚朴一两（去粗皮，涂生姜汁，

炙令香熟）

【用法】上为细散。每服二钱，以粥饮调下，不拘时候。

【主治】冷痢。四肢不和，心腹疼痛，少欲饮食，渐加羸瘦。

附子散

【来源】《太平圣惠方》卷五十九。

【组成】附子一两（炮裂，去皮脐）　黄连一两（去须，微炒）　龙骨一两　当归三分（锉，微炒）　地榆一两（锉）　木香半两

【用法】上为细散。每服二钱，以粥饮调下，不拘时候。

【主治】冷热痢。腹痛不能饮食。

抵圣丸

【来源】《太平圣惠方》卷五十九。

【别名】抵黄丸（《普济方》卷二一二）。

【组成】硫黄半两　密陀僧一分（烧通赤）　白矾灰半两　寒水石二两（烧通赤）

【用法】上为末，以面糊为丸，如绿豆大。每服五丸，以冷水送下。

【主治】久患赤白痢。

枳壳丸

【来源】《太平圣惠方》卷五十九。

【组成】枳壳一两（麸炒微黄，去瓤）　黄连一两（去须，微炒）　芜荑仁一两（微炒）

【用法】上为末，以软饭和丸，如梧桐子大。每服三十丸，食前以粥饮送下。

【主治】气痢，久不止。

枳壳散

【来源】《太平圣惠方》卷五十九。

【组成】枳壳三分（麸炒微黄，去瓤）　厚朴三分（去粗皮，涂生姜汁，炙令香熟）　甘草三分（炙微赤，锉）　臭椿根三分（炙黄，锉）　地榆三分（锉）　紫草三分

【用法】上为细散。每服二钱，以粥饮调下，不拘时候。

【主治】赤白痢，冷热未调，下痢不止。

茜根散

【来源】《太平圣惠方》卷五十九。

【别名】茜根汤（《治痢捷要新书》）。

【组成】茜根一两　黄连二两（去须，微炒）　地榆一两（锉）　栀子仁半两　生干地黄一两　当归一两（锉，微炒）　犀角屑一两　黄芩一两

【用法】上为散。每服四钱，以水一中盏，入豉五十粒，韭白七寸，煎至六分，去滓温服，不拘时候。

【主治】血痢，心神烦热，腹中痛，不纳饮食。

茜根散

【来源】《太平圣惠方》卷五十九。

【组成】茜根一两（锉）　川升麻一两　犀角屑一两　地榆一两（锉）　黄芩一两　黄连一两（去须，微炒）

【用法】上为散。每服四钱，以水一中盏，煎至六分，去滓温服，不拘时候。

【主治】蛊注下血如鸡肝，体热，心腹中烦闷。

荜茇丸

【来源】《太平圣惠方》卷五十九。

【组成】荜茇一两　诃黎勒三分（煨，用皮）　桂心半两　胡椒一两　厚朴二（一）两半（去粗皮，涂生姜汁，炙令香熟）　白术三分　龙骨一两　干姜三分（烧裂，锉）　陈橘皮一两（汤浸，去白瓤，焙）　白石脂一两　缩砂三分（去皮）　当归半两（锉，微炒）

【用法】上为末，炼蜜为丸，如梧桐子大。每服二三十丸，以粥饮送下，不拘时候。

【主治】久冷痢不止，食不消化。

荜茇散

【来源】《太平圣惠方》卷五十九。

【组成】荜茇三分　干姜三分（炮裂，锉）　甘草半两（炙微赤，锉）　陈橘皮一两（汤浸，去白瓤，焙）　厚朴一两（去粗皮，涂生姜汁，炙令香熟）　附子一两（炮裂，去皮脐）　当归半两（锉，微炒）　赤石脂半两　诃黎勒三分（煨，用皮）　吴茱萸半两（汤浸七遍，焙干微炒）　肉豆蔻一两（去壳）

【用法】上为细散。每服二钱，以粥饮调下，不拘时候。

【主治】冷痢，腹痛不食，四肢羸弱。

草豆蔻散

【来源】《太平圣惠方》卷五十九。

【组成】草豆蔻一两（去皮）　白石脂一两　当归一两（锉，微炒）　干姜一两（炮裂，锉）

【用法】上为散。每服二钱，以粥饮调下，不拘时候。

【主治】水谷痢不止，腹内疼痛。

茱萸丸

【来源】《太平圣惠方》卷五十九。

【别名】变通丸（《医方类聚》卷一三九引《澹寮》）、茱萸汤（《圣济总录》卷七十四）、二宜散（《普济方》卷二一二）、茱连丸（《万氏家抄方》卷一）。

【组成】吴茱萸二两（汤浸七遍，焙干，微炒）　黄连二两（去须，微炒）

【用法】上为末，用软饭为丸，如梧桐子大。每服三十丸，以粥饮送下，不拘时候。

【主治】

　　1.《太平圣惠方》：水泻不止。

　　2.《普济方》：赤白痢，腹脐痛，日夜无度，脓血相杂，里急及肠风下血。

厚朴丸

【来源】《太平圣惠方》卷五十九。

【组成】厚朴一两半（去粗皮，涂生姜汁，炙令香熟）　黄连一两（去须，微炒）　干姜半两（炮裂，锉）　甘草半两（炙微赤，锉）　龙骨半两　赤石

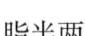

脂半两

【用法】上为末，炼蜜为丸，如梧桐子大。每服三十丸，以粥饮送下，不拘时候。

【主治】冷热不调，下痢不止。

厚朴散

【来源】《太平圣惠方》卷五十九。

【组成】厚朴半两（去粗皮，涂生姜汁，炙令香熟） 木香半两 人参半两（去芦头） 诃黎勒三分（煨，用皮） 干姜半两（炮裂，锉） 陈橘皮一两（汤浸，去白瓤，焙） 当归半两（锉，微炒） 地榆三分（锉） 附子一两（炮裂，去皮脐）

【用法】上为散。每服三钱，以水一中盏，煎至五分，去滓，稍热服，不拘时候。

【主治】水谷痢。腹内疼痛，两胁虚胀，不思饮食。

厚朴散

【来源】《太平圣惠方》卷五十九。

【组成】厚朴一两（去粗皮，涂生姜汁，炙令香熟） 地榆一两（锉） 当归一两（锉，微炒） 黄连一两（去须，微炒） 赤芍药半两 赤石脂二两 干姜一两（炮裂，锉） 禹余粮二两（烧醋淬三遍） 吴茱萸半两（汤浸七遍，焙干，微炒）

【用法】上为细散。每服二钱，以粥饮调下，不拘时候。

【主治】白痢。四肢不和，腹内疞痛。

厚朴散

【来源】《太平圣惠方》卷五十九。

【组成】厚朴二两（去粗皮，涂生姜汁，炙令香熟） 木香三分 黄连一两（去须，微炒） 吴茱萸半两（汤浸七遍，焙干，微炒） 干姜半两（炮裂，锉） 当归三分（锉，微炒）

【用法】上为细散。每服二钱，以粥饮调下，不拘时候。

【主治】久赤白痢，腹内冷痛，白多赤少。

厚朴散

【来源】《太平圣惠方》卷五十九。

【组成】厚朴一两半（去粗皮，涂生姜汁，炙令香熟） 肉豆蔻一两（去壳） 当归三分（锉，微炒） 龙骨一两 木香半两 阿胶三分（捣碎，炒令黄燥）

【用法】上为散。每服三钱，以水一中盏，加生姜半分、大枣三个，煎至五分，去滓，稍热服，不拘时候。

【主治】久冷痢，食不消化，心腹疞痛，四肢少力。

禹余粮丸

【来源】《太平圣惠方》卷五十九。

【组成】禹余粮二两（烧，醋淬七遍） 川乌头一两（炮裂，去皮脐） 莨菪子二两（水淘去浮者，水煮令芽出，曝干，炒令黄黑色）

【用法】上为末，用糯米饭为丸，如小豆大。每服五丸，食前以粥饮送下。

【主治】冷痢不愈。

神妙橡实散

【来源】《太平圣惠方》卷五十九。

【组成】橡实二两 干楮叶一两（炒炙）

【用法】上为细散。每服一钱，煎乌梅汤调下，不拘时候。

【主治】水谷痢，无问老少，日夜百余行。

神效朱砂丸

【来源】《太平圣惠方》卷五十九。

【组成】朱砂一分 定粉一分 粉霜一分 巴豆一分

【用法】上同研如面，用水浸蒸饼和丸，如绿豆大。每服二丸，空心以冷酒汤送下。

【主治】久赤白痢不愈，日夜度数无恒。

【宜忌】忌食热物。

栝楼散

【来源】《太平圣惠方》卷五十九。

【组成】栝楼一枚（出却一半瓤） 白矾一两 白石英一两

【用法】上二味入栝楼中，以湿纸裹烧，候赤为度，待冷，捣细研为散。每服一钱，食前以粥饮调下。

【主治】休息痢。

莨菪丸

【来源】《太平圣惠方》卷五十九。

【组成】莨菪子二两（水淘去浮者，煮令芽出，晒干，炒令黑黄色） 干姜二两（炮裂，锉） 白矾二两（烧令汁尽）

【用法】上为末，以醋煮面糊为丸，如梧桐子大。每服三十丸，以粥饮送下，一日三次。

【主治】久痢，肠滑不止，下肠垢，羸困。

莨菪丸

【来源】《太平圣惠方》卷五十九。

【组成】莨菪子一斤（水淘去浮者，水煮令芽出，晒干，炒令黄黑色，细碎研） 酽醋二升 青州枣一升（煮，去皮核）

【用法】上以醋煮二味为膏，候可丸即丸，如梧桐子大。每服二十丸，食前以粥饮送下。

【主治】痢疾时久不愈，变种种痢，兼脱肛。

桑黄散

【来源】《太平圣惠方》卷五十九。

【组成】桑黄一两（微炒） 地榆三分（锉） 黄连三分（去须，微炒） 当归一两（锉，微炒） 黄芩半两 甘草半两（炙微赤，锉）

【用法】上为粗散。每服三钱，以水一中盏，煎至六分，去滓温服，不拘时候。

【主治】血痢。日久不止，腹痛心烦。

菖蒲丸

【来源】《太平圣惠方》卷五十九。

【组成】菖蒲三两 干姜一两半（炮裂，锉）

【用法】上为末，用粳米饭为丸，如梧桐子大。每服三十丸，以粥饮送下。

【主治】水谷痢，及冷气腹肚虚鸣。

黄丹散

【来源】《太平圣惠方》卷五十九。

【组成】黄丹三两（炒令紫色） 枣肉三十枚（捣为一块，用纸紧裹，大火烧令赤，候冷取出） 枳壳半两（麸炒微黄，去瓤） 黄连半两（去须，微炒）

【用法】上为细散。每服一钱，食前以粥饮调下；赤白痢及水泻，每服半钱，粥饮调下。

【主治】休息痢诸药无效，赤白痢，水泻。

【宜忌】《圣济总录》：忌油腻、冷物。

黄芩散

【来源】《太平圣惠方》卷五十九。

【组成】黄芩三分 赤茯苓一两 川升麻半两 吴蓝半两 阿胶二分（捣碎，炒令黄燥） 黄连半两（去须，微炒） 鬼臼半两（去须） 黄柏三分（锉） 甘草半两（炙微赤，锉）

【用法】上为散。每服三钱，以水一中盏，煎至六分，去滓温服，不拘时候。

【主治】热痢，心神烦闷，小便赤涩。

黄芩散

【来源】《太平圣惠方》卷五十九。

【组成】黄芩一两 地榆一两（锉） 犀角屑一两 茜根一两 柏叶二两（微炒） 甘草一两（炙微赤，锉） 诃黎勒一两（煨，用皮） 当归一两（锉，微炒） 牛角䚡灰一两

【用法】上为散。每服四钱，以水一中盏，煎至六分，去滓温服，不拘时候。

【主治】蛊注痢。下血，心神烦闷，腹中疗痛。

黄连丸

【来源】《太平圣惠方》卷五十九。

【组成】黄连一两（去须，微炒） 干姜一两（炮裂，锉） 厚朴一两（去粗皮，涂生姜汁，炙令香熟） 神曲一两（炒令微黄） 当归一两（微炒） 禹余粮一两（烧醋淬三遍） 赤石脂二两 酸石榴皮一两 川乌头一两（炮裂，去皮脐）

【用法】上为末，醋煮曲糊为丸，如梧桐子大。每服三十丸，以艾汤送下，不拘时候。

【主治】白痢腹痛，不思饮食，瘦瘁骨立。

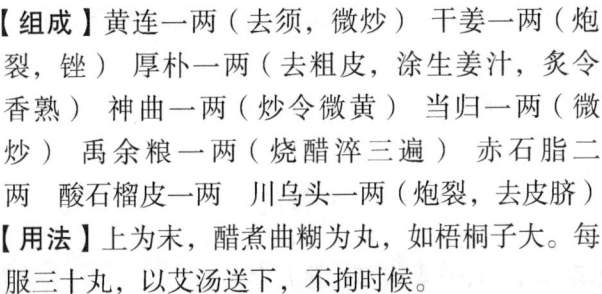

黄连丸

【来源】方出《太平圣惠方》卷五十九，名见《圣济总录》卷七十六。

【组成】黄连（去须，微炒） 黄柏（炙微赤） 黄芩各一两

【用法】上为末，炼蜜为丸，如梧桐子大。每服十五丸，食前以粥饮送下。

【主治】
1.《太平圣惠方》：血痢。
2.《普济方》：协热泄泻。

黄连丸

【来源】《太平圣惠方》卷五十九。

【组成】黄连二两（去须，微炒） 当归二两（锉，微炒） 乌梅肉二两（微炒） 阿胶二两（捣碎，炒令黄燥） 厚朴二两（去粗皮，涂生姜汁，炙令香熟）

【用法】上为末，醋煮面糊为丸，如梧桐子大。每服三十丸，以粥饮送下，一日三四次。

【主治】痢下脓血及诸痢疾。

黄连丸

【来源】《太平圣惠方》卷五十九。

【组成】黄连二两（去须，微炒） 黄柏二两（锉，微炒） 羚羊角屑一两 当归一两（锉，微炒） 艾叶二两（微炒） 赤芍药二两（微炒）

【用法】上为末，炼蜜为丸，如梧桐子大。每服三十丸，以粥饮送下，不拘时候。

【主治】
1.《太平圣惠方》：冷热痢，心神烦闷，腹中疼痛。

2.《圣济总录》：疟痢无度，赤白相间。

黄连散

【来源】《太平圣惠方》卷五十九。

【组成】黄连三分（去须，微炒） 白术半两 黄芩半两 当归三分（锉，微炒） 乌梅肉半两（微炒） 干姜半两（炮裂，锉） 阿胶一两（捣碎，炒令黄燥） 甘草半两（炙微赤，锉）

【用法】上为散。每服二钱，以水一中盏，煎至五分，去滓，稍热服，不拘时候。

【主治】赤白痢，腹中疼痛，口干，或作寒热。

黄连散

【来源】《太平圣惠方》卷五十九。

【组成】黄连一两（去须，微炒） 龙骨二两 地榆一两（锉） 阿胶二两（捣碎，炒令黄燥） 当归一两（锉，微炒） 栀子仁半两 赤芍药一两 黄芩一两

【用法】上为散。每服四钱，以水一中盏，煎至六分，去滓温服，不拘时候。

【主治】热毒下痢黑白，脏腑疗痛，日夜百行，气息欲绝。

黄连散

【来源】《太平圣惠方》卷五十九。

【组成】黄连一两（去须，微炒） 黄柏 栀子仁 地榆 马蔺子 当归（锉，微炒） 黄芩 茜根 柏叶各一分

【用法】上为散。每服半两，以水一中盏，煎至六分，去滓温服，不拘时候。

【主治】血痢，经年不愈。

黄连散

【来源】《太平圣惠方》卷五十九。

【组成】黄连一两（去须，微炒） 黄柏一两（炙微赤，锉） 艾叶一两（微炒） 附子一两（炮裂，去皮脐） 甘草一两（炙微赤，锉） 乌梅肉

一两（微炒）　干姜一两（炮裂，锉）　赤石脂二两　厚朴一两（去粗皮，涂生姜汁，炙令香熟）

【用法】上为散。每服二钱，以粥饮调下，不拘时候。

【主治】脓血痢，腹内疗痛，行数不恒，食饮不下。

黄连散

【来源】《太平圣惠方》卷五十九。

【组成】黄连二两（去须，微炒）　黄芩一两　当归一两（锉，微炒）　黄柏一两（锉）　赤石脂一两

【用法】上为散。每服三钱，以粥饮调下，不拘时候。

【主治】热痢，烦渴腹痛。

黄连散

【来源】《太平圣惠方》卷五十九。

【组成】黄连一两（去须，微炒）　龙骨二两　木香半两　当归一两（锉，微炒）　赤芍药二两　诃黎勒一两半（煨，用皮）　赤石脂二两　甘草半两（炙微赤，锉）　干姜一两（炮裂，锉）

【用法】上为散。每服二钱，以粥饮调下，不拘时候。

【主治】冷热痢，心腹疼痛不止。

黄柏散

【来源】《太平圣惠方》卷五十九。

【组成】黄柏一两（炙微赤，锉）　当归一两（锉，微炒）　黄连一两（去须，微炒）　地榆三分（锉）

【用法】上为细散，每服二钱，以粥饮调下。不拘时候。

【主治】血痢日夜不止，腹中疗痛，心神烦闷。

黄柏散

【来源】《太平圣惠方》卷五十九。

【组成】黄柏一两（炙微赤，锉）　栀子仁一两　黄连一两（去须）　阿胶一两（捣碎，炒令黄燥）　当归一两（锉，微炒）

【用法】上为细散，每服二钱。以粥饮调下。不拘时候。

【主治】脓血痢，心烦，腹疗痛。

黄耆散

【来源】《太平圣惠方》卷五十九。

【组成】黄耆三分（锉）　黄连一两（去须微炒）　生干地黄二两　黄柏半两（锉）　黄芩半两　犀角屑半两　龙骨三分　地榆半两（锉）　当归三分

【用法】上为细散。每服二钱，以粥饮调下，不拘时候。

【主治】热痢。下赤黄脓，腹痛心烦。

猪肝丸

【来源】《太平圣惠方》卷五十九。

【组成】猪肝一大叶（以醋煮令烂，研如糊）　乌梅肉一两（微炒）　干姜一两（炮裂，锉）　甘草一分（炙微赤，锉）　赤豆蔻一两（去皮）　当归一两（锉，微炒）　荜茇一两　诃黎勒一两（煨，用皮）　桂心半两　厚朴一两（去粗皮，涂生姜汁，炙令香熟）　肉豆蔻一两（去壳）

【用法】上为末，用猪肝和捣为丸，如梧桐子大。每服三十丸，粥饮送下，不拘时候。

【主治】痢后脾胃虚弱，不思饮食，四肢乏力。

硫黄丸

【来源】方出《太平圣惠方》卷五十九，名见《普济方》卷二一一。

【组成】附子一两（炮裂，去皮脐）　莨菪子一两（以水淘去浮者，炒令黑）　干姜半两（炮裂，锉）　硫黄一两（细研）

【用法】上为末，醋煮面糊和丸，如小豆大。每服十丸，食前粥饮送下。

【主治】脾久虚冷，下痢不止。

硫黄丸

【来源】《太平圣惠方》卷五十九。

【组成】硫黄一两　砒黄一两　何首乌一两
（末）　白矾一两

【用法】上相合，研令匀，入瓷瓶中，五月五日，取不食井花，和六一泥固济，封头候干，安瓶子向火中，烧令通赤，候冷，取药细研，以面和丸，如绿豆大。每服一丸，近病人黄连汤送下；久病人橘皮汤送下。

【主治】休息痢。发歇不定，经久不愈。

硫黄散

【来源】《太平圣惠方》卷五十九。

【组成】硫黄半两（细研）　肉豆蔻一两　棕榈皮一两（烧灰）　阿魏一分（面裹煨面熟为度）
　　　　方中阿魏，《普济方》作"阿胶"。

【用法】上为细散。每服一钱，食前粥饮调下。

【主治】休息痢不止，腹中疼痛。不思饮食。

紫笋茶散

【来源】《太平圣惠方》卷五十九。

【组成】紫笋茶一两（捣为末）　腊月狗头骨一两半（烧灰）

【用法】上为细末。每服二钱，以粥饮调下，不拘时候。

【主治】久赤白痢。

温中散

【来源】《太平圣惠方》卷五十九。

【组成】白芍药半两　白术三分　甘草一分（炙微赤，锉）　吴茱萸一分（汤浸七遍，焙干，微炒）　桂心半两　当归半两（锉，微炒）

【用法】上为散。每服三钱，以水一中盏，入生姜半分，枣二枚，煎至六分，去滓。稍热服，不拘时候。

【主治】气痢。腹内疼痛，不欲食。

犀角散

【来源】《太平圣惠方》卷五十九。

【组成】犀角屑三分　木香半两　黄芩一两半　地

榆三分（锉）　黄连一两（去须，微炒）　当归一两（锉，微炒）

【用法】上为散。每服三钱，以水一中盏，煎至五分，去滓热服，不拘时候。

【主治】赤痢。腹中疼痛，小便涩，口干烦热。

犀角散

【来源】《太平圣惠方》卷五十九。

【组成】犀角屑一两　阿胶三分（捣碎，炒令黄燥）　黄连一两（去须，微炒）　艾叶半两（微炒）　伏龙肝一两　当归半两（锉，微炒）

【用法】上为细散。每服二钱，以粥饮调下，不拘时候。

【主治】血痢。腹痛，烦热口干。

犀角散

【来源】《太平圣惠方》卷五十九。

【组成】犀角屑一分　赤芍药三分　伏龙肝三分　川升麻半两　青橘皮半两（汤浸，去白瓤，焙）　当归二分（锉，微炒）　黄连三分（去须，微炒）　甘草半两（炙微赤，锉）　木香半两　地榆三分（锉）

【用法】上为散。每服四钱，以水一中盏，加生姜半分，煎至六分，去滓温服，不拘时候。

【主治】久血痢。心神烦热，腹内疼痛，不思饮食。

犀角散

【来源】《太平圣惠方》卷五十九。

【组成】犀角屑一两　黄连一两（去须，微炒）　木香三分　当归半两（锉，微炒）　地榆一两（锉）　黄蓍一两（锉）

【用法】上为散。每服三钱，以水一中盏，煎至六分，去滓温服，不拘时候。

【主治】热痢。下赤黄脓血，腹痛心烦，困闷。

犀角散

【来源】《太平圣惠方》卷五十九。

【组成】犀角屑一两 白术一两 黄连一两（去须，微炒） 当归一两（锉，微炒） 地榆一两（锉） 木香半两

【用法】上为粗散。每服三钱，以水一中盏，煎至六分，去滓温服，不拘时候。

【主治】冷热痢不止，腹肚疼痛，心神烦闷。

犀角散

【来源】《太平圣惠方》卷五十九。

【别名】地榆汤（《圣济总录》卷七十七）。

【组成】犀角屑一两 地榆一两（锉） 黄连一两（去须，微炒） 柏叶一两（微炒） 黄柏一两（微炙，锉） 黄芩一两 当归一两（锉，微炒） 赤地利一两 生干地黄一两

【用法】上为细散。每服二钱，以粥饮调下，不拘时候。

【主治】

1.《太平圣惠方》：蛊注热毒痢血，或如小豆汁，腹痛烦闷。

2.《圣济总录》：蛊痢下血，如鸡鸭肝片，腹痛烦闷。

硼砂丸

【来源】《太平圣惠方》卷五十九。

【组成】硼砂一两 硫黄二两 黄丹二两 白矾二两

【用法】上为细末，入瓷瓶中，开口，用文火微养，渐加火，以赤为度，入地下埋三日，出火毒了，细研，以软饭为丸，如绿豆大。每服五丸，食前温酒送下。

【主治】冷痢久不愈，食饮不化，面无颜色，行坐乏力。

鼠尾草散

【来源】《太平圣惠方》卷五十九。

【组成】鼠尾草四两 地榆三两

【用法】上细锉。每服半两，以水一大盏，煎至六分，去滓，不拘时候，分二次温服。

【主治】久血痢，连年不愈者。

缩砂丸

【来源】《太平圣惠方》卷五十九。

【组成】缩砂三分（去皮） 当归半两（锉，微炒） 干姜三分（炮裂，锉） 青橘皮三分（浸，去白瓤，焙） 吴茱萸半两（汤浸七遍，焙干微炒） 肉豆蔻半两（去壳） 厚朴一两半（去粗皮，涂生姜汁，炙令香熟） 白术一两 附子一两（炮裂，去皮脐）

【用法】上为末，炼蜜为丸，如梧桐子大。每服三十丸，以粥饮送下，不拘时候。

【主治】冷痢不愈，渐加羸弱，吃食减少。

樗树皮散

【来源】《太平圣惠方》卷五十九。

【组成】樗树皮一两（炙黄，锉） 甘草一分（炙微赤，锉） 川椒五粒（去目及闭口者，微炒去汗）

【用法】上以水二大盏，浸一宿，煎至中盏内七分，去滓，食前温服。

【主治】赤白久痢不止。

樗树皮散

【来源】《太平圣惠方》卷五十九。

【组成】樗树皮一两（炙黄，锉） 橡实一两 地榆一两（锉） 黄连一两（去须，微炒） 甘草半两（炙微赤，锉）

【用法】上为细散。每服二钱，以粥饮调下，不拘时候。

【主治】久血痢，日夜不止。

橡实散

【来源】《太平圣惠方》卷五十九。

【组成】橡实一两 酸石榴皮一两（微炒） 黄牛角䚡一两（烧灰）

【用法】上为细末。每服二钱，以粥饮调下，不拘时候。

【主治】赤白痢，日夜不禁。

橡实散

【来源】《太平圣惠方》卷五十九。

【组成】橡实一两　干姜一两（炮裂，锉）

【用法】上为细散。每服二钱，以粥饮调下，不拘时候。

【主治】赤白久痢，日夜不止。

麝香丸

【来源】《太平圣惠方》卷五十九。

【组成】麝香一分　绿豆一分　朱砂半分　巴豆一两（去皮心研；纸裹，压去油用）

【用法】上为细末，以粟米饭为丸，如绿豆大。每服二丸，空心以冷粥饮送下。

【主治】赤白痢，服诸药不效。

【宜忌】当日忌食热物。

麝香丸

【来源】《太平圣惠方》卷五十九。

【组成】麝香半两（细研）　鹿茸二两（去毛涂酥，炙令微黄）

【用法】上为末。煮枣瓤为丸，如梧桐子大。每服三十丸，以粥饮送下。不拘时候。

【主治】久患冷痢及休息气痢，脾胃冷极，大肠滑泄，下肠垢不绝。

黄连散

【来源】《太平圣惠方》卷七十四。

【组成】黄连半两（去须）　栀子仁半两　当归半两（锉，微炒）

【用法】上锉。分为三服，每服以水一大盏，煎至六分，去滓，分温二服，不拘时候。

【主治】妊娠热痢，腹痛烦闷。

木香丸

【来源】《太平圣惠方》卷七十九。

【组成】木香半两　诃黎勒一两（煨，用皮）　龙骨一两　附子一两（炮裂，去皮脐）　黄连一两

（去须，微炒）　干姜一两（炮裂，锉）　当归一两（锉，微炒）　吴茱萸半两（汤浸七遍，焙干，微炒）

【用法】上为末，炼蜜为丸，如梧桐子大。每服三十丸，以粥饮送下，一日三四次。

【主治】产后心腹气痛，泄痢不止。

地榆饮子

【来源】《太平圣惠方》卷七十九。

【组成】地榆一两　当归一两（锉，微炒）　酸石榴皮一两（锉，微炒）　秫米一两　薤白（切）二合

【用法】上锉和匀，分为六服。以水一大盏，煎至五分，去滓温服，不拘时候。

【主治】产后赤白痢，腹痛不止。

黄连丸

【来源】《太平圣惠方》卷七十九。

【组成】黄连一两（去须，微炒）　乌梅肉三分（微炒）　败龟三分（涂酥炙令黄）　鹿角屑半两（炒微黄）　干姜半两（炮裂，锉）　当归一两（锉，微炒）　阿胶半两（捣碎，炒令黄）　椰子皮一两

【用法】上为末，炼蜜为丸，如梧桐子大。每服三十丸，以粥饮送下，不拘时候。

【主治】产后赤白痢，日夜数十行，腹中疼痛。

黄连散

【来源】《太平圣惠方》卷七十九。

【组成】黄连一两（去须，微炒）　黄柏一两（涂蜜，微炙，锉）　阿胶一两（捣碎，炒令黄燥）　当归一两（锉，微炒）　龙骨一两　木香三分

【用法】上为散。每服三钱，以水一大盏，入陈粟米半合，煎至五分，去滓温服，一日三四次。

【主治】产后三日内，患脓血痢，腹中痛不止。

橡斗子散

【来源】《太平圣惠方》卷七十九。

【组成】橡斗子灰二钱　白矾灰二钱　密陀僧半钱　龙骨半钱　自然铜半两　乱发灰一钱　麝香

半钱（细研）

【用法】上为细散。每服半钱，食前以粥饮调下。

【主治】产后休息痢。

子芩散

【来源】《太平圣惠方》卷八十四。

【组成】子芩一分　川升麻一分　栀子仁一分　大青一分　甘草一分（炙微赤，锉）

【用法】上为细散。每服半钱，以新汲水调下，不拘时候。

【主治】小儿热痢，皮肤壮热。

木香丸

【来源】《太平圣惠方》卷八十四。

【组成】木香一分　芎䓖半两　当归半两（锉碎，微炒）　桔梗半两（去芦头）　黄芩半两

【用法】上为末，炼蜜为丸，如梧桐子大。每用二丸，以温生姜汤研破服之，不拘时候。

【主治】小儿冷热不调，腹痛不可忍，或时寒热，下痢脓血。

香连散

【来源】《太平圣惠方》卷八十四。

【组成】木香一分　黄连半两（去须）　当归一分（锉，微炒）　干姜一分（炮裂，锉）　阿胶半两（捣碎，炒令黄燥）

【用法】上为细散。每服半钱，以粥饮调下。

【主治】小儿冷热不调，腹痛下痢。

犀角散

【来源】《太平圣惠方》卷八十四。

【组成】犀角屑半两　桂心半两　甘草半两（炙微赤，锉）　当归半两（锉碎，微炒）　黄连半两（去须）　陈橘皮半两（汤浸，去白瓤，焙）　人参半两（去芦头）　干姜半两（炮裂，锉）

【用法】上为粗散。每服一钱，以水一小盏，煎至五分，去滓温服，一日三次。

【主治】小儿冷热不调，或时下痢，腹痛，不能饮食。

龙齿散

【来源】《太平圣惠方》卷八十五

【组成】龙齿一分（细研）　芦荟一分（细研）　朱砂一分（细研）　黄连一分（去须）　赤石脂一分　铁粉一分　牡蛎一分（烧为粉）

【用法】上为细散，都研令匀。每服一字，不拘时候，以温水调下。

【主治】

1.《太平圣惠方》：小儿惊热，下泻不定，兼渴。

2.《普济方》：下痢烦满。

泻心散

【来源】方出《太平圣惠方》卷九十，名见《普济方》卷三六五。

【别名】金华散（《小儿卫生总微论方》卷十一）。

【组成】黄连一两（去须）

【用法】上为末。用蜜调，蒸一炊久，旋与儿吃。

【主治】

1.《太平圣惠方》：小儿燕口，及口内生疮。

2.《小儿卫生总微论方》：滞痢多时，羸瘦体弱不堪，疾势困重。

丁香散

【来源】《太平圣惠方》卷九十三。

【组成】丁香半两　厚朴半两（去粗皮，涂生姜汁，炙令香熟）　木香一分　黄连半两（去须，锉，微炒）　当归半两（锉，微炒）　诃黎勒半两（煨，用皮）　白术半两（锉，微炒）　赤石脂一两　伏龙肝半两

【用法】上为细散。每服半钱，以粥饮调下，一日三四次。

【主治】小儿久赤白痢，渐至羸弱，胃气全虚，不欲饮食。

丁香散

【来源】《太平圣惠方》卷九十三。

【别名】香朴散（《普济方》卷三九六）。

【组成】丁香一分　厚朴半两（去粗皮，涂生姜汁，炙令香熟）　人参半两（去芦头）　白术半两　当归一分（锉，微炒）　草豆蔻半两（去壳）　白石脂一两

【用法】上为细散。每服半钱，以粥饮调下，一日三四次。

【主治】小儿冷痢腹痛，面无颜色，四肢萎悴，不欲食。

人参散

【来源】《太平圣惠方》卷九十三。

【组成】人参半两（去芦头）　当归半两（锉，微炒）　地榆半两（微炙，锉）　阿胶半两（捣碎，炒令黄燥）　黄连半两（去须，微炒）　子芩半两　黄柏半两（微炙，锉）　赤芍药半两　芜荑半两（微炒）　厚朴半两（去粗皮，涂生姜汁，炙令香熟）

【用法】上为粗散。每服一钱，以水一小盏，入薤白二茎，豉五十粒，煎至五分，去滓温服，不拘时候。

【主治】小儿脓血痢，多时不愈，腹痛羸瘦。

人参散

【来源】《太平圣惠方》卷九十三。

【组成】人参半两（去芦头）　桔梗三分（去芦头）　当归三分（锉，微炒）　乌梅肉一分（微炒）　地榆三分（微炙，锉）　艾叶半两（微炒）　黄耆半两（锉）　龙骨一两

【用法】上为粗散。每服一钱，以水一小盏，煎至五分，去滓温服，不拘时候。

【主治】小儿一切痢久不愈，腹痛多渴。

三骨散

【来源】《太平圣惠方》卷九十三。

【组成】狗头骨一两　羊骨一两　鹿骨一两

【用法】上药并烧为灰，细研。每服半钱，以粥饮调下，不拘时候。

【主治】小儿赤白痢不止。

干姜散

【来源】《太平圣惠方》卷九十三。

【组成】干姜一分（炮裂，锉）　人参三分（去芦头）　甘草一分（炙微赤，锉）　诃黎勒半两（煨，用皮）　厚朴半两（去粗皮，涂生姜汁，炙令香熟）

【用法】上为粗散。每服一钱，以水一小盏，加薤白一茎，煎至五分，去滓温服，不拘时候。

【主治】小儿暴痢，腹痛不食。

子芩散

【来源】《太平圣惠方》卷九十三。

【组成】子芩一两　知母三分　女萎三分　黄柏半两（微炙，锉）　甘草半两（炙微赤）　赤芍药半两

【用法】上为粗散。每服一钱，以水一小盏，加竹叶七片，煎至五分，去滓温服，不拘时候。

【主治】小儿热痢，腹痛，壮热心烦，不欲饮食，四肢瘦弱。

天竺黄散

【来源】《太平圣惠方》卷九十三。

【组成】天竺黄半两（细研）　黄连半两（去须，微炒）　赤石脂一两　栀子仁半两　葛根半两（锉）　甘草一分（炙微赤，锉）　牛黄一分（细研）　樗树根皮半两（炙黄）　龙骨半两　犀角屑一分　土瓜根一分

【用法】上为细散。每服半钱，以熟蜜水调下，一日三四次。

【主治】小儿痢，渴不止，身体壮热。

木香散

【来源】《太平圣惠方》卷九十三。

【组成】木香半两　诃黎勒半两（煨，用皮）　臭樗树皮半两（炙，微炒）　木贼半两　黄连半两（去须，微炒）

【用法】上为细散。每服半钱，以粥饮调下，一日三四次。

【主治】小儿久赤白痢，腹胁疼痛。

木香散

【来源】《太平圣惠方》卷九十三。

【别名】木香白术散（《太平惠民和济局方》卷十吴直阁增诸家名方）。

【组成】木香一分　厚朴半两（去粗皮，涂生姜汁，炙令香熟）　白术一分　龙骨半两　当归半两（锉，微炒）　干姜一分（炮裂，锉）　诃黎勒半两（煨，用皮）

【用法】上为粗散。每服一钱，以水一小盏，加大枣二枚，同煎至五分，去滓，不拘时候温服。

【主治】小儿冷痢腹痛，四肢不和，饮食全少，渐至羸瘦。

木香散

【来源】《太平圣惠方》卷九十三。

【组成】木香半两　白矾二两（烧令汁尽）　黄连半两（去须，微炒）　龙骨三分　桃白皮半两（微炙，锉）　麝香一钱（细研）

【用法】上为细散。每服半钱，以粥饮调下，不拘时候。

【主治】小儿一切痢，久不愈，脾胃气虚，饮食全少，腹胀无力。

乌梅散

【来源】《太平圣惠方》卷九十三。

【别名】乌梅汤（《圣济总录》卷一七八）。

【组成】乌梅二枚（微炒，去核）　黄连一分（去须，微炒）　蓝叶一分　犀角屑半两　阿胶半两（捣碎，炒令黄燥）　甘草半两（炙微赤，锉）

【用法】上为粗散。每服一钱，以水一小盏，煎至五分，去滓放温，不拘时候服之。

【主治】小儿热痢，但壮热多渴，而痢不止。

乌梅煎

【来源】《太平圣惠方》卷九十三。

【别名】乌梅散（《魏氏家藏方》卷十）。

【组成】乌梅肉五枚（微炒）　诃黎勒五枚（煨，用皮）　甘草三寸（炙微赤，锉）

【用法】上锉细。以水一大盏，煎至五分，去滓放温，不拘时候服。

【主治】小儿冷热痢，心神烦渴，腹痛，胸膈滞闷。

艾叶散

【来源】《太平圣惠方》卷九十三。

【别名】艾香散（《圣济总录》卷一七八）。

【组成】艾叶半两（微炒）　黄连半两（去须，微炒）　木香半两　当归三分（锉，麸微炒）　诃黎勒三分（煨，用皮）　干姜一分（炮裂，锉）　龙骨三分

【用法】上为细散。每服半钱，以粥饮调下，一日三四次。

【主治】小儿冷痢，多时不断。

甘草散

【来源】《太平圣惠方》卷九十三。

【组成】甘草一分（炙微赤，锉）　乌梅肉一分（微炒）　诃黎勒二枚（煨，用皮）

【用法】上为粗散。每服一钱，以水一小盏，入生姜少许，煎至五分，去滓温服，不拘时候。

【主治】小儿痢渴不止。

甘草散

【来源】《太平圣惠方》卷九十三。

【组成】甘草三分（炙微赤，锉）　厚朴三分（去粗皮，涂生姜汁，炙令黄熟）　人参半两（去芦头）　黄连半两（去须，微炒）　龙骨一两　白茯苓半两

【用法】上为粗散。每服一钱，以水一小盏，煎至五分，去滓，不拘时候服。

【主治】小儿暴痢。

石榴皮煎

【来源】《太平圣惠方》卷九十三。

【组成】酸石榴皮三分（炙令焦，锉） 黄连三分（去须，锉，微炒） 赤石脂三分

【用法】上为粗末，以水二升，煎至五合，去滓，纳蜡一两，更煎三五沸。每服半合，不拘时候温服。

【主治】小儿冷热痢不止。

龙骨丸

【来源】《太平圣惠方》卷九十三。

【组成】白龙骨一分 胡粉三钱（炒微黄） 黄连一分（去须，微炒） 黄柏一分（微炙，锉） 诃黎勒一分（煨，用皮） 白矾半两（烧令汁尽） 干姜半两（锉，微炒） 当归半两（锉，微炒） 木香一分

【用法】上为末，炼蜜为丸，如绿豆大。每服五丸，以粥饮送下，一日三四次。

【主治】《太平圣惠方》：小儿久赤白痢不止，腹痛者。

龙骨丸

【来源】《太平圣惠方》卷九十三。

【别名】香连丸（《太平惠民和剂局方》卷十）、香连煎（《鸡峰普济方》卷二十四）。

【组成】龙骨半两 黄连半两（去须，微炒） 白石脂半两 白矾半两（烧令汁尽） 干姜半两（炮裂，锉）

《幼幼新书》引《万全方》有木香半两。

【用法】上为末，醋煮面糊为丸，如麻子大。每服五丸，以粥饮送下，一日三四次。

【主治】

1.《太平圣惠方》：小儿冷热不调，时有洞泄，下痢不止。

2.《太平惠民和剂局方》：小儿泄泻烦渴，米谷不化，腹痛肠鸣；或下痢脓血，里急后重，夜起频并，不思乳食，肌肉消瘦，渐变成疳。

龙骨散

【来源】《太平圣惠方》卷九十三。

【组成】白龙骨一两 茯神三分 人参三分（去芦头） 胡黄连半两 麦门冬三分（去心，焙） 茅根三分（锉）

【用法】上为粗散。每服一钱，以水一小盏，煎至五分，去滓温服，不拘时候。

【主治】小儿痢，渴，体热烦闷。

龙骨散

【来源】《太平圣惠方》卷九十三。

【组成】白龙骨三分 白石脂三分 黄连三分（去须，微炒） 胡粉三分（炒令黄） 干姜半两（炮裂，锉）

【用法】上为细散。每服半钱，以粥饮调下，不拘时候。

【主治】小儿水谷痢不止。

龙骨散

【来源】《太平圣惠方》卷九十三。

【组成】龙骨一两 黄连三分（去须，微炒） 地榆三分（微炙，锉） 黄芩三分 乌梅肉半两（微炒） 赤地利三分 鼠尾花三分

【用法】上为细散。每服半钱，以粥饮调下，一日三四次。

【主治】小儿热痢，烦闷，口干多渴，不欲乳食。

龙骨散

【来源】《太平圣惠方》卷九十三。

【组成】龙骨一两 枳壳半两（麸炒微黄，去瓤） 当归半两（锉，微炒） 黄连一两（去须，微炒）

【用法】上为粗散。每服一钱，以水一小盏，煎至五分，去滓温服，不拘时候。

【主治】小儿暴痢。

白术散

【来源】《太平圣惠方》卷九十三。

【组成】白术半两 人参半两（去芦头） 厚朴三分（去粗皮，涂生姜汁炙令香熟） 黄连半两（去须，锉，微炒） 当归半两（锉，微炒） 地

榆半两（锉） 木香半两 榉树皮半两（炙微赤，锉） 甘草半两（炙微赤，锉）

【用法】上为粗散。每服一钱，以水一小盏，煎至五分，去滓温服，不拘时候。

【主治】小儿赤白痢，腹内疠痛，羸弱不能饮食。

白头翁散

【来源】《太平圣惠方》卷九十三。

【组成】白头翁半两 黄连二两半（去须，微炒） 酸石榴皮一两（微炙，锉）

【用法】上为粗散。每服一钱，以水一小盏，煎至五分，去滓，不拘时候服。

【主治】小儿热毒下痢如鱼脑。

地榆散

【来源】《太平圣惠方》卷九十三。

【组成】地榆一两 白茯苓一两 黄柏一两（微炙，锉）

【用法】上为粗散。每服一钱，以水一小盏，煎至五分，去滓服，不拘时候。

【主治】小儿痢渴，或下五色恶物，心神烦热不止。

地榆散

【来源】《太平圣惠方》卷九十三。

【组成】地榆三分（微炙，锉） 酸石榴皮半两（锉，微炒） 龙骨一两（烧赤） 当归半两（锉，微炒） 黄耆半两（锉） 阿胶三分（捣碎，炒令黄燥） 黄连三分（去须，锉，微炒） 赤石脂一两（烧灰） 乌梅肉半两（微炒）

【用法】上为细散。每服半钱，以粥饮调下，不拘时候。

【主治】小儿赤白痢。烦渴寒热，腹痛羸瘦，不欲饮食。

地榆散

【来源】《太平圣惠方》卷九十三。

【组成】地榆三分（锉） 酸石榴皮半两（锉，微炒） 白龙骨一两 赤石脂一两 黄连三分（去须，

微炒）

【用法】上为粗散。每服一钱，以水一小盏，煎至五分，去滓温服，不拘时候。

【主治】小儿赤白痢不止。

地榆散

【来源】《太平圣惠方》卷九十三。

【组成】地榆三分（微炙，锉） 厚朴三分（去粗皮，涂生姜汁炙令香熟） 黄连一两（去须，微炒） 阿胶半两（捣碎，炒令黄色）

【用法】上为细散。每服半钱，以粥饮调下，不拘时候。

【主治】小儿水谷痢，日夜不止。

地榆散

【来源】《太平圣惠方》卷九十三。

【组成】地榆三分（微炙，锉） 黄连半两（去须，微炒） 赤石脂一两 人参半两（去芦头） 杏仁半两（汤浸，去皮尖双仁，麸炒微黄） 赤芍半两

【用法】上为粗散。每服一钱，以水一小盏，煎至五分，去滓温服，不拘时候。

【主治】小儿痢，腹痛心烦，不欲饮食。

地榆散

【来源】《太平圣惠方》卷九十三。

【组成】地榆一两半（微炙，锉） 黄柏一两半（去粗皮，微炙，锉） 马蔺子半两（微炒） 荔根一两（锉）

【用法】上为粗散。每服一钱，以水一小盏，煎至五分，去滓温服，不拘时候。

【主治】小儿血痢。

地龙粪散

【来源】《太平圣惠方》卷九十三。

【组成】地龙粪半两 人参半两（去芦头） 龙骨一两 乌梅肉半两（微炒） 蜗牛壳一两（微炒）

【用法】上为粗散。每服一钱，以水一小盏，煎至五分，去滓温服，不拘时候。

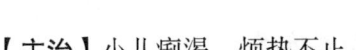

【主治】小儿痢渴，烦热不止。

当归丸

【来源】《太平圣惠方》卷九十三。

【组成】当归半两（锉，微炒） 黄连一分（去须，微炒） 龙骨一分 人参一分（去芦头） 没石子二个（微煨） 鹿角灰一分 豆豉一分（炒微焦）

【用法】上为末，炼蜜为丸，如绿豆大。每服十丸，以粥饮研下，不拘时候。

【主治】小儿赤白痢，腹痛不止。

当归散

【来源】《太平圣惠方》卷九十三。

【组成】当归三分（锉，微炒） 黄连三分（微炒，去须） 干姜半两（炮裂，锉） 黄耆三分（锉） 甘草半两（炙微赤，锉）

【用法】上为粗散。每服一钱，以水一小盏，煎至五分，去滓温服，不拘时候。

【主治】小儿痢渴，腹内疼痛不止。

当归散

【来源】《太平圣惠方》卷九十三。

【别名】当归黄连汤（《圣济总录》卷一七八）、黄连汤（《普济方》卷三九七）。

【组成】当归一两（锉，微炒） 黄连三分（去须，微炒） 桂心三分 赤石脂一两 人参三分（去芦头） 干姜三分（炮裂，锉） 龙骨一两 白头翁三分 甘草三分（炙微赤，锉） 附子半两（炮裂，去皮脐）

【用法】上为粗散。每服一钱，以水一小盏，煎至五分，去滓放温，量儿大小，分减服之，不拘时候。

【主治】

1.《太平圣惠方》：小儿冷痢腹痛。

2.《圣济总录》：小儿脓血滞痢。

当归散

【来源】《太平圣惠方》卷九十三。

【组成】当归五分（锉，微炒） 阿胶三分（捣碎，炒令黄燥） 人参半两（去芦头） 黄芩三分 甘草一分（炙微赤，锉） 龙骨三分

【用法】上为细散。每服半钱，以粥饮调下，每日三四次。

【主治】小儿一切痢久不愈，腹痛羸瘦，不欲饮食。

当归黄连丸

【来源】方出《太平圣惠方》卷九十三，名见《普济方》卷三九六。

【组成】黄连三两（去须，锉，微炒） 当归一两（锉，微炒） 乌梅肉一两（微炒）

【用法】上为末，炼蜜为丸，如绿豆大。每服七丸，以粥饮送下。

【主治】小儿冷热痢，心神烦渴，腹痛，胸膈滞闷。

肉豆蔻散

【来源】《太平圣惠方》卷九十三。

【组成】肉豆蔻三分（去壳） 青橘皮半两（汤浸，去白瓤，焙） 当归半两（锉，微炒） 黄牛角䚡半两（炙令微焦） 厚朴半两（去粗皮，涂生姜汁炙令香熟） 地榆半两（微炙，锉） 黄连半两（去须，微炒） 干姜一分（炮裂，锉）

【用法】上为细散。每服半钱，以粥饮调下，一日三四次。

【主治】小儿久赤白痢，腹内疞痛，全不思食，渐至困羸。

肉豆蔻散

【来源】《太平圣惠方》卷九十三。

【组成】肉豆蔻一分（去壳） 干姜一分（炮裂，锉） 厚朴一分（去粗皮，涂生姜汁炙令香熟） 朱砂一分（细研） 龙骨一分 诃黎勒一分（煨，用皮） 茅香一分（锉） 枳壳一分（麸炒微黄，去瓤）

【用法】上为细散。每服半钱，以温浆水调下，一日三四次，量儿大小，加减服之。

【主治】小儿蛊痢不止，腹痛。

朱砂丸

【来源】《太平圣惠方》卷九十三。

【组成】朱砂半两　巴豆七枚（去皮心，研，纸裹，压去油）　麝香一钱　雄黄一钱　硫黄一钱

【用法】上为末，汤浸蒸饼为丸，如黍米大。每服二丸，以新汲水送下，一日三次。

【主治】小儿久赤白痢，肌体羸瘦，四肢烦热。

如圣散

【来源】《太平圣惠方》卷九十三。

【组成】鹿茸半两（去毛，涂酥炙微黄）　黄连三分（去须，微炒）　厚朴半两（去粗皮，涂生姜汁，炙令香熟）

【用法】上为细散。每服半钱，以粥饮调下，日三四服。

【主治】小儿洞泄，下痢不愈，乳食全少。

芜荑散

【来源】《太平圣惠方》卷九十三。

【组成】芜荑一分（微炒）　子芩半两　黄柏半两（微炙，锉）　阿胶一分（捣碎，炒令黄燥）　赤芍药半两　厚朴半两（去粗皮，涂生姜汁炙令香熟）　人参半两（去芦头）　地榆三分（微炙，锉）　当归三分（锉，微炒）

　　　方中子芩，《普济方》作"猪苓"。

【用法】上为粗散。每服一钱，以水一中盏，入银一两，薤白一茎，生姜半枣大，豉五十粒，煎至五分，去滓，不拘时候温服。

【主治】小儿久痢，羸瘦，春夏至秋不愈。

吴蓝散

【来源】《太平圣惠方》卷九十三。

【组成】吴蓝一两　川升麻一两　栀子仁半两　赤芍药一两　龙骨一两

【用法】上为粗散。每服一钱，以水一小盏，入豉三七粒，煎至五分，去滓温服，不拘时候。

【主治】小儿脓血痢如鱼脑，腹痛。

吴茱萸丸

【来源】《太平圣惠方》卷九十三。

【组成】吴茱萸半两（汤浸七遍，焙干微炒）　赤石脂一两　干姜半两（炮裂，锉）　附子半两（炮裂，去皮脐）　当归半两（锉，微炒）　厚朴半两（去粗皮，涂生姜汁，炙令香熟）　木兰皮半两　白术半两（微炒）　白头翁半两（锉，微炒）　黄连半两（去须，微炒）　黄柏半两（微炙，锉）　石榴皮半两（锉碎，炒令微焦）

【用法】上为末，炼蜜为丸，如绿豆大。三岁儿每服五丸，以粥饮送下，一日三四次。

【主治】小儿冷痢，下青白色物如鱼脑，腹痛，多时不断。

没石子散

【来源】《太平圣惠方》卷九十三。

【组成】没石子一枚（微煨）　肉豆蔻一枚（去壳）　樗根三分（锉）　茜根半两（锉）　茶末一分

【用法】上为粗散。每服一钱，以水一小盏，煎至五分，去滓，放温，不拘时候服。

【主治】小儿血痢不止。

诃黎勒丸

【来源】《太平圣惠方》卷九十三。

【组成】诃黎勒半两（煨，用皮）　黄连三分（去须，微炒）　地榆半两（微炙，锉）　赤石脂半两　当归半两（锉，微炒）　吴茱萸一分（汤浸五遍，焙干，微炒）

【用法】上为末，炼蜜为丸，如绿豆大。每服五丸，以粥饮送下，不拘时候。

【主治】小儿赤白痢，瘦弱腹痛，不欲饮食。

诃黎勒散

【来源】《太平圣惠方》卷九十三。

【组成】诃黎勒一两半（煨，用皮）　桑皮二两半（炙微黄）

【用法】上为粗散。每服一钱，以水一小盏，煎至五分，去滓，放温服，不拘时候。

【主治】小儿痢，渴不止，腹胀。

诃黎勒散

【来源】《太平圣惠方》卷九十三。

【组成】诃黎勒三分（煨，用皮） 当归半两（锉，微炒） 黄芩半两 龙骨半两 地榆半两（微炒，锉） 干姜半两（炮裂，锉） 陈橘皮半两（汤浸，去白瓤，焙） 白术半两 甘草半两（炙微赤，锉）

【用法】上为粗散。每服一钱，以水一小盏，煎至五分，去滓温服，不拘时候。

【主治】小儿赤白痢，腹胀疼痛，不欲饮食，四肢瘦弱。

诃黎勒散

【来源】方出《太平圣惠方》卷九十三，名见《普济方》卷三九六。

【组成】诃黎勒二两（煨，用皮） 地榆一两（炙微黄，锉）

【用法】上为末，炼蜜为丸，如绿豆大。每服五丸，以温粥饮送下，一日三四次。

　　本方方名，据剂型当作"诃黎勒丸"。

【主治】小儿冷热痢。

附子丸

【来源】《太平圣惠方》卷九十三。

【组成】附子一枚（炮裂，去皮脐） 诃黎勒一分（煨，用皮） 甘草一分（炙微赤，锉） 白矾三分（烧令汁尽）

【用法】上为末，煮饭为丸，如绿豆大。每服五丸，以粥饮送下，一日三四次。

【主治】

　　1.《太平圣惠方》：小儿冷痢，日夜数十行。

　　2.《普济方》：小儿洞泄。

鸡屎矾丸

【来源】《太平圣惠方》卷九十三。

【组成】鸡屎矾一两（烧灰） 胡粉一分（炒微黄） 龙骨一两 阿胶一两（捣碎，炒令黄燥） 黄连一两（去须，微炒）

【用法】上为末，煎酽醋为膏和丸，如绿豆大。每次七丸，以暖浆水送下，一日三四次。

【主治】小儿脓血痢不愈，渐加瘦弱。

青金散

【来源】《太平圣惠方》卷九十三。

【组成】定粉二两 黄丹半两 白术一分 白矾灰一两 白龙骨半两 诃黎勒一分

【用法】上为末，用枣一升，去核，共药都溶作丸，入瓷罐内盛，烧令通赤，取出细研为散。每服半钱，以粥饮调下，一日三四次。

【主治】小儿一切痢久不愈。

定粉丸

【来源】方出《太平圣惠方》卷九十三，名见《普济方》卷三九六。

【组成】定粉一分 砒霜一分

【用法】上为末，以面糊为丸，如黍米大。每服二丸，以冷浆水送下。

【主治】小儿一切痢，久不愈。

定粉散

【来源】方出《太平圣惠方》卷九十三，名见《圣济总录》卷一七三。

【组成】定粉半两（研细）

【用法】上用鸡子清和为饼子，以慢火炙令黄焦，碾为细散。每服半钱，以粥饮调下，一日三四次。

【主治】小儿痢渴不止。

栀子仁散

【来源】《太平圣惠方》卷九十三。

【组成】栀子仁半两 黄柏三分（微炙，锉） 当归半两（锉，微炒） 地榆三分（微炙，锉） 黄连一两（去须，微炒）

【用法】上为细散。每服半钱，以粥饮调下，一日三四次。

【主治】小儿热痢，腹痛，心烦口干，小便赤黄，

不欲饮食。

胡黄连散

【来源】《太平圣惠方》卷九十三。

【组成】胡黄连一分 母丁香一分 桂心一分 木香一分 犀角屑半分 肉豆蔻一分（去壳） 当归一分（锉，微炒） 麝香一分（细研）

【用法】上为细散。每服半钱，以粥饮调下，一日三四服。

【主治】小儿冷热气不和，恶暴下痢，腹内疼痛。

茜根散

【来源】《太平圣惠方》卷九十三。

【别名】茜根饮（《圣济总录》卷一七八）。

【组成】茜根一两（锉） 地榆三分（微炙，锉） 马蔺子三分（微炒） 黄连三分（去须，微炒） 黄柏三分（微炙，锉） 黄芩三分 当归三分（锉，微炒）

【用法】上为粗散。每服一钱，以水一小盏，煎至五分，去滓温服，不拘时候。

《圣济总录》：入生姜二片同煎。

【主治】小儿血痢不止，肌体黄瘦，腹痛，不能饮食。

厚朴散

【来源】《太平圣惠方》卷九十三。

【组成】厚朴一分（去粗皮，涂生姜汁，炙令香熟） 人参一分（去芦头） 诃黎勒一分（煨，用皮） 肉豆蔻一枚（去壳） 白术一分 干姜半分（炮裂，锉） 黄连一分（去须，微炒） 地榆一分（微炙，锉） 甘草半分（炙微赤，锉）

【用法】上为细散。每服半钱，以粥饮调下，一日三四次。

【主治】小儿脾胃气不和，洞泄下痢不止，羸瘦食少。

厚朴散

【来源】《太平圣惠方》卷九十三。

【组成】厚朴半两（去粗皮，涂生姜汁，炙令香熟） 黄连半两（去须，微炒） 丁香一分 肉豆蔻一分（去壳） 当归一分（锉，微炒） 木香一分 龙骨半两 白术一分

【用法】上为细散。每服半钱，以粥饮调下，一日三四次。

【主治】

1.《太平圣惠方》：小儿水谷痢，羸瘦面黄，不欲饮食。

2.《圣济总录》：小儿肠胃风冷，泄痢水谷，腹胁胀满，不欲饮。

厚朴散

【来源】《太平圣惠方》卷九十三。

【别名】诃黎勒散（《圣济总录》卷一七九）。

【组成】厚朴一分（去粗皮，涂生姜汁，炙令香熟） 枳壳一分（麸炒微黄，去瓤） 诃黎勒一分（煨，用皮） 当归一分（锉，微炒） 赤芍药一分

【用法】上为细散。每服半钱，以米饮调下，一日三四次。

【主治】

1.《太平圣惠方》：小儿暴痢，两胁虚胀，腹痛，不欲饮食。

2.《圣济总录》：小儿冒风泄泻。

香连丸

【来源】《太平圣惠方》卷九十三。

【别名】豆蔻香连丸（《太平惠民和剂局方》卷十吴直阁增诸家名方）。

【组成】木香半两 黄连三分（去须，微炒） 诃黎勒半两（煨，用皮） 肉豆蔻一二枚（去壳） 丁香一分

【用法】上为末，以烧饭为丸，如黍粒大。每服五丸，以米粥饮送下，每日三四次。

【主治】

1.《太平圣惠方》：小儿赤白痢。

2.《太平惠民和剂局方》（吴直阁增诸家名方）：小儿乳食不节，肠胃虚弱，冷热之气客于肠间，下痢赤白，肠内绞痛，日夜频并，不欲饮食。

神效木香散

【来源】《太平圣惠方》卷九十三。

【组成】木香半两　诃黎勒三分（煨，用皮）　龙骨一两　黄连一两（去须，微炒）　赤芍药一两（微炒）　当归一两（锉，微炒）

【用法】上为粗散。每服一钱，以水一小盏，煎至五分，去滓温服，不拘时候。

【主治】小儿水谷痢，腹痛。

桔梗丸

【来源】《太平圣惠方》卷九十三。

【组成】桔梗一两（去芦头）　神曲一分（微炒）　麦蘖半两（微炒）　乌梅肉半两（微炒）　黄连一两（去须，微炒）　厚朴半两（去粗皮，涂生姜汁炙令香熟）　白术半两　人参半两（去芦头）　赤石脂半两　黄芩半两　甘草半两（炙微赤，锉）　龙骨半两　桂心半两　黄雌鸡骨一具（净洗，去肉，酒浸一宿，炙令黄）

【用法】上为末，炼蜜为丸，如绿豆大。每服五丸，以粥饮送下，一日三四次。

【主治】小儿久痢不断，肌体羸瘦，食不消化。

栝楼根散

【来源】《太平圣惠方》卷九十三。

【组成】栝楼根半两　白茯苓半两　知母半两　黄芩半两　地榆半两（微炙，锉）　甘草半两（炙微赤，锉）　人参三分（去芦头）　黄柏半两（微炙，锉）　赤石脂一两

【用法】上为粗散。每服一钱，以水一小盏，煎至五分，去滓服，不拘时候。

【主治】小儿热痢，体瘦，口干烦躁，不欲饮食。

桃白皮散

【来源】《太平圣惠方》卷九十三。

【组成】桃白皮半两（炙黄，锉）　黄连半两（去须，微炒）　龙骨半两　木香一分

【用法】上为细散。每服半钱，以粳米粥饮调下，一日三四次。

【主治】小儿痢渴，头热烦闷，不欲乳食。

调中散

【来源】《太平圣惠方》卷九十三。

【别名】调中汤（《圣济总录》卷一七九）。

【组成】厚朴一两（去粗皮，涂生姜汁，炙令香熟）　木香半两　黄连一两（去须，微炒）

【用法】上为粗散。每服一钱，以水一小盏，煎至六分，去滓，温服，不拘时候。

【主治】小儿水谷痢不止，羸瘦腹胀，不欲饮食。

通玄丹

【来源】《太平圣惠方》卷九十三。

【别名】麝香丸（《普济方》卷三九七）。

【组成】巴豆一两　油一升　麝香一钱（细研）

【用法】先入油于铛内，以急火煎巴豆，看爆出者收之，去皮心，纸裹压去油，入麝香研，以粟米饭为丸，如麻子大。每服二丸，冷水送下。

【主治】小儿蟹痢久不愈，腹多鼓胀，痢如枣花。

黄丹丸

【来源】《太平圣惠方》卷九十三。

【组成】黄丹半两　密陀僧半两　定粉半两（上三味为细末，用蜡拌，于生铁铫子内烧如茶褐色）　砒霜一分　巴豆十枚（去皮心，研，纸裹，压去油）　诃黎勒半两（煨，用皮，捣罗为末）　麝香一钱

【用法】上为末，用生姜自然汁浓研香墨，浸蒸饼为丸，如黍米大。每服三丸，以冷甘豆汤送下，每日三四次。

【主治】小儿久赤白痢，累医不愈。

黄丹散

【来源】《太平圣惠方》卷九十三。

【组成】黄丹半两　蓂蒿子半两　黄明胶半两　青州枣三十枚（去核）

【用法】上药捣做一团，烧令通赤，放冷，为细散。每服半钱，以米饮调下，每日三四次。

【主治】小儿一切痢久不愈。

黄芩散

【来源】《太平圣惠方》卷九十三。

【别名】黄芩饮（《圣济总录》卷一七九）。

【组成】黄芩半两　栝楼根三分　黄连三分（去须）　乌梅肉一分（微炒）　诃黎勒一两（煨，用皮）　檞树皮半两　当归三分（锉，微炒）

【用法】上为粗散。每服一钱，以水一小盏，煎至五分，去滓温服。

　　　本方改为丸剂，名"黄芩丸"。

【主治】小儿痢渴不止，壮热腹痛。

黄连丸

【来源】《太平圣惠方》卷九十三。

【组成】黄连半两（去须，锉，微炒）　木香半两

【用法】上为末，炼蜜为丸，如绿豆大。每服五丸，以粥饮送下，一日三四次。

【主治】小儿冷热痢。

黄连丸

【来源】《太平圣惠方》卷九十三。

【组成】黄连半两（去须，微炒）　甘草半两（炙微赤，锉）　人参半两（去芦头）　赤石脂半两　乌梅肉一分（微炒）　龙骨半两　厚朴半两（去粗皮，涂生姜汁炙令香熟）　枳壳半两（麸炒微黄，去瓤）　黄芩半两　白茯苓半两

【用法】上为末，软饭为丸，如麻子大。每服七丸，以粥饮送下，每日三四次。

【主治】小儿蛊痢，经久不断，增减有时。

黄连丸

【来源】《太平圣惠方》卷九十三。

【组成】黄连一两（去须，微炒）　蚺蛇胆半两　芜荑一两（微炒）

【用法】上为末，炼蜜为丸，如绿豆大。每服五丸，以粥饮送下，一日三四次。

【主治】小儿久痢，肠头挺出。

黄连散

【来源】《太平圣惠方》卷九十三。

【组成】黄连半两（去须，微炒）　牡蛎半两（烧为粉）　乌梅肉一分（微炒）　甘草一分（炙微赤，锉）　诃黎勒一分（煨，用皮）

　　　《普济方》有人参三分。

【用法】上为散。每服一钱，以水一小盏，煎至五分，去滓，不拘时候。量儿大小分减温服。

【主治】小儿痢渴烦热，吃水不知足。

黄连散

【来源】《太平圣惠方》卷九十三。

【组成】黄连一两（去须，微炒）　厚朴半两（去粗皮，涂生姜汁，炙令香熟）　干姜半两（炮裂，锉）　木香半两　当归三分（锉，微炒）　黄牛角䚡三分（烧灰）　艾叶半两（微炒）　乌梅一分（微炒）　龙骨半两。

【用法】上为散。每服半钱，以粥饮调下，一日三四次。

【主治】小儿久赤白痢不止，腹痛，虚羸体弱，不欲饮食。

黄连散

【来源】《太平圣惠方》卷九十三。

【组成】黄连一两（去须，微炒）　犀角屑一两　白襄荷根一两　黄芩一两　白头翁三分　蔓菁根一两　吴蓝一两　甘草半两（炙微赤，锉）　当归半两（锉，微炒）

【用法】上为散。每服一钱，水一小盏，煎至五分，去滓，不拘时候。

【主治】小儿血痢，烦热口干，腹痛。

黄连散

【来源】《太平圣惠方》卷九十三。

【组成】黄连一两（去须，微炒）　败豉皮半两（炙令黄焦）　犀角屑三分　白襄荷根三分　白头翁半两　甘草半两（炙微赤，锉）　蓝青半两　黄

芩三分　茜根三分（锉）

【用法】上为散。每服一钱，以水一小盏，煎至五分，去滓放温，不拘时候。量儿大小，分减服之。

【主治】小儿蛊毒痢血，体瘦。

黄柏丸

【来源】《太平圣惠方》卷九十三。

【组成】黄柏一两（微炙，锉）　当归一两（锉，微炒）

【主治】小儿久赤白痢，腹胀疗痛。

黄耆散

【来源】《太平圣惠方》卷九十三。

【组成】黄耆三分（锉）　乌梅肉三枚（微炒）　麦门冬三分（去心，焙）　黄芩三分　白术半两　龙骨一两　黄连半两（微炒，去须）

【用法】上为粗散。每服一钱，以水一小盏，煎至五分，去滓温服，不拘时候。

【主治】小儿痢渴，心胸烦闷，不欲饮食。

蚺蛇胆丸

【来源】《太平圣惠方》卷九十三。

【组成】蚺蛇胆一分　乌梅肉七枚（微炒）　芜荑一两（微炒）　黄连一两（去须，锉，微炒）

【用法】上为末，炼蜜为丸，如麻子大。每服三丸，以粥饮送下，一日三四次。

【主治】小儿赤白痢，努责肠头出。

鹿角丸

【来源】《太平圣惠方》卷九十三。

【组成】鹿角屑一分　芜荑仁一分　附子一分（炮裂，去皮脐）　赤石脂半两　黄连半两（去须，微炒）　当归一分（锉，微炒）

【用法】上为末，炼蜜为丸，如绿豆大。每服五丸，以粥饮送下，不拘时候。

【主治】小儿赤白痢，腹痛，不欲乳食。

鹿角散

【来源】《太平圣惠方》卷九十三。

【组成】鹿角一两　定粉半两　密陀僧半两　黄丹半两　白矾半两

【用法】上药入瓶内，烧令通赤，放冷取出，为细散。每服半钱，以粥饮调下，一日三四次。

【主治】小儿一切痢，久不愈。

鹿茸散

【来源】《太平圣惠方》卷九十三。

【组成】鹿茸半两（去毛，涂酥炙微黄）　甘草半两（炙微赤，锉）　诃黎勒皮半两（煨，用皮）

【用法】上为细散。每服半钱，以粥饮调下，不拘时候。

【主治】小儿赤白痢不止。

羚羊角散

【来源】《太平圣惠方》卷九十三。

【别名】羚羊角汤（《圣济总录》卷一七八）。

【组成】羚羊角屑半两　地榆半两（微炙，锉）　吴蓝半两　黄连半两（去须，微炒）　黄芩半两　甘草半两（炙微赤，锉）　当归半两（锉，微炒）　阿胶半两（捣碎，炒令黄焦）　茜根半两（锉）　赤石脂一两

【用法】上为粗散。每服一钱，以水一小盏，煎至五分，去滓，加热服之，不拘时候。

【主治】

1.《太平圣惠方》：小儿血痢，体热心烦，腹痛口干，不欲饮食，四肢羸瘦。

2.《圣济总录》：小儿热毒痢，下脓血。

密陀僧散

【来源】《太平圣惠方》卷九十三。

【别名】蜜陀僧散（《普济方》卷三九八）。

【组成】密陀僧　黄丹　定粉　白矾各一两（研）

【用法】上药以新瓷瓶盛，用纸筋泥固济，以文火烧令通赤，候冷取出，入龙骨末一两，同研令细。每服半钱，以粥饮调下，一日三四次。

【主治】小儿洞泄，下痢不止，渐至羸困。

密陀僧散

【来源】《太平圣惠方》卷九十三。

【组成】密陀僧一分（细研） 定粉一分（微炒） 黄丹一分（微炒） 龙骨一分

【用法】上为细散。每服半钱，以粥饮调下，一日三四次。

【主治】小儿痢久不愈，日夜度数无恒。

楮叶汤

【来源】《太平圣惠方》卷九十三。

【组成】楮树叶二十片（微炙） 木瓜半两（切） 人参一分（去芦头）

【用法】上以浆水一中盏，煎至六分，去滓，量儿大小分减，细细温服，不拘时候。

【主治】小儿痢渴不止，或时呕逆，不下食。

雄黄散

【来源】《太平圣惠方》卷九十三。

【组成】雄黄一分 芦荟一分（细研） 青黛一分（细研） 朱砂一分（细研） 当归一分（锉微炒） 白芷一分 熊胆一分（细研） 龙胆一分（去芦头） 黄连一分（去须，微炒） 黄蘗一分（微炙锉） 甘草一分（炙微赤，锉） 麝香一分（细研） 细辛一分 蚱蝉七枚（去足） 干虾蟆一两（涂酥炙令黄焦）

【用法】上为细散，入研了药，更研令匀。每服半钱，以井华水调下，日三四服。

【主治】小儿久痢不愈，羸瘦壮热，毛发干焦，不能饮食。

犀角散

【来源】《太平圣惠方》卷九十三。

【组成】犀角屑半两 赤芍药三分 黄连三分（去须，微炒） 黄芩半两 知母三分 葳蕤三分 地榆半两（微炙，锉） 甘草半两（炙微赤，锉）

【用法】上为粗散。每服一钱，以水一小盏，煎至五分，去滓温服，一日三四次。

【主治】小儿热痢。烦闷腹痛，面黄体瘦。

犀角散

【来源】《太平圣惠方》卷九十三。

【组成】犀角屑半两 榉树皮一两（锉） 黄连半两（去须，微炒）

【用法】上为粗散。每服一钱，以水一小盏，煎至五分，去滓温服，不拘时候。

【主治】小儿热痢不愈。

犀角散

【来源】《太平圣惠方》卷九十三。

【组成】犀角屑一两 白术一两 黄连一两（去须，锉，微炒） 当归一两（锉，微炒） 地榆一两（锉） 木香半两

【用法】上为粗散。每服一钱，以水一小盏，煎至五分，去滓温服，不拘时候。

【主治】小儿冷热痢不止，腹痛，心神烦闷。

犀角散

【来源】《太平圣惠方》卷九十三。

【组成】犀角屑三分 地脉草一两

【用法】上为细散。每服半钱，以粥饮调下，一日三四次。

【主治】小儿血痢，身体壮热。

犀角散

【来源】《太平圣惠方》卷九十三。

【组成】犀角屑三分 白蘘荷根三分 地榆三分（微炙，锉） 桔梗三分（去芦头） 苏枋木三分

【用法】上为粗散。每服一钱，以水一小盏，煎至五分，去滓温服，不拘时候。

【主治】小儿蛊毒血痢发盛，心神烦闷，腹胀，不欲饮食。

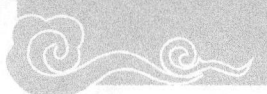

榉皮散

【来源】《太平圣惠方》卷九十三。

【组成】榉树皮一两　栝萎根三分　白茯苓三分　人参半两（去芦头）

【用法】上为细散。以粟米饮调下半钱，不拘时候。

【主治】小儿痢渴不止。

蓝叶散

【来源】《太平圣惠方》卷九十三。

【组成】蓝叶一分　黄连半两（去须，微炒）　赤茯苓一分　冬瓜仁半两　酸石榴皮半两（锉碎，微炒）　赤石脂一两

【用法】上为粗散。每服一钱，以水一小盏，煎至五分，去滓，入蜜半茶匙，更煎三两沸服之，不拘时候。

【主治】小儿痢渴，烦热不止。

熊胆散

【来源】《太平圣惠方》卷九十三。

【组成】熊胆半两　黄连三分（去须，微炒）　干马齿苋一两　没石子一枚　蚺蛇胆半两　犀角屑二两

【用法】上为细散。一二百日儿，每服一字；二三岁，每服半钱，空心、午后用新汲水调下。

【主治】小儿热痢，壮热吐乳。

熊胆散

【来源】《太平圣惠方》卷九十三。

【组成】熊胆一分　芦荟三分　黄连半两（去须，微炒）　没石子一枚　干马齿苋一两

【用法】上为细散。每服半钱，以粥饮调下，一日三四次。

【主治】小儿热痢，全不欲乳食，身体壮热。

樗树根散

【来源】《太平圣惠方》卷九十三。

【组成】臭樗根皮一分（锉，炒微黄）　枳壳半两（麸炒微黄，去瓤）　黄连半分（去须，微炒）　芜荑半分（微炒）　赤芍药半分

【用法】上为粗散。每服一钱，以水一小盏，加入豉三十粒，葱白一茎，煎至五分，去滓，量儿大小，分减温服，不拘时候。

【主治】小儿脓血痢，如鱼脑，困重。

橡子散

【来源】《太平圣惠方》卷九十三。

【组成】橡实二两（微炒）　干柏叶半两（微炙）

【用法】上为细散。每服半钱，水煮乌梅汁调下，不拘时候。

【主治】小儿水谷痢，日夜不止。

襄荷散

【来源】《太平圣惠方》卷九十三。

【组成】白襄荷根一两　犀角屑三分　败鼓皮一分（烧黄焦）　川升麻一两　甘草半两（炙微赤，锉）　干蓝叶半两　赤芍药三分

【用法】上为粗散。每服一钱，以水一小盏，入豉二七粒，煎至五分，去滓温服，不拘时候。

【主治】小儿蛊毒痢不止，身体壮热烦闷。

赢瘦丸

【来源】《太平圣惠方》卷九十三。

【组成】椿树根皮（干者）

【用法】上为末，以好粟米淘去泔，研取末，浓煮作糊和丸，如绿豆大。每服五丸，以粥饮送下，一日三四服。

【主治】小儿痢，渴不止。

鳖甲丸

【来源】《太平圣惠方》卷九十三。

【组成】鳖甲一两（涂醋，炙令黄，去裙襕）　猬皮一两（炙令焦黄）　桂心一两　磁石二两（陈醋浸七遍，捣碎，细研，水飞过）

【用法】上为末，炼蜜为丸，如绿豆大。三岁儿每服七丸，以粥饮送下。

【主治】小儿经年下痢，脱肛不收，腹中冷，肛中痛。

蘘荷散

【来源】《太平圣惠方》卷九十三。

【别名】升麻散（《圣济总录》卷一七八）。

【组成】白蘘荷根一两　犀角屑三分　败鼓皮一分（烧黄焦）　川升麻一两　甘草半两（炙微赤，锉）　干蓝叶半两　赤芍药三分

【用法】上为粗散。每服一钱，以水一小盏，入豉二七粒，煎至五分，去滓温服，不拘时候。

【主治】小儿蛊毒痢不止，身体壮热，烦闷。

麝香散

【来源】方出《太平圣惠方》卷九十三，名见《圣济总录》卷一七八。

【组成】乱发灰半两　鹿角屑半两（炒令微焦）　麝香一钱

【用法】上为细散，每服半钱，以粥饮调下，每日三四次。

【主治】小儿血痢不止。

太阳流珠丹

【来源】《太平圣惠方》卷九十五。

【组成】硫黄一斤　马牙消四两　盐花四两（炒令转色）　硼砂二两（伏火者）

【用法】上为细末，入瓷瓶内按实，上更以炒盐盖之，出阴气。如法固济：将入一鼎中，鼎下先熔铅半斤，坛药瓶子以铁索括定，又销铅注入鼎，令浸瓶子，固济后入灰炉中，以火养铅，常似热为候，如此一百日满出鼎，别以小火养三日，日满，大火煅令似赤，即止，放冷取出如琥珀。以寒泉出火毒，细研为末，以枣瓤为丸，如绿豆大。每服三丸，空心以茶送下。

【主治】一切夙冷风气，癥癖结块，女人血气，赤白带下，肠风下血，多年气痢疼癖，常吐清水，及反胃吐逆。

伏火四神玉粉丹

【来源】《太平圣惠方》卷九十五。

【别名】白金丹。

【组成】握雪礜石　寒水石　阳起石各二两　砒霜一分

【用法】上药各为末。先取一通油瓶子，以六一泥固济，可厚三分以来，待干；乃先下矾石充底，次下砒霜，次下阳起石，上以寒水石盖之，其瓶子口，磨一砖子盖之，以六一泥固缝，于灰池内坐一砖子，安药瓶子，初以文火，后渐断令通赤，住火候冷，取出研令极细。于润地铺熟绢，上摊药，可厚半寸，以盆合定，周遭用湿土拥盆，不令透气，一伏时取出，却少时，出阴气了，细研，面糊为丸，如绿豆大。每服五丸，空心以盐汤送下；如患疟痢，以新汲水送下。

【功用】补益下元。

【主治】一切冷疾，诸疟痢。

护命丹

【来源】《太平圣惠方》卷九十五。

【组成】黄丹　白矾　寒水石各三两

【用法】上为细末，入瓷瓶中固济，以醋满瓶浸，以文火泣令干，便加火煅令通赤，候冷开取，入硫黄一两同研，入瓶，更煅令赤，于润地上，盆合三日夜，出火毒了，研为末。以水浸蒸饼和丸，如绿豆大。每服十丸，空心以酒送下。

【主治】男子冷气，妇人血气，肠风下血，及赤白痢。

生姜粥

【来源】《太平圣惠方》卷九十六。

【组成】生姜半两（湿纸裹煨熟，细切）　白面（可拌姜令足）

【用法】上将姜于面中拌和，如婆罗门粥法，于沸汤中，下煮令熟。空腹温温吞之。

【主治】赤白痢及水痢。

羊脂粥

【来源】《太平圣惠方》卷九十六。

【组成】羊脂一两 猪脂一两 黄牛脂三两 葱薤各五茎（切，去须） 汉椒（去目及闭口者，微炒，捣末）半钱 生姜一分（切） 莳萝末一钱

【用法】先将脂等与葱、薤、生姜同炒，次用水入粳米三合，煮成粥，入莳萝、椒末，搅令匀，空腹填服之。

【主治】赤白痢久不愈，困劣，烦渴甚。

附子粥

【来源】《太平圣惠方》卷九十六。

【组成】附子一分（炮裂，去皮脐） 干姜一两（炮裂，锉）

【用法】上为细末。每日空腹煮粥，纳药一钱食之。以愈为度。

【主治】冷痢，饮食不下。

拨 粥

【来源】《太平圣惠方》卷九十六。

【组成】薤白一握（去须，细切） 葱白一握（去须，细末） 白面四两

【用法】以上和面，调令匀，临汤，以筋旋拨入锅中，熟煮，空腹食之。

《药粥疗法》：用于冠心病心绞痛辅助治疗，可以间断温热服用；治疗肠炎痢疾，以3～5天为1疗程，每天分2～3次温服。

【功用】《药粥疗法》：宽胸止痛，行气止痢。

【主治】

1.《太平圣惠方》：赤白痢，休息气痢，久不愈者。

2.《药粥疗法》：胸胁刺疼，胸痹心痛，以及冠心病心绞痛。

【宜忌】《药粥疗法》：对发热病人，不宜选用。

炙肝散

【来源】《太平圣惠方》卷九十六。

【组成】猪肝一具（去筋膜） 木香 人参（去芦头） 白术 黄连（去须，微炒） 干姜（炮裂，锉） 陈橘皮（汤浸，去白瓤，焙） 诃黎勒（煨，用皮） 芜荑各半两 乌梅肉三分（微炒）

【用法】上为细散。将肝切作片子，以药末一两，掺令匀，即旋以串子炙令香熟，空腹食之；如渴，即煎入参汤温服之。

【主治】积冷气，痢下脓血，肌瘦，不能饮食。

猪肝䭀饺方

【来源】《太平圣惠方》卷九十六。

【组成】獭猪肝一具（去筋膜） 干姜半两（炮裂，锉） 芜荑半两 诃黎勒三分（煨，用皮） 陈橘皮三分（汤浸，去白瓤） 缩砂三分（炒）

【用法】上为末，肝细切，入药末一两拌令匀，依常法作䭀饺，熟煿。空心食一两枚，用粥饮下亦得。

【主治】脾胃久冷气痢，瘦劣甚者。

蜡煎饼

【来源】《太平圣惠方》卷九十六。

【组成】鸡子五枚（取黄） 薤白三茎（去须，细切） 白面四两 蜡一两

【用法】上将鸡子并薤白调和面，作煎饼，用蜡揩铛，唯熟为妙，空腹任意食之。

【主治】赤白痢。

黍米粥

【来源】《太平圣惠方》卷九十六。

【组成】黍米二合 蜡一两 羊脂一两 阿胶一两（捣碎，炒令黄燥，捣末）

【用法】煮黍米作稀粥，临熟入阿胶、蜡、羊脂，搅令消，空腹食之。

【主治】诸痢不愈。

马齿菜汁

【来源】《太平圣惠方》卷九十七。

【别名】马齿菜汁粥（《证治准绳·幼科》卷七）。

【组成】马齿菜汁一合 蜜半合 粟米一合

【用法】以水一大盏，煮作粥。后入二味和调，食前服之。

【主治】小儿血痢不愈。

硫黄茶

【来源】《太平圣惠方》卷九十七。

【组成】硫黄三钱（细研） 紫笋茶三钱（末） 诃黎勒皮三钱

【用法】上相合令匀，以水依常法煎茶。稍热服之。

【功用】止泻痢。

【主治】宿滞冷气。

车前子叶羹

【来源】方出《太平圣惠方》卷九十八，名见《圣济总录》一九〇。

【别名】车前叶粥（《药粥疗法》）。

【组成】车前子叶一斤 葱白一握 粳米二合

【用法】上切车前子叶，和豉汁中，煮作羹，空腹食之。

《圣济总录》：以豉汁五升，煮令沸，先下米煮熟，次下车前叶，葱白和作羹，入少盐醋，空腹食之，或煮为粥亦得。

【功用】《药粥疗法》：利尿，清热，明目，祛痰。

【主治】

1.《太平圣惠方》：热淋，小便出血疼痛。

2.《药粥疗法》：水肿，泻利，黄疸，目赤肿痛，咳嗽痰多。

肉豆蔻散

【来源】《普济方》卷二一一引《太平圣惠方》。

【别名】豆蔻散（《圣济总录》卷七十六）。

【组成】肉豆蔻一分 诃黎勒二分

【用法】上为散。每服二钱，米饮调下。未效再用一两服。

【主治】赤白痢不止，水泻。

三黄汤

【来源】《袖珍方》卷一引《太平圣惠方》。

【组成】黄连 黄芩 黄柏等分

【用法】上锉。每服一两，水二盏，煎至一盏，去滓，食前温服。

【主治】

1.《袖珍方》引《太平圣惠方》：赤白痢，多赤少白。

2.《保婴撮要》：三焦虚烦作渴。

3.《杂症会心录》：实火眩晕。

4.《女科切要》：血崩。

5.《异授眼科》：目有大角刺痛，热泪倾出，沙涩睛疼，怕日羞明，胞肿。

木香乌梅丸

【来源】《袖珍方》卷一引《太平圣惠方》。

【组成】乌梅肉二斤（温水浸一宿，取净肉一斤） 木香 百草霜 丝瓜（烧灰存性）各二两 黄连 柏皮 黄芩 栀子 当归各一两 大黄 半夏（制）各五钱 枳壳（炒）一两 陈皮八钱

【用法】上为末，用炒面四两，入前药同杵为丸，如梧桐子大，如硬，入梅水和之。每服五十加至七八十丸，空心米饮送下。

【主治】

1.《袖珍方》引《太平圣惠方》：大便前后，下血不止。

2.《普济方》：一切下痢便血，并肠风等疾。

如圣针头丸

【来源】《袖珍方》卷一引《太平圣惠方》。

【组成】木香 巴豆 淡豆豉各等分

【用法】上和匀，为丸如萝卜子大。每服一丸，白痢，干姜汤送下；赤痢，甘草浸水送下；赤白痢，用干姜甘草汤送下。

【主治】痢疾。

木香枳壳丸

【来源】《袖珍方》卷二引《太平圣惠方》。

【组成】木香　槟榔　陈皮（去白）　黄连（去须）　蓬术（煨）　当归（去芦）　枳壳（去瓤，炒）　青皮各五钱　黄柏　香附子（去毛，麸炒）各一两半　黑牵牛（头末）二两

【用法】上为末，水为丸，如梧桐子大。每服五十丸或七十丸，姜汤送下。若有疮毒，急服一百丸至二百丸，看人虚实加减服之。但利五七行，立消肿毒。

【功用】
　　1.《袖珍方》引《太平圣惠方》：宽胸膈，进饮食，消食快气。
　　2.《丹溪心法附余》：破滞气，散内热。

【主治】《丹溪心法附余》：痢疾里急后重。

石榴皮散

【来源】《袖珍方》卷四引《经验方》。

【组成】酸石榴皮（烧灰存性）不以多少

【用法】上为细末。每服二钱，空心米饮调下。

【主治】暴泻不止及痢下赤白。

柏公汤

【来源】《袖珍方》卷一引《经验方》。

【组成】柏皮三两　黄芩二两　黄连一两

【用法】上锉。每服一两，水二盏，煎至一盏，去滓，通口服。

【主治】伤寒下痢，亦治久血热痢。

【加减】腹痛，加山栀子；小便不利，加赤茯苓、阿胶。

白龙丹

【来源】《本草纲目》卷十一引《经验方》。

【组成】枯明矾

【用法】上为末，飞罗面醋打糊为丸，如梧桐子大。每服二三十丸。白痢，姜汤送下；赤痢，甘草汤送下；泄泻，米汤送下。

【主治】泄泻下痢。

烧肝散

【来源】《博济方》卷一。

【组成】茵陈　犀角　石斛　柴胡（去苗）　白术　芍药各半两　干姜　防风　紫参　白芜荑　桔梗　人参　胡椒　吴茱萸　官桂各一两

【用法】上为末。以羊肝一具（如无，即獖猪肝代之），分作三份，净洗去血脉脂膜，细切，用末五钱，葱白一茎细切，相和，以湿纸三五重裹之，后掘地坑，内以火烧令香熟。每日空心以生姜汤调下。大段冷劳，不过三服见效。

【主治】三十六种风，二十四般冷，五劳七伤，一切痢疾，脾胃久虚，不思饮食，四肢无力，起止甚难，小便赤涩，累年口疮，久医不愈。

【验案】泄痢　《苏沈良方》：庐州刁参军，病泄痢日久，黑瘦如墨，万法不愈，服此一二服，下墨汁遂安。

乌犀丸

【来源】《博济方》卷三。

【组成】淡豆豉　大蒜（去皮苗）各等分

【用法】一处杵令和匀，可丸即丸，如梧桐子大。每服三四十丸，盐汤送下。

【主治】肠毒下血不止，及久患血痢者。

白豆蔻散

【来源】《博济方》卷三。

【别名】白豆蔻汤（《圣济总录》卷一五六）。

【组成】白豆蔻二两（用仁，一半生，一半熟）　枳壳半斤（去瓤，以浆水煮软，麸炒令香止）　肉桂二两（去皮）　橘皮二两（去瓤，炒，切细）　诃子二两（去核，半生半熟）　当归二两（洗）

【用法】上为末。每服一钱，水一中盏，加生姜、大枣，同煎至七分，稍温服。如要丸，用好枣浆水煮，去皮核，细研为丸，如梧桐子大。每服十五丸，以姜擘破，炒令黑色，入水，煎汤送下。

【主治】
　　1.《博济方》：脾胃气不和，泄痢。
　　2.《圣济总录》：妊娠下痢，腹痛肠鸣。

芍药散

【来源】《博济方》卷三。

【别名】芍药汤（《圣济总录》卷九十七）。

【组成】赤芍药一两半　官桂（去皮）三两　甘草半两（炮）

【用法】上为末。每服一钱，水一盏，加生姜半斤，饧少许，同煎至七分，温服。

【主治】非时下血及血痢。

橘皮煮散

【来源】《博济方》卷三。

【别名】橘皮散（《圣济总录》卷七十四）。

【组成】橘皮（去白）　白术各二两　诃子　干姜（炮）　官桂（去皮）　枳壳（去瓤，麸炒）　木香　人参　甘草（炙）各一两　草豆蔻（去皮）七枚　厚朴一两半（姜汁涂，炙黄）　槟榔五枚　半夏二分（汤洗二十度用）

【用法】上为末。每服二钱，加生姜三片，大枣二枚，水一盏，同煎七分，去滓温服。

【主治】脾元气不和，泄痢不止，腹内雷鸣，气胀膨满，冷气刺痛。

灵砂丹

【来源】《博济方》卷四。

【组成】朱砂半两　大附子（炮）　青皮　杏仁（去皮尖）各一两　巴豆（以水五升，慢火煮三十沸）春、冬一百个，秋、夏用五十枚（一方有面姜一两，炮）

【用法】先将巴豆以水五升，煮令油出水尽为度，细研，与众药末和，以粳米饭为丸，如豌豆大，小儿吊风、桃柳枝一握煎汤送下；小儿肚胀，石榴汤送下。小儿及患人相度虚实加减服。

《普济方》：血痢，生姜汤下；痔漏肠风，胡荽汤下；大风痰，栀子汤下；心痛，热酒下；疏利滞气，陈皮汤下；疟疾，醋汤下；肺病及一切劳疾，桃柳皮各一握煎汤下；大小便秘，灯心汤下；腰脚风，葱姜汤下；霍乱，木瓜汤下；血气，当归汤下；发汗，麻黄汤下；腰疾，生姜汤下；怀胎气冲心，酒下；一切风，防风汤下；阴毒伤寒，热酒下；吐泻，黄连汤下；虫咬心，冷水下；宿食不消，白汤下；头痛不止，白汤下；痞气膨胀，茶下；痃癖气，丁香汤下；五劳七伤，枳实汤下；口疮，枣汤下；脚气上攻心胸，热汤下；心痛打损，酒下；伤酒伤食，各随汤下；败血不散，米饮下；难产，黄叶汤下；小便涩，大黄汤下；肺气咳嗽，杏仁汤下；眼昏黑花，黑豆汤下；牙疼，茱萸汤下；小儿腹胀，石榴汤下；乍寒乍热，桃心汤下；怀胎不安，芎藭汤下；口吐酸水，诃子汤下；产前泻痢，艾叶汤下；小儿五疳，乳汁下；腹痛肋疼，芍药汤下。

【功用】《普济方》：消酒食，疏利滞气，发汗。

【主治】

1.《博济方》：众疾及小儿瘹风。

2.《普济方》：血痢，痔漏肠风，大风痰，心痛，疟疾，肺病，及一切劳疾，腰痛膝疼，水泻，怀胎气冲心，一切风，阴毒伤寒，吐泻，虫咬心，宿食不消，头痛不止、痞气膨胀，痃癖气，五劳七伤，口疮、脚气上攻心胸，心痛，打损，伤酒，伤食，败血不散，难产，小便涩，肺气咳嗽，眼昏黑花，牙痛，小儿腹胀，乍寒乍热，怀胎不安。口吐酸水，产前泻利，小儿五疳，腹痛肋疼。

厚朴散

【来源】《博济方》卷四。

【别名】厚朴汤（《圣济总录》卷一七八）。

【组成】厚朴（去皮，以姜汁涂炙令香）　苍术　陈皮（去白）各一两　干姜三分　甘草半两

【用法】上为细末。每服一钱，水一盏，加生姜三片、大枣一个，同煎至六分，热服。

【功用】解肌。

【主治】

1.《博济方》：小儿外伤风冷。

2.《圣济总录》：小儿冷痢，便下青白，或如凝脂，或下瘀黑。

煅金液丹

【来源】《博济方》卷四。

【别名】金液丹（《苏沈良方》卷三）、金液散

（《普济方》卷三九五）。

【组成】硫黄（一名石亭脂，一名金液）三五两至十两（并煅，得舶上黄为第一，余黄并使得，但无夹杂为上；碎碾入罐子内，可得八九分，无妨）

【用法】上药取煅药罐子一个，盛药在内，下盖子了，采狗蹄草一大握（本名石龙芮），木鉴草一大握（稻田中生，一茎四花，如田字，亦名水田草，独茎生），将二草入铁臼内烂捣，更入掬黄土同杵匀如泥（若无上件二草，且只使益母草代之亦可），便将裹药罐子底下，并周匝可厚五六分，只至口缝不裹，然后置于平地上，四面簇炭五六斤，上面安熟火一斤以来，烧之，直候火烧药罐子九分来通赤，专看口缝处有碧焰子起，便急手拨炭火，急将柴灰三斗都盖勿令气焰出，直候冷，拨灰取出，刮去泥土。以上是煅一度该也，度度依此煅之。第二度依前法，杵药草裹固煅之如前法，煅五度，若火候得所，煅出如熟鸡子香，即是候也。若急要服，只煅两度亦可服之（煅度数多者为妙）。煅度数足，便于净地上埋炉子一宿出火毒（凡逐度煅了，刮去下面砂石尤妙），又取出炉子，于铫子著水煮一二十沸，然后敲破炉子，取药杵烂，更入乳钵内点，煎水研烂如泥，并无粗者，却研令干，每一两药用蒸饼一两以来，浸握出水了，入药内和合，更与茶白内杵令匀，如面，为丸如梧桐子大，晒干。孩子留末子研细，以米饮调，以盂子灌之；夜啼心惊，奶伤有痰涎者，并速研药一分以来，令吸之，一日二次，自然便放逐，下积物。多多与服，并无忌。

【主治】小儿三五岁患无辜，泻痢。

青金丹

【来源】《博济方》卷五。

【组成】巴豆二两（先去心膜皮，用头醋煮之，干，更用硫黄煮一伏时，取出不用硫黄，杵二三百杵，研如膏） 木香 青橘皮（去瓤） 吴茱萸 附子（一半生，一半熟）各半两

【用法】上为细末，入巴豆膏，炼蜜三两，入青黛半两，研细为丸，如绿豆大。每服三五丸至十丸。服饵如后：丈夫远年气疼，醋汤送下；丈夫背气痛，橘皮汤送下；五般疟疾，艾汤送下；咳嗽，杏仁汤送下；一切风冷，柳枝汤送下；痢疾，乌梅汤送下；大便不通，大麻子汤送下；心痛，胡椒汤送下；妇人血气不通，当归汤送下；赤白痢，黄连汤送下；赤眼，栀子汤送下；血汗，葱汤送下；中毒，桔梗汤送下；赤白带，芍药汤送下；霍乱，木瓜汤送下；水泻不止，米饮送下；宣转，生姜汤送下。

【主治】男子气痛，背痛，五种疟疾，咳嗽，一切风冷，痢疾，大便不通，妇人血气痛，赤眼，血汗，中毒，赤白带下，霍乱，腹泻。

透罗丹

【来源】《普济方》卷二五六引《博济方》。

【组成】粉霜二钱半（别研） 铅白霜一钱（别研） 轻粉二钱（留一半以下为衣） 生龙脑一钱 金箔十片 水银两用半钱 伏谷信砒半钱（别研，每煅砒一两，用消石二钱半，滚研入盒内，固济候干，用灰盖熟火三斤，拨飞火去皮二分，住火放冷，然后取出）

【用法】除水银外，上为末，枣肉为丸，如鸡头子大，以箸劄眼子，入水银在内，却和丸，用留下粉中滚为衣。枣肉不得肥，水银不研细，恐难丸。结胸伤寒，四肢逆冷，心腹结硬，热燥闷乱，时气伤寒，得汗后发狂，狂言乱道，不认亲疏，每服二丸甘草汤送下；产后血气上攻，及上喘不止，心腹胀满，因伤寒时疾，汗后余热不退，发狂妄走不止，每服二丸，用甘草汤送下；潮热伤寒，夜发昼止，有似疟疾，每服二丸，温浆米水送下；风痫邪气，及心风，妇人血气邪冷，每服二丸，甘草汤送下；产前要疏动不损胎气，去却水银，每服二丸，温浆水送下，如不行再服；久患脏毒泻血，及赤白痢，昼夜五七十行，每服一丸，温浆水送下，一日两次。

【功用】下虚积。

【主治】结胸伤寒，四肢逆冷，心腹结硬，热燥闷乱；时气伤寒，得汗后发狂，狂言乱道，不认亲疏；产后血气上攻，上喘不止，心腹胀满，因伤寒时疾，汗后余热不退，发狂妄走不止；潮热伤寒，夜发昼止，有似疟疾；风痫邪气；心风；妇人血气邪冷；久患脏毒泻血，及赤白痢。

赤粉丹

【来源】《普济方》卷二一一引《指南方》。

【组成】巴豆霜　硼砂　朱砂各一两　砒半两

【用法】上为细末，熔黄蜡聚成块子。每服一丸如麻子大，临卧冷面汤送下。如人觉有伤，大便异于常，作脓状，脐腹疼痛，即便服之，更无所害。

【主治】痢脓赤白。

禹余粮丸

【来源】《普济方》卷二一一引《指南方》。

【组成】禹余粮　赤石脂　干姜各一两

【用法】上为末，面糊为丸，如梧桐子大。每服三十丸，米饮送下。

【主治】热痢。

万金散

【来源】《三因极一病证方论》卷十三。

【别名】万金饮（《太平惠民和济局方》卷六续添诸局经验秘方）。

【组成】罂粟壳一两（赤用蜜炙；白不炙；赤白杂，半生半炙）　橘皮　甘草（并如上法）各一两

【用法】上为散。每服四钱，以百沸汤七分盏，急用盏盖之，候温，澄清者服。

【功用】《全国中药成药处方集》（沈阳方）：收敛止泻。

【主治】

1.《三因极一病证方论》：冷热痢。

2.《太平惠民和济局方》（续添诸局经验秘方）：脾胃虚弱，内受风寒，或饮食生冷，伤于脾胃，呕吐泄泻，脐腹痛，胁肋胀满，肠内虚鸣；及肠胃受湿，脓血相杂，下如豆汁，或下瘀血，里急后重，日夜无度，饮食减少，渐至瘦弱者。

【宜忌】《传信适用方》：切忌生冷、鱼腥。

【加减】血痢，加乌梅一个。

木香丸

【来源】《苏沈良方》卷三。

【别名】木香槟榔丸（《圣济总录》卷三十七）。

【组成】鸡心槟榔　陈橘皮（去白）各二两　青木香　人参　厚朴　官桂（去无味者）　大附子　羌活　京三棱　独活　干姜（炮）　甘草（炙）　芎藭　川大黄（切，微炒）　芍药各五钱　牵牛子一斤（淘去浮者，揩拭干，热捣取末四两，余滓不用）　肉豆蔻六枚（去壳，止泻方用）

【用法】上为末，瓷器盛之，密封，临服用牵牛末二两，药末一两，同研令匀，炼蜜为丸，如梧桐子大。心腹胀满，一切风劳冷气，脐下刺痛，口吐清水白沫，醋心，痃癖气块，男子肾脏风毒，攻刺四体，及阳毒脚气，目昏头痛，心间呕逆，及两胁坚满不消，卧时橘皮汤送下三十丸，以利为度，此后每夜二十丸；女人血痢，下血刺痛，积年血块，胃口逆，手足心烦热，不思饮食，姜汤送下三十丸，取利，每夜更服二十丸；小儿五岁以上，疳气腹胀气喘，空心温汤送下五七丸，小者减丸数服；凡胸腹饱闷不消，脾泄不止，临卧温酒送下，取利。

《幼幼新书》引《灵苑方》：阳毒伤寒，经三日，临卧温水下三十丸，未转加数。

【主治】

1.《苏沈良方》：风劳冷气，脐下刺痛，口吐清水白沫，醋心，痃癖气块，心腹胀满；男子肾脏风毒，攻刺四体，阳毒脚气，目昏头痛，心间呕逆，两胁坚满不消；妇人血痢，下血刺痛，积年血块，胃口逆满，手足心烦热，不思饮食；小儿疳气，腹胀气喘；胸腹饱闷，泄泻不止；误食毒物，痈疽发背，山岚瘴疟，才觉头痛，背膊拘紧。

2.《幼幼新书》引《灵苑方》：阳毒伤寒，忽浑身壮热，四肢疼痛不可忍，口内狂言。

木香散

【来源】《苏沈良方》卷四。

【组成】木香　破故纸　高良姜　砂仁　厚朴（姜汁炙）各三分　赤芍药　陈橘红　肉桂　白术各半两　胡椒　吴茱萸（汤洗去黑水）各一分　肉豆蔻四枚　槟榔一个

【用法】上为散。每服三钱，不经水猪肝四两许，去筋膜，批为薄片，重重掺药，置一鼎中，入浆

水一碗，醋一茶脚许，盖覆，煮肝熟，加盐一钱，葱白三茎（细切），生姜弹子许（捶碎），同煮水欲尽，为一服，空心冷食之。初服微泻不妨，少时自止。经年冷利滑泻，只是一服。渴即饮粥汤送下。如不能食冷物，即添少浆水暖服。

本方改为丸剂，名"木香豆蔻丸"（《普济方》卷二〇七引《东坡家藏方》）。

【功用】逐下冷气。

【主治】脏腑冷极，及久冷伤惫，口疮下泄，谷米不化，饮食无味，肌肉瘦悴，心多嗔恚。妇人产后虚冷下泄，及一切水泄、冷痢。

【宜忌】忌生冷、油腻物。

【验案】久泻　张某某，久泻，忽有人召食，以疾辞不往，主人曰：吾有良方，一服可瘥。煮药而召之，张至，先服药，便就席，熟醉而归，竟不复泻。

神保丸

【来源】《苏沈良方》卷四引《灵苑方》。

【别名】遇仙丹（《医学集成》卷三）。

【组成】木香一分　胡椒一分　巴豆十枚（去皮心，研）　干蝎一枚

【用法】上汤释蒸饼为丸，如麻子大，朱砂为衣。每服三丸，心膈痛，柿蒂汤送下或灯心同柿蒂汤送下；腹痛，柿蒂、煨姜汤送下；血痛，炒姜、醋、小便送下；小便不通，灯心汤送下；血痢、脏毒，楮叶汤送下；肺气甚者，白矾、蚌粉各三分，黄丹一分，同研为散，煎桑白皮、糯米饮调下；若小喘，只用桑皮、糯米饮送下；肾气胁下痛，茴香酒送下；大便不通，蜜汤调槟榔末一钱同下；气噎，木香汤送下；宿食不消，茶、酒、浆饮任下。

【功用】

1.《医便》：消一切生冷积滞。

2.《医学入门》：宣通脏腑。

【主治】

1.《苏沈良方》引《灵苑方》：心膈痛，腹痛，血痛，小便不通，血痢，脏毒，喘，肾气胁下痛，大便不通，气噎，宿食不消。

2.《类编朱氏集验方》：妇人小腹痛，服诸药不愈者。

【验案】

1.项筋痛　《苏沈良方》引《灵苑方》：熙宁中，予病项筋痛，诸医皆以为风，治之数月不愈，乃流入背膂，久之右注胁，挛痛甚苦。乃合服之，一投而愈，后再发，又一投而愈。

2.腹痛　《临证指南医案》：郑氏，得食腹痛，上及心胸，下攻少腹，甚至筋胀，扰于周身经络之间，大便欲解不通畅。此乃肠胃气阻，故痛随利减。神保丸一钱。

三物散

【来源】《苏沈良方》卷八引陈应之方。

【别名】乌梅三物散（《鸡峰普济方》卷十四）、三物汤（《普济方》卷三九七）。

【组成】胡黄连　乌梅肉　灶下土各等分

【用法】上为末。腊茶清调，食前空腹温服。

【主治】痢血。

【验案】痢血　丞相庄肃梁公痢血，应之曰：此授水谷，当用三物散。数服而愈。

四神散

【来源】《苏沈良方》卷八。

【别名】四等散（《鸡峰普济方》卷十四）、胜金散（《医方类聚》卷一三九引《简易》）。

【组成】干姜　黄连　当归　黄柏（皆炒）各等分

【用法】上为末。每服二大钱，加乌梅一个煎汤调下。

【主治】痢疾。

【宜忌】宜食酸苦，忌甘咸。

【加减】水泻，各等分；赤痢，加黄柏；白痢，加姜；后重肠痛，加黄连；腹中痛，加当归，并空心食前服。

芍药散

【来源】《苏沈良方》卷八。

【组成】茱萸（炒）半两　黄连（炒）　赤芍药各一两

【用法】水煎服。

【主治】痢疾。

厚朴散

【来源】《医方类聚》卷十引《神巧万全方》。

【组成】厚朴一两半（姜汁炙） 陈橘皮（去瓤） 附子（炮） 诃黎勒皮各一两 当归（炒） 肉豆蔻各三两 吴茱萸一分（汤浸七遍，炒） 木香 桔梗各半两 甘草一分（炙）

【用法】上为末。每服三钱，以水一中盏，加生姜半分、大枣三个，煎至六分，去滓，食前热服。

【主治】大肠虚冷，肠鸣泄痢，腹胁气痛，饮食不化。

硫黄散

【来源】《医方类聚》卷一三九引《神巧万全方》。

【组成】硫黄（细研） 诃黎勒皮各一两半 肉豆蔻（去壳） 干姜（炮） 陈橘皮（去瓤） 附子（炮）各一两 厚朴三两（去皮，姜汁涂炙） 甘草半两（炙令赤）

【用法】上为末。每服二钱，以粥饮调下。

【主治】白痢。心腹胀满，不能饮食。

人参败毒散

【来源】《太平惠民和济局方》卷二。

【组成】柴胡（去苗） 甘草（炒） 桔梗 人参（去芦） 芎藭 茯苓（去皮） 枳壳（去瓤，麸炒） 前胡（去苗，洗） 羌活（去苗） 独活（去苗）各三十两

【用法】上为粗末。每服二钱，水一盏，加生姜、薄荷少许，同煎七分，去滓，不拘时服。寒多则热服，热多则温服。

【功用】

1.《医方集解》：扶正匡邪，疏导经络，表散邪滞。

2.《中医方剂学讲义》：益气发汗，散风祛湿。

【主治】

1.《太平惠民和济局方》：伤寒时气，头痛项强，壮热恶寒，身体烦疼。及寒壅咳嗽，鼻塞声重；风痰头痛，呕哕寒热。

2.《类证活人书》：伤风、温疫、风温，头目昏眩，四肢痛，憎寒壮热，项强目睛疼。寻常风眩，拘倦。

3.《幼科证治大全》引《澹寮方》：小儿噤口痢，毒气冲心肺，食即吐逆。

【宜忌】《温病条辨》叶霖按：非夹表证不可用。

【验案】痢疾 《医学六要》：一人病痢，发寒热，头痛，左脉浮紧，而右脉滑大，乃内伤挟外感也，先用败毒散加姜、葱一服，表证悉退。但中脘作胀闷，后重不已，以平胃散加枳壳、木香、槟榔、山楂，又二服胀闷移于小腹，投木香槟榔丸9g，下粘硬物而愈。

《江苏中医》（1962，8：24）：王某，男，患痢疾，前医用白头翁、芩、连等药证情趋重，病延1周，里急后重，肛门下脱，畏风憎寒，脉弦紧，苔白厚腻，经用人参败毒散原方，每用12g，研末煎服，1剂而汗出畅适，痢下减轻，3服即痢止痛除，其病如失。后以香砂六君法调治而愈。

六和汤

【来源】《太平惠民和济局方》卷二（续添诸局经验秘方）。

【别名】六合汤（《普济方》卷一一七）。

【组成】缩砂仁 半夏（汤泡七次） 杏仁（去皮尖） 人参 甘草（炙）各一两 赤茯苓（去皮） 藿香叶（拂去尘） 白扁豆（姜汁略炒） 木瓜各二两 香薷 厚朴（姜汁制）各四两

【用法】上锉。每服四钱，水一盏半，加生姜三片，枣子一个，煎至八分，去滓，不拘时候服。

【主治】

1.《太平惠民和济局方》：心脾不调，气不升降，霍乱转筋，呕吐泄泻，寒热交作，痰喘咳嗽，胸膈痞满，头目昏痛，肢体浮肿，嗜卧倦怠，小便赤涩，伤寒阴阳不分，冒暑伏热烦闷，或成痢疾；中酒烦渴畏食。

2.《杏苑生春》：伤食噫酸臭气，或因暑热，渴饮冷水冷物，致心腹疼痛，或冒暑背寒自汗，四肢厥冷。

【方论】

1.《医林纂要探源》：为气虚而有痰者设。痰本于湿而成于火。脾土不能制水，则水积而成湿，湿郁成热，脾虚亦生热，则湿结而成痰，故

祛痰为末，而健脾燥湿乃治痰之本。然既有痰，则不可无以祛之，故此方加祛痰之药，而仍以四君子为主。加半夏辛滑能推壅行水，开阖阴阳，通利关节，为行痰之专药，人多疑燥，实非燥也，但阴虚火烁，津液浑浊，逼而上沸，或夹脓血之痰则非所宜。陈皮辛苦燥湿和中，主于顺气，气顺则痰消。

2.《医略六书·杂病证治》：脾气有亏不能健运，故痰湿内聚，食少吞酸焉。人参补气扶元，白术健脾燥湿，半夏燥湿气以化痰，陈皮利中气以和胃，茯苓渗湿气，炙甘草益胃气也。俾脾健气强则胃气自化，而痰湿无不消，何食少吞酸之足患哉。此补气化痰之剂。为气虚痰湿内聚之专方。

3.《血证论》：四君子补胃和中，加陈皮、半夏以除痰气。肺之所以有痰饮者，皆胃中之水不行，故尔冲逆，治胃中即是治肺。

小七香丸

【来源】《太平惠民和济局方》卷三（绍兴续添方）。

【别名】七香丸（《是斋百一选方》卷二引冯仲柔传徐家方）。

【组成】甘松（炒）八十两　益智仁（炒）六十两　香附子（炒，去毛）　丁香皮　甘草（炒）各一百二十两　蓬莪术（煨，乘热碎）　缩砂仁各二十两

【用法】上为末，水浸蒸饼为丸，如绿豆大。每服二十丸，温酒、姜汤、熟水任下；或气胀满，磨乌药水煎汤下；或酒食过度，头眩恶心，胸膈满闷，先嚼二十丸，后吞二十丸，生姜、紫苏汤送下。

【功用】

1.《太平惠民和济局方》（绍兴续添方）：温中快膈，化积和气。

2.《医方类聚》引《医方大成》：化积气，消宿食，止泻痢。

【主治】

1.《太平惠民和济局方》：中酒吐酒，呕逆咽酸，气膈食噎，饮食不下，冷涩翻胃，腹胀脾疼，远年茶酒食积，眼睑俱黄，赤白痢疾，脾毒泄泻。妇人脾血气，小儿疳气。

2.《玉机微义》：郁即忧思，或因闪挫颠扑，一切气滞腰痛。

卢氏异方感应丸

【来源】《太平惠民和济局方》卷三（新添诸局经验秘方）。

【别名】卢氏感应丸（《世医得效方》卷四）、如神木香丸（《世医得效方》卷四）。

【组成】黄蜡（真者）十两　巴豆一百粒（去皮，研为粉，用纸数重裹搥，油透再易纸，至油尽成白霜为妙）　乳香（锉，研）三钱　杏仁七十枚（去皮尖，研细，依巴豆法去油）　丁香（怀干）　木香（湿纸裹，煨）　干姜（炮）　肉豆蔻（面裹，煨）　荜澄茄　槟榔　青皮（汤洗，去瓤，炒）　百草霜（筛细）　片子姜黄各一两

【用法】上除巴豆粉、百草霜、杏仁、乳香外，余并为细末，却同前四味拌和研匀，先将上项黄蜡十两，于银、石器内熔化作汁，用重绵滤去滓，以无灰好酒一升，于银、石器内煮蜡熔，数滚取起，候冷，其蜡自浮于酒上，去酒不用，春夏修合，用清麻油一两，秋冬用油一两半，于大银器内熬令香熟，次下酒煮蜡，同化作汁，乘热拌和前项药末，十分均匀了，候稍凝，分作剂子，用罐子盛之，半月后方可服。如服，旋丸如萝卜子大，任意服之，二三十丸至五十丸，临睡时常服之；若欲治病，不拘时候。

【功用】健脾进食，消磨积滞。

【主治】

1.《太平惠民和济局方》（新添诸局经验秘方）：寒热泻痢，酒食醉饱。

2.《世医得效方》：虚弱人久积。

连翘丸

【来源】《太平惠民和济局方》卷三（绍兴续添方）。

【组成】连翘（洗）　陈皮各二百四十两　青皮（洗）　蓬莪（炮）　肉桂（去粗皮，不见火）　好墨（煅）各一百六十两　槟榔八十两　牵牛子（碾，取末）二百二十两　三棱（炮）二百四十九两　肉豆蔻二十五两

【用法】上为末，面糊为丸，如梧桐子大。每服

三十丸，生姜汤送下；久患赤白痢及大肠风秘，脾毒泻血，黄连煎汤送下；妇人诸疾，姜醋汤送下，不拘时候。

【主治】男子、妇人脾胃不和，气滞积聚，心腹胀满，干呕醋心，饮食不下，胸膈噎塞，胁肋疼痛，酒积面黄，四肢虚肿，行步不能；及久患赤白痢及大肠风秘，脾毒泻血。

【宜忌】孕妇忌服。

参苓白术散

【来源】《太平惠民和济局方》卷三（绍兴续添方）。

【别名】白术调元散（《痘疹全集》卷十三）、参术饮（《张氏医通》卷十六）、白术散（《全国中药成药处方集》）。

【组成】莲子肉（去皮） 薏苡仁 缩砂仁 桔梗（炒令深黄色）各一斤 白扁豆（姜汁浸，去皮，微炒）一斤半 白茯苓 人参（去芦） 甘草（炒） 白术 山药各二斤

【用法】上为细末。每服二钱，枣汤调下。

【功用】

1. 《太平惠民和济局方》：久服养气育神，醒脾悦色，顺正辟邪。

2. 《景岳全书》：调助脾胃。

3. 《中国药典》：补脾胃，益肺气。

【主治】

1. 《太平惠民和济局方》：脾胃虚弱，饮食不进，多困少力，中满痞噎，心忪气喘，呕吐泄泻，伤寒咳噫。

2. 《证治准绳·幼科》：久泻，及大病后、痢后消渴。

【验案】慢性痢疾 《新医学》（1977，83：140）：某女，35岁，患慢性菌痢数年（大便曾培养出 B 族痢疾杆菌），反复发作，解脓血便，每天 4～6 次，伴有腹痛，里急后重，精神疲乏，食欲减少。舌质淡红，苔薄白稍腻，脉沉濡弱。证属脾虚下痢，处方：党参五钱、白术四钱、陈皮二钱、山药五钱、苡米五钱、莲子肉三钱、木香二钱（后下）、黄连二钱、桔梗二钱、扁豆三钱、砂仁一钱五分（打、后下）、鱼腥草五钱、甘草二钱。服药四剂后，症状消失，大便正常，嘱续服上方，共服十剂，疗效巩固。

如神丸

【来源】《太平惠民和济局方》卷三（吴直阁增诸家名方）。

【组成】天南星（炮） 羌活 白芷 甘草（炙） 京三棱（醋浸，炮，捶） 干姜（炮） 附子（炮，去皮脐） 半夏（汤洗二七遍，姜汁炒令干）各等分

【用法】上为末，醋煮面糊为丸，如梧桐子大。每服二十丸至三十丸，空心生姜盐汤送下。患泻，二宜汤送下三十丸；小儿赤痢，甘草、橘皮汤送下三丸至五丸；白痢，干姜汤送下。

【功用】消癖气，和脾胃，补下元。

【主治】一切冷热气。

姜合丸

【来源】《太平惠民和济局方》卷三（吴直阁增诸家名方）。

【组成】丁香（不见火） 木香（不见火） 人参各一两 白术（焙） 青皮（去白） 陈皮（去白）各二两 附子（炮，去皮脐）二两半 厚朴（去粗皮，姜汁炙） 肉豆蔻（炮）各二两 干姜（炮）三两

【用法】上为细末，入硇砂八钱，姜汁、面糊为丸，每一两做二十丸。每服一丸，用老姜一块如拇指头大，切开作合子，安药于内，用湿纸裹，慢火煨一顿饭久，取出去纸，和姜细嚼，白汤送下。小儿一粒分四服。

【主治】男子、妇人气血虚弱，久积阴冷，留滞不化，结聚成形，心腹膨胀，刺痛成阵，上连胸胁；或脾胃久虚，内伤冷物，泄泻注下，腹痛肠鸣；或久痢纯白，时下青黑，肠滑不禁。又治胃脘停痰，呕吐吞酸，痞塞不通，不思饮食，身体沉重，面色痿黄，或久患心脾疼痛。

【宜忌】孕妇不得服。

感应丸

【来源】《太平惠民和济局方》卷三（绍兴续添方）。

【别名】感应丹（《曜仙活人方》卷下）、威喜丸（《兰台轨范》卷一）。

【组成】百草霜（用村庄家锅底上刮得者，细研）二两　杏仁（净者，去双仁）一百四十个（去尖，汤浸一宿，去皮，别研极烂如膏）　南木香（去芦头）二两半　丁香（新拣者）一两半　川干姜（炮制）一两　肉豆蔻（去粗皮，用滑皮仁子）二十个　巴豆七十个（去皮心膜，研细，出尽油如粉）

【用法】上除巴豆粉、百草霜、杏仁三味外，余四味捣为细末，与前三味同拌，研令细，用好蜡匮和，先将蜡六两溶化作汁，以重绵滤去滓，以好酒一升，于银石器内煮蜡熔，数沸倾出，候酒冷，其蜡自浮，取蜡称用。凡春夏修合，用清油一两，于铫内熬令末散香熟，次下酒煮蜡四两，同化作汁，就锅内乘热拌和前项药末；秋冬修合，用清油一两半，同煎煮热作汁，和匮药末成剂，分作小铤子，以油单纸裹，旋丸如绿豆大。每服三、五粒，温水吞下。小儿每服如黍米大五丸，干姜汤送下，不拘时候。

【功用】磨化积聚，消逐温冷，疗饮食所伤，快三焦滞气。常服进饮食，消酒毒，令人不中酒。

【主治】虚中积冷，气弱有伤，停积胃脘，不能传化；或因气伤冷，因饥饱食，醉酒过多，心下坚满，两胁胀痛，心腹大疼，霍乱吐泻，大便频并，后重迟涩，久痢赤白，脓血相杂，米谷不消，愈而复发；中酒呕吐，痰逆恶心，喜睡头旋，胸膈痞闷，四肢倦怠，不欲饮食；妊娠伤冷，新产有伤，若久有积寒，吃热药不效者；久病形羸，荏苒岁月，渐致虚弱，面黄肌瘦，饮食或进或退，大便或秘或泄，不拘久新积冷；又治小儿脾胃虚弱，累有伤滞，粪白鲊臭，下痢水谷，连绵月日，用热药及取转不效者。

【方论】《医方集解》：此手足阳明药也。肉蔻逐冷消食，下气和中；丁香暖胃助阳，宣壅除癖；木香升降诸气，和脾疏肝；杏仁降气散寒，润燥消积；炮姜能逐痼冷而散癖通关；巴豆善破沉寒而夺门宣滞，寒积深痼，非此莫攻；百草霜和中温散，亦能消积治痢为佐也。

大香连丸

【来源】《太平惠民和济局方》卷六（吴直阁增诸家名方）。

【别名】香连丸（《仁斋直指方论》卷十四）、二味香连丸（《全国中药成药处方集》青岛方）。

【组成】黄连（去芦须）二十两（用吴茱萸十两同炒食赤，去吴茱萸不用）　木香（不见火）四两八钱八分

【用法】上为细末，醋糊为丸，如梧桐子大。每服二十丸，饭饮吞下。

【主治】丈夫妇人肠胃虚弱，冷热不调，泄泻烦渴，米谷不化，腹胀肠鸣，胸膈痞闷，胁肋胀满；或下痢脓血，里急后重，夜起频并，不思饮食；或小便不利，肢体怠惰，渐即瘦弱。

不二丸

【来源】《太平惠民和济局方》卷六。

【组成】巴豆（去皮心膜，去油）　杏仁（浸，去皮尖，研）各七十个　黄蜡一两三钱　砒霜（研，入瓷罐子，以赤石脂固封缝，盐泥固济，烧通赤，候冷取出）一两六钱　白胶香（研细）四钱　黄丹（炒）二钱半　乳香（研）六钱半　朱砂（研，飞）半两　木鳖子（烧焦）十个

【用法】上为末，熔蜡为丸，如黄米大，每钱作一百二十丸。每服一丸，小儿半丸，水泻，新汲水送下；赤痢，甘草汤送下；白痢，干姜汤送下；赤白痢，甘草干姜汤送下，并放冷，临卧服。

【主治】大人、小儿一切泻痢，无问冷热赤白，连绵不愈，愈而复发，腹中疼痛者。

【宜忌】忌热物一二时辰。

斗门散

【来源】《太平惠民和济局方》卷六（宝庆新增方）。

【组成】干葛（去皮）半两　地榆（去芦）　甘草（炙）各二两　干姜（炮）　当归（去芦）各一两　黑豆（炒，去壳）　罂粟壳（去瓤，蜜炙）各四两

【用法】上为细末。每服二钱，水一盏，煎至七分，温服，不拘时候。

【主治】八种毒痢、脏腑撮痛，脓血赤白，或有五色相杂，日夜频并；兼治噤口恶痢，里急后重，大渴不止，酒痢脏毒，全不进食。

水煮木香丸

【来源】《太平惠民和济局方》卷六（吴直阁增诸家名方）。

【组成】陈皮（去白） 甘草（炒） 青皮（去白） 木香各一两一分 白芍药 当归（去芦）各二两 干姜（炮）一两半 诃子皮（去核）二两半 罂粟壳（去蒂盖，蜜炒黄色）八两

【用法】上为细末，炼蜜为丸，每一两作六丸。每服一丸，水一盏，煎至七分，和滓空心温服；不拘时候亦可。

【主治】一切赤白痢，脓血相杂，里急后重；或脏腑滑泄，日夜无度；或积寒久冷，脐腹疼痛，不思饮食。

水煮木香丸

【来源】《太平惠民和济局方》卷六（宝庆新增方）。

【组成】当归（洗，去芦） 诃子（炮，去核） 木香（不见火）各六两 青皮（去白） 甘草（爁赤）各二两四钱 罂粟壳（去瓤）二两八钱

【用法】上为细末，炼蜜为丸，如弹子大。每服一丸，水八分盏，煎至六分，空心、食前温服。

【主治】一切赤白痢，脓血相杂，里急后重；或脏腑滑泄，日夜无度；或积寒久冷，脐腹疼痛，不思饮食。

地榆散

【来源】《太平惠民和济局方》卷六（宝庆新增方）。

【组成】石榴皮 莲蓬（去茎） 甘草（炒） 罂粟壳（去瓤，蜜涂炙）各等分

本方名"地榆散"，但方中无地榆，疑脱。

【用法】上为细末。每服二大钱，水一盏半，加生姜三片，煎至一盏，通口服，不拘时候。

【主治】肠胃气虚，冷热不调，泄泻不止，或下鲜血，或如豆汁，或如豚肝，或脓血相杂，赤多白少，腹痛后重，遍数频并，全不入食。

地榆散

【来源】《太平惠民和济局方》卷六（续添诸局经

验秘方）。

【组成】地榆（炒） 干葛各半斤 茯苓（去皮） 赤芍药各六两 干姜（炮）二两 当归（去苗）三两 甘草（炙）四两 罂粟壳（蜜炒）十二两

【用法】上为细末。每服二钱，用温热水调下，不拘时候。小儿三岁，可服半钱。

【主治】大人、小儿脾胃气虚，冷热不调。下痢脓血，赤多白少；或因肠胃乘虚为热毒所渗，下痢纯血，脐腹疞痛，里急后重，口燥烦渴，小便不利，纯下鲜血；或先经下痢，不应服热药而误服热药，蕴毒不散，积于肠间，渗而成血者。及下痢纯白，或下紫黑血，肠滑不禁者。

诃黎勒丸

【来源】《太平惠民和济局方》卷六。

【组成】诃黎勒皮 川乌头（炮，去皮脐） 缩砂仁 白矾（煅）各四十两 肉豆蔻（去皮，炮） 木香 干姜（炮）各二十两 龙骨（洗） 赤石脂各八十两

【用法】上为末，粟米饭为丸，如梧桐子大。每服二十丸至三十丸，食前以温粟米饮送下；甚者可倍加丸数。

【主治】肠胃虚弱，内受风冷，水谷不化，泄泻注下，腹痛肠鸣，胸满短气；肠胃积寒，久利纯白，或有青黑，日夜无度；脾胃伤冷，暴泻不止，手足逆冷，脉微欲绝。

灵砂丹

【来源】《太平惠民和济局方》卷六。

【组成】消石（与砒一处细研，入瓷罐子内，用石灰盖口，炭火烧半日，取出，去火毒） 信州砒霜 腻粉 粉霜（研）各半两 黄丹（研） 枯矾（研）各一两半 朱砂（研，飞）一两 乳香（研） 桂府滑石各一两

【用法】上为末，用蒸饼二两四钱和为丸，如梧桐子大。每服五丸，温粟米饮送下。未愈加丸数再服。小儿可服一丸至二丸。

【主治】脏腑怯弱，内有积滞，脐腹撮痛，下痢脓血，日夜无度，里急后重，肠鸣腹胀，米谷不化，

少气困倦，不思饮食，或发寒热，渐至羸瘦。

纯阳真人养脏汤

【来源】《太平惠民和济局方》卷六（绍兴续添方）。

【别名】真人养肠汤（《仁斋直指方论》卷十三）、养脏汤（《仁斋直指小儿方论》卷四）。

【组成】人参 当归（去芦） 白术（焙）各六钱 肉豆蔻（面裹，煨）半两 肉桂（去粗皮） 甘草（炙）各八钱 白芍药一两六钱 木香（不见火）一两四钱 诃子（去核）一两二钱 罂粟壳（去蒂盖，蜜炙）三两六钱

【用法】上为粗末。每服二大钱，水一盏半，煎至八分，去滓，食前温服。

本方改为散剂，名"养脏散"、"真人养脏散"（《全国中药成药处方集》吉林方）。

【主治】大人、小儿肠胃虚弱，冷热不调，脏腑受寒，暴泻，下痢赤白，或便脓血，有如鱼脑，里急后重，脐腹疼痛，日夜无度，胸膈痞闷，胁肋胀满，全不思食，及脱肛坠下，酒毒便血，诸药不效者。

【宜忌】忌酒、面、生冷、鱼腥、油腻。

【加减】如脏腑滑泄夜起，久不愈者，可加炮附子三、四片，煎服。

【验案】慢性痢疾、脱肛 《甘肃中医学院学报》（1987，4：24）：应用本方：人参5～20g，白术5～20g，炙甘草3～15g，肉豆蔻5～30g，肉桂3～15g，附子5～30g，诃子肉5～30g，罂粟壳5～25g，白芍5～20g，当归5～10g，木香3～10g为基本方，慢性痢疾加赤石脂10～30g；脱肛加炙黄芪10～40g；每日1剂，水煎分3次服，小儿和体弱者剂量酌减；脱肛者另配石榴皮、枯矾、五倍子，水煎洗浴局部，每于大便后1次；20天为1疗程，治疗慢性痢疾、脱肛162例，其中慢性痢疾组108例，脱肛组54例。结果：慢性痢疾组治愈55例，占50.9％；显效35例，占32.4％；好转9例，占8.3％；无效9例，占8.3％；总有效率为91.7％。脱肛组治愈32例，占59.2％；显效12例，占22.2％；好转3例，占5.6％；无效7例，占13％；总有效率为87％。

固肠散

【来源】《太平惠民和济局方》卷六（吴直阁增诸家名方）。

【组成】陈皮（炒）二十两 木香一两（不见火） 肉豆蔻（生用） 罂粟壳（去蒂盖，蜜炙）各二两 干姜（炮） 甘草（炙）各二两半

方中陈皮，《仁斋直指方论》作"陈米"。

【用法】上为细末。每服二钱，以酒一盏，入生姜二片、大枣一个，同煎至七分，温服，不拘时候；如不饮酒者，水煎亦得。

【主治】脾胃虚弱，内受寒气，泄泻注下，水谷不分；冷热不调，下痢脓血，赤少白多，或如鱼脑；肠滑而泻，遍数频并，心腹胀满而痛，食减少力。

【宜忌】忌酒、面、鱼腥等物。

金粟汤

【来源】《太平惠民和济局方》卷六（宝庆新增方）。

【组成】陈皮（去白）一两一分 车前子（炒）四两 干姜（炮）二两 甘草（炒） 罂粟壳（去瓢蒂，蜜炒）各半斤

【用法】上为末。每服二大钱，水一盏，加大枣一个，生姜二片，煎至七分，空心食前稍热服，或饭饮调下亦得。

【主治】丈夫、妇人、室女、小儿一切下痢，无问新久，冷热不调，日夜无度，脐腹绞痛即痢，肢体困倦，小便闭涩，不思饮食，渐加羸瘦；伤生冷，脾胃怯弱，饮食不消，腹胀雷鸣，泄泻不止，连月不愈。

【宜忌】忌生冷、油腻、鱼腥、鲊酱等。

狗头骨丸

【来源】《太平惠民和济局方》卷六（淳祐新添方）。

【组成】赤石脂 败龟（烧存性） 干姜各半两 肉豆蔻（面裹，煨） 附子（炮，去皮）各一两 狗头骨（一具，火烧存性，取末）一两

【用法】上为末，醋糊为丸，如梧桐子大。每服五七十丸，空心米饮送下。

【主治】久患下痢，脐腹疼痛，所下杂色，昼夜不止；或其人久虚，频下肠垢，谓之恶痢者。

神效参香散

【来源】《太平惠民和济局方》卷六（续添诸局经验秘方）。

【别名】参香散（《古今医统大全》卷八十九）、神效参苓散（《嵩崖尊生全书》卷九）、神效参术散（《会约医镜》卷十五）。

【组成】白扁豆（炒）　人参　木香各二两　茯苓（去皮）　肉豆蔻（去皮）各四两　陈皮（去白）　罂粟壳（去蒂）各十二两

【用法】上为细末。每服三大钱，温米饮调下，不拘时候。

【主治】

1.《太平惠民和济局方》（续添诸局经验秘方）：脏气虚怯，冷热不调，积在脏腑，作成痢疾，或下鲜血，或如豆汁，或如鱼脑，或下瘀血，或下紫黑血，或赤白相杂，或成五色，里急后重，日夜频并，脐腹绞痛，甚不可忍，及噤口，痔盅，时瘟诸痢。

2.《会约医镜》：产后泄泻，及痢疾日久，积秽已去，滑泄不止。

神效胡粉丸

【来源】《太平惠民和济局方》卷六。

【别名】胡粉丸（《圣济总录》卷七十六）。

【组成】胡粉　乌贼鱼骨　阿胶（炒焦如珠子）各四十两　白矾（煅）　龙骨（洗）各八十两　密陀僧二十两

【用法】上为末，以粟米饭为丸，如梧桐子大。每服二十丸至三十丸，空心温粟米饮送下。

【主治】肠胃虚滑，下利无度，赤白相杂，脐腹疞痛，里急后重，减食羸瘦，或经久未愈者。

秘传斗门散

【来源】《太平惠民和济局方》卷六（续添诸局经验秘方）。

【别名】秘传斗门方（《景岳全书》卷五十四）。

【组成】黑豆（炒，去皮）十二两　干姜（炮）四两　罂粟壳（蜜炒）半斤　地榆（炒）　甘草（炙）各六两　白芍药三两

【用法】上为细末。每服二钱，水一盏，煎七分，温服。

【主治】八种毒痢，脏腑撮痛，脓血赤白，或下瘀血，或成片子，或五色相杂，日夜频并，兼治禁口恶痢，里急后重，久渴不止，全不进食，他药不能治者。

痢圣散子

【来源】《太平惠民和济局方》卷六（吴直阁增诸家名方）。

【别名】圣散子（《医部全录》卷二六二）。

【组成】当归（去芦）　干姜（炮）各二两　黄柏皮（去粗皮）　甘草（爁）　枳壳（去瓤）　御米（即罂粟子）　罂粟壳（去蒂、盖）各四两

【用法】上为粗散。每服三钱，水一盏半，薤白二条（劈碎），同煎八分，去滓。食前温服。老人小儿加减服之。

【主治】远年近日赤白休息痢。

【宜忌】忌生冷、油腻之物。

痢圣散子

【来源】《太平惠民和济局方》卷六（续添诸局经验秘方）。

【组成】草果（去皮）　石菖蒲（去毛）　白茯苓　麻黄（去根节）　厚朴（姜汁炙）　独活　枳壳（麸炒）　藿香　白术　细辛（洗，去叶）　吴茱萸（去梗）　甘草（爁）　木猪苓（去皮）　苍术（浸）　良姜（去芦）　赤芍药　附子（炮，去皮脐）　藁本（去芦）　柴胡（去芦）　泽泻　防风（去芦）　半夏（煮）各等分

【用法】上锉为粗散。每服三钱，水一盏半，薤白二条（劈碎），同煎至八分，去滓。食前温服，老人、小儿加减服食。

【主治】远年近日赤白休息痢。

【宜忌】忌生冷、油腻之物。

缚虎丸

【来源】《太平惠民和济局方》卷六（吴直阁增诸家名方）。

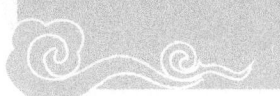

【组成】砒（成块好者，乳细） 黄蜡各半两

【用法】上将黄蜡熔开，下砒，以柳条七个，逐个搅，头焦即换，俟用足取起，旋丸如梧桐子大，每服一丸，痢，冷水送下，脾疼亦然；腰痛，冷酒送下。并食前。小儿丸如黍米大，每服一丸，汤使同上。

【主治】休息痢经一、二年不愈，羸瘦衰弱；兼治脾疼腰痛。

缠金丹

【来源】《太平惠民和济局方》卷六（吴直阁增诸家名方）。

【组成】硇砂 乳香各二钱半 杏仁（去皮尖） 巴豆（去皮心膜，出油）各八钱半 黄蜡 朱砂各一两 木鳖半两 白胶香一钱 黄丹二两半 砒霜（醋煮，煅）三钱半

【用法】上研为细末，熔蜡为丸，如麻子仁大。每服一丸，小儿半丸，水泻，新汲水送下；赤痢，甘草汤送下；白痢，干姜汤送下；赤白痢，甘草干姜汤送下；并放冷，临卧服。

【主治】大人小儿一切泻痢，无问冷热赤白，连绵不愈，愈而复发，腹中疼痛者。

【宜忌】孕妇莫服。忌热物一二时辰。

菩萨散

【来源】《太平惠民和济局方》卷七。

【组成】白蒺藜（炒） 防风（锉，炒） 苍术（米泔浸一宿，去皮，锉，炒）各二两 荆芥穗一两半 甘草（炙）一两

【用法】上为末。每服一大钱，入盐少许，沸汤或酒调下，不拘时候。

【主治】男子、妇人风气攻注，两目昏暗，眵泪羞明，睑皆肿痒，或时赤痛，耳鸣头眩。

小黄连阿胶丸

【来源】《太平惠民和济局方》卷十。

【组成】肉豆蔻 茯苓（去皮） 诃子（炮，去核）各一两 黄连（去须，微炒）二两

【用法】上为细末，用阿胶一两醋煎溶，搜为丸，如粟米大。每服，一岁儿十丸至十五、二十丸，用温饮送下，随乳亦得，更量岁数加减服，不拘时候。

【主治】小儿乳食无度，冷热不调，下痢赤白，或如鱼脑，白多赤少，后重腹痛，烦渴引饮，小便不利，便圊频数，食减少力。

开胃丸

【来源】《太平惠民和济局方》卷十。

【组成】白芍药 麝香（细研）各一分 人参 木香 蓬莪术（煨） 白术 当归（去苗，微炒）各半两 一本无白术

【用法】上为末，都研令匀，汤浸炊饼为丸，如黍米大。每服十五丸，温米饮送下。新生儿腹痛夜啼，可服五丸，并乳食前服。

【主治】小儿脏腑怯弱，内受风冷，腹痛胀满，肠鸣泄利，或青或白，乳食不化，脏冷夜啼，胎寒腹痛。

没石子丸

【来源】《太平惠民和济局方》卷十。

【组成】没石子 地榆各半两 黄柏（锉，蜜炒）二两 黄连（炒，锉）一两五钱 酸石榴皮一两

【用法】上为细末，醋煮面糊为丸，如麻子大。每服十丸至二十丸，食前以温米饮送下。

【主治】小儿肠虚受热，下痢鲜血，或便赤汁，腹痛后重，昼夜不止，遍数频多。

木香化滞汤

【来源】《古今医统大全》卷三十六引《太平惠民和济局方》。

【组成】木香七分 槟榔 人参 陈皮 泽泻 黄连各一钱 白术 枳壳（麸炒） 厚朴（姜制） 白芍药 茯苓各一钱半

【用法】上锉，作一服。水二钟，煎八分，食前服。

【主治】体质虚弱，患痢赤白，腹中疠痛，里急后重，多热多滞。

参粟汤

【来源】《证治要诀类方》卷一引《太平惠民和济局方》。

【组成】人参　款冬花　罂粟壳（醋炙）各等分

【用法】水煎，加阿胶一钱，乌梅一枚，临卧服。

【主治】

1.《证治要诀类方》：久嗽，脾胃如常，饮食不妨者。

2.《中国医学大辞典》：痢疾气虚。

大圣丸

【来源】《普济方》卷二〇七引《太平惠民和济局方》。

【组成】御米壳（蜜浴，炒）二两　甘草（炒）　芍药　川芎各半两

【用法】上为粗末。每服二钱，水一盏，煎至七分，去滓，食前温服。

本方方名，据剂型当作"大圣散"。

【主治】腹痛泄痢不可忍者。

遇仙立效饮子

【来源】《传信适用方》卷二。

【别名】遇仙立效散（《太平惠民和济局方》卷六吴直阁增诸家名方）。

【组成】御米壳（择净，炒黄）　甘草各二两（炒）　川当归（去土）四两　赤芍药　酸榴皮　地榆各一两（炒）

【用法】上为粗散。每服三大钱，水一盏半，煎七分，去滓，空心温服。小儿量大小加减。

【主治】诸般恶痢，或赤或白，或脓血相杂，里急后重，脐腹绞痛，或下五色，或如鱼脑，日夜无度，或噤口不食，诸药不效者。

【宜忌】忌生冷、油腻、腥臊物。

御米饮子

【来源】《传信适用方》卷四。

【别名】御米汤（《太平惠民和济局方》卷六宝庆新增方）、御米饮（《魏氏家藏方》卷七）。

【组成】罂粟壳半两　人参一分　厚朴一两（去粗皮，锉，姜汁炒熟）　白茯苓半两　干姜一分（炮）　乌梅三个（连核用）　甘草半两（炙）

【用法】上为粗末。每用五钱匕，水一盏半，加生姜三片，枣一个，同煎至一盏，去滓温服。量儿大小，分作数服。

【主治】

1.《传信适用方》：赤白痢。

2.《太平惠民和济局方》（宝庆新增方）：久患痢疾，或赤或白，脐腹疼痛，里急后坠，发歇无时，日夕无度，及下血不已，全不入食。

【加减】若赤多者，加黑豆三十粒同煎。

不换金散

【来源】《易简方论》。

【别名】不换金正气散〔《太平惠民和济局方》卷二（吴直阁增诸家名方）〕、真方不换金正气散（《普济方》卷一四七）。

【组成】藿香　厚朴　苍术　陈皮　半夏　甘草等分

【用法】上锉。每服四钱，水一盏，加生姜三片，煎至六分，去滓热服。

【功用】

1.《局方·吴直阁增诸家名方》：辟岚气，调和脾胃，美饮食。

2.《仁斋直指方论》：解散寒邪。

【主治】

1.《易简方论》：外感风寒，内伤生冷，憎寒壮热，头目昏疼，肢体拘急，不问风寒二证及内外之殊，以及山岚瘴气，四时瘟疫。

2.《局方·吴直阁增诸家名方》：四时伤寒，瘴疫时气，头疼壮热，腰背拘急；五劳七伤，山岚瘴气，寒热往来，下痢赤白。

3.《仁斋直指方论》：肠风便血。

4.《世医得效方》：久在卑湿，或为雨露所袭，身重脚弱，关节疼，发热恶寒，小便涩，大便泄，身汗或浮满。

5.《普济方》：痘疮外为风寒所折，荣卫不知，内为乳食所伤，内气壅遏，以至冰硬。

6.《景岳全书》：疮疡，脾气虚弱，寒邪相搏，痰停胸膈，致发寒热。

7.《济阴纲目》：妊妇伤湿泄泻。

【宜忌】忌生冷、油腻、毒物。

【方论】

1.《医方考》：是方也，苍术、厚朴、陈皮、甘草，平胃散也，可以平湿土敦阜之气而消岚瘴；乃半夏之燥，所以醒脾；藿香之芬，所以开胃。方名曰正气者，谓其能正不正之气故尔！

2.《冯氏锦囊秘录》：正气，指中气也。中气不和，水湿不利，则痰生为患，苍、朴、陈、甘，所以锄胃土之敦阜，而使之平也。佐以藿香，一身之滞气皆宜；助以半夏，满腹之痰涎尽化。俾正气得以转输，邪气无有乘袭，可贵孰焉，故名不换金也。

3.《医略六书》：湿伤气化，清浊不分，故泄泻不止，天癸不调焉。苍术燥湿强脾，厚朴散满除湿，半夏燥湿化痰，陈皮利气和胃，藿香快胃气，甘草缓中州也。为散以散之，米饮以和之，使湿化气调则脾胃运化有权，而泄泻无不愈矣，天癸无不调矣。

【实验】芳香化湿醒脾的实验研究 《中国医药学报》（1989，4：25）：取广藿香100g，苍术100g，陈皮100g，制厚朴100g，姜半夏1000g，甘草50g，经充分提取挥发油后，过滤，浓缩，再将挥发油溶于无水乙醇中并入药液内，配制成浓度为含生药1g/ml的煎剂，放4℃冰箱备用。实验过程中，观察到湿阻大鼠表现为胃酸分泌减少，胃壁黏液量降低，胃肠推进运动减弱，血浆胃泌素和全血5-羟色胺、5-羟吲哚醋酸以及血清钾含量降低等病理改变。给予芳香化湿醒脾的代表方剂不换金正气散治疗后，能使上述指标得到改善并接近或恢复正常水平，说明本方能增强胃肠道的消化、吸收和运动功能，改善水电解质平衡，从而有利于化湿醒脾，消除湿阻证的各种症状。

酒蒸黄连丸

【来源】《类证活人书》卷十八。

【别名】酒煮黄连丸（《鸡峰普济方》卷五）、酒连丸（《三因极一病证方论》卷十五）、黄龙丸（《太平惠民和剂局方》卷二吴直阁增诸家名方）、小黄龙丸（《世医得效方》卷二）、独连丸（《普济方》卷一七七引《神效方》）。

【组成】黄连四两（以无灰好酒浸面上约一寸，以重汤熬干）

【用法】上为细末，糊为丸，如梧桐子大。每服三五十丸，滚水送下。

【功用】

1.《仁斋直指方论》：治膈热，解酒毒。

2.《御药院方》：除热气，止烦渴，厚肠胃。

【主治】

1.《类证活人书》：暑毒伏深，及伏暑发渴者。

2.《三因极一病证方论》：酒痔下血。

3.《太平惠民和剂局方》（吴直阁增诸家名方）：呕吐恶心，伤酒过多，脏毒下血，大便泄泻。

4.《御药院方》：消瘅。

5.《丹溪心法》：伤于酒，每晨起必泻。

6.《普济方》：身热下痢鲜血，烦渴多渴，或伤热物过度。

7.《证治要诀类方》：三消。

8.《古今医统大全》：一切热泻。

9.《医灯续焰》：嘈杂吞酸，噎膈反胃，吐酸、干呕、胃痛、挟虫者。

10.《医门法律》：酒瘅。

11.《外科大成》：砂疥。

【方论】《医方考》：黄连，苦寒枯燥之物也。苦寒，故能胜热；枯燥，故能胜湿。而必煮以酒者，非酒不能引之入血也。

七宝丹

【来源】《养老奉亲书》。

【组成】附子（炮）　当归　陈橘皮　干姜各一两　吴茱萸　厚朴（以姜汁炙）　南椒各半两舶上硫黄一两

【用法】上前七味锉细，用慢火焙过，捣罗为末，与硫黄末同拌匀一处，煎米醋和作两剂，却以白面半斤，和令得所，亦分作两剂，用裹药如烧饼法，用文武火煨，令面熟为度，去却面，于臼中捣三百下，为丸如梧桐子大。如患诸般泄痢，以米汤下二十丸，空心日午服；如患气痛及宿食不消，以姜汤下二十丸。空心，日午服；如患气痛及宿冷并无忌。

【主治】老人久患泻痢。

马齿菜方

【来源】《养老奉亲书》。

【组成】马齿菜一斤（净淘洗）

【用法】煮令熟，及热以五味或姜醋渐食之。

【主治】老人下痢赤白及水谷不分，腹痛者。

车前子饮

【来源】《养老奉亲书》。

【别名】车前粥（《古今医统大全》卷八十七）、车前子粥（《长寿药粥谱》）。

【组成】车前子五合（绵裹，用水二升，煎取一升半汁） 青粱米三合（一方作四合）

【用法】上取煎汁煮作饮，空心食之，每日三次。

【功用】

　　1.《养老奉亲书》：常服明目，除热毒。

　　2.《长寿药粥谱》：利水消肿，养肝明目，祛痰止咳。

【主治】老人赤白痢，日夜无度，烦热不止；老人淋病，小便下血，身体热盛。

甘草汤

【来源】《养老奉亲书》。

【组成】甘草一两（切，熬） 生姜一两（刮出皮，切） 乌豆一合

【用法】以水一升，煎取七合，去滓，空心服之。不过三日服愈。

【主治】老人冷热不调，下痢赤白，腹痛不止。

赤石脂餺飥

【来源】《养老奉亲书》。

【别名】赤石餺飥（《医学入门》卷三）。

【组成】赤石脂五两（碎筛如面） 白面七两

【用法】上以赤石脂末和面，搜作之，煮熟，下葱、酱、五味臛头，空心食之。三四日皆愈。

【主治】老人肠胃冷气，痢下不止。

香白芷散

【来源】《养老奉亲书》。

【组成】当归三钱（洗） 香白芷三钱（洗） 茯苓三钱（去皮） 枳壳二钱（麸炒） 木香一钱

【用法】上为末。每服一钱，以水半盏，加生姜少许，同煎至四分，温服。

【主治】老人脏腑冷热不调，里急后重，阑门不和。

黄雌鸡炙方

【来源】《养老奉亲书》。

【组成】雌鸡一只（如常法）

【用法】以五味、椒、酱刷炙之，令熟，空心渐食之。

【功用】甚补益脏腑

【主治】老人脾胃气冷，肠数痢。

猪肝煎

【来源】《养老奉亲书》。

【别名】猪肝脯（《医学入门》卷三）。

【组成】獖猪肝一具（去膜，切作片，洗去血） 好醋一升

【用法】以醋煮肝，微火令泣尽干。空心常服之。

【功用】明目温中，除冷气。

【主治】老人脾胃虚气，频频下痢，瘦乏无力。

鲫鱼粥

【来源】《养老奉亲书》。

【组成】鲫鱼肉七两 青粱米四两 橘皮末一分

【用法】上相和煮作粥，下五味、椒、酱、葱调和。空心食之。

【功用】和脏腑。

【主治】老人赤白痢，刺痛，不多食，痿瘦。亦治劳。

鲫鱼熟脍

【来源】《养老奉亲书》。

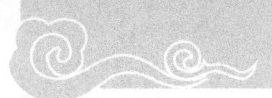

【组成】鲫鱼肉九两（切作脍） 豉汁七两 干姜半两 橘皮末半两

【用法】上以椒、酱、五味调和，豉汁沸即下鲙鱼煮熟，下二味。空心食之，每日一次，其效尤益。

【主治】老人脾胃气冷，痢白脓涕，腰脊疼痛，瘦弱无力。

黍米粥

【来源】《寿亲养老新书》。

【组成】黍米四合（净淘） 阿胶一两（炙，为末）

【用法】煮粥，临熟下胶末调和。空心食之，一服尤效。

【主治】老人痢不止，日渐黄瘦无力，不多食者。

还真散

【来源】《史载之方》卷下。

【组成】诃子五个（用面裹，火煨热，不要生，不要焦，得所去面不使，就热咬诃子破，去核不用，只使皮，焙干）

【用法】上为细末。每服二钱，以米汤一盏半，同药炼取一盏吃，若吐出一两口涎便住。如此吃经数盏，大腑渐安，出后减少，便修合舶上硫黄丸吃。

【主治】毒痢初得时，先发寒热，吃通神散寒热已退，赤痢已消者。

通神散

【来源】《史载之方》卷下。

【组成】麻黄（去根节） 官桂（去粗皮）各三分 甘草一分（炙） 大芎 白术各一两 细辛八铢 独活 桔梗 防风 芍药 白芷各半两 牡丹皮（去心） 牵牛四铢（炒）

《证治准绳·类方》有藁本。方中丹皮用量原缺。

【用法】上为细末，每服二钱，非时热汤调下，和滓热吃。若吃此药后，寒热已退，赤痢已消减，再酌用还真散，舶上硫黄丸。

【主治】毒痢。初得时先发寒热，忽头痛，忽壮热，忽转数行便下赤痢，忽赤白相杂，忽止下白痢，或先下白痢后变成赤痢，或先下赤痢后变成白痢。

舶上硫黄丸

【来源】《史载之方》卷下。

【组成】舶上硫黄一两（去沙石，细研如飞尘） 薏苡仁二两（炒熟，捣为末）

【用法】和匀，滴水相和为丸，如梧桐子大。每服五十丸，空心以米汤送下。

【功用】《证治准绳·类方》：固大肠，复真气。

【主治】疫毒痢，病势已减，所下之痢，止余些少，忽青粪，忽如鸭粪，忽如茶汤，如浊油，忽只余些小浅深红色。

木香散

【来源】《传家秘宝》卷中。

【组成】木香一分 肉豆蔻一分 官桂一分 没药一分 当归半两 龙骨一分 诃黎半两 密陀僧半分 胡椒半分 干姜半两 赤石脂半两 甘草半两 陈橘皮一分（去白）

【用法】上为细散。每服半钱，熟米饮调下，一日三四次。

【功用】《圣济总录》：和调脾胃，保护胎气。

【主治】妊娠及诸久痢恶血，气痢，赤白痢。

小阿胶丸

【来源】《传家秘宝》卷下。

【组成】真阿胶二两（打碎，炒） 宣黄连二两（去毛） 白茯苓一两半

【用法】上为末，用白汤和得所，于热汤上急为丸，如绿豆大。大人可服二十丸或三十丸，一日三次；小儿服五丸至十丸，用浆水造粟米饮送下。

【主治】渴热泄泻，及赤白痢，痢而渴者。

必效煎

【来源】《仙拈集》卷一引《斗门方》。

【组成】干姜四钱 粟壳（蜜炙）八钱 地榆 甘草各三钱 白芍（炒）三钱 黑豆（炒）一两半

【用法】分四剂，水一钟半，煎七分，食远服。

【主治】痢疾，脓血日夜不息，里急后重，及噤口恶痢，百药不效者。

九盏汤

【来源】《证类本草》卷七引胡洽方。

【组成】黄连（长三寸）三十枚（秤重二两半） 龙骨（如棋子）四枚（重四分） 附子（大者）一枚 干姜一两半 胶一两半

【用法】上切。先以水五合，着铜器中，去火三寸，煎沸便下，着生土上，沸止，又上水五合；如此九上九下，纳诸药，着火止，沸辄下，着土上，沸止又复，九上九下，度可得一升，顿服即止。

【主治】下痢。无问冷热、赤白、谷滞、休息、久下者。

三神丸

【来源】《证类本草》卷十引《修真秘诀》。

【别名】三神丹（《小儿卫生总微论方》卷十一）。

【组成】草乌头三两（一两生，一两熟，炒一两）

【用法】烧存性，研为末，以醋面糊为丸，如绿豆大。空心每服五丸，泻，用井花水送下；赤痢，甘草汤送下；白痢，干姜汤送下；赤白痢，生姜、甘草汤送下。

【主治】

1.《证类本草》引《修真秘诀》：泻痢。

2.《太平惠民和济局方》（吴直阁增诸家名方）：清浊不分，泄泻注下，或赤或白，脐腹疼痛，里急后重。

3.《小儿卫生总微论方》：肠胃虚冷，泄泻不止，变成白利。

【宜忌】《本草纲目》：忌鱼腥、生冷。

独圣丸

【来源】《证类本草》卷十引《经验后方》。

【组成】川乌头一个

【用法】柴灰火烧烟欲尽，取出放地上，盏子合盖良久，为细末，用酒蜡为丸，如大麻子大。每服

三丸，空心送下；赤痢，用黄连、甘草、黑豆煎汤，放冷吞下；如白痢，用甘草、黑豆煎汤，放冷吞下；如腹泻及肚痛，以水吞下。

【主治】赤白痢及腹泻肚痛。

【宜忌】忌热物。

猪胰酒

【来源】《证类本草》卷十八引《崔元亮海上方》。

【组成】猪胰一具

【用法】上细切，与青蒿叶相和，以无灰酒一大升，微火温之；乘热纳猪胰和蒿叶，相共暖，使消尽；又取桂心末一小两纳酒中。每日平旦、午时、夜间各空腹服一小盏。

【主治】脾气不足，暴冷入脾，冷痢久不愈，舌上生疮，饮食无味，纵吃食下还吐，小腹雷鸣，时时心闷，干皮细起，膝胫酸痛，两耳绝声，四肢沉重，渐瘦劣重，成鬼气；及妇人血气不通，逆饭忧烦，常行无力，四肢不举；丈夫痃癖，两肋虚胀，变为水气。

【宜忌】忌热面、油腻等食。

黄连散

【来源】《普济方》卷三九六引《护命》。

【组成】防风 地榆 白蒺藜（去刺） 川芎各一分 使君子半两（蒸四五回，焙干） 木香 甘草各三铢 黄连四铢

【用法】上为细末。每服一钱半，水煎，冷服，不拘时候。

【主治】小儿肝受疳气，相刑于脾，所下之痢，多是鲜血，忽是脓血，忽赤白相杂。

三黄熟艾汤

【来源】《类证活人书》卷十八。

【组成】黄芩 黄连 黄柏各三分 熟艾半鸡子大

【用法】上锉，如麻豆大。以水二大盏，煎至七分，去滓温服。

【功用】

1.《类证活人书》：除热止利。

2.《普济方》：解毒。

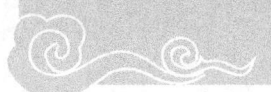

【主治】

1.《类证活人书》：伤寒四五日而大下，热利时作，白通汤诸药多不得止者。

2.《世医得效方》：时行毒痢。

3.《普济方》：疮正出，下利黄赤脓血，身热大渴，乃毒入大肠。

4.《类证准绳·幼科》：痘后咽塞喉痹；小儿脏腑积滞，下痢赤白。

5.《济阴纲目》：妊娠挟热下痢。

黄连汤

【来源】《普济方》卷一四三引《类证活人书》。

【组成】黄连（去须，炒）一两　黄芩（去黑心）三分　栀子仁一分　阿胶（炙令燥）半两

【用法】上为粗末。每服三钱，以水一盏，煎至六分，去滓，食前温服。

【主治】伤寒热病愈后，下痢脓血不止。

白术丸

【来源】《圣济总录》卷十七。

【组成】白术　人参　赤茯苓（去黑皮）各一两半　甘草（炙）半两　厚朴（去粗皮，生姜汁炙）一两

【用法】上为细末，炼蜜为丸，如梧桐子大。每服三十丸，米饮送下，一日四五次，不拘时候。

【主治】胃风腹胀，飧泄下痢。

升麻黄连汤

【来源】《圣济总录》卷二十六。

【组成】升麻　黄连（去须，锉，炒）　当归（切，焙）　芍药　桂（去粗皮）　黄柏（去粗皮）　甘草（炙）各半两

【用法】上锉，如麻豆大。每服三钱，水一盏，煎至七分，去滓，食前温服。

【主治】伤寒后，挟热腹痛下痢。

龙骨汤

【来源】《圣济总录》卷二十六。

【组成】龙骨　犀角（镑）　当归（切，焙）　阿胶（锉，炒燥）　黄连（去须，锉，炒）各一两　人参三分

【用法】上锉，如麻豆大。每服五钱匕，水一盏半，煎至八分，去滓，食前温服。

【主治】伤寒后热毒攻肠胃，下痢赤白，困绝。

龙骨散

【来源】《圣济总录》卷二十六。

【组成】龙骨　黄连（去须，炒）各等分

【用法】上为散。每服二钱匕，食前温米饮调下，一日二次。

【主治】伤寒热病后，下痢脓血。

地榆饮

【来源】《圣济总录》卷二十六。

【组成】地榆三两　赤石脂一两

【用法】上为粗末。每服三钱匕，水一盏，煎至七分，去滓，食前温服，一日二次。

【主治】伤寒后下痢赤白。

芍药汤

【来源】《圣济总录》卷二十六。

【组成】芍药　当归（切，焙）　黄芩（去黑心）　黄连（去须，锉，炒）各三两　伏龙肝一两半

【用法】上为粗末。每服三钱匕，水一盏，煎至七分，去滓，食前温服。

【主治】伤寒后血痢，腹痛不可忍者。

当归汤

【来源】《圣济总录》卷二十六。

【组成】当归（切，焙）　黄连（去须，锉，炒）　黄柏（去粗皮）　地骨皮各一两

【用法】上锉，如麻豆大。每服三钱匕，水一盏，煎至七分，去滓，下蜜一合，搅匀，食前温服。

【主治】伤寒时气后，下痢不止。

诃黎勒丸

【来源】《圣济总录》卷二十六。

【组成】诃黎勒（炮，去核）　人参各一两　白茯苓（去黑皮）　当归（切，焙）　木香　白芷各三分　牡丹皮半两

【用法】上为末，炼蜜为丸，如梧桐子大。每服三十丸，食前以米饮送下，一日二次。

【主治】伤寒后脓血痢，下部疼痛。

香豉汤

【来源】《圣济总录》卷二十六。

【组成】豉半合　山栀子仁　乌梅肉　甘草（炙）各一分　薤白五茎

【用法】上锉，如麻豆大，分二服。每服水一盏半，煎至八分，去滓，食前温服。

【主治】伤寒后，下痢赤白如烂肉，壮热，大肠痛。

黄连丸

【来源】《圣济总录》卷二十六。

【组成】黄连（去须，炒）二两　木香　吴茱萸（汤洗三遍，炒干）各一两

【用法】上为末，面糊为丸，如梧桐子大。每服二十丸，空心、食前以米饮送下。

【主治】伤寒后一切痢疾，无问冷热，腹痛。

黄柏汤

【来源】《圣济总录》卷二十六。

【组成】黄柏（去粗皮）　阿胶（锉，炒燥）各半两　黄连（去须，锉炒）一两　山栀子仁一分

【用法】上锉，如麻豆大，每服三钱匕，水一盏，煎至六分，去滓，食前温服。

【主治】伤寒后下痢脓血。

雄黄丸

【来源】《圣济总录》卷二十六。

【组成】雄黄（研）一分　丹砂（研）　干姜

（炮）　附子（炮裂，去皮脐）各半两

【用法】上为细末，炼蜜为丸，如绿豆大。每服十丸，空心米饮送下。

【主治】时气热毒，下痢赤白；及下部毒气，下细虫如布丝，长四五寸，黑头锐尾。

木瓜汤

【来源】《圣济总录》卷三十三。

【组成】干木瓜（焙）　白术　白芷各一两　黄连（去须）二两半　附子（炮裂，去皮脐）　石膏（碎研）　赤石脂　桑白皮各二两　桂（去粗皮）　芎藭　当归各一两半　白豆蔻（去皮）一分　芍药三分　黄芩（去黑心）半两　龙骨三两

【用法】上锉。每服五钱匕，以水一盏半，加生姜一分（拍碎），同煎至八分，去滓温服。

【主治】伤寒后下痢脓血，时复憎寒。

白芷黄连汤

【来源】《圣济总录》卷三十三。

【组成】白芷一两半　黄连（去须）一两　天雄（炮裂，去皮脐）一两半　地榆一两　厚朴（去粗皮，生姜汁炙）一两半　桂（去粗皮）一两　当归（锉，焙）一两半　黄耆（细锉）一两　赤石脂一两半　白术一两　诃黎勒（煨）一两半　黄芩（去黑心）半两　龙骨一两半　吴茱萸（洗，焙炒）半两　芎藭一两半　干姜（炮）半两

【用法】上锉，如麻豆大。每服三钱匕，水一盏半，煎至八分，去滓，空腹温服，一日三次。

【主治】伤寒后，下痢脓血，食物不得，气胀腹满。

香连散

【来源】《圣济总录》卷三十三。

【组成】木香半两　黄连（去须）一两　青橘皮（去白，焙）半两　栀子仁一分

【用法】上为散。每服二钱匕，米饮调下，不拘时候。

【主治】伤寒后，下痢脓血，疼痛。

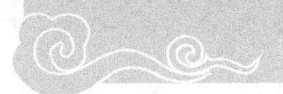

黄耆汤

【来源】《圣济总录》卷三十三。

【组成】黄耆一两　枳壳（去瓤，麸炒）　大腹皮各半两　黄连（去须）三分　白茯苓（去黑皮）　芍药各一两　甘草（炙）三分

【用法】上为粗末。每服五钱匕，水一盏半，煎至一盏，去滓，食前温服。

【主治】伤寒后，下痢赤多白少，所注涩痛。

地榆汤

【来源】《圣济总录》卷三十七。

【组成】地榆（锉）　黄连（去须）　黄芩（去黑心）　犀角屑各一两　升麻　茜根各半两

【用法】上为粗末。每服四钱匕，水一盏半，煎至八分，去滓温服，不拘时候。

【主治】疟痢挟热，下血腹痛。

牡蛎散

【来源】《圣济总录》卷三十七。

【组成】牡蛎（熬）　常山（锉）　陈橘皮（汤浸去白，焙）　桂（去粗皮）各三分

【用法】上为细散。每服一钱匕，温酒调下。

【主治】疟痢。

石榴汤

【来源】《圣济总录》卷四十。

【组成】酸石榴一枚（大者）　黄连（去须）一两　干姜（炮）二两

【用法】上锉。每服五钱匕，以水一盏半，煎至一盏，去滓，加阿胶二片令烊，顿服之，不拘时候。

【主治】冷利洞泄及赤白滞痢。

木香丸

【来源】《圣济总录》卷四十三。

【组成】木香　黄连（去须）　诃子皮　无食子各半两　赤石脂一两　厚朴（去粗皮，生姜汁炙，锉）　当归（切，焙）各三分

【用法】上为细末，炊枣肉为丸，如梧桐子大。每服二十丸，食前温米饮送下。

【主治】小肠寒，便利赤白，肠滑。

木香汤

【来源】《圣济总录》卷四十三。

【组成】木香三分　黄连（去须，微炒）　当归（切，微炒）各一两　附子（炮裂，去皮脐）一两半　吴茱萸（汤洗七遍，焙干，炒）半两　厚朴（去粗皮，生姜汁炙）三两

【用法】上为粗末。每服三钱匕，以水一盏，煎至七分，去滓，食前稍热服。

【主治】小肠有寒，下利赤白，腹痛下重。

阿胶汤

【来源】《圣济总录》卷四十三。

【组成】阿胶（炙燥）二两　桂（去粗皮）　生姜（切，焙干）各半两　黄连（去须）三分

【用法】上为粗末。每服五钱匕，水一盏半，煎至一盏，去滓，稍热服，一日三次。

【主治】小肠寒，肠中懊痛，下赤白。

厚朴散

【来源】《圣济总录》卷四十三。

【组成】厚朴（去粗皮，生姜汁炙，锉）　黄连（去须，微炒）　干姜（炮）　当归（切，焙）各一两　白茯苓（去黑皮）　无食子各半两

【用法】上为细散。每服二钱匕，食前粥饮调下。

【主治】小肠受寒，腹痛下重，便利脓血。

温肠丸

【来源】《圣济总录》卷四十三。

【组成】补骨脂（炒）一两　肉苁蓉（酒浸，去皱皮，焙）一两半　狗脊（锉）　独活（去芦头）各三分　附子（炮裂，去皮脐）　巴戟天（去心）　鹿茸（酒炙，去毛）各一两　五味子三分

【用法】上为细末，炼蜜为丸，如梧桐子大。每服三十丸，盐汤或酒送下。

【主治】小肠虚寒下痢，便泄脓血，肠滑懊憹。

肉豆蔻丸

【来源】《圣济总录》卷四十四。

【组成】肉豆蔻（面裹煨，去壳） 硫黄（研细） 干姜（生） 附子（炮裂，去皮脐） 龙骨（研）各二两

【用法】上为末，再同研匀，水煮白面糊为丸，如梧桐子大。每服二十丸至三十丸，以艾汤或米饮送下。

【主治】脾藏虚冷，泄痢不止，四逆不思饮食，心腹疼痛。

附子散

【来源】《圣济总录》卷四十四。

【组成】附子（去皮脐，用黄连各半两锉碎，同铫子内炒微黄，不用黄连） 木香（用吴茱萸各半两锉碎，同炒微黄，不用茱萸）

【用法】上为散。每服一钱匕，空心、食前用陈米饮调下。

【主治】脾脏虚冷，泄痢及白痢。

厚朴散

【来源】《圣济总录》卷四十四。

【组成】厚朴（去粗皮，生姜汁浸一宿，炙，锉）二两 草豆蔻（和皮） 干姜（炮） 白术 诃黎勒（炮，去核）各一两 五味子 甘草（炙，锉）各三分 陈橘皮（汤浸，去白，焙）一两

【用法】上为散。每服三钱匕，陈米饮调下。如酒食伤，温酒调下；霍乱，用冷米饮下。

【主治】脾脏虚冷，泄痢不止，及酒食所伤。

石榴汁

【来源】《圣济总录》卷五十。

【组成】醋石榴一枚（大者）

【用法】捣研绞取汁，空心服。

【主治】

1.《圣济总录》：久痢不愈，肠垢出。

2.《小儿卫生总微论方》：小儿泻下五色。

附子丸

【来源】《圣济总录》卷五十。

【组成】附子（炮裂，去皮脐） 赤石脂 桂（去粗皮） 干姜（炮）各半两

【用法】上为末，炼蜜为丸，如梧桐子大。每服二十丸，空心、食前米饮送下，一日三次。

【主治】久痢不愈，肠垢出。

黄连汤

【来源】《圣济总录》卷五十。

【组成】黄连（去须） 酸石榴皮（焙） 赤石脂各三两 白茯苓（去黑皮） 干姜（炮裂）各二两半 桔梗（炒）二两

【用法】上锉，如麻豆大。每服五钱匕，水一盏半，煎至八分，去滓温服，一日三次。

【主治】大肠虚寒，痢下白脓，肠内虚鸣相逐。

鼠尾草散

【来源】《圣济总录》卷五十四。

【组成】鼠尾草五两 槐花（炒）三两 犀角（镑） 黄连（去须） 栀子仁各二两 黄芩（去黑心） 白芍药 地榆（锉） 甘草（生锉）各一两

【用法】上为散。每服二钱匕，稍增至三钱，早、晚食前用温酒调下。以知为度。

【主治】中焦结热，下赤白沃。

贯众散

【来源】《圣济总录》卷六十八。

【别名】管仲散（《普济方》卷一八八）。

【组成】贯众一两 黄连（去须）年老者半两，年少者三分

【用法】上为细散。每服二钱匕，浓煎糯米饮调下，立止。

【主治】

1.《圣济总录》：暴吐血、嗽血。

2.《杨氏家藏方》：血痢不止，或如鸡鸭肝片，或如小豆汁者。

矾石丸

【来源】《圣济总录》卷七十一。
【组成】矾石（烧令汁枯）　诃黎勒（煨，去核）各二两　黄连（去须）三两　木香一两
【用法】上为末，水浸蒸饼，滤如糊为丸，如梧桐子大。每服三十丸，空心、食前陈米饮送下。以泄为度。
【主治】脾积癖气泄泻，日夜下痢白脓。

木香丸

【来源】《圣济总录》卷七十三。
【组成】木香　硇砂（研）各半两　附子（去皮脐，生用）　高良姜　胡椒各一分　硫黄（研）半分　巴豆二十八粒（去皮心膜，出油，研）
【用法】上为末，再同研匀，用粟米饭为丸，如绿豆大。每服五丸，临卧煎干柿汤送下。
【主治】寒冷癖积，虚中积滞，及下痢，心腹疼痛。

木香丸

【来源】《圣济总录》卷七十四。
【组成】木香　白垩（火煅）　肉豆蔻仁　丁香各半两　干姜（炮）　诃黎勒（煨，取皮）　龙骨各一两　黄连（去须）三两
【用法】上为末，炼蜜为丸，如梧桐子大。每日三十丸；空心米饮送下，日晚再服。
【主治】脾胃虚冷，肠滑水泻，如休息痢不止。

火轮散

【来源】《圣济总录》卷七十四。
【组成】附子（炮裂，去皮脐）一枚　肉豆蔻（去壳，面裹，炮熟）半两　干姜（炮）一分
【用法】上为细散。每服二钱匕，陈粟米饮调下。
【主治】脾胃气寒，大肠虚滑冷痢，日夜不止。

玉霜丸

【来源】《圣济总录》卷七十四。
【组成】砒霜（研细如粉）二两　黄蜡一两
【用法】上药以瓷碗盛，重汤煮熔开，以东南柳枝二七茎，各长七寸，粗细如箸，每用两茎搅药，又转一头搅，候两头并黑黄色乃已；又取两茎，依前搅七次了，将出药趁软作条子收。遇病旋于火上烘软为丸，如梧桐大。小儿每服绿豆大一丸，空心新汲水送下。
【主治】水泻白痢，小腹疼痛。

地榆汤

【来源】《圣济总录》卷七十四。
【组成】地榆（锉）　甘草（炙，锉）　酸石榴皮各三分　阿胶（炙，炒）半两　厚朴（去粗皮，生姜汁炙）三分　白石脂（研）半两　赤芍药三分　龙骨半两
【用法】上为粗末。每服五钱匕，水一盏半，煎至一盏，去滓，空心、日午温服。
【主治】泄痢。

如圣丸

【来源】《圣济总录》卷七十四。
【组成】乌头（端正大者，炮裂，去皮脐）　绿豆各等分
【用法】上为末，新水为丸，如绿豆大，以丹砂为衣。每服五丸，白痢，煎干姜汤送下；赤痢，煎甘草汤送下；赤白痢，煎干姜甘草汤下；水泻，用新汲水下。小儿服一二丸，不拘时候。
【主治】水泻并赤白痢。

诃黎勒丸

【来源】《圣济总录》卷七十四。
【组成】诃黎勒（半生半煨，并去核）　肉豆蔻（去壳）　木香各三分　干姜（炮）　甘草（炙，锉）各半两
【用法】上为末，煮醋糊为丸，如梧桐子大。每服二十九至三十丸，米饮送下。
【主治】五脏泄痢。

荜茇散

【来源】《圣济总录》卷七十四。

【组成】荜茇半两 肉豆蔻（去壳，半生半煨）一两 干姜（炮）半两 诃黎勒（半生半煨，去核）一两 白术三分 甘草（半生半炙，锉）半两 木香（半生半炒）一两

【用法】上为散。每服二钱匕，空心米饮调下，一日二次。

【主治】飧泄气痢，腹胀满，不下食。

厚朴散

【来源】《圣济总录》卷七十四。

【组成】厚朴（去粗皮，生姜汁炙令紫，锉）一两 干姜（半生半炮裂）一两 陈橘皮（汤浸，去白，焙）三分 白术一两 甘草（半生半炙）半两

【用法】上为散。每服三钱匕，空心米饮调下。如霍乱吐泻，新汲水调下，日晚再服。

【主治】一切水泻及冷痢。

姜连散

【来源】《圣济总录》卷七十四。

【别名】姜香散（《魏氏家藏方》卷七）。

【组成】生姜四两 黄连（去须）一两

【用法】上锉，如麻豆大，一处慢火炒令姜赤色，去姜，取黄连为细散。每服二钱匕，空腹腊茶清调下。

【主治】

　　1.《圣济总录》：久患脾泄泻。

　　2.《医部全录》：气痢，里急后重。

桂附丸

【来源】《圣济总录》卷七十四。

【组成】桂（去粗皮） 附子（炮裂，去皮脐） 干姜（炮） 赤石脂各一两

【用法】上为末，炼蜜为丸，如梧桐子大。每服二十丸，空心、食前米饮送下，一日三次。

【主治】濡泻、水痢久不止。

二黄丸

【来源】《圣济总录》卷七十五。

【组成】黄柏（去粗皮）一两 黄连（去须，炒）一两半 羚羊角（镑） 赤茯苓（去黑皮）各半两

【用法】上为末，炼蜜为丸，如梧桐子大。每服三十丸，空心米饮或姜汤送下，一日二次。

【主治】一切痢。

人参汤

【来源】《圣济总录》卷七十五。

【组成】人参 龙骨 当归（切，焙） 干姜（炮裂） 白茯苓（去黑皮）各半两 甘草（炙，锉）半两 厚朴（去粗皮，涂生姜汁炙熟）一两

【用法】上为粗末。每服五钱匕，水一盏半，煎至一盏，去滓，空心服，日晚再服。如小儿患，量大小以意加减。

【主治】白滞痢及小便白。

干姜丸

【来源】《圣济总录》卷七十五。

【组成】干姜（炮） 附子（生，去皮脐） 赤石脂 黄连（去须）各一两

【用法】上为末，面糊为丸，如梧桐子大。每服二十丸，米饮送下，一日三次。加至三十丸。

【主治】冷痢，久不愈。

无食子丸

【来源】《圣济总录》卷七十五。

【组成】无食子 地榆各半两 黄连（去须，炒）一两半 黄柏（去粗皮，蜜炙）二两 酸石榴皮一两

【用法】上为末，醋煮面糊为丸，如梧桐子大。每服十五丸，食前温米饮送下。

【主治】赤痢，腹内疼痛。

五神散

【来源】《圣济总录》卷七十五。

【组成】附子（炮裂，去皮脐）半两 干姜

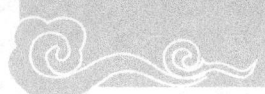

（炮） 诃黎勒（炮，去核） 延胡索各一两 乌梅（去核）半两

【用法】上为粗散，和白面裹，慢火内烧令面熟为度，去面焙干，捣罗为细散。每服一钱匕，空心、食前米饮调下。

【主治】大肠积冷，下痢不止，里急后重疼痛。

六神汤

【来源】《圣济总录》卷七十五。

【组成】黄连（去须，炒） 车前子各二两 地榆 山栀子仁 甘草（炙，锉）各半两 陈橘皮（汤浸，去白，焙）一两

【用法】上为粗末。每服五钱匕，以浆水一盏半，煎至八分，去滓空心服。

【主治】赤痢腹痛，或下纯血。

甘草汤

【来源】《圣济总录》卷七十五。

【组成】甘草（炙，锉）半两 黄连（去须，炒） 附子（炮裂，去皮脐）各三分 阿胶（炙令燥）半两

【用法】上锉，如麻豆大。每服五钱匕，水一盏半，煎至八分，去滓，空心、日午温服，一日二次。

【主治】冷痢下，色白，食不消。

甘草汤

【来源】《圣济总录》卷七十五。

【组成】甘草（炙，锉）半两 生姜（切）一分 生蜜一合

【用法】用浆水五合，同煎至四合，去滓，空心温分二服。

【主治】夏月暴下热痢。

龙骨汤

【来源】《圣济总录》卷七十五。

【组成】龙骨一两半 当归（切，焙） 厚朴（去粗皮，姜汁炙）各一两 赤石脂一两半

【用法】上为粗末。每服五钱匕，水一盏半，煎至八分，去滓，空心、食前温服，一日三次。

【主治】冷白滞痢腹痛。

【加减】热，加白头翁三分（水洗晒干）；牡蛎一两（烧令赤）。

四白散

【来源】《圣济总录》卷七十五。

【组成】龙骨 白石脂 胡粉（蒸令黄） 白矾（烧成灰）各半两

【用法】上为散。每服二钱匕，米饮调下。

【主治】冷痢。

生地黄汤

【来源】《圣济总录》卷七十五。

【组成】生地黄半两 甘草（炙）一分 地榆三分

【用法】上锉，如麻豆大。水二盏，煎至一盏，去滓，分温二服，空心，日晚再服。

【主治】

1.《圣济总录》：热痢不止。

2.《景岳全书》：热痢便血，崩淋不止。

白术汤

【来源】《圣济总录》卷七十五。

【组成】白术三分 甘草（炙，锉）半两 厚朴（去粗皮，涂生姜汁炙令紫色）一两 黄柏（去粗皮，炙） 龙骨各半两

【用法】上为粗末。每服五钱匕，水一盏半，加生姜三片，同煎至八分，去滓，空心温服，日晚再服。

【主治】白滞痢及水痢，日夜一二十行，心下痛。

地榆汤

【来源】《圣济总录》卷七十五。

【别名】地榆饮（原书卷七十七）、地榆散（《普济方》卷二一〇）。

【组成】地榆 樗皮（去粗皮，炙） 黄连（去须，炒）各一两 当归（切，炒） 陈橘皮（汤浸去

白，炒） 枳壳（去瓤，麸炒） 桂（去粗皮） 桔梗（炒）各三分 大腹皮一两半 甘草（炙，锉）半两

【用法】上为粗末。每服五钱匕，水一盏半，加生姜五片，煎至一盏，去滓，空心温服。

【主治】一切痢疾。气痢腹胁虚满，肠鸣腹痛，便下赤白。

当归丸

【来源】《圣济总录》卷七十五。

【组成】当归（切，焙） 黄连（去须，炒）各三分 乌梅肉（炒干） 阿胶（炙燥）各半两

【用法】上为末。熔蜡为丸，如梧桐子大。每服二十丸，空心温粥饮送下。日午再服。

【主治】白脓及诸痢。

肉豆蔻汤

【来源】《圣济总录》卷七十五。

【组成】肉豆蔻（去壳） 甘草（炙，锉）各一两

【用法】上为粗末。每服五钱匕，水一盏半，煎至八分，去滓，空心、日午温服。

【主治】冷痢。

豆蔻丸

【来源】《圣济总录》卷七十五。

【组成】肉豆蔻（面裹煨熟，为末） 草豆蔻（面裹煨熟，为末） 缩砂仁 母丁香各一两 木香 沉香（锉） 墨（烧红为末）各半两 地榆二两 枇杷叶（去毛，炙）一两

【用法】上为末，烧粟米饭为丸，如樱桃大。每服二丸，食前米饮化下。

【主治】白滞痢，腹脏撮痛。

豆蔻汤

【来源】《圣济总录》七十五。

【组成】肉豆蔻（去壳） 甘草（炙，锉）各半两 厚朴（去粗皮，涂生姜汁炙紫色）一两半 干姜（炮）半两

【用法】上为粗末，每服三钱匕，水一盏，煎至七分，去滓，空心温服，日午再服。

【主治】白滞痢，心腹胀满，不下食。

赤石脂丸

【来源】《圣济总录》卷七十五。

【组成】赤石脂 艾叶（炒）各一两 干姜（炮）三两 蜀椒（去目并闭口者，炒去汗）三百粒 乌梅肉（炒）五两

【用法】上为末，炼蜜为丸，如梧桐子大。每服二十丸，空心、食前米饮送下，一日三次。

【主治】远年冷痢，食物不化，或青或黄，四肢沉重，起即目眩，两足逆冷，时苦转筋。

赤石脂散

【来源】《圣济总录》卷七十五。

【组成】赤石脂一两 干姜（炮）三分

【用法】上为散。每服二钱匕，空心米饮调下，日晚再服。

【主治】

　　1.《圣济总录》白脓痢。

　　2.《小儿卫生总微论方》：泄泻虚滑无度。

吴茱萸丸

【来源】《圣济总录》卷七十五。

【组成】吴茱萸（汤洗、焙干炒） 干姜（炮）各一两半 赤石脂 陈曲（炒）各二两 厚朴（去粗皮，生姜汁炙） 当归（切，焙）各四两

【用法】上为末，炼蜜为丸，如梧桐子大。每服三十丸，空心、食前米饮送下，一日二次。

【主治】

　　1.《圣济总录》：冷痢下脓血，脐腹疞痛胀满，食不消化。

　　2.《宣明论方》：脾虚胃弱，大肠有寒，鹜溏泄泻不止，大便青黑，或黄利下。

牡蛎汤

【来源】《圣济总录》卷七十五。

【组成】牡蛎（煅过，研）白头翁（焙）当归（切，焙）犀角（镑）艾叶（炒）甘草（炙，锉）桑寄生（锉）各半两 黄柏（去粗皮，蜜炙，锉）黄连（去须，炒）黄芩（去黑心）升麻 酸石榴皮（炙）各三分

【用法】上为粗末。每服五钱匕，水一盏半，煎至一盏，去滓，空心温服，日午再服。

【主治】诸热毒痢，下黄汁及如赤烂豆汁，如赤带状，又如鱼脑，壮热。

诃黎勒汤

【来源】《圣济总录》卷七十五。

【组成】诃黎勒（炮，去核）三分 高良姜 白芍药 枳壳（去瓤，麸炒）白茯苓（去黑皮）各半两 厚朴（去粗皮，姜汁炙）三分

【用法】上锉，如麻豆大。每服五钱匕，水一盏半，加生姜三片，煎至八分，去滓，空心、食前温服，一日三次。

【主治】冷痢。

【加减】腹胀，加人参半两，甘草半两（炙）。

阿魏丸

【来源】《圣济总录》卷七十五。

【组成】阿魏（别研）一分 桂（去粗皮，为末）半两 木香（为末）半两 安息香一分（酒浸，别研）独头蒜二颗（煨熟，去皮，研烂）

【用法】上为极细末，温酒为丸，如梧桐子大。每服三十丸，空心陈米饮送下，日午再服。

【主治】丈夫，妇人久患白滞痢，如鱼脑。

陈曲汤

【来源】《圣济总录》卷七十五。

【组成】陈曲（炒黄）半两 黄连（去须，炒）厚朴（去粗皮，涂姜汁炙紫色）各一两 附子（炮裂，去皮脐）干姜（炮）各半两

【用法】上锉，如麻豆大。每服五钱匕，水一盏半，煎至八分，去滓，空心服，日晚再服。

【主治】白滞痢及腹痛不止。

附子丸

【来源】《圣济总录》卷七十五。

【组成】附子（炮裂，入水少时，去皮脐）干姜（炮）熟艾（微炒，为末）各一两

【用法】上为末，以新汲水调面拌和为丸，如弹子大。每服二丸，用面一钱匕，以水一盏半化开，煎三五沸，空心服之。服后觉热，以饭压之。或患冷病，丸如梧桐子大，每服三十丸至五十丸，空心米饮送下。

【主治】一切冷痢。或患冷病。

附子汤

【来源】《圣济总录》卷七十五。

【组成】附子（炮裂，去皮脐）半两 黄连（去须，炒）一两 阿胶（炙令燥）三分 甘草（炙，锉）干姜（炮）各半两 赤石脂 厚朴（去粗皮，姜汁炙）各一两

【用法】上锉，如麻豆大。每服五钱匕，水一盏半，煎至八分，去滓，空心食前温服，一日三次。

【主治】冷痢及赤白滞下。

枳壳汤

【来源】《圣济总录》卷七十五。

【组成】枳壳（去瓤，麸炒）一两 甘草（炙，锉）半两 厚朴（去粗皮，生姜汁炙）一两半 干姜（炮）赤茯苓（去黑皮）各一两

【用法】上为粗末。每服五钱匕，水一盏半，煎至八分，去滓，空心、日午温服。

【主治】久冷痢。

枳壳散

【来源】《圣济总录》卷七十五。

【组成】枳壳 胡桃各七个 皂荚（不蛀者）一挺

【用法】上就新瓦上，以草火烧令烟尽，取研极细，分为八服。临卧、二更及五更时各一服，荆芥茶调下。

【主治】赤痢不止。

茱萸人参丸

【来源】《圣济总录》卷七十五。

【组成】吴茱萸（炒）　人参　芎藭　桔梗（炒）　枳实（炒）　甘草（炙，锉）各一两　干姜（炮）　陈曲（炒）各四两　附子（炮裂，去皮脐）二两

【用法】上为末，炼蜜为丸，如梧桐子大。每服三十丸，空心、食前米饮送下。

【主治】冷痢久不愈，脐腹疠痛，时下白脓，食物不消。

茯苓丸

【来源】《圣济总录》卷七十五。

【组成】赤茯苓（去粗皮）　当归　黄连（去须，炒）　黄柏（去粗皮）各一两

【用法】上为末，炼蜜为丸，如梧桐子大。每服二十丸，空心米饮送下。

【主治】赤痢及赤白痢。

【加减】赤白痢，加阿胶末一两。

厚朴汤

【来源】《圣济总录》卷七十五。

【组成】厚朴四两（去皮，涂姜汁炙令紫）　干姜（炮）二两

【用法】上为粗末。每服三钱匕，浆水一盏，煎至六分，去滓，食前温服。

【主治】脾胃气虚，滑泄下痢白脓。

厚朴饮

【来源】《圣济总录》卷七十五。

【别名】厚朴豆蔻汤（原书卷九十六）。

【组成】厚朴（去粗皮，姜汁炙）一两　肉豆蔻（去壳）半两　龙骨　白术各三分

【用法】上锉，如麻豆大。每服四钱匕，水一大盏，加生姜三片，同煎至七分，去滓，空心、食前温服，一日三次。

【主治】冷痢，大便不禁。

香连丸

【来源】《圣济总录》卷七十五。

【组成】木香　黄连（去须，炒）　甘草（炙，锉）　肉豆蔻（去壳）各等分

【用法】上为末，沙糖为丸，如梧桐子大。每服十五丸，空心米饮送下。

【主治】热痢。

姜附散

【来源】《圣济总录》卷七十五。

【组成】干姜（炮）　附子（炮裂，去皮脐）　诃黎勒（煨，去皮）　龙骨各一两

【用法】上为散。每服三钱匕，煎乌梅汤空心调下。

【主治】脏寒，下痢白脓，心腹疠痛。

黄芩丸

【来源】《圣济总录》卷七十五。

【组成】黄芩（去黑心）　黄连（去须）　黄柏（去粗皮）各一两半　吴茱萸（汤洗，焙干，炒）一两　诃黎勒皮（炒）二两半

【用法】上为末，炼蜜为丸，如梧桐子大。每服四十丸，食前以橘皮汤送下，一日二次。

【主治】白痢多脓，腹中疠痛。

黄连丸

【来源】《圣济总录》卷七十五。

【组成】黄连（去须，炒）一两　乌梅肉（炒干）一两半　乱发（灰汁洗净，烧灰）三两

【用法】上为末，用蜜二两半炼熟，入蜡一两，醋二合，羊脂一两，煎令蜡化，入前药末，于铜器中重汤熬令可丸，即丸如梧桐子大。每服三十丸，空心以米饮送下，每日二次。

【主治】诸痢久不愈。

黄连汤

【来源】《圣济总录》卷七十五。

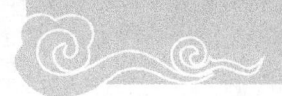

【组成】黄连（去须，炒）半两　阿胶（炙令燥）　当归（切，焙）　干姜（炮）各三分　鼠尾草（洗净，慢火焙干）三分

【用法】上为粗末。每服四钱匕，若冷甚白多，以酒一盏半，煎至八分，去滓，空心温服，日午再服。

【主治】冷痢疠痛，肠滑不愈。

【加减】若热及不痛，即去干姜、当归，用水煎依前服。

黄连汤

【来源】《圣济总录》卷七十五。

【组成】黄连（去须）一升　附子（炮裂，去皮脐）一两　龙骨　白术各二两　阿胶（炙燥）　干姜（炮）　当归（焙）　赤石脂各三两

【用法】上锉，如麻豆大。每服五钱匕，水一盏半，煎至八分，去滓温服。

【主治】热痢腹内疠痛，日夜百行，气欲绝。

黄连汤

【来源】《圣济总录》卷七十五。

【组成】黄连（去须）一两　桂（去粗皮）一两　白芷一两半　赤石脂一两半　肉豆蔻一枚（煨，去壳）　地榆一两　诃黎勒皮（煨）一两半　黄芩（去黑心）半两　附子（炮裂，去皮脐）一两半　当归（焙）一两　黄耆一两半　吴茱萸（洗，炒）一两

【用法】上锉，如麻豆大。每服五钱匕，水一盏半，加生姜五片，煎至一盏，去滓，空腹温服，一日三次。

【主治】因冷饮食变成赤痢。

黄连散

【来源】《圣济总录》卷七十五。

【组成】黄连（去须，炒）　无食子（烧令烟尽存性）　黄柏（去粗皮，炙）　酸石榴皮（炒）　干姜（炮）各一两

【用法】上为散。每服三钱匕，空心、日午以米饮调下。

【主治】冷痢不调，水痢不止。

黄连散

【来源】《圣济总录》卷七十五。

【组成】黄连（去须，炒）　厚朴（去粗皮，生姜汁炙）各一两　干姜（炮）　木香（一半生、一半炒）　甘草（炙，锉）　阿胶（炙燥）　陈曲（炒）各三分　诃黎勒皮（一半生，一半煨）一两。

【用法】上为散。每服二钱匕，米饮调下。

【主治】冷脓痢，腹痛不止。

黄连散

【来源】《圣济总录》卷七十五。

【组成】黄连（去须）　灶突中黑尘各一两

【用法】上为细末。每服二钱匕，空心以温酒调下，一日二次。

【主治】挟热痢，多下赤脓；及妇人带下挟热，多下赤脓。

黄连散

【来源】《圣济总录》卷七十五。

【组成】黄连（去须，炒）　黄柏（去粗皮，蜜炙）　厚朴（去粗皮，生姜汁炙）　木香各一两

【用法】上为散。每服三钱匕，空心以粥饮调下，日午再服。

【主治】赤痢兼大肠下血。

黄柏丸

【来源】《圣济总录》卷七十五。

【组成】黄柏（去粗皮，炙）三分　乌梅肉（炒干）一两　熟艾（微炒）一两　甘草（炙锉）半两服。

【主治】白滞痢及食不消化。

黄柏丸

【来源】《圣济总录》卷七十五。

【组成】黄柏（去粗皮）一两　黄连（去须，炒）

二两　熟艾半两　黄芩（去黑心）一两一分

【用法】上为末，用白蜜三两炼熟，入蜡一两熔化，入前药末和捣丸，如梧桐子大。每服三十丸，空心米饮送下，日晚再服。

【主治】痢下黄赤水或黄赤脓，四肢烦，皮肤冷。

紫参散

【来源】《圣济总录》卷七十五。

【组成】紫参三分　肉豆蔻（去壳）一两　乌贼鱼骨（去甲）二两

【用法】上为细散。每服一钱匕，食前温米饮调下。

【主治】赤痢腹痛。

蒲根汤

【来源】《圣济总录》卷七十五。

【组成】蒲根（锉）二两　粟米（淘）二合

【用法】以水三盏，煎取一盏半，去滓，分二次温服，空心、日午再服。

【主治】热痢。

二宜散

【来源】《圣济总录》卷七十六。

【组成】黄连（去须）　吴茱萸（汤浸，焙，炒）各一两

【用法】上药各为末。每赤脓多，用茱萸末一钱匕，黄连末倍之；白脓多，即黄连末一钱匕，茱萸末倍之。空心、食前米饮调下。

【主治】脓血痢。

人参散

【来源】《圣济总录》卷七十六。

【组成】人参三分　肉豆蔻（去壳，炮）　乌贼鱼骨（去甲）各二两

【用法】上为散。每服一匕，食前温米饮调下。

【主治】一切血痢腹痛。

干姜丸

【来源】《圣济总录》卷七十六。

【组成】干姜（炮）　黄连（去须）　黄柏（去粗皮）各一两　熟艾（炒）　附子（炮裂，去皮脐）　乌梅肉（炒）各三分　甘草（炙）半两

【用法】上为末，炼蜜为丸，如梧桐子大。每服三十丸，食前米饮送下。

【主治】脓血痢，日久不愈。

万灵汤

【来源】《圣济总录》卷七十六。

【组成】罂子粟（炒赤）半斤　甘草（炙，锉）一两

【用法】上为粗末。每服五钱匕，水一盏半，煎至八分，去滓，临卧空腹温服。

【主治】赤白泻痢，腹脏疼痛，里急后重，疝气。

万全茯苓散

【来源】《圣济总录》卷七十六。

【组成】赤茯苓（去黑皮）　黄连（去须）　阿胶（炙燥）　黄柏（去粗皮）各等分

【用法】上为散。每服二钱匕，空腹甘草汤调下，每日二次。以愈为度。如三岁以下小儿，每服半钱匕，五岁至十岁，每服一钱匕。

【主治】赤白痢。

女萎丸

【来源】《圣济总录》卷七十六。

【组成】女萎　半夏（汤洗七遍，焙）各一两　藜芦（去芦头）半两　附子（炮裂，去皮脐）三分

【用法】上为末，陈醋煮沸，和药末为丸，如梧桐子大。每服三丸，陈米饮送下，日午再服；未止，加至五丸。

【主治】脓血下痢不禁。

马蔺子饮

【来源】《圣济总录》卷七十六。

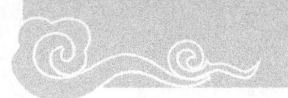

【组成】马蔺子三合　地榆　艾叶（炒）各二两　赤石脂　当归（切，焙）各四两　龙骨　白茯苓（去黑皮）各二两半

【用法】上为粗末。每服五钱匕，水一盏半，煎至八分，去滓，空腹温服。

【主治】赤白痢，脐腹隐痛；及久水泻，白浊如米泔。

木香散

【来源】《圣济总录》卷七十六。

【组成】木香（炮）两半　阿胶（炙，令燥）一两半　诃黎勒（炮，去核）　黄连（去须）各一两

【用法】上为散。每服二钱匕，空心用冷粥饮调下。

【主治】久痢脓血。

木香散

【来源】《圣济总录》卷七十六。

【别名】木香三使汤（《小儿卫生总微论方》卷十一）。

【组成】木香一块（方一寸）　黄连（去须，细锉）一两

【用法】先将木香置银石器中，次下黄连盖之，以水二盏同熬水尽，取木香切焙为散。分三服：第一服甘草汤下；第二服陈米饮下；第三服腊茶清下，并食前服，大妙。其黄连别捣末，专治赤痢，每服二钱匕，陈米饮下。

《小儿卫生总微论方》：第一服橘皮汤下；第二服陈米饮下；第三服甘草汤调下，乳食前。

【主治】脓血痢困极。

木香散

【来源】《圣济总录》卷七十六。

【组成】木香　肉豆蔻（去壳）　槟榔（一半生，一半炮）各一两　干姜（炮）半两

【用法】上为散。每服二钱半匕，米饮调下。

【主治】下痢赤白。

乌头丸

【来源】《圣济总录》卷七十六。

【组成】乌头（生用，去皮脐）　蛤粉各半两

【用法】上为细末，面糊为丸，如梧桐子大。每服十五丸，食前用盐豉汤送下。

【主治】血痢久虚，撮痛后重，下血不止。

乌金丸

【来源】《圣济总录》卷七十六。

【组成】乌药不拘多少（炭火烧存性）

【用法】上为末，陈粟米饭为丸，如梧桐子大。每服三十丸，米饮送下。

【主治】泻血，血痢。

乌金丸

【来源】《圣济总录》（人卫本）卷七十六。

【组成】巴豆二十一枚（去皮）　大枣（青州者）二十一枚（去核）

【用法】上二味，每一个枣入巴豆一枚，烧令烟出绝，以器覆之；后为细末，更加轻粉二钱，黄连末三钱，烧陈粟米饭为丸，如绿豆大。每服五丸，煎川归汤送下。

"煎川归汤送下"，文瑞楼本作"煎独帚汤下"。

【功用】止泻。

【主治】赤白痢。

乌梅散

【来源】《圣济总录》卷七十六。

【组成】乌梅肉（焙）　樗根皮（炙，锉）　赤石脂　当归（切，焙）　地榆（炙）各半两　黄连（去须，炒）　干姜（炮）各三分　甘草（炙）一分

【用法】上为散。每服二钱匕，空心、食前以温米饮调下。

【主治】赤白痢，久不止，腹中疼痛，及下血脱肛。

丹硫丸

【来源】《圣济总录》卷七十六。

【组成】丹砂（研）硫黄（研）各二钱 乌头末（炒）半钱 巴豆一钱半（去皮心膜，出油）砒霜（研）半钱 麝香（研）少许 蛤粉二钱

【用法】上为细末，用枣肉为丸，如黍米大。每服一丸，米饮送下。

【主治】赤白痢，久不瘥，脐腹痛。

丹砂礞石丸

【来源】《圣济总录》卷七十六。

【组成】丹砂（研末）四钱匕 青礞石（研末）一钱匕 砒霜（研末）二钱匕 黄连（捣罗末）三钱匕 肉豆蔻（捣罗末）二钱匕 乌头（炮裂，去皮脐，捣罗为末）一钱匕 巴豆霜一钱匕

【用法】上为末，煮糯米粥为丸，如麻子大。每服十丸，临寝温熟水送下。

【功用】磨化虚积。

【主治】痢下脓血，里急后重，肠中疼痛。

【宜忌】妊妇不宜服用。

巴豆丹砂丸

【来源】《圣济总录》卷七十六。

【组成】巴豆五粒（去皮心，麸炒）杏仁七粒（去皮双仁，炒黄）

【用法】入丹砂一钱，同为极细末，以蒸饼为丸，如绿豆大。每服一丸至二丸，空心陈米饮送下。

【主治】赤白等痢。

艾叶丸

【来源】《圣济总录》卷七十六。

【组成】艾叶（炒）黄连（去须，炒）木香（一半生，一半炒）肉豆蔻（去壳）各三分 地榆（锉）一两 阿胶（炙燥）当归（切，焙）各半两

【用法】上为末，炼蜜为丸，如梧桐子大。每服三十丸，米饮送下。

【主治】赤白痢，血多，痛不可忍。

艾叶饮

【来源】《圣济总录》卷七十六。

【组成】艾叶（焙）当归（切，焙）黄连（去须）龙骨 诃黎勒皮各一两半

【用法】上为粗末。每服三钱匕，水一盏，煎至七分，去滓温服。

【主治】血痢不止，少腹疠痛。

甘草汤

【来源】《圣济总录》卷七十六。

【组成】甘草（炙）地榆 当归（切，焙）黄连（去须，炒）芍药（炒）各半两

【用法】上锉细。每服三钱匕，浆水一盏，煎取六分，去滓温服。

【主治】赤白痢，疼痛不止。

龙骨散

【来源】《圣济总录》卷七十六。

【组成】龙骨半两 黄连（去须）牡蛎（煅）各一两 乌梅肉（焙干）三分

【用法】上为散。每服二钱匕，食前温米饮调下。

【主治】赤白痢，肠胃虚滑。

龙骨阿胶散

【来源】《圣济总录》卷七十六。

【组成】龙骨 赤石脂 厚朴（去粗皮，姜汁炙）楮皮（炙，锉）地榆（炙，锉）阿胶（炙令燥）各等分

【用法】上为散。每服二钱匕，陈米饮调下，一日三次。

【主治】赤白痢，冷热相攻，腹中疠刺疼痛。

龙骨黄连丸

【来源】《圣济总录》卷七十六。

【组成】龙骨 黄连（去须）白石脂各一两半 胡粉（炒黄）白矾（熬令汁枯）各一两

【用法】上为末，炼蜜为丸，如梧桐子大。每服

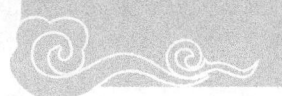

二十丸，米饮送下，一日三次。

【主治】赤白痢。

白矾丸

【来源】《圣济总录》卷七十六。

【组成】白矾（研）　铅丹（研）　硇砂（研）　硫黄（研）各一分

【用法】上四味，先入矾於瓷盒子内，次入硫黄、硇砂、铅丹覆之，用瓦片盖面。文武火煅赤，倾地上候火气绝，再为末，蒸饼为丸，如梧桐子大。每服十丸，米饮送下。

【主治】久痢脓血，日夜不止。

白矾丸

【来源】《圣济总录》卷七十六。

【组成】白矾　铅丹各二两

【用法】上药拌匀，用瓷瓶子固济封却头，以火烧令赤，候一两炊久，方可取出，放冷杵碎，于地上出火毒一宿，研令极细，用粟饭为丸，如梧桐子大。每服三丸，空心米饮送下。

【主治】赤白痢久不止。

加减姜黄丸

【来源】《圣济总录》卷七十六。

【组成】干姜（炮）　黄连（去须，炒）各等分

【用法】上药各为末，各用水煮面糊为丸，如梧桐子大，阴干，两处收贮。白痢冷泻，每服干姜三十丸，黄连十五丸，同用温米饮送下；赤痢泻血，黄连三十丸，干姜十五丸，亦用米饮送下；赤白相杂者，黄连、干姜各二十丸共服，同用米饮送下，空心食前服。未愈加丸数，取愈为度。

【主治】冷热赤白痢，泻血。

地榆汤

【来源】《圣济总录》卷七十六。

【组成】地榆二两　甘草（炙，锉）半两

【用法】上为粗末。每服五钱匕，以水一盏，煎取七分，去滓温服，日二次，夜一次。

【主治】血痢不止。

地榆汤

【来源】《圣济总录》卷七十六。

【组成】地榆（锉，焙）　椿根（锉，焙）各一两　酸石榴皮（干者）半两

【用法】上为粗末。每服三钱匕，将水一盏，煎至七分，去滓温服，不拘时候。

【主治】血痢不止，及积毒泻血。

地榆散

【来源】《圣济总录》卷七十六。

【组成】地榆半两　酸石榴皮三分　黄芩（去黑心）半两　枳壳（去瓤，麸炒）三分　赤石脂半两　甘草一两（炙，锉）

【用法】上为散。每服二钱匕，食前米饮调下。

【主治】热血痢不止，日夜频滑。

地榆散

【来源】《圣济总录》卷七十六。

【组成】地榆一两（焙干）　矾石（烧汁尽，研细）半两

【用法】上为散。同生猪肉二两批开，掺药一钱匕在肉上，用炭火炙熟，细嚼米饮下。并两服立效。

【主治】丈夫、妇人便血下痢。

地榆散

【来源】《圣济总录》卷七十六。

【组成】地榆　酸石榴皮（焙，锉）　木贼各一两

【用法】上为散。每服一钱匕，食前煎诃黎勒汤调下。

【主治】肠胃虚热，血痢。

芍药汤

【来源】《圣济总录》卷七十六。

【组成】赤芍药　黄柏（去粗皮，炙）　地榆各一两

【用法】上为粗末。每服五钱匕，以浆水一盏，煎

至七分，去滓温服，不拘时候。

【主治】血痢腹痛。

当归汤

【来源】《圣济总录》卷七十六。

【组成】当归（切，焙）厚朴（去粗皮，生姜汁炙）阿胶（炙燥）芍药（炒）各一两 甘草（炙，锉）半两 黑豆（炒）一合 干姜（炮）赤茯苓（去黑皮）各三分 乌梅（去核，炒）二两

【用法】上细锉。每服三钱匕，水一盏，煎取七分，去滓温服。

【主治】赤白痢，疼痛不止。

当归散

【来源】《圣济总录》卷七十六。

【组成】当归三分（锉，微炒）黄连一两（去须，微炒）龙骨二两

【用法】上为细散。每服二钱匕，粥饮调下。一日二次，不拘时候。

【主治】血痢，里急后重，肠中疼痛。

肉豆蔻丸

【来源】《圣济总录》卷七十六。

【组成】肉豆蔻一两 陈米一两半 樗子一两

【用法】上药前二味为粗散，同米拌令匀，同炒黄色去米，一分单炒，一分生用，同焙，捣为末，研粟米粥和捣为丸，如梧桐子大。每服五十丸，空心温陈米饮送下。一二服效。

【主治】血痢久不差，脐腹刺痛。

红蜡丸

【来源】《圣济总录》卷七十六。

【组成】丹砂（研令极细）粉霜 硫黄各一分（三味同研）巴豆（取不破者去皮，微用油炒，热汤洗去油，拭干）半两

【用法】上研如膏，熔黄蜡一两半和匀，旋为丸，如黍米大。米饮下二三丸；暴注水泻、赤痢，甘

草汤送下；白痢，干姜汤送下；赤白痢，甘草干姜汤送下；妇人血气，红花酒送下。

【主治】诸积泻痢，暴气泻，及妇人血气。

赤石脂丸

【来源】《圣济总录》卷七十六。

【组成】赤石脂 龙骨 白矾灰各二两 胡粉（研）一两 蜜陀僧（研）半两 阿胶（炙令燥）乌贼鱼骨各一两

【用法】上为末，令匀，粟米饭为丸，如梧桐子大。每服二十丸至三十丸，食前温米饮送下。

【主治】气虚冷热不调，脐腹疼痛，下痢脓血，日夜频滑，四肢少力，里急后重，不进饮食。

赤石脂丸

【来源】《圣济总录》卷七十六。

【组成】赤石脂 桑根白皮（锉）桔梗（炒）诃黎勒皮（煨）天雄（炮裂，去皮脐）龙骨各一两半 白芷 黄连（去须）地榆 当归（切，焙）桂（去粗皮）厚朴（去粗皮，涂生姜汁炙）木香各一两 黄芩（去黑心）干姜（炮裂）各半两 肉豆蔻一枚（去壳）

【用法】上为末，面糊为丸，如梧桐子大。每服三十丸，米饮送下。

【主治】赤白痢。

赤石脂汤

【来源】《圣济总录》卷七十六。

【组成】赤石脂 白芷 天雄（炮裂，去皮脐）龙骨 当归（切，焙）各一两半 肉豆蔻（去壳）黄连（去须）厚朴（去粗皮，生姜汁炙，锉）地榆 白术 桂（去粗皮）诃梨勒（煨，取皮）木香各一两 吴茱萸（汤洗，焙干炒）黄芩（去黑心）各半两

【用法】上锉，如麻豆大。每服五钱匕，水一盏半，加生姜五片，煎至八分，去滓，空心、食前温服。

【主治】脓血痢，后重里急，日夜频并。

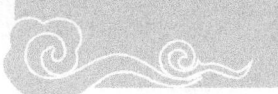

赤地利丸

【来源】《圣济总录》卷七十六。

【组成】赤地利 阿胶（炙令燥） 赤石脂各二两 当归（切，焙） 干姜（炮）各一两半 地榆（炙，锉） 茜根各一两 木香半两 黄连（去须，炒）三两

【用法】上为末，以米醋二升，入药末一两，同煎成膏，为丸如梧桐子大。每服二十丸，食前温米饮送下。

【主治】一切赤白冷热下痢，腹内疼痛。

吴茱萸汤

【来源】《圣济总录》卷七十六。

【组成】吴茱萸（汤洗，焙炒）半两 黄连（去须，炒） 赤芍药各一两

【用法】上为粗末。每服三钱匕，水一盏，煎至八分，去滓，食前温服。

【主治】冷热赤白痢疾。

诃黎勒丸

【来源】《圣济总录》卷七十六。

【组成】诃黎勒（煨，去核） 附子（切作片，用生姜汁煮令汁尽） 芜荑仁（瓦上炒熟） 黄连（吴茱萸少许同炒令焦，去吴茱萸不用） 陈橘皮（汤浸，去白，米醋浸一宿，焙）各等分

【用法】上为末，用浆水煮粟米饭为丸，如梧桐子大。每服三十丸，空心以生姜汤送下，一日二次。

【主治】赤白痢。

诃黎勒散

【来源】《圣济总录》卷七十六。

【组成】诃黎勒一枚（不去核，炮） 干姜（炮）一块 高良姜一指节大（炮） 甘草一寸（炙） 白矾一块（烧灰，如良姜一半大）

【用法】上为散。每服二钱匕，先吃好茶一盏，后用乌梅一枚捶破，以水一盏，煎至六分调下。微利即愈。

【主治】久患血痢。

阿胶丸

【来源】《圣济总录》卷七十六。

【组成】阿胶（炙燥） 枳壳（去瓤，麸炒）各半两 诃黎勒（煨，去核） 甘草（炙，锉） 干姜（炮） 芍药（炮） 黄连（去须，炒） 木香（一半生，一半炒）各一两 当归（切，焙） 地榆（锉）各一两半

【用法】上为末，用陈苦酒为丸，如梧桐子大。每服二十丸，食前米饮送下。

【主治】赤白痢。

阿胶丸

【来源】《圣济总录》卷七十六。

【组成】阿胶（炒）三两 黄连（去须）二两 当归（切，焙） 胡粉（研）各一两

【用法】上为末，面糊为丸，如梧桐子大。每服三十丸，食前米饮送下。

【主治】赤白痢，腹痛不止。

阿胶散

【来源】《圣济总录》卷七十六。

【组成】阿胶（炙令燥） 龙骨 无食子各三两 桃叶（炒） 柏叶（去梗，焙）各一两 甘草（炙） 肉豆蔻（去壳，炙）各半两

【用法】上为细散。每服三钱匕，米饮调下，不拘时候。

【主治】脓血诸痢，及痢后腹痛。

妙功散

【来源】《圣济总录》卷七十六。

【组成】大黄（湿纸裹，煨）半两 莨菪子（炒令黑）一撮许

【用法】上为散。每服一钱匕，米饮调下。

【主治】赤白痢，脐腹疼痛，肠滑后重。

矾石丸

【来源】《圣济总录》卷七十六。

【组成】白矾四两　消石一两半

【用法】上为末，米醋拌和，入罐子内，砖头搁起罐底，将瓦片盖口，慢火烧熟，置冷地上出火毒一夜，研细，用米醋浸炊饼心为丸，如梧桐子大。每服十丸，空心米饮送下，夜起频，盐、酒送下。

【主治】赤白痢。

软红丸

【来源】《圣济总录》卷七十六。

【组成】丹砂（研）半两　粉霜一钱　砒霜（研）半钱　硫黄（研）　硇砂（飞，研）　消石（研）各一钱　轻粉二钱　龙脑（研）半钱

【用法】上为细末，入去皮心膜巴豆半两研匀，用黄蜡半两，熔作汁同和为丸，如绿豆大。每服三丸至五丸，温浆水送下。

【功用】取虚积。

【主治】赤白痢久不愈。

和中散

【来源】《圣济总录》卷七十六。

【组成】附子（炮七度，水淬，去皮脐，为末）　黄连（去须，为末）各一两　乳香（研）一分

【用法】上三味，如患冷热痢，取黄连、附子各半钱，乳香一字，以陈米饮调下，未止再服，以青橘皮汤调下；如患赤痢，附子末半钱、黄连末一钱、乳香一字；如患白痢，黄连末半钱、附子末一钱、乳香一字，米饮调下，未止以黑豆七粒煎汤止之。

【主治】冷热痢，腹痛里急。

贯众丸

【来源】《圣济总录》卷七十六。

【组成】贯众（锉）一两　黄连（去须）　板兰根　木香各半两　胡黄连一分　诃黎勒皮　肉豆蔻（去壳）各三分

【用法】上为末，煮面糊丸，如梧桐子大。每服十五丸，煎甘草汤送下，不拘时候。

【主治】伏热下痢脓血。

柏叶丸

【来源】《圣济总录》卷七十六。

【组成】柏叶（去梗）　黄连（去须）　阿胶（炙令燥）　地榆（锉）　当归（焙）各半两

【用法】上为末，炼蜜为丸，如梧桐子大。每服二十丸，温米饮送下，不拘时候。

【主治】脓血久痢，腹内疼痛。

栀子仁汤

【来源】《圣济总录》卷七十六。

【组成】山栀子仁四七个（锉）

【用法】以浆水一升半，煎至五合，去滓，空心、食前分二次温服。

【主治】赤白痢，并血痢。

茜根汤

【来源】《圣济总录》卷七十六。

【组成】茜草　黄连（去须）　地榆各一两　山栀子仁十四枚　犀角屑一分

【用法】上为粗末。每服五钱匕，入薤白、香豉各少许，以水一盏半，煎至六分，去滓温服，不拘时候，一日二次。

【主治】痢下鲜血。

茜根散

【来源】《圣济总录》卷七十六。

【组成】茜根　贯众　槐花（陈者）　椿根（锉）　甘草（炙，锉）各等分

【用法】上为散。每服一钱匕，食前米饮调下，一日二次。

【主治】血痢。

茱萸丸

【来源】《圣济总录》卷七十六。

【组成】吴茱萸（汤浸，焙干，炒）　干姜（炮）　诃梨勒皮各半两　胡粉　白矾灰各一分

【用法】上为末，醋煮面糊为丸，如梧桐子大。每

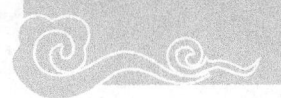

服十丸，食前米饮送下。

【主治】下痢脓血不止。

茱萸汤

【来源】《圣济总录》卷七十六。

【组成】诃梨勒皮　当归（炒，切）　黄连（去须）各二两　干姜（炮）半两　吴茱萸（汤浸，焙，炒）一两

【用法】上为粗末。每服五钱匕，水一盏半，煎至八分，去滓，食前温服。

【主治】脓血痢。

香连丸

【来源】《圣济总录》卷七十六。

【组成】黄连（去须）三两　地榆（锉）　赤石脂各二两　龙骨　阿胶（炙令燥）　木香　赤芍药　艾叶（炒）　黄芩（去黑心）各一两　肉豆蔻（去壳）一两半　无食子三分

【用法】上为末，煮面糊为丸，如梧桐子大。每服三十丸，米饮送下，不拘时候。

【功用】调脏气，止便泄。

【主治】下痢脓血，脐腹疗痛，虚气痞满，肠鸣里急。

香连散

【来源】《圣济总录》卷七十六。

【组成】黄连（去须，炒）一两　木香一两　丁香　干姜（炮）　诃黎勒皮（炒）各半两

【用法】上为散。每服三钱匕，陈米饮调下，一日二次。

【主治】赤白痢。

桃花丸

【来源】《圣济总录》卷七十六。

【组成】赤石脂一两　干姜一两（炮）

【用法】上为细末，白面糊为丸，如梧桐子大。每服三十丸，食前，一日二次；若血痢，甘草汤送下；白痢，干姜汤送下。

【主治】赤白痢，日夜无度，攻脐腹痛。

铅丹丸

【来源】《圣济总录》卷七十六。

【组成】铅丹半钱　丹砂（研）二钱　巴豆七枚（去皮心，出油尽）　杏仁七枚（汤退去皮尖双仁，研）　乳香（研）一钱　砒霜半钱

【用法】上为细末，熔黄蜡为丸，如黄米大。每服三丸至五丸，食前、临卧煎干姜、甘草汤送下。

【主治】赤白痢腹痛不止。

【加减】秋后，去砒霜，加砒黄末半钱。

通圣散

【来源】《圣济总录》卷七十六。

【组成】大枣　乌梅各七枚　干姜三块如枣大　甘草一尺（各细锉）

【用法】上为散。每服一钱匕，水一盏，加生姜半枣大（拍破），同煎至六分，去滓温服。

【主治】血痢，腹中疗刺，日夜无度。

通神丸

【来源】《圣济总录》卷七十六。

【组成】没药（研）　五灵脂（研）　乳香（研）各一钱　巴豆（去皮心膜，研出油）五粒

【用法】上为末，滴水为丸，如粟米大。每服一丸，生木瓜汤送下，不拘时候。

【主治】脓血杂痢，后重疼痛，日久不愈。

黄连丸

【来源】《圣济总录》卷七十六。

【组成】黄连（去须）　龙骨　苦参　厚朴（去粗皮，生姜汁炙）各一两　熟艾叶（炒）　白矾（熬令汁枯）　甘草（炙）　陈曲（炒）　赤石脂　干姜（炮）各半两

【用法】上为末，炼蜜为丸，如梧桐子大。每服三十丸，空心以米饮送下。

【主治】下痢脓血，羸瘦。

黄连丸

【来源】《圣济总录》卷七十六。

【组成】黄连（去须，炒） 龙骨 地榆（锉，焙） 诃黎勒（煨，去核） 赤石脂各半两 草豆蔻（去皮）一分

【用法】上为末，水浸炊饼为丸，如梧桐子大。每日二十丸，空心、食前以米饮送下，每日三次。

【主治】赤白痢，里急后重。

黄连丸

【来源】《圣济总录》卷七十六。

【组成】黄连（去须） 黄柏（去粗皮） 当归（切，焙） 赤茯苓（去黑皮）各等分

【用法】上为末，炼蜜为丸，如梧桐子大。每服四十丸，空腹以饭饮送下。以愈为度。

【主治】赤白痢，无问远近。

黄连散

【来源】《圣济总录》卷七十六。

【组成】黄连三分（去须，微炒） 白术半两 黄芩半两 当归三分（锉，微炒） 乌梅肉半两（微炒） 干姜半两（炮裂，锉） 阿胶一两（捣碎，炒令黄燥） 甘草半两（炙微赤，锉）

【用法】上为散。每服三钱匕，水一中盏，煎至五分，去滓，稍热服，不拘时候。

【主治】赤白痢，腹中痛，口干，或作寒热。

黄连散

【来源】《圣济总录》卷七十六。

【组成】黄连（去须） 龙骨各二两 赤石脂一两半 厚朴（去粗皮，中姜汁炙，锉）一两 人参三分 干姜（炮） 地榆 黄芩（去黑心）各一两

【用法】上为散。每服二钱匕，空心以粥饮调下，一日二次。

【主治】赤白脓血痢。

黄柏汤

【来源】《圣济总录》卷七十六。

【组成】黄柏（去粗皮，炙） 黄连（去须）各二两 木香一两

【用法】上为粗末。每服五钱匕，以水一盏，煎至七分，去滓，食前温服，一日三次。

【主治】血痢昼夜不止。

蛇含散

【来源】《圣济总录》卷七十六。

【组成】蛇含二枚

【用法】上药煅，醋淬十数度，研如面。每服三钱匕，陈米饮调下。

【功用】止肠风泻血。

【主治】血痢不止；妇人血伤。

绿白散

【来源】《圣济总录》卷七十六。

【组成】绿矾 白矾 石灰 铅丹（四味同入罐子内烧通赤，放冷，研） 龙骨 赤石脂 缩砂仁各半两

【用法】上为散，更合研匀。每服一钱匕，小儿半钱匕或一字匕，并米饮调下；作丸服亦得。

【主治】大人、小儿赤白痢，滑肠不止。

葛粉饮

【来源】《圣济总录》卷七十六。

【组成】葛粉 白蜜各一两

【用法】上相和，以新汲水四合调匀。空腹服之。

【主治】血痢，日夜数十行。

葵子散

【来源】《圣济总录》卷七十六。

【组成】冬葵子不以多少

【用法】上为散。每服二钱匕，入腊茶末一钱，以沸汤七分一盏调服，并三两服愈。

【主治】血痢，及妇人产后血痢。

黑豆汤

【来源】《圣济总录》卷七十六。

【组成】黑豆半升（炒，去皮，拣净者四合，为末） 甘草一两（半炙半生，为末）

【用法】上药绵裹，以浆水三升，煎至一升，去滓，空心分二次温服。

【主治】赤白痢，服诸药不愈者。

犀角丸

【来源】《圣济总录》卷七十六。

【组成】犀角（镑） 地榆 黄芩（去黑心） 黄柏（去粗皮） 甘草（炙，锉）各一两 半茜根二两 柏叶（炙）三两

【用法】上为末，炼蜜为丸，如梧桐子大。每服三十丸，食前米饮送下。

【主治】血痢，腹中疠痛。

酸石榴皮散

【来源】《圣济总录》卷七十六。

【组成】酸石榴皮一两 枳壳一两（麸炒微黄，去瓤） 当归二分（锉，微炒）

【用法】上为细末。每服二钱，粥饮调下。

【主治】血痢久不止。

橡实汤

【来源】《圣济总录》卷七十六。

【别名】橡实散（《普济方》卷二一一）。

【组成】橡实壳（炒） 甘草（炙） 荔枝壳 石榴皮各等分

【用法】上为细末。每服半两，水一盏半，煎至八分，去滓温服。

【主治】赤白痢疾。

橡实散

【来源】《圣济总录》卷七十六。

【组成】橡实二枚（满壳入密陀僧末，炭火煅赤，为末） 诃黎勒皮（为末）与前等分

【用法】上为细末，分作五服，空心、食前米饮调下。

【主治】新久脓血痢。

橘皮散

【来源】《圣济总录》卷七十六。

【组成】陈橘皮（汤浸，去白，焙，炒，为末）一两 冬瓜汁一合 生姜汁一合

【用法】上药合调令匀。每服一匙，如赤多，增瓜汁；白多，增生姜汁，和白汤调下。

【主治】赤白痢。

人参汤

【来源】《圣济总录》（人卫本）卷七十七。

【别名】人参散（原书文瑞楼本）。

【组成】人参 陈橘皮（汤浸，去白，焙） 黄连（去须，炒） 赤茯苓（去黑皮） 樗皮 地榆 当归（切，炒） 五味子 黄芩（去黑心） 枳壳（去瓤，麸炒） 白术（炒） 甘草（炙，锉） 桂（去粗皮） 大腹（锉）各一两

【用法】上为粗末。每服五钱匕，水一盏半，加生姜一枣大（拍碎），煎至八分，去滓，空心顿服。

【主治】气痢并休息痢。

干姜汤

【来源】《圣济总录》卷七十七。

【组成】干姜（炮） 黄柏（去粗皮，炒） 阿胶（炒令燥） 酸石榴皮（炒）各一两

【用法】上为粗末。每服三钱匕，水一盏，煎至七分，去滓温服，不拘时候。

【主治】积年痢，困笃，肠极滑。

干姜散

【来源】《圣济总录》卷七十七。

【组成】干姜 榍白皮（姜汁炙五度）各一两

【用法】上为散。每服二钱匕，空心食前温米饮调下。

【主治】一切赤白痢，久不愈。

云母散

【来源】《圣济总录》卷七十七。

【组成】云母粉　白茯苓（去黑皮）　附子（炮裂，去皮脐）各三分　龙骨　赤石脂各半两

【用法】上为细散。每服一钱匕，温酒或米饮调服，日三夜一。

【主治】久痢，经年不愈。

天仙散

【来源】《圣济总录》卷七十七。

【组成】天仙子　铅丹各二两　大枣三十枚（去核，三味同捣作饼子，炭火烧通赤，入地坑出火毒，为末）　诃黎勒皮一两（末）　赤石脂半两（烧过，细研）

【用法】上为细散，和令匀。每服二钱匕，食前米饮调下。

【主治】肠虚久痢。

木香丸

【来源】《圣济总录》卷七十七。

【组成】木香一两　诃黎勒（炮，去核）二两

【用法】上为末，用粥饮为丸，如梧桐子大。每服二十丸，空心温浆水送下，日午再服。

【主治】气痢久不止。

木香丸

【来源】《圣济总录》卷七十七。

【组成】木香　肉豆蔻仁　缩砂仁　赤石脂各半两

【用法】上为末，以枣肉为丸，如梧桐子大。每服二十丸，食前温米饮送下。

【主治】诸气痢不止。

木香散

【来源】《圣济总录》卷七十七。

【组成】木香　沉香（锉）　桂（去粗皮）　没药　胡椒各一分　肉豆蔻仁一枚　当归（切，焙）一分　龙骨半两　赤石脂半两　干姜（炮）一

分　附子（炮裂，去皮脐）一分　甘草（炙，锉）一分　密陀僧一分

【用法】上为散。每服一钱匕，食前米饮调下。

【主治】气痢泄泻，心腹疗痛。

木香缩砂散

【来源】《圣济总录》卷七十七。

【组成】木香二两　缩砂仁一两半　枳壳（去瓤，麸炒）　诃黎勒皮各三两

【用法】上为细散。每服一钱匕，空心以陈米饮调下，良久以食压之。

【主治】气痢腹胀，腹中虚鸣。

乌梅丸

【来源】《圣济总录》卷七十七。

【组成】乌梅肉（炒）一两　猪肝一大叶（以醋煮令烂，研如糊）　草豆蔻（去皮）　厚朴（去粗皮，生姜汁炙）各一两　甘草（炙，锉）一分　当归（切，焙）　干姜（炮）　荜茇　肉豆蔻（去壳）　诃黎勒皮（炒）各三分　桂（去粗皮）半两

【用法】上十一味，捣罗十味为末，用猪肝煎为丸，如梧桐子大。每服二十丸，米饮送下；陈曲汤亦得。

【主治】气痢不愈，疲劣，变成冷劳痢。

丹粉丸

【来源】《圣济总录》卷七十七。

【组成】丹砂（研）半两　粉霜三钱　腻粉　铅丹各四钱　白矾灰三钱　消石（研）　砒霜（研）各二钱（伏火者）

【用法】上药再同研匀，用水浸，炊饼心为丸，如豌豆大。每服三丸，冷面汤送下。看虚实加减。

【主治】休息痢，下痢乍瘥乍发。

玉液丹

【来源】《圣济总录》卷七十七。

【组成】白矾二两（熬令汁枯）　硫黄　消石各半两

【用法】上为末，即入砂瓶子内，以炭火熔成汁，

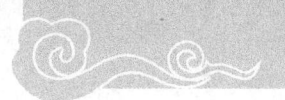

取出候冷，更研令细，用面糊为丸，如绿豆大。每服十丸，空心米饮送下。

【主治】休息痢；兼治肠风痔漏诸疾。

龙骨丸

【来源】《圣济总录》卷七十七。

【组成】龙骨一两（烧醋淬三五度）　白矾灰半两　铅丹（炒黑）一分

【用法】上为末，面糊为丸，如梧桐子大。每服十丸，腊茶清送下，不拘时候。

【主治】久患滑泄下痢。

龙骨汤

【来源】《圣济总录》（人卫本）卷七十七。

【别名】龙骨散（原书文瑞楼本）。

【组成】龙骨　桑根白皮　赤石脂　天雄（炮裂，去皮脐）　厚朴（去粗皮，生姜汁炙）　麻黄（去节根）各一两半　白芷　黄连（去须）　地榆　桂（去粗皮）　当归（切，焙）　木香　白术　诃黎勒皮（煨）各一两　黄芩（去黑心）半两　肉豆蔻（去壳）二枚

【用法】上锉，如麻豆大。每服三钱匕，水一盏，加生姜一枣大（切），煎至六分，去滓温服。

【主治】新久泻痢。

龙骨散

【来源】《圣济总录》卷七十七。

【组成】龙骨　黄连（去须）　黄柏（去粗皮）　干姜（炮）　阿胶（炙燥）　人参　厚朴（去粗皮，生姜汁炙）各二两

【用法】上为散。每服二钱匕，空腹粥饮下，一日二次。

【主治】气痢腹内虚鸣，日久不愈。

四神丸

【来源】《圣济总录》卷七十七。

【组成】当归（切，焙）半两　乌梅七枚（去核）　黄连（去须，微炒）一两　龙骨半两

【用法】上为细末，以薤白细研为丸，如梧桐子大。每日十五丸至二十丸，空心以温浆水送下。

【主治】多年休息痢疾。

四霜丸

【来源】《圣济总录》卷七十七。

【组成】巴豆霜半钱匕　百草二钱匕　粉霜一钱匕　砒霜半钱匕　乳香末二钱匕

【用法】上为细末，用黄蜡半两熔汁为丸。如绿豆大。每服一丸，新汲水送下，食前服。

【主治】休息痢久不愈。

白茯苓丸

【来源】《圣济总录》卷七十七。

【组成】白茯苓半两　黄连二两半　黄柏　羚羊角各一两半

【用法】上为末，炼蜜为丸，如梧桐子大。每服三十丸，空心米饮送下，日午再服。

【主治】休息痢，日夜频并。

地榆丸

【来源】《圣济总录》卷七十七。

【组成】地榆一两　龙骨　赤石脂　无食子（炮）　熟艾（微炒）各半两　黄柏（去粗皮）三分　橡实壳（炒）一两半

【用法】上为末，炼蜜为丸，如梧桐子大。每服三十丸，米饮送下，不拘时候。

【主治】

　　1.《圣济总录》久痢不止。

　　2.《普济方》：大便不禁。

地榆汤

【来源】《圣济总录》卷七十七。

【组成】地榆　诃黎勒皮各一两　甘草（炙）　当归（切，焙）各半两　柏叶　茜根　芍药　赤茯苓（去黑皮）各三分

【用法】上锉细。每服三钱匕，水一盏，煎取六分，去滓，食前温服。

【主治】脾毒气痢，下血如鹅鸭肝，腹痛不止。

当归丸

【来源】《圣济总录》卷七十七。

【别名】神效丸（《袖珍方》卷一）。

【组成】当归（锉，炒）　黄连（去须）　乌梅（去核，焙）各一两

【用法】上为粗末，以生蒜汁和，众手丸如梧桐子大，焙干。每服三十丸，空心煎厚朴汤下。加至五十丸。

【主治】休息痢。

肉豆蔻散

【来源】《圣济总录》卷七十七。

【组成】肉豆蔻（一半生，一半炮）　诃黎勒皮（一半生，一半煨）　木香（一半生，一半炮）各一两　白术（锉，炒）三分　甘草（锉，一半生，一半炙）　荜茇　干姜（炮）各半两

【用法】上为散。每服二钱匕，米饮调下。

【主治】气痢腹胀，不下食。

苍术丸

【来源】《圣济总录》卷七十七。

【组成】苍术　黄连（去须）　当归（焙）　诃黎勒皮（炒）　厚朴（去粗皮，生姜汁炙）　干姜（炮）各一两半　吴茱萸（汤洗，炒干，称）一两　艾叶（炒）三分　附子（炮裂，去皮脐）　龙骨各二两

【用法】上为末，米饮为丸，如梧桐子大。每服三十丸，食前生姜汤送下，一日二次。

【主治】气痢，瘦弱，诸药不效者。

赤石脂散

【来源】《圣济总录》卷七十七。

【组成】赤石脂三分　干姜（炮）三分　龙骨三分　黄连（去须）一两　厚朴（去粗皮，生姜汁炙）一两　无食子二枚（炒令烟出）　白茯苓（去黑皮）三分　当归（切，焙）三分

【用法】上为散。每服三钱匕，空心米饮调下，日

晚再服。

【主治】气痢久不止，气力困弱。

吴茱萸丸

【来源】《圣济总录》卷七十七。

【组成】吴茱萸（汤洗，焙干炒）　干姜（炮）　黄连（去须）　诃黎勒皮　白矾灰各半两

【用法】上为末，醋煮面糊为丸，如梧桐子大。每服十丸，食前粟米饮下。

【主治】久下痢赤白不止。

诃黎勒散

【来源】《圣济总录》卷七十七。

【组成】诃黎勒（炮，取皮）　木香　黄连（去须）　地榆各半两　吴茱萸（汤浸，焙炒）一分

【用法】上为散。每服三钱匕，食前以沸汤调下。

【主治】久痢不止，沉困怠惰。

阿胶汤

【来源】《圣济总录》卷七十七。

【组成】阿胶（炙令燥）　黄连（去须，炒）　龙骨各一两　艾叶（微炒）半两　仓米二合（炒）

【用法】上为粗末。每服五钱匕，以水一盏半，煎至八分，去滓，空心温服，日午再服。

【主治】休息痢。

陈橘皮丸

【来源】《圣济总录》卷七十七。

【组成】陈橘皮（酒浸，去白，焙）一两　白茯苓（去黑皮）三分　陟厘（微炒）半两　麦蘖（炒熟）三分　白石脂一两　赤石脂三分　无食子三枚（烧令烟出）　龙骨一两　酸石榴皮（炙黄）一两

【用法】上为末，用面糊为丸，如梧桐子大。每服二十五丸，空心以温浆水送下，日午再服。

【主治】气痢年深不愈。

附子丸

【来源】《圣济总录》卷七十七。

【组成】附子（炮裂，去皮脐）半两　鸡子二枚（去黄取白）

【用法】上先将附子为末，以鸡子白为丸，如梧桐子大。一时倾入沸汤内，煮数沸漉出，分作两服，米饮送下，空心、日午各一服。

【主治】休息痢及赤白痢。

抵圣丸

【来源】《圣济总录》卷七十七。

【组成】丹砂一钱　硇砂半钱

【用法】上二味，以巴豆二七粒和壳，用黄蜡半两煎，候黑烟起良久，取出巴豆，就内拣取一七粒好者，去壳，先将丹砂、硇砂于乳钵内同研令细后，方入剥了巴豆，同研令匀，用煎者蜡一小块，更同熬令匀，作一剂，如有病人，旋丸如黍米大。先用艾汤送下三丸，取出积聚，溏转一两行，并不搜觉疼痛，后以冷水空心送下三丸即愈。

【主治】诸般痢疾，多年不愈，日夜百十行不止。

金石散

【来源】《圣济总录》卷七十七。

【组成】石灰　铅丹各一分　糯米一合（炒黑）

【用法】上三味；将前二味慢火炒一炊久，入糯米同研令细。每服二钱匕，空心陈米饮调下。

【主治】休息痢。

金星鳝散

【来源】《圣济总录》卷七十七。

【组成】金星鳝（醋炙）　白矾　铅丹各半两

【用法】上为散。每服二钱匕，食前米饮调下。

【主治】久痢。

荜茇丸

【来源】《圣济总录》卷七十七。

【组成】荜茇　槟榔（锉）一两一分　干姜（炮）　附子（炮裂，去皮脐）各一两半　诃黎勒皮　芜荑仁各二两　白术　黄连（去须）各三两　阿魏三两（以水四合，煎五六沸，同蜜和药）　枳壳（去瓤，麸炒）一两三分
　　　方中荜茇用量原缺。

【用法】上为末，炼蜜为丸，如梧桐子大。每服三十丸，空腹生姜汤送下，一日二次。渐加至四十丸。

【主治】脾胃虚冷泄泻，变成气痢。

茯苓丸

【来源】《圣济总录》卷七十七。

【组成】白茯苓（去黑皮）三分　陈曲（炒）一两　赤石脂三分　黄连（去须）一两　附子（炮裂，去皮脐）半两　黄柏（去粗皮）　干姜（炮）　当归（切，焙）　龙骨各三分　甘草（炙）半两　人参半两

【用法】上为末，炼蜜为丸，如梧桐子大。每服二十丸，米饮送下，不拘时候。

【主治】久痢不止，脾胃虚弱，食饮不消化，腹鸣疞痛。

厚朴丸

【来源】《圣济总录》卷七十七。

【组成】厚朴（去粗皮，生姜汁炙令紫）　干姜（炮）　陈橘皮（汤浸，去白，焙）　诃黎勒（炮，去核）　白茯苓（去黑皮）　芜荑（微炒香）　阿胶（炙令燥）　熟艾（微炒，别捣）　胡粉（炒黄）　黄石脂（赤石脂亦可）　乌梅（去核，炒干）　当归（切，焙）　蜀椒（去目并闭口，炒出汗）各一两

【用法】上除胶、艾二味外，为末，先以米醋一升半，于无风处煮艾水减约八分，绞去艾，次下阿胶，候消尽，乘热入药末和匀为丸，如梧桐子大，晒干。每服五十丸，空心用温浆水送下，日午再服。

【主治】积年冷痢，日三五行，胀闷肠鸣，食不消化，面黄渐瘦。

厚朴散

【来源】《圣济总录》卷七十七。

【组成】厚朴（去粗皮，生姜汁炙令紫）三两　甘草（炮）　白芷　干姜（炮）　茴香子（略炒）各半两　陈橘皮（去白，焙干）一两　吴茱萸（汤洗，焙干，炒）三分

【用法】上为散。每服二钱匕，凡气不和，盐汤调下；霍乱吐泻，煎木瓜、紫苏汤调下；泄泻，米饮调下；赤白痢，甘豆汤调下，并食前服。

【主治】气滞泻痢，霍乱。

香艾丸

【来源】《圣济总录》卷七十七。

【组成】艾叶（炒）　陈橘皮（汤浸去白，焙）各等分

【用法】上为末，酒煮烂饭为丸，如梧桐子大。每服二十丸，空心盐汤送下。

【主治】气痢腹痛，睡卧不安。

神验丸

【来源】《圣济总录》卷七十七。

【组成】神曲（炒）　吴茱萸（汤浸，焙干，炒）各一两　黄连（去须，炒）　芜荑（炒）各三分

【用法】上为末，姜汁为丸，如梧桐子大。每服十五丸，食前用温米饮送下。

【主治】冷劳气痢，腹胁疼痛，水谷不消。

桂附丸

【来源】《圣济总录》卷七十七。

【组成】桂（去粗皮）　附子（炮裂，去皮脐）　黄连（去须）　黄柏（去粗皮）　陈曲（炒黄）　干姜（炮）　麦芽（炒）各一两　吴茱萸（汤洗，焙，炒干）　蜀椒（去目及闭口者，炒出汗）　乌梅肉（炒）各一两半

【用法】上为末，炼蜜为丸，如梧桐子大。每服二十丸，米饮送下。

【主治】下痢数年不止。

桃仁丸

【来源】《圣济总录》卷七十七。

【组成】桃仁（去皮尖双仁，炒令香）一分（别研入）　安息香半两（别研入）　木香半两　诃黎勒（炮，去核）一两

【用法】上药将木香、诃黎勒为末，与二味研了药相和，重细研，米饮为丸，如梧桐子大。每服三十丸，空心用暖浆水送下，日晚再服。

【主治】气痢久不愈。

黄芩丸

【来源】《圣济总录》卷七十七。

【组成】黄芩（去黑心）半两　砒霜（煅，研）三分　乌梅肉（炒干）　黄柏（锉）各一分

【用法】上为末，炼蜜为丸，如绿豆大。每服五丸，以冷水送下。

【主治】一切休息痢，日夜不止，四体倦怠。

黄芩汤

【来源】《圣济总录》卷七十七。

【组成】黄芩（去黑心）　黄连（去须，炒）各半两

【用法】上锉细。以水二盏，煎取一盏，去滓，空心、日晚乘热服。

【主治】蛊毒痢。如鹅鸭肝，腹痛不可忍。

黄连丸

【来源】《圣济总录》卷七十七。

【组成】黄连（去须，微炒）　当归（切，焙）　乌梅肉（微炒干）　诃黎勒（炮，去核）各一两

【用法】上为末，炼蜜为丸，如梧桐子大。每服三十丸，空心用姜制过厚朴煎汤送下，日晚再服。

【主治】久气痢不止，或愈或剧。

黄柏丸

【来源】《圣济总录》卷七十七。

【组成】黄柏（去粗皮）　黄连（去须）各一两

【用法】上为末，饭饮为丸，如梧桐子大。每服三十丸，空心米饮送下，日午再服。

【主治】蛊痢。

猪肝丸

【来源】《圣济总录》卷七十七。

【组成】獖猪肝一具（去筋膜，切作柳叶片，以醋一升，煎醋令尽） 大蒜（煮令熟，去壳，研）二两 乌梅肉（炒干）一两 桂（去粗皮）一两 厚朴（去粗皮，生姜汁炙令紫）二两 干姜（炮）一两 陈橘皮（汤浸，去白，焙）一两 诃黎勒（煨，去核）一两 黄连（去须，炒）二两 当归（切，焙）一两

【用法】上十味，除猪肝、蒜外，捣罗为末，将猪肝与蒜细研如面糊，入药和匀，捣为丸，如梧桐子大。每服二十丸，空心热面汤送下，日午再服。

【主治】冷劳气痢久不愈。

虚积丸

【来源】《圣济总录》卷七十七。

【组成】硫黄 水银（二味同结沙子） 巴豆（去皮心，不去油与沙子，同研）各一两 礜石（捣碎，细研） 硇砂（研）各半两

　　方中硇砂，《普济方》作"硼砂"。

【用法】上为末，以好醋和令得所。先作一地坑，如茶盏大，深四指，净火煅通赤，去灰火，用醋纸衬，摊药在内，碗盖上，焙一宿取出，候干，面糊为丸，如小豆大。每服二丸或三丸，生姜、大枣煎汤送下。

【主治】久痢不愈，将变疳蟨。

猪肝丸

【来源】《圣济总录》卷七十七。

【组成】獖猪肝一具（去筋膜，切作柳叶片，以醋一升，煎醋令尽） 大蒜（煮令熟，去壳，研）二两 乌梅肉（炒干）一两 桂（去粗皮）一两 厚朴（去粗皮，生姜汁炙令紫）二两 干姜（炮）一两 陈橘皮（汤浸，去白，焙）一两 诃黎勒（煨，去核）一两 黄连（去须，炒）二两 当归（切，焙）一两

【用法】上十味，除猪肝、蒜外，捣罗为末，将猪肝与蒜细研如面糊，入药和匀，捣为丸，如梧桐

子大。每服二十丸，空心热面汤送下，日午再服。

【主治】冷劳气痢久不愈。

密陀僧丸

【来源】《圣济总录》卷七十七。

【别名】蜜陀僧丸（《普济方》卷二一二）。

【组成】密陀僧 白矾 阳起石 伏火砒 伏龙肝 赤石脂各半两

【用法】上为细末，入瓶中盐泥固济，以文火养三日后，煅令通赤，候冷重研极细末，水浸蒸饼为丸，如梧桐子大。每服三丸，空心、日午、夜卧煨生姜汤送下。

【主治】久痢。

紫金散

【来源】《圣济总录》卷七十七。

【组成】定粉（研） 铅丹各一两 大枣二两（去核） 莨菪子一两半 诃黎勒（炮，去核）一两

【用法】上相和捣成团，以面重裹于火中烧，令烟尽取出，去灰土令净，为末。每服三钱匕，空心米饮调下，日晚再服。

【主治】休息痢。

黑神散

【来源】《圣济总录》卷七十七。

【组成】醋石榴一枚（擘破，炭火簇烧令烟尽，急取出）

【用法】上为散。每服二钱匕，用醋石榴一瓣，以水一盏煎汤调下。

【主治】肠滑久痢、久泻。

煨姜苋方

【来源】《圣济总录》卷七十七。

【组成】马齿苋（细切）一握 生姜（细切）二两

【用法】上和匀，用湿纸裹，煨熟，不拘多少，细嚼，米饮咽下。

【主治】久痢不止，或赤或白。

缩砂丸

【来源】《圣济总录》卷七十七。

【组成】缩砂蜜（去皮）一两（为末） 肉豆蔻（去壳）半两（为末） 羊肝（去筋膜）半具（细切）

【用法】上药拌和令匀，用面和作饼子裹，又以湿纸三重裹，于扒灰火内煨令香熟，去焦面纸，研细为丸，如梧桐子大。每服三十丸，空心用米饮送下，一日二次。

【主治】休息痢。

缩砂丸

【来源】《圣济总录》卷七十七。

【组成】缩砂蜜（去皮） 附子（炮裂，去皮脐） 干姜（炮） 厚朴（去粗皮，生姜汁炙） 陈橘皮（汤浸去白，焙） 肉豆蔻（去壳）各半两

【用法】上为末，炼蜜为丸，如梧桐子大。每服三十丸，食前米饮送下。

【功用】消化水谷，温暖脾胃。

【主治】冷气腹痛不止，休息气痢，劳损及冷滑下痢不禁，虚羸。

缩砂蜜丸

【来源】《圣济总录》卷七十七。

【组成】缩砂蜜（去皮）一两 肉豆蔻（去壳）半两 黄连（去须）二两 当归（切，焙） 赤石脂 陈橘皮（去白，酒浸一宿，晒干）各一两

【用法】上为末，炼蜜为丸，如梧桐子大。每服二十丸，空心温浆水送下，日晚再服。老人及妊娠人并可服。

【主治】气痢。胃与大肠虚不能制，昼夜无度，渐令人黄瘦，食不为肌肉，困重无力，眼目昏涩，十年不愈。

橘皮丸

【来源】《圣济总录》卷七十七。

【组成】陈橘皮（汤浸，去白，焙）三两 干姜 木香 枳壳（去瓤，麸炒） 芍药各三两 桂（去粗皮） 大黄各一两

【用法】上为末，炼蜜为丸，如梧桐子大。每服

三十丸，空腹生姜汤送下，一日二次。

【主治】气痢。赤白不止，下冷上热。

人参汤

【来源】《圣济总录》卷七十八。

【组成】人参 白茯苓（去黑皮） 木香 麦门冬（去心，焙） 葛根（锉） 前胡（去芦头） 栀子仁 黄耆（锉） 陈橘皮（汤浸，去白，焙） 诃黎勒（炮，去核）各一两 半夏（汤洗七遍，焙）二两 甘草（炙，锉）半两

【用法】上为粗末。每服四钱匕，水一盏半，加生姜三片，陈米一合，同煎至七分，去滓，空心温服，日晚再服。

【主治】泄痢，上膈虚热，烦渴引饮，口疮不下食，困劣。

木瓜饮

【来源】《圣济总录》卷七十八。

【组成】干木瓜（焙） 白芷 厚朴（去粗皮，姜汁炙） 白术（锉，炒） 木香各一两 桂（去粗皮） 黄连（去须） 当归（炙，锉） 缩沙蜜（去皮） 龙骨 诃黎勒皮（煨）各一两半 陈橘皮（去白，焙）三分 杏仁（去皮尖双仁，炒）十五枚 赤石脂三两

【用法】上为粗末。每服五钱匕，水一盏半，煎取八分，去滓温服。

【主治】下痢腹胀，里急后重。

五皮汤

【来源】《圣济总录》卷七十八。

【组成】槐皮 桃皮 樗根白皮 柳皮 枣皮各以患人手把外截一握

【用法】上锉细。用水二盏，煎至一盏，去滓，空心温服。未止再服。

【主治】久痢赤白，疳湿诸疾。

乌梅汤

【来源】《圣济总录》卷七十八。

【组成】乌梅肉（炒）半两 黄连（去须，炒）三

分　白茯苓（去黑皮）　黄芩（去黑心）　龙骨各半两　诃黎勒（炮，去核）三分　厚朴（去粗皮，生姜汁炙，锉）一两　阿胶（炙令燥）半两

【用法】上为末。每服五钱匕，浆水一盏，加生姜三片，同煎至七分，去滓，空心温服，日午再服。

【主治】久痢，食即呕吐，烦渴不可忍。

匀气汤

【来源】《圣济总录》卷七十八。

【组成】苍术（米泔浸一宿，去皮，切，曝干）　厚朴（去粗皮，生姜汁炙）各四两　甘草（生锉）三两　干姜（生锉）三分

【用法】上为粗末。每服三钱匕，水一盏，煎至六分，去滓，食前温服。夏末秋初最宜服。

【主治】脏气不调，里急后重。

丹砂丸

【来源】《圣济总录》卷七十八。

【组成】丹砂（研）　草乌头末　乳香（研）各一钱匕　巴豆（大者去皮心，研）七枚

【用法】上为细末，用醋煮面糊为丸，如梧桐子大。每服一丸，冷乳香汤送下，不拘时候。

【主治】下痢赤白，里急后重，大肠虚滑。

玉粉丸

【来源】《圣济总录》卷七十八。

【组成】白丁香（直者，研）一两　粉霜（研）三分　硫黄（研）　腻粉（研）　硇砂（研）各半两　乳香（熔过，研）一分

【用法】上为细末，用生姜自然汁煮枣肉为丸，如豌豆大。每服七丸，临卧煎生姜、枣汤送下；未动，次夜服十丸。老少以意加减。

【功用】取冷积。

【主治】下痢赤白，日久不愈，里急后重。

石榴丸

【来源】《圣济总录》卷七十八。

【组成】石榴皮（焙，锉）　橡实　附子（炮裂，去皮脐）各二两　无食子四枚　厚朴（去粗皮，生姜汁炙，锉）　干姜（炮）各一两半

【用法】上为末，米饮和为丸，如梧桐子大。每服三十丸，食前生姜汤送下，一日二次。

【主治】久痢成疳，便下白色，食不为肌肤。

石钟乳汤

【来源】《圣济总录》卷七十八。

【组成】石钟乳（别研）半两　黄连（去须，炒）一两　防风（去叉）　附子（炮裂，去皮脐）　黄柏（去粗皮，蜜炙）　当归（切，焙）　干姜（炮）各一两　蜀椒（去目并闭口者，炒出汗）半两　《普济方》有甘草一两。

【用法】上药除钟乳外，锉如麻豆，再同和匀。每服四钱匕，水一盏半，煎至八分，去滓，空心、食前温服，一日二次。

【主治】大病后，重下赤白痢，腹中绞痛。

圣功散

【来源】《圣济总录》卷七十八。

【组成】干姜（炮）　五倍子各一两　诃黎勒（煨，去核）　甘草（炙，锉）各半两

【用法】上为细散。每服二钱匕，食前米饮调下。

【主治】冷热不和，下痢赤白，脐腹作痛，里急后重。

当归丸

【来源】《圣济总录》卷七十八。

【组成】当归（切，焙）半两　胡椒（炒）一两　黄连（去须）　厚朴（去粗皮，生姜汁炙）各二两　阿胶（炙燥）一两（别为末）　干姜（炮）一两半

【用法】上除阿胶外，为末，用好醋调阿胶为膏和剂，丸如梧桐子大。每服十五丸，加至二十丸，食前橘皮汤送下。

【主治】冷痢里急后重。

当归黄连汤

【来源】《圣济总录》卷七十八。

【组成】当归（切，焙）三分　黄连（去须，炒）一两半　赤茯苓（去黑皮）三分　地榆一两　犀角屑三分　甘草（炙，锉）半两　厚朴（去粗皮，生姜汁炙）一两

【用法】上为粗散。每服五钱匕，水一盏半，入生姜一枣大，拍碎，同煎至八分，去滓空心温服，一日二次。

【主治】后重下痢，赤白滞下，腹内结痛。

如圣散

【来源】《圣济总录》卷七十八。

【组成】臭橘　草薢各一两

【用法】上药同捣碎，炒令烟出，放冷，为细末。每服二钱至三钱匕，茶清调下。

【主治】后重下脓血。

麦门冬汤

【来源】《圣济总录》卷七十八。

【组成】麦门冬（去心）一两半　乌梅（碎）七枚

【用法】用水二盏，煎取一盏，去滓，空心、晚食前分二次温服。

【主治】痢兼渴。

芜荑丸

【来源】《圣济总录》卷七十八。

【组成】芜荑仁（微炒）　吴茱萸（汤洗，焙，炒）　干姜（炮）各半两　枳壳（去瓤，麸炒）　黄连（去须，炒）各三分

【用法】上为末，煮浆水饭为丸，如梧桐子大。每服二十丸，空腹、日午米饮送下。

【主治】湿䘌痢不止。

诃黎勒汤

【来源】《圣济总录》卷七十八。

【组成】诃黎勒（煨，去核）　草豆蔻（去皮，炒）　延胡索各半两　干姜（炮）一分

【用法】上为粗末。每服三钱匕，水一盏，煎至七分，去滓，食前温服。

【主治】肠虚冷热不和，赤白下痢，里急后重。

参连汤

【来源】《圣济总录》卷七十八。

【组成】苦参一两半　黄连（去须，炒）二两　阿胶（炙令燥）一两

【用法】上为粗末。每服五钱匕，水一盏半煎至八分，去滓，空心温服，日晚再服。

【主治】湿䘌痢，虫蚀下部。

细辛饮

【来源】《圣济总录》卷七十八。

【组成】细辛（去苗叶）　防己　桂（去粗皮）　当归（切，炒）各半两　枳壳（去瓤，麸炒）　白术　赤茯苓（去黑皮）　赤芍药各三分　黄耆（锉）一分

【用法】上为粗末。每服三钱匕，以水一盏，加生姜三片，煎至七分，去滓温服，不拘时候。

【主治】虚劳下痢，心胸壅闷，喘促，四肢肿满。

胜金丸

【来源】《圣济总录》卷七十八。

【别名】胜金黄连丸（《鸡峰普济方》卷十四）。

【组成】黄连（去须）五两　龙骨四两　草豆蔻（去皮）　赤芍药　当归（切，焙）　干姜（炮）　地榆　橡实各三两　干桑叶　木香各二两　赤石脂　代赭（煅赤，研）各四两

【用法】上为细末，醋煮面糊为丸，如梧桐子大。每服二十丸至三十丸，煎艾醋汤送下，空心、食前服。

【主治】脏寒下痢，脐腹撮痛，肠鸣胀满，里急后重，不思饮食，日渐羸瘦。

栝楼根汤

【来源】《圣济总录》卷七十八。

【组成】栝楼根（锉）　甘草（炙，锉）　白茯苓（去黑皮）各半两

【用法】上为粗末。每服五钱匕，水一盏半，加麦

门冬一分（去心），枣二枚（擘破），同煎至七分，去滓温服，不拘时候。

【功用】止渴。

【主治】下痢，冷热相冲，脏腑气不和顺，本来下虚，津液耗少，口干咽燥，常思饮水。

【宜忌】初不许饮水，毒气更增，烦躁转甚；不得令至过度。

黄芩汤

【来源】《圣济总录》卷七十八。

【组成】黄芩三分（去黑心） 石膏（碎） 甘草（炙，锉） 枳壳（去瓤，麸炒） 黄柏（去粗皮，锉） 女萎 栝楼根（锉） 白茯苓（去黑皮）各半两 榉皮（去粗皮，锉） 淡竹叶各三分（切）

【用法】上为粗末。每服五钱匕，水一盏半，煎至一盏，去滓，空心温服；未止再服。

【主治】下痢。脏腑虚，烦躁，渴不止。

黄连丸

【来源】《圣济总录》卷七十八。

【组成】黄连（去须，炒）二两 当归（切，焙）一两 乌梅肉（炒）半两

【用法】上为末，炼蜜为丸，如梧桐子大。每服三十丸，空心以米饮送下，日晚再服；痢甚者，熔蜡为丸服。

【主治】下痢烦渴。

黄连丸

【来源】《圣济总录》卷七十八。

【组成】黄连（去须）一两半 黄芩（去黑心） 黄柏（去粗皮）各二两 熟艾叶（炒）一两

【用法】上为末，炼蜜为丸，如梧桐子大。每服二十丸，空心以饭饮送下，日晚再服。

【主治】热痢黄脓，发渴，四肢烦闷。

厚朴散

【来源】《圣济总录》卷八十六。

【组成】厚朴（去粗皮，以生姜汁浸一日，炙令干）一两半 诃黎勒（麸裹煨黄，去核）三分 黄连（去须，炒令紫色）一两 木香三分 地榆 干姜（炮裂） 甘草（炙令赤色） 肉豆蔻（去壳）各半两

【用法】上为散。每服三钱匕，空心陈粟米煎饮调下，日午、夜卧再服之。

【主治】脾劳，泄泻日久，后成毒痢，或下黄脓，或赤白相杂，腹内疞痛，里急后重，所注频数。

漏芦丸

【来源】《圣济总录》卷八十七。

【组成】漏芦（去芦头）一两 艾叶（去梗，炒）四两

【用法】上为末，用米醋三升，入药末一半，先熬成膏，后入余药为丸，如梧桐子大。每服三十丸，食前用温米饮送下。

【主治】冷劳泄痢，及妇人产后带下诸疾。

干姜丸

【来源】《圣济总录》卷九十一。

【组成】干姜（炮）二两

【用法】上为末，熔黄蜡拌和为丸，如梧桐子大。每服二十丸，空腹粥饮送下。未愈，日再服。

【主治】冷劳，气痢等疾。

白头翁丸

【来源】《圣济总录》卷九十一。

【组成】白头翁（去芦头）半两 艾叶二两（微炒）

【用法】上为末，用米醋一升，入药一半，先熬成煎，入余药末为丸，如梧桐子大。每服三十丸，空心、食前米饮送下。

【主治】冷劳泄痢，及妇人产后带下。

白豆蔻丸

【来源】《圣济总录》卷九十一。

【组成】白豆蔻（去皮） 人参 白茯苓（去黑皮） 诃黎勒（煨，去核） 桂（去粗皮） 厚朴

（去粗皮，姜汁炙熟） 陈橘皮（汤浸，去白，焙）各一两 丁香 荜茇 附子（炮裂，去皮脐） 槟榔（锉） 当归（切，焙） 缩砂仁 干姜（炮）各半两 肉豆蔻仁五枚

【用法】上为末，炼蜜为丸，如梧桐子大。每服二十丸，食前米饮送下。

【主治】虚劳，脾胃挟冷，肠滑下痢，不思饮食。

诃黎勒丸

【来源】《圣济总录》卷九十一。

【组成】诃黎勒（煨，去核） 木香 赤茯苓（去黑皮） 桂（去粗皮） 附子（炮裂，去皮脐） 胡椒 肉豆蔻（去壳） 白术 蓬莪术（煨，锉） 干姜（炮裂）各半两 人参 荜茇各一两

【用法】上为末，炼蜜为丸，如梧桐子大。每服三十丸，空心以生姜、大枣汤送下。

【主治】积年冷劳泻痢，眼黄面黑，渐渐瘦弱。

石榴皮汤

【来源】《圣济总录》卷九十六。

【组成】酸石榴皮（微炒） 干姜（炮）各一两 黄柏（去粗皮，炙，无黄柏，用黄连亦得） 阿胶（炙令燥）各三分

【用法】上为粗末。每服四钱匕，用水一盏，煎至四分，去滓，空心温服。

【主治】

1.《圣济总录》：虚寒客于下焦，肠滑洞泄，困极欲死。

2.《医方类聚》引《御医撮要》：冷痢泄及白带下。

【宜忌】《医方类聚》引《御医撮要》：忌生冷、猪肉、油腻。

比圣丸

【来源】《圣济总录》卷一四一。

【组成】椿荚十两（炒） 生葛二两 甘草二两（细锉，炙令黑色）

【用法】上为末，炼蜜为丸，如梧桐子大。每服五十丸，空心食前米饮送下。

【功用】消散下部毒气肿痛。

【主治】荣卫不调，肠澼下血，及疗五痔下血不止。

地榆散

【来源】《圣济总录》卷一四二。

【组成】地榆（锉）

【用法】上为散。每服二钱匕，饭饮调下，一日三次。

【主治】

1.《圣济总录》：血痔。

2.《幼科类萃》：大肠停积热毒，小儿赤痢，或点滴鲜红。

如神丸

【来源】《圣济总录》卷一四三。

【组成】樗根皮

【用法】上于腊月内日未出时，取背阴地北引者，不以多少，用东流水净洗锉碎，于透风处挂令干，杵研为细末，每称二两入寒食面一两，搅拌令匀，再罗过，新汲水为丸，如梧桐子大，阴干。每服二十丸，先以水湿药丸令润，后于碟子内用白面滚过，水煮五七沸倾出，用煮药水放温送下，不拘时候。如急要使，不待腊月，随时依法采合亦得。

【主治】肠风下血不止，兼治血痢。

【宜忌】服时忌见日色，见即无效。

琥珀散

【来源】《圣济总录》卷一四三。

【组成】琥珀屑（研） 鹿角霜 赤小豆 槐花 枳壳（去瓤，麸炒） 白芷各一两

【用法】上为散。每服二钱匕，空心、食前以米饮调下。

【主治】肠风及一切血痢，脾毒脏毒，下血不止。

黄连白头翁汤

【来源】《圣济总录》卷一四八。

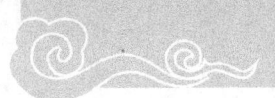

【组成】黄连（去须）一两　白头翁　醋石榴皮（炙）　犀角（镑屑）各半两

【用法】上为粗末。一二岁儿每服半钱匕，水七分，煎至四分，去滓，分温二服，空心、午间、日晚各一服。

【主治】小儿热毒下痢如鱼脑，手足壮热。

黄连汤

【来源】《圣济总录》卷一五六。

【组成】黄连（去须，捣碎，炒）　黄柏（去粗皮）各三两　白术四两

【用法】上为粗末。每服五钱匕，水一盏半，加生姜三片，同煎至八分，去滓温服，一日三次。

【主治】妊娠下痢频并，后重里急。

茱萸丸

【来源】《圣济总录》（人卫本）卷一六五。

【别名】吴茱萸丸（原书文瑞楼本）。

【组成】吴茱萸一两（黑豆汁浸，炒干）　黄连（去须）一两半

【用法】上为末，炼蜜为丸，如梧桐子大。每服二十丸，空心、食前煎芍药汤送下。

【主治】产后赤白痢日久，脐腹冷疼。

黄连丸

【来源】《圣济总录》卷一六五。

【组成】黄连（去须）　当归（锉，炒）　胡粉　阿胶（炒令燥）各一两半　无食子二枚

【用法】上为末，炼蜜为丸，如梧桐子大。每服三十丸，食前以米饮送下。

【主治】产后赤白痢，肠鸣腹痛。

黄连丸

【来源】《圣济总录》卷一六五。

【组成】黄连（去须，炒）一两　阿胶（炙燥）　当归（切，焙）　干姜（炮）各三分　赤茯苓（去黑皮）半两　甘草（炙，锉）一分

【用法】上为末，炼蜜为丸，如梧桐子大。每服

二十丸，空心以米饮送下。

【主治】产后赤白痢。

黄连汤

【来源】《圣济总录》卷一六五。

【组成】黄连（去须）　甘草（炙，锉）　熟艾（炙）　芍药　干姜（炮）　当归（锉，炒）　人参各一两

【用法】上为粗末。每服二钱匕，水一盏，煎至七分，去滓，食前温服，一日三次。

【主治】产后下痢赤白，日久羸瘦。

黄连散

【来源】《圣济总录》卷一六五。

【组成】黄连（去须，炒）　干姜（炮）　诃黎勒（面裹煨，去核）　地榆（炙，锉）各一两　甘草（炙，锉）半两　乌梅肉（炒）三分

【用法】上为散。每服二钱匕，食前以陈米饮调下。

【主治】产后冷痢不止。

紫桂丸

【来源】《圣济总录》卷一六五。

【组成】桂（去粗皮）　甘遂　丁香　芫花（醋炒焦）　木香　巴豆（去心皮，勿去油）　硇砂各等分

【用法】上为细末，醋、面糊为丸，如小绿豆大。每服二丸至三丸，温水送下。

【功用】《普济方》：逐积滞。

【主治】产后痢疾。

丹砂丸

【来源】《圣济总录》卷一六九。

【组成】丹砂　粉霜　腻粉各一分　生龙脑一钱

【用法】上为极细末，以软粳米饭为丸，如绿豆大。一岁一丸，甘草汤送下。

【主治】小儿惊热，多涎身热，痰疟，久痢吐乳，或午后发热，惊痫等疾。

金箔丸

【来源】《圣济总录》卷一六九。

【组成】金箔四十九片 丹砂（研） 水银沙子 麝香（研） 腻粉（研）各一钱 牛黄（研） 青黛（研） 犀角末 白僵蚕（炒） 蝉蜕（去土） 麻黄（去根节） 白附子 干蝎（炒） 天麻（酒浸，炙） 天南星（炮，酒浸，焙）各一分

【用法】上为末，再同研匀细，生蜜为丸，如梧桐子大，或如鸡头子大。每服以一丸分三服，煎人参、薄荷汤化下，不拘时候。

【主治】小儿惊风壮热，时气疮疹，摇头弄舌，咳吐目涩，多睡涎嗽；兼治寒邪发热，及下利脓血。

胡粉散

【来源】《圣济总录》卷一七三。

【组成】胡粉（研）一分 枣七个（大者，去核，入胡粉在内）

【用法】上药煅赤，取出候冷，细研为散。每服半钱匕，米饮调下，空心、午后各一次。

【主治】小儿久痢，无问冷热疳痢。

桃皮散

【来源】《圣济总录》卷一七三。

【别名】丁香散（《普济方》卷三九八）。

【组成】桃白皮（炙）半两 黄连（去须） 胡粉（炒） 赤茯苓（去黑皮）各一两 黄柏（去粗皮，炙）半两 丁香七粒

【用法】上为散。每服半钱匕，早、晚食前米饮调下。

【主治】小儿疳痢赤白，及一切痢。

莨菪丸

【来源】《圣济总录》卷一七三。

【组成】莨菪子一两（醋浸一宿，炒黑色） 木香 胡黄连 芦荟（研）各一钱 诃黎勒皮二枚 肉豆蔻（大者）一枚（去壳）

【用法】上为末，用烧粟米饭为丸，如黄米大。每服五丸至十丸，空心米饮送下。

【主治】小儿疳痢，面黄体瘦，盗汗壮热，心腹虚胀，皮毛焦枯。

丁香丸

【来源】《圣济总录》卷一七八。

【组成】丁香 硫黄 胡椒 桂（去粗皮）各一钱 陈橘皮（去白，焙） 附子（炮裂，去皮脐）各一分 肉豆蔻（去壳）一枚

【用法】上为细末，用生姜汁煮面糊为丸，如绿豆大。每服五丸，奶食前以生姜、艾汤送下。

【主治】小儿冷痢，心腹痛闷，不美乳食，呕逆不止。

人参汤

【来源】《圣济总录》卷一七八。

【组成】人参一两半 厚朴（去粗皮，生姜汁炙）一两 白茯苓（去黑皮） 桔梗（锉，炒）各一两一分 榉皮（去粗皮，炙）二两 甘草（炙）一两半

【用法】上为粗末。每服一钱匕，水半盏，煎至三分，去滓，早晨、午后服。

【主治】小儿赤白痢。

干姜散

【来源】《圣济总录》卷一七八。

【组成】干姜（炮裂）一分 黄连（去须）三分 人参三分 肉豆蔻（去壳）一枚 当归（锉，焙）三分 厚朴（去粗皮，涂生姜汁，炙五遍）半两

【用法】上为细散。每服半钱匕，以粥饮调下，空心、午后各一服。

【主治】小儿下痢脓血，腹痛肠鸣。

干蓝汤

【来源】《圣济总录》卷一七八。

【组成】干蓝叶 升麻 芍药各一两 栀子仁四枚

【用法】上为粗末。百晬至二百日儿，每服一钱

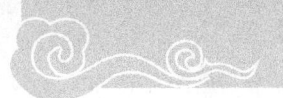

匕，以水半盏，加香豉七枚，薤白一茎（拍破），同煎至三分，去滓，食前分温三服。

【主治】小儿百晬内下痢如鱼脑，赤白杂痢，腹痛多啼。

木香丸

【来源】《圣济总录》卷一七八。

【组成】木香一两　诃黎勒（煨，去核）一两

【用法】上为末，以粳米饭和为丸，如麻子大。一二岁儿三丸，五岁儿五丸，食前米饮送下。

【主治】小儿冷痢白脓，脐下绞刺痛。

木香黄连散

【来源】《圣济总录》卷一七八。

【组成】木香　黄连（去须）各半两　诃黎勒（炮，去核）十二枚　肉豆蔻（去壳）二枚　甘草（炙）半两

【用法】上为散。每服半钱匕，米饮调下。

【主治】小儿赤白痢，腹内疼痛烦渴。

中黄散

【来源】《圣济总录》卷一七八。

【组成】定粉　铅丹（二味银器内同炒令赤）　海螵蛸　龙骨各一钱　诃黎勒（炮，去核）二钱

【用法】上为散。每服半钱匕，紫苏木瓜汤调下。量儿大小加减服。

【主治】小儿下痢赤白，乳食减少，腹痛满闷。

丹砂丸

【来源】《圣济总录》卷一七八。

【组成】丹砂（研）半钱　砒霜（研）半钱　巴豆霜（研）　硫黄（研）　麝香（研）　绿豆粉（研）各一分

【用法】上为细末，用烧饭为丸，如绿豆大。每服二丸，血痢，煎黄芩汤送下，白痢，煎附子汤送下；疳痢，蛤粉汤送下。

【主治】小儿一切痢疾。

石榴皮散

【来源】《圣济总录》卷一七八。

【组成】酸石榴皮（微炒）　干姜（炮裂）　黄连（去须）　诃黎勒（煨，去核）各一分

【用法】上为细散。每服半钱匕，空心、午后各用米饮调下。

【主治】小儿脓血痢。

龙骨饮

【来源】《圣济总录》卷一七八。

【组成】龙骨　黄连（去须）各一两半　人参　甘草（炙，锉）　干姜（炮裂）　半夏（汤洗十遍，焙干）　厚朴（去粗皮，生姜汁炙，锉）　赤石脂各一两

【用法】上为粗末，一岁儿每一钱匕，水半盏，加大枣一枚（擘破），同煎至三分，去滓，分二次温服，空心、午后各一服。

【主治】小儿五岁以下，百日以上冷痢者。

龙骨散

【来源】《圣济总录》卷一七八。

【组成】龙骨（研）　白石脂（研）　胡粉（炒）　白矾（枯过）各一两　诃黎勒皮二两　黄连（去须）　陈橘皮（去白，麸炒）　阿胶（炙燥）　当归（切，焙）　人参　厚朴（去粗皮，生姜汁炙）各一两半

【用法】上为散。每服一钱匕，空腹煮白粥饮调下，一日二次。

【主治】小儿赤白痢。

白术汤

【来源】《圣济总录》卷一七八。

【组成】白术一两一分　干姜（炮）一分　白茯苓（去黑皮）　甘草（炙）各一两　附子（炮裂，去皮脐）半两

【用法】上为粗末。每服一钱匕，水半盏，煎至三分，去滓，空心、食前分温二服。

【主治】小儿赤白痢，日夜三五十行。

白石脂散

【来源】《圣济总录》卷一七八。

【组成】白石脂（烧令赤）一分　乱发（烧灰）一分　甘草（炙令赤）半两

【用法】上为细散。每服一字至半钱匕，米饮调下，早晨、午后各一次。

【主治】小儿肠澼下脓血。

地榆汤

【来源】《圣济总录》卷一七八。

【组成】地榆（锉）　黄柏（去粗皮，微炙）　黄连（去须）　黄芩（去黑心）各一两半　马蔺子（微炙）半两　茜根（锉）一两

【用法】上为粗末。一二岁儿每服一钱匕，水半盏，加生姜一片，同煎至三分，去滓，食前分二次温服，一日二次。

【主治】小儿血痢。

地榆饮

【来源】《圣济总录》卷一七八。

【组成】地榆　黄柏（去粗皮，炙）　黄连（去须）　马芹子（炒）　黄芩（去黑心）各三分　蔓菁根（洗，切）半两

【用法】上为粗末。一二岁儿每服一钱匕，水一盏，加生姜少许，煎至五分，去滓，分二次温服。

【主治】小儿蛊毒血痢。

当归汤

【来源】《圣济总录》卷一七八。

【别名】当归饮（《普济方》卷三九六）。

【组成】当归（切，焙）　黄连（去须）　赤石脂　干姜（炮裂）　龙骨　酸石榴皮（微炙）　厚朴（去粗皮，生姜汁炙，锉）各三分

【用法】上为粗末。每服一钱匕，水一盏，煎至五分去滓，分二次温服，每日一次，食前服。

【主治】小儿冷痢。

肉豆蔻丸

【来源】《圣济总录》卷一七八。

【组成】肉豆蔻（去壳）　木香　诃黎勒（炮去核）各三钱　密陀僧一钱　人参　白茯苓（去黑皮）各一分

【用法】上为细末，用烧粟米饭为丸，如绿豆大。每服七丸，温米饮送下。

【主治】小儿下痢脓血，腹痛虚烦。

肉豆蔻散

【来源】《圣济总录》卷一七八。

【组成】肉豆蔻二枚（去壳）　当归（锉，焙）　蜜陀僧（研）　诃黎勒（煨，去核）　黄连（去须）　枳壳（去瓤，麸炒）各一分　龙骨半分　干姜（炮裂）半两

【用法】上为散。每服半钱匕，空心米饮调下，随儿大小，以意加减。

【主治】小儿脓血痢。

如圣散

【来源】《圣济总录》卷一七八。

【组成】好枣一枚（去核）　铅丹半钱　硇砂一皂子大　腻粉（抄）一钱

　　《普济方》有甘草三分。

【用法】上为细末，入枣内，用大麦面裹，煻灰火烧香熟为度，去面烂研为粉。每一枚枣分两服，煎槐花汤调下。二服定。

【主治】小儿脏毒，久痢下脓血。

豆蔻散

【来源】《圣济总录》卷一七八。

【组成】肉豆蔻（去壳）一枚　缩砂（去皮）七枚　诃黎勒（去核）三枚　铅丹（炒）　胡粉（炒）　龙骨各二钱　白矾一分　天仙子一分（与白矾和令匀，入在橡斗子内合定，用麻线缠定，炭火内烧黑存性，细研）

【用法】上为散，再研令匀。每服半钱匕，米饮调下，乳食前服。

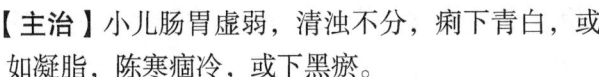

【主治】小儿肠胃虚弱，清浊不分，痢下青白，或如凝脂，陈寒痼冷，或下黑瘀。

赤石脂丸

【来源】《圣济总录》卷一七八。

【组成】赤石脂　白矾（烧令汁尽）　诃黎勒皮　白术　黄耆（锉）　厚朴（去粗皮，生姜汁炙，锉）　醋石榴皮　干木瓜（焙）各半两　肉豆蔻（去壳）一枚　干姜（炮）一分

【用法】上为末，炼蜜为丸，如麻子大。每服五丸，空心、午后温米饮送下。

【主治】小儿赤白痢，腹肚疠痛，不思饮食，羸瘦。

赤石脂汤

【来源】《圣济总录》卷一七八。

【组成】赤石脂一两　黄连（去须）　石膏（碎）　甘草（炙）　龙骨　知母（焙）　前胡（去芦头）　赤茯苓（去黑皮）　桂（去粗皮）　芍药各一分

【用法】上为粗末。一二岁儿每服半钱匕，加大枣一个（擘破），水七分，煎至四分，去滓，分二次温服，空心、午后各一次。

【主治】小儿卒下热痢。

赤石脂散

【来源】《圣济总录》卷一七八。

【组成】赤石脂（研）　龙骨（研）　地榆　黄连（去须）各一两　厚朴（去粗皮，生姜汁涂炙二遍）　人参各三分　当归（锉，焙）　干姜（炮裂）各半两

【用法】上为散。每服半钱匕，用米饮调下，一日二次。如要丸，炼蜜为丸，如麻子大。每服五丸至七丸，乳汁送下，空心、午后各一次。

【主治】小儿下痢脓血，肠鸣腹痛。

牡蛎丸

【来源】《圣济总录》卷一七八。

【组成】牡蛎（煅）　黄连（去须）　黄柏（去粗

皮，炙）　龙骨　赤石脂　人参　甘草（炙）各一两

【用法】上为末，炼蜜为丸，如麻子大。一二岁儿每服三丸，四岁至六岁儿五丸，米饮送下，空心、午后各一服。

【主治】小儿热痢。

诃黎勒丸

【来源】《圣济总录》卷一七八。

【组成】诃黎勒（煨，去核）半两　桂（去粗皮）一分　赤石脂半两

【用法】上为末，炼蜜为丸，如麻子大。一二岁儿每服三丸，四五岁儿每服五丸，以米饮送下，空心、午后各一次。

【主治】小儿冷痢。

诃黎勒丸

【来源】《圣济总录》卷一七八。

【组成】诃黎勒（煨，去核）　地榆（去苗，微炙）　酸石榴皮（炙焦）　高良姜　赤石脂各半两　吴茱萸（汤洗，焙干炒）一分　黄连（去须）三分

【用法】上为末，炼蜜为丸，如麻子大。每服七丸，以温米饮送下，空心、午后各一次。

【主治】小儿赤白痢，里急后重。

诃黎勒散

【来源】《圣济总录》卷一七八。

【组成】诃黎勒（煨，去核）半两　肉豆蔻（去壳）二枚　当归（切，焙）　赤石脂　密陀僧（别研如粉）　枳壳（去瓤，麸炒）　龙骨　干姜（炮裂）　厚朴（去粗皮，姜汁炙）各半两

【用法】上为散。一二岁儿每服半钱匕，以米饮调下，空心、午后各一次。

【主治】小儿秋后大肠挟冷，下痢不止。

诃黎勒散

【来源】《圣济总录》卷一七八。

【别名】诃子散（《玉机微义》卷五十引《全婴方》）、诃栀散（《普济方》卷三九七）。

【组成】诃黎勒（煨，去核） 栀子（去壳）各一两

【用法】上为细散。一二岁儿每服半钱匕，以米饮调下，空心、午后各一次。

【主治】小儿赤痢、血痢。

补脾丸

【来源】《圣济总录》卷一七八。

【组成】肉豆蔻（炮，去壳，为末）一枚 龙骨（烧，研） 乳香（研） 芜荑仁（炒，研） 麝香（研）各一钱

【用法】上为末，软饭为丸，如麻子大。每服五七丸，陈米饮送下。

【主治】小儿冷痢，或下青白，或下瘀黑，或如凝脂。

阿胶饮

【来源】《圣济总录》卷一七八。

【组成】阿胶（炙令燥）一两一分 黄芩（去黑心）一两 黄连（去须）半两

【用法】上为粗末。一二岁儿，每服一钱匕，水半盏，煎至三分，去滓，分二次温服，空心、日晚各一次。

【主治】小儿白痢。

陈橘皮汤

【来源】《圣济总录》卷一七八。

【组成】陈橘皮（汤浸，去白，焙）一分 人参一分 甘草（炙）半两

【用法】上为粗末。一岁儿每服一钱匕，水半盏，加生姜二片，同煎至三分，去滓，分温三服，食前服，一日二次。

【主治】小儿冷痢，心腹胀满，干呕不止。

青橘丸

【来源】《圣济总录》卷一七八。

【组成】青橘皮（去白，焙） 黄连（去须）各等分

【用法】上为末，用獖猪胆汁和，却入胆内，以米泔煮熟，取出，入麝香少许研匀，丸如黍米大。每服十五丸，米饮送下。

【主治】小儿热痢不愈，血脉妄行，变成血痢。

胡黄连丸

【来源】《圣济总录》卷一七八。

【组成】胡黄连 黄连（去须）各半两 丁香 芦荟 五灵脂 干姜（炮裂） 槟榔（锉）各一分 木香 麝香（研）各一钱

【用法】上为末，用炊饼为丸，如麻子大。每服三五丸，温米饮下。

【主治】小儿血痢不止。

草节丸

【来源】《圣济总录》卷一七八。

【组成】乌头（炮裂，去皮脐） 黄连（去须） 吴茱萸（汤洗，焙炒） 干姜（焙）各一钱

【用法】上为末，醋煮面糊为丸，如黍米大。每服七丸，草节汤送下。

【主治】小儿冷痢，或下青白，或下瘀黑，或如凝脂。

茯苓饮

【来源】《圣济总录》卷一七八。

【组成】白茯苓（去黑皮）一两一分 人参一两半 厚朴（去粗皮，生姜汁炙，锉）一两半 桔梗（炒）一两 椿皮（炙）一两

【用法】上为粗末。每服一钱匕，水半盏，煎至三分，分二服，去滓，食前温服，一日二次。

【主治】小儿冷痢白脓。

厚朴丸

【来源】《圣济总录》卷一七八。

【组成】厚朴（去粗皮，生姜汁炙黄色）一两 肉豆蔻（面裹炮裂）一两 诃黎勒三枚（面裹炮，

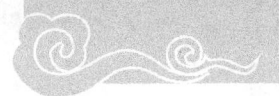

用皮） 龙骨半两　木香一两

【用法】上为细末，水浸炊饼心为丸，如麻子大。一二岁儿每服十丸，温米饮送下，一日三次。

【主治】小儿脾胃虚弱，清浊不分，因成冷痢，其色青白，甚则色黑。

厚朴散

【来源】《圣济总录》卷一七八。

【组成】厚朴（去粗皮，生姜汁炙）三分　人参　赤石脂　龙骨各一两　地榆　干姜（炮）当归（切，焙）各半两　黄连（去须）一两

【用法】上为散。每服半钱匕，空心米饮调下，午后再服。

【主治】小儿赤白痢腹痛，日夜频数。

香豉饮

【来源】《圣济总录》卷一七八。

【组成】香豉（微炒）一分　栀子五枚（去皮）黄连（去须）一分

【用法】上为粗末。每服一钱匕，水七分，入薤白两茎（切），同煎至四分，去滓，分二次温服，空心、日晚各一服。

【主治】小儿毒热血痢。

神捷散

【来源】《圣济总录》卷一七八。

【组成】大枣四个　栀子仁五个　干姜半栗子大

【用法】上并烧黑色，为散。每服半钱匕，米饮调下。

【主治】小儿赤白痢。

调中人参饮

【来源】《圣济总录》卷一七八。

【组成】人参三分　龙骨一两　厚朴（去粗皮，生姜汁炙锉）一分　当归（切，焙）干姜（炮裂）白茯苓（去黑皮）甘草（炙）各一两

【用法】上为粗末。一二岁儿，每用一钱匕，水半盏，煎至三分，去滓，分二次温服，空心、日晚

各一次。

【主治】小儿下痢色白，小便赤。

黄芩丸

【来源】《圣济总录》卷一七八。

【组成】黄芩（去黑心）地榆　龙骨　人参　白术　厚朴（去粗皮，生姜汁炙，锉）各一两　白茯苓（去黑皮）漏芦（去芦头）各一两半　酸石榴皮（切，炒）三分

【用法】上为末，炼蜜为丸，如绿豆大。每服七丸，空腹以米饮送下，一日二次。

【主治】小儿血痢，腹痛减食，四肢瘦弱，渴不止。

黄连丸

【来源】《圣济总录》卷一七八。

【组成】黄连（去须）龙骨　赤石脂　当归（锉，炒）各三分　白石脂　乌梅肉（炒）黄芩（去黑心）各半两

【用法】上为末，炼蜜为丸，如梧桐子大。每服五丸，空腹煮白粥饮研下，一日二次。渐加至十丸。

【主治】小儿赤白痢。

黄连汤

【来源】《圣济总录》卷一七八。

【组成】黄连（去须）一两　黄柏（去粗皮，炙）半两　阿胶半两（炙燥）

【用法】上除阿胶外，为粗末。每服半钱匕，酒半盏，入阿胶一片，同煎至二分，去滓，空心、日午、近晚各一服。

【主治】小儿热痢。

黄连汤

【来源】《圣济总录》卷一七八。

【组成】黄连（去须）山栀子仁各三分

【用法】上为粗末，一二岁儿每服半钱匕，水七分，煎至四分，去滓，分温二服，空心、午后各一服。

【主治】小儿热痢，腹中疼痛或血痢。

黄连汤

【来源】《圣济总录》卷一七八。

【组成】黄连（去须）一两　干姜（炮）艾叶（炒）各半两　乌梅肉三枚

【用法】上锉。每服二钱匕，以水八分一盏，煎，去滓取三分，空腹温服。

【主治】小儿赤白痢，腹痛。

黄连汤

【来源】《圣济总录》卷一七八。

【组成】黄连（去须）半两　甘草（炙、锉）半两　黄药子一分　吴蓝叶一分　栀子仁二枚　犀角屑一分

【用法】上为粗末。一二岁儿每服一钱匕，水七分，煎至三分，去滓，分温二服，食前服，一日二次。

【主治】小儿血痢无度。

黄连饮

【来源】《圣济总录》卷一七八。

【组成】黄连（去须）一两半　白襄荷根一两　犀角（镑屑）一两　黄芩（去黑心）一两　白头翁（去芦头）三分　茜根（锉）一两　蓝青（干者）三分　甘草（炙）半两

【用法】上为粗末。一二岁儿每服半钱匕，水七分，煎至四分，去滓，分温二服，空心、午后各一服。

【主治】小儿热毒痢下血。

黄连饮

【来源】《圣济总录》卷一七八。

【组成】黄连（去须）一两　犀角（镑）白襄荷根　黄芩（去黑心）茜根各三分　败鼓皮（炙焦）蓝青　甘草（炙、锉）白头翁（去芦头）各半两

【用法】上为粗末。一二百日儿每服半钱匕，水半

盏，煎至三分，去滓，分二次温服。

【主治】小儿蛊毒痢，下血体羸。

黄连散

【来源】《圣济总录》卷一七八。

【组成】黄连（去须）槟榔（锉）

【用法】上为散。如患赤痢，黄连末二钱匕，槟榔末一钱匕；白痢，黄连末一钱匕，槟榔末二钱匕，和匀，每服半钱匕，以米饮调下，量儿大小加减。

【主治】小儿赤白痢。

黄柏散

【来源】《圣济总录》卷一七八。

【组成】黄柏（去粗皮，炙）黄连（去须）桃白皮（炙，锉）胡粉（炒）白茯苓（去黑皮）各一两　丁香一分

【用法】上为散。每服半钱匕，米饮调下，空心、午后服。

【主治】小儿赤白痢，久痢成疳。

黄耆汤

【来源】《圣济总录》卷一七八。

【组成】黄耆（锉）芎䓖　干姜（炮制）人参　黄芩（去黑心）当归（切，焙）甘草（炙）各半两　桂（去粗皮）一分

【用法】上为粗末。一岁儿每服一钱匕，水半盏，同煎至三分，去滓，分二次温服，空心、日晚各一服。

【主治】小儿下痢白脓；小儿胃风，腹胀下痢。

黄芩知母汤

【来源】《圣济总录》卷一七八。

【组成】黄芩（去黑心）知母（焙）各一两　萎蕤三分　黄柏（去粗皮，炙）半两　甘草（炙）半两

【用法】上为粗散。一二岁儿每服半钱匕，水七分，煎至四分，去滓，分二次温服，空心、午后各一服。

【主治】小儿热痢不止。

鹿角丸

【来源】《圣济总录》卷一七八。

【组成】鹿角（镑） 芜荑仁（炒） 附子（炮裂，去脐皮）各一分 赤石脂半两

【用法】上为末，炼蜜为丸，如麻子大。每服五丸，温米饮送下，空心、日晚各一服。

【主治】小儿下痢赤白。

犀角丸

【来源】《圣济总录》卷一七八。

【组成】犀角（镑屑）一两一分 黄连（去须）一两半 女萎一两 白头翁（去芦头）一两半 茜根三分 枳壳（去瓤，麸炒黄）三分 甘草（炙）半两 赤石脂一两一分 黄芩（去黑心）一两 干蓝半两 樗皮（炙）三分 龙骨一两黄柏（去粗皮，炙）半两

【用法】上为细末，炼蜜为丸，如麻子大。一二岁儿每服三丸，三岁至六岁儿每服四五丸，空心、午后各一服，米饮送下。

【主治】小儿赤痢，经时不止。

犀角饮

【来源】《圣济总录》卷一七八。

【别名】犀角散（《普济方》卷三九七）。

【组成】犀角（镑末）半两 樗皮（去粗皮，微炙）四两

　　　方中樗皮，《普济方》作："桂皮"。

【用法】上为粗末。一二岁儿，每服一钱匕，水七分，煎至四分，去滓，分二次温服，空心、午后各一服。

【主治】

　　1.《圣济总录》：小儿血痢。

　　2.《普济方》：蛊毒痢。

犀角饮

【来源】《圣济总录》卷一七八。

【组成】犀角（镑） 地脉草各一两

【用法】上为粗末。一二岁儿，每服一钱匕，水一盏，煎至五分，去滓，分二次温服。

【主治】小儿蛊毒痢，下血不止。

犀角地榆汤

【来源】《圣济总录》卷一七八。

【组成】犀角（镑） 地脉草各一两 地榆（锉）三分

【用法】上为粗末。一二岁儿，每服半钱匕，水一小盏，入蜜半匙，煎至五分，去滓，分温二服。

【主治】小儿蛊毒血痢。

蓝叶汤

【来源】《圣济总录》卷一七八。

【组成】蓝叶一分 黄连（去须）半两 白茯苓（去黑皮）一分 冬瓜子（炒）半两

【用法】上为粗末。每服一钱匕，入蜜少许，水一小盏，煎至五分，去滓，分温二服，空心、午后服。

【主治】小儿赤白痢，挟热多渴。

蜀椒丸

【来源】《圣济总录》卷一七八。

【组成】蜀椒（去目及闭口者，炒出汗）一两 干姜（炮裂）一分

【用法】上为末，炼蜜为丸，如小豆大。一岁儿每服五丸，空心面汤送下。未止，日午再服。

【功用】止腹痛。

【主治】小儿深秋冷痢。

鲊汤丸

【来源】《圣济总录》卷一七八。

【别名】鲊鱼汤丸（《幼幼新书》卷二十九引汉东王先生方）。

【组成】粉霜 腻粉 丹砂 硇砂各一钱 白丁香一钱 乳香半钱 巴豆（去皮心）半钱（不出油，研）

【用法】上为细末，煮枣肉和成剂，每服旋丸如粟米大二丸，量儿大小加减，煎鱼鲊汤下，次用调胃药和之。

【主治】小儿纯痢脓血。

薤白饮

【来源】《圣济总录》卷一七八。

【组成】薤白十茎（切）　香豉一合半　山栀子仁五枚　黄连（去须）半两

【用法】上药除香豉、薤白外，余为粗末，一二岁儿每服一钱匕，水七分，入香豉二七粒，薤白一茎（切），同煎至三分，去滓，分温二服。

【主治】

1.《圣济总录》：小儿血痢。
2.《普济方》：毒热蛊毒。

麝香丸

【来源】《圣济总录》卷一七八。

【组成】麝香（研）半钱　巴豆七粒（去皮，水半盏，用蛤粉一匙头同煮水尽，去心膜，细研）　丹砂（研）　硫黄各一分（研）　草乌头（炮，去皮取末）一钱　砒霜（研）半钱

【用法】上为末，用枣肉为丸，如黍米大。每服一丸，水泻并痢，秋后蛤粉水送下；夏至后，新汲水送下；赤白痢，生姜汤送下。

【主治】小儿赤白痢及水泻。

人参汤

【来源】《圣济总录》卷一七九。

【组成】人参　桔梗（炒）各半两　当归（切，焙）三分　乌梅（去核，焙）二枚　艾叶（微炙）　黄耆（锉）各半两

【用法】上为粗末。一二岁儿，每服一钱匕，水半盏，加生姜二片，同煎至三分，去滓，分温二服，空心、午后各一服。

【主治】小儿久痢，及腹痛兼渴。

干姜丸

【来源】《圣济总录》卷一七九。

【组成】干姜（炮）　人参　黄芩（去黑心）各半两

【用法】上为末，炼蜜为丸，如绿豆大。每服三丸，米饮送下，空心、日午、夜卧各一。

【主治】小儿洞痢，昼夜不止。

大黄汤

【来源】《圣济总录》卷一七九。

【组成】大黄（锉，炒）一两半　厚朴（去粗皮，生姜汁炙）　干姜（炮）　桂（去粗皮）　甘草（炙）各一分　当归（切，焙）　人参　白茯苓（去黑皮）　白术各半两　桔梗（微炒）三分

【用法】上为粗末。一二百日儿每用一钱匕，水半盏，煎至三分，去滓，分二次温服，二三岁儿每服二钱匕，水一盏，煎至六分，去滓，分二次温服，空心、午后各一次。

【主治】小儿暴冷，洞泄注下，或乳冷结不消，或吐下呕逆，及赤白利下。若中乳，或乳母洗浴，水气未消，饮儿为霍乱者。

【加减】若已服诸利药，胃中虚冷，大下如水，干呕眼白者，可去大黄。

木香豆蔻丸

【来源】《圣济总录》卷一七九。

【别名】豆蔻丸（《小儿卫生总微论方》卷十）。

【组成】木香　草豆蔻（去皮）　槟榔（锉）　陈橘皮（汤浸，去白，焙）　青橘皮（汤浸，去白，焙）各一两　京三棱（煨，捣碎）四两　肉豆蔻（去壳）五枚

【用法】上为末，面糊为丸，如小豆大。每服五丸至七丸，枣汤送下。

【功用】进食和气。

【主治】小儿泄痢不止。

诃黎勒煮汤

【来源】《圣济总录》卷一七九。

【组成】诃黎勒（煨，去核）一两半　桑叶二两半（切）

【用法】上锉，如麻豆大。每服一钱匕，水一小盏，煎至五分，去滓，分温徐徐服。

【主治】小儿下痢，渴不彻，腹胀不能食。

茅根饮

【来源】《圣济总录》卷一七九。

【组成】茅根　龙骨　白茯苓（去黑皮）各三分　人参半两　厚朴（去粗皮，生姜汁炙）一分　麦门冬（去心，焙）三分

【用法】上为粗末。每服一钱匕，水一盏，煎至七分，去滓，分作二服，令温，徐徐服。

【主治】小儿热痢烦渴。

知母饮

【来源】《圣济总录》卷一七九。

【组成】知母（焙）半两　栝楼根　黄连（去须）　麦门冬（去心，焙）各三分　糯米（炒）半合　芦根（锉）半两

【用法】上为粗末。每服一钱匕，水六分，煎至四分，去滓温服。

【主治】小儿下痢，虚热烦渴。

香连丸

【来源】《圣济总录》卷一七九。

【别名】小连丸（《普济方》卷三九八）。

【组成】黄连（去须，炒）半两　干姜（炮）吴茱萸（汤浸，焙干，炒）各一分　肉豆蔻（去壳）二枚　草豆蔻（去皮）一枚

【用法】上为末，烧粟米饭为丸，如绿豆大。每服七丸，乳食前米饮送下。

【主治】小儿肠胃虚寒，洞泄下痢，腹痛。

栝楼汤

【来源】《圣济总录》卷一七九。

【组成】栝楼根一两半（锉）　冬瓜（绞汁）白茯苓（去黑皮）　麦门冬（去心，焙）　知母（焙）

各一两　粟米一合

【用法】上除冬瓜外，为粗末。一二岁儿每服一钱匕，水六分，煎至四分，去滓，入冬瓜汁半合，若渴，即徐徐饮服。

【主治】小儿下痢不止，烦渴引饮。

桃皮汤

【来源】《圣济总录》卷一七九。

【组成】白桃皮　黄连（去须，炒）　龙骨各一两　丁香十四枚

【用法】上为粗末。每服三钱匕，水一盏半，煎至八分，去滓，分温三服。

【主治】小儿下痢，烦渴跗肿。

调中葛根汤

【来源】《圣济总录》卷一七九。

【组成】葛根（锉）　黄芩（去黑心）　芍药　白术　藁本（去苗土）　甘草（炙，锉）各一分　赤茯苓（去黑皮）半两　大黄（锉，炒）一两

【用法】上为粗末。一岁以下儿，每服一钱匕，水七分盏，煎至四分，去滓，食前温服，一日三次。

【主治】小儿春夏秋冬晨夕暴冷，折其四肢，热不得泄，发为壮热，冷气入胃，洞泄下痢，或赤白频数，小腹胀痛，脉洪大或数者。

黄连汤

【来源】《圣济总录》卷一七九。

【组成】黄连（去须）　犀角屑　甘草（炙，锉）　阿胶（炙令燥）各半两　乌梅二枚（焙，去核）　吴蓝叶一分　黄芩（去黑心）三分

【用法】上为粗末。每服三钱匕，水一盏煎，去滓，取三分，空腹温服。

【主治】小儿渴痢不止，壮热。

黑豆饮

【来源】《圣济总录》卷一七九。

【组成】黑豆（炒令微熟）半合　甘草（炙，锉碎）半两

【用法】上药用水二盏，同煎至一盏，去滓温服，分五次徐徐饮之。

【主治】小儿但渴多，热痢不止。

增损黄柏汤

【来源】《圣济总录》卷一七九。

【组成】黄柏（去粗皮，炙）半两　黄芩（去黑心）一两　枳壳（去瓤，麸炒）半两　樗皮（炙）一两一分　竹叶　人参各半两　石膏（捣罗为末）一两

【用法】上锉，如麻豆大。一岁儿每服一钱匕，水七分一盏，煎至四分，去滓，分温二服，空心、午后各一服。

【主治】小儿大热痢兼渴。

马齿苋汁

【来源】《圣济总录》卷一八二。

【别名】马齿汁（《小儿卫生总微论方》卷十一）。

【组成】马齿苋

【用法】上药烂捣，绞取汁三合。每服一合，空心、午、晚温服。

【主治】

　　1.《圣济总录》：小儿赤丹，色纯赤，为热毒搏于气血。

　　2.《小儿卫生总微论方》：冷利。

黄连汤

【来源】《圣济总录》卷一八四。

【组成】黄连（去须，绵裹）一两　蜜一合　童便二盏

【用法】上以水二盏，与小便渍药一宿，煎至一盏半，去滓，分为二服，弱人三服，早晨、日午、晚后温服。

【主治】乳石发白痢。

莨菪子丸

【来源】《圣济总录》卷一八七。

【组成】莨菪子（水浸，石灰清汁煮一复时，掬

出芽，晒干，炒）　附子（炮裂，去脐皮）　干姜（炮）　陈橘皮（汤浸，去白，焙）　桂（去粗皮）　厚朴（去粗皮，生姜汁炙）各半两

【用法】上为末，水煮面糊为丸，如梧桐子大。每服二十丸，食前米饮送下，加至三十丸。如觉发热，以绿豆汁解之。

【主治】一切冷气，积年气痢。

雪粉丸

【来源】《圣济总录》卷一八七。

【组成】阳起石半两（狼牙者，杵研如粉）　钟乳（研）半两　砒霜（细研）半两　黄蜡（用浆水煎炼三五遍，令白）半两　羊肾肪脂（水洗过）二两

【用法】前三味为末，粗瓷碗中炭火上熔蜡、脂成汁、下药末搅匀拈下，乘热丸就如梧桐子大。每服三丸，空心新汲水送下。

【功用】补暖下元，止泄痢。

小豆食方

【来源】《圣济总录》卷一八八。

【组成】小豆（拣择净，洗）一升　黄蜡三两

【用法】以水二升，旋旋下水，煮令极烂，随意食之，不拘食前后。

【主治】伤寒后，水谷痢。

薤白面

【来源】《圣济总录》卷一八八。

【组成】薤白（切）　生姜（切）各半两　面一匙

【用法】以醋煮薤白、生姜，拌面，次用水同煮令熟，空腹温食。

【主治】伤寒后水谷痢。

干姜饼

【来源】《圣济总录》卷一八九。

【组成】干姜（炮，为末）一两

【用法】上用面五两，拌和作饼子。烧熟，空腹食之。

【主治】冷痢，泻不止，食物不消。

小麦曲粥

【来源】《圣济总录》卷一八九。

【组成】小麦曲（炒黄）一两　粳米（淘净）二合

【用法】上药合和，用水煮作粥，空心食之。

【主治】赤白痢不止，脾胃气虚。粥食不消；小儿无辜痢。

木耳粥

【来源】《圣济总录》卷一八九。

【组成】白木耳（洗，细切）二两　白粳米（淘净）三合

【用法】上药相和，以豉汁煮粥，任下葱、椒、盐等。空心食之。

【主治】赤白痢。兼治肠胃滑。

六味脍

【来源】《圣济总录》卷一八九。

【组成】鲫鱼（去鳞，切脍）十两　干姜（炮）　荜茇　陈橘皮（汤浸，去白，焙）　胡椒（炒）　莳萝各一分

【用法】上六味，除鱼外，为细末。先将豉汁八合煎令热，投鱼脍，次入药末五钱匕，搅和煮熟，乘热空心顿服。

【主治】冷痢白如鼻涕，脐腹切痛。

生姜拨刀

【来源】《圣济总录》卷一八九。

【组成】生姜二两（研，取汁）　白面四两

【用法】上以姜汁和面作拨刀。煮食之。

【主治】

　　1.《圣济总录》：反胃羸弱，身不能动，气乏醋心。

　　2.《普济方》：赤白痢，及水痢。

羊肉方

【来源】《圣济总录》卷一八九。

【组成】精羊肉八两（切作馅）　肉苁蓉（微炒，碾末）二钱半　莳萝（末）半两　附子（炮裂，去皮脐，细碾）半两　干姜（炮裂）二钱半　胡椒　荜茇　诃黎勒（炮，去核）各一钱　芜荑（微炒）半两

【用法】上九味，八味为末，以肉并药末等相和拌匀，分作四剂，每剂以面裹之，撮合微拍令扁，用湿纸裹，入煻灰火中煨令熟。空心食之，以饱为度。

【功用】暖腰腹，缩小便。

【主治】冷劳气痢。

羊肉方

【来源】《圣济总录》卷一八九。

【组成】羊肉（去筋膜，取精者薄切，令作片子）四两　胡粉　胡黄连各半两　大枣（煮，去核并皮）二十个

【用法】除羊肉外，先研枣如泥；却别碾胡黄连作末，并胡粉一处，和枣作团，以湿纸包裹，于煻火中煨令干熟；取出为末。每服三钱匕，匀掺羊肉片子中。将湿纸裹，煨令香熟食之。

【主治】休息痢。

羊肾方

【来源】《圣济总录》卷一八九。

【组成】羊肾一对（去膜净洗，切细，如小豆大）　白面三两

【用法】羊肾以白面拌和。同煮熟，入豉、盐、醋等，空心顿食之。

【主治】赤白痢。

羊肉食方

【来源】《圣济总录》卷一八九。

【组成】羊肉（除皮膜）六两（煮熟）　仓米（淘净，炒香熟，捣末）三两

【用法】薄切羊肉，以仓米末拌掺。不拘时候，随意食之。

【主治】水痢注泻。

羊肝馎饦

【来源】《圣济总录》卷一八九。

【组成】羊肝（细切）五两　芜荑（微炒）少许　薤白（细切）二七茎

【用法】入少许五味，以白面裹，依食法作馎饦，候熟，空腹食之。

【主治】水痢。

赤石脂面

【来源】《圣济总录》卷一八九。

【组成】赤石脂（细研）　云母粉各半两　面五两

【用法】上药以水拌和，切作条子，熟煮，分二服食之，着盐、醋、椒、葱亦得。

【主治】冷痢不止。

补虚正气粥饮

【来源】《圣济总录》卷一八九。

【组成】黄耆（细锉）二两　人参一两　米二合

【用法】上三味，锉二味如麻豆大，以水三升同煎，取二升，去滓，下米煮粥服。

【主治】诸痢疾、水泄，霍乱，并泄血后，困顿不识人。

阿胶棋子

【来源】《圣济总录》卷一八九。

【组成】阿胶（炙燥，为末）一两　干姜（炮裂，为末）半两　薤白（煮烂，细研）七茎

【用法】上药以面五两拌和，薄切如棋子大，熟煮，空腹食之；少入五味调和亦得。

【主治】泄痢。

鸡子饼

【来源】《圣济总录》卷一八九。

【组成】鸡子三枚（打去壳，醋炒熟）

【用法】上入面少许，和作饼子炙熟。空腹食之。

【主治】水痢，脐腹疞痛。

鱼脍方

【来源】《圣济总录》卷一八九。

【组成】鲫鱼一斤（如常法作脍）　胡椒　干姜（炮）　荜茇　陈橘皮（去白，焙）　莳萝各一分

【用法】上为末。先用豉汁煮令熟，倾出候微温，下药末各少许，纳鱼脍，多少任意，空心食之。

【主治】脾胃气弱，大肠虚冷，痢如白脓涕，脐腹切痛。

炙肝散

【来源】《圣济总录》卷一八九。

【组成】诃黎勒皮一两（分为三服）

【用法】上为末。取羊肝批作薄片，勿使相离，以药末入肝叶中，炙熟食之。以愈为度。

【主治】气痢。

【加减】羸瘦，加芜荑末少许相和。

胡椒馄饨

【来源】《圣济总录》卷一八九。

【组成】胡椒　干姜（炮）各半两　诃梨勒皮四个

【用法】上为末，取精羊肉四两，细切和药，以面裹作小馄饨子，煮熟，空腹食之。以饱为度。

【主治】气痢。

姜面方

【来源】《圣济总录》卷一八九。

【组成】生姜（细切碎，湿纸裹，煨）半两　白面（治如食法）三两

【用法】拌和毕，沸汤中下煮二十沸，空心旋旋食之。

【主治】赤白痢及水痢。

葱　粥

【来源】《圣济总录》卷一八九。

【组成】葱（切碎）二茎　粳米（淘净）三合

【用法】上以水煮粥熟，放温。空腹食之。

【主治】赤白痢。

粳米饮

【来源】《圣济总录》卷一八九。

【组成】仓粳米（净淘，控干）四合　薤白七茎　羊肾脂五两　豉（用水四升，煎取二升，去滓澄清）

【用法】上熬肾脂，煎薤白令熟，入豉汁与米同煮，空腹食之。

【主治】冷痢寒结不散，日夜无度。

蜡薤饼

【来源】《圣济总录》卷一八九。

【组成】白蜡一两一分　鸡子三枚（取黄）　薤白五茎（研细）　白面三两

【用法】上以鸡子黄与薤白、面等调作饼子，用蜡代油煎取熟，空心食之。

【主治】赤白痢。

鲫鱼脍

【来源】《圣济总录》卷一八九。

【组成】小鲫鱼一斤（如常脍法）　蒜　醋　椒　姜　盐

【用法】上先将鱼切作薄片，以蒜、齑、椒、姜、盐拌和食之，不用别物兼食。

【主治】赤白痢。

薤白饼

【来源】《圣济总录》卷一八九。

【组成】薤白（细切）一握　鸡子黄三枚　蜜蜡一分

【用法】上合和，入面少许，作煎饼。空心食之。

【主治】水痢及赤白痢。

獭猪肝方

【来源】《圣济总录》卷一八九。

【组成】獭猪肝（洗净）一具

【用法】以酽醋二升，同煮极熟。切作片，入芜荑末调和，空心食之。

【主治】水泻冷劳气痢似鱼脑者。

獭猪肝方

【来源】《圣济总录》卷一八九。

【组成】獭猪肝一具（水洗，去筋膜令净，切作柳叶片）　鳖甲（去裙襕，米醋慢炙）一两　柴胡（去苗）三分　甘草（炙，锉）　乌梅肉（炒）　人参各半两　白术三分　胡黄连一两　干姜（炮）　陈橘皮（汤浸，去白，焙）　诃黎勒（炮，去核）　芜荑（炒）各半两

【用法】上除肝外捣罗为末，将肝与药末拌和，令药在肝上，即旋串慢火炙令香熟。空腹食之。如渴，即将药末煎汤服亦效。

【主治】冷劳下痢脓血，瘦怯不能食。

紫苋粥

【来源】《圣济总录》卷一九〇。

【组成】紫苋叶（细锉）一握　粳米三合

【用法】上药以水先煎苋叶，取汁去滓，下米煮粥，空心食之。

【主治】产前后赤白痢。

神仙灵砂丹

【来源】《圣济总录》卷二〇〇。

【别名】灵砂（《太平惠民和济局方》卷五续添诸局经验秘方）、灵砂丹（《世医得效方》卷四）、灵砂丸（《古今医统大全》卷十四）、灵妙丹（《医宗必读》卷九）。

【组成】水银四两　硫黄一两半

【用法】上先熔开硫黄即投水银，以铁匙炒作青砂子，称定四两，如重再炒，去尽黄乃已；方用煅药盒子一只，口差小者，入青砂在内，用新茶盏一只，底差大，平净而厚者，盛新汲水七分许，安盛砂盒上，以细罗赤石脂末水拌作泥，厚粘外缝令周密，盒下坐熟火猛炎得所，微扇爆之，盏中水耗旋添，令常有水，约半日许，令火自冷，取出盏底成灵砂一簇，打下称得多少，未尽者再用火依前爆之，砂成以绢袋盛，水煮三五沸，或浸半日，滤干细研如粉，水煮半夏糊为丸，如梧桐子大。每服一丸，空心井水送下。直到中脘，旋下丹田，当觉温暖。

《太平惠民和济局方》（续添诸局经验秘方）：糯米糊为丸，如麻子大。每服三丸，空心枣汤、米饮、井华水、人参汤任下。

【功用】

1.《圣济总录》：延年益寿，悦颜色，坚脏腑，壮腰脚，益血固精。

2.《太平惠民和济局方》（续添诸局经验秘方）：益精养神，神气明目，安魂魄，通血脉，止烦满，杀邪魅，久服通神，轻身不老。

【主治】

1.《太平惠民和济局方》（续添诸局经验秘方）：五脏百病，营卫不交养，阴阳不升降，上盛下虚，头旋气促，心腹冷痛，翻胃吐逆，霍乱转筋，脏腑滑泄，赤白下痢。

2.《世医得效方》：痰涎壅盛，诸虚痼冷。

【宜忌】

1.《圣济总录》：忌羊血。

2.《太平惠民和济局方》（续添诸局经验秘方）：忌猪、羊血，绿豆粉，冷滑之物。

蒿豉丹

【来源】《本草纲目》卷十五引《圣济总录》。

【组成】青蒿（五月五日采） 艾叶各等分

【用法】上同豆豉捣作饼，晒干。每用一饼，以水一盏半煎服。

【主治】赤白痢下。

人参散

【来源】《本草衍义》卷十五。

【别名】樗参散（《医学入门》卷七）、人参樗皮散（《医方集解》）、樗白皮散（《杂病源流犀烛》卷十七）。

【组成】樗根白皮一两 人参一两

【用法】上为末。每服二钱匕，空心以温酒调服。如不饮酒，以温米饮代。

【主治】大肠风虚，饮酒过度，挟热下痢脓血，疼痛，多日不愈。

【宜忌】忌油腻、湿面、青菜、果子、甜物、鸡、猪、鱼腥等。

【方论】《医方集解》：此手足阳明药也。人参之甘，

以补其气，樗皮之苦，以燥其湿，寒以解其热，涩以收其脱，使虚者补而陷者升，亦劫剂也。

【验案】脏毒 洛阳一女子，年四十六七，耽饮无度，多食鱼蟹，摄理之方蔑如也。后以饮啖过常，蓄毒在脏，日夜二三十泻，大便与脓血杂下，大肠连肛门痛不堪忍。医以止血痢药不效，又以肠风药则益甚。凡如此已半年余，气血渐弱，食渐减，肌肉渐瘦。稍服凉药，即泄注气羸，粥愈减；服温平药则病不知，如此将期岁，医告术穷，垂命待尽。或有人教服人参散。才一服，知；二服，减；三服，脓血皆定，自此不十服，其疾遂愈。

小香连丸

【来源】《小儿药证直诀》卷下。

【组成】木香 诃子肉各一分 黄连半两（炒）

【用法】上为细末，饭为丸，如绿豆大。每服十丸至三五十丸，食前米饮送下，频服之。

【主治】冷热腹痛，水谷利，滑肠。

白附子香连丸

【来源】《小儿药证直诀》卷下。

【别名】白附子黄连丸（《普济方》卷三九七）、白附香连丸（《证治准绳·幼科》卷七）。

【组成】黄连 木香各一分 白附子（大者）二个

【用法】上为末，粟米饭为丸，如绿豆大或黍米大、每服十丸至二三十丸，食前清米饮送下，日、夜各服四五次。

【主治】肠胃气虚，暴伤乳哺、冷热相杂、泻痢赤白，里急后重、腹痛扭撮、昼夜频并、乳食减少。

松焙饼子

【来源】《幼幼新书》卷二十九引《保生信效》。

【组成】细墨半两（焙） 芫花（醋浸，炒焦赤） 青礞石 大戟 干漆（炒） 五灵脂 荆三棱 蓬莪术 密陀僧 陈皮（去白） 牡蛎（烧）各半两 巴豆一两（去皮，用湿纸三层裹烧） 大干枣十四个（去核，烧存性） 白丁香 硇砂（研） 虻虫（去翅足） 斑蝥（去翅足）各一分

【用法】上为细末，醋煮面糊为丸，如皂子大，捻

作饼子。每服一丸，记以所伤物煎汤，或面汤送下，须以齿啮咽之。其积渐渐移下，再服；再觉移下，更一丸，积自下。若寻常要宜转，只以面汤送下。

【主治】一切块癖积滞、气血癥聚等一二十年者；大人、小儿久痢脓血、休息痢。

胜金丸

【来源】方出《阎氏小儿方论》，名见《小儿卫生总微论方》卷十一。

【别名】黄柏丸（《证治准绳·幼科》卷七）。

【组成】黄柏（去皮）半两　赤芍药四钱

【用法】上同为细末，饭为丸，如麻子大。每服一二十丸，食前米饮送下，大者加丸数。

【主治】小儿热痢下血。

皂角散

【来源】《中藏经》（附录）。

【组成】黄牛角䚡一个（锉）　蛇蜕一条　猪牙皂角五个（锉）　穿山甲

　　　　方中穿山甲用量原缺。

【用法】上四味同入瓷瓶内，黄泥封固，候干，先以小火烧令烟出，方用大火煅，令通红为度，取出摊冷，杵罗为末。病人先用胡桃肉一个，分作四分，取一分，研细如糊，临卧时温酒调下，先引虫出，至五更时，温酒调下药末二钱，至辰时更进一服。取下恶物，永除根本。

【主治】五种肠风，泻血下痢，内痔外痔，脱肛肛漏。

香粟饮子

【来源】《中藏经·附录》。

【组成】丁香五枚　罂粟壳五个（炙黄）　甘草一寸（炙）　白豆蔻仁一枚　乳香一皂子大

【用法】上锉。以水一碗，煎至半碗，温服。

【主治】痢疾。

越桃散

【来源】《中藏经》（附录）。

【组成】越桃　槐花　青州枣　干姜各等分

【用法】上烧存性，为末。每服二钱，陈米饮调下。

【主治】下血及血痢。

木香散

【来源】《幼幼新书》卷二十八引《吉氏家传》。

【组成】陈皮　青皮各半两　肉豆蔻二个　丁香一钱

　　　　本方名木香散，但方中无木香，疑脱。

【用法】上为末。每服一字，陈米饮下。

【主治】小儿气痛，久泻利不止。

芍药散

【来源】《幼幼新书》卷二十八引《吉氏家传》。

【组成】芍药　枳壳（去白，炒）　甘草　地榆（洗）各一钱　黄柏半两（去粗皮）　川乌头一个（炮）

【用法】上焙干为末。每服半钱，用白梅汤下。

【主治】小儿积痢。

紫霜丸

【来源】《幼幼新书》卷二十八引《吉氏家传》。

【组成】丁头大赭石半两（令煅五遍，醋淬五遍）　杏仁二十七粒（取霜）　乳香　朱砂　木香各一钱　宣连一分（去头）　轻粉半钱　麝香少许　肉豆蔻二个（面裹，炮）　巴豆十粒（取霜）

【用法】上为细末，稀面糊为丸。每服七丸至十五丸，紫苏、饭引送下。

【主治】小儿久积，胸高羸瘦，赤白痢疾，腹痛甚。

龙骨饮子

【来源】《幼幼新书》（人卫本）卷二十九引《吉氏家传》。

【别名】龙骨饮（原书古籍本）。

【组成】龙骨根草半两　甘草节　当归　芍药　大黄（蒸）　连翘　栝楼根　山慈姑各一分

【用法】上为细末，不用罗。每用三大钱，水二盏，煎取一小盏，去滓，作饮子服。

【主治】小儿血痢，及身上生痈疖，面赤壮热。

地榆散

【来源】《幼幼新书》卷二十九引《吉氏家传》。

【组成】地榆一分（炒）　诃子五个（炮，去皮）　陈槐花　黄连各一钱（炒）

【用法】上为细末。每服半钱或一钱，陈米饮下。

【主治】小儿血痢，日久不愈。

至圣丸

【来源】《幼幼新书》卷二十九引《吉氏家传》。

【组成】厚朴（去皮，姜制）　黄柏（略去皮，以鸡子白涂，炙黄熟，如干再上）　当归（酒浸）各等分。

【用法】上为细末，炼蜜为丸，如梧桐子大，小儿细丸。每服四十丸加减，厚朴汤送下。

【主治】小儿五色痢。

香连丸

【来源】《幼幼新书》卷二十九引《吉氏家传》。

【组成】黄连　木香　诃子皮各一两　豆蔻二个　子芩半两

【用法】上为末，炼蜜为丸，如绿豆大。每服大人十丸，小儿五丸，空心煎醋浆汤送下；日午再服，煎生姜蜜汤送下。

【主治】小儿赤白痢。

香连丸

【来源】《幼幼新书》卷二十九引《吉氏家传》。

【组成】木香　宣连　胡黄连各一分

【用法】上为细末，水煮稀糊为丸，如绿豆大。每服七至十丸，饭饮吞下。

【主治】小儿赤白痢，腹中气痛，羸弱不思食。

木香丸

【来源】《幼幼新书》（古籍本）卷二十九引《庄氏家传》。

【别名】神验木香丸（原书人卫本）。

【组成】黄连一两（锉如大豆，吴茱萸一两同炒焦黄）　肉豆蔻二个　木香一分

【用法】上为末，蒸饼为丸，如梧桐子大。水泻痢赤，每服二十丸，米饮送下；白痢，厚朴汤送下。

【主治】小儿泻痢赤白。

如圣丸

【来源】《幼幼新书》卷二十九引《庄氏家传》。

【组成】干姜（炮）　槐花（炒）各一两　宣连半两

【用法】上为末，面糊为丸，如绿豆大。每服大人三十丸，小儿七八丸，如常泻，温水下；赤多，米饮下。

【主治】冷热泻痢，腹痛，米谷不消，脓血赤白。

姜橘散

【来源】《幼幼新书》卷二十九引《庄氏家传》。

【组成】干姜　青橘皮　好腊茶各等分

【用法】上为细末。每服一钱，米饮调下，不拘时候。

【主治】赤白痢。

乳香散

【来源】《幼幼新书》卷二十八引《茅先生方》。

【组成】乳香二钱（用荷叶于炭火上炙令半熔，放地碗盖，别烂研）　肉豆蔻　白姜　甘草（炙）　草果子各一分

【用法】上为细末，醋面裹，于热灰内煨赤，去面为末，入乳香末拌和。每服半钱或一钱，陈米饮调下。

【主治】一切泻痢。

宣连丸

【来源】《幼幼新书》卷二十九引《婴童宝鉴》。

【组成】宣连（为末，用鸡清搜作饼子，炙令黄）一两　木香（茱萸炒令黄）一分

【用法】上为末，面糊为丸，如萝卜子。每服十丸，饭饮吞下。

【主治】小儿赤白痢。

黑散子

【来源】《幼幼新书》卷二十九引《婴童宝鉴》。

【组成】枣子（去核）五十个　北矾一两（作小块子，每一个枣子入一块矾，麻皮缠定，烧留性，冷后用）

【用法】上为末。每服半钱，水调下。赤者，更入好茶半钱，白者不用。

【主治】赤白痢。

胡黄连丸

【来源】《幼幼新书》卷二十九引《惠眼观证》。

【组成】胡黄连　诃子肉（炮）各二钱　朱砂一钱半

【用法】上为末，烂饭为丸，如鸡头子大。每服七至十丸，甘草、姜汤送下。

【主治】小儿痢疾。

香茰丸

【来源】《幼幼新书》卷二十九引《聚宝方》。

【组成】黄连　茱萸各三分　诃子皮八个　木香一分

【用法】上为末，炼蜜为丸，如梧桐子大。每服十丸至十五丸。白痢，艾汤送下；赤痢，陈皮汤送下。三服见效。小儿，丸如粟米大，每服七丸至十丸。

【主治】赤白痢。

象豆丸

【来源】《幼幼新书》卷二十九引《聚宝方》。

【组成】榼藤子（一名象豆，出广南，如通州藤，紫黑）

【用法】治白痢，仁碾，银器火炒褐色，罗末，蒸饼汤浸握干为丸，如豌豆大，焙。每服十五至二十丸，空心仓米饮送下。血痢、虫毒、五痔、脱肛，以上药为末，每服二钱，热酒调服。

【主治】诸痢，脱肛。

斗门散

【来源】《幼幼新书》卷二十八引《谭氏殊圣方》。

【组成】诃子　枳壳　地榆各等分

【用法】上为末。每服一钱，米饮调下。一岁以下半钱。

【主治】小儿泻痢甚青黄，久患时多转滑肠，下部脱肛频努咽，朝朝焦瘦渐羸尪。

平胃散

【来源】《幼幼新书》卷二十九引丁时发方。

【组成】丁香（炒）五钱半　陈皮（去白）　甘草（炙）各三钱半　白姜（炮）一分　肉桂（不见火）二钱半

【用法】上为细末。每服一小钱，沸汤入盐点服。

【主治】大人小儿水泻，胃气虚弱，饮食减，可传成赤白痢，羸瘦，时复腹痛不可忍。

当归黄连丸

【来源】《幼幼新书》卷二十九引王氏方。

【组成】芍药　当归　黄连　黄柏各等分

【用法】上为细末，面糊为丸，如梧桐子大。每服二十丸，食后温米饮送下。

【主治】壮热烦渴，赤白痢，腹痛后重，昼夜无度，小便涩。

脂附丸

【来源】《幼幼新书》卷二十九引《王氏手集》。

【组成】大附子一枚

【用法】先用猪膏掳成油半盏许，蘸附子令裂，捞出放冷，削去皮脐，为细末，枣肉为丸，大人如梧桐子大，小儿如绿豆大。每服五七丸至十五、二十丸，空心、食前以米饮汤送下。

【主治】大人、小儿纯脓白痢。

开胃散

【来源】《幼幼新书》卷二十九引《四十八候》。

【组成】白术　茯苓　人参各半钱　石莲子（去皮

壳心）十个

【用法】上为末。每服半钱，藿香汤下。

【主治】赤痢。

宣连丸

【来源】《幼幼新书》卷二十九引《四十八候》。

【组成】宣连一钱（作散，鸡子清和作饼，于瓦上烧干，再为末） 肉豆蔻一个（去心脐，内入乳香，不拘多少，纸裹，火煨黄色） 朱砂 木香各半钱 杏仁七粒（和皮烧） 巴豆四粒（烧，七粒亦得）

【用法】上为末，醋糊为丸，如萝卜子大。每服七丸，陈米饮下；赤痢，槐花汤下。

【主治】毒痢。

木香散

【来源】《幼幼新书》卷二十八引《朱氏家传》。

【组成】木香 白术各一分 藿香 益智各半两 肉豆蔻三个（面裹煨熟）

【用法】上为末。每服半钱或一字，用木瓜、紫苏汤下。

【主治】小儿脾胃不和，泻痢。

顺胃丹

【来源】《幼幼新书》卷二十八引张涣方。

【组成】高良姜 干漆 肉桂各一两 白术（炮） 肉豆蔻仁各半两

【用法】上为细末，白面糊为丸，如黍米大。每服十粒，粟米饮送下。

【主治】小儿泻痢，虫烦腹痛。

艾 汤

【来源】《幼幼新书》卷二十九引张涣方。

【别名】艾叶汤（《普济方》卷三九九）。

【组成】艾叶（炒） 当归各一两 干姜（炮） 木香 诃黎勒皮（炮）各半两

【用法】上为细末，每服一钱，水八分，入粟米少许，煎至五分，去滓，食前温服。

【主治】
1.《幼幼新书》引张涣方：小儿白痢。
2.《小儿卫生总微论方》：虚冷下痢白脓。

玉脂散

【来源】《幼幼新书》卷二十九引张涣方。

【组成】白石脂 当归（洗，焙干） 丁香 白术（炮）各一两 草豆蔻（去皮） 厚朴（生姜汁炙）各半两

【用法】上为细末。每服半钱，以粥饮调下。

【主治】冷痢，大便色青，甚则有脓。

白头翁散

【来源】《幼幼新书》卷二十九引张涣方。

【组成】白头翁 黄连（去须，微炒） 茜根（锉，焙干） 苏枋木 故旧鼓皮（炙令黄焦）各一两 甘草（炙）一分 地榆（炙，锉） 犀角屑各半两

【用法】上为细末。每服一钱，水一小盏，煎至六分，去滓，乳食前温服。

【功用】去毒止痢。

【主治】蛊毒痢，肛门脱出。

必效丹

【来源】《幼幼新书》卷二十九引张涣方。

【组成】川黄连二两 大枣半升 干姜一两 矾半两

【用法】瓦器盛，泥盐固济，留一窍，木炭火烧，烟息为度，取出为末。面糊为丸，如黍米大。每服十丸，米饮送下。

【主治】血痢频并。

圣敬散

【来源】《幼幼新书》卷二十九引张涣方。

【组成】赤石脂（烧赤） 白龙骨 阿胶（炙）各一两 诃梨勒皮 木香 干姜（炮） 黄连 甘草（炙）各半两

【用法】上为细末。每服半钱，食前煎粟米饮调下。

【主治】血痢久不愈。

地榆丹

【来源】《幼幼新书》卷二十九引张涣方。

【别名】地榆丸（《小儿卫生总微论方》卷十一）。

【组成】地榆（炙，锉）　黄连　干蓝叶　川升麻各一两　川楝子　苦楝根各半两

【用法】上为细末，软饭为丸，如黍米大。每服十粒，乳食前米饮送下。

【功用】消毒止痢。

【主治】

1.《幼幼新书》引张涣方：小儿蛊痢。

2.《小儿卫生总微论方》：肠中蓄毒，下血如豆汁，或诸恶物。

妙应散

【来源】《幼幼新书》卷二十九引张涣方。

【组成】莨菪（淘，炒黑）　天台乌药各半两　白面一分　龙脑半钱

【用法】上为末。每服一字，食前蜜汤调下。

【主治】

1.《幼幼新书》引张涣方：小儿久痢脱肛。

2.《普济方》：小儿大肠虚冷，肛门脱出。

建胃丹

【来源】《幼幼新书》卷二十九引张涣方。

【别名】健胃丹（《小儿卫生总微论方》卷十一）。

【组成】黄连一两（去须，微炒）　白矾一分（枯，令汁尽）　乌梅肉（炒）　龙骨　白石脂　神曲（炒）　干姜各半两

【用法】上为细末，醋煮面糊为丸，如黍米大。每服十粒，米饮送下。

【主治】小儿泄痢兼脓血，日渐羸瘦。

茜根汤

【来源】《幼幼新书》卷二十九引张涣方。

【组成】茜根（锉）　地榆（锉）　黄连（去须）　赤石脂　阿胶（炙熟）各一两　甘草

（炙）　黄柏各半两

【用法】上为细末。每服一钱，水八分，煎至五分，去滓，放温服。

【主治】血痢不愈。

厚肠丹

【来源】《幼幼新书》卷二十九引张涣方。

【别名】厚肠丸（《小儿卫生总微论方》卷十一）。

【组成】黄连（去须）　川楝子各一两　木香　阿胶（炙）　吴茱萸（微炒）　当归（洗，焙干）各一两

【用法】上为细末，粟米饭为丸，如黍米大。每服十丸，乳食前米饮送下。

【主治】

1.《幼幼新书》引张涣方：血痢肠虚。

2.《普济方》：脱肛。

养脏汤

【来源】《幼幼新书》卷二十九引张涣方。

【组成】当归（洗，焙干）　乌梅肉（炒干）　干姜　黄耆　白术（炮）　龙骨各一两

【用法】上为细末。每服一钱，水一小盏，生姜、粟米各少许，煎至五分，乳食前去滓温服。

【主治】白痢频并。

黄连丹

【来源】《幼幼新书》卷二十九引张涣方。

【组成】黄连二两　当归（焙）一两　白头翁　蔓青根（焙）各三分　木香　川楝子（面裹，炮）各半两

【用法】粳米饭为丸，如黍米大。每服十丸，以米饮送下。

【主治】

1.《幼幼新书》引张涣方：血痢。

2.《小儿卫生总微论方》：热痢下血，频并不愈。

丁香丸

【来源】《幼幼新书》（古籍本）卷二十九引《张氏

家传》。

【别名】小丁香丸（原书人卫本）。

【组成】丁香 肉豆蔻 五灵脂各一两 黑豆（连皮）十两 巴豆（灯上烧存性，罐内煨，烟尽，去油）一两

【用法】上为细末，沸汤调一半豆末，和药为丸，如黄米大。每服五七丸至十丸，汤裁服；伏暑伤冷，用桃枝汤送下；积滞，临卧十丸；赤痢，甘草汤送下；白痢，干姜汤送下。

【主治】一切酒食伤，心腹痛，呕逆恶心，不食，暑月伤生冷果，远年积块，赤白痢。

【宜忌】忌热物。

三霜丸

【来源】《幼幼新书》卷二十九引《张氏家传》。

【组成】巴豆（去皮，拣选白色肥好者）三钱（研细，先用白绢包二三十重，次用白纸外面包定，大石压令油尽，取二钱，轻者为用） 真轻粉 粉霜各一钱

【用法】上为极细末，别取好黄蜡三钱，酒煮三二十沸取出，去酒令净，再溶入药和之。如有酒煮蜡亦堪用，和成剂，油单内盛。如服食，旋丸如小绿豆大，三岁以下如粟米大。每服三五丸，温熟水送下。

【主治】小儿赤白或五色积痢。

金匮丹

【来源】《幼幼新书》卷二十九引《张氏家传》。

【组成】朱砂半两（飞，研极细） 黄丹二两半（炒黑色） 乳香七钱（新水研细，纸箱于瓦上干之） 木鳖子大者十枚（烧黑色，去皮） 白胶香四钱（不杂伪者） 砒霜 消石各三两（同研，瓷盒以赤石脂封固口缝，再以盐泥纸筋固济，阴干，用灰火烧通赤，候冷取药，其药如雪玉，谓之琼林玉株。此一药中，唯此神异过度，炼家谓之用砒不用砒之说，此是也。一料用一两六钱） 巴豆（拣大者，去皮心膜，出油） 杏仁（大者，去皮尖，炒，研）各七十枚

【用法】上为细末，以黄蜡一两三钱熔和为剂。要服旋丸，以全药力。每服三丸，如绿豆大，临卧浆水汤下。未效，连日服三服必效。

【主治】大人、小儿、老人、产妇应有寒热脏腑之疾。

香连丸

【来源】《幼幼新书》卷二十八引茅先生方。

【组成】木香 黄连（用茱萸半两，同于铫内炒令烟起，取出，去茱萸） 肉豆蔻 诃子（炮，去核）各半两 阿胶（面炒） 朱砂各一钱

【用法】上为末，饭饮为丸，如梧桐子大。每服十至十四丸，用饭饮吞下。儿小碎之。

【主治】小儿泻痢。

褊银丸

【来源】《幼幼新书》卷二十八引茅先生方。

【组成】轻粉（研） 粉霜 画粉 白丁香各二钱

【用法】上为末，滴鸡子清为丸，捏作饼子，如鸡头大。每服一岁一饼，多一岁加半饼，先用灰火炮令饼子黄赤色，夜半饭饮灌下。

【主治】小儿积痢。

三圣丸

【来源】《幼幼新书·拾遗方》引茅先生方。

【组成】黄连 木香 茱萸各一钱

【用法】铜铫先炒黄连色变，下茱萸炒烟起，下木香同炒一时，取出放冷，入矾灰一钱，醋面糊为丸，和梧桐子大。每服十丸至十五丸，葱汤送下。

【主治】小儿泻痢。

赤龙丹

【来源】《幼幼新书》卷二十九引郑愈方。

【组成】大宣连（巴豆炒焦香） 吴茱萸（炒）各一两

【用法】上为末，醋面糊为丸，如绿豆大，黄丹为衣。每服一丸，赤痢，甘草汤送下，白痢，白姜汤送下，水泻痢，陈米饮送下。

【主治】冷热痢。

三圣丸

【来源】《幼幼新书》卷二十一引《赵氏家传》。

【组成】黄连　干姜（炮）　甘草（炙）各等分

【用法】上为末，面糊丸，如绿豆大。每服七丸，赤痢，甘草汤送下；白痢，干姜汤送下；赤白痢，二宜汤送下。

【主治】冷热不调，泻痢不止，腹中疼痛。

苦　散

【来源】《幼幼新书》卷二十六引《养生必用》。

【别名】戊己丸（原书同卷）、吴茱萸丸、三味黄连丸（《鸡峰普济方》卷十四）、和痢丸（《医方类聚》卷二五一引《简易方》）、三神丸（《医部全录》卷四三六）。

【组成】吴茱萸　黄连　白芍药（俱锉如豆，同炒赤）各五两

【用法】上为末，煮糊为丸，如梧桐子大。每服二十丸，空心浓米饮送下，一日三次。未知加。或散二钱，水一盏，煎七分，和滓温服。

【主治】小儿脾受湿，泄痢不止，米谷不化；亦治疳气下痢。

【宜忌】忌生冷、油腻。

黄连阿胶丸

【来源】《幼幼新书》卷二十九引《养生必用》。

【组成】黄连（去须）一两半　白茯苓　白芍　阿胶（杵碎，慢火炒如珠子白色，别杵为细末）各半两

【用法】上为细末，斟酌米醋多少，熬胶得所，和匀，入臼杵万下，众手为丸，如绿豆大。每服自二十丸为始，止于五十丸，食前以米饮送下，每日二三次。以知为度，未知加药。更丸一等如黄米大，与小儿服。

【主治】热痢下重，脓血疼痛，腹中痛不可忍。

金锁散

【来源】《幼幼新书》卷二十九引《家宝》。

【组成】官桂半两（去粗皮，姜汁炙）　黄连一分

（同茱萸同炒，去茱萸不用，只用黄连）

【用法】上为末。每服婴孩一字，二三岁半钱，紫苏、木瓜汤调下，一日三次。

【主治】婴孩、小儿冷痢。

雄朱散

【来源】《幼幼新书》卷二十九。

【组成】雄黄（飞）一分　乳香　白矾（枯）各一钱

【用法】上为末。婴孺一字，二三岁半钱，陈米汤调下，一日三次。

【主治】婴孩小儿，肠胃虚冷，下痢频并，日夜疼痛难忍。

龙虎丹

【来源】《普济方》卷三九二引《幼幼新书》。

【组成】朱砂（称）　腻粉（炒）　粉霜（炒）　磁石（称）　白丁香（称）　枯矾（炒）各一钱　定粉（炒）二钱　黄丹　消石　硇砂（各炒）各半钱

【用法】上为末，蒸饼心水浸为丸，如樱桃大。大人每服二丸，小儿一丸，米饮送下。

【主治】虚中积，泄痢腹痛后重。

固阳丹

【来源】《鸡峰普济方》卷十二。

【组成】肉豆蔻　缩砂　诃黎勒　当归　厚朴　白术各半两　干姜一分

【用法】上为细末，面糊为丸，如梧桐子大。每服三十丸，空心米饮送下。

【主治】脾胃虚弱，脏腑不调，或冷热相杂，下痢赤白。

厚朴丸

【来源】《鸡峰普济方》卷十二。

【组成】厚朴十两　白龙骨　诃子皮　附子　干姜　黄连　当归　石榴皮　艾叶各五两　青橘皮一两

【用法】上为细末，用蒸饼为丸，如梧桐子大。每

服三十丸，空心茱萸汤送下。

【主治】脾胃气寒，经年不愈，瘦弱，下痢频并。

酒煎附子煎

【来源】《鸡峰普济方》卷十二。

【组成】大赭石一斤　荜茇　胡椒　附子各二两

【用法】上为细末。酒煮面糊为丸，如皂子大。每服二丸，空心米饮送下。

【主治】心腹积聚，风寒邪气，冷癖在胁，咳逆上气，喘嗽寒痰，痃癖癥冷，筋骨无力，百节痠疼，虚劳损败，阴汗泄精，腰肾久冷，心腹疼痛，下痢肠骨，呼吸少气，瘦悴异形，全不思食，身体大虚，五脏百病。

三物散

【来源】《鸡峰普济方》卷十四。

【组成】黄连四分　当归　石榴皮　吴茱萸各三分

【用法】上为细末。每服二钱，水一盏，煎至六分，去滓温服。

【主治】血痢。

干姜白术散

【来源】《鸡峰普济方》卷十四。

【组成】白术　干姜　附子　地榆　黄连各一两　阿胶　龙骨各二两　赤石脂三两

【用法】上为粗末。每服二钱，水一盏，煎至六分，去滓，食前温服。

【主治】赤白痢久不止，肠中疼痛。

小诃子散

【来源】《鸡峰普济方》卷十四。

【组成】诃子三分　干姜　桂各一分　龙骨一两　附子　肉豆蔻各四两　当归　定粉各一两

【用法】上为细末。每服一钱，空心米饮调下。

【主治】风虚肠滑，便痢不禁。

木香白术丸

【来源】《鸡峰普济方》卷十四。

【组成】白术五钱　豆蔻仁　缩砂仁　诃子皮各二钱　藿香二分　丁香　木香各一钱

【用法】上为细末，水煮面糊为丸，如豌豆大。每服二十丸，米饮送下。

【功用】调中。

【主治】气痢。

乌梅丸

【来源】《鸡峰普济方》卷十四。

【组成】乌梅肉二两　黄连三两　吴茱萸　当归各一两　酸石榴皮二两

【用法】上为末，炼蜜为丸，如梧桐子大。每服三十丸，食前米饮送下。

【主治】

1.《鸡峰普济方》：痢下纯血，脐腹绞痛，脉急大而散者。

2.《普济方》：脓血痢，食入即注下不安。

乌樗散

【来源】《鸡峰普济方》卷十四。

【组成】乌梅肉　樗根皮　赤石脂　当归　地榆各半两　黄连　干姜各三分　甘草一分

【用法】上为细末。每服二钱，食前温米饮调下。

【主治】赤白痢久不止，腹中疞痛结疼，及脱肛下血。

水解散

【来源】《鸡峰普济方》卷十四。

【组成】米斛皮四两　陈皮二两半　甘草二两　丁香皮　桂　缩砂仁　白豆蔻仁　白茯苓各半两　白芍药一两

【用法】上为细末。每服二钱，如路上行，即冷水调下。

【主治】水谷并果子所伤，下泻不止，并变痢疾。

【加减】赤痢，加乌梅一个，地榆煎服；白痢，加干姜；赤白痢，加干姜、乌梅肉煎下。

水煮木香丸

【来源】《鸡峰普济方》卷十四。
【组成】米囊半斤（去茎，蜜炙）　当归　陈皮各三两　甘草　厚朴　诃子皮各二两　地榆　木香各一两半
【用法】上为细末，炼蜜为丸，如弹子大。每服一丸，水一盏，加生姜三片，大枣一个（擘），煎至六分，去滓，食前温服。
【主治】赤白痢，及脾虚冷热不调，风邪湿冷之气进袭肠胃之间，使谷不化。

艾馄饨

【来源】《鸡峰普济方》卷十四。
【组成】干姜末　熟艾各等分
【用法】以白面作馄饨，如酸枣大。每服四五十个，煮熟，空心服；腹胀者，炒厚朴煮汁熟，即煮馄饨食之。
【主治】脾虚有寒，泻痢。

玉粉丹

【来源】《鸡峰普济方》卷十四。
【别名】玉粉丸（《普济方》卷二一一）。
【组成】蛤粉　硫黄各等分
【用法】上为细末，水煮面糊为丸，如梧桐子大。每服五十丸，米饮送下。不拘时候。先宜五苓散利小便，次以此玉粉丹、四味阿胶丸。
【主治】挟热利。下痢清水，其色赤黄，但欲饮冷，时时呕逆，小便不利得热则极，心胸烦躁，脉虚大而数。

龙脂丸

【来源】《鸡峰普济方》卷十四。
【组成】诃子肉　豆蔻　黄连　龙骨　当归　赤石脂　缩砂　木香各一两　草豆蔻　白矾　干姜各半两
【用法】上为细末，粟米饭为丸，如梧桐子大。每服三十丸，空心米饮送下。
【主治】脾胃虚弱，或停冷结聚，变成脓血痢。

【宜忌】忌油腻、鸡肉、猪肉等。

四味阿胶丸

【来源】《鸡峰普济方》卷十四。
【组成】黄连四两　茯苓二两　白芍药三两　阿胶一两（炒，为末）
【用法】上将前三味为细末，以好醋熬阿胶成稀膏为丸，如梧桐子大。每服三十丸，食前米饮送下。
【主治】
　　1.《鸡峰普济方》：泻后成痢。
　　2.《袖珍方》引《仁存方》：协热下痢，其色黄，烦躁多渴，脐腹疼痛，小便不利。
　　3.《校注妇人良方》：胃经虚热，津液不分，并于大肠，下痢赤黄，米谷不化，作渴呕逆，脉虚大而数。

至圣缠金丹

【来源】《鸡峰普济方》卷十四。
【组成】朱砂　磠砂各一两（并研细水飞）　巴豆七十个（去皮）　黄蜡十枣大
【用法】上先熔蜡作汁，煮巴豆焦色，去巴豆不用，然后入前药二味，在蜡内搜和成剂，有患旋丸。大人豌豆许一丸，小儿绿豆许一丸，骤泄，新汲水送下；赤白痢，黄连艾汤送下；白痢，艾汤送下；赤痢，黄连汤送下。如合剂后止用金箔裹之，老人肌瘦亦可服，甚者不过再服立愈，并空心服。
【主治】赤白痢。
【宜忌】服讫，忌热物少时。

当归散

【来源】《鸡峰普济方》卷十四。
【组成】御米皮　干姜　当归各等分
【用法】上为细末。每服二钱，食前米饮调下。
【主治】血痢。

朱砂丸

【来源】《鸡峰普济方》卷十四。

【组成】砒霜一两六钱（研，入埚盒子，以赤石脂固缝，盐泥固济，烧令赤，候冷取出） 杏仁 巴豆各七十个 木鳖子（炒焦）十个 黄蜡一两三钱 黄丹二两半 朱砂半两 乳香六钱半

【用法】上为末，熔蜡为丸，如黄米大，作一百二十丸。每服一丸，小儿半丸，水泻新汲水，赤痢甘草汤，白痢干姜汤，赤白痢甘草、干姜汤，并放冷临卧服。

【主治】大人、小儿一切泻痢，无问冷热，赤白连绵不愈，愈而复发，腹中疼痛者。

【宜忌】忌热物一二时。

朱粉丹

【来源】《鸡峰普济方》卷十四。

【组成】巴豆一钱 粉霜 硇砂各半钱

【用法】上为末，黄蜡二钱熔成汁，下药搅匀，为丸如绿豆大，每服一丸，米饮送下，未知再进。

【主治】积痢。下痢纯脓，或赤或白，脐腹撮痛，痛即痢下，已即痛，其脉紧大而疾，此由饮食失宜，留而不去，与冷气相搏所致。

米囊皮散

【来源】《鸡峰普济方》卷十四。

【组成】米囊皮（旧年者，去瓤，蜜涂，炙熟） 辟臭蔓（亦名香蔓） 厚朴（去皮，姜汁制） 甘草 陈橘皮 羌活各一两

【用法】上焙干，为粗末。每剂一大匙头，以水一盏，炼取七分服，余滓重煎服。

【主治】泻痢后胃气不和，兼治赤白痢。

【加减】白痢，加阿胶。

吴茱萸汤

【来源】《鸡峰普济方》卷十四。

【组成】黄连四两 吴茱萸 当归各三分 石榴皮三两

【用法】上为粗末。每服三钱，水一盏，煎至六分，去滓，食前温服。

【主治】积冷，赤白痢下不断，变成赤黑汁，形如烂鱼腹肠，疼痛，不能饮食。

沉香水煮散

【来源】《鸡峰普济方》卷十四。

【组成】米斗子皮一个（蜜炙） 当归 诃子皮各五两 陈皮六两 青皮 木香 芍药 地榆各三钱

【用法】上为细末，每服一钱，水一盏，加生姜五片，大枣二个，同煎至六分，食前温服。

【主治】下痢五色，后重里急。

【加减】冷人，加厚朴、干姜各三钱；下血，去姜，加羌活、黄耆各半两。

诃子散

【来源】《鸡峰普济方》卷十四。

【组成】赤石脂四两 龙骨 干姜 当归 厚朴 甘草 白术 陈橘皮各二两 诃子皮半两

【用法】上为细末。每服二大钱，空心米饮调下。

【主治】痢，泻。

诃子煮散

【来源】《鸡峰普济方》卷十四。

【组成】米皮四两（炒黄色） 缩砂仁一两 五灵脂半两 诃子七个（去核） 赤石脂半两 甘草（炙）三钱

【用法】上为细末。每服一大钱，小儿半钱，空心以米饮调下，一日三次。

【主治】下泻下痢，腹痛日夜不止，已致困笃者。

诃黎勒丸

【来源】《鸡峰普济方》卷十四。

【组成】诃子皮 黄连 干姜 当归 枳壳 肉豆蔻仁 地榆各一分

【用法】上为细末，炼蜜为丸，如梧桐子大。每服三十丸，空心以乌梅汤送下。

【主治】肠澼下痢，日夜不止，腹内疼痛。

诃黎勒煎

【来源】《鸡峰普济方》卷十四。

【组成】诃黎勒（以面裹煨黄，去面）

【用法】上为末，粟米饮为丸，如梧桐子大。每服三十丸，空心以米饮送下。

　　本方方名，据剂型，当作"诃黎勒丸"。

【主治】水痢，心腹胀满，呕逆；及上气咳嗽，胸膈气痞。

补脾丸

【来源】《鸡峰普济方》卷十四。

【组成】厚朴（去皮）一两（生姜一两同杵令烂，焙干） 白术 石脂 肉豆蔻各一两 麦蘖 荜茇 诃子 附子 神曲各半两 干姜一两

【用法】上为细末，醋煮面糊为丸，如梧桐子大。每服三十丸，饮送下。未知，加至五十丸。

【主治】久痢不止，体重羸瘦，腹中胀急，饮食不化，遇寒则极，脉弦而迟，此脾胃素弱，为风冷则谷不化而水胜，久久不止，成虚劳。

阿胶神曲煎

【来源】《鸡峰普济方》卷十四。

【组成】神曲 干姜各六分 当归 白术各三分 人参 阿胶各二分 甘草一分

【用法】上为细末，面糊为丸，如小豆大，以白面为衣。每服五十丸，水一盏，煎令沸，入药煮熟，以匙抄含之，一日二三次。

【主治】冷痢。

附子荜茇丸

【来源】《鸡峰普济方》卷十四。

【组成】黑附子（炮，去皮脐） 荜茇 干姜（炮） 良姜（锉） 丁香 吴茱萸（汤洗，焙）各一两 肉桂（去皮） 山茱萸（去核，炒） 草豆蔻各半两

【用法】上为细末。蒸枣肉（去皮核）为丸，如梧桐子大。每服三五十丸，空心、食前米饮送下。

【主治】泻痢。

固肠散

【来源】《鸡峰普济方》卷十四。

【别名】御米散。

【组成】木香 黄连各半两 御米壳一两半（蜜炙） 象豆（藏白矾烧） 诃子（面裹煨，大者） 石榴皮（酸者，涂蜜炙黄）各半两 柿蒂一分

【用法】上为细末。每服一钱，空心米饮调下。

【主治】血痢，下如鱼脑浆，或似豆汁，腹痛。

乳香散

【来源】《鸡峰普济方》卷十四。

【组成】乳香少许 诃子皮一分 当归 木香各半两

【用法】上为细末，用微火炒，候当归干为度。每服二钱，用陈米第一度泔一盏，煎至六分，空心、午前服。此药最妙，患及百余日者，服之皆愈。

【主治】泻痢和一切寒气，脏毒泻血，腹内疠痛。

乳香散

【来源】《鸡峰普济方》卷十四。

【组成】好大甘草四指握（文武火炮，坑出火毒） 米斗子皮三个（生） 乳香一皂大

【用法】上为细末。每服水一碗，垍罐中煎至半碗，温服，不以时，分二服。

【主治】白痢，里急后重，日夜无度。

【宜忌】不犯铁器。

炙肝散

【来源】《鸡峰普济方》卷十四。

【组成】紫菀（去苗及枯者；洗，焙） 苍术 桔梗 白芍药各等分

【用法】上为细末，用猪肝三指许，批开掺药在上，湿纸裹，慢火炙熟，细嚼，食前米饮下。

【主治】脾虚胃耗，下痢鸭溏，滑数不止，肌肉消瘦，饮食不入，脉细皮寒，气少不能言，口舌生疮，有时潮热。

厚朴荜茇丸

【来源】《鸡峰普济方》卷十四。

【组成】荜茇 陈橘皮 胡椒 白石脂 龙骨各

一两　干姜　诃子皮　缩砂仁　白术各三分　当归　桂各半两　厚朴一两半

【用法】上为细末，炼蜜为丸，如梧桐子大。每服三十丸，米饮送下，不拘时候。

【主治】久痢不止，食不消化。

钟乳丸

【来源】《鸡峰普济方》卷十四。

【组成】钟乳粉　赤石脂　石斛　肉豆蔻　干姜　附子　当归　人参　白茯苓　龙骨　川椒各一两　桂　诃子皮各二两　神曲末半两

【用法】上为细末，酒煮曲末为丸，如梧桐子大。每服三五十丸，空心米饮送下。

【主治】虚劳泄痢，肠胃虚冷，饮食不消，腹内雷鸣，疞刺疼痛。

香连丸

【来源】《鸡峰普济方》卷十四。

【组成】黄连　地榆　赤石脂各二两　龙骨　阿胶　木香　艾叶　黄芩各一两　肉豆蔻一两半　使君子三分　赤芍药一两

【用法】上为细末，醋糊为丸，如梧桐子大。每服三十丸，乌梅米饮送下，不拘时候。

【主治】脏气虚弱，便泄下痢，日夜无数，急堕力少，米谷不化，脓血相杂，脐腹疞痛，气虚痞满，肠鸣里急。

香藤散

【来源】《鸡峰普济方》卷十四。

【组成】香藤　甘草　陈皮　羌活　厚朴　当归各半两　木罂皮四两

【用法】上为细末。每服四钱，以水二盏，煎，取清温服，不拘时候。

【主治】下痢赤白，脓血不止。

禹余粮丸

【来源】《鸡峰普济方》卷十四。

【组成】禹余粮　石脂　干姜　附子各等分

【用法】上为细末，水煮面糊为丸，如梧桐子大。每服三十丸，米饮送下，不拘时候。

【主治】下焦痢。

神圣散

【来源】《鸡峰普济方》卷十四。

【组成】黄橘皮三钱　白矾一两　甘草二分　川芎半两　黄丹　朱砂各半分　木香一分　米囊子二十个

【用法】上为细末。每服一大钱，用熟水七盏倒流七次，临卧调服。服后将蒜一块，生姜三片，川芎一皂子大，同以湿纸裹，烧焦去纸。烂嚼，以熟水送下。

【主治】泻痢。

神曲散

【来源】《鸡峰普济方》卷十四。

【组成】附子一个　神曲　干姜各三分

【用法】上为细末。每服二钱，空心米饮调下。温酒尤佳。

【主治】中寒，下痢脓血，及妇人漏下。

桃花丸

【来源】《鸡峰普济方》卷十四。

【组成】信砒　粉霜各一钱　定粉半两　黄丹二分　巴豆七个（末，醋内煎黑色，去皮用）

【用法】上为末，以糯米粥为丸，如黍米大。赤白痢，每服二丸，新汲水送下；治疟，桃心七个煎汤，未发前冷下。立愈。此法常用有效。

【主治】一切疟，及赤痢、白痢。

真阿胶丸

【来源】《鸡峰普济方》卷十四。

【组成】真阿胶一片　肉枣一个　胡椒七粒

【用法】上三味，以坩锅子烧存性，蜡丸如麻子大。每服二三丸，白痢，干姜汤送下；赤痢，甘草汤送下；赤白痢，甘草干姜汤送下；泄泻，以温水送下，食后临卧服。

【主治】赤白痢。

理中附子汤

【来源】《鸡峰普济方》卷十四。

【组成】干姜　甘草　附子各一两

【用法】上为粗末。每服五钱，水二盏，煎至一盏，去滓温服。

【主治】下痢呕逆，胸中闷乱，心腹并痛，手足躁扰，卧不安席，服药但增烦热，利不禁，脉小者。

黑神散

【来源】《鸡峰普济方》卷十四。

【组成】乌梅　干姜　大枣各等分

【用法】上同烧存性。每服一钱，空心温米饮调下。

【主治】冷热痢，脓血不止。

御米汤

【来源】《鸡峰普济方》卷十四。

【组成】御米子（连皮）半斤　当归半两　青橘皮　陈皮　羌活　独活　丁公藤（一名南藤）各二两

【用法】上为粗末。每服二大匙头，水一大盏半，煎留半盏，去滓温服，不拘时候。

【主治】年深日近，赤白痢暴泻不已，脏腑不调。

温中汤

【来源】《鸡峰普济方》卷十四。

【组成】白芍药、桂各半两　吴茱萸一百五十个

【用法】上为粗末。每服二钱，水一盏，生姜三片，煎至六分，去滓，空心温服。

【主治】痢疾腹痛。

缠金丹

【来源】《鸡峰普济方》卷十四。

【组成】消石　腻粉　硇砂　粉霜　砒各一分　硫黄二分　巴豆霜　龙脑各一分　辰砂　蜡各半两

【用法】上同研匀细，熔蜡为丸，如梧桐子大。每服三丸，临卧米饮送下。

【主治】久积泻痢。

缩砂蜜丸

【来源】《鸡峰普济方》卷十四。

【组成】厚朴　附子　干姜　艾叶各三两（为粗末，生姜四两拌匀，焙干）　肉豆蔻　诃子皮各一两半　吴茱萸　缩砂仁　草豆蔻陈皮各一两

【用法】上为细末，水煮面糊为丸，如梧桐子大。每服三十丸，空心米饮送下。

【主治】久痢。颜色相杂，腹中常冷，水谷不化，肠鸣，里急后重，疼痛，或下如赤豆汁，或如鱼脑者。

橘皮茯苓汤

【来源】《鸡峰普济方》卷十四。

【组成】陈皮　白茯苓各半两

【用法】上为细末。每服二钱，食后白汤点下。

【主治】下痢烦呕。

藿香饮子

【来源】《鸡峰普济方》卷十四。

【组成】藿香　白芍药　米囊皮　黄耆　甘草　当归　白茯苓　泽兰　白头翁　附子　干姜　川芎　蒿豉饼子各等分

【用法】上为细末。每服一钱，水一盏，入生姜、艾七叶，同煎至七分，去滓温服。

【主治】脓血痢及赤白痢久不愈，变成休息痢，里急后重，心腹疼痛，形困气乏，脏气虚弱。

小麦散

【来源】《鸡峰普济方》卷十七。

【组成】小麦曲五合　干姜二两　细辛　附子　椒目　官桂各一两

【用法】上为细末。每服一二钱，食前温酒调下。

【主治】虚肿下痢不止，小便不利。

玉粉丹

【来源】《鸡峰普济方》卷二十九。

【组成】粉霜一钱　腻粉一分　定粉一分　石燕子

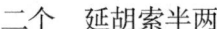

二个　延胡索半两

【用法】上为末，以鸡子清为丸，如梧桐子大。每服两丸，食后熟水送下。

【功用】取虚中积。

【主治】久痢及积滞。

【宜忌】《卫生宝鉴》：忌油腻、粘滑、冷硬等物。

神仙六甲飞伏雄黄丹

【来源】《鸡峰普济方》卷二十九。

【组成】上等雄黄九两

【用法】上为极细末，入于砂盒子内填实，上作一坑子，入生蜜四两，于蜜上放如莲子大六块防风，盖子合定，用盐泥七斤入纸同和熟软，固济盒子，阴干；于平地上作一地炉，深三尺二寸，阔三尺，内坐药盒子，再用细灰一斗盖之硬炭二十斤，分四次烧之，须及一伏时火尽为度；候冷打开盒，其蜜或作数重，或重上须有雄黄，故曰飞伏也；其丹深紫为上，青亦妙，为极细末，其香如鸡黄（无雄黄之气也），酒糊为丸，如梧桐子大。每服十丸，空心温酒送下。

【功用】杀诸虫毒，去精邪，久服令人长寿。

【主治】真阳不足，五脏气虚，肠风恶痢，百节之内大风积聚，妇人产后一切危证。

木香散

【来源】《普济本事方》卷四。

【组成】木香半两（用黄连半两，各锉，同炒用）　甘草一两（炙）　罂粟壳半两（生姜半两，碎，同炒）

【用法】上为细末，入麝少许研匀。每服二钱，陈米饮下。

【主治】诸痢。

灵砂丹

【来源】《普济本事方》卷四。

【别名】蜡匮丸、灵砂丸（《世医得效方》卷六）。

【组成】硇砂一分　朱砂一分（并研极细）

【用法】用黄蜡半两，巴豆三七粒，去壳皮膜，用于银石器内重汤煮一伏时，候巴豆紫色为度，去

二七粒，止将一七粒与前二味同再研极匀，再溶蜡匮药，每旋丸如绿豆大。每服三丸至五丸。水泻，生姜汤送下；白痢，艾汤送下；赤痢，乌梅汤送下。服时须极空腹，服毕一时，方可吃食，临卧尤佳，次食淡粥一日。疟疾，乳香汤和饮服，不发，日晚间服。

【主治】

1.《普济本事方》：积痢。

2.《是斋百一选方》：饮食所伤，一切积滞或痢，酒食所伤，暴泻。

3.《普济方》：下虚中积，脏腑虚滑，泄泻久经取转，里急后重，久积恶痢，暴泻久不止。

中 丹

【来源】《扁鹊心书·神方》。

【组成】雄黄十两　赤石脂一两

【用法】上为粗末，入阳城罐，先用蜜拌，安砂在底，次以瞿麦末、草乌末、菠棱末各五钱，以鸡子清五钱拌匀，盖在砂上，以罐盖盖住，铁丝扎好，盐泥封固，阴干，掘地作坑，下埋五分，上露五分，烈火煅一日夜，寒炉取出，研极细，醋糊为丸，如芡实大。大人服十丸，小儿三五丸，空心热酒或米饮送下。

【功用】补肾气，壮筋骨，延年不老。

【主治】脾疟，黄黑疸，脾泄久痢，虚肿水肿，女人血崩白带，骨蒸劳热，小儿急慢惊风，及暴注肠滑，洞泄，中风，诸般疮毒。

当归芍药汤

【来源】《扁鹊心书·神方》。

【组成】当归　芍药各二钱

【用法】水煎，热服。

【主治】中暑下血，血痢腹痛。

如圣饼

【来源】《扁鹊心书·神方》。

【组成】密陀僧五钱　诃子（大者）八个（火煨，去核）　硫黄三钱　轻粉二钱　石燕一对（洗净，烧红，酒淬）

【用法】上为末，面糊为丸，如龙眼大，捏作饼。每用一饼，入灰中略煨，热茶清下。

【主治】大肠冷热不调，下赤白痢，及大人小儿一切积滞。

阿胶丸

【来源】《扁鹊心书·神方》。

【组成】黄连　黄柏（盐水炒）　当归各一两　乌梅肉（炒）一两　芍药二两　阿胶（蛤粉炒）一两

【用法】上为末，蒸饼为丸，如梧桐子大。每服五十丸，白汤送下。

【主治】冷热不调，下痢赤白。

厚肠丸

【来源】《扁鹊心书·神方》。

【组成】川乌（炮）　肉桂　硫黄（另研）　赤石脂（煅）各一两　干姜（炒）二两

【用法】上为末，糯米糊为丸，如梧桐子大。每服五十丸，白汤送下。

【主治】脾虚伤食，大便下赤白脓，肠鸣腹痛，泄下，米谷不化；小儿脾虚滑泄脱肛，疳瘦。

保命延寿丹

【来源】《扁鹊心书·神方》。

【组成】硫黄　明雄黄　辰砂　赤石脂　紫石英　阳起石（火煅，醋淬三次）各二两

【用法】上为细末，同入阳城罐，盖顶，铁丝扎定，盐泥封固，厚一寸，阴干，掘地作坑，下埋一半，上露一半，烈火煅一日夜，寒炉取出，为细末，醋为丸，如梧桐子大。每服十粒，空心送下。童男女五粒，小儿二三粒。

【主治】痈疽，虚劳，中风，水肿，臌胀，脾泄，久痢，久疟，尸厥，两胁连心痛，梦泄遗精，女人血崩白带，童子骨蒸劳热，一切虚羸，黄黑疸，急慢惊风。

姜附丹

【来源】《扁鹊心书·神方》。

【组成】生姜（切片）五两　川附子（炮，切片，童便浸，再加姜汁炒干）五两

【用法】上为末。每服四钱，水一盏，煎七分，和滓服。

【功用】补虚助阳，消阴。

【主治】伤寒阴证，痈疽发背，心胸作痛，心腹痞闷，喉痹，颐项肿，汤水不下；及虚劳发热，咳嗽吐血，男妇骨蒸劳热，小儿急慢惊风，痘疹缩陷，黑泡水泡，斑；脾劳面黄肌瘦，肾劳面白骨弱；两目昏眇，内障，脾疟，久痢，水泻，米谷不化；又能解利两感伤寒，天行瘟疫，山岚瘴气，及不时感冒。

剪红丸

【来源】《扁鹊心书·神方》。

【组成】吴茱萸（去梗）二两　荆芥穗二两　川乌一两

【用法】上炒黄色，共为末，醋糊为丸，如梧桐子大。每服五十丸，空心白汤送下。

【主治】远年近月，肠澼下血。

妙应丸

【来源】《续本事方》卷六。

【组成】黄丹三钱　巴豆四十九粒（去油）

【用法】上为末，黄蜡溶开，入药调匀，取出候冷，安瓦合子盛，用时为丸，如绿豆大。每服四五丸。赤痢，甘草汤送下；白痢，干姜汤送下；赤白痢相杂，干姜甘草同煎汤送下，可加乌梅同煎；水泻，米汤送下；疟疾，发日用桃叶七片揉水，五更初服。

【主治】痢疾。

鸭子煎

【来源】方出《续本事方》卷六，名见《东医宝鉴·杂病篇》卷十。

【别名】鸭蛋汤（《济阴纲目》卷九）。

【组成】生姜年少者百钱重，年老者二百钱重（取自然汁）　鸭子一只（打碎，入姜汁内搅匀）

【用法】上用水同煎至八分，入蒲黄三钱，重煎

五七沸，温汤空心服。

【主治】妇人胎前产后赤白痢。

救命延年丸

【来源】《续本事方》卷六。

【组成】黄连六两　干姜　川当归　阿胶各三两

【用法】上为末，用米醋煮阿胶令消尽，不可剩，将药搜醋丸，如梧桐子大。每服三十丸，饭饮吞下。

【主治】一切重痢。

五槐丸

【来源】《续本事方》卷九。

【组成】五倍子　槐花（陈者）　百药煎（好者）各等分

【用法】上焙干为末，酒糊为丸，如梧桐子大。每服二十丸，空心米汤送下，一日三次。

【主治】肠风脏毒，酒痢下血。

栀子仁汤

【来源】《小儿卫生总微论方》卷七。

【组成】栀子仁二十一个　豉二合　薤白一握（切）

【用法】上以水二大盏，同煎至一盏，去滓，量大小分作数服，不拘时候。

【主治】小儿伤寒热毒攻于肠胃，下赤汁，或如烂肉鸭肝，壮热腹痛。

黄连汤

【来源】《小儿卫生总微论方》卷七。

【组成】黄连（去须，微炒）二两　黄柏一两（锉，微炒）　阿胶一两（蛤粉炒）　栀子仁半两

【用法】上为粗末。每服一二钱，水六分，煎至四分，去滓温服，不拘时候。

【主治】伤寒热入肠胃，下痢脓血。

分水车前散

【来源】《小儿卫生总微论方》卷十。

【别名】车前子散、断痢散（《宣明论方》卷十）、车前散（《类编朱氏集验方》卷六）。

【组成】车前子

【用法】上为末。每服半钱或一钱，米饮调下。量大小加减。

【主治】

1.《小儿卫生总微论方》：暑月伤热暴泻，小水不分。

2.《宣明论方》：一切痢不止者。

双金丸

【来源】《小儿卫生总微论方》卷十。

【组成】五灵脂（去砂石，研）二两五钱　拣丁香一钱（为末）　巴豆半两（去壳并心皮，细研，入上二味和匀）

【用法】上以枣肉为丸，如黄米大。每用量大小虚实加减，二岁以上五七丸，三岁以上十丸，煎丁香、藿香汤放冷送下。服药毕，须候两时辰，不得与乳食，候大便过一两次，服补药四圣丸；如吐后躁热，心间烦闷，服四顺饮子，此三药乃一宗也。儿本壮，食伤积滞者宜服，虚者更宜斟酌。

【主治】霍乱吐逆不止，又治翻胃及沉积，赤白恶痢。

二色丸

【来源】《小儿卫生总微论方》卷十一。

【组成】吴茱萸（拣去枝梗）二两　黄连（去须）二两　巴豆四十九粒（去皮）

【用法】上同于铫子内炒令黄赤色，去巴豆不用，只将上面二味各自为末，面糊为丸，如萝卜子大。看大小紧慢加减丸数。如白痢，只服茱萸丸；赤痢，只服黄连丸；白多赤少者，多服茱萸丸；赤多白少者，多服黄连丸，少服茱萸丸；赤白相等者，中半服之。

【主治】赤白痢。

三乌丸

【来源】《小儿卫生总微论方》卷十一。

【组成】川乌一个　草乌一个　巴豆七个

【用法】上各烧及九分，为细末，酒煮黄蜡熔化，入少好油拌和，搅匀成膏，每用旋丸绿豆大。每服三丸，血痢，黄连汤送下；白痢，干姜汤送下；水谷痢，倒流水送下；赤白痢，干姜、甘草汤送下。

【主治】小儿诸般赤白痢。

三奇丸

【来源】《小儿卫生总微论方》卷十一。

【组成】御米壳二两（涂蜜炙） 酸石榴皮一两（涂蜜炙焦） 阿胶半两（蛤粉炒，去粉）

【用法】上为细末。每服半钱，乳食前用乌梅、甘草汤调下。

【主治】小儿白痢。

大尊重丸

【来源】《小儿卫生总微论方》卷十一。

【组成】粉霜三钱 黄丹半两 定粉半两 硇砂半两 腻粉二钱 京三棱末一两 白面五钱（少即量添些小）

【用法】上为末。同和匀，滴水为丸，晒干，炭火上炒令烈焦，再杵罗为末，枣肉为丸，绿豆大。每服一二丸，乳食前，米饮送下。

【主治】虚中有积，肠滑下利，里急后重，脐腹疼痛。

小桃花丸

【来源】《小儿卫生总微论方》卷十一。

【组成】赤石脂 龙骨（煅） 密陀僧 定粉 黄丹（炒紫黑色用）各等分

【用法】醋糊为丸，如绿豆大。每服十丸至十五丸，乳食前米饮送下。

【主治】小儿赤白利。

木香黄连丸

【来源】《小儿卫生总微论方》卷十一。

【组成】木香 黄连（去须）各一分 香附子尖二个（炮）

【用法】上为细末，粟米饭为丸，如绿豆大，或黍米大。每服十丸至二三十丸，食前米饮送下，日夜三四次。

【主治】小儿冷热相杂，下利赤白，里急后重，腹痛绞撮，及肠胃气虚，暴伤乳哺。

乌金散

【来源】《小儿卫生总微论方》卷十一。

【组成】青州枣不拘个数

【用法】去核，入白矾末满，以纸裹，煅存性，为末。每服半钱，米饮调下。未愈宜增之。

【主治】赤白滞痢，及有所伤下利。

【加减】如赤痢者，更入好茶半钱同调服。

玉肠散

【来源】《小儿卫生总微论方》卷十一。

【组成】白石脂 当归（洗，焙） 丁香 白术各一两 草豆蔻（去皮） 厚朴（姜制）各半两

【用法】上为细末。每服半钱，粥饮调下，不拘时候。

【主治】冷利，初即大便青色，后乃作脓。

白梅饮子

【来源】《小儿卫生总微论方》卷十一。

【组成】白梅一枚（去核）

【用法】盐水研烂，合蜡茶醋汤沃服之。

【主治】血痢不止。

必效丸

【来源】《小儿卫生总微论方》卷十一。

【组成】川黄连（去须）二两 大枣半斤 干姜一两 肉豆蔻一分（面裹，煨香，去面）

【用法】上为细末，面糊为丸，如黍米大。每服五七丸，乳食前米饮送下。

【主治】热利下血，频并不愈，腹痛不可忍，后重努䐿肛脱。

地榆樗皮丸

【来源】《小儿卫生总微论方》卷十一。

【组成】地榆四钱 樗根白皮三钱 白芍药一钱半 阿胶（蛤粉炒，去蛤粉）一钱 当归（去芦，洗净）一钱 乌梅肉二钱半 木瓜一钱半 枳壳（去瓤，麸炒黄）一钱 茯苓一钱 肉豆蔻一个（面裹煨，去面） 甘草二钱（炙） 木香一钱 绵姜半钱（炮） 金樱子二钱 人参（去芦）半钱

【用法】上为末，炼蜜为丸，如麻子大。每服二十丸，乳食前米饮送下。

【主治】小儿蛊痢，肠中蓄毒，下血如豆汁，或诸恶物。

当归散

【来源】《小儿卫生总微论方》卷十一。

【组成】当归（去芦并土）一分（焙） 芍药一分（炒） 黄连（去须）一分（炒） 枳壳一分（去瓤，麸炒黄）

【用法】上为细末。每服半钱，水五分，煎至三分，温服。

【主治】热痢下血。

【加减】下血多者，加甘草一寸同煎，乳食前服。

朱砂万应丸

【来源】《小儿卫生总微论方》卷十一。

【组成】朱砂末一钱 硇砂末一钱 巴豆七个（去皮、膜） 蜡二枣大许

【用法】于铫子内先熔蜡化，入巴豆熬至黑焦，去巴豆不用，却入上二味，搅极匀，放凝为剂。如用，旋丸如绿豆大，每服二丸，白痢艾汤送下；赤痢，黄连汤送下；赤白痢，黄连艾汤送下；水谷痢，新水送下。乳食前服。

【主治】小儿积痢、久痢、滞痢、一切诸痢，多日不愈。

赤脂丹

【来源】《小儿卫生总微论方》卷十一。

【组成】赤石脂 干姜（炮） 肉豆蔻各一两（面裹煨香，去面用）

【用法】上为细末，面糊为丸，如黍米大。每服十丸，米饮送下。

【主治】赤白滞利，日久不愈。

阿胶丸

【来源】《小儿卫生总微论方》卷十一。

【组成】赤茯苓 赤芍药各一两

【用法】上为细末，以米醋煮阿胶一两为丸，如绿豆大。每服一二十丸，乳食前米饮送下。

【主治】小儿虚冷，下痢白脓。

妙应膏

【来源】《小儿卫生总微论方》卷十一。

【组成】密陀僧半两（末） 黄丹半两（研） 定粉半两（研）。以上三味同于铫子内，以醋拌匀，用火熬如茶褐色 诃黎勒皮 木香各一两（并末） 巴豆十粒（去皮膜，压油尽） 砒霜半钱（研） 麝香一钱（研）

【用法】上为细末，先以黄蜡四两，慢火熔化，入药拌匀熬成膏，每用为丸，如黍米大。未晬儿每服一丸，二三岁儿二丸，四五岁三丸，六七岁五丸，血多，临卧用冷甘草汤送下；脓多，温艾叶汤送下。

【主治】久利赤白，诸药不效；亦治积利。

【宜忌】忌热物。

软金丹

【来源】《小儿卫生总微论方》卷十一。

【组成】砒霜 雄黄（研，水飞） 巴豆（去皮膜）各等分

【用法】上为细末，先以黄腊不拘多少，于石银器内炭火熔化，入药末，竹篦子左右手各搅四十九遍，如此七次数足，取下火，乘软搓成小铤，以油单裹置新瓷器中，要用火烘软，旋丸如粟米大，或如萝卜子大。每服三五粒，量大小病势加减，赤利，乳食前温齑汁送下；白利或赤白杂下，并米饮送下。

【主治】久积成利。

固肠丸

【来源】《小儿卫生总微论方》卷十一。
【组成】黄连（去须）二两　木香二两　半夏二两（汤洗七次）　干姜二两（炮）　赤石脂二两（火煅五次）　厚朴（去粗皮）二两（生姜制）　白术二两
【用法】上为细末，面糊为丸，如黍米大。每服十丸，乳食前米饮送下。
【主治】小儿赤白下痢，多日不愈，渐成羸瘦。

金锁散

【来源】《小儿卫生总微论方》卷十一。
【组成】黄连（去须）一分（用茱萸一分同炒，去茱萸不用，只用黄连）　厚朴（去粗皮）半两（生姜制）
【用法】上为细末。婴孩一字，二三岁半钱，食前用紫苏、木瓜汤调下，一日三服。
【主治】赤白滞痢，日久不愈。

育肠汤

【来源】《小儿卫生总微论方》卷十一。
【组成】罂粟壳五两（细锉，蜜水酒匀炒黄）　地榆　槐花（蜜拌炒赤）　厚朴（去粗皮，生姜制）　甘草（炙）　橘皮（去白）　酸石榴皮　当归（去芦，洗，焙）　白芍药　五倍子（去其中虫）各一两三钱　阿胶（蛤粉炒）二两（去蛤粉）
【用法】上为粗末。每服二钱，水一盏，入陈粳米二十粒，饧一块，如皂子大，煎至五分，食前去滓温服。
【主治】蛊利下血，如豆汁赤水，腹痛。

胡黄连丸

【来源】《小儿卫生总微论方》卷十一。
【组成】胡黄连（炒）　芜荑（拣净，炒）　夜明砂各一分
【用法】上为末，猪胆汁和丸，如黍米大。每服十

丸，陈米饮下，不拘时候。
【主治】血利下多，久而不愈，或作脏毒，下血带青黄色。

厚朴丸

【来源】《小儿卫生总微论方》卷十一。
【组成】厚朴（姜制）半两　诃子半两（炮，去核）　白龙骨半两　白矾半两
【用法】上用一器盛之，盐泥固济，留一窍子，木炭火煅，烟息为度，取出为末，面糊为丸，如黍米大。每服十丸，食前米饮送下。
【主治】小儿脏寒泄泻，下痢纯白，腹中绞痛，虚气胀满，手足逆冷。

养胃丹

【来源】《小儿卫生总微论方》卷十一。
【组成】附子一枚（重半两者，炮裂，去皮脐）　赤石脂一两　干姜一两（炮）　诃黎勒皮一两
【用法】上为细末。粟米饭为丸，如黍米大，每服十粒，乳食前米饮送下。
【主治】小儿脏寒下痢，白脓频数。

神安丸

【来源】《小儿卫生总微论方》卷十一。
【组成】砒霜一字　龙骨二字（煅）　乌鱼骨三字　赤石脂二字　茯苓三字　黄连（去须）三字　定粉三字　干姜三字（炮）　黄丹三字（火飞）
【用法】上为细末，入麝香少许拌匀，饭和为丸，如黍米大。每服五丸，轻粉汤送下。亦治诸痢，赤者，甘草汤送下；白者，干姜汤送下；赤白杂者，干姜、甘草汤送下。
【主治】小儿休息痢。下五色脓血，如烂鱼肠，无粪，肠中搅痛。

酒煎汤

【来源】《小儿卫生总微论方》卷十一。

【组成】甘草半两（炙）

【用法】上为粗末。每服三钱，水一盏，加生姜三片，大枣一个，煎至半盏，去滓温服。

【主治】肠胃虚冷，泄泻不止，变成白利。

【加减】赤多者，加黑豆十粒同煎。

雄黄散

【来源】《小儿卫生总微论方》卷十一。

【组成】雄黄一分（研细，水飞）乳香一分（研细）白矾（飞过）一钱（研细）

【用法】上同研匀。每服婴孩一字，二三岁半钱，乳食前陈米饮调下，一日三服。

【主治】肠胃虚冷，下痢频并，腹痛不可忍，后重努躯肛脱。

御米汤

【来源】《小儿卫生总微论方》卷十一。

【组成】御米十粒（和壳用）甘草二钱（炙）当归（去芦，洗，焙）一分 黄连（去须）一分

【用法】上为末。每服一钱，乳食前米饮调下。

【主治】赤白痢。

缓肠汤

【来源】《小儿卫生总微论方》卷十一。

【组成】人参（去芦）白术 当归（去芦并土）白茯苓 厚朴（去粗皮，生姜制）白芍药 炙甘草各一两 阿胶（蛤粉炒，去粉）黄耆（蜜炙）陈粳米（炒）各二两 御米壳三两（蜜炙）

【用法】上为粗末。每服二钱，水一盏，加生姜三片，枣一个，同煎至五分，去滓，空腹食前温服，一日三次。

【主治】蛊利。下血如赤水豆汁，腹痛。

槐花散

【来源】《小儿卫生总微论方》卷十一。

【组成】槐花（拣净，炒）地榆（炒）各等分

【用法】上为细末。每服半钱至一钱，乳食前米饮

调下。

【主治】血痢不愈。

蓝汁饮

【来源】方出《小儿卫生总微论方》卷十一，名见《伤科要法》。

【组成】蓝青叶

【用法】上捣令极烂，绞取汁，略温，每服半合或一合，不拘时候。

【主治】脏寒泄泻，下利纯白，腹中绞痛，虚气胀满，手足逆冷。

罂粟丸

【来源】《小儿卫生总微论方》卷十一。

【组成】罂粟壳一两（蜜炒）酸石榴皮（烧存性）四钱 甘草半两（炙）阿胶一钱（锉，蛤粉炒，去粉）

【用法】上为末，炼蜜为丸，如小鸡头子大。每服一丸，水六分盏化开，煎至四分，乳食前温服。

【主治】诸般赤白痢。

罂粟饮子

【来源】《小儿卫生总微论方》卷十一。

【组成】罂粟壳半两（蜜炙）人参（去芦）一分 厚朴（去粗皮，生姜制）一两 白茯苓半两 干姜一分（炮）乌梅三个（去仁，连核用）御米壳三个 阿胶三片（蛤粉炒焦，去粉）

【用法】上为末。每服一钱，水酒各半盏，煎数沸，乳食前温服。

【主治】赤白滞利。

【宜忌】呕吐者不可服。

樗根散

【来源】《小儿卫生总微论方》卷十一。

【组成】樗根白皮一截 诃子七个（取皮，去核）

【用法】用河水三升，煮取一升，去滓，时时呷服。一方二味等分，为粗末，每服二钱，水一盏，煎至半盏，去滓温服。利住，吃淡粥。

【主治】小儿积年毒利，无休息。

槲皮汤

【来源】《小儿卫生总微论方》卷十一。

【组成】新槲皮不拘多少（去外黑皮，细切，晒干）

【用法】每服二钱，水一盏，煎至半盏，去滓，更煎如膏。量儿大小，食前温服。

【主治】小儿诸般赤白痢。

玉粉丹

【来源】《小儿卫生总微论方》卷十六。

【组成】牡蛎粉四两（研）　干姜末二两（炮）

【用法】上为末，面糊为丸，如麻子大。每服一二十丸，米饮送下，不拘时候。

【主治】寒淋，膏淋，下痢；妇人带下。

肉豆蔻散

【来源】《洪氏集验方》卷一引韩子温方。

【组成】肉豆蔻（切片子，炒黄色）　罂粟壳（捣碎，用蜜搭，拌匀，炒黄黑）　甘草（切碎，炒黄黑色）　干生姜（切细，炒黄黑）各等分

【用法】上为末，每服六钱，用水二大盏，煎至一盏半，不拘时候服。却将二次滓再煎服，无不愈者。

【主治】赤白痢，无药可治者，或上吐下痢。

【加减】如赤痢，多加甘草一寸（炙黄）同煎；若白痢，多加炒生姜一块，同煎。

神应乳香丸

【来源】《洪氏集验方》卷三。

【组成】安息香一分（酒浸，晒三日，去滓，研为膏）　诃子一钱　乳香一分（酒少许，化开，晒三日，再用火焙溶令干，研为末）　没药一分（研为末，用安息香膏子和匀，用生杏仁不以多少，烧令烟出，上焙膏子一日，干为度）

【用法】上为细末，滴水为丸，如绿豆大。每服五丸、七丸，空心食前乳香汤送下，每日三次，加

至三五十丸。

【主治】诸般恶痢，腹中搅刺，日夕频并，危恶不愈。

二胜丸

【来源】《宣明论方》卷十。

【别名】香豉丸（《儒门事亲》卷十五）。

【组成】盐豉　紫蒜（去皮）各等分

【用法】上同杵为膏，为丸如梧桐子大。每服三丸至五丸，米饮汤送下。如未愈，赤白痢腹胁痛，更与杏仁丸。

【主治】泄痢虚损，不问久新者。

大圣金真散

【来源】《宣明论方》卷十。

【组成】御米壳半斤（炒）　甘草一两（炙）　干姜半两（炮）　当归　酸石榴皮一两（炒）　陈皮（去白）　白茯苓（去皮）各一两

【用法】上为末。每服二钱，水一盏，小儿半盏，加乳香同煎至七分，食前服。

【主治】一切寒热，赤白痢疾，溏泻。

【宜忌】忌油腻，生冷，毒物。

牛黄神金丸

【来源】《宣明论方》卷十。

【别名】牛黄神金丹（《普济方》卷一七四）。

【组成】轻粉　粉霜　硇砂（以上别秤）　雄黄（研）　朱砂　信砒　巴豆（去皮）各一钱　黄丹　蜡三钱

【用法】上先研粉霜，次旋入硇砂研细，下雄黄、朱砂、信砒再研，再下丹粉研匀；别研巴豆烂为油，与前药研匀，近火上炙，控热别研，蜡软入药，匀搓作剂为丸，如小豆大，小儿黍米麻子大。每服一丸，新水送下；或止吐泻痢疾，调甘露散或益元散亦得。

【功用】宽膈消食。

【主治】

1.《宣明论方》：大人、小儿呕吐泻痢，无问久新，赤白诸色，或渴或不渴，小便涩或不

涩。并小儿惊，疳积疟癖坚积，腹满硬痛，作发往来。

2.《普济方》：小儿气喘痰涎，寒热疟疾。

白术圣散子

【来源】《宣明论方》卷十。

【组成】御米壳二两（蜜炒） 当归 肉豆蔻 缩砂 石榴皮 诃子 干姜（炮）陈皮 白术 甘草 芍药各等分

【用法】上为细末。每服二钱，水一大盏，入乳香少许，同煎和滓服。

【主治】一切泻痢久不愈，并妇人产后痢。

玄青丸

【来源】《宣明论方》卷十。

【别名】玄青丹（《赤水玄珠全集》卷五）。

【组成】黄连 黄柏 大黄 甘遂 芫花（醋拌炒） 大戟各半两 牵牛（四两取末）二两（以上同细末） 轻粉二钱 青黛一两

【用法】上为末，水为丸，如小豆大。初服十丸，每服加十丸，空腹、日午、临卧三服。以快利为度。后常服十五、二十丸，数日后得食。久病未痊除者，再加取利，利后却常服，以意消息，病去为度，后随证止之。小儿丸如黍米或麻子大。退惊疳，热积不下者，须常服十丸。

【主治】下痢势恶，频并窘痛，或久不能止，须可下之，以开除湿热痞闷积滞而使气液宣行者。积热，酒食积，黄瘦中满，水肿腹胀。小儿惊疳，积热乳癖诸证。

【宜忌】唯泄泻者勿服。

芍药柏皮丸

【来源】《宣明论方》卷十。

【组成】芍药 黄柏各一两 当归 黄连各半两

【用法】上为末，水为丸，如小豆大。每服三四十丸，温水送下，不拘时候，兼夜五六服。

【主治】一切湿热恶痢，频并窘痛，无问脓血。

【宜忌】忌油腻脂肥、发热等物。

杏仁丸

【来源】《宣明论方》卷十。

【别名】二胜丹（《医方类聚》卷一四一引《医林方》）。

【组成】杏仁 巴豆（去皮）各四十九个

【用法】上药同烧存性，研细如泥，用蜡熔和旋丸，如梧桐子大。每服一二丸，煎大黄汤送下，间一日一次。

【主治】一切赤白泻痢，腹痛，里急后重者。

阿胶梅连丸

【来源】《宣明论方》卷十。

【别名】阿胶黄连丸（《医略六书》卷二十五）。

【组成】金井阿胶（净草灰炒透明，别研，不细者，再炒，研细） 乌梅肉（去核，炒） 黄柏（锉，炒） 黄连 当归（焙） 赤芍药 干姜（炮）赤茯苓各半两

【用法】上为末，入阿胶研匀，水为丸，如梧桐子大。每服十丸，温米饮送下，食前兼夜五六服。小儿丸如绿豆大。

【主治】

1.《宣明论方》：下痢无问久新、赤白青黑、疼痛诸证。

2.《医略六书》：五色痢至夜蒸热，脉虚沉数者。

【宜忌】忌油腻脂肥诸物。

【方论】《医略六书》：阴虚热陷，伤脏气而利下五色，至夜蒸热，是阴虚阳扰而热发于外焉。阿胶止阴虚之痢；当归养痢亡之血；连、柏炒黑，寒而且燥，不使阳热内扰，则阴中之湿亦化；苓、芍敛而且渗，能挽阴液偏亡，则尿利，大便亦实；炮姜暖胃守中，乌梅敛肝收液也。丸以苦酒之敛，下以米饮之和，使阳热顿化则真阴复完，而无液有归，下痢蒸热并瘳矣。此养阴化热之剂，为五色痢夜热之专方。

胜金膏

【来源】《宣明论方》卷十。

【组成】巴豆皮 楮实叶（同烧存性）各等分

【用法】上为末，熔蜡为丸，如绿豆大。每服五丸，煎甘草汤送下。脉微小者，立止。

同书四库本：每服三四丸，米饮汤送下。主治一切泄泻痢不已，胃脉浮滑，赤白疼痛不已者。

【主治】一切泄泻痢不已，胃脉洪浮，反多日不已者。

海蛤玉粉散

【来源】《宣明论方》卷十。

【组成】海蛤不拘多少。

【用法】上为末。每服二钱，入蜜少许，冷水调下，不拘时候。

【功用】解脏中积毒热。

【主治】血痢。

益元散

【来源】《宣明论方》卷十。

【别名】太白散（《伤寒直格》卷下）、天水散（《伤寒标本》卷下）、六一散（《伤寒标本》卷下）、神白散（《儒门事亲》卷十三）、双解散（《摄生众妙方》卷四）。

【组成】桂府腻白滑石六两　甘草一两（炙）

【用法】上为细末。每服三钱，加蜜少许，温水调下，不用蜜亦得，一日三次；欲饮冷者，新汲水调下；解利伤寒，发汗，煎葱白、豆豉汤调下；难产，紫苏汤调下。

【功用】利小便，宣积气，通九窍六腑，生津液，去留结，消蓄水，止渴宽中，补益五脏，大养脾肾之气，安魂定魄，明耳目，壮筋骨，通经脉，和血气，消水谷，保元，下乳催生；久服强志轻身，驻颜延寿。

【主治】身热，吐利泄泻，肠澼，下痢赤白，癃闭淋痛，石淋，肠胃中积聚寒热，心躁，腹胀痛闷；内伤阴痿，五劳七伤，一切虚损，痫痓，惊悸，健忘，烦满短气，脏伤咳嗽，饮食不下，肌肉疼痛；并口疮牙齿疳蚀，百药酒食邪毒，中外诸邪所伤，中暑、伤寒、疫疠、饥饱劳损、忧愁思虑、悲怒惊恐传染，并汗后遗热劳复诸疾；产后血衰，阴虚热甚，一切热证，兼吹奶乳痈。

【宜忌】孕妇不宜服。

【加减】加黄丹，名红玉散；加青黛，名碧玉散；加薄荷叶（末）一分，名鸡苏散。

厚朴散

【来源】《宣明论方》卷十四。

【组成】厚朴　诃子皮各半两　使君子一个　拣丁香十个　茯苓　吴白术　青皮各二钱　甘草一钱（炒）

【用法】上为末。每服一字，一岁加减，用清米汤下。

【主治】小儿虚滑，泻痢不止。

木香热呷散

【来源】《普济方》卷二○七引《广南四时摄生》。

【组成】木香半两　肉豆蔻一斤（去皮，湿纸裹，炮）　肉桂（去无味者）一分　陈橘皮一分　紫花术二分（湿纸裹煨）　甘草（炙）半分

【用法】上为散。每服一钱，水六分，煎五六沸，倾下热呷。如霍乱吐泻不止，加薄荷二叶同煎热呷。

【主治】一切泻痢。

【宜忌】忌生冷物。

温脾汤

【来源】《三因极一病证方论》卷八。

【组成】干姜一两半　当归　黄柏　地榆各二两　阿胶（麸炒焦）　茴香（炒）　石榴皮　黄连各一两

【用法】上锉散。每服四钱，水一盏半，煎七分，去滓温服。

【主治】小肠虚寒，苦头偏痛，耳颊疼，下痢赤白，肠滑，腹中疗痛，里急后重。

五百丸

【来源】《三因极一病证方论》卷十一。

【组成】丁香　巴豆（去皮，别研）　缩砂仁　胡椒　乌梅（去核）各一百个

【用法】上为细末，炊饼糊为丸，如绿豆大。每服五七丸，熟水送下，食后、临卧服。

【主治】宿食留饮，聚积中脘，噫臭吞酸，心腹疼痛。并疗中虚积聚，及脏腑殡泄，赤白痢下。

感应丸

【来源】《三因极一病证方论》卷十一。

【别名】太乙神明再造感应丹（《世医得效方》卷四）。

【组成】肉豆蔻 川姜（炮） 百草霜各三两 木香一两半 荜澄茄 京三棱（炮）各一两 巴豆一百粒（去皮心，别研） 杏仁一百粒（去皮尖，别研） 酒蜡四两 油一两 丁香一两

【用法】上除巴豆、杏仁外，并为细末，次下巴豆、杏仁等和匀，先将油煎蜡令熔化，倾在药末内，和为丸，如绿豆大。每服三五丸，食后、临卧熟水吞下。小儿每服如黍米大二三丸。

【主治】虚中积冷，气弱有伤，不能传化，心下坚满，两胁膨胀，心腹疼痛，噫宿腐气；及霍乱吐泻，或复迟涩，久痢赤白，脓血相杂，米谷不消，久病形羸，面黄口淡，不能饮食。

三圣丸

【来源】《三因极一病证方论》卷十二。

【组成】柏皮（大厚者，去粗皮，切） 大蒜（细切，研） 罂粟壳（去瓤，细切）各等分

【用法】上三物，一处捣筛过，粗者更捣，同淹一宿，次日慢火炒香熟，亦旋筛取细者，余更炒，碾为末，粟米饮糊为丸，如梧桐子大。每服五十丸，米汤送下。

【主治】下痢赤白，日夜无度，及泄泻注下。

水煮木香丸

【来源】《三因极一病证方论》卷十二。

【组成】当归（洗） 芍药 甘草（炙） 诃子（去核）各半两 厚朴（去粗皮，切，姜制） 青皮 陈皮各一两 缩砂仁 木香（炮）各一分 罂粟壳（切，醋淹，炒）五两

【用法】上为末，炼蜜为丸，一两作五丸。每服一丸，水一盏，煎七分，食前温服。

【主治】肠胃虚弱，风湿进袭，泄泻水谷，滞下脓血，疠刺疼痛，里急后重，日夜无度。

固肠汤

【来源】《三因极一病证方论》卷十二。

【组成】罂粟壳三两（醋浸，炙稍黄） 枳壳（麸炒，去瓤） 白芍药各二两 橘红 当归 甘草（炙）各一两 诃子（煨，去核） 木香（煨） 人参 白姜（炮）各半两

【用法】上锉散。每服四钱，以水一盏半，煎至七分，去滓，食前服。

【主治】肠虚下痢，赤白频并，日久无度。

厚肠汤

【来源】《三因极一病证方论》卷十二。

【组成】罂粟壳八两（锉，炒） 地榆六两 白术 紫苏叶 木瓜干各二两

【用法】上为散。每服四钱，水一盏半，加生姜七片，大枣二个，煎七分，去滓，空腹服。

【主治】下痢赤白。

断下汤

【来源】《三因极一病证方论》卷十二。

【组成】罂粟壳（炙，去瓤）十四个 草果一个（不去皮，炒） 白术一钱 甘草（炙）半钱 茯苓一钱

【用法】上为散，作一剂。水一大碗，加生姜七片，大枣七个，煎至一大盏，分二服，空腹服。

【主治】下痢赤白，无问久近长幼。

【加减】下纯赤，加黑豆二十七粒；白则加炮干姜一钱。

露宿汤

【来源】《三因极一病证方论》卷十二。

【别名】宿露汤（《续易简方》卷四）、露风汤（《杂病源流犀烛》卷十五）。

【组成】杏仁七粒（去皮尖） 若木疮一掌大 乌梅二个 草果一个 酸石榴皮半个 青皮二

个 甘草二寸

　　方中"若木疮:《续易简方》作"苦木疮";《普济方》作"椿根皮";《杂病源流犀烛》作"樗根皮"。

【用法】上锉散,作一剂。水二碗,加生姜三片,煎七分,碗露星宿,次早空心服。

【主治】风痢,纯下清血。

乌贼骨散

【来源】《普济方》卷三九六引《全婴方》。

【组成】乌贼骨

【用法】上为末。三岁半钱,米汤调下。

【主治】小儿痢,肚疼后重。

诃子膏

【来源】《普济方》卷三九六引《全婴方》。

【组成】诃子(炮) 赤石脂 甘草 罂粟壳(炒)各等分

【用法】上为末,炼蜜为丸,如鸡头子大。每服一丸,以米汤化下。

　　本方方名,据剂型当作"诃子丸"。

【主治】小儿久新痢疾,烦渴不食。

妙灵丸

【来源】《普济方》卷三九六引《全婴方》。

【组成】硇砂一钱 辰砂少许

【用法】上为细末,以黄蜡半两,先于盏内溶成汁,入去皮巴豆三七粒,煎巴豆紫色,去巴豆,入前二味再研和于蜡内,三分中取一分,再成汁,倾药在内,急搅令剂,刮出,瓷盒内收,丸如小豆大。三岁儿每服二丸,泄泻恶痢,食前艾汤送下;水泻,食前冷水送下;取积,增药丸数;冷泻,临卧甘草汤送下。

【主治】小儿久患恶痢,里急后重,并滑肠泄泻,虚中有积。

粟房散

【来源】《普济方》卷三九六引《全婴方》。

【组成】生柏枝 罂粟壳(土炒)

【用法】上为末。三岁儿每服半钱,米汤调下。

【主治】小儿久痢不食。

软犀丸

【来源】《杨氏家藏方》卷五。

【组成】沉香一分 檀香一分 丁香 木香 肉豆蔻(面裹煨熟) 槟榔各半两(六味同为细末) 巴豆二十一粒(去壳) 杏仁二十一个(去皮尖) 白丁香一字 鹰粪白一字 百草霜一两

【用法】上药除沉香等六味外,将后巴豆等五味,用铁铫子内慢火炒至大烟出,无令太过不及,候得所,用一瓷盏密盖,放冷一宿,研细与前药末相和,再和研匀,用黄蜡一两半,麻油一分,同炼溶,和药成剂,为丸如绿豆大。每服十丸至三十丸,食后、临卧生姜汤送下。

【主治】久虚沉积,心腹撮痛,肠滑下痢,脏腑不固,日渐羸弱。

金宝神丹

【来源】《杨氏家藏方》卷五。

【组成】青礞石半斤(捣罗过,用消石二两细研于坩锅内,铺头盖底按实,用圆瓦覆口,用炭二十斤煅之,取出,入赤石脂二两同研极细)

【用法】上药滴水为丸,如小鸡头子大;候干,再入坩锅内,用少火煅红收之。每有虚冷病服一丸至二三丸,空心温水送下,以少食压之;久病泄深,加至五七丸,或十丸亦不妨。

【主治】诸积痞块,攻刺心腹,下痢赤白;及妇人崩中漏下,一切宫冷之疾;饮食过多,脏腑滑泄,久积久痢。

消食丸

【来源】《杨氏家藏方》卷五。

【组成】乌梅(肉厚者)五十枚(捶破,炒焦黄色) 巴豆五十粒(生用,去皮壳) 胡椒二百粒 吴茱萸(汤洗七次)一两 肉桂(去粗皮)半两

【用法】上为细末,浓磨细松烟墨,水浸蒸饼为

丸，如绿豆大。每服五七丸，食后温热水送下；如心腹痛，醋汤下。

【功用】消食化积。

【主治】久痢，心腹痛，胸膈不快，腹胀，不思饮食。

二香丸

【来源】《杨氏家藏方》卷七。

【组成】肉豆蔻（面裹煨香） 丁香 木香 干姜（炮）各等分

【用法】上药一处，用白面裹定，慢火煨，令面熟为度，取出去面不用，同为末，煮面糊为丸，如梧桐子大。每服三十丸，食前温米饮送下。

【主治】冷痢久不愈，诸药不能治者。

万应丸

【来源】《杨氏家藏方》卷七。

【组成】白牵牛 槟榔 肉豆蔻（面裹煨）各等分

【用法】上为细末，炼蜜为丸，如绿豆大。食前服五十丸，赤痢，甘草汤送下；白痢，干姜汤送下；赤白痢，甘草、干姜汤送下。

【主治】久挟积滞，因伤生冷，遂作痢疾，或赤或白，经久不愈。

天浆散

【来源】《杨氏家藏方》卷七。

【组成】罂粟壳五枚（蜜炙） 乌梅半枚 甘草半寸 干姜一块（炮） 酸石榴皮一片如钱大

【用法】上只作一服。用水二盏，煎至一盏，温服，不拘时候。

【主治】下痢腹痛，脓血相杂。

【加减】白痢，不用甘草；赤痢，不用干姜。

五奇汤

【来源】《杨氏家藏方》卷七。

【组成】诃子两枚（一枚生用，一枚用面裹煨香熟，去核面不用） 肉豆蔻两枚（一枚生用；一枚面裹煨香熟，去面不用） 草豆蔻两枚（一枚生

用；一枚面裹煨，去面不用） 木香一块（如大枣大） 甘草一寸（如指面大，炮令赤色）

【用法】上为细末。每服二钱，米饮调下，不拘时候。

【主治】久痢。

内炙丸

【来源】《杨氏家藏方》卷七。

【组成】高良姜四两（切成片子，水两碗，慢火煮，水尽为度） 肉桂（去粗皮） 当归（洗，焙） 茴香（微炒） 干姜（炮） 肉豆蔻（面裹煨香）各二两 半夏一两半（生姜制） 附子（炮，去皮脐）一两

【用法】上为细末，面糊为丸，如梧桐子大。每服五十丸，空心、食前温酒送下。

【主治】肠胃虚寒，里急后重，痢下赤白，脐腹疗痛。

四神丸

【来源】《杨氏家藏方》卷七。

【组成】附子（炮，去皮脐）一两 肉豆蔻（面裹煨香）三分 诃子（煨，去核）半两 干姜（炮）半两

【用法】上为细末，蒸枣肉搜和为丸，如梧桐子大。每服五十丸，食前陈米饮送下。

【主治】脾胃受湿，肠虚下痢，频并不止。

圣枣子

【来源】《杨氏家藏方》卷七。

【组成】木香一分 乳香一钱（别研） 没药一钱（别研） 肉豆蔻二枚（面裹煨）

【用法】上为细末。每服一钱，用大干枣一枚去核，先入半钱药末在枣肉，次入水浸巴豆半枚，又入药末半钱合定，油饼面裹一指厚，火煨面熟为度，去面并巴豆不用，只细嚼枣药，食前米饮送下。

【主治】一切恶痢。

地榆散

【来源】《杨氏家藏方》卷七。

【组成】枳壳（去瓤，麸炒）半两 诃子七枚（煨去核） 甘草半两（炙） 地榆一两 黄芩一分 赤芍药一分 白芍药一分 罂粟壳十四枚（蜜炙焦黄）

【用法】上为细末。每服三钱，空心陈米饮调下。

【主治】下痢纯血，脐腹疞痛，里急后重，昼夜频并。

【宜忌】《普济方》：脾胃弱者不可服。

朱砂丸

【来源】《杨氏家藏方》卷七。

【组成】杏仁二十粒（汤浸去皮尖） 巴豆二十粒（去心核，油令尽）

【用法】上为细末，蒸枣肉为丸，如芥子大，朱砂为衣。每服一丸，食前倒流水送下。

【主治】大人、小儿暴下水泻及积痢。

坚肠丸

【来源】《杨氏家藏方》卷七。

【组成】黄连半两（去须） 龙骨 赤石脂 厚朴（姜汁涂，炙三遍）各三分 乌梅肉一分 甘草（炙）一分 阿胶二钱（蚌粉炒）

【用法】上为细末，用汤浸蒸饼为丸，如梧桐子大。每服五十丸，食前米饮送下。

【主治】一切痢疾，不问赤白脓血。

针头丸

【来源】《杨氏家藏方》卷七。

【组成】杏仁四十个（去尖，烧留性） 巴豆四十个（去皮，烧留性） 砒二字（别研） 草乌头二个（烧留性） 百草霜四钱

【用法】上为细末，酒煮蜡一两为丸，如芥子大。每服五丸，小儿三丸，食前服，赤痢，煎甘草汤送下；白痢，干姜汤送下；赤白痢，甘草干姜汤送下；水泻，米饮送下。

【主治】水泻积痢。

软红丸

【来源】《杨氏家藏方》卷七。

【组成】乳香（别研） 硇砂（别研）各一皂子大 续随子四十九个（去皮） 蝎二个（去毒） 巴豆二十个（去皮，不去油，研成膏） 朱砂一钱（别研，留一半为衣） 粉霜（别研） 腻粉（别研） 黄丹（别研） 黄蜡各半钱

【用法】上为细末，于瓷器内熔蜡成汁，入麻油半茶脚许，后入余药为丸，如绿豆大。每服二丸，乳香汤送下。小儿，如黄米大，每服一丸，食前乳香汤送下。

【功用】消虚积。

【主治】冷热不调，下痢赤白，脓血相杂。

参香散

【来源】《杨氏家藏方》卷七。

【别名】二香散（《普济方》卷二〇七）。

【组成】罂粟壳（蜜炙）四两 木香二两 人参（去芦头）一两 乳香半两（别研）

【用法】上前三味为细末，次入乳香和匀。每服二钱，食前米饮调下。

【主治】腹痛下痢，日夜频并。

茱连丸

【来源】《杨氏家藏方》卷七。

【别名】固肠丸（《是斋百一选方》卷六）。

【组成】黄连（去须） 吴茱萸（汤泡七遍） 罂粟壳（蜜炙，去顶）各等分

【用法】上为细末，醋煮面糊为丸，如梧桐子大。每食前服三十丸至五十丸，泄泻，米饮送下；赤痢，甘草汤送下；白痢，干姜汤送下；赤白痢，甘草、干姜汤送下。

【主治】泄泻及赤白痢。

厚肠丸

【来源】《杨氏家藏方》卷七。

【组成】钟乳粉二两 宣黄连（去须） 人参（去芦头） 白术 诃子（煨，去核） 肉豆蔻（面裹

煨）厚朴（生姜汁制） 白茯苓（去皮） 茴香（炒） 阿胶（蚌粉炒）各一两

【用法】上为细末，入钟乳粉同研匀，汤浸蒸饼为丸，如梧桐子大。每服一百丸，空心糯米送下。

【主治】脏气虚寒，下利不止，里急后重，脐腹疞痛。

香粟散

【来源】《杨氏家藏方》卷七。

【组成】罂粟壳（蜜炙）二两 地榆 木香 陈橘皮（去白） 干姜（炮） 甘草（炙）各半两

【用法】上为粗末。每服三钱，水一盏半，加大枣一枚，同煎至一盏，去滓，食前通口服。

【主治】久新痢疾。

渗肠丸

【来源】《杨氏家藏方》卷七。

【组成】附子（炮，去皮脐） 阿胶（蛤粉炒） 白术 诃子（煨，去核） 白龙骨 赤石脂 干姜（炮）各等分

【用法】上为细末，煮面糊为丸，如梧桐子大。每服五七十丸，空心、食前温米饮送下。

【主治】泄泻不止，久痢不愈，不问赤白脓血。

断下散

【来源】《杨氏家藏方》卷七。

【组成】熟干地黄（洗，焙） 当归（洗，焙） 川芎 赤芍药 黄连（去须） 槐花（炒） 罂粟壳（微炒）各等分

【用法】上为粗末。每服三钱，水一盏半，加粟米一撮，同煎至一盏，去滓，空心、食前温服。

【主治】

    1.《杨氏家藏方》：久新血痢，日夜无度。

    2.《普济方》：脐腹疼痛。

粟煎散

【来源】《杨氏家藏方》卷七。

【组成】罂粟壳十枚（蜜炙黄色） 甘草三寸半

（劈破，一半炙黄，一半生用）

【用法】上为粗末。每服三钱，用水一盏半，入粟米一撮，同煎至一盏，去滓。食前空心温服。

【主治】久痢不愈，或赤或白，或瘀血作片，后重疼痛，日夜无度。

御米饮子

【来源】《杨氏家藏方》卷七。

【组成】当归（洗，焙） 干姜（炮） 黄柏（去粗皮，炙）各半两 枳壳（去瓤，麸炒） 罂粟 甘草（炙）各一两 罂粟壳（蜜炙微黄）二两

【用法】上为粗末。每服三钱，用水一盏半，入连根薤白二茎，拍碎，同煎至一盏，滤滓，通口服。年老及七八岁儿，每服一钱半，二三岁，每服一钱，水一盏，依前煎至五六分，食前服。

【主治】久痢赤白，脐腹刺痛，发歇无时，昼夜频炳，及下血不止。

外灸膏

【来源】《杨氏家藏方》卷九。

【组成】木香 附子（炮，去皮脐） 蛇床子 吴茱萸 胡椒 川乌头各二钱

【用法】上为细末，每用药末三钱，白面二钱，生姜自然汁打作糊，摊在纸上。当脐上贴之，衣物盖定，用熨斗盛文武火熨之。痢止为度。

【主治】一切虚寒，下痢赤白，或时腹痛，肠滑不禁。

双白丹

【来源】《杨氏家藏方》卷十四。

【组成】阳起石一分（捣碎） 白石脂一分（合研） 白矾半两 砒半两（二味同研为末） 胡粉半两

【用法】上药用沙盒子一只，先入阳起石铺遍盒底，次入白矾、砒，后入白石脂盖头，用盐泥固济，候干，以炭火五斤煅令通赤，候火尽，入地坑内埋一宿取出，同胡粉细研，煮糯米粉糊为丸，如麻子大。每服一丸，霍乱吐泻，倒流水送下；赤白痢，冷米饮送下。

【主治】脾胃积寒，阴阳虚弱，吐利无度，及利下脓血。

【宜忌】忌食热物一时辰。

玉霜丹

【来源】《杨氏家藏方》卷十四。

【组成】砒一两　焰消半两（以上二味同研细，以浓墨汁涂纸，候干，裹作十裹，先用熟炭火三斤烧一新坩锅子令红。先下一裹药，候烟尽，再下一裹，如此下十裹，药尽，看坩锅子内其信砒炼如汁，即倾出碟子内，候冷，研细）　寒水石一两（火煅过，候冷，研细）　白石脂一两（研细）

【用法】上为末。水和为丸，如鸡头子大，日中晒令极干，再入坩锅子内，上用园瓦子盖口，以熟炭五斤煅通红为度，倾出碟内如玉色，候冷，瓷盒收之。每服一丸或二丸，虚冷、吐泻、腹痛、下痢赤白，用米饮送下；妇人宫脏久冷、赤白带下，腹胁撮疼，用冷醋汤送下，空心服。

【主治】男子虚冷，妇人带下，及一切泻痢之疾。

香朴散

【来源】《杨氏家藏方》卷十八。

【组成】丁香　当归（洗，焙）各一分　厚朴（去粗皮，生姜汁制）　草豆蔻　人参（去芦头）　白术　甘草（炙）各半两　白石脂一两（别研）

【用法】上为细末。每服半钱，乳食前煎枣汤调下。

【主治】小儿下利青白，腹中作痛，面无颜色，四肢瘦瘁，不思饮食。

温脏汤

【来源】《杨氏家藏方》卷十八。

【组成】人参（去芦头）一两　白附子（炮）　白术　陈皮（去白）各半两　丁香　神曲（炒黄）　麦芽（炒黄）　甘草（炙黄）各二两半

【用法】上为细末。每服半钱，空心、食前煎枣汤调下。

【功用】常服温脏腑，暖脾胃，化宿冷，进饮食。

【主治】小儿因惊滞乳，气不宣导，冷搏肠间，下利清沫；或乳多伤脾，奶瓣不化。

木香丸

【来源】《杨氏家藏方》卷十九。

【组成】丁香三钱　肉豆蔻三枚（面裹，煨香）　五灵脂一钱　木香一钱半　巴豆二枚（浆水煮去皮膜，出油，取霜）

【用法】上为细末，次入巴豆霜研匀，煮面糊为丸，如黍米大。每服二十丸，食后、临卧陈橘皮汤送下。

【主治】小儿宿滞不消，心下坚满，腹胁胀痛，下痢少食。

木鳖子丸

【来源】《杨氏家藏方》卷十九。

【组成】沉香二钱　枳壳半两（麸炒，去瓤）　五灵脂半两（微炒）　木鳖子半两（去壳用）

【用法】上药前三味为细末，次入木鳖子同研细，醋煮面糊为丸，如黍米大。三岁儿，每服三十丸，乳食前醋调茶清送下。

【主治】小儿久痢，肠滑脱肛。

龙骨散

【来源】《杨氏家藏方》卷十九。

【组成】龙骨　赤石脂　诃子（煨，去核）　白术　枳壳（麸炒，去瓤）各等分

【用法】上为细末。每服一钱，乳食前温米饮调下。

【主治】小儿久痢脱肛。

地榆汤

【来源】《杨氏家藏方》卷十九。

【组成】地榆半两（微炙，锉）　厚朴三分（生姜汁制，炒）　诃子半两（煨，去核）

【用法】上为细末。每服半钱，乳食前，煎木瓜、枣汤调下。

【主治】小儿下痢赤白，脐腹撮痛，日夜频并，羸困烦渴，全不入食。

沉香断红丸

【来源】《杨氏家藏方》卷十九。

【组成】沉香半两 当归（酒浸一宿，焙干） 川芎 白芍药 熟干地黄 阿胶（切碎，蛤粉炒成珠子） 续断各一两

【用法】上为细末，面糊为丸，如黍米大。每服三十丸，乳食前以温米饮送下。

【主治】小儿下痢，赤多白少，或纯便血，或如豆汁。

灵妙散

【来源】《杨氏家藏方》卷十九。

【组成】人参（去芦头）一两 甘草一钱（炙黄） 罂粟壳二两（切碎，用黑豆半合同炒油出，去黑豆不用）

【用法】上为细末。每服一钱，泄泻，煎枣汤调下；赤白痢，煎生姜、乌梅汤调下；白多赤少，用温酒、白汤各一半调下；赤多白少，蜜汤调下。并乳食前服。

【主治】小儿冷热不调，腹痛泄泻，下痢赤白，肠滑无度，多因嗜卧，全不入食。

【宜忌】《普济方》：忌生冷之物。

胡粉散

【来源】《杨氏家藏方》卷十九。

【组成】龙骨 胡粉（炒黄色） 白矾（飞过） 黄连（去须）各等分

【用法】上为细末。每服半钱，乳食前温米饮调下。

【主治】小儿下痢，日夜频并。

透关丸

【来源】《杨氏家藏方》卷十九。

【组成】大蒜（端午日取，去皮膜，净用）一百瓣（细切，捣烂） 朱砂一分（细研，水飞） 蝎梢三十五枚（去毒，微炒，为末） 细松烟墨一两（火煅过，研为末） 巴豆一百粒（去壳，不出油，研）

【用法】上同入瓷罐子内，密封挂通风处，百日取出，为丸如黍米大。每服二丸至五丸，新汲水送下，不拘时候。

【主治】小儿脾胃挟伤，中满哽气；及伏热生涎，霍乱呕吐；或作食痫，手足搐搦，不省人事。

梅连丸

【来源】《杨氏家藏方》卷十九。

【组成】乌梅肉（焙） 黄连（去须） 黄柏（去粗皮） 艾叶（醋浸一宿，炒焦） 干姜（炮）各等分

【用法】上为细末，煮面糊为丸，如黍米大。每服三十丸，乳食空温米饮送下。

【主治】小儿下痢赤白，脐腹撮痛，里急后重，不思饮食。

神仙如意丸

【来源】《杨氏家藏方》卷二十。

【组成】砒二两（别研） 黄丹五钱（研，炒） 草乌头五钱（生，去皮尖，为末） 朱砂一分（别研，一半入药，一半为衣） 巴豆十二枚（去皮，不去油） 木鳖子六枚（去壳，别研，生用） 雄黄五钱（别研） 黄蜡二两 沥青二两（别研）

【用法】上前七味研匀，次熔黄蜡、沥青二味，滤过，与前药末搜和为丸，如鸡头子大，以朱砂为衣。每服一丸，心痛及脾寒疟疾，烧铁淬醋汤送下；久痢，脱肛及休息痢，脾虚泄泻，以陈艾心七枚，枣三个，干姜皂子大一块，水一盏，煎至半盏送下；寒热气块，嚼干柿，用白汤送下；一切酒食伤，生姜汤送下；赤白痢，烧干姜灰半钱，温米饮调送下；眼多冷泪不止，煎椒盐汤送下；暑气并热嗽，乳糖、生姜汤送下；小便冷淋，茴香、木通酒调海金砂末一钱送下；男子小肠气，炒茴香盐酒送下；妇人赤白带下，烧秤锤淬醋送下；血崩及血瘕，烧秤锤淬酒送下；月事不匀，当归、红花汤送下；小儿急慢惊风，丸如黄米大，一周岁儿，每服三丸，急惊，金银薄荷汤送下，慢惊，金银汤送下；小儿泻痢，丸如绿豆大，每服一丸，以艾心三枚，大枣一个，干姜一豆大，水一盏，煎至三分送下。

【主治】一切风劳气冷，心腹积滞，脾寒疟疾，脓

血泻痢，咳嗽，目疾，心痛，久痢脱肛，脾虚泄泻，寒热气块，一切酒食伤，暑气并咳嗽，小便冷淋，男子小肠气，妇人赤白带下，血崩，血瘕，月事不匀，小儿急慢惊风。

【宜忌】久痢脱肛、休息痢、脾虚泄泻愈后一月，只可食淡粥。

朱砂丸

【来源】《普济方》卷三九六引《杨氏家藏方》。

【组成】朱砂半钱　人言半钱　黄丹三钱

【用法】上为细末，水为丸，如粟米大。每服五七丸，干姜、甘草汤送下。

【主治】一切小儿泄泻，痢疾。

木瓜万补丸

【来源】《传信适用方》卷二。

【组成】人参一两半　白术一两　阳起石一两（火煅，细研）　肉苁蓉二两（净洗，酒浸一宿，切，焙）　肉桂一两（去皮）　缩砂仁一两　赤石脂一两　肉豆蔻一两（面裹煨熟）　当归一两半（切，焙）　钟乳粉一两　草豆蔻一两半（去皮，炮）　沉香一两　地榆半两　荜茇一两半（乳半盏，慢火煎干，焙）　白姜一两（炮）　茴香一两（炒）　大麦蘖半两（炒）　神曲半两（炒）　丁香一两　厚朴一两（去皮，姜制）　乳香一两半　白茯苓一两　罂粟壳（和米者）二十枚（炙）　大附子一个（七钱以上者，炮，去皮脐）　嫩茄茸一两半（酥炙微黄）

【用法】上为末，入别研者匀，以木瓜去瓤蒸烂，同药末捣和得所为丸，如梧桐子大，晒干。每服三十丸，并频加至五七十丸，空心、食前米饮送下。

【主治】脾胃久虚，大肠积冷，下痢白脓，或肠滑不固。

仓廪汤

【来源】方出《传信适用方》卷二，名见《医方类聚》卷一四一引《澹寮方》。

【别名】仓廪散（《普济方》卷二一三）。

【组成】败毒散加陈仓米五六十粒

【用法】水煎服。

【主治】
1.《传信适用方》：噤口痢。
2.《增补内经拾遗》引《仁存方》：疟痢并行。
3.《医宗金鉴》：时痢，身热无汗，遍身疼痛，热为邪束，频作呕逆。

必效饮子

【来源】《传信适用方》卷二引王景明方。

【组成】罂粟壳二钱半　木香二钱半　甘草二钱（炙）　地榆二钱

【用法】上为末。每服二钱，米饮调下。

【主治】赤白痢。

地榆散

【来源】《传信适用方》卷二。

【组成】地榆二两（炒）　御米壳四两（蜜炒）　陈皮一两（浸洗，去白）　藿香一两（洗去土）　黄连一两　甘草一两（炙）　苍术一两（米泔浸三日，炒）

【用法】上为粗末。每服二钱，水一大盏，煎至八分，去滓，通口服，并二服滓再煎作一服，共三服。

【主治】五色痢，里急后重，痛不可忍者。

肉豆蔻散

【来源】《传信适用方》卷二。

【组成】诃子四个　木香一钱　肉豆蔻六个（用面煨香熟，去面，只用肉豆蔻）

【用法】上为细末。每服二钱，空心食前，陈米饮调下，一日三次。

【主治】赤白痢。

如圣散

【来源】《传信适用方》卷二引严仲和方。

【组成】鸡心槟榔半两　大腹子半两　甘草（炙）

半两　地榆半两　陈橘皮三钱（去白）

【用法】上为粗末。每半两作一服，水一盏半，紫苏茎旧者一二寸，煎至一盏，空心食前热服，留滓再煎。如痢止，不必多服，屡试皆效。

【主治】痢疾。

妙应汤

【来源】《传信适用方》卷二。

【组成】罂粟壳七个（劈破，一半生用，一半生蜜涂，炙微黄）　乌梅三个（连核）　甘草七小寸（一半生，一半炙）　大枣七个（劈破）　生姜七大片　薤白二十一茎（粗大者，小者倍之）

【用法】上锉散。都作一服，用水二大碗，煎至一碗，去滓得一碗，稍热分三次服，不拘时候。

【主治】赤白痢。

乳香散

【来源】《传信适用方》卷二。

【别名】痢疾乳香散（《普济方》卷二○九）。

【组成】白梅一两（烧灰）　枣子一两（烧灰）　罂粟壳一两（烧灰）　诃子半两（烧灰）

【用法】上为细末。每服一二钱，水一小盏，乳香黑豆大一块，同煎至七分，温服，不拘时候。

【主治】痢疾。

草果饮

【来源】《传信适用方》卷二。

【别名】草果汤（《普济方》卷二一一）。

【组成】草果子　甘草　地榆（炒）　枳壳（去瓤，麸炒）各等分

【用法】上为粗末。每服二钱，用水一盏半，煨姜一块拍碎，同煎七分，去滓服，不拘时候。

【主治】肠胃冷热不和，下痢赤白，及伏热泄泻，脏毒便血。

御爱丸

【来源】《传信适用方》卷二。

【组成】御米壳四两（以蜜炒黄紫焦色，干蒸饼切如骰子块，以蜜炒焦色）

【用法】上为细末，炼蜜为丸，如鸡子黄大。每服一丸，水一盏，煎化为度，热服，不拘时候。

【主治】营卫气虚，风邪进袭脏腑之间，值肠胃虚弱，糟粕不聚，便利赤白，或作脓血，脐腹疼痛，心胸痞满，里急后重，烦满渴逆，胁肋胀闷，肠内虚鸣，四肢倦乏，不进饮食。

百草霜丸

【来源】《普济方》卷二一一引《卫生家宝》。

【别名】针头丸（《普济方》卷二一一）。

【组成】百草霜半两　巴豆一分　杏仁一分

【用法】上用巴豆、杏仁二味，各于麻油灯焰上烧灰存性，同三味和匀，用蜡二钱熔开，和剂为丸，为芥子大。每服三丸，水泻，井水送下；黑痢，乌梅汤送下。

《是斋百一选方》：白痢，干姜汤送下；赤痢，甘草汤送下；如要定转，用枣汤送下。

【主治】心腹痛及白痢。

无忧丸

【来源】《伤寒标本》卷下。

【组成】黑牵牛一斤（取末十三两）　槟榔（好者）二两　猪牙皂角二两　三棱二两　莪术二两（各用好醋浸，湿纸裹煨香熟，取出切碎）

【用法】上药晒干为末，又用大皂角二两，煎汤打面糊为丸。每服二钱半，白汤送下，茶亦可，或姜汤送下。

【主治】一切食积、气积、茶积、酒积、泻痢、气蛊，腹胀膨闷、肚腹疼痛。

神仙团参阿胶散

【来源】《观聚方要补》卷二引《叶氏录验方》。

【组成】御米壳　阿胶各一两　人参　黄耆各半两

【用法】加生姜、大枣，水煎服。

【主治】五色恶痢，状如鱼脑，或如豆汁。

桂苓甘露饮

【来源】《医学启源》卷中。

【别名】桂苓甘露散（《御药院方》卷二）。

【组成】白茯苓（去皮）　白术　猪苓　甘草（炙）　泽泻各一两　寒水石一两（别研）　桂（去粗皮）半两　滑石二两（别研）

【用法】上为末，或煎，或水调，二三钱任意，或入蜜少许亦得。

【功用】流湿润燥，宣通气液，解暑毒，兼利小水。

【主治】饮水不消，呕吐泻利，水肿腹胀，泄泻不能止者；兼治霍乱吐泻，下利赤白，烦渴。

白术散

【来源】《洁古家珍》。

【组成】白术　芍药　茯苓各等分

【用法】上为末。水煎服。

【主治】泻痢证。四肢懒倦，小便不利，大便走，沉困，饮食减少。

【加减】如发热或恶热，或腹不痛而脉疾，加黄芩为主；如未见脓血而恶寒，乃太阴而传少阴，加黄连为主，桂枝佐之；如腹痛甚者，加当归，倍芍药；如见白脓，加黄芩为主；如见血，加黄连为主，桂枝、当归佐之。

当归导气汤

【来源】《洁古家珍》。

【组成】当归一钱　甘草一分半　芍药一钱　青皮七钱　槐花七分　生地黄一钱半或二钱（酒浸，阴干）

【用法】上为末。水煎，食前温服。

【主治】脓血痢无度，小便不通，腹中痛。

【加减】如后重，加木香、槟榔各三分，泽泻半钱；如小便利，去泽泻。

槐花散

【来源】《洁古家珍》。

【组成】青皮　槐花　荆芥穗各等分

【用法】上为末。水煎，空心热服。

【主治】血痢久不止，腹中不痛，不里急后重。

断下汤

【来源】《易简方论》。

【组成】草果（连皮）一个　白术　茯苓各一钱　甘草半钱

【用法】上锉，用大罂粟壳十四枚，去筋膜并萼蒂，剪碎用醋淹，炒燥为粗末，同前作一剂。水二大盏，加生姜七片，大枣、乌梅各七个，煎至一大盏，分二服服之。

【主治】下痢赤白，无问久近长幼，及休息痢疾。

【加减】赤痢者，加乌豆二十七粒；白者，加干姜半钱。

梅胶丸

【来源】《普济方》卷二〇七引《十便良方》。

【组成】黄连四两　乌梅二两　诃子　阿胶　茯苓　当归各一两

【用法】上为细末，汤浸蒸饼糊为丸。每服三十至四十丸，泄泻，米饮送下；赤痢，甘草汤送下；白痢，干姜汤送下。

【主治】泻痢。

不换金散

【来源】《普济方》卷二一〇引《十便良方》。

【组成】新罂粟壳一两（白痢炙，赤痢蜜涂炙，赤白痢半炙半蜜炙）　甘草一钱（白痢炙，赤痢生，赤白痢半炙半生）　陈橘皮半两（不去瓤，白痢炙，赤痢焙，赤白痢半炙半生）

【用法】上为细末。每服三钱，用百沸汤调，去滓热服。

【主治】痢疾。

【加减】赤痢血多，用乌梅一枚入药妙。

观音散

【来源】《普济方》卷二一〇引《十便良方》。

【组成】木香一块（方一寸）　黄连半两

【用法】上药用水半升同煎干，去黄连，只薄切木

香，焙干为末，分三服。第一服橘皮汤下，第二服陈米饮下，第三服甘草汤下。

【主治】大人、小儿痢。

鹿角散

【来源】《普济方》卷二一〇引《十便良方》。

【组成】上党人参四分　鹿角（去上皮，取白处作末，炒令黄，秤）二分

【用法】上为散。每服方寸匕，平旦粥清饮调下，一日二次。

【主治】老人患积痢不断，兼不能饮食。

甘草汤

【来源】《普济方》卷二一一引《十便良方》。

【别名】三神汤。

【组成】甘草（炙）二寸　乌梅肉（微炒）五枚　诃黎勒（煨，用皮）五枚

【用法】上锉。以水一大盏，煎至六分，去滓，食前分温二服。

【主治】冷热痢，心神烦渴，腹痛，胸膈滞闷。

六妙汤

【来源】《是斋百一选方》卷六。

【组成】乌梅十个（捶碎）　甘草二寸（生用）　罂粟壳十个（去瓤顶，捶碎）　丁香五十个（全用）　桂心二寸（去粗皮）　缩砂仁四钱半（捶破）

【用法】上药同拌匀，作一服，水一盏半，于银器（忌铜铁器）内煎至七分，去滓温服，滓用水二盏，再煎小半盏服。

【主治】下血，或痢不止。

玉连丸

【来源】《是斋百一选方》卷六。

【组成】木香　诃子（连核）各半两　黄连一斤（炒紫色）

【用法】上为细末，粳米饮糊为丸，如梧桐子大。每服一百丸，空心食前米饮送下，一日二次。

【主治】脾积下痢、蛊痢。

石莲散

【来源】方出《是斋百一选方》卷六引孟公实方，名见《古今医统大全》卷三十六。

【别名】进食丹（《瘴疟指南》卷下）。

【组成】石莲不以多少（不炒，剥去壳）
　　　　《古今医统大全》：石莲微炒。

【用法】将肉并心研为细末。每服二钱，陈米饮调下。

【主治】噤口痢。

瓜蒌散

【来源】方出《是斋百一选方》卷六，名见《世医得效方》卷六。

【别名】栝楼散（《普济方》卷二一〇）。

【组成】瓜蒌不拘多少

【用法】焙干，研为细末。每服三钱，热酒调下，不能饮者，以米饮调下，频进数服。以通为度。

【主治】

1.《是斋百一选方》：腹胀，小便不通。

2.《类编朱氏集验方》：五色痢疾，久不愈。

【验案】小便不通　魏邠知明州时，宅库之妻患此疾垂殆，随行御医某人，治此药令服，遂愈。

必效饮子

【来源】《是斋百一选方》卷六。

【组成】白术　甘草（蜜炙）　罂粟壳（蜜炙）各等分

【用法】上为粗末。每服三大钱，水一盏半，加生姜三片，大枣一个，煎至七分，去滓温服，不拘时候。

【主治】久新赤白痢。

【宜忌】忌油腻之物。

【加减】白痢，加白术；赤痢，加甘草。

百中散

【来源】《是斋百一选方》卷六引魏不伐方。

【别名】百水散（《普济方》卷二〇九）。

【组成】罂粟壳（去上下蒂顶鬲，锉成片子，蜜炒

令赤色）　厚朴各三斤（去粗皮，用生姜汁淹一宿，炙令姜汁尽为度）

【用法】上为细末。每服二三钱，米饮调下。只一服便疏，再二三服即愈。

【主治】一切痢，不问赤白，或一日之间一二百行。

【宜忌】忌生冷、油腻、鱼鲊、毒物三日。

如圣汤

【来源】《是斋百一选方》卷六引焦济卿方。

【组成】人参　当归各三寸（洗）　滴乳一块（黑豆大）　甘草二寸（炙）　乌梅七个　罂粟壳一个（去瓤，蜜炙）　大北枣七个　缩砂仁　大丁香　白豆蔻各二十一个　陈生姜二块（指大，用湿纸裹，煨熟）

【用法】上为末，分作三服。水一盏半，煎至七分，滤去滓服。

【主治】下痢赤白甚重者。

【加减】不用罂粟壳亦可。

如圣饮

【来源】《是斋百一选方》卷六。

【别名】如圣散（《奇效良方》卷十三）。

【组成】当归　地榆　缩砂仁　赤石脂　陈皮　石榴皮　诃子肉　甘草　罂粟壳　干姜各等分

【用法】上为粗末。每服三钱，水一盏半，入陈霜梅一个，煎至七分，去滓，赤痢冷服；白痢热服；赤白痢温服。年高、娠妇、小儿皆可服。

【主治】一切痢疾，无问久新，或赤，或白，或赤白相杂，日夜无度。

【宜忌】忌生冷、肥腻物。

没石子丸

【来源】《是斋百一选方》卷六。

【组成】白术　白茯苓各三钱　没石子（南蕃者，面裹，炮）二个　丁香（不见火）　赤石脂（别研）　白姜（切作片，略炒）　肉豆蔻（面裹，炮）　诃子（湿纸裹，炮，取净皮）各二钱

【用法】上为末，用汤泡，蒸饼为丸，如小梧桐子

大，枣肉为丸亦得。每服三四十丸，粥食前以米饮送下，一日三四次。

【主治】脏气虚弱，大肠滑泄，次数频并，日渐羸瘠，不进饮食，或久患赤白痢，脾泻。

补脾丹

【来源】方出《是斋百一选方》卷六，名见《瘴疟指南》卷下。

【组成】干山药（一半炒黄色，一半生用）

【用法】上为细末。米饮调下。

【主治】

1.《是斋百一选方》：噤口痢。

2.《瘴疟指南》：痢疾，脾胃虚弱，闻食则呕，不思饮食。

乳香散

【来源】方出《是斋百一选方》卷六，名见《世医得效方》卷六。

【组成】人参　白术　当归　地榆　阿胶各一分　蚌粉（炒黄）　甘草各一钱　乳香少许　肉豆蔻二个（面裹煨）

【用法】上为粗末。每服三钱，水一盏，煎至七分，去滓温服，不拘时候。

【主治】痢疾甚者。

香茸丸

【来源】《是斋百一选方》卷六。

【组成】麝香半钱（别研，临时入）　鹿茸一两（火燎去毛，酥炙）

【用法】上将鹿茸为细末，方入麝香，以灯心煮枣肉为丸，如梧桐子大。每服五十丸，空心服。

【主治】

1.《是斋百一选方》：下痢危困。

2.《普济方》：下痢危困，气血衰弱。

【加减】每料添滴乳香半两，尤效。

【验案】痢疾　绍熙壬子，绍兴人苦痢疾者极多，往往而死，凡平时所用治痢，如罂粟壳之类，不可向口，唯服此等药或没石子丸作效。

独神丸

【来源】《是斋百一选方》卷六。

【别名】独圣丸（《普济方》卷二〇九）。

【组成】罂粟壳（去瓤蒂）不拘多少

【用法】用米醋一碗蘸炙，以醋多为妙，候焦黄，为细末，炼蜜为丸，如小弹子大。每服一丸，以水一盏，加生姜三片，煎至七分送下。

【主治】
1.《是斋百一选方》：痢疾。
2.《普济方》：一切赤白痢，不问新久，百药不效者。

真人养脏汤

【来源】《是斋百一选方》卷六。

【组成】丁香　木香　肉豆蔻（面裹煨，去面）　当归（洗去芦）　白茯苓（去黑皮）　罂粟壳（去顶蒂，炙）　人参（去芦）各一两二钱半　楝草一两（炙）　乌梅肉二钱半　酸石榴皮　陈皮（去白）　赤芍药　黄连（去须）　白芍药　厚朴（去粗皮，姜汁制，炒）　干姜（炮裂）　阿胶（蛤粉炒）　地榆　诃子（炮，去核）各七钱半

【用法】上为粗末。每服五钱，水一盏半，煎至八分，去滓，通口服，食前两服，滓再作一服。

【主治】一切痢疾。

黄连丸

【来源】方出《是斋百一选方》卷六，名见《证治要诀类方》卷四。

【组成】吴茱萸　黄连（去芦）各等分

【用法】上药好酒浸透，各自拣、焙或晒干为末，糊为丸，如梧桐子大。每服三十丸，赤痢用黄连丸，甘草汤送下；白痢用茱萸丸，干姜汤送下；赤白痢，二丸各半，甘草、干姜汤送下。

【主治】痢。

黄连丸

【来源】《是斋百一选方》卷六。

【组成】木香　诃子（连核）各半两　黄连一斤

（炒紫色）

【用法】上为细末，研粳米饮糊为丸，如梧桐子大。每服一百丸，空心、食前以米饮送下，每日三次。

【主治】脾积下痢，蛊痢。

百粒丸

【来源】《是斋百一选方》卷十九引钱季华方。

【组成】川黄连　厚朴　吴茱萸各一两（用生姜一两擦碎，同淹一宿，炒令香熟）

【用法】上为细末，面糊为丸，如梧桐子大，小儿即小丸如黍米大。每服一百丸，陈米饮送下；粟米饮送下尤妙。

【主治】泻痢。

【加减】如泻甚者，加肉豆蔻一个，没石子二个。

归连丸

【来源】《女科百问》卷下。

【组成】阿胶（捣碎，炒如珠）三两（以醋四升煮成膏）　黄连　当归各三两　干姜二两　木香一两五钱

【用法】上为末，用阿胶膏为丸，如梧桐子大。每服三十丸，食前米饮送下。

【主治】一切下痢，无以新久，及冷热脓血，肠滑里急，日夜无度，脐腹绞痛不可忍。

四味换肠丸

【来源】《女科百问》卷下。

【别名】白术止痢丸。

【组成】白术三分　诃子（炮，去核取肉）三分　肉豆蔻三分　钟乳粉一两

【用法】上为细末，入钟乳粉拌面糊为丸，如梧桐子大。每服五十丸，空心熟水送下。

【主治】因多思或寒气积滞而成下痢，便下觉脏腑疼痛，泻痢，饮食不美。

大效妙应丸

【来源】《魏氏家藏方》卷五。

【组成】附子一只（六钱重，炮，去皮脐） 木香（不见火） 丁香（不见火） 荜茇 荜澄茄 胡椒各三分 硇砂二分（别研）

【用法】上为细末，与硇砂和调，汤浸炊饼心，搦去水，成糊为丸，如梧桐子大。每服七丸，用生姜一块如大拇指大，劈开中心，去少姜肉，入药在内，连纸包裹数重，浸湿，煨令香熟，取出去纸，和药细嚼，百沸汤少许送下，不拘时候。

【功用】宽中快膈。

【主治】久积沉滞，结癖气块，时发酸痛，心脾疼痛，下痢无度，不思饮食。

正气煮散

【来源】《魏氏家藏方》卷五。

【组成】青州枣 厚朴（去粗皮，姜汁浸一宿，炒） 甘草各一斤 陈皮（去白） 干姜各六两

【用法】上将厚朴、生姜同捣，盛瓷器中，将干姜为粗末，掺厚朴上罨一宿，次日先将罨厚朴同陈皮入锅内，水煮干，次将枣子甘草入锅内，将煮药抄在上，再入水煮干，晒燥，再焙为细末。每服二钱，水一盏，煎至七分，空心、食前温服；入盐沸汤调下亦可。

【功用】常服令人气爽，饮食易消，积滞皆化。

【主治】气不和，五脏停滞，不美饮食，伤寒岚毒，诸般泻痢。

曲蘖二姜丸

【来源】《魏氏家藏方》卷五。

【组成】高良姜（炒） 干姜（炮，洗）各二两 神曲（炒） 麦蘖（炒）各三两 枳壳（麸炒，去瓤） 肉豆蔻（面裹煨）各一两

【用法】上为细末，酒糊为丸，如梧桐子大。每服三四十丸，温熟水送下，不拘时候。

【主治】脾胃不和，胸膈痞闷，泄泻下痢，水谷不消。

沉香金粟散

【来源】《魏氏家藏方》卷五。

【组成】沉香（煨干） 干木瓜 人参（去芦） 诃

子（炮，去核） 肉桂（去粗皮，不见火） 半夏（红曲炒） 木香（湿纸煨） 丁香（不见火） 槟榔 川芎 乌药 陈皮（去白） 当归（去芦） 白姜（炮，洗） 白芷（炒） 甘草（炙） 桔梗（炒） 良姜（炒） 远志（去心） 白扁豆（炒） 缩砂仁 龙骨（煅）各一两 白茯苓（去皮） 附子（炮，去皮脐） 藿香叶（去土） 莲子肉（去心） 罂粟子（炒） 川厚朴（去粗皮，姜制，炒） 肉豆蔻（面裹，煨）各一两

【用法】上为细末。每服三钱，水一盏二分，加生姜五片，大枣二枚，同煎至八分，和滓，空心温服。

【功用】温中和气，调养心脾，进食止痢。

草果养脾汤

【来源】《魏氏家藏方》卷五。

【组成】草果仁 茯苓（白者，去皮） 缩砂仁各半两 桔梗一分 甘草一两半（炙） 生姜六两（用白面四两同拌和，罨一宿，炒黄）

【用法】上为细末。每服一钱，沸汤点下。

【功用】健脾化痰，开胃进食，久服无疟痢疾。

清脾汤

【来源】《魏氏家藏方》卷五。

【组成】草果仁（炒） 厚朴（去粗皮，姜制，炙） 川姜（炮，洗） 甘草（炙）各一两 陈皮（去瓤） 木香（煨）各半两 麦蘖 神曲（炒）各二两 舶上茴香三分（炒）

【用法】上为细末。食后入盐沸汤点服。

【主治】疟痢。

二宜散

【来源】《魏氏家藏方》卷七。

【组成】甘草（慢火油煎） 干姜（炮，洗）各等分

【用法】上为末。每服一钱，水八分，煎至四分，经宿露，空心服。如赤多，即甘草六分，干姜四分；白多，甘草四分，干姜六分。

【主治】赤白痢。

【宜忌】忌生冷、油腻物。

人参散

【来源】《魏氏家藏方》卷七。

【组成】人参（去芦） 罂粟壳（去顶蒂瓤，蜜炙） 阿胶（蛤粉炒成珠子） 糯米各等分

【用法】上锉，每一两分作四服。每服水一盏，煎至七分，去滓，通口服。

【主治】久痢不止。

三建丸

【来源】《魏氏家藏方》卷七。

【组成】天雄 附子各一两 川乌头二只（以上并炮，去皮脐） 阳起石（别研） 钟乳粉各半两

【用法】上为细末，神曲打糊为丸，如梧桐子大，朱砂为衣。每服十丸，食前用生姜汤送下。

【功用】止泻，宽膈，进食，补助真元。

【主治】赤白痢疾。

万安汤

【来源】《魏氏家藏方》卷七。

【组成】人参（去芦） 甘草（炙）各半两 大川乌（炮，去皮脐，锉，盐炒草，去盐） 草果子（面裹煨） 干姜（炮，洗）各二两

【用法】上为粗末。每服三钱，水一盏半，加生姜二片，枣子一个（去核），同煎至八分，去滓，空心、食前热服。

【主治】脾泄冷痢，腹痛里急，寒中色白，米谷不化。

太素神丹

【来源】《魏氏家藏方》卷七引刘德容方。

【组成】牡蛎（雪白，左顾极大者）一斤 硫黄一两 腻粉半两

【用法】上药先用炭三斤，烧牡蛎令通红，放冷，碾成粉，分为两处，各半斤。用大坩锅子一个，盐泥固济，只留口，以牡蛎四两实在锅子底，次将硫黄、腻粉同碾细，用无底小竹筒置牡蛎之上，锅子中心四边再以牡蛎实之，却取竹筒，要得不近锅子四边也，然后再以四两余牡蛎，实捺硫黄之上，去锅子口留三二寸，周匝用熟火三斤簇，待锅子中焰出，以匙抄余牡蛎掺之，焰出又掺，以焰绝为度。放冷取出，再碾如粉。然后取大新砖一片，凿成一池子，深约半砖以上，将未经余煅牡蛎平分一半，实铺在池子底，次将已煅过硫黄、牡蛎在上，更将余一半牡蛎覆之，实捺平后，用新白瓦一口盖定，以木炭一秤周匝烧之，候火尽为度。却取出，于土内埋半日，令出火毒，研细，滴水为丸，如梧桐子大。每服三五十丸，温米饮送下，食前服。

【主治】久患癅冷，脏腑虚滑，痢下脓血；妇人血海虚冷，赤白带下，经候不时，久无子息；男子下部积冷，腰膝无力，寒疝，膀胱一切冷病。

乌紫金丸

【来源】《魏氏家藏方》卷七。

【组成】肉豆蔻一两（刷去灰土，拣最大者，每只钻窍，入丁香七粒在内，用醋纸裹煨，十分油出尽为度） 罂粟壳（去顶蒂瓤极净，切片，用好酸醋浸一宿，炒干秤）半两 滴乳香二钱半（别研）

【用法】上为细末，汤泡乌梅肉研烂为丸，如梧桐子大，每服五十丸至七十丸，泻，用米饮送下；痢，用生姜汤送下；肠风脏毒下血。荆芥、地榆煎汤送下，并食前服之。

【主治】一切泻痢，不问新旧冷热及肠风下血。

六物汤

【来源】《魏氏家藏方》卷七。

【组成】罂粟壳（去顶蒂瓤，蜜炒） 枣子各十二个 香薷一握 橘皮二枚（全者，去白） 甘草五寸（炙） 生姜十片

【用法】上为粗末，作三服。用水一中碗，煎至七分，去滓，空心温服。

【主治】赤白痢，秋后不效者。

如圣丸

【来源】《魏氏家藏方》卷七。

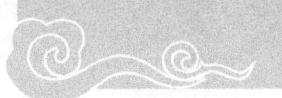

【组成】川百药煎（好者）不拘多少

【用法】上为细末，用白汤调陈米糕为丸，如梧桐子大，略用百草霜为衣。如白冷痢，以罂粟壳一枚（炙黄色）煎汤送下；赤痢，甘草汤下，不拘时候。

【主治】赤白痢。

如圣饮

【来源】《魏氏家藏方》卷七。

【组成】罂粟壳（去顶蒂瓤，蜜炙）四两　橘皮（去白）　白艾　当归（去芦）　甘草（炙）各二两　乌梅一两

【用法】上为粗末。每服三钱，水一盏半，加生姜三片，枣子一枚，如赤痢入地榆；白痢入干姜一小块，煎至七分，去滓，空心温服。

【主治】痢疾。

如神汤

【来源】《魏氏家藏方》卷七。

【组成】罂粟壳（大者，去顶蒂瓤净，锉，蜜拌湿，炒干）　当归（去芦）　丁香（不见火）　白术各一两（炒）　乳香半两（别研）

【用法】上锉。病轻者每服三钱，水一盏，煎七分，去滓，通口服；甚者每服半两，水一盏半，煎至八分，去滓服。只一二服见效。

【主治】新久泻痢，或赤或白，或水泻。

豆蔻散

【来源】《魏氏家藏方》卷七。

【组成】肉豆蔻一两（面裹煨）　罂粟壳（去顶蒂瓤，蜜炒）　木香一钱（不见火）　白术（炒）　人参（去芦）　黄耆（蜜炙）　甘草（炙）　白茯苓（去皮）各二两

【用法】上锉。每服三钱，水一盏半，加枣子三枚，生姜五片，乌梅二枚，煎至六分，去滓，不拘时候服。

【主治】赤白痢。

豆蔻散

【来源】《魏氏家藏方》卷七。

【组成】肉豆蔻一两二钱半（面裹煨香）　罂粟壳（去顶蒂瓤，蜜炒）　橘红　香附子（去毛）各四两　甘草二两（炙）　川姜一两（炮洗）

【用法】上为细末。每服三五钱，用陈米饮调下，不拘时候服。

【主治】久年新近泄泻，赤白下痢。

豆蔻散

【来源】《魏氏家藏方》卷七。

【组成】肉豆蔻（面裹煨）　罂粟壳（去顶蒂瓤，蜜炙）　石榴皮　黄连各等分

【用法】上为细末。每服三钱，食前米饮调下。

【主治】泻痢腹痛，里急后重，粪赤。

赤石脂散

【来源】《魏氏家藏方》卷七。

【组成】赤石脂（煅）　肉豆蔻（面裹煨）各四两　缩砂仁一两

【用法】上为细末。每服二钱，空心米饮调下。

【主治】泄痢。

连朴丸

【来源】《魏氏家藏方》卷七。

【组成】黄连（好者）五两　厚朴十两（去粗皮）

【用法】上锉，用生姜十两，取自然汁浸煮干，为细末，清面糊为丸，如梧桐子大。每服五七十丸，空心米饮送下。

【功用】厚肠胃。

【主治】泻痢。

补中丸

【来源】《魏氏家藏方》卷七。

【组成】白芷二两　罂粟壳（去蒂瓤）一两半（半生，半炒）　当归（焙，去芦）　枳壳（麸炒，去瓤）各一两　陈皮半两（去白，炒）　橡斗（大

者）七枚（小者）十枚

【用法】上为细末，炼蜜为丸，如弹子大。每服一丸，水一盏，煎至七分，食前服。

【主治】赤白痢。

【加减】白痢，加石榴皮一片；赤痢，加乌梅半个；如赤白痢，加乌梅、石榴皮同煎。

固肠丸

【来源】《魏氏家藏方》卷七。

【组成】大附子一只（炮，去皮脐） 白姜（炮，洗） 肉豆蔻（面裹煨） 橘红 大诃子（去核） 椒红各一两（去目合口，炒出汗）

【用法】上为细末，糯米粉糊为丸，如梧桐子大。每服百丸，空心、食前盐饭饮送下。

【主治】泻痢。

固肠饮

【来源】《魏氏家藏方》卷七。

【组成】肉豆蔻（炮） 人参（去芦） 白术（炒） 赤石脂 肉桂（去皮） 当归（洗，切片） 良姜 附子（炮，去皮脐） 厚朴（姜汁制，炒） 甘草（炙，减半）各等分

【用法】上为粗末。每服五钱，水一盏半，入粳米一小撮，煎至七分，去滓，空心食前温服。

【主治】肠胃虚弱，内挟风冷，脐腹撮痛，下痢，以及虚滑，或下脓血。

肥肠丸

【来源】《魏氏家藏方》卷七。

【组成】硫黄二两（别研） 吴茱萸四两（汤泡七次，焙）

以上二味，用豮猪大肠四尺，去脂膜，洗净；入二味药在内，用麻线缚两头；好米醋一碗，砂石器内慢火煮干，烂研成膏。

厚朴十两（去皮，姜汁浸一宿，炒令黄色） 附子二两（炮，去皮脐，锉，再炒令黄） 南木香二两（湿纸裹煨令香）

【用法】上为细末，用前膏子搜和为丸，如梧桐子大。每服五十丸，食前米饮送下。

【主治】脾泄下痢。

柏子散

【来源】《魏氏家藏方》卷七。

【组成】侧柏子二十五个

【用法】上研烂，冷熟水淘，纱帛滤去渣，入蜜再调，连进二服。

【主治】赤痢。

【宜忌】忌食鱼腥、肉等物。

韭附丸

【来源】《魏氏家藏方》卷七。

【组成】大附子一只（炮，去皮脐，再炒令微黄色）

【用法】上为末，以韭菜根研烂，绞取汁为丸，如梧桐子大。每服三十丸，空心米饮送下。

【主治】泻痢。

【宜忌】老人尤宜服之。须是晒干服，不干恐麻。

香茸丸

【来源】《魏氏家藏方》卷七。

【组成】乳香三钱（别研） 鹿茸半两（酒浸一宿，炙） 肉豆蔻一两（净洗，每个作两片，安乳香在内，外用面裹煨，去面）

【用法】上为细末，陈米饭为丸，如梧桐子大。每服五十丸，食前米饮送下，一日三四次。

【主治】日久冷痢。

香罂散

【来源】《魏氏家藏方》卷七。

【组成】木香半两（用黄连半两同炒） 甘草一两（炙） 罂粟壳（去顶带瓤）半两（用生姜半两同炒）

【用法】上为细末。入麝香少许，食前陈米饮调下。

【主治】积痢。

保寿丹

【来源】《魏氏家藏方》卷七。

【组成】附子（炮，去皮脐） 肉豆蔻（面裹煨）各一两 赤石脂（煅） 白姜（炮，洗） 荜澄茄各半两

【用法】上为细末，面糊为丸，如梧桐子大。每服三十丸，米饮送下。

【主治】脏腑虚寒，泻痢不止。

姜连丸

【来源】《魏氏家藏方》卷七。

【组成】宣黄连（去须） 生姜（连皮同黄连炒）各四两 肉豆蔻（面裹煨） 当归（去芦）各二两 罂粟壳三两（去顶蒂，瓤，蜜炒） 干姜（炮，洗） 阿胶（锉，麸炒成珠）各一两

【用法】上为细末，以枣子四十九枚，生姜四两切片，银石铫内同枣子水浸，煮候干，取枣去皮核，捣成膏为丸，如梧桐子大。每服五十丸，空心米饮送下。

【主治】痢下赤白。

神应散

【来源】《魏氏家藏方》卷七。

【组成】罂粟壳（去顶蒂瓤）二两半（用蜜半两许拌罨一二时，炒令紫色） 川干姜一分半（洗炒） 甘草（炒） 人参（去芦，炒） 当归（去芦）各一分

【用法】上为细末。每服三钱，食前米饮调下。

【主治】泻痢。

圆通大圣散

【来源】《魏氏家藏方》卷七。

【组成】木香（方圆）二寸（不见火） 黄连半两（去须）

【用法】水半升同煮干，去黄连，只取木香切，焙为细末，分作三服。第一服用陈米汤调下，第二服陈米饮调下，第三服甘草汤调下。

【主治】赤白痢。

调中汤

【来源】《魏氏家藏方》卷七。

【组成】木香一钱（不见火） 防风（去芦） 黄耆（蜜炙） 炙甘草各一分 人参（去芦） 白茯苓（去皮） 当归（去芦，酒浸） 熟干地黄各二两（洗） 罂粟壳（去顶蒂瓤）半两（剪碎，蜜拌炒令黄）

【用法】上为粗末。每服三大钱，水一盏，加生姜三片，枣子一个，煎至七分，去滓，食前通口服。

【主治】赤白痢。由肠胃虚弱，冷热之气，乘虚相搏，血渗入肠，则为泻痢，重者血与脓相杂，状如浓涕，轻者浓血上赤脉，状如鱼脑，日夜不绝，脐腹疼痛，不思饮食。

【加减】如血痢，加竹茹一块同煎。

猪肚煎丸

【来源】《魏氏家藏方》卷七。

【组成】舶上茴香二两 舶上硫黄一两（别研） 川椒二两（拣开口无梗者，用白面四两同炒，候面黄，取椒放地上出汗） 枳壳二两（去瓤，将炒椒面同炒令香熟，去面不用）

【用法】上为细末，用猪肚一个，洗净去脂，入硫黄末在内，用线密缝，以灰酒四两，慢火煮烂，别研令极细，和药为丸，如梧桐子大。每服三十丸，空心米饮或温酒送下。

【功用】润肠，和脏气，进饮食。

【主治】因病后或泄泻，久服热药过度，脾土燥而不能制水；或痢甚则频并，或下白脓，腹胁时痛。

暖脏丸

【来源】《魏氏家藏方》卷七。

【组成】吴茱萸（汤泡七次，炒） 黄连（去毛，锉，炒令赤色）各等分

【用法】上为细末，用大蒜头煨熟，研烂为丸，如梧桐子大。每服三十丸，空心、食前米饮送下。

【主治】泻痢。

罂粟汤

【来源】《魏氏家藏方》卷七。

【组成】大罂粟壳十枚（赤痢蜜炙，白痢生用） 甘草半寸（炙） 橘皮一两（去白）

【用法】上用陈米半合，水两碗，同煎至一碗，分作三服，咽下驻车丸。

【主治】痢疾。

罂榆汤

【来源】《魏氏家藏方》卷七。

【组成】罂粟壳（去顶蒂瓤，蜜炒）半斤 赤芍药 陈皮（去白） 甘草（炙）各半两 地榆四两 五倍子一两

【用法】上为粗末。每服三钱，水一盏，加生姜三片，大枣一枚，煎至七分，去滓，食前温服。

【主治】痢疾。

立应丸

【来源】《神效名方》。

【组成】干姜一两（炮，另末） 百草霜一两 巴豆（连皮，炒用）一两 杏仁一两（同巴豆和皮炒黑色，杵为泥后，入霜研用）

【用法】用黄蜡四两，熔开蜡，次入前四味，用铁器搅匀为丸，如梧桐子大。每服三五丸，甘草汤送下；白痢，食前用干姜汤送下；若水泻，温水送下。

【主治】脏腑泄痢，脓血不止，腹中疼痛。

香连丸

【来源】《儒门事亲》卷十二。

【组成】木香 诃子肉（面炒） 黄连（炒）各半两 龙骨二钱

【用法】上为细末，饭丸如黍米大。每服二十丸，米饮汤送下。

【主治】小儿痢。

补中益气汤

【来源】《内外伤辨惑论》卷中。

【别名】医王汤（《伤寒论今释》卷七引《方函口诀》）。

【组成】黄耆一钱 甘草（炙）五分 人参（去芦）升麻 柴胡 橘皮 当归身（酒洗） 白术各三分

【用法】上锉，都作一服。水二盏，煎至一盏，去滓，早饭后温服。如伤之重者，二服而愈。量轻重治之。

【功用】《方剂学》：补中益气，升阳举陷。

【主治】

1.《内外伤辨惑论》：饮食失节，寒温不适，脾胃受伤；喜怒忧恐，劳役过度，损耗元气，脾胃虚衰，元气不足，而心火独盛，心火者，阴火也，起于下焦，其系于心，心不主令，相火代之，相火，下焦胞络之火，元气之贼也，火与元气不能两立，一胜则一负，脾胃气虚，则下流于肾，阴火得以乘其土位。始得之则气高而喘，身热而烦，其脉洪大而头痛，或渴不止，皮肤不任风寒而生寒热。

2.《明医杂著》：中气不足，或误服克伐，四肢倦怠，口干发热，饮食无味；或饮食失节，劳倦身热，脉洪大而无力，或头痛恶寒，自汗；或气高而喘，身热而烦，脉微细软弱；或中气虚弱而不能摄血；或饮食劳倦而患疟、痢；或疟、痢等症因脾胃虚而不能愈者，或元气虚弱，感冒风寒不胜发表；或入房而后劳役感冒；或劳役感冒而后入房者，

【宜忌】《张氏医通》：下元虚者禁用。

枳实导滞丸

【来源】《内外伤辨惑论》卷下。

【组成】大黄一两 枳实（麸炒、去瓤） 神曲（炒）各五钱 茯苓（去皮） 黄芩（去腐） 黄连（拣净） 白术各三钱 泽泻二钱

【用法】上为细末，汤浸蒸饼为丸，如梧桐子大。每服五十至七十丸，食远温开水送下。

【功用】《中药制剂手册》：祛湿清热，消积导滞。

【主治】

1.《内外伤辨惑论》：伤湿热之物，不得施化，而作痞满，闷乱不安。

2.《中药制剂手册》：脾胃湿热引起的胸满腹痛，消化不良，积滞泻泄，或下痢脓血，里急

后重。

【加减】本方加木香、槟榔，名"木香导滞丸"（《医学正传》卷二）。

【验案】慢性便秘 《浙江中医学院学报》（1996，2：28）：用枳实导滞丸治疗慢性便秘 31 例，对照组 29 例用果导片治疗。结果：治疗组显效 25 例，有效 3 例，无效 3 例，总有效率 90%；对照组显效 12 例，有效 8 例，无效 9 例，总有效率 69%。两组疗效经统计学处理有显著意义，$P < 0.05$。

应梦如神饮子

【来源】《普济方》卷二〇八引《家藏经效方》。

【组成】绵姜一两（炮制） 陈橘皮一两半（去瓤称） 木香半两 拣甘草一两（炙黄） 茯苓一两 诃子一两（火炮去核称） 御米壳二两（去顶梗并子及内膈皮，炒）

【用法】上锉。每服四钱至五钱，水一盏半，加大枣二枚，煎至七分，去滓温服，不拘时候。

【主治】阴阳不和，冷热相干，肚腹胀膨，不时作痛，五更寒痛溏泻，及白痢赤痢，一切不正之气。

【加减】腹痛，加乳香少许；白痢，加干姜、大枣，两服滓并作一服；血痢，加黄连、木香半钱；血少，加乌梅一个。

缩砂散

【来源】《妇人大全良方》卷一。

【别名】缩砂饮（《女科指掌》卷三）。

【组成】新缩砂仁不拘多少

【用法】于新瓦片上炒香，为细末。每服三钱，米饮调下。

《证治准绳·女科》：每服二钱，热酒调下；不饮酒者，米饮调下。

【主治】

1.《妇人大全良方》：血崩。

2.《赤水玄珠全集》：休息痢。

3.《何氏济生论》：胎动不安，堕在须臾者。

六物汤

【来源】《妇人大全良方》卷二引陈氏方。

【别名】加味四物汤（《玉机微义》卷五）、胶艾六合汤（《医垒元戎》）。

【组成】四物汤加阿胶　艾叶

《医垒元戎》：四物汤四两，阿胶、艾叶各五钱。

【主治】

1.《妇人大全良方》引陈氏方：痢疾，腹痛难忍。

2.《妇人大全良方》：血痢不止。

3.《医垒元戎》：妊娠伤寒汗下后，血漏不止，胎气损者。

胜金丸

【来源】《妇人大全良方》卷二。

【别名】不换金丸（原书同卷页）、女金丹（《韩氏医通》卷下）、不换金丹（《景岳全书》卷六十一引《大典》）。

【组成】白芍药　藁本　石脂　川芎（不见火）　牡丹皮　当归　白茯苓　人参　白薇　白芷　桂心　延胡索　白术　没药　甘草（炙）各等分

【用法】上为细末，炼蜜为丸，如弹子大。每服一丸，空心、食前温酒化下，初产了并用热醋汤化下。

【功用】安胎催生。

【主治】妇人久虚无子，产前产后一切病患；男子下虚无力，积年血风，脚手麻痹，半身不遂；赤白带下，血如山崩；产后腹中结痛，吐逆心痛；子死腹中，绕脐痛；气满烦闷，失盖汗不出；月水不通，四肢浮肿无力；血劳虚劳，小便不禁；中风不语，口噤；产后痢疾，消渴，眼前见鬼，迷运，败血上冲，寒热头痛，面色萎黄，淋涩诸疾，血下无度，血痢不止，欲食无味；产后伤寒，虚烦劳闷；产后血癖，羸瘦。

【加减】本方加沉香，名"胜金丹"（《景岳全书》卷六十一引《大典》）。

木香乌荆丸

【来源】《妇人大全良方》卷八。

【组成】木香一分　荆芥穗　川乌（炮）各一两

【用法】上为末，酒糊为丸，如梧桐子大。每服二十丸，食前、临卧浓煎栗根白皮酒吞下。

【主治】妇人肠风，酒痢。

【宜忌】忌羊血。

六神丸

【来源】《妇人大全良方》卷八。

【组成】神曲（别为末，留作糊） 麦芽 茯苓 枳壳 木香（煨，白痢倍之） 黄连（赤痢倍之）各等分

【用法】上为末，用神曲末作糊为丸，如梧桐子大。每服五十丸，赤痢，甘草汤送下；白痢，干姜汤送下；赤白痢，干姜、甘草汤送下。

【主治】

1.《妇人大全良方》：赤白痢疾。

2.《景岳全书》：食积兼热，赤白痢疾，或腹痛不食，或久而不止。

【方论】此方有黄连可以解暑毒，清脏腑、厚肠胃；有木香能温脾胃、逐邪气、止下痢；有枳壳能宽肠胃；有茯苓能利水道；有神曲、麦芽可以消滞。

四顺附子汤

【来源】《妇人大全良方》卷八。

【组成】生附子（去皮脐） 白姜（炮） 甘草 人参各一两

【用法】上锉。每服四钱，水二盏，煎至七分，去滓，空心服。

【功用】峻补。

【主治】

1.《妇人大全良方》：下痢纯白，状如鱼脑，脐腹冷痛，日夜无度，手足逆冷；或有呕逆，全不入食，饮食欲温而恶冷，六脉微细；甚者，四肢逆冷，六脉沉绝。

2.《奇效良方》：吐泻过多，手足逆冷，六脉沉细，气少不语；及霍乱转筋，肉冷汗出，呕哕。

【宜忌】凡痢疾虽体寒，手足逆冷，冷汗自出，六脉沉伏，不宜轻用附子。

【加减】吐泻、腹痛，加桂半两；小便不利者，加

茯苓半两。

加味参附汤

【来源】《妇人大全良方》卷八。

【别名】加减参附汤（《校法妇人良方》卷八）。

【组成】大附子二两半（炮） 大人参一两

【用法】上锉。每服四钱，水二盏，加生姜十片，丁香十五粒，米一撮，煎至七分，空心温服。

【主治】

1.《妇人大全良方》：妇人滞下，脏腑虚冷，四肢逆冷，六脉沉绝。

2.《校注妇人良方》：寒痢阳气脱陷，呕吐不食，手足俱冷。

豆蔻饼

【来源】《妇人大全良方》卷八引涂明仲方。

【组成】罂粟壳（制）一两 白芍药 黄耆各三钱 陈皮 青皮 木香 诃子 肉豆蔻 人参各一钱半 羌活 当归各一钱

【用法】上为末，炼蜜为丸，如弹子大。每服二丸，水一小盏，煎至七分，温服。

【主治】赤白痢，脐腹刺痛，久而不愈，大治冷痢。

荆芥穗散

【来源】方出《妇人大全良方》卷八，名见《普济方》卷三二一。

【组成】荆芥穗 黄耆 熟地黄 当归 桑耳 地榆 樗白皮 皂角刺 干姜 槐豆 牛蒡子 甘草各等分

【用法】上为细末。每服二钱，空心粥饮调下。

【主治】妇人肠风，酒痢。

桃胶散

【来源】《妇人大全良方》卷二十二。

【组成】桃胶（瓦上焙干） 沉香 蒲黄（隔纸炒）各等分

【用法】上为末。每服二钱，食前陈米饮调下。

【主治】产后痢下赤白，里急后重疠刺疼痛。

车前汤

【来源】《经验良方》。

【组成】车前草三钱　玫瑰花一钱半　大黄一钱

【用法】水煎服。

【主治】痢疾。

【加减】小儿多兼蛔虫而不食，宜加海人草。

神妙散

【来源】《医方类聚》卷一四一引《经验良方》。

【组成】大黄　人参　枳壳　火麻子各等分

【用法】上为末，面糊为丸，如梧桐子大。每服三十丸，白汤送下。

【主治】赤白痢疾。

朱粉丹

【来源】《续易简方》卷四。

【组成】巴豆（去皮心膜，出油）　粉草　硇砂　朱砂各一钱（研）　砒（研）半钱

【用法】上为末，黄蜡二钱熔成汁，下药搅匀，为丸如绿豆大。每服一丸，饮送下，未知再进。

【主治】疟痢及积痢。

油调散

【来源】《续易简方》卷四。

【组成】腊茶末二钱

【用法】用热汤七分盏调，倾一蛤蜊壳生麻油在内，搅匀。食空服之。

【主治】积痢。

养脏汤

【来源】《续易简方》卷四。

【组成】厚朴（去皮，姜制）　肉豆蔻（面裹煨）　苍术（米泔浸，锉，炒）　赤茯苓各二钱半　木香　橘红各二钱　甘草（炙）一钱

【用法】上锉散。每服四钱，水一盏半，加生姜五片，大枣一枚，煎八分，去滓，食前温服。

【主治】湿毒痢，所下如豆羹汁，心腹刺痛，腰腿沉重。

姜茶散

【来源】《续易简方》卷四。

【别名】姜茶煎（《医学入门》卷七）、姜茶汤（《古今医鉴》卷五）、姜茶饮（《医林纂要探源》卷六）。

【组成】生姜（和皮，切片）十片　陈腊茶末二钱

【用法】上用水二盏，煎至一盏，去滓，食前热服。

【主治】赤白痢。

【方论】《医学入门》：姜助阳，茶助阴，二者皆能消散，又且调平阴阳，暑毒、酒食毒皆能解之。

楮叶散

【来源】《续易简方》卷四。

【组成】干楮叶三两

【用法】上为末。每取二钱，乌梅汤调服，一日二次。另取羊肉裹末纳谷道，痢出即止。

【主治】瘴痢，不问老少，日夜百余度者。

橡斗子散

【来源】《续易简方》卷四。

【组成】橡斗子　槐花各一两（同炒黄色）　白矾一分

【用法】上为细末。每服二钱，温酒调下。

【主治】酒痢便血，经年不愈者。

米粉丹

【来源】《普济方》卷二一〇引《续易简》。

【组成】巴豆（去皮心膜，出油）　粉霜　硇砂　朱砂各一钱　砒霜（研）半钱

【用法】上为末，黄蜡二钱，熔成汁，下药搅匀，旋如绿豆大。每服一丸，米饮送下，未愈再进。

【主治】痢疟及积痢。

神应丸

【来源】《普济方》卷二一〇引《余居士选奇方》。

【组成】厚朴汁三分　川当归四分　枳壳八分　矾（煅）八分　干姜十分　缩砂六分　赤石脂五分　黄连四分　龙骨十分　附子十分（去皮脐尖）　诃子七分　五味子七分　茯苓六分　人参六分

【用法】上为末，醋醪为丸，如梧桐子大。每服三十丸，空心橘皮汤送下，每日三次。

【主治】脾胃气虚，冷痛下痢不止，每食粘物及冷物酒面则泻痢，往往气膨，胸膈满闷，微痛则溏泻，或五更初则下泄。

凉血地黄汤

【来源】《脾胃论》卷中。

【组成】黄柏（去皮，锉，炒）　知母（锉，炒）各一钱　青皮（不去皮瓤）　槐子（炒）　熟地黄　当归各五分

【用法】上锉，作一服。用水一盏，煎至七分，去滓温服。

【主治】时值长夏，湿热大盛，客气胜而主气弱，肠澼病甚。

【加减】小便涩，脐下闷，或大便则后重，调木香、槟榔细末各五分，空心或食前稍热服。

【方论】《脾胃论注释》：黄柏、知母燥湿清热为主，熟地黄、当归滋血和血为辅，青皮理气为助，槐实入肠凉血为引。

白术安胃散

【来源】《脾胃论》卷下。

【组成】五味子　乌梅（取肉，炒干）各五钱　车前子　茯苓　白术各二两　米壳三两（去顶蒂穰，醋煮一宿，炒干）

【用法】上为末。每服五钱，水一盏半，煎至一盏，去滓，空心温服。

【主治】一切泻痢，无问脓血相杂，里急窘痛，日夜无度；男子小肠气痛；妇人脐下虚冷，并产后儿枕块痛；亦治产后虚弱，寒热不止者。

圣饼子

【来源】《脾胃论》卷下。

【组成】黄丹二钱　定粉　舶上硫黄　陀僧各三钱　轻粉少许

【用法】上锉细为末，入白面四钱匕，滴水和如指尖大，捻作饼子，阴干。食前温浆水磨服之。大便黑色为效。

【主治】泻痢赤白，脐腹撮痛，久不愈者。

当归和血散

【来源】《脾胃论》卷下。

【别名】槐花散（《兰室秘藏》卷下）、当归和血汤（《济阳纲目》卷六十三）。

【组成】川芎四分　青皮　槐花　荆芥穗　熟地黄　白术各六分　当归身　升麻各一钱

【用法】上为细末。每服二三钱，清米饮汤调下，食前服。

【主治】肠澼下血，湿毒下血。

诃黎勒丸

【来源】《脾胃论》卷下。

【组成】诃子（去核梢）五钱　椿根白皮一两　母丁香三十个

【用法】上为细末，醋面糊为丸，如梧桐子大。每服五十丸，五更以陈米饭汤入醋少许送下。三日三服效。

【主治】休息痢，昼夜无度，腥臭不可近，脐腹撮痛，诸药不效者。

【方论】《脾胃论注释》：方中诃子性温味苦酸，能涩肠止痢，休息痢多属肠间积滞，久痢滑脱，故用为主药；椿根白皮性凉味涩，治湿热久困，有除湿实肠功用；母丁香味辛性温，温脾胃，止五色毒痢，芳香化浊以除秽。

神功丸

【来源】《兰室秘藏》卷中。

【别名】神效丸（《片玉心书》卷五）。

【组成】兰香叶　当归身　藿香（用叶）　木香各

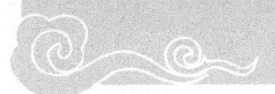

一钱　升麻二钱　生地黄（酒洗）　生甘草各三钱　黄连（去须，择净，酒洗）　缩砂仁各五钱

【用法】上为细末，汤浸蒸饼为丸，如绿豆大。每服一百丸，加至二百丸止，食远白汤送下；若治血痢、血崩、肠澼下血等，则空心以米汤送下。

【主治】多食肉人口臭不可近，牙齿疳蚀，牙龈肉将脱，牙齿落血不止，并治血痢及血崩，血下不止，血下褐色或紫色、黑色，及肠澼下血，脉洪大而缓者；及治麻木厥气上冲，逆气上行，妄闻妄见者。

【方论】《绛雪园古方选注》：东垣意在清热，仍以去湿为首务。湿淫所胜，治以黄连、木香，以苦燥之；佐以兰香、藿香，以辛散之。热淫所胜，治以木香、砂仁之苦温；佐以升麻、甘草之甘辛；反佐以清胃散中之当归、生地滋湿之品，引领风燥之药，并去其血分之湿热。

升麻补胃汤

【来源】《兰室秘藏》卷下。

【别名】升阳补胃汤（《医学正传》卷五）。

【组成】白芍药一钱五分　升麻　羌活　黄耆各一钱　生地黄　熟地黄　独活　牡丹皮　炙甘草　柴胡　防风各五分　当归身　葛根各三分　肉桂少许

【用法】上锉，如麻豆大。分作二服，每服水二盏，煎至一盏，去滓稍热，食前服。

【主治】湿毒肠澼。宿有阳明血证，因五月间大热吃杏，肠澼下血，唧远散漫如筛，腰沉沉然，腹中不痛，血色紫黑者。

升阳去热和血汤

【来源】《兰室秘藏》卷下。

【别名】除湿热和血汤（《东垣试效方》卷七）、升阳除湿和血汤（《医学纲目》卷十七）、升阳和血汤（《玉机微义》卷十七）、除湿和血汤（《外科发挥》卷七）、升麻去湿和血散（《丹溪心法附余》卷十一）、升阳去湿和血汤（《仁术便览》卷三）。

【组成】橘皮二分　熟地黄　当归身　苍术　秦艽　肉桂各三分　生地黄　牡丹皮　生甘草各五分　升麻七分　熟甘草　黄耆各一钱　白芍药一

钱五分

【用法】上锉，都作一服。水四盏，煎至一盏，去滓，空心稍热服。

【功用】升阳，去湿热，和血脉。

【主治】阳明气冲热毒，肠澼下血，其血唧出有力而远射，四散如筛，肠中血下行，腹中大作痛。

茯苓汤

【来源】《兰室秘藏》卷下。

【组成】生黄芩三分　当归身四分　肉桂　炙甘草各五分　猪苓　茯苓各六分　泽泻一钱　芍药一钱五分　苍术　生姜　升麻　柴胡各二钱。

【用法】上锉，如麻豆大，分作二服。每服水二盏，煎至一盏，去滓，食前稍热服。

【主治】因伤冷饭水泄，一夜走十行，变作白痢，次日其痢赤白，腹中疗痛，减食，热躁，四肢沉困无力。

涤肠汤

【来源】《古今医统大全》卷三十六引《发明》。

【组成】生枳壳　生大黄各三两　尖槟榔　黑牵牛（为末）各半两　白朴消二两　生枳实一两

【用法】上为粗末。每服一两，水一盏半，煎八分，空心食前服。

【主治】积滞下痢，里急后重，日夜无度。

如意丸

【来源】《济生方》卷四。

【组成】枳壳（去瓤）　槟榔　橘红　半夏（汤炮七次）　蓬术　京三棱　干姜（炮）　黄连（去须）各二两　巴豆三七粒（连壳用）

【用法】上除巴豆外，锉如豆大，用好醋合巴豆煮干，去巴豆，余药焙为细末，薄糊为丸，如绿豆大。每服十丸，加至十五丸，食后临卧清茶、姜汤任下。

【主治】中虚积冷，气弱有伤，不能传化，心中坚痞，两胁胀满，心腹疼痛，噫宿腐气；及霍乱吐泻，米谷不消；久痢赤白，脓血相杂，久病黄色羸瘦；及腹中一切食癥之疾。

【宜忌】孕妇不宜服。

黑丸子

【来源】《济生方》卷四。

【组成】乌梅肉七个　百草霜三分　杏仁（去皮尖，别研）三七枚　巴豆（去壳并油）二枚　半夏（汤泡七次）九枚　缩砂仁三七枚

【用法】上为细末，和匀，用薄糊为丸，如黍米大。每服十五丸，加至二十丸，用熟水送下，姜汤亦得。更看虚实，增损丸数。或因食生冷鱼脍等，用治中汤送下亦得。

【主治】

1.《济生方》：中脘有宿食，吞酸恶心，口吐清水，噫宿腐气，或心腹疼痛，及中虚积聚飧泄，赤白痢下。

2.《奇效良方》：脾胃怯弱，饮食过伤，留滞不化，遂成下痢。

当归丸

【来源】《袖珍方》卷一引《济生方》。

【组成】当归（去芦，酒浸）　芍药　附子（炮）　白术　干姜（炮）　厚朴（姜制）　阿胶（蛤粉炒）各一两　乌梅肉二两

《杏苑生春》引《济生方》有炙草七钱。

【用法】上为末，醋糊为丸，如梧桐子大。每服五十丸，空心，用米饮送下。

【功用】《杏苑生春》引《济生方》：补中散寒，收涩止脱，行滞气，厚肠胃。

【主治】

1.《袖珍方》引《济生方》：冷留肠胃，下痢纯白，腹痛不止。

2.《世医得效方》：冷痢凄清，肠鸣，所下纯白，腹痛不止，手足冷者。

3.《杏苑生春》引《济生方》：下焦积冷，阳气虚脱，滑利不禁。

乌梅丸

【来源】《医方类聚》卷一三九引《济生方》。

【组成】乌梅肉二两　黄连（去须）三两　当归

（去芦）　枳壳（去瓤，麸炒）各一两

【用法】上为细末，醋糊为丸，如梧桐子大。每服七十丸，空心食前以米饮送下。

【主治】热留肠胃，下痢纯血，脐腹疗痛，或先经下痢未断，服热药，蕴毒伏热，渗成血痢。

茜根丸

【来源】《医方类聚》卷一三九引《济生方》。

【组成】茜根（洗）　川升麻　犀角（镑）　地榆（洗）　当归（去芦，洗）　黄连（去须）　枳壳（去瓤，麸炒）　白芍药各等分

【用法】上为细末，醋煮米糊为丸，如梧桐子大。每服七十丸，空心、米饮送下。

【主治】一切毒痢及蛊注痢，血下如鸡肝，心烦腹痛。

黄连丸

【来源】《证治准绳·类方》卷六引《济生方》。

【组成】干姜（炮）　黄连（去须）　缩砂仁（炒）　川芎　阿胶（蛤粉炒）　白术各一两　乳香（另研）三钱　枳壳（去瓤，麸炒）半两

【用法】上为末，用盐梅三个取肉，少入醋为丸，如梧桐子大。每服四十丸，白痢，以干姜汤送下；赤痢，以甘草汤送下；赤白痢，以干姜甘草汤送下，俱食前服。

【主治】滞下。

莲子散

【来源】《仁斋直指方论》卷七。

【组成】石莲肉

【用法】上为末。入肉豆蔻末少许，米汤乘热调服。

【主治】翻胃，噤口痢。

柏皮汤

【来源】《仁斋直指方论》卷十三。

【别名】黄连柏皮汤（《医学入门》卷四）。

【组成】柏皮三两　黄芩二两　黄连一两

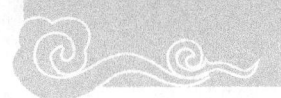

【用法】上锉。每服四钱，水一大盏，煎七分，入阿胶末半钱，再煎少顷，温服。

【主治】

1.《仁斋直指方论》：协热泄泻，亦治血痢。

2.《医学入门》：热毒吐血。

人参豆蔻散

【来源】《仁斋直指方论》卷十四。

【组成】木香　厚朴（制）　苍术（米泔浸，晒）　干姜（炮）　肉豆蔻（生）各二两　半夏曲　陈皮　阿胶（炒）各四两　缩砂　甘草（炒）各二两半　罂粟壳（去筋萼，醋淹，炒）四两

【用法】上锉。每服三钱，加生姜、大枣，水煎，食前服。

【主治】冷证泻痢。

艾姜丸

【来源】《仁斋直指方论》卷十四。

【组成】干艾叶四两（炒焦存性）　川白姜一分（炮）

【用法】上为末，醋煮面糊为丸，如梧桐子大。每服七十丸，食前清水米饮送下。

【主治】

1.《仁斋直指方论》：湿冷下痢脓血，腹痛；妇人下血。

2.《永类钤方》：白痢。

茱连丸

【来源】《仁斋直指方论》卷十四。

【组成】吴茱萸（拣净）　黄连（去须，半寸一截，同炒熟，分为二处）

【用法】上为末，醋面糊为丸，如梧桐子大。每服七十丸，陈米饮送下。赤痢专服黄连；白痢专服茱萸；赤白痢并服。或多或少，以意增减。

《古今医统大全》：为细末，米糊为丸，如梧桐子大。每服五十丸，食后白汤送下。

【主治】

1.《仁斋直指方论》：赤白痢。

2.《古今医统大全》：痞满。

断下汤

【来源】《仁斋直指方论》卷十四。

【组成】茯苓　白术各一钱　甘草半钱　草果（连皮）一枚　大罂粟壳十四枚（去筋萼，剪碎，醋浸，炒燥）　木香半钱

【用法】上为粗末。分作两服，每服加生姜五片，大枣三个，大乌梅三个，食前煎服。

【主治】赤白痢。

逐瘀汤

【来源】《仁斋直指方论》卷二十三。

【组成】川芎　白芷　生干地黄　赤芍药　五灵脂　枳壳（制）　阿胶　蓬莪术　茯苓　茯神　木通　生甘草　大黄（生用）　桃仁（去皮，焙）各一分半

【用法】上锉散。每服三钱，井水一碗，加生姜三片，蜜三匙，煎服。以利为度。

【功用】通利大小便，取下恶物。

【主治】

1.《仁斋直指方论》：痔疮，瘀血作痛。

2.《寿世保元》：赤痢血痢，痛不可忍，又治血痔。

秘传香连丸

【来源】《仁斋直指方论·附遗》卷十四。

【组成】川黄连（酒润，炒）五两　木香　白蔻各一两半　乳香　没药各五钱

【用法】上为细末，面糊为丸，如弹子大。每服一丸，赤者以甘草汤磨下，白者以生姜汤磨下。

【主治】诸般痢疾作痛，并久痢虚脱，脓血不止者。

【宜忌】如初痢一二日之间，不可服，恐拦住积滞热毒，他证愈剧。

斗门散

【来源】《女科万金方》。

【组成】地榆　干葛　粟壳　甘草　干姜

【主治】妇人五色痢。

赤芍汤

【来源】《女科万金方》卷五。

【组成】赤芍 当归 木香 甘草 肉果 槟榔 黄芩 黄连 大黄

【用法】水煎服。

【主治】赤白痢。

大沉香降气汤

【来源】《类编朱氏集验方》卷四。

【组成】沉香 木香 丁香 真紫苏子（炒） 白术 茯苓 橘红 肉豆蔻各一钱 檀香 厚朴 半夏（汤泡七次） 五味子 人参各一钱半 甘草 当归各二钱半 藿香叶半两 白豆蔻仁二钱

【用法】上锉。分作十服。水一盏半，加生姜三片，大枣一枚，煎八分，空心服。

【主治】男子、妇人气不升降，气聚衰弱，脾胃不和，饮食不进，呕逆恶心，自痢腹痛，虚喘气促，虚阳上攻；男子、妇人气血不调，流注脚气。

【加减】大便不通，加枳壳（去瓤）；心下不宁，加麦门冬子（去心）；不思饮食，加茯神、麦蘗（炒）；夜不得卧，加酸枣仁（炒）；壮筋骨、长肉、补血，加黄耆（盐水浸，炙）；肢疼痛，加桂与芍药；脏腑有寒，加熟附子。

一圣散

【来源】《类编朱氏集验方》卷六。

【组成】罂粟壳（去瓤盖，洗，炒黄色） 车前子（炒）各等分

【用法】上为细末。每服二钱，米饮下。

【主治】下利赤白，或小便不利，淋沥涩痛。

戊己丸

【来源】《类编朱氏集验方》卷六。

【组成】真吴茱萸（川中者，汤洗三两次） 黄连（去须，好酒浸）各等分

【用法】米糊为丸。每次三十丸，空心服。赤痢，当归、黄连、甘草汤送下；白痢，茱萸、生姜汤送下。

【主治】赤白痢。

地榆散

【来源】《类编朱氏集验方》卷六。

【组成】地榆 诃子 甘草
　　《普济方》本方用量：各等分。

【用法】上为细末。盐米饮调下。

【主治】
　　1.《类编朱氏集验方》：诸般痢。
　　2.《普济方》：大肠热毒停积之赤痢，或点滴鲜红。

百灵散

【来源】《类编朱氏集验方》卷六。

【组成】罂粟壳（去瓤蒂，用好醋炒） 陈皮（去瓤） 木通 乌梅 车前子 甘草 黄连各等分

【用法】上锉。每服三钱，水一盏八分，加生姜三片，大枣一个，煎八分，不拘时候服。

【主治】赤白痢。

【宜忌】忌酒、面、鸡、鱼，一切毒物。

【加减】如腹痛者，加芍药。

至圣保命丹

【来源】《类编朱氏集验方》卷六。

【组成】真麻油三两 巴豆四十九个 黄丹二两 黄蜡四两

【用法】上先将麻油同巴豆用银锅慢火熬成，色如浮炭黑色，去巴豆不用。次下黄丹煎数沸，再入黄蜡熬，令色黑，滴入水中成膏为度。每服一铤重半钱旋丸，如绿豆大。空心服，赤痢，甘草汤送下；白痢，干姜汤送下；赤白痢，干姜、甘草煎汤送下。

【主治】赤白痢，昼夜无度。

肉果散

【来源】《类编朱氏集验方》卷六。

【组成】米囊皮（炙） 肉果 木香 陈皮 甘草

各三钱

【用法】上为细末。分八服，白者米汤送下，赤者白汤送下。

【主治】赤白痢。

乳香散

【来源】《类编朱氏集验方》卷六。

【组成】乳香二钱　甘草四钱　草果子二个（炮）　罂粟壳三十个（去瓤盖筋膜令净，蜜炙）

【用法】上为细末，和匀。每服二钱，水一盏，入饭四五十粒，煎至六分服，不拘时候。

【主治】一切赤白痢或杂色等痢，及水泻。

泽兰散

【来源】《类编朱氏集验方》卷六。

【组成】泽兰叶（微炒，川中谓之笋苗）　米囊皮（姜汁或蜜炙，去膜）　蒿豉（以五月五日造青蒿、真艾叶等分，同豆豉捣乱饼之，晒干）　甘草（炮）

【用法】水一盏半，煎再炼。

【主治】泻痢。

【加减】赤，加黄连；白，加干姜。

姜茶丸

【来源】《类编朱氏集验方》卷六。

【组成】干姜（炮）　建茶各一两

【用法】上以乌梅取肉为丸，如梧桐子大。每服三十丸，食前米饮送下。

【主治】休息痢。

黄连丸

【来源】《类编朱氏集验方》卷六。

【组成】酒蒸黄连

【用法】为丸。用香薷汤送下。

【主治】伏热泻痢不止。

黄连饮

【来源】《类编朱氏集验方》卷六。

【别名】黄连散（《普济方》卷二一二）。

【组成】胡黄连　乌梅肉　灶下土各等分

【用法】上为末。腊茶清调下，空心温服。

【主治】血痢。

御米丸

【来源】《类编朱氏集验方》卷六。

【组成】肉豆蔻　诃子　白茯苓　白术　石莲肉　当归各半两　罂粟壳一两半（蜜炙）　乳香三钱

【用法】上为细末，水糊为丸，如梧桐子大。每服三五十丸，空心用米饮送下。

【主治】一切泻痢。

【加减】如血痢，减豆蔻、白术，加当归、粟壳。

煨鲫鱼方

【来源】《类编朱氏集验方》卷六。

【组成】鲫鱼

【用法】嘴下拈去胆与肠肚，入白矾一大豆许，同煨熟，入盐醋吃。

【主治】噤口痢。

聚珍丸

【来源】《类编朱氏集验方》卷六。

【组成】川百药煎　陈槐花（炒）各半两　感应丸一贴　薄荷煎二贴　麝香少许

【用法】上为末，拌匀，炼蜜为丸，如梧桐子大。每服二十丸，食前服，男子用龙牙草煎汤下，女子用生地黄煎汤下。

【主治】血痢，酒痢。

四神散

【来源】《类编朱氏集验方》卷十。

【组成】白芍药　良姜（煨）　甘草（炙）各一两　香附子一两半（炒）

【用法】上为末。每服二钱，酒调服，煎亦好。水泻，紫苏、生姜煎；赤白痢，米饮调下。

【主治】男子、妇人一切气痛不可忍者，及水泻，赤白痢。

白术散

【来源】《类编朱氏集验方》卷十一。

【组成】白术　丁香　肉豆蔻（面裹）　陈皮　甘草各等分

【用法】上为细末。白汤调下；慢惊沉困，冬瓜子煎汤下；若见水即吐，进药不得，吐止用枣子点药干吃。

【功用】调理三焦，大进饮食。

【主治】小儿呕吐，冷痢。

姜魏丸

【来源】《普济方》卷二十一引《朱氏家传方》。

【组成】生姜一斤（去皮，切作片子，盐三两，浸一宿，候干）　阿魏一分（用面一两，醋和为饼，炙黄）　甘草二两（炙）　青橘皮（去白）四两　缩砂仁一百枚　木香一两　干姜二两（炮）　肉桂（去粗皮）　蓬莪术半两（煨香）　当归（洗，焙）半两

【用法】上为细末，炼蜜为丸，每一两作二十丸。每服一丸，空心、食前生姜汤嚼下。

【功用】温胃进食，止腹痛泄痢，消食。

秘传香连丸

【来源】《医方类聚》卷一三九引《济生续方》。

【组成】木香（切片）二两　黄连（去须）四两　生姜（切片）四两

【用法】先铺生姜在锅底，次铺黄连于姜上，次又铺木香于黄连上，用新汲井水三碗煎干，不要搅动，候煎干，取出三味焙干，碾为细末，以醋调陈仓米粉打糊为丸，如小梧桐子大。每服七十丸，空心、食前米饮汤送下。

【主治】赤痢。

木香调中丸

【来源】《御药院方》卷三。

【组成】木香　青皮（去白）　陈皮（去白）　槟榔　肉豆蔻（面裹煨熟，去面）　京三棱（炮，锉）　诃子皮　草豆蔻仁各一两

【用法】上为细末。水面糊为丸，如梧桐子大。每服六十丸，食前热米饮送下。

【主治】因饮食不调，肠胃致伤，心腹疼痛，两胁胀闷，脏腑泄泻，米谷不化，腹中雷鸣，不思饮食，或下脓血，或便赤水。

延生丹

【来源】《御药院方》卷六。

【组成】辰砂（别研）三两　木香　没药　硇砂（别研）　白术　人参　沉香各半两　附子（炮裂，去皮）　胡芦巴各一两半

【用法】上为极细末，同研匀；用大萝卜去顶，用银匙剜作罐子，将已剜出萝卜绞取汁积在碗内，入药末一层，旋以银匙撩萝卜汁于上；再一层如上法；若汁不透，用银箸匙投之令入药及八分，萝卜顶盖之，用竹签签定；如一个萝卜盛药不了，即用三两个分盛之，先用纸封闭，次用盐泥固济，周回约一指许；用木炭火煅令通赤；闻药有香方出火；药罐子不动，只于烧处存放，至次日去泥开罐子，以银匙取药，在瓷器内揉和，令匀为丸；如药干，再入萝卜汁，和令得所，为丸如小豆大。每服十丸，细嚼三丸，吞七丸，空心，温酒送下；或米饮亦得，一日二次。

【主治】丈夫妇人虚损，五劳七伤，腹内一切痛，大便滑，小便数，或小便不通；男子小肠膀胱气病；妇人经脉闭，赤白带下，酒食多伤，大人小儿吐逆不定，诸块积聚，寒疝气痃，中恶鬼疰，传尸劳疾，久嗽水肿，疟痢，脚气病。

二圣散

【来源】《御药院方》卷七。

【组成】干黑木耳一两（炒）　鹿角胶一分（炒如珠子）

【用法】上为细末。每服三四钱，温酒调下，不拘

时候。

【主治】泄痢，不问新久。

水煮木香丸

【来源】《御药院方》卷七。

【组成】木香　丁香　诃子皮　当归　藿香叶　黄连（去须）　白芍药　青皮（去白）　陈皮（去白）　甘草（炙）　厚朴（生姜制）各一两　枳实（麸炒）　干姜（炮）各半两　乳香　肉豆蔻　缩砂仁各一两半　御米壳（蜜水拌，炒深黄色）六两

【用法】上为细末，炼蜜为丸，如弹子大。每服一丸，擘破，水一大盏，煎至七分，和滓稍热食前服。

本方原名水煮"木香膏"，据《普济方》改。

【主治】脾胃受湿，脏腑滑泻，腹中疼痛，日夜无度，肠鸣水声，不思饮食，每欲利时里急后重，或下赤黄，或便脓血。

肉豆蔻丸

【来源】《御药院方》卷七。

【组成】肉豆蔻（面裹煨）　黑附子（炮，去皮脐）　川姜（炮）　桂（去粗皮）　硫黄（研）　白术（炒）　当归（去芦头）　诃子皮各一两　川乌头（炮，去皮脐）　红豆蔻各半两

【用法】上为细末，醋面糊为丸，如梧桐子大。每服三十丸，空心食前米饮送下。

【主治】肠虚胃弱，停积风冷，大便泄泻，水谷不化，腹胁胀痛，下痢脓血，遍数频并，里急后重，呕逆恶心，肢体困倦，饮食减少。

附子荜茇丸

【来源】《御药院方》卷七。

【组成】黑附子（炮裂，去皮脐）三两　官桂（去皮）　大椒　良姜（细锉，炒）　阳起石（火烧一日）　川姜（炮裂）　厚朴（生姜制）　白术（锉）　白茯苓（去皮）　赤石脂（火烧通红）各二两　肉豆蔻（醋和面裹烧）一两半　荜茇一两　吴茱萸（汤洗一遍，炒）二两

方中荜茇、吴茱萸原缺，据《普济方》补。

【用法】上各为末，酒煮面糊为丸，如梧桐子大。每服四十丸，空心食前服。

【功用】助气安血，大补冲任。

【主治】经虚月候不时，肠滑下痢频并。

真方圣散子

【来源】《御药院方》卷七。

【组成】御米壳三两（捣碎，醋炒黄色）　肉豆蔻（面裹煨，去面）　赤石脂　乌鱼骨（去皮）　甘草（炙黄）　楝丁香　诃子皮　干姜（炮）各一两

【用法】上为细末。每服二钱，食前以水一盏，入乳香少许煎五七沸调下。

【功用】固养脾胃，温中，止心腹痛。

【主治】男子妇人脾胃受湿，中脘停寒，吃物频伤，心胸满闷，胁肋膨胀，肠鸣虚痞，小腹坚痛，脐下强急，或大便不调，米谷迟化，里急后重，下痢脓血，或下五色，或便如鱼脑，或如豆汁，或有鲜血，或如烂肉相似，日夜无度，久而不愈，嗜卧怠堕，虚羸，肢体沉困，寒热时作。

换肠丸

【来源】《御药院方》卷七。

【组成】御米壳一两（去隔蒂，碎，微炒，净秤）　木香　诃子皮　白芍药　甘草（炒）　当归（去芦头，炒）　人参各一两　白术　白茯苓（去皮）各一两半

【用法】上为细末，炼蜜为丸，如弹子大。每服一丸，水一盏煎化，食前稍热服。

【主治】泄泻不止，及诸下痢之疾。

椒艾丸

【来源】《御药院方》卷七。

【组成】乌梅（去核）二两半（醋浸，布裹蒸）　川椒（炒，去目）一两　揉成无滓艾一两半　干姜（炮）　赤石脂　黑附子（炮裂，去皮脐）各一两

【用法】上除乌梅外，同为细末，将蒸乌梅肉研匀，更入熟枣肉、蜜少许为丸，如梧桐子大。每

服二十丸，食前米饮汤送下。

【主治】

1.《御药院方》：久虚寒，泄痢不止。

2.《医方一盘珠》：久痢完谷不化，肌肉消瘦。

苦参丸

【来源】《御药院方》卷八。

【组成】苦参

【用法】上为细末，粟米饭为丸，如梧桐子大。每服五十丸，空心温米饮送下。

【主治】

1.《御药院方》：肺毒邪热，头面疮，疥癣。

2.《本草纲目》引《孙氏仁存堂方》：血痢不止。

香连断下丸

【来源】《永类钤方》卷二十一引《管见大全良方》。

【组成】黄连一斤　南木香一斤

本方为原书"神仙断下丸"之第三方。

【用法】上为末，神曲糊为丸，大人丸如梧桐子大，小儿丸如黍米大。每服五十丸，空心浓粥饮送下；陈仓米汤更佳。

【主治】赤白痢。

黄连断下丸

【来源】《永类钤方》卷十三引《管见良方》。

【组成】净黄连一斤　南木香五斤

本方为原书引《管见良方》"神仙断下丸"之第一方。

【用法】上锉，用水一斗五升，银石器内同煮干，分作三处。取一处用黄连为末，神曲打糊为丸，如梧桐子大。每服七十丸，空心以米饮送下。小儿丸如黍米大，加减服。

【主治】赤痢。

丝爪散

【来源】《医方类聚》卷一四〇引《吴氏集验方》。

【组成】干丝爪一枚（连皮烧作灰，存性）

【用法】上为末。每服二钱，空心，煮酒调服。

【主治】酒痢，便血腹痛，或如鱼脑丘色腥秽者。

针头丸

【来源】《医方类聚》卷一四一引《吴氏集验方》。

【组成】黄蜡一块（如指大）　巴豆七粒（灯上烧出油）　杏仁七个（去皮尖）　百草霜一钱　黄连少许

【用法】上为末，研令和丸，如小绿豆大。每服三丸，赤痢，甘草汤送下；白痢，干姜汤送下；吐泻，新汲井水送下。

【主治】痢泻。

秘藏丸

【来源】《医方类聚》卷一四一引《吴氏集验方》。

【组成】巴豆十四粒（灯上烧存性）　肉豆蔻一个（半炮半生）　黄丹少许

【用法】上为末，蒸饼为丸，如绿豆大。每服二丸，水泻，以冷水送下；赤痢，以甘草汤送下；白痢，以干姜汤送下。

【主治】泻痢。

太圣散

【来源】《医方类聚》卷八十九引《施圆端效方》。

【组成】御米壳二两（蜜浴炒）　甘草（炒）　芍药　川芎各半两

【用法】上为粗末。每服二钱，水一盏，煎至七分，去滓，食前温服。

【主治】腹痛泄痢不可忍。

小圣散

【来源】《施圆端效方》引洄用赵彦和方（《医方类聚》卷一四一）。

【组成】御米壳（去蒂，蜜浴，炒黄）三两　陈皮（去白）　干姜（炮）　甘草（炙）各一两

【用法】上为粗末。每服三钱，水一盏半，煎至七分，去滓，入蜜少许，食前温服。

【主治】赤白冷痢，腹痛后重。

小红丸

【来源】《施圆端效方》引乐德全方（见《医方类聚》卷一四一）。

【组成】明信　明丹各一两

【用法】上为极细末，熔明蜡一两，油五七点，和为剂，旋丸如碗豆大。每服二丸，泄泻，冷水送下；痢，甘草水冷送下；痢后下血者，《太平惠民和济局方》胃风汤送下。

【主治】泻痢腹痛，脓血赤白。

六神散

【来源】《医方类聚》卷一四一引《施圆端效方》。

【组成】御米壳（蜜炒）一两　青皮（去白）　乌梅肉　干姜（炮）　甘草（炙）各半两

【用法】上为细末。每服四钱，水一盏半，加乳香一粒，同煎至六分，去滓，食前温服，一日二次。

【主治】泻痢，腹痛不可忍。

归连散

【来源】《医方类聚》卷一四一引《施圆端效方》。

【组成】黄连（拣净）　黄柏　当归　干姜（炮）各等分

【用法】上锉。每服四钱，水二小盏，加乌梅一个（切碎），同煎至一盏，去滓，食前温凉随意服。

【主治】冷热不调，下痢脓血频并，后重，腹内疼痛，饮食不下，以至危困。

加减当归地榆散

【来源】《医方类聚》卷一四一引《施圆端效方》。

【组成】御米壳（蜜炒）二两　当归（焙）一两　地榆　黄连（拣净）　芍药　甘草（炒）各半两

【用法】上锉。每服三钱，水一盏半，煎至七分，去滓，食前温服，一日二次。

【主治】冷热不调。气毒恶毒，湿热肠垢，毒痢休息，膏痢腥秽，干呕不食，肌热，小便涩。

【加减】气毒痢，加黄连、当归一倍。

神效丸

【来源】《医方类聚》卷一二九引《施圆端效方》。

【组成】羌活　白术各半两　陈皮（去白）三分　木香一两　木通　黄耆　桑白皮（切，炒）各三分　黑牵牛（半生半炒，去头末）十两

【用法】上为细末，炼蜜为丸，如弹子大。每服一丸，风壅痰滞，清头目，生姜汤化下；食积，泄泻痢，枣汤化下；小便涩，灯心汤化下。得利为度，后服米粥三日。

【主治】通身肿满，痰气食积，泄泻痢疾，小便涩。

当归四圣散

【来源】《医方类聚》卷一四一引《施圆端效方》。

【组成】当归（切，焙）　芍药各二两　御米壳（蜜炒）四两　甘草（炒）一两　茯苓半两　黄耆三两二钱（如无，地榆同用）

【用法】上锉。每服三钱，水一盏半，煎至六分，去滓，食前温服。

【主治】一切下痢，脓血频并，脐腹绞痛不可忍者。

辰砂丹

【来源】《施圆端效方》引阴阳樊元真方（见《医方类聚》卷一四一）。

【组成】朱辰砂　明信砒　粉霜各半两

【用法】上为极细末，熔蜡七钱，油七点为剂，油纸裹，旋丸如小豆大，小儿如绿豆大。每服一丸，食前甘草水冷下。

【主治】冷热不调，赤白毒痢，久不愈者。

和胃散

【来源】《医方类聚》卷一四一引《施圆端效方》。

【组成】御米壳（去蒂，蜜浴炒）三两　南青皮（去白）　车前子（炒）　甘草（生）各一两

【用法】上为细末。每服二钱，煎橘皮蜜汤调下。

【主治】冷热不调，泻痢脓血，腹痛后重，水谷不化。

神圣丸

【来源】《医方类聚》卷一四一引《施圆端效方》。

【组成】川当归（焙）　枳壳（麸炒，去瓤）　黄耆　陈皮各四钱　甘草（炒）三钱　干姜（炮）一钱半　御米壳（去蒂，蜜炒）二两半

【用法】上为细末，炼蜜为丸，如弹子大。每服一丸，细嚼，食前以米饮送下，每日二次。

【主治】泻痢脓血，腹痛后重。

换肠丸

【来源】《医方类聚》卷一四一引《施圆端效方》。

【组成】当归（切，焙）半两　青皮（去白）　木香各一分　陈皮（去白）　诃子皮各七钱　甘草（炒）　豆蔻各四钱　御米壳（蜜浴，炒）二两

【用法】上为细末，炼蜜为丸，如弹子大，小儿樱桃大。每服一丸，姜汤化下。

【主治】大人、小儿泻痢脓血，腹中疠痛，困倦减食，里急后重，日夜不止。

黄连丸

【来源】《医方类聚》卷一四一引《施圆端效方》。

【组成】黄连（去须）　黄柏　槐花（炒）　枯白矾各一两

【用法】上为细末，软粟米饭为丸，如梧桐子大。每服三十丸，食前以米饮送下，一日三次。

【主治】一切热毒血痢。

断痢散

【来源】《施圆端效方》引大名王国祥方（《医方类聚》卷一四一）。

【组成】肉豆蔻　丁香　干姜各二两半（炮）　甘草（炙）　陈皮　诃子（去核）各一两　御米壳（去蒂，蜜浴炒）三两

【用法】上锉。每服二钱半，水一盏，加乳香一粒，粟米百粒，同煎至七分，去滓，食前温服；霍乱吐泻，水冷服。

【主治】泻痢，腹痛久不愈。

鹤顶丹

【来源】《医方类聚》卷一四一引《施圆端效方》。

【组成】白胶香一钱　木鳖子半两（净）　黄丹二两半　朱砂　黄蜡各一两　杏仁　巴豆各八钱　信砒三钱半　硇砂　乳香各二钱半

【用法】上为细末，熔蜡为剂，入油二十点，令软，油单裹，丸如麻子大。每服一丸，小儿半丸，泄泻，冷水送下；赤痢，甘草汤送下；白痢，干姜汤送下；赤白痢杂，干姜、甘草汤下。

【主治】一切泻痢，无问冷热赤白，连绵不愈，愈而复发，腹中疼痛。

【宜忌】忌进食一时辰，孕妇不可服。

烧胃丸

【来源】《医方类聚》卷一五七引《施圆端效方》。

【组成】干姜　厚朴（二味同捣，炒）　附子（炮，去皮）　茯苓　甘草　陈皮　桂枝　诃子皮各等分

【用法】上为细末，醋糊为丸，如梧桐子大。每服三十丸，米饮送下。

【主治】脾胃虚冷，疼痛泻痢。

定粉散

【来源】《医方类聚》卷二五二引《旋圆端效方》。

【组成】瓦粉一两（炒）　密陀僧四钱　乌鱼骨一钱

【用法】上为细末。每服半钱至一钱，米饮调下。

【主治】小儿泻痢，肠滑日久。

二气香薷饮

【来源】《岭南卫生方》卷中。

【组成】香薷（净叶）　黄连（去须）　厚朴各二两　生姜四两

【用法】上先将生姜取汁，同黄连、厚朴于银瓷器内罨一宿，炒令厚朴紫色为度，于银瓷铫内，以水一碗，煎至八分，入酒少许，再煎二三沸，冷服。

【主治】一切暑毒。

【加减】暑毒作痢，先以此药送下巴豆感应丸，荡涤暑毒。如未全愈，却再服治痢药。

白术黄芩汤

【来源】《卫生宝鉴》卷十六。

【别名】白术黄芩散（《医方类聚》卷一四一）。

【组成】白术一两　黄芩七钱　甘草三钱

【用法】上锉，作三服。水一盏半，煎至一盏，温服。

【功用】

1.《玉机微义》：去湿热，和中活血。

2.《痘科类编释义》：调和脾胃。

【主治】

1.《卫生宝鉴》：服芍药汤痢疾除后，更宜此方调和。

2.《痘科类编释义》：疹后痢疾。

百发丸

【来源】《普济方》卷二一〇引《卫生宝鉴》。

【组成】漏篮子一个（大者）　阿胶半两　木香半两　黄连半两　罂粟壳半两　乳香少许（别研）

【用法】上除乳香外，将其余五味锉成小块，炒令焦黑色存性，不令烟绝，为末，乳香和匀，面糊为丸，如梧桐子大。每服一岁一丸，因其年数服之，米饮送下，不拘时候。

【主治】恶痢杂下及脾泄。

顶礼散

【来源】《普济方》卷二一〇引《卫生宝鉴》。

【组成】草果子一分　白术半两　白茯苓半两　诃子一分　陈皮一分　木香一分（湿纸裹煨）　白扁豆（生姜自然汁煮，去皮，炒）一分　罂粟壳（蜜蘸，慢火炙七次）一钱半

方中白术用量原缺，据《奇效良方》补。

【用法】上为末。每服五钱，浓煎粟米饮一大盏，同药煎七分，空心温服。

【功用】固肠胃。

【主治】阴阳相搏，真气失守，上盛下寒，便痢不禁。

茱萸如圣丸

【来源】《普济方》卷二一〇引《卫生宝鉴》。

【组成】吴茱萸一两（去梗）　黄连七钱半（微炒）　罂粟壳（去蒂瓤，净用）一两（火炙）　诃子（去核）半两　川厚朴（去皮）半两（姜制，微炒）　白芍药半两　肉豆蔻半两（用湿纸裹，火煨熟）

【用法】上为末，醋糊为丸，如梧桐子大。每服五十丸，米饮送下；如白痢，干姜汤送下；赤痢，甘草汤送下；赤白痢，甘草干姜汤送下，俱食前服。

【主治】脾寒脏寒，腹疼，肠滑下痢。

神应丸

【来源】《普济方》卷二一〇引《卫生宝鉴》。

【组成】罂粟壳半两　乳香四钱　木香半两（煨）　肉豆蔻一分（面裹煨）

【用法】上为末，炼蜜为丸，如梧桐子大。大人每服二十丸，小儿十丸，煎罂粟汤送下。

【主治】噤口痢，全不进饮食，痢下不时。

生料健脾丸

【来源】《普济方》卷三十六引《澹寮方》。

【组成】厚朴（去粗皮，生锉）二两五钱　半夏（生）　白豆蔻仁　草果仁　甘草　缩砂仁各二两

【用法】上锉，用生姜一斤四两，细切捣碎，滓汁并用，同药一处为丸，如鸡子黄大，晒干。每服一丸，水一盏半，煎至七分，去滓，食前温服。

【主治】呕吐反胃，脾泻白痢，肠滑冷痢，一切脾胃病。

圣功丸

【来源】《医垒元戎》卷十二。

【组成】腻粉三钱匕　定粉三钱匕（一法加蛤粉）

【用法】上为末。水浸蒸饼为丸，如绿豆大。每服五七丸或十丸，艾汤送下。

【主治】血痢。

正气调胃散

【来源】《活幼口议》卷十六。

【组成】厚朴一两（生姜和皮二两捣，压钵中一二宿，常翻转，取二日干，慢火炒） 半夏一两（洗去滑七次） 白扁豆（炒） 藿香叶 陈皮各一两 甘草（炙） 薏苡仁（炒） 白茯苓 白术各半两

【用法】上为末。每用一钱匕，水一小盏，加生姜二小片，枣子一个，同煎服。

【主治】婴孩小儿八种虚痫作热，或吐或泻，发热霍乱，上下气不复常，心虚烦闷。

大艾煎丸

【来源】《活幼口议》卷十八。

【组成】大艾叶（烧灰） 干葛粉 胡粉（炒） 海螵蛸 龙齿各等分

【用法】上为末，炼蜜为丸，如鸡头子大。每服一丸至二丸，饭饮磨化。

【主治】小儿虚痫，作渴不止。

大效至圣千金饮子

【来源】《活幼口议》卷十八。

【组成】绵黄耆（蜜炙） 甘草 陈皮 罂粟壳（炙） 木香 白芍药 地榆 川当归 枳壳（制，炒） 黑豆（炒） 乌梅 淮枣 白术 诃子（炮，去核） 黄连各等分

【用法】上锉。每服二钱，水一小盏，煎至半，去滓，通口与服。

【主治】小儿脾积虚痢，便下五色，先由呕吐，后作泄泻，脐腹疼痛，胁肋胀满；受湿虚鸣，脓血相杂，下如豆汁，亦如瘀血，日夜无度，食少肌羸。

术蔻面

【来源】《活幼口议》卷十八。

【别名】术蔻散（《普济方》卷三九八）。

【组成】白术半两 肉豆蔻（炮）二枚 木香二钱

【用法】上为末，面二两入药，水搜作剂，切作条子，水煮令熟，用葱白、生姜、盐各少许和汁滋味与之。看入多少，仍兼鸡青丸服。

【主治】小儿噤口痢。

生熟饮子

【来源】《活幼口议》卷十八。

【组成】罂粟壳大者四个（一半炙，此一味去尽内瓣浮楞者佳） 陈皮二片（半炙） 甘草二寸（半炙） 乌梅二个（半煨） 淮枣二个（半煨） 生姜二块指大（半煨） 木香一钱（作二片，半煨） 诃子二个（大者半煨） 黑豆六十粒（半炒） 黄耆二寸（半炙） 白术二块指大（半煨） 川当归二寸（半煨）

【用法】上件各半生半熟，锉，和匀。每服三钱，水一小盏，入瓷罐内煮去半，滤去滓，任意与服，至多勿虑。所有生黑豆不要打破，同煎服。

【主治】

1.《活幼口议》：婴孩小儿虚积痢，腹肚疼痛，下痢，里急后重，日夜无度。

2.《东医宝鉴·内景篇》：大人诸痢。

白饼子

【来源】《活幼口议》卷十八。

【组成】白矾（枯白净） 腻粉一钱 白面半两 胡粉（炒）一钱

方中白矾用量原缺。

【用法】上药和匀，水搜作饼，如钱大。每服半饼，大者一饼，饭饮磨化。

【主治】小儿秋痢，号曰毒痢，纯下白，腹肚痛。

术附汤

【来源】《活幼口议》卷十九。

【组成】附子半个（炮了者） 白术一分 干姜二钱（炮） 甘草一钱（炙）

【用法】上锉。每服一钱，水一小盏，煎至半盏，去滓与服。手足暖止之。

【主治】

1.《活幼口议》：小儿脏腑虚寒，泄泻洞痢，手足厥冷。

2.《古今医统大全》：湿温，小便不利。

调中散

【来源】《活幼口议》卷二十。

【组成】白术　人参　白茯苓　甘草（炙）　陈皮　罂粟壳

【主治】小儿虚积痢，腹肚痛，里急频。

六柱散

【来源】《活幼心书》卷下。

【组成】人参（去芦）　白茯苓（去皮）　熟附子　南木香　肉豆蔻　白术各半两

【用法】上锉。每服二钱，水一盏，加生姜二片，大枣一个，煎七分，不拘时候温服。

【主治】小儿吐痢泄泻，胃虚脾慢，手足俱冷，六脉沉微。

双金饮

【来源】《活幼心书》卷下。

【组成】大罂粟壳（去蒂，锉碎，蜜水炒透，晒干）一两　大川芎（锉碎，酿醋炒透，候干）半两

【用法】上药再晒或焙，为末。每服一钱至二钱，空心用粳米清汤调下；或温蜜汤亦得。

【主治】下痢赤白，昼夜频密，及泄泻经久。

四神丹

【来源】《活幼心书》卷下。

【组成】净黄连一两三钱　黄柏（去粗皮）七钱　白姜　当归（酒洗，焙干）各七钱半

【用法】上锉，或晒，或焙，为末，用乌犀丸内制饭糊为丸，如麻子大；儿小者，圆粟米大。每服三十丸至五十丸，空心乌梅煎汤送下。

【主治】水泻，赤白痢。

当归散

【来源】《活幼心书》卷下。

【组成】当归（去芦酒洗）　赤芍药各二两　大黄（半生半炮）一两二钱　川芎　麻黄（制）各半两　甘草（半生半炙）一两

【用法】上锉。每服二钱，水一盏，加生姜二片，煎七分，温服。

【功用】顺调气血，和解表里，爽利心腹，疏理百病。

【主治】

1.《活幼心书》：温热停积，白痢，烦躁不宁。

2.《幼科折衷》：疳积暴泻，面赤萎黄，肚胀脚弱，头大项小，发稀直竖，肌肉削瘦，不思饮食，昼凉夜热，或腹内有痃癖气块，泻则颜色不等，其臭异常，其泻有时，或一月半月一番，自泻自止；及小儿阴囊肿，阴茎全缩不见。

【加减】《幼科折衷》治疳积暴泻，先用本方加三棱、陈皮煎服；治阴囊肿，用本方加槟榔、苍术服。

金粟丸

【来源】《活幼心书》卷下。

【组成】净黄连一两　神曲一两（别研为末，作糊）　川芎　枳壳　谷芽（净洗，焙干）　赤茯苓（去皮）　白芷　南木香各半两

【用法】上除木香别锉不过火，余六味焙，入木香同为末，用神曲末煮糊为丸，如粟壳大。每服七十丸至一百丸，空心温米清汤下，不拘时候。

【主治】下痢赤白，水谷不化。

香连丸

【来源】《活幼心书》卷下。

【组成】南木香半两（不过火）　净黄连一两（锉，用茱萸炒，仍去叶梗）　乌梅肉二钱半（薄切，用屋瓦慢火焙干）

【用法】上为末，用阿胶半两（锉碎，炒胀），水化如糊，候冷入乳钵内同前药末拌匀，丸如麻子仁大。赤痢每服三十三丸至五十五丸，或七十七丸，空心甘草汤送下；白痢丸数同前，空心白姜汤送下；赤白交作，空心温米清汤咽服。

【主治】赤白下痢，烦渴作痛。

香橘饼

【来源】《活幼心书》卷下。

【别名】香橘丸（《慈幼新书》卷十）。

【组成】南木香　陈橘皮（去白）　青皮（去白）各二钱半　厚朴（去粗皮，锉碎，每一斤用生姜一斤薄片，切、烂杵拌匀，酿一宿，慢火炒干用）七钱　缩砂仁　神曲（湿纸裹炮）　麦芽（净洗，焙）各五钱　三棱（炮，锉）三钱

【用法】上除木香不过火外，余七味锉、焙，仍同木香研为细末，炼蜜捻作饼子，如芡实大。每服一饼至三饼，用大枣汤化开，空心温服；米清汤亦可。

【主治】婴孩过伤乳食，或吐或泻，及病后虚中感积成痢，气弱神昏，面黄目慢。

神效散

【来源】《活幼心书》卷下。

【组成】罂粟壳（去梗蒂，锉碎，蜜水炒）　白芷　乌梅（和核）各一两　乳香　抚芎各半两

【用法】上锉。每服二钱，水一盏，煎七分，空心温服。

【主治】赤白痢，昼夜频数，食减腹痛，小便不利。

鸡腊丸

【来源】《活幼心法》卷八。

【组成】黄腊一块如指大

【用法】上药入杓内，火上熔化，次入生鸡子黄白一个炒熟，空心服。

【主治】小儿瓜瓢休息痢。

七宣丸

【来源】《云岐子保命集》卷下。

【组成】大黄一两　桃仁十二个（去皮尖）　木香五钱　槟榔五钱　诃子皮五钱

【用法】上为细末，炼蜜为丸，如梧桐子大。每服五十丸，温水送下。

【主治】

1.《云岐子保命集》：伤寒汗下后，里急后重下利者。

2.《杂病源流犀烛》：胃实，大便秘结。

大黄汤

【来源】《云岐子保命集》卷中。

【别名】将军饮（《古今医鉴》卷五）、酒煎大黄汤（《症因脉治》卷四）。

【组成】大黄一两

【用法】上细锉。好酒二大盏，同浸半日许，再同煎至一盏半，去大黄不用，将酒分为二服，顿服之。痢止一服，如未止再服。以利为度。

【主治】

1.《云岐子保命集》：泄痢久不愈，脓血稠粘，里急后重，日夜无度，久不愈者。

2.《医方类聚》引《医林方》：便血，身热，脉胜。

3.《古今医统大全》：痢初作及久不愈，或脉实。

4.《古今医鉴》：休息痢。

5.《症因脉治》：湿热痢无表邪者。

【方论】《玉机微义》：此乃阳明经荡涤邪热之药，用酒煎者，欲其上至顶巅，外彻皮毛也。

白术汤

【来源】《云岐子保命集》卷中。

【别名】白术散（《古今医统大全》卷三十五）、小白术散（《赤水玄珠全集》卷八）。

【组成】白术　芍药各三钱　干姜半两（炮）　甘草二钱（炙）

【用法】上为粗末。每服半两，水一盏，煎至七分，去滓取清，宜温服之。

【主治】大肠经动，下痢为鹜溏。大肠不能禁固，卒然而下成水泄，青色，其中或有硬物，欲起而又下，欲了而不了，小便多清，得之秋冬者。

【加减】甚则去干姜，加附子三钱。

白术黄耆汤

【来源】《云岐子保命集》卷中。

【组成】白术一两　黄耆七钱　甘草三钱

【用法】上锉，均作三服。水一盏半，煎至一盏，去滓，温清服之。

【主治】服芍药汤，痢虽已除，犹宜此药和之。

椒术丸

【来源】《云岐子保命集》卷中。

【别名】补本丸（《医学纲目》卷二十三）。

【组成】苍术二两　小椒一两（去目，炒）

【用法】上为极细末，醋糊为丸，如梧桐子大。每服二十丸，或三十丸，食前温水送下。如小儿病，丸如黍米大。

【主治】飧泄。

【加减】恶痢久不愈者，加桂。

加减平目散

【来源】《云岐子保命集》卷中。

【组成】白术　厚朴　陈皮各一两　甘草七钱　槟榔三钱　木香三钱　桃仁　黄连　人参　阿胶各半两　白茯苓（去皮）半两

【用法】上为细末，同平胃散煎服。

【主治】浸而便脓血，大肠泄也，四季通用。

【加减】血多，加桃仁；泄，加黄连；小便涩，加茯苓；气不下，后重，加槟榔、木香；腹痛，加芍药、甘草；脓，加阿胶；湿，加白术；脉洪，加大黄。

地榆芍药汤

【来源】《云岐子保命集》卷中。

【组成】苍术八两　地榆三两　卷柏三两　芍药三两

【用法】上锉。每服一两，水一大盏半，煎至一半，去滓温服。

【主治】泻痢脓血，乃至脱肛。

芍药汤

【来源】《云岐子保命集》卷中。

【别名】黄芩芍药汤（《明医指掌》卷九）、白芍药汤（《医家心法》）、当归芍药汤（《医宗金鉴》卷五十三）。

【组成】芍药一两　当归　黄连各半两　槟榔二钱　木香二钱　甘草二钱（炙）　大黄三钱　黄芩半两　官桂二钱半

【用法】上锉。每服半两，水二盏，煎至一盏，食后温服。

【功用】

1.《云岐子保命集》：下血调气。

2.《杏苑生春》：清热行滞活血。

3.《成方便读》：理气行瘀。

4.《方剂学》：调和气血，清热解毒。

【主治】

1.《云岐子保命集》：泻痢。

2.《杏苑生春》：湿热壅郁，气血不得宣通，下痢脓血者。

3.《明医指掌》：妊娠痢疾，腹痛口渴，后重里急之证。

4.《医宗金鉴》：湿热凝结于肠胃，以致腹中窘痛，频频下痢，尿短色红，舌赤唇焦，喜饮冷水。

5.《成方便读》：下痢脓血稠粘，腹痛后重，邪滞交结者。

【宜忌】

1.《景岳全书》：此方惟真有实热者可用，若假热假实者误服则死。

2.《中医方剂与治法》：痢疾初起有表证，久痢属虚寒者，不宜使用本方。

【加减】血痢，渐加大黄；汗后脏毒，加黄柏半两。

【方论】

1.《云岐子保命集》：《经》曰：溲而便脓血。气行而血止，行血则便脓自愈，调气则后重自除。

2.《杏苑生春》：本方以芩、连之苦寒以清湿热；木香、槟榔之辛温以行滞气；白芍、归尾活血养血；大黄下湿热之郁积；桂心通和营卫；甘草缓中和药。

3.《古今名医方论》：本方注云，溲而便脓血，知气行而血止也。行血则便脓自愈，调气则后重自除。至今推为要言，然非知本之论也。夫滞下本太阴病，长夏令行，土润褥暑，太阴本虚，暑湿不攘，土湿则木郁，木郁则伤土，太阴

失健运，少阳失疏达，及饮食失节不化，至秋金收令行，火用不宣，郁蒸之久，而滞下之症作矣。是始为暑伤气，继为气伤血，因而为白、为赤、为兼赤白，下迫窘急，腐秽不去，以成后重。方以芍、草为君，用甲乙化土法，先调脾，即于土中升木；顾湿热必伤大肠，黄连燥湿、清热、厚肠胃，黄芩清大肠火为臣；久积必中气逆滞，疏滞以木香，下逆以槟榔，当归和气血为佐；桂补命门，实土母，反佐温而行之，恐芩、连之胜令也。斯少阳达，太阴运矣。若大实痛者，加大黄，用仲景芍药汤加大黄法，以荡腐秽，无留行矣。是方允为滞下本方也。

4.《医方集解》：此足太阴、手足阳明药也。芍药酸寒，泻肝火，敛阴气，和营卫，故以为君；大黄、归尾破积而行血；木香、槟榔通滞而行气；黄芩、黄连燥湿而清热。盖下痢由湿热郁积于肠胃不得宣通，故大便重急，小便赤涩也。辛以散之，苦以燥之，寒以清之，甘以调之。加肉桂者，假其辛热以为反佐也。

5.《医略六书》：湿蒸热郁，迫肠胃而里急后重，故腹痛不止，下痢窘迫焉。大黄荡热下积，白芍和血敛阴，木香调气化开胃，槟榔破滞气宽肠，黄连清心脾之火，黄芩清肺肠之火，当归养营血以润肠，甘草缓中气以和胃，肉桂为寒因热用之向导，且以暖营血以温经气也。复加枳壳泻滞气，汤名导气者，以气为血帅，俾中气敷布，则湿热消化而肠胃肃清，腹痛利下无不退，安有里急后重之患乎？此导滞涤热之剂，为赤白痢后重急痛之专方。

6.《时方歌括》：方中当归、白芍以调血，木香、槟榔以调气，芩、连燥湿而清热，甘草调中而和药。又用肉桂之温，是反佐法，芩、连必有所制而不偏也。或加大黄之勇，是消滞法，实痛必大下之而后已也。余又有加减之法：肉桂色赤入血分，赤痢取之为反佐，而地榆、川芎、槐花之类亦可加入也；干姜辛热入气分，白痢取之为反佐，而苍术、砂仁、茯苓之类，亦可加入也。

7.《成方便读》：此方用大黄之荡涤邪滞；木香、槟榔之理气；当归、肉桂之行血；病多因湿热而起，故用芩、连之苦寒，以燥湿清热；用芍药、甘草者，缓其急而和脾。

8.《方剂学》：本方治法，是以调和气血为主，兼以清热解毒，方中重用芍药，配当归调和营血，配甘草缓急止痛；黄连、黄芩苦寒燥湿以解肠中热毒。在本方中，大黄配芩、连则清中有泻，导热下行；配木香、槟榔行气导滞；皆属通因通用之法。方中肉桂，配在苦寒药中是为反佐，能防止苦寒伤阳，冰伏湿热之邪；配和血药则有加强行血之功。

【实验】

1.抗炎抗菌作用 《辽宁中医杂志》（1992，9：43）：用本方：芍药15g，当归、黄连、大黄、黄芩各9g，槟榔、木香、甘草各5g，肉桂2g。洗净后，置烧瓶内煎煮2次，合并2次滤液，醇沉后，在80℃恒温水浴中，浓缩至50ml，每毫升含生药1.36g。进行抗炎、抗菌实验。结果表明：芍药汤能明显减轻小鼠耳部的充血水肿，从而起到消除炎性肿胀的作用。此外，本方对大肠杆菌、绿脓杆菌、变形杆菌、金黄色葡萄球菌均有抑制效果，其中对变形杆菌效果更为明显。

2.调节肠道免疫作用 《中国中医药科技》（2008，3：174）：用芍药汤给溃疡性结肠炎模型大鼠灌胃21天，发现各治疗组黏附分子、肿瘤坏死因子与模型组相比均显著下降（$P<0.05$），而白细胞介素-10明显升高（$P<0.05$）。但芍药汤+柳氮磺胺吡啶（SASP）治疗组与芍药汤治疗组之间各指标具有显著性差异（$P<0.05$），而芍药汤治疗组与SASP治疗组之间各指标无显著性差异。由此说明，芍药汤治疗组与SASP治疗组疗效相当，芍药汤+SASP治疗组疗效最好，说明中西药结合可提高疗效。

【验案】

1.杆菌性痢疾 《中华医学杂志》（1954，11：860）：用芍药汤去大黄，制成芍药合剂，治疗杆菌性痢疾54例，全部治愈出院。制法与服法：将方中挥发性药物如当归、肉桂及广木香用蒸气蒸馏，其他非挥发性药物采用20%乙醇渗滤，按照《药典》规定，以1:1制成流浸膏。成人每次20ml，日服4次，连服1周。儿童酌减。54例中1日内退烧者22例（40.7%），3日内退烧者13例，5日内退烧者4例，其余病例在入院初体温即正常。排便次数在服药3日内正常者22例，4日内正常者8例，1周内正常者14例，1周后正常者10例。腹痛及里急后重大多数病例在5日内消

失，而严重的毒血症现象，均在3日内消失，狂躁不安、四肢痉挛都在1日后消失。大便镜检多数在1周内恢复正常，少数在2周内转为正常。芍药合剂与磺胺类药物治疗杆菌性痢疾之疗效作对照，并无逊色。其中有4例急性菌痢和1例慢性菌痢曾用磺胺类药物治疗无效，改用本方而收效。芍药合剂对肠炎疗效亦佳，在应用中无任何副作用。

2.痔疮胀痛 《江西中医药》（1984，5：31）：刘某某，女，48岁。混合痔伴静脉及血栓形成，舌质红，苔黄，脉滑。以芍药汤加枳壳、银花，服4剂后胀痛消除。

3.肛窦炎 《浙江中医杂志》（1995，11：502）：用本方水煎口服，第3煎熏洗肛门，治疗肛窦炎50例。结果：治愈（肛门各种症状消失，直肠指诊齿线附近无触痛，未触及凹陷及硬结，肛镜下肛窦无充血水肿）47例，好转12例。

4.小儿痢疾 《陕西中医学院学报》（1997，3：35）：用本方与环丙沙星交替灌肠治疗小儿痢疾30例。中药用：秦皮、黄连、大黄、木香、玉片、莱菔子、白头翁、当归、赤白芍、生草，水煎，分2次做保留灌肠，每次0.5～1小时；西药根据患儿年龄每次70～200mg，研粉，加生理盐水10～20ml做保留灌肠，每日2次，均间隔8小时1次。结果：痊愈22例，显效5例，好转3例，总有效率为100%。

5.溃疡性结肠炎 《浙江中医杂志》（1997，3：105）：用本方：白芍、当归、大黄、黄芩、木香、槟榔、肉桂、黄连、甘草，水煎灌肠，治疗溃疡性结肠炎70例。

6.急性腹泻 《天津中医学院学报》（1997，2：21）：用本方加减：白芍、黄芩、黄连、大黄、当归、槟榔、木香、炙甘草，湿热型加金银花、藿香；寒湿型加白术、茯苓；伴宿食内停加焦三仙、陈皮；热毒炽盛加白头翁、秦皮治疗急性腹泻50例。结果：治愈35例，有效13例，总有效率为96%。

7.急性放射性直肠炎 《四川中医》（2002，4：47）：用芍药汤加减，治疗因盆腔、下腹部肿瘤放疗引起的急性放射性直肠炎36例，结果：治愈8例，显效15例，有效7例，无效6例，总有效率83.33%，而西药对照组27例的总有效率为59.26%。

8.肠易激综合征 《湖南中医药导报》（2002，9：539）：用芍药汤加减，治疗肠易激综合征30例，结果：显效17例，有效11例，无效2例，总有效率93.3%，西药对照组总有效率为80.0%，两组比较，差异有显著性意义（P<0 05）。

芍药柏皮丸

【来源】《云岐子保命集》卷中。

【组成】芍药 黄柏各等分

【用法】上为细末，醋糊为丸，如梧桐子大。每服五七十九丸至二百丸，食前温水送下。

【主治】溲而便脓血。

导气汤

【来源】《云岐子保命集》卷中。

【组成】芍药一两 当归五钱 大黄 黄芩各一钱半 黄连 木香各一钱 槟榔一钱

【用法】上为末。每服三五钱，水一盏，煎至七分，去滓温服；如未止，再煎服，不后重则止。

【主治】下痢脓血，里急后重，日夜无度。

【验案】急性实热型细菌性痢疾 《中医研究》（1999，6：27）：导气汤加减，治疗急性实热型细菌性痢疾38例，结果：总有效率100%。

防风芍药汤

【来源】《云岐子保命集》卷中。

【组成】防风 芍药 黄芩各一两
《金匮翼》有苍术。

【用法】上锉。每服半两或一两，水三盏，煎至一盏，滤清温服。

【主治】

1.《云岐子保命集》：泄痢、飧泄、身热脉弦，腹痛而渴，及头痛微汗。

2.《丹溪心法》：痢疾有表证者。

苍术汤

【来源】《云岐子保命集》卷中。

【组成】苍术二两　防风一两

【用法】上锉细，用水一碗，煎至一大盏，绞清汁，送下桃花丸八十粒。

【主治】泻痢久不止，脏腑虚滑，谷不化。

苍术芍药汤

【来源】《云岐子保命集》卷中。

【组成】苍术二两　芍药一两　黄芩半两

【用法】上锉。每服一两，加淡味桂半钱，水一盏半，煎至一盏，温服。

【主治】

　　1.《云岐子保命集》：太阴脾经受湿，水泄注下，体微重微满，困弱无力，不欲饮食，暴泄无数，水谷不化，腹痛甚者。

　　2.《活法机要》：痢疾痛甚者。

厚朴枳实汤

【来源】《云岐子保命集》卷中。

【别名】厚朴枳实散（《保命歌括》卷二十二）。

【组成】厚朴　枳实各一两　诃子一两（半生半熟）　木香半两　黄连二钱　甘草三钱（炙）　大黄二钱

【用法】上为末，每服三五钱，水一盏半，煎至一盏，去滓温服。

【主治】虚滑泻痢，久不愈者。

神效越桃散

【来源】《云岐子保命集》卷中。

【组成】大栀子三钱　高良姜三钱

【用法】上和匀。每服三钱，米饮或酒调下。其痛立效。

【主治】诸下痢之后，阴阳交错，不和之甚，小便利而腹中虚痛不可忍者。

加剂四物汤

【来源】《赤水玄珠全集》卷八引《云岐子保命集》。

【组成】川芎　当归　白芍　生地　槐花　黄连　御米壳各等分

【用法】水煎服。

【主治】下痢。

金沙流湿丸

【来源】《杂类名方》。

【组成】木通一两（去皮）　泽泻一两半　木香一两　白茯苓（去皮）　大黄（去皮）各一两半　滑石五两　海金沙五钱　牵牛头末五两　郁李仁一两

【用法】上为细末，滴水为丸，如梧桐子大。每服五十丸至八十丸，生姜汤送下；如小便不通，灯草汤送下；如伤酒，生姜汤送下；酒疸食黄，萝卜汤送下；痢疾，高良姜汤送下；妇人血气不调，当归汤送下；肢节疼痛，温酒送下；心痛者，韭根汤送下；膈气，枳实汤送下；中风，槐角汤送下。

【主治】小便不通，伤酒、酒疸，痢疾，妇人血气不调，肢节疼痛，心痛，膈气，中风。

【宜忌】忌湿面。

萹蓄散

【来源】《医方类聚》卷一四〇引《王氏集验方》。

【组成】地萹蓄

【用法】上为末。水调服。

【主治】赤白痢，并小便不通。

【加减】小便不通，加盐少许。

云母石散

【来源】《医方类聚》卷一四一引《王氏集验方》。

【组成】云母石末

【用法】米饮调方寸匕，二服愈。

【主治】积年赤白痢不愈。

黄连丸

【来源】《医方类聚》卷一四一引《王氏集验方》。

【组成】黄连二两　赤茯苓　赤芍药　枳壳各一两

【用法】上为末，米糊为丸，如梧桐子大。每服五十丸，空心米饮送下。

【主治】酒痢便血，酒后呕逆恶心，不思饮食。

黄连酒

【来源】《医方类聚》卷一四一引《王氏集验方》。

【组成】黄连半斤

【用法】用无灰酒二升，煮至黄连心透，将黄连细锉，晒干，为细末，米糊为丸，如梧桐子大。每服五十丸，空心米饮送下。

本方方名，据剂型，当作黄连丸。

【主治】酒痢便血。

黄连膏

【来源】《医方类聚》卷一四一引《王氏集验方》。

【组成】黄连末一两

【用法】鸡子白和为饼，炙令如紫肝色，杵为末，以浆水三升，慢火煎成膏子。每服半合，温米饮调下。

【主治】久痢。

【加减】白痢，加酒半盏同煎。

葛粉丸

【来源】《医方类聚》卷一四一引《王氏集验方》。

【组成】黄柏　苦参　葛粉　枳壳　荆芥穗各等分

【用法】上为细末，米糊为丸，如梧桐子大。每服五十丸，空心米饮送下。

【主治】酒痢便血，及一切风热，皮肤瘙痒。

黑神散

【来源】《医方类聚》卷一四一引《王氏集验方》。

【组成】陈槐花　百草霜各等分

【用法】上为细末。每服二钱，空心、粥饮调下。数服立效。

【主治】久痢不愈。

槐花散

【来源】《医方类聚》卷一四一引《王氏集验方》。

【组成】槐花　苏木　败荷叶　赤芍药　黄连　甘草　枳壳　干莲蓬　石榴皮　当归各等分

【用法】上锉。每服五钱，水一盏半，煎一盏，空

心服；白痢，用白姜、枣子煎；红痢，白茅根煎；五色痢，淡竹青煎；噤口痢，石莲肉煎；小便不通，木通、泽泻、滑石、车前子煎；水泻，御米壳煎；渴者，木瓜、乌梅煎；身有热，柴胡、黄芩、麦门冬煎。

【主治】肠风下痢，脓血相杂。

腻粉丸

【来源】《医方类聚》卷一四一引《王氏集验方》。

【组成】腻粉五钱　定粉三钱

【用法】上研匀，水浸蒸饼心为丸，如绿豆大。每服七丸或十丸，空心煎艾汤送下。

【功用】血痢。

三味黄丸子

【来源】《医方大成》卷一引《经济方》。

【别名】黄丸子（《普济方》卷二〇九）。

【组成】黄连八两　枳壳四两　黄柏四两

【用法】上为细末，面糊为丸。空心饭汤送下。

【主治】诸痢。

【加减】如里急后重，加枳壳汤下。

木香散

【来源】《医方大成》卷十引《经济方》。

【组成】白术（用面炒）　麦芽　木香　人参　陈红曲各一钱（同白术炒）　茯苓　神曲　甘草　青皮各二钱　当归一钱

方中当归用量原缺；据《医方类聚》补。

【用法】上为末。每服一钱，陈紫苏、木瓜汤调下。

【主治】小儿诸般泻痢，日久不安。

丁香和胃丸

【来源】《医方类聚》卷一四一引《经验秘方》。

【组成】御米壳七个　生姜七片　丁香七个　灯草七根　甘草七根　枣七个　柏苓儿七个

【用法】先将各味为末，后将枣、姜同捣千杵，水为丸，如弹子大。每服一丸，赤痢，甘草汤送下；

白痢，干姜汤送下；五色痢，甘草、干姜汤送下，食前。

【主治】赤白痢。

木香槟榔丸

【来源】《医方类聚》卷一五三引《经验秘方》。

【组成】木香　沉香（沉水者佳）　槟榔（鸡心者佳）　广茂（炮）　黄连（去须）　青皮（去瓤）　陈皮（汤浸，去白）　巴戟　当归（去芦）　枳壳（去瓤，麦麸炒）各一两　大黄（锦纹者佳）　拣香附子（炒）　黄柏皮（去粗皮）各三两　黑牵牛（头末）四两

【用法】上为细末，滴水为丸，如梧桐子大。每服五十丸，温水送下，一日二次，渐加至一百丸无妨。病上，食前勿服，食后服；病下，食后勿服，食前服。

【功用】流湿润燥，推陈致新，滋阴代阳，散瘀破结，活血通经，解一切酒毒。

【主治】男子妇人呕吐酸水，痰涎不利，头目不清，转筋，小便浑浊，米谷不化，下痢脓血，大便闭涩，风壅积热，口舌生疮，涕唾稠粘，咳嗽咯血，尿血，膨胀满闷，手足痿弱，四肢无力，面色萎黄；酒疸食黄，宿食不消，口舌烦渴，骨蒸肺痿，寒热往来，中暑疟疾，肠风痔瘘，发痈消渴，消风癥瘕，血块积恶，疮肿燃毒，背疽疔疮；四方人不服水土，伤寒热证；妇人赤白带下，崩漏下血。

如意丸

【来源】《医方类聚》卷一四一引《经验秘方》。

【组成】黑牵牛（头末）八两　官桂三钱　丁香三钱　木香三钱　白豆蔻三钱　缩砂仁三钱　人参三钱　白茯苓一钱　南木香三钱　香附子五钱半（去毛净）　干山药五钱　甘草少许

【功用】消食化气。

【主治】赤白痢，并酒食伤。

秘传神效红丸子

【来源】《医方类聚》卷一四一引《经验秘方》。

【组成】巴豆四十九粒（去壳心膜及油，存性，炒热，于银石器内，慢火熬令黄色，乳细，以纸包压去尽油，细研，冬月少去油）　杏仁十五粒（须是真者，去皮尖，蒸，纸裹，去油，和巴豆同再研）　木香三钱半（慢晒，勿见火）　沉香一钱半　滴乳香三钱（为细末）　槐花一钱半（为细末）

【用法】上相和，于乳钵内乳令匀细；用真黄蜡一两一钱，于银石器内，慢火化开，将好绵滤净，再将蜡溶开，却投前药于内，将竹篦不住手搅令匀；次下真杭州黄丹五钱，再搅，令极匀为度，倾出，碗内自凝，捏成块，如硬，入蜜少许，如不红，加黄丹；如用旋丸，如绿豆大，用油纸密包。每服十丸，加至十五丸，白汤、姜汤任下；米饮亦可：如常饮食停滞膨胀，热汤下；温酒亦可。

【主治】肠胃虚弱，内受风寒，或饮食生冷，伤于脾胃，呕吐泄泻，脐腹疼痛，胁肋胀满，肠内虚鸣，积痢赤白，并酒积痢。

【宜忌】小儿泄泻不可服。

黄连丸

【来源】《医方类聚》卷一四一引《经验秘方》。

【组成】宣连一两（去须芦）　吴茱萸（去枝梗，净）一两　白芍药一两　诃子肉五钱

【用法】上为末，用大蒜两介，去壳，将纸包裹，灰火煨熟，取出擂细，加白米糊少许为丸，如梧桐子大。每服五六十丸，空心米饮汤送下，与治痢红丸子间服。

【主治】泻痢不止。

黄连丸

【来源】《医方类聚》卷一四一引《经验秘方》。

【组成】黄连三两（去须）　陈仓米六钱　生姜三两（取自然汁）　吴茱萸一两（去枝梗净，汤泡一遍）　白术一两　白茯苓一两

【用法】上将黄连锉作小块，如米粒大，以姜汁浸，令干；次同陈米炒至色变，却入茱萸再炒略黑色取出，与苓、术为末，陈仓米糊为丸，如梧桐子大。每服五七十丸，温汤送下，不拘时候。

夏月常服。

【功用】去暑肥肠，消酒毒，化食止泻。

【主治】泻痢。

五苓散

【来源】《普济方》卷二一一引《如宜方》。

【组成】泽泻三两半　肉豆蔻一两　白术　猪苓　赤茯苓各一两半

【用法】上为末，热汤调下。再吞感应丸。

【主治】夏、秋痢病。

【加减】积滞紧急，加巴豆。

木香槟榔丸

【来源】《丹溪心法》卷三引《痘麻绀珠》。

【组成】木香　槟榔　当归　黄连　枳壳　青皮　黄柏各一两　黄芩　陈皮　三棱　香附　丑末各二两　莪术　大黄各四两

【用法】上为细末，面糊为丸，如梧桐子大。每服五七十丸，临卧生姜汤送下。寻常消导开胃，只服三四十丸。

【功用】消导开胃。

【主治】

1.《丹溪心法》：脏胀，有热者。

2.《医方考》：痢疾初作、里急后重，肠胃中有积滞者。

松烟饼子

【来源】《瑞竹堂经验方》卷一。

【组成】细墨五分（烧，研）　陈皮五钱（去白）　牵牛（别研，取头末）五钱　神曲（炒）　三棱（火煨）　密陀僧（研）　五灵脂（研）　硇砂（研）　牡蛎（火煨，煅）　麦蘖（炒）各五钱　大黄一两　北枣十四个（烧存性）　斑蝥一两（去翅足，糯米同炒）　芫花（醋浸一宿，炒）　干漆（炒去烟）　白丁香（研）　大戟（去芦）　青礞石（研）　蓬莪术（煨）各一钱　巴豆一两（去皮，湿纸裹烧，黄色为度）

【用法】上为细末，水打面糊为丸，如皂角子大，捻为饼子。临用为粗末，记以所伤，煎汤送下，

或面汤亦可，小儿三饼，大人看虚实禀气加四五饼。其积块渐渐近下，再进一服，又觉近下。

【功用】消食快气。

【主治】积气瘀血痞塞，大人、小儿久痢或休息痢，并男子、妇人年深不伏水土，及暑月变成恶痢，米汤不消，五痞块逆，隔胃吐食，心胸闷闭，酒疸食黄，劳嗽上喘，呕逆涎沫，心闭惊恐，口苦恶心，小便淋涩，大便不通，伤寒余毒，妇人胎前产后，败血结成积块，饮食平常，遍身疼痛，腰强腿硬，手足眩厥，九种心疼，十般积热，九般水气，霍乱吐泻，久病瘦弱。

木香汤

【来源】《医方类聚》卷一四一引《瑞竹堂经验方》。

【组成】黄连　木香　干姜各一分　乳香半两

【用法】上为细末。每服二钱，空心用米饮汤调下。

【主治】赤白痢久不愈。

固肠丸

【来源】《医方类聚》卷一四一引《瑞竹堂经验方》。

【组成】肉豆蔻（面裹煨）　龙骨（煅，研，水飞）　阿胶（蛤粉炒）　赤石脂（煅七次，醋淬，研）　附子（炮）　干姜（炮裂）　木香（湿纸裹，煨）　人参（去芦）各一两　沉香半两（镑，不见火）　白术二两（炒）　诃子（去核）二两

【用法】上为细末，粳米糊为丸，如梧桐子大。每服七八十丸，空心米饮汤送下。

【主治】下痢，泄泻。

【加减】服药后觉热，去附子，加茱萸一两，黄连一两。

神应丸

【来源】《普济方》卷二〇七引《瑞竹堂经验方》。

【组成】黄连二两（一半生用，一半熟用，炒）　吴茱萸（净）二两　罂粟壳一两（去筋木十分净，炒黑色）　木香二两

【用法】上为细末，用陈仓米粉同好米醋糊为丸，如梧桐子大。每服五七十丸，空心米饮送下。

【主治】水泻，肠鸣腹痛，并赤白痢、休息痢，不问远年近日。

神效鸡清丸

【来源】《普济方》卷二〇七引《瑞竹堂经验方》。

【组成】木香二两　黄连二两半　肉豆蔻十枚（大者，生）

【用法】上为细末，取鸡子清搜药作饼子，于慢火上炙令黄色变红，稍干，再为末，面糊为丸，如梧桐子大。每服五十丸，空心米饮汤送下。

【主治】一切泻痢。

【方论】《活幼口议》：木香、黄连一阴一阳药，木香善导水利气脉，黄连厚肠胃，二味君臣相佐，阴阳相须，加之豆蔻温和脏腑，止泻痢功效弥良。凡儿患泻与痢，不问证轻重，并宜搀先与服，不问脏腑冷热，愈多愈效。然鸡清为物有毒，是以毒气引药致效，若去此一味，其功不作矣。

乳饼面

【来源】《饮膳正要》卷二。

【组成】乳饼一个（切作豆子样）

【用法】上药用面拌煮熟，空腹食之。

【主治】脾胃虚弱，赤白泄痢。

炙黄鸡

【来源】《饮膳正要》卷二。

【别名】炙鸡散（《普济方》卷二十一）。

【组成】黄雌鸡一只（寻净）

【用法】上以盐、酱、醋、茴香、小椒末同拌匀，刷鸡上，令炭火炙干焦，空腹食之。

【主治】脾胃虚弱下痢。

炒黄面

【来源】《饮膳正要》卷二。

【组成】白面一斤（炒令焦黄）

【用法】每服一匙头，空心温水调下。

【主治】泄痢，肠胃不固。

鲫鱼羹

【来源】《饮膳正要》卷二。

【组成】大鲫鱼二斤　大蒜两块　胡椒二钱　小椒二钱　陈皮二钱　缩砂二钱　荜茇二钱

【用法】上件酱、盐、料物、蒜入鱼肚内，煎熟作羹，五味调和令匀。空心服之。

【主治】脾胃虚弱，泄痢久不愈者。

保婴艾叶汤

【来源】《永类钤方》卷二十一。

【组成】陈艾叶（炒）　当归各一两　干姜　木香　制厚朴（锉）　肉豆蔻各半两

【用法】上为末。粟米煎服。

【主治】冷痢肚痛。

九圣丸

【来源】《世医得效方》卷六。

【别名】紧皮丸。

【组成】罂粟壳（去蒂膜，米醋炒）一两　川乌（炮，去皮脐）　黄连（去须）　南木香　北赤石脂　枯矾　肉豆蔻（火煨）　干姜　白茯苓（去皮）各五钱

【用法】上为末，醋煮陈米粉糊为丸，如梧桐子大。每服五十丸，空心米饮送下，腹痛不止，当归、乳香汤送下。

【主治】下痢赤白，日夜无度，里急后重，紧痛。

大阿胶丸

【来源】《世医得效方》卷六。

【组成】当归　阿胶（炒）　豆蔻（煨）　龙骨　赤石脂　大艾　黄连各半两　木香　乳香（别研）五钱　白矾（枯）一分

【用法】上为末，盐梅肉为丸，如梧桐子大。每服三十丸，陈米饮送下。

【主治】发热下痢，腹痛至甚，肛门痛欲绝者。

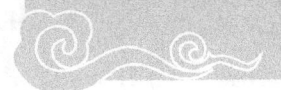

木香散

【来源】《世医得效方》卷六。

【组成】南木香五钱 地榆一两 黄连七钱 青皮（去瓤） 赤芍药 枳壳（煨，去瓤） 乳香 甘草各五钱

【用法】上为末。每服二钱，熟汤调下。

【主治】痢疾腹痛。

立效散

【来源】《世医得效方》卷六。

【组成】罂粟壳六两（去蒂萼瓤，蜜炒赤） 当归一两 芍药 榴皮 地榆各二两 甘草一两

【用法】上锉散。每服三钱，水一盏，同煎温服。

【主治】下痢赤白，日夜无度，里急外重紧痛。

加味养脏汤

【来源】《世医得效方》卷六。

【组成】养脏汤加炮附子 青皮 乌药 茯苓各五钱

【用法】加生姜三片，红枣二枚，水煎服。

【主治】休息痢。因伤酒肉炙煿，发为痢疾，休作无时。

加味除湿汤

【来源】《世医得效方》卷六。

【组成】半夏曲 厚朴（去粗皮，姜汁制） 苍术（炒）各一两 藿香叶 陈皮（炒） 茯苓各五钱 粉草一钱 官桂 木香各三钱

【用法】上锉散。每服四钱，水一盏半，加生姜三片，红枣二枚，水煎，空心时服。仍以五苓散兼服，利其小便。

【主治】下痢湿证。一身尽痛，重着浮黄，下痢如豆羹汁。

加味四君子汤

【来源】《世医得效方》卷六。

【组成】人参 白术 白茯苓 川芎 黄耆 甘

草 罂粟壳（去蒂萼瓤，切，蜜炒）各等分

【用法】上锉散。每服三钱，水一盏半，加生姜三片，枣子一枚，乌梅一个，水煎，温服。

【主治】久患痢疾，服药已多，而疾不愈者。

加减木香煮散

【来源】《世医得效方》卷六。

【组成】木香 甘草 当归 肉豆蔻 人参 官桂 扬芍药 诃子 乌梅（去核） 阿胶（蚌粉炒） 白茯苓各五钱 罂粟壳一两半（去蒂萼瓤，切，蜜炒）

【用法】上锉散。每服四钱，水一盏半，加生姜三片，红枣二枚，同煎去滓，空腹服。

【主治】一切痢。

当归散

【来源】《世医得效方》卷六。

【组成】地榆 陈皮 罂粟壳（去蒂萼瓤） 当归（去尾） 赤芍药 甘草 肉豆蔻（煨） 黄连各等分

【用法】上为末。每服二钱，冷水调服。

【主治】泻痢。

豆蔻散

【来源】《世医得效方》卷六。

【组成】大肉豆蔻一枚（剜小孔子，入乳香三小块在内，以面裹煨，面熟为度，去面）

【用法】上为末。每服一钱，米饮调下。

【主治】

1.《世医得效方》：脾虚肠鸣，久痢不止。

2.《普济方》：腹痛洞泻，肠鸣，胃虚冷，乳食不化。

鱼鲊汤

【来源】《世医得效方》卷六。

【组成】粉霜（研） 轻粉 朱砂（研） 脑砂（研，去砂石） 白丁香各一钱 乳香半钱 巴豆二七个（去壳，不去油）

【用法】上为末，蒸枣肉为丸，婴孩三丸，如粟米大；二三岁、四五岁如麻豆大。每用三四丸，并旋丸煎鲊汤吞下。仍间服调胃药。

【主治】小儿久积，痢下五色脓血，或烂鱼肠，并无大便，肠中搅痛不可忍，呻吟叫呼，声闻于外。

参附汤

【来源】《世医得效方》卷六。

【组成】人参　绵附（炮，去皮脐）　肉豆蔻（微火煨裂）

【用法】上锉散。每服二钱，水一盏半，加生姜七片，大枣二个煎，食前服。

【主治】蛊疰痢。

荆芥汤

【来源】《世医得效方》卷六。

【组成】荆芥　楮树皮各等分

【用法】上为散。治血崩，每服二钱，水一盏，煎至七分，去滓温服；如血痢，则为末，冷醋调，徐徐呷服；白痢，热醋调下。

【主治】白痢、血痢，或妇人血崩。

姜茶方

【来源】《世医得效方》卷六。

【组成】生姜

【用法】切碎，如粟米大，加草茶等分，水煎服。

【主治】痢下腹痛，肚皮热，手不可近。

神应散

【来源】《世医得效方》卷六。

【组成】金樱草梗　肉豆蔻　诃子　罂粟壳（去蒂萼）　地榆　甘草　当归（去尾）　茯苓　白术　枳壳（去瓤）　乌梅各一两　丁皮　木香各五钱　陈皮一两（取红生血，若红痢勿用）

【用法】上为丸或末。五花痢，用春茶、陈皮煎汤送下；如是末，用蜜一匙，春茶、乌梅煎汤调服。

【主治】痢。

秘方养脏汤

【来源】《世医得效方》卷六。

【组成】陈皮（去白）　枳壳（去瓤）　黄连（去须）　南木香　乌梅（去核）各五钱　罂粟壳（去蒂膜，蜜炒）一两半　厚朴（去粗皮，姜汁炒）　杏仁（去皮尖）　甘草各五钱

【用法】上为散。五色痢，黑豆、枣子煎；红痢，生地黄、春茶、甘草节煎服。

【主治】五色痢。

【加减】五色痢久不效，加龙骨、赤石脂、人参、扬芍药各一两，为末，蜜丸，乌梅甘草汤下，粟米饮亦可。

羚羊角丸

【来源】《世医得效方》卷六。

【组成】羚羊角一两半　宣黄连二两　白茯苓一两　黄柏一两半（去黑皮）

【用法】上为末，炼蜜为丸，如梧桐子大。每服五六十丸，腊茶送下。

【主治】蛊疰痢。下血黑如鸡肝色，时发渴者。

【宜忌】若血鲜滑泄不固，欲作厥状，此药不可服。当灸脐下气海、关元二穴，更服玉华白丹。

黑豆散

【来源】《世医得效方》卷六。

【组成】小黑豆（炒）　川楝子　乌梅　甘草　干姜　罂粟壳二个（去蒂萼瓤）

方中除罂粟壳，诸药用量原缺。

【用法】上为散。煎至七分，将纱滤过，捌自然汁，空腹服。

【主治】下痢。

酸石榴皮散

【来源】《世医得效方》卷六。

【组成】石榴皮　陈皮　甘草　川当归　罂粟壳（去蒂萼瓤）各半两

【用法】上为散。用水十盏，煎取三盏，次用茯苓七分，粉草七分，北五味子七个，为末，将前药

汁入此三味再煎五七沸，去滓，空心温服。甚者不过两剂，轻者一剂。

【主治】下痢，诸药不效。

樗白皮散

【来源】《世医得效方》卷六。

【组成】樗根白皮一握　粳米五十粒　葱白一握　甘草一二寸　豉二合

【用法】上用水一升，煮取半升，顿服。小儿量大小加减。

【主治】下痢，诸药不效者。

石莲散

【来源】《世医得效方》卷十二。

【组成】莲肉（去心，炒）

【用法】上为末。每服一钱，空腹米饮调下。

【主治】小儿噤口痢，因服涩住药太过，伤损胃气，闻食口闭，四肢逆冷。

四生散

【来源】《世医得效方》卷十二。

【组成】罂粟壳（去萼蒂赤颊，半生半炙）　黑豆一合（半生半炙）　甘草（半生半炙）　生姜（半生半炙）

【用法】上锉散。每服二钱，熟煎温服。

【主治】

　　1.《世医得效方》：下痢。

　　2.《普济方》：赤痢，因大肠停积，热毒得之，或点滴鲜血。

【加减】如呕，食不入，加人参少许。

参连汤

【来源】方出《丹溪心法》卷二，名见《万病回春》卷三。

【别名】参连饮（《嵩崖尊生全书》卷九）。

【组成】人参二分　姜炒黄连一分

【用法】上为末。浓煎，终日细细呷之。如吐则再服，但一呷，下咽便开。

【主治】噤口痢，胃口热甚。

黄连干姜汤

【来源】方出《丹溪心法》卷二，名见《古今医统大全》卷三十六。

【组成】干姜一钱　当归二钱半　乌梅三个　黄柏一钱半　黄连一钱

【用法】上锉，作一服。水煎，食前服。

【主治】《丹溪心法》：痢疾。

【加减】若水泻，上药各等分用。或加枳壳。

固肠丸

【来源】《丹溪心法》卷五。

【组成】椿根白皮（炒）

【用法】上为末，酒糊为丸服。

　　《保命歌括》：米糊为丸，如梧桐子大。每服三五十丸，陈米饮送下。

【功用】燥湿，祛脾胃陈积。

【主治】湿气下利，大便下血，白带。

固肠丸

【来源】《丹溪心法》卷五。

【组成】椿根皮四两　滑石二两

【用法】上为末，粥为丸，如梧桐子大。每服一百丸，空心白汤送下。

【功用】燥湿，去脾胃陈积。

【主治】湿气下利，大便下血，白带。

止久泻痢丸

【来源】《医学启蒙》卷三。

【组成】黄丹一两（飞过）　明矾一两（火飞）　黄蜡一两

【用法】将蜡熔化于小铜勺中，次以丹、矾末合入，乘热急手丸如豆大。每服二丸，空心米汤送下。小儿用一丸。

【主治】一切久虚泻痢。

小续命汤

【来源】《脉因证治》卷上。

【组成】龙芽草　刘寄奴

【主治】风积痢。

止痢神丸

【来源】《脉因证治》卷上。

【组成】川黄连　茱萸　粟壳（清泔浸三日，又酒浸七日，炒干，上二味同此制）

【用法】上为末，为丸。每服八十丸。热则甘草汤送下；寒则姜汤送下。

【主治】痢疾。

没乳丸

【来源】《脉因证治》卷上。

【组成】乳香　没药　桃仁　滑石　木香　槟榔

【用法】苏木汤下。

【主治】瘀血痢。

噤口丹

【来源】《脉因证治》卷上。

【组成】枇杷叶（蜜炙）十张　缩砂十个（末）

【用法】熟蜜调，抹口上。

【主治】噤口痢，呕不纳食；亦治痢吐食。

噤口丹

【来源】《脉因证治》卷上。

【组成】半夏四钱　参八钱

【用法】加生姜，水煮干，焙，为末。以姜粉入香附丸服。

【主治】噤口痢，呕不纳食；亦治痢吐食。

燥湿和血汤

【来源】《脉因证治》卷上。

【组成】地黄（生、熟）各半两　牡丹皮半钱　白芍一钱半　当归二钱　甘草（生）半钱（熟）一

钱　黄耆一钱　升麻七钱　苍术　秦艽　肉桂各三钱　橘皮二钱

【用法】作一服。

【主治】阳明气冲，热毒所作，肠澼下血，腹中大痛者。

加味黄芩芍药汤

【来源】《女科秘书》。

【组成】当归　条芩　芍药　黄连（姜汁炒）　砂仁　枳壳　槟榔　木香

【用法】水煎服。痢止即止药。

【主治】怀妊下痢，此是暑热寒温相搏而然。

涩肠丸

【来源】《玉机微义》卷五十。

【组成】龙骨　海螵蛸　诃子（炮，去核）各等分

【用法】上为末，糊为丸，如小豆大。每服三十丸，米汤送下。

【主治】小儿下痢赤白，后重频并。

黑参丸

【来源】《普济方》卷二一二引《仁存方》。

【组成】苦参不拘多少（炒焦）

【用法】上为末，滴水为丸，如梧桐子大。每服五六十丸，米饮送下。一方治热痢有血，水煎服。

【主治】白痢。

草罂饮

【来源】《普济方》卷三九六引《仁存方》。

【组成】木瓜草一两（一方用马齿苋）　罂粟壳　甘草各半两

【用法】上锉。三岁每服一钱，水半盏，煎三分，去滓，食前服。

【主治】小儿久新痢疾，不食身热。

知命丹

【来源】《普济方》卷一六九引《医学切问》。

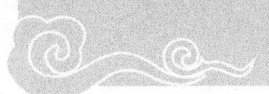

【组成】乌头（去皮脐）三钱半　黄丹五钱（炒）　巴豆三枚（去皮膜，不用油）

【用法】上为末。面糊为丸，如麻子大。每服三丸，米饮送下。如泻下丸子来不化，即病不疗。

【主治】虚损，撮痛下痢。

剪红丸

【来源】《普济方》卷一六九引《医学切问》。

【组成】槟榔六钱　白牵牛十二两（取头末）　芜荑六两　雷丸五两　巴豆一两（取霜）　土朱砂

【用法】上为细末，滴水为丸，朱砂为衣，如梧桐子大。每服一丸，蜜水送下。取下病疾为验，白粥补之。

【功用】追虫取积。

【主治】远年近日诸般虫，稍食不消；妇人赤白带下；痢疾。

二黄丸

【来源】《普济方》卷一一七引《经效济世方》。

【组成】黄连（去须）　黄柏（去粗皮）各二两　肉豆蔻二个　干姜一分（炮）

【用法】上为细末，水面糊为丸，如梧桐子大，再晒干。每服三十丸，温热水送下；患痢，甘草汤送下；水泻，米饮送下。

【主治】伏暑狂燥，及下血痢、泄泻等。

通草散

【来源】《普济方》卷一一七引《经验济世方》。

【组成】木通　通草各半两　泽泻一分　竹茹二钱（少用不妨，老人减半）

【用法】上锉如大米粒，或为细末。每服三钱，水一盏，煎至七分，温服。细末每服二钱，依前法煎，食后、日午、夜卧各一服。

【主治】伏暑下血如久痢。

【验案】伏暑下血如久痢　崇宁二年，自太府出为发运，自夏及秋，患痢两月，一日一夜三四十次，然血多白少，名医皆曰：此痢也。闻泗洲青阳镇李中和助教善医，即遣人召之。中和至，看脉，即曰：此非痢也。始甚怒之，徐叩之，李曰：血

多白少，小便涩少，即非痢。其言中余之病，心已神之。乃是旧因伏暑，小便传导入大肠，由心经而过，遂化为血，由大肠而下，故其状似痢而非痢也。但令大小便各归其本，即安。依法煎上方，食后、日午、夜卧各一服便止。余家数婢患久痢，服之皆安。

酒蒸黄连丸

【来源】《普济方》卷三十七引《德生堂方》。

【组成】黄连一斤（用好酒浸二日，入锅内蒸透为度，取出晒干，留酒和面糊）　干姜半斤　枳壳半斤　木香四两

【用法】上为末，酒糊为丸，如梧桐子大。每服五、七十丸，饭饮送下，不拘时候。

【功用】解酒毒。

【主治】酒食过度，便血脏毒，诸种痔满，泻痢赤白，脏腑疞痛，胸膈痞闷，气不舒畅。

调中散

【来源】《普济方》卷三九六引《傅氏活婴方》。

【组成】人参一钱　白茯苓一钱　白术一钱（煨）　木香　御米各一钱　扁豆一钱　藿香一钱　诃子二个（煨）　甘草一钱　石莲肉一钱（一方加丁香、枳壳、荜澄茄、肉豆蔻）

【用法】上为末。每服一钱，陈米饮或甘草汤送下；如和气，紫苏木瓜汤送下；吐泻，气虚不食，头汗不止，盐汤送下；胃气虚弱，呕吐腹胀，陈皮汤送下；盘肠气痛，木瓜盐汤送下。

【主治】小儿下痢纯白；吐泻，气虚不食，头汗不止；胃气虚弱，呕吐腹胀；盘肠气痛。

预知丸

【来源】《普济方》卷三九六引《傅氏活婴方》。

【组成】预知子一钱（去壳，别研）　诃子二钱（煨去核）　木香半钱　白附子半钱　海金沙半钱（炒）　石决明二钱（煅研）　肉豆蔻一钱

【用法】上为末，冷水滴丸如绿豆大。每服二十丸，藿香汤送下。

【主治】一切痢疾。

黄连木香汤

【来源】《东医宝鉴·内景篇》卷四引《医林方》。

【组成】白芍药（炒）二钱　白术一钱半　黄连（炒）　木香　缩砂（研）　黄芩（炒）　陈皮　当归（酒洗）各一钱　甘草五分

【用法】上锉。加姜三片，水煎服。

【主治】疟后痢疾。

大黄槟榔丸

【来源】《医方类聚》卷一四一引《医林方》。

【组成】大黄一两　细墨半两　大槟榔二个　芥面一钱

【用法】上为细末，醋为丸，分为三丸，用灰火内烧令紫色，醋内磨开，临卧都作一服。早晨取下恶物为效。

【主治】痢疾便血久不可止，脐腹疼痛，里急后重，诸药无效者。

水煮木香丸

【来源】《医方类聚》卷一四一引《医林方》。

【组成】木香　人参　白术　白茯苓　陈皮　诃子皮　藿香　厚朴　干姜（炮）　青皮　乳香　没药　官桂　当归　甘草　肉豆蔻（面裹烧）各半两　白芍药　御米谷（去瓤隔，蜜炙）各一两　丁香半两

【用法】上为细末，炼蜜为丸，如弹子大。每服一丸，水一盏，银石器内煮散，和滓服。

【主治】水痢不止。

四白烧肝散

【来源】《医方类聚》卷一四一引《医林方》。

【组成】桔梗　香白芷　白术各一两　白芍药三两　缩砂仁二钱

【用法】上为细末。每服五钱，用白羊肝四两，去了膜，用竹刀子刮为泥，用盐少许，葱白三根锉碎，与肝、药末同和，荷叶裹，纸封数重，用泥固济了，灰火内烧令肝熟，取出细嚼，米饮汤送下。

【主治】久虚饮食不进，泻痢不止。

白术散

【来源】《医方类聚》卷一四一引《医林方》。

【组成】白术　芍药各一两　甘草五钱

【用法】上为细末。每服三钱，白汤调下。

【主治】米谷不化，泻痢不止。

退阴如圣散

【来源】《医方类聚》卷一四一引《医林方》。

【组成】白芍药二两　陈皮一钱　干姜半钱　良姜半钱

【用法】上为细末。每服三钱，食前白汤调下。

【主治】水痢，脉微而迟。

阿胶丸

【来源】《医方类聚》卷二一三引《医林方》。

【组成】阿胶（炒）　黄连　干姜　附子（炮）　人参　熟地黄　当归　芍药　龙骨　甘草（炙）各等分

【用法】上为细末，炼蜜为丸，如梧桐子大。每服三四十丸，食前米饮汤送下。

【主治】妇人产前、产后泻痢。

妙应丸

【来源】《医方类聚》卷二五二引《医林方》。

【组成】巴豆一个（去油）　丁香七个

【用法】上为细末，烧糯米饭为丸，如针头大。一岁小儿，每服一丸，新水送下。

【主治】小儿水痢不止。

治痢丸子

【来源】《医方类聚》卷一四一引《急救仙方》。

【组成】大半夏二个　巴豆七粒（去壳）　百草霜一钱　京墨一粒（如半夏大）

【用法】上为末，用黄蜡三钱、清油少许，熔合为丸，如绿豆大。每服七丸，红痢，甘草汤送下；

白痢，干姜汤送下；里急后重，枳壳汤送下；夹食感冷泄泻，干姜汤吞下；暑泻，冷熟水吞下。

【主治】赤白痢，泄泻。

乌龙丸

【来源】《医方类聚》卷一四一引《烟霞圣效方》。

【组成】巴豆七个　杏子七个

【用法】上药用文武火烧存性，为泥，百草霜抄一钱，黄蜡一两化开为丸，如梧桐子大，朱砂为衣。每服五七丸，临卧新水送下。

【主治】痢疾。

玉乳散

【来源】《医方类聚》卷一四一引《烟霞圣效方》。

【组成】黄丹一钱　白面一钱　精猪肉四两（作片子，撒药在内，纸裹了）

【用法】上药用文武火烧熟，用米饮一大盏同吃。

【主治】泄血痢。

四圣散

【来源】《医方类聚》卷一四一引《烟霞圣效方》。

【组成】御米壳四两（蜜炒黄色）　甘草二两　陈皮二两　干姜一两（炮裂）

【用法】上为细末。每服三钱，水一大盏，煎三五沸，食前温服。

【主治】赤白痢。

夺命散

【来源】《医方类聚》卷一四一引《烟霞圣效方》。

【组成】精明乳香五钱　没药半两

【用法】上为粗末。每服抄一钱半，水一盏，煎三四沸，和滓稍热服，不拘时候。

【主治】脓血泻利，遍数频多，腹痛欲绝者。

朱砂丸

【来源】《医方类聚》卷一四一引《烟霞圣效方》。

【组成】好信不以多少

【用法】上为末，烧干饭为丸，如米大，朱砂为衣。每服大人二三丸。

【主治】一切痢。

如圣救苦散

【来源】《医方类聚》卷一九一引《烟霞圣效方》。

【组成】金银花二两　香附子二两（去须）　御米壳二两（去蒂隔）　甘草二两　黑豆黄一两

【用法】上药并生，为细末。每服五七钱，水半碗，煎三五沸，微温服之。

【功用】托里，解诸痛。

【主治】一切恶疮，及赤白泻痢，咳嗽脓血。

【加减】恶疮，量虚实老幼加减，入大黄少许。

燥肠丸

【来源】《医方类聚》卷一四一引《烟霞圣效方》。

【组成】乌头（炮，去皮）　硫黄一个（焙，滤去滓，再炒，为末）　黄丹　矾灰各四两

【用法】上为末，醋糊为丸，如梧桐子大。每服五十丸，空心米饮送下。

【主治】脏腑虚滑，冷痢不愈。

利积丸

【来源】《医学纲目》卷二十三引《玄珠经》。

【组成】黄连四两　天水末八两　当归二两　乳香一两　萝卜子（炒）四两　巴豆一两（去油，同黄连一处炒）

【用法】上为末，醋糊丸，如梧桐子大。每服弱者十五丸，实者二十五丸。

【主治】积滞内阻，下痢赤白，腹满胀痛里急，上渴引饮，小水赤涩。

导气丸

【来源】《医学纲目》卷四。

【组成】青木香　萝卜子　茴香　槟榔　牵牛（头末）各四两

【用法】上为末，薄糊为丸，如梧桐子大。每服三四十丸。

【主治】《证治准绳·类方》: 痢疾。

石脂神砂丹

【来源】《医学纲目》卷二十三。

【组成】生附子　干姜各五钱　赤石脂一两半（水飞）　朱砂一两（细研）

【用法】上为细末，酒糊为丸，如黑豆大。每服十五丸，米白汤送下。

【主治】痢疾。

定痛黑子丸

【来源】《医学纲目》卷二十三。

【组成】黄蜡五钱　杏仁　江子　砂仁各二十一个

【用法】上三味，香油灯上烧存性，熔蜡和匀，加乳香些少为丸，如米大。每服十余丸。

【主治】痢疾。

神仙导水丸

【来源】《普济方》卷三十九。

【组成】木香　当归　枳壳（炒）　黄芩　黄连　青皮　陈皮　槟榔　香附子各一两　三棱　莪术各半两　大黄　黄柏　牵牛末各三两

【用法】上为末，水糊为丸，如梧桐子大。每服五十丸，温饭饮送下，不拘时候。

【主治】上盛下虚，水火不能升降，大便秘涩，小便不通，赤眼口疮，便红泻血，吐血，泄痢不止，诸积气块，小儿脾疾，妇人经脉不通，男子打扑伤损。

龙骨丸

【来源】《普济方》卷四十。

【组成】龙骨　艾叶（炒）各一两　鳖头骨二枚（涂酥炙令焦黄，研）

【用法】上为散。每服二钱，食前粥饮调下。
　　本方名龙骨丸，据剂型，当作龙骨散。

【主治】诸痢疾脱肛，久不止。

坚止汤

【来源】《普济方》卷一四三。

【组成】黄连　吴茱萸　厚朴各一两（一方干姜代吴萸）

【用法】以水四升，煮取二升五合，去滓，温服五合；欲作丸，炼蜜为丸，如梧桐子大。每服三十粒，白水送下。

【主治】伤寒下痢赤白脓血，腹中痛者。

【加减】热多，减吴茱萸半两。

责毒汤

【来源】《普济方》卷一四三。

【组成】罂粟壳　地榆　白术　诃子　青皮　甘草　当归　紫橘叶各一两（乃旱莲叶，是照堂红者）

【用法】水五升，煮取二升，去滓，温服七合。

【主治】太阴病，下痢赤白，痛，下重，此凉折热，或水谷寒热所致。

【加减】若但下血，有寒湿者，加干姜一两。

瞿麦汤

【来源】《普济方》卷一四三。

【组成】瞿麦二两　扁竹　甘草　车前子各一两　大黄二两　栀子　木通　滑石各五钱

【用法】以水五升，煮取二升，去滓，温服五合，未愈再服。

【功用】下其蓄毒，排其脓血。

【主治】伤寒下痢，赤白脓血，下重，或不能便，或小便少，当逐邪则愈，以肠痹故也。

一块气丸

【来源】《普济方》卷一八二。

【组成】官桂半两　沉香四两　玄胡索半两　江子一两（去壳、油）　蓬术半两（火炮）　锡灰四两　京三棱一两（炮，去皮）　香附子一两（醋浸）　姜黄半两　南木香四两　黑牵牛（头末）半两　砂仁半两　大麦芽四两（江子炒）　使君子半两（去皮）　枳实半两　陈皮一两（去白）　槟

榔半两　枳壳半两　青皮一两半　大黄半两（醋炙）　雷丸半两　萝卜子一两（江子炒）　白豆蔻半两　唐球一两半　川乌二钱半（火炒）　芫花一两（酒浸，炒）　丁香半两　皂角斤半（去皮，醋浸）　胡椒一两

【用法】上为末，酒糊为丸，如梧桐子大。每服五七丸，各随其汤送下。妇人一切血气，当归酒送下；血崩，燕子泥汤送下；小儿脱肛，艾汤送下；小儿奶癖，橘皮汤送下；小儿惊风，一岁一丸，薄荷汤送下；白痢，姜汤送下；小儿脾积，使君子、猪胆、芦荟汤送下；赤痢，甘草汤送下；一切吐逆，生姜汤送下；心膈膨胀，新水送下；下元冷，好酒送下；风热闭塞，大小便不通，井花水煎豆粉汤送下；妇人经脉不通，红花、当归酒送下；赤白带下，蔓荆子汤送下；血红，当归酒送下；产前产后，吴茱萸一两，重酒一升，煎至二沸送下；血块、气血等，生姜、橘皮入醋少许煎下；常服者，淡姜汤送下；少女经脉不通，红花、当归酒送下；男子小肠气，茴香汤送下；咳嗽，乌梅汤送下；腰痛，牵牛汤送下；伤寒，葱白汤送下。

　　"血红"，《证治准绳·类方》作血昏。

【主治】一切气。

【宜忌】忌一切热物。孕妇不可服。

无比沉香丸

【来源】《普济方》卷一八四。

【别名】沉香不二丸、沉香百疗丸。

【组成】沉香　檀香各半两　南木香　乳香　没药各半两　丁香　附子（炒，去毛）　八角茴香　荆三棱（醋炙）　广茂（炮）　胡椒　官桂（去皮）　良姜　巴豆（炒，去油）　青皮（去瓤）　陈皮（去白）　大麦　川乌（炮）　甘草（炮）　川椒（去目）各等分

【用法】上为末，醋糊为丸，如樱桃大。每服一丸，用烧酒一小盏，大枣一个（去核），同药细嚼，冷米汤送下。腹急痛，冷水送下；伤损肠内痛，煎乳香送下；积聚，下亦如前法；食后、临卧服，服后干物压之。

【主治】男子妇人诸物所伤，遍身走注疼痛，多年沉积不散，呕吐恶心，胸膈不利，心腹刺痛，久

痢不止，胁肋胀满；一切冷气不和；妇人胎前产后诸疾。

【宜忌】忌热物。

木香顿散

【来源】《普济方》卷一八四引镇江医僧桂耸。

【别名】补气汤。

【组成】木香（不见火）一两　人参　附子（炮，去皮脐）　白术　藿香（洗净，焙干）　甘草（炙）　白茯苓　橘红　枳壳（去白皮，麸炒）各一两

【用法】上为末。每服二钱，煎紫苏、木瓜、生姜汤调，八分一盏，重汤内煮，顿至六分，食前服。

【主治】老人虚人一切气冷虚羸诸疾，老人小儿一切气滞，不思饮食，肠胃虚鸣，泄泻作痢等疾。

桂枝散

【来源】《普济方》卷二〇〇引《广南四时传方》。

【组成】官桂　甘草　青橘皮（去瓤）　干姜（炮）　牵牛子（生用）各等分

【用法】上为散。每服一钱，水一盏，煎至七分，热服。逐日早夜五服，取安为度，莫忌频频服。早晨常一服，诸疾不生。

【主治】时疾疟痢。

不二散

【来源】《普济方》卷二〇七。

【组成】罂粟壳二两　甘草二两（炙）　青皮（去瓤，焙干）二两　陈皮（去瓤，焙干）二两　当归　甜藤一两（如无，干葛代）

　　方中当归用量原缺。

【用法】上为细末。每服二钱，水一盏，煎至七分，去滓，通口服；如患赤白痢，用酸石榴皮一片同煎。

【主治】诸般泻痢。

木香散

【来源】《普济方》卷二〇七。

【组成】米壳二两　神曲半两　甘草一两　干姜半两

本方名木香散，但方中无木香，疑脱。

【用法】上为粗末。每服三钱，水二盏，煎去滓，不拘时候服。

【主治】泻痢。

六神散

【来源】《普济方》卷二〇七。

【别名】温脾散。

【组成】御米壳（蜜炒）一两　青皮（去白）乌梅肉　干姜（炮）陈皮（去白）甘草（炙）各半两（一方无乳香。一方无干姜）

【用法】上为细末。每服四钱，水一盏半，加乳香一粒，同煎至六分，去滓，食前温服，一日二次。赤痢冷服，白痢热服，花痢温服。

【主治】泻痢赤白，腹痛不可忍，痢久不止。

地榆丸

【来源】《普济方》卷二〇七。

【组成】地榆（微炒）当归（微炒）阿胶（糯米炒）黄连（去须）诃子肉（炒，取肉称）木香（晒干）乌梅肉（去核，净称）各半两

【用法】上为末，炼蜜为丸，如梧桐子大。每服二三十丸，陈米饮吞下。

本方原名地榆散，与剂型不符，据《证治准绳·类方》改。

【主治】泻痢或血痢。

【验案】痢疾　先公昔在括苍，病痢踰月，得此方而愈。余在鄮上，士人苏子病此为甚，其妇翁孙亿来告急。录此方以与，旋即痊安。

改痢散

【来源】《普济方》卷二〇七。

【组成】陈壁土（东方日晒久年）车前子

【用法】上药同炒，筛去土，只将车前子研为细末。每服三钱，米饮调下。如车前子难为末，米汤浓煮，绢滤滓服。

【主治】泻及一切痢不止，小便不通。

胜金丸

【来源】《普济方》卷二〇七。

【组成】当归二两（用吴茱萸一两炒香熟，去茱萸不用，只用当归）黄连三两

【用法】上为细末，炼蜜为丸，如梧桐子大。每服三十丸，米饮送下。

【主治】泻久痢。

消内灵砂丹

【来源】《普济方》卷二〇七。

【组成】黄蜡一两　巴豆十四枚（去壳，作两片，入黄蜡内，熬巴豆黑为度）

【用法】上药去巴豆，将硇砂二钱，用水煮干，只用一钱重，仍入黄蜡，并再熬，就入朱砂末一二钱，以黄蜡红为度，候冷刮下，如用时旋丸。小儿三岁，只服十丸，如黍米大，大人服十丸，如大麻子大，白痢，白姜汤送下；赤痢，甘草汤送下，空心服。如病人身体凉，脉微弦细，皆是好症，便用此药止。如病人身上有冷热，初不可便止，先服前药十丸，次服五苓散加车前同煎，三服小便清，退尽热，方可再用前药止住。

【功用】去积滞。

【主治】泻痢。

如神散

【来源】《普济方》卷二〇八。

【组成】麻叶（即今人用作布者之麻。五月五日采，阴干。）

【用法】上为细末。每服二钱，空心以冷水半盏调下；若大人病重者，服二钱半。

【主治】白痢。

【宜忌】忌食热物。

和胃汤

【来源】《普济方》卷二〇八。

【组成】升麻半钱　柴胡半钱　当归身二钱　草豆蔻半钱　半夏三分　干姜七分　甘草七分　红消七分　黄耆半钱

【用法】上都作一服。水二盏，煎至一盏，去滓稍热服，两饭间饮之。

【主治】泄痢。

治痢如圣散

【来源】《普济方》卷二〇九。

【组成】当归 地榆 缩砂仁 赤石脂 陈皮 甘草 干姜 诃子肉 石榴皮 罂粟壳各等分

【用法】上为粗末。每服三钱，水一盏，入乌梅一个，煎至七分，去滓，赤痢冷服，白痢热服，赤白痢温服。

【主治】一切痢疾，无问久新，或赤或白，或赤白相杂，日夜无度。

【宜忌】忌生冷油腻。

驻马丸

【来源】《普济方》卷二〇九。

【组成】橡斗子

【用法】啖之。

【功用】救命延年，消食止痢，令人强健。

【主治】男妇一切重痢。

济世丹

【来源】《普济方》卷二〇九。

【组成】巴豆七枚（去壳膜） 丁香四十二个 胡椒四十二枚

【用法】上药为末。糯米为丸，如绿豆大。每服一丸，赤痢，米饮送下；白痢，姜汤送下；赤白痢，姜饮汤送下。

【主治】痢疾。

黄连丸

【来源】《普济方》卷二〇九。

【别名】黄连阿胶丸（原书同卷）、胶连丸（原书卷二一一）。

【组成】阿胶三两（一两炙，一两入药，一两销清作胶） 胡黄连一两 干姜二两 大黄半两 无食子一枚（久痢肠滑甚者，加至三四枚）

【用法】上为末，醋溶胶清为丸，如梧桐子大。每服二十五丸，渐加至三十丸，每日二次，若冷痢，以酒送下；热痢，以粥饮送下。

【主治】痢无问冷热、赤白、久新。

黑虎丹

【来源】《普济方》卷二〇九。

【组成】猪胆 雄黄豆 麝香

方中雄黄豆，《奇效良方》作雄黑豆。

【用法】用十二月杀的猪胆，可收一百以上，将雄黄豆装入胆内，麝香少许，阴干。每服五七粒，为细末。如红痢，甘草汤下；如白痢，生姜汤下。

【主治】痢疾不止者。

木香煮散

【来源】《普济方》卷二一〇。

【组成】砒霜 黄丹各等分

本方名木香煮散，但组成无木香，疑脱。

【用法】上为细末，用黄腊熔和药末为膏，旋丸如绿豆大。每服三丸，饭饮下，小儿丸如粟米大，亦饭饮下。

本方方名，据剂型当作"木香丸"。

【主治】纯下白痢，及淡红黑痢，一切痢。

【宜忌】忌荤腥。

二圣散

【来源】《普济方》卷二一一。

【组成】罂粟壳 车前子（炒）

【用法】上药各为细末。每服二钱，米饮下。

【主治】下痢赤白，或小便不利，淋涩痛。

二霜丸

【来源】《普济方》卷二一一。

【组成】砒霜半两 粉霜半两 巴豆一分

【用法】上为细末，以糯米为丸，如粟米大。空心冷粥饮送下一丸。

【主治】赤白痢服药过度，未得全减。

十金散

【来源】《普济方》卷二一一。

【组成】黑豆五文　绿豆五文　人参十五文　甘草五文　陈橘皮五文　糯米三文　紫苏三文　灯心五文　良姜五文　罂粟壳二十文

【用法】上二豆捶破，水一大碗，同诸药煎一盏半，入熟蜜少许，去滓，通口服，不拘时候。

【主治】赤白痢，昼夜无度。

十宝汤

【来源】《普济方》卷二一一。

【组成】黄耆四两　熟干地黄　白茯苓　人参　当归　白术　半夏　白芍药　五味子　桂各一两　甘草半两

【用法】上为粗末。每服二钱，水一盏，加生姜三片，乌梅一个，煎至七分，食前温服。

【主治】冷痢如鱼脑者。

三神丹

【来源】《普济方》卷二一一。

【组成】巴豆七个　乌梅一个　肉豆蔻一个

【用法】上用黄黍米酒浆浸二宿，饭上蒸米熟，同药为丸，如梧桐子大。每服一丸，红痢，黑豆汤送下；赤白痢，甘草汤送下；白痢，米汤送下。

【主治】赤白痢疾。

木瓜散

【来源】《普济方》卷二一一。

【组成】木瓜　车前子　罂粟壳各等分

【用法】上为细末。每服二钱，米饮调下。

【主治】赤白痢。

甘露丸

【来源】《普济方》卷二一一。

【组成】舶上硫黄一两　消石一两　白明矾半两　滑石半两　飞面四两

【用法】上为极细末，滴水为丸，如梧桐子大。每服三十丸或五十丸，用新汲水送下。

【主治】赤白痢，肠风脏毒，酒积下血便血。

归连丸

【来源】《普济方》卷二一一。

【组成】黄连四分　黄柏　当归　黄芩各二两　阿胶二两（炙）　熟艾一两

【用法】上为散。以醇醋二升，煮胶烊，下药煮；为丸，如大豆大。每服七八分，饮送下，日二夜一服。

【功用】《医略六书》：清热养阴。

【主治】

　　1.《普济方》：痢，无问冷热；及五色痢。

　　2.《医略六书》：阴虚五色痢；孕妇赤痢，腹痛，胎下堕，脉虚数者。

【加减】若产妇痢，加蒲黄一两，蜜和为丸。

【方论】《医略六书》：当归养血脉以养胎，阿胶养阴血以止痢，黄连清心脾之火，黄芩清肺肠之火，黄柏清肾火，存五液也；佐以艾炭，温经止痛定痢；复以苦酒收之，米饮和之，使经腑肃清，则脏损复完，而胃气自能输化，五液各有所归。

生犀散

【来源】《普济方》卷二一一。

【组成】生犀角屑　黄柏各二两　黄连　苦参各二两

【用法】上为散。以糯米煮作饮，每日空腹服一服，下日再服。

【主治】脓血痢，无问伤冷伤热。

夺命丹

【来源】《普济方》卷二一一。

【组成】丁香四十九粒　巴豆四十九粒　杏子四十九粒

【用法】上捣为泥，用净黄蜡化开，作一块为丸，如梧桐子大。如用时，空心服三七丸。赤痢，甘草汤送下；白痢，生姜汤送下；赤白者，甘草、姜汤送下。

【主治】远年久日赤白一切痢。

【宜忌】忌一切荤腥油物。

百灵汤

【来源】《普济方》卷二一一。

【组成】罂粟壳　陈皮　木通　乌梅　甘草　黄连各等分

【用法】上锉如麻豆大。每服三大钱，水一盏，加生姜三片，枣子二个（劈破），沙罐内慢火煎至八分，去滓，放瓷器碗内，上面封口，用湿纸两重盖覆，不可令灰入腹。药后且忌口。

【主治】赤白痢。

【验案】血痢　温人郑元升云：近日患病，血痢之间数十次，窘不可言，有客惠药两服而止。

延寿饮子

【来源】《普济方》卷二一一。

【组成】木香一两　黄耆四两　御米壳八两　甘草二两　当归二两　青皮二两　诃子四两

【用法】上各为粗末。每服三钱，水一盏半，煎至一盏，去滓服。

【主治】远年近日，赤白泻痢。

【宜忌】忌生冷、鸡鸭、油腻等物。

安和饮子

【来源】《普济方》卷二一一。

【组成】罂粟壳二钱半　木香二钱半　甘草二分　地榆二钱

【用法】上为末。每服二钱，米饮调下。

【主治】赤白痢。

如神散

【来源】《普济方》卷二一一。

【组成】白芍药　川当归　吴茱萸　黄连（炒赤色）各等分

【用法】上为末。每服二钱，空心食前米饮调下，每日三次。

【主治】肠胃气虚，冷热不调，下痢赤白，状如鱼脑，里急后重。

豆蔻丸

【来源】《普济方》卷二一一。

【组成】木香　赤石脂　干姜　砂仁　厚朴　肉豆蔻各等分

【用法】上为末，醋糊为丸，如梧桐子大。每服六十丸，空心米汤送下。

【主治】脾胃虚弱，脏腑频滑，下痢赤白。

赤芍药散

【来源】《普济方》卷二一一。

【组成】赤芍药　香附子　地榆各等分

【用法】上为细末。赤痢，用赤芍药末一钱，香附子末半钱，地榆末一钱，蜜一匙，水一盏，煎五七沸，空心温服；白痢者，香附子一钱，芍药半钱，地榆一钱，蜜一匙，水一盏，煎七分，空心温服，一日二次，小儿加减与之。

【主治】赤白痢。

阿胶丸

【来源】《普济方》卷二一一。

【组成】干姜一分　当归　白芍药　白茯苓　木香各半两

【用法】上为细末，醋打阿胶糊为丸，如梧桐子大。每服三十粒，浓煎黄连、艾叶、粳米作汤，并服数剂。

【主治】赤白痢。

附子丸

【来源】《普济方》卷二一一。

【组成】黄丹一两（炒）　附子一两（炮）

【用法】上为末，煮枣肉为丸，如梧桐子大。每服十丸，以粥饮送下，不拘时候。

【主治】赤白痢所下不多，遍多不减。

郁金散

【来源】《普济方》卷二一一。

【组成】川郁金　槐花　甘草（炒）各一分

【用法】上为细末。每服三钱，食前豆豉汤调下。

【主治】一切热毒痢，下血不止。

乳香丸

【来源】《普济方》卷二一一。

【组成】乳香一钱　没药一钱　丁香五十粒　胡椒五十粒　巴豆十五粒

【用法】上为细末，面糊为丸，如绿豆大。每次大人用七丸，中人五丸，小儿三丸，赤痢，蜜水送下；白痢，生姜汤送下；赤白痢，生姜汤、蜜水汤送下；泻不止，米汤送下。

【主治】赤白痢疾。

金凤散

【来源】《普济方》卷二一一。

【组成】凤眼草三分　粟壳（白痢用白粟壳；赤痢用赤粟壳）二钱　母黑豆二十丸　公枣儿三枚

【用法】上为粗末。加蜜一匙，水二盏，煎至一盏，去滓，空心温服，服后仰卧。

【主治】男子、妇人赤白痢疾。

【宜忌】忌冷水。

实肠散

【来源】《普济方》卷二一一。

【组成】青皮　陈皮　厚朴　苍术　诃子　砂仁

【用法】上为末。加大枣一个，生姜三片，水二盏，煎至一盏，食前温服。

【主治】赤白痢。

香参散

【来源】《普济方》卷二一一。

【组成】陈皮一两　木香　人参　当归半两　诃子皮　乌梅　地榆　香茸三分　甘草一分（炙）
　　　方中木香、人参、诃子皮、乌梅、地榆用量原缺。

【用法】上为末。每服二大钱，水一盏，煎至五分，空心温服。白痢加生姜四片同煎。

【主治】荣卫俱虚，脏腑不调。泄泻不止，痢赤

白，日无度，腹内疼痛，饮食不进。

神功饮

【来源】《普济方》卷二一一。

【组成】罂粟壳十四个　甘草三寸　生姜一块　橘皮一两　黑豆一百二十粒

【用法】上用水二碗，煎至一碗，去滓，空心、食前分二次服；又次日五更，将滓以水一碗，重煎至七分服。

【主治】泻痢赤多白少者。

神曲丸

【来源】《普济方》卷二一一。

【组成】神曲一两半　干姜　官桂　白术　当归　厚朴　人参　甘草各半两

【用法】上为细末，炼蜜为丸，如梧桐子大。每服三十丸，空心食前酒或淡醋汤送下，每日二次，发时不时增数。

【功用】磨积。

【主治】泄痢，心腹冷痛。

神效散

【来源】《普济方》卷二一一。

【组成】霜盐梅三个（用黄泥裹，以慢火煨干）

【用法】上为末。米饮汤调下。

【主治】赤白新旧痢疾。

透红丹

【来源】《普济方》卷二一一。

【组成】江子（去壳油）　杏仁四十九粒　黄丹一两　信一钱半　黄蜡一两

【用法】上为末，黄蜡溶为丸，如梧桐子大。每服五丸，红者，甘草汤送下；白者，干姜汤送下；赤白痢，甘草干姜汤送下；五色痢，楮叶、艾叶、丁香煎汤送下。

【主治】赤白痢疾，诸般泄泻。

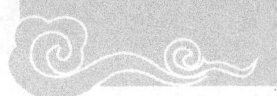

粉霜丸

【来源】《普济方》卷二一一。

【组成】粉霜二钱　腻粉一钱　砒霜一钱

【用法】上为末，以烧饭为丸，如黍米大。每服三丸，空心以冷水送下。

【主治】赤白痢，诸药不效者。

黄丹丸

【来源】《普济方》卷二一一。

【组成】黄丹一两　白面半两　巴豆九枚

【用法】以水一大盏调搅，候澄清，倾却上面者，用底下稠者为丸，如绿豆大。每服三十丸，以冷水送下。

【主治】赤白痢。

黄连汤

【来源】《普济方》卷二一一。

【组成】黄连　黄柏皮　地榆　乌梅　甘草　赤芍药各等分

【用法】每服四钱，水一盏半煎，去滓，食前服。

【主治】赤白痢。

黄连散

【来源】《普济方》卷二一一。

【组成】黄连一两　黄芩一两　当归一两　赤石脂一两

【用法】上为细散，每服二钱，以粥饮调下，不拘时候。

【主治】热痢，烦渴腹痛。

黄连散

【来源】《普济方》卷二一一。

【组成】黄连一两　木香一两　丁香　诃黎勒皮　干姜各半两

【用法】上为散。每服三钱，陈米饮调下，一日二次。

【主治】赤白痢。

黄连茱萸汤

【来源】《普济方》卷二一一。

【组成】黄连四两　吴茱萸　当归各一两　石榴皮三两

【用法】上以水三升，渍黄连一夕，明旦更入三升水，煮取三升，分为三服。

【主治】积冷彻白痢下不断，变成赤黑血汁烂鱼脑，肠疼痛，枯瘦不能饮食。

粟壳丸

【来源】《普济方》卷二一一。

【组成】罂粟壳

【用法】上为细末，炼蜜为丸，如鸡头子大。每服十至十五丸，赤痢甘草汤送下，白痢干姜汤送下，泄泻米饮送下。小儿服，丸如粟米大，量儿大小加减。

【主治】赤白痢疾。

粟壳散

【来源】《普济方》卷二一一。

【组成】罂粟壳一两　陈皮半两

【用法】上为细末。每服三钱，水一盏，加乌梅一个，煎至七分，温服。

【主治】热痢，便血无度。

蒲黄汤

【来源】《普济方》卷二一一。

【组成】干姜半两　雀粪半两　蒲黄半两

【用法】上为末。用软饭为丸，如梧桐子大。每服十丸，以粥饮送下，不拘时候。

【主治】赤白下痢。

二黄汤

【来源】《普济方》卷二一二。

【组成】黄连　黄柏各半

【用法】上罗匀。用醇醋三升，煮取一升半，分再服。

【主治】下血日夜七八十行，赤痢，并一切痢。

人参丸

【来源】《普济方》卷二一二。

【组成】人参　干姜　枳实各四分　龙骨　赤石脂　黄连　苦参各六分　厚朴　黄芩各五分

【用法】上为末，炼蜜为丸，如大豆大。每服十五丸，空腹以饮送下，一日二次。渐加服者亦得。

【主治】冷热不调，痢脓水。

云母散

【来源】《普济方》卷二一二。

【组成】吴茱萸　干姜　诃黎勒皮　白矾灰各半两

【用法】上为末，醋煮面糊为丸，如梧桐子大。每服十丸，粟米饮送下，食前服。

【主治】久下痢赤白不止。

乌梅丸

【来源】《普济方》卷二一二。

【组成】乌梅肉二分　黄连二两　艾叶二两　干姜一两　甘草一两（炙）

【用法】上为末，炼蜜为丸，如梧桐子大。每服三十丸，以粥饮送下，一日三四次。

【主治】痢下脓血，食不消化。

戊己丸

【来源】《普济方》卷二一二。

【组成】甘草　木香　罂粟壳　乌梅　赤芍药各等分

【用法】上为末。每服二钱，空心米饮送下。
　　　　本方方名，据剂型，当作戊己散。

【主治】肠胃虚滑，下痢无度，脓血相杂。

生姜丸

【来源】《普济方》卷二一二。

【组成】生姜　半夏各一两　附子三分　藜芦半两

【用法】上为末，陈醋煮沸，和药末为丸，如梧桐子大。每服三十丸，陈米饮下。日午再服。

【主治】脓血下痢不禁。

白术散

【来源】《普济方》卷二一二。

【组成】白术一两　附子一两　龙骨二两　黄连一两　阿胶二两　甘草一两　赤石脂三两　地榆二两　当归一两

【用法】上为细散。每服二钱，粥饮调下，不拘时候。

【主治】久赤白痢不止，腹中疼痛。

白头翁汤

【来源】《普济方》卷二一二。

【组成】白头翁二两　黄连　柏皮　椿皮各三两

【用法】上锉为散。每服四大钱，水一盏，煎七分，去滓服。

【主治】热痢滞下，下血连月不愈。

曲末酒

【来源】《普济方》卷二一二。

【组成】好曲末五升

【用法】微熬令香，温清醇酒令热，和曲末一升，空腹顿服之，一日三次。若至食时，捣蒜一升令至熟，下姜、椒末调和，如常食之法，惟须稠，勿加盐，以水和面二升作淳饼，极烂煮之，干漉，热纳蒸蒜齑，臼中相和，一顿食之，少与余食。至饥时，仍准前食曲末酒，比至愈来，少食余食。以此法治不过两日，无有不愈。

【主治】久冷痢不纯白者，由积卧冷处，经久病发，遂令脾胃俱冷，日夜五六十行，大小腹痛不可忍。

利圣散子

【来源】《普济方》卷二一二。

【组成】当归（去芦）　干姜各二两　黄柏皮　甘草　枳壳　罂粟壳各四两

【用法】上为粗散。每服三钱，水一盏，薤白一条擘碎，煎至八分，去滓，食前稍温服。

【主治】远年近日，赤白休息等痢。

【宜忌】忌生冷、油腻之物。

诃黎勒丸

【来源】《普济方》卷二一二。

【组成】诃子半两　肉豆蔻一两　木香三钱　干姜半两　阿胶三钱

【用法】上为细末，糯米粥浓饮为丸，如梧桐子大。每服五十丸，以陈粟米饮送下，与和气饮子相间服。痢减则减，痢止则勿服。

【主治】白痢。

和气饮子

【来源】《普济方》卷二一二。

【组成】人参　白术　当归　肉豆蔻　阿胶　白茯苓　干姜各三分　木香　罂粟壳　香薷　甘草各二钱　蒿豉饼等分

【用法】上为细末。每服五钱，以水一盏半，煎七分，去滓服，不拘时候。

【主治】大小腑皆通，下痢白色。

实肠散

【来源】《普济方》卷二一二。

【组成】肉豆蔻一钱　诃子一钱　当归一钱　厚朴一钱　龙骨一钱　陈皮二钱　甘草（炙）一钱

【用法】上为细末。每服二钱，陈米汤调下。

【主治】白痢。

柏叶散

【来源】《普济方》卷二一二。

【组成】柏叶二两　地榆一两（锉）

【用法】上为散。每服三钱，以水一中盏，煎至六分，去滓温服，不拘时候。

【主治】久血痢，小肠结痛不可忍。

柿皮散

【来源】《普济方》卷二一二。

【组成】柿木皮（大柿亦可用，晒干更焙）

【用法】上为末。每服二钱，米饮调下。

【主治】脓血不止，上充下脱。

茜根黄连汤

【来源】《普济方》卷二一二。

【组成】茜根　黄连　地榆　栀子　薤白　香豉　犀角各等分

【用法】上切。以水八升，煮取二升，分为三服。

【主治】下痢鲜血。

【宜忌】忌猪肉、冷水。

茯苓散

【来源】《普济方》卷二一二。

【组成】茯苓　干姜　黄连各等分

【用法】上为细散，炼蜜为丸，如梧桐子大。每服十丸，渐增之，一日渐增至百丸，米饮送下。以愈为度。

　　本方方名，据剂型当作"茯苓丸"。

【主治】下痢三十年者。

【加减】若痢剧者，加龙骨、附子（炮），还令等分。

姜苋方

【来源】《普济方》卷二一二。

【组成】马齿苋　生姜各二两

【用法】上和匀，用湿纸裹，煨熟，不拘多少，细嚼，米饮咽下。

【主治】久痢不止，或赤或白。

姜附丸

【来源】《普济方》卷二一二。

【组成】赤乌脚四两　附子一两　干姜一分

【用法】上为末，用醋煮面糊为丸，如绿豆大。每服十五丸，以粥饮送下。

【主治】久赤白痢不愈。

神授散

【来源】《普济方》卷二一二。

【组成】陈石榴（焙干）

【用法】上为细末。每服三四钱，米汤调下。

【主治】久痢不愈。

黄连苦参汤

【来源】《普济方》卷二一二。

【组成】黄连四两　苦参二两　阿胶一两

【用法】上为末，以水一斗，煮取二升，去滓，适寒温。每服二合，少少益至半升，每日三次，服汤尽者复合，以愈为度。

【主治】得病羸劣，服药不愈，因作肠滑，下痢脓血，日数十行，腹中绞痛，身热如火，头痛如破，其脉如涩。

敛红丸

【来源】《普济方》卷二一二。

【组成】腊茶不以多少

【用法】上为细末，以上等醇醋和丸，每两作一十五丸。每服一丸，浓煎乌梅汤送下。

【主治】伏热下血，里急后重。

敛肠丸

【来源】《普济方》卷二一二。

【组成】木香一钱　地榆二钱　酸石榴皮二钱　罂粟壳一两半

【用法】上为细末，炼蜜为丸，如弹子大。每服一粒，陈米泔一盏，煎六分，食前服。

【主治】下痢脓血。

断下散

【来源】《普济方》卷二一二。

【组成】干姜　地黄　当归　赤芍药　川芎　黄连　槐花　罂粟壳各等分

【用法】上为粗末。每服三钱，水一盏半，加粟米一撮，同煎至一盏，去滓温服。

【主治】久新血痢，日夜无度。

犀角丸

【来源】《普济方》卷二一二。

【组成】犀角屑半两　茜根　青黛　黄连各一两（一方有桔梗）

【用法】上为末，面糊为丸，如梧桐子大。每服十五丸，米饮送下。

【主治】下痢。其色瘀黑，或如猪肝，五内切痛，此或因素服五石汤，致攻伤五脏，阴气将绝，如蛊毒之状。

犀角地榆汤

【来源】《普济方》卷二一二。

【组成】犀角屑半两　地榆半两（锉）

【用法】以水二大盏，加蜜三合，煎至一盏，随大小增减服之。

【主治】血痢日夜不止，腹中疠痛，心神烦闷。

蒲黄散

【来源】《普济方》卷二一二。

【组成】蒲黄三合　干地黄　桑茸　甘草　芒消　茯苓　人参　柏叶　阿胶　艾叶　生姜各二两　禹余粮　黄连各二两　赤石脂五钱

【用法】上拌匀。以水一斗，煮取四升，分五服温饮。

【主治】血痢。

解毒金药散

【来源】《普济方》卷二一二。

【别名】解毒金花散（《袖珍方》卷一）。

【组成】黄连　黄柏各一两　黄芩　赤茯苓　白术　赤芍药各半两

【用法】上罗匀。每服四钱，水一盏，煎至七分，去滓温服，不拘时候。

【主治】下痢脓血热毒。

【加减】如腹痛，加栀子二枚煎服。

三奇散

【来源】《普济方》卷二一三。

【组成】枳壳　黄耆　防风各等分

【用法】上为末。每服二钱，蜜汤调下，米饮亦得。

【主治】痢后里急后重。

【验案】肝郁胁痛　《得心集医案》：刘氏妇，青年寡居多郁，素有肝气不调之患，今秋将半，大便下坠，欲解不出，医用疏导之药，并进大黄丸，重闭愈增。两胁满痛，诊脉浮大而缓，饮食不进，四肢微热，小水甚利，月经不行，据此谛审，不得其法。细思独阴无阳之妇，值此天令下降之时，而患下坠之症，脉来浮大且缓，系中气久伤，继受风邪入脏无疑，两胁满痛，肝气郁而不舒，惟有升阳一着，四肢独热，亦风淫末疾之义，月经不行，乃风居血海之故，执此阳气下陷，用三奇散加升麻以提阳气，夏入当归，少佐桃仁以润阴血，果然应手而瘥。

五圣汤

【来源】《普济方》卷二一三。

【组成】鼠尾草二两　豉一升　栀子仁　生姜各六分　桃皮二升

【用法】上罗匀。以水七升，煮取二升半，分三次服。

【主治】赤白痢。

生姜丸

【来源】《普济方》卷二一三。

【组成】生姜　藜芦　乌头　桂心　黄连　云实　代赭各等分

【用法】上为末，蜜为丸，如梧桐子大。每服二丸。大下痢，宿勿食。清旦以冷水服之，勿饮食，至日中过后乃饮食也。若得药力，明旦更服如前。亦可长服。虚羸，昼夜百行脓血亦愈。

【主治】热病时气下赤白痢。

白术神曲丸

【来源】《普济方》卷二一三。

【组成】白术　神曲末　甘草　干姜　枳实各等分

【用法】上为末，蜜为丸，如梧桐子大。每服二十丸，渐加至三十丸，空腹以温酒送下。

【主治】脾胃气微，不能下食，五内中冷及微下痢。

【宜忌】忌食海藻、菘菜、桃、李、雀肉等。

【加减】腹中痛者，加当归。

诃黎勒散

【来源】《普济方》卷二一三。

【组成】诃黎勒皮三两　粟三合

【用法】上药相合，以慢火炒，以粟黄为度，为细散。以粥饮调下，不拘时候。

【主治】休息痢，肠滑。

姜桂汤

【来源】《普济方》卷二一三。

【组成】干姜　官桂　甘草　罂粟壳　黄柏各等分

【用法】上为粗散。每服十两重，泉水煎，空心服。

【主治】赤白痢，里急后重，小腹疼痛不可忍者。

【加减】赤，加黄柏；白，加干姜。

神曲丸

【来源】《普济方》卷二一三。

【组成】神曲　芜荑　吴茱萸各等分

【用法】上熬，生姜自然汁为丸，如梧桐子大。每服三十丸，食前以粥饮送下。

【主治】休息痢，日夜不止，腹内冷痛。

樗白皮散

【来源】《普济方》卷二一三。

【组成】樗根白皮　大麻油　酢泔淀　椒　豉

【用法】上以水五升，先取椒、豉煎，绞取汁二升，和樗汁、麻油、泔淀三味，分为二分。一分灌下部，隔一日复取余者再灌，其药温用。

【主治】久痢。

朱砂鹤顶丹

【来源】《普济方》卷二五五。

【别名】鹤顶丹。

【组成】半夏（姜炮制） 杏仁（去皮尖） 山豆（去皮油）各四十九 宿蒸饼四两（去皮） 干胭脂二钱（为衣）

【用法】同捣为泥，滴醋为丸，如小豆大。每服十丸，加至十五丸。此药治二十一等证，心腹膨胀，陈皮汤或米汤送下；伤寒，陈皮汤送下；白痢，干姜汤送下；赤痢，甘草汤送下；血痢，当归汤送下；大小便不通，磨刀水送下；心气疼，菖蒲根汤送下；心疼痛，醋汤送下；冷病，艾汤送下；劳气，米汤送下；小肠气，茴香汤送下；肾脏风，木瓜汤送下；肠风，痔漏，泻痢，槐花汤送下；吐血，丁香汤送下；阴毒伤寒，葱白汤送下；疟疾，桃心汤送下；噎食，木香汤送下；小儿瘫痪，皂荚子汤送下；小儿惊风，薄荷汤送下；小儿五疳八痢，米汤送下；五咳，人参、马兜铃汤送下；脐腹疼痛，盐汤送下；腰疼、脚气，牵牛汤送下；水泻，车前子汤送下；妇人月水不调，红花、芍药汤送下。

【主治】伤寒，白赤痢，血痢，大小便不通，心气疼痛，小肠气，肾脏风，肠风，痔漏，阴毒伤寒，疟疾，噎食；小儿瘫痪，惊风；妇人月水不调。

大蒜鸡子方

【来源】《普济方》卷二五九。

【组成】大蒜（剥去皮）二颗 鸡子二枚

【用法】上先将蒜放铛中，取鸡子打破沃蒜上，以盏子盖，候蒜熟，空脾食之。下过再服。

【主治】休息痢。

虾蟆散

【来源】《普济方》卷三〇一。

【组成】虾蟆一枚（五月五日，烧灰，研） 金银土锅 人粪灰（一方云发灰）各一两 麝香（研）一分 银末小豆许

【用法】上为末。每用少许，敷疮上即愈。痢者吹下部。

【主治】疳蚀人诸处；赤血痢久不愈。

无比神应膏

【来源】《普济方》卷三一五。

【组成】白蔹 白及 木鳖子仁 香白芷 官桂 杏仁 当归 乳香 没药各一两 桂花半两 苏合香一丸 黄丹二斤半 真香油五斤 槐柳条各半斤

【用法】上锉碎，除乳香、没药、黄丹、苏合香丸另研外，其余药于油内浸，春秋五日、夏三日、冬七日。过冬减黄丹三两，新铁锅内浸至日期用文武火熬，一顺搅，槐、柳条各黑色，尽去其滓，放温，入乳香、没药、苏合香丸，将药再熬，不住手搅，微滚两三沸，放温，下黄丹毕，令文武火熬滚起，出火再滚，如此五六次，不住手搅至数千次，烟尽黑色为度，滴水不散方可，切不可过火。贴之；多年咳嗽，口内吐血，贴背；心疼腹痛，小肠疝气，赤白痢泄不止，贴脐下；牙疼，贴腮上。

【主治】诸般恶毒疮肿、发背瘤疽、瘰疬、臁疮、脚气、打仆伤损、刀斧伤、汤浇火烧、马、犬、蛇、虫、蜈蚣、蜂、蝎咬伤；多年咳嗽、口内吐血；心疼腹痛、小肠疝气，赤白痢泄不止；牙疼，肉溃流脓，顽癣、腰痛、奶痈、痈痪、杖伤。

金丝膏

【来源】《普济方》卷三一五。

【组成】清油三两（夏二两） 松香五两 蜡三钱半 丹二钱半 乳香半两

【用法】上药以油煎转色，去滓，下松香、蜡、乳香，用槐条搅，一顺手五百遍，入丹熬，滴水成珠，水盆内拔千遍，瓷器收之。用油纸摊贴脐下，加草乌、木鳖子大妙。

【主治】痢疾。

小红丸

【来源】《普济方》卷三二一。

【组成】赤石脂一两（醋炮七次） 干姜一两 枣三两 艾叶（制）一两 川椒七钱（合炒热

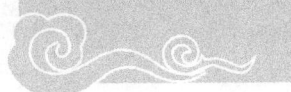

用）乌梅一两（去皮）

【用法】上为末，以小枣蒸烂，研如泥，绞药末为丸，如梧桐子大。每服五十丸，实心米饮汤送下。

【主治】久痢下血不止。

龙骨丸

【来源】《普济方》卷三二一。

【组成】黄连（慢火炒）干姜（炮）当归各半两（酒浸，焙干）赤石脂（醋煅七次）阿胶二钱半（炮，蛤粉炒）

　　本方名龙骨丸，但方中无龙骨，疑脱。

【用法】上为末，醋糊为丸，如梧桐子大。每服五十丸，空心乌梅汤送下。

【主治】下痢不止。

花香散

【来源】《普济方》卷三二一。

【组成】罂粟壳（制）陈皮（去白）粉草各一两　厚朴半两　青皮　白姜各一分

【用法】上为细末。每服二钱，赤痢，甘草汤调；白痢，陈米饮调；赤白相杂，紫苏汤调；冷泻，陈米饮调；热泻，新井水调；俱空心服。

【功用】正脾去积，和气暖中。

【主治】妇人、男子、小儿阴阳不和，冷热相搏，积而成痢，或赤或白，赤白相杂，日夜无度，里急后重，脐腹疼痛，甚不可忍；水泻肠鸣，腹痛，或热毒中伤，或寒气久积。

禹余粮散

【来源】《普济方》卷三三一。

【组成】禹余粮（醋煅）地榆　阿胶　赤石脂　紫金皮　茴香　侧柏各等分

【用法】上为末。每服二钱，米饮调下。

【主治】心燥，四肢痠疼，所下五色，腰脚脐中紧痛。

姜连散

【来源】《普济方》卷三四〇。

【组成】诃黎勒　龙骨　乳香　干姜　芎藭　白术　盐梅各等分（一方有黄连）

【用法】上为细末，入梅肉搅匀如膏，为丸，如梧桐子大。每服五七丸，白痢，白姜汤送下五丸；赤痢，甘草汤送下；赤白痢，白姜甘草汤下。

【主治】胎前下痢。

【宜忌】忌生冷毒物。

五通散

【来源】《普济方》卷三五五。

【组成】五灵脂　干姜　良姜　青皮　陈皮各一两

【用法】上为末。每服三钱，水一盏半，煎七分，去滓，食前温服，一日二次。

【主治】妇人产后诸虚，血气不调，脐腹疼痛，痞满块滞，泻痢。

理中汤

【来源】《普济方》卷三五五。

【组成】人参（去芦）白术　干姜　甘草各等分

【用法】上为粗末，加木香（煨）、肉豆蔻。每服三钱，陈米、盐、乌梅煎，空心服。

【主治】产后虚证，下痢纯白，腹痛，里急后重，手足冷。

椒目饮

【来源】《普济方》卷三八六。

【组成】白术　秦艽　椒目　甘草　香薷　通草各等分

【用法】上为末。每用一钱，以水一盏，煎取三分，去滓，食前服。

【主治】小儿痢后虚肿，并头面浮肿，或身热。

【宜忌】忌吃鳝鱼、鲤鱼，因二物皆能肿。

飞霜丹

【来源】《普济方》卷三九二。

【组成】硇砂三分（去砂石）粉霜三钱

【用法】上为末，用薄纸拗作小纸箱子，方阔二寸半，深四分许，将药末铺在箱内，次掘一地坑，

深三四寸，其阔约碗盖得着，用火烧令极热，即去燃火，惟留熟火三两挺，铺在坑底，置药箱子在内，火上急用瓷碗盖坑口，周围以细土拥塞，无令透烟，如两炊饭久，即药成也。候碗冷，即开碗取出药，烧碗上有药烟着碗，亦一处揩下，再研令细；凡药得熟自于火上凝，更次入腻粉九钱，龙脑一钱，再滚研令匀，水浸蒸饼为丸，如绿豆大。大人每服十丸至十五丸，乳香汤送下；小儿三五丸。如有积可一两日，方徐徐利下也。

【主治】一切虚中积，下痢浓血，里急后重，脐腹撮痛。

五积丸

【来源】《普济方》卷三九二。

【组成】缩砂仁五钱　木香二钱　丁香二钱　肉豆蔻三个（面煨）　大曲饼（生）　三棱（煨）　莪茂（煨）　白茯苓（去皮）各三钱　腻粉二钱（炒）　人参（去芦头）　白术　代赭石（火烧醋淬）各三钱　白姜（炮）二钱　麦芽三分（生）　百草霜一钱（炒）　巴豆三钱（去壳，纸捶去油）

【用法】上除巴豆、百草霜另研外，余味各制为细末，再入巴豆、百草霜拌匀，捣饭为丸。空心白汤吞下，五更服。如取积未动，早晨再一服，乳饭放迟，温食，免药食相忤，吐逆恶心。如止痢，食白粥即止。

【主治】一切食积，乳积，积痢。

【方论】此药内有温胃补脾理气之剂，不损胃气。有积则利，积去则止；无积则不利。凡治积痢，先服之以去其积。

消积饮

【来源】《普济方》卷三九二。

【组成】缩砂仁五钱　陈皮（去白）三钱　良姜（油炒）二钱　丁香　粉草（炙）各二钱　茴香（炒）三钱　香附子（炒，去毛）　麦芽（生）　三棱（炮）　苍术（米泔浸）各三钱　莪术（炮）　厚朴（姜制）　青皮（炒，去瓤）　枳壳（煨，捶油）　大曲饼各三钱

【用法】上为细末，米汤调入烧盐，空心服，或冬瓜仁汤下。

【功用】常服调脾进食。

【主治】小儿脾胃虚冷，不能消化乳食，致成积痢，及冷气疝、虚疟、虚积吐利。

调脾丸

【来源】《普济方》卷三九二。

【组成】丁香　半夏各四十九个　巴豆四十九个　胡椒四十九个

【用法】上为细末，枣肉为丸，如粟米大。每服一丸，食后随汤水送下。如胸膈不和，煎生姜送下；泻痢，干姜汤送下；如脾大者，皂子汤送下；如喘嗽，桑白皮汤送下。

【主治】小儿脾疾，胸膈不和，泻痢，喘嗽。

木香白术散

【来源】《普济方》卷三九六。

【别名】木香散。

【组成】诃黎勒（炮，去核）　厚朴（去粗皮，姜汁炙）　当归（微炒）各半两木香　干姜（炮）　白术各一分

【用法】上为细散。三岁小儿，每服一钱，水一小盏，加大枣二枚，同煎至五分，去滓，食前温服。

【主治】小儿冷痢，腹痛，四肢不和，饮食减少，渐至羸瘦。

【加减】白痢，肠胃虚弱，腹痛不食，加生姜三片。

朴附丸

【来源】《普济方》卷三九六。

【组成】厚朴　附子　干姜　陈皮各一两

【用法】上为末，糊为丸，如粟米大。每服三十丸，米饮送下，一日三次。

【主治】小儿滑冷，下痢不禁。

定痢丹

【来源】《普济方》卷三九六引《古方妙选》。

【组成】密陀僧　白矾　定粉　黄丹各一两（以新

瓦器盛，纸筋和泥固济，文武火烧令赤，候冷取出灰用）　龙骨　黄连各一两（为细末）

【用法】上为末，粟米饭捣成膏，如黍米大。每服五粒至七粒。血痢，黄连汤送下；白痢，阿胶汤送下；赤白相杂，米饮送下。

【主治】小儿下痢久不愈。

草果饮

【来源】《普济方》卷三九六。

【组成】厚朴（姜制）　青果（煨，去皮）　藿香（洗）　甘草（炙）　丁皮　神曲　半夏各半两
　　　本方名草果饮，但方中无草果，疑脱。

【用法】上为散。每服二钱，加大枣，水煎服。

【主治】小儿痢后浮肿，及疟疾脾虚弱。

保婴艾叶汤

【来源】《普济方》卷三九六。

【组成】陈艾叶（炒）　当归各一两　干姜　木香　厚朴（制）　肉豆蔻各半两　草果半两　良姜　丁香各一两　甘草五分

【用法】上为末。粟米煎服。

【主治】小儿冷痢肚痛。

养脾丸

【来源】《普济方》卷三九六。

【组成】附子一枚（重半两。炮制，去皮脐）　赤石脂　川姜　诃子各一两

【用法】上为细末，粟米饮为丸，如黍米大。每服十粒，食前粥饮送下。

【主治】便脓频数。

神效散

【来源】《普济方》卷三九六引杨氏方。

【组成】赤石脂一两（煅）　白龙骨一两　阿胶二两　诃子肉半两（炮）　木香半两（炮）　黄连半两　干姜半两　甘草半两（炙）（一方有缩砂仁一两）

【用法】上为细末。煎粟米饮调下，大小以意

加减。

【主治】久痢并血痢不愈。

调胃散

【来源】《普济方》卷三九六。

【组成】人参（去芦）　陈皮（去白）　白术　苍术　白茯苓（去皮）　桔梗（炒）　缩砂仁　厚朴（姜制）　肉豆蔻　扁豆（姜炒）　薏苡仁（炒）　山药　石莲肉（去心）　粉草各等分

【用法】上为末。猪肉拌食。

【主治】小儿冷痢。

【加减】痢不止，加诃子肉；吐不止，加丁香；吐痢内虚，可酌加附子、木香；重者，加白姜。

梅煎散

【来源】《普济方》卷三九六。

【组成】赤芍药　黄连　甘草各一两　罂粟壳三两

【用法】上为细末。三岁每服一钱，水半盏，加乌梅一个，煎三分，去滓，食前服。

【主治】小儿暑毒下痢，烦渴肚疼，发热。

黄连散

【来源】《普济方》卷三九六。

【组成】大黄连一两（切，用吴茱萸等分炒，去茱萸）　人参半两　木香三钱

【用法】上为散。每服一钱，陈米饮下。

【主治】痢久腹痛，夜起频併。

八味丸

【来源】《普济方》卷三九七。

【组成】枳壳半两　杏仁一百二十粒（去皮尖）　盐梅七枚　巴豆二十粒（去油）　好茶末四钱　黄连一两　黄蜡五钱　百草霜二两　莲蓬一两

【用法】上为末，溶黄蜡为丸。赤白痢，甘草汤送下；白痢，白姜汤送下。

【主治】赤白痢。

人参汤

【来源】《普济方》卷三九七。

【组成】人参一两半 厚朴（去粗皮，生姜汁炙）一两半 白茯苓（去黑皮） 甘草（炙）各一两半 桔梗（锉，炒）各一两一分 桂皮（去粗皮，炙）二两 良姜一两

【用法】上为末。每服一钱，水半盏，煎至三分，去滓，早晨、午后服。

【主治】小儿赤白痢。

千金枳壳汤

【来源】《普济方》卷三九七。

【组成】枳壳（煨，去瓤） 甘草 黄连（去须） 木贼 当归 阿胶 槐花 荆芥穗 山栀仁（烧存性） 大黄各半分

【用法】上为末，白盐梅、好茶、炼蜜为丸。食前服。

【主治】血痢。

小驻车丸

【来源】《普济方》卷三九七。

【组成】黄连一两（去须，炒白姜） 白姜一两（炒黄连） 阿胶一两（微炒） 神曲一两（炒） 当归一两

【用法】上为末，醋糊为丸。赤多，黄连、甘草汤送下；白多，白姜、甘草汤送下。

【主治】小儿冷热不调，赤白五色，诸般痢。

小香连丸

【来源】《普济方》卷三九七。

【组成】黄连三两 干姜（炮）一分 当归一两半 阿胶（炒，为末，醋煎成膏）一两半

【用法】上为末，以胶膏为丸，如小豆大。三岁三十丸，食前米饮送下。一方醋糊丸。

【主治】小儿泻痢赤白，脾胃虚弱，糟粕不化，腹痛烦渴，身热，并里急后重。

六神丸

【来源】《普济方》卷三九七。

【组成】黄连二两 木香 麦芽（炒） 枳实（麸炒） 赤茯苓各一两 麝香 白矾 巴豆 附子 珍珠 雄黄各等分

【用法】上制合，取桑条如箭干长三寸，以绵缠头二寸，唾濡绵，沾取药，着绵上，纳谷道中，半日复易之，一日二次。

【主治】赤白痢。

双粉丸

【来源】《普济方》卷三九七。

【组成】轻粉五分 定粉三钱

【用法】上为末，蒸饼为丸，如小豆大。三岁三十丸，煎艾汤送下。

【主治】小儿血痢，身热，可食。

白头翁汤

【来源】《普济方》卷三九七。

【组成】黄连（去须）一两 白头翁 酸石榴皮（炙） 犀角（镑屑）各半两（一方无犀角）

【用法】上药治下筛。一二岁儿，每服半钱，水七分，煎至四分，去滓，分温二服，空心、午间、晚各一次。

【主治】小儿热毒下痢如鱼脑，手足壮热。

加味猪苓汤

【来源】《普济方》卷三九七。

【组成】猪苓（去皮） 赤茯苓（去皮） 泽泻 白术 麦门冬（去心） 百药煎 黄连（去须） 大黄（煨） 甘草（炙）各等分

【用法】上锉。水煎，温服。

【主治】热痢、血痢。

【加减】血痢，加阿胶、蒲黄。

地榆饮

【来源】《普济方》卷三九七。

【组成】地榆三分　甘草二分　芍药一钱　当归一钱

【用法】上为饮子。每服一钱，水一钟，煎至五分，去滓服。

【主治】小儿冷热痢，腹痛，赤白频并。

地榆散

【来源】《普济方》卷三九七。

【组成】地榆　乌梅　柏皮　甘草　当归各等分

【用法】上为末。清水煎，去滓服。

【主治】小儿冷热痢，腹痛，下痢赤白频并。

当归丸

【来源】《普济方》卷三九七。

【组成】当归（切，焙）半两　黄连（去须）龙骨　人参各一分　无食子（炮）二个　鹿角（镑）　豉（焙）各一分

【用法】上为末，炼蜜为丸，如麻子大。空心、午后每服五十丸，温米饮送下。

【主治】小儿赤白痢不止，腹痛。

如金散

【来源】《普济方》卷三九七。

【组成】甘草半两（炙）　乌梅半两　罂粟壳三十个（蜜炙）　陈皮一分（一方有枳壳，无乌梅）

【用法】上为散。三岁一钱，水半盏，煎至三分，去滓。

【主治】小儿泻痢频并，不食多渴，脓血相杂，腹中疼痛，里急后重，心燥身热。

【宜忌】忌食鱼腥、油腻、肥甜、肉食。

红倩丹

【来源】《普济方》卷三九七。

【组成】赤石脂　干姜　肉豆蔻各一两

【用法】上为细末，白面糊为丸，如黍米大。每服十丸，食前米饮送下。

【主治】赤白痢久下不愈。

青皮丸

【来源】《普济方》（四库本）卷三九七。

【别名】青橘丹（《证治准绳·幼科》卷七）。

【组成】青橘皮（去白，焙）　当归（净）　黄连（去须）　干姜（炮）各一两　厚朴（姜制）　肉豆蔻各半两

【用法】上为细末，曲糊为丸，如黍米大。每服十丸，乳食前米饮送下。一方化蒸饼为丸。

【主治】婴孩赤白痢，脓血相杂，肚疼。

苦参散

【来源】《普济方》卷三九七。

【组成】好肥白枣　山栀子各二十个　苦参一分

【用法】上用箬叶包，再用纸裹，以盐水洗净，黄泥固济，用火煅令通赤，取出，地上过一宿，却取出，为末，陈米饮下。

【主治】血痢。

经红散

【来源】《普济方》卷三九七。

【组成】荔枝壳（炒）

【用法】上为末。三岁每服半钱，米汤调下。

【主治】小儿下痢赤白，腹痛不食。

茱萸丸

【来源】《普济方》卷三九七。

【组成】吴茱萸　黄连各一两（去须）

【用法】上药同炒香熟，各分为二，加甘草同为末，各以酸醋为丸。赤白痢二药俱用，赤痢多用茱萸，并米汤送下。

【主治】冷热不调，赤白五色，诸般痢，腹痛后重。

姜连散

【来源】《普济方》卷三九七。

【组成】生姜四两（锉）　黄连一两（去毛，生姜炒，分作二份）　甘草五分（炙）

【用法】上为末。米汤调下。

【主治】诸般泻痢，冷热不调，赤白五色。

【方论】以黄连、甘草治热痢、血痢；生姜、甘草治白痢。

桂连丸

【来源】《普济方》卷三九七。

【组成】桂心 黄连各等分

【用法】上为末，白糊为丸，如小豆大。每服三十丸，米汤送下。

【主治】小儿下利赤白，腹痛不可食。

黄芩汤

【来源】《普济方》卷三九七。

【组成】黄芩三分 艾叶半两（炒） 当归三分（锉，炒）

【用法】上为粗散。每服一钱，水一小盏，加薤白三寸，豉五十粒，煎至三分，去滓温服，不拘时候。

【主治】小儿血痢不止，肌体黄瘦，腹痛，不能饮食。

黄连汤

【来源】《普济方》卷三九七。

【组成】宣黄连

【用法】浓煎，每煎三分水减二分，和蜜服，一日六七次。

【主治】小儿赤白痢多时，体弱不堪。

黄连散

【来源】《普济方》卷三九七。

【组成】黄连一两（去须） 犀角屑一两 白蘘荷一两 黄芩一两 白头翁三分 蔓菁菜一两 吴蓝一两 甘草半两（炙赤，锉）

【用法】上为粗散。每服一钱，水一小盏，煎个五分，去滓，不拘时候服。

【主治】小儿血痢，烦热口干，腹痛。

黄芩知母汤

【来源】《普济方》卷三九七。

【组成】黄芩（去心） 知母（焙）各一两 山楂三分 黄柏（去粗皮，炙）半两 甘草（炙）半两（一方加竹叶）

【用法】上捣筛。一二岁儿每服半钱，水七分，煎至四分，去滓，分二次温服，空心、午后各一服。

【主治】小儿热痢不止。

黄连芜荑丸

【来源】《普济方》卷三九七。

【组成】黄丹 黄连（去须） 白芜荑各一两

【用法】上为末，以枣肉和为一块，用炭煅令烟尽，候冷细研，以软饭和为丸，如绿豆大。每服五丸，以水送下，每日三四次。

【主治】小儿赤白痢。

鹿角芜荑丸

【来源】《普济方》卷三九七。

【组成】鹿角屑一分 芜荑仁一分（炒） 附子一分（炮裂，去皮） 赤石脂半两 黄连一分（去须，炒） 地榆一分

【用法】上为末，炼蜜为丸，如绿豆大。每服五丸，以粥饮送下，一日三四次。

【主治】久赤白痢不止，腹痛。

温脏汤

【来源】《普济方》卷三九七。

【组成】肉豆蔻一两（去皮） 干姜一两（炮） 厚朴半两（去皮，涂姜汁炒） 龙骨半两 附子一枚（重半两，炮，去皮） 当归半两 茅香半分

【用法】上为细末。每服一钱，水八分盏，加生姜三片，煎五分，去滓放温，乳食前服。

【主治】小儿瀼痢不止，手足逆冷。

蓝叶汤

【来源】《普济方》卷三九七。

【组成】蓝叶一两　地龙　人参　乌梅　冬瓜子　蜗牛壳（炒）　赤茯苓　黄连各半两

【用法】上为细末。每服一钱，水一小盏，煎至六分，去滓，乳食前温服。

【主治】

　　1.《普济方》：血痢不断。

　　2.《证治准绳·幼科》：无辜疳，血痢不断。

罂粟饮

【来源】《普济方》卷三九七。

【组成】丁香五钱　黄连（去须）　粟壳（去蒂萼）各一两　甘草一两　僵蚕半两（炒去丝）　沉香三钱

【用法】用生姜二两（切）同炒，为末。每服一钱，米饮下；赤痢，生地黄七寸，白痢，乌梅一钱，并煎汤调下。如有热，小柴胡汤解之。

【主治】赤白痢。

藿香散

【来源】《普济方》卷三九七。

【组成】陈皮（去白）　厚朴　甘草（炙）　枳壳　苍术（米泔浸）　乌豆（炒，去皮）　缩砂仁　白芍药　当归　藿香叶　川芎　木瓜　百药煎　阿胶（炒）各等分

【用法】上为末。用生姜、茶芽、蜜、水煎调服。

【主治】冷热不调，赤白五色，诸般泻痢。

【加减】白痢，加白姜、木香；赤痢，加黄连；赤白痢，加姜黄连；血痢，加诃子肉。

乌鸡煎

【来源】《普济方》卷三九八。

【组成】乌骨鸡一只（去毛肠）　茴香　良姜　红豆　陈皮　白姜　花椒　盐

【用法】同煮熟烂。以鸡令病人嗅之，使闻香气，如欲食，令饮汁食肉。即使胃气顿开，病愈人活。

【主治】噤口痢，因涩药太过伤胃，闻食口闭，四肢逆冷；亦治久痢。

龙骨散

【来源】《普济方》卷三九八。

【组成】龙骨　甘草（炙微赤，锉）　使君子　黄芩　黄连（去须，微炒）　栝楼根各半两

【用法】上为细末。每服半钱，以粥饮调下，一日三四次。

【主治】小儿痢，渴不止，身体壮热。

当归散

【来源】《普济方》卷三九八。

【组成】当归　罂粟壳　甘草　地榆　木通　乌梅　陈皮　诃子（炮去核）　木香各三钱

【用法】上锉。三岁一钱，水半盏，煎三分去滓，食前服。

【主治】小儿泻痢，腹痛，烦渴不食。

羊胫灰散

【来源】《普济方》卷三九八。

【别名】鹿角散。

【组成】羊胫骨（烧灰）　鹿角（烧灰）各一两

【用法】上为末，炼蜜为丸，如梧桐子大。每服三丸，以热水化下，每日三四次。

　　本方方名，据剂型当作"羊胫灰丸"。

【主治】小儿洞泄下痢不愈，乳食全少。

没石子散

【来源】《普济方》卷三九八。

【组成】没石子（微煨）　诃黎勒（煨，用皮）各半两

【用法】上为细散。每服半钱，以粥饮调下，一日三四次。

【主治】小儿洞泄下痢，羸困。

诃黎勒丸

【来源】《普济方》卷三九八。

【组成】诃黎勒一两（煨，用皮）　当归一两（锉，微炒）　白术三分

【用法】上为末，炼蜜为丸，如绿豆大。每服七丸，以粥饮送下，不拘时候。

【主治】小儿水谷痢不止，羸瘦腹胀，不欲饮食。

夜明砂散

【来源】《普济方》卷三九八。

【别名】黄金散丸。

【组成】夜明砂一分（微炒） 干虾蟆半两（涂酥炙令黄焦） 蜗牛三十枚（炒令微黄） 麝香一分（研） 朱砂一分（研） 龙骨半两

【用法】上为细末。每服半钱，以粥饮调下，一日三四次。

【主治】小儿痢渴不止，壮热腹痛。

桂皮散

【来源】《普济方》卷三九八。

【组成】桂皮（炙）一两 栝楼根（锉） 白茯苓（去黑皮）各三分 人参半两

【用法】上为散。每服半钱，粟米饮调下，徐徐服。

【主治】小儿下痢，兼渴不止。

黄柏汤

【来源】《普济方》卷三九八。

【组成】黄柏半两（炮，去皮，炙） 黄芩（去黑心）一两 枳壳（去瓤，麸炒）半两 石膏（先捣罗为末）一两 桂皮（炙）一两一分 竹叶 人参各半两

【用法】上锉，如麻豆大。一岁儿每服一钱，水七分一盏，煎至四分，去滓，分温二服，空心、午后各一次。

【主治】小儿大热痢兼渴。

葛根汤

【来源】《普济方》卷三九八。

【组成】葛根（锉） 黄芩（去黑心） 芍药 白术 藁本（去苗土） 甘草（炙，锉）各一分 赤茯苓（去黑皮）半两 大黄（炙，锉，炒）一两

【用法】上为末。一岁以下儿，每服一钱，以水七分，煎至五分，去滓，食前分三次温服，一日三次。

【主治】小儿春、夏、秋、冬，晨夕暴冷，折其四肢，热不得泄，发为壮热，冷气入胃，洞泄下痢，或赤白频数，小腹胀痛，脉洪大或数者。

蜗牛丸

【来源】《普济方》卷三九八。

【别名】黄金丸。

【组成】蜗牛壳一两（微炒） 夜明砂三分（微炒） 龙骨一两 黄连三分（去须，微炒）

【用法】上为末，炼蜜为丸，如梧桐子大。每服七丸，以粳米粥饮研化服之，每日三四服，量儿大小，临时加减。

【主治】小儿痢渴不止，壮热腹痛。

红丸子

【来源】《袖珍方》卷一。

【组成】巴豆四十九粒（去皮、壳、心、油） 木香四钱（末） 乳香四钱（研） 槐花一钱半 抚丹一两 黄蜡半两

【用法】先将蜡入石器内熔开，滤净，再化，入前药末拌匀，再入丹拌匀，待冷自然成膏，油纸包，为丸，如粟米大。每服三五十丸，白痢，干姜汤送下；赤痢，甘草汤送下；水泻，煨姜饮子送下。

【主治】泻痢。

香连丸

【来源】《袖珍方》卷一。

【组成】黄连五两（锉） 粉草二两半（碎） 木香一两（不见火）

【用法】上先将粉草、黄连用蜜水略拌湿，安在铫中，重汤熏之，良久取出，晒焙干，再依上法熏之，再晒，得九熏九晒九炒，再晒十分干，与木香一处为末，水糊为丸，如梧桐子大。每服五十丸，食前酒或米饮送下。

【主治】痢疾。

胜金丹

【来源】《袖珍方》卷一。

【组成】干姜（末） 黄蜡各等分

【用法】银石器化蜡，入姜末拌匀，为丸如芥子大。每服七丸至二七丸，白痢，酒送下；赤痢，井水送下。

【主治】赤白痢。

神效万应剪金丹

【来源】《袖珍方》卷三。

【别名】万应剪金丹（《寿世保元》卷十）。

【组成】老阳子（江子）三十五粒（不去皮油） 老阴子（杏子。不去皮油） 陈皮金（去白） 青皮木各三钱（去瓤） 半夏（水烫七次）九粒 乌梅七个（全用） 丹火（二两水飞七次，去粗）一两 黄蜡（生用二两，溶，水洗去粗）一两半 枳壳（罗去瓤） 黄连（罗去须）各三钱 乳香 没药（炙）各二钱木香（蒸）二两 槟榔二十一个 粟米五钱

【用法】上将黄蜡溶开，入众药和匀，杵千百下作一块，再分一半药末，以油单纸收，临用旋丸，如梧桐子大。每服十丸，血痢，甘草汤送下；白痢，干姜汤送下；红白痢，草、姜汤送下；赤痢，椿根皮汤送下；噤口痢，莲肉、山药、防风、粟米汤送下；落马、折伤、血闷，酒送下；霍乱吐泻，干姜汤送下；水泻，五苓散送下；一切风疾，升麻汤送下；咳嗽，桔梗、杏仁汤送下；痢鱼脑脓汁，食脏汤加附子一片送下；寸白虫，槟榔汤送下；心疼，酒送下；头痛、腰痛、打伤、冷气冲心、下元虚，并用酒送下；时气，井水送下；大小便不通，木通茶汤送下；脐下疼，芥菜汤送下；五劳七伤，猪胆汤送下；一切疮痛，萝卜汤送下；气痛，宿食不消，生姜汤送下；产后痢，当归汤送下；小儿吊惊风，汉防己汤送下；血风劳，史君子汤送下；口吐清水，诃子汤送下；肠痛，葱白汤送下；蛔虫咬心，槟榔汤送下；阳毒伤寒，栀子、黄连汤送下；阴毒伤寒，附子、枣儿汤送下；浑身壮热，沙糖水送下；虚热，柴胡、竹茹汤送下；寒热，乌梅汤送下；上焦虚热，大黄汤送下；脾胃寒痛，热酒送下。

【主治】诸痢，霍乱吐泻，一切风疾，心疼，头身疼痛，咳嗽，五劳七伤，宿食不消，水泻，时气伤寒，落马折伤，小儿惊风，蛔虫寸白虫，脾胃寒痛，小儿惊风，二便不通，热病，一切疮痛。

地榆饮

【来源】《袖珍小儿方》卷六。

【组成】地榆 甘草各二钱 芍药 当归各一钱 枳壳一钱半（炒）

【用法】上锉散。每服一钱，白水煎服。加黄连亦好。

【主治】小儿热痢腹痛，下痢赤白频并。

茯苓白术散

【来源】《袖珍小儿方》卷六。

【组成】茯苓三钱 白术 人参 木通各一钱 肉豆蔻（炮） 肉桂各一钱半（去皮） 诃肉二钱（煨） 枳壳（炒） 甘草各一钱

【用法】上锉散。每服三钱，灯心煎服，或加陈米一撮煎。

【主治】痢或白或清。

香 脯

【来源】《袖珍小儿方》卷六。

【别名】香脯散（《证治准绳·幼科》卷七）。

【组成】精猪肉一两（批薄作片） 腻粉

【用法】上将猪肉于炭火上慢炙，旋铺腻粉令匀成脯。每以少许与吃。如未知吃，且放鼻上自然知吃。

【主治】小儿胃口有毒，刮肠下痢，噤口不食，闭口合眼至重者。

香连丸

【来源】《袖珍小儿方》卷六。

【组成】黄连一两（去毛，以吴茱萸二两炒，去茱萸用黄连） 木香二钱 诃肉五钱（面煨）

【用法】上为末，面糊为丸，如绿豆大。每服二十丸，米饮吞下。

【主治】积泻下痢，里急后重，夜起频并。

和中散

【来源】《袖珍小儿方》卷九。

【组成】藿香 枳壳（麸炒） 陈皮 甘草各五钱 厚朴（姜制）三钱五分

【用法】上为极细末。每服一二钱，红枣煎汤调服。

【主治】小儿五色泻痢。

连理汤

【来源】《证治要诀类方》卷一。

【组成】理中汤加茯苓 黄连

【用法】上为末。每服二钱，沸汤点服，不拘时候。如中暑作渴，小便赤涩，每服半钱，温热水调服。

本方改作丸剂，名"连理丸"（《中国医学大辞典》）。

【主治】

1.《证治要诀类方》：中暑作渴，小便赤涩；脾寒少气，或盛暑又复内伤生冷，泄痢，饮食不入，烦躁，渴甚引饮，所饮少而常喜温，脉细者。

2.《张氏医通》：胃虚挟食，痞满发热。

3.《证治汇补》：脾虚肝郁，吞酸腹胀。

粟壳饮

【来源】《证治要诀类方》卷二。

【组成】罂粟壳 枳壳 白芍药 陈皮 当归 甘草 诃子 木香 人参 白僵蚕

【用法】水煎服。

【主治】痢疾。

木香交加散

【来源】《证治要诀类方》卷三。

【组成】六和汤合藿香正气散。

【主治】痢疾。

刺猬皮散

【来源】方出《本草纲目》卷五十一引《寿域方》，名见《医林改错》卷下。

【组成】猬皮（烧灰）

【用法】每服二钱，酒下。

【主治】

1.《本草纲目》引《寿域方》：五色痢疾。

2.《医林改错》：有梦或无梦遗精，无问虚实。

六一顺气汤

【来源】《伤寒六书》卷三。

【组成】大黄 枳实 黄芩 厚朴 甘草 柴胡 芒消 芍药

【用法】上先将水二钟，滚三沸后入药，煎至八分，临服时入铁锈水三匙调服。

【主治】

1.《伤寒六书》：伤寒热邪传里，大便结实，口燥咽干，怕热谵语，揭衣狂妄，扬手掷足，斑黄阳厥，潮热自汗，胸腹硬满，绕脐痛。

2.《寿世保元》：伤寒阳明内实，失下而作呃逆者。

3.《诚书》：痢疾，表里有实热，赤白相兼，腹痛，里急后重，壮热口渴。

【加减】结胸证，心下硬痛，手不可近，燥渴谵语，大便实者，去甘草，加甘遂、桔梗；凡伤寒过经，及老弱并血气两虚之人，或妇人产后有下证，或有下后不解，或有表证尚未除，而里证又急，不得不下者，去芒消。

四物阿胶汤

【来源】《伤寒全生集》卷三。

【组成】川芎 当归 芍药 地黄 乌梅 甘草 地榆 黄连 阿胶

【用法】水煎，磨墨温服。

【主治】下利脓血。

【加减】身热，加软柴胡；口渴，加干葛；脉弱，加人参；胃弱，加白术；血不止，加椿皮；脓血不止，加阿胶。

加减芍药汤

【来源】《伤寒全生集》卷三。

【组成】芍药　地黄　当归　川芎　木香　黄连　黄芩　阿胶　地榆　甘草

【用法】水煎服。

【功用】调气和血。

【主治】便脓血。

【加减】里急后重，加枳壳、槟榔；发热，加软柴胡、升麻；腹中痛热甚者，加酒浸大黄；渴，加乌梅。

当归附子汤

【来源】《伤寒全生集》卷三。

【组成】川芎　当归　熟地　芍药　附子　阿胶　地榆　甘草　干姜　乌梅　赤石脂

【用法】加生姜，水煎，磨墨调服。

【主治】阴症下利脓血。

黄连胃风汤

【来源】《伤寒全生集》卷三。

【组成】人参　白术　茯苓　川芎　当归　芍药　木香　黄连　官桂　粟米

【用法】水煎服。

【主治】下血人虚者。

【加减】脓多，加阿胶；血多，加地榆、乌梅、炒蒲黄；血甚不止，加乌梅、椿皮、京墨；有热，加柴胡。

阿胶散子

【来源】《医方类聚》卷一三八引《四时纂要》。

【组成】当归（锉碎，酒熬）　黄连（去毛，净洗）　诃子（煨，取肉）　阿胶（慢火炙令泡起即止）　甘草（浆水浸，炙之）各等分（上为细末）　黄丹三两　白矾二两

【用法】上二味相和，为细末，入瓶子内，以炭火断之，通炙良久，放冷即出，细并之，此药与前草药等，和合为散。每服三钱匕，米饮调下。若要做丸子，以面糊为丸，如豌豆大。每服十丸。小儿疮，以人乳调涂，余疮干用。

【主治】痢疾；兼治一切疮。

固肠散

【来源】《医方类聚》卷一三九引《澹寮方》。

【组成】肉豆蔻（生用）　木香（不见火）　诃子（炮，去核）　干姜（炮）　阿胶（炒）　陈皮（去白）　罂粟壳（醋灸）各等分

【用法】上为末。入生姜二片、红枣一个，煎至七分，临卧服。

【主治】泻痢日久不止，羸不能食。

驻车丸

【来源】《医方类聚》卷一四〇引《御医撮要》。

【组成】黄连四两　干姜四两　当归三两半　阿胶三两　乌梅三两半

【用法】上为末，炼蜜为丸，如梧桐子大。每服二三十丸，以粥饮送下，不拘时候。

【功用】调和寒热，止泄痢，兼除腹中诸疾。

【主治】痢疾。

八宝汤

【来源】《医方类聚》卷二一九引《仙传济阴方》。

【组成】当归一两　大黄半两　枳壳　赤芍　木香各三钱

【用法】水煎服。

【主治】妇人下痢赤白，腹痛。

调胃养中汤

【来源】《医方类聚》卷二一九引《仙传济阴方》。

【组成】人参　白术各三钱　陈皮　豆蔻各三钱　诃子一个　白茯苓三钱

【用法】上为末。米饮调下。

　　本方治上症，当先用八宝汤去其热，后以本方调脾胃。

【主治】妇人因受寒热之邪，积于脏腑，下痢赤白，腹痛。

驻车丸

【来源】《全幼心鉴》卷四。

【组成】百草霜二钱 巴豆（煨熟，去壳、心、膜、油）

【用法】上为极细末，以飞罗面糊为丸，如黍米大。赤痢，用甘草煎汤送下；白痢，米饮送下；红白痢，生姜煎汤送下，食前服。

【主治】婴孩小儿赤白痢不止。

神仙救苦散

【来源】《本草纲目》卷二十三引《全幼心鉴》。

【别名】神仙救生散（《观聚方要补》）。

【组成】罂粟壳半两（醋炒，为末，再以铜器炒过） 槟榔半两（炒赤，研末）

【用法】上药各收，每用等分，赤痢，蜜汤送下；白痢，砂糖汤送下。

《观聚方要补》：赤白痢，砂糖、蜜同煎汤，食前调化服。

【主治】小儿赤白痢下，日夜百行不止。

橘皮甘草汤

【来源】《奇效良方》卷十二。

【组成】橘皮（生用） 甘草（炙） 厚朴（去皮，姜汁制）各一两 羌活 防风 肉豆蔻 茯苓各二钱半 川芎半两 吴茱萸一钱

【用法】上锉。每服四钱，水一盏半，加生姜三片，煎至八分，去滓，食前服。

【主治】脾脏不和，泻痢，疟疾，腹痛，下部无力，体重足痿，脚下痛，饮食中满，四肢不举。

万补丸

【来源】《奇效良方》卷十三。

【组成】人参 当归（切，焙） 草豆蔻（炮，去皮） 嫩茄茸（酥炙） 乳香各一两半 白术 阳起石（火煅，细研） 肉桂（去皮） 缩砂仁 赤石脂 钟乳粉 肉豆蔻（面裹煨热） 沉香 白姜（炮） 荜茇（牛乳半盏，用火煎干，焙） 茴香（炒） 丁香 厚朴（去皮，姜制） 白茯苓各一两 地榆 大麦芽（炒） 神曲（炒）各半两 大附子七钱（炮，去皮脐） 肉苁蓉二两（净洗，用酒浸一宿，切，焙） 罂粟壳（和米者）二十枚

（炙）

【用法】上为细末，研匀，用木瓜十五个，去瓤蒸烂，同药末捣和得所为丸，如梧桐子大，晒干。每服三十丸，食前用米饮送下。频并者加至五七十丸。

【主治】脾胃久虚，大肠积冷，下痢白脓，或肠滑不固，久服诸药不效。

千金散

【来源】《奇效良方》卷十三。

【组成】人参五十文 紫苏（连梗） 糯米各三文 罂粟壳二十文（蜜炙） 陈皮 良姜 灯心 甘草 黑豆 绿豆各五分

【用法】上二豆捶破，水一大碗，同诸药煎一盏半，入熟蜜少许，去滓，通口服，不拘时候，噤口如肠溃者，只两服。

【主治】赤白痢，日夜无度。

木香黄连汤

【来源】《奇效良方》卷十三。

【组成】木香 黄连 川木通 川黄柏 枳壳（麸炒） 陈皮各四钱半 大黄三钱

【用法】上锉，分作两贴。用水两盏，煎至一盏，去滓，食前温服。

【主治】下痢脓血，里急后重。

玉抱肚

【来源】《奇效良方》卷十三。

【组成】针砂四两（炒） 白矾半两 官桂一两

【用法】上为细末，和匀作一包，冰水调摊皮纸上，贴脐上下，以帛系之。如觉大热，即以衣衬之，药干，再以水湿令润，其热如初，可用三四次。

【主治】一切虚寒，下痢赤白，或时腹痛，肠滑不禁，心腹冷极者。

玉粉散

【来源】《奇效良方》卷十三。

【组成】海蛤

【用法】上为细末。每服二钱，蜜水调服。

【功用】解脏腑积热毒。

【主治】血痢。

立效丸

【来源】《奇效良方》卷十三。

【组成】木香 当归（酒浸） 橡斗子各一两 青蒿子（烧存性）四两 乌梅（焙干） 黄连（酒炒） 五倍子各二两 枳壳（去瓤）一两半（萝卜汁浸，炒）

【用法】上为细末，用神曲糊为丸，如梧桐子大。每服一百丸，空心用米汤送下，一日二三次。先须服丁香脾积丸。

【主治】痢疾。

当归活血汤

【来源】《奇效良方》卷十三。

【别名】桃花散（原书同卷）、当归活血散（《仁术便览》卷三）。

【组成】当归身 升麻各一钱 槐花 青皮 荆芥穗 熟地黄 白术各六钱 川芎四钱

【用法】上为末。每服三钱，米饮汤调下，不拘时候。

【主治】肠癖下血，湿毒下血。

羊肝散

【来源】《奇效良方》卷十三。

【组成】缩砂一两（去皮） 肉豆蔻半两（去壳）

【用法】上为细末，用羊肝半具，细切拌药，以湿纸三五重裹上，更以面裹，用慢火烧令熟，去面并纸，入软饭捣和为丸，如梧桐子大。每服三十丸，食前以粥饮送下。

【主治】休息痢，羸瘦。

治痢绝妙丸

【来源】《奇效良方》卷十三。

【组成】金樱花叶及子 罂粟壳（去蒂萼，醋炒）

【用法】上为末，炼蜜为丸，如手指头大。五色痢用春茶陈皮煎汤送下。如为末，用蜜一匙，春茶、乌梅煎汤调服。

【主治】痢疾。

柏连散

【来源】《奇效良方》卷十三。

【组成】侧柏叶（焙干为末） 黄连（为末）

【用法】上二味，同煎为汁服之；或用热水调二钱服亦可。

【主治】蛊痢。大便下黑血如茶脚色，或脓血如靛色者。

木香豆蔻丸

【来源】《奇效良方》卷六十四。

【组成】木香 肉豆蔻（煨）各半两 黄连 地榆 当归 白芍药（炒）各七钱半

【用法】上为细末，蒸乌梅肉为丸，如麻子大。每服二十丸，用枣汤送下，食前服。

【主治】小儿下痢脓血。

实脾散

【来源】《奇效良方》卷六十四。

【组成】人参 白术 茯苓 肉豆蔻（煨） 薏苡仁 山药各五分 砂仁 神曲（炒） 麦芽 扁豆 陈皮 冬瓜仁 甘草（炙）各三分 木香 丁香各二分 石莲肉（炒，去心）七个 陈皮四十九粒

【用法】上药作一服。用水一钟，加生姜三片，大枣一个，煎至五分，食前服。

【主治】小儿脾胃虚冷，吐泻不止，不进乳食，慢惊慢脾等证，及治下痢。

香橘饼子

【来源】《奇效良方》卷六十四。

【别名】香橘饼（《婴童百问》卷七）、香橘丸（《痘疹传心录》卷十七）。

【组成】木香（炮） 青皮（去白） 陈皮（去白）各二钱半 厚朴（制）七钱半 神曲（炒） 麦蘖

（炒）各半两

【用法】上为末，炼蜜为丸作饼。用淡生姜汤化下，不拘时服。

【主治】

1.《奇效良方》：伤食聚泻。

2.《简明医彀》：小儿伤食，冷积腹痛及痢疾。

养脏汤

【来源】《奇效良方》卷六十四。

【组成】五倍子　白矾　蛇床子各等分

【用法】上为末。水煎浸洗，洗后用赤石脂末少许放在芭蕉叶上，频用托入。

【主治】小儿久痢脏寒，肛门出不收。

鹤顶丹

【来源】《奇效良方》卷六十四。

【组成】乳香　没药各五钱　杏仁十四个（去皮尖）　巴豆二十五粒（去油）　黄蜡　黄丹（飞）各一两

【用法】上为末，用黄蜡溶化为丸，如黍米大。每服七丸，赤痢，甘草汤下；白痢，干姜汤下，不拘时候。

【主治】下痢赤白，里急后重。

秘传团鱼羹

【来源】《松崖医径》卷下。

【组成】团鱼（大者）一个

【用法】水煮，去肠甲，加生姜七片，砂糖一小块，不用盐酱，少入米粉，作羹吃一二碗。

【主治】痢疾。

秘传和中饮

【来源】《松崖医径》卷下。

【组成】白术　陈皮（去白）　白茯苓　白芍药各一钱　草果（去皮）七分　甘草（炙）三分　陈仓米二钱　砂糖二钱　乌梅一个　罂粟壳（醋炙）一钱五分

【用法】上切细。用水二盏，加生姜三片，大枣一枚，煎至一盏，去滓温服。

【主治】痢，不分赤白新久。

【宜忌】若发热噤口不食者，慎勿服。

秘传香连丸

【来源】《松崖医径》卷下。

【组成】黄连二两（以一两同吴萸炒，以一两同砂仁炒，凡同炒者不用）　木香一钱　肉豆蔻（面炮）　诃子（面炮，去核）各二钱

【用法】上为细末，醋糊为丸，如梧桐子大。每服二十丸，空心服，若红痢，以甘草汤送下；若白痢，以干姜汤送下；若红白相杂，以清米汤送下。

【主治】一切痢疾。

秘传愈疯丹

【来源】《松崖医径》卷下。

【别名】愈风丹（《丹溪心法·附余》卷一）。

【组成】防风（去芦）　连翘　麻黄（去节）　黄连（酒炒）　黄柏（酒炒）各五钱　川芎　川归（酒洗）　赤芍药（酒浸）　薄荷叶　石膏　桔梗　何首乌　熟地黄（酒洗）　羌活　细辛（减半）　甘菊花　天麻各一两　黄芩一两五钱　白术　荆芥穗各二钱五分　山栀仁七钱五分　滑石五两（另研）　甘草（炙）二两　僵蚕（炒）五钱

【用法】上为细末，炼蜜为丸，如弹子大，以朱砂、金箔为衣。每服一丸，细嚼，用茶清或酒送下。

【主治】一切风疾，偏正头风，半身不遂；及诸恶疮毒，赤白痢疾，痛风。

【加减】热甚，加大黄、朴硝各一两。

秘传万病遇仙丹

【来源】《松崖医径》卷下。

【组成】黑丑一斤（取头末五两，半生半炒）　莪术（生用）　茵陈（生用）　槟榔（生用）　三棱（醋浸，煮）　猪牙皂角（醋浸，去皮核，为末）各五钱

【用法】上为细末，将皂角末用水打面糊为丸，如

梧桐子大。男妇每服三钱，小儿每服一钱五分，五更初用冷茶送下。痢五六次，见秽积乃除根。

【主治】一切痢疾，积聚癥瘕，男子、女人、小儿一切腹病。

【宜忌】忌油腻、湿面，生冷之物。孕妇不宜服。

芩连芍药汤

【来源】方出《明医杂著》卷二，名见《古今医统大全》卷三十六。

【组成】黄芩（炒）黄连（炒）各五分 白芍药（炒）二钱 枳壳（炒）木香各五分 槟榔一钱 甘草（炙）三分

【用法】加生姜，水煎服。

《古今医统大全》本方用黄芩（炒）、黄连（炒）各一钱，白芍药一钱半，枳壳二钱，木香、槟榔各一钱，甘草五分；水一盏半，加灯心、大枣，煎八分，食前服。

【功用】泻肠胃之湿热，开郁结之气，消化积滞，通因通用。

【主治】痢疾。

【加减】腹痛，加当归一钱五分，砂仁一钱，再加木香、芍药各五分；后重，加滑石（炒）五分，枳壳、槟榔、芍药、条芩各五分；陈皮各一钱，初欲下之，再加大黄五钱；红痢，加川芎、当归、桃仁各一钱五分，初欲下之，再加大黄五钱；红白相杂，加川芎、当归、桃仁各一钱五分以理血，滑石、苍术、陈皮各一钱五分以理气；食积，加山楂、枳实以消导；白痢久，胃弱气虚，或下后未愈，去槟榔、枳壳，减芩、连、芍药各七分，加白术一钱五分，黄耆、陈皮、茯苓各一钱，缩砂、干姜（炙）各五分；红痢久，胃弱血虚，或下后未愈，减黄芩、黄连各五分，加当归、川芎、熟地、阿胶、木香、陈皮各一钱，白术一钱五分；赤黑相杂，此湿胜也，及小便赤涩短少，加木通、泽泻、茯苓各一钱，山栀仁（炒）五分，以分利之；血痢，加当归、川芎、生地黄、桃仁、槐花（炒）各一钱，久不愈，减芩、连各七分，去槟榔、枳壳，再加阿胶珠、侧柏叶、白术各一钱五分，干姜（炒黑）、陈皮各一钱；痢已久，而后重不去，此大肠坠下，去槟榔、枳壳，用条芩，加升麻一钱以升提之；呕吐食不得下，加软石膏一钱五分，陈皮一钱，山栀仁（炒）五分，生姜六分，缓呷之，以泻胃口之热；得痢而误服温热止涩之药，则虽稍久，亦宜用前法以下之，下后方调之。

没石子丸

【来源】《婴童百问》卷七。

【组成】没石子八钱 木香一两 黄连一两 当归一两 青皮一钱

【用法】上为末，阿魏一钱，酒一盏浸化，入面少许，须令匀，煮糊为丸，如粟米大。一二岁儿服如椒目大者，四五六岁儿每服五十丸，赤痢，以甘草汤送下；白痢，以干姜汤送下，或用五倍子汤送下。

【主治】小儿婴孩，先因冷泻，或作赤白痢候，久而变作诸般异色，不止一端，外症面或青或白，唇舌干焦，手微冷，浑身温壮，肚内刺痛啼叫，睡卧不安。

遇仙丹

【来源】《婴童百问》卷九。

【组成】牵牛三斤 大腹子三斤 锡灰二两（炙干，为末）大黄四两 雷丸四两 青木香 鹤虱各二两 干漆二两 皂角四条

【用法】后四味煎水，用粟米煮粥，初用牵牛末，次用大腹末，三用锡灰，四用大黄，五用雷丸，六用青木香和剂为丸，如梧桐子大。每服五七丸，用姜汤熟水送下。

【功用】取诸积，进饮食，除病悦颜色。

【主治】积虫气块，五劳七伤，赤白痢疾，便血注下，皮黄水肿，十般气，十一般恶虫。

【宜忌】伤寒、孕妇不可服。

桂苓甘露饮

【来源】《医学正传》卷二引河间方。

【组成】桂心 人参 黄耆 茯苓 白术 甘草 葛根 泽泻 石膏 寒水石各一两 滑石二两（火煅，另研）木香一钱

【用法】上为细末，每服三钱，白汤调下。

【主治】

1.《医学正传》引河间方：伏暑发渴、脉虚。

2.《保命歌括》：湿热下痢，小便涩少，口渴脉洪大者。

三根饮

【来源】《医学正传》卷三。

【别名】三根汤（《杏苑生春》卷四）。

【组成】五倍木根　苍耳草根　臭樗木根（刮取白皮）各等分

【用法】上切细。每服七钱，加生姜三片，大枣一个，大黑豆三十六粒，糯米四十九粒，水二盏，煎至一盏，去滓温服。

【功用】《杏苑生春》：酸涩固肠，清化湿热。

【主治】休息痢年久不愈者。

和中饮

【来源】《医学正传》卷三。

【组成】陈皮　白术　茯苓　白芍药各一钱　草果仁七分　甘草三分　陈仓米二钱　砂糖三钱　粟壳（醋炙）一钱五分　乌梅一个

《杏苑生春》有苍术，无陈仓米。

【用法】上细切，作一服。加生姜三片、大枣一枚，水二盏，煎至一盏，去滓温服。

【功用】《杏苑生春》：补中健脾，止滑脱。

【主治】痢疾不分赤白久近。

【宜忌】发热，噤口不食者不可服。

归芍饮

【来源】《医学集成》卷一。

【组成】白芍　当归　莱菔　枳壳　槟榔　甘草

【用法】先进百顺丸，次用痛痢饮，随进本方。

【功用】凉下。

【主治】痢疾烦渴身热，小水短赤，少腹胀痛而里急后重，年力强壮而形气有余，其脉数而洪滑有力者。

痛痢饮

【来源】《医学集成》卷一。

【组成】归尾　白芍　黄连　枳壳　木香　莱菔　甘草

【用法】先进百顺丸，次用本方。

【主治】痢疾，烦渴身热，小水短赤，少腹胀痛，里急后重，形气有余，其脉数而洪滑有力者。

归芍煎

【来源】《医学集成》卷二。

【组成】当归　白芍　滑石　槟榔　枳壳　广香　甘草　蘹子

【主治】痢疾下后。

【加减】赤痢，加红米；白痢，加炮姜。

调血汤

【来源】《医学集成》卷二。

【组成】当归　白芍　枳壳　陈皮　黄连　大黄　广香　甘草　车前

【主治】痢疾，赤白相杂者。

调血饮

【来源】《医学集成》卷二。

【组成】当归　白芍　枳壳　黄连　地榆　木通　滑石　甘草

【主治】痢疾，单红不白者。

救绝神丹

【来源】《医学集成》卷二。

【组成】当归　白芍各一两　滑石三钱　枳壳　槟榔各二钱　莱菔一钱半　广香　甘草各一钱　蘹子七个

【主治】痢疾，赤白相杂者。

人参黄耆汤

【来源】《古今医统大全》卷三十六引《医学集成》。

【组成】人参　黄耆　当归　白术　地榆　泽泻各五分　砂仁四分　白芍药　陈皮各一钱　甘草（炙）　木香　升麻　白豆蔻　粟壳各三钱

【用法】上作一服。水盏半，加生姜三片，大枣二枚，水煎服。

【主治】痢疾，虚惫不能起床，食不进。

【加减】脉微细，四肢冷者，加煨干姜、豆蔻、附子数片。

禁口丹

【来源】《古今医统大全》卷三十六引《医学集成》。

【组成】枇杷叶十片（蜜炙）　砂仁十枚

【用法】上为末。熟蜜调抹口上。

【主治】噤口痢；亦治痢泻而吐食。

参连汤

【来源】《痢疟纂要》卷十。

【别名】参连饮（《医学集成》卷二）。

【组成】人参　川连　粳米　石莲肉

【用法】水煎汤。徐徐呷之。

【主治】噤口痢，食不能入。

加味香连丸

【来源】《万氏家抄方》卷一。

【组成】黄连二两（一半姜汁炒，一半芒消水炒）　木香　大黄（酒蒸九次）　青皮（炒）　枳壳（炒）　黄芩（炒）各一两　白芍二两（酒炒）　甘草五钱

【用法】姜汁、神曲糊为丸，如梧桐子大。每服七八十丸，空心服。赤痢用苦茶，白痢用姜汤送下。

【主治】赤白痢。

朴黄丸

【来源】《万氏家抄方》卷一。

【组成】大黄十两（水洗净，置砂锅内，用酒熬三昼夜成膏）　厚朴（去皮，姜汁炒）　木香一两　槟榔一两

方中厚朴用量原缺。《何氏济生论》无槟榔。

【用法】上为末，入大黄膏内为丸，如梧桐子大。每服二钱，轻者一钱，白痢，姜汤送下；赤痢，白汤送下。幼儿不能吞者，调服。

【主治】

1.《万氏家抄方》：赤白痢。

2.《何氏济生论》：暑毒，食滞，溏泄，水泄。

椒肉丸

【来源】《万氏家抄方》卷一。

【组成】健猪肚一个（去油净，入大蒜盛满，缝住，用水十四碗，先将水烧滚，下肚，煮水干为度，杵烂听用）　苍术（净末）　厚朴（净末）　陈皮（净末）各五两　川椒（净末）二两

【用法】后四药俱入前肚内，为末，若无丝方可丸，如梧桐子大。每服二钱，空心白汤送下。

【主治】痢疾日久，脾泄水泻，便红下血。

痢疾膏

【来源】《万氏家抄方》卷一。

【组成】大附子　硫黄各四两　乳香　没药各六钱　麝香六分

【用法】上为细末，松香四斤，熬清，倾地上一日，取起，用麻油一斤煎滚，以槐枝搅，滴水成珠，入松香化开，稍冷入前药末和匀。贴脐上。

【主治】痢疾，水泻。

九味宽中散

【来源】《万氏家抄方》卷二。

【组成】苍术八两（米泔浸，炒）　厚朴四两（姜汁炒）　甘草（炙）一两　山楂（去核）八两　枳实（炒）　茯苓（去皮）　藿香各二两　陈皮四两　香附四两（米泔浸，炒）

【用法】上为末，空心姜汤送下；赤痢，白汤送下。

【主治】感寒伤食，饱闷胀痛，呕吐泄泻，头疼畏风，饮食不进；及赤白痢疾，里急后重。

一麟丸

【来源】《万氏家抄方》卷五。

【组成】巴豆百粒（去油，绢袋盛） 甘草（水煮半日） 江西淡豆豉各一合 木香一两

【用法】上为细末，人乳为丸，如梧桐子大，朱砂为衣。每服三丸，赤痢，淡姜汤送下；白痢，砂糖汤送下；赤白痢，姜、糖汤送下；五色痢肠痛者，艾叶汤送下。

【主治】小儿痢疾。

香橘饼

【来源】《万氏家抄方》卷五。

【组成】橘红 青皮 厚朴（姜汁炒） 青木香 山楂肉 茯神（去皮木） 神曲（炒） 麦芽（炒） 白术（炒）各四两 香附（炒） 三棱 砂仁（炒）各二两 蓬术一两 广木香五钱 甘草二两（炙） 人参二两（虚者用）

【用法】上为末，炼蜜作饼，空心米汤送下；白痢，生姜饭汤送下。

【主治】小儿久泻痢致脾虚脱肛不收，冷热不调，赤白脓血痢疾，小腹疼痛，或禁口不食，日夜无度，里急后重，经久不愈，及疳积下痢，泄泻不止。

剪金丹

【来源】《万氏家抄方》卷五。

【组成】白术（炒） 人参各二钱 黄芩一两二钱 大黄二两（酒蒸） 沉香五钱

【用法】上为细末，井花水为丸，如楝子大。每服一丸，冷痢，干姜汤送下；热痢，淡姜汤送下；热毒死血，川归汤送下。

【主治】痢疾。

黄连解毒汤

【来源】《万氏家抄方》卷六。

【组成】条芩（酒炒） 黄连（酒炒） 归尾 枳壳 红花 甘草

　　《片玉痘疹》有酒大黄。

【用法】水煎服。

【主治】小儿痘后下利脓血。

大黄汤

【来源】方出《韩氏医通》卷下，名见《金匮翼》卷七。

【组成】黄连（茱萸炒） 木香各等分 生大黄加倍。

　　《金匮翼》引本方用川黄连（吴茱萸炒）一两，广木香一两，大黄（酒浸，炒）二两。

【用法】水为丸服。

【主治】五痢。

加味香连丸

【来源】《扶寿精方》。

【组成】黄连（炒）十两 大黄四两（酒蒸） 木香二两 槟榔一两

【用法】上为细末，陈面糊为丸，如绿豆大。每服七十丸，空心米汤送下。

【主治】痢疾。

加减导气丸

【来源】《扶寿精方》。

【组成】黄连二两（内一两生姜汁拌炒，一两用朴消水浸） 白芍药二两（一生一炒） 黄芩（炒） 木香 大黄 青皮 枳壳（面炒）各二两

【用法】上为末，炼蜜少入姜汁打面糊为丸，如梧桐子大。每服四五十丸，白汤送下。

【主治】泄痢。

加减导气汤

【来源】《扶寿精方》。

【组成】白芍药二钱 大黄三钱（煎熟入） 黄连 厚朴（姜炒） 枳壳（面炒）各一钱半 黄芩（炒） 木香各一钱 槟榔一钱 青皮七钱

【用法】上锉，加生姜三片，水二钟，煎七分，食前热服。

【主治】痢疾。

【加减】二贴后不愈，去槟榔、厚朴、枳壳、大黄，加白术一钱半，白茯苓、陈皮各一钱；血虚，加当归一钱，砂仁七分，黄连减五分；进数服食减，加炒神曲五分。

通玄二八丹

【来源】《扶寿精方》。

【别名】通元二八丹（《济阳纲目》卷二十二）。

【组成】黄连八两（去毛，雅州者）当归（酒浸）生地黄（酒浸）白芍药 乌梅肉各五钱

【用法】上为细末，以雄猪肚一个，盐醋洗去秽气，煮将熟，取控干水，入药在内，置甑中，上下韭菜厚铺，自辰至酉，慢火蒸之，以银簪插试有黄色为度，乘热为丸，如梧桐子大。每服七十丸，治积聚，空心姜汤送服，泻一二次即愈，用粥补；治泄痢，饭后茶汤送服，即止；若肠滑、肠风下血，可常服。

【功用】能通能塞。

【主治】积聚，泄痢肠滑，肠风下血。

人参膏

【来源】《丹溪心法·附录》。

【组成】人参

【用法】煎膏服。并灸气海穴。

《摄生众妙方》：用好人参（去芦）或一斤二斤，随意切片，入瓷锅，水浮于药一手背，文武火煎干一半，倾置一瓶盛之；又将渣煎，又如前并之于瓶，凡煎三次，验参渣嚼无味乃止。却将三次所煎之汁去渣，仍入瓷锅内，文武火慢慢熬成膏。如一斤参，只好熬得一饭碗足矣。及成膏入碗，隔宿必有清水浮上，亦宜去之，只留稠膏。

【功用】《韩氏医通》：回元气。

【主治】

1.《丹溪心法》：滞下，昏仆目上视，溲注而汗泄，阴虚阳暴绝；嗽而肺虚者。

2.《寿世保元》：诸症因攻击之过，以致元气耗愈，用此补之。

【验案】滞下昏厥 浦江郑义士，病滞下。一夕，忽昏仆，目上视，溲注而汗泄。翁诊之，脉大无

伦。即告曰：此阴虚阳暴绝也。盖得之病后酒且内，然吾能愈之。急命治人参膏，而且促灸其气海。顷之手动，又顷而唇动。及参膏成，三饮之，苏矣。其后服参膏尽数斤，病已。

秘方化滞丸

【来源】《丹溪心法附余》卷三。

【别名】化滞丸（《古今医统大全》卷二十三）。

【组成】南木香（坚实者，不见火）丁香（去苞，不见火）青皮（四花者，去瓤）红橘皮（水温去白）黄连（大者）各二钱半 京三棱（慢火煨）莪术（慢火煨）各四钱八分 半夏曲（拣白净半夏为末，生姜自然汁和为饼，晒干）二钱五分（前八味晒干，和研为细末）巴豆（去壳，滚汤泡，逐一研开，去心膜，以瓦器盛，用好醋浸过一宿，慢火熬至醋干，称六钱，重为细末，将前药末和再研令匀，入后乌梅肉膏）四钱五分 乌梅（用肉厚者，打碎对核，细锉，火焙干，为细末，称五钱重，用米醋调略清，慢火熬成膏，和入前药）

【用法】上药统和匀了，用白面八钱，重水调得所，慢火调糊为丸，如粟米大。每服五七丸，人盛者十丸，五更空心用橘皮汤送下；不欲通泄，津液咽下；停食饱闷，枳壳汤送下；但有所积物，取本汁冷下；因食吐不止，津液咽下即止；食泄不休及霍乱、呕吐，俱用冷水送下；赤痢，冷甘草汤送下；白痢，冷干姜汤送下；心动，石菖蒲汤送下；赤白痢，冷甘草干姜汤送下；诸气痛，生姜橘皮汤送下；小肠气痛，茴香酒送下；妇人血气，当归汤送下；若欲宣积，滚姜汤送下；疳积常服，米饮送下，不拘时候。利多饮冷水一口补住，此药得热则行，得冷则止。小儿量岁数加减丸服。

【功用】磨滞，理气，化积，通塞，调阴阳。

【主治】

1.《丹溪心法附余》：停食饱闷，食泻，霍乱，呕吐，痢疾，气痛，小儿疳积。

2.《医宗金鉴》：一切气滞积痛。

【宜忌】孕妇勿服。

木香丸

【来源】《丹溪心法附余》卷六。

【组成】木香三钱　豆豉一两（洗净）　巴豆四十九粒（去壳，针穿灯上烧存性，另研）

【用法】上为末，豆豉为丸，如绿豆大。每服三丸，红痢，甘草汤送下；白痢，干姜汤送下。

【主治】痢疾。

木香不二丸

【来源】《丹溪心法附余》卷六。

【组成】木香（不见火）　肉豆蔻（面裹煨）　诃子（煨过，取肉）各一钱　巴豆一两（去壳油，另研）　淡豆豉末一钱半（一半入药，一半打糊）

【用法】上为末，淡豆豉末同面打糊为丸，如黄豆大，小儿如绿豆大。量大小虚实，每服只许一丸，切忌二丸，食前或临卧冷汤送下；赤痢，地榆汤送下；白痢，干姜汤送下；赤白交杂，甘草汤送下。服此药后多行二、三次即住。

【主治】痢疾，或赤或白，或赤白交杂。

解噤丸

【来源】方出《丹溪心法附余》卷六，名见《东医宝鉴·内景篇》卷四。

【组成】黄连半斤

【用法】上锉，生姜四两切片，与黄连同炒，去姜，只取黄连为细末，同陈米饭一处捣烂，丸如梧桐子大。每服七八十丸，赤者陈米饮送下；白者陈皮汤送下；赤白相参者，陈米橘皮汤送下。

【主治】噤口痢。

平痢散

【来源】《活人心统》卷一。

【组成】厚朴（姜汁炒）　粟壳（蜜炒）各一两　木香三钱　延胡索（炒）五钱

【用法】上为末，米汤调下，加蜜少许。

【主治】痢疾腹痛，便下赤白，日久不愈者。

枳连丸

【来源】《活人心统》卷一。

【组成】陈枳壳三两　川黄连三两　槐花（炒）
　　方中槐花用量原缺。

【用法】上为末，水泛为丸，如梧桐子大。每服七十丸，白汤送下。

【主治】痢疾，里急后重。

解结丸

【来源】《活人心统》卷一。

【组成】川黄连一两五钱　黄柏一两　川当归　枳壳（炒）　川厚朴　陈皮　青皮　莪术（煨）各一两　皂角五钱　滑石　枳实（炒）　香附子　黄芩　莱菔子各一两（炒）　三棱（炮）一两　木香一两　槟榔一两　大黄三两　黑丑头三两　朴消一两

【用法】上为末，水为丸，如梧桐子大。每服八十丸，食前白汤送下。

【主治】下痢积滞作痛，风气秘结，痰积。

霞片香连丸

【来源】《活人心统》卷一。

【组成】川黄连四两　吴茱萸四两（同炒紫色，去茱萸不用）　木香八分　霞片（即霞芙蓉）二分

【用法】上为末，水丸如梧桐子大。每服三十丸，白汤送下。

【主治】久痢，诸药不效。

治痢丸子

【来源】《丹溪治法心要》卷二。

【组成】侧柏叶　黄连　黄柏　黄芩　当归　芍药　粟壳　生地黄　地榆　枳壳　香附　木香　槟榔

【用法】米糊为丸。每服七八十丸。

【主治】痢疾。

【加减】有食有积、腹痛，加莪术、三棱、缩砂。

导赤地榆汤

【来源】《东医宝鉴·内景篇》卷四引《医方集略》。

【组成】地榆 当归身（酒洗）各一钱半 赤芍药（炒） 黄连（酒炒） 黄芩（酒炒） 槐花（炒）各一钱 阿胶珠 荆芥穗各八分 甘草（炙）五分

【用法】上锉一剂。水煎，空心服。

【主治】赤痢及血痢。

泻白安胃饮

【来源】《东医宝鉴·内景篇》卷四引《医方集略》。

【组成】苍术（炒） 白芍药（酒炒） 莲肉各一钱 白术七分半 人参 陈皮 白茯苓 黄耆（蜜炒） 当归（酒洗）各七分 木香 干姜（炮） 甘草（炙）各三分

【用法】上锉，作一帖。水煎，空心服。

【主治】白痢。

术附汤

【来源】《校注妇人良方》卷八。

【组成】白术 生附子（须用好者）

【用法】上为末。每服五钱，加生姜、大枣，水煎，和滓服。如不应，倍用之。

【主治】下痢，脾气脱陷，肢体不动，汗出身冷，气短喘急，或呕吐不食者。

加味小承汤

【来源】《万氏女科》卷三。

【组成】枳实（麸炒） 厚朴（姜炒）各二钱 大黄（酒炒）二钱五分 槟榔一钱半 炙草一钱 生姜二片

【用法】水煎服。以快便为度，中病即止。后用四君子汤加陈皮和之。

【主治】新产之时，饮食过伤，致痢疾腹中胀痛，里急窘迫，身热口渴，六脉数实。

当归芍药汤

【来源】《万氏女科》卷三。

【组成】归身 人参 白芍（酒炒） 白茯苓各一钱 炙草 木香各五分 枳壳（炒）七分 黑干姜五钱 陈皮一钱 乌梅一个

【用法】水煎，食前服。

【功用】行气和血。

【主治】虚痢，无新旧食积，下痢赤白，腹痛窘迫，脉沉数者。

金枣丹

【来源】《摄生众妙方》卷一。

【组成】广木香一两（为末） 哈芙蓉五钱（为末） 肉豆蔻一两（每个用面和，包如弹子样，灰火炮，面熟为度，折出皮面，取出前裹，擂为末用） 枣肉一斤（先用温水淘洗，蒸熟，去皮核）

【用法】将枣肉和前三味合作一处，捣烂为丸，每丸以人大小用之。瘴疟，冷气攻心，烧酒送下；赤白痢疾，水泻，米汤送下；咳嗽，嚼化；风虫牙，塞在患齿牙缝中；梦遗精水，酒送下。

【主治】瘴疟，冷气攻心，赤白痢疾，水泻，咳嗽，风虫牙，梦遗精水。

白术膏

【来源】《摄生众妙方》卷二。

【别名】白术助胃丹（《医便》卷四）。

【组成】上好片术（全无一些苍色者）。

【用法】切开，入瓷锅，水浮于药一手背，文武火煎干一半，倾置一瓶盛之。又将滓煎，又如前并之于瓶，凡煎三次，验术滓嚼无味乃止，去滓，却将三次所煎之汁，仍入瓷锅内文武火慢慢熬成膏。

《本草纲目》引《千金良方》：每服二三匙，蜜汤调下。《痘疹全集》：虚极者，人参汤调服。

【功用】

1.《摄生众妙方》：补养。

2.《本草纲目》引《千金良方》：止久泄痢。

3.《寿世保元》：善补脾胃，进饮食，生肌肉，除湿化痰，止泄泻。

4.《冯氏锦囊·痘疹》：补中气，固自汗。

5.《北京市中药成方选集》：理脾和胃，温中止泄。

6.《赵炳南临床经验集》：健脾祛湿。

【主治】

1.《古今医鉴》：脾胃大虚，自汗乏力，四肢怠倦，饮食不思，或食而不化，呕吐泄痢，泻下完谷、白沫。

2.《赵炳南临床经验集》：慢性湿疹（顽湿），下肢慢性溃疡（臁疮），手足汗疱疹。

万应抵金散

【来源】《摄生众妙方》卷五。

【组成】罂粟壳二钱（蜜炙） 萝卜子一钱半 黑豆一钱半（炒） 石榴皮二钱 甘草一钱

【用法】上锉细。用水二钟，煎至八分，空心服。一方用白酒煎。

【主治】久痢诸药不效者。

四皮汤

【来源】《摄生众妙方》卷五。

【组成】陈皮 青皮 石榴皮 椿根白皮各二钱

【用法】用水一钟，煎至七分，温服。

【主治】水痢疾。

【加减】红痢，加甘草一钱；白痢，加干姜一钱。

芎粟散

【来源】《摄生众妙方》卷五。

【组成】川芎 罂粟（去蒂）各一两

【用法】上为细末。每服八分，空心蜜汤调下。

【主治】噤口红白痢疾，久不愈者。

治脾胃积膏

【来源】《摄生众妙方》卷五。

【组成】鸡子五个 阿魏五分 黄蜡一两

【用法】锅内煎一处，分作十服，细嚼，温水空心送下。腹作痛无妨，十日后大便下血，乃积化也。

【主治】痢疾。

神效白龙丸

【来源】《摄生众妙方》卷五。

【组成】白矾（飞过）不拘多少

【用法】上为细末，用好醋（飞过）面糊为丸，如鸡头子大。每服一丸，红痢，甘草汤送下；白痢，姜汤送下，如不止，再服一二丸，即止；霍乱症，姜汤送下；疟疾，用东南桃心七个煎汤送下。

【主治】痢疾，霍乱，疟疾。

【宜忌】忌荤腥、油腻、煎炒之物。

黄连丸

【来源】《摄生众妙方》卷五。

【组成】阿胶（炒成珠） 黄连末

【用法】阿胶以水熬成膏，调黄连末为丸。米饮送下。

【主治】痢疾。

化滞丸

【来源】《摄生众妙方》卷六。

【组成】广木香 丁香 青皮（去瓤） 陈皮（去白） 黄柏皮各二钱半 莪术（慢火煨）四钱八分 半夏（姜汁和成饼晒干）二钱五分 巴豆（去壳，火炒过）

　　方中巴豆用量原缺。

【用法】上药用砂锅好醋浸一时，慢火熬干，炒黄，乌梅肉五钱焙干，共为末，用面醋打糊为丸，如黍米大。每服五丸。大小加减。

【主治】一切杂积、酒积，胸膈膨胀，呕吐酸水，泄泻痢疾，妇人血气。

去积阿胶丸

【来源】《摄生众妙方》卷六。

【组成】阿胶二两（用麦面炒成珠，去麦面） 赤茯苓四两（去皮） 川黄连六两（去须）

【用法】上为末，炼蜜为丸，如梧桐子大。每服五六十丸，空心米汤送下。

【主治】腹中积滞，疼痛作泻痢。

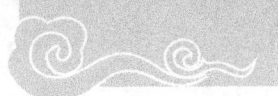

地榆饮

【来源】《保婴撮要》卷七。

【组成】地榆三分　甘草　赤芍药（炒）　枳壳各二分

【用法】水煎服。

【主治】小儿冷热痢，腹痛下痢赤白频并。

加味香连丸

【来源】《古今医统大全》卷二十六引《祁门》。

【组成】黄连四十两（去毛净，十两锉如豆大，用吴茱萸五两泡去苦水，煎汤二碗，泡黄连同茱萸，干去萸，用连炒赤色，又以十两用好酒炒赤色。又以十两醋炒赤色。又以十两童便炒赤色）　广木香十两（锉）　石莲肉五两　肉豆蔻二两五钱（面包煨）

【用法】上为细末，醋糊为丸，如梧桐子大。每服八十丸，空心以饮汤送下。

【主治】冷热不调，下痢赤白，脓血相杂，里急后重。

仓米饮

【来源】《古今医统大全》卷三十六。

【组成】陈仓米二合（水净洗）

【用法】水二盏，煎至一盏，去滓，空心、食前、晚下各一服。

【主治】痢后大渴不止，欲饮水。

参连菖蒲汤

【来源】《古今医统大全》卷三十六。

【组成】人参一钱　黄连一钱（姜炒）　石菖蒲八分　石莲子一钱

【用法】上为末。水二盏，煎至一盏，终日细细呷之。如吐又服，但得一呷下咽便好，要封脐引热下行，用螺肉捣碎，入麝香少许，掩脐上。

【主治】噤口痢。

黄连枳壳汤

【来源】《古今医统大全》卷三十六引《质疑》。

【组成】川黄连一钱　枳壳八分　当归八分　白芍药一钱　茯苓　泽泻　青皮　槟榔各七分　木香五分（磨汁入）　甘草四分

《证治宝鉴》有厚朴，无木香。

【用法】上锉，作一服，水二钟，加生姜三片，煎一钟，食前温服。

【主治】痢疾初作，多由湿热，但下之后，即服此汤一二剂，并无再作。

【加减】湿热积滞，初作炽迫者，宜下之，加大黄、朴消各二钱；血痢，加黄芩、地榆、川芎、桃仁各六分；白痢，加吴茱萸（炮）五分；腹痛者，倍芍药，加玄胡索、泽兰叶；赤白兼下者，加桃仁、滑石、归尾、陈皮各五分；赤痢久弱，下后未愈，去芩、连，加归尾、芍药、川芎、熟地黄、白术、阿胶珠各一钱；湿甚，小水少，加木通、泽泻、山栀、茯苓各五分；下后二便流利，惟后重不去，此气陷于下也，升麻、川芎提之；痢久气血两虚者，八物汤养之；痢久滑泄，二便流利，腹中清，加粟壳、诃子、阿胶之类涩之。

椿皮散

【来源】《古今医统大全》卷四十二引李东垣方。

【组成】椿根白皮二两　槐角子四两　枯白矾二两　炙甘草一两

【用法】上为细末。每服三钱，米饮调下。

【主治】血痢及肠风下血。

千金丸

【来源】《古今医统大全》卷六十九。

【组成】大黄十两　木香半两

【用法】上为末，醋糊为丸，如梧桐子大。每服二三十丸，食远白汤送下。

【主治】脏腑壅滞，气结积热不通，或内有癥瘕疳蛔，心腹俱痛，及脚气肿满，休息热痢，并风痰、疮疥，结核等疾。

石莲子散

【来源】《古今医统大全》卷八十三。

【组成】石莲子半两 石菖蒲 人参各二钱

【用法】上为细末，分作三服。不拘时候。陈米饮调下。

【主治】噤口痢。

调中汤

【来源】《古今医统大全》卷八十三。

【组成】葛根 黄芩 白术 桔梗 藁本 赤芍药 白芍药 甘草（炙）各等分

【用法】上锉。每服三钱，水一盏，煎至七分，温服。

【主治】滞下。似泻非泻，似痢非痢。

石脂搏托

【来源】《古今医统大全》卷八十七。

【组成】赤石脂五两 白面六两

【用法】上合和作托。煮熟，下葱、椒，空心食。三四遍则愈。

【主治】老人虚冷气痢。

豆花羹

【来源】《古今医统大全》卷八十七。

【组成】小豆花

【用法】上药入豉汁煮，以五味和作羹食。

【主治】寒热泄痢；病酒头痛。

黄鸡炙

【来源】《古今医统大全》卷八十七。

【组成】黄雌鸡一只（治净）

【用法】炭火炙，捶过，以盐醋刷，又炙令热。空腹食之。

【主治】脾胃气虚，肠滑下痢。

野鸡馄饨

【来源】《古今医统大全》卷八十七。

【组成】野鸡一只

【用法】野鸡一只，治如食法，细研入椒、盐、葱、酱、橘皮末调和，以面作馄饨，煮熟食之。

【主治】脾胃气虚下痢，日夜不止。

雌鸡炙

【来源】《古今医统大全》卷八十七。

【组成】黄雌鸡一只（净如常）

【用法】上以椒酱刷，炙令熟。空心渐食。

【功用】极补脏腑。

【主治】老人脾胃虚冷下痢。

雌鸡面

【来源】《古今医统大全》卷八十七。

【组成】肥雌鸡一只

【用法】上细研作臛，煮汁，作面或馄饨。空心食。

【主治】赤白痢，不下食。

痢丸子

【来源】《古今医统大全》卷九十三。

【组成】大半夏二个 巴豆二粒（去壳） 百草霜一钱 京墨一枚（如半夏大）

【用法】上研为末，用黄蜡三钱、清油少许，溶和为丸，如绿豆大。每服七丸，红痢，甘草汤送下；白痢，干姜汤送下；暑泄，冷熟水吞下。

【主治】痢疾，暑泄。

枳壳大黄汤

【来源】《医便》卷二。

【组成】枳壳一钱半 槟榔一钱 厚朴一钱 大黄壮实者五七钱，虚人三四钱

【用法】上用水一钟半，先煎三味至一钟，下大黄再煎二三沸，热服。得快利为妙。

【主治】痢初一二日，元气未虚。

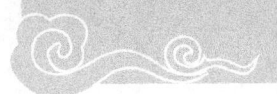

面　粥

【来源】《医学入门》卷三。

【组成】面（炒过）

【用法】每服方寸匕，煮米粥调下。

【功用】止泻。

【主治】寒痢，色白不渴者。

半桂汤

【来源】《医学入门》卷四。

【组成】半夏　桂枝　甘草各二钱　生姜五片

【用法】水一盏半，煎至七分，徐徐咽之。

【主治】少阴客寒下利，脉微弱而咽痛。

香砂丸

【来源】《医学入门》卷六。

【组成】黄连三钱　木香　厚朴　夜明砂　砂仁各二钱　诃子一钱

【用法】上为末，粳米饭为丸，如麻子大。每服十五丸，姜、艾煎汤送下。

【主治】疳痢。见有疳疾，加之伤食及感冷热不调，以致痢下五色，里急后重者。

二白丸

【来源】《医学入门》卷七。

【组成】白术二两　山楂　神曲各一两半　白芍　半夏　黄芩各五钱

【用法】上为末，荷叶包饭煨熟，捣为丸，如梧桐子大。空心白汤送下。

【主治】奉养太过，饮食伤脾，常泻或痢。

万全丸

【来源】《医学入门》卷七。

【组成】赤石脂　干姜各一两　胡椒五钱

【用法】上为末，醋糊为丸，如梧桐子大。每服五七丸，米饮送下。

【主治】

1.《医学入门》：大肠寒滑，小便精出，诸热药未效者。

2.《东医宝鉴·内景篇》：久痢。

气痢丸

【来源】《医学入门》卷七。

【组成】诃子　橘皮　厚朴各三两

【用法】上为末，炼蜜为丸，如梧桐子大。每服三十丸，米饮送下。

【主治】痢久不止。

四味香连丸

【来源】《医学入门》卷七。

【别名】四味连香丸（《丹台玉案》卷三）。

【组成】黄连（炒）十两　大黄（酒煨）四两　木香二两　槟榔一两

【用法】上为末，糊为丸，如绿豆大。每服七十丸，空心米饮送下，一日二次；如下痢色黑用大黄，色紫用地榆，色红用黄芩，色淡用生姜，色白用肉桂，色黄用山楂，水泄用粟壳，痛甚用木香、山栀，各煎汤送下。

【主治】痢初起，不问赤白。

仙传一块气丸

【来源】《医学入门》卷七。

【组成】补骨脂　干漆　干姜　姜黄（俱炒）莪术　三棱　玄胡索　木香　砂仁　使君子　五灵脂　人参　白术　茴香　槟榔　肉豆蔻　丁香　丁皮　茯苓　雷丸　大黄　枳壳　巴豆（炒）各一钱一字　萝卜子（炒）青皮　陈皮各五钱　皂角一片　芫花五分　牵牛　大麦芽各炒一两（为末）

【用法】醋糊为丸，如绿豆大。每服三五丸至十丸，茶、酒任下；取积，陈皮煎汤下十五丸；如伤食，就以所伤之物煎汤下。

【主治】气喘，心气、膈气、胁气、疝气、腰气、脚气、积气、瘴气，及不服水土气；酒食所伤，不思饮食，赤白痢疾，女人干血气，小儿积症；劳瘵。

【方论】不助虚阳，不损真气，又能杀虫。

加味清六丸

【来源】《医学入门》卷七。

【组成】滑石六钱 乳香 没药 桃仁 木香 槟榔 大黄各一钱

【用法】上为末，神曲糊为丸，如绿豆大。每服一百丸，米饮送下。以利尽秽物为度。

【主治】血瘀肠中，痢久不愈，下如清涕，有紫黑血丝。

固肠丸

【来源】《医学入门》卷七。

【组成】龙骨 附子 枯矾 诃子各二两 良姜 赤石脂各一两半 丁香一两 木香五钱 白豆蔻 砂仁各六钱半

【用法】上为末，醋糊为丸，如梧桐子大。每服三十丸，粟米饮送下。

【主治】脾胃虚耗及脏腑停寒，脐腹疞痛，下利滑数，肌肉消瘦，饮食不入，气弱，时发虚热者。

香连猪肚丸

【来源】《医学入门》卷七。

【组成】木香五钱 黄连 生地 青皮 银柴胡 鳖甲各一两

【用法】上为末，入猪肚内，以线缚定，于砂锅内煮烂，取出为丸，如梧桐子大，小儿如黍米大。每服三十丸，米饮送下。

【主治】骨蒸疳痨羸瘦；痨痢。

梅蜜饮

【来源】《医学入门》卷七。

【组成】陈白梅 好茶

【用法】蜜、水各半煎服。

【主治】热痢。

【加减】冷痢，用生梅汁，蜜、水各半煎服，仍将木香、生肉豆蔻为佐。

地黄汤

【来源】《医学入门》卷八。

【组成】生地 芍药 白术 黄柏各一钱 地榆五分

【用法】水煎，温服。

【主治】血痢疼痛。

木香导气汤

【来源】《古今医鉴》卷三。

【组成】大黄一钱五分 槟榔一钱二分 厚朴一钱二分 白芍药一钱二分 黄连一钱二分 归尾八分 茯苓八分 朴消一钱二分 木香五分

【用法】上锉一剂。水二钟，煎至八分，滤去滓，空心热服。

【主治】痢疾初起，腹痛，红白相杂，里急后重，发热噤口，不拘老幼。

【加减】小便赤，加滑石一钱五分，木通一钱。

三白汤

【来源】《古今医鉴》卷五引杜守玄方。

【组成】白砂糖一两 鸡子清一个 烧酒一钟半

【用法】煎取八分，温服。

【主治】赤白痢。

仓连煎

【来源】《古今医鉴》卷五。

【组成】陈仓米（赤痢用三钱，白痢用七钱，赤白相兼用五钱） 黄连（赤痢用七钱，白痢用三钱，赤白相兼用五钱）

【用法】上锉。水一钟半，煎至七分，露一宵，空心温服。

【主治】噤口痢，不拘赤白。

仙梅丸

【来源】《古今医鉴》卷五引桑双冈方。

【组成】细茶 乌梅（水洗，剥去核，晒干）各一两

【用法】上为末，用生蜜为丸，如弹子大。每服一丸，水冷热随意化下。

【主治】痢疾发热发渴。

立效散

【来源】《古今医鉴》卷五

【组成】黄连四两（酒洗，吴茱萸二两同炒，去茱萸用）枳壳二两（麸炒）

【用法】上为末。每服三钱，空心酒送下。泄泻，米汤下；噤口痢，陈仓米汤下。

【主治】《古今医鉴》：痢，腹中疠痛，赤白相兼。噤口痢，泄泻。

加味香连丸

【来源】《古今医鉴》卷五。

【组成】黄连二两（炒）吴茱萸（滚水泡，炒）二两 木香一钱 白豆蔻（带壳，面裹火煨）一钱五分（秘方加乳香、没药各一钱）

【用法】上为细末，用乌梅二两，滚水泡。去核，捣和为丸，如梧桐子大。每服三十丸，白痢，干姜汤送下；血痢，甘草汤送下；赤白相兼，二味泡汤送下；白泻，米汤送下。

【主治】诸痢。

加减益气汤

【来源】《古今医鉴》卷五。

【组成】黄耆五分 人参五分 白术一钱 陈皮一钱 当归七分 白芍药一钱 升麻三分 甘草（炙）三分 泽泻五分 砂仁五分 木香三分 白豆蔻三分 地榆五分 御米壳（醋炒）三分

【用法】上锉一剂。水二盏，煎至八分，滤去滓，空心温服。

【主治】痢疾日久不愈，不能起床虚弱者。

纳脐膏

【来源】《古今医鉴》卷五引何晴岳方。

【组成】黄瓜藤不拘多少（连茎叶，经霜者，晒干，烧灰存性，出火毒）

【用法】上用香油调，纳脐中。

【主治】噤口痢，危急之症。

闸板丹

【来源】《古今医鉴》卷五引张小庵方。

【组成】黄丹一两（水飞）黄蜡一两 乳香一钱 没药一钱 杏仁八个（去皮尖）巴豆八个（去油）

【用法】上为末，将黄蜡溶化后，将药末同蜡拌匀，搅冷成块。每服一丸，如黄豆大，空心服，红痢，冷甘草汤送下；白痢，冷干姜汤送下，水泻，冷米汤送下。

【功用】推荡邪毒。

【主治】痢初起及水泻。

实肠丸

【来源】《古今医鉴》卷五。

【组成】臭椿树根皮不拘多少（切碎，酒拌，炒）

【用法】上为细末，用真阿胶水化开为丸，如梧桐子大。每服三五十丸，空心米汤送下。

【主治】久泻，久痢，虚滑不禁及脱肛。

点眼膏

【来源】《古今医鉴》卷五引黄宾江方。

【别名】点眼散（《丹台玉案》卷三）。

【组成】初胎粪（炙干）一钱 雄黄五分 黄连四分 片脑少许

【用法】上为极细末，水调。点两眦。神效。

【主治】一切赤白痢，及噤口危急之症。

家莲散

【来源】《古今医鉴》卷五。

【组成】莲肉（泡，去皮心，微火焙干）四两 厚朴（姜炒）一两 干姜（炒黑）一两

【用法】上为细末。每服二三匙，米饮调下，一日三次。

【主治】经年久泻冷泄，及休息痢。

调中理气汤

【来源】《古今医鉴》卷五。

【组成】苍术（米泔浸，炒） 白术（炒）各一钱 陈皮八分 厚朴（姜炒）七分 枳壳一钱 白芍（炒）一钱 木香五分 槟榔一钱

【用法】上锉一剂。水二盏，煎一盏，滤去滓，空心温服。

【主治】痢疾。痢稍久，胃虚者。

【加减】如赤痢，厚朴、乌药俱不必炒，再加黄连、条芩各一钱五分；白痢只依本方。

舒凫饮

【来源】《古今医鉴》卷五。

【组成】白鸭一只（杀取血）

【用法】以滚水和，饮之。立止。

【主治】白痢如鱼冻色，久不愈者。

椿鸡丸

【来源】《古今医鉴》卷五引桑环川方。

【组成】雪里炭一只（吊死，去肠毛） 黄连一两 椿根白皮一两

【用法】将黄连、椿根皮入于肚内，好酒炖熟，去药食鸡。

【主治】久痢不止。

加减阿胶散

【来源】《古今医鉴》卷十二。

【组成】当归 川芎 白芍 阿胶 黄芩 黄连 香薷 陈皮 枳壳 甘草 白茯 泽泻

【主治】妊娠下痢赤白。

【加减】如血痢，加地榆；白痢，加艾叶、木香；痢久虚人，加参、术、黄耆。

加减养脏汤

【来源】《古今医鉴》卷十二。

【组成】木香 黄连 厚朴 甘草 归尾 赤芍 川芎 艾叶 蒲黄

【主治】产后下痢赤白，里急后重。

【加减】七日后，去蒲黄、归梢，加茯苓、归身、枳壳；如久痢脱肛，加肉豆蔻、地榆、人参、阿胶、白术；噤口不食，加山药、石莲肉、陈仓米；胃寒呕哕，腹痛甚者，去黄连，加干姜。

凤凰煎

【来源】《古今医鉴》卷十三。

【组成】鸡子一枚

【用法】打破鸡子，用黄蜡一块如指大，铫内熔，以鸡子拌炒热。空心食之。

【主治】休息痢，及痔泻日久不能愈者。

羽泽散

【来源】《古今医鉴》卷十六。

【组成】枯矾一钱 石膏二钱

【用法】上为末。白痢，桂皮汤下；红痢，甘草汤下。时气暑泄，老米汤下。

【主治】痢疾，时气暑泄。

神效仙方万亿丸

【来源】《古今医鉴》卷十六引张三峰方。

【别名】神仙万亿丸（《古今医鉴》卷十六）、万亿丸（《万病回春》卷七）。

【组成】朱砂 巴豆（不去油）各五钱

【用法】酒煎五钱寒食面，丸如黍米大。每服三五丸，外感风寒发热，姜、葱汤送下，出汗；内伤生冷饮食，茶清送下；心痛，艾醋汤送下；肠痛，淡姜汤送下；霍乱吐泻，姜汤送下；赤痢，茶清送下；白痢，淡姜汤送下；赤白痢疾，姜茶汤送下；疟疾寒热，姜汤送下；心膨气胀，姜汤送下；伏暑伤热，冷水送下；诸虫作痛，苦楝根汤送下；大便闭结，茶送下；小便不通，灯心汤送下；积聚发热，茶送下；咳嗽喘急，姜汤送下；小儿急慢惊风，薄荷汤送下。

【主治】小儿诸病。外感风寒发热，内伤生冷饮食，心痛，肠痛，霍乱吐泻，赤白痢，疟疾寒热，心膨气胀，伏暑伤热，诸虫作痛，大便闭结，小便不通，积聚发热，咳嗽喘急，小儿急慢惊风。

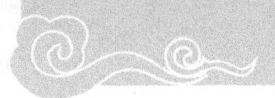

铁刷丸

【来源】《本草纲目》卷七引芭江方。

【组成】百草霜三钱　金墨一钱　半夏七分　巴豆（煮）十四粒（研匀）

【用法】黄蜡三钱同香油化开为丸。量大小，每服三五丸，或四五十丸，姜汤送下。

【功用】《串雅内编选注》：下滞止痢。

【主治】一切痢下初起。

【宜忌】《串雅内编选注》：热性下痢、孕妇皆禁用。

【方论】《串雅内编选注》：方中百草霜、金墨收敛止血，去湿止泻；半夏、巴豆霜散结消痞，导下阻结于肠间的沉寒积冷；香油润下缓痛；黄蜡具有固膜护肠之功，与巴豆同用，可避免刺激胃壁，而使其在肠部逐渐溶解，发挥荡滞之效。

返魂丹

【来源】《本草纲目》卷十四引《集简方》。

【组成】零陵香草（去根，以盐酒浸半月，炒干）一两　广木香一钱半

【用法】上为末。每服一钱半，用冷水送下；通了三四次，用热米汤送下一钱半。

【功用】止痢。

【主治】五色诸痢，里急腹痛。

【宜忌】忌生梨。

二灵散

【来源】《本草纲目》卷十五引《卫生家宝》。

【组成】益母草（晒干）　陈盐梅（烧存性）各等分

【用法】上为末。每服三钱，白痢，干姜汤下；赤痢，甘草汤下。

【主治】赤白杂痢困重者。

二色丸

【来源】《本草纲目》卷三十二引《卫生杂兴》。

【组成】吴茱萸二两　黄连二两

【用法】同炒香，各自为末。以百草霜末二两，同黄连作丸；以白芍药末二两，同茱萸作丸。各用饭为丸，如梧桐子大，各收。每服五十丸，赤痢，乌梅汤下连霜丸；白痢，米饭下茱芍丸；赤白痢，各半服之。

【主治】痢疾及水泄，肠风。

黑牛散

【来源】《本草纲目》卷四十一引李延寿方。

【组成】黑牛儿（烧）

【用法】上为末。每服半钱或一钱，烧酒调服，小儿以黄酒服。

【主治】赤白痢、噤口痢及泄泻。

三黄丸

【来源】《片玉心书》卷四。

【组成】黄连　黄芩　大黄各等分

【用法】上为末，神曲糊丸。木香、槟榔汤送下。

【主治】小儿痢疾初起，里急后重，腹中胀痛者。

和中丸

【来源】《片玉心书》卷四。

【组成】黄连（炒）　陈皮各五钱半　泽泻　车前子　白茯苓　山药　白术　木香　石莲肉　肉豆蔻（面包，火煨）　干姜（炒）　人参各二钱

【用法】共为末，醋糊丸。陈米饮送下。

【主治】小儿赤白痢。

【加减】如脱肛者，升麻汤送下。

黄芩汤

【来源】《片玉痘疹》卷十一。

【组成】条芩（酒洗）　黄连（酒洗）　当归　川芎　甘草　木通　木香　赤芍

【用法】水煎服。

先用调胃承气汤以彻其毒，后用本方。

【功用】《幼幼集成》：调阴阳。

【主治】痘后气血虚不能胜积，故利脓血，肠鸣作痛，里急后重；或因痘出之后，饮水太过，水停作泄，热毒乘虚入里，便下脓血。

【加减】久不止者，加升麻；腹痛者，加酒大黄。

和中汤

【来源】《片玉痘疹》卷十二。

【组成】人参　当归　枳壳　甘草　木通

【用法】水煎服。

【主治】痘后患痢，用黄连解毒汤后，脓血尽者。

调胃承气汤

【来源】《片玉痘疹》卷十二。

【组成】枳壳　酒大黄　槟榔末　甘草

【用法】水煎服。次用黄芩汤

【主治】痘后滞下。因平日食煎炒，素有积热，痘后气血虚，不能胜积，故利脓血，肠鸣作痛，里急后重；或疗肠垢，因痘出之后，饮水太过，水停作泄，热毒乘虚入里，便下脓血者。

三黄枳朴丸

【来源】《幼科发挥》卷三。

【组成】黄连　黄芩　黄柏（皆酒炒）各三钱　大黄（酒煨）五钱　枳实（麸炒）　厚朴（姜汁炒）　槟榔各二钱

【用法】上为末，酒为丸，如麻子大。生姜汤送下。

【主治】湿热成痢，并有食积者。

木香导滞丸

【来源】《幼科发挥》卷三。

【组成】枳实（炒）　厚朴（姜汁炒）　槟榔各五钱　黄连　黄芩　黄柏　大黄各七钱半　木香二钱五分　黑牵牛（半生半炒，取头末）二钱半

【用法】上为末，酒糊为丸，如小豆大，白汤送下。

【主治】痢不问赤白，有湿热食积，可下者。

加减八珍丸

【来源】《幼科发挥》卷三。

【组成】八珍汤去川芎、白术，加黄连（炒）、阿胶（土炒）各三分，木香一分。

【用法】上为末，水为丸，如麻子大。炒米汤送下。多服佳。

【主治】小儿气血虚弱，久痢脱肛。

保和丸

【来源】《幼科发挥》卷三。

【组成】陈皮五钱　枳壳（炒）三钱　黄连（姜汁炒）五钱　神曲　山楂肉　麦蘖各三钱　莱菔子（炒）三钱　槟榔三钱

【用法】上为末，水糊为丸，如麻子大。白汤送下。

【主治】小儿湿热食积所致痢疾。

保和去滞丸

【来源】《幼科发挥》卷三。

【组成】陈皮五钱　半夏曲　白茯苓　枳实（麸炒）　厚朴（姜汁炒）　槟榔各五钱　莱菔子（炒）二钱五分　木香二钱五分

【用法】上为末，神曲糊为丸，如麻子大。陈米汤送下。

【主治】小儿痢疾有积，胃弱不可重下者。

黄连丸

【来源】《幼科发挥》卷三。

【组成】黄连一两（净，锉，用吴茱萸半两，水拌湿同炒，去萸不用）　木香五钱　石莲肉三钱

【用法】上为末，酒糊为丸，如麻子大。陈仓米煎汤送下。

【主治】小儿痢疾。

剪红丸

【来源】《幼科发挥》卷三。

【组成】当归身　黄连（炒）　槐角子（炒）　侧柏叶（炒）　荆芥穗　枳壳（炒）各等分

【用法】上为末，酒煮面糊为丸，如麻子仁大。陈米汤送下。

【主治】痢血。

二根丸

【来源】《幼科指南》卷上。

【组成】红椿树根皮 白椿树根皮各等分

【用法】上为末，米糊为丸。陈米汤送下。

【主治】痢下赤白，日久不止者。

清血丸

【来源】《幼科指南》卷上。

【组成】槐花（炒） 荆芥穗（炒） 侧柏叶（炒）各五分 黄连 枳壳

　　　方中黄连、枳壳用量原缺。

【用法】上为末，醋糊为丸。陈米汤送下。

【主治】小儿痢下鲜血。

加减龙荟丸

【来源】《育婴家秘》卷二。

【组成】当归 川芎 陈皮 青皮各一钱 黄连（酒炒） 黄芩（酒炒）各一钱半 山栀仁 木香各五分 人参一钱 炙草一钱

【用法】上为细末，别用阿胶三钱，溶化作丸，陈米汤下。

　　　先用小柴胡汤加大黄下之，后以加减龙荟丸主之。

【主治】小儿搐后变痢，表邪入里，风伤脾，便脓血。

三黄承气丸

【来源】《育婴家秘》卷三。

【组成】大黄（酒蒸）一两 枳实（炒） 厚朴（炒） 槟榔各五钱 黄连（酒炒） 黄芩（酒炒） 黄柏（酒炒） 当归各三钱 木香二钱

【用法】上为细末，神曲作糊为丸，如黍米大。儿小者十五丸，儿大者三十丸，滚白水送下。

【主治】痢疾初起，腹痛，眉皱而啼哭，里急后重，烦躁不安者。

升麻汤

【来源】《育婴家秘》卷三。

【组成】升麻一钱 人参 白术 白茯苓 陈皮 当归 白芍 麻子仁各五分 甘草 防风各三分 荆芥穗二分 乌梅（去核）一个

【用法】上锉，分二剂，食前服。

【功用】养血调气，升提。

【主治】小儿痢疾脱肛。

枳朴大黄丸

【来源】《育婴家秘》卷三。

【组成】枳实 厚朴 大黄（酒煨）各等分

【用法】炼蜜为丸，如芡实大。每服一丸，用大栀子一个（擘破），淡豆豉三粒，水煎浓汁化下。

【主治】小儿伤食，腹满烦热，及伤寒后食复。

家传和中丸

【来源】《育婴家秘》卷三。

【组成】人参 炙甘草 当归 川芎 车前子 猪苓 泽泻 神曲 麦芽（俱炒） 诃子肉（面裹煨） 石莲肉各二钱 白术 白茯苓 陈皮 白芍 黄连（炒）各三钱 木香 干姜（炒） 肉豆蔻（面裹煨）各二钱

【用法】上为细末，酒煮面糊为丸，如黍米大。米饮送下。

【主治】休息痢，及疳痢。

家传剪红丸

【来源】《育婴家秘》卷三。

【组成】枳壳（炒） 槐子（炒） 侧柏叶（炒） 荆芥穗各等分

【用法】上为末，酒糊为丸，如黍子大。量儿大小给服，米饮送下。

【主治】小儿痢下纯血，及大人肠风下血。

家传治痢保和丸

【来源】《育婴家秘》卷三。

【组成】陈皮　半夏　白茯苓　枳壳（炒）　厚朴（姜汁炒）　黄连（炒）　山楂肉　萝卜子（炒）　神曲（炒）　麦芽（炒）各五分　木香　槟榔　炙甘草各减半

【用法】上为细末，别取神曲糊为丸，米饮送下。

【主治】小儿痢疾，其积有未尽者，有久痢原未得下者，或脾虚不可下者。

黄连四物汤

【来源】《育婴家秘》卷三。

【组成】黄连　当归　川芎　白芍　生地黄　槐花（炒）　荆芥穗各等分　犀角
　　　　方中犀角用量原缺。

【用法】上锉。量儿大小加减，水煎服。

【主治】小儿下痢纯血。

黄连阿胶丸

【来源】《育婴家秘》卷三。

【组成】黄连三钱　阿胶（炒）二钱　白茯苓　当归　木香各一钱

【用法】上为细末，水为丸。米饮送下。

【主治】小儿赤痢。

香连丸

【来源】《育婴家秘》卷四。

【组成】黄连（大如鸡爪者，去枝梗，横切）　吴茱萸　木香　石莲子肉各三钱

【用法】上为末，酒糊为丸，如黍米大。陈米炒煎汤送下。

【主治】

　　1.《育婴家秘》：小儿赤白痢。

　　2.《保命歌括》：下痢脓血，赤白相杂，里急后重。

升麻和血汤

【来源】《保命歌括》卷八。

【组成】陈皮二分　蒲黄　当归　苍术　秦艽　肉桂各三分　生地黄　丹皮　生甘草各二分　升麻

七分　炙甘草　黄耆各一钱

【用法】水二盏煎，空心服。

【主治】肠澼下血，另作一派，其唧唧然出者，有力远射，四散如筛，肠中作痛。

八正合四物汤

【来源】《保命歌括》卷二十二。

【组成】大黄（煨）　木通　滑石末　车前子　山栀仁　甘草（生）　当归梢　生地黄　赤芍药各等分

【用法】上锉。水煎服。

【主治】血痢，小便赤涩。

四物柏皮汤

【来源】《保命歌括》卷二十二。

【组成】当归梢七分　赤芍药　川芎各五分　黄柏三钱　黄连二钱　生地黄　黄芩各一钱

【用法】上锉，作二服。每服水一大盏，煎七分，去滓，调益元散一钱服。

【主治】血痢暴下。

加味三黄丸

【来源】《保命歌括》卷二十二。

【组成】大黄　黄连　黄芩　黄柏　枳壳　白芍药　当归　滑石　甘草　白术　桃仁（另研泥）各等分

【用法】上为细末，神曲糊为丸，如梧桐子大。每服五十丸，白汤送下。

【主治】湿热痢，血痢。

加减补中益气汤

【来源】《保命歌括》卷二十二。

【组成】白术　白芍各一钱　黄耆　人参各五分　当归七分　粟壳（醋炒）　甘草（炙）　木香　白豆蔻　升麻各三分　陈皮一钱　地榆　缩砂　泽泻各五分

【用法】上锉。水一盏半，煎一盏，去滓温服。

【主治】下痢已久，不能起床，不食，瘦弱之甚者。

导气汤

【来源】《痘疹金镜录》卷上。

【组成】槟榔 枳壳 黄连 厚朴 芍药 甘草 山楂 神曲 升麻

【功用】去宿滞。

【主治】痢疾。

【加减】禀气厚，加大黄、芒消。

养脏汤

【来源】《痘疹金镜录》卷一。

【组成】白术 厚朴 陈皮 茯苓 甘草 槟榔 枳壳 木香 黄连 芍药 莲肉 诃子

【用法】加生姜、大枣，水煎服。

【功用】平调脏腑，去积和中。

【主治】痢疾。

【加减】红痢，加当归、地榆、乌梅；白痢，加干姜；赤白相兼，加当归、干姜；纯血，加生地、当归、地榆、黄芩；腹痛，加芍药、木香；久痢，加粟壳（蜜炙）；禁口，加石莲、老米；干呕，加藿香；发热，加柴胡、知母；元气下陷，加人参、柴胡；胸膈不宽，加砂仁；作渴，加麦门冬、五味子、天花粉；里急后重，加木香、枳壳；小便不利，加滑石、猪苓、泽泻。

十味六和汤

【来源】《赤水玄珠全集》卷八。

【组成】藿香 厚朴 赤苓 人参 木瓜 香薷 扁豆 杏仁 甘草 砂仁

【主治】痢未愈，继之以疟。

木香甘连汤

【来源】《赤水玄珠全集》卷八。

【组成】黄连一两 甘草二钱 木香二钱

【用法】水二钟，煎至一钟，食前服。先一日预服五苓散三贴，次早服此，即止。

【主治】血痢。

木香导滞汤

【来源】《赤水玄珠全集》卷八。

【组成】木香二钱 白芍 当归 枳壳各一钱二分 槟榔一钱五分 大黄二钱 黄连一钱

【用法】水煎，食前温服。

【主治】赤白痢。

木香槟榔丸

【来源】《赤水玄珠全集》卷八。

【组成】木香 槟榔 青皮 蓬术 枳壳 黄柏 大黄各五钱 香附二两 黑丑（取头末）二两

【用法】上为末，滴水为丸，如梧桐子大。每服五六十丸，白汤送下。

【功用】开胸膈，进饮食，破滞气，散内热。

【主治】痢疾里急后重。

五香散

【来源】《赤水玄珠全集》卷八。

【组成】五倍子（炒焦存性） 香白芷（炒）各等分

【用法】上为末。每服二钱，白汤调服，一日三次。

【主治】血痢，脉滑。

车前汤

【来源】《赤水玄珠全集》卷八。

【组成】车前子

【用法】上捣烂，取汁一钟，入蜜一合，水煎服。

【主治】热利不止，及小便不利。

当归芍药汤

【来源】《赤水玄珠全集》卷八。

【组成】当归 川芎各一钱五分 芍药（酒炒）三钱 生地 黄连（酒炒） 木香各一钱

【用法】水煎，食前服。

【主治】血虚而下血痢。

延胡止痛散

【来源】《赤水玄珠全集》卷八。

【组成】延胡（炒）

【用法】上为末。每服二钱，米饮调下。

【主治】血痢疼痛，饮食不进。

乳香止痛散

【来源】《赤水玄珠全集》卷八。

【组成】御米壳（去瓤，蜜炒）五钱　橘红五钱　炙甘草五钱　乳香二钱（另为末）　没药二钱（另为末）

【用法】水煎，去滓，入乳、没，食前服；白痢热服，红痢冷服。

【主治】下痢赤白，疼痛不已。

【加减】如痢不止，加青皮四钱。

厚肠散

【来源】《赤水玄珠全集》卷八。

【组成】川黄连（好酒煮一日夜，煮干炒）

【用法】上为末。每服二钱，空心米饮下。

【主治】腹疼泻黄，及痢久不止，热药不效者，及酒积泄。

黄柏丸

【来源】《赤水玄珠全集》卷八。

【组成】黄柏（蜜炙令香黄色）一两

【用法】上为末。每服三钱，空心以温浆水调下。

【主治】下痢纯血。

温中汤

【来源】《赤水玄珠全集》卷八。

【组成】苍术　木香　干姜（炮）各一钱五分　厚朴　砂仁　青皮　芍药（炒）各一钱二分

【用法】上加煨姜二片，水煎，食前温服。

【主治】白痢。腹痛饱胀，不思饮食。

加味胡黄连丸

【来源】《赤水玄珠全集》卷二十六。

【组成】胡黄连　芦荟　川黄连　肉果　桂心　人参　辰砂　使君子　木香　钩藤　龙齿　茯苓各等分　麝香少许

【用法】上为末，用獖猪胆汁二个，取汁和药令匀，却装入胆袋内，以绳扎之，更入莨菪子二钱（微炒）、黄丹一钱，二味研末，入前药和匀为丸，如绿豆大。每服五七丸，米饮吞下。

【主治】疳疾，一切虚痢。

芍药柏皮丸

【来源】《赤水玄珠全集》卷二十六。

【组成】白芍药　黄柏各一两　当归　黄连　枳壳各五钱

【用法】上为末，滴水为丸，如绿豆大。白汤送下。

【主治】一切脓血恶痢窘痛。

剪红丸

【来源】《赤水玄珠全集》卷二十六。

【组成】侧柏叶　槐花　枳壳（各炒）　荆芥穗各等分

【用法】醋糊为丸，糯米汤送服。

【主治】痢鲜血。

芍药汤加芒消方

【来源】《医方考》卷二。

【组成】白芍药二钱　当归尾　黄连　黄芩各一钱　木香（不见火）　桂心　槟榔　甘草各五分　大黄七分　芒消一钱

【主治】痢疾便脓血，里急后重者。

【方论】河间云：行血则便脓自愈，故用归、芍、消、黄以行血；和气则后重自除，故用木香、槟榔、甘草以和气；苦能坚肠，寒能胜热，故用芩、连厚肠胃而去热；有假其气，则无禁也，故假桂心之辛热为反佐。

韭汁酒

【来源】《医方考》卷五。

【别名】韭汁饮（《梅氏验方新编》卷二）。

【组成】韭菜汁　清酒各等分

【用法】和服。

【功用】《士才三书》：散气行血。

【主治】

1.《医方考》：胸膈常时疼痛，得热则减，得寒则增者。

2.《寿世青编》：赤痢，心痛。

【方论】上件证，死血也。故用韭汁消瘀，清酒行滞。

木香丸

【来源】《仁术便览》卷二。

【组成】木香三钱　青皮（去瓢）六钱　砂仁二十四个　巴豆二十一个（针穿灯上，烧存性）　杏仁十四个（去皮尖）　乌梅二十四个（去核）　黄蜡

【用法】上为末，巴豆、杏仁另研、和匀，熔蜡为剂，临用旋丸麻子大。每服十九至二十五丸，红痢，甘草汤送下；白痢，干姜汤送下；赤白痢，甘草干姜汤送下。

【主治】赤白痢。

【宜忌】忌腥、冷、油腻。

六陈汤

【来源】《仁术便览》卷二。

【组成】青皮　陈皮　干姜　甘草　乌梅　米壳

【用法】水煎，空心服。

【主治】痢疾。

加减胃苓汤

【来源】《仁术便览》卷二。

【组成】厚朴　苍术　泽泻　茯苓　猪苓各八分　陈皮　甘草　白术　黄连各一钱　木香三分　槟榔五分

【用法】用水二钟，煎服。

【主治】暴痢赤白相杂，腹痛里急后重。

胃风汤

【来源】《仁术便览》卷二。

【组成】人参　白术　茯苓　川芎　芍药　当归　羌活　防风　黍米

【用法】上以水二钟，煎服。

【主治】风入肠胃作痢，或赤或白，或如豆汁，或痢久人弱脉虚，色如陈腐将危者。

调中汤

【来源】《仁术便览》卷二。

【组成】苍术　白术　当归　白芍　滑石　青皮　黄芩　黄连（姜炒）　生地各一钱二分　槟榔六分

【用法】上用水二钟，煎服。

【主治】痢不拘新久，红白杂下，里急后重，腹痛。

樗皮散

【来源】《医学六要·治法汇》卷一。

【组成】樗根白皮二两　槐角仁四两　枯白矾二两　甘草（炙）

方中甘草用量原缺。

【用法】上为细末。每服三钱，清米饮调下。

【主治】下血及血痢，下后不止。

开噤汤

【来源】《万病回春》卷三引徐元济方。

【组成】砂仁一钱（研）　砂糖七钱　细茶五钱　生姜五片

【用法】上锉一剂。水二钟，煎至八分，露一宿，次早温服。外用木鳖子二钱（去壳）、麝香二分，共捣，置脐中，即思食。

【主治】噤口痢疾。

仓廪散

【来源】《万病回春》卷三。

【组成】人参败毒散加黄连 陈仓米三百粒
方中黄连用量原缺。

【用法】加生姜、大枣，水煎服。

【主治】痢疾赤白，发热不退，肠胃中有风邪热毒
及时行瘟疫沿门阖境皆下痢噤口者。

【加减】痢后手足痛，加槟榔、木瓜；噤口痢，加
陈仓米一撮，石莲肉七枚。

玄白散

【来源】《万病回春》卷三。

【组成】牵牛（赤痢用黑，白痢用白，赤白相杂黑
白兼用。半生半炒，捣碎） 生地黄 赤芍 归
尾 槟榔 枳壳（去瓤，麸炒） 莪术（煨） 黄
连各一钱 大黄二钱 香薷一钱（炒，暑月加）

【用法】上锉一剂。水煎，空心温服。以利二三次
为度。虚弱人初痢宜清之。

【主治】痢疾初起，里急后重，腹痛脓血窘迫。

芍药汤

【来源】《万病回春》卷三。

【组成】芍药二钱 木香一钱 当归一钱 枳
壳（去瓤）一钱 黄芩（去朽）一钱 槟榔一
钱 黄连二钱 甘草五分

【用法】上锉一剂。水煎，温服。

【主治】虚弱人初痢。

汤泡饮

【来源】《万病回春》卷三。

【组成】粟壳（蜜水炒）三钱 乌梅一个（去
核） 甘草三分 蜜三匙

【用法】上锉。用滚水一钟，泡浸一时，去滓，分
三次服之。

【主治】

　　1.《万病回春》：久痢不愈，无分赤白。

　　2.《良朋汇集》：大人小儿红白痢疾，里急后
重，疼痛难忍，日夜无度已久者。

【宜忌】《良朋汇集》：初起者不可服。

狗皮膏

【来源】《万病回春》卷三。

【组成】乳香五钱 没药五钱 木鳖子十个 杏仁
四十九个 桃枝四十九节（二指长） 柳枝四十九
节（如箸大）

【用法】上用香油七两，将木鳖子以下四味入油炸
浮；捞取滓；下好黄丹（飞过）三两，熬；将成
膏，用槐枝不住手搅，滴水成珠，退火；再入乳
香、没药，加麝香一分搅匀；退火毒，以狗皮摊
膏。贴脐上。

　　《良朋汇集》：兼可作封肚暖脐膏。

【主治】泻痢。

泻痢膏

【来源】《万病回春》卷三。

【别名】泻痢灵膏（《痧疟纂要》卷十一）。

【组成】赤石脂四两 诃子四两 罂粟壳四两 干
姜五两

【用法】上为细末，用真麻油二斤四两，熬去四
两，再熬滚，入上好飞黄丹一斤，熬黑色，滴水
成珠，方入后四味药：龙骨二两，乳香五钱，没
药五钱，麝香一钱，俱为细末，入内搅匀，退火，
出火毒，摊贴脐上。每一个重三钱。

【主治】痢疾。

【加减】冬月可加肉豆蔻五钱。

实肠散

【来源】《万病回春》卷三。

【组成】干山药（炒黄色）一两 好莲肉（炒，去
心）一两 麸炒黄米一合

【用法】上为细末。用砂糖调热汤，和匀前药末，
不干不稀，渐渐调服，后用清米汤漱口，常服之。

【主治】久痢去多，不分赤白。

参归芍药汤

【来源】《万病回春》卷三。

【组成】人参一钱　当归（酒洗）二钱　茯苓　白术各一钱　砂仁七分　山药（炒）　陈皮各一钱　甘草五分

【用法】上锉一剂。加乌梅一个，灯草一团，莲肉七个，水煎，温服。

【功用】调养气血。

【主治】痢久一二十日，痢多不止。

【加减】噤口痢不食者，胃口热极故也，加炒黄连、莲肉、人参、炒米、乌梅清热开胃为主；大凡痢作痛者，热流下也，加炒芩、芍药清之；痢后发热不止，或积少但虚坐努力者，俱是血虚故也，倍加当归、芍药、地黄滋养阴血，其热自安；积中有紫血者，是瘀血也，加芍药、红花生血和血，则便血自愈；痢下如绿豆汁者，是湿也，加苍术、白术渗湿利小便。

调和饮

【来源】《万病回春》卷三。

【组成】白芍三钱　当归一钱　川芎二钱　黄连二钱　黄芩二钱　桃仁一钱　升麻五分

【用法】上锉一剂。水煎，空心服。

【主治】下痢稍久者。

【加减】如红痢依本方；如白痢，用吴茱萸一钱、芩、连用酒炒；赤白痢，加白术、茯苓、陈皮、香附各一钱。

和中汤

【来源】《万病回春》卷四。

【组成】当归身（酒洗）　白芍（酒炒）　白术（去芦）　茯苓（去皮）　陈皮　黄连（有红多者加）　黄芩（炒）　甘草　木香少许

【用法】上锉一剂。水煎，食前温服。如久不止，更兼服实肠散。

【主治】虚劳，赤白痢疾，或腹痛，里急后重。

【加减】红痢，加阿胶（炒）；白痢，加干姜（炒黑）。

实肠化毒丸

【来源】《万病回春》卷四。

【组成】黄连一斤（摘去须芦）　猪大肠一条（洗净，将黄连入内煮一日，晒干）　当归（酒洗）　川芎（酒浸）　芍药　生地黄（酒洗）各二两　猪蹄甲一付（洗净，酥油炙）

【用法】上各为细末，炼蜜为丸，如梧桐子大。每服百丸，空心滚水送下。

【主治】肠风下血，赤白痢疾。

驻车丸

【来源】《万病回春》卷四。

【组成】川黄连（炒）三两　真阿胶（蛤粉炒）一两半　当归一两半　干姜（炒黑）一两　赤茯苓（去皮）一两

【用法】上为细末，醋打稀面糊为丸，如梧桐子大。每服三五十丸，米饮送下。

【主治】下痢赤白，腹痛甚者，及休息痢；或阴虚劳嗽而为痢者。

固肠丸

【来源】《万病回春》卷七。

【组成】黄蜡一两　黄丹一两（水飞）

【用法】共化一处为丸，如黄豆大。每次空心服三丸，赤痢，甘草煎汤送下；白痢，干姜煎汤送下；赤白痢，甘草、干姜煎汤送下。

【主治】赤白痢，日久不止。

铁门栓

【来源】《万病回春》卷七。

【组成】文蛤（炒黄色）一两　白矾（半生半煅）三钱　黄丹二钱

【用法】上为细末，黄蜡一两熔化为丸，如绿豆大。每服大人十五丸，小儿五七丸，加茶一钱、生姜二钱，煎汤送下。

【功用】《全国中药成药处方集》（沈阳方）：固肠止泻。

【主治】

　　1.《万病回春》：赤白痢疾，五种泄泻。

　　2.《全国中药成药处方集》（沈阳方）：小儿疳疾，面黄肌瘦，肠滑脱肛，神疲气促。

【宜忌】《全国中药成药处方集》（沈阳方）：忌食生冷粘硬之物。

茵陈丸

【来源】《遵生八笺》卷六。

【组成】茵陈四两　大黄五两　豉心五合（炒令香）　恒山三两　桃核仁三两（炒）　芒消三两　杏仁三两（去皮尖）　鳖甲二两（酒醋涂炙）　巴豆一两（去皮膜，去油，炒，另研）

【用法】上为末，炼蜜为丸，如梧桐子大。初得时三日内，旦服五丸，或利或吐汗，若否，再加一丸，久不觉，即以热汤饮促之；老小以意酌服。春初一服，一年不病，收瓶以腊封口，置燥处。

【主治】时疫温疟，山岚瘴气，黄病痰癖，时气伤寒，疟症发痫，赤白痢。

沙谷米粥

【来源】《遵生八笺》卷十一。

【组成】沙谷米

【用法】检净，水略淘，滚水内下一滚即起，庶免作糊。

【主治】下痢。

龙虎丹

【来源】《鲁府禁方》卷一。

【组成】龙骨　虎骨各等分

【用法】上为末，水为丸，如弹子大，朱砂为衣，端午时制。临发日，预握男左女右手心内。即止。

【主治】疟疾。

妙应散

【来源】《鲁府禁方》卷一。

【组成】旧草鞋一只（取中心一寸许）

【用法】男左女右，烧存性，为末。用黄酒调服；或井花水亦可。

【主治】远近痢疾。

椿根散

【来源】《鲁府禁方》卷一。

【组成】椿根白皮二两　松花面　地榆　荷叶蒂（约四指长）各一两

【用法】上和匀为末。若白痢用白糖调服，红痢用黑糖调服。

【主治】痢疾。

止泻痢四物汤

【来源】《鲁府禁方》卷三。

【组成】当归（酒洗）六分　川芎五分　苍术（米泔浸，炒）　白术（去芦）各一钱　木香　丁香　干姜　官桂各五分　香附子　厚朴（姜炒）　车前子　诃子肉　肉豆蔻（火煨，去油）各一钱

【用法】上锉。加生姜三片，水煎服。

【主治】肠腹虚滑，或泻或痢不停，虚寒久者。

【加减】治痢，干姜用炮者；里急后重，加槟榔、木香。

治痢四物汤

【来源】《鲁府禁方》卷三。

【组成】当归（酒洗）　川芎　白芍（酒炒）各一钱　干姜（炒）五分　阿胶（炒）　厚朴（姜炒）各一钱　青木香　艾叶各五分

【用法】上锉。水煎，空心服。

【主治】痢赤白日久，虚寒者。

【加减】热盛，加黄连、黄芩；里急后重，加槟榔。

木香槟榔丸

【来源】《痘疹传心录》卷十五。

【组成】黑丑（头末）二两　槟榔二两　木香五钱　大黄一两（半生半熟）

【用法】上为末，另加神曲、生姜汁糊为丸，如粟米大。每服三钱，淡姜汤送下。

【主治】

　　1.《痘疹传心录》：小儿食积。

2.《幼科铁镜》：痢疾初起，遍身壮热，脓血稠粘，里急后重，腹痛者。

丑补散

【来源】《痘疹传心录》卷十五。

【组成】牛肉一斤（切片，先置于砂锅内） 三棱 蓬术各二两（醋煮） 吴茱萸四两（汤泡） 芫花四两（醋煮数沸，滤出，又水浸一宿，晒干）

【用法】将牛肉切片置锅内，次下三棱、蓬术、吴茱萸、芫花四药，加水同煮肉烂，取出晒干，加木香一两、黄连一两，共为末。每服三分，大人服五分，空心好酒调下。

【主治】水肿、胀满、食积下痢。

调中汤

【来源】《痘疹传心录》卷十五。

【组成】当归 芍药 白术 茯苓 木香 黄连 槟榔 枳壳

【用法】水煎服。

【主治】痢，里急后重。

固肠饮

【来源】《痘疹传心录》卷十七。

【组成】木香 黄连 当归 白芍 人参 白术 茯苓 甘草 诃子

【用法】水煎服。

【主治】久痢不止。

贴脐膏

【来源】《痘疹传心录》卷十七。

【组成】木鳖子十个 赤石脂二两 诃子肉一两 粟壳二两 干姜三分 麻油一斤二两

【用法】上同煎去滓，入黄丹八两，再熬，滴水软硬得中，离火加乳香、没药各三钱，龙骨一两，麝香五分搅匀，出火毒，每一个用膏三钱，以犬皮摊。贴脐上。

【主治】痢久不止。

姜茶散

【来源】《痘疹传心录》卷十七。

【别名】姜茶饮（《幼科铁镜》）。

【组成】芽茶三钱 生姜三钱 黄蜡一分 盐一撮 车前草叶七片

【用法】水一钟，煎至四分，服之即止。不尽止，再一服。红多重用茶叶，白多重用生姜。

【主治】赤白痢。

益脾散

【来源】《痘疹传心录》卷十七。

【组成】鳝鱼（炙干，为末） 肉果（煨去油，为末）

【用法】每服五分，清米汤送下。

【主治】痢久不止。

香连丸

【来源】《慈幼心书》卷九。

【组成】川黄连一斤（去毛芦） 广木香四两

【用法】外用吴茱萸四两，当归、白芍、川芎、生地、厚朴、车前、木通、枳壳、槟榔、茯苓、白术、黄芩、香附、陈皮、苍术各二钱，水七碗，煎至四碗，滤去滓，将汁煮川连，至汁干为度，取起焙脆，同木香为细末，以老米粉和，滴醋打糊为丸，如梧桐子大。每服一二十丸，白痢生姜汤送下，赤痢细茶送下。

【主治】小儿痢疾。

归芍香连丸

【来源】《慈幼心传》。

【组成】当归二两五钱 芍药二两 苍术一两 地榆一两 神曲 厚朴各七钱 槟榔 黄连各六钱 黄芩八钱 甘草四钱 木香三钱 山楂一两

【用法】上为末，炼蜜为丸，如弹子大。每服一丸，炒米汤化下。

【主治】赤痢。

沉香化气丸

【来源】《证治准绳·类方》卷二。

【组成】大黄（锦纹者）　黄芩（条实者）各一两　人参（官拣者，去芦）　白术（去芦，肥者）各三钱　沉香（上好角沉水者）四钱（另为末）

【用法】将前四味锉碎，用雷竹沥七浸七晒，候干，为极细末，和沉香末再研匀，用竹沥加生姜汁少许为丸，如绿豆大，朱砂为衣，晒干，不见火。每服一钱，小儿六分，以淡姜汤送下。

【功用】

　　1.《医略六书》：通闭舒郁。

　　2.《中药成方配本》：化气通滞。

【主治】

　　1.《证治准绳·类方》：赤白青黄等色痢疾，诸般腹痛，饮食伤积、酒积、痰积、血积、跌扑损伤，五积六聚，胸膈气逆痞塞，胃中积热，中满腹胀，疟痞茶癖，及中诸毒，恶气伤寒，大便不通，下后遗积未尽，感时疫气、瘴气，并诸恶肿疮疡肿毒，及食诸般牛畜等物中毒。

　　2.《医略六书》：郁久生热，便闭不通，脉实者。

【宜忌】《中药成方配本》：孕妇忌服。

【方论】《医略六书》：久郁伤中，不能健运，而积热不化，津液无以下致，故大便闭结不通。大黄荡涤积热以通幽，制熟减苦泄之性；黄芩清彻积热以宽肠，炒过缓苦降之力；沉香以降气通闭也；盖郁必伤脾土，故加白术以健之；热积心伤元气，佐人参以补之；丸以竹沥，润液通闭，仍以生姜汤化下，俾液润便通，则积热自解，而津液四迄，大便无不通之患，何郁久生热之足虑者？

当归导气汤

【来源】《证治准绳·类方》卷六引东垣方。

【组成】甘草一钱半　当归　芍药各一钱　木香　槟榔各三钱　青皮　槐花（炒）各七分　泽泻七分　生地黄一钱半或二钱（酒浸，阴干）

【用法】上为末。用水煎，食前温服。

【主治】滞下。

【加减】如小便利，去泽泻。

茶梅丸

【来源】《证治准绳·类方》卷六。

【组成】蜡茶不以多少

【用法】上为细末，用白梅肉为丸。每服二十丸，赤痢，甘草汤下；白痢，乌梅汤下；泄泻不止，陈米饮下。

【主治】赤痢，白痢，泄泻。

蒻莲饮

【来源】《证治准绳·类方》卷六。

【组成】石莲肉　干山药各等分

【用法】上为细末。每服三钱，生姜茶煎汤调下。

【主治】滞下。

内痈奇方

【来源】《外科启玄》卷十一。

【组成】大鲫鱼一斤一个（去肠鳞，净）　枯矾少许

【用法】以枯矾入鱼腹，填腹一时辰，洗去矾，用猪油煎熟。食之令净。

【主治】肠痈，痢疾。

香连丸

【来源】《证治准绳·幼科》卷五。

【别名】香橘丸。

【组成】黄连一两（以茱萸五钱同炒，去萸不用）　木香半两　石莲子（取肉）二钱半　陈皮半两

【用法】上为末，醋调神曲糊为丸，如麻子大。每服二三十丸，陈仓米汤送下。

【主治】

　　1.《证治准绳·幼科》：小儿痘疮，热毒下流，暴泄或脓血不止者。

　　2.《痘疹仁端录》：热呕，并噤口痢。

加味黄芩汤

【来源】《证治准绳·幼科》卷六。

【组成】黄连　黄芩各一钱半　白芍药三钱　甘草七分　滑石末三钱

【用法】水煎服。若滑石不煎调服，止于一钱。

【主治】疹子自利，其则里急后重而为滞下。

【加减】血痢，加地榆二钱。

玉命丹

【来源】《证治准绳·幼科》卷七。

【组成】硫黄（研）　密陀僧　黄丹各半两　寒水石　白矾（俱研）各二两（用新丸瓶子入五味，用盐泥固济，煅令通赤，研匀细）　麝香一字

【用法】上研匀，以蒸饼为丸，如小绿豆大。每服十丸，用乌梅、甘草煎汤送下。

【主治】小儿久患赤白痢及休息痢不止，腹肚虚鸣。日渐羸瘦，寻眉，多吃泥土。

【宜忌】忌生冷、毒物、鲊面等。

圣饼子

【来源】《证治准绳·幼科》卷七引张氏方。

【组成】神曲一两　腻粉一钱匕。

【用法】上药拌合令匀后，以鸡子清调拌，稀稠得所，捏作饼子，如钱大小，于火上炙令黄熟。每服一饼，于早晨空心同油饼吃之，后进饮少许。

【主治】小儿久痢，腹痛，脱肛下血。

黄芩散

【来源】《证治准绳·幼科》卷七。

【组成】黄芩　诃黎勒（煨，用皮）　樗株皮各半两　瓜蒌根　黄连（去须）　当归（锉，微炒）各三分　乌梅肉一分（微炒）

【用法】上为粗散。每服一钱，以水一小盏，煎至五分，去滓温服，不拘时候。

　　本方改为丸剂，名"黄芩丸"。

【主治】小儿痢渴不止。

燔发散

【来源】《证治准绳·幼科》卷七。

【组成】白石脂一分　发（烧）　甘草（炙）各二分

【用法】上为末，每服二刀圭，米汁和下一日二次。

【主治】肠澼下脓血。

芜荑丹

【来源】《证治准绳·幼科》卷九引张涣方。

【组成】白芜荑（微炒）　鳖甲（涂酥炙黄，去裙襕）　蜗牛皮（炙令焦黄）　磁石（烧，醋蘸七遍，细研，水飞）各一两　蚺蛇胆　黄连（去须，微炒）各半两

【用法】上为末，用软饭为丸，如黍米大。每服十丸，乳食前粥饮送下。

【主治】小儿久痢频并，大肠虚冷，肛门脱出。

温六丸

【来源】《痧科正传》。

【组成】滑石六两　甘草一两　黄连二两　红曲二两

【用法】上为细末，滴水为丸。

【主治】红白痢疾。

补理煎

【来源】《瘴疟指南》卷下。

【组成】人参五分　川连六分（酒炒）　当归五分　甘草五分（炙）　白术五分（土炒）　条芩六分（酒炒）　白芍四分（酒炒）　橘红六分

【用法】上咀片，如法炮制。水煎服，滓再煎服。

【主治】痢延至月余，脾胃弱而虚滑。

宁胃散

【来源】《东医宝鉴·内景篇》卷四引《必用》。

【别名】芩连芍药汤。

【组成】白芍二钱　黄芩　黄连　木香　枳壳各一钱半　陈皮一钱　甘草（炙）五分

【用法】上锉一剂。水煎服。

【主治】赤白热痢。

芎苏五苓饮

【来源】《穷乡便方》。

【组成】抚芎四分　苏叶五分　陈皮　羌活　木通　香附米　猪苓　泽泻各六分　甘草三分　赤茯苓八分　生姜三片

【用法】水煎，食后服。

【主治】手阳明经平素有湿积，再感秋时燥气，而发痢病，初有潮热，头痛，兼有时气。

万灵丹

【来源】《杏苑生春》卷四。

【组成】川乌一只（重八钱，炮）　石菖蒲　桂心　黄连　人参　桔梗　干姜　杏仁　厚朴（酥炙）　威灵仙（浸，火炙）　吴茱萸（汤泡七次，晒干，山栀汤浸一宿，取出焙干）　紫菀　柴胡　防风　猪牙皂角　甘遂　白茯苓　巴豆（盐炒黄）各二钱五分（另研）

【用法】上为末，入巴豆和匀，炼蜜成剂，杵一二千下，瓷器收贮，临服丸如梧桐子大。每服大人服五丸，气实者七丸，小儿看大小虚实其斟酌用，温酒或白汤空心送下。

【主治】积滞成痢。

木香导气汤

【来源】《杏苑生春》卷四。

【组成】木香六分　厚朴　槟榔各一钱　甘草五分　枳壳一钱二分　大黄（看人虚实增减用）　黄芩六分　黄连四分

【用法】上锉。用水二钟，煎一钟，空心服。

【主治】下痢赤白，大便欲去不去，前攻前急。

【加减】气食，加青皮五分，橘皮六分，白茯苓八分。

白头翁汤

【来源】《杏苑生春》卷四。

【组成】白头翁二两　黄连三两　黄柏二两　陈皮二两

【用法】上锉。水一斗，煮五升，去滓，每服一升。

【主治】湿热痢疾。

【方论】治一切湿热痢疾，法当清理湿热也。经云，苦可以胜热。是以用白头翁、黄连、黄柏、陈皮等诸苦寒之剂，以胜湿清热。

加味四物汤

【来源】《杏苑生春》卷四。

【组成】黄连三钱　槐花二钱　川归一钱　川芎六分　粟壳七分　生地一钱　白芍八分　阿胶一钱　艾叶七分

【用法】上锉。水煎，食前温服。

【功用】清热凉血。

【主治】大肠经血热，下痢，鲜血不止。

【方论】方中用黄连、槐花理大肠经热，用归、芎、地、芍以补血凉血，阿胶、艾叶以止下痢之血，粟壳以固脱滑。

加味茯苓汤

【来源】《杏苑生春》卷四。

【组成】苍术二钱　白术三钱　茯苓一钱　甘草（炙）五分　猪苓八分　泽泻一钱　升麻五分　肉桂七分　柴胡六分　黄芩一钱　生草五分　川归一钱　白芍七分

【用法】上锉，水二钟，煎一钟，温服。

【功用】补中健脾，疏利湿热。

【主治】水泄注下，日夜无度，小便短少，口渴咽干，腹中疼痛或变成赤白痢疾。

【方论】此证中气不充，脾湿壅遏。法当补中健脾，疏壅湿热。故用苍术、白术、茯苓、甘草等补中健脾；猪苓、泽泻利小便，分消水湿；升麻升阳气上行，兼助柴胡、黄芩清热；生草泄火；下多则亡阴，故佐归、芍以助阴血。

安胃散

【来源】《杏苑生春》卷四。

【组成】茯苓　白术　车前子各一钱　五味子五分　乌梅一枚　粟壳一钱五分

【用法】上锉。水煎，食前温服。

【主治】下痢脓血相杂，里急窘痛，日夜无度。

导滞香连丸

【来源】《杏苑生春》卷四。
【组成】木香（生）　黄连（生）　白术（焙）　茯苓各二钱八分四厘　巴豆十四粒（研细，去油取霜）
【用法】上为细末，入巴豆霜和匀，用蒸饼糊为丸，如绿豆大。大人壮实者，每服十三丸，空心白汤送下；虚弱人，止可七丸、八丸；小儿以长幼虚实量减服之。
【功用】行积滞。
【主治】下痢赤白，大便欲去不去，前攻前急。
【宜忌】略行即可，不许过度。

参术饮

【来源】《杏苑生春》卷四。
【组成】人参三钱　黄耆二钱　白术一钱　甘草（炙）五分　白豆蔻八分　陈皮七分　木香一钱　地榆一钱　升麻一钱　粟壳八分　当归（全用）一钱　砂仁七分　泽泻八分
【用法】上锉。水煎，温服。
【功用】补中益气，温养脾胃。
【主治】中气下陷，脾胃虚败，久痢不止，滑脱不固，四肢倦怠，精神短少，饮食不消。
【方论】用人参、白术、炙甘草等补中益气，砂仁、白蔻温脾和胃，陈皮、木香行滞气，地榆凉下焦之血，泽泻利小便以渗湿，升麻升提清气上腾，佐罌粟壳以固滑脱，当归分理气血，各归其所。

香连茱萸丸

【来源】《杏苑生春》卷四。
【组成】黄连四两（锉如豆大）　吴茱萸（汤泡七次，去枝梗）四两
【用法】上药同炒香，微黄色，地上去火毒，各拣一处，另为细末；每末一两入木香末二钱，醋糊为丸，如梧桐子大。每服一百丸，温酒或米汤送下。

【主治】赤白痢疾。

烧枣丸

【来源】《杏苑生春》卷四。
【组成】巴豆（去壳）　丁香　缩砂仁　杏仁（去皮尖）　白矾（如杏仁大）各一枚
【用法】用大肥枣子一枚（去核），包前五件在内，用粗纸三五重裹，水湿纸，放慢灰火中煨纸干，待矾消为度，杵极烂为丸，如梧桐子大。壮实人每服三丸，小弱人量减与服。
【主治】积滞，成白痢。

黄连汤

【来源】《杏苑生春》卷四。
【组成】黄连五钱　当归三钱
【用法】上锉。水煎熟，温服。
【主治】一切痢。

黄芩汤

【来源】《痘疹全书》卷下。
【组成】黄连　黄芩（条实者）　当归　川芎　人参　木香　青皮　枳壳　槟榔　甘草
【用法】水煎，调益元散服。
【主治】疹前曾有泄痢，未用清解，至疹后变为休息痢，赤白，里急后重，昼夜无度。

白术和中汤

【来源】《寿世保元》卷三。
【组成】当归（酒洗）二钱五分　白芍（土炒）一钱　白术（去芦，土炒）　白茯苓（去皮）各二钱　陈皮一钱　黄芩（炒）一钱　黄连（炒）八分（有红者多加）　甘草五分　木香少许
【用法】上锉。水煎，食前服。
【主治】下痢白多，不拘新久者。

加减补中益气汤

【来源】《寿世保元》卷三。

【组成】补中益气汤去柴胡，加白芍（炒） 泽泻 木香 砂仁 白豆蔻 地榆 御米壳（醋炒）各三分

【主治】下痢赤白，脓血相杂，腹痛里急后重，昼夜无度，日久不愈，不能起床，不思饮食，疲劳之甚，或服寒凉峻利太过者。

当归调血汤

【来源】《寿世保元》卷三。

【组成】当归二钱五分 川芎一钱 白芍三钱 黄连一钱 黄芩一钱 桃仁（去皮另研）一钱 升麻五分

【用法】上锉一剂。水煎，空心服。

【主治】下痢红多，不拘新久。

【加减】如白痢，加吴茱萸（炒）一钱，芩、连用酒炒；赤白痢，加白术、茯苓、陈皮、香附各一钱。

香连化滞汤

【来源】《寿世保元》卷三。

【组成】当归尾一钱 白芍一钱半 黄连一钱（去毛） 黄芩一钱（去皮） 黄柏一钱（去皮） 枳壳（去瓤，麸炒）一钱五分 槟榔一钱 木香一钱 大黄三钱（虚人用半） 滑石二钱 甘草二分

【用法】上锉。水煎，空心服。

　　本方改为丸剂，名"香连化滞丸"（《全国中药成药处方集》兰州方）。

【功用】《全国中药成药处方集》（兰州方）：清肠热，化食滞。

【主治】赤白痢疾初起，积滞不行，里急后重，频登圊而去少，腹痛等症。

【宜忌】《全国中药成药处方集》（兰州方）：虚寒气弱及孕妇忌服。

养脏复元汤

【来源】《寿世保元》卷三。

【组成】人参三钱 白术（去芦，炒）一钱半 白茯苓（去皮）一钱 白豆蔻（去壳，研）一钱 干姜（炒黑）一钱 粟壳（去芦，炒）一钱

半 制附子五分 乌梅二个 木香一钱 甘草（炒）五分

【用法】上锉一剂。加北枣三枚，水煎，空心服；滓再煎服。

【主治】下痢，曾服推荡药过多，又服攻击克伐等不效，以致形气极弱，去无休息，积久恶候出者。

【宜忌】谨节饮食。

清脏解毒汤

【来源】《寿世保元》卷三。

【组成】黄连 黄芩 黄柏 栀子 大黄 连翘 滑石 木通 车前子 海金沙 枳实 莪术

【用法】上锉。水煎，空心服。

【主治】素有积热，下痢白脓，腹痛膨胀，昼夜无度，渐至大便闭结，小便不通，此三焦有实热也，或下痢纯红，或赤白相杂。

镇国将军丸

【来源】《寿世保元》卷三。

【组成】锦纹大黄一斤（切薄片、分作四处，一分用川黄连一两，去毛、切片，水浸汁，拌大黄同炒干为度；一分用吴茱萸一两，去梗，用水泡成汁，拌大黄同炒干为度；一分用人乳汁浸拌大黄，炒干为度；一分用童便浸大黄，炒干为度）

【用法】上四分共合一处，为细末，酒打米糊为丸，如梧桐子大，将一半三蒸三晒，将一半晒干，各包听用，每服半生半熟三十丸，白痢，用吴茱萸煎汤送下；赤痢，用黄连煎汤送下；赤白痢，用吴茱萸黄连煎汤送下。

【主治】痢疾。

开板丹

【来源】《寿世保元》卷八。

【组成】黄丹（飞过）一两 黄蜡一两 乳香一钱 没药一钱 杏仁（去皮尖）八个 巴豆（去油）八个

【用法】上将四味为细末，将黄蜡熔开后，将末药同蜡拌匀，调冷成块，为丸如黄豆大。每服一丸，空心服，红痢，冷甘草汤送下；白痢，冷干姜汤

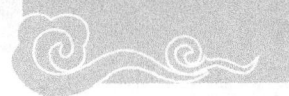

送下；水泻，冷米汤送下。

【主治】小儿痢疾。

【宜忌】忌生冷油腻。

清热化滞汤

【来源】《寿世保元》卷八。

【组成】黄连（吴茱萸煎汤，拌炒） 白芍药 陈皮 白茯苓（去皮） 枳壳（去瓤，炒） 黄芩 甘草

【用法】上锉一剂 加生姜一片，水煎，空心温服。

【主治】痢疾。

【加减】初起积热正炽，加大黄、芒消；血痢，加酒炒黄芩、当归、地榆；白痢，加厚朴、枳壳；赤白并下，加川芎、归尾、桃仁、红花、滑石、陈皮、干姜（炒黑）；白痢久虚，加白术、黄耆、白茯苓，去芩、连、枳壳；赤痢久虚，下后未愈，去芩、连，加当归、白芍、白术、川芎、阿胶珠；里急后重，加木香、槟榔；腹痛，加白芍、川芎、玄胡索、枳壳；小便赤少，加木通、猪苓、泽泻；下如豆汁，加白术、苍术、防风；食积，加山楂、枳实、麦芽、神曲；久痢气血两虚者，加人参、黄耆、当归、川芎、升麻、肉蔻；下后二便流利，惟后重不去者，气陷于下也，以升麻提之。

吕祖一枝梅

【来源】《外科正宗》卷四。

【别名】一枝梅（《同寿录》卷尾）。

【组成】朱砂三钱 银朱一钱五分 五灵脂三钱 麝香二分 蓖麻仁五分 雄黄 巴豆仁各五钱（不去油）

【用法】上药各为细末，于端午日净室中午时共研，加油胭脂为膏，瓷盒收藏。临用豆大一丸捏饼，贴印堂中。用药芡实大一饼，贴印堂之中，点官香一支，香尽去药，以后一时许，药处有红斑晕色肿起飞散，谓红霞捧日，病虽危笃，其人不死；如贴药处，一时后无肿无红，皮肉照旧不变，谓白云漫野，病虽轻浅，终归冥路。

【主治】大人男妇、小儿新久诸病，生死难定之间；小儿急慢惊风，一切老幼痢疾。

清血丸

【来源】《医部全录》卷四四八引《幼科全书》。

【组成】槐子（炒） 荆芥穗（煨） 侧柏叶（炒）

【用法】上为末，醋糊为丸。陈米汤送下。

【主治】小儿血痢。

遇仙膏

【来源】《疡科选粹》卷八。

【组成】当归四两 白芷四两 两头尖四两 穿山甲二十五个 巴豆（研） 蓖麻子各一百二十粒（研） 土鳖二十一个（去壳） 麻油一斤 黄丹十两（水飞，炒） 乳香 没药 轻粉 血竭 麝香各四钱

【用法】上两头尖等俱锉，入香油一斤内浸，春五、夏三、秋七、冬十日，入锅内熬白芷焦色，将锅取下温冷，用生绢滤去滓，再文武火熬，下黄丹，用桃、柳枝不住手搅，滴水不散，不老不嫩，入松香五两，搅匀，取下锅冷，乃下轻粉、麝香、血竭、乳香、没药搅匀用。贴用火烘手，熨膏药上一百余手，出汗妙。若痢疾及二便秘结，贴脐中；咳喘，贴肺俞穴。

【主治】无名肿毒，痈疽，发背，痞块，疮疡，痢疾及二便秘结、咳喘。

三黄熟艾汤

【来源】《治痘全书》卷十三。

【组成】黄连 黄芩 栀子 艾叶

【主治】痘中热痢。

【方论】此治痘中热痢之良剂也。艾叶止痢，而必用之以佐三黄者，取其气温所以制寒也。

阿胶驻车丸

【来源】《治痘全书》卷十三。

【组成】当归身 黄连 干姜 阿胶

【用法】《幼科证治大全》：上为末，阿胶二两炒成珠，醋煮膏和末药为丸，如梧桐子大。每服二十丸，食前米饮送下，一日三次，小儿研化。

【主治】痘中夹红白痢者。

【方论】大凡痢无寒症，皆因气血之受热毒，故有红白二种。痢之所为红白者，血热也。故以当归和血治本，黄连解热治标。犹恐黄连寒滞，更以干姜佐之，一则从治，一则治寒。阿胶益气止痢，用以带补，王道也。

加味滞下丸

【来源】《先醒斋医学广笔记》。

【组成】川黄连（切片，拌好酒，用吴茱萸浸二宿，瓦上炒干，分连、萸各贮，净黄连三两，白痢加茱萸一两；赤痢用湿槐花炒，去槐花）八两　白芍药（酒浸，切片炒）五两　乌梅肉二两　滑石（水飞）六两　炙甘草二两　升麻（绿色者，醋炒）三两　莲肉（去心，炒）六两　白扁豆（炒，去壳）三两　红曲（簸净，炒）五两　干葛二两

【用法】上为细末，炼蜜为丸。每服五钱，白汤吞下，饥时服；证重者，日服三次。

【主治】痢疾。

大黄丸

【来源】《先醒斋医学广笔记》卷一。

【组成】川大黄（切片，蜜蒸）一斤　白芍药（酒浸，切片，炒）六两　甘草（炙）三两　槟榔四两　木香（切片，不见火，为末）一两　枳壳（炒）四两

【用法】上为细末，炼蜜同水煎木香，和捣为丸，如绿豆大。每服三钱，重者五钱，白莱菔汤送下。以行两三次，腹中爽快为度。积滞重而元气虚者，以人参汤送下；孕妇，以人参缩砂汤送下。行后另用人参丸补之。

【主治】痢初起壮实者。

【宜忌】胃弱者禁施。

护心夺命丹

【来源】《先醒斋医学广笔记》卷一。

【组成】肉豆蔻一两五钱　白芍药（酒炒）六两　炙甘草一两　广橘红三两　白扁豆（炒）三两　滑石六两　赤曲（炒，研）四两　莲肉（去心，炒焦黄）五两　绿色升麻（醋炒）二两五钱　川黄连（切片，拌好酒，同吴茱萸浸二宿，瓦上炒干，分开连、萸各贮，用净黄连）三两

【用法】上为细末，炼蜜为丸，如绿豆大。每服三钱，白汤送下。如噤口痢并虚弱人，即以前方中去豆蔻，另以人参三钱煎浓汤送下。

【主治】虚弱人患痢及痢久脾虚者。

【加减】白痢，加茱萸一两。

滞下丸

【来源】《先醒斋医学广笔记》卷一。

【组成】川黄连（制）一斤　滑石末八两　槟榔四两　炙甘草三两　木香（为末，和水，隔汤拨）二两五钱　枳壳（炒）五两　白芍药（酒炒）五两

【用法】上为细末，荷叶汤稍加姜汁糊丸，如绿豆大。每服三四钱，乌梅汤吞下。

【主治】痢疾。

【加减】若治白痢，加吴茱萸、白扁豆、陈皮各三两；燥热烦渴恶心者，勿用木香；元气虚弱者，勿用槟榔、枳壳；积滞多而后重者，用槟榔、枳壳；里急色赤者，用当归；久痢，加肉豆蔻。

滞下如金丸

【来源】《先醒斋医学广笔记》卷一。

【组成】真川连（真姜汁浸，隔土如法炒九次）不拘斤两

【用法】上为细末，姜汁和水跌丸，如梧桐子大，贮瓷器中封固。每服四钱，如胃弱，以莲子四十粒，橘红二钱，人参二钱，升麻（醋炒）七分，煎汤吞服；腹痛，以白芍药三钱，炙甘草一钱，黄柏一钱，升麻（醋炒）七分，煎汤吞服；里急甚，以白芍药三钱，炙甘草一钱，当归二钱，升麻（醋炒）七分，煎汤吞服。

【主治】痢疾腹痛，里急后重，便下赤白。

【加减】如后重甚，加槟榔一钱五分，枳壳一钱，木香汁七匙，调入；口渴发热，调入滑石末三钱；小便赤涩，短少或不利，加滑石末三钱；赤多，加乌梅肉二钱，山楂肉三钱，红曲二钱；兼里急，用当归等加入前方；白多，加吴茱萸（汤泡一次）七分，酒炒黄芩一钱五分；恶心欲吐，即噤

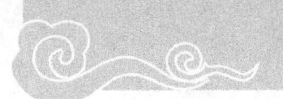

口痢，加人参、石莲肉、升麻（醋炒）各八分至一钱，白扁豆（炒）三钱，白芍药（酒炒）三钱；久痢不止，加肉豆蔻一钱，莲肉（去心，炒黄）三钱，砂仁（炒）一钱五分，人参三钱，白扁豆（炒，去壳）二钱，炙甘草一钱，橘红二钱，白芍药（酒炒）三钱，白茯苓二钱，共为细末，炼蜜为丸，如梧桐子大，每服三钱，米汤吞下；若积滞未尽，加滑石末三钱，每服四钱，白汤吞下；水泻无积滞者，用人参、橘红、炒砂仁煎汤吞服三钱。

白头翁汤

【来源】《明医指掌》卷四。

【组成】白头翁　秦皮　黄连各等分

【主治】

1.《明医指掌》：协热自利，小便赤涩。

2.《麻科活人全书》：热痢下重。

苍术防风汤

【来源】《明医指掌》卷四。

【组成】苍术三钱（泔制）　防风一钱五分　黄连　木香各五分　厚朴　陈皮　枳壳各一钱　甘草四分

【用法】加生姜七片，水煎服。

【主治】痢疾。

【加减】头痛、身疼、发热，加川芎、羌活、柴胡、黄芩各一钱；腹痛，加当归、炒芍药、砂仁各一钱；里急后重，加槟榔一钱。

除湿汤

【来源】《明医指掌》卷四。

【组成】厚朴（姜汁拌，炒）　苍术（米泔浸，炒）　半夏各一钱　藿香叶三分　陈皮　茯苓　白术各五分

【用法】加生姜、大枣，水煎，温服。

【主治】痢疾病久，所下若鼻涕、冻胶，脉迟弱，形体虚怯，四肢倦怠。

香连化滞汤

【来源】《明医指掌》卷九。

【组成】青皮（炒）一钱　陈皮一钱二分　厚朴（姜炒）一钱　枳实（炒）一钱　黄芩（略炒）一钱　黄连（炒）一钱　当归（酒洗）一钱　白芍药（炒）一钱　滑石一钱二分　槟榔八分　木香五分　甘草四分（炙）

【用法】上锉作一剂。用水二大盏，煎至八分，空心温服。

本方改为丸剂，名"香连化滞丸"（《妇科玉尺》卷二）。

【功用】

1.《北京市中药成方选集》：清热利湿，分解化滞。

2.《全国中药成药处方集》（天津方）：清肠热，化食滞，杀菌止痢。

【主治】

1.《明医指掌》：妊娠痢疾初起，腹中痛，积滞不行，里急后重，频欲上圊。

2.《妇科玉尺》：妊娠痢疾初起，元气尚实者。

3.《全国中药成药处方集》（天津方）：红白痢疾，里急后重，肠热便脓便血，食物停滞不消，作痛作胀。

四苓解毒汤

【来源】《婴童类萃》卷中。

【组成】白术一钱　茯苓一钱　猪苓一钱　泽泻一钱　干葛二钱　黄连一钱五分　甘草一钱　灯心二十寸

【用法】水煎，候冷，频频当水灌之。

【主治】中火酒毒，兼治热泄痢疾。

【加减】热甚，加香薷、柴胡、黄芩、木通；痰甚，加贝母、麦冬、花粉、黄芩。

香连丸

【来源】《伤暑全书》卷下。

【组成】木香二两　黄连（茱萸炒）八两　广陈皮二两　槐角子一两五钱　地榆一两　枳壳（麸炒）

二两　枳实（麸炒）一两　槟榔二两　益元散二两

【用法】上醋糊为丸。每服一钱，红痢米汤送下，白痢生姜汤送下，一日三次。

【主治】痢疾。

【宜忌】老弱数服后，即当温补。

七德丸

【来源】《景岳全书》卷五十一。

【组成】台乌药　吴茱萸（制）　干姜（炒黄）　苍术（炒）各二两　木香　茯苓各一两　补骨脂（炒）四两

【用法】神曲糊为丸，如梧桐子大。每服七八十丸或百丸，滚白汤送下。

【主治】生冷伤脾，泻痢肚腹疼痛。凡年壮气血未衰及寒湿食滞，宜和胃者。

玉关丸

【来源】《景岳全书》卷五十一。

【组成】白面（炒熟）四两　枯矾二两　文蛤（醋炒黑）二两　北五味一两（炒）　诃子二两（半生，半炒）

【用法】上为末，用熟汤为丸，如梧桐子大。以温补脾肾等药随证加减煎汤送下；或人参汤亦可。如血热妄行者，以凉药送下。

【主治】肠风血脱，崩漏带浊不固，诸药难效，及泻痢滑泄不能止者。

四维散

【来源】《景岳全书》卷五十一。

【组成】人参一两　制附子二钱　干姜（炒黄）二钱　炙甘草一二钱　乌梅五分或一钱（酌其味之微甚，随病人之意而用之）

【用法】上为末，和匀，用水拌湿，蒸一饭顷，取起烘干，再为末。每服一二钱，温汤调下。

【主治】脾肾虚寒滑脱之甚，或泄痢不能止，或气虚下陷，二阴血脱不能禁者。

【方论】《退思集类方歌注》：参、附、姜、甘，温补脾肾，加乌梅酸收，以固滑脱也。

何人饮

【来源】《景岳全书》卷五十一。

【组成】何首乌自三钱以至一两随轻重用之　当归二三钱　人参三五钱或一两随宜　陈皮二三钱（大虚者不必用）　煨生姜三片（多寒者用三五钱）

【用法】水二钟，煎八分，于发前二三时温服之；若善饮者，以酒一钟浸一宿，次早加水一钟煎服亦妙，再煎不必用酒。

【功用】截疟。

【主治】

1.《景岳全书》：气血俱虚，久疟不止，或急欲取效者。

2.《痢疟纂要》：疟痢兼症，或痢减而疟甚。

【方论】

1.《成方便读》：方中首乌补肝肾之阴，人参助脾肺之阳，当归和其营，陈皮理其气，以为补药之助，生姜生则散表，熟则温中而益其阳气耳。

2.《历代名医良方注释》：方中何首乌既滋补，又截疟，为君药；人参、当归补气补血，扶正祛邪，是为臣药；陈皮、生姜芳香辛散，理气和中，共为佐使。

胃关煎

【来源】《景岳全书》卷五十一。

【组成】熟地三五钱或一两　山药（炒）二钱　白扁豆（炒）二钱　炙甘草一二钱　焦干姜一二三钱　吴茱萸（制）五七分　白术（炒）一二三钱

【用法】上以水二钟，煎七分，食远温服。

【主治】脾胃虚寒作泻，或甚至久泻，腹痛不止，冷痢。

【加减】泻甚者，加肉豆蔻一二钱（面炒），或用破故纸亦可；气虚势甚者，加人参，随宜用；阳虚下脱不固者，加制附子一二三钱；腹痛甚者，加木香七八分，或加厚朴八分；滞痛不通者，加当归二三钱；滑脱不禁者，加乌梅二个，或北五味子二十粒；若肝邪侮脾者，加肉桂一二钱。

【验案】

1.慢性腹泻　《山东中医杂志》（1985，1：

17）：应用本方加减：熟地15g，山药12g，炒扁豆12g，炮姜9g，吴茱萸6g，炒白术15～30g，炙甘草6g。泄泻甚者加炒肉豆蔻12g，或补骨脂12g；滑脱不禁者加乌梅12g，或五味子10g；若肝邪侮脾者加肉桂10g。治疗慢性腹泻48例，男36例，女12例；年龄19～62岁，以30～40岁居多。本组病例均以腹泻为主诉，病程均在3个月以上至20年，反复发作，大便每日次数3～10余次，少数带黏液，无脓血，伴有肠鸣腹痛，畏寒乏力等虚寒症状。结果：痊愈（症状消失，大便正常者）34例；显效（症状基本消失，大便镜检正常，唯硬度或次数仍不正常，但较治疗前有明显好转者）12例；无效2例。

2.经行泄泻 《中医杂志》（1998，3：174）：应用胃关煎为基本方：熟地、炒白术、炒山药、炒白扁豆、炮干姜、炒吴茱萸、炙甘草。临证加减：脾虚挟湿，减熟地黄，加党参、茯苓、莲子、砂仁、薏苡仁；脾虚有热，去吴茱萸、熟地黄，加黄连、黄芩、葛根；少腹冰冷，加厚朴、肉桂；纳呆，矢气频作，加芍药、神曲、焦麦芽、鸡内金、砂仁；泄泻气味臭秽者，加藿香、佩兰、黄柏；肝邪侮脾，加白芍、柴胡、枳壳、肉桂；肾阳虚，火不暖土，加补骨脂、巴戟天、鹿角霜、五味子、肉豆蔻；滑泄甚者，加赤石脂、炙诃子、乌梅、补骨脂。治疗经行泄泻32例，其中病程1～2年者22例，3～5年者10例。效果：全部病例在服药5剂后泄泻均明显减轻或停止，其中18例先后服药20剂，泄泻即停止，服药最多者30剂。根据病情采用行经前后分段用药，均取得疗效。

清流饮

【来源】《景岳全书》卷五十一。

【组成】生地 芍药 茯苓 泽泻各二钱 当归二钱 甘草一钱 黄芩 黄连各一钱半 枳壳一钱

【用法】上以水一钟半煎服。

【主治】阴虚夹热泄痢，或发热，或喜冷，或下纯红鲜血，或小水痛赤等。

【加减】如热甚者，加黄柏；小水热痛者，加栀子。

开噤散

【来源】《济阳纲目》卷二十二。

【组成】人参 川黄连（姜水炒）各五钱 石菖蒲七钱（不见铁） 丹参三钱 石莲子（去壳，即建莲中有黑壳者） 茯苓 陈皮各一钱五分 陈米一撮 冬瓜仁（去壳）一钱五分 荷叶蒂二个

【用法】上锉。水煎服。不拘时候。

【主治】痢疾，呕逆，食不入；虚人久痢。

化滞香薷饮

【来源】《济阳纲目》卷二十二。

【组成】香薷 黄连 白扁豆 厚朴 猪苓 泽泻 白术 白茯苓 白芍药

【用法】上锉。水煎服。

【主治】感暑下痢鲜血。

瓜蒌根汤

【来源】《济阳纲目》卷二十二。

【组成】瓜蒌根 白茯苓 甘草（炙）各半两 麦门冬（去心）二钱半

【用法】上锉。每服五钱，水一盏半，加大枣二枚（擘破），煎至七分服。

【主治】下痢。冷热相冲，气不和顺，本因下虚，津液耗少，口干咽燥，常思饮水，毒气更增，烦躁转甚。

加味平胃散

【来源】《济阳纲目》卷二十二。

【组成】平胃散加黄连 木香 槟榔

【用法】水煎服。

【主治】毒滞上攻，痢兼呕吐。

加减六柱饮

【来源】《济阳纲目》卷二十二。

【组成】人参 白茯苓 木香 肉豆蔻 诃子 益智仁 白芍药各等分

【用法】上锉。每服三钱，水煎服。

【**主治**】诸病坏证，久下脓血。

加味四君子汤

【**来源**】《济阳纲目》卷二十二。

【**组成**】四君子汤加陈皮　厚朴　麦门冬　竹茹

【**用法**】水煎服。

【**主治**】下痢虚呕，食少。

加味通元二八丹

【**来源**】《济阳纲目》卷二十二。

【**组成**】宣黄连八两　当归身　赤芍药　生地黄　南川芎各五钱　槐花　荆芥穗　乌梅肉各一两

【**用法**】上药各为细末，用雄猪肚一枚，以刀刮尽，仍用酒洗净，将前药末装入，线缝严密，用韭菜铺底盖顶，以桑柴火蒸一日，捣千余下为丸，如桐子大。每服七八十丸，温水送下；肠风及便毒下血，用浆水汤送下；脏毒痔漏，每清晨服一百丸，清茶送下。此药霜降后合方妙。

【**主治**】痢疾，休息痢十数年不愈者。

朴黄丸

【**来源**】《济阳纲目》卷二十二。

【**组成**】陈皮　厚朴（姜汁炒）各十二两　大黄（酒蒸）一斤四两　广木香四两

【**用法**】上为细末，荷叶水迭为丸，如绿豆大。每服三钱，小儿一钱，开水送下。

【**主治**】痢初期，腹中实痛，不得手按。

【**方论**】《证因方论集要》：大黄味苦下泄则闭者通；厚朴苦温，苦可以泄，温可以行；木香辛温益胃；陈皮苦辛调气。

芍药和中汤

【**来源**】《济阳纲目》卷二十二。

【**组成**】苍术　白术各一钱　厚朴八分　白芍药　泽泻　猪苓　赤茯苓各七分　甘草五分　官桂三分

【**用法**】上锉。加生姜二片，大枣一枚，水煎，空腹服。

【**主治**】泄泻腹痛，兼痢疾红白。

【**加减**】痢疾红白，去官桂。

百中散

【**来源**】《济阳纲目》卷二十二。

【**组成**】罂粟壳（用姜汁浸一宿，炒干）

【**用法**】上为末。每服二钱，米饮调下。

【**主治**】久痢。

【**宜忌**】忌生冷油腻等物。

曲附丸

【**来源**】《济阳纲目》卷二十二。

【**组成**】香附米　神曲　川芎　栀子　滑石　山楂　红曲　青黛　桃仁

【**用法**】上为末，面糊为丸服。

【**主治**】食积痢。

乳香散

【**来源**】《济阳纲目》卷二十二。

【**组成**】粟壳（去顶隔蒂，醋炒）　川芎各一两　乳香　没药各一钱

【**用法**】上为细末。每服一钱，小儿半钱，红痢，蜜汤调下；白痢，砂糖汤调下；红白相兼及水泻，俱姜汤调下。

【**主治**】一切痢疾。

【**宜忌**】忌生冷、腥荤。

治痢散

【**来源**】《济阳纲目》卷二十二。

【**组成**】葛根　苦参（酒炒）　陈皮　陈松萝茶各一斤　赤芍（酒炒）　麦芽（炒）　山楂（炒）各十二两

【**用法**】上为末。每服四钱，小儿减半。

【**主治**】赤白痢疾初起。

【**宜忌**】忌荤腥、面食、煎炒、开气、发气诸物。

【**加减**】加川黄连四两尤效。

【**方论**】《证因方论集要》：方用葛根为君、鼓舞胃气上行也；陈茶、苦参为臣，清湿热也；麦芽、

山楂为佐，消宿食也；赤芍、陈皮为使，所谓行血则便脓自愈，调气则后重自除也；加黄连者，厚肠胃也。

宣胃散

【来源】《济阳纲目》卷二十二。

【组成】白芍药（炒）二钱　黄芩（炒）　黄连（炒）　木香　枳壳（炒）各一钱半　槟榔一钱　甘草（炙）三分

【用法】上锉。水煎服。

【主治】痢疾。

【加减】若腹痛，加当归一钱半，砂仁一钱，再加木香、芍药各五分；若后重，加滑石（炒）一钱半，再加枳壳、槟榔、生芍药、条黄芩各五分；若痢已久而后重不去，此大肠坠下，去槟榔、枳壳，用条黄芩、升麻各一钱以升提之；若白痢，加白术、白茯苓、炒滑石、陈皮各一钱；稍久胃虚，减芩、连、芍药各七分，亦加上数味，惟去滑石、槟榔、枳壳，再加缩砂、炙干姜各五分；初欲下之，再加大黄五钱；兼食积，加山楂、栀子、枳实各一钱；若红痢，加当归、川芎、桃仁各一钱；稍久胃虚，减芩、连各五分，加当归、川芎、熟地、阿胶、朱砂、陈皮各一钱，白术一钱半；初欲下之，再加大黄五钱；若红白相杂，加芎、归、桃仁、陈皮、苍术各一钱半；若色赤黑相杂，此湿胜也，及小便赤涩，少加木通、泽泻、茯苓各一钱，山栀五分，以分利之；若呕吐食不下，加软石膏一钱半，陈皮一钱，山栀五分，入生姜汁缓呷之，以泻胃口之热；有气血虚而痢者，用四物汤加参、术、陈皮、黄芩、阿胶之类以补之；有寒痢者，加黄连、木香、酒炒芍药、当归、炒干姜、砂仁、厚朴、肉桂之类。

宣胃解毒汤

【来源】《济阳纲目》卷二十二。

【组成】白芍药一钱五分　黄连　枳壳（炒）　茯苓各一钱　青皮　槟榔各七分　木香　泽泻　甘草各五分

【用法】上锉，一服。水二钟，加生姜三片，煎服。

【主治】痢疾。

【加减】初感积滞，湿热正炽，下之，加大黄、朴消各一钱；血痢，加黄芩（炒）、川芎、当归各六分；腹痛，加泽泻、延胡索各八分；赤白兼下，加川芎、桃仁、滑石（炒）、当归尾、陈皮、干姜（炒）各五分；白痢久者胃虚，加白术、黄耆、茯苓各一钱，去槟榔、枳壳、黄连；赤痢久弱下后未愈，去芩、连，加当归、白芍药（炒）、白术、熟地黄、川芎、阿胶珠各一钱；湿胜水少，少加木通、泽泻、茯苓、炒山栀各五分；下后二便流利，惟后重不去，以升麻、川芎提之；痢久，气血两虚，以八物汤养之；痢久滑泄，腹中已清，二便流利，加罂粟壳、诃子、阿胶以止涩之。

姜橘白术汤

【来源】《济阳纲目》卷二十二。

【组成】白术二钱半　橘皮（去白）　生姜各二钱　半夏（姜汤泡）　茯苓各一钱半　厚朴（姜汁炒）一钱

【用法】上锉。水煎，食前徐徐服。

【主治】胃气不和，下痢兼呕。

【加减】因火逆冲上而呕者，加姜汁炒黄连。

第一通神散

【来源】《济阳纲目》卷二十二。

【组成】麻黄（去根节）　官桂（去粗皮）各七钱半　大川芎　白术各二两　藁本　独活　桔梗　防风　芍药　白芷各半两　牡丹皮　甘草各二钱半　细辛三钱三分　牵牛一钱七分

【用法】上为细末。每服二钱，非常熟汤调下，和滓热吃。

【主治】时疫毒痢。

第二还真散

【来源】《济阳纲目》卷二十二。

【组成】诃子五枚（用面裹，火煨熟，不要生，亦不要焦，去面不用，就热咬破诃子，去核不用，只用皮，焙干）

【用法】上为细末。每服二钱匕，以米汤一盏半，

同药煎取一盏，空心和滓吃。若吐出一两口涎更佳。

【主治】时疫毒痢，寒热已退，赤痢已消减者。

【宜忌】壮热未退，血痢未减者，不可进此药。

第三舶上硫黄丸

【来源】《济阳纲目》卷二十二。

【组成】舶上硫黄二两（去砂石，细研为末）薏苡仁二两（炒，杵为末）

【用法】上为末，水为丸，如梧桐子大。每服五十丸，空心米汤送下。

【主治】疫毒痢，病势已减，所下只余些小，或下清粪，或如鸭粪，或如茶汤，或如烛油，或只余些小红色者。

黑子丸

【来源】《济阳纲目》卷二十二。

【组成】黄蜡五钱 杏仁 江子 砂仁各二十一粒

【用法】上三件香油灯上烧存性，熔蜡和匀，加乳香些少，丸如米大。每服十余粒。

【主治】痢疾腹痛。

蒲黄丹

【来源】《济阳纲目》卷二十二。

【组成】蒲黄三合 干地黄 桑耳 甘草 芒消 茯苓 人参 柏叶 阿胶 艾叶 生姜各一两 禹余粮 黄连各一两 赤石脂一两二钱半

【用法】上锉。以水一斗，煮取四升，分作五服。

【主治】血痢。

香砂白术汤

【来源】《济阳纲目》卷二十三。

【组成】木香 砂仁各一钱 白术二钱 茯苓 芍药（炒） 陈皮各一钱半 甘草（炙）五分

【用法】上锉。水煎服。

【主治】疟后变成痢疾。

【加减】有热，加炒芩、连；血痢，加当归、生地黄；虚，加人参；里急后重，加枳壳、槟榔。

冲虚至宝丹

【来源】《济阳纲目》卷二十八。

【组成】阿芙蓉二钱（另研） 麝二分（另研） 射干（即扁竹根）七分（另研） 朱砂三分（另研） 狗宝一钱三分（火煅七次，入烧酒内，另研）

【用法】上为极细末，烧酒糊为丸，如绿豆大，金箔为衣。每一料为四十六丸，不可多少。劳嗽每用一丸擂细，用好梨七钱去皮，将药撒在梨上，一更时令病人嚼下。服毕即睡，勿言语。次日巳时，方饮清米汤，三日戒食厚味。噤口痢用白砂糖三钱，用药一丸擂细，不拘时咽下，不忌厚味。

【主治】男妇日久劳嗽，并噤口痢二证诸药不效者。

乌梅丸

【来源】《简明医彀》卷二。

【组成】乌梅（取肉）一斤 半夏（研） 生姜（切）各五两 食盐一两（同入臼捣匀，入坛包固，春五、夏三、秋七、冬十日取出，晒燥） 神曲 麦芽各二两半 木香 槟榔 陈皮 青皮 枳壳 三棱 蓬术各一两

【用法】上为细末，水为丸，如梧桐子大。每服一百丸，空心姜汤送下。

【主治】夏秋腹痛泄泻，后重，将欲成痢疾，或痢已通，后犹有余积，腹中鸣痛，胸满腹胀，心疼、痔血。

木香槟榔丸

【来源】《简明医彀》卷三。

【组成】大黄二两 黑丑（头末）二两 香附（醋炒）四两 木香 槟榔 枳壳 青皮 当归 陈皮 三棱 蓬术 黄连 木通 萝卜子各二两 郁金 甘草各一两

【用法】上为末，水泛为丸，如绿豆大。每服百丸，生姜汤送下。

【功用】推陈致新，滋阴抑火，活血通经。

【主治】一切滞气痞块，心腹胀痛，胁满吐酸，痰涎食积，酒毒及痢疾，便闭不通，积热口干，

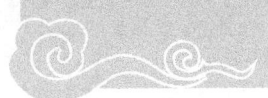

烦躁。

矾砒丸

【来源】《虺后方》。

【组成】明矾半斤　白砒四两

【用法】上为细末，火煅过，烟尽为度，为末，滴水为丸。痢疾，冷水送下七丸；水泄，木瓜汤送下七丸；胃脘痛，炒栀子汤送下；久患足上顽疮，擂末搽之；笔圈癣，皮略擦破，用末搽之；九种心痛，牡蛎粉冷水调服七丸；疥疮、坐板及黄水疮，用腊猪油调搽。

【主治】痢疾，水泄，胃脘痛，癣疥，坐板及黄水疮等。

【宜忌】忌搽头上疮，及服热物。

升阳除湿汤

【来源】《丹台玉案》卷三。

【组成】苍术　白术　茯苓　白芍　防风各二钱　木通　车前各一钱

【用法】水煎，食前服。

【主治】痢久脾阴下陷，里急后重，至圊不能便者。

加味香连丸

【来源】《丹台玉案》卷三。

【组成】大川黄连四两（酒炒）　广木香五钱　真沉香五钱（同上忌火）　吴茱萸八钱（水泡，炒）　肉豆蔻五钱（面包煨）

【用法】上为末，荷叶汤法为丸。每服大人二钱，小儿一钱，空心米饮汤送下。

【主治】一切新久痢疾。

血痢汤

【来源】《丹台玉案》卷三。

【组成】白术　条芩各一钱　苍术　黄连各一钱五分　干姜　黄柏　当归　滑石各八分　乌梅二个

【用法】水煎，食前服。

【主治】血痢。

导滞汤

【来源】《丹台玉案》卷三。

【组成】黄芩（酒炒）　黄连（酒炒）　木香各三钱　当归　赤芍　槟榔　山楂各一钱五分　大黄三钱

【用法】水二钟，煎八分，热服。

【主治】初痢脓血，赤白混杂，里急后重，日夜无度。

乳香饮

【来源】《丹台玉案》卷三。

【组成】乳香　人参　肉豆蔻　白术　地榆　当归　防风　甘草

【用法】加大枣二枚，水煎，不拘时服。

【主治】久痢肠滑。

宝灵散

【来源】《丹台玉案》卷三。

【组成】当归二两（酒洗）　黄连四两（用吴茱萸一两煎汤、浸）　白芍二两（炒）　白术一两（土炒）　山楂肉一两　石莲子一两　苍术一两（米泔水浸，炒）　枳壳三钱（炒）　麦芽一两（炒）　神曲一两（炒）　肉豆蔻一两（面包煨）　木香一两（忌见火）

【用法】上为末。大人每服二钱，小儿一钱，白痢，姜汤送下；赤痢，白滚汤送下；水泻，米汤送下。

【主治】一切痢疾。

牛黄丸

【来源】《丹台玉案》卷五。

【组成】黄连（酒炒）五两　广木香　槟榔各三两　大黄一两　当归　黑牵牛（一斤，炒熟，取头末）各四两

【用法】上为末，生蜜为丸。每服三钱，白滚汤送下。

【主治】一切闭结，并痢疾后重。

归芍饮

【来源】《丹台玉案》卷六。

【组成】人参　白术　白芍　白茯苓　诃子肉各五分　乌梅半个　黄连　厚朴　肉豆蔻　柴胡各六分

【用法】加黑枣二枚，水煎，空心服。

【主治】小儿痢疾，久不肯住。

灵功饮

【来源】《丹台玉案》卷六。

【组成】当归　黄连　川芎各八分　人参三分　广木香　枳壳　滑石　槟榔各六分　甘草一分

【用法】加灯心三十茎，水煎，食前温服。

【主治】痧后痢疾。

金宝散

【来源】《丹台玉案》卷六。

【组成】广木香　黄连（酒炒）　陈皮各三钱　肉豆蔻（面包煨）　厚朴（炒）　车前子各二钱　白术　山楂　苍术各一钱

【用法】上为末。每服一钱五分，空心灯心汤调下。

【主治】小儿赤白痢疾，肚腹作痛，里急后重。

通快饮

【来源】《丹台玉案》卷六。

【组成】山楂一钱　麦芽　苍术　莱菔子　枳实　木通各七分　大黄　槟榔各一钱二分

【用法】加生姜三片，水煎，不拘时热服。

【主治】小儿痢疾始发。

芍药黄连汤

【来源】《幼科折衷》卷上。

【组成】黄连　当归　芍药　甘草

【用法】调天水散服。

【主治】小儿下痢白积腹痛，里急后重。

香连丸

【来源】《幼科折衷》卷上。

【组成】苍术一斤　明矾一斤（为末，入苍术炒）　木香二两　黄连二两　乌梅一斤（煮烂）

【用法】上为末，以乌梅肉为丸。每服三钱，生姜汤送下。

【主治】噤口痢。

加减养脏汤

【来源】《幼科金针》卷下。

【组成】白术（米泔水浸，土炒）　茯苓　广皮　炙甘草　木香　楂肉　白芍（酒浸，煨，晒，切，炒）　神曲　山药　枳壳　川连（酒炒）　扁豆

【用法】加莲肉，水煎服。

【主治】痢疾。

【加减】如虚弱倦怠者，加人参。

导气汤

【来源】《幼科金针》卷下。

【组成】槟榔　枳壳　厚朴　白木香　山楂　神曲　紫苏　甘草　砂仁

【用法】水煎服。

【主治】痢疾初起。

【加减】如三日前，加大黄、芒消；红痢，加川连、当归；白，加干姜。

槐术散

【来源】《幼科金针》卷下。

【组成】白于术一两（米泔水浸一宿，陈壁土炒焦）　槐角米四两（炒）

【用法】上为细末。白痢，淡姜调服；赤痢，红砂糖汤调服。

【功用】健脾和血。

【主治】休息痢。

槟榔丸

【来源】《幼科金针》卷下。
【组成】槟榔二两　大黄二两　枳实一两　木香一两
【用法】上为细末，神曲和为丸。
【主治】痢疾初起实症。

八正散

【来源】《症因脉治》卷四。
【组成】瞿麦　滑石　山栀　木通　甘草　车前子　泽泻　赤苓　淡竹叶
【功用】清热利湿。
【主治】湿热痢，无表邪，腹痛后重。

五积散

【来源】《症因脉治》卷四。
【组成】苍术　厚朴　陈皮　甘草　干姜　桂心　半夏　枳壳
【主治】寒积泻痢。

当归大黄丸

【来源】《症因脉治》卷四。
【组成】当归　大黄
【用法】应急下者，合天水散；应缓下者，合戊己汤。
【主治】燥伤血分，下痢赤积，腹中作痛。

当归活血汤

【来源】《症因脉治》卷四。
【组成】当归　红花　桃仁　楂肉　甘草　牡丹皮
【功用】生新去旧。
【主治】劳役痢。起于大劳之后，下利纯血，或腰背作楚，胁肋作痛，四肢倦怠，嗜卧减食，节劳稍缓，劳重即发。
【加减】血寒，加黑炮姜；血热，加黑山栀。

当归银花汤

【来源】《症因脉治》卷四。
【组成】当归　银花　生地　生甘草
【功用】凉血润燥。
【主治】燥热痢，燥火伤血，下痢赤积，腹中作痛，脉息细数。

异功散

【来源】《症因脉治》卷四。
【组成】白术　人参　陈皮　白茯苓　炙甘草　木香　诃子　肉果
【主治】脾元不足，有痢无积，久不愈者。

败毒散

【来源】《症因脉治》卷四。
【组成】人参　羌活　独活　川芎　柴胡　前胡　陈皮　桔梗
【功用】辛温散表。
【主治】风寒湿痢，身痛，发热，脉浮紧。
【加减】无汗，加防风；胸满，去人参，加枳壳。

败毒平胃散

【来源】《症因脉治》卷四。
【别名】平胃败毒散。
【组成】人参　羌活　独活　川芎　柴胡　前胡　陈皮　桔梗　干葛　苍术　厚朴　广皮　甘草
【主治】风寒湿痢兼阳明胃病，饱闷不食，呕吐恶心。

和气四七汤

【来源】《症因脉治》卷四。
【组成】枳壳　厚朴　陈皮　紫苏子
【主治】外感休息痢，气凝积滞，脉涩滞者。
【加减】红积多，加山楂肉；白积多，加炒神曲。

枳壳大黄汤

【来源】《症因脉治》卷四。

【组成】大黄　枳壳　桔梗　甘草

【主治】燥伤气分，下利白积，腹中作痛，脉洪数。

荆防解毒汤

【来源】《症因脉治》卷四。

【组成】荆芥　防风　薄荷　连翘　枳壳　桔梗　木通　甘草　淡竹叶

【主治】湿热痢初起，恶寒头痛，身热，表未解，脉浮数者。

【加减】如有太阳症，加羌活；阳明症，加葛根；少阳症，加柴胡；湿气胜，腹不痛，加川芎、苍术；热气胜，腹大痛，加川连、枳壳。

查术膏

【来源】《症因脉治》卷四。

【组成】白术　查肉　陈皮　甘草

【用法】煎膏服。

【主治】脾虚多食，停积成痢。

保和丸

【来源】《症因脉治》卷四。

【组成】莱菔子　楂肉　神曲　麦芽　陈皮　甘草

【主治】食积痢。

家秘独圣散

【来源】《症因脉治》卷四。

【组成】山楂肉一斤

【用法】研细末。滚白汤调服。

【主治】饮食伤脾，久痢纯血。

家秘消积散

【来源】《症因脉治》卷四。

【组成】苍术　厚朴　陈皮　甘草　神曲　红曲

山楂　鲜麦芽

【主治】饮食伤脾，积痢不止。

通苓散

【来源】《症因脉治》卷四。

【组成】麦门冬　淡竹叶　车前子

【功用】流湿润燥。

【主治】湿热痢。湿热结于膀胱，小水不利。

黄连枳壳汤

【来源】《症因脉治》卷四。

【组成】川黄连　枳壳　陈皮　甘草

【主治】湿热痢。无表邪，腹痛后重，由湿火伤于气分者。

干葛平胃散

【来源】《症因脉治》卷十。

【组成】干葛　苍术　厚朴　广皮　甘草

【功用】和胃宽胸。

【主治】内伤吐苦水挟食，脉右关弦数；寒湿痢，胸满，呕吐饱闷，脉长者。

芍药汤

【来源】《瘟疫论》卷上。

【组成】白芍　当归各一钱　槟榔二钱　厚朴一钱　甘草七分

【用法】加生姜，水煎服。

【主治】瘟疫战汗后，复下后越二三日，反腹痛不止，欲作滞下，无论已见积、未见积。

【加减】里急后重，加大黄三钱；红积，倍芍药；白积，倍槟榔。

槟芍顺气汤

【来源】《瘟疫论》卷下。

【别名】槟榔顺气汤（《杂病源流犀烛》卷二十）。

【组成】槟榔　芍药　枳壳　厚朴　大黄

【用法】加生姜，水煎服。

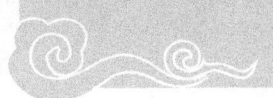

【主治】下痢频数，里急后重，兼舌苔黄，得疫之里证者。

十平汤

【来源】《证治宝鉴》卷八。

【组成】当归　芍药　川芎　陈皮　乌贼骨　乌梅　莲子肉　甘草　白术　砂仁

【用法】加谷芽、生姜，水煎服。

【功用】调气和血，健脾升气。

【主治】休息痢。

九龙汤

【来源】《证治宝鉴》卷八。

【组成】荆芥　防风　升麻　白芷　葛根　苏叶　川芎　赤芍　苍术

【用法】加生姜、葱，水煎服。后服九味槐花散。

【主治】时行疫疠，痢疾，遍身发丹痒。

化铁丹

【来源】《证治宝鉴》卷八。

【组成】砂仁　红豆　橘红　丁皮（如无，以丁香代）茅术　香附　益智仁　肉桂　三棱　莪术　沉香　枳壳（炒）青皮（炒）麦芽（炒）肉果　木香　白蔻肉　荜澄茄　丁香　草果　胡椒　巴霜

【用法】上为末，酒糊为丸，如梧桐子大，用皂红为衣。大人十一丸起，十五丸为止；小儿二三岁者三丸，七岁七丸，十一二岁九丸。或吐，用姜汤送下；或磨积赤白痢，用温茶送下；秋夏止红痢，用香薷五钱，黄连三钱，小儿减半，煎汤送下；大便不通，用黄连、黄芩、枳壳、当归各一钱，甘草五分，用水一钟，煎五分送下。服药后行大便三次，若腹痛，将冷粥一碗止之。

【主治】痢疾。

【宜忌】有孕不可用。

四主二佐丸

【来源】《证治宝鉴》卷八。

【组成】乳香　没药　桃仁　滑石　木香　槟榔

【用法】神曲糊为丸。每服百粒，米汤送下。

【主治】痢疾久不止，下清涕，有紫黑血丝，脉沉细弦促。

【加减】欲下，加大黄。

地榆汤

【来源】《证治宝鉴》卷八。

【组成】地榆　甘草　干姜　干葛　粟壳　当归　芍药　茯苓

【主治】滑痢，冷热不调者。

回生饮

【来源】《证治宝鉴》卷八。

【组成】黄连　黄柏　黄芩　山栀　苦参　车前子　芍药　青皮　陈皮　乌药　枳壳　桃仁

【用法】加谷芽、灯心，水煎服。

【主治】痢疾下血如芋荷汁者。

神异香连丸

【来源】《证治宝鉴》卷八。

【组成】黄连一斤　赤茯苓　猪苓　白扁豆　泽泻　三棱　莪术　厚朴各一两　枳壳一两　陈皮　砂仁各五钱　当归一两五钱　白芍　川芎各七钱五分　苍术一两二钱

【用法】上除黄连外，用水煎浓汁，去滓再熬，入连浸，晒干为末听用。另用吴茱萸十两（水泡去毒），同连炒燥，如金色为度，去萸不用，再加木香五钱，肉果二两（面裹煨熟），共为末，黄米糊丸，如绿豆大。每服二钱五分，看虚实大小加减，红痢，槐角汤下；白痢，陈皮汤下。

【主治】痢后遍身疼痛，手足拘挛，不能举动下床者。

调滞汤

【来源】《证治宝鉴》卷八。

【组成】黄连　半夏　干姜　茯苓　白术　甘草　白芍

【用法】水煎服。

【主治】久痢腹痛不止。

黄连阿胶二味丸

【来源】《证治宝鉴》卷八。

【组成】黄连　阿胶

【用法】为丸服。

【主治】大孔痛，有湿热之毒流于大肠。

清血丸

【来源】《证治宝鉴》卷八。

【组成】槐花　荆芥穗　枳壳　侧柏叶

【用法】上为末，醋糊为丸。以车前草兼炒陈皮煎汤送下。

【主治】痢疾下纯鲜血者。

脏连丸

【来源】《外科大成》卷二。

【组成】黄连一斤　槐花半斤

【用法】上为末。用雄猪肥壮大肠，以酒醋洗净，入药扎两头；次用韭菜五六斤，一半铺甑底，药肠盘于上，一半盖之，文火蒸之，以肠脂化尽、肠皮如油纸薄为度；去肠取药晒干，稀糊为丸，如梧桐子大。每服三钱，以白滚汤送下，一日二次。

【主治】痔漏，肠风下血，及水泻痢疾。

马齿苋羹

【来源】《寿世青编》卷下。

【组成】马齿苋菜

【用法】煮熟，入咸豉或姜醋拌匀食之。

【主治】下痢赤白，水谷不化，腹痛。

松子粥

【来源】《寿世青编》卷下。

【别名】松子仁粥（《中国医学大辞典》）。

【组成】松子

【用法】同米煮粥食。炒面入粥同食，止白痢；烧碱入粥同食，止血痢。

【功用】润心肺，和大肠，止白痢、血痢。

调金汤

【来源】《四明心法》。

【组成】黄芩　黄连　泽泻　当归　白芍　丹皮　神曲　陈皮　厚朴

【用法】生姜为引。

【功用】解毒和血养气。

【主治】痢疾。毒势凝结，痢下红白。

泽泻汤

【来源】《医家心法》。

【组成】白芍二钱　当归　黄芩　泽泻　甘草　楂肉　丹皮各一钱　木香四分　滑石二钱　青皮　厚朴各八分

【主治】痢疾。

【加减】红积，加黄连八分或一钱至一钱五分；鲜血，加生地三钱；初起毒盛，便难，人壮实者，加酒制大黄二三钱；身体发热，加柴胡八分或一钱。

木香槟榔丸

【来源】《何氏济生论》卷三。

【组成】木香　槟榔　大黄

【用法】上为末，水为丸。每服三钱，重者五钱，空心白滚汤送下。

【主治】痢疾。

秘传海上香连丸

【来源】《医林绳墨大全》卷一。

【组成】真川连（净）八两　木香二两（不见火）　川当归一钱　白芍一钱（炒）　川芎一钱五分　车前子一钱　生地黄二钱　厚朴二钱（炒）　白茯苓一钱五分　木通八分　枳壳一钱（炒）　陈皮二钱（炒）　苍术一钱（炒）　吴茱萸二钱（炒）

【用法】上药除黄连、木香，用水七碗，煎至五碗，去滓，用汁煮黄连，以干为度，取起晒干，用木香为细末，用老米粉、好醋糊为丸，如梧桐子大。每服三十丸，白痢姜汤送下，红痢茶汤送下，泄泻百沸汤送下。

【主治】赤白痢疾，泄泻。

左金加陈米汤

【来源】方出《医方集解》，名见《退思集类方歌注》。

【组成】黄连六两（姜汁炒） 吴萸一两（盐水泡） 糯米一撮

【用法】浓煎服。但得三匙下咽，即不复吐矣。

【主治】噤口痢，汤药入口即吐。

芍药地榆汤

【来源】《医方集解》引河间方。

【组成】苍术地榆汤加芍药 阿胶 卷柏

【主治】泄痢脓血，乃至脱肛。

【方论】《医林纂要探源》：芍药，治痢君药；苍术以燥湿，且舒郁热而升达阳气；卷柏辛咸平，生于水石，得清洁之气，而色青紫入肝，能除血分之浊热，去瘀软坚，炙用能止崩漏、脱肛、肠风血痢；阿胶滋阴养血，兼能补肺宁心。此亦热淫于内，治以咸寒，佐以苦甘，酸收，苦发之道。但痢至脱肛，则似宜加以升提温补，而后为无弊也。

导滞汤

【来源】《医方集解》。

【别名】导气汤。

【组成】芍药汤去桂、甘草，加枳壳。

【主治】下痢脓血稠粘，腹痛后重而兼渴者。

青血丸

【来源】《产后篇》卷下。

【组成】香连丸（为末） 莲肉粉各一两半

【用法】和匀为丸。每服四钱，酒送下。

【主治】噤口痢。

大剂归芍汤

【来源】《傅青主男女科》。

【组成】当归 白芍各二两 枳壳 槟榔各二钱 滑石三钱 广木香 莱菔子 甘草各一钱

【用法】水煎服。

【主治】痢疾感湿热而成，红白相间，如脓如血，至危至急者。

【方论】此方妙在用归、芍至二两之多，则肝血有余，不去克脾土，自然大肠有传送之功；加之枳壳、槟榔，俱逐秽去积之品，尤能于补中用攻；而滑石、甘草、木香，调达于迟速之间，不疾不徐，使瘀滞尽下也。其余些小痢疾，减半用之。

补血荡邪汤

【来源】《石室秘录》卷一。

【组成】当归三钱 白芍三钱 枳壳一钱 槟榔一钱 甘草一钱

【用法】水煎服。

【主治】痢疾。

补阳消疟丹

【来源】《石室秘录》卷一。

【组成】人参五钱 鳖甲一两 白术一两 茯苓一两 当归七钱 白芍七钱 柴胡一钱 枳壳一钱 槟榔一钱

【用法】水煎服。

【主治】疟疾忽为下痢，欲发汗则身已亡阴，欲祛邪则下已便浊物者。

【方论】此方奇在用人参、白术，盖疟病则亡阳，若不急补其阳，则下多亡阴，势必立亡，惟急补其阳气之不足，阳生阴长，始有生机。尤妙白芍、当归之多，以滋润其肠中之阴。盖下利多，则阴亡亦多，今用补阴之剂，则阴生阳降，自然春意融和，冰畔化水，分消水道，污秽全无。况方中又加枳壳、槟榔，仍然去积；又妙少用柴胡，微舒肝气，使木气相安，不来克土，自然土克水之多，木润水之下，内气既生，外邪亦散，此治下

痢而疟病同除。

化滞汤

【来源】《证治汇补》卷八。

【组成】青皮 陈皮 厚朴 枳实 黄芩 黄连 当归 芍药各二钱 木香五分 槟榔八分 滑石三分 甘草四分

【主治】下痢因于食积气滞者。

加味平胃散

【来源】《证治汇补》卷八。

【组成】苍术 陈皮 甘草 黄芩 黄连 槟榔 茯苓 木香 泽泻 木通

【主治】湿蒸热郁而致下痢。

加味防风汤

【来源】《证治汇补》卷八。

【组成】麻黄 防风 苍术 川芎 藁本 羌活 白芷 桔梗 芍药 甘草

《医略六书》本方用麻黄一钱半，苍术一钱半，羌活一钱半，川芎一钱半，防风一钱半，白芍一钱半（酒炒），藁本一钱半，桔梗八分，白芷钱半，甘草八分。

【用法】《医略六书》：水煎，去滓温服。

【功用】《医略六书》：升阳散湿。

【主治】风邪时疫致下痢，兼有表证者。

【方论】《医略六书》：肠胃受风，不能化气，而糟粕不传，故下痢不止，头疼身热焉。防风散风邪以胜湿，麻黄开腠理以逐邪，羌活散太阳之邪，白芷散阳明之邪，川芎行营卫之气，白芍敛肠胃之阴，苍术燥湿强脾气，藁本升阳散外邪，桔梗开提肺气，甘草甘缓和中。煎汤热服，使风散湿除，则肠胃清和，而振传送敷化之职，头疼身热无不解，下痢清稀无不止矣。

芩术汤

【来源】《证治汇补》卷八。

【组成】白术一两 黄芩七钱 甘草三钱

【用法】每服三钱，水煎服。

【主治】痢疾。

草花汤

【来源】《辨证录》卷一。

【组成】甘草二钱 赤石脂二钱 糯米一撮

【用法】水煎服。一剂而腹痛除，二剂而喉痛止，三剂而利亦愈，烦自安。

【主治】冬月伤寒八九日，腹痛下利，便脓血，喉中作痛，心内时烦。

【方论】方用甘草以和缓之，则少阴之火不上炎；而后以赤石脂固其滑脱；况有糯米之甘以益中气，补虚则中气不下坠，而滑脱无源而自止。

脂草饮

【来源】《辨证录》卷一。

【组成】甘草 赤石脂各一钱 人参二钱

【用法】水煎服。

【主治】冬月伤寒八九日，腹痛，下利便脓血，喉中作痛，心内时烦。

散群汤

【来源】《辨证录》卷一。

【组成】甘草二钱 黄芩三钱 当归五钱 白芍一两 枳壳一钱

【用法】水煎服。一剂而无脓血之便者，断无脓血之灾；倘已便脓血者，必然自止。

【主治】冬月伤寒，发热而厥，厥后热不除，便脓血者。

【方论】妙在用归、芍以活血，加甘草、黄芩以凉血而和血也，所以邪热尽除，非单借枳壳之攻散也。

二黄汤

【来源】《辨证录》卷七。

【组成】泽泻二钱 车前子五钱 大黄 槟榔 滑石各二钱 黄连一钱 甘草五分

【用法】水煎服。

【主治】夏秋之间，先泻后痢，腹中疼痛，后重之极，不痢不可，欲痢不得，口渴饮水，小便艰涩，小肠作胀。

止脱救痢汤

【来源】《辨证录》卷七。
【组成】人参二两　白术二两　白芍一两　肉桂三钱　茯苓一两　甘草二钱　赤石脂末三钱
【用法】水煎服。
【主治】湿热作痢，数日之后，腹不疼痛，如脓如血，阵阵自下，手足厥冷，元气欲绝者。

化酒止痢汤

【来源】《辨证录》卷七。
【组成】人参三钱　白术一两　山茱萸五钱　黄连一钱　茯苓五钱　柞木枝五钱　白芍五钱　槟榔五分　薏仁五钱
【用法】水煎服。
【功用】解酒毒，分消湿热。
【主治】贪酒好饮，久经岁月，湿气所积，变成痢疾，虽无崩奔之状，而有鹜溏之苦，终年累月而不愈。
【宜忌】不可多服。愈后须忌酒。

分淤汤

【来源】《辨证录》卷七。
【组成】大黄　车前子各三钱　丹皮五钱　当归一两　枳壳　柴胡各一钱
【用法】水煎服。
【主治】痢久不止，日夜数十行，下如清涕，内有紫黑血丝，食渐减少，脉沉细弦促。

分解湿热汤

【来源】《辨证录》卷七。
【组成】车前子一两　厚朴三钱　黄连一钱　甘草一钱　枳壳一钱　槟榔一钱　滑石末一钱
【用法】水煎服。
【主治】夏秋之间，先泻后痢，腹中疼痛，后重之极，下痢不可，欲痢不得，口渴饮水，小腹作胀。
【方论】此方用车前以利水，用黄连以清热，用厚朴以分清浊，余则止秽去滞，调和于邪正之间，以解分争也。君臣佐使既用之攸宜，安有不取效之捷哉！

升和汤

【来源】《辨证录》卷七。
【组成】陈皮五分　熟地五钱　当归三钱　生地二钱　丹皮一钱　升麻一钱　甘草五分　黄耆三钱　白芍五钱　车前子三钱　黄芩一钱
【用法】水煎服。
【功用】升阳气，泻湿热。
【主治】肠澼下血，另作一派喷唧而出，且有力而射远，四散如筛，腹中大痛。
【方论】此方名为升阳，其实补阴。但升阳而不补阴，则阳气愈陷，以阳气之升，升于阴气之充也。盖下血既久，其阴必亡，惟用当、芍、二地以补阴，而后益黄耆之补气，则气自升举，即不用升麻之提，而阳已有跃跃欲举之势；矧助升麻。又加车前之去湿，丹皮、黄芩之散火，则湿热两消，何气之再陷乎！此升阳全在和之之妙也。

升陷汤

【来源】《辨证录》卷七。
【组成】人参　当归各五钱　熟地　白芍各一两　丹皮　荆芥　车前子各三钱　甘草　黄连各五分
【用法】水煎服。
【主治】肠澼下血，另作一派喷唧而出，且有力而射远，四散如筛，腹中大痛。

引胃汤

【来源】《辨证录》卷七。
【组成】人参一钱　黄连三钱　吴茱萸三分　菖蒲三分
【用法】上药各为细末。滚水调入于茯苓末中，大约茯苓须用五钱，一匙一匙调如稀糊者咽之，初时咽下必吐，吐后仍咽，药一受则不吐矣。即将

上药服完，上下俱开门矣。

【主治】胃中湿热极盛，腹痛作痢，上吐不食，下痢不止，甚至勺水难饮，胃中闷乱者。

平肝止痢汤

【来源】《辨证录》卷七。

【组成】白芍一两　当归五钱　栀子二钱　枳壳一钱　车前子二钱　甘草一钱

【用法】水煎服。

【主治】夏、秋之间，肝克脾土，腹痛作泻，变为痢疾，宛如鱼冻，久则红白相间。

加味四君子汤

【来源】《辨证录》卷七。

【组成】人参　白术各二两　肉桂三钱　北五味子三钱　茯苓一两　甘草三钱

【用法】水煎服。

【主治】湿热作痢，数日之后，腹不疼痛，如脓如血，阵阵自下，手足厥冷，元气欲脱者。

尽秽丹

【来源】《辨证录》卷七。

【组成】大黄一钱　滑石一钱　厚朴一钱　地榆二钱　槟榔一钱

【用法】上药各为细末，用蜜煮老为丸，一次服尽。服后即用膳以压之，不使留于胃中，必得微利为度。

【主治】痢疾正气已复，邪气尚存，长年累月，里急后重，乍作乍止，无有休歇。

迅行汤

【来源】《辨证录》卷七。

【组成】王不留行　猪苓　茯苓　黄芩各三钱　白术三钱

【用法】水煎服。

【功用】清膀胱之热，迅利其小便。

【主治】受暑湿之毒，膀胱热结而气不化，水谷倾囊而出，一昼夜七八十行，脓血稠粘，大渴引水，

百杯不止，小溲短赤。

补阴升提汤

【来源】《辨证录》卷七。

【组成】人参一两　熟地一两　白芍三两　茯苓一两　升麻二钱　甘草一钱　山药一两　北五味子三钱　山茱萸一两　诃黎勒三钱

【用法】水煎服。一剂痢减半，再剂痢止。倘服之仍如前之痢也，则阴已绝而阳不能交，不必再服。

【主治】下痢纯血，色如陈腐屋漏之状，肛门大开，不能收闭，面色反觉红润，唇似朱涂。

和腹汤

【来源】《辨证录》卷七。

【组成】白芍一两　当归五钱　枳壳三钱　广木香二钱　甘草一钱

【用法】水煎服。

【主治】夏秋之间，肝克脾土，腹痛作泻，变为痢疾，宛如鱼冻，久则红白相间。

荜茇散

【来源】《辨证录》卷七。

【组成】荜茇三钱　芍药五钱　当归五钱　牛乳半斤

【用法】同煎，一半空腹顿服。

【功用】利气消湿泻热。

【主治】痢疾。湿热更兼气滞，中气不顺，口中作嗳，下痢不止。

【方论】方中荜茇最能顺气，且去积滞更神，入之于归、芍之中，更能生长阴血；佐之牛乳者，牛乳属阴，乳乃血类，无形之阴血不能遽长，用有形之阴血以滑其肠中之迫急，则血既无伤，阴又不损，转能佐气以去其结滞，故奏功甚捷，取效独奇耳。

顺气汤

【来源】《辨证录》卷七。

【组成】广木香三钱　乌药　甘草　枳壳各一

钱　白芍五钱　炒栀子　车前子各三钱

【用法】水煎服。

【主治】痢疾。中气不顺，口中作嗳，下痢不止。

消瘀神丹

【来源】《辨证录》卷七。

【组成】乳香一钱　没药一钱　桃仁十四个　滑石三钱　广木香一钱　槟榔一钱　白芍五钱

【用法】神曲糊为丸。每服百丸，米饮送下。连服二日，即下秽物而愈。倘二日少痊，不全愈者，此瘀盛也，用大黄一钱，煎汤送前丸二百丸，无不愈矣。

【主治】痢久不止，日夜数十行，下如清涕，内有紫黑血丝，食渐减少，脉沉细弦促。

通快饮

【来源】《辨证录》卷七。

【组成】黄连　茯苓各三钱　白芍一两　黄芩　车前子　枳壳各二钱　厚朴一钱

【用法】水煎服。

【功用】补阴液，泻湿热。

【主治】湿热作痢，大渴引饮，饭后又不甚快，心中懊恼，大便不利，红白相间，似脓非脓，似血非血。

萸术杜柞汤

【来源】《辨证录》卷七。

【组成】山茱萸　白术各一两　柞木枝　杜仲各一钱

【用法】水煎服。十剂可愈。

【主治】贪酒好饮，久经岁月，湿热所积，变成痢疾，虽无崩奔之状，而有溏鹜之苦，终年累月而不愈。

清源止痢汤

【来源】《辨证录》卷七。

【组成】黄芩三钱　茯苓五钱　紫参三钱　诃黎勒三钱　甘草一钱　天花粉三钱　地榆三钱

【用法】水煎服。一剂减半，三剂痢止。

【功用】清肺经之热。

【主治】人有受暑湿之毒，膀胱热结而气不化，水谷倾囊而出，一昼夜七八十行，脓血稠粘，大渴引水，百杯不止。

【方论】此方清肺金化源之方也。用黄芩、地榆以凉肺，即所以凉大肠之热也。紫参疗肠胃之热，能消积聚，而通大小之便。诃黎勒能固肠脱，合而用之于茯苓，甘草诸药之内，则通中有寒，而寒中又有调和之妙，所以奏功特神也。

续绝汤

【来源】《辨证录》卷七。

【组成】人参五钱　熟地　山茱萸　山药　芡实各一两　甘草一钱　北五味二钱

【用法】水煎服。

【功用】救阴提气。

【主治】痢疾。下痢纯血，色如陈腐屋漏之状，不能收闭，面色反觉红润，唇似朱涂。

滋阴止痢丹

【来源】《辨证录》卷七。

【组成】白芍一两　当归一两　大黄三钱　车前子五钱　槟榔二钱　萝卜子三钱

【用法】水煎服。一剂脓血减，二剂懊憹除，三剂口渴解，而痢亦顿止矣。

【主治】湿热作痢，大渴引饮，饮后又不甚快，心中懊憹，小便不利，红白相间，似脓非脓，似血非血。

缓攻汤

【来源】《辨证录》卷七。

【组成】白芍一两　枳壳五分　大黄一钱　槟榔五分

【用法】水煎服。

【主治】大肠湿热痢疾。

靖乱汤

【来源】《辨证录》卷七。
【组成】白芍一两 车前子五钱 黄连一钱 甘草一钱 枳壳一钱 木通一钱 广木香五分 茯苓三钱
【用法】水煎服。
【主治】痢疾。

加减胃苓汤

【来源】《郑氏家传女科万金方》卷四。
【组成】厚朴 陈皮 猪苓 泽泻 归尾 川连 白术 黄芩 白芍 肉豆蔻 地榆 升麻 甘草（一方加粟壳）
【用法】水煎服。
【主治】产后饮食冷热不调，而为痢疾，里急后重。

乌金丸

【来源】《冯氏锦囊·杂证》卷十三。
【组成】锦纹大黄不拘多少
【用法】切片，以无灰酒拌，九蒸九晒，为末，再以酒丸，如椒目大。每服三钱，空心白汤送下。饮食忌进半日，小便如栀子汁色，则湿热之气从小便而出矣。
【主治】湿热痢疾。

黑灵丹

【来源】《冯氏锦囊·杂证》卷十三。
【组成】广皮（炒） 三棱（炒） 莪术（炒） 青皮（炒）各二两 连翘（焙） 黑丑（炒，另取头末） 干姜（炒黑） 槟榔（焙）各七钱五分 百草霜一两 砂仁三钱（焙） 肉果（面煨，粗纸打去油） 肉桂各五钱（去粗皮，不见火）
【用法】上为末。用黑沙糖调，大人每服三钱，小儿自八分至二钱，白痢，生姜汤下；红痢，砂仁汤或甘草汤下。
【主治】痢疾。

西洋药酒

【来源】《冯氏锦囊·杂症》卷十四。
【组成】红豆蔻（去壳） 肉豆蔻（面裹煨，用粗纸包压去油） 白豆蔻（去壳） 高良姜（切片，焙） 甜肉桂（去粗皮） 公丁香（各研净细末）各五分
【用法】先用上白糖霜四两，水一饭碗，入铜锅内煎化，再入鸡子清二个煎十余沸，入干烧酒一斤，离火置稳便处，将药末入锅内打匀，以火点着烧酒片刻，随即盖锅火灭，用纱罗滤去滓，入瓷瓶内，用冷水冰去火气。随量少少饮之。
【主治】膈食翻胃，一切痢疾水泻。

仓公壁钱散

【来源】《洞天奥旨》卷十六。
【组成】壁钱七个 白矾三分 冰片一分 儿茶三分
【用法】上药各为末，包矾烧灰，为细末。竹管吹入喉。
【主治】乳蛾。

六和汤

【来源】《幼科铁镜》卷六。
【组成】陈皮 半夏 白茯苓 甘草 黄连 厚朴 藿香 香薷 扁豆 木瓜
【主治】
　　1.《幼科铁镜》：长夏外夹感暑吐泻。
　　2.《痢疟纂要》：热痢。

伏龙肝汤丸

【来源】《张氏医通》卷十四。
【组成】炮黑楂肉一两 熬枯黑糖二两
【用法】上二味，一半为丸，一半为末。用伏龙肝二两煎汤代水，煎末二钱，送前丸二钱。日三夜二服，一昼夜令尽。
【主治】胎前下痢，产后不止，及元气大虚，瘀积小腹结痛，不胜攻击者。
【加减】气虚，加人参二三钱，以驾驭之；虚热，加炮姜、肉桂、茯苓、甘草；兼感风寒，加葱白、

香豉；膈气不舒，磨沉香汁数匙调服。

二术汤

【来源】《嵩崖尊生全书》卷九。
【组成】厚朴　苍术　半夏各一钱　藿香叶二分　陈皮　茯苓　白术各三分
【用法】水煎，温服。
【主治】痢久如鼻涕冻胶，脉迟弱者。

木香汤

【来源】《嵩崖尊生全书》卷九。
【组成】木香　黄连　木通　黄柏各二钱半　枳壳二钱半　陈皮二钱半　大黄三钱
【主治】痢，里急后重不可忍。

升阳散

【来源】《嵩崖尊生全书》（锦章本）卷九。
【别名】升消散（原书致和堂本）。
【组成】苍术三钱　防风一钱五分　黄连　木香各五分　厚朴　陈皮　枳壳各一钱　甘草四分
【用法】上为末。每服一钱，开水吞下。
【主治】痢疾外挟风邪，恶寒发热，身头痛。
【加减】病势重者，加川芎、羌活、柴胡、黄芩各一钱；后重者，加槟榔。

诃皮散

【来源】《嵩崖尊生全书》（锦章书局本）卷九。
【别名】英诃散（原书三瀼堂本）。
【组成】御米壳　诃皮各一钱
【用法】上为末，米汤送下。另以葱、花椒末塞谷道中。
【主治】痢，大孔不闭。

参莲汤

【来源】《嵩崖尊生全书》卷九。
【组成】莲子（去心皮）五钱　人参五分
【用法】水煎，温服。二服愈。

【主治】噤口痢。

黄连芍药汤

【来源】《嵩崖尊生全书》卷九。
【组成】黄连　条芩　白芍　生甘草　枳壳　槟榔　广木香（生用）
【用法】水煎服。
【主治】痢疾。

解疫汤

【来源】《嵩崖尊生全书》卷九。
【组成】苍术一两　防风　白术　白芍　羌活各一钱
【主治】疫痢。

香参散

【来源】《观聚方要补》卷二引《证治大还》。
【组成】人参　白术　白茯　白芍　白扁豆　陈皮　肉果　乌梅　木香　甘草　陈米
【用法】水煎服。滑溜，加粟壳（为末），沙糖汤送下三钱。
【主治】痢久积秽已尽，腹中不痛，或微痛不后重，但滑溜不止。

朴黄丸

【来源】《医学传灯》。
【组成】大黄四两（酒煮）　厚朴二两（姜汁炒）
【主治】痢疾。后重窘迫，腹痛急坠。

仓廪汤

【来源】《医学传灯》卷下。
【组成】人参　白茯苓　甘草　羌活　独活　柴胡　前胡　川芎　枳壳　桔梗　陈仓米　石莲肉
【主治】下痢噤口者，胃中湿热之毒，熏蒸清道而上，以致胃口闭塞，不欲饮食。
【加减】脉沉者，宜加藿香。
【方论】本方不用人参，服之无效。

仓连人参汤

【来源】《医学传灯》卷下。

【组成】黄连七钱 陈仓米三钱 人参五钱

【主治】痢疾。

芍药健脾汤

【来源】《医学传灯》卷下。

【组成】山药 扁豆 石斛 萎蕤 沙参 白芍 陈皮 白茯 山楂 神曲 花粉

【主治】痢疾，胸中不宽，脏腑虚燥，大渴欲饮，脉来细数。

芩芍调中汤

【来源】《医学传灯》卷下。

【组成】枳壳 厚朴 山楂 黄芩 白芍 丹参 桔梗 槟榔 泽泻

【主治】痢疾。外无头疼身痛，内无里急后重。

【加减】热盛，加酒炒黄连。

连芍补中汤

【来源】《医学传灯》卷下。

【组成】人参 白术 甘草 黄耆 陈皮 升麻 柴胡 白芍 黄连

【主治】久痢阳虚，脉洪大无力。

【加减】去升麻，加阿胶、地榆尤妙。

柴胡化滞汤

【来源】《医学传灯》卷下。

【组成】柴胡 黄芩 甘草 丹参 当归 枳壳 厚朴 山楂 木香 槟榔

【主治】痢疾初起，表邪未净；或久痢身热者。

【加减】脉沉细滑，表里无热，脾气郁结，加藿香一钱。

【方论】柴、芩、甘草，用之以治暑也；枳、朴、山楂，用之以消食也；河间曰：行血则便脓自愈，故用丹参、当归；调气则后重自除，故用木香、槟榔。

理中化滞汤

【来源】《医学传灯》卷下。

【组成】人参 白术 炮姜 甘草 砂仁 厚朴 藿香 陈皮

【主治】平日元气虚弱，口食生冷凉物，以致胃寒下痢，脉来沉细无力，四肢厥冷。

【加减】寒甚，加肉桂。

加味白头翁汤

【来源】《重订通俗伤寒论》。

【组成】白头翁三钱 生川柏五分 青子芩二钱 鲜贯众五钱 小川连八分（醋炒） 北秦皮八分（醋炒） 生白芍三钱 鲜茉莉花十朵（冲）

【功用】清肝坚肠，泄热止痢。

【主治】厥阴热痢。

【方论】何秀山按：厥阴热痢，赤痢居多，虽属小肠，而内关肝脏，故以仲景白头翁汤，疏肝达郁，纯苦坚肠为君；臣以芩、芍酸苦泄肝；佐以鲜贯众洗涤肠中垢腻，使从大便而泄，乃痢者利也之意；使以茉莉清芬疏气，助白头翁轻清升达之力。此为清肝坚肠，泄热止痢之良方。

固下人参煎

【来源】《重订通俗伤寒论》。

【组成】党参 麸炒白术 附子 化龙骨 肉果霜各一钱半 诃子 炮姜 木香各一钱

【用法】陈粳米、大枣为引。

【主治】寒凉过剂，伤脾损胃，脾阳下脱，不喜食物，下利清谷，及下脓血，漏底不止，肢体厥冷，面色淡白，动则出汗，独语如见鬼，声颤无力，喜向里卧，似寐非寐，呼之不应，舌色淡红无神，脉沉伏或微弱无力。

参燕麦冬汤

【来源】《重订通俗伤寒论》。

【组成】北沙参 麦冬各三钱 光燕条一钱 奎冰糖四钱

【功用】

1.《重订通俗伤寒论》：清补肺脏。

2.《湿温时疫治疗法》：滋养气液。

【主治】

1.《重订通俗伤寒论》：风燥犯肺，干咳失血者，经治将愈，以此善后。

2.《湿温时疫治疗法》：五色痢，阴虚欲脱，挽救得转者。

消胀万应汤

【来源】《重订通俗伤寒论》。

【组成】地骷髅三钱　大腹皮二钱　真川朴一钱　莱菔子二钱（拌炒）　青砂仁五分　六神曲一钱半　陈香橼皮八分　鸡内金两张　人中白（煅透）五分　灯心五小帚

【用法】以此方送下消臌万应丹。

【功用】消滞除胀。

【主治】黄疸变膨，气喘胸闷，脘痛翻胃，疳胀结热，伤力黄肿，噤口痢。

和中汤

【来源】《幼科证治大全》。

【组成】青皮　厚朴　枳壳　芍药　藿香　白术　苍术　砂仁

【用法】水煎服。

【主治】小儿伤于饮食湿面之物，患泄痢，稍后重，赤白相交，一身无热者。

二妙香连丸

【来源】《良朋汇集》卷一。

【组成】木香一两　黄连二两（吴茱萸五，入水同黄连泡一夜，去水炒干，去吴萸不用）

【用法】上为末，粟米面糊为丸，如梧桐子大。每服七十丸，食前开水送下。

【主治】赤白痢疾。

【加减】如痢初起，宜推荡积滞，本方加大黄一两，槟榔一两，为末，加入前香、连另和丸，亦每服七十丸，开水送下一二服；如痢久，依前本方加肉豆蔻一两，鸡蛋清炒，为末，入香、连中

仍另和丸，开水送下一二服即止。

仙人饮

【来源】《良朋汇集》卷一。

【组成】粟壳二钱　青皮三钱　陈皮三钱　白扁豆花四十九朵（无花，豆亦可）　乌梅肉二个　砂仁七粒　葱白五根

【用法】水二钟，加灯草三十寸，煎八分，温服。

【主治】久痢。

金华散

【来源】《良朋汇集》卷一。

【组成】松花三钱　地榆二钱　干荷叶二钱　椿根白皮一两（臭者佳，去粗皮，取根向东南者）

【用法】上为末。每服三钱。红痢，蜜调服；白痢，黑糖调服；红白相间，蜜与糖调服，加温水少许。

【主治】赤白痢。

【宜忌】忌面食、荤腥、油腻之物。

凉水金丹

【来源】《良朋汇集》卷一。

【组成】沉香　公丁香　甜瓜子仁各五分　木香　儿茶各七分　京牛黄二分　巴豆霜（去油，净）三钱　乳香　天南星　没药　轻粉各一钱　冰片一分五厘　雄黄　血竭　朱砂各一钱五分　牙皂八分（炙黄色）　鸦片六分　白花蛇（炙黄色）二钱

【用法】上为细末，煮枣肉为丸，如黄豆大，金箔为衣。每服一丸，凉水送下。

【主治】四时不正之气，伤寒、伤暑、伤风、疟、痢，发热头痛。

【宜忌】孕妇、小儿痘疹勿服。

痢疾立验神方

【来源】《良朋汇集》卷一。

【组成】香附　陈皮　赤芍　栀子（炒黑）　车前子（炒）　川黄连（炒）各一钱　连翘五分　木香

二分（磨水，待药煎成入内）

【用法】上用水二钟，煎至一钟，温服。

【主治】痢疾。

膏 药

【来源】《良朋汇集》卷一。

【组成】人言四钱（研末） 巴豆霜四钱（研末） 红枣一百个（煮，去皮核）

【用法】将前二味同枣肉捣匀，做大者如芡实大，小者如黄豆大。如泻，葱搽肚脐，入药，量大小一丸，纳脐上，无论何膏药盖之。

【主治】痢疾。

如意仙丹

【来源】《良朋汇集》卷二。

【组成】真鸦片四钱 沉香 朱砂 木香各二钱 京牛黄二分 麝香一分

【用法】上为细末，用头生人乳合作八十丸，重裹金箔为衣。每服一丸，用梨一个捣烂，白布包绞自然汁，先将丸药用净布包，打碎，再用梨汁研，化服，其痛立止，如久痢不止，西瓜水送下。

【主治】九种心痛，疝气牵引，遍身作痛，大渴饮水，随饮随吐，饮食不进，昼夜不睡，噎膈反胃，久痢不止。

独圣丸

【来源】《良朋汇集》卷三。

【组成】马前子不拘多少

【用法】以滚水煮去皮，香油炸紫色为度，研末，每两加甘草二钱，糯米糊为丸，如粟米大。每服三四分，诸疮，槐花汤送下；眼疾，白菊花汤送下；瘫痪，五加皮、牛膝汤送下，多服；上焦火，赤眼肿痛，喉闭，口疮，噎食反胃，虚火劳疫，痰饮，一切热病，俱用茶清送下；流火，葡萄汤送下；小儿痞疳症，使君子汤送下；腿痛，牛膝、杜仲、破故纸汤送下；男女吐血，水磨京墨送下；流痰火遍身走痛，生牛膝捣汁，黄酒送下，出汗；大便下血，槐花、枯矾煎汤送下；疟疾，雄黄、甘草煎汤送下，出汗；风湿遍身走痛，发红黑斑点，肿毒，连须葱白、生姜、黄酒煎汤送服；红痢，甘草汤送服；白痢，生姜汤送服；吹乳，通草酒煎服；虫症，山楂、石膏煎汤送服；两胁膨胀，烧酒送服；解药毒，用芥菜叶根捣汁冷服，冬天用甘草服可解。

【主治】诸疮，眼疾，瘫痪，上焦火，赤眼肿痛，喉闭，口疮，噎食反胃，虚火劳疫，痰饮，流火，小儿痞疳症，腿痛，吐血，流痰火遍身走痛，大便下血，疟疾，风湿遍身走痛，发红黑斑点，肿毒，赤白痢，吹乳，虫症，两胁膨胀，药毒。

【宜忌】忌葱、醋、花、柳。

膏 药

【来源】《良朋汇集》卷三。

【组成】猪毛三斤（清水洗净，晒干） 松香三斤（炙过，二味于铁锅内，将锅立起架铁条，火烧成珠，只用四两） 葱半斤 蒜半斤 姜半斤（三味捣烂，拧取汁） 定油二斤 黄丹十二两（飞过，炒） 朝脑一钱五分

【用法】将汁、油先入锅内，炼得烟尽，方下黄丹，熬至滴水成珠，温时再下朝脑、毛灰，搅匀。摊贴。

【主治】水泻痢疾；及跌打损伤疼痛。

雄黄膏

【来源】《良朋汇集》卷五。

【组成】蓖麻子八十一个（去壳） 巴豆仁四十九个 雄黄（末）五分 麝香三分

【用法】共捣为泥，用黄豆一点，贴于眉心，大人一炷香，小儿约半炷香，仰卧，香完为度。

【主治】红白痢疾，水泻。

【宜忌】忌生冷三日，孕妇勿贴。

加减清热导滞汤

【来源】《痘疹定论》卷三。

【组成】当归七分（不用尾） 白芍五分（生） 槟榔五分 厚朴五分（姜汁炒） 陈皮八分 枳壳五分（麸炒） 连翘三分（去心） 黄芩二分（酒炒） 黄连一分（酒炒） 山楂肉七分 广木香二

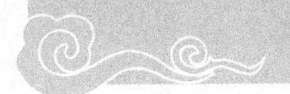

分（研末） 牛蒡子三分（炒，研） 甘草二分（生，去皮）（可加熟大黄七分）

【用法】生姜三片为引。

【主治】痘后痢疾。

【加减】赤痢或红白相杂，可加炒红花三分，炒桃仁五分，地榆五分；白痢，再加陈皮二分，芩、连俱不用。

调气养胃和中汤

【来源】《痘疹定论》卷三。

【组成】白术一钱（土炒） 人参三分（去芦） 白茯苓八分 陈皮八分 砂仁五分（炒研） 扁豆八分（炒研） 广木香三分（研末） 山药八分（炒） 建莲八分（去心） 甘草三分（炙去皮）

【用法】上加煨姜三片，陈老米三钱作引，水煎服。

【主治】痘后痢疾。

【加减】腹痛，加白芍五分（酒炒）。

二妙丸

【来源】《奇方类编》卷上。

【组成】生半夏一斤 好烧酒一斤

【用法】泡透，阴干为末，老米饭浓汁为丸，如绿豆大，朱砂为衣。每服六十丸，赤痢，清茶送下；白痢，姜汤送下；疟疾，白汤送下。

【主治】痢疾，疟疾。

白虎丹

【来源】《奇方类编》卷上。

【组成】生白矾一两 枯白矾一两

【用法】上为末，用艾叶熬汤，打面糊二两为丸，如黑豆大，雄黄为衣。每服大人五丸，小儿三丸，白滚汤送下。

【主治】水泻痢疾。

香参丸

【来源】《奇方类编》卷上。

【组成】木香四两 苦参六两（酒炒）

【用法】以甘草一斤，熬膏为丸，如梧桐子大。每服二钱，白痢，姜汤送下；红痢，茶送下。

【主治】红白痢。

姜连丸

【来源】《胎产秘书》卷上。

【组成】川连 白术 砂仁 阿胶 炮姜 川芎各一两 枳壳五钱（炒） 乳香三钱（另研）

【用法】上为末，加盐杨梅三枚，醋少许，打糯米糊为丸，如梧桐子大。每服四十丸，白痢，淡姜汤送下；赤痢，甘草汤送下；赤白痢，甘草生姜汤下。

【主治】妊娠下痢赤白。

【加减】赤痢，可加银花；白痢，腹痛可加青皮。

分利化滞汤

【来源】《幼科直言》卷四。

【组成】柴胡 薄荷 厚朴 陈皮 甘草 猪苓 枳壳 归尾 红花 黄芩 木香 山楂肉

【用法】水煎服。

【主治】痢疾初起，体壮滞多者。

石莲子汤

【来源】《幼科直言》卷四。

【组成】石莲肉 陈皮 甘草 白术（炒）、当归 川木瓜 白芍（炒） 白茯苓 白扁豆（炒）、丹皮

【用法】乌梅二枚为引。服此方，宜兼服香连丸。

【主治】久痢，元气虚弱，暑热在内，唇红作烦，而成噤口，水米不进者。

加味平胃散

【来源】《幼科直言》卷四。

【组成】苍术（制） 厚朴 陈皮 甘草 黄芩 车前子 山楂肉 泽泻 白芍（炒） 木香

【用法】水煎服。或兼服加味香连散。

【主治】小儿痢疾，兼泄泻腹痛，唇红作渴者。

加味四物汤

【来源】《幼科直言》卷四。

【组成】当归 川芎少许 熟地 白芍（炒）丹皮

【用法】水煎服。

【主治】小儿痢疾，暑伤血分，坠胀作渴，体虚。

加味地黄汤

【来源】《幼科直言》卷四。

【组成】熟地 山药 白茯苓 山萸肉 泽泻 丹皮 白芍（炒）五味子（少许）

【用法】水煎服。

【主治】小儿痢症日久，腰痛，因作坠努，有伤肝肾。

加味香连散

【来源】《幼科直言》卷四。

【组成】白术四两（米泔汤拌炒）黄芩三两 黄连一两（土炒）砂仁二两五钱 厚朴三两（炒）薄荷二两 白茯苓三两 白芍三两（酒炒）木香二两 陈皮二两 甘草二两 山楂肉四两 红花一两 扁豆三两（炒）柴胡二两 车前子三两 当归三两（隔纸烘干另磨，或晒干）

【用法】上为极细末。男妇大人每服二钱或三钱，三五岁者，每服一钱或二钱，乳孩每服五六分。一切痢疾，俱用白滚汤化下；水泻用生姜汤化下。此方药味平和，须宜多服，以愈为度。

【主治】痢疾初起，毒气深重，米谷汤水不能进，而成噤口者；并治一切红白痢疾。

加味逍遥散

【来源】《幼科直言》卷四。

【组成】白术（炒）白芍（炒）薄荷 陈皮 甘草 柴胡 白茯苓 当归 白扁豆（炒）砂仁 木香 黄芩

【用法】水煎服。

【主治】小儿痢疾体虚，不便行利导滞者。

芩连散

【来源】《幼科直言》卷四。

【组成】黄连 黄芩 红花 木香 当归 生地黄 泽泻 山楂肉 陈皮 甘草

【用法】水煎服。兼服香连丸并六一散。

【主治】痢疾，暑伤血分，下纯血者。

固真汤

【来源】《幼科直言》卷四。

【组成】人参 黄耆 白术（炒）白芍（炒）陈皮 甘草 归身 丹皮 五味子少许 山萸肉 补骨脂少许（盐水炒）

方中人参、黄耆、白术、白芍、陈皮、甘草、归身、丹皮、山萸肉用量原缺。

【用法】加大枣一个为引，水煎服。

【主治】小儿痢疾日久，面白作渴，津液枯干，肢体瘦弱，粪门不收，兼无股肉。

黄连解毒汤

【来源】《幼科直言》卷四。

【组成】木香 黄连 归尾 白芍（炒）红花 连翘 滑石 枳壳 陈皮 甘草

【用法】水煎服。

【主治】痢疾。便杂色滞冻，兼呕哕不食者，此症必危，乃暑毒深重之故。

香芩生化汤

【来源】《胎产心法》卷下。

【组成】川芎二钱 当归五钱 炙草五分 桃仁十粒（去皮尖）茯苓一钱 陈皮四分 木香一分

【用法】水煎服。

【主治】产后七日内患赤白痢。

【加减】如红痢腹痛，加砂仁三分；七日外，可加白芍、黄连、炒莲肉、制厚朴各五分。

加减黄芩汤

【来源】《麻科活人全书》卷三。

【组成】黄芩　黄连　当归　枳壳　槟榔　青皮　泽泻　山楂　槐花　白芍　甘草

【用法】灯心为引。

【主治】麻毒未清，变成赤白痢者。

【加减】原书治上证，是以本方去白芍、楂肉、甘草，加黑地榆、连翘、牛蒡子主之。

茱萸六一散

【来源】《麻科活人全书》卷三。

【组成】辰砂一钱　桂府　滑石（水飞过）六两　甘草四钱　吴茱萸一两

【用法】上为细末。清水调下。

【主治】湿热吞酸，白痢。

黄连葛根汤

【来源】《麻科活人全书》卷三。

【组成】黄连（酒炒）　葛根　升麻　甘草

【用法】水煎服。

【主治】麻后泄泻及便脓血者。

清六丸

【来源】《麻科活人全书》卷三。

【组成】辰砂一钱　桂府滑石（水飞过）六两　甘草一两　红曲五钱

【用法】上为细末，为丸服。

【主治】赤痢。

温六丸

【来源】《麻科活人全书》卷三。

【组成】辰砂益元散加干姜五钱

【用法】为细末。清水调下。

【主治】白痢。

一粒丹

【来源】《惠直堂方》卷一。

【组成】巴豆十粒　半夏十粒　丁香一钱　雄黄（醋煮，研）一钱　朱砂五分（为衣）　麝香五厘（为末）

【用法】酒糊为丸，如红豆大，朱砂为衣。以茶汁润脐纳药，上盖膏药良久。有积即行，无积则止。

【主治】痢疾，水泻，脾泄尤效。

马前散

【来源】《惠直堂方》卷一。

【组成】木鳖　母丁香各五个　麝香一分

【用法】上为末。米汤调作膏，纳脐中，以膏药贴上护住。

【主治】噤口痢。

太和丸

【来源】《惠直堂方》卷一。

【组成】红丹二两（飞净）　杏仁一百粒（去皮尖）　巴豆仁四十粒（去衣油）　乳香（去油）　没药（去油）各二钱

【用法】上药各为细末，黄蜡一两二钱化开，搅药末为丸，如绿豆大。每服十五丸，红痢、甘草汤送下；红白痢，甘草姜汤送下；白痢，姜汤送下；里急后重，白汤送下；水泻，米汤送下。

【主治】痢疾，泄泻。

【宜忌】如人小或虚弱，须减少用。孕妇忌服。

水仙散

【来源】《惠直堂方》卷一。

【组成】五谷虫（洗净，瓦焙干）

【用法】上为末。每服二钱或一钱，米汤调下。

【主治】噤口痢。

如意丹

【来源】《惠直堂方》卷一。

【组成】苍术（米泔浸一宿，晒）十二两　厚朴（姜汁炒）十二两　甘草（去皮）八两　木通（去皮）八两　莪术（醋炒）六两　陈皮十二两　三棱（去毛）六两　枳壳（去瓤）十两

【用法】上为细末，将三年陈晚米一斗，巴豆四百九十粒同炒至黄色，拣去巴豆，碾米为末，

同前药水泛为丸，如梧桐子大。小儿一岁服一分，至十五岁服二钱五分，十六岁以上服三钱，不能服丸者，可研化服。肚腹痛，枳壳汤送下；食伤气滞腹痛，砂仁汤送下；隔食风寒，胸膈饱满，头痛发热，生姜葱头汤送下；心腹时常作痛，或大便不实，嗳气吞酸作胀，水泻及白痢，生姜汤送下；红痢，甘草汤送下；红白痢，甘草生姜汤送下；痞积气块作痛，生姜汤送下；停食，槟榔汤送下；逆气上升噎满，生姜汤送下；气塞痛，陈皮汤送下；其余诸病，俱滚汤送下。

【主治】伤食气滞腹痛，隔食风寒，胸膈饱满，头痛发热，大便不实，或水泻，痢疾，嗳气吞酸噎满，痞积气块作痛等。

【宜忌】孕妇忌用。

旱莲膏

【来源】《惠直堂方》卷一。

【组成】旱莲草二十斤

【用法】捣汁滤过，沙锅内熬成膏，入蜜少许收贮，早、晚水、酒任下二三钱。

【功用】乌须黑发，益肾，止吐血泻血，通小肠，明目固齿，滋阴补血。

【主治】痔病，血痢。

【加减】虚寒者，加生姜汁少许同煮。

利生丸

【来源】《惠直堂方》卷一。

【组成】茅苍术 乌药（二味俱米泔浸一宿，晒干）香附（一半童便浸，炒，一半米醋浸，炒）藿香 纯苏叶 厚朴（姜汁炒）陈皮 青皮（醋炒）赤芍（酒炒）砂仁（去壳）小茴（微炒）木香 草果（面裹，煨，去壳）各二两 川芎（微炒）归身（微炒）黄芩（微炒）枳壳（麸炒）白茯苓 木通 鸡心槟榔各一两 粉甘草五钱

【用法】上药日晒干为末，陈早米糊为丸，每重一钱五分，亦须晒干，每丸九分。每服一丸，心痛，灯心二分，生姜一片，煎汤送下；肚痛，生姜一片捣碎，入炒盐三分，开水冲服；胸腹膨胀，生姜皮五分，大腹皮一钱，煎汤送下；疟疾发日，

用桃脑七个、生姜一片，煎汤送下；风痰喘嗽，苏叶、薄荷汤送下；赤痢，白蜜二钱，米汤调下；白痢，红糖二钱、生姜汁一匙，同米汤调下；疝气，小茴川楝汤送下；隔食呕酸，小儿痞积，生姜汤送下；血崩，恶露不净，当归一钱，煎汤送下；身面黄胖，湿痰流注，无名肿毒，俱陈酒送下。

【功用】《全国中药成药处方集》（沈阳方）：调气止痛，利湿祛痰。

【主治】心腹胀痛，风痰喘嗽，膈食呕酸，赤白痢疾，疟疾，身面黄胖，湿痰流注，无名肿毒，疝气，妇人血崩，恶露不净，小儿痞积。

【宜忌】

1.《惠直堂方》：上药不可烘，不可见火。

2.《全国中药成药处方集》（沈阳方）：忌生、冷、硬物。

忍冬散

【来源】《惠直堂方》卷一。

【组成】金银花五钱

【用法】上药入铜锅内，焙枯存性。红痢，以白蜜水调服；白痢，以沙糖水调服。一服即愈，否则亦必渐出黑粪，次日霍然。

【主治】痢疾。

金华散

【来源】《惠直堂方》卷一。

【组成】椿白皮一两（须臭气者，去粗皮，取向东南者）松花三钱

【用法】上为末。红痢，蜜调；白痢，沙糖调；红白痢，蜜糖兼调，每服三钱，空心滚水调下。

【主治】红白痢。

【宜忌】忌厚味。

封脐丹

【来源】《惠直堂方》卷一。

【组成】丁香七个 肉果一个 牙皂二两（去筋）大倍子一个（炒）麝香五厘

【用法】上为末，醋调为丸，如绿豆大。入脐，外

贴膏药。

【主治】痢疾水泻，并妇人白带。

封脐膏

【来源】《惠直堂方》卷一。

【组成】大黄　黄芩　黄柏　枳实各一两　槟榔八钱　黑白牵牛各三钱　当归　槐花各五钱　地榆一两　木香三钱（后入）　生姜　麻油八两　黄丹四两

方中生姜用量原缺。

【用法】上药熬成膏。白多者，先用生姜三片，茶叶一钱，红糖三钱煎服；赤多者，或口噤者，用川连一钱，地榆一钱，茶叶八分煎服；后以膏药摊贴脐上。

【主治】痢疾。

【宜忌】忌油腻、酒浆、烟、面、荤腥。

药　梅

【来源】《惠直堂方》卷一。

【组成】青梅一斗　砂仁四两　甘草四两　川木通八两　紫苏四两　黄芩八两　防风八两

【用法】好烧酒一斗，将药与青梅拌匀，浸酒一月。每用青梅二三枚。

【主治】痢疾。

姜葱饮

【来源】《惠直堂方》卷一。

【组成】凤尾草连根一大握　老米一勺　生姜三片　葱白三根（连须）

【用法】上以水三大碗，煎至一碗，去滓，入烧酒一小杯，蜜三茶匙，乘热服一小杯，移时再服一杯，一日服尽为度。

【主治】久近红白痢。

菩提丸

【来源】《惠直堂方》卷一。

【组成】前胡　薄荷　苍术　厚朴　枳壳　香附　黄芩　砂仁　木香　槟榔　神曲　麦芽　山楂　陈皮　甘草　白芍　藿香　紫苏　羌活　半夏各等分

【用法】用薄荷煎汤，拌各药匀，晒干为末，蜜为丸，如弹子大。每服一丸，小儿量减。瘟疫时病感寒，姜汤送下；疟疾，姜汤送下；暑症，香薷汤送下；伤风咳嗽，百部三钱煎汤入姜汁送下；赤白痢，车前子汤送下；水泻，姜茶汤送下；霍乱吐泻，胡椒四十九粒，绿豆四十九粒煎汤送下；心腹痛，姜汤送下。

【主治】瘟疫时病，疟疾，暑症，伤风咳嗽，赤白痢，水泻，霍乱，心腹痛。

淳于丸

【来源】《惠直堂方》卷一。

【组成】大黄八两　白芍四两　车前子四两　萝卜子八两

【用法】俱生用，为末，水打为丸。每服三钱，滚水送下；虚弱及老人，人参一分煎汤送下。

【主治】痢疾。

椿皮丸

【来源】《惠直堂方》卷一。

【组成】白臭椿根皮　红香椿根皮（俱要在土内者方可用。去土净刮去粗皮，微焙，为末）

【用法】上药清米汤打丸，如芥子大。每服三钱，以清米汤分四五次徐徐送下。

【主治】下痢危笃，或色如羊肝者。

五香夺命丹

【来源】《惠直堂方》卷二。

【组成】沉香　木香　丁香　乳香　没药（各去油）　荜茇　牙皂　巴豆（去壳衣，捣烂，纸包压去油）各一钱

【用法】生甘草五分煎汤，打神曲糊为丸，如粟米大。每服七丸，或五丸三丸，量人虚实大小，俱用冷水或温开水送下。

【主治】急慢心痛，绞肠痧症，酒疾冷病，小儿夹食伤寒，泻痢积聚，妇人血块，食痞噎食。

化滞汤

【来源】《医略六书》卷二十五。

【组成】槟榔钱半　厚朴钱半（制）　黄连钱半　黄芩钱半　白芍钱半（炒）　木香钱半　当归二钱　青皮钱半（炒）　滑石三钱　甘草五分

【用法】水煎，去滓温服。

【功用】化滞清热。

【主治】气滞痢，后重窘迫，脉数沉涩者。

【方论】气滞于中，湿热不化，不能运化精微，故白痢窘迫，后重不除焉。槟榔破滞气以攻积，厚朴宽中州以化滞，黄连清火燥湿，黄芩清热宽肠，木香调中气，青皮破滞气，白芍收痢亡之阴，当归养已耗之血，甘草缓中和药，滑石通利湿热也。使湿热清化则肠胃清和而传化有权，后重无不除，何白痢窘迫不痊哉！此化滞清热之剂，为气滞痢后重窘迫之专方。

调中养荣汤

【来源】《医略六书》卷二十八。

【组成】生地四钱　人参一钱半　山药（炒）三钱　茯苓二钱　白芍（炒）一钱半　葛根一钱半　当归三钱　藿香一钱半　木香八分　炙甘草五分

【用法】水煎去滓，温服。

【主治】孕妇赤白痢，脉虚浮数者。

【方论】妊娠气血两亏，冒暑热而肠胃有伤，不能敷化精微，传送糟粕，故下痢赤白，胎孕不安。生地滋阴凉血，以退暑热；人参补气扶元，以固胎息；当归养血荣经，白芍敛阴止血，茯苓渗湿和脾，山药补脾益阴，葛根升阳气以散热，藿香快胃气以祛暑，木香调气醒脾胃，炙草益胃缓中气也。水煎温服，使血气内充，则暑热外解而胃气调和，肠府完复，何赤白下痢不瘳者？胎孕无不安矣。

必效散

【来源】《医略六书》卷三十。

【组成】麦冬三两（去心，糯米拌蒸）　乌梅肉五两

【用法】上为散。每服五钱，米饮下。

【主治】痢后大渴，脉虚数者。

【方论】产妇痢后亡阴，津液枯涸不能上敷而大渴引饮，难以稍忍焉。麦冬生津润液燥，以滋金水之上流，乌梅敛液收津，以固津液之下亡。为散，米饮下，务使胃气调和，则津液上敷而大渴自解，何引饮不已之有哉。

清中汤

【来源】《医略六书》卷三十。

【组成】黄连一钱半　茅术一钱半（炒）　黄柏一钱半　于术一钱半（炒）　黄芩一钱半　泽泻一钱半　神曲三钱　木香一钱半　葛根一钱半

【用法】水煎，去渣温服。

【主治】膏粱积热痢，脉缓数者。

【方论】产后素享膏粱，纵恣口腹，故热积肠胃，腹痛而下痢黄白焉。黄连清心脾之火，黄芩清肺肠之火，黄柏清肾膀之火，茅术燥肠胃之湿，泽泻通利膀胱，神曲消化积滞，于术壮胃健脾，木香醒脾开胃，葛根分解阳明之湿热也。水煎，温服，使积热消化，则脾气内强而胃气亦化，积滞无不一空，何腹痛不退，下痢不痊乎？

黄芩芍药汤

【来源】《种痘新书》卷十一。

【组成】黄芩（炒）　赤芍　升麻各一钱　甘草　生地　木通　枳壳　归尾各一钱五分　川连八分　人参六分　酒大黄

方中酒大黄用量原缺。

【主治】麻症，实热滞于大肠，欲泄不泄，里急后重，时时欲出，滞而不下。

大黄黄连汤

【来源】《医宗金鉴》卷四十二。

【别名】大黄黄连酒（《治痢南针》）。

【组成】大黄　黄连

【用法】好酒煎服。

【主治】痢疾里热盛，上冲心作呕，噤口者。

参连开噤汤

【来源】《医宗金鉴》卷四十二。

【组成】人参　黄连　石莲子

【用法】煎汤，徐徐服之。下咽即好，外以贴脐王瓜藤散。

【主治】噤口痢，不堪下者。

香连和胃汤

【来源】《医宗金鉴》卷四十二。

【组成】黄芩　芍药　木香　黄连　甘草　陈皮　白术　缩砂　当归

【功用】调气血。

【主治】痢疾攻后病势大减者。

【加减】赤痢下血多虚者，加炒椿根白皮、炒地榆；白痢日久气虚者，加人参、茯苓、炒干姜。

香连导滞汤

【来源】《医宗金鉴》卷五十二。

【组成】青皮（炒）　陈皮　厚朴（姜炒）　川黄连（姜炒）　生甘草　山楂　神曲（炒）　木香（煨）　槟榔　大黄

【用法】灯心为引，水煎服。

【主治】小儿肠胃积热凝滞，因致疳疾，日久下痢，或赤或白，腹痛窘急。

参连开噤散

【来源】《医宗金鉴》卷五十三。

【组成】人参　川连（姜炒）　莲子肉各等分

【用法】上为细末。米饮调下。

【主治】噤口痢。火毒冲胃，脉大身热，不能饮食，舌赤唇红，惟喜饮冷。

加味四物汤

【来源】《医宗金鉴》卷五十八。

【组成】川芎　当归　生地　黄芩（酒炒）　川连（酒炒）　木香　白芍（炒）

【用法】水煎服。

【功用】清热除湿，调理气血。

【主治】湿热郁于肠胃，致伤气血，痘疮未愈而患赤痢，痘滞黯无色。

参香丸

【来源】《绛囊撮要》。

【组成】苦参六钱　木香四钱（忌火）　甘草五钱

【用法】上为末，饭为丸，重一钱。红痢，甘草汤送下；白痢，姜汤送下；红白痢，米汤送下；噤口痢，砂仁莲肉汤送下；水泻，猪苓泽泻汤送下。

【主治】红白痢。

加味四物汤

【来源】《幼幼集成》卷三。

【组成】当归身　正川芎　杭白芍　怀生地　白云苓　正雅连　南木香各等分

【用法】水煎，空心热服。

【主治】小儿先水泻而变痢者。

鸦胆丸

【来源】《医碥》卷七。

【组成】鸦胆（去壳，捶去皮）一钱　文蛤（醋炒）　枯矾　川连（炒）各三分

【用法】面糊为丸，如绿豆大，朱砂为衣。每服十一二丸，盐梅皮或圆眼干肉或芭蕉子肉包吞，立止。

【主治】痢初起，邪实腹痛，去积滞不愈者。

鸦胆丸

【来源】《医碥》卷七。

【组成】鸦胆霜　黄丹各一钱　木香二分

【用法】面糊为丸，亦可乌梅肉为丸，如绿豆大，朱砂为衣。每服十一二丸，盐梅皮或圆眼干肉或芭蕉子肉包吞，立止。

【主治】痢初起，邪实腹痛，去积滞不愈者。

止久泻丸

【来源】《种福堂公选良方》卷二。

【组成】黄丹（飞过） 枯矾 黄蜡各一两 石榴皮八钱（炒）

【用法】将蜡熔化小铜勺内，再以丹、矾二味细末投入，乘热为丸，如豆大。每服五丸。红痢，空心清茶送下；白痢，空心姜汤送下。

【主治】一切久泻、久痢。

桂扁猪脏饮

【来源】方出《种福堂公选良方》卷二，名见《医学实在易》卷七。

【组成】雄猪大脏一条（洗净） 桂圆肉二两 新鲜扁豆花四两

【用法】将后二味同打烂，用白糯米拌和，装入脏内，两头扎住，砂锅内烧烂，忌见铁器。然后将人中白炙脆，研末蘸吃，或酱油蘸吃亦可，不论吃粥、吃饭、空口皆可吃。吃四五条即愈。

【主治】大便下脓血，日夜数次，数年久病。

桂枝苁蓉汤

【来源】《四圣心源》卷六。

【组成】甘草一钱 桂枝三钱 芍药三钱 丹皮三钱 茯苓三钱 泽泻三钱 橘皮三钱 肉苁蓉三钱

【用法】水煎大半杯，温服。

【主治】肝脾湿陷，脂血郁腐之痢疾。

【加减】湿寒，加干姜；湿热，加黄芩；后重，加升麻。

【方论】肝脾湿陷，脂血郁腐，法当燥湿疏木，而以苁蓉滋肝滑肠，尽行腐瘀为善；若结涩难下，须用重剂苁蓉，荡涤陈宿，使滞开痢止，然后调其肝脾。

香连丸

【来源】《活人方》卷三。

【组成】川黄连二两五钱（用吴茱萸一两三钱，同煮汁干，去吴萸用连，切片，焙干） 白芍药（醋

炒）一两 黄芩（炒）五钱 当归（酒焙）七钱五分 地榆（醋炒）五钱 广木香五钱 乌梅肉（炙）二钱五分 陈神曲（炒黄为末，一两二钱）

【用法】上为细末，即以神曲调糊为丸，如麻子大。早晨空心吞服一钱五分，病久及年老者以参汤送下。

【主治】男、妇、小儿之痢，表里俱清之后，里急后重，肚腹仍痛，所去血积或鲜或黑，及滞下而不痛，久不能愈者。

香连固本丸

【来源】《活人方》卷三。

【组成】白术四两 人参二两五钱 肉果二两 粟壳一两五钱 诃子肉一两五钱 肉桂一两 附子一两 黄连（吴茱萸汁煮干）一两 白芍（醋炒）一两

【用法】醋调神曲为丸，如绿豆大。每服二三钱，空心参汤或米汤送下。

【功用】温中益气，固本培元。

【主治】久痢真气脱，血液枯，湿热之余毒不尽，随肝脾之气虚陷，而肾气不能固，或积或水或粪，不时滑泄无度，甚至脾胃虚寒，饮食不进，即进而难消，四肢厥冷而呃逆不已。

香连健脾丸

【来源】《活人方》卷三。

【组成】乌梅炭十六两 生姜（干）五两 制半夏五两 麦芽粉二两五钱 神曲二两五钱 山楂二两五钱 槟榔一两 三棱七钱 蓬术七钱 青皮七钱 陈皮八分 枳壳八分 木香八分

【用法】水叠为丸。每服一二钱或二三钱，空心米汤吞下。

【功用】补益脾胃，消湿热积滞。

【主治】休息痢，脾胃虚弱，不能营运，犹有积滞不清，绵远难愈；酒积腹痛而泄泻者。

香连丸

【来源】《活人方》卷四。

【组成】川黄连二两五钱（用吴茱萸一两三钱同

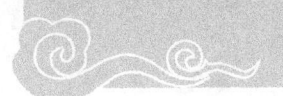

煮汁干，去茱萸用连，切片，焙干用）　白芍药
（醋润一宿，晒极干，炒黄色）一两　广木香五
钱　陈神曲（炒黄，为细末）一两二钱

【用法】上以前三味为细末，即用神曲调糊为丸，
如麻子大。早晨空心米汤吞服一钱五分。

【功用】清火顺气。

【主治】白痢，里急后重。

【加减】肝泄者，脉必浮弦或沉弦，加防风一钱五
分，柴胡一钱，升麻、川芎各五分，以升阳益气，
兼服四神丸。

三仙饮

【来源】《仙拈集》卷一。

【组成】沙糖　生姜各四两　乌梅十五个（去核）

【用法】共捣汁。以滚汤调匀，频服。

【主治】噤口痢；兼治反胃。

三神汁

【来源】《仙拈集》卷一引《摘要》。

【组成】萝卜汁　沙糖　蜜各一盏

【用法】饭上蒸熟，灌下。

【主治】噤口痢。

丹矾丸

【来源】《仙拈集》卷一。

【组成】黄丹一两　枯矾二两

【用法】以铜杓熔黄蜡一两，入丹、矾末，乘热为
丸，如豆大。每服二丸，空心白汤送下。

【主治】久痢，诸药不效。

生生丹

【来源】《仙拈集》卷一。

【组成】生白矾　枯白矾各一两

【用法】上为末。用艾叶熬汤，打面糊二两为丸，
雄黄为衣，如黑豆大。大人五丸，小儿三丸。赤
痢，甘草汤下；白痢，姜汤下；泄泻，米汤下；
疟疾，桃枝汤下。

【主治】水泻，痢疾，疟疾。

虫糖散

【来源】《仙拈集》卷一。

【组成】五谷虫（炒黄，为末）　黑糖

【用法】拌匀，新汲水送下，先以金蟾捣膏，贴
脐，引热下行。

【主治】噤口痢。

查糖散

【来源】《仙拈集》卷一。

【组成】山查（炒黑）

【用法】上为细末。每服三钱，调沙糖五钱，滚汤
调匀食之。

【主治】水泻不止，红白痢疾，霍乱吐泻。

姜茶煎

【来源】《仙拈集》卷一。

【组成】生姜　红糖各三钱　细茶二钱　核桃仁五
个（一方加砂仁）

【用法】水二碗，煎八分服。

【主治】泻痢。

逐瘀煎

【来源】《仙拈集》（三槐堂本）卷一引程氏方。

【别名】散瘀煎（原书大文堂本）。

【组成】当归　白芍各三钱　青皮　槟榔　黄
芩　黄连　大黄　木香各一钱　桂心　甘草各五分

【用法】加生姜三片，水煎服。小儿减半。

【主治】痢疾垂危。

【宜忌】忌生冷、油腻、腥荤。

清痢汤

【来源】《仙拈集》卷一。

【组成】车前（炒，研）二钱　槟榔　厚朴　山
楂　陈皮　泽泻　枳实　滑石　甘草各一钱　神
曲三钱　木香六分（待药煎成磨入）

【用法】上加灯心一撮，水煎服。

【主治】痢疾，不拘红白、久近。

槐花丸

【来源】《仙拈集》卷二。

【组成】槐花（炒焦） 元胡（炒） 地榆（焙） 乌梅肉各一两

【用法】上为末，面糊为丸，如绿豆大。每服二十丸，黄酒送下；红痢，蜜汤送下；白痢，沙糖汤送下。

【主治】肠风下血，红白痢疾。

姜鸡蛋

【来源】《仙拈集》卷三。

【组成】鸡蛋一个

【用法】煮二三沸，取起，去白用黄，研碎。以生姜汁半钟和匀服之。

【主治】小儿痢疾。

【宜忌】不宜吃茶。

黑灵散

【来源】《仙拈集》卷三。

【组成】败鳖甲一个（以米醋炙数次酥透）

【用法】上为末。米饮调下。

【主治】妇人胎前、产后痢疾。

蜜萝卜

【来源】《仙拈集》卷三。

【组成】白萝卜（取汁） 蜜各等分

【用法】上药和匀。每服三匙。立效。

【主治】赤白痢。

回生至宝丹

【来源】《仙拈集》卷四。

【组成】胆星 雄黄 琥珀 朱砂 冰片 全蝎各二钱 巴豆霜一钱 麝香二分

【用法】上为细末，神曲糊为丸，如黍米大。大人用一分，小儿论大小，三四厘以至七八厘。感冒风寒，生姜汤送下；瘟疫，新汲水送下，中风不语，生姜汤送下；霍乱吐泻、绞肠痧，生姜汤送下；中暑，水送下；大小便不利，灯心汤送下；红痢，茶送下；食积，麦芽汤送下；风痰头眩，生姜汤送下；妇人血崩及月水不止，京墨磨童便送下。

【主治】感冒风寒，瘟疫，中风不语，霍乱吐泻，绞肠痧，中暑，大小便不利，红痢，食积，风痰头眩，妇人血崩及月水不止。

【宜忌】孕妇忌服。

黄金汤

【来源】《杂症会心录》卷上。

【组成】黄土五钱 扁豆四钱（炒） 谷芽二钱（炒） 茯苓一钱 黑豆三钱 甘草八分 白芍一钱五分（炒） 生姜三片 金银花三钱 五谷虫二钱（炒，研） 扁豆花十枚

【用法】水二钟，煎八分，不拘时服。

【功用】解疫毒，救胃气。

【主治】痢疾。

【方论】《证因方论集要》：黑豆、银花解毒；甘草、白芍理太阴腹痛，茯苓、扁豆醒脾开胃；谷芽消滞和中；扁豆花清暑；黄土治泄痢冷热赤白，腹内热毒绞痛；五谷虫止毒痢，且藉其秽以入大肠；生姜畅胃口而下食；是方寓平淡于神奇矣。

【加减】体实受邪者，加黄连一味。

立效丹

【来源】《方症会要》卷二。

【组成】黄连五钱 槟榔 巴豆 木香各一钱 淡豉一两

【用法】上为末，水为丸，如小豆大，朱砂为衣。强人服下十五丸，弱人十丸。

【主治】痢疾初发。

加味香连丸

【来源】《方症会要》卷二。

【组成】黄连十两（吴萸、酒炒） 木香（不见火）二两 槟榔二两 枳壳一两 陈皮一两

【用法】上为末，醋糊为丸服。

【主治】痢疾。

纳脐膏

【来源】《方症会要》卷二。

【组成】田螺　麝香少许

【用法】田螺捣烂，加麝香，纳脐中。

【功用】引火上行。

【主治】痢疾初发。

茶煎汤

【来源】《方症会要》卷二。

【组成】细茶　生姜

【用法】治赤痢，细茶四钱，生姜二钱；治白痢，细茶二钱，生姜四钱。

【主治】赤痢、白痢。

痢疾丸

【来源】《蕙怡堂方》卷一。

【组成】鸦片（净）一两　鸦胆三钱五分（剥净肉，去油）　人参三钱五分　白石榴皮（烧灰存性）二钱五分　沉香一钱　枯矾五分

【用法】上共研细末和匀，用陈米一两，以荷叶包蒸极熟，去荷叶，用饭捣药为丸，每丸重二三厘。如新起者，每服三丸；半月后者，每服一丸；红色，用蜜冲滚水送下；白色者，用洋糖冲开水送下；红白兼有，用蜜、白糖各一钱，冷水一茶匙和匀，滚水冲下。

【主治】痢疾。

【宜忌】忌鱼腥、茶七日；孕妇忌服。

宁和堂暖脐膏

【来源】《串雅内编》卷一。

【组成】香油一升（或麻油）　生姜一斤（切片）　黄丹（飞过）半斤

【用法】熬膏。摊布贴脐上。

【主治】水泻、白痢。

【宜忌】孕妇忌贴。

断痢丸

【来源】《串雅内编》卷一。

【组成】木鳖仁六个（研泥，分作两份）　面烧饼一个（切作两半）

【用法】只用半饼，作一窍，纳药在内，乘热覆在病人脐上，一时再换半个热饼。其痢即止，遂思饮食。

【主治】痢疾。

金线顶

【来源】《串雅内编》卷三。

【组成】金线重楼（俗名金线吊虾蟆。采得去外黑皮，用石打碎，勿犯铁器，晒干）

【用法】上为末，瓷瓶收贮备用。风痰结胸，每服一钱，阴阳水和服，吐痰即愈；伤食成疟，每服一钱，临发时空心开水和服，噤口痢，每服一钱，温凉水和服。

本方代瓜蒂最妙。

【主治】疟疾、痢疾，一切宜吐痰涎之症。

黑盐顶

【来源】《串雅内编》卷三。

【组成】盐一升（纳粗瓷瓶中，将泥头筑实，先以糠火围烧，渐加炭火候烧透赤色，盐如水汁即去火，待凝，将瓶敲破取出用）　豆豉一升（熬煎）　桃仁一两（和麸炒）　熟巴豆二两（去心膜及壳，隔纸炒令油出，须生熟得中，焦则少力，生又损人）

【用法】上捣匀，入蜜为丸，如梧桐子大。每服三丸，须平旦时服最好。患时气，用豉汁及茶送下；患心痛，酒送下，入口便止；患血痢，米饮下，初变水痢后即止；患疟，茶饮下；患骨蒸，蜜汤下。凡服药后吐利，勿以为怪，吐利若多，服黄连汁止之。或遇耐药人服药不动者，更服一二丸。其药腊月合之，用瓷瓶封固，勿令泄气。

【主治】时气，心痛，血痢，疟疾，骨蒸。

【宜忌】服药后须忌口二三日；小儿、女子忌服。

药 梅

【来源】《串雅外编》卷三。

【组成】木香 木通 黄芩 紫苏 砂仁 薄荷各一斤 青梅十斤 火酒十斤

【用法】端午日入瓶内封固，一月可用，只吃两个即愈。

【主治】痢疾。

化积止痢汤

【来源】《疡医大全》卷三十三。

【组成】神曲 广木香 槟榔 黄连 砂仁 麦芽

【用法】水煎服。

【功用】化积滞，止痢。

【主治】痘后久痢不止。

黄连汤

【来源】《盘珠集》卷下。

【组成】川连 侧柏 当归 香附（炒） 阿胶

【用法】为末。米饮下。

【主治】痢疾，赤白脓血不止。

太乙紫金锭

【来源】《同寿录》卷一。

【别名】玉枢丹。

【组成】红芽大戟三两五钱 千金子（去油，净霜）二两四钱 草河车三两二钱（净粉） 朱砂（飞净）四两 腰面雄黄四两 毛慈姑（去皮净，切片）四两 五倍子三两五钱（又名文蛤） 麝香（净肉）三钱

【用法】上各为细末，加冰片二钱，同研极细粉，用小汤圆捣烂和匀，印锭。山岚瘴气，暑行触秽，及空心感触秽恶，用少许噙嚼，则邪毒不侵；绞肠腹痛，霍乱吐泻，姜汤磨服；中风卒倒，不省人事，痰涎壅盛，牙关紧急，姜汤磨服；咽闭喉风，薄荷汤磨服；膨胀噎膈，麦芽汤磨服；中蛊毒及诸药毒，饮食河豚、恶菌、死畜等肉，滚水磨服，得吐利即解；痈疽发背，无名疔肿，一切恶毒、恶疮，无灰酒磨服取汗，再用凉水磨涂患处；一切疟，温酒磨服；一切蛇、蝎、疯犬并毒虫所伤，无灰酒磨服，再用凉水磨敷患处；中阴阳二毒，狂言烦闷，躁乱不宁，凉水磨服；白痢，姜汤磨服；赤痢，凉水磨服；小儿痰涎壅盛，急慢惊风，薄荷汤磨服；常佩在身，能祛邪辟秽。

【功用】祛邪辟秽。

【主治】瘴疟暑恶，霍乱腹痛，中风痰盛，喉闭噎膈，无名疔肿，赤白下痢，小儿惊风等。

【宜忌】痈疽已溃及孕妇忌服。

雄黄丸

【来源】《兰台轨范》卷四。

【组成】雄黄

【用法】上为细末，蒸饼和药。甘草煎汤送服。

【主治】暑毒痢。

三神丸

【来源】《临证指南医案》卷七。

【组成】五味子 补骨脂 肉果

【用法】本方改为汤剂，名三神汤（见《镐京直指医方》）。

【功用】《温病条辨》：温补肾阳，收涩止痢。

【主治】痢久伤肾阴，下焦坎阳亦衰，八脉不固，肠腻自滑而下，纳谷运迟。

暖肚封脐膏

【来源】《本草纲目拾遗》卷二引《周氏家宝》。

【组成】韭菜子 蛇床子 大附子各一两 肉桂一两 川椒三两 倭硫黄一两 麝香三分 独蒜一枚

【用法】麻油三斤，入粗药浸半月，熬至枯色，去滓，再熬至滴水成珠，加黄丹十二两，再熬俟冷，加细药听用。

【功用】夏天贴之，秋后不生痢疾。

【宜忌】孕妇忌贴。

至圣丹

【来源】《本草纲目拾遗》卷五。

【组成】鸦胆子

【用法】用小铁鎚轻敲其壳，壳破肉出，其大如米，敲碎者不用，专取全仁用之。三五岁儿二十余粒，十余岁者三十多粒，大人则四十九粒，取大圆肉包之，小儿一包三粒，大人一包七粒，紧包，空腹吞下，以饭食压之，使其下行。

【主治】冷痢久泻，百方无验者。

【宜忌】服时忌荤酒三日，戒鸭肉一月。

【方论】虚人冷积致痢，其积日久，渐至下坠，竟至大肠下口直肠上口交界之处，有小曲折隐匿于此，为肠秽最深之处，药所不到之地。证则乍轻乍重，或愈或发，便则乍红乍白，或硬或溏，总无一定，任是神丹，分毫无济，盖积不在腹内，而在大肠之下，诸药至此，性力已过，尽成粃糠，安能去此沉匿之积？所以冷痢，有至三五年十数年不愈者，由此故也。古方用巴豆为丸下之者，第恐久病人虚，未敢轻用；今以至捷至稳鸦胆子一味治之，更藉此圆肉包裹，可以直至大肠之下也。

清脏解毒汤

【来源】《家庭治病新书》引《医疗药方规矩》。

【组成】黄连八分 黄芩 木通 海金沙 枳壳 莪术各一钱 柏子仁 焦栀子 车前子各二钱 大黄一钱

【用法】水煎服。

【主治】热极下痢者。

四物地榆汤

【来源】《杂病源流犀烛》卷十五。

【组成】川芎 当归 白芍 地榆

【主治】痢疾，伤血分。

茜根丸

【来源】《杂病源流犀烛》卷十五。

【组成】茜根 犀角 丹皮 当归 黑地榆 黄连 枳壳 白芍各等分

【用法】上为末，醋糊丸。

【主治】蛊疰痢。

木馒头散

【来源】《杂病源流犀烛》卷十七。

【组成】木馒头（烧存性） 棕灰 乌梅肉 炙甘草各等分

【用法】上为末。每服二钱，水一盏，煎服。

【主治】风邪入脏，或食毒积热，大便鲜血，疼痛肛出，或久患酒痢者。

芩芍汤

【来源】《痢症纂要》卷九。

【组成】黄芩 白芍各二钱 甘草一钱

【用法】水煎，温服。

【主治】热痢。

【加减】腹痛甚者，加肉桂；脓血稠粘者，加当归、黄连各五六分。

阿胶驻车丸

【来源】《痢症纂要》卷九。

【组成】阿胶三两 黄连三两 当归一两 干姜一两 木香一两 黄芩一两 龙骨（醋煅，水飞）一两 赤石脂一两 厚朴（姜炒）五钱

【用法】米饮为丸，如梧桐子大。每服三十丸，昼夜各一钱，米饮送下。

【主治】冷热不调，伤犯三阴，腹痛下脓血。

奇效香薷丸

【来源】《痢症纂要》卷九。

【组成】香薷三两 茯苓一两五钱 广橘皮二两 白扁豆（略炒）二两 甘草（炙）五钱 藿香梗二两 厚朴（姜汁炒）一两五钱 宣木瓜二两 苍术（茅山者）二两 山楂肉（净炒）二两 真吴曲（煨）一两五钱 槟榔一两二钱 麦芽（炒）一两二钱 枳壳（炒）一两二钱 前胡一两 光泽泻（盐水炒）一两

【用法】上为细末，炼蜜为丸，如龙眼大，晒干，入新瓦器收贮。临用研碎，滚白水调下。

【主治】暑热及兼疫之痢。又治形寒饮冷，霍乱吐泻，呕哕恶心，吞吐酸水，腹痛膈胀，及小儿呕

泄，痰食积热。

首乌汤

【来源】《痢疟纂要》卷九。

【组成】何首乌五钱　郁李仁一钱半　当归一钱半　火麻仁二钱　枳实七八分

【主治】痢不应攻下而后重秘迫难支者。

葱豉益元散

【来源】《痢疟纂要》卷九。

【组成】葱白三寸　豆豉三十枚

【用法】煎汤调益元散二三钱服。

【主治】暑热兼挟感邪之痢。

羊脂粥

【来源】《痢疟纂要》卷十。

【组成】羊脂　阿胶　白蜡　蜂蜜

【用法】和黍米煮粥。空腹服之。

【主治】休息久痢。

东风散

【来源】《痢疟纂要》卷十一。

【组成】苍术　地榆　当归　赤芍　黄芩　甘草　丹皮　红花　枳壳　槟榔　楂肉　厚朴　青皮各一钱

【用法】艾叶为引。

【主治】痢疾初起。

不二散

【来源】《痢疟纂要》卷十二。

【组成】常山　槟榔　贝母各八钱

【用法】水姜煎，露一宿。五更时温服。

【主治】疟痢兼患，痢减而疟甚者。

六物汤

【来源】《医级》卷八。

【组成】当归　熟地　川芎　白芍　肉桂　黄耆（炙）

【主治】气血不足，寒滞食减；或阴虚气陷，腹痛滞下；及妇人胞宫虚冷，带浊崩堕，难产经闭；及疝瘕瘀蓄，疮疡。

【加减】胃寒呕恶，加干姜；水道不利，加茯苓、泽泻、猪苓；气滞、气逆，加香附、木香、丁香、砂仁、乌药；阴虚疝痛，加楝实、吴萸、茴香；瘀蓄胀痛，经闭不行，去黄耆，加红花、桃仁、茜草、牛膝、益母；疮痘虚寒或表寒闭滞，加麻黄、细辛、紫苏、羌、防之类。

地榆散

【来源】《医级》卷八。

【组成】地榆　当归　阿胶　菖蒲　诃子肉　乌梅肉　木香各五钱

【用法】上为末。每服二三钱，开水下。

【主治】血痢便血，肠风。

炼雄丹

【来源】《医级》卷八。

【组成】雄黄一斤（水煮七次）　菖蒲一两六钱

【用法】上为末，水法修合。每服五分，白汤送下。端午节修合尤佳。

【主治】疟疾，痢疾，暑湿诸候。

姜连木香饮

【来源】《医级》卷八。

【组成】干姜　黄连　木香　甘草

【用法】水煎服。

【主治】邪伤太阴，腹痛，下利后重，或寒热交结，不得升降者。

如神丸

【来源】《名家方选》。

【组成】阿片一钱　黄连　沉香　砂仁　黄柏　甘草三分

　　方中黄连、沉香、砂仁、黄柏用量原缺。

【用法】上为末，小麦糊为丸，如梧桐子大，朱砂为衣。

【主治】痢疾。

葛芍汤

【来源】《产科心法》卷上。

【组成】葛根二钱　赤芍药三钱　广皮一钱半　苦参一钱　陈茶叶二钱

【用法】水煎服。

【主治】妊妇痢疾。积物与热结聚肠胃，气闭不通，宿滞不去，发为痢疾，里急后重，下痢红白，稠粘臭秽而属初起者。

【加减】如不愈，再加山楂三钱（炒），神曲一钱（炒），或槟榔五分。

地榆散

【来源】《伤寒温疫条辨》卷四。

【组成】地榆二钱　当归四钱　白芍四钱　黄芩　黄连　栀子（炒黑）　犀角（镑，磨汁）各二钱　薤白四钱

【用法】水煎，去滓，入犀角汁，冷服。

【功用】《全国中药成药处方集》（沈阳方）：整肠止痢。

【主治】伤寒温病，热毒不解，日晡壮热，腹痛，便利脓血，甚如烂瓜肉及屋漏水者。

【宜忌】《全国中药成药处方集》（沈阳方）：忌食辣、腥、硬物。

当归导滞汤

【来源】《寒温条辨》卷五。

【组成】当归一两　白芍一两　莱菔子四钱　车前子（炒，研）　枳壳（麸炒）　槟榔　甘草（炙）各一钱

【用法】水煎，入蜜温服。

【主治】痢疾。

【方论】此方之奇妙，全在当归、白芍。盖泄泻最忌当归之滑，而痢疾最喜其滑也；白芍味酸，入肝以和木，使木不侵脾土；枳壳、槟榔消逐湿热之邪；车前分利其水湿，而又不耗真阴之气；莱菔辛辣，除热去湿，又能上下通达，消食利气，使气行于血分之中，助归、芍以生新血而荡涤其瘀血也，加甘草、蜂蜜以和中，则又无过烈之患，奏功之神奇，实有妙理耳。

【加减】红痢，加桃仁；热，加黄连二钱，黄芩二钱；日夜无度，或里急后重之甚者，再加大黄、木香；温病后痢疾，加白僵蚕、蝉蜕。

小香连丸

【来源】《回生集》卷上。

【组成】蕲艾八两（捣如绵，以黄米煮成薄浆，拌透晒干，为末）　陈香薷　苦参各八两　青木香三两　甘草一两　川黄连二两　槟榔四两　牵牛末四两　乌药六两

【用法】上为细末，水为丸，外加川郁金二两，研极细末为衣。每服二三钱，白痢，沙糖汤送下，余俱姜汤送下。

【功用】顺气磨积，祛暑消痰。

【主治】痢疾。

霜连散

【来源】《松崖说疫》卷二。

【组成】百草霜　川连各等分

【用法】上为末。每服二钱，黄酒送下，每日三次。

【主治】挟热下痢脓血。

连艾煎

【来源】《松峰说疫》卷二。

【组成】川连一钱　熟艾二钱

【用法】水煎服。

【主治】瘟疫噤口下痢者。

连梅丸

【来源】《松峰说疫》卷二。

【组成】川连五钱　乌梅肉三钱（焙）

【用法】上为末，蜡蜜为丸，如梧桐子大。每服二十丸，一日三次。

【主治】瘟疫噤口痢者。

松花散

【来源】《松峰说疫》卷二。

【组成】松花二三钱

【用法】煎薄荷滚汤，入蜜调服。以愈为度。

　　取松花法：于四月初，看松梢所抽黄穗如麦穗者，趁硬摘取，摊在布被单上，晒干即有面落下如蒲黄，瓷器收贮，伏天必晒，否则穿发。取黄穗不可早，早则嫩而少黄面；又不可迟，迟则花蕊飞而穗成空壳矣。看其穗硬而带黄色，大如稻粒则取之。

【主治】瘟疫热痢。

五得汤

【来源】《会约医镜》卷十。

【组成】当归二钱　白芍（生用）一钱五分　大黄一钱三分　黄连一钱　广木香五分

【用法】水煎服。

【主治】痢初起，腹痛尿短，下痢脓血，或红或白，或红白齐下，日夜无数，里急后重。

【加减】如感寒者，加桂枝一钱；冒暑者，加香薷六分。

加味四君子汤

【来源】《会约医镜》卷十。

【组成】人参随宜　白术二钱　茯苓一钱五分　甘草（炙）一钱　陈皮一钱　扁豆（炒）二钱　干姜（炮）钱半　山药（炒）一钱五分

【用法】水煎服。

【主治】痢疾呕恶，或恶闻食气，胃虚有寒者。

【加减】若服之平安，而不大效者，加附子一二钱，但须冷服。

参术香连汤

【来源】《会约医镜》卷十。

【组成】广木香五分　黄连一钱　人参八分　白术一钱半　甘草一钱　茯苓二钱　枳实一钱

【用法】水煎服。

【主治】休息痢，屡止屡发，久不愈者。因固涩太早，积未清所致。

祛寒安脾汤

【来源】《会约医镜》卷十。

【组成】苍术一钱半　陈皮一钱　茯苓一钱半　扁豆（炒）二钱　甘草七分　萆薢三钱　木通一钱半　泽泻一钱半　吴茱萸（制）五分　厚朴一钱　木香四分　生白芍一钱　肉桂一钱半

【用法】水煎服。

【功用】去寒湿，安脾胃。

【主治】误食生冷，致成泻痢，腹痛尿短，或胀满呕恶。

【加减】若夹食者，加神曲（炒）一钱五分；如外感头痛者，加北细辛三分；呕吐冷水者，加半夏一钱半，生姜一钱；中寒喜热汤者，加炮干姜一钱。

捷验汤

【来源】《会约医镜》卷十。

【组成】苍术一钱八分　当归一钱半　生白芍一钱三分　白扁豆（炒，去皮）三钱　陈皮　建泽泻　甘草　淮木通各一钱　滑石二钱　川萆薢四钱　黄连一钱三分　大腹皮一钱半（洗净）宣木瓜一钱三分　广木香五七分　熟大黄一钱半或二钱

【用法】多水煎服。

【主治】痢初起，腹痛尿短，下痢脓血，或红或白，或红白齐下，日夜无数，里急后重者。

清凉汤

【来源】《会约医镜》卷十。

【组成】白芍一钱三分　甘草　栀子　茯苓　泽泻　黄芩　枳壳　木通　黄连各一钱

【用法】水煎温服。

【主治】湿热泻痢，或发热喜冷，或腹痛手不可按，或所泻者臭恶而热，或小便痛而赤，属暴病脉实者。

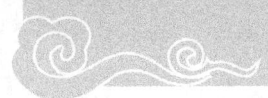

【加减】如大便带血，加熟大黄一钱、当归一钱；如内热甚者，加黄柏、胆草。

温胃饮

【来源】《会约医镜》卷十。
【组成】白术三钱　扁豆（炒）二钱　陈皮一钱　干姜（炒）一二钱　甘草（炙）一钱　茯苓一钱半　当归一二钱（滑泄者勿用）　柴胡一二钱
【用法】水煎服。
【主治】寒湿伤脾，疟痢并作，或呕恶厌食。
【加减】如痢有微热者，加黄连佐之；如大呕大吐者，加砂仁、胡椒；如气滞胸腹痛者，加藿香、白豆蔻、白芥子之属；如里急后重者，加木香，或加腹皮。

加味四君子汤

【来源】《会约医镜》卷十五。
【组成】人参（少者，或以山药三钱炒黄代之）　白术二钱　茯苓钱半　炙草一钱　白芍钱半　乌梅二个　罂粟壳七分
【用法】水煎，温服。
【主治】产后久痢，积垢去而不止，脾虚肠滑者。

甘连汤

【来源】《女科秘要》卷三。
【组成】甘草五分　黄连二钱
【用法】水煎服。
【主治】月水将临，伤食椒、姜、鸡、热毒物，毒攻五脏，变作痢疾，诸药无效者。

育肠煎

【来源】《产科发蒙》卷二。
【组成】人参三钱　白术二钱半　芍药（炒）一钱半　神曲（炒）七分　升麻五分　苍术一钱　茯苓二钱　桂枝一钱
【用法】水煎服。
【主治】虚弱患痢。
【加减】后重，加木香三分，槟榔七分，黄连七

分，泽泻六分，炙甘草五分，防风一钱，酒当归一钱，滑石（炒）五分。

四宝丹

【来源】《产科发蒙》卷二。
【组成】丁子一钱　胡黄连三钱　巴豆霜一钱
【用法】上为细末，老米饭捣烂为丸，如莱菔子大。每旦服十二粒，不知渐加至二十粒，小儿五六粒。
　　本方宜与龙飞丸旦暮兼用。细末，老米饭捣烂为丸，如莱菔子大。每旦服十二粒，不知渐加至二十粒，小儿五六粒。
【主治】痢疾。

益荣荡滞饮

【来源】《产科发蒙》卷二。
【组成】当归　川芎　芍药　地黄　大黄　人参　白术　茯苓　黄耆　桂枝各等分　甘草减半
【用法】以水二合，煮取一合，去滓温服。
【主治】痢疾经杂治数日不愈，气血虚者。

人参石脂汤

【来源】《温病条辨》卷二。
【组成】人参三钱　赤石脂（细末）三钱　炮姜二钱　白粳米（炒）一合
【用法】水五杯，先煮人参、白米、炮姜令浓，得二杯，后调石脂细末和匀，分二次服。
【主治】久痢阳明不阖。
【方论】本方为辛甘温合涩法，即桃花汤之变法也。

四苓合芩芍汤

【来源】《温病条辨》卷二。
【组成】苍术二钱　猪苓二钱　茯苓二钱　泽泻二钱　白芍二钱　黄芩二钱　广皮一钱五分　厚朴二钱　木香一钱
【用法】水五杯，煮取二杯，分二次温服。
【主治】自利不爽，欲作滞下，腹中拘急，小便

短者。

【宜忌】久痢不宜用之。

【方论】四苓散分阑门，通膀胱，开支河，使邪不直注大肠；合芩芍法宣气分，清积滞，预夺其滞下之路也。此乃初起之方。久痢阴伤，不可分利，故方后云：久利不宜用之。

四苓加厚朴秦皮汤

【来源】《温病条辨》卷二。

【组成】茅术三钱　厚朴三钱　茯苓块五钱　猪苓四钱　秦皮二钱　泽泻四钱

【用法】水八杯，煮成三杯，分三次服。

【主治】足太阴寒湿，腹胀，小便不利，大便溏而不爽，若欲滞下者。

【方论】四苓辛淡渗湿，使膀胱开而出邪，以厚朴泻胀，以秦皮洗肝也。

加减芩芍汤

【来源】《温病条辨》卷二。

【组成】白芍三钱　黄芩二钱　黄连一钱五分　厚朴二钱　木香一钱（煨）　广皮二钱

【用法】水八杯，煮取三杯，分三次温服。

【主治】滞下已成，腹胀痛者。

【宜忌】忌油腻生冷。

【加减】肛坠者，加槟榔二钱；腹痛甚欲便，便后痛减，再痛再便者，白滞加附子一钱五分，酒炒大黄三钱；红滞加肉桂一钱五分，酒炒大黄三钱；红积加归尾一钱五分，红花一钱，桃仁二钱；舌浊脉实，有食积者，加查肉一钱五分，神曲二钱，枳壳一钱五分；湿重者，目黄、舌白、不渴，加茵陈三钱，白通草一钱，滑石一钱。

加味白头翁汤

【来源】《温病条辨》卷二。

【组成】白头翁三钱　秦皮二钱　黄连二钱　黄柏二钱　白芍二钱　黄芩三钱

【用法】水八杯，煮取三杯，分三次服。

【主治】内虚下陷，热利下重腹痛，脉左小右大者。

加减小柴胡汤

【来源】《温病条辨》卷二。

【组成】柴胡三钱　黄芩二钱　人参一钱　丹皮一钱　白芍二钱（炒）　当归一钱五分（土炒）　谷芽一钱五分　山楂一钱五分（炒）

【用法】水八杯，煮取三杯，分三次温服。

【主治】疟邪热气内陷变痢，久延时日，脾胃气衰，面浮腹膨，里急肛坠者。

【方论】本方以柴胡由下而上，入深出浅，合黄芩两和阴阳之邪；以人参合谷芽，宣补胃阳；丹皮、归、芍，内护三阴；谷芽推气分之滞，山楂推血分之滞；谷芽升气分，故推谷滞；山楂降血分，故推肉滞也。

加减补中益气汤

【来源】《温病条辨》卷二。

【组成】人参二钱　黄耆二钱　广皮一钱　炙甘草一钱　归身二钱　炒白芍三钱　防风五分　升麻三分

【用法】水八杯，煮取三杯，分三次温服。

【功用】升补。

【主治】下痢由于气虚下陷，门户不藏，邪少虚多者。

滑石藿香汤

【来源】《温病条辨》卷二。

【组成】飞滑石三钱　白通草一钱　猪苓二钱　茯苓皮三钱　藿香梗二钱　厚朴二钱　白蔻仁一钱　广皮一钱

【用法】水五杯，煮取二杯，分二次服。

【主治】滞下红白，舌色灰黄，渴不多饮，小溲不利。

人参乌梅汤

【来源】《温病条辨》卷三。

【组成】人参　莲子（炒）　炙甘草　乌梅　木瓜　山药

【主治】久痢伤阴，口渴舌干，微热微咳。

【方论】此方为酸甘化阴法，于救阴之中，仍然兼护脾胃。若液亏甚而土无他病者，则去山药、莲子，加生地、麦冬，又一法也。

双补汤

【来源】《温病条辨》卷三。

【别名】脾肾双补汤（《镐京直指医方》卷二）。

【组成】人参　山药　茯苓　莲子　芡实　补骨脂　苁蓉　萸肉　五味子　巴戟天　菟丝子　覆盆子

【主治】

　　1.《温病条辨》：老年久痢，脾阳受伤，食滑便溏，肾阳亦衰。

　　2.《镐京直指医方》：痢久脾肾阳衰，脉象细弱。

【方论】方中以人参、山药、茯苓、莲子、芡实甘温而淡者补脾渗湿，再莲子、芡实水中之谷，补土而不克水者也；以补骨脂、苁蓉、巴戟、菟丝、覆盆、萸肉、五味酸甘微辛者，升补肾脏阴中之阳，而兼能益精气安五脏者也。

加减泻心汤

【来源】《温病条辨》卷三。

【组成】川连　黄芩　干姜　银花　查炭　白芍　木香汁

【主治】噤口痢。左脉细数，右手脉弦，干呕，腹痛，里急后重，积下不爽。

加减理阴煎

【来源】《温病条辨》卷三。

【组成】熟地　白芍　附子　五味　炮姜　茯苓

【主治】久痢，小便不通，厌食欲呕。

【方论】此由阳而伤及阴也。小便不通，阴液涸矣，厌食欲呕，脾胃两阳败矣。故以熟地、白芍、五味收三阴之阴，附子通肾阳，炮姜理脾阳，茯苓理胃阳也。按原方通守兼施，刚柔互用，而名理阴煎者，意在偏护阴也。熟地守下焦血分，甘草守中焦气分，炮姜通中焦气分，当归通下焦血分，炮姜通中焦气分，盖气能统血，由气分之通，

及血分之守，此其所以为理也。此方去甘草、当归，加白芍、五味、附子、茯苓者，为其厌食欲呕也。若久痢阳不见伤，无食少欲呕之象，但阴伤甚者，又可以去刚增柔矣，用成方总以活泼流动，对证审药为要。

加味参苓白术散

【来源】《温病条辨》卷三。

【组成】人参二钱　白术一钱五分（炒焦）　茯苓一钱五分　扁豆二钱（炒）　薏仁一钱五分　桔梗一钱　砂仁七分（炒）　炮姜一钱　肉豆蔻一钱　炙甘草五分

【用法】上为细末。每服一钱五分，香粳米汤调服，一日二次。

【主治】噤口痢，呕恶不饥，积少痛缓，形衰脉弦，舌白不渴。

【方论】参苓白术散兼治脾胃，而以胃为主，其功但止土虚无邪之泄泻而已。此方则通宣三焦，提上焦，涩下焦，而以醒中焦为要者也。方中以四君两补脾胃；加扁豆、薏仁以补肺胃之体；炮姜以补脾肾之用，桔梗从上焦开提清气；砂仁、肉蔻从下焦固涩浊气，二物皆芳香，能涩滑脱，而又能通下焦之郁滞，兼醒脾胃；引以粳米芳香悦土，以胃所喜为补也。

地黄余粮汤

【来源】《温病条辨》卷三。

【组成】熟地黄　禹余粮　五味子

【主治】久痢，阴伤气陷，肛坠尻瘀。

【方论】肛门坠而尻脉瘀，肾虚而津液消亡之象，故以熟地、五味补肾而酸甘化阴，余粮固涩下焦，而瘀可除，坠可止，痢可愈也。

肉苁蓉汤

【来源】《温病条辨》卷三。

【组成】肉苁蓉一两（泡淡）　附子二钱　人参二钱　干姜炭二钱　当归二钱　白芍三钱（肉桂汤浸，炒）

【用法】水八杯，煮取三杯，分三次缓缓服，胃稍

开，再作服。

【主治】噤口痢，胃关不开，由于肾关不开者。

【方论】方之重用苁蓉者，以苁蓉感马精而生，精血所生之草，而有肉者也。马为火畜，精为水阴，禀少阴水火之气，而归于太阴坤土之药，其性温润平和，有从容之意，故得从容之名。补下焦阳中之阴有殊功。《本经》称其强阴益精，消癥瘕。强阴者，火气也；益精者，水气也。癥瘕乃气血积聚有形之邪，水火既济，中土气盛，积聚自消。兹有噤口痢阴阳俱损，水土两伤，而又滞下之积聚未清，苁蓉乃确当之品也。佐以附子，补阴中之阳，人参、干姜补土，当归、白芍补肝肾。芍用桂制者，恐其呆滞，且束入少阴血分也。

参芍汤

【来源】《温病条辨》卷三。

【组成】人参　白芍　附子　茯苓　炙甘草　五味子

【主治】休息痢，经年不愈，下焦阴阳皆虚，不能收摄，少腹气结，有似癥瘕。

【方论】纯然虚证，以痢久滑泄太过，下焦阴阳两伤。气结似乎癥瘕，而实非癥瘕，舍温补其何从？故以参、苓、炙草守补中焦；参、附固下焦之阳；白芍、五味收三阴之阴，而以少阴为主，盖肾司二便也。汤名参芍者，取阴阳兼固之义也。

参茸汤

【来源】《温病条辨》卷三。

【组成】人参　鹿茸　附子　当归（炒）　茴香（炒）　菟丝子　杜仲

【主治】痢久阴阳两伤，少腹肛坠，腰胯脊髀痠痛，由脏腑伤及奇经。

【方论】少腹坠，冲脉虚也；肛坠，下焦之阴虚也。腰，肾之腑也；胯，胆之穴也（谓环跳）；脊，太阳夹督脉之部也；髀，阳明部也；俱痠痛者，由阴络而伤及奇经也。参补阳明，鹿补督脉，归、茴补冲脉，菟丝、附子升少阴，杜仲主腰痛，俾八脉有权，肝肾有养，而痛可生，坠可升提也。

【加减】若其人但坠而不腰脊痛，偏于阴伤多者，去附子加补骨脂。

茵陈白芷汤

【来源】《温病条辨》卷三。

【组成】绵茵陈　白芷　北秦皮　茯苓皮　黄柏　藿香

【主治】酒客久痢，饮食不减。

【方论】久痢无他证，而且能饮食如故，知其病之未伤脏真胃土，而在肠中也。痢久不止者，酒客湿热下注，故以风药之辛，佐以苦味入肠，芳香凉淡也。盖辛能胜湿，而升脾阳，苦能渗湿清热，芳香悦脾而燥湿，凉能清热，淡能渗湿也。俾湿热去而脾阳升，痢自止矣。

断下渗湿汤

【来源】《温病条辨》卷三。

【组成】樗根皮（炒黑）一两　生茅术一钱　生黄柏一钱　地榆（炒黑）一钱五分　楂肉（炒黑）三钱　银花（炒黑）一钱五分　赤苓三钱　猪苓一钱五分

【主治】久痢带瘀血，肛中气坠，腹中不痛。

【方论】重用樗根皮之苦燥湿，寒胜热，涩以断下，专入血分而涩血为君；地榆得先春之气，木火之精，去瘀生新；苏木、黄柏、赤苓、猪苓开膀胱，使气分之湿热，由前阴而去，不致遗留于血分也；楂肉亦为化瘀而设；银花为败毒而然。

六合定中丸

【来源】《济急丹方》卷上。

【组成】香薷四两　木瓜二两　茯苓二两　枳壳二两　紫苏四两　甘草五钱　厚朴二两　广木香一两　广藿香二两　阳春砂仁二两

【用法】上药水泛为丸，每药末净重一钱三分为一丸，收贮瓷瓶。每用一丸，小儿半丸，四时痧症、霍乱转筋，阴阳水（滚水、凉水各半）送下；感冒风寒，紫苏、葱头汤送下，或生姜汤送下，头痛发热，葱头汤送下，心腹饱胀，砂仁汤送下；疟疾，姜、枣汤送下；痢疾，红糖汤送下；伤食，炒萝卜子汤送下；受暑，凉藿香汤送下；山岚瘴气，槟榔汤送下。

【功用】解暑毒，祛风寒。

【主治】感冒风寒，四时痧症，受暑，痢疾，疟疾，伤食，山岚瘴气等。

正气太平丸

【来源】《慈航集》卷上。

【组成】当归三十两（酒炒） 白芍三十两（酒炒） 枳实二十两（麸炒） 薄荷十五两（微焙） 广藿香三十两（酒炒） 青皮二十两（炒） 紫苏二十两（微炒） 甘草五两（生炒） 厚朴二十两（姜汁炒） 山楂三十两（炒） 麦芽三十两（炒） 槟榔二十两（炒） 草蔻仁三十两（炒） 制半夏二十两（姜汁炒） 神曲三十两（炒） 柴胡十二两（炒） 莱菔子三十两（炒） 山栀二十两（姜汁炒） 黄芩十二两（酒炒） 制军十二两（酒炒） 车前子二十两（盐水炒） 木通十五两（炒）

【用法】以上药如法炮制，各研净细末分两，炼蜜为丸，每颗重四钱。大人一丸，小儿半丸，照后汤头煎汤送服。感冒伤风，头痛恶寒发烧，遍身骨节疼痛，用煨姜三钱、葱头三枚煎汤化服一丸，盖暖出汗即愈；霍乱吐泻，用煨姜三钱、灶心土三钱，煎汤化服一丸；疟疾，用煨姜三钱、大枣三枚，煎汤化服一丸，在疟未来之前早一时服；红痢，用金银花三钱、炒地榆炭二钱，腹痛加广木香一钱五分，煎汤化服一丸；白痢，用大枣三枚、煨姜二钱、红砂糖三钱，煎汤化服一丸；瘟疫，用薄荷八分、赤饭豆五钱、炒柴胡五分，煎汤化服一丸；斑疹，用玄参五钱、知母二钱、炒升麻一钱，煎汤化服一丸；孕妇，用当归五钱、炒黄芩八分、砂仁一钱五分，煎汤化服一丸；产后，用当归八钱、炮姜八分、益母草三钱，煎汤化服一丸。

【主治】夏秋感受寒暑，伤风头痛，恶寒发烧，遍身骨节疼痛，霍乱吐泻，瘟疫疟痢，时毒斑疹，四时不正之气。

蒌贝陷胸汤

【来源】《慈航集》卷上。

【组成】瓜蒌仁五钱（去油） 枳实三钱 大贝母二钱 知母二钱 生甘草一钱 川连八分

【用法】水煎服。一服胸开痢止。

【主治】表邪未清，误于下早，上结下痢，舌苔黄黑者。

夺命救痢饮

【来源】《慈航集》卷下。

【组成】枳实二钱 大黄三钱 槟榔二钱 甘草一钱 当归八钱 白芍八钱 车前子三钱（引） 黑料豆一两 荞麦一两

【用法】水煎服，缓缓一匙一匙咽之。咽之不吐能下，次日必有生机，能进饮食，用救阴煎，调理四五剂，痢全止矣，再以饮食调补。

【主治】噤口痢。

补气清痢汤

【来源】《慈航集》卷下。

【组成】人参一钱五分 炙黄耆三钱或五钱 甜白术三钱（土炒黄） 云苓二钱 当归二钱（酒炒） 白芍三钱（酒炒） 车前子三钱 枳壳一钱五分 陈皮一钱五分 炙甘草五分

【用法】用煨广木香一钱二分，老姜二钱，红枣五个为引，水煎服。一服痢轻，再服更轻，三少服全愈。此方愈后，多服更妙。

【主治】气虚下陷，久痢不愈，腹有微痛，脱肛下坠，虚寒怕冷，中气不接，形象欲脱。

【加减】如痢中带白，加炮姜一钱五分；如恶心，加灶心土五钱；如痢不止，加铁莲子五钱，赤石脂二钱；如呃逆，换干姜一钱五分，柿蒂五个；贫人无力服人参，以上党参一两代之。

补阴清痢饮

【来源】《慈航集》卷下。

【组成】大熟地五钱或八钱 当归三钱（酒炒） 炙甘草五分 山萸肉三钱（酒炒） 白芍三钱（酒炒） 杜仲三钱（炒） 干姜一钱五分（炒黄） 广木香一钱（煨）

【用法】车前子三钱为引，水煎服。一服轻，再服又轻，四服全愈。

【主治】阴虚久痢不止，身热腹不痛，口渴舌干，

腰腿痠软无力。

【加减】手足冷腰痛，加制附子一钱五分，盐水炒补骨脂二钱；如痢不止，加鹿角霜三五钱，淡干苁蓉三钱。

畅肝清痢汤

【来源】《慈航集》卷下。

【组成】白芍五钱　当归五钱　枳壳二钱（炒）　槟榔二钱　甘草五分　莱菔子三钱（炒，研）　车前子三钱　煨老姜二钱

【用法】水煎，服。二三服即痊愈。

【主治】春三月人患痢者。

【加减】如初病恶寒发烧，此有表邪，加紫苏一钱五分、淡豆豉三钱；如恶心，加广藿香三钱；如腹痛，加广木香一钱五分；如痢多红，加酒炒地榆三钱、炒黑荆芥穗二钱；如遍数多，加制大黄三五钱。

固阴清痢煎

【来源】《慈航集》卷下。

【组成】全当归一两　麸炒枳壳二钱　白芍一两　莱菔子三钱（炒，研）　地骨皮五钱（酒泡）　槟榔二钱　甘草八分　车前子三钱　陈皮一钱五分

【用法】煨姜二钱为引。小儿照前减半服。

【主治】冬三月患痢疾。

【加减】如恶心，加灶心土五钱；如腹痛，加广木香一钱五分；如痢遍数多，加制大黄五钱；如红多，加酒炒川连三五钱；如有外感，加紫苏一钱五分、葱头三个。

和肝清痢汤

【来源】《慈航集》卷下。

【组成】炒白芍一两　当归五钱　车前子三钱　麸炒枳壳一钱五分　赤苓三钱　甘草一钱　广木香一钱五分

【用法】水煎服。一服痢轻，再服又轻，三四服全愈。

【主治】夏、秋之间，初病腹痛，作泻而变痢者。

【加减】如腹痛，脉弦有力，加姜汁炒黑山栀三钱；如胸口饱胀，加槟榔一钱五分；如痢遍数多，加酒制大黄三钱；如痢红多，加酒炒地榆炭三钱，川连五分，如无红不必加。

和疟清痢饮

【来源】《慈航集》卷下。

【组成】紫苏一钱五分　当归八钱　藿香三钱　枳壳二钱（炒）　槟榔一钱五分　青皮一钱五分　车前子三钱　炙甘草三分　广木香一钱五分　煨姜二钱

【用法】此方一服。盖暖得汗，寒热恶心解，痢亦轻。

【主治】痢初起恶寒发烧，恶心呕吐，下痢腹痛，颇似疟疾而并非疟者。

【加减】如恐寒热未全清，加炒柴胡五分，再服一剂，无有不清者；寒热俱清，去紫苏、藿香，加炒白芍八钱、炒莱菔子三钱，三四服痢全止；如遍数多，里急后重，再加酒制大黄，虚者三钱，实者五钱；如红多，加酒炒川连七八分。

和疟清痢两解汤

【来源】《慈航集》卷下。

【组成】当归一两　白芍一两（酒炒）　甘草一钱　枳壳二钱　槟榔一钱五分　陈皮二钱　柴胡八分　车前子三钱　莱菔子三钱（炒，研）　草蔻仁一钱（研）　煨广木香一钱五分

【用法】此方分量不可改动，大人全方，小儿减半。一服即轻，二服疟痢即退其半，四服全愈。

【主治】疟、痢。

【加减】如遍数多，加制军三钱；如红多，加酒炒川连三分。

荜茇散

【来源】《慈航集》卷下。

【组成】荜茇三钱　当归五钱　白芍五钱　车前子三钱

【用法】牛乳半斤，对水煎服。一服痢轻，三服全愈。

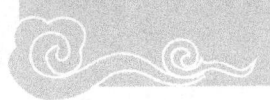

【主治】痢疾。气逆不舒，下痢不止，痢无红色。

【加减】腹痛，加广木香一钱五分；饱胀，加槟榔一钱五分；痢有红，加酒炒地榆炭三钱。

养阴培元煎

【来源】《慈航集》卷下。

【组成】大熟地八钱　当归五钱（酒洗）　甘草五分　炮姜一钱　枳壳一钱五分　益母草三钱　砂仁二钱

【用法】水煎服。

【主治】小儿痘后患痢。

养阴清痢饮

【来源】《慈航集》卷下。

【组成】当归三钱　白芍五钱（酒炒）　炙甘草五分　枳壳一钱八分　槟榔一钱五分　车前子三钱　莱菔子三钱（炒，研）　陈皮一钱五分　煨木香一钱五分

【用法】水煎服。

【主治】痢疾。

【加减】如腹痛，加制军三钱；如下痢红多，加酒炒川连五分；如无红白色，加炮姜一钱五分，红枣五个。

养阴化湿除痢汤

【来源】《慈航集》卷下。

【组成】当归一两　白芍一两　车前子五钱　槟榔二钱　生军三钱　荆芥二钱（炒黑）　莱菔子五钱（炒，研）　生广木香一钱五分

【用法】水煎服。

【主治】痢疾，血虚夹湿，渴又饮水，饮后胃中不舒，心烦懊憹，小便短涩，下利红白相间，似脓非脓，似血非血。

养阴解毒清痢汤

【来源】《慈航集》卷下。

【组成】当归五钱　银花二钱　甘草五分　枳壳五分（炒）　陈皮一钱五分　白芍五钱（酒炒）　车

前子三钱　煨广木香八分

【用法】水煎服。

【主治】小儿痘疹后，毒热未清之痢，面赤，手足温者。

【加减】如红多热重，加酒炒黄连三五分；痢不止，加制军三钱；如恶心，加灶心土三钱；如伤肉食，加炒山楂二钱；如伤面食，加炒莱菔子二钱；如伤蛋积，加白蔻仁一二钱；如伤糯米食积，加杏仁三钱，炒麦芽二钱；如生冷伤胃，加煨老姜二钱，红枣三枚。

祛痢饮

【来源】《慈航集》卷下。

【组成】当归八钱　白芍八钱（酒炒）　枳实二钱　槟榔二钱　莱菔子三钱（炒，研）　车前子三钱　制军五钱　甘草八分（生，引）　煨广木香一钱五分

【用法】水煎服。一服痢轻，再服痢又轻，三服必愈。无论风寒暑湿之痢服此方，再无变证。

【主治】初痢实证，腹痛下坠，无寒无热，专痢红白，有里无表。

【加减】如恶心，加广藿香三钱；红多，加酒炒川连五分。

除湿清痢饮

【来源】《慈航集》卷下。

【组成】车前子一两　赤苓三钱　炒枳壳一钱五分　炒厚朴一钱五分　槟榔一钱五分　甘草一钱五分　滑石三钱（引）　川连一钱　广木香一钱五分

【用法】水煎服。

【主治】夏秋之间，湿热盛，先泻后痢，腹中疼痛，里急后重之极，不痢不可忍，欲痢不得痢，口渴饮水，小便艰涩，小肠作胀，脉弦数而滑。

铁甲散

【来源】《慈航集》卷下。

【组成】蜣螂（即推粪虫，又名屎壳郎）四两（炙脆）　南山楂四两（焦黑）　炒槟榔二两　广木香一两（煨）

【用法】上为极细末，瓷瓶收贮，勿走药性。大人每服二钱，小儿五分，红痢，川连三分煎水调服；白痢，红糖五钱、老姜二钱煎汤调服。

【主治】大人、小儿红白新久诸痢及噤口痢。

救阴煎

【来源】《慈航集》卷下。

【组成】当归五钱　白芍五钱（酒炒）　炒枳壳二钱　炒陈皮一钱五分　车前子三钱　巴戟肉八钱（酒泡）　甘草五分　槟榔一钱五分　广木香一钱（煨）

【主治】痢疾。

救阴清痢饮

【来源】《慈航集》卷下。

【组成】赤鲜首乌八钱（打碎）　当归八钱　白芍八钱（酒炒）　枳壳一钱八分（炒）　车前子三钱　槟榔一钱五分　莱菔子三钱（炒，研）　煨广木香一钱五分

【用法】水煎服。

【主治】久痢伤阴危证，内热不除，舌苔焦黑，痢下不止，正虚邪胜。

清痢饮

【来源】《慈航集》卷下。

【组成】当归八钱　赤芍五钱　枳壳二钱　槟榔二钱　莱菔子三钱（炒，研）　车前子三钱　陈皮一钱　生军三钱

【用法】煨广木香一钱五分为引，水煎服。

【主治】初痢不恶寒、发烧，里急后重，腹中疼痛，欲痢不痢，不痢想痢，小便短涩。

【宜忌】宜多吃汤水，少吃煿炙。

【加减】如脉弦有力，痢下红多，加酒炒川连五六分；如脉弱，痢无红色，四肢作冷，加烧酒炒川木瓜二钱，炮姜八钱。

清中救痢饮

【来源】《慈航集》卷下。

【组成】人参二钱　生大黄三钱　黄连一钱五分　枳实二钱　甘草一钱五分　灶心土五钱　广木香一钱五分

【用法】水煎，冷服，一服胃火尽下，二服痢减胃开，三服痢好大半，四服痊愈。

【主治】热噤口痢。痢毒火留中，因初治误用辛热之药，舌苔焦黑，四围红赤，周身干热，面红目赤，痢下不止，食不能下。

【加减】脉弦硬有力，加知母三钱，天花粉三钱；气逆胸胀，加槟榔一钱五分；痰塞咽喉，加麦芽、桑白皮、天冬、花粉各二钱。

清金止痢汤

【来源】《慈航集》卷下。

【组成】当归八钱　生大黄三钱　甘草一钱五分　莱菔子五钱（炒，研）　赤芍五钱（炒，研）　枳实二钱（炒）　车前子五钱

【用法】麝香一厘为引，水煎服。小儿十岁外者半剂，十岁内者再减半服。

【主治】秋三月人患痢。

【加减】恶心，加广藿香三钱；腹痛，加广木香一钱五分；如痢红多，加酒炒川连三五分；如遍数多，加酒制大黄三五分；如腹胀下坠，加槟榔二钱；如有外感，恶寒发烧，加紫苏一钱五分，淡豆豉三钱。

清胃除痢汤

【来源】《慈航集》卷下。

【组成】生军八钱　枳实二钱　甘草一钱五分　厚朴一钱五分（姜汁炒）　生白芍八钱　当归八钱　车前子三钱　川连五钱（酒炒）

【用法】引用广木香一钱五分。

【功用】通其阳明。

【主治】热痢实证。脉弦有力，腹痛，痢赤或红白相间，小便短涩，身热手温，后坠里急，肛门肿热，舌苔黄赤。

温中救痢饮

【来源】《慈航集》卷下。

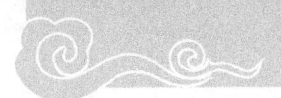

【组成】人参二钱　甜白术五钱　云苓五钱　甘草一钱五分　干姜二钱　枳实二钱　巴戟天一两（酒炮）　车前子三钱　煨木香一钱二分

【用法】水煎服。

【功用】补气温中回阳。

【主治】痢初寒证，误用苦寒，而致寒凝于胃，胃家无阳，成为寒噤，口面色白青黄，手足冷，舌苔白滑，食不能进，呃逆下痢。

温肾止痢汤

【来源】《慈航集》卷下。

【组成】大熟地八钱　当归三钱（酒炒）　炙甘草八分　干姜二钱（炒焦）　甜白术三钱　吴萸五分（泡）　车前子三钱（引）　煨木香一钱

【用法】水煎服。

【主治】肾虚寒痢，腹痛下坠，痢下色白，手足冷，腰痠，小便短而清。

【加减】泻痢不止，加石莲子五钱，肉果霜一钱；如阳虚，加附子一钱五分。

温脾清痢饮

【来源】《慈航集》卷下。

【组成】白芍八钱（炒）　当归八钱　白术五钱（土炒）　云苓五钱　干姜一钱五分（炒）　枳壳二钱（炒）　槟榔一钱五分　车前子三钱　甘草五分（炙）

【用法】加煨广木香一钱五分为引，水煎服。

【主治】脾虚寒痢，腹痛里急后重，小便短而不赤，痢下无红，舌苔滑白，四肢冷。

解暑清痢饮

【来源】《慈航集》卷下。

【组成】藿香三钱　赤芍五钱　枳壳二钱（炒）　莱菔子三钱（炒，研）　车前子三钱　槟榔二钱　陈皮一钱五分　当归八钱

【用法】煨姜二钱为引，水煎服。

【主治】夏三月，人患痢疾。

【加减】如痢初起，恶寒发烧，此有表邪，宜加紫苏一钱五分，淡豆豉三钱；如腹痛，加广木香一钱五分；如痢红多，加酒炒川连三五分；如腹胀下坠，遍数多，加酒制大黄三五钱。

济阴回春饮

【来源】《慈航集》卷下。

【组成】赤鲜首乌一两（打碎）　当归八钱　白芍八钱（酒炒）　甘草一钱二分　莱菔子五钱（炒，研）　车前子五钱　枳壳二钱（炒）　陈皮一钱五分　煨广木香一钱五分

【主治】痢疾误药伤阴，卧床不起，舌苔中间焦黑，四边红赤，昼夜痢下无度。

【宜忌】此方一服痢轻，再服痢又轻，胃气亦开，病人想吃之物，即与之食，但不可过多。

【加减】如腹胀下坠，加槟榔一钱五分。

葛根治痢散

【来源】《医医偶录》卷一。

【组成】葛根一钱五分　酒炒苦参八分　陈皮一钱　赤芍　陈松萝茶　炒麦芽　山楂各一钱二分

【用法】上为细末，水煎服。

【主治】痢疾初起，不论赤白者。

【加减】有火者，加川连五分。

一味金花煎

【来源】《古方汇精》卷一。

【组成】金银花藤四钱

【用法】以水浓煎，温服。

【主治】热毒血痢。

六合定中丸

【来源】《古方汇精》卷一。

【组成】藿香叶　苏叶各六两　厚朴（姜汁炒）　枳壳各三两　木香（另研细末）　生甘草　檀香（另研细末）　柴胡各二两　羌活　银花叶　赤茯苓　木瓜各四两

【用法】上药各为细末，炼蜜为丸，朱砂为衣，每丸重二钱。大人每服一丸，小儿半丸。中暑，用陈皮、青蒿各八分，小儿各五分煎汤化下；霍乱

吐泻转筋，百沸汤兑新汲水，和匀化下；感冒头疼发热，用连皮姜三片煎汤化下；痢疾腹泻，开水化，温服；一切疟疾，不论远年近日，用向东桃枝一寸，带皮生姜三片，煎汤化下；胃口不开，饮食少进，开水化下；四时瘟疫，春、冬用姜一片，夏、秋用黑豆一钱、甘草五分煎汤化下；时气发斑，风热痧疹，俱用薄荷汤送下；小儿吐乳发热，山楂二分、灯心一分煎汤送下；男妇心胃寒疼，吴茱萸四分煎汤送下；饮食伤者，莱菔子二分煎汤送下。

【主治】中暑霍乱，吐泻转筋，感冒头疼，痢疾，疟疾，四时瘟疫，时气发斑，风热痧疹，心胃寒疼，小儿惊风。

玉壶丸

【来源】《古方汇精》卷一。

【组成】白芍　当归各五钱　赤苓三钱　枳壳五分　槟榔　甘草　车前子各二钱　萝卜子一钱

【用法】上药各为末，蜜水为丸，如梧桐子大。每服二钱，红痢，黄连二分煎汤送下；白痢，木香三分煎汤送下；久痢气虚神弱者，生、熟黄耆各五分煎汤送下。

【主治】下痢危症。

取填饮

【来源】《古方汇精》卷一。

【组成】夏枯草五钱　红花二分

【用法】白水煎浓汤，入真沙糖一钱调和，空心服。三服愈。

【主治】血痢如注，并初起作痢腹痛，下如土朱、猪肝色者。

保和益元散

【来源】《古方汇精》卷一。

【组成】糯稻一升

【用法】上炒出白花，去壳，再加生姜汁拌湿，再炒为末。每服一钱五分，白汤调下。

【主治】噤口痢。

豁脾煎

【来源】《古方汇精》卷一。

【组成】苍术一钱二分　藿梗　当归各一钱　厚朴五分（炒）　神曲　楂肉各二钱　广皮七分　茯苓　赤芍各一钱五分　炙草四分　广木香四分（磨汁，冲服）

【用法】引加煨黑姜一片，粟壳四分。愈后服香砂六君子汤三五剂，加慎调理。

【主治】痢疾。

【加减】如腹痛，脐下急痛，按之愈痛，此实热痢疾也，加生大黄一钱五分，可投二剂，取通利而愈；如痛不拒按，喜得热物，渴恶冷饮，此冷痢也，加附子四分（制熟用），滑石一钱五分，车前子八分，取和解而愈。

四季丹

【来源】《齐氏医案》卷六。

【组成】麝香二分　乳香（制）　没药（制）各一钱　丁香八分　虫蜕一钱五分　朱砂　明雄各二钱五分　蝉酥一钱四分　毛山苍术二钱五分

【用法】上为末。外感瘴疠，似觉意似不快，取少许搐鼻取嚏，随嚏而散；痧胀、膈症、痢疾、心痛、腹痛等，均用阴阳水少许调服。

【功用】解毒，通关。

【主治】外感寒热瘴疠，紧慢痧胀；及膈症，红白痢疾，九种心疼并腹痛，一切难名之状。

厚朴汤

【来源】《古今医彻》卷二。

【组成】厚朴一钱（姜制）　枳实一钱（麸炒）　莱菔子一钱（焙，研）　木香五分　黄芩一钱　广皮一钱　山楂一钱半　豆豉一钱　炙甘草三分　柴胡七分　槟榔一钱

【用法】加砂仁末七分，生姜一片，水煎服。

【主治】痢疾，饮食停滞下积者。

银花荆芥炭汤

【来源】方出《温热病指南集》，名见《治痢南针》。

【组成】厚朴二钱　黄芩二钱　神曲二钱　广皮一钱　木香一钱　槟榔一钱　柴胡一钱半　煨葛根一钱半　银花炭三钱　荆芥炭三钱

【主治】湿热内滞太阴，郁久而为滞下，胸痞腹痛，下坠窘迫，脓白稠粘，里急后重，脉软数者。

【方论】厚朴除湿而行滞气，槟榔下逆而破结气，黄芩清庚金之热，木香、神曲疏中滞之气，葛根升下陷之胃气，柴胡升土中之木气，热侵血分而便血，以银花炭、荆芥炭入营清热。

固肠汤

【来源】《观聚方要补》卷二引叶氏方。

【组成】罂粟壳二两　甘草　干姜（炮）　诃子肉各三钱　木香一钱半　陈皮四钱

【用法】上药入陈米一撮，水煎。

【主治】冷热不调，下痢赤白，及泄泻不止。

断痢丸

【来源】《观聚方要补》卷二引叶氏方。

【组成】五苓散　粟米饮

【用法】上为细末，糊为丸，如弹子两个大。缓急之间捶研，以白水一大盏，煎开温服，不拘时候，未止再服。

【主治】久痢。

平胃香连丸

【来源】《外科集腋》卷八。

【组成】陈皮　甘草　厚朴（姜汁炒）各二两　木香四两　苍术（米泔浸）二两　川连八两（分四制：甘草煎水、吴萸煎水、京酒、米醋各拌川连二两，晒干）

【用法】上为末，用炒神曲五两打糊为丸。每服一二钱，生姜汤送下。

【主治】水泻，痢疾。

加味平胃散

【来源】《医学从众录》卷五。

【组成】苍术二钱　陈皮　甘草各一钱　厚朴一钱五分　猪苓　黄芩　泽泻各一钱五分　干姜五分　白芍三钱　陈仓米一钱五分

【用法】水煎服。

【主治】痢疾。

【加减】痢下色红，去干姜，加当归三钱，黄连一钱。

丹矾蜡榴丸

【来源】《医学从众录》卷七。

【组成】黄丹　枯矾　黄蜡各一两　石榴皮八钱（炒，研）

【用法】将蜡熔化小铜勺内，再以丹矾、榴皮三味细末，乘热为丸，如绿豆大。每服五丸，红痢，空心清茶送下；白痢，空心姜汤送下。

【主治】一切久泻，诸药不效；兼治红白痢。

寸金丹

【来源】《痧症汇要》卷一。

【组成】香附子　川羌活　山楂肉　川芎　新会皮　前胡　干葛　紫苏叶　赤苓　广木香　薄荷　砂仁　茅术　赤芍　乌药　防风　广藿香　白芷　厚朴各三两　生甘草一两五钱　生蔻仁二两　枳壳　草蔻各一两　六神曲五两

【用法】上为细末，丸如梧桐子大，飞辰砂一两为衣。每服三钱，用藿香汤送下。

【主治】赤白痢疾，霍乱吐泻，胸腹闷痛。

火门串

【来源】《串雅补》卷二。

【组成】蛤粉一钱　熟大黄三分　木通一钱　丁香一对

【用法】上为末。作一服。

【主治】泄泻，红白痢疾。

万应济世救苦膏

【来源】《续回生集》卷下。

【组成】蓖麻肉（打碎）　甘遂各四两　当归三两　大黄　京三棱　淮生地　木鳖肉　川乌　莪

术　草乌各二两　川羌活　白芷　红芽大戟　黄柏　江子肉　上官桂（研末，后下）　麻黄　枳壳各一两六钱　真川朴　猪牙皂　杏仁　北防风　全蝎　玄参　花粉各一两五钱　香附米　芫花　桃仁（打碎）　花槟榔　北细辛　川山甲各一两四钱　川黄连一两二钱　龙衣退一两　顶大金头蜈蚣二十条　倍子一两　陀僧八两（研末，后下）

【用法】以上用麻油十二斤，浸油五日，煎枯去滓，猛火下广丹四斤八两，再炖至不老不嫩，滴水成珠不散，收贮，埋土中三日，去火性，方可用。五劳七伤，负重伤力，筋骨疼痛，贴膏肓、肾俞；肚腹饱胀，脾胃虚寒，心胃两气，胸膈不宽，贴膻中、中脘；左瘫右痪，手足麻木，贴两肩井、曲池；脑寒痰壅，偏正头风，贴风门穴；受寒恶心，咳嗽吐痰，贴华盖、肺俞、膻中穴；寒湿脚气，鹤膝软弱，贴两三里穴；遗精白浊，精寒走泄，贴关元穴；小肠疝气，偏坠木子，贴气海穴；经水不调，子宫寒冷，赤白带下，蛊崩血漏，贴两三阴交穴；痢疾泄泻，食积痞块，贴丹田穴；四肢无力，脾虚盗汗，贴两脚眼穴；黄病蛊胀，肠风下血，贴丹田、腰眼穴；痰火咳嗽，哮喘气急，贴肺俞穴；九种气痛，胀闷恶心，贴华盖、中脘穴；男子疟疾，男左女右，贴天间使穴；浑身走气，贴章门穴；头眩头痛，贴太阴、太阳、章门穴；漏肩疼痛，贴肩井穴；腰疼背痛，贴命门穴；凡一切跌打损伤，疔疮，无名肿毒，瘰疬，顽癣及妇人害乳，俱贴患处。

【主治】五劳七伤，肚腹饱胀，心胃气痛，左瘫右痪，偏正头风，寒湿脚气，鹤膝软弱，遗精白浊，小肠疝气，经水不调，痢疾泄泻，食积痞块，黄病蛊胀，肠风下血，痰火咳嗽，头眩头痛，漏肩疼痛，腰疼背痛，跌打损伤，疔疮，瘰疬，无名肿毒，顽癣。

【宜忌】孕妇及未满周岁小孩并热症勿贴。

禹余粮汤

【来源】《产孕集》卷下。

【组成】禹余粮五钱　白术　干姜各二钱　党参一两　茯苓三钱　陈皮　川芎各一钱　炙甘草　木香各一钱

【用法】分二服。

【主治】产后泄痢甚者。

保元化滞汤

【来源】《医林改错》卷下。

【组成】黄耆一两　滑石末一两

【用法】用黄耆煎汤，加白砂糖五钱，冲滑石末，晚上服。

【主治】小儿痘疹五六日后，痢疾或白或红，或红白相杂，及大人初痢、久痢。

【加减】大人初痢，滑石用一两五钱，白糖一两，不用黄耆；久痢，加黄耆，滑石仍用一两五钱。

加味四物汤

【来源】《医钞类编》卷八。

【组成】四物汤加黄连　黄柏　黄芩

【主治】湿热伤血，致赤痢或下血者。

加味四君子汤

【来源】《医钞类编》卷八。

【组成】四君子汤加川连　苍术

【主治】湿热伤气，发为白痢，或如脓者。

秋燥下痢汤

【来源】《医钞类编》卷八引舒弛远方。

【组成】生地　阿胶　姜仁　桔梗　薤白　甘草

【用法】水煎，鸡子黄冲服。

【主治】秋燥下痢。

神效东风散

【来源】《医钞类编》卷八引《普门医品方》。

【组成】川连　黄芩　白芍　楂肉各一钱二分　枳壳　槟榔　厚朴（炒）　青皮各八分　归尾　地榆（炒黑）　甘草各五分　红花（酒洗）　木香　桃仁（去皮尖，炒）各三分

【用法】水煎服。

【主治】痢疾初起，赤白相兼，腹痛后重。

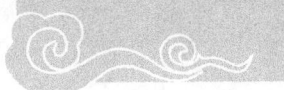

【宜忌】忌汗、下、分利、收涩。

【加减】单白者，去当归、地榆、红花、桃仁；大便结滞，去黄连，加煨大黄。

收阴养胃煎

【来源】《证因方论集要》卷二引黄锦芳方。

【组成】人参　乌梅　麦冬　白芍（炒）　山药　制首乌　伏龙肝　粳米

【主治】痢，阴已受伤，日夜烦躁，口渴唇红，脉细而数。

【方论】六阴皆虚，非用纯阴不能以救其逆。人参、麦冬、粳米甘以生津；乌梅酸以止渴；首乌、白芍、山药育阴以除烦躁；伏龙肝去湿，如是则胃阴旺而真元复矣。

金丹丸

【来源】《良方合璧》卷上。

【组成】乳香　麝香　雄黄　朱砂　巴豆　牙皂　沉香　官桂　大黄　川乌　良姜　细辛　硼砂各等分

【用法】上为细末，用小红枣肉为丸，如黄豆大。用时以新棉花包塞鼻内，男左女右。

【主治】一切风邪伤寒，头痛；心中刺痛，绞肠痧痛，赤白带下；水泻痢疾，牙痛等。

【宜忌】孕妇忌服，忌闻。

痢疾食料丸

【来源】《良方集腋》卷上。

【组成】陈莱菔英二斤　陈茶叶二斤　阳春砂仁四两　陈蚕豆二斤（炒）

【用法】共为细末，用鲜荷叶十三瓣，煎汤泛丸。每服三钱，红痢，黄连一分煎汤送下；白痢，姜汤送下；红白痢，姜皮汤送下；水泻，米汤送下。

【主治】痢疾，水泻。

四神治痢丸

【来源】年氏《集验良方》卷三。

【组成】川连八两（吴萸同炒）　木香　槟榔　川

大黄（蒸）各二两　吴萸（汤泡，炒连）一两（一方加炒过石莲肉更妙）

【用法】醋糊为丸，如梧桐子大。每服百丸，空心服。

【主治】一切痢疾初起，腹痛后重。

天中茶

【来源】《集验良方拔萃》卷二。

【组成】厚朴五钱（姜汁炒）　广陈皮三钱　山楂一两　羌活三钱　小青皮　干葛　防风　乌药　川乌　枳壳　白芷　茱萸　石菖蒲　甘草　广木香（勿见火，另研末）　砂仁各三钱（另研末）　制香附　广藿香　茅术（米泔水浸、洗，切片）　莪术　槟榔　茯苓各五钱　麦芽　神曲　紫苏各一两　木通八钱

【用法】上药除木香、砂仁另研入，其余俱要饮片制过，共合一处，磨如粗末，五月初四日夜，每料用白酒一斤，浸药于瓷缸内，端午日，用六安茶或红茶叶，每料二斤半，入药内拌匀，待至午时，每料加雄黄末三钱五分，同温烧酒八两，搅匀拌茶内，即于午时炒干，临上坛时，再将木香、砂仁末拌和，候凉透，再扎好坛口，勿令泄气。每服三钱，水二碗，煎一碗，红痢加白蜜糖五钱，白痢加赤糖一两。

【主治】一切感冒，伏暑停食，滞而不化，胸膈不宽，气逆呕痰，疟痢。

驻车丸

【来源】《集验良方》卷三。

【组成】川连（酒炒）三两　当归（酒洗）三两　乌梅肉一两五钱　真阿胶一两五钱（蛤粉炒珠）　炮姜一两五钱

【用法】神曲糊为丸，如梧桐子大。每服百丸，白汤送下。

【主治】一切久痢，红白不止，口干发热，饮食无味。

神效八厘散

【来源】《集验良方·续补》。

【组成】硼砂三钱（要白如雪者） 辰砂二钱（漂净） 当归二钱 沉香二钱 木香二钱 丁香二钱 甘草二钱 生军二钱 巴豆霜一钱

【用法】上为极细末，瓷瓶收贮，勿泄气。每服八厘，加生姜一片，滚水冲服。片刻即下大便而愈。至重者，再用八厘，无不全愈。

【主治】各种痢疾。

立止灵丹

【来源】《卫生鸿宝》卷一。

【组成】当门子二钱五分 川连五钱 白芷一两

【用法】上为细末，入瓷瓶封固。红痢用蜜为丸，白痢用姜汁为丸，红白痢用醋为丸，如黄豆大。纳脐中，外贴小膏药。止后，服调理药方。

【主治】痢疾泄泻，昼夜无数次者。

【宜忌】孕妇忌用。

范志神曲

【来源】《卫生鸿宝》卷一。

【组成】香附 槟榔 乌药 白芷 茯苓 桔梗 玄胡 枳壳 五灵脂 苏子 山楂 郁金 车前 黄芩 甘菊花 木通 莱菔子 赤苓 泽泻 陈皮 柴胡 白扁豆 砂仁 枳实 大麦芽 防风 干葛 苍术（米泔浸） 木香 薄荷 白术 栀子 赤小豆各二两 丁香二钱 肉豆蔻四钱 羌活 沉香各六钱 小麦一斤（蘖芽，晒干）

【用法】上为细末，用干面一斤做成曲糊，将药拌入作方块，放食盒内，用桃叶衬盖，庵黄起毛，即取出晒干。大人每服三钱，小儿钱半。

【功用】搜风解表，开胸快膈，调胃健脾，消积进食和中，解酒止泻，利水，痘疹初发用托邪毒外出。

【主治】四时不正之气，感冒发热，头眩，咳嗽，及伤食腹痛，痞满，呕吐，泄泻，不服水土，瘴气，疟，痢，痘疹初发。

【加减】外感发热，头眩，咳嗽、疟，痢，呕吐，俱加生姜同煎；泄泻加乌梅同煎；痢疾加倍将陈武夷茶同煎。

祛邪止痢散

【来源】《华氏医方汇编》卷一。

【组成】上川连二钱 滑石（飞）四两 楂肉（炒）八两 煨木香四两 黑白丑四两

【用法】上为细末。每服三钱，红痢用白糖，白痢用红糖，开水冲服。

【主治】夏、秋红白痢。

万应痢疾丸

【来源】《良方汇录》。

【组成】大归身八钱（米炒） 广皮一两二钱（炒） 木香八两（晒） 茅术（盐水炒） 紫厚朴（姜汁炒） 枳壳（麸炒）各一两二钱 白豆蔻（去衣，炒） 生甘草 小木通 蓬术（醋炒）各八两 三棱（醋炒）三两 陈米一升（用巴豆四十九粒同炒至米黄为度，去豆用米，磨粉入药）

【用法】上为末，荷叶水泛为丸。壮年每服三钱，老年减半，小儿每岁服一分，水泻，生姜汤送下；腹痛，枳壳汤送下；红痢，甘草汤送下；白痢，生姜汤送下；红白痢，甘草、生姜汤送下；停食，陈皮汤送下；如仓卒无引，只用开水送下。

【主治】痢疾。

【宜忌】伤寒后及产后忌服。

神应普济丹

【来源】《春脚集》卷三。

【组成】川大黄五两（一酒制，一姜制，一盐浸，一白矾浸，浸透，九蒸九晒） 元参（净）三两（盐水浸透） 紫苏三两（净末） 葛根三两 柴胡三两 香薷三两 连翘二两五钱 羌活二两 白芷二两五钱 防风二两 荆芥二两 黄芩二两（生一半，酒炒一半） 藿香二两 枳壳二两 天花粉二两 薄荷一两五钱 赤芍一两五钱 生草一两五钱（麸炒） 威灵仙一两（酒炒） 细辛六钱

【用法】上为细末，用嫩青蒿尖捣汁，和陈仓米糊为丸，重三钱，随症用引：时行瘟疫，斑点紫黑，舌唇紫黑，急用生大黄二三钱、石膏一二钱煎引；斑疹名 红布者，多肿咽喉，此九死一生之症也，

速用牛蒡子三钱、乌梅二钱、青黛三钱、桔梗三钱、甘草一钱，煎汤剂饮，再以此药为引，泡丸服之；头痛发热无汗，葱姜引；身热有瘾点，而发疹者，升麻为引；时行瘟疫，大头瘟者，牛蒡子、青黛为引；疟疾，常山、草果为引；痢疾、水泻、腹痛，木通为引；孕妇身热发狂，麦冬、竹叶为引；伤寒发热恶寒者，葱、姜为引。

【主治】时行瘟疫，斑点紫黑，舌唇紫黑；斑疹，咽喉肿，身热有斑点而发疹者；伤寒发热恶寒，头痛无汗；大头瘟；疟疾；痢疾、水泻腹痛者；孕妇身热发狂者。

自制坚阴汤

【来源】《喉科心法》卷下。

【组成】小川连六分　北秦皮一钱五分　川柏炭一钱　炒白芍二钱（酒炒）　白头翁一钱五分（绵包）　车前子一钱五分（绵包）

【用法】原书治上症，本方与自制芙蓉截流丸间服。

【主治】喉症，大便如注，及各种痢疾。

【加减】如治水泻，不必加味；治痢症腹痛，加煨木香一钱（盐水炒）；胸闷加紫厚朴一钱。

大归芍汤

【来源】《知医必辨》引王子圣方。

【组成】全当归八钱　生黄芩一钱　大白芍八钱　川连一钱　山楂肉三钱　莱菔子二钱　车前子一钱半　槟榔八分　生大黄二三钱　厚朴八分　枳壳八分　甘草五分

【主治】痢疾。

独凡丸

【来源】《医方易简》卷二。

【组成】好明矾不拘多少

【用法】用旧瓦阴阳合定，黄泥封固两头，以文武火炼干，白米饮为丸，每丸重二三钱，朱砂为衣。每服一丸，赤痢，甘草汤送下；白痢，生姜汤送下；赤白相兼者，甘草、生姜汤送下。

【主治】痢疾。

六合定中丸

【来源】《医方易简》卷四。

【组成】苏叶　藿香叶　香薷各四两　木香（另研）一两　赤茯苓二两　生甘草一两　木瓜二两　檀香（另研）一两　羌活二两　枳壳二两五钱　厚朴（姜汁制）一两五钱　柴胡一两

【用法】上为细末，炼蜜为丸，重一钱五分。四时瘟疫，春、冬宜用姜汤，秋、夏用黑豆甘草汤送下；妇人产后，恶露不尽，红花、山楂煎汤送下；伤饮食，莱菔子煎汤送下；心胃痛，吴茱萸汤送下；感冒头痛发热，姜汤调送下；小儿发热吐乳，山楂、灯心汤送下；心口饱胀呕吐，生姜汤送下；小儿惊风，薄荷汤送下；中暑，冰水或冷水调下，霍乱转筋，阴阳水调下；痢疾胀泻，温水调下；疟疾，姜汤调下；胃口不开，开水调下。

【功用】祛暑除湿。

【主治】四时瘟疫，感冒中暑，霍乱转筋，痢疾，疟疾，心腹饱胀，伤食胃痛，小儿惊风，妇人产后恶露不尽。

仙传甘露回生丹

【来源】《医方易简》卷四。

【组成】精矾一斤（取光明白矾煅用，以板炭煅地，洒童便于上，取矾布地，以大瓦盆覆之，四面灰拥一日夜，矾飞盆上，扫收之为矾精，每斤明矾只可收矾精三两，底滓不用）　真雄精五钱（取赤似鸡冠，明彻不臭者，醋浸一宿，用莱菔子五钱，甘草五钱，同煮干汁水，取起研末）　真硼砂一两（研末）　山茨菰一两（去毛壳，研细）　石莲子肉一两（取色鲜者，去净衣壳，研细）　猪牙皂一两（去皮弦子，研细）　真当门子（每十两药末，加麝香三钱二分）　优昙钵一两（研细）　紫背金牛一两（研细）

【用法】如法炮制，共研细末，汾酒打成丸，如莱菔子大，飞净朱砂为衣。一遇时疾、瘟疫，口含一二粒于舌尖下，咽之，银花汤下五粒更妙。大人九粒，小儿三粒；霍乱吐泻，毛疔痧疹，天行时疾，各样痧疹，大头、麻脚瘟症，阴阳水下；中风、中寒、中暑，阴阳水下，或藿香汤下亦可；转筋肚痛，木瓜汤下；阴阳疟疾，东南桃枝七节

煎汤，前一个时辰下；赤白痢疾，呕吐水泻，陈茶下或老米汤下；诸腹臌胀，莱菔子汤下；中气、中痰、中恶，口眼歪斜，筋骨痛，不省人事，暖酒下，姜汁亦可；头风头痛，研贴两太阳上，以薄荷、苏叶汤下；小儿惊风，薄荷汤下；妇人经闭血晕，桃仁汤下；痰迷心窍，陈皮、姜汁汤下；五绝心温，童便送下；跌打损伤，痛疽虫毒，外科一切毒气，银花汤下，以数粒涂患处。

【主治】时行瘟疫，霍乱吐泻，及一切虎狼痧症，并大头瘟，麻脚瘟，赤白痢疾，阴阳疟疾，偶中风寒暑湿，一切天行时疫危险诸症，内伤外感等。

【宜忌】最忌米粥，犯者难治；孕妇勿服。

东风散

【来源】《痢疾明辨》。

【组成】黄芩　槟榔　枳壳　山楂　青皮　川朴　当归　白芍　炙草

【主治】痢疾。

【加减】肢冷，加肉桂；热甚，加黄连；兼疟，加柴胡；红痢，加桃仁、红花、地榆；白痢，加香附、陈皮。

香连护胎饮

【来源】《妇科胎前产后良方注评》。

【组成】木香五分　姜黄连一钱　白芍七分　茯苓六分　陈皮七分　枳壳（炒）八分　苏梗五分　川朴五分　山楂一钱　当归六分　泽泻八分　砂仁（炒）一钱　乌梅一枚　甘草三分

【用法】水煎服。

【主治】妊娠下痢，脉沉细者。

甘露茶

【来源】《易简方便医书》卷一。

【组成】柴胡　厚朴　防风　山楂　枳壳　苍术　神曲　谷芽　陈皮　川乌各一两
　　　柴胡改前胡亦可。

【用法】用陈茶八两同药拌匀。每服二钱，加生姜一片，煎水服之。取出微汗而愈。

【主治】头痛发烧，胸痞闷，气结不舒，脾胃不和，饮食停滞，霍乱吐泻，以及四时不正之气；并疟疾，红白痢疾，暑热伤食等。

断下丸

【来源】《退思集类方歌注》。

【组成】香连丸加诃子　龙骨　乌梅

【主治】久痢滑脱。

育金煎

【来源】《医醇賸义》卷四。

【组成】沙参三钱　石斛三钱　茯苓三钱　白术一钱五分　山药三钱　料豆三钱　当归二钱　橘红一钱　莲子二十粒（打碎，去心）

【主治】肺热移于大肠，口燥微咳，下利白滞。

粉米汤

【来源】《医醇賸义》卷四。

【组成】花粉三钱　苡米一两　藿香一钱　薄荷一钱　黄连五分（酒炒）　黄芩一钱（酒炒）　木香五分　木通一钱（酒炒）　当归一钱五分　赤芍一钱（酒炒）　荷叶一角　绿豆一撮

【主治】暑湿烦渴，腹痛，下利脓血。

温中化浊汤

【来源】《医醇賸义》卷四。

【组成】炮姜五分　小茴香一钱　乌药一钱　木香五分　广皮一钱　厚朴一钱　当归一钱五分　茯苓二钱　白术一钱　佛手柑五分

【用法】水煎服。

【主治】感寒下痢，腹痛，手足冷，舌白，口不渴，脉沉细者。

【加减】病甚者加附子。

蒲虎汤

【来源】《医醇賸义》卷四。

【组成】生熟蒲黄各六分　琥珀一钱　丹参三钱　茯神二钱　当归二钱　赤芍一钱　黄连六分　木

香五分　灯芯三尺

【主治】心火下陷，烦扰不安，下利脓血。

巴霜黄蜡丸

【来源】《理瀹骈文》。

【组成】巴霜　黄蜡　木香　丁香　百草霜　杏霜　肉蔻霜

【用法】上为丸。纳脐中，暖脐膏盖之。

【主治】冷积泻痢。

回春泻痢膏

【来源】《理瀹骈文》。

【组成】诃子肉　粟壳　赤石脂各四两　煅龙骨二两　乳香　没药各五钱

【用法】熬膏贴。

【主治】泻痢。

【宜忌】初起勿用。

【加减】冬，加肉蔻仁末。

金丝万应膏

【来源】《理瀹骈文》。

【组成】大黄　生地　玄参　归尾　赤芍　白芷　官桂　川乌　草乌　羌活　独活　南星　半夏　麻黄　杏仁　川芎　荆芥　防风　连翘　细辛　苦参　苍术　山栀　乌药　青皮　藿香　黄芩　枳壳　藁本　灵仙　牛膝　续断　贝母　忍冬藤　甘草节　苏木　红花　桃仁　木香　丁香　艾叶　五加皮　青风藤　秦艽　白鲜皮　白及　白蔹　牙皂　僵蚕　蝉蜕　蛇蜕　全蝎　蜈蚣　蜂房　鳖甲　木鳖仁　蓖麻仁　五倍子　黄柏　降香　骨碎补　良姜　炮山甲　乳香　没药各一两　苍耳草　槐　柳　榆　桃　桑　楝　楮各四两

【用法】麻油熬，黄丹收，松香一斤，搅匀，加姜、葱、韭、蒜尤良。

【主治】风寒湿热，脾胃虚弱，面色萎黄，胸膈饱闷，泄痢，疟疾，痞积血瘕，心腹诸痛。

泻痢圣饼子

【来源】《理瀹骈文》。

【组成】黄丹　定粉　陀僧　硫黄　轻粉

【用法】面和捣，贴脐。

【主治】痢疾。

健脾膏

【来源】《理瀹骈文》。

【组成】牛精肉一斤　牛肚四两（用小磨麻油三斤浸熬，听用）　苍术四两　白术　川乌各三两　益智仁　姜半夏　南星　当归　厚朴　陈皮　乌药　姜黄　甘草（半生半炙）　枳实各二两　黄芪　党参　川乌　白芍　赤芍　羌活　香白芷　细辛　防风　香附　灵脂　苏梗　苏子　延胡索　山楂　麦芽　神曲　木瓜　青皮　槟榔　枳壳　桔梗　灵仙　腹皮　醋三棱　醋莪术　杏仁　柴胡　升麻　远志肉　吴萸　五味　草蔻仁　肉蔻仁　巴戟天　补骨脂　良姜　荜茇　大茴　红花　黄连　黄芩　大黄　甘遂　苦葶苈　红芽大戟　巴仁　黑丑头　茵陈　木通　泽泻　车前子　皂角　木鳖仁　萆麻仁　全蝎　炮山甲　白附子　附子各一两　滑石四两　生姜　薤白　韭白　葱白　大蒜各四两　鲜槐枝　柳枝　桑枝各八两　莱菔子　干姜　川椒各二两　石菖蒲　艾　白芥子　胡椒　佛手干各一两　凤仙草（全株）　枣七枚

【用法】用油二十二斤，分熬丹收，再入官桂、木香、丁香、砂仁、檀香各一两，牛胶四两（酒蒸化），俟丹收后，搅至温温，以一滴试之，不爆，方下，再搅千余遍，全匀，愈多愈妙，勿炒珠，炒珠无力，且不粘也。贴胸脐。

【主治】脾阳不运，饮食不化，或噎塞饱满，或泄痢腹痛，或为湿痰，水肿，黄疸，臌胀，积聚，小儿慢脾风。

芩荷引竭煎

【来源】《引经证医》卷四。

【组成】子芩　当归尾　山楂子　莱菔子　枳实　荷叶蒂　苏子　沉香曲　槟榔

【主治】痢疾。

暖脐膏

【来源】《外台寿世》卷一。

【组成】香油一斤（一方用麻油） 生姜（切片）一斤 黄丹（飞过）八两

【用法】熬膏，摊布。加红药丸贴脐上。

红药丸用硫黄三钱，母丁香一钱，射香三分。独蒜数枚捣如泥，入前三味，研匀为丸，如桐子大，飞朱砂为衣。

【主治】水泻、白痢。

【宜忌】孕妇忌贴。

白头翁加甘草阿胶苓桂汤

【来源】《医学金针》卷八。

【组成】白头翁 茯苓各三钱 黄连 黄柏 秦皮 甘草 桂枝各一钱 阿胶二钱

【用法】流水煎，温服。

【主治】疹后频频泄利脓血。

香连丸

【来源】《梅氏验方新编》卷二。

【组成】川黄连一两二钱 广木香八钱（不要见火） 山楂肉一两二钱（炒） 川厚朴（去粗皮，姜汁炒） 小青皮（醋炒）各八钱 生甘草五钱 红花三钱（酒洗） 大黄二两（酒炒） 黄芩 大白芍各一两二钱 陈枳壳（麸炒） 尖槟榔各八钱 油当归 地榆各五钱 桃仁六钱（去皮尖） 橘红四钱

【用法】上为细末，荷叶包米煨饭为丸。每服三钱，扁豆花泡汤化下。

【功用】清邪热，导滞气，行瘀血。

【主治】热痢。

【宜忌】孕妇忌服。

枳壳丸

【来源】《麻症集成》卷三。

【组成】吴萸 枳壳 滑石 白芍 升麻 樗根皮

【用法】共研粉，乌梅肉和丸。空心白汤送服。

【主治】麻后白痢气滞。

胃苓汤

【来源】《麻症集成》卷三。

【组成】赤苓 猪苓 厚朴 甘草 陈皮 泽泻 姜 枣

【用法】水煎服。

【主治】白痢水湿，小便短涩，虚热泻利，烦躁不眠。

黄芩汤

【来源】《麻症集成》卷三。

【组成】黄芩 赤芍 枳壳 当归 甘草 黄连 生地 木通 槟榔 木香

【主治】麻症火滞气秘，里急后重。

黄连柏叶汤

【来源】《麻症集成》卷三。

【组成】黄连 柏叶 槐花 当归 黄芩 芥穗 枳壳

【主治】赤痢鲜血。

干姜双黄汤

【来源】《麻症集成》卷四。

【组成】干姜 黄芩 黄连 人参

【主治】泻久成痢。

参莲饮

【来源】《麻症集成》卷四。

【组成】人参 川连 谷芽 陈皮 莲肉 木香 茯苓

【用法】加陈米煎服。

【主治】下痢日久，胃中虚热，噤口不食。

枳壳汤

【来源】《麻症集成》卷四。

【组成】枳壳　川朴　大黄　甘草　紫草　木通　陈皮　生地　楂粉

【主治】食积气滞下痢，误食猪肉，喘胀气急，泻如败卵。

黄芩芍药汤

【来源】《麻症集成》卷四。

【组成】酒芩　酒芍　江壳　木香　甘草

【主治】麻后下痢，日久者。

归芍汤

【来源】《不知医必要》卷三。

【组成】当归二钱　桔梗一钱五分　枳壳（面煨，去瓤）六分　生白芍三钱　木香（湿纸包煨）　槟榔各一钱　炙草七分

【用法】加生姜三片，水煎服。

【主治】痢疾。

【加减】如白痢，加苍术七分、砂仁四分；红痢，则加山楂炭一钱。

归芍利导汤

【来源】《不知医必要》卷三。

【组成】油当归七钱　枳壳（面煨，去瓤）　萝卜子　槟榔各一钱　生白芍五钱　车前一钱五分　细甘草一钱

【用法】服药后，大便渐通，色变黄，即不可再服。

【主治】痢，日夜数十次，欲下不下，逐点而来者。

【加减】如实热，加槐花一钱五分；虚寒人，加泡吴萸六分，干姜六七分或一钱，甘草（蜜炙）。

芍药汤

【来源】《不知医必要》卷三。

【组成】生白芍　山楂（烧成炭）　桔梗各一钱五

分　陈茶叶二钱　炙甘草七分　生姜五片

【主治】痢疾初起，身不热者。

【加减】如渴，加葛根一钱五分。

芍药木香汤

【来源】《不知医必要》卷三。

【组成】白芍（酒炒）七钱　木香（湿纸包，煨）　炮姜各一钱　蕲艾（操去灰泥）一钱五分　炙草一钱　吴萸（黄连拌炒，去黄连）七分

【主治】虚寒人痢疾。

芩连汤

【来源】《不知医必要》卷三。

【组成】当归二钱　黄连六分　黄芩一钱五分　生白芍三钱　槟榔　木香各一钱　炙草五分

【主治】实热人痢疾。

【加减】腹中胀满而痛，手按更痛者，加生大黄二钱，厚朴一钱。

补中益气加姜桂汤

【来源】《不知医必要》卷三。

【组成】炙耆　白术（净炒）　当归各一钱五分　升麻（蜜炙）三分　柴胡五分　党参（去芦，米炒）三钱　干姜五分　肉桂（去皮另炖）三分　陈皮一钱　炙草七分

【用法】水煎服。

【主治】疟止而痢更甚者。

【加减】若疟疾复作，则去姜、桂，加制附。

参耆白术汤

【来源】《不知医必要》卷三。

【组成】党参（去芦，米炒）二钱　炙耆　白术（净炒）　肉蔻霜　茯苓各一钱五分　淮山药（炒）二钱　升麻（蜜炙）六分　炙甘草七分

【用法】加生姜二片，煎服。或加制附子五分。

【主治】泻痢与产育气虚脱肛。

乌梅四物汤

【来源】《医门八法》卷二。

【组成】大乌梅五个（去骨） 归身五钱（炒） 白芍三钱（醋炒） 生地三钱 熟地三钱

【功用】养阴血，生津液。

【主治】痢后阴虚，或潮热，或自汗者；噎证服独梅汤，噎减而怒亦减，阴血津液不足者；头痛阴亏血虚，烦热内热，遇热痛甚者；妊娠子烦、子悬、子痫、子嗽、子淋阴血不足，肝气不调者。

加味芍药汤

【来源】《医门八法》卷二。

【组成】白芍五钱（生） 当归身五钱（生） 槟榔二钱 川朴二钱（捣碎） 大黄三钱 甘草一钱 枳壳二钱 山楂二钱（生） 神曲三钱

【用法】生姜为引。服药之后，努圊变而为滑利，红白变而为黄粪，即为药已中病。如一药尚未全愈，更进一剂，须体察积滞之轻重，以酌大黄之去留。

【主治】痢疾初起，舌有厚苔，胸中满闷，坚硬拒按者。

加减补中益气汤

【来源】《医门八法》卷二。

【组成】党参三钱 黄耆三钱（炙） 炙升麻一钱 炙甘草一钱 归身三钱（炒） 熟地三钱 乌梅三个（去骨） 醋白芍三钱

【用法】生姜三片，大枣二枚为引。

【主治】噤口痢。由于阴亏血少，肝燥克脾，痢而兼呕，饮食不能入腹，服独梅汤后，呕止而痢不止者。

独梅汤

【来源】《医门八法》卷二。

【组成】大乌梅五个（去骨）

【用法】煎汤，白糖五钱，冲服。

【主治】噤口痢。痢而兼呕，饮食不能入腹，由阴亏血少，肝燥克脾者。

加减补中益气汤

【来源】《医门八法》卷四。

【组成】党参三钱 炙耆三钱 炙草一钱 归身三钱（炒） 熟地三钱 白芍三钱（醋炒） 乌梅三个 炙升麻一钱

【用法】生姜三片为引。

【主治】小儿阳虚泻痢，久而气脱者。

四炭阿胶汤

【来源】方出《时病论》卷三，名见《湿温时疫治疗法》。

【组成】银花 生地 白芍 黄芩（四者均炒为炭） 阿胶（炒珠） 山药（炒黄） 陈皮 石莲

《湿温时疫治疗法》本方用银花炭、条芩炭、白芍炭各一钱半，生地炭三钱，真阿胶一钱半，炒黄淮药三钱，广陈皮、甜石莲各一钱半。

【主治】阴虚之体患五色痢。

【验案】五色痢 鄂渚余某之甥，患痢两月余矣，憔悴不堪，夜不成寐，渴饮不食，脉数苔无，取观所下之痢，五色杂见。丰曰：此五色痢也，乃凶症耳。石顽有云：痢下五色，脓血稠粘，滑泄无度，多属阴虚。今此证分明久痢伤肾，下焦不摄，即先哲所谓阴虚痢是也，斯时即有湿证所彰，亦不能投之渗利。当用本方，连尝三四服，遂中肯矣。登圊略减数遭，惟口渴寐少，脉转小数，欠力欠神，此气血津液，皆亏损也。照前方除去枯芩，加入东参、炙草、夜交藤，服数剂更为合拍。后用六味合四君为主，调治月余，始得痊可。

中和汤

【来源】《医方简义》卷三。

【组成】神曲 生莱菔子 淡黄芩（酒炒） 姜半夏 茯苓 山楂 茅山术 川连（酒炒）各一钱五分

【用法】水煎服。

【主治】痢下，不论红白，里急后重，不拘男女小人，皆宜服之。

【加减】时痢身热者，加藿香、薄荷、桔梗各一钱，生姜三片；如白沫，则加广木香八分；如赤痢，加桃仁十粒；赤白相兼者，加桃仁十粒，红

曲八分，木香五分；如醉饱受邪者，加葛根一钱，紫金锭二分冲入；如挟怒挟食者，加柴胡、厚朴各一钱。

朴黄汤

【来源】《医方简义》卷三。
【组成】厚朴一钱五分　生大黄四钱　陈皮一钱　广木香五分　制香附一钱五分　川连八分
【用法】水煎服。
【主治】痢疾初起，腹痛后重，不拘赤白。

和胃二陈煎

【来源】《医方简义》卷三。
【组成】茯苓三钱　姜半夏一钱五分　陈皮一钱　炙甘草五分　炮姜五分　杏仁（去皮尖）三钱
【用法】水煎服。
【主治】虚体患痢，用黄连解毒汤后邪去者。

石莲汤

【来源】《血证论》卷八。
【组成】人参一钱半　黄芩三钱　黄连二钱　石莲（即莲米有黑壳者）三钱
【主治】痢疾，噤口不食。
【方论】胃火甚则拒格不纳食，用芩、连以清火，用人参、石莲以补胃，故治噤口不食。

仙方脑麝丸

【来源】《痧书》卷下。
【组成】黄药子　白药子各三两　天花粉二两　川连一两（用心择过，研末，筛细，只用头末）广木香三钱　沉香二钱　麝香五分　片脑三分
【用法】猪胆调蒸为丸，每丸一分。瘴气痰渴，老年痰火，临卧嚼化三丸；暑路常嚼一丸，止渴消暑；如感大热，用五七丸，同好茶一撮，盐梅一个，擂碎，井花水调下；心热头疼目雾，嚼化三五丸；赤痢，用茅根汁擂七丸；白痢，用茶梅擂服。
【功用】解茶痰酒渴，除伏暑，退心热，止喉疼，开目雾。

【主治】岚瘴，及赤白痢，一切火症；痧胀，面赤身热，喘急昏迷者。

清暑痢疾丸

【来源】《揣摩有得集》。
【组成】姜连一两　归身一两五钱　白芍二两半（炒）　黄芩二两半（炒）　槟榔二两半　枳壳二两半　半夏二两　地榆二两（炒）　焦楂五两　川朴二两（炒）　木香一两　熟军二两　二丑二两（炒）　扁豆五两（炒）　滑石二两　青皮二两　干姜三钱　生草二两
【用法】上为细末，以荷叶煎水成丸，如梧桐子大。大人每服三钱，小儿一二钱，皆用红白糖冲开水送下。
【主治】一切暑痢，不论红白，或肚痛泻泄，或食积、水积、茶积，受热头痛，小便黄而短少，口焦而不欲饮，内有积滞湿热。

健脾解毒汤

【来源】《痧疹辑要》卷二。
【组成】炒黄连七分　泽泻八分　山药八分　甘草五分　炒扁豆一钱五分　白芍（酒炒）六分　茯苓八分　木香一分　山楂肉一钱　丹皮七分　白术七分（炒）　陈皮五分
【主治】痧后肺经余毒流注大肠，或饮食失调所致之痢疾下红白。
【加减】无黄连，加蜜水炒黄柏；身体虚弱，面青唇白，加沙参三分，晚米二钱。

远志饮子

【来源】《医宗己任编》卷一。
【组成】远志　当归　防风　黄耆　白术　甘草
【主治】风入大肠，传为风痢，脓血并见，但里急后重而腹不痛者。

厚朴汤

【来源】《医宗己任编》卷三。
【组成】厚朴　槟榔　枳实　泽泻　青皮　黄

芩　甘草

【主治】痢疾，若初起但觉腹痛，水泻无度。

仙传黄金丹

【来源】《寿世新编》卷上。

【组成】顶上真川连二两四钱　顶上真川贝六钱（去心）　干姜二两四钱　藿香叶三钱　广陈皮三钱　黄芩二两一钱（酒炒）　丁香三钱　荆芥穗三钱　荜拨六钱　砂仁三钱（去壳）　炒麦芽三钱　车前子六钱（剥去空壳浮皮，要净）

【用法】上为细末，用鲜荷叶捣汁为丸，勿用蜜，每丸约重八分。一丸可救一人，小儿半丸，开水送下，病虽重，二丸必愈。

【主治】一切寒热暑湿时疫，感触四时不正秽气，及一切腹痛、泄泻、赤白痢，并绞肠、霍乱、斑痧、咳嗽。

【宜忌】服后唯忌鱼半天。

痢疾丸

【来源】《寿世新编》卷上。

【组成】漂茅术六两（炒）　熟西庄二两　生西庄二两　酒芩四两　川厚朴二两（姜汁炒）　苦杏仁三两（去皮尖）　川乌二两（姜汁炒）　羌活二两　枳壳二两　生甘草　炙甘草各一两

【用法】上为末，水酒为丸。大人每服二三钱，小儿酌与。

【主治】痢疾。

痢疾散

【来源】《寿世新编》卷上。

【组成】茅苍术三两（米泔浸，土炒焦）　生军一两（炒）　川羌二两（炒）　熟军一两（炒）　杏仁二两（去皮尖油净）　川乌一两五钱（去皮，面包煨透）　生甘草一两五钱（炒）

【用法】上共研细末。每用四分，体强病重加至一钱，小儿减半，水泻，米汤调服；噤口痢，用陈火腿脚骨蒸汁，吹去油调服。

【主治】赤白痢症，腹中滞痛，里急后重，或兼恶寒发热者。

【加减】赤痢，加灯心三十寸；白痢，加生姜三片；赤白痢，二物俱加。

痢疾奇效方

【来源】《寿世新编》卷上。

【组成】萝卜（捣取自然汁）二酒杯　生老姜（自然汁）半酒杯　生蜂蜜一酒杯　陈细茶（浓煎）一盏

【用法】上和匀内服，若无鲜萝卜，可用陈干萝卜菜煎水，或多用萝卜子，冷水浸过，捣取汁均可。

【主治】痢疾。不拘红白久近，日夜不止，越二十八夜不能睡，药穷待毙者。

紫阳真君塞鼻丹

【来源】《青囊秘传》。

【组成】沉香　木香　乳香　没药　牙皂　荜茇　大良姜　官桂　细辛各等分　巴豆　川乌　好麝香　雄黄　朱砂　血竭　把砂

方中巴豆、川乌、好麝香、雄黄、朱砂、血竭、把砂用量原缺。

【用法】上为丸，如指头大。每用一丸，塞鼻。

【主治】心疼肚痛，膨胀疝气，水泄痢疾，赤白痢下，牙痛，浑身疼痛。

许真君如意丹

【来源】《饲鹤亭集方》。

【组成】党参　茯苓　附子　肉桂　淡姜　川连　川乌（面煨）　川椒　槟榔　厚朴　柴胡　当归　桔梗　紫菀　吴萸　木香　菖蒲　牙皂　巴霜各等分

【用法】上为末，面糊为丸，辰砂为衣。每服五七丸，随症送下。

【主治】瘟疫邪祟，鬼气客忤，岚瘴蛊毒，不服水土，及红白痢疾，反胃噎膈，痞癖疽疟，疝气积滞，阴阳二毒，伤寒伤风，诸般疯疾、痰疾。

药荸荠

【来源】《饲鹤亭集方》。

【组成】桑椹三两（干者） 雄黄一两五钱 赤糖 白糖 砂仁各三两

【用法】上为细末，用大荸荠三斤，烧酒三斤，浸透，砂锅内煮熟。每服一枚。

【主治】赤白痢疾。

秘授儿科万病回春丹

【来源】《饲鹤亭集方》。

【组成】犀黄 麝香 冰片各三钱 雄黄 白附子 天麻 全蝎 天虫 羌活 防风 辰砂各一两二钱 蛇含石三两 胆星 钩藤各八两 川贝 竺黄 甘草各四两

【用法】炼蜜为丸，金箔为衣，每蜡丸内五粒。数月小儿至一二岁每服一粒，三四岁每服三粒，十岁以五粒为度，急慢惊风，发搐瘛疭，伤寒邪热，癍疹烦躁，痰喘气急，五痫痰厥，痰涎壅滞，钩藤薄荷汤送下；夜啼，吐乳腹痛，开水送下，饮乳小儿即化搽乳上，令其吮服，更便；新久疟疾，寒热往来，临夜发热，用河井水各半，煎柴胡、黄芩汤送下；赤痢，山楂、地榆汤送下；白痢，陈皮、山楂汤送下。水泻，茯苓、山楂汤送下；此丹功同造化，凡遇小儿，稍不自在，即掐碎一粒，安放脐内，再将万应如意膏盖之，轻病若失矣。治大人痰涎壅聚，每服十粒，姜汤送下。

【主治】小儿急慢惊风，发搐瘛疭；伤寒邪热，癍疹烦躁，痰喘气急，五痫痰厥，痰涎壅滞；夜啼，吐乳腹痛；新久疟疾，寒热往来，临夜发热；赤痢、白痢，水泻。

梅花普度丹

【来源】《饲鹤亭集方》。

【组成】藿香 黄芩各三两 紫苏 香薷 细生地 荆芥穗 橘红（盐水炒） 制半夏 白术 泽泻 川连 川柏 牛蒡 黑豆皮各二两 制香附 青蒿 防风 川芎各一两五钱 淡豆豉 黄菊 白蒺藜 六神曲 建神曲 白茯苓 赤苓 连翘 滑石 车前子 当归头 川贝 赤小豆各一两 大麦芽 谷芽各五两 煨木香 砂仁各五钱

【用法】上为末，另用梅花瓣五分（如无花时，用

枝叶嫩头三个，无梅树处用霜梅、乌梅去核代之），桂枝五分，天泉水煎一碗，匀洒药末上，再用甘草八钱煎汤为丸，如弹子大，每丸重二钱，辰砂二两为衣。每服一丸，随时用引，四月野蔷薇花二钱，梅花瓣三分（如用霜梅、乌梅，重者二个，轻者一个）煎汤送下；五月米仁一钱，梅花分两如前；六月鲜佩兰叶二钱，梅花如前；七月薄荷一钱，荷梗一钱，梅花如前；八月柴胡一钱，梅花如前；九月苏梗二钱，梅花如前；小儿照引加钩藤一钱，北地照引加大黄二钱，煎汤送下。

【主治】暑痧疟痢，经络拘挛，头晕腹痛，手足厥冷，一切伤寒、伤风、痰痫诸症。

【宜忌】孕妇不忌。

黄连阿胶丸

【来源】《饲鹤亭集方》。

【组成】黄连 阿胶各一两

【用法】上为丸。每服二钱，以炒米汤送下。

【主治】阴虚暑湿积热，赤白下痢，里急后重，肠红脓血，热毒内蕴，酒热伤肝，心烦痔漏，口燥烦渴。

止痢丸

【来源】《内外验方秘传》。

【组成】破故纸四两 乌梅炭二两 五味炭二两 赤石脂三两 禹余粮三两 煅龙骨二两 五倍子四两（去毛） 山楂四两 海桐皮二两 诃子二两 罂粟壳三两 石榴皮三两 鸡冠花四两 明矾六两 明雄黄一两 椿根白皮四两 鹿角霜一两 牛角灰一两 羊角灰一两 荜茇二两 金樱子三两（去毛）

【用法】晒干为末，水为丸。每早开水或米汤送下三钱。

【主治】久痢不止。

疏痢丸

【来源】《内外验方秘传》。

【组成】木香一两 槟榔二两 川朴三两 山楂三

两　青陈皮各三两　银花尖三两　麦芽四钱　枳壳三两　元曲四两　三棱二两　香附二两　桃仁三两　葛根二两　苦参三两（焙，炒）　红茶叶四两

【用法】上为末，水泛为丸。每空心用红茶叶汤送下。

【主治】痢初起。

五谷丹

【来源】《疑难急症简方》卷三。

【组成】五谷虫（焙干，研末）一二茶匙

【用法】米汤调服；或用酒温服。

【主治】噤口痢，诸药不效者。

痢泻丸

【来源】《经验奇方》卷上。

【用法】上共研细末，水发为丸，如莱菔子大。每服五钱，小儿每服三钱，开水送下。

【主治】痢疾，泄泻。

一粒金丹

【来源】《经验各种秘方辑要》。

【组成】滴乳香　明雄黄　猪牙皂　生川乌　明月石　上辰砂　上沉香　官桂　良姜　巴豆　大黄　细辛各四分　麝香二分

【用法】上为细末，以小红枣肉打和为丸，如黄豆大。每用一丸，用新棉花包，塞鼻中，男左女右。

【主治】浑身痛，心中刺痛，绞肠痧，水泻，痢疾，牙痛，及妇人赤白带下。

痢疾万应丸

【来源】《经验各种秘方辑要》。

【组成】茅苍术（米泔水浸，陈土炒焦）三两　杏仁霜（去油净）二两　生大黄（炒）一两　炒大黄一两　羌活（炒）二两　川乌（去皮，面包煨透）一两五钱　生甘草（炒）一两五钱（一方有乌药，无川乌）

【用法】共研极细末，水泛为丸，如绿豆大。每服

四分，赤痢用灯心三尺煎汤送下；白痢用生姜三片煎汤送下；赤白痢、噤口痢用灯心生姜同煎汤送下；水泻用米汤送下。服丸后，含好乌梅。

【主治】痢疾。

万应丹

【来源】《医学探骊集》卷三。

【组成】江子霜六钱（要肥润者，去皮，去净油）　木香一两五钱　丁香一两　乳香一两五钱　猪牙皂一两　皂矾一两　沉香一两　葶苈子一两

【用法】上为细末，曲糊为丸，如吉豆大，晒干，用瓶盛之备用。每早、晚服一丸或二丸，温水送下。

【功用】温脾暖胃。

【主治】伤寒病后，脾胃为热所伤，或因饮食生冷之物，脾胃为生冷所伤，至病后脉象微细，不思饮食；胃脘痛，泄泻，腹痛，痢疾。

【方论】方中以江子霜为君，其他佐使之药，不过如配眼药，用炉甘石作胎之意，盖欲分其力，使之不猛耳。但诸方中所用豆霜轻重不等，人服此药，往往暴下。凡降药多寒凉之品，惟江子乃温药之需，多用固然不可，少用颇能入妙，兹特配对均匀，使其热而不猛。约豆霜七分五厘，对佐药一两，每丸中不过些许江子耳，最能暖胃清寒。凡人于二旬后，饮食不节，腹中大半多有积聚之寒，如胃脘痛，或泄泻，或腹痛，或痢，或不思食，此药温脾助胃，多进饮食，其功效不可胜述。

【加减】原方加檀香，名"五香丸"；加檀香、蓬莪术，名"十仙丹"；再加京三棱，名"化痞丸"；去檀香、三棱、莪术，加紫蔻、官桂，名"增力丹"。

加味黄芩汤

【来源】《医学探骊集》卷三。

【组成】黄芩四钱　厚朴二钱　吴茱萸四钱　毛苍术四钱　杭白芍三钱　升麻三钱　车前子四钱（炒）　木通三钱　大枣六枚　甘草二钱

【用法】水煎，温服。

【主治】漏底伤寒。伤寒日久，不能忌口，饮冷食

凉，触动脾胃，致令脾气虚衰，脾湿下陷，腹痛泄泻。亦治痢疾。

【方论】此方用黄芩清热；白芍敛阴；厚朴温中；甘草、大枣和胃；苍术燥湿；吴萸止其腹痛；升麻提升清气；车前分其清浊；木通引热下行。

【加减】赤痢，去车前子，加大黄四钱，服一剂，再加地榆炭三钱，粟壳四钱，服二剂；白痢，去大枣、车前子，加槟榔三钱，炮姜二钱，地榆炭二钱，粟壳四钱。

香连逍遥散

【来源】《医学探骊集》卷五。

【组成】木香三钱　吴茱萸四钱　毛苍术四钱　黄连二钱　焦槟榔三钱　川大黄四钱　升麻二钱　滑石四钱　黄芩三钱　泽泻三钱　甘草二钱

【用法】上先水煎，温服一剂，去滑石、大黄，加地榆三钱、粟壳四钱，再服一二剂即愈。

【主治】赤白痛痢。

【方论】此方以苍术燥湿，以木香、槟榔行气，以黄连、黄芩清热，以泽泻降浊，升麻升清，以甘草调胃，吴萸温中，以滑石、大黄推荡其湿热下行。一剂热减，再稍为加减，痢自止矣。

桂附逍遥散

【来源】《医学探骊集》卷五。

【组成】炙附子三钱　炮姜三钱　吴茱萸四钱　升麻二钱　泽泻三钱　桂心三钱　地榆炭三钱　罂粟壳四钱　沉香三钱　甘草二钱

【用法】水煎，温服。

【主治】寒痢。

【方论】此方以附子为君，暖其中宫；以姜、桂、沉香、吴萸、甘草为臣，清散其中、下焦之陈寒；以泽泻、升麻为佐，升降其凝滞之湿热；以地榆、粟壳为使，收敛其纯白之下痢，其郁结散而痢自止矣。

温补逍遥散

【来源】《医学探骊集》卷五。

【组成】苍术三钱　广砂二钱　炒地榆三钱　吴茱萸四钱　陈皮三钱　罂粟壳四钱（生）　白头翁三钱　黑姜二钱　升麻二钱　泽泻三钱　甘草三钱

【用法】水煎，温服。

【主治】噤口痢及久痢。

【方论】方以苍术为君，扶助脾脏；以广砂、甘草、陈皮、吴萸、黑姜为臣，温暖肠胃；以升麻、泽泻为佐，升降清浊；以地榆、白头翁，粟壳为使，收敛下痢。

加减理阴煎

【来源】《镐京直指医方》卷一。

【组成】熟地　当归　炮姜　制附子　白芍　炙甘草

【主治】痢久伤及肝脾肾之阴阳。自痢无度，头汗声低，脉弱或弦，舌红空薄者。

加味白头翁汤

【来源】《镐京直指医方》卷一。

【组成】白头翁三钱　生白芍四钱　川黄连一钱　川黄柏一钱五分　北秦皮三钱　黄芩一钱五分

【主治】湿热陷入下焦血分，赤痢兼血，右尺脉大者。

当归赤芍汤

【来源】《镐京直指医方》卷一。

【组成】全当归六钱　延胡索三钱　桃仁泥三钱　红木香一钱五分　赤芍五钱　红花二钱（炒）　枳壳三钱（炙）　地榆三钱（炒）　银花三钱（炒）　山楂肉三钱　藕节三个

【主治】赤痢腹痛，里急后重，乃湿热伤于小肠血分。

参苓白术汤

【来源】《镐京直指医方》卷一。

【组成】人参二钱　麸炒白术二钱　苡仁五钱　肉豆蔻一钱　炮姜八分　炙甘草五分　茯苓三钱　扁豆三钱（炒）　阳春砂八分（冲）　桔梗八分

【用法】水煎服。

【主治】痢伤脾胃，不饥而呕。

荆防散

【来源】《镐京直指医方》卷一。

【组成】荆芥一钱五分　防风一钱五分　川芎八分　葛根二钱　羌活一钱　桔梗一钱　甘草五分　薄荷一钱　广郁金二钱　老姜三片

【主治】痢疾初起，表邪不解，发热恶寒，头痛脉浮，舌苔白滑。

保和汤

【来源】《镐京直指医方》卷一。

【组成】制川朴一钱（炒）　炒莱菔子四钱（包）　炙枳壳三钱　姜半夏二钱　炒神曲三钱　赤苓三钱　山楂肉三钱　陈皮一钱五分

【功用】调中消食。

【主治】痢由食积，脾胃不运，饱闷嗳腐。

禹粮汤

【来源】《镐京直指医方》卷一。

【组成】熟地　禹余粮　五味子

【主治】痢久伤阴，下陷将脱。

大黄厚朴汤

【来源】《镐京直指医方》卷二。

【组成】制锦纹六钱　炙枳壳三钱　川朴二钱　炙广木香一钱半

【用法】水煎服。

【主治】下痢赤白，一二日间，腹痛拒按，里急后重，脉实体强。

归芍葛芩汤

【来源】《镐京直指医方》卷二。

【组成】当归四钱　白芍三钱　延胡索三钱　山楂（炒）二钱　广木香一钱（炙）　葛根二钱　黄芩（炒）一钱半　川连（炒）六分　川朴一钱　枳壳（炙）三钱

【功用】消导荡涤。

【主治】湿热胶固肠胃，伤于气血而致赤白痢疾，腹痛，里急后重。

参连开噤汤

【来源】《镐京直指医方》卷二。

【组成】人参一钱　藿香三钱（浙）　陈皮一钱　冬瓜仁三钱　陈仓米半合包　川连一钱　石莲肉三钱　石菖蒲一钱　吴萸一钱　荷叶蒂一枚

【用法】煎服。

【主治】痢伤胃，肝阳上逆，饮食不进，食则呕吐。

黄芩汤

【来源】《镐京直指医方》卷二。

【组成】炒黄芩二钱　葛根二钱　赤苓三钱　炒车前三钱　炒川连一钱　炒栀子二钱　通草一钱　泽泻三钱

【主治】表邪转里，协热下利，利色红黄，粪似鸭溏。

黄连阿胶汤

【来源】《镐京直指医方》卷二。

【组成】川连一钱　中生地五钱　炙甘草八分　炒地榆三钱　阿胶珠三钱　炒黄芩二钱　当归六钱　生白芍五钱

【主治】春温内陷，赤痢伤阴。

当归木香散

【来源】《女科指南》。

【组成】木香　当归　肉蔻　官桂　甘草　人参　白术　白芍　粟壳　茯苓　枳壳　陈皮　阿胶

【用法】水煎服。

【主治】胎前产后痢疾。

香归白术散

【来源】《女科指南》。

【组成】白芍　黄芩　黄连　陈皮　川芎　白术　茯苓　厚朴　泽泻　槟榔　木香　当归　砂仁七粒　甘草

方中除砂仁外，余药用量原缺。

【用法】上加生姜五片，水煎服。

【主治】胎前产后，下痢赤白。

酒煎饮

【来源】《六经方证中西通解》卷三。

【别名】三黄酒（《中国医学大辞典·补遗》）。

【组成】黄连　黄芩各三钱　大黄二钱

【用法】先用火酒炒大黄全焦，再入黄连，加酒炒至大黄色黑为度，即纳水煮一沸，取出频频细呷。

【主治】

1.《六经方证中西通解》：呕逆不进食者。

2.《中国医学大辞典》：下痢呕吐。

三宝粥

【来源】《医学衷中参西录》上册。

【组成】生山药（轧细）一两　三七（轧细）二钱　鸦蛋子（去皮）五十粒

【用法】上药先用水四钟，调和山药末煮作粥。煮时，不住以箸搅之，一两沸即熟，约得粥一大碗，即用其粥送服三七末、鸦蛋子。

【主治】痢久，脓血腥臭，肠中欲腐；兼下焦虚惫，气虚滑脱者。

【验案】痢疾　己巳之岁，愚客居德州，有卢雅雨公曾孙女，年五十六，于季夏痢赤白，迁延至仲冬不愈。因诊之，脉象微弱，至数略数，饮食减少，头目时或眩晕，心中微觉烦热，便时下坠作疼，然不甚剧。询其平素下焦畏凉，是以从前服药，略加温补，上即烦热；略为清理，下又腹疼泄泻也。为拟此方，一日连服两次，其病遂愈。

天水涤肠汤

【来源】《医学衷中参西录》上册。

【组成】生山药一两　滑石一两　生杭芍六钱　潞党参三钱　白头翁三钱　粉甘草二钱

【主治】久痢不愈，肠中浸至腐烂，时时切痛，身体因病久羸弱者。

【加减】若服此汤不效，则酌加三七、鸭蛋子、金银花；或加生地榆亦可。

【验案】热痢　一媪，年六十一岁，于中秋痢下赤白，服药旋愈，旋又反复，如此数次，迁延两月。因少腹切痛，自疑寒凉，烧砖熨之。初熨时稍觉轻，以为对证，遂日日熨之，而腹中之疼益甚，昼夜呻吟，嗜口不食；所下者痢与血水相杂，且系腐败之色；其脉至数略数，虽非洪实有力，实无寒凉之象；舌上生苔，黄而且厚。病人自谓下焦凉甚，若用热药温之疼当甚。愚曰：前此少腹切痛者，肠中欲腐烂也。今为热砖所熨而腹疼益甚，则血淋漓，则肠中真腐烂矣。再投以热药，危可翘足而待。病人亦似会悟，为制此方，连服四剂，疼止，痢亦见愈。减去滑石四钱，加赤石脂四钱，再服数剂，病愈十之八九。因上焦气微不顺，俾用鲜藕四两，切细丝煎汤，频频饮之，数日而愈。

【方论】河间天水散（即六一散），原为治热痢之妙药，此方中重用滑石、甘草，故名"天水涤肠汤"。

化滞汤

【来源】《医学衷中参西录》上册。

【组成】生杭芍一两　当归五钱　山楂六钱　莱菔子五钱（炒，捣）　甘草二钱　生姜二钱

【主治】下痢赤白，腹疼，里急后重初起者。

【加减】若身形壮实者，可加大黄、朴消各三钱下之。

解毒生化丹

【来源】《医学衷中参西录》上册。

【组成】金银花一两　生杭芍六钱　粉甘草三钱　三七二钱（捣细）　鸭蛋子（去皮，拣成实者）六十粒

【用法】上先将三七、鸭蛋子用白沙糖化水送服，次将余药煎汤服，病重者，一日须服两剂始能见效。

【功用】化腐生肌。

【主治】痢久郁热生毒，肠中腐烂，时时切疼，后

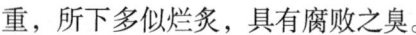

重,所下多似烂炙,具有腐败之臭。

【验案】

1.大便下血 一人年五十二。因大怒之后,中有郁热,又寝于冷屋之中,内热为外寒所束,愈郁而不散,大便下血。延医调治,医者因其得于寒凉屋中,谓系脾寒下陷,投以参、耆温补之药,又加升麻提之。服药两剂,病益增重,腹中切疼,常常后重,所便之物,多如烂炙。更延他医,又以为下元虚寒,而投以八味地黄丸,作汤服之,病益加重。后遇诊视,其脉数而有力,两尺愈甚。确知其毒热郁于肠中,以致肠中腐烂也。为拟此方,两剂而愈。

2.痢疾 一妇人,年五十许,素吸鸦片,又当恼怒之余,初患赤痢,滞下无度。因治疗失宜,渐至血液腐败,间如烂炙,恶心懒食,少腹切疼。其脉洪数,纯是热象。亦治以此汤,加知母、白头翁各四钱,当日煎滓。又另取鸭蛋子六十粒,三七二钱,送服,每日如此服药两次,三日全愈。

燮理汤

【来源】《医学衷中参西录》上册。

【组成】生山药八钱 金银花五钱 生杭芍六钱 牛蒡子二钱(炒,捣) 甘草二钱 黄连一钱半 肉桂一钱半(去粗皮,将药煎至数十沸再入)

【主治】下痢赤白,腹疼,里急后重,服化滞汤未全愈者;又治噤口痢。

【方论】方中黄连以治其火,肉桂以治其寒,二药等分并用,阴阳燮理于顷刻矣;用白芍者,《伤寒论》诸方,腹疼必加芍药协同甘草,亦燮理阴阳之妙品;且痢证之噤口不食者,必是胆火逆冲胃口,后重里急者,必是肝火下迫大肠,白芍能泻肝胆之火,故能治之,矧肝主藏血,肝胆火扁,则脓血自敛也;用山药者,滞下久则阴分必亏,山药之多液,可滋脏腑之真阴,且滞下久,则气化不固,山药之收涩,更能固下焦之气化也;又白芍善利小便,自小便以泻寒火之凝结;牛蒡能通大便,自大便以泻寒火之凝结;金银花与甘草同用,善解热毒,可预防肠中之溃烂。单白痢则病在气分,故加生姜以行气;单赤痢则病在血分,故加生地榆以凉血;至痢中多带鲜血,其血分为

尤热矣,故加鸦胆子,以大清血分之热。

【加减】单赤痢,加生地榆二钱;单白痢,加生姜二钱;血痢,加鸦胆子二十粒(去皮),药汁送服。

【验案】阿米巴痢疾 《湖南中医学院学报》(1994,4:25):用本方:生山药、金银花、生白芍、炒牛蒡子、黄连、肉桂、生甘草、鸭胆子,每日1剂,水煎服,并随证加减,治疗急性阿米巴痢疾和慢性阿米巴痢疾发作期37例。结果:治愈29例,好转6例,总有效率94.6%。

通变白头翁汤

【来源】《医学衷中参西录》下册。

【组成】生山药一两 白头翁四钱 秦皮三钱 生地榆三钱 生杭芍四钱 甘草二钱 旱三七三钱(轧细) 鸭蛋子六十粒(去皮,拣成实者)

【用法】上药先将三七、鸭蛋子用白蔗糖水送服一半,隔点半钟,再将余药煎汤服。所余一半,至二煎时如前法服。

【主治】热痢下重腹疼,及曾有鸦片嗜好而患痢之人。痢久而肠中腐烂者。

【验案】痢疾 王剑秋,年四十许。己未孟秋,自郑州病归,先泻后痢,腹疼重坠,赤白稠粘,一日夜十余次,其脉弦而有力,知其下久阴虚,肝胆又蕴有实热也。投以此汤,一剂痢愈,仍变为泻,日四五次,自言腹中凉甚,愚因其疾原先泻,此时痢愈又泻,且恒以温水袋自熨其腹,疑其下焦或有伏寒,遂少投以温补之药。才服一剂,又变为痢,下坠腹疼如故,惟次数少减。知其病原无寒,不受温补,仍改用通变白头翁汤。一剂痢又愈,一日犹泻数次,继用生山药一两,龙眼、莲子各六钱,生杭芍三钱,甘草、茯苓各二钱,又少加酒曲、麦芽、白蔻消食之品,调补旬日全愈。

通变白虎加人参汤

【来源】《医学衷中参西录》下册。

【组成】生石膏二两(捣细) 生杭芍八钱 生山药六钱 人参五钱(用野党参按此分量,若辽东真野参宜减半,至高丽参断不可用) 甘草二钱

【用法】上五味，用水四钟，煎取清汤两钟，分二次温饮之。

【主治】下痢，或赤或白，或赤白参半，下重腹疼，周身发热，服凉药而热不休，脉象确有实热者。

【方论】此方即《伤寒论》白虎加人参汤，以芍药代知母、山药代粳米也。痢疾身热不休，服清火药而热亦不休者，方书多谓为不治。夫治果对证，其热焉有不休之理？此乃因痢证夹杂外感，其外感之热邪，随痢深陷，永无出路，以致痢为热邪所助，日甚一日而永无愈期。惟治以此汤，以人参助石膏，能使深陷之邪，徐徐上升外散，消解无余。加以芍药、甘草以理下重腹疼，山药以滋阴固下，连服数剂，无不热退而痢愈者。

【验案】赤白痢　一叟，年六十七，于中秋得痢证，医治二十余日不效。后愚诊视，其痢赤白胶滞，下行时，觉肠中热而且干，小便亦觉发热，腹痛下坠并迫。其脊骨尽处，亦下坠作痛，且时作眩晕，其脉洪大有力，舌有白苔甚厚。愚曰：此外感之热挟痢毒之热下迫，故现种种病状，非治痢兼治外感不可。遂投以此汤二剂，诸病皆愈。其脉犹有余热，拟再用石膏清之，病家疑年高，石膏不可屡服，愚亦应聘他往。过二十余日，痢复作，延他医治疗，于治痢药中，杂以甘寒濡润之品，致外感之余热永留肠胃不去，其痢虽愈，而屡次反复，延至明年仲夏，反复甚剧。复延愚诊治，其脉象、病证皆如旧，因谓之曰，去岁若肯多服石膏数两，何至有以后屡次反复，今不可再留邪矣，仍投以此汤，连服三剂，病愈而脉亦安和。

至宝丹

【来源】《人己良方》引霍文林秘方。

【组成】人参五钱　木香二钱半　砂仁一两五钱　白茯苓一两五钱　香附五两（童便制）　桔梗一两　黄耆二两（蜜炙）　淮山药一两（酒蒸）　莪术二两（醋制）　甘松一两五钱（洗去泥，研末，另包）　琥珀五钱（另研）　山楂肉五钱　朱砂五钱　远志一两（制）　益智仁一两三钱　滑石六钱（水飞过）　甘草一两（蜜炙）　珍珠四钱（另研包）

【用法】上为细末，炼蜜为丸，每个重一钱。一岁

服半丸，三四岁服一丸，看病深浅服之。疝气偏坠，大小茴香汤送下；大便出血，槐花、苍术汤送下；中风痰厥，不省人事，生姜汤送下；咳嗽喘急，麻黄、杏仁汤送下；小便不通，车前子汤送下；霍乱，紫苏、木瓜汤送下；夜出盗汗，浮小麦汤送下；咳嗽痰喘，陈皮汤送下；夜啼不止，灯心、姜汤送下；泄泻，炒黄色米汤送下；慢惊风，人参、白术汤送下；急惊搐搦，薄荷汤送下；痘疹不出，升麻汤送下；发热，金银薄荷汤送下；虫积，苦楝根煎水送下；伤寒挟惊发热，姜、葱汤送下；汗出为妙；停食呕吐腹胀，大便酸臭，积聚腹痛，生姜汤送下；疳症身瘦，腹大而手足细小者，陈仓米汤送下；或淋，或肿，或胀，赤白痢症，俱用陈仓米汤送下。

【功用】止渴止痢、健脾消食积，退身热。

柏莲汤

【来源】《人己良方》。

【组成】扁柏叶三钱（炒黄色）　莲肉二钱（炒焦）

【用法】用水一碗，煎滚，入蜜糖半小盅，和匀，频服，当茶饮。

【主治】小儿红白痢，不论新久，或身热，或闭口痢。

开噤汤

【来源】《秋疟指南》卷二。

【组成】人参二钱　麦冬三钱　煅石膏三钱　栀子二钱　川连二钱　黄芩一钱　黄柏一钱　生地三钱　当归三钱　射干二钱　杏仁三钱　槟榔一钱　枳壳一钱　生甘草一钱　花粉二钱

【用法】水煎服。

【功用】生津进食，除肠胃中之炎症。

【主治】噤口痢，不能食。

金花汤

【来源】《秋疟指南》卷二。

【别名】黄连解毒汤。

【组成】黄连三钱　黄芩三钱　黄柏三钱　栀子三钱　杏仁三钱　槟榔三钱　当归三钱　地榆三

钱　赤芍二钱　荆芥一钱　生地三钱　青蒿三
钱　生甘草一钱
【用法】水煎服。
【主治】红痢。

救胃煎

【来源】《秋疟指南》卷二。
【组成】生地三钱　白芍三钱　黄连三钱　玉竹三
钱　炒枳壳八分　杏仁三钱　桔梗二钱　石膏四
钱　麦冬三钱　花粉三钱　生甘草一钱　黄芩三
钱　厚朴一钱
【用法】加水三茶碗，煎取一碗半，温服。
【主治】噤口痢。

银菊花

【来源】《秋疟指南》卷二。
【组成】银花　菊花　生白芍　杏仁　桔梗各
三钱　连翘　栀子各二钱　木香一钱　甘草一
钱　牛蒡子三钱
【用法】上用水三茶碗，煎取一碗半服。
【主治】白痢。
【加减】如有宿食，加生大黄五钱。

霹雳散

【来源】《秋疟指南》卷二。
【组成】生大黄一钱　黄芩三钱　吴萸一钱
【用法】水二碗，煎至一碗，先服半碗，得快利即
勿服；如不快利再服一次。
【主治】痢症胀闭，有宿食，发呕。
【宜忌】此药只可服三次，不可多服。

归连石斛汤

【来源】《湿温时疫治疗法》引《沈樾亭验方传信》。
【组成】油当归五钱　小川连七分　鲜石斛三
钱　炒枳壳一钱　鲜荷叶一角（拌炒）　长须生谷
芽四钱
【功用】润肠祛积，开胃运气。
【主治】妊妇及体虚之人赤痢、白痢、赤白痢。

润字丸

【来源】《湿温时疫治疗法》。
【组成】酒炒锦纹一两　制半夏　前胡　山楂
肉　天花粉　白术　广陈皮　枳实　槟榔各一钱
二分五厘
【用法】每药须晒干为末，姜汁打神曲为丸，如梧
桐子大。每服二三钱。
【主治】湿热食积，胸满不食，腹痛便闭，及夏秋
赤白痢。

猪肤汤合黄连阿胶汤加茄楠香汁方

【来源】《湿温时疫治疗法》引《姚滋轩君验方》。
【组成】小川连六分　真阿胶一钱半　生白芍三
钱　青子芩一钱半　鸡子黄一枚（先放罐底）　茄
楠香汁二匙（冲）
【用法】先用净猪肤、净白蜜各一两，炒米粉四钱
煎汤代水。
【功用】救阴，坚肠。
【主治】阴虚，痢下五色，脓血稠粘，滑泄无度，
腰膝酸软，耳鸣心悸，咽干目眩，不寐多烦，或
次数虽多，而胸腹不甚痛；或每痢后而烦困更增，
掣痛反甚，饮食不思者。

五汁饮

【来源】《湿温时疫治疗法》。
【组成】生萝卜汁二杯　生姜汁半酒杯　白蜜　陈
细茶汁　生藕汁各一酒杯
【用法】和匀，重汤炖温饮之。无萝卜时，以莱菔
子五钱，清水播浸一时许，绞汁用。
【功用】清润滑降。
【主治】痢后积热未尽。

增损复脉汤

【来源】《湿温时疫治疗法》引《验方传信》。
【组成】高丽参一钱半　提麦冬三钱　大生地
三钱　炙甘草一钱　生白芍三钱　真阿胶一钱
半　山萸肉八分　北五味三分　乌贼骨三钱　净
白蜡三钱

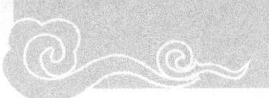

【功用】提补酸涩。

【主治】湿温化痢疾，虚坐努责，按腹不痛，一日数十度，小腹腰膂抽掣痠软，不耐坐立，寝食俱废，阴虚欲垂脱者。

万应如意痢疾丸

【来源】《续补集验良方》。

【组成】紫苏 桔梗 前胡 陈皮 枳壳 神曲 羌活 山楂肉各四两 防风 藿香 白芷 厚朴（姜汁炒） 川芎 薄荷 茅术各三两 麦芽 萝卜子 当归（酒拌） 甘草 姜半夏 茯苓各二两 广木香一两（另研） 砂仁一两六钱（去衣，另研）

【用法】上药炒微脆，为细末，用姜汁糊为丸，如梧桐子大，晒干收贮。每服三钱，轻者二钱，淡姜汤送下；赤痢，白滚汤送下；霍乱吐泻，阴阳水送下。

【主治】伤风头痛，发热鼻塞，声重痰嗽，伤食停积，胸中膨胀，腹痛，胃气痛，时疫疟疾，水泻白痢。

【宜忌】孕妇、痧胀忌服。

大黑丸

【来源】《陈氏幼科秘诀》。

【别名】保和丸。

【组成】炒香附一两 炒厚朴 醋炒青皮 陈皮 使君子 槟榔 醋炒三棱 炒甘草各五钱 炒神曲 黄连（姜汁炒） 炒麦芽 土炒白术 醋炒蓬术各一两 山楂一两半

【用法】炼蜜为丸，如龙眼大。每服一丸，空心米汤送下。

【主治】小儿痢下纯血。

内消丸

【来源】《陈氏幼科秘诀》。

【组成】三棱 蓬术 香附（三味醋拌炒） 槟榔 煨草果 青皮 枳壳 枳实（二味麸炒） 木香 去核山楂 炒神曲 炒麦芽 炒砂仁（去白） 陈皮各等分

【用法】上为丸。砂糖汤调服。

【功用】消食化积。

【主治】小儿五疳、八痢。

【宜忌】惊风忌服。

芩连芍药汤

【来源】《陈氏幼科秘诀》。

【组成】芍药 茯苓 陈皮 厚朴 甘草 黄连 黄芩 枳壳 槟榔 山楂 木通

【用法】水煎服。

【主治】痢疾。

【加减】有血，加当归或生地；血紫，加桃仁、归梢；腹痛，加砂仁，甚则少加木香，血痢不宜；噤口，加莲肉或乌梅；后重甚，加升麻、柴胡，痢久亦加，恐元气下陷也；痢下青汁者，风毒也，加防风或干葛；腹痛甚，加乳香、没药，亦治瘀血；痢久，加地榆、蒲黄；腹痛，肺经之气郁于大肠，加苦参、桔梗；痢如豆汁，湿甚也，加防风、九制苍术亦可，滑石亦可，能利湿，小便少亦加之；积，尽用白术调理气分；发哕，用柿蒂、枇杷叶（去毛，炙）、丁香；久而虚者，加诃子、肉蔻；力倦气少恶食，此挟虚也，宜当归（身尾）、白术、陈皮，虚极加人参补虚，虚回而痢自止；小儿七八岁，下纯血，勿以食积治，前方加当归或生地、地榆、蒲黄（醋炒）、荆芥、乌梅等敛血，血紫先用归尾、桃仁行之；气血俱虚神弱，人参、白术、白药、茯神、黄连服之，并大黑丸及木香饼间服。

三奇散

【来源】《治痢捷要新书》。

【组成】黄耆二两 枳壳 防风 吴萸各一两

【用法】上为末。每服二三钱，米饮调下；十分之一煎汤亦可。

【主治】风入肠胃，痢疾下重。

四分散

【来源】《集选奇效简便良方》卷三。

【组成】苍术（米泔浸，陈土炒焦）三两 杏仁

（去皮尖，去油）二两　生甘草（炒）一两五钱　羌活二两（炒）　川乌（去皮，面包煨透）一两五钱生大黄一两（炒）　熟大黄一两（炒）

【用法】上为细末。每服四分，赤痢，加灯心三十寸，煎浓汤调下；白痢，加生姜三片，煎浓汤调下；赤白痢，加灯心三十寸，生姜三片，同煎浓汤调下；水泻，米汤调下；重者，五服愈。

【主治】痢疾。

【宜忌】孕妇忌服，小儿减半。

木鳖丸

【来源】《中国医学大辞典·补遗》引《验方》。

【组成】土木鳖半个　母丁香四粒　麝香一分

【用法】上为细末，口津调为丸，如黄豆大。每用一丸，纳入脐中，外贴膏药。

【主治】久泄不止，及痢疾。

通痢散

【来源】《中国医学大辞典》。

【组成】茅术（炒，米泔水浸）三两　羌活（炒）　甘草（炙）各一两五钱　川大黄（酒制）　杏仁霜各二两

【用法】上为散。每服四分，小儿减半，炒薏苡或陈莱菔茎叶煎汤送下。

【主治】脾土不健或湿热内阻，或寒滞伤中，而成赤白痢疾。

紫霞丹

【来源】《中国医学大辞典》。

【组成】厚朴　红曲末各四两　木通二两

【用法】上为细末，水泛为丸，如梧桐子大。每服三钱，白痢，沙糖汤送下；赤痢，米汤送下；休息痢，乌梅冰糖汤送下。

【主治】痢疾。

和中汤

【来源】《家庭治病新书》。

【组成】白芍　厚朴　枳壳　藿香各一钱五分　青皮一钱　砂仁　广木香各八分　生甘草　干姜　黄连各六分

【用法】水煎服。

【主治】痢疾，不甚实甚虚，不偏寒偏热，不问赤白。

加味黄连香薷饮

【来源】《治痢南针》。

【组成】黄连一钱　香薷三钱半　厚朴二钱　扁豆二钱　甘草一钱　芍药三钱　生姜三片

【主治】痢疾发于夏月暑时，有表症。

百效丸

【来源】《经验奇效良方》。

【组成】贝母二钱　川厚朴二钱　血竭一钱五分　柴胡二钱　上肉桂一钱五分　巴豆（去油）二钱　玄参二钱　肉豆蔻一钱五分　知母二钱　真麝香一分　冰片一分　神金十张　辰砂二钱

【用法】上为细末，炼蜜为丸，如梧桐子大，以辰砂为衣，宜盛瓷瓶，不可泄气。未满周岁每服三丸，周岁以上每服五丸，用葱白一寸，灯心七根，煎汤将丸溶化，加白糖少许，温服。

【功用】《全国中药成药处方集》（天津方）：消积理滞，镇惊化痰。

【主治】

1.《经验奇效良方》：小儿急慢惊风，痰喘气促，寒火结胸，大小便闭塞，一切食积痰疟，及发斑出疹，热毒内陷等证。

2.《全国中药成药处方集》（天津方）：小儿寒热凝结，停食宿水，腹疼腹胀，红白痢疾。

乾坤夺命丹

【来源】《经验奇效良方》。

【组成】生白信石一两（研极细面）　生硫黄二两（研极细面）　白蜡三两

【用法】将蜡熔化，即下二味合匀，出锅作丸，每丸四分。白水送下。

【主治】一切气寒、食寒、阴寒，及男子肾寒，妇

人白带，白痢疾，下泻，一切下部寒凉之症。

立效饮

【来源】《温氏经验良方》。

【组成】川当归四两　炒甘草二两　赤芍药一两　酸榴皮一两　炒地榆一两　罂粟壳四两（炒黄）

【用法】上为细末。每服二钱，水一杯，煎至七分，去滓，空心、饭前温服。小儿酌量大小加减服之。

【主治】诸般恶痢，或赤或白，或脓血相杂，里急后重，脐腹绞痛，或下五色，或如鱼脑，日夜无度，或噤口不食。

【宜忌】忌食生冷、油腻、鱼腥。

朴黄汤

【来源】《顾氏医径》卷五。

【组成】厚朴　黄连　鸡金　枳实　茯苓

【主治】水谷痢，其证粪稀　薄而不聚，水谷不化，里急后重。

参黄汤

【来源】《顾氏医径》卷五。

【组成】人参　大黄　甘草　青皮

【主治】小儿积痢侵久，或愈而复发。

黄连赤石脂汤

【来源】《全国名医验案类编》（续编）卷十七。

【组成】黄连三钱　赤石脂三钱半（净）　滑石三钱　生芍二钱半　黄芩二钱半　甘草三分

【用法】水煎服。

【功用】泄火救阴，苦寒涤热。

【主治】郁火下痢。

【验案】郁火下痢　病者：蒋辽，年五十，业工，住石码。病名：郁火下痢。原因：盛暑吃烧饼致病。证候：脉沉数有力，头痛发热，小便赤短，赤痢日夜三四十回，骨瘦如柴，口渴，舌苔焦黄，经过八九天，势频危笃。诊断：烟客血燥，暑热

熏蒸，因烧饼引动伏火，郁为赤痢。治疗：泄火救阴，苦寒涤热。处方：黄连赤石脂汤。效果：一剂势减，三剂痢止。讵停药再病，急连服五剂痊愈。烟瘾亦除。此系久利血虚，故以赤石脂合芩连涩之，非久病者，不宜用此。

陈苓术芍甘连汤

【来源】《温热经解》。

【组成】陈皮一钱　茯苓二钱　白术八分　白芍八分　甘草一钱　川连一钱

【功用】扶土抑木。

【主治】胆汁入胃，木火乘土，痢色绿者。

姜苓术草汤

【来源】《温热经解》。

【组成】生姜三钱　茯苓三钱　白术三钱　甘草八分

【用法】水煎服。

【主治】寒湿下痢，色纯白者。

银楂芩连汤

【来源】《温热经解》。

【组成】银花炭　南楂炭各三钱　青蒿　川连　酒芩　赤砂糖各一钱半

【主治】热痢，痢色赤，或先白后赤，或赤多白少者；噤口痢，饮食即吐，不食亦呕者。

银楂姜桂大黄汤

【来源】《温热经解》。

【组成】银花炭　南楂炭　赤沙糖各三钱　大黄一钱　肉桂　炮姜各二分

【主治】痢色纯黑如漆，下瘀血者。

三参冬燕汤

【来源】《温热时疫治疗法》引樊开周方。

【组成】太子参　西洋参各一钱　北沙参四钱　麦冬二钱　光燕条八分　青蔗浆一酒杯　建兰叶三片

【用法】水煎服。

【功用】《重订通俗伤寒论》：补肺。

【主治】

1.《温热时疫治疗法》：血分温毒，与积滞相并，内攻胃肠，劫夺血液下趋，而致肠澼下血，身热口渴，脐腹大痛，里急后重，经急救后，尚有积热未净者。

2.《重订通俗伤寒论》：夹血伤寒，呕吐吐血后。

援绝神丹

【来源】《集成良方三百种》。

【组成】白芍 当归各二两 枳壳 槟榔 甘草各二钱 滑石粉三钱 莱菔子一钱 木香一钱

【用法】水煎服。

【主治】红白痢，腹痛，里急后重。

痢疾立效饮

【来源】《集成良方三百种》。

【组成】川当归 罂粟壳（炒黄）各四两 炒甘草（水炒）二两 赤芍药 酸榴皮 炒地榆各一两

【用法】共研细末。每服二钱，水煎去滓。空心或饭前温服。小儿酌减。

【主治】诸般恶痢，或赤或白，或脓血相杂，里急后重，脐腹绞痛，或下五色，或如鱼脑，日夜无度，或噤口不食，诸药不效者。

【宜忌】忌生冷、油腻、鱼腥。

秋水丸

【来源】《中药成方配本》。

【组成】大黄十斤

【用法】制时应在夏秋两季，将大黄切片，用黄酒十斤拌透，日晒夜露，不时将药翻动，约二十天左右，几黑为度。最后晒干，研成细末，冷开水泛丸，如绿豆大，约成丸八斤。每次一钱，开水吞服，一日二次。

【功用】泻热通滞。

【主治】湿热积滞，赤痢腹痛。

痢疾芩连丸

【来源】《医学碎金录》。

【组成】葛根二两 苦参三两 黄芩二两 黄连一两 赤白芍各一两 滑石十五两

【用法】以上研末，纳滑石（水飞极细）和匀；另用葛根二两、苦参三两、黄芩二两、青蒿四两、枳壳二两、乌药一两煎汤；再用鲜荷叶八两（捣）、生萝卜子二两（研）、鲜藿香三两（捣）、鲜薄荷三两（捣），以上石臼捣融，加上药汤挤汁两次，再加净萝卜汁八两，泛成小丸，如绿豆大。每服三钱，一日三次。

【主治】细菌性痢疾、阿米巴痢疾、水泻等。

七宝妙灵丹

【来源】《北京市中药成方选集》。

【组成】木香三钱 枳壳（炒）四钱 茅苍术（炒）五钱 赤茯苓五钱 猪牙皂一钱二分 藿香二两 青皮（炒）三钱 草河车六钱 厚朴（炙）一两 生石膏八钱 川贝母（去心）二两 苏叶八钱 广橘红五钱 蚕砂（炒）一两 清半夏一两 甘草三钱（共研为细粉，过罗） 朱砂粉（上衣用）一两 沉香粉五钱 明雄黄五钱 麝香一钱

【用法】上为细末，混合均匀，用六神曲粉一两，和水为小丸，如粟米大，用方内朱砂为衣，装瓶，每瓶重二分。每服二分，重者四分，温开水送下，生姜汤亦可。小儿酌减。

【功用】舒气宽中，健胃消胀，化痢固肠。

【主治】胸闷胃胀，胃弱吞酸，呕吐恶心，痢疾久泄。

【宜忌】孕妇忌服。

开胸顺气丸

【来源】《北京市中药成方选集》。

【组成】槟榔（炒）六两 二丑（炒）八两 陈皮二两 木香一两五钱 三棱（炒）二两 莪术（炙）二两 牙皂一两 厚朴（炙）二两

【用法】上为细末，过罗，茵陈熬水，泛为小丸。每服一至二钱，温开水送下。

【功用】

1.《北京市中药成方选集》：消积化滞。

2.《中国药典》：行气止痛。

【主治】停食停水，气郁不舒，膨闷胀满，胃脘疼痛，红白痢疾，疟疾。

【宜忌】孕妇忌服。年老体弱勿服。服药后过三小时再饮食。

仙传至宝丹

【来源】《北京市中药成方选集》。

【组成】莪术（炙）二十二两　益智仁九两七钱　橘皮二十二两　三棱（炒）九两七钱　厚朴（炙）十六两　桔梗九两七钱　甘松六两四钱　茯苓三十八两四钱　黄耆二十二两　青皮（炒）十六两　藿香十六两　木香十九两二钱　枳壳（炒）十六两　砂仁十六两　神曲（炒）十六两　白术（炒）四十八两　胆星三十二两　山楂十六两　滑石一百一十两　甘草十八两　南查十六两

【用法】上为细末，过罗，炼蜜为丸，重一钱，朱砂为衣。每服一丸，日服二次，温开水送下，周岁内小儿酌减。

【功用】和胃消食，清热导滞。

【主治】小儿停食停乳，头热身烧，呕吐腹痛，红白痢疾。

加味香连丸

【来源】《北京市中药成方选集》。

【组成】黄连六两　木香四两　槟榔二两　枳壳（炒）四两　吴萸（炙）二两　黄芩四两　厚朴（炙）四两　黄柏二两　白芍四两　玄胡（炙）二两　当归二两　甘草一两

【用法】上为细末，过罗，用冷开水泛为小丸，每服二钱，日服二次，温开水送下。

【功用】祛湿散寒，导滞化痢。

【主治】过食生冷，湿热凝结，腹痛下坠，红白痢疾。

百效散

【来源】《北京市中药成方选集》。

【组成】大黄八两　牙皂二两　当归四两　全蝎一两　黄土五钱　神曲（炒）四两　天麻四两　僵蚕（炒）二两　赤金一百五十张　朱砂四两

【用法】上为细末，袋装，每袋六厘。每服一袋，温开水送下，一日二次。

【功用】清热化滞，镇惊安神。

【主治】食滞火盛，急热惊风，呕吐乳食，红白痢疾。

泻痢固肠丸

【来源】《北京市中药成方选集》。

【组成】白术（炒）六十两　白芍六十两　茯苓六十两　橘皮四十两　米壳一百六十两　人参（去芦）十两　诃子肉二十两　肉果二十两（煨）　甘草二十两

【用法】上为细末，过罗，用冷开水为小丸。每服二至三钱，温开水送下，一日二次。

【功用】理脾和胃，固肠止泻。

【主治】脾胃虚弱，痢疾腹痛，久泻不止，滑泄肠鸣。

调中化痢丸

【来源】《北京市中药成方选集》。

【组成】黄连一两　白头翁一两　大黄四两　山楂四两　槟榔三两　厚朴（炙）五钱　木香四钱　小枳实（炒）八钱

【用法】共研为细粉，过罗，用冷开水泛为小丸，每十六两用滑石三两五钱为衣闯亮。每服二钱，一日二次，温开水送下。

【功用】顺气化滞，清热止痢。

【主治】气血凝结，湿热伤脾，红白痢疾，脐腹坠痛，口渴身烧。

痢疾丸

【来源】《北京市中药成方选集》。

【组成】黄连十六两　木香十六两　黄芩二十四两　地榆炭二十四两　苡米（生）四十八两　枳实（炒）二十四两　槟榔二十四两　大黄二十四两　赤芍二十四两　莱菔子（炒）二十四两　甘

草八两

【用法】上共研细粉，过罗，冷开水泛为小丸，用滑石细粉闯亮。每服三钱，开水送下，一日二次。

【功用】利湿，化滞，止痢。

【主治】湿热凝结，红白痢疾，脐腹疼痛，里急后重。

痢疾万应散

【来源】《北京市中药成方选集》。

【组成】杏仁（去皮，炒）一两五钱　羌活四两　草乌（炙）一两　苍术（炒）六两　酒大黄一两

【用法】共研细粉，过罗。每服一钱，温开水送服，一日二次。

【功用】解肌散寒，祛湿化痢。

【主治】寒热凝结，红白痢疾，腹痛下坠，小水涩赤。

痢疾奇效丹

【来源】《北京市中药成方选集》。

【组成】石榴皮四十两　椿根皮（炒）二十两　乌梅炭十两　谷芽（炒）三十六两　槟榔十六两

【用法】上共研细粉，过罗，用冷开水泛为小丸，每十六两用滑石细粉四两为衣，闯亮。每服二至三钱，温开水送下，一日二次。

【功用】分解利湿，止泄化痢。

【主治】痢疾。腹痛，大便带血，久泄不止，腰腿痠痛。

一把抓

【来源】《全国中药成药处方集》（禹县方）。

【组成】党参一斤四两　黄芩一斤十四两　广木香一斤　大黄三斤二两　山楂一斤十四两　干姜五斤　槟榔一斤十四两　陈皮五斤　香附三斤　丁香一斤　巴豆霜三斤

【用法】上为细末，水为丸，红曲为衣。每服四分，温开水送下。五岁至八岁服一分五厘，九岁至十二岁服三分。

【主治】过食生冷，饮食积滞，胃脘寒疼，风寒痢疾。

【宜忌】孕妇及虚弱者忌用。

二十四制清宁丸

【来源】《全国中药成药处方集》（杭州方）。

【组成】锦纹大黄（酒拌，蒸三日，晒干）　鲜桑叶　鲜侧柏叶　鲜桃叶　鲜槐树叶

【用法】四味鲜叶垫蒸底，蒸透取出晒干，每大黄一斤，后药各用七钱。一次用藕汁，二次用甘蔗汁，三次用赤苓汤，四次用泽泻汤，五次用猪苓汤，六次用鲜车前子汤，七次用川黄柏汤，八次用川朴汤，九次用炒白术汤，十次用薄荷汤，十一次用米仁汤，十二次用当归汤，十三次用韭菜汤，十四次用牡丹皮汤，十五次用木通汤，十六次用川石斛汤，十七次用连翘汤，十八次用陈皮汤，十九次用半夏汤，二十次用川萆薢汤，二十一次用地骨皮汤，二十二次用玄参汤，二十三次用知母汤，二十四次用甘草汤。以上每次均拌蒸透，晒干，研为细末，用黄牛乳、梨汁、陈酒和蜜、水泛丸。每服二至三钱，小儿减半，开水送下。

【主治】脏腑积热，湿热秽毒，眼目赤肿，郁热头痛，咽痛牙痛，口鼻热疮，食积腹痛，湿热黄疸，痢疾初起，里急后重，淋浊涩痛，疮肿热毒，以及妇人经水不调，产后瘀血作痛。

久痢丹

【来源】《全国中药成药处方集》（天津方）。

【组成】椿皮（醋炒）十斤　广木香　黄连　白术（麸炒）　茯苓（去皮）　枳壳（麸炒）　甘草各八两　当归尾一斤　野党参（去芦）八两　厚朴（姜制）一斤　鸦胆子仁一两

【用法】上为细末，用凉开水泛为小丸；每斤丸药，用滑石粉三两，桃胶二钱化水为衣，二钱五分重装袋。每服一袋，小米汤送下，开水亦可。

【功用】健脾开胃，除湿化滞。

【主治】久痢、腹疼腹胀，里急后重，不思饮食，四肢无力，身体疲乏。

【宜忌】忌食生冷油腻食物。

小儿至宝丹

【来源】《全国中药成药处方集》（天津方）。

【组成】厚朴（姜制）四钱　炒苍术三钱　制半夏四钱　桔梗　黄连　藿香叶各三钱　山楂五钱　陈皮　芥穗各四钱　广木香二钱　砂仁四钱　炒麦芽　花粉　枳壳（麸炒）　甘草　大黄　木通各三钱

【用法】上为细末，兑朱砂面、冰片各二钱。以上研细和匀，炼蜜为丸，五分重，蜡皮或蜡纸筒封固。一至二岁每次服一丸，周岁以内酌减，白开水化下。

【功用】解热健胃，止呕止泻。

【主治】身体发热，腹痛便泄，呕吐胀满，赤白痢疾。

开胸顺气丸

【来源】《全国中药成药处方集》（天津、兰州方）。

【组成】槟榔　广木香　山楂　神曲（麸炒）　炒麦芽　厚朴（姜制）　枳实（麸炒）各一斤　乌药　青皮（醋炒）　熟军各一斤八两　甘草八两　炒莱菔子一斤八两

【用法】上为细末，水丸：凉开水泛为小丸，二钱重装袋，每次服一袋；蜜丸：炼蜜为丸三钱重，蜡皮或蜡纸筒封固，每次服一丸，白开水送下。

【功用】开胸顺气，健胃消食。

【主治】胸腹胀满，消化不良，呕吐恶心，停食蓄水，红白痢疾。

【宜忌】孕妇及气虚者忌服。

止血丸

【来源】《全国中药成药处方集》（沈阳方）。

【组成】椿皮十两　旱三七一两五钱

【用法】上为极细末，陈醋泛为小丸。每服二钱，早、晚各服一次，小米汤送下。

【功用】化瘀止血。

【主治】肠风便血，大便下血，劳伤便血，便前便后带血，红白痢疾，肚腹疼痛。

【宜忌】忌辣物厚味等。

止痢丸

【来源】《全国中药成药处方集》（大同方）。

【组成】生黄耆　熟黄耆　生大黄　熟大黄各一两

【用法】上为细末，为丸。每日开水送服一丸。

【主治】泻痢。

止痢散

【来源】《全国中药成药处方集》（沈阳方）。

【组成】赤石脂　白龙骨　阿胶各一两　诃子肉　广木香　干姜　黄连　制甘草各五钱

【用法】上为极细末。每服五分，粟米汤送下。

【功用】清理肠胃，除热凉血，补虚。

【主治】血痢日久不愈，脱肛便血，气虚下陷，及久泻久痢。

止血痢疾丸

【来源】《全国中药成药处方集》（大同方）。

【组成】鸦胆子（去皮油）十两　桂元肉二十两

【用法】上为细末，胶水为丸，如绿豆大。每服一钱，用胶囊装服，开水送下。

【功用】止痢止血。

【主治】热结肠中，痢疾下血。

芍药丸

【来源】《全国中药成药处方集》（沈阳方）。

【组成】白芍二两　当归　黄连　黄芩各五钱　木香　炙甘草　槟榔片各三钱　桃仁五粒　肉桂五钱

【用法】上为极细末，炼蜜为丸，二钱重。每服一丸，开水送下，一日二次。

【功用】助消化，整肠止痢。

【主治】赤白痢疾，大便脓血，腹痛肠鸣，里急后重。

【宜忌】忌生冷、荤腥，尤忌蟹肉。中气虚弱者及孕妇忌服。

红白痢疾丸

【来源】《全国中药成药处方集》（南昌方）。

【组成】木香（煨）四两八钱　黄芩二两　甘草四两　白芍三两　黄连（用吴萸十两泡，炒，再去萸）二十两

【用法】上为细末，水泛为丸，如绿豆大。每日服二次，每服一至二钱，温开水送下。

【主治】红白痢疾腹痛，里急后重。

【宜忌】勿食生冷荤腥。

鸡清丸

【来源】《全国中药成药处方集》（沈阳方）。

【组成】广木香二两　黄连二两五钱　肉豆蔻七个

【用法】上为极细末，面糊为小丸。每服一钱，空心米汤送下。

【功用】理脾厚肠，和胃止泻。

【主治】湿热凝滞，红白痢疾，滞下不爽，日夜无度。

【宜忌】忌食鱼、肉、凉、粘、硬、辣食物。

泻痢丹

【来源】《全国中药成药处方集》（禹县方）。

【组成】当归一斤　广木香一斤六两　诃子肉　酒白芍各一斤　黄连一斤四两　茯苓一斤　于术　吴茱萸各一斤四两　石榴皮一斤半　槟榔一斤　肉豆蔻十两　甘草五两　姜厚朴　砂仁各一斤

【用法】上为细末，水泛为丸，白石脂为衣。每包重七分，每服一包，开水送下。小儿一岁一丸，七岁六丸。

【主治】久痢赤白，久泻肠滑。

【宜忌】初痢及孕妇忌用。

泻痢导滞散

【来源】《全国中药成药处方集》（大同方）。

【组成】煨木香二钱　槟榔八钱　青皮　陈皮各四钱　川军八钱　吴茱炒川连四钱　枳壳六钱　土当归八钱　生白芍　莱菔子各六钱　车前子八钱　生草四钱

【用法】上为细末。每服二钱。

【主治】痢疾，腹痛，里急后重。

治痢丸

【来源】《全国中药成药处方集》（吉林方）。

【别名】治痢神效丸。

【组成】川连　川军各一两　生芍八钱　木香五钱四分　茅术六钱七分　槟榔　地榆各三钱四分　桃仁六钱七分　黄芩一两　枳壳五钱四分　紫朴六钱七分　青皮五钱七分　焦楂四钱　麦芽五钱四分　当归三钱四分　红花二钱

【用法】上为细末，水泛为小丸。每服三钱，小儿五岁以下减半，空心以开水送下。

【功用】止痢清肠，清里解热，泄下化滞。

【主治】红白痢疾，里急后重，身热腹痛。

治痢散

【来源】《全国中药成药处方集》（沈阳方）。

【组成】香附　陈皮　赤芍　黑栀　车前　黄连各五钱　木香一钱　连翘三钱

【用法】上为极细末。每服一钱，以姜汤送下。

【功用】清热化滞，止痢健肠。

【主治】四时感冒，停滞腹痛，吐泻下痢，呕逆食少，里急后重，内伤生冷，消化不良。

【宜忌】忌辛辣食物；孕妇忌服。

香连丸

【来源】《全国中药成药处方集》（昆明方）。

【组成】广木香　甘草　陈皮　槟榔　泽泻各四两　黄连　苍术各八两　枳壳　厚朴各六两　吴萸四两　杭芍八两　茯苓六两

【用法】水泛为丸。每服二钱半，幼童减半，开水吞服。

【主治】赤白痢疾，里急后重。

【宜忌】胃弱泄泻不宜服用。

香橘丹

【来源】《全国中药成药处方集》（天津方）。

【组成】橘红　广木香　青皮（醋炒）各五钱　神曲（麸炒）　炒麦芽各一两

【用法】上为细末，炼蜜为丸，每丸一钱重，蜡皮或蜡纸筒封固。每次服一丸，周岁以内酌减，白开水化下。

【功用】健胃，化滞，止泻。

【主治】伤乳伤食，腹胀腹痛，呕吐泄泻，红白痢疾。

【宜忌】忌食寒凉硬食。

便血红痢膏

【来源】《全国中药成药处方集》（抚顺方）。

【组成】椿皮半斤　酸梨一斤　鲜姜三两　红糖四两

【用法】先将椿皮多加水（约三升）熬剩一斤，去渣取汁，再将姜、梨捣汁去渣，将汁对在一起，放在锅内熬开，再下红糖成膏。每日早、晚各服一匙，开水冲下。

【主治】便血，赤痢。

急救丸

【来源】《全国中药成药处方集》（沈阳方）。

【别名】霍乱急救丸（原书抚顺方）。

【组成】人中黄三两（一方用甘草一两）　天竺黄二两　麝香一钱　白僵蚕　防风　全蝎　荆芥各一两

【用法】上为极细末，水为小丸，朱砂为衣。每服五分，小儿减半，姜汤送下。

【功用】解热镇痛，消暑镇痉。

【主治】夏日中暑，头痛身热，恶寒发热，上吐下泻，四肢厥冷，腹中绞痛，周身抽搐，瘟疫发斑，小儿痘疹，红白痢疾，惊风。

【宜忌】忌食生冷、油腻之物；孕妇忌服。

神妙奇效丹

【来源】《全国中药成药处方集》（济南方）。

【组成】云苓　白术各五两　泽泻　黄连各二两　木香一两　川朴二两　米壳三两　粉草二两　白石脂八两　滑石一斤　椿皮二斤　黄耆三两　江米五两　干姜二两　禹余粮八两

【用法】上为细末，水泛为丸，如绿豆大。每服二钱，米汤送下。

【主治】久痢水泻。

【宜忌】忌羊肉烧酒，辛辣厚味。

救急避瘟散

【来源】《全国中药成药处方集》（吉林方）。

【组成】皂角二钱四分　朱砂　雄黄各一钱七分　细辛　贯众各二钱　麻黄　木香　桔梗　白芷　半夏　藿香　薄荷　枯矾　防风　甘草各一钱四分

【用法】上为细末。每服一钱，用姜水送下，再吹入鼻孔二三分更佳。小儿酌减。

【功用】除瘟解表，止痢消毒。

【主治】伤寒感冒，霍乱，红白痢疾，大便闭塞，小便赤涩，无名肿毒等。

清宁丸

【来源】《全国中药成药处方集》（南昌方）。

【组成】西藏大黄（酒浸）适量

【用法】九蒸九晒，为末，生蜜水为丸，如绿豆大。每服一至三钱，每日一至二次，温开水送下。

【主治】赤白下痢，伤寒热结便秘，及癥瘕积聚，留饮宿食。

【宜忌】孕妇慎用。

紫金散

【来源】《全国中药成药处方集》（沈阳方）。

【组成】台麝香二钱　重楼三钱　千金霜一两　明雄黄　朱砂各二钱　红芽大戟一两五钱　文蛤二两　山慈菇二两　黄连三钱

【用法】上为细末。每服七厘至一分，白开水送下。吹入鼻孔少许。可防疫疠传染。

【功用】解毒防疫。

【主治】山岚瘴疫，无名肿毒，瘟疫伤寒，绞肠腹

痛，赤白痢疾，呕吐泄泻，急惊抽搐，五疳毒蛊，瘰疬麻疹，疮疡丹毒，喉风乳蛾，皮烂红肿，中毒中恶，四时瘟病，湿温黄疸，神昏气促。

【宜忌】忌生冷硬物，孕妇勿用。

痢症散

【来源】《全国中药成药处方集》（武汉方）。

【组成】广木香二钱　沉香一两　肉蔻霜　黄连　枯矾　厚朴各二钱　赤石脂一两半

【用法】混合研细，成净粉85%～90%即得。每服一至二钱。

【主治】赤白久痢，腹痛热滞。

【宜忌】痢症初起者忌服。

痢疾丸

【来源】《全国中药成药处方集》（禹县方）。

【组成】吴茱萸（甘草水炙）一两五钱　广木香十两　黑地榆三十两　川黄连十两　白芍三十两　当归三十两　乌梅肉十两　白头翁二十两　金银花十五两　炒山楂三十两　川厚朴（姜炙）二十两　槟榔二十两

【用法】上共为细面，水泛为丸，如梧桐子大。每服一包，开水送服。小儿每岁服二粒。

【主治】小腹疼痛，里急后重，红白痢疾。

痢疾导滞散

【来源】《全国中药成药处方集》（大同方）。

【组成】川大黄三钱　广木香二钱　槟榔三钱　白芍四钱　白茯苓五钱　陈皮三钱　莱菔子四钱　车前子五钱

【用法】共为细末。三岁以下每服五分。

【主治】腹痛下痢，里急后重。

痢疾奇妙丹

【来源】《全国中药成药处方集》（禹县方）。

【组成】槟榔一两六钱　川黄连二两四钱　车前子二两　地榆　白芍　白茯苓　全当归各一两六钱　甘草八钱　黄柏二两四钱　莱菔子　猪

苓　陈皮　枳壳各一两六钱　广木香四两　南山楂三两二钱　槐花一两六钱　吴茱萸　诃子　黄芩各二两　川厚朴二两四钱　升麻一两六钱

【用法】共研细面，水迭为丸，如豌豆大。每服一包（二十四粒），每日二次。满十岁者服半包。

【主治】红白痢疾。小腹疼痛，里急后重，下坠脱肛。

【宜忌】孕妇忌服。

痢疾香连散

【来源】《全国中药成药处方集》（沈阳方）。

【组成】生芍　双花炭各五钱　牛黄二分　黄芩五钱　椿皮炭三钱　山楂炭　广陈皮各四钱　广木香三钱　黄连四钱

【用法】共研极细面。成人每服五分，小儿三岁以上每服二分，开水送下。

【功用】清热导滞，化痢止泻，通气止血。

【主治】头痛身热，口渴烦躁，腹痛下痢，里急后重，胃胀呕吐，红白痢疾，脓血夹杂，脐腹绞痛，饮食积滞。

【宜忌】忌辣腥硬物。

暖脐丸

【来源】《全国中药成药处方集》（沈阳方）。

【组成】母丁香二钱　去皮木鳖子一枚　台麝香五厘

【用法】先将丁香、木鳖子碾成极细面，再和麝香研匀，姜糊为小丸，朱砂为衣。每用一丸，研面纳入脐中，用暖脐膏贴脐上，热水带熨之。

【功用】祛寒镇痛。

【主治】虚寒腹痛，痢疾，泄泻呕哕，四肢寒厥。

复方地锦片

【来源】《中药制剂手册》引上海中药制药一厂方。

【组成】地锦草一百六十六两四钱　辣蓼一百六十六两四钱　车前草五十四两四钱

【用法】取地锦草、辣蓼各三十三两，车前草十一两，共为细粉。取地锦草等三味下余药料，用煮提法提取二次，合并浓缩为稠膏约七十七两，取

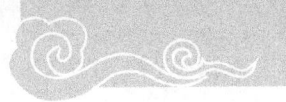

地锦草等三味下余药料，用煮提法提取二次，合并浓缩为稠膏约七十七两，取地锦草等细粉，与上项稠膏搅软，制颗粒，压片，包淡红色糖衣（胭脂红、滑石粉各适量）。每服三至六片，温开水送下，一日三次。

【功用】清热解毒，利水。

【主治】细菌性痢疾，肠炎。

红白痢症丸

【来源】《广州市地方药品标准规格汇编》。

【组成】诃子十六两　乌梅肉十六两　茶叶二两四钱　鸦胆子（去油）十六两　木香二两四钱

【用法】茶叶单放，余药共轧为细粉，用方中茶叶煎水泛为小丸。每服六分至一钱，小儿减半，日服二至三次，食前用温开水或白糖水送服。

【功用】清热止痢。

【主治】红白痢疾，腹痛水泻。

【宜忌】忌烟、酒、腥荤、油腻之物。

复方地榆丸

【来源】《农村中草药制剂技术》。

【组成】铁苋菜一斤　马齿苋六两　地榆五两　仙鹤草六两

【用法】铁苋菜、地榆共为细末，马齿苋、仙鹤草煎取适当煎液，共搅拌，再以药液为丸。口服，每次二钱半，一日三至四次。小儿酌减。

【功用】清热解毒，消积止痢。

【主治】细菌性痢疾。

痢疾茶剂

【来源】《吉林医药资料》。

【组成】马齿苋 3 份　白头翁 1 份　黄柏 1 份

【用法】将上药晒干或烘干，碾成细粉，用 30% ～ 40% 乙醇浸泡 24 ～ 36 小时，后滤出乙醇，回收之，将药晒干研如面。每服 5 克，1 日 3 ～ 4 次，小儿酌减。

【功用】清热祛湿，消炎止痢。

【主治】细菌性痢疾。

痢带灵

【来源】《中药制剂汇编》。

【组成】牛、羊角及蹄甲（炭）1000 克　白及 50 克

【用法】将牛、羊角及蹄甲，洗刷干净，晾干，置密闭容器内，加热闷煅 6 ～ 8 小时，至全部角质炭化，放冷取出，制成极细粉，白及亦制成细粉，合并混匀，水泛为丸，干燥，包红色糖衣，每 500 粒重 75g。口服每次 20 粒，一日三次。

【功用】止痢，止带，止血。

【主治】赤白痢疾，崩漏带下。

痢疾丸

【来源】《中药制剂汇编》。

【组成】干马齿苋 520 斤　三颗针 346 斤

【用法】取马齿苋水煎两次，第一次 2 小时，第二次 1 小时，两次药液合并，过滤沉淀，减压浓缩至比重 1.35（50℃）的稠膏。再取三颗针 346 斤，干马齿苋 87 斤，粉碎为细粉，过 100 目罗，混匀。取原粉及稠膏按比例制丸，低温烘干，上胶衣闯亮，每袋 4 钱（100 粒）。每服 2 钱，温开水送下，一日二次。

【功用】清热止痢。

【主治】饮食不节所致之肠炎、赤痢，腹痛下坠。

四君合四神加减方

【来源】《慈禧光绪医方选议》。

【组成】党参一钱　于术一钱（土炒）　补骨脂一钱半（炒）　茯苓一钱　肉蔻八分（煨，去油）　吴萸四分（炒）　醋柴胡二分　五味子六分（炙）

【用法】上为细末，合枣泥为丸，重一钱五分。每服一丸，早、晚姜汤送下。

【功用】温补脾肾，涩肠止泻。

【主治】脾肾虚寒所致的慢性肠炎、肠结核、慢性痢疾。

【方论】本方为四君合四神减甘草而成，治久患溏泻，甚为切合。四君子汤补气健脾，自后天入手，纠正消化功能失调、食少乏力、便溏者则可。但

对久泄病及于肾者，似嫌力所不及，加四神自肾兼治，可以同时温补脾肾，涩肠止泻。

加味三仙饮

【来源】《慈禧光绪医方选议》。

【组成】焦三仙各三钱　炒槟榔三钱　郁金二钱（研）

【用法】水煎，温服。

【功用】行气消食。

【主治】肠胃积滞，脘腹胀痛，大便不爽，泻痢后重者。

山楂饮

【来源】《临证医案医方》。

【组成】山楂120～150克　糖等量（红痢用红糖，白痢用白糖，红白痢用红白糖各等分）

【用法】先将山楂放锅中用文火炒至微发黑色，随即将糖放锅内再炒，至糖微糊时，加开水600毫升再熬，煎成300～400毫升。每日一付，分三次温服。

【主治】痢疾。

【验案】原发性高脂血症　《浙江中医杂志》（2004，8：335）：用本方治疗原发性高脂血症90例，结果：血脂中甘油三酯、低密度脂蛋白、胆固醇降低，高密度脂蛋白升高，显示本方具有明显降血脂、降胆固醇作用。

菌痢汤

【来源】《云南中医杂志》（1986，3：26）。

【组成】银花50g　黄连20g　白头翁50g　秦皮50g　大黄30g　炒地榆50g　乌梅50g　仙鹤草50g　山楂50g

【用法】上药浓煎成500ml，每次灌肠150～250ml，保留30分钟，每天2次，3天为1疗程。

【主治】细菌性痢疾。

【加减】高热加黄芩；烦渴加葛根；腹痛剧烈加白芍；恶心呕吐加藿香；里急后重明显加槟榔。

【验案】细菌性痢疾　《云南中医杂志》（1986，3：26）：治疗细菌性痢疾36例，男22例，女14例，

年龄最小2岁，最大68岁，儿童11例，成人25例，病程最长9天，最短1天。结果：痊愈（症体体征完全消失，大便常规正常）24例（66.7%），好转（症状、体征基本消失，大例常规仍有少量脓细胞及红、白细胞）9例（25%），无效（经1疗程治疗症状未减者）3例（8.3%）；总有效率为91.7%。

五倍子浸膏片

【来源】《山东中医杂志》（1986，4：53）。

【组成】五倍子500g　藿香90g

【用法】上药制成浸膏片，每片重0.36g，12～14岁每次口服4片，15岁以上每次服5片，1日3～4次，3天为1疗程。一般3～5天即愈。

【主治】菌痢。

【验案】菌痢　《山东中医杂志》（1986，4：53）：治疗菌痢127例，总有效率达84.25%。其效果优于复方新诺明。

菌痢方

【来源】《湖南中医杂志》（1986，6：15）。

【组成】白头翁20g　葛根15g　槟榔15g　秦皮10g　黄柏10g　黄芩10g　芍药10g　黄连5g　木香5g　甘草5g

【用法】每日1剂，水煎2次，混合分2次服。

【主治】急性菌痢。

【用法】里急后重甚者，加大黄、积实、厚朴；有恶寒发热，头痛等表证者，加荆芥、连翘、银花。

【验案】急性菌痢　《湖南中医杂志》（1986，6：1）：治疗急性菌痢250例，男132例，女118例，年龄8个月至74岁。结果：临床治愈（临床症状消失，大便每日在2次以下，外观正常，大便镜检结果正常或细菌培养阴性）245例，占98%；有效（症状、大便次数及镜检结果均有明显好转）4例，占1.6%；无效（治疗3天后，症情无明显好转或病情加剧）1例，占0.4%；总有效率为99.6%。

二清汤

【来源】《江西中医药》（1991，6：55）。

【组成】银花　连翘　黄柏　秦皮各30g

【用法】上药加水 500ml，煎至 300ml 后装入洁净的常用灌肠器内，待药液温度降至 30～35℃，饭前 1 小时进行灌肠，在 2～3 分钟内灌毕，保持俯卧位 15 分钟以上。1 日 3 次，3 天为 1 疗程。

【主治】细菌性痢疾。

【验案】细菌性痢疾 《江西中医药》(1991,6：5)：治疗细菌性痢疾 30 例，男 21 例，女 9 例，年龄 19～54 岁。结果：经治 1 疗程，全部获愈。

加减芍药汤

【来源】《江苏中医》(1991，12：6)。

【组成】白芍　黄芩　黄连　黄柏　槟榔　马齿苋　广木香

【用法】每日 2 剂，每剂煎 2 次，分 4 次口服。疗程为 5～7 天。

【主治】急性菌痢。

【验案】急性菌痢 《江苏中医》(1991，12：6)：治疗急性菌痢 60 例，男 46 例，女 14 例；年龄最大 47 岁，最小 32 岁，平均 39.2 岁；病程最短 1 天，最长 8 天。结果：全部治愈，用药时间最长 5 天。

通腑清肠汤

【来源】《云南中医杂志》(1992，3：23)。

【组成】生大黄（后下）　黄柏　槟榔　木香　焦山楂　枳壳各 10g　黄连 3g

【用法】每日 1 剂，水煎 2 次，煎成 200～300ml 药液，分次频服。

【主治】小儿急性菌痢。

【加减】发热者，加荆芥、防风；头痛身痛者，加葛根、羌活；赤多白少者，加秦皮、白头翁；白多赤少者，加苍术、川朴、藿香。

【验案】小儿急性菌痢 《云南中医杂志》(1992，3：23)：治疗小儿急性菌痢 80 例，男 43 例，女 37 例，年龄 1～12 岁，病程 0.5～4 天。结果：痊愈 73 例（91.25％），好转 5 例（6.25％），无效 2 例（2.5％），总有效率为 97.5％。

十二味翼首散

【来源】《中国药典》。

【组成】翼首草 150 克　榜嘎 150 克　角茴香 150 克　莪大夏 100 克　黑草乌叶 100 克　石灰华 50 克　牛黄 50 克　麝香 5 克　安息香 50 克　五灵脂膏 50 克　檀香 50 克　红花 50 克

【用法】上药除牛黄、麝香外，其余翼首草等十味粉碎成细粉，过筛；将牛黄、麝香研细，再与上述粉末配研，过筛，混匀，即得。口服，每次 1～1.5 克，1 日 2 次。

【功用】清热解毒。

【主治】流行性感冒，痢疾，热病发烧。

【宜忌】孕妇忌服。

莲胆消炎片

【来源】《中国药典》。

【组成】穿心莲 1000g　苦木 1000g

【用法】上为粗粉，用乙醇加热提取 2 次，浓缩成稠膏，制成糖衣片。口服，每次 4～6 片，1 日 3～4 次。

【功用】清热解毒。

【主治】热毒引起的腹痛腹泻，里急后重，大便带黏液脓血和细菌性痢疾。

久泻断下汤

【来源】《首批国家级名老中医效验秘方精选》。

【组成】炙椿皮 9 克　土茯苓 9 克　川黄连 6 克　炒干姜 6 克　石榴皮 4～6 克　防风 4 克　广木香 4 克　炙米壳 9 克　元胡 4 克

【用法】用清水浸过药面（约 350 毫升），煎至 150 毫升，滤出药液，渣再用水 250 毫升，煎至 100 毫升。滤出药液合一处，搅匀，分两份，先服一份，另一份间隔 6 小时服。也可加大剂量改作散剂或丸剂。丸剂每服 9 克，散剂每服 6 克，1 日 2 次，勿在铜铁器中煎、捣。

【功用】燥湿开结，寒热并调，理气涩肠。

【主治】久泻久痢之湿热郁结、虚实交错证（过敏性结肠炎，慢性非特异性结肠炎）。症见长期溏便，杂有脓液，或形似痢疾，先便黏液脓血，继下粪便，左下腹痛，或兼见里急后重，时轻时重。

【加减】便下黏液量少而后重甚者，去米壳，加槟榔 6 克，以降泄肠中气滞；大便溏，量多有热感

者，加薏苡仁 15～20 克，以利湿健脾止泻；日久气虚肢倦乏力者，加党参 12 克。

止痢宁方

【来源】《首批国家级名老中医效验秘方精选·续集》。

【组成】白芍 10 克　黄连 3 克　黄柏 10 克　木香 5 克　槟榔 10 克　白头翁 15 克　秦皮 10 克　马齿苋 30 克

【用法】每日一剂，水煎二次，早晚分服。重者可日服四次。

【功用】清肠利湿，导滞消瘀。

【主治】凡急性细菌性痢疾或慢性菌痢急性发作期属肠腑湿热证者，皆为本方的适应范围。症见腹痛、里急后重、痢下赤白黏液，伴有发热、头痛、口苦、溲黄、舌苔黄腻，脉濡数或滑数等。

【加减】若湿重热轻，泻下白冻较多，舌苔白腻，可加肉桂通阳化湿；如兼湿热上攻，胃失和降，呕吐食少时，适当增入半夏、陈皮、竹茹之类以和中降逆。

【验案】陈某某，女性，48 岁，南京人。因下痢脓血、腹痛伴发热二天来诊，腹泻日达二十余次，有红白黏冻，里急后重，腹痛难忍，舌苔黄而微腻，脉滑数。遂取本方制成的合剂，每次 100ml，日服四次（每六小时一次，约合方药两付），并配静脉输液支持，得药次日体温开始下降，下痢症状逐步减轻，三天后临床症状全部消失，三次大便培养提示无菌生长。

三黄片

【来源】《部颁标准》。

【组成】黄连 100g　黄芩（炒）100g　大黄（制）100g

【用法】水泛为丸，密闭，防潮。口服，每次 6～9g，1 日 3 次。

【功用】泻火解毒。

【主治】痢疾、吐血、衄血、咯血、便秘、疮痈等症。

千紫红胶囊

【来源】《部颁标准》。

【组成】千里光 200g　大红袍 200g　钻地风 200g　紫地榆 200g　杨梅根 200g

【用法】制成胶囊，密封，置阴凉处。口服，每次 3 粒，1 日 3 次。

【功用】清热凉血，收敛止泻。

【主治】肠炎，菌痢，小儿腹泻。

飞扬肠胃炎片

【来源】《部颁标准》。

【组成】飞扬草 2280g　火炭母 1140g　救必应 580g

【用法】制成糖衣片，密封。口服，每次 3～4 片，1 日 3 次。

【功用】泻火解毒，除湿止痢。

【主治】细菌性痢疾，急、慢性肠胃炎。

五花茶颗粒

【来源】《部颁标准》。

【组成】金银花 480g　鸡蛋花 240g　木棉花 240g　槐花 120g　葛花 120g　甘草 48g

【用法】制成冲剂，每袋装 5g 或 10g，密封。开水冲服，每次 10g，1 日 2 次。

【功用】清热，凉血，解毒。

【主治】湿热下血下痢，湿疹。

止痢宁片

【来源】《部颁标准》。

【组成】穿心莲 1000g　苦参 250g　木香 250g

【用法】制成片剂，每片重 0.35g，相当于总药材 1.6g，密封。口服，每次 4～5 片，1 日 3 次。

【功用】清热祛湿，行气止痛。

【主治】肠炎，痢疾，腹痛泄泻，下痢脓血，肛门灼热，里急后重者。

止痢冲剂

【来源】《部颁标准》。

【组成】葛根 90g　黄连 50g　黄芩 90g　木香 60g　槟榔 90g　地锦草 150g

【用法】制成冲剂，每袋装 17g，密封。开水冲服，每次 17g，1 日 3 次。

【功用】清热解毒，理气止痢。

【主治】急性痢疾。

水杨梅片

【来源】《部颁标准》。

【组成】水杨梅（花果）1000g

【用法】制成糖衣片，密封。口服，每次 4～6 片，1 日 3 次。

【功用】清热燥湿，止泻止痢。

【主治】细菌性痢疾，肠炎，泄泻，里急后重。

加味香连丸

【来源】《部颁标准》。

【组成】木香 120g　黄连（姜炙）180g　黄芩 120g　黄柏（酒炙）60g　白芍 120g　当归 60g　厚朴（姜炙）120g　枳壳（去瓤麸炒）120g　槟榔 60g　延胡索（醋炙）60g　吴茱萸（甘草炙）60g　甘草（蜜炙）30g

【用法】水泛为丸，每 100 丸重 6g，密闭，防潮。口服，每次 6g，1 日 3 次。

【功用】祛湿清热，化滞止痢。

【主治】湿热凝结引起的红白痢疾，腹痛下坠。

【宜忌】忌食生冷油腻。

地锦草片

【来源】《部颁标准》。

【组成】地锦草 100g

【用法】制成糖衣片，密封。口服，每次 6～10 片，1 日 3 次。

【主治】痢疾，肠炎，咳血，尿血，便血，崩漏，痈肿疮疖。

抗菌痢灵片

【来源】《部颁标准》。

【组成】丁香蓼 3100g

【用法】制成糖衣片，每片相当于丁香蓼 3.1g，密

封。口服，每次 4 片，1 日 4 次，首次剂量加倍。

【功用】清热利湿，解毒。

【主治】急、慢性细菌性痢疾。

利速宁片

【来源】《部颁标准》。

【组成】岩白菜

【用法】制成片剂，基片重 0.3g，密封，置阴凉干燥处。饭后口服，每次 7 片，1 日 4 次，儿童酌减。

【功用】抑菌止泻。

【主治】急慢性痢疾及肠炎。

【宜忌】本品为肠溶衣片，不宜捣碎服用。

肠痢宁片

【来源】《部颁标准》。

【组成】蛇莓 3000g

【用法】制成糖衣片，密封。口服，每次 4～6 片，1 日 3 次。

【功用】清热止痢。

【主治】湿热痢疾，热泻。

阿胶补血膏

【来源】《部颁标准》。

【组成】阿胶 150g　熟地黄 300g　党参 300g　黄芪 150g　枸杞子 150g　白术 150g

【用法】制成膏剂，每瓶 200g，密封，置阴凉处。口服，每次 20g，早晚各 1 次。

【功用】滋阴补血，补中益气，健脾润肺。

【主治】久痢体弱，血亏目昏，虚劳咳嗽。

苦参片

【来源】《部颁标准》。

【组成】苦参 167g

【用法】制成糖衣片，密封。口服，每次 4～6 片，1 日 3 次。

【功用】清热燥湿，杀虫。

【主治】湿热蕴毒蓄下焦所致之痢疾，肠炎，热淋

及阴肿阴痒，湿疹，湿疮等。

金菊五花茶冲剂

【来源】《部颁标准》。

【组成】金银花 15g 木棉花 135g 葛花 30g 野菊花 15g 槐花 60g 甘草 5g

【用法】制成冲剂，每袋装 10g，密封。开水冲服，每次 10g，1 日 1～2 次。

【功用】清热利湿，凉血解毒，清肝明目。

【主治】大肠湿热所致的泄泻、痢疾、便血、痔血以及肝热目赤，风热咽痛，口舌溃烂。

炎立消片

【来源】《部颁标准》。

【组成】丁香叶 100g

【用法】制成糖衣片，片心重 0.3g，密封。口服，每次 2～3 片，1 日 3 次。

【功用】清热解毒，消炎止痢。

【主治】急性菌痢、肠炎及上呼吸道感染、咽喉肿痛，急慢性扁桃体炎等细菌感染性疾病。

泻痢宁片

【来源】《部颁标准》。

【组成】黄芩 175g 地锦草 350g 秦皮 175g 地榆 175g

【用法】制成糖衣片，密封，置阴凉干燥处。口服，每次 6 片，1 日 3 次，儿童酌减。

【功用】清热燥湿，凉血解毒，止泻止痢。

【主治】大肠湿热，血热毒盛，泻泄腹痛，下痢后重，肠炎菌痢见上述证候者。

泻痢固肠丸

【来源】《部颁标准》。

【组成】人参 30g 白术（麸炒）180g 茯苓 180g 甘草 60g 陈皮 120g 肉豆蔻（煨）60g 白芍 180g 罂粟壳 480g 诃子肉 60g

【用法】水泛为丸，每 100 丸重 6g，密闭，防潮。口服，每次 6～9g，1 日 2 次。

本方制成片剂，名"泻痢固肠片"。

【功用】健脾化湿，益气固肠。

【主治】久痢久泻脱肛，腹胀腹痛。

【宜忌】忌食生冷油腻。

治痢片

【来源】《部颁标准》。

【组成】木香 96g 白芍 48g 延胡索（醋炙）96g 吴茱萸 12g 盐酸小檗碱 10g

【用法】制成糖衣片，密封。口服，每次 4 片，1 日 3 次。

【功用】理气和血，燥湿止痢。

【主治】大肠湿滞、寒热凝结引起的红白痢疾，脓血相杂，里急后重，腹中作痛。

带症丸

【来源】《部颁标准》。

【组成】牛羊角炭 500g 蹄炭 500g 白及适量

【用法】制成糖衣丸，每 50 丸重 7.5g，密封。口服，每次 20 粒，1 日 3 次。

【功用】止痢、止带、止血。

【主治】赤白痢疾，崩漏带下。

复方地锦糖浆

【来源】《部颁标准》。

【组成】地锦草 312g 辣蓼 312g 车前草 104g

【用法】制成糖浆剂，密封，置阴凉处。口服，每次 5～10ml，1 日 3 次。

【功用】清热利湿。

【主治】细菌性痢疾，肠炎。

复方苦木消炎片

【来源】《部颁标准》。

【组成】穿心莲 100g 苦木 100g

【用法】制成糖衣片，密封。口服，每次 6 片，1 日 3～4 次。

【功用】清热解毒，燥湿止痢。

【主治】细菌性痢疾，急性肠炎及各种急性感染性

疾患。

莲必治注射液

【来源】《部颁标准》。

【组成】亚硫酸氢钠穿心莲内脂

【用法】制成注射剂，每支 2ml：0.1g，5ml：0.25g，10ml：0.5g 3 种规格，密封。肌内注射，每次 0.1～0.2g，1 日 2 次；静脉滴注，1 日 0.4～0.75g 加 5% 葡萄糖注射液或氯化钠注射液中滴注。

【功用】清热解毒，抗菌消炎。

【主治】细菌性痢疾，肺炎，急性扁桃体炎。

速效止泻胶囊

【来源】《部颁标准》。

【组成】盐酸小檗碱 120g　拳参 180g

【用法】制成胶囊剂，每粒装 0.3g，密封。口服，每次 2～3 粒，1 日 3 次，温开水送服。

【功用】清热利湿，收敛止泻。

【主治】赤痢，热泻，肠炎等。

拳参片

【来源】《部颁标准》。

【组成】拳参

【用法】制成糖衣片，每片相当于原药材 1g，密封。口服，每次 3～4 片，1 日 3 次。

【功用】清热解毒。

【主治】湿热痢疾，肠炎，热泻。

消炎止痢丸

【来源】《部颁标准》。

【组成】翻白草 200g　山楂（焦）100g　白头翁 100g　地榆（炭）100g　委陵菜 200g　火炭母 200g

【用法】制成包衣水丸，每 20 丸重 1g，密闭，防潮。口服，每次 3～6g，1 日 2～3 次。

【功用】清热解毒，止痢。

【主治】痢疾，肠炎腹泻，消化不良。

消炎止痢灵片

【来源】《部颁标准》。

【组成】苦参 1000g　甲氧苄氨嘧啶 20g

【用法】制成糖衣片，密封。口服，每次 4～6 片，1 日 3 次。

【功用】清热燥湿，抗菌消炎。

【主治】菌痢，胃肠炎等。

菌痢平片

【来源】《部颁标准》。

【组成】鲜马齿苋 15000g　黄连 150g　吴茱萸（甘草炙）30g　木香 60g　六神曲（麸炒）150g

【用法】制成糖衣片，密封。口服，每次 4～6 片，1 日 3～4 次。

【功用】清热解毒，化滞止痢。

【主治】肠胃食滞，寒热凝结引起的赤白痢疾，脓血相杂，里急后重，腹痛下坠，不思饮食，身体倦怠，恶心呕吐。

雪胆素片

【来源】《部颁标准》。

【组成】雪胆素

【用法】制成片剂，每片 2mg、5mg、10mg 3 种规格，遮光，密封。口服，每次 2～10mg，1 日 6～30mg。

【功用】清热解毒，抗菌消炎。

【主治】菌痢，肠炎，支气管炎，急性扁桃体炎。

【宜忌】心脏病病人慎用。

清热治痢丸

【来源】《部颁标准》。

【组成】马齿苋 260g　三颗针 173g

【用法】制成浓缩水丸，每 100 丸重 12g，密闭，防潮。口服，每次 6g，1 日 3 次。

【功用】清热止痢。

【主治】湿热痢（菌痢），热泻。

【宜忌】久痢虚寒，脾虚泻、脾寒泻者忌用。

清热除湿止泻合剂

【来源】《部颁标准》。

【组成】夜香牛

【用法】制成合剂，密封，置阴凉干燥处。口服，每次 20ml，1 日 2～3 次。

本方制成颗粒剂，名"清热除湿止泻颗粒"。

【功用】清热解毒，除湿止痢。

【主治】湿热腹泻，痢疾，外感发热。

痢必灵片

【来源】《部颁标准》。

【组成】苦参 500g　白芍 250g　木香 150g

【用法】制成糖衣片，每片相当原药材 0.5g，密封。口服，每次 8 片，1 日 3 次，儿童酌减。

【功用】清热利湿。

【主治】湿热痢疾，热泻，腹痛等症。

痢炎宁片

【来源】《部颁标准》。

【组成】马齿苋 120g　铁苋菜 60g　苦参 60g　陈皮 48g　肉桂 12g　白头翁 120g　山楂 90g

【用法】制成糖衣片，每片重 0.3g（相当于总药材 0.8g），密闭，防潮。口服，每次 8 片，1 日 3～4 次。

【功用】清热解毒，燥湿止痛。

【主治】细菌性痢疾，肠炎。

【宜忌】久痢虚寒者忌用。

痢泻灵片

【来源】《部颁标准》。

【组成】拳参 140g　穿心莲 100g　苦参 170g

【用法】制成糖衣片，每片重 0.4g，密闭，防潮。口服，每次 6～8 片，1 日 3 次。

【功用】清热解毒，止痢，止泻。

【主治】湿热痢疾、热泻。

【宜忌】久痢虚寒者慎用；脾虚寒泻者忌用。

腹安冲剂

【来源】《部颁标准》。

【组成】仙鹤草 160g　火炭母 240g　铁苋菜 240g　鬼针草 480g　土荆芥 480g

【用法】制成冲剂，每袋装 20g，密封。开水冲服，每次 20g，1 日 3～4 次。

【功用】清热解毒，燥湿止痢。

【主治】痢疾，急性胃肠炎，腹泻、腹痛。

【宜忌】孕妇慎用。

三十七、肝胃不和

肝胃不和，是指肝与胃之间的功能失于协调，以致脘胁胀闷疼痛，嗳气呃逆，嘈杂吞酸，烦躁易怒，舌红苔薄黄，脉弦或弦数象；或巅顶疼痛，遇寒则甚，得温痛减，呕吐涎沫，形寒肢冷，吞淡苔白滑，脉沉弦紧为主要临床表现的病情。《黄帝内经》有相关记载，如《灵枢经·五邪》中说："邪在肝，则两胁中痛。"又如《素问·六元正纪大论》中谓："木郁之发，……民病胃脘当心而痛，上支两胁，膈咽不通，食饮不下。"《素问·至真要大论》中则认为"厥阴司天，风淫所胜，民病胃脘当心而痛"，说明肝木失于条达，肝气偏胜，不能与胃土相和，即导致胃脘疼痛。《伤寒论》："厥阴之为病，消渴，气上撞心，心中疼热"，也是肝胃不和所致的病症。《类证治裁》中提出了本证的具体治法，谓"因肝乘胃而脘痛者，气冲胁胀，当辛酸制木，吴萸、白芍、青皮、木瓜、厚朴、延胡、金橘"。

本病成因多为情志不遂，气郁化火，或寒邪内犯相关。肝气郁结，横逆犯胃，肝胃气滞，则

脘胁胀闷疼痛；胃失和降，气机上逆，则嗳气呃逆；肝胃气火内郁，可见嘈杂吞酸；肝失条达，则急躁易怒。舌红苔黄，脉弦带数，均为气郁化火之象。若寒邪内犯肝胃，阴寒之气循肝经上达巅顶，经气被遏，则巅顶疼痛；寒性阴凝，得阳始运，得寒则凝，头痛常遇寒加剧，得温痛减。胃腑受病，中阳受伤，水津不化，气机上逆，则呕吐清稀涎沫；阳气受伤，不能外温肌肤，则形寒肢冷。舌淡苔白滑，脉沉弦紧为寒邪内盛之象。

本病之治，可以疏肝理气，和胃止痛为根本。并可依据病情变化，适当参合清肝、清胃、行气、降气、温肝、温胃等相关治法，或随证加减用药。

伐肝补脾汤

【来源】《赤水玄珠全集》卷三。

【组成】黄连一钱二分　芍药　柴胡各一钱　青皮八分　白术一钱半　人参八分　白茯苓一钱　甘草（炙）五分

【用法】水煎，食前服。

【主治】脾胃气弱，木乘土位而口酸者。

加减柴胡汤

【来源】《简明医彀》卷五。

【组成】柴胡　黄芩　半夏　麦冬　黄连　青皮　胆草　当归　骨皮　白芍药各等分

【用法】水煎服。

【主治】口苦及口酸。

调肝饮

【来源】《丹台玉案》卷三。

【组成】小柴胡汤加甘草　当归　青皮　龙胆草　枳壳各二钱

【用法】水煎，温服。

【主治】口酸。

鲜佛手露

【来源】《中药成方配本》。

【组成】鲜佛手一斤

【用法】用蒸气蒸溜法，每斤吊成露四斤。每用四两，隔水温服。

【功用】宽胸利气。

【主治】肝胃不和，胸闷气滞。

舒肝丸

【来源】《北京市中药成方选集》。

【组成】厚朴（炙）十六两　川芎十六两　片姜黄六两　香附（炙）十六两　紫豆蔻仁十六两　枳实（炒）十六两　沉香十六两　甘草十二两　丹皮十六两　白芍十六两　柴胡十六两　橘皮十六两　砂仁十六两　玄胡索（炙）十六两　木香十六两

【用法】上为细末，炼蜜为丸，每丸重三钱，朱砂为衣，蜡皮封固。每服一丸，温开水送下。

【功用】舒肝，解郁，止痛。

【主治】两胁胀满，胃脘刺痛，呕逆嘈杂，嗳气吞酸。

舒肝灵

【来源】《全国中药成药处方集》（大同方）。

【组成】当归　杭芍　香附　柴胡　川朴　丹皮　川芎　木香各十二两　小枳实十两　广皮　片姜黄　玄胡各十二两　砂仁十五两　焦三仙二十五两　焦槟二十二两　丁香十两　乌药十二两　青皮二十二两　豆蔻末　建曲各十二两　苏打粉四十两　沉香十二两　炙草十两

【用法】上为细末，水为丸，每一百粒三钱五分，红曲、滑石为衣。每服二钱。

【主治】两胁作胀，嗳气吞酸，胃痛，食欲不振，精神不爽。

舒肝和胃丸

【来源】《全国中药成药处方集》（济南方）。

【组成】半夏　陈皮　甘草　白芍　乌药　郁金　青皮　根朴　草蔻　神曲　枳壳　当归　槟榔各三钱　砂仁　柴胡　泻叶各二钱　焦楂一两

【用法】上为细末，水泛为丸。每服三钱。

【主治】恶心呕吐，嘈杂吐酸，胸胁胀满。

【宜忌】孕妇忌服。

舒肝调气丸

【来源】《全国中药成药处方集》（天津方）。

【组成】陈皮　玄胡（醋制）　黑郁金　菖蒲　五灵脂（醋炒）各一斤　枳实（麸炒）三斤　莪术（醋制）一斤　胆草二斤　丹皮一斤　郁李仁八两　厚朴花九两　炒黑丑八两　生白芍一斤　炒白丑八两　片姜黄十二两　香附（醋制）　厚朴（姜制）各三斤　广木香一斤八两　沉香八两　蔻仁一斤八两　青皮（醋炒）二斤　炒莱菔子四两

【用法】上为细末，水泛为小丸，每斤丸药用桃胶二钱化水，滑石三两为衣，二钱重装袋。每次服一袋，白开水送下。

【功用】舒气开郁，健胃消食。

【主治】两胁胀满，胸中烦闷，呕吐恶心，气逆不顺，倒饱嘈杂，消化不良，大便燥结。

【宜忌】孕妇及虚弱者忌服。

加味和胃止痉汤

【来源】《千家妙方》卷上引关幼波方。

【组成】生瓦楞30克　刀豆子30克　赤芍30克　白芍30克　当归12克　木瓜12克　藕节12克　旋覆花10克（包煎）　代赭石10克（包煎）　杏仁10克　橘红10克　红花10克　香附

10克　玫瑰花10克　砂仁4.5克　生姜4.5克

【用法】水煎服，每日一剂。

【功用】平肝和胃，活血化痰。

【主治】气滞血瘀，痰血凝结，肝胃不和所引起的脘痛呛噎，嗳气泛酸，恶心呕吐（贲门痉挛）。

【验案】贲门痉挛　李某，女，24岁。于1964年9月24日初诊。病人四年前发现胃脘闷痛，纳食呛而作堵，某院诊为贲门痉挛。其进食则堵呛，胃脘不舒，进干食噎重，稀食尚可，嗳气、泛酸、恶心、呕吐，并有阵发性剧痛，片刻自行缓解，钡餐显示贲门狭窄，边缘粗糙，苔薄白，脉沉弦。投以加味和胃止痉汤，服药8剂，诸症减轻，又服10剂告愈。

舒肝丸

【来源】《中国药典》。

【组成】川楝子150g　延胡索（醋制）100g　白芍（酒炒）120g　片姜黄100g　木香80g　沉香100g　豆蔻仁60g　砂仁80g　厚朴（姜制）60g　陈皮80g　枳壳（炒）100g　茯苓100g　朱砂27g（水飞或粉碎成极细粉）

【用法】上为细末，每100g粉末加炼蜜170～180g，制成大蜜丸，即得。每服1丸，1日2～3次。

【功用】舒肝和胃，理气止痛。

【主治】肝郁气滞，胸胁胀满，胃脘疼痛，嘈杂呕吐，嗳气泛酸。

【宜忌】孕妇慎用。

三十八、痼冷

痼冷，是病因而不是独立病症，是指寒气久伏于身体某一经络、脏腑，形成局部的寒凉病情。正如《杂病广要》所言："痼冷积热，本是病因，不必有一病，然亦不必无一病。是以《巢源》有冷热病诸候，而《备急千金要方》创立此一门，遂为后学所取则。"《三因极一病证方论》："夫以脏腑禀赋不同，亦有将理失宜，遂致偏冷偏热，故方论中，有痼冷积热之说。痼冷者，中寒也。多因真气既微，胃气不实，复啖生冷冰雪之属，致肠胃虚寒，阴既停凝，阳不能正，大便洞泄，小便频并，鼻多清涕，呕吐涎沫，水谷不化，洒洒渐渐，皆阳虚阴盛之所为也。"

本病成因，多为阳虚寒凝，气机阻滞。治宜温阳健脾，祛寒固真。《济生方》不仅对致病之

因论述其详，并提出治疗大法："一阴一阳之谓道，偏阴偏阳之谓疾。夫人一身，不外乎阴阳气血相与流通焉耳。如阴阳得其平，则疾不生，阴阳偏胜，则为痼冷积热之患也。所谓痼冷者，阴毒沉涸而不解也；积热者，阳毒蕴积而不散也。故阴偏胜则偏而为痼冷，阳偏胜则偏而为积热。古贤云：偏胜则有偏害，偏害则致偏绝，不可不察也。大抵真阳既弱，胃气不温，复啖生冷、冰雪，以益其寒，阴沍于内，阳不能胜，遂致呕吐涎沫，畏冷憎寒，手足厥逆，饮食不化，大腑洞泄，小便频数，此皆阴偏胜而为痼冷之证也。施治之法，冷者热之，热者冷之，痼者解之，积者散之。"

硫黄丸

【来源】《肘后备急方》卷四。

【组成】硫黄　矾石　干姜　茱萸　桂　乌头　附子　椒　人参　细辛　皂荚　当归各等分

【用法】随人多少，为末，炼蜜为丸，如梧桐子大。每服十至二十丸，一日三次。

【主治】人之大冷，夏月温饮食，不解衣者。

【加减】若冷痢者，加赤石脂、龙骨。

露宿丸

【来源】《肘后备急方》卷四。

【别名】大露宿丸（《本草图经》引《胡洽方》，见《证类本草》卷五）。

【组成】矾石　干姜　桂　桔梗　附子（炮）　皂荚各三两

　　方中矾石，《证类本草》引《本草图经》作"礜石"。

【用法】捣筛，蜜丸如梧桐子大。酒下十丸，加至一十五丸。

【主治】

　　1.《肘后备急方》：大寒冷，积聚。

　　2.《胡洽方》：寒冷百病。

半夏汤

【来源】《外台秘要》卷八引《范汪方》。

【组成】半夏一升（洗）　生姜一斤　橘皮四两

【用法】上切。以水一斗，煮取三升，分三服。

【主治】心腹虚冷，游痰气上，胸胁满，不下食，呕逆，胸中冷。

【宜忌】忌羊肉、饧。

【加减】心中急及心痛，加桂枝四两；腹痛，加当归四两。

气痞丸

【来源】《外台秘要》卷十二引《古今录验》。

【组成】乌头二分（炮）　甘草二分（炙）　葶苈子二分（熬）　大黄二分　芎䓖二分　芍药二分　甘皮二分（炙）（一方有通草无甘皮，又方有桂心无甘皮）

【用法】上药治下筛，炼蜜为丸，如梧桐子大。每服三丸，一日二次；不知，渐至五丸、七丸。

【功用】强嗜食，益气力。

【主治】寒气痞积，聚结不通，绕脐切痛，腹中胀满，胸逼满；及风入脏，忧患所积，用力不节，筋脉伤，羸瘦，不能食饮。

【宜忌】忌海藻、菘菜、猪肉、冷水等。

吴茱萸汤

【来源】《备急千金要方》卷三。

【组成】吴茱萸二两　防风　桔梗　干姜　甘草　细辛　当归各十二铢　干地黄十八铢

【用法】上锉。以水四升，煮取一升半，去滓服，一日二次。

【主治】妇人先有寒冷，胸满痛，或心腹刺痛，或呕吐食少，或肿，或寒，或下痢，气息绵欲绝，产后益剧。

【方论】《千金方衍义》：先有寒，明非暴受之寒也，胸满痛而且呕吐食少，或浮肿，或下痢，一切都是里证，故用姜、萸、细辛以温其胃，当归、地黄以滋其血，防风、桂心以拓其气。即产后亦剧，益不出此。

半夏汤

【来源】《备急千金要方》卷八。

【组成】半夏　生姜各一升　芍药　茯苓　桂

心　橘皮　五味子各三两　附子五两　白术四两　甘草二两　大枣三十个　大麻仁一升（熬研为脂）

【用法】上锉，以水一斗二升，煮取三升，去滓，下大麻脂，更上火一沸，分三服。

【功用】温中下气。

【主治】脾寒，言声忧惧，舌本卷缩，嗔喜无度，昏闷恍惚，胀满。

【方论】《千金方衍义》：合《近效》白术附子汤、桂枝汤、二陈汤三方，但加麻仁、五味以滋术、姜、半夏之燥，而风毒化脾寒散矣。

当归汤

【来源】《备急千金要方》卷十三。

【组成】当归二两　甘草　柑皮各二两　附子一两　干姜四两

【用法】上锉。以水八升，煮取二升，分三服，一日三次。

【主治】久寒疾，胸腹中痛，时下痢。

当归汤

【来源】《备急千金要方》卷十三。

【组成】当归　桂心各三两　干姜四两　附子五两

【用法】上锉。以水八升，煮取二升，分三服，一日三次。

【主治】久寒宿疾，胸腹中痛，短气，时滞下痢。

生姜汤

【来源】《备急千金要方》卷十六。

【组成】生姜一斤　甘草三两　桂心四两

【用法】上锉。以水六升，煮取一升半，每服五合，一日三次。

【功用】温中下气。

【方论】《千金方衍义》：甘草，留姜、桂之性，以尽温中之力也。

半夏汤

【来源】《备急千金要方》卷十六。

【组成】半夏一升　桂心四两　生姜八两

【用法】上锉，以水七升，煮取二升，一服七合，一日三次。

【主治】胸满有气，心腹中冷。

【方论】《千金方衍义》：以姜、半开胸中痰满，桂心散腹中冷气。

匈奴露宿丸

【来源】《备急千金要方》卷十六。

【别名】露宿丸（《千金方衍义》卷十六）。

【组成】礜石　桂心　附子　干姜各二两

【用法】上为末，炼蜜为丸，如梧桐子大。一服十丸，日三服，稍加之。

【主治】寒冷积聚。

【方论】《千金方衍义》：露宿者，形寒饮冷致病，故用礜石之大辛大热，以治腹中坚癖邪气；兼取附子、桂心、干姜壮其雄烈，以破癖冷沉寒，能助阳气内充，即使霜行露宿，亦可无虞。

吴茱萸汤

【来源】《备急千金要方》卷十六。

【组成】吴茱萸　半夏　小麦各一升　甘草　人参　桂心各一两　大枣二十个　生姜八两

【用法】上锉。以酒五升、水三升，煮取三升，分三次服。

【主治】久寒，胸胁逆满，不能食。

【方论】《千金方衍义》：方中取茱萸下逆气，人参补正气，大枣安中气，生姜去秽气，加半夏开痰气，小麦通肝气，桂心温血气，甘草和胃气也。

痼冷丸

【来源】方出《备急千金要方》卷十六，名见《普济方》卷一二〇。

【组成】曲末三升　白术五两　干姜　桂心各三两　吴茱萸　蜀椒各二两

【用法】上药治下筛。每服方寸匕，米饮调下，一日二次，空腹服。不过五剂，诸冷顿愈。

《普济方》：上为细末，蜜水糊为丸，如梧桐子大，每服五十丸或一百丸，米饮送下。

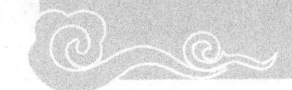

【主治】心腹瘤冷，百治不愈。

露宿丸

【来源】《备急千金要方》卷十六。
【组成】附子　乌头　桂心　礜石各四两
【用法】上为末，蜜丸如胡豆大。每服三丸，以酒送下，一日三次，加至十丸。
【主治】遇冷气心下结紧，呕逆，寒食不消；并伤寒晨夜触寒冷恶气。
【宜忌】忌热食近火，宜冷食饮。

磁石酒

【来源】《备急千金要方》卷十九。
【组成】磁石　石斛　泽泻　防风各五两　杜仲　桂心各四两　桑寄生　天雄　黄耆　天门冬各三两　石南二两　狗脊八两
【用法】上锉，酒四斗浸之。服三合，渐加至五合，一日二次，亦可单渍磁石服之。
【主治】丈夫虚劳冷，骨中疼痛，阳气不足，阴下痛热。
【方论】《千金方衍义》：祛风逐湿，摄火归源，利骨强筋，虚劳之治法备矣。

甘草饮

【来源】《外台秘要》卷六引《延年秘录》。
【组成】甘草二两（炙）　人参二两　干姜四两　厚朴二两（炙）　白术二两
【用法】上切。以水五升，煮取一升五合，去滓，分温三四服，如人行八九里。
【主治】脾肾冷气乘心，痛闷吐利，四肢逆冷，或烦疼。
【宜忌】忌海藻、菘菜、桃李、雀肉等。

匈奴露宿丸

【来源】《千金翼方》卷十五。
【组成】礜石（烧）　桔梗　皂荚（炙，去皮、子）　干姜　附子（炮，去皮）　吴茱萸等分
【用法】上为末，炼蜜为丸，如梧桐子大。饮服三丸，一日二次；稍加，以知为度。
【主治】毒冷。

附子丸

【来源】《千金翼方》卷十九。
【组成】附子（炮，去皮）　人参各二两　川芎半两　干姜二两半　矾石一两（炼）　皂荚（炙，去皮子）　半夏（洗）　桂心　矾石各五分（烧）　吴茱萸　茯苓　黄芩各三分　当归　细辛　蜀椒（汗，去目、闭口者）　芍药各一两　麦门冬（去心）　甘草（炙）各一两半
【用法】上为末，炼蜜为丸，如梧桐子大。每服二丸，食前酒送下，一日三次。
【主治】胸膈中寒温不和，心下宛宛痛，逆害饮食，气满嘘吸，干噫吞酸，胸背中冷，两胁急痛，腹中有冷水，抑抑作声，绕脐痛，头眩满闷，身体羸瘦。

苏子粥

【来源】《外台秘要》卷七引《广济方》。
【组成】苏子不拘多少（研）
【用法】作粥食；著葱、豉、姜并得。无所忌。
【主治】腹内冷气。

蒜煎

【来源】《外台秘要》卷三十一引《广济方》。
【组成】剥了蒜二升　牛乳五升　牛膝一大斤（末）
【用法】上以蒜纳牛乳中煎之，候蒜消尽，搅勿住手，下牛膝末，煎成于器中贮之。食前以酒和两匙服。
【主治】冷气。
【宜忌】忌羊血。

温脾丸

【来源】《外台秘要》卷八引《深师方》。
【组成】干姜三两（炒）　芍药三两　蜀椒二两（汗）　小草一两（熬干）　川芎　茯苓　桃仁

（去皮尖） 柴胡（熬干）各三两 大黄八两
（切，熬令黄黑）

【用法】上为末，炼蜜为丸，如大豆许。每服十丸，一日三次。

【主治】久寒，宿食，酒癖。

【宜忌】忌大醋。

五加酒

【来源】《医心方》卷六引《删繁方》。

【组成】五加皮二升 枸杞皮二升 干地黄八两 丹参八两 杜仲一斤 干姜四两 附子三两 钟乳床一斤
　　　《备急千金要方》有石膏，无钟乳床。

【用法】上锉，清酒二斗，渍之三宿。一服七合，一日二次。

【主治】寒气伤胃之肉虚，坐不平席，好动。

避寒术

【来源】《医心方》卷二十六引《灵奇方》。

【组成】术三升 防风二升 莨菪子半斤（熬之）

【用法】上为末。每服方寸匕，连服勿废，日尽一剂。

【功用】避寒，冬不用衣。

避寒术

【来源】《医心方》卷二十六引《灵奇方》。

【组成】门冬 茯苓等分

【用法】上为末。每服方寸匕，每日二次。

【功用】避寒，冬可单衣。

避寒术

【来源】《医心方》卷二十六引《灵奇方》。

【组成】雄黄 丹砂 赤石脂 干姜各四分（一方加桂四分）

【用法】合以白松脂，令如梧桐子大。日吞四丸，十日止。

【功用】避寒，冬日常不欲衣，可入水中。

避寒术

【来源】《医心方》卷二十六引《灵奇方》。

【组成】雄黄 泽泻 椒 附子各等分

【用法】上为末，井花水服之。

【功用】避寒，冬可单衣。

沉香散

【来源】《太平圣惠方》卷四。

【别名】沉香汤（《圣济总录》卷四十三）。

【组成】沉香一两 桂心一两 附子一两（炮裂，去皮脐） 白龙骨一两 木香三分 当归二分（锉，微炒） 枳实三分（麸炒微黄）

【用法】上为散。每服三钱，以水一中盏，加生姜半分，煎至六分，去滓，食前稍热服。

【主治】小肠虚冷，脐下急痛，小便滑数。

木香散

【来源】《太平圣惠方》卷五。

【组成】木香半两 桃仁一分（汤浸，去皮尖双仁，麸炒微黄） 吴茱萸三分（汤浸七遍，焙干，微炒） 青橘皮一两（汤浸，去白瓤，焙） 槟榔二颗 桂心一两 蓬莪术一两 当归一两（锉，微炒） 干姜三分（炮裂，锉）

【用法】上为细散。每服一钱，以热酒调下，不拘时候。

【主治】脾脏冷气，攻心腹疼痛不可忍。

木香散

【来源】《太平圣惠方》卷五。

【组成】木香半两 人参三分（去芦头） 芎藭三分 青橘皮一两（汤浸去白瓤，焙） 白术三分 肉桂一两（去皱皮） 附子一两（炮裂，去皮脐） 当归三分（锉，微炒） 厚朴二两（去粗皮，涂生姜汁，炙令香熟） 草豆蔻五枚（去皮） 高良姜一两（锉） 吴茱萸半两（汤浸七遍，焙干，微炒）

【用法】上为散。每服三钱，以水一中盏，煎至六分，去滓稍热服，不拘时候。

【主治】脾脏冷气，攻心腹疼痛，或吐清水，不思饮食。

吴茱萸丸

【来源】《太平圣惠方》卷五。

【组成】吴茱萸半两（汤浸七遍，焙干微炒）　神曲一两（炒令微黄）　陈橘皮一两（汤浸，去白瓤，焙）　白术一两　人参半两（去芦头）　桂心一两　熟干地黄一两　干姜半两（炮裂，锉）　诃黎勒一两（煨，用皮）

【用法】上为末，炼蜜为丸，如梧桐子大。每服二十丸，食前以粥饮送下。

【主治】脾脏冷气积滞，醋心呕逆，宿食不消，腹脏虚鸣，时时疼痛。

【宜忌】忌生冷。

诃黎勒丸

【来源】《太平圣惠方》卷五。

【组成】诃黎勒二两（煨，用皮）　人参一两（去芦头）　桂心半两　干姜半两（炮裂，锉）　白茯苓一两　木香半两　肉豆蔻三枚（去壳）　胡椒半两　京三棱半两（炮，锉）　附子一两（炮裂，去皮脐）　桔梗一两（去芦头）　当归一两（锉，微炒）　槟榔一两　陈橘皮半两（浸，去白瓤，焙）　厚朴一两（去粗皮，涂生姜汁炙令香熟）

【用法】上为散，炼蜜为丸，如梧桐子大。每服三十丸，以温酒送下，不拘时候。

【主治】脾脏积冷，气攻心腹疼痛，不能饮食，四肢无力。

诃黎勒丸

【来源】《太平圣惠方》卷五。

【组成】诃黎勒一两半（煨，用皮）　吴茱萸半两（浸七遍，焙干，微炒）　白术一两　桂心三分　人参一两（去芦头）　赤茯苓一两　桔梗半两（去芦头）　陈橘皮一两（汤浸，去白瓤，焙）　红豆蔻一两（去皮）　干姜半两（炮裂，锉）　厚朴一两（去粗皮，涂生姜汁炙令香熟）

【用法】上为末，炼蜜为丸，如梧桐子大。每服三十丸，以生姜汤送下，不拘时候。

【主治】脾脏冷气，腹内虚鸣，胸膈气滞，不能饮食，虽食不消，又频呕逆。

补脾白术散

【来源】《太平圣惠方》卷五。

【别名】补脾白术汤（《圣济总录》卷四十四）、白术汤（《普济方》卷二十）。

【组成】白术半两　五味子半两　白芍药半两　甘草半两（炙微赤，锉）　桂心三分　诃黎勒半两（煨，用皮）　附子一两（炮裂，去皮脐）　高良姜三分（锉）　熟干地黄三分

【用法】上为散。每服三钱，以水一中盏，加生姜半分，大枣三枚，煎至六分，去滓，不拘时候稍热服。

【主治】脾气虚，下焦冷，胸中满闷，胁下痛。

【宜忌】生冷、油腻、湿面。

阿魏丸

【来源】《太平圣惠方》卷五。

【组成】阿魏（面裹煨，面熟为度）　槟榔　青橘皮（汤浸去白瓤，焙）　胡椒　丁香　荜茇　白豆蔻（去皮）　桂心　人参（去芦头）　附子（炮裂，去皮脐）　干姜（炮裂，锉）　蓬莪茂　诃黎勒（煨，用皮）各半两　麝香一分（细研）

【用法】上为末，炼蜜为丸，如梧桐子大。每服二十丸，以热酒送下，不拘时候。

【主治】脾脏久积虚冷气攻心腹胀痛，胃气不和，见食即呕，面色萎黄，四肢无力。

附子散

【来源】《太平圣惠方》卷六。

【别名】附子汤（《圣济总录》卷五十）。

【组成】附子一两半（炮裂，去皮脐）　人参一两（去芦头）　干姜一两（炮裂，锉）　赤芍药一两　桂心一两　甘草一两（炙微赤，锉）

【用法】上为散。每服三钱，以水一中盏，加大枣三枚，煎至六分，去滓，食前温服。

【主治】大肠虚冷，乏气拘急，腰痛羸瘦。

【宜忌】忌热面、鸡、猪、鱼等。

木香散

【来源】《太平圣惠方》卷七。

【组成】木香半两 丁香半两 乳香半两 茴香子半两 桂心三分 硫黄半两（细研入）

【用法】上为细散，入研了药令匀。每服一钱，以炒生姜、热酒调下，不拘时候。

【主治】肾脏积冷，气攻心腹疼痛，或吐冷沫，不思饮食。

木香散

【来源】《太平圣惠方》卷七。

【组成】木香三分 干姜三分（炮裂，锉） 茴香子三分 桂心三分 桃仁三分（汤浸，去皮尖双仁，麸炒微黄） 槟榔三分 鸡舌香三分 青橘皮三分（汤浸，去白瓤，焙） 荜澄茄三分

【用法】上为细散。每服一钱，以热酒调下，不拘时候。

【主治】肾脏冷气，卒攻脐腹，疼痛胀满壅闷。

木香煎

【来源】《太平圣惠方》卷七。

【组成】木香一两 干蝎半两（微炒） 桂心一两 青橘皮一两（汤浸，去白瓤，焙） 阿魏半两（面裹煨，面熟为度） 附子一两（炮裂，去皮脐） 桃仁一两（汤浸，去皮尖双仁，麸炒微黄）

【用法】上为细散，用童便二大盏，煎药成膏，收于不津器中。每服一茶匙，以热生姜酒调下，不拘时候。

【主治】肾脏积冷，气攻心腹疼痛，发歇不定。

沉香丸

【来源】《太平圣惠方》卷七。

【组成】沉香一两 木香一两 槟榔一两 苦楝子一两 桂心一两 茴香子一两 当归一两（微炒） 丁香二两 桃仁一两（汤浸，去皮尖双仁，麸炒微黄） 肉豆蔻一两（去壳） 干姜半两（炮裂，锉） 吴茱萸半两（汤浸七遍，焙干，微炒） 干蝎半两（微炒） 阿魏一两（面裹煨，面熟为度） 青橘皮半两（汤浸，去白瓤，焙） 蓬莪术一两 硫黄一两半（细研，水飞过）

【用法】上为末，炼蜜为丸，如梧桐子大。每服三十丸，以热酒送下，不拘时候。

【主治】肾脏虚冷气攻，心神闷乱，四肢逆冷，腹胁胀满疼痛，喘促呕吐。

沉香散

【来源】《太平圣惠方》卷七。

【组成】沉香一两 白术三分 防风三分（去芦头） 石龙芮三分 细辛三分 天雄三分（炮裂，去皮脐） 牛膝三分（去苗） 萆薢三分（锉） 黄耆一两（锉） 当归三分（锉，微炒） 石斛一两（去根，锉） 桂心一两半 杜仲三分（去粗皮，炙微黄，锉） 木香三分 五味子半两 人参一两（去芦头）

【用法】上为散。每服四钱，以水一中盏，加生姜半分，大枣三枚，煎至六分，去滓，食前稍热服。

【主治】肾脏风冷气，腰脊相引痛，脚膝疼痹，体虚无力。

沉香散

【来源】《太平圣惠方》卷七。

【组成】沉香一两 吴茱萸半两（汤浸七遍，焙干，微炒） 槟榔一两 青橘皮一两（汤浸，去白瓤，焙） 附子一两半（炮裂，去皮脐） 茴香子半两

【用法】上为细散。每服一钱，不拘时候，以热酒调下。

【主治】肾脏积冷，气攻心腹疼痛，四肢逆冷，不思饮食。

沉香散

【来源】《太平圣惠方》卷七。

【组成】沉香一两 附子二两（炮裂，去皮脐） 肉豆蔻一两（去壳） 肉桂三分（去皱皮） 青橘皮三分（汤浸，去白瓤，焙） 茴香子三分 蓬莪术三

分　阿魏三分（面裹，煨面熟为度）

【用法】上为细散。每服二钱，以温酒调下，不拘时候。

【主治】肾脏冷气，卒攻脐腹，疼痛不可忍，手足逆冷。

沉香散

【来源】《太平圣惠方》卷七。

【组成】沉香半两　白豆蔻半两（去皮）　青橘皮三分（汤浸，去白瓤，焙）　高良姜三分（锉）　附子三分（炮裂，去皮脐）　京三棱半两（煨，微锉）　桂心一两　白茯苓三分　当归半两（锉，微炒）　木香半两　槟榔半两　白术三分　吴茱萸半两（汤浸七遍，焙干，微炒）　厚朴一两（去粗皮，涂生姜汁炙令香熟）

【用法】上为粗散。每服五钱，以水一中盏，煎至五分，去滓热服，不拘时候。

【主治】肾脏虚冷，气攻腹胁疼痛，或多呕吐，不思饮食，两胁胀满，四肢羸瘦。

沉香散

【来源】《太平圣惠方》卷七。

【组成】沉香一两　木香三分　桃仁三分（汤浸，去皮尖双仁，麸炒微黄）　荜澄茄三分　桂心三分　附子一两（炮裂，去皮脐）　茴香子三分　白蒺藜三分（微炒去刺）　槟榔一两

【用法】上为细散。每服二钱，食前以生姜热酒调下。

【主治】膀胱虚，冷气攻腰间，及腹胁疼痛。

阿魏丸

【来源】《太平圣惠方》卷七。

【组成】阿魏一分（面裹煨，面熟为度）　桃仁半两（汤浸，去皮尖双仁，麸炒微黄）　木香半两　干蝎半两（微炒）　硇砂一分　自然铜一分（细研）　白矾半两（烧灰）

【用法】上为末，醋煮面糊为丸，如绿豆大。每服二十丸，以热生姜酒送下，不拘时候。

【主治】肾脏积冷气攻心腹，疼痛不可忍。

阿魏丸

【来源】《太平圣惠方》卷七。

【组成】阿魏半两（面裹煨，面熟为度，别研）　桃仁一两（汤浸，去皮尖双仁，麸炒微黄，别研）　桂心三两　青橘皮半两（汤浸去白瓤，焙）　干蝎三分（微炒）　附子半两（炮裂，去皮脐）　木香三分　槟榔三分　自然铜半两（细研）

【用法】上为末，以童便二升，入桃仁、阿魏于银锅子内，慢火煎令稠，入诸药末为丸，如梧桐子大。每服二十丸，以热酒送下，不拘时候。

【主治】肾脏冷气卒攻脐腹，疼痛不可忍。

阿魏丸

【来源】《太平圣惠方》卷七。

【组成】阿魏一分（面裹煨，面熟为度）　蜥蜴一分（微炒）　木香一分　肉豆蔻一分（去壳）　桃仁半两（汤浸，去皮尖双仁，麸炒微黄，别研）　硇砂半分

【用法】上为末，入桃仁，以醋煮面糊为丸，如绿豆大。每服十五丸，煎茴香酒送下，不拘时候。

【主治】肾脏冷气卒攻脐腹，疼痛不可忍。

附子丸

【来源】《太平圣惠方》卷七。

【组成】附子一两（炮裂，去皮脐）　五加皮三分　丹参三分　麋角霜一两　石斛一两（去根，锉）　牛膝一两（去苗）　蛇床子三分　巴戟三分　桂心三分　海桐皮三分　木香三分　菖蒲三分　汉椒三分（去目及闭口者，微炒去汗）　磁石二两（烧，醋淬七遍，捣碎细研，水飞过）

【用法】上为末，炼蜜为丸，如梧桐子大。每服三十丸，空心以温酒送下，晚食前再服。

【主治】肾脏风冷气，腰脚疼痛，头目昏闷，耳鸣腹胀，四肢无力。

胡芦巴丸

【来源】《太平圣惠方》卷七。

【组成】胡芦巴一两　茴香子一两　木香半两　桂

心半两　当归半两（锉，微炒）　附子一两（炮裂，去皮脐）　阿魏半两（研入）　硫黄一两（细研）　青橘皮半两（汤浸，去白瓤，焙）　沉香半两　白豆蔻半两（去壳）　桃仁一两（汤浸，去皮尖双仁，别研如膏）

【用法】上为细末，入研了药令匀，好酒一升半，先熬桃仁膏令稠，拌和诸药末，捣三二百杵，丸如梧桐子大。每服二十丸，以温酒送下，不拘时候。

【主治】肾脏气虚，下焦积冷，气攻腹胁胀满，脐下疼痛，面色青黑，足胫多冷。

硇砂丸

【来源】《太平圣惠方》卷七。

【组成】硇砂一两　肉豆蔻一两（去壳）　木香一两　槟榔一两　雄（硫）黄一两（细研，水飞过）　蟛螂一两（微炒）　附子一两（炮裂，去皮脐）　天麻一两　蓬莪术一两　青橘皮一两（汤浸，去白瓤，焙）　茴香子一两半　桃仁半两（汤浸，去皮尖双仁，麸炒微黄）

　　《普济方》有白附子、肉桂各一两，丁香、阿魏各半两。

【用法】上为末　用无灰酒三升，调药末，于银锅内，以慢火熬，看硬软得所，丸如梧桐子大。每服三十丸食前用温酒送下。

【主治】肾脏风冷气，腹胁疼痛，四肢无力。

硇砂丸

【来源】《太平圣惠方》卷七。

【组成】硇砂二两（细研）　干蝎三分（微炒）　阿魏半两（研入）　桃仁半两（汤浸，去皮尖双仁，麸炒微黄）　青橘皮半两（汤浸，去白瓤，微炒）　木香半两　自然铜三分（细研）　白附子半两（炮裂）　茴香子三分　安息香半两　肉豆蔻三分（去壳）　川乌头半两（炮裂，去皮脐）　磁石三分（烧，醋淬七遍，捣碎细研，水飞过）　附子半两（炮裂，去皮脐）

【用法】上为细末，入研了药令匀，以醋煮面糊为丸，如梧桐子大。每服十丸至十五丸，以生姜酒送下，不拘时候。

【主治】肾脏积冷，下焦久虚，邪冷气攻，心腹疼痛，汗出口干，阴缩声散，手足逆冷。

硇砂丸

【来源】方出《太平圣惠方》卷七，名见《普济方》卷三十。

【组成】硇砂二两　桃仁一两（汤浸，去皮尖双仁，研如膏）

【用法】先以酒一小盏，煎硇砂十余沸，候消化，澄滤取清，去砂石后，却入铫子内，与桃仁膏旋旋添酒煎。约入酒一大盏已来，煎成膏，用蒸饼末为丸，如梧桐子大。每服二十丸，以热酒送下，不拘时候。

【主治】肾脏积冷，气攻心腹疼痛，面青足冷。

硇砂丸

【来源】《太平圣惠方》卷七。

【组成】硇砂半两　干蝎一分（微炒）　桃仁三十枚（汤浸，去皮尖及双仁，研如膏）

【用法】上为末，入桃仁同研令匀，以酒煮面糊为丸，如绿豆大。每服十丸，以生姜热酒送下，不拘时候。

【主治】肾脏冷气卒攻，脐腹疼痛，日夜不止。

硇砂散

【来源】《太平圣惠方》卷七。

【组成】硇砂一两　木香一两　青橘皮一两（汤浸，去白瓤，焙）　怀香子一两　桂心一两　荜澄茄一两

【用法】上为细散。每服一钱，以生姜汁少许，热酒一中盏，搅和令匀调下，不拘时候。

【主治】肾脏积冷，气攻心腹疼痛，喘促闷乱欲绝，或出冷汗。

硫黄丸

【来源】《太平圣惠方》卷七。

【组成】硫黄一两（研细，水飞过）　槟榔一两　木香一两　附子一两（炮裂，去皮脐）　干姜半两（炮裂，锉）　桂心一两　胡葫巴一两　茴香

子二两　吴茱萸一两（汤浸七遍，晒干，炒令熟）

【用法】上为末，醋煮软饭为丸，如梧桐子大。每服二十丸，以热酒送下，不拘时候。

【主治】肾脏积冷，气攻心腹疼痛，面色青黄，四肢逆冷。

硫黄丸

【来源】《太平圣惠方》卷七。

【组成】硫黄一两（细研，水飞过）　木香半两　青橘皮三分（汤浸，去白瓤，焙）　槟榔半两　桃仁半两（汤浸，去皮尖双仁，麸炒，微黄）　茴香子三分

【用法】上为末，醋煮面糊为丸，如梧桐子大。每服十丸，以热酒送下，不拘时候。

【主治】肾脏冷气，攻脐腹疼痛，两胁胀闷，饮食不下。

硫黄丸

【来源】《太平圣惠方》卷七。

【组成】硫黄一两（细研）　硇砂一两（细研）　荜澄茄一两　茴香子一两　补骨脂一两　石斛一两（去根）　木香一两　何首乌一两半　丁香一两　肉豆蔻一两（去壳）　桂心一两　当归一两（锉，微炒）　吴茱萸一两（汤浸七遍，焙干，微炒）　槟榔一两　麝香半两（细研）

【用法】上为细末，入研了药令匀，酒煮面糊为丸，如梧桐子大。每服十五丸，以温酒送下，不拘时候。

【主治】肾脏虚冷，气攻腹胁胀满，发歇疼痛，足胫逆冷，骨节痠痛，食少无力。

蟑螂散

【来源】《太平圣惠方》卷七。

【组成】蟑螂三十六枚（头足全者，掘一地坑子，面阔四寸，深五寸，用炭火五斤烧坑子令通赤，便净去却灰土，用头醋一升，发在坑子内，候干，便匀排捕于坑子底，用一瓷碗盖之，一宿取出）　萝卜子一分　胡椒三十粒　槟榔一枚　肉豆蔻一枚（去壳）　木香一分

【用法】上为细散。每服一钱，以热酒调下，不拘时候。

【主治】肾脏冷气卒攻脐腹及两胁，疼痛不可忍。

附子丸

【来源】《太平圣惠方》卷二十三。

【别名】巴戟天丸（《圣济总录》卷十二）。

【组成】附子一两（炮裂，去皮脐）　巴戟一两　天麻一两　牛膝一两（去苗）　防风三分（去芦头）　桂心三两　川芎三分　独活三分　石斛一两（去根，锉）　肉苁蓉一两（酒浸，去皱皮，微炙）　补骨脂一两　干蝎三分（微炒）　萆薢一两（锉）　椒红一两（微炒去汗）　仙灵脾一两　沉香一两　安息香一两　木香一两

【用法】上为末，炼蜜为丸，如梧桐子大。每服二十丸，空心及晚食前以温酒送下。

【功用】补虚损，暖脏腑，利腰脚。

【主治】脏腑虚，血气不足，受风冷之气，使人面青心闷，呕逆吐沫，四肢疼冷。

祛风补益蟑螂丸

【来源】《太平圣惠方》卷二十三。

【组成】蟑螂一两半（微炒）　白附子一两（炮裂）　沉香一两　肉桂一两（去皱皮）　川芎一两　槟榔一两　木香一两　天麻一两　石斛二两（去根，锉）　牛膝二两（去苗）　白蒺藜一两（微炒，去刺）　附子一两（炮裂，去皮脐）　巴戟三分　白僵蚕三分（微炒）　羌活三分　肉苁蓉二两（酒浸一宿，刮去皱皮，炙令干）　当归三分（锉，微炒）　山茱萸三分

【用法】上为末，炼蜜为丸，如梧桐子大。每服二十丸，空心及晚食前以温酒送下。

【主治】脏腑久虚，风冷所攻，四肢无力，背膊多疼，膀胱冷气流注，腰脚沉重。

鹿茸丸

【来源】《太平圣惠方》卷二十六。

【组成】鹿茸二两（去毛，涂酥炙微黄）　腽肭脐一两（酒洗，微炙）　巴戟一两　附子一两（炮

裂，去皮脐） 肉苁蓉一两（酒浸一宿，刮去皱皮，炙干） 汉椒半两（去目及闭口者，微炒去汗） 石斛一两（去根，锉） 泽泻一两 远志一两（去皮） 山茱萸一两 续断一两 天麻一两 五味子一两 酸枣仁一两（微炒） 茴香子一两（微炒） 柏子仁一两 桂心三分 白茯苓三分 蛇床子三分 菟丝子一两（酒浸一宿，晒干，别捣罗为末） 杜仲三分（去粗皮，炙微黄，锉） 枳壳三分（麸炒微黄，去瓤） 芎䓖半两 当归半两 萆薢半两（锉） 牛膝一两半（去苗）

【用法】上为末，炼蜜为丸，如梧桐子大，每服四十丸，空腹及晚食前以温酒送下。

【功用】补虚损，益下元，暖水脏，调三焦，和腰脚。

【主治】风冷气。

枳实散

【来源】《太平圣惠方》卷四十二。

【组成】枳实一两（麸炒微黄） 半夏一两（汤洗七遍去滑） 桂心一两 青橘皮三分（汤浸，去白瓤，焙） 木香三分 诃黎勒皮一两 当归三分 人参三分（去芦头） 白术三分 甘草半两（炙微赤，锉）

【用法】上为散。每服三钱，以水一中盏，加生姜半分，煎至六分，去滓温服，不拘时候。

【主治】脏腑久冷，或忧恚结聚，致逆气，心腹满急，呕吐不下食，腹胁疼痛。

内灸丸

【来源】《太平圣惠方》卷四十三。

【组成】荜茇半两 诃黎勒半两（煨，用皮） 干姜一两（炮裂，锉） 附子半两（炮裂，去皮脐） 桂心半两 白茯苓半两 人参半两（去芦头） 肉豆蔻半两（去皮） 缩砂半两（去皮） 当归三分（锉，微炒） 木香半两 胡椒半两

【用法】上为末，炼蜜为丸，如梧桐子大。每服二十丸，以生姜醋汤送下，不拘时候。

【主治】久积冷气，攻心腹胀痛，或时吐逆下利，不思饮食。

吴茱萸散

【来源】《太平圣惠方》卷四十三。

【组成】吴茱萸一两（用米醋一中盏，浸一宿，掘一地坑可深五六寸，用炭火烧令赤，去灰，入茱萸及醋，用盆合，勿令泄气，候冷取出） 木香半两 当归一两（锉，微炒） 桂心半两 青橘皮一两（汤浸，去白瓤，焙） 槟榔三分

【用法】上为细散。每服一钱，以热酒调下，不拘时候。

【主治】冷气攻心腹，相引头痛，四肢逆冷。

阿魏丸

【来源】《太平圣惠方》卷四十三。

【组成】阿魏一两（以醋一碗煎成膏） 桂心一两 干姜一两（炮裂，锉） 附子一两（炮裂，去皮脐） 吴茱萸半两（汤浸七遍，焙干，微炒） 当归一两（锉，微炒）

【用法】上为末，用阿魏膏为丸，如梧桐子大。每服二十丸，以温酒送下，不拘时候。

【主治】冷气攻心腹，久不愈，面色青黄，四肢多冷。

前胡散

【来源】《太平圣惠方》卷四十三。

【组成】前胡一两（去芦头） 陈橘皮一两（汤浸，去白瓤，焙） 当归一两（锉，微炒） 赤茯苓一两 白术一两 赤芍药一两 桂心一两 半夏半两（汤洗七遍去滑） 干姜半两 吴茱萸半两（汤浸七遍，焙干，微炒）

【用法】上为散。每服三钱，以水一中盏，入生姜半分，大枣三枚，煎至六分，去滓，不拘时候，稍热服。

【主治】久冷，胸膈气滞，心腹痛，胀满，不能饮食，四肢虚乏，吃食全少。

麝香丸

【来源】《太平圣惠方》卷四十三。

【组成】麝香一分（细研） 槟榔一两 陈橘皮一

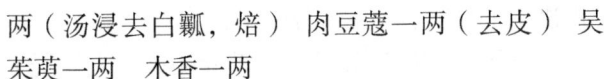

两（汤浸去白瓤，焙）　肉豆蔻一两（去皮）　吴茱萸一两　木香一两

【用法】上件药，先将茱萸以米醋煮一二十沸，后掘一地坑子，可安得茱萸，先以炭火半秤烧坑子令通赤，以米醋半盏及茱萸入在炕内，用瓷碗盖之，四面以灰拥定，勿令泄气，候冷取出，与前药一处捣罗为末，入麝香和匀，用醋煮面糊为丸，如绿豆大。每服二十丸，以热酒送下，不拘时候。

【主治】积冷气攻心腹痛，四肢多冷，面色青黄，不欲饮食。

木香散

【来源】《太平圣惠方》卷五十。

【组成】木香一两　厚朴一两（去粗皮，涂生姜汁，炙令香熟）　槟榔一两　陈橘皮二两（汤浸，去白瓤，焙）　白术二两　甘草半两（炙微赤，锉）　高良姜一两（锉）　前胡二两（去芦头）

【用法】上为粗散。每服三钱，以水一中盏，加生姜半分，煎至六分，去滓，不拘时候稍热服。

【主治】脾胃冷气上攻，胸膈切痛，醋咽不能下食。

诃黎勒散

【来源】《太平圣惠方》卷五十三。

【别名】诃黎勒皮散（《普济方》卷四十三）。

【组成】诃黎勒皮三分　厚朴一两（去粗皮，涂生姜汁，炙令香熟）　人参三分（去芦头）　白术三分　半夏一两（汤洗七遍去滑）　桂心一两　甘草半两（炙微赤，锉）　陈橘皮三分（汤浸，去白瓤，焙）　干姜半两（炮裂，锉）

【用法】上为散。每服五钱，以水一大盏，加生姜半分，大枣三枚，煎至五分，去滓温服，不拘时候。

【主治】心膈冷滞，痰饮呕逆，不下饮食，四肢不和。

牛膝丸

【来源】《太平圣惠方》卷七十。

【组成】牛膝一两（去苗）　川椒一两（去目及

闭口者，微炒去汗）　芎藭三分　附子一两（炮裂，去皮脐）　木香半两　当归三分（锉碎，微炒）　干姜三分（炮裂，锉）　白术二分　熟干地黄一两　桂心一两　泽兰三分　蓬莪茂一两　肉豆蔻一两（去壳）　硼砂一两半（研入）　青橘皮三分（汤浸，去白瓤，焙）

【用法】上为粗末，炼蜜为丸，如梧桐子大。每服三十丸，空心及晚食前以暖酒送下。

【主治】妇人久冷，血气凝滞，面色萎黄，四肢羸瘦，不思饮食，腹中多痛。

太阳紫粉丹

【来源】《太平圣惠方》卷九十五。

【组成】硫黄　马牙消　水银各三两

【用法】上药以无灰酒旋点于乳钵中，同研，候水银星尽即止；晒干，布于铛中，瓷碗合之，以盐泥如法固济，候干，铛下渐渐以三四两火养半日，渐加至七八两火，经一复时，待冷，取药细研，以白蜜拌令泣泣，于竹筒中盛，糯米饭上蒸一炊久，出之。更细研，以枣肉为丸，如梧桐子大。每服三丸，空心以盐汤或酒送下。久冷人加至五丸。

【主治】男子久冷，妇人血气冷劳，膈气，反胃痃癖，一切冷病。

伏火四神玉粉丹

【来源】《太平圣惠方》卷九十五。

【别名】白金丹。

【组成】握雪礜石　寒水石　阳起石各二两　砒霜一分

【用法】上药各为末。先取一通油瓶子，以六一泥固济，可厚三分以来，待干；乃先下矾石充底，次下砒霜，次下阳起石，上以寒水石盖之，其瓶子口，磨一砖子盖之，以六一泥固缝，于灰池内坐一砖子，安药瓶子，初以文火，后渐断令通赤，住火候冷，取出研令极细。于润地铺熟绢，上摊药，可厚半寸，以盆合定，周遭用湿土拥盆，不令透气，一伏时取出，却少时，出阴气了，细研，面糊为丸，如绿豆大。每服五丸，空心以盐汤送下；如患疟痢，以新汲水送下。

【功用】补益下元。

【主治】一切冷疾，诸疟痢。

伏火水银硫黄紫粉丹

【来源】《太平圣惠方》卷九十五。

【组成】硫黄六两　水银二两半　针砂二两（淘洗令净）　太阴玄精二两（研入）

【用法】上药先细研硫黄，次下水银，点少热水，研如泥，候水银星断，即入鼎中，并玄精、针砂，以水煮七日七夜，常如鱼目沸，水耗，即以暖水添之，时时以铁匙搅，七日满，即泣干，仍以微火煿阴气尽，即入盒子中，固之泥，法用：砂盆末、白垩土、盐花，捣为泥，固济干了，入灰池内，埋盒子，两边以五两火养六十日，日夜长令不绝；日满，以大火十斤断一日，任火自消，冷了，以甘草汤浸一日，出火毒，已鲜紫色，候干，细研为末，以粳米饭为丸，如黍米大。每服七丸，空心以温酒送下；渐加至十丸。经旬日见效。

【主治】一切冷气，反胃吐食，冷热血气，冷劳伤风。一切冷病。

阴伏紫灵丹

【来源】《太平圣惠方》卷九十五。

【别名】阴伏紫霞丹（《普济方》卷二六五）。

【组成】硫黄四两（研）　盐花一升

【用法】上先布盐花半升于平底铛中，次铺硫黄末，又以余盐盖之，湿纸固缝，长令如鱼目沸，七日七夜，勿令绝火，水耗即添汤，时时开看，搅之勿令粘着铛底，日满泣干，入固济了瓷瓶内煅令通赤，候冷，以汤淋去盐味，取硫黄晒干，为细末，以枣肉为丸，如梧桐子大。每日五丸，空心以茶、酒任下。

【主治】男子女人久积冷气，肠风痢疾，脐腹疼痛，颜色萎黄，不思饮食。

紫灵丹

【来源】《太平圣惠方》卷九十五。

【组成】硫黄八两（舶上者，细研）　白盐花三斤（一斤半白用，一斤半以米醋三升拌，晒干）

【用法】上件药，用一鼎子，先筑白盐令实，中心挖作坑子，入硫黄末了，即以米醋拌了盐盖之，亦筑实，又以白盐盖之，密密固了，以文火养之，从旦至午后，渐加火，烧至有鬼焰出，即以小帚子蘸醋洒之，焰住即止，放冷取出，用水研，飞去盐，药在盆底，干了又细研，以粟米饭为丸，如绿豆大。每日五丸，空心以温酒送下。其盐水煎花吃甚好。

【功用】消食。

【主治】一切冷气，女子宿血冷病。

云母丸

【来源】《太平圣惠方》卷九十八。

【组成】云母四两（用盐花同捣如麦皮止）　白矾四两（如前药一处捣令匀细）

【用法】上药用瓷瓶子盛，以炭火十斤，烧火尽为度，打破瓶子，取出，将药准前捣碎，用米醋半升，拌药作一球，安新瓦上，更用炭火十斤，烧火尽为度，取出捣碎，掘一地坑，可深一尺，将药纸裹埋之，盆合，三日取出，晒干为末，以粳米饭为丸，如梧桐子大。每日二十丸，空心以盐汤送下；妇人积冷，醋汤送下十丸。

【功用】补益精髓。

【主治】肾脏冷极；妇人积冷。

【宜忌】妊娠勿服。

木瓜丸

【来源】《太平圣惠方》卷九十八。

【组成】木瓜三十个（大者，去皮瓤了，切，蒸烂为度，入盐花一斤，熟蜜一斤，更煎令稠，用和药末）　沉香一两　阿魏三分　木香二两　肉豆蔻一两（去皮）　红豆蔻一两　桂心二两　甘草一两（炙微赤，锉）　缩砂二两（去皮）　陈橘皮一两（汤浸，去白瓤，焙）　胡椒一两　白术二两　芎䓖二两　厚朴二两（去粗皮，涂生姜汁炙令香熟）　附子二两（炮裂，去皮脐）　神曲二两（微炒）　桃仁三两（汤浸，去皮尖双仁，麸炒微黄）　茴香子一两　藿香一两　荜茇一两　当归一两（锉，微炒）　诃黎勒二两（煨，用皮）　高良姜一两（锉）　丁香一两　干姜二两（炮裂，

锉）白豆蔻一两（去皮）

【用法】上为末，以木瓜煎为丸，如梧桐子大。每服二十丸，以生姜汤嚼下；温酒下亦得。

【主治】一切冷气，心腹胀痛，食不消化。霍乱。

木瓜丸

【来源】《太平圣惠方》卷九十八。

【组成】木瓜七枚（大者，切头上一片为盖子，剜去瓤并皮子，入硫黄、青盐在内）硫黄（细研，水飞过）二两　青盐（细研）二两　木香一两　槟榔一两　肉豆蔻（去壳）一两　诃黎勒皮一两　桂心一两　白芍药半两　当归（锉，微炒）半两　胡椒半两　荜茇半两　草豆蔻（去皮）半两

【用法】上为末，入于木瓜中令尽，以盖子盖之，用竹签子笿定，以三五重纸裹木瓜，于饭甑内蒸令烂熟，研如膏，候可丸即丸，如梧桐子大。每服二十丸，空心以温酒送下。

【主治】脾胃积冷，腹胁疼痛，宿食不消，两脚转筋，时复泻痢。

木香丸

【来源】《太平圣惠方》卷九十八。

【组成】木香二两　白术一两　槟榔二两　高良姜半两（锉）益智仁半两（去皮）红豆蔻半两（去皮）草豆蔻半两（去皮）神曲半两（微炒）吴茱萸半两（汤浸七遍，焙干，微炒）青橘皮半两（汤浸，去白瓤，焙）蓬莪术一两　枳壳半两（麸炒微黄，去瓤）

【用法】上为末，以酽醋五升，煎药末一半成膏，入余上药末为丸，如梧桐子大。每服三十丸，以生姜、橘皮汤或温酒送下，不拘时候。

【主治】一切冷气，脏腑久积，脐腹多疼，宿食不化，颜色萎弱。

巴戟丸

【来源】《太平圣惠方》卷九十八。

【组成】巴戟　石斛（去根，锉）补骨脂（微炒）桂心　附子（炮裂，去皮脐）川椒红（微

炒）木香　诃黎勒皮　肉苁蓉（酒浸一宿，刮去皱皮，炙干）槟榔各一两

【用法】上为末，用白羊肾七对，去筋膜细切，以酒五升，熬令熟烂，研拌和药末为丸，如梧桐子大。每日服三十丸，空心以温酒送下，盐汤送下亦得。

【功用】补暖水脏，充益肌肤，能思饮食。

【主治】肾虚冷气。

沉香丸

【来源】《太平圣惠方》卷九十八。

【组成】沉香一两　木香一两　桂心一两　白术一两　诃黎勒皮一两　高良姜一两（锉）附子一两（炮裂，去皮脐）荜澄茄一两　厚朴一两（去粗皮，涂姜汁炙令香熟）当归一两（锉，微炒）肉豆蔻一两（去壳）槟榔二两　青橘皮一两（汤浸，去白瓤，焙）

【用法】上为末，炼蜜为丸，如梧桐子大。每服三十丸，食前以生姜汤送下。

【主治】久虚积冷，脾肾气上攻，心腹壅胀，不思饮食，四肢无力。

沉香丸

【来源】《太平圣惠方》卷九十八。

【组成】沉香　木香　陈橘皮（汤浸，去白瓤）桂心　槟榔　丁香　羌活　郁李仁（汤浸，去皮，微炒）川芎　川大黄（锉碎，微炒）枳壳（麸炒微黄，去瓤）各一两

【用法】上为末，炼蜜为丸，如梧桐子大。每服三十丸，以温生姜汤送下。

【主治】冷气上攻，心腹胀满，不思饮食，大肠秘滞不通。

补骨脂丸

【来源】《太平圣惠方》卷九十八。

【组成】补骨脂二两（微炒）槟榔一两　硫黄二两（细研，水飞过）附子一两（炮裂，去皮脐）肉豆蔻一两（去壳）陈橘皮一两（汤浸，去白瓤，焙）桂心一两　厚朴一两（去粗皮，生

姜汁炙令香熟）

【用法】上为末，酒煮面糊为丸，如梧桐子大。每服二十丸，空心温酒或盐汤送下。

【功用】温中思食。

【主治】脾肾冷气。

神效硇砂丸

【来源】《太平圣惠方》卷九十八。

【组成】硇砂半两　消石一分　青盐半两　白矾一两　黄丹一两

【用法】上为末，用瓷瓶子盛，固济瓶口，以炭火七斤，煅令通赤，放冷取出，细研，以面糊为丸，如绿豆大。每日空心以粥饮送下十丸。

【主治】水脏惫伤，久积风冷。

硇砂丸

【来源】《太平圣惠方》卷九十八。

【组成】硇砂　干姜（炮裂，锉）　槟榔　当归（锉，微炒）　桂心　干蝎（微炒）　苦楝子　乌蛇肉（酥拌微炒）　茴香子　附子（炮裂，去皮脐）　木香　沉香各一两

【用法】上为末，用好酒一升，先煎硇砂消后，用纱绢滤过，去石，相次下诸药末，慢火煎之，候可丸即丸如鸡头实大。以热酒化二丸服。

【主治】肾脏风冷气，脐腹疼痛。

椒红丸

【来源】《太平圣惠方》卷九十八。

【组成】川椒红二两（微炒）　附子二两（炮裂，去皮脐）　干姜一两（炮裂，锉）

【用法】上为末，用猪肾三对，去脂膜薄切，摊于纸上，去血，然后铺一重肾，著一重药末，以尽为度，却以三五重湿纸裹，于塘火内烧，待香熟取出纸，烂研，若稍硬，更点少许炼蜜为丸，如梧桐子大。每服二十丸，渐加至三十丸，空心以温酒送下。

【功用】补暖下元。

【主治】《圣济总录》：下焦虚寒，脐腹绞痛，小便滑数。

硫黄玉粉方

【来源】《太平圣惠方》卷九十八。

【别名】硫黄玉粉丸（《普济方》卷二二〇）。

【组成】大猪肚一个（洗净）　硫黄一斤（碎）　桑白皮（新，锉碎）一斤

【用法】将硫黄纳入肚中缝定，于大锅内，入桑白皮，加水，慢火同煮，水耗更添，煮一复时，取出猪肚，下冷水中淘洗，弃肚不用，将药入干盆内晒干，细研为玉粉。每服半钱，空心茶酒任下；或以糯米粥和丸，如绿豆大。每服五丸，以温酒送下。

【功用】补暖下元。

【主治】一切风冷之气。

蚰蜒丸

【来源】《太平圣惠方》卷九十八。

【组成】蚰蜒（微炒，去足）　天麻　附子（炮裂，去皮脐）　补骨脂　葫芦巴　牛膝（去苗）　石斛（去根，锉）　槟榔　巴戟　硫黄（细研，水飞过）　硇砂（细研）　阿魏（研入）　桃仁（汤浸，去皮尖双仁，别研如膏）各一两

　　《普济方》有木香。

【用法】上为末，入研了药令匀，用酒三升，入前药末中拌匀搅，以慢火熬如膏，和余上药末为丸，如梧桐子大。每服二十丸，以热生姜酒送下。

【主治】肾脏久积风冷，小腹气滞，腰膝酸疼，脐胁冷痛，饮食减少，四肢无力。

麋角丸

【来源】《太平圣惠方》卷九十八。

【组成】麋角屑三两（酥拌，微炒）　巴戟二两　肉豆蔻三两（去壳）　当归一两（锉，微炒）　槟榔二两　干姜一两（炮裂，锉）　硫黄一两（细研，水飞过）

【用法】上为末，入硫黄同研令匀，炼蜜为丸，如梧桐子大。每日服三十丸，空心温酒送下。

【功用】补暖下焦，壮筋力。

【主治】风虚。

麋角丸

【来源】《太平圣惠方》卷九十八。

【组成】麋角屑一斤（入牛乳拌令匀，用银器内盛，封闭，以大麦六斗，盖覆蒸一复时） 茴香子二两 肉苁蓉二两（酒浸一宿，刮去皱皮，炙干） 桂心二两 荜茇二两 木香二两 附子二两（炮裂，去皮脐） 柏子仁二两 槟榔三两 肉豆蔻二两（去壳）

【用法】上为末，炼蜜为丸，如梧桐子大。每日三十丸，空心以温酒送下。

【功用】补暖下元，壮腰膝。

【主治】虚冷气。

麋角丸

【来源】《太平圣惠方》卷九十八。

【组成】麋角屑五两（以酥拌，炒令微黄） 菟丝子三两（酒浸三日，曝干，别捣为末） 肉苁蓉二两（酒浸一宿，刮去皱皮，炙干） 桂心二两 附子二两（炮裂，去皮脐） 干姜一两（炮裂，锉） 钟乳粉二两 薯蓣一两 石斛二两（去根，锉） 巴戟一两 牛膝一两（去苗）

【用法】上为末，炼蜜为丸，如梧桐子大。每日服四十丸，空心以温酒送下，晚食前再服。

【功用】补益脏腑，固济下元，填精髓，强气力。

麋角丸

【来源】《太平圣惠方》卷九十八。

【组成】麋角屑三两（以酥拌，炒令微黄） 肉苁蓉二两（酒浸一宿，刮去皱皮，炙干） 硫黄二两（细研，水飞过） 补骨脂二两（微炒） 茴香子一两 附子二两（炮裂，去皮脐） 木香一两 桂心一两 龙骨一两 巴戟二两

【用法】上为末，入硫黄同研令匀，炼蜜为丸，如梧桐子大。每日服三十丸，空心以盐汤送下。

【功用】补暖下元，温中治气。

【主治】久积虚冷。

麋角丸

【来源】《太平圣惠方》卷九十八。

【组成】麋角屑五两（酥拌，炒微黄） 硫黄二两（细研，水飞过） 腽肭脐二两（酒炙微黄） 木香三两 肉苁蓉三两（酒浸一宿，刮去皱皮，炙干） 补骨脂三两（微炒）

【用法】上为末，入硫黄同研令匀，以无灰酒一斗，于银锅内先入药末一半以来，煎令稠，和上药末为丸，如梧桐子大。每日服三十丸，空心以温酒送下。

【功用】补暖下元，令人强壮，益颜色。

【主治】积冷气。

丁香煮散

【来源】《博济方》卷二。

【组成】丁香一两三分 蓬莪术二两 荜澄茄一两半 枳壳一两三分（炒令黄色） 藿香一两半 沉香一两 麝香半两 芍药半两 当归三分 诃子一两（去核） 前胡一两 人参一两 京芎一两 木香三分 槟榔七个 豆蔻（去皮）七个

【用法】上为末。每服一钱，水一盏，煎至五分，热服。

【主治】一切冷气攻冲，心胸不利，不思饮食，腹胁刺痛，口苦无味，吐逆及酒后呕吐不止。

乌头丸

【来源】《博济方》卷二。

【组成】乌头一斤（用东流河水浸二七日，每日三度换水。日满取出，去黑皮并脐尖，切作柳叶片，入牵牛子一合同炒，候香熟，去牵牛子不用） 舶上茴香二两（另杵为末） 青盐五两（另研） 陈皮（去白）二两 牛膝五两（细切，以好酒浸七日，烂研） 川椒五两（拣去子）

【用法】上药依法修制，用牛膝膏拌和为丸，如梧桐子大。每日空心服十丸至二十丸，盐汤、盐酒任下。牛膝虽酒浸后烂研，与诸末拌和，恐难得细。或只将牛膝浸，日足后焙干为末，却将浸牛膝酒煮糊，和末为丸亦可。若更服利膈汤、散，最相宜也。

【功用】暖水脏，壮筋骨，缩小便。

【主治】风。

沉香荜澄茄散

【来源】《博济方》卷二。

【别名】荜澄茄散（《证治要诀类方》卷三）、沉香荜澄茄丸（《御药院方》卷四）。

【组成】荜澄茄　沉香　葫芦巴（微炒）　破故纸（微炒）　官桂（去皮）　舶上茴香（微炒）　川苦楝子（炮，捶破，去核用肉）　木香各一两　紫巴戟（穿心者）各一两　黑附子（炮制，去皮脐）四两　桃仁（面炒，去皮尖）二两　川乌头半两（炮，去皮脐）

【用法】上为细末。每服二钱，水一大盏，加盐同煎至八分，温服。

【主治】

1.《博济方》：一切冷气不和，及膀胱小肠气疾。

2.《太平惠民和济局方》（绍兴续添方）：下经不足，内挟积冷，脐腹弦急，痛引腰背，面色萎黄，手足厥冷，胁肋虚满，精神困倦，脏腑自利，小便滑数及盲肠小肠一切气痛。

补骨脂丸

【来源】《博济方》卷二。

【组成】大木瓜一个（去皮瓢，入硇砂一两，去砂石，蒸令熟，研烂）　补骨脂（炒）　薯蓣　官桂（去皮）　青皮　木香　茴香子　槟榔各一两　荆三棱半两（醋浸一宿，炒令黄）　肉豆蔻半两（去壳）

【用法】上为末，用木瓜为丸，如梧桐子大。每服二十丸，空心盐汤送下；温酒亦得。

【功用】补暖。

【主治】脾肾久冷，积气成块，或发疼痛。

荜澄茄丸

【来源】《博济方》卷二。

【组成】沉香　丁香　木香　舶上茴香各半两　乌药一两　白芷一两一分　胡芦巴三分　荜澄茄

一分

【用法】上为末，炼蜜为丸，如弹子大。每服一丸，姜盐汤嚼下。

【主治】丈夫元阳虚，冷气上冲，心胸满闷，肠胁雷鸣，或多攻刺，呕逆膨胀。

顺气散

【来源】《博济方》卷二。

【组成】吴茱萸（洗令净）春、夏一分，秋、冬半两　麻黄一两（去节）　人参半两　诃子半两（煨，去核称）　大黄三分　官桂一两（去皮）　厚朴一两（去皮，姜汁炙）　干姜半两（炮）　陈橘皮一两（去白）　甘草一两（炙）

【用法】上为末。每服一钱，以水一中盏，加生姜二片，大枣一个，同煎六分，通口服。如外伤风邪，即先服此药三服，次吃发汗丸散。

【功用】调顺冷气，解利伤寒。

硇砂丸

【来源】《博济方》卷二。

【组成】羊胫骨一条（去净肉，用硇砂二两，醋二升同煎，旋煎旋蘸，骨炙焦黄，以醋尽为度，焙干）　木香　白槟榔　官桂（去皮）　人参　牛膝　茯苓　郁李仁　附子（炮）　巴戟（去心）　薯蓣　丁香　沉香　苁蓉各一两　石斛半两　阿魏半两（用面三两，先将醋化，溲作饼子，炙黄）

【用法】上为末，用酒煮面糊为丸，如梧桐子大。每日空心服二十丸，盐酒或盐汤送下。

【主治】男子元脏虚惫积冷。

硇砂木香丸

【来源】《博济方》卷二。

【组成】巴豆一两（去皮，以纸出油净为度，另研）　硇砂半两（另研细后入巴豆，入诸药）　附子一枚（炮去皮脐）　官桂（去皮）　茱萸（炒）　舶上茴香　荆三棱（炒）　干姜（炮）　木香　丁香各等分

【用法】同为末，用干柿一枚，洗过，蒸令软，和

末为丸，如绿豆大。取食。利胸膈气，淡茶送下十丸；女人血气及诸般气，艾酒送下；丈夫脏腑气，葱酒送下；化痰，津液送下。

【功用】利气化痰。

【主治】丈夫妇人一切冷气，攻刺疼痛，或成积聚，隐现不常，发则绞痛。

牡丹皮散

【来源】《博济方》卷四。

【别名】牡丹散（《普济方》卷三二八）。

【组成】牡丹皮　芍药　白芷　干姜各一分　当归　延胡索　陈皮（去白）　官桂（去皮）　乌药　苦杖　红花　川芎各半两

【用法】上为末。每服一钱半，用生姜二片，酒、水各半盏，同煎至七分，温服；如初生产后，每日三服，一七日后，渐减服数。如服药后，腹内些小疼痛，请不怪，如吃至满月，永无病生。

【主治】妇人脏冷，气不和，心胸烦闷，不思饮食，四肢无力，头昏身体痛。

天雄丸

【来源】《医方类聚》卷一〇三引《简要济众方》。

【组成】天雄一两（炮裂，去皮）　白龙骨三分（烧过）　桑螵蛸半两（微炒）　牡蛎二两（烧令通赤用）

【用法】上为末，酒煮面糊为丸，如梧桐子大。每服二十丸，空心、食前盐汤送下。

【主治】

1.《医方类聚》引《简要济众方》：下焦冷气，少腹疼痛，小便滑数。

2.《圣济总录》：虚劳，下焦冷气。

鹿茸丸

【来源】《普济方》卷三十引《博济方》。

【组成】鹿茸（酒浸，炙去毛）　肉苁蓉（酒浸，切，焙）各二两　人参　补骨脂（炒）　石斛（去根）　木香　白术（炒）　厚朴（去粗皮，生姜汁炙）　牛膝（去苗，酒浸，切焙）　续断　茴香子（炒）　当归（切，焙）　芎䓖　附子（炮裂，去

皮脐）　熟干地黄（焙）　桂（去粗皮）　荜澄茄　泽泻　槟榔（锉）　陈橘皮（去白，焙）　桃仁（去皮尖双仁，炒）　巴戟天（去心）　五味子各一两　赤石脂（研）　龙骨（研）　蜀椒（去目及合口者，炒出汗）各半两

【用法】上为末，炼蜜为丸，如梧桐子大。每服二十丸，加至三十丸，温酒或盐汤送下。

【主治】肾脏虚，积冷气攻心腹疼痛，及膀胱气痛。

鹿角丸

【来源】《普济方》卷二二一引《博济方》。

【组成】鹿角一斤（或麋角，须是杀者，不用死者角。每对须要重十斤以上，去脑角，寸寸截，每五斤以东流水浸四十九日或三七日，刷，去水积令净，入大锅内，研大丹大五升，取汁，黄蜡半斤，青盐四两，并碎锉，以甜水满锅，匀沸，煮两伏时，如混耗，续添温汤，不得入冷水，却须常另煎一锅汤添；只候角软如薯蓣取出，却刷洗令净，却着绢袋子盛，扭干，杵为末。取煮角汁漉去滓，慢火熬成膏，充和药末）　附子二两（炮，去皮脐）　川巴戟一两（去心，用糯米炒）　牛膝二两（酒浸，切，焙）　海桐皮二两（炒）　破故纸一两（净，淘去浮者，炒）　白僵蚕一两（炒）　官桂一两（去皮）　天麻一两

【用法】上为末，入一斤角霜同拌，更入青盐二两，研令匀，用白蜜一斤半，角膏一斤，同烂匀，令蜜熟和为丸，再入白杵二千下，仍以半两真酥涂，杵白候熟，众手为丸，如梧桐子大。每服五十丸，空心温酒送下，日午再服。

【功用】壮腰膝，明耳目，驻颜容，不老。

【主治】风冷。

附子丸

【来源】《医方类聚》卷十引《简要济众方》。

【组成】附子二两（炮裂，去皮脐）　巴戟天一两（去心）　白龙骨一两　茴香一两（炒）　干姜三分（炮裂）

《圣济总录》有木香半两。

【用法】上为末，酒煮面糊为丸，如梧桐子大。每

服二十丸，空心、食前盐汤送下，温酒下亦得。

【主治】肾脏虚冷，小便滑数，脐腹疼痛，耳鸣目暗。

胡芦巴散

【来源】《医方类聚》卷十引《简要济众方》。

【组成】胡芦巴一两　丁香一两　舶上茴香一两　沉香三分　肉豆蔻半两（去皮）

【用法】上为散。每服二钱，水一中盏，入盐一捻，煎至六分，和滓，空心、食前热服。

【主治】肾脏气冷，呕逆腹胀，四肢少力，不思饮食。

天雄丸

【来源】《医方类聚》卷一〇三引《简要济众方》。

【组成】天雄一两（炮裂，去皮）　白龙骨三分（烧过）　桑螵蛸半两（微炒）　牡蛎二两（烧令通赤用）

【用法】上为末，酒煮面糊为丸，如梧桐子大。每服二十丸，空心、食前盐汤送下。

【主治】

1.《医方类聚》引《简要济众方》：下焦冷气，少腹疼痛，小便滑数。

2.《圣济总录》：虚劳，下焦冷气。

巴戟天丸

【来源】《医方类聚》卷十引《简要济众方》。

【组成】巴戟天半两（穿心者）　破故纸半两（炒）　舶上茴香半两（炒）　黑附子一两（去皮脐，锉，盐炒）

【用法】上为末，用好酒熬一半成膏，留一半搜拌为丸，如梧桐子大。每服二十丸，空心、食前荆芥盐汤送下。

【主治】肾脏虚久冷，脐腹疼痛，饮食无味，及腰膝疼痛，少力，精虚梦泄，耳内蝉鸣。

金液丹

【来源】《普济方》卷二〇九引《指南方》。

【组成】好硫黄一斤（研）

【用法】用一瓷瓶内盛令七分满，以瓦子盖口，通用盐泥固济，晒干。用砖砌作炉，中心掘地安一罐子，合口与瓶底相当，满盛水，去口一指许，坐药瓶在上，将热炭火下在炉内，盖药罐子，可厚三五寸，每日用炭一斤，簇着瓶，却以热炭连大盖子更用砖盖炉子，如此七伏时，拨去候打开色赤黄为上，其滓石尽澄在下，刮去，细研为末。以浸蒸饼为丸，如梧桐子大。每服五十丸至百丸，空心米饮送下。

【功用】

1.《太平惠民和济局方》：固真气，暖丹田，坚筋骨，壮阳道，除久寒痼冷，补劳伤虚损。

2.《普济方》卷二三九引《仁斋直指方论》：壮阳道，健胃气，除冷癖，杀诸虫。

【主治】

1.《太平惠民和济局方》：男子腰肾久冷，心腹积聚，胁下冷癖，腹中诸虫，失精遗尿，形羸力劣，脚膝疼弱，冷风顽痹，上气虻血，咳逆寒热，霍乱转筋，虚滑下痢；又治痔瘘湿䘌生疮，下血不止；及妇人血结寒热，阴蚀疳痔。

2.《普济方》：吐利日久，脾胃虚损，手足厥逆，精神昏睡，寒多，睡露睛，口鼻气凉，欲成慢惊风者。又治大人阳虚阴盛，身冷脉细，自汗吐泻，小便不禁。

木瓜煎丸

【来源】《医方类聚》卷十引《神巧万全方》。

【组成】巴戟天（去心）　肉苁蓉（酒浸三宿，切，焙干）　大附子（炮）　补骨脂（微炒）各一两　椒红二两　牛膝　茴香　防风　木香　青橘皮各三分

【用法】上为末，以净硇砂半两，木瓜肉六分，酒三升，于银器内熬成膏为丸，如梧桐子大。每服三十丸，空心温酒送下。

【主治】肾脏虚冷。

木香饼子

【来源】《太平惠民和济局方》卷三（绍兴续添方）。

【组成】缩砂仁一十二两　檀香四两　甘松（洗）

五两　丁香四两半　蓬莪术一十两　木香二两半

【用法】上为细末，别用甘草熬膏为丸，每两作二百五十丸，捏作饼子。每服三五饼子，细嚼，生姜汤送下，温酒亦得，不拘时候。

【功用】宽胸膈，散滞气，消停寒，美饮食。

【主治】脾经虚冷，胃脘寒痰，胸膈噎痞，口淡舌涩，心腹撮痛，呕逆宿水，胁下疼闷，喘满气急，倦怠少力，全不思食。

白沉香散

【来源】《太平惠民和济局方》卷三（淳祐新添方）。

【组成】川白姜（炒）　半夏曲　白茯苓　附子（炮熟，去皮）　诃子肉　干山药　沉香　白术（煨）　木香　人参（去芦）各一两半　丁香半两　甘草（炙）六钱

【用法】上为细末。每服二大钱，水一中盏，加生姜三片，大枣三个，木瓜一片，煎七分，食前服。

【功用】常服坠气，和脾胃。

【主治】一切冷气攻冲心腹，胁肋胀满，噫醋吞酸，胸膈噎塞，饮食减少。

夺命抽刀散

【来源】《太平惠民和济局方》卷三（宝庆新增方）。

【别名】抽刀散（《古今医统大全》卷五十六）。

【组成】干姜（锉，入巴豆半两，同炒至黑色，即去巴豆）　良姜（入斑蝥一百个同炒，即去斑蝥）各二十两　糯米（炒）二十五两　石菖蒲（不见火）二十二两

【用法】上为细末。每服二钱，用盐少许，空心、食前沸汤点下，或温酒调尤佳，不拘时候。

【功用】醒脾胃，进饮食，解酒毒。

【主治】男子、妇人脾胃积冷，中焦不和，心下虚痞，腹中疼痛，胸胁逆满，噎塞不通，呕吐冷痰，饮食不下，噫气吞酸，口苦无味，不思饮食，妇人久患血气刺痛，不可忍者。

安息香丸

【来源】《太平惠民和济局方》卷三。

【组成】肉桂（去粗皮）二两半　诃子（炮，取

皮）二两　阿魏（细研，白面少许搜和作饼子，炙令香熟）一分　茯苓　当归（汤洗，切片，焙干）　干姜（炮，去皮）　肉豆蔻（去壳）　川芎　丁香皮　缩砂仁　五味子（微炒）　巴戟（去心，面炒）　益智子（去皮）　白豆蔻（去皮）各一两半　硇砂（酒半盏化，去砂，入蜜）　香附（去毛）　茴香（微炒）各一两半　胡椒　高良姜　木香　沉香　乳香（别研）　丁香各一两

【用法】除安息香、硇砂外，为细末，用蜜三十两，入安息香、硇砂于蜜中炼熟，与上药为丸，如鸡头子大。每服一丸，细嚼，以温酒送下；浓煎生姜汤下亦得，食前服。

【主治】一切冷气，心腹疼痛，胸膈噎塞，胁肋膨胀，心下坚痞，腹中虚鸣，哕逆恶心，噫气吞酸，胃中冷逆，呕吐不止，宿饮不消，胸膈刺痛，时吐清水，不思饮食。

鸡舌香散

【来源】《太平惠民和济局方》卷三（吴直阁增诸家名方）。

【组成】香附子（炒，去毛）　赤芍药　天台乌药（去木）　良姜（去芦，麻油炒）　肉桂（去粗皮）各一两　甘草（炙）半两

　　本方名鸡舌香散，但方中无鸡舌香，疑脱。

【用法】上为细末。每服二钱，入盐少许，用沸汤点服，不拘时候。

【主治】男子、女人阴阳不和，脏腑虚弱，中脘气滞，宿寒留饮，停积不消，胸膈胀满，心脾引痛，攻刺腹胁，有妨饮食；及中酒吐酒，停饮浸渍，呕逆恶心，噫气吞酸。

三建汤

【来源】《太平惠民和济局方》卷五（续添诸局经验秘方）。

【组成】天雄（炮，去皮脐）　附子（炮，去皮脐）　大川乌（炮，去皮脐）各等分

【用法】上为粗末。每服四钱，水二盏，加生姜十五片，煎至八分，去滓温服，不拘时候。

【功用】《永类钤方》：除癇冷，扶元气。

【主治】真气不足，元阳久虚，寒邪攻冲，肢节烦

疼，腰背酸痛，自汗厥冷，大便滑泄，小便白浊；及中风涎潮，不省人事；伤寒阴证，厥逆脉微。

北亭丸

【来源】《太平惠民和济局方》卷五。

【组成】缩砂仁　胡椒　肉桂（去粗皮）　厚朴（去粗皮，姜汁炙）　附子（炮，去皮脐）　川芎　当归（去芦、锉碎）　陈皮（去白）　干姜（炮）　甘草（炙）各四两　青盐（别研）　北亭（即硇砂，醋淘去砂石，别研）各二两　白术（别研）三两　五味子（拣）一两半　阿魏（醋化，去砂石）半两

【用法】上为末，用银、石锅，纳入好酒、醋五升，白沙蜜十两，先下北亭、阿魏、青盐三味，并好头面一升，同煎稠粘，便下药末半斤以来，更煎如稀面糊，渐渐入药末煎得所，离火取出，更以干药末和搜成剂为丸，如梧桐子大。每服十五丸，微嚼破，空心生姜盐汤送下；温酒亦得。

【主治】脾元气弱，久积阴冷，心腹胁肋胀满刺痛，面色青黄，肌体瘦弱，怠惰嗜卧，食少多伤，噫气吞酸，哕逆恶心，腹中虚鸣，大便泄利，胸膈痞塞，饮食不下，呕哕霍乱，体冷转筋，及五膈五噎，痃癖瘕聚，翻胃吐食，久痛久痢。

【宜忌】忌羊血、豉汁。

四神丹

【来源】《太平惠民和济局方》卷五（吴直阁增诸家名方）。

【组成】雄黄　雌黄　硫黄　朱砂各五两

【用法】上为细末，入瓷盒内，将马鞭草为末，盐泥固济，慢火四围烧煅，一日一夜取出，再研细末，以糯米粽研为糊，丸如豆大。每服一粒，绝早空心新汲水吞下。

【功用】活血实髓，安魂定魄，悦泽颜色，轻身保寿。治百病，补五脏，远疫疠，却岚瘴，除尸疰蛊毒，辟鬼魅邪气。

【主治】男子妇人真元虚损，精髓耗伤，形羸气乏，中满下虚，致水火不交，及阴阳失序，精神困倦，面色枯槁，亡血盗汗，遗沥失精，大便自利，小便滑数，梦寐惊恐，阳事不举，腰腿沉重，

筋脉拘挛；及一切沉寒痼冷，痃癖疝瘕，脐腹绞痛，久泻久痢，伤寒阴证，脉候沉微，身凉自汗，四肢厥冷；妇人百病，胎脏久冷，绝孕无子，赤白带下，月候不调，服诸药久不瘥。

【宜忌】妊妇不可服。忌羊血、葵菜。

安肾丸

【来源】《太平惠民和济局方》卷五（绍兴续添方）。

【组成】肉桂（去粗皮，不见火）　川乌（炮，去皮脐）各十六两　桃仁（麸炒）　白蒺藜（炒去刺）　巴戟（去心）　山药　茯苓（去皮）　肉苁蓉（酒浸，炙）　石斛（去根，炙）　萆薢　白术　破故纸各四十八两

【用法】上为末，炼蜜为丸，如梧桐子大。每服三十丸，空心、食前以温酒或盐汤送下；小肠气，炒茴香盐酒下。

【功用】补元阳，益肾气。

【主治】

1.《太平惠民和济局方》（绍兴续添方）：肾经久积阴寒，膀胱虚冷，下元衰惫，耳重唇焦，腰腿肿疼，脐腹撮痛，两胁刺胀，小腹坚疼，下部湿痒，夜梦遗精，恍惚多惊，皮肤干燥，面无光泽，口淡无味，不思饮食，大便溏泄，小便滑数，精神不爽，事多健忘。

2.《证治要诀类方》：牙宣。

3.《保命歌括》：肾虚寒湿脚气，及肾虚不足，膀胱虚冷，致成水疝。

4.《医宗必读》：肾虚咳逆烦冤。

5.《证治汇补》：肾虚水涸，气孤阳浮致喘者。

附子理中丸

【来源】《太平惠民和济局方》卷五。

【别名】附子白术丸（《鸡峰普济方》卷十二）、理中丸（《儒门事亲》卷十二）、大姜煎丸（《普济方》卷三九五）。

【组成】附子（炮，去皮脐）　人参（去芦）　干姜（炮）　甘草（炙）　白术各三两

【用法】上为细末，炼蜜为丸，每两作十丸。每服一丸，以水一盏化破，煎至七分，空心、食前稍

热服。

【功用】

1.《鸡峰普济方》：养胃气。

2.《北京市中成药规范》：温脾散寒，止泻止痛。

【主治】

1.《太平惠民和济局方》：脾胃冷弱，心腹绞痛，呕吐泄利，霍乱转筋，体冷微汗，手足厥寒，心下逆满，腹中雷鸣，呕哕不止，饮食不进，及一切沉寒痼冷。

2.《普济方》：水气有余，致寒气大实于胃中，关脉弦；腰脚重，厚衣重覆也嫌单，尺脉迟；脾胃伏寒，吐利霍乱，烦闷，身体疼痛，发热嗜卧，手足厥逆。

3.《玉机微义》：中焦有寒腹痛，或恶寒头痛，发热恶寒，腹痛，不饮水。

4.《杏苑生春》：阳明经气不足，身以前皆寒。兼治新产内虚，虚人多唾。

5.《饲鹤亭集方》：下焦阳虚，火不生土，脏腑不调，食少便溏，及中寒腹痛，身痛拘急，踡卧沉重。

6.《全国中药成药处方集》：五更肾泄，

【宜忌】《全国中药成药处方集》：忌食生冷食物，孕妇忌服。

【实验】附子理中丸的药理作用 《中成药》（1990，5∶25）：实验证明，附子理中丸能增强小鼠的耐寒能力，对醋酸引起的小鼠腹痛有显著的镇痛作用。附子理中丸还可明显拮抗肾上腺素和乙酰胆碱对家兔离体肠管的作用，对离体肠管的运动状态有双向调节作用，即明显拮抗肾上腺素引起的回肠运动抑制和乙酰胆碱引起的回肠痉挛。

黑锡丹

【来源】《太平惠民和济局方》卷五（吴直阁增诸家名方）引桑君方。

【别名】医门黑锡丹（《中药成方配本》）。

【组成】沉香（镑） 附子（炮，去皮脐） 葫芦巴（酒浸，炒） 阳起石（研细，水飞） 茴香（舶上者，炒） 破故纸（酒浸，炒） 肉豆蔻（面裹，煨） 金铃子（蒸，去皮核） 木香各一两 肉桂（去皮）半两 黑锡（去滓称） 硫黄（透明者，

结沙子）各二两

《普济方》引《海上方》无阳起石，有巴戟天；《普济方》引《如宜方》无木香。

【用法】上用黑盏，或新铁铫内，如常法结黑锡、硫黄沙子，地上出火毒，研令极细，余药并杵罗为细末，都一处和匀入研，自朝至暮，以黑光色为度，酒糊为丸，如梧桐子大，阴干，入布袋内，擦令光莹。每服三四十粒，空心姜盐汤或枣汤下；妇人艾醋汤下；风涎诸疾用此药百粒煎姜、枣汤灌之，压下风涎，即时苏醒。

【功用】

1.《太平惠民和济局方》（吴直阁增诸家名方）：克化饮食，养精神，生阳逐阴，消磨冷滞，除湿破癖，安宁五脏，调畅六腑。

2.《医门法律》：升降阴阳，补虚益元，坠痰。

【主治】

1.《太平惠民和济局方》（吴直阁增诸家名方）：脾元久冷，上实下虚，胸中痰饮，或上攻头目彻痛，目睛昏眩；及奔豚气上冲，胸腹连两胁，膨胀刺痛不可忍，气欲绝者；及阴阳气上下不升降，饮食不进，面黄羸瘦，肢体浮肿，五种水气，脚气上冲；及牙龈肿痛，满口生疮，齿欲落者；兼治脾寒心痛，冷汗不止；或卒暴中风，痰潮上膈，言语艰涩，神昏气乱，喉中痰响，状似瘫痪，曾用风药吊吐不出者；或触冒寒邪，霍乱吐泻，手足逆冷，唇口青黑；及男子阳事痿怯，脚膝痠软，行步乏力，脐腹虚鸣，大便久滑；及妇人血海久冷，白带自下，岁久无子，血气攻注头面四肢；兼疗膈胃烦壅，痰饮虚喘，百药不愈者。

2.《医门法律》：真元虚惫，阳气不固，阴气逆冲，三焦不和，冷气刺痛。

【方论】

1.《成方便读》：欲补真阳之火，必先回护真阴，故硫黄、黑锡二味，皆能入肾，一补火而一补水，以之同炒，使之水火交恋，阴阳互根之意；而后一派补肾壮阳之药，暖下焦逐寒湿，真阳返本，阴液无伤；寒则气滞，故以木香理之；虚则气泄，故以肉果固之；用川楝者，以肝肾同居下焦，肝有内火相寄，虽寒盛于下，恐肝家内郁之火不净耳。故此方治寒疝一证，亦甚得宜。

2.《医方发挥》：此证见肾阳虚衰，下元虚冷之本虚，又见肾不纳气上气喘急，胸中痰壅标实之象，故治疗上应以治本为主，兼顾其标，标本兼顾为宜，故本方以硫黄、黑锡共为主药，硫黄大热，为火中之精，可扶阳益火，为温肾阳之良药。此乃针对肾阳虚之本而用。黑锡甘寒，为水中之精，与硫黄同炒既照顾到肾为水脏的特点，于阴中求阳，又本品能镇降浮阳，以治肾不纳气、上盛喘促之标。此二药虽均有毒但可相互制约，相反相成，合而用之，标本兼顾，使元阳得扶，虚阳得降，水火交恋，阴阳互根。方中又恐硫黄一味助之力不足，辅入大队温壮元阳之品；寒则气滞，故以木香、肉豆蔻理气、温中，又使诸阳补而不滞。沉香平冲降逆，纳气归肾，助黑锡降纳上浮之阳，诸药合用，使肾阳充足而阴寒自散，下元得固而纳气归肾。因本方药多纯阳温燥，恐更伤真阴，本方又用甘寒之川楝子为反佐，况本品可疏利肝气，肝气条达，则子不犯母，防范肾虚肝木犯侮之弊。本方用药特点是标本兼顾，补而不滞，温而不燥，诸药合用使肾阳充旺，阴霾自散，下元得固，冲逆自平。

3.《伤寒绪论》：此方用黑锡水之精，硫黄火之精，二味结成砂子为君。诸香燥纯阳之药为臣，以金铃子苦寒一味为反佐，用沉香引入至阴之分为使。凡遇阴火逆冲，真阳暴脱，气喘痰鸣之急证，用以镇固其阳，使坎离交于顷刻，真续命神丹也。

橘皮煎丸

【来源】《太平惠民和济局方》卷五。

【组成】当归（去芦，先焙） 萆薢 厚朴（去粗皮，姜汁制） 肉苁蓉（酒浸，微炙，切，焙干） 肉桂（去粗皮） 附子（炮，去皮脐） 巴戟（去心） 阳起石（酒浸，焙干，研如粉） 石斛（去根） 牛膝（去芦，酒浸） 杜仲（去皮，姜汁炙） 吴茱萸（水淘去浮者，焙干） 鹿茸（茄子者，燎去毛，劈开，酒浸，炙干） 干姜（炮） 菟丝子（酒浸，焙，捣） 三棱（煨熟，乘热捣碎）各三两 甘草（炙）一两 陈橘皮（净洗，焙，为末）十五两

【用法】上为细末，以酒五升，于银石器内，将橘皮末煎熬如饧，却将诸药末入在内，一处搅和搜匀，仍入臼内，捣五百杵，为丸如梧桐子大。每服二十丸，空心温酒送下；盐汤亦得。

【主治】久虚积冷，心腹疼痛，呕吐痰水，饮食减少，胁肋虚满，脐腹弦急，大肠虚滑，小便利数，肌肤瘦悴，面色萎黄，肢体倦惰，腰膝缓弱，及治痃癖积聚，上气咳嗽，久疟久利，肠风痔瘘；妇人血海虚冷，赤白带下，久无子息。

玉真汤

【来源】《太平惠民和济局方》卷十（续添诸局经验秘方）。

【组成】阿魏（面裹，煨） 茴香（拣净，炒）各三斤 檀香一斤半 胡椒九两 干姜（炮）一斤半 杏仁（去皮尖，麸炒，别捣）三斤十二两 白粳米（炒）一斗六升 白面（炒）六两 甘草（炒）十两 盐（炒）二十三斤半

【用法】上为末。每服一钱，食前沸汤点服。

【主治】一切冷气，痰逆恶心，胸膈痞闷，脐腹撮痛，口苦无味，饮食不美。

豆蔻汤

【来源】《太平惠民和济局方》卷十。

【组成】丁香枝杖七斤 甘草（炒）十一斤 白面（炒）六斤 肉豆蔻仁（面裹煨）八斤

【用法】上炒盐十三斤同为末。每服一钱，食前沸汤点服。

【主治】一切冷气，心腹胀满，胸膈痞滞，哕逆呕吐，泄泻虚滑，水谷不消，困倦少力，不思饮食。

益智汤

【来源】《太平惠民和济局方》卷十。

【组成】益智仁四斤半 京三棱（煨）一斤半 干姜（炮）三两 青皮 蓬莪茂 陈皮各十二两 甘草（炒）十五斤 盐（炒）十六斤半

【用法】上为细末。每服一钱，沸汤点下，不拘时候。

【功用】常服顺气宽中，消宿冷，调脾胃。

【主治】一切冷气，呕逆恶心，脐腹胁肋胀满刺

痛，胸膈痞闷，饮食减少。

楮实丸

【来源】《养老奉亲书》。

【组成】楮实半斤（轻杵去白及膜，拣净，微炒）　鹿茸四两（茄子茸为上，其次亦得，净瓦上炙令黄色，如无则鹿角屑代之亦妙）　大附子四两（炮，去皮脐，出火毒）　怀牛膝四两（去芦头，酒浸二宿，焙）　紫巴戟四两（洗，去心）　金钗石斛四两（去根，拣净，细切）　川干姜二两（炮制，急于新水内净过）　肉桂二两（去粗皮）

【用法】上为细末，枣肉为丸，如梧桐子大。每服三十丸，温酒送下。

【功用】驻颜轻身，补肾壮骨，暖胃进食。

【主治】积冷虚乏，一切气疾。

【宜忌】忌牛肉、豉汁。

沉香煎丸

【来源】《传家秘宝》卷中。

【组成】马蔺花一两（头醋二升熬干）　芫花二两（头醋二升熬干）　青橘一两（汤浸，去瓤，焙干秤）　陈橘皮一两（汤浸，去瓤，焙干秤）　蓬莪术三两（炮，纸裹，碎）　干姜（炮）　吴茱萸一两（汤浸，去涎汁者，焙干，炒黄）　川乌头一两（炮，去皮脐）　巴豆二十个（去皮、油，五个煎紫色）

【用法】上为末，用好沉香一两半为末，米醋二升，慢火熬成膏，加少许面糊为丸，如梧桐子大。每服五至十丸，以温酒送下。

【功用】消化冷积。

【主治】一切冷气，心胸痞滞，腹胁疼痛，伤冷心痛。

鸡舌香散

【来源】《传家秘宝》卷中。

【组成】高良姜　天台乌药　赤芍药　香附子各半两

【用法】上为散。每服一二钱，用酒或水煎服，如泻，米饮调下。

【功用】补虚。

【主治】一切冷气，及水泻心痛。

【加减】妇人加桂半两，血气痛加当归。

快膈汤

【来源】方出《证类本草》卷二十三引《经验后方》，名见《普济方》卷一八四。

【组成】青橘皮四两　盐一两（分作四份，一份用盐汤浸青橘皮一宿，漉出，去瓤，又用盐三份一处拌匀，候良久，铫子内炒微焦，为末）

【用法】每服一钱半，茶末半钱，水一盏，煎至七分，放温常服。不用茶煎，沸汤点亦妙。

【主治】膈下冷气，及酒食饱满。

温补鹿茸丸

【来源】《圣济总录》卷二十。

【组成】鹿茸（去毛，酥炙）四两　人参　天雄（炮裂，去皮脐）　五加皮（锉）　五味子　牛膝（酒浸，切，焙）　防风（去叉）　远志（去心）　石斛（去根）　山芋　狗脊（去毛）各一两　肉苁蓉（去皱皮，酒浸，切、焙）　熟干地黄（焙）各三两　白茯苓（去黑皮）　菟丝子（酒浸，别捣）各一两一分　覆盆子　石龙芮各二两　草薢　石南　蛇床子（炒，去皮）　白术各三分　巴戟天（去心，酒浸，焙）　天门冬（去心，焙）　杜仲（锉，炒）各一两半　干姜（炮裂）　桂（去粗皮）　吴茱萸（炒）　附子（炮裂，去皮脐）　细辛（去苗叶）　蜀椒（去目及闭口者，炒出汗）各三分

【用法】上除菟丝子外共为末，炼蜜为丸，如梧桐子大。每服二十丸，加至三十丸，空心，食前酒送下，一日三次。

【主治】阳气虚，阴气盛，痹气内寒，如从水中出。

返阴丸

【来源】《圣济总录》卷二十一。

【组成】硫黄　消石　阳起石　太阴玄精石　白矾　石膏各半两（碎）

【用法】上为末，同入铫子内，熬成汁为度，放冷细研，用水浸炊饼为丸，如梧桐子大。煎艾汤下十五丸。

【功用】助阳消阴。

【主治】伤寒阴盛，手足多冷，脉沉细。

乌头丸

【来源】《圣济总录》卷四十四。

【组成】乌头（炮裂，去皮脐） 桂（去粗皮） 莎草根（去毛，微炒） 干姜（炮） 陈橘皮（去白，微炒）各等分

【用法】上为细末。先用巴豆取肉，麻油内慢火煎，自旦及午后，巴豆如皂子色即止，净拭，冷水中浸两日，再换水，又拭干，研一日，令如油，新瓦上薄摊出油，再研极细，每巴豆霜一两，入诸药末五两，同研千万匝，再罗过令匀，用陈米一升半为细末，水调成膏，直候微酸气，即煮为硬糊，和为丸，如绿豆大。每服五七丸，随汤使下。

【功用】消食化气，止泄泻。

【主治】腹中诸冷疾。

正元荜澄茄汤

【来源】《圣济总录》卷四十五。

【组成】荜澄茄 沉香（锉） 石斛（去根）各一两 人参 赤茯苓（去黑皮） 五味子（微炒） 巴戟天（去心） 桂（去粗皮） 白术 川芎 木香各三分 肉豆蔻（去壳） 附子（炮裂，去皮脐） 没药各半两 陈曲（炒）一两半

【用法】上锉，如麻豆大。每服三钱匕，以水一盏，加生姜三片，大枣二枚（擘），同煎至七分，去滓，食前温服。

【主治】脾脏冷气攻心腹绞痛，闷乱烦懑，手足厥冷，呕吐痰逆，不下饮食。

吴茱萸丸

【来源】《圣济总录》卷四十五。

【组成】吴茱萸（汤浸七遍，炒） 桂（去粗皮）各一两 陈橘皮（汤浸，去白，焙）三分 槟榔（锉）半两

【用法】上为末，醋煮面糊为丸，如梧桐子大。每服十五丸，生姜汤送下，不拘时候。

【主治】脾胃冷气攻心腹，胀痛，宿食不消。

温脾丸

【来源】《圣济总录》卷四十五。

【组成】高良姜一两 附子（炮裂，去皮脐） 干姜（炮） 胡椒（炒）各半两

【用法】上为末，炼蜜为丸，如梧桐子大。每服二十丸，生姜、橘皮汤或米饮送下，不拘时候。

【主治】脾脏冷气，腹内虚鸣。

鳖甲煎丸

【来源】《圣济总录》卷四十五。

【组成】鳖甲（醋炙，去裙襕） 硇砂（不夹石者） 芫花（醋拌，炒） 狼毒（碎，锉，炒） 干漆（炒烟尽）各一两 京三棱（炮，锉）三两 巴豆二钱（去皮心，研细，与硇砂用醋一升同熬成膏）

【用法】上除硇砂、巴豆外为末，与巴豆膏同拌匀，水煮面糊为丸，如绿豆大。每服一丸，食后生姜汤送下。

【主治】脾脏久积冷气，攻心腹痛胀，恶心呕逆，脐下撮痛。

麝香荜澄茄丸

【来源】《圣济总录》卷四十五。

【组成】麝香（细研）半两 硫黄（细研）三分 硇砂（不夹石者，细研）一分 石斛（去根） 荜澄茄 茴香子（炒） 补骨脂（炒） 木香各一两 何首乌一两半 丁香 肉豆蔻（去壳） 桂（去粗皮） 当归（切焙） 吴茱萸（汤浸七遍，焙干，炒） 槟榔（锉）各一两

【用法】上为末，入研药拌匀，酒煮面糊为丸，如梧桐子大。每服二十丸至三十丸，空心、食前温酒送下；米饮亦得。

【主治】脾脏冷气，攻心腹撮痛，手足逆冷，霍乱呕吐，脏腑滑利，膈脘痞塞，不思饮食。

牛膝丸

【来源】《圣济总录》卷五十一。

【组成】牛膝（去苗，酒浸，焙） 五加皮（锉） 巴戟天（去心） 羌活（去芦头）各一两 附子（炮裂，去皮脐） 菖蒲 桂（去粗皮） 木香各半两

【用法】上为细末，酒煮面糊为丸，如梧桐子大。每服三十丸，空心温酒送下。

【主治】肾脏风冷气久积，脐腹虚胀不消，攻击疼痛，腰背相引拘急。

苁蓉丸

【来源】《圣济总录》卷五十一。

【组成】肉苁蓉（酒浸，去皴皮，切，焙） 木香 羌活（去芦头） 芎藭 桂（去皮） 青橘皮（汤浸，去白，焙） 白茯苓（去黑皮） 当归（切，焙） 黄耆（锉） 防风（去叉） 白术各半两 五味子 香子（微炒） 腽肭脐（酒浸，炙，切）各三分 槟榔（锉） 人参 附子（炮裂，去皮脐）各一两。

【用法】上为末，炼蜜为丸，如梧桐子大。每服二十丸，空心温酒送下。

【主治】肾脏虚冷劳瘦。

苁蓉独活散

【来源】《圣济总录》卷五十一。

【组成】肉苁蓉（酒浸，去皴皮，切，焙）二两 独活（去芦头） 附子（炮裂，去皮脐） 蜀椒（去目并闭口者，炒出汗）各一两半 泽泻 黄耆（细锉）各二两 五味子 蒺藜（炒去角） 防风（去叉） 杏仁（汤浸，去皮尖双仁，炒黄） 木香 干姜（炮） 牡蛎（熬） 赤石脂 黄芩（去黑心） 甘草（炙，锉） 桂（去粗皮） 桃仁（汤浸，去皮尖双仁，炒黄） 细辛（去苗叶） 续断各一两

【用法】上为细散。每服三钱匕，空心酒调下，一日二次。

【主治】肾脏虚冷，腰胯膀胱间忽冷如人吹，及手足膝盖冷如水，或茎中痛，小便无节。

沉香汤

【来源】《圣济总录》卷五十一。

【组成】沉香（锉） 五味子 细辛（去苗叶） 防风（去叉） 黄耆（细锉） 石斛（去根） 萆薢 桂（去粗皮）各一两

【用法】上为粗末。每服三钱匕，水一盏，加生姜三片，大枣二枚（擘破），同煎七分，去滓，温服，不拘时候。

【主治】肾脏风冷气，攻脐腹胀满，腰背相引疼痛。

牛膝丸

【来源】《圣济总录》卷五十二。

【组成】牛膝（去苗，切，酒浸，焙） 附子（炮裂，去皮脐） 补骨脂（炒） 桂（去粗皮） 萆薢 当归（切，焙） 芎藭 山茱萸 石斛（去根） 续断 细辛（去苗叶） 木香（炮）各半两

【用法】上为末，炼蜜为丸，如梧桐子大。每服三十丸，空心盐酒送下。

【主治】肾脏虚冷气攻心腹疼痛，及腰膝冷痹，眼花耳鸣，四肢沉重，食减色昏。

沉香汤

【来源】《圣济总录》卷五十二。

【组成】沉香 细辛（去苗叶） 续断 木香 川芎 当归（切，焙） 甘草（炙，锉） 槟榔（锉） 石斛（去根） 牛膝（酒浸，切，焙） 枳壳（去瓤，麸炒）各半两

【用法】上为粗末。每服三钱匕，水一盏，煎至七分，去滓，空心温服。

【主治】肾脏虚冷，腹胁疼痛胀满。

沉香饮

【来源】《圣济总录》卷五十二。

【组成】沉香 芍药（洗，焙） 槟榔（锉） 青橘皮（浸，去白，切，焙） 附子（炮裂，去皮脐） 茴香子（炒）各一两 桂（去粗皮） 吴茱萸（汤洗，焙干，炒）各半两

【用法】上锉,如麻豆大。每服三钱匕,水一盏,煎七分,去滓,不拘时候温服。

【主治】肾脏积冷,气攻心腹痛,四肢逆冷,不思饮食,或吐冷沫,面青不乐。

补骨脂丸

【来源】《圣济总录》卷五十二。

【组成】补骨脂(炒)二两 葫芦巴(炒) 青橘皮(去白,焙) 茴香子(炒)各一两 沉香半两 槟榔(锉)三分

【用法】上为末,炼蜜为丸,如梧桐子大。每服二十丸,空心、食前温酒或盐汤送下。

【主治】肾脏虚冷,气攻心腹疼痛,脐下疗刺,腰膝沉重,行步无力,不思饮食。

附子煎

【来源】《圣济总录》卷五十二。

【组成】附子(炮裂,去皮脐) 诃黎勒皮 甘草(锉) 牛膝(切)各一两 硫黄(舶上者,碎) 茴香子(炒) 干姜各半两

【用法】先将硫黄、甘草纳绢袋扎头,次将诸药粗捣银石器内,以水一斗,慢火同煎,不得入生水,频看,候煎至一大碗汁,取出滤去滓,分作四盏。每日空心一盏,温米饮调下,即用饭压之。如欲丸,除甘草不用,将诸药为末,炼蜜为丸,如梧桐子大。每服十丸至十五丸,生姜盐汤送下。

【主治】脾肾虚冷,脐腹冷痛,大便时泄,腹胀羸瘦。

硇砂丸

【来源】《圣济总录》卷五十二。

【组成】硇砂(研) 木香各半两 楝实(锉) 蓬莪术(炮) 乌头(炮裂,去皮脐)各一两 桃仁三十枚(汤浸,去皮尖双仁,研如膏)

【用法】上为末,入桃仁同研令匀,酒煮面糊为丸,如绿豆大。每服三十丸,生姜盐汤送下;温酒亦得。

【主治】肾脏积冷,气攻心腹疼痛不止。

钟乳丸

【来源】《圣济总录》卷五十三。

【组成】钟乳粉 沉香(锉) 桑螵蛸(炙) 龙骨(煅)各半两 白茯苓(去黑皮)一两

【用法】上为末,炼蜜为丸,如梧桐子大。每服三十丸,空心、食前温酒送下。

【主治】膀胱虚冷,小便利多,少腹冷痛,脚筋拘急。

温髓汤

【来源】《圣济总录》卷五十三。

【组成】附子(炮裂,去皮脐) 人参 黄耆 细辛(去苗叶) 桂(去粗皮)各一两

【用法】上锉,如麻豆大。每服三钱匕,用水一盏,煎至七分,去滓。空心、食前温服。

【主治】髓虚骨寒。

石钟乳丸

【来源】《圣济总录》卷五十四。

【组成】石钟乳(浆水煮,研) 阳起石(酒煮,研)各一两 附子(炮裂,去皮脐)一两半 桂(去粗皮) 硫黄(研)各半两 消石(研)一分 盐精半两

【用法】上为末,用糯米粥为丸,如梧桐子大。每服三十丸,空心、食前生姜盐汤送下。

【主治】下焦虚冷,脐腹疼痛,手足厥逆,脉气沉短。

诃黎勒丸

【来源】《圣济总录》卷五十四。

【组成】诃黎勒皮 荜茇 桂(去粗皮) 胡椒 附子(炮裂,去皮脐) 沉香 木香 人参 草豆蔻(去皮) 槟榔(锉)各一两

【用法】上为末,炼蜜为丸,如梧桐子大。每服二十丸,食前以温酒送下。

【功用】温脾胃,思饮食。

【主治】下焦虚冷气。

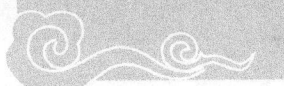

温内丸

【来源】《圣济总录》卷五十四。

【组成】厚朴（姜汁制）一斤　干姜（炮）甘草（炙）白术　草豆蔻（去皮）五味子　诃藜勒皮　陈橘皮（去白）各半斤

【用法】上为末，水煮面糊为丸，如梧桐子大。每服五十丸，不拘时候。

【功用】温养脏气，厚实肠胃。

【主治】痼冷在内，饮滞伏留，阴盛阳虚，谷气衰微，清浊不分，肠胃虚弱，寒湿相乘，下利频并，饮食不入，怠惰嗜卧，烦闷不安。

木香丸

【来源】《圣济总录》卷五十七。

【组成】木香一分　京三棱（煨，锉）一两　芫花（醋炒）半两　槟榔（锉）厚朴（去粗皮，生姜汁炙）各一两　干姜（炮）桂（去粗皮）各半两　陈橘皮（汤浸，去白，焙）一两半

【用法】上为细末，煮枣肉为丸，如梧桐子大。每服十五丸，生姜汤送下，一日三次。

【主治】一切冷气，心腹胁痛，烦满不消。

木香大腹丸

【来源】《圣济总录》卷六十七。

【组成】木香　槟榔（锉）丁香　桂（去粗皮）大腹（锉）陈橘皮（汤浸，去白，焙）各一两　牵牛子（炒熟）二两　吴茱萸（汤洗，焙，炒）诃藜勒皮各半两

【用法】上为末。酒煮面糊为丸，如梧桐子大。每服二十丸，食前生姜汤送下。

【功用】去痞满，调脏腑，通秘涩，进饮食。

【主治】久积冷气。

沉香丸

【来源】《圣济总录》卷六十七。

【组成】沉香　干姜（炮）羌活（去芦头）楝实　木香　甘草（炙，锉）肉豆蔻（去壳）诃藜勒皮　延胡索　肉苁蓉（酒浸，切，焙）川

芎　当归（焙）蓬莪术（煨，锉）茴香子（炒）乌头（生，去皮脐）天麻　人参各一钱　丁香（大者）白檀香（锉）各半两　青橘皮（去白，焙）附子（炮裂，去皮脐）桂（去粗皮）巴戟天（去心）牛膝（酒浸，切，焙）各一两半　蒺藜子（炒去角）二两　丹砂（研）一分

【用法】上二十五味为末，加丹砂再同研匀，炼蜜为丸，如鸡头子大。每服一丸，煨生姜、橘皮汤嚼下，温酒送下亦可，空心、食前各一次。

【主治】一切冷气，两胁胀满，背膊拘急疼痛，饮食减少，噎塞不通，真气虚弱，精神昏暗，困倦少力。

木香丸

【来源】《圣济总录》卷七十一。

【组成】木香　桂（去粗皮）京三棱（煨，锉）蓬莪术（煨，锉）胡椒（炒）青橘皮（去白，焙）各一两　槟榔（锉）诃藜勒（炮，去核）大黄（锉，炒）各半两　白牵牛一两（炒，取末半两）

【用法】上为末，醋煮面糊为丸，如绿豆大。每服七丸至十丸，食后生姜汤送下。

【主治】冷积滞气，心胸痞闷，冷气上攻，脏腑疼痛。

陈橘皮煎丸

【来源】《圣济总录》卷七十二。

【组成】陈橘皮（汤浸，去白，焙）十五两（别捣罗为末）巴戟天（去心）石斛（去根）牛膝（酒浸，切，焙）肉苁蓉（酒浸，切，焙）鹿茸（去毛，酒炙）菟丝子（酒浸三日，别捣，焙）杜仲（去粗皮，炙，锉）阳起石（酒浸，研如粉）厚朴（去粗皮，生姜汁炙）附子（炮裂，去皮脐）吴茱萸（汤洗，焙干，炒）当归（切，焙）干姜（炮）京三棱（煨，锉）草薢各三两　甘草（炙，锉）一两

【用法】上为末。先以好酒五碗，于银石器内煎橘皮末，令如饧，入诸药搅匀，稍干，更入酒少许为丸，如小豆大。每服二十丸至三十丸，空心温酒送下，盐汤亦得。

【主治】久积冷气，攻心腹疼痛，痰癖呕逆，腹胀不思饮食，肌肤瘦瘁，腰膝倦痛，下痢泄泻，疟疾肠风，并妇人血海久冷无子。

旋覆花汤

【来源】《圣济总录》卷七十二。

【组成】旋覆花（微炒）三分　当归（切，焙）　黄连（去须）　陈曲（炒）　桑根白皮　牛膝（切，焙）　芎䓖　射干　白术　龙骨各一两半　枳壳（去瓤，麸炒）　桂（去粗皮）　地榆各一两　杏仁（汤浸，去皮尖双仁，炒）二十枚　附子（炮裂，去皮脐）　赤石脂　厚朴（去粗皮，生姜汁炙）各二两　黄芩（去黑心）半两　黑豆一合　草豆蔻（去皮）二枚　桃仁（去皮尖双仁，炒）二十一枚

【用法】上锉细。每服五钱匕，水一盏半，煎至八分，去滓温服。

【主治】冷积不去，气涩腹痛，饮食不下。

紫金丸

【来源】《圣济总录》卷七十二。

【组成】硇砂（别研）一两　干漆（炒烟出）　乌头（生，去皮脐）　干姜（生用）各一两

【用法】上除硇砂外为细末，入硇砂研匀，别以巴豆去皮心膜称三分，细研，厚纸压出油，与前药同研匀，以水煮枣肉和捣令得所，作一团，用好湿纸裹三五重，别取好净泥，去砂石，多入纸筋，盐水拌和如胶，将前药一团固济，可厚一豆许，晒令泥干，或于文武火灰中煨干亦得，次烧熟炭火十斤，煅令通赤，取出候冷，打去泥，刮取裹面药，再捣，更入少枣肉为丸，如梧桐子大。每服三丸、五丸，元气及诸般冷气、撮气及泄泻，浓煎艾汤送下，癖积、胁下刺痛、妨闷、酒食过度、膨胀，木瓜汤送下，妇人血刺，醋汤送下。

【主治】老幼久积冷毒，呕吐酸水，心腹膨胀绞痛，不美饮食；兼治小肠疝气，大便不通。

附子丸

【来源】《圣济总录》卷七十三。

【组成】附子（炮裂，去皮脐）　草豆蔻（去皮）各二两　桂（去粗皮）　吴茱萸（汤浸，焙干，炒）各一两　丁香三分　木香半两　桃仁（汤浸，去皮尖双仁，炒黄，别研）三两

【用法】上除桃仁外，为末，入桃仁同研匀。别以曲末煮糊为丸，如梧桐子大。每服二十丸，空腹煎生姜、橘皮汤送下，日晚再服。

【主治】积冷痃气，口吐清水，面色萎黄。

木香丸

【来源】《圣济总录》卷八十七。

【组成】木香　肉豆蔻（去壳）　陈橘皮（汤浸去白，焙）　干姜（炮裂）　附子（炮裂，去皮脐）　郁李仁（去皮尖，炒，别研）　麦门冬（去心，焙）各一两　熟艾（炒）　鳖甲（醋浸，炙，去裙襕）　陈曲（炒）　柴胡（去苗）各二两　厚朴（去粗皮，涂生姜汁炙）三两　钟乳（炼成粉者）　桂（去粗皮）各半两

【用法】上药捣罗十三味为末，入郁李仁相和研匀，用猪肝一具，去脂膜细切，以头醋三升，同熬令醋尽，烂研入药末，相和为丸，如梧桐子大。每服二十丸，空心温酒送下；米饮下亦得。

【主治】冷劳便利不调，腹胀呕逆，羸困少力。

内固丸

【来源】《圣济总录》卷九十。

【组成】硫黄（研）（水浸三日，切，以盐炒黄，去盐不用）　青橘皮（去白，炒）　茴香子（盐炒）各二两　楝实（锉，炒）一分

【用法】上为末，酒煮面糊为丸，如梧桐子大，雄黄研细为衣。每服七丸至十丸，空心、食前盐汤或温酒送下。

【主治】五劳，手足逆冷，肢体羸瘦，面干少色，四肢拘急，不思饮食；及阴毒伤寒，四肢厥冷，面青自汗；妇人血脏虚冷，伤中带下；男子膀胱、小肠寒疝气痛，或小便频数，淋漓不禁，及久患滑泄、泻痢。

干姜丸

【来源】《圣济总录》卷九十一。

【组成】干姜（炮）二两

【用法】上为末，熔黄蜡拌和为丸，如梧桐子大。每服二十丸，空腹粥饮送下。未愈，日再服。

【主治】冷劳，气痢等疾。

玉壶丸

【来源】《圣济总录》卷一八五。

【组成】乌头（大者。炮裂，去皮脐）十五枚　硇砂（水飞，研）　阳起石（煅，研）各一两　硫黄半两（研）

【用法】上为末，酒煮面糊为丸，如梧桐子大。每服十五丸，空心盐汤送下；妇人醋汤送下。

【功用】益真气，进饮食，壮筋骨，驻颜色。

【主治】元脏久冷。

丁香汤

【来源】《圣济总录》卷一八五。

【组成】丁香　桂（去粗皮）　紫梢花　顽荆　蛇床子各一两　苍术　杜仲（细锉，汤洗，焙干）各二两

【用法】上为粗末。每用半两，水三升，同煎至二升，连脐腹丹田淋浴。

【功用】补壮元阳。

益神丸

【来源】《圣济总录》卷一八五。

【组成】硫黄（酒甘草水研一日）　木香　肉豆蔻（去壳）　槟榔（锉）　桂（去粗皮）　附子（炮裂，去皮脐）　青橘皮（汤浸，去白，焙）　干姜（炮）各一两

【用法】上为末，和匀，用糯米粥为丸，如梧桐子大。每服十丸至十五丸，空心酒送下。

【功用】补元脏。

【主治】久冷。

黄耆丸

【来源】《圣济总录》卷一八五。

【组成】黄耆（锉）　肉苁蓉（酒浸，切，焙）　人参　防风（去叉）　桂（去粗皮）　桔梗（炒）　牛膝（酒浸，切，焙）　白术　芍药　白茯苓（去黑皮）　天雄（炮裂，去皮脐）　附子（炮裂，去皮脐）各一两

【用法】上为末，炼蜜为丸，如梧桐子大。每服二十丸，空心以温酒或盐汤送下。

【功用】补虚益气，润泽肌肤。

【主治】下脏积冷。

内炙丸

【来源】《圣济总录》卷一八六。

【组成】附子（炮裂，去皮脐）　白茯苓（去黑皮）　远志（去心）　巴戟天（去心）　破故纸（酒浸，炒）　虎头骨（酥炙）　牛膝（酒浸，切，焙）　楝实（炒，去核）　木香各一两　吴茱萸（酒浸一宿，炒）　白牵牛（炒）各半两

【用法】上为末。先用伏道艾二两，酒一升，熬减半，滤去艾，入大黄末、硇砂末各一分，再于银石器内熬成膏，候冷，拌和众药，如干，入酒糊为丸，如梧桐子大。每服十丸，早、晚盐汤送下。

【功用】补虚，破宿冷。

肉苁蓉煎丸

【来源】《圣济总录》卷一八六。

【组成】肉苁蓉（好肉者，酒浸，薄切，焙干秤）一斤　牛膝（去苗，用半斤酒浸一宿，炒干，二味捣罗为末，用无灰酒二升，入银石瓷器中重汤煎成膏）　巴戟天（去心）　附子（炮裂，去皮脐）　茴香子（微炒）各四两　葫芦巴　桂（去粗皮）　木香　肉豆蔻（去壳）　青橘皮（酒浸白，焙）　白附子（炮）　山芋　干蝎（用黄色头尾全者，微炒）各二两

【用法】上药，除膏外，为细末，候膏成，稍稠得所，便入诸药末，一处为丸，如梧桐子大。每服二十丸，空心，温酒或盐汤任下。恐药软，但于盘内摊，可丸即丸，入新瓷器中盛。服药一月见

效，百日后诸病俱退。

【功用】补益。

【主治】上热下冷，元藏风虚，膀胱气攻，四肢腰脚无力疼痛，头目昏眩，腹胁妨闷。

伏火太阳丹

【来源】《圣济总录》卷一八六。

【组成】硫黄十两　丹砂五两

【用法】上为极细末，飞过，针砂二十五两淘净，都入三斗铁锅内，用水常及七分以来，煮七复时，汤耗旋添热汤，频以连皮东南柳条子搅转。如药着条子上，逐旋以桑白皮刮下，却入锅中。候日数足，取少许于火上烧，无鬼焰为度；若有鬼焰即更煮，直候无鬼焰住火，再用水飞；澄去针砂不用。将丹砂、硫黄锅内慢火泣尽水脉，团成块，安生铁锅中，用炭一称以上围簇煅成汁，候火尽停冷，取药，以纸五七重裹，掘地坑埋一宿，取出细研；用灯心煮枣，剥取肉为丸，如梧桐子大。每服二丸至三丸，空心温水或温酒送下。

【主治】一切冷气。

羊骨煎丸

【来源】《圣济总录》卷一八六。

【组成】羊脊骨一条（去肉，截成段，用硇砂二两，醋二升同煎，旋煎旋蘸，骨炙令焦黄，以醋尽为度，细锉焙干）　沉香（锉）　木香　槟榔（锉）　桂（去粗皮）　人参　牛膝（酒浸，切焙）　白茯苓（去黑皮）　山芋　郁李仁（汤浸，去皮）　附子（炮裂，去皮脐）　白术　丁香　肉苁蓉（酒浸，去皱皮，切焙）　石斛各半两　阿魏一分（醋化，入面和作饼，炙干）

【用法】上为末，酒煮面糊为丸，如梧桐子大。每服二十丸至三十丸，空心盐酒或盐汤送下。

【主治】肾脏虚冷，不思饮食，倦怠。

香黄丸

【来源】《圣济总录》卷一八六。

【组成】硫黄一两（研）　硇砂一两（研，水煎成霜）　生木瓜一枚（去皮，切取盖子，剜瓤尽，

入硫黄、硇砂末在内，却盖，竹签定，蒸一复时，研膏）　肉豆蔻（去壳，炮）三枚　槟榔三枚（生锉）　当归（切，焙）　石斛（去根）　牛膝（酒浸，切，焙）　附子（炮裂，去皮脐）　巴戟天（去心）　肉苁蓉（酒浸，切，焙干）　茴香子（炒）　木香　沉香（锉）各半两　白茯苓（去黑皮）　京三棱（炮，锉）　干姜（炮）　丁香　麝香　乳香（别研）　人参　桂（去粗皮）　荜澄茄　阿魏（醋化面调作饼子，炙干）各一分

【用法】除木瓜膏外，为末，入木瓜膏为丸，如梧桐子大。每服二十丸至三十丸，空心、食前温酒送下。

【功用】补骨髓，益真气，润皮肤，悦颜色。

【主治】瘤冷。

少阳丹

【来源】《圣济总录》卷一八七。

【组成】苍术四两（去黑皮，锉成块子，用浆水浸一宿，取出，用井水洗七遍，焙干，炒）　茴香子三两（炒）　附子二两（去皮脐，浆水浸一复时，取出，别用浆水沙锅子内煮，切成片子，焙干）　丹砂半两（研细为衣）

【用法】上药除丹砂外，捣罗为末，酒煮面糊为丸，如梧桐子大，以丹砂为衣。每服二十丸，空心、夜卧，温酒或盐汤送下。

【功用】补虚驻颜，进饮食。

【主治】一切冷气。

内炙丸

【来源】《圣济总录》卷一八七。

【组成】艾叶一斤

【用法】上于五月五日采取，用米醋洒湿，压一宿，以文、武火焙干为末；却用五日煮粽汁七升，于锅内熬成膏，捣为丸，如梧桐子大。每服二十丸，空心盐汤送下。

【功用】补下元。

【主治】脏寒。

归命丸

【来源】《圣济总录》卷一八七。

【组成】青橘皮（汤浸，去白，焙） 桂（去粗皮） 半夏（洗七遍去滑，焙） 乌头（去皮脐） 附子（去皮脐） 干姜 硫黄（舶上者）各半两 槟榔（锉）二枚 胡椒四十九粒 肉豆蔻（去壳）二枚

【用法】上并生为末，唯硫黄别研极细为度，入众药末中令匀，以米醋、面糊，更入盐少许，同为丸，如绿豆大。每服十五丸，空心温酒送下；疾甚不可救者，煎盐艾汤送下二十丸。

【主治】元脏冷气，脐腹疼痛冲心，及久泻痢诸药不愈者。

芍药汤

【来源】《圣济总录》卷一八七。

【组成】芍药 牡丹皮 莎草根（炒去毛） 高良姜各一两 木香 附子（炮裂，去皮脐）各半两

【用法】上锉，如麻豆大。每服三钱匕，水一盏，加生姜三片，大枣二枚（擘），煎至七分，去滓温服。

【功用】补益脏腑。

【主治】小肠虚冷，时发搐痛，不思饮食。或时干哕。

硇砂丸

【来源】《圣济总录》卷一八七。

【组成】硇砂（飞研）半两 硫黄（研）三分 白矾（研） 附子（炮裂，去皮脐）各一两 木香一分 白附子（炮） 茴香子（炒） 干姜（炮） 荜澄茄 干蝎（去土，炒） 芎藭 青橘皮（汤浸去白，焙）各一两

【用法】上为末，水浸炊饼和丸，如鸡头实大。空心盐汤或温酒嚼下一两丸。

【主治】诸虚。

腽肭脐散

【来源】《圣济总录》卷一八七。

【组成】腽肭脐（切，焙） 吴茱萸（汤洗，焙，炒） 甘松（洗，焙） 陈橘皮（汤浸，去白，焙） 高良姜各一分

【用法】上为末。先用猪白楞一个，去脂膏，入葱白三茎，椒十四粒，盐一捻，同细锉，银石器中炒，入无灰酒三盏，煮令熟，去滓，每服七分盏，调药二钱匕，一日三次。

【主治】下元久冷，虚气攻刺心脾，小肠冷痛不可忍。

羊脊羹

【来源】《圣济总录》卷一八九。

【组成】白羊脊骨一具（全者，捶碎） 粱米一合 羊肾一对

【用法】用粱米一合，水四升，煎骨熟，入羊肾再煎候熟。取出滤过，将肾切，入葱白五味，如常作羹食。

【主治】下元久冷。

白术厚朴汤

【来源】《鸡峰普济方》卷二。

【组成】厚朴三两 橘皮二两 人参二两 茯苓三两 生姜五两

【用法】水煎，分三次服。

【主治】不能食，腹内冷气。

【宜忌】忌桃、李、雀肉、酢物。

正元散

【来源】《鸡峰普济方》卷七。

【组成】乌头四两 益智三两 干姜 青橘皮各二两 茴香一两

【用法】上为粗末。每服二钱，水一盏，入盐同煮至六分，食前服。

【主治】一切冷气。

伏火雄黄丸

【来源】《鸡峰普济方》卷七。

【组成】雄黄 锦纹大黄 不蛀皂角各等分

【用法】上以坩锅子一个，揩令干净，入雄黄末，实捺约五分已来，然后入大黄、皂角末，盖头亦捺令实，于文武火中安放坩锅子上，用瓦子一片盖，微歇口一分已来；候烟色渐青，雄黄成汁，急取出倾入厚垍器中放冷，研为细末，以生姜汁煮面糊为丸，如梧桐子大。每服一丸，空心米饮送下。

【主治】心腹痼冷百疾。

硇砂丸

【来源】《鸡峰普济方》卷九。

【组成】肉豆蔻仁　木香　硇砂各一分

【用法】上用白面三钱，与木香和为饼子，将硇砂饼子拌匀，以木香饼子包裹，作球子，用铜钱二十文作一垛，上安药球子四两，以炭火逼，候匀，遍黄色为度，碾为细末，滴水为丸，如梧桐子大。每服三五丸，空心米饮送下。

【主治】痼冷沉积，胁下作块。

十一圣丸

【来源】《鸡峰普济方》卷十二。

【组成】大附子　川乌头各一两　肉豆蔻仁　槟榔各四个　肉桂（不见火）一两　胡椒　青皮　半夏　硫黄　硇砂　舶上茴香各一两

【用法】上药除硫黄、硇砂外，余为末；硫黄、硇砂细研，米醋半盏，汤钵上熬过，次用米醋半碗，将研过硇砂入面一大匙，同煮稀糊，和前药成剂，丸如梧桐子大。每服三十丸，空心，夜卧用盐汤、盐酒送下。

【功用】进食，壮筋骨。

【主治】丈夫元脏虚冷。

正气丸

【来源】《鸡峰普济方》卷十二。

【组成】茴香二两　良姜二两（清油炒黄）　甘草一两　盐二两

【用法】上为细末，水浸蒸饼为丸，如梧桐子大。每服五十丸，空心生姜、橘皮汤送下。

【主治】寒冷。

二气丹

【来源】《鸡峰普济方》卷十三。

【别名】二气丸（《鸡峰普济方》卷三十）。

【组成】硫黄　水银各等分

【用法】慢火结砂子，面糊为丸，如绿豆大。每服五七丸，丁香汤送下。

【主治】虚冷。阴阳痞隔、吐逆，粥药不下。

二阳丹

【来源】《鸡峰普济方》卷十三。

【组成】附子（炮，与羊肉四两同蒸烂，研为膏）桂　硫黄　阳起石　鹿茸　白术各一两

【用法】上以附子膏为丸，如梧桐子大，朱砂为衣。每服三五十丸，空心盐汤送下。

【功用】补虚逐冷。

【主治】《普济方》：肾虚生寒，腰脊疼痛。

大四神煎

【来源】《鸡峰普济方》卷十三。

【组成】肉豆蔻　丁香　厚朴　白术　半夏　陈皮　硫黄　附子　干姜　桂各一两

【用法】上为细末，水煮面糊为丸，如梧桐大。每服三十丸，空心米饮送下。

【主治】痼冷。

山茱萸丸

【来源】《鸡峰普济方》卷十三。

【组成】山茱萸（生）吴茱萸（生）各四两　胡椒二两　大川乌头一两　蛇床子（生）二两　高良姜（生）一两（以上六味，为粗末，以好酒拌匀，不可太湿，裹一伏时，慢火炒令干，不得有烟，取出冷）牡蛎四两（炭火烧令赤，取出，放冷地上）干姜　零陵香　香白芷　浮萍草（阴干）各二两

【用法】上为粗末。每用水二斗，称药半两，煎五七沸，去滓，盛盆内，以气熏足，候通手淋洗，如冷再暖亦得。凡淋浴了，着袜卧为佳，若小浴尤佳。若欲坐汤中，须用水五斗，药末一两半，

煎十余沸，通手乃可坐之，如冷再暖之，以手淋肾腧一带愈妙。淋了更须就寝，勿得见风，五七日一淋。效不欲具述，若卧觉腰膝微汗出尤奇，须饱可浴。

【功用】固足经，益阳火。

正阳丹

【来源】《鸡峰普济方》卷十三。

【组成】硫黄　阳起石　附子　干姜　桂　胡芦巴　破故纸　金铃肉　茴香各一两　木香半两

【用法】上为细末，蒸饼为丸，如梧桐子大。朱砂为衣。每服三十丸，盐汤送下；妇人醋汤送下。

【主治】下部虚冷。

正金丹

【来源】《鸡峰普济方》卷十三。

【组成】附子（炮，去皮脐，酒浸三日，切，焙；如要速用，浸软，切，焙）　大乌头（如上制）　茴香　硫黄各二两　巴戟一两　干姜四两　肉桂十二两（取皮至味）

【用法】上为细末，淡面糊为丸，如梧桐子大。每服三十丸，空心、食前米饮送下。

【功用】补虚养气。

【主治】一切癥冷。

伏火四神丹

【来源】《鸡峰普济方》卷十三。

【组成】辰砂　雄黄　雌黄　硫黄各二两

【用法】上四物槌碎，用楮皮大纸一张有体骨者，两面浓研好松烟墨涂三两遍，令黑光色，晒干，号曰昆仑纸，用裹前药；干净室中掘地坑子一枚，深四寸许，阔狭上下四面皆比药角宽二寸以来；用新瓦细末（新瓦不经雨者，相摩取细末）置坑子中，约二寸许，安药角在内，又盖瓦末二寸许，比地面微高，如龟背状；用炭七八斤在炉面上煅之，徐徐添炭，约用百斤，不令减火，候药声作，渐次减炭，直候药声断，光芒归体，方始住火，取出余炭；用新黄土一大担罨两伏时，取出药角，剥去纸；用棕刷子盆中净水洗刷令净霜雾，三夜

早晚不令见日，为极细末、糯米糊丸，如小鸡头子大，风干。每服一二丸或三丸，温酒送下。

【主治】阳虚阴盛，一切癥冷，脏腑滑泻。

【宜忌】忌羊肉，葵菜并茶一日。

豆蔻四神丹

【来源】《鸡峰普济方》卷十三。

【组成】龙骨　豆蔻　硫黄　附子　干姜　桂各一两

【用法】上为细末，水煮面糊为丸，如梧桐子大。每服三十丸，空心米饮送下。

【主治】虚冷。

钟乳丸

【来源】《鸡峰普济方》卷十三。

【别名】小钟乳丸（《普济方》卷一二〇引《十便良方》）。

【组成】钟乳粉半钱　硫黄末三钱　干山药一钱

【用法】上为细末，用枣肉为丸，如梧桐子大。每服七八丸至十丸，空心米饮或酒送下。

【主治】虚冷。

洞阳丹

【来源】《鸡峰普济方》卷十三。

【组成】附子　天雄　乌头各一两

【用法】上为末，入钟乳粉一两，同研匀，酒糊为丸，如梧桐子大，朱砂为衣。每服一二丸，空心温酒送下。

【功用】补真气，去风冷，通血脉。

养正金丹

【来源】《鸡峰普济方》卷十三。

【组成】硫黄（去砂，别研）　大附子（炮）　干姜　丁香　桂　厚朴　半夏　肉豆蔻各二两

【用法】上为细末，酒煮面糊为丸，如梧桐子大，朱砂为衣。每服二三十丸，加至七八十丸，空心米饮送下。老人服之尤佳。

【功用】进饮食，暖脾胃。

【主治】中下寒冷。

救阳丹

【来源】《鸡峰普济方》卷十三。

【组成】附子一两　乌头二两　干姜一两二钱　防风　桂　牡蛎　人参各半两

【用法】上为细末。每服三钱，水二盏，煎至八分，空心并三服。

【功用】补虚疗冷。

【主治】脾元虚冷。

紫金丹

【来源】《鸡峰普济方》卷十三。

【组成】石燕子　赤石脂　大赭石　朱砂　硫黄　钟乳粉　阳起石各一两（火煅一伏时，研如粉，入沙盒子内，以蛤粉糊口，盐泥固济，候干，用炭火十斤，烧煅，炭尽为度）　良姜　荜茇　桂心　干姜　草豆蔻　肉豆蔻各一两（为细末）

【用法】上用大附子二两，炮，去皮脐，用好酒一升半，煎成膏子，和前药为丸，如鸡头大。每服二三丸，空心米汤送下；妇人醋汤送下。

【功用】治冷。

泼雪丸

【来源】《鸡峰普济方》卷十四。

【组成】荜茇　人参　茯苓（去皮）　干姜（炮）各半两　桂心七钱半　诃子一两半（炮，去核）　胡椒七钱半　良姜一分

【用法】上为末，炼蜜为丸，如梧桐子大。每服三十丸，空心以米饮送下。

【主治】五劳七伤，阴汗盗汗，夜多小便，沉寒痼冷，脾胃虚损，久不思饮食，消渴，腹胀，翻胃吐逆，腹中绞结疼痛，肺寒咳嗽，寒痰不利，口吐酸水，五疟，脾寒泄泻，一切冷疾。

三阳丹

【来源】《鸡峰普济方》卷二十。

【组成】附子二两　羊肉四两　桂　干姜　硫黄　阳起石　鹿茸　白术各一两

【用法】上为细末，与研药合匀，以前附子和膏为丸，如梧桐子大，以朱砂为衣。每服三十丸，空心米饮送下。

【功用】助阳正气，去风冷，除寒湿。

胡芦巴散

【来源】《鸡峰普济方》卷二十。

【组成】胡芦巴　破故纸　巴戟　荜澄茄　川楝子　沉香　茴香　桂心各一两　附子四两（炮用）　桃仁三两　乌头半两

【用法】上为细末。每服三钱，水一盏，入盐一捻，煎至七分，空心服。

【主治】脾元积冷，脐腹强急，痛引腰背，面色萎黄，手足厥冷，胁肋胀疼，小便频数，及盲肠小肠一切气痛。

理气丸

【来源】《鸡峰普济方》卷二十。

【组成】香附子一两　缩砂仁　木香　白豆蔻仁　甘草　甘松　丁香各一钱　姜黄半两

【用法】上为细末，汤浸蒸饼为丸，如梧桐子大。每服二十丸，空心以生姜汤送下。

【主治】虚人有冷，气道凝涩。

九阳丹

【来源】《鸡峰普济方》卷二十九。

【组成】辰砂　雄黄　雌黄　阳起石　硫黄　石燕子　禹余粮　牡蛎　紫石英（并研）　钟乳粉　鹿茸各一两　天雄　木香　舶上茴香各半两　蛤蚧一对　桑螵蛸半两　麝香一分

【用法】上将禹余粮末一半铺盒子底，次用辰砂，次用雄黄，次用硫黄，次用雌黄，又将禹余粮末一半在上；次用阳起石，上铺纸一张，用櫃头药：槐花、黄芩、马鞭草、草决明为末；次用赤石脂末固缝；又用纸、盐和泥固济，窨干，醋拦灰塚盒子，用纸火一斤烧，欲耗，再添熟炭火一斤，欲耗，再添炭火三斤，烧煅候冷，闻鸡子香取出，去火毒一宿，开，收药研一日，以细为妙；除前六味烧煅外，石燕子、紫石英、牡蛎研为细末，并钟乳粉共四味，与鹿茸等药不入火，后与烧者

药同研匀，用醋煮半夏曲糊为丸，如皂角子大，朱砂为衣。每服一丸，空心温酒送下，盐汤亦得；虚急者每服三丸，空心温酒或盐汤送下；气壮人用冷水送下。后以软羊肉压之，又吃酒亦佳。

【功用】补益。

【主治】虚冷。

五福灵丹

【来源】《鸡峰普济方》卷二十九。

【组成】朱砂（不夹石者，辰砂为上） 雄黄 雌黄（叶子者） 阳起石（钩牙白者） 硫黄各一两（逐味研细）

【用法】上拌和一处，用沙盒子一个，内先铺草决明一百粒，杏仁七个（嚼破），海金砂二钱，后将五药末入在盒子内，上面更用草决明、杏仁、海金砂如前，又用紫石英小枣大放在诸药之上，盖盒子了，用赤石脂一两为极细末，醋调如膏，固口缝上，以重物压之一宿。候干，用蚯蚓粪、盐一两，好纸数张同作泥，固厚两指许，阴干，掘地坑子深五六寸，阔尺余，内用新牛头砖，上放盒子于坑子中心，先将捍草一速逐旋放盒子上烧，草尽，去草灰一半，留一半拥盒子，然后用木炭五斤为祖火，候炭烧及二斤许，添生炭斤半，亦不要火大，亦不火慢，只以五斤火为则，候烧炭及一秤，更看火候加减。如火足便以新黄土罨一日，取出研为极细末，枣肉为丸，如梧桐子大，固济须是如法。每服一粒，空心温酒或水送下，以食物压之。

【主治】一切虚冷。

含金丹

【来源】《鸡峰普济方》卷二十九。

【组成】辰砂五两（打如绿豆大） 乳香半两 天南星末一两

【用法】先将辰砂用蜜浴过，上用金箔五片度过，用天南星为底，乳香为粗末，在上面安一张好纸，上裹定，用面糊合，又上面用苦苣菜盖，又用一张纸角定，面糊实，使土作盒子，上下用盐泥固济，下炭五秤，烧如火尽，于地上出火毒一日，研细，用生姜自然汁煮面糊为丸，用银盒出光。

每服一粒至三粒，空心米饮送下。

【主治】虚冷。

温脾汤

【来源】《普济本事方》卷四。

【组成】厚朴（去粗皮，姜制） 干姜（炮） 甘草 桂心（去皮，不见火） 附子（生，去皮脐）各半两 大黄四钱（生，碎切，汤一盏渍半日，搦去滓，煎汤时和滓下）

【用法】上细锉。水二升半，煎八合后，下大黄汁，再煎六合，去滓，澄去脚。不要晚食，分三服温服，自夜至晓令尽。不快，食前更以干姜丸佐之。

【主治】痼冷在肠胃间，连年腹痛泄泻，休作无时，服诸热药不效，宜先取去，然后调治易愈，不可畏虚以养病也。

附子散

【来源】《医学纲目》卷二十二引《普济本事方》。

【组成】人参一两 茯苓（白者）二两 附子七钱以上重者（炮，去皮脐） 粉草一两 黄耆一两（盐炙）

【用法】上为细末。每服三大钱，盐汤煎服。

【功用】保全胃气，生肌肉，进饮食，顺荣卫，常服大有补益。

【主治】男、妇、小儿唇青面黄，肚里冷疼，引牵小腹，以至翻胃换食，呕吐，口苦舌干，少寐多寐，脚手牵掣，不拘年日远近，一切脾冷病。

【验案】翻胃 有一妇人，年四十余，久患翻胃，面目黄黑，历三十余年，医不能效，脾俞诸穴烧灸交遍，其病愈甚。服此药七日，顿然全愈，服至一月，遂去其根。

五膈散

【来源】《扁鹊心书·神方》。

【组成】人参 黄耆（炙） 白术 麦冬 官桂 附子（炮） 干姜（炒） 远志（去心） 台椒 北细辛 百部（去芦） 杏仁各等分

【用法】上为末。每服四钱，水煎服。

【主治】肺伤寒，误服凉药，冰消肺气，胸膈臌胀，呕吐酸水，口中如含冰雪，体倦减食，或成冷痨，胸中冷痰。

丙丁丸

【来源】《续本事方》卷一。

【组成】附子一个（九钱重者，炮）　川乌一个（七钱重者，炮）　当归二两（酒浸洗）　赤芍药五两　沉香半两　益智半两

【用法】上为细末，浸当归酒煮稀糊为丸，如梧桐子大，朱砂为衣。每服二十丸，渐加至三十丸，食前、空心盐酒汤送下；妇人淡醋汤送下。

【功用】生血养气，升降水火，化精补肾。

苍术丸

【来源】方出《续本事方》卷一，名见《普济方》卷二二五。

【组成】苍术（切，焙）　吴茱萸（汤浸洗）　破故纸　胡芦巴各一两　川姜　草乌各半两（并炮）　山药二两

　　　《普济方》有川楝子、茴香各一两，川乌半两。

【用法】上药各精细炮治如法，同为末，醋糊为丸，如梧桐子大。每服十五丸，空心温酒、盐汤任下，妇人艾醋汤送下，一日二次。

【功用】活血驻颜，减小便，除盗汗。丈夫四十岁以上者可常服，耳目永不昏聋，髭发不白。

【主治】男子、妇人一切虚冷之疾，妇人久不生产，似带疾，而非其时有遗沥者。

阿魏良姜丸

【来源】《洪氏集验方》引上官驻泊方。

【组成】青皮三两　陈皮二两　良姜二两　红豆二两　桂（去粗皮）一两　缩砂（去皮）二两　蓬莪（炮）二两　草果子（去皮）二两　干姜二两（炮）　莱菔子二两（炒）　木香二两　硇砂半钱　阿魏一分（并硇砂用醋化，去砂石，研）

【用法】上为末和匀，面糊为丸，如绿豆大。每服五十粒，淡姜汤送下，不拘时候，一日二次。

【功用】久服大补益脾胃，空腹，令人能食，去寒湿，强中温暖。

【主治】三脘气弱，中焦积寒，脾不磨，饮食迟化，吃物频伤，胸膈满闷，胁肋疗刺，呕吐哕逆，噫醋恶心，腹胀肠鸣，心腹疼痛，噎塞膈气，翻胃吐食，饮食减少，素来有沉寒积冷，腹中时作疼痛。

【加减】若素来无沉寒积冷，去硇砂。

附子理中汤

【来源】《三因极一病证方论》卷二。

【别名】理中汤（《医方类聚》卷五十八引《澹寮方》）、附子补中汤（《证治准绳·类方》卷六）、参附理中汤（《医略六书》卷二十六）。

【组成】大附子（炮，去皮脐）　人参　干姜（炮）　甘草（炙）　白术各等分

【用法】上锉散。每服四大钱，水一盏半，煎至七分，去滓服，不拘时候。口噤则斡开灌之。

【功用】《医方考》：补虚回阳，温中散寒。

【主治】

1.《三因极一病证方论》：五脏中寒，口噤，四肢强直，失音不语。

2.《岭南卫生方》：瘴毒内寒，自利烦渴，手足发冷，发热烦躁，呕逆闷乱。

3.《奇效良方》：中寒中湿，呕逆虚弱。

4.《扶寿精方》：伤寒五七日，太阴自利，不渴，寒多而呕，肚腹疼痛，泄泻。

5.《医便》：房劳内伤，寒邪中阴，面青腹痛，六脉沉微。

6.《医方考》：脾肺虚寒，痰涎壅塞，少有动作，喘嗽频促，脉来沉细。口食冷物，客寒犯胃，中焦痛甚，脉沉迟。腹痛，额头黎黑，手足收引，脉来沉下，无以气息。胃中虚寒，或又误服凉药，泻而手足厥冷者。

7.《寿世保元》：胃脘停痰，冷气刺痛。又治脏毒下寒，泄痢腹胀，大便或黄或白，或青黑，或有清谷。中焦虚寒，手足冷，肚腹痛，大便不实，饮食少思而作口舌生疮。

8.《景岳全书》：脾胃虚寒，疮疡。

9.《济阳纲目》：大病及吐泻后身热如焚。

10.《张氏医通》：下焦虚寒，火不生土，泄

泻呕逆。

11.《寓意草》：内伤转疟。

12.《嵩崖尊生全书》：眩晕口噤，昏迷肢冷，身不热，脉迟紧；炎暑月得寒病，身凉脉迟。

13.《医学心悟》：寒邪中于太阴，呕吐清涎沫，腹中冷痛，或下利清谷，吐蛔虫，脉来沉细。

14.《杂病源流犀烛》：霍乱吐泻不止，元气耗散，或水粒不入，或口渴喜冷，或恶寒战掉，手足逆冷，或发热烦躁，揭去衣被；瘤冷，或遍身肢节拘急痛；寒积，房后着寒，或内伤生冷寒物而犯房事，内既伏阴，又加外寒相搏，积寒伏于下，卫阳消于上，遂成阴盛格阳，阳气上脱之候，后五六日，胸前发出红斑，其色淡，其点小，是为阴斑。

15.《会约医镜》：阴毒喉肿，四肢冷，六脉细。

【方论】《医方考》：人参、甘草、白术之甘温，所以补虚；干姜、附子之辛热，所以回阳。

【验案】

1.中寒　《妇人大全良方》：开庆己未年七月间，裕齐马观文夫人曹氏，病气弱倦怠，四肢厥冷，恶寒自汗，不进饮食。一医作伏暑治之，投暑药。一医作虚寒治之，投热药，无效。召仆诊之，六脉虽弱，而关脉差甚。裕齐问曰：此何证也。仆答曰：以脉观之，六脉虽弱，而关独甚，此中焦寒也。中焦者脾也。脾胃既寒，非特但有是证，必有腹痛吐泻之证。今四肢厥冷，四肢属脾，是脾胃虚寒无可疑者。答云未见有腹痛吐泻之证。当用何药治之。仆答曰：宜用附子理中汤。未服药间，旋即腹痛而泻，莫不神之！即治此药，一投而愈。

2.内伤转疟　《寓意草》：袁继明素有房劳内伤，偶因小感，自煎姜葱汤表汗，因而发热，三日变成疟疾。余诊其脉豁大空虚，且寒不成寒，热不成热，气急神扬，知为元阳衰脱之候。因谓其父曰：令郎光景，窃虑来日疟至，大汗不止，难于救药。倘信吾言，今晚急用人参二两，煎浓汤预服防危。渠父不以为意。次日五鼓时，病者精神更觉恍惚，扣门请救，及觅参至，疟已先发矣！余甚彷徨，恐以人参补住疟邪，虽救急无

益也。只得姑俟疟势稍退，方与服之，服时已汗出粘濡，顷之果然大汗不止，昏不知人，口流白沫，灌药难入，直至日暮，白沫转从大孔遗出。余喜曰：白沫下行可无恐矣。但内虚肠滑，独参不能胜任。急以附子理中汤，连进四小剂，人事方苏能言，但对面积谈事不清。门外有探病客至，渠忽先知，家人惊心为祟。余曰：此正神魂之离舍耳！吾以独参及附子理中驷马之力追人，尚在半返未返之界，以故能知宅外之事。再与前药，二剂而安。

3.痢疾　《续名医类案》：陈三农治一妇，久痢不止，口干发热，饮食不进，犹服香连等药，完谷不化，尚谓邪热不杀谷，欲进芩、连，数日不食，势正危迫，诊之脉大而数，按之极微，询之小便仍利，腹痛喜手按，此火衰不能生土，内真寒而外假热也。小便利则不热可知，腹喜按则虚寒立辨，亟进附子理中汤，待冷，与服一剂而痛止，连服数剂而愈。

4.腹痛　《续名医类案》：李北川仲夏患腹痛吐泻，两手足扪之则热，按之则冷，其脉轻诊则浮大，重诊则微细，此阴寒之证也，急服附子理中汤，不应仍服，至四剂而愈。

5.阴证伤寒　《全国名医验案类编》：刘铭彝，年二十八岁，天台县知县。腊月二十八日，去西乡白坭坦，返回即伤阴寒。恶寒甚剧，战栗动摇，烘以烈火，顷刻不离，舌苔边中黑而滑，脉沉而紧。沉紧为寒伤于里，伤寒所谓无热恶寒者，发于阴也。初服麻黄汤不应，继用附子理中汤加味，温下理中以祛寒。高丽参一钱，炒白术二钱，淡附片一钱半，炒川姜一钱，炙甘草一钱，葱白九枚，生姜二钱。服一剂，即遍身大汗，寒邪悉退而愈。

震灵丹

【来源】《三因极一病证方论》卷八。

【组成】丁头代赭石　禹余粮石（拣红紫色无金丝者）　紫石英　赤石脂各四两

【用法】各为细末，并入砂合内，用赤石脂固口缝，以炭一簇顶煅，候火消及七分存三分火，取出合子令冷，开却合，先于地下掘一坑，深尺余，用厚纸两重衬定，倾药在上，以新瓦盆子覆之，

四畔将黄土遍壅，一宿取出，再入乳香、没药二两、五灵脂二两，都为细末，一处将前药合和匀，再研极细，煮糯米糊和匀，杵数千下，丸如芡实大，再服二丸或五丸，空心浓煎姜、枣汤下。

【功用】补虚壮气，暖肾祛邪，益精髓，温脾胃，进饮食、悦颜色；常服育神养气，轻身延年。

【主治】真气虚惫，脐腹冷痛，肢体酸疼腰背拘急，脚膝缓弱，面色萎黄，目眩耳鸣，心忪气短，大便自利，小便频数，口干烦渴、饮食无味，大治妇人崩中带下三十六病，小儿惊疳，及一切痼冷风虚。

【宜忌】忌六畜血。

感应丸

【来源】《三因极一病证方论》卷十一。

【别名】太乙神明再造感应丹（《世医得效方》卷四）。

【组成】肉豆蔻　川姜（炮）　百草霜各三两　木香一两半　荜澄茄　京三棱（炮）各一两　巴豆一百粒（去皮心，别研）　杏仁一百粒（去皮尖，别研）　酒蜡四两　油一两　丁香一两

【用法】上除巴豆、杏仁外，并为细末，次下巴豆、杏仁等和匀，先将油煎蜡令熔化，倾在药末内，和为丸，如绿豆大。每服三五丸，食后、临卧熟水吞下。小儿每服如黍米大二三丸。

【主治】虚中积冷，气弱有伤，不能传化，心下坚满，两胁膨胀，心腹疼痛，噫宿腐气；及霍乱吐泻，或复迟涩，久痢赤白，脓血相杂，米谷不消，久病形羸，面黄口淡，不能饮食。

加减茱萸汤

【来源】《三因极一病证方论》卷十六。

【别名】加减吴茱萸汤（《太平惠民和济局方》卷九续添诸局经验秘方）。

【组成】吴茱萸（汤洗七次，炒）一两半　桔梗　干姜（炮）　炙甘草　麦门冬（去心）　半夏（汤洗七次）　防风　细辛　当归（酒浸炒）　茯苓　牡丹皮　桂心各半两

【用法】上为粗末。每服四钱，水一盏半，煎七分，去滓，食前热服。

【主治】妇人脏气本虚，宿挟风冷，胸膈满痛，腹胁绞刺，呕吐恶心，饮食减少，身面虚浮，恶寒战栗，或泄痢不止，少气羸困，及因生产，脏气暴虚，邪冷内胜，宿疾转甚等。

五辛宽膈汤

【来源】《杨氏家藏方》卷五。

【组成】丁香　檀香　胡椒各半两　桔梗（去芦头）二两　干姜（炮）三两半　缩砂仁二两　甘草（炙）四两　陈橘皮（去白）半两

【用法】上为细末。每服二钱，入盐一捻，沸汤点服，不拘时候。

【功用】调顺三焦，升降滞气。

【主治】久寒积冷，心腹刺痛，胁肋胀满，呕吐恶心，噫醋吞酸，困倦减食。

阿魏理中丸

【来源】《杨氏家藏方》卷五。

【组成】阿魏一分（用面二匙，醋和阿魏作饼子，炙令黄）　京三棱（煨，切）　蓬莪术（煨，切）　青橘皮（去白）　陈橘皮（去白）　甘草（炙）　干姜（炮）　干木瓜　肉桂（去粗皮）　白术各一两半

【用法】上为细末，面糊为丸，每一两作十五丸，朱砂为衣。每服一丸，食前细嚼，生姜、木瓜盐汤送下；如妇人血气攻刺，煎干姜、当归汤嚼下。

【主治】一切冷气攻刺疼痛，心腹胀满，胃冷吐逆，脐腹撮痛。

大建脾丸

【来源】《杨氏家藏方》卷六。

【组成】肉桂（去粗皮）　厚朴（去粗皮，细锉，用生姜一两研烂，同淹一宿，炒令香熟）干姜（炮）　甘草（炙）各一两　肉豆蔻（面裹煨热）　附子（炮，去皮脐）　丁香　胡椒　木香　荜茇　神曲（炒）　白茯苓（去皮）　白术　麦蘖（炒）　人参（去芦头）　白豆蔻各半两　诃子（煨，去核）二钱半

【用法】上为细末，炼蜜为丸，每一两作十丸。每

服一丸，细嚼，温米饮送下，食前服。

【功用】调和养气，和胃健脾。

【主治】中焦积寒，胸膈气痞，呕逆恶心，腹胁疼痛，脏腑虚滑，饮食多伤，困倦少力，肢体怠惰。

姜合丸

【来源】《杨氏家藏方》卷六。

【组成】木香　附子（炮，去皮脐）　肉桂（去粗皮）　硇砂（纸上飞过）各一两　丁香　沉香　荜澄茄　青橘皮　陈橘皮（去白）　五味各半两　茴香一分（炒）

【用法】上为细末，次入硇砂研匀，酒煮面糊为丸，每一两作二十丸。每服一丸，以生姜一块，剜如合子，安药在内，湿纸裹，煨令香，去纸，放温细嚼，盐汤送下，不拘时候。

【主治】中脘停寒，胸膈结痞，呕吐恶心，不思饮食。

替灸膏

【来源】《杨氏家藏方》卷九。

【组成】附子一两　吴茱萸　马蔺花　蛇床子各一分　木香一钱　肉桂（去粗皮）二钱

【用法】上为细末。每用一大匙，先以生姜汁入少面作糊，方调药摊纸上，贴脐并脐下，须臾觉脐腹热为度。

【主治】下焦虚冷，真气衰弱，泄利腹痛，气短不食。

白　丹

【来源】《杨氏家藏方》卷十四。

【组成】钟乳粉一两　阳起石半两（火煅赤，放冷，研如粉）

【用法】上为细末，入白石脂末少许，同糯米粽子为丸，如鸡头子大，丸时急以气吹之，则不粘手，候干，以生布袋打过。每服三丸至五丸，空心、食前以温酒或盐汤送下。

【功用】益阳退阴。

【主治】虚损痼冷，及吐泻暴脱，伤寒阴证，手足厥冷，脉息沉细。

育真丹

【来源】《杨氏家藏方》卷十五。

【组成】代赭石　左顾牡蛎（去两头，取中间者用）　紫石英　赤石脂各四两　上药并为细末，米醋和成剂，匀分为六挺，入在甘锅子内烧通赤，半时辰取出，放冷，再捣为细末，次入：乳香二两（别研）　茴香（微炒）二两　五灵脂（去砂石）二两　干姜二两（炮）

【用法】上药乳香以下四味为细末，与前四味末和匀，醋煮糯米糊为丸，如梧桐子大。每服二十丸，食前、空心煎茴香酒送下。

【主治】妇人三十六疾，下脏久虚，沉寒痼冷，带下五色，变易不定，渐觉瘦弱。

青城山葛真人秋乳丹

【来源】《普济方》卷一二〇引《卫生家宝》。

【组成】秋石四两　钟乳粉二两（真者）　云母粉二两　牡蛎（左顾者，用黄泥固一指厚，于文武火煨干后，以炭火煅通红，不以多少，去外黑者，用粉，研细）四两　寒水石半斤（生研为粉，纳信砒一两，以一沙盒纳，盛得恰好，上下以粉紧填信砒一两，外用纸筋、黄泥固一重约半指厚，阴干，以上十斤，火一煅，去尽砒烟，取出，放冷，用白矾三两，纳一两，飞过）

【用法】上为极细末，用园正半夏十两为末，水熟煮成稀糊为丸，如梧桐子大。候极干，空心服一丸，盐汤送下，妇人醋汤送下。一法用冷水滴为丸，只要研极细，阴干，复以坩锅盛，瓦片子盖头，大火一煅，功力尤大，半夏稀糊丸者，平稳，功力虽少，久服见效。

【主治】男子脾肾久弱，下部一切痼冷之疾，遗泄不禁，小便滑数，囊外湿痒；及脾元不固，饮食无味，久而脾泄变为寒热，似疟而多寒，滑泻白脓；及妇人子宫久冷，胎胞不固，赤白带下。

二姜丸

【来源】《医学启源》卷十一。

【组成】良姜　干姜（炮）各三两

【用法】上为末，酒糊为丸，如梧桐子大。每服

三十丸，空心下。

【主治】

1.《医学启源》：癞冷。

2.《医学考》：腹痛脉迟者。

【方论】《医方考》：腹痛之由有数种，今日脉迟，则知寒矣。故用干姜、良姜之辛热者以主之。辛可以破滞，热可以散寒，不滞不寒，痛斯失矣。

木犀煎

【来源】《普济方》卷一八四引《十便良方》。

【组成】蓬莪术（醋煮，切片，焙干为末）一分　甘草半两（末）　檀香二两（末）　熟蜜二两

【用法】上拌匀为膏。每服取一小匙头，沸汤点服。

【功用】通中下气，散滞清神。

【主治】冷气。呼吸少气，胁肋刺痛，皮肤拘急，恶寒战栗，百节疼痛，咳嗽声嘶，膈脘痞塞。

太素丹

【来源】《是斋百一选方》卷一引周彦广方。

【别名】白丹（《普济方》卷二六五引《余居士选奇方》）。

【组成】炼成钟乳粉一两　真阳起石二钱（新瓦上用熟火煅过，通红为度，去火候冷，研极细）

【用法】上为末，用糯米粽子尖拌和为丸，如鸡头子大。临和时入白石脂一钱，须大盘子不住手转，候八九分坚硬，阴干，用新粗布以滑石末出光。每服两丸至三丸，空心人参汤或陈米饮送下。

【主治】

1.《是斋百一选方》：停寒肺虚，痰实喘急，咳嗽经久，痰中有血；及疝气虚感冷，脏腑滑泄，脾胃羸弱，不进饮食。

2.《普济方》引《余居士选奇方》：虚损癞冷，吐泻暴脱，伤寒阴证，手足厥冷。

水金丹

【来源】《是斋百一选方》卷一引钱观文方。

【组成】透明硫黄一斤　轻粉一两

【用法】上先将硫黄研令极细，于一斤之内取研

细硫黄一两，与轻粉一两合和同研一时辰许，别顿一处；先用真蚌粉十斤，于一片新瓦上，实填瓦口令平，次用银盂子一枚可盛硫黄末一斤以上者，顿瓦中心，四边用蚌粉紧拥作池子，极要实；然后轻手脱去盂子，将十五两研细硫黄末用一大匙抄入池子内，次入合和轻粉硫黄末二两铺盖顶上，以匙捺，令小实；用熟火五斤，就瓦四边煅之，候硫黄成汁，透底造化，硫黄、轻粉二气融和，用细蚌粉一大盂猛覆药汁之上；其残火留经宿，直至寒炉；取之已成一片，刷去蚌粉尽，净研令极细，用面糊为丸，如梧桐子大。每服七丸或十丸，空心人参汤送下。

【功用】补暖丹田，壮元阳。

【主治】男子妇人一切虚危癞冷，肠滑不禁，腹内缠疼，泻注不已，手足厥逆，饮食生冷吐泻不止；兼治妇人室女赤白带下，面黄萎瘦。

白　丹

【来源】《是斋百一选方》卷一。

【组成】焰消二两（细研）　白矾三两（细研）　寒水石四两（细研）　块子砒霜一两（细研）

【用法】上用烧药罐子一个，盛得十两药，先以火炙，以生姜汁涂数遍，炙干，先下砒末在罐子底按实，次下焰消末按实，次下白矾末按实，次下寒水石末盖头，填满罐子，上用圆瓦儿盖合口，坐在地上，簇炭五斤，发顶火煅，烟尽为度，去火，候冷取药，砒最在底，刮令净尽，研极细，砒别研尤好；次入纯白石脂一两，只用好白善土亦得，同研细如粉，滴水和成剂于手心内，以数人转手，丸如梧桐子大，先阴干，或晒干，或焙令十分干；再入新甘锅子内，用圆瓦儿盖合口，坐在砖上，簇炭三斤，一煅通红为度，用铃铃甘锅子，倾丹入一厚瓷碟内，如玉霜白；如无药罐，只用炼得五十两银甘锅子两个，分药作两处，按实烧亦可。每服一二丸，空心用冷水送下，以干物压之。

【功用】壮脾胃，进饮食。

【主治】虚寒证。

【宜忌】服药后，忌温热物少时；有孕不可服此药。

雄朱丹

【来源】《是斋百一选方》卷一引钱观文方。

【组成】朱砂　雄黄各二两（上用沙盒子一个，先以牡丹皮二两，内外熏令黄色，入前药在内，用酽米醋和腊茶作饼子盖定，以赤石脂固盒子口缝，又用赤石脂泥裹盒子一重，再用黄泥纸筋又裹一重，约一指厚，先以草火烧令盒子极干，再用五斤火渐渐添至一秤，候火力渐消，取出，掘地坑一尺，埋一宿去火毒，取出细研续入后药）附子（炮裂，去皮脐，别为细末）胡椒　官桂（去皮）赤石脂　木香　沉香　荜茇　丁香　白术各一两　乳香半两（与赤石脂同研细）

【用法】上为细末，入前煅药同研匀，却以清酒二升三合，熬去二分，入附子末煮成糊为丸，如梧桐子大。每服十丸，空腹、食前以温酒或盐汤送下。

【主治】宿寒痼冷，饮食呕逆，经隔五七年即疲瘵异形，变为劳瘵。

二姜丸

【来源】《是斋百一选方》卷五引姚医方。

【组成】干姜　陈皮（去白）各二两　良姜　青皮（去皮）各一两

【用法】上为细末，汤浸蒸饼为丸，如梧桐子大。每服五七十丸，生姜汤送下。

【功用】暖脾胃，散胃气。

十精丸

【来源】《是斋百一选方》卷十五。

【组成】吴茱萸　茴香　台椒（三味同炒焦黄色）破故纸（炒）川楝子（去核，炒）陈皮　青皮　苍术　大川乌（用青盐炒赤色，去皮尖）良姜（炒）各一两

【用法】上为细末，酒糊为丸。每服二十至三十丸，空心盐汤、温酒任下；妇人米醋汤送下。

【主治】下部久冷。

沉香丸

【来源】《是斋百一选方》卷十五。

【组成】沉香　木香　舶上茴香（微炒）乌药　菟丝子（酒浸三日，研如泥）金铃子（每个锉为八片，逐个入去壳巴豆三粒，麸炒熟，去巴豆不用，只用金铃子）各半两　桃仁一两（银器中炒香，去皮尖，研）

【用法】上为细末，酒糊为丸，如梧桐子大。每服十丸至十五丸，空心以温酒或盐汤送下。初服三日，觉小便多，或下泄为验。

【功用】壮元气。

【主治】膀胱久冷滞气。

丹铅丹

【来源】《女科百问》卷上。

【组成】鹿茸　灵砂　白龙骨　川椒　阳起石　牡蛎粉　肉桂　肉苁蓉　石斛　川巴戟　木贼　泽泻　天雄（酒浸，炮）沉香　菟丝子（酒浸）腽肭脐各一两　磁石（醋淬）麝香各半两

【用法】上为细末，炼蜜为丸，如梧桐子大。每服一百丸，温酒或盐汤送下。

【主治】妇人一切虚寒冷病。

内灸丸

【来源】《魏氏家藏方》卷十。

【组成】白艾叶半斤（用糯米浆浆过，焙干，再用米醋拌，炒香）附子（炮，去皮脐，切片，再炒令黄）当归（去芦，酒浸）各二两　白芍药　海螵蛸各一两　丁香半两（炒）

【用法】上为细末，米醋面糊为丸，如梧桐子大。每服三十丸，食前米饮或醋汤送下。

【功用】补暖血海。

沉香散

【来源】《魏氏家藏方》卷二。

【组成】沉香（不见火）神曲（炒）舶上茴香　陈皮（去白）各一两　甘草（炙）白术各半两（炒）干姜一分（炮，洗）草果三个（切）

【用法】上为细末。每服二钱，水一盏，加生姜三片，紫苏七叶，同煎至七分，去滓，加盐少许，空心食前服；中酒呕吐，加盐点或酒调下亦得。

【主治】冷气攻注，心腹胀满疼痛，吞酸膈癖，气促壅逆，不纳饮食。

加味火轮丸

【来源】《魏氏家藏方》卷五。

【组成】肉豆蔻（面裹偎） 附子（炮，去皮脐） 干姜（泡，洗） 良姜（薄切，滴少油炒） 天雄（炮，去皮脐） 诃子（紧小者，湿纸裹煨，去核） 荜茇各半两

【用法】上为细末，陈米粉煮糊为丸，如梧桐子大。每服七十丸，空心饮送下。

【功用】大暖脏气，固养元阳，进美饮食。

诃黎勒丸

【来源】《魏氏家藏方》卷五。

【组成】吴茱萸（去枝，汤泡七次） 艾叶 厚朴（去粗皮，姜制，炙） 干姜（炮，洗） 良姜（去须，炒） 白术各一两（炒） 大附子二两（炮，去皮脐，切作骰子块）

【用法】上药加好肉枣三十枚，酒、米醋、生姜自然汁各一碗，煮前药干，为末；加肉豆蔻五两，诃子（炮熟，取皮）二两，丁香半两，胡椒半两，为末，酒为丸，如梧桐子大。每服五十丸，空心以米饮送下。

【功用】宽利胸膈，消谷快气，进美饮食。

【主治】胃寒，一切冷气。

养肝丸

【来源】《魏氏家藏方》卷六。

【组成】沉香一两（不见火） 穿心巴戟二两（去心） 鹿茸三两（掃去毛，锉成片，酒浸，炙） 附子四两（炮，去皮脐） 菟丝子（淘洗）五两（酒浸一宿，研成饼） 熟干地黄（自蒸者）六两（如铺中者，再蒸过）

【用法】上为细末，入麝香肉一钱半，炼蜜为丸，如梧桐子大。每服四十丸，温酒、盐汤空心任下。

【功用】镇心肾，润益五脏，调顺三焦。

钟乳健脾散

【来源】《魏氏家藏方》卷五。

【组成】成炼钟乳粉 人参（去芦）各二两 肉豆蔻（面裹，煨） 诃子（煨，去核） 高良姜（炒） 厚朴（去粗皮，姜制，炒） 白茯苓（去皮） 甘草（炙） 陈皮（去白） 神曲（炒） 草果仁 麦蘖（炒）各一两 干姜一两半（炮，洗）

【用法】上为细末。每服二钱。以水一盏，加生姜三片，大枣一枚，盐一捻，同煎至七分。通口服，不拘时候。

【主治】一切冷气，脾胃久虚，胸膈痞塞，中脘气滞，腹胀虚鸣，上气喘急，心腹绕痛，宿食不化，留饮停积，痰逆呕吐，噫气不通，不进饮食，面黄肌瘦，四肢怠堕。膈气噎塞，霍乱吐泻。

椒蜡丸

【来源】《魏氏家藏方》卷六。

【组成】川椒（去目枝并合口者，酒浸一宿，焙干，摊铫内，去汗，令润，研，去白） 桃仁（去皮尖，麸炒紫色） 杏仁（去皮尖） 茯苓（白者，去皮）各等分

【用法】上为细末，用黄蜡三两熔过，调前药为丸，如梧桐子大。每服一二十丸，空心、食前盐汤下。

【主治】肾冷诸病。

太素神丹

【来源】《魏氏家藏方》卷七引刘德容方。

【组成】牡蛎（雪白，左顾极大者）一斤 硫黄一两 腻粉半两

【用法】上药先用炭三斤，烧牡蛎令通红，放冷，碾成粉，分为两处，各半斤。用大坩锅子一个，盐泥固济，只留口，以牡蛎四两实在锅子底，次将硫黄、腻粉同碾细，用无底小竹筒置牡蛎之上，锅子中心四边再以牡蛎实之，却取竹筒，要得不近锅子四边也，然后再以四两余牡蛎，实捺硫黄之上，去锅子口留三二寸，周匝用熟火三斤簇，待锅子中焰出，以匙抄余牡蛎掺之，焰出又掺，以焰绝为度。放冷取出，再碾如粉。然后取大新砖一片，凿成一池子，深约半砖以上，将未经余

煅牡蛎平分一半，实铺在池子底，次将已煅过硫黄、牡蛎在上，更将余一半牡蛎覆之，实捺平后，用新白瓦一口盖定，以木炭一秤周匝烧之，候火尽为度。却取出，于土内埋半日，令出火毒，研细，滴水为丸，如梧桐子大。每服三五十丸，温米饮送下，食前服。

【主治】久患癖冷，脏腑虚滑，痢下脓血；妇人血海虚冷，赤白带下，经候不时，久无子息；男子下部积冷，腰膝无力，寒疝，膀胱一切冷病。

艾茸丸

【来源】《魏氏家藏方》卷十。

【组成】白艾叶（细锉末，醋半盏同煮，醋尽为度） 当归（去芦，酒浸） 赤芍药 吴茱萸（汤泡七次，炒） 肉桂（去粗皮，不见火） 天雄（炮，去皮脐，锉，再炒） 没药（别研） 荜茇 木香（不见火）各半两 沉香一分（不见火）

【用法】上为细末，醋面糊为丸，如梧桐子大。每服五十丸，空心温酒、盐汤送下。

【主治】妇人下脏久虚，沉寒痼疾。

沉香温胃丸

【来源】《内外伤辨惑论》卷中。

【组成】附子（炮，去皮脐） 巴戟（酒浸，去心） 干姜（炮） 茴香（炮）各一两 官桂七钱 沉香 甘草（炙） 当归 吴茱萸（洗，炒去苦） 人参 白术 白芍药 白茯苓（去皮） 良姜 木香各五钱 丁香三钱

【用法】上为细末，用好醋打面糊为丸，如梧桐子大。每服五七十丸，空心、食前以热米饮送下，一日三次。

【主治】中焦气弱，脾胃受寒，饮食不美，气不调和，脏腑积冷，心腹疼痛，大便滑泄，腹中雷鸣，霍乱吐泻，手足厥逆，便利无度，及下焦阳虚，脐腹冷痛；及伤寒阴湿，形气沉困，自汗。

【宜忌】忌一切生冷物。

鸡舌香散

【来源】《妇人大全良方》卷七。

【组成】良姜（锉细，麻油炒） 桂心 赤芍药各等分

　　本方名鸡舌香散，但方中无鸡舌香，疑脱。

【用法】上为细末。每服二钱，水一盏，加盐木瓜三片，同煎七分，温服；盐汤点亦可。血气、疝瘕痛用熟醋汤调下。

【主治】男子、妇人九种心痛，一切冷气。

【宜忌】忌生冷。

补阳汤

【来源】《兰室秘藏》卷下。

【组成】黄柏 橘皮 葛根 连翘 蝎梢 炙甘草各一分 升麻 黄耆 柴胡各二分 当归身 麻黄各三分 吴茱萸 生地黄 地龙各五分

【用法】上锉，作一服。水一大盏半，煎至六分，去滓，乳食后热服。

【功用】添精神，气和顺，乳食旺。

【主治】小儿大寒证，明堂青脉，额上青黑，脑后青络高起，舌上白滑，喉鸣而喘，大便微青，耳尖冷，目中常常泪下，仍多眵，胸中不利，卧而多惊，无搐则寒。

白术附子汤

【来源】《医学发明》卷五。

【组成】白术 附子（炮，去皮脐） 苍术 陈皮 厚朴（姜制） 半夏（汤洗七次） 茯苓 泽泻各二两 猪苓（去皮）半两 肉桂四钱

【用法】上锉，如麻豆大。每服半两，水三盏，加生姜三片，煎至半盏，去滓，食前温服。

【主治】寒中。阴盛生内寒，厥气上逆，寒气积于胸中，作中满腹胀，作涎，作清涕，或多溺，足下痛不能任身履地，骨乏无力，喜睡，两丸多冷，时作隐隐而痛，或妄见鬼状，梦亡人，腰、背、胛、眼、腰、脊皆痛，而不渴不泻，脉盛大以涩。

天真丹

【来源】《医学发明》卷七。

【别名】天真散（《中国医学大辞典》）。

【组成】沉香 巴戟（酒浸，去心） 茴香（盐炒

香，去盐用）　萆薢（酒浸，炒）　胡芦巴（炒香）　破故纸（炒香）　杜仲（炒去丝）　牵牛（盐炒香黑，去盐）　琥珀各一两　肉桂半两

【用法】上为细末，用原浸药酒打面糊为丸，如梧桐子大。每服五十丸至七八十丸，空心温酒送下。

【主治】

1.《医学发明》：下焦阳虚。

2.《绛雪园古方选注》：下焦阳虚，脐腹痼冷，腿肿如斗，囊肿如升，肌肉坚硬，按之不宣。

【方论】《绛雪园古方选注》：是方用沉香入肾，消风水之肿毒；琥珀达命门，利水道，破坚瘕；巴戟疗脚气寒湿，胡芦巴搜下焦冷气潜伏；舶茴香辟膀胱冷气，除下焦气分之湿；补骨脂暖腰膝，逐囊湿；杜仲健腰脊，除阴下湿；肉桂除下焦沉寒痼冷；萆薢味苦，疗痛痹，去下焦风湿；牵牛子性大热，除气分之湿，三焦壅结，脚浮水肿。以上诸药，辛香者居多，其苦辛无香者，或藉酒浸，或令炒香，俾阳通湿去，其肿自消，肌肉自柔，于以迎阳下返，积气全形，命曰天真，形不坏也。

【验案】前列腺增生　《辽宁中医药大学学报》（2007，5：134）：用本方治疗前列腺增生78例，结果：临床痊愈8例，有效61例，无效9例。有效率88.46%。

如意丸

【来源】《济生方》卷四。

【组成】枳壳（去瓤）　槟榔　橘红　半夏（汤炮七次）　蓬术　京三棱　干姜（炮）　黄连（去须）各二两　巴豆三七粒（连壳用）

【用法】上除巴豆外，锉如豆大，用好醋合巴豆煮干，去巴豆，余药焙为细末，薄糊为丸，如绿豆大。每服十丸，加至十五丸，食后临卧清茶、姜汤任下。

【主治】中虚积冷，气弱有伤，不能传化，心中坚痞，两胁胀满，心腹疼痛，噫宿腐气；及霍乱吐泻，米谷不消；久痢赤白，脓血相杂，久病黄色羸瘦；及腹中一切食癥之疾。

【宜忌】孕妇不宜服。

火轮丸

【来源】《医方类聚》卷一四二引《济生方》。

【别名】斗门丸（《普济方》卷三九五）。

【组成】干姜（炮）　附子（炮，去脐皮）　肉豆蔻（面裹煨）各等分

【用法】上为细末，米糊为丸，如梧桐子大。每服五十丸，空心米饮送下。

【主治】肠胃虚寒，心腹冷痛，泄泻不止。

强中丸

【来源】《普济方》卷二十五引《简易方》。

【组成】神曲（炒）　陈皮（去白）　青皮（去白）　麦蘖（炒）　干姜（炮）　良姜（用少油炒）各二两　半夏三两（汤泡）

【用法】上为细末，面打稀糊为丸，如梧桐子大。每服四五十丸，姜汤或熟水送下。

【主治】脾胃宿冷，呕哕恶心，噫气吞酸，心胸痞满，停痰留饮，胁肋刺痛，体重，不食，中酒吐酒者。

【加减】加缩砂二两尤佳。

姜桂散

【来源】《仁斋直指方论》卷三。

【组成】干姜　良姜各半两　辣桂　木香　半夏曲　甘草（炒）各二钱半

【用法】上锉散。每服三钱，加生姜五片，大枣二个，水煎服。

【功用】温中，散寒气。

茴香散

【来源】《仁斋直指小儿方论》卷二。

【组成】芸苔子（炒）　蓬莪术　茴香（炒）青皮　甘草各一分　辣桂　木香各半分

【用法】上为末。每服半钱，盐汤调下。

【主治】小儿脐下气块癖痛。

生硫饮

【来源】方出《本草纲目》卷十一引《仁斋直指方论》，名见《卫生鸿宝》卷一。

【组成】生硫黄末

【用法】老酒调下，常服之。

【主治】嗜酒，任气，血凝于气，则为气鳖；嗜酒痼冷，败血入酒，则为血鳖；大者如鳖，小者如钱，上顷人喉，下蚀人肛，或附胁背，或隐肠腹。

石斛丸

【来源】《类编朱氏集验方》卷八引庐山刘立之方。

【组成】葫芦巴 荜茇 石斛 附子 巴戟（去心） 荜澄茄 茯苓 山药 沉香 鹿茸（蜜炙）各一两

【用法】上为细末，猪腰五味煮烂，同汁打米糊为丸，如梧桐子大。每服四五十丸，空心米饮送下；酒亦可。

【主治】肾经积寒，丹田凝阴，小肠时痛，腰膝时冷，小便白浊，头晕耳鸣，或痰涎壅塞，身或倦怠，膈满怔忪，饮食化迟，肠鸣气走。

木沉煎丸

【来源】《御药院方》卷四。

【组成】木香二两 沉香 陈皮（用汤浸，去白，焙干） 当归（洗，焙干） 槟榔各一两 肉桂（去粗皮） 胡椒各半两 芫花二两半（捣末，以醋五升，慢火熬为膏）

【用法】上为细末，以芫花膏和丸，如梧桐子大。每服七丸至十丸，食后、临卧温酒送下。

【主治】一切阴冷气攻注，四肢百脉刺痛，及留饮痃癖积聚，心腹坚胀绞痛。

沉香圣饼子

【来源】《御药院方》卷四。

【组成】沉香 檀香各一钱 丁香二钱 木香三钱 桂花 缩砂仁 槟榔各半两 吴白芷一两半 甘松七钱半（水洗净） 京三棱（炮） 蓬莪术（炮）各一两 甘草四两（用糖缠，焙干）

【用法】上为细末，酥油饼为丸，如梧桐子大，捻作饼子。每服五七饼至十饼，细嚼白汤送下，不拘时候。

【主治】一切冷气上攻，心腹胁肋胀满刺痛，胸膈噎闷，痰逆恶心，噫气吞酸，不思饮食，胃中虚冷，呕吐不止，及五膈五噎，宿食宿饮不散。

养气汤

【来源】《御药院方》卷四。

【组成】干姜（炮） 甘草（炙）各二两 白檀香（锉） 丁香各一两半 丁皮一两 胡椒二钱 盐二两半 人参二钱 白芷一钱

【用法】上药一处碾微碎，用慢火令香熟，乘热入瓷器中，密覆候冷，为细末，入器中，密盛勿令泄气。每服一钱，沸汤点服，不拘时候。

【功用】温暖脾胃，进美饮食。

【主治】冷气上攻心腹，胁肋胀满刺痛，口苦无味，噫气吞酸，痰逆呕吐，胸膈痞闷，不思饮食；或发霍乱，五膈五噎，一切气疾。

温胃丸

【来源】《医方类聚》卷一五七引《施圆端效方》。

【组成】京三棱（炮，切）三分 附子一个（炮） 干姜（炮） 青皮 桂各半两

【用法】上为细末，醋糊为丸，如豆大。每服二三十丸，米饮送下。

【主治】沉寒痼冷，呕哕吐逆，心胸噎痞，减食。

升麻加附子汤

【来源】《医方类聚》卷八十一引《卫生宝鉴》。

【别名】升麻附子汤（《丹溪心法》卷三）。

【组成】升麻 葛根各一钱 白芷 黄耆各七分 甘草（炙） 草豆蔻仁 人参各五分 黑附（炮）七分 益智三分

【用法】上锉。作一服，水三盏，加连须葱白，同煎至一盏，去滓温服，数服良愈。

【主治】

1.《医方类聚》引《卫生宝鉴》：面寒。

2.《医钞类编》：身体瘦弱，饮食清减。

【验案】面寒　真定府维摩院尼长老，六十一岁，身体瘦弱，己酉十月间，病头面不耐寒，气弱而不敢当风行，诸治不效，请予诊之。其脉弦细而微，且病人年高，常食素茶果而已，此阳明之经本虚，《脉经》云：气不足则身以前皆寒栗。此胃气虚经络之气亦虚，不能上达头面，故大恶风寒，先以附子理中丸数服，而温其中气，次以升麻加附子汤，行其经络。

寒六合汤

【来源】《医垒元戎》。

【组成】四物汤加干姜　附子

【用法】上为粗末。水煎服。

【主治】虚寒脉微，自汗，气难布息，清便自调。

术附汤

【来源】《云岐子脉诀》。

【组成】白术　附子（炮，去皮脐）　干姜（炮）　桂各一两

【用法】上锉。煎一两，食前服。

【主治】心上寒，寸口脉迟。

椒红固肠丸

【来源】《普济方》卷二〇八引《瑞竹堂经验方》。

【组成】神曲六两（锉作小块，炒香熟）　白术一两（锉，炒干）　川姜（去皮，炮）三两　川椒（去目，炒去汗，取干净）一两半　厚朴（去粗皮，姜炙）一两　肉豆蔻三两（面裹煨）

【用法】上为细末，别用蒜不拘多少，湿纸裹煨香熟，剥净研如泥，热汤化开，滤去滓，少入面打糊和药为丸，如梧桐子大。每服七八十丸，空心米饮汤送下，一日二次。

【主治】脾胃积冷，肠鸣，大便滑泄，腹痛。

炒狼汤

【来源】《饮膳正要》卷一。

【组成】狼肉一脚子（卸成事件）　草果三个　胡椒五钱　哈昔泥一钱　荜茇二钱　缩砂二钱　姜

黄二钱　咱夫兰一钱

【用法】上件熬成汤，用葱、酱、盐、醋一同调和服。

【功用】暖五脏，温中。

撒速汤

【来源】《饮膳正要》卷一。

【组成】羊肉二脚子　羊头蹄一付　草果四个　官桂三两　生姜半斤　哈昔泥（如回回豆子两个大）

【用法】上以水一铁铬，熬成汤，于石头锅内盛顿，下石榴子一斤，胡椒二两、盐少许，炮石榴子用小油一杓，哈昔泥如豌豆大者一块，（炒鹅黄色微黑），汤沫子油去净，澄清，用甲香、甘松、哈昔泥、酥油烧烟熏瓶封贮。任意。

【主治】元脏虚冷，腹内冷痛，腰脊疼疼。

椒附丸

【来源】《世医得效方》卷三。

【组成】绵附一个（十二钱者）　胡椒一百粒

【用法】上为末，姜汁糊为丸，如梧桐子大。每服五十丸，姜汤或盐汤空心吞下。

【主治】脐下极冷，腹痛楚异常，手足亦冷，不任冷水冷食，面黄肌瘦，按之痛稍止者。

仙灵酒

【来源】《医学启蒙》卷下。

【组成】仙灵脾四两　金樱膏四两　川牛膝一两　当归身二两　川芎一两　巴戟天一两（去心）　菟丝子二两（制）　小茴香一两（炒）　补骨脂二两（炒）　官桂一两　川杜仲一两（姜炒）　沉香五钱

【用法】用细花烧酒二十斤一坛，上药为粗末，绢袋盛，悬胎煮三炷香，放土地上三宿，分作十小瓶，以泥封口。

【功用】壮阳固精，健筋骨，补精髓，广嗣延年。

【主治】血气虚惫，下元痼冷，腰膝无力，临事不举，梦泄遗精。

【宜忌】仙灵，以其主药而名也。佐之补益固精以成剂。中年之人宜乎用效，少年而非虚弱者，

非所宜也。

十精丸

【来源】《医方类聚》卷一五三引《烟霞圣效方》。

【组成】熟地黄　枸杞子　菟丝子　苁蓉（以上二味酒浸一宿，焙干）桂心　甘菊花　川椒　干山药　白茯苓　柏子仁各等分

【用法】上药先将九味捣为细末，后入柏子仁，用术煎或酒糊为丸，如梧桐子大。每服十丸，温酒送下，一日二次。

【主治】男子妇人久冷。

吴茱萸丸

【来源】《普济方》卷二十。

【组成】吴茱萸四两（陈者）

【用法】用大莱菔一枚，剜心空，入茱萸在内，以盖覆之，用黄泥团裹，溏灰火内熟煨，取出，别用慢火以醋炒令匀熟，为末和丸，用葛布袋盛之。每服七粒至十粒，空心米饮送下，久服永无冷痛。

【主治】脾元虚冷，宿食不消，心腹刺痛，呕逆醋心，面黄瘦弱。

补脾散

【来源】《普济方》卷二十一。

【组成】木香半两　草豆蔻（白面裹，慢火煨令焦，去皮并面）陈橘皮（汤浸去白，焙）茴香子（炒）厚朴（去粗皮，生姜汁炙）干姜（炮）荆三棱（炮）各一两　陈曲（炒）大麦蘖（炒）各二两

【用法】上为散。每服二钱匕，食前炒生姜盐汤调下。

【主治】脾脏冷气，腹内虚鸣泄泻，食气结块，憎寒壮热，日渐羸瘦。

摩腰膏

【来源】《普济方》卷一五四。

【组成】陈皮一两（去白）阳起石五钱　干姜　沉香　官桂（去粗皮）舶上硫黄　吴茱黄　雄黄　蛇床子各五钱　枯白矾一两　杏仁一两（去皮尖）轻粉一钱　麝香一钱半　附子一个（须一两者，炮，去皮脐）母丁香一两　朱砂一钱二分

【用法】上药除轻粉、朱砂、麝香另研外，余药共为细末，后入上三味和匀，炼蜜为丸，如弹子大。临用时，取生姜自然汁煎浓，后入药一丸，良久浸化研之，令人手蘸药，涂于腰肚上摩之，以尽为度，须用绵裹肚腰上，其热如火，每日一次。

【功用】壮筋骨，助元阳。

【主治】老壮一切腰痛痼冷，腿脚寒湿。

硇魏丸

【来源】《普济方》卷一八二。

【组成】硇砂（水净，去石，炒）三两　胡芦巴一两半　木香　沉香各半两　陈皮　干姜　当归　厚朴　川芎　茴香　胡椒　砂仁　甘草　大附（炮）各四两　白术　青盐　五味一两半　阿魏半两（醋化）好酒五升　好醋五升　好蜜十两　细面二斤　丁香

方中丁香用量原缺。

【用法】上为末，用银石锅，内入酒醋蜜，先下丁魏盐三味，并面同煎稠粘，便下药末半斤以来，更煎如稀糊，渐渐入药末，煎至得所，熄火取出，更入干药末，搜和成剂，捣杵为丸，如梧桐子大。每服十五丸至二十丸，空心嚼破，姜酒汤送下。

【主治】脾元气弱，久积阴冷，心腹胁肋胀满刺痛，面色青黄，肌体瘦弱，怠惰嗜卧，食少多伤，噫气吞酸，哕逆恶心，腹中虚鸣，大便泻利，胸膈痞塞，饮食不下，呕噎霍乱，体冷转筋，五膈五噎，痃癖积聚，翻胃吐食，久病久痢。

【宜忌】忌羊血豉汁。

无比沉香丸

【来源】《普济方》卷一八四。

【别名】沉香不二丸、沉香百疗丸。

【组成】沉香　檀香各半两　南木香　乳香　没药各半两　丁香　附子（炒，去毛）八角茴香　荆三棱（醋炙）广茂（炮）胡椒　官桂（去皮）良姜　巴豆（炒，去油）青皮（去瓤）陈

皮（去白）　大麦　川乌（炮）　甘草（炮）　川椒（去目）各等分

【用法】上为末，醋糊为丸，如樱桃大。每服一丸，用烧酒一小盏，大枣一个（去核），同药细嚼，冷米汤送下。腹急痛，冷水送下；伤损肠内痛，煎乳香送下；积聚，下亦如前法；食后、临卧服，服后干物压之。

【主治】男子妇人诸物所伤，遍身走注疼痛，多年沉积不散，呕吐恶心，胸膈不利，心腹刺痛，久痢不止，胁肋胀满；一切冷气不和；妇人胎前产后诸疾。

【宜忌】忌热物。

沉香丸

【来源】《普济方》卷一八四。

【组成】川白芷一两　乌药二两　香附子三两
　　本方名沉香丸，但方中无沉香，疑脱。

【用法】上酒糊为丸，如梧桐子大。每服三五十丸，空心以盐汤、酒任意送下。

【主治】一切冷气，攻刺心痛，胁肋胀满，噎塞噫气吞酸。

㹱火丹

【来源】《普济方》卷一九八。

【组成】淡豉二两　信二钱　雄黄五钱　朱砂三钱

【用法】上为末，用蒸饼捣和为丸，如梧桐子大。每服五十丸，隔发一时，用冷水送下。

【主治】脾寒。

【宜忌】忌热物、湿面、发毒等物三五日。

安息丸

【来源】《普济方》卷二二〇。

【组成】附子二个（重六钱，以火炮裂，去皮脐）　胡芦巴（洗淘净）　白茯苓（去皮）　安息香（酒洗化下，滓酒浸作糊丸药）　桃仁（麸炒，去皮）　苁蓉（酒浸，切，焙）　木香各二两

【用法】上为细末，酒糊为丸，如梧桐子大。每服三十丸，空心、食前盐汤送下。

【功用】补下元虚惫。

【主治】面色黧黑，一切寒冷病，及小肠尿白脬寒。

香连丸

【来源】《普济方》卷二二〇。

【组成】硫黄一两（研）　硇砂一两（研水煎霜）　生木瓜一枚（去皮，切取盖子，剜瓤尽，入硫黄，硇砂在内，却盖，竹签定，蒸一伏时，研如膏）　肉豆蔻三枚（去壳，炮）　槟榔三枚（生，锉）　当归（切，焙）　石斛（去根）　牛膝（酒浸，切，焙）　附子（炮，去皮脐）　巴戟（去心）　苁蓉（酒浸，切，焙干）　茴香子（炒）　木香　沉香（锉）各半两　白茯苓（去皮）　丁香　京三棱（炒，锉）　麝香　乳香（另研）　人参　桂（去皮）　毕澄茄　阿魏（醋化面作饼子，炙干）　干姜（炮）各一两
　　本方名香连丸，但方中无黄连，疑脱。

【用法】上除前膏外，为末，入前膏为丸，如梧桐子大。每服二十丸至三十丸，空心、食前温酒送下。

【功用】补骨髓，益真气，治痼冷，润皮肤，悦颜色。

菟丝子丸

【来源】《普济方》卷二二〇。

【组成】菟丝子二两（酒浸三日，晒干，别研末）　枳壳半两（麸炒，微炒，去瓤）　石斛一两（去根，锉）　荜澄茄一两　干姜一两（炮制，锉）　牛膝一两（去苗）　木香半两　肉豆蔻　槟榔三分　蛇床子一两　茴香子一两　荜茇三分

【用法】上为末，炼蜜为丸，如梧桐子大。每服三十丸，空心盐酒送下，汤亦可。

【功用】补虚。

【主治】痼冷。

巴戟煎丸

【来源】《普济方》卷二二一。

【组成】巴戟一两（另研末，去心）　舶上茴香二两（炒）　川楝子二两（面炒）　马蔺二两（醋炒

紫色）牛膝一两（酒浸三日，去苗，焙干）黑附子一两（炮，去皮脐）苁蓉二两（去土，酒浸三日，焙干）破故纸一两芸苔子二两（炒）

【用法】上为末。将巴戟末以好酒二升，入白麸少许，同熬成膏，与众药拌匀为丸，如梧桐子大。每服十五丸至二十丸，空心盐汤送下。

【主治】小肠积冷，饮食减少，面多虚黄，手足常冷。

玉抱肚

【来源】《奇效良方》卷十三。

【组成】针砂四两（炒）白矾半两官桂一两

【用法】上为细末，和匀作一包，冰水调摊皮纸上，贴脐上下，以帛系之。如觉大热，即以衣衬之，药干，再以水湿令润，其热如初，可用三四次。

【主治】一切虚寒，下痢赤白，或时腹痛，肠滑不禁，心腹冷极者。

沉香煎丸

【来源】《奇效良方》卷六十四。

【别名】沉香煎（《婴童百问》卷七）、沉乳感应丸（《医学入门》卷六）。

【组成】乳香沉香杏仁（炒）木香丁香各一钱百草霜二钱半肉豆蔻（煨）一个巴豆七粒（去油如霜）

【用法】上为细末，熔黄蜡加酒些少和为丸，如绿豆大。每服三五丸，以姜汤送下。以通为度。

【主治】

1.《奇效良方》：冷积，癖积，疳积，食积，乳积，中脘不和，痞气郁结，或泻利呕哕，肚腹疼痛，伤食泄泻。

2.《医学入门》：一切积痛，盘肠虫痛。

吴茱萸汤

【来源】《万氏女科》卷三。

【组成】吴茱萸（炒）一钱半桔梗干姜（炒）炙草半夏（制）细辛当归白茯苓桂心陈皮

桔梗以下各药用量原缺。

【用法】生姜为引，水煎，热服。

【主治】妇人脏气本虚，宿夹积冷，胸腹胀痛，呕吐恶心，饮食减少，或因新产血气暴虚，风冷乘之，以致寒邪内胜，宿疾益加。

兜肚方

【来源】《古今医统大全》卷二十二。

【组成】檀香排草各一两沉香丁香各五钱丁皮广零陵香马蹄草白芷各六钱甘松附子乳香各二钱麝香九分

【用法】上为末，和揉艾铺绵中，用帛做成兜肚，以线钉定，勿令移动。裹肚及小腹，兼丹田、神阙。初裹一夜，日去之，渐渐至二夜一去，又渐至五夜一去，方可常裹。男妇皆可用。

【主治】腹中寒积，瘕冷不散。

【宜忌】有孕勿用。

百效丸

【来源】《古今医统大全》卷八十七。

【组成】生地黄（取汁）乌头一百五十枚大豆三升半

【用法】上锉，乌头以酒一升半，和地黄汁浸乌头至烂，绞去滓，纳豆子于二汁中，至除日晒之，有余汁更浸至汁尽为度。初服二豆，渐服至二十豆，有病空腹服，无病食后服，四时合亦得，二月制尤美。

【功用】令人能食，益气，强盛有子，发白反黑，齿落更生。

【主治】瘕冷风眩，寒中手足冷，胃寒脐冷，百病五劳。

【宜忌】先病热之人不可服。

加味黄耆汤

【来源】《医学入门》卷四。

【别名】保元汤。

【组成】黄耆一钱人参甘草各一钱白术五分肉桂五分

方中肉桂用量原缺，据《济阴纲目》补。

【主治】阳虚背恶寒。

【加减】病甚者，加附子。

回阳丹

【来源】《古今医鉴》卷七。

【组成】干姜一两　牡蛎一两

【用法】上为细末。以火酒调稠，搽手上，男子用双手揉外肾即愈；女子以男子手搽药，急按两乳，仍揉擦热，汗出则愈。

【主治】瘤冷。

回阳返本汤

【来源】《古今医鉴》卷七。

【组成】人参一钱　白术一钱　干姜一钱（炒）　丁香八分　甘草一钱　陈皮一钱　半夏（制）一钱　大附子（制）一钱　茯苓八分　神曲（炒）六分　白豆蔻八分　沉香五分

【用法】上锉，加生姜三片，大枣二个，盐少许，水煎服。外于脐上，用熟葱贴，冷则复易。外肾并阴囊，以绢帛扎住，用炒盐款款熁之。再用炒盐熨胸膈、胁肋、上下小腹。如急阴不省人事，用盐填满脐中，艾火灸之，以醒为度。或大便秘结，以利气丸通之。

【主治】急阴证。手足冷，指甲青，小腹疼痛，外肾挛缩。

固阳膏

【来源】《古今医鉴》卷七。

【组成】生白矾三钱　黄丹二钱　干姜五钱　母丁香十个　胡椒十五粒

【用法】上为末，用醋和为膏。以手（男左女右）握药搭脐上。盖被少顷，汗出即愈。

【主治】房室不节，致成阴症。

加味理中汤

【来源】《万病回春》卷三。

【组成】大附子（面包煨，去皮脐）　人参（去芦）　白术（去芦）　干姜（炒）　肉桂　陈皮　茯

苓（去皮）各等分　甘草（炙）减半

【用法】上锉一剂。加生姜一片，大枣二枚，水煎，热服。

【主治】寒甚瘤冷。

固阳汤

【来源】《万病回春》卷三。

【组成】人参　黄耆各二钱　白术（去芦）　茯苓各四钱　干姜八钱　良姜三钱　白姜八钱　厚朴三钱（姜汁炒）　大附子（炮）四钱

【用法】水煎，热服。

【主治】阳症归阴，阴囊缩入，手足厥冷，腹痛胀，冷汗出，脉或洪弦。

【加减】腹痛，倍良姜。

木香泽泻汤

【来源】《杏苑生春》卷七。

【组成】木香　芍药　青皮　泽泻各五分　木通　槟榔　橘皮　大茴　当归各七分　甘草三分　桂少许

【用法】上锉，加生姜三片，水二钟，煎一钟，空心温服。

【主治】冷气凝滞，小便淋沥作痛，身冷。

回阳散

【来源】《寿世保元》卷四。

【组成】硫黄四分　胡椒六分

【用法】上为细末。每服三分，烧酒调下。

【主治】阴症，腹痛身冷。

回阳散

【来源】《寿世保元》卷四。

【组成】丁香　干姜　乳香　没药　胡椒各三钱

【用法】上为末。每服三钱，以唾调涂在手内，两掌心安于两膝间，以手帕缚定。用棉被盖之，其汗自出。

【主治】阴症，不能服药，不得汗出者。

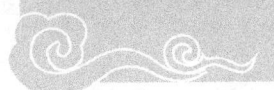

回阳膏

【来源】《寿世保元》卷四。

【组成】白矾（煮）三钱　黄丹二钱　干姜五钱　母丁香十个　胡椒十五六粒

【用法】上为末，用醋调得所，以男左女右，握药搭脐上。盖被出汗即愈。

【主治】因女色成阴症者。

韭子丸

【来源】《穷乡便方》。

【组成】鸡肶胫（烧灰）　螵蛸（酒炙）　龙骨　覆盆子（酒浸）　附子（炮）　牛膝　沉香　肉苁蓉　赤石脂　牡蛎粉（煅）各等分

　　本方名韭子丸，但方中无韭子，疑脱。

【用法】炼蜜为丸。每服九十丸，空心盐汤送下。

【主治】阳不足。

大温中饮

【来源】《景岳全书》卷五十一。

【别名】大温中汤（《医学从众录》卷八）。

【组成】熟地三五七钱　冬白术三五钱　当归三五钱（如泄泻不宜用，或以山药代之）　人参二五钱（甚者一两，或不用亦可）　炙甘草一钱　柴胡二三四钱　麻黄一二三钱　肉桂一二钱　干姜（炒熟）一二钱（可煨生姜三五七片亦可）

【用法】水二钟，煎七分，去浮沫，温服。或略盖取微汗。

【主治】

　　1.《景岳全书》：阳虚伤寒，及一切四时劳倦，寒疫阴暑之气，身虽炽热，时犹畏寒，即在夏月，亦欲衣被覆盖，或喜热汤，或兼呕恶泄泻，但六脉无力，肩背怯寒，邪气不能外达。

　　2.《验方新编》：小儿痘疹，气虚兼寒者。

【宜忌】

　　1.《景岳全书》：此方宜与理阴煎、麻桂饮相参用。

　　2.《成方切用》：此方惟气血两虚而重感寒邪者宜之，非正伤寒治法。

【加减】如气虚，加黄耆二三钱；如寒甚阳虚者，

加制附子一二钱；头痛，加川芎或白芷、细辛；阳虚气陷，加升麻；如肚腹泄泻，宜少减柴胡，加防风、细辛亦可。

【方论】《景岳全书》：此元阳大虚，正不胜邪之候，若非峻补托散则寒邪日深，必致不救。温中自可散寒，即此方也。服后畏寒悉除，觉有燥热，乃阳回作汗佳兆，不可疑之畏之。此外，凡以素禀薄弱之辈或感阴邪时疫，发热困倦，虽未见如前阴证，而热邪未盛者，但于初感时，即速用此饮，连进二三服，无不随药随愈。

复阳丹

【来源】《景岳全书》卷五十一。

【组成】附子（制）　炮姜　胡椒　北五味（炒）　炙甘草各一两　白面二两（炒熟）

【用法】上为末，和匀，加温汤为丸，如梧桐子大。每服一钱，随证用药引送下。

【主治】阴寒呕吐、泄泻、腹痛、寒疝。

乌药沉香汤

【来源】《济阳纲目》卷七十二。

【组成】乌药一两　沉香五钱　人参三分　甘草四分

【用法】上为末，每服五分，入盐少许，加生姜一片，水煎服。或加香附、砂仁、陈皮、半夏，或加枳壳、神曲、麦牙、莪术、青皮、木香，随宜加入。

【主治】一切冷气及中恶心肠痛；及妇人血气攻心胃腹胀痛。

甘寒补气汤

【来源】《医门法律》卷二。

【组成】人参一钱　麦冬一钱　黄耆（蜜炙）一钱二分　白芍一钱（酒炒）　甘草（炙）七分　生地黄二钱　牡丹皮八分　淡竹叶（鲜者，取汁少许，更炒干者）七分

【用法】用水二大盏，煎至一盏，加梨汁少许热服。无梨汁，用竹沥可代。

【主治】中寒服药后，诸证尽除，但经络间微有窒

塞，辛温药服之，不能通快者。

桂附八珍汤

【来源】《外科大成》卷四。

【组成】肉桂五分　大附子　人参　白术　白茯苓　当归　川芎　白芍（炒）　熟地各一钱　木香　甘草各三分

【用法】加生姜三片，红枣二枚，水二钟，煎八分，食远服。

【主治】房欲后阴虚受寒，致令肿块，或遍身腿脚疼痛。

久道汤

【来源】《石宝秘录》卷一。

【组成】人参一钱　白术二钱　黄耆二钱　茯苓二钱　甘草五分　白芥子一钱　神曲五分　肉桂一分　麦冬二钱　北五味三分　苏子五分

【用法】水煎服。

【主治】虚寒。

【加减】心不宁，加生枣仁一钱；不寐，加熟枣仁一钱，远志一钱；饱闷，加白蔻一钱；口渴，加熟地三钱，当归二钱；梦遗，加芡实三钱，山药三钱；饮食不开，加麦芽一钱，山楂三四粒；有痰，加半夏五分；咳嗽，加桔梗一钱；有浮游之火，加玄参二钱；头疼，加蔓荆子七分，或川芎一钱；有外感，加防风二钱；鼻塞，加苏叶一钱；目痛，加谷精草二钱；心微痛，加栀子五分；胁痛，加芍药一钱；腹痛，加肉桂三分。

祛寒至圣丹

【来源】《石室秘录》卷二。

【组成】肉桂一钱　附子一钱　熟地一两　山茱萸四钱　白术三钱　人参三钱　柴胡五分

【用法】水煎服。

【主治】阴寒无火而夜热者。

【方论】此方之妙，用附、桂祛寒之药加之于参、熟补阴之内，使阳得阴而有制，不至奔越沸腾，少加柴胡数分则阴邪自散。盖阳根于阴，可真阴肾水，实为真阳君相之火之母也，此方中加熟地、

山萸正是此意。

宣闭汤

【来源】《辨证录》卷九。

【组成】黄耆　茯苓各五钱　人参　猪苓各三钱　泽泻二钱　半夏　肉桂　羌活各一钱

【用法】水煎服。

【主治】终日捕鱼，身入水中，时而发热，畏寒恶冷。

辟寒丹

【来源】《辨证录》卷九。

【组成】肉桂三钱　茯苓五钱　白术五钱　甘草一钱　橘核三钱　荔枝核三个（捣碎）

【用法】水煎服。

【主治】膀胱寒结，小水甚勤，睾丸缩入，遇寒天更痛者。

【方论】此方用肉桂为君，既能温命门之火，复能祛膀胱之寒；白术、茯苓又是利水之剂；橘核、荔核又善定睾丸之痛，非肉桂相引，不能直入而散其寒结也。

温胞散

【来源】《辨证录》卷十一。

【别名】温胞饮（《傅青主男女科》）。

【组成】人参三钱　白术一两　巴戟天一两　破故纸二钱　杜仲三钱　菟丝子三钱　芡实三钱　山药三钱　肉桂二钱　附子三分

【用法】水煎服。

【主治】妇人心肾火衰，胞胎寒冷，下身冰凉，非火不温，交感之时，阴中不见有温热之气。

仙茅大益丸

【来源】《李氏医鉴》卷三。

【组成】仙茅（竹刀去皮，切，糯米泔浸，去赤汁出毒用）

【用法】阴干蜜丸。酒服。

【功用】助命火，益阳道，明耳目，补虚劳。

【主治】失溺，无子，心腹冷气，不能食，腰脚冷痹，不能行。

【宜忌】相火盛者忌服；制丸时忌铁；禁食牛乳、牛肉。

神仙酒

【来源】《奇方类编》卷下。

【别名】家常八仙酒（《仙拈集》卷三）。

【组成】川乌（烧存性） 草乌（烧存性） 当归 薄荷叶 淡竹叶 生甘草 良姜 陈皮各一钱二分 干烧酒十斤 甜酒五斤 红砂糖二十两

【用法】先用水、醋将红砂糖调匀，去滓，入酒内，再以绢袋盛药，浸酒内五日。随量饮之。

【功用】久服大有补益。

二炁灵砂丹

【来源】《惠直堂方》卷一。

【组成】水银一斤 硫黄四两

【用法】入锅炒断星，入阳城罐升打五香，开出成束针纹赤色为佳，桑灰醋淋汁煮，制米糊丸，如芥子大。每服三分或一分。常服，每用人参汤空心送下，或枣汤送下，疝气，木肾偏坠肿痛，茴香汤送下；白浊遗精，白茯苓汤送下；虚劳咳嗽，生姜、乌梅、苏梗汤送下，腰腹满痛，莪术汤送下；盗汗、溺多，煅牡蛎少许煎汤送下；疟疾不已，桃、柳枝汤送下；吐逆翻胃，丁香、藿香汤送下；中风痰厥，面青，木香汤送下；走注风痛，遍身作痛，葱白汤送下；脚膝痛，木瓜汤送下；气滞，生姜、陈皮汤送下；妇人血气作痛，延胡索、五灵脂、酒、醋各半送下；小儿慢惊沉困，胃虚呕吐，神脱，人参、丁香汤送下。

【功用】升降阴阳，和五脏，助元气，下逆气，扶危救急。

【主治】诸虚痼冷，厥逆，及上盛下虚，痰涎壅盛者。

【宜忌】孕妇忌服。胃虚呕吐，霍乱，肺热生痰，心虚有火，神魂不宁者，俱不可用。

大中风汤

【来源】《脉症正宗》卷一。

【组成】附子一钱 肉桂六分 黄耆一钱 川羌八分 独活一钱 干姜八分 香附一钱 川芎八分

【用法】水煎服。

【主治】陈寒。

三仙饮

【来源】《医方一盘珠》卷四。

【组成】熟附子 上肉桂 干姜各二钱

【用法】艾叶为引，水煎服。

【主治】真阳耗散之阴症，手足厥冷，脐下微痛，两目昏昏神不足者。

养元固本暖腰方

【来源】《种福堂公选良方》卷二。

【组成】广木香 真川椒 大茴（炒） 故纸 升麻各一两 川附子五钱 蕲艾半斤 丁香四钱 上肉桂 川楝子各一两

【用法】先将艾搓软，次以各药为末和匀，用绫绢做暖腰，入药密扎腰上，着肉。

【主治】养元固本，暖腰。

沈氏棉子丸

【来源】《杂病源流犀烛》卷十四。

【组成】棉子八两 升麻 炮姜各四钱 白术一两 半夏八钱

【用法】砂糖炒烊为丸。每服二钱，空心米汤送下。服至半月许，当有寒积如稀痰一般随大便下，以下尽为度，即勿服，再服健脾暖腹之剂。

【主治】感伤寒冷成寒积，腹中疼痛，必以手重按或将物顶住稍可，口吐清水。

附子理阴煎

【来源】《寒温条辨》卷四。

【组成】理阴煎加附子（炮）一二钱

【用法】水煎，热服。

【主治】

1.《寒温条辨》：命门火衰，阴中无阳。

2.《儿科醒》：小儿真阴虚弱，胀满呕哕，痰饮恶心，吐泻腹痛。

温中汤

【来源】《会约医镜》卷四。

【组成】白术一钱　山药（炒）一钱半，扁豆（炒，研）二钱　陈皮八分　厚朴（姜炒）一钱　砂仁八分　藿香一钱　干姜（炒）八分　甘草（炙）一钱　白芍一钱

【用法】水煎服。

【主治】里寒便溏，腹痛喜按，口吐冷涎，脉虚弱者。

【加减】如宿食，加炒神曲、炒麦芽各一钱；如呕逆，加生姜一钱半；如气滞者，加木香五分。

加味十全大补汤

【来源】《会约医镜》卷六。

【组成】人参（无者，山药三钱代之）　白术钱半　茯苓　炙草　当归　白芍　川芎各一钱二分　熟地　黄耆（蜜炙）各二钱　肉桂一钱　升麻（盐炒）　柴胡（酒炒）各三分　天麻钱半　白附子（如竹节者真）八分

【用法】水煎，温服。

【主治】头上冷而畏风，或痛或不痛，属后天气血之不足者。

玉壶丹

【来源】《医略十三篇》卷七。

【组成】石硫黄

【用法】入猪大肠内，煮肠烂为度，蒸饼为丸服。

【主治】火衰证。

蒸脐方

【来源】《卫生鸿宝》卷一。

【组成】五灵脂（生）八钱　青盐（生）五钱　鼠粪（微炒）　木通各三钱　夜明砂（微炒）　葱头（干）各二钱　乳香　没药各一钱　麝香少许

【用法】上为细末。先和荞面作圆圈置脐上，再将药末二钱放脐中，用槐皮（剪钱大一块）放面圈上，以艾圆灸之。

【主治】一切沉寒痼冷，血瘀气滞之疾。

散阴膏

【来源】《理瀹骈文》。

【组成】生附子五两　白附子四两　生南星　生半夏　生川乌　生草乌　生麻黄（去节）　生大黄　羌活　苍术各三两　川芎　当归　姜黄　细辛　防风　甘遂　延胡　灵仙　乌药各二两　独活　灵脂　黑丑头　荆穗　三棱　莪术　藁本　赤芍　白芷　紫苏　香附子　白芷　青皮　陈皮　天麻　秦艽　枳实　厚朴　槟榔　远志肉　益智仁　杜仲　牛膝　川续断　紫荆皮　桂皮　五加皮　宣木瓜　吴茱萸　蛇床子　补骨脂　大茴　巴戟天　胡芦巴　巴豆仁　杏仁　桃仁　苏木　红花　草果　良姜　皂角　骨碎补　自然铜　刘寄奴　马鞭草　红牙大戟　商陆　芫花　防己　甘草　木鳖仁　蓖麻仁　生山甲　蜂房　全蝎　蛇蜕　荜茇　甘松　山奈　黄连　黄柏各一两　发团二两　炒蚕砂二两四钱　干地龙十条　生姜　葱白各二斤　韭白　大蒜头　桑枝　苍耳草（全）各一斤　凤仙草（全株）约二三斤　槐枝　柳枝　桃枝各八两　干姜　艾侧柏叶各四两　炮姜　菖蒲　胡椒　川椒　白芥子各二两

【用法】上用油三十五斤，将两组药分熬，丹收；再入提净松香八两，金陀僧四两，陈壁土、赤石脂（煅）各二两，雄黄、明矾、木香、丁香、降香、制乳香、制没药、官桂、樟脑、真轻粉各一两，牛胶四两（酒蒸化），俟丹收后，搅至温温，以一滴试之，不爆方下，再搅千余遍令匀，愈多愈妙；再加苏合油一两搅匀。临用掺麝末，外贴。内伤生冷，外感风寒，头疼身热，项背拘急，肚腹胀痛，似中寒而势稍缓者，膏贴背心、脐上，用五积散发表温里，炒熨并缚脐；由房事后受凉食冷而致腹绞痛者，膏贴背心、脐上、对脐及两膝盖，或掺肉桂、丁香、吴萸、附子、胡椒、麝香贴，更用吴萸、葱白、麦麸、食盐炒热熨脐并缚；黄疸色黯身冷自汗者，膏掺附子、干姜、茵

陈末贴脐上，再用一料炒熨并缚；水肿尿涩，喘急脉沉，股冷，或大便滑泄者，膏贴脐上并对脐，或用平胃散合五苓散炒熨；腹满濡时减，吐利厥冷，属脾胃虚寒者，膏内掺干姜、制厚朴、官桂末贴脐上；气虚，暴泻，冷汗，脉微，用炮姜、附子、益智仁、丁香末掺膏贴脐，并对脐加艾缚之，更用艾一斤坐身下，或并包膝盖至足心；若脾肾虚寒久泻者，膏亦如上掺贴，或用木香、大茴香、肉蔻仁、吴茱萸、破故纸、五味子炒熨；下痢纯白色日久有冷积者，用巴仁灵脂方，或巴仁黄蜡方，掺膏贴脐并对脐，或用冷积泄痢方：木香、丁香、杏霜、巴霜、百草霜、肉蔻霜、炮姜炭、木鳖仁灰掺贴；日久纯属虚寒者，用灵仙、草果、巴霜、官桂、吴萸、白胡椒、丁香末掺膏贴肺俞，再用姜敷两膝盖；心下硬痛无热症者，膏贴痛处，再用苍术、厚朴、陈皮、干姜、附子、枳壳、皂角炒熨，如手不可近，研末以姜汁和醋敷，重者，膏上掺肉桂、巴霜、蟾酥、轻粉、麝香贴；胁肋脐腹胀痛，膏贴患处，再加掺敷炒熨煎抹之药，如气用青皮、木香、乌药，血用三棱、莪术、干漆，食用厚朴、枳实、槟榔、巴豆，痰用南星、半夏、礞石、瓦楞子，虫用花椒、乌梅、雷丸、黑丑之类，或用治诸积不行八仙丹掺贴；腰脊冷痛，膏贴痛处，再用熨脊摩腰等法助之；风寒湿痹等证，膏皆贴痛处，先用生姜擦，后贴；少腹牵引肾丸作痛者，膏贴脐下，再用川楝子、青皮、乌药、木香、茴香、吴萸、良姜、胡芦巴、川芎同食盐炒熨，重加川乌、附子；寒湿脚气，膏贴三里穴，或并贴脚背脚心，再用川椒、陈艾装布袋踏脚下，或用姜、葱、椒、茴同麦麸和醋炒熨，并摊卧褥上熏取汗；白带清冷稠粘，膏贴脐上并对脐，或兼两腰，再用苍术、半夏、附子、干姜、官桂、灶心土、陈壁土、贯仲、鸡冠花炒熨，并缚脐；子宫冷，膏贴脐下，或用蛇床子煎汤洗后贴；小儿慢脾风，膏贴脐上，对脐。

【主治】伤寒阴症，寒中三阴，三阴病深变为阴毒；杂中寒，男女房劳阴症，阴疝，阴水；寒胀，寒泻，寒痢，三阴疟，寒实结胸；久寒胁肋脐腹胀痛，或成气痞、血块、食积、痰癖、虫蛊之类，他药所不能推荡者；阳衰，脊背腰膝冷痛，风寒湿痹，一切漏肩、鹤膝、走注、历节，左瘫右痪，麻木疼痛，日久不能愈者；寒疝，少腹牵引肾丸

而痛，囊冷如冰者，甚则入腹冲心连腰亦痛；寒湿脚气，妇人白带久不止，清冷稠粘，或多悲不乐，腰痛，脐下痛，或脐下冷属寒湿者；子宫冷，小儿慢脾风，及外症阴疽、寒痰核、冻疮、跌打闪挫等，一切下焦寒湿、表里俱寒属三阴证者。

【宜忌】本方为热药，多伤肺涸阴，心是火位，不可轻贴，即寒中心包者，亦当斟酌。阴虚疼痛证勿用。此膏力量甚大，非重症不可轻用大张，并不可轻加重药（姜葱可加），局中常用单膏，膏黐不过二三分，加药所以助膏之不及，如可不加，不必妄加，太过则反为害。

【加减】阴寒重症，加制硫磺。

暖脐膏

【来源】《王氏医存》。

【组成】熟地　附子　甘草　良姜各二钱　香麻油八两

【用法】将药入油熬枯，去滓，去脚，约得净油六两，再熬至滴水成珠；再入新炒桃丹三两，不住手搅，熬试至不老不嫩为度；再用木香、血竭、五灵脂、肉桂各二钱，共研细末，和入膏中，摊布。贴患处。

【主治】一切寒疾。

兜药

【来源】《青囊秘传》。

【组成】肉桂二两　公丁香四两　小茴四两　独活四两　川芎二两　当归三两　广木香二两　细辛三两　白芷三两　桃仁四两

【用法】上为细末，作棉兜肚用之。另用蕲艾四两，姜汁渍入，晒干更渍，三次后同入棉兜中。

【主治】下焦虚冷各症。

暖脐膏

【来源】《青囊秘传》。

【组成】母丁香　白胡椒各二钱　倭硫黄　绿豆粉各三钱　吴茱萸一钱

【用法】上为末，用太乙膏四两，隔水炖化，将药末和入令匀。贴于脐上。

【主治】寒邪入里，太阴受病，脘腹胀痛，大便泄泻。

加减附子理中汤

【来源】《医学探骊集》卷五。

【组成】炙附子三钱　炮姜三钱　木香三钱　焦槟榔三钱　吴茱萸五钱　枳实三钱　广陈皮三钱　厚朴四钱　丁香三钱　桂心三钱

【用法】竹叶一捻为引，水煎服。

【主治】陈寒结气，合脾湿凝聚而成绕脐腹痛，大便顺利，脉沉紧者。

【方论】其病因寒凝气滞，用附子、炮姜、吴萸、厚朴、桂心祛寒；木香、槟榔、丁香、广皮、枳实破气，少佐竹叶引药下行，其凝滞一开，疼痛自止矣。

榛蘑木耳丸

【来源】《医学探骊集》卷五。

【组成】榛蘑半斤　木耳四两　川杜仲四钱　牛膝五钱　木瓜五钱　川椒四钱　乳香五钱

【用法】上为末，炼蜜为丸，如弹子大。每服一丸，每日早晚滚水送下。

【主治】寒腿，年久不愈。

暖脐膏

【来源】《中药成方配本》（苏州）。

【组成】肉桂末三钱　公丁香末三钱　白胡椒末四钱　万应膏药肉八两

【用法】将药肉炖化，搅入药末，用软红布薄摊，每张约一钱。贴脐上。

【功用】温中散寒。

【主治】脐腹受寒，腹痛泄泻。

加味温补通阳方

【来源】方出《刘惠民医案》，名见《千家妙方》卷上。

【组成】山药30克　熟地15克　麻黄4.5克　炮姜9克　鹿角胶（烊化，可用阿胶代）12克　桂枝9克　补骨脂12克　白术15克（土炒）　炒陈曲9克　醋香附12克　当归12克　熟附子9克　山茱萸12克　木香9克　生黄耆12克　骨碎补12克　鸡血藤12克

【用法】每日一剂，水煎两次，混合后分早、晚温服。

【功用】温肾健脾，补气养血，温经通阳。

【主治】《千家妙方》：脾肾不足，气血两虚，风寒内袭，阻闭经络。方加减间断服药半年余，病情明显好转。左半身麻木逐渐减轻，温痛觉逐渐恢复，功能渐趋正常，追访五年，情况良好。

【验案】脊髓空洞症　高某，女，45岁，1970年5月30日初诊，病人于5年前春开始，发现左手感觉减退、麻木，继则发现左侧头面部、胸背部及上肢不出汗，局部发凉，肢体麻木、感觉异常，逐渐加重，常不自觉被烫伤，左手握力差，不能持物，多年来伴腹泻，面黄精神不振，舌质淡红，舌苔薄白，脉沉细弱，某医院诊为脊髓空洞症。是脾肾不足，气血两虚，风寒内袭，经络阻塞所致。投以加味温补通阳方，服药6剂，感觉舒适，食欲较佳，上方加减服药半年余，病情明显好转。左半身麻木逐渐减轻，温痛觉逐渐恢复，功能渐趋正常，追访五年，情况良好。

三十九、便　秘

便秘，是指由于大肠传导功能失常导致的以大便排出困难，排便时间或排便间隔时间延长为临床特征的病情。《黄帝内经》认为便秘与脾胃受寒，肠中有热和肾病有关，如《素问·厥论篇》曰："太阴之厥，则腹满䐜胀，后不利。"《素问·举痛论篇》曰："热气留于小肠，肠中痛，瘅

热焦渴，则坚干不得出，故痛而闭不通矣。"《灵枢经·邪气脏腑病形》曰："肾脉微急，为不得前后。"《伤寒论》所立阳明病，创制三承气汤，为后世沿用以治疗热病之大便秘结者。《兰室秘藏》强调饮食劳逸与便秘的关系，并指出治疗便秘不可妄用泻药："若饥饱失节，劳役过度，损伤胃气，及食辛热厚味之物，而助火邪，伏于血中，耗散真阴，津液亏少，故大便燥结。然结燥之病不一，有热燥、有风燥，有阳结、有阴结，又有年老气虚津液不足而结燥者。治法云：肾恶燥，急食辛以润之；结者散之，如少阴不得大便，以辛润之；太阴不得大便，以苦泄之；阳结者散之，阴结者温之。……不可一概用巴豆、牵牛之类下之，损其津液，燥结愈甚，复下复结，极则以至导引于下而不通，遂成不救"。《医学心悟》："肾主二便，肾经津液干枯，则大便闭结矣。然有实闭、虚闭、热闭、冷闭之不同。"并分别列出各类的症状、治法及方药，对临床有一定的参考价值。

本病成因，多为外感寒热之邪，内伤饮食情志，病后体虚，阴阳气血不足等。粪质干结，排出艰难，舌淡苔白滑，多属寒；粪质干燥坚硬，便下困难，肛门灼热，舌苔黄燥或垢腻，则属热；年高体弱，久病新产，粪质不干，欲便不出，便下无力，心悸气短，腰膝酸软，四肢不温，舌淡苔白，或大便干结，潮热盗汗，舌红无苔，脉细数，多属虚；年轻气盛，腹胀腹痛，嗳气频作，面赤口臭，舌苔厚，多属实。

本病治疗，实证以祛邪为主，据热、冷、气秘之不同，分别施以泻热、温散、理气之法，辅以导滞之品，标本兼治，邪去便通；虚证以养正为先，依阴阳气血亏虚的不同，以滋阴养血、益气温阳为主，酌用甘温润肠之药，标本兼治，正盛便通。六腑以通为用，大便干结，解便困难，可用下法，但应在辨证论治基础上以润下为基础，个别证型虽可暂用攻下之药，也以缓下为宜，以大便软为度，不得一见便秘，便用大黄、芒硝、巴豆、牵牛之属。

调胃承气汤

【来源】《伤寒论》。

【别名】小承气汤（《医方类聚》卷五十三引《神巧万全方》）、调胃丸（见《玉机微义》卷三十引《医垒元戎》）、调胃承气散（《医方大成》卷一）、承气汤（《外科发挥》卷六）、调胃承气丸（《中药成方配本》苏州方）。

【组成】大黄四两（去皮，清酒洗） 甘草（炙）二两 芒消半斤

【用法】上切。以水三升，煮取一升，去滓，纳芒消，更上火微煮令沸，少少温服之。

【功用】

1.《内经拾遗方论》：推陈致新以和中。

2.《医方集解》：除热荡实，润燥软坚，甘平和缓。

【主治】

1.《伤寒论》：伤寒脉浮，自汗出，小便数，心烦，微恶寒，脚挛急，反与桂枝误攻其表，胃气不和，谵语者；发汗后，不恶寒，但热，属实者；太阳病未解，但阴脉微者；伤寒十三日，过经谵语，自下利，脉和，内实者；太阳病，过经十余日，心下温温欲吐，而胸中痛，大便反溏，腹微满，郁郁微烦，先此时自极吐下者；阳明病，不吐不下，心烦者；太阳病三日，发汗不解，蒸蒸发热者；伤寒吐后，腹胀满者。

2.《口齿类要》：中热，大便不通，咽喉肿痛，或口舌生疮。

3.《医方集解》：渴证中消，善食而瘦。

4.《温病条辨》卷二：热结旁流。阳明温病，纯利稀水无粪者。斑疹，阳明证悉具，外出不快，内壅特甚者。

【验案】蛔厥（蛔虫性肠梗阻）《上海中医药》（1966，2：62）：王某，女，73岁。先患泄泻2天，日下数十次，经治泻止，继而腹胀，二便不通，腹痛，痛极汗出，烦躁不安，呕吐黄色稀水，先后吐出蛔虫4条，诊为蛔虫性肠梗阻，其时口唇干燥，腹胀如鼓，脉象沉细，舌苔黄厚，证属蛔厥。但正气不足，未宜猛下，以调胃承气汤和之。生大黄9g，玄明粉9g，生甘草3g。药后当天大便4次，粪色先黑后黄，中夹蛔虫7条，呕吐止，腹胀消，当晚进牛奶少许，次日即进流质饮食。

麻子仁丸

【来源】《伤寒论》。

【别名】麻仁丸（《外台秘要》卷十八）、脾约麻仁丸（《太平惠民和济局方》卷六）、脾约丸（《仁斋直指方论》卷四）、麻仁脾约丸（《治痘全书》卷十四）、麻仁滋脾丸（《全国中药成药处方集》）。

【组成】麻子仁二升　芍药半斤　枳实半斤（炙）　大黄一斤（去皮）　厚朴一尺（炙，去皮）　杏仁一升（去皮尖，熬，别作脂）

【用法】上为末，炼蜜为丸，如梧桐子大。饮服十丸，每日三次，渐加，以知为度。

【功用】

1.《普济方》：破气消积。

2.《全国中药成药处方集》（天津方）：滋润大肠，健胃通便。

【主治】

1.《伤寒论》：伤寒脾约，趺阳脉浮而涩，浮则胃气强，涩则小便数，浮涩相搏，大便则硬。

2.《外台秘要》：大便坚，小便利而不渴。

3.《太平惠民和济局方》：肠胃燥涩，津液耗少，大便坚硬，或秘不通，脐腹胀满，腰背拘急，及有风人大便结燥。

4.《圣济总录》：脚气，大便坚硬结涩而不渴。

5.《鸡峰普济方》：产后大便秘。

6.《普济方》：心腹痞塞。

7.《全国中药成药处方集》（杭州方）：老年血亏，津枯便艰。

【宜忌】《全国中药成药处方集》：气虚年老者，体弱而大便溏泄者，及孕妇、产妇忌服。忌食辛辣、油腻等物。

【方论】

1.《伤寒明理论》：约者，结约之约，又约束之约也。《内经》曰：饮入于胃，游溢精气，上输于脾，脾气散精，上归于肺，通调水道，下输膀胱，水精四布，五经并行。是脾主为胃行其津液者也。今胃强脾弱，约束津液不得四布，但输膀胱，致小便数而大便硬，故曰其脾为约。麻仁味甘平，杏仁味甘温，《内经》曰：脾欲缓，急食甘以缓之。麻仁、杏仁，润物也。《本草》曰：润可去枯。脾胃干燥，必以甘润之物为之主，是以麻仁为君，杏仁为臣；枳实味苦寒，厚朴味苦温，润燥者，必以甘，甘以润之；破结者，必以苦，苦以泄之，枳实、厚朴为佐，以散

脾之结约；芍药味酸微寒，大黄味苦寒，津液还入胃中，则大便利，小便少而愈矣。

2.《金镜内台方议》：趺阳脉者，乃脾胃之脉也，脉不当浮，今反浮者，若非胃气虚，则胃气强也。浮而涩者，为胃气燥，大便则难。其脾为约，约者，束也，此必汗出多，走亡津液，胃气燥涩，大便不得通也。趺阳脉浮者，虽大便难，尤不可以用大承气汤下泄之者，仲景故配以麻仁丸方以润导之也。故用麻仁为君，杏仁为臣，二者能润燥也；以枳实、厚朴能调中散气为佐；以芍药之酸能敛津液，大黄之苦能泄能下，二者为使，以通导而引润下也。

3.《医方考》：伤寒差后，胃强脾弱，约束津液不得四布，但输膀胱，致小便数而大便难者，主此方以通肠润燥。枳实、大黄、厚朴，承气汤也；麻仁、杏仁，润肠物也；芍药之酸，敛津液也。然必胃强者能用之，若非胃强，则承气之物在所禁矣。

4.《金匮要略论注》：趺阳，脾胃脉也。脾中素有燥热，外邪入之益甚，甚则增气，故脉浮；浮者阳气强也，涩则阴气无余，故小便数、大便坚。而以麻仁润之，芍药养阴，大黄下热，枳实逐有形，厚朴散结气，杏仁利大肠，加之以蜜，则气凉血亦凉，而燥热如失矣。然用丸不作汤，取缓以开结，不欲骤伤其元气也。要知人至脾约，皆因元气不充所致耳。但不用参、芪，恐气得补而增热也。

5.《金匮玉函经二注》：趺阳脉，土也。浮为阳，涩为阴，故浮之见阳，沉之见阴也。夫阳有余，则胃气强；阴不足，则太阴不固，故小便数。然则脾正为胃行津液者也。脏涩而不能约束水津，则留于胃者甚少，而胃自失所润。然则胃之不润，脾为之也，故曰脾约。于是大黄、枳实去实，先以麻仁润燥，芍药养阴，且用厚朴佐杏仁以利肺气，兼补益阴气之用，斯得之矣。

6.《伤寒论三注》：丸者缓之，邪未归腑，何取缓下？盖脾约之人，素系血燥，平日无病，或二三日而始大便，倘至热邪归胃，消烁津液，岂复易出耶？仲景不得已，立麻仁丸一法，于邪未入腑之前，先用麻仁之油滑，杏仁之润降，盖以肺与大肠相表里也；兼以芍药养血，大黄、枳实、厚朴佐其破滞，使之预行，庶几热入不至于

大结，津液不至于尽耗耳？

7.《伤寒溯源集》：麻仁味甘而润，李时珍云：麻仁、阿胶之属，皆润剂也；杏仁苦辛油滑，皆润燥之剂；芍药酸收，所以益阴而敛津液也；厚朴辛温，下气而宽中；枳实味苦，能破结利气；大黄苦寒下泄，而能荡除实热。药物虽峻，实和胃之法也。观蜜丸则其性滞缓，分服则力小而绵，饮服则又和之矣。又云未效渐加，以和为度，则进步舒缓，此所以为和胃润燥之剂欤。

8.《绛雪园古方选注》：下法不曰承气，而曰麻仁者，明指脾约为脾土过燥，胃液日亡，故以麻、杏润脾燥，白芍安脾阴，而后以枳朴大黄承气法胜之，则下不亡阴。法中用丸渐加者，脾燥宜用缓法，以遂脾欲，非比胃实当急下也。

9.《成方切用》：此治素患脾约之人，复感外邪，预防燥结之法。方中麻、杏二仁以润肠燥，芍药以养阴血，枳实、大黄以泄实热，厚朴以破滞气也。然必因客邪加热者，用之最为合辙。后世以此概治老年津枯血燥之秘结，但取一时之通利，不顾愈伤其真气，得不速其咎耶。

10.《医门棒喝》：腑之传化，实由脏气鼓运，是故饥则气馁伤胃，饱则气滞伤脾，胃受邪气，脾反受其约制，不得为胃行其津液而致燥，燥则浊结不行，无力输化。既非大实满痛，故以缓甘化阴润燥为主，佐以破结导滞，而用缓法治之，但取中焦得以输化，不取下焦阴气上承，故又名脾约丸。

11.《时方歌括》：物之多脂者可以润燥，故以麻仁为君，杏仁为臣；破结者必以苦，故以大黄之苦寒，芍药之苦平为佐；行滞者必顺气，故以枳实顺气而除痞，厚朴顺气以泄满为佐。以蜜为丸者，取其缓行而不骤也。

12.《金匮要略直解》脾为孤脏，中央土，以灌四旁，为胃而行津液。胃热则津液枯，而小便又偏渗，大肠失传送之职矣。《内经》：燥者濡之、润之，以麻仁、芍药、杏仁；结者攻之、下之，以大黄、枳实、厚朴，共成润下之剂。

13.《金匮要略方义》：本方从药物组成来看，乃小承气汤加味而成。主治阳明热结，灼伤阴津之脾约病。阳明胃热则阴津有伤，津伤则便秘；津液亏乏，不能四布，但输膀胱，故小便反

较数多，大便益加结硬。治当滋燥润肠与泻热导滞并行，因热邪不甚，津液已伤，故不宜单纯攻下。方中以麻子仁为君药，润燥结而利大肠；臣以杏仁利肺润肠，以助大肠传导之能。又加大黄泻热通便，攻下阳明之热结；枳实、厚朴行气消胀，可助大黄之攻下；白芍益阴，蜂蜜润燥，以复已伤之阴津。全方润中有攻，泻而不峻；制丸服之，其力亦缓。庶可俾腑气通，津液行，则便秘可解。

【实验】《方剂学》：麻子仁丸能加强肠管蠕动作用，取25%麻子仁液4滴作用于离体家兔肠管，发现肠管蠕动波波幅大于正常，频率较大而规则。

【验案】

1.老年性精神病 《浙江中医杂志》（1985，4：174）：岳某某，男，66岁，1974年10月25日诊治。久有心烦失眠之症，常见头晕目眩。近1年来，大便干结，小便频数，时见神志失常，骂詈不休。经某院诊为老年性精神病，予以清热泻火安神之剂，病情稍有好转，旋即如故。今且大便干结已五日，口苦心烦，急躁易怒，胸胁痞闷，舌红少津，边有瘀斑，苔薄黄，脉弦细。此津液不足，大肠干燥，肝胆失于条达，肺失宣降，瘀热上犯，上蒙清窍所致。治宜泻火逐瘀，润燥滑肠。方用：大黄（后下）9g，杏仁、白芍、火麻仁、枳实、厚朴各15g，蜂蜜60g，冲服。服3剂，泻下坚硬黑晦如煤之便，烦躁减轻，神识清楚，继服2剂，又泻3次，诸症好转，用上方改汤为丸，调治而愈。

2.抗精神病药物所致便秘 《四川中医》（1996，9：29）：采用麻子仁丸治疗抗精神病药物所致便秘80例。治疗方法：在继续服用抗精神病药物的同时，给予麻子仁丸，对便秘严重者，应用麻仁丸汤剂煎服，待大便通畅后，改服丸剂治疗。结果：治愈（服药3日内大便通畅，观察1周未见反复）62例；有效（服药3～5日大便恢复正常无反复）13例；无效（服药5日大便仍不通，改用其他疗法）5例，总有效率为93.75%。其中25例服用麻仁丸汤剂。

3.胃肠功能恢复时间 《云南中医杂志》（1997，5：11）：将45例术后病人随机分为3组，治疗组以本方治疗，西药组用新斯的明，对照组不加胃肠蠕动药。结果：胃肠功能恢复时间

中药组40.36小时，西药组49.81小时，对照组53.08小时。*P*<0.01。

大黄附子汤

【来源】《金匮要略》卷上。

【别名】大黄附子细辛汤（《金匮要略今释》卷三引《漫游杂记》）。

【组成】大黄三两　附子三枚（炮）　细辛二两

【功用】《中医方剂学》：温阳散寒，通便止痛。

【主治】

1.《金匮要略》：胁下偏痛，发热，其脉紧弦，此寒也，以温药下之。

2.《张氏医通》：色疸者，身黄，额上微汗，小便利，大便黑，此因房事过伤，血蓄小腹而发黄，故小腹连腰下痛。

3.《金匮要略今释》引《类聚方广义》：此方实能治偏痛，然不特偏痛而已，亦治寒疝、胸腹绞痛延及心胸腰部、阴囊㿉肿，腹中时有水声、恶寒甚者。

【方论】

1.《金匮要略论注》徐彬：偏痛为实邪，况脉紧弦，虽发热，其内则寒。正《内经》所谓感于寒者，皆为热病也。但内寒多，故以温药下之。附子、细辛与大黄合用，并行而不悖，此即《伤寒论》大黄附子泻心汤之法也。

2.《金匮玉函经二注》：此寒邪之在中、下二焦也。胁下属厥阴之部分，于此偏痛，必有所积，积而至于发热，其为实可知也。乃视其脉，不滑数而紧弦，洵为阴脉，果是阴邪结于阴位矣。且紧属痛，固因寒而痛，弦为实，亦因寒而实，故非下则实不去，非温则寒不开。然肝肾同一治也，厥阴之实，系少阴之寒而实，苟不大用附子之热，可独用大黄之寒乎？入细辛者，通少阴之经气也，以寒实于内而逼阳于外也，或里寒表有热，俱未定也。仲景于附子泻心汤中既用三黄，复用附子，以畏寒汗出，阳气之虚在外也。此大黄附子汤，阴气结于内也，然则痞证用三黄，固正治之法，偏痛用大黄，岂非从治之法乎？合观之，知有至理存焉矣。

3.《张氏医通》：少阴病始得之，反发热，脉沉，用麻黄附子细辛汤，以治太阳少阴之二感。此治胁下偏痛，发热，脉紧，变表法为下法，立大黄附子汤，以治寒从上下之癥积，赖附子把守镇阳，不随汗下亡脱。

4.《金匮要略心典》：胁下偏痛而脉紧弦，阴寒成聚，偏着一处，虽有发热，亦是阳气被郁所致。是以非温不能已其寒，非下不能取其结，故曰宜以温药下之。程氏曰，大黄苦寒，走而不守，得附子、细辛之大热，则寒性散而走泄之性存是也。

5.《医宗金鉴》：腹满而痛，脾实邪也；胁下满痛，肝实邪也。发热若脉数大，胃热实邪也；今脉紧弦，脾寒实邪也，当以温药下之，故以大黄附子汤下其寒实。方中佐细辛者，以散其肝邪，此下肝脾寒实之法也。

6.《医宗金鉴》：引张璐：大黄附子汤，为寒热互结，刚柔并济之和剂。近世但知寒下一途，绝不知有温下一法。盖暴感之热结而以寒下，久积之寒结亦可寒下乎？大黄附子汤用细辛佐附子，以攻胁下寒结，即兼大黄之寒以导之。寒热合用，温攻兼施，此圣法昭然，不可思议者也。

7.《温病条辨》：附子温里通阳，细辛暖水脏而散寒湿之邪；肝胆无出路，以用大黄，借胃腑以为出路也。大黄之苦，合附子、细辛之辛，苦与辛合，能降能通，通则不痛也。

8.《成方便读》：阴寒成聚，偏着一处，虽有发热，亦是阳气被郁所致。是以非温不能散其寒，非下不能去其积，故以附子、细辛之辛热善走者搜散之，而后用大黄得以行其积也。

9.《金匮要略方义》：本方所治之胁下偏痛，是包括胁腹而言。胁腹疼痛，其脉紧弦，乃是寒凝之证。良由素质阳虚，寒邪由经传里所致。《素问·举痛论》曰：寒气入经而稽迟，泣而不行，故卒然而痛。寒邪内结，阳虚失运，则大便秘结不行。症有发热，但脉不浮而紧弦，则知在经之寒邪未已，在里之寒实已成。然发热一症，并非必见之症，《脉经》引此文即无发热二字。既成寒结，治应温通并用，正如尤氏所说：非温不能已其寒，非下不能去其结。方中重用大热之附子为君药，取其温里助阳，而祛寒邪；臣以大黄泻下通便，而开秘结。大黄虽系苦寒之品，但与大量附子配伍，则寒性散而走泄之性存，二药合用，组成温下之剂，此乃仲景开温下法之先

河。方中之细辛，取其温经散寒。综合全方，是以温里助阳为主，同时使在里之寒积得下，在经之寒邪得散。适用于素体阳虚，外寒由经传里，寒实内结之证。

10.《王旭高医书六种》：胁下偏痛，脉弦紧，为阴寒成聚，大便难，发热恶寒，为阳气被郁。故以附子破阴寒，细辛散浮热，大黄通便难，共成温下之功。夫附子泻心汤用芩、连佐大黄，以祛膈上之热痞，即兼附子之温以散之；大黄附子汤用细辛佐附子，以攻胁下之寒结，即兼大黄之寒，导而下之。许学士温脾汤治寒积腹痛泄泻，即效仲景温药下之之法也。

11.《金匮发微》：方中附子、细辛，以祛寒而降逆，行水而止痛，更得大黄以利之，则寒之凝瘀者破，而胁下水道通矣。《内经》云：痛则不通。

【实验】

1.抗缺氧作用 《辽宁中医杂志》（1988，11：33）：取大黄附子汤水醇法提取液浓度72%；pH4.7，进行小鼠缺氧实验。结果提示：大黄附子汤对不同条件的缺氧均有一定的对抗作用，小鼠平均存活时间显著长于对照组。

2.温阳通便作用 《中药药理与临床》（1992，6：3）：试验结果提示：本方能显著促进寒积便秘型小鼠的排便，增加其排便量。经拆方分析，附子和细辛能对抗寒积便秘型小鼠体表温度的下降及改善肠道运动；单用大黄对模型鼠无泻下作用，与附子、细辛合用，排便作用明显增强。说明三药配伍，对寒积便秘小鼠有温阳散寒通便作用。

3.对重症急性胰腺炎大鼠细胞因子的影响 《中国中西医结合急救杂志》（2004，6：352）：采用胆胰管内逆行注入1.5%去氧胆酸钠（1ml/mg）建立大鼠SAP模型，检测不同时间段各组血清淀粉酶、肿瘤坏死因子α（TNFα）、白细胞介素1β（IL-1β）及白细胞介素18（IL18）水平。结果：模型组血清淀粉酶与TNF-α、IL1β及IL18水平呈正相关，血清淀粉酶、TNFα、IL1β及IL18明显高于假手术对照组（P均<0.01）；中药组血清淀粉酶、TNF-α、IL1β及IL18水平与模型组相比均明显降低（P均<0.01）。结论：中药大黄附子汤对SAP的防治作用可能在于使大鼠血清TNF-α及IL1β、IL18水平下调。

【验案】

1.腹痛 《古方便览》：一男子，年50余，腹痛数年。余诊之，心下痞硬，腹中雷鸣，乃作半夏泻心汤饮之，未奏效。一日，忽然大恶寒战栗，绞痛倍于常时，于是更作大黄附子汤饮之，痛顿止。续服数日，病不再发。

2.梅尼埃病 《浙江中医杂志》（1985，8：35）：齐某，女，40岁。素患梅尼埃病，时常发作。周前，因感冒过劳，眩晕又作，视物旋转，卧床不起，头身动则加剧，呕吐痰涎，脐下2寸处胀痛，泻下清稀，纳呆，口干而欲饮，舌淡，苔白厚黏腻，脉滑缓。以痰饮作眩而论，拟《金匮要略》泽泻汤合二陈汤加味，治之未效。再诊舌象，参以脐下痛证，悟此为阳虚寒实，积聚于里而胀痛，三焦痞塞，清阳不升，浊阴不降而致眩晕。改投大黄附子汤加味：附子8g，大黄10g，细辛、人参各6g，2剂。药后轻泻1次，眩晕和胀痛已减大半；再2剂，诸证悉除。

3.急性胆囊炎 《天津中医》（1994，5：17）：用本方加味：生大黄10g，制附子15g，细辛2g为基本方；寒战者加重附子、细辛用量；黄疸者加茵陈；气滞者加枳实、郁金；呕吐者加制半夏、陈皮、吴茱萸、黄连；胀甚者加六神曲、炙鸡内金；另可随证加入川楝子、延胡索、金钱草、蒲公英、虎杖、柴胡等；治疗急性胆囊炎25例。结果：痊愈16例，好转7例，总有效率为92%。

4.下肢静脉曲张疼痛 《河南中医》（1998，6：342）：李氏等以本方热敷法治疗下肢静脉曲张疼痛56例。治疗方法：大黄60g，附子60g，细辛30g；加水至500ml，武火煎至300ml。将两条干净毛巾浸入药液中，取出后迅速热敷于双侧患肢上，毛巾凉后再浸入药液中加热，缠绕在患肢上，反复3～5次。此法每晚睡前应用，治疗后将双脚垫高入睡，每日1次，7天为1疗程。结果：疼痛消失，能参加正常劳动，1年以上未复发，为临床治愈，共43例；疼痛消失，能参加正常活动，1年内复发者，为好转，共8例；治疗时疼痛消失，停药后疼痛又作，为有效，共3例；用药热敷后，疼痛未能缓解，为无效，共2例。

5.慢性肾功能不全 《成都中医药大学学报》

（1999，2：22）：针对慢性肾功能不全的肾阳亏虚、气化不行、水湿郁结、弥漫三焦的病机，应用大黄附子汤（生大黄12g，制附子10g，北细辛3g）随症加减，以温阳散寒，泻结行滞治疗46例。结果：显效16例，有效22例，无效8例，总有效率为82.6%。

三物备急丸

【来源】《金匮要略》卷下。

【别名】备急丸（《千金翼方》卷二十）、抵圣备急丸（《医方类聚》卷一〇七引《千金月令》）、巴豆三味丸（《外台秘要》卷六引《许仁则方》）、追魂丹（《普济方》卷二五四引《太平圣惠方》）、备急三物丸（《圣济总录》卷一八〇）、返魂丹（《鸡峰普济方》卷九）、独行丸（《景岳全书》卷五十五引易老方）、备急大黄丸（《内外伤辨惑论》卷十一）、备急丹（《卫生宝鉴》卷四）、大黄备急丸（《医学入门》卷七）、三圣丹（《仙拈集》卷一）、三仙串（《串雅补》卷二）。

【组成】大黄一两 干姜一两 巴豆一两（去皮心，熬，外研如脂）

【用法】上药各须精新，先捣大黄、干姜为末，研巴豆纳中，合治一千杵，炼蜜为丸。密器中贮之，莫令泄。若中恶客忤，心腹胀满，卒痛如锥刺，气急口噤，停尸卒死者，以暖水若酒，服大豆许三四丸；或不下，捧头起，灌令下咽，须臾当愈；如未愈，更与三丸，当腹中鸣，即吐下便愈；若口噤；亦须折齿灌之。

【功用】《中医方剂学》：攻逐冷积。

【主治】

1.《金匮要略》：心腹诸卒暴百病。

2.《备急千金要方》：卒中恶风气忤，迷绝不知人。

3.《医方类聚》引《千金月令》：干霍乱，心腹百病，痊痛。

4.《外台秘要》引《许仁则方》：干霍乱，心腹胀满，搅刺疼痛，手足厥冷，甚者流汗如水，大小便不通，求吐不出，求利不下，须臾不救，便有性命之虑，卒死及感忤口噤不开者。

5.《圣济总录》：喉痹水浆不下；小儿木舌，肿胀满口。

【宜忌】

1.《济阴纲目》：妇人有孕不可服。

2.《张氏医通》：备急丸治寒实结积之峻药，凡伤寒热传胃腑，舌苔黄黑刺裂，唇口赤燥者，误用必死。

【方论】

1.《医方考》：饮食自倍，冷热不调，腹中急痛欲死者，急以此方主之。脾胃以饮食而自养，亦以饮食而伤，故饮食自倍，填塞至阴，上焦不行，下脘不通，则令人腹痛欲死。《经》曰：升降息，则气立孤危。是也。以平药与之，性缓无益于治。故用大黄、巴豆夺门之将军以主之，佐以辛利之干姜，则其性益速而效益捷矣。

2.《医方集解》：此手足阳明药也。大黄苦寒以下热结，巴豆霜辛热以下寒结，加干姜辛散以宣通之。三药峻厉，非急莫施，故曰备急。

3.《绛雪园古方选注》：备，先具以待用也；急，及也，谓临事之迫也。《金匮要略》以备急丸救中恶客忤神昏口噤者，折齿灌之立苏，若临时制药则无及矣。巴豆辛热大毒，生用性急，开通水谷道路之闭塞，荡练五脏六腑之阴霾，与大黄性味相畏，若同用之，泻人反缓。妙在生大黄与生干姜同捣，监制其直下之性，则功专内通于心，外启胃之神明，协助心神归舍，却有拨乱反正之功。

4.《医宗金鉴》：柯韵伯曰，大便不通，当分阳结阴结。阳结有承气、更衣之剂，阴结又制备急、白散之方。《金匮要略》用此治中恶，当知寒邪卒中者宜之，若用于温暑热邪，速其死矣。是方允为阴结者立，干姜散中焦寒邪，巴豆逐肠胃冷积，大黄通地道，又能解巴豆毒，是有制之师也。然白散治寒结在胸，故用桔梗佐巴豆，用吐下两解法。此则治寒结肠胃，故用大黄佐姜、巴，以直攻其寒。世徒知有温补之法，而不知有温下之法，所以但讲寒虚，不议及寒实也。

5.《汤头歌诀详解》：方名备急，顾名思义，它是专为急救而设。方中配伍精简，药力猛峻。巴豆辛热剧毒，泻下和逐寒的作用都很猛峻。大黄苦寒，既可增强巴豆的泻下作用，又能兼解其毒。干姜一药，一方面协助巴豆驱逐中焦之寒，一方面可以改变大黄寒凉之性，使之成为温泻剂。足见本方虽有大黄之苦寒，仍不失温下之

意。总观本方，不但其泻下作用猛峻，而且巴豆毒性剧烈，对于肠胃的刺激极强，非体质壮实、肠胃寒实积聚者，万不可轻赋。

6.《方剂学》：本方治证由饮食不节，冷食积滞，阻结肠胃，或暴饮暴食之后，有复感受寒邪，以致气机痹阻不行，故突发心腹胀痛，或痛如锥刺，大便不通；寒积内阻，阴阳之气不相顺接，故气急口噤，或昏仆不省人事。此时非用大辛大热之品，不能开结散寒，非用急攻峻下之品，不能去其积滞。方中巴豆辛热峻下，推荡脏腑，开通闭塞，为君药；干姜温中，助巴豆攻逐肠胃冷积，为臣药；大黄苦寒，荡涤胃肠，推陈致新，且能监制巴豆辛热之毒，为佐使药；三药合用，力猛效捷，为急下寒积之峻剂。正如《八法效方举隅》所说：本方取干姜以益其温，大黄以益其泻，巴豆既已暴悍，干姜、大黄愈助长其势焰，便可靡阴不消，靡坚不破。本方服后亦可能引起呕吐，但或吐或泻，总以邪去正安为目的，所以原方方后说：当腹中鸣，即吐下便瘥。本方在《肘后备急方》治大热行极，及食热饼竟，饮冷水过多；在《太平圣惠方》治霍乱心腹疠痛，冷气筑心。可知本方所治皆为卒起暴急寒实之证，非速投本方，不能获效。故《医方集解》指出：三药峻厉，非急莫施，故曰备急。

【验案】

1.水肿　《金匮今释》引《建殊录》：某禅者病肿胀，二便不通，仅存呼吸，即出备急丸服之，下利数十行，肿消减，未及10日，痊愈。

2.卒中　《金匮今释》引《建殊录》：病人1日卒倒，呼吸促迫，角弓反张，不能自转侧，急为备急丸饮之。下利如倾，即复故。

3.食滞　《上海中医药杂志》（1964，5：28）：古人治食滞，如肉伤用山楂，面伤用莱菔，一物有一药所制，决非任何食滞，均可用一般消导之剂可医。报道2例病案，都已用过保和丸、枳实导滞丸、承气汤以及润肠、灌肠等法，皆未能取效，改用三物备急丸后积滞即得下逐，症状亦缓解。

4.急性肠梗阻　《云南中医杂志》（1982，2：27）：用三物备急丸治疗39例机械性肠梗阻，其中单纯性29例，蛔虫性7例，粘连性3例。痊愈35例，有效3例，无效1例，总有效率为97.4%，治愈率为89.7%。

大黄丸

【来源】方出《医心方》卷十二引《葛氏单方》，名见《圣济总录》卷九十七。

【组成】大黄三两　芍药三两　厚朴三两　枳实六斤　麻子仁六合

【用法】上为末，炼蜜为丸，如梧桐子大。每服十丸，一日三次。稍增，以通利为度，可恒将之。

【主治】

1.《医心方》引《葛氏单方》：脾胃不和，常患大便坚强难者。

2.《圣济总录》：内有虫滞。

葫芦根汁

【来源】方出《外台秘要》卷二十七引《范汪方》，名见《圣济总录》卷九十七。

【组成】葫芦根一把（捣末）

【用法】以水和绞去滓，强人服一升。数用有效。

《圣济总录》本方用：嫩新葫芦根一把，烂捣，以水二盏，更同研，生布绞取汁，分三服，食前饮之，强人分二服。

【主治】下部闭不通及脚气。

朴消大黄煎

【来源】《医心方》卷二十引《承祖方》。

【组成】大黄（金色者）二两　朴消（细白者）二两

【用法】以水一斗，煮减三升，去滓，着铜器中于汤上，微火上煎令可丸。病人强者可倾吞，羸人中服可，后宜得羊肉若鸭麋肉羹补之。

【主治】胃管中有燥粪，大便难，身体发创。

芍药丸

【来源】《医心方》卷十二引《经心录》。

【别名】芒消丸（《备急千金要方》卷十五）。

【组成】芍药六分　芒消六分　黄芩五分　大黄八分　杏仁八分

【用法】上为丸，如梧桐子大。每服十五丸，一日三次。

本方原名芍药汤，与剂型不符，据《圣济总录》改。

【主治】胀满，大便不通。

煨蒜方

【来源】方出《备急千金要方》卷十五，名见《世医得效方》卷六。

【组成】独头蒜

【用法】烧熟，去皮，绵裹纳下部中，气立通。又削姜裹盐导之，及干姜、盐、杏仁捣丸导之并佳。

【主治】胀满，大便不通。

猪膏煎

【来源】《备急千金要方》卷三。

【组成】猪膏一升　清酒五合　生姜汁一升　白蜜一升

【用法】煎令调和，五上五下膏成。每服方寸匕，随意以酒调服。

【主治】

1.《备急千金要方》：妇女产后体虚，寒热自汗出。

2.《千金方衍义》：脾约便秘。

【宜忌】《千金方衍义》：若病人旧有微溏者禁用。

【方论】《千金方衍义》：产后体虚寒热，且自汗多而津液外泄，久之大便涩难，所以专取猪膏、蜜、酒之润，以滋肠胃之枯槁。

十五岁汤

【来源】方出《备急千金要方》卷五，名见《医部全录》卷四四一。

【组成】大黄　柴胡　黄芩各三两　枳实一两十八铢　川升麻　赤芍　知母　栀子仁各二两半　生姜十八铢　杏仁二两　竹叶（切）一升半

【用法】上锉。以水六升半，煮取二升，十岁至十五岁者，分三服。

【主治】小儿十五岁以下，热结多痰，饮食减，

大黄丸

【来源】《备急千金要方》卷十四。

【组成】大黄　芍药　葶苈各二两　大戟　朴消各三两　杏仁五十枚　巴豆七枚

【用法】上为末，炼蜜为丸，如梧桐子大。大人七丸，小儿二三丸，以饮送下，每日三次。热去，一日一次。

【主治】小肠热结。

【方论】《千金方衍义》：热结不通，不用承气、陷胸者，以小肠虽居下位，治节却在中、上二焦，故取葶苈专攻心下逆满，杏仁开发肺气于上，消、黄荡涤痰垢于下。杏仁力绵，更借备急丸中巴豆以佐之；消、黄性下，复采十枣汤中大戟以激之；芍药一味，专护营血，即柴胡泽泻汤中用地黄之意。

三黄汤

【来源】《备急千金要方》卷十五。

【组成】大黄三两　黄芩二两　甘草一两　栀子二七枚

【用法】上锉。以水五升，煮取一升八合，分三服。

【主治】下焦热结，不得大便。

【方论】《千金方衍义》：此于伊尹三黄汤中以栀子、甘草之轻剂易去黄连之苦寒，使速分利阴阳，不致重味侵犯中州也。

【加减】若大秘，加芒消二两。

大五柔丸

【来源】《备急千金要方》卷十五。

【组成】大黄　芍药　枳实　苁蓉　葶苈　甘草　黄芩　牛膝各二两　桃仁一百枚　杏仁四十枚

【用法】上为末，炼蜜为丸，如梧桐子大。每服三丸，酒送下，每日三次。加至二十丸。

【功用】通营卫，利九窍，消谷，益气力。

【主治】脏气不调，大便难。

巴豆丸

【来源】《备急千金要方》卷十五。

【组成】巴豆仁一升

【用法】清酒五升，煮三日三夕，碎，大熟，合酒微火煎令为丸，如胡豆大。欲取吐下者，每服二丸。

【主治】寒癖宿食，久饮饱不消，大秘不通。

冬葵子汤

【来源】方出《备急千金要方》卷十五，名见《圣济总录》卷九十五。

【组成】冬葵子汁　乳汁等分

【用法】和服。

　　《圣济总录》：冬葵子（微炒）一两。粗捣筛，用水二盏，煎至一盏，去滓，入乳汁半合，和匀，空腹顿服。

【主治】

　　1.《备急千金要方》：大便难。

　　2.《圣济总录》：大小便不通。

葱胶汤

【来源】方出《备急千金要方》卷十五，名见《圣济总录》卷九十七。

【别名】葱白阿胶散（《鸡峰普济方》卷十六）、葱白散（《普济方》卷三十九）、葱白汤（《普济方》卷三二一）。

【组成】好胶三寸　葱白一把

【用法】上用水四升，煮取一升半，顿服之。即下。

　　《普济方》：葱白三茎，阿胶一片。用水煎葱白，候熟不用，却入阿胶溶开，温服。

【主治】

　　1.《备急千金要方》：大便难。

　　2.《圣济总录》：年老虚弱，大便秘滞。

　　3.《鸡峰普济方》：妇人里急不已。

葵酥汤

【来源】方出《备急千金要方》卷十五，名见《圣济总录》卷九十七。

【组成】葵子　牛酥各一升（猪脂亦得）

【用法】上以水三升，煮葵子，取一升，纳酥，煮一沸，待冷，分二服。

【主治】大便难。

濡脏汤

【来源】《备急千金要方》卷十五。

【组成】生葛根二升　猪膏二升　大黄一两

【用法】上锉。以水七升，煮取五升，去滓，纳膏，煎取三升，澄清。强人顿服，羸人再服。

【主治】大便不通六七日，腹中有燥屎，寒热烦迫，短气，汗出，胀满；亦治大小便不通。

地髓煎

【来源】《本草纲目》卷十六引《备急千金要方》。

【组成】生地黄十斤（洗净，捣压取汁）　鹿角胶一斤半　生姜半斤（绞取汁）　蜜二升　酒四升

【用法】文武火煮地黄汁数沸，即以酒研紫苏子四两，取汁入煎一二十沸，下胶，胶化，下生姜汁、蜜再煎，候稠，瓦器盛之。每服一匕，空心酒化下。

【功用】大补益。

【主治】《古今医彻》：血枯便燥结。

霹雳煎

【来源】《千金翼方》卷十九。

【组成】好浓蜜一盏，盐一大钱

【用法】上药和于铛内，文火煎搅，勿住手，可丸时，就铛丸如小茧大。内肛肠中，不过三，必通。

【主治】大便不通。

大黄丸

【来源】《外台秘要》卷七引《广济方》。

【组成】大黄十二分　厚朴四分（炙）　枳实四分（炙）　芒消八分　杏仁六分（去皮尖）　葶苈子四分（熬）

【用法】上为末，炼蜜为丸，如梧桐子大。每服十

丸，空腹以饮送下，一日二次。稍稍加，以大便微调为度。

【主治】胸胁妨闷，胃中客气，大便苦难。

【宜忌】忌生冷、油腻、粘食。

大黄芒消二味汤

【来源】《外台秘要》卷二十七引《许仁则方》。

【组成】大黄六两　芒消五两

【用法】上药先切大黄，以水四升，煮取二升，去滓；纳芒消，顿服之。须臾利。良久不觉，以热饮投之。

【主治】大便暴秘不通，骨肉强痛，体气烦热，唇口干焦。

五味大黄丸

【来源】《外台秘要》卷二十七引《许仁则方》。

【组成】大黄五两　大麻子一升（微熬，研之）　芒消六两　干葛　桑根白皮各五两

【用法】上药先捣四味为散，然后捣麻仁令如膏，即投四味散和捣，和少蜜捣之，为丸如梧桐子大。初服十丸，一日二次，稍稍服。得大便通为限。

【主治】大便风秘不通。

郁李仁粥

【来源】《医方类聚》卷二四七引《食医心鉴》

【组成】郁李仁四分

【用法】以水八合，研滤取汁，以白米一合煮粥，空心食之。

【功用】润肠通便，利水消肿。

【主治】

　　1.《医方类聚》引《食医心鉴》：小儿水气，腹肚妨痛胀满，面目肿，小便不利。

　　2.《圣济总录》：大便不通。

大黄汤

【来源】《幼幼新书》卷二十八引《婴孺方》。

【组成】大黄四分　升麻二分　芍药三分　竹叶（切）五合　甘草一分　细辛半分　杏仁二十个

（炒，去皮尖）

【用法】上切。以水二升，煮六合，为三服。如儿未百日，用药量多少。

【主治】百日儿结实痰多，自下。

牛黄丸

【来源】《幼幼新书》卷三十引《婴孺方》。

【组成】牛黄　大黄　麝香等分

【用法】上为末，炼蜜为丸，如小豆大。每服二丸，饮送下，一日二次。以利为度。

【功用】调中，利大便。

【主治】大便不通。

丹参汤

【来源】《永乐大典》卷一〇三三引《婴孺方》。

【组成】丹参　消石　甘草（炙）等分（并杵为末）

【用法】水二升，加大枣三个，煮三沸，去滓，下末三方寸匕，又煮三沸去滓，五岁儿服五合，不愈再服。

【主治】小儿大便不通，腹满。

更衣大黄丸

【来源】《幼幼新书》卷三十引《婴孺方》。

【组成】大黄七分　葶苈四分（炒）　牛黄三分　人参　厚朴（炙）　芫花（炒）各二分　桂心　黄芩各一分

【用法】上为末，炼蜜为丸，如小豆大。每服三丸，饮送下。不知加之。

【主治】小儿腹大鸣，及内热坚不得大便。

枳实散

【来源】《太平圣惠方》卷六。

【组成】枳实一两（麸炒令黄）　川大黄一两半（锉，微炒）　川朴消一两半　郁李仁一两半（汤浸，去皮尖，微炒）　川芎三分　牛蒡子三分（微炒）

【用法】上为细散。每服一钱，以蜜水调下，不拘

时候。

【主治】肺脏风毒壅热，鼻塞干燥，大肠秘涩。

牵牛子丸

【来源】《太平圣惠方》卷六。

【组成】牵牛子一分（生用）　马牙消一两（炼令汁尽）　鸡肶胵半两（生用，阴干）　甜葶苈半两（隔纸炒令黄色）　杏仁半两（汤浸，去皮尖双仁，麸炒微黄）

【用法】上为末，炼蜜为丸，如梧桐子大。每服三十丸，温酒送下，不拘时候。

【主治】肺脏气实，胸膈壅滞，大肠不利。

槟榔丸

【来源】《太平圣惠方》卷六。

【组成】槟榔一两　羌活一两　郁李仁二两（汤浸，去皮尖，微炒）　木香一两　川大黄一两（锉，微炒）　牵牛子（捣罗取末）一两　青橘皮一两（汤浸，去白瓤，焙）　麻仁二两（锉，研如膏）

【用法】上为末，炼蜜为丸，如梧桐子大。每服二十丸，食前以生姜汤送下。

【主治】

　　1.《太平圣惠方》：大肠实热，秘涩不通，心烦闷乱。

　　2.《圣济总录》：大肠秘涩，冷热相攻，寒热如疟。

槟榔散

【来源】《太平圣惠方》卷九。

【组成】槟榔一两　牵牛子一两（微炒）　川大黄半两（锉碎，微炒）　青橘皮半两（汤浸，去白瓤，焙）

【用法】上为散。每服二钱，以温茶调下，不拘时候。良久，吃姜粥，利三两行，如未利再服。

【主治】伤寒五日，少阴受病，口舌干燥，烦渴欲水，心膈不利，大肠秘涩，其脉滑，气逆不顺者。

鳖甲散

【来源】《太平圣惠方》卷十七。

【组成】鳖甲一两（涂醋，炙令黄，去裙襕）　羚羊角屑一两　杏仁一两（汤浸，去皮尖双仁，麸炒微黄）　甘草半两（炙微赤，锉）　赤茯苓一两　白鲜皮一两　枳壳一两（麸炒微黄，去瓤）　茵陈一两　川大黄二两（锉碎，微炒）

【用法】上为粗散。每服五钱，以水一大盏，煎至五分，去滓温服，不拘时候。

【主治】热病六日，热势弥固，大便秘涩，心腹痞满，食饮不下，精神昏乱，恍惚狂言，其脉洪数。

大黄散

【来源】《太平圣惠方》卷十八。

【组成】川大黄一两（锉碎，微炒）　枳实半两（麸炒令黄色）　羚羊角屑一两　川朴消一两　黄芩一两　甘草半两（炙微赤，锉）

【用法】上为粗散。每服五钱，用水一大盏，煎至六分，去滓温服，不拘时候。

【主治】热病大便涩滞，妄语心烦。

大麻仁丸

【来源】《太平圣惠方》卷十八。

【组成】大麻仁二两（研入）　郁李仁一两（汤浸，去皮，研入）　川大黄二两（锉碎，微炒）　木通一两（锉）　羚羊角屑一两（锉）

【用法】上为细末，入研了药令匀，炼蜜为丸，如梧桐子大。每服三十丸，温水送下，不拘时候。

【主治】热病大便不通。

承气丸

【来源】《太平圣惠方》卷十八。

【组成】川大黄一两（锉碎，微炒）　郁李仁一两（汤浸去皮，别研）　枳实一分（麸炒令黄色）　川芒消二两　大麻仁一两（研入）

【用法】上为末，炼蜜为丸，如梧桐子大。每服三十丸，以温水送下，不拘时候，未利再服。

【主治】热病，若十余日不大便者。

牵牛子丸

【来源】《太平圣惠方》卷十八。

【组成】牵牛子八两（四两生四两微炒，捣罗为末） 木通一两（锉） 青橘皮半两（汤浸，去白瓤） 桑根白皮三分（锉）

【用法】上为末，入牵牛子末，研匀，炼蜜为丸，如梧桐子大。每服三十丸，温水送下，不拘时候。以得通为度。

【主治】热病后，风气壅滞，胸膈聚痰，大便不通。

羚羊角散

【来源】《太平圣惠方》卷十八。

【组成】羚羊角屑一两 麦门冬一两半（去心） 栀子仁一两 土瓜根一两 川大黄一两半（锉碎，微炒） 甘草半两（炙微赤，锉）

【用法】上为散。每服四钱，以水一中盏，煎至六分，去滓温服，不拘时候。

【主治】热病肠胃壅热，大便不通。

威灵仙丸

【来源】《太平圣惠方》卷二十三。

【别名】葳灵仙丸（《医方类聚》卷二十引《神巧万全方》）。芎䒷丸（《圣济总录》卷十七）。

【组成】威灵仙二两 川大黄二两（锉碎，微炒） 独活一两 芎䒷一两 槟榔一两 牵牛子三两

【用法】上为末，炼蜜为丸，如梧桐子大。每服十五丸，食前以温水送下。

【主治】大肠风热，结涩不通。

秦艽散

【来源】《太平圣惠方》卷二十三。

【组成】秦艽三分（去苗） 防风一两（去芦头） 枳壳一两（麸炒微黄，去瓤） 大麻仁一两 槟榔一两 川朴消一两半 羚羊角屑一两 木香三分 甘草半两（炙微赤，锉）

【用法】上为粗散。每服三钱，以水一中盏，加生

姜半分，煎至六分，去滓，食前温服。

【主治】大肠风热，秘涩躁闷。

麻仁丸

【来源】《太平圣惠方》卷二十三。

【组成】大麻仁三两 羚羊角屑一两 枳壳一两（麸炒微黄，去瓤） 芎䒷一两 木香一两 鳖甲二两半（涂醋，炙令黄，去裙襕） 独活二两 槟榔二两 川大黄二两（锉碎，微炒） 郁李仁二两（汤浸，去皮尖，微炒） 牵牛子二两半（一半微炒，一半生用）

【用法】上为末，炼蜜为丸，如梧桐子大。每服三十丸，食前以温水送下。以利为度。

【主治】大肠风热秘涩，气壅闷。

【宜忌】忌苋菜。

羚羊角丸

【来源】《太平圣惠方》卷二十三。

【组成】羚羊角屑三分 人参半两（去芦头） 诃梨勒皮半两 槟榔半两 川大黄一两（锉碎，微炒） 枳壳三分（麸炒微黄，去瓤） 独活半两 黄耆半两（锉） 乌蛇一两半（酒浸，去皮骨，炙令微黄） 地骨皮三分 大麻仁一两半 郁李仁一两半（汤浸，去皮尖，微炒） 赤茯苓三分

【用法】上为末，炼蜜为丸，如梧桐子大。每服三十丸，食前温水送下。以利为度。

【功用】调气，利大肠。

【主治】风热壅滞大肠之便秘。

犀角散

【来源】《太平圣惠方》卷二十三。

【组成】犀角屑三分 白鲜皮三分 防风三分（去芦头） 麦门冬一两（去心） 大麻仁一两 木通三分（锉） 大腹皮三分（锉） 川大黄一两（锉碎，微炒） 甘草半两（炙微赤，锉）

【用法】上为散。每服五钱，以水一大盏，煎至五分，去滓，食前温服。

【主治】大肠风热，秘涩不通，心腹壅闷。

槟榔散

【来源】《太平圣惠方》卷二十三。

【组成】槟榔一两　木香三分　羌活三分　川朴消二两　牵牛子三两（微炒）　陈橘皮一两（汤浸，去白瓤，焙）　川大黄一两（锉碎，微炒）

【用法】上为细散。每服三钱，空腹以生姜汤调下。以利为度。

【主治】大肠风热，秘涩不通，四肢烦闷。

麻仁丸

【来源】《太平圣惠方》卷二十九。

【组成】大麻仁二两　川大黄一两（锉碎，微炒）　枳壳一两（麸炒微黄，去瓤）　赤芍药一两　郁李仁一两（汤浸，去皮尖，微炒）　木香半两　槟榔一两　柴胡一两（去苗）

【用法】上为末，炼蜜为丸，如梧桐子大。每服三十丸，食前以生姜汤送下。

【主治】虚劳气壅，大便秘涩，四肢烦疼。

槟榔散

【来源】《太平圣惠方》卷二十九。

【组成】槟榔三分　川大黄一两（锉碎，微炒）　木香一分　枳壳三分（麸炒微黄，去瓤）　甘草一分（炙微赤，锉）　郁李仁一分（汤浸，去皮尖）

【用法】上为散。每服三钱，以水一中盏，煎至六分，去滓，食前温服。

【主治】虚劳，脏腑气滞，大便难，头目昏，心酸壅闷。

槟榔散

【来源】《太平圣惠方》卷三十八。

【组成】槟榔半两　赤茯苓三分　川大黄一两半（锉碎，微炒）　枳实三分（麸炒微黄）　木香半两　赤芍药半两　芎藭三分　甘草一分（炙微赤，锉）

【用法】上为散。每服四钱，以水一中盏，加生姜半分，煎至六分，去滓温服，不拘时候。

【主治】乳石发动，烦热，心膈痞满，大肠气壅，腹痛，不思饮食。

槟榔散

【来源】《太平圣惠方》卷三十八。

【组成】槟榔一两　川芒消一两　甘草半两（炙微赤，锉）　枳壳一两（麸炒微黄，去瓤）　川大黄一两（锉碎，微炒）

【用法】上为细散。每服二钱，煎竹茹汤调下，如人行十里再服。以利为度。

【主治】乳石发动，心燥烦热，痰结，不下饮食，大小肠壅滞，腰背疼重。

槟榔丸

【来源】《太平圣惠方》卷四十二。

【组成】槟榔一两　川大黄一两（锉碎，微炒）　枳壳一两（麸炒微黄，去瓤）　甜葶苈一两（隔纸炒令紫色）　郁李仁一两（汤浸，去皮，微炒）　木通一两（锉）　杏仁一两（汤浸，去皮尖双仁，麸炒微黄）

【用法】上为末，炼蜜为丸，如梧桐子大。每服三十丸，以生姜汤送下，一日三四次。

【主治】上气，胸中满闷，大便不利。

大腹皮丸

【来源】《太平圣惠方》卷五十。

【组成】大腹子一两（锉）　木香一两　诃黎勒皮一两　桂心半两　川大黄一两半（锉碎，微炒）　半夏一两（汤洗七遍去滑）　前胡一两（去芦头）　枳壳一两（麸炒微黄，去瓤）　青橘皮一两（汤浸，去白瓤，焙）　芎藭三分　干木瓜一两　郁李仁一两（汤浸，去皮，微炒）

【用法】上为末，炼蜜为丸，如梧桐子大。每服三十丸，煎生姜、木通汤送下，不拘时候。

【主治】胸膈气噎塞，烦闷不下饮食，腹胁妨胀，秘涩不通。

大黄散

【来源】《太平圣惠方》卷五十八。

【别名】透关散（《杨氏家藏方》卷四）、大黄汤（《普济方》卷三十九）。

【组成】川大黄一两（锉碎，微炒）　槟榔一两　木香半两　川芒消一两　枳壳一两（麸炒微黄，去瓤）　子芩半两

【用法】上为散。每服四钱，以水一中盏，加生姜半分，葱白七寸，煎至六分，去滓，空腹温服；如未通，晚再服。

【主治】大便不通，下焦伤热壅闷。

大戟丸

【来源】《太平圣惠方》卷五十八。

【组成】大戟一两（锉碎，微炒）　川大黄二两（锉碎，微炒）　木香半两　羌活一两　陈橘皮一两（汤浸，去白瓤，焙）　桑根白皮一两　牵牛子四两（微炒，别捣罗取末二两）

【用法】上为末，入牵牛子末，同研令匀，炼蜜为丸，如梧桐子大。每服二十丸，空心以生姜汤送下。

【主治】肠胃积滞，大便不通，气壅上奔。

木香丸

【来源】《太平圣惠方》卷五十八。

【组成】木香一两　槟榔一两　川大黄一两（锉碎，微炒）　桂心半两　巴豆霜一分　川乌头半两（炮裂，去皮脐）

【用法】上为末，研入巴豆霜令匀，炼蜜为丸，如梧桐子大。每服三丸，空心以橘皮汤送下。未效，加至五丸。

【主治】大便卒不通，心腹气满闷。

枳壳丸

【来源】《太平圣惠方》卷五十八。

【组成】枳壳一两（麸炒微黄，去瓤）　川大黄一两（锉碎，微炒）　川芒消一两

【用法】上为末，炼蜜为丸，如梧桐子大。每服三十丸，食前以生姜汤送下。

【主治】大肠结实。

麻仁丸

【来源】《太平圣惠方》卷五十八。

【组成】大麻仁二两　川大黄一两（锉碎，微炒）　枳壳一两（麸炒微黄，去瓤）　赤芍药一两　郁李仁一两（汤浸，去皮，微炒）　川芒消一两　槟榔一两

【用法】上为末，炼蜜为丸，如梧桐子大。每服三十丸，空心以生姜汤送下，晚再服之。

【主治】大便难，五脏气壅，三焦不和，热结秘涩。

槟榔丸

【来源】《太平圣惠方》卷五十八。

【组成】槟榔一两　诃黎勒皮一两　柴胡三分（去苗）　桂心一两　草豆蔻半两（去皮）　木香半两　郁李仁一两（汤浸，去皮，微炒）　川大黄一两（锉碎，微炒）　吴茱萸半两（汤浸七遍，微炒）

【用法】上为末，炼蜜为丸。如梧桐子大。每服二十丸，食前以生姜汤送下。

【主治】肠胃冷热不和，大便难秘，食饮不消，心腹妨闷。

槟榔散

【来源】《太平圣惠方》卷五十八。

【组成】槟榔一两　枳壳一两（麸炒微黄，去瓤）　牵牛子一两（微炒）　桑根白皮一两（锉）　川大黄一两（锉碎，微炒）　郁李仁一两（汤浸，去皮尖，微炒）　陈橘皮一两（汤浸，去白瓤，焙）

【用法】上为粗散。每服四钱，以水一中盏，煎至六分，去滓温服，如人行十里再服。

【主治】大肠卒不通，腹胁胀满，气上冲心膈。

牵牛子丸

【来源】《太平圣惠方》卷五十九。

【组成】牵牛子二两（微炒）　川朴消一两　大麻仁一两　川大黄一两（锉碎，微炒）　甘遂半两（煨令黄）　木香一两

【用法】上为末，炼蜜为丸，如梧桐子大。每服二十丸，空心以生姜汤送下。如人行十里当通，如未通，即再服。强羸人加减服之。

【主治】大便卒不通，心神烦闷，坐卧不安。

大麻仁丸

【来源】《太平圣惠方》卷七十二。

【组成】大麻仁二两（别捣如膏）　川大黄二两（锉碎，微炒）　槟榔一两　木香一两　枳壳一两（麸炒微黄，去瓤）

【用法】上为末，入大麻仁膏，研令匀，以炼蜜为丸，如梧桐子大。每服二十丸，空心以温水送下。

【主治】妇人肠胃风结，大便常秘。

木香丸

【来源】《太平圣惠方》卷七十二。

【组成】木香　川大黄（锉，微炒）　桂心　槟榔　青橘皮（汤浸，去白瓤，焙）各一两　巴豆半两（去皮心，用新汲水浸三日后，微火炒令黄，研，纸裹，压去油令尽）

【用法】上为末，入巴豆研令匀，用面糊为丸，如粟米大。每服七丸，以温水送下。

【主治】妇人气壅，大肠秘涩。

玄豆丸

【来源】《太平圣惠方》卷七十二。

【组成】玄豆一分（炙令焦，去皮子）　巴豆五枚（去皮心，纸裹压去油）　香墨二钱

【用法】上为末，入巴豆研令匀，以醋煮面糊为丸，如梧桐子大。每服一丸，嚼干柿裹，以温水送下。

【主治】妇人夹宿食，大便不通。

芫花丸

【来源】《太平圣惠方》卷七十二。

【组成】芫花半两（醋拌，炒令干）　青橘皮半两（汤浸，去白瓤，焙）　川大黄三分（锉，微炒）

【用法】上为末，炼蜜为丸，如梧桐子大。每服十丸，食前以生姜汤送下。

【主治】妇人大便秘涩。

郁李仁散

【来源】《太平圣惠方》卷七十二。

【组成】郁李仁二两（汤浸，去皮，微炒）　牵牛子一两（微炒）　神曲（微炒）　桂心　木香　青橘皮（汤浸去白瓤，焙）　槟榔各半两

【用法】上为细散。每服二钱，空心以生姜茶调下。

【功用】搜风转气。

【主治】妇人大便不通。

牵牛子丸

【来源】《太平圣惠方》卷七十二。

【别名】牵牛丸（《妇人大全良方》卷八）。

【组成】牵牛子四两（生用）　青橘皮二两（汤浸，去白瓤，焙）　木香一两

【用法】上为末，炼蜜为丸，如梧桐子大。每服二十丸，空心以温水送下。

【主治】妇人大便不通，心腹虚胀。

牵牛子散

【来源】《太平圣惠方》卷七十二。

【组成】牵牛子五两（半生半炒熟）　桂心一两　枳壳（麸炒微黄，去瓤）　木香半两　郁李仁一两（汤浸，去皮，微炒）　木通一两（锉）　青橘皮一两（汤浸，去白瓤，焙）

【用法】上为散。每服二钱，空心以热水调下。如茶煎一沸，放温，搅起服之亦佳。

【主治】妇人大便不通。

调气丸

【来源】《太平圣惠方》卷七十二。

【组成】槟榔　羌活　桂心　川芎　木香各一

两　郁李仁（汤浸去皮，微炒）　川大黄（锉，微炒）　牵牛子（半生半炒熟）　青橘皮（汤浸去白瓤，焙）各二两

【用法】上为末，炼蜜为丸，如梧桐子大。每服三十丸，空心以温生姜汤送下。

【主治】妇人大便不通。

通神散

【来源】《太平圣惠方》卷七十二。

【组成】川大黄（锉，微炒）　川芒消　槟榔　桃花　郁李仁（汤浸，去皮，微炒）各一两　木香半两

【用法】上为细散。每服二钱，空心以粥饮调下。

【主治】

1.《太平圣惠方》：妇人大便不通。

2.《妇人大全良方》：妇人大便不通，热而实者。其证心腹胀痛，手不得近，心胸烦闷，六脉沉滑而实。

半夏散

【来源】《太平圣惠方》卷八十四。

【组成】半夏一分（汤洗七遍去滑）　前胡半两（去芦头）　川大黄一分（锉碎，微炒）　甘草一分（炙微赤，锉）　川朴消一两

【用法】上为粗散。每服一钱，以水一小盏，加生姜少许，煎至五分，去滓温服，一日三次。

【主治】小儿痰气结实，烦壅。

芒消丸

【来源】《太平圣惠方》卷八十四。

【组成】川芒消半两　川大黄半两（锉碎，微炒）　半夏一分（汤洗七遍去滑）　代赭半两　甘遂一分（微炒）　杏仁十粒（汤浸，去皮尖双仁，麸炒微黄）

【用法】上为末，炼蜜为丸，如绿豆大。每服两丸，空心以温水送下。

【主治】小儿痰实，往来寒热，不欲饮食，肌体羸瘦。

芒消丸

【来源】《太平圣惠方》卷八十四。

【组成】川芒消半两　川大黄半两（锉碎，微炒）　半夏一分（汤洗七遍去滑）　代赭半两　甘遂一分（微炒）　杏仁十粒（汤浸，去皮尖双仁，麸炒微黄）

【用法】上为末，炼蜜为丸，如绿豆大。每服两丸，空心以温水送下。

【主治】小儿痰实，往来寒热，不欲饮食，肌体羸瘦。

加减四味饮子

【来源】《太平圣惠方》卷八十八。

【别名】清凉饮子（《太平惠民和济局方》卷十）、四顺散（《类证活人书》卷二十）、当归汤（《圣济总录》卷一四三）、四顺饮子（《鸡峰普济方》卷十三）、四顺清凉饮子（《小儿卫生总微论方》卷三）、四顺饮（《易简》）、清凉饮（《仁斋直指方论》卷二十三）、四顺清凉饮（《世医得效方》卷八）、清凉散（《普济方》卷二九五）、四味大黄饮子（《普济方》卷四〇五）、四配清中饮（《疡医大全》卷三十三）。

【组成】当归（孩子体骨多热多惊，则倍于分数用之）　川大黄（先蒸二炊饭久，薄切焙干，或孩子小便赤少，大便多热则倍用）　赤芍药（细锉炒，孩子四肢多热，多惊，大便多泻青黄色，直倍用之）　甘草（孩子热即生用，孩子寒多泻多即炙倍用）

【用法】上件药，平常用即等分，各细锉和匀。每服一分，以水一中盏，煎至五分，去滓，温服半合，每日三四次。

【主治】

1.《太平惠民和济局方》：小儿血脉壅实，腑脏生热，颊赤多渴，五心烦躁，睡卧不宁，四肢惊掣；及因乳哺不时，寒温失度，令儿血气不理，肠胃不调，或温壮连滞，欲成伏热，或壮热不歇，欲发惊痫；又治风热结核，头面疮疖，目赤咽痛，疮疹余毒，一切壅滞。

2.《圣济总录》：痔瘘。

3.《鸡峰普济方》：大便不通，面目身热，口

舌生疮，上焦冒闷，时欲得冷，三阳气壅，热并大肠，其脉洪大。

4.《仁斋直指方论》：诸痔热证，大便秘结。

5.《普济方》：风热毒气与血相搏，结成核，生于腋下颈上，遇风寒所折，不消，结成瘰疬，久而溃脓成疮。

大黄丸

【来源】《太平圣惠方》卷九十二。

【组成】川大黄一两（锉，微炒） 枳壳三分（麸炒微黄，去瓤） 栀子仁三分 郁李仁三分（汤浸，去皮，微炒）

【用法】上为末，炼蜜为丸，如麻子大。每服五丸，以熟水送下。

【主治】小儿大便不通，心腹壅闷。

大黄散

【来源】《太平圣惠方》卷九十二。

【组成】川大黄一两（锉，微炒） 犀角屑半两 川升麻半两 当归一分 赤芍药一分 红雪一两 甘草一分（炙微赤，锉）

【用法】上为粗散。每服一钱，以水一小盏，煎至六分，去滓，三四岁温服一合，每日三四次。以利为度。

【主治】小儿脏腑壅热，心神烦躁，大便不通。

牛黄丸

【来源】《太平圣惠方》卷九十二。

【组成】牛黄一分（细研） 川大黄三分（锉，微炒，捣罗为末）

【用法】上药都研令匀，炼蜜为丸，如麻子大。每服七丸，粥饮送下。以利为度。

【主治】小儿大便不通，心中烦热。

丹砂丸

【来源】《太平圣惠方》卷九十二。

【别名】朱砂丹（《永乐大典》卷一〇三三引《医方妙选》）。

【组成】丹砂半两（细研，水飞过） 续随子三分 腻粉一钱

【用法】上为细末，炼蜜为丸，如绿豆大。三岁儿每服二丸，以温水送下。

【主治】小儿大便不通，心神烦热，卧忽多惊、腹胁妨闷。

苄黄散

【来源】《太平圣惠方》卷九十二。

【组成】苄蒡半两 川大黄三分（锉，微炒） 郁李仁三分（汤浸，去皮，微炒）

【用法】上为细散。每服一钱，以温水半盏调下，以利为度。

【主治】

1.《太平圣惠方》：小儿大便不通，腹胁妨闷。

2.《永乐大典》引《医方妙选》：脏腑有热，小便涩，兼大便不通。

走马箭

【来源】《太平圣惠方》卷九十二。

【组成】羊胆一枚 蜜一合 盐花半两

【用法】上药同煎如饧，撚如箸粗，可长一寸。纳下部中。须臾即通。

【主治】小儿大便不通，连腰满闷，气急困重。

桃叶汤

【来源】《太平圣惠方》卷九十二。

【组成】桃叶一握 木通二两 灯心五大束 川朴硝一两 葱白七茎

【用法】上锉细，用醋浆水三大碗，煎十余沸，去滓，倾向盆中，稍温，便坐儿在盆内，将滓以手帕裹，熨于脐下，冷即出之。后吃地黄稀粥半盏，良久便通。

【主治】小儿大便不通，脐腹妨闷。

通中丸

【来源】《太平圣惠方》卷九十二。

【组成】川大黄一两（锉，微炒） 巴豆霜二分 皂荚一两（不蛀者，去皮子，烧令焦黑）

【用法】大黄、皂荚为末，入巴豆霜同研令匀，炼蜜为丸，如绿豆大。四五岁儿，每服三丸，温水送下。

【主治】小儿大便不通，心腹疼闷，卧即烦喘。

犀角丸

【来源】《太平圣惠方》卷九十二。

【组成】犀角屑半两 当归半两（锉，微炒） 川大黄一两（锉，微炒） 巴豆十枚（去皮心，研，纸裹压去油） 丹砂半两（细研，水飞过）

【用法】上为末，入巴豆、丹砂同研令匀，炼蜜为丸，如绿豆大。三岁儿每服三丸，以温水送下。

【主治】小儿脏腑壅滞，腹胁妨闷，大便不通。

蜂房散

【来源】《太平圣惠方》卷九十二。

【组成】蜂房一枚（炙令微焦）

【用法】上为细散。每服半钱，以粥饮调下。

【主治】小儿卒大便不通。

大黄丸

【来源】《太平圣惠方》卷九十八。

【组成】川大黄二两（锉碎，微炒） 槟榔二两 牛膝一两（去苗） 川芎一两 枳壳一两（麸炒微黄，去瓤） 独活一两 防风一两（去芦头） 桂心一两 大麻仁二两 郁李仁二两（汤浸，去皮，微炒） 桃仁一两（去皮尖双仁，麸炒微黄）

【用法】上为末，炼蜜为丸，如梧桐子大。每服三十丸，空心以生姜汤送下。

【功用】调利胸膈，祛逐壅滞，推陈致新，疏风顺气。

大黄丸

【来源】《太平圣惠方》卷九十八。

【组成】川大黄二两（锉碎，微炒） 木香一两 干姜一两（炮裂，锉） 桂心一两 槟榔一两 巴豆一分（去皮心，研，以纸裹压去油） 郁李仁一两（汤浸，去皮，微炒） 当归一两（锉，微炒） 神曲一两（炒微黄）

【用法】上为末，入巴豆，研令匀，炼蜜为丸，如梧桐子大。每服三丸至五丸，空心或夜卧时以温茶送下。以溏利为度。如要快泻，良久以热茶投之。

【功用】转气。

大黄丸

【来源】《太平圣惠方》卷九十八。

【组成】川大黄四两（锉碎，微炒） 诃黎勒皮四两 人参二两（去芦头） 大麻子二两

【用法】上为末，炼蜜为丸，如梧桐子大。每服十五丸，以酒送下。老少以意增减服之，以溏利为度。

【主治】久积滞气，不能饮食，食即不消，风热气上冲。

大麻仁丸

【来源】《太平圣惠方》卷九十八。

【组成】大麻仁三两（别研如膏） 川大黄二两（锉，研，微炒） 诃黎勒皮二两 人参一两（去芦头） 陈橘皮一两（汤浸，去白瓤，焙）

【用法】上为末，炼蜜为丸，如梧桐子大。每服二十丸，食前以生姜汤送下，酒下亦得。如未利，加至三十丸。

【主治】积年心腹气、肺气、脚气、冷热气、痃癖气，不得饮食，纵食不消，脏腑不调，大肠秘涩。

牵牛子丸

【来源】《太平圣惠方》卷九十八。

【组成】牵牛子一斤（一半生用，一半微炒）桂心一两 枳壳一两（麸炒微黄，去瓤） 川芎一两 郁李仁二两（汤浸，去皮，微炒） 木香一两 青橘皮一两（汤浸，去白瓤，焙）

【用法】上为末，炼蜜为丸，如梧桐子大。每服二十丸，食前温酒送下。

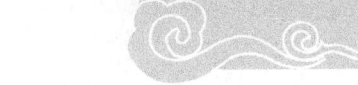

【功用】搜风化气。

【主治】

  1.《太平圣惠方》：脏腑壅滞。

  2.《普济方》：心腹气闷，宿食不消，腰胁疼痛，大肠秘涩。

牵牛子丸

【来源】《太平圣惠方》卷九十八。

【组成】牵牛子十两（捣为末）六两　木香半两　槟榔半两　青橘皮半两（汤浸，去白瓤，焙）

【用法】上药木香以下为末，与牵牛子末搅和令匀，炼蜜为丸，如梧桐子大。每服二十丸，食前温酒送下。

【主治】脏腑壅滞，心腹气闷，宿食不消，腰胁疼痛，大肠秘涩。

槟榔丸

【来源】《普济方》卷三十七引《太平圣惠方》。

【组成】槟榔　大黄（蒸）　麻子仁（炒，去壳，别研）　枳壳（麸炒）　羌活（去芦）　牵牛（炒）　杏仁（去皮尖，炒）　白芷　黄芩各一两　人参半两

【用法】上锉，为末，炼蜜为丸，如梧桐子大。每服四十丸，空心用熟水送下。以大腑流利为度。

【主治】大肠实热，气壅不通，心腹胀满，大便秘实。

木香丸

【来源】《普济方》卷一〇五引《太平圣惠方》。

【别名】导秘丸（《圣济总录》卷十七）、大圣丸（《普济方》卷一〇六）。

【组成】木香二两　羌活二两　芎䓖二两　郁李仁四两（汤浸，去皮，微炒）　桂心二两　槟榔二两　川大黄四两（锉碎，微炒）

【用法】上为末，炼蜜为丸，如梧桐子大。每服三十丸，食前以温酒送下。欲得快利，加至四十丸。此药稍温必不虚，入夜临卧时服亦得。

  本方加麻仁、枳壳各四两，名"麻仁丸"；加甘菊、诃黎勒、生姜、干地黄、山芋各二两，

名"如圣丸"（见《普济方》）。《普济方》本方用法：每服二十丸，浆水送下，茶汤亦得。

【主治】

  1.《普济方》引《太平圣惠方》：一切风气，及脏腑壅滞，宿食不消，心腹胀满。

  2.《圣济总录》：热毒风，心肺壅滞，胸膈烦闷，大小便难；风热，大肠秘涩不通，心烦腹满，体热引饮。

南木香丸

【来源】《袖珍方》卷一引《太平圣惠方》。

【组成】南木香（不见火）　槟榔　麻仁　枳壳各等分

【用法】先将枳壳去瓤，每个切作四片，用不蛀皂角三寸，生姜五片，巴豆三粒（略捶碎，不去壳），用水一盏，将枳壳同煮和滚，滤去生姜、巴豆、皂角不用，只将枳壳锉细，焙干为末，入前木香、槟榔、麻仁同为末，炼蜜为丸。蜜汤送下，不拘时候。

【主治】大便秘结。

提药方

【来源】《袖珍方》卷一引《太平圣惠方》。

【组成】沧盐三钱　屋檐烂草节七个

【用法】上为末和匀。每用半钱，竹筒吹肛门内，深寸许

【主治】大便秘涩，服药取不得通者。

搜风润肠丸

【来源】《袖珍方》卷一引《太平圣惠方》。

【组成】沉香　槟榔　木香　青皮（去白）　萝卜子（炒）　槐角（炒）　陈皮（去瓤）　枳壳（去瓤，炒）　枳实（麸炒，去瓤）　三棱（煨）　木通各五钱　郁李仁（去皮）一两（一方有大黄，无木通）

【用法】上为末，炼蜜为丸，如梧桐子大。每服五六十丸，木瓜汤送下。

【功用】常服润肠，导化风气。

【主治】三焦不和，胸中痞闷，气不升降，饮食迟

化，肠胃燥涩，大便秘硬。

麻仁丸

【来源】《博济方》卷二。

【组成】麻仁四两（先以温水浴，悬在井中五日，令生芽，日晒，退皮取仁） 大黄四两（二两蒸，二两生用） 白槟榔一两（半煨半生） 山茱萸一两半 薯蓣一两半 官桂（去皮）一两半 车前子 枳壳（麸炒） 防风各一两半 羌活一两半 木香二两 菟丝子一两半（酒浸一宿后，炒黄） 郁李仁四两

【用法】上为细末，炼蜜为丸，如梧桐子大。每服十五丸至二十丸，临卧温水送下。

【功用】《太平惠民和济局方》：顺三焦，和五脏，润肠胃，除风气。

【主治】

1.《博济方》：三焦不和，脏腑虚冷，胸膈痞闷，大便秘涩。

2.《太平惠民和济局方》：冷热壅结，津液耗少，令人大便秘难，或闭塞不通。若年高气弱，及有风人，大便秘涩，尤宜服之。

大黄丸

【来源】《医方类聚》卷十引《简要济众方》。

【组成】大黄一两（锉，炒） 牵牛子三两（微炒） 木香一分 郁李仁二两（汤浸，去皮，焙干）

【用法】上为末，炼蜜为丸，如梧桐子大。每服二十丸，食后、临卧煎竹叶汤送下；生姜汤送下亦得。

【功用】《圣济总录》：宽胸膈，消壅滞。

【主治】

1.《医方类聚》引《简要济众方》：大肠实热，秘涩不通，心烦闷乱。

2.《圣济总录》：风气大肠涩结。

皂角丸

【来源】《太平惠民和济局方》卷一。

【组成】皂角（捶碎，以水十八两六钱揉汁，用蜜一斤，同熬成膏） 干薄荷叶 槐角（爁）各五两 青橘皮（去瓤） 知母 贝母（去心，炒黄） 半夏（汤洗七次） 威灵仙（洗） 白矾（枯过） 甘菊（去枝）各一两 牵牛子（爁）二两

【用法】上为末，以皂角膏搜和为丸，如梧桐子大。每服二十丸，食后生姜汤送下；痰实咳嗽，用蛤粉齑汁送下；手足麻痹，用生姜薄荷汤送下；语涩涎盛，用荆芥汤送下；偏正头痛、夹脑风，用薄荷汤送下。

【主治】风气攻注，头面肿痒，遍身拘急，痰涎壅滞，胸膈烦闷，头痛目眩，鼻塞口干，皮肤瘙痒，腰脚重痛，大便风秘，小便赤涩，及咳嗽喘满，痰吐稠浊，语涩涎多，手足麻痹，暗风痫病，偏正头痛，夹脑风；妇人血风攻注，遍身疼痛，心忪烦躁，瘾疹瘙痒。

七圣丸

【来源】《太平惠民和济局方》卷六。

【组成】川芎 肉桂（去粗皮） 木香（生） 羌活（去芦） 槟榔（生）各半两 郁李仁（去皮） 大黄（蒸，焙；一分生用）各一两

【用法】上为细末，炼蜜为丸，如梧桐子大。每服十五丸至二十丸，食后、临卧温熟水下。岚瘴之地最宜服。

【功用】《养老奉亲书》：搜风顺气。

【主治】

1.《太平惠民和济局方》：风气壅盛，痰热结搏，头目昏重，涕唾稠粘，心烦面赤，咽干口燥，精神不爽，夜卧不安，肩背拘急，胸膈痞闷，腹胁胀满，腰腿重疼，大便秘结，小便赤涩。

2.《卫生宝鉴》：大肠疼痛不可忍。

半硫丸

【来源】《太平惠民和济局方》卷六。

【组成】半夏（汤浸七次，焙干，为细末） 硫黄（明净好者，研令极细，用柳木槌子杀过）各等分

【用法】以生姜自然汁同煎，加干蒸饼末入臼内杵为丸，如梧桐子大。每服十五丸至二十丸，空心温酒或生姜汤送下；妇人醋汤送下。

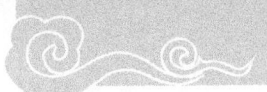

【功用】

　　1.《太平惠民和济局方》：除积冷，暖元脏，温脾胃，进饮食，

　　2.《圣济总录》：温胃去痰。

　　3.《普济方》引《仁存方》：止泄泻。

　　4.《良朋汇集》：润大肠。

【主治】心腹一切疝癖冷气，及年高风秘冷秘，或泄泻。

【验案】虚风便秘　《临证指南医案》：吴，二气自虚，长夏大气发泄，肝风鸥张，见症类中，投剂以来诸恙皆减，所嫌旬日犹未更衣，仍是老人风秘。半硫丸一钱，开水送下，三服。

黄耆汤

【来源】《太平惠民和济局方》卷六（续添诸局经验秘方）。

【组成】绵黄耆　陈皮（去白）各半两

【用法】上为细末。每服三钱，用大麻仁一合（烂研），以水投，取浆一盏，滤去滓，于银石器内煎，候有乳起，即入白蜜一大匙，再煎令沸，调药末，空心、食前服，秘甚者不过两服愈。常服即无秘涩之患，此药不冷不燥。

【主治】年高老人，大便秘涩。

陈橘丸

【来源】《养老奉亲书》。

【组成】陈橘皮（去瓤）一两　槟榔（锉细）半两　木香一分　羌活（去芦头）半两　防风（去芦头）半两　青皮（去瓤）半两　枳壳（麸炒，去瓤）半两　不蚛皂角两挺（去黑皮，酥炙黄）　郁李仁一两（去皮尖，炒黄）　牵牛（微炒，杵细，罗取末）二两

【用法】上为末，郁李仁、牵牛同研拌匀，炼蜜为丸，如梧桐子大。每服二十丸，食前用生姜汤送下。未利，渐加三十丸，以利为度。

【主治】老人大肠风燥气秘。

牵牛丸

【来源】《养老奉亲书》。

【组成】牵牛一两（饭甑蒸过）　木通一两　青橘皮一两（去瓤）　桑白皮一两　木香半两　赤芍药一两

【用法】上为末，炼蜜为丸，如梧桐子大。每服十五丸至二十丸，男人酒送下，妇人血气，醋汤送下。

【功用】搜风顺气。

【主治】老人有热，壅滞不快，大肠时秘结，诸热毒生疮。

三仁丸

【来源】《脚气治法总要》卷下。

【组成】柏子仁一两　松子仁二两　麻子仁三两

【用法】上研成膏，以蜡为剂。每服半两，嚼吃，米饮下；或为丸，如梧桐子大，随虚实服之。

【主治】

　　1.《脚气治法总要》：风虚老人津液少，大便秘滞。

　　2.《圣济总录》：大肠有热，津液燥竭，里急后重，大便秘涩。

润肠丸

【来源】《脚气治法总要》卷下。

【组成】凌霄花干　天台乌药　人参　皂荚子（炒熟，去粗皮）各半两

【用法】上为细末，炼蜜为丸，如梧桐子大。每服三十丸，或五十丸，至百丸，不拘时候以温水送下。此方不损气，以通为度。

【主治】一切风秘，虚人及老人津液内枯，不得传送者。

大腹皮散

【来源】《史载之方》卷上。

【组成】陈橘皮一两　青橘皮　大芎　五味子　香白芷　甘草各一分　大腹皮　草豆蔻各半两　木香　槟榔各四铢

【用法】上为细末。每服三钱匕，水一盏，煎八分，和滓服，不拘时候。

【主治】寒湿之胜，大腑反秘。

苁蓉粥

【来源】《史载之方》卷上。

【组成】肉苁蓉一分　米一掬

【用法】先洗苁蓉令净，切令极细，同米用水二碗以上，煮作稀粥，既熟，入少许葱，并薄入盐、酱调和，空心投三四盏。

【主治】元气虚弱，肾水空虚，胃无津液，大府涩迟，六脉微而虚。

柴胡汤

【来源】《史载之方》卷上。

【组成】柴胡　前胡　防风　杏仁（去皮尖）　羌活　茯苓　甘草　芍药各一分　冬（去心）一分　干地黄八铢　半夏二铢

【用法】上为粗散。水一盏，葱白一根，同煎三四钱匕，取八分，去滓，食后服，或不拘时候。

【主治】肝心气实，风血相搏，大府结涩，口苦舌粗，甚则口干胶，小府赤，头痛眼昏，六脉洪大而实。

苏子粥

【来源】方出《证类本草》卷二十八引《药性论》，名见《古今医统大全》卷八十七。

【组成】苏子

【用法】上研汁，煮粥。

《古今医统大全》：紫苏子一两，粳白米四合。煮作粥，临熟时下苏子汁调之，空心服。

【功用】

1.《证类本草》引《药性论》：长服令人肥白身香。

2.《寿世青编》：下气利膈。

3.《长寿药粥谱》：止咳平喘，养胃润肠。

【主治】

1.《古今医统大全》：老人上气喘逆，脚气不能履。

2.《长寿药粥谱》：咳嗽多痰，胸闷气喘，以及老人大便干结难解等症。

【宜忌】《长寿药粥谱》：大便稀薄的老人忌服。

化积滞通大肠方

【来源】《普济方》卷三十九引《护命方》。

【组成】芫花　牵牛各一两　鳖甲（醋炙）半两　狼毒（制）　独活　大黄（薄切，醋煮干）　羌活　牡丹皮（去心）　桔梗　当归　牛膝　荆芥穗　连翘各一分　半夏三钱

【用法】芫花、狼毒二味木臼中杵罗为末，其余诸药合作一处，杵罗为末后，总合一处相滚，令芫花、狼毒与众药末拌匀。每服二钱匕，土器内煎，葱汤调下，不拘时候。

【功用】化积滞，通大肠。

威灵仙散

【来源】《普济方》卷一〇六引《护命方》。

【组成】威灵仙一两（酒浸，切，焙）　川芎　羌活（去芦）各半两

【用法】上为散。每服二钱匕，空心葱汤调下。不转，第二日再服。

【主治】老人风气壅盛，大肠秘涩，五六日方大便一次，天阴日盛，头旋目暗，发作无时。

小柴胡加芒消汤

【来源】《卫生宝鉴·补遗》引《类证活人书》。

【组成】柴胡二两七钱　黄芩　人参　甘草（炙）各二两　半夏八钱　芒消三两

【用法】上锉。每服五钱，水一盏半，加生姜五片，大枣一个，煎八分，去滓，下消再煎一两沸，稍热服。

【主治】外感发热头痛，内因痰饮凝滞为热，或中脘痞满，呕逆恶心，腹满，数日不大便。

脾约丸

【来源】《类证活人书》卷十八。

【组成】大黄二两（酒浸，焙干）　厚朴（刮去皮，用姜汁炙）　枳壳（麸炒，去瓤）　白芍药各半两　麻子仁一两半（微炒）　杏仁（去皮尖，炙炒）三分

【用法】上为细末，炼蜜为丸，如梧桐子大。每服

二十丸，温水送下，不拘时候。未知，加五丸十丸止。下痢、服糜粥将理。

【主治】老人津液少，大便涩，及脚气有风，大便结燥者。

【验案】血卟啉病（《北京中医》1996，1：32）以本方加减：火麻仁、杏仁、桃仁、大黄、枳实、白芍为基本方，腹痛甚者加延胡，瘀血加丹参，呕吐加竹茹，黄疸加茵陈，血压高加石决明、双钩藤，便秘加芒硝，治疗产后血卟啉病23例，结果：痊愈22例，1例肝功能略有异常。

皂荚刺散

【来源】《圣济总录》卷十。

【别名】皂荚散《普济方》（卷九十八）。

【组成】皂荚刺二握（东南枝上者，烧灰存性）

【用法】上为散。每服一钱匕，渐加至二钱匕，空腹用温酒调下。

【主治】

1.《圣济总录》：风攻腰脚疼痛，及肠壅气滞。

2.《普济方》：诸般癥风疾。

大圣丸

【来源】《圣济总录》卷十七。

【组成】木香 白槟榔（锉） 枳壳（去瓤，麸炒） 大黄（锉） 羌活（去芦头） 川芎 桂（去粗皮） 郁李仁（去皮，研）各一两

【用法】上为末，炼蜜为丸，如梧桐子大。每服三十丸，温熟水送下，早、晚食前服。以利为度。

【主治】三焦风热，气不调顺，大肠结燥，不得宣通。

木香丸

【来源】《圣济总录》卷十七。

【组成】木香半两 槟榔（锉） 大黄（煨，锉） 麻子仁各二两 牵牛子末 郁李仁（汤浸，去皮） 枳壳（去瓤，麸炒）各一两

【用法】上为末，炼蜜为丸，如梧桐子大。每服二十丸，临卧温米饮送下。

【主治】肠胃风热，津液燥少，大便秘涩。

导气槟榔散

【来源】《圣济总录》卷十七。

【组成】槟榔（锉）一两 木香 木通（锉） 桑根白皮（炙，锉）各半两 牵牛子二两（一半生，一半熟，同捣，取末一两） 郁李仁（麸炒，去皮）一两（别研如膏） 大黄半两（湿纸裹，煨）

【用法】上除研膏外，为散，入研膏和匀。每服二钱匕，入牛黄、龙脑少许，空心以温蜜汤调下。

【主治】风秘，肠胃痞塞不通。

羌活丸

【来源】《圣济总录》卷十七。

【组成】羌活（去芦头） 槟榔（锉） 木香 桂（去粗皮） 陈橘皮（汤浸，去白，焙）各一两 大黄（煨熟）二两 牵牛子半斤（捣取粉四两）

【用法】上为末，炼蜜为丸，如梧桐子大。每服十五丸至二十丸，渐加至三十丸，生姜、紫苏汤送下。

【主治】风气大肠秘涩。

青橘丸

【来源】《圣济总录》卷十七。

【组成】青橘皮（去白，焙） 槟榔（锉） 郁李仁（麸炒，去皮）各一两 木香 羌活（去芦头） 半夏（汤洗七遍）各半两 牵牛子半斤（捣取粉四两） 陈橘皮（汤浸，去白，焙）四两

【用法】上为末，炼蜜为丸，如梧桐子大。每服二十丸，临卧生姜汤送下。

【主治】风气壅滞，大便秘涩。

郁李仁散

【来源】《圣济总录》卷十七。

【组成】郁李仁（去皮尖，炒） 陈橘皮（去白，酒一盏煮干） 京三棱（炮，锉）各一两

【用法】上为散。每服三钱匕，空心以熟水调下。

【主治】风热气秘。

香枳散

【来源】《圣济总录》卷十七。

【组成】枳壳（去瓤，麸炒）　防风（去叉）各一两（锉）　甘草（炙，锉）半两

【用法】上为散。每服二钱匕，沸汤点服，空心、食前各一次。

【功用】祛风顺气。

【主治】大肠秘涩。

香桂丸

【来源】《圣济总录》卷十七。

【组成】木香一分　桂（去粗皮）　大黄（湿纸裹煨，锉）　郁李仁　羌活（去芦头）　槟榔（锉）各半两　黑牵牛子（炒）一两

【用法】上为细末，炼蜜为丸，如梧桐子大。每服二十丸至三十丸，茶、酒任下。

【主治】风秘肠胃不宣利，令人壅闷。

前胡丸

【来源】《圣济总录》卷十七。

【组成】前胡（去芦头）二两　大黄（锉，炒）　黄芩（去黑心）　木通（锉）　麻子仁　芍药各一两一分

【用法】上为末，炼蜜为丸，如豌豆大。每服十五丸，食前温水送下。

【功用】润利肠胃。

【主治】风秘。心烦腹满，便秘不通。

柴胡汤

【来源】《圣济总录》卷一七七。

【组成】柴胡（去苗）三分　当归（切，焙）一分　赤茯苓（去黑皮）　大黄（锉，炒）各半两　甘草（炙）一分

　　《普济方》有黄芩，无当归。

【用法】上为粗末。每服一钱匕，水半盏，煎至三分，去滓，分温二服，早、晚各一次。

【主治】小儿百日以来痰实。

调中丸

【来源】《圣济总录》卷十七。

【组成】大黄（锉）　鳖甲（醋炙黄，去裙襕）　朴消　桃仁（汤浸，去皮尖双仁，麸炒）各四两　莱菔一斤（捶碎，绞取汁）　皂荚五挺（去皮，捶碎，用水一升，按取汁，滤过）

【用法】将前四味为末，以陈醋一升半，同皂荚、莱菔汁煎五七沸，后入药末，同熬得所为丸，如梧桐子大。每服二十丸，温米汤饮送下。

【主治】大肠风热，秘涩不通。

清利丸

【来源】《圣济总录》卷十七。

【组成】皂荚（不蛀者，刮去黑皮，涂酥炙焦）四两　槟榔（锉）一两半　青橘皮（汤浸去白，焙）　干姜（炮）　半夏（汤洗七遍，焙干）　羌活（去芦头）各一两　黑牵牛半斤（生熟各一半，捣取细末）四两

【用法】上为细末，酒糊为丸，如梧桐子大。每服二十丸，生姜汤送下。

【主治】营卫凝涩，风热秘结，气壅引饮。

搜风丸

【来源】《圣济总录》卷十七。

【组成】木香　恶实各一分　青橘皮（汤浸，去白，焙）　牵牛子（炒）　旋覆花（炒）各一两　槟榔（煨，锉）二枚　皂荚五挺（用浆水五升浸两宿，挼汁去滓，入蜜四两，银石器内慢火熬成膏）

【用法】上为末，入皂荚膏和丸，如梧桐子大。每服十五丸，温酒送下，不拘时候。

【主治】大肠风秘不通。

搜风丸

【来源】《圣济总录》卷十七。

【组成】牵牛子半斤（半生半炒）　枳壳（去瓤，

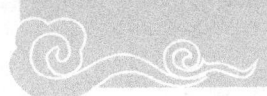

麸炒）　青橘皮（汤浸，去白，焙）　桂（去粗皮）　川芎　郁李仁　白芷　羌活（去芦头）　防风（去叉）各二两　大黄（锉，炒）　麻仁各六两

【用法】上为末，炼蜜为丸，如梧桐子大。每服十丸，食前茶清送下；如大便秘滞，每服三十丸，食后、临卧荆芥汤送下。

【主治】肠胃风壅，大便秘涩。

搜风散

【来源】《圣济总录》卷十七。

【组成】牵牛子二两（一两生，一两炒）　大黄（锉）半两　郁李仁（去皮）半两　枳壳（去瓤，麸炒）一两　川芎一两　青橘皮（汤浸，去白，焙）一分　麻子仁一分　槟榔（锉）一枚　木香一分　旋覆花　防风（去叉）各一两

【用法】上为散。每服二钱匕，临卧生姜汤调服。

【主治】风气，中脘不利，大便秘涩。

槟榔丸

【来源】《圣济总录》卷十七。

【组成】槟榔（锉）一两　黑牵牛子六两（捣，取粉三两）　麦蘖　防风（去叉）　何首乌　苦参　大黄各二两（并生用）　陈橘皮（汤浸，去白，焙）三两　木香一两　羌活（去芦头）一两　皂荚十挺（不蚛者，以水五升挼取浓汁，去滓，熬为膏）

【用法】上为末，以皂荚膏为丸，如梧桐子大。每服二十九至三十丸，盐酒送下。

【主治】风气内结，大肠不通利，及四肢疮疹瘙痒，夜卧不安。

槟榔丸

【来源】《圣济总录》卷十七。

【组成】槟榔二枚（锉，为细末）　黑牵牛子四两（捣，取末二两）

【用法】拌匀，炼蜜为丸，如梧桐子大。每服二十丸，温生姜汤送下，不拘时候。更看脏腑虚实加减。

【主治】风秘。大便不通，发躁引饮。

槟榔散

【来源】《圣济总录》卷二十六。

【组成】槟榔（锉）二两　木香　枳壳（去瓤，麸炒）　陈橘皮（汤浸，去白，炒）各一两　白术　大戟（锉，炒）各半两　杏仁（汤浸，去皮尖，炒）　干姜（炮）各三分

【用法】上为细散。每服一钱匕，煎生姜汤调下，不拘时候。

【主治】伤寒伏热在肠胃，大便不通。

槟榔丸

【来源】《圣济总录》卷四十四。

【组成】槟榔（锉）　木香各二两　芍药　枳壳（去瓤，麸炒）各三分　桂（去粗皮）　大黄（锉，炒）各一两

【用法】上为末，炼蜜为丸，如梧桐子大。每服十丸，空心米饮送下。利下为度。

【主治】脾实，腹胁坚胀，泾溲不利。

大青汤

【来源】《圣济总录》卷五十。

【组成】大青（锉）三分　麻黄（去根节）　石膏（碎）　芒消　黄柏（去粗皮）　生干地黄（焙）各一两半　枳壳（麸炒，去瓤）　赤茯苓（去黑皮）各一两

【用法】上为粗末。每服三钱匕，水一盏半，加苦竹十片，煎至八分，去滓温服，一日三次。

【主治】大肠热满，肠中切痛，或生鼠乳，大便不通。

大黄丸

【来源】《圣济总录》卷五十。

【组成】大黄（炮，锉）半两　桔梗（炒）　枳壳（麸炒，去瓤）　川芎　羌活（去芦头）　木香　柴胡（去苗）　独活（去芦头）各一分　牵牛子一两（半炒熟，半生用）

【用法】上为末，熟煮莱菔，入药末，同于木臼内捣，令丸得为度，丸如梧桐子大。每服三十丸，

食后、临卧熟汤送下。加至四十九。

【主治】大肠秘热，心胸烦躁，头痛便难，腹胁胀满，口舌干燥。

厚朴丸

【来源】《圣济总录》卷五十。

【别名】麻仁丸（原书卷九十七）。

【组成】厚朴（去粗皮，涂生姜汁炙透） 大麻仁（研） 大黄（锉，炒） 枳壳（去瓤，炒）各二两

【用法】上除麻仁外，为末，再与麻仁同研匀，炼蜜和于臼内，涂酥杵令匀熟为丸，如梧桐子大。每服二十丸，空心温酒送下。溏利为度。

【主治】大肠虚瘕，秘涩不通，及一切热壅。

威灵仙丸

【来源】《圣济总录》卷五十。

【组成】威灵仙（去土） 枳壳（去瓤，麸炒） 青橘皮（去白，焙）各一两 防风（去叉） 牵牛子（炒） 郁李仁（汤浸，去皮尖） 大腹皮（锉）各半两 芍药三分

【用法】上为末，炼蜜为丸，如梧桐子大。每服二十丸，加至三十丸，温水送下。以知为度。

【主治】大肠风热壅实，便秘不通，腹胁胀闷。

秦艽汤

【来源】《圣济总录》卷五十。

【组成】秦艽（去苗土）一两半 防风（去叉）一两一分 枳壳（去瓤，麸炒）一两 独活（去芦头）一两 桂（去粗皮）三分 槟榔（炮，锉）一两一分 牵牛子（生，捣末）一分 朴消（细研，汤成旋下）一两半

【用法】上除朴消外，为粗末。每服三钱匕，水一盏，煎至七分，去滓，下朴消末半钱匕，更煎二沸，食前温服，一日二次。

【主治】大肠虚瘕，秘涩躁闷。

润肠丸

【来源】《圣济总录》卷五十。

【组成】桑根白皮（锉） 甜葶苈（隔纸微炒） 防己 天门冬（去心，焙） 枳壳（去瓤，麸炒）各半两 槟榔（锉）一分 牵牛子（白者，炒香，为细末）一两

【用法】上为末，炼蜜为丸，如梧桐子大。每服二十丸，煎人参汤待温送下，不拘时候。

【主治】肺脏壅盛，心胸满闷，咳嗽烦喘，咽隔痰滞，不欲饮食，大便多秘。

葶苈丸

【来源】《圣济总录》卷五十。

【组成】葶苈（隔纸炒）一两一分 大黄（锉，炒） 芒消（研细）各一两半 杏仁（去皮尖双仁，炒研）一两一分

【用法】上为末，炼蜜为丸，如弹子大。每服一丸，以水一盏，煎取六分，温服。

【主治】肠胃受热，瘕聚沉伏，大便秘涩。

槟榔丸

【来源】《圣济总录》卷五十。

【组成】槟榔（锉） 大黄（锉，炒） 枳壳（去瓤，麸炒）各二两 桃仁（去皮尖双仁，面炒，研） 火麻仁（研） 青橘皮（汤浸，去白，焙） 木香各一两

【用法】除桃仁、麻子仁研外，为末，再同研匀，炼蜜为丸，如梧桐子大。每服二十丸，温水送下，一日二服，以知为度。

【主治】肠胃受热，气不宣通，瘕聚沉堡，腹胁胀满，大便秘涩。

槟榔丸

【来源】《圣济总录》卷五十。

【组成】槟榔（炮，锉）一两 大黄（锉，炒）二两 木香半两 陈橘皮（汤浸，去白，焙）一两 牵牛子二两（内一两生捣为末；一两炒令熟，别捣为末）

【用法】上为末，入牵牛子末和匀，炼蜜和，更于臼内涂酥杵令匀熟为丸，如梧桐子大。每服三十丸，空心温酒送下。

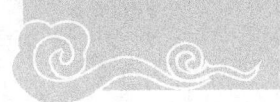

【主治】大肠受热，瘕聚沉堡，秘涩不通。

生地黄汤

【来源】《圣济总录》卷九十二。

【组成】生干地黄三两　石膏（碎）　大黄（锉，炒）　芍药　甘草（炙）各半两

【用法】上锉，如麻豆大。每服五钱匕，用水一盏半，大枣二枚（去核），生姜三片，煎至一盏，去滓温服。未利再服。

【功用】调血气，利大小便。

【主治】虚劳，羸瘦不足。

半夏丸

【来源】《圣济总录》卷九十六。

【组成】半夏（汤洗七遍去滑，麸炒）一两　牵牛子四两（一半生，一半炒）　青橘皮（汤浸去白，焙）　木通（锉）各半两

【用法】上为末，炼蜜为丸，如梧桐子大。每服四十丸，夜卧时淡生姜汤送下。

【功用】疏风转气，下痰。

【主治】大便不通。

大黄汤

【来源】《圣济总录》卷九十七。

【组成】大黄（锉，炒）　栀子仁（炒）各四两　升麻　前胡（去芦头）各二两

【用法】上为粗末。每服五钱匕，水一盏半，煎至八分，去滓，食前温服。

【主治】荣卫否涩，蕴热不散，腹中烦满，大便不通。

大腹汤

【来源】《圣济总录》卷九十七。

【组成】连皮大腹十五枚　木瓜一枚　葱白五茎

【用法】上锉，如麻豆大。以水五盏，煎至二盏半，去滓，分温五服。

【主治】老人虚秘。

大麻仁丸

【来源】《圣济总录》卷九十七。

【组成】大麻仁（研如泥）五两　川芎一两一分　附子（生，去皮脐）半两　大黄（锉碎，酥炒）二两　甜消半两

【用法】上为末，炼蜜为丸，如梧桐子大。每服三十丸，温酒送下。

【主治】大肠风壅，秘涩不通。

木香丸

【来源】《圣济总录》卷九十七。

【组成】木香　槟榔（生锉）　羌活（去芦头）　桂（去粗皮）　陈橘皮（汤浸，去白，焙）各一两　大黄（湿纸裹煨）二两　牵牛子（用半斤取末）四两

【用法】上为末，炼蜜为丸，如梧桐子大。每服十五丸，以生姜、紫苏汤送下。渐加至三十丸。

【功用】疏风顺气。

【主治】大肠秘涩。

牛黄丸

【来源】《圣济总录》卷九十七。

【组成】牛黄（细研）一分　大黄（锉，炒）二两　巴豆（去皮心膜，麸炒，研，新瓦上取霜）半两

【用法】上为末，酒煮面糊为丸，如绿豆大。每服五丸，临卧米饮送下。

【主治】大肠风热秘涩。

匀气丸

【来源】《圣济总录》卷九十七。

【组成】麻仁（别研）二两　人参　诃黎勒皮　枳壳（去瓤，麸炒）　桂（去粗皮）各一两　木香一两半　郁李仁（汤浸，去皮，别研）　白槟榔　大黄（炙微赤）各三两

【用法】上为末，入麻仁等再研匀，炼蜜为丸，如梧桐子大。每服三十丸，加至五十丸，温熟水送下，不拘时候。

【主治】津液燥少，肠胃挟风，大便秘涩，气道不匀。

巴豆丸

【来源】《圣济总录》卷九十七。
【组成】巴豆十枚（去皮心膜）
【用法】醋一盏，煮一馈久，取出研烂，用饭半匙为丸，作七十丸。每服三丸，空心煎粟米饮送下。良久呷热茶汤投即通。
【主治】大便不通。

平胃煮散加青橘皮方

【来源】《圣济总录》卷九十七。
【组成】厚朴（去粗皮，姜汁炙）五两　苍术（去粗皮，米泔浸一宿，焙）八两　陈橘皮（汤浸，去白，焙）五两　甘草（炙）三两
【用法】上为散。每服三钱匕，水一盏半，加青橘皮末半钱匕，生姜三片，大枣二枚（擘），煎至一盏，去滓温服。
【主治】大病后，重之津液，及老人津液不足，大便秘涩。

甘遂散

【来源】《圣济总录》卷九十七。
【组成】甘遂一两（炒）　木香一分
【用法】上为散。每服一钱匕，温蜜酒调下，不拘时候。
【主治】大便不通。

玄明粉散

【来源】《圣济总录》卷九十七。
【组成】玄明粉半两
【用法】每服二钱匕，将冷茶磨木香，入药顿服。即通。
【主治】大便不通。

地龙丸

【来源】《圣济总录》卷九十七。
【组成】地龙（去土）　牵牛子（半生半炒）　苦参各一两　乌头（生，去皮尖）四两
【用法】上为末，醋煮稀面糊为丸，如梧桐子大。每服十五丸至二十丸，空心、夜卧米饮送下。
【主治】风气壅滞，大肠秘涩。

麦门冬汤

【来源】《圣济总录》卷九十七。
【组成】麦门冬（去心，焙）三分　赤茯苓（去黑皮）　甘草（炙，锉）　黄芩（去黑心）　大黄（锉，炒）各半两　赤芍药一两
【用法】上为粗末。每服五钱匕，水一盏半，加竹叶十片，生姜一枣大（拍破），煎至八分，去滓，食前温服，一日三次。
【主治】虚热痰实，三焦痞结，烦闷壮热，大便不通。

附子散

【来源】《圣济总录》卷九十七。
【组成】附子一枚（炮裂，去皮脐）
【用法】削去外面，留中心如枣大，为细散。每服一钱匕，蜜水调下。
【主治】大便冷秘。

枳壳汤

【来源】《圣济总录》卷九十七。
【组成】枳壳（去瓤，麸炒）　甘草（炙，锉）各一分　大腹皮三钱（锉）　百合　牵牛子（炒）　赤茯苓（去黑皮）各一两　赤芍药　桑根白皮（锉）各三分　郁李仁（汤浸，去皮尖双仁，阴干）半两
【用法】上为粗末。每服五钱匕，水一盏半，煎至八分，去滓，空心、食前温服。以通为度。
【主治】大肠壅结不通，腹胁胀满膨闷，不下食者。

荆芥散

【来源】《圣济总录》卷九十七。

【组成】荆芥穗一两　大黄二两（并生用）

【用法】上为散。每服二钱匕，温生姜蜜汤调下；未通再服。

【主治】大便不通。

牵牛散

【来源】《圣济总录》卷九十七。

【组成】牵牛子（半生半炒）　槟榔（生，锉）各半两

【用法】上为散。每服三钱匕，生姜汤调下。未利，良久以热茶投，疏利为度。

【主治】大便涩秘。

威灵仙丸

【来源】《圣济总录》卷九十七。

【组成】威灵仙不拘多少（洗，切）

【用法】上为末，炼蜜为丸，如梧桐子大。每服十五丸至二十丸，临卧生姜清米饮送下。

【主治】大肠冷秘。

威灵仙丸

【来源】《圣济总录》卷九十七。

【组成】威灵仙（去土，酒浸一昼夜，焙干）　大黄（锉，炒）　牵牛子（炒半熟）各二两　独活（去芦头，锉，焙）　川芎　槟榔（锉）　木通（锉，焙）各一两

【用法】上为末，炼蜜为丸，如梧桐子大。每服十丸，空心熟水送下。

【主治】大肠风热，结涩不通。

宣气木香饮

【来源】《圣济总录》卷九十七。

【组成】木香　桂（去粗皮）　昆布（洗去咸，焙）　槟榔（一半生，锉；一半炮，锉）　大黄（锉，炒）　半夏（汤洗七遍，去滑，麸炒）各半

两　川芎　甘草（炙，锉）各一分　诃黎勒（煨，去核）三分

【用法】上为粗末。每服五钱匕，水一盏半，生姜一枣大拍碎，煎至八分，去滓，食后温服，一日三次。

【主治】膈气痰涎，食不消化，大便不通，腹中雷鸣。

穿肠丸

【来源】《圣济总录》卷九十七。

【组成】猪胆汁一枚

【用法】以蜜二两，煮令可丸，入腻粉一钱匕，捏如中指长，纳下部。

【主治】大便七八日不通，服诸药未效。

桃花汤

【来源】《圣济总录》卷九十七。

【组成】桃花（干者）二钱　甘遂（炒）一分　郁李仁（去皮双仁，别研膏）　海蛤（捣碎，炒）　枳实（去瓤，麸炒）　大黄（锉，炒）各半两　木香　陈橘皮（汤浸，去白，炒）各一分

【用法】上八味，先粗捣七味为末，与郁李仁和匀。每服五钱匕，水二盏，煎至一盏，去滓，空腹温服。良久，以干饭一匙压之，觉转动，腹如雷鸣，即以热水洗足，宣下诸恶物，以糜粥助之。

【主治】大便秘涩，五脏风壅，膈实不宣。

凌霄花根丸

【来源】《圣济总录》卷九十七。

【组成】凌霄花根（去皮，洗，焙）三两　乌药（锉）　人参各半两　皂荚子五十枚

【用法】上为末，炼蜜为丸，如绿豆大。每服十丸至十五丸，温水送下，每日二次。

【主治】大肠虚冷风秘。

粉糖丸

【来源】《圣济总录》卷九十七。

【组成】腻粉半钱　砂糖如弹丸大一块

【用法】二味同研令匀，丸如梧桐子大。每服五丸，临卧温熟水送下。

【主治】大肠壅结不通。

商陆煮豆方

【来源】《圣济总录》卷九十七。

【组成】商陆（干者） 大戟（锉，炒）一分
方中商陆用量原缺。

【用法】上为粗末。用水四盏，加大枣十枚（去核），煎至一盏半，下黑豆半合，同煎至水尽，拣取黑豆。初吞三粒，稍加之，以通利为度。

【主治】大便不通。

麻仁丸

【来源】《圣济总录》卷九十七。

【组成】大麻仁（研如膏） 大黄（锉，炒） 葛根（锉）各一两半 桑根白皮（锉） 芒硝（生铁铫子内炒干，纸裹，黄土内窨一宿，研）各一两一分

【用法】上三味为末，与芒硝、麻仁同研令匀，炼蜜为丸，如梧桐子大。每服二十丸，空心煎粟米饮送下，至晚再服。

【主治】

　　1.《圣济总录》：大便不通。

　　2.《普济方》：腹内壅闭，气喘急促。

羚羊角丸

【来源】《圣济总录》卷九十七。

【组成】羚羊角（镑） 人参 羌活（去芦头） 苦参（锉） 防风（去叉） 玄参 丹参 大黄（锉） 大麻仁（别研为膏） 栀子仁 升麻 龙齿（研） 麦门冬（去心，焙）各一两 茯神（去木） 枳壳（去瓤，麸炒） 黄连（去须） 犀角（镑） 菊花 天门冬（去心，焙） 郁李仁（去皮双仁，研） 生干地黄各三分

【用法】上为末，与麻仁、龙齿、郁李仁膏同研，炼蜜为丸，如梧桐子大。每服二十丸，加至三十丸，空腹温酒送下。

【主治】热毒风，大便秘涩，及心风健忘，肝风眼暗。

戟香散

【来源】《圣济总录》卷九十七。

【组成】大戟（炒） 木香 干姜（炮） 陈橘皮（汤浸，去白，焙）各一两 牵牛子五两（取细末）二两 大黄（锉，微炒） 羌活（去芦头） 川芎各半两 陈曲（微炒） 诃黎勒皮各一分 桂（去粗皮）三分

【用法】上为散。每服二钱匕，临卧生姜、茶清调下。

【主治】大肠风秘，结涩不通。

雄黄丸

【来源】《圣济总录》卷九十七。

【组成】雄黄（研） 郁金末各一两 巴豆半两（去皮心膜，研如膏） 生面二两

【用法】上同研细，滴水为丸，如梧桐子大。每服二丸至三丸，食后临卧生姜汤送下。

【主治】风热气壅，大便不通。

黑神丸

【来源】《圣济总录》卷九十七。

【组成】巴豆一两（麸炒，去皮心膜，出油） 硫黄（研）一分 干姜（炮）半两 皂荚三挺（不蛀者，烧令烟尽，与硫黄同研）

【用法】上捣干姜为细末，与三味同研令匀，用蒸饼去皮汤浸，搦干，纸裹煨透，和药捣匀为丸，如梧桐子大。每服三丸，加至四丸，空心生姜汤送下。

【主治】大肠秘涩不通，风结。

滑石散

【来源】《圣济总录》卷九十七。

【组成】滑石（细研）二两（分二贴） 手足指甲（剪患人自身者，烧为灰，研细，分二贴）

【用法】滑石末一贴，以水一盏半，煎至八分，去滓，调爪甲灰一贴，空心服，至辰时再服。

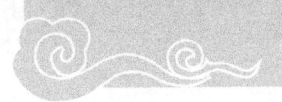

【主治】大便不通，腹胀气急妨闷。

槟榔散

【来源】《圣济总录》卷九十七。

【组成】槟榔二枚（锉）　朴消（研）　大黄（锉，炒）　青橘皮（汤浸，去白，焙）各一两

【用法】上为散。每服二钱匕，食后临卧葱蜜汤调下。

【主治】风热大便不通。

厚朴丸

【来源】《圣济总录》卷一〇〇。

【组成】厚朴（去粗皮，姜汁炙）三两　桂（去粗皮）　大黄（锉碎，醋炒）各二两　桃仁（汤浸，去皮尖双仁，炒）三两

【用法】上为末，炼蜜为丸，如小豆大。每服三十丸，食后、临卧米饮送下。微利即效。

【主治】一切气注，大肠结涩，背膊刺痛，气注四肢，及食物不消，奔豚气逆。

大黄丸

【来源】《圣济总录》卷一三五。

【组成】大黄（切作小块，酒、醋微炒）三两　甘草（炙）三两　杏仁（去皮尖并双仁，研如膏）四两　诃黎勒（煨，取皮）三两　芒消（研）五两

【用法】上五味，先将三味捣罗为末，后入芒消末、杏仁膏，同和入，炼蜜为丸，如梧桐子大。每服十五丸，温水送下。初服未利，加二十丸，腑脏实则三十丸，量虚实服之，以效为度。

【主治】风毒热结，日夜疼痛，心烦懊闷。

威灵仙丸

【来源】《圣济总录》卷一四二。

【组成】威灵仙（去土）　乳香（研）　枳壳（去瓤，麸炒）各一两

【用法】上为末，以粟米饭为丸，如梧桐子大。每服十五丸，米饮送下，一日三次。

【主治】气痔，大便涩。

厚朴丸

【来源】《圣济总录》卷一六五。

【组成】厚朴（去粗皮，生姜汁炙透）　人参　陈橘皮（去白，焙）　大黄（锉）　郁李仁（去皮，别研如膏）各一两　当归（切，焙）一两半

【用法】上为末，入郁李仁膏，同研令匀，炼蜜为丸，如梧桐子大。每服三十丸，温水送下，不拘时候。

【主治】产后大肠虚结，秘涩不通。

大黄汤

【来源】《圣济总录》卷一七七。

【组成】大黄（锉，炒）一两　柴胡（去苗）　升麻　黄芩（去黑心）　知母（焙）　芍药　栀子仁各三分　枳实（去瓤，麸炒黄）半两　细辛（去苗叶）一分

【用法】上为粗末。每服二钱匕，水一盏，加竹叶十片，同煎至六分，去滓，分温三服，早、晚各一次。

【主治】小儿八岁以上热结痰实，不能食。

木通汤

【来源】《圣济总录》卷一七九。

【组成】木通（锉）　大黄（锉，炒）　陈橘皮（去白，焙）各一两

【用法】上为粗末。三四岁儿每服一钱匕，水一盏半，煎至五分，去滓温服。

【主治】小儿大便不通。

牛黄散

【来源】《圣济总录》卷一七九。

【组成】牛黄（研）一分　大黄（锉，炒）　甜消（研）各一钱　甘草（炙，锉）　人参各二钱

【用法】上为细散。每服半钱匕，新水调下，乳食后服。

【主治】小儿大便不通，口燥颊赤。

调中二黄丸

【来源】《圣济总录》卷一七九。

【组成】大黄一两（锉炒） 牛黄（研） 甘草（炙） 人参各一分

【用法】上为细末，炼蜜为丸，如小绿豆大。每服二丸，米饮化下，一日二次。得利即止。

【主治】小儿大便不通。

黄连丸

【来源】《圣济总录》卷一七九。

【组成】黄连（去须） 大黄（锉，炒）各一分 巴豆三粒（去心膜皮，出油，研）

【用法】上为细末，面糊为丸，如麻子大。每服三丸至五丸，临睡以柳枝汤送下。

【主治】小儿风热壅滞，大便秘涩。

橘皮汤

【来源】《圣济总录》卷一七九。

【组成】陈橘皮（去白，焙） 牵牛子（炒） 甘草（炙） 大黄（锉，炒）各一分

【用法】上为粗末。五六岁儿每服一钱匕，水一小盏，加葱白一茎（擘碎），同煎至五分，去滓温服，未通再服。

【主治】小儿大便不通。

橘皮汤

【来源】《圣济总录》卷一七九。

【组成】陈橘皮（去白，焙）一分 大黄（锉，炒）半两

【用法】上为粗末。三四岁儿每服一钱匕，水一小盏，煎至五分，去滓温服。

【主治】小儿大便不通。

桃花面

【来源】《圣济总录》卷一九〇。

【组成】新桃叶二两半（或用干者四两，捣末） 白面半斤

【用法】以水和匀，薄切如常食，煮熟，空心淡食之。至午时，腹中鸣，当下恶物。

【主治】大便不通，燥结，肠内胀痛。

【宜忌】三五日内忌热毒，炙煿。

麻子粥

【来源】《圣济总录》卷一九〇。

【组成】大麻子半斤 附子二两（炮裂，去皮脐，别捣末）

【用法】上将麻子淘净，晒干为末。每服二两，水一升半，研匀，细布绞取汁，入附子末一钱匕，相和，与粟米一合同煮粥，空心食。不得用漆匙。

【主治】肠风秘结。

糯米粥

【来源】《圣济总录》卷一九〇。

【组成】糯米（淘净） 大麻子各两合

【用法】上二味，先以水三升，研麻子，生绢滤取汁，煮米作粥。空心食。

【主治】大便秘涩。

大黄丸

【来源】《小儿药证直诀·附方》。

【组成】大黄一两（酒洗过，采下蒸熟，切片，晒干） 川芎一两（锉） 甘草一分（锉，炙） 黑牵牛半两（半生熟炒）

【用法】上为细末，稀糊为丸，如麻子大。二岁每服十丸，温蜜水送下，乳后服。以溏利为度。未利，加丸数再服。

【主治】

1.《小儿药证直诀·附方》：风热里实，口中气热，大小便闭赤，饮水不止，有下证者。

2.《奇效良方》：疮痂初起而能食，食而胀满，不大便而喘急，昏甚而谵语者。

【方论】《小儿药证直诀类证释义》：此方大黄、黑丑攻涤泻下，而以川芎升之，甘草缓之，相辅而行，使泻下而有所制。

紫苏丸

【来源】《全生指迷方》卷四。

【组成】紫苏子（去皮，研）　橘皮（洗）各二两　知母一两

【用法】上为末，用生姜汁调成稀膏，于重汤上煮，不住手搅，候可丸，丸如梧桐子大。每服三十丸，蜜汤送下。

【主治】津燥所致的大便不通。

粉蜜膏

【来源】《幼幼新书》卷五引《吉氏家传》。

【组成】蜜少许　轻粉一钱

【用法】熟水解开蜜，调轻粉。点儿口极少许。令泻一二行，不可再服。

【主治】儿生三五日，脏腑不通，六十日内诸患。

金花散

【来源】《幼幼新书》卷三十引《家宝》。

【组成】皂子仁一分（炒）　槟榔一个（生）　甘草一分

　　　方中皂子仁，《永乐大典·医药集》引作"郁李仁"。

【用法】上为末。每服一字或半钱，沙糖熟水调下。

【主治】小儿大肠秘不通，兼血痢。

大橘皮丸

【来源】《鸡峰普济方》卷十三。

【组成】厚朴　橘皮各三两　杏仁五两

【用法】上为细末，炼蜜为丸，如梧桐子大。每服五七十丸，米饮送下，不拘时候。

【主治】大便秘。

小当归丸

【来源】《鸡峰普济方》卷十三。

【组成】当归三分　桂二分　威灵仙茸一两

【用法】上为细末，水煮面糊为丸，如梧桐子大。

每服二三十丸，空心生姜汤送下，不拘时候。

【功用】润养肠胃。

【主治】虚人秘涩。

朱砂饼子

【来源】《鸡峰普济方》卷十三。

【组成】朱砂（辰州尤佳）　巴豆七个　水银一皂大

【用法】上同用水熬一宿，去巴豆，水银，浆砂细研，蜜和成膏，置心上。

【主治】大便秘结。

妙应丸

【来源】《鸡峰普济方》卷十三。

【组成】金液丹　半硫丸各等分

【用法】每服五七十丸，空心米饮送下。

【主治】气虚有冷，大便不通。

威灵仙丸

【来源】《鸡峰普济方》卷十三。

【别名】葳灵仙丸（《医方类聚》卷一三五引《济生续方》）。

【组成】黄耆一两（蜜炙，切）　威灵仙（去土洗）半两　枳实一两

【用法】上为细末，炼蜜为丸，如梧桐子大。每服二十丸，生姜汤送下。又服紫苏、麻仁粥甚佳。

【主治】年高之人，津液枯燥，无以润养，肠间干涩，气血俱衰，艰于运化，其脉燥大。

宣壅丸

【来源】《鸡峰普济方》卷十三。

【组成】麻子仁　郁李仁（去皮）各二两（并研为膏）　陈橘皮　羌活　川芎　木香各一两　槟榔二分

【用法】上为细末，与麻子仁、郁李仁膏同研，炼蜜为丸，如梧桐子大。每服二三十丸，熟水送下，不拘时候。

【主治】大便秘滞。

通肠丸

【来源】《鸡峰普济方》卷十三。

【组成】厚朴（去皮，生姜汁和膏，焙干，为细末） 猪胰等分

【用法】上用猪胰同和成膏，丸如梧桐子大。每服三十丸，生姜水送下，汤亦得。

【主治】大肠干结不通。

橘皮杏仁丸

【来源】《鸡峰普济方》卷十三。

【别名】橘杏丸（《魏氏家藏方》卷二）、润肠橘香丸（《御药院方》卷七）。

【组成】橘皮四两 杏仁一两二钱（半熟者）

【用法】上为细末，炼蜜为丸，如绿豆大。每服五七十丸，白汤送下，不拘时候。

【主治】大便秘。

小黄耆丸

【来源】《鸡峰普济方》卷十七。

【组成】防风一两 黄耆二两 芎劳半两 皂角子二分 枳壳一分

【用法】上为细末，炼蜜为丸，如梧桐子大。每服三十丸，米饮送下，不拘时候。

【主治】胴肠风热，大便秘滞，及五痔结核。

润肠散

【来源】《扁鹊心书·神方》。

【组成】枳实（麸炒） 青皮 陈皮各一两

【用法】上为末。每服四钱，水一盏，煎七分，空心服。

【主治】老人气虚中风及产后大便不通。

搜风散

【来源】方出《续本事方》卷六，名见《普济方》卷一〇五。

【组成】青皮（去白） 威灵仙（去头，洗）各二两 大黄一两半 大戟一两 牛蒡子二两（新瓦上炒）

【用法】上为末。每服一钱，壮人每服三钱，蜜酒调服。服毕漱口。

【功用】搜风宽肠。

【主治】风盛大便秘结。

宣积丸

【来源】方出《续本事方》卷十，名见《医学纲目》卷二十三。

【别名】宣积掌握丸（《古今医统大全》卷六十九）。

【组成】巴豆 干姜 韭子 良姜 硫黄 甘遂 白槟榔各等分

【用法】上为末，研饭为丸，如梧桐子大。用时早朝使椒汤洗手了，麻油涂于掌口，握药一粒，移时便泻，止即以冷水洗手。

【主治】大便不通。

宣积药

【来源】《续本事方》卷十。

【组成】巴豆一百粒（去壳，水洗四十九次） 五灵脂 白姜 赤茯苓各一两

【用法】上为末，用醋糊为丸，如绿豆大。每服五丸，五更初用冷茶清送服。或欲泻止，冷水洗手、面、脚三处，立住。

【主治】大便不通。

黄芩散

【来源】《小儿卫生总微论方》卷七。

【组成】黄芩 枳壳（去瓤，麸炒） 大黄 大腹子各半两

【用法】上为粗末。每服一钱半，水半盏，煎至四分，去滓服，不拘时候。

【主治】伤寒五六日，大便不通，热燥闷乱。

人参荆芥汤

【来源】《小儿卫生总微论方》卷十六。

【组成】人参五分 荆芥一钱

【用法】上为末，和匀。水一盏，煎至七分，放冷，量儿大小，时时与服。

【主治】小儿大便不通。

木香粗散

【来源】《小儿卫生总微论方》卷十六。

【组成】木香　诃子（煨取皮）各等分

【用法】上为粗末。每半钱或一钱，水煎去滓，放温时服。

【主治】大便不通。

柏子仁膏

【来源】《小儿卫生总微论方》卷十六。

【组成】柏子仁（拣净）　松子仁　胡桃仁各等分

【用法】上研和膏。每服如弹子大，热汤化下，未快再服。

【主治】大便秘涩。

六合散

【来源】《宣明论方》卷十三。

【别名】金钥匙散。

【组成】大黄一两（纸裹煨）　白牵牛半两（生）　黑牵牛（微炒）　甘遂各半两　槟榔三钱（生）　轻粉一钱

【用法】上为细末。每服一钱，蜜水调下。

【主治】一切燥结，汗后余热，宣转不通；小肠气结，心腹满，胸中结痞，走疰疼痛。

防风通圣散

【来源】《宣明论方》卷三。

【别名】通圣散（《伤寒标本》卷下）。

【组成】防风　川芎　当归　芍药　大黄　薄荷叶　麻黄　连翘　芒消各半两　石膏　黄芩　桔梗各一两　滑石三两　甘草二两　荆芥　白术　栀子各一分

【用法】上为末。每服二钱，水一大盏，生姜三片，煎至六分，温服。

本方改为丸剂，名"防风通圣丸"（《全国中药成药处方集》北京方），又名"通圣丸"（《全国中药成药处方集》哈尔滨方）。

【功用】

1.《宣明论方》：解酒，退热毒，兼解利诸邪所伤。

2.《医方类聚》引《修月鲁般经》：消风退热，散郁闭，开结滞，宣通气血。

3.《不居集》下集：疏风解热，利水泻火，扶脾燥湿，上下分消，表里交治。

【主治】

1.《宣明论方》：风热怫郁，筋脉拘倦，肢体焦萎，头目昏眩，腰脊强痛，耳鸣鼻塞，口苦舌干，咽嗌不利，胸膈痞闷，咳呕喘满，涕唾稠粘，肠胃燥热结，便溺淋闭；或夜卧寝汗，咬牙睡语，筋惕惊悸；或肠胃怫郁结，水液不能浸润于周身，而但为小便多出者；或湿热内郁，而时有汗泄者；或因亡液而成燥淋闭者；或因肠胃燥郁，水液不能宣行于外，反以停湿而泄；或燥湿往来，而时结时泄者；或表之，阳中正气与邪热相合，并入于里，阳极似阴而战，烦渴者；或虚气久不已者。或风热走注，疼痛麻痹者；或肾水真阴衰虚，心火邪热暴甚而僵仆，或卒中久不语，或一切暴喑而不语，语不出声，或喑风痫者，或洗头风，或破伤，或中风诸潮搐，并小儿诸疳积热，或惊风积热，伤寒疫疠而能辨者；或热甚怫结而反出不快者，或热黑陷将死；或大人、小儿风热疮疥及久不愈者，或头生屑，遍身黑䘌，紫白斑驳，或面鼻生紫赤风刺瘾疹，俗呼为肺风者，或成风疬，世传为大风疾者；或肠风痔漏，及伤寒未发汗，头项身体疼痛者，并两感诸症。兼治产后血液损虚，以致阴气衰残，阳气郁甚，为诸热症，腹满涩痛，烦渴喘闷，谵妄惊狂，或热极生风而热燥郁，舌强口噤，筋惕肉瞤，一切风热燥症，郁而恶物不下，腹满撮痛而昏者。兼消除大小疮及恶毒，兼治堕马打扑伤损疼痛，或因而热结，大小便涩滞不通，或腰腹急痛，腹满喘闷者。

2.《医学正传》：痢后鹤膝风。

3.《片玉心书》：冻耳成疮者。

4.《寿世保元》：风热实盛发狂，及杨梅疮。

5.《眼科全书》：时行暴热，风肿火眼，肿痛难开，或头面俱肿。

6.《医宗金鉴》：胃经积热生疮而致之秃疮。

【宜忌】《证治准绳·疡医》：若时毒饥馑之后胃气亏损者，须当审察，非大满大实不用。

【加减】涎嗽，加半夏半两（姜制）。本方去芒消，名"贾同知通圣散"；去麻黄、芒消，加缩砂仁，名"崔宣武通圣散"；去芒消，加缩砂仁，名"刘庭瑞通圣散"（原书同卷）。

【方论】

1.《医方考》：防风、麻黄，解表药也，风热之在皮肤者，得之由汗而泄；荆芥、薄荷，清上药也，风热之在巅顶者，得之由鼻而泄；大黄、芒硝，通利药也，风热之在肠胃者，得之由后而泄；滑石、栀子，水道药也，风热之在决渎者，得之由溺而泄。风淫于膈，肺胃受邪，石膏、桔梗，清肺胃也，而连翘、黄芩又所以祛诸经之游火；风之为患，肝木主之，川芎、归、芍和肝血也，而甘草、白术又所以和胃气而健脾。诸痛疡疮痒，皆属心火，故表有疥疮，必里有实热。是方也，用防风、麻黄泄热于皮毛；用石膏、黄芩、连翘、桔梗泄热于肺胃；用荆芥、薄荷、川芎泄热于七窍；用大黄、芒硝、滑石、栀子泄热于二阴，所以各道分消其势也。乃当归、白芍者，用之于和血；而白术、甘草者，用之以调中尔。

2.《医方集解》：此足太阳、阳明表里血气药也。防风、荆芥、薄荷、麻黄轻浮升散，解表散寒，使风热从汗出而散之于上。大黄、芒硝破结通幽；栀子、滑石降火利水，使风热从便出而泄之于下；风淫于内，肺胃受邪，桔梗、石膏清肺泻胃；风之为患，肝木受之，川芎、归、芍和血补肝；黄芩清中上之火；连翘散气聚血凝；甘草缓峻而和中（重用甘草、滑石，亦犹六一利水泻火之意）；白术健脾而燥湿。上下分消，表里交治，由于散泻之中，犹寓温养之意，所以汗不伤表，下不伤里也。

3.《医方论》：虽云通治一切内外诸邪，然必如注中表里三焦俱实者，方可用。否则消、黄之峻烈，石膏、滑石之沉寒，寻常之症，岂能堪此？双解散已除去大黄、芒硝，而石膏、滑石二味，予意尚以为过当，不如一并除去，加木通、青皮二味为妥也。

4.《王旭高医书六种》：此即凉膈散变法，去

竹叶、白蜜而加发表和气血药。荆、防、麻黄、薄荷，发汗而散热搜风；栀子、滑石、硝、黄，利便而降火行水；芩、桔、石膏，清肺泻胃；川芎、归、芍，养血补肝；连翘散气聚血凝；甘、术能补中燥湿；生姜通彻表里。汗不伤表，下不伤里，名曰通圣，极言其用之效耳。此为表里、气血、三焦通治之剂。

5.《谦斋医学讲稿》：防风通圣散治疗寒热、目赤、鼻塞、口干、咳嗽、咽喉不利、便秘溲赤等证。用麻、防、荆、薄、桔梗宣肺散风，芩、栀、翘、膏、滑石清里热，硝、黄泻实通便，又因饥饱劳役，气血拂郁，加入归、芍、芎、术、甘草等调肝健脾。此方用药较多，牵涉面较广，总的说来，也是以祛除表里之邪为目的。所以双解不等于和解，和解是双方兼顾，重在邪正，双解则着重在清除表里之邪。虽然防风通圣散亦用了调气养血的药，但主力仍在散风、清热、通便。

【实验】

1.降胆固醇作用　《中药药理与临床》（1989，3：3）：将防风通圣丸研碎，蒸馏水浸泡24小时，取上清液配成50%的药液。进行小鼠实验。结果表明用本方浸液灌胃给药（0.012g/克体重），可使蛋黄乳液造型的小鼠血清胆固醇显著降低，皮下给药则无效，对肝脏胆固醇无影响。因此推测本方可能是主要抑制了外源性胆固醇的吸收。

2.抗血栓、抗心律失常和降压作用　《中药药理与临床》（1989，6：6）：取防风通圣丸经水溶化，醇提，以生理盐水配制而成进行动物实验。结果表明：本方对兔体外血栓形成有明显抑制作用；能降低小鼠耗氧量，抗小鼠对氯仿、大鼠对乌头碱诱发的心律失常和提高大鼠对利多卡因中毒的耐受量；明显抑制蛙心收缩力；降低兔动脉血压，其降压作用原理可能与其兴奋血管M-受体有关。

【验案】

1.咽喉肿痛《齐氏医案》：一病人咽喉肿痛，作渴引冷，大便秘结，按之六脉俱实，乃与防风通圣散。因其自汗，去麻黄，加桂枝；因涎嗽，加姜制半夏；重用消、黄，下之而愈。

2.春季结膜炎　《新医学》（1976，11：

555）：应用本方丸剂，每次9g，不足16岁者，每次6g；不足10岁者，每次3～5g，服药2～3个月，治疗春季结膜炎15例，其中，睑结膜型者7例，角膜缘型5例，混合型3例。结果：一般自觉症状于7～14天后开始减轻，20天后基本消失，眼球部体征亦减轻，2个月后自觉症状和眼部体征完全消失。

3.头痛　《天津医药》（1977，2：82）：将防风通圣散改为汤剂为基本方，无大便秘结，去大黄、芒硝；无小便黄赤，去山栀、滑石；头昏眼花者，加菊花；治疗顽固性头痛27例，病人均表现为持续性或反复发作性头痛，病程3个月以上，经多种治疗效果不佳，并排除颅内占位性病变及颅内炎症所致之头痛。其中偏头痛及类偏头痛型血管性头痛6例；非偏头痛型血管性头痛8例，肌肉收缩性头痛7例，神经官能症性头痛3例，副鼻窦炎伴发头痛1例，高血压所致头痛2例。结果：治愈19例，显效5例，有效2例，无效1例。

4.扁平疣　《河南中医》（1995，1：46）：用防风通圣丸每次6g，每日2次，温开水送服，1周为1个疗程；治疗扁平疣67例。结果：痊愈39例，显效11例，有效6例，无效11例。

5.小儿丘疹性荨麻疹　《四川中医》（1996，3：42）：用防风通圣丸与扑尔敏对照，治疗小儿丘疹性荨麻疹71例。结果：风热证治疗组23例与对照组18例，两组间总显效率无明显差异，$P>0.05$；湿热证治疗组17例与对照组13例，两组间总显效率有明显差异，治疗组疗效明显优于对照组，$P<0.05$。

6.单纯性肥胖症　《河北中医》（1998，1：23）：用本方加白矾，治疗单纯性肥胖症150例。结果：有效（体重下降1.5kg以上）132例，占88%。多数在服药后1周体重即开始下降。

7.散发性脑炎　《河北中医》（1998，5：300）：用本方加减，偏表证加葛根、射干，去熟大黄；偏里证加大青叶、玄参；半表半里证去石膏，加钩藤；风痰入络证加羚羊角粉、石决明；痰瘀痹阻心窍证加牛黄、郁金；治疗散发性脑炎53例。结果：治愈47例，总有效率达100%。

8.疔病　《陕西中医学院学报》（1999，6：11）：用防风通圣丸每次1包，每日2次，早晚服；龙胆泻肝丸每次1包，每日1次，睡前服；治

疗疔病50例。结果：全部有效。

9.慢性荨麻疹　《河南中医》（2003，4：56）：用防风通圣散治疗慢性荨麻疹58例，结果：1个疗程治愈15例，占25.86%，2个疗程治愈13例，占22.41%，3个疗程治愈10例，好转14例，无效6例，总有效率为89.66%。

防风当归饮子

【来源】《宣明论方》卷十二。

【别名】防风当归饮（《医学入门》卷七）。

【组成】防风　当归　大黄　柴胡　人参　黄芩　甘草（炙）　芍药各一两　滑石六两

方中"防风"原脱，据《袖珍方》补。《杂病源流犀烛》有赤苓，无黄芩。

【用法】上锉。每服三钱至五钱，水一大盏，加生姜三片，同煎至七分，去滓温服。

【功用】

1.《宣明论方》：宣通气血，调顺饮食。

2.《丹溪心法附余》：泻心肝之阳，补脾肾之阴。

【主治】脾肾真阴损虚，肝心风热郁甚，阳胜阴衰，邪气上逆，上实下虚，怯弱不耐；或表热而身热恶寒；或里热而燥热烦渴；或邪热半在表，半在里，进退出入不已，而为寒热往来；或表多则恶寒，里多则发热；或表之阳分正气与邪相助，并甚于里，蓄热极深而外无阳气，里热极甚，阳极似阴而寒战，腹满，烦渴者；或里之阴分正气反助邪气并甚于表，则燥热烦渴而汗出也；或邪热壅塞者；或烦热痛者；或热结极甚，阳气不通而反觉冷痛；或中外热郁烦躁甚，喜凉畏热者；或热极闭寒不得宣通，阳极似阴，中外喜热而反畏寒者；或燥热烦渴者；或湿热极甚而腹满不渴者；或一切风热壅滞，头目昏眩，暗风眼黑，偏正头痛，口干鼻塞，耳鸣耳聋，咽嗌不利；或目赤肿痛，口疮舌痹；或上气痰嗽，心胁郁痞，肠胃燥涩，便溺淋秘；或是皮肤瘙痒，手足麻痹；又或筋脉拘急，肢体倦怠；或浑身肌肉跳动，心忪惊悸；或口眼㖞斜，语言謇涩；或狂妄昏惑，健忘失志；及或肠胃燥热，怫郁而饥，不欲食，或湿热内余而消谷善饥，然能食而反瘦弱；或误服燥热毒药，及妄食热物过多而耗损脾肾，则风

热郁甚而多有如此，不必全见也。

【方论】《丹溪心法附余》：大黄泻阳明之湿热从大便出，滑石降三焦之妄火从小便出，黄芩以凉膈，柴胡以解肌，防风以清头目，人参、甘草以补气，当归、芍药以补血，无半味辛香燥热之谬药也。

软金丸

【来源】《宣明论方》卷四。

【别名】四生丸（原书目录卷四）、润肠丸（《儒门事亲》卷十二）。

【组成】大黄　牵牛　皂角各三两　朴消半两

【用法】上为末，滴水为丸，如梧桐子大。每服自十丸服至三十丸，食后白汤送下。

　　《儒门事亲》本方用各等分，为末，水丸，如梧桐子大，每服七八十丸，食后温水送下。

【主治】

1.《宣明论方》：一切热疾。

2.《儒门事亲》：诸气愤郁，肠胃干涸，皮肤皲揭，胁痛，寒疟，喘咳，腹中鸣，注泄骛溏，胁肋暴痛，不可反侧，嗌干面尘，肉脱色恶，及丈夫癫疝，妇人少腹痛，带下赤白，疮疡痤疖，喘咳潮热，大便涩燥，及马刀挟瘿之疮，肝木为病；老人久病，大便涩滞不通者。

神芎丸

【来源】《宣明论方》卷四。

【别名】加减三黄丸（《痘麻绀珠》卷下）、神芎导水丸（《医学纲目》卷四引《痘麻绀珠》）、导水丸（《保命歌括》卷四）。

【组成】大黄　黄芩各二两　牵牛　滑石各四两　黄连　薄荷　川芎各半两

【用法】上为细末，滴水为丸，如小豆大。始用十丸至十五丸，每服加十丸，温水送下，冷水下亦得，一日三次；或炼蜜为丸愈佳，以利为度。若热甚须急下者，便服四五十丸，未利再服，以意消息。三五岁小儿，丸如麻子大。此药至善，常服二三十丸，不利脏腑，但有益无损。

【功用】

1.《宣明论方》：常服保养，除痰饮，消酒食，清头目，利咽膈，宣通结滞，强神健体，耐

伤省病，推陈致新。

2.《医学六要·治法汇》：清利三焦，宣通郁结。

【主治】

1.《宣明论方》：一切头目眩晕，风热杂病，闷瞀塞，神气不和，及小儿积热，惊风潮搐。

2.《御药院方》：肾水真阴本虚，心火狂阳积甚，以致风热壅滞，头目昏眩，肢体麻痹，皮肤瘙痒，筋脉拘倦，胸膈痞闷；或鼻塞衄衊，口舌生疮，咽嗌不利，牙齿疳蚀；或遍身多生疮疥，或睡语咬牙，惊惕虚汗；或健忘心忪，烦躁多渴；或大小便涩滞，烦热腹满；或酒过积毒；或劳役过度，一切劳损，神狂气乱，心志不宁，口苦咽干，饮食减少，变生风热诸疾，虚羸困倦，或酒病瘦悴；或脾肾阴虚，风热燥郁，色黑齿槁，身瘦耳焦；或热中烦满，饥不欲食；或瘅成消中，善食而瘦，或消渴多饮而数小便。

3.《证治准绳·类方》：湿内甚，目赤肿或白睛黄色。

4.《张氏医通》：水肿内外俱实者。

5.《金匮翼》：梦遗。

【宜忌】

1.《宣明论方》：脏腑滑泄，重寒脉迟，妇人经病，产后血下不止者，及孕妇不宜服。

2.《保命歌括》：非气脉实热甚者，不可轻服，常服宜少不宜多。

【验案】梦遗　《金匮翼》：一中年梦遗，与涩药不效，改与神芎丸下之，后与猪苓丸遂愈。

透膈宽肠散

【来源】《宣明论方》卷七。

【组成】白牵牛一两　芒硝三两　川大黄二两　甘遂半两

【用法】上为细末。每服一钱，食后温蜜水调下，疏动止。

【主治】肠间壅实，膈热难行者。

兼金丸

【来源】《三因极一病证方论》卷十四。

【组成】大黄（湿纸裹煨）八钱　消石　桂心　甘

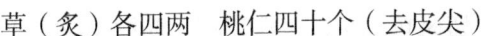

草（炙）各四两　桃仁四十个（去皮尖）

【用法】上为末，炼蜜为丸，如梧桐子大。每服五七丸，至十丸，米饮送下。

【主治】热入膀胱，脐腹上下兼胁肋疼痛，便燥，欲饮水，按之痛者；及妇人血闭疼痛。

乌犀丸

【来源】《杨氏家藏方》卷三。

【组成】黑牵牛四两（生用）　皂角二两（不蚛者，炙令香，刮去皮弦子）　细松烟墨半两（烧令烟断）

【用法】上为细末，面糊为丸，如梧桐子大。每服五十丸，温熟水送下。临卧取利一次。更量虚实加减。

【主治】一切风热壅滞，大便秘涩，小便赤黄，烦躁喘满，腰脚重痛；脚气。

润肠汤

【来源】《杨氏家藏方》卷四。

【别名】润燥汤（《摄生众妙方》卷七）。

【组成】麻子仁一钱半（细研，用水浸，滤去皮，取浓汁）　脂麻半盏（微炒，研，用水浸，取浓汁）　桃仁（汤浸，去皮尖，麸炒黄熟，研如泥）一两　荆芥穗（捣末）一两

【用法】上煎数沸，入盐少许，如煎茶，不得煎过。食前恣意饮之。以利为度。

【主治】大便秘涩，连日不通。

通秘散

【来源】《杨氏家藏方》卷四。

【组成】香白芷不拘多少（焙干）

【用法】上为细末。每服二钱，加蜜少许，食前温米饮调下。连进二服即通。

【主治】风秘，大便秘涩。

麻仁丸

【来源】《杨氏家藏方》卷四。

【组成】麻仁一两（别研）　杏仁（去皮尖，麸炒）

二钱半　枳实（去瓤，麸炒）半两　白芍药半两　黑牵牛一两七钱半（微炒）

【用法】上为细末，滴水为丸，如梧桐子大。每服五十丸，食前温熟水送下。

【主治】大便秘涩。

滋肠五仁丸

【来源】《杨氏家藏方》卷四。

【别名】五仁丸（《世医得效方》卷六）。

【组成】桃仁　杏仁各一两（麸炒，去皮尖）　柏子仁半两　松子仁半分　郁李仁一钱（麸炒）　陈橘皮四两（别为末）

【用法】上共将五仁别研为膏，令与陈橘皮末同研匀，炼蜜为丸，如梧桐子大。每服三十丸至五十丸，食前米饮送下。要看虚实加减。

本方去陈皮，改作汤剂，名"五仁汤"（《杂病源流犀烛》卷十七）。

【主治】老人及气血不足之人，大肠闭滞，传导艰难。

霹雳煎

【来源】《杨氏家藏方》卷四。

【组成】白沙蜜

【用法】煎炼熬成膏，如饧相似。蛤粉涂手指，搓成挺子，按于谷道中。

【主治】气虚人大便秘涩不通，或已服润肠药未通者。

枳壳饮

【来源】《传信适用方》卷三。

【组成】枳壳（水浸，去瓤，麸炒）

【用法】上为粗末。每服一大钱，加阿胶二片，生姜五片，葱白五茎，水一大盏，煎至六分，去滓，入蜜少许，空心温服。次用葱白十茎，烂研涂脐心中，即以手巾蘸葱汤，自内肾腰间浴熨至小腹下，少顷气透即通。

【主治】老人大便风秘不通，塞涩妨闷，或用蜜煎导类不能通者。

神效丸

【来源】《普济方》卷三十九引《卫生家宝》。

【组成】黄栀子（隔年者）　大黄（炮）　甘草各等分

【用法】上为极细末，炼蜜为丸，如梧桐子大。每服三十丸，略秘者，食前用白汤送下；秘甚者，煎橘皮汤送下。

【主治】大便秘。

牛黄散

【来源】《洁古家珍》。

【组成】白牵牛头末五钱　大黄一两

【用法】上为细末。每服三钱，有厥冷，用酒调下；无厥冷而手足烦者，蜜汤调下。

【主治】上焦热，脏腑秘结。

麻仁丸

【来源】《洁古家珍》。

【组成】枳壳（麸炒，去瓤）　川芎各等分　麻仁泥子减半

【用法】上为细末，炼蜜为丸，如梧桐子大。食前温水送下。

【主治】风秘，大便不通。

防风通圣散

【来源】《医学启源》卷中。

【组成】防风二钱半　川芎五钱　石膏一钱　滑石二钱　当归一两　赤芍五钱　甘草二钱半（炙）　大黄五钱　荆芥穗二钱半　薄荷叶二两　麻黄五钱（去根苗节）　白术五钱　山栀子二钱　连翘五钱　黄芩五钱　桔梗五钱　牛蒡（酒浸）五钱　人参五钱　半夏（姜制）五钱

《御药院方》有牛膝，无牛蒡。

【用法】上为粗末。每服四钱，水一盏，加生姜三片，煎至六分，去滓温服，不拘时候，每日三次。病甚者，五七钱至一两；极甚者，可下之，多服二两或三两，得利后，却当服三五钱，以意加减。病愈，更宜常服，则无所损，不能再作。

【主治】一切风热郁结，气血蕴滞，筋脉拘挛，手足麻痹，肢体焦瘦，头痛昏眩，腰脊强痛，耳鸣鼻塞，口苦舌干，咽嗌不利，胸膈痞闷，咳呕喘满，涕唾稠粘，肠胃燥热结，便溺淋闭，或肠胃蕴热郁结，水液不能浸润于周身而为小便多出者；或湿热内甚，而时有汗泄者；或表之正气与邪热并甚于里，阳极似阴，而寒战烦渴者；或热甚变为疟疾，久不已者；或风热走注，疼痛麻痹者；或肾水阴虚，心火阳热暴甚而中风；或暴喑不语，及暗风痫者；或破伤中风，时发潮热搐搦，并小儿热甚惊风，或斑疹反出不快者；或热极黑陷，将欲死者；或风热疮疥久不愈者；并解酖酒热毒，及调理伤寒，发汗不解，头项肢体疼痛，并宜服之。

神仙化痰丸

【来源】《是斋百一选方》卷五。

【组成】天南星　半夏各四两（二味与生姜四两、皂角四两用水五升同煮，水尽去姜及皂角不用）　丁香一两　橘红二两

【用法】上为细末，白水面糊为丸，如梧桐子大。每服三十丸，食后生姜汤送下。

【主治】嗽，风秘。

宽气汤

【来源】《是斋百一选方》卷六。

【别名】缩砂香附汤（《世医得效方》卷三）。

【组成】香附子六两（新砂盆内打令净，焙干称）　乌药二两（去心，取肉称，用真天台者）　缩砂仁一两　甘草一两一分（炒）

【用法】上为细末，每服一大钱，浓煎橘皮汤送下，不拘时候。

《世医得效方》本方用法：为末，每服一钱，用紫苏叶三片，盐少许，沸汤调下。

【功用】

1.《是斋百一选方》：利三焦，顺脏腑。

2.《世医得效方》：调中快气。

【主治】

1.《是斋百一选方》：大便气秘。

2.《世医得效方》：心腹刺痛。

3.《奇效良方》：小儿噎宿腐气，心膨腹满，或时冷痛。

枳杏丸

【来源】《女科百问》卷上。

【组成】杏仁一两（汤泡，去皮尖，别研） 枳壳二两（先研为末）

【用法】上为细末，神曲糊为丸，如梧桐子大。每服四十或五十丸，食前米饮、生姜汤送下。

【主治】大小便涩少。

霹雳煎

【来源】《魏氏家藏方》卷七。

【组成】北枣一枚（去核，实以轻粉，用麻布扎定）

【用法】水二盏、煎至一盏，取枣食之，以所煎汤送下。才服毕即便，仍前再作一服，立待通利，如黑弹子大。

【主治】大便久闭不通，不治能闭杀人。

麻仁丸

【来源】《儒门事亲》卷十二。

【组成】郁李仁（去皮，另捣） 火麻子仁（另捣）各二两 大黄二两（半生、半蒸） 槟榔半两 干山药 防风（去芦） 枳壳（炒，去瓤） 羌活 木香各五钱半

【用法】上为细末，入另捣者三味搅匀，炼蜜为丸，如梧桐子大。每服二十丸至三十丸，食后温水送下。

【主治】大便燥涩。

【加减】加牵牛、滑石亦妙。

急提盆散

【来源】《阴证略例》。

【别名】提盆散、霹雳箭（《袖珍方》卷五）。

【组成】草乌头不拘多少（生用）

【用法】上为极细末。用葱一枝，肥者削去须，头圆，上有葱汁，湿蘸之，任谷道中。

【主治】杂病非阴候者，大便数日不通。

【宜忌】非数日不通不用。

二仁丸

【来源】《妇人大全良方》卷八。

【组成】杏仁（去皮尖、面炒黄） 麻仁（别研） 枳壳（去瓤、麸炒赤） 诃子（慢火炒，捶，去核）各一两

【用法】上药后二物为细末，同二仁杵，炼蜜为丸，如梧桐子大。温水下二三十丸。未知稍增。

【主治】
1.《妇人大全良方》：风秘。
2.《世医得效方》：虚人、老人风秘，不可服大黄者。

大五柔丸

【来源】《妇人大全良方》卷八。

【组成】大黄（斗米下蒸，切，焙） 枳壳（去瓤，麸炒） 白芍药 葶苈（炒香，别研） 牛脂（去筋膜，熬成油，与葶苈、杏仁杵） 肉苁蓉（酒浸软，温水洗，切，焙）各一两 桃仁百枚 杏仁四十枚（并去皮尖，麸炒黄，别研）

【用法】上除有油药，并为末，入牛脂、桃仁、杏仁、葶苈、杵数千下，炼蜜为丸，如梧桐子大。每服三丸，米饮送下，每日三次，腹稍空时服。未知稍增，以知为度。

【功用】通荣卫，利九窍，进饮食。

【主治】脏器不调，大便难。

正真丹

【来源】《普济方》卷三十九引《余居士选奇方》。

【组成】硫黄一两（研） 陈皮半两（去白） 五灵脂一分

【用法】上先捣陈皮，次捣五灵脂、硫黄，同捣匀，面糊为丸，如梧桐子大。每服五十丸，食前米饮送下。

【主治】老人气虚满闷，大便秘涩，连日不通，不敢服下药者宜服此。

加味神功丸

【来源】《普济方》卷四十三引《余居士选奇方》。

【别名】神功丸（原书卷三十七）。

【组成】木香一两　人参二两（去芦头）大麻仁二两（别研如膏）枳实　桃仁各二两　诃黎勒皮四两　大黄（锦文者）四两（面裹煨，去面）

【用法】上为细末。入麻仁捣研令匀，炼蜜为丸，如梧桐子大。每服二十丸，食后、临卧以温水送下，或温米饮下皆可。如大便不通，可加丸数，以利为度。

【主治】三焦气壅，心腹痞闷，六府风热，大便不通，腰腿疼痛，肩背沉重，头昏面热，口苦咽干，心胸烦躁，睡卧不安；及治脚气，并素有风人，大便秘结。

香术丸

【来源】《普济方》卷三十九引《余居士选奇方》。

【组成】苍术　厚朴（姜汁炙）陈皮各一两　生好硫黄二两（用萝卜煎沸汤洗三两次）。

【用法】上为末，浸蒸饼糊为丸，如梧桐子大。每服三五十丸，米汤送下，一日一次。

【主治】腹胀痛，脏腑秘。

祛风顺气香枳散

【来源】《普济方》卷一〇六引《余居士选奇方》。

【组成】枳壳（去瓤，麸炒）防风（去叉）各一两（锉）甘草（炙，锉）半两

【用法】上为散。每服二钱比，沸汤点服，空心、食前各一服。

【主治】大肠秘涩。

升阳除湿防风汤

【来源】《脾胃论》卷中。

【别名】升阳除湿汤（《嵩崖尊生全书》卷九）、升阳防风汤（《证治汇补》卷八）。

【组成】苍术（淋浸、去皮净）四两　防风二钱　白术　白茯苓　白芍药各一钱
　　　　《内经拾遗方论》有甘草。

【用法】上锉，除苍术另作片子，水一碗半，煮至二大盏，纳诸药同煎至一大盏，去滓，空心食前稍热服。

【功用】升举阳气，升清降浊。

【主治】

1.《脾胃论》：大便闭塞或里急后重，数至圊而不能便或少有白脓或少有血。

2.《内经拾遗方论》：濡泻。

3.《明医杂著》：脾胃损伤，阳气下陷，大便泄泻或后重便塞。

4.《张氏医通》：风湿飧泄及肠风滞下便血。

5.《证治宝鉴》：泻注诸涩药不效者。

【宜忌】慎勿利之，利之则必致病重，反郁结而不通。

【方论】

1.《脾胃论》：此证飧泄不禁，以此药导其湿；如飧泄及泄不止，以风药升阳，苍术益胃去湿；脉实，腹胀闭塞不通，从权以苦多甘少药泄之；如得通，复以升阳汤助其阳，或便以升阳汤中加下泄药。

2.《医方考》：风能胜湿，故用防风；燥能制湿，故用二术；淡能利湿，故用茯苓；土病木乘，故用芍药。又曰：久风入中，则为肠风飧泄，故用防风；伐肝疏脾，非酸不可，故用芍药。

3.《医方集解》：此足太阴阳明药也，苍术辛温燥烈，升清阳而开诸郁，故以为君；白术甘温，茯苓甘淡，佐之以健脾利湿；防风辛温胜湿而升阳；白芍酸寒敛阴而和脾也。

【验案】

1.肠炎菌痢　《广西中医药》（1980，3：12）：应用防风、白术、白芍各15g，苍术10g，茯苓10g，1日1剂，水煎分3次服。治疗急性肠炎43例，慢性肠炎9例，急性菌痢57例；男性54例，女性55例，共109例。结果：急性肠炎43例，治愈41例；菌痢57例，治愈54例；慢性肠炎9例，治愈8例。

2.便秘　《中医杂志》（1983，4：78）：凡经常便秘，虚坐努责，甚或下坠，便中带血，或虚人不任攻伐者，用此方效果亦很满意。药量改为苍术15克，防风、茯苓、白术各10克，白芍6克。老年人大便不通，上述药量需减半，否则往

往出现腹泻。此方妙在无攻伐之弊，对年老、体弱、大病后、产后、不宜用攻下方药者，辨证使用升阳除湿防风汤颇效。

润肠丸

【来源】《脾胃论》卷下。

【组成】大黄（去皮） 当归梢 羌活各五钱 桃仁（汤浸，去皮尖）一两 麻子仁（去皮，取仁）一两二钱五分

【用法】上除麻仁另研如泥外，余为细末，炼蜜为丸，如梧桐子大。每服五十丸，空心用白汤送下。

【功用】润燥，和血，疏风。

【主治】饮食劳倦，风结血结，大便秘涩，或干燥闭塞不通，全不思食。

【方论】《医方集解》：此手足阳明药也。归尾、桃仁润燥活血，羌活搜风散邪，大黄破结通函，麻仁滑肠利窍，血和风疏，肠胃得润，则自然通利矣。

通幽汤

【来源】《脾胃论》卷下。

【别名】导滞通幽汤（《东垣试效方》卷七）、导气通幽汤（《中国医学大辞典》）。

【组成】桃仁泥 红花各一分 生地黄 熟地黄各五分 当归身 炙甘草 升麻各一钱

《张氏医通》有生甘草，将成用药汁磨槟榔五分调服；《金匮翼》有大黄一钱。

【用法】上锉，都作一服。水二大盏，煎至一盏，去滓，食前稍热服之。

《兰室秘藏》：上都作一服，水二大盏，煎至一盏，去滓，调槟榔细末五分，稍热食前服之。

【功用】

1.《兰室秘藏》：以辛润之。

2.《医林纂要探源》：润枯槁，通壅塞。

3.《医方论》：调和气血，开通胃腑。

【主治】

1.《脾胃论》：脾胃初受热中，幽门不通，上冲，吸门不开，噎塞，气不得上下，大便难。

2.《古今医鉴》：燥热内甚，血液俱耗，以致大便闭结。

3.《证治准绳·类方》：胀满。

【方论】

1.《医方集解》：此手足阳明药也。当归、二地滋阴以养血，桃仁、红花润燥而行血，槟榔下坠而破气滞。加升麻者，天地之道，能升而后能降，清阳不升，则浊阴不降，经所谓地气上为云，天气下为雨也。

2.《医林纂要探源》：当归身辛甘而润，滋而能行，可以化湿而为血，调热而顺气，独用其身者，以养血而专治幽门也。升麻甘辛寒，行肝气以达脾胃，而达之膻中，使清气升则浊气自降。槟榔苦涩温，能敛气而降泄之，以燥湿除痰，使下行而达于下极，治二便闭结，里急后重。此与升麻一升一降，皆所以通壅塞。桃仁苦甘辛润，缓肝火，和脾土，去瘀血，生新血，润枯槁。红花辛甘苦，功专润燥行血，去瘀生新。生地黄滋阴血以达于上，以助当归而润幽门之槁；熟地黄坚肾水以守于下，而安下焦命门之火。甘草厚脾土而滋血气、和阴阳也。

3.《医方考》：此即前方润燥汤去甘草、麻仁也。胃之下口，名曰幽门。此方服之，可以通其留滞，故曰通幽。大便燥结，升降不通，故令腹痛。燥者濡之，生地、熟地，皆濡物也；逸者行之，大黄、归梢，皆行物也；留者攻之，桃仁、红花，皆攻物也；抑者散之，升麻之用，散抑郁也。

活血通经汤

【来源】《兰室秘藏》卷下。

【组成】芍药五分 升麻 葛根 人参 当归身 炙甘草各一钱 酒黄柏 桂枝各二钱

【用法】上锉，如麻豆大，都作一服，水二大盏，煎至一盏，热服，不拘时候。令暖房中近火摩搓其手。

【功用】活血通经，缓急润燥。

【主治】风气暴至，六脉俱弦甚，按之洪实有力，挛急，大便秘涩，面赤热。

【方论】用桂枝、甘草以却其寒邪而缓其急搐；以黄柏之苦寒以泻其实而润燥，急救肾水；用升麻、葛根以升阳气，行手足阳明之经，不令遏绝；更

以桂枝辛热入手阳明之经，为引用，润燥；复以芍药、甘草专补脾气，使不受风寒之邪而退木邪，专益肺经也；加人参以补元气，为之辅佐；加当归身去里急而和血润燥。

利膈丸

【来源】《医学发明》卷一。

【别名】人参利膈丸（《卫生宝鉴》卷十三）、开关利膈丸（《张氏医通》卷十四）、大利膈丸（《袖珍方》卷十二）。

【组成】木香七钱　槟榔七钱半　厚朴（姜制）二两　人参　藿香叶　当归　炙甘草　枳实（麸炒）各一两　大黄（酒浸，焙）二两

【用法】上为细末，滴水为丸，或少用蒸饼亦可，如梧桐子大。每服三五十丸，食后诸饮送下。

　　《医略六书》本方用法：水、酒为丸。每服三钱，米饮送下。

【功用】《卫生宝鉴》：利脾胃壅滞，调大便秘利，推陈致新，消饮进食。

【主治】

　　1.《医学发明》：胸中不利，痰嗽喘促，脾胃壅滞。

　　2.《张氏医通》：肠胃壅滞，噎膈不通，大便燥结。

【方论】《医略六书》：方中大黄荡涤热壅之结，枳实消化痞满之气，厚朴散满宽中，槟榔破滞攻实，藿香开胃气，木香调中气，人参扶元鼓胃气，当归养血荣胃口，甘草缓中和诸药也。水、酒为丸，米饮送下，使脾胃输化有权，则热实壅结自开而津气四汔，大便无不通，膈塞无不痊矣。此推荡之剂，为热实塞膈之专方。

当归郁李仁汤

【来源】《兰室秘藏》卷下。

【别名】郁李仁汤（《医级》卷七）。

【组成】郁李仁　皂角仁各一钱　枳实七分　秦艽　麻仁　当归梢　生地黄　苍术各五分　大黄（煨）　泽泻各三分

【用法】上锉，如麻豆大。除皂角仁别为末，水三盏，煎至一盏，去滓，入皂角仁末调，空心、食

前服之。

【主治】

　　1.《兰室秘藏》：痔漏大便硬，努出大肠头下血，苦痛不能忍。

　　2.《医级》：结热肠燥不便。

【宜忌】避风寒，忌房事、酒湿面、大辛热物。

【验案】痔漏　《外科发挥》：一男子，素不慎酒色，患痔燉肿，肛门坠痛，兼下血，大便干燥，脉洪大，按之则涩，以当归郁李仁汤加桃仁，四剂少愈；更以四物汤加红花、条芩、槐花，数剂而愈。

活血润燥丸

【来源】《兰室秘藏》卷下。

【别名】活血润肠丸（《丹溪心法》卷二）、疏风润肠丸《东医宝鉴·内景篇》（卷四）。

【组成】当归梢一钱　防风三钱　大黄（湿纸裹煨）　羌活各一两　皂角仁（烧存性，去皮）一两五钱　桃仁二两（研如泥）　麻仁二两五钱（研如泥）

【用法】上除麻仁、桃仁另研如泥外，为极细末，炼蜜为丸，如梧桐子大，以瓷器盛之，纸封无令见风。每服五十丸，白汤送下三两，服后须以苏麻子粥，每日早晚食之。大便日久不能结燥也。

【功用】活血疏风，润燥通便。

【主治】大便风秘，血秘，常常燥结。

【方论】《医方集解》：此手足阳阴药也。归尾、桃仁润燥活血，羌活搜风散邪，大黄破结通幽，麻仁滑肠利窍，血和风疏，肠胃得润则自然通利矣；皂角得湿则滑，湿滑则燥结自除。

润肠汤

【来源】《兰室秘藏》卷下。

【别名】和血润肠汤（《东医宝鉴·内景篇》卷四）、当归润肠汤（《医方集解》）。

【组成】生地黄　生甘草各一钱　大黄（煨）　熟地黄　当归梢　升麻　桃仁　麻仁各一钱　红花三分

【用法】上锉。水二盏，煎至一盏，去滓。食远温服。

【主治】大肠结燥不通。

润燥汤

【来源】《兰室秘藏》卷下。

【别名】当归润燥汤（《东垣试效方》卷七）。

【组成】升麻　生地黄各二钱　熟地黄　当归梢　生甘草　大黄（煨）　桃仁泥　麻仁各一钱　红花五分

【用法】上除桃仁、麻仁另研如泥外，锉如麻豆大，都作一服。水二盏，入桃仁、麻仁泥，煎至一盏，去滓，空心稍热服。

【主治】大便燥结。

麻黄白术汤

【来源】《兰室秘藏》卷下。

【别名】麻黄白术散（《东垣试效方》卷七）。

【组成】青皮（去腐）　酒黄连各一分　酒黄柏　橘红　甘草（炙，末）　升麻各二分　黄耆　人参　桂枝　白术　厚朴　柴胡　苍术　猪苓各三分　吴茱萸　白茯苓　泽泻各四分　白豆蔻　炒曲各五分　麻黄（不去节）五钱　杏仁四个

【用法】上锉，分作二服。以水一大盏半，先煮麻黄令沸，去沫，再入诸药，同煎至一盏，去滓，稍热食远服。

【主治】大便不通，五日一遍，小便黄赤，浑身肿，面上及腹尤甚，色黄，麻木，身重如山，沉困无力，四肢痿软，不能举动，喘促唾清水，吐哕，痰唾白沫如胶，时躁热发欲去衣，须臾而过则振寒，项额有时如冰，额寒尤甚，头旋眼黑，目中溜火，冷泪，鼻不闻香臭，少腹急痛，当脐有时动气，按之坚硬而痛。

【方论】《医方集解》：此足三阳三阴通治之剂也。桂枝、麻黄解表祛风；升麻、柴胡升阳散火；黄连、黄柏燥湿清热，而黄柏又能补肾滋阴；蔻、朴、青、陈利气散满，而青、紫又能平肝，蔻、朴又能温胃；杏仁利肺下气；神曲化滞调中；吴萸暖肾温肝；参、耆、甘草、苍白二术补脾益气；二苓、泽泻通利小便，使湿去而热亦行。方内未曾有通大便之药，盖清阳升则浊阴自降矣。

枳壳丸

【来源】《济生方》卷四。

【组成】皂角（去黑皮，微炒）　枳壳（去瓤，麸炒）　川大黄二两（锉，微炒）　羌活（去芦）　木香（不见火）　橘红　桑白皮（蜜水炙）　香白芷各二两

【用法】上为细末，炼蜜为丸，如梧桐子大。每服七十丸，空心米饮或姜汤送下。

【主治】肠胃气壅风盛，大便秘实。

润肠丸

【来源】《济生方》卷四。

【别名】苁蓉润肠丸（《医学纲目》卷二十三）、苁沉丸（《医学入门》卷七）、肉苁蓉丸（《不知医必要》卷三）。

【组成】肉苁蓉（酒浸，焙）二两　沉香（别研）一两

【用法】上为细末，用麻子仁汁打糊为丸，如梧桐子大。每服七十丸，空心米饮送下。

【主治】发汗利小便亡津液，大腑秘结。

【宜忌】老人虚人皆可服。

槟榔散

【来源】《济生方》卷四。

【组成】槟榔不拘多少

【用法】上为细末。每服二钱，用蜜汤点服，不拘时候。

【主治】肠胃有湿，大便秘涩。

没药散

【来源】《仁斋直指小儿方论》卷四。

【组成】没药　大黄　枳壳（炒）　北梗各二钱　木香　甘草（炙）各一钱

【用法】上锉。每服一钱，加生姜二片，水煎服。

【主治】小儿风与滞血留蓄上焦，胸膈高起，大便不通。

枳壳散

【来源】《仁斋直指方论》卷九。

【组成】枳壳五两（制） 甘草（炙）一两半 杏仁（去皮，炒） 阿胶（炒酥） 生地黄各一两

【用法】上细锉。每服三钱，加生姜五片，蜜三匙，乌梅一个同煎，空腹服。

【主治】虚劳，大便秘涩。

二香丸

【来源】《仁斋直指方论》卷十五。

【组成】南木香 丁香 青皮（浸，去白，晒） 橘红 草果仁 肉豆蔻（生） 白豆蔻（仁） 五灵脂（香润者，别研）各半两 蓬术（炮，乘热碎碾） 缩砂仁各七钱半

【用法】上为细末，用川巴豆肉半两，研如泥，渐入药末，研和，白面稀糊丸，如麻子大，候干。每服三丸，加至五七丸止，姜汤送下；壅嗽，紫苏、生姜煎汤送下。

【主治】积滞气秘，心腹刺痛，中满壅嗽。

苏感丸

【来源】《仁斋直指方论》卷十五。

【组成】苏合香丸四分 感应丸六分

【用法】研和为丸。紫苏、橘皮煎汤送下，或枳壳散送下。

【主治】气秘不大便。

独枣汤

【来源】《仁斋直指方论》卷十五。

【组成】大好枣一枚（擘开） 轻粉半钱

【用法】上将轻粉放大枣内，以麻线扎缚，慢火煮熟，嚼细，以枣汁送下。

【主治】

　　1.《仁斋直指方论》：大便积日不通。

　　2.《普济方》：大便秘结，积热不通。

胶蜜汤

【来源】《仁斋直指方论》卷十五。

【组成】连根葱白三片 透明阿胶（炒）二钱 蜜二匙

【用法】新水煎，去葱，入阿胶、蜜溶开，食前温服。

【主治】老人、虚人大便秘涩。

润肠丸

【来源】《仁斋直指方论》卷十五。

【别名】大润肠丸（《世医得效方》卷六）。

【组成】杏仁（去皮尖，略炒） 枳壳（浸，去瓤，炒） 麻仁 陈皮各半两 阿胶（炒） 防风各二钱半

【用法】上为末，炼蜜为丸，如梧桐子大。每五十丸，老者苏子煎汤送下，壮者荆芥泡汤送下。

【主治】大便秘涩。

宽快汤

【来源】《仁斋直指方论》卷十五。

【组成】香附（杵净）二两 天台乌药（去心） 枳壳（制）各一两半 缩砂仁七钱半 苏子（炒）半两 青木香三钱 甘草（炙）七钱半

【用法】上为末，每服二钱，陈皮煎汤调下；或吞青木香丸少许。

【主治】气不下降，大腑涩滞。

疏风散

【来源】《仁斋直指方论》卷十五。

【组成】枳壳（制）半两 防风 羌活 独活 槟榔 白芷 威灵仙 蒺藜（炒赤，去刺） 麻仁（炒，另研） 杏仁（汤洗，去皮尖，炒，另研） 甘草（炙）各一两

【用法】上为散。每服二钱半，加生姜五片，蜜一匙，水一盏半，煎服。

【主治】风毒秘结。

导毒丹

【来源】方出《仁斋直指方论》卷二十二，名见《普济方》卷二八五。

【组成】紫草　瓜蒌（连皮）

【用法】上锉。新水煎服；或用黑豆一盏，入生姜、紫苏煎汤服。

【主治】痈疽大便秘。

驱风丸

【来源】《类编朱氏集验方》卷六。

【组成】皂角七挺（炮，捼水两碗）　巴豆四十九粒（去壳、心、膜）　枳壳一两

【用法】上以皂角捼水煮干为度，去巴豆不用，炒枳壳为细末，入木香半两，炼蜜为丸，如梧桐子大。每服三十丸，空心白汤送下。

【主治】大便不通，或年高风秘。

润肠丸

【来源】《类编朱氏集验方》卷六。

【组成】肥皂角十五片（五片醋炙焦，去皮及子；五片生用，去皮子，共为末；五片水一升，揉取浓汁，滤过，慢火炒，银石器中熬成膏子，入后药）　南木香一分　青橘皮一分（去瓤）　槟榔一分（生用）　陈橘皮一分（去白）

【用法】上为末，和前皂角末令匀，却以皂角膏搜和成剂，看得所后，如硬，入少蜜为丸，如梧桐子大。每服三十丸，空心温熟水送下。

【主治】大肠风结气涩。

沉香散

【来源】《御药院方》卷三。

【组成】沉香　木通　白牵牛（微炒）　青皮（去白）　枳壳（麸炒，去瓤）各一两

【用法】上为粗末。每服五钱，水一盏半，加生姜五片，同煎至七分，去滓，食后稍热服。

【主治】气涩不通利，饮食不得息。

降气槟榔丸

【来源】《御药院方》卷三。

【组成】槟榔二两　杏仁一两（汤浸，去皮尖，麸炒）

【用法】上为细末，炼蜜为丸，如梧桐子大。每服五十丸，食后温生姜汤送下。

【功用】调顺三焦，升降阴阳，美进饮食，润肠去燥。

荜澄茄丸

【来源】《御药院方》卷四。

【组成】京三棱（锉碎）二两　陈皮（去白）一两半　蓬莪（锉碎）三两　枳实（生）一两　槟榔一两　黑牵牛（微炒）五两

　　　本方名荜澄茄丸，但方中无荜澄茄，疑脱。

【用法】上为细末，水面糊为丸，如梧桐子大。每服五六十丸，食后煎淡生姜汤送下。

【功用】宽中顺气，消积滞，化痰饮。

【主治】水谷不化，心腹满闷，大便闭涩。

威灵仙丸

【来源】《御药院方》卷四。

【组成】威灵仙（洗净，焙干）四两　大黄二两（锉，炒）　槟榔　木香　陈皮　枳壳（去白，麸炒）各一两

【用法】上为细末，炼蜜为丸，如梧桐子大。每服三十丸，温水送下，食后稍空服。以意斟量加减丸数，气顺为度。

【功用】疏风顺气，化痰消谷。

【主治】三焦气滞，大便秘难。

加减神功丸

【来源】《御药院方》卷七。

【组成】诃黎勒四两　人参二两（去芦头）　牵牛四两（微炒）　大麻仁（别捣如膏）四两

【用法】上为细末，入麻仁捣研匀，炼蜜为丸，如梧桐子大。每服四十丸，食后、临卧温水送下；温酒、米饮皆可服。如大便不通，可倍丸数，以

利为度。

【主治】三焦气涩，心腹痞闷，六腑风热，大便不通，腰腿疼痛，肩背重疼，头昏面热，口苦咽干，心胸烦躁，睡卧不安，及脚气并素有风人，大便结燥。

润肠丸

【来源】《御药院方》卷七。

【组成】威灵仙茸一两半　郁李仁（去皮）半两　木香二钱　枳实二钱半（麸炒）　麻仁七钱半　槟榔三钱　人参二钱半

【用法】上为细末，炼蜜为丸，如梧桐子大。每服三十丸至五十丸，食后临卧生姜汤送下。

【功用】常服消食下气，祛风润燥。

【主治】津液耗少，大便秘涩，下焦气滞。

擒虎散

【来源】《御药院方》卷八。

【组成】没药　当归　黑牵牛　生大黄各一两　甘草（生）一钱

【用法】上为粗散，每服五钱匕，用皂角刺七个，捶碎，隔宿以酒一升浸之，来日取酒一盏，更加水一盏，纳瓜蒌子七粒，同煎至七分，去滓。取八分盏，食远温服。以利为度。

【功用】疏导肠胃中涩滞郁积之毒气。

【主治】三焦不和，胸膈痞闷，气不升降，饮食迟化，肠胃燥涩，大便秘硬。

皂角丸

【来源】《医方类聚》卷一三五引《济生续方》。

【别名】皂角枳壳丸（《赤水玄珠全集》卷十五）、小皂角丸（《东医宝鉴·内景篇》卷四）。

【组成】皂角（炙，去子）　枳壳（去瓤，麸炒）各等分

【用法】上为细末，炼蜜为丸，如梧桐子大。每服七十丸，空心、食前用米饮送下。

【主治】大肠有风，大便秘结。

【宜忌】尊年之人，尤宜服之。

全真丸

【来源】《施圆端效方》引银青它传燕山名效方（见《医方类聚》卷一一三）。

【组成】川大黄　商枳实（面炒）　槟榔　黑牵牛各等分（一半生，半炒）

【用法】上为细末，滴水为丸，如梧桐子大。每服五七十丸，米饮下，以大便和利为度。

【主治】三焦气壅，结痞心胸，大便不通，伤寒下证，已服承气不利。

小提盆散

【来源】《医方类聚》卷一三六引《施圆端效方》。

【组成】灶突墨一钱　沧盐三钱

【用法】上为散。每次一钱，用竹筒吹入肛门内。

【主治】大便燥结，服转药久不通。

玄剑散

【来源】《施圆端效方》引张君玉方（见《医方类聚》卷一三六）。

【组成】皂角（大者，去皮子，炙黄）

【用法】上为细末，葱蘸紝肛内。立通。或吹亦得。

【主治】大便后结，服紧转药不通者。

润肠丸

【来源】《卫生宝鉴》卷八。

【组成】麻子仁（另研）　大黄（酒煨）各一两半　桃仁泥子　当归尾　枳实（麸炒）　白芍药　升麻各半两　人参　生甘草　陈皮各三钱　木香　槟榔各二钱

【用法】上除麻仁、桃仁外，为末，却入二仁泥子，炼蜜为丸，如梧桐子大。每服七八十丸，食前温水送下。

【主治】风中脏腑，胸膈痞闷，大便涩滞。

枳壳丸

【来源】《卫生宝鉴》卷十八。

【组成】木香三钱　枳壳（麸炒）　麻仁（炒黄）　大黄各一两

【用法】上为末，炼蜜为丸，如梧桐子大。每服三十丸，食后温水送下。

【功用】《济阴纲目》：通气凉血润肠。

【主治】产后大小便涩滞，及饭食不化。

皂角散

【来源】《普济方》卷三十二引《澹寮方》。

【组成】大皂角（去皮，捶碎，炼膏）　石菖蒲　樟柳根　赤小豆　黑豆　川乌（炮）　草乌（炮）各一两　五灵脂半两

【用法】上为末，以皂角膏为丸。每服二十丸，盐酒吞下。

【主治】肾脏风毒，腰脚生疮，大便风秘等。

大已寒丸

【来源】《医垒元戎》。

【组成】肉桂　茯苓各五钱　良姜　乌头（炮）各七钱　附子（炮）　干姜（炮）　芍药　茴香（炒）各一两

【用法】上为细末，酒或醋为丸，如梧桐子大。每服五七十丸或八九十丸，空腹、食前温酒送下。

服此丸上不躁，大小便自利。

【主治】阴证服四逆辈，胸中发躁而渴者；或数日大便秘，小便涩赤。

厚朴丸

【来源】《明医指掌》卷六引《医垒元戎》。

【组成】厚朴三两（姜炒）　黄连二两半（炒）　吴茱萸（汤泡七次）二两　干姜（炮）二两　巴豆一两（另研）　人参一两（去芦）　川乌（炮）一两

【用法】上为末，入豆霜匀，炼蜜为丸，如梧桐子大。每服三丸。以利为度。

【主治】寒厥心痛，大便秘结不通者。

益血丹

【来源】《医垒元戎》。

【组成】当归（酒浸，焙）　熟地黄各等分

【用法】上为末，炼蜜为丸，如弹子大。细嚼，酒送下。

【主治】久虚亡血，大便燥。

万安饮

【来源】《活幼心书》卷下。

【组成】人参（去芦）　当归（酒洗）　大黄（生用）　防风（去芦）　柴胡（去芦）　枳壳（水浸润，去瓤，锉片，麸炒微黄）　半夏（汤煮透，滤，锉，焙干）　芍药（净洗）　黄芩　甘草各一两　滑石末六两

【用法】上锉，滑石末临入和匀。每服二钱，水一盏，加生姜二片，煎七分，不拘时温服；或加枣一个同煎。

【功用】推陈致新，除邪辅正，和益脾胃，宣通气血，调顺饮食，疏解风寒，宁心化痰，去烦理热，表里并治。

枳壳丸

【来源】《活幼心书》卷下。

【组成】枳壳不拘多少（锉片，麦面炒过，以清油润透一宿，焙干）

【用法】上为末，炼蜜为丸，如芡实大。儿小者，每服一至二丸，用甘草、糯米煎汤化下；儿大者，丸如绿豆大，每服三十至五十丸，食前温米清汤送下；小腑热闭，用车前子煎汤，候温，空心服之。

【主治】大腑虚闭，气连日不通，或痢后里急；小便热闭。

宽肠丸

【来源】《活幼心书》卷下。

【组成】枳壳（炒微黄，用清油浸透一宿，焙干）五钱　麻仁（去壳）　木通（去皮、节）　大黄（半生半炮）　槟榔　大腹皮（洗净，焙干）各二钱半

【用法】上除麻仁用乳钵研极细外，槟榔不过火，余焙同研成末，入乳钵中与麻仁再杵匀，炼蜜为

丸，如绿豆大。每服三十丸至五十丸，以枳壳、甘草煎汤，空心送下；一二月婴儿，温蜜汤化服。

【主治】痢后里急，大腑闭涩不通。

通圣饼

【来源】《活幼心书》卷下。

【组成】净黄连二钱（锉为末） 巴豆 生蒜一个 生盐半钱

方中巴豆用量原缺。

【用法】上于石钵内烂杵，捻作寸半阔饼子。贴脐，再紧搓干艾，切作绿豆大五枚，作五次安脐间饼子上，以火灸之。

【主治】大腑闭涩，连日不通，满腹膨胀，气壅闷乱，服药罔效。

补肝丸

【来源】《癍论萃英》卷二十一。

【别名】治风六合汤（《医方集解》）、补肝散（《杂病源流犀烛》卷十）。

【组成】四物汤加防风 羌活各等分

【用法】上为细末，炼蜜为丸服。

【主治】

1.《医方集解》：风虚眩运，风秘便难。

2.《杂病源流犀烛》：酒色过度，当胁一点痛不止，名干胁痛。

大黄牵牛散

【来源】《云岐子保命集》卷中。

【组成】大黄一两 牵牛（头末）五钱

【用法】上为细末。每服三钱，食后服。有厥冷，用酒调下三钱；无厥冷而手足烦热者，蜜汤调下。微利为度。

【主治】相火之气，游走脏腑，大便秘结。

三化汤

【来源】《云岐子保命集》卷中。

【组成】厚朴 大黄 枳实 羌活各等分

【用法】上锉，如麻豆大。每服三两，水三升，煎

至一升半，终日服之，不拘时候。以微利为度。

【主治】

1.《云岐子保命集》：中风内有便溺之阻隔者。

2.《医学入门》：中风九窍俱闭，唇缓舌强。

3.《医学心悟》：中风入脏，热势极盛，闭结不通。

4.《文堂集验方》：大肠燥闭，不见虚症者。

【宜忌】《玉机微义》：非内实者不可用。

【方论】

1.《医方考》：大黄、厚朴、枳实，小承气汤也。上焦满，治以厚朴；中焦满，破以枳实；下焦实，夺以大黄；用羌活者，不忘乎风也。服后二便微利，则三焦之气无所阻塞，而复其传化之职矣，故曰三化。

2.《增补内经拾遗》：三者，风、滞、痰也。化，变化以清散之也。方用羌活以化风，厚朴、大黄以化滞，枳实以化痰，故曰三化。

【验案】阳明发狂证 《名医类案》：滑伯仁治一僧，病发狂谵语，视人皆为鬼，诊其脉，累累如薏苡子，且喘且拤。曰：此得之阳明胃实。《素问》云：阳明主肉，其经血气并盛，甚则弃衣升高，踰垣骂詈。遂以三化汤三四下，复进以火剂（黄连解毒汤）乃愈。

厚朴汤

【来源】《云岐子保命集》卷中。

【别名】厚朴散（《普济方》卷三十九）。

【组成】厚朴（姜制） 白术各五两 半夏二两 枳实一两（炒） 陈皮（去白）二两 甘草二两（炙）

【用法】上为粗末。每服三五钱，水一盏半，生姜五片，大枣三个，煎至一盏，去滓，空心温服。

【主治】胃虚而便秘，不能饮食，小便清利。

木香槟榔丸

【来源】《医方类聚》卷一五三引《经验秘方》。

【组成】木香 沉香（沉水者佳） 槟榔（鸡心者佳） 广茂（炮） 黄连（去须） 青皮（去瓤） 陈皮（汤浸，去白） 巴戟 当归（去

芦）枳壳（去瓤，麦麸炒）各一两　大黄（锦纹者佳）拣香附子（炒）黄柏皮（去粗皮）各三两　黑牵牛（头末）四两

【用法】上为细末，滴水为丸，如梧桐子大。每服五十丸，温水送下，一日二次，渐加至一百丸无妨。病上，食前勿服，食后服；病下，食后勿服，食前服。

【功用】流湿润燥，推陈致新，滋阴代阳，散瘀破结，活血通经，解一切酒毒。

【主治】男子妇人呕吐酸水，痰涎不利，头目不清，转筋，小便浑浊，米谷不化，下痢脓血，大便闭涩，风壅积热，口舌生疮，涕唾稠粘，咳嗽咯血，尿血，膨胀满闷，手足痿弱，四肢无力，面色姜黄；酒疸食黄，宿食不消，口舌烦渴，骨蒸肺痿，寒热往来，中暑疟疾，肠风痔瘘，发痛消渴，消风瘾癞，血块积恶，疮肿炊毒，背疽疔疮；四方人不服水土，伤寒热证；妇人赤白带下，崩漏下血。

小通气散

【来源】《世医得效方》卷六。

【组成】陈皮（去白）苏嫩茎叶　枳壳（去瓤）木通（去皮节）各等分

【用法】上锉散。每服四钱，水一盏煎，温服。

【主治】虚人忧怒伤肺，致令大便秘涩。或服燥药过，大便秘者。

六磨汤

【来源】《世医得效方》卷六。

【别名】六磨饮子（《重订通俗伤寒论》）。

【组成】大槟榔　沉香　木香　乌药　枳壳　大黄各等分

【用法】上药于擂盆内各磨半盏，和匀温服。

【主治】气滞腹急，大便秘涩而有热者。

皂角丸

【来源】《世医得效方》卷六。

【组成】猪牙皂角　厚枳壳（去瓤）羌活　桑白皮　槟榔　杏仁（去皮尖，别研）麻仁（别

研）防风　川白芷　陈皮（去白）各等分

【用法】上为末，炼蜜为丸，如梧桐子大。每服三十五丸，温水吞下；蜜汤亦可。

【主治】有风人，脏腑秘涩。

润肠丸

【来源】《丹溪心法》卷五。

【别名】润麻丸（《医学入门万病衡要》卷六）。

【组成】麻子仁　当归　桃仁　生地黄　枳壳各一两

【用法】上为末，炼蜜为丸服。

《医学入门万病衡要》：上为末，炼蜜为丸，如梧桐子大。每服五十丸，空心白汤送下。

【功用】润血燥。

【主治】大便不通。

栀子豆豉汤

【来源】《普济方》卷一四六引《德生堂方》

【组成】枳实　山栀子各一钱　厚朴二钱　大黄（另研）豆豉各三钱

【用法】上锉。分作二服。每服水一盏半，生姜三片，煎至一大盏，却下大黄再煎，去滓温服。

【主治】伤寒六七日后，因酒食所伤，胁腹疼，大便结，发热，发渴。

疏风顺气丸

【来源】《普济方》卷一一五引《德生堂方》。

【组成】大黄五两（半生半熟）车前子二两半　槟榔二两　火麻子三两　山药二两　郁李仁二两　菟丝子（酒浸）牛膝（酒浸）木香　苁蓉（酒浸）白茯苓　续断　防风　枳壳（炒）独活　人参　白术　甘草各一两

【用法】上为细末，炼蜜为丸，如梧桐子大。每服三十五丸，加至五十丸，温水送下，不拘时候。

【主治】冷热壅结，津液耗少，令人大便闭塞不通，及年高气弱，及有风人大便闭涩。

雄黄丸

【来源】《仙传外科集验方》。

【组成】郁金　雄黄各半两　大戟　芒硝各一两　巴豆四十粒（去壳，不去油）

【用法】上为细末，面糊为丸，如绿豆大。每服七八九丸，用巴豆半粒擂烂，冷白汤送下；如要打痰，以桑白皮、杏仁煎汤冷吞下即行。

【功用】利大腑，去毒积。

人参散

【来源】《医学纲目》卷二十三。

【组成】人参　黄耆各一钱　厚朴八分（炒）　地黄七分　桃仁　枳壳（炒）各一钱　甘草少许（炙）

【用法】水煎，加竹沥、姜汁饮之。

【主治】脾约，血虚肠燥，大便秘涩，小便如常，咽塞不通，食下便有痰出，脉涩，左右手同。

润肠散

【来源】《医学纲目》卷二十三引朱丹溪方。

【组成】人参　黄耆各一钱　厚朴八分（炒）　地黄七分　桃仁　枳壳（炒）各一钱　甘草少许（炙）　锁阳　苁蓉各二钱　桃仁一钱

【用法】煮粥，入竹沥服之。

【主治】脾约。血虚肠燥，大便秘涩，小便如常，咽塞不通，食下便有痰出，脉涩。

大黄丸

【来源】《普济方》卷三十九。

【组成】大黄（锉，炒）五两　大麻仁（研）二两

【用法】上为末，炼蜜为丸，如梧桐子大。每服十丸，食后熟水送下。

【主治】大便不通。

大黄通格丸

【来源】《普济方》卷三十九。

【组成】黑牵牛子　大黄　木通各半两（各另取末）

【用法】上为末，炼蜜为丸，如梧桐子大。每服三十丸，温水送下。未动如丸数。

【主治】大便秘涩不通。

五仁丸

【来源】《普济方》卷三十九引《澹寮方》。

【组成】杏仁（酒浸，去皮尖，麸炒令黄，取净）一两（细研）　郁李仁（汤浸，去皮尖，取净）一两（细研）　柏子仁（拣净）一两（细研）　酸枣仁（汤浸，去皮，取净）一两（细研）　火麻子仁（晒令干，用板子盛住，又用砖一片压定，轻轻以手磨砖，则麻壳自脱，拣未脱者再磨取净）一两（细研）

【用法】上药再合研，为极细末，以水浸蒸饼为丸，如梧桐子大。每服五十丸，空心米饮吞下。

【主治】

1.《普济方》引《澹寮方》：大便秘涩。

2.《永类钤方》：津液枯竭，大肠秘涩，传导艰难。

火麻仁丸

【来源】《普济方》卷三十九。

【组成】火麻仁三两（另研如膏）　川大黄（锉，炒）　诃黎勒皮各三两　人参（去芦）　陈橘皮（汤浸，去白，焙）各一两

【用法】上为末，炼蜜为丸，如梧桐子大。每服二十丸，食前姜汤送下。如未利，加至三十丸；酒送下亦得。

【主治】积年心腹气、肺气、脚气、冷热气、痃癖气，不能饮食，纵食不消，脏腑不调，大肠秘涩。

香枳汤

【来源】《普济方》卷三十九。

【组成】枳壳　防风　槟榔　甘草各一两

【用法】上为末。每服二钱，空心热汤调服。

【功用】调风顺气。

【主治】大便秘结。

金真丸

【来源】《普济方》卷一七〇。

【组成】川大黄（锉碎，微炒）　商枳实（面炒）　槟榔　黑牵牛（一半生，一半熟）各等分。

【用法】上为细末，滴水为丸，如梧桐子大。每服五七十丸，米饮送下。以大便和利为度。

【主治】三焦气壅，结痞心胸，大便不通，伤寒下症，已服承气不利，服此百粒，安稳而通。

皂荚丸

【来源】《普济方》卷三二一。

【组成】皂荚子三百个（破作片子，慢火燥甚，即入酸枣大，又炒燥，又入醋，至焦黑）

【用法】上为末，炼蜜为丸，如梧桐子大。每服三十丸，空心以蒺藜、酸枣仁汤送下。两时久未利，再进一服，渐加至百丸不妨，以通为度。

【主治】风入脚气，虚人老人大便或秘或利。

润肠丸

【来源】《普济方》卷三二一。

【组成】麻黄（炒）半两　枳壳（炒）半两　大黄（蒸）　乳香一两

【用法】上为末。炼蜜为丸，如梧桐子大。每服三十丸，食前芝麻汤送下。

【功用】常服滋润大肠，通利燥涩。

【主治】三焦不顺，五脏不和，风结肠胃，津液枯燥，大肠壅滞，及产后津液暴竭，肠胃热涩，而致大便闭者。

调导饮

【来源】《普济方》卷三二一。

【别名】调导散（《万氏家抄方》卷五）。

【组成】当归　川芎　防风　枳壳各四钱　甘草（炙）二钱

【用法】上锉细。每服三钱，加生姜、大枣水煎服。

【主治】妇人产前后风秘，大便不通。

【宜忌】忌动风物。

葱涎丸

【来源】《普济方》卷三五四。

【组成】麻仁　枳壳各等分

【用法】上为末，葱涎调腊茶为丸。每服五七十丸，空心、食前葱茶送下。

【功用】润肠。

【主治】产后水血俱下，肠虚津液不足，大便秘涩，五六日不解，腹中闷胀。

木香汤

【来源】《普济方》卷三八八。

【组成】木香（锉）　大黄（锉，炒）　陈橘皮（去白，焙）各一两

【用法】上为粗末。三四岁儿每服一钱，水一小盏，煎至五分，去滓温服。

【主治】小儿大便不通。

甘枳汤

【来源】《普济方》卷三八八。

【组成】甘草一钱　枳壳（煨）一钱

【用法】水煎服。

【主治】小儿大便秘结。

荆黄汤

【来源】《普济方》卷三九二。

【组成】枳壳　大黄　荆芥　朴消　栀子　甘草各等分

【用法】上为末。每用一钱，灯心汤调服，一日二三服。立下。

【主治】小儿气闭不通，脏腑痞结。

空肠丸

【来源】《仙传济阴方》。

【组成】麻仁　厚朴　枳壳　大黄　杏仁　川乌各等分

【用法】上为细末。炼蜜为丸，米饮送下。

【主治】肺脏虚热，大便闭结。

地黄粥

【来源】《臞仙活人方》。

【组成】地黄（切）二合。

【用法】候汤沸，与米同入罐中煮之，候熟，以酥二合，蜜一合，同炒香入内，再煮熟食之。

【功用】

1.《臞仙活人方》：和血生精。

2.《遵生八笺》：滋阴润肺。

【主治】

1.《古今医统大全》：老人血燥，大便秘结。

2.《红炉点雪》：吐血。

黄龙汤

【来源】《伤寒六书》卷三。

【组成】大黄　芒消　枳实　厚朴　甘草　人参　当归

【用法】水二钟，加生姜三片，大枣二枚，煎，后再加桔梗煎一沸，热服为度。

【功用】《瘟疫论》：回虚逐实，补泻兼施。

【主治】

1.《伤寒六书》：伤寒热邪传里，胃中燥屎结实，而致结热利证，心下硬痛，下利纯清水，谵语发渴，身热。

2.《瘟疫论》：温疫应下失下，耽搁失治，或为缓药羁迟，火邪壅闭，耗气搏血，精神殆尽，元神将脱，邪火独存，以致循衣摸床，撮空理线，筋惕肉瞤，肢体振战，目中不了了。

【加减】年老气血虚者，去芒消。

【方论】

1.《瘟疫论》：大虚不补，虚何由以回？大实不泻，邪何由以去？勉用参、地以回虚，承气以逐实，此补泻兼施之法也。

2.《张氏医通》：汤取黄龙命名，专攻中央燥土，土既燥竭，虽三承气萃集一方，不得参、归鼓舞胃气，乌能兴云致雨？或者以为因虚用参，殊不知参在群行剂中，则迅扫之威愈猛，安望其有补益之力欤！

3.《重订通俗伤寒论》：此方为失下证，循衣撮空，神昏肢厥，虚极热盛，不下必死者立法。故用大承气汤急下以存阴。又用参、归、草、

枣气血双补以扶正，此为气血两亏，邪正合治之良方。

4.《温病条辨》：此处方（指新加黄龙汤）以无可处之地，勉尽人力，不肯稍有遗憾之法也。旧方（指黄龙汤）用大承气汤加参、草、当归，须知正气久耗，而大便不下者，阴阳俱惫，尤重阴液消亡，不得再用枳、朴伤气而耗液。故改用调胃承气，取甘草之缓急，合人参补正；微点姜汁，宣通胃气，代枳、朴之用，合人参最宜胃气；加麦、地、玄参保津液之难保，而又去血结之积聚。姜汁为宣气分之用，当归为宣血中气分之用。再加海参者，海参咸能化坚，甘能补正。按海参之液，数倍于其身，其能补液可知，且蠕动之物，能走络中血分，病久者必入络，故以之为使也。

5.《伤寒瘟疫条辨》：虚人热结于里，攻之不行，乃肠胃枯涸之故，故陶氏加参、归、地于大承气汤中以助气血，建背城之功。

6.《退思集类方歌括》：体质气血虚人，而得阳明胃实之症，或因病误治致虚，而燥屎犹未去者，不下则邪气壅实而死，下之又恐正气益虚而即脱。此方攻补兼施，庶几不犯虚虚之祸。曰黄龙者，大黄得人参为佐，则能神其功用，如龙得云助，升腾上下，莫能测其变化也。

【验案】粘连性肠梗阻《江西中医药》（1985，1：13）：邱某某，男，42岁，农民。病人于1970年曾行"胃全切除术"，这次因进食红薯叶后腹痛腹胀，肛门停止排便排气2天，于1983年9月18日入院。X线腹部透视，诊为粘连性肠梗阻，经用大承气汤治疗后病情依然，次日病人精神萎靡，面色不华，眼窝下陷，卧床呻吟不已，舌淡微胖，苔黄白相兼而厚腻，脉象细弦，重按无力。改投黄龙汤：大黄（后下）10g，芒硝（另冲）10g，厚朴15g，枳实15g，党参25g，当归10g，桔梗10g，甘草5g，白芍15g，前2煎混合取汁500ml。服后诸症顿消，守方稍加出入，调治两天出院。

四物麻仁汤

【来源】《伤寒全生集》卷三。

【组成】当归　川芎　芍药　熟地　干姜　麻仁　附子　桂　皂荚

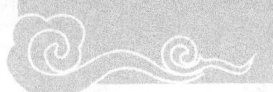

【主治】阴结，不大便。

当归润燥汤

【来源】《伤寒全生集》卷三。

【组成】当归　芍药　川芎　桃仁　熟地　生地　麻仁

【用法】水煎服。

【主治】肠胃燥，大便不通。

皂萝散

【来源】方出《医方类聚》卷一三六引《寿域神方》，名见《仙拈集》卷二。

【组成】萝卜子一合（擂）　皂角灰末二钱

【用法】冷水调服。立通。

　　　《仙拈集》：炒末和匀，酒下立通。

【主治】大肠风秘，壅热结涩。

三黄散

【来源】《医方类聚》卷二一八引《仙传济阴方》。

【组成】防风　枳壳各半两　大黄二两

【用法】上为末。薄荷汤调下。

【主治】妇人大便秘结。

青麟丸

【来源】《中医内科学》引《邵氏经验良方》。

【组成】大黄二十斤

【用法】用鲜侧柏叶、绿豆芽、黄豆芽、槐枝、桑叶、桃叶、柳叶、车前、鲜茴香、陈皮、荷叶、银花、苏叶、冬术、艾叶、半夏、厚朴、黄芩、香附、砂仁、甘草、泽泻、猪苓煎汤蒸制大黄，为末，牛乳、苏叶、梨汁、姜汁、童便、陈酒为丸服。

【功用】清腑缓下。

【主治】热秘。

升麻泻湿汤

【来源】《奇效良方》卷七。

【组成】升麻　生地黄　熟地黄　苍术　青皮　黄柏　当归各一钱　黄耆一钱半　桃仁泥　槐子各五分　甘草六分

【用法】上作一服。用水二钟，煎至一钟，食前热服。

【主治】咽膈不通，逆气里急，大便不行。

栀子仁汤

【来源】《明医杂著》卷六。

【别名】栀仁汤（《医钞类编》）卷六。

【组成】郁金　枳壳（麸炒）　升麻　山栀仁（炒）各等分

【用法】每服五钱，水煎服。

【主治】

　　1.《明医杂著》：时毒肿痛，大便秘结。

　　2.《医钞类编》：热燥而咳者。

轻号散

【来源】《婴童百问》卷八。

【组成】轻粉一分　蜜少许

【用法】上以热汤调开蜜糊轻粉，点儿口。即通，与一二次，再不可与。

【主治】小儿初生大便不通。

加味济川煎

【来源】《医学集成》卷三。

【组成】熟地　油归各五钱　川芎　苁蓉各三钱　牛膝二钱　泽泻一钱半　枳壳一钱　升麻七分

【主治】产后便结。

润燥丸

【来源】《医学集成》卷三。

【组成】生地　熟地　当归　阿胶各一两　麻仁　杏仁各五钱　枳壳三钱

【用法】蜜丸服。

【主治】老人便结。

通幽汤

【来源】《医学集成》卷三。

【组成】二地　当归　桃仁　红花　大黄　升麻　香油　蜂蜜（冲）

【主治】阴虚大便闭。

蜜脂膏

【来源】《医学集成》卷三。

【组成】当归一两　杏仁五钱

【用法】浓煎，冲蜂蜜、猪油、香油服。

【主治】一切大便燥结。

濡肠饮

【来源】《医学集成》卷三。

【组成】生地　熟地　油归各一两　苁蓉五钱

【主治】老人便结。

六神丹

【来源】《万氏家抄方》卷三。

【组成】沉香　木香　槟榔　乌药　枳壳　大黄（蒸九次）各等分

【用法】水为丸。白汤送下。

【主治】气滞腹急，大便闭涩。

四顺清凉膏

【来源】《万氏家抄方》卷五。

【组成】芍药　当归（酒洗）　黄连（姜炒）各五钱　生地（酒洗）　甘草　大黄（酒蒸九次）　黄芩（炒）各三钱

【用法】上为末，炼蜜为丸，如芡实大。每服一丸，白汤送下。

【主治】小儿热结，大便不通。

当归化毒汤

【来源】《万氏家抄方》卷六。

【组成】升麻　当归　麻仁　枳壳　红花　生地　桃仁　槟榔

【用法】水煎服。

【主治】燥屎不解而腹结痛者。

牛黄丸

【来源】《丹溪心法附余》卷十三。

【组成】大黄一两　白牵牛（头末）半两

【用法】上为细末。每服三钱，有厥冷，用酒调下，无厥冷而手足烦者，蜜调下。

【主治】上焦热，脏腑秘结。

润肠丸

【来源】《活人心统》卷上。

【组成】麻子仁　桃仁（去皮尖）各一两　枳实五钱　芍药一两　当归　大黄（煨）各半两

【用法】上除麻仁、桃仁别研如泥外，余药研为细末，和匀，炼蜜为丸，如梧桐子大。每服五十丸，空心白汤送下。

【功用】润燥，活血，疏风。

【主治】脾胃伏火，风血秘结，大便秘涩，或干燥塞不通，全不思食。

润肠丸

【来源】《活人心统》卷上。

【组成】归尾　郁李仁　麻仁　枳实　桃仁　芍药　皂角子各一两

【用法】上为末，炼蜜为丸，如梧桐子大。每服七十丸，白汤送下。

【主治】男子血虚气结，大便不通；妇人产后血虚燥秘。

清燥丸

【来源】《活人心统》卷下。

【组成】黑丑　滑石　大黄　黄连　黄芩　枳壳各一两

【用法】上为末，水为丸，如梧桐子大。每服八十丸，白汤送下。

【主治】热结肠中，闭塞不通。

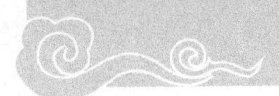

润肠丸

【来源】《校注妇人良方》卷八。

【组成】麻子仁　桃仁（去皮尖，另研）各一两　羌活　当归尾　大黄（煨）　皂角仁　秦芄各五钱

【用法】上为末，炼蜜为丸。每服五十丸，空心白汤送下。

【主治】妇人伏火风热，大肠干燥，大便不通者。

通气散

【来源】《校注妇人良方》卷八。

【组成】陈皮　苏叶　枳壳（面炒）　木通各一钱

【用法】水煎服。

【主治】
　　1.《校注妇人良方》：虚人忧怒，以致伤肺与大肠，不能传送，大便秘结。
　　2.《济阴纲目》：产后大小便不通。

滋阴润肠丸

【来源】《摄生秘剂》卷二。

【组成】熟地黄　当归　熟大黄　生甘草　麻仁　生地黄　桃仁（去皮尖）　红花　升麻

【用法】上为末，炼蜜为丸，如梧桐子大。每服三钱，白汤送下；虚弱者，每服减一钱。

【主治】大肠秘结，血少肠枯，久不大便。

承气汤

【来源】《摄生众妙方》卷四。

【组成】大黄　朴消　豆豉　枳实　厚朴各等分

【用法】上用水二钟，煎至八分，空心温服。

【功用】发汗，泻下，去脏毒。

蜣螂散

【来源】《摄生众妙方》卷六。

【组成】蜣螂（大者）一个（小者）一个

【用法】上以新瓦焙干存性，为末。用好酒调下；不能饮者，和滚水及酒各半调服。

【主治】风痰壅塞，大便闭结，欲下不下者。

黄连芍药方

【来源】《摄生众妙方》卷七。

【组成】黄连　芍药　黄芩　当归　槟榔　大黄　枳壳　川芎　栀子　连翘各二钱半　甘草五分

【用法】上用水一钟半，煎至八分，温服。

【主治】脏腑燥结，大便不通。

防风通圣散

【来源】《疠疡机要》卷下。

【组成】防风　当归　川芎　芍药　大黄（煨）　芒消　连翘　薄荷　麻黄　桔梗　石膏（煅）　黄芩（炒）各一两　白术　山栀　荆芥各二钱五分　甘草二两　滑石三两　白芷　蒺藜（炒）　鼠粘子各五钱

【用法】上为末。每服三五钱，白汤调下。

【主治】风热炽盛，大便秘结，发热烦躁，表里俱实者。

清燥汤

【来源】《保婴撮要》卷十四。

【组成】生地黄　山栀　麻子仁（研）各五分　川芎　羌活　黄柏　黄芩　郁李仁　芍药　当归尾　甘草各四分　泽泻二分

【用法】水煎服。

【主治】大肠风热血燥，秘结不通，痔疮。

洗心散

【来源】《古今医统大全》卷二十一。

【组成】当归　芍药　白术各一钱　防风　荆芥　麻黄　大黄　甘草各七分

【用法】水二盏，加生姜二片，煎八分，不拘时温服。

【主治】风热痰滞，心经积热，口苦唇燥，眼涩，大便涩，小便赤。

消毒麻仁丸

【来源】《古今医统大全》卷六十九。

【组成】芝麻四两（研，取汁）　杏仁二两（去皮尖，研如泥）　大黄五两　山栀十两

【用法】上为末，炼蜜入麻汁和丸，如梧桐子大。每服五十丸，食前白汤送下。

【主治】胃实便秘，能饮食而小便赤。

玉烛散

【来源】《古今医统大全》卷八十三。

【组成】当归　川芎　芍药　生地黄　大黄（蒸）各一钱

【用法】水一盏半，加大枣一枚，葱白二寸，煎七分，空心服。

【主治】妇人血虚，大便秘涩。

五子散

【来源】《古今医统大全》卷八十七。

【组成】火麻仁　紫苏子　松子　杏仁（去皮尖双仁）　蔓菁子（如无，用芝麻代之）各等分

【用法】上捣烂，和作一处，如法研烂如泥，用密器贮存。每次服一弹子大，稠蜜水化下；或以粥内食之尤佳，每日一次。如大便秘甚，则频服三次。

【主治】年老体衰，肠脏少津，及风毒燥涩，大便不通。

【宜忌】忌烧炙、煎爆、辛热等物。

猪胆煎

【来源】《古今医统大全》卷八十八。

【组成】猪胆一枚

【用法】以竹管一个插入胆内，以丝线密上扎定；以竹管插入肛门，方逼胆汁入，即通。

【主治】锁肛证。

万病遇仙丹

【来源】《医便》卷二。

【组成】黑牵牛一斤（半生半炒，取头末五两）　大黄（酒浸，晒干）　三棱　莪术　猪牙皂角（去弦子）　茵陈　枳壳（去瓢）　槟榔各四两（俱生）　木香一两

【用法】上为细末，用大皂角打碎去子，煎浓汤去滓，煮面糊为丸，如绿豆大。实而新起二钱，虚而久者一钱，白汤送下，小儿各减半；食积所伤，本物煎汤送下；大便不通，麻仁汤送下；小便不通，灯心、木通汤送下。

【主治】湿热内伤血分之重者。

小麻仁丸

【来源】《医学入门》卷七。

【组成】麻仁　当归　桃仁　生地　枳壳各一两

【用法】上为末，炼蜜为丸，如梧桐子大。每服五十丸，空心白汤送下。

【主治】血燥，大便秘。

参仁丸

【来源】《医学入门》卷七。

【组成】麻仁　大黄各三两　人参七钱半　当归一两

【用法】上为末，炼蜜为丸，如梧桐子大。每服三十丸，空心热水送下。

【主治】气壅风盛，便秘后重，疼痛烦闷。

东流饮

【来源】《古今医鉴》卷八。

【组成】细茶一撮　生芝麻一撮　生桃仁七枚　大黄一钱或二三钱

【用法】用长流水生擂碎服。

【主治】大便热结闭塞。

润肠汤

【来源】《古今医鉴》卷八。

【组成】蜂蜜一两　香油五钱　朴消一撮

【用法】上合一处，水一钟，煎数沸，温服。

【主治】虚人、老人大便秘结。

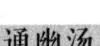

通幽汤

【来源】《古今医鉴》卷八。

【别名】润肠汤（《医学六要·治法汇》卷六）、润燥汤（《证治准绳·类方》卷六）。

【组成】当归一钱　生地黄　熟地黄　甘草（炙）各五分　升麻　桃仁各一钱　红花三分　大黄（煨）　火麻仁各三钱

【用法】上作一剂。水煎，去滓，调槟榔末五分，食前稍热服。

【功用】辛润幽门。

【主治】大便难，幽门不通，上冲，吸门不开，噎塞，大便燥闭，气不得下。

一捻金

【来源】《古今医鉴》卷十三。

【别名】牛黄散（《人己良方》）、人参一捻金、一捻金散（《全国中药成药处方集》吉林方）。

【组成】大黄　槟榔　二牵牛　人参各等分

【用法】上为细末。每服一字，蜜水调下。

【主治】

　　1.《古今医鉴》：小儿风痰吐沫，气喘咳嗽，肚腹膨胀，不思饮食；肺胀喘满，胸高气急，两胁搧动，陷下作坑，两鼻窍张，闷乱嗽渴，声嗄不鸣，痰涎潮塞，俗云马脾风。

　　2.《医宗金鉴》：初生儿腹中脐粪末下，腹满气短，呕吐不乳；滞热丹毒，见唇焦便秘者。

　　3.《全国中药成药处方集》（哈尔滨方）：乳食积聚，乳呕逆，不思饮食，晡热自汗，睡卧惊醒，大便秘结，小溲不利。

【宜忌】《全国中药成药处方集》（哈尔滨方）：忌食生冷、油腻。

神效仙方万亿丸

【来源】《古今医鉴》卷十六引张三峰方。

【别名】神仙万亿丸（《古今医鉴》卷十六）、万亿丸（《万病回春》卷七）。

【组成】朱砂　巴豆（不去油）各五钱

【用法】酒煎五钱寒食面，丸如黍米大。每服三五丸，外感风寒发热，姜、葱汤送下，出汗；内伤

生冷饮食，茶清送下；心痛，艾醋汤送下；肠痛，淡姜汤送下；霍乱吐泻，姜汤送下；赤痢，茶清送下；白痢，淡姜汤送下；赤白痢疾，姜茶汤送下；疟疾寒热，姜汤送下；心膨气胀，姜汤送下；伏暑伤热，冷水送下；诸虫作痛，苦楝根汤送下；大便闭结，茶送下；小便不通，灯心汤送下；积聚发热，茶送下；咳嗽喘急，姜汤送下；小儿急慢惊风，薄荷汤送下。

【主治】小儿诸病。外感风寒发热，内伤生冷饮食，心痛，肠痛，霍乱吐泻，赤白痢，疟疾寒热，心膨气胀，伏暑伤热，诸虫作痛，大便闭结，小便不通，积聚发热，咳嗽喘急，小儿急慢惊风。

润肠汤

【来源】《片玉痘疹》卷十二。

【别名】润肠丸（《痘学真传》卷七）。

【组成】甘草　归尾　生地黄　火麻仁　桃仁

【用法】研泥，水煎服。

【主治】痘疹收靥后血枯不能润肠，大便秘结者。

【方论】《痘学真传》：精血干燥，津液不能濡润大肠，而致便秘。故用归、地以养血，桃仁以祛瘀，麻子以润肠，甘草以和胃。大肠润泽，则便通利矣。

【加减】有热者，加知母、石膏；自利者，加白术、升麻。

四顺清凉饮

【来源】《幼科发挥》。

【组成】白芍　当归　生地　甘草　柴胡

【主治】

　　1.《幼科发挥》：中焦热。

　　2.《痘疹一贯》：中焦热，津液少而便秘。

润肠丸

【来源】《育婴家秘》。

【组成】麻子仁（去壳）　杏仁（去皮尖，略炒）　桃仁（去皮尖）各半两　归梢　枳壳（炒）各七分半　阿胶（蛤粉炒）二分半　紫苏子（炒）　萝卜子（炒）各三分

【用法】上共为末，炼蜜为丸，如麻子大。每服二三十丸，陈米汤送下。

【主治】老人、虚人、小儿、产妇大便秘结者。

行气逐痰汤

【来源】《点点经》卷一。

【组成】厚朴　苍术　陈皮　槟榔　腹皮　枳壳　苏叶　赤芍各一钱五分　官桂一钱　炭姜八分　甘草四分

【用法】生姜为引，水煎服。

【主治】肚腹作痛，大便不通，小便自利。

润燥汤

【来源】《点点经》卷一。

【别名】桃杏散、开滞散。

【组成】桃仁　杏仁　大黄各二钱

【用法】共研末。煎一碗，蜜兑服。

【主治】大便不通，小便自利；及酒疾湿毒成淋，气凝血枯，小便不通，小腹作痛，肿结肾囊。

理中汤

【来源】《点点经》卷一。

【组成】条参　白术　茯苓各一钱半　炮姜　肉桂各一钱　附子六分　甘草八分

【用法】加生姜、大枣为引。

【主治】脏腑寒结。

润肠降火汤

【来源】《点点经》卷二。

【组成】当归二钱　大云　诃子　槟榔　厚朴　黄柏　桔梗　天冬　麦冬各一钱半　腹皮　陈皮　黄芩各一钱　甘草三分

【用法】竹茹一团，葱三根为引。

【主治】酒伤开膈之后，大便秘，小便胀，饮食稍进，仍有痰涎，口干胸膈不利。

润肠理气汤

【来源】《点点经》卷二。

【组成】苁蓉（洗去甲）二钱　当归　生地　小茴　酒军各一钱　李仁　腹皮　香附　厚朴　槟榔　车前各一钱半　甘草八分　木香三分

【用法】葱白为引。

【主治】大便不通，少腹膨胀作痛，如石坚硬作痛。

四逆双解散

【来源】《点点经》卷三。

【别名】养阳双解散。

【组成】四逆理中汤加大黄二钱　芒消二钱

【主治】脉来缓浮，呕恶，手足逆冷，大便不通，小便自利，或泄泻硬胀。

清脏润燥丸

【来源】《保命歌括》卷十。

【组成】黄连　当归　大黄　郁李仁　枳壳　连翘　川芎　薄荷叶　芍药　麻仁（去壳）　条芩各等分

【用法】上为末，炼蜜为丸，如梧桐子大。每服六七丸，食前茶汤送下。

【功用】解毒，养血，润肠。

【主治】热毒脏躁，老人血少，阳脏便难。

当归承气汤

【来源】《保命歌括》卷二十四。

【组成】调胃承气汤三钱　当归梢一钱半

【用法】上锉。水煎二沸，入桃仁泥一钱，再煎，调槟榔末一钱服。

【主治】大便闭，少腹中满痛。

玄明粉散

【来源】《痘疹金镜录》卷四。

【组成】玄明粉三钱

【用法】当归尾五钱煎汤，冷调服。

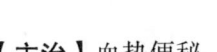

【主治】血热便秘。

【方论】《医方考》：玄明粉咸寒，取其软坚；当归尾辛利，取其破血。此攻下之剂也，宜量人之虚实而用之。

苁蓉琐阳粥

【来源】《赤水玄珠全集》卷十五。

【组成】肉苁蓉　琐阳

【用法】煮粥服。

【主治】老人阴血不足，大便燥结。

陈黄汤

【来源】《赤水玄珠全集》卷十五。

【组成】黄耆　陈皮各五钱

【用法】上为末。每服三钱，用火麻仁一合（研烂），以水投，取汁一钟，滤去滓，于银石器中煎，候有乳花起，即加白蜜一大匙，再煎令滚，调药末，空心服。

【主治】老人大便秘结。

润肠丸

【来源】《赤水玄珠全集》卷十五。

【组成】桃仁　麻仁　当归尾　大黄　羌活各五钱　升麻　红花　郁李仁

　　　方中升麻、红花、郁李仁用量原缺。

【用法】上除桃仁、麻仁另研为泥外，余为末，炼蜜为丸，如梧桐子大。每服三五十丸，空心白汤送下。

【主治】脾胃中伏火秘结，及风结血结。

调气滋补温肠丸

【来源】《赤水玄珠全集》卷十五。

【组成】沉香一两（另为末）　肉苁蓉二两

【用法】上为末，用麻子仁汁打糊为丸，如梧桐子大。每服七十丸，空心米饮送下。

【主治】发汗，利小便，亡津液，以致大便秘结。

通关导滞散

【来源】《赤水玄珠全集》卷十五。

【组成】木香　槟榔　枳壳　当归尾　厚朴各一钱　大黄三钱

【用法】《济阳纲目》本方用法：上锉，以水一钟半煎至八分，食前服。

【主治】大便不通。

【加减】小便不通，加瞿麦、木通、滑石各一钱半，用八正散水煎，食前服。

防风散

【来源】《赤水玄珠全集》卷二十五。

【组成】羌活　防风　枳实　川芎　粉草　大黄（煨）　赤芍各等分

【用法】上每服二钱，加生姜、大枣，水煎服。

【主治】小儿风热痰壅，大便不通。

通肠散

【来源】《赤水玄珠全集》卷二十八。

【组成】枳壳　当归　大黄各一钱　芝麻三钱　牛膝一分

【用法】水煎服。

【主治】大便秘结。

通神散

【来源】《仁术便览》卷三。

【组成】大黄　芒消　桃仁　郁李仁（汤泡，去皮，微炒）各一两　木通（不见火）五分　当归　川芎　生地黄　芍药各二钱

【用法】上为末。每服二钱，米汤调下。

【主治】妇人大便不通。

通幽汤

【来源】《医方考》卷二。

【组成】生地黄　熟地黄　当归梢　大黄（酒浸，煨）　桃仁泥　红花　升麻

【用法】《景岳全书》本方用法：用水一钟半，

煎服。

【主治】结燥腹痛。

【方论】此方服之，可以通其留滞，故曰通幽。大便燥结，升降不通，故令腹痛。燥者濡之，生地、熟地，皆濡物也；逸者行之，大黄、归梢，皆行物也；留者攻之，桃仁、红花，皆攻物也；抑者散之，升麻之用，散抑郁也。

通幽汤

【来源】《医学六要·治法汇》卷六。

【别名】通幽散（《痘科类编释意》卷三）。

【组成】甘草（炙）　红花各三分　生地　熟地各五分　升麻　桃仁泥　归身各一钱　麻仁三钱

【用法】临服加槟榔末半钱。

【功用】以辛润之。

【主治】

1.《医学六要·治法》：大便难，幽门不通，上冲，吸门不开，噎塞，不便，燥结不得下。

2.《种痘新书》：痘症大便秘结。

【方论】《痘科类编释意》：此润燥下利之方。胃之下口曰幽门，服此通滞，故曰通幽。大肠得血则润，润则下行，亡血则燥，燥则秘结，故用熟地、当归以养血；初燥动血，久燥血瘀，故用桃仁、红花、麻仁与归尾并用，又能润燥而下行；血热，凉以生地；气热，凉以甘草；微入升麻，消风热又散抑郁。

润肠汤

【来源】《万病回春》卷四。

【组成】当归　熟地　生地　麻仁（去壳）　桃仁（去皮）　杏仁（去皮）　枳壳　厚朴（去粗皮）　黄芩　大黄各等分　甘草减半

【用法】上锉一剂。水煎，空心热服。大便通即止药，不能多服，如修合润肠丸，将药加减各为末，炼蜜为丸，如梧桐子大。每服五十丸，空心白汤吞下。

【主治】大便闭结不通，为实热燥闭者。

【宜忌】切忌辛热之药。

【加减】发热，加柴胡；腹痛，加木香；血虚枯燥，加当归、熟地、桃仁、红花；风燥闭，加郁李仁、皂角、羌活；气虚而闭，加人参、郁李仁；气实而闭，加槟榔、木香；痰火而闭，加瓜蒌、竹沥；因汗多，或小便去多，津液枯竭而闭，加人参、麦门冬；老人气血枯燥而闭，加人参、锁阳、麦门冬、郁李仁，倍加当归、熟地、生地，少用桃仁；产妇去血多，枯燥而闭，加人参、红花，倍加当归、熟地，去黄芩、桃仁。

通肠饮

【来源】《鲁府禁方》卷二。

【组成】皮消（提过，净者）五分　葱白（连须）五枝（捣烂，加蜜少许）

【用法】用黄酒调饮。

【主治】大便不通。

加味逍遥散

【来源】《慈幼心传》卷下。

【组成】当归　甘草　芍药　茯苓　白术　柴胡　丹皮　栀子　漏芦

【用法】水煎，子、母并服。

【主治】乳母情欲郁火或厚味积热传儿，小儿大便不通。

半夏生姜大黄汤

【来源】《证治准绳·类方》卷三。

【组成】半夏二两　生姜一两半　大黄二两

【用法】水五升，煮取三升，分二次温服。

【主治】

1.《证治准绳·类方》：反胃。

2.《证治汇补》：邪实呕吐，便秘可下者。

益血润肠丸

【来源】《证治准绳·类方》卷六。

【组成】熟地黄六两　杏仁（炒，去皮尖）　麻仁各三两（以上三味俱杵膏）　枳壳（麸炒）　橘红各二两五钱　阿胶（炒）　肉苁蓉各一两半　苏子　荆芥各一两　当归三两

【用法】上为末，以前三味膏同杵千余下，仍加炼

蜜为丸，如梧桐子大。每服五六十丸，空心白汤送下。

【主治】

1.《证治准绳·类方》：年高老人，大便秘涩。

2.《活人方》：久病及老年肾水虚寒，精枯血竭，脾肺之元气虚，失统运转导之用，里急后重，时泄清水。

宣肠散

【来源】《外科启玄》卷十二。

【组成】巴豆（去油）一钱　大黄（炮）　朴消　枳壳　陈皮各一两

【用法】上为散。每服二钱，水一盏，煎七分，加酒少许服之。以利为度。

【主治】内外大便结涩，痔疮痛甚。

三仙粥

【来源】《济众新编》卷七。

【别名】三仁粥（《东医宝鉴·内景篇》卷四）。

【组成】海松子（去皮）　桃仁（泡，去皮尖）各一合　郁李仁（泡，去皮）一钱

【用法】上同捣烂，和水滤取汁，入碎粳米少许，煮粥，空心服之。

【主治】老人风秘，脏腑壅滞，气聚脑中，忽然头痛、腹痛，恶心不食。

三乙承气汤

【来源】《寿世保元》卷三。

【组成】大黄　芒消　厚朴　枳实　甘草　木香　槟榔

【用法】上锉。加生姜三片，水煎，热服。

【主治】在里邪实不便，脉实而喘者。

导气丸

【来源】《寿世保元》卷五。

【组成】木香　槟榔　火麻仁　枳壳

【用法】上将枳壳每个切作四片，用不蛀皂角三寸，生姜五片，巴豆三枚（略捶碎，不去壳油），用水一盏，将枳壳同煎熟，滤去三味，不用，只将枳壳锉细，焙干为末，入前三味末，炼蜜为丸。以蜜汤送下，不拘时候。

【主治】大便秘结。

活血润燥丸

【来源】《寿世保元》卷五。

【组成】当归（酒洗）二两　怀生地黄一两　怀熟地黄一两　火麻仁一两五钱　枳壳（麸炒）七钱　杏仁（去皮）五钱

【用法】上为细末，炼蜜为丸，如梧桐子大。每服七十丸，空心温水送下。

【主治】大便闭结。

更衣丸

【来源】方出《先醒斋医学广笔记》卷一，名见《古今名医方论》卷四。

【别名】朱砂芦荟丸（《证治汇补》卷一）、更衣胶囊（《部颁药品标准》）。

【组成】朱砂（研如飞面）五钱　真芦荟（研细）七钱

【用法】滴好酒少许为丸。每服一钱二分，好酒送下，朝服暮通，暮服朝通，须天晴时修合为妙。

【主治】大便不通。

【方论】《古今名医方论》：柯韵伯曰：胃为后天之本，不及固病，太过亦病。然太过复有阳盛、阴虚之别焉。两阳合明而胃家实，仲景制三承气下之；水火不交而津液亡，前贤又制更衣丸以润之。古人入厕必更衣，故为此丸立名。用药之义，以重坠下达而奏功。朱砂色赤属火，体重象金，味甘归土，性寒类水，为丹祖汞母，能输坎以填离，生水以济火，是肾家之心药也；配以芦荟，黑色通肾，苦味入心，滋润之质可转濡胃燥，大寒之性能下开胃关，此阴中之阴，洵为肾家主剂矣。合以为丸，有水火既济之理，水土合和之义，两者相须，得效甚宏，奏功甚捷，真匪夷所思者。

济川煎

【来源】《景岳全书》卷五十一。

【组成】当归三五钱　牛膝二钱　肉苁蓉（酒洗去咸）二三钱　泽泻一钱半　升麻五七分或一钱　枳壳一钱（虚甚者不必用）

【用法】水一钟半，煎七八分，食前服。

【功用】《方剂学》：温肾益精，润肠通便。

【主治】虚损，大便秘结不通。

【加减】气虚者，但加人参无碍；如有火，加黄芩；如肾虚，加熟地；虚甚者，枳壳不必用。

【方论】

1.《景岳全书》：便秘有不得不通者，凡伤寒杂证等但属阳明实热可攻之类，皆宜以热结治法通而去之；若察其元气已虚，既不可泻而下焦胀闭，又通不宜缓者，但用济川煎主之则无有不达。济川煎，凡病涉虚损而大便秘结不通，则硝、黄攻击等剂必不可用；若势有不得不通者，宜此主之，此用通于补之剂也，最妙！

2.《重订通俗伤寒论》：夫济川煎注重肝肾，以肾主二便，故君以苁蓉、牛膝，滋肾阴以通便也。肝主疏泄，故臣以当归、枳壳，一则辛润肝阴，一则苦泄肝气。妙在升麻升清气输脾，泽泻降浊气以输膀胱，佐蓉、膝以成润利之功。

3.《退思集类方歌括》：济川煎、玉女煎二方，一寓通于补，一寓补于清，皆景岳超出之方也。通灵活变，足可为法。

4《古今名方发微》：大便闭者，有各种治法，除三承气汤、麻仁丸外，又有大热之备急丸、大寒之更衣丸等。然便秘亦有寒热虚实之分。若肾气虚弱，小便清长，大便秘结者，上方皆不适用，惟宜温肾培本、润肠通便，景岳济川煎为其代表方。方中肉苁蓉温补肾阳、润肠通便；当归辛甘而润，养血润肠；牛膝壮腰强肾，性善下行；泽泻性降而泄浊，与牛膝共成宣通下泄，引药下行之力；枳壳宽肠下气，少佐升麻轻宣升阳，二药一升一降。六药合用，是为寓通于补之剂。

【实验】对老龄大鼠胃肠蠕动的影响及相关机制研究　《中国实验方剂学杂志》（2007，11：44）：实验表明：济川煎能增强老龄大鼠的胃肠蠕动功能，其机制可能与促进肠道胃动素、P物质的释放，降低肠道生长抑素水平有关。

【验案】肾阳虚型便秘　《北京中医药》（2008，6：450）：用济川煎去泽泻加肉桂治疗肾阳虚型便秘40例，对照组予口服酚酞片和甲氧氯普胺治疗40例。结果：治疗组治愈26例，好转10例，未愈4例，总有效率90%；对照组治愈16例，好转16例，未愈8例，总有效率80%，两组比较，$P < 0.05$。

麻仁丸

【来源】《景岳全书》卷五十五。

【组成】芝麻四两（研，取汁）　杏仁四两（去皮尖，研如泥）　大黄五两　山栀十两

【用法】上为末，炼蜜入麻汁为丸，如梧桐子大。每服五十丸，食前白汤送下。

【主治】大便秘结，胃实能食，小便热赤者。

牛黄丸

【来源】《丹台玉案》卷五。

【组成】黄连（酒炒）五两　广木香　槟榔各三两　大黄一两　当归　黑牵牛（一斤，炒熟，取头末）各四两

【用法】上为末，生蜜为丸。每服三钱，白滚汤送下。

【主治】一切闭结，并痢疾后重。

立通饮

【来源】《丹台玉案》卷五。

【组成】黄芩三钱　石膏（煅）五钱　黄柏　山栀仁　麦冬各一钱　玄明粉　桃仁各二钱

【用法】水煎，不拘时候服。

【主治】内有积热，闭结不通。

如意汤

【来源】《丹台玉案》卷五。

【组成】防风　紫苏　当归　枳壳　桃仁各一钱五分　广木香　荆芥　玄明粉　山楂各一钱

【用法】加葱白五根，水煎服。

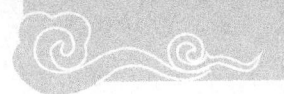

【主治】风闭结。

祛热汤

【来源】《丹台玉案》卷五。
【组成】大黄三钱　黄连　厚朴　桃仁　朴消各二钱
【用法】水煎，不拘时服。
【主治】火结。

润肠汤

【来源】《丹台玉案》卷五。
【组成】当归三钱　知母　麦门冬　桃仁　麻仁　苏子　生地各一钱五分
【用法】水煎，食前服。
【主治】血枯粪结。

调气饮

【来源】《丹台玉案》卷五。
【组成】广木香　槟榔　枳实　苏梗　青皮　陈皮各二钱　玄明粉四钱
【用法】水煎，临服加蜜一两，热服。
【主治】气闭结滞，大便不通，肚腹急胀。

通畅饮

【来源】《丹台玉案》卷五。
【组成】麻仁（研为泥）　桃仁（去皮尖）　杏仁（去皮尖）　当归　滑石各一钱五分　瓜蒌仁（去壳）　郁李仁（去壳）　玄明粉　陈皮　枳壳各一钱
【用法】水煎，临服入蜜一两，热服。
【主治】血枯肠燥，大便闭结。

橘杏汤

【来源】《医宗必读》卷九。
【组成】杏仁（汤泡，去皮尖，炒黄）五钱　橘红（去白，净）二钱半
【用法】水一钟，加生姜三片，水煎七分服。

【主治】脉浮，气秘。
【加减】若脉沉为血秘，以桃仁代杏仁。

消积丸

【来源】《幼科折衷》卷上。
【组成】丁香　枳壳　益智　三棱　莪术　巴霜　陈皮　神曲　茴香
【用法】上为末，为丸服。
【主治】小儿有积，大便不通。

天地煎

【来源】《症因脉治》卷二。
【组成】天门冬　熟地
【用法】水煎服。
【主治】血虚咳嗽；高年阴耗，血燥津竭便结者。

柴胡饮子

【来源】《症因脉治》卷二。
【组成】柴胡　黄芩　广皮　半夏　甘草　人参　大黄
【主治】便闭，寒热气弱者。

四物麻仁丸

【来源】《症因脉治》卷四。
【组成】当归　白芍药　生地黄　川芎　麻仁　生何首乌
【主治】久病伤阴，血枯便秘，脉细而数。

黄连枳壳汤

【来源】《症因脉治》卷四。
【组成】川黄连　枳壳各等分
【用法】水煎服。
【主治】积热便结，内热烦躁，口苦舌干，小便赤涩，夜卧不宁，腹中胀闷，胸前苦浊，大便不行，脉右关细数，由大肠积热所致者。

六成汤

【来源】《瘟疫论》卷上。

【组成】当归一钱五分　白芍药一钱　地黄五钱　天门冬一钱　肉苁蓉三钱　麦门冬一钱

【用法】照常煎服。

【主治】温疫愈后，三阴不足，大肠虚燥，大便数日不行，别无他证者。

苏蓉饮

【来源】《证治宝鉴》卷七。

【组成】苏蓉　当归　地黄　桃仁　陈皮　麻仁　郁李仁　柏子仁

【用法】兼服紫苏粥。

【主治】肾阴不足，两尺脉弱，大便秘。

益气润燥丸

【来源】《证治宝鉴》卷七。

【组成】熟地六两　杏仁（炒，去皮尖）　枳壳（炒）　橘红各二两五钱　阿胶（炒）　苏蓉各半两　苏子　荆芥各一两　当归三两

【用法】炼蜜为丸，如梧桐子大。每服八九十丸，空心白汤送下。

【主治】阴虚便秘，气脱里急后重，作恶干呕，渴而索水，饮食不进。

润燥五仁丸

【来源】《何氏济生论》卷五。

【组成】郁李仁　火麻仁　柏子仁　瓜蒌仁　桃仁各一两　生地黄　熟地黄各二两　当归身　防风一两五钱　山药一两五钱　淮膝一两　陈皮一两五钱　远志八钱　独活八钱

【主治】燥证秘结。

通幽润燥汤

【来源】《何氏济生论》卷五。

【组成】大黄　当归　火麻仁　生地　桃仁　红花　枳壳　升麻

【主治】大便秘结。

润燥至神汤

【来源】《石室秘录》卷三。

【组成】熟地　元参各九钱　火麻子一钱　升麻二钱　牛乳一碗

【用法】水二钟，煎六分，将牛乳同调一碗服之。

【主治】肺燥，大便闭结。

生阴开结汤

【来源】《石室秘录》卷六。

【组成】熟地二两　玄参一两　当归一两　生地五钱　牛膝五钱　麦冬五钱　山茱萸五钱　山药三钱　肉苁蓉五钱

【用法】水煎，温服。

【主治】干燥火炽，大肠阴尽，遂至粪如羊屎，名为肠结。

滋润汤

【来源】《证治汇补》卷一。

【组成】当归二钱　杏仁一钱半　桃仁　橘红　枳壳　厚朴一钱　苏子一钱　牛膝一钱半
方中桃仁、橘红、枳壳用量原缺。

【用法】水煎，调白蜜三匙服。

【主治】中脏便躁，人虚血少，不任下药者。

新制通幽汤

【来源】《证治汇补》卷一。

【组成】当归　红花　桃仁　韭汁　香附　牡丹皮　苏子　桔梗　陈皮

【用法】水煎，磨槟榔五分，调和服。

【主治】幽门不通，大便秘结，上冲吸门，呕食不下，肠燥胃闭，将成噎塞。

【方论】《医略六书》：血积津枯，不能濡润胃脘而将成噎塞，故便闭气冲，呕食不下。当归养血润燥，桃仁破郁开结，桔梗宣通肺气，苏子解郁润肠，香附理血中之气，丹皮凉血分之热，红花活血养血，陈皮利气和中，韭汁行血滞，槟榔通气

闭也。俾血活气降，则燥润结开，而饮食自纳，安有噎塞将成之患？此润燥开结之剂，为血实气闭之专方。

四将军汤

【来源】《证治汇补》卷三。

【组成】甘遂　大戟　苦葶苈　大黄

【用法】水煎服。

【功用】《明医指掌》：通便遂水。

【主治】人壮病实，便秘可下者。

利腹汤

【来源】《辨证录》卷二。

【组成】大黄三钱　当归五钱　枳壳　山楂　麦芽　厚朴　甘草各一钱　桃仁十粒

【用法】水煎服。一剂即通，腹亦不痛矣。

【功用】逐积化滞。

【主治】多食生冷燔炙之物，或难化之品，食积于肠，闭结而不得出，燥屎存于腹内作痛，手按之痛甚者。

金水两润汤

【来源】《辨证录》卷五。

【组成】熟地一两　麦冬一两　柴胡一钱　甘草一钱　丹皮三钱

【用法】水煎服。连服二剂而微硬解，再服二剂而潮热除矣。

【功用】润肺金之燥。

【主治】伤风潮热，大便微硬。

【方论】此方用熟地以补水，水足则金不必去生肾水，而肺之气不燥；又得麦冬直补肺金。金水两润，自然大肠滋灌挽输有水，可以顺流而下，既无阻滞之状，何有余热之犹存哉。

升阳降浊汤

【来源】《辨证录》卷九。

【组成】人参五钱　黄耆五钱　白术五钱　当归五钱　柴胡三分　荆芥五分　麦冬五钱　肉桂一钱　附子一分

【用法】水煎服。一剂大通。

【主治】大肠闭结不通，饮食无碍，并无火症之见，亦无后重之机，有至一月不便者。

【方论】此方纯是补阳分之药，只麦冬、当归少益其阴，则阳气胜阴，始有偏旺之势。又得附子、肉桂直入于至阴之中，引柴胡、荆芥升提其阳气也。阳气一升，阴气立降，安能阻塞之哉！

丹黄汤

【来源】《辨证录》卷九。

【组成】炒栀子　丹皮各三钱　白芍五钱　甘草　黄芩各一钱

【用法】水煎服。

【主治】肝火大便闭结，胸中饱闷，两胁疼痛，呕酸作吐，不思饮食。

扫气汤

【来源】《辨证录》卷九。

【组成】黄连三钱　玄参三两　沙参一两　当归一两　麦冬一两　丹皮一两　瓜蒌二钱

【用法】水煎服。一剂心火降，大便即通，不必二剂。

【主治】大便闭结，舌下无津，胸前出汗，手足冰冷，烦闷发躁，大眦红赤。

【方论】此方用黄连以直解其心中之热。然徒用黄连，不益之玄参，则黄连虽寒而性燥，火虽解而大肠之燥如故也，得玄参之润，以勷勷黄连，则浮游之火不特尽除，且润以去燥，不啻如夏热之时，忽得大雨，既去火炎，又沾优渥也。至于沙参生阴，当归生血，麦冬凉肺，丹皮凉肾，无非断四路之氛，使其不来助心中之熖。加入瓜蒌，使火存于心中者，尽随濡润之药下降而消灭之也。火灭水生，则大肠之炎氛顿扫，欲不通得乎？所以一剂而奏功也。

竹叶石膏汤

【来源】《辨证录》卷九。

【组成】石膏一两　知母三钱　麦冬一两　甘草

一钱　茯苓二钱　人参五钱　竹叶一百片　粘米一撮

【用法】水煎服。一剂火泻，二剂便通，改用清肃汤。

【主治】胃火沸腾，大便闭结，烦躁不宁，口渴舌裂，两目赤突，汗出不止。

抑火汤

【来源】《辨证录》卷九。

【组成】山豆根二钱　黄芩三钱　麦冬一两　天门冬五钱　当归一两　升麻五分

【用法】水煎服。二剂肺火清，又服二剂大肠之闭开，再服二剂全愈。

【主治】肺经火旺，大便闭塞不通，咳嗽不宁，口吐白沫，咽喉干燥，两脚冰冷。

助阴汤

【来源】《辨证录》卷九。

【组成】玄参　当归　生地各五钱　知母一钱　牛膝三钱

【用法】水煎服。

【主治】大便秘结，口干唇裂，食不能消，腹痛难忍，按之益痛，小便短涩。

润输汤

【来源】《辨证录》卷九。

【组成】黄耆五钱　当归一两　川芎五钱　升麻五分　红花五分　麦冬　肉苁蓉各五钱

【用法】水煎服。

【主治】气虚不能推送，大肠闭结不通，饮食无碍，并无火症之见，亦无后重之机，有至一月不便者。

救土通肠汤

【来源】《辨证录》卷九。

【组成】玄参二两　当归一两　生地一两　知母一钱　厚朴一钱　升麻五分　大麻子三十粒

【用法】水煎服。

【主治】脾火作祟，大便闭结，口干唇裂，食不能

消，腹痛难忍，按之益痛，小便短涩。

【方论】此方玄参、生地补脾土之阴，又是泻命门、脾胃之火；当归取以润肠；知母、厚朴取其下行以解热；升麻提脾土之气，则阳升而阴自降；大麻子最润大肠而引火下行，不使阴气上升，正助升麻以提阳气。阳既升而阴又降，则津液无干涩之虞，何患大肠之不通哉。

【加减】二剂大便必通，减去大麻子、知母，再用四剂。

散火汤

【来源】《辨证录》卷九。

【组成】白芍一两　当归一两　炒栀子三钱　柴胡三分　大黄一钱　地榆二钱

【用法】水煎服。一剂大便通，二剂肝火尽散，不再闭结。

【功用】泻肝火，舒肝郁。

【主治】肝火烁水，大便闭结，胸中饱闷，两胁疼痛，呕酸作吐，不思饮食。

散襟汤

【来源】《辨证录》卷九。

【组成】黄连　丹皮各三钱　当归　麦冬各一两　天花粉二钱

【用法】水煎服。

【主治】心火太盛，大肠津枯，大便闭结，舌下无津，胸前出汗，手足冰冷，烦闷发躁，大眦红赤。

温肠开闭汤

【来源】《辨证录》卷九。

【组成】巴戟天一两　白术一两　山茱萸五钱　附子二钱

【用法】水煎服。

【主治】大便闭结，小腹作痛，胸中暖气，畏寒畏冷，喜饮热汤。

暖阳汤

【来源】《辨证录》卷九。

【组成】白术　肉苁蓉各一两　附子一钱
【用法】水煎服。
【主治】大便秘结。

濡肠汤

【来源】《辨证录》卷九。
【组成】熟地　当归各一两　升麻五分　牛膝三钱
【用法】水煎服。
【主治】肾虚大便闭结，口干舌躁，咽喉肿痛，头目昏晕，面红烦躁。

濡肠饮

【来源】《辨证录》卷九。
【别名】濡肠汤（《惠直堂方》卷二）。
【组成】熟地二两　当归一两　肉苁蓉一两
【用法】水洗，淡水浸，一日换水五次，水煎，空腹服。一连数剂，无不通者。
【功用】补肾水，润大肠。
【主治】肾虚大便闭结，口干舌燥，咽喉肿痛，头目昏晕，面红烦躁。

三黄犀散

【来源】《冯氏锦囊·杂证》卷三。
【组成】犀角屑　大黄（酒蒸）　钩藤　栀子仁　甘草　黄芩各等分
【用法】上为末。热汤调服。
【主治】脏腑热秘。

葱蜜汤

【来源】《冯氏锦囊·杂证》卷三。
【组成】葱白三茎
【用法】水煎，去葱，入炒阿胶及生蜜溶化，食前服。
【主治】婴孩虚秘。

荣润汤

【来源】《嵩崖尊生全书》卷九。

【组成】四物汤加桃仁　红花　麻仁　枳壳
【主治】膈噎，便秘。
【加减】结甚，加熟大黄；中年人，加童便、韭汁、牛乳、羊乳、竹沥、姜汁。

急治木通汤

【来源】《嵩崖尊生》卷十三。
【组成】木通　滑石各五分　牵牛头末二钱五分
【用法】加灯心、葱白，水煎服。
【主治】便不通，腹痛不可忍

三仁承气汤

【来源】《重订通俗伤寒论》。
【组成】大麻仁三钱（炒香）　松子仁三钱（研透）　小枳实一钱半（炒香）　大腹皮二钱　光杏仁三钱（勿研）　生川军一钱（蜜炙）　油木香五分　猪胰（略炒）一钱
【功用】缓下脾脏结热。
【主治】胃燥脾约，液枯便闭。
【方论】脾与胃以膜相连，膜者，脂膜也；上济胃阴，下滋肠液，皆脾所司。若发汗利小便太过，则胆火炽盛，烁胃熏脾；胃中燥而烦实，实则大便难，其脾为约，约则脾之脂膜枯缩矣。故君以麻、杏、松仁等多脂而香之物，濡润脾约，以滋胃燥；然胃热不去，则胆火仍炽，又必臣从生军、枳实，去胃热以清胆火，所谓釜底抽薪是也；佐以油木香、大腹皮者，以脾气喜焦香，而油木香则滑利脂膜，脾络喜疏通，而大腹皮又有直达脾膜也；妙在使以猪胰，善去油腻而助消化，以洗涤肠中垢浊。此胃燥脾约，液枯便闭之良方。

五仁橘皮汤

【来源】《重订通俗伤寒论》。
【组成】甜杏仁三钱（研细）　松子仁三钱　郁李净仁四钱（杵）　原桃仁二钱（杵）　柏子仁二钱（杵）　广橘皮钱半（蜜炙）
【功用】润燥滑肠。
【主治】体虚便秘。
【方论】杏仁配橘皮，以通大肠气闭；桃仁合橘

皮，以通小肠血秘；气血通润，肠自滑流，故以为君；郁李仁得橘皮，善解气与水互结，洗涤肠中之垢腻，以滑大便，故以为臣；佐以松、柏通幽，幽通则大便自通。

【加减】若欲急下，加元明粉二钱，提净白蜜一两，煎汤代水可也；挟滞，加枳实导滞丸三钱；挟痰，加礞石滚痰丸三钱；挟饮，加控涎丹一钱；挟瘀，加抵当丸三钱；挟火，加当归龙荟丸三钱；挟虫，加椒梅丸钱半，或吞服，或包煎。

陷胸承气汤

【来源】《重订通俗伤寒论》。

【组成】瓜蒌仁六钱（杵） 小枳实一钱半 生川军二钱 仙半夏三钱 小川连八分 风化消一钱半

【功用】开肺通肠。

【主治】痰火结闭，肺气失降，大肠之气痹，胸膈痞满而痛，甚则神昏谵语，腹满便闭。

【方论】此方君以蒌仁、半夏辛滑开降，善能宽胸启膈；臣以枳实、川连苦辛通降，善能消痞泄满；然下既不通，必壅于上，又必佐以硝、黄咸苦达下，使痰火一齐通解。

养血祛风润燥汤

【来源】《顾松园医镜》卷十五。

【组成】秦艽二三钱 胡麻（炒，研）三五钱 鲜首乌五钱至一两 生地三五钱 松子仁五钱至二两（研烂调服） 牛乳一杯（或牛酥一二两） 梨汁一杯

【主治】素患风热，大便秘者。

麻仁丸

【来源】《灵验良方汇编》卷下。

【组成】麻仁 人参 枳壳 杏仁

【用法】上为末，炼蜜为丸。米饮送下。

【主治】产后去血过多，津液枯竭，不能传送，大便秘结。

化便丹

【来源】《惠直堂方》卷二。

【组成】芦荟（煅存性）三钱 朱砂九分

【用法】上为末，作三服。服后约三时解出稀粪。

【主治】便闭。

四仁汤

【来源】《外科全生集》卷四。

【组成】叭嗒杏仁 火麻仁 松子仁 柏子仁各三钱（各研末）

【用法】滚水冲，盖，俟温，当茶饮。

【主治】

    1.《外科全生集》：大便燥结。

    2.《仙拈集》：老年大便秘结，或患痈毒。

【加减】若热重，加甘蔗汁半酒杯。

四物麻仁丸

【来源】《医略六书》卷十八。

【组成】熟地五两 当归三两 白芍两半（酒炒） 川芎一两 麻仁三两

【用法】上为末，炼蜜为丸，每服三五钱，百沸汤送下。

【主治】大便燥结，脉涩者。

【方论】中风解后，津液不足，无以下润肠胃，故大便燥结，便秘不通矣。熟地补阴滋血，当归养血荣经，川芎活血中之气，白芍敛血中之阴，麻仁润燥以通虚闭也，蜜丸以缓之，沸汤以下之，使阴血内充，则津液自润，而肠胃融和，大便无燥结之患矣。

润字丸

【来源】《医略六书》卷十九。

【组成】大黄三两 前胡一两半 枳实一两半（炒） 杏仁二两 牙皂一两半 花粉三两 槟榔一两 楂肉三两（炒） 橘红一两半 半夏一两半（制）

【用法】上为末，水泛为丸。每服二三钱，空心白滚汤化下。

【功用】疏痰通闭。

【主治】实痞喘嗽，大便闭结，脉沉者。

【方论】痰实内壅，不得施化，而大便闭结，遏热刑金，故喘嗽不止焉。杏仁疏痰降气，牙皂搜风涤痰，橘红利气化痰，半夏燥湿化痰，楂肉消滞化积，前胡降气疏痰，槟榔破滞气以消积，枳实攻坚积以推陈，花粉清热邪壅结，大黄荡地道不通。泛丸汤下，俾痰消热降，则胸宇廓然，而肺金清肃，喘嗽自宁；津液施化，大便无闭结之患矣。此疏痰疾通闭之剂，为痰实喘嗽秘结之专方。

导气丸

【来源】《医略六书》卷二十三。

【组成】槟榔一两（斑蝥炒） 厚朴一两（干姜炒） 三棱一两半（干漆炒） 蓬术一两半（蛀虫炒） 吴萸一两（牵牛炒） 青皮一两（水蛭炒） 黄芩一两（大黄炒） 赤芍一两（川椒炒） 楂肉二两（草果炒） 菖蒲一两（桃仁炒）

【用法】炒熟，拣去拌药，为末，红酒为丸。每服一二钱，以紫苏汤送下。

【功用】攻坚破结。

【主治】积结于中，日久不能消化，腹胀坚塞，便闭形实，脉实者。

【方论】槟榔破结气，斑蝥拌炒，以攻发坚垒；赤芍破血结，川椒拌炒，以驱逐寒积；厚朴散窒塞，干姜拌炒，以开发寒滞；青皮破肝气，水蛭拌炒，以消磨血积；楂肉消肉积，草果拌炒，以扫荡食积；吴萸平逆气，牵牛拌炒，以通利饮积；三棱攻坚积，干漆拌炒，以迅扫瘀结；蓬术破积坚，蛀虫拌炒，以蠢动血结；黄芩清郁热，大黄拌炒，以推荡积热；菖蒲通窍门，桃仁拌炒，以润燥开结；酒丸紫苏汤下，使结散积消，则气化调和而诸结自解，大便无不通，腹胀坚塞无不退矣。此攻坚破结之剂，为腹胀坚塞之专方。

苁蓉丸

【来源】《医略六书》卷二十五。

【组成】肉苁蓉八两 贡沉香一两半

【用法】上为末，炼蜜为丸。每服三钱，米饮送下。

【功用】温肾降逆。

【主治】虚寒闭结，脉涩者。

【方论】肾脏虚寒，血燥气逆，不能藏精化液，而传送失职，故大便秘结不通焉。苁蓉温润滋精血以培肾命；沉香温降疏逆气以养丹田；蜜丸饮下，俾肾暖阳回，则虚寒自散，而逆气通调，肠胃润泽，焉有大便秘结之患乎？此温肾降逆之剂，为肾命虚寒秘结之专方。

麻仁丸

【来源】《医略六书》卷二十五。

【组成】麻仁三两 杏仁二两（去皮） 桃仁二两 枳实一两半（炒） 郁李仁三两 当归三两 大黄三两 厚朴一两半 白芍二两（酒炒）

【用法】上为末，炼蜜为丸。每服三钱，白汤送下。

【主治】气滞血燥，大便不通，小腹胀满。

【方论】气滞于胃，血燥于肠，津液不得传送大府，故大便不通，小腹胀满焉。生麻仁润燥滑肠，制大黄润肠开结；厚朴散气宽胀，桃仁破瘀血润燥，郁李仁润肠散结，扁杏仁润燥降气；当归养血荣肠胃，枳实破气宣壅滞，白芍药敛阴血以致津液也。蜜丸汤下，俾血润气行，则津液流通，而大府自润，传送有权，焉有大便燥闭，小腹胀满乎？

通闭方

【来源】《医略六书》卷二十八。

【组成】大黄三两 槟榔一两半 赤苓二两 枳壳一两半（炒） 诃子三两（炒） 腹绒一两半

【用法】上为散。每服二三钱，葱白煎汤，去滓，放温调下。

【主治】孕妇大便秘结，脉沉实大者。

【方论】妊娠气滞于中，不能运化而大腹胀满，大便不通，是为气秘，胎孕因之不安。大黄通幽导滞；枳壳泻滞宽胀；赤苓利营渗水；腹绒除满泻气；槟榔下气，性如铁石；诃子涩肠，力能收肺。为散，葱白汤下，既不使病气滞而不通，亦不使元气虚而下脱，洵为导滞通幽、涩肠收肺、不致胎动之专方。《经》曰：有故无殒，亦无殒焉。

麻仁四物汤

【来源】《医略六书》卷三十。

【组成】生地五钱　当归三钱　白芍一钱半（炒）　川芎八分　麻仁三钱

【用法】水煎去滓，入白蜜一匙，温服。

【主治】大便燥闭，脉虚涩者。

【方论】生地滋阴壮水以资血液，当归养血荣经以润肠胃，白芍敛阴和血脉，川芎活血行气，麻仁润燥以通大便也。水煎入蜜，使津液内充，则肠胃润泽而传送有权，何燥闭之有不通哉。

加减苏子桃仁汤

【来源】《医宗金鉴》卷八十八。

【组成】苏子三钱　苏木（末）一钱　红花一钱　桃仁（炒）　麦冬　橘红各三钱　赤芍　竹茹　当归（酒洗）各二钱

【用法】水三钟，煎一钟，滓二钟，煎八分。温服。

【主治】瘀血内聚，心经瘀热，大肠干燥者。

大下汤

【来源】《脉症正宗》卷一。

【组成】生地二钱　当归一钱　黄连八分　枳壳八分　大黄三钱　芒消一钱　麻仁一钱　蜂蜜一杯（冲和）

【主治】大便秘结。

保神丸

【来源】《医方一盘珠》卷二。

【组成】胡椒二钱半　木香二钱半　全蝎七只　巴豆霜二分半

【用法】上为末，汤浸蒸饼为丸，朱砂为衣。

【主治】胁下胀痛，大便不通。

导滞散

【来源】《医方一盘珠》卷三。

【组成】苍术　陈皮　枳壳　川厚朴　山楂肉　神曲　香附　黄芩各二钱

【主治】伤食便闭。

枳壳汤

【来源】《医方一盘珠》卷十。

【组成】枳壳　大黄各一钱　甘草五分

【主治】麻疹便闭。

润肠丸

【来源】《幼幼集成》卷六。

【组成】当归尾　怀生地　火麻仁　光桃仁　莱菔子

【用法】水煎，热服。

　　本方方名，据剂型，当作"润肠汤"。

【主治】小儿正气虚弱，痘后大便秘结枯涩。

五子丸

【来源】《种福堂公选良方》卷二。

【组成】火麻仁　紫苏子　松子肉　杏仁（炒，去皮尖）　芝麻（炒）

【用法】共研如泥，瓷器收贮。每服一丸，如弹子大，蜜水化下。

【主治】老人大肠燥结便秘。

苁蓉杏仁汤

【来源】《四圣心源》。

【组成】甘草二钱　杏仁二钱　白蜜一两　肉苁蓉三钱

【用法】煎大半杯，入白蜜温服。

【主治】津亏木燥，大便艰难。

阿胶麻仁汤

【来源】《四圣心源》卷六。

【组成】生地三钱　当归三钱　阿胶三钱（研）　麻仁三钱（研）

【用法】煎一杯，去滓，入阿胶，火化，温服。

【主治】阳盛土燥，大便坚硬者。

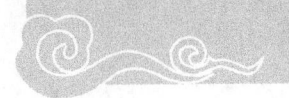

【加减】结甚，加白蜜半杯；胃热，加芒消、大黄；精液枯槁，加天冬、龟版。

滋燥养血润肠丸

【来源】《活人方》卷一。

【组成】当归尾四两　牛膝一两　麻仁一两　杏仁一两（去皮尖）　枳壳一两（炒）　桃仁一两（去皮尖）　红花一两　玄明粉一两

【用法】上为末，炼蜜为丸，如梧桐子大。每服三五钱，空心白滚汤送下。

【主治】久病及老年血枯液燥，肠胃闭塞，小水反数，大便虚秘，关格之症，难于传导。

二灵散

【来源】《仙拈集》卷二。

【组成】当归　白芷各等分

【用法】上为末。每服二钱，蜜汤调服。

【主治】大便闭。

三神饮

【来源】《仙拈集》卷二。

【组成】大黄　皮消　牙皂各等分

【用法】水煎服。

【主治】大肠实热，大便不通。

四润煎

【来源】《仙拈集》卷二。

【组成】火麻仁一盏（研，浸取汁）　芝麻半盏（研，水浸取汁）　桃仁（去皮尖）　荆芥穗（炒）各一两

【用法】入盐少许，同煎服。

【主治】老年大便闭涩不通。

用效润肠丸

【来源】《方症会要》卷一。

【组成】麻仁二两　郁李仁一两　陈皮三钱　当归梢一两五钱　枳壳三钱

【用法】炼蜜为丸服。

【主治】老人及虚弱人便结。

地六汤

【来源】《虚损启微》卷下。

【组成】熟地六钱　苁蓉三钱（漂淡）　麦冬三钱　白芍一钱　生地三钱　柏子仁二钱

【用法】水二钟，煎七分，温服。或加砂仁五六分。

【主治】水亏液涸，大便秘结。

胜金散

【来源】《盘珠集》卷下。

【组成】陈皮　吴茱萸　骨碎补　砂仁　甘草（炙）

【用法】上为散。每服二钱，盐汤送下。

【功用】温中下气。

【主治】遍身两胁刺痛胀满。胃气虚冷，下逼小肠，症若奔豚，大便秘涩，两胁虚鸣，腰重如山。

七液丹

【来源】《大生要旨·续编》。

【组成】上滑石十二斤　鲜佩兰叶汁　鲜藿香叶汁　鲜莱菔汁　鲜苏叶汁　鲜荷叶汁　鲜侧柏叶汁各三十两　生锦纹大黄三十两（晒干，研细末，用好陈酒二斤拌入）

【用法】上将滑石研极细去脚，称准斤两；用粉甘草三十两泡汤，浸漂飞净，以甘草汤尽为度，摊晒瓦盆内。七液不分先后随时倾入，惟柏叶难于取汁，须投生藕汁中，一同捣烂，方绞得汁出；待诸药俱已拌入，晒干研细，收贮。每服四钱，做成一大丸，晒干封固，易于携重。治痢疾，红者用黑山栀一钱，白者用生姜三片，煎汤化服；治疟疾，用生姜三大片，制半夏一钱，煎汤化服；治烂喉痧，一切杂症，白滚汤服；治大热不退，发斑发痧，不得透达，轻重一二服，重者二三服；治诸般痧气，重者此丹虽投，犹恐缓不剂急，当以卧龙丹吹鼻取嚏，即与八宝红灵丹一分调下，如无，即紫金锭，塘棲痧药皆可；治外症，用姜

汁调敷；火丹膀红肿发痛，葱汁调敷；壮实之体，及症重，服五六钱亦不妨。小儿减半。

【主治】

1.《大生要旨·续编》：瘟疫，疟痢，烂喉丹痧斑疹，伤寒时毒，疮毒痈疽，暑风猝忤，霍乱吐泻，诸般痧气。

2.《中药成方配本》（苏州）：暑湿温邪，蕴伏三焦，寒热无汗，腹痛便秘或下痢。

内府秘授青麟丸

【来源】《同寿录》卷一。

【组成】 锦纹大黄十斤或百斤（先以淘米泔水浸半日，切片，晒干，再入无灰酒浸三日，取出晾大半干，用后药逐次蒸晒。第一次用侧柏叶垫甑底，将大黄入甑，蒸檀条香一炷，取起晒干，以后每次俱用侧柏叶垫底，起甑去叶不用；第二次用绿豆熬浓汁，将大黄拌透，蒸一炷香，取起晒干；第三次用大麦熬汁，照前拌透，蒸一炷香，取起晒干；第四次用黑料豆熬汁，照前拌透，蒸一炷香，取起晒干；第五次用槐条叶熬汁拌蒸，晒干，每蒸以香为度；第六次用桑叶熬汁拌蒸，晒干如前；第七次用桃叶熬汁拌蒸，晒干如前；第八次用车前草熬汁拌蒸，晒干如前；第九次用厚朴煎汁拌蒸，晒干如前；第十次用陈皮熬汁拌蒸，晒干如前；第十一次用半夏熬汁拌蒸，晒干如前；第十二次用白术熬汁拌蒸，晒干如前；第十三次用香附熬汁拌蒸，晒干如前；第十四次用黄芩熬汁拌蒸，晒干如前；第十五次用无灰酒拌透甑蒸三炷香，取起晒干）

【用法】 以上如法蒸晒，制就为极细末，每末一斤，入黄牛乳二两，藕汁二两，梨汁二两，姜汁二两，童便二两（须取无病而清白者，并无葱蒜腥秽之气方可用，如无，以炼蜜二两代之），蜜六两，和匀捣药为丸，如梧桐子大。每服二钱，小儿一钱，照引送下。汤引：头脑虽疼，身不发热，口舌作渴，系火痰，薄荷汤送下；头疼牵连两眉棱，系痰火，用姜皮、灯草汤送下；头左边疼，柴胡汤送下；头右边疼，桑白皮汤送下；两太阳疼，白芷、石膏各二钱煎汤送下；头顶疼，藁本三钱，升麻一钱煎汤送下；头时作眩晕，此痰火，灯草汤送下；眼初起疼痛异常，先服羌活、甘菊花、香白芷各一钱二分，川芎一钱，生大黄三钱，枳壳、陈皮各八分，赤芍七分，甘草四分，红花三分，葱头二根，水二碗，煎至一碗，热服，次日再服丸药，菊花汤送下；害眼久不愈，归身、菊花各一钱煎汤送下；眼目劳碌即疼，内见黑花，龙眼七枚（去壳核）煎汤送下；鼻上生红疮、红点，乃心火上炎灼肺，桑皮、灯草煎汤送下，多服乃效；鼻孔生疮，枇杷叶三钱煎汤送下；耳暴聋，灯草汤送下；耳内作痒，灯草汤送下；耳鸣，乃心肾不足，痰火上升，淡盐汤送下；口舌生疮，乃胃火上升，竹叶、灯心汤送下（冬月去竹叶）；口唇肿硬生疮，用生甘草梢煎汤送下；舌肿胀满口，心经火盛，茯苓、灯心汤送下；咽喉肿痛，津唾难咽，桔梗、甘草煎汤调化下；乳蛾或单或双，俱牛膝汤送下；牙齿疼痛，石膏、升麻各三钱煎汤送下；年老牙齿常痛，虚火也，灯草汤送下；吐血，用红花一钱、童便半酒杯，入红花汤送下；嗽血，麦冬汤送下；齿缝出血，甘草梢煎汤送下；鼻血出不止，灯心汤送下；吐紫血块，蓄血也，红花三钱，归尾一钱，童便送下；从高坠下，跌伤蓄血，不思饮食，苏木五钱煎汤，入童便半杯，酒半杯送下，每服五钱；溺血，人或身体壮实，平日喜饮食炙燥之物，灯心汤送下；溺血，人年老体弱，乃膀胱蓄热，肾水不足，宜早服六味地黄丸，晚服此药，淡盐汤送下，以愈为度；凡膏粱之人，自奉太谨，又诸烦劳，心肾不交，溺血盆中，少刻如鱼虾、如絮石，用牛膝一两，水二碗，煎至一碗，服此药三钱；管中作痛，溺血者，用麦冬（去心）三钱煎汤送下；大便粪前下血，用当归、生地、芍药、川芎各一钱煎汤送下；大便粪后下血，用槐花、地榆各一钱煎汤送下；大便或痢纯血，带紫者，红花汤送下，纯鲜血者，当归汤送下；遗精，淡盐汤送下；白浊，灯心汤送下；淋症，灯心汤送下；淋症兼痛者，海金沙三钱滤清服；胸膈有痰火，灯心姜汁汤送下；胃脘作痛，饮食减少，生姜汤送下；胸口作嘈，姜皮汤送下；胸口作酸，生姜汤送下；胸中时痛时止，口吐酸水，用橘饼半个切碎，冲汤送下；胸膈饱满，生姜汁汤送下；伤寒发热出汗后，倘有余热未清，白滚汤送下；伤寒后，胸膈不开，百药不效，用多年陈香橼一个捶碎，长流水二碗，煎至一碗，去滓，露一夜，炖热送下；

黄疸，眼目皮肤俱黄如金者，茵陈三钱煎汤送下；伤风咳嗽，汗热俱清，仍然咳嗽不止者，用姜冲汤送下；久嗽服诸药不效，兼有痰，用陈皮、姜皮各一钱煎汤送下；久嗽无痰干咳者，用麦冬煎汤送下；咳嗽吐黄痰，生姜冲汤送下；咳嗽吐白痰，紫苏煎汤送下；久嗽声哑者，用诃子、麦冬各一钱同煎汤送下；发热久不退，柴胡煎汤送下；烦渴饮水不休，灯心汤送下，缫丝汤更佳；痢疾初起，或单红者，用槟榔、红花煎汤送下，单白者，生姜汤送下；痢疾红白相间者，茯苓、灯心汤送下；久痢不止，炙甘草汤送下；噤口痢，余食俱不下者，陈老米煎汤化下；翻胃，煨姜冲汤下；呕吐，煨姜汤送下；干呕，生姜、灯心汤送下；吐痰涎，姜汁冲汤送下；背心时常作疼，又作冷者，即伏天亦怕冷，乃五脏所系之处多有停痰，用煨姜煎汤送下；肥胖人素常善饮，无病忽然昏沉，如醉如痴，或蹲地下不能起，眼中生黑，乃痰也，用生姜汤送下；凡人眼眶下边忽然如煤色，乃痰也，生姜汁冲汤送下；噎膈，用生姜汤送下，至五十者，仙方莫治，此丸可救，用四物汤送下；中暑，姜皮、灯心同煎汤送下；中热，香薷煎汤送下；暑泻，香薷煎汤送下；寒伏暑霍乱，羌活煎汤送下；暑伏寒霍乱，姜皮冲汤送下；阴阳不和霍乱，生姜汤送下；惊悸怔忡，石菖蒲煎汤送下；不寐，酸枣仁煎汤送下；心神不安，夜梦颠倒，用茯苓、远志肉同煎汤送下；老年痰火，夜不能寐；气急，用真广陈皮三钱，磨木香五分冲汤送下；遍身时常作痒，累块如红云相似，乃风热也，久则成大麻风，菊花三钱煎汤送下；盗汗，用浮麦汤送下；自汗，用龙眼汤送下；哮吼，用大腹皮汤送下；伤酒，用葛根汤送下；眼目歪斜，出言无绪，詈骂不堪，顷刻又好，乃心胸经络有痰，遇肝火熏蒸，痰入心窍，故昏沉狂言，少刻心火下降，仍是清明，用茯苓三钱煎汤送下，多服乃愈；癫狂，用灯心汤送下；咳嗽吐痰，腥臭如脓血相似，胸中作痛，肺痈也，薏苡一合煎汤送下；小肠痈，腹中作痛，脐间出脓水，小便短少，灯心汤送下；大肠痈，肛门坠痛，每登厕无粪出，只出红白水，如痢疾一般，用槐花煎汤送下；湿痰流注，初起生姜汤送下，有脓忌服；水肿，赤芍、麦冬煎汤送下，久病发肿忌服；蛊胀，大腹皮煎汤送下；左瘫右痪，秦

艽二钱，生姜一钱送下；小便不通，灯心汤送下；年老大便燥结，当归三钱煎汤送下；船上久坐生火，松萝茶服；遍身筋骨疼痛，四肢无力，不能举动，痛彻骨髓，反侧艰难，用木通一两，水二碗，煎至一碗，每服四钱，木通汤送下，三服即愈；妇女经水不调，四物汤送下；骨蒸发热，地骨皮煎汤送下；潮热盗汗，浮麦煎汤送下；胸膈不宽，香附三钱煎汤送下；胃脘作痛，生姜汤送下；胸膈有痰涎，生姜汤送下；常常嗳气，不思饮食，闷闷不乐，乃忧郁也，香附五钱，生姜三片煎汤送下；行经腹痛，色紫，苏木三钱煎汤，入姜汁三匙送下；行经发热，遍身作痛，益母草五钱煎汤送下；行经作渴，麦冬三钱煎汤送下；赤带，灯心汤送下；白带，生姜汤送下；手足心发热，益母草五钱煎汤送下；孕妇小便不通，灯心汤送下；孕妇遍身发肿，大腹皮煎汤送下。产后恶露不尽，腹中作痛，益母草五钱煎汤，入童便三匙送下，或加苏木三钱同益母草煎汤亦可；产后头眩目暗，用四物汤送下；产后大便不通，肛门壅肿，当归三钱，红花一钱煎汤送下；产后小便不利，木通汤送下；乳汁不通，王不留行煎汤送下；产后胸膈不开，益母草三钱，香附三钱同煎汤送下；产后呕吐不止，藿香煎汤送下；产后发热，四物汤加益母草三钱送下；小儿初生啼声未出，急将口内污血拭净，用甘草五分冲汤，调丸药七厘灌下，能去一切胎毒。凡小儿后症，俱用此丸药加辰砂、麝香少许，另裹蜡丸：胎惊，用薄荷煎汤磨服；胎黄，用茵陈煎汤送下；胎热，用灯草汤送下；吐乳，用生姜汤送下；睡卧不安，梦中啼哭，用钩藤三分，薄荷三分同煎汤送下；小儿身上如红云相似，外以朴消、大黄等分，为极细末，用鸡子清调敷，内服此丸，用灯心汤送下；小儿痢疾诸症，俱照前款用引下；疳疾有五样，心疳，舌红发热体瘦，小便短少，如吃辛辣之物，面赤，用赤茯苓一钱，灯心五分同煎汤送下；肝疳，面青体瘦，目黄性急，发热不止，小便黄赤，喜食酸物，用银柴胡汤送下；脾疳，面黄体瘦，大便泄泻，唇口生疮，喜食甜物，或吃泥土，或饮食无厌，好睡，用炙甘草一钱，辉枣一枚同煎汤送下；肺疳，面白肌瘦，小便如米汤，鼻流清涕，周身毛发直竖，用桑白皮汤送下；肾疳，面黑体瘦，头发直竖，小便多热不退，喜食

咸物，用黑料豆煮汤送下；呕吐，用生姜汤送下；伤风热退后作渴，薄荷汤送下；小儿虫积，楝树皮三钱煎汤送下；痧后久嗽不止，枇杷叶（去毛）汤；痧后发热不止，银柴胡三钱送下；夏月中暑，香薷煎汤送下；霍乱，藿香汤送下；小便不通，灯心汤送下；大便燥结，用蜜三匙冲汤下；疟疾，槟榔一钱，苏叶一钱煎汤送下；暑泻，灯心汤送下，寒泻忌服；角弓反张，天麻一钱煎汤送下；急惊风，钩藤一钱，薄荷一钱同煎汤送下；慢惊风，人参三分，钩藤一钱煎汤送下；喘症，灯心汤送下；黄疸，灯心汤送下；重舌，灯心汤送下；天吊，薄荷、钩藤煎汤送下；痫症，灯心汤送下；久雨乍晴，蹲地玩耍，湿气入于阴中，肌肤肿痛，苍术煎汤送下；鼻血不止，茅根绞汁冲汤下。以上大人每服二钱，小儿每服一钱，月内小儿每服五分。

【主治】头痛，眩晕，鼻疮，耳聋，耳痒，口舌生疮，咽喉肿痛，牙痛，吐衄便溺诸血，跌伤蓄血，白浊，淋症，胃痛，嘈杂，发热久不退，痢疾，翻胃，呕吐，中暑，霍乱，伤酒，便秘，痹证；妇女月经不调，骨蒸发热，潮热盗汗，行经发热，赤白带，孕妇小便不通，遍身发肿，产后大便不通，小便不利，呕吐，发热；小儿初生胎惊，胎黄，胎热，吐乳，痢疾，便结，阴肿，鼻血。

备急丸

【来源】《幼科释谜》卷六。
【组成】煨大黄　巴霜　葛根各等分
【用法】炼蜜为丸，如绿豆大。每服一丸，米饮送下。壮盛小儿或用一丸半，以大便快利为度。
【主治】小儿便秘。

通润四物汤

【来源】《妇科玉尺》卷四。
【组成】四物汤加火麻仁
【主治】产后液枯，大便秘结。

辛润汤

【来源】《杂病源流犀烛》卷十七。

【组成】熟地　生地　升麻　红花　炙甘草　槟榔　归身　桃仁
　　《嵩崖尊生全书》本方用熟地、生地各一钱，升麻一钱，炙草、红花各六分，槟榔末五分，归身、桃仁各二钱。
【主治】大肠风秘燥结。

五仁丸

【来源】《医级》卷七。
【组成】郁李仁　瓜子仁　柏子仁　松子仁　麻仁
【用法】同捣烂，滑石为丸。
【主治】肠胃热结，燥闭不便。

松脂丸

【来源】《名家方选》。
【组成】松脂七钱　大黄三钱
【用法】上为末，面糊为丸。白汤送下。
【主治】心下痞硬，大便秘结。

林钟丸

【来源】《家塾方》。
【别名】甘连大黄丸。
【组成】大黄六两　甘草　黄连各二两
【用法】上为末，面糊为丸，如梧桐子大。每服三十丸，白汤送下。
【主治】心烦，不大便者。

承气丸

【来源】《家塾方》。
【组成】大黄八钱　消石十二钱
【用法】上为末，面糊为丸，如梧桐子大。每服八分，以枳实厚朴汤送下。
【主治】腹满或燥屎不通者。

枳实厚朴汤

【来源】《家塾方》。
【组成】枳实一钱二分　厚朴一钱八分

【用法】上以水一合五勺，煮取六勺，送下承气丸八分。

【主治】腹满，或燥屎不通者。

黄钟丸

【来源】《家塾方》。

【组成】大黄四十钱　黄芩　黄连各二十钱

【用法】上为末，面糊为丸，如梧桐子大。每服二三十丸，白汤送下。以下为度。若急下，则用酒服之。

【主治】大便难，烦悗而心下痞者。

润燥汤

【来源】《会约医镜》卷四。

【组成】当归二三钱　熟地三五钱　生地二钱　威参八钱　肉苁蓉三钱　枸杞一钱半　牛膝一钱半　小茴（盐炒）三分　麦冬一钱

【用法】水煎，空心服。

【主治】伤寒血虚而燥，二便艰涩。

大营煎

【来源】《会约医镜》卷八。

【组成】当归二三钱　熟地三钱　枸杞二钱　炙草一钱　杜仲一钱半　牛膝（酒蒸）一钱半　肉桂一二钱　肉苁蓉三钱（酒洗）

【用法】水煎服。

【主治】阴虚无火、血燥，噎膈便结。

【加减】如气虚者，加人参；若中气虚寒呕恶者，加炒干姜一钱；如干燥之甚者，加蜜糖三四钱，生威参七八钱。

千金润下丸

【来源】《会约医镜》卷八。

【组成】大麻仁（微炒）一两　郁李仁（泡，去皮）　菟丝子（酒蒸）　枳壳（麸炒）　牛膝（酒浸）　车前子　山药各七钱　肉苁蓉（酒洗）一两半　威参（蜜蒸）二两　大黄（酒蒸）二两　陈皮（去白）五钱　桃仁（去皮）五钱

【用法】先将大黄、威参杵成膏，后加药末，炼蜜为丸。每服四十丸，白汤送下，早、晚各一次。若肠润而肛门紧，用猪胆汁，少加皂角末，和以导之。便下宜止，即服滋阴养胃之剂，以扶其本。

【主治】大便燥结，胀闷之甚，而脉未至大虚者。

加味地黄丸

【来源】《会约医镜》卷十二。

【组成】熟地三钱　枣皮一钱半　茯苓一钱半　山药二钱　丹皮一钱　泽泻七分　五味三分（炒）　麦冬一钱半　阿胶（蛤粉炒）二钱

【用法】空心服。

【主治】水亏干燥，咽痛便结，皮枯筋急。

增液汤

【来源】《温病条辨》卷二。

【组成】元参一两　麦冬八钱（连心）　细生地八钱

【用法】用水八杯，煮取三杯，口干则与饮令尽，不便再作服。

【功用】

1.《温病条辨》：增水行舟。

2.《中医大辞典·方剂分册》：滋阴清热，润肠通便。

【主治】

1.《温病条辨》：阳明温病，无上焦证，数日不大便，当下之，若其人阴素虚，不可行承气者。

2.《中医大辞典·方剂分册》：阳明温病，津液不足，大便秘结，口渴，舌干红，脉细稍数或沉而无力。

【方论】

1.《温病条辨》：温病不大便，偏于阴亏液涸之半虚半实证。方取元参为君，其味苦咸微寒，壮水制火，通二便，启肾水上潮于天；麦冬治心腹结气，能补能润能通，故以为佐；生地亦主寒热积聚，逐血痹，用细者取其补而不腻，兼能走络也。三者合用，可收增水行舟之功。

2.《成方便读》：夫大便闭结一证，有虚有实。其实者，或热积于中，或寒结于内，有寒下、温下之法，固当详察。至其虚者，或因气

馁，或因津枯；气馁者，宜用辛温补运，以助其传送；其津枯者，非甘寒养阴，增水行舟之法，何以使肠中坚结之浊，顺流而下。此方妙在寓泻于补，以补药之体，作泻药之用，既可攻实，又可防虚。元参味苦咸微寒，壮水制火通二便，启肾水上潮于天，其能治液涸，固不待言，《本经》称其主治腹中寒热积聚，又能解热结可知；麦冬、生地补肺阴，壮肾水，使金水相生，津自充而肠自润，热邪自解，闭结自通矣。

3.《医方发挥》：热结阳明，须分虚实论治。若偏于热邪炽盛，腑实壅结的实证，当用承气汤以急下存阴；若偏于阴亏液耗，即所谓无水舟停，宜滋养阴液润燥为主，以增水行舟。故本方重用玄参养阴生津，润燥清热为主药。

4.《本草正义》：玄参，禀阴之性，专主热病，味苦则泻降下行，故能治脏腑热结等证。麦门冬滋液润燥，生地黄养阴清热，为辅助药。三药均属质润之品，共奏滋液清热，润肠通便之功。本方药少力专，妙在寓泻于补，以补药之体，作泻药之用，即可攻实，又可防虚。本方治证，原书比喻为无水舟停，并指出非重用不为功，不便，再作服，说明本病津伤严重，故宜增液润燥。热病伤津，故存津极为重要，即所谓存得一分津液，便有一分生机。

【实验】

1.对腹泻所致小鼠失水的影响 《福建中医学院学报》（1995，4：26）：实验表明：增液口服液26g/kg能明显减轻番泻叶所致小鼠腹泻的严重程度，保留体内水分，并能迅速缓解体内缺水而引起的种种不良变化。

2.药理作用 《中成药》（1996，7：29）：黄氏等研究并证明了增液口服液具有抗炎、解热、部分改善微循环障碍、降低耗氧量、调节免疫平衡等药理作用，从而初步阐明其养阴保津的部分机理。

【验案】

1.流行性出血热 《湖南中医杂志》（1995，1：21）：以本方加味，治疗流行性出血热23例，并设对照组17例用西药治疗，结果：治疗组痊愈19例，好转4例，平均住院9.1天；对照组痊愈12例，好转5例，平均住院10.2天。

2.颌下腺炎 《甘肃中医学院学报》（1997，

3：37）：用本方加味：玄参、麦冬、生地、乌梅、生白芍、陈皮、金钱草、海金砂，每日1剂，水煎服，5剂为1疗程，治疗颌下腺炎18例。结果：全部有效。2例颌下腺阳性结石消失，1例排出结石。

3.鼻咽癌 《中医研究》（1999，3：16）：以增液汤加味，配合放射治疗鼻咽癌135例，另131例单用放射治疗为对照。结果：5年复发率治疗组为11.85%（16/135），对照组为38.17%（50/131），两组有显著差异（$P<0.05$）；死亡率分别为32.59%（44/135）和59.54%（78/131），两组有显著差异（$P<0.05$）。结论：增液汤加味可改善鼻咽癌病人的预后，减少其复发率和死亡率。

4.外感发热所致阴津亏损证 《光明中医》（2004，1：22）：用本方治疗外感发热所致阴津亏损证190例，结果：治愈64例，显效46例，有效56例，无效24例，总有效率87.37%。

苏荏粥

【来源】《济众新编》卷七。

【组成】苏子（水沉去浮者，净洗，干炒） 真荏子各等分

【用法】同捣烂，和水滤汁，粳米末少许同煮作粥。调姜汁、清蜜食之。

【主治】老人大便干燥，或咳嗽气虚，风秘血秘，便甚艰涩。

【加减】咳嗽喘急，加杏仁。

莲葱饮

【来源】《济众新编》卷七。

【组成】大葱白（连根）三茎 莲根五钱

【用法】新水一盏煎之，葱烂熟，去葱、莲，入阿胶珠二钱，搅令溶化，空心服。

【主治】老人、虚人大便秘结。

【宜忌】忌和蜜服。

宽中汤

【来源】《续名家方选》。

【组成】蚕豆（炒）二钱　糖霜一钱　鸡子黄一枚

【用法】上药以水一合，先煮蚕豆三沸，去滓，内糖霜及鸡子黄搅匀，临卧、空心顿服。

【主治】腹中挛急，大便燥结。

麻仁丸

【来源】《伤科补要》卷三。

【组成】归尾　大黄　麻仁　羌活　桃仁

【用法】上为末，炼蜜为丸。白汤送下。

【功用】润肠养血。

【主治】血燥便闭。

清宁丸

【来源】《银海指南》卷三。

【组成】大黄十斤（须锦纹者，切作小块如棋子大，用好酒十斤，先将泔水浸透大黄，以侧柏叶铺甑，入大黄蒸过晒干，以酒浸之，再蒸晒收干。另用桑叶、桃叶、槐叶、大麦、黑豆、绿豆各一斤，每味煎汁蒸收，每蒸一次，仍用侧柏叶铺甑，蒸过晒干，再蒸再晒。制后再用半夏、厚朴、陈皮、白术、香附、车前各一斤，每味煎汁蒸收如上法，蒸过晒干）

【用法】上用好酒十斤制透为丸，如梧桐子大。每服一二钱。或为散亦可。

【功用】《北京市中药成方选集》：清理胃肠，泻热润燥。

【主治】

　　1.《银海指南》：一切热病。

　　2.《北京市中药成方选集》：饮食停滞，腹胁膨胀，头晕口干，大便秘结。

【宜忌】《北京市中药成方选集》：孕妇忌服。

润下丸

【来源】《痧症全书》卷下。

【组成】大黄（酒制）四两　黑丑（炒，头末）二两

【用法】上为末，牙皂煎汁为丸，如凤仙子大。每服一钱，多至二钱，灯心汤送下。

【功用】润肠，兼利小便。

【主治】大肠燥实，二便秘结，痧毒壅盛者。

泽府汤

【来源】《产孕集》卷下。

【组成】阿胶　当归各三钱　桃仁　麻仁各二钱　党参三钱　红花五分

【主治】津亏而致便秘不通。

降胃汤

【来源】《产孕集》卷下。

【组成】人参　陈皮各一钱

【用法】作一服。

【主治】津亏或误发汗，阳泄于外，胃气不降，便秘不通。

茯苓厚朴汤

【来源】《医钞类编》卷六。

【组成】茯苓三钱　厚朴一钱五分　白术二钱　半夏　枳壳　陈皮　甘草各一钱

【用法】水一钟，加生姜三片，大枣三个，煎八分，食远服。

【主治】虚闭。浊阴之气上升，裹其痰饮，饮食不进，大便为气闭不通，小便清利。

润肠煎

【来源】《外科证治全书》卷五。

【组成】枳壳二钱　油当归二钱　杏仁泥二钱　槐角二钱　橘皮二钱　火麻仁五七分

【用法】水煎，顿服。

【主治】大肠干燥，或津液枯竭，或风热气秘。

【宜忌】气虚者，枳壳减半；血弱者，倍用油当归。

人参大黄汤

【来源】《医略十三篇》。

【组成】生大黄三钱至五钱或八钱　人参一钱至一钱半或三钱

【用法】长流水另煎，和服。

【主治】伏邪温疫，日久失下，阴液枯涸，神志沉

迷，溲赤而浑，大便不解，不思米饮，手足掉摇，形消脉夺。

清燥润肠汤

【来源】《医醇剩义》卷二。

【组成】生地三钱　熟地三钱　当归二钱　麻仁三钱　蒌仁四钱　郁李仁二钱　石斛三钱　枳壳一钱（蜜水炒）　青皮一钱五分（蜜水炒）　金橘饼一枚

【主治】大肠受燥热，脏阴枯槁，肠胃不通，大便秘结。

槐子汤

【来源】《医醇剩义》卷二。

【组成】槐米三钱　蒌仁三钱　枳壳一钱（蜜水炒）　天冬一钱五分　麦冬一钱五分　玉竹三钱　麻仁三钱　苏子三钱　杏仁三钱　甘草四分　金橘饼一枚　白芝麻三钱

【主治】肺经之火，移于大肠，大便硬秘，或肛门肿痛。

攻积丸

【来源】《理瀹骈文》。

【组成】川乌　吴萸　官桂　干姜各一两　黄连　橘红　槟榔　茯苓　枳实　菖蒲　桔梗　延胡　半夏各八钱　巴仁　皂角各五钱

【用法】熬膏敷贴。

【主治】积聚及老人虚寒便秘。

承气浴汤

【来源】《理瀹骈文》。

【组成】当归二两　大黄一两　芒消一两　甘草五钱

【用法】煎汤摩腹。或熬膏贴。

【主治】大肠燥结。

霹雳箭

【来源】《理瀹骈文》。

【组成】川乌　草乌

【用法】上为末。葱蘸塞谷道内。

【功用】通阳。

【主治】冷秘，大便不通。

引竭煎

【来源】《引经证医》卷四。

【组成】苏子　麻仁　胡麻　桃仁　槟榔　瓜蒌仁　枳实　白蜜　当归尾　沉香曲　淡吴萸

【主治】大肠枯燥便秘者。

五香导气丸

【来源】《梅氏验方新编》卷二。

【组成】沉香一两　檀香一两　制香附一两　广木香一两　紫丁香六钱　砂仁一两　枳实八钱　槟榔一两　姜汁　厚朴一两五钱　石菖蒲五钱　郁李仁六钱（去壳）

【用法】上为细末，用神曲糊为丸，如梧桐子大。每服三钱，淡姜汤送下。

【主治】一切食积气滞，五脏不和，九窍不通，大便闭结，胸中饱胀，心胃气痛。

白丑散

【来源】《梅氏验方新编》卷七。

【组成】白丑钱半（半生半炒）　桑皮（蜜炙）　甘草（炙）　陈皮各一钱　白术（土炒）　木通各二钱

【用法】水煎，频频服。

【主治】囊肿便秘，及四肢俱肿。

四顺清凉饮

【来源】《麻症集成》卷四。

【组成】当归　酒芍　瓜蒌　熟军　甘草　丹参

【主治】大便秘结，火壅血燥，而耗津液。

加减右归饮

【来源】《不知医必要》卷三。

【组成】熟地六钱　萸肉　淮山药（炒）各二

钱　肉灰蓉（酒洗淡）三钱　杞子二钱　肉桂（去皮，另炖）四分　附子（制）一钱　油当归三钱

【主治】阳虚阴结，而大便不通者。

加减左归饮

【来源】《不知医必要》卷三。

【组成】熟地六钱　萸肉二钱　淮山药二钱　肉苁蓉（酒洗淡）　当归各三钱　杞子二钱

【主治】阴虚阴结而大便不通者。

加减四物汤

【来源】《医门八法》卷三。

【组成】当归身一两（生）　熟地三钱　白芍三钱（生）　肉苁蓉一钱（洗净）　火麻仁三钱　怀牛膝三钱

【功用】滋阴养血。

【主治】年老、久病之人，阴血亏乏，津液不足，大便秘结。

益血润肠汤

【来源】《不知医必要》卷三。

【组成】熟地四钱　麻仁二钱　枳壳（去瓤，麸炒）一钱　肉苁蓉（酒洗，去甲）二钱　杏仁（杵）一钱　当归三钱　阿胶（蛤粉炒）一钱五分

【主治】阴结。凡虚弱及老人大便不通者。

韭汁生地饮

【来源】《不知医必要》卷四。

【组成】生地二钱　当归　郁金　降香各一钱

【用法】加韭菜捣汁半酒杯，童便少许冲药服。

【主治】经逆从口鼻出。

红薯粥

【来源】《药粥疗法》引《粥谱》。

【组成】新鲜红薯半斤　粳米二至三两　白糖适量

【用法】将红薯（以红紫皮黄心者为最好）洗净，连皮切成小块，加水与粳米同煮稀粥，待粥将成时，加入白糖适量，再煮二三沸即可。趁热服食。

【功用】健脾养胃，益气通乳。

【主治】维生素 A 缺乏症，夜盲症，大便带血，便秘，湿热黄疸。

【宜忌】糖尿病病人忌食；平素不能吃甜食的胃病病人，不宜多食。

柏子仁粥

【来源】《药粥疗法》引《粥谱》。

【组成】柏子仁 10 ～ 15 克　蜂蜜适量　粳米 50 ～ 100 克

【用法】先将柏子仁去尽皮壳杂质，稍捣烂，同粳米煮粥，待粥将成时，兑入蜂蜜适量，稍煮一、二沸即可。每天服食二次。

【功用】润肠通便，养心安神。

【主治】慢性便秘，心悸，健忘，失眠。

【宜忌】平素大便稀溏者、患病发热者忌食。

【方论】柏子仁味甘而有油，气微香，性平无毒，入心、肝、脾经，有一定抗衰老效果，临床实践证明它是一味理想的滋补强壮，养心安神良药。凡是血虚老人，体弱病人，都可经常食用。适用于素体阴亏、年老虚衰、产后羸弱等肠燥便秘之症。另外，蜂蜜甘而滋润，能滑利大肠，内服可使大便通畅。对肠燥便秘，体虚而不宜攻下通便药物的甚为适宜。二药同米煮粥，其味颇佳，病人乐于服食，可收滋补强壮，养心润肠之效。

【加减】年老体弱者，可将蜂蜜换为胡桃肉。

润肠煎

【来源】《揣摩有得集》。

【组成】生耆一两　当归五钱　火麻仁五钱（炒）　肉苁蓉一钱半（洗净）　郁李子三钱（炒）　胡桃一枚（带皮，打碎）

【用法】水煎服。

【主治】一切大便秘结，或年老久病之人，气虚血亏，不能生液，往往多便结之症。

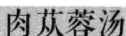

肉苁蓉汤

【来源】《医学摘粹·杂证要法》。

【组成】肉苁蓉三钱　麻仁三钱　茯苓三钱　半夏三钱　甘草二钱　桂枝三钱

【用法】水煎一杯，温服。

【主治】阳衰土湿，粪若羊矢者。

蜜调方

【来源】《医学探骊集》卷五。

【组成】郁李仁五钱（研极细面）　芝麻酱二两　蜂蜜二两

【用法】少加滚水调和一处，温服。

【主治】虚弱之人，大便燥结。

更衣丸

【来源】《成方便读》卷一。

【组成】真上好芦荟二两　麦冬一两（捣罗）　朱砂一两（为衣）

【用法】上为丸，朱砂为衣服。

【主治】燥火有余，津枯便闭之证。

【方论】芦荟，木之脂也，味苦性寒，阳明、厥阴药也，专能泄热降火，润燥通肠，而以麦冬之寒滑多脂者助之，其便有不立通者乎？用朱砂为衣者，镇其浮游之火，而复其离内之阴耳。

三子养亲汤

【来源】《镐京直指医方》卷二。

【组成】莱菔子（炒）八钱　苏子（炒）八钱　枳实三钱　白芥子五钱　葶苈四钱　瓜蒌子（杵）八钱

【用法】水煎服。

【功用】涤痰降火。

【主治】气逆痰火，膈膜痰裹，大便秘结。

消胀通结汤

【来源】《医学衷中参西录》上册。

【组成】净朴消四两　鲜莱菔五斤

【用法】将莱菔切片，同朴消和水煮之。初次煮，用莱菔片一斤，水五斤，煮至莱菔烂熟捞出。就其余汤，再入莱菔一斤。如此煮五次，约得浓汁一大碗，顿服之。若不能顿服者，先饮一半，停一小时，再温饮一半，大便即通。

【主治】大便燥结久不通，身体兼羸弱者。

【方论】软坚散结，朴消之所长也。然其味咸性寒，若遇燥结甚实者，少用之则无效，多用之则咸寒太过，损肺伤肾。其人或素有劳疾或下元虚寒者，尤非所宜也。惟与莱菔同煎数次，则朴消之咸味，尽被莱菔提出，莱菔之汁浆，尽与朴消融化。夫莱菔味甘，性微温，煨熟食之，善治劳嗽短气，其性能补益可知。取其汁与朴消同用；其甘温也，可化朴消之咸寒；其补益也，可缓朴消之攻破。若或脉虚不任通下，又借人参之大力者，以为之扶持保护。然后师有节制，虽猛悍亦可用也。

【加减】若脉虚甚，不任通下者，加人参数钱，另炖同服。

赭遂攻结汤

【来源】《医学衷中参西录》上册。

【组成】生赭石二两（轧细）　朴消五钱　干姜二钱　甘遂一钱半（轧细，药汁送服）

【用法】水煎，送服甘遂末。若呕多者，可先用赭石一两，干姜半钱煎服，以止其呕。

【主治】因饮食过度，或因恣食生冷，或因寒火凝结，或呕吐日久，胃气冲气皆上逆而不下降，宿食结于肠间，不能下行，大便多日不通。

【方论】朴消虽能软坚，然遇大便燥结过甚，肠中毫无水分者，其软坚之力将无所施；甘遂辛窜之性，最善行水，能引胃中之水直达燥结之处，而后朴消因水气流通，乃得大施其软坚之力；特是甘遂力甚猛悍，以攻决为用，能下行亦能上达，若无以驾驭之，服后恒至吐泻交作，况此证多得之涌吐之余，或因气机不能下行，转而上逆，未得施其攻决之力，而即吐出者，故用赭石以镇逆，干姜以降逆；且干姜性热，朴消性寒，二药并用，善开寒火之凝结，使肠间停滞得以下行。

【加减】热多者，去干姜；寒多者，酌加干姜数钱。

通彻丸

【来源】《医学衷中参西录》下册。

【组成】牵牛头末

【用法】和水为丸，如秫米粒大。每次三至五钱，清晨空心服下。

【功用】温通下积。

【主治】肠有冷积，少腹时觉下坠冷痛，脉两尺沉弦；或因心有忿怒，饱食当风，治失其宜而为温病结胸，初但心下痞闷，继则胸膈痞塞，且甚烦热，其脉左部沉弦，右部沉牢者。

【验案】冷积腹痛　王某，年五十岁。少腹时觉下坠，眠时须以暖水袋熨脐下，不然则疼不能寐。若屡服热药，上焦即觉烦躁，是已历二年不愈。脉象沉弦，左右皆然，至数稍迟。其两尺沉弦，凉而且坠论之，知其肠中当有冷积。此宜用温通之药下之。即予以自制通彻丸三钱，俾于清晨空心服下。阅三点钟，腹中疼似加剧，须臾下如绿豆糊所熬凉粉者若干，疼坠脱然全愈，亦不觉凉。继为开温通化滞之方，俾再服数剂，以善其后。

加味调胃承气汤

【来源】《秋疟指南》卷一。

【组成】大黄三钱　玄明粉二钱　羚羊一钱　条芩四钱　麦冬二钱　生甘草六分

【用法】水二碗，煎至一碗，空心服。

【主治】寒热往来，服䃼暑饮不解，遂致蒸蒸发热，或日晡潮热，或微烦溺数，腹满便结，俱皆阳明胃实所致。

五仁丸

【来源】《增订喉科家训》卷四。

【组成】火麻仁　柏子仁　叭杏仁　瓜蒌仁　郁李仁

【用法】为丸服。

【主治】痧后燥结。

参黄汤

【来源】《感证辑要》卷四。

【组成】别直参一钱半　生锦纹一钱半

【主治】气虚甚而邪实，大便不通者。

小黑丸

【来源】《陈氏幼科秘诀》。

【组成】木香一两五钱五分　丁香七钱五分　肉蔻（面包煨）十个　杏仁（去皮尖）一百二十粒　百草霜一两　巴霜（前药每一两加巴霜一钱）

【用法】上为末，糯米糊为丸，如芥子大。每岁三五丸，看小儿强弱用，十岁以外，一百丸方效，灯心汤送下。

【主治】胎毒之气闭郁，儿生一二日，大小便不通，腹胀满欲绝。

青麟丸

【来源】《中国医学大辞典》。

【别名】二十四制青麟丸（《丸散膏丹集成》）。

【组成】绵纹大黄二十斤

【用法】先用嫩藕汁蒸透，晒干，后用牡丹皮、地骨皮、甘蔗汁、泽泻、薄荷、韭菜、赤茯苓、石斛、黄柏、侧柏、玄参、连翘、木通、当归、知母、车前、猪苓、广皮、生地、贝母、甘草、薏苡仁、青盐，逐味照前法煎汤制，九蒸九晒，晒干，研为细末，再用陈酒泛丸。每服二三钱，熟汤送下。如火毒甚者，俱从小便出，或色深黄，不必疑忌。舌麻（一作糜）口碎，目赤鼻疮，唇肿喉闭，齿痛耳聋头痛，时疫暑热，火郁呛咳，甘桔汤送下，灯芯汤亦可；吐血、齿血、溺血、便血、遗精、淋浊，灯芯汤送下；肺痈、肠痈、痰火昏狂，如醉如痴者，灯芯汤送下；胸闷脘胀，气阻噎膈，肝胃气痛，大小便闭者，香附汤送下；湿热黄疸；瘴气疟疾，水肿臌胀，食积腹痛，大腹皮汤送下；痢疾初起，里急后重不爽，赤痢，焦槐米汤送下，白痢，淡姜汤送下；从高坠下，损伤蓄血于内，不思饮食者，童便送下，苏木汤亦可；妇女经痛，经事不调，产后恶露不尽，瘀血作痛，痰扰头晕，气闷呕恶，发热腹痛便秘者，益母汤送下；妇女赤白带下，骨蒸发热，地骨皮汤送下；小儿惊风，疳臌食积，形瘦内热，薄荷、麦芽（炒）煎汤送下。

方中贝母，《全国中药成药处方集》（上海方）作"川草薢"。

【功用】去五脏湿热秽毒。

【主治】舌麻（一作糜）口碎，目赤鼻疮，唇肿喉闭，齿痛耳聋头痛，时疫暑热，火郁呛咳；吐血、齿血、溺血、便血、遗精、淋浊；肺痈、肠痈、痰火昏狂，如醉如痴者；胸闷脘胀，气阻噎膈，肝胃气痛，大小便闭者；湿热黄疸，瘴气疟疾，水肿臌胀，食积腹痛，痢疾初起，里急后重不爽；从高坠下，损伤蓄血于内，不思饮食者，妇女经痛，经事不调，产后恶露不尽，瘀血作痛，痰扰头晕，气闷呕恶，发热腹痛便秘者；妇女赤白带下，骨蒸发热；小儿惊风，疳臌食积，形瘦内热。

【宜忌】《全国中药成药处方集》（上海方）：忌刺激性食物。

益血润肠丸

【来源】《鳞爪集》卷二。

【组成】当归四两　生地四两　熟地四两　桃仁四两　生军二两　枳壳四两　杏仁四两　麻仁四两　厚朴四两　黄芩四两　熟军二两　甘草二两

【用法】上为细末，炼蜜为丸，如梧桐子大。每服五六十丸，空心白汤送下。

【功用】祛风养血。

【主治】老人虚人，津液亡，大肠秘。

消水汤

【来源】《集成良方三百种》卷下。

【组成】熟地二两　山茱萸一两　麦冬一两　车前子五钱（布包）　茯苓五钱　北五味二钱　牛膝三钱　刘寄奴三钱

【用法】水煎服。

【主治】燥证干甚，小肠细小，不能出便，胀甚欲死。

通关丸

【来源】《外科十三方考》。

【组成】甘遂　丑牛各等分

【用法】上为末，水为丸。每服一钱，甜酒送下。

【主治】凡气积、食积、痰积、水积，老人风秘，寒火结胸，肚腹胀满，大便闭结，用消、黄下之不通者。

当归流浸膏

【来源】《中药单味制剂操作工艺》。

【组成】当归 100 克

【用法】上为粗末，按渗漉法，用 70% 醇湿润 4 小时，再以 70% 醇浸渍 48 小时后，以每分钟 35 毫升 /50 千克之速度渗漉，收集初滤液 850 毫升，另器保存，继续渗漉使可溶性成分完全漉出，收集漉液，用 60℃ 以下之温蒸发至软膏状，加入初漉滤液 850 毫升混合，用 70% 醇稀释，使每毫升含总提取物 300 毫克时，静置 2～3 天后，取上层清液过滤即得。每次口服 2～8 毫升，日服二次。

【功用】补血活血，行气止痛，滑肠润燥。

【主治】妇女胎前产后诸病；痈疽疮疡；瘀血作痛；血虚肠燥的便秘。

四物润导汤

【来源】《医学碎金录》。

【组成】生地四钱　油当归四钱　白芍二钱　川芎一钱　松子仁五钱　柏子仁五钱　肉苁蓉四钱　甘杞子三钱　人乳一杯（冲）

【用法】水煎服。

【主治】男子精血不足，妇人气血干枯，大肠失润，便结不行。

牛黄清胃丸

【来源】《北京市中药成方选集》。

【组成】大黄二十两　菊花三十两　麦冬十两　薄荷十两　生石膏三十两　生栀子二十两　玄参（去芦）二十两　泻叶四十两　黄芩二十两　甘草二十两　桔梗二十两　黄柏二十两　小枳实（炒）二十两　连翘二十两　黑白牵牛（炒）十两

【用法】上为细末，过罗，每六十二两细末兑牛黄八分，冰片一两。再将药研细，混合均匀，炼蜜为丸，重一钱五分，蜡皮封固。每服二丸，温开

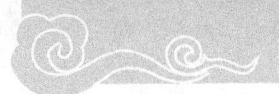

水送下。

【功用】清肠胃热，导滞通便。

【主治】肺胃实热，口舌生疮，牙龈肿痛，咽膈不利，大便秘结，小便短赤。

【宜忌】孕妇忌服。

经验利气丸

【来源】《北京市中药成方选集》引龚云林方。

【组成】大黄九十六两　香附（炙）九十六两　黑丑（炒）九十六两　黄柏七十二两　枳壳（炒）二十四两　青皮（炒）二十四两　橘皮二十四两　莪术（炙）二十四两　槟榔二十四两　木香二十四两　黄连二十四两

【用法】上为细末，过罗，用冷开水泛为丸。每服二钱，温开水送下，一日二次。

【功用】宽胸利气，化滞消胀。

【主治】胸腹膨闷，两胁胀满，呕吐酸水，二便秘结。

通幽润燥丸

【来源】《北京市中药成方选集》。

【组成】当归二十两　枳壳（炒）八十两　红花二十两　厚朴（炙）八十两　郁李仁二十两　黄芩八十两　火麻仁二十两　熟军八十两　生地二十两　槟榔二十两　熟地二十两　木香十两　桃仁（去皮）二十两　杏仁（去皮，炒）二十两　甘草十两

【用法】上药将当归等十一味，共研为细粉，过罗；另将郁李仁、火麻仁、杏仁、桃仁研成细泥，串入上列细粉内，过罗，混合均匀，炼蜜为丸，重三钱。每服一丸，温开水送下，日服二次。

【功用】清热润肠通便。

【主治】大肠热盛，风热秘结，幽门干燥，大便不通。

【宜忌】孕妇忌服。

黄连上清丸

【来源】《北京市中药成方选集》。

【组成】黄连八两　大黄二百五十六两　连翘六十四两　薄荷三十二两　防风三十二两　复花十六两　黄芩六十四两　芥穗六十四两　栀子（炒）六十四两　桔梗六十四两　生石膏三十二两　黄柏三十二两　蔓荆子（炒）六十四两　白芷六十四两　甘草三十二两　川芎三十二两　菊花一百二十八两

【用法】上为细粉，过罗，用冷开水泛小丸；或炼蜜为大丸，重二钱。每服水丸二钱或蜜丸二丸，每日二次，温开水送下。

【功用】

1.《北京市中药成方选集》：清热通便。

2.《全国中药成药处方集》（天津方）：消炎解热，清火散风。

【主治】头目眩晕，暴发火眼，牙齿疼痛，口舌生疮，二便秘结。

【宜忌】孕妇忌服。

清胃和中丸

【来源】《北京市中药成方选集》。

【组成】大黄八两　黑丑（炒）八两　黄连八两　香附（炙）四两　槟榔四两　枳壳（炒）四两　橘皮四两　莪术（炙）四两　黄柏四两　当归四两　黄芩四两　木香二两　生石膏十六两　青皮（炒）四两

【用法】上为细末，过罗，用冷开水泛为小丸。每服二钱，温开水送下。

【功用】和胃消食，顺气宽中。

【主治】胃脘不和，停滞腹胀，腹膈痞闷，大便秘结。

【宜忌】孕妇忌服。

梁会大津丹

【来源】《北京市中药成方选集》。

【组成】黄连六两　黄柏六两　黄芩六两　甘草六两　雄黄一两五钱　栀子（炒）六两　大黄九两

【用法】上为细末，炼蜜为丸，重三钱，朱砂为衣。每服一丸，温开水送下。

【功用】清热解毒，消肿止痛。

【主治】肺胃热盛，痈毒肿痛，口舌生疮，鼻干出血，大便燥结，小便赤涩。

【宜忌】孕妇忌服。

槐角丸

【来源】《北京市中药成方选集》。

【组成】槐角（炒）一百四十四两 红花十二两 黄芩九十六两 防风四十八两 槐花（炒）九十六两 地榆炭九十六两 赤芍四十八两 大黄四十八两 枳壳四十八两 当归四十八两 生地九十六两 荆芥穗四十八两

【用法】共为细末，炼蜜为丸，每丸重三钱，或用冷开水泛为小丸。蜜丸每服一丸，水丸每服三钱，空腹温开水送下，一日二次。

【功用】疏风凉血，泻热润燥。

【主治】大肠火盛，滞热便秘，肠风下血，痔疮痛痒。

卫生润肠丸

【来源】《全国中药成药处方集》（沈阳方）。

【组成】川羌活 当归 大黄各五钱 麻仁 桃仁各一两 皂角子 防风 秦艽各五钱

【用法】上为极细末，炼蜜为丸，二钱重，每服一丸，空腹白开水送下。

【功用】助消化，润燥通肠。

【主治】大便秘结，隔食反胃，咽肿舌焦，头昏目赤，食欲不振，消化不良。

五仁润肠丸

【来源】《全国中药成药处方集》（天津方）。

【组成】生地四两 桃仁（去皮） 火麻仁各一两 郁李仁三钱 柏子仁五钱 苁蓉（酒蒸）一两 广皮四两 熟军 当归各一两 松子仁三钱

【用法】以上除五仁外，共为细末，再将五仁串合一处，炼蜜为丸，三钱重，蜡皮或蜡纸筒封固。每服一丸，开水送下。

【功用】润肠通便。

【主治】大肠燥热，便秘腹胀，食少，消化不良。

【宜忌】孕妇忌服。

加味麻仁丸

【来源】《全国中药成药处方集》（兰州方）。

【组成】火麻仁八两 枳实四两 白芍三两 当归八两 熟军一斤 川朴 郁李仁 杏仁各四两

【用法】上为细末，炼蜜为小丸。每服三钱，开水送下。

【功用】滋润大肠，健胃通便。

【主治】肠胃燥结，大便不通，胸腹胀满。

【宜忌】产妇、孕妇、老年人忌用。

沉香消积丸

【来源】《全国中药成药处方集》（沈阳方）。

【组成】沉香二两 二丑一斤 灵脂 牙皂 大黄 香附各八两

【用法】上为极细末，醋糊为小丸。每服二钱，以白开水送下。

【功用】消食化痰，行水除胀。

【主治】食积气滞，腹胀水肿，单腹膨胀，大便秘结，胃脘作痛，噎膈吐酸，四肢水肿。

青麟丸

【来源】《续名医类案》。

【别名】秘制清宁丸（《全国中药成药处方集》吉林方）。

【组成】绵纹大黄十斤（先以淘米泔浸半日，切片晒干，再入无灰酒浸三日，取出，晒大半干，第一次用侧柏叶垫甑底，将大黄铺上，蒸一炷香久，取起晒干，以后每次俱用侧柏叶垫底，起甑走气不用；第二次用绿豆熬浓汁，将大黄拌透，蒸一炷香，取出晒干；第三次用大麦熬浓汁拌透，照前蒸晒；第四次用黑料豆熬浓汁拌透；第五次用槐条叶熬浓汁拌透；第六次用桑叶；第七次用桃叶；第八次用车前草；第九次用厚朴；第十次用陈皮；十一次用半夏；十二次用白术，十三次用香附；十四次用黄芩；以上俱如前煎汤浸透蒸晒，第十五次用无灰酒拌透，蒸三炷香，取出晒透）。

【用法】上为极细末，每大黄一斤，入黄牛乳二两，藕汁二两，梨汁二两，童便二两，如无童便，以炼蜜二两代之，外加炼蜜六两，为丸，如梧桐

子大。每服二钱。

【功用】《全国中药成药处方集》（吉林方）：利便利尿，消火解毒。

【主治】

1.《续名医类案》：一切热症。

2.《全国中药成药处方集》（吉林方）：肝火便秘，小便不利，肠风便血等症。

【宜忌】《全国中药成药处方集》（吉林方）：忌食辛辣。

活胃散

【来源】《全国中药成药处方集》（天津、兰州方）。

【组成】五灵脂（醋炒）二钱 白胡椒四分 西红花一钱 公丁香 广木香各四分 枳壳（麸炒）二钱 雄黄面 净巴豆霜各四分

【用法】上为细末，每包二分重，每袋装六包。每次服一包，以舌倍药粉咽下，服后一小时再饮水为佳，一日两次。

【功用】去胃寒，助消化，止痉利便。

【主治】胸膈胀满，胃部时作疼痛，呕吐嘈杂，不思饮食，大便秘结。

【宜忌】孕妇忌服。

活血润肠丸

【来源】《全国中药成药处方集》（呼和浩特方）。

【组成】全归 杏仁 生地 枳壳 麻仁各半斤

【用法】上为细末。蜜小丸。

【功用】活血润肠。

【主治】大便时时燥结。

黄连上清丸

【来源】《全国中药成药处方集》（西安方）。

【组成】黄连八钱 黄芩一两六钱 黄柏四钱 大黄四钱 山栀一两六钱 连翘四钱

【用法】上为细粉，凉开水泛为丸，如绿豆大。大人一日服二次，每次服二三钱；小儿按年龄服用，开水送下。

【功用】清泻热毒，降低血压。

【主治】急性肠胃炎，便秘，血压过高，头部充血，五官发炎。

【宜忌】衰弱人或久泻后所发之五官发炎等症忌服。

通幽汤

【来源】《清代名医医案大全·叶天士医案》。

【组成】归须 红花 郁李仁 柏仁 麻仁 生地 升麻

【功用】润下。

【主治】高年肾阴暗亏，血液不能灌溉四旁，肠中枯燥，更衣颇觉费力，大便艰涩不爽，脐间隐隐作痛。

蜜黄饮

【来源】《古今名方》。

【组成】大黄末 10 ～ 15 克 蜂蜜 30 克

【用法】冲服。

【功用】润肠通下。

【主治】用于手术后粘连性肠梗阻，大便秘结者。

【加减】若腹部胀满，加川朴、木香；恶心呕吐，加半夏、竹茹；腹痛，加川楝子、香附。

加味滋阴润燥方

【来源】《千家妙方》卷上引黄文东方。

【组成】生首乌 15 克 玉竹 9 克 大腹皮 12 克 青陈皮各 6 克 生枳壳 9 克 乌药 9 克 青橘叶 9 克

【用法】水煎服，每日一剂。

【功用】调气畅中，和胃润肠。

【主治】肠燥便秘，气滞腹胀。

冷秘汤

【来源】《中医内科临床治疗学》引冷柏枝方。

【组成】肉苁蓉 15 克 肉桂末 3 克（冲） 硫黄末 3 克（冲） 干姜 9 克 半夏 9 克 大黄 9 克（后下） 火麻仁 12 克

【用法】水煎服。

【功用】温补脾肾。

【主治】大便秘结。症见面色青黑，肢冷身凉，喜热畏寒，口中和，小便清长，夜间多尿，尿后余沥，舌质淡白，苔白润，六脉沉迟，或反微涩。

【方论】方中肉苁蓉补肾阳、润肠通便为主要药；肉桂、干姜温脾肾而散寒；半夏、硫黄末为半硫丸，用以温通寒凝、开闭结；大黄通下，性虽苦寒，但在大队辛热群药之中与之相伍，既可防止桂、附、姜之过热，又可发挥其通下之功。组方寓意至深，使全方虽热而不烈，阳中有阴，各有其用。

润便汤

【来源】《临证医案医方》。

【组成】瓜蒌30克 元明粉9克（冲服） 晚蚕沙9克 皂角子9克 火麻仁15克 麦冬9克 炒枳实9克 川厚朴9克 莱菔子9克（炒） 油当归身15克 油白芍9克 柏子仁9克

【功用】滋阴养血，理气润便。

【主治】便秘（习惯性便秘）。大便燥结，便下不畅。

【方论】方中瓜蒌、枳实、厚朴、莱菔子理气润肠；当归身、白芍养血润燥；火麻仁、柏子仁、麦冬滋阴润肠；蚕砂、皂角子润肠通便；元明粉软坚泻下。

降气通便汤

【来源】《河北中医学院学报》（1987，1：9）。

【组成】代赭石（先煎）30～70g 旋覆花（包煎）10～15g 怀牛膝15～30g 大黄（后下）6～10g 火麻仁15～30g 生地12～25g 当归12～25g 川芎3～9g 赤芍10～20g 白茅根30～60g

【用法】每日1剂，水煎服。

【主治】便秘。

【用法】肺经热盛，血色鲜红，点滴而出，身热，脉浮数，去麻仁、生地、川芎，加桑叶、菊花、金银花、连翘；胃热炽盛，口臭口干，便秘溲赤，舌红苔黄厚而干燥，脉洪大而数，去麻仁，加石膏、芒硝；肝火上逆，头痛头晕，胸胁苦满，急躁易怒，去当归、川芎，加龙胆草、黄芩、柴胡；

肝肾阴虚，鼻衄不时举发，长久不愈，血色红量不多，腰膝酸软，舌红少津，脉细而数，加熟地、丹皮、寄生、旱莲草；气血两亏脾不统血，鼻衄时作时止，缠绵不愈，血色淡红，面色无华，脉虚弱无力，加黄芪、党参、白术、大枣。

排气汤

【来源】《辽宁中医杂志》（1990，9：26）。

【组成】厚朴12g 枳实15g 乌药12g 木香15g 沉香（后下）3g 白芍30g 甘草10g

【用法】水煎服，日服1剂。

【主治】结肠曲综合征。

【加减】兼肝气郁结，精神忧悒者，加柴胡、香附、生麦芽；因寒邪入里，肠胃寒凝者，加干姜、草蔻、良姜；脾胃虚弱者，加党参、白术、茯苓、砂仁；精神紧张者，加朱砂、琥珀；失眠者，加黄连、肉桂、酸枣仁等。

【验案】结肠曲综合征 《辽宁中医杂志》（1990，9：26）：治疗结肠曲综合征136例，男51例，女85例；发病年龄最小15岁，最大75岁；发病时间最短7天，最长1年6个月；因精神因素发病57例，因寒冷诱发23例，无明显诱因56例。结果：临床症状消失6个月内未复发，X线腹部透视或腹部平片无异常为临床治愈，共119例，占87.50%；临床症状减轻，或愈后6个月内有复发，X线腹部透视结肠中仍有少量积气为有效，共14例，占10.29%；临床症状与X线腹部透视无变化为无效，共3例，占2.21%。

芍草枳实汤

【来源】《新中医》（1990，12：22）。

【组成】生白芍30g 生甘草20g 枳实15g

【用法】2碗水煎成大半碗，日服1剂。

【主治】便秘。

【验案】便秘 《新中医》（1990，12：22）：共治疗便秘95例，其中习惯性便秘54例，晚期癌肿病人16例，脑血管意外后遗症者14例，其他原因者11例；均为成年病人。结果：经服药后均能通畅排便，服1剂者59例，2剂者33例，3剂者3例。

益气活血汤

【来源】《福建中医药》（1993，1：39）。

【组成】人参　升麻各6g　肉苁蓉20g　火麻仁　当归　枳壳各10g　杏仁8g

【用法】水煎服。

【主治】老年习惯性便秘。

益气养阴片

【来源】《山东中医学院学报》（1993，3：25）。

【组成】太子参30g　桑椹子30g　肉苁蓉18g　当归24g　生地　熟地各18g　白术24g　木香15g　大黄9g　甘草6g

【用法】水煎服，每日1剂。服药15天。

【加减】血压高者，加杜仲、磁石；眩晕，加钩藤、菊花；合并冠心病，加丹参、瓜蒌。

【主治】便秘。

【验案】便秘（虚秘）《山东中医学院学报》（1993，3：25）：治疗便秘（虚秘）30例，男5例，女25例；年龄18～80岁；病程1～20年。查体见肠鸣音减退20例，肠鸣音消失10例。所有病人均用过开塞露、番泻叶、大黄片。结果：自觉症状消失，大便间隔1～2天，质软，肠鸣音正常，随访1年未复发者为痊愈，共4例；自觉症状消失，大便间隔1～2天，质软，肠鸣音正常，随访半年未复发者为临床治愈，共8例；自觉症状消失，大便间隔1～3天，肠鸣音正常，随访3个月未复发者为显效，共10例；自觉症状消失，大便2～3天一行，肠鸣音存在，随访半个月未复发者为有效，共7例；症状未改善，大便仍排不出者为无效，共1例；总有效率为96.7%。

萧肺通结汤

【来源】《浙江中医杂志》（1993，8：341）。

【组成】麻黄5g　白术20g　杏仁15g　枳实10g　甘草6g

【用法】水煎，每日1剂，早晚各2次温服。

【主治】便秘。

【验案】便秘《浙江中医杂志》（1993，8：341）：本组94例，男64例，女30例；发病年龄50～86岁，平均62岁。结果：服药3剂后排便通畅，可在较短时间内不费力地排出，每日1～2行，半年内不再复发为治愈，共78例；服药期间大便通畅，可不费力地排出，停药3月后有复发倾向为好转，共12例；服药1周后诸症无明显改善为无效，共4例；总有效率为95.7%。

六味安消散

【来源】《中国药典》。

【组成】土木香50克　大黄200克　山奈100克　寒水石（煅）250克　诃子150克　碱花300克

【用法】上为细末，过筛，混匀。每服1.5～3克，1日2～3次。

【功用】和胃健脾，导滞消积，行血止痛。

【主治】胃痛胀满，消化不良，便秘，痛经。

【宜忌】孕妇忌服。

栀子金花丸

【来源】《中国药典》。

【组成】栀子116克　黄连4.8克　黄芩192克　黄柏60克　大黄116克　金银花40克　知母40克　天花粉60克

【用法】粉碎成细粉，过筛，混匀，用水泛为丸。每服9克，1日1次。

【功用】清热泻火，凉血解毒。

【主治】肺胃热盛，口舌生疮，牙龈肿痛，目赤眩晕，咽喉肿痛，吐血衄血，大便秘结。

【宜忌】孕妇慎用。

麻仁润肠丸

【来源】《中国药典》。

【组成】火麻仁120g　苦杏仁（去皮炒）60g　大黄120g　木香60g　陈皮120g　白芍60g

【用法】上药制成丸剂，每丸重6g。口服，1次1～2丸，1日2次。

【功用】润肠通便。

【主治】肠胃积热，胸腹胀满，大便秘积。

【宜忌】孕妇忌用。

老人便秘方

【来源】《首批国家级名老中医效验秘方精选》。

【组成】黄芪 30 克　银花 20 克　威灵仙 10～20 克　白芍 20 克　麻仁 20 克　肉苁蓉 20 克　厚朴 3～10 克　当归 20 克　酒大黄 3～10 克（以上用量可根据病情稍事加减）

【用法】水煎服，1 日 1 剂，酒大黄后下，此方可连服，俟大便调顺再停药。

【功用】益气养液，润肠导滞。

【主治】老年虚证便秘。

【方论】此方以黄芪之补气，归芍之养血，麻仁、肉苁蓉之润燥以治本，以其本虚也，且皆于通便有利；厚朴行气，酒大黄缓降，不后下免其致泻伤中等弊，方从"青鳞丸"等方化裁而来；威灵仙通气利脏腑以治标，佐以银花清脏腑之热而不伤正。若大便数日不下，燥热明显，可加元明粉 3～5 克冲服，得便下即止，不可过量。

【加减】大便连日得畅，可减免酒大黄；便燥严重加元明粉 3～5 克冲入；气虚重加党参 20 克；腹胀重加木香 10 克；腰腿酸软加杜仲 10 克，牛膝 10～15 克。

【验案】张某，男，81 岁，原患糖尿病及冠心病，心房颤动多年，现两病均较稳定，但苦于大便干燥不畅，数日一行，腹满而痛，先时用麻仁润肠丸等尚有效，近数月亦不起作用。如用泻药则引起便泻不止，虚惫气短，痛苦万状，诊脉弦大，涩而少力，代止不匀。舌嫩而赤，苔黄浊不匀，证属气血阴液俱不足，燥热蕴蓄六腑，宜标本兼治，于补气养血益阴药中，辅以清降之品，以"老人便秘方"加元明粉 3 克，服药后大便得下，且下后腹中舒泰，气力精神较佳。减去无明粉连服此方月余，大便每 1～2 日一行，很正常，糖尿病及心脏病较前好转，诊脉仍代止，但已较前柔和有力，舌苔亦渐趋正常。以此方改配丸剂，用以巩固疗效，两月后停药病愈。

温脐散

【来源】《首批国家级名老中医效验秘方精选》。

【组成】肉桂 1.5 克　公丁香 1.5 克　广木香 1.5 克　麝香 0.15 克

【用法】共研细末，熟鸡蛋去壳，对剖去黄。纳药末于半个蛋白凹处，复敷脐上，外扎纱布，2 小时后如能肠鸣蠕动，矢气频转，则为生机已得，便畅腹软，转危为安。如未见转气，可再敷一次，必可见功，屡用屡验。

【功用】温阳导滞。

【主治】小儿肠麻痹。

【方论】本方为温香之品，借麝香的渗透之力，深入肠腔，旋运气机。若得频转矢气，为脾阳复苏之机，即是向愈之兆。婴幼儿泄泻，常遇肠麻痹，其势危急，病情严重者，多系脾惫气窒，中焦阻滞，升降失职，逐致气阻于下而大便不畅，胃气上逆而呕恶吸促，药入即吐，汤剂不纳，内治不易，施此外治、治效颇彰。

【验案】陶某，男，11 个月。因脾常不足，泄利六天，脾更虚惫，腹部胀满，西医诊断为肠麻痹症。高热干渴，恶心呕吐，气促如鼓，叩之膨膨，舌红口燥、药入即吐。此属脾气虚惫，症情危急，急予外敷"温脐散"，希获转机。2 小时后肠鸣连连，矢气频转，腹部稍软，续敷一次。次日复诊，患儿气机舒缓，便下稀溏而通畅，腹部柔软，形神转佳，热度退净，舌质转淡，苔薄腻。但泄利尚多、小溲短少，睡时露睛。是为脾阳虚衰，即予附子理中汤主之。药用米炒党参 5 克，土炒白术 6 克，炮姜 2 克，焦甘草 3 克，淡附片 4.5 克，广木香 3 克，茯苓 9 克，车前子 9 克（包），二剂。三诊时泄利已瘥，腹软溲长，便仍溏软，舌淡而洁。中焦阳气未复，尚须温扶。药用米炒党参 5 克，土炒白术 6 克，炮姜 2 克，焦甘草 3 克，偎木香 3 克，炒石榴皮 6 克，淡附片 4.5 克，炒扁豆 9 克，三剂。药后便下转原、纳和神振，续予温扶而安。

芦荟通便胶丸

【来源】《首批国家级名老中医效验秘方精选·续集》。

【组成】芦荟 6 克

【用法】将芦荟研细末，分装在 6 枚空心胶囊内。成人每次用温开水吞服 2～3 枚，一日二次。小孩每服一枚，一日二次。如无胶囊装药末，亦可用白糖温开水吞服，成人每次 2～3 克，小孩每

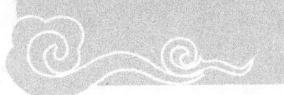

次 1 克。

【功用】泻热通便。

【主治】习惯性便秘，热结便秘。

【验案】孔某，男，60 岁。病人因医痔疮住外科病房，术后不大便五六日，曾服泻下剂多次，继又灌肠二次，大便仍不通，舌质红少津，脉涩。血枯津伤，致燥结便秘。用芦荟胶丸一剂。服胶丸二次，即下硬结大便甚多，药未尽剂而愈。

施氏通便方

【来源】《首批国家级名老中医效验秘方精选·续集》。

【组成】白术 30～50 克　火麻仁 10 克　杏仁 10 克　决明子 10 克　番泻叶 3 克

【用法】每日一剂，水煎二次分服。

【功用】健脾润肠通便。

【主治】习惯性便秘。

【方论】用白术健脾益气而滋润为主药，因肺与大肠相表里，故用杏仁开肺润通；决明子、火麻仁通腑润肠；加入小剂量番泻叶通下，推动糟粕向下运行。如此脾气振奋，津液输布正常，健运通下，则便秘自愈。

【验案】病人女，43 岁。1994 年 11 月 5 日就诊。大便干结、排便费力 3 年，每 7 天一行，且非服泻药不下，粪便多呈球状。每伴有腹胀、头晕、乏力、纳少。查：面色萎黄，精神不振，舌质淡，苔薄白，脉缓。辨证：脾虚健运失常，治以健脾润肠通便。处方：白术 40 克，火麻仁 10 克，杏仁 10 克，决明子 10 克，番泻叶 3 克，7 剂水煎服。二诊：腹胀明显好转，矢气较多，大便每周 2～3 次，头晕减轻，身较前有力，饮食增加，继守原方 7 剂。三诊：精神转佳，临床症状完全消失，大便成形每日一行，告愈。再守原方 3 剂给予巩固。

养血润肠煎

【来源】《首批国家级名老中医效验秘方精选·续集》。

【组成】生首乌 15 克（用鲜者更好）　生当归 9 克　生赤芍 9 克　火麻仁 15 克

【用法】每日一剂，小火水煎分二次服。此方药性和平，服后并不立即起下泻作用，一般服药二三天后，大便开始从粒状变为条状，须便秘症状基本解除后才能停药。

【功用】养血润肠，增液通便。

【主治】血虚肠燥引起的大便秘结，其特征是病人大多具有血虚阴亏，津枯内热见证。如面色多苍白或潮红，或有眩晕，心悸，口干，烦热少寐，脉多细数或细软，舌质多色红而少津。或质淡而津干，大便三四天甚至七八天一行。粪便干硬呈粒状，解时非常困难，甚至要用手指挖出。

【方论】方中生首乌味甘，性微温，能补肝肾而益精血，润肠通便；当归性味甘温，是养血补血的要药；生赤芍味苦性凉，有清热凉血之功效，能下气泻肝通顺血脉，与首乌、当归配伍既有养血补血，又有下气活血的作用，相得益彰。火麻仁味甘性平，能润燥滑肠，为常用之润下药，本方用药较少，配伍精当，针对血虚津枯肠燥的病机重养血润燥滑肠，辅以下气活血通脉。所以能图徐徐缓下之功，治本而见长效。

【加减】产后或手术后，症见面色萎黄或苍白，头晕目眩，乏力等血虚证候较显著者，可加入生地黄、白芍、红枣，待大便成条后再加入党参、黄芪益气生血；如见气虚者，可加党参、黄精；热病后津液耗伤而见舌红津少、口干唇燥、脉细弦或细数者，可选加石斛、生地、元参、麦冬、花粉、瓜蒌仁等养胃生津之品；如见眩晕、头胀头痛、耳鸣、腰酸、足软、舌红、脉细弦等肝肾阴虚，肝阳偏亢者，可选加桑椹子、生地黄、女贞子、料豆衣、滁菊等；如见咳嗽、咽干、低热、面红火升，脉细数，舌红等肺阴虚者，加入南北沙参、天麦冬、瓜蒌仁、杏仁等；如见脘腹痞胀、纳呆消化不良者，加入陈皮、佛手、鸡内金、麦芽；如见嗳气上逆者，加旋覆花、代赭石；如见心悸、不寐等心阴虚者，加入柏子仁、淮小麦、枣仁、玉竹等；老人如兼见阳气衰者，加入肉苁蓉 12 克。

【验案】陈某，女，52 岁。习惯性便秘多年。大便六、七天一次，粪便成栗状，便时痛楚非常，须服泻药或灌肠方才得解。半年来月经紊乱，量少色淡，腹胀不适，出汗，口干烦热，面色晦暗，痔疮出血。脉细小无力，舌质偏红。辨证乃血虚

营热，肠液枯燥，天癸将竭，奇脉失调，肝肾之阴亦亏，虚阳因而升越。治宜养血润肠，增液行舟，凉营清热：生地黄 15 克，生当归 9 克，生赤芍 9 克，生首乌 15 克，火麻仁 15 克，玄参 10 克，麦冬 10 克，丹皮 9 克，槐米 9 克，党参 10 克。上方守服月余（并停服果导等泻剂），大便通润，食欲增加，面色转华，精神体力均有好转，为巩固疗效，继续调治二月。二年来未出现便秘。

调脾通结汤

【来源】《首批国家级名老中医效验秘方精选·续集》。

【组成】白术 30 克　苍术 30 克　枳壳 10 克　肉苁蓉 20 克

【用法】用适量清水先将药物浸泡 30 分钟，每剂煎两次，每次慢火煎一小时左右，将两次煎的药液混合。每日一剂，一次温服。

【功用】调中润肠通便。

【主治】各种便秘（虚秘）。如习惯性便秘、全身虚弱致排便动力减弱引起的便秘等。

【方论】此方用大剂量之苍、白术健脾补脾，敷布津液；苁蓉养血润肠；枳壳调畅气机，以助大肠推动之力，故可用于各种虚秘。

【验案】曾治一例年仅两个半月的婴儿，出生不久即患便秘，常三四天不解大便，特来求治，当予此方配制水剂（用量为原剂量的八分之一），分三次喂服，服后每天均按时排便，持续服用两周，便秘之证遂失。

十五味清宁丸

【来源】《部颁标准》。

【组成】大黄（切片）1000g　绿豆 30g　大麦 30g　黑豆 30g　槐叶 30g　桑叶 30g　枇杷叶 30g　车前草 30g　厚朴 10g　陈皮 10g　半夏（制）10g　白术 10g　香附 10g　黄芩 10g

【用法】制成蜜丸。口服，每次 6 ～ 9g，1 日 2 次。

【功用】清理胃肠，泻热通便。

【主治】胃肠积热，饮食停滞，腹胁胀满，头晕口干，大便秘结。

大黄泻火散

【来源】《部颁标准》。

【组成】大黄 200g　薄荷 100g　甘草（蜜炙）200g　芒硝 200g　连翘 400g　黄芩 100g　栀子仁（炒）100g

【用法】制成粉剂，密闭，防潮。口服，1 次 9 ～ 15g，用布袋包煎或包煎时加蜂蜜少许，每日 2 次。

【功用】清热泻火

【主治】胸膈烦热，口渴便秘。

龙荟丸

【来源】《部颁标准》。

【组成】龙胆 100g　芦荟 50g　当归 100g　大黄 50g　栀子 100g　黄芩 100g　青黛 50g　木香 25g

【用法】水泛为丸，密封。口服，1 次 3 ～ 6g，每日 1 ～ 2 次，饭前服用。

【功用】泻火通便。

【主治】肝胆火旺，大便秘结，小便赤涩。

导便栓

【来源】《部颁标准》。

【组成】猪胆膏适量（相当于总胆酸 200g）　醋酸洗必泰 0.15g

【用法】制成栓剂，每粒含总胆酸 200mg，密闭，遮光，在 30 度以下保存。直肠给药，便秘时使用，1 次 1 粒，或遵医嘱。塞入肛门内约 3cm 深处为宜。

【功用】润肠通便。

【主治】肠燥便秘。

胃肠复元膏

【来源】《部颁标准》。

【组成】枳壳（麸炒）100g　太子参 100g　大黄 150g　蒲公英 300g　木香 100g　莱菔子（炒）200g　赤芍 150g　紫苏梗 100g　黄芪 150g　桃仁 150g

【用法】制成膏剂。口服，腹部手术前 1 ～ 3 天，1 次 15 ～ 30g，1 日 2 次或遵医嘱；术中胃肠吻合完成前，经导管注入远端肠管 40 ～ 60g（用水稀

释2～3倍）或遵医嘱；术后6～8小时，口服，1次20～30g，1日2次或遵医嘱；老年性便秘；1次10～20g，1日2次或遵医嘱。

【功用】益气保元，化瘀去毒，理气通下。

【主治】胃肠手术后腹胀，胃肠活动减弱，老年性慢性便秘，气虚腹胀等症。

【宜忌】孕妇及腹泻者忌服。

复方牛黄清胃丸

【来源】《部颁标准》。

【组成】大黄240g　牵牛子（炒）200g　栀子（姜炙）80g　石膏120g　芒硝80g　黄芩80g　黄连20g　连翘80g　山楂（炒）160g　陈皮160g　厚朴（姜炙）80g　枳实80g　香附40g　猪牙皂120g　荆芥穗40g　薄荷40g　防风40g　菊花40g　白芷120g　桔梗80g　玄参120g　甘草40g　牛黄13g　冰片51.5g

【用法】制成大蜜丸，每丸重4.5g，密封。口服，1次2丸，1日2次。

【功用】清热通便。

【主治】胃肠实热，口舌生疮，牙龈肿痛，咽膈不利，大便秘结，小便短赤。

【宜忌】孕妇慎用。

益气润肠膏

【来源】《部颁标准》。

【组成】白术　地黄　女贞子

【用法】制成煎膏剂，每瓶装60g或120g，密封，置阴凉干燥处。口服，1次30g，1日3次。

【功用】润肠通便，健胃利气。

【主治】大便秘结引起的腹胀，饮食乏味，口干舌燥等证，对于老年人便秘效果尤佳。

通幽润燥丸

【来源】《部颁标准》。

【组成】枳壳（去瓤麸炒）80g　木香10g　厚朴（姜炙）80g　桃仁（去皮）20g　红花20g　当归20g　苦杏仁（去皮炒）20g　火麻仁20g　郁李仁20g　熟地黄20g　地黄20g　黄芩80g　槟榔

20g　熟大黄80g　大黄40g　甘草10g

【用法】制成大蜜丸，每丸重6g，密封。口服，1次1～2丸，1日2次。

【功用】清热导滞，润肠通便。

【主治】胃肠积热，幽门失润引起：脘腹胀满，大便不通。

【宜忌】孕妇忌服，年老体弱者慎服。

通便灵胶囊

【来源】《部颁标准》。

【组成】番泻叶1200g　当归150g　肉苁蓉150g

【用法】制成胶囊，每粒装0.25g，密封。口服，1次5～6粒，1日1次。

【功用】泻热导滞，润肠通便。

【主治】热结便秘，长期卧床便秘，一时性腹胀便秘，老年习惯性便秘。

通便清火丸

【来源】《部颁标准》。

【组成】地黄125g　关木通75g　黄芩250g　石膏250g　芒硝100g　火麻仁75g　甘草38g　淡竹叶75g　菊花100g　白芷75g

【用法】制成大蜜丸，每丸重9g，密封。口服，1次1丸，1日2次。

【功用】通便清火。

【主治】心烦口渴，头痛目眩，口舌糜烂，小便少黄，大便干燥。

【宜忌】孕妇忌服。

救惊散

【来源】《部颁标准》。

【组成】大黄50g　牵牛子（炒）80g　茯苓30g　槟榔50g　朱砂25g　川贝母15g　红参20g　天竺黄15g　天麻15g　冰片4g

【用法】制成散剂，每袋装2g，密封，防潮。口服，10岁至15岁1次2g，5岁至10岁1次1g，5岁以下酌减，1日2次。

【功用】泄热通便，化痰镇惊。

【主治】实火咳嗽，内热便秘，积食发热。

常通舒冲剂

【来源】《部颁标准》。

【组成】何首乌 750g　当归 500g　赤芍 500g　火麻仁 500g　桑椹 500g

【用法】制成冲剂，每袋装 20g，密封。开水冲服，1 次 20g，1 日 2～3 次。

【功用】滋阴养血，润肠通便。

【主治】习惯性便秘，老年性便秘及产后便秘等症。

【宜忌】孕妇及舌苔厚腻的病人不宜服用。

清泻丸

【来源】《部颁标准》。

【组成】大黄 826g　黄芩 165g　枳实 83g　甘草 17g　朱砂 14g

【用法】水泛为丸，密闭，防潮。口服，1 次 5.4g，1 日 2 次。

【功用】清热，通便，消滞。

【主治】肠热积滞，便秘。

大黄通便冲剂

【来源】《新药转正标准》。

【组成】大黄流浸膏经加工制成的冲剂。

【用法】制成冲剂。口服，1 次 1 袋，1 日 1 次，晚睡前开水冲溶口服。

【功用】清热通便

【主治】实热食滞，便秘以及湿热型食欲不振。

【宜忌】孕妇慎用。

苁蓉通便口服液

【来源】《新药转正标准》。

【组成】肉苁蓉　何首乌　枳实（麸炒）　蜂蜜

【用法】制成口服液。口服，1 次 10～20ml，每日 1 次，睡前或清晨服用。

【功用】滋阴补肾，润肠通便。

【主治】中、老年人，病后产后等虚性便秘及习惯性便秘。

【宜忌】孕妇慎用。本品久贮后可能会出现少量振摇即散的沉淀，可摇匀后服用，不影响疗效。

通便宁片

【来源】《新药转正标准》。

【组成】番泻叶干膏粉　牵牛子　砂仁　白豆蔻

【用法】制成片剂。口服，1 次 4 片，1 日 1 次，如服药后 8 小时后不排便再服 1 次，或遵医嘱。

【功用】宽中理气，泻下通便。

【主治】实热便秘。症见腹痛拒按，腹胀纳呆，口干口苦，小便短赤，舌红苔黄，脉弦滑数。

【宜忌】孕妇忌服。体虚者忌长服、久服。部分病人服药后，排便前有腹痛感。

麻仁合剂

【来源】《新药转正标准》。

【别名】麻仁胶囊（《新药转正标准》）。

【组成】火麻仁 200g　苦杏仁 100g　大黄 200g　枳实 200g　厚朴 100g　白芍 200g

【用法】制成合剂，密封，置阴凉处。口服，1 次 10～20ml，1 日 2 次，用时摇匀。

【功用】润肠通便。

【主治】肠燥便秘。

番泻叶冲剂

【来源】《新药转正标准》。

【组成】番泻叶。

【用法】制成冲剂。开水冲服，肠道手术及各种检查前准备，成人顿服 20g，连服 2 日；便秘病人 1 次 10g，1 日 2 次。儿童用量酌减。

【功用】泻热行滞，通便。

【主治】肠道手术、内镜、B 超、腹部 X 线平片检查前的肠道清洁准备。

【宜忌】手术及各种检查前准备，服药后饮水不得少于 400ml，并按手术需要常规控制饮食。孕妇及糖尿病病人慎用。完全性肠梗阻禁用。

四十、心腹痛

心腹痛，是指胃脘至下腹部较广泛部位的疼痛。《景岳全书》："凡病心腹痛者，有上中下三焦之别。上焦者，痛在膈上，此即胃脘痛也，《内经》曰胃脘当心而痛者即此。时人以此为心痛，不知心不可痛也，若病真心痛者，必手足冷至节，爪甲青，旦发夕死，夕发旦死，不可治也。中焦痛者，在中脘，脾胃间病也。下焦痛者，在脐下，肝肾大小肠膀胱病也。凡此三者，皆有虚实寒热之不同，宜详察而治之。"分辨甚为详细，可为借鉴。病发总以气机运行不畅为要，治宜行气止痛为本，并据寒热虚实之异以佐之。

高良姜汤

【来源】《备急千金要方》卷十三。

【别名】高良姜散（《太平圣惠方》卷四十三）。

【组成】高良姜五两　厚朴二两　当归　桂心各三两

【用法】上锉。以水八升，煮取一升八合，分三服，每日二次；若一服痛止，便停，不须更服；若强人为二服，劣人分三服。

【主治】

1.《备急千金要方》：卒心腹绞痛如刺，两胁支满，烦闷不可忍。

2.《普济方》引《指南方》：劳风。

【方论】《千金方衍义》：心腹绞痛而见胁满如刺，明系木邪凌上之实证，故用良姜、厚朴温散滞气，当归、桂心温散结血，兼行心肝肺三经以破寒积也。

芍药汤

【来源】《外台秘要》卷十五引《深师方》。

【组成】芍药　细辛　桂心　甘草（炙）　当归　吴茱萸　独活各二两　干地黄二两　生姜五两　桃仁四十枚（去皮尖双仁，碎）

【用法】上切。以水九升，煮取三升，分为四服。

【主治】中毒风肿，心腹痛达背，迫气前后如痓痛。

【宜忌】忌海藻、菘菜、生葱、芜荑、生菜。

【加减】宜利者，加大黄二两。

麝香丸

【来源】《太平圣惠方》卷七。

【组成】麝香半两（细研）　阿魏半两（面裹煨，面熟为度）　干蝎三分（微炒）　桃仁五十枚（汤浸去皮尖、双仁，麸炒微黄）

【用法】上为末，炼蜜为丸，如绿豆大。每服以热酒送下二十丸，不拘时候。

【主治】肾脏积冷，气攻心腹疼痛，频发不止。

消石丸

【来源】《太平圣惠方》卷四十三。

【组成】消石一两　川大黄一两半（锉碎，微炒）　巴豆三七枚（去皮心研，纸裹压去油）　附子三分（炮裂，去皮脐）　干姜三分（炮裂，锉）

【用法】上为末，炼蜜为丸，如麻子大。每服五丸，以粥饮送下，不拘时候。

【主治】恶疰。心腹痛如锥刀所刺，胀满欲死者。

槟榔散

【来源】《太平圣惠方》卷四十三。

【组成】槟榔三分　当归一两（锉，微炒）　蓬莪三分　吴茱萸一分（汤浸七遍，焙干，微炒）　阿魏一分（面裹煨，令面熟为度）　木香三分

【用法】上为细散。每服一钱，以热酒调下，不拘时候。

【主治】冷气攻心腹疼痛，少思饮食。

甘遂丸

【来源】《太平圣惠方》卷八十八。

【组成】甘遂一分（煨令微黄）　赤芍药半两　黄芩半两　真珠末一分　杏仁半两（汤浸，去皮尖双仁，麸炒微黄）　巴豆霜半两

【用法】上为末，入杏仁、巴豆霜，同研令匀，炼蜜为丸，如麻子大。二三岁儿，每服二丸，空腹以温水送下。以利为效，未利再服。

【主治】小儿腹内癖结，乳食不消，心腹刺痛。

鬼箭汤

【来源】《圣济总录》卷十七。

【组成】鬼箭羽（如鸡子大）一块　甘草一尺（炙，锉）　麻黄（去根节煎，抹去沫，焙干）四两　石膏（如鸡卵）一块

【用法】上为粗末。每服五钱匕，以水一盏半，煎至八分，去滓，空心、临卧各一服。

【主治】风入心腹挛急。

【宜忌】慎外风。

胡芦巴丸

【来源】《圣济总录》卷五十二。

【组成】胡芦巴（炒）　山芋　泽泻各一两　吴茱萸（汤洗，焙干）　干姜（炮）　牡蛎粉　当归（切，焙）　附子（炮裂，去皮脐）各半两

【用法】上为末，酒煮面糊为丸，如梧桐子大。每服三十丸，空心、食前温酒送下。

【主治】肾脏虚，冷气上攻，心腹疼痛，冷汗出，四肢少力，面色黧黑。

附子丸

【来源】《圣济总录》卷八十七。

【组成】附子（炮裂，去皮脐）　干姜（炮）　白术　甘草（炙，锉）各一两　桃仁（去皮尖双仁，炒）半两　乌头（以黑豆二合，水五升，同煮水尽，别用酒三升，兼前五味同煮酒尽，焙）　肉苁蓉（酒浸，切，焙）　陈橘皮（去白，焙）　蓬莪（煨，锉）　青橘皮（去白，焙）　芎藭　枳壳（去瓤，麸炒）　桂（去粗皮）　木香　槟榔（锉）　茴香子（炒）各一两

【用法】上为末，炼蜜为丸，如樱桃大。每服一丸，温酒嚼下；如上气喘，不思饮食，煎草豆蔻汤嚼下；如小肠气，炒茴香汤嚼下。

【功用】顺气开胃。

【主治】气劳，心腹疼痛，饮食减少，四肢羸弱，五脏虚损。

槟榔汤

【来源】《圣济总录》卷五十六。

【组成】槟榔（微煨，锉）五枚　桂（去粗皮）　当归（切，焙）　木香各一两　陈橘皮（汤浸，去白，焙）三分　附子（炮裂，去皮脐）一两

【用法】上锉，如麻豆大。每服三钱匕，水一盏，入生姜一枣大（拍破），同煎至七分，去滓，空心、日晚温服。

【主治】寒气客于心，心中妨痛，脉来沉紧。

槟榔汤

【来源】《圣济总录》卷五十七。

【组成】槟榔十枚（锉碎）　生姜（去皮，薄切，焙干）　陈橘皮（汤浸，去白，焙）　枳壳（去瓤，麸炒）　甘草（炙，锉）各三两　大黄（锉，炒）　木香各二两

【用法】上为粗末。每服三钱匕，水一盏，煎至七分，去滓温服。微利即效。

【主治】心腹卒胀痛。

艾叶煎丸

【来源】《圣济总录》卷九十。

【组成】艾叶（炒）四两　当归（切，焙）　干姜（炮）各一两

【用法】右为末，用米醋三升，入药末一半，熬成煎，后入余药末相和为丸，如梧桐子大。每服三十丸，空心、食前温粥饮送下。

【主治】冷劳，心腹疼痛，或时泄痢；兼治妇人下经冷，带下。

白芷散

【来源】《圣济总录》卷九十。

【组成】白芷（炒）半两　巴戟天（去心）一两　高良姜一钱

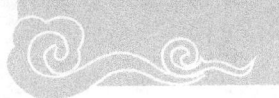

【用法】上为散。每服一钱匕，猪肾一对，去筋膜，入药末煨熟，细嚼，温酒下。

【主治】虚劳，元脏虚冷，心腹疼痛，精神倦怠。

补骨脂丸

【来源】《圣济总录》卷九十。

【组成】补骨脂（炒）楝实（麸炒，去核）各一两 高良姜（微炒）一两半 巴戟天（去心）一两 葫芦巴半两 茴香子（炒）一两

【用法】上为末，酒煮面糊为丸，如梧桐子大。每服二十丸，食前温酒送下；盐汤亦得。

【主治】虚劳，心腹撮痛。

补骨脂散

【来源】《圣济总录》卷九十。

【组成】补骨脂（炒）牛膝（酒浸，切，焙）没药（研）各半两 干姜（炮）阳起石（研）茴香子（炒）白茯苓（去黑皮）山芋各一两

【用法】上为散。每服一钱匕，温酒调下。

【主治】虚劳，心腹疼痛。

茴香子丸

【来源】《圣济总录》卷九十。

【组成】茴香子（炒）胡椒 附子（炮裂，去皮脐）阿魏（面和作饼子，炙熟）青橘皮（汤浸，去白，焙）硫黄（研）菖蒲 牛膝（酒浸，切，焙）五味子各等分

【用法】上为末，面糊为丸，如梧桐子大。每服十五丸，空心温酒送下。

【主治】虚劳，元脏气冷，心腹疠痛。

茱萸猪肚丸

【来源】《圣济总录》卷九十。

【组成】吴茱萸（汤洗，焙，炒）一两半 食茱萸一两 山茱萸一两 附子（炮裂，去皮脐）干姜（炮）硫黄（研）陈橘皮（汤浸，去白，焙）各半两 青橘皮（汤浸，去白，焙）禹余粮（炭火煅赤）各一两

【用法】上为末，以生猪肚一枚，先将药末用醋拌和令匀，入猪肚内缝合，用水一斗，以文武火煮烂，沙盆内一处研令得所，为丸如梧桐子大。每服二十丸，空心、食前盐汤送下；温酒亦得。

【主治】虚劳心腹撮痛，肌体羸瘦。

桂附丸

【来源】《圣济总录》卷九十。

【组成】桂（去粗皮）一两 干姜（炮）半两 茴香子（炒）二两 附子（炮裂，去皮脐）一两 硫黄（研）半两

【用法】上为末，用白面糊为丸，如梧桐子大。每服二十丸，空心盐汤送下。

【主治】虚劳，下元久冷，心腹疼痛，不思饮食。

硇砂附子丸

【来源】《圣济总录》卷九十。

【组成】硇砂（研）一钱 槟榔二枚 木香一分 干蝎（炒）一钱 附子（炮裂，去皮脐）沉香（镑）茴香子（炒）桃仁（去皮尖双仁，慢火炒）自然铜（火煅醋淬七遍）各半两

【用法】上为细末，醋煮面糊为丸，如梧桐子大。每服十五丸，食前生姜热酒送下。

【主治】虚劳冷气，攻击心腹撮痛，腰胯重疼。

楝实丸

【来源】《圣济总录》卷九十。

【组成】楝实（炒）白术各一两 乌药（锉）茴香子（微炒）补骨脂（水淘去浮者，微炒）木香各半两 厚朴（去粗皮，用生姜汁炙）一两

【用法】上为末，酒煮面糊为丸，如梧桐子大。每服二十丸，空心、食前温酒或盐汤送下，一日三次。

【功用】补益元脏，平和脾胃。

【主治】虚劳，心腹撮痛，不思饮食。

趁痛散

【来源】《全生指迷方》卷二。

【组成】蓬莪术（炮） 桂心各一两 槟榔 附子（炮，去皮脐） 细辛（去苗）各半两 芫花（炒，别为末）一钱

【用法】上除芫花外，共为细末。每服三大钱，水一盏，煎至七分，去滓，调芫花末一字，食前温服。

【主治】

1.《全生指迷方》：气搏作痛，肌肉之间如锥刀所刺，胸膈痞闷。

2.《普济方》引《仁存方》：神气不守正位，为七情所忤，气聚痰结，胸腹坚牢痞块，心腹绞痛，时发时止，发则欲死。

不换金丸

【来源】《是斋百一选方》卷十八。

【组成】当归 没药 玄胡索 川芎 藁本 人参 白茯苓 牡丹皮 甘草 白芍药 白术 熟干地黄 白芷 白薇各等分

【用法】上为细末，炼蜜为丸，如弹子大。每服一丸，酒送下。

【主治】妇人诸虚不足，心腹疼痛。

正经汤

【来源】《是斋百一选方》卷十八。

【组成】熟干地黄半两 人参 桂心 半夏（汤洗七次） 白芍药 牡丹皮 阿胶 麦门冬 当归各二钱半 吴茱萸（汤洗七次）二钱

【用法】上为粗末。每服三钱，水一中盏，加生姜五片，煎至七分。

【主治】妇人诸虚不足，心腹痛者。

五香拈痛丸

【来源】《女科百问》卷上。

【组成】木香 官桂 丁香 乳香 藿香叶 沉香各半两 斑蝥七枚 巴豆三粒（去油）

【用法】上为细末，白面糊为丸，如梧桐子大。每服五十丸，生姜汤送下。

【主治】妇人心腹痛，或又有小腹痛者。

沉香散

【来源】《魏氏家藏方》卷二。

【组成】沉香（不见火） 神曲（炒） 舶上茴香 陈皮（去白）各一两 甘草（炙） 白术各半两（炒） 干姜一分（炮，洗） 草果三个（切）

【用法】上为细末。每服二钱，水一盏，加生姜三片，紫苏七叶，同煎至七分，去滓，加盐少许，空心食前服；中酒呕吐，加盐点或酒调下亦得。

【主治】冷气攻注，心腹胀满疼痛，吞酸膈痞，气促壅逆，不纳饮食。

槟茱丸

【来源】《魏氏家藏方》卷五。

【组成】槟榔一个（剜去心，入乳香一粒如豆大，面裹煨，去面） 茱萸（炒） 官桂（去粗皮）各一钱（不见火）

【用法】上为细末，打和为丸，共分二服，煎葱酒三四沸调下。

【主治】心脾痛。

生地黄膏

【来源】《仁斋直指方论》卷六。

【组成】石菖蒲一两半 北前胡 赤茯苓各三分

【用法】上为末，蜜一盏，生地黄汁一盏，共研为膏。每服弹子大，紫苏煎汤，食后调下。

【主治】热气乘心作痛。

如圣丸

【来源】《医方类聚》卷二一八引《医林方》。

【组成】马兜铃半两 山栀子一两 红芍药一两 没药二钱 当归半两 定风草半两 防风半两 乳香二钱 五灵脂半两 玄胡索半两 干漆半两（炒令烟出）

【用法】上为细末，酒曲糊为丸，如梧桐子大。每服三十丸，空心服，如腹痛，乳香汤送下；咳嗽，人参、杏仁汤送下。

【主治】妇人心腹痛，气冲上，不省人事，邪风透入小肠，咳嗽，两胁积血成片。

槟榔散

【来源】《袖珍方》卷二。

【组成】五灵脂　槟榔

【用法】上为末。每服三钱，煎菖蒲汤调下。隔夜先将猪肉、盐酱煮熟，令患人细嚼，休吞了，吐出，却服前药，空心食前服。

【主治】心脾疼。

加减当归散

【来源】《广嗣纪要》卷十一。

【组成】当归　香附（炒黑）　川芎各三两　青皮二两　吴茱萸（泡七次）半两

【用法】上为末。每服一钱，温酒调下，不拘时候。

【主治】妊妇素有冷气，心痛如刀刺，及腹痛者。

和痛汤

【来源】《古今医鉴》卷十二。

【组成】当归　川芎　白芍（酒炒）　熟地各一钱　玄胡索七分　香附五分　青皮（炒）五分　桃仁（去皮）三分　红花三分　泽泻五分

　　　方中泽泻，《东医宝鉴·杂病篇》作"泽兰"。

【用法】上锉一剂。水一钟，加童便、黄酒各半钟，煎至一钟，温服。

【主治】小产心腹痛。

高良姜丸

【来源】《本草纲目》卷十四。

【组成】高良姜四两（切片，分作四分：一两用陈廪米半合炒黄，去米；一两用陈壁土半两炒黄，去土；一两用巴豆三十四个炒黄，去豆；一两用斑蝥三十四个炒黄，去蝥）　吴茱萸一两（酒浸一宿，同姜再炒）

【用法】上为末，以浸茱酒打糊为丸，如梧桐子大。每服五十丸，空心以姜汤送下。

【主治】心脾冷痛。

参附理中丸

【来源】《活人方》卷一。

【组成】白术四两　人参一两　附子五钱　肉桂一两　干姜一两　陈皮一两　甘草五钱

【用法】蜜为丸。每服二三钱，早晨空心、姜汤送下。

【主治】脾胃平素虚寒，而饮食少减，或难于消化者，陡被外袭之寒淫所中，或内因有形之冷积所伤，一时肢体厥冷，心腹窘痛，恶心呕吐，暴泄清溏。

桂丁定痛散

【来源】《医醇剩义》卷四引徐相任方。

【组成】肉桂五分　丁香一钱　澄茄一钱五分　磁石三钱

【用法】上为极细末。分作十二次服。

【主治】夏、秋劳动口渴，多饮冷水，心腹作痛，诸药不效。

【方论】此方温之以桂、丁、澄茄，恋之以磁石，使药力不至一过就了，不论男妇老幼皆可服。

四十一、肠覃

　　肠覃，是指以少腹扪及包块，伴有胀痛，带下异常为主要临床表现的病情。《黄帝内经·灵枢经·水胀》："肠覃者，寒气客于肠外，与卫气相搏，气不得荣，因有所系，癖而内著，恶气乃起，息肉乃生。其始生也，大如鸡卵，稍以益大，至其成，如杯子之状，久则离岁，按之则坚，推之则移，月事以时下，此其候也。"。治宜化瘀行气消癥。

乌喙丸

【来源】《三因极一病证方论》卷十八。

【组成】乌喙（炮，去皮尖）一钱　半夏（汤洗七次）四钱　石膏（煅）　藜芦（炒）　牡蒙　苁蓉（酒浸）各一钱　桂心　干姜（炮）各一钱三字　巴豆六七个（研膏）

【用法】上为末，炼蜜为丸，如绿豆大。每服三五丸，食后酒、饮任下。

【主治】肠覃病。因寒气客于肠外，与胃气相搏，正气不荣，系瘕内着，恶气乃起，始如鸡卵，久久乃成，状如怀胎，按之坚，推即移，月事时下；亦治乳余疾，大小便不利，并食有伏虫，胪胀；痈疽，毒肿；久寒邪气；男子疝痛。

桂枝桃仁汤

【来源】《万氏女科》卷一。

【组成】桂枝　槟榔各一钱五分　白芍　生地　枳壳各一钱　桃仁二十五粒　炙草五分

【用法】加生姜、大枣为引。更宜常服四制香附丸。

【主治】肠覃。因经行之时，寒气自肛门而入客大肠，以致经血凝涩，月信虽行而血却少，其腹渐大，如孕子状。

阿魏麝香散

【来源】《张氏医通》卷十三。

【组成】阿魏五钱（酒煮）　麝香一钱　雄黄三钱　野水红花子四两　神曲（炒）　人参　白术

（生）各一两　肉桂五钱

【用法】上为散。每服三钱，用乌芋（即荸荠）三个，去皮捣烂和药，早、晚各一服，砂仁汤过口。

【主治】肠覃诸积痞块。

蒜肚丸

【来源】《风劳臌膈》。

【组成】猪肚一个　大蒜头十个　砂仁一两

【用法】上二药入肚中，以线缝好，煮至肚烂为度，服之。泄气即愈。

【主治】单腹胀，肠覃。

变质化瘀丸

【来源】《医学衷中参西录》下册。

【组成】旱三七一两（细末）　桃仁一两（炒熟，细末）　硼砂六钱（细末）　粉甘草四钱（细末）　沃剥（即西药碘化钾）十瓦　瓦布圣二十瓦

【用法】上六味调和，炼蜜为丸，二钱重。服时含化，细细咽津。

【主治】胃癌，肠覃。

肠覃汤

【来源】《中医症状鉴别诊断学》。

【组成】柴胡　当归　赤芍　白术　枳实　丹参　昆布　薏苡仁　三棱　莪术　益母草

【主治】痰湿癥瘕（肠覃），腹部肿块，多以下腹部一侧向上增大，呈球形，可移动，无触痛。

四十二、肠痈

肠痈，是指痈疽发于肠部者。《黄帝内经·素问·厥论》："少阳厥逆，机关不利，机关不利者，腰不可以行，项不可以顾，发肠痈不可治，惊者死"。《金匮要略》："肠痈者，少腹肿痞，按之即痛，如淋，小便自调，时时发热，自汗出，复恶寒，其脉迟紧者脓未成，可下之，当有血；脉洪数者，脓已成，不可下也，大黄牡丹皮汤主之"，所创之方，至今为临床习用。《外科正宗》指出："肠痈者，皆湿热瘀血流于小肠而成也。由来有三：男子暴急奔走，以

致肠胃传送不能舒利，败血浊气壅遏而成者一也；妇人产后，体虚多卧，未经起坐，又或坐草艰难，用力太过，育后失逐败瘀，以致败血停积肠胃，结滞而成者二也；饥饱劳伤，担负重物，致伤肠胃，又或醉饱房劳，过伤精力，或生冷并进……气血凝滞而成者三也。"论述甚是详尽。本病多因饮食失节，暴怒忧思，跌扑奔走，使肠胃部运化功能失职，湿热邪毒内壅于肠而发。治宜活血化瘀解毒。若初起小腹疼痛，脉芤数者，可轻下之。若肠痈已溃脓者，则疼痛淋沥不已，治宜托而补之。

四逆散

【来源】《伤寒论》。

【组成】甘草（炙）枳实（破，水渍，炙干）柴胡 芍药各十分

【用法】上为末。每服方寸匕，白饮和服，一日三次。

【功用】

1.《注解伤寒论》：散传阴之热。

2.《伤寒大白》：疏通肝胆血脉，调和胃家中气，清热。

3.《伤寒贯珠集》：辅正逐邪，和解表里。

4.《谦斋医学讲稿》：疏肝理脾，调气去滞。

【主治】少阴病，四逆，其人或咳，或悸，或小便不利，或腹中痛，或泄利下重。

【宜忌】

1.《景岳全书》：阴证厥逆上过于肘，下过于膝，乃不当用。

2.《福建中医药》（1983，4：15）：如属寒厥的四肢不温不宜用，肝阴虚或中气虚寒者亦不宜用。

【加减】悸者，加桂枝五分；腹中痛者，加附子一枚（炮令坼）；泄利下重者，先以水五升，煮薤白三升，煮取三升，去滓，以散三方寸匕，纳汤中，煮取一升半，分温再服。

【验案】慢性阑尾炎 《伤寒论临床研究》：果某某，女性，44岁，家庭妇女，1962年9月19日初诊。自二月前发现右下腹髂窝处作痛，每于过劳或紧张时疼痛发作，曾于某某医院诊为慢性阑尾炎。此次疼痛发作两天，呈交替性胀痛与牵引疼，已

两天未能缓解，但无恶心呕吐。食欲睡眠二便均可，既往无其他病史。舌质正常，苔白，脉沉弦。心肺无异常。下腹回盲部明显压痛，但无抵抗紧张。证属肝气郁结，阳郁于里，不能宣达，拟舒肝和胃为治，用四逆散倍芍药。柴胡12克、枳壳6克、芍药18克、甘草6克。服下首剂之后，于右髂窝处有痛热感，翌日疼痛减轻大半，服药二剂疼痛消失，劳动亦未再发，惟偶而稍有似痛非痛之感，服药三剂后，疼痛消失未发，脉象弦消失转弱，嘱将前方隔日服一剂，服用七剂，以巩固疗效。至10月4日复查，诸自觉症状消失未复发，脉沉而缓和，遂将前方七剂共为细末，早、晚各服10克，为善后处理。

大黄牡丹汤

【来源】《金匮要略》卷中。

【别名】瓜子汤［《备急千金要方》卷二十三（注文）引《肘后备急方》］、大黄汤（《外科集腋》卷四）、大黄牡丹皮汤（《杂病证治新义》）。

【组成】大黄四两 牡丹一两 桃仁五十个 瓜子半升 芒消三合

【用法】以水六升，煮取一升，去滓；纳芒消，再煎沸，顿服之。有脓当下；如无脓，当下血。

《金匮要略今释》：盲肠阑尾之炎，当其发炎而脓未成之际，服本方则炎性渗出物随下，其状亦似脓。方后所云：有脓当下者，盖指此。非谓脓成之证亦可用本方也。脓成与否，与本方与薏苡附子败酱散之界画，不容假借。其证候，在肿痛处之痞硬与濡软，在寒热与无热，在脉之迟紧与数，学者详焉。

【功用】

1.《金匮要略今释》引《方函口诀》：排血利尿。

2.《杂病证治新义》：攻下，荡热消痈，清肠消炎。

【主治】

1.《金匮要略》：肠痈者，少腹肿痞，按之即痛如淋，小便自调，时时发热，自汗出，复恶寒，其脉迟紧，脓未成。

2.《金匮要略今释》引《类聚方广义》：产后恶露不下，小便不利，血水壅遏，少腹满痛，通

身浮肿，大便难者；经水不调，赤白带下，赤白痢疾，小腹凝结，小便赤涩，或有水气者。

3.《金匮要略今释》引《方函口诀》：瘀血冲逆；桃核承气汤证而小便不利：内痔、毒淋、便毒。

【宜忌】

1.《杂病证治新义》：阑尾炎既经化脓，本方所用大黄之刺激肠管增强蠕动，往往有引起化脓灶之溃破穿孔之虞，故不宜用。

2.《医方发挥》：凡重型急性化脓或坏疽性阑尾炎，阑尾炎并发腹膜炎（或有中毒性休克，或腹腔脓液多者），婴儿急性阑尾炎，妊娠阑尾炎合并弥漫性腹膜炎，阑尾寄生虫病等，均不宜用本方。

【方论】

1.《金匮要略论注》：1671徐彬：大黄牡丹皮汤乃下方也。牡丹、桃仁泻其血络，大黄、芒硝下其结热，冬瓜子下气散热，善理阳明，而复正气。然此方虽为下药，实内消药也，故稍有脓则从下去，无脓即下出血之已被毒者，而肿消矣。

2.《千金方衍义》：大黄下瘀血血闭；牡丹治瘀血留舍；芒硝治五脏积热，涤去蓄结，推成致新之功，较大黄尤锐；桃仁治疝瘕邪气，下瘀血血闭之功，亦与大黄不异；甜瓜瓣，《别录》治腹内结聚，戒溃脓血，专于开痰利气，为内痈脉迟紧未成脓之专药。

3.《金匮要略心典》：前之痛在小肠，而此之痛在大肠也。大肠居小肠之下，逼处膀胱，致小腹肿痞，按之即痛如淋，而实非膀胱为害，故仍小便自调也。小肠为心之合，而气通于血脉，大肠为肺之合，而气通于皮毛，故彼脉数身无热，而此时时发热，自汗出复恶寒也。脉迟紧者，邪暴遏而营未变。云可下者，谓可下之令其消散也。脉洪数者，毒已聚而营气腐，云不可下者，谓虽下之而亦不能消之也。大黄牡丹汤，肠痈已成未成，皆得主之，故曰：有脓当下，无脓当下血。

4.《绛雪园古方选注》：夫肺与大肠为表里。大肠痈者，肺气下结于大肠之头，其道远于上，其位近于下，治在下者，因而夺之也。故重用大黄、芒硝开大肠之结，桃仁、丹皮下将败之血。至于清肺润肠，不过瓜子一味而已。服之当

下血，下未化脓之血也。若脓已成，形肉已坏，又当先用排脓散及汤，故原文云：脓已成，不可下也。

5.《医宗金鉴》：大黄、芒硝泄热，桃仁行瘀，丹皮逐血痹，去血分中伏火，瓜子主溃脓血。

6.《成方便读》：夫肠痈之病，皆由湿热瘀聚郁结而成。故用大黄之苦寒行血，芒硝之咸寒软坚，荡涤一切湿热瘀结之毒，推之而下。桃仁入肝破血，瓜子润肺行瘀，丹皮清散血分之郁热，以除不尽之余气耳。

7.《金匮要略直解》程云来：诸疮疡痛，皆属心火，大黄、芒硝用以下实热；血败肉腐则为脓，牡丹、桃仁用以下脓血；瓜子当是甜瓜子，味甘寒，《神农经》不载主治，亦肠中血分药也，故《别录》主溃脓血，为脾胃肠中内痈要药，想亦本诸此方。

8.《金匮要略方义》：方中以大黄为君子，荡涤肠道之热结，攻削凝聚之瘀血；臣以芒硝、桃仁，前者助大黄泻热去结以消肿，后者配大黄破瘀消肿以定痛；佐以丹皮凉血活血，化瘀消痈；冬瓜子化浊排脓，利湿消肿。诸药合用，攻积破瘀，排脓消肿，使肠道之热毒瘀血，从大便而下，则脓毒可化，痈肿可消。故本方对肠痈之脓成与否，凡属实热者，均可用之。因此，目前已成为治疗急性阑尾炎之主要方剂。如能随证化裁，疗效益佳。

9.《金匮发微》曹颖甫：肠痈一证，由于血凝气滞，阴络内阻，营气干涩，不能外润肤表，则肌肤为之甲错。以其大肠壅阻也，用大黄、芒硝以通之；以其身甲错，知其内有干血也，用桃仁、丹皮以攻之；以发热自汗复恶寒，知大肠移热于肺，肺主之皮毛，张于标热而不收也，用泻肺除热之冬瓜仁以清之。此大黄牡丹汤之义也。

10.《医方发挥》：本方证病位在肠，病因为湿热郁积，血气凝聚肠内而成。六腑的生理为泻而不藏，通则不痛，根据其下者，引而竭之，其实者，散而泻之之旨，故治宜泻热破瘀，促其消散为当务之急，故本方由苦寒泻下、利湿、活血化瘀三法组成以治肠痈初起。方用大黄泻肠间瘀热结聚，清热解毒行血，牡丹皮清热凉血祛瘀，两药合用，苦辛通降下行，共泻瘀热，为主药；

芒硝软坚散结，协助大黄荡涤实热而速下，宣通壅滞，挫其热势，桃仁性善破血，协助主药活血破血散瘀滞，并能通下，冬瓜仁清肠中湿热，排脓散结消痈，为治内痈要药，共为辅佐之药。诸药合用，使湿热瘀结之毒迅速荡涤消除，热结通而痈自散，血行畅则肿痛消，诸症自愈。

【实验】对小鼠实验性结肠炎的治疗作用 《中药新药与临床药理》（2007，7：263）：研究表明：大黄牡丹汤对三硝基苯磺酸（TNBS）诱导的结肠炎小鼠的一般状况及DNA评分有改善作用，并能缓解结肠局部的炎症，降低血清中肿瘤坏死因子-α（TNF-α）的水平。提示大黄牡丹汤对TNBS诱导的小鼠结肠炎有一定的防治作用，其机制可能与抑制TNF-α的分泌有关。

【验案】

1.血瘀经闭 《金匮要略今释》引《方伎杂志》：某妇人，经水不来3～4个月，一医以为妊娠，至5个月，产婆亦以为妊，施镇带（即妊娠带）。其人曾产数胎，以经验故，亦信为妊。然至11月，全无产意，于是乞诊于余。余熟诊之，腹状虽似妊，实非妊也。因告以经闭。夫妇闻之大惊，频乞药，乃与大黄牡丹汤，日用4服，服至4～5日，下紫血坏死甚多，20日许而止，腹状如常。翌月月信来，自其月妊娠，翌年夏，举一子，此瘀血取尽之故也。

2.交肠 《生生堂治验》：一妇人，年可三十，后窍闭塞不通，大便却从前阴泄。容貌日赢，神气甚乏。师诊之，其脉数而无力，始按其脐下，有粘屎从前阴出，再按有一块应手。师问曰：月事不行者几年?曰：十余年矣。先与大黄牡丹汤缓缓下之，佐以龙门丸（梅肉、山栀、巴豆、轻粉、滑石）泻下者，月1次，自是前后阴口得其所居。数旬，自谓曰：亲有循痔，方临厕也，疾痛不可忍。师视之，肛旁有如指头者，以药线截而治之，仍服前方1周年许，块亦自消。

3.肠痈 《云南中医杂志》（1983，6：19）：以大黄牡丹汤为主，中西医结合治疗急腹症104例，其中急性阑尾炎20例，包裹性阑尾脓肿20例，粘连性肠梗阻20例，肠道蛔虫堵塞10例，急性胆囊炎15例，结石性胆道感染并中毒性休克5例，急性坏死性胰腺炎4例。结果：痊愈100例，中转手术者仅4例。治愈率达96.15%。

4.痔疾 《山东中医杂志》（1984，3：50）：用大黄牡丹汤治疗血栓性外痔20例。结果：痊愈19例，无效1例。一般服药1～3剂疼痛锐减，痔核明显内缩，3～6剂痔核逐渐吸收。

5.急性阑尾炎 《广西中医药》（1986，3：10）：应用大黄10g（后下），丹皮15g，桃仁10g，冬瓜仁20g，芒硝10g（冲服），瘀滞型加川楝子、赤芍等；湿热型加银花、苡仁；热毒型加黄连、败酱草；毒溃型加黄连、虎杖；湿热痞块型加穿山甲、赤芍，水煎服，治疗急性阑尾炎224例。结果：临床治愈206例，无效18例。

6.急性胆囊炎 《实用中医内科杂志》（1992，3：127）：应用大黄10g，牡丹皮10g，桃仁10g，玄明粉10g（分2次冲），冬瓜子18g，治疗急性胆囊炎88例。结果：临床治愈57例，显效22例，无效9例。

7.慢性前列腺炎 《浙江中医杂志》（1993，8：369）：应用大黄16g，芒硝12g，丹皮、桃仁、冬瓜仁各9g，小便涩痛加扁蓄、瞿麦；会阴及睾丸抽痛加川楝子、元胡；下腹痛加杜仲、川断；前列腺质硬或有结节加穿山甲、莪术；前列腺液有白细胞和红细胞加蒲公英、旱莲草；上药浓煎成100～150ml，作保留灌肠，每日1次，7天为1疗程；治疗慢性前列腺炎60例。结果：痊愈（临床症状消失，肛诊正常，前列腺液连续2次镜检正常）共47例；好转（临床症状减轻，肛诊及前列腺液镜检较治疗前改善）共13例；总有效率为100%。

8.急性白血病伴回盲肠综合征 《中医杂志》（1993，2：76）：应用大黄10g，牡丹皮15g，败酱草30g，红藤15g，桃仁12g，赤芍15g，冬瓜子30g，公英30g，元胡15g，甘草6g，高热不退者加金银花30g，板蓝根30g；腹痛剧者加厚朴12g，丹参15g，白芍20g；腹泻重者加苡米30g，扁豆花15g，水煎服。外用大黄粉、芒硝调醋右下腹外敷；治疗急性白血病伴回盲肠综合征10例。结果：痊愈（体温恢复正常，腹痛消失，腹泻停止）9例，无效1例。

9.盆腔脓肿 《江西中医药》（1994，4：33）：以本方随证加减，治疗盆腔脓肿20例。结果：痊愈10例，显效8例，无效2例，总有效率90%。

10.慢性化脓性鼻窦炎 《北京中医》（1996，5：27）：以本方加味：大黄、丹皮、芒硝、桃仁、冬瓜仁、苍耳子、猪胆，治疗慢性化脓性鼻窦炎38例。结果：治愈25例，好转12例，无效1例，总有效率97.37%；对照组38例用鼻窦炎口服液（重庆桐群阁药厂生产）治疗，治愈15例，好转17例，无效6例，总有效率84.21%。

排脓汤

【来源】《金匮要略》卷中。

【组成】甘草二两　桔梗三两　生姜一两　大枣十枚

【用法】上四味，以水三升，煮取一升，温服五合，日服二次。

【功用】

1.《金匮要略心典》：行气血，和荣卫。

2.《绛雪园古方选注》：开提肺气，调和营卫。

【主治】

1.《金匮要略》：疮痈，肠痈。

2.《张氏医通》：内痈，脓从呕出。

【验案】痈 《金匮要略今释》引《成绩录》：一男子患痈，所谓发背，大如盘。一医疗之，三月而不愈，因转医，加外治，肿痛引股，小便难，大便不通，腹硬满，短气微喘，舌上无苔，脉弦数。先生视其硬满，与以大黄牡丹皮汤，虽秽物下，硬满减，唯发背自若，喘满时加，浊唾粘沫如米粥，因与以排脓汤，兼服伯州散，吐粘痰数升，诸愈。

排脓散

【来源】《金匮要略》卷中。

【组成】枳实十六枚　芍药六分　桔梗二分

【用法】上为散。取鸡子黄一枚，以药散与鸡黄相等，揉和令相得，饮和服之，日一服。

【主治】

1.《金匮要略》：疮痈，肠痈。

2.《方极》：疮家胸腹拘满，若吐粘痰，或便脓血者。

【方论】

1.《金匮要略论注》：鸡子黄、芍药以和阴气，枳实和桔梗以通达周身之气，则脓自行也。人知枳实能下内气，岂知和桔梗则能利周身之气而排脓耶。

2.《金匮要略心典》：枳实苦寒，除热破滞为君，得芍药则通血，得桔梗则利气，而尤赖鸡子黄之甘润，以为排脓化毒之本也。

3.《绛雪园古方选注》：排，斥也；脓，血肉所化也。枳实、赤芍佐以桔梗，直从大肠泄气破血，斥逐其脓。

4.《金匮要略释义》：夫气行则水行，水行则脓尽，故排脓必用桔梗，开利其气以行其水，并佐枳壳为之助；因脓由血化，故兼利血，而用芍药；唯血既腐化而成脓，则去血必多，一面排脓以去其气分之实，而用鸡子黄以补其血分之虚。

5.《金匮要略方论集注》：是方芍药行血分之滞而不伤阴，桔梗利气分之结而不损阳，枳实导水以消肿，鸡子黄调胃以护心安神，允为排脓之良剂也。

6.《金匮要略方义》：本方原书未列主治证，但方名排脓散，当有排脓之功。观其用药，乃枳实芍药散加桔梗所成，枳实芍药散主治产后腹痛，方后又云：并主痈脓，可知本方确能用于各种痈脓之证。方中枳实行气导滞为君，《本草经》谓其有长肌肉之功；臣以芍药养血活血；佐以桔梗理气排脓；更加鸡子黄益脾养血。综合全方，以理气活血为主，兼可养血生肌。盖气行则血活，血行则脓不留；养血则生肌，新肉生则腐肉去；腐去脓消，疮痈自愈。

【验案】便脓血 《金匮要略今释》引《成绩录》：加贺侯臣某，便脓血既五年，来浪华从医治之亦三年，一门生，与桂枝加术附汤及七宝丸，不治，遂请先生诊之。腹满挛急，少腹硬，底有物，重按则痛，乃与排脓散。受剂而去，未几，来谢曰，宿疴尽除矣。

薏苡附子败酱散

【来源】《金匮要略》卷中。

【别名】附子汤（《圣济总录》卷一二九）、薏苡附子散（《证治准绳·疡医》卷二）、薏苡仁附子败酱散（《本草纲目》卷十六）、败酱散（《校注妇人良方》卷二十四）、薏苡败酱汤（《张氏医通》卷

十四）、薏苡败酱散（《中国医学大辞典》）。

【组成】薏苡仁十分　附子二分　败酱五分

【用法】上为末。每取方寸匕，以水二升，煎减半，顿服。小便当下。

【功用】《中医方剂学》：排脓消肿。

【主治】肠痈之为病，其身甲错，腹皮急，按之濡如肿状，腹无积聚，身无热，脉数，此为肠内有痈脓。

【方论】

1.《金匮要略论注》：痈乃血脉间病，肠为阳明，阳明主一身肌肉，故必其身甲错。腹为肠之府，故腹皮急，毒热之气上鼓也。气非有形，故按之濡，然皮之急虽如肿状，而实无积聚也。病不在表，故身无热。热虽无而脉数，痈为血病，脉主血也，故曰此为肠痈。薏苡寒能除热，兼下气胜湿，利肠胃，破肿毒，故以为君。败酱善排脓破血，利结热毒气，故以为臣。附子导热行结，故为反佐。

2.《金匮玉函经二注》：血积于内，然后错甲于外，经所言也。肠痈何故亦然耶？痈成于内，血泣而不流也。惟不流，气亦滞，遂使腹皮如肿，按之仍濡。虽其患在肠胃间，究非腹有积聚也。外无热而见数脉者，其为痈脓在里可知矣。然大肠与肺相表里，府病而或上移于脏，正可虞也。故以保肺而下走者，使不上乘。附子辛散以逐结，败酱苦寒以祛毒而排脓。务令脓化为水，仍从水道而出，将血病解而气亦开，抑何神乎。

3.《金匮要略心典》：薏苡破毒肿，利肠胃为君；败酱一名苦菜，治暴热火疮，排脓破血为臣；附子则假其辛热以行郁滞之气尔。

4.《绛雪园古方选注》：小肠痈，仲景详言腹无积聚，昭然是气结而成，奈诸家以方中附子为据，纷纷注释是小肠寒冷凝结成痈，抑何荒谬若此，余因悬内照之鉴以明之。盖心气抑郁不舒，则气结于小肠之头，阻传导之去路，而为痈肿，即《内经》所谓藏不容邪，则还之于腑也。故仲景重用薏苡开通心气，荣养心境，佐以败酱化脓为水，使以附子一开手太阳小肠之结，一化足太阳膀胱之气，务令所化之毒，仍从水道而出，精微之奥，岂庸浅者所能推测耶？

5.《金匮要略方论本义》：薏苡下气则能泄脓，附子微用，意在直走肠中屈曲之处可达，加

以败酱之咸寒，以清积热。服后以小便下为度者，小便者，气化也，气通则痈脓结者可开，滞者可行，而大便必泄污秽脓血，肠痈可已矣。顿服者，取其快捷之力也。

6.《金匮要略方义》：本方所治之肠痈，乃脓成之后，日久不消，损及阳气之证。治宜清热排脓，固护阳气，两者兼顾。否则，纯用清热则阳气益伤，单独助阳则毒热愈炽。故方中用薏苡仁利湿排脓为君药；配以败酱清热解毒，活血排脓；少佐附子助阳扶正。三药合用，清热排脓而不伤阳气，温阳扶正而不助热毒，共奏清热排脓，助阳扶正之效。

【验案】

1.慢性阑尾炎　《陕西中医》（1990，8：365）：应用本方：薏苡仁60g，附子12g，败酱草30g。开水煎服，将药渣敷右天枢穴附近。腹痛甚，加川楝、元胡、没药各10g；发热恶寒，恶心欲呕，大便秘结，加半夏10g，生大黄6g，银花30g；右下腹压痛、反跳痛，加红藤30g，白芍20g，甘草10g；腹胀纳呆，加桃仁10g，夏枯草15g；孕妇，加桑寄生、黄芩各10g，川断15g；白细胞或分类中性粒细胞增高者，加蒲公英40g，连翘10g。治疗慢性阑尾炎93例，结果：症状、体征消失为痊愈，共78例；症状消失，但右下腹仍有深压痛，或可触及条索状肿块为好转，共11例；中途改行手术者为无效，共4例；总有效率为95.7%。

2.直肠炎　《新中医》（1997，12：38）：以薏苡仁20g，制附子、败酱草、牡丹皮各12g，大黄6g，水煎服，21天为1个疗程，治疗慢性直肠炎45例。结果：痊愈33例，有效9例，无效3例。

【备考】本方方名，《本草纲目》引作"薏苡仁附子败酱散"，《中国医学大辞典》引作"薏苡败酱散"。

木占斯散

【来源】《肘后备急方》卷五。

【别名】内补散（《备急千金要方》卷二十二）、占斯散（《千金翼方》卷二十四）。

【组成】木占斯　厚朴（炙）　甘草（炙）　细辛　栝楼　防风　干姜　人参　桔梗　败酱各一两

【用法】上为散。每服方寸匕，酒送下，昼七夜四，以多为善。在上常吐，在下脓血。

【主治】妇人发乳及肠痈，诸疽痔。

【加减】长服，去败酱。

升麻膏

【来源】《肘后备急方》卷五。

【别名】升麻白蔹膏（《普济方》卷二八六）。

【组成】升麻　白蔹　漏芦　芒消各二两　黄芩　枳实　连翘　蛇衔各三两　栀子二十枚　蒴藋根四两

方中白蔹，《备急千金要方》作"白薇"。

【用法】上切，春令细。纳器中，以水三升，渍半日，以猪脂五升，煎令水竭，去滓敷之，一日五次，若急合，即水煎。

【主治】

1.《肘后备急方》：丹毒肿，热疮。

2.《普济方》：肠痈，肺痈。

【宜忌】《备急千金要方》：内宜服漏芦汤。

【方论】《千金方衍义》：升麻引诸药外达皮肉，和以猪脂，滋其血气而毒自化矣。

大黄汤

【来源】《刘涓子鬼遗方》卷三。

【组成】大黄二两　牡丹三两　芥子半升　消石三合　桃仁五十枚（去皮，炒，切之）

【用法】上锉。以水六升五合，煮取一升，分为两服，脓下；无者，下血大良。

【主治】

1.《刘涓子鬼遗方》：肠痈之为病，诊小腹肿痞坚，按之则痛，或在膀胱左右，其色或赤，或白色，坚大如掌，热，小便欲调，时色色汗出，时复恶寒。其脉迟坚，未成脓者。

2.《嵩崖尊生全书》：肠内生痈，腹痛，小便数似淋，身甲错，腹皮急，按之濡，如肿状，或连脐生疮。肠痈初起，小腹隐痛，小便淋涩，小腹坚硬如掌而热，按之则痛，肉色如故，或焮赤微肿。

【宜忌】脉数脓成，不可服此方。

木占斯散

【来源】《刘涓子鬼遗方》卷四。

【别名】桔梗散（《圣济总录》卷一三一）、内补防风散（《普济方》卷二八五）。

【组成】木占斯　桂心　人参　细辛　败酱　干姜　厚朴　甘草（炙）　防风　桔梗各一两

【用法】上为散。每服方寸匕，酒送下。

【功用】消脓。

【主治】

1.《刘涓子鬼遗方》：痈及疽。

2.《备急千金要方》：痈疽发背、肠痈，诸疮疽痔，妇人乳痈诸疖。

3.《圣济总录》：缓疽。

【加减】疮未坏，去败酱。

肠痈汤

【来源】《医心方》卷十五引《集验方》。

【别名】薏苡仁汤（《圣济总录》卷一二九）、瓜子汤（《全生指迷方》卷四）、三仁汤（《医学入门》卷八）、薏苡瓜瓣汤（《张氏医通》卷十四）。

【组成】薏苡仁一升　牡丹皮三两　桃仁三两　冬瓜仁一升

【用法】凡四物，以水六升，煮取二升，分再服。

【功用】《千金方衍义》：排脓解毒。

【主治】

1.《医心方》引《集验方》：肠痈。

2.《备急千金要方》引崔氏方：腹中绞痛，烦毒不安或胀满不思饮食，小便涩，此病多是肠痈；妇人产后虚热者多成斯病。纵非痈疽，疑是便服。

3.《疡医大全》：胃痈，小便赤涩，腹满不食。

【方论】《千金方衍义》：此为《金匮要略》薏苡附子败酱散之变方，以治脓成脉数不可下之证。虑附子助热，易以牡丹；又因败酱难觅，易以瓜瓣；更加桃仁以助牡丹之力。

肠痈汤

【来源】《备急千金要方》卷二十三。

【别名】牡丹汤（《圣济总录》卷一二九）。

【组成】牡丹 甘草 败酱 生姜 茯苓各二两 薏苡仁 桔梗 麦门冬各三两 丹参 芍药各四两 生地黄五两

【用法】上锉。以水一斗煮取三升，分三服，每日三次。

【主治】

1.《备急千金要方》：肠痈。

2.《千金方衍义》：肠痈，脓成脉数，不可下。

鸡毛散

【来源】方出《备急千金要方》卷二十三，名见《圣济总录》卷一二九。

【组成】雄鸡顶上毛 雄鸡屎

【用法】上药烧作末。空心酒调下。

【主治】肠痈。

拔毒散

【来源】方出《备急千金要方》卷二十三，名见《普济方》卷二八六。

【组成】马蹄灰 鸡子白

【用法】和涂。

【主治】肠痈。其状两耳轮纹理甲错，初患腹中苦痛，或绕脐有疮如粟，皮热，便脓血出，似赤白下。

薏苡败酱汤

【来源】方出《备急千金要方》卷二十三，名见《张氏医通》卷十四。

【别名】薏米败酱汤（《集成良方三百种》卷下）。

【组成】牡丹 甘草 败酱 生姜 茯苓各二两 薏苡仁 桔梗 麦门冬各三两 丹参 芍药各四两 生地黄五两

【用法】上锉。以水一斗，煮取三升，分三次服，一日三次。

【主治】肠痈。

犀角丸

【来源】《外台秘要》卷二十四引《近效方》。

【别名】小犀角丸（《太平惠民和济局方》卷八）。

【组成】犀角十二分 蜀升麻 黄芩各四分 大黄五分 防风四分 巴豆二十二枚（去心皮，熬令黄） 人参四分 当归四分 黄耆四分 干蓝 黄连 甘草（炙） 栀子仁各四分

【用法】上为末，别捣巴豆成膏，入末和匀，炼蜜为丸，如梧桐子大。每服三丸，暖汤送下。得利两三行，吃冷粥止即愈；不利，加至四五丸。初服取快利，后渐减丸数，取鸭溏微泄为度，肿消及和润乃止。利却黄水即觉轻，皮皱色变，一切肿皆内消。

【主治】肠痈、乳痈、发背，一切毒肿。

【宜忌】忌热面、蒜、猪肉、芦笋、鱼、海藻、菘菜、生冷、粘食。

占斯散

【来源】《太平圣惠方》卷六十一。

【组成】占斯一两 甘草一两（炙微赤，锉） 细辛一两 栝楼根一两 厚朴一两（去粗皮，涂生姜汁，炙令香熟） 防风一两（去芦头） 川大黄一两（生用） 人参一两（去芦头） 桔梗一两（去芦头） 败酱一两

【用法】上为细散。每服二钱，食前以温粥饮调下。

【主治】肠痈。

当归煎

【来源】《太平圣惠方》卷六十一。

【组成】当归一两 没药三分 麝香半两（细研） 乳香半两 桂心半两 朱砂半两（细研） 黄耆三分 漏芦半两 自然铜半两 丁香半两 木香三分 芎䓖半两 麒麟竭三分 槟榔半两 云母粉半两 沉香半两 甘草半两 白蔹半两 白芷半两 密陀僧半两 赤芍药三分 野驼脂三分 黄犬脂三分（两） 生地黄半斤（绞取汁）

【用法】上除脂，并为末，银锅内，先用好酒五升，以慢火煎去二升，即下地黄汁，更煎渐浓，

次入野驼脂，不住手以柳木篦搅如膏，即下药末，更搅令匀，以瓷盒盛。每日空心、午时、晚间服一弹丸大，以甘草酒调下。外取涂贴患处，亦良。

【主治】肠内生痈肿，令人心膈间气滞，急痛，肚热，呕逆，小便黄赤涩，腹表发肿，肠中夜间如汤沸声。

牡丹散

【来源】《太平圣惠方》卷六十一。

【组成】牡丹二分　川大黄二两（锉，微炒）　木香　桃仁（汤浸，去皮尖双仁，麸炒微黄）三分　川消一两　赤芍药三分　败酱　甜瓜子各三分

【用法】上为散。每服四钱，水一中盏，煎至六分，去滓，食前服。以利下脓血为度。

本方组成、用法原缺，据《普济方》补。

【主治】肠痈未成脓，腹中痛不可忍。

神效乌膏

【来源】《太平圣惠方》卷六十三。

【组成】清油一升　黄耆一两（锉）　木通一两（锉）　杏仁一两（汤浸，去皮尖双仁，研）　皂荚一挺（不蛀者，去皮子，生锉）　乱发如鸡子大

【用法】上药先以油浸一宿，明旦以文火煎，待药滓微烧黑，绵滤去滓，都入铛更煎，入蜡月炼成猪脂五两、黄丹七两（炒令紫色），入前油中煎，以柳木篦不住手搅，待黄丹消尽，油面清，次下炼成松脂一两、舶上柴陵末一两，入毕，不停手搅，时时滴少许漆器上试，看凝不粘手，去火，下麝香一分（细研），搅令匀，倾入瓷盒中收之。一切疮肿，故帛上贴之；未作头者，贴之当消；如已成头，当自穴矣；疮肿痛及金疮折伤，火炙乘热贴之，即定；肠痈，作丸如梧桐子大，每服十丸，空腹以温酒送下。

【主治】一切疮肿，金疮折伤，肠痈。

木通散

【来源】《普济方》卷二八六引《太平圣惠方》。

【组成】木通（锉）　薏苡仁各一两　生干地黄二两　甘草（炙微赤，锉）　桔梗（去芦头）各一两　丹参二两　麦门冬一两（去心）　赤芍药一两半　赤茯苓一两　败酱二两　牡丹一两　黄耆一两（锉）

【用法】上为粗散。每服四钱，水一中盏，加生姜半分，煎至六分，去滓，不拘时候温服。以小便利为度。

【主治】肠痈，小便不利似淋，腹中苦痛，寒热汗出，时时利脓。

赤茯苓散

【来源】《普济方》卷二八五引《太平圣惠方》。

【组成】赤茯苓一两　甜瓜子二两　川大黄二两（锉碎，微炒）　川芒消半两　桃仁一两（浸，去皮尖双仁，麸炒微黄）　牡丹一两半

【用法】上为粗散。每服四钱，水一中盏，煎至六分，去滓温服，一日三四次。

【主治】肠痈，小腹牢强，按之痛，小便不利，时有汗出，恶寒脉迟，未成脓。

甜瓜子散

【来源】《医方类聚》卷一七二引《太平圣惠方》。

【组成】甜瓜子二两　桃仁一两（汤浸，去皮尖双仁，麸炒微黄）　牡丹一两　川大黄一两半（锉碎，微炒）　川朴消一两　薏苡仁一两　败酱一两　当归半两　槟榔三分

【用法】上为粗散。每服四钱，以水一中盏，煎至六分，去滓温服，不拘时候。

【主治】肠痈。肿痛妨闷，气欲绝。

云母膏

【来源】《苏沈良方》卷九引《博济方》。

【组成】云母（光明者，薄揭先煮）　消石（研）　甘草各四两　槐枝　柏叶（近道者不堪）　柳枝　桑白皮各二两　陈橘皮一两　桔梗　防风　桂心　苍术　菖蒲　黄芩　高良姜　柴胡　厚朴　人参　芍药　胡椒子　龙胆草　白芷　白及　白蔹　黄耆　芎藭　茯苓　夜合花　附子（炮）各半两（次煎）　盐花　松

脂　当归　木香　麒麟竭　没药　麝香　乳香各半两（为末）　黄丹十四两（罗）　水银二两　大麻油六斤

【用法】上先炼油令香，下云母良久，投附子以上药，候药焦黄，住火令冷，以绵滤去滓，始下末，皆须缓火，常以柳木篦搅，勿停手，滤毕，再入铛中，进火，下盐花至黄丹，急搅，须臾色变，稍益火煎之，膏色凝黑，少取滴水上，凝积不粘手，即下火，先炙一瓷器令热，倾药在内，候如人体温，以绢袋子盛水银，手弹在膏上如针头大，以蜡纸封合，勿令风干，可三二十年不损。发背，先以败蒲二斤，水三升，煮三五沸，如人体温，将洗疮帛拭干，贴药，又以药一两，分三服，用温酒下，未成脓者即愈，更不作疮瘰疬；骨疽毒穿至骨者，用药一两，分三服，温酒下，甚者即下恶物，兼外贴；肠痈，以药半两，分五服，甘草汤下，未成脓者当时消，已有脓者随药下脓，脓出后，每日酒送下五丸，如梧桐子大，脓止即住服；风眼，贴两太阳；肾痈并伤折痛不可忍者，酒下半两，老少更以意加减，五日一服取尽，外贴包裹，当时止痛；箭头在肉者，外贴，每日食少烂绿豆，箭头自出；虎豹所伤，先以甘草汤洗，后贴，每日一换，不过三贴；蛇狗伤，生油送下十丸，如梧桐子大，仍外贴；难产三日不生者，温酒下一分，便下；血晕欲死，以姜汁和小便半升，温酒送下十丸，如梧桐子大，死者复生；胎死在腹，以榆白汤下半两，便生；小肠气，茴香汤下一分，每日一服，血气，当归酒下一分，每日一服；中毒，温酒洗汗袜汁，每日一服，吐泻出恶物为度；一切痈疽疮疖虫虺所伤，并外贴。

【主治】发背，瘰疬，骨疽，肠痈，风眼，肾痈，伤折痛不可忍，难产，血晕欲死，死胎，小肠气，中毒，一切痈疽疮疖，虫虺伤。

【宜忌】忌羊肉。

神效托里散

【来源】《太平惠民和济局方》卷八（宝庆新增方）。
【别名】神效散（《类编朱氏集验方》卷十二）、托里散（《医学正传》卷六引《疮疡集》）、神功托里散（《外科发挥》卷二）、金银花散（《外科发挥》卷五）、四妙汤（《医宗说约》卷六）、四金刚

（《串雅内编》卷二）。
【组成】忍冬草（去梗）　黄耆（去芦）各五两　当归一两二钱　甘草（炙）八两
【用法】上为细末。每服二钱，酒一盏半，煎至一盏，若病在上食后服，病在下食前服。少倾再进第二服，留滓外敷，未成脓者内消，已成脓者即溃。
【主治】痈疽发背，肠痈，奶痈，无名肿毒，焮作疼痛，憎寒壮热，类若伤寒，不问老幼虚人，并皆治之。

排脓托里散

【来源】《太平惠民和济局方》卷八（续添诸局经验秘方）。
【组成】地蜈蚣　赤芍药　当归　甘草各等分
【用法】上为细末。每服二钱，温酒调下，不拘时候。
【功用】排脓托里。
【主治】一切疮疖痈毒、肠痈、背疽，或赤肿而未破，或已破而脓血不散，浑身发热，疼痛不堪忍；妇人奶痈，一切毒肿。

瓜子仁汁

【来源】《圣济总录》卷一二九。
【组成】瓜子仁三合（与水六合同研，绞取汁）　当归（切，焙）一两（捣末）　蛇蜕一条（烧灰，研）
【用法】上将当归、蛇蜕研末和匀，分作二服，空心、日午用瓜子汁调下。下脓血即愈。
【主治】肠痈。壮热恶寒，微汗气急，少腹痛，小便涩，或大便如刀锥刺痛，或腹中已成脓。

梅仁汤

【来源】《圣济总录》卷一二九。
【组成】梅核仁四十九个（去皮尖）　大黄三两　牡丹皮一两三分　冬瓜仁四两　犀角（镑）一两半　芒消二两半
【用法】上锉，如麻豆大。每服五钱匕，水二盏，煎至一盏，去滓温服。以下脓血三两行为度。

【主治】肠痈，里急隐痛，大便秘涩。

犀角丸

【来源】《圣济总录》卷一二九。

【组成】犀角屑一两半　巴豆十粒（去皮心，炒研，去油）　大黄三分（蒸三度，锉）　蜀椒（去目并闭口者，炒出汗）　黄芩（去黑心）　防风（去叉）　人参　当归（切，焙）　黄耆（细锉）　藜芦（去芦头）　山栀子（去皮）　黄连（去须）　甘草（炙，锉）　升麻各半两

【用法】上为末，炼蜜为丸，如梧桐子大。每服三丸，加至四五丸，空心米饮送下。利下黄水为度。

【主治】
　　1.《圣济总录》：肠痈。
　　2.《普济方》：一切痈疽，发背，肿毒。

保安散

【来源】《观聚方要补》卷六引《经验良方》。

【组成】甜瓜子一合　蛇蜕皮一尺　当归一两（锉，微炒）

【用法】以水一大盏，煎至七分，去滓，分作二服，食前、食后温服。以利下恶物为效。

【主治】肠痈。

蜀葵汤

【来源】《经验良方》。

【组成】蜀葵八钱　大黄一钱

【用法】水煎服。

【主治】肠痈。

木通散

【来源】《仁斋直指方论》卷二十三。

【组成】木通　薏苡仁　葶苈（炒）　甘草（炙）　川升麻　北梗　桃仁（浸去皮，炒）　赤茯苓　牡丹皮各一两　生干地黄　甜瓜子　败酱　赤芍药各一两半　大黄半两　朴消一分

【用法】上锉为散。每服三钱，井水一盏半，加生姜五片，煎服。

【主治】肠痈热证，腹痛而强，发热恶寒，小便似淋，脓未成者。

四圣散

【来源】《仁斋直指方论》卷二十三。

【别名】神效瓜蒌散（《普济方》卷二八六）、四圣汤（《赤水玄珠全集》卷二十五）、神效四圣散（《医钞类编》卷二十一）。

【组成】生黄瓜蒌一枚（去皮。干瓜蒌则用两枚）　粉草末四钱　没药末三钱　乳香末一钱

【用法】好红酒二大碗，慢火煎至一碗，分作两服，两日服尽，大便顺导恶物妙。

【主治】肠痈，痈疽，便毒。

牡丹散

【来源】《仁斋直指方论》卷二十三。

【别名】牡丹汤（《校注妇人良方》卷二十四）、牡丹皮散（《外科发挥》卷四）。

【组成】人参　牡丹皮　白茯苓　天麻　黄耆　木香　当归　川芎　辣桂各三分　白芷　薏苡仁　甘草（炙）各二分　桃仁（浸去皮，炒）三分

【用法】上为末。每服三钱，井水煎，食前服。

【主治】肠痈冷证，腹濡而痛，时时利脓。

烧枣散

【来源】《仁斋直指方论》卷二十三。

【组成】干枣（连核烧存性）　川百药煎（研细）各等分

【用法】上为末。每服一钱，米饮调下。

【主治】肠痈。

抵当丸

【来源】《云岐子注脉诀》。

【组成】大黄　水蛭（炒制）各半两　虻虫三钱

【用法】上为细末，炼蜜为丸，如梧桐子大。每服二十丸，食后温水送下。以下利为度；未利，加数服之。

【主治】肠痈，关内芤脉，或吐血。

瑞效丸

【来源】《玉机微义》卷十五引郭氏方。
【组成】当归　京三棱　槟榔　木鳖子　川山甲（炒）各一两　牡蛎（为末，炒山甲都用）　连翘　枳壳（炒）各一两半　硇砂（焙）　琥珀各一两　巴豆二十一粒（去油）　麝香少许
【用法】上为末，酒糊为丸，如梧桐子大。每服十丸至二三十丸，温酒送下，临卧再服。如利动脏腑，减丸数；大小便有脓血出者，却用别药调治之。
【主治】肠痈、胃痈，内积，兼男子妇人积聚证。

牛黄散

【来源】《外科集验方》。
【组成】牛黄一钱　血竭半钱　大黄　牙消　牵牛　牛蒡子　破故纸
　　方中大黄、牙消、牵牛、牛蒡子、破故纸用量原缺。
【用法】上为细末，用温酒调服。以利下脓血为度。
【主治】肠痈成脓者。

牡丹汤

【来源】《普济方》卷二八五。
【别名】牡丹皮汤（《痈疽验方》）、大黄汤（《校注妇人良方》卷二十四）。
【组成】大黄（蒸）　桃仁（去皮尖）各十两　牡丹皮一钱一字　栝楼子三分　芒消二钱
【用法】上为散。以水三盏，煎八分，去滓，入芒消再煎沸，顿服，不拘时候。
【主治】
　　1.《普济方》：肠痈，小腹肿痞，按之即痛如淋，小便自调，时时发热，自汗出，恶寒，其脉迟紧者，脓未成，可下之，当有血；洪数者，脓已成，不可下。
　　2.《校注妇人良方》：肠痈，小腹坚肿，按之则痛，肉色如故，或焮赤微肿，小便频数，汗出

憎寒，脉迟紧，未成脓者。

黑虎膏

【来源】《普济方》卷三一五。
【组成】槐条　柳条各七十茎（每长七寸半）　巴豆八十枚（去皮）　当归二钱　木鳖子仁五枚　白芷三钱　自然铜少许（为末）　小油一斤一两　黄丹八两
【用法】先将小油锅内煎沸，下前药煎黄色，滤去滓，入丹熬成膏。治肠痈、乳痈、骨疽者，每服十五丸，如梧桐子大，甘草汤或漏芦汤送下，外贴患处；眼目赤疼痛肿者，以茶清或山栀子煎汤送下，仍贴两太阳穴；妇人胎衣不下，瘀血冲心，童便送下；月候不通，红花汤送下。
【主治】肠痈，乳痈，骨疽，眼目赤疼痛肿；妇人胎衣不下，瘀血冲心，月候不通。

茯苓汤

【来源】《痈疽验方》。
【组成】赤茯苓　桃仁（去皮尖）各一钱　甜瓜子（研）　芒消　大黄（炒）各二钱　牡丹皮二钱半
【用法】作一剂。水二钟，煎一钟，食前服。
【主治】肠痈。

排脓散

【来源】《外科发挥》卷四。
【别名】八味排脓散（《景岳全书》卷六十四）、八味排脓汤（《会约医镜》卷十九）。
【组成】黄耆（炒）　当归（酒拌）　金银花　白芷　川山甲（蛤粉拌炒）　防风　连翘　瓜蒌各二钱
　　《证治准绳·疡医》有甘草。
【用法】用水二钟，煎八分，食前服。或为末。每服三钱，食后蜜汤调下亦可。
【主治】肠痈。少腹痛，脉滑数，或里急后重，或时时下脓。

薏苡仁汤

【来源】《外科发挥》卷四。

【别名】瓜子仁汤（《外科发挥》卷四）、瓜蒌仁汤（《古今医统大全》卷八）、瓜蒌子汤（《外科正宗》卷三）、薏苡汤（《医宗金鉴》卷六十七）。

【组成】薏苡仁　瓜蒌仁各三钱　牡丹皮　桃仁（去皮尖）各二钱

【用法】作一剂，水二钟，煎八分，空心服。

【主治】肠痈。腹中绞痛，或胀满不食，小便涩；妇人产后恶露不尽，或经后瘀血作痛，或肠胃停滞，瘀血作痛，或作痈患。

桃仁汤

【来源】《保婴撮要》卷十四。

【组成】桃仁　大黄（炒）　牡丹皮　芒消　犀角（镑）　冬瓜仁（研）各二钱

【用法】水煎，入犀角末服。

【主治】肠痈，腹中痛，烦躁不安，壅痛，大便秘涩，亦有绕脐生疮者，但用此药无妨。

脏连丸

【来源】《古今医统大全》卷四十二。

【组成】大鹰爪黄连半斤　槐花米二两　枳壳一两　防风　粉草　槐角　香附子　猪牙皂角　木香各五钱

【用法】上为细末，用猪大脏约二尺长水洗净，陈熟仓米三合同香附一处为末装入，缚定口，量用水二大碗，砂锅炭火煮干，即添水，慢慢煮烂猪脏如泥，取起和药捣如糊，再入黄连等末为丸，如梧桐子大。每服八十丸，空心米饮送下。

【功用】

1.《饲鹤亭集方》：散火毒，驱湿热，止血消肿，生肌定痛。

2.《全国中药成药处方集》（禹县方）：定痛消毒，退管生肌。

【主治】

1.《古今医统大全》：远年近日肠风、脏毒下血。

2.《饲鹤亭集方》：诸痔肿痛，肠风下血，脱肛痛痒，肠痈、脏毒成漏。

【宜忌】

1.《古今医统大全》：忌面、蒜、生冷、煎炙之物。

2.《饲鹤亭集方》：忌房欲、恼怒、酸辣动火之物。

3.《全国中药成药处方集》（禹县方）：寒症忌用。

四物玄胡汤

【来源】《古今医统大全》卷八十一。

【组成】当归一钱　川芎　芍药　生地黄各一分　玄胡索一钱　桃仁　红花　牛膝各七分

【用法】上㕮咀，作一服。水煎，空心服。

【主治】瘀血肠痈。

【加减】大便秘结者，加大黄。

梅豆汤

【来源】《医学入门》卷八。

【组成】乌梅一个　黑豆一百粒　薏苡仁二合

【用法】水煎，入阿胶、生蒲黄各一钱，再煎服。

【主治】肠痈冷热症，及肺痈咳唾脓血不止。

千金内消散

【来源】《古今医鉴》卷十五。

【别名】加减真人活命饮（《寿世保元》卷九）。

【组成】大黄三钱　赤芍药　白芷　木鳖子（去壳）　乳香　没药　皂角刺　白僵蚕　瓜蒌仁　天花粉各一钱　归尾（酒洗）一钱半　穿山甲三大片（蛤粉炒黄色，杵碎）　金银花三钱　甘草五分

【用法】上锉一剂。水、酒蒸，空心服。

【主治】肠痈，便毒。

消痈苍耳汤

【来源】《赤水玄珠全集》卷二十五。

【组成】苍耳子二钱　甘草五分　杏仁　薄荷　瓜蒌各一钱

【用法】水酒各一钟，煎服。其滓包敷脐上，二服见效。

【主治】肠痈。小腹作痛，恶寒，肚皮紧急，一脚不能举步。

【加减】有脓者，加木香、当归各五分。

内痈奇方

【来源】《外科启玄》卷十一。

【组成】大鲫鱼一斤一个（去肠鳞，净） 枯矾少许

【用法】以枯矾入鱼腹，填腹一时辰，洗去矾，用猪油煎熟。食之令净。

【主治】肠痈，痢疾。

犀角大黄汤

【来源】《外科启玄》卷十二。

【组成】犀角（镑末一钱，煎好。后入） 大黄（酒炒）一钱二分 牡丹皮 梅仁（去皮尖） 冬瓜仁各二钱 薏苡仁 芒消 金银花各三钱

【用法】上锉。水二钟煎，空心服。

【主治】肠痈。腹内隐隐绞痛，大小便秘涩。

太乙膏

【来源】《杏苑生春》卷七。

【组成】赤芍药 生地黄 香白芷 玄参 官桂 大黄 当归各三钱 木鳖子 白及各二钱五分 绯丹八两（汤泡，另研细，临入炒紫乘热下） 白蔹二钱半

【用法】上药用芝麻油一斤浸，春五、夏三、秋冬十日。慢火熬香熟，候白芷色黑为度。滤去滓，入锅煎沸，方入绯丹，以柳条不住手搅匀，滴水中不散，取起试软硬得所，方歇火。次下乳香、没药各五钱，麝香一钱，搅温，倾在瓷器收贮用。

【主治】肠痈下脓血，寒热腹疼。

七肾散

【来源】《外科正宗》卷三。

【组成】茯苓 山药 牡丹皮 山茱萸 熟地黄 人参各一钱 黄耆二钱

【用法】水二茶钟，加煨姜三片，大枣二枚，煎八分，食前服。

【主治】肠痈溃后疼痛，淋沥不已，或精神减少，饮食无味，面色萎黄，四肢无力，自汗盗汗，睡卧不宁。

薏苡仁汤

【来源】《外科正宗》卷三。

【别名】苡仁汤（《嵩崖尊生全书》卷七）。

【组成】薏苡仁 瓜蒌仁各三钱 牡丹皮 桃仁（去皮尖）各二钱 白芍一钱

【用法】水二钟，煎八分，空心服。

【主治】肠痈。腹中疼痛或胀满不食，小便涩滞，妇人产后多有此病，纵非痈，服之尤效。

活血散瘀汤

【来源】《外科正宗》卷八。

【组成】川芎 归尾 赤芍 苏木 牡丹皮 枳壳 瓜蒌仁（去壳） 桃仁（去皮尖）各一钱 槟榔六分 大黄（酒炒）二钱

【用法】水二茶钟，煎八分，空心服，滓再煎服。

【功用】活血散瘀，破气消积，润肠通便。

【主治】

1.《外科正宗》：肠痈；产后恶露不尽，或经后瘀血作痛；或暴急奔走，或男子杖后，瘀血流注肠胃作痛，渐成内疽，腹痛，大便燥者。

2.《医宗金鉴》：委中毒，木硬肿痛微红，屈曲艰难。

加味蜡矾丸

【来源】《外科百效》卷三引如虚方。

【组成】黄蜡一两 白矾一两三钱（枯过） 辰砂 雄黄 陀僧各一钱

【用法】上药各为末，先将黄蜡入铜铫内熔化，再入蜂蜜五钱同熔，随入四味末药搅匀，待冷为丸，如梧桐子大。每服二十丸，或酒或白汤送下。病在上饭后服，病在下空心服。

【主治】肠痈、痔漏、瘰疬等症，日夜疼痛，脓水不干。

化毒饮

【来源】《丹台玉案》卷六。

【组成】木通四钱　黄连　青皮　乳香　没药　大黄（九蒸九晒）各三钱

【用法】加生姜三片，水二碗，煎服。

【主治】肠痈、腹痛，初起小腹肿痛，急胀。

牡丹皮汤

【来源】《丹台玉案》卷六。

【组成】人参　丹皮　白芍　赤茯苓　黄耆　桃仁（去皮尖）　薏苡仁　白芷　当归　川芎各一钱　广木香　甘草　官桂各五分

　　《诚书》有天麻，无白芍。

【用法】水煎，食前服。

【主治】肠痈，腹濡而痛，以手按之则止，或时时下脓。

神通散

【来源】《丹台玉案》卷六。

【组成】出过蚕蛾（烧灰）　大黄各六钱　穿山甲（炒）　牙皂各五钱

【用法】上为末。每服一钱，酒调下。服之脓血皆从大便中出。

【主治】肠痈，不拘已成未成者。

排脓汤

【来源】《丹台玉案》卷六。

【组成】黄耆　穿山甲　白芷　当归各一钱二分　金银花　防风　川芎　瓜蒌仁各一钱

【用法】水煎，食前温服。

【主治】肠痈。小腹胀痛，里急后重，时时下脓。

参耆地黄汤

【来源】《证治宝鉴》卷七。

【别名】三民地黄汤（《嵩崖尊生全书》卷七）。

【组成】人参　黄耆　茯苓　熟地　山药　丹皮　山萸　生姜　大枣

【主治】肠痈。气血大亏，溃后疼痛反增，淋漓不已。

通肠饮

【来源】《证治宝鉴》卷七。

【组成】忍冬藤　归尾　白芷　皂角刺　乳香　没药　甘草　苡仁　花粉

【功用】解毒。

【主治】肠痈，脓未成者。

桃仁大黄汤

【来源】《诚书》卷十五。

【组成】大黄　朴硝各五分　丹皮　瓜蒌仁　桃仁（去皮尖）各一钱

【用法】水煎服。

【主治】肠痈未成脓，肿痛溲闭，坚硬。

天丁散

【来源】《外科大成》卷四

【组成】皂角刺一两

【用法】酒、水煎。服则脓下。

【主治】肠痈，内痈，已有脓者。

丹皮汤

【来源】《外科大成》卷四。

【组成】丹皮一钱　瓜蒌仁一钱　桃仁泥二钱　朴消二钱　大黄五钱

【用法】水二钟，煎一钟，去滓，入消再煎数滚，不拘时候服。

【主治】

　　1.《外科大成》：胃痈，肠痈，腹肿痞坚，按之即痛，脉迟而紧者，脓未成也。

　　2.《医宗金鉴》：肠痈，腹濡而痛，少腹急胀，时时下脓，毒未解者。

【方论】《血证论》：内痈，乃热毒结血而成，毒去其血热亦随去，瓜蒌以解气结，桃仁、丹皮以破血结，消、黄兼下气血之结，结除而痈自去矣。

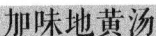

加味地黄汤

【来源】《外科大成》卷四。

【组成】熟地　山药　山茱萸　白茯苓　丹皮　人参各等分　黄耆倍之

【用法】加煨姜三片，大胶枣二个，水二钟，煎一钟，空心服。

【主治】肠痈溃后，淋漓不已，或精神减少，饮食无味，自汗盗汗。

赤豆薏苡仁汤

【来源】《外科大成》卷四。

【别名】赤豆苡仁汤（《疡医大全》卷二十一）、赤豆薏苡汤（《血证论》卷八）。

【组成】赤小豆　薏苡仁（炒）　防己　甘草各等分

【用法】水二钟，煎八分，食远服。

【功用】排脓。

【主治】

1.《外科大成》：胃痈，脉洪数者，脓已成也。

2.《疡科捷径》：大小肠痈，湿热气滞瘀凝所致者。

【方论】《血证论》：脓者，血化为水也，故排脓之法，不外乎破血利水。赤豆芽入血分，以疏利之，助其腐化，苡仁、防己即从水分排逐其脓，甘草调和诸药，使得各奏其效。

救肠败毒至圣丹

【来源】《石室秘录》卷四。

【别名】败毒至圣散（《惠直堂方》卷三）。

【组成】金银花九钱（煎水二碗）　当归半两　地榆七钱　薏仁五钱

【用法】上用水十五碗，煎二碗，分作二服。上午一服，临睡一服。

【主治】肠痈。

开胃救亡汤

【来源】《辨证录》卷十三。

【组成】人参一两　金银花二两　山药一两　生甘草三钱　薏仁一两　玄参一两　白术一两

【用法】水煎，调山羊血末一钱服。

【主治】大肠痈。

【方论】此方全去救胃，而败脓祛毒已在其中。妙在金银花虽治毒而仍滋阴之药，为疮家夺命之物。又得参、术以补助其力，即散毒尤神。山羊血止血消渴，且善通气，引诸药入痈中解散之，乃向导之智者也。合而治之，则调合有人，抚绥有人，攻剿有人，安得不奏功如神乎！

内化丹

【来源】《辨证录》卷十三。

【组成】金银花四两　当归二两　车前子五钱　生甘草三钱　茯苓一两　薏仁一两

【用法】水煎服。

【主治】小肠生痈，痛在左腹，其足不屈，按之痛不可忍，为痈生于肠外。

泻毒至圣汤

【来源】《辨证录》卷十三。

【别名】泄毒至神丹（《洞天奥旨》卷六）、泄毒至神汤（《青囊秘诀》卷下）。

【组成】金银花三两　茯苓一两　薏仁一两　生甘草三钱　车前子三钱　刘寄奴三钱　泽泻三钱　肉桂一分

【用法】水煎服。

【主治】小肠痈。

清肠饮

【来源】《辨证录》卷十三。

【组成】金银花三两　当归二两　地榆一两　麦冬一两　元参一两　生甘草三钱　薏仁五钱　黄芩二钱

【用法】水煎服。

【功用】壮水泻火，活血解毒。

【主治】肠痈　《中医杂志》（1959，4：20）：以本方治疗急性阑尾炎42例，除3例未按医嘱服药耽误治疗转外科手术外，其余39例全部治愈。疗程最短2天，最长5天，平均3.1天。《浙江中医杂志》（1987，4：161）：以本方治疗肠痈100例，男69

例，女 31 例；年龄最大 70 岁，最小 6 岁，平均 27 岁；患病 48 小时内服用本方者 65 例，48～72 小时内服用者 26 例，96 小时以上服用者 9 例。一般情况下可加蒲公英、紫地丁；小便不利加茯苓、连翘；大便干燥加桃仁、火麻仁、大黄；身热甚者加丹皮。结果：痊愈者 92 例，好转者 5 例，无效者 3 例。服药最多者 15 剂，最少者 2 剂，平均服药 7 剂；治疗时间最多 11 天，最少 2 天，平均治疗 5 天。

三真汤

【来源】《洞天奥旨》卷六。

【组成】地榆一斤　生甘草二两　金银花一两

【用法】水十碗，先煎地榆至三碗，再入后二味同煎至一碗，服一剂。服完则消。

【主治】大小肠痈。

王公汤

【来源】《洞天奥旨》卷十五。

【组成】王不留行一两　生甘草五钱　蒲公英一两　车前子三钱

【用法】水煎服。

【主治】小肠痈。

两间汤

【来源】《洞天奥旨》卷十五。

【组成】薏仁二两　生甘草一两　当归二两　锦地罗一两　紫花地丁五钱　槐米三钱　天花粉三钱

【用法】水煎服。一剂足可伸，二剂全愈。

【主治】大肠痈。

犀归汤

【来源】《洞天奥旨》卷十五。

【组成】犀角（镑末）一钱（煎好后入）　大黄（酒炒）一钱二分　牡丹皮二钱　梅仁（去皮尖）二钱　冬瓜仁二钱　薏苡仁五钱　芒消七分　当归五钱　金银花一两

【用法】上锉，作一剂。水煎，空心服。

【主治】肠痈腹濡，内隐隐绞痛，大小便秘涩。

加味十全大补汤

【来源】《胎产秘书》卷下。

【组成】生黄耆五钱　人参一钱　白术三钱　炙甘草一钱　归身三钱　川芎一钱五分　白芍一钱（炒）　熟地六钱　茯苓二钱　远志二钱　白芷一钱　肉桂一钱　净银花二钱　防风一钱

【用法】加葱白三个，水煎，入绍酒一杯服。

【主治】产后血衰血阻，营卫不调，经络不行，瘀而为毒，发为内外肠痈。

【加减】肠痈，去白芷、防风，加荆芥、毛慈姑各二钱；如毒已成，将成脓，加皂刺一钱，芦荟一钱，瓜蒌壳一个。

千金牡丹皮散

【来源】《医学心悟》卷四。

【组成】牡丹皮三钱　苡仁五钱　桃仁十粒　瓜蒌仁（去壳，去油，净）二钱

　　《备急千金要方》治肠痈用薏苡仁、牡丹皮、桃仁、瓜瓣仁。《医学心悟》此方，即以上方中之瓜瓣仁改为瓜蒌仁。

【用法】水煎服。

【主治】腹内痈。

五神膏

【来源】《惠直堂方》卷四。

【组成】血余　蛇蜕　蜂房各四两　玄参　杏仁各二两

【用法】上药用麻油二斤浸一日，熬枯去渣，入黄丹一斤，收成膏。贴患处。如遇肠痈、肺痈，即以此膏为丸，如梧桐子大，每服三五钱，米汤送下。能使毒从大便出。

【主治】一切无名肿毒，痈疽，肠痈，肺痈。

犀黄丸

【来源】《外科全生集》卷四。

【别名】西黄丸（《治疗汇要》卷下）、西黄醒消丸

（《中国医学大辞典》）。

【组成】犀黄三分 麝香一钱半 乳香 没药（各去油，研极细末）各一两 黄米饭一两

【用法】上捣烂为丸，忌火烘，晒干。每服三钱，陈酒送下，患生上部临卧服，下部空心服。

【主治】乳岩，横痃，瘰疬，痰核，流注，肺痈，小肠痈。

【宜忌】本丸久服必损胃气，有虚火者勿宜；肺痈万不可用。

内痈煎

【来源】《经验广集》卷四。

【组成】白芷 大黄 绿豆各二钱 归尾一钱半 乳香 没药各一钱 番木鳖二个（去壳）

【用法】上为末。每服二钱，酒调下。

【主治】肚痈，大、小肠痈，冬瓜痈。

肠痈饮

【来源】《仙拈集》卷四。

【组成】大黄（炒） 朴消各一钱 丹皮 白芥子 桃仁各二钱

【用法】水煎，空心服。

【主治】小肠坚硬如掌而热，按之引痛，肉色如故，或焮赤微肿，小便频数，汗出憎寒，脉紧实而有力。

肠痈散

【来源】《仙拈集》卷四。

【组成】明矾四两 肥皂十五个（煅存性） 雄黄一两 大黄（酒蒸）二两

【用法】上为末。每服三钱，空心煎金银花汤送下。有脓从大便出，无脓暗消。

【主治】肠痈。

肠痈煎

【来源】《仙拈集》卷四。

【组成】川山甲（炒） 白芷 贝母 僵蚕 大黄各二钱

【用法】水煎，空心服。打下脓血自小便中出即愈。

【主治】肠痈毒，腹痛如锥剜，至死不敢着手。

除根散

【来源】《仙拈集》卷四。

【组成】当归五钱 蝉退 僵蚕 天龙 大黄各一钱 石莲连（此草叶）五钱 老蜘蛛二个（放瓦上，以酒钟盖定，用火煅干存性，研）

【用法】上为末。每服一钱，空心调下。

【主治】肠痈。

藤花酒

【来源】《仙拈集》卷四。

【组成】红藤一两许 紫花地丁一两许

【用法】红藤用好酒二碗煎一碗，饮醉卧，午后用紫花地丁一两许，亦以好酒煎服后，痛必渐止，再服。

【主治】肠痈。生于小肚角，微肿而小腹隐痛不止，皮色不变者。

清丙汤

【来源】《医林纂要探源》卷十。

【组成】生地黄三钱 木通二钱 甘草梢二钱 泽泻八分 茯苓八分 猪苓五分 白术八分 肉桂五分 黄连三钱 金银花五钱

【用法】水煎服。

【主治】小肠痈。当脐稍下偏左内痛，不可手按，其左足常屈而不能伸。

清庚丸

【来源】《医林纂要探源》卷十。

【组成】大黄五钱 归尾五钱 羌活五钱 桃仁（研）一两 秦艽三钱 皂角仁五钱 红花三钱 生地黄五钱 熟地黄五钱 银花八钱 大麻仁（去壳）一两

【用法】炼蜜为丸，金银花汤送下。

【主治】肠痈。下少腹痛甚，手不可按，其右足常

屈而不伸者。

【加减】已溃而胃气虚者，加人参、白术。

加味六味地黄汤

【来源】《疡医大全》卷二十一。

【组成】熟地二两　山药　山萸各八钱　丹皮六钱　泽泻一钱　白茯苓三钱　人参　麦冬各一两　黄耆五钱

【用法】水煎服。

【主治】肠痈，小腹痛甚，淋沥不已，精神衰少，饮食无味，面色萎黄，四肢无力，自汗盗汗，夜不得卧，因水衰而不能润肠之故。

【方论】六味补肾水，加参、耆、麦冬补脾胃之土，土旺而肺自旺，肺与大肠相表里，又为肾之母，母子相需，表里相顾，故奏功如神也。

芭蕉散

【来源】《疡医大全》卷二十一引孙钦武方。

【组成】芭蕉根（切片，焙干）

【用法】上为末。将猪胰子煮烂，蘸药末食之。二三次即愈。

【主治】肠痈。

活肠败毒丹

【来源】《疡医大全》卷二十一。

【别名】活肠散毒丹（《中国医学大辞典》）。

【组成】当归　金银花各二两　生甘草三钱　地榆　牛膝各一两

【用法】水煎取汁一碗，调乳香、没药末各一钱五分，饮之；滓再煎一碗，又调乳香、没药末各一钱五分，饮之。

【功用】败毒溃脓。

【主治】肠痈已成。

四圣散

【来源】《本草纲目拾遗》卷四引《王安采药方》。

【组成】山海螺（一名白河车）　紫河车　红石膏白石膏

【主治】肠痈、便毒、脏毒、乳痈疽。

丹皮散

【来源】《杂病源流犀烛》卷三。

【组成】人参　丹皮　白芍　茯苓　黄耆　苡仁　桃仁　白芷　当归　川芎各一钱　甘草五分　木香三分

　　　　原书卷七有肉桂五分。

【功用】下脓，补益。

【主治】大肠痈，元虚，腹濡痛，时时下脓者，及小肠痈。

通肠丸

【来源】《杂病源流犀烛》卷三。

【组成】忍冬藤　归尾　白芷　皂角刺　乳香　没药　甘草　苡仁　花粉

【用法】用矾一两、黄占一两为丸。

【主治】肠痈，脓未成者。

葵根散

【来源】《医级》卷八。

【组成】蜀葵根　冬瓜仁　槐米　败酱草（即苦菜）　忍冬藤　当归尾　赤芍　生地　大黄　米仁

【用法】水煎服。

【主治】肠痈。腹痛钓脚，身皮甲错之候。

排脓散

【来源】《医级》卷九。

【组成】生地　当归　白芷　防风　银花　连翘　蒌仁　山甲　草节

【主治】产后肠痈内结，少腹切痛，温导不愈，脉来滑数，寒热后重，腹疼牵钓腿足。

陈皮葵根汤

【来源】《产科心法》下集。

【组成】广皮二钱　生黄耆五钱　当归二钱　皂角二钱　蜀葵花根一两（切片）

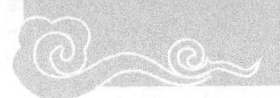

【用法】水三碗，酒一杯煎，分二次服。

【主治】肠痈初起未穿，小腹痛，小便不利，六脉微缓，不作寒热者。

海浮汤

【来源】《产科心法》卷下。

【组成】明乳香二钱　没药　浙贝　茯苓各一钱五分　生黄耆三钱（酒炒）　炙草五分

【用法】水煎服。

【主治】肠痈脓出后，仍有微痛者。

地榆饮

【来源】方出《回生集》卷下，名见《卫生鸿宝》卷二。

【组成】地榆一斤　甘草二两　银花一两

【用法】先将地榆用水十碗，煎三碗，再将甘草、银花煎一碗，空心腹。一服即消。

【主治】大小肠痈。

【宜忌】忌荤、腥、房事。

葵根汤

【来源】《会约医镜》卷七。

【组成】葵根一两　银花三钱　甘草节一钱　皂角刺二钱　陈皮二钱

【用法】水煎，空心服。未成者退，已成者溃。

【主治】肠痈。腹痛，脉大而尺独数，肌肤甲错，不滑泽。

泄毒汤

【来源】《外科真铨》卷上。

【组成】银花一两　茯苓一两　米仁一两　前仁三钱　寄奴三钱　泽泻三钱　玉桂一两　甘草三钱

【主治】小肠痈初起，发热恶风自汗，身皮甲错，关元穴隐痛微肿，按之腹内急痛，小水滞涩，左足屈而不伸者。

化毒桂枝汤

【来源】《卫生鸿宝》卷二。

【组成】桂枝　全蝎　甲片（炙）各三钱

【用法】长流水煎服；或研末，酒冲服。

【主治】缩脚肠痈。

鸡蛋饮

【来源】《验方新编》卷十一。

【组成】鸡蛋一个　芒消二钱

【用法】将鸡蛋倾入碗内搅匀，入芒消蒸服，用好酒送下。初起三天之内照服一方，即行消散。如毒势旺者，接连三服，无不尽消。

【主治】肠痈、发背、脏毒、鱼口等证。

【宜忌】皮色不变者勿服。

涤肠丸

【来源】《鸡鸣录》。

【组成】冬瓜子　土贝母各二两　甘草一两五钱　黄耆　栝楼　枳壳　僵蚕（制）　肥皂（炒）各一两　炙甲片五钱　牛黄三钱　乳香（炙）七钱

【用法】上为末，水法为丸，如绿豆大。每服二钱，开水送下。

【主治】大小肠痈，二便下脓；兼治肺、肝、胃诸内痈。

五利大黄汤

【来源】《外科医镜》。

【组成】大黄六钱　丹皮三钱　冬瓜子三钱　桃仁二十粒　滑石三钱

【用法】水煎服。如下后虚乏者，宜参用参耆地黄汤。

【主治】大肠生痈。

泄毒八正散

【来源】《外科医镜》。

【组成】滑石六钱　大黄三钱（锉，炒）　刘寄

奴三钱　琥珀一钱（末）　木通一钱　车前子三钱　甘草三钱（生）　肉桂一分（不宜多用，取其气，引入膀胱，从水道出也）

【用法】水煎服。

【主治】小肠生痈，左足屈，即是此证。

涤肠汤

【来源】《外科医镜》。

【组成】大黄六钱（锦纹佳）　归尾三钱　赤芍三钱　桃仁二十粒（去皮尖）　延胡索二钱　红花一钱　木香八分　冬瓜子三钱（或肥皂核仁亦可）

【用法】水煎服。

【主治】大肠生痈。

西黄丸

【来源】《青囊秘传》。

【组成】炙净乳香　没药各一两　麝香一钱五分　西牛黄三分　雄精五钱

【用法】上为末，取饭一两，打烂，入末药，再打为丸，如萝卜子大，晒干忌烘。每服三钱，热陈酒送下，上部临卧服，下部空心服。醉卧被覆取汗，酒醒痈消痛息。

【主治】乳痈瘰疬，痰核流注，肺痈，小肠痈毒。

肠痈溃烂汤

【来源】《青囊秘传》卷下。

【组成】人参一两　玉米一两　白术一两　山药一两　玄参一两　甘草三钱　金银花四两　山羊血一钱

【用法】水煎服，服药时冲入山羊血。

【主治】大肠生痈溃烂，右足不能伸，腹中痛甚，便出脓血，肛门如刀之割，不思饮食。

【方论】治痈疽以扶胃气为第一义，而少加败毒化脓之味，则正气不伤而火毒易散也。此方全在救胃，而败毒祛脓已在其中矣。妙在金银花虽是治毒之品，而仍乃滋阴之药，为疮家夺命之将军，乃至仁至勇之师，又得参、术以助其力，则散毒尤神。山羊血止血消淤，且善通气，引诸药直入痈以解散之，乃向导之智者也。合而治之，则调

合有人，抚缓有人，攻剿有人，安得不奏功如神乎？自然胃气大开，化精微而输于大肠也。

榆槐脏连丸

【来源】《成方便读》卷三。

【组成】川连二两　槐米　地榆炭各一两五钱　猪大肠二尺（洗净）

【用法】先将地榆、槐米装入猪大肠内，用米泔水煮烂，和入川连，打为丸。

【主治】湿热郁于大肠，逼于血分，症见新久痔漏，肠风下血，脱肛痛痒，肠痈脏毒。

【方论】方中黄连之苦寒性燥，专除湿热者为君；而以地榆、槐米之凉血疏风者佐之；因病在大肠，故以猪大肠引之入肠，然后三药得以建其功而除其病耳。脏连丸一方，种种不同，似推此方为独得。

铁埽丸

【来源】《疡科纲要》引朱阆仙方。

【组成】莎根香附子　生玄胡索（勿炒）各一两五钱　草乌　广木香　桃仁各一两　川厚朴　陈皮　青皮各八钱　乳香　没药（去油净）各六钱　原麝香三钱

【用法】上药各为细末，煎糯米浓浆为丸，每丸重一钱许，每料作一百大丸，辰砂为衣。每服一二丸，临服打碎为小块，温陈酒吞服，勿嚼细；不能饮者，砂仁汤送下。

【功用】

　　1.《疡科纲要》引朱阆仙方：消肿止痛。

　　2.《古今名方》：活血行气散结。

【主治】脘痛腹痛，痞结坚块，将为肚痈、肠痈。

【宜忌】妊者忌服。

温煦薄贴

【来源】《疡科纲要》。

【组成】鲜风仙茎（连枝叶花蕊根部，洗净，日晒半干）一斤许　大生地六两　当归须四两　急性子五两　大南星三两　川乌　草乌　干姜　羌活　独活各二两

【用法】上各切片，用真麻油十五斤，煎沸，先入凤仙茎熬二十分钟，俟不爆，再入生地，又熬十余分钟，乃入诸药，煎枯滤净，另入净锅，文火熬沸，入筛净广丹、细淀粉各一斤半，柳木棍不住手搅极匀，滴入水中试老嫩得宜，膏成离火，入细麝香五钱、细乳香没药（去油）各一两、上安桂末、丁香末各二两，调匀，入水成团，入瓮中，清水养之，密封候用。油纸摊贴。

【主治】阴发大证，形巨肿坚，痠痛彻骨，皮肉如故者；或但骨节痠楚，尚无形块者；及肚痈肠痈，坚块深邃；内伤跌扑；风寒湿邪三气痹着，支节痠痛、举动不利。

青麟丸

【来源】《中国医学大辞典》。

【别名】二十四制青麟丸（《丸散膏丹集成》）。

【组成】绵纹大黄二十斤

【用法】先用嫩藕汁蒸透，晒干，后用牡丹皮、地骨皮、甘蔗汁、泽泻、薄荷、韭菜、赤茯苓、石斛、黄柏、侧柏、玄参、连翘、木通、当归、知母、车前、猪苓、广皮、生地、贝母、甘草、薏苡仁、青盐，逐味照前法煎汤制，九蒸九晒，晒干，研为细末，再用陈酒泛丸。每服二三钱，熟汤送下。如火毒甚者，俱从小便出，或色深黄，不必疑忌。舌麻（一作糜）口碎，目赤鼻疮，唇肿喉闭，齿痛耳聋头痛，时疫暑热，火郁呛咳，甘桔汤送下，灯芯汤亦可；吐血、齿血、溺血、便血、遗精、淋浊，灯芯汤送下；肺痈、肠痈、痰火昏狂，如醉如痴者，灯芯汤送下；胸闷脘胀，气阻噎膈，肝胃气痛，大小便闭者，香附汤送下；湿热黄疸；瘴气疟疾，水肿臌胀，食积腹痛，大腹皮汤送下；痢疾初起，里急后重不爽，赤痢，焦槐米汤送下，白痢，淡姜汤送下；从高坠下，损伤蓄血于内，不思饮食者，童便送下，苏木汤亦可；妇女经痛，经事不调，产后恶露不尽，瘀血作痛，痰扰头晕，气闷呕恶，发热腹痛便秘者，益母汤送下；妇女赤白带下，骨蒸发热，地骨皮汤送下；小儿惊风，疳膨食积，形瘦内热，薄荷、麦芽（炒）煎汤送下。

　　用法中贝母，《全国中药成药处方集》（上海方）作"川萆薢"。

【功用】去五脏湿热秽毒。

【主治】舌麻（一作糜）口碎，目赤鼻疮，唇肿喉闭，齿痛耳聋头痛，时疫暑热，火郁呛咳；吐血、齿血、溺血、便血、遗精、淋浊；肺痈、肠痈、痰火昏狂，如醉如痴者；胸闷脘胀，气阻噎膈，肝胃气痛，大小便闭者；湿热黄疸，瘴气疟疾，水肿臌胀，食积腹痛，痢疾初起，里急后重不爽；从高坠下，损伤蓄血于内，不思饮食者，妇女经痛，经事不调，产后恶露不尽，瘀血作痛，痰扰头晕，气闷呕恶，发热腹痛便秘者；妇女赤白带下，骨蒸发热；小儿惊风，疳膨食积，形瘦内热。

【宜忌】《全国中药成药处方集》（上海方）：忌刺激性食物。

少腹化瘀汤

【来源】《新急腹症学》。

【组成】红藤一两　牛膝八钱　桃仁　红花　当归各五钱　元胡　赤芍各三钱　炮姜二钱　柴胡一钱　桂枝二钱　香附三钱　川楝子　小茴香各二钱

【用法】水煎服。每日一剂。

【功用】活血化瘀。

【主治】急性阑尾炎瘀血期，此期属各型阑尾炎后期，或形成包块者。

肠痈丸

【来源】《新急腹症学》。

【组成】乳香　没药各三两　木香四两　川朴　生大黄各六两

【用法】炼蜜为丸，如梧桐子大。每次一钱，每日三至四次。阑尾周围脓肿，每日外用皮硝二两，外敷肿块处。

【主治】急性阑尾炎。

消脓汤

【来源】《新急腹症学》。

【组成】大黄五钱（后下）　黄芩三钱　黄连五钱　黄柏三钱　冬瓜仁　败酱草　银花各一两　连翘　蒲公英　地丁各六钱　当归　赤芍　木香各三钱

【功用】清热解毒，通便下热。

【主治】急性阑尾炎化热期或毒热期。

阑尾1号

【来源】《新急腹症学》。

【组成】红藤　地丁草　川楝子

【功用】清热解毒，理气止痛。

【主治】瘀滞型阑尾炎。

阑尾2号

【来源】《新急腹症学》。

【组成】红藤　三颗针　大黄（后下）　丹皮　川楝子　芒消（冲服）

【功用】清热解毒，祛瘀攻下。

【主治】阑尾炎已成脓，或轻度破溃穿孔者。

阑尾3号

【来源】《新急腹症学》。

【组成】红藤　丹皮　皂角刺　炙山甲　银花　桃仁　川楝子

【功用】清热排脓，活血消肿。

【主治】脓肿型阑尾炎。

阑尾化瘀汤

【来源】《新急腹症学》。

【组成】川楝子　金银花各15克　延胡索　牡丹皮　桃仁　大黄（后下）　木香各9克

【用法】水煎服。

【功用】行气活血，清热解毒。

【主治】瘀滞型阑尾炎初期，发热，腹痛，右下腹局限性压痛，反跳痛；或阑尾炎症消散后，热象不显著，而见脘腹胀闷，嗳气纳呆。

阑尾清化汤

【来源】《新急腹症学》。

【组成】银花　蒲公英　丹皮　大黄　川楝子　赤芍　桃仁　生甘草

【功用】清热解毒，行气活血。

【主治】急性阑尾炎蕴热期，或脓肿早期，或轻型腹膜炎，见低热，或午后发热，口干渴，腹痛，便秘，尿黄。

阑尾清解汤

【来源】《新急腹症学》。

【组成】金银花60克　大黄25克　蒲公英　冬瓜仁各30克　牡丹皮15克　川楝子　生甘草各10克　木香6克

【功用】清热解毒，攻下散结，行气活血。

【主治】急性阑尾炎热毒期，发热恶寒，面红目赤，唇干舌燥，口渴欲饮，恶心呕吐，腹痛拒按，腹肌紧张，有反跳痛，大便秘结，舌质红，苔黄燥或黄腻，脉洪大滑数。

锦红片

【来源】《方剂学》引上海龙华医院方。

【组成】生大黄　蒲公英　红藤　厚朴

【用法】制成片剂。每服4片，一日三次。

　　本方改为汤剂，名"锦红汤"（见《中医外科学》）。

【功用】

　　1.《方剂学》：清热解毒，活血消痈。

　　2.《中医外科学》：清热解毒，行气通腑，活血消肿。

【主治】急性阑尾炎。

阑尾消炎丸

【来源】方出《北京市中成药规范》（第二册），名见《中药制剂汇编》。

【组成】金银花100斤　大青叶100斤　败酱草100斤　蒲公英100斤　鸡血藤100斤　川楝子20斤　大黄30斤　木香30斤　冬瓜子30斤　桃仁20斤　赤芍40斤　黄芩30斤

【用法】依法制成丸剂。每服二钱，温开水送下，一日三次。

【功用】清热消炎。

【主治】急性阑尾炎。

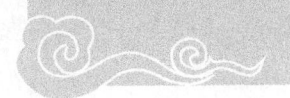

【宜忌】孕妇勿服。

阑尾一号消炎片

【来源】《中药制剂汇编》。

【组成】金银花 125 克　大青叶 125 克　败酱草 125 克　蒲公英 125 克　川楝子 25 克　生大黄 37.5 克　木香 37.5 克　冬瓜仁 37.5 克　桃仁 25 克　赤芍 50 克　黄芩 37.5 克　滑石粉 15 克　红藤 125 克

【用法】取金银花、红藤、生大黄、木香、赤芍、黄芩干燥，粉碎，过 120 目筛，另取大青叶、败酱草、蒲公英、川楝子、冬瓜仁、桃仁，煎煮 2 次，每次沸后 2 小时，合并煎煮液，过滤，浓缩至 400 毫升，与药粉混合均匀，过 16 目筛，制成颗粒，60℃以下烘干，加入滑石粉混合均匀，压片，每片 0.5 克。每次口服 10～15 片，一日三次。

【功用】清热解毒，活血排脓。

【主治】急慢性及化脓性阑尾炎。

阑尾二号消炎片

【来源】《中药制剂汇编》。

【组成】蒲公英 1562 克　厚朴 260 克　皂角刺 260 克　大黄 260 克　硬脂酸镁 5 克　淀粉 170 克

【用法】取蒲公英干燥粉碎，过 120 目筛，称取 300 克　剩余的粗粉与厚朴、皂刺、大黄同煎二次，合并煎煮液，过滤，浓缩成 350ml，加入上药粉与淀粉，混合均匀，过 16 目筛，制成颗粒，60℃以下烘干，加入硬脂酸镁混合均匀，压片，每片 0.5 克。每次口服 15 片，一日四次。

【功用】清热泻湿，消痈排脓。

【主治】急慢性阑尾炎，阑尾脓肿。

新备急丸

【来源】《古今名方》引金如寿经验方。

【组成】巴豆霜 80 毫克　生大黄末 80 毫克　生黄连末 140 克

【用法】共和匀，装入肠溶胶囊，每粒 0.3 克，每服 2～3 粒，一日一次，温开水送下。一般服三天。服药后 4 小时未排便的，再服一次。如体温

过高，可用金银花 30 克煎水，待冷却后送服本丸。

【功用】通里峻下，清热解毒。

【主治】各和类型阑尾炎，尤其是急性单纯性阑尾炎（瘀滞型）、急性蜂窝组织炎性阑尾炎（蕴热型）。

双柏散

【来源】《中医伤科学讲义》。

【组成】大黄二斤　薄荷　黄柏　泽兰各一斤　侧柏二斤

【用法】上为细末。开水、蜜调敷。

【功用】《外伤科学》：活血祛瘀，消肿止痛。

【主治】

　　1.《中医伤科学讲义》：跌打扭伤，筋肉肿痛，发红。

　　2.《新急腹症学》：各期阑尾炎有包块者。

红藤煎

【来源】《中医外科学讲义》。

【组成】红藤二钱　地丁草一两　乳香三钱　没药三钱　连翘四钱　大黄一钱半　玄胡二钱　丹皮二钱　甘草一钱　银花四钱

【用法】水煎服。

【功用】通腑清热，行瘀止痛。

【主治】肠痈初起未化脓者。

阑尾炎汤

【来源】《临证医案医方》。

【组成】大黄 15 克（后下）　丹皮 9 克　冬瓜子 18 克　桃仁 9 克　元明粉 9 克（冲）　丹参 30 克　杭白芍 24 克　柴胡 6 克　金银花 30 克　连翘 30 克　败酱草 15 克　薏苡仁 18 克

【功用】消炎止痛，活血通便。

【主治】急性阑尾炎，尚未化脓，右下腹剧痛，反跳痛，甚则发热，呕吐，舌苔厚腻，脉洪数。

消炎散

【来源】《中西医结合治疗急腹症》。

【组成】芙蓉叶　大黄各十两　黄芩　黄连　黄柏　泽兰叶各八两　冰片三钱

【用法】上为细末。用黄酒或葱酒煎调敷，调成麻酱稠度，按照炎症范围和脓肿大小，摊于油纸上或塑料布上 0.3～0.4 厘米厚，敷于患处，外加纱布敷盖固定。每日调换一至二次。在形成良好的包块后外敷消结膏。

【主治】腹膜炎和阑尾脓肿急性炎症期。

阑尾炎合剂

【来源】《中西医结合治疗急腹症》。

【组成】金银花　蒲公英　败酱草　连翘　白花蛇舌草　冬瓜仁各 30 克　赤芍　大黄（后下）各 15 克　桃仁　川楝子　木香各 15 克

【功用】清热解毒，破瘀行滞。

【主治】急性阑尾炎，瘀滞期、蕴热期、毒热期，高热，腹痛，右下腹压痛明显，大便秘结，舌红苔黄，脉洪大滑数，白细胞增高。

【加减】高热口渴，加生石膏、知母、板蓝根、天花粉；局部有包块，加穿山甲、皂角刺、薏苡仁、红藤。

消痈汤

【来源】《浙江中医杂志》（1993，3：116）。

【组成】银花　蒲公英　穿山甲　皂刺　当归　赤白芍　炒桃仁　丹皮　甘草

【用法】水煎服。

【主治】阑尾脓肿。

【验案】阑尾脓肿　《浙江中医杂志》（1993，3：116）：治疗阑尾脓肿 120 例，男 45 例，女 75 例；年龄最大者 71 岁，最小 23 岁；病程最长 1 周，最短 2 天。结果：治愈者 97 例，占 80.8％。

阑尾消炎丸

【来源】《部颁标准》。

【组成】金银花 50g　大青叶 50g　败酱草 50g　蒲公英 50g　鸡血藤 50g　川楝子 10g　大黄 15g　木香 15g　冬瓜子（麸炒）15g　桃仁（去皮）10g　赤芍 20g　黄芩 15g

【用法】制成浓缩丸，每 100 丸重 12g，含总生药量 22g，密封。口服，1 次 6g，每日 3 次。

　　　本方制成片剂，名"阑尾消炎片"。

【功用】清热解毒，散瘀消肿。

【主治】急慢性阑尾炎。

【宜忌】孕妇忌服。

四十三、不服水土

　　不服水土，亦称水土不服，是指不能适应移居地的气候和饮食习惯而出现的各种反应。如食欲不振、腹胀、腹痛、泄泻或月经不调等。《三国志·吴志·周瑜传》："不习水土，必生疾病。"《宋书·索虏传》："道理来远，或不服水土，药自可疗。"本病成因与脾胃虚弱有密切的关系，治宜益气健脾，祛湿止泻为基础。

理脾却瘴汤

【来源】《医学入门》卷七。

【组成】陈皮　白术　茯苓　黄芩　半夏　山栀　山楂各一钱　苍术　神曲各八分　黄连　前胡各七分

【用法】加生姜，水煎服。

【主治】游宦四方，水土不服者。

六合定中丸

【来源】《松峰说疫》卷五。

【组成】苏叶二两（炒）　宣木瓜二两（微炒）　真藿香二两（带梗）　子丁香一两（研，毋见火）　白檀一两　香薷一两（晒，不见火）　木香一两（不见火）　甘草一两（微炒）

【用法】上为细末，滴水为丸，如椒大。每服二钱。胸膈饱闷，用生姜二片煎水送下；呕吐，用滚水半钟，对姜汁少许送下；霍乱，用生姜二片煎水，加炒盐五分送下；不服水土，煨姜三片煎水送下；绞肠痧，炒盐水煎送下；泄泻，生姜煎水送下。

【主治】瘟疫，胸膈饱闷，呕吐泄泻，或霍乱，绞肠痧，不服水土等。

解暑片

【来源】《上海市药品标准》。

【组成】麝香150克　腰黄（飞）320克　朱砂（飞）600克　雄黄320克　冰片100克　大黄400克　苍术（麸炒）320克　肉桂100克　天麻320克　山慈姑300克　沉香150克　丁香200克　硼砂320克　苏合香150克　红大戟300克　五倍子（拣去杂质，敲成小块，筛去虫卵，用开水泡洗去毛垢，清水淋洗，干燥即得）300克　细辛100克　檀香150克　千金子霜300克　降香150克　卫矛300克　麻黄300克

【用法】除苏合香外，余药各研细粉，过100目筛。各取净粉，除麝香、冰片外，先将余药套研均匀，

然后用淀粉270克，树胶粉22克及苏合香打浆制成颗粒，晒干或45℃以下干燥。干颗粒与上述麝香、冰片充分和匀，加润滑剂（干颗粒重量的1.5%）压制成片，即得。片重0.22克，密封保存。口服，一次8片，温开水化服。

【功用】辟秽开窍，止吐止泻。

【主治】时行痧疫，头胀眼花，胸闷作恶，腹痛吐泻，手足厥冷，或受山岚瘴气，水土不服。

【宜忌】孕妇忌服。

痧气丸

【来源】《部颁标准》。

【组成】苍术（炒）60g　麻黄72g　天麻72g　麝香4g　细辛40g　猪牙皂40g　蟾酥10g　大黄100g　雄黄72g　丁香12g　朱砂（水飞）72g

【用法】水泛为丸，每瓶50～60丸，共重0.5g，密闭，防潮。口服，成人每次1瓶，3～5岁1瓶3次，6～8岁1瓶2次。

【功用】祛暑辟秽，开窍解毒。

【主治】水土不服，痧胀腹痛，头痛恶心，牙关紧闭，四肢逆冷，头昏目眩。

【宜忌】孕妇忌用；身体虚弱者慎用。

四十四、病后虚弱

病后脾胃虚弱，是指疾病恢复时出现的脾胃亏虚的症状。治宜健脾益气。若兼有肝郁气滞为主者，应于健脾的基础上疏肝解郁；兼有脾胃湿滞者，可在健脾的基础上祛除水湿；兼见胃阴不足时，可益气养阴。合理营养是治疗病后脾胃虚弱的主要措施。病后饮食调养要顾及脾胃之气，以醒胃气为原则。在疾病初愈之际，既要注意增加营养以增补正气，但又不可恣意进食，当视脾胃的具体情况，选择相适宜之品，适当地摄入。对于脾胃虚弱者，饮食数量应从少到多；质地上宜从稀到浓，从易消化到正常饮食；另外，病后饮食必须辨证调养。根据疾病的阴阳、表里、寒热、虚实之异，选择性味不同的食物。

十珍散

【来源】《续易简》卷二。

【组成】拣参　白术　白茯苓　黄耆（蜜炙）白扁豆（姜制）山药各一两　缩砂仁　桔梗　五味子　甘草（炙）各半两

【用法】上为细末。每服三钱，水一盏，加生姜三片，大枣一个，煎至七分，食前服。

【主治】大病之后，气不复常，乏力短气，神精不乐，口舌无味。

参苓白术丸

【来源】《古今医鉴》卷四。

【组成】人参一两　白术二两（土炒）　白茯苓一两　干山药（炒）一两　莲肉（去皮）二两　陈皮一两　半夏（制）一两　白扁豆（炒）一两　薏苡仁（炒）二两　桔梗二两　黄连（姜炒）一两　神曲（炒）一两　香附一两　砂仁五钱　甘草一两　当归一两　远志一两　石菖蒲五钱

【用法】上为末，生姜、大枣煎汤，打神曲糊为丸，如梧桐子大。每服百丸，空心白汤送下。

【功用】进美饮食，壮健身体，充实四肢，清火化痰，解郁固本。

【主治】病后元气虚弱。

【宜忌】忌食生冷、油腻之物。

参苓白术丸

【来源】《片玉痘疹》卷十二。

【组成】人参二钱　白术二钱　白茯苓二钱　陈皮二钱五分　山药一钱二分　木香一钱三分　神曲（炒）一钱二分　青皮一钱二分

【用法】上为末，汤浸蒸饼为丸。米饮送下，阴日服。

【主治】凡人平素肌肥、痘后赢瘦，虽能饮食亦不能发肌肤，气血虚所致者。

【加减】若泄，加诃子一钱二分。

参苓白术丸

【来源】《寿世保元》卷二。

【组成】人参一两　白术（去芦，土炒）一两半　白茯苓（去皮）一两　怀山药（炒）一两　白扁豆（姜汁炒）一两　桔梗（去芦）一两　薏苡仁（炒）一两　莲肉（去心皮）二两　陈皮一两　半夏（汤泡，姜汁炒）一两　砂仁五钱　黄连（姜汁炒）一两　神曲（炒）一两　香附（童便炒）一两　白芍（酒炒）一两　当归（酒炒）二两　甘草（炙）五钱

【用法】上为末，神曲糊为丸，如梧桐子大。每服百丸，食后米汤送下。

【功用】补气和血，健脾理胃，进美饮食，壮健身体，充实四肢，清火化痰，解郁顺气。

【主治】病后元气虚弱，脾胃亏损。

【加减】加远志（去心）一两亦妙。

四十五、黄胖病

黄胖病，又名黄病、黄肿、食劳疳黄，是指身黄兼肿，微带白色，状似黄疸而眼目如故的病情。《古今医统大全》："黄肿病即世俗所谓黄胖，起于食积湿郁而成。由脾湿不行，积滞所致。"本病成因多为虫积或食积所致。治宜杀虫消积，健脾利湿，清热退黄。

绿矾丸

【来源】《医学正传》卷六引《集验方》。

【组成】五倍子半斤（炒黑）　绿矾四两（姜汁炒白）　针砂四两（醋炒红色）　神曲半斤（炒微黄色）

【用法】上为细末，生姜汁煮枣肉为丸，如梧桐子大。每服六七十丸，温酒送下；不能饮酒，米汤送下亦可。

【主治】黄肿病。

【宜忌】终身忌食荞麦面。

瞿麦散

【来源】《太平圣惠方》卷五十五。

【组成】瞿麦一两　茵陈一两　川大黄一两半（锉碎，微炒）　黄芩一两　栀子仁一两　麦门冬一两半（去心）

【用法】上为散。每服四钱，以水一中盏，煎至六分，去滓服，不拘时候，以小便利为度。

【主治】黄病。小便赤涩，心神烦闷。

黑虎丸

【来源】《鸡峰普济方》卷九。

【组成】不蚛皂角一挺（去皮心，以醋炙令焦，为末，每用皂角末一分） 巴豆七个（去皮，出油；和匀）

【用法】以淡醋磨好墨为丸，如麻子大。每服三丸，食后橘皮汤送下，一日三次；至隔日又增一丸，每隔日增一丸。以利动为度。

【功用】常服大消酒食。

【主治】食气遍身黄肿，气喘，吃食不得，心胸满闷。

紫金丹

【来源】《普济本事方》卷三。

【别名】胆矾丸（《卫生宝鉴》卷十四）。

【组成】胆矾三两 黄蜡一两 青州枣五十个

【用法】上于瓷盒内用头醋五升，先下矾、枣，慢火熬半日，取出枣去皮核，次下蜡一处，更煮半日如膏，入好腊茶末二两同和为丸，如梧桐子大。每服二三十丸，茶、酒任下，如久患肠风痔漏，陈米饮送下。

【主治】男子、妇人患食劳、气劳，遍身黄肿，欲变成水肿；久患痃癖，小肠膀胱，面目悉黄。

【方论】《本事方释义》：胆矾气味咸酸微凉，入足太阳、阳明；黄蜡气味甘平微温，入手足太阴、阳明；腊茶气味苦寒直降，欲其速下也。炼药以醋者，约之也；送药以米饮者，扶中也。此治脱力劳伤，饥饱不调，宿有痃癖，周身发黄，欲变成水蛊，非渗湿之药不能引药入于病所，故效验独捷耳。酒客发黄便血尤宜服此药。

白酒煎

【来源】《原病式》卷下。

【组成】绿矾四两 五倍子 百草霜一两 木香二钱

【用法】上为细末，用酒煎飞面为丸，如梧桐子大。每服五丸，空心酒送下，一日二三次。

【主治】黄肿。

猪苓通草散

【来源】《小儿卫生总微论方》卷十五。

【组成】木猪苓（去黑皮） 通草（涂蜜炙干）各等分

【用法】上为细末，更入研细麝香，去土地龙末各少许，拌匀。每服半钱或一钱，米饮调下，不拘时候。

【主治】小儿黄病，透明黄肿。

黄胖散

【来源】《经验良方》。

【组成】铁粉六分 姜 桂各三分

【用法】上为末。每服四五钱。

【主治】黄胖病。

七世丸

【来源】《仙拈集》卷一引《简便》。

【组成】青矾 当归各四两 百草霜二两

【用法】上为末，浸药酒，打糊为丸。每服五丸，滚水下。

【主治】血症黄肿。

磨积食劳丸

【来源】《医方类聚》卷一一三引《施圆端效方》。

【组成】寒食面半斤 巴豆霜二钱半 雄黄三钱半（另研） 白牵牛 南青皮 陈皮各半钱

【用法】上为细末，水为丸，如梧桐子大，晒干，麸炒熟。每服一丸，随粥饮下，一日三次。百日痊安，半年如故。

【主治】食劳黄病，瘦弱年深，嗜食生味、米、麦、盐、土不正之食，积久虫多，便生癖块，面色萎黄，渐成虚弱。

神效紫金膏

【来源】《云岐子保命集》卷下。

【组成】轻粉 雄黄 铜青 川芎 龙脑 麝香 黄连 青盐 海螵蛸 当归 硇砂 乳

香　血竭各五分　朱砂　硼砂各三钱　没药一钱　炉甘石二两（童便制七次）　黄丹二两　白丁香二分

【用法】上为极细末，白砂蜜一斤，先将黄连末熬，后下炉甘石、黄丹，用槐枝搅不住手，煎如紫色，用瓷器盛，用油纸七片封口，窖土内去火，七日方用。点眼。

【主治】黄肿。

绿矾丸

【来源】方出《医学纲目》卷二十一引《世医得效方》，名见《古今医统大全》卷十八。

【组成】绿矾六两（以米醋铁勺内炒七次，干为度，放地上出火气）　南星一两（锉，炒黄色）　曲一两（炒黄色）　大皂角一斤（铁锅水煮烂，操出浓胶，滤去渣，净汁入锅，加枣肉，再熬成浓胶和前药用）　红枣六两（蒸，去皮，拨入皂角胶内用）

【用法】上前三味为细末，和入皂角及枣胶内捣匀为丸，如梧桐子大。每服五丸，清晨下床用姜汤送下，夜卧上床再服。如身上发红斑，急煎枣汤解之自愈。

【主治】黄胖。

【宜忌】忌油腻煎炒。

无忌紫金丸

【来源】《世医得效方》卷三。

【别名】紫金丸（《赤水玄珠全集》卷十六）。

【组成】针砂（醋煮通红）　紫金皮（酒浸）　香附子（炒）　三棱（醋浸一宿，煮）　苍术（米泔浸）　陈皮（去白）　青皮（去白）　厚朴（姜汁制）　缩砂各一两

【用法】上醋糊为丸。每服三十丸，酒、熟水送下；川椒汤服亦可。

【功用】理脾胃，退黄。

【主治】

　　1.《世医得效方》：积黄。

　　2.《赤水玄珠全集》：脾胃食积结块，四肢怠惰，身面俱黄，肚腹膨胀，俗名黄胖病。

大温中丸

【来源】《丹溪心法》卷三。

【别名】温中丸（《保命歌括》卷二十七）。

【组成】陈皮　苍术　厚朴　三棱　蓬术　青皮各五两　香附一斤　甘草一两　针砂二两（醋炒红）

【用法】上为末，醋糊为丸。空心姜、盐汤送下；午后、饭前酒送下；脾虚者，以参、术、芍药、陈皮、甘草作汤使下。

【功用】制肝燥脾。

【主治】

　　1.《丹溪心法》：食积，黄肿。

　　2.《医方考》：谷疸、酒疸。

【宜忌】忌犬肉、果、菜。

【方论】《医方考》：方名温中者，主疗湿郁于中之义也。水谷酒食，无非湿化，传化得宜则治。一或积于中宫，则遏少火，热而病黄矣。故用苍术、香附、陈皮、青皮、厚朴以平胃中之敦阜而利其气，气利则水谷不滞；用三棱、莪术以削坚，削坚则积滞渐除，用针砂者，一借其锐金之令，以伐土中之木邪，一用其清肃之气，以除少火之蒸热也，甘草之用，和中而协诸药尔。

推车丸

【来源】《医方类聚》卷一二九引《急救仙方》。

【组成】白面半斤　明矾二两　青矾一两

【用法】三味同炒令赤色，醋煮米糊为丸。枣汤送下三十丸。

【主治】黄肿、水肿。

暖中丸

【来源】《医学纲目》卷二十一。

【组成】陈皮　苍术　厚朴（制）　三棱　白术　青皮各五钱　香附一斤　甘草二两　针砂十两（炒红，醋淬）

【用法】上为末，醋糊为丸。每服五十丸，空心盐姜汤送下，晚食前酒下亦可。

【功用】杀肝邪，舒脾气。

【主治】黄胖。

【宜忌】忌狗肉。气虚者不宜用。

如意丸

【来源】《普济方》卷一六九。

【组成】黄连　青皮　川乌　枳壳　巴豆十粒（去壳油心膜尽）　干姜　蓬莪术　陈皮各一两

【用法】上为细末，煮薄糊为丸，如绿豆大。常服三五丸，食后夜卧茶清送下。妇人血气，艾醋汤送下；酒积，炒姜酒送下；黄肿，淡姜汤送下；脏腑不快，茶清送下；冷食伤，生姜汤送下；小肠气，炒茴香酒送下；小儿疳，饭汤送下一二丸。

【功用】消积化气。

【主治】妇人血气，酒积，黄肿，脏腑不快，冷食伤，小肠气，小儿疳。

【宜忌】孕妇忌服。

黑龙丸

【来源】《普济方》卷一九二。

【组成】皂角（去皮子，醋炙黄，为末）一钱　巴豆七粒（去皮油）

【用法】上为末，用醋及黑豆糊为丸，如麻子大。每服三丸，橘皮汤送下。一日添一丸，以知为度。

【主治】食气，遍身黄肿，喘不得食，心胸满闷。

【宜忌】忌油腻、菜子。

大黄散

【来源】《普济方》卷一九五。

【组成】大黄（炒）二两　朴消　栀子仁各二两　黄柏　冬葵子各一两

【用法】上为散。每服四钱，水一盏，煎至六分，温服，每日四五次。以利为度。

【主治】黄病，腹胀满，小便赤而涩。

针砂丸

【来源】《普济方》卷一九五。

【组成】针砂半斤（水淘净，醋浸三日，炒成土色为度）　平胃散四两　缩砂一两　香附子四两　陈皮　青皮各一两

【用法】上为细末，醋糊为丸，如梧桐子大。每服四五十丸。饭后以酒送下。

【主治】黄肿。

铁砂丸

【来源】《普济方》卷一九五引《鲍氏方》。

【组成】铁砂（水淘净，晒干，醋炒透）八两　蓬术　三棱（醋煮）　厚朴　陈皮　吴茱萸（泡）各二两

【用法】上为细末，神曲醋煮作糊为丸，如梧桐子大。每服五十丸，米饮送下。

【主治】黄肿。

【宜忌】忌生冷、油腻、毒物。

伐木丸

【来源】《本草纲目》卷十一引《张三丰仙传方》。

【别名】阴骘丸（《医学入门》卷七引周益公方）、三丰伐木丸（《中国医学大辞典》）。

【组成】苍术二斤（米泔水浸二宿，同黄酒面曲四两炒赤色）　皂矾一斤（醋拌晒干，入瓶，火煅）

【用法】上为末，醋糊为丸，如梧桐子大。每服三四十丸，好酒、米汤任下，一日二三次。

【功用】助土益元。

【主治】

1.《本草纲目》引《张三丰仙传方》：脾土衰弱，肝木气盛，木来克土，病心腹中满，或黄肿如土色。

2.《医学入门》引周益公方：黄肿，水肿腹胀，溏泻。

天麻散

【来源】《袖珍方》卷一。

【组成】天麻　全蝎各四钱　地黄　木瓜各三钱　没药　乳香　川山甲各一钱　川芎　乌头各二钱　牛膝二钱（酒浸一宿）　当归三钱

【用法】上为末。每服三钱，空心温酒调下。

【主治】风湿疼痛，黄肿。

退黄丸

【来源】《袖珍方》卷三。

【组成】香附末四两　平胃散四两　针砂四两（炒三次）

【用法】上为末，醋糊为丸。量大小加减，白汤送下。

【主治】积聚发黄。

秘传褪金丸

【来源】《松崖医径》卷下。

【组成】苍术（米泔水浸）　白术各二两半　甘草（炙）半两　厚朴（姜汁炒）一两　陈皮（去白）　神曲（炒黄色）　麦蘖曲（炒）各一两半　针砂（醋炒红色）　香附（童便浸）各六两

【用法】上为细末，面糊为丸，如梧桐子大。每服五六十丸，以生姜盐汤送下。

【主治】黄肿。

【宜忌】忌鱼腥、湿面、生冷水果。

【加减】有块，加三棱（醋煮）、莪术（醋煮）各一两半。

加味绿矾丸

【来源】《万氏家抄方》卷二。

【组成】皂矾八两（用面一斤和作饼，入皂矾在内，火煨焦为度）　苍术（米泔水浸，炒）　厚朴（姜汁炒）　陈皮　甘草各八分　川椒十两（去目，炒去汗）

【用法】上为末，用红大枣三斤（煮熟去皮核），胡桃三斤（去壳），同捣成膏，和药为丸，如梧桐子大。每服七八十丸，酒服。初服时觉此药甘美，服至病将愈，便觉药臭矣。

【主治】黄病。

小温中丸

【来源】《丹溪治法心要》卷三。

【组成】针砂八两（醋炒）　香附　神曲各八两（炒）　白术五两（炒）　半夏五两（洗）　甘草二两　陈皮五两（和白）　黄连二两　苦参三两

【用法】上为末，醋糊为丸。每服五十丸，白术、陈皮汤送下。

【主治】脾胃停湿，水谷不分，面色萎黄。

【加减】冬，去黄连，加厚朴。

枣矾丸

【来源】《摄生秘剖》卷二。

【组成】绿矾半斤（火煅通红）　枣肉二斤（煮，去皮核，捣烂）　平胃散四两（为末）

【用法】上用枣肉和绿矾末为丸，平胃散为衣，如椒目大。每服三钱，空心姜汤送下。

【主治】谷疸身目俱黄及黄胖。

【方论】水谷癖积于中，抑遏肝肾之火，久久郁热，故身目俱黄。是丸也，绿矾咸寒，能软痰癖而胜湿热，枣肉甘温，能益脾胃而补中宫，平胃散者，苍术、厚朴、陈皮、甘草也。苍术、厚朴所以平胃家敦阜之气，而除积饮，陈皮、甘草一以利气，一以和中，乃调胃之意。

大温中丸

【来源】《古今医统大全》卷十八。

【组成】针砂十两（炒红，醋淬七次）　陈皮　苍术　青皮　厚朴（姜制）　三棱（醋煮）　莪术（醋煮）　黄连　苦参　白术各五两　生甘草二两　香附子一斤（制）

【用法】上为细末，醋糊为丸，如梧桐子大。每服七八十丸，食远盐汤送下。

【功用】《医学入门》：制肝燥脾。

【主治】

　　1.《古今医统大全》：疸证。

　　2.《医学入门》：黄疸黄胖与黄肿。

　　3.《明医指掌》：虚黄，耳鸣，口淡，怔忡，微热，四肢无力，怠惰嗜卧，脚软，脉沉细，或兼食积发黄者。

枣矾丸

【来源】《古今医统大全》卷十八。

【组成】皂矾五两（煅）　枣肉三两　干蒸饼三两（即寒日面）

【用法】上为末，用生姜自然汁为丸，如梧桐子大。每服二十丸，食前米饮送下，一日二次。

【主治】黄胖。

【方论】矾味酸，以泻肝，枣味甘，以补脾也。

粉矾平胃丸

【来源】《古今医统大全》卷十八。

【组成】苍术（米泔浸） 白术各二两 厚朴（姜汁炒）半两 陈皮一两 甘草 砂仁各五钱 皂矾二两（用粉制）

【用法】上药除皂矾为细末。皂矾另制，红籼米粉一升，先将皂矾砂锅内炒去烟尽，再下粉炒香熟为度，取起，和前平胃末一处醋煮糊为丸，如梧桐子大。每服五十丸，姜汤送下，一日二次。

【主治】脾胃积滞，湿郁黄胖而似浮肿。

【宜忌】忌面食生冷。

秘传枣矾丸

【来源】《医便》卷二。

【组成】红枣一斤（去核） 鸡肫皮四个（焙干为末） 皂矾一两 酽醋一碗

【用法】上为末，醋煮飞罗面为丸，如绿豆大。每服五十丸，食远酒送下。

【主治】黄胖病。

红矾丸

【来源】《医学入门》卷七。

【组成】红矾（青矾半斤用纸包定，装入旧蒲鞋头内，又以一只上下合住，缚定，于炭火内煅通红为度，候冷取出即成） 香附各四两 猪苓 泽泻各二两 艾线一两（用醋一碗，罐内煮，取焙为末）

【用法】上药用陈米饭为丸，如梧桐子大，以四物汤料各一两，加木香三钱，研末为衣。每服五十丸，加至八九十丸，酒送下。

【主治】妇人黄肿。

退黄丸

【来源】《医学入门》卷七。

【组成】青矾二两 平胃散六两

【用法】青矾锅内溶化，入陈黄米四升，用醋拌匀，慢火炒令烟尽为度，加入平胃散同炒少顷，去火毒；水肿合四苓散一料同炒，为末，醋糊为丸，如梧桐子大。每七十丸，空心临卧陈米饮送下。

【功用】退黄。

【主治】黄病。

【宜忌】忌糯米、油、面、生冷、硬物。

【加减】夹气肿者，加樟树皮五钱，木香二钱，香附二两；夹血肿及产后肿者，加四物汤一料。

五疸神丹

【来源】《古今医鉴》卷六。

【组成】绿矾（不拘多少，炒至白色为度，入瓶中火煅白尤佳）

【用法】上为细末，煮枣肉为丸，如樱桃大。每服五丸，早晨、午间、晚上各一次，用冷陈酒送下。若有蛊，服之亦吐出。

【主治】五疸黄肿。

【宜忌】忌醋、生冷、发物。

加减胃苓汤

【来源】《古今医鉴》卷六。

【组成】苍术（米泔制）一钱半 陈皮（去白）一钱 厚朴（姜炒）八分 甘草（炙）三分 猪苓八分 泽泻一钱 白术（去芦）一钱 赤茯苓（去皮）一钱 神曲（炒）八分 山楂（去核）七分 砂仁（炒）七分 香附（姜汁炒）六分 槟榔八分 木瓜一钱 大腹皮六分 藿香 半夏 萝卜子 三棱 莪术 青皮各七分

【用法】上锉一剂。水煎服。

【主治】黄胖，饮食无味，四肢无力，行步倦怠，脉涩而儒。

退金丸

【来源】《古今医鉴》卷六。

【组成】青矾

【用法】砂罐一个，装上药令八分满，外以盐泥固济，炭火煅令通红，去泥埋土中，以彻去火毒，将砂罐及矾俱为末，水打面糊为丸，如梧桐子大。每服二三十丸，肉汤送下，滚汤亦可，每日三次。

【主治】黄肿及癖疾发热。

【宜忌】忌鱼腥、面筋等发物。

铁砂丸

【来源】《古今医鉴》卷六引思恒方。

【组成】苍术三两（米泔制，炒） 香附三两（醋炒） 白术一两 猪苓一两 泽泻一两 茯苓一两 茵陈一两五钱 牛膝一两 槟榔一两 木瓜一两 草果一两 砂仁一两 枳壳一两五钱（麸炒） 青皮一两 陈皮一两五钱 三棱一两（醋炒） 莪术一两（醋炒） 当归一两 神曲二两 青矾三两（麸炒黑）

【用法】上为末，醋糊为丸，如梧桐子大。每服九十丸，温酒送下；醋汤亦可。

【主治】黄疸，腹内有块。

针砂平胃散

【来源】方出《本草纲目》卷八引《摘玄方》，名见《观聚方要补》卷三。

【组成】针砂四两（醋炒七次） 干漆（烧存性）三钱 香附三钱 平胃散五钱

【用法】上为末，蒸饼为丸，如梧桐子大。任汤使下。

　　本方方名，据剂型，当作"针砂平胃丸"。

【主治】脾劳黄病。

除积汤

【来源】《点点经》卷三。

【组成】当归 山楂 神曲 三棱（醋炒） 砂仁 槟榔 莪术（醋炒） 陈皮 枳实 酒军 茵陈 腹皮（一本有朴消）

【用法】麦芽引。

【主治】酒伤黄肿，气喘发咳，小腹肿满、膨胀，有积结而服药不效，攻下之后，用本方调理。

万金丸

【来源】《赤水玄珠全集》卷二十六。

【组成】平胃散加夜明砂（略炒） 针砂（醋淬，炒） 皂矾（醋煮干，煅红）各等分

【用法】上为末，红枣肉为丸，如绿豆大。空心米饮送下。

【功用】磨积块，去黄胖。

【宜忌】忌一切血及荞麦面。

大温中丸

【来源】《医学六要·治法汇》卷六引丹溪方。

【组成】香附（醋浸）一斤（春、夏一宿，秋、冬二宿） 甘草二两 针砂（炒红，醋淬七次）一两 厚朴（姜制） 陈皮 山楂各五两 苍术五两（泔浸） 白术 茯苓各二两 青皮六两 芍药 黄连 三棱 蓬术 苦参各五两

【用法】上为细末，醋为丸，如梧桐子大。苍黑筋骨露，气实者，米饮送下五六十丸；肥白气虚者，白术汤送下三四十丸。服七日后，便觉手掌心热惊，口唇内有红晕，半月愈。

【主治】黄病久者。

【宜忌】忌一切油腻、生冷、肉、面、鸡、鹅、羊、鸭、糍粽难化之物。

四宝丹

【来源】《万病回春》卷三。

【组成】使君子肉二两 槟榔 南星各二两（姜汁制）

【用法】上为末。黄病吃生米者，用麦芽一斤（炒）；吃茶叶者，用茶叶一斤（炒）；吃黄泥者，用壁土一斤（炒）；吃黑炭者，用黑炭一斤（炒），与上药共为末，炼蜜为丸，如梧桐子大。每服五十丸，清早砂糖水送下。

【主治】黄病吃生米、茶叶、黄泥、黑炭者。

枣子绿矾丸

【来源】《万病回春》卷三。

【组成】针砂 绿矾（炒） 苍术（米泔制） 厚朴（姜炒） 陈皮 神曲（炒）各一两 甘草五钱

【用法】上为细末，枣肉为丸，或醋糊为丸，如梧桐子大。每服五十丸，食后米汤送下。

【主治】黄疸胖病。

【宜忌】忌荞麦、羊肉、母猪肉。

小温中丸

【来源】《证治准绳·类方》卷二引丹溪方。

【别名】温中丸（《张氏医通》卷十六）。

【组成】陈皮　半夏（汤泡，去皮脐）　神曲（炒）　茯苓各一两　白术二两　香附子（不要烘晒）　针砂各一两半（醋炒红）　苦参（炒）　黄连（炒）各半两　甘草三钱

【用法】上为末，醋、水各一盏，打糊为丸，如梧桐子大。每服七八十丸，白术六钱，陈皮一钱，生姜一片煎汤送下。病轻者服此丸六七两，小便长；病甚服一斤，小便始长。

【主治】
1.《证治准绳·类方》：胀因脾虚不能运化。
2.《张氏医通》：黄胖面肿，足胀。
3.《风劳臌膈》：胀因肝木为湿热蕴滞。
4.《成方便读》：脾虚湿热不化，足肿便溏腹满。

【加减】虚甚，加人参一钱。各用本方去黄连，加厚朴。

【方论】《成方便读》：白术补脾燥湿，使运化有权，赞助药力，自然邪尽化而正不伤；半夏化其湿，茯苓利其水，陈皮理其气，甘草和其中，且皆可寓宣于补；黄连、苦参清湿中之瘀热；针砂、神曲化积滞之陈邪。用醋、水为丸者，凡欲散之，必先敛之，不使其邪有散漫之意耳。

【验案】肝硬化腹水　《中成药研究》（1993，3：13）：应用生白术、生香附、半夏、陈皮、茯苓、川连、苦参、商陆、神曲、甘草、针砂，腹水多加桑皮、大腹皮；黄疸加茵陈、川柏；湿热甚加知母、黄柏、车前子；血瘀者加茜草、参三七；肝虚甚加香砂六君或党参。水煎服，每日1剂。治疗肝硬化腹水45例，男39例，女6例；最小22岁，最大65岁；肝炎史最短者1年，最长者22年。结果：服药最短1月，最长10月；显效19例，有效20例，无效6例；总有效率为86.7%。

小温中丸

【来源】《证治准绳·类方》卷五引丹溪方。

【组成】针砂一斤（以醋炒，为末）　糯米（炒极黄，为末）一斤

【用法】醋糊为丸，如梧桐子大。每服四五十丸，米饮送下。轻者服五两，重者不过七两。

【主治】
1.《证治准绳·类方》：黄胖。
2.《何氏济生论》：食劳疳黄。

【宜忌】《何氏济生论》：忌一切生冷油腻。

加减胃苓汤

【来源】《寿世保元》卷三。

【组成】苍术一钱五分　陈皮一钱五分　厚朴（姜炒）八分　猪苓　泽泻各二钱　白术一钱五分　白茯苓三钱　藿香三钱　半夏（姜炒）二钱　大腹皮三钱　山楂二钱　萝卜子三钱　三棱一钱　莪术一钱　青皮一钱　甘草八分

【用法】上锉。加生姜三片，枣二枚，水煎，温服。

【主治】黄胖。饮食无味，四肢无力，行步倦怠，脉涩而迟，或腹有积块胀满。

退金丹

【来源】《寿世保元》卷三。

【组成】苍术（酒炒）八两　香附八两　青皮（去瓤）三两　陈皮四两　良姜一两　厚朴（姜炒）三两　乌药四两　三棱（煨）三两　莪术（煨）一两　青矾八两（用百草霜同炒）

【用法】上为细末，醋糊为丸，如梧桐子大。每服五十丸，米汤送下。

【主治】黄肿，腹中有积块胀满者。

米黄散

【来源】《济阳纲目》卷三十四。

【组成】白术一钱半　苍术一钱三分　陈皮　白芍药　神曲　麦芽　山楂　茯苓　石膏各一钱　厚朴七分　藿香五分　甘草三分

【用法】水煎，临服入砂糖一匙调服。

【主治】黄病，爱吃生米。

茶黄丸

【来源】《济阳纲目》卷三十四。

【组成】白术 苍术各三两 石膏 白芍药 黄芩 南星 陈皮各一两 薄荷七分

【用法】上为末，砂糖水煮神曲为丸，砂糖水送下。

【主治】黄病爱吃茶。

褪金启脾丸

【来源】《简明医彀》卷二。

【组成】苍术 香附 制矾各四两 茵陈 铃儿 白术 厚朴 陈皮 青皮各三两 干漆（炒令烟尽） 蓬术 三棱各二两 川椒 甘草各一两

【用法】上为末，用大黑枣煮一滚，去皮、核，捣烂为丸，如干，添枣汤匀，如梧桐子大。每服五十丸，空心米汤或姜、枣汤送下。病去七分，止药。

【主治】黄肿腹胀。

神效丸

【来源】《丹台玉案》卷三。

【组成】皂矾八两（加面一斤，和作饼，入火内煨焦为度） 苍术（米泔浸） 厚朴（姜汁炒） 陈皮 甘草各六两 川椒十两（去目及闭口者）

【用法】上为末，用红枣三斤（煮熟，去皮核），胡桃三斤（去壳），同捣成膏，和药为丸，如梧桐子大。每服七八十丸，酒送下。初服时觉此药甘美，服至病将愈，便觉药臭矣。

【主治】男妇大小黄病。

消胀万应汤

【来源】《重订通俗伤寒论》。

【组成】地骷髅三钱 大腹皮二钱 真川朴一钱 莱菔子二钱（拌炒） 青砂仁五分 六神曲一钱半 陈香橼皮八分 鸡内金两张 人中白（煅透）五分 灯心五小帚

【用法】以此方送下消臌万应丹。

【功用】消滞除胀。

【主治】黄疸变臌，气喘胸闷，脘痛翻胃，痞胀结热，伤力黄肿，嗓口痢。

利生丸

【来源】《惠直堂方》卷一。

【组成】茅苍术 乌药（二味俱米泔浸一宿，晒干） 香附（一半童便浸，炒，一半米醋浸，炒） 藿香 纯苏叶 厚朴（姜汁炒） 陈皮 青皮（醋炒） 赤芍（酒炒） 砂仁（去壳） 小茴（微炒） 木香 草果（面裹，煨，去壳）各二两 川芎（微炒） 归身（微炒） 黄芩（微炒） 枳壳（麸炒） 白茯苓 木通 鸡心槟榔各一两 粉甘草五钱

【用法】上药日晒干为末，陈早米糊为丸，每重一钱五分，亦须晒干，每丸九分。每服一丸，心痛，灯心二分，生姜一片，煎汤送下；肚痛，生姜一片捣碎，入炒盐三分，开水冲服；胸腹膨胀，生姜皮五分，大腹皮一钱，煎汤送下；疟疾发日，用桃脑七个、生姜一片，煎汤送下；风痰喘嗽，苏叶、薄荷汤送下；赤痢，白蜜二钱，米汤调下；白痢，红糖二钱、生姜汁一匙，同米汤调下；疝气，小茴川楝汤送下；隔食呕酸，小儿痞积，生姜汤送下；血崩，恶露不净，当归一钱，煎汤送下；身面黄胖，湿痰流注，无名肿毒，俱陈酒送下。

【功用】《全国中药成药处方集》（沈阳方）：调气止痛，利湿祛痰。

【主治】心腹胀痛，风痰喘嗽，膈食呕酸，赤白痢疾，疟疾，身面黄胖，湿痰流注，无名肿毒，疝气，妇人血崩，恶露不净，小儿痞积。

【宜忌】

1.《惠直堂方》：上药不可烘，不可见火。

2.《全国中药成药处方集》（沈阳方）：忌生、冷、硬物。

葫芦散

【来源】《绛囊撮要》。

【组成】切颈葫芦（连子烧存性）

【用法】上为末。每服一个，食前温酒送下，或白汤下。十余日见效。

【主治】腹胀，黄肿。

余粮丸

【来源】《种福堂公选良方》卷四。

【组成】皂矾八两（用红醋二茶杯，煅至通红色，放地上出火毒）　余粮石四两（醋煅七次）　砂仁四钱（姜汁炒）　白豆蔻三钱　枳壳四钱（炒）　厚朴四钱（炒）　真广皮三钱　干漆一两（炒到烟尽）　白芷二钱　川贝母二钱　铁梗茵陈五钱（不见火）　海金沙一钱　益母草五钱　广木香二钱　地骨皮二钱

【用法】上各为末，煮黑枣为丸。缓症朝服七分，夜服八分；重症每服一二钱，好酒送下；极重者，服至六两全愈。

【主治】脱力劳伤，肿胀，妇女干血劳，产后朝凉暮热，男妇反胃、噎膈、腹痛、小儿吃泥土、生米等物，及积年虚黄、脱力黄疸等症。

【宜忌】孕妇忌服。忌河豚，终身忌荞麦。

捷效丸

【来源】《仙拈集》卷一。

【组成】砂仁　川椒各一两　针砂（醋炒红）三两　大麦不拘多少（炒，磨面）　大黑枣一斤（蒸熟，去核皮）

【用法】大麦面打糊，共捣为丸。每服二钱，早、晚服。

【主治】黄胖水肿。

截黄丸

【来源】方出《串雅内编》卷一，名见《青囊秘传》。

【组成】青矾四两（煅成赤珠子）　当归四两（酒酿浸七日，焙）　百草霜三两

【用法】上为末，以浸药酒打糊为丸，如梧桐子大。每服五丸至七丸，温汤送下。一月后黄去病愈。

【功用】截黄。

【主治】脾积黄肿。

余粮丸

【来源】《杂病源流犀烛》卷十六。

【组成】余粮石（醋煅）一斤　海金沙（醋炒）二两　皂矾（浮麦醋炒）四两　豨莶草（酒炒）二两　益母草（蜜酒炒）二两　百草霜（醋炒）二两　香附（童便浸、盐酒炒）四两　茵陈（酒炒）二两　乌龙尾（醋酒炒）二两　广皮（焙）二两　砂仁（姜汁炒）二两　白蔻仁（烘）二两　松罗茶（焙脆）二两　木香（晒）二两　生地（酒煮，晒）二两　归身（炒）二两　白芷（晒）二两　陈香橼（切片，晒）二两　川贝母（去心，晒）二两　川椒（晒）二两　延胡索（酒炒）二两　漆渣（炒烟尽）二两

【用法】上以大枣六斤煮，取肉作丸，如豌豆大。朝七暮八，开水送下，以病愈为度。

【主治】脱力劳伤黄病，及一切黄胖病。

沈氏双砂丸

【来源】《杂病源流犀烛》卷十六。

【组成】针砂四两（炒红，醋淬至白色）　砂仁一两（生，研）　香附（便浸，炒）五钱　皂矾（白馒头包，煅红）一两　广木香（生，研）一两　大麦粉三升

【用法】胡桃肉四两生捣如泥，同黑枣一斤煮烂（去皮核）为丸。每服一钱半，脱力劳伤，以陈酒送下；一切黄病，以米饮送下。每病不过服四两，多至六两，无不愈。

【主治】脱力黄及一切黄。

香附丸

【来源】《杂病源流犀烛》卷十六引《杨氏黄病方》。

【组成】香附（童便浸，炒）一斤　针砂（醋煅）一两　厚朴（姜汁炒）五两　甘草（炒）一两　陈皮（去白，炒）三两　白芍（炒）五两　制苍术五两　山楂肉（炒黑）五两　茯苓（乳蒸，晒，焙）三两　青皮（炒）六两　苦参（炒，春夏）二两（秋冬）一两　白术（土炒）三两

【用法】醋糊为丸。每服一钱，米饮送下；弱者

七八分，白术汤送下。服过七日，手心即凉，内有红晕起，调理半月即愈矣。

【主治】脱力劳伤黄病，及一切黄胖病。

【宜忌】忌食一切生冷、油腻、发硬之物。

针砂五果丸

【来源】《医级》卷八。

【组成】针砂一两（用水提净）　绿矾二两（醋炒七次）　杏仁　桂圆肉　胡桃肉　莲肉　芡实各二两　大枣四两（蒸，去皮核）

【用法】上共捣为丸。每晨、晚服三钱，白汤送下。

【主治】黄胖肿浮，颈脉动，小便不利，将成水肿。

皂矾散

【来源】《医级》卷八。

【组成】皂矾（醋炒红色）

【用法】上为末，将竹范纸剪寸许纸条，每条裹药半分卷好。每用二三分，和饭吞服。

【主治】黄疸肿满。

辟恶启脾丸

【来源】《医级》卷八。

【组成】苍术一两　藿香　茯苓　广皮　半夏　砂仁　甘草　香附　白术　神曲　白蒺藜（以上各为末）各五钱　绿矾四两（醋炒七次，摊地出火毒，研）　皂角二两　红枣六两（蒸，去皮核）

【用法】将皂角预煎汤一大碗，再投枣熬，搅如膏，入前末，杵作丸子。每服钱许，早晚生姜汤、白滚汤任下。若服后，身现红斑，急煎枣汤或银花甘草汤服；黄退肿消，可不必尽料；若犹未痊，日服减半可也。

【主治】黄胖症。因受阴霾恶气，病发脾经，通身黄肿，食则胸闷，小便自利，动则气浮。

针砂汤

【来源】《名家方选》。

【组成】桂枝　茯苓　白术　甘草各一钱　针砂七分或一钱　人参　牡蛎各八分

【用法】以水二合，煮取一合温服。

【主治】黄胖病，心下痞或满，行步则短气动悸甚者。

铁砂散

【来源】《名家方选》。

【组成】铁砂五钱　荞麦十钱

【用法】上为散。每服五钱，白汤送下，每日三次。

【主治】黄胖病气上冲胸，短息，小便不利。

铁砂散

【来源】《家塾方》。

【组成】铁砂　荞麦粉各十二钱　大黄六两

【用法】上为末，和荞麦粉，以水泛为丸，如绿豆大。每服一钱，以清酒送下，每日三次。

　　本方方名，据剂型，当作"铁砂丸"。

【主治】黄胖病。

黄胖丸

【来源】《名家方选》。

【组成】铁砂（醋煮后水洗）　蕨粉各十钱　硫黄八钱　枯矾二钱

【用法】上为末，面糊为丸，如梧桐子大。日服一钱或二钱半，以酒送下。

【主治】黄胖，上逆动气或下血，眩晕不能行步者。

针砂丸

【来源】《回生集》卷下。

【组成】针砂四两（醋煅七次）　皂矾四两（火煅）　厚朴一两（姜汁炒）　青皮一两　三棱一两　陈皮一两　草乌一两　南木香一两　雄黄一两　槟榔一两　史君子一两　鳖鱼脚八只（醋浸，焙干）

【用法】上醋为丸，如粟米大。小儿一岁三分，空

心调服。

【主治】小儿面黄腹大，积聚不消，不思饮食。

佐金平肝健脾丸

【来源】《风劳臌膈》。

【组成】黄连 吴萸（制）各一两 皂矾八两（上药研匀，以草纸包紧，米醋浸透，入炭火中，煅过一夜，次日拔火炭，好好取起，已化朱色，如未变色，再如前法，然后研末听用） 木香五钱 山栀（炒）一两 苍术二两 扁豆五钱 草果三钱 槟榔五钱 人参五钱 莪术一两 厚朴一两 川芎七钱 山楂一两 甘草二钱 陈皮一两 香附一两

【用法】用红枣饭上蒸熟，去皮核，加元米少许，和前药为丸，如梧桐子大，晒干。每服三四十丸，食远米汤送下。

【主治】黄疸，气胀，水肿黄胖脾胃不健。

【加减】如左胁有块或是瘀血，加干漆、桃仁各一两，丸服。

黄胖丸

【来源】《续名家方选》。

【组成】铁砂一百钱 葛根 黄连各十二钱 百草霜五钱

【用法】上为末，面糊为丸，如梧桐子大。每服二钱，白汤送下，一日三次。

【主治】黄胖病。

绿矾丸

【来源】《续名家方选》。

【组成】蜀椒十钱 绿矾（烧红） 枣肉 胡桃（去核）各六钱

【用法】上为末，糊为丸，如赤豆大。每服二十丸，以平胃散煎汁送下，一日三次。

【主治】黄胖病。

紫金禹粮丸

【来源】《外科集腋》卷八。

【组成】当归（酒炒） 益母草（酒炒） 川椒（炒） 香附（童便制） 海金沙 松萝茶 白蔻（焙） 漆渣（炒尽烟） 百草霜（醋炒） 挂尘（醋炒） 砂仁（姜汁炒） 新会皮（炒） 木香 豨莶 川贝 白芷 延胡 茵陈 陈香橼（去囊，炒）各一两 大枣肉一斤半 大生地（酒炒）二两 禹粮石（醋煅九次）八两 皂矾（醋煮）一斤

【用法】上为末，用煮烂枣肉为丸。每服三钱，酒送下。

【主治】内伤脱力，黄病浮肿。

黄胖药

【来源】《医述》卷八。

【组成】红枣四两 皂矾二两 锅焦三两 荷叶二面 灰面十二两

【用法】灰面炒黄，红枣煮熟，去皮核，取肉，锅焦煮烂，皂矾，荷叶煎汁捣丸。每服三钱。

【主治】黄胖，其证必吐黄水，毛发皆直，或好食生米、茶叶、土、炭。

黄病灵验丸

【来源】《青囊秘传》。

【组成】茅术（米泔水浸）五钱 绿矾（煅）五钱 厚朴（姜汁炒）五钱 百草霜三钱 针砂（醋炒七次为度）五钱 大枣（醋煮，去皮核）三两

【用法】上为末，打和为丸，如绿豆大。每服五钱，空心以米汤送下。

【主治】黄病。

黄病鼓胀丸

【来源】《饲鹤亭集方》。

【组成】平胃散一两 针砂三钱 皂矾六钱 车前子三钱

【用法】上为末，红枣泥捣和为丸。每服三钱，以开水送下。

【主治】黄病鼓胀。

【宜忌】忌食盐、酱百天。

绛矾丸

【来源】《重订广温热论》卷二。

【别名】黄病绛矾丸（《全国中药成药处方集》杭州方）。

【组成】皂矾五钱（面裹烧红）　杜苍术五钱　真川朴八钱　广皮六钱　炒焦甘草三钱

【用法】煮红枣肉为小丸，姜半夏粉一两为衣。每服一钱半或二钱，淡姜汤送下，每日两次。

【主治】

1.《重订广温热论》：湿遏热伏，发为阴黄，黄而昏暗，如熏黄色，而无烦渴热象者。

2.《全国中药成药处方集》（杭州方）：湿热黄胖，脱力劳伤，腹胀肠红，食积痞块，腿足浮肿，小便不利。

【宜忌】《全国中药成药处方集》（上海、南昌方）：忌食茶面，孕妇忌服。

绛矾丸

【来源】《中国医学大辞典》。

【组成】绛矾六两　厚朴　白术（炒焦）　茯苓各三两　枳壳（炒焦）　茅术（炒焦）　广皮各二两

【用法】上为细末，米汤泛为丸，如梧桐子大。每服三二十丸，熟汤送下。

【主治】湿热肠红，脱力劳伤，黄病腹胀，腿足浮肿，食积痞块，疟痢。

黄病绛矾丸

【来源】《丸散膏丹集成》。

【组成】绛矾六两　厚朴　白术（炒焦）　茯苓各三两　枳壳（炒焦）　茅术（炒焦）　广皮各二两

【用法】上为细末，米汤泛为丸，如梧桐子大。每服二三十丸，以熟汤送下。

【主治】湿热肠红，脱力劳伤，黄病腹胀，腿足浮肿，食积、痞块、疟痢。

补血退黄丸

【来源】《全国中药成药处方集》（南京方）。

【组成】针砂四两（用醋煅透三次）　茵陈一两（煮汁）　皂矾二两（煅透烧至红色）　泽泻一两　大麦芽二两　茯苓一两　苍术一两　广皮一两　厚朴一两　熟地一两　大枣八两（去皮核）　肉桂四钱

【用法】上为极细末，将大枣煮烂，去皮核打成泥，兑入茵陈汁，酌加炼蜜为丸，每钱约二十粒。每服三钱，食前用开水吞服，一日二次。

【主治】贫血黄肿，四肢酸软，心悸头眩，气短气胀，食欲失常。

四十六、药物中毒

药物中毒，是指误服大剂量药物或误服及服用变质药物，或药物配伍失度等导致的中毒病情。《诸病源候论》详细论述了本病："凡合和汤药，自有限剂，至于圭铢分两不可乖违。若增加失宜，便生他疾。其为病也，令人吐下不已，呕逆而闷乱，手足厥冷，腹痛转筋，久不以药解之，亦能致死。"一些药物本身有较大毒性，如藜芦、狼毒、芫花、乌头类、巴豆、半夏、砒霜等，服之不当或过量均可导致中毒。其治疗首先是催吐，延缓吸收。继而予以解毒药方。

三黄汤

【来源】《医心方》卷二十引《小品方》。

【组成】黄连二两　黄芩二两　大黄二两　甘草二两　芒消二两

【用法】以水五升，煮取二升半，纳芒消令烊，分三服。

【主治】服石后盛热不除，心腹满，小便赤，大便不利，吐逆，气充胸中，口焦燥，目赤熏热。

小三黄丸

【来源】《医心方》卷二十引《小品方》。

【组成】大黄一两　栀子十四枚　黄芩二两　豉三升

【用法】水六升，先煮三物令数沸，以豉纳汤中，取二升，分再服。

【功用】杀石热，除实。

【主治】服石散，盛热实不除，心腹满，小便赤，大行不利，逆中胸中，口焦燥，目赤熏热。

甘草饮

【来源】《外台秘要》卷三十七引《小品方》。

【别名】甘草汤（《圣济总录》卷一八四）。

【组成】甘草二两（炙）　大黄三两（别渍）　黄芩二两

【用法】上切。以水三升，煮三两沸，去滓分服。以利为度。

【主治】

　　1.《外台秘要》引《小品方》：服五石散后，食便吐出，不得安住者，由癖故也。

　　2.《圣济总录》：乳石发内，热结不除，或已饮酒、冷食、澡洗，犹不解，或腹胀头痛眼目疼，或先有癖实不消，或连饮不食，或时作心痛。

荠苨汤

【来源】《医心方》卷十一引《小品方》。

【组成】荠苨二两　人参二两　厚朴二两　知母二两　栝楼二两　葛根二两　枳实二两　犀屑二两　蓝子二合　桔梗二两　橘皮二两　茯苓二两　黄芩二两　甘草二两

【用法】以水八升，煮取三升，分五服。

【主治】先有石热，因霍乱吐下，服诸热药，吐下得止，因空虚仍变烦，手足热，口燥，欲得水，呕逆迷闷，脉急数者；及时行病后，毒未尽，因霍乱吐下，仍发热烦闷，胸心欲破裂者。

豉　汤

【来源】《外台秘要》卷三十八引《小品方》。

【组成】香豉二升　萎蕤　甘草（炙）各二两　麦门冬（去心）　小蓟各三两

【用法】上药以水六升，煮取二升，分三次温服，能顿服益佳，再合为度。

【主治】服五石散及钟乳诸石丹药等，口中伤烂，舌强而燥，不得食味者。

黄耆汤

【来源】《刘涓子鬼遗方》卷三。

【组成】黄耆　麦门冬各三两（去心）　黄芩六分　栀子十四枚　芍药三两　瓜蒌二两　熟地黄二两　升麻一两

【用法】上锉。以水一斗，煮取三升，分三次温服。

【功用】除热止渴。

【主治】

　　1.《刘涓子鬼遗方》：痈肿热盛，口燥患渴。

　　2.《圣济总录》：乳石发动，热渴口干。

鸡心酸枣汤

【来源】《外台秘要》卷三十七引《古今录验》。

【组成】鸡心十枚　酸枣半升　人参一两　茯神　芍药各二两　白薇　枳实（炙）　知母　甘草（炙）　栝楼各二两　生地黄八两

【用法】上切。以水一斗煮药半熟，纳鸡心，煮取三升，分三次冷服。

【主治】饮服石后阳多，肾虚发热，积日不食，胃中虚热，饮食不已，气入百脉，心脏虚甚，令人失常。

秦艽汤

【来源】《外台秘要》卷三十七引《古今录验》。

【别名】秦艽牛乳二味汤（《外台秘要》卷四引许仁则方）、秦艽煮散（《圣济总录》卷六十）、秦艽煎（《小儿卫生总微论方》卷七）。

【组成】秦艽三两（细切）

【用法】以牛乳一大升，煮取一小升。去滓，顿服之，得利即愈。若老弱可量气力进之。热气散后，黄色纵彻皮肤，是愈候，勿怪；热散后，慄慄寒

颤，若困颤，黄复出外者，是谓余热欲散也，勿厚覆，但使肌肤中少寒颤即止。

【主治】

1.《外台秘要》引《古今录验》：服石药后饮酒，热盛充满经络，心腹少胀，欲心下痛痞不消，或时聚如坚，随复消者；或发黄，小便赤，心坚痛者。

2.《小儿卫生总微论方》：伤寒心神烦躁，口干烦渴。

【宜忌】饮食宜清冷，不得浊热。

龙胆丸

【来源】方出《备急千金要方》卷三，名见《普济方》卷三一七。

【组成】栝楼根　麦门冬　龙胆各三两　大黄二两　土瓜根八两　杏仁二升

【用法】上为末，蜜为丸，如梧桐子大。每服十丸，饮送下，一日三次，渐加之。

【主治】妇人经服硫黄丸，忽患头痛项冷，冷歇，又心胸烦热，眉骨眼眦痒痛，有时生疮，喉中干燥，四体痛痒。

贝齿散

【来源】方出《备急千金要方》卷二十四，名见《普济方》卷二五一。

【组成】贝子

【用法】上为末。水服，如豆佳；不愈又服。

【主治】中射罔脯毒，食饼臛中毒。

甘豆汤

【来源】《备急千金要方》卷二十四。

【组成】大豆汁　甘草

【主治】中乌头、巴豆毒。

【方论】甘草解百药毒，此实如汤沃雪，有同神妙。有人中乌头、巴豆毒，甘草入腹即定。大豆汁解百药毒，余每试之，大悬绝不及甘草，又能加之，为甘豆汤，其验尤奇。

甘草汤

【来源】《备急千金要方》卷二十四。

【组成】甘草三两　桂心二两　豉二升　葱白半斤

【用法】上锉。先以水一斗五升，煮葱白作汤，澄取八升，纳药煮取三升，分三服。才服便使人按摩摇动，口中嚼物，然后仰卧，复以暖衣，汗出去衣，服汤。

【功用】解五石毒。

【方论】《千金方衍义》：石药之悍方炽，其人元气本虚，则寒折又难轻试，乃于葱白豉汤除去人参，易入桂心，而施从治之法。

甘草饮

【来源】方出《备急千金要方》卷二十四，名见《普济方》卷二五一。

【组成】甘草　蜜各四分　粱米粉一升

【用法】以水五升，煮甘草，取二升，去滓歇大热，纳粉汤中，搅令匀调，纳白蜜更煎，令熟如薄粥，适寒温饮一升佳。

【功用】解药毒。

【主治】鸩毒，及一切毒药不止，烦懑。

生麦门冬汤

【来源】方出《备急千金要方》卷二十四，名见《外台秘要》卷三十八。

【别名】麦门冬饮（《圣济总录》卷一四六）。

【组成】生麦门冬　葱白各八两　豉二升

【用法】上锉。以水七升，煮取二升半，分三服。

【主治】

1.《备急千金要方》：一切毒药发，不问草石，始觉恶即服此方。

2.《外台秘要》：服钟乳发，寒热，胸中塞，面肿，手足烦疼。

生麦门冬汤

【来源】《备急千金要方》卷二十四。

【别名】麦门冬汤（《外台秘要》卷三十八）。

【组成】生麦门冬五两　甘草三两　桂心二两　人

参一两半　葱白半斤　豉二升

【用法】上锉。先以水一斗五升，煮葱白作汤，澄取八升，纳药煮取三升，分三服。才服便使人按摩摇动，口中嚼物，然后仰卧，覆以暖衣，汗出去衣；服汤热歇，即便冷涛，饭燥脯而已。

【主治】散发，身体卒生疮。

芒消汤

【来源】《备急千金要方》卷二十四。

【组成】芒消　桂心各二两　通草　甘草各三两　白术一两　李核仁二十一枚　大枣二十枚

【用法】上锉，以水八升，煮取三升，分三服。

【主治】白石英动附子之毒已解，烦热腹胀，胃中有余热者。

【加减】若腹胀，去芒消，加人参二两。

【方论】《千金方衍义》：身热虽解，而烦热腹胀不除，则与芒消汤荡涤肠胃，仍兼桂心、李仁、甘草之类，更加通草利水通窍，白术、大枣滋培津气以杜悍烈之复入。而方后又有腹胀去芒消，加人参之例，从前既用大黄得下而胀，此际岂可复用芒消之荡涤欤？

防己散

【来源】方出《备急千金要方》卷二十四，名见《普济方》卷二五一。

【组成】防己　防风　甘草　桂
　　　《普济方》：防己、防风（去芦）、甘草（生，锉）、桂（去粗皮）各一两。

【用法】《普济方》：上为末散。每服二钱匕，冷水调下，连并三服。

【功用】解芫花毒。

防风汤

【来源】《备急千金要方》卷二十四。

【组成】防风

【用法】煎汁饮服。

【功用】解乌头、附子毒。

荠苨散

【来源】方出《备急千金要方》卷二十四，名见《普济方》卷二五一。

【组成】荠苨一分　蓝（并花）三分

【用法】上药，七月七日取蓝。阴干捣筛，每服方寸匕，水调下，一日三次。

【功用】解毒药。

桂心汤

【来源】《备急千金要方》卷二十四。

【别名】甘草汤（《太平圣惠方》卷三十八）。

【组成】桂心　麦门冬各三两　人参　甘草各二两　葱白半斤　豉二升

【用法】上锉。先以水一斗五升，煮葱白作汤，澄取八升，纳药煮取三升，分三服。才服便使人按摩摇动，口中嚼物，然后仰卧，覆以暖衣，汗出去衣。

【功用】解五石毒。

【主治】乳石毒发，大势已解，肺家犹有客热余气。

鸭通汤

【来源】《备急千金要方》卷二十四。

【组成】白鸭通五升（沸汤二斗半淋之，澄清，取二斗汁）麻黄八两　豉三升　冷石二两　甘草五两　石膏三两　栀子仁二十枚

【用法】上锉。以鸭通汁煮六升，去滓，纳豉三沸，分服五合。若觉身体冷，小便快阔，其间若热犹盛，小便赤促，服之不限五合。

【功用】解散除热。

【主治】《太平圣惠方》：五石发动。

【宜忌】宜小劳之，渐进食，不可令食少，但勿便多。

【方论】《千金方衍义》：鸭通利水，取白以通金水二脏，为解石毒之专药；佐以冷石、石膏清解里热；麻黄开泄表气；栀子、豉、甘解毒除烦，兼通表里恶毒异气。

葱白豉汤

【来源】《备急千金要方》卷二十四。

【别名】葱豉汤（《太平圣惠方》卷三十八）。

【组成】葱白半斤　豉二升　甘草　人参各三两

《外台秘要》有吴茱萸一升，无人参。

【用法】上锉。先以水一斗五升，煮葱白作汤，澄取八升，纳药煮取三升，分三服。才服便使人按摩摇动，口中嚼物，然后仰卧，覆以暖衣，汗出去衣。服汤热歇，即便冷淘饭酱脯等物。若服此不解，复服甘草汤方。

【功用】解毒。

【主治】服钟乳石后，又服术，胸塞短气，头痛目疼，发动之始。

葱白豉汤

【来源】《备急千金要方》卷二十四。

【组成】葱白半斤　豉二升　甘草二两

【用法】上以水六升，煮取二升半，分三服。

【主治】礜石发则令人心急口噤，骨节疼强，或节节生疮，始觉发者。

葱白豉汤

【来源】《备急千金要方》卷二十四。

【别名】香豉饮（《圣济总录》卷一八四）。

【组成】葱白一升　豉二升　干姜五两　甘草二两

【用法】上锉。以水七升，煮取三升，分三服。服汤不解，宜服理中汤方。

【主治】

1.《备急千金要方》：服石，因失食发，饮酒过醉发。

2.《圣济总录》：乳石发，下痢。

解　散

【来源】《备急千金要方》卷二十四。

【别名】大黄汤（《普济方》卷二六三）。

【组成】升麻　大黄　黄连　甘草　黄柏各三两　芍药六两　白鸭通五合　黄芩四两　栀子仁十四枚　竹叶（切）豉各一升

【用法】上锉。以水三斗，先煮鸭通、竹叶，取一斗二升，去滓澄清，取一斗，纳药，煮取三升，分三服。

【主治】服散后盛热实，大小便赤。

【加减】若上气者，加杏仁五合；腹满，加石膏三两。

解毒药散

【来源】《备急千金要方》卷二十四。

【组成】茅苣一分　蓝（并花）二分

【用法】上七月七日取蓝，阴干，为末。每服方寸匕，水和服，一日三次。

【功用】解百药毒。

栝楼汤

【来源】《外台秘要》卷三十七引《延年秘录》。

【别名】栝楼根汤（《备急千金要方》卷二十四）。

【组成】栝楼根　大麦奴各四两　甘草二两　葱白半斤　豉二升

【用法】上锉。先以水一斗五升，煮葱白作汤，澄取八升，纳药煮取三升，分三服。

【主治】白石英动附子毒，服生麦门冬汤后，热势未除，视瞻高而患渴。

紫　雪

【来源】《外台秘要》卷十八引《苏恭方》。

【别名】紫雪丹（《成方便读》卷三）、紫雪散（《全国中药成药处方集》天津方）。

【组成】黄金百两　寒水石三升　石膏三斤　磁石三斤　滑石三斤　玄参一斤　羚羊角五两（屑）　犀角五两（屑）　升麻一升　沉香五两　丁子香一两　青木香五两　甘草八两（炙）

【用法】上药以水一斛，先煮五种金石药，得四斗，去滓后纳八物，煮取一斗五升，去滓，取消石四升，芒消亦可，用朴消精者十斤投汁中，微火上煮，柳木篦搅，勿住手，有七升，投在木盆中，半日欲凝，纳研朱砂三两，细研麝香五分，纳中搅调，寒之二日成霜雪紫色。病人强壮者一服二分，当利热毒；老弱人或热毒微者，一服一

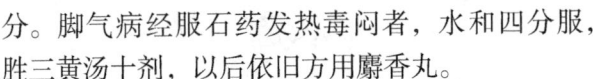

分。脚气病经服石药发热毒闷者,水和四分服,胜三黄汤十剂,以后依旧方用麝香丸。

【功用】

1.《重订通俗伤寒论》:辟秽开窍,泻火散结。

2.《北京市中药成方选集》:镇惊安神,清心开窍。

【主治】脚气毒遍内外,烦热,口中生疮,狂易叫走;诸石草热药毒发,邪热卒黄;瘴疫毒疠,卒死温疟,五尸五注,心腹诸疾,绞刺切痛,蛊毒鬼魅,野道热毒,小儿惊痫。

大青丸

【来源】《千金翼方》卷十五。

【组成】大青 麦门冬(去心) 香豉各四两 石膏(研) 葶苈子(熬) 栀子 栝楼根 枳实(炙) 芍药 知母 茯苓 大黄 黄耆 黄芩 甘草(炙)各二两

【用法】上为末,炼蜜为丸,如梧桐子大。每服五丸,以饮送下,一日二次。五日不知,则更服之,以知为度。

【主治】服寒食散发动,积年不解,不能食,赢瘦欲死者。

三黄汤

【来源】《千金翼方》卷十五。

【别名】泻心三黄汤(《类证活人书》卷十九)、泻心汤(《世医得效方》卷八)。

【组成】大黄 黄连 黄芩各三两

【用法】上锉。以水七升,煮取三升,分为三服。

【主治】

1.《千金翼方》:服石后,石忽发动,目赤口疮,腹痛胀满卒急。

2.《类证活人书》:妇人伤寒六七日,胃中有燥屎,大便难,烦躁谵语,目赤,毒气闭塞不得流通。

3.《兰台轨范》引《普济本事方》:三焦实热,一切有余火症,大便秘结者。

4.《世医得效方》:心受积热,谵语发狂,逾墙上屋。

5.《银海精微》:脾胃积热,胬肉攀睛。

6.《嵩崖尊生全书》:热症口疳。

治气汤

【来源】《千金翼方》卷十五。

【组成】人参 茯苓 桂心 厚朴(炙) 半夏(洗) 甘草(炙)各一两 麦门冬(去心) 生姜(切)各三两 大枣二十枚(擘)

【用法】上锉。以水八升,煮取二升六合,分服七合。

【主治】服五石散者患气证,不能食,苦气逆。

鸭通汤

【来源】《千金翼方》卷十五。

【组成】白鸭通(新者) 大黄二两 石膏(碎) 知母各一两 豉一升 麻黄三两(去节) 葱白二七茎 栀子仁二七枚 黄芩一两半 甘草三分(炙)

方中白鸭通用量原缺。

【用法】上锉。以汤一斗二升淋鸭通,乃以汁煮药,取三升半,去滓,然后纳豉更煮三沸,去豉,未食前服一升。

【主治】散发。热攻胸背,呕逆烦闷,卧辄大睡,乘热觉四肢不快,寒热往来,大小便难。

雷氏千金丸

【来源】《千金翼方》卷十五。

【组成】消石三分(熬) 大黄四两 巴豆一分(去心皮,熬)

【用法】上为末,炼蜜为丸,如小豆许。每服一丸,饮送下,一日二次。以利为度。

【主治】解散发动。

七水凌

【来源】《千金翼方》卷十八。

【组成】朴消五斤 芒消三斤(如雪者佳) 滑石一斤半 玉泉石一斤 石膏一斤 卤碱五斤(如凌者) 凝水石一斤(如雪者) 冻凌水五升 霜

水一升　雪水一升　露水五升半　寒泉水五升　雨水一升　东流水五升半

【用法】前七味，各别捣粗筛；后七味，澄令清，铜器中纳上件七味散，极微火煎取七升，一宿澄清，纳瓷坩中净处贮之，以重帛系口一百二十日，皆如冻凌，状成如白石英，有八棱，成就或大如箸，有长一尺者，名曰七水凌。有人服金石发热者，以井花水和五分匕服之，一服极热即定；伤寒发热服一刀圭；小儿发热与麻子许。

【主治】大热及金石发动，金石凌不制者。

【宜忌】不可多用；服药得热退之后七日，乃慎酒、肉、五辛等物。

金石凌

【来源】《千金翼方》卷十八。

【组成】上朴消一斤　上芒消一斤　石膏四两　凝水石二两

【用法】熟沸水五升，渍朴消、芒消令消，澄一宿，旦取澄消安铜器中，粗捣寒水石、石膏纳其中，仍纳金五两，微火煎之，频以筯头柱看，着筯成凌云，泻置铜器中，留着水盆中凝一宿皆成凌，停三日以上，皆干也。若热病及石发，皆以蜜水和服半鸡子大。

【主治】金石热发。

三黄汤

【来源】《千金翼方》卷二十二，名见《外台秘要》卷三十八。

【组成】大黄三两　黄芩二两　栀子十四枚（擘）　豉一升（绵裹）　麻黄（去节）　甘草（炙）各二两

【用法】上锉。以水九升，煮麻黄，去上沫，纳诸药，煮取四升，纳豉三沸，分三服。得下止。

【功用】
　　1.《千金翼方》：杀石气，下去实，兼发汗解肌。
　　2.《外台秘要》：折石热，通气，泄肠胃。

【主治】服石发热或中风发热。

大黄汤

【来源】《千金翼方》卷二十二。

【组成】大黄三两　麦门冬一两（去心）　栀子十四枚（擘）　黄芩　芒硝　甘草（炙）各二两

【用法】上锉。以水七升，煮取二升五合，分为五服。得下止。

【主治】石发，烦热胀满，身生疮，年月深久，治不愈，虚热生疮。

升麻汤

【来源】《千金翼方》卷二十二。

【组成】升麻　枳实（炙）　芍药　大黄各二两　当归　黄芩各一两（一方有甘草一两）

【用法】上锉。以水八升，煮取二升，分三次服。得下肿消，止。

【主治】服石发热，热结生肿坚起，始作肿者。

【加减】热甚，倍加黄芩。

麦奴汤

【来源】《千金翼方》卷二十二。

【组成】大麦奴（阴干）　麦门冬（去心）各四两　桂心三两　葱白八茎（勿使叶）　人参一两　甘草（炙）二两

【用法】上锉。以水八升，煮取三升，去滓，分温三服。若无麦奴，以麦三升净淘洗，先煮使熟，去滓，添水满八升，然后纳诸药，煮取三升，分三服。

【主治】桃花石发，即心噤，身壮热，头痛。

麦门冬丸

【来源】《千金翼方》卷二十二。

【组成】麦门冬五两（去心）　大黄　苦参　萎蕤　栀子（擘）　五加皮　黄芩　生犀屑　芍药　升麻各一两　大青　甘草（炙）各三分

【用法】上为末，炼蜜为丸，如梧桐子大。每服十五丸，食后以蜜水送下，渐加至二十丸。

【主治】诸石发动，口干寒热，似鬼神病。

芦根汤

【来源】《千金翼方》卷二十二。

【组成】芦根 地榆 五加皮各一两

【用法】上锉。以水三升，煮取一升，去滓服。一服即愈。

【主治】乳石发动，服葱豉汤加当归未除者。

【宜忌】此汤力快，小可者不须服之。

荠苨汤

【来源】《千金翼方》卷二十二引华佗方。

【组成】荠苨四两 茯苓一两 蔓菁子一升 芍药 人参 蓝子 黄芩 甘草（炙）各一两

【别名】芍药汤本（《圣济总录》卷一八三）。

【用法】上锉，以水一升，煮蔓菁子，取八升，去滓，纳诸药，煮取二升五合，分三服。

【主治】石毒或年二十年三十年而发者，或慄慄如寒，或饮食，或不饮食。若服紫石英发毒者，热闷燎燎喜卧，起止无气力，或寒，皆腑气所主，藏气不和；矾石发热者，燥而战；石硫黄发热者，郁郁；如热极者，身并破裂。

【加减】虚弱者，倍人参，减黄芩；若气上，倍茯苓，加荠苨一两。

前胡汤

【来源】《千金翼方》卷二十二。

【组成】前胡 芍药 黄芩 大黄 甘草（炙）各二两 大枣二十枚（擘）

【用法】上锉。以水八升，煮取二升五合，分三服。

【主治】石发，头痛，胸胀满，或寒或热，手足冷，或口噤，或口烂生疮干燥，恶闻食气。

【加减】若心胁坚满，加茯苓三两；胸满塞，加枳实一大两（炙）；连吐，胸中冷，不饮食，加生姜三两；胃虚口燥，加麦门冬三两（去心）。

酒豉方

【来源】《千金翼方》卷二十二。

【别名】豆豉酒（《圣济总录》卷一八四）。

【组成】清美酒一升 好豉五合（绵裹）

【用法】上二味，和煮三五沸，热饮一升使尽。大良。

【主治】乳石发动。

萎蕤汤

【来源】《千金翼方》卷二十二。

【组成】萎蕤 黄芩 干姜 生姜各二两（切） 豉一六合（绵裹） 芍药 升麻 黄连 柴胡各二两 栀子七枚（擘） 石膏八两（碎） 芒消四两

【用法】上锉。以水一斗五升，先煮石膏，减一升，次下诸药，煮取二升八合，去滓，下芒消，搅令散，分温三服。每服相去如人行十里，进之利五六行，当自止。

【主治】石发动，心胸热毒。

【宜忌】忌生冷、热面、猪、鱼、蒜。

黄芩汤

【来源】《千金翼方》卷二十二。

【组成】黄芩二两 栀子十四枚（擘） 葱白一握 豉一升（绵裹）

【用法】上锉。以水七升，煮豉三沸，去滓，纳诸药，煮取三升，分二服；不止，更为之。

【主治】虚石发，内有客热，胸中痞，外有风湿不解，肌中急挛。

猪膏汤

【来源】《千金翼方》卷二十二。

【组成】猪膏一两（烊之） 豉一升（绵裹）

【用法】上以水三升煮豉，取汁一升，纳猪膏，每服七合，一日三次。

【功用】解散热渴。

【主治】石发。

【宜忌】石人饮宜清冷，不宜热，热即气拥痞石。唯酒一种，须热也。

麻黄汤

【来源】《千金翼方》卷二十二。

【组成】麻黄二两（去节） 栀子十四枚（擘） 香豉一升 甘草一两（炙）

【用法】上锉。以酒五升渍一宿，加水二升，煮取三升一合，分三次服。

【主治】服石发困不可解者。

蜂房饮

【来源】方出《千金翼方》卷二十二，名见《外台秘要》卷三十八。

【别名】蜂房汤（《圣济总录》卷一八三）。

【组成】露蜂房一升（炙）

【用法】上切。以水三升，煮取一升，每服五六合，每日二次。石从小便下如细砂，砂尽则停药。

《圣济总录》：若不定，隔三五日再服。

【功用】

1.《千金翼方》：下石。

2.《圣济总录》：除热。

【主治】石发热困苦。

七物升麻丸

【来源】《本草图经》引《王方庆岭南方》（见《证类本草》卷六）。

【组成】升麻 犀角 黄芩 朴消 栀子 大黄各二两 豉二升（微炒）

【用法】上为散，炼蜜为丸。觉四肢大热，大便难，即服三十丸，取微利为知；若四肢小热，于食前服二十丸。

【主治】

1.《本草图经》引《王方庆岭南方》：服乳石后觉四肢热，大便难。

2.《麻科活人全书》：麻疹伏而不出。

加减麻仁丸

【来源】《外台秘要》卷三十一引《近效方》。

【组成】蜀大黄（锦文者）四两 人参二两 大麻仁二两 诃黎勒皮四两

【用法】上为末，炼蜜为丸。每服十丸至二十丸。增减以意量之，以溏利病除，亦不损人。

【主治】积年患气，不能食饮，兼食不消化，风

气、冷气、热气冲上，痃癖气，并乳石气发动者。

麦门冬饮子

【来源】《外台秘要》卷三十七引薛侍郎方。

【组成】麦门冬一大两（去心） 甜竹叶一大握 生姜半大两（切） 小麦四合（淘去土）

【用法】以水三升，煮取一升半，分温二服。

【主治】服石后觉食不下，兼呕。

黄芩饮子

【来源】《外台秘要》卷三十七引薛侍郎方。

【组成】黄芩二大两 栀子仁二七枚 干葛二大两 芒消半大两

【用法】上切。以水三大升，煮取一大升，绞去滓，下芒消调之，分二次温服。快利即愈，止。

【主治】服石之后觉大热，不得通泄。

葱根葛豉粥

【来源】《外台秘要》卷三十七。

【别名】葱根葛豉汤（《普济方》卷二六○）。

【组成】葱根三大握 干葛六两（切） 豉三合 葱白一大握（擘） 生姜少许（切） 椒十五颗

【用法】上以水五大升，煮葱根减半，去滓，下葛及豉煮，取二大升，去滓，细研少米作稀粥，并着葱白等煮熟。乘热啜服之讫，依前覆被，取汗讫，令妇人以粉遍身揩摩使孔合，半日许，始可出外。如不损，可重为之。

【主治】服石之后，四肢筋强，背脊重，或头痛如刺，眼睛欲脱者。

七味三黄汤

【来源】《外台秘要》卷三十八。

【别名】三黄汤（《圣济总录》卷一八四）。

【组成】豉五合（绵裹） 栀子十四枚 枳实八分（炙） 甘草（炙） 前胡 大黄各一两 芒消二两

【用法】上切。以水七升，煮取三升，分服。以

愈止。

【主治】乳石发动，热气上冲，食不下，饮酒解散，辄呕吐者。

人参汤

【来源】《外台秘要》卷三十八引靳邵方。

【组成】麻黄三两（去节）　人参　枳实（炙）　黄芩　甘草（炙）　茯苓各一两

【用法】上切。以水五升，煮二升，分服之。

【主治】乳石发动，荣卫不通，心腹痛不解，通身颤寒者。

三黄丸

【来源】《外台秘要》卷三十八。

【组成】黄连　黄芩各三两　大黄二两

【用法】上药研末，炼蜜为丸，如梧桐子大。每服十五丸至二十丸，汤饮送下。以利即愈。

【功用】《良朋汇集》：清上焦之火，润大便。

【主治】

　　1.《外台秘要》：乳石发动，虚热气壅不通。

　　2.《良朋汇集》：头痛，上焦有火而大便稍滞者。

大黄丸

【来源】《外台秘要》卷三十八。

【组成】大黄五两（捣末）　大麻子五两（熬，勿令焦，待冷于簸箕中以手挪去皮，取仁研如膏）

【用法】上药合治令匀，炼蜜为丸，如梧桐子大。每服十九至二十丸，以汤饮送下。以宣利为度。

【功用】通畅壅秘。

【主治】乳石发动，热气上冲。

五加皮汤

【来源】方出《外台秘要》卷三十八，名见《普济方》卷二五二。

【组成】五加根皮二两

【用法】以水四升，煮取二升半。候石发之时便服，未定更服。

【主治】服诸药石后，或热不禁，多向冷地卧。

【宜忌】不食诸热面、酒等物。

竹叶汤

【来源】《外台秘要》卷三十八。

【组成】淡竹叶（切）五升　茯苓　石膏各三两（碎）　小麦三升　栝楼二两

【用法】上切。以水二斗，煮竹叶，取八升，下诸药，煮取四升，去滓温服。

【主治】石发热渴。

麦门冬汤

【来源】方出《外台秘要》卷三十八，名见《圣济总录》卷一八四。

【组成】生麦门冬（去心）　萎蕤　石膏（碎）各三两　生地黄汁七合　葱白一握（和须）　干葛四两　豉心三合

【用法】上切。以水七升，煮取三升，分三服。

【主治】乳石发，热冲头面，兼口干嗽。

麦门冬汤

【来源】方出《外台秘要》卷三十八，名见《圣济总录》卷一八三。

【组成】生麦门冬（去心）八分　生地黄二十四分（碎）　甘草四分（炙）　茅蓂　干姜各六分　茅根十分　香豉五合（以绵裹）

【用法】上切。以水五升，煮取二升，去滓，分服之。空心、日午各一服。

【主治】乳石发动，心闷吐血。

麦门冬汤

【来源】方出《外台秘要》卷三十八，名见《圣济总录》卷一八三。

【组成】麦门冬（去心）　知母　泽泻　甘草（炙）各一两　粳米五合　竹叶（切）一升　小麦二升

【用法】上切。以水一斗半，煮竹叶、小麦，取九升去之，纳诸药，煮取四升，去滓分服，日三夜一。

【主治】乳石发，两鼻生疮热痒，内亦热，兼头痛。

麦门冬汤

【来源】方出《外台秘要》卷三十八，名见《圣济总录》卷一〇八。

【组成】甘草（炙）　黄芩　大黄（别浸）　麦门冬（去心）　芒消各二两　栀子三十枚

【用法】上切。以水七升，煮取三升，分服之。

《圣济总录》本方用麦门冬（去心，焙）二两，甘草（炙，锉）、黄芩（去黑心）、大黄（锉，炒）、栀子仁各一两。上为粗末，每服五钱匕，水一盏半，煎至八分，去滓，下芒消一钱匕，食后、临卧温服。

【主治】

1.《外台秘要》：石发，腹胀头痛，眼眶疼，先有癖实不消，或饮消下食内热，或时时心急痛。

2.《圣济总录》：诸石毒，眼睛疼，寒热时作。

肾沥汤

【来源】《外台秘要》卷三十八。

【别名】肾沥当归汤（《圣济总录》卷一八四）。

【组成】羊肾一具（去脂膜，切）　五味子三两　当归　甘草（炙）　芎䓖　远志（去心）　芍药　麦门冬（去心）　茯苓各一两　干地黄　生姜各四两（切）　黄芩　桂心各一两　大枣二十枚（擘）

【用法】上切。以水一斗煮肾，取八升，纳诸药，煎取三升半，去滓分服。

【主治】

1.《外台秘要》：虚劳挟风，以致乳石散发后，虚热羸乏，或脚疼腰痛。

2.《圣济总录》：乳石发后，胸膈痞滞，心腹胀满。

泻肝汤

【来源】《外台秘要》卷三十八。

【组成】大黄　黄连　石膏各二两（碎）　甘草（炙）　黄芩　细辛　生姜　半夏（洗）各一两　栀子十四枚（掰）

【用法】上切。以水八升，煮取三升，分温服。

【主治】石发热，目赤。不服石人亦主之。

泻肝汤

【来源】《外台秘要》卷三十八。

【组成】前胡　大青　秦皮　干姜　子芩　细辛各三两　决明子三枚　栀子仁二两　石膏（碎）八两　淡竹叶　车前草（切）各一升

【用法】上切。以水一斗，煮取三升，去滓，分服。或加朴消三两，得利即愈。

【主治】石发眼赤，闭目不开，烦闷热，胸中澹澹。

前胡汤

【来源】《外台秘要》卷三十八。

【组成】前胡　黄芩　甘草（炙）　茯苓各二两　栀子仁　枳实（炙）　大黄各一两　杏仁六十枚（去皮尖）　生姜三两（切）

【用法】上切。以水九升，煮取二升半，分服。

【功用】下气除热。

【主治】

1.《外台秘要》：石发，内热结不除。

2.《圣济总录》：乳石发动，气上不得食，呕逆，大小便不通，气满烦闷。

麻黄汤

【来源】《外台秘要》卷三十八。

【组成】麻黄二两（去节）　甘草二两（炙）　豉一升（绵裹）

【用法】上切。以水五升，煮取一升，去滓，分二次温服。

【功用】去石毒。

麻黄汤

【来源】《外台秘要》卷三十八。

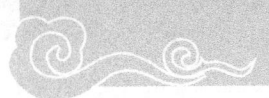

【组成】麻黄四两　黄芩　甘草（炙）　石膏各三两（碎）　升麻二两　栀子仁一两

【用法】上切。以水一斗，煮取三升半，分三次服。

【功用】下气，解肌，折热。

【主治】乳不发动，热气上冲。

淡竹叶汤

【来源】《外台秘要》卷三十八。

【组成】淡竹叶（切）一升　茯苓　白术　甘草（炙）　枳实（炙）　栀子　人参各一两　大黄二两　黄芩三两

【用法】上切。以水七升，煮取三升，分服。以愈止。

【主治】乳石发动。热肿初起，始欲作痈者。

葛根汤

【来源】方出《外台秘要》卷三十八，名见《普济方》卷二六一。

【组成】葛根　紫草各八两　犀牛角屑十二两　露蜂房十两（炙）　芒消　大黄各二两　茅苇　人参各七两　玄参　甘草（炙）　银屑（细研）各四两　猪脂十二两（腊月者）

【用法】上以无灰酒渍经十日，其猪脂用酒一升煎取脂三两，取银屑和研，纳药中，每日空腹服一匙。

【功用】下石。

【主治】石发，两脚卒冷，两胁腋卒热并口噤。

【宜忌】忌热面、炙肉、海藻、蒜等。

雁肪汤

【来源】《外台秘要》卷三十八。

【组成】雁肪一具　甘草（炙）　当归　桂心　芍药　人参　石膏（碎）各二两　桃仁三十枚（去皮尖）　大枣二十枚（擘）　大黄二两

【用法】上切。以水一斗二升煮雁肪，取汁一斗煮诸药，取五升，去滓，分服。无雁肪以雁肉，无雁以鸭、鸡代之亦可。

【主治】石发结热，心下肿，胸中痞塞，呕逆不止。

增损竹叶汤

【来源】《外台秘要》卷三十八。

【组成】黄连　麦门冬（去心）　竹叶（切）　人参各二两　枳实（炙）　栀子各一两　甘草（炙）　茯苓各二两

【用法】上切。以水八升，煮取三升，分服之。

【功用】解散下气。

【主治】乳石发动，热气上冲。

三黄膏

【来源】《医心方》卷二十引秦承祖方。

【组成】大黄二两　黄连二两　黄芩二两

【用法】上药以好苦酒浸一宿，猪膏二斤，微火煎三沸，去滓摩之。

【主治】服石身体生热疮。

黄芩汤

【来源】《医心方》卷二十引张仲景方。

【组成】栀子二两　香豉三升　黄芩二两

【用法】上切。绵裹，以水九升，煮取三升，分三服。以衣覆卧，亦应有汗。

【主治】散发动，腹内切痛。

葫荽叶汤

【来源】《医心方》卷二十引《录验方》。

【组成】葫荽叶一把（切）

【用法】上以水七升，煮取二升半，分二次服。一剂便愈。通身发黄，终日用水不得息者，浓煮大茎叶，适寒温，自洗渍尤良。

【主治】服石散发成黄，发热毒，胸中热气烦闷；及通身发黄，终日用水不得息者。

葱白豉汤

【来源】《医心方》卷二十引《深师方》。

【组成】葱白半斤　豉三升　甘草二两　生麦门冬

四两（去心）（一方有茱萸一升）

【用法】上以水五升，煮取二升，分再服。

【主治】服石散发，口噤心痛。

解散人参汤

【来源】《医心方》卷二十引《深师方》。

【组成】人参二两　白术二两　枳实二两　栝楼二两　干姜二两　甘草二两

【用法】上药以水八升，煮取二升半，分三次服。

【主治】服石散发，作冷热不适。

大腹皮散

【来源】《太平圣惠方》卷二十八。

【组成】大腹皮一两（锉）　木香半两　枳实半两（麸炒微黄，去瓤）　赤芍药半两　前胡三分（去芦头）　甘草半两（炙微赤，锉）　陈橘皮三分（汤浸，去白瓤，焙）　赤茯苓三分

【用法】上为散。每服四钱，以水一中盏，加生姜半分，煎至六分，去滓温服，不拘时候。

【主治】乳石发动，心膈痞满，喘息微促，腹胁妨痛。

大黄丸

【来源】《太平圣惠方》卷三十二。

【组成】川大黄一两（锉碎，微炒）　麦门冬一两半（去心，焙）　玄参　黄芩　决明子　车前子　青葙子　黄连（去须）　寒水石各三分　甘草半两（炙微赤，锉）　马牙消　栀子仁　蕤仁（汤浸，去赤皮）　犀角屑各三分

【用法】上为末，炼蜜为丸，如梧桐子大。每服二十丸，煎竹叶汤送下，不拘时候。

【主治】丹石毒上攻，眼目赤肿，开眼不得，涩痛，生阴翳，心神烦躁。

大黄膏

【来源】《太平圣惠方》卷三十二。

【组成】川大黄二两（锉，生用）　木香半两

【用法】上为细散。以生地黄汁调和如稀膏。敷于肿处，干即换之。以愈为度。

【主治】丹石毒，眼肿痛，热泪出。

车前子散

【来源】《太平圣惠方》卷三十二。

【组成】车前子　川升麻　羚羊角屑　赤芍药　黄芩　川大黄（锉碎，微炒）各一两　麦门冬一两半（去心，焙）　甘草半两（炙微赤，锉）

【用法】上为粗散。每服四钱，以水一中盏，加竹叶二七片，煎至六分，去滓温服，不拘时候。

【主治】丹石毒上攻眼黑白睛，肿胀疼痛，开张不得，心神烦闷。

柴胡洗眼汤

【来源】《太平圣惠方》卷三十二。

【组成】柴胡（去苗）　蕤仁（研）　黄连（去须）　川升麻　玄参各一两

【用法】上为粗散。以水三大盏，煎取一大盏半，滤去滓，微热淋洗，不勒度数，冷即重暖用之。

【主治】丹石毒上攻，眼目赤痛，微肿，眦烂。

羚羊角散

【来源】《太平圣惠方》卷三十二。

【组成】羚羊角屑一两　地骨皮三分　黄芩三分　麦门冬一两半（去心，焙）　秦艽半两（去苗）　柴胡半两（去苗）　栀子仁半两　车前子三分　葳蕤半两　川升麻半两　甘草半两（炙微赤，锉）

【用法】上为粗散。每服四钱，以水一中盏，煎至六分，去滓温服，不拘时候。

【主治】丹石毒上攻眼目，涩痛瞳赤，心神烦躁，唇口干燥。

葵子散

【来源】《太平圣惠方》卷三十二。

【组成】葵子　豉（微炒）　犀角屑　地榆（锉）　川升麻　露蜂房（微炒）各一两　甘草三分（炙微赤，锉）

【用法】上为粗散。每服四钱，以水一中盏，煎至六分，去滓，食后温服。

【主治】眼丹石毒，先面赤口干，目黄赤睛疼痛，恐变生翳障。

【宜忌】忌炙煿热面。

犀角散

【来源】《太平圣惠方》卷三十二。

【组成】犀角屑三分　川升麻　黄芩　栀子仁　甘菊花　玄参　川大黄（锉碎，微炒）各三分　麦门冬一两半（去心，焙）　甘草半两（炙微赤，锉）

【用法】上为粗散。每服四钱，以水一中盏，加竹叶二七片，煎至六分，去滓，食后温服。

【主治】丹石毒上攻眼目，赤肿疼痛。

人参散

【来源】《太平圣惠方》卷三十八。

【组成】人参一两（去芦头）　栝楼根一两　枳壳一两（麸炒微黄，去瓤）　甘草半两（生，锉）　前胡一两（去芦头）

【用法】上为散。每服四钱，以水一中盏，加生姜半分，煎至六分，去滓，不拘时候温服。

【主治】乳石发动，心闷烦渴，不下饮食。

人参散

【来源】《太平圣惠方》卷三十八。

【组成】人参一两（去芦头）　甘草半两（炙微赤，锉）　白术半两　栝楼根一两　黄芩半两

【用法】上为粗散。每服四钱，以水一中盏，加生姜半分，煎至六分，去滓，不拘时候温服。

【主治】乳石发动，虚热烦闷，痰饮呕逆。

大青散

【来源】《太平圣惠方》卷三十八。

【组成】大青一两　蔷薇根一两（锉）　栀子仁一两　川大黄一两（锉碎，微炒）　川升麻一两　甘草半两（生，锉）

【用法】上为散。每服四钱，以水一中盏，煎至六分，去滓温服，不拘时候。

【主治】乳石发动，体赤烦乱，口舌疮烂，表里如烧，疼痛不能食。

大青散

【来源】《太平圣惠方》卷三十八。

【组成】大青三分　苦竹叶三十片　石膏一两　地骨皮一分　甘草一分（生，锉）　黄芩一分　犀角屑一分　吴蓝一分　川升麻一分

【用法】上为散。以水三大盏，加黑豆一合，煎至一盏半，去滓，分为三服，不拘时候温服。

【主治】乳石发动，生痈肿，烦热疼痛，口干心躁。

大黄汤

【来源】《太平圣惠方》卷三十八。

【组成】川大黄三分（锉碎，微炒）　前胡半两（去芦头）　当归半两（锉碎，微炒）　枳壳半两（炒微黄，去瓤）　葱白二两半（切）　豉一合　生姜半两

【用法】上锉细，和匀。每服半两，以水一中盏，煎至六分，去滓温服，不拘时候。

【主治】乳石发动，大肠壅滞，心膈痞满，腹痛烦热。

大黄散

【来源】《太平圣惠方》卷三十八。

【组成】川大黄二两（锉碎，微炒）　黄柏一两（锉）　黄连三两（去须）　川升麻一两　甘草一两（炙微赤，锉）　赤芍药一两　黄芩一两　犀角屑一两　栀子仁三分

【用法】上为散。每服半两，以水一大盏，加淡竹叶三七片，豉半合，煎至七分，去滓，不拘时候，分温三服。

【主治】五石发动，体热心烦，肢节疼痛，大小便难。

大腹皮散

【来源】《太平圣惠方》卷三十八。

【组成】大腹皮一两　前胡一两（去芦头）　半夏半两（汤浸七遍，去滑）　旋覆花半两　枳壳一两（麸炒微黄，去瓤）　赤茯苓一两　川大黄二两（锉碎，微炒）　川升麻三分　川芒消一两　陈橘皮半两（汤浸，去白瓤，焙）　甘草半两（炙微赤，锉）

【用法】上为散。每服四钱，以水一中盏，加生姜半分，煎至六分，去滓温服，一日三四次。

【主治】乳石发动，心胸痰结，头目昏闷，大小肠壅滞不通，四肢烦疼，饮食不下。

木香散

【来源】《太平圣惠方》卷三十八。

【组成】木香半两　犀角屑三分　赤芍药三分　白术一分　人参半两（去芦头）　枳壳半两（麸炒微黄，去瓤）　黄芩半两　当归三分（锉，微炒）

【用法】上为粗散。每服四钱，以水一中盏，加生姜半分，大枣二枚，煎至六分，去滓，不计时候稍热服。

【主治】乳石发动，心腹痛嗳，四肢寒颤，不欲饮食。

木香散

【来源】《太平圣惠方》卷三十八。

【组成】木香三分　黄连一两（去须）　当归一两（锉，微炒）　地榆一两（锉）　甘草半两（炙微赤，锉）　赤芍药一两

【用法】上为粗散。每服四钱，以水一中盏，煎至六分，去滓，不拘时候稍热服。

【主治】乳石发动，变下痢赤色，腹内绞痛不止。

五加皮散

【来源】《太平圣惠方》卷三十八。

【组成】五加皮一两（锉）　赤茯苓一两　玄参一两　吴茱萸　甘草半两（生，锉）　黄芩一两　瞿麦一两　柴胡一两（去苗）　赤芍药三两　木通一

两（锉）　大麻仁一合

方中吴茱萸用量原缺，《普济方》作"吴蓝叶三分"。

【用法】上为散。每服四钱，以水一中盏，煎至六分，去滓，不拘时候温服。

【主治】乳石发动，毒气上冲，头面烦热，小便赤涩，四肢疼痛。

牛蒡子丸

【来源】《太平圣惠方》卷三十八。

【组成】牛蒡子一两（微炒）　川升麻三两　黄芩三分　秦艽三分（去皮）　川大黄一两（锉碎，微炒）　防风半两（去芦头）　白蒺藜三分（微炒，去刺）　枳壳二分（麸炒微黄，去瓤）　黄连一两（去须）　沙参半两（去芦头）　栀子仁半两

【用法】上为末，炼蜜为丸，如梧桐子大。每服三十丸，以温浆水送下，一日三四次。

【主治】乳石发动，皮肤生疮，赤肿疼痛，烦热不止。

升麻散

【来源】《太平圣惠方》卷三十八。

【组成】川升麻二两　乌梅肉十枚（微炒）　黄芩一两　杏仁一两（汤浸，去皮尖双仁，麸炒微黄）　黄药一两　栀子仁一两　黄连一两（去须）　栝楼根一两　甘草一两（生锉）

【用法】上为散。每服四钱，以水一中盏，加竹叶二七片，煎至六分，去滓，不拘时候温服。

【主治】乳石发动，心神烦闷，四肢拘急，口舌生疮。

升麻散

【来源】《太平圣惠方》卷三十八。

【组成】川升麻一两　川大黄二两（锉碎，微炒）　枳壳一两（麸炒微黄，去瓤）　赤芍药一两　当归一两　木香二分　川芒消一两　黄芩一两　甘草一两（生锉）

【用法】上为散。每服四钱，以水一中盏，煎至六分，去滓温服，一日三四次，以利为度。

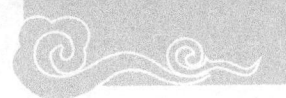

【主治】乳石发热毒，生痈，掀肿疼痛，口干烦闷。

升麻散

【来源】《太平圣惠方》卷三十八。

【组成】川升麻一两　葳蕤二两　黄芩一两　紫雪二两　甘草半两（生锉）犀角屑一分　栀子仁半两　大青二分

【用法】上为粗散。每服四钱，以水一中盏，加竹叶三七片，煎至五分，去滓，入蜜半合，酥一分，更煎三两沸，放温服之，一日三四次。

【主治】乳石发动，热毒气盛，头面赤肿，身体生疮，心神烦闷。

升麻散

【来源】《太平圣惠方》卷三十八。

【组成】川升麻一两　黄柏一两（炙微赤，锉）犀角屑二分　白鸭通汁二合　甘草一两（炙微赤，锉）黄芩一两　赤芍药三分　蒲黄三分
　　《普济方》有滑石一两。

【用法】上为粗散。每服三钱，以水一中盏，加竹叶三七片，煎至六分，去滓，入鸭通汁半合，不拘时候温服。

【主治】乳石发动，热气盛实，四体烦满，气脉紧数，小便淋涩。

乌梅汤

【来源】《太平圣惠方》卷三十八。

【组成】乌梅肉一两（微炒）沙糖半两

【用法】以浆水一大盏，煎至七分，时时温呷。

【主治】硫黄发时，令人背膊疼闷，眼暗漠漠。

石膏散

【来源】《太平圣惠方》卷三十八。

【组成】石膏一两　白鲜皮三分　枳壳三分（麸炒微黄，去瓤）玄参三分　茺蔚一分　黄芩三分　前胡一两（去芦头）葳蕤二两　甘草半两（生用）

【用法】上为散。每服四钱，以水一中盏，加生姜半分，葱白七寸，煎至六分，去滓，不拘时候温服。

【主治】乳石发动，头痛鼻塞，寒热。

生姜汁酒

【来源】《太平圣惠方》卷三十八。

【组成】生姜汁半合　白蜜一匙　清酒五合

【用法】上相和，微温，顿服之。

【主治】服乳石后，少觉不下食。

白术散

【来源】《太平圣惠方》卷三十八。

【组成】白术一两　当归三分（锉，微炒）柴胡一两（去苗）桂心半两　青橘皮三两（汤浸，去白瓤，焙）桔梗半两（去芦头）甘草半两（炙微赤，锉）

【用法】上为粗散。每服四钱，以水一中盏，加生姜半分，大枣二个，煎至六分，去滓稍热服，不拘时候。

【主治】乳石发动，体颤寒热，心腹痛噤，不能饮食。

白术散

【来源】《太平圣惠方》卷三十八。

【组成】白术一两　人参三分（去芦头）当归一两（锉，微炒）木香半两　陈橘皮一两（汤浸，去白瓤，焙）

【用法】上为粗散。每服四钱，以水一中盏，加生姜半分，大枣三个，煎至六分，去滓稍热服，不拘时候。

【主治】乳石发动，多服凉药过度，致脾胃虚冷，腹痛下痢，不能饮食。

白茅根汤

【来源】《太平圣惠方》卷三十八。

【组成】白茅根一握　麦门冬一两（去心）陈橘皮半两（汤浸，去白瓤，焙）淡竹茹半两　赤茯

苓半两　甘草半两（炙微赤）　生姜半两　枇杷叶半两（拭去毛，炙微黄）

【用法】上锉细。以水三大盏，煎至一盏半，去滓，分为三次温服，不拘时候。

【主治】乳石发动，虚热，痰饮呕逆，不可饮食。

汉防己散

【来源】《太平圣惠方》卷三十八。

【组成】汉防己二分　桑根白皮一两（锉）　枳壳三分（麸炒微黄，去瓤）　赤茯苓三分　紫苏茎叶一两　木通二分（锉）　大腹皮一两（锉）　黄芩半两　半夏半两（汤洗七遍去滑）　甘草半两（炙微赤，锉）　前胡一两（去芦头）

【用法】上为散。每服四钱，以水一中盏，加入生姜半分，煎至六分，去滓温服，一日三、四次。

【主治】乳石发动，痰结不食，身体浮肿，腹胁满闷，喘息气粗。

玄参散

【来源】《太平圣惠方》卷三十八。

【组成】玄参二两　紫雪二两　川升麻一两　沉香一两　犀角屑三分　川大黄一两（锉碎，微炒）　甘草半两（生，锉）　黄芩三分　葳蕤三分　地骨皮三分　栀子仁三分　连翘三分

【用法】上为散。每服四钱，以水一中盏，加竹叶三七片，煎至六分，去滓温服，一日三四次。

【主治】乳石发动烦热，生痛肿疼痛。

朴消散

【来源】《太平圣惠方》卷三十八。

【组成】川朴消（炼成者）半斤

【用法】上为细末。每服一钱，以蜜水调下，一日三四次。

【主治】

　　1.《太平圣惠方》：乳石发动，烦闷，及诸风热。

　　2.《圣济总录》：热淋，小便赤涩热痛。

竹叶汤

【来源】《太平圣惠方》卷三十八。

【组成】淡竹叶五十片　赤茯苓一两　石膏一两（捣碎）　小麦一合　甘草一两（生用）　栝楼根一两　麦门冬一两（去心）　芦根一两

【用法】上锉细，和匀。每服一两，以水一大盏，煎至七分，去滓，分二次温服，一日三四次。

【主治】乳石发动，烦热大渴。

竹茹汤

【来源】《太平圣惠方》卷三十八。

【组成】青竹茹一两　黄芩一两　枳壳一两（麸炒微黄）　甘草半两（生用）　麦门冬一两（去心）　茅根半两　栝楼根一两　赤芍药半两　栀子仁半两

【用法】上锉细和匀。每服半两，以水一大盏，加生姜半分，小麦半合，煎至五分，去滓温服，不拘时候。

【主治】乳石发动，烦热，心胸痰逆，不纳饮食。

麦门冬丸

【来源】《太平圣惠方》卷三十八。

【组成】麦门冬一两半（去心，焙）　五加皮半两（锉）　犀角屑半两　川大黄三分（锉碎，微炒）　赤芍药二分　黄芩一分　大青半两　甘草半两（生，锉）　苦参三分（锉）

【用法】上为末。炼蜜为丸，如梧桐子大。每服三十丸，煎竹叶汤送下，不拘时候。

【主治】乳石发动，头痛，口舌干焦，寒热发歇似鬼神为病者。

麦门冬饮

【来源】方出《太平圣惠方》卷三十八，名见《普济方》卷二六一。

【组成】麦门冬一两（去心）　生地黄二两　甘草半两（生用）　茅苣一两　玄参一两　茅根一两　香豉一合　青竹茹一两　生姜半两

【用法】上锉细和匀。每服半两，以水一中盏，煎

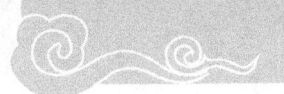

至六分，去滓温服，如人行五里一服。以愈为度。

【主治】乳石发动，壅热至甚，心闷吐血。

麦门冬散

【来源】《太平圣惠方》卷三十八。

【组成】麦门冬二两（去心，焙） 葳蕤一两 石膏二两 葛根一两（锉） 甘草半两（生，锉）

【用法】上为粗散。每服四钱，以水一中盏，加生地黄一分，葱白七寸，豉一百粒，煎至六分，去滓温服，不拘时候。

【主治】乳石发热，上冲头面，口舌干燥。

麦门冬散

【来源】《太平圣惠方》卷三十八。

【组成】麦门冬一两（去心） 地榆半两（锉） 葳蕤半两 赤芍药（茯苓）一两 余甘子一两 甘草半两（生，锉） 黄芩半两 玄参半两

【用法】上为散。每服四钱，以水一中盏，加生姜半分，小豆五十粒，竹叶二七片，煎至六分，去滓温服，不拘时候。

【主治】乳石发动，四肢烦热，心中闷乱，不下饮食。

麦门冬散

【来源】方出《太平圣惠方》卷三十八，名见《普济方》卷二六一。

【组成】麦门冬三分（去心） 玄参三分 石膏二两 黄芩三分 枳实三分（麸炒微黄） 前胡一两（去芦头） 甘草半两（生，锉） 栝楼根一两 赤芍药二分 栀子仁半两

【用法】上为散。每服四钱，以水一中盏，加生姜半分，煎至六分，去滓温服，不拘时候。

【主治】乳石发动，壅热上攻，心膈不利，头痛烦闷。

麦门冬散

【来源】《太平圣惠方》卷三十八。

【组成】麦门冬一两（去心） 子芩半分 白茅根一两（锉） 玄参三分 犀角屑三分 川升麻三分 葛根半两（锉） 柴胡一两（去苗） 茅苣三分 石膏一两 地骨皮二分 甘草半两（生用）

【用法】上为散。每服四钱，以水一中盏，加生姜半分，竹叶二七片，煎至六分，去滓温服，不拘时候。

【主治】乳石发动，壮热头痛，烦渴，背膊拘急，不欲饮食。

麦门冬散

【来源】《太平圣惠方》卷三十八。

【组成】麦门冬二分（去心） 赤茯苓一两 车前草三分 川芒消一两 川升麻一两 黄芩三分 葵根三分（锉） 甘草半两（炙微赤，锉） 木通一两（锉）

【用法】上为散。每服四钱，以水一中盏，煎至六分，去滓温服，一日三次。

【主治】乳石发动，小便赤涩，心腹烦闷。

芦根汤

【来源】《太平圣惠方》卷三十八。

【组成】芦根一两 葛根一两 麦门冬一两（去心） 甘草半两（生用） 人参一两（去芦头）

【用法】上锉细。每服半两，以水一大盏，加竹茹一分，生姜半分，煎至七分，去滓温服，不拘时候。

【主治】乳石发动，心膈壅热，烦闷渴逆，不下饮食。

赤茯苓散

【来源】《太平圣惠方》卷三十八。

【组成】赤茯苓一两 泽泻一两 柴胡一两（去苗） 川大黄一两半（锉碎，微炒） 汉防己一两 猪苓一两（去黑皮） 麦门冬一两（去心） 桑根白皮一两（锉） 犀角屑一两 紫苏茎叶一两 槟榔一两半 子芩一两 木通一两（锉）

【用法】上为散。每服四钱，以水一中盏，加生姜半分，葱白七寸，煎至六分，去滓温服，不拘时候。

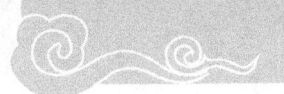脾系病

【主治】乳石发动，心神烦躁闷乱，身体面目浮肿，喘促坐卧不得。

连翘散

【来源】《太平圣惠方》卷三十八。

【组成】连翘三分　黄耆三分（锉）　木香半两　川升麻三分　葛根三分（锉）　地骨皮三分　红雪二两　麦门冬三分（去心）　犀角屑三分　甘草半两（生用）　石膏一两　沉香半两　黄芩三分　防风半两（去芦头）

【用法】上为散。每服四钱，以水一中盏，入竹叶三七片，煎至六分，去滓温服，每日三四次。

【主治】乳石发毒生痈肿，烦热疼痛，口干心燥，筋脉拘急，头项强硬。

吹鼻散

【来源】方出《太平圣惠方》卷三十八，名见《圣济总录》卷一八三。

【组成】胡粉　光墨末　釜下墨末　干姜末　发灰末　伏龙肝末

【用法】上药但得一味，以少许，用笔管吹入鼻中。

　　　《圣济总录》本方用六味同研，以一字许吹鼻中。

【主治】乳石发动，毒气盛，鼻衄不止。

吴蓝散

【来源】《太平圣惠方》卷三十八。

【组成】吴蓝半两　龙胆半两（去芦头）　犀角屑半两　黄连半两（去须）　川大黄一两（锉碎，微炒）　黄芩半两　栀子仁半两　川升麻半两　大青半两　甘草半两（生锉）　麦门冬一两（去心）　石膏二两

【用法】上为散。每服四钱，以水一中盏，入生姜半分、竹茹一分，煎至六分，去滓温服，不拘时候。

【主治】乳石发动，热势壅盛，心神烦闷。

吴蓝散

【来源】《太平圣惠方》卷三十八。

【组成】吴蓝半两　汉防己半两　黄芩半两　栀子仁半两　玄参半两　犀角屑半两　川升麻半两　白鲜皮半两　甘草半两（生锉）　川大黄一两（锉碎，微炒）　桑根白皮三分（锉）　川朴消一两

【用法】上为散。每服四钱，以水一中盏，煎至六分，去滓温服，每日三四服。

【主治】乳石毒气攻注，皮肤浮肿，心神烦躁，体热不得睡卧。

余甘子散

【来源】《太平圣惠方》卷三十八。

【组成】余甘子三分　红雪三两　犀角屑一两　子芩半两　独活半两　葛根半两（锉）　川升麻半两　防风半两（去芦头）　甘草半两（生用）

【用法】上为细散。每服二钱，用生地黄汁二合调下，不拘时候。

【主治】乳石发热，上攻头面，烦热，咽喉不利，舌粗语涩，大小便不通。

诃黎勒散

【来源】《太平圣惠方》卷三十八。

【组成】诃黎勒三分（煨，用皮）　川大黄一两半（锉碎，微炒）　枳实三分（麸炒微黄）　前胡三两（去芦头）　甘草半两（炙微赤，锉）

【用法】上为散。每服四钱，以水一中盏，加生姜半分，煎至六分，去滓温服，不拘时候。

【主治】乳石发动，头痛烦闷，心膈痞满，腹内妨痛。

刺蓟汤

【来源】《太平圣惠方》卷三十八。

【组成】刺蓟一两　青竹茹一两　生麦门冬汁一两（去心）　茜根半两（锉）　当归半两　鸡苏二两　生姜半两　生地黄二两

【用法】上锉细，每服半两，以水一中盏，煎至六

分，去滓温服，不拘时候。

【主治】乳石发动，头痛壮热，衄血，四肢烦疼。

茅香花散

【来源】《太平圣惠方》卷三十八。

【组成】茅香花半两　荜茇三分　桂心半两　槟榔三分　赤芍药二分　麦门冬一两半（去心，焙）

【用法】上为粗散。每服四钱，以水一中盏，加生姜半分，煎至六分，去滓稍热服，不拘时候。

【主治】乳石发动，心腹痛噤，吐逆不下食。

知母散

【来源】《太平圣惠方》卷三十八。

【组成】知母一两　石膏三两　川升麻一两　木通一两（锉）　川芒消一两　黄芩一两　独活一两　甘草半两（生用）

【用法】上为散。每服四钱，以水一中盏半，加生姜半分，竹茹一分，黑豆半合，煎至六分，去滓温服，不拘时候。

【主治】乳石发动，寒热头痛，百节疫疼，唇口干燥，舌卷语涩。

泽泻散

【来源】《太平圣惠方》卷三十八。

【组成】泽泻三分　瞿麦一两　玄参一两　黄芩一两　木通一两（锉）　麦门冬一两（去心）　桑螵蛸三枚（微炒）　甘草半两（炙微赤，锉）　赤茯苓一两

【用法】上为散。每服五钱，以水半盏，加生姜半分，淡竹叶二七片，葱白七寸，煎至六分，去滓温服，一日三四次。

【主治】乳石发动，小便淋涩不通，心中烦热，小腹妨闷。

枳壳散

【来源】《太平圣惠方》卷三十八。

【组成】枳壳一两（麸炒微黄，去瓤）　桑根白皮一两（锉）　牛蒡子一两（微炒）　石膏二两　川

升麻一两　汉防己三分　赤茯苓一两　黄芩三分　大青三分　沙参三分（去芦头）　麻黄三分（去根节）　甘草半两（生用）

【用法】上为粗散。每服四钱，以水一中盏，加生姜半分，煎至六分，去滓温服，一日三四次。

【主治】乳石发热，心神烦躁，身体赤肿，胸中满闷。

枳实散

【来源】《太平圣惠方》卷三十八。

【别名】枳实汤（《圣济总录》文瑞楼本卷一八四）。

【组成】枳实三分（麸炒微黄）　前胡一两（去芦头）　赤芍药三分　青橘皮三分（汤浸，去白瓤，焙）　当归三分（锉，微炒）　白术三分　大腹皮三分（锉）

【用法】上为粗散。每服四钱，以水一中盏，加生姜半分，大枣二个，煎至六分，去滓温服，不拘时候。

【主治】乳石发动，因服冷药太过，致心膈痞满，腹内疼痛，不思饮食。

枳实散

【来源】《太平圣惠方》卷三十八。

【组成】枳实一两（麸炒微黄）　前胡一两（去芦头）　槟榔一两　木通　木香半两　川大黄三两（锉碎，微炒）　甘草半两（炙微赤，锉）

　　　方中木通用量原缺。

【用法】上为粗散。每服四钱，以水一中盏，加生姜半分，煎至六分，温服，不拘时候。

【主治】乳石发动，胸膈疼结，不下饮食，大小肠壅滞，胁肋妨闷。

荠苨散

【来源】《太平圣惠方》卷三十八。

【组成】荠苨二两　甘草三分（生，锉）　蓝子半两　赤茯苓一两　赤芍药一两　黄芩一两　蔓菁子二合（微炒）　石膏二两　玄参一两

【用法】上为散。每服四钱，以水一中盏半，加黑

豆半合，生姜半分，青竹叶三七片，煎至六分，去滓温服，不拘时候。

【主治】乳石发动，热气上攻头面，眼昏，心神躁热，四肢烦疼，口干不食。

荠苨散

【来源】方出《太平圣惠方》卷三十八，名见《普济方》卷二六一。

【组成】荠苨一两　犀角屑三分　茯神一两　地骨皮三两　子芩三分　木通三分（锉）　玄参三分　石膏一两半　麦门冬一两半（去心，焙）　川芒消三两　枳壳一两（麸炒，微黄，去瓤）　甘草半两（生用）

【用法】上为粗散。每服四钱，以水一中盏，加生姜半分，煎至六分，去滓，入蜜半合，更煎一二沸，温服，不拘时候。

【主治】乳石发动，上冲头目，烦热昏闷，口干心躁，大小便不利，心神恍惚。

独活散

【来源】《太平圣惠方》卷三十八。

【组成】独活三分　汉防己半两　犀角屑半两　石膏一两　川升麻三分　黄芩三分　防风半两（去芦头）　甘草半两（生用）

【用法】上为散。每服半两，以水一中盏，煎至五分，去滓，加竹沥半合，温服，一日三四次。

【主治】乳石发动，生痈赤肿，毒气攻注，筋脉拘急，言语謇涩，心神烦躁。

前胡散

【来源】《太平圣惠方》卷三十八。

【别名】前胡汤（《圣济总录》卷一八三）。

【组成】前胡二两（去芦头）　黄芩三分　甘草半两（生，锉）　知母一两　牡蛎一两（烧，为粉）　石膏二两

【用法】上为散。每服四钱，以水一中盏，入生姜半分，煎至六分，去滓温服，不拘时候。

【主治】乳石发动，头痛寒热，如伤寒，又似疟状。

前胡散

【来源】《太平圣惠方》卷三十八。

【组成】前胡一两（去芦头）　赤茯苓三分　陈橘皮三分（汤浸，去白瓤，焙）　黄耆三分（锉）　枳壳一两（麸炒微黄，去瓤）　芦根一两（锉）　甘草半两（炙微赤，锉）　川大黄一两（锉碎，微炒）　麦门冬三分（去心）　枇杷叶三分（拭去毛，炙微黄）

【用法】上为散。每服四钱，以水一中盏，入生姜半分，竹茹一分，煎至六分，去滓温服，不拘时候。

【主治】乳石发动，热毒上攻，心神烦躁，痰饮呕逆，不纳饮食。

前胡散

【来源】方出《太平圣惠方》卷三十八，名见《普济方》卷二六一。

【别名】茯苓汤（《圣济总录》卷一八四）。

【组成】前胡一两（去芦头）　石膏二两　黄耆一两（锉）　甘草半两（生，锉）　芦根二两（锉）　麦门冬一两（去心）　子芩一两　赤芍药一两　枇杷叶半两（拭去毛，炙微黄）

【用法】上为散。每服四钱，以水一中盏，加生姜半分，煎至六分，去滓温服，不拘时候。

【主治】乳石发动，虚热痰饮，头目不利，食即呕逆，四肢烦痛。

前胡散

【来源】《太平圣惠方》卷三十八。

【组成】前胡一两（去芦根）　槟榔一两　桂心一两　赤茯苓二两　犀角屑三分　白术三分　赤芍药三分　木香半两　甘草半两（炙微赤，锉）

【用法】上为散。每服四钱，以水一中盏，入生姜半分，煎至六分，去滓稍热服，不拘时候。

【主治】乳石发动，心胸壅闷，腹痛，寒噤不食。

桔梗汤

【来源】方出《太平圣惠方》卷三十八，名见《圣

济总录》卷一八四。

【组成】枳实二两（麸炒微黄）　白术二两　栀子仁一两　桔梗一两（去芦头）　甘草半两（炙微赤，锉）

【用法】上为散。每服四钱，以水一中盏，加生姜半分，煎至六分，去滓温服，不拘时候。

【主治】

1.《太平圣惠方》：乳石发动，心膈痞满，腹内妨痛，不思饮食。

2.《普济方》：心腹痛，冷热相搏。

栝楼根汤

【来源】方出《太平圣惠方》卷三十八，名见《圣济总录》（人卫本）卷一八四。

【别名】栝楼汤（原书文瑞楼本）。

【组成】人参半两（去芦头）　甘草半两（炙微赤）　栝楼根半两　麦门冬半两（去心）　黄芩半两　芦根一两　半夏一两（汤浸七遍去滑）　前胡三分（去芦头）

【用法】上锉细。每服一两，以水一大盏，加生姜半分，煎至七分，去滓，分温三服，不拘时候。

【主治】乳石发动，虚热痰饮，呕逆烦闷，不下饮食。

柴胡散

【来源】《太平圣惠方》卷三十八。

【组成】柴胡一两（去苗）　赤芍药三分　知母三分　子芩三分　荠苨三分　秦艽二分（去苗）　甘草半两（生，锉）

【用法】上为散。每服四钱，以水一中盏，加生姜半分，豉一百粒，葱白七寸，煎至六分，去滓，温服，不拘时候。

【主治】乳石发动，四肢疼痛，口干烦渴，起卧不安，少思饮食。

射干散

【来源】《太平圣惠方》卷三十八。

【组成】射干一两　犀角屑一两　玄参一两　川升麻一两　黄芩一两　甘草半两（生用）　枳壳一两

（麸炒微黄，去瓤）　川芒消一两　川大黄一两（锉碎，微炒）

【用法】上为粗散。每服四钱，以水一中盏，煎至五分，去滓，入蜜半分，更煎一两沸，温服，不拘时候。

【主治】乳石发热，上攻头面，及咽喉肿塞，四肢烦热，不下饮食。

浮萍草丸

【来源】《太平圣惠方》卷三十八。

【组成】干浮萍草半两　川升麻半两　黄药半两　黄丹半两（炒令紫色，研）

【用法】上为末，研入黄丹令匀，炼蜜为丸，如鸡头子大。常含一丸咽津。

【主治】乳石发动，口舌生疮。

黄芩汤

【来源】方出《太平圣惠方》卷三十八，名见《普济方》卷二六二。

【组成】黄芩三两　川升麻二两　甘草二两（生，锉）　石膏五两　蔷薇根三两（锉）

【用法】上为末。以水五大盏，煎至二大盏，去滓，冷含漱口，良久吐却，每日十余次即愈。

【主治】饮食失度，乳石发动，毒热上攻，口舌生疮。

黄芩汤

【来源】《太平圣惠方》卷三十八。

【组成】黄芩半两　薤白一握　陈橘皮半两（汤浸，去白瓤，焙）　豉一合　石膏一两（捣碎）　麦门冬半两（去心）　粟米半两　生姜半两

【用法】上锉细。都以水三大盏，煎至一盏半，去滓，分为三服，不拘时候温服。

【主治】乳石发动，心躁烦热，痰饮呕逆，不下饮食。

黄芩散

【来源】《太平圣惠方》卷三十八。

【别名】黄芩汤（《普济方》卷二六一）。

【组成】黄芩一两　川芒消一两　麦门冬一两（去心）　白鲜皮三分　秦艽三分（去苗）　枳壳三分（麸炒微黄，去瓤）　川大黄一两（锉碎，微炒）　栀子仁一两　甘草半两（生用）

【用法】上为散。每服四钱。以水一中盏，煎至六分，去滓温服，一日三四次。

【主治】

1.《太平圣惠方》：乳石发动，烦热满闷，身体生疮。

2.《普济方》：先有癖食不消，或饮酒食肉所致乳石发，腹胀头痛，时苦心急痛者。

黄芩散

【来源】方出《太平圣惠方》卷三十八，名见《普济方》卷二六二。

【组成】黄芩一两　川芒消一两　麦门冬三两（去心，焙）　川大黄一两（锉碎，微炒）　栀子仁三七枚　甘草一两（生用）

【用法】上为粗散。每服四钱，以水一中盏，加生姜半分，葱白七寸，豉五十粒，煎至六分，去滓温服，一日三四次。

【主治】乳石热发，烦闷心躁，身体生疮。

黄连散

【来源】《太平圣惠方》卷三十八。

【组成】黄连一两（去须）　玄参三分　石膏一两　大青二分　川芒消一两　防风三分（去芦头）　栀子仁三分　黄芩三分　甘草三分（生，锉）　独活三分　川升麻三分　葛根二分（锉）

【用法】上为散。每服四钱，以水一中盏，加生姜半分，竹叶三七片，黑豆五十粒，煎至六分，去滓温服，不拘时候。

【主治】乳石发动，热毒上攻，头痛眼赤，心躁多渴，筋脉拘急，骨节烦痛，不欲饮食。

黄连散

【来源】《太平圣惠方》卷三十八。

【组成】黄连一两（去须）　麦门冬一两（去

心）　川升麻一两　大青半两　黄柏一两（锉）　射干一两　玄参半两　黄芩半两　甘草半两（生，锉）

【用法】上为散。每服四钱，以水一中盏，入竹叶二七片，煎至六分，去滓温服，不拘时候。

【主治】乳石发动，口舌生疮，咽喉不利。

黄柏散

【来源】《太平圣惠方》卷三十八。

【组成】黄柏三分（锉）　川升麻一两　石膏一两　犀角屑三分　玄参一两　甘草一两（生，锉）　麦门冬一两半（去心，焙）　牛蒡子半两（微炒）

【用法】上为粗散。每服四钱，以水一中盏，加生姜半分，煎至六分，去滓，温服，不拘时候。

【主治】乳石发动，头痛心烦，口舌生疮，干呕恶食。

黄耆散

【来源】《太平圣惠方》卷三十八。

【组成】黄耆一两半（锉）　麦门冬一两（去心）　木通一两（锉）　前胡二两（去芦头）　栝楼根二两　赤芍药一两　川升麻一两　甘草一两（生，锉）　川大黄一两（锉碎，微炒）　知母一两　赤茯苓一两　黄芩一两

【用法】上为散。每服四钱，以水一中盏，加生姜半分、竹叶三十片、小麦一百粒，煎至五分，去滓，又入生地黄汁一合，更煎三两沸，不拘时候温服。

【主治】乳石发动，壮热烦渴，身体疼痛，大小便滞涩，心胸壅闷，不能饮食。

黄耆散

【来源】《太平圣惠方》卷三十八。

【组成】黄耆三两（锉）　甘草半两（炙微赤，锉）　麦门冬一两半（去心，焙）　地骨皮三分　人参一两（去芦头）　前胡一两（去芦头）

【用法】上为粗散。每服四钱，以水一中盏，加生姜半分，煎至六分，去滓温服，不拘时候。

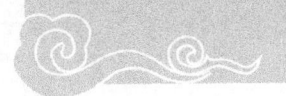

【主治】乳石发动，头面虚热，心胸痰饮，呕逆，不下饮食。

黄耆散

【来源】《太平圣惠方》卷三十八。

【组成】黄耆一两（锉） 犀角屑二分 地榆二分（微炙） 玄参三分 赤茯苓三分 当归三分 川芒消一两半 木香半两 连翘半分 甘草三分（生，锉） 枳壳三分（麸炒微黄，去瓤） 栀子仁三分 川升麻一两 川大黄二两（锉碎，微炒） 黄芩一两

【用法】上为散。每服四钱，以水一中盏，入竹叶三七片，煎至六分，去滓温服，日三四服。

【主治】乳石发动，生痈肿，烦疼壮热，口干心燥，大小便涩滞。

黄耆散

【来源】《太平圣惠方》卷三十八。

【组成】黄耆一两 茜根三分 黄柏三分 地榆一两 犀角屑半两 当归一两（锉，微炒）

【用法】上为散。每服半两，以水一大盏，煎至六分，去滓，稍热分为三服，日三四服。

【主治】乳石发动，热毒伤肠胃，下痢腹痛。

麻黄汤

【来源】《太平圣惠方》卷三十八。

【组成】麻黄三分（去根节） 豉一合 甘草半两（生用） 栀子仁半两 赤芍药半两 荸荠半两 生姜半两

【用法】上锉细。以水五大盏，煎至两盏，去滓，分五次温服，不拘时候。

【主治】乳石发动，头痛，寒热不可解者。

羚羊角散

【来源】《太平圣惠方》卷三十八。

【组成】羚羊角屑一两 槟榔一两 木通一两（锉） 枳壳一两（麸炒微黄，去瓤） 红雪一两 甘草半两（炙微赤，锉） 川升麻三分

【用法】上为粗散。每服四钱，以水一中盏，加生姜半分，煎至六分，去滓温服，每日三四次。

【主治】乳石发动，三焦气壅，心神烦闷，大小肠壅滞不通。

葳蕤散

【来源】《太平圣惠方》卷三十八。

【组成】葳蕤一两 犀角屑三分 川升麻三两 黄芩一两 大青三分 栀子仁半两 川大黄二两（锉碎，微炒） 川朴消一两 甘草半两（生，锉）

【用法】上为散。每服四钱，以水一中盏，煎至六分，去滓，温温频一服。以快利为度。

【主治】乳石发动，头面热，四肢烦疼，大小便壅滞。

葛根汤

【来源】《太平圣惠方》卷三十八。

【组成】葛根三分 石膏二两（捣碎） 麻黄三分（去根节） 栀子仁三七枚 甘草半两（生用） 胡竹叶一握 生姜半分 豉一合 葱白七茎（去须）

【用法】上细锉。以水五大盏，煎至两盏半，分五次温服，不拘时候。

【主治】乳石发动，寒热头痛，复似天行，四肢烦疼，心躁，口干多渴，不能下食。

葛根煎

【来源】《太平圣惠方》卷三十八。

【组成】生葛根汁一合 生地黄汁一升 生麦门冬汁一升 白蜜一升 枣膏五合 生姜汁二合

【用法】上以慢火煎之，候如稀饧，以瓷盒盛。每服一茶匙，不拘时候。以愈为度。

【主治】乳石发动，热毒上攻，口干心躁，烦渴头痛。

葱豉汤

【来源】《太平圣惠方》卷三十八。

【组成】葱白八茎　香豉二合　蓝叶三分　柴胡一两（去苗）　川升麻半两　犀角屑半两　赤芍药半两　甘草半两（炙微赤）

【用法】上为细末。以水五大盏，煎至二盏半，去滓，分五次温服。未效，再合服之。

【主治】五石忽发动，体热烦疼，心躁闷乱。

葵子散

【来源】《太平圣惠方》卷三十八。

【别名】赤茯苓散（《圣济总录》卷一八四）。

【组成】葵子半两　木通三分（锉）　赤茯苓三分　牛蒡子一两（微炒）　枳壳一两（麸炒微黄，去瓤）　川大黄一两（锉碎，微炒）

【用法】上为细散。每服二钱，煎紫苏汤调下，如人行十里再服。以利为度。

【主治】乳石发动，大小肠壅滞，脐腹妨闷。

雁膀汤

【来源】《太平圣惠方》卷三十八。

【组成】雁膀二两（去羽）　甘草一分（炙微赤，锉）　当归一分（锉，微炒）　大枣五枚　赤芍药一分　人参一分（去芦头）　石膏一两（捣碎）　桂心一分　川大黄半两（锉碎，微炒）　枳实一分（麸炒微黄）　桃仁一分（汤浸，去皮尖双仁，麸炒微黄）

【用法】上细锉。以水五大盏，入生姜三分，煎至二盏半，去滓。分为五服，频服之。

【主治】乳石发动，结热痰饮，心中痞塞，呕逆不止。

紫雪散

【来源】《太平圣惠方》卷三十八。

【组成】紫雪三两　川升麻一两　犀角屑一两　玄参一两　葳蕤一两　甘草半两（生，锉）栀子仁半两（一方去玄参，加黄芩）

【用法】上为粗末。每服四钱，以水一中盏，煎至六分，去滓温服，一日三四次。

【主治】乳石发热，身体微肿，头面疮出。

滑石汤

【来源】《太平圣惠方》卷三十八。

【组成】滑石半两

【用法】上为细末。以水一中盏，搅如白饮，顿服之，未愈再服。

【主治】乳石发动，烦热，烦渴不止。

滑石散

【来源】《太平圣惠方》卷三十八。

【组成】滑石二两　木通一两（锉）　石韦一两（去毛）　瞿麦二两　川芒消一两　冬葵子一两　黄芩一两　甘草半两（炙微赤，锉）　白茅根一两（锉）

【用法】上为粗散。每服四钱，以水一中盏，煎至六分，去滓温服，一日三四次。

【主治】乳石发动，小便淋涩，小腹妨闷，心神烦热。

犀角散

【来源】《太平圣惠方》卷三十八。

【组成】犀角屑三分　玄参三分　赤芍药一两　柴胡一两（去苗）　知母二分　黄耆三分（锉）　葳蕤三分　甘草半两（生用）　生麦门冬一两（去心）　赤茯苓一两　地骨皮一两

【用法】上为散。每服四钱，以水一中盏，加生姜半分，煎至六分，去滓温服，不拘时候。

【主治】乳石发热，上攻头面，四肢骨节烦疼，口干心躁，不思饮食。

犀角散

【来源】《太平圣惠方》卷三十八。

【组成】犀角屑三分　川升麻一两　黄耆一两（锉）　玄参一两　茅苣一两　麦门冬一两（去心）　甘草一分（生锉）　地骨皮一两　木香一两　黄芩三分　葛根一两（锉）　川大黄二两（锉碎、微炒）

【用法】上为散。每服四钱，以水一中盏，加竹叶三七片，煎至六分，去滓温服，一日三四次。

【主治】乳石发作，生痈肿，心神烦躁，口干，肩背拘急，四肢疼痛。

犀角散

【来源】《太平圣惠方》卷三十八。
【组成】犀角屑半两　子芩一两　川芒消一两　玄参一两　麦门冬一两半（去心，焙）　川大黄一两（锉碎，微炒）　枳壳三分（麸炒微黄，去瓤）　川升麻一两　沙参三分（去芦头）　瞿麦三分　甘草半两（生用）
【用法】上为散。每服四钱，以水一中盏，加淡竹叶三七片，豉五十粒，煎至六分，去滓温服，一日三四次。
【主治】乳石发动，心神烦躁，身上生疮，四肢疼痛，小便赤涩。

犀角散

【来源】《太平圣惠方》卷三十八。
【组成】犀角屑半两　地榆一两　赤芍药三分　木香半两　黄芩三分
【用法】上为散，分为六服。以水一中盏，煎至六分，去滓稍热服，不拘时候。
【主治】乳石发动，心神虚烦，变为下痢，腹痛，不思饮食。

犀角散

【来源】《太平圣惠方》卷三十八。
【组成】犀角屑一两　川升麻一两　玄参一两　川大黄一两（锉碎，微炒）　赤芍药一两　木通一两（锉）　滑石二两　当归一两（锉，微炒）
【用法】上为粗散。每服三钱，以水一中盏，加生姜半分，葱白七寸，煎至六分，去滓温服，一日三四次。
【主治】乳石发动，心神烦热，小便淋涩，脐下疼痛。

犀角散

【来源】《太平圣惠方》卷三十八。

【组成】犀角屑半两　子芩三分　赤茯苓一两　瞿麦三分　槟榔二分　枳实一两（麸炒微黄）　柴胡一两（去苗）　甘草半两（炙微赤，锉）　木通一两（锉）　半夏三分（汤洗七遍，去滑）　紫苏茎叶一两
【用法】上为散。每服四钱，以水一中盏，加生姜半分，煎至六分，去滓温服，一日三四次。
【主治】乳石发动，心膈气滞，痰结，不下饮食，腹胁满闷，四肢烦疼，大小肠壅滞不通。

犀角屑散

【来源】《太平圣惠方》卷三十八。
【别名】犀角散（《普济方》卷二六一）。
【组成】犀角屑一两　葳蕤二两　荠苨一两　玄参一两　木通一两（锉）　石膏二两　川升麻一两　甘草半两（生用）　栝楼根一两
【用法】上为散。每服四钱，以水一中盏，加生姜半分，生地黄一分，煎至六分，去滓温服，不拘时候。
【主治】乳石发动，心神烦闷，四肢壅热。

瞿麦散

【来源】《太平圣惠方》卷三十八。
【组成】瞿麦一两　大青一两　黄芩一两　甘草半两（生锉）　川芒消二两　赤茯苓一两　白茅根一两（锉）　栀子仁三分　川大黄一两半（锉碎，微炒）
【用法】上为散。每服四钱，以水一中盏，加生姜半分，豉一百粒，葱白七寸，煎至六分，去滓温服，一日三四次。
【主治】乳石发动，壅热上攻，心神烦乱，大小肠壅滞。

露蜂房散

【来源】《太平圣惠方》卷三十八。
【组成】露蜂房一两　荠苨一两　甘草一两（生用）
【用法】上为散。每服四钱，以水一中盏，煎至六分，去滓温服。不拘时候。

【主治】丹石发动，令人体热烦疼，心躁口干。

金星地蟮散

【来源】方出《太平圣惠方》卷三十九，名见《普济方》卷二五一。

【组成】金星地蟮末二钱　婆婆石半钱　牛蒡根一两（切碎，焙干）　灶下黄土一两

【用法】上为细散。每服一钱，以热酒调下。

【功用】解毒药。

婆娑石丸

【来源】方出《太平圣惠方》卷三十九，名见《普济方》卷二五一。

【组成】婆娑石　猪血各半两　雄黄　麝香　乳香各一分。

【用法】上为末。用软饭并猪血为丸，于端午日午时合，如急要，即取辰日辰时合，如梧桐子大。每服二丸，以温水研下，又含一丸，即吐出病根愈；如不吐，即以内消也。

【功用】解药毒，不论年月深浅。

解毒丸

【来源】《太平圣惠方》卷三十九。

【组成】金星矾石　银星矾石　太阴玄精　云母粉　不灰木（以牛粪火烧令通赤）各二两

【用法】将四味用炭火烧令通赤，与不灰木同入盆，下盖出火毒，一宿后细研如粉，入龙脑二钱，更研令匀，以糯米粥和丸，如豇豆大。每服一丸，以生姜汁少许，并新汲水研破服之。

【功用】解诸药毒。

子芩散

【来源】《太平圣惠方》卷四十五。

【组成】子芩三分　葛根三分（锉）　木通一两（锉）　紫苏茎叶一两　川升麻三分　赤茯苓一两　芦根一两（锉）　柴胡一两半（去苗）　大腹皮一两（锉）　槟榔一两　麦门冬一两（去心）　犀角屑一两　石膏二两　甘草半两（炙微赤，锉）　赤芍药三分

【用法】上为散。每服三钱，以水一中盏，加生姜半分，煎至六分，去滓温服，不拘时候。

【主治】服乳石，三焦壅盛，脚气忽发，心中躁闷，肢节疼痛，口干头痛。

石膏散

【来源】《太平圣惠方》卷四十五。

【组成】石膏一两　犀角屑半两　玄参一两　甘草半两（炙微赤，锉）　桑根白皮一两（锉）　川升麻三分　紫雪一两　射干半两　槟榔一两

【用法】上为粗散。每服四钱，以水一中盏，加生姜半分，煎至六分，去滓，不拘时候温服。

【主治】服乳石气壅，致脚气发盛，心躁烦闷，头痛咽干，不能饮食。

吴蓝散

【来源】《太平圣惠方》卷四十五。

【组成】吴蓝一两　独活三分　地骨皮三分　川升麻三分　赤茯苓三分　紫雪二两　石膏二两（细研）　赤芍药三分　紫苏茎叶一两　黄芩三分　桑根白皮三分（锉）　犀角屑一两　甘草半两（炙微赤，锉）　麦门冬三分（去心）

【用法】上为粗散。每服四钱，以水一中盏，入生姜五分，青竹茹一分，煎至六分，去滓温服，不拘时候。

【主治】服乳石，壅毒气盛，令脚气发动，心神躁热，口干头痛，脚膝烦疼。

柴胡散

【来源】《太平圣惠方》卷四十五。

【组成】柴胡一两（去苗）　葛根半两（锉）　赤茯苓半分　麦门冬三分（去心）　石膏二两　葳蕤三分　甘草半两（炙微赤，锉）　玄参三分（去芦头）　川升麻三分　黄芩半两　犀角屑一两　川芒硝一两

【用法】上为散。每服四钱，以水一中盏，加生姜半分，豉一百粒，煎至六分，去滓温服，不拘时候。

【主治】因服乳石，至脏腑壅滞，及脚气欲发，或憎寒壮热，头痛心烦，眼目昏闷，头旋欲吐，不纳饮食。

木瓜粳米汤

【来源】方出《太平圣惠方》卷四十七，名见《普济方》卷二〇三。

【别名】木瓜汤（《圣济总录》卷一八四）。

【组成】木瓜一枚（大者，四破） 仓粳米一合

【用法】上药以水二大盏，煎至一盏半，去滓，时时温一合服之。

【主治】

1.《太平圣惠方》：霍乱，吐泻转筋。

2.《圣济总录》：乳石发。

棠梨枝散

【来源】方出《太平圣惠方》卷四十七，名见《普济方》卷二〇三。

【别名】棠梨木瓜汤（《圣济总录》卷一八四）。

【组成】棠梨枝一握 木瓜二两

【用法】上锉细，和匀，分为四服。每服以水一中盏，加生姜半分，煎至六分，去滓热服，不拘时候。

【主治】

1.《太平圣惠方》：霍乱吐利不止，兼转筋。

2.《圣济总录》：乳石发。

白茅根饮子

【来源】《太平圣惠方》卷五十三。

【组成】白茅根一握（锉） 桑根白皮二两（锉） 麦门冬二两（去心） 赤茯苓一两 露蜂房一两（炙黄） 红雪二两

【用法】上锉细。每服半两，以水一大盏，加淡竹叶三七片，煎至五分，去滓温服，不拘时候。

【主治】因服硫黄及诸丹石，热发，关节毒气不得宣通，心肺躁热，渴利不止，及发痈疽发背者。

蒸牛蒡方

【来源】《太平圣惠方》卷九十六。

【组成】牛蒡嫩叶一斤（洗如法，秋冬用根，春夏用叶） 好酥不拘多少

【用法】以酥炸牛蒡叶熟，更洗去苦味，重以酥及五味焦炒。食之，兼堪下饭。

【功用】解丹石诸毒。

【主治】风热。

蓝饮子

【来源】《医方大成》卷八引《经验方》。

【组成】蓝根 沙糖

【用法】上相和，擂水服之；或更入薄荷汁尤妙。

【功用】解砒毒及巴豆毒。

如圣散

【来源】《证类本草》卷二十一引《经验方》。

【组成】露蜂房 甘草各等分

【用法】用麸炒令黄色，去麸为末。水二碗，煎至八分一碗，令温，临卧顿服。明日取下恶物。

【功用】解药毒上攻。

万灵丹

【来源】《博济方》卷三。

【别名】万露丹（《普济方》卷二五一）。

【组成】光明朱砂一两（令人净洁，研一伏时） 大天南星三两（为末，生用） 黄沙牛胆一枚（取汁，如无新者，阴干者用时以温水浸软，温水调用）

【用法】以胆汁和搜前二味为丸，如皂子大，阴干。如有中诸毒者，服时先取汗脚袜，以新水洗之，澄清者半盏，入盐，磨化一丸，顿服。续以薄粥投之，以吐为度，其病永除。

"服时先取汗脚袜"，原作"服时先取汁脚"，据《普济方》改。

【主治】一切药毒，及蛊毒、金蚕等毒。

归魂散

【来源】《博济方》卷三。

【别名】矾茶散（《小儿卫生总微论方》卷十七）、

矾灰散（《三因极一病证方论》卷十）。

【组成】白矾一两　草茶一两

【用法】上为细末，作一服。以新汲水调之，连服之，必并服两服尽，五更初一服，如人行三五里再进一服。此药入口，其味甘甜，不觉苦味者，是中药毒也。

【主治】

　　1.《博济方》：中药毒，烦躁吐血，腹内如锥刺者。

　　2.《岭南卫生方》：初中蛊毒在膈上者。

【宜忌】忌油腻毒物。

桑叶饮

【来源】《圣济总录》卷三十九。

【组成】桑叶一大握（切）

【用法】上以水一盏，煎取七分。顿服。

【主治】霍乱吐利，心烦闷不止；及乳石发转筋，不吐不下，气急。

茅根饮

【来源】《圣济总录》卷五十八。

【组成】白茅根（锉）一两半　桑根白皮（锉）二两　麦门冬（去心，焙）一两半　白茯苓（去黑皮）三两　露蜂房（炙黑）一两

【用法】上捣筛，如黍米粒大。每服四钱匕，水一盏半，加竹叶十余片（细锉），大枣二个（擘），同煎至八分，去滓，食后服。

【主治】丹石发，关节毒气不宣，心肺躁热，烦渴不止，饮水旋作小便，久为痈疽发背。

地黄汤

【来源】《圣济总录》卷八十四。

【组成】生地黄汁五合　黄明胶一两　生藕汁三合（如无，即单用地黄汁）

【用法】上先以地黄汁微火煎，令胶消尽，倾瓷器内，下藕汁搅匀，分为二服，不拘时候。

【主治】乳石发脚气，热毒冲上，气急伤肺，或吐血唾血。

麦门冬汤

【来源】《圣济总录》卷八十四。

【组成】麦门冬（去心，焙）　甘草（炙）各二两　白茯苓（去黑皮）　栝楼根各三两

【用法】上为粗末。每服五钱匕，加生姜一枣大（拍碎），水一盏半，煎取八分，去滓温服，一日三次。

【主治】服乳石热闷，脚气发动，气逆不下，饮食无味。

诃黎勒丸

【来源】《圣济总录》卷八十四。

【组成】诃黎勒皮（焙）　大黄（锉，炒）　槟榔（锉）各三两　木香二两　大麻仁（别研）三两　甘草（炙）二两半　枳壳（去瓤，麸炒）二两半　朴消三分

【用法】上为末，炼蜜为丸，如梧桐子大。每服四十丸。渐加至五六十丸，以温熟水送下，一日三次，常令通利。

【主治】常服乳石，补养过度，复酒肉热面不绝，脚气发。

姜墨煎

【来源】《圣济总录》卷八十四。

【组成】生姜汁一合　墨（研）一钱　蜜一合

【用法】和匀，细细呷之。

【主治】乳石发动，热盛，或吐血、唾血不定。

柴胡汤

【来源】《圣济总录》卷八十四。

【组成】柴胡（去苗）一两一分　葛根（锉）二两　白茯苓（去黑皮）　麦门冬（去心，焙）　麻黄（去根节）各一两半　桂（去粗皮）三分　葳蕤（切，焙）二两　黄芩（去黑心）一两

【用法】上为粗末。每服五钱匕，水一盏半，煎取八分，去滓，食后温服。衣被覆取微汗，汗不可太过。

【主治】服乳石脚气发动，或憎寒壮热，头痛心

闷，眼目疼，恶心欲吐，头旋脑痛。

葱白汤

【来源】《圣济总录》卷八十四。

【组成】葱白（切）七茎　甘草（炙）二两　陈橘皮（去白，焙）一两半　生姜（切）一两

【用法】上锉，如麻豆大。以水五盏，同煎至三盏，去滓，分三次温服。

【主治】金石毒脚气。

葶苈丸

【来源】《圣济总录》卷八十四。

【组成】葶苈（纸上炒）　防己　甘草（炙）各二两　杏仁（去皮尖双仁，熬别研）各二两半　贝母（去心）一两半

【用法】上为末，以枣肉为丸，如梧桐子大。每服三十丸，煎大枣、桑根白皮汤送下。未利再服。

【主治】乳石发动脚气，兼上气喘急，咳嗽，小便涩，服利水药小便不利，大便反利。

犀角汤

【来源】《圣济总录》卷八十四。

【组成】犀角（镑）二两　木通（锉）三两　木香二两　黑豆二合　甘草（炙）二两　连皮大腹（锉）五颗

【用法】上为粗末。每服五钱匕，水一盏半，煎至八分，去滓，加红雪三钱匕，搅匀，不拘时候温服。须臾通利为度。

【主治】素服乳石，因食酒肉热面，发动脚气冲心，热闷腹痛。

前胡泻肝汤

【来源】《圣济总录》卷一〇八。

【组成】前胡（去芦头）　大青　秦皮（锉）　干蓝　黄芩（去黑心）　细辛（去苗叶）　决明子各三两　栀子仁二两　石膏四两（碎）

【用法】上为粗末。每服五钱匕，水一盏半，入竹叶十片，车前叶七片（细切），煎至八分，去滓，

入芒消一钱匕，放温，食后、临卧服。

【主治】丹石毒上攻，目赤烦闷，热气，胸中澹澹。

黄芩汤

【来源】《圣济总录》卷一〇八。

【组成】黄芩（去黑心）　大黄（锉，炒）各二两　栀子仁一两　豉（炒）三合

【用法】上为粗末。每服三钱匕，水一盏，煎至六分，去滓，食后临卧温服。

【主治】丹石发动，发热，心腹胀满，小便赤，大便难，胸中烦躁，目赤痛。

羚羊角汤

【来源】《圣济总录》卷一〇八。

【组成】羚羊角（镑）　子芩　山栀子仁　麦门冬（去心，焙）　桔梗（锉，炒）　知母　贝母（去心，炒）　甘草　白槟榔（锉）各一两　前胡（去芦头）半两

【用法】上为粗末。每服五钱匕，以水一盏半，煎至八分，去滓温服。

【主治】热毒眼，及丹石发动，躁渴，睛痛赤热泪。

羚羊角汤

【来源】《圣济总录》卷一〇八。

【组成】羚羊角（镑）　茯神（去木）　防风（去叉）　羌活（去芦头）　芎䓖　地骨皮　菊花各一两　甘草（炙，锉）三分　麦门冬（去心，焙）一两半　枳壳（去瓤，麸炒）　犀角（镑）各三分

【用法】上为粗末。每服三钱匕，以水一盏，煎至七分，去滓，早、晚食后温服。

【主治】服丹石过多，热毒上乘，两目赤痛，或生胬肉，或即肿烂。

葛根汤

【来源】《圣济总录》卷一〇八。

【组成】葛根（锉）　黄连（去须）　木通

（锉）　吴蓝　甘草（炙，锉）各二两　升麻　黄芩（去黑心）　大黄（锉，炒）各一两半　石膏四两

【用法】上为粗末。每服五钱匕，以水一盏半，煎至六分，去滓，入消一钱匕，地黄汁半合，更煎三两沸，放温，食后临卧服。

【主治】金石发动，眼痛欲裂。

朴硝散

【来源】《圣济总录》卷一一九。

【组成】朴消（研）五两　麝香（研）一分　甘草（炙）一分　淡竹叶一握　黄芩（去黑）半两　芦根（锉）一两　山栀子（去皮）一两

【用法】上七味，锉五味如麻豆大，入研者二味，以新汲水三升，将药入铛中煎约半升，去滓澄清，取瓷瓶一个，倾药汁在内，以物盖定瓶口，用盐泥固济，慢火煅一复时，去火放冷却，将瓶安在水中，无令水至瓶口，浸经一宿，至明日打破瓶子，取药如金色，研为细散。每服半钱匕，冷水调服，绵裹咽津亦得。

【主治】重舌，及天行阴黄，丹石发动，一切热毒。

玄参丸

【来源】《圣济总录》卷一三〇。

【组成】玄参一两　升麻　栀子仁　黄芩（去黑心）各半两　黄耆（细锉）三分　大黄（锉，炒）一两半　吴蓝半两　犀角（镑屑）三分　木通（锉）二两　连翘三分　朴消（研）一两半

【用法】上十一味，先以十味捣罗为细末，再同朴消研匀，炼蜜为丸，如梧桐子大。每服十五丸，空心米饮送下。如不利，加至二十丸，取快利三两行为度，泻下脓化为黄水即愈。

【主治】发背，诸痈肿，丹石药毒，头痛壮热，大小便不利。

二珍丸

【来源】《圣济总录》卷一四六。

【组成】天南星三两（为末）　黄牛胆（大者）一枚（取汁）

【用法】上为丸，如鸡头子大，阴干。遇中毒者，洗汗袜水，澄清半盏，入盐少许，磨下一丸，或吐或利即愈。如吐利后气满，即服平胃散助之。

【功用】解一切药毒。

太白散

【来源】《圣济总录》卷一四六。

【组成】山芋三两

【用法】上为散。每服二钱匕，新汲水调下，一日三次。

【功用】解药毒。

升麻散

【来源】《圣济总录》卷一四六。

【别名】升麻汤（《普济方》卷二五一）。

【组成】升麻半两

【用法】上为散。每服一钱匕，食后及夜卧温水调下。服半月后，一切毒药入口，即便吐出。

【功用】吐药毒。

【主治】中药毒。

丹砂丸

【来源】《圣济总录》卷一四六。

【组成】丹砂（研）　雄黄（研）　附子（炮裂，去皮脐，为末）各一两　豉六十粒（炒）　巴豆六十粒（去皮心膜，麸炒，去油）

【用法】巴豆并豉为细末，入前三味，炼蜜为丸，如胡豆大，瓷瓶密收。每服二丸，暖蜜酒送下。

【功用】解药毒、蛊毒。

甘草汤

【来源】《圣济总录》卷一四六。

【组成】甘草（生用）二两　白药一两

【用法】上锉细。以水三盏，同煎至二盏，去滓，候冷顿服。以吐出恶物为度。吐了后再单煎甘草一味服，尤佳。

【主治】中药毒，心膈烦闷，甚者如锥刺痛。

甘草饮

【来源】《圣济总录》卷一四六。

【组成】甘草（生，锉）二两　葛粉（研）一两　白蜜半两

【用法】以水六盏，先煎甘草减半。纳葛粉并蜜，更煎三两沸，去滓，温，分三服。如食顷再服。

【主治】中药毒，心痛烦闷。

荠苨饮

【来源】《圣济总录》卷一四六。

【别名】荠苨汁（原书卷一八四）。

【组成】荠苨二两（锉碎）

【用法】以水三盏，煎至一盏半，停冷，细细饮之。

【主治】一切药毒，乳石发。

麻仁饮

【来源】《圣济总录》卷一四六。

【组成】大麻仁五合

【用法】上研如膏，入水二盏，搅令匀，取汁细细饮之。

【功用】解一切药毒。

黑铅酒

【来源】《圣济总录》卷一四六。

【组成】黑铅一斤

【用法】上以坩锅熔作汁，投酒一升，如此十数回，候酒至半升，去铅。顿服之。

【主治】中金石药毒。

椿皮饮

【来源】《圣济总录》卷一四六。

【组成】椿白皮　东柳枝（并细锉）各二合　阿魏（好者）少许

【用法】上以水三盏，同煎取一盏，去滓，空心顿服。吐出恶物即愈，吐后服蜂窠散。

【功用】解一切药毒。

蓝根饮

【来源】《圣济总录》卷一四六。

【别名】蓝根散（《奇效良方》卷六十九）。

【组成】蓝根（锉）一握　芦根（锉）一握　绿豆（研）一分　淀脚（研）一合

【用法】先将蓝根、芦根以水一碗，煎至七分，去滓，次将后二味和匀，分三服；或一二服利下恶物，不用再服。

【主治】

1.《圣济总录》：中药毒。
2.《景岳全书》：毒药、热药诸毒。

蜂窠散

【来源】《圣济总录》卷一四六。

【组成】土蜂窠（炒，研末）一两　赤小豆　糯米　粟米　蓝实（四味并生用）各二两　猪苓（去黑皮）　荠苨（锉）各半斤　马蔺（干者）二两　（一方入猪粪炒焦）

【用法】上为散。每服三钱匕，温水调下，空心日晚服。

【主治】中药毒吐后。

解毒丸

【来源】《圣济总录》卷一四六。

【组成】大枣二枚（去皮核）　巴豆三七粒（去皮心膜，不出油）

【用法】上研匀，只作四丸，逐丸以大针穿，就麻油上熏令黑，用瓷盒贮。遇中毒者，每服只一丸，随所中毒物汁咽下，不得嚼破。一二时辰取下毒，其毒即包裹所服药下。或不知所中毒物，即以茶清一大盏，放温咽下。

【主治】中药毒，心腹切痛不可当，欲死者。

解毒散

【来源】《圣济总录》卷一四六。

【组成】石绿（不拘多少）

【用法】上研细。每服一钱匕，研莱菔子汁调下。立吐，吐得毒出，即服和气药调补。

【主治】中一切毒药，唇口麻，目暗，心腹如刀刺，或吐出血。

僵蚕散

【来源】《圣济总录》卷一四六。

【组成】白僵蚕（直者，炒）

【用法】上为散。每服一钱匕，粥饮调下。吐出毒，愈。

【功用】解一切药毒。

丁香黄连点方

【来源】《圣济总录》卷一八三。

【组成】丁香二枚（碎）　黄连（去须）　黄柏皮（切）各半两　蕤仁（研）二七枚　五铢钱十文

【用法】以水二盏，煎至六分，绵滤去滓，点目大眦，频点取愈。

【主治】乳石发，目赤痒。

人参汤

【来源】《圣济总录》卷一八三。

【组成】人参　枳壳（去瓤，麸炒）　甘草（炙，锉）　栝楼根（锉）　白术各一两

【用法】上为粗末。每服四钱匕，水一盏半，加大枣二枚（擘破），同煎至一盏，去滓温服，不拘时候。

【主治】服乳石将适失度，饮食冷热不消，虚胀吐清水，渴闷。

大黄汤

【来源】《圣济总录》卷一八三。

【组成】大黄（锉，炒）　黄连（去须）　石膏（研）各二两　黄芩（去黑心）　甘草（炙，锉）　细辛（去苗叶）　半夏（汤洗，去滑尽）各一两　山栀子仁七枚

【用法】上为粗末。每服五钱匕，水三盏，加生姜一分（拍碎），煎至一盏半，去滓，早、晚分三次温服。

【主治】乳石发，目昏赤痛，不睹物。

大黄汤

【来源】《圣济总录》卷一八三。

【组成】大黄（锉，炒）一两　栀子仁　犀角屑各半两　栝楼根二两　升麻　黄芩（去黑心）　甘草（炙，锉）各三分

【用法】上为粗末。每服五钱匕，用水一盏半，煎至一盏，滤去滓，空心、日午温服。

【功用】疏利毒气。

【主治】乳石发动，痈疽发背。

小蓟汤

【来源】《圣济总录》卷一八三。

【组成】小蓟（锉）二两　鸡苏（锉）一两　青竹茹（新竹，取）一两半　麦门冬（去心，焙）　生地黄（切焙）各二两

【用法】上锉，如麻豆大。每服三钱匕，水一盏，加生姜三片，煎至七分，去滓，不拘时候温服，一日三次。

【主治】乳石发动，鼻衄，头痛，壮热，遍身疼痛，烦闷。

升麻汤

【来源】《圣济总录》卷一八三。

【组成】升麻　前胡（去芦头）　甘草（炙）各二两　黄芩（去黑心）　生地黄（切，焙）各三两　枳壳（去瓤，麸炒）　黄连（去须）　栝楼根（锉，焙）各一两　栀子仁十四枚

【用法】上为粗末。每服四钱匕，水二盏，加豉一合（绵裹），同煎至一盏，去滓温服，早晨、日午各一次。

【主治】乳石发热如火，头痛烦闷，寒热呕逆。

【加减】心烦，加麦门冬一两；稍冷，加生姜一两。

升麻汤

【来源】《圣济总录》卷一八三。

【组成】升麻　葳蕤各一两半　黄芩（去黑心）二两　犀角（镑）　甘草（炙，锉）各一两　栀子仁

十枚

【用法】上为粗末。每服五钱匕，水三盏，煎至一盏半，去滓，加紫雪一钱匕，分温二服，以利下三二行为度。仍用黄连汤涂疮肿上。

【主治】乳石发热，身体微肿生疮。

升麻汤

【来源】《圣济总录》卷一八三。

【组成】升麻一两半　乌梅十枚（去核，炒）　黄芩（去黑心）　黄连（去须）　栝楼根　甘草（炙）各一两

【用法】上为粗末。每服五钱匕，水一盏半，煎至一盏，去滓，细细含咽，日三四服。

【主治】乳石发，腹内胸中悉有疮。

甘草汤

【来源】《圣济总录》卷一八三。

【组成】甘草（炙，锉）　麻黄（去根节）各一两

【用法】以水二盏，酒半盏，煎取一盏半，先以火遍炙背令热，欲汗出，即热服之。以衣覆卧，须臾大汗出即愈。

【主治】乳石发动，烦热胀满，身体生疮。

龙脑散

【来源】《圣济总录》卷一八三。

【组成】龙脑半钱　铅霜　滑石各一分

【用法】上各研为细末，和匀。每用一字掺疮上。吐涎愈。

【主治】乳石发动，口舌生疮。

龙葵散

【来源】《圣济总录》卷一八三。

【组成】龙葵根一握（净洗，细切）　乳香（研）三两　杏仁（去皮尖双仁）六十枚　黄连（去须）三两

【用法】上为细末。其疮作头未旁攻者，即须作饼，厚如三四钱许，可疮大小敷之，疮若觉冷微痒者，即易之，痒不可忍，切不得搔动，直候一炊久，即看疮中，似石榴子濺濺著，然后去药，时时以甘草汤微温洗之，洗了即以蜡帛贴之。疮若旁攻作穴，即纳药于穴中，以满为度。

【主治】因乳石发动，黑疮肿掀。

【宜忌】黑疮愈后，只得食猪、鱼、葱、蒜，终身更不得食羊血，食即再发。

【加减】疮若赤色者，即是热肉面所为，不用龙葵根，以蔓菁根代之。

生地黄汤

【来源】《圣济总录》卷一八三。

【组成】生地黄（切碎）五两　栀子仁二十枚　小蓟根（切）三两　黄芩（去黑心）一两

【用法】上锉，如麻豆大。每服五钱匕，水一盏半，入豉二七粒，煎至一盏，去滓温服，空心、日晚各一服。

【主治】乳石发热盛，吐血、衄血。

生地黄饮

【来源】《圣济总录》卷一八三。

【组成】生地黄（切，绞汁）三合　小蓟根（切，绞汁）三合

【用法】合和令匀，分温作三服，早晨、日晚各一服。

【主治】乳石发，衄血。

生地黄煎

【来源】《圣济总录》卷一八三。

【组成】生地黄五斤（洗，切，以木杵臼捣，绞汁）　黄精十二斤（洗，切，以木杵臼捣，绞汁）　白蜜五升

【用法】上三味汁相和于银石器中，慢火煎如膏为度，以瓷盒盛。每服生姜汤调下半匙至一匙，日二夜一。

【主治】乳石药气发热，风热相并，致痈肿疮痍，经年不愈。

必效膏

【来源】《圣济总录》卷一八三。

【组成】油一斤　铅丹（研）六两　麝香（研）一钱　腻粉（研）　蜡各三分枫香脂一两半　丹砂（细研）半两　盐半两　白芷（锉）　乳香（研）　当归（炙、锉）　桂（去粗皮，锉）　芎藭（锉）　藁本（去苗土，锉）　细辛（去苗叶，锉）　密陀僧（研）各一两

【用法】先将油煎令沸，次下白芷等六味锉药，候煎白芷赤黑色漉出，下蜡、枫香脂，候熔尽，以绵滤去滓，下铅丹、密陀僧、乳香，以柳篦搅煎，候变黑色，滴水中成珠子，即下盐、丹砂、麝香粉等搅匀，倾于瓷盆内，安净地上一宿，除火毒。用故帛上摊贴，一日一次，以愈为度。

【主治】乳石痈疽，发背疮毒，止痛吮脓。

朴消丸

【来源】《圣济总录》卷一八三。

【组成】朴消（炼）半斤

【用法】上为末，炼蜜为丸，如梧桐子大。每服三十丸，食后蜜水送下。

【主治】金石发热，及诸热。

防风汤

【来源】《圣济总录》卷一八三。

【组成】防风（去叉）　当归（切，焙）　泽泻　威灵仙（去土）　甘草（炙，锉）　黄连（去须）　虎杖各一两半　石韦（去毛）　天门冬（去心，焙）　白石脂（研）　槐实（炒）　地榆各二两　石膏（捶碎）三两　生地黄（切，焙）六两　大黄（锉，炒）　黄芩（去黑心）　犀角（镑）　消石（研）各一两

【用法】上锉。每服五钱匕，以水一盏半，加生姜一分（拍碎），同煎取八分，去滓温服。

【主治】石药发动，上冲头面，疼痛浮肿，心神恍惚。

麦门冬汤

【来源】《圣济总录》卷一八三。

【组成】麦门冬（去心，焙）　赤茯苓（去黑皮）　生干地黄（焙）　石膏（碎）　升麻　人参　知母（焙）　芎藭　山栀子仁各三分　小麦半升　黄耆（炙，锉）　甘草（炙）　枳实（麸炒）　芍药各一两　黄芩（去黑心）　前胡（去芦头）各一两半

【用法】上锉，如麻豆大。每服五钱匕，水二盏，加生姜五片，大枣二枚（擘破），竹叶十片，同煎至一盏，去滓温服，不拘时候。

【主治】乳石发动，痈疽发背热渴。

麦门冬饮

【来源】《圣济总录》卷一八三。

【组成】生麦门冬（去心，绞汁）一盏　生地黄（绞汁）一盏　小蓟（切碎，绞汁）一盏　伏龙肝末二两

【用法】上四味，前三味各入少水绞汁相和匀。每服二合，入伏龙肝末二钱匕调下，每日空心一服，日午再服。

【主治】乳石发，卒吐血一二升，口鼻俱出者。

连翘饮

【来源】《圣济总录》卷一八三。

【组成】连翘茎叶（新者）一两　生地黄二两　苍耳茎叶（新者）　陈橘皮（汤浸去白）　鸡苏茎叶（新者）各一两

【用法】上锉碎，以水少许，都捣令烂，生绢绞取汁。每服三合，不拘时候。未止再服。

【主治】因饵乳石发，心肺中热，鼻中衄血。

青盐点方

【来源】《圣济总录》卷一八三。

【组成】青盐（研）一两　杏仁（去皮尖）二两（微炒，研烂，以少汤同研匀，帛裹，压油出，用拌鸡子壳）

【用法】上二味，用铜盆一只，面阔一尺者，纳油、盐，取青柳枝如箸大者一握，紧束之，截头令齐，用研之，候如稠墨，即先剜地作坑，置瓦于坑底上，取熟艾如鹅卵大，安瓦上，烧之，即安前药盆合在坑口上，以烟熏之，火尽药成，收于不津器中，每夜点目大眦即卧，频点取愈。

【主治】乳石发，久风目赤。

枣肉黄连点方

【来源】《圣济总录》卷一八三。

【组成】枣七枚（去核） 黄连（去须，碎，绵裹）一两 淡竹叶（切）一握

【用法】先以水二盏，煎竹叶至一盏半，去竹叶澄清，纳枣、黄连煎至三合，滤去滓。每日临卧点目大眦。即愈。

【主治】乳石发，目生赤脉，息肉，磣痛不开。

知母芒消汤

【来源】《圣济总录》卷一八三。

【组成】知母（焙） 甘草（炙，锉）各一两 栀子仁二十七枚 大黄（锉，炒）四两 黄芩（去黑心）二两

【用法】上为粗末。每服五钱匕，水一盏，煎至一盏半，去滓，入芒消末一钱匕，更煎三二沸，分二次温服。

【主治】乳石发动，表里俱热，身体生疮，或发痈疖，大小便不利。

枳实汤

【来源】《圣济总录》卷一八三。

【组成】枳实（去瓤，麸炒） 赤茯苓（去黑皮） 石膏（捣碎）各半两

【用法】上为粗末。每服五钱匕，水一盏半，煎至一盏，去滓温服，不拘时候。

【主治】乳石发，壅热烦闷，渴躁。

茯苓汤

【来源】《圣济总录》卷一八三。

【组成】白茯苓（去黑皮）四两 泽泻二两 白术 干姜（炮） 桂（去粗皮） 甘草（炙，锉）各一两半 小麦二两

【用法】上为粗末。每服三钱匕，水一盏，煎至七分，去滓温服，不拘时候。

【主治】乳石发，热甚口干。

铅霜散

【来源】《圣济总录》卷一八三。

【组成】铅霜（研） 白矾（烧灰） 黄柏（去粗皮，蜜炙）各一两 麝香（研）一钱

【用法】上为散。每用半钱匕，掺疮上。有涎即吐之。

【主治】乳石发动，口舌生疮。

黄芩汤

【来源】《圣济总录》卷一八三。

【组成】黄芩（去黑心）三两 石膏（碎）五两 甘草（炙，锉） 升麻各二两

【用法】上为粗末。每服五钱匕，水一盏半，煎至八分，去滓放冷，用漱口，一日十次；喉咽有疮，稍稍咽之。

【主治】食饮失度，乳石发，口中发疮。

黄柏汤

【来源】《圣济总录》卷一八三。

【组成】黄柏（去粗皮，蜜炙）二两 龙胆一两半 黄连（去须） 升麻各一两

【用法】上为粗末。每服五钱匕，水一盏半，煎至八分，去滓，时时含咽。

【主治】乳石发口疮。

黄耆丸

【来源】《圣济总录》卷一八三。

【组成】黄耆（炙，锉） 犀角屑各一两半 黄连（去须） 茯神（去木） 当归（切，焙） 防风（去叉） 芍药 升麻 赤茯苓（去黑皮） 黄芩（去黑心） 甘草（炙）各半两 木通（锉）一两 麝香（研）半分

【用法】上除麝香外，捣罗为末，入麝香研和匀，炼蜜为丸，如梧桐子大。每服二十丸，生姜汤送下。未效，加至三十丸。

【主治】乳石发动，痈疽发背，一切热毒及恶疮。

黄耆汤

【来源】《圣济总录》卷一八三。

【组成】黄耆（锉） 芍药 甘草（炙） 赤茯苓（去黑皮） 人参 石膏（碎） 生地黄（切，焙） 生姜（切，焙） 麻黄（去根节，汤煮，掠去沫） 麦门冬（去心，焙）各二两 桂（去粗皮）一两

【用法】上为粗末。每服四钱匕，水二盏，加竹叶十片，大枣二枚（擘破），同煎至八分，去滓温服，早晨、日午、夜卧各一次。

【主治】乳石发，胸背头中游热。

甜菜膏

【来源】《圣济总录》卷一八三。

【组成】甜菜三两 生地黄 猪脂各二两 大戟（炒）一两 当归（切，焙） 续断 白芷 莽草 芎䓖 防风（去叉）各半两 甘草（炙） 芍药各三分 蜀椒（去目并合口者，炒出汗） 细辛（去苗叶） 大黄（锉，炒） 杜仲（去粗皮，酥炙） 黄耆（炙，锉） 黄芩（去黑心）各一分

【用法】上除猪脂外，锉碎，先熬脂令沸，下诸锉药，煎候白芷赤色，绞去滓，瓷合盛。涂敷疮上，每日三五次。

【功用】止痛生肌。

【主治】乳石发痈疽疮。

麻仁丸

【来源】《圣济总录》卷一八三。

【组成】大麻仁（研）二两 木香三分 枳壳（去瓤，麸炒） 大黄（锉，炒） 恶实（炒）各一两 甘草（炙）半两

【用法】上除麻仁外，为末，入麻仁研匀，炼蜜为丸，如梧桐子大。每服二十丸，温水送下。未效，加至三十丸。

【主治】乳石发动，痈肿发背，及脏腑涩滞。

麻黄汤

【来源】《圣济总录》卷一八三。

【组成】麻黄（去根节，汤煮，掠去沫）二两 石膏（碎）一两 黄芩（去黑心）一两半

【用法】上为粗末，分作两帖。每帖以水三盏，煎至二盏，去滓，纳鸡子白二枚，芒消末一钱，热搅令沫出，以涂摩疮上。即愈。

【主治】乳石发。

葱白汤

【来源】《圣济总录》卷一八三。

【组成】葱白三茎（切） 栀子十四枚（擘碎） 豉二合

【用法】上以水三盏，煎至二盏，去滓，分作三服，早晨、午时、至晚服之。

【主治】乳石发动生疮，热气冲胸。

葱白饮

【来源】《圣济总录》卷一八三。

【组成】葱白（切）四两 葫叶（切） 茅苊（锉） 枸杞（碎）各一两

【用法】上为粗末。每取二两，以水二碗，煎至一碗，去滓，分温三服，空心、日午、近晚各一服。

【主治】乳石发，热渴。

雄黄散

【来源】《圣济总录》卷一八三。

【组成】雄黄（研） 干蓝各半两

【用法】上为散。每用一米大，翳上贴之，三五度即愈。

【主治】乳石发目翳。

犀角丸

【来源】《圣济总录》卷一八三。

【组成】犀角屑 五加皮（锉） 黄芩（去黑心）各一两 苦参 大黄（锉碎，微炒） 芍药各一两半 大青 甘草（炙）各三分 麦门冬（去心，焙）

【用法】上为末，炼蜜为丸，如梧桐子大。每服十五丸，渐加至二十丸，食后以蜜水送下，早晨、

日午、晚后各一服。

【主治】乳石发动，口干寒热。

增损当归汤

【来源】《圣济总录》卷一八三。

【组成】当归（切，焙） 赤茯苓（去黑皮） 人参 前胡（去芦头） 黄芩（去黑心）各一两 桂（去粗皮）一两 芍药 甘草（炙）各一两 麦门冬（去心，焙）二两 小麦一合 竹叶半两

【用法】上为粗末。每服五钱匕，以水二盏，加枣二枚（擘破），煎至一盏，去滓。空心温服，日午再服。

【主治】乳石发为痈疽，肿痛烦热。

大黄汤

【来源】《圣济总录》卷一八四。

【组成】大黄（锉，炒）一两 黄芩（去黑心）三两 黄连（去须） 甘草（炙，锉） 麦门冬（去心，焙）各二两

【用法】上为粗末。每服五钱匕，水一盏半，煎至八分，去滓，纳芒消一钱匕，再煎三两沸，温服，早晨、近晚各一次。通利即愈。

【主治】乳石发动，上气热实，心腹满，小便赤，大便不利，痞逆冲胸，口焦燥，目赤痛。

大黄汤

【来源】《圣济总录》卷一八四。

【组成】大黄（锉，炒） 芍药 赤茯苓（去黑心）各一两 大麻仁半升（别研，每服旋入一合）

【用法】上药除麻仁外，为粗末。每服五钱匕，水三盏，加麻仁一合，同煎至一盏半，去滓，分二次温服，空心一服，日午再服。

【主治】乳石发动，热结，小便淋涩，小腹痛。

大腹汤

【来源】《圣济总录》卷一八四。

【组成】大腹皮一两（锉） 木香 枳壳（去瓤，麸炒） 赤芍药 甘草（炙，锉）各半两 前胡（去芦头） 陈橘皮（汤浸，去白，焙） 赤茯苓（去黑皮）各三分

【用法】上为粗末。每服三钱匕，水一盏，加生姜一枣大（拍碎），煎至七分，去滓温服，不拘时候。

【主治】乳石发动，心膈痞满，喘息微促，腹胁妨闷疼痛。

大麻仁饮

【来源】《圣济总录》卷一八四。

【组成】大麻仁五合（研烂，绞取汁） 豉三合（以绵裹作袋子）

【用法】以水四盏，将麻仁研烂，绞取汁，并豉袋子与水同煎至二盏，去滓，分为四服，早晨、日午、晚食前各一，夜更一服。

【功用】折石败热。

【主治】乳石发动，致人虚劳，下焦有热，骨节烦疼，肌急内痞，小便不利，大便涩难，口干舌燥，气乏少力。

木瓜饮

【来源】《圣济总录》卷一八四。

【组成】木瓜（去皮子，切，焙干）一枚

【用法】上锉，如麻豆大。每服三钱匕，以水一盏半，煎至八分，去滓温服，饮尽更作。无木瓜，只以枝叶并根代之。

【主治】乳石发，霍乱转筋气急。

贝母汤

【来源】《圣济总录》卷一八四。

【组成】贝母（去心）一两 麦门冬（去心，焙）三两 杏仁（汤浸，去皮尖双仁，炒）二十枚 生姜（切，焙） 石膏（碎）各一两 黄芩（去黑心）半两 甘草（炙，锉）一两 五味子 白术（锉）各半两 淡竹叶一握（切）

【用法】上为粗末。每服五钱匕，水一盏半，煎至一盏，去滓，下蜜二钱搅匀，空心温服。

【主治】乳石发，上气肺热，呀嗽，多涕唾。

【加减】若取利，入芒消一字，汤成下。

升麻汤

【来源】《圣济总录》卷一八四。

【组成】升麻三两　黄柏（微炙，锉碎）　黄连（去须）　芍药各一两　甘草（炙令赤）　黄芩（去黑心）　白鸭屎　淡竹叶（切）各二两　栀子仁十四枚

【用法】上九味，除竹叶、鸭屎外，为粗末。先以水三升，煮竹叶、鸭屎，去滓，至一升半，每服取一盏，入药四钱匕，煎至七分，去滓温服，早晨、日午、晚后各一次。

【主治】乳石发热，四体烦满，脉至急数，大小便不通。

【加减】若上气，加杏仁五合，石膏三两。

石膏汤

【来源】《圣济总录》卷一八四。

【组成】石膏　大青各三两　黄芩（去黑心）　升麻　芍药各二两

【用法】上为粗末。每用五钱匕，水一盏半，煎至一盏，去滓，分二次温服。

【主治】乳石发，大热，心腹满胀。

【加减】如腹痛，加续断二两。

半夏汤

【来源】《圣济总录》卷一八四。

【组成】半夏（汤洗去滑，切，焙）一两　白薇（炒）二两　干姜（炮）　甘草（炙，锉）各半两

【用法】上为粗末。每服三钱匕，水一盏，煎至七分，去滓，空心温服。

【主治】乳石发热，干呕烦热。

半夏汤

【来源】《圣济总录》卷一八四。

【组成】半夏（汤浸七遍，焙）　黄芩（去黑心）　土瓜根各二两　赤茯苓（去黑皮）三两　桂（去粗皮）　枳壳（去瓤，麸炒）　白术各一两

【用法】上为粗末。每服五钱匕，水两盏，加生姜一枣大（拍碎），大枣两枚（擘），煎至八分，去滓温服，不拘时候。

【主治】乳石发，体黄瘦，不能饮食，心腹痞结，起居腰背急痛，嗜卧。

芍药汤

【来源】《圣济总录》卷一八四。

【组成】芍药　枳实（去瓤，麸炒）　大黄（锉，炒）　升麻各二两　当归（切，焙）一两

【用法】上为粗末。每服三钱匕，水一大盏，煎至七分，去滓温服，空心、食前、日午各一服。

【主治】乳石发热，坚肿。

芒消汤

【来源】《圣济总录》卷一八四。

【组成】芒消　黄连（去须）　黄芩（去黑心）　甘草（炙令赤）各一两　栀子仁　大黄（锉，炒）各半两

【用法】上为粗末。每服三钱匕，水一盏，煎至七分，去滓温服，早晚各一次。

【主治】乳石发动，上气，热实不解，心腹满闷，大小便不通，口燥目赤。

当归汤

【来源】《圣济总录》卷一八四。

【组成】当归（切，焙）　甘草（炙，锉）　芎藭　远志（去心）　麦门冬（去心，焙）　芍药　赤茯苓（去黑皮）各二两　生干地黄（焙）四两　黄芩（去黑心）　桂（去粗皮）各一两　五味子三两

【用法】上为粗末。每服五钱匕，先以水五盏，入白羊肾一个（去筋膜，切），煎至三盏，去肾下药，加生姜一枣大（拍碎），大枣三个（擘破），更煎至二盏，去滓，空心、食前分二次温服。

【主治】乳石发后，虚热羸乏，胸膈痞滞，心腹胀满，或腰痛肾沥。

导气丸

【来源】《圣济总录》卷一八四。

【组成】牵牛四两

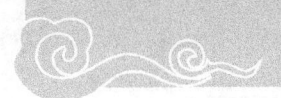

【用法】上为末，用生姜自然汁煮面糊为丸，如梧桐子大。每服五十丸，以生姜汤送下。

【主治】乳石发，心腹胀满。

赤茯苓散

【来源】《圣济总录》卷一八四。

【组成】赤茯苓（去黑皮）　牵牛子（炒）各一两半　枳壳（去瓤，麸炒）　陈橘皮（去白，炒）　甘草（炙）各三分

【用法】上为散。每服二钱匕，如茶点服，不拘时候。

【主治】服石人水气内积，面肿。

枳实汤

【来源】《圣济总录》卷一八四。

【组成】枳实（去瓤，麸炒令黄）　前胡（去芦头）　槟榔（锉）　木通（锉）各一两　甘草（炙）半两　大黄一两半（锉，炒）

【用法】上为粗末。每服三钱匕，用水一盏，煎取七分，去滓温服。但得微利即愈。

【主治】乳石发动，大小肠壅滞不通。

栀子仁汤

【来源】《圣济总录》卷一八四。

【组成】栀子仁二十一个　甘草（炙令赤色，锉）二两　人参二两　黄连（去须）二两

【用法】上为粗末。每服四钱匕，用水二盏，煎至一盏，去滓温服，早晨、日午、晚后食前各一次。

【主治】乳石发，下痢。

胡荽饮

【来源】《圣济总录》卷一八四。

【别名】胡荽煎（《仙拈集》卷一）。

【组成】胡荽（五月五日采，预收阴干。春、夏采叶，秋、冬采根）半斤

【用法】以水七升，煮取一升半，去滓。每服一盏，一日三次，不拘时候。

【主治】乳石热气结滞，经年数发。

茯苓汤

【来源】《圣济总录》卷一八四。

【组成】赤茯苓（去黑皮）　淡竹叶一握（切碎）　白术　甘草（炙）　枳实（去瓤，麸炒）　人参　栀子仁各一两　大黄（锉，炒）二两　黄芩（去黑心）三两

【用法】上为粗末。每服三钱匕，水一盏，煎至七分，去滓温服。

【主治】乳石热肿。

茯苓饮

【来源】《圣济总录》卷一八四。

【组成】赤茯苓（去黑皮）二两　白术（炒令香）　甘草（炙令赤）　栝楼根（锉碎）　人参　桂（去粗皮）各一两　黄芩（去黑心）二两　枳壳（去瓤，麸炒令黄）一两半

【用法】上为粗末。每服五钱匕，水三盏，煎至一盏半，去滓，空心、晚食前温服。

【主治】乳石发动，烦热，身体微肿，不能食饮，小便不利。

香豉汤

【来源】《圣济总录》卷一八四。

【组成】豉二合　栀子仁十四枚　葱白一握（切）　黄芩（去黑心）三两

【用法】除葱味外，为粗末。每服先以水三盏，煮葱、豉至一盏半，下药四钱匕，更煎至八分，去滓温服。

【主治】乳石发动，内有虚热，胸腹痞满，外风湿不解，肌肉拘急。

香薷汤

【来源】《圣济总录》卷一八四。

【组成】香薷三分　木瓜（干者，去瓤）　人参　陈橘皮（汤浸去白，焙）　厚朴（去粗皮，生姜汁炙熟）各一两　桂（去粗皮）半两

【用法】上为粗末。每服五钱匕，水一盏半，加生姜半分（切），煎取八分，去滓温服，不拘时候。

【主治】乳石发，霍乱转筋不止。

高良姜汤

【来源】《圣济总录》卷一八四。

【组成】高良姜（锉）半两　桂（去粗皮）一两　木瓜（干者，去瓤）二两

【用法】上为粗末。每服三钱匕，以水一盏，煎取七分，去滓温服，不拘时候。

【主治】乳石发，霍乱转筋及心腹痛。

消石汤

【来源】《圣济总录》卷一八四。

【组成】消石　萆薢　防风（去叉）　黄连（去须，炒）　大黄（锉，炒）　甘草（炙，锉）　枳壳（去瓤，麸炒）各一两　地榆（锉）　羌活（去芦头）　龙骨　代赭（煅）　桑根白皮（锉，焙）各一两半　桂（去粗皮）　黄芩（去黑心）各半两　石韦（去毛）二两

【用法】上为粗末。每服五钱匕，水一盏半，加生姜三片，同煎至八分，去滓温服。

【主治】乳石发动上攻，头面浮肿。

萎蕤汤

【来源】《圣济总录》卷一八四。

【组成】萎蕤　黄芩（去黑心）　升麻　干姜（炮）　柴胡（去苗）各一两半　芍药　黄连（去须）各一两　石膏四两　栀子仁七枚

【用法】上为粗末。每服三钱匕，水一盏，加生姜一分（拍碎），并豉少许，同煎至六分，去滓，下芒消半字，令沸，温服，如人行十里许再服，一日二次。快利即止。

【主治】乳石发动，心胸痞胀，热毒。

萎蕤酒

【来源】《圣济总录》卷一八四。

【别名】葳蕤酒（《普济方》卷二六二）。

【组成】萎蕤　升麻　茅苨　人参各三两　大黄（锉，炒）二两　黄芩（去黑心）　葛根

（锉）　紫草（去芦头）　犀角（镑）各四两　栀子仁　芒硝各二两　银屑二两半　猪脂（腊月者）三两　露蜂房五两　甘草（炙，锉）二两　大豆（浸一宿，晒干，炒，去皮）一合

【用法】上药除猪脂、银屑外，为细末，以无灰酒二升，蜜封渍浸一宿，次将猪脂用好酒一升炼开，以银屑相和，研入前药酒内，更浸一宿。每服取酒一二盏饮之。

【主治】乳石发动，诸药不效。

黄芩汤

【来源】《圣济总录》卷一八四。

【组成】黄芩（去黑心）　甘草（炙，锉）　大黄（锉，炒）各二两　麦门冬（去心，焙）一两　栀子仁四十枚

【用法】上为粗末。每服五钱匕，水一盏半，煎至七分，去滓，下芒消一钱匕，再煎三两沸，温服，早晨、晚后各一次。

【主治】先有癖实不消，或饮酒食肉所致乳石发，腹胀头痛，时苦心急痛。

黄连汤

【来源】《圣济总录》卷一八四。

【组成】黄连（去须）一两　豉五合　乌梅（取肉）十枚

【用法】上锉碎。以水三盏，入童便一盏，薤白三茎（拍碎），同煎至二盏，去滓，分温三服，空心、日午、晚后各一服。

【主治】乳石发下痢。

黄柏汤

【来源】《圣济总录》卷一八四。

【组成】黄柏（微炙，锉碎）二两　黄连（去须）二两　干姜（炮裂）一两　石榴皮（炙，锉碎）二两　阿胶（炙令燥匀）半两　芍药二两　栀子仁十五枚

【用法】上为粗末。每服四钱匕，以水二盏，煎至一盏，去滓温服，一日二次。

【主治】乳石发，夹时行，兼有客热，下血痢。

黄耆汤

【来源】《圣济总录》卷一八四。

【组成】黄耆（锉）　人参　生干地黄（焙）　甘草（炙，锉）　白芍药各二两　桂（去粗皮）　黄芩（去黑心）　赤茯苓（去黑皮）各一两　升麻三两

【用法】上为粗末。每服五钱匕，水一盏半，加大枣三枚（擘破），生姜三片，同煎数沸，次下竹叶七片，更煎三二沸，去滓取一盏，空心温服，日二次。

【功用】调顺阴阳，去热益气。

【主治】乳石热盛，虚弱痞结羸瘦。

葶苈丸

【来源】《圣济总录》卷一八四。

【组成】葶苈子（纸上微炒）半两　芸苔子（拣净）　马兜铃（锉）　紫菀（去苗土）　人参各一两　杏仁（汤浸，去皮尖双仁，炒）二十枚　皂荚（酥炙，去黑皮及子）半两　白前　甘草（炙，锉）　防己各一两

【用法】上为末，炼蜜为丸，如梧桐子大。每服二十丸，空心米饮送下。

【主治】乳石上气，呀嗽不得卧，卧即气绝。

葵子汤

【来源】《圣济总录》卷一八四。

【组成】冬葵子（拣）五合（如无子，切陈根一两，亦得）

【用法】上为粗末。每服四钱匕，水一盏半，煎至八分，去滓温服，一日三次。

【主治】乳石发热，小便数少如淋。

滑石木通汤

【来源】《圣济总录》卷一八四。

【组成】滑石五两　木通三两（锉）　石韦（去毛）　瞿麦穗各二两　冬葵子五合

【用法】上为粗末。每服五钱匕，水三盏，加入茅根少许（锉碎），同煎至一盏半，去滓，更下芒消少许，煎三两沸，分温二服，空心一服，如两食

久再服，微利为度。

【主治】乳石发动，淋涩。

薤白饮

【来源】《圣济总录》卷一八四。

【组成】豉（微炒）四合　陈橘皮（汤浸，去白、焙）一两　麦门冬（去心，焙）二两　米半合

【用法】上为粗末。每服五钱匕，水二盏，入薤白二茎（拍碎），煎至一盏，去滓温服。早、晚各一次。

【主治】乳石发，呕不止，食不下。

螵蛸汤

【来源】《圣济总录》卷一八四。

【组成】桑螵蛸（炙黄）二十枚　黄芩（去黑心）一两

【用法】上锉细。每服五钱匕，以水二盏，煎至一盏，去滓，分作二次，空心温服，日午再服。

【主治】乳石发动，热结，小便淋涩，小腹痛。

白石英粥

【来源】《圣济总录》卷一九〇。

【组成】白石英三斤

【用法】上为细末。取一乳牛十岁以上方养犊而形瘦者，每日称一两石英末拌豆与食，经七日即可乳。每朝空腹热饮一升，余者作粥，任意食之，百无所忌。五月上旬起服良，如急要用亦不拘。此牛粪粪地种菜，供服乳人食，甚佳。

【主治】乳石发动。

冻青饮

【来源】《类编朱氏集验方》卷十四。

【组成】冻青叶

【用法】擂取自然汁，添井花水服。须泻下，解。

【功用】解砒毒。

解药毒方

【来源】《类编朱氏集验方》卷十四引《类编》。

【组成】生姜　赤小豆　山豆根　黑蛤粉

【用法】捣掠姜汁，以三味为末。调敷之。

【主治】狼毒中毒。

【验案】狼毒中毒　王仲礼嗜酒，壮岁时疮舶发于鼻，延于颡，心甚恶之，服药弗效。僧法满使服何首乌丸，当用二斤，适坟仆识草药，乃掘得之。其法忌铁器，但入砂钵中，藉黑豆蒸熟，既成，香味可人，念所蒸水必能去风证，以脖面，初觉极热，渐加不仁，至晚大肿，眉、目、耳、鼻浑然无别，望之者莫不惊畏。王之母高氏曰：凡人感风癞，非一日积，吾儿遇毒，何至于是。吾闻生姜汁、赤小豆解毒，山豆根、黑蛤粉能消肿。亟命仆捣掠姜汁，以三味为末，调敷之。中夜即消，到晓如初。盖先采何首乌，择焉不精，为狼毒杂其中，以致此挠也。

隔竹煮粥

【来源】《鸡峰普济方》卷十。

【组成】糯米　白蜡弹子大

【用法】以青竹筒一个，入水一升，下米与蜡，密封了口，重汤煮熟。稍热，任意食之。

【主治】服乳石人咳嗽有血。

大黄散

【来源】《鸡峰普济方》卷二十五。

【组成】大黄　瞿麦　白干葛　牛蒡子　地骨皮　苍术各一两　升麻　大青　芍药（赤者）枸杞子　当归　吊藤　黄芩　黄连　连翘　羌活　青皮　郁金　川芎　桑白皮　甘草　牵牛（黄者）　荆芥穗各二两

【用法】上为细末。每服一二钱，食后、临卧用生姜自然汁调下。

【主治】百种毒。

远志膏

【来源】《鸡峰普济方》卷二十五。

【组成】远志　干防风各半两

【用法】上为细末，用饧糖半斤，同熬成膏，滤去滓。食后、临卧服弹子大一粒，含化。

【功用】解乌头、天麻、附子毒。

化毒散

【来源】《杨氏家藏方》卷二十。

【组成】巴豆一枚（去心膜，研如泥）　黄丹半钱　雄黄一字（同研细）

【用法】上用乌鸡子一枚，煎盘内煎成饼，掺药在上卷为筒子。临睡一服，烂嚼，茶清送下。当夜取下毒。

【主治】中药毒，吐血或心痛，或舌尖微黑，口唇裂，嚼豆不腥者。

甘粉散

【来源】《杨氏家藏方》卷二十。

【别名】甘草散（《普济方》卷二五一）。

【组成】甘草二两（生）

【用法】上锉，用水三碗，煎一碗，去滓，入绿豆粉一合，打匀，再煎数沸，入蜜半两，温服。

【功用】解一切药毒。

备急散

【来源】《杨氏家藏方》卷二十。

【组成】白矾一两　草茶一两

【用法】上为细末。每服三钱，新汲水调下。此药入口味甘而不觉苦者，是中毒也。

【功用】解中药毒。

【主治】中药毒，烦躁，吐血，口内如针刺。

犀角饮子

【来源】《杨氏家藏方》卷二十。

【组成】犀角（镑）　知母　防风（去芦头）甘草各半两　山栀子　杏仁（去皮尖）　蔓荆子　地骨皮　白茯苓（去皮）各一两　黄芩一两半　柴胡（去苗）一两

【用法】上锉。每服五钱，水一盏，煎至七分，去

滓温服。

【功用】解丹石药毒。

解毒丸

【来源】《杨氏家藏方》卷二十。

【组成】五味子三两　大戟一两　山慈姑半两　板蓝根半两　续随子（去皮）一两　麝香一钱（别研）

【用法】上为细末，研匀，水煮糯米糊为丸，每一两作十丸，阴干，用雄鸭头血为衣，候经宿，布袋挂当风处。每服一丸，热酒磨下。

【功用】解一切饮食毒及诸药毒。

【主治】一切饮食中毒及中诸药毒；溺死、缢死、磕死，或汤烫、火烧，气已绝，但心头微热者。

椒豆饮

【来源】方出《是斋百一选方》卷十七，名见《普济方》卷二五一。

【组成】汉椒四十九粒　黑豆十四粒　乌梅二个（打破）　甘草节三寸（碎）

【用法】上用水一碗，煎七分，温服。

【功用】解砒毒。

解毒散

【来源】《是斋百一选方》卷十七。

【组成】石菖蒲　白矾各等分

【用法】上为细末。每服二钱，新汲水调下。不出两服，必效。

【主治】一切毒药中毒。

贺兰先生解毒丸

【来源】《御药院方》卷七。

【别名】保命丹、化毒丹。

【组成】贯仲　茯苓　黄药子　蓝根　干葛　地黄　雄大豆　甘草　滑石　缩砂仁　阴地厥　薄荷各三两（好者用）　土马鬃　绿豆粉　益智　寒水石　山豆根　紫河车　马勃　草龙胆　白僵蚕　百药煎　山栀子　大黄各一两

【用法】上为细末，蜜水浸蒸饼为丸，如弹子大。每服一丸，细嚼，新水送下；小儿一丸分作四服，煎薄荷汤放冷磨下；小儿急惊，磨刀水下。此药长宜将带备急，若夏月频服，使诸疾不生。

【功用】善解诸毒。

【主治】药毒，酒毒，山岚瘴毒，果毒，肉毒，面食鱼菜痰，冬月丹毒，夏月暑毒，伤风后余热，小儿疮疹后毒，及喉闭之患，小儿急惊。

生姜散

【来源】《医方类聚》卷一六四引《吴氏集验方》。

【组成】生姜　大豆（煮熟）各等分

【用法】上药擂水与服。

【功用】解附子、川乌、草乌、半夏毒。

绿豆饮

【来源】《活幼心书》卷下。

【组成】绿豆粉一两　净黄连　干葛　甘草各半两

【用法】除绿豆粉外，余三味或晒或焙，为末，入乳钵同绿豆粉杵匀。每服半钱至一钱，温豉汤调下。宜先投之，次服对症药剂。

【主治】误服热剂，烦躁闷乱，或作吐，或狂渴。

瓜蒌散

【来源】《世医得效方》卷七。

【别名】栝楼散（《普济方》卷一七六）。

【组成】白茯苓（去皮）　天花粉　宣连　白扁豆　人参（去芦）　石膏　甘草节　寒水石　白术（去芦）　猪苓各等分

【用法】上为末。每服二钱，热汤调服。

【功用】除热补虚。

【主治】盛壮之时，不自谨惜，恣情纵欲，年长肾气虚弱，惟不能房，多服丹石，真气既尽，石气孤立，唇口干焦，精液自泄，小便赤黄，大便干实，小便昼夜百十行。

白扁饮

【来源】方出《世医得效方》卷十，名见《普济

方》卷二五一。

【别名】巴豆灵膏（《普济方》卷二五一）、白扁豆饮、巴豆膏（《奇效良方》卷六十九）。

【组成】白扁豆 青黛 甘草各等分 巴豆一枚（去壳）

【用法】上为末，以沙糖一大块，水化开，调一盏饮之。毒随利去，却服五苓散之类。

【功用】解砒毒。

荠苨汤

【来源】《世医得效方》卷十。

【组成】大豆 甘草

【用法】水煎，加荠苨汁服。

【主治】诸药毒、蛊毒。

解毒丹

【来源】《脉因证治》卷下。

【组成】紫背车螯（大者）

【用法】上以盐泥固济，煅红，出火毒，甘草膏为丸。甘草汤下。恶物，用寒水石（煅红入瓮，沉井中）、腊猪油调敷。

【主治】一切发背、痈疽、金石毒。

麦门冬饮

【来源】《普济方》卷二六〇。

【组成】麦门冬一两（去心） 甜竹叶一大握 生姜半两（切） 小麦四合（淘去土并秕）

【用法】以水三升，煮取一升半，分二次温服。

【主治】服石药后，若觉食不下，兼呕。

麦门冬膏

【来源】《普济方》卷二六〇。

【组成】生麦门冬（去心） 葳蕤 鼠李皮 石膏（碎） 凝水石 沙参各一两 青葙子 露蜂房各一两 竹沥一大合 牛酥五大两 杏仁油二大合 生地黄汁三合

【用法】上锉，纳牛酥、油、沥中，微火煎令鱼眼沸，一炊久膏成。觉有热处，即摩之。

【主治】石气在皮肤重热。

如圣散

【来源】《普济方》卷二五一。

【组成】石蟹

【用法】熟水磨服之。

【主治】中一切药毒，并虫毒。

独圣散

【来源】《普济方》卷二五一。

【组成】多年壁土 （一方用川白土）

【用法】热汤泡，搅之令浊，少顷，乘热去滓取饮，不醒人事者灌之。

【功用】解附子、河豚、乌头等一切毒药，并解丹毒。

解毒丸

【来源】《普济方》卷二五一。

【组成】山豆根三两 板蓝根二两 甘草四两（炙） 山茨菇三两 土马鬃二两 续随子仁二两 黄药子二两 大黄一两 紫河车三两 木通二两 盆消二两 五味子二两 藿香二两 寒水石二两 雄黄二两 贯众二两 白僵蚕二两 干葛一两 茜草根一两 薄荷二两 绿豆粉三两 百药煎二两 朱砂一两 麝香半两

《奇效良方》无藿香，有蔻仁二两；《摄生众妙方》无寒水石、五味子，有石膏、五倍子。

【用法】上为细末，蒸饼为丸，如弹子大，用螺青三两和匀，一半为衣。每服半丸，用生姜蜜水化下。

【功用】解世间一切不测等毒。

【主治】诸恶物，蛊毒，砒毒，菌毒，河豚鱼毒。

银黄丹

【来源】《普济方》卷二五六。

【组成】舶上硫黄（研令碎）一两 水银一两

【用法】上先将未曾经使者铫子一个，坐于文武火上，令暖水，入水银在内，片时后，入硫黄，用

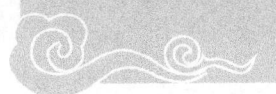

柳条槌子研令溶匀，后拈铫子放冷，取出细研，用温酒、童便送下；金石毒，炒鸡鸭粪淋酒磨下；瘟疫，用炒生姜汤磨下；狂走不识人者，生姜蜜水磨下；麻痘疮，生姜蜜水磨下；阴阳二毒，伤寒三日后，煨葱酒磨下；五般瘴气，犀角末调酒磨下；五般蛊毒，炒乌鸡粪二合，灶心土三钱，同用酒煎十沸，去滓磨药，五更初服，脚不得着地，于床上垂脚坐服之；鬼交狐魅，丈夫心神迷惑，妇人则情意狂乱，或怀鬼孕，用桃仁七个，去皮尖，细研酒调下；丈夫、妇人鬼疟，用猪胆酒调下；飞尸遁尸，煎桃枝酒调下；尸疰鬼疰，麝香酒调下；药箭毒，桑白皮酒调下；中壁虎毒、沙虱毒，磨犀角黄连酒调下；鳖癥龟背，磨犀角麝香酒调下；蛇咬虎伤，炒乌鸡粪酒淋下；驴涎马汗，马血入肉，闷绝欲死者，水蛭末调酒下；心燥气壅，煎金银花酒调下；心痛气绝，炒生姜盐酒调下；大便不通，煨葱白酒调下；小便不通，煎通草汤调下；肿毒入肚，磨犀角酒调下；脚气冲心，豆淋酒调下；铜银冶炉烟入肠，火煨葱酒调下；妇人血晕，煎当归酒调下；丈夫妇人急中风，炒乌鸡粪酒淋下，如牙关禁，开口不得，用半夏末揸牙，并涂两牙关，则口开灌药；心风，用活地龙一条，纳于生葱管内，同研令烂，少酒投之，取清者一盏调下；头风，煎枸杞酒磨下；喉闭壅塞，薄荷酒磨下；一百二十般风痫，以鼠粘子酒调下；如有人卒暴死，牛马粪清磨下，如未醒，再用童便和酒调下；伤折或未至死者，当归酒调下；惊怖死者，麝香酒调下；魔魅欲死者，新汲水调灶心土磨下；中热死，口鼻血流，用牛黄酒调下；溺水死者，放水出后，以新汲水和半夏末二丸，安鼻内，艾灰酒调下；自缢死者，酒和鸡冠血，并童便磨下；如吐泻过多，则以绿豆末一钱，水调服之。

【主治】一切药毒，鬼毒，金石毒，瘟疫，麻痘疮，阴阳二毒，五般蛊毒，飞尸遁尸，尸疰鬼疰，鬼疟，鬼孕及中壁虎毒、沙虱毒等。

【宜忌】忌热食白牛肉、猪肉，一切臭秽物；孕妇禁用。

木香丸

【来源】《普济方》卷二六〇。

【组成】青木香　紫葛　紫参　玄参　丹参　苦参　人参　石膏　代赭石　细辛　桂心　独活　苁蓉　干姜　齐盐　吴蓝各一分　巴豆二分（去皮熟用）

【用法】上为末，炼蜜为丸，如梧桐子大。有患丈夫服三丸，强者服五丸，余即量与之，以饮下。得快利三两行即愈。

【主治】天行，丹石发动，上下壅隔不通，头痛口苦不食。

黄芩饮

【来源】《普济方》卷二六〇。

【组成】黄芩一两　栀子仁二七枚　干姜二两　芒消半两

【用法】上切。以水三大升，煮取一大升，绞去滓，下芒消调之，分温两服。快利即愈。

【主治】服乳石觉大热，不得通泄。

麻黄汤

【来源】《普济方》卷二六一。

【组成】麻黄（去节）　升麻　大黄　黄芩　石膏各三两　甘草一两（炙）　栀子仁三合

【用法】上切。以水九升，煮取三升，分服之。愈。

【主治】乳石发，上冲头面及身体壮热，服升麻汤内解外不解者。

圣授夺命丹

【来源】《普济方》卷二七四。

【组成】五倍子（捶碎，洗净）三两　山慈姑（即红金橙花根，去皮，焙干）二两　川墨（烧存性）一两　续随子（一名千金子，去壳，不去油）一两　五灵脂（洗净）一两　板蓝根（即大靛子。洗净，焙干）一两　红牙大戟（去芦，洗净）一两

【用法】上用续随子加麝香四钱，二味另研；外六味另为细末，却用公鸭血为丸，无鸭血，糯米粥亦可，分作四十九丸，阴干，勿令见日。量病人虚实，或半丸，或一丸，生姜、薄荷、井花熟水

磨化,细细服之。三五行为度,温粥补之。治疗、痈、中毒、瘟疫、喉风、黄肿、汤火伤、虫蛇伤,用东流水磨化涂之,并化服半丸,良久觉痒,立效。打扑损伤,炒松节加酒磨化,服半粒,仍以东流水磨化涂之。男妇癫邪,妇人鬼胎,用热酒磨化一丸,作二服,有毒吐下。自缢溺水,打折伤死,但心头微热未隔宿,用生姜蜜水磨化灌之。

【主治】无名疔肿、肺痈、肚痈、菌蕈菰子、金石砒毒,疫死牛马羊肉,河豚鱼毒,时行瘟疫,山岚瘴气,急喉闭,缠喉风,脾病黄肿,冲胃寒暑,热毒上攻,痈疽发背未破,鱼脐疮,汤火所伤,百虫疯犬,鼠咬蛇伤,打扑跌伤,男子妇人颠邪鬼气鬼胎,自缢溺水,打折伤死,但心头微热未隔宿者。

太乙神丹

【来源】《丹溪心法附余》卷二十四。

【别名】追毒丹、紫金丹(原书同卷)、万病解毒丹(《疮疡经验全书》卷十三)、紫金锭(《片玉心书》卷五)、加减解毒丸(《证治准绳·疡医》卷五)、太乙紫金丹(《外科正宗》卷二)、神仙紫金锭《济阴纲目》卷九十、太乙紫金锭(《医宗金鉴》卷六十六)、玉枢丹(《麻科活人全书》卷四)、千金解毒丸(《霉疮证治秘鉴》卷下)、太乙玉枢丹(《慈禧光绪医方选议》)。

【组成】雄黄一两 文蛤(一名五倍子。捶碎,洗净,焙)三两 山慈姑(去皮,洗净,焙)二两 红芽大戟(去皮,洗净,焙干燥)一两半 千金子(一名续随子。去壳,研,去油取霜)一两 朱砂五钱 麝香三钱

【用法】上除雄黄、朱砂、千金子、麝香另研外,其余三味为细末,却入前四味再研匀,以糯米糊和剂,杵千余下,作饼子四十个如钱大,阴干。生姜薄荷汁入井花水磨服;大人中风、诸痫,用酒磨服;小儿急慢惊风,五痫八痢,一饼作五服,入薄荷一叶,同井花水磨服,牙关紧者涂之即开;痈疽发背,疔肿,一切恶疮,用井花水磨服及涂患处。未溃者,觉痒立消;头痛,用酒入薄荷同研烂,以纸花贴太阳穴上。体实者,一饼作二服;体虚者,一饼作三服。凡服此丹,得通行一二行,其效尤速。如不要行,以米粥补之。若用涂疮,立消。

【功用】

1.《外科正宗》:解诸毒,利关窍。

2.《北京市中药成方选集》:辟秽解毒,消肿止疼。

【主治】

1.《丹溪心法附余》:一切医所不疗之疾;毒药、蛊毒、瘴气、狐狸、鼠莽、恶菌、河豚等毒;吃死牛马肉;毒蛇、犬、恶虫所伤;中恶,瘟疫,伤寒结胸发狂,缠喉,诸风隐疹,赤肿丹瘤。

2.《中国药典》:中暑,脘腹胀痛,恶心呕吐,痢疾泄泻,小儿痰厥;外治疔疮疖肿,痄腮丹毒,喉风。

【宜忌】孕妇不可服。

【方论】

1.《成方便读》:方中以毒攻毒之品居其大半,山慈姑辛寒有毒,功专泻热散结;千金子辛温有毒,功专行水破血,导滞通肠;大戟辛苦而寒,能通能散,专主逐水行瘀。三者功用相仿,皆能以毒攻毒,辟蛊除邪。然疫毒之邪散漫不定,恐攻不胜攻,逐不胜逐,故以五倍子酸咸性涩者,敛而降之,使之归聚不散,然后三者之力,方可展其长。但疫毒之来,元气为之骤闭,且恐药饵有所不受,故必用麝香以开其闭;朱砂、雄黄,皆禀土之精气结成,俱能辟恶镇邪,以疫毒既自土中而出,仍以土中之精华解化之,所谓百毒遇土则化,况又假宝气以镇邪乎!

2.《汤头歌诀详解》:方中山慈菇泄热散结,千金子行水破血,大戟逐水行淤,三者功用相仿,都能解毒攻邪。但由于疫毒之邪,散漫不定,必佐以酸咸性涩的五倍子敛而降之,使之归聚不散,然后三者方可展其专长,又由于疫毒暴袭,元气为之骤闭,且恐上药攻邪之力不及,故必用麝香以开其窍,朱砂、雄黄辟恶镇邪,以解疫毒,本方临床用于真性霍乱、急性胃肠炎的吐泻,以及伤寒、温邪而引起的热利不畅,往往一药而平。对于痈肿、疔毒,内服外敷并施,也有较好的疗效。

3.《方剂学》:本方主治的病证较为广泛,其病机由于感受秽恶痰浊之邪,气机闭塞,升降失常,以致脘腹胀闷疼痛,吐泻兼作。治宜化痰

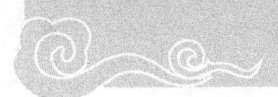

开窍与辟秽解毒结合应用。方中重用山慈菇以清热消肿、化痰散结，并能解毒；配伍麝香芳香开窍，行气止痛，共为君药。千金子霜、红大戟逐痰消肿；五倍子涩肠止泻；雄黄化痰辟秽解毒；朱砂重镇安神，俱为佐药。总之本方内服能开窍化痰，辟秽解毒，并有缓下降逆之功，可用治腹痛、呕恶、泄泻等证；外敷疔疮疖肿、虫咬损伤、无名肿毒，以及痄腮、丹毒、喉风等，有消肿散结之效。

【验案】带状疱疹 《广西中医药》（1996，6：15）：以本方治疗带状疱疹 381 例，3～7 天为 1 个疗程。结果：381 例病人中 156 例曾用病毒灵、聚肌胞等药治疗无显著效果，用本药外涂经 1 个疗程后痊愈 293 例，显效 88 例，总有效率 100%。

轻粉毒膏

【方源】《疮疡经验全书》卷三。

【组成】轻粉三钱　炉甘石一两（火煅过，黄连汁浸之）　牡蛎一两（盐泥裹，火煅通红）　真绿豆粉二两（焙干）

【用法】上为末，同生桐油调匀，入瓷盆中，以艾火熏熟，作隔纸膏贴之，两日一换。

【主治】轻粉毒。

粉草饮

【来源】《奇效良方》卷六十九。

【组成】甘草一两（生用）　白矾（生）半两　延胡索一两

【用法】上为细末。每服半钱，水一盏，煎至六分，去滓放冷，细细呷之

【主治】中药毒，吐逆躁烦。

白扁豆散

【来源】《医学正传》卷七。

【组成】白扁豆（生，去皮）

【用法】上为细末。每服方寸匕，清米饮调下。

【主治】妊娠误服草药及诸般毒药毒物。

黑金散

【来源】《古今医鉴》卷十五引毛东园方。

【组成】当归　川椒（去目）　甘草　细辛　黑铅各四两

【用法】上锉，分作十剂。水煎服。或后入麝香一分。

【主治】曾服轻粉，致筋骨疼痛。

解毒丹

【来源】《古今医鉴》卷十六。

【组成】黄丹　水粉　青黛　焰消　绿豆粉

【用法】上为末。以小蓝挼水调下。

【主治】中信毒在腹中，已下者。

【加减】腹痛，倍黄丹、豆粉，井花水调下。

绿豆粉饮

【来源】《育婴家秘》卷一。

【组成】绿豆粉一两　黄连（炙）　干葛　甘草（生）各半两

【用法】上为末。每服五分至一钱，淡豆豉汤温调下。

【功用】解毒。

【主治】误服热药太过，以致烦躁闷乱，或作吐，或狂，或渴。

甘草梢黑豆汤

【来源】《医方考》卷五。

【别名】甘草黑豆汤（《医方集解》）。

【组成】生甘草梢二两　黑豆半斤

【用法】水五倍，煎去半，空心服。

【功用】《医方集解》：解百药毒。

【主治】筋疝。

【方论】

　　1.《医方考》：筋疝者，茎筋挈痛，挺胀不堪也。子和云：此以邪术得之。邪术者，房术春方之故也。治宜解毒缓急，故用甘草梢、黑豆以主之。

　　2.《医方集解》：此足阳明药也。甘草和中

以解毒，黑豆散热以解毒。若治筋疝，当用甘草梢，以梢能径达茎中也。

法制玄明粉

【来源】《何氏济生论》卷五。

【组成】川皮消十斤　萝卜四斤（切片）　防风二两　甘草二两

【用法】川皮消、萝卜用水一斗同煮烂，去萝卜，其消水用细绢滤入瓷器中，露一宿，次早另取瓷器倾出浮水块，沉底者取起后以萝卜片量入清水同煮如前；又次日将防风、甘草煎汤十碗，同粉煮化，滤入瓷器中露一夜；次日将甘防汤倾出，同前二次萝卜汤煮一沸，露一夜，则汤内余消澄结成块，去汤取消，同前消风吹干入罐，叠实安地炉上打火，其消化成水，俟沸定方用瓦片盖罐口，大火煅约炭十余片，煅毕冷一气，每斤加生熟甘草末各一两，和匀。无病长服，清晨茶下一钱或八分；若遇壅热伤寒，头痛鼻塞，四肢不举，饮食不下，烦闷气胀，以葱汤化下三钱五钱，量加。其初服药时，每日空心下三钱，食后良久更下三钱。七日内常微泻利黄黑水及涎沫等，此乃搜除诸疾根源，甚勿畏而不食，七日渐觉腹脏温暖，诸效自臻。

【功用】除众痰，延年，解诸药毒。

【方论】消味甚咸，以萝卜解之；其性善下，若遇头目之火，恐不能达上，故用防风引药上行；惧其寒凉，久服伤胃，故以火煅，以甘草佐之，故得阳长阴消之义，而无寒袭脾胃之伤矣。

先天一气汤

【来源】《医林绳墨大全》卷九。

【组成】皂角树皮（根身枝皮俱用；锉片，每斤用食盐二两半，木柴灰二两半，米醋六两，无灰好酒六两，拌匀炒干）一两二钱　獖猪肉四两　好土茯苓四两

【用法】水四碗，煎肉熟为度，取肉切碎，酒下药汁，多作二次，少作一次服，上部食后服，中部食远服，下部空心服；滓再煎，中时服；滓三煎，临睡服；多煎亦可代茶。一日一贴，切莫间断。服三四贴后，或手足酸软，遍身反疼，是药追毒

出之验，不必惊疑，至十贴自效，肌肉渐生；服至疮好，精神倍常。

【主治】多年杨梅结毒、轻粉毒，不收口，筋骨疼痛，昼夜呻吟；并手足拘挛，角弓反张，梅疯等症。

【宜忌】忌烧酒、牛肉、茶、房事。

【加减】上部加桔梗、川芎、升麻，顶上再加藁本，面上再加蔓荆子；下部玉茎阴囊加猪苓、泽泻；腿足加牛膝、木瓜、防己、薏苡仁。

归麦榆草汤

【来源】《辨证录》卷十。

【组成】生甘草二两　当归一两　麦冬一两　地榆五钱

【用法】水煎服。

【主治】一时短见，服盐卤之毒，口咸作渴，腹中疼痛，身踡脚缩而死。

白矾汤

【来源】《辨证录》卷十。

【组成】白芍三两　白矾五钱　当归　丹皮各一两　柴胡三钱　附子一钱

【用法】水煎服。一剂气通即愈。

【主治】钩吻中毒。

通肠解毒汤

【来源】《辨证录》卷十。

【组成】生甘草一两　大黄一两　金银花一两

【用法】水煎服。

【功用】解毒通利。

【主治】因服断肠草，初则胸前隐隐作疼，久则气不能通，及至腹痛，大小便俱不能出。

【方论】方用金银花、生甘草以解其毒，用大黄迅逐以通其气，毒解气通，断肠之草何能作祟哉。

救死丹

【来源】《辨证录》卷十。

【别名】救急丹（《救急选方》卷下）。

【组成】生甘草二两　瓜蒂七个　玄参二两　地榆五钱

【用法】水煎服。

【主治】服砒霜毒，疼痛欲死者。

【方论】甘草最善解毒，得瓜蒂必上涌而吐，砒霜原能上升，故引之而尽出也。然而砒霜又善下行，得玄参、地榆最解大肠之火毒，砒之火毒从上而出，走下者不过余毒耳，又得玄参、地榆而解之，则上下共相解氛，毒何能施其燥烈之虐哉。况玄参、地榆俱是润中解毒，所以能制其酷也。惟服下不能吐者，此肠胃已坏，不可救矣。

泻毒神丹

【来源】《洞天奥旨》卷十三。

【组成】大黄一两　生甘草二钱　白矾一两　当归三两

【用法】水煎数碗饮之。立时大泻则生，否则毒入于脏无可救矣。

【功用】解砒毒。

【主治】中砒毒，发紫癜。

犀角五黄汤

【来源】《重订通俗伤寒论》。

【组成】犀角一钱　川连三钱　黄芩　黄柏　山栀各二钱　鲜生地　麦冬各三钱　生甘草二钱

【用法】先用生绿豆一两，水三碗，煎至绿豆皮开，取清汤，代水煎药，约至八分两碗，冲生莱菔汁半盏，时时冷饮。

【主治】阴证伤寒，服附子中毒。

黄矾散

【来源】《医学心悟》卷四。

【组成】大黄一两　明矾五钱

【用法】上为细末。每服三四钱，冷水调下。

【主治】砒信中毒。

卫生宝丹

【来源】《惠直堂方》卷一。

【组成】山慈姑　川文蛤　红芽大戟　千金子各二两　麝香　西牛黄　珍珠　明雄黄　滴乳香（去油）　没药（去油）　朱砂　琥珀（蜜珀不用）　丁香　沉香各三钱　金箔十贴

【用法】上为细末，糯米粉煮糊，木臼捣，印锭，每重一钱。一切饮食、药毒、蛊毒、烟雾、瘴疬，水磨服，吐利即安；痈疽、发背、对口、疔疮、天蛇、无名肿毒、蛀节、红丝等疔，及杨梅、痔疮，无灰酒磨服，外以磨涂疮上；阴阳二毒，伤寒瘟疫发狂，喉风，薄荷汤冷磨服；赤白痢，吐泻霍乱绞肠，及诸痰喘，姜汤磨服；男妇急中颠邪，鬼交鬼胎，失心狂乱，羊儿猪癫等风，石菖蒲汤磨服；缢溺惊压鬼魅，但心头微温者，生姜、续断，酒磨服；蛇蝎疯犬咬伤，酒磨灌下，再服葱汤，被盖取汗；新久疟疾，临发时，东流水煎桃柳枝汤磨服；急慢惊风，五疳五痢，脾病黄肿，瘾疹疮瘤，薄荷浸水磨浓汁，加蜜服，仍搽肿处，年小者分数次服；牙痛，酒磨涂肿处，仍含少许，良久咽下；小儿因父母遗毒，皮蹋烂斑，谷道眶烂，清水磨涂；打扑损伤，无灰酒研服；久年头胀头痛，偏正头风，葱、酒研服，仍磨涂太阳穴；妇人经闭，红花汤下；天行疫气，桃根汤磨浓汁，搽入鼻孔，次服少许，得不传染；传尸痨瘵，为虫所噬，磨服一钱，或吐或下恶物下虫，其病顿失。

【主治】食毒、药毒、蛊毒、烟雾，痈疽，发背，对口疔疮，天蛇，无名肿毒，疔疮，杨梅疮，阴阳二毒，伤寒瘟疫发狂，喉风，赤白痢，吐泻，霍乱绞肠，痰喘，急中颠邪，缢溺惊压，蛇蝎、疯犬咬伤，新久疟疾，急慢惊风，五疳五痢，脾病黄肿，隐疹疮瘤，牙痛，小儿因父母遗毒，皮蹋烂斑，谷道眶烂，打扑损伤，久年头胀头痛，偏正头风，妇人经闭，天行疫气，痨瘵。

止迷汤

【来源】《疡医大全》卷三十九。

【组成】白茯苓五钱　生甘草二钱　瓜蒂七个　陈皮五分

【用法】水煎服。

【主治】误服蒙汗药。

后七宝丸

【来源】《家塾方》。

【组成】巴豆 丁子各二分五厘 大黄四分

【用法】上三味，先丁子、大黄为末，别巴豆研，纳中合治，面糊为丸，如绿豆大。凡服七宝丸六日，乃至七日，诘朝服此方，一服一钱，白汤下之。

制丁子法：丁子一钱，纳粳米六七粒，别研之，悉为细末。不然粘不能末之。

【功用】下轻粉之毒。

【主治】粉毒所致口舌糜烂，饮食不下咽。

祛毒煎

【来源】《霉疬新书》。

【组成】车前子 牙茶 黄芩 栀子 连翘 木通 黄连 黄柏

【用法】水煎，温服。

【功用】去轻粉毒。

回生丹

【来源】《温氏经验良方》。

【别名】神仙活命丹。

【组成】贯众 甘草 板兰根 干葛 甜消各一钱 川军一两半 牛黄（研） 珠子粉 生犀角 薄荷各五钱 朱砂四钱 麝香（研） 肉桂 青黛各三钱 龙脑二钱（研） 金箔三十片

【用法】上为细末，收贮瓶内，封口，不可泄气。解百毒，新汲水下；汗后热劳病，及小儿惊风热症，薄荷汤下；急症用一分，开水送下。如不张口，撬开牙齿灌下。

【主治】中风不语，半身不遂，肢节顽麻，痰涎上涌，咽嗌不利，饮食不下，牙关紧闭，及一切酒毒，药毒，紧急霍乱，中暑。

六岁墨

【来源】《外科十三方考》。

【组成】山慈菇一两 千金子一两 大戟一两 文蛤二两（去虫） 麝香一分 川乌二两 草乌二两

【用法】上为细末，以糯米煮糊捣匀，用模型铸为一钱重墨状条块，阴干备用。每服一锭，病重者可连服二锭。通利之后，用温粥补之。凡疔疮肿毒、口眼歪斜、牙关紧急等症，俱用温酒磨服；其他一切疮毒，皆用醋磨搽。

【功用】解毒止痛。

【主治】疔疮肿毒，口眼歪斜，牙关紧急；及山岚瘴气，死牛、死马、河豚中毒，砒毒，咽喉肿痛。

【方论】原书按：太岁墨即太乙紫金锭之变方，以二乌、朱砂、雄黄，化和平为峻险，专作外用，不重内服，反不若紫金锭之安全稳妥。故在用本品处，皆代以紫金锭，其收效颇能如理想也。

解链汤

【来源】《千家妙方》上册引齐仲贤方。

【组成】白芍20克 生地25克 菊花10克 蒺藜15克 白芷10克 葛根15克 生石膏25克 赭石20克

【用法】水煎服，每日一剂。

【功用】平肝熄风，兼泻少阳相火。

【主治】链霉素中毒，头昏，摇头，筋紧，心烦，属三焦少阳相火为病者。

【验案】链霉素中毒 张某某，40岁，女，于1975年1月25日来诊。病人于1974年11月22日因肺炎曾连续注射青、链霉素一个月，以后又单独使用链霉素三四天，即出现头昏、摇头、筋紧等症状。停用链霉素四天后，因症状加剧，曾注射山莨菪碱无效。此后上述症状从未减退，间或出现鼻衄、心烦、大便干。临床确诊为链霉素中毒反应。其舌质红，脉沉涩。用解链汤治疗，经服药12剂后痊愈，追踪观察二年未见复发。用解链汤先后治疗八例链霉素中毒病人，均收到满意效果。

信毒内消丹

【来源】《中医验方汇选》。

【组成】火消 白矾 甘草 绿豆各30克

【用法】上为细末。用冷开水调下或灌之。限一剂。

【主治】信石中毒。

四十七、中蛊毒

中蛊毒，是指感受蛊毒的病情，也指一些特定疾病。《黄帝内经·素问·玉机真藏论》："腹冤热而痛，出白，一名曰蛊。"《诸病源候论·蛊毒候》："多取虫蛇之类，以器皿盛贮，任其自相啖食，唯有一物独在者，即谓之为蛊，便能变惑，随逐酒食，为人患祸。"《赤水玄珠全集》："蛊以三虫为首"，"彼蛊证者，中实有物，积聚已久，湿热生虫。"《证治汇补》："胀满既久，气血结聚不能释散，俗名曰蛊。"可见"蛊"之所指繁杂，而其本质仍不离动物昆虫或植物之毒。治宜解毒驱邪，益气回阳为基础。

甘草汤

【来源】《伤寒论》。

【别名】温液汤（《千金翼方》卷十五）、甘草散（《医方类聚》卷五十四引《神巧万全方》）。

【组成】甘草二两

【用法】以水三升，煮取一升半，去滓，温服七合，一日二次。

【功用】

1.《仁斋直指小儿方论》：涌吐痰涎。

2.《金匮要略论注》：清少阴客热。

【主治】

1.《伤寒论》：少阴病二三日，咽痛。

2.中蛊欲死。

解百毒散

【来源】《肘后备急方》卷七。

【组成】桑白汁一合

【用法】服之。须臾，吐利蛊出。

【主治】中蛊毒。

伏龙肝汤

【来源】方出《肘后备急方》卷三，名见《普济方》卷一〇一。

【别名】伏龙肝散（《普济方》卷二五四）、优龙肝饮（《济阳纲目》卷六十）、伏龙散（《外科大成》卷三）。

【组成】釜下土五升。

【用法】上药治下筛。以冷水八升和之，取汁尽服之。口已噤者，强开以竹筒灌之，使得下入便愈。

【主治】

1.《肘后备急方》：中风，心烦恍惚，腹中痛满，或时绝而复苏者。

2.《备急千金要方》：中毒，蛊毒。

苦瓠汤

【来源】方出《肘后备急方》卷七，名见《圣济总录》卷一四七。

【组成】苦瓠一枚

【用法】水二升，煮取一升，服。立即吐愈。

【主治】中蛊毒，吐血，或下血，皆如烂肝。

桃白皮散

【来源】方出《肘后备急方》卷七，名见《圣济总录》卷一四七。

【组成】斑蝥虫四枚（去足翅，炙） 桃皮（五月初五采取，去黑皮，阴干） 大戟

【用法】上药各治下筛。取斑蝥一分，桃皮、大戟各二分，合和枣核大，以米清饮服之讫，吐出尽。一服不愈，十日更一服。

【主治】蛊毒。

铁精丸

【来源】方出《肘后备急方》卷七，名见《圣济总录》卷一四七。

【组成】铁精

【用法】上为细末，乌鸡肝为丸，如梧桐子大。每服三丸。甚者不过十日，微者即愈。

【主治】饮中蛊毒，腹内坚痛，面目青黄，淋露骨立，病变无常。

犀角散

【来源】方出《肘后备急方》卷七，名见《普济方》卷二五二。

【组成】真犀　麝香　雄黄

【用法】带此于身。

《普济方》本方用法：上为散。每日空心及晚食前温水调下，或带此于身。

【主治】中蛊毒，状如鬼气者。

神效散

【来源】《普济方》卷四○○引《肘后备急方》。

【组成】桃上寄生二两

【用法】上为散。每服半钱，以茶点服，每日三次。

【主治】小儿中蛊毒，腹内坚痛，面目青黄，羸瘦骨立，病变无常，及淋露。

赤蘭丸

【来源】《外台秘要》卷二十八（注文）引《范汪方》。

【组成】芫花一升　巴豆一百粒（去心皮，炒）　赤蘭方圆一寸

【用法】上为末，炼蜜为丸，如胡豆大。每服一丸。如下痢不止，以清粥汁止之，不下，小增之，欲令阴除，不令大下。

【主治】五蛊下利，去膏血。

【宜忌】忌芦笋、狗肉。

更生十七物紫参丸

【来源】《外台秘要》卷二十八引《范汪方》。

【别名】紫参丸（《太平圣惠方》卷五十六）。

【组成】紫参　人参　半夏（洗）　藜芦　代赭　桔梗　白薇　肉苁蓉各三分　石膏一分　大黄一分　牡蛎一分（熬）　丹参一分　虾蟆（灰）　乌头（炮）四分　狼毒一分　附子（炮）五分　巴豆七十枚（去心皮熬）（一方无虾蟆，有干姜四分）

【用法】上为末，炼蜜为丸，如小豆大。每服一丸，饮送下，一日三次，老小以意减之。蜂扳所螫，以涂其上。

【主治】蛊注百病，癥瘕积聚，酸削骨肉，大小便不利，卒忤遇恶风，臌胀腹满，淋水转相注。蜂蛊所螫。

【宜忌】忌羊肉、冷水。

土瓜根酒

【来源】方出《外台秘要》卷二十八引《小品方》，名见《圣济总录》卷一四七。

【组成】土瓜根大如拇指，长三寸。

【用法】上切，以酒半升，渍一宿。一服当吐下。

【主治】蛊。

踯躅散

【来源】《外台秘要》卷二十八引《小品方》。

【组成】羊踯躅　干姜　藜芦（熬）　附子（炮）　巴豆（去皮心，熬）　野葛皮　肉桂　丹砂（研）　雄黄（研）　蜈蚣（炙）各一分

【用法】上为散。以水服一刀圭；不知，加一粟米。

【主治】蛊毒腹痛，注下赤血。

【宜忌】忌猪肉、芦笋、生血物、生葱、狸肉。

五蛊汤

【来源】《外台秘要》卷二十八引《古今录验》。

【别名】犀角散（《太平圣惠方》卷五十六）。

【组成】犀角三两　蘘荷根　黄连　绛草　当归各二两　羚羊皮方二寸（炙）

【用法】上切，以水七升，煮取二升，分三次服。

【主治】五蛊。

神秘丸

【来源】《外台秘要》卷十三引《古今录验》。

【组成】大黄四两　消石三两（熬）　巴豆（去心皮，熬）　雄黄（研）各二两

【用法】上为末，蜜为丸，如小豆大。每服二丸，食前服，一日一次。

【主治】鬼疰邪忤，飞尸疰击，犬马啮，蜂蛇毒螫。

【宜忌】忌野猪肉、芦笋。

雄黄丸

【来源】《外台秘要》卷二十八引《古今录验》。

【组成】雄黄（研）　朱砂（研）　藜芦（炙）　马目毒公　皂荚（炙，去皮子）　莽草（炙）　巴豆（去心皮，熬）各二分

【用法】上为细末，炼蜜为丸，如大豆许。服三丸，当转下，先利清水，次出蛇等。当烦闷者，依常法可用鸭羹补之。

【主治】蛊毒中药欲死。

【宜忌】《普济方》：忌生猪肉、冷水及芦笋、狸肉。

土瓜丸

【来源】《备急千金要方》卷十一。

【组成】土瓜根（末）　桔梗（末）各半升　大黄一斤（蒸二升米下，晒干）　杏仁一升

【用法】上为末，炼蜜为丸，如梧桐子大。空腹饮服三丸，每日三次。不知加之，以知为度。

【主治】诸脏寒气积聚，烦满，热；饮食中蛊毒，或食生物及水中蛊卵生入腹而成虫蛇，若为鱼鳖；留饮宿食；妇人产瘕，带下百病，阴阳不通利，大小便不节，绝伤堕落，寒热交结，唇口焦黑，身体消瘦，嗜卧少食多魇；产乳胞中余疾，股里热，心腹中急结，痛引阴中。

大金牙散

【来源】《备急千金要方》卷十二。

【组成】金牙　鹳骨　石膏各八分　大黄　鳖甲　栀子仁　鬼督邮　龟甲　桃白皮　铜镜鼻　干膝各四分　桂心　芍药　射干　升麻　徐长卿　鸢尾　蜂房　细辛　干姜　芒消　由跋　马目毒公　羚羊角　犀角　甘草　狼毒　蜣螂　龙胆　狼牙　雄黄　真珠各三分　地胆　樗鸡　芫青各七枚　桃奴　巴豆各二七枚　雷丸　龙牙　白术　胡燕矢　活草子各六分　铁精　赤小豆各二合　芫花　莽草　射罔　路乌梅各一分　蛇蜕皮一尺　斑

猫七分（一本有麝香，无白术）

　　《千金翼方》有杏仁，无芫花。

【用法】上药治下筛。每服一刀圭。稍加至二刀圭。

【功用】带之辟百邪。

【主治】一切蛊毒、百疰。

【方论】《千金方衍义》：大金牙散专主蛊毒百疰，纯是大辛大烈，以毒攻毒之药。射罔、射干、由跋、鸢尾、芫花、莽草、督邮、长卿、马目毒公专治蛊疰；斑猫、樗鸡、芫青、地胆、蜣螂、干漆专破毒血；巴豆、雷丸、狼毒、狼牙、芒消、大黄、龟甲、鳖甲专攻内结；龙牙、真珠、雄黄、铁精、镜鼻、蛇蜕、蜂房、燕矢、桃奴、桃皮专辟疫邪；犀角、石膏、胆草、栀子、赤小豆专解热毒；鹳骨、羚羊专利筋骨；干姜、桂心、细辛、白术、甘草、升麻、芍药、乌梅专利气血；协辅金牙为荡蛊疰之主帅。

太一神精丹

【来源】《备急千金要方》卷十二。

【别名】太一神精丸（《圣济总录》卷一七七）、太乙神精丹（《普济方》卷二五四）。

【组成】丹砂　曾青　雌黄　雄黄　磁石各四两　金牙二两半

【用法】上药治下筛。惟丹砂、雌黄、雄黄三味以碱醋浸之，曾青用好酒铜器中渍，纸密封之，日中晒之百日，经忧急五日亦得，无日以火暖之讫，各研令如细粉，以碱醋拌，使干湿得所，纳土釜中，以六一泥固济，勿令泄气，干，然后安铁环施脚高一尺五寸，置釜上，以渐放火，无问软硬炭等皆得。初放火，取熟两秤炭，各长四寸，置于釜上，待三分二分尽，即益。如此三度，尽用熟火，然后用益生炭，其过三上熟火以外，皆须加火渐多，及至一伏时，其火已欲近釜，即便满，其釜下益炭，经两度即罢，火尽极冷，然后出之。其药精飞化凝着釜上，五色者上，三色者次，一色者下。虽无五色，但色光明皎洁如雪，最佳。若飞上不尽，更令与火如前。以雄鸡翼扫取，或多或少不定，研如枣膏为丸，如黍米大。治偏风，大风恶疾，癫痫历节等最良。服之法：平旦空腹服一丸，如黍米为度。其疟病积久，百方不

愈，又加心腹胀满上气，身面脚等并肿垂死者，服一丸，吐即愈，亦有不吐愈者；若不吐复不愈者，更服一丸半；仍不愈者，后日增半丸，渐服无有不愈，气亦定，当吐出青黄白物；其因疟两胁下有癖块者，亦当消除；若心腹不胀满者，可与一丸，日日加之，以知为度，不必专须吐；亦可一丸即愈，勿并与服，亦可三日一服，皆须以意斟酌，量得其宜。或腹内有水，便即下者，勿怪。若患疟日近，精神健，亦可斟酌病人、药性，并与两丸作一丸，顿服之，皆至午后食，勿使冷，勿使热，豉浆粥任意食之。若病疟，盗汗虚弱者，日服一丸，吐即止。若患疟不汗，气复不流，脚冷者，服一丸；至三日若不汗，气复脚即暖有润汗，不至三日吐即止。若患疟无颜色者，服药后三日即有颜色，亦有须吐愈者，亦有服少许而愈者，亦有杀药强人服三四丸，如觉药行者；凡人禀性不同，不可一概与之。但作黍米大服之为始，渐加，以知为度，药力验壮，勿并多服。若有患久不愈在床，羸瘦，并腹胀满及肿，或下痢者，多死，但与药救之，十人中或愈三四人也。又一说，癥瘕积聚，服一刀圭，以饮浆水送之。治诸卒死，中恶客忤，霍乱，腹满体滞，五尸疰，恶风疰忤大病，相易死亡灭门，狂癫鬼语，已死气绝，心上微暖者，扶起其头，以物校开口，不可开，琢去两齿，以浆饮送药，药下即活。诸久病者，日服刀圭，覆令汗，汗出即愈。不愈者，不过再服。亦有不汗而愈，复有不汗不愈者，服如上法加半刀圭，以愈为度。常以绛囊带九刀圭散，男左女右，小儿系头上，辟瘴毒恶时气、射公小儿患，可以苦酒和之，涂方寸纸上，著儿心腹上，令药在上治之。亦有已死者，冬二日，夏一日，与此药服，得药下便活；若不得入腹，不活。若加金牙、磁石者，服至五服内，必令人吐逆下利。过此即自定，其药如小豆大为始，从此渐小，不得更大。大风恶癫，可二十服。偏风历节，诸恶风癫病等，可二十服。自余诸恶病者，皆只一二服，量人轻重强弱，不得多与。若欲解杀药，但烂煮食肥猪肉。服此药后，小应头痛身热一二日来，大不能得食味，后自渐渐得气味，五日后便能食。若贪食过多者，宜节之。若服药下闷乱，可煮木防己汤服之即定。

作土釜法：取两个瓦盆，各受二大斗许，以甘土涂其内，令极干。又一法：作一瓦釜，作一熟铁釜，各受九升，瓦在上，铁在下，其状大小随药多少，不必依此说。作六一泥法：赤石脂、牡蛎、滑石、礜石、黄矾、蚯蚓屎、卤土各二两。上取碱醋，以足为度。若无卤土，以盐代之。先作甘土泥，以泥各别裹前黄矾等五种，作团裹之，勿令泄气，以火烧周三日最好，一日亦得。出火破团取药，各捣碎，绢筛，然后与蚯蚓屎、卤土等分，以醋和之如稠粥。既得好醋，可用二分醋一分水和用，取前瓦盆以此泥涂之，曾青如蚯蚓屎、如黄连佳，世少此者，好昆仑碌亦得瘗病。丹砂亦鲜，粟砂亦得。旧不用磁石、金牙，今加之。

【主治】客忤霍乱，腹痛胀满，尸疰恶风，癫狂鬼语，蛊毒妖魅，温疟，一切恶毒。

【宜忌】勿并多服，特慎油面、鱼、肉、蒜，当清净服之。

太乙备急散

【来源】《备急千金要方》卷十七。

【别名】雄黄散（《太平圣惠方》卷五十六）、备急散（《圣济总录》卷一〇〇）、太一备急散（《永乐大典》卷九一〇引《风科集验方》）。

【组成】雄黄　桂心　芫花各二两　丹砂　蜀椒各一两　藜芦　巴豆各一分　野葛三分　附子五分

【用法】上九味，巴豆别治如脂，余合治下筛。以巴豆合和，更捣，合和调置铜器中，密贮之，勿泄。有急疾，水服钱五匕。可加至半钱匕，老少半之。病在头当为鼻衄，在膈上吐，在膈下利，在四肢当汗出。

【主治】卒中恶客忤；及中蛊疰吐血下血；及心腹卒痛腹满；伤寒热毒病六七日者。

【方论】《千金方衍义》：太乙备急散汇集芫花、藜芦、野葛、巴豆之毒劣，济以丹砂、雄黄、蜀椒、桂、附，亦是峻锐之伍。

桔梗丸

【来源】《备急千金要方》卷十七。

【别名】藜芦丸（《普济方》卷二三八）。

【组成】桔梗　藜芦　皂荚　巴豆　附子各二两

【用法】上为末,炼蜜为丸,如梧桐子大。宿不食,旦起饮服二丸,仰卧服。勿眠,至食时膈上吐,膈下下,下去恶物如蝌蚪、虾蟆子,或长一二尺,下后当大虚口干,可作鸡羹饮五合,大极饮一升,食粥三四日,病未尽更服。忌如药法。

【主治】诸痊病。毒痊、鬼痊、食痊、冷痊;痰饮宿食不消,酒癖。

【方论】《千金方衍义》:桔梗、皂荚、藜芦涌吐,巴豆攻下,附子以奋诸药之力也。

桃奴汤

【来源】《备急千金要方》卷十七。

【组成】桃奴 当归 人参 干姜各二两 川芎 甘草各三两 丹砂 麝香 茯苓 犀角 鬼箭羽 桂心各一两(一方有雄黄一两,无丹砂、川芎)

　　　《永乐大典》引《风科集验方》无丹砂、茯苓。

【用法】上锉。以水九升,煮取二升半,去滓。分三服,未食服。

【主治】中恶毒气,蛊痊,心腹猝绞痛。

【加减】大便不通、腹满者,加大黄三两、芒硝二两。

【方论】《千金方衍义》:桃奴汤中专取桃奴杀鬼精物,鬼箭破血除风,其间干姜即前方(桃皮汤)萸、附之意,犀角即栀、豉之意,桂心、当归散血温经之用则一,余诸味可以意推。

桃皮汤

【来源】《备急千金要方》卷十七。

【组成】桃白皮一握(东引者) 真珠 附子各一两 栀子仁十四枚 当归三两 豉五合 桂心二两 吴茱萸五合(一方无当归以下四味)

　　　《圣济总录》有白杨皮。

【用法】上锉。以水五升,煮取二升,去滓,纳真珠末,分作二服。

【主治】中恶气,心腹痛,胸胁胀满,短气。

【方论】《千金方衍义》:桃皮汤取桃根白皮辟邪散血,真珠镇心安神,以佐萸、附辛温散结,栀、豉分解旺气也。

蜈蚣汤

【来源】《备急千金要方》卷十七。

【别名】牛黄散(《太平圣惠方》卷五十六)。

【组成】蜈蚣一枚 牛黄一分 大黄二两 丹砂 人参各三分 细辛 鬼臼 当归 桂心 干姜各一两 黄芩 麝香各半两 附子四枚

【用法】上锉。以水一斗,煮取三升,去滓,下牛黄、麝香末,分三次服。

【主治】恶痊。邪气往来,心痛彻背,或走入皮肤,移动不定,苦热,四肢烦疼,羸乏短气。

八物茜根汤

【来源】《备急千金要方》卷二十四。

【别名】茜根散(《太平圣惠方》卷五十六)、茜根饮(《圣济总录》卷七十七)、茜根汤(《圣济总录》卷一四七)。

【组成】茜根 升麻 犀角各三两 桔梗 黄柏 黄芩各一两 地榆 白蘘荷各四两

【用法】上锉。以水九升,煮取二升半,分三服。

【主治】中蛊毒,下血状如鸡肝,腹中搅痛难忍者。

【方论】《千金方衍义》:蛊毒下血如鸡肝,急需清热解毒。方中茜根、犀角专散毒血,黄柏、黄芩专散热结,升麻、桔梗升散于上,地榆、白蘘荷解散于下。不特为蛊毒下血之专方,并可治热毒血痢之要药。

太上五蛊丸

【来源】《备急千金要方》卷二十四。

【别名】五蛊丸(《圣济总录》卷八十引《膜外气方》)、雄黄丸(《普济方》卷二五三)。

【组成】雄黄 椒目 巴豆 莽草 芫花 真朱 鬼臼 矾石 藜芦各四分 斑蝥三十枚 蜈蚣二枚 獭肝一分 附子五分

【用法】上为末,炼蜜为丸,如小豆大。先食饮服一丸,余密封,勿泄药气。十丸为一剂,如不中病,后日增一丸,以下痢为度。下后七日将息,服一剂,三十年百病尽除。

【主治】百蛊,吐血伤中,心腹结气,坚塞咽喉,

语声不出，短气欲死，饮食不下，吐逆上气，去来无常，状如鬼祟，身体浮肿，心闷烦疼，寒战，梦与鬼交，狐狸作魅，卒得心痛、胸胁刺痛，经年着床不起者。

【宜忌】忌五辛。

【方论】《千金方衍义》：南粤之乡，多畜百虫，故治蛊之方，多用阳药。如太上五蛊丸，首取雄黄纯阳之精；佐以附子、椒目破除阴毒，以壮巴豆、莽草、鬼臼、芫花、藜芦、矾石破癥坚积、鬼痊蛊毒之咸；獭肝、蜈蚣、斑蝥，专杀尸疰蛊毒；真珠禀离方真火，力破五脏之百邪，为五蛊首列之神方也。

北地太守酒

【来源】《备急千金要方》卷二十四。

【组成】乌头　甘草　芎䓖　黄芩　桂心　藜芦　附子各四两　白蔹　桔梗　半夏　柏子仁　前胡　麦门冬各六两

【用法】用七月曲十斤，秫米一斛，如酝酒法。咀上药，以绢袋盛之，沉于瓮底，酒熟去糟，还取药滓，青布袋盛之，沉着酒底，泥头，秋七日，夏五日，冬十日。空肚服一合，一日三次，以知为度。药有毒，故以青布盛之，服勿中止，二十日大有病出，其状如漆，五十日病悉愈。

【主治】万病蛊毒，风气寒热。

【方论】《千金方衍义》：方中调和血气之品居多，惟乌、附祛风，藜芦利窍，而《本经》有蛊毒之治，佐以白蔹、桔梗、半夏以助破结开痰之势，得力全在酿酒，通行经络，方能兼疗方后诸病，不独治蛊之用也。

【验案】

1.积聚　有妇人年五十，被病连年，腹中积聚，冷热不调，时时切痛，绕脐绞急，上气胸满，二十余年。服药二七日，所下三四升即愈。

2.偏枯、不孕　一妇女病偏枯绝产，服二十日，吐黑物大如刀带，长三尺许，即愈，其年生子。

3.癫病　一女人小得癫病，服十八日，出血二升半愈。

4.跌打损伤　有人被杖，崩血内瘀，卧着九年，服药十三日，出黑血二三升愈。

5.耳聋　有人耳聋十七年，服药三十五日，鼻中出血一升，耳中出黄水五升，便愈。

独效散

【来源】方出《备急千金要方》卷二十四，名见《普济方》卷二五三。

【组成】人屎尖七枚

【用法】烧作火色，置水中研之，顿服。服已，温覆取汗。

【功用】解百毒及时气热病之毒。

【主治】诸热毒或蛊毒，鼻中及口中出血。

犀角丸

【来源】《备急千金要方》卷二十四。

【组成】犀角屑　羚羊角屑　鬼臼屑　桂心末各四钱匕　天雄　莽草　真朱　雄黄各一两　贝子五枚（烧）　蜈蚣五节　射罔（如鸡子黄大）一枚　巴豆五十枚　麝香二分

【用法】上为末，蜜和为丸，如小豆大。每服一丸，一日二次，含咽，不知少增之。卒得腹满飞尸，服如大豆许二丸；若恶气肿，以苦酒和涂之，缝袋子盛药，系左臂。

【功用】辟鬼疰蛊毒。

【主治】蛊毒百病，腹暴痛，飞尸恶气肿。

真珠附著散

【来源】《千金翼方》卷二十。

【别名】真珠散（《太平圣惠方》卷五十五）。

【组成】真珠　雄黄　丹砂各半两　干姜一两　蜈蚣一枚（炙）　桂心一两　天雄半两（炮）　莽草半两　细辛一两　蜀椒半两（汗，去目及闭口者）

【用法】上为散。每服方寸匕，酒调服，一日二次。

【主治】诸风、鬼注、毒气、猫鬼所着。

猬皮散

【来源】方出《千金翼方》卷二十，名见《圣济总录》卷一四七。

【组成】猬皮（烧灰）

【用法】每服方寸匕，水调下。

【主治】蛊毒。

胡荽根汁

【来源】方出《外台秘要》卷二十八引《必效方》，名见《圣济总录》卷一四七。

【组成】胡荽根

【用法】捣取汁半升，和酒服，不拘时候。

【主治】蛊毒。

升麻散

【来源】《外台秘要》卷二十八引《广济方》。

【别名】升麻汤（《圣济总录》卷一七七）。

【组成】升麻　桔梗　栝楼各五两

【用法】上为散。以熟汤洗所患人阴中，再以浓汁服方寸匕，一日二次。渐加至二匕。

【主治】蛊毒。

【宜忌】忌粘食、猪肉。

木香犀角丸

【来源】《外台秘要》卷五引《近效》。

【组成】青木香　犀角（屑）　羚羊角（屑）各六分　升麻　玄参　猪苓　槟榔各十分　鳖甲（炙）　甘草（炙）各八分　豉二十分（熬）

【用法】上为末，炼蜜为丸，如梧桐子大。每服三十丸，酒饮送下，一日二次。

【功用】防诸瘴疠及蛊毒。

【宜忌】忌海藻、菘菜。

【加减】若体热，即去甘草、槟榔，加大黄二十分。

大麝香丸

【来源】《外台秘要》卷十三引《近效方》。

【组成】麝香　牛黄　藜芦（炙）　朱砂　蜀当归　茯苓　桔梗　鬼箭羽　金牙　乌头（炮）　桂心　吴茱萸　贯众　丹参各一分　蜈蚣（去足，炙）　干姜　人参　虎骨各二分　鬼臼半

分　芍药　雄黄各一分半　巴豆二十枚（去心皮，熬）　蛴螬半枚（炙）

【用法】上药治下筛，炼蜜为丸，如梧桐子大。以饮下三丸。至辰时下利。若不利，热饮投之，即利，三两行后，饮冷醋止之，即定。然后煮葱食之，勿食冷水。明日依前服之，永愈。蛇蝎蜂螫，取一丸研破，和醋涂之。

【主治】积年心痛，尸注蛊毒，癥癖气乘心，两肋下有块，温瘴毒气，精魅邪气，或悲或哭，蛇蝎蜂等所螫。

【宜忌】忌热面、生菜、柿子、梨、狸肉、生血物、猪肉、生葱、芦笋。

雄黄丸

【来源】《幼幼新书》卷三十二引《婴孺方》。

【组成】雄黄　雌黄各四两　丹砂　野丈人　徐长卿各三分　大黄五分　羚羊角五分　麝三枣大

【用法】上为细末，青羊脂和丸。如黍米大。百日儿每服三丸，酒送下，一日二次。

【主治】小儿疰病，诸蛊魅精气入心入腹刺痛，黄瘦骨立。

朱砂丸

【来源】《太平圣惠方》五十六。

【组成】朱砂半两（细研）　白矾半两（烧为灰）　藜芦半两（去芦头，炙）　附子半两（炮裂，去皮脐）　雄黄半两（细研）　蜈蚣一枚（微炙，去足）　巴豆一分（去皮心，研，纸裹，压去油入）

【用法】上为末，入研了药令匀，炼蜜为丸，如小豆大。每服二丸，以暖酒送下，不拘时候。

【主治】诸疰，鬼击客忤，心痛上气，魇梦蛊毒。

化毒丸

【来源】方出《太平圣惠方》卷五十六，名见《普济方》卷二五二。

【别名】化蛊丸（《圣济总录》卷一四七）。

【组成】越燕屎一合（微炒）　独头蒜五枚

【用法】上药同捣如膏为丸，如杏核大。每服十丸

至十五丸，空腹以粥饮清送下。其蛊尽化作鲜血。

【主治】蛊毒难愈，喉中妨闷，瘦如骨立。

丹砂丸

【来源】方出《太平圣惠方》卷五十六，名见《医方类聚》卷一六五引《济生方》。

【组成】雄黄半两（细研）　朱砂半两　藜芦一分（去芦头，微炙）　鬼臼一分（去须）　巴豆一分（去皮心，研，纸裹压去油）

【用法】上为末，炼蜜为丸，如大豆大。每服三丸，空腹煎干姜汤送下。当转下恶物并虫等；当烦闷，后以鸭为羹食之。

【主治】蛊毒。

朱砂丸

【来源】《太平圣惠方》五十六。

【组成】朱砂半两（细研）　白矾半两（烧为灰）　藜芦半两（去芦头，炙）　附子半两（炮裂，去皮脐）　雄黄半两（细研）　蜈蚣一枚（微炙，去足）　巴豆一分（去皮心，研，纸裹，压去油入）

【用法】上为末，入研了药令匀，炼蜜为丸，如小豆大。每服二丸，以暖酒送下，不拘时候。

【主治】诸疰，鬼击客忤，心痛上气，魇梦蛊毒。

麦面散

【来源】方出《太平圣惠方》卷五十六，名见《普济方》卷二五三。

【组成】小麦面二合

【用法】分为三服，以冷水调下，半日服尽。蛊下即愈。

【主治】中蛊毒吐血。

皂荚散

【来源】《太平圣惠方》卷五十六。

【组成】猪牙皂荚一两（去黑皮，涂酥，炙黄焦，去子用）　木香半两　雄黄一钱（细研）　天麻一两　当归一分（锉，微炒）

【用法】上为细散。每服一钱，以煎水调下，不拘时候。

【主治】蛊毒。

羖羊角散

【来源】《太平圣惠方》卷五十六。

【组成】羖羊角五两（炙令微黄）　蘘荷四两半　栀子仁七枚　牡丹一两　赤芍药一两　黄连一两（去须）　犀角屑一两

【用法】上为粗散。每服二钱，以水一中盏，煎至六分，去滓温服，不拘时候。

【主治】中蛊毒，腹内坚如石，面目青黄，小便淋沥，变易无常。

寄生散

【来源】方出《太平圣惠方》卷五十六，名见《圣济总录》卷一四七。

【组成】桃树上寄生三两

【用法】上为末。每服一钱，茶点下，不拘时候。

【主治】中蛊毒，令人腹内坚痛，面目青黄，形露骨立，病变无常。

雄黄丸

【来源】《太平圣惠方》卷五十六。

【组成】雄黄半两（细研）　川椒目半两（微炒去汗）　鬼臼半两（去须）　莽草半两（微炙）　芫花半两（醋拌炒令干）　木香半两　藜芦半两（去芦头）　白矾半两（烧令汁尽）　獭肝半两（微炙）　附子半两（炮裂，去皮脐）　蜈蚣二枚（微炙去足）　斑蝥十枚（糯米拌炒令黄色，去翅足）

【用法】上为细末，入研了药令匀，炼蜜为丸，如梧桐子大。每服五丸，空心粥饮送下，以利为度。

【主治】五蛊吐血，伤心腹中，或气塞咽喉，语声不出，气欲绝，饮食吐逆，上气，去来无常，有似鬼祟，身体浮肿，心闷烦疼，寒颤，梦与鬼交；及狐猫作魅，卒得心痛，上攻胸膈腹胁间，痛如刀刺状，经年着床不起。

雄黄散

【来源】《太平圣惠方》卷五十六。

【组成】雄黄一分（细研）　釜下黄土半两（细研）　獭肝如枣大（微炙）　斑蝥十四枚（糯米拌炒令黄色，去翅足）

【用法】上为细散，每服二钱，空腹以酪浆调下，或吐虾蟆及蛇等出，即愈。

【主治】中蛊毒吐血。

蘘荷根汤

【来源】方出《太平圣惠方》卷五十六，名见《圣济总录》卷一四七。

【组成】败鼓皮三寸（炙微焦）　苦参一两（锉）　蘘荷根一两

【用法】上为粗散，分为四服。每服以水一大盏，煎至五分，去滓温服。不拘时候，每日二次。

【主治】中蛊毒吐血。

麝香散

【来源】方出《太平圣惠方》卷五十六，名见《普济方》卷二五二。

【组成】麝香一钱（细研）

【用法】以温水空腹调服。即吐出蛊毒。

【主治】五种蛊毒。蛇蛊，食饮中得之，咽中如有物，咽又不下，吐之不出，闷乱不得卧，心热不能食。

比圣汤

【来源】方出《太平圣惠方》卷八十八。名见《普济方》卷四〇〇。

【组成】马兜铃根

【用法】上为细散。每服一钱，以水一小盏，煎至五分，去滓，空腹顿服。当时随吐蛊出，未快吐，即再服。

【主治】小儿五种蛊毒。

羚羊角散

【来源】《太平圣惠方》卷八十八。

【别名】羚羊角汤（《圣济总录》文瑞楼本卷一四七）。

【组成】羚羊角屑一两　蘘荷一两　栀子仁七枚　牡丹一分　赤芍药一分　犀角屑半两　黄连一分（去须）

【用法】上为粗散。每服一钱，以水一小盏，煎至五分，去滓温服，每日三四次。

【主治】小儿中蛊毒，腹内坚如石，面目青黄，小便淋沥，变易无常。

雄黄散

【来源】《太平圣惠方》卷八十八。

【组成】雄黄半两（细研）　麝香半两（细研）　犀角末半两

【用法】上同研令匀。每服半钱，以温水调下，日四五服。

【主治】小儿飞蛊，状如鬼气。

鼓皮汤

【来源】方出《太平圣惠方》卷八十八，名见《圣济总录》卷一七七。

【组成】败鼓皮三分（炙令黄，锉）　苦参一两（锉）　蘘荷根一两

【用法】上为粗散。每服一钱，以水一小盏，煎至三分，去滓温服，一日三四次。

【主治】小儿中蛊毒。腹内如石，面目青黄，小便淋沥，变易无常。

万灵丹

【来源】《博济方》卷三。

【别名】万露丹（《普济方》卷二五一）。

【组成】光明朱砂一两（令人净洁，研一伏时）　大天南星三两（为末，生用）　黄沙　牛胆一枚（取汁，如无新者，阴干者用时以温水浸软，温水调用）

【用法】以胆汁和搜前二味为丸，如皂子大，阴

干。如有中诸毒者，服时先取汗脚袜，以新水洗之，澄清者半盏，入盐，磨化一丸，顿服。续以薄粥投之，以吐为度，其病永除。

"服时先取汗脚袜"，原作"服时先取汁脚"，据《普济方》改。

【主治】一切药毒，及蛊毒、金蚕等毒。

万病解毒丸

【来源】《医学正传》卷六引《太平惠民和济局方》。

【组成】射干 文蛤（即五倍子） 杏仁 石膏 续随子（去壳，去油） 蚤休（即金线重楼） 土朱 大戟 山豆根 山慈姑 白药子 大黄（酒蒸）各二两 麝香二钱 青黛一两 威灵仙一两 白芷一两 黄连 风化消各五钱

【用法】上为末，糯米糊为丸，如弹子大，青黛、滑石细研为衣，阴干。此药解一切毒，蛊毒，及鼠莽、河豚鱼毒、茵毒、疫死牛马肉毒、喉痹、骨鲠竹木刺毒，并用急流水磨下；痈疽发背，疔肿疮疡，毒蛇犬咬，蜈蚣蜂蝎蚕毒，刀斧、汤火伤，并用井花水磨下，并涂伤处；妇人鬼胎恶气，积块虫积，心胸痞满，肚腹膨胀，并用好酒磨下。

【主治】蛊毒，鼠莽、河豚鱼毒，茵毒，疫死牛马肉毒，竹木刺毒，喉痹骨鲠，痈疽发背，疔肿疮疡，毒蛇犬咬，蜈蚣蜂蝎蚕毒，刀斧、汤火伤；妇人鬼胎恶气，积块虫积，心胸痞满，肚腹膨胀。

升麻汤

【来源】《圣济总录》卷七十六。

【组成】升麻 地榆 茜根 黄芩（去黑心）各一两半 犀角（镑）一两 山栀子二七枚（去壳）

【用法】上为粗末。每服五钱匕，水一盏半，加生地黄一分（切），薤白三茎（切），豉三七粒，同煎至八分，去滓，空心温服，日晚再服。

【主治】蛊毒痢下血片，脐下绞刺痛。

丹砂丸

【来源】《圣济总录》卷一四六。

【组成】丹砂（研） 雄黄（研） 附子（炮裂，去皮脐，为末）各一两 豉六十粒（炒） 巴豆六十

粒（去皮心膜，麸炒，去油）

【用法】巴豆并豉为细末，入前三味，炼蜜为丸，如胡豆大，瓷瓶密收。每服二丸，暖蜜酒送下。

【功用】解药毒、蛊毒。

真 丸

【来源】《圣济总录》卷一四六。

【组成】女青二两半 兰草一两半 白菀藿 丹砂（别研）各一两 犀角（镑） 马先蒿 皂荚（酥炙，去皮子） 蘴茹各半两 巴豆十粒（去皮，心膜存，油炒紫色，研）

【用法】上药除别研外，为末。炼蜜为丸，如绿豆大。每服七丸，夜半冷茶清送下。

【主治】中蛊不深，久变为鬼疟，或中气结邪，或胸藏痰癖，或目中血出，或中恶，或惊魇，或八邪互变，或产妇胎衣不下，或致马刀痈肿，或处女不月。

马兜铃根汤

【来源】《圣济总录》卷一四七。

【组成】马兜铃根一两

【用法】上锉细，以水一盏，煎至七分，去滓，空腹顿服。当时吐出蛊，未吐再服，以快为度。

【主治】五种蛊毒。

马兜铃根汤

【来源】《圣济总录》卷一四七。

【组成】马兜铃根一两 襄荷根半两

【用法】上为粗末。每服三钱匕，水一盏，煎至七分，去滓顿服，不拘时候。

【主治】五种蛊毒。咽中如有物，咽吐不出，闷乱不卧。

生商陆汁方

【来源】《圣济总录》卷一四七。

【组成】生商陆五两

【用法】上药洗，细切，用生姜半两和捣，取汁半盏，五更初服之。服了坐半时即睡，至旦不动，

即以茶一盏，得利，以冷水洗手面便止。仍煮薤白温粥食之。

【主治】蛊毒。

皂荚酒

【来源】《圣济总录》卷一四七。

【组成】皂荚半挺（去皮子，生用）

【用法】上锉细。以酒一盏，浸一宿，去滓空心服，得利即愈。

【主治】蛊毒。

荠苨散

【来源】《圣济总录》卷一四七。

【组成】荠苨二两

【用法】上为散。每服三钱匕，粥饮调下。

【主治】蛊毒。

神验方

【来源】《圣济总录》卷一四七。

【别名】神验散（《普济方》卷二五二）。

【组成】相思子三七枚

【用法】上为散。每服二钱匕，空心温水调下。服后欲吐，且忍之勿便吐，不可忍即住，便取吐，其毒即快出，少时以稀粥助之。

【主治】中蛊毒。

桔梗散

【来源】《圣济总录》卷一四七。

【组成】桔梗　伏龙肝各等分

【用法】上为散，每服二钱匕，以温酒调下一日三次。不能下药，斡口开灌之，心中自定，服七日止，食猪肝臛补之。

【主治】卒中蛊毒，下血如鸡肝，昼夜不止，脏腑悉损。

桔梗汁方

【来源】《圣济总录》卷一四七。

【组成】生桔梗不拘多少

【用法】上取汁，每服一小盏，一日三次。

【主治】中蛊吐血。

雄黄丸

【来源】《圣济总录》卷一四七。

【组成】雄黄（研）　丹砂各半两　藜芦（去芦头，炙）　鬼臼　巴豆（去皮心膜，研去油）各一分

【用法】上为末，炼蜜和丸，如小豆大。每服三丸，干姜汤送下。逐下恶物并蛊毒为效。

【主治】
　　1.《圣济总录》：蛊毒。
　　2.《普济方》：百虫啮，毒气内攻。

犀角汤

【来源】《圣济总录》卷一四七。

【别名】犀角散（《普济方》卷二五二）。

【组成】犀角（镑）三两　蘘荷根四两　黄连（去须）二两　升麻三两　茜根一两　当归（切，焙）三两　羖羊皮三寸（炙焦）

【用法】上为粗末。每服五钱匕，水一盏半，煎至七分，去滓温服，不拘时候。

【主治】中五蛊下血，咽喉妨闷。

榉皮汤

【来源】《圣济总录》卷一四七。

【组成】榉木皮　蔷薇根各等分

【用法】上为细散。以水并酒共三盏，同煮取二盏，去滓，温分二服。利下蛊物为效。

【主治】蛊毒。

槟榔散

【来源】《圣济总录》卷一四七。

【组成】槟榔（锉）半两

【用法】上为散。每服一钱至二钱匕，煎葱蜜汤调下，空心食前服。

【主治】诸蛊在脏腑久不愈。

蜜髓煎

【来源】《圣济总录》卷一四七。

【组成】猪骨髓（研）五两　蜜一碗

【用法】同煎令熟，分为十服，一日服三四次。

【主治】中蛊毒。腹内坚痛，面目青黄，病变无常。

槲皮汤

【来源】《圣济总录》卷一四七。

【组成】槲木北阴白皮一大握（长五寸，细锉）

【用法】上用水三盏，煎至一盏，去滓，空腹顿服。得吐即愈。

【主治】蛊毒。

槲皮散

【来源】《圣济总录》卷一四七。

【组成】槲木北阴白皮　桃根白皮各四两（细锉）　猬皮灰　乱发灰各一两　大麻子汁五升

【用法】先以水五盏，煮槲皮、桃根皮，取浓汁二盏，和麻子汁。每服暖汁一盏，调乱发灰、猬皮灰二钱匕，令病人少食旦服，须臾用水一盆，以鸡翎引吐于水中，如牛涎诸蛊并出。

【主治】蛊毒下血，如烂肉片，心腹绞痛，如有物啮，若不即治，蚀人五脏乃死。

再造汤

【来源】《圣济总录》卷一七七。

【组成】甘草半两（生锉）

【用法】上为粗末，用水一中盏，煎至五分，去滓，分温二服。当吐蛊出。若预防蛊者，宜熟炙甘草，煮汁服之，即内消不吐。

【主治】小儿中蛊危急。

神功散

【来源】《圣济总录》卷一七七。

【组成】桃上寄生二两

【用法】上为散。每服半钱匕，如茶点服，每日三次。

【主治】小儿中蛊毒，腹内坚痛，面目青黄，羸瘦骨立，病变无常。

雄麝散

【来源】《幼幼新书》卷三十二引张涣方。

【组成】雄黄（水磨）　麝香（细研）　羚羊角（屑）　赤芍药　败鼓皮（炙）各一两　马兜铃根　茵芋　鬼臼各半两

【用法】上为细末。每服半钱，食前浓煎甘草汤调下。

【主治】蛊毒。

麝犀汤

【来源】《幼幼新书》卷三十二引张涣方。

【别名】犀麝汤（《医部全录》卷四二四）。

【组成】犀角　鬼箭　安息香　水磨雄黄各一两　苦参　牡丹皮各半两　麝香半两

【用法】上为细末。每服一钱，水一大盏，煎至五分，温服。

【主治】蛊毒。

雄黄散

【来源】《类编朱氏集验方》卷十四。

【组成】雌黄末　雄黄末　麝香末各一钱

【用法】取生羊肺如指大，以刀开，纳雄黄等物，以肺裹吞下。

【主治】五积蛊毒。

朱砂丹

【来源】《鸡峰普济方》卷二十五。

【组成】朱砂一两　麝香二两　山豆根一钱（生，杵）　巴豆三分　雄黄　黄丹　斑蝥（一半生，一半熟，以糯米炒）　苦药子（炒一半）　续随子　没药各一分　蜈蚣二个（炒一个）

【用法】上以糯糊为丸，如鸡头子大。每服一丸，用无粉茶送下。凡中毒者，便下药，少时觉心头搜断皮条声，即是毒下，或从口中出，或从下部

出，嫩即成血，老即成蜣螂、鳖子带命之物，因凝血裹出，即知当初下者毒物；其药泻出，便以洗过香汤再度仍以朱砂收之。每一丸可治男子五人，妇女三人，服药后转泻不止，白粥止之。内中毒即服之，外中毒则醋磨涂之。如才觉中毒，先吃黑豆，觉其味香甜者，是中毒也。

【功用】解蛊毒。

【宜忌】忌一切秽恶。

宝灵丹

【来源】《小儿卫生总微论方》卷十五。

【组成】朱砂一两（研，水飞） 雄黄一两（研，水飞） 黄丹一分（研） 苦药子一分 续随子一分（去皮毛） 山豆根一两（生） 蜈蚣二条（一条微炙，一条生用） 斑蝥一分（去头翅足，半生半炒） 巴豆二分（去皮膜，出油尽） 麝香二分（研）

【用法】上为末，拌研匀。于端午日、重九日合之最佳，事急者不拘，用糯米粥为丸，如麻子大。若未能语儿，中毒即休；如能语儿，但将药一粒入门，即患儿先闻其香是验。以腊茶清送下一丸，不得嚼破。须臾患儿必言心头作响声，毒物便下。或从口鼻出，或自大便下。嫩即是血，老即如诸虫状，其形不一，药随物下，凝血中裹之。口噤者拗灌之。

【主治】小儿中蛊毒。

神攻散

【来源】《小儿卫生总微论方》卷十五。

【组成】大甘草半两（生末） 晋矾一两（末）

【用法】上拌匀。每服一钱或半钱，新汲水调下。吐出毒物效。

【主治】小儿中蛊毒。

丹砂丸

【来源】《三因极一病证方论》卷十。

【别名】雄砂丸（《普济方》卷二五二）、雄朱丸（《岭南卫生方》卷中）。

【组成】辰砂（别研） 雄黄（别研，水飞） 赤脚

蜈蚣 续随子各一两 麝香一分

【用法】上为末，糯米饭为丸，如鸡头子大。若觉中毒，每服一丸，即以酒送下；蛇蝎所螫，醋磨涂之。

【功用】《岭南卫生方》：解诸中毒。

【主治】蛊毒从酒食中着者；及蛇蝎所螫。

石刻方

【来源】《古今医统大全》卷七十七引《夷坚志》。

【组成】五倍子二两 雄黄末一钱 甘草三钱（炙） 丁香 木香 麝香 轻粉各少许 糯米十粒

方中雄黄末，《奇效良方》作硫黄末。

【用法】用水一大碗，于砂锅内煮至七分，候药面生皱皮为熟，绢滤去滓，通口服。服毕平正仰卧，枕令头高，觉腹中有物冲心，不得动，若吐出，以盆盛之，如鱼鳔之状，乃是恶物。吐罢饮茶一盏，泻亦无妨，旋煮白粥补之，后服解毒丸三五丸。

【主治】蛊毒。

【宜忌】忌生冷、油腻、醋酱十日。

雄麝散

【来源】《济生方》卷五。

【组成】雄黄末 麝香末各一字

【用法】上用生羊肺如指大，以刀切开，内雄黄等末，以肺裹。吞之。

【主治】五种蛊毒。

七宝丸

【来源】《仁斋直指方论》卷二十五。

【组成】破鼓皮 蚕退纸（各烧存性） 刺猬皮 五倍子 续随子 朱砂（研） 雄黄（研）等分

【用法】上为细末，糯米稀粥糊为丸，如梧桐子大。每服七丸，空心熟水送下。

【主治】蛊毒。

生漆丸

【来源】《仁斋直指方论》卷二十五。

【别名】平胃生漆丸（《古今医统大全》卷七十七）。

【组成】正料平胃散

【用法】上用好生漆为丸，如梧桐子大。每服七十丸，空腹温酒送下。加至一百丸。

【主治】蛊毒。

雄黄丸

【来源】《仁斋直指方论》卷二十五引苏轼良方。

【组成】雄黄　明白矾（生研）各等分

【用法】上药端午日研细，溶黄蜡为丸，如梧桐子大。每服七丸，熟水送下。

【主治】蛊毒及虫蛇畜兽毒。

鼓皮散

【来源】《普济方》卷二五三引《仁斋直指方论》。

【组成】鼓皮五寸　蔷薇五寸

【用法】酒、水煎服。

【主治】蛊毒。下血如鸡肝，昼夜不绝，脏腑败坏，待死而已者。

桔梗散

【来源】《岭南卫生方》卷中。

【组成】桔梗（去芦，味苦者，锉细微炒）不拘多少

【用法】上为细末。每服三钱，米饮调下，不拘时候。此药不吐不利，加之易为收买，多服者有益。如服吐利药，而后日两三服，使毒气日渐消散，不致再发动也。

【主治】中蛊服药吐利之后，犹觉前后心刺痛，拘急，咽中茅刺者。

解毒散

【来源】《医方类聚》卷一六七引《经验秘方》。

【别名】国老饮（《世医得效方》卷十）。

【组成】白矾（研）　甘草各等分

【用法】上为细末。每服二钱，冷水调下。

【功用】《古方汇精》：解一切毒。

【主治】

1.《医方类聚》引《经验秘方》：毒蛇、射工、沙虱等伤著人，眼黑口噤，手足直强，毒气入腹。

2.《世医得效方》：蛊毒。

荠苨汤

【来源】《世医得效方》卷十。

【组成】大豆　甘草

【用法】水煎，加荠苨汁服。

【主治】诸药毒，蛊毒。

沉香广圣散

【来源】《古今医统大全》卷三十二引《医林方》。

【组成】木通　大戟　商陆各半两　芫花（醋浸一宿，炒）半两　甘遂二钱（面煨）

【用法】上为细末。每服二钱，空心以蜜水调下。

【主治】十种蛊气。

垢腻散

【来源】《医方类聚》卷一六五引《急救仙方》。

【组成】梳齿内垢腻不拘多少

【用法】食之。即吐恶物。

【主治】蛊毒。

消滞千金丸

【来源】《普济方》卷一七四。

【组成】牵牛（头末）四两　香附子二两　五灵脂一两半　京三棱五钱

【用法】上为末，醋糊为丸。每服二三丸，甘草汤送下。

【主治】老人虚人，一切虚寒痃癖积块，攻胀疼痛；诸脏气虚，积聚烦闷；及饮食中蛊毒，或宿食留饮，妇人产后败血不消，女子月水不通，结为癥瘕，时发寒热，唇口焦黑，肢体瘦削，嗜卧，多厌食，少腹痛，大便糟粕，变成冷痢。

夺命方丹

【来源】《普济方》卷一九四。

【组成】麝香一钱半 大黄（生用）五钱 黑牵牛半两 甘遂二钱 泽泻半两 香附子二钱

【用法】上为细末。每服一钱，用白樟柳根汁半盏，无灰酒半盏，调药末顿热空心服之。年龄在六十岁以上与十五岁以下者，只可服半贴。大便取下恶物为效。

【主治】气蛊、劳蛊、血蛊、筋蛊、水蛊。

【宜忌】服此药后三日内，不可食鱼腥、盐、酱、湿面发气等物。

干蓝散

【来源】《普济方》卷二一二。

【组成】干蓝 犀角 地榆各二两 蜜一合

【用法】上为末。以水五升，煮取一升半，去滓，下蜜微煎，分三服。

【主治】热毒蛊，下杂血。

解毒丸

【来源】《普济方》卷二五一。

【组成】山豆根三两 板蓝根二两 甘草四两（炙）山茨菇三两 土马鬃二两 续随子仁二两 黄药子二两 大黄一两 紫河车三两 木通二两 盆消二两 五味子二两 藿香二两 寒水石二两 雄黄二两 贯众二两 白僵蚕二两 干葛一两 茜草根一两 薄荷二两 绿豆粉三两 百药煎二两 朱砂一两 麝香半两

《奇效良方》无藿香，有蔻仁二两；《摄生众妙方》无寒水石、五味子，有石膏、五倍子。

【用法】上为细末，蒸饼为丸，如弹子大，用螺青三两和匀，一半为衣。每服半丸，用生姜蜜水化下。

【功用】解世间一切不测等毒。

【主治】诸恶物，蛊毒，砒毒，菌毒，河豚鱼毒。

豆真丸

【来源】《普济方》卷二五二。

【组成】女青二两半 兰草 白百合 丹砂（研）各一两 犀角（镑）马先蒿 皂角（酥炙，去皮子）菌茹各半两 巴豆十粒（去皮心，炒，压去油，研）

【用法】上除别研外，捣罗为末，炼蜜为丸，如绿豆大。每服十丸，夜半冷水送下。

【主治】中蛊不深，久之变为鬼疟，或中气结邪，或胸藏痰癖，或口中血出，或中恶，或惊魇，或邪入在里，或产妇胎衣不下，或生马刀肿痛，处女经水不调。

地榆散

【来源】《普济方》卷二五三。

【组成】臭椿根（东引根白皮，蜜炙，焙干）地榆各半两

【用法】上为细末。每服一钱，热米饮调下。

【主治】蛊毒下血。或腹痛，或不痛，百治不效，日夜不止，烦渴。

乌香正气散

【来源】《普济方》卷二五六。

【组成】大香附子十两（去毛，刮净，熏醋过）好乌药（去心，炒黄）

方中乌药用量原缺。

【用法】上为细末。行当侵晨，冲冒风冷出入，盐点二钱匕，正气祛邪，辟鬼魅疫疠，祛风理气进食；兼治妊孕伤寒，葱白十茎，生姜二两，同煎一碗，作三服，调药热服出汗；治伤风冒冷，头眩项强，背皆痛，用热酒一盏，入苏叶调服；治产后败血攻心脾疼痛，煎童子小便调下；治妇人血海冷，面黄，发落稀少，米饮调下；妇人发落，血衰经脉不调，无颜色，醋汤调下；妇人血劳、血瘕、血癥，血气攻注疼痛，当归、乳香酒调下；妇人经脉过多，血崩不止，烧莲蓬灰一盏，酒、醋同调下；妇人血气冲心，血气不通，血脉湛浊不匀，芫花酒调下；妇人难产，取酸草子吞三七粒，以童便调药吞下，无草子、叶或根。男子妇人血风血热，遍身红痒，渐成癫疾，用荆芥酒调下；男子、小儿腹痛，脏毒泻血，用柏叶焙干，碾罗一钱末，同药三钱，米饮调下；男子、妇人

疝风小腹急，男子小肠气，膀胱肾气，冷气攻冲，背脊绞疼痛，并炒盐、茴香、五灵脂，温酒调下；治蛊毒疰忤，鬼气神昏，用人参煎服；大人、小儿宿食不消，意气不顺，逆噎不通，一切气病，入生姜、大枣，同煎调下，或盐点服；治痈疖疥癞疮癣，荆芥茶或酒调下；治大人腹中有虫，小儿疳气诸虫，腹胀肚大，面黄发疏，服精肉瘦肚，并用槟榔磨汤调下，仍空心服；治大人、小儿冷热不解，泻痢交作，血气不和，用乌梅、干姜、甘草汤调下；治大人小儿积热不解，酸浆草研自然汁一合，井水同调下。

【主治】杂病。

银黄丹

【来源】《普济方》卷二五六。

【组成】舶上硫黄（研令碎）一两　水银一两

【用法】上先将未曾经使者銚子一个，坐于文武火上，令暖水，入水银在内，片时后，入硫黄，用柳条槌子研令溶匀，后拈銚子放冷，取出细研，用温酒、童便送下；金石毒，炒鸡鸭粪淋酒磨下；瘟疫，用炒生姜汤磨下；狂走不识人者，生姜蜜水磨下；麻痘疮，生姜蜜水磨下；阴阳二毒，伤寒三日后，煨葱酒磨下；五般瘴气，犀角末调酒磨下；五般蛊毒，炒乌鸡粪二合，灶心土三钱，同用酒煎十沸，去滓磨药，五更初服，脚不得着地，于床上垂脚坐服之；鬼交狐魅，丈夫心神迷惑，妇人则情意狂乱，或怀鬼孕，用桃仁七个，去皮尖，细研酒调下；丈夫、妇人鬼疟，用猪胆酒调下；飞尸遁尸，煎桃枝酒调下；尸疰鬼疰，麝香酒调下；药箭毒，桑白皮酒调下；中壁虎毒、沙虱毒，磨犀角黄连酒调下；鳖癥龟背，磨犀角麝香酒调下；蛇咬虎伤，炒乌鸡粪酒淋下；驴涎马汗，马血入肉，闷绝欲死者，水蛭末调酒下；心燥气壅，煎金银花酒调下；心痛气绝，炒生姜盐酒调下；大便不通，煨葱白酒调下；小便不通，煎通草汤调下；肿毒入肚，磨犀角酒调下；脚气冲心，豆淋酒调下；铜银冶炉烟入肠，火煨葱酒调下；妇人血晕，煎当归酒调下；丈夫妇人急中风，炒乌鸡粪酒淋下，如牙关禁，开口不得，用半夏末揩牙，并涂两牙关，则口开灌药；心风，用活地龙一条，纳于生葱管内，同研令烂，少酒投之，取清者一盏调下；头风，煎枸杞酒磨下；喉闭壅塞，薄荷酒磨下；一百二十般风痫，以鼠粘子酒调下；如有人卒暴死，牛马粪清磨下，如未醒，再用童便和酒调下；伤折或未至死者，当归酒调下；惊怖死者，麝香酒调下；魇魅欲死者，新汲水调灶心土磨下；中热死，口鼻血流，用牛黄酒调下；溺水死者，放水出后，以新汲水和半夏末二丸，安鼻内，艾灰酒调下；自缢死者，酒和鸡冠血，并童便磨下；如吐泻过多，则以绿豆末一钱，水调服之。

【主治】一切药毒，鬼毒，金石毒，瘟疫，麻痘疮，阴阳二毒，五般蛊毒，飞尸遁尸，尸疰鬼疰，鬼疟，鬼孕及中壁虎毒、沙虱毒等。

【宜忌】忌热食白牛肉、猪肉，一切臭秽物；孕妇禁用。

神效木香丸

【来源】《奇效良方》卷四十。

【组成】木香　沉香各二钱　砂仁　苦葶苈（炒）　益智　连翘各三钱　桑皮　白牵牛（半炒）　椒目　枳壳（麸炒）　木通　黑牵牛（半炒）　陈皮　青皮　泽泻　大黄各半两　槟榔　胡椒各一钱　甘遂四钱

【用法】上为细末，米醋糊为丸，如梧桐子大。每服五钱，空心五更初嚼葱白汤送下，消上；次服橘皮汤送下，消中；第三服桑白皮汤送下，消下；尚有余肿，沉香汤送下。

【主治】二十四种蛊病。

【宜忌】忌盐、酱。

七转灵应丹

【来源】《丹溪心法附余》卷十八。

【组成】芜荑五钱（取末四钱）　牵牛五两（取头末三两）　槟榔五两（取净末三两）　大黄五两（取净末三两）　木香五钱（取净末四钱）　雷丸四两（取净末三两）　锡灰一两（煨，取净末三钱）

【用法】上各取净药末，一处拌匀，葱白汤露一宿为丸，如黍米大。每服四分；病深年远者，加至五分，用葱白汤露一宿，早晨空心冷下。取出病

根，日晚用温粥补之。

【主治】山岚瘴气，蛊毒，不问新旧诸积诸气；及妇人血瘕血闭，小儿肚大面黄疳积；一切心痛，诸般蛊积。凡人面上白斑唇红，能食心嘈，颜色不常，脸上有蟹爪路者，便有虫也。

【宜忌】忌生冷、硬物、荤腥等物三十日。孕妇不宜服之。

【加减】若失音者，加沉香、琥珀各五钱。

太乙神丹

【来源】《丹溪心法附余》卷二十四。

【组成】雄黄一两　文蛤（一名五倍子。捶碎，洗净，焙）三两　山慈姑（去皮，洗净，焙）二两　红芽大戟（去皮，洗净，焙干燥）一两半　千金子（一名续随子。去壳，研，去油取霜）一两　朱砂五钱　麝香三钱

【用法】上除雄黄、朱砂、千金子、麝香另研外，其余三味为细末，却入前四味再研匀，以糯米糊和剂，杵千余下，作饼子四十个如钱大，阴干。生姜薄荷汁入井花水磨服；大人中风、诸痫，用酒磨服；小儿急慢惊风，五疳八痢，一饼作五服，入薄荷一叶，同井花水磨服，牙关紧者涂之即开；痈疽发背，疔肿，一切恶疮，用井花水磨服及涂患处；未溃者，觉痒立消；头痛，用酒入薄荷同研烂，以纸花贴太阳穴上。体实者，一饼作二服；体虚者，一饼作三服。凡服此丹，得通行一二行，其效尤速。如不要行，以米粥补之。若用涂疮，立消。

【功用】
1.《外科正宗》：解诸毒，利关窍。
2.《北京市中药成方选集》：辟秽解毒，消肿止疼。

【主治】一切医所不疗之疾；毒药、蛊毒、瘴气、狐狸、鼠莽、恶菌、河豚等毒；吃死牛马肉；毒蛇、犬、恶虫所伤；中恶，瘟疫，伤寒结胸发狂，缠喉，诸风隐疹，赤肿丹瘤。

【宜忌】孕妇不可服。

保命丹

【来源】《古今医统大全》卷三十二。

【别名】保命丸（《医学入门》卷七）。

【组成】肉苁蓉三两　皂矾一斤　红枣一斤（煮熟去核）　大麦芽（炒）一斤半　香附子一斤

【用法】先将苁蓉、皂矾二味入罐煅烟尽，和余药为细末，面糊为丸，如梧桐子大。每服二十丸，食后好酒送下，一日三次。

【主治】
1.《古今医统大全》：诸蛊。
2.《医学入门》：蜘蛛蛊胀。

五种解毒丹

【来源】《古今医统大全》卷七十七。

【组成】红芽大戟　斑蝥（糯米炒，去头足）　东引桃根白皮（火烘）各等分

【用法】上为末。每服方寸匕，水调下。毒即出，不出再服。酒中酒服，食中食服。

【主治】蛊毒。

秘传诸蛊保命丹

【来源】《保命歌括》卷二十五。

【组成】皂矾一斤　肉苁蓉三两（二味入罐内，火煅尽烟）　香附子一斤　大麦蘖一斤半（炒）　红枣一斤（煮熟去核，捣膏为丸）

【用法】前四味为细末，枣膏为丸，如梧桐子大。每服二十丸，好酒送下，一日三次。

【主治】诸蛊。

晋福散

【来源】《寿世保元》卷十。

【组成】晋矾　福建茶各一两

【用法】上为末。每服三钱，新汲水调下，即吐出也。未吐，再服必吐。

【主治】蛊毒。

雄矾丸

【来源】《医方集解》。

【组成】黄蜡二两　白矾一两　雄黄
方中雄黄用量原缺。

【用法】先将蜡溶化，候少冷，入矾、雄黄和匀为丸。每服十丸、二十丸，以酒送下。

【主治】蛊毒，蛇、犬、虫咬毒。

吐蛊散

【来源】《绛雪园古方选注》卷中。

【组成】白矾　建茶　土常山　马兜铃根　雄黄　刺猬皮灰　桑枝汁　蒜汁　鸡翅下血（赤雄）　败鼓皮灰　甘草节（麻油浸）各等分

【用法】上为末。每服五分，以吐为度。

【功用】吐蛊毒。

【方论】雄黄解五蛊之毒；刺猬制五蛊之神；蒜汁纯阳，制五阴之毒；桑汁杀腹内虫，专制蜈蚣；赤雄鸡翅下血入血而性升，善祛伏风，故解蛇、蝎、蜈蚣之风毒；败鼓皮灰以其久鸣而败，能令病人自言造蛊者之名；土常山出天台，性凉味甘如蜜，岭南人呼为三百头牛；马兜铃根味苦，能吐五蛊、草虫之毒，非此不除，岭南人呼为三百两银，甘苦同行，必发吐也；白矾出闽中北苑，性寒味苦，治热毒，苦涩寒热相佐以行，当发吐也；常山、兜铃、白矾、建茶，皆攻毒涌越之品，再以甘草载引于上，则无有不倾囊而吐者矣。

卫生宝丹

【来源】《惠直堂方》卷一。

【组成】山慈姑　川文蛤　红芽大戟　千金子各二两　麝香　西牛黄　珍珠　明雄黄　滴乳香（去油）　没药（去油）　朱砂　琥珀（蜜珀不用）　丁香　沉香各三钱　金箔十贴

【用法】上为细末，糯米粉煮糊，木臼捣，印锭，每重一钱。一切饮食、药毒、蛊毒、烟雾、瘴疠，水磨服，吐利即安；痈疽、发背、对口、疔疮、天蛇、无名肿毒、蛀节、红丝等疔，及杨梅、痔疮，无灰酒磨服，外以磨涂疮上；阴阳二毒，伤寒瘟疫发狂，喉风，薄荷汤冷磨服；赤白痢，吐泻霍乱绞肠，及诸痰喘，姜汤磨服；男妇急中颠邪，鬼交鬼胎，失心狂乱，羊儿猪癫等风，石菖蒲汤磨服；缢溺惊压鬼魅，但心头微温者，生姜、续断，酒磨服；蛇蝎疯犬咬伤，酒磨灌下，再服葱汤，被盖取汗；新久疟疾，临发时，东流水煎桃柳枝汤磨服；急慢惊风，五疳五痫，脾病黄肿，瘾疹疮瘤，薄荷浸水磨浓汁，加蜜服，仍搽肿处，年小者分数次服；牙痛，酒磨涂肿处，仍含少许，良久咽下；小儿因父母遗毒，皮踢烂斑，谷道眶烂，清水磨涂；打扑损伤，无灰酒研服；久年头胀头痛，偏正头风，葱、酒研服，仍磨涂太阳穴；妇人经闭，红花汤下；天行疫气，桃根汤磨浓汁，搽入鼻孔，次服少许，得不传染；传尸痨瘵，为虫所噬，磨服一钱，或吐或下恶物下虫，其病顿失。

【主治】食毒、药毒、蛊毒、烟雾、瘴疠、发背，对口疔疮、天蛇、无名肿毒，疔疮、杨梅疮、阴阳二毒，伤寒瘟疫发狂，喉风、赤白痢、吐泻，霍乱绞肠，痰喘，急中颠邪，缢溺惊压，蛇蝎、疯犬咬伤，新久疟疾，急慢惊风，五疳五痫，脾病黄肿，隐疹疮瘤，牙痛，小儿因父母遗毒，皮踢烂斑，谷道眶烂，打扑损伤，久年头胀头痛，偏正头风，妇人经闭，天行疫气，痨瘵。

破蛊全生汤

【来源】《疡医大全》卷三十九。

【组成】人参　当归各一两　白矾　生甘草　半夏各三钱　白茯苓五钱

【用法】水煎服。

【主治】中蛊毒。

【方论】矾石消痰，又善化坚，蛊积腹中，内必坚硬，而外以痰包之，所以一物二用，奏功颇神。惟人身柔弱者多，强健者少，而蛊结胸腹间必正气大虚，尚用矾石，不更虚其虚乎？必于补气血之中加消痰化蛊之味，有益无损，始称万全也。

败鼓皮散

【来源】《医部全录》卷四二四。

【组成】败鼓皮三分（炙黄）　苦参　步荷根各一两

【用法】上为粗散。每服一钱，以水一小盏，煎至五分，去滓温服，一日三四次。

【主治】小儿中蛊。

万应白玉丸

【来源】《济急丹方》卷下。

【组成】生白矾（研末）

【用法】以米饮捣为丸，如桐子大。每服三十丸，白滚汤送下。

【功用】解毒。

【主治】信、蛊毒及诸疮百毒，瘰疬。

苏荷汤

【来源】《验方新编》卷十五。

【组成】紫苏　南薄荷　青蒿各一两　条参　连翘各八钱　槐花　玄参各七钱　柴胡六钱　川芎二钱　生黄耆五钱

【用法】水煎服。服药之后，病渐减者，即是对症，久服自愈。

【主治】中疳蛊、中蛇蛊、中肿蛊、中癫蛊。

【宜忌】戒鸡、鸭、鱼、虾、蚌、蛤。

【方论】方中条参清肺火，消肿胀；连翘泻心火，败毒；紫苏入肺、心、脾，杀蛇发表；薄荷入肝杀蛊；槐花清肝火解毒；生黄耆败毒发表，玄参清肾火解毒，川芎发表，青蒿杀蛊解毒。凡中蛊治方大要，不外杀蛇解毒，发毒散毒之品。

【加减】蛇蛊，加白芷一两、三七二钱；大便秘结者，加茨菇菜一两更妙。

苏荷生地汤

【来源】《验方新编》卷十五。

【别名】苏荷生地黄汤（《中国医学大辞典》）。

【组成】紫苏　南薄荷　青蒿各一两　生地　条参　连翘各八钱　槐花七钱　柴胡六钱　川芎二钱　生黄耆五钱

【用法】酒、水煨服。

【主治】中蛇蛊、中疳蛊、中肿蛊、中癫蛊。

【加减】大便结秘者，重加槐花、黄柏、黄芩、茨菇菜等味；小便赤者，加玄参、栀子、茯苓；肝火盛者，加生白芍；头痛，加白芷；蛇蛊，加白芷一两，三七二钱；带热咳嗽或咳血者，紫苏、薄荷减半，加百合、麦冬、生芍各一两；或时而伤风带寒嗽者，去条参、连翘、槐花、青蒿、生地，加干姜、当归、半夏、陈皮、白芷；或人弱带痢者，去条参、连翘、槐花、青蒿、柴胡、生耆、生地，加百合、白芍、茯苓、麦冬、砂仁、

白术、干姜。或兼有别病，则兼治之，而紫苏、薄荷则断不可去也。又口舌热烂，实火炎上，则去紫苏、薄荷，重加槐花、黄柏、黄芩、茯苓、白芍、玄参、泽泻、天冬、石膏等味。

参耆汤

【来源】《验方新编》卷十五。

【组成】条参七钱　生黄耆　紫苏　南薄荷　麦冬（去心）青蒿各五钱　川芎四钱　茯苓三钱　百合　生地各二钱　连翘一钱

【用法】水煎服。服药数月后，开荤、盐、近色无妨。仍旧照方服药一年，或两年、三年，至出恭食物全不变，则毒净尽矣。体虚者分两酌量减用。

【主治】蛊毒，疳蛊。

【宜忌】受毒极重者，戒盐、荤、女色。

柴胡汤

【来源】《验方新编》卷十五。

【组成】生地四钱　白芷三钱　天冬一钱　青蒿六钱　柴胡一两　玄参　生耆　连翘各三钱　百合五钱　知母三钱

【用法】水煎服。

【主治】中蛊。额焦口腥，神昏性躁，目见邪鬼形，耳闻邪鬼声，如犯大罪，如见恶役持练锁至，如有刀兵、健卒追赶，常思自尽。

【宜忌】宜戒荤盐，俟毒净自愈，愈后不用戒鱼虾等物。

许真君如意丹

【来源】《饲鹤亭集方》。

【组成】党参　茯苓　附子　肉桂　淡姜　川连　川乌（面煨）川椒　槟榔　厚朴　柴胡　当归　桔梗　紫菀　吴萸　木香　菖蒲　牙皂　巴霜各等分

【用法】上为末，面糊为丸，辰砂为衣。每服五七丸，随症送下。

【主治】瘟疫邪祟，鬼气客忤，岚瘴蛊毒，不服水土，及红白痢疾，反胃噎膈，痞癖疝疟，疝气积滞，阴阳二毒，伤寒伤风，诸般疯疾、痰疾。

四十八、饮酒中毒

饮酒中毒，俗称醉酒，即酒精中毒。《诸病源候论》："凡酒性有毒，人若饮之，有不能消，便令人烦毒闷乱"，"夫酒性宣通而不停聚，故醉而复醒，随血脉流散故也。今人有荣卫痞涩，痰水停积者，因复饮酒，不至大醉大吐，故酒与痰相搏，不能消散，故令腹满不消"，"酒者，水谷之精也，其气悍而有大毒。入于胃则胃胀气逆，上逆于胸，内蘸于肝胆，故令肝浮胆横，而狂悖变怒，失于常性"，"酒性有毒，而复大热，饮之过多，故毒热气渗溢经络，浸溢腑脏，而生诸病也。或烦毒壮热，而似伤寒；或洒淅恶寒，有同温疟；或吐利不安；或呕逆烦闷，随脏气虚实而生病焉"。一次饮酒过量，是谓醉酒，常见脸面潮红，兴奋多语，头痛眩晕，时悲时喜；继则烦乱呕吐，步态不稳，或壮热烦渴，或恶寒呻吟；甚者吐利不安，神智不清，昏睡不醒，二便失禁，抽搐，甚至死亡。治宜醒酒和胃。

附子汤

【来源】《外台秘要》卷十四引《许仁则方》。

【组成】附子二枚（共称重一两半者，炮） 生姜 干姜各三两 桂心一两 石膏六两（碎，绵裹） 生犀角（屑） 地骨白皮 白术 独活 芎藭各二两

【用法】上切。以水八升，煮取二升半，去滓，分温三服，服后相去如人行十里久再服。服汤后如觉欲汗，少覆之令汗出，须臾歇汗后，以药末粉身。其汤须服五六剂，间三四日服一剂。其方服一剂后，量病情进退。

【主治】风病有因饮酒过节，不能言语，手足不随，精神昏恍，得病经一两日，经服生葛根等三味汤七日以后者。

【宜忌】忌猪肉、生葱、桃、李、雀肉等。

【加减】热多，加生麦门冬一两（去心）；冷多，加桂心一两；有痛，加当归二两；不能食，加人参二两；大便涩，加槟榔七枚，合皮子用之。

诃黎勒散

【来源】《太平圣惠方》卷三十九。

【组成】诃黎勒皮一两 草豆蔻半两（去皮） 人参半两（去芦头） 桔梗半两（去芦头） 干木瓜半两 桂心半两 甘草半两（炙微赤，锉） 木香一分

【用法】上为粗散。每服三钱，以水一中盏，加生姜半分，煎至六分，去滓，微温细呷。

【主治】饮酒后痰滞，心膈不利，腹胁胀满。

草豆蔻散

【来源】《太平圣惠方》卷三十九。

【组成】草豆蔻十枚（去皮） 高良姜三分 人参一两半（去芦头） 白茯苓二两 青橘皮三分（汤浸，去白瓤，焙）

【用法】上为散。每服三钱，以水一中盏，加生姜半分，煎至六分，去滓，点少盐搅匀，不拘时候服之。

【主治】饮酒过度，呕逆不止，心腹胀满。

小丁沉丸

【来源】《博济方》卷二。

【组成】甘草一两（炙） 缩砂一两（去皮） 白芷一两（炒黄） 阿魏一两（用醋半斤，煎为膏，入诸末在内） 麝香少许 木香半两 丁香半两 陈皮四两（去白） 益智一两 舶上茴香半两（炒） 生姜一斤（细切，入青盐四两拌匀，经一缩，焙干） 沉香一两

【用法】上为末，醋煮面糊为丸，如鸡头子大，用朱砂为衣。每服一二丸，空心及吃酒或盐、姜汤嚼下。

【功用】

1.《博济方》：开胃口。消酒食毒，和气。

2.《圣济总录》：和调胃气。

【主治】

1.《博济方》：一切气疾，酒食毒。

2.《圣济总录》：干呕。

3.《仁斋直指小儿方论》：慢惊痰壅，身热。

荜澄茄散

【来源】《博济方》卷二。

【别名】荜澄茄煮散（《圣济总录》卷四十六）。

【组成】荜澄茄半两（炒）荆三棱三两（炮，趁热杵）陈皮二两（去白）香附子三两（炒）甘草二两（炮）丁香二两 舶上茴香二两 厚朴一两（去皮，姜汁炙令黄色）蛮姜一两一分 官桂二两（去皮）桔梗一两 白盐十二两（拣择净，炒，研细，后入）阿魏（皂子大一块，面裹煨，面黄为度，去面，另研细，旋入诸药）

【用法】上同为末，细研和令匀。每服一钱，入生姜二片，水八分盏，煎五七沸，热吃；如作汤，入生姜一钱点之。

【主治】

1.《博济方》：脾元虚冷，气不和，心胸不快，肚腹膨胀，气刺气痛，不思饮食，酒色过度，面黄口淡。

2.《圣济总录》：中酒。

天南星丸

【来源】《太平惠民和济局方》卷一。

【组成】天南星一斤（每个重一两上下者，用温汤浸洗，刮去里外浮皮并虚软处，令净。用法：酒浸一宿，用桑柴蒸，不住添热汤，令釜满，甑内气猛，更不住洒酒，常令药润，七伏时满，取出，用铜刀切开一个大者，嚼少许，不麻舌为熟，未即再炊，候熟，用铜刀切细，焙干）辰砂（研飞）二两（一半为衣）丁香 麝香（研）各一两 龙脑（研）一两半

【用法】上为细末，入研药匀，炼蜜并酒搜和为丸，每两作五十丸，以朱砂末为衣。每服一丸，烂嚼，浓煎生姜汤送下，不拘时候。

【功用】治风化痰，精神爽气，利胸膈；消酒毒，酒后含化，除烦渴，止呕逆。

【主治】

1.《太平惠民和济局方》：痰逆恶心，中酒呕吐。

2.《圣济总录》：风痰胸膈烦满，头目昏眩。

生姜汤

【来源】《太平惠民和济局方》卷十。

【组成】干生姜二斤 白面（炒）三斤 甘草（炒）十三斤 杏仁（去皮尖麸炒，别研）十斤

【用法】上以炒盐二十二斤同为末。每服半钱，如茶点吃，常服一字，不拘时候。

【功用】消食化痰，宽利胸膈。

【主治】酒食所伤。心胸烦满，口吐酸水，呕逆不定，饮食无味，胸膈不快。

四神散

【来源】《圣济总录》卷七十三。

【组成】甜葶苈一两（汤浸，炒令紫色）海藻一两（洗去咸味）吴茱萸一两（汤浸七遍，焙干，微炒）陈橘皮一两（汤浸，去瓤，焙）

【用法】上为末。每服一钱匕，水一盏，加生姜半枣大（擘破），同煎至六分，和滓温服。

【功用】行风顺气。

【主治】酒毒发，四肢黄肿，积聚成块。

温胃丸

【来源】《圣济总录》卷七十三。

【组成】吴茱萸（汤洗，醋炒）陈曲（炒黄）陈橘皮（汤浸，去白，焙）白术 人参 桂（去粗皮）熟干地黄（焙）甘草（炙）各一两

【用法】上为末，炼蜜为丸，如梧桐子大。每服十丸，空心饭饮送下。

【主治】冷癖。醋心呕逆，宿食不消，中酒后腹脏雷鸣，时发腹痛；一切虚冷。

葛花散

【来源】《圣济总录》卷一四六。

【组成】葛花一两

【用法】上为散。每用一大钱匕，沸汤点服，不拘时候；亦可煎服。

【主治】饮酒中毒。

橘皮汤

【来源】《圣济总录》卷一四六。

【组成】陈橘皮（汤浸，去白，炒） 葛根（锉） 甘草（炙，锉） 石膏（打碎）各一两

【用法】上为粗末。每服三钱匕，水一盏，煎至七分，去滓温服，不拘时候。

【主治】饮酒过度，酒毒积在肠胃，或呕吐不食，渴多引饮。

生胃丸

【来源】《类编朱氏集验方》卷四。

【组成】良姜 白姜各四两（并油炒） 丁香 胡椒

　　　　方中丁香、胡椒用量原缺。

【用法】上为细末，面糊为丸，如梧桐子大。每服百十丸，米饮陈皮汤下。

【主治】酒食所伤，胸膈不快，不思饮食。

沉香养气丸

【来源】《鸡峰普济方》卷二十。

【组成】沉香二钱 木香半两 香附子四两 姜黄二两 甘草一两半 甘松一分

【用法】上为细末，蒸饼为丸，如梧桐子大。每服五七丸，空心以米饮送下。

【功用】和气调中，美进饮食。

【主治】脾胃不和，膈脘痞闷，噫醋吞酸，口苦无味，食入迟化，心腹胀痛，中酒呕吐，停滞不消。

加味败毒散

【来源】《普济方》卷二五三引《海上方》。

【组成】人参败毒散一贴 斑蝥一个 枇杷叶十片

【用法】上后二味同炒黄色，去斑蝥，将枇杷叶入败毒散，水一碗，煎至七分，临睡通口服。

【主治】饮酒过度，面黑肚饱。

须问汤

【来源】《杨氏家藏方》卷二十。

【组成】白豆蔻仁 缩砂仁各四两 丁香二两 甘

草三两（炙） 白盐三两（炒）

【用法】上除丁香外，同炒熟，以一瓷盒子入药一半铺底，下丁香，又以一半盖头，淹一宿取出，为细末。每服一钱，沸汤点服。

【主治】中酒痰逆。

韵姜饼子

【来源】《杨氏家藏方》卷二十。

【组成】半夏四两（为末，生姜汁搜和作饼子，焙干，为细末，再用姜汁和焙，如此三遍为度） 生姜一斤（切作片子，以青盐二两研细，同淹一宿，于日中晒干，如无青盐，则用食盐） 草豆蔻（去皮微炒）二两 杏仁（汤浸，去皮尖，研如膏）二两 甘草四两（炙黄） 檀香一两半

【用法】上为细末，用白面二两，蜜水煮糊，入杏仁在内搜和，以印子脱诸花样如钱大。每服一二饼，细嚼，沸汤送下。

【功用】温中降气，破饮逐痰，除口气，爽心神。

【主治】酒食过伤，肢体怠堕。

麝香丸

【来源】《杨氏家藏方》卷二十。

【组成】麝香（当门子）不以多少

【用法】上为细末，以好酒濡之为丸，如绿豆大。每服一十丸，煎枳枸子汤送下，明日再服，以不渴为度。

【主治】饮酒过多及伤瓜果，虚热在脾，饮水无度，状似消渴。

【方论】大抵消中之疾，往往脾气既衰，元气耗散，土不制水，故水溢不收。今脾有热而元气不衰者，非消渴也，此药主之。

除饮丸

【来源】《普济方》卷一六六引《卫生家宝方》。

【组成】天南星 半夏（二味同锉细，以生姜自然汁浸一宿，同姜汁慢火炒干为度） 青皮（汤浸，去白） 陈皮（汤浸，去白） 紫苏子 赤茯苓 枳壳（汤浸，去瓤，麸炒） 桔梗（炒）各四两 槟榔 干姜（炮） 高良姜（锉细，同巴豆

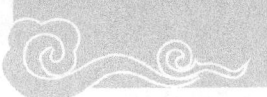

十四粒捶碎，同炒焦黄色，用纸包定，安土地上候冷，去巴豆）缩砂仁　白扁豆　大腹皮（蜜炙）各二两

【用法】上为细末，用神曲半斤，麦蘖半斤，以生姜自然汁煮糊为丸，内不得着水，丸如梧桐子大。每服五七十丸，以生姜汤送下，不拘时候。

【主治】一切久积痰癖停饮及中酒。

【加减】心痹，怔忪惊悸，加石菖蒲四两，远志（去心）二两；夜不得眠，梦泄，白浊，加酸枣仁、龙骨各二两，用朱砂为衣，参麦门冬汤送下。

快膈汤

【来源】《普济方》卷二十四引《十便良方》。

【别名】紫姜汤。

【组成】生姜二斤（切片，米泔浸三日，晒令半干）　丁香皮三两（锉）　甘草六两（切如大豆）　盐半斤

【用法】上以净铫一枚，先入盐炒熟；次下姜，候姜稍干脆；次下甘草，炒色赤；次下丁香皮同炒，不得焦紫色为度。乘热入新瓷瓶，密封不得透气，三日后开，为细末。每服一钱，沸汤点服。

【主治】饮酒过多，胸膈不快，呕吐涎沫。

姜橘丸

【来源】《是斋百一选方》卷八。

【组成】生姜一斤（去皮，切作片子，青盐一两淹一宿，焙干）　甘草一两半（炙）　陈皮一两半（去白）　青皮（去瓤）　缩砂仁　木香各三分　蓬莪术一两（醋浸一宿）

【用法】上为细末，炼蜜为丸，如樱桃大。每服一丸，细嚼盐汤送下，不拘时候；或空心含化亦可。

【主治】中酒恶心，心脾痛，吐逆。

螺壳散

【来源】《是斋百一选方》卷十四。

【组成】大田螺五个（洗净仰顿，放在火上烧，以壳白、肉干为度）

【用法】上为细末。只作一次服，热酒调下。

【主治】酒毒肠风下血。

快丸儿

【来源】《魏氏家藏方》卷五。

【组成】半夏曲（炒）　三棱（湿纸裹煨）　甘草（炙）各一两　丁香三分（不见火）　生姜十二两（去皮，切片子，用青盐一两淹一宿，焙干）

【用法】上为细末，酒糊为丸，如鸡头子大，候干，入瓷器中收。每服一丸，嚼下。

【主治】酒后呕吐。

千钟酒

【来源】《魏氏家藏方》卷十。

【组成】蜜曲陆二两（又名鸡横子，研为膏，入白附子末一两，研和作饼，悬于风处，阴干作曲）　缩砂仁　白姜（炮）各一两

【用法】上为细末，稀面糊为丸，如梧桐子大。每服三十丸，热盐汤送下。少顷便苏醒。

【功用】解酒毒。

木香槟榔丸

【来源】《儒门事亲》卷十二。

【组成】木香　槟榔　青皮　陈皮　广术（烧）　黄连　商枳壳（麸炒，去瓤）各一两　黄柏　大黄各三两　香附子（炒）　牵牛各四两

【用法】上为细末，水为丸，如小豆大。每服三十丸，食后生姜汤送下。

【功用】《医学正传》引子和：流湿润燥，推陈致新，滋阴抑阳，散郁破结，活血通经。

【主治】

1.《儒门事亲》：一切冷食不消，宿食不散，亦类伤寒，身热恶寒，战栗头痛，腰背强；一切沉积，或有水，不能食，使头目昏眩，不能清利；一切虫兽所伤，及背疮肿毒，杖伤焮发，或透入里者；痔漏肿痛。

2.《医学正传》引子和：男子妇人呕吐酸水，痰涎不利，头目昏眩，并一切酒毒食积，及米谷不化，或下利脓血，大便秘塞，风壅积热，口苦烦渴，涕唾粘稠，膨胀气满。

葛根散

【来源】《儒门事亲》卷十二。

【组成】甘草 干葛花 葛根 缩砂仁 贯众各等分

【用法】上为粗末。每服三五钱，水煎，去滓服之。

【功用】解酒毒。

葛花解酲汤

【来源】《内外伤辨惑论》卷下。

【别名】葛花解酒汤（《医方大成》卷三）、解酲汤（《脉因证治》卷下）、葛花汤（《不知医必要》卷三）。

【组成】白豆蔻仁 缩砂仁 葛花各五钱 干生姜 神曲（炒黄） 泽泻 白术各二钱 橘皮（去白） 猪苓（去皮） 人参（去芦） 白茯苓各一钱五分 木香五分 莲花青皮（去穰）三分

【用法】上为极细末，和匀。每服三钱匕，白汤调下。但得微汗，酒病去矣。

本方改为丸剂，名"葛花解酲丸"（《丸散膏丹集成》）。

【功用】

1.《内外伤辨惑论》：上下分消其湿。

2.《证治宝鉴》：温中利湿。

3.《全国中药成药处方集》：解积醒，固中气，使湿从下行。

【主治】

1.《内外伤辨惑论》：酒客病。

2.《脾胃论》：饮酒太过，呕吐痰逆，心神烦乱，胸膈痞塞，手足战摇，饮食减少，小便不利。

3.《保婴撮要》：乳母酒醉后，乳儿遗热为患。

4.《口齿类要》：酒积，口舌生疮，或呕吐泄泻。

5.《医部全录》：嗜酒后牙疼。

6.《兰台轨范》：酒伤而成饮癖。

【方论】

1.《医方考》：葛花之寒，能解酒中之毒；茯苓、泽泻之淡，能利中酒之湿；砂仁、豆蔻、木香、青皮、陈皮之辛，能行酒食之滞；生姜所以开胃止呕，神曲所以消磨炙腻；而人参、白术之甘，所以益被伤之胃尔。

2.《杏苑生春》：用葛花解酒毒；以神曲、砂仁、白豆蔻等消宿食；茯苓、猪苓、泽泻等利小便，导湿热；人参、白术补中健脾；生姜、陈皮、青皮、木香等行郁气而除痞闷。

3.《医方集解》：此手足阳明药也。过饮无度，湿热之毒积于肠胃，葛花独入阳明，令湿热从肌肉而解，豆蔻、砂仁皆辛散解酒，故以为君，神曲解酒而化食，木香、干姜调气而温中，青皮、陈皮除痰而疏滞，二苓、泽泻能驱湿热从小便出，乃内外分消之剂，饮多则中气伤，故又加参、术以补其气也。

4.《医宗金鉴》：此方君葛花，佐以辛香之品；用神曲，佐以快气之品；用苓、泽，佐以甘温之品。服后取汗，是谓外解肌肉，内清阳明，令上下、内外分消其患，使胃中秽为芳变，浊为清化，泰然和矣。

5.《成方便读》：夫酒之为物，其质虽阴。其性则阳，故多饮则身热而赤。久则性去而质留。质者，水也，阴也，但随人之脏气而为病。若阳盛者。多化湿热；阴盛者，多化湿寒。然脾胃正气不虚，则随饮随化，亦无以上诸证。治之者，先宜以参、术补脾之正气；复以干姜温脾中之阳而助其健运。湿性粘腻，故以豆蔻、砂仁、木香、青皮、陈皮一派辛香燥烈之品以佐之。酒乃谷所酿成，故以神曲消之。论治酒之法，解表、利小便，亦为两大法门，故以葛花入阳明，以解在表之酒湿；苓、泻达小肠，以渗在里之酒湿耳。

6.《医方概要》：酒为湿热水谷合成，最伤肺胃，以胃为酒瓮，肺为瓮盖，时时熏蒸，无有不为所腐者。故酒客每病肺胃，或咳或呕，皆乃肺胃气逆而顺降失常也。故治之必以辛通降逆，疏利中焦气分为主。此方惟葛花擅解酒积，余皆辛化淡渗调中温中之品，使肺胃之气化而酒积可去矣。

五物香薷汤

【来源】《仁斋直指方论》卷三。

【别名】五物香薷饮（《医方集解》）、五味香薷饮

（《医钞类编》卷三）。

【组成】香薷三两　白扁豆（姜制）　厚朴（制）　白茯苓各一两半　甘草（炙）一两

【用法】上锉。每服三钱，水煎，温服。

【功用】

1.《仁斋直指方论》：驱暑和中。

2.《普济方》：调营卫，益脾温胃，散宿痰停饮。

【主治】

1.《仁斋直指方论》：中暑。

2.《普济方》：饮食不节，饥饱失时，或冷物过多，或硬物壅驻，或食毕便睡，或惊忧恚，或劳役动气便欲饮食，致令脾胃不和，三脘痞滞，内感风冷，外受寒邪，憎寒壮热，遍体疼痛，胸膈满闷，霍乱呕吐，脾疼翻胃，中酒不醒，四时伤寒头痛。

【方论】《证因方论集要》：香薷辛温香散，能入脾肺气分，发越阳气，以散皮肤之蒸热；厚朴辛温，除湿散满，以解心腹之凝结；茯苓、扁豆甘淡，能消脾胃之暑湿，降浊而升清；甘草和中健脾；香薷乃夏月解表之药，如冬月之麻黄，气虚者尤不可服。

百杯丸

【来源】《御药院方》卷四。

【组成】沉香半两（细锉）　丁香六钱　缩砂仁一两半　白豆蔻仁二两　红豆　干葛　陈皮（去白）　甘草（炙）各半两　干生姜一两

【用法】上为细末，炼蜜为丸，每两作二十丸。每服一丸，细嚼，生姜汤送下，不拘时候。

【主治】酒不散，胸膈滞闷，呕吐酸水，心腹疼痛。

暖胃汤

【来源】《御药院方》卷五。

【组成】生姜一斤（去皮，净洗，横纹切作片子，用盐二两掺入生姜中令匀，腌一宿取出，入银石器内，慢火炒，续入上好神曲细末一两，与姜同炒令干）　丁香半两　齐州大半夏一两（汤洗七次，去滑，焙干，为细末，以生姜自然汁和作

饼子，焙干）　大草豆蔻三个（去皮）　甘草一两（炙）　陈皮一两（汤浸，微去白瓤，焙）

【用法】上为细末。每服一钱，空心或食前沸汤点服。

【功用】大辟风寒雾露之气。

【主治】痰嗽胸膈不快，多吐寒痰；兼治饮酒过多。

贺兰先生解毒丸

【来源】《御药院方》卷七。

【别名】保命丹、化毒丹。

【组成】贯仲　茯苓　黄药子　蓝根　干葛　地黄　雄大豆　甘草　滑石　缩砂仁　阴地厥　薄荷各三两（好者用）　土马鬃　绿豆粉　益智　寒水石　山豆根　紫河车　马勃　草龙胆　白僵蚕　百药煎　山栀子　大黄各一两

【用法】上为细末，蜜水浸蒸饼为丸，如弹子大。每服一丸，细嚼，新水送下；小儿一丸分作四服，煎薄荷汤放冷磨下；小儿急惊，磨刀水下。此药长宜将带备急，若夏月频服，使诸疾不生。

【功用】善解诸毒。

【主治】药毒，酒毒，山岚瘴毒，果毒，肉毒，面食鱼菜痰，冬月丹毒，夏月暑毒，伤风后余热，小儿疮疹后毒，及喉闭之患，小儿急惊。

六均丸

【来源】《医方类聚》卷一一三引《经验秘方》。

【组成】大黄　葛根　朴消　槐花　牵牛　皂角（微火监过，去皮弦子）各等分

【用法】上为末，滴水为丸，如梧桐子大。每服二十丸，温水送下。欲快利，临卧服五七十丸。

【功用】祛风热，除肠中垢腻。

【主治】酒病，诸积滞。

四黄丸

【来源】《永类钤方》卷二。

【组成】宣连　大黄　山栀仁　黄芩

【用法】略炒，为末，炼蜜为丸。嚼化。

【主治】酒毒，肺热咳红。

乌梅丸

【来源】《丹溪心法》卷三。

【组成】乌梅一斤　半夏八两　白矾八两　生姜一斤　神曲　麦芽　陈皮　青皮　莪术　枳壳　丁皮　大腹子各四两

【用法】先将前四味同为细末，新瓦两片夹定，火上焙三日三夜；次入后八味，用酒糊为丸。每服四五十丸，姜汤送下。

【功用】消食化痰。

【主治】酒毒。

木香槟榔丸

【来源】《医学启蒙》卷三。

【组成】广木香四两　黄连四两（吴茱萸汤泡，炒）　黄芩四两（酒炒）　青皮四两（醋炒）　黄柏（盐水炒）　槟榔八两（煨）　陈皮八两（炒）　莪术五两（煨）　枳壳八两（麸炒）　黑丑八两（炒）　厚朴四两（姜炒）　大黄四两（酒蒸）　香附（制）八两　当归八两（酒洗）　干姜三两（炮）

【用法】上为末，白水滴丸，如绿豆大，每服一钱或一钱半，白汤送下，不拘时候。

【功用】顺气宽胸，消积化滞，解宿酒，消宿食，除胀满，利水肿。

缩砂汤

【来源】《医方类聚》卷一九八引《居家必用》。

【组成】缩砂仁四两　乌药二两　乌附子（炒）二两　粉草（炙）二两

【用法】上为细末。每服二钱，加炒盐，沸汤点服。

【功用】常服快气进食。

【主治】中酒者。

三香神术丸

【来源】《普济方》卷二十四引《德生堂方》。

【组成】香附子　苍术　厚朴　藿香　甘草　良姜　枳实　枳壳　青皮　陈皮　广术　三棱　槟

榔　神曲　半夏曲　益智仁　瓜三棱　石三棱　曲蘗　雷丸　干葛　黄连　木香各一两

【用法】上为细末，萝卜熬水打曲糊为丸，如梧桐子大。每服五十丸，酒、水任意下。

【功用】温中快膈，化积顺气。

【主治】中酒吐酒，呕逆吐酸，气壅食噎，饮食迟化，胸膈痞闷，腰胁刺痛，胃脘停痰，饮食无味，妇人血气，脐腹疼痛。

五豆汤

【来源】《普济方》卷二五三引《德生堂方》。

【别名】五豆饮（《医学六要·治法汇》卷六）。

【组成】黑豆　黄豆　绿豆　青豆　赤小豆各五升　干葛一斤　甘草一斤　贯众半斤（俱不锉）

方中贯众用量原缺。据《袖珍方》补。

【用法】上用水五斗五升，腊八日用大锅熬至豆熟为度。滤去豆汁顿冷，以大瓦瓷盛之，用苦叶纸重封，春、夏月开用。酒后喝，随意饮之；小儿痘疮不出，饮即发见。

【功用】解酒毒，止烦渴，发痘疮，并能解发渴之证后成疮痍者。

百钟丸

【来源】《普济方》卷二十四引《德生堂方》。

【组成】干葛　黄连　枳实各四两　青皮　陈皮　神曲　麦蘗　雷丸　三棱　莪术　益智仁　槟榔各一两　牵牛末　木香各二两　杏仁（泡，去皮尖）半斤　萝卜子半斤　葛花二两

【用法】上为细末，酒糊为丸，如梧桐子大。每服五七十丸，酒、水任意送下。但酒所伤者宜服之，百钟可以再进。

【主治】中酒食吐酒，呕逆恶心，口吐酸水，痰涎壅盛，痰塞气不畅快。

沉檀快膈丸

【来源】《普济方》卷二五三引《德生堂方》。

【组成】香附子一斤　丁皮半斤　甘草一斤　桂枝　甘松　莪术　益智仁　檀香　丁香各四两　藿香　姜黄各二钱　沉香一两　山果子四两

【用法】上为末；用砂仁杵碎，取仁作母，豆粉一斤四两，炒黄色，和匀，加前药末为丸，如梧桐子大。每服五七丸，加数丸亦可，细嚼，以酒送下，不拘时候。

【主治】酒食所伤，胸膈痞闷，气逆吐痰，口吐酸水。

沉檀聚香饼子

【来源】《普济方》卷二五三引《德生堂方》。

【组成】香附子五两　丁香二两　檀香四两　三棱二两　白茯苓二两　甘松二两　沉香一两半　白豆蔻仁二两　砂仁二两　甘草五两　木香一两半　葛花三两　干葛四两　麝香三钱（另研入药）　南硼砂一两

【用法】上为末，熬甘草膏子，炒飞罗面与药末和成剂，捏作小小饼儿。含化。

【功用】消化宿酒，辟口气，助脾胃，和饮食。

葛花解醒汤

【来源】《普济方》卷一七二引《德生堂方》。

【组成】葛花　白豆蔻　砂仁　木香　神曲各五钱　干葛　陈皮　白术　青皮　白茯苓　泽泻各二钱　猪苓　人参各一钱五分　甘草三钱

【用法】上为细末。每服二钱，临卧沸汤调服。汗出立效，不损元气。

【功用】散酒积毒。

【主治】宿食酒伤，胸膈满闷，口吐酸水，恶食呕逆；及年远日久，酒疸面眼俱黄，不思饮食。

【加减】如泻者，加豆蔻（煨）二钱。

木香导饮丸

【来源】《普济方》卷一〇四。

【组成】京三棱（炮）　蓬莪术（炮）各三两二钱　青皮（去白）　陈皮（去白）　白术各一两半　槟榔　枳壳（炒）　木香各一两　半夏一两　白茯苓一两半　干葛二两

【用法】上为细末，打面糊为丸，如梧桐子大。每服五十丸，食后生姜汤送下，加至一百丸。

【主治】风痰气涩，胃脘痞满，停饮不消，头目昏眩，手足麻痹，声重鼻塞，神困多睡，志气不清，中酒吐酒。

【宜忌】忌食猪肉，荞麦面。

五福寿命丹

【来源】《普济方》卷一七二。

【组成】枸杞子（生）　白矾（枯）各一两　天麻（去节）半两　半夏（汤泡）　干姜（生）各一两半

【用法】上为细末。蒸饼生剜裹药，蒸熟去蒸饼皮，将药入白中，捣千下，如干，入酒些少，为丸如梧桐子大。每服五七十丸，生姜汤送下，一日二次。

【功用】解酒醒醉，宽胸利膈。

【主治】一切积气，及酒醉酒痰。

仙方内消丸

【来源】《普济方》卷一七二。

【组成】青皮（去白）　陈皮（去白）　苍术（米泔浸）　桂（去皮）　三棱（煨）　蓬术（煨）　干漆（炒出烟）　芫花（醋煮）　草霜　附子　故纸（炒）　皂角各三两　黑牵牛半两（半生半熟）（一方加半夏三两）

【用法】上为末，醋和为丸，如梧桐子大。每服三十丸，随汤下。

【主治】酒食过伤脾胃。

解热汤

【来源】《普济方》卷二二八。

【组成】柴胡　白术　枳壳　白茯苓各一钱（锉）

【用法】上药分作二剂，每剂用童子小便、水、酒共一升，煎至半升，去滓，分二次温服。以效为度。

【主治】饮酒虚劳生热。

五灵脂丸

【来源】《普济方》卷二五三。

【组成】五灵脂一两（为末）　麝香少许（研）

【用法】上为末，饭为丸，如小豆大。每服十丸，米饮送下，不拘时候。

【主治】酒伤。

百杯散

【来源】《普济方》卷二五三。

【组成】甘遂　橘皮（去白）　葛花一两（净）
　　　方中甘遂、橘皮用量原缺。

【用法】上为细末。每服一钱，临卧用温酒调下。至夜利下，酒病方愈，未知再服。

【主治】停酒，胸膈痞闷，饮食不快，及一切酒病。

【宜忌】忌食甘草一二日。

草节散

【来源】《普济方》卷二五三。

【组成】赤马粪中草节不拘多少（略沉，晒干）

【用法】上为细末。每服二钱，米饮调下。

【功用】解酒毒。

沉香丸

【来源】《袖珍方》卷三。

【组成】沉香　朱砂　木香各五钱

【用法】上药甘草膏子为丸，朱砂为衣。

【主治】酒病。

玉液汤

【来源】《医方类聚》卷一六五引《御医撮要》。

【组成】缩砂半两　薯蓣一两　甘草四两　豆蔻一个半

【用法】上为细末，入龙脑半钱。每服一钱，入盐少许，如茶点进。

【功用】消酒，利胸膈。

【主治】酒病。

龙脑汤

【来源】《医方类聚》卷一六五引《御医撮要》。

【组成】缩砂八两　甘草六两

【用法】上为细末。每以半钱，如茶点进。

【功用】醒酒消食。

白乳汤

【来源】《医方类聚》卷一六五引《御医撮要》。

【组成】薯蓣五两　干姜少许　杏仁二两　甘草一两　白芷三分

【用法】上为细末，不入干姜亦得。每服一钱，入盐少许点下。

【功用】消化酒食。

【主治】酒病。

黄连解毒散

【来源】《银海精微》卷下。

【组成】黄连　黄芩　黑参　龙胆草　荆芥　栀子　天花粉　茵陈　生地黄　车前子　桔梗　连翘

【用法】水煎，加童便三盏，温服。

【主治】酒毒所致白睛黄赤。

神妙列仙散

【来源】《丹溪心法附余》卷三。

【组成】木香　沉香各一钱　茴香（微炒）　槟榔各一钱　萹蓄三钱　大黄一两（微焙炒）　麦芽一两半　瞿麦五钱

【用法】上为末。每服三钱或五钱，五更热酒调下，能饮者多饮二三杯不妨。仰面卧，手叉胸前，至天明取下，大便如血为效。

【主治】饮酒所伤，以致遍身疼痛，腰脚强跛，手足顽麻，胃脘疼痛，胸膈满闷，肚腹膨胀，呕吐泻利，及酒食停久而成积聚，黄疸热跛。

【宜忌】忌生冷硬物及荤腥，只吃米粥。

生姜五苓汤

【来源】《医便》卷二。

【组成】生姜　猪苓　泽泻　白术　白茯苓　半夏　枳实各一钱　甘草三分

【用法】用水一钟半，煎七分，温服。取小汗。

【主治】春月大饮冷水伤脾，过饮酒而伤气。

【加减】此治伤饮之轻者，若重而水蓄积为胀满者，去甘草，加大戟（长流水煮三次，去皮，晒干）七分，芫花（醋浸、炒干）、甘遂（面包煨，去面，去心）各八分，黑牵牛（研末）二钱，槟榔一钱，用水二钟，煎一钟，空心服，利水尽即愈。

鸡苏饼

【来源】《医便》卷五。

【别名】鸡苏饼子（《鲁府禁方》卷四）。

【组成】鸡苏薄荷（净叶）三两　紫苏叶五钱　白葛粉一两　乌梅肉二两五钱（另研如泥）　檀香二钱　硼砂五钱　柿霜四两　白冰糖八两

【用法】上为极细末，加片脑一分五厘，再研和匀，入炼蜜得中，印成樱桃大饼子。每服一丸嚼化，不拘时候。

【功用】清上焦，润咽膈，生津液，化痰降火，止嗽，醒酒，解酒毒。

清火汤

【来源】《古今医鉴》卷四引云林方。

【组成】连翘一钱　栀子一钱（炒）　玄明粉一钱（如无，以消代之）　黄芩一钱（酒炒）　黄连一钱（酒炒）　桔梗一钱二分　玄参一钱二分　薄荷八分　羌活（酒洗）八分　防风六分　贝母一钱　独活（酒洗）八分　前胡八分　柴胡八分　天花粉一钱　茯苓一钱　川芎八分　枳壳一钱　甘草三分　大黄（酒蒸）二钱

【用法】上锉一剂。水煎服。

【主治】五脏六腑及上、中、下三焦火热。

【加减】酒毒，加白粉葛一钱。

解酒化毒丹

【来源】《古今医鉴》卷四。

【组成】白滑石（水飞）一片　白粉葛三两　大粉草三两

【用法】上为末。每服三钱，不拘时候以冷水调下，日进两三次。

【主治】饮酒过多，遍身发热，口干烦渴，小便赤少。

三黄散

【来源】《点点经》卷一。

【组成】大黄　黄芩　黄柏各二钱

【用法】上为细末。用开水泡散五钱，入乳汁一杯在内，入饭上蒸一会，拿起令冷，用鹅翎常刷数次。以退红为度。

【主治】酒病，骨节红肿，或已溃而红肿，久注不退。

白蔻散

【来源】《点点经》卷一。

【组成】白蔻　红蔻　苍术　羌活　陈皮　厚朴　槟榔　枳壳　香附各一钱五分　姜皮　白术　砂仁各一钱　甘草八分

【用法】生姜、灯心为引。

【主治】酒病发表后，上膈已松，但脐下气胀痛，周身复旧酸麻胀。

八仙迎生饮

【来源】《点点经》卷一。

【别名】和气养血汤。

【组成】当归二钱　白术一钱五分　小茴　羊藿　腹皮　黄耆各一钱　川芎一钱五分　炙草八分

【用法】加生姜、大枣，水煎服。

【功用】酒病后，和气养血。

加味白蔻散

【来源】《点点经》卷一。

【组成】苍术　白术　羌活　白蔻　陈皮　枳壳各一钱　秦艽　厚朴　槟榔　吴萸各一钱五分　粉葛二钱　甘草六分

【用法】生姜、灯心为引。

【主治】酒伤中焦，寒邪传肝，周身麻胀，经络抖跳，乍痛乍上，胸膈不利。如血变为痰，则常痛

不禁,左胁尤甚。

加味白蔻散

【来源】《点点经》卷一。

【组成】白蔻散加大黄二钱　朴消二钱

【用法】用猪胆汁半杯,童便半杯,匀入药内,合炒几回,不用引,取起煎服。须用灸脐法以助药力,庶几得快。

【主治】酒毒伤耗血海,肝火上炎,心肺受病,酒毒湿热流渗二腑,寒痰闭塞不行,大小肠气泛不清,三焦被寒,伤及脾胃,致肚腹作痛,上下不定,二便不通,呕吐不止。

安神定智汤

【来源】《点点经》卷一。

【组成】益智　远志　当归　白芍　黄耆　天冬　龙骨(煅,灸)　芡实　泽泻各一钱半　茯神　金钗各一钱　甘草三分

【用法】莲肉、粳米、大枣为引,水煎服。

【主治】酒伤心脾,传染膀胱,火熏精漏,神气不爽,饮食少进,赤白二浊。

异功散

【来源】《点点经》卷一。

【组成】腹皮二钱　当归二钱　木通六分　乳香　没药　沉香　木香　丁香　甘草各三分

【用法】四香研末,葱为引,冲服。

【主治】酒病初发,形如感冒,被医误治,三焦大痛。

导气醒脾汤

【来源】《点点经》卷一。

【组成】条参　黄耆　砂仁　官桂　六曲各一钱　茯苓　当归　白术　青皮　陈皮　腹皮各一钱五分　甘草三分

【用法】旧蒲扇(烧灰)二钱为引,水煎服。

【主治】酒病腹胀,四肢厥冷,冷汗不收,心烦发晕。

红蔻散

【来源】《点点经》卷一。

【组成】红蔻　苍术　羌活　陈皮　厚朴　槟榔　枳壳　香附各一钱五分　姜皮　白术　砂仁各一钱　甘草八分　玄明粉　酒军各二钱　乌药一钱

【用法】水煎,蜂蜜半杯兑服。

【主治】酒毒,脐下气胀痛,二便不通。

补脾汤

【来源】《点点经》卷一。

【组成】条参　白术　当归　扁豆　陈皮　泽泻　六曲　诃子　青盐各一钱半　云苓　甘葛各二钱　甘草三分

【用法】黑枣三枚为引。

【主治】酒后伤脾,小便浊红浊白,阴囊作痒作痛,面黄气短。

补气补血汤

【来源】《点点经》卷一。

【组成】栗壳三钱　当归二钱　黄耆二钱　玉竹(蜜灸)　白术(土炒)　川芎　熟地　蒺藜　茯苓　二花各一钱半　白芍三钱　甘草三分

【用法】姜、枣为引。

【主治】酒病气血滞涩,结痰红白,骨节作脓已溃,水流不休,疼痛难忍,饮食少进,气血两亏者。

补脾益气汤

【来源】《点点经》卷一。

【组成】怀耆(灸)　玉竹　白术　仙茅　砂仁　当归　茯苓　车前各一钱五分　人参一钱　六曲二钱　灸草八分

【用法】姜、枣为引。

【主治】伤酒吐血,发晕,面色黄浮,饮食减少。

济水汤

【来源】《点点经》卷一。

【组成】天冬　麦冬　陈皮　草薢　泽泻各一钱半　砂仁二钱　官桂一钱　干葛二钱　甘草三分

【用法】煨姜为引，水煎服。

【主治】酒伤，胸膈不块，呕吐不定。

清痰汤

【来源】《点点经》卷一。

【组成】苍术一钱　羌活一钱　甘葛三钱　二花　半夏　昆布　海藻　黄芩　秦芄　蚕砂　蝉蜕　乳香各一钱五分

【用法】葱白、生姜为引，煎服。取汗。

【主治】酒伤气注，或上或下，骨节肿痛，红白不一，畏寒发战，潮烧。

【宜忌】禁风，忌油酒腻。

发表汤

【来源】《点点经》卷二。

【组成】穿甲三片　钩藤　川椒　桂枝　地肤子　秦芥各二钱　寸香三分　肉桂一钱五分　附子一钱　虎骨一钱　柑树叶四两

【用法】水煎服。取汗禁风。

【主治】酒伤经络，瘫痪不遂，周身不仁。

发表渗湿汤

【来源】《点点经》卷二。

【组成】苍术　秦芄　槟榔　桂枝　茯苓　车前　怀膝　川膝各一钱半　川羌　独活　天雄各一钱　干葛　防己各二钱　甘草三分　生姜引

【主治】酒伤经络，周身麻木，瘫痪不遂。

扶脾饮

【来源】《点点经》卷二。

【组成】茯苓二钱　白芍　陈皮　扁豆子　苍术　吴萸　熟地各一钱　川芎　当归　白术各一钱半　甘草三分

【用法】加生姜、大枣为引。

【主治】酒食伤脾，饮水不纳，贪睡不醒。

补血和气饮

【来源】《点点经》卷二。

【组成】条参　白术　当归　玉竹　仙茅　金钗　茯神　熟地各一钱五分　土苓二钱　淮耆　川芎　甘草各一钱

【用法】姜、枣为引。

【主治】酒伤筋骨，疲软，肌肉瘦弱，困倦不安。

补阴济阳汤

【来源】《点点经》卷二。

【组成】当归一钱　侧柏叶二钱　荆芥　栀仁　蒲黄（炒黑）　天冬　腹皮　香附　麦冬各一钱半　元参八分　炮姜八分

【用法】以上俱炒黑，加肉桂六分，甘草四分，同煎服。要看身强身弱，如太旺不宜服，脱症亦不宜服。如脉缓三至，手足逆冷，服之神效。

【主治】酒毒伤血，湿热伏阳，血从齿缝流出，发尖滴血等症。

养子舒筋散

【来源】《点点经》卷二。

【组成】天冬二钱　玄胡　当归　川芎　天麻各一钱半　白芍　熟地　生地各一钱　羊藿二钱　甘草三分

【用法】茄根、松节为引，水煎服。

【主治】酒伤筋弱，手足发战，经络麻胀。

养阴救阳汤

【来源】《点点经》卷二。

【组成】黄耆三钱　当归　川芎　熟地　杭芍　白术　茯苓　陈皮　羊藿　怀膝各一钱半　仙茅一钱　炙甘草八分

【用法】姜、枣为引，不煎服。

【功用】调理酒伤。

惺惺逐痰汤

【来源】《点点经》卷二。

【组成】茯神二钱 石菖蒲 枣仁（猪心血炒） 枳壳 半夏各一钱 胆星 秦艽 槟榔 陈皮 羊藿各一钱半 干葛二钱 甘草四分

【用法】加生姜、大枣，水煎服。

【主治】酒伤发搐，人事昏迷，发狂如疯，或喊，或笑，或哭，啮人等。

暖胃胶

【来源】《点点经》卷二。

【组成】牙猪肚（洗净污秽，真七醋浸一炷香）一个 白茯苓（乳汁拌蒸，晒干，为末）四两 胡椒（研末）一钱 净糯米一碗 麻油一两

【用法】入肚内，用青线缝口，重汤煮至绒烂如胶。缓缓咽下，日服数次。若不吐出，接服二三个，自然胃气畅顺。

【主治】酒伤胃，膈噎痰播，咳嗽，饮食难进。

五皮渗湿汤

【来源】《点点经》卷三。

【组成】腹皮 姜皮 青皮 赤茯皮 陈皮 苍术 苏子 秦艽 木通 车前 当归

【用法】分葱为引。

【主治】酒伤皮肤焦枯，时发寒热，腹胀胸满，腰脚酸疼。

五花解酒汤

【来源】《点点经》卷三。

【组成】白葛花 旋覆花 金银花 木槿花 当归 款冬花 腹皮 木香

【用法】葱白为引，水煎服。

【主治】酒毒发喘，痰水夹寒，面白身热，四肢逆冷，大渴不休，大便癃闭，邪热在里，用扶阳济阴汤稍平之后，服此汤调理。

四逆理中汤

【来源】《点点经》卷三。

【组成】条参 白术 秦艽 川芎 羊藿 白茯 干葛 桂心 附子 姜炭 甘草

【用法】生姜、大枣为引。

【主治】酒伤脾胃，四肢逆冷，冷汗常作，发肤焦枯，饮食不思，脉来沉，寸部迟细，尺部洪数。

补脾渗湿汤

【来源】《点点经》卷三。

【组成】苍术 白术 茯苓 桂心 腹皮 当归 乌药 枳壳 熟地 茵陈 陈皮

【用法】黑枣为引。

【主治】酒伤黄肿已消之后，不问身热身凉，并皆治之。

养阳济阴汤

【来源】《点点经》卷三。

【组成】当归 淮耆（炙） 车前 熟地 白术 羊藿 玉竹 陈皮 枳壳 茯神 川芎

【用法】黑枣、建莲为引，水煎服。

【主治】酒伤黄肿，气喘发咳，小腹肿满膨胀等。

葛根解表汤

【来源】《点点经》卷三。

【组成】干葛 防风 柴胡 半夏 人参 黄芩 前胡 秦艽 茯苓 甘草

【用法】加生姜、大枣为引，水煎服。

【功用】散寒取汗。

【主治】酒伤气血，骨瘦如柴，面发黄黑，贪睡倦怠，胸膈胀塞。

【宜忌】忌荤油一日。

解酲汤

【来源】《遵生八笺》卷十一。

【组成】白茯苓一钱半 白豆蔻仁五钱 木香二钱 橘红一钱半 莲花青皮一分 泽泻一钱 神曲一钱（炒黄） 缩砂三钱 葛花半两 猪苓（去黑皮）一钱半 干姜一钱 白术二钱

【用法】上为细末，和匀。每服二钱，白汤调下。但得微汗，酒疾去矣。

【主治】中酒。

【宜忌】不可多食。

紫霞丹

【来源】《遵生八笺》卷十七。

【组成】朱砂四两（一半为衣）　宫硼砂五钱　沉香一钱　桂花一钱　青木香一钱　细芽茶二钱　诃子一钱　白蔻仁一钱　金钱薄荷四钱　冰片三分　百药煎一钱　玄明粉二钱

【用法】上为细末，拣大甘草四两煎汁，为丸，如小豆大，朱砂为衣。每服一丸，一次噙化。

【功用】解醒，凉膈平胃，解愠安神，清喉。

【主治】伤酒，痰涌咳嗽，或口有秽气，津苦舌干。

四苓解毒汤

【来源】《婴童类萃》卷中。

【组成】白术一钱　茯苓一钱　猪苓一钱　泽泻一钱　干葛二钱　黄连一钱五分　甘草一钱　灯心二十寸

【用法】水煎，候冷，频频当水灌之。

【主治】中火酒毒，兼治热泄痢疾。

【加减】热甚，加香薷、柴胡、黄芩、木通；痰甚，加贝母、麦冬、花粉、黄芩。

加味二陈汤

【来源】《济阳纲目》卷十一。

【组成】陈皮　半夏　茯苓　甘草　黄连　干葛各一钱

【用法】上锉，加生姜三片，水煎服。

【主治】伤酒恶心，呕逆，吐出宿酒，昏冒眩晕，头痛如破。

神仙列仙散

【来源】《济阳纲目》卷十一。

【组成】木香　沉香　茴香（微炒）　槟榔各一钱　萹蓄二钱　瞿麦五钱　麦芽一两半　大黄（微炒，焙）一两

【用法】上为末。每服三五钱，五更热酒调下，能

饮者，多饮二三杯不妨。仰面卧，手叉胸前，至天明取下，大便如鱼脑，小便如血为效。

【主治】饮酒所伤，以致遍身疼痛，腰脚强跛，手足顽麻，胃脘疼痛，胸膈满闷，肚腹膨胀，呕吐泻利，酒食停久，及积聚，黄疸，热臌。

【宜忌】忌食生冷硬物及荤腥，只啜米粥。

葛花汤

【来源】《济阳纲目》卷十一。

【组成】葛根面　小豆花　藿香叶　白豆蔻　益智仁　缩砂仁　香附子　车前子　葛花　葛蕊　白檀　木香　丁香　沉香　橙皮　陈皮　姜屑　官桂　白术　泽泻　茯苓　人参　甘草各等分

【用法】上为细末。汤点服，酒调亦得；或姜汁糊为丸，如梧桐子大，酒下之。服毕，但鼻准微汗，即解。

【功用】上下分消酒湿。

【主治】伤酒。

葛母解醒汤

【来源】《病机沙篆》卷下。

【组成】葛根　知母　人参　茯苓　砂仁　豆蔻　青皮　陈皮　木香　神曲　猪苓　生姜

【用法】水煎服。

【主治】伤酒头痛。

黄耆葛根汤

【来源】《证治汇补》卷三。

【组成】黄耆一两　葛根五钱

【用法】水煎服。大汗而愈。

【主治】

1.《证治汇补》：酒郁，内热恶寒。

2.《医略六书》：气虚人伤酒恶寒，脉微者。

【方论】《医略六书》：酒资湿热，得气化行，自可免于酒病焉。今气虚不能自运其湿热，故以黄耆补气，即用葛根解肌。二味成方，能使酒湿内从气化而消，外从元府而泄，安有病酒之患乎？此壮气解表之剂，为虚人伤酒恶寒之专方。

加味连草汤

【来源】《辨证录》卷十。

【组成】黄连三钱　生甘草一两　菖蒲一钱　贝母三钱　生姜汁半茶钟

【用法】水煎一碗，服之即解，不必二服，得吐犹愈之速也。

【主治】饮吞鸩酒，白眼朝天，身发寒颤，忽忽不知如大醉之状，心中明白但不能语言。

地龙汤

【来源】《辨证录》卷十。

【组成】蚯蚓二十条　葱四十条

【用法】同捣烂如泥，以井水二碗漉过，取汁一碗，灌入醉人口中。

【主治】恣饮烧酒，大醉欲死，身体臭秽。

连葛解醒汤

【来源】《观聚方要补》卷二引《证治大还》。

【组成】黄连　葛根　滑石　山栀　神曲　青皮　木香

【用法】水煎服。

【主治】酒积，腹痛泄泻。

【加减】加茵陈、泽泻、猪苓、肉桂，分利湿热尤妙。

加减柴苓汤

【来源】《医学传灯》卷下。

【组成】柴胡　黄芩　半夏　甘草　赤茯　猪苓　泽泻　赤芍　枳壳　厚朴

【主治】伤酒，酒热积于下焦，小便不利，腿足发热者。

鸡距子汤

【来源】《不居集·下集》卷十二。

【组成】鸡距子

【主治】饮酒发热。

冰梅丸

【来源】《活人方》卷三。

【组成】干葛五钱　苏叶一钱五分　白豆蔻一钱　甘草一钱　薄荷二钱　藿香一钱五分　桔梗一钱　人参二钱　乌梅肉（炙干）一钱　白硼砂一钱　麦冬三钱　花粉三钱　广橘红一钱

【用法】上为细末，炼蜜为丸，如龙眼核大，不拘时候噙化。

【主治】停痰积热，使肺胃之气不和而烦渴，恶心干呕，及酒毒郁于三脘而作呕哕，既久而脾胃不醒，饮食不思，及霍乱吐泻之症。

苏葛二陈汤

【来源】《会约医镜》卷十。

【组成】陈皮　甘草各一钱　半夏　茯苓各一钱半　黄连（姜水炒）　栀子（炒）各八分　苏叶六分　干葛二钱

【用法】水煎，热服。

【主治】酒伤作呕，面赤口渴，烦躁恶心，连日不宁。

良姜散

【来源】《续名家方选》。

【组成】良姜六钱　茴香四钱　甘草二钱

【用法】上为末。白汤饮下。

【主治】因酒毒常常泄泻者。

搜风化痰丸

【来源】《丹溪心法》卷二。

【组成】人参　槐角子　僵蚕　白矾　陈皮（去白）　天麻　荆芥各一两　半夏四两（姜汁炒）　辰砂半两（另研）

【用法】上为末，姜汁浸蒸饼为丸，辰砂为衣。每服四十丸，姜汤送下。

【功用】搜风化痰。

王师雨饮

【来源】《喉科种福》卷四。

【组成】玉竹四钱　天冬二钱　麦冬二钱　生地三钱　阿胶二钱　桔梗钱半　甘草一钱

【用法】煎汤，鸡子白冲服。

【主治】嗜酒积热，致咽痛微嗽，口烧而不渴，足心如烙，久乃咽烂。

回生丹

【来源】《温氏经验良方》。

【别名】神仙活命丹。

【组成】贯众　甘草　板兰根　干葛　甜消各一钱　川军一两半　牛黄（研）　珠子粉　生犀角　薄荷各五钱　朱砂四钱　麝香（研）　肉桂　青黛各三钱　龙脑二钱（研）　金箔三十片

【用法】上为细末，收贮瓶内，封口，不可泄气。解百毒，新汲水下；汗后热劳病，及小儿惊风热症，薄荷汤下；急症用一分，开水送下。如不张口，撬开牙齿灌下。

【主治】中风不语，半身不遂，肢节顽麻，痰涎上涌，咽嗌不利，饮食不下，牙关紧闭，及一切酒毒、药毒，紧急霍乱，中暑。

葛花解醒丸

【来源】《北京市中药成方选集》。

【组成】青皮（炒）三十两　茯苓二十两　木香五两　神曲（炒）二十两　黄连二十两　人参（去芦）十两　橘皮二十两　白术（炒）二十两　泽泻二十两　猪苓二十两　豆蔻仁五十两　葛花一百六十四两

【用法】上为细粉，过罗，用冷开水泛为小丸。每服二至三钱，温开水送下。

【功用】宽膈解酒，和胃止呕。

【主治】饮酒过度，呕吐痰涎，胸膈痞闷，饮食减少。

胜利丹

【来源】《全国中药成药处方集》（沙市方）。

【组成】小茴二两四钱　川厚朴三两　桂子二两四钱　砂仁四两八钱　广陈皮二两四钱　粉甘草三十两　马槟榔三两　薄荷冰一两二钱（后入）　正梅片六钱（后入）　广藿香二两四钱　西锦纹二两

【用法】上药忌用火炒，为细末，用糯米浆调和，用木板压成片，烘干。每次服半片或四分之一片，小儿酌减。

【功用】除热解暑。

【主治】伤酒伤食，胃呆恶心，上吐下泻，感冒疫毒，胸腹胀痛，车船昏闷，水土不服。

【宜忌】孕妇忌服。

四十九、中　毒

中毒，是指毒物进入体内的毒性反应。分急性中毒与慢性中毒。毒物有属药物的，如巴豆、生川乌、斑蝥等；有属食物的，如酒精、河豚鱼、病禽病畜、木薯等；还有接触毒物中毒，如漆、水银和吸入毒气等。治宜解毒驱邪，益气回阳为基础。

升麻散

【来源】方出《肘后备急方》卷七，名见《普济方》卷三〇八。

【别名】升麻汤（《圣济总录》卷一四九）、犀角散（《普济方》卷三〇八）。

【组成】升麻　乌翣　犀角各二两

【用法】水三升，煮取一升，尽服之。滓敷疮上，不愈更作。

【主治】

　　1.《肘后备急方》：卒中射工水弩毒。

　　2.《外台秘要》引《集验方》：射工毒中人，

寒热，发疮偏在一处者。

巴豆方

【来源】方出《肘后备急方》卷七。名见《普济方》卷三〇八。

【组成】鼠妇虫 豉各七合 巴豆三枚（去心）

【用法】合猪脂涂之。

【主治】卒中射工水弩毒。

皂荚膏

【来源】方出《肘后备急方》卷七，名见《圣济总录》卷一四九。

【组成】皂荚一挺（长一尺二寸者）

【用法】上捶碎，以醋一升，煎如饧，去滓，敷痛处。

【主治】射工伤人，初得或如伤寒，或似中恶，或口不能语，或恶寒热，四肢拘急，且可暮剧，困者三日齿间血出，不疗即死。其中人有四种：其一种正黑如墨子，而绕四边，犯之如刺状；其一种作疮，疮久即穿陷；一种突起如石；其一种如火灼人，肉票起作疮，此种最急，并皆杀人。

桃梅饮

【来源】方出《肘后备急方》卷七，名见《圣济总录》卷一四九。

【组成】梅叶 桃叶

【用法】上捣，绞汁三升许，以少水解为饮之。

【主治】中水毒。

射干饮

【来源】方出《肘后备急方》卷七，名见《圣济总录》卷一四九。

【别名】射干散（《普济方》卷三〇八）、和气散（《普济方》卷三〇八）。

【组成】升麻 乌翣各二两

【用法】水三升，煮取一升，尽服之；滓敷疮上。不愈更作。

【主治】卒中射工水弩毒。

青龙汤

【来源】《医心方》卷十八引《范汪方》。

【组成】升麻二两 龙胆一两 萎蕤一两 大青一两

【用法】上锉，以水四升，煮取二升，分作再服。

【主治】中溪毒，寒热。

【加减】不静复作，加小附子一枚，四破之，分作三服。

保灵丹

【来源】《刘涓子治痈疽神仙遗论》。

【别名】丹砂丸（《医级》卷八）。

【组成】朱砂（研）一两 麝香（研）二钱 巴豆（去皮，出油，研）二分 斑蝥（去头足，炒半生半熟）一分 雄黄一分 蜈蚣（一生、一炙）二条 黄药子（研）一钱 山豆根（杵末）一两 续随子（去皮，生用，研末）一钱

【用法】上药各入乳钵内，研末，于五月五日五时，九月九日配合妙。糯米稀糊为丸，如鸡头子大。有人中毒，觉胁气满，攻心腹胀痛，更令患人先嚼黑豆闻香，不腥者，即是中毒，便以好茶送下一丸，不得嚼。斯须间，患人觉心头如拽断皮条声相似，毒物便下，或自口鼻或自大便中出。毒物嫩，只为血。老牙禁，即打一齿下药。若蛇蝎并马汗一切毒，但以好醋磨涂伤处，立解。

【功用】解虫毒及一切毒。

【宜忌】忌酒、肉毒食一月。

一物猪蹄散

【来源】《备急千金要方》卷五。

【别名】猪蹄散（《外台秘要》卷三十六）。

【组成】猪后脚悬蹄（烧存性）

【用法】上为末。以乳汁饮一撮。

【主治】小儿寒热及毒气中人。

蜥蜴丸

【来源】《备急千金要方》卷十一。

【组成】蜥蜴二枚 蜈蚣二枚 地胆五十枚 蟅

虫三十枚　杏仁三十枚　蜣螂十四枚　虻虫三十枚　朴消一两十八铢　泽漆　桃奴　犀角　鬼督邮　桑赤鸡各十八铢　芍药　虎骨各一两半　甘草一两　巴豆一两十八铢　款冬花十八铢　甘遂一两六铢　干姜一两

　　方中桃奴，《太平圣惠方》作"桃仁"。

【用法】上为末，别治巴豆、杏仁如膏，纳药末研调，下蜜捣为丸如麻子大。先食饮服三丸，每日一次。不知，加之。不敢吐下者，一丸日一服。有人风冷注癖坚二十年者，得愈。

【主治】癥坚水肿，蜚尸，遁尸，百注，尸注，骨血相注，恶气鬼忤，蛊毒邪气往来，梦寤存亡，留饮结积，虎狼所啮，猘犬所咋，鸩毒入人五脏，妇人邪气鬼忤。

甘豆汤

【来源】《备急千金要方》卷二十四。

【组成】大豆汁　甘草

【主治】中乌头、巴豆毒。

【方论】甘草解百药毒，此实如汤沃雪，有同神妙。有人中乌头、巴豆毒，甘草入腹即定。大豆汁解百药毒，余每试之，大悬绝不及甘草，又能加之，为甘豆汤，其验尤奇。

防风汤

【来源】《备急千金要方》卷二十四。

【组成】防风

【用法】煎汁饮服。

【功用】解乌头、附子毒。

栝楼根汤

【来源】《备急千金要方》卷二十四。

【组成】栝楼根　甘草各二两　大黄一两　栀子仁十四枚

【用法】上四味合服如解钟乳法。

【主治】海蛤对栝楼毒，或手足烦热，或噤寒清涕。

【方论】《千金方衍义》：海蛤、栝楼亦无毒热，服之而烦热口噤者，良由病湿阻积为与。所以仍用

栝楼根引入先前误药受病之区，统领大黄、栀子开泄其邪，乃《金匮要略》大黄甘草汤之变法。

升麻散

【来源】方出《备急千金要方》卷二十五，名见《普济方》卷三〇八。

【组成】吴茱萸一升　生姜（切）一升半　犀角　升麻　橘皮各二两　乌梅十四枚

【用法】上锉咀。以水七升，煮取二升，分二次服。

【主治】人忽中水毒，手足指冷，或至肘膝者。

梅桃散

【来源】方出《备急千金要方》卷二十五，名见《普济方》卷三〇八。

【组成】梅叶　桃叶

【用法】上捣，绞取汁三升许，或干以少水绞取汁，饮之。小儿不能饮，以汁敷乳头与吃。

【主治】中水毒。

野葛膏

【来源】《备急千金要方》卷二十五。

【组成】野葛一升　茵芋　踯躅　附子　丹砂各一两　巴豆　乌头　蜀椒各五合　雄黄　大黄各一两

【用法】上药治下筛，以不中水猪膏三斤煎，三上三下，去滓，纳丹砂、雄黄末，搅至凝。以枣核大摩痛上。

【主治】射工恶核，卒中恶毒。

【宜忌】勿近眼。

【方论】《千金方衍义》：野葛膏汇集诸毒，为外摩之首药。

解水毒饮子

【来源】方出《备急千金要方》卷二十五。名见《杏苑生春》卷七。

【别名】解水毒饮（《中国医学大辞典》）。

【组成】吴茱萸一升　生姜（切）一升半　犀角　升麻　橘皮各二两　乌梅十四枚

【用法】上锉。用水七升，煮取二升，分二服。

【功用】《千金方衍义》：辟邪解毒。

【主治】人忽中水毒，手足指冷或至肘膝者。

【方论】《千金方衍义》：方中吴茱萸下气辟邪除湿止痛，生姜辟一切不正之气，犀角散恶血，解诸毒蛊痒，升麻辟除瘴疠蛊毒，橘皮下气通神，逐秽恶诸邪，乌梅解热毒敛正气。

雄黄朱砂方

【来源】方出《千金翼方》卷二十，名见《普济方》卷三〇八。

【组成】雄黄　朱砂　常山各等分

【用法】上于五月五日使童便捣合之，取敷疮上。

【主治】
1.《千金翼方》：沙虱毒；
2.《普济方》：溪毒。

黄芩汤

【来源】《千金翼方》卷二十二引靳邵方。

【组成】黄芩　枳实（炙）各二两　栀子十四枚（擘）　栝楼　厚朴（炙）　芍药　甘草（炙）各一两

【用法】上锉。以水七升，煮取二升五合，分三服。

【主治】石发，身如火烧。

水解散

【来源】《医方类聚》卷四十六引《千金月令》。

【组成】柴胡　知母　瓜蒌　青木香　升麻　茵陈各四分　大黄　栀子仁　石膏　芒消各六分　黄芩　干葛各五分　枳壳（炒）　芍药各三分

【用法】上为散。以冷水四大合，和散一匙，空腹顿服，以痢为度。春、夏用冷水，秋、冬用暖水。不退再服。

【主治】百种伤寒时疾。

解散甘草汤

【来源】《医心方》卷二十引《深师方》。

【组成】甘草一两半　茯苓一两　生姜一两

【用法】上药以水三升，煮取一升半，分三次服。

【主治】服石散发，烦闷不解。

甲香散

【来源】《太平圣惠方》卷五十七。

【别名】犀角散（《圣济总录》卷一四九）。

【组成】甲香　犀角屑　射干　木香　熏陆香　丁香　黄连　川升麻　鳖甲（涂醋炙令黄，去裙襕）　牡蛎（烧为粉）　羚羊角屑　甘草（炙微赤，锉）　黄芩各一两　黄柏一两（锉）　吴茱萸一分（汤浸七遍，焙干，微炒）

【用法】上为细散。中射工毒及诸毒，每服一钱，水送下，一日三次。兼以鸡子白调散涂之。

【主治】射工毒肿生疮。

至宝丹

【来源】《灵苑方》引郑感方（见《苏沈良方》卷五）。

【别名】至宝膏（《幼幼新书》卷八）。

【组成】生乌犀　生玳瑁　琥珀　朱砂　雄黄各一两　牛黄一分　龙脑一分　麝香一分　安息香一两半（酒浸，重汤煮令化，滤去滓，约取一两净）　金银箔各五十片

【用法】上为丸，如皂角子大。每服一丸，人参汤送下，小儿量减；血病，生姜、小便化下。

《太平惠民和济局方》本方用法：将生犀、玳瑁为细末，入余药研匀，将安息香膏重汤煮凝成后，入诸药中和搜成剂，盛不津器中，并旋丸如梧桐子大。每用三丸至五丸，疗小儿诸痫急惊心热，每二岁儿服二丸，均用人参汤化下。

本方改为散剂，犀角改用水牛角浓缩粉，不用金银箔，名"局方至宝散"（《中国药典》）。

【功用】《方剂学》：清热开窍，化浊解毒。

【主治】
1.《灵苑方》引郑感方：心热血凝，心胆虚弱，喜惊多涎，眠中惊魇，小儿惊热，女子忧劳，血滞血厥，产后心虚怔忪。
2.《太平惠民和济局方》：卒中急风不语，中

恶气绝，中诸物毒暗风，中热疫毒，阴阳二毒，山岚瘴气毒，蛊毒水毒，产后血晕，口鼻血出，恶血攻心，烦躁气喘，吐逆，难产闷乱，死胎不下。又疗心肺积热，伏热呕吐，邪气攻心，大肠风秘，神魂恍惚，头目昏眩，睡眠不安，唇口干燥，伤寒狂语。又疗小儿诸痫，急惊心热，卒中客忤，不得眠睡，烦躁风涎搐搦。

万病解毒丸

【来源】《医学正传》卷六引《太平惠民和济局方》。

【组成】射干　文蛤（即五倍子）　杏仁　石膏　续随子（去壳，去油）　蚤休（即金线重楼）　土朱　大戟　山豆根　山慈姑　白药子　大黄（酒蒸）各二两　麝香二钱　青黛一两　威灵仙一两　白芷一两　黄连　风化消各五钱

【用法】上为末，糯米糊为丸，如弹子大，青黛、滑石细研为衣，阴干。此药解一切毒，蛊毒，及鼠莽、河豚鱼毒，茵毒，疫死牛马肉毒，喉痹、骨鲠竹木刺毒，并用急流水磨下；痈疽发背，疔肿疮疡，毒蛇犬咬，蜈蚣蜂蝎蛊毒，刀斧、汤火伤，并用井花水磨下，并涂伤处；妇人鬼胎恶气，积块虫积，心胸痞满，肚腹膨胀，并用好酒磨下。

【主治】蛊毒，鼠莽、河豚鱼毒，茵毒，疫死牛马肉毒，竹木刺毒，喉痹骨鲠，痈疽发背，疔肿疮疡，毒蛇犬咬，蜈蚣蜂蝎蛊毒，刀斧、汤火伤；妇人鬼胎恶气，积块虫积，心胸痞满，肚腹膨胀。

妙香丸

【来源】《太平惠民和济局方》卷六。

【组成】巴豆三百一十五粒（去皮心膜，炒熟，研如面油）　牛黄（研）　龙脑（研）　腻粉（研）　麝香（研）各三两　辰砂（飞，研）九两　金箔（研）九十箔

【用法】上为末，炼黄蜡六两，入白沙蜜三分，同炼令匀，为丸，每两作三十丸。如治潮热、积热，伤寒结胸发黄，狂走躁热，口干面赤，大小便不通，煎大黄、炙甘草汤送下一丸；毒利下血，煎黄连汤调腻粉少许送下；如患酒毒、食毒、茶毒、气毒、风痰伏痞、吐逆等，并用腻粉、龙脑、米饮送下；中毒吐血、闷乱烦躁欲死者，用生人血送下，立愈；小儿百病，惊痫，急慢惊风，涎潮搐搦，用龙脑、腻粉、蜜汤送下绿豆大二丸；诸积食积热，颊赤烦躁，睡卧不宁，惊哭泻利，并用金银薄荷汤送下，更量岁数加减；如大人及妇人因病伤寒时疾，阴阳气交结，伏毒气胃中，喘躁眼赤，潮发不定，再经日数七、八日已下至半月日未安，医不能明其证候，脉息交乱者，可服一丸，或分作三丸亦可，并用龙脑、腻粉、米饮调半盏送下，此一服，取转下一切恶毒涎，并药丸泻下。如要却收，水洗净，以油单子裹，埋入地中，五日取出，可再与。大人、小儿依法服一丸，救三人即不堪使。如要药速行，即用针刺一眼子，冷水浸少时服之，即效更速。

【功用】

1.《太平惠民和济局方》：解五毒。

2.《证治准绳·幼科》：安神，通关，辟恶气。

【主治】时疾伤寒，阴阳气交结，伏毒气胃中，喘躁眼赤，潮发不定；潮热，积热，伤寒结胸发黄，狂走躁热，口干面赤，大小便不通，毒利下血；酒毒、食毒、茶毒、气毒、风痰伏痞，吐逆；中毒吐血，闷乱烦躁欲死者；小儿百病，惊痫，急慢惊风，涎潮抽搐，诸积食积热，颊赤烦躁，睡卧不宁，惊哭泻利等。

熊胆散

【来源】《证类本草》卷十六引《斗门方》。

【组成】熊胆

【用法】涂之。更以雄黄同酒磨服之。

【主治】水弩射人。

黄环丸

【来源】《圣济总录》卷一〇〇。

【组成】黄环五两　琥珀（研）三两　丹砂（研）　生银（水磨细）　龙胆各二两　白颈蚯蚓（微炒）　玄参（去心）　大黄（锉，炒）　商茹各一两

【用法】上为细末，酒煮面糊为丸，如绿豆大，每服十丸，稍加至二十丸，鸡鸣及日中时用温麝香酒送下，以知为度。

【主治】邪气鬼魅，脉见人迎气口时大时小。

甘草酒

【来源】《圣济总录》卷一三六。

【组成】甘草（炙）　升麻　沉香（锉）　麝香（别研）各半两　豉一两半

【用法】上药除麝香外，为粗末，入麝香拌匀。每服五钱匕，酒一盏半，煎至八分，去滓，早、晚食前各一服。其滓热敷肿上。甚者取豉半升、栀子仁十四枚，葵菜二两，三味用水二升半，煎至一升，滤去滓，温分三服，空心、日午、晚间，服尽为度。

【主治】毒气肿，当头上如刺痛。

二藤酒

【来源】《圣济总录》卷一四六。

【组成】都㭴藤　黄藤（各握取二虎口长三寸并细锉）

【用法】上药以酒三大升，都入小罂罐中密封，用慢火围四边，烧之令沸，伺温出之。温服常有酒色。

【功用】解腹内诸毒。

升麻汤

【来源】《圣济总录》卷一四九。

【组成】升麻三两　龙胆　葳蕤　大青各一两

【用法】上为粗末。每服五钱匕，水一盏半，煎至八分，去滓温服，未愈频服。

【主治】中水毒，寒热。

乌梅汤

【来源】《圣济总录》卷一四九。

【组成】乌梅三两（去核，熬）

【用法】上为末。每服三钱匕，水一盏，煎至七分，去滓，不拘时候频服。

【主治】中水毒，手足指俱冷。

水萍散

【来源】《圣济总录》卷一四九。

【组成】水萍不拘多少

【用法】上药晒干，捣罗为散。每服二钱匕，米饮调下，早晨、日午、近晚各一次。

　　《活幼全书》本方用法：三岁儿服一钱，煎葱白汤调下。

【主治】

　　1.《圣济总录》：中水毒，手足指冷至肘膝。

　　2.《活幼全书》：小儿阴囊肿大，色如琉璃。

水蓼酒

【来源】《圣济总录》卷一四九。

【组成】水蓼不拘多少

【用法】上药捣取汁。每服一合，酒半盏，调匀服，一日三次。

【主治】中水毒，寒热。

牡丹皮散

【来源】《圣济总录》（人卫本）卷一四九。

【别名】牡丹散（原书文瑞楼本）。

【组成】牡丹皮二两

【用法】上为散。每服二钱匕，酒一盏调下，一日三次。

【主治】中水毒溪毒，下部虫蚀生疮。

茱萸汤

【来源】《圣济总录》卷一四九。

【组成】吴茱萸（汤洗，焙干）五两　乌梅半两　犀角屑　升麻　陈橘皮（汤浸，去白，焙）各二两

【用法】上为粗末。每服五钱匕，加生姜二枣大（拍破），水一盏半，煎至八分，去滓，空腹温服。日三次，夜一次。

【主治】中水毒，手足指至肘膝下冷。

茱萸汤

【来源】《圣济总录》卷一四九。

【组成】生茱萸茎叶一握

【用法】上为细末。以水二盏，煎至一盏，去滓顿服。

【主治】射工伤人。

鬼臼浆

【来源】《圣济总录》卷一四九。

【组成】鬼臼叶一把

【用法】上细锉，以苦酒渍之，捣绞取汁一升。顿服，每日三次。

【主治】射工中人，寒热。

狼牙浆

【来源】《圣济总录》卷一四九。

【组成】狼牙叶（冬用根）

【用法】上药捣，绞取汁半升，顿服。以滓敷所中处。

【主治】射工中人。

葛芋膏

【来源】《圣济总录》卷一四九。

【组成】野葛一升　茵芋　羊踯躅　附子（去皮脐，生用）　丹砂（研）各一两　巴豆（去皮心膜）　乌头（去皮脐，生锉）　蜀椒（去目）各五合　雄黄（研）　大黄各二两

【用法】上除丹砂、硫磺另研外，捣为末，以不着水猪膏三斤煎，去滓，纳丹砂、雄黄末，搅至凝。取枣核大一块，摩痛上，勿近眼。

【主治】射工中人，恶风寒热。

葱白汤

【来源】《圣济总录》卷一四九。

【别名】葱白散（《景岳全书》卷六十六）。

【组成】葱白一握（切）　豉半升　葛根二两　升麻三分

【用法】上锉，如麻豆大。每服四钱匕，水二盏，煎至一盏，去滓温服，移时又服。

【主治】中水毒、溪毒，如伤寒状。

犀角涂方

【来源】《圣济总录》卷一四九。

【组成】犀角不拘多少

【用法】上以水磨，涂所中处。又取为细末，与麝香同研，每服一钱匕，水调下。

【主治】射工毒。

蓝根涂方

【来源】《圣济总录》卷一四九。

【组成】蓝根并叶（不拘多少）

【用法】上洗净，捣烂。涂头面及身上，频用为佳。

【主治】中水毒，寒热。

粱米汤

【来源】《圣济总录》卷一八四。

【组成】粱米一合　黄连（去须，锉碎）三两

【用法】上药粗捣筛，以水四盏，煎至一盏半，分三服，去滓，食前温服，一日令尽。

【主治】乳石发散，已经快利，热尚不退，兼痢不断。

罂粟汤

【来源】《全生指迷方》卷二。

【组成】罂粟不拘多少

【用法】上为细末，煮稀粥，入蜜饮之。

【功用】解金石毒。

【主治】

1.《全生指迷方》：胃干而渴，肌肉不仁。由居处卑湿，以水为事，肌肉濡渍，痹而不仁，是谓肉痿。

2.《普济方》：肾渴。

无忧解毒丸

【来源】《鸡峰普济方》卷二十五。

【组成】蓝根　蓝花　蓝叶　茯苓　茯神　土马騌　小茵陈各一两　蓝子　伏龙肝　凤髓（乃凤眼草）　大黄各半两　甘草　薄荷　干葛　贯众各二两　大豆一合（生）　蛇黄一对（生）　寒水石四两　龙脑　麝香各少许

【用法】上为细末，捣糯米煮粥为丸，如弹子大，青黛为衣，晒干。每服一丸，含化咽津，大燃热者，蜜水化下。

【功用】解诸色毒。

远志膏

【来源】《鸡峰普济方》卷二十五。

【组成】远志　干防风各半两

【用法】上为细末，用饴糖半斤，同熬成膏，滤去滓。食后、临卧服弹子大一粒，含化。

【功用】解乌头、天麻、附子毒。

玄胡索散

【来源】《小儿卫生总微论方》卷十七。

【组成】玄胡索（去皮）一两　甘草（生）白矾（生）各半两

【用法】上为末。每服半钱，水一小盏，煎至六分，去滓，放温时时呷服。

【主治】小儿诸药毒，烦躁闷乱，吐利呕血。

青黛雄黄散

【来源】《三因极一病证方论》卷十。

【组成】上好青黛　雄黄各等分

【用法】上为细末。每服二钱，新汲水调下。

【功用】令毒气不聚。

【主治】始觉中毒，及蛇虫咬，痈疽才作。

麝香丸

【来源】《杨氏家藏方》卷二十。

【组成】肉桂（去粗皮）半两　人参（去芦头）半

两　丁香一两　白茯苓（去皮）一两　甘草（炙）二两　青盐二两　麝香一钱半（别研）　干木瓜四两

【用法】上为细末，次入麝香、白盐同研匀，炼蜜为丸，每一两作十五丸。每服一丸，细嚼，新水送下；伤冷呕吐，生姜汤送下。

【功用】消瓜果水毒。

八神汤

【来源】《传信适用方》卷四。

【组成】神曲三两（捣碎，略炒）　大麦蘗三两（捣碎，略炒）　甘草三两（炙）　草果子四个（煨，去皮）　橘红一两　丁香三钱（不焙）　胡椒三钱　粟米一两（炒熟）

【用法】上为细末。入盐点服。

【功用】解毒。

枨　汤

【来源】《传信适用方》卷四。

【组成】枨曲四两　甘草一两　檀香一分　白盐一两

【用法】上为末。点服，入龙脑少许尤奇。

【功用】解毒。

洞庭汤

【来源】《传信适用方》卷四。

【组成】陈皮四两　檀香半两　甘草一两

【用法】上为细末。入盐点服。

【功用】解诸毒，救危死。

解五毒救命散

【来源】《传信适用方》卷四。

【组成】白矾一匙　建茶二匙（为末）

【用法】上用新水半碗调服。不过两服，良久恶心吐出。

【主治】中毒。

神仙解毒万病丸

【来源】《是斋百一选方》卷十七。

【组成】文蛤三两（淡红黄色者，捶碎，洗净） 红芽大戟一两半（净洗） 山茨菇二两（洗） 续随子一两（去壳秤，研细，纸裹压出油，再研如白霜） 麝香三分（研）

【用法】上将前三味焙干，为细末，入麝香、续随子研令匀，以糯米粥为丸，每料分作四十丸（于端午、七夕、重阳日合，如欲急用，辰日亦得）。痈疽、发背未破之时，用冰水磨涂痛处，并磨服，良久觉痒，立消；阴阳二毒，伤寒心闷，狂言乱语，胸膈壅滞，邪毒未发，及瘟疫，山岚瘴气，缠喉风，入薄荷一小叶，以冷水同研下；急中及癫邪，喝叫乱走，鬼胎鬼气，并用暖无灰酒送下；自缢、落水死，头暖者，及惊死、鬼迷死，未隔宿者，冷水磨灌下；蛇、犬、蜈蚣伤，冷水磨涂伤处；诸般疟疾，不问新久，临发时煎桃柳汤磨下；小儿急慢惊风，五疳五痢，与薄荷小叶用蜜水同磨下；牙关紧急，磨涂一丸，分作三服，如丸小，分作二服，量大小与之；牙痛，酒磨涂及含药少许吞下；汤火伤，以东流水磨涂伤处；打扑伤损，炒松节无灰酒送下；年深日近太阳头疼，用酒入薄荷杂磨，纸花贴太阳穴上；诸般痼疾，口面歪斜，唇眼掣眨，夜多唾涎，言语塞涩，卒中风口噤，牙关紧急，筋脉挛缩，骨节风肿，手脚疼痛，行止艰辛，应是风气疼痛，并用酒磨下。

【功用】《古今医鉴》：解诸毒，疗诸疮，利关窍。

【主治】一切药毒，恶草、菇子、菌蕈、金石毒，吃自死马肉、河豚发毒，痈疽发背未破，鱼脐疮，诸般恶疮肿毒，汤火所伤，百虫、犬、鼠、蛇伤，时行疫气，山岚瘴疟，急喉闭，缠喉风，脾病黄肿，赤眼疮疖，冲冒寒暑，热毒上攻，或自缢死，落水及打折伤死，但心头微暖未隔宿者，急中及癫邪，喝叫乱走，鬼胎鬼气，诸般疟疾，小儿急慢惊风，五疳五痢，新久头痛，风气疼痛等。

【宜忌】孕妇不可服。

【方论】

1.《古今医统大全》：其方用五倍子消毒杀虫解风为君；山茨菇、千金子、大戟皆驱逐走泄为臣；佐以麝香升散，用之以治痈疽实非所宜，果见脏腑有积毒，或异虫缠滞深固而体气不虚者亦快药，但戒勿轻用耳。

2.《汤头歌诀详解》：方中山慈菇泻热散结，千金子行水破血，大戟逐水行瘀，三者功用相仿，都能解毒攻邪。但由于疫毒之邪，散漫不定，必佐以酸咸性涩的五倍子敛而降之，使之归聚不散，然后三者方可展其专长。又由于疫毒暴袭，元气为之骤闭，且恐上药攻邪之力不及，故必用麝香以开其窍，朱砂、雄黄辟恶镇邪，以解疫毒。本方临床用于真性霍乱、急性胃肠炎的吐泻，以及伤寒、温邪而引起的热利不畅，往往一药而平，对于痈肿、疔毒，内服外敷并施，也有较好的疗效。

【验案】劳瘵 昔有一女子，久患劳瘵，命垂旦夕。此病为血尸虫所噬，磨一粒服之，一时久吐下小虫千余条，一大者正为两段。后只服苏合香丸，半月遂愈如常。

蚕蜕散

【来源】方出《岭南卫生方》卷中，名见《普济方》卷二五一引《经验良方》。

【组成】蚕蜕纸（是出蚕子了纸也）不拘多少

【用法】用清油纸烛烧为灰，研极细。稍觉中毒，速以新汲水调一钱，频服即活。若被蒙汗昏昧如醉，此药下咽即醒。

【主治】

1.《岭南卫生方》：面青脉绝，腹胀吐血，口噤，昏昧如醉。

2.《普济方》引《经验良方》：牛马误吃花蜘蛛，腹胀欲死者。

水银散

【来源】《医方类聚》卷一六四引《吴氏集验方》。

【组成】水银一分 轻粉一分 甘草末一钱

【用法】上用清茶点服。

【功用】解毒。

【主治】五金毒发，眼赤心躁。

黄白散

【来源】《医方类聚》卷一六四引《吴氏集验方》。

【组成】白矾二钱（飞） 黄丹三钱（炒紫色）

【用法】上为末。涂患处；如干，油调。

【功用】解驴涎马汗中毒物。

犀角饮

【来源】《医方类聚》卷一六四引《吴氏集验方》。

【组成】雄黄一分 麝香少许

【用法】水煎，犀角汁研服。

【主治】诸毒，或喉闭，邪气恶毒入腹。

至宝丹

【来源】《卫生宝鉴》卷八。

【组成】辰砂 生犀 玳瑁 雄黄 琥珀 人参各五两 牛黄二两半 麝香 龙脑各一两二钱半 天南星二两半（水煮软，切片） 银箔二百五十片（入药） 金箔二百五十片（半入药，半为衣） 安息香五两（用酒半升，熬成膏） 龙齿二两（水飞）

【用法】上为末，用安息香膏，重汤煮炀搜剂，旋丸如梧桐子大。每服三丸至五丸，小儿一两丸，人参汤送下。

【主治】

　　1.《卫生宝鉴》：风中脏。

　　2.《普济方》：卒中风，急不语，中恶气、卒中诸物毒，暗风，卒中热疫毒，阴阳二毒、岚瘴毒，误中水毒，产后血晕，口鼻血出，恶血攻心，若烦躁、心肺积热，霍乱吐利，风注转筋，大肠风涩，神魂恍惚，头目昏眩，眠睡不安，唇口焦干，伤寒狂语，小儿急惊风，热卒中，皮瘯痒客忤不得眠睡，烦躁惊风搐搦。

神仙解毒丸

【来源】《医方类聚》卷一六四引《急救仙方》。

【组成】青黛 自然铜 野茨菇（田内生者） 贯众 川芎 尘粉壁土 黄连 桃根（去皮，用骨，焙干，别研） 槟榔 赤小豆 绿豆 新砖 新瓦（砖瓦须用新出者，经水者，先置厕中浸二七，又于流水中浸二七，晒干，别研）各二两 甘草节一两

【用法】上为末，用锡器磨水和药，却用糯米粉煮落汤糍为丸（煮糍时，以在水中浮为度），如弹子大，磨水服。

【功用】解毒。

朱砂丸

【来源】《普济方》卷一七二。

【组成】黄丹一两 白面四两 巴豆五十粒（去壳，去油，研细）

【用法】上三味，合和一处，用砂锅炒黄色，倾出，煮数沸，去水，冷定，入木香三钱，朱砂二钱，前后五味，共捣为丸，如黍米大。每服大人三十丸，小儿十五丸，二岁三丸，生姜汤送下。

【主治】大人小儿，百物所伤。

朱砂丸

【来源】《普济方》卷一九九。

【组成】朱砂半两（颗块者为上，乳钵内研，飞过） 人参 茯苓各一两 阿魏一分（米醋浸令半日，以软为度） 吴白术（米泔浸一宿，以竹刀切，焙干，捣罗为末） 蜀当归各半两（切，焙干，杵末，以阿魏并醋同研入。上并须好者）

【用法】同阿魏及蒸饼和研得所，为丸如梧桐子大。每服七丸，空心温酒送下，先嚼碎；如有病人，令早晨空心桃仁汤送下五丸，嚼下，不过三度效。

【功用】辟山岚气，安心脏。

厚朴散

【来源】《普济方》卷一九九。

【组成】好厚朴一斤半（去皮，以生姜一斤半取汁涂，炙尽为度） 半夏一斤（汤洗过，以粟米炒黄）

【用法】上为散。每服二钱，水一盏，加生姜、大枣煎，去滓，早晚各一服。

【主治】山岚气，脾胃痰毒。

独圣散

【来源】《普济方》卷二五一。

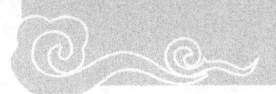

【组成】多年壁土 （一方用川白土）

【用法】热汤泡，搅之令浊，少顷，乘热去滓取饮，不醒人事者灌之。

【功用】解附子、河豚、乌头等一切毒药，并解丹毒。

三圣饮

【来源】《普济方》卷二五二。

【组成】大黄汁　紫草汁　冬瓜汁

【用法】上取汁共一大盏，饮之。

【主治】食蟹中毒。

马通散

【来源】《普济方》卷二五二。

【组成】赤马粪（不拘多少，水浸三日，淘洗）

【用法】上入砂锅子炼存性，入麝香少许。每服一钱，温酒调下。

【主治】石毒。

太乙神丹

【来源】《丹溪心法附余》卷二十四。

【组成】雄黄一两　文蛤（一名五倍子。捶碎，洗净，焙）三两　山慈姑（去皮，洗净，焙）二两　红芽大戟（去皮，洗净，焙干燥）一两半　千金子（一名续随子。去壳，研，去油取霜）一两　朱砂五钱　麝香三钱

【用法】上除雄黄、朱砂、千金子、麝香另研外，其余三味为细末，却入前四味再研匀，以糯米糊和剂，杵千余下，作饼子四十个如钱大，阴干。生姜薄荷汁入井花水磨服；大人中风、诸痫，用酒磨服；小儿急慢惊风，五疳八痢，一饼作五服，入薄荷一叶，同井花水磨服，牙关紧者涂之即开；痈疽发背，疔肿，一切恶疮，用井花水磨服及涂患处；未溃者，觉痒立消；头痛，用酒入薄荷同研烂，以纸花贴太阳穴上。体实者，一饼作二服；体虚者，一饼作三服。凡服此丹，得通行一二行，其效尤速。如不要行，以米粥补之。若用涂疮，立消。

【功用】

1.《外科正宗》：解诸毒，利关窍。

2.《北京市中药成方选集》：辟秽解毒，消肿止疼。

【主治】

1.《丹溪心法附余》：一切医所不疗之疾；毒药、蛊毒、瘴气、狐狸、鼠莽、恶菌、河豚等毒；吃死牛马肉；毒蛇、犬、恶虫所伤；中恶，瘟疫，伤寒结胸发狂，缠喉，诸风隐疹，赤肿丹瘤。

2.《中国药典》：中暑，脘腹胀痛，恶心呕吐，痢疾泄泻，小儿痰厥；外治疔疮疖肿，痄腮丹毒，喉风。

【宜忌】孕妇不可服。

【方论】

1.《成方便读》：方中以毒攻毒之品居其大半，山慈姑辛寒有毒，功专泻热散结；千金子辛温有毒，功专行水破血，导滞通肠；大戟辛苦而寒，能通能散，专主逐水行瘀。三者功用相仿，皆能以毒攻毒，辟蛊除邪。然疫毒之邪散漫不定，恐攻不胜攻，逐不胜逐，故以五倍子酸咸性涩者，敛而降之，使之归聚不散，然后三者之力，方可展其长。但疫毒之来，元气为之骤闭，且恐药饵有所不受，故必用麝香以开其闭；朱砂、雄黄，皆禀土之精气结成，俱能辟恶镇邪，以疫毒既自土中而出，仍以土中之精华解化之，所谓百毒遇土则化，况又假宝气以镇邪乎！

2.《汤头歌诀详解》：方中山慈菇泄热散结，千金子行水破血，大戟逐水行淤，三者功用相仿，都能解毒攻邪。但由于疫毒之邪，散漫不定，必佐以酸咸性涩的五倍子敛而降之，使之归聚不散，然后三者方可展其专长，又由于疫毒暴袭，元气为之骤闭，且恐上药攻邪之力不及，故必用麝香以开其窍，朱砂、雄黄辟恶镇邪，以解疫毒，本方临床用于真性霍乱、急性胃肠炎的吐泻，以及伤寒、温邪而引起的热利不畅，往往一药而平。对于痈肿、疔毒，内服外敷并施，也有较好的疗效。

3.《方剂学》：本方主治的病证较为广泛，其病机由于感受秽恶痰浊之邪，气机闭塞，升降失常，以致脘腹胀闷疼痛，吐泻兼作。治宜化痰开窍与辟秽解毒结合应用。方中重用山慈菇以清热消肿，化痰散结，并能解毒；配伍麝香芳香开窍，行气止痛，共为君药。千金子霜、红大戟逐

痰消肿；五倍子涩肠止泻；雄黄化痰辟秽解毒；朱砂重镇安神，俱为佐药。总之本方内服能开窍化痰，辟秽解毒，并有缓下降逆之功，可用治腹痛、呕恶、泄泻等证；外敷疔疮疖肿、虫咬损伤、无名肿毒，以及痄腮、丹毒、喉风等，有消肿散结之效。

【验案】带状疱疹 《广西中医药》（1996，6：15）：以本方治疗带状疱疹381例，3～7天为1个疗程。结果：381例病人中156例曾用病毒灵、聚肌胞等药治疗无显著效果，用本药外涂经1个疗程后痊愈293例，显效88例，总有效率100％。

泉僧方

【来源】《古今医统大全》卷七十七引《丛语》。

【组成】石榴皮根不拘多少

【用法】先吃白矾，次嚼黑豆，煮汁饮之，一二盏即吐出活虫而愈。

【主治】金蚕毒，才觉中毒。

消水毒饮

【来源】《医学入门》卷七。

【别名】消水毒饮子（《东医宝鉴·杂病篇》卷九）。

【组成】吴茱半升　生姜　犀角　升麻　陈皮各一两　乌梅七个

【用法】用水七碗，煎至二碗，分二服。

【主治】水毒。

羽泽散

【来源】《古今医鉴》卷十六。

【组成】生矾　茶牙末各等分

【用法】冷水调下。

【主治】中诸毒。

驱瘴汤

【来源】《寿世保元》卷二。

【组成】人参　柴胡　黄芩　半夏　大黄　枳壳　甘草各等分

【用法】上锉。每服一两，加生姜、大枣水煎，空心服；哑瘴，食后服。

【主治】夹岚瘴气，溪源蒸毒之气，其状血乘上焦，病欲来时，令人迷困，甚则发躁狂妄，亦有哑不能言者，皆由败血瘀于心，毒涎聚于脾经所致者。

点玄丹

【来源】《外科百效》卷一。

【组成】明矾一两　金脚信五钱（火煅存性）

【用法】上为极细末。

【功用】善去恶毒。

回正散

【来源】《石室秘录》卷三。

【组成】人参一钱　白薇一钱　茯苓三钱　白术五钱　半夏一钱　白芥子三钱　陈皮五分　甘草五分

【用法】水煎服。醒后服一剂痊愈。

【主治】中邪，尸厥，卒倒，中毒，中恶。

消鸩汤

【来源】《辨证录》卷十。

【组成】金银花八两（煎汤取汁二碗）　白矾三钱　寒水石三钱　菖蒲二钱　天花粉三钱　麦冬五钱

【用法】再煎一碗，灌之。一时辰后，眼不上视，口能出言。再用前一半，如前法煎饮，二剂而愈，断不死也。

【主治】饮吞鸩酒，白眼朝天，身发寒颤，忽忽不知，如大醉之状，心中明白但不能语言。

解毒饮

【来源】《卫生鸿宝》卷六引《丹方汇编》。

【组成】大黑豆（或绿豆，一方小黑豆与绿豆并用）　生甘草

【用法】上熬浓汁。冷服半盏，细细饮之。

【主治】金石、草木、鸟兽、百药之毒。

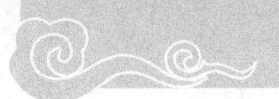

含沙散

【来源】《医略十三篇》卷十二。

【组成】生大黄六两　公丁香一两五钱　明天麻三两　牙皂角三两　丹砂四两　明雄黄四两　麻黄三两　冰片三钱　麝香三钱　苍术三两　蟾酥一两　香白芷三钱　草果仁一两五钱

【用法】上极细末，瓷瓶收贮。吹入鼻中取嚏。

【主治】沙毒。

射影丸

【来源】《医略十三篇》卷十二。

【组成】香白芷一两　大贝母一两　生甘草五钱　大蒜头一两　青黛一两　明雄黄五钱　犀角五钱　山慈姑一两　苍耳子一两　厚朴一两　紫背萍一两　射干一两　白知母一两　枯矾末五钱　朱砂五钱　紫菀茸一两　槟榔一两　雷丸一两　琥珀五钱　龙齿五钱　鬼箭羽一两　羚羊角五钱　草果仁五钱　麝香五钱

【用法】上为细末，水为丸。每服三钱，开水送下。

【主治】射干沙虱毒，但手足逆冷，甚至手足麻木不仁，冷过肘膝。

鳝鱼酒

【来源】《良方集腋》卷上。

【组成】鳝鱼一尾

【用法】每日滴血杯中，即以热酒冲服。服七条即愈，如烟瘾重，再服七条必愈。

【功用】戒鸦片烟瘾。

【方论】鳝鱼滋阴补五脏，其性能走经络，价廉效速，不必服药之难也。

芒消甘草汤

【来源】《急救便方》。

【组成】芒消　甘草

【用法】水煎服。

【主治】一切毒，在下者。

绿豆甘草汤

【来源】《急救便方》。

【组成】绿豆　甘草

【用法】水煎服。

【功用】解一切毒。

镇惊定痉散

【来源】《全国中药成药处方集》（沈阳方）。

【组成】犀角一两　冰片三钱　麝香一钱　玳瑁一两　雄黄　牛黄各三钱　琥珀一两　朱砂五钱　金箔五十页　安息香三钱　羊角虫二十个　僵蚕一两　生铁落三钱　寒水石　胆星各一两

【用法】上为极细末。每服一钱　轻者减半；小儿一岁以上者每服一分，五岁以下者每服二分，白开水送下。

【功用】清热安神，镇痉定痫。

【主治】中恶气绝，中风不语，中诸毒物，疫毒烦躁，吐逆闷胀，邪入心胞，神昏瞀乱，头目眩晕，心悸不眠，癫狂痫厥；小儿急惊，卒中客忤，精神错乱，风痰流涎，四肢搐搦。

【宜忌】忌食辣腥刺激性食物。

仁青芒觉

【来源】《中国药典》。

【组成】毛诃子　蒲桃　西红花　牛黄　麝香　朱砂等

【用法】上药制成丸剂，每丸重 1～1.5g。口服，1 次 1 丸，每隔 7 日 1 丸，黎明时间开水泡服，服药前一夜服少量花椒水。

【功用】清热解毒，益肝养胃，愈疮明目醒神，滋补强身。

【主治】自然毒、配制毒等各种中毒症；"培根"、"木布"等疾病；急慢性胃溃汤，腹水、麻风病等。

【宜忌】服药期间禁用酸腐、生冷及油腻食物；防止受凉。

仁青常觉

【来源】《中国药典》。

【组成】珍珠　朱砂　檀香　降香　沉香　诃子　牛黄　麝香　西红花等

【用法】上药制成丸剂，每丸重1g。口服，重病1日1丸，一般隔3至7或10天服1丸，开水或酒泡，黎明空腹服用。服用前后3天忌食各类肉、酸性食物。

【功用】清热解毒，调和"龙、赤巴、培根"，利尿，止血，生肌，滋补，抗衰老，防病。

【主治】"龙、赤巴、培根"各病，陈旧性胃肠炎，溃疡，"木布"病，萎缩性胃炎，各种中毒症；自然毒，化学毒，矿物毒，梅毒，麻风，陈旧热病，炭疽，疖痛，干黄水，内脏化脓等。

【宜忌】服药期间，禁用酸、腐、生冷食物，防止受凉，禁止房事。

五十、食物中毒

食物中毒，是指人摄入了含有生物性、化学性有毒有害物质后或把有毒有害物质当作食物摄入后所出现的病情，包括细菌性食物中毒、细胞性食物中毒、化学性食物中毒等，属于食源性疾病的范畴。治宜催吐导泻，驱邪解毒等。

贝齿散

【来源】方出《备急千金要方》卷二十四，名见《普济方》卷二五一。

【组成】贝子

【用法】上为末。水服，如豆佳；不愈又服。

【主治】中射罔脯毒，食饼臛中毒。

甘草散

【来源】方出《太平圣惠方》卷三十九，名见《圣济总录》卷一四六。

【组成】甘草（生，锉）　贝齿　胡粉各一两

【用法】上为细散。每服二钱，水调下。

【主治】食诸菜中毒。

承气汤

【来源】《太平圣惠方》卷三十九。

【组成】茯神一两　麦门冬一两（去心）　人参一两（去芦头）　青竹茹半两

【用法】上为散。每服五钱，以水一大盏，加大枣三枚，煎至五分，去滓温服，一日三次。

【主治】中毒吐却恶毒物后，觉胸心安稳。宜服此。

【宜忌】三二日内宜食粥。

小丁沉丸

【来源】《博济方》卷二。

【组成】甘草一两（炙）　缩砂一两（去皮）　白芷一两（炒黄）　阿魏一两（用醋半斤，煎为膏，入诸末在内）　麝香少许　木香半两　丁香半两　陈皮四两（去白）　益智一两　舶上茴香半两（炒）　生姜一斤（细切，入青盐四两拌匀，经一缩，焙干）　沉香一两

【用法】上为末，醋煮面糊为丸，如鸡头子大，用朱砂为衣。每服一二丸，空心及吃酒或盐、姜汤嚼下。

【功用】

1.《博济方》：开胃口。消酒食毒，和气。

2.《圣济总录》：和调胃气。

【主治】

1.《博济方》：一切气疾，酒食毒。

2.《圣惠总录》：干呕。

万病解毒丸

【来源】《医学正传》卷六引《太平惠民和济局方》。

【组成】射干　文蛤（即五倍子）　杏仁　石

膏 续随子（去壳，去油） 蚤休（即金线重楼） 土朱 大戟 山豆根 山慈姑 白药子 大黄（酒蒸）各二两 麝香二钱 青黛一两 威灵仙一两 白芷一两 黄连 风化消各五钱

【用法】上为末，糯米糊为丸，如弹子大，青黛、滑石细研为衣，阴干。此药解一切毒，蛊毒及鼠莽、河豚鱼毒，茵毒，疫死牛马肉毒，喉痹、骨鲠竹木刺毒，并用急流水磨下；痈疽发背，疔肿疮疡，毒蛇犬咬，蜈蚣蜂蝎蛊毒，刀斧、汤火伤，并用井花水磨下，并涂伤处；妇人鬼胎恶气，积块虫积，心胸痞满，肚腹膨胀，并用好酒磨下。

【主治】蛊毒，鼠莽、河豚鱼毒，茵毒，疫死牛马肉毒，竹木刺毒，喉痹骨鲠，痈疽发背，疔肿疮疡，毒蛇犬咬，蜈蚣蜂蝎蛊毒，刀斧、汤火伤；妇人鬼胎恶气，积块虫积，心胸痞满，肚腹膨胀。

黄龙汤

【来源】《圣济总录》卷一四六。
【组成】灶底当釜直下赤土
【用法】上为细末。每服不拘多少，以冷水调下；或犀角水磨取汁饮。
【主治】因食中毒。

橘姜丸

【来源】《圣济总录》卷一四七。
【组成】陈橘皮（汤浸，去白，焙，为末） 生姜（去皮，切烂，捣研） 豆豉（为末）各等分
【用法】同为丸，如梧桐子大。每服二十丸，茶清送下。
【主治】食鱼中毒。

解毒丸

【来源】《三因极一病证方论》卷十。
【组成】板蓝根四两（干者，净洗，晒干） 贯众一两（锉，去土） 青黛（研） 甘草（生）各一两
【用法】上为末，蜜为丸，如梧桐子大，以青黛为衣。如稍觉精神恍惚，恶心，即是误中诸毒，急取药十五丸，烂嚼，用新水送下，即解。用水浸炊饼为丸尤妙。如常服，可三五丸，大解暑毒。

【主治】误食毒草并百物毒，暑毒。

解毒丸

【来源】《杨氏家藏方》卷二十。
【组成】五味子三两 大戟一两 山慈菇半两 板蓝根半两 续随子（去皮）一两 麝香一钱（别研）
【用法】上为细末，研匀，水煮糯米糊为丸，每一两作十丸，阴干，用雄鸭头血为衣，候经宿，布袋挂当风处。每服一丸，热酒磨下。
【功用】解一切饮食毒及诸药毒。
【主治】一切饮食中毒及中诸药毒；溺死、缢死、磕死，或汤烫、火烧，气已绝，但心头微热者。

贺兰先生解毒丸

【来源】《御药院方》卷七。
【别名】保命丹、化毒丹。
【组成】贯仲 茯苓 黄药子 蓝根 干葛 地黄 雄大豆 甘草 滑石 缩砂仁 阴地厥 薄荷各三两（好者用） 土马鬃 绿豆粉 益智 寒水石 山豆根 紫河车 马勃 草龙胆 白僵蚕 百药煎 山栀子 大黄各一两
【用法】上为细末，蜜水浸蒸饼为丸，如弹子大。每服一丸，细嚼，新水送下；小儿一丸分作四服，煎薄荷汤放冷磨下；小儿急惊，磨刀水下。此药长宜将带备急，若夏月频服，使诸疾不生。
【功用】善解诸毒。
【主治】药毒，酒毒，山岚瘴毒，果毒，肉毒，面食鱼菜痰，冬月丹毒，夏月暑毒，伤风后余热，小儿疮疹后毒，及喉闭之患，小儿急惊。

管仲散

【来源】《御药院方》卷七。
【别名】贯众散（《卫生宝鉴》卷六）。
【组成】黄连 管仲 甘草各三钱 骆驼蓬五钱
【用法】上为细末。每服三钱，冷水调下。
【功用】解一切诸热毒，及食毒、酒毒、药毒。

百足散

【来源】《医方类聚》卷一六四引《吴氏集验方》。

【组成】赤足蜈蚣一条　甘草各等分

【用法】上为末。每服一钱，冷水调下。

【主治】食着蛇余毒，腹中痛不可忍。

伐阴汤

【来源】《医方类聚》卷一六四引《吴氏集验方》。

【组成】缩砂一分　桂一分　生姜半两　甘草三钱

【用法】上锉，作一服。水二盏，煎一盏服。

【主治】解菌蕈毒。

独圣散

【来源】《普济方》卷二五一。

【组成】多年壁土　（一方用川白土）

【用法】热汤泡，搅之令浊，少顷，乘热去滓取饮，不醒人事者灌之。

【功用】解附子、河豚、乌头等一切毒药，并解丹毒。

解毒丸

【来源】《普济方》卷二五一。

【组成】山豆根三两　板蓝根二两　甘草四两（炙）　山茨菇三两　土马鬃二两　续随子仁二两　黄药子二两　大黄一两　紫河车三两　木通二两　盆消二两　五味子二两　藿香二两　寒水石二两　雄黄二两　贯众二两　白僵蚕二两　干葛一两　茜草根一两　薄荷二两　绿豆粉三两　百药煎二两　朱砂一两　麝香半两

　　《奇效良方》无藿香，有蔻仁二两；《摄生众妙方》无寒水石、五味子，有石膏、五倍子。

【用法】上为细末，蒸饼为丸，如弹子大，用螺青三两和匀，一半为衣。每服半丸，用生姜蜜水化下。

【功用】解世间一切不测等毒。

【主治】诸恶物，蛊毒，砒毒，菌毒，河豚鱼毒。

圣授夺命丹

【来源】《普济方》卷二七四。

【组成】五倍子（捶碎，洗净）三两　山慈姑（即红金橙花根，去皮，焙干）二两　川墨（烧存性）一两　续随子（一名千金子，去壳，不去油）一两　五灵脂（洗净）一两　板蓝根（即大靛子。洗净，焙干）一两　红牙大戟（去芦，洗净）一两

【用法】上用续随子加麝香四钱，二味另研；外六味另为细末，却用公鸭血为丸，无鸭血，糯米粥亦可，分作四十九丸，阴干，勿令见日。量病人虚实，或半丸，或一丸，生姜、薄荷、井花熟水磨化，细细服之。三五行为度，温粥补之。治疗、痈、中毒、瘟疫、喉风、黄肿、汤火伤、虫蛇伤，用东流水磨化涂之，并化服半丸，良久觉痒，立效。打扑损伤，炒松节加酒磨化，服半粒，仍以东流水磨化涂之。男妇颠邪，妇人鬼胎，用热酒磨化一丸，作二服，有毒吐下。自缢溺水，打折伤死，但心头微热未隔宿，用生姜蜜水磨化灌之。

【主治】无名疔肿，肺痈，肚痈，菌蕈菰子，金石砒毒，疫死牛马羊肉，河豚鱼毒，时行瘟疫，山岚瘴气，急喉闭，缠喉风，脾病黄肿，冲胃寒暑，热毒上攻，痈疽发背未破，鱼脐疮，汤火所伤，百虫疯犬，鼠咬蛇伤，打扑跌伤，男子妇人颠邪鬼气鬼胎，自缢溺水，打折伤死，但心头微热未隔宿者。

太乙神丹

【来源】《丹溪心法附余》卷二十四。

【组成】雄黄一两　文蛤（一名五倍子。捶碎，洗净，焙）三两　山慈姑（去皮，洗净，焙）二两　红芽大戟（去皮，洗净，焙干燥）一两半　千金子（一名续随子。去壳，研，去油取霜）一两　朱砂五钱　麝香三钱

【用法】上除雄黄、朱砂、千金子、麝香另研外，其余三味为细末，却入前四味再研匀，以糯米糊和剂，杵千余下，作饼子四十个如钱大，阴干。生姜薄荷汁入井花水磨服；大人中风、诸痫，用酒磨服；小儿急慢惊风，五疳八痢，一饼作五服，入薄荷一叶，同井花水磨服，牙关紧者涂之即开；痈疽

发背，疔肿，一切恶疮，用井花水磨服及涂患处；未溃者，觉痒立消；头痛，用酒入薄荷同研烂，以纸花贴太阳穴上。体实者，一饼作二服；体虚者，一饼作三服。凡服此丹，得通行一二行，其效尤速。如不要行，以米粥补之。若用涂疮，立消。

【功用】

1.《外科正宗》：解诸毒，利关窍。

2.《北京市中药成方选集》：辟秽解毒，消肿止疼。

【主治】一切医所不疗之疾；毒药、蛊毒、瘴气、狐狸、鼠莽、恶菌、河豚等毒；吃死牛马肉；毒蛇、犬、恶虫所伤；中恶、瘟疫，伤寒结胸发狂，缠喉，诸风隐疹，赤肿丹瘤。

【宜忌】孕妇不可服。

阿胶散

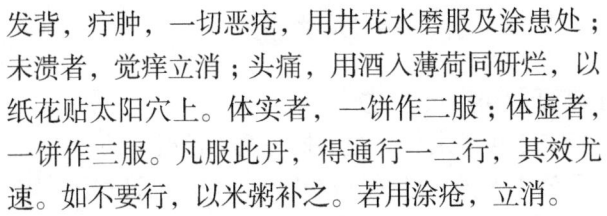

【来源】《陈素庵妇科补解》卷三。

【组成】扁豆 甘草 黄耆 黄芩 艾 茯苓 芎 归 芍 熟地 白术 阿胶 香附 陈皮 葛根 牡蛎 黑豆

【主治】妊娠误服毒药伤动胎气者，憎寒，手指甲爪、唇口俱青白，面色黄黑，或胎上抢心闷绝，血下不止，冷汗自汗，四肢厥冷，喘满。

【方论】毒药者，或用巴豆霜、白黑丑末、大黄、附、雄、金石等味也。毒药性烈，胎气受伤，卒然而发憎寒肢厥，毫毛振栗，肺受伤也。指爪甲青，肝受伤也。唇口青白，脾受伤也。汗为心液，冷汗自汗，心受伤也。胎动不安而抢心闷绝，症甚危急，是方耆、术以补气，香、陈以行气，四物以补血，胶、芩以凉血，艾、蛎以固肾，茯苓以安神，黑豆、甘草、扁豆正所以解毒，葛根入阳明代升麻，亦以解毒而安胎也。

【加减】血下不止，加地榆，倍阿胶、牡蛎。

解毒回生丹

【来源】《陈素庵妇科补解》卷三。

【组成】黑小豆一升 绿豆一升 生甘草二两 连翘一两 天花粉一两 黄芩一两 麝香二分 金箔二十张 辰砂五钱 雄黄五钱 山慈姑一两 白扁豆（去皮）二两

【用法】先将黑、绿二豆同甘草煎取浓汁一升，次将连翘、天花粉、扁豆、黄芩、山慈姑、雄黄、辰砂、麝香共研极细末，即用前汁加炼蜜为丸，每丸重二钱五分，外用金箔为衣。临服再用煎汁一碗，调温化服。唇不青、齿不黑者可救。

【功用】清热解毒。

【主治】妊娠误食毒药，如消石、巴豆、砒霜、乌附等味，毒物如野菌及无名草药酿酒，病死牛羊鸡豚等，内则伤胎气，血下不止，甚则牙闭口噤，身热汗出，心神昏冒，状类癫痫。

【方论】黑小豆、绿豆、甘草甘凉而解毒；雄黄、慈姑辛凉而解毒；扁豆去皮则性不涩，可以利水，使毒从小便而出；麝香开窍，引解毒之药上以护心，下以护胎；连翘、花粉、黄芩清热化痰，毒性之物未有不热者也；辰砂清心；金箔镇怯兼解肝心热结之毒。毒去则胎自安。

【验案】中毒 余至英溪医一宦家妇，其妾用银罐内黑汁置饭内毒其嫡妻，饭后即不能语，口齿耳目出血，危在须臾。其夫邀余诊治，左寸脉紧有力，按之微滑。余曰：毒已中心，然喜其按之而微滑也。前方连服三丸，目能动，七孔血稍止，但口作微语状，而泪流两颊，余意药力尚微，安能救垂危之症。仍于前方加大黄三钱，作一汤与之恣饮，夜半腹痛，下如黄浆，如豆汁，如猪肝成片结块者斗许。盖幸其毒置饭中，故可下而救也。随以黑小豆、扁豆、绿豆各三合，白糯米五合煮稀粥徐徐调养之。后以十全大补汤去桂，加银花，紫花地丁十余剂而平。

七神散

【来源】《证治准绳·疡医》卷二。

【组成】苦花子 紫金藤 金脑香 大小青 仙人薯 土木香 百丈光（即土人参）

【用法】上药加薄荷煎，去滓，调雄黄末服。

【主治】因剥割死牛、马、猪、羊以中其毒者；或因食瘴死牛、马、猪、羊之肉而中毒者；或因蛇伤之毒者。

四神丹

【来源】《证治准绳·疡医》卷二。

【组成】苦花子（又名毛连子，又名小叶金鸡舌，梗叶俱用） 土木香（根名青木香，梗名天仙藤，花名马兜铃） 仙人薯（用根，新鲜生者为妙，干者次之）各二两 晚蚕砂一两

【用法】上锉碎，擂，水和煮粽汁，冷服。次服劫瘴消毒散。

【主治】因剥割瘴死牛、马、猪、羊，不避其气，以中其毒；或因食瘴死牛、马、猪、羊之肉者，或手足各处发疔毒，或起紫泡，或起堆核，初则创人，次渐肿大，疼痛不可忍，瞀闷发热，口渴心烦，四肢强痛，头目昏花，及一切瘴毒。

劫瘴消毒散

【来源】《证治准绳·疡医》卷二。

【组成】百丈光（即天瓠，又名土人参） 苦花子 金脑香（即社茶，根、梗、叶俱可用） 大小青 紫金藤 生蓝叶 水圹根 乌苞根 嫩柏根 青王山乌豆 鸡屎子 晚祥西 狸咬柴 土木香 臭木待（根）

【用法】加薄荷，水煎服。先服加减通圣散通利大便，次服此方。

【主治】瘴气肿痛发热者，及因剥割瘴死牛马猪羊而中其毒者，或因食瘴死之肉而中其毒者。

【加减】肿势甚，加水金凤、水苦荠苣；手足拘挛，加钩藤根、梭婆子根；发热，加吉面消、毛蕨根；小便不通，加木通、栀子。

化漏汤

【来源】《辨证录》卷十。

【组成】山楂三钱 生甘草五钱 大黄三钱 厚朴三钱 白芷二钱 麦芽二钱

【用法】水煎服。

【功用】《疡医大全》：解饮食毒。

【主治】食漏脯充饥，致胸膈饱满，上吐下泻，大肠如刀割疼痛，泻不可止。

【方论】此方消其肉食则脯易变化，后以大黄推荡之，白芷、甘草从中解毒，则顺流利导，易于祛除也。漏脯即隔宿之肉食，屋漏之水滴入而名之也。

瓜蒂散

【来源】《辨证录》卷十。

【组成】瓜蒂七枚 白茅根一两 芦根一两

【用法】水煎汁饮之。必大吐，吐后前证尽解，不必再服。

【主治】人有爱食河豚，以致血毒中人，舌麻心闷，重者腹胀而气难舒，口开而声不出，若久不治，亦能害人。

芦姜汤

【来源】《辨证录》卷十。

【组成】神曲三钱 半夏二钱 茯苓三钱 芦根汁一碗 生姜汁一合

【用法】水煎服。一剂即安。

【主治】爱食河豚，以致血毒中人，舌麻心闷，重者腹胀而气难舒，口开而声不出。

苋楂汤

【来源】《辨证录》卷十。

【组成】茅苋汁三大碗 山楂肉三钱 神曲三钱 麦芽 生甘草各三钱

【用法】水一碗，连汁同煎，取二碗，顿服之。吐泻止即愈。

【主治】人有食漏脯充饥，致胸膈饱满，上吐下泻，大肠如刀割疼痛，泻不可止而死者。

驹溺汤

【来源】《辨证录》卷十。

【组成】马尿一碗 生甘草一钱

【用法】水煎服。得吐即愈，不吐即再服，二煎无不愈者。

【主治】食鳖中毒，腹痛欲死。

消肉化毒丹

【来源】《辨证录》卷十。

【组成】山楂三钱 枳壳一钱 神曲三钱 雷丸三钱 厚朴一钱 大黄二钱

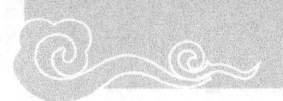

【用法】水煎服。

【主治】食牛、犬之肉，一时心痛，欲吐不能，欲泻不可。

黄萝饮

【来源】《辨证录》卷十。

【组成】大黄 当归各五钱 山楂肉 萝卜子各三钱 枳壳 槟榔各一钱 柴胡五分 丹皮二钱

【用法】水煎服。

【功用】消化肉食，佐以解毒。

【主治】食牛、犬之肉，毒结于心胃，不升不降，一时心痛，欲吐不能，欲泻不可。

解菌汤

【来源】《辨证录》卷十。

【组成】生甘草二两 白芷三钱

【用法】水煎服。服后乃用鹅翎扫其咽喉，引其上吐，必尽吐出而愈。即或已过胃中，鹅翎探引不吐，亦必腹疼下泻，可庆安全。

【主治】误食竹间之蕈，或吞树上之菌，遂至胸胀心疼，腹痛肠泻而死。

【方论】盖生甘草原是解毒之神品，又得白芷最解蛇毒，相助同攻，自易下逐而尽消也。

卫生宝丹

【来源】《惠直堂方》卷一。

【组成】山慈姑 川文蛤 红芽大戟 千金子各二两 麝香 西牛黄 珍珠 明雄黄 滴乳香（去油）没药（去油）朱砂 琥珀（蜜珀不用）丁香 沉香各三钱 金箔十贴

【用法】上为细末，糯米粉煮糊，木臼捣，印锭，每重一钱。一切饮食、药毒、蛊毒、烟雾、瘴疠、水磨服，吐利即安；痈疽、发背、对口、疔疮、天蛇、无名肿毒、蛀节、红丝等疔及杨梅、痔疮，无灰酒磨服，外以磨涂疮上；阴阳二毒，伤寒瘟疫发狂，喉风，薄荷汤冷磨服；赤白痢，吐泻霍乱绞肠及诸痰喘，姜汤磨服；男妇急中颠邪，鬼交鬼胎，失心狂乱，羊儿猪癫等风，石菖蒲汤磨服；缢溺惊压鬼魅，但心头微温者，生姜、续断、

酒磨服；蛇蝎疯犬咬伤，酒磨灌下，再服葱汤，被盖取汗；新久疟疾，临发时，东流水煎桃柳枝汤磨服；急慢惊风，五痫五痢，脾病黄肿，瘾疹疮瘤，薄荷浸水磨浓汁，加蜜服，仍搽肿处，年小者分数次服；牙痛，酒磨涂肿处，仍含少许，良久咽下；小儿因父母遗毒，皮蹋烂斑，谷道眶烂，清水磨涂；打扑损伤，无灰酒研服；久年头胀头痛，偏正头风，葱、酒研服，仍磨涂太阳穴；妇人经闭，红花汤下；天行疫气，桃根汤磨浓汁，搽入鼻孔，次服少许，得不传染；传尸痨瘵，为虫所噬，磨服一钱，或吐或下恶物下虫，其病顿失。

【主治】食毒、药毒、蛊毒、烟雾、瘴疠、发背、对口疔疮、天蛇、无名肿毒、疔疮、杨梅疮、阴阳二毒、伤寒瘟疫发狂、喉风、赤白痢、吐泻、霍乱绞肠、痰喘、急中颠邪、缢溺惊压、蛇蝎、疯犬咬伤、新久疟疾、急慢惊风、五痫五痢、脾病黄肿、隐疹疮瘤、牙痛、小儿因父母遗毒、皮蹋烂斑、谷道眶烂、打扑损伤、久年头胀头痛、偏正头风、妇人经闭、天行疫气、痨瘵。

黑豆汤

【来源】《叶氏女科证治》卷二。

【组成】黑豆三合 淡竹叶二十片（洗）甘草三钱

【用法】水煎服。

【主治】妊娠不慎饮食，误食毒物、毒药而胎动者。

赤金锭

【来源】《仙拈集》卷四。

【组成】麻黄四钱五分 紫苏七钱五分 山茨菇 五倍子 香附子各二两五钱 苍术 半夏 木香 山豆根各一两五钱 丹参 鬼箭羽各六钱 辰砂一两 千金子 红芽大戟 雌黄 细辛 川乌 滑石各一两二钱 麝香三钱

【用法】依法炮制，净末称准，以糯米粉糊和之，石臼杵千下，用范子印成锭角，重一钱，作三次用之，阴干，万勿火烘。天行时疫用绛囊盛之，悬之当胸，则不传染。瘟疫、伤寒、狂言乱语、

霍乱、绞肠痧、腹痛、饮食中毒、小儿急慢惊风，俱薄荷汤磨服；中风、中气、口眼㖞斜、牙关紧急、筋脉拘挛、妇人月水不调、腹中结块、男妇头晕，俱温酒磨服；传尸劳瘵、自缢、落水、中恶，俱冷水磨服；赤痢，凉水下；白痢，姜汤下；汤火伤，蛇、蜈、蝎咬伤，俱用酒磨服，水磨涂患处。

【功用】解百毒，治百病。

【主治】天行时疫，瘟疫，伤寒，狂言乱语，霍乱，绞肠痧，腹痛，食物中毒，小儿急慢惊风，中风，中气，口眼㖞斜，牙关紧急，筋脉拘急，妇人月水不调，腹中结块，男妇头晕，传尸劳瘵，自缢，落水，中恶，赤痢，白痢，汤火伤，蛇、蜈、蝎咬伤。

【宜忌】肿毒恶疮已溃者不宜服。

加味瓜蒂散

【来源】《疡医大全》卷三十九。

【组成】白茅根　芦根各一两　瓜蒂一个

【用法】水煎服。必大吐，吐后必愈。

【主治】食河豚中毒。

金屑丸

【来源】《续名家方选》。

【组成】菊名石　硫黄　木香各一两　伏龙肝二十钱

【用法】上为末，为丸金箔六枚为衣。

【功用】解毒。

【主治】食毒及痢疾，卒中风，心痛，一切急卒病。

六岁墨

【来源】《外科十三方考》。

【组成】山慈菇一两　千金子一两　大戟一两　文蛤二两（去虫）　麝香一分　川乌二两　草乌二两

【用法】上为细末，以糯米煮糊捣匀，用模型铸为一钱重墨状条块，阴干备用。每服一锭，病重者可连服二锭。通利之后，用温粥补之。凡疗疮肿毒、口眼歪斜、牙关紧急等症，俱用温酒磨服；其他一切疮毒，皆用醋磨搽。

【功用】解毒止痛。

【主治】疔疮肿毒，口眼歪斜，牙关紧急；及山岚瘴气，死牛、死马、河豚中毒，砒毒，咽喉肿痛。

【方论】原书按：太岁墨即太乙紫金锭之变方，以二乌、朱砂、雄黄，化和平为峻险，专作外用，不重内服，反不若紫金锭之安全稳妥。故在用本品处，皆代以紫金锭，其收效颇能如理想也。

绿豆甘草解毒汤

【来源】《首批国家级名老中医效验秘方精选》。

【组成】绿豆120克　生甘草15～30克　丹参30克　连翘30克　石斛30克　茅根30克　大黄15或30克（后下）

【用法】诸药用冷水浸泡后煎煮，煎时以水淹没全药为度，文火煎煮，大剂量频服；一般昼夜各服一剂，必要时可服3～4剂。对于接触性中毒病人，则需清洗皮肤。

【功用】解毒益阴，兼顾心肾。

【主治】多种食物或药物中毒后，见发热，口干舌燥，心烦呕吐，甚则神志恍惚，小便混浊等症。

【方论】绿豆味甘性寒，有清热解毒利尿之功；甘草味甘性平，对各种药物、毒物有解毒之力；丹参味苦性微寒，可活血祛瘀，清热除烦，镇静安神；茅根味甘性寒，清热利尿，加速毒物排泄，并可防止出血，兼以护肾；连翘味苦性微寒，有清热解毒，强心；大黄推陈致新，清热解毒。诸药合用，共奏解毒益阴之效。

五十一、嗜食异物

嗜食异物，又称异嗜癖、嗜异、嗜食等，是指偏嗜吃某些食物的一种病态。如嗜食生米异物，多属虫积；嗜食辛辣，多属胃寒等。多与虫积有关。治宜杀虫消积。

虾蟆丸

【来源】《太平惠民和济局方》卷十（续添诸局经验秘方）。

【组成】虾蟆　使君子（炒）　皂角（烧）各二两　青黛二两半　龙胆草（去苗）四两　雄黄（研飞）二两

【用法】上为细末，入研药令匀，水煮面糊为丸，如粟米大。一岁儿每服七丸，二岁十丸，三岁二十丸，随乳下，饭饮送下亦得，不拘时候。

【主治】小儿五疳八痢，腹胀面黄，肌肤瘦瘁，时作寒热，不思乳食，爱吃泥土，揉鼻咬甲，头发作穗，不长肌肉，多生疮癣，大便无时，小便如泔，吐乳食，痢色无定，或吃交奶，渐黄渐瘦，变成疳疾。

龙香丸

【来源】《幼幼新书》卷二十三引《谭氏殊圣》。

【组成】母丁香三个　麝少许　青黛一分　蟾一个（去肚炙黄）

【用法】上为散。煮浆水饭为丸，如粟米大。每服三丸，温水送下。

【主治】小儿多热发惊，口内饶干，面色青，咬甲爱盐，仍吃土，时时咳嗽，夜多声，气疳传脏，心头痛，掏眼搔眉，不转睛。

绿矾丸

【来源】《小儿卫生总微论方》卷十二。

【组成】绿矾

【用法】上为末，以猪胆汁为丸，如绿豆大。每服五七丸，米饮送下，不拘时候。

【主治】疳疾有虫，爱食泥土。

化虫丸

【来源】《普济方》卷三九九。

【组成】芜荑　黄连　神曲　麦蘖　乌梅（各微炒）　陈皮（去白）各等分

【用法】上为末，面糊为丸，如黍米大。每服一二十丸，空心米饮送下，肥猪汁尤佳。

【主治】小儿好食炭土，不长肌肤，五心烦热，鼻赤齿摇。

砂糖丸

【来源】《万病回春》卷七。

【组成】腻粉一钱

【用法】上药和砂糖为丸，如麻子大。米饮送下。泻出其土立愈。

【主治】小儿爱吃泥土。

黄金饼

【来源】《万病回春》卷七。

【组成】干黄土

【用法】上为末，浓煎黄连汁和为饼，食之立愈。

【主治】小儿好吃泥土。

清胃养脾汤

【来源】《万病回春》卷七。

【组成】黄芩　软石膏　陈皮　白术（去芦）　甘草各等分

【用法】水煎服。

【主治】脾虚胃热，小儿爱吃泥土。

清脾养胃汤

【来源】《寿世保元》卷八。

【组成】软石膏　黄芩　陈皮　白术（去芦）　甘草　胡黄连　使君子　茯苓（去皮）各等分

【用法】上锉。水煎，温服；或为末，放于饮食

内，令儿服之。

【主治】小儿脾虚胃热，爱吃泥土，面色青黄，或是虫动。

【验案】小儿嗜土症 《陕西中医》（1996，10：462）：用本方治疗小儿嗜土症 38 例，结果：症状消失 33 例，好转 5 例。

化虫丸

【来源】《活人方》卷六。

【组成】大黄三钱 槟榔三钱 黑丑二两（头末） 锡灰五钱 雷丸五钱 木香五钱 使君子五钱 芜荑四钱

【用法】葱汤为丸，如芥子大。每服或三钱，或二钱，量虚实加减；小儿或一钱，或五分，以大小酌用，择天气晴明早粥时分，不可进食，殊觉饥饿即以砂糖汤吞服。

【主治】男妇小儿素有蛔结胸中，及寸白诸虫，喜食茶米泥炭等物，面黄肌瘦，痛止如常，久远难愈者。

【宜忌】忌肉三日。

轻粉串

【来源】《串雅内编》卷三。

【组成】轻粉一分

【用法】砂糖为丸，如麻子大。每服一丸，空心米饮送下。良久泻去泥土，即愈。

【主治】小儿吃泥。

异功汤

【来源】《首批国家级名老中医效验秘方精选·续集》。

【组成】青黛 3 克 紫草 9 克 贯众 15 克 绿豆 15 克 白矾面 1.6 克（或雄黄面 1.2 克）

【用法】每日 1 剂，水煎 2 次，早晚分服。白矾面或雄黄面，兑入药汁分 2 次冲服。

【功用】清热解毒。

【主治】小儿嗜异症。

【方论】嗜异症在中医文献中虽然没有专门的论述，但对本病的主要症状、病因与治疗已有较详细的描述。宋·钱乙《小儿药证直诀》有"脾疳，体黄腹大食泥土"的记载。明·龚廷贤《寿世保元》中说："或好食生米，或好食壁泥，或食茶炭咸辣等物者是虫积。"本病的治疗法则以驱虫、消导攻积，理脾益气为主，但王鹏飞教授通过数十年的临床实践，认为此病不是疳证，也不是虫积所致。他认为此病属胃内有热，因"胃热者善饥"，不择食物而误食异物，食久成癖。所以在治疗上主张清热外尚应解毒，继而理脾和胃。本方具有清胃解毒的功效，是临床屡效不鲜的经验方。

【加减】后期辅以健脾和胃的建曲、草蔻、砂仁、焦楂等。若阴血耗伤较重，又应辅以黄精、白芍、首乌等养血之品。

【验案】王某，女，13 岁。1976 年 6 月 3 日初诊。诉 1 年来每天喜欢吃火柴梗，嗜食成癖，以致大便中常夹有火柴梗。患儿面黄，纳少神疲，舌质微红苔少，脉沉细缓。症属嗜食异物日久，毒入血分，脾胃受损。治以清热解毒，稍佐理之法：青黛 3 克，紫草 9 克，贯众 15 克，绿豆 15 克，焦楂 9 克，砂仁 6 克，白矾面 1.6 克（分 2 次冲）。连服 4 剂，症无变化，上方去贯众、砂仁、加钩藤 9 克，竹茹 6 克，雄黄面 1.2 克（混合分 2 次服）。7 剂后，症状开始好转，上方去白矾、雄黄面，续服 2 周，患儿痊愈。

五十二、虫 积

虫积，是指腹内虫多积聚的病情。临床多表现为脐周腹痛，时作时止，或腹中有块，不坚硬，推时能动，面黄肌瘦，时吐苦水、清水，或睡时流涎，脘腹膨大等。《黄帝内经》将蛔虫称为蛟蛕、长虫。如《素问·咳论》："脾咳不已，则胃受之。胃咳之状，咳而呕，呕甚则长虫

出"。《灵枢经·厥病》："肠中有虫瘕及蛟蛕，皆不可取以小针。心肠痛，憹作痛，肿聚，往来上下行，痛有休止，腹热喜渴涎出者，是蛟蛕也。"体内寄生虫，古有三虫、九虫之说。《诸病源候论》："三虫者，长虫、赤虫、蛲虫也。为三虫，犹是九虫之数也。长虫，蚘虫也，长一尺，动则吐清水，出则心痛，贯心则死。赤虫，状如生肉，动则肠鸣。蛲虫至细微，形如菜虫也，居胴肠间，多则为痔，极则为癞，因人疮处，以生诸痈、疽、癣、瘘、痫、疥、龋虫，无所不为。此既是九虫内之三者，而今别立名，当以其三种偏发动成病，故谓之三虫也。""九虫者，一曰伏虫，长四分；二曰蚘虫，长一尺；三曰白虫，长一寸；四曰肉虫，状如烂杏；五曰肺虫，状如蚕；六曰胃虫，状如虾蟆；七曰弱虫，状如瓜瓣；八曰赤虫，状如生肉；九曰蛲虫，至细微，形如菜虫。"虫积之虫，以蛔虫居多。治宜驱虫消积。

乌梅丸

【来源】《伤寒论》。

【别名】乌梅丹（《普济方》卷三九九引《医方妙选》）、乌梅安胃丸（《饲鹤亭集方》）、杀虫乌梅丸（《全国中药成药处方集》兰州方）、安胃丸（《全国中药成药处方集》杭州方）。

【组成】乌梅三百枚　细辛六两　干姜十两　黄连十六两　当归四两　附子六两（炮，去皮）蜀椒（出汗）四两　桂枝（去皮）六两　人参六两　黄柏六两

【用法】上药各为末，合治之，以苦酒渍乌梅一宿，去核，蒸之五斗米下，饭熟，捣成泥，和药令相得，纳白中，炼蜜为丸，如梧桐子大。每服十丸，食前以饮送下，一日三次。稍加至二十丸。

【功用】《医方集解》：温脏安蛔。

【主治】

1.《伤寒论》：蛔厥者，其人当吐蛔，今病者静而复时烦者，此为脏寒，蛔上入其膈，故烦，须臾复止，得食而呕，又烦者，蛔闻食臭出，其人常自吐蛔。又主久痢。

2.《圣济总录》：产后冷热痢，久下不止。

3.《玉机微义》：胃腑发咳，咳而呕，呕甚则长虫出。

4.《寿世保元》：胃冷，蛔虫上攻，心痛呕吐，四肢冷。

5.《谦斋医学讲稿》：肝脏正气虚弱而寒热错杂之证，久病腹痛、呕吐、下痢、蛔厥。

【宜忌】

1.《伤寒论》：禁生冷、滑物、臭食等。

2.《谦斋医学讲稿》：性质毕竟偏温，以寒重者为宜。

【方论】

1.《注解伤寒论》：肺欲收，急食酸以收之，乌梅之酸以收肺气；脾欲缓，急食甘以缓之，人参之甘以缓脾气；寒淫於内，以辛润之，当归、桂、椒、细辛之辛以润内寒；寒淫所胜，平以辛热，姜、附之辛热以胜寒；蛔得甘则动，得苦则安，黄连、黄柏之苦以安蛔。

2.《金镜内台方议》：蛔为阴虫，故知阳微而阴胜，故用乌梅为君，其味酸，能胜蛔；以川椒、细辛为臣，辛以杀虫；以干姜、桂枝、附子为佐，以胜寒气而温其中；以黄连、黄柏之苦以安蛔，以人参、当归之甘而补缓其中，各为使。

3.《伤寒缵论》：乌梅丸之胃气虚而寒热错杂之邪积于胸中，所以蛔不安而时时上攻。故仍用寒热错杂之味治之。方中乌梅之酸以开胃，蜀椒之辛以泄滞，连、柏之苦以降气。盖蛔闻酸则定，见辛则伏，遇苦则下也。其他参、归以补中气之虚寒，姜、附以温胸中之寒饮。若无饮，则不呕逆，蛔亦不上矣。辛、桂以祛陷内之热邪，若无热邪，虽有寒饮，亦不致于呕逆。若不呕逆，则胃气纵虚，亦不致于蛔厥矣。

4.《古今名医方论》柯韵伯：吐蛔，仲景立方皆以辛甘苦味为君，不用酸收之品，而此用之者，以厥阴主风木耳！君乌梅之大酸，是伏其所主也；配黄连泻心而除疼，佐黄柏滋肾以除渴，先其所因也；肾者，肝之母，椒、附以温肾，则火有所归，而肝得所养，是固其本；肝欲散，细辛、干姜辛以散之；肝藏血，桂枝、当归引血归经也；寒热杂用，则气味不和，佐以人参调其中气；以苦酒渍乌梅，同气相求，蒸之米下，资其谷气，加蜜为丸，少与而渐加之，缓则治其本也。故药亦寒热互用，且胸中烦而吐蛔，则连、柏是寒因热用也。蛔得酸则静，得辛则伏，得苦

则下，信为化虫佳剂。久痢则虚，调其寒热，酸以收之，下利自止。

5.《医方集解》：此足阳明、厥阴药也。蛔得酸则伏，故以乌梅之酸伏之；蛔得苦则安，故以连、柏之苦安之；蛔因寒而动，故以桂、附、姜、椒温其中脏，而以细辛、当归润其肾肝；人参用以助脾；乌梅兼以敛肺。

6.《金匮玉函经二注》：乌梅味酸入肝，梅得先春之气，主助生阳而杀阴类；细辛发少阳之初阳，以助阙阴之化；当归启少阴之血液，以资肝脏所藏之荣；黄连配蜀椒，助心火以杀蛔，益子气也；附子配黄柏，资肾气以回厥，助母气也；干姜佐人参，补中焦而止呕；桂枝制风木，疏肝郁。阴阳和而厥逆回，风邪散而气血足，治蛔厥之法备已。

7.《绛雪园古方选注》：乌梅渍醋，益其酸，急泻厥阴，不欲其缓也。桂、椒、辛、附、姜，重用辛热，升达诸阳，以辛胜酸，又不欲其收敛阴邪也。桂枝、蜀椒通上焦君火之阳，细辛、附子启下焦肾中生阳，人参、干姜、当归温中焦脾胃之阳，则连、柏泻心滋肾，更无亡阳之患，而得厥阴之治法矣。合为丸服者，又欲其药性逗留胃中，以治蛔厥，俾酸以缩蛔，辛以伏蛔，苦以安蛔也。至于脏厥，以由中土不得阳和之气，一任厥阴肆逆也。以酸泻肝，以辛散肝，以人参补土缓肝，以连、柏监制五者之辛热，过于中焦而后分行于足三阴，脏厥虽危，或得温之散之，补之泻之，使之阴阳和平，焉有厥不止耶？

8.《伤寒悬解》：乌梅丸，乌梅、姜、辛杀蛔止呕而降气冲，人参、桂、归补中疏木而润风燥，椒、附暖水而温下寒，连、柏泄火而清上热也。

9.《医门棒喝》：乌梅丸为厥阴正治之主方也。木邪肆横，中土必困，故以辛热甘温助脾胃之阳，而重用酸以平肝，佐苦寒泻火，因肝木中有相火故也。

10.《伤寒寻源》：此方主治蛔厥，其妙处全在米饭和蜜，先诱蛔喜，及蛔得之，而乌梅及醋之酸，椒、姜、桂、附及细辛之辛，黄柏、黄连之苦，则蛔不堪而伏矣。但厥后气血不免扰乱，故加人参、当归奠安气血。此方虽寒热错杂，但温脏之力居多，又得乌梅之酸涩以固脱，故又主久利。

11.《汉方简义》：用酸温之乌梅为君，是从其性，而欲其入肝可知。病本脏寒，故以辛热之姜、附温之。又本脏虚，故以甘温之人参补之。夫厥为阴阳相格，故以辛温之细辛以疏通之。又恐其过泄也，故更以辛热善闭之蜀椒以封固之，用当归、桂枝者，所以养其营，调其卫也。用黄连、黄柏者，盖有二义：因脏寒，而遽投以辛热，恐拒而不纳，故借以为反佐，犹白通汤之加人尿、胆汁者一也；且少、厥二阴，本为子母，又阳根于阴，兹厥阴阳微，由于少阴阴虚，次黄连以乌梅而重于众品，更以黄柏副之，是滋少阴之阴，既以生厥阴之阳二也。渍梅以苦酒，为丸以蜜者，因蛔性畏苦辛而喜酸甜，既投其所好，引入苦辛以杀之也。又主久利者，因利起自本寒，成于化热，始既伤气，久则伤血。故辛热以治寒，苦寒以清热；蜀椒固气，而以细辛通之；当归补血，而以桂枝行之。用人参以合补气血，而总交于酸温之乌梅，所以敛止其下滑之机耳。

12.《谦斋医学讲稿》：本方治肝脏正气虚弱而寒热错杂之证。用人参、当归补气血，细辛、干姜、附子、桂枝、蜀椒温寒通血脉，黄连、黄柏清火，再以乌梅味酸入肝为君，使药力集中于一经。能治久病腹痛、呕吐、下利、蛔厥等证，但性质毕竟偏温，以寒重者为宜。

13.《金匮要略方义》：方中重用乌梅为君药，取其酸以安蛔，尤以苦酒（今之醋）浸渍乌梅，其力更强。加川椒、细辛之辛，使虫得辛则伏。又以附子、干姜、桂枝温脏祛寒；黄连、黄柏清热燥湿；人参、当归补气养血。诸药相合，寒热并用，攻补兼施，寒以清上热，热以温下寒，攻以驱蛔，补以扶正，使蛔虫得下，诸症自愈。

【实验】治疗胆道蛔虫病的作用机制 《福建中医药》（1960，6：29）：实验结果提示：乌梅丸有麻醉蛔虫的性能，达到了抑制蛔虫蠕动的作用；能作用于肝脏，促进肝脏分泌胆汁量增加；乌梅丸由胆汁排泄，改变胆汁的酸碱度；服乌梅丸后能使Odds括约肌弛缓扩张。因此，初步推测乌梅丸作用机制有二：一是服乌梅丸后使蛔虫麻醉，失却固有附着肠壁的能力。由于胆汁分泌增加，冲击这些没有活动性的蛔虫，而退回十二指肠；二

是由于服乌梅丸后，改变了胆汁的酸碱度，使胆汁逐渐趋于酸性，蛔虫本来有恶酸好碱的特性，此种改变，使胆道成为不利于蛔虫生存的环境，蛔虫能通过弛缓扩大的Odds括约肌退回十二指肠，而使胆道蛔虫病治愈。

【验案】

1.蛔厥 《重庆医药》（1980，1：22）：龙某某，女，22岁，1961年9月诊治。突发胃脘偏右疼痛4日，呈阵发性，发时痛如刀绞，如顶如钻，坐卧不安，辗转躁烦，恶心不止，呕吐苦汁，汗出身冷，四肢厥逆，畏寒发热，白睛微黄。拟乌梅丸作汤剂：乌梅15g，黄连9g，黄芩12g（因黄柏缺代之），炒川椒9g，细辛3g，桂枝9g，干姜9g，制附片12g（先熬1小时），南沙参12g，当归9g，2帖尽剂，诸症消失。继以乌梅丸3g，日2次。越5日，体力恢复，劳动如常。

2.久痢 《河南中医》（1984，5：32）：张某某，男，38岁。腹痛，少腹下坠，大便带白色黏冻8年余，反复发作，久治不愈。每当发病时，腹部下坠有便意，轻微里急后重，大便日行6～8次，粪便色白如涕，不带血，有腥臭味，服西药痢特灵等效果不佳，又多次服中药芩、柏、连和参苓白术散等亦不见显效，病时轻时重。余将乌梅丸变汤剂加减治之：乌梅30g，细辛3g，桂枝9g，党参30g，附子9g，川椒6g，黄柏12g，当归9g，米壳6g，黄连9g，诃子肉15g，炒扁豆30g，干姜炭12g，煅龙牡各30g；水煎服。6剂服后，腹痛下坠除，大便日行减至2～3次，粪便中黏冻物大减，有阳气鼓舞回升之象，按原方续进10剂。第3次来诊，大便黏液止，日行1次，粪便色黄成形，以参苓白术散加减以巩固疗效，随访至今未发。

3.厥阴消渴证 《四川中医》（1985，2：11）：蒋某，女，51岁，1954年8月5日诊。自述7天前因露天乘凉后，即感头痛发热恶寒，经治疗头痛发热已解，近两日来口渴引饮，日进4～5壶（每壶约盛8磅）水，亦不解渴。前医用益胃汤罔效，昨日又服人参白虎汤，反渴甚。症见脉细弱，小便清长，四肢厥冷，渴饮不解，4日前，曾吐蛔虫1条。用乌梅丸全方1帖，水煎服。翌日复诊，口渴大减，但肢冷仍存，守方重用参、附，益气温阳，2剂而愈。

4.胆道蛔虫病 《实用中西医结合杂志》（1994，6：336）：用本方合承气汤：乌梅15g，川椒、干姜、厚朴、枳实各8g，细辛4g，桂枝、附片各6g，槟榔、苦楝子各12g，生大黄8g（后下），芒硝适量冲服；若大便秘结轻者或正常者，去芒硝，每日1剂，水煎，分3次服；治疗胆道蛔虫病28例；对照组20例用西药左旋米唑、硫酸镁，对症处理同治疗组。结果：中药组治愈23例，显效4例，总有效率96.4%；对照组分别为12例，6例，90%。两组有效率比较无显著差异。

5.慢性非特异性溃疡结肠炎 《南京中医药大学学报》（1995，4：50）：用本方为基本方，腹痛重者加白芍；大便滑利加赤石脂；便带粘冻加桔梗、马齿苋；胃脘不舒加木香、砂仁；舌苔厚腻加川朴、苍术、山楂；寒湿积聚去当归、党参，加小茴香、茯苓；脾肾阳虚加巴戟天、补骨脂；肝旺脾虚加柴胡、香附；湿热蕴结去附子，加白头翁、秦皮；治疗慢性非特异性溃疡结肠炎23例。结果：肝旺脾虚型13例中治愈10例，好转2例，无效1例；寒湿积聚型5例中治愈3例，好转1例，无效1例；湿热积聚型2例中治愈1例，好转1例；脾肾阳虚型3例中治愈2例，好转1例。

6.慢性泄泻 《浙江中医杂志》（1995，4：154）：用本方加味：乌梅、细辛、干姜、黄连、当归、炮附子、炒川椒、桂枝、党参、黄柏为基本方，偏阳虚者加肉桂；偏气滞者加川朴、木香；偏湿甚者加白术、川朴；偏肝旺者加白芍、炙甘草；治疗慢性泄泻27例。结果：痊愈21例，好转5例。

7.荨麻疹 《新中医》（1995，6：48）：以本方为基本方，偏热者加重黄连、黄柏用量；偏寒者加重附子、干姜用量；血虚者加重当归用量，并加何首乌；急性发作者加地肤子、蛇床子；治疗慢性荨麻疹27例。结果：痊愈17例，有效8例，无效2例，疗程最长42天，最短18天。

8.慢性盆腔炎 《河南中医》（1996，1：22）：用乌梅汤：乌梅、当归、黄柏、党参、熟附子、干姜、桂枝、黄连、蜀椒、细辛，诸药加水500ml，浓煎药液至100ml后滤出，放凉（37～40℃）。病人取左侧卧位，用橡皮肛管或粗导管插入肛门，深度14～17cm。先将药液吸入大注射器内，再由肛管缓慢灌入肠内，灌肠后侧卧20分钟，保留药液2小时以上不使排出，每日

1次，10次为1疗程，连用2～6个疗程；治疗慢性盆腔炎46例。结果：痊愈27例，显效10例，好转7例，无效2例。

9.慢性前列腺炎　《江苏中医》（1997，7：7）：用本方加如意金黄散：乌梅、黄连、黄柏、桂枝、干姜、蜀椒、土鳖虫、生大黄、细辛、刘寄奴、红藤、延胡索，水煎，取浓汁，入如意金黄散粉，灌肠；治疗慢性前列腺炎28例。结果：临床治愈7例，显效12例，好转5例，总有效率为85.71%。

甘草粉蜜汤

【来源】《金匮要略》卷中。

【组成】甘草二两　粉一两　蜜四两

【用法】上三味，以水三升，先煮甘草，取二升，去滓，纳粉、蜜，搅令匀，煎如薄粥。温服一升，愈即止。

《成都中医学院学报》（1986，1：18）：报道，四川省某县1970年7月发生一起应用甘草粉蜜汤集体驱蛔，因使用铅粉，致使接受该方的74人全部中毒，无一幸免。中毒者在服药时曾觉药有铅臭，数小时后心烦，轻微呕吐，胃中嘈杂不适。2～9天内先后不同程度出现头昏头痛，身软无力，懒言嗜睡，口臭流涎，口腔糜烂，食欲逐渐下降，胸腹胀满，四肢及眼胞浮肿。部分病例在牙龈边缘可见蓝灰色铅线。中毒者初起面色灰白少华，大便秘结；3～5天后部分病人面色发黄，甚至全身发黄；大便由秘结转溏泻，小便深黄量少。舌质：中毒初中期淡红，苔白滑或厚腻；中后期有少数病人出现舌绛少苔；脉象多虚弦、滑数无力或见有濡弱之脉。经用昆布、海藻、金钱草、板蓝根等加减治疗，除1例死亡外，全部治愈。据此，作者认为原方粉，应为米粉。

【功用】《金匮要略释义》：安蛔止痛，解毒和胃。

【主治】蛔虫之为病，令人吐涎，心痛，发作有时，毒药不止。

【方论】

1.《金匮玉函经二注》：以饮食入胃，胃中有热则虫动，虫动则胃缓，胃缓则廉泉开，故吐涎。蛔上入膈，故心痛。蛔闻食臭出，得食则安，故发作有时也。毒药不止者，蛔恶之不食也。蛔喜甘，故用甘草蜜之甘，随所欲而攻之，胡粉甘寒，主杀三虫，蛔得甘则头向上而喜食，食之即死，此反佐以取之也。

2.《成方便读》：吐涎心痛，皆由虫食上膈，故俱作止有时。所谓蛔饱而静则不痛，蛔饥求食，扰乱胃中则痛而吐涎。毒药不止者，用毒药攻杀之品，而虫不去也。大抵虫之所食，亦有喜恶，故用正治之法而不去者，必用其所喜之味以诱之。甘草、白蜜之甘，而搅以白粉善杀虫者，诱之使食，待甘味既尽，毒性便发，虫患乃除，此医药之变诈也。

3.《金匮要略辑义》：案：粉，诸注以为铅粉；然古单称粉者，米粉也。而《备急千金要方》诸书，藉以治药毒，并不用铅粉。盖本方非杀虫之剂，乃不过用甘平安胃之品而使蛔安，应验之于病人，始知其妙而已。

4.《金匮要略今释》：若用粉锡，则不当单称粉，且经文云毒药不止，示本方为平剂也。用粉锡杀虫，则仍是毒药矣！若用甘草粉，依桃花汤用赤石脂之例，当云甘草三两，二两锉，一两筛末。今直云甘草二两，粉一两，明非甘草粉也。若谓粉即粉草，将谓水即水银，豆即豆蔻乎？强辞甚矣！惟本方改用粉锡，亦可下蛔，改用草粉，亦可缓急迫，故尾台、雉间各以其试效云尔。

【验案】

1.妊娠合并胆道蛔虫症　《新中医》（1984，11：44）：陈某某，27岁。因右上腹钻顶痛，频繁呕吐，吐蛔十余条，收入住院治疗。检查：体温36.8℃，脉搏96次/分，呼吸22次/分，血压90/60mmHg。呈痛苦病容，面部潮红，呻吟，精神差，眼睑下凹，口唇干燥，腹痛隆而软，剑突下压痛，宫底脐上二横指，胎心音140次/分，无宫缩及出血。诊断为：胆道蛔虫合并感染；轻度脱水；七月宫内孕。经中西医服镇痛、驱蛔两法治疗3天后，疼痛仍不止，阵痛频作，每痛则大汗淋漓，唇干喜饮，舌少津，不大便，尿少黄，神疲脉细，属气阴虚乏之症。用生甘草15g，蜂蜜12g，粳米粉10g，以生甘草煎汤，乘温冲粉、蜜顿服。2剂后诸症缓解，住院六天痊愈出院。足月后顺产一男婴。

2.十二指肠球部溃疡　《浙江中医杂志》

（1985，8：352）：郭某，男，40岁。上腹部持续隐痛、烧灼感已年余，多在夜间痛醒，进食后稍减；痛处喜温喜按，伴有泛酸，纳差，便溏，舌淡苔白，脉沉。西医诊断为十二指肠球部溃疡。证属脾胃气虚，治宜益气和胃止痛，用甘草粉蜜汤：炙甘草30g，粳米粉20g，蜂蜜6g，早晚饭前服。3剂后，疼痛及泛酸均减轻。服2月后，钡餐造影示龛影基本消失。

薏苡汤

【来源】方出《肘后备急方》卷一，名见《医心方》卷七引《古今录验》。
【别名】薏苡根饮（《圣济总录》卷六十一）。
【组成】薏苡根（锉）
【用法】浓煮取汁，每服三升。
【主治】
　　1.《肘后备急方》：卒心腹烦满，又胸胁痛欲死。
　　2.《医心方》引《古今录验》：蛔虫病。

苦楝汤

【来源】方出《外台秘要》卷二十六引《肘后备急方》，名见《景岳全书》卷五十五。
【组成】有子楝木根（锉）
【用法】以水煮取浓赤黑汁，用米煮作糜，宿勿食，且先吃肥香脯一片，令虫闻香举头，稍从一口为度，始少进，渐加服一匕，服至半升，便下蛔虫。
【主治】蛔虫，或攻心痛如刺，口中吐清水。

桃叶饮

【来源】方出《外台秘要》卷二十六引《肘后备急方》，名见《圣济总录》卷三十八。
【组成】桃叶
【用法】捣，绞取汁，饮一升。
【主治】
　　1.《外台秘要》引《肘后备急方》：三虫。
　　2.《外台秘要》引《广济》：霍乱腹痛吐利。

漆煎丸

【来源】方出《外台秘要》卷二十六引《肘后备急方》，名见《普济方》卷二三九。
【组成】清漆（绵滤过。一方用好盐）　白蜜　清酒各半斤
【用法】上同搅令匀，于铜锅中，微火煎，常令沸，不住手搅，候如膏，可丸即止，丸如雀卵大。每服一丸，隔宿不食，空心温酒化破送下。虫即下，不下再服。亦可丸如梧桐子大。每服二十丸，空心酒送下。
【主治】蛔虫、蛲虫在胃，令人渐渐羸瘦。

葫芦散

【来源】《圣济总录》卷九十九引《肘后备急方》。
【组成】葫芦（炙黄）四两　干漆（炒令烟尽）二两　吴茱萸（水浸二日，每日三次换水，洗去涎，焙干微炒）半两
【用法】上为细散。每服二钱匕，空心以粟米稀粥调下。
【主治】三虫。

葫芦散

【来源】《普济方》卷二三九引《肘后备急方》。
【组成】葫芦（微炙）二两
【用法】上为细散。每服二钱，隔宿勿食，于清旦用羊肉臛汁调服之。虫自下。
【主治】三虫。攻心如刺痛，吐清汁。并寸白虫。

芜荑散

【来源】《普济方》卷三三九引《肘后备急方》。
【组成】石州芜荑仁二两（面炒令黄色）
【用法】上为末。每服二钱，米饮调下，不拘时候。下即愈。
【主治】脾胃有虫，食即痛，面黄无色，疼痛无时。

巴豆白膏

【来源】《外台秘要》卷二十六引《范汪方》。

【别名】巴豆桃仁丸（《圣济总录》卷九十九）。

【组成】巴豆一枚（烧令烟断，去心皮） 桃仁四枚（熬令黑，去皮）

【用法】上药合捣作三丸。大人清旦未食，以浆服尽；少小服一丸。若不下，明旦更复作服。

【主治】蛲虫。

白蔹丸

【来源】《外台秘要》卷二十六引《范汪方》。

【组成】白蔹 狼牙 藋芦 桃花 贯众各三分 橘皮二分 芜荑一分

【用法】上药治下筛，炼蜜为丸，如小豆大。且以浆水服一剂。日中乃食，立下。服此药下赤虫如笋茎者一尺所，有头目百余枚，病愈。

【主治】三虫。男子病大腹面黄，欲食肉；或胁下有积大如杯，小腹亦坚，伏痛上下移，呕逆喜唾，心下常痛。

【宜忌】宿勿食；妊身妇人不得服之。

【验案】虫证 九江谢丘病胁下有积，大如杯，小腹亦坚，伏痛上下移，呕逆喜唾，心下常痛，欲食肉，服此药下虫无头足，赤身，有口尾二百余枚得愈；九江陈日方病大腹烦满，常欲食生菜，服此药下白虫，大如臂，小者百余枚，立愈。

芎藭散

【来源】《外台秘要》卷二十六引《范汪方》。

【组成】芎藭 雷丸 桔梗 白芷各四分

【用法】上为散。每服方寸匕，以蜜饮、苦酒或米汁调下，一日三次。又可用炼蜜为丸，如梧桐子大。每服十三丸。当稍稍下；不尽，更服一剂。

【主治】三虫。

竹节丸

【来源】《外台秘要》卷二十六引《范汪方》。

【组成】烧竹节 雷丸各三分 锡屑二分 橘皮一分半

【用法】上为末，炼蜜为丸，如梧桐子大。每服八丸，一日三次。

【主治】三虫。

芫花散

【来源】《外台秘要》卷二十六引《范汪方》。

【组成】芫花 狼牙 雷丸 桃仁（去皮尖）

【用法】上为散。宿勿食，每服方寸匕，平旦以饮送下。

【功用】下虫。

【主治】蛲虫。

懊憹散

【来源】《外台秘要》卷二引《范汪方》。

【组成】藋芦十分 干漆二分 萹蓄二分

【用法】上药各为细末，和匀。每服一钱匕，食前粥饮下，一日二次。

【主治】

1.《外台秘要》引范汪方：伤寒心中懊憹，下利，谷道中烂伤。

2.《备急千金要方》：热患有蛔虫懊憹。

【方论】《千金方衍义》：藋芦走气分，更益以干漆破血，萹蓄杀虫，化湿热。

鸡子丸

【来源】《外台秘要》卷二十六引《集验方》。

【组成】鸡子白三枚 干漆四两（熬） 蜡三两 粳米粉半斤（一本无干漆）

【用法】上四味纳铜器中，于微火上煎，搅令调，纳粉令凝可丸，置土上温，乃纳鸡子，搅令相得，又煎令可丸。宿勿食，每服小豆许大一百二十丸，小儿五十丸，以饮送下。

【主治】长虫。

贯众丸

【来源】《外台秘要》卷二十六引《集验方》。

【组成】贯众（熬） 石蚕（熬）各五分 狼牙四分 藋芦二分 蜀漆六分（炙） 僵蚕三分（熬） 雷丸六分 芜荑四分 厚朴三分 槟榔六分

【用法】上为末，蜜为丸。每服三十丸，空心暖浆水送下，一日三次。不知，稍稍加之。白虫用榧

子汤服。

【主治】九虫动作，变生诸病。

增损当归汤

【来源】《备急千金要方》卷十三。

【别名】增损汤（《外台秘要》引卷七）。

【组成】当归三两　黄芩　朴消　桔梗　柴胡各四两　升麻三两　芍药一两半（一方有厚朴一两）

【用法】上锉。以水八升，煮取二升半，分二服。

【主治】心腹中痛，发作肿聚，往来上下，痛有休止，多热喜涎出，是蛔虫咬也，服温中当归汤二三剂不效者。

鹤虱散

【来源】方出《备急千金要方》卷十三，名见《外台秘要》卷七引张文仲方。

【组成】鹤虱一两

【用法】上为末。空腹以温酢一盏和服。虫当吐出。

【主治】虫心痛。

三圣饮子

【来源】方出《备急千金要方》卷十八，名见《医学正传》卷四。

【组成】狼牙三两　东行桑根白皮（切）一升　东行吴茱萸根白皮五合

【用法】上锉，以酒七升，煮取一升，平旦顿服之。

【主治】劳热生虫，在肺为病。

胡粉丸

【来源】方出《备急千金要方》卷十八，名见《外台秘要》卷七引《救急方》。

【组成】胡麻一升　胡粉一两

【用法】上为末。明旦空腹，以猪肉臛汁唵尽之。

《外台秘要》引《救急方》本方用生真胡麻一合，胡粉半合（熬捣）。先以猪肉脯一片，空腹唵，咽汁，勿咽肉，后取胡粉和胡麻搜作丸，

以少清酒使成顿服尽，十岁以上斟酌增减。

【主治】蛔虫攻心腹痛。

【宜忌】《外台秘要》引《救急方》：忌生冷、猪肉、鱼鸡、蒜酢滑等七日。

桃皮汤

【来源】《备急千金要方》卷十八。

【别名】桃汤（《外台秘要》卷二十六）。

【组成】桃皮　艾叶各一两　槐子三两　大枣三十枚

【用法】上锉。以水三升，煮取半升，顿服之。良。

【主治】蛲虫、蛔虫及痔𧏾，虫蚀下部生疮。

【方论】《千金方衍义》：桃根白皮散血杀虫，艾叶温血导火，槐子益肾清火，大枣入脾以通津液。

蘼芜丸

【来源】《备急千金要方》卷十八。

【组成】蘼芜　贯众　雷丸　山茱萸　天门冬　狼牙各八分　藋芦　甘菊各四分

【用法】上为末，蜜丸如大豆大。三岁饮服五丸，五岁以上以意加之，渐至十丸。

【主治】小儿有蛔虫结在腹中，数发腹痛，微下白汁，吐闷寒热，饮食不生肌，皮肉痿黄，四肢不相胜举。

【方论】《千金方衍义》：《本经》言蘼芜辟邪恶，除虫毒，取其辛散也；贯众、雷丸、狼牙、藋芦皆杀虫之味；山茱萸既能治心下邪气，亦能敛肝肾精血；天冬能杀三虫，去伏尸，又能强骨髓；甘菊能治恶风湿痹，虫乃风湿所化，虽无杀虫之功，能散湿热，即虫失所养，必随诸杀虫药而下出矣。

去三虫方

【来源】《备急千金要方》卷二十七。

【别名】去三虫丸（《医方类聚》卷二〇二）、三尸虫丸（《医方类聚》卷二〇二引《世医得效方》）。

【组成】生地黄汁三斗　清漆二升　真丹三两　瓜子末三升　大黄末三两

【用法】东向灶苇火煎生地黄汁三沸，纳清漆，以

荆匕搅之，日移一尺；纳真丹，复移一尺；纳瓜子末，复移一尺，纳大黄末，微火勿令焦，候之可丸，如梧桐子大。先食服一丸，一日三次。浊血下鼻中，三十日诸虫皆下；五十日百病愈，面色有光泽。

【主治】诸虫。

【方论】《千金方衍义》：首取漆之生者，搜逐脏腑之积荫，直捣三虫之窟穴，且与生地黄汁同煎，解其粘着之性，可无留积之虞；兼得铅丹、大黄、冬瓜子末，共襄厥功，一入虫口，则虫皆化为水，从魄门而下矣。详《本经》干漆条下原有去长虫之治。长虫者，九虫之长，是指三尸而言。以干者性缓，故专取生者之力锐；地黄亦须鲜者，方能逐血、能祛虫，若干地黄已经火焙，反资滞血，功用天渊；更取铅丹镇肝杀虫，除热下气；冬瓜子专涤肠垢，压丹石毒；大黄推陈致新，安和五脏，而祛之下夺。

鹤虱散

【来源】《普济方》卷二三九引《备急千金要方》。

【组成】波斯鹤虱三两

【用法】上为散。以肥猪肉或肥羊肉，加葱豉为臛汁，每服一方寸匕，不食晚饭，次日晨空腹以臛汁和服。稍多饮臛汁佳。若不能散服，即炼蜜为丸，如梧桐子大。每服十丸，仍以此臛汁送下，或空心以苦酒送下。要服此丸散使尽，已后三十日，勿杂食。永愈。

【主治】蛔虫并三虫及诸虫。

鹤虱丸

【来源】《外台秘要》卷七引《延年秘录》。

【组成】鹤虱三两

【用法】上为末，炼蜜为丸。每服二十丸，平旦蜜浆水送下，一日一次。

【主治】蛔虫。恶心吐水，心痛。

鹤虱丸

【来源】《外台秘要》卷七引《延年秘录》。

【组成】鹤虱六两　吴茱萸五两　橘皮四两　桂心

三两　槟榔四两

【用法】上为末，炼蜜为丸，如梧桐子大。每服二十丸，蜜汤送下，一日二次。加至三十丸，以虫出为度。

【主治】蛔虫心痛。

【宜忌】忌生葱。

丁香散

【来源】《外台秘要》卷七引《必效方》。

【别名】丁香汤（《医方类聚》卷二一八引《吴氏集验方》）。

【组成】丁香七枚　头发灰一枣枚

【用法】上为末。和酒服之。

【主治】

　　1.《外台秘要》引《必效方》：虫心痛。

　　2.《医方类聚》引《经验良方》：妇人卒心痛。

鹤虱槟榔汤

【来源】《外台秘要》卷七引《必效方》。

【组成】鹤虱二两（小儿用一两）　槟榔二七枚

【用法】以猪肉汁六升，煮槟榔取三升，去滓，纳鹤虱末，先夜不食，明旦空腹顿服之。须臾病下及吐水，永愈。

【主治】猬心痛。

【宜忌】忌生冷，酢七日。

槟榔鹤虱散

【来源】《外台秘要》卷七引《广济》。

【组成】当归　桔梗　芍药　橘皮　鹤虱各八分　人参六分　桂心六分　槟榔十分

【用法】上为散。每服方寸匕，空腹煮姜枣汤调下，渐渐加至二匕。

【主治】诸虫心痛，无问冷热，蛔虫心痛。

【宜忌】忌猪肉、生葱、油腻、小豆、粘食等。

含　汤

【来源】《外台秘要》卷二十二引《广济》。

【组成】肥松脂三两　皂荚一个（去皮子，炙令黄）　石盐七枚

【用法】上切。以水二升，煮取八合，去滓，温含，冷吐之。

【主治】牙齿疼，虫痛。

干漆丸

【来源】《外台秘要》卷七引张文仲方。

【组成】干漆（熬）

【用法】上为末，炼蜜为丸。每服十五丸，一日二次。

【主治】蛔虫心痛。

贯众散

【来源】《外台秘要》卷十六引《删繁方》。

【别名】千金散（《医学正传》卷四）。

【组成】贯众（大者）三枚（切，熬）　干漆三两（熬）　吴茱萸五十粒　芜荑（熬）　胡粉（熬）　槐皮（烧）各四分　杏仁四十枚（去皮尖，熬，研）

【用法】上为末，和胡粉研。每服方寸匕，平旦以井花水调下。

【主治】肾热，四肢肿急，蛲虫生于肾中为病。

前胡吐热汤

【来源】《外台秘要》卷十六引《删繁方》。

【别名】前胡汤（原书卷二十六）、前胡散（《太平圣惠方》卷五十七）。

【组成】前胡　白术　赤茯苓　枳实（炙）　细辛　旋覆花　龙胆　杏仁（去皮尖双仁）　常山　松萝各三两　竹叶（切）一升

　　方中枳实，《太平圣惠方》作"枳壳"。

【用法】上切。以水一斗，煮取三升，去滓，分为三服。

【主治】

　　1.《外台秘要》引《删繁方》：脾劳热，有白虫长一寸，在脾为病，令人好呕，胸中塞，呕而不出。

　　2.《嵩崖尊生全书》：胃咳，呕而不出。

【宜忌】忌酢物、桃、李、雀肉、生葱、生菜。

【加减】若腹中热满，加芒消、山栀子仁、黄芩各三两，苦参二两，加水二升。

芜荑散

【来源】《外台秘要》卷二十六引《备急》。

【组成】狼牙三分（炙）　芜荑二分

【用法】上为末。酒和服之。先食脯，后顿服尽。

【主治】寸白虫。

万应丸

【来源】《医学正传》卷四引《外台秘要》。

【组成】槟榔五两　大黄八两　黑丑四两（以上三味为末）　皂荚七挺（不蛀者）　苦楝根皮一斤

【用法】上先以皂荚、苦楝，用水二大碗熬成膏，一处搜和药末为丸，如梧桐子大；又以沉香、木香、雷丸各一两为末为衣，先以沉香衣，次用雷丸衣，又次用木香衣。每服三丸，四更时用砂糖水送下。

【功用】下诸虫。

【主治】

　　1.《袖珍方》：诸虫。

　　2.《证治汇外》：虫积心痛。

　　3.《张氏医通》：腹中诸虫血积。

　　4.《嵩崖尊生》：虫痛有块硬起，吐清水。

　　5.《丸散膏丹集成》：面黄肌瘦，小便如泔。

【宜忌】《张氏医通》：孕妇忌服。

胡粉散

【来源】方出《医心方》卷二十五引《子母秘录》，名见《太平圣惠方》卷九十二。

【组成】胡粉　雄黄各等分

【用法】著中。

　　《太平圣惠方》：上为细末。每用少许，敷于下部中。

【主治】

　　1.《医心方》引《子母秘录》：小儿谷道虫痒；

　　2.《太平圣惠方》：小儿蛲虫蚀下部。

贯众丸

【来源】《幼幼新书》卷三十一引《婴孺方》。

【组成】贯众（炒）五分 藋芦（炒）十二分 狼牙子 芜荑（炒）各四分 石蚕 雷丸 蜀漆 僵蚕 厚朴（炙）各三分

【用法】上为末，蜜为丸，如梧桐子大。每服七丸，夜卧、晨起苦酒浆送下，一日三次。知为度。

【主治】九虫。

【方论】贯众主白虫，僵蚕主弱虫，藋芦主长虫，狼牙子主胃虫，芜荑主肉虫，石蚕主蛔虫，雷丸主赤虫，蜀漆主肉虫，厚朴主肺虫。

芦荟丸

【来源】《幼幼新书》卷二十七引《玉诀》。

【组成】芦荟 安息香 胡黄连 枳壳（麸炒）各一钱 使君子三七个（炒） 芜荑一分 淀粉一钱半 麝香少许

【用法】上为末，猪胆糊为丸，如梧桐子大。每服五七丸，米饮送下。

【主治】

1.《幼幼新书》引《玉诀》：霍乱后干哕不常。

2.《证治准绳·幼科》小儿蛔疳。

栝楼散

【来源】《医心方》卷七引《令李方》。

【组成】栝楼根四两 葶苈子四分

【用法】上药治下筛。艾汁浸，绵裹，纳下部，日三易。

【主治】蟹虫及蛲虫侵蚀下部。

九虫丸

【来源】《医心方》卷七引承祖方。

【组成】牙子 贯众 蜀漆 芜荑 雷丸 橘皮各等分

【用法】上药治下筛，炼蜜为丸，如大豆大。每服三十丸，浆送下，一日二次。令虫下。

【主治】百虫。

九虫散

【来源】《医心方》卷七引承祖方。

【组成】藋芦二两（炙） 贯众一两 干漆二两（炙） 狼牙一两

【用法】上药治下筛。以羊肉羹汁服一合，一日三次。

【主治】诸虫。

石榴皮散

【来源】《太平圣惠方》卷四十三。

【别名】石榴皮汤（《圣济总录》卷九十九）。

【组成】酸石榴皮一两（锉） 桃符二两（锉） 胡粉一两 酒二合 槟榔末二钱

【用法】以水二大盏，煎前二味至一盏，去滓，下胡粉、槟榔、酒，更煎一沸，稍热，分三次服。

【主治】诸虫心痛不可忍，多吐酸水。

当归散

【来源】《太平圣惠方》卷四十三。

【组成】当归一两（锉，微炒） 桔梗一两（去芦头） 赤芍药一两 陈橘皮一两（汤浸，去白瓤，焙） 鹤虱一两 人参一两（去芦头） 桂心一两 槟榔二两

【用法】上为粗散。每服四钱，以水一中盏，加生姜半分，煎至六分，去滓稍热服，不拘时候。

【主治】诸虫心痛，多吐不食。

桑白皮散

【来源】《太平圣惠方》卷四十三。

【别名】桑根白皮汤（《圣济总录》卷九十九）。

【组成】桑根白皮半两 酸石榴皮半两 芜荑半两 厚朴一两（去粗皮，涂生姜汁炙令香熟） 生姜一分 槟榔（末）二钱

【用法】上细锉。以水二大盏，煎至一盏，去滓，下槟榔末，搅令匀，分三次稍热服。

【主治】诸虫心痛，每发，连脐腹刺痛，多吐涎沫。

雷丸散

【来源】《太平圣惠方》卷四十三。

【组成】雷丸　贯众　狼牙　当归（锉，微炒）　槟榔　陈橘皮（汤浸，去白瓤，焙）　桂心　鹤虱各一两

【用法】上为细散。每服一钱，蜜汤调下。以利下虫为度。

　　《圣济总录》：以粟米饮调下。

【主治】

　　1.《太平圣惠方》：诸虫心痛不可忍。

　　2.《圣济总录》：九种心痛，虫痛为先。

槟榔丸

【来源】《太平圣惠方》卷四十三。

【组成】槟榔　鹤虱　桂心　吴茱萸（汤浸七遍，焙干，微炒）　陈橘皮（汤浸，去白瓤，焙）各一两

【用法】上为末，炼蜜为丸，如梧桐子大。每服三十丸，以热酒送下，不拘时候。

【主治】诸虫心痛，多吐，四肢不和，冷气上攻，心腹满闷。

鹤虱丸

【来源】《太平圣惠方》卷四十三。

【组成】鹤虱　附子（炮裂，去皮脐）　狼牙　槟榔　干漆（捣碎，炒令烟出）　白术　甘草（炙微赤，锉）　陈橘皮（汤浸，去白瓤，焙）各一两　干姜三分（炮裂，锉）　吴茱萸三分（汤浸七遍，焙干，微炒）　狼毒一两半（锉碎，醋拌炒黄）

【用法】上为末，炼蜜为丸，如梧桐子大。每服十五丸，粥饮送下，不拘时候。

【主治】积年常患虫心痛，吐水不能食。

石榴散

【来源】方出《太平圣惠方》卷五十七，名见《圣济总录》卷九十九。

【组成】酸石榴根一两（锉）　干漆一两（捣碎，

微炒）　狼牙一两　鹤虱一两　槟榔一两

【用法】上为细散。每服二钱，空心以温酒调下，良久更再服。虫当下。

【主治】蛲虫。

芫花散

【来源】《太平圣惠方》卷五十七。

【组成】芫花三分（醋拌，炒令干）　狼牙三分　雷丸三分　桃仁三分（汤浸，去皮尖双仁，生用）　白芜荑三分

【用法】上为细散。每服一钱，隔宿勿食，平旦以粥饮调下。

【主治】蛲虫。

芜荑散

【来源】《太平圣惠方》卷五十七。

【组成】芜荑仁半两　狼牙半两　槟榔三分　石榴根皮三分

【用法】上为细散。每服二钱，空心以暖酒调下。

【主治】九虫。

狗脊散

【来源】《太平圣惠方》卷五十七。

【组成】狗脊二两　芎藭一两　细辛一两　白芜荑一两

【用法】上为细散。三更后先吃牛肉淡干脯三二两，五更初以粥饮调下三钱。良久当有虫下为度。

【主治】九虫。

贯众散

【来源】《太平圣惠方》卷五十七。

【组成】贯众一两　鹤虱一两（纸上微炒）　狼牙一两　麝香一钱（研细）　芜荑仁一两　龙胆一两（去芦头）

【用法】上为细散。每服二钱，食前以淡醋汤调下。

【主治】蛔虫攻心，吐如醋水，痛不能止。

狼牙散

【来源】《太平圣惠方》卷五十七。

【组成】狼牙一两 鹤虱一两（纸上微炒过） 贯众一两 芜荑仁一两

【用法】上为细散。每服一钱，以粥饮调下，良久再服。以虫出为度。

【主治】九虫在肠胃，令人心烦，吐逆。

狼牙散

【来源】《太平圣惠方》卷五十七。

【组成】狼牙一两 芜荑仁二两

【用法】上为细散。每服二钱，空心先吃少淡羊肉干脯，以温酒调下。

【主治】蛔虫，或攻心，吐清水。

槟榔散

【来源】《太平圣惠方》卷五十七。

【组成】槟榔一两 芜荑仁半两 狼牙二分 白蔹一分 鹤虱一分（纸上微炒过）

【用法】上为细散。每服药时，不得吃夜饭，候至四更以来，以暖水一小盏，调下三钱。其虫泻下。

【主治】九虫在脏，日久相生转多。

麝香丸

【来源】《太平圣惠方》卷五十七。

【组成】麝香半两（细研） 犀角屑一两 雄黄半两（细研） 甘遂一两（煨令黄色） 巴豆半两（去皮心，研压去油） 朱砂半两（细研）

【用法】上为末，入巴豆及研了药，研令匀，炼蜜为丸，如梧桐子大。每服五丸，空心以温酒送下。

【主治】九虫。

木香散

【来源】《太平圣惠方》卷七十一。

【组成】木香一两 赤芍药一两 伏龙肝半两 鹤虱一两半 当归二两（锉，微炒） 槟榔一两

【用法】上为细散。每服一钱，食前以热酒调下。

【主治】妇人血气心痛，及蛔虫痓心痛。

使君子丸

【来源】《太平圣惠方》卷八十七。

【组成】使君子一分（末） 雄黄一分 牛黄一钱 麝香一钱 蟾酥一钱 熊胆一分

【用法】上为末，用软饭为丸，如麻子大。如小儿疳极者，先用桃柳汤浴儿，后以粥饮送下三丸。

【主治】小儿蛔疳出虫。

狼牙草散

【来源】《太平圣惠方》卷八十七。

【组成】狼牙草一分 使君子半两 鼠尾草一分 棠梨根半两（锉） 酸石榴根半两 贯众根半两 榆树皮半两 钩藤半两 龙胆半两（去芦头） 射干二分 栗刺半两 故绵灰一两 乱发灰一两

【用法】上为细散。五六岁儿，每服一钱，以水一小盏，煎至五分，去滓温服，空心、晚后各一服。

【主治】小儿蛔疳，干瘦发竖，或痢肚大。

大枣膏

【来源】《太平圣惠方》卷九十一。

【组成】蒸大枣二枚（取肉） 水银半分

【用法】上药研令水银星尽，捻为挺子，长一寸。以绵裹，宿纳下部中。明旦虫出为效。

【主治】小儿蛲虫，蚀下部中痒。

化虫干漆丸

【来源】《太平圣惠方》卷九十二。

【组成】干漆二钱 胆子矾一钱

【用法】上为末，用葱白汤煮面糊为丸，如麻子大。二三岁儿以石榴皮汤送下二丸，每日三次；三四岁儿三丸。

【主治】小儿蛔虫咬心绞痛，四肢逆冷，干呕不吐，面色青。

生干地黄散

【来源】《太平圣惠方》卷九十二。

【组成】生干地黄半两　苦楝根一分（锉）　鹤虱半两　槟榔半两　酸石榴根半两（锉）

【用法】上为细散。三四岁儿，空心以热茶调下半钱，午后再服。取虫下为度。量儿大小，以意加减。

【主治】小儿蛔虫咬心痛。

芜荑仁散

【来源】《太平圣惠方》卷九十二。

【组成】芜荑仁三分　狼牙草半两　白蔹一分

【用法】上为细散。每服半钱，空腹以温酒调下。

【主治】小儿蛔虫动作，多吐清水。

青葙子散

【来源】《太平圣惠方》卷九十二。

【组成】青葙子　苦参（锉）　黄连　萹竹　狼牙草各三两　雷丸一两　雄黄半两（细研）　桃仁一两（汤浸，去皮尖双仁，麸炒微黄）

【用法】上为细散。一二岁儿，每服半钱，以稀粥饮调下，不拘时候；儿稍大，以意加之。若下部痒，绵裹少许纳之，每日二次；如不痒，即勿用。

【主治】小儿蛔虫发作，心痛，多吐。

苦楝根散

【来源】《太平圣惠方》卷九十二。

【组成】苦楝根　鹤虱　薏苡根一两（锉）　槟榔一两　糯米一分（微炒）　牵牛子一两（微炒）
　　　方中苦楝根、鹤虱用量原缺。

【用法】上为细散。三岁儿每服半钱，以粥饮调下，一日三次。

【主治】小儿蛔虫。

备急散

【来源】《太平圣惠方》卷九十二。

【组成】鹤虱一两

【用法】上为细散。每服半钱，煎肥猪肉汁调下。

其虫便出。

【主治】小儿蛔虫，心腹绞刺疼痛。

贯众散

【来源】《太平圣惠方》卷九十二。

【组成】贯众　狗脊　狼牙草　萆薢（锉）各一两

【用法】上为粗散。每服一钱，以水一小盏，煎至五分，去滓温服，不拘时候。

【主治】小儿蛔虫攒心，合眼扑手，心闷。

胡粉丸

【来源】《太平圣惠方》卷九十二。

【组成】胡粉三分　獖猪胆三个　麝香一分　牛黄一分

【用法】上为末，用胆汁浸蒸饼和丸，如绿豆大。五岁儿每服七丸，以温水下。看儿大小以意加减。

【主治】小儿腹内有蛔虫，时时绞痛。

桃仁散

【来源】《太平圣惠方》卷九十二。

【组成】桃仁（汤浸，去皮尖双仁，麸炒）　木香　狗脊　白芜荑　狼牙草　苦楝根皮（锉）　鹤虱　槟榔各半两

【用法】上为细散。三岁儿每服半钱，煎苦楝根汤调下，一日三四次。

【主治】小儿蛔虫咬心痛。

槟榔散

【来源】《太平圣惠方》卷九十二。

【组成】槟榔三分　狼牙草一分　酸石榴根三分　赤芍药半两　川朴消半两

【用法】上为粗散。每服一钱，以水一小盏，煎至五分，去滓，量儿大小，分减温服，不拘时候。

【主治】小儿蛔虫咬心疼痛。

槟榔散

【来源】《太平圣惠方》卷九十二。

【组成】槟榔半两　苦楝根皮半两（锉）　麝香一钱（细研）　东引石榴皮半两（锉）

【用法】上为细散。入研了药令匀，五岁儿每服，以热茶调下半钱。

【功用】下虫。

【主治】小儿蛔虫攻脏腑疞痛。

鹤虱散

【来源】《太平圣惠方》卷九十二。

【组成】鹤虱一分　川大黄一分（锉碎，微炒）　川朴消半两

【用法】上为粗散。以水一大盏，煎至七分，去滓，三岁儿温服半合，一日三次。

【主治】小儿多吐蛔虫。

麝香散

【来源】《太平圣惠方》卷九十二。

【组成】郁香一钱（研入）　萆薢一两（锉）　苦楝根一两（锉）

【用法】上为细散。以獭猪胆三枚取汁，和令匀，晒干后，都研为末。每服半钱，以芜荑汤调下。

【主治】小儿蛔虫咬心痛，或吐清水。

牵牛子粥

【来源】《太平圣惠方》卷九十六。

【别名】牵牛粥（《圣济总录》卷一九〇）。

【组成】牵牛子一两（一半生，一半炒，并为细末）　粳米二合　生姜一分（细切）

【用法】上将米煮粥，候熟，抄牵牛子末三钱，散于粥上，并入生姜搅转，空腹食之。须臾通转，即效。

【功用】《药粥疗法》：泻水，消肿，通便，下气，驱虫。

【主治】

　　1.《太平圣惠方》：水气，面目及四肢虚肿，大便不通。

　　2.《药粥疗法》：小儿蛔虫病。

集效丸

【来源】《太平惠民和济局方》卷八。

【组成】大黄（锉，炒）十五两　木香（不见火）　槟榔　诃黎勒（煨，去核，酒浸，焙干）　附子（炮，去皮脐）　羌活（炒、研）（一本作芜荑）　鹤虱（炒）　干姜（炮）各十两半

【用法】上为末，炼蜜为丸，如梧桐子大。每服三十丸，食前橘皮汤送下；妇人醋汤送下。

　　本方用法"食前橘皮汤下"，《医方集解》作"食前乌梅汤下"。

【主治】脏腑虚弱，或多食甘肥，致蛔虫动作，心腹搅痛，发作肿聚，往来上下，痛有休止，腹中烦热，口吐涎沫，即是蛔咬；又疗下部有虫，生痔痒痛。

【方论】《医方集解》：此手足阳明药也。虫喜温恶酸而畏苦，故有姜、附之热以温之，乌梅、诃皮之酸以伏之，大黄、槟榔、芜荑、鹤虱之苦以杀之，木香辛温以顺其气也。

化虫丸

【来源】《太平惠民和济局方》卷十。

【别名】化虫丹（《幼幼新书》卷三十一）。

【组成】胡粉（炒）　鹤虱（去土）　槟榔　苦楝根（去浮皮）各五十两　白矾（枯）十二两半

【用法】上为末，以面糊为丸，如麻子大。一岁儿服五丸，温浆水入生麻油一两点，调匀下之，温米饮送下亦得，不拘时候。其虫细小者皆化为水，大者自下。

【主治】小儿疾病多有诸虫，或因脏腑虚弱而动，或因食甘肥而动，其动则腹中疼痛，发作肿聚，往来上下，痛无休止，亦攻心痛，叫哭合眼，仰身扑手，心神闷乱，呕哕涎沫，或吐清水，四肢羸困，面色青黄，饮食虽进，不生肌肤，或寒或热，沉沉默默，不知病之去处，其虫不疗，则子母相生，无有休止，长一尺则害人。

二圣散

【来源】《观聚方要补》卷三引《孙尚药方》。

【组成】硫黄　附子各一两

【用法】上为末，粳米糊为丸。每服三十丸，米饮送下。

【主治】虫病，恶心则呕吐数条，每用杀虫药，则吐虫愈多，此脏寒而虫不安，失居上膈。

艾汁方

【来源】方出《证类本草》卷九引葛氏方，名见《圣济总录》卷九十九。

【组成】生艾（捣，取汁）

【用法】取肥香脯一方寸片，先吃，令虫闻香，然后即饮一升。

【功用】下蛔。

【主治】

　　1.《证类本草》引葛氏方：蛔虫，或心如刺，口吐清水。

　　2.《圣济总录》：蛲虫攻心如刺。

芜荑散

【来源】方出《证类本草》卷十二引《杜壬方》，名见《小儿药证直诀》卷下。

【组成】干漆（捣，炒烟尽）　白芜荑各等分

【用法】上为细末。每服一字至一钱，米饮调下。

【主治】

　　1.《证类本草》引《杜壬方》：小儿胃寒虫上诸证，危恶与痫相似。

　　2.《小儿药证直诀》：胃寒虫痛。

干漆汤

【来源】《圣济总录》卷五十六。

【组成】干漆（炒烟尽）一两　胡椒一分

【用法】上为粗末。每服一钱匕，水一盏，入葱白一寸，麝香少许，煎七分，去滓温服。

【主治】虫咬心痛。

木香汤

【来源】《圣济总录》卷五十六。

【组成】木香　槟榔（煨）　陈橘皮（去白，焙）各三分　东引石榴根（炙，锉）一两半　吴茱萸

（水浸，焙干，炒）一分　薏苡根（炙）一两

【用法】上为粗末。每服三钱匕，水一盏，煎至七分，去滓温服，如人行三四里，再服。

【主治】三虫心痛面黄，不下食。

石榴根散

【来源】《圣济总录》卷五十六。

【组成】东引石榴根二两　腻粉一钱　陈橘皮（去白，焙）半两　芍药（锉，炒）三分　槟榔　萆薢各一两

【用法】上为细散。每服二钱匕，空心煎枣汤调下，日晚再服。

【主治】蛔虫、寸白虫等，心腹绞痛。

麦蘖散

【来源】《圣济总录》卷五十六。

【组成】大麦蘖（炒）一两　鹤虱（炒）三分　白槟榔（锉）三分　陈橘皮（去白，焙）半两　糯米（炒熟）一合　牵牛子（一半生，一半炒）二两　楝根（有子，东南根，以石灰汁浸两宿，炙干）二两

【用法】上为细散。每服三钱匕，空心米饮调下，未转更时，呷热姜蜜汤投之。

【主治】诸虫攻心腹疞痛。

吴茱萸散

【来源】《圣济总录》卷五十六。

【组成】吴茱萸（水浸一宿，焙干，炒）半两　鹤虱（微炒）一两半

【用法】上为细散。每服二钱匕，空心温酒调下。

【主治】蛔心痛。

乳香散

【来源】《圣济总录》卷五十六。

【组成】乳香（研）一分　鹤虱（炒）三分　槟榔（锉）一两半

【用法】上为细散。每服三钱匕，大麻子汁调下。

【主治】蛔心痛。

狗脊丸

【来源】《圣济总录》卷五十六。

【组成】狗脊（去毛）一分　吴茱萸（水浸一宿，焙干，炒）半两　陈橘皮（去白，焙）三分　芜荑三分　槟榔（锉）一两半

【用法】上为细末，炼蜜为丸，如小豆大。每服二十丸，食前橘皮汤送下。

【主治】蛔虫心痛。

胜金丸

【来源】《圣济总录》卷五十六。

【组成】贯众　白僵蚕（炒）　芜荑　干漆（炒烟尽）　槟榔（锉）　桂（去粗皮）各一两　厚朴（去粗皮，姜汁炙透）　雷丸各一两半

【用法】上为细末，炼蜜为丸，如梧桐子大。每服十五丸，空心、食前温浆水送下。初服三五日，取下诸虫乃效。若虫多，即服药十日以上方验。

【主治】虫动，心痛不可忍。

姜黄汤

【来源】《圣济总录》卷五十六。

【别名】姜黄散（《普济方》卷二三九）。

【组成】姜黄一两三分　藋芦（锉）一两　鹤虱（微炒）一两一分

【用法】上为粗末。每服三钱匕，水一盏，煎至七分，又入酒一合，更煎取沸，空心服，晚食热饭。即虫下。一服未尽，更服。

【主治】蛔虫心痛，喜吐水，冲刺痛不可忍，或不能食，面黄腹满。

桔梗散

【来源】《圣济总录》卷五十六。

【组成】桔梗（炒）三分　当归（切，焙）一两　芍药（锉，炒）　雷丸各三分　陈橘皮（去白，焙）一两　人参三分　贯众半两　槟榔（锉）一两半

【用法】上为细散。每服二钱匕，空心煎姜汤调下，日晚再服。渐加至三钱匕。

【主治】蛔心痛。

槟榔丸

【来源】《圣济总录》卷五十六。

【组成】槟榔（锉）一两半　陈橘皮（去白，焙）　芜荑　牵牛子（炒）各一两　木香半两

【用法】上为细末，炼蜜为丸，如小豆大。每服二十丸，橘皮汤送下，空心、日午、临卧各一服。

【主治】虫兼气心痛。

槟榔汤

【来源】《圣济总录》卷五十六。

【组成】槟榔（微煨）二枚　酸石榴皮（微炒）三分　桃符（锉碎）一枚　胡粉一分

【用法】上为粗末。每服二钱匕，水一盏，煎至半盏，又下酒一合，更煎取沸，去滓，空心温服，日晚再服。

【主治】虫心痛，疞刺不可忍。

槟榔散

【来源】《圣济总录》卷五十六。

【组成】槟榔（锉）　蜀椒（去闭口并目，炒出汗）各半两

【用法】上为散。每服二钱匕，米饮调下，空心、日晚各一服。

【主治】蛔咬心痛。

鹤虱饮

【来源】《圣济总录》卷五十六。

【组成】鹤虱（微炒）　苦楝根（有子者良，焙）各一两　硇砂（研如粉）一分

【用法】前二味为粗末，入研药和匀。每服三钱匕，水二盏，同煎至一盏，下朴消末一钱，煎沸去滓，空心服。

【主治】蛔咬心痛。

藋芦散

【来源】《圣济总录》卷五十六。

【组成】藋芦一两　干漆（炒烟出）　萹蓄（炒）

各一分

【用法】上为散。每服二钱匕，粥饮调下，空心、日午、临卧各一。若心腹胀满不能食饮，即以羊子肝、蒜齑作羹食之，能取干疳虫。旦服则暮下。

【主治】蛔虫心痛，懊憹。

【宜忌】百日内勿食酱。

干漆散

【来源】《圣济总录》卷九十九。

【组成】干漆（炒令烟出）半两　雄黄（研）一分　槟榔一枚（锉）　诃黎勒（煨，去核）一分

【用法】上为散。每服半钱匕，入麝香少许，用葱汁、生油调下，空心服。

【主治】诸虫痛。

寸金散

【来源】《圣济总录》卷九十九。

【组成】干漆不拘多少（炒令烟出）

【用法】上为细散。每服一钱匕，以生油、温水搅匀调下；若治小儿，每一斤再入白芜荑仁三两，捣罗取细末，更研雄黄半两，合研匀，量儿大小，亦用生油温水调服；清米饮亦复。

【主治】大人、小儿诸虫为痛，及骨蒸热劳，羸瘦，飞尸、遁尸、鬼疰，室女经脉不行，五心烦热，怠惰少力。

石榴枝汤

【来源】《圣济总录》卷九十九。

【组成】东引石榴枝二两　木香　陈橘皮（汤浸，去白，焙）　吴茱萸（汤洗，焙炒）各一两半　大黄（煨）　芍药各二两　薏苡根二两半

【用法】上㕮咀，如麻豆大。每服五钱匕，水一盏半，煎至八分，去滓，空心温服。

【主治】九虫动作，腹中刺痛，口吐清水，面色黑黄，及虫攻心痛者。

白金散

【来源】《圣济总录》卷九十九。

【组成】狼毒不拘多少

【用法】上为细散。每服一钱匕，用饧一皂子大，沙糖少许，临卧腹空时以温水同化下。来日早取下虫为效。

【主治】脏腑内一切虫，令人偏好食生物，及面黄呕吐，或时心腹发痛。

当归汤

【来源】《圣济总录》卷九十九。

【组成】当归（切，焙）一两　桔梗（锉，炒）一两半　陈橘皮（去白，微炒）　桂（去粗皮）　人参各半两　赤芍药三分　鹤虱（去土，微炒）二分　槟榔（炮，锉）一分　朴消（别研）三分

【用法】上除朴消外，为粗末，入朴消拌匀。每服三钱匕，水一盏，煎至七分，去滓，空心服，后半时辰再服。

【主治】蛔虫心痛，心中如锥刺，时吐白虫。

当归散

【来源】《圣济总录》卷九十九。

【组成】当归（切，焙）　鹤虱（去土，微炒）各二两　陈橘皮（去白，微炒）　人参各一两半　槟榔（炮，锉）三两　枳壳（去瓤，麸炒黄色）　芍药各一两半　桂（去粗皮）一两一分

【用法】上为散。每服二钱匕，空心煎枣汤调下，至晚再服。

【主治】蚘虫痛发作，冷气先从两肋连胸背撮痛，欲变吐逆。

芜荑丸

【来源】《圣济总录》卷九十九。

【组成】白芜荑（微炒）一两

【用法】上为末，用沙糖为丸，如梧桐子大。每服十丸，米饮送下，不拘时候。

【主治】诸虫发动，咬心痛。

乱发灰散

【来源】《圣济总录》卷九十九。

【组成】乱发（净洗，烧灰）如鸡头子大　丹砂（研如面，水飞过）一两

【用法】上为极细末。每服一钱匕，醋调，空腹服之。

【主治】三虫。

青橘丸

【来源】《圣济总录》卷九十九。

【组成】青橘皮（汤浸，去白，焙）　芜荑（微炒）　贯众　雷丸（炮）各等分

【用法】上为末，炼蜜为丸，如梧桐子大。每服二十丸，食前橘皮汤送下，加至三十丸。虫下为度。

【主治】诸虫发动，上连心痛。

贯众散

【来源】《圣济总录》卷九十九。

【组成】贯众（去须）一两　槟榔（炮，锉）三两　当归（切，焙）一两半　鹤虱（去土，微炒）一两　白芜荑（微炒）　陈橘皮（汤去白，炒）各一两半　雷丸（炮）一两

【用法】上为散。每服一钱半，煎大枣汤空心调服。以利为度。

【主治】蛔虫。

南粉散

【来源】《圣济总录》卷九十九。

【组成】南粉二钱（细研）

【用法】上药五更初用生油调下。至食时虫出尽。

【主治】腹中诸虫，令人腹痛，多食泥土及油者。

砒黄丸

【来源】《圣济总录》卷九十九。

【组成】砒黄（细研）一两

【用法】上药用水浸炊饼心为丸，如小豆大。每服二丸，空心、食前用煮肉汤送下。

【主治】诸虫痛。

香附丸

【来源】《圣济总录》卷九十九。

【别名】如智丸、化虫丸（《普济方》卷二三九）。

【组成】木香（为末）一分　附子（生，去皮脐，为末）　硫黄（研）各半两

【用法】上先用蜜陀僧末半两，入醋熬成膏，然后入三味药末，一处为丸，如小豆大。每服十五丸，食前温酒送下。

【主治】

　　1.《圣济总录》：胡芦虫（寸白虫）。

　　2.《普济方》：诸虫腹痛。

桔梗散

【来源】《圣济总录》卷九十九。

【组成】桔梗（锉，炒）　当归（切，焙）　芍药各三分　橘皮（去白，微炒）半两　槟榔（煨，锉）　鹤虱（去土，微炒）　萆薢（锉，炒）各一两

【用法】上为散。每服二钱匕，空心煎生姜、大枣汤调下，至晚再服。

【主治】蛔虫攻心痛。

柴胡汤

【来源】《圣济总录》卷九十九。

【组成】柴胡（去苗）一两半　当归（切，焙）　食茱萸（去枝茎）各一两　芍药一两半　厚朴（去粗皮，涂生姜汁炙熟，锉）一两　槟榔（炮，锉）三枚　郁李仁（汤浸，去皮）三分

【用法】上为粗末。每服三钱匕，水一盏，煎至六分，去滓，食前温服，一日三次。

【主治】虫心痛。

高良姜汤

【来源】《圣济总录》卷九十九。

【组成】高良姜（锉）一分　苦楝根皮（干者，锉）二两　胡椒三十粒

【用法】上为粗末。每服三钱匕，水一盏，煎至六分，去滓，空心服。服讫卧少时，未得吃食，或

吐或泻即愈。

【主治】蛔虫。

桑根白皮汤

【来源】《圣济总录》卷九十九。

【组成】桑根白皮（细锉）二两

【用法】上为粗末，分三服，每服三钱匕，用水一盏半，煎至八分，去滓，空腹顿服。

【主治】腹中虫多，大便见虫。

萆薢散

【来源】《圣济总录》卷九十九。

【组成】萆薢（锉，炒）　白芜荑（微炒）　狗脊（去毛，锉）各一分

【用法】上为散。每服二钱匕，温酒调下。欲服药，先隔宿吃牛肉干脯一片，次日空心服药，虫下即愈。

【主治】蛔虫发作。

槐皮丸

【来源】《圣济总录》卷九十九。

【组成】槐皮（干者，锉）　桃仁（去皮尖双仁，生用）　楝实（去核，生用）各半两

【用法】上为末，炼猪膏为丸，如人指大。以绵裹，导下部中。

【主治】蛲虫在胃，渐加羸弱。

雷丸散

【来源】《圣济总录》卷九十九。

【组成】雷丸（炮）一两　川芎一两

【用法】上为细散。每服一钱匕，空腹、日午、近晚煎粟米饮调下。

【主治】三虫。

熬漆丸

【来源】《圣济总录》卷九十九。

【组成】好漆　醇酒　白蜜各半升

【用法】上三味于铜器中和匀，微火熬令可丸，如鸡头大。每服一丸，宿勿食，空腹温酒送下，虫未下再服。

【主治】蛲虫在胃，令人渐羸。

槟榔汤

【来源】《圣济总录》卷九十九。

【组成】槟榔三枚（灰火煨过）

【用法】上为粗末。用水三盏，煎至一盏半，去滓，分三服，空腹、日午、前近夜各一服，其虫尽下。或和葱白、盐、豉同煮饮之。

【主治】三虫。

槟榔散

【来源】《圣济总录》卷九十九。

【组成】槟榔（锉）一两半　当归（切，焙）　鹤虱各三分　贯众（锉）　雷丸（炮）各半两　芜荑仁（微炒）　陈橘皮（汤浸，去白，焙）各三分

【用法】上为散。每服二钱匕，空心煎枣汤调下，至晚再服，渐加至三钱匕。

【主治】蛔虫、寸白虫。

槟榔煎

【来源】《圣济总录》卷九十九。

【别名】槟榔粥（原书卷一九〇）。

【组成】槟榔（炮，锉）五枚　酸石榴根皮（入土五寸东引者，去土，细锉）一升

【用法】先将槟榔为粗末，与石榴根各均分作三度用，每度用水二升半，煎至一升半，绞去滓，入粟米一合，煮如粥，平旦空心顿吃。利下虫即效。

【主治】蛔虫。

漆香散

【来源】《圣济总录》卷九十九。

【组成】干漆（炒令烟出）二两　雄黄（研）五钱　麝香（研）一钱

【用法】先捣干漆为细末，次入雄黄、麝香，再同研匀，以密器盛之。每服一钱匕，食前煎苦楝根

汤调下，小儿以意加减。

【主治】大人小儿腹中虫动，痛发不止。

蜜香丸

【来源】《圣济总录》卷九十九。

【组成】蜜陀僧（煅）一两　麝香（研）半钱　硫黄（研）一分　定粉（研）半两

【用法】上为细末。醋煮面糊为丸，如梧桐子大。每服十丸，空心芜荑汤送下。

【主治】蛲虫。

鹤虱散

【来源】《圣济总录》卷九十九。

【组成】鹤虱（去土，微炒）三分　槟榔（炮，锉）一两二分　楝根皮（结子东南引者，以石灰如拳大，水二碗浸二宿，晒干）二两半　陈橘皮（去白，微炒）半两　大麦（炒）一两半　牵牛子（一半生用，一半炒熟）三两　糯米一合

【用法】上为散。每服二钱匕，空心煎粟米饮调下，如未转泻，即更服，并煎姜蜜汤时时热服。

【主治】痈蛔、寸白虫、蛔虫等发作心腹绞痛。

鹤虱散

【来源】《圣济总录》卷九十九。

【组成】鹤虱（微炒）二两　藿芦（微炒）一两

【用法】上为细散。每服一钱匕，用猪羊肉臛汁调下，空腹、日午、近夜各一次。

【主治】三虫。

鹤虱散

【来源】《圣济总录》卷九十九。

【组成】鹤虱（微炒）一两半

【用法】上为细散。每服一钱匕，空心猪羊肉臛汁调下。

【主治】三虫。

鳖甲丸

【来源】《圣济总录》卷九十九。

【组成】鳖甲（去裙襴，醋炙黄）二两　白术一两半　陈橘皮（汤浸，去白，焙）一两　木香　狗脊（去毛）各一两半　槟榔（炮）四两　吴茱萸（水浸二宿，每日三次换水，洗去涎，焙干，微炒）一两

【用法】上为细末，炼蜜为剂，置臼内入酥，杵令匀熟，为丸如梧桐子大。每服三十丸，空腹煎青橘皮汤送下，晚食前再服。

【主治】三虫发痛，面目黄，不下食。

麝香丸

【来源】《圣济总录》卷九十九。

【组成】黄连（去须）一两　白芜荑（炒）二两　干虾蟆一枚（酥炙令黄焦）　干漆（炒令烟出）一两　雷丸（炮）半两　定粉（研）一两半

【用法】上为末，入麝香少许，再研罗匀，用醋煮面糊为丸，如梧桐子大。每服十丸，空心、食前温水送下。

【主治】九虫。

麝香散

【来源】《圣济总录》卷九十九。

【组成】麝香（别研）一分　干蚯蚓（慢火炙黄）半两　干虾蟆一枚（涂酥炙黄赤色，净，剔去骨并腹中恶物）

【用法】上药先捣蚯蚓等为细散，与麝香同研令匀细。每服一钱匕，空腹煎薏苡根汤调下。

【主治】大人及小儿痈蛔，腹中虚胀，面目萎黄。

地胆散

【来源】《圣济总录》卷一四八。

【组成】地胆　地锦各等分

【用法】上晒干为散。每用一钱匕，盏内用醋调，却用盏一只合定，慢火熬热，涂唂处。如已唂得三两日，即先以牡蛎末一钱，新汲水调下，然后涂此药。

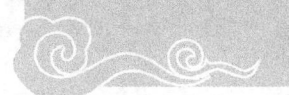

【主治】一切虫啮。

定粉丸

【来源】《圣济总录》卷一七三。
【组成】定粉　猪胆各一分
【用法】上为丸，如绿豆大。每服二丸，米饮送下。
【主治】小儿疳蛔。

除疳散

【来源】《圣济总录》卷一七三。
【组成】丁香　生犀角（末）各半钱　苦楝根（有子者良，赤者不用，阴干为末）　鹤虱各半两　密陀僧　白槟榔（炮，锉）各一分
【用法】上为散。每服一钱匕，米汤调下，每日三次，虫自出。
【主治】五疳，吐虫，腹胀羸瘦。

楝根汤

【来源】《圣济总录》卷一七四。
【组成】楝根皮（有子者）　酸石榴根　槐根各一握（切碎，用东引者）
【用法】上以水三盏，煎取一盏，去滓，空心顿服。
【主治】小儿蛔虫攻心腹痛。

干漆散

【来源】《圣济总录》卷一七九。
【组成】干漆（炒烟出）一钱　使君子（取肉）十四枚　楝木皮（东边皮厚者，晒干，去粗皮）一两　芜荑一钱半
【用法】上为散。每服半钱匕，砂糖熟水调下。
【主治】小儿疳虫腹痛。

干漆散

【来源】《圣济总录》卷一七九。
【组成】干漆（烧出烟）一两

【用法】上为散。每服二钱匕，煎葱白汤调下。
【主治】小儿胃虚，虫动吐逆。

万金散

【来源】《圣济总录》卷一七九。
【组成】干漆（炒烟出）一两　雄黄二两
【用法】上为细散。每服半钱匕，油一点，温水调下。
【主治】小儿蛔动，卒叫如心痛。

化虫丸

【来源】《圣济总录》卷一七九。
【组成】木香一分　槟榔（炮）二枚　胡粉　苦楝根　鹤虱（炒）各二分
【用法】上为细末，面糊为丸，如麻子大。一二岁每服十丸，温粥饮送下，一日二次。
【主治】小儿寒气伤脾虫痛，泻青黑色，减乳食。

化虫丸

【来源】《圣济总录》卷一七九。
【组成】芜荑一分　槟榔（锉）二钱　鹤虱（炒）半两
【用法】上为末，贾猪胆为丸，如麻子大。每服五丸。
【主治】小儿疳虫，绞刺腹痛。

化虫散

【来源】《圣济总录》卷一七九。
【组成】白丁香一钱　槟榔（锉）一枚　雷丸一钱
【用法】上为细散。每服一字，或半钱匕，奶食后米饮调下。
【主治】小儿虫痛不可忍。

赤石脂丸

【来源】《圣济总录》卷一七九。
【组成】赤石脂（细研）二钱　肉豆蔻（烧存性）一枚　橡实五枚　莨菪子（淘去浮者，满五橡

实中）

【用法】将橡实并莨菪子一处，炒令黑色，与赤石脂、豆蔻同为末，入蟾酥少许，用面糊为丸，如黄米大。每服五丸，米饮送下。虫痛，煎苦楝根汤下。小儿泄泻频服良。

【主治】小儿胃虚虫动。

抵圣汤

【来源】《圣济总录》卷一七九。

【组成】楝实（大者）二两　白芜荑半两

【用法】上为粗末。每服一钱匕，水一盏，煎取四分，去滓放冷，临发时服。

【功用】定疼痛。

【主治】小儿诸虫。

使君子散

【来源】《圣济总录》卷一七九。

【组成】使君子　芦荟（研）　干楝皮　槟榔（锉）　芜荑各三两　肉豆蔻（去壳）　丁香　苦参各二两　腻粉（研）少许

【用法】上为散。每服一字匕，空心饭饮调下。

【主治】小儿蛔虫。

胜金丸

【来源】《圣济总录》卷一七九。

【组成】龙胆　定粉（研）　黄连（去须）　乌梅肉（炒）各等分

【用法】上为末，炼蜜为丸，如麻子大。每服十丸，米泔送下。

【主治】小儿疳虫痛。

楝实散

【来源】《圣济总录》卷一七九。

【组成】楝实　鸡粪各等分

【用法】上为散。每服半钱匕，冷水调下。

【主治】小儿虫痛。

槟榔散

【来源】《圣济总录》卷一七九。

【组成】槟榔（锉）一枚　酸石榴皮（锉）　苦楝根（锉）　陈橘皮（汤浸，去白，焙）各一分

【用法】上为散。每服半钱匕，米饮调下，食前服。

【主治】小儿虫痛频发，面青，呕吐冷痰，渐至肌瘦。

滴金丸

【来源】《圣济总录》卷一七九。

【组成】雄黄　麝香各半钱　白矾三钱

【用法】上为细末，粟米饭为丸，如麻子大。每服五丸，煎苦楝汤送下。

【主治】小儿虫动心腹痛。

鹤虱散

【来源】《圣济总录》卷一七九。

【组成】鹤虱（炒黄）　槟榔（锉，生用）　胡粉（炒黄）　苦楝根皮（锉）各一两　白矾（烧过）一分

【用法】上三味为散，入白矾、胡粉同研匀细。每服一字匕，米饮下。

【功用】止痛，杀虫。

【主治】小儿诸虫心痛，发歇无时。

鹤虱散

【来源】《圣济总录》卷一七九。

【组成】鹤虱（炒）　苦楝根皮各一分　槟榔（锉）一枚　牵牛子（炒）一分　使君子（去皮）十枚

【用法】上为细散。每服半钱匕，米饮调下。

【主治】小儿虫痛，面好伏地，口吐清水。

瓘芦汤

【来源】《圣济总录》卷一七九。

【组成】瓘芦五两　黍米二合

【用法】上为粗末，以水五盏，煮取二盏，去滓。

每服半合，空心、午后各一服。

【主治】小儿腑脏虚弱，或因食甘肥，致蛔虫动作攻心腹痛，痛有休止，喜吐涎及清水。

麝香散

【来源】《圣济总录》卷一七九。

【组成】麝香（研）一分　夜明砂一两

【用法】上为散。每服半钱匕，葱白汤调下。

【主治】小儿诸虫。

龙脑丸

【来源】《圣济总录》卷一八一。

【组成】龙脑（研）半钱　白矾（挑子内炼沸泣尽汁为度，研）　玄明粉一钱　蝉壳三十枚（去足，炒，研末）　牛黄（研）半字　蛇蜕皮一条（长二尺，铁器上煿焦，研为末）

【用法】上药再一处研细，加沙糖少许为丸，如梧桐子大。冷水化破一丸服之。

【主治】小儿风热，咽喉肿塞生疮，摇头烦闷及虫咬心痛。

苦楝根粥

【来源】《圣济总录》（人卫本）卷一九〇。

【别名】楝根粥（原书文瑞楼本）。

【组成】苦楝根（洗去土，取皮，细锉）半升

【用法】以水二升半，慢火煎至八合，绞去滓，以粟米三合净淘，量水多少，并楝根汁同煮为稠粥，隔宿不食，平旦顿食之，即蛔虫尽下。

【功用】《药粥疗法》：杀虫驱蛔。

【主治】蛔虫心痛。

【宜忌】《药粥疗法》：根据群众经验，经常栓牛的苦楝树根皮不宜选用。

绿豆汁

【来源】《圣济总录》卷一九〇。

【组成】绿豆三升（水五升，煮烂绞取汁二升）　大麻子仁一升（烂研，入水半盏，同研绞取汁）

【用法】先取麻仁汁一半，煎微温，后入绿豆汁一升同搅，更煎微温，欲服时，先吃炙羊肉干脯一片，吐滓，只咽津五七度，顿服药汁。须臾或吐或利，即其蛔虫自消，若未尽更服。

【主治】蛔虫。

亡虫丸

【来源】《圣济总录》卷一九九。

【组成】紫菀（去苗土，醋煮熟，焙）半斤　射干一钱　白龙骨半两

【用法】上药先将紫菀捣末，次捣射干、白龙骨，和匀为散。每日服一钱匕，空心甘泉水调下。

【功用】去三尸。

真人去三尸方

【来源】《圣济总录》卷一九九。

【组成】狗脊（去毛）七两　干漆二两　芜荑三两

【用法】上药同熬，捣罗为末，炼蜜为丸，如梧桐子大。每服七丸，米饮送下。三七日，三尸自去。

【主治】尸虫，痈疽、痔、漏、疥癣、蚤虱。

安虫丸

【来源】《小儿药证直诀》卷下。

【别名】苦楝丸。

【组成】干漆三分（杵碎，炒烟尽）　雄黄　巴豆霜一钱

【用法】上为细末，面糊为丸，如黍米大。量儿大小与服，取东行石榴根煎汤下；痛者，煎苦楝根汤或芜荑汤下五七丸至三二十丸，发时服。

【主治】上中二焦虚，或胃寒虫动及痛。

安虫散

【来源】《小儿药证直诀》卷下。

【组成】胡粉（炒黄）　槟榔　川楝子（去皮核）　鹤虱（炒）各二两　白矾（铁器熬）一分　干漆（炒烟尽）二分　雄黄一分　巴豆霜一分

原书周学海按：聚珍本无干漆、雄黄、巴

豆霜。

【用法】上为细末。每服一字，大者半钱，以温米饮调下，痛时服。

【主治】小儿虫痛。

青金丹

【来源】《小儿药证直诀》卷下。

【组成】芦荟 牙消 青黛各一钱 使君子三枚 硼砂 轻粉各五分 蝎梢十四个

【用法】上为末，磨香墨为丸，如麻子大。每服三丸，薄荷汤送下。

【功用】疏风利痰。

【方论】《小儿药证直诀类证释义》：此方为清热涤痰而设。青黛、蝎梢入肝祛风退热；芦荟、牙消、硼砂清热化痰；使君子、轻粉杀虫消癖；丸以缓之。热痰食积者宜之。

榆仁丸

【来源】《小儿药证直诀》卷下。

【组成】榆仁（去皮） 黄连（去头）各一两

【用法】上为细末，用猪胆七个，破开取汁，与二药同和入碗内，甑上蒸九日，每日一次，候日数足，研麝香五分，汤浸一宿，蒸饼同和成剂，丸如绿豆大。每服五七丸至一二十丸，米饮送下，不拘时候。久服。

【主治】疳热瘦悴有虫。

补胃膏

【来源】《幼幼新书》卷三十一引《医方妙选》。

【组成】良姜（微炮） 肉桂（刮去皮）各一两 肉豆蔻 干漆（烧存性） 乌梅肉（炒干）各半两

【用法】上为细末，炼蜜为丸，如鸡头子大。每服一粒至二粒，乳食前米饮化下。

【主治】小儿有虫，心腹痛甚，不可忍者。

黄金散

【来源】《幼幼新书》卷三十一引《张涣方》。

【组成】干漆一两 白芜荑半两 肉豆蔻半两（上为细末） 水磨精明雄黄三分（细研）

【用法】上研极细，拌匀。每服半钱，葱白汤入生油一点同调下，须调令匀熟，药冷，即再温，乳前服。

【主治】小儿吐利后虫动。

胡粉丹

【来源】《普济方》卷三九九引《医方妙选》。

【组成】青州大枣五十两（蒸熟取肉） 水银半两 胡粉一两 雄黄半两（水磨飞研）

【用法】上拌匀，用枣肉和如黍米大。每服一粒，苦楝根煎汤下。

【主治】小儿蛲虫发动，甚者成痔瘘痀疥。

三根散

【来源】《普济方》卷三九九引《医方妙选》。

【组成】贯仲根 苦楝根 酸石榴根各一两 栗刺 故绵 干漆各半两

苦楝根，《小儿卫生总微论方》作棠梨根。

【用法】以上各烧灰存性，为细末。每服一钱，用水八分，煎至四分，去滓温服，不拘时候。

【主治】蛔虫动，啼叫不止，每至月初间尤甚。

黑金散

【来源】《普济方》卷三九九引《医方妙选》。

【组成】干漆二两 肉桂一两 草豆蔻半两 石榴根半两 精明雄黄半两（水磨者）

【用法】上药于瓦器中烧存性，为末，乳钵内研极细。每服一字至半钱，研入麝香少许，煎粟米调下。预先服之，得眠睡为验。

【主治】小儿虫烦。

桂心丸

【来源】《上清紫庭追劳仙方》。

【组成】熟地黄三两 干漆五钱（炒） 桂心一两

【用法】上为末，炼蜜为丸，如梧桐子大。每服十丸，米饮送下。

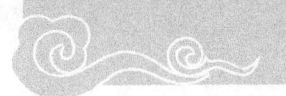

【主治】三尸九虫。

下虫散

【来源】《仙拈集》卷三引《全生》。

【组成】槟榔六钱 黑白丑四钱 乌梅二个 花椒（去子）三十粒 楝根树皮一钱

【用法】上为末。每服五分，黑糖调下。

【主治】诸虫。

干漆散

【来源】《幼幼新书》卷二十六引《丁左藏方》。

【组成】狗脊 干漆 大麻仁 鹤虱各等分

【用法】上为细末，炒香。每服一钱，精羊肉汤调下。

【主治】小儿疳蛔心痛。

安息香膏

【来源】《幼幼新书》卷十引《庄氏家传》。

【别名】安息香丸（《仁斋直指小儿方论》卷二）。

【组成】安息香 桃仁（麸炒） 蓬莪术（湿纸裹煨） 史君子（焙）各半两 干蝎一分 阿魏一钱 茴香（炒）三钱

【用法】阿魏、安息香，酒少许，汤内蒸，去土沙，入余药末研，炼蜜为膏，如皂子大。以姜薄荷汤化下。

【主治】气钓，内钓，虫痛，外疝，心腹痛。

龙麝青金丸

【来源】《幼幼新书》卷十九引《庄氏家传》。

【别名】龙脑青金丸（《魏氏家藏方》卷十）。

【组成】脑 麝各一字 青黛 雄黄 朱砂 胡黄连 芦荟 腻粉各一分

【用法】上为末，猪胆蒸饼为丸，如绿豆大，晒干，瓷器收。每服二三丸，一切惊悸、体热、疮疥，薄荷汤送下；一切疳气、泻痢、蛔虫，米饮送下。常服百病不生。

【功用】镇心压惊，安五脏，益颜色，长肌肤。

【主治】潮热盗汗，疳蛔腹大，泻痢，疮疥。

却蛔散

【来源】《幼幼新书》卷二十六引《殊圣》。

【组成】苦楝皮（有子者良，阴干，内赤色者不用） 鹤虱 密陀僧各二分 白槟榔一个（炮，乘热杵）

【用法】上为细末。每服一钱，米饮下。三服虫出。

【主治】疳蛔。

胜丸子

【来源】《幼幼新书》卷三十一引《谭氏殊圣方》。

【别名】胜金丸。

【组成】胡黄连（末）半钱 芦荟 脑 麝各一字 牛黄半字（四味并研）

【用法】上为末，以熊胆为丸，如豆大。每服三五丸，生米泔汁研下。

【主治】

1.《幼幼新书》引《谭氏殊圣方》：小儿虫咬痛攒心，昼夜连声忍不禁。

2.《幼幼新书》引《朱氏家传》：因惊过发疳，但或受风热，积未洗除，心脏积热壅毒，虽设汤散疗治，日久不退，至热过涎生，膈上壅塞，心胸气乱交横，变生痫疾，其候发来一日数次，变候转频吐泻，气弱未曾补治。

【宜忌】忌一切毒物。

保童丸

【来源】《幼幼新书》卷二十三引《王氏手集》。

【别名】保童饮（《家庭治病新书》）。

【组成】胡黄连 草龙胆（末，炒紫色）各半两 使君子 木香 芦荟（细研）各一钱 大麦蘗半两（巴豆三七个，去皮心，同麦蘗炒，令蘗紫色，去巴豆不用，以蘗为末） 川苦楝一分（炒紫色）

【用法】上为细末，同研令匀，用醋糊为丸，如绿豆大。每服十粒至十五粒，米饮送下，不拘时候。

【功用】消化宿滞，进食长肌，肥孩儿。

【主治】

1.《幼幼新书》引《王氏手集》：五疳。小儿疳腹胀。

2.《全国中药成药处方集》（沈阳方）：小儿虫积，停食腹胀，面黄肌瘦，各种疳症。

化虫丸

【来源】《幼幼新书》卷二十引东方先生方。
【组成】大槟榔　麝当门子各一枚　麝半钱　青蒿心三钱
　　　　方中麝半钱之麝字，疑讹。
【用法】上为粗末。用羊肝一片，锉入药为馅，白面半两和饼作饺子二个，煿熟。若男子患，以冷水盒中浸左手腕三寸，右手取药吃，陈米饮下。缓缓食了，以青皂衣被覆，虫随汗出，或泻出，急去之。后服补药。
【主治】小儿劳气，或咳嗽，或涎塞咽中，或骨蒸汗出，或泄利，或吐红，或惊魇，脚面红紫。

蛔疳散

【来源】《幼幼新书》卷三十一引《四十八候》。
【组成】使君子一分　槟榔一个　轻粉一字　定粉一钱　茴香　黄丹　苦楝根末（炒）各半钱
【用法】上为末。每服一钱或二钱，临卧时煎肉汁汤调下，须进三二服。虫下再调气。
【主治】蛔疳。

猪肚丹

【来源】《幼幼新书》卷二十四引张涣方。
【组成】川黄连（拣净）　木香　胡黄连各一两　肉豆蔻　白芜荑　芦荟　羌活　鳖甲（酥炙，去裙襕）各半两
【用法】上为细末；用獖猪肚一个，洗刮令净，先以好香白芷二两纳肚中，蒸极熟，去白芷不用，却入诸药缝合，再蒸如泥，取出。同猪肚捣成膏，为丸，如黍粟大。每服十粒，米饮送下，不拘时候。
【主治】小儿疳瘦盗汗，多倦少力，大便有虫。

木香桃仁丹

【来源】《幼幼新书》卷三十一引张涣方。

【组成】木香　桃仁（汤浸，去皮尖双仁，麸炒香熟）　黑狗脊　鹤虱（拣净）各一两　槟榔一分　苦楝根皮半两
【用法】上为细末，贾猪胆汁为丸，如黍米大。每服十粒，点麝香汤下，不拘时候。
【主治】小儿蛔虫攻心，痛不可忍。

夺命丹

【来源】《幼幼新书》卷三十一引张涣方。
【组成】狼牙草　萹竹　苦参各一两　雷丸　鹤虱　薏苡仁各半两
【用法】上为细末，糯米饭为丸，如黍米大。每服十丸，取生地黄汁送下。
【主治】小儿虫动不止，攻心危困。

谷精丹

【来源】《幼幼新书》卷三十一引张涣方。
【组成】谷精草三两（入瓶内，盐泥固，煨赤）　瓜蒂　胡黄连　母丁香各半两　皂荚三寸（烧）　干蟾三个（端午取，酥炙）　芦荟　粉霜　麝香各一分
【用法】上为末，猪胆汁为丸，如黍米大。每服十粒，温米泔送下。
【主治】诸病下虫，如丝发，或如马尾，甚者便至夭伤。

香雷散

【来源】《幼幼新书》卷三十一引张涣方。
【组成】雷丸　鹤虱　苦楝根　淡芜荑各半两
【用法】上为细末。每服半钱，用生精猪肉淡汤调下，不拘时候。
【主治】
　　1.《幼幼新书》引张涣方：小儿虫动啼叫不止。
　　2.《小儿卫生总微论方》：蛲虫攻蚀下部。

碧金散

【来源】《幼幼新书》卷三十一引张涣方。
【组成】苦楝根一两（炙）　猪牙皂角三挺（烧

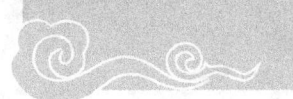

灰）　鹤虱　槟榔　使君子仁各半两　青黛半两　麝香一分

【用法】上为细末。每服一字，煎淡猪肉汤调下，不拘时候。

【主治】小儿大便虫下及生寸白虫。

五色丸

【来源】《幼幼新书》卷二十四引《张氏家传》。

【组成】朱砂　青黛　白定粉　光墨　密陀僧

【用法】用腊月干猪胆膏为丸，如干，汤化。不拘时候以米饮送下；或肉汤送下。

【功用】除疳热，下虫。

苦楝丸

【来源】《幼幼新书》卷二十五引张道人方。

【组成】苦楝根　鹤虱　朱砂各一两　槟榔三个　麝香一钱

【用法】上为末，面糊为丸，如小豆大。每服三丸，白汤送下，一日三次。

【主治】蛔疳，小儿合地，面无颜色，啼声乍高，状似心痛，往往口干，发动有时，医人不识，妄呼见祟。

芦荟丸

【来源】《幼幼新书》卷三十一引郑愈方。

【组成】芦荟二钱　轻粉五合　硫黄（末）一钱　密陀僧一两（金色者）　丁香三钱半

【用法】用水一碗，同于银石器内煮干为度，只取密陀僧碾为末。如恶瘦，先用炙肉少许，后用药一字或二字，使饭饮汤送下。如下黑粪，是虫下也。

【主治】小儿诸般虫。

水精丹

【来源】《幼幼新书》卷十四引《家宝》。

【别名】水晶丹（《小儿卫生总微论方》卷十三）。

【组成】天南星一钱　滑石（各生为末）二钱　水银粉半钱　芜荑（取仁）一百片　巴豆五十粒（去壳，不去油）

【用法】先研巴豆令极细，次下芜荑仁复研，方入众药，研令极细，以烂饭为丸，如粟米大。每服三五丸，随岁数加减，米汤泡生葱空心送下，近夜临卧服尤佳。膈上有食势须吐出，膈下有食方得转泻。

【主治】

　　1.《幼幼新书》引《家宝》：婴孩小儿夹食伤寒，及虫积、食积、胎积、惊积、恶物、食伤。

　　2.《小儿卫生总微论方》：一切积癖及百物所伤。

【宜忌】忌生硬果肉。

橘皮桃仁丸

【来源】《鸡峰普济方》卷九。

【组成】雷丸　狼牙刺　陈橘皮　贯众　桃仁　芜荑　青葙子　蜀漆　桃白皮　吴茱萸根各一两　白僵蚕三七个　乱发灰三分

【用法】上为细末，炼蜜为丸，如梧桐子大。每服三十丸，空心粥饮送下。以虫下为度。

【主治】劳热伤心，有长虫长一尺，贯周心为病，令人心痛。

如智丸

【来源】《鸡峰普济方》卷十一。

【组成】木香末　硫黄各半两　密佗僧一两　附子半两（炮，去皮，为末，醋煮成膏）

【用法】上前三味为细末，以附子膏为丸，如绿豆大。每服三十丸，茶送下。

【主治】胃弱湿停生虫，心痛而冲聚往来，上下行痛，时休时止，腹中热，燥烦，吐清水，其脉痉而无常，此属虫痛。

雷丸散

【来源】《鸡峰普济方》卷十一。

【组成】雷丸　鹤虱　萆薢　芜荑各四两　干姜　干漆　石脂各三两　龙胆　槟榔各六两　当归五两

【用法】上为细末。每服三钱，煎石榴根汤调下。

【主治】蛔虫咬心痛，闷绝，坐卧不安。

十香煎

【来源】《鸡峰普济方》卷十二。

【组成】朱砂　雄黄各一两　麝香　槟榔各半两　白芜荑　阿魏各三钱

【用法】上为细末，煮羊肉为丸，如梧桐子大。每服三十丸，空心米饮送下。

【主治】胃虚虫动，心中烦愦，口舌生疮。

麝香丸

【来源】《鸡峰普济方》卷二十三。

【组成】没石子　史君子　川楝子　白芜荑仁　肉豆蔻仁（一方用木香）　缩砂仁　白术各一分　母丁香　芦荟各半钱　麝香一字

【用法】上为细末，水煮面糊为丸，如麻子大。每服十丸，米饮送下，不拘时候。

【主治】胃燥，肌体黄瘦，腹胁胀大。

芜槟丸

【来源】方出《普济本事方》卷七，名见《本事方释义》卷七。

【组成】白芜荑　槟榔各一两

【用法】上为细末，蒸饼为丸，如梧桐子大。每服十五丸至二十丸，空心温汤送下。

【功用】制诸虫。

【方论】《本事方释义》：白芜荑气味辛平，入手足阳明、足太阴，能消和杀虫；槟榔气味辛温，入足太阴、阳明，能消积下气。此虫积为患，致腹痛不能纳食。唯恐药性之行太疾，故以蒸饼和丸，使其缓缓而行，则停滞虫积可以扫除矣。

槟漆丸

【来源】方出《普济本事方》卷七，名见《本事方释义》卷七。

【组成】槟榔一两半　干漆（烧令烟尽）半两　龙胆一两

【用法】上为细末，炼蜜为丸，如梧桐子大。每服十丸至十五丸，熟水吞下。

【功用】制虫，解劳，悦泽肌肤，去劳热。

【方论】《本事方释义》：槟榔气味辛温，入足太阴、阳明；龙胆草气味苦寒，入足厥阴；干漆气味辛温，入足厥阴。因虫积发热致肌肤不润，容色不泽，以上三味，最能杀虫解热，故用之屡效。

安虫散

【来源】《扁鹊心书·神方》。

【组成】干漆（炒至烟尽）五钱　鹤虱（炒，净）　雷丸（切，炒）各一两

【用法】上为末。每服二钱，小儿一钱，以米汤送下。

【主治】虫攻心痛，吐清水，如蛲虫发则腹胀，寸白虫则心痛。

干漆芜荑散

【来源】《小儿卫生总微论方》卷六。

【组成】干漆（杵碎，炒令烟尽即止）　白芜荑（去皮）各等分

【用法】上为末。每小者一字，大者一钱，米饮调下，乳食前服，一日三次。

【主治】诸般虫证，传带惊痫，啮齿，直视上窜，叫呼搐搦，渐成危急。

芦荟丸

【来源】《小儿卫生总微论方》卷十二。

【组成】芦荟　木香　胡黄连各一分　干蟾一个（酒浸，炙焦）　槟榔二钱（炮）　青黛二钱　青皮（去瓤，称一分，切碎，去皮，入巴豆十粒，炒令焦，去巴豆，只用青皮）　使君子仁三十个　芜荑一钱（用仁）　麝香一字

【用法】上为细末，用猪胆汁为丸如黍米大。每服十丸，米饮送下，不拘时候。

【主治】五疳羸瘦，虫咬腹痛，肚大青筋。一切疳疾。

使君子散

【来源】《小儿卫生总微论方》卷十二。

【组成】使君子仁一钱（炒）　黑牵牛（炒过为末）

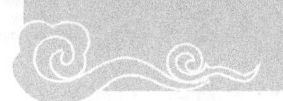

二钱　轻粉二钱匕

【用法】上为末。每用半钱，于五更初米饮调下，不拘时候。

【主治】疳疾蛔动，腹肚疼痛。

三角散

【来源】《小儿卫生总微论方》卷十三。

【组成】蒺藜子（七月七日采）不拘多少（阴干）

【用法】上为散。每服半钱或一钱，以饮调服，一日三次，不拘时候。

【主治】蛔虫攻心，其痛如刺，吐出清水。

川楝丸

【来源】《小儿卫生总微论方》卷十三。

【组成】干漆三分（炒碎，烟出尽）　雄黄一分（研，水飞）　巴豆霜一钱

【用法】上为细末，面糊为丸，如黍米大。每服五七丸，量大小加减，取东引石榴根煎汤送下；痛甚者，煮苦楝根汤或煎芜荑汤送下。

【主治】胃寒虫动，心腹疼痛，及上中下焦因虚而虫动。

龙胆汤

【来源】《小儿卫生总微论方》卷十三。

【组成】草龙胆一两（锉碎）

【用法】水二盏，煮取一盏，去滓，隔宿不食，至五更头顿服。

【主治】蛔虫攻心，其痛如刺，吐出清水。

红桃散

【来源】《小儿卫生总微论方》卷十三。

【组成】风化石灰一两（烧赤，细研为末）　朱砂一钱（细研为末，水飞）

【用法】上药都拌匀。用饭饮一大盏，入艾三五叶，煎二三沸，量轻重调一字或半钱与服。宜少用，多则难吃。

【主治】蛔虫心腹痛，发渴有时。

抵圣散

【来源】《小儿卫生总微论方》卷十三。

【组成】苦楝根白皮二两　白芜荑（去扇）半两

【用法】上为末。每服一钱，水一小盏，煎取半盏，放冷，待发时服，不拘时候。

【主治】小儿虫痛不可忍者。

乳香丸

【来源】《小儿卫生总微论方》卷十三。

【组成】乳香末　青皮（去瓤，炒黄，为末）各一分　槐花半合（炒，末）　风化石灰（研细）半两

【用法】上为末，匀细。每服半钱，槐花汤调下，不拘时候。

【主治】虫动心腹疼痛。

胡粉牛黄丸

【来源】《小儿卫生总微论方》卷十三。

【组成】胡粉三钱　牛黄一钱　麝香一钱

【用法】上为末，用獖猪胆一个，取汁，浸蒸饼和丸，如绿豆大。五岁儿每服七丸，温水送下。

【主治】小儿蛔动，腹内时时疼痛。

神蟾谷精丹

【来源】《小儿卫生总微论方》卷十三。

【组成】干蟾三枚（五月五日取者，酥炙黄）　谷精草三两（入一瓶内，盐泥固封，慢火煅通赤）　胡黄连半两　皂角三寸（烧灰）　瓜蒂半两　母丁香半两（以上先为末）　粉霜一分（研）　芦荟一分（研）　麝香一分（研）

【用法】上同拌匀，以猪胆汁和丸，如黍米大。每服十丸，温米饮送下，不拘时候。

【主治】小儿诸病有虫下如丝，或如马尾，甚者便至危殆者。

楝皮汁

【来源】《小儿卫生总微论方》卷十三。

【组成】楝根皮（削去外苍皮不用，只用白者）

【用法】上煮浓汁，内服。

【主治】小儿虫动，心腹疼痛。

槟榔散

【来源】《小儿卫生总微论方》卷十三。

【组成】槟榔一个　木香一钱

【用法】上为末。每用一钱，煎楝根白皮汤调下。须在月初五四日间，至五更头，先嚼肉脯一小片，只咽其汁，少顷服药，至日午前虫下。

【主治】寸白、蛲、蛔诸虫。

【宜忌】食粥一二日，不须服补药。忌生冷硬物五七日佳。如楝根赤者，不堪用，用即害人。

槟榔散

【来源】《三因极一病证方论》卷十二。

【组成】槟榔一两

【用法】上为末。每服一钱至二钱，煎茶蜜汤调下，空心、食前服。

【主治】诸虫在脏腑，久不愈。

化虫丸

【来源】《杨氏家藏方》卷十八。

【组成】五灵脂一两半　白矾一两

【用法】上为细末，煮面糊为丸，如黍米大。每服二十丸，温米饮送下，不拘时候。

【功用】止痛，下虫。

【主治】小儿因食甘肥，致使虫动，呕吐涎沫，心腹闷痛。

使君子散

【来源】《杨氏家藏方》卷十八。

【组成】使君子二十个（炮，去壳）　芜荑仁（别研）半两　槟榔一个　大腹子二个

【用法】上为细末，次入芜荑仁同研匀。每服一钱至二钱，乳食前煮猪肉汤调下。

【主治】小儿饮食不调，恣食肥腻，虫作绞痛，唇面青白，呕吐痰沫，发歇往来。

雄麝散

【来源】《杨氏家藏方》卷十八。

【组成】干漆（炒青烟尽）　使君子（炮去壳）各三钱　雄黄半两（别研）　麝香一钱（别研）

【用法】上为细末。每服半钱，煎苦楝根汤调下，不拘时候。

【主治】小儿虫动，心腹撮痛，口吐涎沫。

楝实散

【来源】《杨氏家藏方》卷十八。

【组成】川楝子（去核）半两（微炒）　甘草半两（微炒）　栝楼根一两

【用法】上为细末。每服二钱，乳食空时煎紫苏汤调下。

【主治】小儿疳黄羸瘦，好食泥土，蛔虫绞痛，发歇往来。

槟榔散

【来源】《杨氏家藏方》卷二十。

【组成】槟榔（鸡心者）　干漆（炒令烟出）各一两　石灰（火煅放冷）三两

【用法】上为细末。每服一钱，用热汤调，放温，连二服，不拘时候。

【主治】虫动心痛。

白术丸

【来源】《洁古家珍》

【组成】白术四两　泽泻二两　地榆　枳实（麸炒）　皂角子各一两（烧存性）

【用法】上为细末，烧饭为丸，如梧桐子大。米饮、白汤或温酒送下。

【主治】

1.《洁古家珍》：痔疾。

2.《普济方》：诸虫。

苦楝汤

【来源】方出《本草纲目》卷三十五引《夷志坚》，

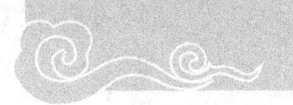

名见《医部全录》卷二八一。

【组成】苦楝根白皮（切，焙）一握　麝香少许

【用法】以水二碗，煎至一碗，空心饮之，虽困顿不妨。自后下虫三四条，类蛔虫而色红，其渴自止。

【主治】消渴有虫。

杀虫丸

【来源】《经验良方》。

【组成】海人草六钱　大黄一钱　甘草半钱

【用法】上为丸。每服半钱，一日数次。

【主治】诸虫症。

使君子饼

【来源】《普济方》卷三九九引《经验良方》。

【组成】使君子　鸬鹚粪各等分

【用法】上为末，加鸡子一个（打破），并药为饼，蒸熟，五更初服。其虫立可出。

【主治】疳积蛔虫。

芜荑散

【来源】《医方类聚》卷九十三引《济生方》。

【别名】芜荑丸（《医级》卷八）。

【组成】干漆（捶碎，炒火烟尽）一两　雷丸　芜荑各半两

【用法】上为细末。每服三钱，温水七分盏调和服，不拘时候。甚者不过三服。小儿每服半钱重。

【主治】大人、小儿蛔咬心痛，大痛不可忍，或吐青黄绿水涎沫，或吐虫出，发有休止。

槟榔散

【来源】《仁斋直指方论》卷六。

【组成】鸡心大槟榔　贯众各二分　石菖蒲　木香各一分　炙甘草一钱

【用法】上锉。每服三钱，水煎，空心吞灵砂十丸，或金液丹。

【主治】虫动脾痛，乍去乍来，呕吐清沫。

木香槟榔丸

【来源】《仁斋直指方论》卷二十五。

【组成】鸡心槟榔一两　木香　鹤虱　贯众　锡灰　干漆（烧烟尽）　使君子肉各半两　轻粉二钱　雷丸　巴豆肉各二钱半

【用法】上为细末，飞白面糊为丸，如麻子大。每服二十粒，五更粥饮送下；或菖蒲、石榴根煎汤送下。

【功用】杀虫。

【主治】诸虫。

化虫散

【来源】《仁斋直指方论》卷二十五。

【组成】雷丸二个　鸡心槟榔二个　鹤虱一钱　大使君子七个（去壳）

【用法】上为细末。入轻粉少许，分作两服，当晚用精猪肉一两，切成片，以皂角浆浸一宿，至五更，微火炙熟，又用些麻油拭肉，候温，取一服药末，掺于肉上，略烘过，空腹食之。至已刻，虫自下，乃饮食。

【主治】

　　1.《仁斋直指方论》：诸虫。

　　2.《古方汇精》：诸虫上攻，胸腹作痛。

芜荑散

【来源】《仁斋直指方论》卷二十五。

【组成】鸡心槟榔三钱　芜荑二钱　木香一钱

【用法】上为末，为一服。当晚先煎酸石榴根汤，至五更，吃炙肉一片，嚼细，引虫上至喉，以石榴根汤暖温调药服。虫自软而下。

【主治】

　　1.《仁斋直指方论》：诸虫。

　　2.《幼科指掌》：腹中虫作痛，口吐涎者。

虾蟆丸

【来源】《仁斋直指方论》卷二十五。

【别名】虾蟆杀疳虫丸（《育婴家秘》卷四）。

【组成】大虾蟆干一个（炙令焦）　木香　鸡心槟

榔　桃仁（水浸，去皮，晒）　苦楝根　酸石榴根皮　贯众各三钱　芜荑　鹤虱各二钱　巴豆肉二钱半

【用法】上为末，粳米粉糊为丸，如麻子大。每服十丸，五更石菖蒲煎汤送下。

【功用】杀虫。

【主治】《育婴家秘》：小儿虫痛，口馋好甜，或食泥土、茶脚、火灰之类。

酒蜡膏

【来源】《仁斋直指方论》卷二十五。

【组成】醇酒一盏　蜜一合　蜡三钱　蜀漆一两

【用法】铜铫内慢火同熬，可丸即丸，如弹子大。每服一丸，温酒化开，拂晓服之，虫自下。

【功用】杀诸虫。

雄砂丸

【来源】《仁斋直指方论》卷二十五。

【组成】鹤虱　芜荑　干漆（炒令烟尽）　直僵蚕（炒）各三钱　贯众　酸石榴根皮（晒干）各半两　朱砂　雄黄　雷丸　甘遂各一钱半

【用法】上为细末，粳米粉糊丸，如麻子大。每服十丸，五更粥饮送下。

【主治】杀诸虫。

秘传赛宝丹

【来源】《仁斋直指方论·附遗》卷五。

【组成】黑丑十两（取头末四两，分二处）　木香（末）半两　锡灰（醋炒，末）一两　槟榔（取净末）二两（分二处）　雷丸（取净末）二两（分二处）　陈皮（取末）半两　青皮（取末）半两　三棱（醋炒）　莪术（醋炒）各一两

【用法】上为细末，再用使君子二两，鹤虱、皂角各一两，三味用水二碗，煎至一盏，用粟米一合，布包在药内煮，将熟起手，用黑丑末二两法起，次用槟榔末一两，再用雷丸末一两尽，再用木香、锡灰、三棱、莪术、陈皮、青皮等末尽后，再一用雷丸，二用槟榔，三用丑末盖在外，阴干。每服三钱，四更时候用冷茶吞下，复睡至天明，不

可洗手、洗面、吃汤物，待取下或虫或积，恶毒滞气，并原药下尽，方可用冷水洗面。其药未下，宁耐片时，见其药下，再用药食补之。

【功能】追虫，取积。

化虫丸

【来源】《仁斋直指小儿方论》卷二。

【组成】芜荑　川鹤虱　鸡心槟榔　干虾蟆（炙焦）各一分　芦荟半分

【用法】上为末，雄猪胆汁为丸，如麻子大。每服五丸，陈米饮送下；或史君子煎汤送下。凡虫月首则头向上，凌晨可服药。

【主治】小儿虫痛。

下虫丸

【来源】《仁斋直指小儿方论》卷三。

【组成】新白苦楝根皮（酒浸，焙）　绿色贯众　木香　桃仁（浸，去皮，焙）　芜荑（焙）　鸡心槟榔各二钱　鹤虱（炒）一钱　轻粉半钱　干虾蟆（炙焦）三钱　使君子（略煨，取肉）五十枚

【用法】上为末，飞面糊为丸，如麻子大。每服二十丸，天明清肉汁送下。

【主治】疳蛔诸虫。

【加减】治脊疳兼疳劳，择加当归、川黄连各二钱半。

复元丸

【来源】《类编朱氏集验方》卷三。

【组成】川楝子二十五个（锉肉，作五份，一份茴香炒，一钱；一分陈皮炒，二钱；一分黑牵牛炒，二钱；一份神曲炒，二钱；一份巴豆五粒，炒，除去巴豆，或破故纸二钱代用）

【用法】上为细末，煮少面糊为丸，取江水、井水、溏水、田水、圳水，合煮汤吞下，空心服。

【主治】钓肠病。

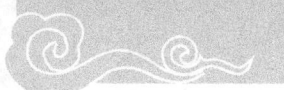

化虫丸

【来源】《类编朱氏集验方》卷十五。

【组成】芜荑　锡灰　神曲　麦蘖各等分

【用法】上为细末，麻油为丸。取月初五更，空心用炙猪肉细嚼咽汁，不吃肉，汁引动虫，次用浓煎石榴根汤下丸子药十丸。

【主治】诸虫。

豆蔻散

【来源】《类编朱氏集验方》卷十五。

【组成】陈皮　甘草　诃子　使君子　半夏　没石子各半两　厚朴（制）七钱　木香　肉豆蔻各二钱半

【用法】上锉。每服三钱加生姜三片，大枣一枚，水一盏，煎七分，不拘时候服。

　　本方原名豆蔻丸，与剂型不符，据《普济方》改。

【主治】腹痛呕虫。

玄胡丸

【来源】《御药院方》卷三。

【别名】玄胡索丸（《医学纲目》卷二十五）。

【组成】玄胡　当归　青皮（去白）　雄黄（飞）　蓬莪术（纸煨）　槟榔　木香各四两　荆三棱六两

【用法】上为细末，入雄黄匀，水面糊为丸，如梧桐子大。每服三十丸，生姜汤送下，不拘时候。

【功用】解化伤滞，内消饮食。调顺三焦，安和脾胃。

【主治】

　　1.《御药院方》：吐利腹胀，心腹刺痛，癥瘕结气，虫烦不安。

　　2.《普济方》引《德生堂方》：中焦不和，脾胃积冷，心下虚痞，肠腹中疼痛，或饮食过多，胸胁逆满，噎塞不通，咳嗽无时，呕吐冷痰，妇人血气，肚腹疼痛。

灵矾散

【来源】方出《闫氏小儿方论》，名见《医方类聚》卷二五二。

【别名】灵白散（《医方类聚》卷二五二引《施圆端效方》）。

【组成】五灵脂（末）二钱匕　白矾（水飞）半钱匕

【用法】上为末。每服一二钱，水一盏，煎五分，温服，不拘时候。当吐出虫。

【主治】小儿虫咬心痛欲绝。

君子饼

【来源】《医方类聚》卷一六六引《吴氏集验方》。

【组成】史君子　鸬鹚粪各等分

【用法】上为末，鸡子一个打破，并药为饼，蒸熟。五更初食。立出。

【主治】疳蛔。

槐耳汤

【来源】《医方类聚》卷一六六引《吴氏集验方》。

【组成】槐树上木耳（烧作灰）

【用法】痛发，以枣肉碾和，水调服。

【主治】蛔心痛。

补金散

【来源】《卫生宝鉴》卷十四。

【组成】鹤虱（生）　雷丸　定粉　锡灰各等分

【用法】上为末。每服三钱，空心、食前油调下。又用猪肉一两烧熟，掺药在上，细嚼亦得。每服药时，用鸡翎、甘遂末一钱，与化虫丸一处服之，其虫自下。

【主治】腹中诸虫。

雷金散

【来源】《卫生宝鉴》卷十四。

【组成】雷丸末八分　郁金末七分　黑牵牛末一钱半

【用法】上为末。用时以生油调下三两匙，饭压之。

【主治】诸虫。

下虫丸

【来源】《活幼口议》卷十七。

【组成】鹤虱（炒）一两　光粉（炒）二两　腻粉二大两　使君子一百个（炒）　槟榔一分（生）　龙牙根一钱　贯众（绿色者佳）二两　龙胆根二钱　苦楝根皮（酒炙）二钱

【用法】上为细末，水煮面糊为丸，如麻子大。每服三五十丸，空心、食前甘草汤送下。

【主治】小儿蛔虫。

小沉香煎丸

【来源】《活幼口议》卷十七。

【组成】乳香　沉香各一钱　肉豆蔻一个（煨）　杏仁一个（炒）　百草霜一分　木香　丁香各一钱　巴豆十四粒（出油如霜）

【用法】上为末，煮酒封头，蜡和为丸，如绿豆大。每服三五丸，淡生姜汤送下。

【主治】

1.《活幼口议》：蛔虫胀。

2.《永类钤方》：冷积、症积、痞积、食积、乳积、盘肠虫痛。

二圣丸

【来源】《活幼心书》卷下。

【组成】槟榔一两　巴豆十五粒（去壳膜，内存油）

【用法】将槟榔锉晒为末，巴豆碎切，在乳钵内杵极细，入槟榔末，同再杵匀，面糊为丸，如绿豆大。每服七十七丸至九十九丸，五更初空心用温茶清送下，只投一服。见虫下尽，进以稀粥自安。

【功用】消谷逐水，下气去风。

【主治】腹内诸虫。

化虫饮

【来源】《活幼心书》卷下。

【组成】槟榔　酸石榴根皮（净洗，焙干）各一两　红丹（煅过）　雷丸　贯众（如鸡头者佳）　使君子肉（薄切，焙）各二钱半　甘草

（炙）　枳壳一两（去瓤，锉片，巴豆十五粒作二边，去壳膜心，同炒枳壳见微黄色，去巴豆片）　大黄各五钱

【用法】上为细末。用清油煎鸡子一枚，如春饼样，候冷抄药末一钱于上摊匀，空心卷而食之；儿小者，用糯米粉水煮糊为丸，如粟米大，每服十五粒至三十粒，空心以淡猪肉汁送下；鸡肉汁亦好。

【主治】小儿虫毒在腹作痛。

使君子丸

【来源】《活幼心书》卷下。

【组成】使君子肉（薄切，屋瓦焙干）　槟榔　酸石榴根皮（东向者佳，净洗，锉，焙）　大黄（半生半炮）各七钱半

【用法】上除槟榔锉晒不过火，余三味再焙，同槟榔为末，沙糖水煮面糊为丸，如麻仁大。每服三十丸至五十丸，空心淡猪肉汁送下；或鸡肉汁亦好。

【主治】

1.《活幼心书》：腹内诸虫作痛，口吐清水。

2.《幼科折衷》：蛔虫动痛，口吐清水涎沫，或时吐虫，痛不堪忍。

安虫散

【来源】《田氏保婴集》。

【别名】鹤虱散（《普济方》卷三九九）。

【组成】胡粉（炒黄）　鹤虱（炒黄）　川楝子（去皮核）　槟榔各二钱　白矾（枯）二钱半

【用法】上为细末。每服一字，大者半钱，痛时温米饮调下。

【主治】

1.《田氏保婴集》：小儿虫痛。

2.《普济方》：小儿吃物粗，肌肤消瘦，虫生腹内，极痛不可忍，终日啼哭，或因脏腑虚弱而动，或因食甘肥而动，其动则腹中疼痛发作，肿聚往来，上下痛无休止，亦攻心痛，叫哭合眼，仰身扑手，心神闷乱，呕哕涎沫，吐清水，四肢羸困，面色青黄，饮食虽进，不生肌肤，或寒或热，沉默，不知病之去处，其虫不疗，则子母相

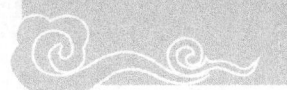

生，无有休止，长一尺则能害人，及虫咬心痛，来去不定，不思饮食。

宣积丸

【来源】《医方类聚》卷一一三引《经验秘方》。

【组成】京三棱（炮） 雷丸（炮）各五两 黑牵牛（头末，生用）十两 大腹子（取末，生用）七两 莪术二两 广木香一两

【用法】上为细末，和匀。用好紫色皂角半斤，去皮弦，截碎，水一大碗半，浸一宿，冬月两宿，捞去皮滓，铜瓷器内熬数沸，白沫出为度。放冷，和匀，药须揉到，为丸如梧桐子大。每服四钱，五更时用砂糖水，温冷不妨，天明去四五行，看取出是何虫积，温白粥补之。

【主治】虫积。

【宜忌】孕妇休服；忌生冷、腥硬物。

木香三棱散

【来源】《瑞竹堂经验方·补遗》

【别名】木香三棱煎（《古今医统大全》卷七十八引《医林》）

【组成】黑牵牛（半生半炒）多用 大腹子多用 槟榔 木香 雷丸 大黄各二两 锡灰（醋炒） 三棱（煨） 蓬术（煨）

　　方中锡灰、三棱、蓬术用量原缺。

【用法】上为末。每服三钱，空心蜜水调下，或砂糖水亦可；须先将烧肉一片口中嚼之，休咽下，吐出口中肉汁，后服药。

【主治】腹中有虫，面色萎黄，一切积滞。

万灵丸

【来源】《医方类聚》卷一一三引《瑞竹堂经验方》。

【别名】万应丸（《证治准绳·类方》卷八）。

【组成】黑牵牛一斤（取头末十两，生用） 大腹子一斤（扁者，取七两末，生用，如尖者是槟榔） 京三棱五两（炮） 广木香五两（面裹煨干为度） 雷丸五两（炮） 蓬术（煨）二两

【用法】上为细末，和匀，用好紫色皂角半斤，去皮弦，切碎，用水两大碗浸一宿，冬月两宿，捞

去粗滓，铜、瓷器内熬数沸，白沫出为度，放冷，和药必须揉杵捣，丸如梧桐子大。每服四钱重，五更用沙糖水送下，温冷不妨。至天明去利四五行者，看取下是何虫积，以温白粥补之。

【功用】取虫宣积。

【宜忌】忌生冷腥硬之物，孕妇勿服。

剪红丸

【来源】《永类钤方》卷二十。

【别名】神应丸（《普济方》卷三九二引《保婴方》）。

【组成】干漆一钱（炒令烟尽） 紫芫花一钱（醋拌炒） 巴豆七个（去皮膜心，不去油） 斑蝥七个（去头足翅，炒研时塞口鼻） 南木香 雷丸 三棱（生） 莪术（生） 百部（微炒）各半两 贝母 槟榔 大黄（生）各二两 使君子仁四十九个（半生半炒） 牵牛（半斤，取头末）三两半

【用法】上药前四味为末，醋糊为丸，如梧桐子大，用红纱包，红线缚定，用时剪下来。南木香以下诸药另为细末；用肥皂角十挺（捶碎）、山茵陈一两，苦楝根皮二两，水四五碗，于砂锅中以慢火煎至一小碗，将前末搜为丸，如梧桐子大，小儿粟米大，晒干。每服前丸一丸，后丸二钱半，各随后证改汤使引下，五更初服。小儿駒鯺喘急，咳嗽，桑白皮汤送下；取寸白虫，煎石榴根汤送下；脚气，肿不可行，木瓜汤或蜜水送下；取蛔虫，沙糖水送下；小儿一切诸证，蜜水或沙糖水送下；酒痢、酒积，百药煎汤送下；妇人血脉不行，淡醋汤、红花汤送下；妇人血蛊病，葱白汤送下；肠风下血，煎山栀子汤送下；大小便不通，淡醋汤送下；食积气块诸证，用温蜜水，温茶汤送下。

【功用】磨癖积，杀诸虫，进饮食。

【主治】小儿駒鯺喘急咳嗽，寸白虫、蛔虫，脚气肿不可行，酒痢，酒积，妇人血脉不行，血蛊病，肠风下血，大小便不通，食积气块。

【宜忌】孕妇莫服，忌荤腥、生硬、油腻物。

剪红丸

【来源】《永类钤方》卷四。

【别名】秦川剪红丸（《奇效良方》卷十六）。

【组成】雄黄半两　木香半两　槟榔　三棱　莪术（煨）　陈皮　贯众（去毛）各一两　大黄（春）二两（秋、冬、夏）一两　干漆一两（炒烟起）

【用法】上为末，糊为丸。每服五十丸。吐出瘀血及虫而愈。

【主治】

1.《永类钤方》：膈气变翻胃。

2.《杂病源流犀烛》：胃痛有因诸虫者。

木香散

【来源】《永类钤方》卷二十。

【组成】黑牵牛末（半生，半熟）　大腹子各一两半　槟榔　雷丸　锡灰（醋炒）　三棱　莪术（并煨）　木香　大黄各一两

【用法】上为细末。每服三钱，空心蜜水或砂糖水调下；仍先用烧猪肉一片，细嚼不吞，仍吐出，却服药引虫。

【主治】虫痛。

郑氏安虫散

【来源】《永类钤方》卷二十。

【组成】干漆三分（炒）　雄黄半两　麝香（炒）一分

【用法】上为末。三岁每服半钱，煎苦楝根汤调下。

【主治】小儿虫咬心痛不可忍。

遣虫丸

【来源】《永类钤方》卷二十。

【组成】槟榔　芜荑（去皮）　雷丸　定粉　鹤虱（炒）各等分

【用法】上为末，煎苦楝汤煮糊为丸，如绿豆大。每服三十丸，使君子煎汤送下。

【主治】小儿虫动腹痛，啼叫吐涎沫。

天灵散

【来源】《慎柔五书》卷四。

【组成】天灵盖二指大　槟榔五个　麝香　阿魏　甘遂　安息香各三钱　朱砂一钱

【用法】上为末。每服三钱，用薤白、葱白各十四茎，青蒿两把，甘草、桃枝、柳枝各五寸，桑白皮、石榴根皮各一片，以童便四大碗，于瓷器内，文武火煎至一碗，去滓，分作三盏，调前药末，五更初服，男患女煎，女患男煎。服药后知觉欲吐，即用白梅含之。五更尽，须下虫及恶物黄水黑粪。如未下，良久又进一服，天明更进一服。如泻不止，用龙骨、黄连等分为末，白水调下，及白梅粥补之。

【功用】驱虫。

化虫丸

【来源】《世医得效方》卷十二。

【组成】鹤虱（去土）　胡粉　槟榔　白矾（半生半枯）　苦楝根皮各半两　芜荑　黄连　酸石榴皮各一分

【用法】上为末，以糊为丸，如麻子大。一岁儿三丸，浆水入香油三五滴送下。其虫小者化为水，大者自下。加雷丸，或用猪瘦肉汤下。

【功用】杀虫。

剪红丸

【来源】《普济方》卷一六九引《医学切问方》。

【组成】槟榔六钱　白牵牛十二两（取头末）　芜荑六两　雷丸五两　巴豆一两（取霜）　土朱砂

【用法】上为细末，滴水为丸，朱砂为衣，如梧桐子大。每服一丸，蜜水送下。取下病疾为验，白粥补之。

【功用】追虫取积。

【主治】远年近日诸般虫，稍食不消；妇人赤白带下；痢疾。

槟榔附子汤

【来源】《普济方》卷一八二。

【组成】槟榔（大者）四七枚　附子一枚　甘草　柴胡三两　生姜　橘皮　半夏一升　桂心　当归　枳实各二两

方中甘草、生姜、橘皮用量原缺。

【用法】上锉。以水一斗，煮取三升，分三服。五日一剂，服三剂。

【主治】积年患气发作有时，心腹绞痛，忽然气绝，腹中坚实，医所不治，肠胃有虫。

无忧散

【来源】《普济方》卷二三九。

【组成】白牵牛（取头末，净）二两半　白芜荑（用末）二两　槟榔（去皮，用末）二两　黑牵牛（炒去烟，头末）一两　大黄半两（生末）雷丸（去皮，用末）半两

【用法】上为末，和匀一处。每服四钱，五更用葱白七根熬汤服。小儿或一钱、二钱。

【主治】男子、女人、小儿诸般虫积，已未成癥瘕痞疠，及膀胱阴囊肾肿，妇人血盅，如怀鬼胎，月水不通，并一切危急之证。

水银膏

【来源】《普济方》卷二三九。

【别名】水银枣子膏（《古今医统大全》卷七十四）。

【组成】水银一两

【用法】上用蒸枣膏为丸，如人指大，绵裹。临卧纳肛门中一宿；纳药时，当留绵带子在外。

【主治】

1.《普济方》：蛲虫咬人，肛门痒。

2.《景岳全书》：虫，痔痒不止。

取虫积丸

【来源】《普济方》卷二三九。

【组成】槟榔半斤　牵牛半斤　雷丸一两半　三棱二两　蓬术二两（另锉，同醋煮）苦楝皮一两　大黄四两　皂角半斤（随意加木香）

【用法】上为末，煎皂角膏子打面糊为丸，如香黍大。四更时分服二钱，冷茶清送下。小儿一钱。下虫，白粥补，大效。

【主治】诸虫。

蚕蛹汁方

【来源】《普济方》卷二三九。

【组成】缲丝蚕蛹二合

【用法】烂研，生布绞取汁，空心顿饮之。非缲丝时，即须依时收取蚕蛹，晒干，捣罗为末。用时以意斟酌多少，和粥饮服之。

【主治】蛔虫。

蒺藜散

【来源】《普济方》卷二三九。

【组成】蒺藜子并苗叶（于七月七日采，阴干，烧存性）

【用法】上为细末。每服二钱，食后煎芜荑酒调下，一日三次。

【主治】蛲虫。又治诸虫。

鹤虱散

【来源】《普济方》卷二三九。

【组成】雷丸　鹤虱　黑狗脊（烧去毛）使君子　苦楝根　槟榔各一两　轻粉一钱

【用法】上为末。每服三钱，葱白五根熬汤，滴香油少许入药内五更服。如要服此药隔夜不食夜饭，次早五更空心烧猪肉二两重吃后却服药，若大便余时不行，单用牵牛头末三钱，浆水调服，取下虫物，有一托长余，节节相连，屡见效。

【主治】腹内诸积、虫积，无时攻心疼痛，及口中或大便时有虫出者。

乌香正气散

【来源】《普济方》卷二五六。

【组成】大香附子十两（去毛，刮净，熏醋过）好乌药（去心，炒黄）

【用法】上为细末。行当侵晨，冲冒风冷出入，盐点二钱匕，正气祛邪，辟鬼魅疫疠，祛风理气进食；兼治妊孕伤寒，葱白十茎，生姜二两，同煎一碗，作三服，调药热服出汗；治伤风冒冷，头眩项强，背皆痛，用热酒一盏，入苏叶调服；治产后败血攻心脾疼痛，煎童子小便调下；治妇人

血海冷，面黄，发落稀少，米饮调下；妇人发落，血衰经脉不调，无颜色，醋汤调下；妇人血劳、血瘕、血癥，血气攻注疼痛，当归、乳香酒调下；妇人经脉过多，血崩不止，烧茜萌灰一盏，酒、醋同调下；妇人血气冲心，血气不通，血脉湛浊不匀，芫花酒调下；妇人难产，取酸草子吞三七粒，以童便调药吞下，无草子、叶或根。男子妇人血风血热，遍身红痒，渐成癞疾，用荆芥酒调下；男子、小儿腹痛，脏毒泻血，用柏叶焙干，碾罗一钱末，同药三钱，米饮调下；男子、妇人疰风小腹急，男子小肠气，膀胱肾气，冷气攻冲，背脊绞疼痛，并炒盐、茴香、五灵脂，温酒调下；治蛊毒疰忤，鬼气神昏，用人参煎服；大人、小儿宿食不消，意气不顺，逆噎不通，一切气病，入生姜、大枣，同煎调下，或盐点服；治痈疖疥癞疮癣，荆芥茶或酒调下；治大人腹中有虫，小儿疳气诸虫，腹胀肚大，面黄发疏，服精肉瘦肚，并用槟榔磨汤调下，仍空心服；治大人、小儿冷热不解，泻痢交作，血气不和，用乌梅、干姜、甘草汤调下；治大人小儿积热不解，酸浆草研自然汁一合，并水同调下。

【主治】杂病。

取虫立效丸

【来源】《普济方》卷三九八。

【组成】使君子肉三钱　槟榔半钱　轻粉二字

【用法】上为末，入煎鸡子饼少可，烂饭数粒为丸，轻粉为衣。每服四五十丸，五更初以肉汤送下，后进宣药。

【功用】取虫。

小青木香丸

【来源】《普济方》卷三九九。

【组成】青木香（盐炒）　胡椒　白姜　乌药　茴香（炒）各等分

【用法】上为末，用汤浸乌梅肉，煨大蒜共捣烂和为丸。每服二三十丸，空心陈皮汤送下。

【主治】虫痛，气刺腹肚，疳积盘肠一切等候。

化虫丸

【来源】《普济方》卷三九九。

【组成】干漆（炒烟尽）二钱半　雄黄（另研，水飞）二钱半　芜荑（另研极细）　狗脊（锉）各三钱　巴豆霜一钱

【用法】上先将干漆、狗脊为细末，次入雄黄、芜荑、巴豆霜同研匀细，水面糊为丸。一二岁儿如粟米大，每服五七丸；三四岁如麻子大，每服七八丸，乳汁送下，或煎石榴汤送下，或煎芜荑汤送下更效，一日二次。如有虫，即时化作浓水，便下。

【主治】小儿脾胃虚弱，面黄肌瘦，或大便有虫出，或有诸虫腹内作痛。

杀虫神妙丸

【来源】《普济方》卷三九九。

【组成】苦楝根皮握下二三寸（炒）　川楝子　石榴皮　使君子　芜荑仁（炒）　槟榔　铅锡灰　轻粉　莪术　巴豆（去心膜油）　三棱　青皮　榧子　蛤粉　鸡子黄一枚各等分

【用法】上为末，醋糊为丸，如麻子大。每服用二三十丸，空心炙桃柳条汤送下，或五更用茶清肉汤连进三两服。

【主治】诸虫。

君子香苏散

【来源】《普济方》卷三九九。

【组成】香苏散加三棱　莪术　丁香　使君子　苦楝根皮

【主治】小儿虫气痛。

使君子饼

【来源】《普济方》卷三九九。

【组成】使君子四十个（去壳）　雷丸半两　定粉二分　轻粉半钱　青葙子　鹤虱各一分

【用法】上为末，用鸡、鸭卵和蒸为饼，先将此药隔日夜五更服，后将葱汤丸（巴豆二十五粒，用水浸一宿，五更初去水，后去皮壳心膜，不去油，另研，轻粉半钱，滑石五钱，鹰粪五钱）取下。

【主治】因吃食粗肉，肥甘生热，肌瘦体虚，口吐清涎，唇间紫色，腹中绞痛，口鼻中出黑色虫不治。

茴香丸

【来源】《普济方》卷三九九。

【组成】陈皮　茱萸　三棱　莪术　丁香　枳壳（炒）　茴香（炒）　槟榔（炒，去巴）　神曲　麦芽各等分　使君子一百个

【用法】上为末，醋糊为丸，如绿豆大。空心饭饮送下；或姜汤送下亦可。

【主治】虫积气痛。

香煎丸

【来源】《普济方》卷三九九。

【组成】乳香　沉香各一钱　肉豆蔻一个（煨）　百草霜　木香　丁香各一钱　巴豆十四粒（出油如霜）

【用法】上为末。煮酒封头蜡为丸，如绿豆大。每服三五丸，淡生姜汤送下。常服以通为度。

【主治】小儿虫动，腹痛啼叫，口吐涎沫。

槟榔丸

【来源】《普济方》卷三九九。

【别名】槟榔遣虫丸（《丹溪心法附余》卷二十二）。

【组成】鸡心槟榔　鹤虱　贯众　芜荑　川楝肉　使君子肉　雷丸　雄黄　干漆（存性）　轻粉　巴豆（去壳油）　木香　黄丹（煅）　锡灰（炒不见星如灰）各等分

【用法】上为末，酒煮面糊为丸。五更用猪肉、葱油、煎酱细嚼，莫吞。虫头向上，便用肉汁调化虫散吞下槟榔丸，至巳时取下虫，方可饮食。

【主治】蛔厥腹痛。怒啼干痛，吐清涎，人中唇鼻皆黑，谓之蛔厥，多似慢惊，但唇紫。

牛榔散

【来源】《本草纲目》卷十八引《普济方》。

【别名】牛郎顶（《串雅内编》卷三）。

【组成】黑牵牛半两　槟榔二钱半

【用法】上为末，每服一钱，紫苏汤调下。

本方原名牛郎丸，与剂型不符。据《仙拈集》改。

【功用】追虫去积。

【主治】

1.《本草纲目》引《普济方》：气筑奔冲不可忍。

2.《仙拈集》：鼓胀，水肿，虫积。

使君子散

【来源】《袖珍小儿方》卷六。

【组成】使君子（去壳）

【用法】上为极细末。五更早空心腹用米饮调下。

《证治准绳·幼科》：大者一钱，小者半钱，取虫出为度。

【主治】

1.《袖珍小儿方》：小儿蛔虫咬痛，口吐清沫。

2.《证治准绳·幼科》：疳热。

化虫散

【来源】《补要袖珍小儿方论》卷六。

【组成】雷丸一钱　使君子（去核）十个　鹤虱一钱　甘草　大黄（生）各一钱

【用法】上为极细末。食前用猪肉煮汁调服。先以猪肝油炙，令儿闻其香味，使虫头向上，则药易伏。

【主治】小儿虫证，愁啼干痛，吐清涎，人中、唇口、鼻皆乌。

遇仙丹

【来源】《婴童百问》卷九。

【组成】牵牛三斤　大腹子三斤　锡灰二两（炙干，为末）　大黄四两　雷丸四两　青木香　鹤虱各二两　干漆二两　皂角四条

【用法】后四味煎水，用粟米煮粥，初用牵牛末，次用大腹末，三用锡灰，四用大黄，五用雷丸，

六用青木香和剂为丸，如梧桐子大。每服五七丸，用姜汤熟水送下。

【功用】取诸积，进饮食，除病悦颜色。

【主治】积虫气块，五劳七伤，赤白痢疾，便血注下，皮黄水肿，十般气，十一般恶虫。

【宜忌】伤寒、孕妇不可服。

贯众丸

【来源】《医学正传》卷四。

【组成】贯众五分　白蘘芦三分　干漆三分（炒）　厚朴三分　狼牙子四分　僵蚕四分　雷丸六分　雄黄三分　芜荑子五分

【用法】上焙干，炒令黄色，为细末，炼蜜为丸，如梧桐子大。每服五丸，新汲水送下。三服后可渐加至十丸。服之二十日，百病皆愈，三尸九虫自灭，更无传注之患。

【功用】去三尸九虫。

【方论】贯众杀伏尸虫，白蘘芦杀大肠虫，干漆杀白虫，厚朴杀肺虫，狼牙子杀胃虫，僵蚕杀膈虫，雷丸杀赤虫，雄黄杀尸虫。

槟榔丸

【来源】《医学正传》卷四。

【组成】三棱（细切，醋炒）五钱　莪术（细切，醋炒）五钱　槟榔一两　枳实（去瓤，麸炒黄色）陈皮（去白）各半两　芜荑二钱半　雷丸五钱　鹤虱三钱（略炒）　干漆五钱（炒无烟）木香三钱（不见火）　良姜二钱（陈壁土炒）　砂仁一钱（去壳）　麦蘗面五钱（炒）　胡黄连三钱（炒）　甘草（炙）三钱　神曲五钱（炒黄色）

【用法】上为细末，醋米糊为丸，如绿豆大。每服三五十丸，空心淡姜汤送下。今加使君子肉五钱尤妙。

【主治】小儿疳病，积气块痛，腹大有虫。

逐蛊汤

【来源】《医学集成》卷三。

【组成】当归　焦术　莱菔　大黄各二两　丹皮五钱　人参　雷丸　白薇　红花各三钱　甘草一钱

【主治】虫肿，面红带点。

参苓白术丸

【来源】《万氏家抄方》卷六。

【组成】人参　白术（炒）　茯苓各三钱　陈皮一钱五分　山药二钱二分　木香一钱　山楂肉三钱　青皮一钱　甘草（炙）一钱　神曲（炒）二钱

【用法】上为末，蒸饼糊丸。米饮送下。

【主治】痘后吐蛔。

【加减】泻，加诃子一钱。

和中安蛔散

【来源】《陈素庵妇科补解》卷三。

【组成】厚朴　广皮　白术　黄芩　黄连　木香　香附　乌梅　椒目十五粒　白豆蔻五分　白芍　当归　甘草　生姜

　　方中厚朴、广皮、白术、黄芩、黄连、木香、香附、乌梅、白芍、当归、甘草、生姜用量原缺。

【主治】妊娠饮食不节，饮冷所伤，寒热不调，致胃虚吐蛔；或因恶心阻食，甚则憎寒壮热，致胎动不安。

【加减】呕吐不止，用炒米汤吞仲景乌梅丸三钱。

【方论】厚朴止吐逆除满；广皮利膈；白术苦温补土，兼泻胃热；黄芩泻上焦之火，佐白术清热安胎；黄连苦寒下虫，泻上中下心肝脾三经之火；木香辛苦温，行上中下三焦之气；香附行血中滞气；乌梅酸伏；椒目苦辛杀虫；白豆蔻仁温脾暖上中二焦；白芍敛阴血，泻肝火；当归补血分安胎；甘草止痛，缓中泻火，虫得甘则升，引之使上就诸药；生姜辛以散之。

使君子汤

【来源】《银海精微》卷下。

【组成】使君子三个　轻粉一分　葱珠数颗

【用法】上使君子、轻粉二味为细末，入鸡蛋一个搅匀，以湿纸包七重，煨熟蛋，息火气。空心与吃，连吃四五个蛋止，不可多用。

【功用】杀疳虫。

【主治】小儿三五岁，因疳伤有虫，身如劳瘵，面色痿黄，眼内红肿或突者。

芦荟丸

【来源】《幼科类萃》卷六。

【组成】芦荟　芜荑　木香　青黛　干槟榔　川黄连（净）各一分　蝉壳二十一枚　胡黄连半两　麝香少许

【用法】上为末，猪胆三枚，取汁浸糕为丸，如麻子大。每服二十丸，米饮送下。

【主治】
1.《幼科集萃》：疳热。
2.《诚书》：食肉太早，生虫发热，脾泄。

八仙妙应丹

【来源】《丹溪心法附余》卷十八。

【组成】雷丸一两　锡灰一两半　白芜荑一两　木香一两（不见火）　锦纹大黄一两　槟榔十二两（鸡心者）　使君子一两（取净）黑丑头末三两（不见火）

【用法】上为细末，加葱白一斤，煮沸，露一宿，为丸如粟米大。每服四钱，病重年深体实者，加至五钱，葱白汤送下；或木香汤送下。十五岁以上者可服，三岁、七岁者，每一服作三服，早晨空心冷水送下。有虫即取下虫，有积即取下积，有气即消了气。

【功用】驱虫，化积，消气。

【主治】男子、妇人、小儿外感内伤，以致水谷停留肠胃，生虫成积，恶心呕吐，吞酸嘈杂，疟痢黄疸，水肿臌胀，膈噎翻胃；妇人癥瘕积聚，心腹疼痛；小儿疳症，面黄肌瘦，肚大脚细，一切虫积。

【宜忌】务在房内坐桶，不要见风、出外。如虚老之人用此推荡后，服四君子汤数帖尤好。

【加减】加以硇砂、甘遂尤妙。

追虫打鳖散

【来源】《活人心统》卷下。

【组成】黑丑四两　槟榔四两　雷丸一两　木香一两　甘草一两

【用法】上为末。大人每服四钱，小儿三钱或二钱，或一钱五分，量人虚实，空心服，沙糖调下。待去恶积虫二三次，方服稀粥汤。

本方原名追虫打鳖丸，与剂型不符，据《济阳纲目》改。

【主治】
1.《活人心统》：肠内有虫者。
2.《济阳纲目》：血鳖。

安神散

【来源】《丹溪治法心要》卷八。

【组成】干漆二钱（炒令烟出）　雄黄五钱　麝香一钱

【用法】上为末。每服三岁半钱，空心苦楝根汤调下，月初服。

【主治】小儿蛔虫疼痛。

治虫丸

【来源】《丹溪治法心要》卷八。

【组成】胡黄连一钱　槟榔一钱　陈皮一钱　神曲　郁金　半夏　白术各二钱　雷丸一钱

【用法】上为末，面糊为丸服。

【主治】蛔虫。

香蟾丸

【来源】《丹溪治法心要》卷八。

【组成】三棱（炮）　蓬术（炮）　青皮　陈皮　神曲（炒）　麦蘖（炒）　龙胆草　槟榔各五钱　胡黄连　川楝子　使君子　川连各四钱　白术一两　木香二钱　干蟾五个

【用法】上为末，将蟾醋煮烂捣，再以醋糊为丸，如粟米大。每服二十丸，米饮送下。

【主治】小儿疳积、食积、虫积、肉积，腹胀。

遇仙丹

【来源】《摄生众妙方》卷一。

【别名】牛郎串（《串雅内编》卷三）。

【组成】白牵牛（头末）四两（半炒半生） 白槟榔一两 茵陈 莪术（醋煮）各五钱 三棱（醋煮） 牙皂（炙，去皮）各五钱

《张氏医通》有沉香五钱。《良朋汇集》有白术，无莪术。

【用法】上为末，醋糊为丸，如绿豆大。五更时用冷茶送下三钱。天明可看去后之物，此药有积去积，有虫去虫。数服行后，随以温粥啜之。

【功用】涤饮攻积。

【主治】邪热上攻，痰涎壅滞，翻胃吐食，十膈五噎，鮰鲙，酒积，虫疾，血积，气块，诸般痞疾，热疮肿疼，或大小便不利，妇人女子面色萎黄，鬼产，食吞铜铁银物等症。

【宜忌】服后忌食他物。孕妇勿服。

【方论】《医略六书》：白丑涤饮攻痰，槟榔破滞攻积，三棱破气中之血，蓬术破血中之气，茵陈祛湿热，牙皂搜痰涎，沉香降逆气以顺气也。醋丸茶下，使饮化气行，则血脉自活，而痰癖无不消，肢节肿痛无不瘳矣。此涤饮攻积之剂，为痰饮积结肿痛之专方。

琥珀散

【来源】《摄生众妙方》卷五。

【组成】黑牵牛二两 槟榔一两

【用法】上为细末。每服三钱，空心用砂糖调汤送下。要见虫积，方饮食为妙。

【功用】追虫打积。

化虫消毒丸

【来源】《古今医统大全》卷七十八。

【组成】槟榔 酸榴皮根（焙）各一两 真红丹（炒） 雷丸 贯众（如鸡子大者） 甘草（炙） 使君子各二钱 枳壳 大黄各半两

【用法】上为末，清油打薄鸡子饼。抄药末一钱于上，空心捲而食之；小儿糯米糊为丸，如粟米大，每服二十七丸，以鸡汁空心送下。

【主治】腹中时痛者。

妙应丸

【来源】《古今医统大全》卷七十八。

【别名】剪红丸。

【组成】大黄 槟榔 牵牛（头末）各三两 雷丸 锡灰各半两 大戟三钱 鹤虱 使君子（煨） 茴香 贯众各二钱半 轻粉少许 苦楝根一两

【用法】上为细末，用皂角膏为丸，如梧桐子大。每服四十丸，量壮弱加减，五更初茶清送下；如未通，再吃温茶助之。恶物尽了，白粥补之。

【功用】下虫积。

【主治】诸虫。

取虫丸

【来源】《古今医统大全》卷七十八引《集成》。

【组成】牵牛末三钱 槟榔 锡灰各半两 大黄六钱

【用法】上为末，水为丸，如梧桐子大。每服五丸，楝根、使君子汤送下。以下虫为度。

【主治】小儿肚大青筋，有虫。

追尸虫白兔丸

【来源】《古今医统大全》卷七十八引《青囊》。

【组成】白兔粪（中秋夜取）四十丸 硇砂五分

【用法】上为细末，炼蜜为丸，如梧桐子大。每服七丸，甘草五钱（生，捶碎），水一盏，揉取浓汁；若患人瘦弱，即用炙过甘草，五更空心服。预戒患人不得心躁，冷服不妨，小愈两日，再服下虫药，一次为妙。

【主治】尸虫。

琥珀万安丸

【来源】《古今医统大全》卷七十八。

【组成】槟榔四两 白丑（头末）二两 黑丑（同） 雷丸 大黄 贯众各一两 芜荑八钱 沉香 木香各半两

《疮疡经验全书》有知母一两。

【用法】上为末。每服四钱，五更时先嚼生姜一片，次用隔宿汤露一夜，次早调药服。取下黄、

黑、赤、白虫积病根，直候日晡，吃白粥补之。或用水丸，每服约四钱。

"隔宿汤"，《疮疡经验全书》作"隔宿糖汤"。

【主治】男妇酒食诸虫，服青木香丸后肿势未退者。

遇仙丹

【来源】《古今医统大全》卷七十八。

【组成】槟榔　牵牛末各一斤　大黄半斤　三棱　莪术各四两（醋煮）　木香二两

【用法】上为末，皂角膏为丸，如梧桐子大。每服四十丸，壮弱加减，五更初茶清送下。如未通，再吃温茶助之，尽了，白粥补之。

【功用】

1.《古今医统大全》：下虫积恶物。
2.《景岳全书》：追虫逐积，利癖消痰。

神验椒丹

【来源】《医便》卷一引许真人方。

【组成】真正川椒二斤半（拣去枝目，切勿用闭口者）

【用法】上用釜一只，覆于地上，四围用刀画记，去釜，用炭火烧红其地，用米醋泼地，将纸摊椒在上，以釜盖之，良久取出，为末，用炼蜜一斤四两为丸，如梧桐子大。每服十五丸，空心酒送下，半年加至二十丸，一年后加至二十五丸止。

【主治】五劳七伤，诸虚百损，并诸虫积。

【宜忌】忌五辛、葱、蒜。

连肚丸

【来源】《医学入门》卷六。

【组成】黄连七两

【用法】水湿透，纳雄猪肚内，用线紧缝，饭上蒸十分烂，取出，和少蒸饭捣和为丸，如小豆大。每服二三十丸，米饮送下。

【主治】小儿因虫内耗精髓，外蚀皮肤，致疳症遍体生疮不歇。

灵槟散

【来源】《医学入门》卷七。

【组成】五灵脂　槟榔各等分

【用法】上为末。每服三钱，菖蒲煎汤下。隔夜先将猪肉、盐、酱煮糊，令患人细嚼，吐出勿吞，却将前药空心服之。此方用肉味引虫头向上，用药杀虫也。

【主治】心气痛不可忍，或心脾虫痛。

妙应丸

【来源】《医学入门》卷七。

【组成】槟榔十二两　黑牵牛三两　大黄　雷丸　锡灰　芜荑　木香　使君子各一两

【用法】上为末，用葱白煎汤，露一宿，为丸如粟米大。每服四钱，五更葱汤或木香煎汤送下；取寸白虫，用东方上石榴根煎汤，面东服之；小儿服一钱或五分。天明取下病根，或虫，或如烂鱼肠，或如马尾、蛤蟆、小蛇，诸般怪物，或小便取下青、黄、红、白，或米泔等色。此丸四时可服。

【功用】追虫。

【主治】凡人面上白斑与唇红，能食心嘈，颜色不常，脸上生有蟹爪露者，便有虫也；山岚瘴气，传尸痨瘵，水肿疟痢，咳嗽黄疸，噎膈，肠风痔漏，一切风气食积疼痛，疮癫热痰痞块，赤眼口疮，女人经脉不调，血瘕血闭，赤白带下，小儿癫痫，一切疳积，虫积。

【宜忌】孕妇禁用。忌生冷荤腥等物。

【加减】如失声，加沉香、琥珀。

【方论】其虫皆因饮食中所感而成。此药不比巴霜、甘遂、硇砂等剂，不动真气，有虫取虫，有积取积，有气取气，有块取块，一服见效。

钓虫黑白丸

【来源】《医学入门》卷七。

【组成】白丸子：磁石　云母石　蛇含石　甘草各等分（上为末，糯米糊为丸，如黄豆大。）　黑丸子：针砂　青黛　枯矾　甘遂各等分（上为末，醋煮糯米糊为丸，如龙眼核大。）

【用法】先以灯心煎汤，送下白丸子一丸；后以粗

线一条穿住黑丸子，仍以灯心煎汤送下，待病者作呕；若不呕，再喝乌梅水一口，又含冷水一口，方为病者捶打胸背，并略抽动其线，令病人吐去冷水，仍作呕声，如此三四次，则黑白丸子挟病根瘀血俱吐泻，吐后须随各经病调治。

【主治】虫病，肚腹作痛，以及肺窍失声者。

【宜忌】须用极高山顶上泉水，或武当回龙水煮糊为丸，方不化。

追虫丸

【来源】《医学入门》卷七。

【组成】大黄　黑丑各一两　山楂　莪术各六钱　槟榔　大腹子各四钱　雷丸　沙糖各三钱　木香二钱　皂角一钱

【用法】上为末。沸汤调服。

【功用】追虫。

【主治】诸虫。

下虫散

【来源】《古今医鉴》卷八。

【组成】使君子一钱（去壳）　槟榔一钱　雄黄五分
　　方中雄黄，《东医宝鉴·内景篇》引作"大黄"。

【用法】上为末。每服大人三钱，苦楝根煎汤下。

【主治】大人、小儿腹内有虫。

小金丹

【来源】《古今医鉴》卷十。

【组成】雄黄一钱　姜黄一钱　巴豆（去油）一钱　山柰一钱　丁香二十五个　人言三分

【用法】上为末，用红枣煮熟去核为丸，如粟米大。每服四五丸，五六岁儿用六七丸或八九丸，艾叶煎汤，入醋少许送下，不拘时候。

【主治】虫之作痛，时痛时止，痛则攻心，口吐清水，人中鼻唇一时青黑者。

追虫丸

【来源】《古今医鉴》卷十。

【组成】干漆五钱（炒去烟）　雄黄二钱五分　巴豆霜一钱

【用法】上为末，面糊为丸，如黍米大。每服十二三丸，带子苦楝根皮煎汤送下。

【主治】虫咬心痛。

五积饼

【来源】《古今医鉴》卷十三。

【组成】三棱（醋炒）一钱　莪术（醋炒）一钱　青皮（去瓤）一钱　陈皮一钱　木香一钱　黄连（姜汁浸炒）一钱　川楝肉二钱　槟榔二钱　神曲（炒）三钱　麦芽（炒）三钱　砂仁三钱　使君子肉五钱　胡黄连五钱　白术（炒）六钱　龙胆草六分　山楂肉二两　干蟾蜍五只

【用法】上为细末，用炒过白面五斤，黑糖二斤，并前药和匀，用印印作饼子，约重一钱。每服三五饼。服过半月大效。

【主治】小儿疳积、食积、虫积、肉积、气积、冷积，腹胀大如鼓，青黄肌瘦，泄泻发热，不能服药者。

追虫取积散

【来源】《古今医鉴》卷十三引周佐溪方。

【组成】雷丸　锡灰　槟榔　芜荑仁　木香　大黄（煨）　黑丑　使君子　鹤虱各等分

【用法】上为细末，炼蜜为丸。或蜜或砂糖水调服，每服二三匙。

【主治】小儿虫积、食积、热积、气积，或肚大青筋，腹胀而痛。

安虫丸

【来源】《幼科发挥》卷三。

【组成】莪术（醋煨）　木香　黄连　青皮　槟榔　使君子　白芜荑仁　白雷丸　苦楝根皮（白者可用，赤者有毒）各等分

【用法】上为末，醋糊为丸，如麻子大。以白汤送下。

【主治】小儿体弱而虫痛发作无时，随痛随止，发则面色㿠白，口吐涎沫，腹中痛作疙瘩，脉洪大，

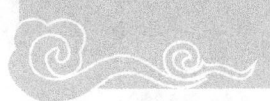

目直视似痫。

木香化虫丸

【来源】《育婴家秘》卷二。

【组成】槟榔一钱　木香　鹤虱　贯仲　锡灰　干漆（炒尽烟）　使君子肉各五分　轻粉二钱　巴豆肉（去油，炒）　雷丸各二钱半

【用法】上为细末，飞罗面作糊为丸。五更米饮送下。

【主治】虫痛似痫。小儿本怯，致胃虚冷，则虫咬而心痛，口中沫及涎水出，发痛有时，但目不斜，手不搐。

安虫丸

【来源】《育婴家秘》卷四。

【组成】木香　鸡心槟榔　使君子肉　白芜荑仁　绿色贯众　苦楝根白皮　虾蟆（烧存性）　夜明砂

【用法】上为末，粳米为丸，如黍米大。每服二三十丸，以蜜水送下。

【主治】蛔虫、寸白虫、蟹虫，一切诸虫。

乌梅定痛汤

【来源】《点点经》卷一。

【组成】乌梅三个　杏仁（去油）七粒

【用法】以上共打碎，用滚水泡服。

【主治】小儿虫痛，妇人气痛，胸膈连腹俱痛者。

剪红丸

【来源】《赤水玄珠全集》卷十三。

【组成】雷丸　槟榔　三棱　莪术（各醋煮）　木香　芜荑　黑丑　狗脊　大黄　使君子　鹤虱　牙皂　锡灰　茵陈　黄丹各等分

【用法】上为末，以茵陈煎汤为丸，如梧桐子大，外以黄丹为衣。大人每服三钱，小儿每服一钱，空心以酒送下。

【主治】久积有虫。

苍术丸

【来源】《赤水玄珠全集》卷二十六。

【组成】苍术（米泔浸一日，为末）

【用法】蒸饼糊为丸，如梧桐子大。每服五十丸，米饮送下，一日三次。

【主治】胃中有虫，吃生米。

雄矾瓜蒂散

【来源】《医方考》卷三。

【组成】雄黄　明矾　苦瓜蒂（炒）各五分

【用法】共为末，酒服。

【主治】虫证。呕而流涎，脉平者。

【方论】虫动则流涎，胃痒则令呕，脉平者，得平人无病之脉，不迟不数，无寒无热也。雄黄气悍，明矾苦涩，杀虫之品也；佐以瓜蒂之善涌，则虫立吐而出矣。又曰：实而能吐者，主以此方；虚而不能吐者，宜主伤寒门乌梅丸。

雄槟丸

【来源】《医方考》卷五。

【别名】雄榔丸（《李氏医鉴》卷五）。

【组成】雄黄　槟榔　白矾各等分

【用法】上为细末，米饭为丸，如粟米大。每服五分，食远服。

【主治】腹中干痛有时者，为虫痛也。

【方论】干痛者，不吐不泻而但痛也；有时者，淡食而饥则病，厚味而饱则否也。《浮粟经》曰：腹疾干痛有时，当为虫。此之谓也。是方也，雄黄、白矾、槟榔，皆杀虫之良剂也，故主之。虫盛者，以吐、下驱虫之剂加之，视人虚实可也。

化虫丸

【来源】《医方考》卷六。

【组成】鹤虱（去土）　胡粉（炒）　苦楝根（东引不出土者）　槟榔各一两　芜荑　使君子各五分　白矾（枯）二钱五分

　　按：《成方便读》有百部、雷丸、雄黄各五钱。

【用法】《医方集解》为末，酒煮面糊作丸，量儿大小服之，一岁儿可五分。

【主治】

1.《医方考》：肠胃诸虫为患。

2.《医林纂要探源》：肠胃长蛔、寸白、蛲蚀诸虫，凡虫咬心痛，往来不定，不思乳食者。

【方论】

1.《医方考》：《经》曰：肠胃为市，故无物不包，无物不容，而所以生化诸虫者，犹腐草为萤之意，乃湿热之所生也。是方也，鹤虱、槟榔、苦楝根、胡粉、白矾、芜荑、使君子，皆杀虫之品，古方率单剂行之，近代类聚而为丸尔！

2.《医方集解》：此手足阳明药也。数药皆杀虫之品也，单用尚可治之，类萃为丸，而虫焉有不死者乎！

3.《医林纂要探源》：萃诸杀虫之品，合为一方，亦过峻矣，然杀虫莫效于此，不惟治蛔。鹤虱可治下部蛲虫，及皮肤间虫；楝皮可治下部寸白诸虫；芜荑可治口齿鼻孔诸虫；胡粉除虫，无不可至；白矾除皮肤疮疥；槟榔、使君子乃专治腹中虫。尝用此为末，吹鼻治鼻疳；和麻油为膏，敷疮癣脑疮，亦多得效。

4.《医方概要》：鹤虱，芜荑，臭恶之气最能杀虫，兼楝根之苦寒，泄肝胆之郁热；白矾、胡粉涩敛酸苦，并杀虫之品；槟榔坠气苦涩，化坚消积；使君甘酸，本杀收之物。合诸杀虫之药兼去淫热之精。是症小儿多。此方化虫化积，固妙为臭恶苦涩太甚，胃气虚者，投之宜慎。

万应丸

【来源】《仁术便览》卷三。

【组成】大腹子二两（同槟榔制法）　使君子二十枚　贯众（去土）五钱　土朱五钱　雷丸（水浸，刮去黑皮）五钱（红者不用）　木香三钱（另研）　鸡心槟榔二两（用无灰酒浸半日，至心黑为度，以黄豆煎汤洗）　自然铜一两（有金星小者佳，用醋煅七次，以酥为度）　锦纹大黄五两五钱（湿纸裹，煨半生半熟）　黑牵牛四两（炒半生半熟，取头末二两）　滑石一两（白者佳）

【用法】上为细末，皂角水煎成膏为丸，如梧桐子大。大人三钱，小人减半，莫食晚饭，四更时冷茶送下。行五七次无妨。候虫积诸毒下尽，以温米粥补之。

【功用】追虫取积。

【主治】虫积，面色萎黄，肌肤羸瘦，胸膈停痰，宿食不化，肚腹膨胀，虫咬心疼，吃泥炭米物。五脏中诸气血积聚，妇人癥瘕。

【宜忌】忌腥冷面食。孕妇忌服。

指迷七气汤

【来源】《仁术便览》卷三。

【组成】莪术（醋制）　三棱（醋制）　藿香　甘草　官桂　桔梗　青皮　益智　陈皮　香附　大黄　槟榔

【用法】水二钟，煎至一钟，莫食晚饭，空心温服。先露一宿尤好。服后一二时，肚腹痛，取下如鱼冻或虫积等恶物，至午后方以温粥补之，后服退黄丸。

【主治】大人、小儿内有虫积，或好食生米，好食壁泥，好食茶炭、咸辣苦酸，以致诸般痞积，面色萎黄，肢体羸瘦，四肢无力。

定辰散

【来源】《仁术便览》卷四。

【组成】槟榔四两（石灰制）　枳壳四两（炒）　使君子肉十个

【用法】上为细末。空心猪肉汁调服。

【功用】杀虫。

【主治】小儿虫证。

取虫丸

【来源】《医学六要·治法汇》卷五。

【组成】胡黄连　芜荑　雷丸　鹤虱　大黄　使君子　锡灰　三棱　莪术　木香　槟榔　青皮

【用法】上为细末，丸如梧桐子大。每晨空腹服十丸，开水送下。

【主治】虫积，脘腹痛，时作时止，面上白斑，唇红能食，或偏嗜一物，脉乍大乍小者。

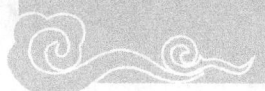

安蛔汤

【来源】《万病回春》卷二。

【组成】人参七分　白术　茯苓各一钱　干姜（炒黑）五分　乌梅二个　花椒（去目）三分

【用法】上锉。水煎服。

【主治】伤寒吐蛔。

五仙丸

【来源】《万病回春》卷四。

【组成】大黄四两　皂角　雷丸　苦楝根各一两　木香

方中木香用量原缺。

【用法】上为末，酒糊为丸。每服三四十丸，茶送下。

【主治】诸虫。

追虫丸

【来源】《万病回春》卷四。

【组成】木香　槟榔　芜荑　锡灰各一钱　史君子（肉）二钱　大黄二钱　牵牛（末）一两

【用法】先将皂角与楝树根皮浓煎二大碗，煎熬成膏，和前药末为丸，如梧桐子大，将沉香为衣，后又将雷丸末为衣。每服五十丸，空心沙糖水送下。

【功用】追取虫积。

【主治】肠胃湿热所生诸虫。

追虫取积散

【来源】《万病回春》卷四。

【组成】槟榔（末）二钱　黑丑（头末）二钱　陈皮（末）八分　木香（末）五分

【用法】上为末，研匀。每服五钱，小者三钱，砂糖汤送下，五更服。泻三四次，以米汤补之。

【主治】诸虫。

【宜忌】忌鱼腥、油腻之物三五日。

椒梅汤

【来源】《万病回春》卷五。

【组成】乌梅　花椒　槟榔　枳实　木香（另研）香附　砂仁　川楝子（去核）　肉桂　厚朴　干姜　甘草各等分

【用法】上锉一剂。加生姜一片，水煎服。

【主治】虫痛。心腹痛，胃口有虫作痛者，时痛时止，面白唇红。

练阳汤

【来源】《万病回春》卷七。

【组成】苦楝根皮二钱　陈皮　半夏　茯苓各一钱　甘草五分

【用法】上锉一剂。加生姜，煎服。

【主治】小儿蛔虫。

追虫散

【来源】《万病回春》卷七。

【组成】使君子（用肉）二钱（用壳五分）　槟榔一钱

【用法】上锉一剂。水煎，食远服。

【主治】小儿虫积腹疼，口中出清水者。

杀虫丸

【来源】《鲁府禁方》卷二。

【组成】槟榔一两二钱　牵牛一两二钱　锦纹大黄四钱　木香八分　雷丸　芜荑　锡灰　使君子肉各三钱

【用法】上为细末，用连须葱煎汤，露一宿为丸，如小豆大。每服四钱，连根葱汤送下。

【功用】杀虫，消痞块。

【主治】虫疾。

追虫取积丸

【来源】《鲁府禁方》卷二。

【组成】黑牵牛一斤（取头末四两）　槟榔六两（取头末四两）　巴豆二两（去壳）　大皂角（半寸长）二十锭

【用法】上用水三碗，将巴豆、皂角入锅内，煮之一碗，去滓，将水和前药末为丸，如梧桐子大，

晒干；用水一碗洒之，再晒干；又水洒之，又晒光亮如水晶相似。每服三钱，四更时调沙糖送下，如不行，饮热水一口催之，行十一二次。

【功用】有虫取虫，有积取积。

【宜忌】忌口五七日为妙。

一郎二子散

【来源】《鲁府禁方》卷三。

【组成】槟榔五个（切片，锡灰炒）　榧子十个（去壳）　使君子（去壳）二十个

【用法】上为细末。每服大人二钱，小儿一钱或五分，空心用蜜水调下。

【主治】诸虫。

乌梅丸

【来源】《痘疹传心录》卷十八。

【组成】乌梅三十个　细辛　桂枝　黄柏　干姜　黄连各一钱　当归　蜀椒
　　　方中当归、蜀椒用量原缺。

【用法】上为末，酒浸乌梅一宿，去核蒸之，用米饭为丸，如麻子大。每服二十丸，空心白滚汤送下。

【主治】蛔虫动痛。

下虫丸

【来源】《证治准绳·类方》卷八。

【组成】苦楝皮（去外粗皮用，根皮为上，树皮次之）

【用法】上为末，面糊为丸，如弹子大。如欲服药，宜戒午饭，晡时预食油煎鸡卵饼一二个，待上床时滚白汤化下一丸。至五更取下异虫为效。

【功用】追虫取积。

虫积丸

【来源】方出《证治准绳·类方》卷八，名见《中国医学大辞典》。

【组成】槟榔　牵牛各半斤　雷丸一两半　苦楝皮一两　大黄四两　皂角半斤　三棱　蓬术各二两

（另锉，同醋煮）　木香随意加入

【用法】上为细末，煎皂角膏子煮糊为丸，如黍米大。每服二钱，四更时分冷茶送下，小儿一钱。下虫，以白粥补之。

【主治】虫积。

追虫丸

【来源】《证治准绳·类方》卷八。

【组成】黑牵牛（取头末）　槟榔各八两　雷丸（醋炙）　南木香各二两

【用法】上为末，茵陈二两，大皂角、苦楝皮各一两，煎浓汁为丸，如绿豆大。大人每服四钱，小儿三钱或二钱，或一钱半，五更用沙糖水吞下。待追去恶毒虫积二三次，方以粥补之。

【主治】一切虫积。

神效剪红丸

【来源】《证治准绳·类方》卷八。

【组成】一上末：槟榔（生，研细，取净末）一斤（以二两为母，余十四两上第一次，以一等罗筛过，取齐晒干）　二上末：商陆（即樟柳根，白者可用，赤者杀人）金毛狗脊　贯众各四两（以上三味和一处，研极细末，上第二次，以二等罗筛过，取齐晒干）（一方不用贯众，则虫出来犹未死也）　三上末：三棱（醋煮）　莪术（醋煮）各八两　青木香　西木香各四两　雷丸（醋煮）二两半　南木香二两（以上六味和一处，研极细末，上第三次，以三等罗筛过，取齐）　四上末：大黄（铡碎，酒浸，晒干，研细，取净末）一斤（上第四次，以四等罗筛，取齐晒干）　五上末：黑牵牛（半生半炒，研细，取头末）一斤（上第五次，以五等罗筛过，取齐晒干）（一方有枳壳一斤为母，有藿香四两，和入诸香）

【用法】上作五处，另研极细末，要作五次上末，却用茵陈半斤，大皂角一斤煎汁，滤净，法水为丸，如绿豆大，晒干后用丁香末一两，或加芦荟末一两亦妙，以前净汁煎一滚，洒入丸药，旋摇令光莹为度，再以阿胶二两（生），以前汁熬溶，洒入丸药，旋摇光莹，晒干。壮人每服五钱，弱人每服四钱，五更以茶清吞下，小儿减半。若病

浅，即一服见效；若源深，更须再一服。

药后用马桶盛粪于野地看之，庶见药功易辨，或虫，或积，或如烂鱼冻，或作五色等积。若一次未见虫积，更看第二三次下来，此即是病根。有积消积，有气消气，有虫取虫，有块消块。若病根去，其病自消。

【功用】宣导四时蕴积。春宜积滞，不生疮毒；夏宜暑湿，不生热痢；秋宜痰饮，不生瘴疟；冬宜风寒，不生瘟疫。

【主治】一切虫积。凡因饮酒过度，食伤生冷，致使脾胃不和，心膈胀满，呕恶咽酸，常吐清水，面色萎黄，不进饮食，山岚瘴气，水肿、蛊胀，薄抄咳嗽，痰涎壅滞，酒积、食积、气积、气块，反胃噎膈，呕逆恶心，肠风、痔漏、脏毒、酒痢，累蕴积热上攻，头目下生疮癣，妇人血气，寒热往来，肌体羸弱，月经不调，赤白带下，鬼气鬼胎，产后诸疾；小儿五疳，虫积；误吞铜铁，误食恶毒等物。

【宜忌】此药温和，不动元阳真气，亦无反恶。孕妇休服。

莲肉汤

【来源】《证治准绳·幼科》卷六。

【组成】莲心（去心）半斤　猪肉（去油皮）一斤

【用法】共水煮熟，下砂仁、伏酱，朝夕与唲，其胃气接养，虫自安居不出矣。切不宜投以使君子、槟榔之物，痘中一投，命遂丧矣。

【主治】小儿痘后或吐蛔，或利下蛔者。

使君子散

【来源】《证治准绳·幼科》卷八。

【组成】使君子十个（瓦上炒，为末）　甘草（胆汁浸一夕）　白芜荑各一分　苦楝子五个（炮，去核）

【用法】上为末。每服一钱，水煎服。

【主治】小儿蛔疳。

桃白散

【来源】《证治准绳·幼科》卷八引张涣方。

【组成】桃木白皮　黄柏（蜜炙，锉）　黄连（去须，炒）各一两　蛇蜕皮半两（烧灰）　干蜗牛一分（烧灰）　青州枣五十枚（去核，烧灰）

【用法】上为细末，入定粉、麝香各一分，同研匀。每服一字，乳食前以粥饮调下。

【主治】肠胃俱虚，腹内虫动，侵蚀下部，疳痢湿蟨。

十八反膏药

【来源】《墨宝斋集验方》卷上。

【组成】细辛　玄参　藜芦　白及　半夏　乌头　乌啄　大戟　芫花　甘草　甘遂　白蔹

【用法】上为末，用生葱、姜汁、蜜、广胶一两，共煎成膏。摊狗皮上贴之。如稍泄，不必服后药；如一二日不通，再服；黑牵牛头末六钱，槟榔四钱为末，量人虚实，如虚者服四钱，实者服五钱，以月初早晨空心服砂糖汤二三口再服药，候大便二三次，以下净为妙；欲止，吃温粥数口。

【主治】虫积痞块。

【宜忌】忌大荤一二日。

沉香至珍丸

【来源】《墨宝斋集验方》卷上。

【组成】沉香（锉末，另研）　巴豆霜五钱（纸捶）　陈皮（洗）　青皮（醋炒）　莪术（醋炒，焙干）　广木香二钱　乌梅肉（火焙干）　黄连　槟榔各五钱　丁香二钱（俱为细末）

方中乌梅肉，《重订通俗伤寒论》作"乌药"。

【用法】将巴豆仁滚汤泡，去心，好醋浸一时，煮干碾，用皮纸除去油，入药末内碾匀，厚糊为丸，如黍米大。每用五七丸或九丸，大人十二丸，以温白汤送下。

【功用】

　　1.《墨宝斋集验方》：通利湿气。

　　2.《重订通俗伤寒论》：安蛔止痛。

【主治】

　　1.《墨宝斋集验方》：诸风。

　　2.《饲鹤亭集方》：九种心痛，一切肝胃气痛，两胁胀满及呕吐反胃，痰气食滞诸症。

3.《重订通俗伤寒论》：虫扰之夹痛伤寒。

无忧散

【来源】《杏苑生春》卷六。

【组成】黑牵牛（取头末）六钱　槟榔四钱　大黄四钱　雷丸二钱　木香二钱　芜荑一钱

【用法】上药依法修合，各为细末和匀。每服大人三钱，小儿一二钱，空心沙糖调下，取去虫积为度；或皂荚煎膏为丸，如梧桐子大，每服三钱，沙糖汤送下亦可。

【主治】面黄腹胀，喜吃茶盐之物，腹中疼痛，有虫积而壮实者。

三仙丸

【来源】《寿世保元》卷五。

【组成】雄黄　白矾　槟榔各等分

【用法】上为末，饭为丸，如黍米大。每服五分，食远白水送下。

【主治】腹内有虫疼痛。

使君散

【来源】《寿世保元》卷八。

【组成】使君子（去壳）一钱　槟榔一钱　雄黄五分

【用法】上为末。每服一钱　苦楝根皮煎汤调下。

【主治】虫痛。

楝陈汤

【来源】《寿世保元》卷八。

【组成】苦楝根皮二钱　陈皮　半夏（姜炒）白茯苓（去皮）各一钱　甘草五分

【用法】上锉一剂。生姜煎服。

【主治】小儿吐蛔虫。

安虫饮

【来源】《观聚方要补》卷三引《幼科百效全书》。

【组成】黄连　乌梅　炮姜　山楂　厚朴　芍药　使君子肉　枳实　陈皮　川楝子

【用法】水煎服。

【主治】蛔虫动，口吐清涎。

治蛔结丸

【来源】《先醒斋医学广笔记》卷三。

【组成】胡黄连八钱　白芍药一两五钱　槟榔八钱　粉草五钱　广陈皮二两　肉豆蔻（不油不蛀者）五钱　使君子肉五钱

【用法】上为细末。白糖调服。

【主治】蛔虫。

百顺丸

【来源】《景岳全书》卷五十一。

【别名】宣化丸（《春脚集》）。

【组成】川大黄（锦纹者）一斤　牙皂角（炒微黄）一两六钱

【用法】上为末，用汤浸蒸饼为丸，如绿豆大。每服五分，或一钱，或二三钱，酌宜用引送下。或炼蜜为丸亦可。

【主治】一切阳邪积滞，气积、血积、虫积、食积、伤寒实热秘结等症。

【宜忌】《全国中药成药处方集》（武汉方）：孕服忌服。

扫虫煎

【来源】《景岳全书》卷五十一。

【组成】青皮一钱　小茴香（炒）一钱　槟榔　乌药各一钱半　细榧肉三钱（敲碎）　吴茱萸一钱　乌梅二个　甘草八分　朱砂　雄黄各五分

【用法】上药各为极细末，将前八味，用水一钟半，煎八分，去滓，随入后二味，再煎三四沸，搅匀，徐徐服之。

【主治】

1.《景岳全书》：诸虫上攻，胸腹作痛。

2.《古方汇精》：目无精光，面色灰白，肌肤消瘦，颊时火晕，胸胁作痛，肚腹搅胀，饮食易饿，饿时痛甚，得食稍止，唇焦口燥，上腭有白点。

猎虫丸

【来源】《景岳全书》卷五十一。

【组成】芜荑　雷丸　桃仁　干漆（炒烟尽）雄黄（微炒）　锡灰　皂角（烧烟尽）槟榔　使君子各等分　轻粉减半　细榧肉加倍

【用法】上为末，汤浸蒸饼为丸，如绿豆大。每服五七分，滚白汤送下，陆续服之。

【主治】诸虫积，胀痛，黄瘦。

【加减】如虫积坚固者，加巴豆霜与轻粉同。

温脏丸

【来源】《景岳全书》卷五十一。

【组成】人参（随宜用，无亦可）白术（米泔浸，炒）　当归各四两　芍药（酒炒焦）茯苓　川椒（去合口者，炒出汗）细榧肉　使君子（煨，取肉）槟榔各二两　干姜（炮）吴茱萸（汤泡一宿，炒）各一两

【用法】上为末，神曲糊为丸，如梧桐子大。每服五七十丸或百丸，饥时白汤送下。

【功用】温健脾胃，逐杀诸虫。

【主治】脏气虚寒，诸虫积既逐而复生者。

【加减】如脏寒者，加制附子一二两；脏热者，加黄连一二两。

槟梅汤

【来源】《简明医彀》卷六。

【组成】槟榔　枳实　香附　木香　砂仁　厚朴　干姜　肉桂　川楝子　楝根皮各等分　甘草减半　川椒二十粒　乌梅二个

【用法】加生姜一片，水煎服。

【主治】虫痛。

【加减】未止，加黄连。

化虫丸

【来源】《丹台玉案》卷四。

【组成】广木香　槟榔　雷丸　山楂肉　蓬术　乌梅肉　黑丑（炒熟）各一两　楝树根　甘草各五钱

【用法】上为末，烧酒加黑沙糖为丸，如绿豆大。

每服二钱，五更时白滚汤送下。

【主治】腹中有虫，疼痛难忍，唇生白斑，呕吐清水。

寻虫散

【来源】《丹台玉案》卷四。

【组成】白丑（一半炒）黑丑（一半炒）雷丸　槟榔各一两　广木香五钱

【用法】上为末。每服三钱，黑沙糖调下。

【主治】大人、小儿腹内诸虫。

追虫至宝丹

【来源】《丹台玉案》卷四。

【组成】大黄四两　雷丸　槟榔　广木香　玄胡索　山楂各二两　贯众（去土）黑丑（半生半熟）三棱（醋炒）使君子肉各一两五钱　蛇含石（煅，醋淬五次）一两

【用法】上为末，甘草煎水为丸。每服三钱，五更时白滚汤送下。

【主治】五脏诸虫，面黄肤瘦，四肢尪羸，肚腹膨胀，饮食减少，虫咬心痛，癥瘕积块。

祛虫丹

【来源】《丹台玉案》卷四。

【组成】大虾蟆一只（将砂仁实其腹中，倒挂，当风阴干，炙脆为末）人参　白术（土炒）槟榔　使君子肉（炒）各一钱　针砂二钱（醋炒）胡黄连　山楂　麦芽各一两五钱

【用法】上为末，水为丸。每服二钱，空心白滚汤送下；或为末，用糖调下。

【主治】小儿疳虫，面黄体瘦，肚腹膨胀。

槟楝饮

【来源】《丹台玉案》卷四。

【组成】槟榔五钱　苦楝根六钱（向东南者，洗净）

【用法】水一碗，入黑糖少许煎服。

【主治】诸虫积久，肚腹胀大者。

香橘丸

【来源】《丹台玉案》卷六。

【组成】橘红 茯神 青皮 麦芽 厚朴 山楂各二两 砂仁 三棱 神曲 人参 泽泻各一两 甘草五钱

【用法】上为末，炼蜜为丸，如龙眼大。每服一丸，生姜汤化下。

【主治】吐泻或食积所伤，肚腹作痛，脾胃不和，蛔虫上行。

使君子汤

【来源】《幼科折衷》卷上。

【组成】使君子 槟榔 川连 芜荑 枳壳 木香 楝皮

【用法】上加生姜一片，水煎服。

【主治】虫动腹痛。

追虫丸

【来源】《幼科折衷》卷下。

【组成】槟榔 芜荑 雷丸 定粉 鹤虱 使君子肉

【用法】上为末，水泛为丸。内服。

【主治】蛔虫。

追虫散

【来源】《幼科金针》卷上。

【组成】苦楝根皮四两 川楝子一两 槟榔一两 黑丑二两 使君子肉四钱 蓬术六钱 牙皂三钱 秦艽六钱 三棱六钱 芜荑三钱

【用法】上为细末。砂仁汤调服。

【主治】虫证。恶心、呕清水及蛔虫，胃中作痛，得食即止。

万应丸

【来源】《症因脉治》卷一。

【组成】麦芽 神曲 雷丸 陈皮 甘草 京三棱 莪术 槟榔 芜荑 鹤虱 使君子

【主治】虫积胃脘痛。

万应丸

【来源】《症因脉治》卷三。

【组成】黑丑 大黄 槟榔 雷丸 南木香 沉香

【主治】虫积腹胀。

使君子丸

【来源】《症因脉治》卷三。

【组成】使君子 芜荑 鹤虱 槟榔 百部 苦楝根皮

【主治】脾气不足，强食伤脾，不能磨化，停积于中，湿热生虫，而致虫积腹胀之症。肚大青筋，腹皮胀急，反能饮食，或面见白斑黑点，或喜食一物，或腹起块扛，大便偶见长虫，脉乍大乍小，乍数乍迟，或见沉滑，或见沉实，或见弦急，或见沉弦。

追虫丸

【来源】《症因脉治》卷四。

【组成】黑丑 槟榔 雷丸 南木香 史君子 苦楝根皮各等分

【用法】上为末，以苦楝皮煎汤为丸，如梧桐子大。每服二三钱，食前服。

【主治】虫积腹痛。

阿魏积块丸

【来源】《证治宝鉴》卷九。

【组成】三棱 莪术 雄黄 蜈蚣 自然铜 蛇含石 木香 铁华粉 辰砂 沉香 冰片 芦荟 阿魏 天竺黄 全蝎

【用法】上为末，入猪胆汁，炼蜜为丸服。

【主治】虫积腹痛，多嗜肥甘，唇红，脉滑。

干蟾丸

【来源】《医宗说约》卷五。

【组成】虾蟆 食蛆（或虾蟆、食蛆俱烧存性） 广陈皮一斤（炒） 甘草（炙）四两 蓬术（炒）六两 厚朴（米泔浸，炒）八两 枳实

（麸炒）八两　连翘六两　香附（米泔浸，炒）一斤　山楂六两　神曲（炒）六两　菔子（炒）八两　龙胆草六两　青皮子（炒）八两　川黄连（炒）　白术（土炒）　槟榔各八两

　　方中虾蟆、食蛆用量原缺。

【用法】上为极细末，炼蜜为丸，如龙眼大，空心清米汤化下。

【功用】消积化食，健脾和胃，长肌肉，驱蛔虫。

【主治】五疳五痢泻，蛔虫，脏腑虚弱，身体羸瘦，发竖焦黄，小便浊色，肚腹膨胀。

【加减】虚者，加米仁、山药；虚甚，加人参；有虫，加川楝子、使君子肉、鹤虱。

珍珠丹

【来源】《医宗说约》卷五。

【组成】皂荚（去筋子）八两　小槟榔（干切）六两　黑白丑（洗净，浮水者不用）各四两　巴豆肉六钱（捶碎，包夏布中）

　　《医方一盘珠》有庄黄，无黑白丑。

【用法】上药和一处，用阴阳水十四碗，与药共煮，水尽，取起巴豆晒干，磨为细末，瓷瓶收贮。每服男用七九分，女用六八分，黑糖拌。治水蛊用川贝母、秦艽、花粉各一钱，真苏子九分，煎汤送下三分，隔一日，服药一次。

【功用】追虫去积，消食逐滞，消膨胀，通便结，化痰垢，疏滞气，推陈致新。

【主治】虫积、膨胀。

化虫丸

【来源】《四明心法》。

【组成】芜荑　雷丸　胡连　芦荟　使君　三棱　莪术

【用法】神曲糊为丸服。

【主治】胃脘虫痛，不食，痛必时发时止，痛则牵引手臂或肩背上，俱如穿透不可当，必唇红、面上有白点，痛时不欲食，痛才止即可食，证属实者。

遇仙丹

【来源】《何氏济生论》卷五。

【组成】槟榔一两　木香一两　大皂角一两　黑丑（头末）一两五钱

【用法】上为末，皂角煎水为丸。每服三钱，茶清送下。

【主治】七十三般虫积。

清中安蛔汤

【来源】《观聚方要补》卷三《伤寒辨注》。

【组成】黄连（姜汁炒）三钱　黄柏（酒炒）一钱半　枳实（麸炒）二钱　乌梅三个　川椒（炒）三十粒

【用法】上加生姜，水煎服。

【主治】胃实热，呕吐长虫。

【加减】胃中虚热而呕者，去枳实，加人参一钱五分。

使君子丸

【来源】《医方集解》。

【组成】使君子（去壳）二两　南星（姜制）　槟榔一两

【用法】上药合炒，如喜食生米，用麦芽一斤炒；喜食茶叶，用茶叶炒；喜食炭土，用炭土炒；取药为末，蜜为丸。每晨砂糖水送下。

　　《中药成方配本》本方用法：共研细末，用白蜜三两，炼熟为丸，分作一百粒，每粒约干重五分，每日二次，每次三丸，糖汤送下，小儿减半，连服三天。

【功用】《中药成方配本》：杀虫。

【主治】

　　1.《医方集解》：虫积蛊胀腹痛，及食劳发黄，喜食茶米炭土等物。

　　2.《饲鹤亭集方》：五疳，蛔虫，脾胃不和，心腹胀痛，食少体瘦。

【宜忌】《全国中药成药处方集》（南昌方）：忌食辛辣及不易消化食物。

【方论】此手足阳明药也。使君子之甘，南星之毒，槟榔之苦，皆能杀虫。炒以诸物，因其所嗜。引以砂糖，诱之以甘也。

杀虫丹

【来源】《石室秘录》卷三。

【组成】楝树根一两　黄连三钱　乌梅肉三钱　吴茱萸三钱　炒栀子三钱　白薇一两　白术二两　茯苓三钱　甘草三钱　鳖甲三钱

【用法】上药各为末，炼蜜为丸，如小米大。每服三钱。

【主治】虫痛。

【宜忌】此丸必须乘其饥饿思食时与之。此丸服下，必痛甚，不可即与之水。

【加减】腹下之痛，宜加大黄三钱。

甘白丹

【来源】《石室秘录》卷四。

【组成】甘草　白矾各等分

【用法】每服二钱，饮下即愈。

【主治】腹中忽有应声虫。

遇仙丹

【来源】《证治汇补》卷二。

【组成】白黑丑（头末）二两　槟榔一两　三棱　蓬术各五钱　牙皂三钱

　　《医略六书》有川椒，无槟榔。

【用法】上为末，糖拌。小儿一钱，大人三钱，空心糖汤送下。是日绝食，待虫下行，然后用薄粥汤。

【功用】《医略六书》：导饮杀虫。

【主治】

　　1.《证治汇补》：虫症。

　　2.《医略六书》：虫症，腹中坚实，腹痛肠鸣，脉沉紧有力者。

【方论】《医略六书》：白丑、黑丑导积逐饮，三棱、莪术破结攻坚，川椒温中杀虫，牙皂通窍杀虫。拌之以糖，诱虫争咂，蒸之以饼，药力得醇，下以糖汤，乃投虫所好，而易于蠢动下出也。此导饮杀虫之剂，为积饮生虫、坚实肠鸣之专方。

卫生汤

【来源】《辨证录》卷二。

【组成】人参三钱　白术五钱　白薇一钱　甘草一钱　榧子十枚（切片）　槟榔一钱　使君子十个（去壳）　干葛一钱

【用法】水煎服。

【主治】虫积腹痛，得食则减，遇饥则甚，面黄体瘦。日加困顿。

【宜忌】服药后戒饮茶水，禁食半日。

【方论】方中用人参、白术为君，以升其阳气，阳升而虫不能自安，必头向上而觅食；所佐者尽是杀虫之药，虫何能久存哉！倘一饮茶水，则虫得水而反可死中求活矣，虽暂时安贴，久则虫多而痛如故也。

化虫定痛丹

【来源】《辨证录》卷二。

【组成】生地二两　白薇二钱

【用法】用生地水煎汁二碗，入白薇，水煎汁一碗，淘饭食之。

【主治】虫伤胃脘，久患心疼，时重时轻，大约饥则痛重，饱则痛轻。

【方论】生地杀虫于有形，而白薇杀虫于无形，合而用之，化虫最神，虫死而心痛自除，非生地、白薇能定痛也。

逐虫丹

【来源】《辨证录》卷二。

【组成】白薇　茯苓各三钱　雷丸　甘草　槟榔各一钱　黄连五分　使君子十个　乌梅一个

【用法】水煎服。

【主治】腹内生虫，腹痛，得食则减，遇饥则甚，面黄体瘦，日加困顿者。

健土杀虫汤

【来源】《辨证录》卷五。

【组成】人参一两　茯苓一两　白芍一两　炒栀子三钱　白薇三钱

【用法】水煎半碗，加入黑驴溺半碗，和匀。饥服。一剂而吐止，不必再剂，虫尽死矣。

【主治】虫作祟，胃中嘈杂，腹内微疼，痰涎上涌

而吐呕，日以为常。

黄肌瘦，盗汗淋漓，气怯身弱。

锄种汤

【来源】《辨证录》卷五。

【组成】楝树根一两　槟榔　厚朴　炒栀子　百部各一钱　白术　茯苓　使君子肉各三钱

【用法】水煎服。

【功用】杀虫。

【主治】因虫作祟，胃中嘈杂，腹内微疼，痰涎上涌而呕吐。

扫虫汤

【来源】《辨证录》卷七。

【组成】人参五钱　白术一两　大黄三钱　白薇三钱　百部三钱　甘草一钱　乌梅一个

【用法】水煎服。一剂大泻虫尽出矣，不必二剂。服此药后，用四君子汤调理而安。

【主治】面黄体瘦，善食易饥，不食则痛，日以为常，一旦大泻，连虫而下，如团如结，血裹脓包。

追虫丹

【来源】《辨证录》卷七。

【组成】甘草　枳壳　雷丸各一钱　黄连　百部　槟榔各二钱　人参　使君子肉各三钱　白术五钱

【用法】水煎服。

【功用】补脾胃，除虫。

【主治】虫积于内，脾胃虚弱，面黄体瘦，善食易饥，不食则痛，一旦大泻，连虫而下，如团如结，血裹脓包。

灭虫汤

【来源】《辨证录》卷八。

【组成】白术一两　槟榔二钱　使君子二十个　人参三钱　楝树根三钱　陈皮五分　神曲三钱　炙甘草二钱　黄连三钱　百部一钱

【用法】水煎服。

【主治】寸白虫，蛔虫，虫积不散，腹痛肚疼，面

治虫丹

【来源】《辨证录》卷十四。

【组成】白术三钱　茯苓三钱　百部一钱　槟榔五分　使君子十个　枳壳五钱　白芍三钱　甘草三分　白薇二钱　黄连二分　半夏五分

【用法】水煎服。

【主治】小儿便中下寸白虫，或蜉蛔之虫，或吐出长短之虫。

【宜忌】服药之后忌饮汤水茶茗。

点虮丹

【来源】《辨证录》卷十四。

【组成】水银一钱　冰片一钱　硼砂一分　雄黄三分　樟脑一钱　轻粉三分　白芷一钱　薄荷叶三分

【用法】上各为极细末，以不见水银星为度。水调少许，点虫头或身上，少刻即尽化为水。不须内服煎药，至奇之方也。

【主治】小儿有粪门边拖出长虫，不肯便下，又不肯进入直肠之内，不痛不痒。

安蛔散

【别名】安蛔丸（《中国医学大辞典》）。

【来源】《张氏医通》卷十四。

【组成】乌梅肉三钱　黄连　蜀椒　藿香　槟榔各一分　胡粉　白矾各半钱

【用法】上为散。每服三四钱，水煎如糊，空腹服。

【主治】吐蛔热证，色赤成团而活。

禹应丸

【来源】《嵩崖尊生全书》卷九。

【组成】槟榔一钱六分　商陆　金毛狗脊　贯众各四分　三棱　莪术（醋煮）各八分　青木香　西木香各四分　雷丸（醋煮）二分半　南木香二分　大黄（酒浸）　黑丑（半生半炒，取头

末）枳壳各一钱六分　茵陈八分　丁香　芦荟各一分　皂角一钱六分　阿胶二分

【用法】水泛为丸。每服五钱，五更清茶送下。

【主治】一切虫病积块，水肿臌胀，痰盛酒痢。

集虫丸

【来源】《嵩崖尊生全书》卷九。

【组成】锡灰一钱　使君子三分　槟榔五分　三棱二分　莪术三分　芜荑三分　大黄五分

【用法】醋糊为丸。每服三十丸，砂糖水送下。

【主治】一切虫病。

化虫散

【来源】《幼科指掌》卷三。

【组成】使君子　槟榔　鹤虱　贯仲　干漆　川芎　川楝子　木香　雷丸　雄黄　轻粉　锡灰　巴霜

【用法】上为末。将猪肉引虫，肉汁调五分服。

【主治】小儿虫痛，唇口人中青黑，面青惨，有虫斑，四肢冷汗，口吐涎水。

保乙丸

【来源】《幼科指掌》卷四。

【组成】丁香　木香各二钱　槟榔　川楝子　锡灰　干漆各三钱，巴霜一钱

【用法】上为末，蒸饼为丸，如芡实大。每服一丸，汤化下。

【主治】小儿疳蛊，虫出形如马尾，或如丝发，多出于头项腹背之间，黄白赤者。

牛郎散

【来源】《良朋汇集》卷二。

【组成】黑丑　白丑（头末）各五钱　尖槟榔一两（研末）

【用法】上药合匀听用。遇有虫症，于上半月空心先饮沙糖水一盏，再用药三钱，沙糖水调服。连服三次，其虫尽出。小儿减半。

【主治】腹内一切诸虫。

【宜忌】孕妇勿服。

追虫利积丸

【来源】《良朋汇集》卷二。

【组成】使君子肉　牵牛各一两　槟榔五钱　芜荑仁　雷丸　乌梅肉　木香各三钱

【用法】上为细末，以白沙糖为丸，如芡实大。每服一丸，滚水送下。

【主治】积聚。

槟黄丸

【来源】《顾松园医镜》卷十四。

【组成】鸡心槟榔　雄黄　制绿矾各等分

【用法】上为末，饭为丸，如米大。空心每服一钱至三钱。

【主治】胃脘心腹因虫作痛，痛有休止，面生白斑，或吐清水，淡食而饥则痛，厚味而饱则安。

加味甘桔汤

【来源】《幼科直言》卷五。

【组成】甘草　桔梗　桑皮　丹皮　陈皮　黄芩　白芍　乌梅肉　使君子肉

【用法】生姜一片为引。兼服抱龙丸。

【主治】小儿肺胃湿热，鼻内出虫者。

加减平目散

【来源】《幼科直言》卷五。

【组成】厚朴（炒）　陈皮　甘草　白芍（炒）　丹皮　黄茶（炒）　神曲（炒）　柴胡　使君子肉

【用法】生姜一片为引。

【主治】小儿脾胃郁热，作渴唇红，吐虫者。

加减逍遥散

【来源】《幼科直言》卷五。

【组成】白芍　白术　当归　白茯苓　柴胡　陈皮　甘草　木香（少许）　使君子肉

【用法】生姜一片为引。

【主治】小儿脾弱面青，似有惊风，而解虫者。

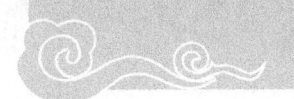

桂枝汤

【来源】《幼科直言》卷五。

【组成】桂枝 防风 神曲 使君子肉 厚朴 木香 白芍 陈皮

【用法】生姜一片为引，水煎服。

【主治】寒气入胃，吐虫，面青，手足作冷者。

杀虫硫黄散

【来源】《胎产心法》卷下。

【组成】硫黄

【用法】上为细末，取东南桃树枝五七枝，轻打头使散，以绵缠粘末，令少厚；又截一竹筒，先纳下部中，仍以所捻药，桃枝烧着熏之。

【主治】疳虫蚀下部五脏。

化虫丸

【来源】《医学心悟》卷三。

【组成】芜荑（去梗） 白雷丸各五钱 槟榔二钱五分 雄黄一钱五分 木香 白术 陈皮各三钱 神曲（炒）四钱

【用法】以百部二两，熬膏糊为丸，如梧桐子大。每服一钱五分，米饮送下。

【主治】

1.《医学心悟》：虫啮心痛。

2.《笔花医镜》：虫症，唇内起白点，其人日渐消瘦。

杀虫丹

【来源】《麻科活人全书》卷三。

【组成】生葱一把

【用法】炒食。虫即化为水。

【功用】杀虫。

追虫丸

【来源】《医学心悟》卷四。

【组成】大黄（酒拌，三蒸三晒）一两 木香五钱 槟榔一两 芜荑（去梗）一两 白雷丸一

两 白术（陈土炒）七钱 陈皮七钱 神曲（炒）五钱 枳实（面炒）三钱五分

【用法】上为末，用苦楝根皮，猪牙皂角各二两，浓煎汁一碗，和前药为丸，如梧桐子大。每服五十丸，空心沙糖水送下。

【主治】湿热虫痛，贯心伤人。

【加减】大便不实者，除大黄。

追虫散

【来源】《痘学真传》卷七。

【组成】鹤虱五钱 雷丸三钱 黑牵牛八钱 大黄一两二钱 木香二钱

【用法】上为末。空心用黑糖油二三匙，淡姜一片，泡汤调服，每岁约用三分。宜先补脾胃，继用此药以攻之，攻后再须补之。

【主治】痘后饮食失调，变生虫积者。

【方论】鹤虱、雷丸以杀虫；牵牛、大黄以逐水去积；木香调和胃气。

国老散

【来源】《惠直堂方》卷二。

【组成】粉甘草（生）三钱

【用法】上为末。以艾叶、乌梅煎汤，缓缓送下。

【主治】心腹疼痛，呕吐不止，以及虫扰作痛。

化虫丸

【来源】《医略六书》卷十九。

【组成】鹤虱二两 槟榔一两 胡粉六钱 白矾一两 芜荑三两 使君三两 楝根皮二两 人参一两

【用法】上为末，炼蜜为丸。量虚实服。

【主治】虫证，体弱脉不虚者。

【方论】湿积生虫，气弱不能运化虫湿，脏腑体亏，脉不甚虚者，宜主此方。槟榔破滞杀虫，鹤虱祛湿杀虫，胡粉体重坠，防虫之上窜，白矾性却湿，杜虫之生源，楝根皮泻湿热以杀虫，芜荑仁温中气以杀虫，使君健脾胃以消虫积，人参扶气弱以助药力也。丸以白蜜，诱入虫口。洵为扶元、化滞、杀虫之剂，乃体弱虫湿不化之专方。

化虫丸

【来源】《医略六书》卷二十八。

【组成】芜荑一两（炒） 鹤虱一两 使君二两 雷丸一两（炒） 木香一两 陈皮一两 茯苓一两 砂仁一两（炒）

【用法】上为末，炼蜜为丸。每服二三钱，乌梅汤送下。

【主治】孕妇虫积，心痛如咬，脉缓者。

【方论】孕妇嗜味过偏，虫积生于肠胃，争啮心下，故胃脘当心下疼痛如咬焉。木香开胃醒脾，芜荑温中杀虫，陈皮利气和中，鹤虱祛湿杀虫，茯苓渗湿和脾，雷丸清热杀虫，砂仁醒脾开胃，使君健脾杀虫，炼蜜以丸之，乌梅以下之。使气化调和，则脾健运，而虫有不化，痛有不退，胎有不安者乎！

加减理中汤

【来源】《医宗金鉴》卷五十二。

【组成】人参 干姜 白术（土炒） 川椒

【用法】引用乌梅一个，水煎服。

【主治】胃寒虫扰作吐，唇色或红或白，胃口时痛时止，频呕清涎者。

虫心痛汤

【来源】《脉症正宗》卷一。

【组成】黄耆一钱 白术一钱 半夏一钱 芜荑一钱 苍术一钱 乌梅三钱 槟榔一钱 丹皮一钱

【用法】水煎服。

【主治】虫心痛。

椒梅汤

【来源】《医方一盘珠》卷二。

【组成】花椒一钱 乌梅三枚 葱脑三个 槟榔一钱

【主治】虫症。腹痛口渴，饮水不已，兼呕清水。

安蛔丸

【来源】《金匮翼》卷七。

【组成】人参 白术 干姜 甘草 川椒 乌梅

【功用】理中安蛔。

槟榔丸

【来源】《幼幼集成》卷四。

【组成】小槟榔一两 南木香五钱 鹤虱子五钱 光贯众五钱 广锡灰五钱 陈漆渣（服灰） 正轻粉各二钱 白雷丸二钱 巴豆霜二钱

【用法】以漆渣灰五钱，同众药研为细末，醋煮面糊为丸，如麻子大。每服二十丸，五更时苦楝根皮煎汤送下。

【功用】杀诸虫。

【主治】小儿一切虫积。

黄连止蛔汤

【来源】《幼幼集成》卷六。

【组成】人参 漂白术 川附片 川黄连 川黄柏 肥乌梅 真黎椒

【用法】净水浓煎，人参汤对服。

【主治】痘后吐蛔。

妙应丸

【来源】《活人方》卷四。

【组成】君子肉二两 槟榔二两 陈皮一两 麦芽粉一两 山楂肉一两 神曲一两 三棱五钱 蓬术五钱 砂仁五钱 青皮五钱 雷丸五钱 干漆炭五钱 胡黄连三钱 芜荑三钱 甘草三钱 鹤虱三钱 木香三钱 高良姜三钱

【用法】醋调神曲糊为丸。空心黑糖汤送服二三钱。

【主治】男妇小儿不拘远年近日，一切虫积蛔结，心腹疼痛，吐呕泄泻，止发不常，喜嗜生米茶叶绸布泥炭，皮黄面青，肢体困倦。

化虫丸

【来源】《活人方》卷六。

【组成】大黄三钱 槟榔三钱 黑丑二两（头末） 锡灰五钱 雷丸五钱 木香五钱 使君子五

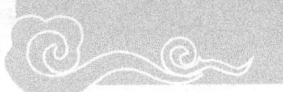

钱　芜荑四钱

【用法】葱汤为丸，如芥子大。每服或三钱，或二钱，量虚实加减；小儿或一钱，或五分，以大小酌用，择天气晴明早粥时分，不可进食，殊觉饥饿即以砂糖汤吞服。

【主治】男妇小儿素有蛔结胸中，及寸白诸虫，喜食茶米泥炭等物，面黄肌瘦，痛止如常，久远难愈者。

【宜忌】忌肉三日。

香榔散

【来源】《仙拈集》卷一。

【组成】木香　槟榔各等分

【用法】酒磨服。

【主治】胃气移痛，兼治虫积。

下虫煎

【来源】《仙拈集》卷二。

【组成】乌梅一个　老姜三片　榧子七个　花椒十四粒

【用法】加黑糖少许同煎，空心服。

【主治】腹内诸虫。

乌椒煎

【来源】《仙拈集》卷二。

【组成】乌梅　花椒

【用法】加生姜，水煎服。

【主治】口吐清涎，恐系虫症。

扫虫煎

【来源】《仙拈集》卷二。

【组成】陈皮　半夏　茯苓　枳实　槟榔各一钱　使君子肉一钱半　干姜（炮）　花椒各五分　苦楝根皮（去粗皮）三钱　乌梅三个

【用法】水煎，露一宿，次日五更空心服，先吃白糖数口后服药。凡打虫，俱要上半个月服药。

【主治】一切诸虫。

黄梅丸

【来源】《仙拈集》卷二。

【组成】雄黄一钱　乌梅肉三钱

【用法】上为末，为丸如青豆大。临疼时酒服，轻者二丸，重者三丸。

【主治】心胃虫痛。

葱汁油

【来源】《仙拈集》卷二。

【组成】老葱白五根（去皮须，捣汁）

【用法】以匙送入咽，再灌香油一二两。得下咽即苏，少顷虫皆化黄水下，永不再发。

【主治】虫积暴痛，牙关紧闭欲绝者。

楝椒煎

【来源】《仙拈集》卷二。

【组成】苦楝根皮（去粗皮）五钱　川椒五钱

【用法】水煎，露一宿，次日五更先以猪肉臭其气，然后服药。其虫尽下。

【主治】虫积作痛者。

逐虫煎

【来源】《仙拈集》卷三。

【组成】苦楝根皮二两　使君子肉　生姜各一两

【用法】水三碗，熬至一碗，加蜜二两，又熬至一碗，露一宿，择初旬五更，徐徐热服。虫尽下，立愈。

【主治】诸虫。

宽中安虫丸

【来源】《杂症会心录》卷下。

【组成】使君子二两（去壳）　陈皮二两　干姜七钱（煨）　槟榔七钱　乌梅二十个　木香五钱　南星五钱（姜制）

【用法】上为细末，炼蜜为丸。每晨服三四钱，砂糖水送下。

【主治】虫积肠胃而胀。

乌梅汤

【来源】《医林纂要探源》卷九。

【组成】乌梅肉三个　薏苡根一两

【用法】水煎服。

【主治】蛔虫冲心，心痛欲死者。

杀虫丸

【来源】《杂病源流犀烛》卷二十八。

【组成】鹤虱　雷丸　芜荑　槟榔　乌梅　苦楝根　使君子肉

【主治】虫痛。不吐不泻，心腹懊憹，往来上下，痛有休止；或腹中块起，按之不见，五更心嘈，牙关强硬，恶心，吐涎沫或清水，腹热善渴，食厚味或饱则止，面色青白赤不定，蛔虫攻咬，面必黄。

【宜忌】《全国中药成药处方集》（济南方）：孕妇忌服。

香榔妙应丸

【来源】《医级》卷八。

【组成】槟榔一两　木香　鹤虱　贯众　锡灰各五钱　使君子八钱　轻粉一钱　巴豆仁二钱五分（去油）　雷丸二钱半　干漆五钱（烧净油）

【用法】上为末，曲糊为丸，如麻子大。每服十丸至十五丸，空心米饮送下。

【主治】诸虫积攻痛胸腹。

消疳丸

【来源】《医级》卷八。

【组成】大黄五两半　槟榔三两　黑丑（头末）三两五钱　芦荟　使君
　　　方中芦荟、使君用量原缺。

【用法】上为末，面糊为丸。每服三钱，白汤送下。以虫下为验。

【主治】诸般虫积。

椒梅丸

【来源】《医级》卷八。

【组成】川椒一钱　黄连二钱　吴萸一钱　乌梅肉三钱（用水作膏）

【用法】上为末，和乌梅膏为丸，如梧桐子大。每服一钱，姜汤送下。

【主治】蛔痛。胸腹扛痛，脉气浮弦，环青唇红。

楝根下虫丸

【来源】《医级》卷八。

【组成】苦楝根皮三两（去浮皮）　武彝茶一两五钱　槟榔七钱半　冰糖　盐各五钱

【用法】上为末，荞麦面作丸。每服三五钱，砂糖水送下。先嚼服油煎鸡蛋一二个，然后服药。

【主治】虫积胀痛。

金玉丸

【来源】《名家方选》。

【组成】红花　鼹鼠霜各二钱五分　巴豆一钱五分　轻粉五分　牵牛子一钱五分　积雪草五钱　海人草三钱　大黄二钱五分

【用法】上为末，糊为丸，如芥子大，辰砂为衣。自儿初出至三岁服六七丸，空心白汤送下，一日三次。随病浅深，丸数止二十丸。

【主治】小儿杂病，蛔虫及胎毒。

治中丸

【来源】《名家方选》。

【组成】鸡胆　大黄各等分

【用法】上为细末，面糊为丸。白汤送下。

【主治】小儿虫积。

黑丸子

【来源】《名家方选》。

【组成】合欢霜五钱　沉香一钱　木香二钱　黄连四钱　熊胆三钱

【用法】上为细末，面糊为丸，以熊胆为衣。白汤

送下。

【主治】积气虫癖及心腹痛。

黑丸子

【来源】《名家方选》。

【组成】莪术五钱 合欢四钱 木香二钱 黄连三钱 熊胆三钱（或减半）

【用法】上为细末，四味面糊为丸，乃以熊胆为衣。白汤送下。

【主治】积气虫癖及心腹痛。

追虫丸

【来源】《竹林女科》卷一。

【组成】大黄一两 续随子 槟榔 牵牛 大戟各五钱 芫花一钱 麝香五分

【用法】上为末，面糊为丸，如龙眼核大。每服一丸，酒送下。

【主治】妇人经来下白虫，形似鸡肠，满肚疼痛。

化虫丸

【来源】《痘疹会通》卷四。

【组成】苦楝根皮末 川椒末 乌梅肉

【用法】同捣为丸，如绿豆大。每服五分。

【主治】蛔虫症。

椒梅理中汤

【来源】《会约医镜》卷四。

【组成】人参 白术二钱 干姜一钱 乌梅二个 川椒一钱（微炒）

方中人参用量原缺。《医家四要》有炮姜、甘草，无干姜。

【用法】水煎服。一二剂后，蛔安，即服补脾药加使君子肉七个，或每早单服使君子肉五六个，但须每月初旬，虫头向上，服之即蛔下。

【主治】伤寒吐蛔。

化虫散

【来源】《会约医镜》卷十三。

【组成】使君子（去壳）十个 雷丸 鹤虱 甘草（炙） 大黄（体虚者不用） 花椒 槟榔各二钱

【用法】上为细末。人大二钱，人小一钱，用猪肉煮汤调，照上下虫大法服之。

【主治】大小蛔厥腹痛，多似慢惊，但唇口紫者。

化虫散

【来源】《古方汇精》卷四。

【组成】五谷虫一钱（瓦焙干） 使君肉五个（切片，焙）

【用法】上药炒，为末，用红枣（去皮核）煮烂为丸，每末一钱，用大枣二枚，每粒重一钱五分。清米饮调服。

【主治】疳积生虫。

三灵汤

【来源】《续名家方选》。

【组成】红花 槟榔 香附子各等分

【用法】上药以麻沸汤渍之须臾而用之。

【主治】呕吐腹痛，胸中气结，痰饮窒塞，恶闻药食气，脉微弱，专属虫积诸证者。

【加减】因虫呕吐不止者，加橘皮、茯苓、生姜，水煎服；咳甚不止，属虫者，合二陈汤加青皮、苏子、杏仁，水煎服；热病吐不止，谵语，全不纳食者，间有虫积热不解者，加柴胡、葛根、山栀子、芍药、茯苓、生姜，煎服；妇人、小儿风热解后，余热不除者，有属虫者，加柴胡、葛根、陈皮、茯苓，水煎服；痫症气逆冲上，眩晕恶心者，加沉香，沸汤用。

化虫丸

【来源】《续名家方选》。

【组成】鹧鸪菜二十钱 甘草 白矾各五分 鹤虱 槟榔子 蜀椒各十钱 牡蛎一钱

【用法】为丸服。

【主治】大人小儿诸虫痛。

安虫丸

【来源】《续名家方选》。

【组成】黄柏五两　苦参三两　槟榔一两半　杨梅皮一两　黄连三两　黄芩一两　莪术一两

【用法】上为细末，为丸如梧桐子大。以白汤送下。

【主治】大人小儿虫积腹痛。

鸡胆丸

【来源】《续名家方选》。

【组成】鸡胆　黄连　大黄　槟榔各等分

【用法】上为末，糊为丸，如梧桐子大。每服五分，白汤送下。

【主治】小儿腹中有虫，喜食土器壁土，或马粪等。

青木香丸

【来源】《续名家方选》。

【组成】香附三钱　黄柏二钱（黑霜）　胡黄连一钱　青木香五分

【用法】上为丸服。

【主治】诸虫属热者。

征虫丸

【来源】《续名家方选》。

【组成】香附一钱　良姜七分　丁香五厘　莪术　陈皮各三分

【用法】上为末。白汤送下；或煎服亦可。

【主治】诸虫属冷者。

秘传反魂丹

【来源】《续名家方选》。

【组成】鹤虱　莪术　三棱　陈皮　黄连　大黄　胡黄连各三钱七分五厘　雄黄　枳壳　青皮　黄芩各三钱五分　乳香　丁香各一钱五厘　甘草减半　牵牛　知母　熊胆（渍水去腥气）各三钱七分　麝香一钱二分五厘　白丁香（少炒

赤小豆）一百五十粒

【用法】先十七味为末，后纳麝香、熊胆和匀，荞麦面为丸，如梧桐子大，辰砂为衣。凡癫痫新发者，服此丸三十丸；或虽经年不愈者，一日一发、二日一发者，服之可至百日。与之后不出五日而一发者，数十日不再发者，愈之兆也。小儿五岁以上三丸，十岁以上七丸，十五岁以上十五丸。

【主治】一切癫痫，小儿内证诸疾，或疟疾久不愈而为疟母，及惊风癖疾，疳虫。

枳实汤

【来源】《古今医彻》卷一。

【组成】枳实（麸炒）　紫厚朴（姜制）　广皮各一钱　山楂一钱半　柴胡七分　莱菔子（炒研）一钱　炒砂仁末五分

【用法】加生姜一片，水煎服。

【主治】胸满，右关脉有力，吐蛔不止。

理中汤

【来源】《古今医彻》卷一。

【组成】人参　白术（土炒）　干姜（炮）各一钱　甘草八分　乌梅肉二个　川椒十粒

【用法】水煎服。

【主治】吐蛔。

清中汤

【来源】《古今医彻》卷一。

【组成】山栀（炒）　半夏各一钱　黄连七分　茯苓　广皮各一钱　炙甘草三分

【用法】上加竹茹一钱，川椒十粒，生姜一片，水煎服。

【主治】呕酸黄水，烦躁吐蛔，脉数者。

川楝子散

【来源】《古今医彻》卷三。

【组成】川楝肉二钱　木香七分　槟榔　熟半夏　枳壳（曲炒）　广皮各一钱　炙甘草三分

【用法】加生姜，水煎，入砂糖少许，和服。

【主治】虫痛时作时止，口吐清水，或如咬状。

四顺制蛔汤

【来源】《痘科辨要》卷八。

【组成】当归　芍药　大黄（酒炒）　鹧鸪菜各大　甘草减半　乌梅　地丁各中　胡黄连　雄黄各少许

【用法】水煎，温服，临欲饮时，加雄黄末。

【主治】痘已见至三四日，火热未解，内有蛔虫，下唇纯红如石榴花，腹肚时痛，大便未通，小水赤涩，动气冲胸肋者。

消蛔丸

【来源】《痘科辨要》卷八。

【组成】白术（炒黄）　茯苓　干姜（炒黑）　甘草（生）　乌梅各一钱　黄连（姜炒）　胡黄连　雷丸各五分　雄黄少许

【用法】上为细末，糊为丸，如麻子大。每服五至二十丸，一日二三次，白汤送下。

【主治】痧痘夹蛔。

黄连安蛔汤

【来源】《痘科辨要》卷八。

【组成】理中汤加黄连（姜炒）一钱　乌梅　川椒（黑炒）　鹧鸪菜各五分

【用法】水煎，温服；为丸亦可。

【主治】蛔虫有热证。

诛毒丹

【来源】《外科集腋》卷四。

【组成】雄黄一两　生甘草二两　白芷五钱

【用法】端午研末，粽子为丸，饭前服之。服后作痛，不可饮水。

【主治】腹中生虫。

小锋顶

【来源】《串雅补》卷一。

【组成】五灵脂（炒）二钱　枯矾五分

【用法】上为细末。水送下，不拘时候，虫即吐出。

【主治】小儿虫咬心痛欲绝者。

茶叶顶

【来源】《串雅补》卷一。

【组成】茶叶五钱　青盐一钱　洋糖三钱　三棱三钱　雷丸三钱

【用法】上为末，将盐、糖煎好后，入三味调匀。每服三钱，白汤送下。

【主治】虫积，哮喘，虫胀。

八仙串

【来源】《串雅补》卷二。

【组成】干漆（炒令烟尽）五钱　丁香三钱　广木香五钱　檀香五钱　槟榔五钱　防己一两　黑丑（取头末）三两　白丑（取头末）二两（黑、白丑头末和匀，分一半生用，一半炒熟用）　楝树根皮（为末）一两（楝树须要白皮而生子者用之，无子者不用）

【用法】上为细末。每服三钱，小儿减半，沙糖泡汤送下。

【主治】一切虫积，食积，痰积，气积，血积，寒积，水饮。

【宜忌】孕妇勿服。

八仙串

【来源】《串雅补》卷二。

【别名】遇仙丹。

【组成】黑丑头末四两　尖槟一两　茵陈五钱　广木香一钱　血余灰一钱　沉香一钱　牙皂五钱　五加皮二钱

【用法】上为末，醋糊为丸。每服三钱，五更冷茶送下。

【主治】虫积。

五色串

【来源】《串雅补》卷二。

【组成】黑丑头末四两　槟榔二两　生大黄一两　木耳二两

【用法】上为细末。每服三钱，白汤送下。

【主治】一切虫积、食积、痰积、气积、血积、寒积、水饮。

五色大串

【来源】《串雅补》卷二。

【组成】黑丑　白丑各六两　姜黄二两　干面二两　榆面二两　神曲一两　木耳二两　楂肉二两　巴霜五钱　红曲六两

【用法】上为细末。每服五分，沙糖调，姜汤下。

【主治】虫积、水肿，小儿腹大肚疼。

郁金串

【来源】《串雅补》卷二。

【组成】巴霜一钱　郁金五钱　当归一两　官桂五钱　槟榔一两

【用法】上为细末。沙糖调四分五厘服，壮实者五分。

【功用】追虫打积。

追虫串

【来源】《串雅补》卷二。

【组成】黑白丑　槟榔　广木香（少许）　枳壳　生军（炒）　蓝布灰

【用法】柳叶汤送下。如要取螺蛳积，干漆灰为引。

【功用】追取虫积。

追虫取积丸

【来源】《串雅补》卷二。

【组成】广木香　鸡心槟榔　芜荑　锅灰各一两　生大黄三两　生黑丑头末十两　使君子肉二两

【用法】上为末，将牙皂一两五钱，向南楝树根皮二两，水煎浓汁为丸，如绿豆大，沉香为衣。每服三四十丸，空心沙糖汤送下。

【主治】虫积心痛。

遇仙丹

【来源】《串雅补》卷二。

【组成】黑丑（头末）一斤　生大黄一斤　牙皂三两　鸡心槟榔四两

【用法】上为细末，水泛为丸。每服三钱，姜汤送下。

【功用】追虫去积。

鹧鸪菜汤

【来源】《眼科锦囊》卷四。

【组成】黑丑小　苦苣中　大黄中　海人草中　甘草少

【用法】水煎服。

【主治】蛔虫疳眼。

安蛔理中汤

【来源】《医钞类编》卷九。

【组成】花椒三分　干姜　白术　人参　附子（炮）　炙草各一钱　丁香二分［一方有乌梅、砂仁（炒半），无丁香］

【用法】水煎服。

【主治】小儿吐蛔，虫死不能动者，脾败不能养虫也。

追虫丸

【来源】《医钞类编》卷九。

【组成】黑牵牛（取头末）　槟榔　雷丸（醋炙）　木香

【用法】上为细末，用茵陈、大皂角、苦楝根煎汁为丸。五更时沙糖水吞下。

【主治】一切虫积。

灵升散

【来源】《外科证治全书》卷二。

【别名】升丹。

【组成】樟脑五分　川椒红一撮

【用法】上药分研碎，茶钟盖上，放铜勺内，稠面封四围，勿令走气，放风炉上微火升之。少顷觉樟脑气透出，即取安放地上，候冷揭开，药俱升在茶钟底，刮下入瓷器密贮听用。

【主治】肠胃湿热，郁久生虫，啮齿齿碎，啮龈龈痛，不啮则微痛龈痒，又或痒或胀痛忽然而止者。

除湿清火汤

【来源】《证因方论集要》卷三。

【组成】广皮　半夏　枳壳　厚朴　大黄　黄连　赤芍　丹皮

【主治】虫，由木盛乘虚侮脾，昼时小腹苦痛，饮食不思，便闭不解。

【方论】痛本属虫而燥气逼之，便闭不解。用广皮、半夏以除脾湿，枳壳、厚朴以除脾滞，大黄以除久闭之热，黄连、赤芍、丹皮以清心肝二经之火，大便通而腹痛止矣。

清热安蛔汤

【来源】《证因方论集要》卷三引汪蕴谷方。

【组成】麦冬　丹皮　贝母　黑豆　甘草　银花　黄连　地骨皮　黄泥

【主治】邪热在胃，蛔为热迫，不能自容，上逆而出。

【方论】胃热有余而吐蛔，麦冬、贝母以清胃；丹皮、地骨以清热；甘、豆、银花、黄土以解阳明热邪，黄连大苦制蛔，且泻心火，如此则胃和而蛔自安矣。

温胃理中汤

【来源】《证因方论集要》卷三。

【组成】人参　白术（土炒）　炮姜　甘草（炙）　附子（制）　肉桂　丁香　乌梅

【主治】老稚体弱之人，邪传厥阴，胃中寒冷，蛔不能安。

【方论】理中者，所以理中焦之阳气也。参、术、姜、草温胃以除寒；复以桂、附、丁香辛热，大暖胃阳，以逐其痼冷陈寒之气，如此则离照当空，

阴霾潜消矣；乌梅味酸，安蛔止呕。

化䘌丸

【来源】《类证治裁》卷七。

【组成】桃仁　槐子　陈艾各三钱

【用法】红枣肉为丸服。

【主治】虫蚀其肛，上唇有疮；谷道微痒，粪后蛆虫。

葱油饮

【来源】《卫生鸿宝》卷三。

【组成】葱汁　菜油各半钟

【用法】调服。虫积化为水，解出除根。

【主治】虫积肚痛。

追虫散

【来源】《春脚集》卷四。

【组成】黑丑（取头末）一两五钱　白丑（取头末）一两　槟榔一两五钱　鹤虱一两　雷丸一两　使君子（去皮，切片）三十个

【用法】上为细末。每服五钱，五更以沙糖和水调服。至日中时，其虫必以大便而出。隔五日再照法服一次，其根永断。凡服此药，要在上半个月虫头向上方效。

【主治】大人、小儿纵食瓜果生冷之物，以致胃寒生虫，肚痛，面黄肌瘦，唇生白点，发作时叫号疼楚，食下即吐，或呕涎沫，甚则晕厥，凡食甜物其病立发者。

消积肥儿糕

【来源】《医方易简》卷三。

【组成】建曲二两（去心）　淮山二两　使君子肉五钱　燕窝一两　海螵蛸五钱（浸淡）　五谷虫（取回此虫用大瓮一只装住，用麻布盖口，绳扎固，米泔水向布外淋下，以半瓮水为度，欲换水，即将瓮复转去尽浊水，再放新米泔水，早晚一换，三四日方干净可用，然后放新瓦上火焙）二两。

【用法】上为末，加上白糖二两，糯米粉八两，合

各药末微炒为饼，与儿食之。

【功用】消积肥儿。

返蜇汤

【来源】《医醇剩义》卷四。

【组成】当归二钱　茯苓二钱　白术一钱　苡仁四钱　广皮一钱　鹤虱一钱五分　雷丸一钱　乌药一钱　砂仁一钱　厚朴一钱　开口花椒二十四粒

【主治】胃气反逆，长虫不安，作痛，陡然而来，截然而止。

川椒乌梅汤

【来源】《不知医必要》卷二。

【组成】川椒（去合口的）一钱五分　乌梅二只

【用法】加生姜三片，水煎服。

【主治】脾胃虫痛。

葱油饮

【来源】《不知医必要》卷二。

【组成】葱白汁一酒杯　真芝麻油一酒杯

【用法】上先饮葱汁，随即饮麻油。

【主治】脾胃虫痛，渴或饮水，口吐清水者。

加味乌梅四物汤

【来源】《医门八法》卷三。

【组成】白芍三钱（生）　生地三钱　全当归三钱　乌梅肉五个（去壳）　怀牛膝三钱

【功用】滋阴扶正，导滞除虫。

【主治】虫积腹痛，日久肌肤消瘦。

烂积丸

【来源】《饲鹤亭集方》引海藏。

【组成】芦荟一钱五分　天竺黄三钱　穿山甲（面炒）三钱　白信（煅）七分　巴霜（去油）六钱　硼砂一钱　硇砂一钱

【用法】上为细末，黄蜡一两四钱熔化为丸，如绿豆大。每服五丸，温酒送下。

【功用】烂积。

【主治】湿热之物蕴积肠胃日久生虫，裹血聚气，胸腹胀痛，面黄肌瘦，食少神倦，溲涩便溏。

【宜忌】忌葱、韭发物。

乌梅丸

【来源】《医学摘粹》卷三。

【组成】乌梅百枚（不蒸，捣膏）　人参二两　桂枝二两　干姜二两　附子二两　川椒二两（去目，炒）　当归二两　茯苓三两

【用法】炼蜜同乌梅膏为丸，如梧桐子大。每服三十丸，一日二次。

【主治】蛔虫。

【加减】若虫积繁盛者，加大黄二两、巴霜二钱，下尽为佳；如线白虫证，是肝木陷于大肠，木郁不达，是以肛门作痒者，重用杏仁、橘皮以泄大肠滞气，佐以升麻升提手阳明经之坠陷也。

杀虫丸

【来源】《内外验方秘传》卷下。

【组成】川楝子一两五钱　官桂一两五钱　黄柏一两五钱　黄连八钱　鹤虱一两五钱　藜芦一两　贯众一两五钱　花椒一两　明矾二两　干姜一两五钱　乌梅二两　槟榔一两　雷丸一两五钱　芜荑五钱　苦楝根二两　使君子二两

【用法】上为末，以神曲末四两打糊为丸。每服三钱，空心乌梅汤送下。

【主治】虫扰肚疼。

化虫消痞散

【来源】《镐京直指医方》卷二。

【组成】川椒四分　乌梅二粒　使君肉四粒　槟榔一钱　川楝肉六分　川连三分　吴萸五钱　水红子一钱半　银胡一钱　煅铅粉三分（用红枣去核，铅粉裹枣肉煨三时，去枣炭）

【主治】小儿过食生冷，久泻脾弱，内生虫积，肚大腹痛。

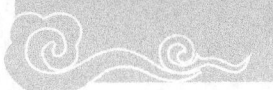

六般芍药饮

【来源】《人己良方》。

【组成】白术一钱　白芍三钱　甘草一钱　紫苏二钱　大枣二个　苦楝皮三钱　使君子肉七个　黄糖一钱　生姜三片

【用法】水煎服。

【主治】小儿虫积腹痛日久，形瘦骨立者。

【方论】方中芍药、甘草和中而止痛；紫苏、使君子肉、苦楝皮杀虫；黄糖为引。

迫虫丸

【来源】《内外科百病验方大全》。

【组成】续随子　槟榔　牵牛　大戟各五分　麝香三分　甘遂　芫花各一钱

【用法】米糊为丸，如梧桐子大。每服十丸，酒送下。后用建中汤补之。

【功用】杀虫。

【主治】妇人经来有虫，满腹疼痛者。

祛虫散

【来源】《外科十三方考》。

【别名】胖儿丹。

【组成】石榴根皮（须向东方未出土者，采得时刮去外黄皮）二两　二丑（各取头末）一两　槟榔二两　鹤虱一两　雷丸二两（不见火）　使君子仁（捣碎）五十粒　榧子二两

【用法】上为细末。每用五钱，于五更时酌用白糖开水调服。至中午或黄昏时，其中即从大便而出。隔五天再照服一次，服二次后可断根。

【主治】蛔虫、钩虫、绦虫等肠寄生虫。

五停五积丸

【来源】《红蓼山馆经效方》。

【组成】甲，先服方：使君子肉五枚　巴豆肉二枚半　乙，接服方：老松香八斤　黄连二两　潮脑二两　朱砂（水飞）二两

【用法】甲方：共捣成丸一枚，以此作为一剂，用红糖开水空腹送下。乙方：共为末，以开水调和成丸，如绿豆大。每服五粒，用红糖开水空腹送下。服此药后约一二小时即泻下，或二三次，或六七次不等，随以酸筋草煎浓水一碗服之，以止其泻；一二日后再以猪蹄一对，炖桐子根、通花根、臭草根、木卷子根、打碗子根、百节藕、见肿消等草药，稍入盐服之。

【主治】远年近日丹停（人面青黄，肚腹胀痛，小便不利短少）、水停（面黄浮肿胀痛）、酒停、食停（心胸胀或干呕）、气停（胸前不利）、妇人瘀血停（面黄青肿，月经不调）；妇女血疱、血块，气裹食积，干病潮热，或经水不通；及男妇血积、气积、酒积、食积、虫积膨胀。

【宜忌】忌食糯米、菜油一月，并忌房事四月，病即除根。

八珍糕

【来源】《中药成方配本》。

【组成】党参八两　淮山药八两　茯苓八两　芡实八两　炒白扁豆八两　莲心八两　米仁八两　炙鸡内金八两　使君子肉二两　白砂糖十七斤

【用法】用粳米十五斤，糯米十五斤，淘过吹干，炒微黄，与诸药共磨细粉，白糖加入，印成糕，约成糕四十斤另八两。婴儿每次三块；四岁以上，每次六块。

病后调理及肾病忌盐者，用代食品，尤为相宜。

【功用】健脾疏运。

【主治】脾胃虚弱，消化不良，小儿嗜食，羸瘦，蛔虫疳膨。

化虫丸

【来源】《北京市中药成方选集》。

【组成】鹤虱八两　芜荑四两　元明粉八两　黑丑（炒）四两　使君子肉四两　雷丸四两　槟榔四两　苦楝皮四两　大黄四两

【用法】上为细末，过罗，用冷开水泛为小丸。每服二钱，小儿减半，温开水送下；三岁以下小儿酌减。

【功用】杀虫消积。

【主治】

1.《北京市中药成方选集》：虫积腹痛，面黄

消瘦。

2.《中药制剂手册》：由肠胃诸虫引起的面黄肌瘦，呕吐恶心，脘腹疼痛阵作。

【宜忌】《中药制剂手册》：孕妇忌服。

烂积丸

【来源】《北京市中药成方选集》。

【组成】三棱（炒）四十八两　莪术（炙）九十六两　山楂一百四十四两　槟榔四十八两　橘皮一百四十四两　黑牵牛（炒）二百四十两　青皮（炒）九十六两　枳实（炒）一百四十四两　大黄二百四十两

【用法】上为细末，冷开水为小丸，红曲为衣（每十六两小丸上红曲二两）。每服二钱，小儿减半，一日二次，温开水送下。

【功用】

1.《北京市中药成方选集》：消积化滞。

2.《全国中药成药处方集》：杀虫。

【主治】

1.《北京市中药成方选集》：食滞积聚，胸满痞闷，腹痛坚硬。

2.《中药制剂手册》：虫积腹痛，嘈杂吞酸，大便秘结。

【宜忌】孕妇忌服。

一厘丹

【来源】《全国中药成药处方集》（杭州方）。

【组成】麝香一两　明腰黄　飞辰砂　白僵蚕　全蝎尾各三两　巴豆霜二两　杜胆星三两

【用法】上药各为极细末，用神曲糊为丸，如麦子大。每服一至二分，重症加倍，开水送下。

【主治】小儿疳积虫痛，腹大如鼓，面黄肌瘦，各种积滞，急惊痰多，咳喘抽搐。

化虫丸

【来源】《全国中药成药处方集》（承德方）。

【组成】木香　槟榔　使君子仁　大黄　黑牵牛（炒）各八十两　雷丸　枯矾　芜荑　芦荟各二十四两

【用法】上为细末，炼蜜为丸，重一钱。每服一丸，一日二次，温开水送下；小儿每服半丸，三岁以下者酌情递减。

【功用】杀虫消积。

【主治】虫积腹痛，面黄肌瘦。

【宜忌】孕妇忌服。

化虫丸

【来源】《全国中药成药处方集》（大同方）。

【组成】鹤虱　胡椒　苦楝皮　使君子　芜荑　雷丸　槟榔各二两　雄黄一两

【用法】水泛成小丸。成人每服五分，小儿酌减，白砂糖水送下。

【主治】小儿诸病虫疾，面黄肌瘦，胃脘作痛。

化虫丸

【来源】《全国中药成药处方集》（禹县方）。

【组成】鹤虱　大黄各一两　白胡椒二钱　槟榔一两　雷丸　贯众　使君子　苦楝根皮各五钱

【用法】上为细末，水为丸，如小米大。每服八厘，米汤送下；五岁以下服二厘。

【主治】诸虫积，肚腹常热，呕吐清涎，胃脘疼痛。

【宜忌】孕妇及非虫积忌用。

化积散

【来源】《全国中药成药处方集》（济南方）。

【组成】槟榔十斤　三棱　莪术各五斤

【用法】上为细末，每斤加巴豆霜一两六钱。每服一钱，红糖水送下。小儿酌减。

【主治】男妇五积六聚，癥瘕痃癖；小儿乳积、食积、虫积，积聚痞块。

【宜忌】孕妇忌服。

化痞散

【来源】《全国中药成药处方集》（抚顺方）。

【组成】三仙九钱　使君子仁　山药　扁豆　白术　党参　茯苓　芜荑　芡实　鸡内金各三

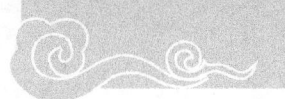

钱　黄连　清半夏　陈皮　厚朴　胡黄连　朱砂
各二钱

【用法】上为细末。每服一钱，小儿周岁以上者服一分至二分，余者量儿大小酌用之。

【功用】健胃整肠驱虫。

【主治】胃肠不调，消化不良，痞满胀痛，腹大青筋，肌瘦发热，腹大颈细，虫积食积，腹痛恶心，寐而惊啼或成疳疾。

【宜忌】胃肠衰弱，无热久泄者忌服之。

杀虫丸

【来源】《全国中药成药处方集》（沈阳方）。

【别名】杀虫化积丸。

【组成】使君肉　黑白牵牛　槟榔各五钱　芜荑　雷丸　乌梅肉　广木香各三钱

【用法】上为极细末，以白砂糖水泛为小丸。每服二钱，白开水送下。

【功用】杀虫消滞，健胃止痛。

【主治】虫积疳病，肚大腹痛，呕吐清水，唇口紫黑。

【宜忌】服药后二三小时内不食。

杀虫丸

【来源】《全国中药成药处方集》（抚顺方）。

【组成】黑丑　雷丸　君子各一两　榔片　楝皮各二两　榧子一两　木香　雄黄　半夏各五钱　铅炭　川军各一两　鹤虱五钱

【用法】上为细末，炼蜜为丸，三钱大。

【功用】杀虫。

快胃丸

【来源】《全国中药成药处方集》（抚顺方）。

【组成】枳壳　陈皮　神曲　灵脂　玄胡　生芍　芦荟　榔片　香附　川朴各半斤　巴豆霜二钱　狗宝五分

【用法】上为细末，水为小丸。每服四分，早晚开水送下。

【功用】健胃化痰，缓下。

【主治】胃病胀满，胃疼，食积、气积、虫积，噎

膈转食，吐酸呃逆。

【宜忌】忌食生冷硬性物，孕妇勿服。

鸡鸣遇仙丹

【来源】《全国中药成药处方集》（呼和浩特方）。

【组成】黑丑　槟榔　莪术　三棱　茵陈　白丑各一斤　干姜八两

【用法】用牙皂水泛为小丸服。

【功用】杀虫，攻癖，降痰。

【主治】虫积：虫潜肠内，腹痛结块，起伏无定，肢厥面苍，形体消瘦，食多不化；癖积：食积成癖，脘腹胀痛，呕恶吞酸，咯气嘈杂；痰积：痰积肺脏，咳吐不出，后背冰冷，冒眩气促。

使君子丸

【来源】《全国中药成药处方集》（南昌方）。

【别名】蛔虫丸（《全国中药成药处方集》南昌方）。

【组成】使君子（去壳）二两　南星（姜制）　槟榔各一两

【用法】前药用麦芽、茶叶、木炭、灶心土各四两，合炒至药黄色，除去同炒之品，将药研成细末，炼蜜为丸，如梧桐子大。每日一次，每服三钱，早晨空腹时，砂糖水吞下。服药后四小时，再进饮食，勿令饱。

【主治】虫胀腹痛及食劳发黄，喜食茶米、炭土等物。

肥儿丸

【来源】《全国中药成药处方集》（抚顺方）。

【别名】消疳肥儿丸。

【组成】白人参二两　白术一两　青皮六钱　云苓　香附　芦荟　神曲各八钱　胡连　川朴各一两　薏米二两　陈皮六钱　苍术一两　黄连二钱　君子仁一两　当归二两　山楂八钱　内金一两　麦芽八钱　炙草五钱　谷芽一两

【用法】上为细末，炼蜜为丸，一钱重。五岁以上者，每服一丸；五岁以下者，服二分之一。白水送下。

【功用】健胃整肠，驱蛔虫。

【主治】胃肠不调，营养缺乏，腹胀青筋，面黄削瘦，嗜食无厌，口臭唇裂，肌瘦发烧，蛔虫盘裹，腹疼呕吐。

【宜忌】忌生冷、硬物、鱼腥。

育儿丹

【来源】《全国中药成药处方集》（禹县方）。

【组成】郁金三钱　榧子三两　巴豆霜三钱　使君子三两　杏仁　槟榔　桃仁各三钱　朱砂一钱　明雄三钱

【用法】上为细末，水为丸，每包重一分。一岁至二岁每次服一包，三岁至四岁服一包半，五岁至六岁服二包，白开水送下。

【主治】食积虫积，面黄肌瘦，腹胀疼痛，一切积聚。

【宜忌】虚弱症忌用。

消积皂矾丸

【来源】《全国中药成药处方集》（西安方）。

【组成】内金二两　雷丸五钱　山楂　神曲各四两　麦芽二两　陈皮三两　白术　皂矾各四两　苍术　茯苓各二两　川朴三两　扁豆　山药各二两　炙草　炙耆各三两

【用法】上为末，炼蜜为丸，如梧桐子大。三岁小儿每服五至十丸，其他按年龄酌情增减，饭后温开水化下。

【主治】小儿消化不良，胃呆胃弱，慢性贫血，面黄肌瘦，肠寄生虫病，吃土，吃炭，泄泻，肠炎。

【宜忌】热性病勿服。

消疳肥儿丸

【来源】《全国中药成药处方集》（哈尔滨方）。

【组成】鸡内金四两（炒）　焦山楂　六神曲　炒麦芽　炒白术各一两半　炒君子一两二钱　川黄连　胡黄连　炒谷虫　拣人参各一两　云茯苓　炙甘草各九钱　炒芦荟八钱

【用法】上为细末，炼蜜为丸，七分重。三岁以上者每服一丸，三岁以下至一岁者减半，一岁以内

者服四分之一，每日可服二、三次。

【功用】消疳杀虫。

【主治】脾虚食滞，积久成疳，腹大颈细，青筋暴露，面苍骨立，寐不合睛，骨蒸发烧，嗜食无厌；疳胀，由于食积肠胃，以致脘腹胀大，口臭唇裂，肌瘦发烧；虫积，由于蛔虫盘聚，腹内结块，起伏无定，攻窜疼痛，寐而惊醒，形消骨立。

【宜忌】脾胃寒泻者忌服。

清虫散

【来源】《全国中药成药处方集》（禹县方）。

【组成】使君子五钱　榧子　槟榔　雄黄各一钱五分

【用法】上为细面。小儿二岁服三分，白开水送下。

【功用】驱虫积。

驱绦汤

【来源】《方剂学》。

【组成】南瓜子肉60～120克　槟榔30～60克

【用法】先将南瓜子肉嚼碎吞服，隔1～2小时后再服槟榔煎成的浓汁。4～5小时后腹泻时可排出虫体。服药后如无腹泻，可冲服玄明粉9克，如头节未驱下，隔半月再服。

【功用】驱绦虫。

【主治】绦虫病。

【宜忌】在部分虫体排出肛门口时，不要用手去拉，可用温水坐浴，使虫体自然排出；槟榔下降而能破气，且用量较重，故孕妇忌服。

驱蛲虫汤

【来源】《方剂学》。

【组成】使君子肉10克　榧子15克　槟榔6克　萹蓄9克

【用法】空腹顿服，连服2～3日。如不愈，7日后再服。外用棉球蘸煤油或汽油适量，每晚放入肛门内，次晨取出，连用7～10天。

【功用】驱除蛲虫。

【主治】蛲虫病。

驱蛔承气汤

【来源】《新急腹症学》。

【组成】大黄　芒硝　枳实　厚朴　槟榔　使君子　苦楝皮

【功用】驱蛔杀虫，通里攻下。

【主治】虫结腹痛，腹胀拒按。

肥儿杀虫丸

【来源】《赵心波儿科临床经验选编》。

【组成】苦楝根皮 30 克　雷丸 15 克　鹤虱 12 克　使君子肉 30 克　槟榔 15 克　百部 12 克　花椒 10 克　乌梅肉 12 克　胡连 10 克　大黄 12 克　神曲 10 克　鸡内金 15 克

【用法】上为细末，炼蜜为丸，每丸重 6 克。一岁内小儿每服半丸，一日二次；五岁内小儿每服一丸，一日二次；七岁以上小儿每服一丸半，一日二次。

【功用】杀虫，健脾，增进食欲。

【主治】虫积，面黄消瘦，肚胀腹痛，厌食，大便不调。

驱蛔汤

【来源】《临证医案医方》。

【组成】使君子 6 克（炒香）　炒榧子 9 克　乌梅 3 克　鹤虱 6 克　胡黄连 6 克　槟榔 9 克　香附 6 克　厚朴 6 克　甘草 3 克

【用法】以上为五岁儿童用量。水煎服。

【功用】驱虫，理气解痉止痛。

【主治】肠蛔虫症。脐周和腹部疼痛或隐痛。

【方论】方中炒使君子驱虫消积，炒榧子驱虫缓泻，二药并用驱虫疗效好，副作用小；乌梅味酸，蛔得酸则安；胡黄连苦寒，蛔得苦即停；故用乌梅、胡黄连安蛔；鹤虱能驱多种肠道寄生虫；槟榔消积理气，有泻下作用，能驱除虫体；香附、厚朴理气宽肠；甘草调和诸药。上方配伍可起驱虫之功效。

胆蛔汤

【来源】《临证医案医方》。

【组成】槟榔 15 克　苦楝根皮 6 克　使君子 9 克（炒香）　炒榧子 9 克　乌梅 3 克　木香 3 克　炒枳实 3 克

【用法】本方用量为 6～10 岁儿童用量。

【功用】驱蛔，解痉，止痛。

【主治】胆道蛔虫病。右上腹阵发性剧痛，大汗淋漓，面色苍白，屈膝体位。

蛲虫散

【来源】《简明中医儿科学》。

【组成】使君子粉七份　生大黄一份

【用法】上为末。一岁儿每天服使君子一分，按照年龄递加一分，加到一钱二分为止。每日早、午、晚三次，连服 3～6 天为一疗程。可服 1～2 疗程。

【主治】蛲虫证。

使君子汤

【来源】《河南中医》（1988，10：462）。

【组成】使君子肉（微炒）　苦楝根皮　陈皮各 9g　槟榔 15g　木香　枳壳各 6g　大黄 3～6g（后下）　甘草 3g

【用法】每日 1 剂，水煎分早晚服，年龄偏大者，可连服 2 剂。

【主治】虫症。

【验案】虫症　《河南中医》（1988，10：462）：所治虫症 30 例，服本药后均有蛔虫排出，服 1 剂后，排出蛔虫者有 22 例，连服 2 剂排蛔虫者 18 例。

小儿积散

【来源】《部颁标准》。

【组成】使君子 250g　贯众 225g　石榴皮 100g　槟榔 250g　雷丸 125g　牵牛子（炒）150g　百部（蒸）100g　木香 33g　茯苓 150g　山药 100g　甘草 125g

【用法】制成散剂，每瓶装 0.9g，密封。口服，1 岁以内 1 次 1/4 瓶，1～2 岁 1 次 1/2 瓶，3 岁以上 1 次 1 瓶，每日 2 次，连服 3 天。

【功用】驱虫止痛，健脾益气。

【主治】小儿蛔虫、蛲虫等症之腹痛、面黄、体弱、偏食、食滞疳积、肛门瘙痒等。

杀虫丸

【来源】《部颁标准》。

【组成】槟榔300g 雷丸300g 使君子仁300g 苦楝皮300g 鹤虱300g 牵牛子（炒）150g 大黄75g 木香60g

【用法】制成大蜜丸，每丸重1.5g，密封。口服，1次2丸，每日2次。

【功用】杀虫导滞。

【主治】肠道虫积引起的虫积腹痛，停食停乳，饮食少进，大便燥结。

【宜忌】孕妇忌服。

驱虫消食片

【来源】《部颁标准》。

【组成】槟榔80g 使君子仁80g 雷丸100g 鸡内金100g 茯苓100g 牵牛子（炒）100g 芡实200g 甘草（蜜炙）100g

【用法】制成片剂，每片重0.4g，密封。口服，1次4～5片，每日2次。

【功用】消积杀虫，健脾开胃。

【主治】小儿疳气，虫积，身体羸瘦，不思饮食。

使君子丸

【来源】《部颁标准》。

【组成】使君子（炒）500g 天南星（制）250g 槟榔250g

【用法】制成水蜜丸，每40丸重约3g，密闭，防潮。口服，1次6～9g，早晨空腹时服。

【功用】消疳驱虫。

【主治】小儿疳积，虫积腹痛。

肥儿片

【来源】《部颁标准》。

【组成】肉豆蔻（煨）50g 木香20g 六神曲（炒）100g 麦芽（炒）50g 胡黄连100g 槟榔50g 使君子仁100g

【用法】制成片剂，密封。口服，1次2片，每日1～2次，3岁以内小儿酌减。

【功用】健胃消积，驱虫。

【主治】小儿消化不良，虫积腹痛，面黄肌瘦，食少腹胀泻泄。

复方鹧鸪菜散

【来源】《部颁标准》。

【组成】鹧鸪菜 盐酸左旋咪唑

【用法】制成散剂，每袋装0.3g，密封。口服，早晨空腹时用温开水或糖水调服，1岁1次0.3g，2～3岁1次0.45g，4～6岁1次0.6g，7～9岁1次0.9g，10～14岁1次1.2g，14岁以上1次1.5g，每日1次，连服3日。

【功用】祛虫消积。

【主治】小儿蛔虫病。

五十三、蛔　厥

蛔厥，又称蚘厥，是指蛔虫在体内窜动引起剧烈腹痛并伴四肢厥冷的病情。临床常见腹部绞痛，四肢发凉，痛甚则汗出，或吐涎沫，或吐蛔虫，时发时止，或伴有寒热，胃肠功能紊乱等症。《伤寒论》："蛔厥者，其人当吐蛔。今病者静而复时烦者，此为脏寒，蛔上入其膈，故烦，须臾复止，得食而呕，又烦者，蛔闻食臭出，其人常自吐蛔。"《医林绳墨大全》："有蛔厥者，胃中虚冷，蛔水能养，妄行于上，致令上吐，蛔虫多出，心气虚惊，彷惶不宁，致使手足冰冷而作厥也，故曰蛔厥。"病发多为上热下寒，蛔虫躁扰，气血逆乱所致。治宜安蛔止痛，温阳救逆。

乌梅丸

【来源】《伤寒论》。

【别名】乌梅丹（《普济方》卷三九九引《医方妙选》）、乌梅安胃丸（《饲鹤亭集方》）、杀虫乌梅丸（《全国中药成药处方集》兰州方）、安胃丸（《全国中药成药处方集》杭州方）。

【组成】乌梅三百枚　细辛六两　干姜十两　黄连十六两　当归四两　附子六两（炮，去皮）蜀椒（出汗）四两　桂枝（去皮）六两　人参六两　黄柏六两

【用法】上药各为末，合治之，以苦酒渍乌梅一宿，去核，蒸之五斗米下，饭熟，捣成泥，和药令相得，纳白中，炼蜜为丸，如梧桐子大。每服十丸，食前以饮送下，一日三次。稍加至二十丸。

【功用】《医方集解》：温脏安蛔。

【主治】

1.《伤寒论》：蛔厥者，其人当吐蛔，今病者静而复时烦者，此为脏寒，蛔上入其膈，故烦，须臾复止，得食而呕，又烦者，蛔闻食臭出，其人常自吐蛔。又主久痢。

2.《圣济总录》：产后冷热痢，久下不止。

3.《玉机微义》：胃腑发咳，咳而呕，呕甚则长虫出。

4.《寿世保元》：胃冷，蛔虫上攻，心痛呕吐，四肢冷。

5.《谦斋医学讲稿》：肝脏正气虚弱而寒热错杂之证，久病腹痛、呕吐、下痢、蛔厥。

【宜忌】

1.《伤寒论》：禁生冷、滑物、臭食等。

2.《谦斋医学讲稿》：性质毕竟偏温，以寒重者为宜。

调胃承气汤

【来源】《伤寒论》。

【组成】大黄四两（去皮，清酒洗）甘草（炙）二两　芒消半斤

【用法】上切。以水三升，煮取一升，去滓，纳芒消，更上火微煮令沸，少少温服之。

【功用】

1.《内经拾遗方论》：推陈致新以和中。

2.《医方集解》：除热荡实，润燥软坚，甘平和缓。

【主治】伤寒脉浮，自汗出，小便数，心烦，微恶寒，脚挛急，反与桂枝误攻其表，胃气不和，谵语者；发汗后，不恶寒，但热，属实者；太阳病未解，但阴脉微者；伤寒十三日，过经谵语，自下利，脉和，内实者；太阳病，过经十余日，心下温温欲吐，而胸中痛，大便反溏，腹微满，郁郁微烦，先此时自极吐下者；阳明病，不吐不下，心烦者；太阳病三日，发汗不解，蒸蒸发热者；伤寒吐后，腹胀满者。

【验案】蛔厥（蛔虫性肠梗阻）《上海中医药》（1966，2∶62）：王某，女，73岁。先患泄泻二天，日下数十次，经治泻止，继而腹胀，二便不通，腹痛，痛极汗出，烦躁不安，呕吐黄色稀水，先后吐出蛔虫四条，诊为蛔虫性肠梗阻，其时口唇干燥，腹胀如鼓，脉象沉细，舌苔黄厚，证属蛔厥。但正气不足，未宜猛下，以调胃承气汤和之。生大黄9克，玄明粉9克，生甘草3克。药后当天大便四次，粪色先黑后黄，中夹蛔虫七条，呕吐止，腹胀消，当晚进牛奶少许，次日即进流质饮食。

甘草粉蜜汤

【来源】《金匮要略》卷中。

【组成】甘草二两　粉一两　蜜四两

【用法】上三味，以水三升，先煮甘草，取二升，去滓，纳粉、蜜，搅令匀，煎如薄粥。温服一升，愈即止。

【功用】《金匮要略释义》：安蛔止痛，解毒和胃。

【主治】蛔虫之为病，令人吐涎，心痛，发作有时，毒药不止。

【验案】蛔厥《湖北中医杂志》（1986，3∶47）：郭某某，8岁。肢冷，腹痛，呕吐清水，痛时上腹部可摸到不规则包块，痛止时消散，诊为"蛔厥"。遂投乌梅丸加减与服，次日其父谓服药后已下蛔虫，但腹痛不止。诊之，肢冷已除，呕吐好转，但腹痛不止而包块已无。说明蛔得驱而腹痛不止，符合《金匮要略》甘草粉蜜汤之证。遂令买甘草一两煎水，加米粉、白蜜调匀，徐徐饮服。服两小时后，腹痛开始缓解，半天后停止。后用

此法治愈多例。

理中安蛔汤

【来源】《伤寒全生集》卷四。

【别名】理中安蛔散（《证治准绳·伤寒》卷四）。

【组成】人参中　白术中　干姜上　茯苓中　乌梅三个　花椒

《万病回春》本方用量：人参七分，白术、茯苓各一钱，乌梅一个，花椒一分，干姜五分。

【用法】加生姜，水煎服。如合丸药，用乌梅浸烂蒸熟，捣如泥，入前末药再捣如泥。每服十丸，米汤吞下。

本方炼蜜为丸，名"理中安蛔丸"（《医方集解》）。

【功用】《成方便读》：温扶脾土，去虫。

【主治】

1.《伤寒全生集》：蛔厥，手足冷而吐蛔。

2.《成方便读》：胃寒吐蛔，腹痛不止，其痛也，腹中似有形攻击之状，上下作止不一，亦无喜按拒按之分，喜热喜冷之辨，或好食泥土茶炭等物，脉象三五不调，唇色或赤或白。

【加减】手足冷，加附子；有呕，加陈皮、半夏；吐蛔未止，加黄连、苦楝根皮、细辛。

【方论】

1.《伤寒全生集》：治蛔不可用甘草甜物，盖蛔得甘则动于上，得酸则静，见苦则安，得辛辣则头伏于下也。

2.《成方便读》：夫腹痛一证，固有寒热虚实之不同，其为虫积者尤多，以其饮食不节，生冷过度，脾胃阳气薄弱，不能运化精微，蕴酿而成虫积矣。自有病证可征，急用理中，温理中脏，复其健运之职，而杜其生虫之源，加入川椒、乌梅大辛大酸之品以杀之。用蜜丸者，使之易入虫口，以缓椒、梅之急耳。

安蛔理中汤

【来源】《医学入门》卷四。

【组成】人参　白术　干姜　茯苓各一钱半　乌梅三个

【用法】水煎，温服。

【主治】蛔厥。

【加减】如大便闭，加大黄入蜜以利之；口渴，加瓜蒌根。

加味理中汤

【来源】《丹台玉案》卷二。

【组成】大附子（童便制）一钱　干姜（炒黑）　甘草　槟榔　白术（生炒）　人参各八分　肉桂　川椒各六分

【用法】水一钟，加乌梅三个，水煎服。

【主治】蛔厥。

安蛔理中汤

【来源】《医宗说约》卷四。

【组成】参　术　乌梅　川椒　炮姜　白茯苓　生姜

【用法】水煎服。

【主治】蛔厥，手足冷。

【加减】手足冷甚，加附子；呕，加半夏、陈皮、生姜汁；蛔吐不止，加苦楝根、黄连、细辛；大便秘结，加大黄。

连梅安蛔汤

【来源】《重订通俗伤寒论》。

【组成】胡连一钱　炒川椒十粒　白雷丸三钱　乌梅肉两枚　生川柏八分　尖槟榔二个（磨汁，冲）

【功用】清肝安蛔，止痛定厥。

【主治】蛔厥。肝火入胃，胃热如沸，饥不欲食，食则吐蛔，甚则蛔动不安，脘痛烦躁，昏乱欲死者。

【方论】方中连、柏、椒、梅之苦辛酸法，泻肝救胃为君；佐以雷丸、槟榔专治蛔厥，使蛔静伏而不敢蠕动，或竟使蛔从大便泻出。

八味加味汤

【来源】《证因方论集要》卷三引汪蕴谷方。

【组成】熟地　萸肉　茯苓　山药　丹皮　附子　肉桂　泽泻　人参　黄耆（炙）　白术（土炒）　菟丝子　枸杞

【主治】厥阴虚寒，大虚之吐蛔。

【方论】八味地黄汤益火以消阴翳，复以参、术、

眷温补脾阳；菟丝、枸杞温补肝肾之阳，胃中得温而蛔自止。

五十四、钩虫病

钩虫病，是由于钩虫寄生在人体小肠所引起的疾病，本病成因为人体皮肤接触含有钩蚴的泥土，钩蚴从皮肤钻入，最后移行至小肠发育为成虫而导致钩虫病。其主要的病理为扰乱胃肠功能，吸食及耗费人体血液，因而出现肠胃失调及机体免疫力下降的病变。钩蚴侵入处的皮肤感到奇痒和烧灼，继而出现小出血点、丘疹或小疱疹。随钩蚴在人体内的移行，受感染后的3～5日，常出现喉痒、咳嗽，重者甚至剧烈干咳或哮喘发作。成虫寄生在小肠，出现上腹部不适、隐痛，食欲亢进但劳动力反而减退，异嗜生米、茶叶，甚至泥土、碎纸等胃肠失调的症状。本病治宜增强人体免疫抵抗力，服用驱杀钩虫药物。

万金不易妙灵丹

【来源】《中国医学大辞典》。

【组成】生甘草四钱（秋冬用五钱）　大黄六钱（秋、冬用五钱）　黑丑　白丑　槟榔各一两二钱　白雷丸五钱

【用法】上为细末。每服三钱，临卧时沙糖汤调下。翌晨利下积物。

【主治】喜食生米、茶炭、瓦泥之物，及酒积气块心痛，小儿疳胀食积。

祛虫散

【来源】《外科十三方考》。

【别名】胖儿丹。

【组成】石榴根皮（须向东方未出土者，采得时刮去外黄皮）二两　二丑（各取头末）一两　槟榔二两　鹤虱一两　雷丸二两（不见火）　使君子仁（捣碎）五十粒　榧子二两

【用法】上为细末。每用五钱，于五更时酌用白糖

开水调服。至中午或黄昏时，其中即从大便而出。隔五天再照服一次，服二次后可断根。

【主治】蛔虫、钩虫、绦虫等肠寄生虫。

榧子贯众汤

【来源】《方剂学》。

【组成】榧子　槟榔　红藤各一两　贯众五钱

【用法】水煎取汁，分二次服。每次服药时随吃生大蒜二至三瓣。连用三天。

【功用】驱钩虫。

【主治】钩虫病。

【方论】方中榧子、槟榔、贯众、大蒜都是驱虫药，其中榧子、贯众二味多用于驱钩虫；方中红藤一药，味苦性平，能入血分，清热解毒，散结消肿，常用以治肠痈，因钩虫寄生可使肠壁损伤和出血，故用为辅佐之品。

脱力丸

【来源】《朱仁康临床经验集》引《章氏经验方》。

【组成】针砂（铁屑）适量　大枣肉（去核）120克

【用法】上将大枣肉放石臼内捣烂成泥，逐渐加入针砂，捣至能成丸为度，制丸如梧桐子大，晒干。每日服七丸，米汤送下。

【功用】补血。

【主治】肺痈（肺脓疡），脱力黄病（钩虫病）。

【宜忌】服药期间，忌食鸡蛋、面食、鱼腥、茶。

复方雷榧丸

【来源】《中医内科临床治疗学》引冷柏枝方。

【组成】生雷丸末30克　榧子仁30克　苍术15

克　白术 15 克　皂矾 15 克

【用法】共为细末，水泛小丸，如梧桐子大。每服 9 克，一日二次，开水送服，可连服 7～15 天，不可间断。

【主治】钩虫病。

【方论】方中生雷丸，榧子仁杀钩虫；苍术、白术、皂矾健脾土，开化源。

钩虫丸

【来源】《治法与方剂》引陈彰维方。

【组成】栀子　黄柏　甘松　白矾　甘草各 10 克　茵陈 30 克　茅苍术　青矾（煅）各 20 克

【用法】上为细末，红糖为丸。早、晚各服一次，七日服完。重症病人，可连服 4～5 剂。

【功用】清热燥湿，利胆杀虫。

【主治】钩虫病。心悸气短，肢体面色萎黄或黄肿，或喜吃生米、泥土等物。亦治湿热型慢性胆囊炎。

贯众汤

【来源】《中医杂志》（1959，3：3）。

【组成】贯众　苦楝根皮　土荆芥　紫苏各 15 克

【用法】水煎服，每日一剂，连服三天。

【功用】驱钩虫。

五十五、寸白虫病

寸白虫，即绦虫。《诸病源候论》："寸白者，九虫内之一虫也。长一寸，而色白，形小褊，因府藏弱而能发动。"《备急千金要方》："妊娠食鸡肉糯米，令子多寸白虫。"《外台秘要》："蛲虫及寸白人多病之。寸白从食牛肉、饮白酒所成。"《圣济总录》："寸白虫，乃九虫之一种，状似绢边葫芦子，因脏气虚，风寒湿冷，伏于肠胃，又好食生脍干肉等，所以变化滋多，难于蠲治，说者谓食牛肉，饮白酒所致，特一端尔，亦未必皆缘此。"病发多为进食未煮熟的、含有囊虫的猪肉或牛肉所致。临床表现为腹胀、腹痛，甚至消瘦、乏力等。治宜驱绦健脾为主。

白蔹散

【来源】《普济方》卷二三九引《肘后备急方》。

【组成】芜荑六分　狼牙四分　白蔹二分

【用法】上药治下筛，以苦酒二合，和一宿。次早空腹服之。

【主治】寸白虫为病，令人眼光无泽，脚膝少力。

橘皮丸

【来源】《外台秘要》卷二十六引《范汪方》。

【组成】橘皮四分　牙子　芜荑各六分

　　　方中牙子，《普济方》作"狼牙"。

【用法】上为末，炼蜜为丸，如梧桐子大。每服三十丸，食前浆水送下，一日两次。

【主治】寸白虫。

狼牙丸

【来源】《医心方》卷七引《耆婆方》。

【组成】狼牙四分　芜荑四分　白蔹四分　狗脊四分　干漆四分

【用法】上药治下筛，为丸如豌豆大。每服十丸。

【主治】寸白虫。

石榴汤

【来源】《外台秘要》卷二十六引《广济方》。

【别名】石榴根汤（《圣济总录》卷九十九）。

【组成】醋石榴根（东引者）一大握　芜荑三两　牵牛子半两（熬末）

【用法】以水六升，煮取二升，去滓，别和牵牛子末，分三次服，每服如人行五里更服。尽快利，虫亦尽死出。

【主治】寸白虫，虫如马蔺叶大，于下部出不尽，

令人渐渐羸瘦。

【宜忌】忌生冷、猪、鱼、牛肉、白酒、葵笋等。

槟榔散

【来源】《太平圣惠方》卷五十七。

【组成】槟榔二两　桑根白皮三分（锉）　芜荑仁半两　陈橘皮三分（汤浸，去白瓤，焙）

【用法】上为细散。又取酸石榴东引根二握，锉碎，以浆水一中盏，煎至五分，去滓，令温调下二钱，五更初服药，至明未有所下，即便再服。当日且宜吃粥，未服药前，宜先嚼淡肉干脯咽汁，汁引动虫后，即服药。每以月一日二日三日服之，余日勿服。

【主治】寸白虫。

青黛散

【来源】《太平圣惠方》卷九十二。

【组成】青黛一分　苦楝根一两（微炙，锉）　鹤虱一分　槟榔一枚

【用法】上为细散。每服半钱，先吃淡肉脯少许，后以粥饮调下，一日二三次。

【主治】小儿寸白虫，连年不除，面无颜色，体瘦少力。

槟榔散

【来源】《太平圣惠方》卷九十二。

【组成】槟榔二枚（为末）　猪牙皂角三挺（烧）　苦楝子五枚（为末）

【用法】上为散。每服半钱，空心煎苦楝根白皮汤调下。

【主治】小儿寸白虫久不愈。

石榴汤

【来源】《普济方》卷二三九引《太平圣惠方》。

【组成】酸石榴根（南引者，掘取洗净，细锉）半升

【用法】用水五升，煎取半碗以下，去滓。五更腹空时，先炙猪肉，随意吃下引虫，不可过饱，然

后温服此药。只作一服，虫自取下。吃白粥一日补之。

【主治】寸白虫，蛔虫。

雷丸散

【来源】方出《证类本草》卷十四引《经验前方》，名见《圣济总录》卷九十九。

【组成】雷丸不拘多少（水浸软，去皮，切，焙干）

【用法】上为末。每日五更初先吃炙肉少许，次用药半钱，稀粥调下。

【主治】寸白虫。

石榴根散

【来源】《圣济总录》卷五十六。

【组成】东引石榴根二两　腻粉一钱　陈橘皮（去白，焙）半两　芍药（锉，炒）三分　槟榔　草薢各一两

【用法】上为细散。每服二钱匕，空心煎枣汤调下，日晚再服。

【主治】蛔虫、寸白虫等，心腹绞痛。

黑虎丸

【来源】《圣济总录》卷七十二。

【组成】芫花（炒）　甘遂（炒）　乌头（炮裂，去皮脐）　大戟（炒，锉）　京三棱（煨，锉）　牵牛子（炒）　干姜（炮）　陈橘皮（去白，焙）各半两　干漆二两（炒，烟出尽）

【用法】上为末，以醋煮面糊为丸，如绿豆大。每服二丸，消食化气，温水送下；取积滞，米汤送下；温病、伤寒，姜醋汤送下；气痛，艾汤送下；本脏气虚，炒茴香子酒送下；疟疾，桃枝汤送下；妇人血气、劳气，醋汤送下；寸白虫，煎牛肉汤送下。

【主治】诸积，宿食不消；伤寒，气痛，本脏气虚，疟疾；妇人血气，劳气；寸白虫。

干脯汤

【来源】《圣济总录》卷九十九。

【组成】干脯一片（如手大） 石榴根一握

【用法】上锉细。以水四升，浸一宿，明日平旦煎至一升，去滓，分三服，空腹先嚼干脯一片，即服药，如人行十里许，又一服。每服药后，以手按患人腹上，药力易行，其虫自下。凡服药取月一日至五日，虫头向上，服良。

【主治】寸白虫。

水银丸

【来源】《圣济总录》卷九十九。

【组成】水银 锡 白蜡（与上二味结砂子）各一分

【用法】上为末，以糯米粥为丸，如皂子大。每服一丸，夜卧温酒嚼下。次日食前，取下虫母愈。

【主治】寸白虫。

玉粉散

【来源】《圣济总录》卷九十九。

【组成】定粉一两

【用法】上为细末。每服二钱匕，用生麻油调，于五更时顿服。至晚逐下虫。

【主治】寸白虫。

石榴根汤

【来源】《圣济总录》卷九十九。

【组成】酸石榴根一握 楝皮一两 槟榔三枚（锉，捣为末）

【用法】上药除槟榔末外，各锉细。以水三盏，煎至一盏半，去滓，入槟榔末搅匀。分二次温服，空心相继服尽。当有虫出。次煮蘸粥补之。

【主治】寸白虫。

石榴根汤

【来源】《圣济总录》卷九十九。

【组成】酸石榴根（东引者）一握

【用法】上锉细。用水半碗，均作三分，煎取二分，更入冷水半盏，同煎去滓，取汁。来日鸡鸣时，将槟榔一颗，用冷熟水磨一分，余二分为末，

更入朴消半钱，同入研槟榔汁内拌匀，即入前石榴汁内温过。先嚼干脯一片，咽汁，少顷，顿服此药八分一盏。坐良久，待药行后方睡。睡觉腹痛，虫即出。

【主治】寸白虫。

石榴根散

【来源】《圣济总录》卷九十九。

【组成】酸石榴根（东行者，去土）五两（碎锉，水二碗，煎至一小碗，去滓） 槟榔一颗（生，锉为末） 腻粉（研）半钱匕 铅丹（炒）半钱匕

【用法】先取槟榔末等三味细研和匀。再温石榴根汁调药末，五更顿服。凡欲服药，清早先食肥猪肉，次便服药。

【主治】寸白虫。

密陀僧丸

【来源】《圣济总录》卷九十九。

【别名】化蛊丸（《圣济总录》卷一四七）、化虫丸（《三因极一病证方论》卷十二）、如智丸（《普济方》卷二五二）。

【组成】密陀僧（煅）一两 硫磺（研） 木香各半两 附子一枚（生，去皮脐，锉为末）

【用法】上药先以酽醋一升煎附子末为膏，次入三味药为丸，如绿豆大。每服二十丸，空心、晚食前冷茶送下。不过数服，虫化为水。

【主治】寸白虫。

黑铅散

【来源】《圣济总录》卷九十九。

【别名】青金散（《普济方》卷二三九）。

【组成】黑铅沙子（画家银涂是也）

【用法】上为极细末。每服二大钱匕，五更初肉汁调顿服。

【功用】下虫。

【主治】寸白虫累取不尽，久令人面黄，心中如饥。

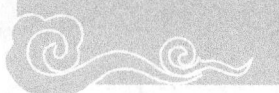

槟榔汤

【来源】《圣济总录》卷九十九。

【组成】槟榔（锉）十四枚　薤白（细切）一盏许　盐豉一盏许

【用法】先将槟榔为粗末，与余物各分为三份，煎，每份以水三盏，煎至一盏半，去滓，分三服，隔宿勿食，侵早空心一服，如人行六七里一服。虫未下再服。

【主治】寸白虫。

槟榔散

【来源】《圣济总录》卷九十九。

【别名】寸白虫饮子（《普济方》卷二三九）。

【组成】石榴根（锉）　陈橘皮（汤浸，去白，焙）　桑根白皮各一两

【用法】上为细末，分作三服。每服二钱匕，水一盏半，煎取一盏，去滓，五更初调生槟榔末，至天欲明不泻，至晓又一服。如虫母未下，再服，或泻不止，吃冷粥止之。

【主治】寸白虫。

槟榔散

【来源】《圣济总录》卷九十九。

【组成】槟榔一枚（锉）　酸石榴皮一分（锉，焙）

【用法】上为散。分作三分，先用二分，以淡猪肉汁调下，五更初服，后半时辰再将一分服之。即时取下虫。

【主治】寸白虫。

槟榔散

【来源】《圣济总录》卷九十九。

【组成】槟榔（如鸡心者）一枚（为末）

【用法】欲服药，隔宿不吃晚食，放饥睡，先用盐、醋等炙杂肉脯一片香熟，次日五更，令病人空腹嚼脯咽津，却吐出肉，用温米饮调槟榔末一钱匕，顿服即睡。至午前取下虫方可食，甚者不过再服，月一至初五以前服。

【主治】寸白虫。

鹤虱散

【来源】《圣济总录》卷九十九。

【组成】鹤虱（去土，微炒）三分　槟榔（炮，锉）一两二分　楝根皮（结子东南引者，以石灰如拳大，水二碗浸二宿，晒干）二两半　陈橘皮（去白，微炒）半两　大麦麸（炒）一两半　牵牛子（一半生用，一半炒熟）三两　糯米一合

【用法】上为散。每服二钱匕，空心煎粟米饮调下，如未转泻，即更服，并煎姜蜜汤时时热服。

【主治】疳蛔、寸白虫、蛔虫等发作心腹绞痛。

白芜荑散

【来源】《圣济总录》卷一七九。

【组成】白芜荑一两半　狼牙草一两　白蔹半两

【用法】上为散。每服一钱匕，以苦酒二合，空腹调下。

【主治】小儿寸白虫。

芜荑散

【来源】《鸡峰普济方》卷二十四。

【组成】锡沙（作铜泥者，无即以黄丹代，油和）如梧桐子大　芜荑　槟榔各等分

【用法】上为末，煎石榴根汁半升，调药末三钱，下药丸三粒，中夜服。旦日下虫化为水，永断根本。

【主治】寸白虫。

杏仁丸

【来源】《鸡峰普济方》卷二十五。

【组成】杏仁二个（生用）　皂矾半钱（火烧红）　砒霜一钱半（生用）　南粉半钱　朱砂一钱

【用法】上为末，以汤浸蒸饼为丸，如粟米大。每服一丸，水一盏，同菠壁或莴苣同煎，以水浓为度，临卧温服。翌日取下虫。如觉心头闷乱，即以宿蒸饼压之。

【主治】寸白虫。

【宜忌】忌热物。

安虫散

【来源】《扁鹊心书·神方》。

【组成】干漆（炒至烟尽）五钱　鹤虱（炒，净）　雷丸（切，炒）各一两

【用法】上为末。每服二钱，小儿一钱，以米汤送下。

【主治】虫攻心痛，吐清水，如蛲虫发则腹胀，寸白虫则心痛。

双粉散

【来源】《杨氏家藏方》卷二十。

【组成】石灰一两（水化去火毒）　黄丹半两　韶粉半两　轻粉一钱

【用法】上为细末。二更时，先服雷丸散，于五更时服本方一大钱，煎使君子汤调下。如患蛔虫，二更时只服此药，不须服雷丸散。

【主治】寸白虫，蛔虫。

必效散

【来源】《杨氏家藏方》卷二十。

【别名】立应散（《医方类聚》卷一六六引《吴氏集验方》）。

【组成】槟榔（鸡心者）不拘多少

【用法】上为细末。每服二钱，用东引石榴根煎汤调下。于平旦盥漱讫，先食炙肥肉数片，然后服药。若于上旬服药尤佳，盖虫头向上故也。

【主治】久下寸白虫，日渐羸瘦。

【宜忌】忌食牛肉、白酒。

雷丸散

【来源】《杨氏家藏方》卷二十。

【组成】槟榔（鸡心者）一两　雷丸（圆净内白者，研，忌火）一两　雄黄（别研）　黄丹　韶粉各半两

【用法】上为细末。每服一大钱，油饼泡汤调服，二更时服。

【主治】寸白虫。

圣功散

【来源】《传信适用方》卷三。

【别名】圣效方（《古今医统大全》卷七十八）。

【组成】南木香　槟榔各等分

【用法】上为细末。浓米饮调三钱许，黎明空心，先熟嚼炙猪肉之属，只咽汁，吐去滓，便服药，辰巳间虫下，其疾永除。

【主治】寸白虫，不拘久近。

贯众酒

【来源】《仁斋直指方论》卷二十五。

【组成】贯众

【用法】五更嚼炙肉一片，莫吞，俟虫寻肉，其头向上，却吐出肉，嚼使君子三个，并轻粉一字，吞下，少顷以当晚所煎贯众酒，吞解毒雄黄丸七粒，泻下皆虫也。

【主治】寸白诸虫。

锡灰丸

【来源】《仁斋直指方论》卷二十五。

【组成】锡灰（研细末）一两　鸡心槟榔　贯众各半两　木香二钱半　轻粉　黄丹（为衣）各二钱

【用法】上为细末，酒醋煮面糊为丸，如荔枝干大。每服一丸，米泔浸软，于黄昏不饥饱时，吃肉脯一片引虫，俟少刻，温酒嚼下。天明虫出。

【主治】寸白诸虫。

除根散

【来源】《医方类聚》卷一六六引《吴氏集验方》。

【组成】川楝子（去皮）　槟榔各一钱　轻粉一字　芜荑三钱　黄丹二钱

【用法】上为末，作一服。取石榴根煎酒调下，须五更初服；先以熟肉嚼取汁吃，却服药，同吃则吐。

【主治】寸白虫。

化虫散

【来源】《卫生宝鉴》卷十四。

【组成】黄丹半两（炒） 锡灰一两（罗） 定粉二两

【用法】上为极细末。每服一钱，先烧猪肉五片，吃了后，以生油一口许调药服。至晚取下。

【主治】寸白虫。

【宜忌】妇人有胎不可服。

【验案】寸白虫 李副统女子菊花，年十三，一服取虫一抄，终身不发。

乌梅丸

【来源】《普济方》卷二三九引《澹寮方》。

【组成】巴豆（去油）二粒

【用法】蒸烂乌梅肉为丸，分作二七丸。饭饮吞下七丸。稍久脏腑未转，再吞二丸。凡取此虫须断荤腥三四日，纵腹肚嘈杂，亦当忍耐。服药后，须以软烂粥饭将息，亦未须便吃荤腥。若觉虫下未尽，或可斟酌再服药，取令尽为度。仍须月初一二间服药为妙。

【主治】寸白虫。

剪红丸

【来源】《永类钤方》卷二十。

【别名】神应丸（《普济方》卷三九二引《保婴方》）。

【组成】干漆一钱（炒令烟尽） 紫芫花一钱（醋拌炒） 巴豆七个（去皮膜心，不去油） 斑蝥七个（去头足翅，炒研时塞口鼻） 南木香 雷丸 三棱（生） 莪术（生） 百部（微炒）各半两 贝母 槟榔 大黄（生）各二两 使君子仁四十九个（半生半炒） 牵牛（半斤，取头末）三两半

【用法】上药前四味为末，醋糊为丸，如梧桐子大，用红纱包，红线缚定，用时剪下来。南木香以下诸药另为细末；用肥皂角十挺（捶碎）、山茵陈一两，苦楝根皮二两，水四五碗，于砂锅中以慢火煎至一小碗，将前末搜为丸，如梧桐子大，小儿粟米大，晒干。每服前丸一丸，后丸二钱半，各随后证改汤使引下，五更初服。小儿痀鮊喘急，咳嗽，桑白皮汤送下；取寸白虫，煎石榴根汤送下；脚气，肿不可行，木瓜汤或蜜水送下；取蛔虫，沙糖水送下；小儿一切诸证，蜜水或沙糖水送下；酒痢、酒积，百药煎汤送下；妇人血脉不行，淡醋汤、红花汤送下；妇人血盅病，葱白汤送下；肠风下血，煎山栀子汤送下；大小便不通，淡醋汤送下；食积气块诸证，用温蜜水，温茶汤送下。

【功用】磨癖积，杀诸虫，进饮食。

【主治】小儿痀鮊喘急咳嗽，寸白虫、蛔虫，脚气肿不可行，酒痢，酒积，妇人血脉不行，血盅病，肠风下血，大小便不通，食积气块。

【宜忌】孕妇莫服，忌荤腥、生硬、油腻物。

榧子煎

【来源】方出《奇效良方》卷六十七，名见《古今医统大全》卷七十八。

【组成】榧子四十九枚（去壳）

【用法】上药以砂糖水半盏，砂锅煮干。熟食之，每月上旬平旦空心服七枚，七日服尽。

【功用】化寸白虫为水。

【主治】寸白虫。

化寸白虫为水方

【来源】《古今医统大全》卷七十八。

【组成】榧子 槟榔 芜荑各等分

【用法】上为细末。每服二钱，温酒调服；先烧牛肉脯食，然后服药。

【主治】寸白虫。

紫槟榔煎

【来源】《古今医统大全》卷七十八。

【组成】紫槟榔十枚 向阳石榴皮七片

【用法】上锉。水煎，露一宿，空心饮之。以下虫为度。

【主治】寸白虫。

苦楝根汤

【来源】《医学入门》卷七。

【组成】苦楝根（去外苦皮） 黑豆二十粒

【用法】水煎，临熟入沙糖二钱调服。晚饭不可食，待药气行。

【主治】寸白虫。

安虫丸

【来源】《育婴家秘》卷四。

【组成】木香　鸡心槟榔　使君子肉　白芜荑仁　绿色贯众　苦楝根白皮　虾蟆（烧存性）　夜明砂

【用法】上为末，粳米为丸，如黍米大。每服二三十丸，以蜜水送下。

【主治】蛔虫、寸白虫、蛲虫，一切诸虫。

化虫丸

【来源】《医方考》卷六。

【组成】鹤虱（去土）　胡粉（炒）　苦楝根（东引不出土者）　槟榔各一两　芜荑　使君子各五分　白矾（枯）二钱五分

《医方集解》：为末，酒煮面糊作丸，量儿大小服之，一岁儿可五分。《成方便读》有百部、雷丸、雄黄各五钱。

【主治】

1.《医方考》：肠胃诸虫为患。

2.《医林纂要探源》：肠胃长蛔、寸白、蛲蚀诸虫，凡虫咬心痛，往来不定，不思乳食者。

【方论】

1.《医方考》：《经》曰：肠胃为市，故无物不包，无物不容，而所以生化诸虫者，犹腐草为萤之意，乃湿热之所生也。是方也，鹤虱、槟榔、苦楝根、胡粉、白矾、芜荑、使君子，皆杀虫之品，古方率单剂行之，近代类聚而为丸尔！

2.《医方集解》：此手足阳明药也。数药皆杀虫之品也，单用尚可治之，类萃为丸，而虫焉有不死者乎！

3.《医林纂要探源》：萃诸杀虫之品，合为一方，亦过峻矣，然杀虫莫效于此，不惟治蛔。鹤虱可治下部蛲虫，及皮肤间虫；楝皮可治下部寸白诸虫；芜荑可治口齿鼻孔诸虫；胡粉除虫，无可不至；白矾除皮肤疮疥；槟榔、使君子乃专治腹中虫。尝用此为末，吹鼻治鼻疳；和麻油为膏，敷疮癣脑疮，亦多得效。

4.《医方概要》：鹤虱、芜荑，臭恶之气最能杀虫；兼楝根之苦寒，泄肝胆之郁热；白矾、胡粉涩敛酸苦并杀虫之品；槟榔坠气苦涩，化坚消积；使君甘酸，本杀收之物，合诸杀虫之药兼去淫热之精。是症小儿最多，此方化虫化积，固妙为臭恶苦涩太甚，胃气虚者，投之宜慎。

5.《汤头歌诀详解》：本方各药，都有驱虫之功。鹤虱、使君子善驱蛔虫，苦楝树皮可逐绦虫，槟榔能杀钩虫、蛔虫、姜片虫；其余胡粉、芜荑、枯矾也都具有杀虫效用。惟胡粉一药有毒，用时必须小心慎重。

追虫散

【来源】《杏苑生春》卷七。

【组成】槟榔

【用法】上为细末。每月初旬，先将炙香猪肉一块，嚼咽其津，勿食其肉，候虫上胸中，如箭攻钻然，用石榴东引根煎汤，调服三钱。其虫消杀。

【主治】寸白虫所苦，心腹痛，恶心。

灭虫汤

【来源】《辨证录》卷八。

【组成】白术一两　槟榔二钱　使君子二十个　人参三钱　楝树根三钱　陈皮五分　神曲三钱　炙甘草二钱　黄连三分　百部一钱

【用法】水煎服。

【主治】寸白虫、蛔虫，虫积不散，腹痛肚疼，面黄肌瘦，盗汗淋漓，气怯身弱。

治虫丹

【来源】《辨证录》卷十四。

【组成】白术三钱　茯苓三钱　百部一钱　槟榔五分　使君子十个　枳壳五钱　白芍三钱　甘草三分　白薇二钱　黄连二分　半夏五分

【用法】水煎服。

【主治】小儿便中下寸白虫，或蜉蛔之虫，或吐出长短之虫。

【宜忌】服药之后忌饮汤水茶茗。

────── 糖榧子 ──────

【来源】《仙拈集》卷三。

【组成】细榧子四十九个（去壳）

【用法】用白糖水半碗，砂锅煮干，熟食。每月上旬空心服七个，七日服尽。虫化为水即愈。

【主治】寸白虫。

五十六、蛔虫性肠梗阻

蛔虫性肠梗阻，是指因蛔虫结聚成团并引起局部肠管痉挛而致肠腔堵塞。堵塞部位常见于回肠，梗阻多为不完全性。临床多表现为脐周阵发性腹痛和呕吐，可有便蛔虫和吐蛔虫病史。治宜行气泻下为基础。

────── 三物备急丸 ──────

【来源】《金匮要略》卷下。

【别名】备急丸（《千金翼方》卷二十）、抵圣备急丸（《医方类聚》卷一〇七引《千金月令》）、巴豆三味丸（《外台秘要》卷六引《许仁则方》）、追魂丹（《普济方》卷二五四引《太平圣惠方》）、备急三物丸（《圣济总录》卷一八〇）、返魂丹（《鸡峰普济方》卷九）、独行丸（《景岳全书》卷五十五引易老方）、备急大黄丸（《内外伤辨惑论》卷十一）、备急丹（《卫生宝鉴》卷四）、大黄备急丸（《医学入门》卷七）、三圣丹（《仙拈集》卷一）、三仙串（《串雅补》卷二）。

【组成】大黄一两　干姜一两　巴豆一两（去皮心，熬，外研如脂）

【用法】上药各须精新，先捣大黄、干姜为末，研巴豆纳中，合治一千杵，炼蜜为丸。密器中贮之，莫令泄。若中恶客杵，心腹胀满，卒痛如锥刺，气急口噤，停尸卒死者，以暖水若酒，服大豆许三四丸，或不下，捧头起，灌令下咽，须臾当愈；如未愈，更与三丸，当腹中鸣，即吐下便愈；若口噤；亦须折齿灌之。

【功用】《中医方剂学》：攻逐冷积。

【主治】

1.《金匮要略》：心腹诸卒暴百病。

2.《备急千金要方》：卒中恶风气忤，迷绝不知人。

3.《医方类聚》引《千金月令》：干霍乱，心腹百病，痃痛。

4.《外台秘要》引《许仁则方》：干霍乱，心腹胀满，搅刺疼痛，手足厥冷，甚者流汗如水，大小便不通，求吐不出，求利不下，须臾不救，便有性命之虑，卒死及感忤口噤不开者。

5.《圣济总录》：喉痹水浆不下；小儿木舌，肿胀满口。

【宜忌】

1.《济阴纲目》：妇人有孕不可服。

2.《张氏医通》：备急丸治寒实结积之峻药，凡伤寒热传胃腑，舌苔黄黑刺裂，唇口赤燥者，误用必死。

【验案】急性肠梗阻　《云南中医杂志》（1982，2：27）：用三物备急丸治疗机械性肠梗阻39例，其中单纯性29例，蛔虫性7例，粘连性3例。结果：痊愈35例，有效3例，无效1例，总有效率为97.4%，治愈率89.7%。

────── 黄龙汤 ──────

【来源】《伤寒六书》卷三。

【组成】大黄　芒消　枳实　厚朴　甘草　人参　当归

【用法】水二钟，加生姜三片，大枣二枚，煎，后再加桔梗煎一沸，热服为度。

【功用】《瘟疫论》：回虚逐实，补泻兼施。

【主治】

1.《伤寒六书》：伤寒热邪传里，胃中燥屎结实，而致结热利证，心下硬痛，下利纯清水，谵语发渴，身热。

2.《瘟疫论》：温疫应下失下，耽搁失治，或为缓药羁迟，火邪壅闭，耗气搏血，精神殆尽，元神将脱，邪火独存，以致循衣摸床，撮空理线，筋惕肉瞤，肢体振战，目中不了了。

【加减】年老气血虚者，去芒消。

【验案】粘连性肠梗阻《江西中医药》（1985，1：13）：邱某某，男，42岁，农民。病人于1970年曾行"胃全切除术"，这次因进食红薯叶后腹痛腹胀，肛门停止排便排气2天，于1983年9月18日入院。X线腹部透视，诊为粘连性肠梗阻，经用大承气汤治疗后病情依然，次日病人精神萎靡，面色不华，眼窝下陷，卧床呻吟不已，舌淡微胖，苔黄白相兼而厚腻，脉象细弦，重按无力。改投黄龙汤：大黄（后下）10克，芒消（另冲）10克，厚朴15克，枳实15克，党参25克，当归10克，桔梗10克，甘草5克，白芍15克，头二煎混合取汁500毫升。服后诸症顿消，守方稍加出入，调治两天出院。

通便条

【来源】《外伤科学》。

【组成】细辛　皂角各等分

【用法】上为细末，煮蜂蜜至滴水成珠时和药末（30%），做成小指大药条，作栓药用。

【功用】行气通便。

【主治】老人粪便性肠梗阻及蛔虫性肠梗阻。

肠粘连缓解汤

【来源】《新急腹症学》。

【组成】川朴三至五钱　木香三钱　乌药三钱　炒莱菔子三至五钱　桃仁　赤芍各三钱　芒消二钱（冲服）　番泻叶三钱（泡服）

【用法】上加水500毫升，煎成200毫升，每日一至二剂，分二至四次服。服药后有轻泻为宜。

【主治】

1.《新急腹症学》：轻型（气滞血瘀）粘连性或部分性肠梗阻。

2.《古今名方》：胃肠道术后调整胃肠功能。

【加减】方中芒消、番泻叶，无便结者可酌减。

驱蛔承气汤

【来源】《新急腹症学》。

【组成】大黄三钱（后下）　元明粉三钱（冲服）　槟榔三钱　川楝子三钱　乌梅五钱　木香三钱　苦参三钱　川椒一钱

【用法】加水400毫升，煎成150～200毫升，成人每日一次，小儿分三次服。

【主治】蛔虫性肠梗阻痞结型及瘀结型早期。

【加减】呕吐重，加生姜、半夏、旋复花、代赭石；气虚，加党参；脾虚中寒，加炮姜、附子；热重，加银花、黄芩、生石膏。

细辛皂刺栓

【来源】《合作医疗药厂制剂技术》。

【组成】细辛20克　皂刺20克　蜂蜜200克

【用法】将细辛、皂刺研成细末，取蜂蜜炼至滴水成珠为度，将药粉加入搅匀，趁热制成长5厘米、直径1厘米的栓剂，用玻璃纸或聚乙烯薄膜包装备用。一次1～2粒，塞入肛门。使用次数视病情而定，一般一次即可。

【功用】活血化瘀，润肠通便。

【主治】蛔虫性肠梗阻，便秘等。

【宜忌】肠套叠、肠扭转忌用。

归芍汤

【来源】《新急腹症学》。

【组成】当归八钱　大黄三钱　川朴八钱　枳壳四钱　槟榔三钱　芒消三钱　黄芩三钱　黄连二钱　丹皮三钱　公英五钱　没药三钱

【主治】麻痹性动力性肠梗阻。

归芍汤

【来源】《急腹症方药新解》。

【组成】当归25克　白芍25克　柴胡6克　川朴6克　枳壳6克　槟榔6克　芒消10克　丹皮10克　黄芩6克　川连6克　公英18克　没药6克　阿胶10克　三仙各10克

【用法】水煎服，每日一至二剂，口服或胃管

注入。

【功用】理气消胀，清热通便，凉血消肿。

【主治】腹腔感染所致的麻痹性肠梗阻，腹部手术后肠麻痹。

【方论】当归润肠通便，芒消软坚通便，柴胡、川朴、枳壳、槟榔理气消胀，黄芩、黄连、丹皮、公英凉血消肿，三仙助消导，阿胶滋阴补血，没药、白芍活血养血止痛。

【加减】腹胀重，大便秘结，加大黄，重用芒消；腹腔感染重，发烧者，加金银花、连翘、白花蛇舌草。

复方大陷胸汤

【来源】《急腹症方药新解》。

【组成】大黄10～20克　川朴15～24克　枳实10克　芒消10～15克（冲服）　甘遂末0.9～1.5克（冲服）

【功用】泻热通下，行气逐水。

【主治】单纯性机械性肠梗阻，肠腔积液较多者，以及因腹腔炎症所致的肠麻痹。

【宜忌】体虚无实邪者忌用。

甘遂通结汤

【来源】《中西医结合治疗急腹症》。

【组成】甘遂末0.6～1克（冲服）　桃仁　木香　生牛膝各9克　川朴　赤芍各15克　大黄10～24克

【功用】行气活血，逐水通下。

【主治】肠梗阻较重，腹胀疼痛，恶心呕吐，大便秘结，肠腔积液较多者。

【宜忌】本方药性峻烈，非体壮邪实者禁用。

理气宽肠汤

【来源】《中西医结合治疗急腹症》。

【组成】当归五钱　桃仁　青皮　陈皮各二钱　乌药三钱

【用法】水煎服。

【功用】通络活血，顺气宽肠。

【主治】痞结型、瘀结型肠梗阻。

【宜忌】适于梗阻轻微，体质虚弱，或年高不宜急下者。

【验案】肠梗阻《中医杂志》（1963，5：16）：以理气宽肠汤为主，配合禁食、输液、胃肠减压、灌肠等非手术疗法治疗肠梗阻24例，其中2例服药失败而做手术；2例症状减轻，但检查中发现肿物压迫，病人拒绝手术自动出院；20例完全治愈，无一例死亡，治愈率为83.33%。

复方大承气汤

【来源】《中西医结合治疗常见外科急腹症》。

【组成】炒莱菔子30克　厚朴　枳实各15克　木香10克　生军15～30克（后下）　芒消15～30克（冲服）

【用法】水煎服，或胃管注入，每日1～2次。

【主治】痞结型肠梗阻，肠腔积液少者。

【验案】肠梗阻（《江西中医药》1998，6：11）：以本方水煎液灌肠，治疗急性肠梗阻243例，结果：痊愈241例，其中非手术治疗132例，中转手术109例，死亡2例。

理气活血汤

【来源】《四川中医》（1989，12：17）。

【组成】银花20g　乳香　没药　广木香各10g　枳壳　青皮各15g　菖蒲　连翘　白术各12g　丝瓜络　腹毛各18g　大黄　甘草各9g

【用法】每日1剂，取水1500ml，煎上药至300ml，分3次服。15岁以下病人剂量酌减。

【主治】肠粘连。

【验案】肠粘连《四川中医》（1989，12：17）：应用本方预防手术后肠粘连420例，5年内随访100例，无1例出现肠粘连；治疗手术后肠粘连240例，痊愈228例，好转12例，5年内随访60例，均未出现肠粘连；治疗单纯性粘连性肠梗阻122例，痊愈98例，有效19例，无效5例。

粘连松解消炎汤

【来源】《实用中西医结合杂志》（1991，11：650）。

【组成】木香20g　厚朴25g　乌药20g　炒莱菔子

25g 桃仁 20g 赤芍 20g 番泻叶 20g 芒消 10g
（分包冲服） 青皮 20g 陈皮 20g 当归 20g 蒲
公英 50g 大黄 30g

【用法】水煎服。

【主治】肠梗阻、肠粘连性腹痛

五十七、胆道蛔虫症

胆道蛔虫症，是指蛔虫钻入胆总管、肝内胆管和胆囊引起的急腹症。主要表现为腹痛，可以突然发生剧烈的上腹部疼痛，呈阵发性，持续一定时间后可自行缓解，间隙期可以完全不痛。常可伴恶心、呕吐，或有吐出蛔虫者。治宜安蛔止痛。

乌梅丸

【来源】《伤寒论》。

【组成】乌梅三百枚 细辛六两 干姜十两 黄连十六两 当归四两 附子六两（炮，去皮） 蜀椒（出汗）四两 桂枝（去皮）六两 人参六两 黄柏六两

【用法】上药各为末，合治之，以苦酒渍乌梅一宿，去核，蒸之五斗米下，饭熟，捣成泥，和药令相得，纳臼中，炼蜜为丸，如梧桐子大。每服十丸，食前以饮送下，一日三次。稍加至二十丸。

【功用】《医方集解》：温脏安蛔。

【主治】蛔厥者，其人当吐蛔，今病者静而复时烦者，此为脏寒，蛔上入其膈，故烦，须臾复止，得食而呕，又烦者，蛔闻食臭出，其人常自吐蛔。又主久痢。

【宜忌】

1.《伤寒论》：禁生冷、滑物、臭食等。

2.《谦斋医学讲稿》：性质毕竟偏温，以寒重者为宜。

【验案】胆道蛔虫病 《福建中医药》（1958，3：9）：用本方治疗胆道蛔虫病 3 例。用法为每日 3 次，第 1 次 9 克，然后每次 3 克。药后第 1 日症状即减轻，3～4 日后症状基本消失。

四逆散

【来源】《伤寒论》。

【组成】甘草（炙） 枳实（破，水渍，炙干） 柴胡 芍药各十分

【用法】上为末。每服方寸匕，白饮和服，一日三次。

【功用】

1.《注解伤寒论》：散传阴之热。

2.《伤寒大白》：疏通肝胆血脉，调和胃家中气，清热。

3.《伤寒贯珠集》：辅正逐邪，和解表里。

4.《谦斋医学讲稿》：疏肝理脾，调气去滞。

【主治】少阴病，四逆，其人或咳，或悸，或小便不利，或腹中痛，或泄利下重。

【宜忌】

1.《景岳全书》：阴证厥逆上过于肘，下过于膝，乃不当用。

2.《福建中医药》（1983，4：15）：如属寒厥的四肢不温不宜用，肝阴虚或中气虚寒者亦不宜用。

【验案】胆道蛔虫症 《福建中医药》（1962，2：37）：用本方加乌梅、川楝治疗胆道蛔虫 51 例，全部治愈出院。

甘草粉蜜汤

【来源】《金匮要略》卷中。

【组成】甘草二两 粉一两 蜜四两

【用法】上三味，以水三升，先煮甘草，取二升，去滓，纳粉、蜜，搅令匀，煎如薄粥。温服一升，愈即止。

【功用】《金匮要略释义》：安蛔止痛，解毒和胃。

【主治】蛔虫之为病，令人吐涎，心痛，发作有时，毒药不止。

【验案】妊娠合并胆道蛔虫症 《新中医》（1984，11：44）：陈某某，27 岁。因右上腹钻顶痛，频

繁呕吐，吐蛔十余条，收入住院治疗。检查：体温 36.8℃，脉搏 96 次/分，呼吸 22 次/分，血压 90/60mmHg。呈痛苦病容，面部潮红，呻吟，精神差，眼睑下凹，口唇干燥，腹痛隆而软，剑突下压痛，宫底脐上二横指，胎心音 140 次/分，无宫缩及出血。诊断为：胆道蛔虫合并感染；轻度脱水；七月宫内孕。经中西医服镇痛、驱蛔两法治疗三天后，疼痛仍不止，阵痛频作，每痛则大汗淋漓，唇干喜饮，舌少津，不大便，尿少黄，神疲脉细，属气阴虚乏之症。用生甘草 15 克，蜂蜜 12 克，粳米粉 10 克，以生甘草煎汤，乘温冲粉、蜜顿服。二剂后诸症缓解，住院六天痊愈出院。足月后顺产一男婴。

五灵脂散

【来源】《小儿卫生总微论方》卷十三。

【组成】五灵脂（去砂石，末）二钱　白矾（枯）半钱

【用法】拌匀。每服一钱或半钱，水八分，煎至减半，温服。当吐虫出。

【主治】虫动攻心痛欲死。

龙脑丸

【来源】《宣明论方》卷四（千倾堂本）。

【组成】当归（焙）　龙胆草　大栀子　黄连　黄柏　黄芩各一两　大黄　芦荟　青黛各半两　木香一分　麝香半钱

【用法】上为末，炼蜜为丸，如小豆大，小儿如麻子大。每服二十丸，生姜汤送下，兼服防风通圣散。

【功用】

1.《宣明论方》：常服宣通血气，调顺阴阳。

2.《中国药典》：泻火通便。

【主治】肾水阴虚，风热蕴积，时发惊悸，筋惕搐搦，神志不宁，荣卫壅滞，头目昏眩，肌肉𥆧𥆧，胸高痞塞，咽嗌不利，肠胃燥涩，小便溺闭，筋脉拘挛；肢体瘦弱，暗风痫病；小儿急慢惊风。

【宜忌】

1.《宣明论方》：忌发热诸物。

2.《医方集解》：非实火者不可轻投。

【验案】胆道蛔虫病　《浙江中医杂志》（1965，7：20）：以本方加牙皂二钱，改为汤剂煎服（其中麝香半分另调服），治疗胆道蛔虫病 15 例。结果：全部治愈。追踪观察 3～8 个月，无 1 例复发。作者认为本方具有清热燥湿，通关利窍，行气止痛，利胆杀虫，并具有促进虫体排出之作用。

利胆汤

【来源】《新急腹症学》引青岛台西医院方。

【组成】柴胡　茵陈　郁金　黄芩　白芍　大黄（后下）各五钱　金银花　大青叶　金钱草各一两　芒消（冲服）三钱　木香四钱

【功用】清热利胆。

【主治】胆道蛔虫病恢复期。

肠驱蛔汤

【来源】《新急腹症学》。

【组成】槟榔一两　使君子五钱　雷丸五钱　苦楝皮五钱　川朴三钱　大黄四钱

【功用】利胆排虫。

【主治】胆道蛔虫病恢复期。

【加减】寒证，宜加附子、桂枝，以温中助阳；热证，宜加茵陈、栀子、大黄、金钱草、黄芩、三颗针、虎杖，以清热利胆；大便秘结，加大黄、番泻叶，以软坚通便；呕吐，加旋覆花、代赭石、半夏、竹茹，以降逆止呕。

驱蛔汤 1 号

【来源】《新急腹症学》引天津南开医院方。

【组成】槟榔一两　使君子一两　乌梅五枚　苦楝皮五钱　川椒一钱　细辛一钱　木香四钱　枳壳二钱　元明粉三钱　干姜一钱

【主治】胆道蛔虫病蛔滞型，腹痛发作不频繁者。相当于单纯性胆道蛔虫病。

驱蛔汤 2 号

【来源】《新急腹症学》引天津南开医院方。

【组成】牡蛎五钱　枯矾一钱　茵陈五钱　栀子三

钱 木香三钱 枳壳三钱 郁金三钱 大黄三钱

【主治】胆道蛔虫病蛔隐型。临床症状已消退，但胆道造影蛔虫仍停留在胆道内者。

驱蛔汤 3 号

【来源】《新急腹症学》引天津南开医院方。

【组成】槟榔一两 使君子八钱 雷丸三钱 苦楝皮八钱 川朴四钱 枳壳四钱 大黄三钱

【主治】胆道蛔虫病恢复期，自觉症状已完全消退者。

驱蛔承气汤

【来源】《新急腹症学》引天津南开医院方。

【组成】槟榔一两 使君子一两 苦楝皮一两 乌梅五钱 金钱草一两 川朴三钱 枳壳三钱 大黄一钱 芒硝三钱

【主治】胆道蛔虫病蛔热型。发热，不思饮食，腹痛拒按，大便秘结，小便短赤，脉象弦滑或滑数，舌苔黄腻或黄燥。见于该病并发轻型胆道感染或单纯性胰腺炎者。

胆道驱蛔汤

【来源】《新急腹症学》。

【组成】槟榔一两 使君子八钱 苦楝皮五钱 川朴三钱 元胡五钱 木香五钱 大黄五钱

【主治】胆道蛔虫病蛔滞型。症见发热，不思饮食，腹痛拒按，大便秘结，小便短赤，脉象弦滑或滑数，舌苔黄腻或黄燥。

安蛔汤

【来源】《山东中医杂志》（1983，5：20）。

【组成】乌梅30g 细辛6g 川椒10g 槟榔15g 川楝子12g 生大黄（后下）10g 鲜苦楝皮24g 使君子24g

【用法】水煎服，每日2剂，呕吐频繁者可多次少服，小儿剂量按比例酌减。

【主治】胆蛔症。

【验案】胆蛔症 《山东中医杂志》（1983，5：20）：治疗胆蛔症137例，男78例，女59例；本病发病时间最短者1小时，最长者12天。结果：全部治愈，其中包括胆道蛔虫并发感染者49例，止痛时间最短的30分钟，最长的28小时。

梅椒二黄汤

【来源】《云南中医杂志》（1989，5：12）。

【组成】黄连2g 花椒5g 乌梅 使君肉 鹤虱 大黄（生用，后下）各10g

【用法】1剂水煎2次，煎成200～300ml药液，分次频服，日服1剂。痛剧者，日2剂。

【主治】小儿胆道蛔虫症。

【用法】若大便稀者，减大黄；体虚者，加党参；皮肤发黄，加茵陈、焦山栀；脘闷，加郁金、枳壳；阳虚者，加肉桂、附片。

【验案】小儿胆道蛔虫症 《云南中医杂志》（1989，5：12）：治疗小儿胆道蛔虫症65例，男36例，女29例；发病仅半天8例，1天34例，2天15例，3天8例；年龄最小2岁，最大10岁。结果：治愈（临床症状消失，血百分、粪检无异常）62例（95.4%）；好转（临床症状减轻，血百分较前减低）3例（4.6%）。

五十八、胃 炎

胃炎，是一种胃黏膜的炎症，分为浅表性、肥厚性、萎缩性等不同类型。常有上腹部胀闷、嗳气、吐酸、食欲减退，或无规律上腹隐痛，食后加重等诸多表现。治宜理气和胃为主。

生姜泻心汤

【来源】《伤寒论》。

【组成】生姜四两（切） 甘草三两（炙） 人参三

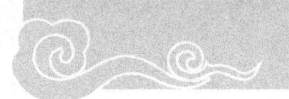

两　干姜一两　黄芩三两　半夏半升（洗）　黄连一两　大枣十二枚（擘）

【用法】以水一斗，煮取六升，去滓，再煎取三升，温服一升，每日三次。

【功用】《伤寒论讲义》：和胃降逆，散水消痞。

【主治】伤寒汗出，解之后，胃中不和，心下痞硬，干噫食臭，胁下有水气，腹中雷鸣下利者。

【验案】慢性胃炎　《岳美中医案集》：胡某某，男。患慢性胃炎，自觉心下有膨闷感，经年累月，饱食后嗳生食气，腹中常有走注之雷鸣声，形体瘦削，面少光泽。符合仲景生姜泻心汤证。处方：生姜12g，炙甘草9g，党参9g，干姜3g，黄芩9g，黄连3g(忌用大量)，半夏9g　大枣4枚（擘），水煎温服。1周后所有症状基本消失，唯食欲不振，投以加味六君子汤，胃纳见佳。

胃灵冲剂

【来源】《中药制剂手册》引杭州第一中药厂方。

【组成】甘草二十五两　海螵蛸二十五两　白芍二十一两　党参五两　白术十三两　元胡（醋炙）十三两

【用法】取甘草等六味，用煮提法提取二次。第一次加水10倍量，煮沸4小时；第二次加水8倍量，煮取3小时，滤取二次药液，沉淀过滤，浓缩成稠膏约30两。另取白糊精17两，与上项稠膏搅拌均匀，分成小块，晾干或低温干燥，轧为细粉，制粒。取上项细粉，喷洒适量冷开水搅拌成软材，过14～16目筛，制成颗粒，干燥后整粒，日服三次，开水冲化，摇匀服用。

【功用】健胃，镇痛，消炎，止血。

【主治】胃炎及胃与十二指肠溃疡。

止吐汤

【来源】《临证医案医方》。

【组成】扁豆衣9克　扁豆花9克　旋覆花（布包）6克　代赭石（布包）12克　砂仁壳6克　豆蔻壳6克　藿香6克　姜竹茹6克　陈皮9克　姜半夏9克　茯苓9克　炒吴茱萸　炒黄连各1.5克

【用法】用灶心土60克，煮汤代水煎药，每日一付，分两次温服。

【功用】降逆止吐，和胃温中。

【主治】急性胃炎。呕吐频作，胃脘作痛，舌苔白，脉滑。

【方论】方中扁豆衣、扁豆花、陈皮、藿香和胃；旋覆花、代赭石降逆；竹茹、黄连清胃；砂仁壳、豆蔻壳、吴茱萸温胃；云苓利湿；半夏燥湿；吴茱萸、黄连，一温一清，能泄肝和胃，降逆开郁。本方对胃失和降、胃气上逆而呕吐频作者，较为适宜。

温中汤

【来源】《临证医案医方》。

【组成】砂仁6克　白蔻仁6克　刀豆子9克　高良姜9克　吴茱萸3克　陈皮9克　香附9克　姜厚朴9克　麦芽9克　神曲9克　鸡内金9克　谷芽9克

【功用】温中止痛，理气和胃。

【主治】慢性胃炎，偏寒型。胃脘痛，遇寒加重，舌苔薄白，脉紧。

健脾汤

【来源】《老中医临床经验选编》。

【组成】党参　白术　茯苓　半夏各9克　陈皮6克　黄连　吴茱萸各3克　白芍15克　甘草3克　瓦楞子12克

【功用】健脾和胃，缓急止痛，降逆止呕。

【主治】脾胃虚弱，中脘疼痛，呕恶泛酸，精神疲乏，纳食减少，脉濡细或虚而无力；胃和十二指肠溃疡病，慢性胃炎等偏于脾胃虚寒者。

【加减】脾虚不能运化，加炒麦芽、炒谷芽各12克，肉桂1.5～3克；脾虚湿盛，加苍术、厚朴各9克；脾虚不能统血，加当归、黄耆、阿胶、仙鹤草；肝胃不和，胃气上逆，加旋覆花、代赭石。

萎胃百合汤

【来源】《辽宁中医杂志》（1988，4：18）。

【组成】百合30g　乌药9g　白芍15g　甘草5g　山药　黄芪各20g　红花15g　陈皮10g　黄

连 3g

【用法】水煎服。

【主治】萎缩性胃炎。

【用法】大便干燥加大黄或火麻仁；胃酸缺乏加焦楂；伴胃黏膜糜烂，加用锡类散，每服 1/2 管，1 日 2 次；伴肠上皮化生，加半枝莲；伴憩室可重用活血化瘀药。

【验案】萎缩性胃炎 《辽宁中医杂志》（1988，4：18）：治疗萎缩性胃炎 56 例，男 50 例，女 6 例；年龄 32～65 岁，平均年龄 44 岁，其中 35～55 岁较多见，共 46 例；病程 5 年以下 43 例，5～10 年 7 例，10 年以上 5 例，20 年以上 1 例。均经纤维胃镜、病理活检确诊。结果：症状消失，纤维胃镜、病理活检复查萎缩病灶转浅表性胃炎为显效，共 22 例，占 39.3%；主要症状消失，复查萎缩病灶缩小为好转，共 28 例，占 50%；症状时轻时重，复查萎缩病灶无改善为无效，共 6 例，占 10.7%；总有效率为 89.3%。

萎必生

【来源】《黑龙江中医药》（1989，1：21）。

【组成】黄芪 15g 苡仁 30g 当归 山楂 百合 乌药 丹参 莪术 枳壳 青木香 蜂蜜（冲）各 10g 黄连 2g 制附片 甘草各 6g

【用法】每日 1 剂，水煎，分 2 次服。证情好转后改为丸剂，每次 3～6g，1 日 2 次，3 个月为 1 疗程。

【主治】萎缩性胃炎。

【验案】萎缩性胃炎 《黑龙江中医药》（1989，1：21）：治疗萎缩性胃炎 63 例，男 42 例，女 21 例；年龄 32～74 岁；病程 2～20 年。结果：显效 17 例（27.0%），有效 35 例（55.6%），无效 11 例（17.5%）；总有效率 82.5%。

柴黄汤

【来源】《湖北中医杂志》（1989，3：19）。

【组成】柴胡 15g 郁金 12g 佛手 12g 大黄 8g 甘草 8g 木香 8g 白芍 20g 黄芩 6g 佩兰 10g 浙贝母 10g 枳壳 10g 川朴 10g 蒲公英 14g

【用法】每日 1 剂，水煎服。恶心呕吐明显者加竹茹、姜半夏，上腹痛明显者加元胡、罂粟壳，胃寒者加吴茱萸、干姜，胃阴不足者加石斛、麦冬。

【主治】胆汁返流性胃炎。

【用法】恶心呕吐明显者，加竹茹、姜半夏；上腹痛明显者，加元胡、罂粟壳；胃寒者，加吴茱萸、干姜；胃阴不足者，加石斛、麦冬。

【验案】胆汁返流性胃炎 《湖北中医杂志》（1989，3：19）：治疗胆汁返流性胃炎 45 例，男 36 例，女 9 例；年龄 32～65 岁；病程 2 个月至 20 年。结果：自觉症状消除，胃镜检查未见胆汁反流，胃部炎症明显改善及吻合口充血、水肿消失者 25 例；自觉症状明显好转，胃镜检查胆汁反流减少，胃部炎症有所改善及吻合口充血、水肿基本消失者 18 例；无效 2 例；总有效率为 95.6%。治疗时间最短 12 天，最长 45 天。

胃 友

【来源】《中医杂志》（1989，9：544）。

【组成】黄芪 30g 肉桂 10g 吴茱萸 10g 枳壳 10g 片姜黄 10g 川芎 10g 红花 10g 桃仁 10g 丹参 30g 三棱 10g 莪术 10g 甘草 6g

【用法】水煎服，每日 1 剂。服药时间视病情而定。轻度萎缩性胃炎伴轻度肠上皮化生，或慢性浅表性胃炎伴轻度肠上皮化生者服 50～60 剂；中度萎缩性胃炎伴肠上皮化生，或中度肠上皮化生者服 60～90 剂；重度萎缩性胃炎伴肠上皮化生，或重度肠上皮化生、腺体不典型增生者服 90～120 剂。

【主治】萎缩性胃炎。

【验案】萎缩性胃炎 《中医杂志》（1989，9：544）：治疗萎缩性胃炎 910 例，均经胃镜、病理组织学检查确诊。其中男性 698 例，女性 212 例；最小年龄 19 岁，最大年龄 78 岁；病程 5～30 年以上。A 型萎缩性胃炎 17 例，B 型 863 例，A B 型 30 例；轻度萎缩性胃炎 692 例，中度 176 例，重度 42 例；伴肠上皮化生 438 例，其中轻度 315 例，中度 106 例，重度 17 例；伴腺体不典型增生 53 例；胃酸正常 672 例，胃酸减少 217 例，无酸 21 例。疗效标准：基本治愈：上腹疼痛、饱胀、嗳气等症状消失，食欲增加；病理组织检查腺体萎缩恢复，肠上皮化生消失，胃黏膜色泽由浓、晦暗为主转变为红润，或以红为主；黏膜粗

大，隆起结节消失或变平坦、光滑。好转：症状好转或消失，食欲好，精神佳；病理组织检查，腺体萎缩由重度转为中度或轻度，中度转为轻度，上皮化生减轻、消失，轻度转为消失；腺体萎缩无变化，但腺上皮增生、肠上皮化生消失。无效：病理组织检查无变化。结果：所有病例均经胃镜病理组织学复查，复查结果获基本治愈637例（70%），好转245例（26.9%），无效28例（3.1%），总有效率为96.9%。

理中良附煎

【来源】《陕西中医》（1990，1：12）。

【组成】党参　白术　干姜各10g　香附　枳壳　麦芽　乌贼骨各15g　良姜　木香　砂仁各6g

【用法】每日1剂，水煎，分3次饭前服，连服30剂为1疗程。

【主治】浅表性胃炎。

【用法】挟湿热，加苍术12g，黄连3g；气滞甚，加柴胡、青皮各10g；血瘀，加丹参30g，赤芍15g；兼食滞，加莱菔子12g，鸡内金6g；兼胃阴虚，去干姜，加黄精15g，麦冬10g，生地12g；大便潜血阳性，加白及12g，大黄6g。

【验案】浅表性胃炎　《陕西中医》（1990，1：12）：治疗浅表性胃炎97例，男51例，女46例；年龄21～68岁；病程1～34年。结果：治疗后临床症状消失，胃镜或X线钡餐造影均恢复正常为痊愈，共58例；服药1疗程，症状消失，胃镜检查胃黏膜呈斑片状，病灶缩小为好转，共33例；服药期间症状好转，但停药后病情复发为无效，共6例；总有效率93.8%。

食复散

【来源】《湖北中医杂志》（1991，1：71）。

【组成】生瓦楞子450g　生甘草150g　胃复安0.6g

【用法】上药共研末，过120目筛，为10天量，装盒备用，用时将食复散20g放入服药杯内并加温开水10ml调匀，饭前半小时缓缓咽下，1日3次，10天为1疗程。

【主治】返流性食管炎。

【验案】返流性食管炎　《湖北中医杂志》（1991，1：71）：治疗返流性食管炎35例，男21例，女14例；年龄14～65岁；病程1个月至10年。服药2个疗程后复查内镜。结果：以临床症状消失，内镜下溃疡愈合，返流停止为显效，共22例；临床症状消失，内镜下溃疡形成瘢痕为有效，共10例；无效3例；总有效率为91.4%。

理饮汤

【来源】《河南中医》（1991，4：29）。

【组成】茯苓15g　白术12g　橘红　白芍各9g　炙甘草　干姜　桂枝各6g　川朴3g　公英15g　麦芽12g

【用法】每日1剂，水煎服，1个月为1疗程。

【主治】慢性浅表性胃炎。

【验案】慢性浅表性胃炎　《河南中医》（1991，4：29）：治疗慢性浅表性胃炎41例，男17例，女24例；年龄18～65岁；病程2个月至10年35例，10年以上6例。结果：临床痊愈（服药1个疗程，临床症状消失，X线或胃镜检查基本正常，1年内未复发者）33例，好转（服药1个疗程，临床症状消失或明显减轻，X线或胃镜检查炎症损伤程度明显减轻或较前改善，1年内复发者）5例，无效（服药1个疗程，临床症状无改善或加重者）3例，总有效率92.68%。

和胃汤

【来源】《浙江中医杂志》（1991，6：246）。

【组成】太子参　黄芪　五灵脂　赤白芍　丹参　玄胡索　谷麦芽　蛇舌草各15g　茯苓　枳实各12g　陈皮10g　甘草6g　九香虫　川连各3g

【用法】每日1剂，水煎2次，浓缩至450ml，分3次匀服。2月为1疗程，一般需1～3个疗程。

【主治】慢性浅表性胃炎。

【验案】慢性浅表性胃炎　《浙江中医杂志》（1991，6：246）：治疗慢性浅表性胃炎124例，男56例，女68例；年龄最小13岁，最大72岁，以30～50岁为多，占58.9%。病程1～5年者43例，5～10年者49例，10～20年19例，20年以上者13例。结果：临床痊愈87例，占70.2%；显效26例，占21%；有效7例，占5.6%；无效4例，

占 3.2%。总有效率为 96.8%。

芪连合剂

【来源】《中西医结合杂志》（1991，9：557）。

【组成】黄芪 15g　桂枝 9g　白芍 24g　白术 12g　白茯苓 10g　薏苡仁 12g　厚朴 10g　丁香 3g　连翘 12g　蒲公英 15g　白及 10g　乌贼骨 12g　炙甘草 10g

【用法】上药制成合剂，200ml 装瓶。每次 100ml，1 日 2 次，饭前温服，3 个月为 1 疗程。

【主治】慢性浅表性胃炎。

【验案】慢性浅表性胃炎 《中西医结合杂志》（1991，9：557）：治疗慢性浅表性胃炎 100 例，男 72 例，女 28 例；年龄在 29 岁以下者 30 例，30～50 岁者 55 例，51～60 岁以上者 15 例；病程在 5 年以下者 62 例，5～20 年者 33 例，21～30 年者 5 例。结果：临床显效 71 例，有效 27 例，无效 2 例，总有效率为 98.00%。复查胃镜 60 例中，显效 16 例，占 26.67%；有效 35 例，占 58.33%；无效 9 例，占 15.00%；总有效率为 85%。病理检查 30 例，显效 6 例，占 20%；有效 19 例，占 63.33%；无效 5 例，占 16.67%；总有效率为 83.33%。

枳实通降汤

【来源】《中西医结合杂志》（1991，10：637）。

【组成】枳实 15g　代赭石 20g　白术 12g　蒲公英 20g　山楂 12g　茯苓 15g　两面针 15g　党参 12g

【用法】每日 1 剂，水煎，分早晚 2 次服。随症酌情加减。对照组用胃复安 10mg，庆大霉素 4mg，生胃酮 50mg，1 日 3 次。两组治疗均以 40 天为 1 个疗程，每隔 15～20 天胃镜检查一次。

【主治】胆汁返流性胃炎。

【验案】胆汁返流性胃炎 《中西医结合杂志》（1991，10：637）：治疗胆汁返流性胃炎 84 例，男 53 例，女 31 例，年龄 20～55 岁；出现症状时间最早于胃大部切除术后 6 个月，最晚 5 年；病程 3 个月至 6 年。结果：临床治愈 58 例，显效 14 例，好转 10 例，无效 2 例，总有效率 97.62%。

胆复散

【来源】《浙江中医杂志》（1991，10：444）。

【组成】炒白术　川桂枝各 100g　吴茱萸　生甘草各 80g　延胡索　生龙骨各 50g

【用法】上药共研细末，过 120 目筛，装瓶备用。1 日 3 次，4 周为 1 疗程。

【主治】胆汁返流性胃炎。

【验案】胆汁返流性胃炎 《浙江中医杂志》（1991，10：444）：治疗胆汁返流性胃炎 80 例，男 57 例，女 23 例；年龄在 16～70 岁，平均 39 岁，以 20～40 岁为多，占 76%。曾做胃次全切术者 8 例，合并十二指肠球部疾病者 33 例，有胆道疾病者 62 例。分为治疗组和对照组各 40 例，对照组用丙谷胺 0.02g，乳酶生 1.0g，吗丁啉 0.01g，1 日 3 次，疗程同治疗组。疗效标准：显效：自觉症状消失，舌脉象恢复正常，内镜下胆汁反流消失，合并症好转；有效：自觉症状改善，舌脉象好转，内镜下胆汁反流减少，合并症减轻；无效：上述几个方面无改变。结果：治疗组显效 24 例，占 60%；有效 10 例，占 25%；无效 6 例，占 15%。对照组显效 17 例，占 42.5%；有效 12 例，占 30%，无效 11 例，占 27.5%。

萎胃乐

【来源】《陕西中医》（1992，1：5）。

【组成】炙黄芪 13g　党参　白芍　元胡　神曲各 10g　干姜　乌梅各 8g　炙甘草　九香虫各 6g　莪术　佛手各 7g　白花蛇舌草 15g　大黄 5g

【用法】上药共为散剂，每次 10g，每日 3 次，口服。

【主治】胃炎。

【验案】胃炎 《陕西中医》（1992，1：5）：治疗胃炎 51 例，男 38 例，女 13 例；年龄 19～66 岁。结果：临床治愈 31 例，显效 13 例，有效 5 例，无效 2 例，有效率为 96.1%。胃镜病理 39 例，痊愈 8 例，显效 11 例，有效 9 例，无效 11 例，有效率 71.8%。

胃痛合剂

【来源】《实用中医内科杂志》（1992，2：85）。

【组成】丹参30g　白芍15g　赤芍12g　川楝子12g　当归12g　荜拨3g　木瓜12g　檀香3g　延胡12g　玫瑰花12g　黄连12g

【用法】水煎服，每日1剂。

【主治】慢性萎缩性胃炎。

【验案】慢性萎缩性胃炎　《实用中医内科杂志》（1992，2：85）：治疗慢性萎缩性胃炎51例，病例全都经胃镜、病理组织学检查确诊，男38人，女13人；年龄在26～72岁，病程半年至28年，平均病程12.6年。结果：基本痊愈35例，显效12例，无效4例，总有效率92.2%。

菖阳泻心汤

【来源】《南京中医学院学报》（1992，2：122）。

【组成】石菖蒲3～6g　苏叶3～6g　制厚朴6～10g　制半夏10g　姜连1.5～3g　炒黄芩6～10g　枇杷叶　淡竹茹各10g　芦根15～30g

【用法】每日1剂，水煎服。

【主治】慢性胃炎。

【验案】慢性胃炎　《南京中医学院学报》（1992，2：122）：治疗慢性胃炎46例，男性22例，女性24例；年龄最小17岁，最大66岁，以20～25岁居多。结果：显著好转28例，好转14例，无效4例，总有效率为91.3%。

疏理通降汤

【来源】《江苏中医》（1992，5：8）。

【组成】炒柴胡　延胡索　广郁金　草豆蔻　制半夏　炒枳壳　川楝子各10g　蒲公英20g　生川军　甘草各3g

【用法】每日1剂，水煎服。

【主治】胆汁反流性胃炎。

【加减】肝胃不和，加川雅连3g，淡竹茹10g；气滞血瘀，加青陈皮10g，三七粉3g（分冲）；阴亏虚热，加北沙参、麦冬、石斛各10g。

【验案】胆汁反流性胃炎　《江苏中医》（1992，5：8）：治疗胆汁反流性胃炎35例，男19例，女16例；年龄最小20岁，最大65岁，平均41岁；病程最短6个月，最长12年，平均为4年。结果：临床症状消失，纳谷正常，纤维胃镜或胃电图复查无胆汁反流现象，胃炎明显好转为显效，共18例，占51.4%；临床症状及纤维胃镜或胃电图复查，胆汁返流明显减轻为好转，共14例，占40%；治疗2个月后，临床症状部分减轻，但纤维胃镜或胃电图复查无明显变化，胃炎无好转为无效，共3例，占8.6%；总有效率为91.4%。

加减小柴胡汤

【来源】《湖北中医杂志》（1992，6：12）。

【组成】柴胡10g　黄连10g　黄芩10g　法半夏10g　枳壳10g　白术10g　茯苓15g

【用法】每日1剂，水煎，分两次温服。

【主治】胆汁返流性胃炎。

【加减】腹痛剧者，加玄胡10g；胀满甚者，加木香10g，厚朴10g；大便秘结者，加生军10g（后下）；舌有瘀斑、瘀点者，加丹参10g，檀香10g；合并溃疡者，加乌贼骨30g。

【验案】胆汁返流性胃炎　《湖北中医杂志》（1992，6：12）：治疗胆汁返流性胃炎50例，男35例，女15例；年龄18～65岁；均经纤维胃镜确诊。结果：胃镜检查未见胆汁潴留，黏膜呈桔红色，临床症状及体征消失为痊愈，共30例；胆汁潴留消失，黏膜病变好转为好转，共18例；复查胃镜及临床症状及体征均未见改善为无效，共2例；总有效率为96%。

参苓益胃汤

【来源】《陕西中医》（1992，8：364）。

【组成】白扁豆45g　山药30g　太子参25g　玉竹18g　白术　沙参　冰糖各12g　茯苓10g　麦冬9g　砂仁　生地　桔梗　莲子肉各6g　大枣3枚

【用法】水煎，每日1剂，3个月为1疗程。

【主治】萎缩性胃炎。

【验案】萎缩性胃炎　《陕西中医》（1992，8：364）：治疗萎缩性胃炎98例。结果：临床主要症状消失，半年内无复发为显效，共72例；临床主要症状有不同改变，或半年内有复发者为有效，

共 14 例；治疗前后症状无改变者为无效，共 12 例，总有效率为 88%。

胃寒冲剂

【来源】《陕西中医》（1992，8：364）。

【组成】黄芪 丹参各 12g 桂枝 白芍 香附各 9g 制半夏 6g 砂仁 高良姜 甘草各 3g

【用法】上药加工精制成冲剂，每日服 100g（含中药生药 60g），分 2 次开水冲服。观察疗程 6～12 个月。

【主治】萎缩性胃炎。

【验案】萎缩性胃炎 《陕西中医》（1992，8：364）：治疗萎缩性胃炎 38 例，临床症状完全消失 22 例，明显好转 15 例，治疗前后无变化 1 例，好转率为 97.4%。

粘复汤

【来源】《湖北中医杂志》（1993，1：22）。

【组成】太子参 15g 黄芪 15g 白术 15g 茯苓 15g 焦三仙 15g 丹参 15g 枳实 15g 半枝莲 30g 玄胡 30g 广木香 10g 五灵脂 10g 甘草 6g 蚤休 20g

【用法】每日 1 剂，煎取 600ml，每次 200ml，1 日 3 次，2 个月为 1 疗程。

【主治】慢性萎缩性胃炎。

【加减】阴虚盛者，加沙参 15g，麦冬 15g，生地 15g；湿重者，加藿香 10g，佩兰 10g，苡米 30g；寒重者，加吴萸 6g，干姜 6g；肝胃不和者，加柴胡 10g，郁金 15g，川楝子 15g；伴肠上皮化生或不典型增生者，加土茯苓 30g，或三棱 10g，莪术 10g。

【验案】慢性萎缩性胃炎 《湖北中医杂志》（1993，1：22）：治疗慢性萎缩性胃炎 55 例，男 16 例，女 39 例；年龄 21～65 岁；病程半年～20 年，均经纤维胃镜及胃黏膜活组织检查确诊。结果：临床症状消失，胃镜像基本恢复正常或复查为浅表性胃炎，病理检查胃黏膜萎缩病变或肠上皮化生消失者为显效，共 32 例，占 58.2%；临床症状基本消失，胃镜像较前好转，病理检查胃黏膜萎缩病变及肠化程度减轻者为有效，共 21 例，占

38.2%；临床症状无改善，胃镜复查及胃黏膜病理检查均无改变者为无效，共 2 例，占 3.6%；总有效率达 96.4%。

理胃消萎汤

【来源】《中成药研究》（1993，3：11）。

【组成】党参 12g 黄芪 15g 白术 当归 白芍 木香各 10g 莪术 12g 丹参 炒麦芽各 30g 生甘草 5g

【用法】水煎服，每日 1 剂。2 个月为 1 疗程。

【主治】慢性萎缩性胃炎。

【验案】慢性萎缩性胃炎 《中成药研究》（1993，3：11）：治疗慢性萎缩性胃炎 45 例，男 36 例，女 9 例。结果：显效 16 例，有效 17 例，无效 12 例，总有效率 73.3%。

降胆和胃汤

【来源】《湖北中医杂志》（1993，3：16）。

【组成】玄胡索 20g 代赭石 15g 旋覆花（包）10g 炒柴胡 10g 生白芍 15g 白术 12g 炒枳实 12g 法半夏 8g 黄连 5g（吴萸炒） 熟大黄 6g。

【用法】每日 1 剂，加水 1000ml，煎取浓汁 300ml，每日 3 次分服；或者为丸，每次 18g，1 日 2 次，连服 3 个月。

【主治】碱性返流性胃炎。

【加减】呕吐酸水，加乌贼骨 15g，白豆蔻 10g；呃逆，加柿蒂 15g，吴萸 8g；腹胀嗳腐，加山楂 20g，麦芽 30g。

【验案】碱性反流性胃炎 《湖北中医杂志》（1993，3：16）：治疗碱性返流性胃炎 52 例，男 31 例，女 21 例；年龄 15～50 岁；病程 1～6 年；全部病例治疗前均经纤维胃镜或者 X 线钡餐透视确诊。结果：胃痛停止，其他症状消失为显效，共 37 例；胃痛缓解，次数减少，其他症状好转为好转，共 8 例；无效 7 例；总有效率为 87%。

香砂温中汤

【来源】《首批国家级名老中医效验秘方精选》。

【组成】党参 12 克 白术 10 克 茯苓 15 克 陈

皮 10 克　半夏 10 克　木香 6 克　砂仁 8 克　厚朴 10 克　干姜 10 克　川芎 10 克　丁香 5 克　炙甘草 3 克

【用法】每日一剂，水煎，分早晚两次服。

【功用】益气健脾，温中和胃。

【主治】浅表性胃炎、萎缩性胃炎、返流性胃炎、十二指肠球炎等病。症见胃脘隐痛，喜暖喜按，遇冷加重，腹胀纳差，嗳气，泛吐清水，大便溏薄，倦怠乏力，神疲懒言，畏寒肢冷，形体消瘦，舌质淡，舌体胖大，苔薄白，脉沉细无力等，中医辨证属于脾胃气虚、阳虚者。

【加减】兼肝郁甚者，加香附 10 克，乌药 10 克；兼血瘀，加丹参 15 克，元胡 10 克；湿盛泄泻者，加苡仁 30 克，泽泻 10 克，桂枝 5 克；湿阻呕恶者，加苍术 10 克，藿香 15 克；食滞不化者，加焦山楂、神曲、麦芽各 12 克；阳虚甚者，加制附子 10 克；气虚甚者，加黄芪 15 ～ 30 克。

【验案】王某，男，54 岁，干部，1987 年 4 月 13 日初诊。病人自述 10 年前因饮食不当致胃脘疼痛，10 年来虽经中西药治疗，病情时轻时重，每因饮食失宜、情志不遂则症状加重。1987 年 10 月经胃镜检查诊为慢性萎缩性胃炎，病理活检：胃黏膜萎缩性胃炎伴轻度肠上皮化生。诊视中见：胃脘隐痛，喜暖喜按，遇冷痛甚，脘痛时连及两胁，腹胀纳差，肢倦乏力，大便溏薄，日行 2 ～ 3 次，面色萎黄，形体消瘦，舌质淡，舌体胖大，边见齿痕，脉弦细。证属脾胃阳虚，兼肝郁气滞。治宜温中健脾，疏肝和胃。方用香砂温中汤加香附 10 克，乌药 10 克，水煎服。二诊：上方服用 18 剂，胁痛消失，胃痛大减，纳食增加，仍便溏，日行 2 次。上方去香附、乌药，加苡仁 30 克，以增健脾祛湿之力。三诊：上方服 18 剂，大便正常，胃痛消失，仍感身倦乏力，食后腹胀。方中去苡仁，加焦三仙各 12 克，继服。上方前后共服 3 月余，精神饮食好，大便正常，诸症消失，面色红润，体重增加。后复查胃镜及胃黏膜活检，胃黏膜轻度浅表性炎症。1 年后追访，知其身体健康，正常生活工作。

清中消痞汤

【来源】《首批国家级名老中医效验秘方精选》。

【组成】太子参 15 克　麦门冬 15 克　制半夏 7.5 克　柴胡 6 克　生白芍 10 克　炒栀子 7.5 克　丹皮 7.5 克　青皮 10 克　丹参 15 克　甘草 6 克

【用法】每日一剂，水煎，分两次口服。

【功用】养阴益胃，清中消痞。

【主治】浅表性胃炎，返流性胃炎，萎缩性胃炎等病。症见胃脘痞塞，灼热似痛，似饥不欲食，口干不欲饮，五心烦热，纳呆食少，大便燥秘，舌红少津或光剥龟裂，脉细或数等。

【加减】泛恶欲吐者，加竹茹、茯苓；口干舌燥者，加黄连、生地、太子参、沙参；嗳气矢气不畅，加佛手；气逆咽梗不适，加旋覆花、生赭石；食少难消，加鸡内金、炒谷麦芽、乌梅；大便溏薄，加山药、扁豆，减栀子、丹皮量；头眩目涩者，加枸杞子、甘菊，去柴胡。

【验案】王某，女，32 岁，1987 年 9 月 8 日初诊。病人病史 10 余年，经常胃脘胀满痞塞，近由情志郁怒而加重。胃中灼热似痛，似饥不欲食，口干不欲饮，舌辣似痛，大便干燥，2 ～ 3 日一行，倦怠无力，纳呆消瘦，屡经中西医诊治未愈。纤维胃镜及病理检查诊断：慢性萎缩性胃炎。脉沉细略数，舌质红少津，龟裂无苔，中脘穴及脾、胃俞穴有压痛，脉证合参属胃痞证，系中虚火郁阴亏胃热所致。治以养阴益胃，清中消痞法，予清中消痞汤加减：沙参 20 克，麦门冬 20 克，清半夏 7.5 克，炒栀子 7.5 克，粉丹皮 7.5 克，青皮 10 克，生白芍 15 克，石斛 20 克，生地 20 克，柴胡 3 克，生甘草 6 克，水煎服。服药 2 周，灼热缓解，大便通畅，口干舌辣均减，食纳略增。原方增减治疗约 3 个月，诸症消失，食欲恢复，体重增加，面色红润，舌脉正常。继服胃康复冲剂巩固，半年后复查胃镜及病理，已转轻度浅表性胃炎，嘱饮食调养停药观察 1 年，一切良好。

滋胃饮

【来源】《首批国家级名老中医效验秘方精选》。

【组成】乌梅肉 6 克　炒白芍　北沙参　大麦冬　金钗石斛　丹参　生麦芽各 10 克　炙鸡内金 5 克　炙甘草　玫瑰花各 3 克

【用法】每日一剂，水煎分服。

【功用】滋养胃阴，舒肝柔肝。

【主治】慢性萎缩性胃炎或溃疡病并发慢性胃炎久而不愈、胃酸缺乏者。临床以胃脘隐隐作痛，烦渴思饮，口燥咽干，食少、便秘，舌红少苔，脉细数为主症。

【加减】口渴甚，阴虚重者，加大生地10克；伴郁火，脘中烧灼热辣疼痛，痛势急迫，心中懊恼，口苦而燥，加黑山栀6克，黄连5克；舌苔厚腻而黄，呕恶频作，湿热留滞者，加黄连、厚朴、佛手各3克；津虚不能化气或气虚不能生津，津气两虚，兼见神疲气短、头昏、肢软、大便不畅或便溏者，加太子参、山药各10克。

【验案】卜某，男，38岁。胃痛5～6年，时时发作，此次发作持续两周不已。上腹脘部疼痛，痛势烧灼如辣，有压痛，自觉痞闷胀重，纳食不多，食后撑阻不适，口干欲饮，头昏，舌质光红中裂，无苔，脉细。是属胃阴耗伤，胃失濡润，而致纳运不健，胃气失和。治予酸甘化阴，调和胃气。滋胃饮加减：生地、麦冬各12克，白芍10克，乌梅肉5克，山楂10克，玫瑰花3克，每日一剂，分早晚煎服。药入三剂，脘痛灼热痞胀等症均止，舌苔新生，惟入晚脘部微有闷感，原方再服三剂，症状消失。

加味半夏泻心汤

【来源】《首批国家级名老中医效验秘方精选·续集》。

【组成】半夏10克　黄芩10克　黄连6克　党参12克　干姜6克　赭石20克　莱菔子15克　炒麦芽15克　山楂15克　杭芍15克　枳实10克　莪术10克　炙甘草10克

【用法】每日一剂，水煎二次，早晚分服，也可制成丸药长服。

【功用】平调寒热，消痞除胀。

【主治】慢性萎缩性胃炎。

【加减】如脾胃虚寒甚者，加香附10克，川椒5克，以温中祛寒；气滞胃胀甚者，加陈皮12克，木香10克，以理气消胀；肝胃气痛甚者，加柴胡15克，玄胡12克，白芷12克，以舒肝行气止痛；失眠，加炒枣仁20克，丹参15克；热偏胜，去干姜，加玉竹10克，公英30克；阴虚，去干姜，加麦冬15克，石斛15克；瘀重，去干姜，加丹参20克；吞酸者，加煅瓦楞15克，海螵蛸15克。

【验案】杨某，男，38岁。胃脘胀闷作痛十余年，1990年元月做胃镜检查，诊为慢性萎缩性胃炎，轻度疡化。遍服中西成药，效均不佳。后于1990年4月求治，胃脘胀满时痛，时有嗳气，呃逆，纳食少，不知饮，便微溏，舌稍红，苔薄白，脉沉弦。辨证为寒热互结，升降不调，胃胀作痞，治以平调寒热，燮理阴阳，和胃降逆，消胀除痞。处方：半夏10克，黄芩10克，黄连6克，党参12克，炙草10克，赭石20克，莱菔子15克，莪术10克，炒麦芽15克，山楂15克，瓜蒌12克，鸡内金10克，炮姜6克。上方连服百余剂，后改汤为丸剂，又服2料。自觉胃不胀不痛，纳食亦增，诸证悉减。于1990年11月再次做胃镜检查。诊为浅表性胃炎。继以丸剂调治，以期彻底治愈。

百合荔楝乌药汤

【来源】《首批国家级名老中医效验秘方精选·续集》。

【组成】生百合40克　川楝子20克　荔枝核15克　乌药15克

【用法】每日一剂，先用适量清水浸泡30分钟，再放火上煎煮30分钟，每剂煎三次，将三次煎出的药液混合，早饭前半小时和晚间睡前各服一次。

【功用】养阴和胃，理气止痛。

【主治】慢性胃炎，消化道溃疡。症见胃脘痛，腹胀，恶心，吞酸，食少纳呆等。中医辨证属阴虚气滞者。

【加减】临床遇腹胀，加枳实、麦芽、香橼皮；胁胀，加郁金、木香、青皮；嗳气，加木香、莱菔子；痛甚，加白芍、甘草；刺痛，加蒲黄、五灵脂；吐酸，加川黄连、吴茱萸；恶心，加藿香、陈皮；口渴饮冷，加石膏；口干不欲饮，加麦冬、生地、玉竹、元参；食少，加山楂、神曲、麦芽；气短乏力，加党参、桂枝；腹泻，加白术、茯苓；便秘，加火麻仁。

【验案】李某，男，45岁。胃部隐痛，时轻时重已四年余，曾服用多种中西药，一直未愈，近一月加重。顷诊胃痛隐隐，口燥咽干，渴而不饮，食量渐减，食后作胀，食辛辣之品痛甚，头晕乏力，两目干涩，视物昏花，五心烦热，面色萎黄，舌

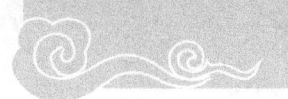

红无苔，脉细数。胃病日久，胃阴被伤，失于濡养，气滞作痛。方用百合荔楝乌药汤加减：生百合40克，川楝子15克，乌药15克，白芍15克，甘草15克，麦冬15克，玉竹15克，生地15克，沙参20克，生麦芽30克，三剂。药后胃痛已止，诸症悉减，惟便干，手足心热。予上方加胡黄连15克，银柴胡15克，地骨皮15克，继服三剂痊愈。

香砂益胃汤

【来源】《首批国家级名老中医效验秘方精选·续集》。

【组成】沙参15克　麦冬10克　山药15克　花粉10克　石斛10克　生地10克　玄参10克　白芍10克　玉竹15克　木香10克　砂仁6克

【用法】每日一剂，水煎二次，温热分服。

【功用】养阴益胃。

【主治】慢性萎缩性胃炎。其特点是胃脘闷痛，干哕不适，不思饮食，甚至无食欲感。并可见皮肤枯皱，肌肉萎缩，舌瘦瘪带赤，唇干齿枯。

【加减】大便秘结者加熟大黄。

【验案】尤某，男，32岁。胃脘疼痛反复发作5年余，伴有食欲不振，脘腹胀满，口干不欲饮，不泛酸水，大便稀溏，神疲肢软。胃镜提示：胃窦萎缩性炎症、十二指肠炎。几年来历经西药治疗罔效。检查：面色萎黄，形体瘦弱，脉沉细，舌质暗红，苔薄黄，中脘部有压痛。治以扶脾养胃。药用：南沙参15克，北沙参15克，白术10克，茯苓10克，甘草8克，山药15克，麦冬10克，苡仁20克，广木香10克，草蔻6克，百合15克，水煎服。共服药60余剂，诸症消失，精神振作，大便正常。

滋阴通降方

【来源】《首批国家级名老中医效验秘方精选·续集》。

【组成】沙参10克　麦冬10克　丹参12克　白芍15克　石斛10克　香橼皮10克　枳壳10克　金铃子10克　甘草3克

【用法】每日一剂，水煎，分二次服。

【功用】养阴通络，理气止痛。

【主治】慢性萎缩性胃炎，胃阴不足。症见胃脘隐隐灼痛，口干，纳少便干，舌红少苔。

【加减】兼湿者，养阴化湿合用，可加藿香、佩兰、泽兰、薏苡仁等；兼脾虚实便稀者，滋胃与运脾并举，可加砂仁、白蔻、木瓜、茯苓等。

【验案】路某，男54岁。初诊日期：1981年1月27日。胃病30余年，加重3年。胃镜及病理诊断：慢性萎缩性胃炎。屡经治疗，迄未见效。胃脘胀痛，纳食衰少，每餐1～2两，食则脘胀嗳气，胃中灼热，自觉有干燥感，口干少津，大便干结，倦怠无力。近来疼痛频作。此为久病入络，营络枯涩，胃阴已伤，胃失濡降。先予辛柔通络，服12剂，痛势大减，精神为之一振。再以养阴通降缓图，予沙参15克，丹参15克，玉竹20克，麦冬10克，白芍10克，佛手10克，香橼皮10克，苏梗10克，荷梗10克，香附10克，半枝莲20克，陈皮10克，三七粉3克（冲）。上方进12剂，痛止，口干灼热均减，大便通畅，纳增，每日可食一斤。药已中病，加减续进28剂，精神体力转佳，饮食正常，惟稍有口干而已。胃镜复查：原胃窦部米粒大小之隆起及点状糜烂已全部消除。仍守原意出入，调治两月。

参芪健胃冲剂

【来源】《部颁标准》。

【组成】党参111g　当归111g　山楂111g　黄芪111g　茯苓111g　甘草50g　白术111g　桂枝67g　陈皮67g　紫苏梗67g　白芍111g　海螵蛸33g　青木香56g　蒲公英133g

【用法】制成冲剂，每袋装16g，密封，置阴凉干燥处。饭前开水冲服，每次16g，1日3次或遵医嘱。

【功用】温中健脾，理气和胃。

【主治】脾胃虚寒型的慢性萎缩性胃炎，胃脘胀痛，痞闷不适，喜热喜按，嗳气呃逆等症。

胃安胶囊

【来源】《部颁标准》。

【组成】石斛60g　黄柏60g　南沙参120g　山楂

120g　枳壳（炒）120g　黄精 120g　甘草 60g　白芍 60g

【用法】制成胶囊，每粒装 0.25g，密封。饭后 2 小时服用，每次 8 粒，1 日 3 次。

【功用】养阴益胃，补脾消炎，行气止痛。

【主治】萎缩性胃炎，出现胃脘嘈杂，上腹隐痛，咽干口燥、舌红少津、脉细数等胃阴虚证候者。

胃灵合剂

【来源】《部颁标准》。

【组成】甘草（炙）150g　海螵蛸 150g　白芍（炒）120g　白术（炒）80g　延胡索 80g　党参 30g

【用法】制成合剂，密封，置阴凉干燥处。口服，每次 20～25ml，1 日 3 次。

　　本方制成冲剂，名"胃灵冲剂"。

【功用】健胃和中，制酸止痛。

【主治】胃炎，胃及十二指肠溃疡。

胃得安片

【来源】《部颁标准》。

【组成】白术 55g　苍术 15g　神曲 30g　泽泻 30g　川芎 15g　海螵蛸 15g　草豆蔻 10g　莱菔子 10g　陈皮（制）25g　瓜蒌 15g　槟榔 15g　甘草 15g　马兰草 20g　绿衣枳实 25g　麦芽 40g　姜半夏 30g　茯苓 35g　黄柏 15g　山姜子 10g　黄芩 10g　干姜 10g　香附（制）15g　厚朴 10g　木香 10g　紫河车 20g

【用法】制成片剂，每片重 0.46g，密封。口服，每次 5 片，1 日 3～4 次。

　　神曲的处方及制法：谷芽（或麦芽）100g，大黄 12.5g，石菖蒲 50g，青蒿 100g，薏米 100g，厚朴 50g，车前草 100g，山楂 50g，陈皮 200g，小麦 250g；以上 10 味，取小麦、薏米粉碎成细粉，其余谷芽等 8 味粉碎成中粉，与上述细粉混匀，加热水制成软材，成型，置 25～30℃发酵至出现大量白色霉斑，于 60～70℃干燥，即得。

　　本方制成胶囊，名"胃得安胶囊"。

【功用】和胃止痛，健脾消食。

【主治】慢性胃炎，胃、十二指肠溃疡等。

胃炎宁冲剂

【来源】《部颁标准》。

【组成】檀香 68g　木香（煨）136g　细辛 68g　肉桂 68g　赤小豆 136g　鸡内金 34g　甘草（蜜炙）204g　山楂 900g　乌梅 204g　薏苡仁（炒）204g

【用法】制成颗粒剂，每袋装 15g，密封。口服，每次 15g，1 日 3 次。

【功用】温中醒脾，和胃降逆，芳香化浊，消导化食。

【主治】萎缩性胃炎，浅表性胃炎，胃窦炎及伤食湿重引起的消化不良等症。

胃康灵胶囊

【来源】《部颁标准》。

【组成】白芍 2000g　白及 1500g　三七 62.5g　甘草 2000g　茯苓 1500g　延胡索 1000g　海螵蛸 200g　颠茄浸膏 13g

【用法】制成胶囊，每粒重 0.4g，密封。口服，每次 4 粒，1 日 3 次，饭后服用。

【功用】柔肝和胃，散瘀止血，缓急止痛，去腐生新。

【主治】急慢性胃炎，糜烂性胃炎，胃溃疡，十二指肠溃疡及胃出血等症。

胃乐新颗粒

【来源】《部颁标准》。

【组成】猴头菌膏 150g

【用法】制成冲剂，每袋装 5g，密封。口服，每次 5g，1 日 3 次。

【功用】调理脾胃。

【主治】慢性萎缩性胃炎，胃及十二指肠球部溃疡，结肠炎以及消化不良，大便潜血。

养胃宁胶囊

【来源】《部颁标准》。

【组成】当归 33g　水红花子（炒）44g　香附（醋）33g　香橼 44g　青木香 22g　豆蔻 33g　草豆蔻 33g　人参 44g　五灵脂 33g　甘草（蜜炙）

22g　莱菔子（炒）33g　大黄 11g

【用法】制成胶囊剂，每粒装 0.3g，密封。口服，每次 6 粒，1 日 2～3 次。

【功用】调中养胃，理气止痛。

【主治】急慢性胃炎，溃疡病，胃神经官能症。

【宜忌】孕妇忌服。

养胃舒胶囊

【来源】《部颁标准》。

【组成】党参 187g　陈皮 157g　黄精（蒸）187g　山药 187g　干姜 76g　菟丝子 187g　白术（炒）187g　玄参 187g　乌梅 233g　山楂 233g　北沙参 187g

【用法】制成胶囊剂每粒装 0.4g，密封。口服，每次 3 粒，1 日 2 次。

　　本方制成颗粒剂，名"养胃舒颗粒"。

【功用】扶正固体，滋阴养胃，调理中焦，行气消导。

【主治】慢性萎缩性胃炎，慢性胃炎所引起的胃脘热胀痛，手足心热，口干口苦，纳差，消瘦等症。

温胃舒胶囊

【来源】《部颁标准》。

【组成】党参 183g　附子（制）150g　黄芪（炙）183g　肉桂 90g　山药 183g　肉苁蓉（制）183g　白术（炒）183g　山楂（炒）225g　乌梅 225g　砂仁 60g　陈皮 150g　补骨脂 183g

【用法】制成胶囊剂，每粒重 0.4g。口服，每次 3 粒，1 日 2 次。

【功用】扶正固本，温胃养胃，行气止痛，助阳暖胃。

【主治】慢性萎缩性胃炎、慢性胃炎所引起的胃脘冷痛，腹胀，嗳气，纳差，畏寒，无力等症。

【宜忌】胃大出血时忌用。

五十九、胃及十二指肠溃疡

　　胃及十二指肠溃疡，即胃溃疡和十二指肠溃疡，又称消化性溃疡。之所以称之为消化性溃疡，是因为既往认为胃溃疡和十二指肠溃疡是由于胃酸和胃蛋白酶对黏膜自身消化所形成的，事实上胃酸和胃蛋白酶只是溃疡形成的主要原因之一，还有其他原因可以形成溃疡病。由于胃溃疡和十二指肠溃疡的病因和临床症状有许多相似之处，有时难以区分是胃溃疡还是十二指肠溃疡，因此往往诊断为消化性溃疡，或胃、十二指肠溃疡。本病以反复发作的节律性上腹痛为临床特点，常伴有嗳气、泛酸、灼热、嘈杂，甚至恶心、呕吐、呕血、便血等病状。治宜调和寒热，活血止痛为基础。

半夏泻心汤

【来源】《伤寒论》。

【组成】半夏半升（洗）　黄芩　干姜　人参　甘草（炙）各三两　黄连一两　大枣十二个（擘）

【用法】以水一斗，煮取六升，去滓，再煮取三升，温服一升，一日三次。

【功用】

　　1.《医宗金鉴》：补虚降逆，祛寒泻热。

　　2.《金匮玉函经二注》赵以德注：分阴阳，升水降火。

　　3.《金匮要略心典》：交阴阳，通上下。

【主治】伤寒五六日，呕而发热，柴胡汤证具，而以他药下之，心下但满而不痛者，此为痞。

【验案】胃及十二指肠溃疡出血　《上海中医药杂志》（1984，2：23）：笔者对 48 例经西医诊断为胃及十二指肠溃疡出血和慢性胃炎等病人治以半夏泻心汤，均取得满意效果。临床症状为脘腹疼满，隐痛，吐血色鲜，或紫暗色血水，杂有食物残渣，或排大便如墨，舌红，苔黄腻，脉滑数。其加减法：呕血者以炮姜炭易干姜，加小蓟根 10克；大便隐血试验阳性者加阿胶 10 克；呕血兼便

血者，加小蓟根 10 克，阿胶 10 克；脘疼隐痛者，加延胡索 10 克。每日一剂，服 3 剂后止血者 31 例，服 5 剂后止血者 15 例，服 10 剂后止血者 2 例。《国医论坛》（1992，6∶14）：用本方：党参 15g，半夏 10g，黄连 3g，黄芩 6g，干姜 10g，大枣 4 枚，炙甘草 10g。每日 1 剂，水煎，分 3 次温服，10 天为 1 疗程。服药期间忌烟酒、辛辣、肥腻、生冷之物，避免情志刺激。治疗消化性溃疡 37 例。结果：痊愈 30 例，显效 3 例，有效 3 例，无效 1 例；总有效率为 97.3%。

甘草粉蜜汤

【来源】《金匮要略》卷中。

【组成】甘草二两　粉一两　蜜四两

【用法】上三味，以水三升，先煮甘草，取二升，去滓，纳粉、蜜，搅令匀，煎如薄粥。温服一升，愈即止。

【功用】《金匮要略释义》：安蛔止痛，解毒和胃。

【主治】蛔虫之为病，令人吐涎，心痛，发作有时，毒药不止。

【验案】十二指肠球部溃疡《浙江中医杂志》（1985，8∶352）：郭某，男，40 岁。上腹部持续隐痛、烧灼感已年余，多在夜间痛醒，进食后稍减；痛处喜温喜按，伴有泛酸，纳差，便溏，舌淡苔白，脉沉。西医诊断为十二指肠球部溃疡。证属脾胃气虚，治宜益气和胃止痛，用甘草粉蜜汤：炙甘草 30 克，粳米粉 20 克，蜂蜜 6 克，早晚饭前服。3 剂后，疼痛及泛酸均减轻。服二月后，钡餐造影示龛影基本消失。

胃灵冲剂

【来源】《中药制剂手册》引杭州第一中药厂方。

【组成】甘草二十五两　海螵蛸二十五两　白芍二十一两　党参五两　白术十三两　元胡（醋炙）十三两

【用法】取甘草等六味，用煮提法提取二次。第一次加水 10 倍量，煮沸 4 小时；第二次加水 8 倍量，煮取 3 小时，滤取二次药液，沉淀过滤，浓缩成稠膏约 30 两。另取白糊精 17 两，与上项稠膏搅拌均匀，分成小块，晾干或低温干燥，轧为细粉，

制粒。取上项细粉，喷洒适量冷开水搅拌成软材，过 14～16 目筛，制成颗粒，干燥后整粒，日服三次，开水冲化，摇匀服用。

【功用】健胃，镇痛，消炎，止血。

【主治】胃炎及胃与十二指肠溃疡。

溃疡散

【来源】《北京市中成药规范》。

【组成】甘草膏 400 斤　延胡索（醋制）180 斤　白及 180 斤　海螵蛸 180 斤　黄芩（去糟朽）360 斤　苡仁米（炒）180 斤　泽泻 120 斤　天仙子 3 斤

【用法】将药材加工洁净，炮炙合格。取处方中甘草膏 200 斤，按常法提取甘草酸。以甘草膏 200 斤与诸药粉碎为细粉，过 100 孔罗，混合均匀。加甘草酸制粒，烘干，装袋，每袋 50 克。每服 2 匙，饭前一小时用温开水送下，一日三次。置室内阴凉干燥处，用后密闭保存。

【主治】饮食不节伤胃引起的胃溃疡及十二指肠溃疡，急慢性胃炎，吐酸胃疼。

【宜忌】忌辛辣食物；孕妇及有心脏病、高血压、肾炎、水肿病人勿服。

胃药 3 号

【来源】《常见病的中医治疗研究》。

【组成】延胡索三钱　牡蛎四钱　香附三钱　丹参三钱　枯矾　海螵蛸　乌药各四钱。

【用法】上为末，炼蜜为丸。每服二钱，一日三次。

【功用】《古今名方》：行气活血，敛酸止痛。

【主治】溃疡病。

健脾汤

【来源】《老中医临床经验选编》。

【组成】党参　白术　茯苓　半夏各 9 克　陈皮 6 克　黄连　吴茱萸各 3 克　白芍 15 克　甘草 3 克　瓦楞子 12 克

【功用】健脾和胃，缓急止痛，降逆止呕。

【主治】脾胃虚弱，中脘疼痛，呕恶泛酸，精神疲

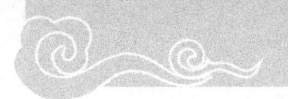

乏，纳食减少，脉濡细或虚而无力；胃和十二指肠溃疡病，慢性胃炎等偏于脾胃虚寒者。

【加减】脾虚不能运化，加炒麦芽、炒谷芽各12克，肉桂1.5～3克；脾虚湿盛，加苍术、厚朴各9克；脾虚不能统血，加当归、黄耆、阿胶、仙鹤草；肝胃不和，胃气上逆，加旋覆花、代赭石。

溃疡散

【来源】《新急腹症学》。

【组成】枳壳三份　沉香一份　炙甘草一份　维生素V半份

【用法】氢氧化铝二份，共为细末。每服五分，每日二至三次。

【主治】溃疡病。

溃疡丸I号

【来源】《新急腹症学》。

【组成】乌贼骨六钱　甘草五钱　干姜五钱　吴茱萸五钱　砂仁五钱　乌药三钱　元胡三钱　肉桂一钱

【主治】脾胃虚寒型溃疡病。

溃疡丸II号

【来源】《新急腹症学》。

【组成】乌贼骨五钱　甘草五钱　川楝子三钱　香附二钱　陈皮五钱　杭芍三钱　瓦楞子五钱

【主治】肝郁气滞型溃疡病。

溃疡丸III号

【来源】《新急腹症学》。

【组成】乌贼骨五钱　川楝子三钱　元胡三钱　桃仁二钱　蒲黄一钱　赤芍三钱

【主治】血瘀气滞型溃疡病。

胃痛宁

【来源】《古今名方》引上海中药制药一厂方。

【组成】枯矾5千克　海螵蛸3.6千克　延胡

索　炼蜂蜜各1.2千克　橘皮油适量

【用法】粉碎，制片，每片含生药0.5克。每服4～6片，每日三次，饭前温开水吞服。

【功用】制酸缓急止痛。

【主治】胃痛，胃酸过多，胃溃疡，十二指肠溃疡。

疏肝止血汤

【来源】《古今名方》。

【组成】柴胡　黄芩各6克　白芍　黑山栀　丹皮　金铃子各10克　侧柏叶60克　地榆15克　枳壳5克　黄连3克（吴茱萸炒）

【主治】溃疡病出血肝郁型。

复方左金丸

【来源】方出《黄文东医案》，名见《千家妙方》。

【组成】川连一钱　吴萸五分　半夏三钱　赤白芍各三钱　制川军二钱　木香三钱　煅瓦楞一两　失笑散四钱（包）

【功用】辛开苦泄，化瘀止痛。

【主治】胃小弯溃疡，气机郁滞，湿热熏蒸，宿瘀阻络。

胃痛片

【来源】《河南省药品标准》。

【组成】鸡蛋壳（炒）1千克　天花粉15克　川贝母（去心）5克

【用法】将上药混合，制成细粉，混匀，用5%淀粉浆适量，制粒，烘干，加硬脂酸镁0.7%，拌匀，压片，片重0.6克。口服，每次6～8片，一日三次。

【功用】止酸，止痛。

【主治】胃疼，胃溃疡，十二指肠溃疡，胃酸过多。

溃疡汤

【来源】《临证医案医方》。

【组成】乌贼骨12克　刀豆子9克　高良姜6

克 砂仁6克 白蔻仁6克 香附9克 乌药9克 神曲9克 丹参15克 茯苓12克 白芍15克 甘草9克

【功用】温中制酸，理气止痛。

【主治】胃及十二指肠溃疡。胃脘疼痛，嗳气吞酸，舌苔白，脉弦或紧。

复方大柴胡汤

【来源】《医学资料选编》。

【组成】柴胡12克 黄芩 枳壳 川楝子 大黄各9克 玄胡 白芍各10克 蒲公英15克 木香 丹参 甘草各6克

【功用】和解表里，清泻热结。

【主治】溃疡病穿孔缓解后腹腔感染，腹部有压痛，肠鸣，便燥，身热，脉数，舌苔黄。

胃溃疡片

【来源】《山东省药品标准》。

【组成】海螵蛸280克 蒲公英200克 山药100克 白及100克 姜半夏100克 洋金花10克

【用法】山药粉碎成细粉，过筛。白及、姜半夏、蒲公英煮提2次，每次2小时，将提取液澄清，滤过，蒸发至比重1.16（90℃测）。将洋金花制粗粉，照渗漉法用50%乙醇作溶媒，浸渍24小时后，开始渗滤，蒸发至比重1.16（90℃测）。取海螵蛸粉碎，去渣，过120目筛。照制颗粒法制粒，压片，即得。每片重约0.5克（相当原药材0.8克）。口服或嚼碎服。每次4～6片，每日三次。

【功用】止痛，制酸，消炎。

【主治】胃溃疡。

肝胃百合汤

【来源】《夏度衡医案》。

【组成】柴胡 黄芩 乌药 川楝子 郁金各10克 百合30克 丹参15克

【功用】疏肝和胃，活血化瘀。

【主治】胃和十二指肠溃疡，胃脘疼痛，嗳气吞酸，心烦口苦，脘区压痛，大便色黑，舌质淡红，苔薄微黄，脉弦细。

【加减】胃部灼热，加蒲公英15克；灼热喜按喜温饮，加高良姜3克；胸部痞满发胀，加九香虫3克；吐酸水，加生牡蛎30克，或瓦楞子30克；大便结，加火麻仁10克；大便色黑，加桃仁10克；脾胃虚弱，加明党参、黄耆各12克；十二指肠溃疡，加白芍12克、甘草10克。

乌贝散

【来源】《江西中医药》（1955，12：50）。

【组成】乌贼骨（去壳）85% 象贝母15%

【用法】上药各为极细粉，过筛拌匀，喷入芳香剂，如丁香油、桂皮油等，或不加芳香油亦可。每饭前服一钱，一日三次。

【主治】胃及十二指肠溃疡。

乌及散

【来源】《上海中医药杂志》（1958，9：15）。

【组成】乌贼骨3克 生白及6克

【用法】上药各为细末，和匀。每次服3克，饭后二小时服，一日三次。

【主治】胃、十二指肠溃疡病及合并出血。

胃宁汤

【来源】《山东医刊》（1964，7：27）。

【组成】煅瓦楞子9克 炒乌贼骨9克 广陈皮9克 焦麦芽9克 焦神曲9克 沉香4.5克 广木香9克 制玄胡9克 砂仁6克 制香附9克 炒杭芍9克 丹参9克 甘草3克

【用法】水煎服。每日早、晚各服一次。与胃宁散配合应用。

【主治】胃溃疡病。

【加减】伴有呕吐者，加半夏、竹茹、生姜、白蔻；脾胃虚弱者，加台参、白术、云苓；肝郁气滞者，加青皮、川楝子；气血两虚者，加黄耆、当归；寒痛者，加吴茱萸；热痛者，加炒黄连；疼痛剧烈，加炒枳壳、姜川朴；有明显出血者，加藕节炭、阿胶珠（另冲服三七粉，每次服1.5g至3g，每日早晚各一次）。

胃宁散

【来源】《山东医刊》（1964，7：27）。

【组成】砂仁300克　酒元胡500克　广木香240克　煅瓦楞500克　炒乌贼骨500克　白及240克　沉香180克　甘草150克

【用法】上为细末。每服3克，每日中午饭后冲服。早晚服胃宁汤。

【功用】《古今名方》：制酸止痛。

【主治】溃疡病。

溃疡粉

【来源】《江苏医药》（1976，1：53）。

【组成】乌贼骨　白及　白芍　甘草各等份

【用法】上为细末。每服3克，饭前服，一日三次。

【功用】制酸生肌，缓急止痛。

【主治】溃疡病，慢性胃炎。

溃疡丸

【来源】《新中医》（1976，2：28）。

【组成】白及粉12克　甘草粉18克　蜂蜜30克

【用法】上药制丸3粒。每服1～2丸，日服3次。亦可作汤剂，水煎，蜂蜜兑服。

【功用】益胃止血。

【主治】溃疡病

【加减】若胃酸多，加乌贼骨；痛剧，加延胡索、白芍。

【验案】十二指肠溃疡　赵某，男，23岁。上腹部烧灼样疼痛3年多，伴有泛酸、呕血、柏油样大便三次，经X线胃肠钡餐检查证实为十二指肠溃疡。大便隐血试验阳性，经服溃疡丸后，一星期疼痛消失，51天后再做X线胃肠钡餐检查，见十二指肠球部溃疡面（壁龛）已修复，大便隐血试验阴性，即治愈出院。二年后随访未复发。

止血粉

【来源】《中华内科杂志》（1976，1：29）。

【组成】川贝母一两　阿胶珠三两　三七面五钱

【用法】上为细末，每包一钱。每服一至二包，一日三次。

【功用】补血活血，收敛止血。

【主治】溃疡病出血。

【方论】阿胶甘平，能凝固血络，补血止血；三七甘苦微寒，是化瘀定痛止血的要药；川贝苦甘微寒，能收敛疮口。

复方菁草散

【来源】《新中医》（1977，1：38）。

【组成】菁草300克　七叶一枝花180克　高良姜180克　枯矾210克　青木香180克　肉桂120克

【用法】晒干，研粉过120目筛即成。每服一钱，一日三四次。（每天早餐后一小时和晚睡前各服一次），用量可酌情增减。

【功用】暖胃健脾，化腐解毒，止痛消胀，制酸止血，促溃疡愈合。

【主治】溃疡病。

疗疡汤

【来源】《江苏中医杂志》（1980，4：34）。

【组成】当归　白芍　郁金　延胡　炙没药　炙乳香　白术　乌药　蒲公英　佛手　甘草

【用法】每日1剂，水煎服。

【主治】消化性溃疡。

【用法】气滞加枳壳、厚朴；气虚加黄芪、肉桂。

利膈汤

【来源】《中西医结合杂志》（1985，1：35）。

【组成】党参15g　厚朴10g　当归10g　大黄6g　枳实10g　槟榔10g　郁金10g　广木香10g　红花6g　桃仁6g　麻仁6g　甘草10g

【用法】每日1剂，水煎服。

【主治】消化性溃疡。

【验案】消化性溃疡　《中西医结合杂志》（1985，1：35）：治疗消化性溃疡61例，男47例，女14例。全部病例均有长期反复发作上腹部疼痛。治疗前均经X线钡餐检查，有胃小弯及十二指肠球部龛影、十二指肠球部变形及激惹和压痛等改变，确诊为溃疡病。结果：治愈45例，占73.77％；显

效 9 例，占 14.75%；好转 3 例，占 4.91%；有效率达 93.4%。

乌玄芍甘汤

【来源】《陕西中医》（1987，7：307）。

【组成】乌贼骨（先煎） 瓦楞子（先煎）各 15g 玄胡 甘草 白及各 10g 白芍 30g

【用法】每日 1 帖，煎浓汁 300ml，清晨空腹饮 100ml，1 小时内不饮食，晚间 8 时温服 200ml，2 周为 1 疗程，第 2 疗程研末冲服。

【主治】消化性溃疡。

【验案】消化性溃疡 《陕西中医》（1987，7：307）：治疗消化性溃疡 30 例，男 25 例，女 5 例；各年龄组均有；病程数月至十余年不等。全部病例均经 X 线钡透有龛影或纤维胃镜及十二指肠镜检查有溃疡。结果：症状消失，X 线钡透或纤维镜检提示溃疡愈合为痊愈，共 25 例；症状消失，X 线钡透或纤维镜检示溃疡面缩小为好转，共 4 例；症状无明显减轻而改用西药治疗为无效，共 1 例。一般服药 2～3 个疗程。

安胃宁

【来源】《四川中医》（1988，9：21）。

【组成】丁香 鸡内金各 150g 木香 瓦楞子 砂仁各 100g 海螵蛸 300g 颠茄 8 mg×150 片 鸡蛋壳 500g

【用法】上药研细末。每次口服 1～2g，每日 3 次。

【主治】胃、十二指肠溃疡。

【验案】胃、十二指肠溃疡 《四川中医》（1988，9：21）：治疗胃、十二指肠溃疡 85 例，男 67 例，女 18 例；年龄 20～65 岁；病程 3 年内 41 例，3 年以上 44 例。结果：痊愈 42 例，好转 41 例，无效 2 例。

复方瓦楞子散

【来源】《实用中西医结合杂志》（1990，3：158）。

【组成】瓦楞子 15g 生甘草 15g 续断 15g 元胡 12g

【用法】上药粉碎，过 5 号筛，包装。每服 1 包，

1 日 3 次，饭前 15 分钟顿服，3 周为 1 疗程。

【主治】十二指肠溃疡。

【验案】十二指肠溃疡 《实用中西医结合杂志》（1990，3：158）：治疗十二指肠溃疡 107 例，男 95 例，女 12 例；年龄 17～67 岁，其中 17～27 岁 95 例，28～40 岁 9 例，41 岁以上 3 例，平均 29 岁；病程 1 年以内 61 例，1～5 年 17 例，6～15 年 29 例。结果：临床症状体征消失，大便潜血（－），溃疡愈合为治愈，共 87 例；主要症状明显减轻，溃疡面缩小，周围轻度充血为好转，共 17 例；症状体征仍存在，胃镜复查无明显变化为无效，共 3 例；总有效率 97.19%。溃疡愈合 13～28 天。

胃康灵

【来源】《中国医药学报》（1990，4：45）。

【组成】人参茎叶皂甙 500g 蜂胶 1000g

【用法】糊精适量，淀粉适量，制成 0.5g／粒制剂 20 000 粒。每次 1.5g，1 日 3 次，1 个月为 1 疗程，疗程期间禁用其他治疗本病的药物。

【主治】消化性溃疡。

【验案】消化性溃疡 《中国医药学报》（1990，4：45）：治疗消化性溃疡 465 例，男 323 例，女 142 例；年龄 ＜20 岁者 10 例，21～30 岁者 92 例，31～40 岁者 134 例，41～50 岁者 146 例，50 岁以上者 83 例；病程 1 年以内者 76 例，1～2 年者 93 例，3～4 年者 129 例，5 年以上者 167 例。结果：痊愈 154 例，显效 132 例，好转 144 例，无效 35 例，总有效率为 92.47%。

益胃散

【来源】《中药药理与临床》（1991，1：34）。

【组成】黄芪 1g 白芨 1g 乌贼骨 1.5g 元胡 0.5g 白蔻 0.3g 大黄 0.5g

【用法】上药焙干，共研细末。每次服 5g，每日 3 次，饭前 40 分钟服。20 天为 1 疗程，定期复查胃镜，治疗观察 2 个疗程。

【主治】溃疡病。

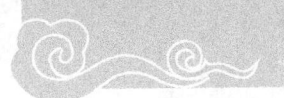

益胃汤

【来源】《浙江中医杂志》（1991，3：103）。

【组成】白芍18g 甘草8g 台乌药 广木香各6g 陈皮5g

【用法】每日1剂，水煎分2次温服。2个月为1疗程。

【主治】消化性溃疡。

【用法】挟热者，加蒲公英、麦冬，或左金丸；挟虚寒者，加桂枝、炮姜；挟瘀者，加蒲黄、三七；便秘者，加生大黄。

【验案】消化性溃疡 《浙江中医杂志》（1991，3：103）：治疗消化性溃疡30例。结果：治愈21例，占70%；好转8例，占26.7%；无效1例。

扶脾愈溃汤

【来源】《实用中医内科杂志》（1991，3：149）。

【组成】黄芪16g 白术 茯苓各12g 炙甘草 杭芍各5g 乌梅10g 陈皮 三七（研末冲服）白及各15g 枯矾3g 黄精10g 补骨脂 淫羊藿各12g

【用法】水煎服，每日1剂，连服2个月。若胃脘胀痛甚者，可暂停此方。

【主治】胃溃疡。

【验案】胃溃疡 《实用中医内科杂志》（1991，3：149）：治疗胃溃疡64例。结果：痊愈36例，好转14例，无效14例，总有效率78.1%。

胃苏饮

【来源】《中成药研究》（1991，9：26）。

【组成】柴苏梗 香附 香橼 佛手 枳壳 槟榔 鸡内金

【用法】上药制成冲剂，按常规服用。

【主治】胃溃疡。

【实验】胃溃疡 《中成药研究》（1991，9：26）：大鼠胃溃疡模型实验结果表明，胃苏饮对胃黏膜损伤有明显的保护作用，能减少胃液分泌，降低胃液酸度，升高pH值，降低胃酶活力，防止胃炎、胃溃疡的发生，其溃疡病变程序显著降低（$P < 0.01$）。并可显著地增强小鼠肠推进运动，增强肠濡动及其收缩力。

芍甘冰胡汤

【来源】《黑龙江中医药》（1992，1：26）。

【组成】白芍200g 甘草150g 冰片15g 白胡椒20g

【用法】上药共研细末，每次服5g，饭前30分钟服，日服3次，连服2个月后复查。

【主治】胃、十二指肠溃疡。

【验案】胃、十二指肠溃疡 《黑龙江中医药》（1992，1：26）：治疗胃、十二指肠溃疡105例，男82例，女23例；年龄在25～70岁；病程3个月至25年。胃溃疡35例，十二指肠球部溃疡70例。疗效标准：主要症状及龛影消失者为痊愈；主要症状消失或减轻，龛影缩小属显效；治疗前后无明显变化者属无效。结果：痊愈86例（81.9%），显效15例（14.3%），无效4例（3.8%），总有效率为96.2%。

胃疡散

【来源】《江西中医药》（1992，6：37）。

【组成】密陀僧20g 熟石膏15g 乌贼骨100g 白及50g 大黄20g

【用法】上药共研细末，每次5g，饭前空腹以开水吞服，每日3次，20天为1疗程，可连续服药至本病状消失，溃疡愈合。服药期间，严禁荤油、生冷、刺激性食物等。

【主治】消化性溃疡。

【验案】消化性溃疡 《江西中医药》（1992，6：37）：所治消化性溃疡46例中，男35例，女11例；年龄21～68岁；病程1.5～8年。均经X线钡透和胃镜检查确诊为胃、十二指肠溃疡。结果：症状消失，溃疡面愈合者为痊愈，共43例；症状减轻，溃疡面愈合3／4者为显效，共2例；症状未减轻，溃疡面无愈合者为无效，共1例；总有效率为98%。

胃康丸

【来源】《陕西中医》（1992，8：342）。

【组成】黄芪35份 白术16份 沉香 砂仁各6份 白芨 三角青 广木香各12份 穿山

甲　乳香　没药　三七粉各 10 份　当归　山药各 15 份　石斛　玉竹各 10 份　元胡 16 份　大贝母　生杭芍　乌贼骨　煅瓦楞各 18 份　陈皮 20 份　生甘草 12 份

【用法】上药炼蜜为丸，每丸重 10g。每日 3 次，饭前 1 小时服用。

【主治】消化道溃疡。

【验案】消化道溃疡《陕西中医》（1992，8：342）：治疗消化道溃疡 108 例，男性 103 例，女性 5 例；年龄 19～68 岁；病程 3 个月至 15 年。结果：症状、体征消失，溃疡面完全愈合，或 X 线钡餐检查龛影消失，随访 6 个月至 1 年无复发为治愈，共 93 例；溃疡面由活动期变为愈合期，或溃疡面缩小 60% 以上为显著好转，共 9 例；溃疡面缩小不足 50% 为好转，共 3 例；溃疡面无变化，仍为活动期或原溃疡消失但又出现新溃疡为无效，共 3 例，总有效率为 97.1%。

胎乌灵

【来源】《湖南中医杂志》（1993，2：44）。

【组成】人胎盘 500g　乌贼骨 200g　白及 100g　三七 100g

【用法】上药共研细末，过 200 目筛后装瓶备用，每次 10g，每日早晚各空腹口服 1 次，4 周为 1 疗程。

【主治】消化性溃疡。

【验案】消化性溃疡《湖南中医杂志》（1993，2：44）：治疗消化性溃疡 35 例，男 31 例，女 4 例；年龄 23～60 岁。均经胃镜证实为活动性消化性溃疡。其中十二指肠球部溃疡 25 例，胃溃疡 10 例。结果：溃疡为白色瘢痕期，临床症状完全消失为治愈，共 32 例；溃疡为愈合期和红色瘢痕期，临床症状减轻或消失为好转，共 3 例；总有效率为 100%。其中十二指肠球部溃疡治愈率为 96%，胃溃疡治愈率为 80%。

连及汤

【来源】《上海中医药杂志》（1994，6：10）。

【组成】黄连 8 克　白及 30 克　海螵蛸 20 克　田七 5 克　珍珠层粉（冲）1.5 克　甘草 5 克

【用法】每日 1 剂，每剂煎两次，饭后 1 小时服一次，晚上睡前服一次。

【功用】清热和胃，去瘀生肌，理气止痛。

【主治】消化性溃疡。

【加减】脾虚明显者，加香砂六君汤；肝郁明显者，加四逆散；大便潜血（＋＋＋）～（＋＋＋＋）者，加云南白药胶囊，每次 2 粒，每日 3 次，大便潜血阴性后停用。

【验案】消化性溃疡《上海中医药杂志》（1994，6：10）：自拟连及汤治疗经胃镜确诊的十二指肠球部溃疡、胃溃疡、复合溃疡 100 例，治愈率达 85%，总有效率 98.5%。雷尼替丁对照组的治愈率仅为 60%，总有效率为 87.5%，$P < 0.05$。连及汤组的有效率和治愈率优于雷尼替丁对照组，并有复发率降低、疗效巩固的优点。

安胃片

【来源】《中国药典》。

【组成】延胡索（醋制）63g　白矾（煅）250g　海螵蛸（去壳）187g　蜂蜜 125g

【用法】上药制成 1000 片。口服，每次 5～7 片，1 日 3～4 次。

【功用】制酸，止痛。

【主治】胃及十二指肠溃疡，慢性胃炎。

健胃散

【来源】《首批国家级名老中医效验秘方精选》。

【组成】鸡子壳 80 克　甘草 20 克　贝母 20 克　佛手 20 克　枳实 10 克

【用法】鸡子壳拣去杂质，洗净烘干，枳实放麸上炒至微黄色。同其他药共研成细粉，放入玻璃瓶内贮存备用。每日饭后 1 小时，调服 4 克。

【功用】理气解郁，制酸健胃。

【主治】胃痛泛酸（相当于胃、十二指肠溃疡）。症见上腹隐隐作痛，进食缓解，饥则痛显，痛处固定，发作规律，或灼热嘈杂，脘闷腹胀，恶心呕吐，嗳气吞酸。

【加减】疼痛势急，心烦易怒，嘈杂口苦，舌红苔黄燥，为热郁，加石膏 20 克，大黄 15 克，芦根 20 克，川楝子 12 克；痛而喜暖，涩冷，肢凉乏力，舌淡苔白，为虚寒痛，加黄芪 40 克，白芍 20 克，

肉桂10克；痛处固定，拒按，舌紫脉涩，为血瘀，加丹参30克，郁金15克，三七15克，桃仁15；兼有黑便，或便血，加大黄20克，三七15克，花蕊石15克，地榆炭20克，元胡15克。

健中调胃汤

【来源】《首批国家级名老中医效验秘方精选》。

【组成】党参15克　白术10克　姜半夏6克　陈皮6克　降香10克　公丁香6克　海螵蛸15克　炙甘草6克

【用法】先将药物用冷水浸泡20分钟，浸透后煎煮。首煎沸后文火煎30分钟，二煎沸后文火煎20分钟。煎好后两煎混匀，总量以200毫升为宜，每日服1剂，早晚分服，饭前或饭后两小时温服。视病情连服3剂或6剂停药1天。俟病情稳定或治愈后停药。服药过程中，停服其他中西药物。

【功用】益气健中，调胃止痛，愈疡制酸。

【主治】消化性溃疡、慢性胃炎。症见胃痛、嘈杂、泛酸、空腹尤甚，得食稍减，喜暖喜按，嗳气矢气，大便或溏或燥，舌质淡红，苔白滑，脉象沉细或弦，中医辨证属于脾气虚偏寒夹饮者。

【加减】胃中冷痛较重者，加良姜、毕澄茄；脘腹胀满，嗳气矢气多者，加佛手、香橼皮；泛吐清水，或胃有振水音者，加茯苓、生姜、三七粉（另冲服）。

【验案】房某，男，44岁，1985年10月15日初诊。患胃脘隐痛10余年，每届秋冬加重。近因嗜食凉饮，胃痛发作，空腹尤甚，得食稍缓，喜暖喜按，嗳气、嘈杂泛酸，胃有振水音，大便先硬后溏，上消化道钡透及拍片，诊为胃及十二指肠复合溃疡，曾服胃仙-U、甲氰咪胍不愈。诊脉沉细，舌淡红，苔白滑，予健中调胃汤加茯苓15克，生姜6克，水煎，早晚分服。进药3剂，胃痛止，偶有不适，少顷即安。原方加减服30余剂，临床症状完全消失，复查上消化道钡透拍片，病灶愈合，龛影消失，随访2年一切良好。

理脾愈疡汤

【来源】《首批国家级名老中医效验秘方精选》。

【组成】党参15克　白术10克　茯苓15克　桂枝6克　白芍12克　砂仁8克　厚朴10克　甘松10克　刘寄奴15克　乌贼骨10克　生姜10克　元胡10克　炙甘草6克　大枣3枚

【用法】取冷水先将药物浸泡30分钟，用武火煎沸，再改文火煎30分钟，取汁约150毫升，再将药渣加水二煎。每日1剂，分早晚两次温服，以饭后两小时左右服用为宜。

【功用】温中健脾，理气活血。

【主治】适用于胃、十二指肠球部溃疡，糜烂性胃炎等病。症见胃脘隐痛，喜暖喜按，饿时痛甚，得食痛减，腹胀嗳气，手足欠温，身倦乏力，大便溏薄，舌质淡暗，舌苔薄白或白腻，舌体胖大边见齿痕，脉沉细等，中医辨证属于脾胃虚寒、气滞血瘀者。

【加减】如溃疡出血，大便色黑如柏油样，加白及10克，三七粉3克（分2次冲服），黑地榆12克；如语言无力，形寒畏冷，四肢欠温，加黄芪15～30克，甚者加附子10～15克；如嗳气频作，加丁香5克，柿蒂15克；如食少胀满，加焦山楂、神曲、麦芽各12克。

【验案】王某，男，34岁，司机，于1972年11月18日初诊。病人自述间断性胃脘隐痛8年余，每于春秋季节疼痛加剧。现胃脘隐痛，饥饿时痛甚，得食痛减，痛处喜暖喜按，腹胀嗳气，时泛吐清水，身倦乏力，手足欠温，大便如柏油状，日行2～3次。面色萎黄，形体消瘦，舌质淡暗，苔薄白，脉沉细。曾多次经钡餐检查，均提示十二指肠球部溃疡。方用理脾愈疡汤加三七粉3克，黑地榆12克，水煎服。上方服3剂，胃痛明显减轻，柏油样便消失，食后仍腹胀嗳气，方中去三七粉、黑地榆，加丁香5克，柿蒂15克，继服。三诊：上方又进9剂，胃痛、腹胀、嗳气、泛吐清水等症状消失，大便正常。用理脾愈疡汤共研细末，每日3次，每次6克，于饭前冲服。病人又服散剂1月余，精神、饮食均好，无明显不适，经钡餐检查提示：十二指肠球部溃疡愈合。2年后随访未再复发。

加味芍药甘草汤

【来源】《首批国家级名老中医效验秘方精选·续集》。

【组成】杭白芍 15 克　甘草 31 克　香附 15 克

【用法】每日一剂，水煎二次，早晚分服。

【功用】舒肝理气，和胃止痛。

【主治】肝胃气滞型上消化道溃疡。临床表现为胃脘疼痛，牵及两胁，胸满腹胀，嗳气，口苦，或伴泛酸，呕恶，发病多与情志有关，舌苔淡黄或薄白，脉弦或沉弦、弦滑。

【加减】虚者，加党参、白术，或黄芪；寒者，加炒良姜、肉桂或熟附子；热者，加条芩、黄连或黄柏；实者，加大黄（炒焦）、枳实；吞酸，加吴萸、黄连；调气，加木香、砂仁或沉香；和血，加当归，或丹参；痛甚，加元胡；吐甚，加半夏或竹茹；便燥，加郁李仁或火麻仁；便泄，加黄连，或茯苓；出血，加藕节、乌贼骨，或三七。

【验案】吕某，女，37 岁。因二十年间断性胃脘痛牵及两胁，以饥饿时疼痛为主，伴有嗳气，矢气，纳差，大便燥结，无呃酸、呕吐或黑便史。每于情绪波动时即发病，本次发病已历三月余，西药治疗无效，不能坚持日常工作，钡餐造影十二指肠球部龛影。查慢性病容，苔薄白，脉弦，证属肝胃气痛，治宜调和肝胃，予加味芍药甘草汤，治疗一个半月，诸症悉除，复查钡餐，十二指肠球部龛影消失。

脘腹蠲痛汤

【来源】《首批国家级名老中医效验秘方精选·续集》。

【组成】元胡 9 克　生甘草 9 克　白芍 9 克　海螵蛸 9 克　川楝子 9 克　制香附 9 克　蒲公英 15 克　沉香曲 12 克　乌药 6 克　白芨 15 克

【用法】每日一剂，水煎二次，早晚分服，连服 8～12 周。

【功用】舒肝和胃，行气止痛。

【主治】上消化道溃疡。

【加减】气虚加党参 15 克，黄芪 15 克；胃寒加高良姜 10 克，肉桂 5 克；阴虚加北沙参 15 克，麦冬 10 克；合并消化道少量出血加阿胶 12 克（溶服），紫珠 30 克，三七 10 克（先煎）。

【方论】该方用白芍平肝缓急止痛，甘草甘缓调和，芍甘相合名曰芍药甘草汤，能于土中泻木，缓急和中而止痛，白芍、甘草治疗胃十二指肠溃

疡有效。川楝子、元胡名曰金铃子散，有行气活血止痛之效；香附、香曲、药行气和胃，乌贼骨制酸止痛，白芨生肌而有利于溃疡愈合，蒲公英为清热解毒药，抗菌谱较广，常用于消化道炎症或溃疡，消化性溃疡病多伴有胃黏膜炎症，清热解毒药有抑菌消炎，保护胃黏膜的作用。

【验案】李某，男性，32 岁。主诉胃脘疼痛反复发作 8 年余，伴泛酸、嗳气、纳欠佳，疼痛以饥饿时发作，食则缓解。X 线胃肠钡透检查诊为十二指肠溃疡，经服胃舒平有缓解，停药后疼痛如前。舌质淡红，苔薄白，脉细弦。服上方加党参 15 克，经服药半月，胃脘疼痛及泛酸比前大有好转，经服药 8 周后症状消失，肠胃钡透未见异常，随访半年，未有复发。

溃疡速愈方

【来源】《首批国家级名老中医效验秘方精选·续集》。

【组成】酒大黄 10 克　焦仙 10 克　三仙 10 克　鸡内金 10 克　枳壳 10 克　厚朴 10 克　青皮 10 克　木香 3 克　没药 3 克（或乳香）

【用法】每日一剂，水煎二次，早晚分服。

【功用】理气消积，活血愈疡。

【主治】上消化道溃疡初期，属实证者。证候特点为胃脘定时作痛，恶食拒按，嗳腐吞酸，腹满便秘，或因胃热盛，胃气上逆而胸满，恶心，嗳气呃逆；或因有积滞而食入即吐或反酸，便血等，舌苔白，脉弦滑。

【加减】恶心加陈皮 10 克，茹 10 克；胸懑呃逆加醋代赭石 10 克，覆花 6 克；胃胀痛加沉香 0.6 克分冲，元胡 3 克，郁金 10 克；胃酸多加陈皮 10 克，珠母 10 克，郁金 10 克；食滞加焦榔 10 克；胃热盛加黄芩 10 克，丹皮 10 克；湿盛加茯苓 10 克，泽泻 10 克，车前子 10 克（包）；便血或大便潜血选加小蓟 10 克，生地炭 10 克，侧柏炭 10 克，藕节炭 10 克，棕榈炭 10 克，莲房炭 10 克；胃阴虚去厚朴、大黄，加麦冬 10 克，花粉 10 克，石斛 10 克。

【方论】方中酒大黄、焦三仙、鸡内金以消食滞助运化；枳壳、厚朴、青皮、木香诸药调气止痛；以没药一味祛瘀生新，生肌长肉，使溃疡病灶由

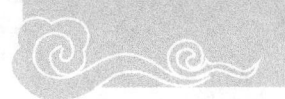

里往外生长，促进溃疡迅速愈合。

天凤胃痛散

【来源】《部颁标准》。

【组成】鸡蛋壳（炒）50g　天花粉 1g

【用法】制成散剂，每瓶装 45g，密封。口服，1 次 4.5g，每日 3～4 次，重症者 1 次可服 3～4 倍量。

【功用】制酸，止痛。

【主治】胃痛、胃溃疡、十二指肠溃疡、胃酸过多。

止血定痛片

【来源】《部颁标准》。

【组成】三七 258g　花蕊石（煅）258g　海螵蛸 172g　甘草 172g

【用法】制成片剂。口服，每次 6 片，1 日 3 次。

【功用】散瘀，止血，止痛。

【主治】十二指肠溃疡疼痛，出血，胃酸过多。

正胃片

【来源】《部颁标准》。

【组成】猴耳环 750g　木香 39g　七叶莲 75g　陈皮 75g　甘草 75g　次硝酸铋 75g　氧化镁 75g　氢氧化铝 114g

【用法】制成片剂，每片重 0.75g，密封。口服，1 次 2 片，每日 3 次，嚼碎服。

【功用】清热凉血，健脾和胃，制酸止痛。

【主治】胃热烧灼，脘腹刺痛，呕恶吞酸，食少倦怠，慢性胃炎、胃及十二指肠溃疡属上述证候者。

安胃胶囊

【来源】《部颁标准》。

【组成】延胡索（醋制）63g　白矾（煅）250g　海螵蛸（去壳）187g

【用法】制成胶囊。每粒装 0.5g，密封。口服，每次 5～7 粒，1 日 3～4 次。

【功用】制酸，止痛。

【主治】胃及十二指肠溃疡，慢性胃炎。

两面针镇痛片

【来源】《部颁标准》。

【组成】两面针

【用法】制成糖衣片，每片含提取物 0.1g（相当于原药材 5.6g），密封。口服，每次 2～4 片，每日 1～3 次。

【功用】清热解毒，理气活血，通络止痛。

【主治】瘀热郁结而致的溃疡病、肠痉挛、胆囊炎、肝癌等引起的腹部疼痛。

珍珠胃安丸

【来源】《部颁标准》。

【组成】珍珠层粉 450g　甘草 350g　豆豉姜 50g　陈皮 100g　徐长卿 50g

【用法】水泛为丸，密封。口服，每次 1.5g，1 日 4 次，饭后及睡前服。

【功用】和中宽胃，行气止痛。

【主治】胃、十二指肠溃疡。

胃安宁片

【来源】《部颁标准》。

【组成】海螵蛸 162g　白矾（煅）162g　白及 41g　延胡索（醋制）41g　救必应 41g　薄荷脑 0.06g

【用法】制成糖衣片，密封。口服，每次 5 片，1 日 3～4 次。

【功用】制酸敛溃，解痉止痛。

【主治】十二指肠溃疡，慢性胃炎，胃黏膜脱垂，胃幽门痉挛。

【宜忌】孕妇慎服。

胃药胶囊

【来源】《部颁标准》。

【组成】延胡索（醋制）120g　海螵蛸（漂）60g　青木香 60g　枯矾 90g　鸡蛋壳（炒）120g　珍珠母（煅）120g

【用法】制成胶囊，每粒装 0.5g，密闭，防潮。口服，每次 2～3 粒，1 日 3 次。

【功用】制酸止痛。

【主治】胃及十二指肠溃疡,胃酸过多,胃痛。

胃疼宁片

【来源】《部颁标准》。

【组成】山姜 1000g 鸡蛋壳粉 50g 蜂蜜 100g

【用法】制成糖衣片,密封。口服,1 次 3 片,每日 3 次。

【功用】行气制酸,温中止痛。

【主治】胃脘胀满,嗳气吞酸,消化性溃疡。

胃康胶囊

【来源】《部颁标准》。

【组成】白及 63.5g 海螵蛸 63.5g 香附 63.5g 黄芪 63.5g 白芍 63.5g 三七 63.5g 鸡内金 38g 鸡蛋壳(炒焦)1g 乳香 32g 没药 15g 百草霜 13g

【用法】制成胶囊,每粒装 0.3g(相当于原生药 0.5g),密封。口服,每次 2～4 粒,1 日 3 次。

【功用】健胃止痛,行瘀止血,制酸。

【主治】胃脘痛的气滞证和血瘀证,胃、十二指肠溃疡、慢性胃炎、上消化道出血。

胃痛宁片

【来源】《部颁标准》。

【组成】蒲公英提取物 300g 氢氧化铝 300g 甘草干浸膏 210g 天仙子浸膏 25g 龙胆粉 155g 小茴香油 4ml

【用法】制成糖衣片,密封。口服,每次 3 片,1 日 2～3 次。

【功用】清热燥湿,理气和胃,制酸止痛。

【主治】湿热互结所致胃、十二指肠溃疡,胃炎,症见胃脘疼痛,胃酸过多,脘闷嗳气,泛酸嘈杂,食欲不振,大便秘结,小便短赤。

胃复宁胶囊

【来源】《部颁标准》。

【组成】麦芽(炒)160g 六神曲(炒)120g 颠

茄浸膏 5g 鸡蛋壳 15g

【用法】制成胶囊,每粒装 0.3g,密封。口服,每次 4～6 粒,1 日 3 次。

【功用】消令化积,制酸止痛。

【主治】胸腹胀满,食欲不振,胃及十二指肠溃疡。

胃可宁

【来源】《部颁标准》。

【组成】珍珠层粉 1200g 浙贝母 400g

【用法】制成片剂,每片重 0.53g,密封。口服,每次 3～5 片,1 日 3～4 次,饭前半小时,睡前或泛酸时服用。

【功用】收敛,制酸,止痛。

【主治】胃及十二指肠溃疡,胃痛泛酸。

复胃散胶囊

【来源】《部颁标准》。

【组成】黄芪(制)42g 白芷 42g 白及 42g 延胡索(醋制)25g 白芍 42g 海螵蛸 42g 甘草(蜜制)16g

【用法】制成胶囊,每粒装 0.25g,密封。饭前服用,每次 4～6 粒,1 日 3 次;伴吐血、便血者,1 次 12 粒,每日 3 次或遵医嘱。

【功用】补气健脾,制酸止痛,止血生肌。

【主治】胃酸过多,吐血便血,食减形瘦,胃及十二指肠溃疡等症。

复方猴头冲剂

【来源】《部颁标准》。

【组成】猴头子实体 600g 硫糖铝 100g 次硝酸铋 40g 三硅酸镁 50g

【用法】制成颗粒剂,密封。口服,每次 5g,1 日 3 次。

【主治】胃溃疡,十二指肠溃疡,慢性胃炎。

复方陇马陆胃药片

【来源】《部颁标准》。

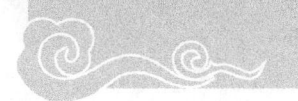

【组成】陇马陆全粉 200g　三七 40g　其他药材适量

【用法】制成糖衣片，密封，防潮。口服，每次 5 片，1 日 3 次。

【功用】活血化瘀，解痉止痛，健脾消食，行气宽中。

【主治】胃及十二指肠溃疡，慢性胃炎，胃脘胀痛或刺痛，嘈杂泛酸，食欲不振等。

益胃膏

【来源】《部颁标准》。

【组成】白芍 200g　甘草 100g　乌药 100g　木香 75g　陈皮 75g　蒲公英 300g　红藤 200g

【用法】制成煎膏剂，密封，置阴凉处。口服，每次 12g，1 日 3 次。

【功用】和胃缓急，理气止痛。

【主治】胃及十二指肠溃疡病及慢性胃炎。

益胃口服液

【来源】《部颁标准》。

【组成】蒲公英 300g　红藤 200g　白芍（炒）200g　甘草 100g　乌药 100g　陈皮 75g　木香 75g

【用法】制成合剂，每支装 10ml，密封，置阴凉处。口服，每次 20ml，1 日 3 次。

【功用】理气活血，和胃止痛。

【主治】气滞血瘀，胃失和降，胃痛吞酸，呕恶食少，胃及十二指肠溃疡及慢性胃炎见上述证候者。

猴菇片

【来源】《部颁标准》。

【别名】猴头菌片

【组成】猴头菇

【用法】制成糖衣片，密封。口服，每次 5 片，1 日 3 次。

　　本方制成口服液，名"猴菇饮"。

【功用】养胃和中。

【主治】胃、十二指肠溃疡及慢性胃炎。

溃疡片

【来源】《部颁标准》。

【组成】海螵蛸 250g　枯矾 150g　天仙子 10g　延胡索 80g　白及 50g　乌药 30g

【用法】制成片剂，每片相当于总药材 0.57g，密闭，防潮。嚼碎后咽下，每次 8 片，1 日 3 次。

【功用】解痉止痛，止血收敛。

【主治】脾胃不和，胃脘胀痛，吞酸嘈杂等症，胃、十二指肠溃疡，胃痉挛而见上症者。

【宜忌】心脏病，心动过速，青光眼病人及孕妇忌服。

溃疡宁片

【来源】《部颁标准》。

【组成】甘草浸膏 166g　海螵蛸 334g　维生素 U66g　硫酸阿托品 0.0334g　氢氯噻嗪 3.34g　盐酸普鲁卡因 100g

【用法】制成糖衣片，密封。口服，每次 4～6 片，1 日 3 次，或遵医嘱。

【功用】制酸，解痉，止痛，止血。

【主治】胃及十二指肠溃疡。

【宜忌】忌辛辣食物。

溃疡冲剂

【来源】《部颁标准》。

【组成】甘草浸膏 200g　白及 90g　延胡索（醋炙）90g　海螵蛸 90g　黄芩 180g　薏苡仁（麸炒）90g　泽泻 60g　天仙子 1.5g

【用法】制成冲剂，每袋装 50g，密封。开水冲服，每次 10g，1 日 3 次。

【功用】健胃，消炎，止痛。

【主治】胃溃疡，十二指肠溃疡，急慢性胃炎。

【宜忌】孕妇忌服，心脏病、血压高、肾炎、水肿病人慎服。

溃疡胶囊

【来源】《部颁标准》。

【组成】瓦楞子 32g　鸡蛋壳 48g　陈皮 16g　枯矾

32g 水红花子 32g 珍珠粉 0.5g 仙鹤草 112g

【用法】制成胶囊，每粒装 0.3g，密封。口服，每次 2 粒，1 日 3 次。

【功用】制酸止痛，生肌收敛。

【主治】胃及十二指肠溃疡，胃脘疼痛，呕恶泛酸。

溃平宁冲剂

【来源】《部颁标准》。

【组成】大黄浸膏 250g 白及 250g 延胡索粗碱 20g

【用法】制成颗粒剂，每袋装 4g（相当于总药材 5.2g），密封。开水冲服，每次 4g，1 日 3～4 次。

【功用】止血，止痛，收敛。

【主治】胃溃疡，十二指肠溃疡，合并上消化道出血症。

溃疡灵胶囊

【来源】《部颁标准》。

【组成】三七 20g 儿茶 20g 浙贝母 100g 海螵蛸 150g 甘草 50g 延胡索（醋制）50g 黄芪 150g 白及 30g 百合 50g

【用法】制成胶囊，每粒装 0.25g，密闭，防潮。口服，每次 3～5 粒，1 日 3 次。

【功用】益气，化瘀，止痛。

【主治】胃及十二指肠溃疡。

暖胃舒乐片

【来源】《部颁标准》。

【组成】黄芪 113g 大红袍 45g 延胡索 45g 白芍 113g 鸡矢藤 113g 白及 113g 砂仁 6g 五倍子 6g 肉桂 11g 丹参 45g 甘草 45g 炮姜 45g

【用法】制成糖衣片，密封。口服，每次 5 片，1 日 3 次。

【功用】温中补虚，调和肝脾，行气活血，止痛生肌。

【主治】脾胃虚寒及肝脾不和型胃溃疡，十二指肠溃疡，慢性胃炎，症见脘腹疼痛，腹胀喜温，反酸嗳气。

赛胃安胶囊

【来源】《部颁标准》。

【组成】石膏 冰片

【用法】制成胶囊，每粒装 0.87g，密封。口服，每次 3 粒，1 日 3 次，饭前半小时用开水送服，口腔食管炎去胶囊壳含吞药粉。

【功用】止血，消炎，收敛。

【主治】胃、十二指肠溃疡，急、慢性胃炎，食管炎，口腔炎。

【宜忌】服药期间忌服碱性药物。本品应空腹服用，使该药接触溃疡面全部愈合，以免复发。症状消失后，应继续服药 3～4 周，使溃疡面全部愈合，以免复发。

藏茄流浸膏

【来源】《部颁标准》。

【组成】藏茄

【用法】制成流浸膏剂，密封，置阴凉处。口服，常用量，每次 0.01～0.03ml，1 日 3 次。极量 1 次 0.06ml，每日 3 次。

【功用】抗胆碱药，解除平滑肌痉挛，抑制腺体分泌。

【主治】胃及十二指肠溃疡病，肠胃道、肾、胆绞痛等。

六十、胃下垂

胃下垂，是指站立时胃的下缘达盆腔，胃小弯弧线最低点降至髂嵴连线以下的病情。轻度胃下垂多无症状，中度以上者因胃肠动力下降，常出现腹胀、腹痛、恶心、呕吐、便秘等消化不良

的症状，或伴有失眠、头痛等。病发是由膈肌悬吊力不足，肝胃、膈胃韧带功能减退而松弛，腹内压下降及腹肌松弛等所致。治宜补中益气。

四逆汤

【来源】《伤寒论》。

【组成】甘草二两（炙）　干姜一两半　附子一枚（生用，去皮，破八片）

【用法】以水三升，煮取一升二合，去滓，分温再服。强人可大附子一枚，干姜三两。

【功用】

　　1.《伤寒明理论》：发阳气，散阴寒，温经暖肌。

　　2.《伤寒溯源焦》：散下焦寒邪，助清阳升发。

　　3.《医宗金鉴》：逐阴回阳。

【主治】伤寒脉浮，自汗出，小便数，心烦，微恶寒，脚挛急，反与桂枝欲攻其表，此误也，得之得厥，若重发汗，复加烧针者；伤寒医下之，续得下利清谷不止，身疼痛者；太阳病，发热头痛，脉反沉，若不差，身体疼痛；阳明病，脉浮而迟，表热里寒，下利清谷；少阴病，脉沉者；少阴病，饮食入口则吐，心中温温欲吐，复不能吐，始得之，手足寒，脉弦迟，若膈上有寒饮，干呕者；厥阴病，大汗出，热不去，内拘急，四肢疼，下利，厥逆而恶寒者；霍乱病，既吐且利，小便复利，而大汗出，下利清谷，内寒外热，脉微欲绝。

【宜忌】《中药方剂近代研究及临床应用》：血虚寒滞之厥逆非本方所宜，热厥禁用。

【验案】胃下垂　《云南医学杂志》（1964，3：44）：用本方加减：腹痛，加肉桂、樟木子、吴茱萸；腹胀，加枳实、木香、厚朴；嗳气，加山楂、麦芽；恶心，加砂仁、法半夏，治疗胃下垂7例，服药日数从14～43日不等，病人腹痛、腹胀、嗳气等主要症状均显著减轻或消失，腹部压痛及X线所见之胃张力和胃大弯位置亦有部分改善。

补中益气汤

【来源】《内外伤辨惑论》卷中。

【别名】医王汤（《伤寒论今释》卷七引《方函口诀》）。

【组成】黄耆一钱　甘草（炙）五分　人参（去芦）　升麻　柴胡　橘皮　当归身（酒洗）　白术各三分

【用法】上锉，都作一服。水二盏，煎至一盏，去滓，早饭后温服。如伤之重者，二服而愈。量轻重治之。

【功用】《方剂学》：补中益气，升阳举陷。

【主治】饮食失节，寒温不适，脾胃受伤；喜怒忧恐，劳役过度，损耗元气，脾胃虚衰，元气不足，而心火独盛，心火者，阴火也，起于下焦，其系系于心，心不主令，相火代之，相火，下焦胞络之火，元气之贼也，火与元气不能两立，一胜则一负，脾胃气虚，则下流于肾，阴火得以乘其土位。始得之则气高而喘，身热而烦，其脉洪大而头痛，或渴不止，皮肤不任风寒而生寒热。

【宜忌】《张氏医通》：下元虚者禁用。

【验案】胃下垂　《四川中医》（1994，6：23）：用补中益气汤加枳壳30g，每日1剂，水煎，分2次服，10剂为1疗程，每疗程后休息3～5天，治疗胃下垂50例。结果：痊愈（临床症状消失，X线检查胃已升到正常位置，2个月复查未复发）40例；显效（症状基本消失，X线检查胃上升3cm以上）8例；好转（症状明显减轻，X线检查胃上升1～3cm）1例；无效1例。总有效率为98%。其中轻度胃下垂痊愈20例，显效1例；中度者痊愈20例，显效2例，好转1例；重度者显效5例，无效1例。服药时间最少2个疗程，最多4个疗程，服药2个疗程做1次钡餐检查，结果表明胃下垂发病时间短，属轻、中度者治疗效果为好；发病时间长，病情重则治疗效果差。

益气举陷汤

【来源】《山东中医杂志》（1985，3：22）。

【组成】炙黄芪120g　防风3g　炒白术9g　炒枳实15g　煨葛根12g　山茱萸15g

【用法】水煎服。

【主治】胃下垂。

【加减】病重，加柴胡6g，升麻6g；便秘，加淡苁蓉15g；脾虚泄泻，加煨肉蔻6g，罂粟壳6g。

【验案】胃下垂　《山东中医杂志》（1985，3：

22）：治疗胃下垂30例，均经钡餐确诊，男10例，女20例；年龄21～70岁；轻度下垂者4例，中度7例，重度19例。疗效标准以病人自觉症状结合X线钡餐检查评定。结果：痊愈（症状完全消失，钡餐复查胃的位置正常，能从事正常劳动）23例，占76.7%；基本痊愈（症状消失，重度胃下重复查胃小弯切迹居双髂嵴连线下两厘米内，能从事正常劳动）4例，占13.3%；显效（症状基本消失，钡餐复查胃升提3厘米以上，能从事轻体力劳动）3例，占10%；有效率100%。

益气活血复位汤

【来源】《甘肃中医学院学报》（1992，2：16）。

【组成】黄芪　党参　白术　枳壳　五灵脂　丹参　防风　莪术　白芍　山楂　甘草

【用法】每日1剂，水煎，分2次服用。30日为1疗程。

【主治】胃下垂。

【加减】虚寒者，加益智仁、干姜；阴虚者，加石斛、沙参、玉竹；痛重者，加元胡、川楝子；腹胀明显，加木香、砂仁；反酸者，加煅瓦楞、海螵蛸；胁痛者，加柴胡、郁金。

【验案】胃下垂　《甘肃中医学院学报》（1992，2：16）：治疗胃下垂68例，男42例，女26例；年龄最小16岁，最大64岁。结果：痊愈46例，占67.6%，显效18例，占26.5%；有效4例占5.9%；总有效率为100%。

健脾疏肝化瘀汤

【来源】《国医论坛》（1992，3：32）。

【组成】潞党参30g　黄芪30g　白术12g　炙甘草6g　升麻9g　柴胡9g　枳壳12g　佛手10g　玄胡15g　红花10g　香附10g

【用法】每日1剂，水煎服。3周为1疗程。

【主治】胃下垂。

【加减】肠中漉漉有声者，加茯苓20g；舌红咽干者，加鲜石斛15g。

【验案】胃下垂　《国医论坛》（1992，3：32）：治疗胃下垂30例，男4例，女26例；年龄18～47岁，病程3～16个月。临床症状完全消失，角切

迹位置回升至髂脊线以上者为痊愈；症状基本消失，角切迹上升1～3cm者为有效；症状无明显减轻，角切迹无回升为无效。结果：经3个疗程治疗，痊愈17例，占56.7%；好转7例，占23.3%；有效3例，占10%；无效3例，占10%；总有效率为90%。

疏理和胃汤

【来源】《陕西中医学院学报》（1993，1：21）。

【组成】柴胡　川楝　炒玄胡　制香附　佛手各12g　白芍15g　甘草5g　枳壳25g　郁金　半夏　黄芩　木香　杏仁　薤白　乌梅各10g　生姜4片　大枣6个。

【用法】每日1剂，水煎，早晚服。

【主治】胃下垂。

【用法】若郁火重，加丹皮、栀子各10g；嗳酸，加煅瓦楞、乌贼骨各10g；便秘，加瓜蒌、柏仁各10g；失眠多梦，加枣仁15g，合欢皮10g。

【验案】胃下垂　《陕西中医学院学报》（1993，1：21）：治疗胃下垂39例，男24例，女15例；年龄24～67岁；病程1月以上至6年以上。结果：诸症消失，X线造影示胃位置上移，胃小弯弧线在髂嵴连线以上为显效，共37例；诸症无变化，X线造影示胃小弯弧线在髂嵴连线以下为无效，共2例。

降逆和胃理气汤

【来源】《首批国家级名老中医效验秘方精选·续集》。

【组成】姜半夏15克　苏子15克　陈皮8克　柴胡10克　广郁金12克　枳壳15克　炒白术10克　茯苓10克　炒白芍10克　白花蛇舌草30克　炙甘草4克

【用法】每日一剂，水煎二次，取汁300毫升，分二次于两餐间温服。

【功用】降逆顺气，导滞清热。

【主治】胃下垂。证见上腹胃脘部胀痛，食后饱胀，嗳气或兼有嘈杂、泛酸，持续或间断发作，舌边红，舌苔薄白或薄黄。

【加减】嘈杂泛酸，加煅瓦楞20克；纳呆喜温，

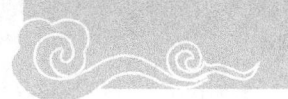

舌淡苔白者，加高良姜、荜茇；饱胀拒按、嗳腐酸臭者，加枳实、鸡内金；胃中嘈杂灼热者，加川连、吴萸；隐痛日久，形体消瘦，便溏者，去枳壳，加太子参、炙黄芪。

【验案】徐某，男，21岁，学生。1992年3月17日初诊。胃下垂病史3年余。上消化道X线钡餐检查提示：胃小弯弧线最低点在髂嵴连线以下8厘米。刻诊：胃脘隐痛作胀6天，稍食即饱胀并有下坠感，平卧可减轻，嗳气则舒，嘈杂泛酸，

口干黏腻，舌质淡红，舌苔薄黄腻，脉弦。证属湿热内蕴，气机阻滞，胃失和降。治拟理气清热，降逆和胃。处方：姜半夏15克，苏梗10克，陈皮8克，柴胡10克，广郁金12克，枳壳12克，炒白芍10克，茯苓15克，炙甘草3克，黄连5克，吴萸2克，白花蛇舌草30克。服5剂后，脘胀明显减轻，纳谷增。再按上方加减，共计连续服药30剂，脘痛、食后饱胀均除，饮食增加，随访半年，未再复发。

六十一、急性胃肠炎

急性胃肠炎，是指胃肠黏膜的急性、弥漫性炎症。病发多因食用不洁食物后引起，临床表现为上腹部不适、脐周阵发性绞痛、恶心、呕吐或食欲减退，伴有腹泻、大便呈糊状或黄色水样便。治宜祛邪利湿，行气止痛。

四逆加人参汤

【来源】《伤寒论》。

【组成】甘草二两（炙）附子一枚（生，去皮，破八片）干姜一两半 人参一两

【用法】以水三升，煮取一升二合，去滓，分温再服。

【主治】霍乱，恶寒，脉微而复利，利止，亡血也。

【宜忌】《外台秘要》：忌海藻、菘菜、猪肉。

【验案】急性胃肠炎 《伤寒论临床实验录》：裴某，男，58岁。夏令因饮食不节，患急性胃肠炎，初起发热恶寒，头痛脘闷，继则吐利交作，腹疼，烦躁不安；曾服导滞分利止呕药两剂，而吐利不止，渐至四肢厥逆，心烦身出冷汗，口干舌燥，饮食不思，脉象微细欲绝。此乃吐利之后中气大伤，心阳衰竭，阴气不继之证。治疗时扶阳救逆固属重要，而补中气生津血，又属刻不容缓。吉林参6克，干姜10克，炮附子10克，甘草18克。服药一剂后，四肢回暖，吐利不作，心不躁烦，能安然入寐。三剂后症状消失，精神安静，食欲

渐展，脉象虚缓，后以和胃化滞之剂调理而愈。

黄连上清丸

【来源】《全国中药成药处方集》（西安方）。

【组成】黄连八钱 黄芩一两六钱 黄柏四钱 大黄四钱 山栀一两六钱 连翘四钱

【用法】上为细粉，凉开水泛为丸，如绿豆大。大人一日服二次，每次服二、三钱；小儿按年龄服用，开水送下。

【功用】清泻热毒，降低血压。

【主治】急性肠胃炎，便秘，血压过高，头部充血，五官发炎。

【宜忌】衰弱人或久泻后所发之五官发炎等症忌服。

肠炎汤1号

【来源】《临证医案医方》。

【组成】苍术炭9克 白术炭9克 姜厚朴6克 通草6克 莲子9克 炒扁豆30克 炒山药30克 茯苓12克 煨诃子12克 煨肉豆蔻6克 党参9克 甘草3克

【功用】健脾利湿，收涩止泻。

【主治】虚寒型急性肠炎，大便频数，水样便或带泡沫，或挟有不消化食物，舌苔白，脉濡缓。

【方论】党参、白术、甘草、莲子、扁豆、山药健

脾止泻；茯苓、通草淡渗利湿；诃子、肉豆蔻收涩固肠；厚朴消胀；苍白术炒炭，既能燥湿，又能增强止泻作用。

本方制成糖浆，名"止泻灵糖浆"。

【功用】清热利湿，健脾，涩肠止泻。

【主治】急性肠炎，小儿消化不良，单纯性腹泻。

止泻冲剂

【来源】《部颁标准》。

【组成】律草1000g　辣蓼1000g　南五味子根茎500g

【用法】制成冲剂，每袋装10g，密闭，防潮。开水冲服，1次10g，每日3次。

【功用】清热解毒，燥湿导滞，理气止痛。

【主治】急性肠胃炎，止呕止泻，退热止痛。

莲芝消炎胶囊

【来源】《部颁标准》。

【组成】穿心莲总内酯60g　山芝麻干浸膏172g

【用法】制成胶囊，密封。口服，1次1粒，每日3次。

【功用】清热解毒，消炎。

【主治】肠胃炎，支气管炎，扁桃体炎，咽喉炎，肺炎等。

止泻灵片

【来源】《部颁标准》。

【组成】五倍子（炒）25g　鸡矢藤375g　车前草250g　儿茶25g　伏龙肝300g　陈皮150g　党参75g　白术（炒）150g　莱菔子（炒）75g　地胆草300g　滑石粉300g

【用法】制成糖衣片，密封。口服，1次4～6片，每日3次。

清热除湿止泻颗粒

【来源】《部颁标准》。

【组成】夜香牛

【用法】制成颗粒。开水冲服，1次10g，1日2～3次。

【功用】清热去湿，消积滞。

【主治】急性胃肠炎，消化不良。

六十二、消化不良

消化不良，是一种由胃动力障碍所引起的疾病，临床表现为断断续续地有上腹部不适或疼痛、饱胀、烧心（反酸）、嗳气等，常因胸闷、腹胀、早饱感等不适而不愿进食或尽量少进食，夜里也不易安睡，睡后常有恶梦。本病成因很多，包括胃和十二指肠部位的慢性炎症，使食管、胃、十二指肠的正常蠕动功能失调；或病人的精神不愉快、长期闷闷不乐或突然受到猛烈的刺激等均可引起；胃轻瘫则是由糖尿病、原发性神经性厌食和胃切除术所致；老年人的消化功能减退，易受情绪影响，有时食物稍粗糙或生冷及食物过多过油腻时也可诱发。治宜健脾和胃，消食行滞。

止泻散

【来源】《上海中医药杂志》（1987，10：17）。

【组成】炙鸡内金30g　炒白术（盐炒）18g　茯苓60g　淮山药60g　炒扁豆30g　辣蓼20g　五味子18g　车前子30g　炙甘草18g

【用法】上药研细成粉。0.3g／月龄，每日3次，总量不超过3g，加适量温开水，调成糊状，口服。

【主治】小儿病毒性与消化不良性肠炎。

【验案】小儿病毒性与消化不良性肠炎《上海中医药杂志》（1987，10：17）：所治小儿病毒性与消化不良性肠炎100例，男54例，女46例。伴有营养不良10例，佝偻病48例，轻度脱水及电解质紊乱68例，中度脱水及电解质紊乱32例。

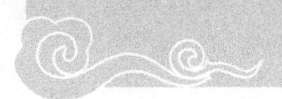

对照组 80 例，服用药用碳及止泻片。结果：显效 60 例，有效 36 例，无效 4 例；总有效率为 96%；对照组显效 14 例，有效 16 例，无效 50 例；总有效为 37.5%。经统计学处理，$P < 0.005$，治疗组明显优于对照组。

速效愈胃液

【来源】《实用中西医结合杂志》（1992，5：301）。

【组成】生黄芪　太子参各 20g　丹参 30g　北沙参　玉竹　茯苓各 12g　白术　枳实　女贞子　枸杞子　甘草各 9g　黄连　石菖蒲各 6g

【用法】用水浓煎，分 3 次内服，2 周为 1 疗程。

【主治】非溃疡性消化不良。

【验案】非溃疡性消化不良　《实用中西医结合杂志》（1992，5：301）：治疗非溃疡性消化不良 66 例，男 27 例，女 39 例；年龄 21～62 岁，平均 35.2 岁；病程 1～22 年，平均 3.7 年，3 年以上 43 例，占 65.15%。分治疗组 36 例，对照组 30 例。结果：服本方后治疗组显效 20 例，有效 13 例，无效 3 例，总有效率为 91.67%。明显优于对照组。

扶脾益胃汤

【来源】《陕西中医》（1993，1：12）。

【组成】党参　白术　云苓　厚朴　姜半夏　元胡　赤白芍各 9g　枳壳　白豆蔻各 7g　甘草 3g　红枣 3 个

【用法】水煎 250ml，每日 2 次，2～4 周为 1 疗程。

【主治】消化不良。

【验案】消化不良　《陕西中医》（1993，1：12）：治疗消化不良 75 例，男性 52 例，女性 23 例；平均年龄 50.26 岁；病程 2 周至 3 年以上。结果：症状消失，食欲与舌苔正常，脉象转平，上腹压痛（一）为治愈，共 70 例；上腹痛明显好转，食欲增加，舌苔变薄，脉象好转，上腹压痛减轻为好转，共 5 例；症状、脉舌与上腹痛均无改变，为无效。本组全部有效。

苍米山药汤

【来源】《上海中医药杂志》（1998，4：17）。

【组成】炙黄芪 12～15 克　苍术 6～9 克　炒白术 9 克　熟米仁 15 克　淮山药 15 克　茯苓 12 克　莪术 9 克　脱力草 15 克　鸡内金 3～6 克　谷芽 9 克　麦芽 9 克　佛手 6 克　炙甘草 3 克

【用法】每日 1 剂，水煎，早晚 2 次分服。2 周为一疗程。

【功用】调理脾胃。

【主治】肿瘤术后纳呆。

【宜忌】忌生冷、油腻、甜食。

【加减】兼见呃逆，嗳气，加姜半夏、旋覆花；兼自汗、盗汗，加防风、黄柏、五味子、糯稻根；兼脘痞、便溏，苔厚腻，减谷芽、麦芽，加炒枳壳、砂仁、煨葛根。

【验案】肿瘤术后纳呆　《上海中医药杂志》（1998，4：17）：以上方治疗肿瘤术后纳呆 40 例，取得满意效果。本组 40 例均为早期恶性肿瘤，并进行了手术切除，均在术后 4～6 周时就诊，并曾服用食母生、多酶片等治疗，纳呆依然。治疗方药及加减如上。结果：显效 29 例，有效 10 例，无效 1 例。疗程最短 1 周，最长 2 个疗程，平均 17 天。

大山楂冲剂

【来源】《部颁标准》。

【组成】山楂 1000g　麦芽（炒）150g　六神曲（焦）150g

【用法】制成冲剂，每袋装 15g 或 150g，密封。开水冲服，每次 15g，1 日 1～3 次，小儿酌减。

　　本方制成丸剂，名"大山楂丸"。

【功用】开胃消食。

【主治】食欲不振，消化不良，脘腹胀闷。

五芝地仙金髓膏

【来源】《部颁标准》。

【组成】人参 50g　白术 100g　茯苓 150g　菊花 100g　枸杞子 100g　地黄 200g　麦冬 150g　陈皮 100g　葛根 100g　蔓荆子 50g　六神曲 150g

【用法】制成膏剂，密封，置阴凉处。口服，每次 30g，早晚各 1 次。

【功用】健脾开胃，滋肾清肝，益气生津，清利

头目。

【主治】胁胀脘痞，消化不良，耳鸣目眩，记忆衰退，口干津少，四肢无力。

麦芽片

【来源】《部颁标准》。

【组成】麦芽

【用法】制成片剂，每片相当于原药材0.5g，密闭，置阴凉干燥处。口服，每次2～3片，1日3次。

【功用】助消化。

【主治】缺乏淀粉酶所引起的消化不良。

【宜忌】本品久贮后，糖化力即减弱，85℃以上则失去糖化力，如遇酸或碱，糖化力亦减弱。

肥儿疳积颗粒

【来源】《部颁标准》。

【组成】使君子（炒去壳）50g 莲子50g 芡实50g 牵牛子（炒）50g 茯苓50g 苍术（炒）25g 鸡内金（炒）25g 乌梅（炒）50g 车前子25g 薏苡仁（炒）50g 苦楝皮25g 槟榔（炒）50g 白芍（酒炙）50g 抚芎25g 蓼实子40g 山药（炒）50g 麦芽50g 蓝花参50g 雷丸（炒）50g 甘草40g 白术25g 百部25g

【用法】制成冲剂，每袋装10g。密封。开水冲服，每次5～10g，1日2次。

【功用】健脾和胃，平肝杀虫。

【主治】脾弱肝滞，面黄肌瘦，消化不良。

脾胃舒丸

【来源】《部颁标准》。

【组成】鳖甲（制）50g 黄芪（蜜炙）50g 陈皮50g 枳实50g 白芍50g 白术（麸炒）50g 香附（醋制）50g 草果50g 乌梅（炒）50g 川芎50g 槟榔（炒焦）50g 厚朴50g

【用法】制成大蜜丸，每丸重9g，密封。口服，每次1丸，1日3次。

【功用】舒肝理气，健脾和胃，消积化食。

【主治】消化不良，不思饮食，胃脘嘈杂，腹胀肠鸣，恶心呕吐，大便溏泻，胁肋胀痛，急躁易怒，头晕乏力，失眠多梦等症。对慢性胃炎，慢性肝炎，早期肝硬化出现上述证候者有效。

藿香清胃片

【来源】《部颁标准》。

【组成】广藿香600g 枸杞子600g 防风600g 南山楂600g 六神曲600g 甘草240g

【用法】制成糖衣片，密封。口服，每次3片，1日3次。

【功用】清热化湿，醒脾消滞。

【主治】脾胃伏火引起的消化不良，脘腹胀满，不思饮食，口苦口臭等症。

六十三、肠　炎

肠炎，是指由细菌、病毒、真菌和寄生虫等引起的胃肠炎、小肠炎和结肠炎的总称。临床表现有恶心、呕吐、腹痛、腹泻、稀水便或黏液脓血便。部分病人可有发热及里急后重感觉，故亦称感染性腹泻。本病按致病原不同，可分为细菌性、病毒性、寄生虫性和真菌性肠炎等。治宜行气和胃，化湿祛邪为基础。

藿香正气散

【来源】《太平惠民和济局方》卷二（续添诸局经验秘方）。

【别名】正气散（《伤寒全生集》卷二）、藿香正气汤（《医宗金鉴》卷五十三）。

【组成】大腹皮 白芷 紫苏 茯苓（去皮）各一两 半夏曲 白术 陈皮（去白） 厚朴（去

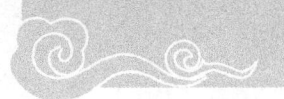

粗皮，姜汁炙） 苦梗各二两 藿香（去土）三两 甘草（炙）二两半

【用法】上为细末。每服二钱，水一盏，加生姜三片，大枣一个，同煎至七分，热服。如欲出汗，衣被盖，再煎并服。

【主治】

1.《太平惠民和济局方》：伤寒头疼，憎寒壮热，上喘咳嗽，五劳七伤，八般风痰，五般膈气，心腹冷痛，反胃呕恶，气泻霍乱，脏腑虚鸣，山岚瘴疟，遍身虚肿，妇人产前、产后，血气刺痛；小儿疳伤。

2.《医方新解》：外感风寒，内伤食滞，症见恶寒发热，头痛脘闷、呕吐腹痛、肠鸣泄泻、口淡、苔白腻等。

【验案】

1.急性胃肠炎 《中草药》（1992，9：479）：将本方制成冲剂治疗急性胃肠炎150例，另设本方水剂对照40例。所有病例皆经中医辨证属外感风寒，内伤湿邪者。结果：临床痊愈（呕吐、腹泻、腹痛症状消失，大便检验正常）95例，占63.3％；好转（呕吐、腹泻次数明显减少，恶心、腹痛等症状减轻）55例，占36.7%；总有效率为100%。水剂对照组总有效率为97.5%。

2.急性腹泻 《天津中医》（1997，5：214）：用本方加鸡内金、谷麦芽、建曲、防风等，治疗急性腹泻35例，并与用黄连素等西药的30例进行对照。结果：治疗组痊愈31例，有效3例，总有效率97.1%；对照组分别为18例，7例，总有效率83.3%。两组比较差异显著（P<0.01）。

香连丸

【来源】《全国中药成药处方集》（抚顺方）。

【组成】黄连 广木香 川朴 槟榔 白芍 枳壳各一两

【用法】上为细末，水泛小丸。每服一钱，开水送下，一日二次。

【功用】消炎整肠。

【主治】肠炎腹痛，里急后重，脓便血便，或如鱼脑，或如烂肉，日行数十次。

【宜忌】忌食瓜、果、生冷、油腻等物。

秦艽苍术汤

【来源】《山东中医杂志》（1991，4：18）。

【组成】秦艽9g 防风9g 泽泻12g 当归12g 升麻12g 陈皮9g 槟榔72g 黄柏12g 苍术9g

【用法】每日1剂，水煎分2次服。同时用白菊花45g，蒲黄45g，水煎200ml，每晚睡前注入肛内，并保留至次日，每10天为1疗程。

【主治】慢性结肠炎。

【加减】腹泻每日4次以上，兼有脓血便者，加马齿苋30g，白头翁15g；若便秘难排，肛门下坠重者，加党参12g，麦冬9g，当归21g。

【验案】慢性结肠炎 《山东中医杂志》（1991，4：18）：以本方治疗慢性结肠炎50例，男36例，女14例，年龄12～60岁，病程3个月至8年。结果：痊愈（临床症状消失，肠镜检查肠黏膜恢复正常）30例，好转（临床症状减轻，肠镜检查肠黏膜病变较前明显改善）17例；无效3例。

五倍子散

【来源】《实用中西医结合杂志》（1991，6：360）。

【组成】五倍子粉5g

【用法】加温水调成糊状后敷在脐部，外用8cm×8cm塑料薄膜两块覆盖，四周用胶布固定，每天换1次，观察5天。

【主治】小儿秋季肠炎。

【验案】小儿秋季肠炎 《实用中西医结合杂志》（1991，6：360）：所治小儿秋季肠炎30例，男18例，女12例；发热15例，呕吐18例，咳嗽9例，皮疹2例，轻度脱水12例，中度脱水18例。结果：显效（治疗后2天内止泻）4例，有效（4天内止泻）20例，无效（4天以后不止泻）6例；总有效24例，占80%。

结肠宁

【来源】《湖北中医杂志》（1992，6：11）。

【组成】党参12g 茯苓12g 陈皮12g 白术10g 柴胡10g 广木香10g 防风10g 玄胡索10g 炒三仙10g 枳实15g 白芍15g 炒鸡内金

15g　甘草 6g　黄连 6g　败酱草 20g

【用法】每日 1 剂，水煎，分 2～3 次服用，疗程为 1～6 个月。

【主治】慢性结肠炎。

【验案】慢性结肠炎　《湖北中医杂志》（1992，6：11）：以本方治疗慢性结肠炎 43 例，男 23 例，女 20 例，年龄 21～61 岁，病程 0.5～20 年。结果：临床治愈（临床症状消失，随访半年未复发，纤维结肠镜检复查正常者）10 例，有效（临床症状大部分消失，纤维结肠镜检复查黏膜病变缩小，病变程度减轻者）32 例，无效（症状如治疗前者）1 例。

健脾解毒汤

【来源】《江西中医药》（1993，3：31）。

【组成】炙黄芪 15g　淮山药 6g（麸炒）　建莲肉 6g　补骨脂 4g　鸡内金 3g　炒麦芽 6g　土茯苓 10g　大叶桉叶 4g　苦参 4g　金银花 3g　炙甘草 2g

【用法】每日 1 剂，水煎 2 次，混合 2 次药液，分 3 次服（此为 3 岁用量，1 岁左右及成人酌情加减剂量）。

【主治】霉菌性肠炎。

【加减】大便清稀，加车前子 4g。

【验案】霉菌性肠炎　《江西中医药》（1993，3：31）：治疗霉菌性肠炎 135 例，男 49 例，女 86 例，年龄在 3 岁以下者 107 例，3～5 岁者 21 例，成人 7 例，病程 2 个月至 3 年。结果：以腹泻停止，腹胀腹痛消失，食欲增加，粪霉菌转阴者为痊愈。其中 7 天痊愈者 20 例，14 天痊愈者 48 例，1 个月痊愈者 52 例，42 天痊愈者 15 例，痊愈率为 100％。

健脾益肠汤

【来源】《实用中医内科杂志》（1993，4：178）。

【组成】党参　黄芪　当归　陈皮　白芍　厚朴各 15g　木香　白术　泽泻各 10g　茯苓 12g　炙甘草 10g

【用法】每日 1 剂，水煎，分 2 次服，30 天 1 疗程；同时用溃结康灌肠〔白头翁、地榆炭各 30g，黄柏、五倍子、苦参、赤石脂各 15g，白及粉 3g

（冲），水煎前 6 味药，取汁约 200ml，取 100ml 冲入白及粉 3g 即可使用〕，每次灌肠 100ml 为宜，早晚 1 次，25 天为 1 疗程，疗程间停 3～4 天。

【主治】慢性结肠炎。

【验案】慢性结肠炎　《实用中医内科杂志》（1993，4：178）：治疗慢性结肠炎 85 例，男 62 例，女 23 例，年龄 26～57 岁，病程最短 1 月，最长 10 年。结果：痊愈（临床症状消失，结肠镜检查肠黏膜病变复常者）78 例，显效（临床症状基本消失或明显减轻，肠镜检查显示肠黏膜仅有轻度充血水肿，无溃疡、出血者）5 例，无效（症状改善不多，肠镜检查改善不明显者）2 例，总有效率为 97.6％。

抗粘汤

【来源】《中国中西医结合杂志》（1994，4：202）。

【组成】金樱子根 50 克　一枝黄花 30 克　平地木 15 克　夜交藤 15 克

【用法】用水 1000ml，文火煎熬至沸后 30min，药液约 200ml 即可服。每次 200ml，早晚 2 次，连服 1 个月为 1 疗程。

【功用】清热解毒，抗炎消肿，镇静解痉。

【主治】肠粘连。手术后阵发性腹痛，或腹部饱胀感伴肠鸣，嗳气或矢气后症状缓解，偶有呕吐，腹部膨隆，偶见肠型或蠕动波，轻度压痛。无固定部位。

【验案】用上方治疗肠粘连 570 例，结果显效与有效 534 例，占 92％。

扶正祛邪汤

【来源】《首批国家级名老中医效验秘方精选》。

【组成】党参 20 克　黄芪 20 克　苍术 12 克　广木香 10 克　肉豆蔻 10 克　制附子 10 克　骨碎补 12 克　荜茇 10 克　败酱草 20 克　白花蛇舌草 20 克

【用法】每日 1 剂，水煎分服。

【功用】益气健脾，温肾清肠。

【主治】慢性结肠炎，久泻，虚实夹杂者。

【加减】湿重者，去败酱草、白花蛇舌草，加川朴 10 克，槟榔 10 克；肾阳不振者，加仙茅 12 克；

纳谷不馨，加炒谷芽30克；血便者，加仙鹤草20克。

清理肠道汤

【来源】《首批国家级名老中医效验秘方精选》。

【组成】小条芩12克 赤白芍各15克 粉丹皮12克 桃仁12克 生苡仁30克 冬瓜子30克（杵） 马齿苋30克 败酱草30克

【用法】先将诸药浸泡在清水中，水须没药渣一寸左右，约半小时后，以文火煎煮，沸后再煎10分钟，然后倒取药汁约100毫升，温服。第二次煎药时，用水可较头煎略少。服药时间宜与吃饭隔一小时以上，饭前饭后均可。

【功用】清肠燥湿，除积导滞，解毒消炎。

【主治】湿热停渍大肠而引起的大便次频，中带黏垢，便后有不尽感，或见肛门下坠、疼痛等证，在现代医学多认为系结肠炎或结肠溃疡。

【加减】后重甚者，加广木香3克，槟榔6克；热象明显者，加川黄连6克；病延日久，加肉桂3克；下腹胀满，加炒莱菔子15克。

慢性肠炎丸

【来源】《首批国家级名老中医效验秘方精选·续集》。

【组成】焦楂炭135克 苍术60克 淮山药60克 苦参60克 白头翁60克 补骨脂45克 川朴30克 煨木香30克 蚂蚁草30克 升麻24克 炮姜24克

【用法】上药共研细末，水泛为丸。每次6克，1日2次，服1料药为1疗程。

【功用】清热燥湿，健脾止泻。

【主治】慢性结肠炎。证候表现以腹泻、腹痛及粪便中带有黏液或兼有脓血为主症。

千喜片

【来源】《部颁标准》。

【组成】穿心莲 千里光

【用法】制成糖衣片，密封。口服，每次2～3片，1日3～4次，重症病人首次可服4～6片。

【功用】清热解毒，消炎止痛，止泻止痢。

【主治】肠炎、结肠炎，细菌性痢疾和鼻窦炎等。

千紫红胶囊

【来源】《部颁标准》。

【组成】千里光200g 大红袍200g 钻地风200g 紫地榆200g 杨梅根200g

【用法】制成胶囊，密封，置阴凉处。口服，每次3粒，1日3次。

本方制成颗粒剂，名"千紫红颗粒"。

【功用】清热凉血，收敛止泻。

【主治】肠炎，菌痢，小儿腹泻。

【主治】急慢性鼻炎，过敏性鼻炎，鼻窦炎及咽炎等症。

马齿苋片

【来源】《部颁标准》。

【组成】新鲜马齿苋1000g

【用法】制成片剂，每片0.3g，相当于原药材10.4g，密封，防潮。口服，每次4片，1日4次。

【功用】抗菌消炎。

【主治】肠道感染，肠炎，菌痢。

连蒲双清片

【来源】《部颁标准》。

【组成】盐酸小檗碱10g 蒲公英浸膏187.5g

【用法】制成糖衣片，密封。口服，每次2片，1日3次，儿童酌减。

【功用】清热减毒，燥湿止痢。

【主治】肠炎痢疾，疔肿外伤发炎，乳腺炎，胆囊炎等症。

肠炎宁糖浆

【来源】《部颁标准》。

【组成】地绵草660g 黄毛耳草900g 樟树根660g 香薷330g 枫树叶330g

【用法】制成糖浆剂，密封，置阴凉处。口服，每次10ml，1日3～4次，小儿酌减。

【功用】清热利湿，行气。

【主治】急、慢性胃肠炎，腹泻，细菌性痢疾，小儿消化不良。

黄芩素铝胶囊

【来源】《部颁标准》。

【组成】黄芩1000g　明矾适量

【用法】制成胶囊，每粒净重0.2g，密闭，置阴凉干燥处。每次4～6粒，1日2～3次或遵医嘱。

【功用】清热解毒，燥湿止泻。

【主治】肠炎、痢疾。

六十四、结肠炎

结肠炎，又称非特异性溃疡性结肠炎，临床主要表现为腹泻，排出脓血、黏液便或血便，里急后重，食欲不振、腹胀、恶心、呕吐、消瘦、乏力、发热、贫血，左下腹或小腹压痛，并伴见隐痛或绞痛，有时能触及痉挛的结肠，或见肝部增大等。有少部分病人在慢性的病程中，病情突然恶化或初次发病就呈暴发性，表现严重腹泻，每日10～30次，排出含血、脓、黏液的粪便，并有高热、呕吐、心动过速、衰竭、失水、电解质紊乱、神志昏迷甚至结肠穿孔，不及时治疗可以造成死亡。

本病自身免疫性疾病，可能与某些病原体感染、遗传基因及精神因素有关。

本病治疗应予病人充分休息，避免疲劳和精神过度紧张。给刺激性少的容易消化营养丰富饮食，尽量避免含粗糙纤维食物，暂时不吃牛奶和乳制品。适当补充液体和电解质，补充维生素乙和钙。服铁制剂和叶酸治疗贫血。病情严重，腹泻频繁，营养严重不良的病人，可给一时期胃肠要素饮食或胃肠外营养。可采用水杨酰偶氮磺胺吡啶、新霉素和酞磺噻唑等药物抗感染。采用激素、免疫抑制药等改进全身状况，减轻症状，减少复发。使用止泻药，减少排粪次数，减轻腹痛。此外，还可保留灌肠，促使溃疡愈合。

二黄白及汤

【来源】《辽宁中医杂志》（1987，10：29）。

【组成】黄连　黄柏　白及　生地榆　五味子

【用法】用药剂量根据病情而定。将上药浓煎至150ml备用，每日50ml，温度保持在37～38℃为宜。灌肠时，病人取肘膝卧位，将18号导尿管涂上凡士林油，插入肛门约30厘米，给药后，让病人平卧3～4小时。

【主治】溃疡性结肠炎。

紫艾煎剂

【来源】《北京中医杂志》（1991，5：26）。

【组成】紫草30g　艾叶10g　黄柏30g　黄连15g　白及30g　当归15g　木香10g

【用法】上药水煎200ml，直肠滴入，每晚睡前1次，20天为1疗程。

【主治】溃疡性结肠炎。

【验案】溃疡性结肠炎　《北京中医杂志》（1991，5：26）：治疗溃疡性结肠炎184例，男82例，女102例。另设对照西药组40例，予SASP（柳氮磺吡啶）1.5g，每日4次口服；强的松30mg，晨1次口服；灭滴灵0.2g，每日3次口服。20天为1疗程，共用2个疗程。结果：中药组治愈率为51%，缓解率为40%，部分缓解率为9%，总有效率为99.5%；较西药对照组的5%、17%、53%和总有效率75%相比，两组间均存在显著性差异（$P < 0.01$）。

慢性结肠炎汤

【来源】《现代中医》（1992，2：58）。

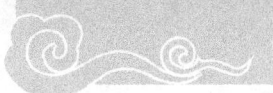

【组成】南沙参30g　茯苓12g　黄连1g　陈皮12g　泽泻10g　野菊花30g　桔梗10g　红花10g　川贝10g　泽兰10g

【用法】每日1剂，水煎，一般服1～2周。

【主治】慢性结肠炎。

【验案】慢性结肠炎 《现代中医》（1992，2：58）：治疗慢性结肠炎60例，男20例，女40例；年龄20～50岁；病程1～10年。结果：基本治愈36例，占60%；有效15例，占25%；无效9例，占15%；总有效率85%。

温中实脾汤

【来源】《浙江中医杂志》（1992，10：441）。

【组成】熟附块（先煎）　白术炭　煨木香各10g　肉桂（后下）　黄连　炒枳壳　炮姜各5g　茯苓　山楂炭各15g

【用法】每日1剂，水煎2次，上下午分顿服，7天为1个疗程。

【主治】慢性结肠炎。

【加减】水样便者，加煨肉豆蔻10g；黏冻便者，加马齿苋30g。

【验案】慢性结肠炎 《浙江中医杂志》（1992，10：441）：治疗慢性结肠炎33例，男19例，女14例；年龄在21～80岁，50～70岁者有14例；病程1年以内10例，1～5年11例，6～10年2例，11～20年5例，21～30年3例，30年以上2例。凡症状消失，大便每日1次成形，判为基本控制。结果：服药1个疗程基本控制者22例，占66.67%；2个疗程者7例，占21.21%；3个疗程者4例，占12.12%；总有效率为100%。停药后随访3年，未见1例复发。

榆及汤

【来源】《实用中医内科杂志》（1993，3：120）。

【组成】地榆50g　白及50g　儿茶20g　元胡20g　灵脂20g　白术20g　焦三仙60g　鸡内金20g　茯苓20g　椿皮50g　甘草10g

【用法】水煎服，每日1剂。

【主治】结肠炎。

【验案】结肠炎 《实用中医内科杂志》（1993，3：120）：治疗结肠炎108例，男56例，女52例；年龄24～56岁；病程2个月至20年。结果：治愈78例，有效22例，无效8例，总有效率92.6%。

六十五、急性胰腺炎

急性胰腺炎，是指多种原因引起的胰酶激活引起的胰腺组织自身消化、水肿、出血甚至坏死的炎症，伴或不伴有其他器官功能改变的疾病。临床表现以腹痛、恶心、呕吐等症状及血尿淀粉酶升高，重者可出现休克和腹膜炎，甚至死亡。治宜和胃降逆，止痛救逆为主。

大柴胡汤

【来源】《伤寒论》。

【组成】柴胡半斤　黄芩三两　芍药三两　半夏半升（洗）　生姜五两（切）　枳实四枚（炙）　大枣十二枚（擘）

【用法】以水一斗二升，煮取六升，去滓再煎，温服一升，一日三次。

【功用】

1.《医方论》：发表攻里。

2.《伤寒论讲义》：和解少阳，通下里实。

【主治】太阳病，经过十余日，反二三下之，后四五日，柴胡证仍在者，先与小柴胡汤，呕不止，心下急，郁郁微烦者；伤寒十余日，热结在里，复往来寒热者；伤寒发热，汗出不解，心中痞硬，呕吐而下利者。

【宜忌】《外台秘要》：忌海藻、菘菜、羊肉饧。

【验案】急性胰腺炎 《浙江中医杂志》（1988，6：252）：以本方加玄明粉（冲）10g，苏梗9g为基本

方，气滞夹积者加川楝 6g，大腹皮 9g；肝胃实热者去枳实加川楝、黄连各 6g，姜竹茹 9g；肝胆湿热加黄连 6g，山栀 9g；气滞血瘀去玄明粉、半夏，加赤芍、桃仁、红花、五灵脂各 9g，水煎服，治疗急性胰腺炎 216 例。结果：水肿型 210 例均获痊愈，出血型 6 例中痊愈 3 例，死亡 3 例；治愈率达 98.5%。

清胰汤

【来源】《外伤科学》。

【组成】柴胡三钱　黄芩三钱　胡黄连三钱　厚朴三钱　枳壳三钱　木香三钱　大黄三钱（后下）　芒消三钱（冲服）

【用法】水煎服。

【功用】疏肝理气，清热通便。

【主治】气滞性胰腺炎。

清胰丸

【来源】《新急腹症学》。

【组成】柴胡　黄芩　半夏各一两　全瓜蒌二两　薤白　枳实　川楝子　白芍各一两　生军五钱或一两

【用法】上为细末，炼蜜为丸，每丸重三钱。早、晚各一丸。

【主治】急性胰腺炎。

清胰汤 I 号

【来源】《新急腹症学》。

【组成】柴胡五钱　黄芩　胡连各三钱　白芍五钱　木香　元胡各三钱　大黄五钱（后下）　芒消三钱（冲服）

【功用】《古今名方》：理气开郁，清热解毒，通里攻下。

【主治】急性胰腺炎。肝郁气滞，脾胃实热或脾胃湿热，以及便结腑实。

【方论】本方是治疗急性胰腺炎的基本方。方中柴胡、白芍、木香有调气舒肝、缓急止痛之功；元胡理气活血；黄芩、胡连清肝胃之热；大黄、芒消通里攻下，以泻中焦之热。

【加减】脾胃实热，可加清热解毒药；脾胃湿热，可加清热利湿药。

清胰汤 II 号

【来源】《新急腹症学》。

【组成】柴胡五钱　黄芩　胡连　木香各三钱　槟榔　使君子　苦楝根皮各一两　细辛一钱　芒消三钱（冲服）

【功用】《古今名方》：疏肝清热，杀虫驱蛔。

【主治】胆道蛔虫引起的急性胰腺炎。

【方论】本方之功用除有舒肝调气，清热解毒之外，加用槟榔、使君子、苦楝根皮、细辛以驱蛔安蛔，加芒消以加强其通便排蛔作用。

柴芩承气汤

【来源】《急腹症方药新解》。

【组成】金银藤　蒲公英各 30 克　柴胡　黄芩各 15 克　青香藤　金铃子　陈皮各 10 克　大黄 10 克　芒消 10 克（冲服）

【用法】水煎服，每日一至二剂。

【功用】清肝解郁，通腑行气。

【主治】急性水肿型胰腺炎。

【方论】金银藤、蒲公英、黄芩清热燥湿；柴胡、青香藤、金铃子、陈皮行气止痛；大黄、芒消通里攻下。

【验案】急性水肿型胰腺炎　治疗 97 例，治愈 96.9%，减轻 2.1%，只 6 例并发胆道感染使用了抗生素。

胰腺清化汤

【来源】《急腹症方药新解》。

【组成】柴胡　黄芩　白芍各 15 克　厚朴　枳实　佩兰各 10 克　金银花　大青叶各 30 克　大黄 10 克（后下）　芒消 6 克（冲服）

【用法】水煎服，每日一剂，早、晚分服；重症病人可每日服两剂，分四次服，每六小时一次。

【功用】理气解郁，清热化湿。

【主治】急性胰腺炎及其并发症。

【加减】高热，加生石膏 30 克，知母 24 克，连翘

12 克；腹痛重，加川楝子、玄胡各 10 克；黄疸，加茵陈 30 克；呕吐，加姜夏、竹茹各 10 克；胸闷，加全瓜蒌 30 克，陈皮 10 克；湿重，加藿香、茯苓各 10 克；腹中寒冷，加干姜 6 克；腹泻每日超过三四次，去芒消；胆道蛔虫引起的胰腺炎，加苦楝皮根 15 克，使君子 10 克；麻痹性肠梗阻，加重大黄、芒消、枳实、厚朴用量；胰腺囊肿或假囊肿，加栀子、黄连、红藤、地丁和三棱、莪术、山甲、皂刺等。

【方论】白芍、厚朴、枳实理气解郁；柴胡、黄芩、金银花、大青叶、佩兰清热化湿，大黄、芒消清热凉血，泻热导滞。

清胰陷胸汤

【来源】《急腹症方药新解》。

【组成】柴胡 10～15 克　黄芩　胡黄连各 15 克　木香　元胡各 10 克　大黄 15～30 克（后下）　芒消 10～15 克（冲服）　甘遂末 1 克（冲服）

【用法】水煎服，每日两剂，分四次服。

【功用】疏肝理气，通里攻下。

【主治】急性出血性胰腺炎。

【方论】柴胡、木香调气舒肝，缓急止痛；黄芩、胡连清肝胃之热；大黄、芒消、甘遂下热逐水。

泻胰汤

【来源】《千家妙方》引翟惟凯方。

【组成】生大黄 15 克　厚朴 10 克　麸炒枳壳 10 克　广木香 10 克　蒲公英 30 克　柴胡 15 克　黄芩 15 克　茵陈 30 克

【用法】水煎服。

【功用】疏肝清热利湿，通腑攻下。

【主治】急性胰腺炎（单纯水肿型）。

【加减】大便秘结者，加玄明粉 12 克（冲服）；腹胀严重者，加槟榔 15 克，川楝子 10 克；呕吐严重者，加姜竹茹 10 克，或代赭石 15 克。

【验案】用本方加减，在临床观察治疗 7 例急性胰腺炎病人，均在短期内治愈。

清胰 1 号

【来源】《古今名方》引遵义医学院经验方。

【组成】龙胆草　木香　玄胡各 15 克　白芍 24 克　大黄 24 克（后下）

【功用】清湿热，止痛通便。

【主治】肝郁气滞型急性胰腺炎。

【加减】实热重，加金银花、连翘或生石膏；湿热重，加茵陈、栀子、龙胆草；呕吐重，加半夏、竹茹、代赭石；体虚中寒，去大黄、芒硝，加附子、干姜。

清胰 2 号

【来源】《古今名方》引遵义医学院经验方。

【组成】栀子　丹皮　木香　厚朴　玄胡各 15 克　赤芍　大黄（后下）各 24 克　芒消 10 克（冲服）

【功用】清热泻火，止痛通便。

【主治】脾胃湿热型和部分胃肠实热型急性胰腺炎。

清胰 3 号

【来源】《古今名方》引遵义医学院经验方。

【组成】栀子　木香　槟榔　玄胡　芒消（冲服）各 15 克　白芍　使君子各 24 克　苦楝根皮 15～30 克

【功用】清热止痛，杀虫驱蛔。

【主治】合并胆道蛔虫的急性胰腺炎。

清胰片

【来源】《中西医结合治疗常见外科急腹症》。

【组成】柴胡　黄芩　胡连　木香　元胡　杭芍各 9.4 克　生大黄 15.6 克

【用法】制成片剂。每次四片，一日三次。

【主治】急性水肿型胰腺炎。

复方大柴胡汤

【来源】《上海中医药杂志》（1981，1：44）。

【组成】柴胡 25g　白芍 25g　黄芩 15g　枳壳 15g　木香 25g　元胡 15g　大黄 40g　金钱草 50g

【用法】水煎服，每日 1 剂。

【主治】急性胰腺炎，急性胆囊炎等。

【实验】急性胰腺炎、急性胆囊炎《上海中医药杂志》(1981，1：44)：将药物除大黄外先用蒸馏水浸泡 1 小时，后煮沸半小时，再下大黄，煮沸为度。每剂煎取 60ml，按 4ml/kg 体重给药，体重＞15kg 也给 60ml。给药途径为经十二指肠导管缓慢灌注。取健康成年狗（12～16kg）8 只进行急性实验。结果：本方具有明显的增加胆汁流量和降低括约肌张力的作用，而且并不抑制括约肌的运动功能。这对解除胆汁、胰液的瘀滞是有利的，但对胰液分泌无作用。正交实验显示方中各药以大黄、白芍的利胆作用较强，白芍对胆道括约肌的影响也较其他各药为甚，但变异数分析未见各药间有显著差异。

胰腺消炎汤

【来源】《陕西中医》(1985，1：15)。

【组成】柴胡 15g　黄芩 12g　厚朴 15g　枳实 15g　杭芍 12g　玄胡 15g　广木香 15g　生大黄 20g（后下）

【用法】水肿者每日 1 剂，早晚分 2 次服。出血坏死型，每日 2 剂，分 4 次服，若中药为主的非手术疗法治疗无效或病情加重者，应及时中转手术治疗。

【主治】急性胰腺炎。

【加减】热重，加蒲公英 30g，山栀 15g；湿热重，加佩兰、藿香各 10g；剧痛者，加川楝子、索罗子各 12g；伴结石，加金钱草 30g，海金砂 15g；伴蛔虫，加使君子、苦楝皮各 30g。

【验案】急性胰腺炎《陕西中医》(1985，1：15)：治疗急性胰腺炎 80 例，男性 23 例，女性 57 例；年龄 12～74 岁；临床分为水肿型和出血坏死型两型。中医辨证分为肝郁气滞、脾胃实热、脾胃湿热和蛔虫上扰 4 型。结果：非手术治疗痊愈 74 例，手术治愈 3 例，总治愈率为 96.25%，好转 3 例，无 1 例死亡。住院时间 3～36 天，服药 3～15 剂。

加减大柴胡汤

【来源】《湖南中医杂志》(1987，1：23)。

【组成】柴胡 15g　黄芩 15g　半夏 10g　白芍 12g　枳实 10g　生姜 10g　大黄 15g（后下）

【用法】煎汤 300～400ml，分次口服或胃管灌入，腹胀或腹痛明显者加用该药 200ml 保留灌肠。

【主治】急性胰腺炎。

【加减】兼有发热者，加银花、公英、栀子；便秘者，加玄明粉（冲）；呕吐者，加代赭石、竹茹；腹胀者，加川朴、莱菔子；黄疸者，加茵陈、胆草；吐蛔者，加槟榔、使君子、苦楝根皮；挟血瘀者，加郁金、丹参、桃仁；腹痛剧烈者，加延胡索、木香、川楝。

【验案】急性胰腺炎《湖南中医杂志》(1987，1：23)：治疗急性胰腺炎 85 例，男 18 例，女 67 例；年龄 3～80 岁。结果：症状及体征消失，血象、淀粉酶恢复正常为痊愈，共 78 例；好转 6 例；有效率为 98.8%。死亡 1 例，死亡率为 1.2%。

通胰汤

【来源】《实用中西医结合杂志》(1992，8：484)。

【组成】柴胡　郁金　厚朴各 15g　黄连　半夏　枳实　木香　芒硝（冲服）各 10g　大黄（后下）20g　蒲公英 30g

【用法】水煎服，轻者每日 1 剂，分 2 次服用，重者每日 2～3 剂，分 4～6 次服用。

【主治】急性胰腺炎。

【验案】急性胰腺炎《实用中西医结合杂志》(1992，8：484)：治疗急性胰腺炎 35 例，男 13 例，女 22 例；年龄 17～56 岁；病程 3 小时至 32 天。结果：全部治愈，疗程 2～10 天，平均 4.6 天。

胰炎灵冲剂

【来源】《中成药研究》(1993，5：42)。

【组成】生大黄　柴胡　黄芩　枳实　玄明粉　川朴　败酱草　姜黄等

【用法】上药制成冲剂。每次 1 包，开水冲服，1 日 4 次，连服 4～6 天。

【主治】急性胰腺炎。

【验案】急性胰腺炎 《中成药研究》（1993，5：42）：治疗急性胰腺炎126例，随机分为中药治疗组65例（男29例，女36例）与西药对照组61例（男20例，女41例），对照组给予解痉止痛、抗生素及支持疗法。结果：中药治疗组总有效率为98.46%，西药对照组总有效率为91.80%。中药组51例达临床治愈（占78.46%），对照组38例达临床治愈（占62.3%），经统计学处理，$P < 0.05$，中药组明显优于西药对照组。

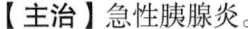

胰胆炎合剂

【来源】《部颁标准》。

【组成】柴胡150g　黄芩120g　厚朴100g　大黄20g　枳实150g　蒲公英150g　赤芍150g　北败酱150g　法半夏100g　甘草60g

【用法】大黄制成散剂，其余药制成合剂，药粉每瓶装2g，药液每瓶装200ml，密封。口服，每次药液20ml，冲服药粉1g，1日2次。慢性期服药量加倍，症状缓解后，根据大便情况酌减药粉服量，或遵医嘱。

【功用】清泻肝胆湿热。

【主治】急性胰腺炎，急性胆囊炎，也可用于慢性胰腺炎，慢性胆囊炎的急性发作。

清胰利胆冲剂

【来源】《部颁标准》。

【组成】牡蛎472g　姜黄472g　金银花283g　柴胡189g　大黄283g　延胡索（醋制）283g　牡丹皮283g　赤芍283g

【用法】制成颗粒剂，每袋重13g，密封。开水冲服，每次13g，1日2～3次。

【功用】行气解郁，活血止痛，舒肝利胆，解毒通便。

【主治】急性胰腺炎，急性胃炎等症。

六十六、食管癌

食管癌。亦称食道癌，是指发生于食管上皮组织的恶性肿瘤，好发于食管的三个生理狭窄部位，是常见的恶性肿瘤之一。食管癌与生活环境、营养条件、遗传因素、免疫因素等有关，如饮食中含有过量的亚硝胺类化合物和真菌毒素、维生素或者微量元素缺乏、遗传性体质、病变部位的机械性损伤等都被认为可能是引起食管癌的病理因素。调查发现，在本类癌症高发地区，其饮食中的硝酸盐、亚硝酸盐以及二级胺的含量明显高于其他地区；食物烹制过程中也可能产生某些致癌物质，例如油煎食物中的多环碳氢化合物；其他如熏制的食物、霉变食物中都被认为含有与癌症有关的病理因素。因此，食管癌的发生在一定程度上与地区性水土和生活习惯有着比较密切的相关性。食管癌的病理变化依据其病变阶段而有所不同，随着病变侵犯黏膜层、黏膜下层、肌层等不同而分为早中晚期。组织学上食管癌可分为鳞状细胞癌、腺癌、未分化癌。病变早期，一般没有明显的临床表现，一旦有了典型症状时，则病情多已发展至中期以后，故争取早期发现、早期治疗，对于提高疗效至关重要。

典型的食管癌以饮食梗阻或食入即吐为特征，其后期典型症状为进行性消瘦、恶液汁、发热等。相当于中医的噎膈，在其不同阶段，又与嗳气、恶心、呕吐、胃痛、呕血等类似。情志抑郁，气滞血瘀；饮食失节，冷热过度，损伤食管或胃脘；过食辛辣刺激食物，耗伤脾阴胃液，或过食肥甘厚腻，助湿生痰，痰湿阻滞中焦；诸种因素，导致胃气不降，气血瘀滞，痰饮水湿内停，积聚不散，日久则耗散正气，出现种种复杂病情。其治疗，可以和胃降逆，行气活血，化痰涤饮，扶正祛邪等为基本大法。

消癌片

【来源】《肿瘤的诊断与防治》。

【组成】红升丹　琥珀　山药　白及各300克　三七620克　牛黄180克　黄连　黄芩　黄柏各150克　陈皮　贝母　郁金　蕲蛇各60克　犀角　桑椹　金银花　黄耆　甘草各90克

【用法】制成片剂，每片0.5克。每服1片，1日2～3次，饭后服。1个月为1疗程，4～6月为1治疗期，每疗程后停药1周左右。

【功用】活血凉血，解毒消癌。

【主治】舌癌、鼻咽癌、脑癌、食管癌、胃癌、骨肉瘤、乳腺癌、宫颈癌等。

【宜忌】服药期间，忌食蒜、葱、浓茶、鲤鱼等。

【加减】如气虚，加用四君子汤；血虚，加用四物汤；气血俱虚者，二方合用。

增损启膈散

【来源】《古今名方》。

【组成】川贝母　郁金　当归　桃仁　沙参　蜣螂虫　急性子　昆布各9克　丹参　海藻各12克　红花6克

【功用】化痰软坚，活血散瘀。

【主治】食管癌中期，痰瘀互结。吞咽困难，甚则水饮难下，胸膈疼痛，泛吐黏痰，大便坚硬，或吐下如赤豆汁，形体消瘦，肌肤枯燥，舌红或青紫，脉细涩。

消炎3号

【来源】《中草药通讯》（1972，2：14）。

【组成】板蓝根30克　猫眼草30克　人工牛黄6克　硇砂3克　威灵仙60克　制南星9克

【用法】制成浸膏干粉。每服1.5克，1日4次。

【功用】《古今名方》：清热解毒，通经活络。

【主治】食管癌。

治膈散

【来源】《浙江中医杂志》（1989，6：246）。

【组成】山慈菇200g　硼砂　三七各20g　冰片30g　沉香50g

【用法】上药共研极细末，每次10g，口服，每日4次，10天为1疗程。口服完1疗程后改为每日2次，每次10g。若贲门痉挛，予服6%颠茄酊。

【主治】食管贲门癌。

【验案】食管贲门癌　《浙江中医杂志》（1989，6：246）：治疗食管贲门癌118例。结果：显效64例，有效38例，无效16例，总有效率86.44%。治疗1个月后，其中109例行食管X线摄片复查，结果与治疗前X线片对比，102例食管腔狭窄有不同程度改善，食管癌灶缩小1～2cm 29例，缩小2cm以上至4cm35例。

食道康复煎

【来源】《首批国家级名老中医效验秘方精选·续集》。

【组成】太子参20克　云苓25克　白术15克　薏苡仁30克　山萸肉15克　枸杞子20克　杜仲20克　陈皮12克　青皮12克　广郁金15克　旋覆花（包）15克　醋赭石30克　丹参20克　急性子15克　瓦楞子30克　山豆根15克　石见穿20克　白英30克　半枝莲35克

【用法】每日一剂，文火水煎二次，少少与之，徐徐咽下，以免噎梗呕吐。

【功用】补脾益肾，疏肝理气。

【主治】食管癌。

【方论】方中太子参、云苓、白术、薏苡仁健脾益气；山萸肉、枸杞子、杜仲滋补肝肾；青陈皮、广郁金、旋复花、醋赭石。疏肝理气；丹参活血化瘀；急性子、瓦楞子、山豆根、石见穿、白英、半枝莲清热解毒，软坚散结。

【加减】呕吐黏痰且带血者，增用制礞石、制半夏、胆南星、参三七、白及、仙鹤草、血余炭。嗳气频繁者，增用前胡、广郁金、赭石、旋复花、青陈皮、姜半夏。胸部疼痛者，增用厚朴、木香、延胡索、参三七、阴虚火旺者，增用生地、玄参、女贞子、龟板、鳖甲等。

复方天仙胶囊

【来源】《新药转正标准》。

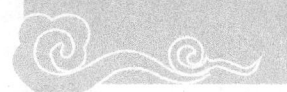

【组成】天花粉 威灵仙 白花蛇舌草 人工牛黄 龙葵 胆南星 乳香（制） 没药 人参 黄芪 珍珠（制） 猪苓 蛇蜕 冰片 麝香

【用法】制成胶囊。口服，1次2～3粒，1日3次。饭后半小时用蜂蜜水或温水送下（吞咽困难可将药粉倒出服用）。每1个月为1疗程。停药3～7天再继续服用。

【功用】清热解毒，活血化瘀，散结止痛。

【主治】对食管癌、胃癌有一定抑制作用；配合化疗、放疗，可提高其疗效。

【宜忌】孕妇忌服；忌凉、硬、腥、辣食物；不宜与洋地黄类药物同用。

六十七、胃 癌

胃癌，是指发生于胃部的恶性肿瘤，可发生于胃的任何部位，但半数以上见于胃窦部，尤其是沿小弯侧；其次是贲门，再次为胃底及胃体等部位。胃癌在早中期时很难与胃部的一般慢性疾病相区别，其后期典型症状为进行性消瘦、恶液质、发热等。胃癌相当于中医的反胃、胃痛等病的范畴，在其不同阶段，又与嗳气、恶心、呕吐、呕血等有关。先天禀赋不足，脾胃虚弱，饮食不节，经常食用对胃脘有刺激的食物，引起胃脘气血不和，气滞血瘀，浊饮内凝，瘀毒积聚而形成本病。其治疗，可用健脾益胃，和胃降逆，行气活血，化痰涤饮，扶正祛邪等法。

鳖甲煎丸

【来源】《金匮要略》卷上。

【组成】鳖甲十二分（炙） 乌扇三分（烧） 黄芩三分 柴胡六分 鼠妇三分（熬） 干姜三分 大黄三分 芍药五分 桂枝三分 葶苈一分（熬） 石苇三分（去毛） 厚朴三分 牡丹五分（去心） 瞿麦二分 紫葳三分 半夏一分 人参一分 䗪虫五分（熬） 阿胶三分（炙） 蜂窠四分（炙） 赤消十二分 蜣螂六分（熬） 桃仁二分

【用法】上为末，取煅灶下灰一斗，清酒一斛五斗浸灰，候酒尽一半，着鳖甲于中，煮令泛烂如胶漆，绞取汁，纳诸药煎为丸，如梧桐子大。空心服七丸，每日三次。

【功用】

1.《金匮要略心典》：行气逐血。

2.《中国药典》：活血化瘀，软坚散结。

【主治】

1.《金匮要略》：病疟，以月一日发，当以十五日愈；设不愈，当月尽解；如其不愈，结为癥瘕，名曰疟母。

2.《张氏医通》：一切痞积。

【宜忌】

1.《外台秘要》：忌苋菜、生葱、胡荽、羊肉、饧等物。

2.《谦斋医学讲稿》：虚人忌用，体力较强者亦不宜久用。

3.《中国药典》：孕妇禁用。

【验案】胃癌 《江苏中医杂志》（1982，6∶36）：傅某，女64岁。胃脘隐痛，胃纳减退一年，伴大量呕血一次，黑粪多次及上腹部肿块，胃肠钡餐检查示：胃小弯癌性溃疡。体检：极度消瘦，中上腹可触及8厘米×6厘米隆起之肿块，质坚硬，不易移动，舌紫暗，苔黄腻，脉细弦。治以理气活血，消肿软坚法。方药：鳖甲煎丸，枸桔、枳壳、陈皮、桔叶、八月札、香橼、丁香、佛手、玫瑰花、槟榔、丹参、赤芍、牡蛎、天龙、木香、香附、生熟苡仁、合欢皮、川楝子、茯苓，随证加减，并用云南白药，连续服用三年余（未用任何西药），胃小弯病变明显好转。7年后随访，病员仍健在。

变质化瘀丸

【来源】《医学衷中参西录》下册。

【组成】旱三七一两（细末） 桃仁一两（炒熟，细末） 硼砂六钱（细末） 粉甘草四钱（细

末）　沃剥（即西药碘化钾）十瓦　瓦布圣二十瓦

【用法】上六味调和，炼蜜为丸，二钱重。服时含化，细细咽津。

【主治】胃癌，肠覃。

消癌片

【来源】《肿瘤的诊断与防治》。

【组成】红升丹　琥珀　山药　白及各300克　三七620克　牛黄180克　黄连　黄芩　黄柏各150克　陈皮　贝母　郁金　蕲蛇各60克　犀角　桑椹　金银花　黄耆　甘草各90克

【用法】制成片剂，每片0.5克。每服1片，一日2～3次，饭后服。一个月为一疗程，4～6个月为一治疗期，每疗程后停药一周左右。

【功用】活血凉血，解毒消癌。

【主治】舌癌、鼻咽癌、脑癌、食管癌、胃癌、骨肉瘤、乳腺癌、宫颈癌等。

【宜忌】服药期间，忌食蒜、葱、浓茶、鲤鱼等。

【加减】如气虚，加用四君子汤；血虚，加用四物汤；气血俱虚者，二方合用。

喜树碱小蜜丸

【来源】《中药制剂汇编》。

【组成】喜树果实干品5斤　喜树果实粉（80目）250克　法半夏粉（80目）250克　蜂蜜适量

【用法】喜树果实粉碎成绒状，加0.1%氢氧化钠水溶液15 000毫升，煎煮2小时，pH=6～7，过滤，滤渣加0.1%氢氧化钠水溶液10 000毫升，煎煮1.5小时，过滤，两次滤液合并浓缩，浓缩至300毫升，加喜树果细粉吸收清液，80℃以下烘干，干后研粉过80目筛，再加半夏粉，混合均匀，加炼蜜制成小丸。每服二钱，一日三次。

【功用】抗癌肿。

【主治】胃癌等。

化痰消食汤

【来源】《内科学》。

【组成】海藻　昆布　海带各15克　半夏　贝母　连翘各9克　青皮6克　牡蛎　白石英各30克　枳实　山楂各12克　神曲　蛇莓各18克

【功用】化痰消食。

【主治】胃癌早期，证属痰食交阻者。症见食欲不振，厌恶肉食，中脘闷胀，隐隐作痛，吞咽困难，泛吐黏痰，呕吐宿食，气味酸腐，舌苔白腻，脉弦滑或弦细。

升血汤

【来源】《中西医结合杂志》（1987，12：715）。

【组成】生黄芪　太子参　鸡血藤各30g　白术　云苓各10g　枸杞子　女贞子　菟丝子各15g

【用法】每日1剂，水煎，早晚口服，6周为1个疗程。

【主治】中晚期胃癌，肿瘤脾虚证。

【验案】中晚期胃癌　《中西医结合杂志》（1987，12：715）：应用本方治疗中晚期胃癌81例，其中，升血汤配合化疗组63例，年龄29～70岁，平均49岁；单纯化疗组18例。治疗前后做体重测定，心、肝、肾功能检查，血常规及血小板检查，血清胃泌素测定等。两组均以6周为1个疗程，所有病人均用1个疗程。结果：升血汤配合化疗出现毒副反应较少，而且较轻。疗后体重增加，治疗前后对比有非常显著性差异（$P < 0.001$），血清胃泌素水平有所提高（$P < 0.01$），木糖吸收功能较化疗前有所提高，巨噬细胞吞噬活性保持在化疗前水平，而单纯化疗组后两项指标均明显下降（$P < 0.01$）。升血汤配合化疗组疗程结束后，血小板计数明显提高（$P < 0.01$），而单纯化疗组则下降。

小金丸

【来源】《中西医结合杂志》（1990，6：343）。

【组成】马钱子0.5g　当归　制乳香　制没药各6g　白胶香　地龙　五灵脂　丹参　制草乌　陈皮　厚朴　木香各9g　砂仁4.5g

【用法】由上海黄浦中药厂加工成片剂，每片含生药0.5g。对照方药：陈皮、厚朴、木香各9g，砂仁4.5g，由上海黄浦中药厂加工成片剂，每片含生药0.4g。治疗组和对照组都在手术后1个月起分别口服小金丸加减方和对照方，剂量均为每次4

片，每日 3 次，均同时口服喃氟啶（FT-207）、复合维生素 B、维生素 C 与维生素 E，均按常规量口服。

【主治】中晚期胃癌术后。

【验案】中晚期胃癌术后 《中西医结合杂志》（1990，6：343）：所治 72 例中晚期胃癌病人全部来自上海第二医科大学附属仁济医院，均经病理切片证实为胃癌，随机分为治疗组和对照组。治疗组 44 例，男 34 例，女 10 例；年龄 33～60 岁 22 例，60～75 岁 22 例，平均年龄 59 岁。对照组 28 例，男 19 例，女 9 例；年龄 33～60 岁 15 例，60～75 岁 13 例，平均年龄 57.7 岁。病变在胃窦部者 33 例，胃小弯部 19 例，贲门部 11 例，胃体部 7 例，胃大弯部 1 例，胃底部 1 例。临床病理分期：按照 1978 年全国胃癌协作组会议修订的 TNM 分类法分期，治疗组与对照组分别为 Ⅱ期 20 例（10 例、10 例）；Ⅲ期 24 例（17 例、7 例）；Ⅳ期 28 例（17 例、11 例）。手术方式：姑息切除 55 例（治疗组 36 例，对照组 19 例）；根治切除 16 例（治疗组 7 例，对照组 9 例）；旷置术 1 例（治疗组）。结果：0.5 年生存率两组无明显差异；治疗组病人 1 年、1.5 年和 2 年生存率分别为 93.2%、82.4%、80%；对照组病人分别为 64.3%、48.0%、38.9%，两组比较 P 均小于 0.05。

通幽汤

【来源】《陕西中医》（1990，11：488）。

【组成】生熟地 当归 制半夏 白花蛇舌草 七叶一枝花各 30g 桃仁 厚朴 枳实各 15g 红花 炙草 升麻 大黄各 10g 姜汁 韭菜汁

【用法】水煎，每日 1 剂，分 6～8 次频服。少量呷服为宜。

【主治】食管癌、胃癌。

【验案】食管癌、胃癌 《陕西中医》（1990，11：488）：治疗食管、胃癌 76 例，其中食管癌 43 例，男 27 例，女 16 例；年龄 48～76 岁；病程 13 天至 6 个月。胃癌 33 例，男 20 例，女 13 例；年龄 52～74 岁；病程 8～15 个月。结果：用药后食管癌病人维持吞咽进食 3 个月，胃癌病人维持食后不吐 1 个月，其余伴随症状减轻为有效；用药后病情无变化者为无效。76 例全部有效。

消瘤饮

【来源】《浙江中医杂志》（1992，11：487）。

【组成】藤梨根 40g 莪术 田七 八月扎各 15g 守宫 2 条 制大黄 10g 鸡内金 灵芝 黄芪 无花果 墓头回各 30g

【用法】水煎服，每日 1 剂。

【主治】消化道中晚期癌肿。

【验案】消化道中晚期癌肿 《浙江中医杂志》（1992，11：487）：治疗消化道中晚期癌肿 45 例，男 31 例，女 14 例；年龄 38～71 岁，平均年龄 56 岁；病程最长 15 年，最短半年，平均 3.5 年。其中胃癌 21 例，大肠癌 10 例，肝癌 10 例，食管癌 4 例。经过手术治疗 8 例，化疗 10 例。结果：临床治愈 2 例，显效 5 例，有效 22 例，无效 16 例。其中胃癌 21 例，治愈 1 例，显效 3 例，有效 10 例，无效 7 例；肠癌 10 例，显效 1 例，有效 7 例，无效 2 例；肝癌 10 例，治愈 1 例，显效 1 例，有效 3 例，无效 5 例；食管癌 4 例，有效 2 例，无效 2 例。以上服药时间最短 1 个月，最长 18 个月。观察生存期最长 10 年以上 1 例，5～7 年 1 例，3～5 年 5 例，1～3 年 1 例，0.5～1 年 5 例。

复方三四合剂

【来源】《浙江中医杂志》（1993，8：354）。

【组成】藤梨根 水杨梅根 山楂各 30g 虎杖 党参 茯苓各 15g 白术 12g 鸡内金 生甘草各 6g

【用法】水煎服。

【主治】进展期胃癌。

【加减】气滞腹胀加天仙藤，广木香各 12g，大腹皮 15g；胃阴不足，舌红少苔加北沙参、麦冬各 15g，鲜石斛 30g；化疗后血象偏低加鸡血藤、赤小豆各 30g，羊蹄根 15g；脾胃不和、恶心欲吐加郁金、八月扎、姜半夏各 12g。

【验案】进展期胃癌 《浙江中医杂志》（1993，8：354）：所治进展期胃癌 34 例，男 26 例，女 8 例；年龄最小 30 岁，最大 69 岁。结果：经用上述方药治疗后，一般均能耐受化疗，1 年、3 年、5 年生存率分别为 86.5%、75.7% 和 63.1%。